Lehrbuch der
inneren Medizin

3. Auflage

Lehrbuch der inneren Medizin

Herausgegeben von

W. Siegenthaler
W. Kaufmann
H. Hornbostel
H. D. Waller

3., neubearbeitete und erweiterte Auflage

Mit Beiträgen von

K. Alexander
W. Bauer
H. Benöhr
P. A. Berg
W. Berger
A. L. Blum
N. Braun
P. Brümmer
U. Brunner
M. Büchler
W. Daiß
M. A. Dambacher
S. Degenhardt
M. Dietrich
R. Eckhardt
H. Ehringer
J. A. Fischer
Ch. Franz

K. Glänzer
R. Griebenow
F. A. Gries
H. L. Haeberlin
B. Hampel
H. Hansen
P. W. Hartl
H. V. Henning
H. Hirsch
H. Hornbostel
T. H. Hüttcroth
K. Janitschke
J. Jehle
W. Kaufmann
P. Kern
H. R. Koelz
Th. Koschinsky
F. Krück
H. Lode
P. Malfertheiner

W. Matthiessen
V. F. Mautner
U. Mennicken
K. A. Meurer
K. H. Meyer zum
    Büschenfelde
C. A. Müller
D. Niederstadt
P. Ostendorf
P. Peller
H. Pichler
K. L. Radenbach
D. Reinwein
R. Roos
W. Rösch
K. W. Rumpf
F. Saborowski
R. Sauer
F. Scheler
K. D. Scheppokat

R. M. Schmülling
H.-U. Schweikert
L. Seipel
H. J. Senn
P. M. Shah
K. Stalder
W. Stille
P. Stoll
G. Strohmeyer
H.-D. Taubert
M. Toeller
R. Verwiebe
H. Vetter
H. D. Waller
M. H. Weber
L. S. Weilemann
P. von Wichert
K. Wilms
W. Winkelmann
D. Wurbs

528 meist farbige Abbildungen, 490 Tabellen

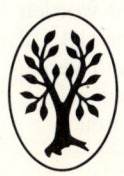

Georg Thieme Verlag Stuttgart · New York 1992

Die Deutsche Bibliothek – CIP-Einheitsaufnahme

Lehrbuch der inneren Medizin / hrsg. von W. Siegen-
thaler...
Mit Beitr. von K. Alexander... – 3., neubearb. Aufl. –
Stuttgart
; New York : Thieme, 1992
NE: Siegenthaler, Walter [Hrsg.]; Alexander, Klaus

1. Auflage 1984
2. Auflage 1987

© 1984, 1992 Georg Thieme Verlag,
Rüdigerstraße 14, D-7000 Stuttgart 30
Printed in Germany

Satz: Primustype Robert Hurler GmbH,
D-7311 Notzingen, gesetzt auf Linotronic 300
Druck: Appl, D-8853 Wemding

ISBN 3-13-624303-X   5 6

Wichtiger Hinweis:

Wie jede Wissenschaft ist die Medizin ständigen
Entwicklungen unterworfen. Forschung und klinische Erfahrung erweitern unsere Erkenntnisse,
insbesondere was Behandlung und medikamentöse Therapie anbelangt. Soweit in diesem Werk
eine Dosierung oder eine Applikation erwähnt
wird, darf der Leser zwar darauf vertrauen, daß
Autoren, Herausgeber und Verlag große Sorgfalt
darauf verwandt haben, daß diese Angabe dem
Wissensstand bei Fertigstellung des Werkes entspricht.

Für Angaben über Dosierungsanweisungen und
Applikationsformen kann vom Verlag jedoch keine
Gewähr übernommen werden. Jeder Benutzer ist
angehalten, durch sorgfältige Prüfung der Beipackzettel der verwendeten Präparate und gegebenenfalls nach Konsultation eines Spezialisten
festzustellen, ob die dort gegebene Empfehlung
für Dosierungen oder die Beachtung von Kontraindikationen gegenüber der Angabe in diesem
Buch abweicht. Eine solche Prüfung ist besonders
wichtig bei selten verwendeten Präparaten oder
solchen, die neu auf den Markt gebracht worden
sind. Jede Dosierung oder Applikation erfolgt auf
eigene Gefahr des Benutzers. Autoren und Verlag
appellieren an jeden Benutzer, ihm etwa auffallende Ungenauigkeiten dem Verlag mitzuteilen.

Vorwort zur 3. Auflage

Unser Lehrbuch der inneren Medizin liegt nun in dritter, völlig überarbeiteter Auflage vor. Alle Beiträge wurden von klinisch sehr erfahrenen Autoren inhaltlich auf den aktuellsten Stand gebracht und textlich und graphisch adaptiert.

Wir hoffen, damit Studenten und Ärzten ein ausgereiftes, modernes Lehrbuch zu präsentieren, das inhaltlich und vom Umfang den Anspruch eines kompetenten Lehrbuches in seiner 3. Auflage erfüllt.

Im Sinne einer ständigen Aktualisierung des Buches wird den Käufern des Lehrbuches ein Aktualisierungsbrief für sechs Folgen in etwa halbjährigen Abständen mit den wichtigsten Neuentwicklungen zugestellt. Dadurch bieten wir den Studenten die Möglichkeit, auch während der Laufzeit dieser 3. Auflage stets mit der wissenschaftlichen Entwicklung Schritt halten zu können.

Vielen Studenten und Kollegen sind wir für Anregungen dankbar. Dank gebührt insbesondere auch allen Autoren, ebenso Herrn Dr. h. c. G. Hauff und dem langjährigen Betreuer des Buches, Herrn Dr. D. Bremkamp, sowie den vielen Mitarbeiterinnen und Mitarbeitern des Thieme Verlages für tatkräftige Unterstützung.

Wir hoffen, daß dieses Lehrbuch der inneren Medizin, insbesondere auch mit dem neuen Aktualisierungsbrief, weiterhin auf breites Interesse stößt.

Frühjahr 1992

W. Siegenthaler
W. Kaufmann
H. Hornbostel
H. D. Waller

Vorwort zur 1. Auflage

Dieses Lehrbuch will dem Studenten das umfangreiche und heute schon fast nicht mehr überschaubare Gebiet der inneren Medizin in möglichst verständlicher, übersichtlicher und besonders lernwirksamer Form nahebringen. Erreicht werden soll dieses Ziel durch einen systematischen, einheitlichen Aufbau aller Kapitel, mehrfarbige schematische Darstellungen, Tabellen und Abbildungen sowie Zusammenfassungen am Ende jedes Kapitels.

Wo immer möglich, wird die Entstehung der einzelnen Krankheiten aus den zugrundeliegenden pathophysiologischen Veränderungen abgeleitet, da nur so ein wirklich zielgerichtetes, ärztliches Handeln erlernt werden kann. Wir hoffen, daß das Buch damit auch über das Studium hinaus dem jungen Arzt ein nützlicher Begleiter bleibt.

Den Autoren möchten wir für die gute Zusammenarbeit danken, ohne die sich ein solches Lehrbuch nicht hätte verwirklichen lassen. Herrn Dr. h. c. G. Hauff, seinen Mitarbeiterinnen und Mitarbeitern sind wir für die Mühe und für die Ausstattung sehr dankbar.

Frühjahr 1984

W. Siegenthaler
W. Kaufmann
H. Hornbostel
H. D. Waller

Anschriften

Herausgeber

Siegenthaler, W., Prof. Dr., Dr. h.c.
  Departement für Innere Medizin,
  Universitätsspital Zürich
  Rämistraße 100,
  CH-8091 Zürich

Kaufmann, W., Prof. Dr.
  Medizinische Klinik II und Poliklinik
  der Universität Köln
  Franz-Seiwert-Straße 21,
  5000 Köln 41

Hornbostel, H., Prof. Dr.,
  Herbert-Weichmann-Straße 77,
  2000 Hamburg 76

Waller, H.D., Prof. Dr., Dr. h.c.
  Ärztlicher Direktor der Abteilung Innere Medizin II
  der Medizinischen Klinik und Poliklinik
  der Eberhard-Karls-Universität Tübingen,
  Otfried-Müller-Straße,
  7400 Tübingen 1

Mitarbeiter

Alexander, K., Prof. Dr.,
  Leiter der Abteilung Angiologie am
  Zentrum für Innere Medizin
  und Dermatologie
  der Medizinischen Hochschule Hannover,
  Konstanty-Gutschow-Straße 8,
  3000 Hannover 61

Krankheiten der Arterien

Bauer, W., Dr.,
  Kohlrainstraße 1,
  CH-8700 Küsnacht

Paraneoplastische Endokrinopathien

Benöhr, H. Chr., Prof. Dr.,
  Ärztlicher Direktor
  der Medizinischen Klinik I
  des Bürgerhospitals,
  Tunzhofer Straße 14−16,
  7000 Stuttgart 1

Anämien

Berg, P.A., Prof. Dr.,
Abteilung Innere Medizin II
der Medizinischen Klinik und Poliklinik
der Eberhard-Karls-Universität Tübingen,
Otfried-Müller-Straße,
7400 Tübingen 1

Kollagenerkrankungen und immunologisch bedingte
Vaskulitiden

Berger, W., Prof. Dr.,
Abteilung Endokrinologie und
Stoffwechsel, Departement für Innere
Medizin, Kantonsspital Basel,
Petersgraben 4,
CH-4031 Basel

Diabetes mellitus

Blum, A.L., Prof. Dr.,
Chefarzt, Leiter der
Gastroenterologischen Abteilung CHUV,
CH-1011 Lausanne

Refluxkrankheit der Speiseröhre

Braun, N., Dr.,
Abteilung Innere Medizin III,
Universitätsklinik,
Otfried-Müller-Straße 10,
7400 Tübingen

Glomerulonephritisformen
Harnwegsinfektion
Interstitielle Nephritis
Nierentuberkulose
Abflußbehinderung der Niere
Tumoren der Niere und der oberen Harnwege
Metabolische Nephropathien
Schwangerschaftsnephropathie, EPH-Gestose
Nierenamyloidose
Nephropathie bei Sarkoidose
Hepatorenales Syndrom

Brümmer, P., Dr.,
Chirurgische Abteilung des Wilhemsburger
Krankenhauses „Groß Sand",
Groß Sand 3,
2102 Hamburg 93

Ileus

Brunner, U., Prof. Dr.,
Departement Chirurgie,
Abteilung für periphere Gefäßchirurgie,
Universitätsspital,
CH-8091 Zürich

Krankheiten der Lymphgefäße

Büchler, M., Priv.-Doz. Dr.,
Chirurgische Universitätsklinik,
Steinhövelstraße 9,
7900 Ulm

Erkrankungen des Pankreas,
Pankreasneoplasie

Daiß, W., Priv.-Doz. Dr.,
Medizinische Universitätsklinik,
Abteilung I,
Otfried-Müller-Straße 10,
7400 Tübingen

Proktitis

Dambacher, M.A., Prof. Dr.,
  Forschungslabor für Kalziumstoffwechsel,   Hyperkalzämie und Calciumregulationsstörungen,
  Orthopädische Universitätsklinik Balgrist,   Knochenkrankheiten
  Forchstraße 340,
  CH-8008 Zürich

Degenhardt, S., Dr.,
  Abteilung für Nephrologie,   Renovaskuläre Hypertonie,
  Medizinische Universitätsklinik,   Nierenarterienstenose und verwandte
  Moorenstraße 5,   Krankheitsbilder
  4000 Düsseldorf

Dietrich, M., Prof. Dr.,
  Leiter der   Zytomegalie,
  Klinischen Abteilung des Bernhard-Nocht-Instituts   Frühsommer-Meningoenzephalitis,
  für Tropenmedizin,   Vesikuläre Stomatitis,
  Bernhard-Nocht-Straße 74,   Tropenkrankheiten,
  2000 Hamburg 36   Katzenkratzkrankheit

Eckhardt, R., Prof. Dr.,
  Chefarzt der medizinischen   Virusinfektionen des Intestinaltraktes
  Abteilung des Evangelischen
  Krankenhauses Köln,
  Weyertal 76,
  5000 Köln 41

Ehringer, H., Prof. Dr.,
  Klinische Abteilung Angiologie,   Krankheiten der Venen
  Universitätsklinik für Innere Medizin II,
  Währinger Gürtel 18−20,
  A-1090 Wien

Fischer, J.A., Prof. Dr.,
  Forschungslabor für Kalziumstoffwechsel,   Nebenschilddrüsen
  Orthopädische Universitätsklinik Balgrist,
  Forchstraße 340,
  CH-8008 Zürich

Franz, Ch., Priv.-Doz. Dr., Chefarzt,
  Kinderkrankenhaus Bonn-Dottendorf,   Angeborene Herzfehler
  Hausdorffstraße 352,
  5300 Bonn 1

Glänzer, K., Priv.-Doz. Dr.,
  Medizinische Universitäts-Poliklinik Bonn,   Störungen des Wasserhaushaltes,
  5300 Bonn 1   Störungen des Natriumhaushaltes,
     Störungen des Kaliumhaushaltes,
     Störungen des Säure-Basen-Haushaltes

Griebenow, R., Dr.,
  Medizinische Klinik Merheim   Herzinsuffizienz,
  und Poliklinik der Universität,   Kardiomyopathien,
  Ostmerheimer Straße 200,   Schock und Kollaps
  5000 Köln 91

Gries, F.A., Prof. Dr.,
Direktor der klinischen Abteilung,
Diabetes-Forschungsinstitut an der
Heinrich-Heine-Universität Düsseldorf,
Auf'm Hennekamp 65,
4000 Düsseldorf 1

Gesundheitsstörungen durch globale und partielle
Überernährung,
Gesundheitsstörungen durch globale und
partielle Mangelernährung,
Vitaminmangel und Hypervitaminosen,
Anorexia nervosa,
Störungen des Aminosäurenstoffwechsels,
Störungen des Purin- und Pyrimidinstoffwechsels,
Störungen des Kohlenhydratstoffwechsels,
Störungen des Lipidstoffwechsels

Haeberlin, H.L., Dr.,
Buchenweg 9,
2107 Rosengarten 8

Schäden durch Kälte- und Hitzeeinwirkung

Hampel, Barbara, Dr.,
Schwarzwaldstraße 4a,
6233 Kelkheim

Toxisches Schocksyndrom,
Gonorrhö
Lues (Syphilis)

Hansen, H., Prof. Dr.,
Chefarzt der Chirurgischen Klinik
Evangelische Krankenanstalten
Duisburg-Nord,
4100 Duisburg 11

Hämorrhoiden

Hartl, P.W., Prof. Dr.,
Fuchserde 11,
5100 Aachen

Erkrankungen des rheumatischen Formenkreises

Henning, H.V., Prof. Dr.,
Zentrum Innere Medizin der Universität,
Abteilung Nephrologie und Rheumatologie,
Robert-Koch-Straße 40,
3400 Göttingen

Nierensteinleiden,
Toxische Nierenschäden,
Chronische Niereninsuffizienz − Urämie

Hirsch., H., Dr., Oberarzt,
Kinderkrankenhaus Bonn-Dottendorf,
Hausdorffstraße 352,
5300 Bonn 1

Angeborene Herzfehler

Hornbostel, H., Prof. Dr.,
Herbert-Weichmann-Straße 77,
2000 Hamburg 76

Achalasie,
Ösophagusdivertikel,
Bösartige Ösophagustumoren,
Gutartige Ösophagustumoren,
Spontane Ösophagusperforation,
Wichtige Lageanomalien des Magens,
Akute Gastritis,
Chronische Gastritis,
Mallory-Weiss-Syndrom,
Erkrankungen des Duodenums,
Cholelithiasis,
Anomalien der Gallenblase,
Besonderheiten,
Tumoren der Gallenblase und der Gallenwege,
Akutes Abdomen

Hütteroth, T. H., Prof. Dr.,
  Direktor der Medizinischen Klinik   Lebererkrankungen
  Städtische Krankenanstalten Süd,
  Kronsforder Allee 73,
  2400 Lübeck

Janitschke, K., Prof. Dr.,
  Direktor am Robert-Koch-Institut   Krankheiten durch Würmer
  des Bundesgesundheitsamtes,
  Fachgebiet Klinische Parasitologie,
  Nordufer 20,
  1000 Berlin 65

Jehle, J., Prof. Dr.,
  Medizinische Klinik II,   Die koronare Herzkrankheit
  Elisabeth-Krankenhaus,
  St. Elisabeth-Straße 23,
  8440 Straubing

Kaufmann, W., Prof. Dr.,
  Medizinische Klinik II und   Herzinsuffizienz,
  Poliklinik der Universität Köln,   Primärer Aldosteronismus
  Franz-Seiwert-Straße 21,
  5000 Köln 41

Kern, P., Prof. Dr.,
  Leiter der Sektion   Zytomegalie,
  Infektionskrankheiten − Medizinische   Frühsommer-Meningoenzephalitis,
  Universitätsklinik und Poliklinik,   Vesikuläre Stomatitis,
  Robert-Koch-Straße 8,   Tropenkrankheiten,
  7900 Ulm   Katzenkratzkrankheit

Koelz, H. R., Priv.-Doz. Dr.,
  Leiter der Gastroenterologischen   Refluxkrankheit der Speiseröhre
  Abteilung,
  Triemlispital,
  Birmensdorfer Straße 497,
  CH-8063 Zürich

Koschinsky, Th., Prof. Dr.,
  Diabetes-Forschungsinstitut   Gesundheitsstörungen durch globale und
  an der Universität Düsseldorf,   partielle Überernährung,
  Auf'm Hennekamp 65,   Gesundheitsstörungen durch globale und
  4000 Düsseldorf 1   partielle Mangelernährung,
                                                   Vitaminmangel und Hypervitaminosen,
                                                   Anorexia nervosa,
                                                   Störungen des Aminosäurenstoffwechsels,
                                                   Störungen des Purin- und Pyrimidinstoffwechsels,
                                                   Störungen des Kohlenhydratstoffwechsels,
                                                   Störungen des Lipidstoffwechsels

Krück, F., Prof. Dr.,
  Axenfeldstraße 1,   Störungen des Wasserhaushaltes,
  5300 Bonn 2   Störungen des Natriumhaushaltes,
                                                   Störungen des Kaliumhaushaltes,
                                                   Störungen des Säure-Basen-Haushaltes

Lode, H., Prof. Dr.,
  Chefarzt der Abteilung Pneumologie,
  Krankenhaus Zehlendorf,
  Zum Heckeshorn 33,
  1000 Berlin 39

Lokalisierte Infektionen und Abszesse,
Infektiöse Endokarditis,
Chemotherapie von Infektionen,
Toxisches Schocksyndrom,
Pneumonien,
Gonorrhö,
Lues (Syphilis),
Erkrankungen durch Chlamydien,
Tuberkulose,
Definition (Viruskrankheiten),
Viruserkrankungen des Respirationstraktes,
Erworbenes Immundefektsyndrom (AIDS),
Krankheiten durch Würmer

Malfertheiner, P., Priv.-Doz. Dr.,
  Medizinische Universitätsklinik,
  Innere Medizin II,
  Klinikum Oberer Eselsberg,
  Robert-Koch-Straße 8,
  7900 Ulm

Erkrankungen des Pankreas

Matthiessen, W., Dr.,
  Lungenklinik,
  Krankenhaus Zehlendorf,
  Zum Heckeshorn 33,
  1000 Berlin 39

Tuberkulose

Mautner, V.F., Dr.,
  Neurologische Klinik,
  Allgemeines Krankenhaus Ochsenzoll,
  Langenhorner Chaussee 560,
  2000 Hamburg 62

Neurofibromatose

Mennicken, U., Prof. Dr.,
  Direktor der Abteilung Kinderkardiologie
  der Universitäts-Kinderklinik Köln,
  Joseph-Stelzmann-Straße 9,
  5000 Köln 41

Angeborene Herzfehler

Meurer, K.A., Prof. Dr.,
  Chefarzt der Inneren Abteilung,
  Kreiskrankenhaus Melsungen,
  Kasseler Straße 80,
  3508 Melsungen

Arterielle Hypertonie

Meyer zum Büschenfelde, K.H., Prof. Dr. Dr.,
  Direktor der I. Medizinischen Klinik
  und Poliklinik der Johannes
  Gutenberg-Universität,
  Langenbeckstraße 1,
  6500 Mainz

Virusinfektionen des Intestinaltraktes,
Viruserkrankungen der Leber,
Lebererkrankungen

Müller, Claudia Anna, Prof. Dr.,
Leiterin der Sektion
für Transplantationsimmunologie und
Immunhämatologie Abteilung Innere Medizin II
der Medizinischen Klinik und Poliklinik
der Eberhard-Karls-Universität Tübingen,
Otfried-Müller-Straße,
7400 Tübingen 1

Anämien,
Immunologische Krankheiten

Niederstadt, D., Dr.,
Arzt für Arbeitsmedizin
und Öffentliches Gesundheitswesen,
Beselerplatz 8,
2000 Hamburg 52

Schäden durch Änderung des
atmosphärischen Druckes,
Lärmschäden

Ostendorf, P., Prof. Dr.,
Chefarzt der Inneren Abteilung,
Marienkrankenhaus,
Alfredstraße 9,
2000 Hamburg 76

Hämorrhagische Diathesen

Peller, P., Prof. Dr. Dr.,
Chefarzt der Kinderklinik,
Städt. Krankenhaus,
Pettenkofer Straße 10,
8200 Rosenheim

Viruserkrankungen mit Haut-
und/oder Schleimhautbefall,
Parotitis epidemica,
Infektiöse Mononukleose

Pichler, H., Prof. Dr.,
Chefarzt der Infektionsabteilung
des Kaiser-Franz-Josef-Spitals,
Kundratstraße 3,
A-1100 Wien

Salmonellosen,
Shigellosen,
Campylobakteriosen,
Clostridium-difficile-Enterokolitis,
Cholera,
Listeriose,
Milzbrand,
Gasbrand − Gasödem,
Rotz,
Aktinomykose,
Rickettsiosen,
Kryptosporidiose

Radenbach, K.L., Prof. Dr. †,
1000 Berlin

Tuberkulose

Reinwein, D., Prof. Dr.,
Direktor der Abteilung für klinische
Endokrinologie,
Medizinische Klinik und Poliklinik
der Universität Essen, Gesamthochschule,
Hufelandstraße 55,
4300 Essen

Schilddrüse

Roos, R., Prof. Dr.,
Abteilung für Antimikrobielle   Infektionen durch grampositive und
Therapie und Infektionsimmunologie,   gramnegative Erreger,
Universitätskinderklinik,   Nosokomiale Infektionen
Dr. von Haunersches Kinderspital,
Lindwurmstraße 4,
8000 München 2

Rösch, W., Prof. Dr.,
Chefarzt der Medizinischen Klinik,   Ulkuskrankheit,
Nordwestkrankenhaus,   Der operierte Magen,
Steinbacher Hohl 2–26,   Magenkarzinom,
6000 Frankfurt 90   Epitheliale und mesenchymale Magenpolypen,
                                                Reizmagen

Rumpf, K.W., Dr.,
Zentrum Innere Medizin der Universität   Hereditäre Nephropathien
Göttingen, Abteilung Nephrologie
und Rheumatologie,
Robert-Koch-Straße 40,
3400 Göttingen

Saborowski, F., Prof. Dr.,
Chefarzt der Medizinischen Klinik am   Herzrhythmusstörungen,
Städt. Krankenhaus Köln-Holweide,   Entzündliche Herzerkrankungen,
Neufelder Straße 32,   Schock und Kollaps
5000 Köln 80

Sauer, R., Prof. Dr.,
Direktor der Strahlentherapeutischen Klinik   Strahlenschäden und Strahlenfolgen
und Poliklinik der Universität
Erlangen-Nürnberg,
Universitätsstraße 27,
8520 Erlangen

Scheler, F., Prof. Dr.,
Leiter der Medizinischen Poliklinik   Glomerulonephritisformen,
und der Abteilung Nephrologie,   Harnwegsinfektion,
Zentrum Innere Medizin   Interstitielle Nephritis,
der Universität Göttingen,   Nierentuberkulose,
Robert-Koch-Straße 40,   Abflußbehinderung der Niere,
3400 Göttingen   Tumoren der Niere und der oberen Harnwege,
                                                Metabolische Nephropathien,
                                                Schwangerschaftsnephropathie, EPH-Gestose,
                                                Nephropathien bei monoklonalen Gammopathien,
                                                Nierenamyloidose,
                                                Nephropathie bei Sarkoidose,
                                                Akutes Nierenversagen,
                                                Hepatorenales Syndrom

Scheppokat, K.D., Prof. Dr.,
Chefarzt der Klinik   Herzklappenerkrankungen,
für Herz- und Gefäßkrankheiten   Funktionelle kardiovaskuläre Störungen,
am Robert-Koch-Krankenhaus,   Arterielle Hypotonie, Hypovolämie und
von-Reden-Straße 1,   autonome Neuropathien
3007 Gehrden

Schmülling, R.M., Prof. Dr.,
  Leitender Oberarzt der Inneren
  Medizin IV − Medizinische
  Universitätsklinik und Poliklinik,
  Auf dem Schnarrenberg,
  7400 Tübingen

Referenzbereiche in der Labordiagnostik

Schweikert, H.-U., Prof. Dr.,
  Innere Medizin − Endokrinologie,
  Medizinische Universitäts-Poliklinik,
  Wilhelmstraße 35−37,
  5300 Bonn 1

Testes

Seipel, L., Prof. Dr.,
  Ärztlicher Direktor der Abteilung Innere
  Medizin III der Medizinischen Klinik
  und Poliklinik
  der Eberhard-Karls-Universität Tübingen,
  Otfried-Müller-Straße,
  7400 Tübingen 1

Die koronare Herzkrankheit

Senn, H.J., Prof. Dr.,
  Chefarzt der Medizinischen Klinik C,
  Kantonsspital,
  CH-9007 St. Gallen

Mammakarzinom

Shah, P.M., Prof. Dr.,
  Zentrum der Inneren Medizin/Infektiologie,
  Klinikum der Johann-Wolfgang-
  Goethe-Universität,
  Theodor-Stern-Kai 7,
  6000 Frankfurt 70

Krankheiten durch Pilze

Stalder, K., Prof. Dr.,
  Abteilung Arbeits- und Sozialmedizin
  der Universität Göttingen,
  Waldweg 37,
  3400 Göttingen

Erkrankungen durch äußere physikalische Ursachen
(mechanische Einwirkungen)

Stille, W., Prof. Dr.,
  Leiter der Infektiologie,
  Zentrum der Inneren Medizin,
  Theodor-Stern-Kai 7,
  6000 Frankfurt 70

Septikämie,
Leptospirosen,
Zecken-Borreliose,
Rückfallfieber,
Brucellose,
Pasteurelleninfektionen,
Bakterielle Krankheiten des ZNS,
Toxoplasmose,
Lambliasis,
Trichomoniasis,
Viruserkrankungen des ZNS

Stoll, P., emer. o. Prof. Dr.,
    ehem. Direktor der Frauenklinik,   Ovar
    Klinikum der Stadt Mannheim,
    Collini-Center 18–19,
    6800 Mannheim

Strohmeyer, G., Prof. Dr.,
    Direktor der Medizinischen Universitätsklinik   Erkrankungen des Dünndarms,
    und Poliklinik,   Erkrankungen des Dickdarms,
    Heinrich-Heine-Universität Düsseldorf,   Störungen des Porphyrinstoffwechsels
    Moorenstraße 5,
    4000 Düsseldorf

Taubert, H.-D., Prof. Dr.,
    Leiter der Abteilung für Gynäkologische   Ovar
    Endokrinologie, Zentrum der Frauenheilkunde
    und Geburtshilfe der Universität,
    Theodor-Stern-Kai 7,
    6000 Frankfurt 10

Toeller, Monika, Dr.,
    Klinische Abteilung   Gesundheitsstörungen durch globale und
    des Diabetes-Forschungsinstituts   partielle Überernährung,
    an der Heinrich-Heine-Universität Düsseldorf,   Gesundheitsstörungen durch globale und
    Auf'm Hennekamp 65,   partielle Mangelernährung,
    4000 Düsseldorf 1   Vitaminmangel und Hypervitaminosen,
                                                        Anorexia nervosa,
                                                        Störungen des Aminosäurenstoffwechsels,
                                                        Störungen des Purin- und Pyrimidinstoffwechsels,
                                                        Störungen des Kohlenhydratstoffwechsels,
                                                        Störungen des Lipidstoffwechsels

Verwiebe, R., Dr.
    Abteilung Nephrologie,   Akutes Nierenversagen
    Zentrum Innere Medizin
    der Universität Göttingen,
    Robert-Koch-Straße 40,
    3400 Göttingen

Vetter, H., Prof. Dr.,
    Direktor der Medizinischen   Nebennieren
    Universitäts-Poliklinik,
    Wilhelmstraße 35–37,
    5300 Bonn

Waller, H.D., Prof. Dr., Dr. h.c.
    Ärztlicher Direktor der Abteilung Innere   Anämien,
    Medizin II der Medizinischen Klinik   Polyzythämie und Polyglobulie,
    und Poliklinik   Erkrankungen der Milz
    der Eberhard-Karls-Universität Tübingen,
    Otfried-Müller-Straße,
    7400 Tübingen 1

Weber, M. H., Priv.-Doz. Dr.,
Zentrum Innere Medizin der Universität
Göttingen, Abteilung Nephrologie
und Rheumatologie,
Robert-Koch-Straße 40,
3400 Göttingen

Glomerulonephritisformen,
Harnwegsinfektion,
Interstitielle Nephritis,
Nierentuberkulose,
Abflußbehinderung der Niere,
Tumoren der Niere und der oberen Harnwege,
Metabolische Nephropathien,
Schwangerschaftsnephropathie, EPH-Gestose,
Nephropathien bei monoklonalen Gammopathien,
Nierenamyloidose,
Nephropathie bei Sarkoidose,
Akutes Nierenversagen,
Hepatorenales Syndrom

Weilemann, L. S., Prof. Dr.,
II. Medizinische Klinik und
Poliklinik der Universität,
Langenbeckstraße 1,
6500 Mainz

Gift und Vergiftungen

von Wichert, P., Prof. Dr.,
Leiter der Abteilung Medizinische Poliklinik,
Zentrum für Innere Medizin,
Klinikum der Philipps-Universität,
Baldingerstraße,
3550 Marburg

Lungen- und Atmungskrankheiten

Wilms, K., Prof. Dr.,
Direktor der Medizinischen
Universitäts-Poliklinik,
Klinikstraße 8,
8700 Würzburg

Erkrankungen der Leukopoese,
Erkrankungen des lymphoretikulären Systems

Winkelmann, W., Prof. Dr.,
Medizinische Klinik Merheim
und Poliklinik der Universität,
Ostmerheimer Straße 200,
5000 Köln 91

Hypophyse und Hypothalamus

Wurbs, D., Prof. Dr.,
Leitender Arzt der 3. Medizinischen Abteilung
und Gastroenterologie
des Allgemeinen Krankenhauses Barmbek,
Rübenkamp 148,
2000 Hamburg 60

Magenerosionen,
Cholelithiasis,
Cholezystitis,
Cholangitis,
Papillenstenose,
Postcholezystektomiesyndrom

Weber, M.H., Priv.-Doz. Dr.,
    Zentrum Innere Medizin der Universität   Glomerulonephritisformen,
    Göttingen, Abteilung Nephrologie   Harnwegsinfektion,
    und Rheumatologie,   Interstitielle Nephritis,
    Robert-Koch-Straße 40,   Nierentuberkulose,
    3400 Göttingen   Abflußbehinderung der Niere,

Weber, M.H., Priv.-Doz. Dr.,
Zentrum Innere Medizin der Universität Göttingen, Abteilung Nephrologie und Rheumatologie, Robert-Koch-Straße 40, 3400 Göttingen

Glomerulonephritisformen,
Harnwegsinfektion,
Interstitielle Nephritis,
Nierentuberkulose,
Abflußbehinderung der Niere,
Tumoren der Niere und der oberen Harnwege,
Metabolische Nephropathien,
Schwangerschaftsnephropathie, EPH-Gestose,
Nephropathien bei monoklonalen Gammopathien,
Nierenamyloidose,
Nephropathie bei Sarkoidose,
Akutes Nierenversagen,
Hepatorenales Syndrom

Weilemann, L.S., Prof. Dr.,
II. Medizinische Klinik und
Poliklinik der Universität,
Langenbeckstraße 1,
6500 Mainz

Gift und Vergiftungen

---

von Wichert, P., Prof. Dr.,
Leiter der Abteilung Medizinische Poliklinik,
Zentrum für Innere Medizin,
Klinikum der Philipps-Universität,
Baldingerstraße,
3550 Marburg

Lungen- und Atmungskrankheiten

Wilms, K., Prof. Dr.,
Direktor der Medizinischen
Universitäts-Poliklinik,
Klinikstraße 8,
8700 Würzburg

Erkrankungen der Leukopoese,
Erkrankungen des lymphoretikulären Systems

Winkelmann, W., Prof. Dr.,
Medizinische Klinik Merheim
und Poliklinik der Universität,
Ostmerheimer Straße 200,
5000 Köln 91

Hypophyse und Hypothalamus

Wurbs, D., Prof. Dr.,
Leitender Arzt der 3. Medizinischen Abteilung
und Gastroenterologie
des Allgemeinen Krankenhauses Barmbek,
Rübenkamp 148,
2000 Hamburg 60

Magenerosionen,
Cholelithiasis,
Cholezystitis,
Cholangitis,
Papillenstenose,
Postcholezystektomiesyndrom

Inhaltsverzeichnis

1 Krankheiten des Herzens

Ch. Franz, R. Griebenow, H. Hirsch, J. Jehle, W. Kaufmann, U. Mennicken, K. A. Meurer, F. Saborowski, K. D. Scheppokat, L. Seipel

2 Krankheiten der Gefäße

K. Alexander, U. Brunner, H. Ehringer

3 Lungen- und Atmungskrankheiten

P. von Wichert

4 Krankheiten des endokrinen Systems

*W. Bauer, J. A. Fischer, W. Kaufmann, D. Reinwein, H.-U. Schweikert, H. J. Senn, P. Stoll, H.-D. Taubert,
H. Vetter, W. Winkelmann*

5 Krankheiten der Niere und der ableitenden Harnwege

N. Braun, S. Degenhardt, H. V. Henning, K. W. Rumpf, F. Scheler, R. Verwiebe, M. H. Weber

6 Störungen des Wasser-, Elektrolyt- und Säure-Basen-Haushaltes

M. A. Dambacher, K. Glänzer und F. Krück

7 Knochenkrankheiten

M. A. Dambacher

8 Erkrankungen des rheumatischen Formenkreises

P. W. Hartl

9 Krankheiten des Blutes und der blutbildenden Organe

H. Chr. Benöhr, C. A. Müller, P. Ostendorf, H. D. Waller, K. Wilms

10 Immunologische Krankheiten

P. A. Berg und C. A. Müller

11 Infektionskrankheiten

M. Dietrich, R. Eckhardt, B. Hampel, K. Janitschke, P. Kern, H. Lode, W. Matthiessen, K. H. Meyer zum Büschenfelde, P. Peller, H. Pichler, K. L. Radenbach, R. Roos, P. M. Shah, W. Stille

12 Krankheiten des Verdauungstraktes

*A. L. Blum, P. Brümmer, M. Büchler, W. Daiß, H. Hansen, H. Hornbostel, T. H. Hütteroth, H. R. Koelz,
P. Malfertheiner, V. F. Mautner, K. H. Meyer zum Büschenfelde, W. Rösch, G. Strohmeyer, D. Wurbs*

13 Ernährungsstörungen

F. A. Gries, Th. Koschinsky, M. Toeller

14 Stoffwechselkrankheiten

W. Berger, F. A. Gries, Th. Koschinsky, M. Toeller, G. Strohmeyer

15 Krankheiten durch physikalische Einwirkungen

H. L. Haeberlin, D. Niederstadt, R. Sauer, K. Stalder

16 Gift und Vergiftungen

L. S. Weilemann

17 Referenzbereiche in der Labordiagnostik 1399

R. M. Schmülling

18 Sachverzeichnis 1419

Verzeichnis der vorkommenden Abkürzungen

AA	Amyloid A (bei Infektionskrankheiten und Tumoren)
AAJ	Vorhof-Demand-Schrittmacher
AAS	Atomabsorptionsspektrometrie
ACE	Angiotensin converting enzyme
ACTH	adrenocorticotropes Hormon
ADCC	Antibody-dependent cellular cytotoxicity, antikörperabhängige zellvermittelte Zytotoxizität,
ADH	antidiuretisches Hormon
ADP	Adenosindiphosphat
AE	Amyloid E (bei endokrinen Krankheiten)
AFP	α-Fetoprotein
AGS	adrenogenitales Syndrom
AIDS	Acquired immune deficiency syndrome
AK	Antikörper
AL	Amyloid L (Leichtkettentyp)
ALA	Aminolaevulinsäure
AMA	antimitochondriale Antikörper
ANA	antinukleäre Antikörper
ANCA	antineutrophile zytoplasmatische Antikörper
ANF	antinukleäre Faktoren
ANF	atrialer natriuretischer Faktor
ANP	atriales natriuretisches Peptid
ANV	akutes Nierenversagen
ARA-Kriterien	Kriterien der American Rheumatism Association
ARC	AIDS related complex
ARDS	Adult respiratory distress syndrome, Atemnotsyndrom des Erwachsenen (Schocklunge)
ASD	Vorhofseptumdefekt
ASL-Titer	Antistreptolysin-Titer
AT	Alttuberkulin
ATP	Adenosintriphosphat
BCG	Bacillus Calmette-Guérin, Tuberkelbazillen
BFU-E	Burst forming unit−erythrocyte
BMI	Body mass index, Körpermassenindex Maß für das Referenzgewicht
Bq	Becquerel, Maß für die Radioaktivität, Zahl der radioaktiven Zerfallsvorgänge pro Sekunde
BSG	Blutsenkungsgeschwindigkeit
BZ	Blutzucker
C3	Komplementfaktor
C-Region	carboxyterminales Ende von Antikörperpolypeptidketten (konstante Domäne)
CAH	chronisch aggressive Hepatitis
cAMP	zyklisches Adenosinmonophosphat
CAPD	Continuous ambulatory peritoneal dialysis, Dauerperitonealdialyse
CCK	Cholecystokinin
CCNU	Chloräthyl-cyclohexyl-nitrosourea, Therapeutikum
CD-Antigen	Cluster defined antigen
CDE	Clostridium-difficile-Enterokolitis
CEA	karzinoembryonales Antigen
CFU-GEMM	Colony forming unit−granulocyte, erythroid, macrophage, megakaryocyte
Ci	Curie, Maß für die Radioaktivität. 1Ci = $37 \cdot 10^9$ Bq (Becquerel)
CK	Kreatinphosphokinase
CMF	Cyclophosphamid + Methotrexat + 5-Fluorouracil, Kombinations-Chemotherapie zur Krebsbehandlung
CoA	Coenzym A
CPH	chronisch persistierende Hepatitis
CPK	Kreatinphosphokinase
CRP	C-reaktives Protein
CT	Computertomographie
CVI	chronische venöse Insuffizienz
dB	Dezibel, Einheit für die Schallstärke
DCM	dilatative Kardiomyopathie
DDD	a.-v.-synchronisierter Vorhof-Ventrikel-Double chambers paced, double chambers served double modes of response, Schrittmacher
DIP	desquamative interstitielle Pneumonie
DMAP	Dimethylaminophenol
DMARD	Disease modifying antirheumatic drugs, krankheitsmildernde Antirheumatika
DNA	Desoxyribonucleinsäure
DNCG	Dinatriumchromoglykat, Asthmatherapeutikum
DORV	Double outlet right ventricle, angeborenes zyanotisches Herzvitium
2,3-DPG	2,3-Diphosphoglycerat
DSA	digitale Subtraktionsangiographie
EAP	Etoposid + Adriamycin + Cisplatin, Therapieschema
ECF	Extrazellulärflüssigkeit
ECHO-Virus	Enteric cytopathogenic human orphan virus, darmzellschädigendes Virus
ECL	Enterochromaffin-like cells
EEG	Elektroenzephalographie
EF	Ejektionsfraktion
EIP	eosinophile interstitielle Pneumonie
EKG	Elektrokardiogramm
ELISA	Enzyme linked immuno sorbent assay, enzymimmunologisches Bestimmungsverfahren
EMB	Ethambutol, Tuberkulostatikum
EPH-Gestose	Edema, proteinuria, hypertension-gestose, Ödem, Proteinurie, Hypertoniegestose
EPT	endoskopische Elektropapillotomie

ERC	endoskopisch-retrograde Cholangiographie
ERCM	durch Endomyokardfibrom bedingte RCM
ERCP	endoskopisch-retrograde Cholangiopankreatikographie
ESWL	extrakorporale Stoßwellenlithotripsie
EZR	Extrazellulärraum
Fab	Fragment antigen binding, Antigen-bindender Anteil im Antikörpermolekül
FAC	5-Fluorouracil + Adriamycin + Cyclophosphamid, Kombinations-Chemotherapie zur Krebsbehandlung
Fc-Rezeptor	T-Zell-Rezeptor für Antikörper
FEV$_1$	Forced expiratory volume in 1 second, Einsekundenkapazität
FFS	freie Fettsäuren
FMD	fibromuskuläre Dysplasie, Nierenarterienstenose
FNP	Feinnadelpunktion
FSG	fokal-segmentale Glomerulonephritis
FSH	Follikel-stimulierendes Hormon
FSME	Frühsommer-Meningoenzephalitis
G-CSF	Granulocyte colony stimulating factor
γ-GT	γ-Glutamyltranspeptidase, Enzym
GBM	glomeruläre Basalmembran
GC	Gaschromatographie
GH-RH	Growth hormone releasing hormone, Somatostatin
GM-CSF	Granulocyte makrophage−colony stimulating factor
GN	Glomerulonephritis
GnRH (GRH)	Gonadotropin releasing hormone
GOT	Glutamat-Oxalacetat-Transaminase
GPT	Glutamat-Pyruvat-Transaminase
GSH	reduziertes Glutathion
GT	gereinigtes Tuberkulin
GvH-Reaktion	Graft-versus-host-Reaktion
Gy	Gray, Einheit der Energiedosis einer ionisierenden Strahlung
H.p.	Helicobacter pylori
HAV	Hepatitis-A-Virus
HBcAg	Hepatitis B core antigen, Kern-Antigen
HBDH	α-Hydroxy-Butyrat-Dehydrogenase
HBeAg	Hepatitis B envelope antigen
HBsAg	Hepatitis B surface antigen, Oberflächen-Antigen
HBV	Hepatitis-B-Virus
hCG	humanes Choriongonadotropin
HCM	hypertrophe Kardiomyopathie
HCV	Hepatitis-C-Virus
HDL	High density lipoprotein, Lipoprotein hoher Dichte
HDV	Hepatitis-D-Virus
HGH	Human growth hormone, Wachstumshormon
HIV	Human immunodeficiency virus (AIDS)
HLA	Human lymphocytic antigen, Histokompatibilitätsantigen
hMG	humanes Menopausengonadotropin
HNCM	hypertrophe nichtobstruktive Kardiomyopathie
HOCM	hypertrophe obstruktive Kardiomyopathie (entspr. IHSS: idiopathische hypertrophe Subaortenstenose)
HVL	Hypophysenvorderlappen
Hz	Hertz, Maßeinheit der Frequenz

i.m.	intramuskulär
i.v.	intravenös
ICA	Islet cell antibodies, Inselzellantikörper
ICSA	Islet cell surface antibodies Inselzelloberflächenantikörper
IDL	Intermediate density lipoprotein, Lipoprotein mittlerer Dichte
IFN	Interferon
IgE	Immunglobulin E
IGF	Insulin-like growth factor
IgG	Immunglobulin G
IK	Immunkomplex
IL	Interleukin
INH	Isoniacid, Tuberkulostatikum
IPD	intermittierende Peritonealdialyse
IR-Gene	Immunantwortgene
IZV	intrazelluläres Volumen
KBR	Komplement-Bindungs-Reaktion
KG	Körpergewicht
KHK	koronare Herzkrankheit
LAK-Zellen	Lymphokin aktivierte Zellen
LAV	Lymphadenopathie-Virus
LCAT	Lecithin-Cholesterin-Acyl-Transferase
LCM	lymphozytäre Choriomeningitis
LDH	Lactatdehydrogenase
LDL	Low density lipoprotein, Lipoprotein geringer Dichte
LE	Lupus erythematodes
LH	luteinisierendes Hormon
LH-RH	Luteinizing hormone releasing factor
LIP	lymphozytäre interstitielle Pneumonie
LK	Lymphknoten
LMA	Lebermembranautoantikörper
LP	Lipoprotein (LP-A, LP-X)
LT	Leukotriene (LTB, LTC, LTD)
M-Gradient	monoklonaler Gradient von Immunglobulinen bei elektrophoretischer Auftrennung des Serums
MAK	maximale Arbeitsplatzkonzentration gesundheitsschädlicher Substanzen
MAK	monoklonale Antikörper
MCH	mittlerer Hämoglobingehalt des Erythrozyten
MCHC	mittlere Hämoglobinkonzentration des Erythrozyten
MCP	Mitralklappenprolaps
MCT-Fette	Medium chain triglycerides, Fette aus mittelkettigen Triglyceriden
MCTD	Mixed connective tissue disease
MCV	mittleres Erythrozytenvolumen
MGN	membranöse Glomerulonephritis
MHC	Major histocombatibility complex
MLC	Mixed lymphocyte cultures, gemischte Lymphozytenkultur
MMS	Monozyten-Makrophagen-System (früher RES)
MoAK	monoklonale Antikörper
MRI	Magnetic resonance imaging (s. auch NMR)
MS	Massenspektrometrie
NAD	Nicotinamid-Adenindinucleotid
NADH	reduziertes NAD
NADP	Nicotinamid-Adenindinucleotidphosphat
NADPH	reduziertes NADP
NBT-PABA-Test	N-Benzyl-L-Tyrosil-Paraaminobenzoesäure-Test

NI	Niereninsuffizienz
NK-Zellen	natürliche Killerzellen
NMR	Nuclear magnetic resonance, magnetische Resonanz-Tomographie (Syn: MR, MRT, MRI)
NSAID	Non steroidal antiinflammatory drugs, nichtsteroide entzündungshemmende Medikamente
NSAR	nichtsteroidales Antirheumatikum
NSHA	nichtsphärozytäre hämolytische Anämie
NUD	nichtulzeröse Dyspepsie
NYHA (I-IV)	Schweregrad der Herzinsuffizienz nach der Klassifikation der New York Heart Assoc.
Pa	Pascal, SI-Einheit für den Druck
PAF	Platelet activating factor, Plättchenaggregationsfaktor
PAS	Para-Aminosalicylsäure, Tuberkulostatikum
PAS-Reaktion	Periodic acid Schiff-Reaktion, Perjodsäure-Schiff-Reaktion, Färbetest
PBG	Porphobilinogen
PC (PCP)	Pulmonary capillary pressure, Pulmonarkapillardruck
pCO_2	Kohlendioxidpartialdruck
PCP (pcP)	primär chronische Polyarthritis
PDA	persistierender Ductus arteriosus
PDGF	Platelet derived growth factor, aus Plättchen freigesetzter Wachstumsfaktor
PET	Positronen-Emissions-Tomographie
PG	Prostaglandine (PGA, PGB, PGC usw.)
PHA	Phytohämagglutinin
p.o.	per os, durch den Mund
pO_2	Sauerstoffpartialdruck
PP	pankreatisches Polypeptid
PPD	Purified protein derivate, enthält nur Tuberkel-Protein
ppm	Parts per million, Konzentrationsangabe
PRL	Prolactin
PTC	perkutane transhepatische Cholangiographie
PTH	Parathormon
PTH	Prothionamid, Tuberkulostatikum
PTS	posttrombotisches Syndrom
PTT	partielle Thromboplastinzeit
PU	Proteinurie
PZA	Pyrazinamid, Tuberkulostatikum
rA	rheumatoide Arthritis
RANA	Rheumatoid associated nuclear antigen, RANA-Antikörper als Parameter für Rheuma-Diagnostik
RAST	Radioallergosorbent-Test, Antikörpernachweis
RCM	Restriktive Kardiomyopathie
RES	retikuloendotheliales System
RIA	Radioimmunoassay
RMP	Rifampicin, Tuberkulostatikum
RNA	Ribonucleinsäure
RR	nach Riva-Rocci gemessene Blutdruckwerte

RSV	Respiratory syncytial virus, respiratorische Erkrankung bei Kindern
RTA	renal-tubuläre Azidose
RV	Residualvolumen
SALZ	sinuatriale Leitungszeit
SARA	Sexually acquired reactive arthritis
SCID	Severe combined immunodeficiency disease, schwerer kombinierter Immunmangel
SGOT	Serum-Glutamatoxalacetat-Transaminase
SGPT	Serum-Glutamatpyruvat-Transaminase
SIADH	Syndrom der inadäquaten ADH-Sekretion
SIRS	Soluble immune response suppressor, humoraler Immunantwort-Suppressionsfaktor
SKEZ	Sinusknotenerholungszeit
SLE	systemischer Lupus erythematodes
SM	Streptomycin, Tuberkulostatikum
STH	somatotropes Hormon
Sv	Sievert, Äquivalentdosis bei ionisierender Strahlung
TAC	Truncus arteriosus communis
TBG	Thyroxin-bindendes Globulin
TBM	tubuläre Basalmembran
TE	Tuberkulineinheiten
TH-Zellen	T-Helferzellen
TLC	totale Lungenkapazität
TNF	Tumornekrose-Faktor
TNM-System	System zur Klassifizierung von Tumoren T = Tumor-Tastbefund, N = regionale Lymphknoten (noduli), M = nachgewiesene Fernmetastasen
TRH	Thyreotropin releasing hormone
TS-Zellen	T-Suppressorzellen
TSH	Thyreoid stimulating hormone, thyreotropes Hormon
TSS	toxisches Schocksyndrom
TVB	tiefe Venenthrombose
TZ	Thrombinzeit
UDP	Uridindiphosphat
UIP	gewöhnliche (usual) interstitielle Pneumonie
URO	Uroporphyrinogen
V-Region	aminoterminale Region von Antikörperpolypeptidketten (variable Domäne)
VAC	Vincristin + Adriamycin + Cyclophosphamid Kombinations-Chemotherapie zur Krebsbehandlung
VC	Vitalkapazität
VIP	vasoaktives intestinales (Poly-)Peptid
VLDL	Very low density lipoprotein, Lipoprotein von sehr geringer Dichte
VSD	Ventrikelseptumdefekt
VVI	Ventrikel-Demand-Schrittmacher
VZV	Varicella-zoster-Virus
ZNS	Zentralnervensystem
ZVD	zentralvenöser Druck

1 Krankheiten des Herzens

Ch. Franz

R. Griebenow

H. Hirsch

J. Jehle

W. Kaufmann

U. Mennicken

K. A. Meurer

F. Saborowski

K. D. Scheppokat

L. Seipel

Herzinsuffizienz

R. Griebenow und *W. Kaufmann*

Definition: Die Erstellung einer alle klinischen und pathophysiologischen Gesichtspunkte berücksichtigenden Definition der Herzinsuffizienz ist bisher auf Schwierigkeiten gestoßen. Es ist jedoch sinnvoll, von einer Herzinsuffizienz dann zu sprechen, wenn die Anpassung der kardialen Förderleistung an die Erfordernisse des Organismus nicht ausreichend möglich ist. In fortgeschrittenen Stadien geht dies einher mit pathologischen Werten für physiologische Meßgrößen, die zur Charakterisierung der Herzfunktion dienen, wie Herzminutenvolumen, enddiastolischer Druck, maximale Druckanstiegsgeschwindigkeit, Ejektionsfraktion, die zu einem frühen Zeitpunkt unter Ruhebedingungen noch nicht oder noch nicht alle im pathologischen Bereich liegen. In der Klinik wird häufig eine Stadieneinteilung nach dem subjektiven Schweregrad der Symptomatik benutzt (Tab. 1.**1**).

Eine Reihe weiterer Unterscheidungen hat sich eingebürgert: Eine Herzinsuffizienz kann akut auftreten (z. B. bei Myokardinfarkt) oder sich kontinuierlich entwickeln (z. B. bei rheumatischem Herzklappenfehler).

Formal wird unterschieden in Vorwärts- und Rückwärtsversagen des Herzens. Dabei kennzeichnet Vorwärtsversagen eine unzureichende Förderleistung (erniedrigter Herzindex, arterielle Hypotonie) ohne Zeichen der venösen Druckerhöhung, während der Ausdruck Rückwärtsversagen einen Zustand kennzeichnet, bei dem eine gegebene Förderleistung nur bei einem erhöhten enddiastolischen Druck erbracht werden kann. Letzterer führt bei einer Druckerhöhung im vorgeschalteten Gefäßsystem (Lunge, V.cava, Leber) zu den klinischen Symptomen: Belastungsdyspnoe bis hin zum Lungenödem, Hepatomegalie, Halsvenenstauung und Ödeme. In der Regel sind beide Formen miteinander kombiniert, sie können jedoch auch isoliert oder zumindest vorübergehend isoliert vorkommen. Die Insuffizienz des rechten Ventrikels als Folge pulmonal-parenchymaler oder -vaskulärer Erkrankungen wird als dekompensiertes Cor pulmonale bezeichnet. Die meisten Formen von Herzinsuffizienz weisen zunächst nur unter Belastung, später auch in Ruhe ein vermindertes Herzzeitvolumen auf (low output failure). Selten findet sich ein erhöhtes Herzminutenvolumen, z. B. bei arteriovenösen Fisteln, Hyperthyreose, Anämie, Beri-Beri-Herz (high output failure).

Tabelle 1.**1** Klinische und pathophysiologische Stadieneinteilung der Herzinsuffizienz (New York Heart Association [NYHA], modifiziert nach Roskamm u. Reindell)

I. Normale körperliche Leistungsfähigkeit, in Ruhe und Belastung keine Symptome oder Beschwerden, Füllungsdruck und/oder enddiastolisches Volumen bei erheblicher Belastung erhöht

II. Leichte Einschränkung der körperlichen Leistungsfähigkeit, Beschwerden erst bei stärkeren Anstrengungen, Herzminutenvolumen in Ruhe und bei Belastung normal, enddiastolisches Volumen und/oder Füllungsdruck bereits in Ruhe erhöht

III. Erhebliche Einschränkung der körperlichen Leistungsfähigkeit, nur noch leichte berufliche Tätigkeit bzw. leichte Hausarbeit möglich. Herzminutenvolumen bei Belastung unzureichend

IV. Beschwerden und Symptome in Ruhe. Herzminutenvolumen in Ruhe unzureichend (Ruheinsuffizienz)

Ätiologie

Das Syndrom Herzinsuffizienz stellt jeweils nur eine klinische Symptomkonstellation dar, für die im Einzelfall zu klären ist, inwieweit pathologische Veränderungen der die Herzfunktion determinierenden Größen Vor-, Nachlast, myokardiale Kontraktilität und Herzfrequenz allein oder in Kombination ätiologisch wirksam sind. Tab. 1.**2** enthält die wesentlichen Ursachen, die eine Herzinsuffizienz auslösen können. Häufige myokardiale Ursachen sind die verschiedenen Manifestationsformen der koronaren Herzkrankheit, entzündliche, toxische und metabolische Myokarderkrankungen. Als nichtmyokardiale Ursachen mit sekundären Störungen der Kontraktilität sind Herzklappenfehler, Shunt-Fehler und komplexe Fehlbildungen mit Druck- und Volumenbelastung sowie Pericarditis constrictiva und Herzbeuteltamponade mit mechanischer Behinderung der kardialen Förderleistung zu nennen ebenso wie Rhythmusstörungen in Form extremer Tachy- oder Bradykardien. Unter den extrakardialen ätiologischen Faktoren, die über eine Druck- oder Volumenbelastung zu einer sekundären Schädigung des Myokards führen, sind die Hypertonie im großen und kleinen Kreislauf, arteriovenöse Fisteln und die Anämie als besonders bedeu-

Tabelle 1.**2** Ursachen von Herzinsuffizienz

Kardial: mit besonderer Beteiligung von

1. Myokard:
   Kardiomyopathien,
   koronare Herzkrankheit,
   Myokarditis,
   Muskeldystrophie,
   negativ-inotrope Medikamente
2. Endokard und Herzklappen:
   Klappenstenose,
   Klappeninsuffizienz,
   Shunt-Fehler,
   komplexe Mißbildungen
3. Perikard:
   Herzbeuteltamponade,
   Pericarditis constrictiva
4. Rhythmusstörungen:
   extreme Bradykardie,
   extreme Tachykardie
5. Andere:
   z. B. Trauma,
   Elektrounfall u. a.

Extrakardial:

1. Stoffwechselstörungen:
   Speicherkrankheiten,
   Vitaminmangelerkrankungen,
   Amyloidose u. a.
2. Endokrinologische Erkrankungen:
   Hyperthyreose,
   Hypothyreose u. a.
3. Toxische Myokardschädigungen:
   z. B. Spurenelemente,
   Medikamente
4. Druckbelastung:
   arterielle und pulmonale Hypertonie
5. Volumenbelastung:
   Anämie,
   AV-Fisteln
6. Volumenmangel:
   z. B. hypovolämischer Schock
7. Pathologisch verminderter peripherer Gefäßwiderstand:
   z. B. Sepsis

tungsvoll anzusehen. Als weitere extrakardiale Ursache kommt der hypovolämische oder septische Schock mit unzureichender Koronardurchblutung in Frage.

Pathophysiologie und Klinik

Hämodynamik

Die Pumpleistung des Herzens wird durch die Vorlast (preload), die Nachlast (afterload), die myokardiale Kontraktilität und die Herzfrequenz bestimmt. Als Ausmaß der myokardialen Muskelfaservordehnung ist die **Vorlast** durch Bestimmung von enddiastolischem Druck und Volumen, Analyse der diastolischen Druck-Volumenbeziehung und Messung der diastolischen Wandspannung quantifizierbar.

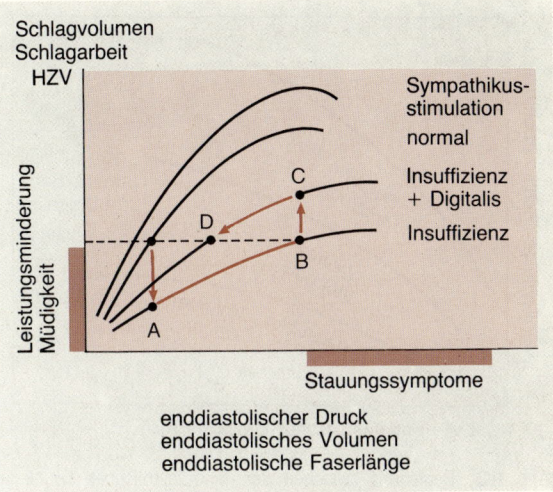

Abb. 1.**1** Beispiele von Frank-Starling-Kurven. Die Kurven des insuffizienten Herzens verlaufen flacher und nach rechts verschoben. Bei Herzinsuffizienz sinkt das Herzzeitvolumen ab (A), kann aber durch Erhöhung des Füllungsdrucks wieder normalisiert werden (B). Durch Digitalis wird die Inotropie gesteigert (C), der enddiastolische Druck kann wieder gesenkt werden (D) (nach Mason)

Als **Nachlast** ist der gesamte Auswurfwiderstand anzusehen, gegen den der linke Ventrikel sein Schlagvolumen zu fördern hat. Dieser Auswurfwiderstand wird einmal durch die Höhe des peripheren Widerstandes und zum anderen durch das aortale Blutvolumen, die aortale Dehnbarkeit und die Blutviskosität determiniert. Als Maß der Nachlast wird häufig die systolische Wandspannung des linken Ventrikels zum Zeitpunkt des Öffnens der Aortenklappe benutzt, die sowohl ventrikulographisch als auch echokardiographisch meßbar ist.

Die **Kontraktilität** des Myokards ist charakterisierbar:

– durch die isovolumetrische Spannungsentwicklung und
– durch die auxotone myokardiale Muskelfaserverkürzung, die schließlich für die Höhe des systolischen Auswurfvolumens verantwortlich ist.

Eine Quantifizierung der Kontraktilität erfolgt einmal durch Messung der maximalen Druckanstiegsgeschwindigkeit (dp/dt_{max}) und zum anderen durch Bestimmung der zeitbezogenen Auswurfparameter (endsystolische Druck-Volumen-Beziehung) sowie durch die sogenannte Auswurffraktion, d. h. den prozentualen Anteil des Schlagvolumens am enddiastolischen Füllungsvolumen.

Bei Einschränkung der kardialen Förderleistung werden *Kompensationsmechanismen* ausgelöst, die eine Aufrechterhaltung eines adäquaten Herzzeitvolumens zum Ziel haben. Folgende pathophysiologischen Vorgänge sind dabei wirksam:

1. Ein Anstieg des kardialen Füllungsdruckes (preload) mit dem Ziel einer Schlagvolumensteigerung (Abb. 1.**1** und 1.**2**, Frank-Starling-Mechanismus). Die aus dem Vorwärtsversagen des Herzens resul-

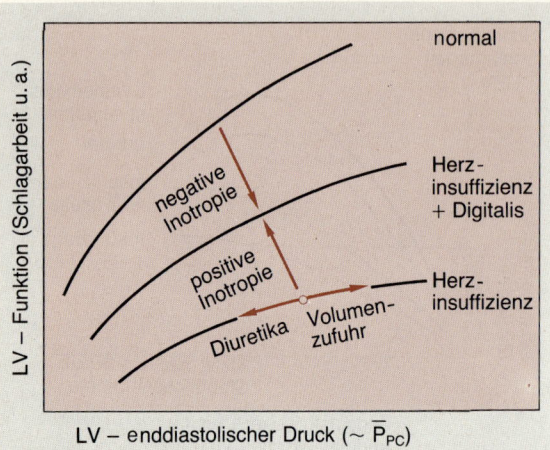

Abb. 1.2 Beziehung zwischen dem enddiastolischen Druck im linken Ventrikel und der Funktion des linken Ventrikels (Schlagarbeit u. a.). Beachte die Aufwärts- bzw. Abwärtsverlagerung der Ventrikelfunktionskurven bei inotropen Eingriffen. Beachte ferner die Konstanz der Funktionskurven bei reinen „Preload"-Änderungen (Volumenzufuhr, Diuretika) (nach Strauer)

tierende Verminderung von Nierendurchblutung und Glomerulusfiltration bewirkt eine Zunahme der proximal-tubulären Rückresorption von Natrium, der die Wasserretention in äquimolarer Beziehung folgt. Die renale Durchblutungsdrosselung führt darüber hinaus zur Reninfreisetzung aus dem juxtaglomerulären Apparat, Bildung von Angiotensin I und Angiotensin II und damit zu vermehrter Aldosteronproduktion mit dem Effekt einer distal-tubulären Zunahme der Natriumrückresorption, die im Austausch gegen Kalium- und Wasserstoffionen erfolgt. Es muß allerdings betont werden, daß die Aktivitätssteigerung des Renin-Angiotensin-Aldosteron-Systems bei Herzinsuffizienz nicht regelmäßig durch Bestimmung der systemischen Konzentrationen der genannten Substanzen nachweisbar ist. Hinsichtlich der globalen Hämodynamik bewirkt die vermehrte Aktivität des Renin-Angiotensin-Aldosteron-Systems eine verstärkte Natrium- und Wasserretention, die über eine Vergrößerung des Extrazellulärraumes zu einer Zunahme des Plasmavolumens und mithin zu einem Anstieg des kardialen Füllungsdruckes führt, mit dem Ziel einer Konstanterhaltung oder Steigerung des Schlagvolumens. Klinisch geht dies häufig einher mit einer zunehmenden Dilatation der betroffenen Herzkammer. Von wahrscheinlich mindestens gleich hoher Bedeutung sind jedoch die neuerlich nachgewiesenen organgebundenen Renin-Angiotensin-Systeme, die die Verteilung des Herzminutenvolumens durch lokale Widerstandsregulation beeinflussen, venodilatatorisch wirken und am Herzen möglicherweise einen positiv inotropen Effekt ausüben, um nur die wichtigsten Auswirkungen auf hämodynamisch relevante Größen zu nennen.

Gleichzeitig führt jedoch die aufgrund des zunehmenden ventrikulären Füllungsdruckes ebenfalls erhöhte Wandspannung der Vorhofmuskulatur zu einer vermehrten Freisetzung des atrialen natriuretischen Peptids (ANP). Das ANP bewirkt neben einer Natriurese eine arterielle Vasodilatation und stellt somit eine Art gegenregulatorisches Prinzip zur vermehrten Aktivität des Renin-Angiotensin-Aldosteron-Systems dar, das wahrscheinlich jedoch nur in der Frühphase der Herzinsuffizienz Bedeutung hat, da bei schwerer Herzinsuffizienz ein Wirkungsverlust des ANP nachgewiesen wurde.

2. Zunahme der Aktivität des sympathikoadrenalen Systems mit dem Ziel einer Steigerung der myokardialen Kontraktilität, jedoch mit gleichzeitiger Erhöhung des peripheren Widerstandes (afterload) und daraus resultierender myokardialer Mehrbelastung.

3. Reaktive Zunahme der myokardialen Kontraktilität durch Entwicklung einer physiologischen Ventrikelhypertrophie. Pathologische Hypertrophie mit Überschreitung des kritischen Herzgewichtes (über 500 g, nach Linzbach) führt allerdings zur Abnahme der kardialen Leistungsfähigkeit. Limitierende Faktoren sind unzureichende Durchblutung der hypertrophierten Muskulatur infolge fehlender Anpassung des Koronarkreislaufes. Morphologisch kommt es dabei zur strukturellen Umwandlung (Längenwachstum der einzelnen Muskelfasern, Narbenbildungen, Verschiebung der Muskelschichten), die als Gefügedilatation bezeichnet werden.

Werden die beschriebenen Kompensationsmechanismen überfordert, nimmt die Herzförderleistung ab. Eine verminderte kardiale Pumpleistung ist ursächlich auf folgende Vorgänge zurückzuführen (Tab. 1.3):

1. **Abnorme Änderungen der Vorlast (preload):** Zur Abnahme des Auswurfvolumens und damit zur Herzinsuffizienz kann es sowohl durch inadäquate Volumenbelastung (Aorten- und Mitralregurgitationen, Shunt-Vitien, Hypervolämie) als auch durch Volumenentzug kommen (Blutungen, Aderlaß).

2. **Abnorme Änderungen der Nachlast (afterload):** Herzinsuffizienz kann sich auch bei inadäquaten Steigerungen der Nachlast entwickeln. Ventrikeldilatation und Abnahme des Schlagvolumens bzw. der Auswurffraktion resultieren dabei beispielsweise aus chronischen Druck- und Volumenbelastungen (z. B. bei arterieller Hypertonie, Aortenstenose, Kardiomyopathie u. a.).

3. **Abnorme Änderungen der Kontraktilität:** Die bei der großen Mehrheit der Formen von Herzinsuffizienz nachweisbare Abnahme der myokardialen Kontraktilität ist multifaktoriell verursacht. Eine zentrale Stellung nehmen dabei Störungen des Calciumtransportes sowie der intrazellulären Calciumverteilung ein, weiterhin bedeutsam ist eine Abnahme der ATPase-Aktivität sowie ein Wechsel zu Myosin-Isoenzymen mit niedriger ATPase-Aktivität. Weiterhin findet sich bei erhöhter Plasmakonzentration für Noradrenalin und Adrenalin eine andererseits an der Herzmuskelzell-

membran stark verminderte Zahl der β_1-Rezeptoren. Demgegenüber zeigt die Zahl der β_2-Rezeptoren eine leichte Zunahme, die α-Rezeptoren bleiben konstant. In Summation resultiert hieraus eine deutlich verminderte sympathische Stimulierbarkeit des Stoffwechsels der Kardiomyozyten bei schwerer Herzinsuffizienz.

Die klinisch häufig zu objektivierende Erhöhung der Ruheherzfrequenz bei Patienten mit Herzinsuffizienz ist Ausdruck einer verminderten Baroreflexempfindlichkeit und weist auf eine zusätzliche Störung der vagalen Kontrolle der Herzfunktion hin.

4. **Abnorme Änderungen der Herzfrequenz:** Für die Entwicklung einer kardialen Insuffizienz können sowohl tachykarde als auch extrem bradykarde Herzaktionen verantwortlich sein. Bei ausgeprägter Tachykardie bzw. Tachyarrhythmie liegt ursächlich eine ungenügende diastolische Ventrikelfüllung mit folgender Verminderung des kardialen Auswurfvolumens zugrunde.

Bei hochgradiger Bradykardie können sogar ein erhöhtes Schlagvolumen sowie ein Schlagvolumenhochdruck beobachtet werden, aufgrund der niedrigen und zumeist auch nicht steigerbaren Herzfrequenz ist das pro Zeiteinheit geförderte Blutvolumen (Herzminutenvolumen) jedoch zu gering und eine Anpassung an Belastung nicht möglich. Eine myokardiale Ischämie kann weiterhin wirksam sein.

Die bisherigen Ausführungen lassen sich in der erstmals von Frank und Starling (Frank-Starling-Mechanismus) vorgelegten Konzeption zur Charakterisierung des Funktionszustandes des Herzens aus der Beziehung zwischen Druck und Volumen zusammenfassen:

Unter physiologischen Bedingungen wird entsprechend dieser Konzeption die isometrische Spannungsentwicklung und damit das Auswurfvolumen mit zunehmender diastolischer Ausgangsfaserlänge, d. h. mit Zunahme der Vorlast, erhöht.

Hieraus resultiert die in Abb. 1.**1** dargestellte normale Funktionskurve des Herzens. Verminderte Kontraktilität bei myokardialer Insuffizienz führt zur Abwärtsverlagerung der Funktionskurve. Gleiche linksventrikuläre enddiastolische Drücke sind mit einem verminderten Auswurfvolumen korreliert. Durch Erhöhung des enddiastolischen Druckes kann nur eine geringe Kompensation, d. h. eine Zunahme der Schlagarbeit, erreicht werden, ohne daß eine Normalisierung möglich ist. Positiv inotrope Interventionen (z. B. Gabe von Digitalisglykosiden, adrenerge Stimulation) vermögen über eine Kontraktilitätssteigerung eine Anhebung des Kurvenniveaus, d. h. bei gleichem enddiastolischen Druck eine Zunahme des kardialen Auswurfvolumens herbeizuführen (Abb. 1.**1** und 1.**2**).

Genese des kardialen Ödems

Chronische Herzinsuffizienz ist mit einer überschießenden Konservierung von NaCl und Wasser vergesellschaftet, die sich klinisch als Ödem manifestiert.

Tabelle 1.3 Pathophysiologie der Herzinsuffizienz (nach Strauer)

1. Abnorme Änderungen der Vorlast (preload)

- Herzklappenregurgitationen (Aorteninsuffizienz, Mitralinsuffizienz u. a.)
- intra- und extrakardiale Kurzschlußverbindungen (Ventrikel- und Vorhofseptumdefekt, Ductus arteriosus Botalli apertus u. a.)
- Hypervolämie (Überwässerung, Niereninsuffizienz u. a.)
- Hypovolämie (Aderlaß, Blutungen u. a.)

2. Abnorme Änderungen der Nachlast (afterload)

- intrakardiale Druckbelastung (Aortenstenose, hypertrophische obstruktive Kardiomyopathie u. a.)
- extrakardiale Druckbelastung (arterielle Hypertonie, Cor pulmonale u. a.)
- inadäquate Ventrikelhypertrophie (ungenügender Hypertrophiegrad, Abnahme der Masse-Volumen-Relation u. a.)
- abnorme Druckentlastung (Aderlaß, überschießende Vasodilatation u. a.)

3. Abnorme Änderungen der Kontraktilität

- myokardiale Kontraktilitätsstörungen (primäre Kardiomyopathien, Funktionsänderungen von kontraktilen Proteinen und Kontraktionsenzymen)
- pharmakologische Eingriffe (negativ inotrop wirkende Pharmaka, Intoxikationen u. a.)
- koronare Durchblutungsstörungen (Koronarinsuffizienz, Myokardinfarkt u. a.)
- extrakardiale Faktoren (Anämie, Hypoxie, Viskositätsstörungen u. a.)

4. Abnorme Änderungen der Herzfrequenz

- abnorm schnelle Herzschlagfolge (ventrikuläre und supraventrikuläre Tachykardien)
- abnorm langsame Herzschlagfolge (extreme Bradykardien)

Lokalisation und Ausdehnung hängen von Art und Schwere der vorliegenden Herzkrankheit ab. Bei einer Flüssigkeitsretention bis zu etwa 5 l können sich Ödeme dem klinischen Nachweis entziehen. Ursächlich sind für die NaCl- und Wasserretention hydrostatische, hämodynamische, renale und hormonelle Faktoren wirksam: Herzinsuffizienz führt, wie oben betont, einmal zur Abnahme des Auswurfvolumens mit konsekutiver Einschränkung der nutritiven Organdurchblutung (sogenanntes Vorwärtsversagen) und zum anderen zur vermehrten Füllung des Niederdrucksystems (Rückwärtsversagen). Das Vorwärtsversagen führt zur Aktivitätssteigerung des Renin-Angiotensin-Aldosteron-Systems, die häufig noch durch eine saluretische Therapie mit konsekutiver negativer Natriumbilanz verstärkt werden kann (sogenannter induzierter Aldosteronismus). Eine erhöhte Aldosteronplasmakonzentration kann bei Herzinsuffizienz mit Stauungsleber allerdings auch durch Störung der hepatischen Inaktivierung zustande kommen. Insgesamt ist jedoch die Bedeutung des Aldosterons für die Pathogenese des kardialen Ödems geringer als früher angenommen wurde.

Durch proximal- und distal-tubuläre Natrium- und Wasserretention entwickelt sich eine Vergrößerung des Extrazellulärraumes. Die damit einhergehende Zunahme des Plasmavolumens bewirkt eine vermehrte Füllung des Niederdrucksystems, wodurch über eine Verschiebung im Starlingschen Gleichgewicht die Flüssigkeitsfiltration in das Interstitium verstärkt wird. Für die Zunahme der proximaltubulären Reabsorption von Natrium könnte weiterhin eine verminderte Aktivität des natriuretischen Hormons von Bedeutung sein. Bei der Ödempathogenese sind wahrscheinlich auch weitere hormonelle Faktoren wie ADH, Katecholamine und Prostaglandine wirksam, ohne daß allerdings bislang gesicherte Konzepte über ihren Einfluß bei der Ödementstehung entwickelt werden konnten.

Krankheitsbild

Die klinische Symptomatologie der Herzinsuffizienz läßt sich einmal auf die Folgen der verminderten myokardialen Kontraktilität und zum anderen auf die Auswirkungen der oben beschriebenen Kompensationsmechanismen zurückführen. Entsprechend der vorwiegenden Lokalisation der kardialen Funktionsstörung wird zwischen Rechts- und Linksherzinsuffizienz unterschieden. Liegt eine kombinierte Funktionsstörung vor, so spricht man von kardialer Globalinsuffizienz.

Symptomatik der **Linksherzinsuffizienz:** Die Patienten klagen über Atemnot zunächst bei Belastung (Belastungsdyspnoe), im fortgeschrittenen Stadium auch in Ruhe (Ruhedyspnoe). Ausgelöst durch eine Hypoxie, die auf den gestörten pulmonalen Gasaustausch infolge Lungenstauung zurückzuführen ist, entwickelt sich eine Tachypnoe mit respiratorischer Alkalose. Die bestehende Zyanose ist einmal auf die durch die pulmonale Diffusionsstörung bedingte Hypoxie (sogenannte zentrale Zyanose) und zum anderen auf die vermehrte periphere O_2-Ausschöpfung infolge des verlangsamten Blutstromes (verlängerte Kreislaufzeiten) zurückzuführen. Charakteristisch für eine manifeste Herzinsuffizienz ist Kurzatmigkeit in liegender Körperhaltung, die durch Aufsitzen vermindert wird (Orthopnoe). Das Aufrichten des Oberkörpers bedeutet eine zusätzliche Atemhilfe durch den dann möglichen Einsatz von Hilfsmuskulatur im Oberkörperbereich; außerdem wird dabei die Blutüberfüllung im Lungenkreislauf vermindert. Charakteristisch für Linksinsuffizienz ist das Asthma cardiale. Dabei kommt es besonders nachts im Liegen anfallsartig zu erheblicher Atemnot. In schwersten Fällen entsteht ein Lungenödem mit Todesangst, Orthopnoe und schaumig hellrotem Auswurf. Dies tritt besonders häufig deswegen nachts auf, da in Ruhe

bei besserer Herzfunktion eine Rückresorption peripherer Ödeme die Stauung im Lungenkreislauf verstärkt. Ferner ist während der Nachtruhe der als Kompensationsmechanismus dienende Sympathikotonus verringert. Die vermehrte nächtliche Rückresorption von Ödemflüssigkeit ist außerdem Ursache der Nykturie, die als Frühsymptom bereits auf eine Herzinsuffizienz hinweisen kann, bevor manifeste Ödeme vorhanden sind. Auch eine diskrete Gewichtszunahme kann als Frühsymptom gelten; denn Ödeme sind klinisch erst nach Einlagerung von etwa 5 kg zu erkennen.

Bei schwerer Herzinsuffizienz kann ein charakteristischer Atemtyp auftreten (periodisches Atmen), bei dem forcierte Atmung und apnoische Pausen wechseln: Bei Cheyne-Stokes-Atmung nehmen die Atemzüge zu, bei Biot-Atmung sind sie konstant. Ursächlich liegt eine verminderte Ansprechbarkeit des Atemzentrums vor. Auch andere zerebrale Störungen (Affektlabilität, Schwindel, Kopfschmerzen) treten insbesondere bei bereits vorbestehender Zerebralsklerose im Rahmen der Herzinsuffizienz auf. Ferner besteht bei Patienten mit Herzinsuffizienz ein allgemeines Schwächegefühl; terminal kann es zur kardialen Kachexie kommen.

Symptomatik der **Rechtsherzinsuffizienz:** Die Rechtsherzinsuffizienz entwickelt sich oft als Folge einer Linksherzinsuffizienz, da die Volumenbelastung des kleinen Kreislaufs bei insuffizientem linken Herzen eine Mehrarbeit bedeutet, die das rechte Herz allmählich überlastet. Die *Dyspnoe* ist bei Rechtsinsuffizienz weniger ausgeprägt. Die meisten Symptome und Beschwerden entstehen durch die Stauung im venösen Körperkreislauf infolge der NaCl- und Wasserretention. Die Halsvenenstauung ist ein Hinweis für die vermehrte Füllung des Niederdrucksystems. Ödeme entwickeln sich vorwiegend in den abhängigen Körperpartien, d. h. an unteren Extremitäten und bei bettlägerigen Patienten im Bereich des Rückens. Die Druckerhöhung in den intestinalen Venen bewirkt uncharakteristische gastrointestinale Symptome und führt gelegentlich zu Aszites. Die verminderte intestinale Resorption trägt zur kardialen Kachexie bei. Es ist bei der Therapie der schweren Herzinsuffizienz zu beachten, daß die Resorption von Medikamenten in solchen Fällen unsicher ist. Die gestaute Leber ist vergrößert, weich, oft druckdolent; gelegentlich kommt es zur kardialen Zirrhose. Die Herzinsuffizienz führt folglich an zahlreichen Organen, z. B. Leber und Nieren, sowohl durch Minderperfusion als auch durch Stauung zur Funktionseinschränkung.

Eine kardiale **Globalinsuffizienz** mit Lungenstauung, vermehrter Füllung des Niederdrucksystems, Leberschwellung und Unterschenkelödem liegt bei verminderter Leistungsfähigkeit beider Ventrikel vor.

Diagnostisches Vorgehen

Für die Diagnose der Herzinsuffizienz ist eine ausführliche Anamnese und eine gründliche klinische Untersuchung besonders wichtig. Zusätzliche diagnostische Maßnahmen dienen der Bestätigung der

Diagnose sowie der Bestimmung des Schweregrades und sind zudem von Bedeutung für die ätiologische Abklärung (Tab. 1.**4**).

Anamnestisch wird bei Herzinsuffizienz am häufigsten über Luftnot geklagt. Dyspnoe ist allerdings ein äußerst unspezifisches Leitsymptom, und weitere Hinweise auf eine bestehende Links- oder Rechtsherzinsuffizienz (Symptomatik: s. oben) ergeben sich bei gezielter Erhebung der Anamnese und aufgrund des körperlichen Untersuchungsbefundes.

Auskultatorisch hört man bei Lungenstauung mit Austritt von Ödemflüssigkeit feuchte Rasselgeräusche. Bei rein interstitiellem Ödem fehlen diese jedoch; gegebenenfalls finden sich Zeichen des Pleuraergusses (auskultatorisch fehlendes Atemgeräusch und perkutorische Dämpfung). Bei der Auskultation des Herzens ist der 2. Herzton häufig betont infolge Druckzunahme im kleinen Kreislauf. Ein wichtiger Hinweis auf eine Linksinsuffizienz ist das Auftreten eines 3. Herztones, der in der frühen Diastole nachweisbar ist (bei Jugendlichen jedoch physiologischerweise auftreten kann). Auf diese Weise entsteht ein sogenannter Galopprhythmus. In seltenen Fällen findet sich noch ein zusätzlicher präsystolischer Vorhofton (4. Herzton). Diese Auskultationsphänomene lassen sich phonokardiographisch objektivieren.

Im **EKG** sind außer dem eventuellen Nachweis und der Klassifizierung von Herzrhythmusstörungen nur unspezifische Hinweise zu erkennen (Vorhofbelastung, Rechts- oder Linksherzhypertrophie, Zeichen der koronaren Herzkrankheit, Schenkelblock). Für eine Herzinsuffizienz typische EKG-Veränderungen existieren nicht. Zur Klärung der Ätiologie kann das EKG jedoch beitragen und seine Ableitung gehört somit zu den Basisuntersuchungen.

Die **Röntgenuntersuchung** der Thoraxorgane zeigt häufig eine vergrößerte Herzsilhouette, die jedoch bei ausgeprägter restriktiver (myokardial) oder konstriktiver (perikardial) Komponente nicht unbedingt nachweisbar ist und insbesondere bei akuten Klappeninsuffizienzen im Vergleich zum Schweregrad der klinischen Symptomatik nur gering ausgeprägt ist. Eine vermehrte periphere Gefäßzeichnung der Lungen durch Umverteilung der Perfusion in die Oberfelder und Erweiterungen der zentralen Lungengefäße weist auf eine Linksherzinsuffizienz hin. Bei chronischer Lungenstauung gelten feinere horizontal verlaufende Linien (Kerley-B-Linien) in den Unterfeldern als typisch. Seltener sieht man feine, vom Hilus nach lateral und oben verlaufende Linien (Kerley-A-Linien). Es handelt sich dabei vermutlich um erweiterte Lymphgefäße. Ein Pleuraerguß kann röntgenologisch durch Abfließen in Seitenlage gesichert werden.

Zur eigentlichen Absicherung der Diagnose Herzinsuffizienz sowie zur Bestimmung des Schweregrades eignet sich besonders die **Echokardiographie** in Kombination mit der farbkodierten intrakardialen Doppeluntersuchung, die die Bestimmung sowohl morphologischer als auch funktioneller Größen ermöglicht (Größenbestimmung der Herzhöhlen, Austreibungsfraktion, Verkürzungsgeschwindigkeit,

Tabelle 1.4 Diagnostisches Vorgehen bei Herzinsuffizienz

1. Anamnese
2. Klinische Untersuchung:
   – Perkussion und Auskultation von Lungen und Herz
   – Palpation und Perkussion des Abdomens (Leber!)
3. EKG
4. Thorax-Röntgenaufnahme
5. Echokardiographie, Radionuklid-Ventrikulographie
6. Herzkatheteruntersuchungen
7. Labor:
   – Serumelektrolyte
   – Transaminasen
   – harnpflichtige Substanzen
   – Säurebasenstatus
8. Oberbauchsonographie
9. Lungenfunktionsprüfung

Klappenfunktion, regionale Kontraktionsanomalien). Sie leistet damit häufig auch bereits einen wichtigen Beitrag zur ätiologischen Abklärung des Krankheitsbildes und ist somit in den letzten Jahren zu einer wichtigen Untersuchungsmethode bei Patienten mit Herzinsuffizienz geworden.

Nicht invasiv läßt sich weiterhin mittels der **Radionuklid-Ventrikulographie** die Ejektionsfraktion des Herzens bestimmen, weiterhin können regionale Kontraktionsanomalien ebenfalls nachgewiesen werden.

Invasive Herzkatheter-Untersuchungen gestatten die Bestimmung intrakardialer Drücke und Volumina sowie daraus abgeleiteter Größen. In Kombination mit Angiographie und Biopsie stellen sie eine weitere wichtige Methode zur ätiologischen Abklärung einer Herzinsuffizienz dar. Klinisch häufig praktiziert wird die Bestimmung zweier Größen zur Charakterisierung der Herzfunktion: Herzminutenvolumen und enddiastolischer Druck im linken Ventrikel, letzterer gemessen als pulmonal-kapillarer Verschlußdruck (PCW-Druck). Diese im Rahmen einer Rechtsherzkatheterisierung bestimmten Größen lassen sich auch unschwer unter Belastung bestimmen und erlauben somit eine quantifizierbare Charakterisierung der Herzfunktion.

Zur Abklärung der Ätiologie der Herzinsuffizienz (s. Tab. 1.**2**) sind gelegentlich spezielle Zusatzuntersuchungen erforderlich, die in dem jeweiligen Kapitel besprochen werden.

Differentialdiagnose

Differentialdiagnostisch muß man außerdem je nach vorherrschender Symptomatologie der Herzinsuffizienz primäre Erkrankungen zahlreicher anderer Organsysteme ausschließen: z.B. bei Dyspnoe sind Erkrankungen der Lunge oder des Blutes (Anämie) abzugrenzen, das Auftreten symmetrischer Ödeme läßt differentialdiagnostisch auch an eine Nierenerkrankung oder an Eiweißmangelzustände (z.B. bei exsu-

dativer Enteropathie) denken, und bei Hepatosplenomegalie sind andere Ursachen einer Vergrößerung
dieser Organe auszuschließen (z. B. Leberzirrhose).
Die Diagnose Herzinsuffizienz ergibt sich im allgemeinen nicht aufgrund eines einzelnen Symptoms. Vielmehr sollte eine Kombination mehrerer Befunde bei
gleichzeitigem Ausschluß nicht-kardialer Erkrankungen, die eine Herzinsuffizienz vortäuschen können,
zur Diagnose führen, die in zweifelhaften Fällen durch
spezielle kardiologische Untersuchungsmethoden
abgesichert werden sollte.

Therapie

Bei der Therapie der Herzinsuffizienz ist die Abklärung der Frage von besonderer Bedeutung, inwiefern
die Herzinsuffizienz Folge einer anderen Erkrankung
ist, so daß von deren Therapie auch ein Verschwinden der Herzinsuffizienz erwartet werden kann. Zu einer in diesem Sinne als **kausal** zu bezeichnenden
Therapie gehören z. B. die Schrittmacherimplantation
bei bradykarden Herzrhythmusstörungen oder die
blutdrucksenkende Therapie bei arterieller Hypertonie. In seltenen Fällen kann auch die notfallmäßige
Durchführung einer Herzoperation die einzig lebensrettende Maßnahme sein. Indikationen hierzu sind:
akute Insuffizienz der Aorten- (Endokarditis) und Mitralklappe (Endokarditis, Papillarmuskelabriß bei
Herzinfarkt), eine akute Herzklappenstenosierung infolge Thrombose einer künstlichen Herzklappe, postinfarzieller Ventrikel-Septum-Defekt, Ventrikelruptur
(Herzinfarkt, Trauma).

Ziel der **symptomatischen** Therapie der Herzinsuffizienz ist es, eine inadäquat erhöhte Vorlast des
Herzens zu senken (häufig verantwortlich für das
Symptom Dyspnoe), hierzu gehört stets auch die Beseitigung der erhöhten Retention von Natrium und
Wasser, die Kontraktilität des Herzens möglicherweise zu steigern und eine optimal niedrige Nachlast
sowie eine möglichst günstige systemische Verteilung
des geforderten Herzminutenvolumens zu erreichen.

Therapie der akuten Herzinsuffizienz

Tritt eine Herzinsuffizienz akut auf, so liegt in den
meisten Fällen eine schwere Störung der kardialen
Funktion vor, und die daraus entstandene Situation
muß ebenfalls häufig als potentiell lebensbedrohlich
angesehen werden. Entsprechend ist von der Therapie ein schneller Wirkungseintritt sowie eine gute
Steuerbarkeit der eingesetzten Medikamente zu fordern.

Positiv inotrop wirkt Dopamin, das bei intravenöser Gabe in einer Dosis bis 3 $\mu g/kg \times min$ zu einer
dopaminergen Stimulation führt, bis etwa 10 $\mu g/kg \times$
min überwiegend eine β-Stimulation und oberhalb
von 10 $\mu g/kg \times min$ ausschließlich eine α-Rezepto-
renstimulation und zusätzliche Noradrenalinfreiset-
zung bewirkt. Dopamin wirkt positiv inotrop und
chronotrop und steigert bereits bei niedriger Dosierung die Nierendurchblutung. Bei länger andauernder Gabe ist insofern mit einer Wirkungsabschwächung zu rechnen als es zu einer Entleerung der endogenen Katecholaminspeicher kommt. Dobutamin

wirkt β-stimulatorisch und dadurch sowohl positiv
inotrop als auch fördernd auf die Relaxation der Ventrikelmuskulatur. Erst bei hoher Dosierung tritt ein
zusätzlicher positiv chronotroper Effekt hinzu.

Die Wirkung der Phophodiesterasehemmer Am-
rinon und Enoximon (beide stehen nur zur intravenösen Anwendung zur Verfügung) beruht sowohl auf einem positiv inotropen als auch auf einem vasodilatierenden Effekt.

Eine Indikation zur Anwendung von Digitalisglykosiden ergibt sich lediglich in solchen Fällen, wo
eine absolute Arrhythmie bei Vorhofflimmern mit tachykarder Überleitung wesentlich an dem Zustandekommen des klinischen Beschwerdebildes beteiligt
ist.

Zur Beeinflussung der Vor- und/oder Nachlast
des linken Ventrikels stehen eine Reihe von Medikamenten zur Verfügung: Eine ganz überwiegend arterielle Vasodilatation bewirken Salbutamol (Stimulation der β_2-Rezeptoren) und Hydralazin.

Bei den Nitraten überwiegt die venodilatierende
Wirkung den arteriell vasodilatierenden Effekt.

Eine sowohl arterielle als auch venös-dilatie-
rende Wirkung ist für die Substanzen Nitroprussid-
Natrium, Phentolamin und die ACE-Hemmer nachgewiesen worden.

Ebenfalls zur Verminderung des kardialen Füllungsdruckes tragen die schnellwirksamen Diuretika
Furosemid und Etacrinsäure bei.

In der Therapie der akuten Herzinsuffizienz haben sich sämtliche der genannten vasodilatatorisch
wirksamen Substanzen als wirksam erwiesen. Da bei
einer intravenösen Therapie mit Vasodilatatoren eine
invasive Therapiekontrolle in Form serieller Messungen von Herzminutenvolumen und Pulmonalarteriendruck empfehlenswert ist, ergibt sich die Differentia-
lindikation zum Einsatz der einzelnen Substanzen individuell aus der Höhe des arteriellen und pulmonalen Druckes sowie dem Wert für das Herzminutenvolumen. Bei ausreichendem arteriellem Druck sollten
daher vorzugsweise Medikamente mit vor- und nach-
lastsenkender Wirkung eingesetzt werden. Erst wenn
sich eine zusätzliche Stützung des arteriellen Druckes
als notwendig erweist, ist der Einsatz von positiv inotropen Substanzen angezeigt.

Kurz erwähnt werden soll weiterhin die an entsprechend ausgerüsteten Zentren gegebene Möglichkeit zur mechanischen Entlastung der Herzfunktion
durch die intraaortale Gegenpulsation.

Therapie der chronischen Herzinsuffizienz

1. Diuretika senken den erhöhten Füllungsdruck des
   Herzens und tragen weiterhin zur Ausschwemmung kardial bedingter Ödeme bei. Sie sind somit
   fester Bestandteil der oralen Langzeittherapie der
   Herzinsuffizienz.
   Die Thiazide Hydrochlorothiazid und Clopamid
   sind mittelschnell wirksame Diuretika, die eine
   Hemmung der tubulären Resorption von Natriumchlorid bewirken. Auch hier ist bei starker Diurese auf eine Hypokaliämie zu achten. Eine weitere Nebenwirkung ist die Intensivierung einer dia-

Tabelle 1.5 Herzglykoside

	Resorptionsquote	Wirkungseintritt	Abklingquote	Erhaltungsdosis oral
Strophanthin i. v. (Kombetin)	~3%	10 min	40%	–
Lanatosid C (Cedilanid)	50%	10– 30 min	50%	1,0 mg
Digoxin (Lanicor)	65%	15– 30 min	25%	0,375 mg
β-Methyldigoxin (Lanitop)	90%	15– 30 min	25%	0,3 mg
β-Acetyldigoxin (Novodigal)	80%	15– 30 min	25%	0,3–0,4 mg
Digitoxin (Digimerck)	95%	60–120 min	7%	0,1 mg
Proscillaridin (Talusin)	30%	15– 30 min	35–50%	1,0–1,5 mg
Meproscillarin (Clift)	70%	15– 30 min	40%	0,5–0,75 mg

betischen Stoffwechsellage sowie die Entstehung einer Hyperurikämie. Ein günstigeres Nebenwirkungsprofil weisen Indapamid und Piretanid auf, letzteres wirkt zusätzlich venodilatatorisch.

Zu den Saluretika mit kaliumsparendem Effekt gehören die am peripheren distalen Tubulus eingreifenden Substanzen Spironolacton (Aldosteronantagonist) sowie Triamteren und Amilorid-HCl. Um den Kaliumhaushalt unter der diuretischen Therapie möglichst ausgeglichen zu erhalten, werden häufig Präparate beider Wirkgruppen kombiniert, wobei sich die natriuretische Wirkung addiert, diejenige auf die Kaliumausscheidung sich jedoch weitgehend aufhebt.

2. Als Substanzklasse mit positiv inotroper Wirkung sind die Digitalisglykoside seit langem in die Therapie der chronischen Herzinsuffizienz eingeführt. Nachfolgend sollen kurz die wichtigsten Daten zur Pharmakodynamik und Pharmakokinetik dargestellt werden.

Pharmakodynamik

Digitalisglykoside steigern die Kraft und Geschwindigkeit der Herzkontraktion (positiv inotrope Wirkung), erhöhen die Erregbarkeit des Herzens (positiv bathmotrope Wirkung), verzögern die Leitungsgeschwindigkeit (negativ dromotrope Wirkung) und verlangsamen die Herzfrequenz (negative chronotrope Wirkung). Die positiv inotrope Wirkung führt zur Zunahme des Schlagvolumens und damit zum Anstieg der Auswurffraktion; Ventrikelfüllung und enddiastolischer Druck nehmen ab. Als Folge der kontraktilitätssteigernden Wirkung der Herzglykoside kann bei gegebenem enddiastolischen Druck ein größeres Schlagvolumen gefördert werden. Das Herzzeitvolumen nimmt zu, obwohl eine Frequenzverminderung eintritt. Die Wirkung der einzelnen Glykoside ist qualitativ ähnlich, jedoch bestehen Unterschiede in der Geschwindigkeit des Wirkungseintrittes, in der Höhe des Wirkspiegels (Vollwirkdosis), der Resorptionsund Abklingquote und der Erhaltungsdosis.

Pharmakokinetik

Die pharmakokinetischen Eigenschaften der verschiedenen Herzglykoside sind in Tab. 1.5 zusammengestellt, die **Resorptionsquote** gibt an, wieviel Prozent einer oral zugeführten Menge resorbiert werden. Die aufgeführten Werte stellen Mittelwerte dar, wobei neuere Untersuchungen darauf hinweisen, daß durch galenische Verbesserungen für Digoxin ähnliche Resorptionsquoten zu erreichen sind wie z. B. für Acetyl- oder Methyldigoxin. Für die Praxis von besonderer Bedeutung ist die **Abklingquote**, das Maß für den täglichen Wirkungsverlust. Hier weisen die einzelnen Glykoside zum Teil erhebliche Unterschiede auf, die von vielfältigen Faktoren abhängig sind (z. B. Nierenfunktion). Während die Abklingquote von Strophanthin und Digoxin überwiegend durch die renale Ausscheidung bedingt ist, steht beim Digitoxin der Abbau in der Leber im Vordergrund. Die Kenntnis der Abkling- und der Resorptionsquote ist Voraussetzung für die Errechnung der Erhaltungsdosis. Als Vollwirkdosis bezeichnet man die im Körper vorhandene Menge des Herzglykosids, bei der eine optimale Digitaliswirkung erreicht wird. Sie liegt im Bereich zwischen 1,0–1,5 mg (mittlere Vollwirkdosis). Die für die Glykosidwirkung entscheidende Konzentration im Myokard kann gegenüber dem meßbaren Blutspiegel erheblich divergieren. Daher kann im Einzelfall nur das klinische Bild Maßstab für die richtige Dosierung sein. Man unterscheidet nach der Dauer bis zum Erreichen des Vollwirkspiegels die *schnelle, mittelschnelle und langsame Sättigung*. Die **schnelle Sättigung** führt

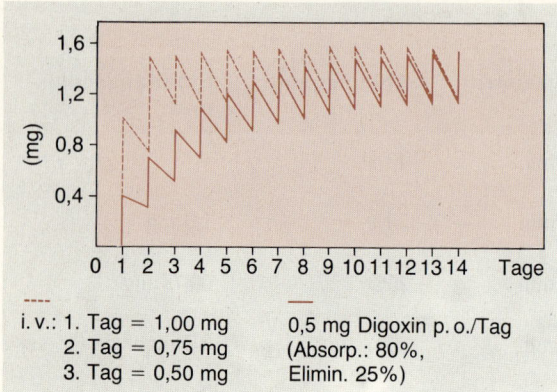

i. v.: 1. Tag = 1,00 mg   0,5 mg Digoxin p. o./Tag
       2. Tag = 0,75 mg   (Absorp.: 80%,
       3. Tag = 0,50 mg   Elimin. 25%)

Abb. 1.3 Körperbestand von Digoxin nach schneller Aufsättigung und einer Behandlung mit einer Erhaltungsdosis vom 1. Tag
an (nach Bodem)

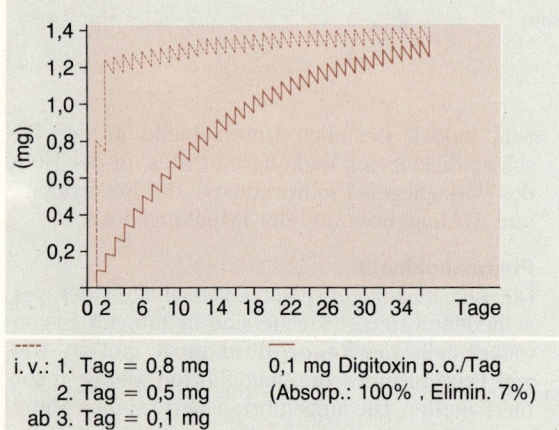

i. v.: 1. Tag = 0,8 mg   0,1 mg Digitoxin p. o./Tag
       2. Tag = 0,5 mg   (Absorp.: 100% , Elimin. 7%)
    ab 3. Tag = 0,1 mg

Abb. 1.4 Körperbestand von Digitoxin nach schneller Aufsättigung und einer Behandlung mit einer Erhaltungsdosis vom 1. Tag
an (nach Bodem)

zum Erreichen des Vollwirkspiegels in 1−2 Tagen
(Abb. 1.**3** und 1.**4**). Bei der **mittelschnellen Sättigung** wird der Wirkspiegel innerhalb von 3−5 Tagen erreicht, wobei man mit der halben Vollwirkdosis beginnt. Ist aufgrund der klinischen Beurteilung die Vollwirkdosis erreicht, wird die Therapie
mit der Erhaltungsdosis fortgesetzt. Für die **langsame Sättigung** wird mit der Erhaltungsdosis begonnen, dieses Verfahren ist am risikoärmsten, da
die Gefahr einer Digitalisüberdosierung in der Initialphase nicht gegeben ist. Bei der Wahl des Glykosids ist grundsätzlich die Beschränkung auf 1−2
Reinglykoside, die aufgrund der eigenen Erfahrung
sicher beherrscht werden, sinnvoll. Hier empfehlen sich vor allem Digoxin und seine Derivate, die
in ihrer pharmakokinetischen Wirkung praktisch
gleich zu beurteilen sind, wenn auch β-Methyldigoxin im Vergleich zu den anderen Digoxinpräpara-
ten etwas besser resorbiert wird. Bei Patienten mit

eingeschränkter Nierenfunktion ergeben sich gewisse Vorteile für das Digitoxin, da die vorwiegende Elimination dieses Glykosids über die Leber
einer toxischen Kumulation infolge der Niereninsuffizienz entgegenwirkt. Die in Form von Pflanzen-
extrakten vertriebenen Digitaloide aus Adonis,
Oleander usw. sind obsolet, da sie ungleichmäßig
resorbiert werden und daher eine kontrollierte
Therapie kaum möglich ist. Von den Glykosiden
aus Scilla maritima hat neben dem Proscillaridin
(Talusin) lediglich dessen halbsynthetisches Derivat Meproscillarin (Clift) Bedeutung erlangt. Die
therapeutische Breite dieser Präparate unterscheidet sich nur unwesentlich von den Digitalisglykosiden.
Die **therapeutische Breite** ist bei allen Herzglykosiden **gering**, eine prophylaktische Digitalisierung
ist daher schon aus diesem Grunde nicht gerechtfertigt.
Im allgemeinen liegt die toxische Grenze bei
150−200% der Vollwirkdosis (d. h. Serum-Digoxin-
konzentration über 2−3 ng/ml ≙ 2,6−3,8 nmol/l),
wobei die Glykosidtoleranz um so niedriger liegt,
je schwerer die Herzinsuffizienz ausgeprägt ist. Bei
Patienten mit verminderter Glykosidtoleranz können bereits vor Erreichen der Vollwirkdosis Zeichen einer *Glykosidintoxikation* auftreten. Hier
stehen gastrointestinale Störungen in 40% der
Fälle (Übelkeit und Brechreiz), zentralnervöse und
visuelle Störungen in 10% der Fälle (Verwirrtheit,
Gelb-Sehen) sowie kardiale Symptome in 80% der
Fälle (Extrasystolie, Bigeminus, Tachykardien, AV-
Blockierung) im Vordergrund. Diese Symptomatik
läßt sich klinisch häufig nicht von gastrointestinalen und kardialen Symptomen einer noch bestehenden Herzinsuffizienz unterscheiden.
Die Therapiesicherheit ist durch Einführung der
Blutspiegelbestimmungen von Herzglykosiden
zweifellos erhöht worden. Für Digoxin wird ein
therapeutischer Bereich von 0,8−2,0 ng/ml
(1,0−2,6 nmol/l) angegeben. Es muß allerdings betont werden, daß im Einzelfall Überlappungen zwischen therapeutischem und toxischem Bereich
(>2,0−3,0 ng/ml ≙ >2,6−3,8 nmol/l) möglich
sind.
Neben den bereits erwähnten kardialen Ursachen
können auch extrakardiale Faktoren die *Glykosid-
empfindlichkeit* eines Patienten beeinflussen. Eine
Hypokaliämie (Diuretika, Laxantien, Durchfälle,
Erbrechen) oder eine *Hyperkalzämie* steigern
gleichfalls die Digitalisempfindlichkeit. Hypokaliämie und Hyperkalzämie führen ebenso wie die arterielle *Hypoxie* (Cor pulmonale, pulmonale Hypertonie) zur verstärkten Wirkung auf die hetero-
tope Reizbildung, so daß Tachykardien bis zum
Kammerflimmern auftreten können. Ein veränderter Glykosidbedarf besteht weiterhin bei *Nierenfunktionsstörungen* und *Schilddrüsenerkrankungen*. Je nach Schwere des Krankheitsbildes werden
bei der Hyperthyreose Dosiserhöhungen bis zu
100% benötigt, bei der Hypothyreose reichen entsprechend niedrigere Dosen aus. Bei Nierenfunk-

tionsstörungen ist zu berücksichtigen, daß die Lanataglykoside β-Acetyldigoxin und β-Methyldigoxin ebenso wie das Strophanthin überwiegend über die Niere ausgeschieden werden. Bei Digoxin steht die Elimination meist in direkter Beziehung zur Kreatinin-Clearance. Bei Einschränkung der Kreatinin-Clearance um 50% sollte die Digoxindosis auf 50% der Erhaltungsdosis reduziert werden. Bei Einschränkung der Kreatinin-Clearance unter 20% sollte die Erhaltungsdosis für Digoxin 0,15 mg/Tag sowie für β-Acetyldigoxin oder β-Methyldigoxin 0,1 mg/Tag betragen. Digitoxin kann aufgrund der Metabolisierung in der Leber auch bei schwerer Niereninsuffizienz in der üblichen Dosierung (Erhaltungsdosis 0,1 mg/die) verabreicht werden.

Auch durch Pharmakainteraktion kann die Wirkung der Herzglykoside beeinflußt werden. Von klinischer Relevanz sind die Hemmung der enteralen Resorption durch Neomycin, Cholestyramin und Carbo medicinalis. Weiter ist die Enzyminduktion durch Phenylhydantoin, Phenylbutazon, Phenobarbital, Rifampicin und Spironolactone zu beachten, da der Digitoxinmetabolismus gesteigert wird. Klinisch wichtig ist auch, daß der wirksame Digoxinspiegel unter gleichzeitiger Verabreichung von Chinidin erhöht wird, da Chinidin Digoxin aus seiner Eiweißbindung verdrängt. Eine Zunahme des Digoxinspiegels wird auch bei gleichzeitiger Gabe von Calciumantagonisten beobachtet, kann jedoch lediglich für Verapamil einmal klinische Bedeutung erlangen.

Bei Zeichen einer Digitalisintoxikation wird zunächst das Präparat abgesetzt. Zusätzlich sollte eine Kaliumsubstitution mit 40−80 mval (mmol) Kalium pro 24 Stunden erfolgen. *Digitalisbedingte Herzrhythmusstörungen* sprechen gut auf Phenylhydantoin an. Bei Bradykardie und/oder AV-Block ist Atropin bzw. auch Orciprenalin (Alupent) das Mittel der Wahl. Bei bedrohlichen Zuständen muß eine meist transitorische Schrittmacherimplantation erfolgen. Neuerdings kann die Digitalisintoxikation mit spezifischen Antikörpern behandelt werden. Die Hämodialyse ist nur bei akuter Intoxikation erfolgreich, wenn es noch nicht zu einer Glykosidbindung im Gewebe gekommen ist. Sie ist gelegentlich dringend erforderlich, da es unter den Bedingungen der akuten Digitalisintoxikation zu einer bedrohlichen *Hyperkaliämie* kommen kann.

Im Gegensatz zur Gruppe der Digitalisglykoside hat sich für andere überwiegend oder teilweise positiv inotrop wirkende Medikamente keine langfristig positive Wirkung bei schwerer Herzinsuffizienz nachweisen lassen. Im Gegenteil, eine metaanalytische Betrachtung der vorhandenen Studien hat sogar Hinweise dafür ergeben, daß eine chronische Therapie mit positivinotropen Substanzen die Letalität von Patienten in fortgeschrittenerem Stadium der Herzinsuffizienz erhöht.

3. In den letzten Jahren ist zunehmend versucht worden, das in der Akuttherapie der Herzinsuffizienz bewährte Konzept einer zusätzlichen Beeinflussung der Vor- und/oder Nachlast des Herzens

durch *Vasodilatatoren* auch auf die orale Langzeittherapie insbesondere schwerer Formen der Herzinsuffizienz zu übertragen. Dabei hat sich für die meisten Substanzen mit zunehmender Dauer der Therapie eine Wirkungsabschwächung aufgrund einer Toleranzentwicklung gezeigt. Lediglich für die Angiotensin-Converting-Enzym-(ACE)Hemmer ist eindeutig sowohl eine langfristig günstige hämodynamische als auch eine lebensverlängernde Wirkung bei Patienten mit schwerer Herzinsuffizienz (NYHA-Stadium III−IV) nachgewiesen worden. Neben dem Einsatz von Digitalisglykosiden und Diuretika muß daher die (in Abhängigkeit vom arteriellen Blutdruck und grundsätzlich niedrig dosierte) Gabe eines ACE-Hemmers als zusätzlicher fester Bestandteil der Therapie von Patienten mit Herzinsuffizienz im klinischen Stadium III−IV angesehen werden. Inwiefern ACE-Hemmer grundsätzlich auch bei Patienten mit leichterer Herzinsuffizienz (NYHA-Stadium II) eingesetzt werden sollten, ist z. Zt. noch nicht geklärt. Wahrscheinlich stehen in diesem Stadium doch stärker eine Behandlung des Grundleidens sowie die Beeinflussung spezieller Zielgrößen (z. B. Senkung eines inadäquaten Füllungsdruckes bei ansonsten noch annähernd normaler systolischer Funktion) im Vordergrund.

4. Erwähnt sei weierhin die Herztransplantation als therapeutische Alternative für ausgewählte Fälle therapierefraktärer Herzinsuffizienz.

Prognose

Aufgrund der ätiologischen Vielfalt von Erkrankungen, die zu einer Herzinsuffizienz führen können, läßt sich eine einheitliche Aussage über die Prognose von Patienten mit Herzinsuffizienz nicht machen. Andererseits kann festgestellt werden, daß, ist eine kausale Therapiemöglichkeit nicht gegeben, es sich bei der Herzinsuffizienz immer um ein progredientes Leiden handelt, das selbst bei optimaler medikamentöser Therapie die Lebenserwartung des Patienten einschränkt. Bei Patienten mit schwerer Herzinsuffizienz im klinischen Stadium IV ist mit einer 1-Jahres-Letalität von etwa 50% zu rechnen.

Merke: Herzinsuffizienz ist gekennzeichnet durch die mangelnde Anpassungsfähigkeit der kardialen Förderleistung an die Erfordernisse des Organismus. Eine Vielzahl von kardialen und/oder extrakardialen Funktionsstörungen kann über eine pathologische Veränderung von Vorlast, Nachlast, myokardialer Kontraktilität oder der Herzfrequenz zu einer Herzinsuffizienz führen. Die klinischen Symptome sind im wesentlichen Folge der Druckerhöhung im venösen System sowie einer gesteigerten renalen Natrium- und Wasserretention mit Ödembildung einerseits, andererseits zeigt sich als Folge des verminderten Herzzeitvolumens eine abnehmende Belastbarkeit. Klinisch wird zwischen akuter und chronischer, Links- und Rechtsherzinsuffizienz unterschieden. Die Diagnose der

Herzinsuffizienz stützt sich primär auf eine ausführliche Anamnese und eine gründliche klinisch-physikalische Untersuchung. Zur Funktionsdiagnostik bietet sich primär das Echokardiogramm an, in zweifelhaften oder sehr ausgeprägten Fällen einer Herzinsuffizienz sollte die Diagnostik durch invasive Untersuchungen ergänzt werden, deren Ergebnisse gleichzeitig auch zur Therapiekontrolle herangezogen werden können.

Therapeutisch wird die kausale (z. B. Herzklappenersatz, antihypertensive Behandlung, Herzschrittmacherimplantation) von einer symptomatischen Therapie (Behandlung mit positiv inotropen Substanzen, Saluretika, Vasodilatatoren) unterschieden. Die zur Verfügung stehenden Möglichkeiten zur medikamentösen Therapie versuchen, die Herzauswurfleistung über eine Steigerung der Inotropie, eine Senkung des Füllungsdruckes oder eine Verminderung des Auswurfwiderstandes (Nachlast) in den niedrigstmöglichen Bereich zu verbessern. Die Wahl der Medikamente wird dabei im wesentlichen dadurch bestimmt, ob es sich um eine Akuttherapie oder aber um eine Langzeittherapie bei chronischer Erkrankung handelt. Unabhängig von der Ursache ist die Prognose von Patienten mit Herzinsuffizienz als eingeschränkt zu betrachten, wobei sich im Einzelfall jedoch sehr unterschiedliche Verläufe ergeben können.

Weiterführende Literatur

Antonaccio, M.J.: Cardiovascular Pharmacology. Raven, New York 1990

Braunwald, E.: Heart Disease. Saunders, Philadelphia 1988

Cohn, J.N., K. Swedberg, J. Kjekshus: Advances in congestive heart failure. Amer. J. Cardiol. 62 (1988) 1A–80A

Denolin, H., H. Kuhn, H.P. Krayenbühl, F. Loogen, A. Reale: The definition of heart failure. With comments by the editor, E. Braunwald and D.G. Gibson, Europ. Heart J. 4 (1983) 445

Heimburg, P.: Herzinsuffizienz. In Hornbostel, H., W. Kaufmann, W. Siegenthaler: Innere Medizin in Praxis und Klinik, Bd. I. Thieme, Stuttgart 1984

Hurst, J.W., R.B. Logue, C.E. Rackley, R.C. Schlant, E.H. Sonnenblick, A.G. Wallace, N.K. Wenger: The Heart, Arteries and Veins, 7th ed. McGraw-Hill, New York 1989

Kaufmann, W., G. Wambach: Endocrinology of the Heart. Springer, Berlin 1989

Massie, B.M., M. Packer: Symposium on congestive heart failure: Current controversies and future prospects. Amer. J. Cardiol 66 (1990) 429–471

Packer, M.: Diastolic function as a target of therapeutic interventions in chronic heart failure Europ. Heart J. (Suppl. C) (1990) 35–40

Receptors in Heart Failure. Heart Failure 5 (1989) 51–97

Roskamm, H., H. Reindell: Herzkrankheiten, 3 Aufl. Springer, Berlin 1989

Die koronare Herzkrankheit

L. Seipel und *J. Jehle*

Definition: Als koronare Herzkrankheit (KHK) bezeichnet man das klinische Bild einer Koronarinsuffizienz. Die hieraus resultierende Ischämie äußert sich meist in bestimmten klinischen Symptomen. In einigen Fällen haben die Patienten trotz nachgewiesener Koronarinsuffizienz keine Beschwerden (stumme Ischämie).

Tabelle 1.**6** Risikofaktoren der koronaren Herzkrankheit

Fettstoffwechselstörungen
Hypertonie
Nikotinabusus
Diabetes mellitus
Hyperurikämie
Endogene Faktoren
(Persönlichkeitsstruktur, erbliche Belastung)
Geschlecht
Alter

Häufigkeit und Ätiologie

Die koronare Herzkrankheit ist die häufigste zum Tode führende Erkrankung in den sogenannten zivilisierten Ländern.

Männer zwischen 45 und 50 Jahren erkranken wesentlich häufiger als gleichaltrige Frauen. Nach der Menopause erfolgt eine Angleichung. In der letzten Zeit hat auch die Anzahl der Frauen unter 40 Jahren mit koronarer Herzkrankheit erheblich zugenommen (Nikotinabusus! Antikonzeptiva!). Es konnte anhand von epidemiologischen Studien festgestellt werden, daß bei Patienten mit koronarer Herzkrankheit häufiger bestimmte Risikofaktoren vorliegen. Als Risikofaktoren erster Ordnung sind Rauchen, Hypertonie und Hypercholesterinämie anzusehen. Das Zusammentreffen von koronarer Herzkrankheit und besonderen Persönlichkeitsstrukturen und eine gewisse familiäre Häufung sind ebenfalls auffällig (Tab. 1.6).

Pathophysiologie und Klinik

Die klinische Symptomatik wird nach den bisherigen Vorstellungen durch ein Mißverhältnis zwischen Sauerstoffbedarf des Myokards und Sauerstoffangebot ausgelöst. Der Sauerstoffverbrauch des Myokards wird abgesehen von dem Erhaltungsstoffwechsel der Zelle durch die Herzfrequenz, die Kontraktilität und die Wandspannung determiniert. Steigt der myokardiale Sauerstoffverbrauch, etwa bei körperlicher Belastung, muß das Sauerstoffangebot durch entsprechende Steigerung der Myokarddurchblutung erhöht werden. Dies ist bei einer Koronarinsuffizienz nicht in ausreichendem Maße möglich, so daß es zu einer Myokardischämie kommt. In der überwiegenden Zahl der Fälle beruht diese Ischämie auf einer primären Koronarinsuffizienz, deren Ursache meist eine stenosierende Sklerose der extramuralen Koronargefäße ist. Hierbei kann in Ruhe die Durchblutung im poststenotischen Bereich noch ausreichend sein, bei Zu-nahme des Sauerstoffbedarfs ist eine Steigerung der Durchblutung in diesem Bereich bei Stenosen mit Einengung des Lumens um 50% und darüber nicht mehr möglich. Neben dem Ausmaß und der Anzahl der Koronarstenosen spielt die Ausbildung von Kollateralen für die Sauerstoffversorgung des Myokards eine wichtige Rolle. Als weitere Ursache für eine primäre Koronarinsuffizienz wird in einigen Fällen mit unauffälligen großen Herzkranzgefäßen eine Erkrankung der kleinen intramuralen Gefäße („small vessel disease") diskutiert. Bei der sogenannten Prinzmetal-Angina sind Spasmen der Koronararterien als Ursache der Ischämie nachgewiesen worden (Tab. 1.7). Es kann allerdings heute als gesichert gelten, daß auch bei „organischer" (arteriosklerotischer) Koronarerkrankung Spasmen im Bereich veränderter Gefäßabschnitte eine zusätzliche Rolle für die Auslösung pektanginöser Anfälle haben können.

Neben diesen morphologischen Faktoren sind funktionelle Veränderungen von Bedeutung. Bei Abnahme des Perfusionsdrucks (Druckdifferenz zwischen Aortendruck und intramyokardialem Druck [in etwa Ventrikeldruck] in der Diastole) kommt es zur Verminderung der Sauerstoffversorgung, besonders in den subendokardialen Bezirken. Einen ähnlichen Effekt hat die Abnahme des Sauerstoffgehaltes des Blutes bei bestimmten Erkrankungen, was zu einer sekundären Koronarinsuffizienz führt (Tab. 1.7).

Das Myokard kann eine kurzdauernde Ischämie folgenlos überstehen, je nach Ausmaß und Dauer dieses Ereignisses kann es aber auch im Angina-pectoris-Anfall zu Einzelzellnekrosen kommen, die zu einer diffusen Fibrosierung des Myokards führen. Bei länger dauernder Ischämie eines größeren Myokardbezirkes kommt es zu einem Herzinfarkt.

Tabelle 1.7   Ursachen der myokardialen Ischämie
Primäre Koronarinsuffizienz (>90%) − Sklerose extramuraler Gefäße − Koronararterienspasmus − „small vessel disease" − Koronariitis **Sekundäre Koronarinsuffizienz** z.B. Anämie, Hypoxämie, Vitien

Tabelle 1.8   Klinisches Erscheinungsbild der koronaren Herzkrankheit
Angina pectoris Myokardinfarkt Herzrhythmusstörungen Plötzlicher Herztod Herzinsuffizienz Stumme Myokardischämie

Das **klinische Erscheinungsbild** der koronaren Herzkrankheit ist in Tab. 1.8 zusammengefaßt. Die Beschwerdesymptomatik ist überwiegend durch die Schmerzen bei Angina pectoris und beim Herzinfarkt gekennzeichnet. Der typische Angina-pectoris-Schmerz ist dadurch charakterisiert, daß er bei körperlicher oder psychischer Belastung und bei Kälte auftritt. Nach Abbruch der Belastung sowie nach sublingualer Applikation von Nitroverbindungen klingen die Beschwerden innerhalb von 3−5 Minuten wieder ab. Der Schmerz ist retrosternal lokalisiert und strahlt in die linke Schulter und den linken Arm, aber auch in den Hals, die Zähne (Unterkiefer), den Oberbauch und die rechte Schulter bzw. Arm aus, und er wird als krampfend, drückend, brennend oder als Engegefühl, angegeben. Manche Patienten klagen als Ausdruck der ischämisch gestörten Funktion der linken Herzkammer nur über Dyspnoe.

Nach dem Auftreten bzw. der Provozierbarkeit unterscheidet man folgende Formen der Angina pectoris:

− **Stabile Angina pectoris:** gekennzeichnet durch reproduzierbar auftretende Beschwerden bei bestimmten Belastungen.
− **Instabile Angina pectoris** (akute Koronarinsuffizienz, Präinfarktsyndrom): umfaßt jeden zum ersten Mal auftretenden Angina-pectoris-Anfall, jede Änderung des stabilen Verlaufes (z.B. Auftreten bei geringeren Belastungen) oder jeden länger andauernden Schmerzanfall ohne Zeichen eines Myokardinfarktes.
− Eine Sonderform der Angina pectoris ist die sogenannte **Prinzmetal-Angina:** Sie ist gekennzeichnet durch Beschwerden in Ruhe, die ohne äußere Provokation auftreten und mit reversiblen ST-Streckenhebungen im EKG ohne sonstige Zeichen des Myokardinfarktes verbunden sind. Dabei kann die körperliche Leistungsfähigkeit gut sein.

Untersuchungsbefund

Außerhalb des Angina-pectoris-Anfalles ergibt die klinische Untersuchung in der Regel keine spezifischen Befunde. Sie dient zum Ausschluß anderer Herzerkrankungen. Im Anfall sind gelegentlich abnorme Ventrikelpulsationen zu tasten (ischämisch bedingte Kontraktionsstörungen). Ein 3. oder 4. Herzton als Ausdruck der verminderten Ventrikeldehnbarkeit und eines erhöhten diastolischen Ventrikeldruckes können vorkommen. Ein systolisches Geräusch über der Herzspitze kann auf eine Mitralinsuffizienz als Aus-

druck einer Papillarmuskeldysfunktion hinweisen. Eine enge Korrelation zwischen koronarer Herzkrankheit und den relativ leicht nachweisbaren peripheren Durchblutungsstörungen (periphere Pulse) findet sich nicht. Eine Hypertonie als Risikofaktor läßt sich durch die Blutdruckmessung feststellen. Auch der Röntgenuntersuchung kommt keine entscheidende Bedeutung zu. Selbst bei Ventrikelaneurysmen kann das Röntgenbild normal sein. Die Durchleuchtung ermöglicht den Nachweis von Koronararterienverkalkungen. Dieser Befund weist insbesondere bei jüngeren Patienten auf eine stenosierende koronare Herzkrankheit hin. Eventuell lassen sich verkalkte Thromben in den Aneurysmen nachweisen.

Elektrokardiographie

Das Ruhe-EKG ist bei etwa 50% der Patienten mit Angina pectoris ohne Infarkt außerhalb eines Anfalles normal. In weiteren 50% können sich unspezifische, diagnostisch nicht eindeutig verwertbare Veränderungen finden (ST-Streckensenkungen oder T-Wellen-Negativierungen). Besondere Bedeutung kommt bei der Diagnostik der koronaren Herzkrankheit dem Belastungs-EKG zu.

Voraussetzungen für das Belastungs-EKG: Die Belastung sollte dynamisch (Verkürzung der Arbeitsmuskulatur) durchgeführt werden sowie reproduzierbar und dosierbar sein (Ergometer, Laufband, Kletterstufe). Die Belastung muß ausreichend sein, d.h. mindestens 90% der altersentsprechenden maximalen Belastungsfrequenz entsprechen. Die maximale Herzfrequenz wird normalerweise aus entsprechenden Tabellen entnommen. Sie beträgt etwa 220 minus Alter. Voraussetzung ist ein normaler Blutdruckanstieg, da das Frequenz-Druck-Produkt entscheidend für den Sauerstoffverbrauch ist. Während der Belastung bis 5 Minuten nach Belastungsende muß eine kontinuierliche EKG-Überwachung durch den Arzt erfolgen. Der Blutdruck sollte intermittierend gemessen werden. Reanimationsmöglichkeiten (Defibrillator) müssen vorhanden sein.

Indikationen zum Belastungs-EKG: Abklärung der Verdachtsdiagnose bei Angina pectoris, Vorsorgeuntersuchung bei Patienten mit Risikofaktoren ohne Symptomatik, bei Zustand nach Infarkt zur Beurteilung der Gefäßversorgung des Restmyokards, bei gesicherter Diagnose zur Quantifizierung der Belastbarkeit (z.B. vor und nach Therapie, Operation).

Als Beweis für eine myokardiale Ischämie werden horizontale oder deszendierend verlaufende ST-Strecken-Senkungen von 0,1 mV oder tiefer angesehen. Als verdächtig angesehen werden müssen auch aszendierende ST-Strecken-Senkungen mit Depression des sogenannten J-Punktes (Übergang S-Zacke − ST-Strecke) unterhalb der Nullinie. Als fraglich positiv muß auch das Auftreten von typischen pektanginösen Beschwerden ohne ausgeprägte ST-Senkungen bewertet werden.

Folgende **Abbruchkriterien** sind zu beachten:

− Erreichen der maximalen Herzfrequenz,
− Auftreten von ST-Strecken-Senkungen von 0,2 mV,
− ausgeprägte arterielle Hypertonie oder Blutdruckabfall,
− Auftreten von Rhythmusstörungen (ventrikuläre Salven) unter Belastung.

Als **Kontraindikation** für ein Belastungs-EKG sind anzusehen:

− aktue Peri-/Endomyokarditiden,
− akuter Herzinfarkt,
− instabile Angina pectoris,
− manifeste Herzinsuffizienz,
− ausgeprägte arterielle Hypertonie bereits in Ruhe,
− schwere Herzklappenfehler (besonders Aortenklappenstenosen).

Falschpositive Ergebnisse (im Hinblick auf KHK) finden sich:

− unter bestimmter Medikation (z. B. Digitalispräparate),
− bei erniedrigtem Serumkaliumspiegel,
− bei hypertrophiertem linkem Ventrikel (z. B. bei Hypertonie),
− bei Erregungsausbreitungsstörungen (Schenkelblock, Wolff-Parkinson-White-Syndrom),
− bei ätiologisch unklaren Herzmuskelerkrankungen (wie Kardiomyopathien, Mitralprolaps-Syndrom),
− ungeklärt besonders häufig bei Frauen.

Falschnegative Ergebnisse finden sich relativ häufig:

− unter antianginöser Medikation (besonders β-Rezeptorenblocker),
− bei Befall nur einer Herzkranzarterie, besonders bei Stenosen im Bereich der rechten Koronararterie und des R. circumflexus der linken Koronararterie (Ein-Gefäß-Erkrankungen).

Bei Angaben über Sensitivität und Spezifität der Methode ist die Abhängigkeit der Aussagefähigkeit vom Testkollektiv zu berücksichtigen (Bayas-Theorem). So hat ein pathologisches Belastungs-EKG bei Frauen mit atypischer Angina eine sehr geringe, bei Männern mit typischer Angina eine sehr hohe Spezifität. Auch bei dokumentierter KHK (Infarkt, Angiographie) kann der Test große prognostische (und therapeutische) Konsequenzen haben. Sowohl während des Belastungstests als auch im Langzeit-EKG können ST-Streckenveränderungen aufgezeichnet werden, die nicht immer mit typischer Schmerzsymptomatik einhergehen müssen (stumme Ischämie).

Echokardiographie

Mit Hilfe dieser Untersuchungstechnik sind zur Zeit noch keine Koronararterien bzw. Stenosen dieser Gefäße darzustellen. Durch diese Untersuchungen lassen sich Kontraktionsstörungen des linken Ventrikels als Folge der koronaren Herzkrankheit indirekt nachweisen, ein Normalbefund schließt jedoch eine koronare Herzkrankheit nicht aus. Hilfreich ist die Echokardiographie insbesondere unter Einsatz der Doppler-Sonographie und Farb-Doppler-Echokardiographie bei der Aufdeckung von Klappeninsuffizienzen (z. B. bei Papillarmuskeldysfunktion) oder von Kurzschlüssen (z. B. bei postinfarziellem Ventrikelseptumdefekt). Intrakavitäre Thromben im Bereich der funktionsgestörten Ventrikelabschnitte können festgestellt werden. Eine klare Abgrenzung zu anderen Herzmuskelerkrankungen (z. B. kongestive Kardiomyopathie) ist aufgrund des echokardiographischen Befundes nicht immer möglich.

Labor

Die laborchemischen Untersuchungen ergeben keinen spezifischen Befund. Bei länger andauerndem Angina-pectoris-Anfall läßt sich ein Infarkt durch die Serumenzymbestimmung ausschließen. Stoffwechselstörungen (Risikofaktoren) können festgestellt werden.

Einschwemmkatheteruntersuchung

Bei dieser Untersuchung wird ein relativ dünner Katheter über eine periphere Vene mit dem Blutstrom in die Pulmonalarterie eingeschwemmt. Diese Untersuchung kann ohne Röntgenkontrolle erfolgen. Bei fehlender Lungenerkrankung ist der mittlere Pulmonalarteriendruck, ansonsten der Druck im Pulmonalkapillargebiet („PC"), ein Maß für den linksventrikulären enddiastolischen Druck.

Durch diese Technik läßt sich bei gleichzeitiger Bestimmung des Herzminutenvolumens eine Druckerhöhung, bedingt durch eine Myokardinsuffizienz (erhöhter Druck, inadäquater Anstieg des Herzminutenvolumens), von der durch Koronarinsuffizienz bedingten Drucksteigerung (bei normalem Anstieg des Herzminutenvolumens) differenzieren. Der Einfluß von therapeutischen Maßnahmen (Operation) auf die Ventrikelfunktion ist damit zu überprüfen.

Koronarangiographie und Ventrikulographie

Bei diesem Untersuchungsverfahren wird Kontrastmittel selektiv in die linke oder rechte Koronararterie injiziert. Über eine Röntgen-Kinoanlage werden nicht nur die drei Hauptgefäße (rechte Koronararterie, R. descendens anterior mit diagonalen Ästen und R. circumflexus mit marginalen Ästen der linken Koronararterie), sondern auch Gefäße bis zu einem Innendurchmesser von 0,1 mm dargestellt. Ausmaß, Lokalisation und Schweregrad von pathologischen Veränderungen können in mehreren Ebenen gefilmt werden. Die Koronarangiographie beweist das Vorliegen einer Koronarstenose, die funktionelle Bedeutung von Einengungen der Koronararterien läßt sich nicht immer nur anhand des angiographischen Bildes feststellen.

Bei der Ventrikulographie, die im Zusammenhang mit der Koronarangiographie erfolgt, wird Kontrastmittel in den linken Ventrikel injiziert. Diese Untersuchung ergibt Aufschluß über Form, Größe und funktionelles Verhalten des linken Ventrikels. Zwischen dem Ausmaß der Koronararterienveränderungen und der Funktion des linken Ventrikels besteht keine sichere Korrelation.

Neuere Techniken (digitale Bildsubtraktion) ermöglichen bei geringerer Kontrastmittelbelastung des Patienten eine gute Darstellung der Gefäße und des Ventrikels. Zusätzlich sind dynamische Meßwerte (z. B. die Größe der Pumpfunktion des linken Ventrikels, die Flußmessung in den Koronararterien und das Ausmaß der Koronarstenosen) noch während des Untersuchungsablaufes zu erhalten.

Perfusionsszintigramm

Mit Hilfe von radioaktiven Substanzen (z. B. Thallium), die im lebenden Myokard gespeichert werden, kann differenziert werden, ob Myokardbezirke ischämisch sind (verminderte Speicherung unter Belastung mit normaler Spätauffüllung) oder ob es sich um irreversibel geschädigtes Myokard handelt (fehlende Speicherung auch in der Spätaufnahme). Diese Untersuchungstechnik stellt keine spezifische Methode für die koronare Herzkrankheit dar. Falsch positive Befunde finden sich besonders bei Kardiomyopathien, Hypertrophie (z. B. bei Hypertonie) und Erkrankungen, die mit einer Einschränkung der Koronardurchblutung bei anatomisch normalen Koronararterien einhergehen. Ein normaler Befund schließt auch eine bedeutsame koronare Herzerkrankung nicht aus, macht sie aber unwahrscheinlich. Bei pathologischem Ausfall muß eine weitere Abklärung durch invasive Methoden erfolgen. Daher ist die Myokardszintigraphie als „Screening"-Methode ungeeignet. Sie kann eine wesentliche Ergänzung zur Koronarographie darstellen, da hierdurch die funktionelle Bedeutung angiographisch nachgewiesener Stenosen weiter abgeklärt werden kann.

Herzbinnenraum-Szintigraphie

Mit der Herzbinnenraum-Szintigraphie (Markierung patienteneigener Erythrozyten mit ^{99m}Tc) sind auf nichtinvasivem Wege Funktionsanalysen des rechten und linken Ventrikels (global und lokal) in Ruhe und unter Belastung möglich.

Myokardstoffwechseluntersuchungen

Bei der myokardialen Ischämie erfolgt die Energiebereitstellung auf glykolytischem Wege bis zur Entstehung von Lactat, dessen Anstieg im Koronarsinus nachgewiesen werden kann. Indikationen zu dieser Untersuchung bestehen bei Patienten mit typischen Beschwerden, positiven Belastungsuntersuchungen und normalem koronarangiographischem Befund. Bei diesem Krankheitsbild kann auch die Indikation zur Bestimmung der maximalen Koronarreserve (Koronardurchblutungsmessungen bei maximaler, pharmakologisch induzierter Koronardilatation) bestehen. Diese Patienten weisen zum Teil eine verminderte maximale Koronarreserve auf. Neuerdings besteht auch die Möglichkeit von Stoffwechseluntersuchungen mittels radioaktiv markierten Substraten (Glucose, Fettsäure). Der Stellenwert neuerer Untersuchungstechniken, wie z. B. der Positronenemissionstomographie (PET) und der Kernspintomographie, bei der Diagnostik der koronaren Herzerkrankung ist zur Zeit noch nicht abzuschätzen.

Diagnostisches Vorgehen

Werden in der Anamnese hinsichtlich der genannten Kriterien typische Beschwerden angegeben, so liegt mit größter Wahrscheinlichkeit eine koronare Herzkrankheit vor. Durch das Belastungs-EKG wird die Diagnose weiter gesichert. Es muß darauf hingewiesen werden, daß eine sorgfältig erhobene Anamnese etwa die gleiche Aussagekraft besitzt wie das Belastungs-EGK. Die Koronarangiographie und Ventrikulographie sichern die Diagnose einer koronaren Herzkrankheit. In bestimmten Fällen müssen zusätzliche Untersuchungen wie Perfusionsszintigramm und Myokardstoffwechseluntersuchungen herangezogen werden.

Differentialdiagnose

Besonders bei nicht typischem Beschwerdebild und fraglich positiven Belastungsuntersuchungen müssen andere Erkrankungen berücksichtigt werden (Tab. 1.**9**).

Therapie

Die therapeutischen Maßnahmen bei der koronaren Herzkrankheit sollen das meist bestehende Mißverhältnis zwischen Sauerstoffangebot und -bedarf normalisieren.

- Bei der sekundären Koronarinsuffizienz: Behandlung der Grunderkrankung (s. entsprechende Kapitel).
- Bei der primären Koronarinsuffizienz: Behandlung der Risikofaktoren, Verminderung des Sauerstoffbedarfs, Verbesserung des Sauerstoffangebotes.

Die **Behandlung bzw. Beeinflussung der sog. Risikofaktoren** ist als Grundlage der Behandlung der koronaren Herzerkrankung anzusehen. Sie ist um so intensiver durchzuführen, je jünger der Patient ist. Leider ist vor allem die Änderung der Lebensweise (Rauchen!) besonders schwierig. Durch Senkung des Risikoprofils (besonders des Cholesterins) kann nicht nur die Progression der Erkrankung aufgehalten werden; in einzelnen Fällen sind auch Abnahmen der Koronarveränderungen beobachtet worden. Außerdem kann das Risiko eines kardialen Todes vermindert und entsprechend die Prognose verbessert werden.

Eine ausreichende Verminderung des Sauerstoffbedarfs kann meist schon medikamentös erreicht werden. In schweren Fällen (instabile Angina) kann zusätzlich noch eine mechanische Entlastung des Ventrikels mittels aortaler Ballonpulsation erforderlich werden. Für die medikamentöse Behandlung kommen folgende Substanzgruppen in Frage:

– Nitroverbindungen,
– β-Rezeptorenblocker,
– Calciumantagonisten.

Die **Nitroverbindungen** (gebräuchlich sind Trinitroglycerin, fälschlicherweise als Nitroglycerin bezeichnet, Isosorbiddinitrat und Isosorbidmononitrat) senken den Sauerstoffbedarf des Myokards über eine Verminderung insbesondere der Vor- als auch der Nachlast. Der venöse Rückstrom zum Herzen wird durch Erweiterung des venösen Kapazitätssystems einschließlich des Lungenkreislaufs vermindert („venous-pooling"). Damit wird die sogenannte Vorbelastung reduziert. Durch Herabsetzen des peripheren Widerstandes bzw. Erweiterung der Kapazität des arteriellen Gefäßsystems wird die sogenannte Nachlast vermindert. Durch die Nitroverbindungen wird in erster Linie die den myokardialen Sauerstoffverbrauch determinierende Wandspannung vermindert. Zusätzlich kann die funktionelle Komponente (Spasmus) der Koronardurchblutung beeinflußt werden.

Trinitroglycerin und Isosorbiddinitrat sowie Isosorbidmononitrat unterscheiden sich in erster Linie in der Wirkungsdauer. Der Wirkungseintritt liegt nach sublingualer Applikation bei etwa 3 Minuten. Trinitroglycerin und Isosorbiddinitrat sind deshalb zur Kupierung eines Angina-pectoris-Anfalles die am besten geeigneten Medikamente. Entscheidend ist hierfür der direkte Eintritt in den systemischen Kreislauf unter Umgehung der Leber und Ausschaltung des „First-pass"-Effekts. Eine ähnliche Wirkung kann durch perkutane Applikation (Salbe, Pflaster) erzielt werden. Isosorbidmononitrat wirkt sublingual nicht. Die chronische Behandlung mit Nitratverbindungen führt zu einem Wirkungsverlust (Tachyphylaxie), der durch sog. Nitratpausen (z. B. keine Medikation am Abend) mit konsekutivem Absinken des Wirkspiegels kompensiert werden kann. Eine relative Kontraindikation zu der Behandlung mit Nitroverbindungen ist eine deutlich hypotone Reaktion nach Nitrogabe. Wegen der vasomotorisch bedingten Kopfschmerzen zu Beginn einer Nitrotherapie ist eine stufenweise Steigerung der Dosis notwendig.

Die β-**Rezeptorenblocker** führen über eine kompetitive Hemmung der β-Rezeptoren am Herzen zur Senkung der Herzfrequenz und der Kontraktilität (besonders unter Belastungsbedingungen) und damit zu einer Verminderung des Sauerstoffbedarfs des Myokards. Außerdem wird durch die Therapie mit β-Rezeptorenblockern ohne sympathikomimetische Eigenaktivität (ISA) die Häufigkeit des plötzlichen Herztodes bei Patienten mit koronarer Herzerkrankung nach Infarkt signifikant gesenkt. Die Ursachen dieses Effektes (antiischämische Wirkung?, Beeinflussung der Flimmerschwelle?) ist noch unklar.

Die Dosierung der β-Rezeptorenblocker richtet sich nach der Herzfrequenz. Diese sollte in Ruhe um 50–60/min liegen. Als *Kontraindikation* für eine Therapie mit β-Rezeptorenblockern sind anzusehen:

– manifeste Herzinsuffizienz,
– obstruktive Atemwegserkrankung,
– nachgewiesene Koronararterienspasmen bzw. Prinzmetal-Angina,

Tabelle 1.9 Differentialdiagnose der koronaren Herzkrankheit

Sogenannte vegetative Beschwerden

– Dauer über Stunden
– fehlendes oder verzögertes Ansprechen auf Nitroverbindungen
– linksthorakal, Herzspitze
– stechender Charakter
– keine Provokation

Kardiale Erkrankungen

– Perimyokarditis
– Kardiomyopathien
– angeborene und erworbene Vitien
– Linksherzinsuffizienz

Gastrointestinale Erkrankungen

– Ösophagitiden, -divertikel
– Hiatushernien
– Gastritiden
– Ulcera (ventriculi, duodeni)
– Cholezystitiden, -lithiasis
– Meteorismus

Erkrankungen des Skelett- und Nervensystems

– HWS/BWS-Syndrom
– Tietze-Syndrom
– Osteochondrose
– Neuralgien, Neuritiden
– rheumatische Erkrankungen

Pulmonale Erkrankungen

– Pleuritiden
– Pneumonie
– Lungenembolie

Gefäßerkrankungen

– Aortenaneurysma

– bradykarde Rhythmusstörungen (höhergradige AV-Blockierung),
– periphere Durchblutungsstörungen, ⎱
– Diabetes mellitus. ⎰ relativ

Wenn bei Patienten mit peripheren Durchblutungsstörungen oder Diabetes eine Therapie mit β-Blockern nicht zu umgehen ist, sollten die sogenannten selektiven β-Blocker (β$_1$-Antagonisten) in niedriger Dosierung eingesetzt werden. Bei Patienten mit bradykarden Rhythmusstörungen sollten solche mit hoher (!) sympathikomimetischer Eigenaktvität versucht werden, wenn man hierbei überhaupt β-Blocker verabreicht.

Die Kombination von β-Rezeptorenblockern und Nitroverbindungen hat sich besonders bewährt, da die ungünstigen Wirkungen der einen Substanz durch die andere zum Teil kompensiert werden können (Abb. 1.**5**).

	Nitrover- bindungen	β-Blocker	Kombi- nation
Wandspannung	↓↓↓	↑	↓↓
Herzfrequenz	(↑)	↓↓	↓(↓)
Kontraktilität	(↑)	↓↓	↓(↓)

Abb. 1.5 Wirkung von Nitroverbindungen und β-Blockern auf das Herz nach Einzelgabe und bei Kombinationstherapie

Calciumantagonisten (Nifedipin, Diltiazem, Verapamil und dessen Derivate) senken die Kontraktilität des Herzmuskels und damit den Sauerstoffverbrauch. Über einen Abfall des peripheren Widerstandes kann es reflektorisch wie bei den Nitroverbindungen zu einem Herzfrequenzanstieg kommen. Besonders indiziert sind Calciumantagonisten bei nachgewiesenen Koronararterienspasmen und dann, wenn β-Rezeptorenblocker kontraindiziert sind. Auch bei eingeschränkter Ventrikelfunktion werden Calciumantagonisten häufig noch toleriert, da der negativinotrope Effekt durch die Verminderung der Nachlast (Vasodilatation) wettgemacht wird.

Digitalis ist bei der koronaren Herzkrankheit im allgemeinen nicht indiziert, da es prinzipiell den Sauerstoffverbrauch erhöht und einen Koronarspasmus eher fördert. Wenn auch diese Faktoren in der Praxis keine entscheidende Rolle zu spielen scheinen, so sollte es insbesondere bei ischämisch bedingter Herzinsuffizienz vermieden werden (Druckanstieg im kleinen Kreislauf durch erhöhte Wandsteifigkeit des ischämischen Myokards). Digitalis kann bei Stauungsinsuffizienz im Endstadium der Erkrankung mit diffuser Myokardvernarbung eingesetzt werden. Sinnvoll ist Digitalis auch bei Vorhofflimmern zur Senkung der Kammerfrequenz.

Statt der früher meist durchgeführten Antikoagulantientherapie zur Infarktprophylaxe hat Acetylsalicylsäure als sog. Thrombozytenaggregationshemmer einen zunehmend wichtigen Stellenwert eingenommen. Unabhängig hiervon kann eine Antikoagulantientherapie sinnvoll sein zur Thromboembolieprophylaxe bei schlechter Ventrikelfunktion (Aneurysma), insbesondere beim Auftreten von Vorhofflimmern.

Eine Verbesserung des Sauerstoffangebotes ist nur durch Beseitigung der Stenose möglich (z. B. chirurgische Maßnahmen, Katheterdilatation). Bei der chirurgischen Revaskularisation wird mit Hilfe eines homologen Venentransplantates aus dem Unterschenkel oder mit Hilfe der aus ihrem Bett freigelegten A. thoracica interna eine angiographisch nachgewiesene Stenose operativ überbrückt (aortokorona-

rer „Bypass"). Das Risiko dieses operativen Eingriffes hängt entscheidend von der präoperativen Ventrikelfunktion ab. Weltweit ist das Risiko als gering anzusehen (um 1–2%). Die Mehrzahl der Patienten (über 80%) hat postoperativ keine Beschwerden mehr, oder die Beschwerdesymptomatik ist deutlich gebessert. Die Leistungsfähigkeit dieser Patienten ist ebenfalls deutlich gesteigert. Die linksventrikuläre Funktion läßt sich unter bestimmten Bedingungen (ischämisch bedingte Ventrikelfunktionsstörung ohne durchgemachten Infarkt) bereits in Ruhe deutlich bessern. Nach den bisher vorliegenden Befunden ist die Überlebenschance bei Patienten mit Drei-Gefäß-Erkrankung mit eingeschränkter Ventrikelfunktion sowie bei Befall des Hauptstammes der linken Koronararterie deutlich besser als unter konservativer Therapie.

Unter der Voraussetzung, daß die Veränderungen der Koronararterien operabel sind und daß keine diffuse, auf dessiminierte Narben zurückzuführende Funktionsstörung des Ventrikels vorliegt, ergeben sich folgende Indikationen zum operativen Eingriff:

- bei Stenosen im Hauptstamm der linken Koronararterie,
- bei Drei-Gefäß-Erkrankung, besonders bei schon geschädigter Ventrikelfunktion,
- bei Ein- und Zwei-Gefäß-Erkrankungen und medikamentös intraktabler Angina, soweit sie nicht durch Ballondilatation angehbar sind,
- bei großen Ventrikelaneurysmen zur Protektion des Restventrikels (Aneurysmektomie); im Einzelfall ist allerdings das hämodynamische Ergebnis kaum voraussehbar,
- bei lebensbedrohlichen, medikamentös intraktablen, ventrikulären Rhythmusstörungen besteht heute die Möglichkeit, neben einer eventuell notwendigen „Bypass"-Operation und Aneurysmektomie den arrhythmogenen Herd intraoperativ mit elektrophysiologischen Methoden zu lokalisieren und gezielt auszuschalten.

Eine weitere Möglichkeit stellt die Dilatation von Koronarstenosen dar. Bei Patienten mit Ein- und Zwei-Gefäß-Erkrankungen und umschriebenen Stenosen ist heute die Indikation zur Katheterdilatation allgemein anerkannt. In 90% der Fälle gelingt es, die Stenose mit einem speziellen Ballonkatheter zu passieren und aufzudehnen. Das Risiko dieser Maßnahme ist als gering anzusehen (bedrohliche Komplikationen etwa bei 1%). Die Möglichkeit eines akuten kardiochirurgischen Eingriffes sollte gegeben sein. Ein großes Problem stellt die hohe Restenosierungsrate nach Katheterdilatation dar (etwa 30%). Inwieweit neuere Techniken diese Restenosierungsrate bei gleicher Erfolgsquote senken können, ist noch offen. Mögliche Alternativen sind die Anwendung von Laserenergie (Laserangioplastie) sowie mechanische Systeme (rotierende Bohrer, miniaturisierte Schneidegeräte).

Prognose

Als Todesursache bei Patienten mit Angina pectoris finden sich häufiger Herzinfarkte und plötzlicher Herztod (aufgrund von Rhythmusstörungen). Je nach Zahl und Art der zugrundeliegenden Risikofaktoren beträgt die jährliche Letalität bei Angina pectoris zwischen 4 und 13%. Dieser Prozentsatz ist entscheidend abhängig von der Funktion des linken Ventrikels, aber auch von der Zahl der betroffenen Gefäße. So beträgt die Mortalität unabhängig von der linksventrikulären Funktion der Ein-Gefäß-Erkrankung 4,1% pro Jahr, die für Zwei-Gefäß-Erkrankung 7,0%, für Drei-Gefäß-Erkrankung bzw. für Befall des Hauptstammes der linken Koronararterie 12,6 %. Läßt man die Veränderungen an den Koronargefäßen unberücksichtigt, so leben von den Patienten mit normaler linksventrikulärer Funktion nach 10 Jahren noch 54,1%, von den Patienten mit lokalisierten Narben 47%, von den Patienten mit Aneurysmen 18,2% und von denen mit Störung der linksventrikulären Funktion aufgrund von diffuser Narbenbildung nur 11,1%. Unberücksichtigt ist dabei die Veränderung an den Koronargefäßen. Berücksichtigt man die Gefäßsituation zusätzlich, so ist z. B. die 10-Jahres-Überlebensrate bei Patienten mit Ein-Gefäß-Erkrankung und difuser Ventrikelfunktionsstörung 12,5%, bei Patienten mit Drei-Gefäß-Erkrankung und ebenfalls diffuser Störung der linksventrikulären Funktion nur 3,5%.

Herzinfarkt

Definition: Der Herzinfarkt ist eine zusammenhängende Herzmuskelnekrose infolge einer Ischämie.

Pathophysiologie und Klinik

Aufgrund von experimentellen Untersuchungen beginnt eine solche Nekrose 15−30 Minuten nach Koronarligatur. In den ersten 8−10 Sekunden läuft der Stoffwechsel des Herzmuskels noch unter aeroben Bedingungen bei Ausnutzung des physikalisch gelösten und an das Myoglobin gebundenen Sauerstoffs. Dann wird auf anaerobe Glykolyse umgeschaltet, wobei dieser Prozeß nicht in der Lage ist, den myokardialen Energiebedarf zu decken. Es kommt zur Anhäufung von Lactat und einer entsprechenden Azidose. Morphologisch sind Mitochondrienschwellungen und Membranveränderungen nachweisbar. Die veränderte Membranpermeabilität führt zum Ausstrom von Kalium und zum Einstrom insbesondere auch von Calcium. Außerdem werden Fermente (CK!) aus der Zelle frei. Der Herzmuskel stirbt im gedehnten Zustand. Überlebt der Patient das akute Ereignis, kommt es zu einer „Abräumreaktion" des toten Gewebes, das durch Bindegewebe ersetzt wird (Narbe, Aneurysma). Dieser Prozeß ist erst nach mehreren Wochen abgeschlossen.

Als Ursache für einen akuten Infarkt wird in über 90% ein thrombotischer Verschluß eines Herzkranzgefäßes, meistens im Bereich einer höhergradigen Stenose, angesehen. Allerdings sind die pathologisch-anatomischen Befunde keineswegs einheitlich. Auch angiographisch lassen sich bei einzelnen Patienten nach Infarkt keine Gefäßveränderungen nachweisen, was meist mit inzwischen aufgelösten Thromben oder Koronarspasmen erklärt wird.

Bis vor einigen Jahren betraf der Herzinfarkt insbesondere in den jüngeren und mittleren Lebensjahren fast nur Männer; Frauen erschienen bis zur Menopause „geschützt". In den letzten Jahren hat aber die Morbidität jüngerer Frauen erheblich zugenommen, was mit den Rauchgewohnheiten und dem Gebrauch von Antikonzeptiva in Zusammenhang gebracht wird. Insgesamt zeigt der Infarktpatient dieselben Risikofaktoren und familiäre Belastung wie derjenige mit Angina pectoris.

Das **klinische Bild** des akuten Infarktes ist normalerweise gekennzeichnet durch heftige Herzschmerzen. Die Patienten können solche pektanginösen Beschwerden schon seit vielen Jahren haben. Bei einigen Fällen nimmt die Intensität und Dauer der Beschwerden vor dem Infarktereignis zu (instabile Angina). Der Infarkt kann aber auch die erste Manifestation einer koronaren Herzkrankheit sein. In einzelnen Fällen läuft der Herzinfarkt auch ohne oder mit nur geringer Symptomatik ab, so daß sie vom Patienten gar nicht als solche gedeutet wird („stummer" Infarkt). Im typischen Falle ist der Patient aufgrund seiner Herzschmerzen ängstlich und unruhig. Die Haut ist schweißig, der Puls ist beschleunigt und der Blutdruck häufig erhöht. Gerade beim sogenannten Hinterwandinfarkt (inferiorer Infarkt) kann umgekehrt eine vagotone Reaktion mit Brechreiz, Bradykardie und Hypotonie im Vordergrund stehen. Die Schmerzen können in Form von typischen pektanginösen Beschwerden geschildert werden, aber auch in den Rücken oder ins Abdomen (inferiorer Infarkt) verlegt werden. Die Schmerzen haben häufig Vernichtungscharakter. Tritt bei einem größeren Infarkt ein aktues Linksherzversagen auf, kommt es zum typischen Bild des akuten Lungenödems (s. Herzinsuffizienz) oder des kardiogenen Schocks (s. Kreislaufschock). Dies kann zum plötzlichen Herztod führen. Die meisten Patienten, die im Rahmen eines frischen Infarktes akut versterben, sterben allerdings am Kammerflimmern, das insbesondere zu Beginn der Ischämie gehäuft auftritt.

Diagnostisches Vorgehen

In vielen Fällen ist eine dringende Verdachtsdiagnose schon aufgrund der Anamnese und des klinischen Bildes zu stellen. Bei der klinischen Untersuchung kann ein Perikardreiben zu hören sein oder ein 3. bzw. 4. Herzton, wenn nicht besondere Komplikationen wie eine Mitralinsuffizienz oder ein Lungenödem auftreten. Die wichtigsten diagnostischen Hilfsmittel sind das Elektrokardiogramm und die Enzymbestimmungen. Das **EKG** zeigt beim transmuralen Infarkt

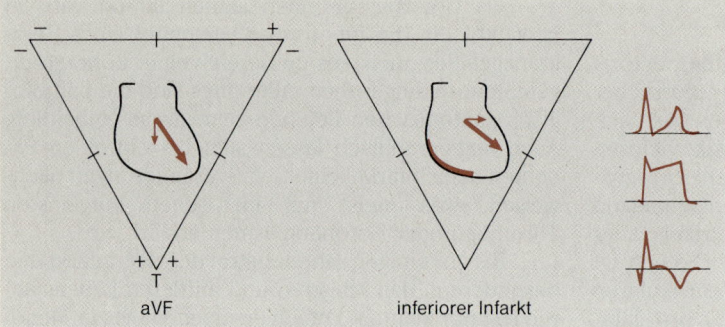

Abb. 1.**6**   Projektion des initialen und Hauptvektors von QRS auf das Extremitäten-EKG. Im Normalfall projizieren sich die Vektoren auf alle bipolaren Ableitungen positiv. Da beide Vektoren auf die Fußableitung (aVF) zeigen, resultiert auch hier ein positiver Ausschlag (linke Seite). Beim inferioren Infarkt werden die Vektoren auch kranial abgelenkt, so daß sich der initiale QRS-Vektor auf die Ableitung II und III negativ projiziert. Gleichzeitig zeigt dieser Vektor von der Fußableitung fort, so daß auch in aVF eine negative Q-Zacke entsteht. Die rechte Darstellung gibt die prinzipiellen elektrokardiographischen Veränderungen im Ablauf eines transmuralen Infarktes wieder

ganz zu Beginn der Ischämie eine flüchtige Erhöhung der T-Welle („Erstickungs-T"), die nur selten erfaßt wird. Anschließend kommt es zur Anhebung der ST-Strecke („monophasische Deformierung"). Im weiteren Verlauf treten mit Rückbildung der ST-Anhebung zur Isoelektrischen mehr oder weniger tiefe Q-Zacken auf („R-Verlust") sowie spitz negativ symmetrische T-Wellen („koronares T") (Abb. 1.**6**). Dieser Ablauf wird meist in verschiedene Stadien eingeteilt, die aber nicht zu streng genommen werden dürfen, da die Veränderungen in individuell sehr unterschiedlichen Zeitabschnitten und in unterschiedlichem Ausmaß ablaufen und in jedem Stadium persistieren können. Bei einem zweizeitigen Infarkt („Reinfarkt") kann eine erneute ST-Hebung auftreten mit oder ohne Veränderungen des QRS-Komplexes. Wichtig ist, daß die elektrokardiographischen Veränderungen erst Stunden nach dem klinischen Ereignis manifest werden können. Die Erklärung für die EGK-Veränderungen beim Infarkt sind spekulativ. ST-Hebungen werden mit Elektrolytveränderungen in Verbindung gebracht aufgrund der veränderten Membranpermeabilität („Verletzungsstrom"). Sie sind bei Fortbestehen ein Zeichen für eine elektrisch inaktive Narbe (Aneurysma), normalerweise bei gleichzeitigem Persistieren der R-Wellen-Reduktion. Der „R-Verlust" bzw. die Entstehung primär negativer Ausschläge der Kammerkomplexe („Pardee-Q") sind durch den Potentialverlust nach Absterben des Myokards zu erklären.

Die geschilderten elektrokardiographischen Veränderungen sind typisch für den großen, transmuralen Infarkt. Bei einer nicht-transmuralen, meist subendokardialen Nekrose sind die Befunde weniger ausgeprägt. Die Vorstellung, daß das Auftreten einer Q-Zacke ein Zeichen für einen transmuralen Infarkt sei und umgekehrt bei einer nichttransmuralen Narbe keine Q-Zacke auftrete, haben histologische Untersuchungen nicht bestätigen können. Ebenso muß die frühere Lehrmeinung revidiert werden, daß der transmurale Infarkt durch ST-Hebung, der nichttransmurale durch ST-Senkung oder terminal negative T-Zacken gekennzeichnet sei. Allerdings unterscheiden sich Infarkte mit und ohne Ausbildung einer Q-Zacke im klinischen Verlauf und in der weiteren Prognose, so daß eine solche elektrokardiographische Differenzierung dennoch sinnvoll erscheint. Schwierig ist die Infarktdiagnose beim Vorliegen in-

traventrikulärer Ausbreitungsstörungen, insbesondere beim Linksschenkelblock.

Das Elektrokardiogramm hat eine zusätzliche Bedeutung zur Lokalisationsdiagnostik des Infarktes. Um diese elektrokardiographischen Veränderungen zu verstehen, ist eine vektorielle Interpretation des Erregungsablaufes über die Herzkammern erforderlich, die den Rahmen dieses Kapitels sprengen würde. Da der nekrotische Herzmuskel oder eine fibröse Narbe elektrisch inert sind, wird der QRS-Vektor vom Infarktareal weggelenkt in Richtung auf die verbleibende, lebende Muskulatur. Beim großen inferioren bzw. diaphragmalen Infarkt nach Verschluß der rechten Herzkranzarterie („Hinterwandinfarkt") wird insbesondere der initiale QRS-Vektor nach oben abgelenkt. Dadurch projiziert sich der Vektor auf die Ableitungsebenen II und III nun negativ, es resultiert eine Q-Zacke (Abb. 1.**6**). Beim anterioren Infarkt nach Verschluß des R. descendens anterior wird der Vektor nach hinten abgelenkt, mit entsprechender Amplitudenabnahme der QRS-Komplexe (R-Verlust bzw. Q), in den präkordialen Ableitungen (Abb. 1.**7**). Beim posterioren Infarkt nach Verschluß des R. circumflexus („streng posteriorer" oder „hoher" Hinterwandinfarkt) wird der Summationsvektor nach vorne abgelenkt. Daher kommt es zu einer scheinbar paradoxen („spiegelbildlichen") Zunahme der R-Amplitude in den hohen präkordialen Ableitungen (V_2-V_3). Die Diagnose des posterioren Infarktes ist besonders schwierig, da an der Hinterwand keine direkte Ableitungsmöglichkeit besteht.

Neben dem Elektrokardiogramm ist der entscheidende diagnostische Parameter die **Enzymbestimmung im Serum**. Die größte Bedeutung kommt hierbei der Kreatinphosphokinase (CK, CPK) zu. Da das Enzym auch in anderen Organen gefunden wird und Fehlinterpretationen nach sportlicher Betätigung, intramuskulären Injektionen usw. möglich sind, hat die Bestimmung des hauptsächlich myokardialen Isoenzyms MB-CK große Bedeutung erlangt. Die CK steigt 2−6 Stunden nach Infarktbeginn an und bleibt meist 3−4 Tage erhöht. Abb. 1.**8** zeigt den prozentualen Anstieg der Werte. Relativ gesehen machen die MB-CK-Werte bei einem Herzinfarkt etwa 10−20% des Gesamt-CK-Wertes aus. Die Glutamat-Oxal-Acetat-Transaminase (SGOT) steigt meist erst Stunden später an, die Lactatdehydrogenase (LDH) oder die

Abb. 1.**7** Projektion des initialen und Hauptvektors von QRS auf die Brustableitungen. Im Normalfall zeigt der Hauptvektor auf die Ableitung V_6 zu, so daß hier die größte R-Zacke registriert wird (linke Seite). Beim anterioren Infarkt werden die Vektoren nach posterior abgelenkt, so daß die QRS-Ausschläge in den Brustwandableitungen zunehmend negativ werden. Beim posterioren Infarkt resultiert eine Ablenkung des Vektors nach vorne, so daß in den präkordialen Ableitungen relativ hohe R-Voltagen resultieren

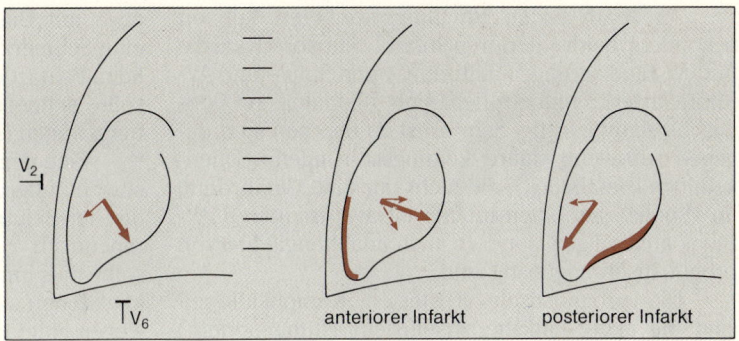

spezifischere α-Hydroxy-Butyrat-Dehydrogenase (HBDH) erst nach 18−20 Stunden. Sie bleiben deutlich länger als die CK erhöht. Bei einem zweizeitigen Infarkt kann es zu einem erneuten Anstieg der CK kommen. Andere Laborveränderungen wie Leukozytose, Blutsenkungsbeschleunigung und Blutzuckeranstieg sind unspezifisch.

Die Bestimmung der Infarktgröße ist sowohl aus den ST-Veränderungen mittels multipler Brustwandableitungen (präkordiales „Mapping") als auch mit serienmäßigen MB-CK-Bestimmungen problematisch. Weitere Möglichkeiten in dieser Richtung sind die Isotopentechniken. Mit der Thalliumszintigraphie kann das lebende Myokard markiert werden, so daß die Infarktzone als Ausfall imponiert. Umgekehrt kann mit Technetiumverbindungen (^{99m}Tc-Pyrophosphat) schon 90 Minuten nach Infarktbeginn das ischämische Myokard direkt markiert werden. Neuerdings besteht die Möglichkeit, die Ausdehnung einer frischen Infarzierung mittels ^{111}In-markierten monoklonalen Antimyosin-Antikörperfragmenten (AMAB) festzustellen. Hiermit wird nur die irreversibel geschädigte Herzmuskelzelle dargestellt.

Differentialdiagnose

Differentialdiagnostisch können − von der besprochenen instabilen Angina einmal abgesehen − verschiedene kardiale und nichtkardiale Erkrankungen in Frage kommen. Das Beschwerdebild kann auch bei hochgradiger Aortenstenose sowie der hypertrophischen obstruktiven Kardiomyopathie ohne koronare Herzkrankheit vorkommen. Dies ist durch die klinischen Befunde leicht festzustellen. Schwieriger ist die Situation bei einer Perimyokarditis, da sie sowohl im elektrokardiographischen Bild als auch in den Enzymbefunden infarktähnliche Bilder liefern kann. Auffällig sind meist die ausgeprägten Kammerendteilveränderungen über allen Brustwandableitungen ohne Veränderungen der QRS-Komplexe (s. Erkrankungen des Myo- und Perikards). Auch extrakardiale Prozesse im Thorax können erhebliche differentialdiagnostische Schwierigkeiten bereiten. Relativ leicht sind noch eine Pleuritis oder ein Spontanpneumothorax abzugrenzen. Schwieriger kann die Situation dagegen bei der Lungenembolie werden, da im EKG ein „S_I-Q_{III}"-Typ sowie ST-Hebungen auftreten können (s. Erkrankungen der Atmungsorgane). Ein disseziieren-

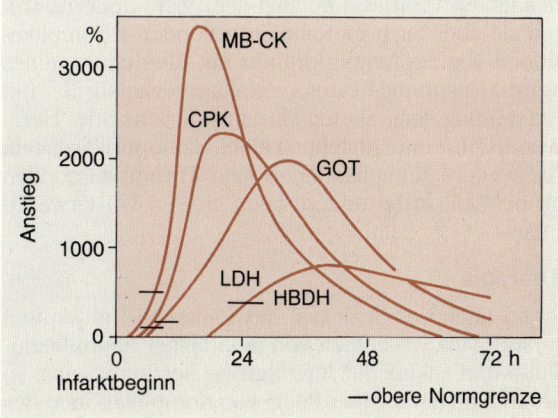

Abb. 1.**8** Verhalten der verschiedenen Fermente im Serum bei einem akuten Herzinfarkt (nach Merx)

des Aortenaneurysma kann vom Beschwerdebild wie ein Infarkt imponieren; EKG- und Laborbefunde können hier weiterführen. Viele abdominelle Prozesse wie Gallenkolik, Ulcus duodeni, akute Pankreatitis und eine Hiatushernie können ebenfalls zunächst als Infarkt fehlgedeutet werden (zur Differentialdiagnose s. auch Tab. 1.**9**).

Komplikationen

Die häufigste Komplikation sind Herzrhythmusstörungen. Ventrikuläre Extrasystolen, die bei fast allen Patienten gefunden werden, wurden lange Zeit als Vorbote des gefürchteten Kammerflimmerns angesehen. Nach neueren Untersuchungen ist das Konzept dieser „Warnarrhythmien" in voller Gültigkeit nicht mehr aufrechtzuerhalten. Ventrikuläre Tachykardien und Kammerflimmern sind bei etwa 20% aller Patienten zu erwarten. Sie beruhen auf der elektrischen Instabilität des ischämischen Myokards und sind entsprechend im Akutstadium des Infarktes besonders häufig. Ihre Häufigkeit fällt in den ersten Stunden exponentiell ab. Ventrikuläre Tachyarrhythmien in der Spätphase des Infarktes, insbesondere beim Aneurysma, beruhen wahrscheinlich auf anderen elektrophysiologischen Mechanismen. Es treten aber auch supraventrikuläre Arrhythmien auf, beispielsweise das prognostisch recht ungünstige Vorhofflimmern/-flattern.

An bradykarden Rhythmusstörungen können besonders beim inferioren Infarkt Sinusbradykardie und AV-Blockierungen auftreten, wenn Sinus- und AV-Knotenarterie mitbetroffen sind. Sie sind prognostisch relativ günstig. Sehr ernst zu nehmen sind dagegen intraventrikuläre Leitungsstörungen (Schenkelblock, Hemiblock), die nicht nur eine Gefährdung im Hinblick auf einen totalen intraventrikulären AV-Block ankündigen, sondern auch unabhängig hiervon prognostisch ungünstig sind.

Die prognostisch ernstesten Komplikationen sind die akute Linksherzinsuffizienz (Lungenödem) und insbesondere der kardiogene Schock (s. entsprechende Kapitel). Diese Komplikationen können einmal durch den Untergang eines großen Muskelareals des linken Ventrikels bedingt sein. Zum anderen treten sie aber auch im Rahmen besonderer Komplikationen wie Septumperforation mit Entstehung eines Ventrikelseptumdefektes, Papillarmuskelabriß mit Entstehung einer akuten Mitralinsuffizienz oder Herzwandruptur mit Entstehung eines Hämoperikards auf. Als weitere Komplikationen sind Thromboembolien zu nennen, insbesondere beim großen Vorderwandinfarkt.

Therapie

Wenn auch das Schicksal des Patienten mit akutem Infarkt ganz wesentlich von dem bisher kaum beeinflußbaren Faktor der Infarktgröße bestimmt wird, so kann doch heute einer Reihe von Komplikationen des Infarktes besser als früher begegnet werden. Eines der großen Probleme hierbei ist immer noch die Prähospitalphase des akuten Infarktes. Wie oben erwähnt, ist das Risiko des Kammerflimmerns in den ersten Minuten und Stunden nach Eintritt der Ischämie am größten. Der Patient erreicht aber auch heute noch häufig erst nach Stunden das Krankenhaus, d. h. zu einem Zeitpunkt, da die größte Gefährdung schon vorüber ist. Dies mag einer der Gründe sein, daß keineswegs in allen Statistiken die Mortalität von Infarktpatienten, die auf der Intensivstation behandelt wurden, geringer ist als die auf einer Normalstation behandelten Fälle. Dennoch ist sicher, daß durch eine entsprechende Überwachung auf der Intensivstation in der Frühphase des Infarktes die elektrischen Komplikationen beherrscht werden können, während die Prognose hämodynamischer Komplikationen, insbesondere des kardiogenen Schocks, nach wie vor extrem ungünstig ist.

In der **Prähospitalphase** ist daher das erste Gebot, den Patienten so schnell wie möglich auf eine Intensivstation einzuweisen. Die erste Verzögerung, bis der Arzt informiert wird, erfolgt häufig durch den Patienten selbst. Hier kann nur eine systematische Aufklärung der Bevölkerung weiterhelfen. Der Arzt sollte zunächst einmal die Schmerzen des Patienten bekämpfen. Hierzu ist einmal Trinitroglycerin geeignet, das auch beim Infarkt antianginös wirkt und zudem den pulmonalen Druck zuverlässig senkt. Entgegen früheren Warnungen sollte jeder Patient mit normalen Kreislaufverhältnissen „Nitroglycerin"-Kapseln oder -Spray erhalten. Zusätzlich kann eine Sedierung

etwa mit Diazepam erfolgen. Falls zusätzlich noch eine Schmerzbekämpfung erforderlich ist, sollten Tilidin, Pentazocain oder Opiate gegeben werden. Dann sollte schnellstmöglich der Transport in einem Rettungswagen (Arzt! Defibrillator!) erfolgen.

Eine generelle antiarrhythmische Prophylaxe ist sowohl aufgrund experimenteller Daten als auch klinischer Befunde sehr umstritten. Wenn Lidocain therapeutisch oder prophylaktisch verabreicht wird, sollte dies immer intravenös erfolgen. Intramuskuläre Injektionen sind generell zu vermeiden, allein schon wegen einer späteren Lyse im Krankenhaus. Eine interessante Beobachtung ist, daß Patienten die vor Eintritt eines Infarktes mit einem β-Blocker behandelt wurden, eine günstigere Prognose zu haben scheinen. Zusätzlich kann bei Infarktverdacht Acetylsalicylsäure verabreicht werden.

Im **Krankenhaus** sollte jeder Patient auf eine Überwachungsstation aufgenommen werden. Routinemäßig erhält in unserer Klinik jeder Patient ein Nitropräparat wie Trinitroglycerin oder Isosorbiddinitrat. Bei hypertonen Zuständen kann Natrium-Nitroprussid eingesetzt werden unter entsprechender Blutdruckkontrolle. Auch Calciumantagonisten können verabreicht werden. Außerdem wird man eine Heparintherapie zur Thromboseprophylaxe einleiten. Wegen des schon erwähnten relativ hohen Thromboembolierisikos erscheint es beim transmuralen Vorderwandinfarkt sinnvoll, eine Antikoagulantienbehandlung über die akute Mobilisierungsphase für die ersten Wochen fortzuführen. In allen anderen Fällen erhält der Patient 100 mg Acetylsalicylsäure pro Tag, da hierdurch eine Verbesserung der Prognose erzielt werden konnte. Zur Arrhythmieprophylaxe und „Myokardprotektion" sind auf Grund experimenteller Befunde β-Blocker sinnvoll. Die bisherigen klinischen Studien haben gezeigt, daß die Gabe eines β-Blockers in der Akutphase des Infarktes gut toleriert und prognostisch günstig ist, wenn Kontraindikationen wie Herzinsuffizienz beachtet werden.

Beim Auftreten tachykarder Rhythmusstörungen ist eine entsprechende Behandlung mit Antiarrhythmika oder Elektrotherapie angezeigt. Zur Suppression ventrikulärer Salven oder Tachykardien hat sich neben Lidocain insbesondere Ajmalin bewährt. Rezidivierende Kammertachykardien können oft durch Überstimulation beseitigt werden, so daß wiederholte Defibrillationen vermieden werden. Eine Kardioversion kann nicht nur bei intraktablen ventrikulären Tachyarrhythmien erforderlich sein, sondern auch bei Vorhofflimmern oder -flattern, wenn die Kammerfrequenz medikamentös nicht eingestellt werden kann und sich hierdurch die hämodynamische Situation verschlechtert.

Auch bei bradykarden Rhythmusstörungen ist unter den Bedingungen der Überwachungsstation in vielen Fällen eine abwartende Haltung gerechtfertigt. Dies gilt insbesondere beim inferioren Infarkt mit Sinusbradykardie oder Leitungsstörungen im AV-Knoten (Wenckebach), solange der Patient asymptomatisch ist. Treten beim Vorderwandinfarkt dagegen Zeichen der intraventrikulären Leitungsstörung auf

(Schenkelblock, Hemiblock, Mobitz-Typ-II-Block), wird man großzügig einen transvenösen temporären Schrittmacher unter Röntgenkontrolle legen, ohne allerdings die schlechte Prognose dieser Patienten entscheidend verbessern zu können. Atropin ist wegen der unerwünschten Wirkung im Hinblick auf die Senkung der Flimmerschwelle sehr umstritten. Es kann einmal bei vagalen Reaktionen beim inferioren Infarkt sinnvoll sein.

Die Behandlung hämodynamischer Komplikationen, z. B. des Lungenödems, beim akuten Herzinfarkt entspricht mit Sauerstoff, Nitropräparaten zur Volumenentlastung und Schleifen-Diuretika, unter Umständen auch positiv inotropen Substanzen, der üblichen Behandlung der akuten Herzinsuffizienz (s. Herzinsuffizienz). Ebenso entspricht die Therapie des kardiogenen Schocks den im Kapitel Kreislaufschock beschriebenen Maßnahmen. Trotz Einsatz positiv inotroper Substanzen wie Dopamin/Dobutamin und assistierter Zirkulation (aortale Ballonpulsation) ist die Prognose des kardialen Pumpversagens außerordentlich ungünstig. In dieser Situation ist im Gegensatz zum unkomplizierten Infarkt eine hämodynamische Überwachung zusätzlich zur Blutdruckmessung erforderlich. Da der zentralvenöse Druck keine ausreichende Information über den Funktionszustand des linken Ventrikels geben kann, wird hierbei eine Druckmessung in der A. pulmonalis mittels Einschwemmkatheter durchgeführt. Beim Fehlen von Lungengefäßveränderungen liefert der Druck in der A. pulmonalis einen guten Anhalt für den enddiastolischen Druck im linken Ventrikel. Zusätzlich zu den Drucken sollte auch immer das Herzzeitvolumen mitgemessen werden, was heute mit dem gleichen Katheter und automatisierten Geräten (Thermodilution) ohne weiteres möglich ist.

Erreicht der Patient in den ersten Stunden nach Beginn des Ereignisses das Krankenhaus, wird heute meist eine Lysetherapie, z. B. mit 1,5 Mio E. Streptokinase als Kurzinfusion eingeleitet, wenn keine Kontraindikationen bestehen. Dies kann auch nach einer längeren Zeitspanne noch sinnvoll sein, wenn klinische Anzeichen dafür vorhanden sind, daß die Myokardnekrose ihr endgültiges Ausmaß noch nicht erreicht hat (Angina, wechselnde EKG-Veränderungen). Die Wiedereröffnungsrate des thrombotisch verschlossenen Gefäßes liegt bei 60–85%. Mehrere Studien konnten eine Verbesserung der Prognose nach frühzeitig eingeleiteter Lysetherapie zeigen. Nach anfänglicher Euphorie ist heute hinsichtlich akuter invasiver Interventionen eine deutliche Ernüchterung eingetreten. Dies gilt sowohl für die intrakoronare Lyse als auch Rekanalisationsmaßnahmen (Dilatation, Bypaß-Operation) im Stadium des akuten Infarktes. Eine akute Herzkatheteruntersuchung mit der Frage einer Dilatation ist indiziert bei intraktabler Angina oder kardiogenem Schock, in einzelnen Fällen auch bei jüngeren Patienten mit Vorderwandinfarkt. Operative Maßnahmen kommen bei speziellen Komplikationen wie Septumperforation oder Mitralinsuffizienz bei Papillarmuskelnekrose in Frage. Hierbei kann es unter Umständen erforderlich sein, die Situation zunächst mit der aortalen Gegenpulsation zu stabilisieren.

Prognose und Verlauf

Die Prognose des akuten Myokardinfarkts ist ernst. Selbst nach Eintreffen auf der Intensivstation sterben noch 15–30% der Patienten meist in den ersten Stunden. Während die Patienten in der Prähospitalphase besonders durch primäre (!) Rhythmusstörungen gefährdet sind, sterben sie auf der Intensivstation praktisch nur am Pumpversagen des Herzens in Abhängigkeit von der Größe des Infarktes. Die Prognose läßt sich hierbei aus den klinischen Befunden sowie den Pulmonalisdrucken und dem Herzzeitvolumen gut abschätzen.

Der Patient mit unkompliziertem (!) kleinem Infarkt verläßt die Überwachungsstation nach 24 Stunden und das Bett nach 3 Tagen. Nach etwa 14 Tagen ist er ausreichend mobilisiert, um das Krankenhaus zu verlassen. Jede Komplikation (Rhythmusstörungen, Hämodynamik) wird diesen Aufenthalt individuell verlängern. Vor der Entlassung sollten die entscheidenden prognostischen Parameter wie Aneurysmagröße (EKG, Echokardiographie, Szintigraphie) und Herzrhythmusstörungen (Langzeit- und Belastungs-EKG) abgeklärt werden.

Im weiteren Verlauf nach einem akuten Infarkt sollte unbedingt die kardiale Situation sowohl hinsichtlich der Koronargefäße als auch der Ventrikelfunktion abgeklärt werden. Dies ist einmal zur Frage möglicher Konsequenzen („Bypass", Dilatation, Aneurysmektomie) als auch der Belastungsfähigkeit (Rehabilitationsmaßnahmen) und der Arbeitsfähigkeit sowie der Prognose von größter Bedeutung. Die Dringlichkeit dieser Untersuchung hängt vom klinischen Bild und von den Beschwerden ab. So wird man einen Patienten nach Vorderwandinfarkt und weiterbestehenden pektanginösen Beschwerden erst nach durchgeführter Koronarographie aus dem Krankenhaus entlassen, während die Situation bei einem beschwerdefreien Patienten nach Hinterwandinfarkt mit unauffälligem Belastungs-EKG weniger dringlich ist. Bei jüngeren Patienten wird schon aus prognostischen Überlegungen generell eine Koronarographie angestrebt.

Im weiteren Verlauf nach der Entlassung aus dem Krankenhaus ist eine durchschnittliche Mortalität von etwa 3% pro Jahr zu erwarten. Sie liegt im ersten Jahr höher, um dann mit zunehmendem Abstand vom akuten Ereignis abzufallen, da die Überlebenden eine positive Auslese darstellen. Prognostisch entscheidend ist hierbei die linksventrikuläre Funktion. Sie kann therapeutisch nur durch frühzeitige Reperfusionsmaßnahmen, wie Lysetherapie, beeinflußt werden. Ein weiterer prognostischer Faktor ist das Vorliegen einer „stummen" oder symptomatischen Ischämie. „Maligne" ventrikuläre Rhythmusstörungen (gehäufte Salven, Tachykardien) haben insbesondere Bedeutung auf den plötzlichen Herztod, der in einem hohen Prozentsatz durch primäre ventrikuläre Tachyarrhythmien bedingt ist. Entgegen bisherigen Erwartungen ist eine Verhinderung des „arrhythmogenen

Todes" durch klassische Antiarrhythmika nicht möglich, auch wenn im Langzeit-EKG eine Unterdrückung der Extrasystolen nachgewiesen werden kann. Eine Reduktion des plötzlichen Herztodes konnte lediglich unter der Therapie mit β-Blockern (ohne ISA) nachgewiesen werden, so daß diese Therapie nach Infarkt nur großzügig empfohlen werden kann. Patienten mit Kammertachykardien, Reanimation oder ungeklärten Synkopen nach Infarkt sollten elektrophysiologisch untersucht und ggf. mittels programmierter Kammerstimulation antiarrhythmisch eingestellt werden. Gelingt eine solche medikamentöse Einstellung nicht, sind „alternative" Therapiemaßnahmen wie Implantation eines Defibrillators oder elektrophysiologische Operationen angezeigt. Abschließend sei noch einmal betont, daß die Beseitigung der Risikofaktoren auch nach einem Infarkt von entscheidender prognostischer Bedeutung ist.

Merke: Unter koronarer Herzkrankheit versteht man das durch eine Koronarinsuffizienz bedingte klinische Bild (Angina pectoris, Herzinfarkt, Herzrhythmusstörungen). Bei der Angina pectoris sind neben der Anamnese das Belastungs-EKG und die Koronarographie entscheidend. Beim Herzinfarkt (EKG! Fermente!) sind Herzrhythmusstörungen und Herzinsuffizienz mögliche Komplikationen, die eine generelle Intensivüberwachung in den ersten 24 Stunden erforderlich machen. Ventrikuläre Herzrhythmusstörungen können auch außerhalb eines Infarktes der Vorbote des plötzlichen Herztodes sein. Daher sind eine Abklärung mittels Langzeit-EKG und entsprechende Therapie erforderlich. Die medikamentöse Behandlung der koronaren Herzkrankheit besteht in der Senkung des O_2-Verbrauchs (Nitro, β-Blocker, Calciumantagonisten). In bestimmten Fällen sind Koronarchirurgie und Aneurysmektomie indiziert. Intrakoronare Lyse beim Infarkt und Ballondilatation verengter Kranzgefäße sind in den letzten Jahren hinzugekommen. Für die Prognose entscheidend sind neben dem Gefäßbefall das Ausmaß der ventrikulären Funktionsstörung und Herzrhythmusstörungen.

Weiterführende Literatur

v. Arnim, Th., A. Maseri: Silent ischaemia. Steinkopf, Darmstadt 1987

Breithardt, G., L. Seipel, F. Loogen: Häufigkeit, Prognose und Therapie von Herzrhythmusstörungen bei koronarer Herzkrankheit. Z. Kardiol. 67 (1978) 1

Gruppo Italiano per lo Studio della Steptochinasis nell'infarto miocardico (GISSI): Effectiveness of intravenous thrombolytic treatment in acute myocardial infarction. Lancet 1986/I, 397

Lichtlen, P: Klinische Vektor-Elektrocardiographie. Springer, Berlin 1969

Loogen, F., L. Seipel: Detection of Ischemic Myocardium with Exercise. Springer, Berlin 1982

Proudfit, W., A.V.G. Bruschke, F.M. Sones: Natural history of obstructive coronary artery disease: Ten-year study of 601 nonsurgical cases. Progr. cardiovasc. Dis. 21 (1978) 53

Report of the Joint ISFC/WHO Task Force on Coronary Angioplasty. Circulation 78 (1988) 780

Second International Study of Infarct Survival Collaborative Group (ISIS-2): Randomised trial of intravenous streptokinase, oral aspirin, both, or neither among 17.187 cases of suspected acute myocardial infarction: ISIS-2. Lancet 1988/II 349

Seipel, L.: Therapie der ventrikulären Extrasystolie. Dtsch. med. Wschr. 114 (1989) 1571

Roskamm, H.: Koronarerkrankungen. Handbuch der inneren Medizin, Bd. IX/3. Springer, Berlin 1984

Herzrhythmusstörungen

F. Saborowski

Definition: Eine Arrhythmie besteht in einer pathologisch veränderten Herzschlagfolge. Diese kann durch eine Störung der Erregungsbildung, der Erregungsleitung und der Erregungsrückbildung bedingt sein. Eine Arrhythmie ist als gefährlich zu bezeichnen, wenn sie entweder per se die Hämodynamik ernsthaft beeinträchtigt oder aber Vorbote prognostisch ungünstiger Störungen wie Kammerflimmern ist. Neben tachykarden werden bradykarde Herzrhythmusstörungen und Irregularitäten ohne nennenswerte Frequenzalteration beobachtet. Entscheidend für die hämodynamischen Folgen einer Arrhythmie ist vor allem das Verhalten der Kammerfrequenz. Allgemein ausgedrückt: Es ist mit merkbarer hämodynamischer Beeinträchtigung bei Herzfrequenzen über 160 und unter 40/min zu rechnen. Das ZNS reagiert am empfindlichsten und schnellsten von allen Organen auf eine Abnahme der Förderleistung des Herzens. Symptome akuter Herzzeitvolumenabnahme durch Arrhythmien sind daher vor allem zerebrale Funktionsstörungen: Leere im Kopf, Schwindel, Sehstörungen, Absencen und Adams-Stokes-Anfälle. In zweiter Linie ist das Myokard durch Minderdurchblutung gefährdet. Die gefährlichste Form der Bradykardie ist der Sinusstillstand oder der totale AV-Block, die gefährlichste tachykarde Störung das Kammerflimmern.

Häufigkeit

Das Vorkommen von Herzrhythmusstörungen ist weitgehend abhängig von den unterschiedlichen Grunderkrankungen, die kardial und nichtkardial bedingt sein können. Lebensbedrohliche tachykarde Herzrhythmusstörungen sind besonders bei der koronaren Herzkrankheit nachgewiesen worden. Das jährliche Risiko des plötzlichen Herztodes beträgt für Patienten mit stabiler Angina pectoris 4% und mit durchgemachtem Myokardinfarkt 5%, für Patienten mit koronarer Herzkrankheit, die zum Ausschluß eines Infarktes in die Klinik aufgenommen wurden, 10%. Die Häufigkeit von Herzrhythmusstörungen bei Patienten mit Myokarditis und dilatativer Kardiomyopathie sind in Tab. 1.10 zusammengestellt. Ventrikuläre Extrasystolen und AV-Überleitungsstörungen stehen bei diesen Erkrankungen im Vordergrund.

Tabelle 1.10 Häufigkeit von Herzrhythmusstörungen bei Myokarditis (nach Schölmerich) und kongestiver Kardiomyopathie (nach Loogen u. Kuhn)

	Myokarditis n = 40 (%)	Dilatative Kardiomyopathie n = 57 (%)
supraventrikuläre Extrasystolen	20	6
ventrikuläre Extrasystolen	43	56
AV-Überleitungsstörungen	40	40
AV-Block 3. Grades	8	5
Linksschenkelblock	keine Angaben	39
Schenkelblock	23	keine Angaben
intraventrikuläre Leitungsstörungen	53	keine Angaben

Ätiologie

Herzrhythmusstörungen können durch kardiale und extrakardiale Ursachen ausgelöst werden (Tab. 1.11). Bei Patienten mit koronarer Herzkrankheit sind während eines akuten Myokardinfarktes besonders gefährliche Brady- und/oder Tachykardien zu erwarten. Primäre Kardiomyopathien sind seltene Erkrankungen, klinisch wichtiger sind in diesem Zusammenhang die sekundären Formen. Sie können entzündlich, nutritiv-toxisch und metabolisch bedingt sein und kommen bei Neuro- und Myopathien sowie bei Tumoren und Herztraumen vor. Aufgrund neuer Ergebnisse muß eine Immunpathogenese bei Störungen der Reizbildung und Reizleitung angenommen werden. Bei 25% der Patienten mit einem erkrankten Sinusknoten werden Antikörper gegen Sinusknotengewebe nachgewiesen. Beim Rechtsschenkelblock nach rheumatoider Arthritis werden Antikörper gegen bovine Purkinje-Zellen in 40% und bei idiopathischem Linksschenkelblock in 5% der Fälle gefunden. Beim angeborenen AV-Block besteht bei den Müttern dieser Kinder eine hohe Inzidenz mit dem Auftreten eines Lupus erythematodes. Bei den angeborenen

Tabelle 1.11   Ätiologie der Herzrhythmusstörungen

Kardiale Ursachen

1. Koronare Herzkrankheit, Myokardinfarkt
2. Primäre und sekundäre Kardiomyopathien
3. Angeborene und erworbene Herzfehler einschließlich Mitralklappenprolaps-Syndrom
4. Präexzitationssyndrome
5. Akutes und chronisches Cor pulmonale
6. QT-Syndrom

Extrakardiale Ursachen

1. Elektrolytstörungen
2. Medikamente (Herzglykoside, Antiarrhythmika und Psychopharmaka)
3. Hypoxie
4. Volumenmangel
5. Karotissinussyndrom
6. Emotionell

Tabelle 1.12   Ionale Mechanismen bradykarder und tachykarder Störungen der Erregungsbildung (nach Antoni)

Bradykarde Störungen

Spezifische Einflüsse
− verminderter Einstrom für Na^+; Ca^{2+}
− erhöhter Ausstrom für K^+; Cl^-
− Veränderungen der zeitunabhängigen Hintergrundströme

Unspezifische Einflüsse
− verminderter Ionentransport
− erhöhte Membrandurchlässigkeit

Tachykarde Störungen

Spezifische Einflüsse
− erhöhter Einstrom für Na^+; Ca^{2+}
− verminderter Ausstrom für K^+; Cl^-
− Veränderung zeitunabhängiger Hintergrundströme

Unspezifische Einflüsse
− Depolarisation durch Verletzungsstrom
− Membranleck
− erhöhte Membrankapazität

Herzfehlern ist in den letzten Jahren besonders das Mitralklappenprolaps-Syndrom als Ursache für das Auftreten von Arrhythmien bei jüngeren Patienten herausgearbeitet worden. Beim Wolff-Parkinson-White-Syndrom besteht eine Neigung zu supraventrikulären Tachykardien. Sie stellen kreisende Erregungen dar, die Teile des normalen Reizleitungssystems und akzessorische Bahnen benutzen. Beim akuten und chronischen Cor pulmonale kommen supraventrikuläre und ventrikuläre Extrasystolen bzw. Tachykardien vor. Das Jervell-Lange-Nielsen-Syndrom ist

durch eine Innenohrschwerhörigkeit, eine verlängerte QT-Dauer und intermittierendes Kammerflimmern gekennzeichnet.

Bei den extrakardialen Ursachen ist die Hypokaliämie in der Genese von Arrythmien zu betonen. Akute Kaliummangelzustände werden schlechter vertragen als chronische. Bei den Herzglykosiden führen die nierenpflichtigen Präparate in ewa 20% zu Intoxikationserscheinungen, überwiegend in Form von Herzrhythmusstörungen. Die Rate der Nebenwirkungen wird durch das gleichzeitige Vorliegen einer Elektrolytstörung erhöht. Antiarrhythmika, Phenothiazine und trizyklische Antidepressiva verlängern die QT-Dauer und erhöhen damit das Risiko des Kammerflimmerns.

Beim hyperaktiven Karotissinusreflex werden Bradykardien und Asystolien beobachtet. Beträgt die Dauer der Asystolie mehr als 3s und treten gleichzeitig die Zeichen der zerebralen Minderperfusion auf, z. B. Schwindel, wird von einem Karotissinussyndrom gesprochen.

Pathophysiologie und Klinik

Voraussetzung für den regelmäßigen Herzschlag sind die autochthone rhythmische Reizbildung und die ungestörte Erregungsausbreitung im Herzen. Veränderungen der Herzschlagfolge entstehen durch **Störungen der Reizbildung und/oder der Erregungsleitung**, sie können harmlos und lebensbedrohlich sein. Dem plötzlichen Herztod liegt im Hinblick auf die Erregungsprozesse eine stark reduzierte elektrische Aktivität bis zur kompletten Asystolie der Kammern (hypodynam) oder eine erhöhte Aktivität (hyperdynam) zugrunde, die das Kammerflattern bzw. -flimmern darstellt. Bradykarde Herzrhythmusstörungen und Leitungsblockierungen führen zur hypodynamen, tachykarde Herzrythmusstörungen und unidirektionale Leitung zur hyperdynamen Form. Beide Grundformen sind keine ätiologische Einheiten und können zu erregungsbedingtem Herzversagen führen.

Werden die bradykarden Störungen auf der Ebene der ionalen Membranprozesse diskutiert (Tab. 1.12), so kann der Stillstand eines Automatiezentrums aufgrund einer Verminderung von depolarisierenden Einwärtsströmen oder einer Verstärkung von repolarisierenden Auswärtsströmen entstehen. Lokale Minderdurchblutung kann zu einem verminderten Ionentransport führen. Für die tachykarden Störungen sind ein erhöhter Einstrom von Natrium- und Calciumionen und ein verminderter Ausstrom von Kalium- und Chloridionen verantwortlich, außerdem Verletzungsströme und Membranstörungen.

In der Pathogenese tachykarder Herzrhythmusstörungen imponiert die Störung der Reizbildung als gesteigerte Automatie, abnorme Automatie und getriggerte Aktivität. Die gesteigerte Automatie kommt in den Pacemaker-Zellen des Sinus- und AV-Knotens, in den Purkinje-Fasern und speziellen Vorhoffasern vor und wird als diastolische Depolarisation an der Einzelfaser nachgewiesen. Arbeitsmyokardzellen, die normalerweise keine spontane Automatie besitzen,

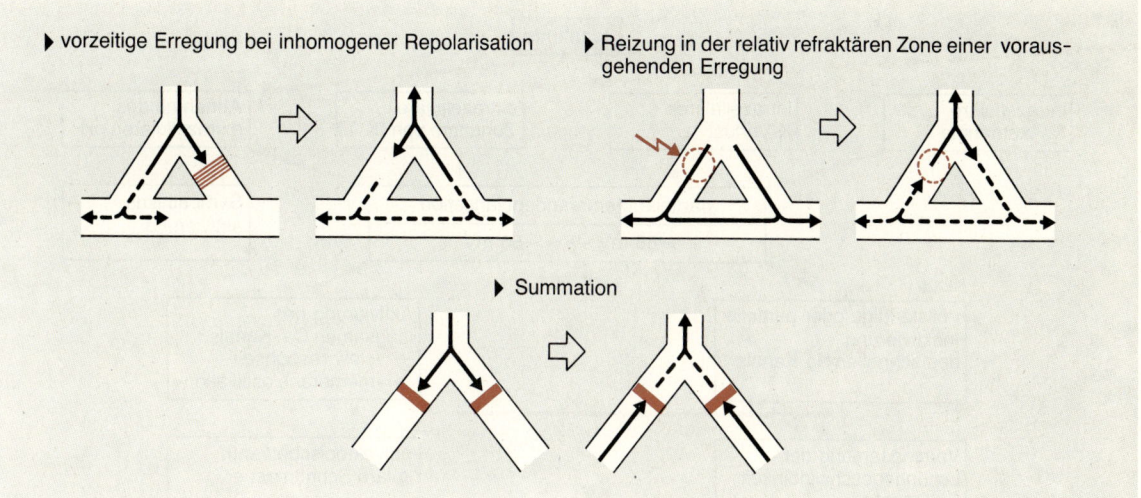

▶ vorzeitige Erregung bei inhomogener Repolarisation

▶ Reizung in der relativ refraktären Zone einer vorausgehenden Erregung

▶ Summation

Abb. 1.**9** Mechanismen der unidirektionalen Erregungsleitung im Myokard (nach Antoni)

können durch veränderte Ionenfluxe über die Zellmembran einen Funktionswandel durchmachen und ebenfalls diastolische Depolarisationen zeigen. Die getriggerte Aktivität entsteht durch pathologische Nachpotentiale am Ende der Repolarisation eines Aktionspotentials. Erreichen die Nachpotentiale eine bestimmte Amplitude, werden neue Aktionspotentiale ausgelöst.

Bei den Leitungsstörungen ist der Wiedereintritt als Hauptursache tachykarder Arrhythmien anzusehen. Neben dem Reizleitungssystem können akzessorische Bahnen zwischen den Vorhöfen und Kammern, Vorhofmyokard, der Sinusknoten, der AV-Knoten und infarziertes Myokardgewebe beteiligt sein. Als Vorbedingung muß wenigstens vorübergehend eine unidirektionale Blockierung bestehen. Sie tritt auf, wenn beim Eintreffen einer vorzeitigen Erregung noch teilweise refraktäres Myokard vorliegt. Der Wiedereintritt wird dadurch möglich, daß die retrograde Erregungsleitung durch die anfangs blockierte Stelle erfolgen kann. Andere Möglichkeiten zur unidirektionalen Erregungsleitung bestehen bei Reizung in der relativ refraktären Zone einer sich rückbildenden Erregung (vulnerable Phase) und durch Summation (Abb. 1.**9**).

Für das Verständnis des Wiedereintritts und die Inhomogenität in der Phase der Repolarisation ist es wichtig, auf die schnelle und langsame Erregungsleitung in den verschiedenen Abschnitten des Herzens und des Reizleitungssystems hinzuweisen, die besonders von den Arbeitsgruppen um Cranfield und Antoni herausgearbeitet worden ist (Tab. 1.**13**). Aus klinischer Sicht ist ein Funktionswandel von „fast response" zu „slow response" u. a. durch Hypoxie oder Erhöhung von Kaliumionen möglich und von besonderer Bedeutung für die Entstehung von Reentry-Tachykardien.

Für die ischämiebedingten ventrikulären Arrhythmien sind neben uni- bzw. multifokaler ektopischer Schrittmacheraktivität multiple Mikro- bzw. Makro-Reentry-Kreise verantwortlich. Diese Zusam-

Tabelle 1.**13** Schnelle und langsame Erregungsform in den verschiedenen Abschnitten des Herzens und im Reizleitungssystem (nach Antoni)

Erregungsform	Schnell	Langsam
	„fast response" Na^+-Aktionspotential	„slow response" Ca^{2+}-Aktionspotential
Vorkommen	Vorhofmyokard Kammermyokard ventr. Erreg. Leitungssystem	Sinusknoten AV-Knoten
Ionenströme	initialer Na^+-Einstrom	initialer Ca^{2+}-Einstrom
blockierbar durch	Tetrodotoxin	Mn^{2+}, Verapamil usw.
verstärkt durch	–	Katecholamine
diastol. MP Aufstrich Overshoot	hoch schnell groß	niedrig langsam klein
Schwelle Leitung Automatie	niedrig schnell K^+-empfindlich durch Ca^{2+} gehemmt	hoch langsam K^+-unempfindlich durch Ca^{2+} stimuliert

menhänge sind schematisch in Abb. 1.**10** dargestellt. Das Herz enthält parasympathische und sympathische, efferente und afferente Nerven. Der efferente Anteil des Sympathikus wirkt positiv chronotrop, inotrop und dromotrop. Der efferente Anteil der para-

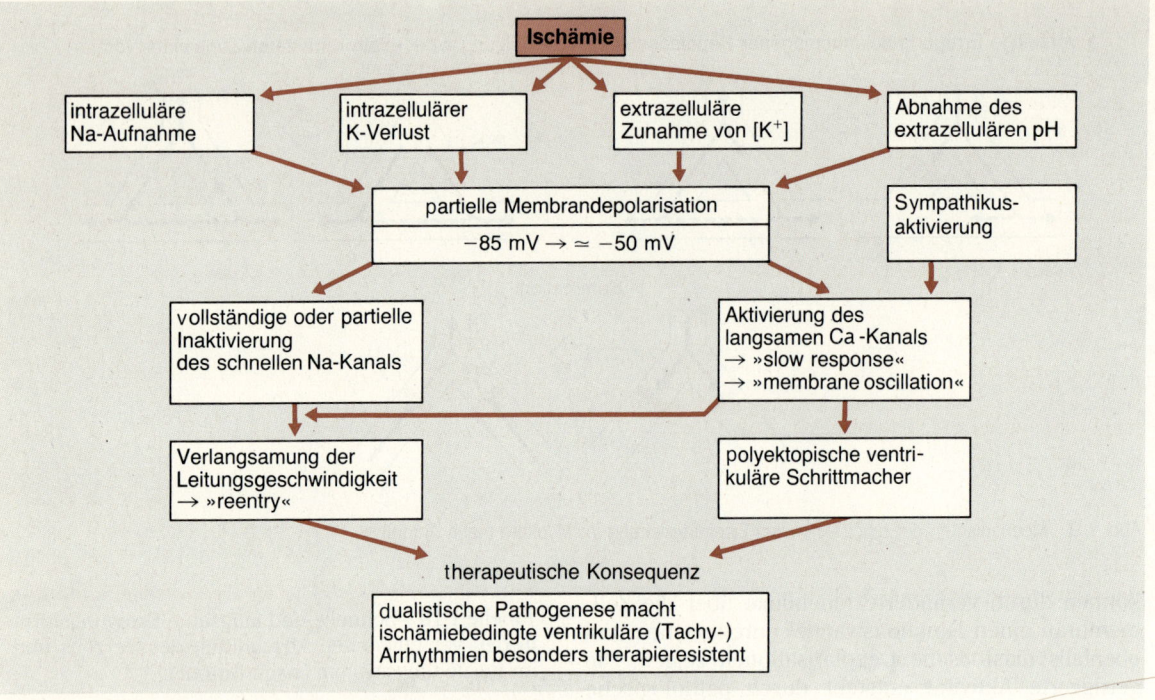

Abb. 1.**10**   Pathogenese ischämiebedingter ventrikulärer (Tachy-) Arrhythmien (nach Kaufmann)

Tabelle 1.**14**   Funktionen der peptidergen Innervation des Herzens und des Koronargefäßsystems (nach Addicks, 1990)

a) Baro- und Chemorezeptorafferenz (Substanz P)

b) Regulation des Tonus der Gefäßmuskulatur
Neurotensin: Koronarkonstriktion
Vasoaktives intestinales Polypeptid: Koronardilatation
Substanz P: Koronardilatation

c) Beeinflussung der Chronotropie
Neurotensin: positiv chronotrop

d) Beeinflussung der Inotropie
Neurotensin: positiv inotrop

e) Intrinsisches Regulationssystem (vasoaktives intestinales Polypeptid)

sympathischen Fasern wird in einen rechten und linken Abschnitt unterteilt. Der linke N. vagus vermittelt vorwiegend die negative Chronotropie, der rechte die negative Dromotropie. Die afferenten Fasern vermitteln pressorezeptorische, chemorezeptorische und schmerzleitende Impulse. Der Sinusknoten ist von einem dichten Geflecht adrenerger und cholinerger Fasern (rechter N. vagus) umgeben. Der AV-Knoten enthält sympathische und parasympathische Fasern. Die cholinergen Fasern kommen aus dem linken N. vagus. Das His-Bündel ist intensiver nervös versorgt als die Arbeitsmuskulatur. Die Innervation der Purkinje-Fasern ist mit der der glatten Muskulatur vergleichbar. Immunhistochemische Untersuchungen haben die komplexe peptiderge Innervation des Herzmuskels aufgedeckt. In allen Herzwandabschnitten finden

sich Axone, die Neuropeptide enthalten. Zu den Peptiden gehören das Methioninencephalin, das Neurotensin, die Substanz P und das vasoaktive intestinale Polypeptid. Die Funktionen der peptidergen Innervation des Herzens und der Koronararterien sind in Tab. 1.**14** dargestellt. – Die Steuerung des Katecholaminhaushaltes im Herzen ist Calcium-abhängig. Calcium- und Calmodulinantagonisten (z. B. Verapamil) erniedrigen den intraaxonalen Noradrenalingehalt postganglionärer sympathischer Nervenfasern.

Herzrhythmusstörungen werden von einigen Patienten überhaupt nicht bemerkt. Andere geben Angstgefühl, Palpitationen, Dyspnoe und/oder Angina pectoris an. Ist die Förderleistung des Herzens herabgesetzt, kommt es zu Schwindel, Synkopen oder Adams-Stokes-Anfällen. Weitgehend wird die klinische Symptomatik beim Vorliegen von Herzrhythmusstörungen durch die bestehende Grunderkrankung, z. B. Herzinsuffizienz oder akuter Myokardinfarkt, bestimmt.

Tab. 1.**15** faßt die Störungen der Herzschlagfolge zusammen.

Störungen der Erregungsbildung

Sinusbradykardie: Bei einer Herzfrequenz unter 60 Schlägen/min wird von einer Sinusbradykardie gesprochen. Störungen der Sinusknotenfunktion und der sinuatrialen Überleitung gewinnen zunehmend an klinischer Bedeutung. Die Veränderungen der Erregungsbildung und -leitung werden unter dem Begriff des erkrankten Sinusknotens (Sinusknotensyndrom) zusammengefaßt. Es handelt sich um eine Erkrankung, die zwischen dem 60. und 70. Lebensjahr am häufigsten auftritt.

Folgende Herzrhythmusstörungen werden zu diesem Syndrom gezählt:

- die persistierende Sinusbradykardie,
- der Sinusknotenstillstand mit oder ohne Ersatz-rhythmen,
- SA-Blockierungen,
- das Bradykardie-Tachykardie-Syndrom
- chronisches Vorhofflimmern,
- instabiler Sinusrhythmus nach Kardioversion von Vorhofflimmern oder -flattern.

Tab. 1.**16** gibt die Häufigkeit der verschiedenen Störungen an, die im Ruhe- und Langzeit-EKG gefunden worden sind. Dabei ist aber zu betonen, daß eine Sinusbradykardie als einzige Manifestation des erkrankten Sinusknotens selten ist (Abb. 1.**11**). Weitere Ursachen für die Verlangsamung des Herzschlages auf weniger als 60/min sind erhöhter Vagotonus (konstitutionell, im Schlaf, bei Kranken mit Ulcus duodeni oder ventriculi), reflektorische Vaguserregung (abrupter Blutdruckanstieg, Karotissinus- oder Bulbusdruck, Abdominalkoliken und -traumen = Goltzscher Klopfversuch, vagovasale Synkope = Ohnmacht, Bezold-Jarisch-Mechanismus, intrakranieller Druckanstieg), herabgesetzter Stoffwechsel (Hypothyreose, Hypothermie), toxische Einflüsse (bei Typhus abdominalis, Virusinfekten, Ikterus, Digitalisintoxikation, β-Blocker- und Clonidingabe). Unter anderem zeichnet sich das Herz des körperlich Trainierten durch langsame Schlagfolge aus. Dabei werden Herzfrequenzen bis zu 30 Schlägen/min erreicht. – An Herzen von trainierten Ratten konnte eine erhöhte Konzentration von nicht neural gebundenem Acetylcholin nachgewiesen werden, die die Vagotonie teilweise erklären kann. Weiterhin ist die Frage offen, ob es durch Training zu Dichteänderungen der kardialen β-Rezeptoren kommt.

Sinustachykardie: Beschleunigung der Herzfrequenz auf mehr als 100/min beruht am häufigsten auf rascher Erregungsbildung im Sinusknoten. Physiologisch ist die Sinustachykardie im Kindesalter, bei körperlichen Belastungen und Emotionen. Besonders ausgeprägt sind die Reaktionen auf äußere Einflüsse bei vegetativer Dystonie. Reflektorisch kommt es bei Herzinsuffizienz (Bainbridge-Reflex) zur Frequenzbeschleunigung. Auch erhöhte Körpertemperatur führt zum Anstieg der Sinusfrequenz, pro 1 °C um 8 bis 10 Schläge/min. Weitere Ursachen sind sympathikotone Erregungszustände, Stoffwechselsteigerung (Thyreotoxikose), Anämie bzw. Hypoxie, infektiös-toxische Einflüsse (Myokarditis) und Genußgifte (Coffein, Nikotin), Vermittlerrollen spielen Vaguslähmung bzw. erhöhter Sympathikustonus oder vermehrte Adrenalinausschüttung ins Blut. Unter Noradrenalin bleibt der Frequenzanstieg wegen der Pressorezeptorenerregung aus.

Sinusarrhytmie: Am häufigsten treten Schwankungen des Sinusrhythmus im Zusammenhang mit der Atmung auf, in geringem Maße bei jedem Menschen, deutlicher nach Belastung, im hohen Alter weniger als bei Jugendlichen, selten bei schwerer Herzinsuffizienz und Thyreotoxikose. Ausgeprägte respiratorische Arrhythmie ist ein Zeichen vegetativer Labilität. Die Frequenzschwankungen – Zunahme beim Einatmen, Abnahme beim Ausatmen – werden auf die wechselnde inspiratorisch vermehrte Vorhoffüllung (Bainbridge-Reflex), die inspiratorische Reizung des Lungenvagus (Lungendehnungsreflex), auf Karotissinusreflexe und zentrale Tonusänderungen zurückgeführt.

Tabelle 1.15 Schematische Einteilung der Herzrhythmusstörungen

Störungen der Erregungsbildung

1. Nomotop
   Sinusbradykardie
   Sinustachykardie
   Sinusarrhythmie

2. Heterotop
   - aktiv
     Extrasystolen
     paroxysmale Tachykardien
     Flattern und Flimmern (auf Vorhof- oder Kammerebene)
   - passiv
     Ersatzsystolen
     sekundäre Automatie: Vorhöfe und AV-Knoten (AN-, N- und NH-Region und Hissche Brücke); tertiäre Automatie: Herzkammern

Störungen der Erregungsleitung

1. Sinuaurikuläre Blockierungen
   1. bis 3. Grades

2. Atrioventrikuläre Blockierungen
   1. bis 3. Grades

Störungen der Erregungsrückbildung

Syndrom des verlängerten QT-Intervalls
- angeboren
  (Jervell-Lange-Nielsen-Syndrom, Romano-Ward-Syndrom)
- erworben

Tabelle 1.16 Häufigkeit von verschiedenen Herzrhythmusstörungen beim Sinusknotensyndrom (n = 100) (nach Blömer u. Mitarb.)

Sinusbradykardie	95
sinuatriale Blockierung	38
Sinusstillstand	18
AV-Ersatzsystolen und -rhythmen	54
paroxysmale supraventrikuläre Tachykardie	12
paroxysmales Vorhofflattern	10
paroxysmales Vorhofflimmern	7
Vorhofextrasystolen	20
Kammerextrasystolen	24
AV-Block 1. Grades	12
AV-Block 2. Grades (Wenckebach)	2

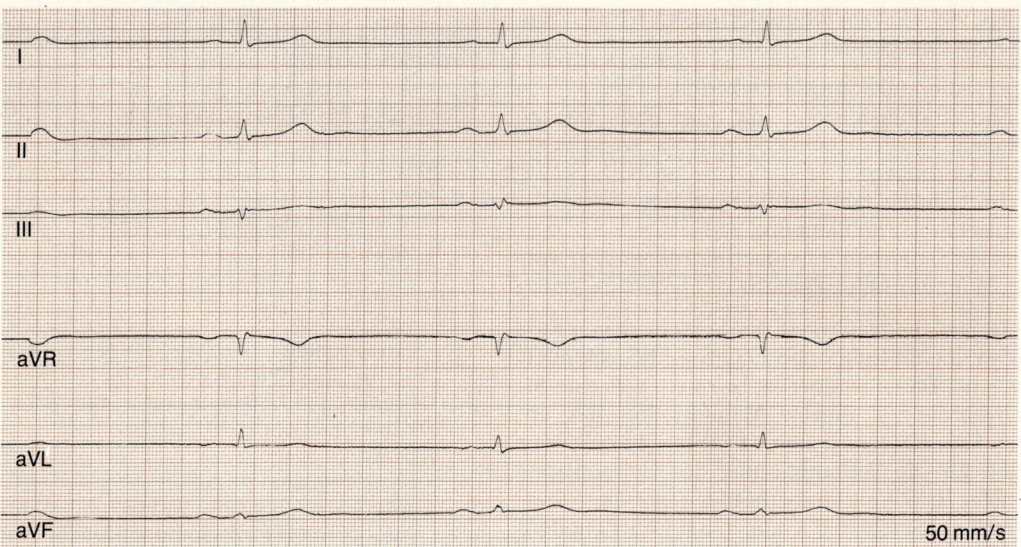

Abb. 1.11 Sinusbradykardie, AV-Block 1. Grades und Karotissinussyndrom. Bei Karotisdruckversuch asystolische Pause von 3,6 s, unter gleichzeitiger Vorhofstimulation AV-Block 3. Grades

Extrasystolie: Vorzeitige Kontraktionen des Herzens oder eines Herzteiles bezeichnet man als Extrasystolen. Neben supraventrikulären werden ventrikuläre Formen unterschieden. Ort und Zeit des Ursprungs der Extrasystolen bestimmen die Erregungsausbreitung und die Folgen für den Herzrhythmus. Supraventrikuläre Foki erregen Vorhöfe und Kammern, es sei denn, daß das Kammermyokard bei sehr frühzeitiger Extraerregung noch refraktär ist (blokkierte Extrasystolen). Bei ventrikulären Formen bleibt die Vorhoferregung in der Regel dem Sinusknoten überlassen, weil die sich retrograd nur langsam ausbreitende Extraerregung zu spät kommt. Die Normalerregung gelangt meistens nicht über den AV-Knoten hinaus, weil die Kammern infolge der Extrasystole refraktär sind.

Extrasystolen erscheinen in langen Intervallen oder gehäuft einzeln oder in Salven, in regelmäßiger oder unregelmäßiger Folge. Abwechselnd normale und extrasystolische Erregungen werden als Bigeminus, 2 Extrasystolen nach einem Normalschlag als Trigeminus, jeweils 1 Extrasystole nach 2 regulär entstandenen Kontraktionen als 2:1-Extrasystolie usw., die konstante Wiederkehr schlechthin als Allorhythmie bezeichnet (Abb. 1.**12**).

Extrasystolen in Salven sind manchmal Vorläufer einer paroxysmalen Tachykardie oder des Kammerflimmerns. Ebenso gilt sehr früher Einfall im vorangehenden T, d.h. in der vulnerablen Phase der Herzfasern, als gefährlich.

Infolge der kurzen Diastole ist die Ventrikelfüllung bei Extrasystolen mit kurzer Kupplung gering, das Schlagvolumen und damit die Blutdruckamplitude ist vermindert, die arterielle Pulswelle ist klein oder überhaupt nicht fühlbar (frustrane Kontraktion). Bigeminus z. B. imponiert dann als Bradykardie. Salven von Extrasystolen führen zum Blutdruckabfall. Im Venenpuls entstehen Pfropfungswellen, wenn bei AV-Extrasystolen Vorhof- und Kammerkontraktion zu-

sammenfallen oder wenn die extrasystolische Vorhofkontraktion (bei frühen Vorhofextrasystolen) bzw. die reguläre Vorhofkontraktion (bei ventrikulären Extrasystolen) auf geschlossene AV-Klappen trifft. Das Schlagvolumen der postextrasystolischen Herzkontraktion ist vergrößert.

Wird die Sinusfrequenz von anderen automatischen Zellen übertroffen, so übernehmen diese die Schrittmacherrolle (aktive Heterotopie). Passiv setzt sich Heterotopie durch, wenn die Sinusautomatie zu langsam oder blockiert oder erloschen ist (Ersatzrhythmus). Bei totalem AV-Block folgen die Ventrikel einem Eigenrhythmus (sekundäre oder tertiäre Automatie). Je nach der Lage des Schrittmachers im AV-Knoten-Areal und der Leitungsgeschwindigkeit auf- und abwärts setzt die Vorhoferregung vor, mit Beginn oder im Laufe der Kammererregung ein. EKG und Venenpuls zeigen bei AV-Rhythmus die gleichen Besonderheiten (negative Vorhofzacken, Pfropfungswellen) dauernd, die bei AV-Extrasystolen vorübergehend beobachtet werden. Sonst sind die hämodynamischen Auswirkungen unbedeutend, obwohl die Vorhöfe nichts oder nur wenig zur Ventrikelfüllung beitragen können.

Verschiedene Teile des Herzens können auch abwechselnd oder nebeneinander zum Schrittmacher werden. Zu diesen Paraarrhythmien zählen neben der Parasystolie die AV- und die Interferenzdissoziation.

Bei einfacher AV-Dissoziation übertrifft die AV-Frequenz vorübergehend die Sinusfrequenz, so daß die normale sinuatrioventrikuläre Erregungsfolge mit Phasen abwechselt, in denen die Vorhöfe zwar noch vom Sinusknoten, die Ventrikel aber vom AV-Knoten erregt werden. Hält der Frequenzunterschied an, so wird daraus ein permanenter AV-Rhythmus.

Interferenzdissoziation liegt vor, wenn trotz schnellerer Reizbildung im AV-Knoten die Vorhöfe ständig dem Sinusknoten gehorchen. Retrograd ist die Leitung also blockiert („Schutzblockierung" des

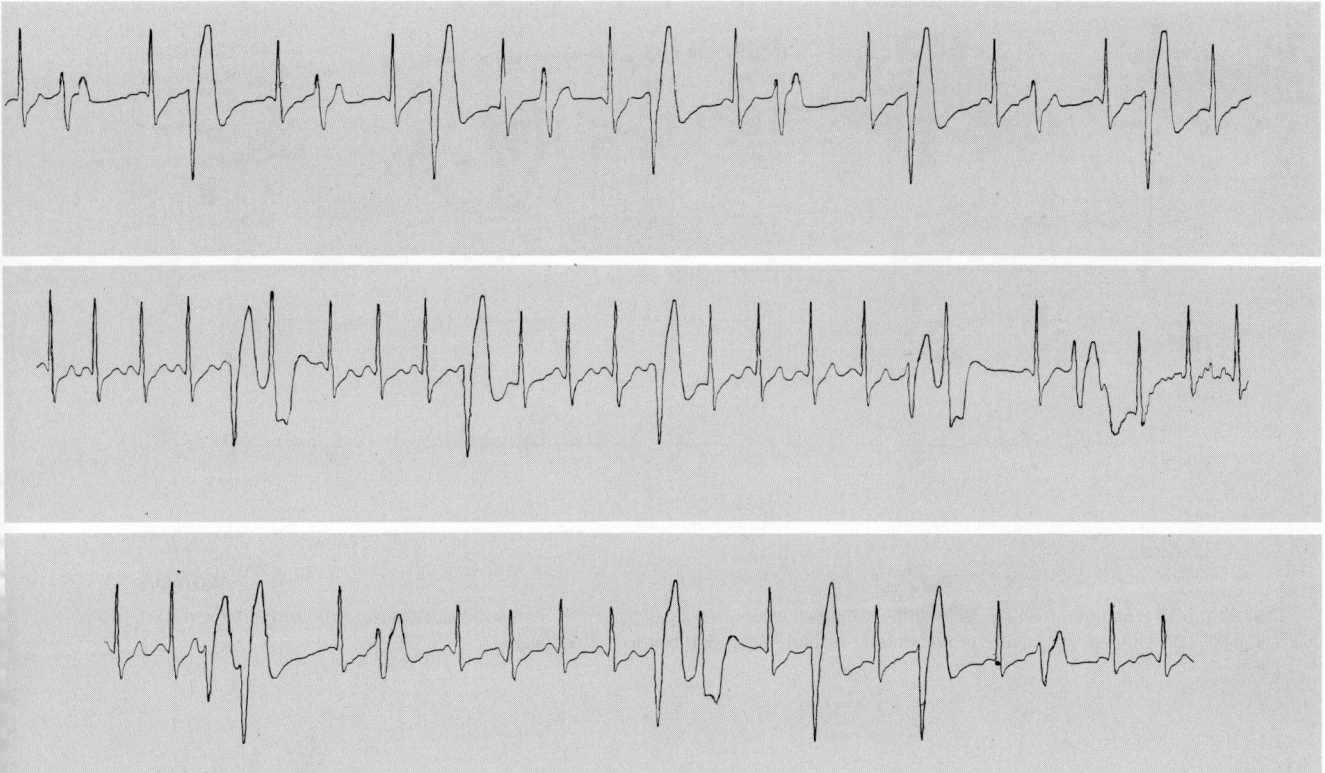

Abb. 1.12 Multifokale Extrasystolen, zum Teil als Bigeminus und als Couplets bei Mitralklappenprolaps-Syndrom

Sinusknotens), während sie anterograd normal vonstatten geht, d. h. die Ventrikel folgen der Sinusautomatie, wenn sie nicht gerade durch die vom AV-Knoten ausgehende Depolarisation refraktär sind. Am Puls imponiert das als Extrasystolie.

Im allgemeinen liegen dem Wettstreit zweier Automatiezentren funktionelle Mechanismen zugrunde. Der Führungswechsel kann z. B. im Zusammenhang mit einer respirationssynchronen Sinusarrhythmie erfolgen. Organische Ursachen findet man am ehesten bei Interferenzdissoziation.

Paroxysmale Tachykardien: Anfälle von Herzjagen entstehen durch hochfrequente Ventrikelerregung. Die Impulse kommen entweder aus den Vorhöfen, dem AV-Knoten oder der Hisschen Brücke (supraventrikuläre paroxysmale Tachykardie) oder aus einem Ventrikel (Kammertachykardie). Frequenzen von 180 bis 200 Schlägen/min und mehr werden erreicht (Abb. 1.**13**).

Der Anfall kann urplötzlich beginnen und ebenso abrupt enden (essentielle Form = Typ Bouveret-Hoffmann) oder von Extrasystolen eingeleitet und gefolgt werden (Typ Gallavardin). Zwischen extrasystolischen Salven und paroxysmaler Tachykardie besteht kein prinzipieller Unterschied. Bei der essentiellen Form pflegt der Paroxysmus kürzer, die Frequenz höher, die Schlagfolge gleichmäßiger zu sein als bei extrasystolischer Tachykardie. Supraventrikuläre Paroxysmen entsprechen überwiegend dem

1., ventrikuläre dem 2. Typ. Am Ende des Anfalles kehrt nach kurzer Pause der Sinusrhythmus wieder.

Paroxysmale supraventrikuläre Tachykardien kommen gehäuft bei den Präexzitationssyndromen vor (WPW-Syndrom, LGL-Syndrom). Es handelt sich meistens um kreisende Erregungen, die Teile des normalen Reizleitungssystems und akzessorische Bahnen benutzen. Drei Faktoren bestimmen die Charakteristik und das Ausmaß der Präexzitation: die Vorzeitigkeit, die anomale anterograde Erregungsausbreitung und davon abhängig eine heterodrome (nicht rechtläufige) Ventrikelerregung in ihrer funktionellen Beziehung zueinander und zur noch vorhandenen Erregung. Aufgrund dieser Zusammenhänge können die Merkmale der Präexzitation nur intermittierend vorhanden sein. Die nicht über das normale Erregungsleitungssystem erfolgte Erregungsleitung kann in anterograder Richtung unterschiedlich funktionsfähig sein. Supraventrikuläre Paroxysmen werden bevorzugt bei vegetativ labilen Individuen, Sympathikusreizzuständen, Fokaltoxikose, hormonellen Störungen – Kammertachykardien, häufiger bei organischen Herzerkrankungen angetroffen. Diastole und Systole sind infolge der hohen Frequenz so kurz, daß die Förderleistung des Herzens abnimmt. Die Blutdruckamplitude ist klein, die Durchblutung der Kreislaufperipherie einschließlich Gehirn und Nieren eingeschränkt. Bei Jugendlichen und bei sonst gesundem Herzen ist dies nicht bedrohlich. In schweren

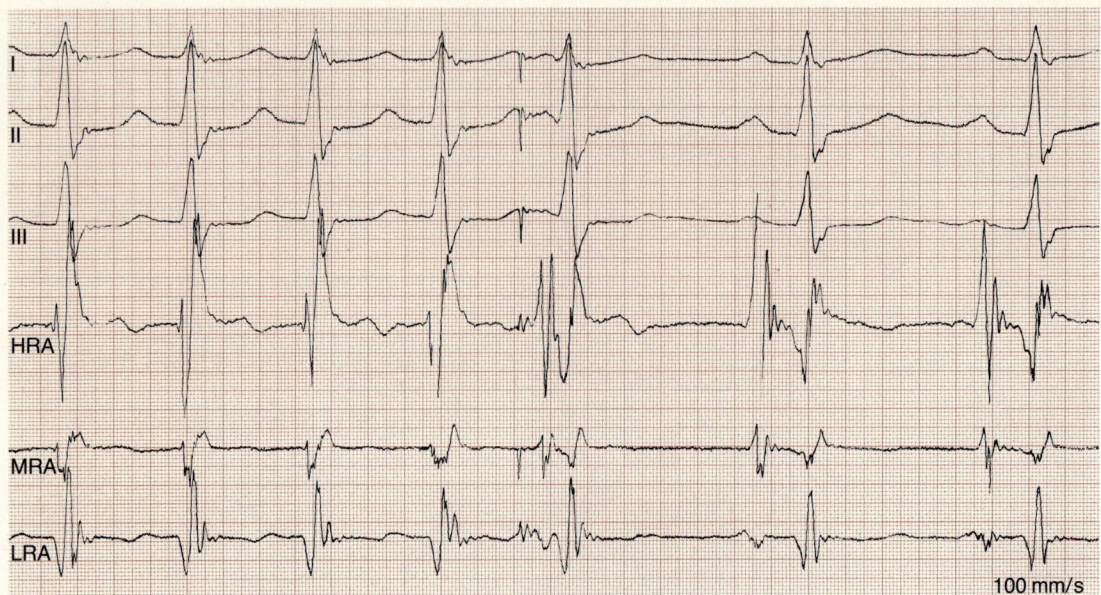

Abb. 1.13 Supraventrikuläre Tachykardie, die durch einen vorzeitig einfallenden Stimulus (Vorzeitigkeit = 190 ms) terminiert wird. HRA, MRA und LRA = hoher, mittlerer und unterer rechter Vorhof (intrakardiale Ableitungen)

Fällen resultiert jedoch ein kardiogener Schock, bei langdauernder Tachykardie und vorgeschädigtem Herzen Stauungsinsuffizienz, bei sehr hoher Frequenz eine relative Ischämie des Myokards. Noch lange nach dem Anfall kann das EKG Erregungsrückbildungsstörungen zeigen (Posttachykardiesyndrom).

Vorhofflimmern und -flattern: Hochfrequente Erregungen der Vorhofmuskulatur, die nicht vom Sinusknoten ausgehen, charakterisieren das Vorhofflimmern und das Vorhofflattern. Sie sind beim Flimmern völlig unkoordiniert und regellos, beim Flattern zeitlich und räumlich weitgehend konstant. Die Flimmerfrequenz liegt zwischen 350 und 800 Schlägen/min und darüber, die Flatterfrequenz liegt zwischen 200 und 350 Schlägen/min. Übergänge (unreines Vorhofflattern, „Flimmer-Flattern") und paroxysmales Auftreten im Wechsel mit Sinusrhythmus und Vorhofextrasystolie oder supraventrikulärer Tachykardie sind nicht ungewöhnlich. Flimmern ist häufiger und stabiler als Flattern.

Nur ein Bruchteil der Vorhoferregungen geht auf die Ventrikel über, weil die funktionelle Refraktärzeit des AV-Knotens länger ist als die atrialen Erregungsintervalle und weil nicht alle Erregungen bis ins AV-Leitungssystem vordringen. Dies ist ein Schutzmechanismus. Vorhofflattern erregt die Ventrikelmuskulatur meistens mit halbierter oder noch stärker reduzierter Frequenz, teils in regelmäßiger Folge (funktioneller 2:1-, 4:1- usw. Block), teils wechselnd (2:1/4:1). 1:1-Überleitung mit entsprechender Kammertachykardie ist gefährlich. Ein Vagusreiz kann das Verhältnis senken. Die Erregungsleitungen beim Vorhofflimmern erfolgen ganz unregelmäßig, so daß eine absolute Kammerarrhythmie resultiert. Nur bei totalem AV-Block gibt es regelmäßige Kammerbradykar-

die als Ersatzrhythmus. Hämodynamisch folgt aus dem Fortfall der Vorhofkontraktionen eine Verminderung des Herzminutenvolumens um etwa 20%. Infolge der ständig wechselnden Diastolendauer sind die Schlagvolumina bei absoluter Arrhythmie ungleich, Herztöne und Geräusche verschieden laut, Pulsfüllung und Blutdruck inkonstant. Entscheidend für den Kreislauf ist die Frequenz der Ventrikelerregungen: Normale Kontraktionskraft vorausgesetzt, entsteht bei 60 bis 90 Schlägen/min keine Herzinsuffizienz. Demgegenüber kommt es oberhalb einer mittleren Kammerfrequenz von etwa 120 Schlägen/min oft zum Abfall des Herzminutenvolumens und zur venösen Stauung. Mehr und mehr Diastolen sind dann so kurz, daß die nachfolgenden Herzkontraktionen keine fühlbaren Pulswellen zustande bringen (sogenannte frustrane Kontraktionen): Bei der Herzauskultation sind dann in der Zeiteinheit mehr Schläge nachweisbar als bei der Pulspalpation (sogenanntes Pulsdefizit). Unter körperlicher Belastung geht die Bradykardiearrhythmie oft in die ungünstige Tachyarrhythmie über.

Kammerflimmern und -flattern: Auch die Ventrikel können ins Flimmern oder Flattern geraten. Vorläufer sind gehäufte polytope Extrasystolen und Kammertachykardie. Reize, die in die vulnerable Phase des Herzens (Gipfel und aufsteigender Schenkel der T-Welle im EKG) fallen, lösen besonders leicht Flimmern aus. Man findet beim Kammerflimmern unregelmäßige und unkoordinierte Erregungen bis etwa 400 Schläge/min, beim Flattern gleichmäßige („Haarnadelkurve" im EKG) und nicht ganz so hochfrequente (200–250 Schläge/min) Erregungswellen. Kammerflimmern mit Herzstillstand ist die häufigste Todesursache beim Myokardinfarkt. Das flimmernde

Herz bringt keine nennenswerte Blutförderung zustande. Systole und Diastole sind nicht mehr zu unterscheiden. Die Herztöne sind allenfalls noch bei Kammerflattern zu hören. Der sofortige Blutdruckabfall und das Sistieren des Kreislaufs führen zur zerebralen Ischämie unter dem Bild des Adams-Stokes-Anfalles.

Eine Sonderform der Kammertachykardie mit polymorphen QRS-Komplexen ist das Bild der „Torsade de Pointes" oder atypischen ventrikulären Tachykardie. Sie wird durch Medikamente ausgelöst (Chinidin, Procainamid, Disopyramid, Lidocain, Phenothiazine), aber auch durch Hypokaliämie und Hypomagnesiämie. Im EKG wird stets eine verlängerte QT-Dauer gefunden. Die Abgrenzung ist aus differentialtherapeutischen Erwägungen von großer Wichtigkeit.

Eine weitere Sonderform ist die Dysplasie des rechten Ventrikels, die mit ventrikulären, aber auch anderen Arrhythmien einhergeht. Die oft erfolglose antiarrhythmische Behandlung erfordert chirurgische Maßnahmen.

Störungen der Erregungsleitung

Verzögerung oder Unterbrechung der Erregungsübertragung kann sich auf die Herzschlagfolge auswirken, wenn sie

1. in der Umgebung des Sinusknotens (sinuatrialer = SA-Block),
2. an der Vorhof-Kammer-Grenze (atrioventrikulärer = AV-Block)

lokalisiert ist. Je nach Schwere des SA- oder AV-Blokkes werden unterschieden:

— verzögerte Leitung = (partieller) Block 1. Grades,
— intermittierende Leitungsunterbrechung = (partieller) Block 2. Grades,
— vollständige Leitungsuntersuchung = (totaler) Block 3. Grades.

Bei Blockierung 2. Grades kann die Verzögerung durch sukzessives Anwachsen der Refraktärzeit im Leitungssystem von Mal zu Mal deutlicher hervortreten, bis die Leitung unterbrochen wird, wenn die Erregung auf absolut refraktäre Fasern trifft. Nach dieser Erholungspause wird normal oder nur wenig verzögert geleitet (Typ I = Wenckebachsche Periodik). Beim selteneren Typ II fällt die Leitung unvermittelt aus, dazwischen ist sie normal oder verlangsamt, aber konstant.

Sinuatriale Blockierungen: Die verzögerte Erregungsleitung (1. Grad) vom Sinusknoten zum Vorhof ist im EKG nicht erkennbar. Bei partieller SA-Blockierung (2. Grad) fallen einzelne Vorhof-Kammer-Erregungen aus. Die Pausen entsprechen ungefähr dem Doppelten oder Vielfachen eines Normalintervalles, wenn nicht neben der partiellen Unterbrechung eine wechselnd starke Verzögerung der Erregungsleitung (Typ 1) besteht.

Im Falle der totalen SA-Blockierung — vom Erlöschen der Sinusautomatie nicht abzugrenzen — wird meistens der AV-Knoten Schrittmacher des gesamten

Herzens oder der Ventrikel. Nach plötzlicher Leitungsunterbrechung kann wie beim totalen AV-Block Kammerasystolie auftreten mit Adams-Stokes-Anfällen. In den asystolischen Phasen fehlen beim SA-Block auch die Vorhoferregungen.

Atrioventrikuläre Blockierungen: Das diagnostische Kriterium für einen AV-Block 1. Grades ist eine Verlängerung des PQ-Intervalles auf mehr als 0,2 Sekunden. Der Herzrhythmus wird davon nicht berührt. Die Verzögerung der Erregungsleitung findet im AV-Knoten statt. Im His-Bündel-Elektrogramm ist die AH-Zeit (Leitungszeit im AV-Knoten) entsprechend verlängert. Beim AV-Block 2. Grades werden zwei Typen unterschieden: Typ I = Wenckebach und Typ II = Mobitz. Bei Typ I nimmt das AV-Intervall so lange zu, bis eine Überleitung von den Vorhöfen auf die Kammern ausfällt. Im His-Bündel-Elektrogramm kommt es zu einer zunehmenden Verlängerung des AH-Intervalles bis zur Blockierung nach der A-Welle.

Bei Typ II treten Leitungsausfälle vereinzelt oder häufig, in regelmäßigen oder unregelmäßigen Abständen auf. Im 2:1-Block wird jede 2., im 4:1-Block jede 4. Vorhoferregung von einer Ventrikelerregung gefolgt. Im His-Bündel-Elektrogramm wird dieser Blockierungstyp fast ausschließlich infranodal gefunden, die Leitungsunterbrechung erfolgt nach der A-Welle. In seltenen Fällen kommen jedoch Blockierungen im AV-Knoten vor. Der totale AV-Block kann in verschiedenen Etagen des Reizleitungssystems vorkommen: im AV-Knoten, in der Hisschen Brücke und in den Tawara-Schenkeln. Entsprechend der Lokalisation werden typische Befunde in der His-Bündel Elektrographie erhoben. Liegt die Blockierung im AV-Knoten, folgt der A-Welle kein His-Potential. Bei Blockierungen im Bereich der Hisschen Brücke wird nach jeder A-Welle ein His-Potential aufgezeichnet. Dieses fehlt, wenn die Blockierung im Bereich der Tawara-Schenkel liegt. Die Kammerkomplexe sind schenkelblockartig deformiert. Auf die Bedeutung der intraventrikulären Leitungsstörungen bei der Entwicklung höhergradiger AV-Blockierungen ist in den letzten Jahren besonders hingewiesen worden. Die Prognose der bifaszikulären Blockierungen (linker vorderer Hemiblock und kompletter Rechtsschenkelblock, linker hinterer Hemiblock und kompletter Rechtsschenkelblock bzw. kompletter Linksschenkelblock) ist unter dem Gesichtspunkt der permanenten Schrittmacherbehandlung häufig diskutiert worden (Abb. 1.**14**). Ein normales oder verlängertes HV-Intervall (Überleitung von der His-Brücke auf die Ventrikelmuskulatur) ist von besonderer Bedeutung.

Infolge der langsamen Reizbildung in sekundären und tertiären Automatiezentren besteht bei totalem AV-Block Kammerbradykardie. Die Frequenz liegt meistens unter 40/min, ausnahmsweise höher, nicht selten unter 20/min. Die lange Diastole ermöglicht eine gute Herzfüllung und damit ein großes Schlagvolumen mit großer Blutdruckamplitude und hörbarem Systolikum. Dennoch ist bei ausgeprägter Bradykardie das Herzzeitvolumen herabgesetzt. Da zudem die Kammerautomatie durch Herznerven kaum kontrolliert wird, Sympathikusreize z. B. also die Frequenz

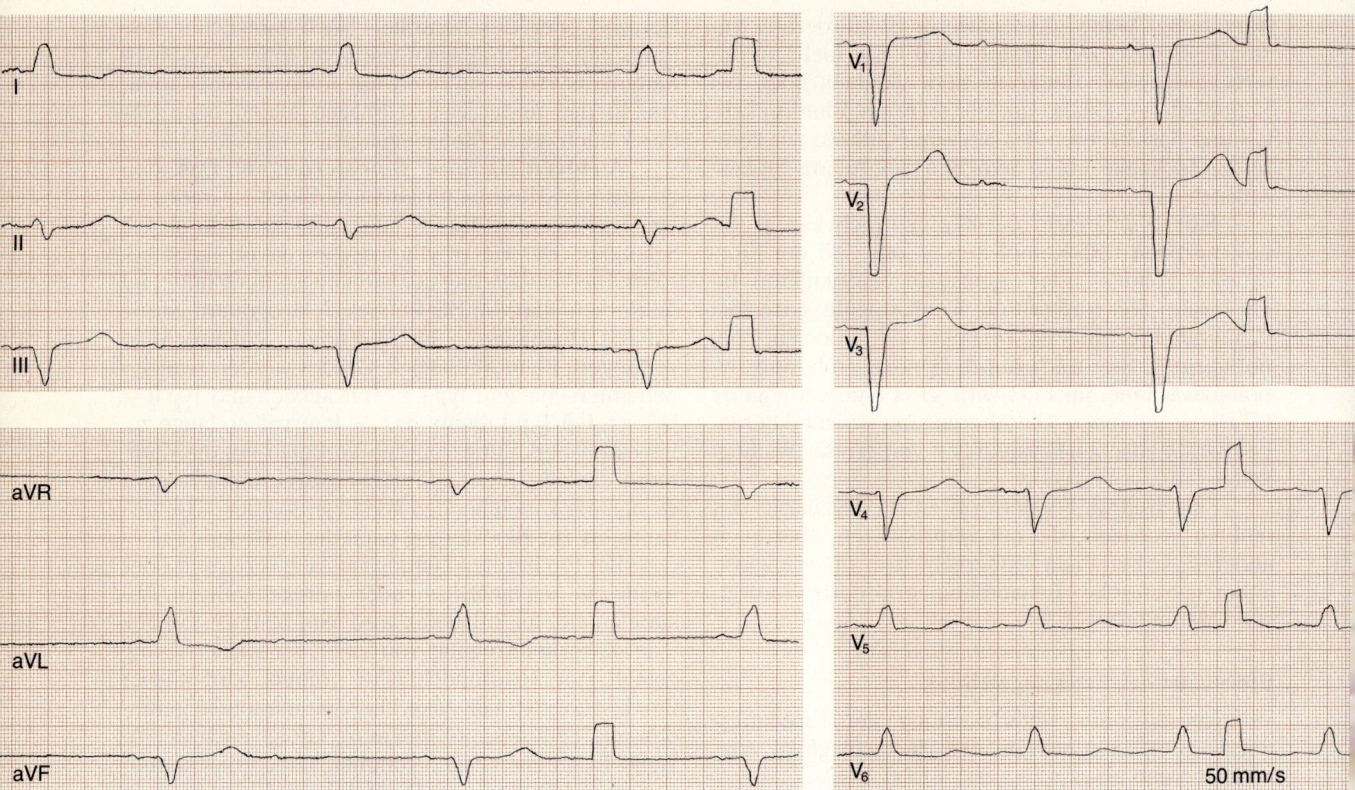

Abb. 1.14 Kompletter Linksschenkelblock in Kombination mit einem AV-Block 2. Grades (Typ Mobitz) als eindeutige Indikation zu einer permanenten Schrittmacherbehandlung

nur wenig steigern, ist das Minutenvolumen weitgehend fixiert, so daß die Kranken nicht belastbar sind. Die Herzleistung reicht allenfalls für den Ruhebedarf aus.

Adams-Stokes-Syndrom: Auf die plötzliche Verlangsamung oder Unterbrechung der Blutzirkulation reagiert von allen Organen das Gehirn am schnellsten und empfindlichsten. Zerebrale Ischämie führt in etwa 5 Sekunden zu Schwindelerscheinungen, in 10–15 Sekunden zu Bewußtlosigkeit, in 20–40 Sekunden zu Krämpfen, in etwa 1 Minute zum Atemstillstand, nach längstens 5 Minuten zum irreversiblen Hirnschaden. Im Anfall sind die Pupillen weit, die Reflexe abgeschwächt. Nach Beendigung des Anfalles kommt es zur reaktiven Hyperämie. Kurzfristige Minderdurchblutungen verursachen nur flüchtige zerebrale Symptome („kardiale Synkope").

Sowohl Asystolie als auch extreme Frequenzbeschleunigung können Adams-Stokes-Anfälle herbeiführen (Abb. 1.15). Die hämodynamischen Folgen und damit die Ausfallerscheinungen sind jedoch bei Kammerstillstand und Kammerflimmern schwerer als bei Kammerflattern und Kammertachykardie. Tachykardie und bradykarde Phasen können im Wechsel auftreten.

Diagnostisches Vorgehen

Die Diagnostik von Herzrhythmusstörungen stützt sich auf nichtinvasive und invasive Verfahren, die in Tab. 1.17 dargestellt sind. Sie wird durch gezielte Provokationstests ergänzt, z. B. durch den Atropintest bei erkranktem Sinusknoten oder durch einen Karotisdruckversuch bei hyperaktivem Karotissinusreflex bzw. Karotissinussyndrom.

Das Syndrom des kranken Sinusknotens wird neben dem Ruhe- und Belastungs-EKG ausreichend durch Langzeit-EKG-Registrierungen und die Bestimmung der Sinusknotenerholungs- und sinuatrialen Leitungszeit gesichert. Eine pathologische Sinusknotenerholungszeit liegt vor, wenn sie länger als 1500 ms ist. In der Differenzierung ventrikulärer und supraventrikulärer Tachykardien sind die EKG-Ableitungen aus dem Ösophagus oft eine entscheidende differentialdiagnostische Hilfe. Die Technik der Signalmittelung ermöglicht die Erfassung von Vorhof-, His-, Kammer- und Spätpotentialen auch von der Körperoberfläche.

Für die Tachykardiediagnostik auf Vorhof- oder Ventrikelebene haben sich die Hochfrequenzstimulation und die programmierte Einzel- bzw. Mehrfachstimulustechnik bewährt. Die Methoden können außerdem therapeutisch zur Terminierung von Tachykardien eingesetzt werden und ermöglichen eine sichere Therapiekontrolle bei antiarrhythmischer Behandlung (Abb. 1.**16** u. 1.**17**). Die Untersuchung unterschiedlicher Herzabschnitte auf ihre elektrische Aktivität (Mapping) hat besonders in der präoperativen Tachykardiechirurgie ihren festen Platz. Mit Hilfe der oberflächlichen und intrakardialen Signal-Averaging-Technik können beim Myokardinfarkt Spätpotentiale nachgewiesen werden, die in der Genese von Kammertachykardien eine wichtige Rolle spielen.

Differentialdiagnose

Die meisten Herzrhythmusstörungen sind im normalen Elektrokardiogramm zu erkennen und zu klassifizieren. Schwierigkeiten treten bei Monitorableitungen im Rahmen von Tachykardien auf, deren Ursprungsort nicht immer sicher angegeben werden kann, was für das weitere therapeutische Vorgehen von entscheidender Bedeutung ist. EKG-Ableitungen aus dem Ösophagus oder intrakardiale Ableitungen haben sich in diesen Fällen bewährt. Die Abklärung einer kardialen Synkope ist schwierig. Neben bradykarden Arrhythmien können Tachykardien ursächlich beteiligt sein, möglicherweise auch die Kombination aus beiden Störungen. Neben der rechnerunterstützten Langzeit-EKG-Registrierung haben sich die Bestimmung der Sinusknotenerholungszeit und sinuatrialen Leitungszeit und die Tachykardiediagnostik mit Hochfrequenzstimulation und programmierter Einzel- oder Mehrfachstimulustechnik bewährt.

Aberrante Erregungsleitungen über akzessorische Bahnen kommen bei den Präexzitationssyndromen oft nur intermittierend vor und erfordern ein besonders aufwendiges diagnostisches invasives Vorgehen.

Die genaue Lokalisierung von Blockierungen im His-Purkinje-System bei AV-Blockierungen 2. und 3. Grades erfolgt ebenso wie die Beschreibung von Reentry-Kreisen mit Hilfe der His-Bündel-Elektrographie. Für die Beschreibung der kreisenden Erregungen wird das epi- und endokardiale Mapping ebenfalls eingesetzt.

Wird bei einem Karotisdruckversuch eine längere Asystolie erzeugt, kann mit Hilfe der gleichzeitigen elektrischen Stimulation der Vorhöfe eine höhergradige AV-Blockierung ausgeschlossen oder bewiesen werden.

Komplikationen

Aus hämodynamischer Sicht kommt es zu Störungen der Organperfusion mit Schwindel und Synkope, wenn die Kammerfrequenzen unter 40 bzw. über 160 Schläge/min liegen. In der Entwicklung des totalen AV-Blocks spielen die bi- und trifaszikulären Leitungsstörungen eine wichtige Rolle. Ein Kammerflattern kann zu einem Kammerflimmern degenerieren. Im Rahmen der Präexzitationssyndrome ist das Auftreten von Vorhofflimmern oder -flattern oft der Beginn von lebensbedrohlichen Tachykardien. Bei den bifokalen Schrittmachersystemen ist die schrittmacherinduzierte Tachykardie eine bekannte Komplikation. Vorhofflimmern führt häufig zu arteriellen Embolien in unterschiedlichen Gefäßprovinzen.

Tabelle 1.17 Möglichkeiten zur Diagnostik von Herzrhythmusstörungen

Nichtinvasive Verfahren

Ruhe-EKG
Belastungs-EKG
Monitor-EKG
Langzeit-EKG
Ösophagusableitungen
Signal-Averaging-Technik

Invasive Verfahren

His-Bündel-Elektrographie
1. in Kombination mit schneller Vorhofstimulation zur Bestimmung der Sinusknotenerholungszeit (SKEZ)
2. in Kombination mit programmierter oder kontinuierlicher Vorhofstimulation zur Bestimmung der sinuatrialen Leitungszeit (SALZ)
3. in Kombination mit programmierter Einzel- oder Mehrfachstimulustechnik zur Tachykardiediagnostik auf Vorhof- und Kammerebene
Mapping-Verfahren
Signal-Averaging-Technik

Therapie

Eine Kausaltherapie von Arrhythmien ist nur bei einem relativ kleinen Teil aller Kranken möglich, vor allem bei Digitalisintoxikationen und Elektrolytentgleisungen. Für die meisten Kranken mit Herzrhythmusstörungen dürfte gelten, daß nur eine symptomatische Therapie möglich ist.

Tritt ein Herzstillstand ein und normalisiert sich die Situation nicht spontan innerhalb einiger Sekunden, so schlägt man als erstes mit der Faust auf die linke Thoraxseite des Kranken, um dadurch die präautomatische Pause des Adams-Stokes-Anfalles zu beenden. Bringt auch ein zweiter derartiger Schlag keinen Erfolg, muß unverzüglich mit externer Herzmassage und künstlicher Beatmung begonnen werden. Bei bradykarden Störungen ist kurzdauernde Herzmassage oft schon erfolgreich. Kommt spontane Herztätigkeit nicht in Gang, so ist eine EKG-Untersuchung erforderlich. Liegt Kammerflimmern vor, muß extern defibrilliert werden, bei Kammerasystolie oder extremer Bradykardie muß künstlich stimuliert werden. In Grenzfällen mit erheblicher Bradykardie hat die Alupent- oder Atropingabe sich als Notfallmaßnahme bewährt. Sie kann aber nicht bei völligem Herzkreislaufstillstand an die Stelle von Massage und Beatmung treten. Rasche Einleitung wirksamer Maßnahmen ist für den Erfolg entscheidend.

Abgesehen von diesen Notfallmaßnahmen gibt es bei der Wahl der Therapie prinzipiell vier Möglichkeiten: keine Therapie, Pharmakotherapie, Elektrotherapie und chirurgische Maßnahmen. Die Klassifizierung von ventrikulären Arrhythmien nach Lown hat sich für die therapeutischen Entscheidungen bewährt. Die Gradeinteilung orientiert sich an der Gefährlichkeit der vorliegenden Rhythmusstörung:

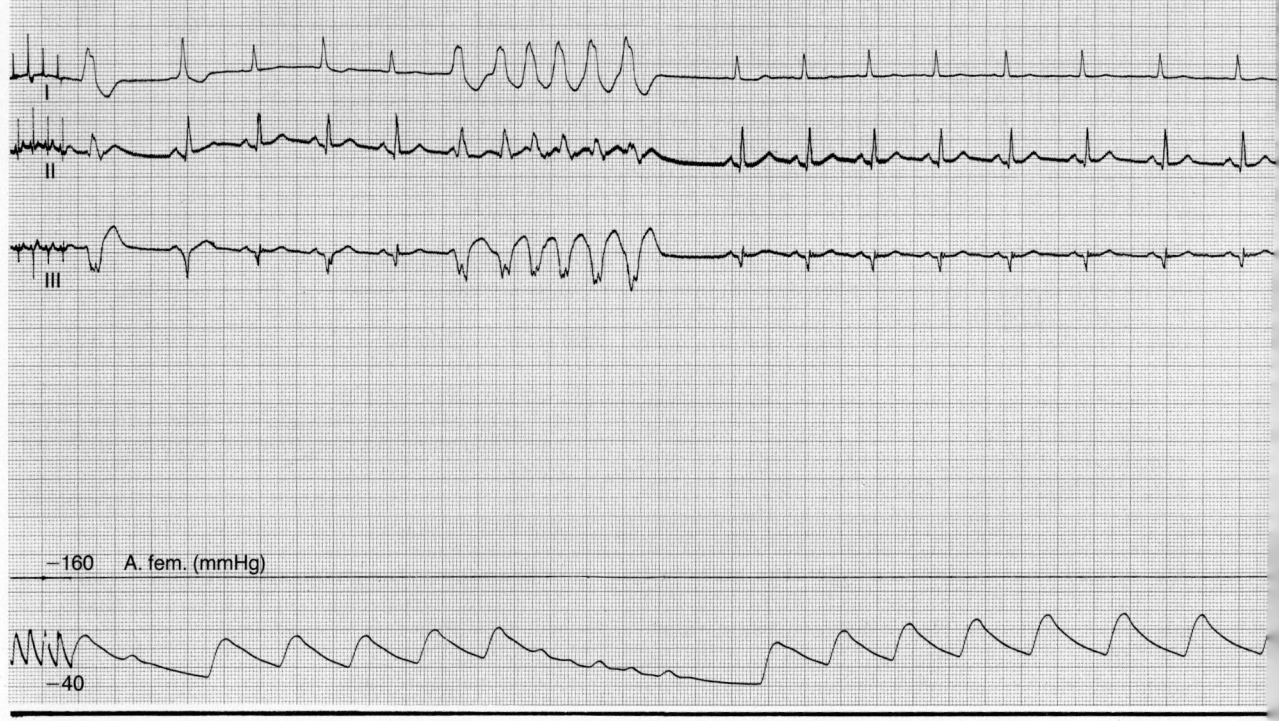

Abb. 1.**15**   Hämodynamische Auswirkungen einer kurzen Kammertachykardie, die sich spontan terminiert

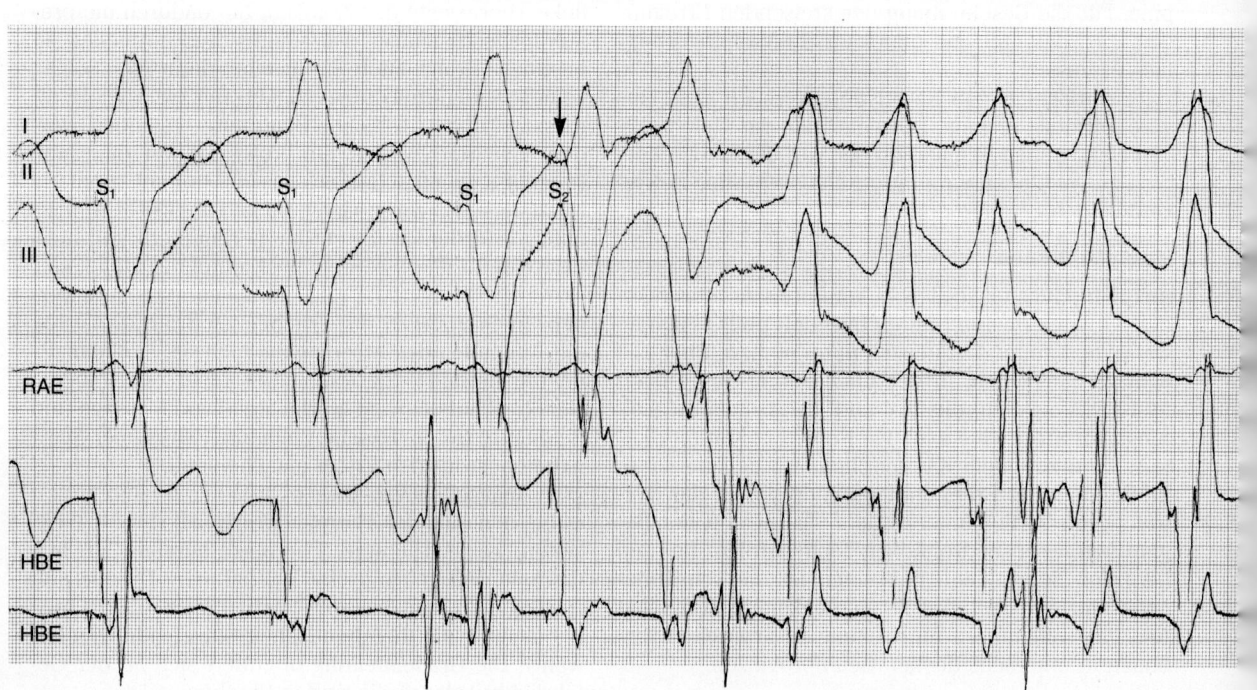

Tabelle 1.**18** Antiarrhythmika zur Behandlung von Extrasystolen und Tachyarrhythmien

Gruppe	Substanz	Elektrophysiologie	Hauptwirkung
Klasse IA	Chinidin, Disopyramid	Verlängerung der Aktionspotential-Dauer	Hemmung schneller Aktionspotentiale (Natriumkanal)
IB	Lidocain, Mexiletin, Tocainid	Verkürzung der Aktionspotential-Dauer	
IC	Propafenon, Flecainid, Encainid	kein Einfluß auf die Aktionspotential-Dauer	
Klasse II	Propranolol u. v. a.	Abnahme der spontanen diastolischen Depolarisation (Purkinje-Faser)	Hemmung β-adrenerger Wirkungen
Klasse III	Amiodaron	Verlängerung der Repolarisation	Kaliumkanal
Klasse IV	Verapamil	Zunahme der AH-Zeit (His-EKG)	Hemmung langsamer Aktionspotentiale (Calciumkanal)

Grad 0: keine ventrikulären Extrasystolen,
Grad 1: gelegentliche, monotope ventrikuläre Extrasystolen ($<$30/h)
Grad 2: häufige ventrikuläre Extrasystolen ($>$30/h)
Grad 3: multiforme ventrikuläre Extrasystolen,
Grad 4: aufeinanderfolgende ventrikuläre Extrasystolen:
    a: Couplets,
    b: Salven,
Grad 5: vorzeitige ventrikuläre Extrasystolen (R- auf T-Phänomen).

Für gelegentlich auftretende supraventrikuläre und ventrikuläre (Grad 1 und 2) Extrasystolen ist keine Therapie erforderlich.

Pharmakotherapie

Für die medikamentöse Behandlung von Extrasystolen und Tachyarrhythmien stehen Antiarrhythmika der Gruppe 1 (Natriumantagonisten), β-Rezeptorenblocker, Calciumantagonisten und Substanzen zur Verfügung, die die Dauer der Repolarisation verlängern (Tab. 1.**18**).

In Tab. 1.**19** sind pharmakokinetische Eigenschaften und Dosierungsempfehlungen von neuen Antiarrhythmika sowie von Chinidin und Lidocain vergleichend dargestellt. Empfehlungen zur medikamentösen Behandlung von supraventrikulären Tachykardien und Sinusbradykardien bzw. SA-Blockierungen finden sich in Tab. 1.**20**. Tritt Vorhofflimmern

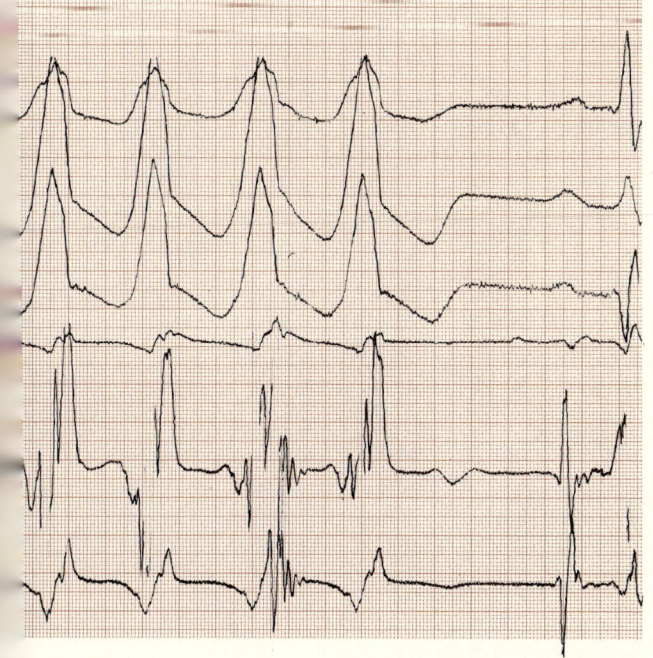

Abb. 1.16 Tachykardiediagnostik durch programmierte Extrastimulustechnik (Grundrhythmus = S_1-S_1 = 500 ms). Nach einem Stimulus mit einer Vorzeitigkeit von 260 ms wird eine Kammertachykardie ausgelöst

100 mm/s

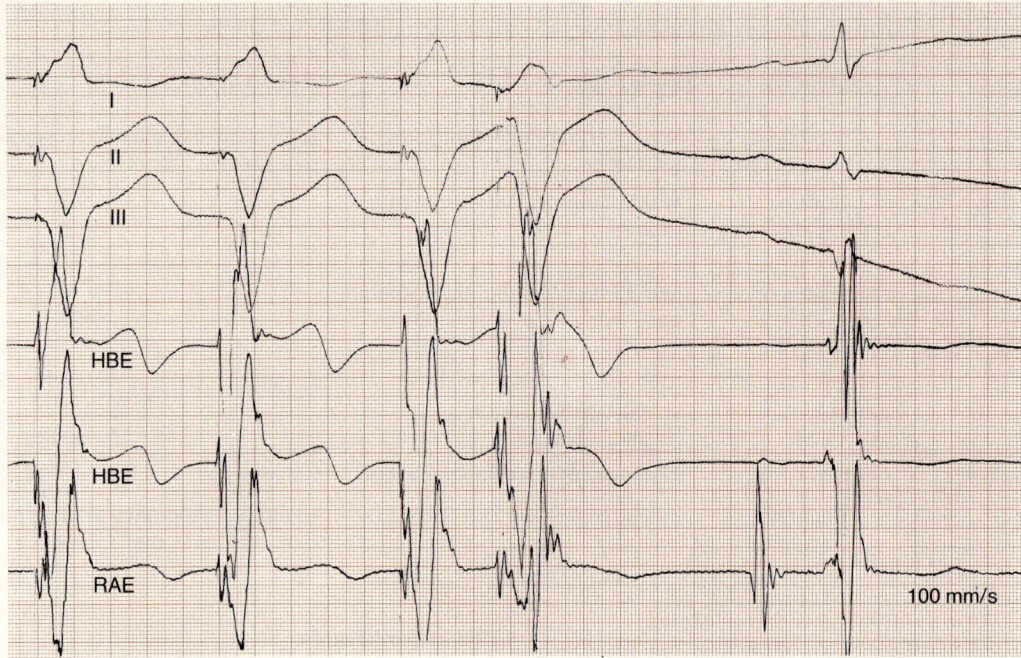

Abb. 1.17 Tachykardiediagnostik durch programmierte Extrastimulustechnik nach oraler Gabe von 600 mg Mexitil (Grundrhythmus = S_1-S_1 = 500 ms, Vorzeitigkeit = S_1-S_2 = 260 ms). Eine Kammertachykardie kann nicht mehr ausgelöst werden

Tabelle 1.19 Pharmakokinetische Eigenschaften und Dosierungsempfehlungen von neuen Antiarrhythmika und von Chinidin und Lidocain (nach Scholz)

	Chinidin	Lidocain	Disopyr-amid	Aprindin	Mexiletin	Tocainid	Lor-cainid	Propa-fenon
Bioverfügbarkeit (%)	80 (40−90)	gering (10−35)	83	75	85	95	50 (12−101)	49
First-pass Metabolismus	gering	hoch	gering	gering	gering	fehlt	hoch	vorhanden?
Therapeutischer Plasmaspiegel (μg/ml)	2−5	2−6	3−8	1−2	0,5−2	4−10	0,3−0,9	0,8
Plasmaproteinbindung (%)	80−90	40−80	35−95	85−95	70	50	70	87
Eliminations-halbwertszeit (h)	6,3 (3−16)	1,5−2	4,5	30 (12−60)	10−20	12−15	7,7 (2−15)	3,6
renale Elimination (% unverändert)	10−27	unter 5	52	unter 1	3−15	40	0−19	1
übliche Applikation	oral	par-enteral	oral	oral	oral	oral	oral	oral/par-enteral
übliche Dosis	200−600 mg p.o./ 6−8 h	initial: 50−100 mg i.v. Erhaltung: 1−4 mg/ min i.v.	150−300 mg p.o./ 6 h	100−200 mg p.o./ 24 h	initial: 400−600 mg p.o. Erhaltung: 200 mg p.o./8 h	400−600 mg p.o./ 8 h	100 mg p.o./ 6−8 h	150 mg p.o./6 h 70 mg i.v.

bei Präexzitationssyndromen auf, darf kein Digitalis benutzt werden, da Änderungen der Refraktärzeit in den retrograden Bahnen auftreten können.

Für Chinidin und Digoxin ist eine Drogeninteraktion nachgewiesen. Die Erhaltungsdosis sollte bei gleichzeitiger Anwendung beider Medikamente für Digoxin auf 50% reduziert werden (Abb. 1.**18**). Ventrikuläre Extrasystolen im Rahmen eines akuten Myokardinfarktes sind, wenn sie multiform oder gehäuft auftreten, Vorläufer für lebensbedrohliche Kammertachykardien, so daß eine effektive Therapie erforderlich ist (Tab. 1.**21**). Kammerflattern und -flimmern sollten unverzüglich elektrisch defibrilliert werden.

Bei der Entscheidung zur antiarrhythmischen Therapie sollte immer daran gedacht werden, daß Antiarrhythmika auch eine proarrhythmogene Potenz haben können und daß eine herabgesetzte Ventrikelfunktion von besonderer Bedeutung in diesem Zusammenhang ist.

Elektrotherapie

Die elektrische Behandlung von Herzrhythmusstörungen kann akut, temporär und chronisch erfolgen.

Bei den verschiedenen Formen der Bradykardie hat sich die temporäre und permanente Schrittmacherbehandlung bewährt. Die Indikation wird aufgrund der EKG-Befunde, der elektrophysiologischen Daten und der klinischen Symptomatik gestellt. Schrittmacherbedürftige Krankheitsbilder sind die Sinusknotenerkrankung, die atrioventrikulären Leitungsstörungen, der angeborene AV-Block 3. Grades, die schweren intraventrikulären Leitungsstörungen, die Bradyarrhythmie bei Vorhofflimmern und das Karotissinus-Syndrom. Besondere Gesichtspunkte ergeben sich in der Postinfarktphase. AV-Blockierungen 2. und 3. Grades sind beim Hinterwandinfarkt häufig. Zur Frage einer permanenten Schrittmacherimplantation sollten 8 bis 10 Tage nach Infarktbeginn abgewartet werden. In den Abb. 1.**19** bis 1.**23** sind entsprechende Flußdiagramme für die Indikationen und die Systemauswahl bei den verschiedenen Herzrhythmusstörungen vom Nukleus der Arbeitsgruppe Herzschrittmacher der Deutschen Gesellschaft für Herz- und Kreislaufforschung erarbeitet worden. Die verwendeten Schrittmachersysteme arbeiten im Einkammer- (Vorhof oder Ventrikel) und Zweikammer-Betrieb). In den letzten Jahren hat die frequenzvariable Stimulation die therapeutischen Möglichkeiten wesentlich erweitert. Als Steuerungssignale werden die körperliche Erschütterung, die Körpertemperatur, der Sauerstoffdruck, die Atmung und das QT-Intervall benutzt.

Die Behandlung von supraventrikulären und ventrikulären Tachykardien ist ebenfalls temporär und chronisch möglich. Durch Underdrive- oder Overdrive-Technik, programmiert einfallende Extrastimuli einzeln oder mehrere nacheinander und durch Burst-Stimulation (Hochfrequenzstimulation) können bedrohliche Tachykardien beendet werden. Für die Behandlung von medikamentös therapierefraktären supraventrikulären Tachykardien werden antitachykarde Schrittmacher und das Verfahren der

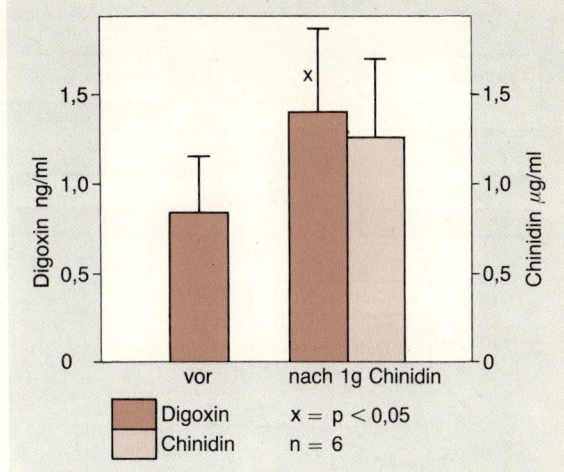

Abb. 1.18 Interferenz von Digoxin und Chinidin bei 6 Patienten vor und nach Gabe von Chinidin bei Dauerdigitalisierung

Tabelle 1.20 Medikamentöse Therapie von verschiedenen Herzrhythmusstörungen

Störung	Sofortmaßnahme	Prophylaxe
Sinustachykardie	β-Rezeptorenblocker	β-Rezeptorenblocker
Ektope Vorhoftachykardie	Digitalis Chinidin Propafenon	Digitalis
AV-Knoten-Tachykardie	Verapamil β-Rezeptorenblocker	Verapamil Gallopamil β-Rezeptorenblocker Propafenon
Vorhofflattern	Verapamil Digitalis	Chinidin + Digitalis Chinidin + Verapamil
Vorhofflimmern	Digitalis Digitalis + Chinidin Disopyramid	Digitalis Verapamil Gallopamil Verapamil + Chinidin
Tachykardien bei Präexzitationssyndromen	Ajmalin Propafenon	Sotafol Propafenon Amiodaron
Sinusbradykardie/SA-Blokkierungen	Atropin Orciprenalin	Ipratropiumbromid Orciprenalin (Oxyfedrin)

Ablation von Leitungsbahnen eingesetzt. Kammerflimmern sollte immer unverzüglich defibrilliert werden. Bei medikamentös nicht beherrschbaren Episoden von rezidivierenden Kammertachykardien bzw. -flimmern hat sich die permanente Implantation von

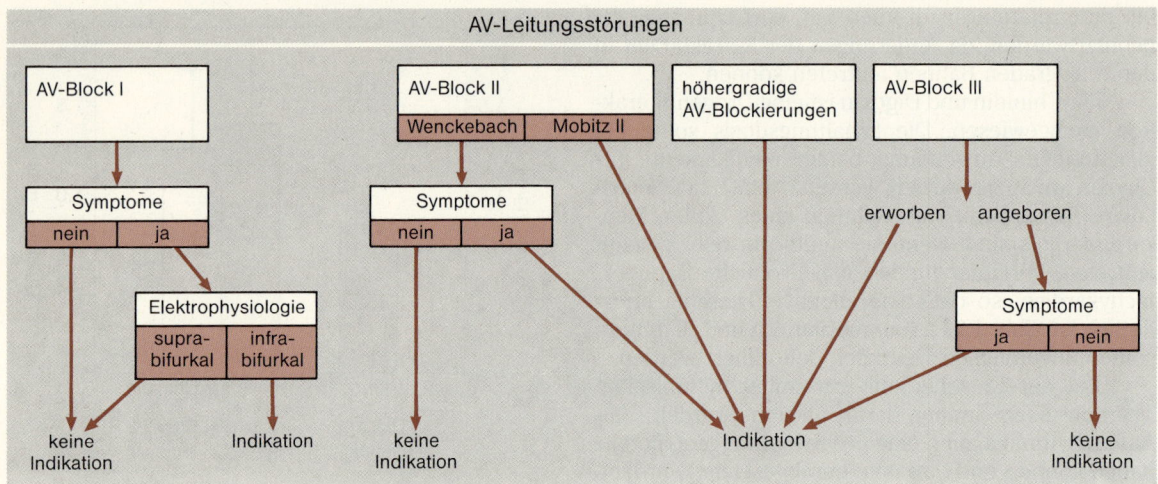

Abb. 1.**19**   Indikationen zur permanenten Schrittmacherbehandlung bei AV-Leitungsstörungen (23)

Tabelle 1.**21**   Therapie von Herzrhythmusstörungen bei akutem Myokardinfarkt

Störung	Sofortmaß- nahme	Prophylaxe
ventrikuläre Ex- trasystolie	Lidocain Mexiletin Propafenon	Lidocain Mexiletin Disopyramid Prajmaliumbi- tartrat Propafenon β-Rezeptoren- blocker Aprindin Amiodaron
digitalisbedingte VES	Diphenylhydan- toin	Diphenylhydan- toin β-Rezeptoren- blocker
Kammertachy- kardie	Lidocain Mexiletin Ajmalin Procainamid Aprindin	Lidocain Mexiletin Prajmaliumbi- tartrat Propafenon Disopyramid Amiodaron
Kammerflattern/ -flimmern	elektrische De- fibrillation	Lidocain Propafenon Mexiletin Prajmaliumbi- tartrat Amiodaron

automatischen Defibrillatoren (AICD) bewährt. Diese Aggregate können durch antitachykarde Stimulationsmodi ergänzt werden.

Chirurgische Maßnahmen

Die moderne Herzchirurgie eröffnet heute neue Möglichkeiten für die Behandlung von lebensgefährlichen supraventrikulären und ventrikulären Tachykardien. Bei den Präexzitationssyndromen wird eine breite Inzision des Endokards parallel zum Anulus der entsprechenden AV-Klappe durchgeführt. Ausgedehnte elektro-physiologische Untersuchungen und die klinische Symptomatik bestimmen die Indikation. Die Mortalität dieser Eingriffe ist gering, der Erfolg wird mit 95% angegeben.

Die zirkuläre endokardiale Ventrikulotomie und die direkte Entfernung von arrhythmogenem Gewebe ist nach entsprechender elektrophysiologischer Lokalisationsdiagnostik ein Verfahren, das in 75–80% der operierten Patienten therapierefraktäre Kammertachykardien beseitigt. Die Mortalität dieser Eingriffe wird in der Literatur mit 0–20% angegeben.

Prognose

Das gelegentliche Auftreten von supraventrikulären und ventrikulären Extrasystolen ist eine harmlose Herzrhythmusstörung mit günstiger Prognose. Diese ändert sich durch den Nachweis von ventrikulären Extrasystolen in Salven oder mit kurzer Vorzeitigkeit, ferner durch die auslösende Grunderkrankung (z. B. koronare Herzkrankheit oder akuter Myokardinfarkt).

Bedrohliche paroxysmale supraventrikuläre Tachykardien kommen bei den Präexzitationssyndromen vor und erfordern eine konsequente medikamentöse, elektrische oder chirurgische Therapie. Die intermittierenden Kammertachykardien haben eine deutlich schlechtere Prognose als die supraventrikulären, da in der Regel eine schwere myokardiale oder Koronargefäßerkrankung vorliegt. Es besteht bei diesen Patienten die große Gefahr des plötzlichen Herztodes. Für etwa zwei Drittel aller Todesfälle im Rahmen der koronaren Herzkrankheit wird der plötzliche Herztod verantwortlich gemacht, der in den meisten Fällen auf Kammerflimmern beruht. Die Prognose des Kammerflimmerns bei akutem Myokardinfarkt ohne die Zeichen der Herzinsuffizienz ist bei schnell einsetzenden Reanimationsmaßnahmen relativ günstig. Die Mortalität des Kammerflimmerns im Rahmen einer

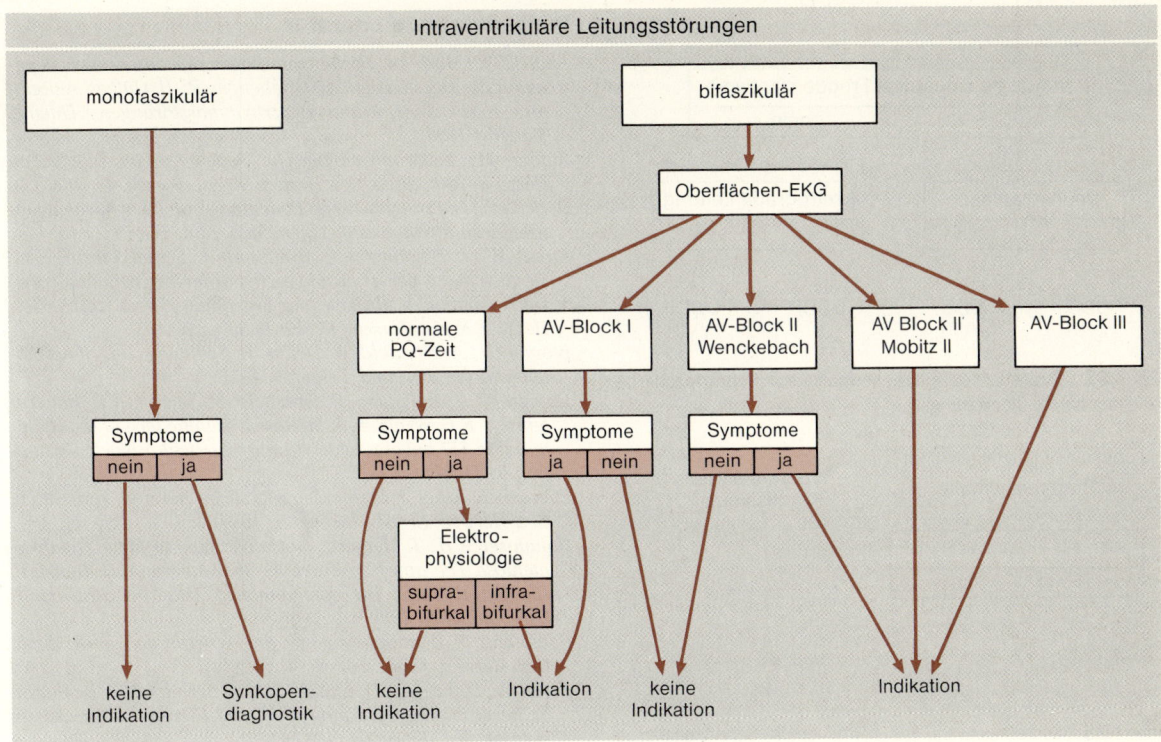

Abb. 1.**20** Indikationen zur permanenten Schrittmacherbehandlung bei intraventrikulären Leitungsstörungen

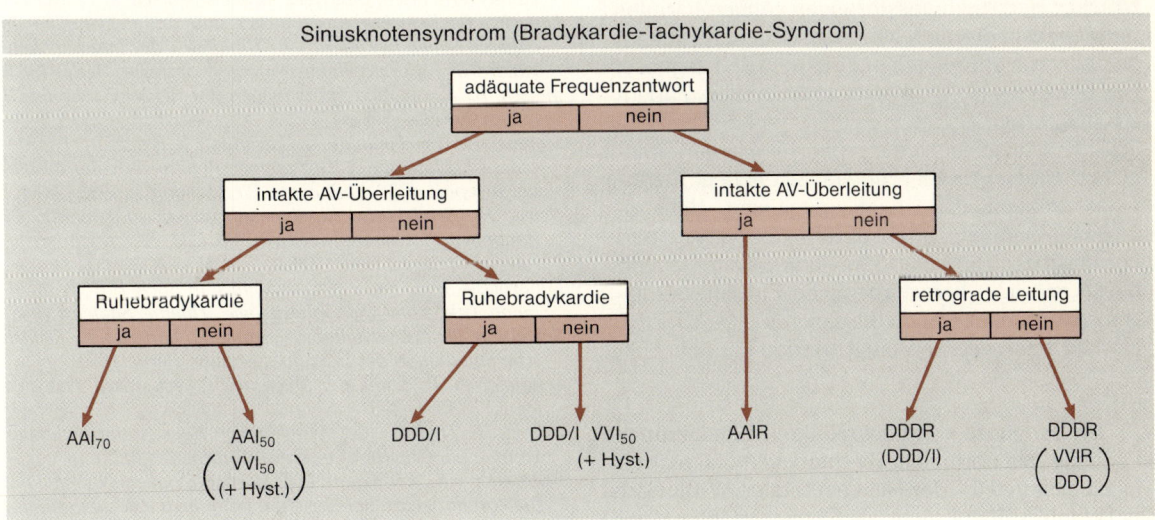

Abb. 1.**21** Systemauswahl zur permanenten Schrittmacherbehhandlung beim Sinusknotensyndrom

Herzinsuffizienz ist auch unter klinischen Bedingungen hoch (ca. 60%). 50% der Überlebenden sterben in den nächsten 2 Jahren. Cobb u. Mitarb. (1975) untersuchten 234 Patienten, die erfolgreich nach Kammerflimmern reanimiert wurden. Patienten ohne Myokardinfarkt hatten eine Überlebensrate von etwa 55%, Patienten mit transmuralem Myokardinfarkt von etwa 85% nach 2 Jahren. Die elektrische Instabilität des Myokards kommt besonders in den Lown-Klassen 4 und 5 zum Ausdruck.

Das Sinusknotensyndrom weist Störungen der Erregungsbildung und sinuatrialen Leitung auf. Neben den Zeichen der zerebralen Minderdurchblutung können eine Herzinsuffizienz und embolische Komplikationen das klinische Bild bestimmen. Die Prognose ist besser als bei höhergradigen AV-Blockierungen und wird bei permanenter Schrittmacherbehandlung überwiegend durch die Grunderkrankung bestimmt.

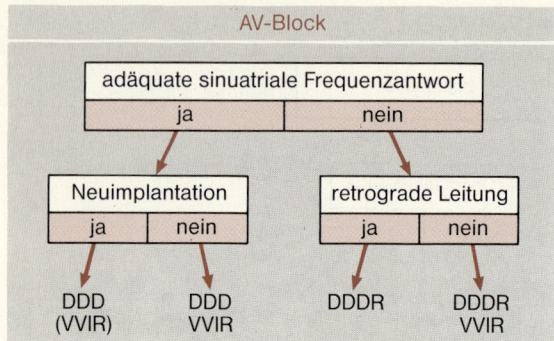

Abb. 1.22 Systemauswahl zur permanenten Schrittmacherbehandlung bei AV-Blockierungen

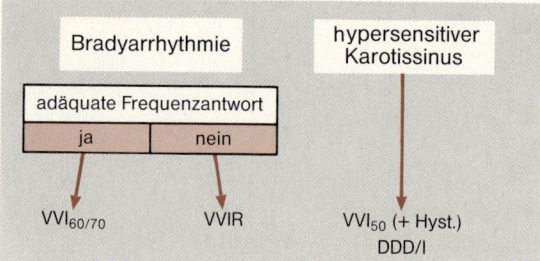

Abb. 1.23 Systemauswahl zur permanenten Schrittmacherbehandlung bei Bradyarrhythmie und hypersensitivem Carotissinus

Merke: Herzrhythmusstörungen können harmlos und lebensbedrohlich sein. Die Grunderkrankungen bestimmen weitgehend die weitere Prognose. Der plötzliche Herztod bedroht besonders Patienten mit koronarer Herzkrankheit. Technische Fortschritte ermöglichen eine genaue elektrophysiologische Diagnostik der unterschiedlichen Rhythmusanomalien. Die medikamentösen Behandlungsmaßnahmen sind durch temporäre und chronische elektrische Stimulationssysteme und durch spezielle herzchirurgische Eingriffe so ergänzt worden, daß auch therapierefraktäre Tachykardien erfolgreich beseitigt werden können.

Die Prognose von bifaszikulären Blockierungen ist günstig. Bei normalem HV-Intervall (< 55 ms) entwickelt sich in 0,6% der Fälle ein totaler AV-Block. Ist das HV-Intervall auf mehr als 55 ms verlängert, wird er in 3,5% der Fälle beobachtet. Treten Leitungsstörungen beim akuten Myokardinfarkt auf, so nimmt die Mortalität beim Vorderwandinfarkt stärker als beim Hinterwandinfarkt zu. Die Letalität beträgt beim alternierenden Schenkelblock 70%.

Bei Patienten, die ohne Medikamenteneinfluß eine bifaszikuläre Blockierung in Kombination mit einem AV-Block 1. bzw. 2. Grades aufweisen, ist eine trifaszikuläre Schädigung anzunehmen und eine permanente Schrittmacherbehandlung erforderlich (s. Abb. 1.14). Höhergradige AV-Blockierungen (AV-Block 2. Grades, Typ Mobitz, und AV-Block 3. Grades) haben eine ungünstige Prognose und erfordern eine permanente Schrittmacherbehandlung.

Weiterführende Literatur

Addicks, K.: Morphologische Grundlagen der autonomen Regulation der Herztätigkeit. In Griebenow, R., H. Gülker: Autonomes Nervensystem und Herzrhythmusstörungen. Thieme, Stuttgart 1990

Antoni, H.: Elektrophysiologische Aspekte beim plötzlichen Herztod. Verh. dtsch. Ges. Herz- u. Kreisl.-Forsch. 46 (1980) 16

Beck, O.A.: Die prognostische Bedeutung von tachykarden ventrikulären Rhythmusstörungen. Med. Klin. 77 (1982) 166

Bircks, W., J. Ostermeyer, G. Breithardt, L. Seipel: Chirurgische Möglichkeiten der Therapie tachykarder Arrhythmien (operative Methoden, Risiken und Ergebnisse). Verh. dtsch. Ges. Herz- u. Kreisl. Forsch. 47 (1981) 80

Blömer, H., A. Wirtzfeld, W. Delius, H. Sebening: Das Sinusknotensyndrom. Perimed, Erlangen 1977

Dhingra, R.C., E. Palileo, B. Strasberg, St. Swiryn, R.A. Bauernfeind, C.R.C. Wynham, K.M. Rosen: Significance of the HV interval in 517 patients with chronic bifascicular block. Circulation 64 (1981) 65

Effert, S., R. Erbel, J. Meyer: Der plötzliche Herztod. Verh. dtsch. Ges. Herz- u. Kreisl.-Forsch. 46 (1980) 1

Hohnloser, S.H., T. Meinertz: Herzrhythmusstörungen (medikamentöse Therapie). In Krück, F., W. Kaufmann, H. Bunte, E. Gladtke, R. Tölle: Therapiehandbuch. Urban & Schwarzenberg, München 1989

Kaufmann, R.: Pathophysiologie der Arrhythmien. Verh. dtsch. Ges. Herz- u. Kreisl.-Forsch. 47 (1981) 1

Keren, A., D. Tzivoni, D. Gavish, J. Levi, S. Gottlieb, J. Benhorin, S. Stern: Etiology, warning signs and therapy of torsade de pointes. Circulation 64 (1981) 1167

Loogen, F., H. Kuhn: Kardiomyopathien ungeklärter Ätiologie. Internist 16 (1975) 540

Lüderitz, B.: Antitachykarde temporäre und permanente Stimulation. Verh. dtsch. Ges. Herz- u. Kreisl.-Forsch. 47 (1981) 111

Lüderitz, B.: Betarezeptorenblocker und Antiarrhythmika im engeren Sinne. In Lüderitz, B.: Handbuch der Inneren Medizin, Bd. IX/1, Herzrhythmusstörungen. Springer, Berlin 1983

Maisch, B.: Autoimmunerkrankungen des Herzens. Internist 31 (1990) 26−39

Marcus, F.I., G.H. Fontaine, G. Guiraudon, R. Frank, J.L. Laurenceau, Ch. Malergue, Y. Grosgogeat: Right ventricular dysplasia: A report of 24 adult cases. Circulation 65 (1982) 384

Neuss, H.: Bradykarde Rhythmusstörungen. In Lüderitz, B.: Handbuch der Inneren Medizin, Bd. IX/1, Herzrhythmusstörungen. Springer, Berlin 1983

Saborowski, F., E. Stein: Herzrhythmus. In Bock, H.E., W. Kaufmann, G.W. Löhr: Pathophysiologie. Thieme, Stuttgart 1985

Schlepper, M.: Präexzitationssyndrome. In Lüderitz, B.: Elektrische Stimulation des Herzens. Springer, Berlin 1980

Schölmerich, P.: Klinik der Myokarditis. Verh. dtsch. Ges. inn. Med. 77 (1971) 335

Scholz, H.: Therapie der Arrhythmien. Neue Antiarrhythmika. Verh. dtsch. Ges. Herz- u. Kreisl.-Forsch. 47 (1981)

Schroeder, J.S., J.H. Lamb, D.C. Harrison: Patients admitted to the coronary care unit for chest pain: high risk subgroup for subsequent cardiovascular death. Amer. J. Cardiol. 39 (1977) 829

Seipel, L.: Klinische Elektrophysiologie des Herzens. Thieme, Stuttgart 1987

Stangl, K., H. Schüller, H.K. Schulten: Empfehlungen zur Herzschrittmachertherapie. Herzschrittmachertherapie 1 (1990) 42−51

Steinbeck, G.: Tachykarde Rhythmusstörungen. In Lüderitz, B.: Handbuch der Inneren Medizin, Bd. IX/1, Herzrhythmusstörungen. Springer, Berlin 1983

Wit, A.L., P.F. Cranefield: Triggered activity in cardiac muscle fibers of the simian mitral valve. Circ. Res. 38 (1976) 85

Entzündliche Herzerkrankungen

F. Saborowski

Endokarditis

Definition: Entzündliche Veränderungen am Endokard und den Herzklappen werden durch eine rheumatische Karditis, eine Infektion mit grampositiven und gramnegativen Erregern und durch verschiedene Erkrankungen aus dem Formenkreis der Kollagenosen (Lupus erythematodes visceralies − Libman-Sacks, Periarteriitis nodosa, primär chronische Polyarthritis und Spondylosis ankylopoetica) hervorgerufen. Der rheumatischen Karditis geht eine Infektion mit β-hämolysierenden Streptokokken der Gruppe A voraus. Die bakterielle (infektiöse) Endokarditis kann als subakute (Endocarditis lenta) und akute Form verlaufen. Es handelt sich um warzenförmige Auflagerungen der Herzklappen, aber auch des parietalen Endokards. Die Mitralklappe ist am häufigsten betroffen (86%), gefolgt von der Aortenklappe (55%), der Trikuspidalklappe (19,6%) und der Pulmonalklappe (1,1%). Die nicht bakterielle thrombotische Endokarditis kommt bei marantischen Patienten vor. Sie zeichnet sich durch degenerative warzenförmige Klappenauflagerungen aus.

Häufigkeit

Verschiedene Faktoren: Alter, geographische Lage, Jahreszeit und soziale Verhältnisse bestimmen die Häufigkeit des rheumatischen Fiebers. Darüber hinaus muß eine erbliche Disposition angenommen werden, da die Erkrankung in einigen Familien gehäuft vorkommt. Das Maximum der Erkrankungshäufigkeit liegt zwischen dem 5. und 17. Lebensjahr und wird für diese Altersgruppe mit 2−4‰ angegeben. Das rheumatische Fieber führt bei Kindern in ca. 70%, bei Erwachsenen in ca. 20% zu einer rheumatischen Karditis. Die Häufigkeit einer bakteriellen Endokarditis hat besonders bei Patienten zugenommen, die Rauschgifte intravenös zu sich nehmen. Der alleinige Befall der Trikuspidalklappe wird für diese Gruppe zwischen 28,5 und 72% angegeben. − Die infektiöse Endokarditis wird im Kapitel Infektionskrankheiten ausführlich abgehandelt.

Die Beteiligung des Endokards an den Organmanifestationen einer Kollagenose ist selten.

Ätiologie

Die Ursachen für die entzündlichen Veränderungen bei einer rheumatischen Karditis und bei den Kollagenosen sind bisher nicht vollständig geklärt. Bei der rheumatischen Karditis ist eine Infektion mit β-hämolysierenden Streptokokken der Gruppe A der Ausgangspunkt für weitere Immunreaktionen. − Die infektiöse Endokarditis wird bei angeborenen und erworbenen Herzfehlern durch unterschiedliche Erreger hervorgerufen. In der Zeit vor der breiten Antibiotikaanwendung war Streptococcus viridans der häufigste Erreger.

Beim Lupus erythematodes sind eine genetische Disposition, Umweltfaktoren, Geschlechtshormone und eine abnorme humorale und zelluläre Immunantwort ursächlich an der Erkrankung beteiligt. Östrogene steigern und Testosteron vermindert die Antikörperantwort. Eine Vielzahl von Autoantikörpern gegen unterschiedliche Antigene sind inzwischen nachgewiesen worden. Die Fähigkeit der T-Zellen, Interleukine zu sezernieren, ist bei dieser Erkrankung herabgesetzt, während die Makrophagen abnorme Interferone produzieren. − Bei der rheumatoiden Arthritis kommt es zu vermehrter Aktivität der T-Helferzellen oder durch eine verminderte Aktivität der T-Suppressorzellen zu einer Proliferation von spezialisierten Lymphozyten, die an den Autoimmunprozessen in der Synovialis beteiligt sind.

Pathophysiologie und Klinik

Die **Diagnose** des rheumatischen Fiebers orientiert sich an den Jones-Kriterien (s. dort). Die Erkrankung gilt als gesichert, wenn zwei Hauptkriterien bzw. ein Hauptkriterium und zwei Nebenkriterien gefunden werden. Eine Beteiligung des Endokards ist immer dann anzunehmen, wenn neue systolische oder diastolische Herzgeräusche auftreten. Kommen zusätzlich EKG-Veränderungen, Herzinsuffizienz und Perikardreiben hinzu, so ist dies ein Hinweis auf eine rheumatische Peri-, Myo- und Endokarditis.

Bei bestehenden rheumatischen Herzfehlern ist die Diagnose eines akuten Krankheitsschubes oft schwierig, da häufig weder klinisch noch serologisch eindeutige Veränderungen vorliegen. Histologisch werden aber im Biopsiematerial von klappenoperierten Patienten bei etwa der Hälfte Aschoffsche Knötchen gefunden.

Die **Pathogenese** des rheumatischen Fiebers und der rheumatischen Karditis ist bislang nicht voll-

Tabelle 1.22   Symptomatologie bei der Endokarditis

Akute Form	Subakute Form

1. Plötzlicher Beginn
2. Akuter schwerer Verlauf
3. Fieber (39–40 °C)
4. Herzinsuffizienz
5. Embolien
  – Haut (Petechien, Purpura)
  – Gehirn („apoplektischer Insult")
  – Lunge („Pneumonie")
6. Neue Herzgeräusche
7. Anämie
	1. Schleichender Beginn (Abgeschlagenheit, schnelle Ermüdbarkeit, Gewichtsverlust, katarrhalische Symptome)
	2. Fieber fehlend, besonders bei alten Menschen, oder Temperaturen zwischen 37 °C und 38 °C
	3. Masken:
	  – grippaler Infekt (Kopfschmerz, Gliederschmerzen, Husten)
	  – Tuberkulose (Fieber, Husten, Gewichtsverlust, Brustschmerzen, Hämoptysen)
	  – rheumatisches Fieber (Fieber und Gelenkschmerzen)
	  – Typhus (Fieber, Kopfschmerzen, Durchfälle)
	  – Malaria (intermittierende Fieberschübe)
	  – Herzinsuffizienz (Atemnot, präkordiale Schmerzen, Ödeme)
	  – abdominelle Erkrankungen des Magens, der Gallenblase und Gallenwege, der Niere und ableitenden Harnwege und der Appendix (Fieber, Schmerzen, Hämaturie, Übelkeit)

ständig geklärt worden. Die β-hämolysierenden Streptokokken der Gruppe A haben eine besondere Bedeutung für die Entstehung dieser rheumatischen Krankheit. Entscheidend sind immunologische Vorgänge. So wirken möglicherweise Anteile der Zellmembran der Streptokokken für den menschlichen Organismus als Antigene. Dies gilt für das gruppenspezifische C-Polysaccharid wie auch für das typenbestimmende M-Protein der Zellmembran. Ablagerungen von Antigen-Antikörper-Komplexen im Herzmuskel scheinen an der Entstehung der rheumatischen Karditis beteiligt zu sein. Dabei kommt es zum Verbrauch von Komplement C3. Eine erbliche Disposition wird ebenfalls diskutiert. Ob der Streptokokkeninfekt eine virusbedingte Karditis begünstigt, wird in diesem Zusammenhang diskutiert.

Bei der bakteriellen Endokarditis wird in Abhängigkeit von den Erregern eine akute von einer subakuten Form unterschieden. Der **klinische** Verlauf kann sich jedoch so ändern, daß eine subakute Endokarditis in eine akute Verlaufsform übergehen kann und umgekehrt. Beim Nachweis von Staphylococcus aureus, Streptococcus pneumoniae, Neisseria meningitidis oder gonorrhoeae, Streptococcus pyogenes und Haemophilus influenzae liegt die akute Verlaufsform vor. Warum sich Bakterien auf einer überwiegend gesunden Klappe festsetzen, ist nicht eindeutig geklärt. Die Haftfähigkeit ist für Enterokokken und Staphylococcus aureus am größten. Möglicherweise spielen die Thrombozyten hierbei eine Rolle. Die Eintrittspforten für die Bakterien mit entsprechender Bakteriämie können die Haut, die Lungen und der Urogenitaltrakt sein. Die **akute Endokarditis** (Tab. 1.22) hat einen plötzlichen Beginn mit hohem Fieber zwischen 39 °C und 40 °C. In der Frühphase fehlen oft die Zeichen einer Herzklappenerkrankung. Durch die schnelle Zerstörung einer Herzklappe können innerhalb weniger Tage neue Herzgeräusche, die Zeichen einer Herzinsuffizienz und embolische Komplikationen auftreten. Apoplektische Insulte und Pneumonien sind Ausdruck von abgelaufenen Embolien, ebenso Petechien und pupuraähnliche Veränderungen im Bereich der Haut. Die Entwicklung einer Anämie ist schnell nachweisbar.

Die **subakute Endokarditis** hat einen schleichenden Beginn mit Abgeschlagenheitsgefühl, schneller Ermüdbarkeit, Gewichtsverlust und katarrhalischen Erscheinungen. Die Körpertemperaturen liegen zwischen 37 °C und 38 °C. Alte Menschen haben oft kein Fieber. Die klinische Symptomatik ist bunt, die Erkrankung kann unter verschiedenen „Masken" ablaufen, die differentialdiagnostische Schwierigkeiten bereiten. Stehen Kopfschmerzen, Gliederschmerzen, Schnupfen und Husten im Vordergrund, wird ein grippaler oder katarrhalischer Infekt angenommen. Werden neben Fieber, Husten und Gewichtsverlust zusätzlich Hämoptysen beobachtet, liegt der Verdacht auf eine Tuberkulose nahe. Beim Auftreten von Fieber und Gelenkschmerzen wird ein rheumatisches Fieber vermutet. Die Symptomatik aus Fieber, Kopfschmerzen und Durchfällen führt zu der Verdachtsdiagnose einer Typhuserkrankung. Bei intermittierenden Fieberschüben kann an das Vorliegen einer Malaria gedacht werden. Die Angaben Atemnot, präkordiale Schmerzen und Ödeme können zu der alleinigen Diagnose Herzinsuffizienz führen. Liegen Fieber, abdominelle Schmerzen, Übelkeit und eventuell eine Hämaturie vor, wird eine intraabdominelle Erkrankung mit Beteiligung der Gallenblase und -wege, der Nieren und ableitenden Harnwege oder eine Appendizitis in Erwägung gezogen.

In der Pathogenese der subakuten Endokarditis spielen vier Gesichtspunkte eine besondere Rolle:
1. Eine vorgeschädigte Herzklappe oder angeborene Mißbildungen (z.B. eine Koarktation der Aorta, ein Ductus arteriosus oder ein Ventrikelseptumdefekt), die die laminare Strömung des Blutes verändern (Preßstrahleffekt).
2. Ein steriler Thrombozyten-Fibrin-Thrombus, der sich an einer verletzten Endothelstelle festsetzen kann.

3. Eine Bakteriämie, die oft nur vorübergehend auftritt.
4. Ein hoher Titer von agglutinierenden Antikörpern gegen die verschiedenen Erreger.

Bei vorgeschädigten Herzklappen werden die Vegetationen überwiegend auf der Seite mit niedrigem Druck zu finden sein. Dies gilt auch für Defekte an den Herzsepten. Bei der Aorteninsuffizienz sind die Vegetationen auf der ventrikelzugewandten, bei der Mitralinsuffizienz auf der dem Vorhof zugewandten Seite zu sehen.

In Tab. 1.**23** sind Erkrankungen und Zustände zusammengestellt, die eine bakterielle Endokarditis begünstigen oder auslösen können. Das Herz selbst kann durch angeborene oder erworbene Erkrankungen Ausgangspunkt für dieses Krankheitsbild sein. Auf der anderen Seite kann die Endokarditis im Rahmen anderer Erkrankungen entstehen. Die Anwendung von Kunststoffinfusionssystemen bei Intensiv- und Dialysepatienten stellt ein besonderes Problem in diesem Zusammenhang dar. Bei den verschiedenen Kollagenosen steht die Mitbeteiligung des Endokards klinisch selten im Vordergrund.

Diagnostisches Vorgehen

Die Diagnose einer Endokarditis stützt sich auf Anamnese, klinische Befunde, serologische Veränderungen, Erregernachweis im Blut, echokardiographische Besonderheiten sowie auf EKG- und Röntgenbefunde. Die Anamnese ist von hohem Stellenwert, da sie Hinweise für disponierende Begleiterkrankungen (angeborene und erworbene Herzfehler, Schrittmacherimplantationen, herzchirurgische Eingriffe, rheumatische Erkrankungen usw.) liefert. Bei der klinischen Untersuchung werden Hautveränderungen (z. B. Oslersche Knötchen und Petechien) und das Auftreten neuer Herzgeräusche zunehmend seltener beobachtet. Die serologischen Veränderungen bei rheumatischer, subakuter und akuter bakterieller Endokarditis sind in Tab. 1.**24** zusammengestellt. Bei allen Endokarditisformen werden eine beschleunigte Blutkörperchensenkungsgeschwindigkeit (BSG) und eine Anämie gefunden. Der direkte Nachweis von Erregern im Blut gelingt nicht in jedem Fall und setzt ein Rasterprogramm von Blutentnahmen über 2–3 Tage voraus. Ist der Erregernachweis positiv, kann eine gezielte antibiotische Therapie anhand des Antibiogramms eingeleitet werden. Zu den häufigen Erregern zählen Streptokokken (z. B. Streptococcus viridans), Staphylokokken (z. B. Staphylococcus aureus) und Pilze. Das ein- und zweidimensionale Echokardiogramm liefert direkte Hinweise, was sich am Endokard und den Herzklappen abspielt. Neben Klappendestruktionen und Abrissen können endokarditische Auflagerungen nachgewiesen werden (Abb. 1.**24**). Für die Verlaufsbeurteilung einer Endokarditis ist diese Methode nicht mehr wegzudenken. – Die transösophageale Echokardiographie (TEE) ist in besonderer Weise geeignet, endokarditische Veränderungen an den Herzklappen sicher nachzuweisen.

Das EKG liefert dagegen nur indirekte Hinweise. Diese können im Auftreten von intraventrikulären

Tabelle 1.**23** Erkrankungen und Zustände, die eine bakterielle Endokarditis begünstigen oder auslösen können

Herz

– rheumatisches Fieber mit Herzklappenbeteiligung
– angeborene Herzfehler (Ductus arteriosus, VSD, Fallotsche Tetralogie)
– herzchirurgische Eingriffe (z. B. Klappenersatz)
– Herzschrittmacherimplantationen
– Herzinfarkte mit Aneurysmabildung
– selten: Klappenverkalkungen im Alter, idiopathische hypertrophe Subaortenstenose, Marfan-Syndrom, Mitralprolapssyndrom, Herztumoren (z. B. Myxome)

Andere Möglichkeiten

– Bakteriämien (bei Erkankungen und Eingriffen an den Zähnen, Nebenhöhlen, Ohren und Tonsillen)
– Leberzirrhose
– Langzeitanwendung von Kunststoffinfusionssystemen (Intensivstationen, chronische Dialyse)
– großflächige Verbrennungen
– Verschiedenes (Diabetes mellitus, Chemotherapie, Bestrahlung, Antikörpermangelsyndrome)

Tabelle 1.**24** Serologische und hämotologische Befunde bei Endokarditis

Bei rheumatischer Endokarditis

– BSG erhöht, Leukozytose, Anämie
– α_2-Globuline vermehrt
– C-reaktives Protein positiv
– IgA- und IgG-Konzentrationen erhöht
– Antikörper gegen Herzmuskel
– Antistreptolysin-, Antistreptodornase- und Antihyaluronidase-Titer erhöht

Bei subakuter bakterieller Endokarditis

– BSG erhöht, Anämie, geringe Leukozytose
– pathologischer Urinbefund (Hämaturie und Albuminurie)
– α_2 und Globuline erhöht
– Erregernachweis durch Blutkulturen

Bei akuter bakterieller Endokarditis

– ausgeprägte Leukozytose ($15\,000 - 20\,000/\text{mm}^3 \triangleq 15 \times 10^9 - 20 \times 10^9/\text{l}$)
– Linksverschiebung im Differentialblutbild
– Thrombozytopenie
– Anämie
– Erregernachweis durch Blutkulturen

Leitungsstörungen und Extrasystolen bestehen. Ebenso ist die Röntgendiagnostik bei der Endokarditis oft unergiebig. Wird eine Herzklappe im Verlauf der Erkrankung zerstört, kann eine Herzvergrößerung mit den Zeichen der kardialen Insuffizienz nachgewiesen werden.

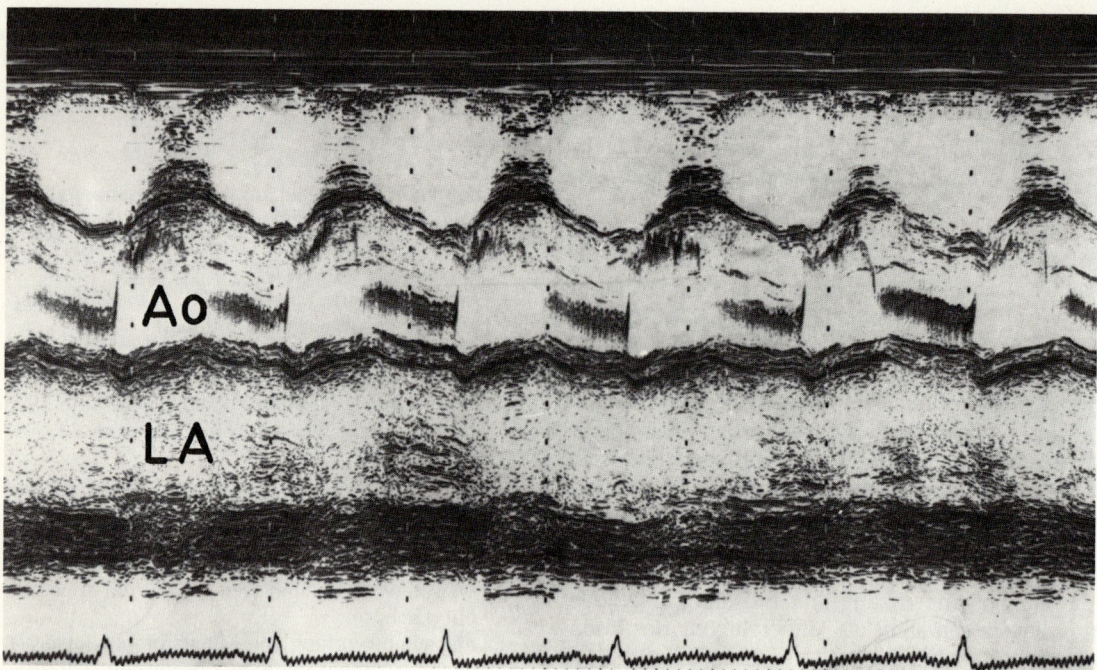

Abb. 1.**24** Echokardiographische Befunde bei einem 36jährigen Patienten mit einem akuten Schub einer Endocarditis lenta. Neben deutlichen endokarditischen Auflagerungen auf der Aortenklappe sind Zeichen der Aortenklappeninsuffizienz nachweisbar (Ao = Aorta, LA = linker Vorhof)

Tabelle 1.**25**   Differentialdiagnose der Endokarditis

1. Endocarditis rheumatica
2. Endocarditis mycotica
3. Endocarditis bei LED (Endokarditis Libman-Sacks)
4. Endocarditis bei PCP
5. Endocarditis bei Morbus Bechterew
6. Endocarditis marantica
7. Endocarditis luetica
8. Endocarditis fibroplastica (Löffler)
9. Endokardfibrose bei Karzinoidsyndrom
10. Endokardfibrose bei Sklerodermie

Differentialdiagnose

Die Differentialdiagnosen sind weitgehend im Abschnitt Klinik und Pathophysiologie abgehandelt worden. Die akute Endokarditis kann als hämatologische Erkrankung mit Fieber, Petechien und Purpura, als apoplektischer Insult und als Pneumonie imponieren. Die subakute Form wird oft als grippaler Infekt, rheumatisches Fieber, Typhus, therapierefraktäre Herzinsuffizienz oder abdominelle Erkrankung fehlinterpretiert. Im Rahmen einer allgemeinen Sepsis können das Endokard und die Herzklappen mitbetroffen sein. Das Auffinden des Ausgangsherdes ist für den weiteren Verlauf von entscheidender Bedeutung.

Differentialdiagnostisch ist die bakterielle Endokarditis von der Endocarditis rheumatica bzw. der rheumatischen Karditis abzugrenzen, wobei betont werden muß, daß auch der gleichzeitige rheumati-

sche und bakterielle Klappenbefall möglich ist (Tab. 1.**25**). Eine Endocarditis mycotica läßt sich durch direkten Pilz- oder Antigennachweis aus dem Blut verifizieren. Ätiologisch kommen Histoplasma capsulatum, Aspergillus, Blastomyces dermatitides, Cryptococcus neoformans, Coccidioides immitis, Torulosis glabratae und Rhodotorula in Frage. Am häufigsten wird die mykotische Endokarditis durch Candida hervorgerufen. Dabei kann es sich um eine Superinfektion während der Behandlung einer bakteriellen Endokarditis mit hochdosiert verabreichten Antibiotika handeln. Die Endokarditis bei Lupus erythematodes disseminatus und die Endokarditis bei PCP lassen sich durch spezifische serologische Methoden (LE-Faktor, Latex-Test bzw. Waaler-Rose-Test) wahrscheinlich machen. Eine Endokarditis bei Morbus Bechterew ist zu vermuten, wenn die entsprechenden ossären Veränderungen der Spondylarthritis ankylopoetica vorliegen. Eine Endocarditis marantica entwickelt sich nicht selten bei schweren konsumierenden Erkrankungen. Die Annahme einer Endocarditis luetica setzt den Nachweis positiver spezifischer Untersuchungsmethoden (FTA-Test u. a.) voraus. Die sehr seltene parietale fibroplastische, die Klappen oft verschonende Endokarditis Löffler geht typischerweise mit Leukozytose und ausgeprägter Eosinophilie und ohne Fieber einher. Das klinische Bild ähnelt dem der konstriktiven Perikarditis.

Äußerst selten ist auch eine tuberkulöse Endokarditis. Fälle dieser Art sind bei schwerer Miliartuberkulose und als Begleitsymptom bei tuberkulöser Perimyokarditis beobachtet worden.

Komplikationen

In der Akutphase der rheumatischen Karditis können eine schwere Herzinsuffizienz und bedrohliche Herzrhythmusstörungen auftreten. Auf eine rheumatisch vorgeschädigte Herzklappe kann sich zusätzlich eine bakterielle oder eine von anderen Erregern ausgelöste Endokarditis aufpropfen. Außerdem hat die rheumatische Karditis eine hohe Rezidivquote, sie liegt zwischen 30 und 75%.

Bei der akuten infektiösen Endokarditis ist die Ausbildung von schweren Ventildefekten innerhalb kurzer Zeit möglich, die zu einer schweren Herzinsuffizienz bis hin zum kardiogenen Schock führen können. Embolische Ereignisse, auch bei der subakuten Form, sind relativ häufig. So kann es im Rahmen einer Sepsis zu Abszessen im Gehirn, im Herzen und anderen Organen kommen.

Bei den Kollagenosen steht die Nierenbeteiligung als Komplikation im Vordergrund, so daß in den Terminalstadien eine Dialysebehandlung notwendig werden kann. Eine Koronariitis, z. B. beim LED, kann zu einem akuten Myokardinfarkt führen.

Therapie

Die Behandlung der rheumatischen Endokarditis hat zwei Hauptziele. Neben der Verhinderung eines Herzklappenfehlers wird eine Rezidivprophylaxe angestrebt. Die Pharmakotherapie für die akute Krankheitsphase ist Tab. 1.**26** zu entnehmen. In der chronischen Phase wird die Fokussanierung unter Antibiotikaschutz durchgeführt. Für die Rezidivprophylaxe werden Ampicillin 1,0–1,5 g/die, Cephalosporine (1,0–1,5 g/die) und Penicillin (400 000-1 Mill. IE/die) oral eingesetzt. Bei schlechter Patienten-Compliance ist zu empfehlen, alle 4 Wochen 1,2 Mill. IE Benzathin-Benzylpenicillin i.m. zu injizieren. Über die Dauer der Rezidivprophylaxe gibt es keine verbindlichen Angaben. Die Verlaufskontrolle des ASL- und ADB-Titers hat sich für diese Fragestellung bewährt. Die bakterielle Endokarditis wird entsprechend dem Erregernachweis und dem Antibiogramm – behandelt. Einzelheiten sind im Kapitel „Infektionskrankheiten" (Beitrag H. Lode) nachzulesen.

Prognose und Verlauf

Die Prognose des rheumatischen Fiebers wird besonders durch die Rezidivneigung der Karditis bestimmt. Bei rechtzeitig und konsequent durchgeführter Therapie ist die Entwicklung von Herzklappenfehlern selten geworden. Vom rheumatischen Fieber bis zur Entwicklung eines hämodynamisch wirksamen Herzklappenfehlers vergehen 15–20 Jahre. Eine rheumatische Endokarditis kann durch eine zusätzliche bakterielle Endokarditis kompliziert werden.

Die Prognose der bakteriellen Endokarditis ist trotz antibiotischer und herzchirurgischer Maßnahmen weiterhin ungünstig. Die Mortalität liegt bei etwa 30%. Es ist daher von entscheidender Wichtigkeit, daß jede fieberhafte Erkrankung bei gefährdeten Patienten (angeborene und erworbene Herzfehler, Zustand nach Schrittmacherimplantation oder Herzklappenprothesenoperationen u. a.) den Ausschluß einer bakteriellen Endokarditis fordert.

Tabelle 1.**26** Pharmakotherapie des akuten rheumatischen Fiebers

Antibiotika

– oral: Penicillin (Propicillin, Phenoxymethylpenicillin, Azidocillin oder Phenethicillin) 3 × 1 Mill. IE/die bis zum Abklingen der akuten Entzündungszeichen
– alternativ: Amoxicillin 1,5–3,0 g/die
Bacampicillin 2,0–3,0 g/die
parenteral: nur in Ausnahmefällen

Corticosteroide

– initial 50–100 mg Prednisolon, anschließend langsame Dosisreduktion (10 mg/Woche) auf eine Erhaltungsdosis von 7,5–10,0 mg

Acetylsalicylsäure

– initial 4 × 2 g/die über Tage, Dosisreduktion über 4–6 Wochen auf 1 g/die
– alternativ: Indometacin 3–4 × 50 mg
Diclofenac 3 × 50 mg

Merke: Entzündliche Veränderungen am Endokard können rheumatisch oder mikrobiell verursacht sein. Sonderformen der Endokarditis kommen beim LED, bei der Spondylitis ankylopoetica, bei der PCP und bei der Endocarditis parietalis fibroplastica (Löffler) vor. Die konsequente Behandlung des rheumatischen Fiebers verhindert weitgehend ein Rezidiv und die Entwicklung eines Herzklappenfehlers. Die Prognose der bakteriellen Endokarditis wird weitgehend dadurch bestimmt, daß an dieses klinisch bunte Krankheitsbild besonders bei gefährdeten Patienten mit angeborenen und erworbenen Herzfehlern gedacht werden muß. Die Behandlung erfolgt am aussichtsreichsten durch Erregernachweis und Antibiogramm.

Weiterführende Literatur

Anschütz, F.: Endokarditis. In Hornborstel, H., W. Kaufmann, W. Siegenthaler: Innere Medizin in Praxis und Klinik, 3. Aufl. Thieme, Stuttgart 1984
Bolte, H.D.: Die rheumatische Karditis. Internist 16 (1975) 501
Burch, G.E., T.D. Giles: The role of viruses in the production of heart disease. Amer. J. Med. 29 (1972) 231
Christie, A.B.: Bakterien. In Warrell, D.A.: Infektionskrankheiten. VCH, Weinheim 1990
Doerr, W.: Morphologie der Myokarditis. Verh. dtsch. Ges. Inn. Med. 77 (1971) 301
Gahl, K.: Infektiöse Endokarditis. Steinkopff, Darmstadt 1984
Genth, E.: Rheumatisches Fieber. In Krück, F., W. Kaufmann, H. Bünte, E. Gladtke, R. Tölle: Therapie-Handbuch. Urban & Schwarzenberg, München 1989
Gore, L., O. Saphir: Myokarditis. A classification of 1402 cases. Arch. Path. 34 (1967) 827
Lode, H.: Bakterielle Endokarditis. In Siegenthaler, W., W. Kaufmann, H. Hornborstel, H.D. Waller: Lehrbuch der inneren Medizin. Thieme, Stuttgart 1984

Lüthy, F., W. Siegenthaler, R. Eckhardt: Diagnose und Therapie der infektiösen Endokarditis. Dtsch. Ärztebl. 71 (1974) 1081

Maerker-Alzer, G.: Autoimmunreaktionen bei rheumatischen Erkrankungen. Internist 31 (1990) 19–25

Maisch, B.: Autoimmunerkrankungen des Herzens. Internist 31 (1990) 26–39

Mehmel, H.C.: Endokarditis. Dtsch. Ärztebl. 76 (1979) 2007

Nydick, I., J. Tang, G.H. Stollermann, F. Wroblewski, J.S. La Due: A study of changes in serum concentrations of the enzyme, glutamic oxalacetic transaminase, in rheumatic fever. Circulation 12 (1955) 754

Richardson, J.V., R.B. Karp, J.W. Kirklin, W.E. Dismukes: Treatment of infective endocarditis: A 10-year comparative analysis. Circulation 58 (1978) 589

Rothlin, P., C. Baumann; R. Ratti, A. Senning: Infektiöse Endokarditis nach Operation am Herzen. Dtsch. med. Wschr. 94 (1969) 750

Saborowski, F.: Entzündliche Erkrankungen des Herzens. In Krück, F., W. Kaufmann, H. Bünte, E. Gladtke, R. Tölle: Therapie-Handbuch. Urban & Schwarzenberg, München 1989

Stollermann, G.H.: Rheumatic fever. In Braunwald, E., K.J. Isselbacher, R.G. Petersdorf, J.D. Wilson, J.B. Martin, A.S. Fauci: Harrison's principles of Internal Medicine. McGraw Hill, New York 1987

Weinstein, L.: Infective endocarditis. In Braunwald, E.: Heart Disease. Saunders, Philadelphia 1988

Myokarditis

Definition: Die Myokarditis ist eine entzündliche Erkrankung des Herzmuskels, die sich morphologisch an den Myokardfasern, am interstitiellen Gewebe und/oder an den Gefäßen manifestiert. Sie kann als Begleiterkrankung in Form einer serösen Myokarditis bei Uriämie oder Morbus Basedow, aber auch als eigenständige Krankheit bei rheumatischem Fieber, Lues, Tuberkulose oder Sarkoidose imponieren. Der klinische Verlauf kann akut oder chronisch sein, wobei der Übergang einer akuten in eine chronische Form möglich ist. Aufgrund morphologischer Befunde wird eine aktive Myokarditis von einer abheilenden und einer ausgeheilten Herzmuskelentzündung mit Hilfe der Dallas-Kriterien abgegrenzt. Ätiologisch kommen hauptsächlich bakterielle und virusbedingte Krankheiten, Erkrankungen des rheumatischen Formenkreises und allergische Krankheitszustände in Betracht. In den letzten Jahren hat besonders die Aufklärung immunologischer Prozesse die Pathogenese der verschiedenen Herzmuskelerkrankungen bereichert.

Häufigkeit

Eine Angabe über die Häufigkeit der Myokarditis zu machen, ist schwierig, da sie als eigenständige und begleitende Erkrankung vorkommt, und in der letztgenannten Form nicht immer eindeutig diagnostiziert wird. Es muß daher auf Sektionsbefunde verwiesen werden, um diese Schwierigkeit zu lösen. So findet Doerr (1971) bei 6696 obduzierten Patienten in 9,2%

eine Endokarditis, in 5,84% eine Myokarditis und in 5% eine Perikarditis. Bei 40 000 Sektionen wird von Gore und Saphir (1967) in 3,5% der Fälle eine Myokarditis beschrieben. – Für die Frequenz der Myokarditis bei Viruserkrankungen besteht ein besonderes aktuelles Interesse. Bei fast allen durch Viren verursachten Erkrankungen kommen Myokardbeteiligungen vor. Die Gesamtinzidenz wird auf 2 bis 5% geschätzt. Sie liegt mit 2 bis 3% in ähnlicher Größenordnung wie beim rheumatischen Fieber. Bei verschiedenen Epidemien der gleichen Viruskrankheit konnten erhebliche Unterschiede in Bezug auf die kardiale Beteiligung gefunden werden. Die Coxsackie-Myokarditis verläuft im Säuglingsalter besonders schwer, so daß eine spezielle Altersdisposition vorzuliegen scheint.

Eine Myokarditis als Ursache für einen plötzlichen Herztod ist von großer Bedeutung. Es werden bei dieser Patientengruppe in 17 bis 18,9% entzündliche Myokardveränderungen orthoptisch gefunden.

Ätiologie

Als Ursache für eine Entzündung des Herzmuskels (Tab. 1.**27**) spielen verschiedene Erreger, infektiöstoxische Prozesse, rheumatische Erkrankungen, granulomatöse Krankheitsbilder und allergische Krankheitsabläufe eine besondere Rolle. Einige Myokarditisformen bleiben ätiologisch ungeklärt. Es ist aber notwendig, bei dieser Einteilung darauf hinzuweisen, daß einige Myokarditisformen ätiologisch verschiedene Aspekte aufweisen können. So wird die Diphtherie durch das Corynebacterium diphtheriae ausgelöst, das Toxin verursacht jedoch erst die Herzmuskelnekrosen, so daß es sich bei dieser Erkrankung mit Herzbeteiligung um eine infektiös-toxische Myokarditis handelt. Von der Myokarditis durch allergisch-hyperergische Reaktionen sind toxische Myokardschädigungen abzugrenzen, die durch chemische und physikalische Einflüsse entstehen. Chemische Noxen stellen verschiedene Medikamente (Phenothiazine, Chloroquin, Cyclophosphamid, Paracetamol und Adriamycin), Metalle (Lithium, Quecksilber und Phosphor), Katecholamine und Kohlenmonoxid dar. Bei den physikalischen Schäden stehen die Hyper- und Hypothermie sowie die Röntgenbestrahlung ätiologisch im Vordergrund.

Pathophysiologie und Klinik

Die verschiedenen Ursachen einer Myokarditis bringen es mit sich, daß die unterschiedlichen Grunderkrankungen mit ihrer Symptomatologie mehr im Vordergrund eines Krankheitsgeschehens stehen können als die gleichzeitige Miterkrankung des Myokards. Die Diagnose einer Myokarditis muß daher häufig durch indirekte Hinweise wahrscheinlich gemacht werden. In den letzten Jahren haben die Myokardbiopsie und immunologische Untersuchungsmethoden wesentlich dazu beigetragen, unklare Myokarderkrankungen aufzuklären.

Zweifellos ist die Myokarditis eine häufige Erkrankung, die sich im Ablauf bakterieller und parasitärer Infektionen, von Virusinfektionen und bei aller-

Tabelle 1.**27** Ätiologie der Myokarditis

Myokarditis durch Erregerbefall mit

- Protozoen: bei Trypanosomiasis (Chagas-Krankheit), Toxoplasmose, Schistosomiasis, Echinokokkus und Trichinosis
- Pilzen: bei Aspergillosis, Aktinomykosis und Kandidiasis
- Bakterien: bei Diphtherie, Typhus, Tuberkulose, Strepto- und Meningokokkenerkrankungen, Brucellose, Syphilis und Leptospirosis
- Rickettsien: bei Q-Fieber und Rocky-Mountain-Fieber
- Viren: 1. Picornaviren:
  Enteroviren
  Polioviren
  Coxsackieviren A + B
  Echoviren
  Rhinoviren
  2. Arboviren:
  Gelbfiebervirus
  Dengue-Virus
  Pappataci-Virus
  3. Hepatitis
  Virus A + B
  4. Rabiesvirus
  5. Orthomyxoviren (Influenza)
  Influenzavirus
  6. Paramyxoviren
  Mumpsvirus
  Masernvirus
  Parainfluenzavirus I–IV
  RS-Virus (Respiratory Syncytial)
  7. Rötelnvirus
  8. Pockenvirus
  9. Adenoviren
  10. Herpesviren
  Herpes-simplex-Virus
  Varizellen-zoster-Virus
  Zytomegalievirus
  EB-Herpes-Virus (infektiöse Mononukleose)
  11. Reoviren

Myokarditis durch infektiös-toxische Prozesse

- bei Diphtherie, Gasbrand und hochtoxischer Shiga-Kruse-Ruhr

Myokarditis durch allergisch-hyperergische Reaktionen

- ausgelöst durch β-hämolysierende Streptokokken der Gruppe A (rheumatisches Fieber)
- ausgelöst durch Medikamente: Penicillin, Sulfonamide, Tetracycline, α-Methyldopa, Phenylbutazon und Paraaminosalicylsäure

Myokarditis bei Kollagenosen

- Rheumatoide Arthritis (PCP)
- Dermatomyositis
- Sklerodermie
- Periarteriitis nodosa

Myokarditis bei granulomatösen Erkrankungen

- Morbus Boeck
- Tuberkulose
- Lues
- Fiedlersche Myokarditis
- Lymphogranulomatose
- Wegenersche Granulomatose

Myokarditis ungeklärter Ätiologie

gischen Reaktionen entwickeln kann. Die daraus resultierende Symptomatologie ist unterschiedlich. Es werden daher die Leitsymptome bei Myokarditis in Tab. 1.**28** zusammengefaßt. Eine entzündliche Mitbeteiligung des Herzens kann bei verschiedenen bakteriellen und Virusinfekten klinisch unerkannt bleiben. Es gibt aber auch Fälle, bei denen das klinische Bild einer fieberhaften Grundkrankheit durch den Ablauf der Myokarditis bestimmt wird. Sehr häufig wird man durch eine relative Tachykardie, d. h. eine im Verhältnis zur Kerntemperatur überhöhte Pulsfrequenz, auf eine Myokarditis aufmerksam, insbesondere wenn zusätzlich Herzrhythmusstörungen auftreten. Elektrokardiographisch lassen sich AV-Blockierungen I.–III. Grades, Veränderungen der ST-T-Strecke sowie supraventrikuläre und ventrikuläre Extrasystolen nachweisen. Auskultatorisch können nicht selten ein Intensitätsverlust der Herztöne, ein Galopprhythmus, Herzgeräusche und ein Perikardreiben festgestellt werden.

Tabelle 1.**28**   Leitsymptome und Befunde bei Myokarditis

1. Vorgeschichte: fieberhafte Grunderkrankung
2. Klinische Angaben: Abgeschlagenheit, Dyspnoe und Palpitationen
3. Auskultationsbefunde: Galopprhythmus, Herzgeräusche, Perikardreiben
4. EKG-Veränderungen: relative Tachykardie, Arrhythmien, supraventrikuläre und ventrikuläre Extrasystolen, intraventrikuläre Leitungsstörungen, ST-T-Streckenanomalien und AV-Blockierungen I.–III. Grades, Niedervoltage
5. Echokardiographie: Vergrößerung der Herzhöhlen, Klappenveränderungen, Perikarderguß
6. Röntgenbefunde: Herzvergrößerung und Lungenstauung als Ausdruck einer Herzinsuffizienz
7. Verschiedenes: Embolien
8. Kardiogener Schock

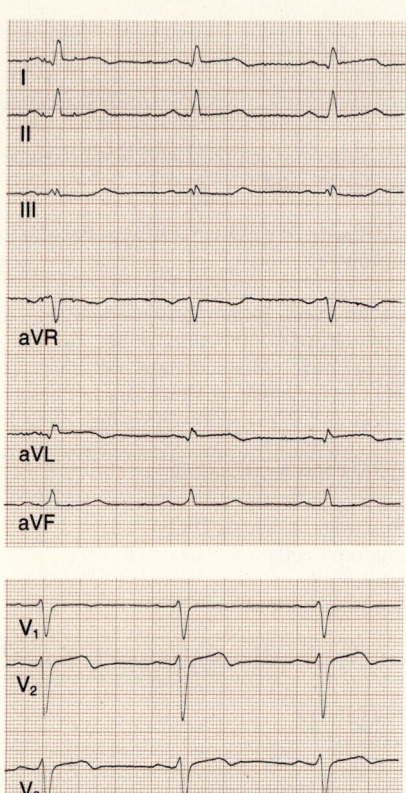

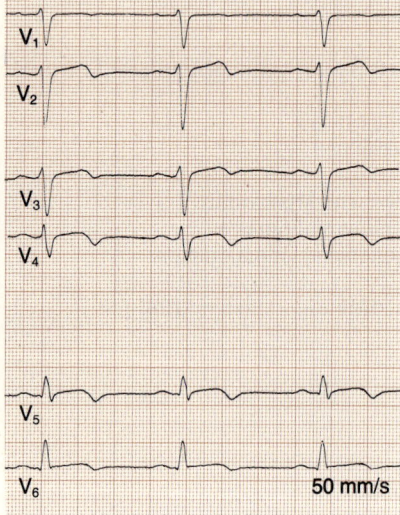

Abb. 1.25 EKG-Befunde bei einer 24jährigen Patientin mit einer Perimyokarditis nach Streptokokkeninfekt. Deutliche ST-T-Streckenveränderungen in den Ableitungen I, aVL und V 2–6, verbunden mit einem Anstieg der CPK-Aktivität auf 159 U/l

Eine klinisch bedeutsame Myokarditis kann darüber hinaus zu kardialer Links- und Rechtsherzinsuffizienz mit Dyspnoe, Venendrucksteigerung, Hepatomegalie und Unterschenkelödemen führen. Als Frühzeichen erkennt man röntgenologisch eine zunehmende Herzdilatation, die differentialdiagnostisch von einer Perikarditis abzugrenzen ist. Entwickelt sich aus zunehmender Kardiomegalie eine relative Mitralinsuffizienz, so wird ein neues systolisches Geräusch nachweisbar.

Eine schwer verlaufende Myokarditis kann schließlich zum kardiogenen Schock führen, dessen Prognose stets ungünstig beurteilt werden muß. Zustände dieser Art werden besonders bei Fällen von fulminant verlaufender bakterieller und viraler Myokarditis beobachtet.

Bei plötzlicher Entwicklung einer Herzinsuffizienz bzw. eines kardiogenen Schocks kann die differentialdiagnostische Abgrenzung gegenüber einem Myokardinfarkt erforderlich werden, da die Myokarditis gelegentlich mit einer geringen bis mäßigen Hyperenzymämie (CPK, SGOT und SGPT) einhergeht. Schölmerich (1971) findet bei 40 Patienten mit gesicherter Myokarditis in 13% EKG-Veränderungen wie bei einem nichttransmuralen Myokardinfarkt. Abb. 1.25 zeigt die EKG-Befunde einer 24jährigen Patientin mit einer Perimyokarditis nach Streptokokkeninfekt, die neben ST-T-Streckenveränderungen einen deutlichen Anstieg der Kreatinphosphokinaseaktivität aufweist. Der Antistreptolysin-(ASL-) und Antistreptodornase-(ADB-)Titer beträgt 11 Tage später trotz antibiotischer Therapie 600 bzw. 400 Einheiten.

Für das pathogenetische Verständnis der verschiedenen Herzmuskelerkrankungen sind die immunologischen Reaktionen auf herzeigene Proteine von besonderer Bedeutung. Die Antikörperbildung kann durch muskelassoziierte (z. B. Sarkolemm oder Myolemm) und durch organunspezifische (z. B. Kerne) Antigene hervorgerufen werden (Tab. 1.29). Auch zelluläre Proteine werden heute als Antigene diskutiert. Die Antikörper sind in der Regel im indirekten oder direkten Immunfluoreszenztest nachweisbar. Dabei werden komplementabhängige, zytotoxische komplementunabhängige und protektive Antikörper unterschieden. Die Endomyokardbiopsie ermöglicht den Nachweis einer zellulären Immunreaktion. So kommen im Biopsiematerial von Patienten mit einer akuten Perimyokarditis in über 80% eine Bindung von Antikörpern an das Sarkolemm vor (Tab. 1.30).

Zu den **Autoimmunerkrankungen des Herzens** gehören Myokarditis, Perikarditis, Chagas-Erkrankung, rheumatisches Fieber, Endokarditis, Abstoßungsreaktionen nach orthotoper Herztransplantation und Autoaggressionssyndrome (Postkardiotomie-Syndrom, Perikarditis nach Myokardinfarkt). Die bekannteste Protozoen-Myokarditis ist die Chagas-Erkrankung. Sie kommt besonders in Mittel- und Südamerika vor und wird durch die Infektion mit Trypanosoma cruzi ausgelöst. Neben einer akuten Krankheitsphase wird eine chronische Verlaufsform beobachtet. Das akute Krankheitsbild geht mit Fieber, Muskelschmerzen, Hepatosplenomegalie und selten mit einer Meningoenzephalitis einher. Die Beteiligung des Myokards wird durch das Auftreten von tachykarden Herzrhythmusstörungen und die Entwicklung einer Herzinsuffizienz deutlich. Aufgrund histologischer Befunde wird vermutet, daß nicht die Parasiten selbst, sondern toxische und immunologische Vorgänge zu einer Schädigung der Herzmuskelfasern führen. Bei den meisten Patienten heilt die akute Erkrankung vollständig aus. Etwa 30% der mit Trypanosoma cruzi infizierten Patienten entwickeln nach etwa 20 Jahren die chronische Verlaufsform der Chagas-Erkrankung mit Kardiomegalie, Rechts- und weniger Linksherzinsuffizienz und Herzrhythmusstörungen. Bei den intraventrikulären Leitungsstörungen ist der komplette Rechtsschenkelblock und der linke vordere Hemiblock besonders typisch. Echokardiographisch werden dilatierte Ventrikel mit herabgesetzten Kontraktilitätsparametern und erhöhten endsystolischen und enddiastolischen Volumina nachgewiesen. Die Diagnose wird durch die Komplementbindungsreaktion gesichert. Histologisch steht der fibröse Umbau des Myokards im Vordergrund. Die im chronischen Stadium nachgewiesenen Veränderungen am Myokard und am Nervensystem (autonome Denervierung) werden heute als Folge von autoreaktiven Immunmechanismen gedeutet. Die durch andere Protozoen verursachten Myokarditisformen spielen eine geringere Rolle. Eine Myokarditis, die durch eine Pilzinfektion verursacht ist, wird besonders bei Patienten mit malignen Erkrankungen beobachtet, die eine Chemotherapie erhalten oder immunsuppressiv behandelt werden. Neben abszedierenden werden granulomatöse Veränderungen im Myokard gefunden. Das Endo- und Perikard kann in einigen Fällen miterkrankt sein. Der Verlauf wird überwiegend durch die Grunderkrankung bestimmt.

Eine **bakteriell ausgelöste Myokarditis** kommt bei Diphtherie, Typhus, Tuberkulose, Strepto- und Meningokokkenerkrankungen, Brucellose, Syphilis und Leptospirosis vor. Bei der Diphtherie wird die Herzbeteiligung am Ende der ersten Krankheitswoche durch den Nachweis einer Herzvergrößerung, das Auftreten einer Herzinsuffizienz und AV-Blockierungen deutlich. Das Herzversagen ist oft die Todesursache bei dieser Erkrankung. Hohe Anstiege der Transaminasen kündigen einen ungünstigen Ausgang an. Die Schädigung der Myofibrillen geschieht durch das Toxin des Corynebacterium diphtheriae, das die intrazelluläre Proteinsynthese hemmt.

Die Infektion mit Salmonellen, Tuberkelbazillen und anderen Erregern führt nur selten zu einer klinisch relevanten Myokardbeteiligung. Das Auftreten von Extrasystolen und/oder Leitungsstörungen sowie Endteilveränderungen im EKG macht eine Myokarditis wahrscheinlich. Bei der Syphilis steht die luetische Aortitis mit konsekutiver Aorteninsuffizienz im Vordergrund der Organveränderungen.

Eine Infektion des Myokards mit Rickettsien besteht histologisch in einer Vaskulitis mit interstitiellen Infiltraten. Beim Q-Fieber werden Atemnot und Herzschmerzen angegeben. Im EKG werden ST-Streckenveränderungen und ventrikuläre Extrasystolen gefunden.

Eine **Virusmyokarditis** geht neben allgemeinen Symptomen wie Fieber, Schwächegefühl und schneller Erschöpfbarkeit mit Ruhetachykardie, Extrasystolen, Arrhythmien, Oppressionsgefühl über dem Herzen und bei schweren Verlaufsformen mit den Zeichen der Herzinsuffizienz bis zum kardiogenen Schock einher. Ein hörbarer Galopp in der Protodiastole (3. Herzton) zeigt eine myokardiale Beteiligung an. Kommt es bei schwerer Myokarditis zu einer relativen Mitral- oder Trikuspidalklappeninsuffizienz, werden neue systolische Geräusche hörbar. Im EKG werden neben Störungen der Erregungsbildung und -leitung Extrasystolen und Endstreckenveränderungen registriert. Die röntgenologische Vergrößerung des Herzens mit und ohne Lungenstauung ist als Zei-

Tabelle 1.**29**   Definition der Antikörper und der korrespondierenden kardialen Antigene (nach Maisch 1983)

Antigene	kardiale Antikörper
muskelassoziierte AK	
Sarkolemm	antisarkolemmal (ASA)
Myolemm	antimyolemmal (AMLA)
Fibrillen	antifibrillär (AFA)
Aktin	antiaktin (AACA)
Myosin	antimyosin (AMyA)
Z-Streifen	anti-Z-Streifen (AZA)
Mitochondrien und	antiinterfibrillär (IFA)
sarkoplasmatisches	– homogen (Typ 1)
Retikulum	– subsarkolemmal (Typ 2)
Glanzstreifen	gegen Glanzstreifen (AIDA)
organunspezifische AK	
Kerne	antinukleär (ANA)
Kapillare	antiendothelial (AEA)
Mitochondrien	antimitochondrial (AMA)

chen schwerer kardialer Beteiligung zu werten. Aus der Gruppe der Picornaviren haben die Coxsackieviren A und B die größte Bedeutung für die Entstehung einer entzündlichen Myokarderkrankung. Die Häufigkeit der subjektiven (A) und objektiven Symptome (B) ist in Tab. 1.**31** zusammengefaßt. Elektrokardiographisch können Herzrhythmusstörungen mehr im Vordergrund stehen als ST-Streckenveränderungen. Von den ECHO-Viren haben die Serotypen 9 und 22 eine besondere Kardiotropie. Orthomyxoviren (z. B. Influenzavirus A und B) verursachen häufig EKG-Veränderungen. Infektionen mit Zytomegalieviren kommen bei Dialysepatienten und herzchirurgisch behandelten Patienten vor. Das Krankheitsbild kann mit hohen Temperaturen, einer Leukozytose und Ansteigen der Enzymaktivitäten einhergehen (Abb. 1.**26**), so daß eine bakterielle Endokarditis ausgeschlossen werden muß.

Die histologischen Veränderungen bei einer Myokarditis werden nach den Dallas-Kriterien eingeteilt. Es werden fünf Stadien unterschieden:

1. eine aktive Myokarditis: zelluläres, überwiegend lymphozytäres Infiltrat mit Myozytolyse und interstieller Schwellung;
2. eine abheilende Myokarditis: spärliches Infiltrat, überwiegend im Interstitium ohne wesentliche Myozytolyse;
3. eine abgeheilte Myokarditis: Narbenzustand, weitgehend identisch mit dem histologischen Befund bei dilatativer Kardiopathie;
4. eine unverändert aktive Myokarditis: ein histologischer Befund bei der Kontrollbiopsie wie unter Punkt 1;
5. ein Grenzbefund: eine sichere Zuordnung ist histologisch nicht möglich.

Tabelle 1.**30**   Immunhistologische Befunde (Myokardbiopsie); Würzburger Multicenter Studie (% positive Titer $\geq +1$) (nach Maisch, 1990)

Klinische Diagnose	N	trivalente Antikörper	IgG	IgM	IgA	C3	C3 oder IgM
Myokarditis (aktiv/akut)	20	100*	90*	55*	70*	70*	85*
Perimyokarditis (aktiv/akut)	20	100*	100*	95*	90*	90*	100*
Zustand nach Myokarditis (keine Kardiomegalie)	22	100*	95*	32*	32*	36*	45*
Zustand nach Perimyokarditis (keine Kardiomegalie)	15	73*	60*	13	7	33*	40*
Postmyokarditische HME (mit Kardiomegalie)	28	79*	75*	18	36*	61*	75*
Dilatative Kardiomyopathie (idiopathisch)	50	60*	56*	48*	8	12	48*
Alkoholische HME	20	60*	60*	15	25*	35*	40*
Herzgesunde Kontrolle	17	12	12	0	0	0	0
KHK	100	43*	41*	11	20*	3	14

*$p < 0,05$ ($\times^2$-Analyse im Vergleich zu Kontrollen)
 $p < 0,05$ ($\times^2$-Analyse im Vergleich zu KHK)
 HME = Herzmuskelerkrankung

Tabelle 1.**31**   Häufigkeit der subjektiven (A) und objektiven Symptome (B) bei Coxsackie-Myokarditis (nach Koontz u. Ray)

	%
Schmerzen in der Herzregion	
und im Thoraxbereich	80
Muskelschmerzen	60
Dyspnoe	60
Orthopnoe	46
Gelenkbeschwerden	40
Husten	35
Kopfschmerzen	25
Fieber	85
erhöhte BSG	85
Tachykardie	80
Leukozytose über 10000/mm^3 ($> 10 \times 10^9$/l)	75
Herzvergrößerung	75
Perikardreiben	70
Pleuraerguß	65
Ödeme	50
Perikarderguß	45
systolisches Geräusch	40
Galopprhythmus	15
Exanthem	10

Es ist heute aufgrund klinischer Beobachtungen davon auszugehen, daß die Entstehung und der chronische Verlauf einer Virusmyokarditis weitgehend durch immunologische Prozesse bestimmt wird. Nach einem fieberhaften Infekt folgen bei einer Myokarditis nach 10 bis 14 Tagen die kardialen Symptome. Antikörper gegen Myolemm sind bereits 2 bis 4 Wochen nach Beginn der Allgemeinsymptome bei Coxsackie-B- und Influenza-A- und -B-Myokarditis nachweisbar. Bei Patienten mit akuter Perimyokarditis können im Biopsiematerial in 80% der Fälle Bindungen von Antikörpern an das Sarkolemm nachgewiesen werden. Wie bei jeder Entzündung werden auch bei einer Myokarditis Mediatoren freigesetzt, die die Proliferation und Rosettenbildung der Lymphozyten verhindern.

Zirkulierende Immunkomplexe eignen sich besonders zur Verlaufsbeobachtung einer Virusmyokarditis, da sie nur in der Frühphase der Erkrankung nachzuweisen sind. − Aufgrund tierexperimenteller Befunde sind verschiedene T-Lymphozyten charakterisiert worden, die zu einer Zytotoxizität führen können. Die genannten Zellen sind gegen die verschiedenen Viren, virusinfizierte oder nicht infizierte Myozyten und metabolisch-medikamentös behandelte Myozyten gerichtet.

Die Myokarditis bei Diphtherie ist ein typisches Beispiel für einen infektiös-toxischen Prozeß. Das Toxin des Corynebacterium diphtheriae hemmt die Proteinsynthese. Histologisch beginnt ein scholliger Zerfall der Herzmuskelzellen und eine Myozytolyse am 2. bis 4. Tag. Die Prozesse erreichen ihren Höhepunkt in

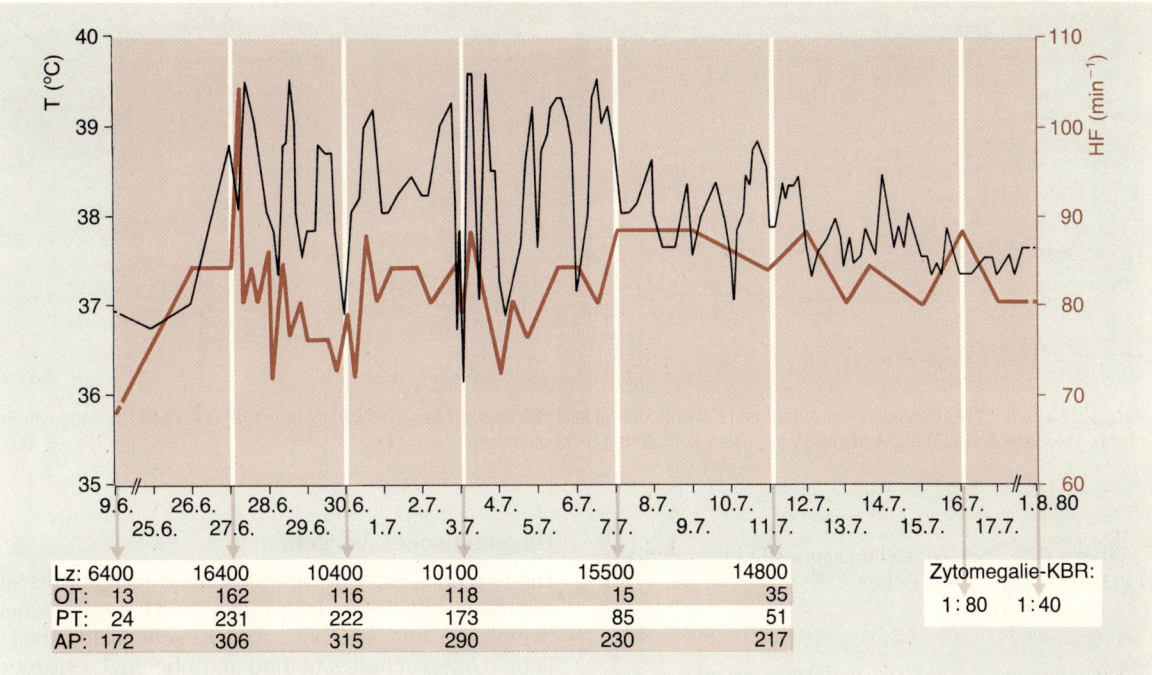

Lz: 6400	16400	10400	10100	15500	14800	Zytomegalie-KBR:
OT: 13	162	116	118	15	35	1:80 1:40
PT: 24	231	222	173	85	51	
AP: 172	306	315	290	230	217	

Abb. 1.**26** Verlauf von Körpertemperatur (T) und Herzfrequenz (HF) bei einer 51jährigen Patientin mit einer Zytomegalieinfektion nach herzchirurgischem Eingriff (aortokoronar-venöser Bypass). Lz = Leukozyten/mm³, OT und PT = Transaminasen (U/l) und AP = alkalische Phosphatase (U/l)

der 2. Krankheitswoche. Zeichen schwerer Herzinsuffizienz sowie lebensbedrohliche bradykarde und tachykarde Herzrhythmusstörungen sind die Folge. Ein akuter Herztod ist in der 2. und 3. Krankheitswoche am häufigsten. Ähnliche Myokardveränderungen werden bei einer Gasbrandinfektion und einer hochtoxischen Shiga-Kruse-Ruhr gesehen.

Beim akuten rheumatischen Fieber stellt der Herzmuskelbefall eine Autoimmunerkrankung des Herzens dar. Die Ablagerung von Antigen-Antikörper-Komplexen im subendokardialen Gewebe, im interstitiellen Gewebe arterieller Gefäße, in den Aschoffschen Knötchen und dem Sarkolemm von Muskelfibrillen scheint für die Entstehung der rheumatischen Karditis von wesentlicher Bedeutung zu sein. Die Diagnose eines rheumatischen Fiebers erfolgt mit Hilfe der Jones-Kriterien, wobei die rheumatische Karditis zu den Hauptbefunden gehört. Eine Herzvergrößerung und Zeichen der Herzinsuffizienz sind seltene Symptome und weisen auf einen schweren Verlauf hin. EKG-Veränderungen bestehen in AV-Blockierungen, meistens I. Grades, intraventrikulären Leitungsstörungen, Erregungsrückgangsstörungen und dem Auftreten von Extrasystolen. – Antibiotika, α-Methyldopa, Phenylbutazon und Paraaminosalicylsäure können sowohl eine allergische Myokarditis als auch eine nekrotisierende Angiitis mit schweren Organschädigungen auslösen. Histologisch werden im Myokard perivaskuläre Infiltrationen mit eosinophilen Granulozyten und mehrkernigen Riesenzellen gefunden. Im EKG werden Veränderungen der ST-T-Strecke beobachtet. Von der allergischen Myokarditis ist eine

toxische Myokardschädigung abzugrenzen, die durch chemische und physikalische Einflüsse verursacht wird. Abb. 1.**23 a** u. **b** zeigen den Befund einer Schädigung des spezifischen Reizleitungssystems im Herzen durch die Gabe von Adriamycin.

Bei den Kollagenosen ist ebenfalls eine Mitbeteiligung des Myokards möglich. Bei der rheumatoiden Arthritis (PCP) tritt sie in 5–25% auf. Fassbender (1969) unterscheidet pathologisch-anatomisch einen diffusen interstitiellen von einem lokalisiert auftretenden nekrotisierenden Typ. Bei der Dermatomyositis, der Sklerodermie und der Periarteriitis nodosa stehen überwiegend gefäßbedingte Veränderungen des Myokards im Vordergrund. Die begleitende Myokarderkrankung steht bei den Kollagenosen klinisch selten im Vordergrund.

An die myokardiale Beteiligung bei Morbus Boeck wird selten gedacht. In ihrem Autopsiematerial finden Gozo u. Mitarb. (1971) und Silverman u. Mitarb. (1978) einen myokardialen Befund bei generalisiertem Morbus Boeck in 20–30% der untersuchten Patienten. Pathologisch-anatomisch sind die nicht verkäsenden Granulome im Myokard des linken Ventrikels und im Septum besonders häufig zu finden. Supraventrikuläre und ventrikuläre Extrasystolen einzeln oder in Salven sowie intraventrikuläre Leitungsstörungen und AV-Blockierungen werden im EKG nachgewiesen. Daneben können Veränderungen der ST-T-Strecken entstehen. Der plötzliche Herztod kann beim Auftreten gefährlicher Herzrhythmusstörungen eintreten. Bei anderen Patienten steht klinisch die Herzinsuffizienz als Folge der geschädigten Ventri-

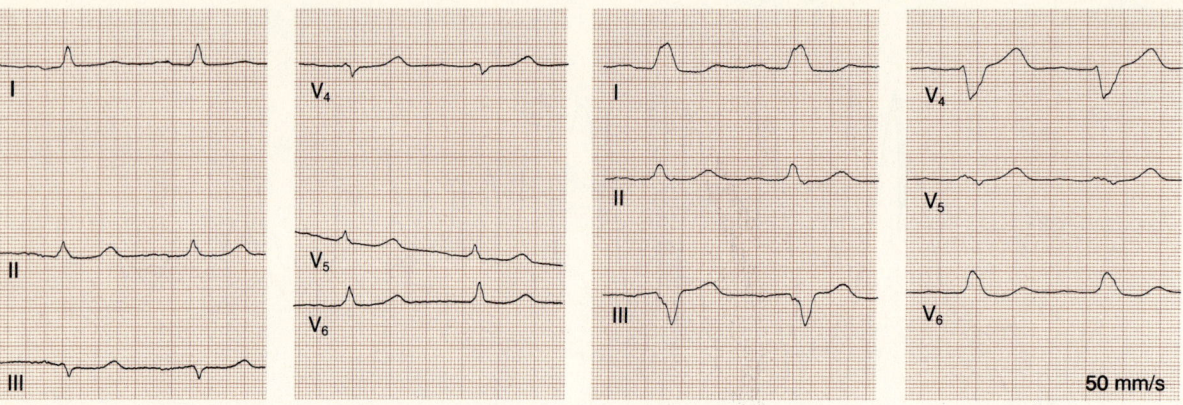

Abb. 1.**27 a** u. **b**   EKG-Befunde einer 47jährigen Patientin mit einem kleinzelligen Bronchialkarzinom vor (**a**) und nach (**b**) Gabe von Adriamycin. Die Gabe von 220 mg Adriamycin hat einen kompletten Linksschenkelblock verursacht

Tabelle 1.**32**   Serologische Diagnostik bei rheumatischer Karditis (nach Bolte)

Blutsenkung	erhöht ~ 70 mm in der 1. Std.
α_2-Globuline (α_2-Makroglobulin)	> 0,6 g/100 ml (> 6 g/l)
Immunglobulin G	erhöht (> 1670 mg/dl ≙ > 16,7 g/l)
Immunglobulin A	erhöht (> 360 mg/dl ≙ > 3,6 g/l)
Antistreptolysin-Titer	> 1:250 O. E. (cave: falsch-positive Resultate bei dekompensierter Rechtsinsuffizienz, Hepatitis, Hyperlipoproteinämie, nephrotischem Syndrom)
Myokardantikörpernachweis (indir. Immunfluoreszenztest)	positiv bei 60−80%

kelfunktion im Vordergrund. Ein neu entstandenes systolisches Geräusch weist auf eine relative Mitralinsuffizienz hin.

Die Tuberkulose kann als unspezifische infektalergische Myokarditis zu lymphozytären interstitiellen Zellinfiltraten führen, auf der anderen Seite werden typische Tuberkel im Herzmuskel nachgewiesen. Die myokardialen Veränderungen bei der Syphilis können diffus oder umschrieben sein. Im EKG werden Herzrhythmusstörungen und Leitungsstörungen beobachtet. Engen syphilitische Gummen die Ausflußbahn der Ventrikel ein, entsteht das Bild einer Pseudoklappenstenose. Die myokardiale Beteiligung bei Lymphogranulomatose und beim Morbus Wegener ist sehr selten. Die Fiedlersche Myokarditis gehört ebenfalls zu den granulomatösen Myokarderkrankungen, ihre Ätiologie ist ungeklärt. Neben einer diffusen interstitiellen Myokarditis wird eine granulomatöse Riesenzellmyokarditis zum Teil mit eosinophilen Granulozyten beschrieben.

Diagnostisches Vorgehen

Die Diagnose einer Myokarditis stützt sich auf der einen Seite auf die in Tab. 1.**28** u. 1.**31** angegebenen Symptome und Befunde. Andererseits sind zusätzliche Untersuchungsmethoden unbedingt erforderlich, die sich aus der ätiologischen Zuordnung ergeben (s. Tab. 1.**27**). Eine Myocarditis purulenta und eine infektiöstoxische Myokarditis werden durch direkten Erregernachweis (Protozoen, Pilze und Bakterien) gesichert. Der Nachweis von kardiotropen Viren gelingt bei einer Virusmyokarditis mit Hilfe von Komplementbindungsreaktionen. Von besonderer Bedeutung ist der immunologische Nachweis von Antikörpern gegen organspezifische (z. B. Sarkolemm, Myolemm oder Fibrillen) und organunspezifische (z. B. Kerne, Kapillaren oder Mitochondrien) Antigene. Der histologische Befund charakterisiert die aktive und abgeheilte Myokarditis. Der Nachweis von zirkulierenden Immunkomplexen gelingt bei Virusmyokarditis häufig und kann für die Verlaufsbeobachtung benutzt werden. Die Diagnose eines akuten rheumatischen Fiebers stützt sich auf die sogenannten Jones-Kriterien, die Diagnose der Myocarditis rheumatica wird zusätzlich durch die Bestimmung des Antistreptolysin-, Antistreptodornase- und Antihyaluronidase-Titers erhärtet. Immunologische Befunde (Zunahme der Immunglobuline A und G und Nachweis von Myokardantikörpern) ergänzen die serologische Diagnostik bei rheumatischer Karditis (Tab. 1.**32**). Eine genaue Medikamentenanamnese erweitert die diagnostischen Überlegungen, wenn eine Myokarditis durch allergisch-hyperergische Reaktionen zur Diskussion steht. Eine Myokarditis bei Kollagenosen erfordert die Bestimmung von Antikörpern gegen Kerne und DNA, sowie des LE-Faktors. Muskelbiopsien werden zur Diagnosestellung einer Dermatomyositis, Sklerodermie und Periarteriitis nodosa durchgeführt. Die Diagnose einer Myokarditis bei granulomatösen Erkrankungen stützt sich auf typische röntgenologische und histologische Befunde und spezifische serologische Ergebnisse (z. B. Fluoreszenz-Treponemen-Antikörper-(FTA-)Test bei der Lues). Läßt sich kein ätiologischer Faktor nachweisen, so besteht der Verdacht auf a 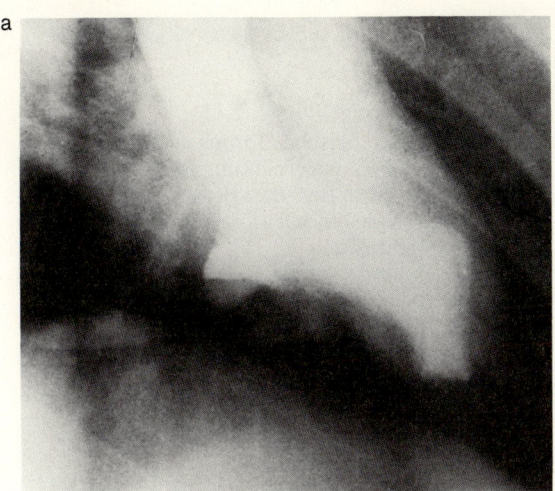 b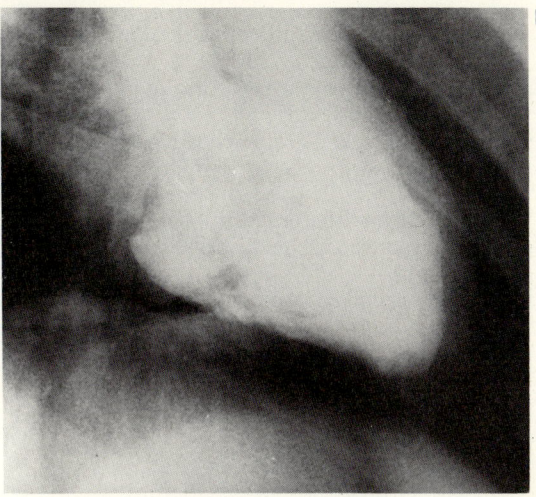

Abb. 1.**28 a** u. **b** Lävokardiogramm (RAO 40 Grad) einer 24jährigen Patientin mit einer Perimyokarditis nach Streptokokkeninfekt und einer Prinzmetal-Angina. Deutliche Akinesie im Bereich der Herzspitze, enddiastolischer Druck im linken Ventrikel: in Ruhe 10, nach Angiographie 18 mmHg

eine Myocarditis idiopathica (Fiedler). Hier erweitert die direkte Katheterbiopsie des Myokards die diagnostischen Möglichkeiten, die auch bei der Diagnostik anderer unklarer Myokarderkrankungen angewendet werden kann. Immunhistologische Befunde ergänzen die morphologischen Veränderungen.

Differentialdiagnose

Die akuten Verlaufsformen einer Myokarditis bereiten in den meisten Fällen keine größeren differentialdiagnostischen Probleme, sie erfordern jedoch eine genaue ätiologische Zuordnung (s. Tab. 1.**27**). Ein Postkardiotomie- bzw. Postinfarktsyndrom (Dressler-Syndrom) ist aufgrund der Vorgeschichte und des Nachweises von Antikörpern gegen Herzmuskulatur zu sichern. Schwierigkeiten kann das gleichzeitige Vorliegen einer koronaren Herzkrankheit und einer akuten Myokarditis bereiten, wie wir es bei einer 24jährigen Patientin beobachten konnten. Neben schnell sich zurückbildenden ST-T-Streckenveränderungen (Prinzmetal-Angina) und einem gleichzeitigen Anstieg der Kreatinphosphokinaseaktivität und des ASL- und ADB-Titers (Zustand nach Streptokokkeninfekt) wurden im Koronarangiogramm typische spastische Engstellungen des R. interventricularis anterior der linken Koronararterie während des Cold-Pressure-Tests nachgewiesen. Der linke Ventrikel (Abb. 1.**28 a** u. **b**) zeigte im Bereich der Herzspitze eine umschriebene Kontraktionsstörung (Akinesie).

Differentialdiagnostische Schwierigkeiten ergeben sich häufig bei den chronischen Verlaufsformen einer Myokarditis, wo Fieber, Leukozytose bzw. Leukopenie und BSG-Beschleunigung fehlen können. Hier muß die Myokarditis gegen die koronare Herzkrankheit und die primären und sekundären Kardiomyopathien abgegrenzt werden. Von den primären Kardiomyopathien ist besonders die kongestive Form zu erwähnen. Bei den sekundären Myokarderkrankungen spielen nutritiv-toxische und metabolische

Störungen, Neuropathien und Myopathien sowie Tumoren und physikalische Schädigungen eine besondere Rolle. Einzelheiten sind Tab. 1.**33** zu entnehmen.

Wird eine Virusmyokarditis vermutet, ist eine spezielle virologische Diagnostik zu empfehlen, da vom Ergebnis die Rezidivhäufigkeit, die Langzeitprognose und auch die Letalität bestimmt werden. Da die Virusisolierung zeitaufwendig und kostspielig ist, werden die Komplementbindungsreaktionen im Serum bevorzugt. Ein Anstieg um 3–4 Titerstufen gilt als Beweis für eine kurz zurückliegende Infektion.

Eine Myokarditis bei den Kollagenosen und den granulomatösen Erkrankungen steht klinisch nur selten im Vordergrund. Die einzelnen Krankheitsbilder müssen durch klinische, serologische, röntgenologische, nuklearmedizinische und histologische Befunde voneinander abgegrenzt werden.

Komplikationen

Neben tachykarden Herzrhythmusstörungen werden Leitungsstörungen bis zum totalen AV-Block beobachtet. Bei hochakuten und chronischen Verläufen kann die Pumpleistung des Herzens so eingeschränkt sein, daß es schließlich zu einer globalen Herzinsuffizienz kommen kann. Bei Kardiomegalie und Vorhofflimmern besteht die Gefahr von Embolien in verschiedene Gefäßprovinzen. Eine Miterkrankung des Perikards ist bei einer Myokarditis häufig und führt zum Krankheitsbild der Pericarditis sicca bzw. exsudativa.

Therapie

Eine akute Myokarditis sollte neben medikamentösen Maßnahmen mit Bettruhe für 3–4 Wochen behandelt werden. In leichteren Fällen ist die Vermeidung körperlicher Anstrengungen ausreichend. Sind die Zeichen einer Herzinsuffizienz vorhanden, werden Herzglykoside, Diuretika und ACE-Hemmer eingesetzt. Die immunsuppressive Behandlung mit Ciclosporin A in

Tabelle 1.**33** Klinische Zuordnung der Kardiomyopathien (nach Kübler, Kuhn und Loogen)

1. Idiopathische (primäre) Kardiomyopathien

A Hypertrophische Kardiomyopathie: familiär
  sporadisch
  a) mit nachweisbarer Obstruktion
   = hypertrophische obstruktive Kardiomyopathie
  b) ohne nachweisbare Obstruktion

B Kongestive Kardiomyopathie: familiär
  sporadisch

C Obliterative Kardiomyopathie
  a) Fibroelastose
  b) Endomyokardfibrose
  c) Endocarditis eosinophilica fibroplastica Löffler

D Zwischengruppe zwischen hypertrophischer und kongestiver Kardiomyopathie mit Zeichen der Herzinsuffizienz bei deutlicher Wandhypertrophie der Ventrikelmuskulatur

E Gruppe der Anfangsstadien und der Restzustände nach Myokarderkrankung (erst später genaue Zuordnung möglich)

2. Sekundäre Kardiomyopathien

A Entzündliche Herzmuskelerkrankungen durch:
  a) Bakterien (Streptokokken, Brucellosen, Tuberkulose, evtl. Sarkoidose)
  b) Viren (Coxsackie, A u. B, ECHO-Virus, Influenzavirus, infektiöse Mononukleose, Hepatitis epidemica)
  c) Protozoen (Chagas-Erkrankung, Toxoplasmose)
  d) Rickettsien (Fleckfieber)
  e) Mykosen (Kandidosis, Sporotrichosis)
  f) rheumatische Karditis
  g) Autoaggressionssyndrome (Postkardiotomie-, Postmyokardinfarkt-Syndrom der idiopathischen Perikarditis)
  h) Kollagenosen (primär-chronische Polyarthritis, Dermatomyositis, Sklerodermie, Lupus erythematodes, Panarteriitis nodosa, Wegenersche Granulomatose)

B Nutritive und toxische Störungen
  a) Fehl- und Mangelernährung (Alkohol-, Thiaminmangel = Beri-Beri-Herzerkrankung, Kobalt, Kwashiorkor-Herzerkrankung
  b) Bakterientoxine
  c) Arzneimittel (Adrenalin, Isoproterenol, Reserpin, Emetin, Procain[amid], Daunomycin, trizyklische Antidepressiva)

C Metabolische Störungen
  a) Glykogenspeicherkankheiten (Glykogenose Typ II = Pompesche Erkrankung, Glykogenose Typ VII)
  b) Lipidspeicherkrankheiten (Refsum-Erkrankung, Niemann-Picksche Erkrankung, Fabry-Anderson-Erkrankung usw.)
  c) Mukopolysaccharidspeicherkrankheiten (Huntersche Erkrankung, Pfaundler-Hurler-Erkrankung, Sanfilippo-Erkrankung usw.)
  d) Speicherung von Elektrolyten: Hämochromatose
  e) endokrine Erkrankungen (Hyper- und Hypothyreose, primärer Hyperaldosteronismus, Cushing-Syndrom, Phäochromozytom, Akromegalie, Werner-Syndrom, Hyperparathyreoidismus, Hyperinsulinismus, Schwangerschaft und Wochenbett [?])

D Neuropathien und Myopathien (progressive Muskeldystrophie, Friedreichsche Ataxie, myotonische muskuläre Dystrophie, Myositis, Myasthenia gravis)

E Infiltrative Störungen
  a) Primärtumoren (Rhabdomyome, Myxome, intramurale Fibrome, Gefäßtumoren)
  b) Tumormetastasen
  c) Leukämieinfiltrationen
  d) Fettinfiltrationen

F Physikalische Störungen
  a) Trauma (Commotio cordis, Stich-, Schnitt- und Schußverletzungen)
  b) Bestrahlung

Kombination mit Prednison und Azathioprin ist bisher nur kontrollierten Studien vorbehalten. Eine Verbesserung der Prognose ist bisher nicht gesichert. Eine notwendige antiarrhythmische Therapie erfolgt in üblicher Weise. Lebensbedrohliche Bradykardien werden mit permanenten Herzschrittmachern versorgt. Tritt im Verlauf der Myokarditis ein kardiogener Schock auf, werden zusätzlich die Gabe von Katecholaminen (Dopamin und Dobutamin) und der Einsatz einer künstlichen Beatmung und einer assistierten Zirkulation notwendig.

Die spezifische Behandlung der Myokarditis orientiert sich an der ätiologischen Zuordnung. Für die Chagas-Erkrankung sind spezifische Präparate in der klinischen Erprobung. Eine Pilzmyokarditis wird mit Amphotericin B (0,25–1,0 mg/kg KG) in Kombination mit 5-Fluorocytosin behandelt. Eine eitrige herdförmige Myokarditis kann als Begleiterkrankung einer bakteriellen Endokarditis oder einer systemischen Sepsis auftreten. Die antibiotischen Therapieempfehlungen sind dem Abschnitt über die Endokarditis zu entnehmen.

Da Virostatika bisher nicht verfügbar sind, entfällt eine kausale Therapie bei der Virusmyokarditis.

Der Einsatz von Glucosteroiden ist umstritten und in der Frühphase einer Virusmyokarditis nicht indiziert. Tierexperimentelle Befunde sprechen vielmehr für eine Steigerung der Virusreduplikation und eine Herabsetzung der körpereigenen Abwehr u. a. durch eine Störung der Interferonsynthese bei Gabe von Steroiden. Bei den chronischen Verlaufsformen können Steroide möglicherweise den fibrotischen Umbau des Myokards abmildern.

Der Einsatz von Antibiotika bei der Virusmyokarditis liegt darin begründet, daß bakterielle Superinfektionen während der Viruserkrankung auftreten, die die Virusvermehrung fördern können. Bei der Verhinderung einer Virusmyokarditis stehen heute die prophylaktischen Impfmaßnahmen an erster Stelle. Gegen Röteln, Influenza A und B, Poliomyelitis und Masern sind potente Impfstoffe vorhanden.

Die infektiös-toxische Myokarditis bei Diphtherie wird mit 10 000−20 000 (bis 100 000) IE Antitoxin behandelt. Die primäre Prävention geschieht durch Immunisierung. Eine zusätzliche Behandlung mit Penicillin G 2−4 Mill. IE oder Erythromycin 3- bis 4mal 200 mg für 1 Woche hat sich bewährt.

Auf die Behandlung des akuten rheumatischen Fiebers mit Herzbeteiligung durch eine Infektion mit β-hämolysierenden Streptokokken der Gruppe A ist im Abschnitt über die Endokarditis ausführlich eingegangen worden. Die spezifische Behandlung der Myokarditis bei Kollagenosen und granulomatösen Erkrankungen richtet sich nach der jeweiligen Grunderkrankung und wird daher an anderer Stelle erörtert. Eine Myokarditis unklarer Ätiologie wird symptomatisch behandelt. Um den fibrotischen Umbau im Herzmuskel abzuschwächen, werden Steroide empfohlen.

Prognose und Verlauf

Die **Prognose** und der Verlauf einer Myokarditis unterschiedlicher Ätiologie ist nicht einheitlich. Sie wird bestimmt von ätiologischen Faktoren, histologischem Befund und hämodynamischen Veränderungen. Erschwerend kommt hinzu, daß eine leichte Myokarditis sich nur in Form von Herzrhythmusstörungen zeigen kann, ohne daß weitere Symptome nachzuweisen sind. Maisch (1990) findet bei 85 Patienten mit akuter Perimyokarditis in 55% eine Besserung, in 20% einen chronischen Verlauf, in 10% eine progrediente Verschlechterung und in einer Nachbeobachtungszeit von 2,9 bis 3,4 Jahren eine Letalität von 15%. Die kumulativen Überlebensraten nach subjektivem Krankheitsbeginn unterscheiden sich zwischen der postmyokarditischen Herzerkrankung und der primären dilatativen Kardiomyopathie nicht. Mit dem histologischen Nachweis von Myokardfibrose und Faserhypertrophie verschlechtert sich die Prognose der postmyokarditischen Herzmuskelerkrankung erheblich. Vier Jahre nach Diagnosestellung beträgt die kumulative Überlebensrate bei Nachweis einer hochgradigen Faserhypertrophie weniger als 50%.

Für den süd- und mittelamerikanischen Raum hat die Chagas-Erkrankung eine besonders große Bedeutung erlangt. Sie ist in diesen Gebieten die häufigste Ursache für eine Herzerkrankung. Im Verlauf wird eine akute, eine latente und eine chronische Form unterschieden. 30% der mit Trypanosoma cruzi infizierten Patienten entwickeln nach etwa 20 Jahren ein großes dilatiertes Herz mit den typischen Zeichen der Herzinsuffizienz. Das Auftreten von Herzrhythmusstörungen und intraventrikulären Leitungsstörungen macht die Prognose weiter ungünstig. Eine Pilzmyokarditis wird am häufigsten bei Patienten mit malignen Erkrankungen beobachtet, die zytostatisch und/ oder immunsuppressiv sowie mit Röntgenstrahlen behandelt werden. Den Verlauf bestimmt weitgehend die Grunderkrankung. Eine Myokarditis mit Meningokokken ist ebenfalls lebensgefährlich und prognostisch ungünstig. Eine tuberkulöse Myokarditis wird klinisch selten relevant. In einigen Fällen werden Herzrhythmusstörungen und eine Herzinsuffizienz beobachtet. Eine Infektion mit Rickettsien ist prognostisch nicht ungünstig.

Die meisten Patienten mit einer Virusmyokarditis gesunden aufgrund von Langzeituntersuchungen ohne bleibende kardiale Schädigungen. Der chronische Verlauf mit progredienter manifester Herzinsuffizienz ist selten. Todesfälle treten besonders bei Säuglingen mit Coxsackieviren auf. Die Letalität kann bis zu 50% betragen. Herzrhythmusstörungen können in Einzelfällen zum plötzlichen Herztod führen.

Die Prognose der infektiös-toxischen Myokarditis bei Diphtherie ist immer noch ungünstig. Eine therapierefraktäre Herzinsuffizienz und ein plötzlich auftretender totaler AV-Block können zum Tode führen. Diese und andere schwere Komplikationen treten meistens in der 2. und 3. Krankheitswoche auf. Wird die akute Krankheitsphase überlebt, ist die weitere Prognose günstig.

Das rheumatische Fieber neigt ohne Penicillinprophylaxe zu häufigen Rezidiven. Ein Herzklappenfehler entwickelt sich bei etwa 15% der Erwachsenen und bestimmt dann den weiteren Verlauf. In der akuten Krankheitsphase des rheumatischen Fiebers sind Todesfälle selten. Die Prognose wird wesentlich verschlechtert, wenn sich auf eine rheumatische Endokarditis eine bakterielle Besiedlung aufpfropft.

Die Prognose der Myokarditis bei Kollagenosen und granulomatösen Erkrankungen wird weitgehend durch die Grunderkrankung bestimmt. Der plötzliche Herztod durch lebensbedrohliche tachykarde und bradykarde Herzrhythmusstörungen ist besonders bei der myokardialen Miterkrankung an einer Sarkoidose bekannt.

Merke: Die Myokarditis ist eine entzündliche Erkrankung des Herzmuskels, die sich morphologisch an den Myokardfasern, am interstitiellen Gewebe und/oder an den Gefäßen manifestiert. Die Ätiologie ist vielschichtig. Neben Erregern spielen infektiös-toxische Prozesse, allergisch-hyperergische Reaktionen, Erkrankungen aus dem Formenkreis der Kollagenosen und granulomatöse Krankheiten eine besondere Rolle. Aufgrund der immunologischen Befunde im Serum und im Biopsiematerial wird von Autoimmunerkrankungen des Herzens gesprochen. Hierzu gehören die Perimyokarditis, die Chagas-Erkrankung, das rheumatische Fieber, die Endokarditis, Abstoßungsreaktionen nach Herztransplantation und das Postkardiotomie-Syndrom. Die spezifische Behandlung der Myokarditis orientiert sich an der ätiologischen Zuordnung. Die Prognose und der Verlauf der Herzmuskelentzündung sind nicht einheitlich. Eine Virusmyokarditis heilt in der Regel ohne bleibende kardiale Schädigungen aus. Andere Formen der Myokarditis sind durch schwere Herzinsuffizienz und lebensbedrohliche Herzrhythmusstörungen gekennzeichnet oder durch den Verlauf der Grunderkrankung bestimmt. Ein kardiogener Schock ist stets als sehr ungünstiges Zeichen zu werten. Differentialdiagnostisch ist von der Myokarditis besonders die koronare Herzkrankheit abzugrenzen.

Weiterführende Literatur

Ablard, G., A. Larchan: Der akute Gelenkrheumatismus des Erwachsenen. Acta rheumatol. (Basel) 20 (1963) 1

Bolte, H.D.: Die rheumatische Karditis. Internist 16 (1975) 501

Brunner, F.D., M. Rutishauser: Primäre Myokardkrankheit und infektiöse Myokarditis. Z. Kardiol. 58 (1970) 1246

Doerr, W.: Morphologie der Myokarditis. Verh. dtsch. Ges. Inn. Med. 77 (1971) 301

Gerzen, P., A. Granath, B. Holmgren, S. Zetterquist: Acute myocarditis. A follow up study. Brit. Heart J. 34 (1972) 575

Gore, L., O. Saphir: Myocarditis. A classification of 1402 cases. Arch. Path. 34 (1967) 827

Gozo, E.G., I. Cosnow, H.C. Cohen, L. Okuhn: The heart in sarcoidosis. Chest 60 (1971) 379

Koontz, Ch., C.G. Ray: The role of Coxsackie group B virus infections in sporadic myopericarditis. Amer. Heart J. 82 (1971) 750

Kübler, W., H. Kuhn, F. Loogen: Die Kardiomyopathien. Z. Kardiol. 62 (1973) 3

Laranja, F.S., E. Dias, G. Nobrega, A. Miranda: Chagas disease: A clinical, epidemiologic, and pathologic study. Circulation 14 (1956) 1035

Lerner, A.M., F.M. Wilson: Virus myocardiopathy. Progr. med. Virol. 15 (1973) 63

Maisch, B.: Prognostische Determinanten bei Myokarditis und Perimyokarditis. Dtsch. Ärztebl. 87 (1990) 281

Maisch, B.: Autoimmunerkrankungen des Herzens. Internist 31 (1990) 26

Meinertz, T., S.H. Hohnloser: Kardiomyopathien. In Krück, F., W. Kaufmann, H. Bünte, E. Gladtke, R. Tölle: Therapiehandbuch. Urban & Schwarzenberg, München 1989

Roberts, W.C., H.A. McAllister, V.J. Feorans: Sarcoidosis of the heart. A. clinicopathologic study of 35 necropsy patients (group I) and review of 78 previously described necropsy patients (group II). Amer. J. Cardiol. 53 (1977) 86

Saborowski, F.: Entzündliche Erkrankungen des Herzens. In Krück, F., W. Kaufmann, H. Bünte, E. Gladtke, R. Tölle: Therapiehandbuch. Urban & Schwarzenberg, München 1989

Schölmerich, P.: Klinik der Myokarditis. Verh. dtsch. Ges. Inn. Med. 71 (1971) 335

Schölmerich, P.: Diagnostik und Verlauf der Virusmyokarditis. Internist 16 (1975) 508

Schölmerich, P., B. Maisch, H. Just: Entzündliche Herzmuskelerkrankungen. In Schölmerich, P., H. Just, T. Meinertz: Myokarderkrankungen, Perikarderkrankungen, Herztumoren. Handbuch der inneren Medizin, Bd. IX/5. Springer, Berlin 1989

Silverman, K.J., G.M. Hutchins, B.H. Bulkley: Cardiac sarcoid: A clinico-pathologic study of 84 unselected patients with systemic sarcoidosis. Circulation 58 (1978) 1204

Windorfer, A.: Die akute Virus-Myokarditis beim Kind. Münch. med. Wschr. 108 (1966) 2213

Wynne, J., E. Braunwald: The cardiomyopathies and myocarditides. In Braunwald, E.: Heart Disease. Saunders, Philadelphia 1988

Perikarditis

Definition: Die Perikarditis ist eine Entzündung des viszeralen und parietalen Blattes des Herzbeutels. Makroskopisch werden eine fibrinöse, eine seröse, eine hämorrhagische und eine purulente Perikarditis unterschieden. Lebensbedrohlich ist eine Herztamponade, die aus verschiedenen Ursachen sehr schnell entstehen kann. Ihre Beseitigung ist dringend angezeigt. Eine zweite Sonderform ist die konstriktive Perikarditis, die besonders die diastolische Füllung des Herzens behindert. Das Krankheitsbild wird häufig als myokardiale Insuffizienz verkannt.

Häufigkeit

Doerr (1971) findet bei 6696 obduzierten Patienten in 5% eine Perikarditis. Die Zahl derjenigen Patienten, die eine Perikarditis haben, ohne daß eine auslösende Ursache gefunden wird, ist relativ groß. Diese Form wird daher als idiopathische (unspezifische oder benigne) Entzündung des Herzbeutels bezeichnet. Virusbedingte Perikarditiden sind häufiger als bakterielle Entzündungen des Perikards. Bei den Viren spielt die Coxsackiegruppe eine besondere Rolle. Eine tuberkulöse Perikarditis ist zur Seltenheit geworden. Bei Patienten mit akuter und chronischer Niereninsuffizienz ist die Pericarditis sicca und exsudativa eine bekannte und häufige Komplikation. Eine deutliche Zunahme der Perikardveränderungen ist in den letzten Jahren nach herzchirurgischen Eingriffen und bei Tumorerkrankungen nachzuweisen. Bei ausgedehnten transmuralen Myokardinfarkten wird ebenfalls eine Perikarditis in der Akutphase beobachtet.

Ätiologie

Die verschiedenen Ursachen für eine akute Perikarditis sind in Tab. 1.**34** dargestellt. Von den verschiedenen Erregern sind die Viren ätiologisch von besonderer Bedeutung. Eine isolierte Virusperikarditis ist aber selten, meistens ist das Myokard mitbefallen. Das rheumatische Fieber führt sehr häufig zu einer rheumatischen Karditis. Die morphologischen Veränderungen am Endokard und Myokard bestimmen den weiteren Krankheitsverlauf wesentlicher als die gleichzeitig ablaufende Perikarditis.

Eine Perikarditis bei großen transmuralen Myokardinfarkten der Vorderwand wird in den ersten Krankheitstagen häufig gefunden. Eine Antikoagulantientherapie muß notfalls unterbrochen werden, um ein Hämoperikard zu verhindern. Das Postmyokardinfarkt-Syndrom (Dressler-Syndrom) wird in der 3. und 4. Krankheitswoche beobachtet und stellt eine Autoimmunkrankheit dar. Von den Stoffwechselerkrankungen führt besonders häufig die terminale Niereninsuffizienz zu einer Perikarditis. Die einzelnen ätiologischen Faktoren sind bisher nicht alle aufgedeckt. Auf der einen Seite wird eine direkte Beziehung zwischen der Höhe der Retentionswerte und dem Auftreten der Perikarditis gefunden, auf der anderen Seite wird eine Virusinfektion diskutiert. Bei Patienten im Dauerdialyseprogramm sind Infektionen mit Zytomegalieviren beschrieben. Bei den verschiedenen Erkrankungen, die in den Formenkreis der Kollagenosen gehören, kann eine akute Perikarditis auftreten, die meistens keine große klinische Bedeutung hat. Sie ist beim Lupus erythematodes disseminatus häufig und wird in ca. 50% der Fälle beobachtet. Penetrierende und stumpfe Thoraxtraumen sowie herzchirurgische Eingriffe können eine Perikarditis auslösen. Ein dissezierendes Aortenaneurysma kann zu einer hämorrhagischen Perikarditis oder bei kompletter Ruptur zu einer tödlichen Perikardtamponade führen. Lymphoretikuläre Erkrankungen und Bronchialkarzinome können in das Perikard einwachsen. Selten entstehen Tumoren primär im Perikard (z.B. Mesotheliome). Bei 20–30% aller Patienten mit einer Perikarditis ist keine Ursache nachweisbar. Ein Teil dieser Fälle ist wahrscheinlich virusbedingt. Auf der anderen Seite müssen neue ätiologische Faktoren diskutiert werden, z.B. toxische Medikamenteneinwirkungen, wie sie bei einer Behandlung mit Minoxidil vorkommen und in etwa 10% der so therapierten Patienten zu einem Perikarderguß führen. – Die Häufigkeitsverteilung der verschiedenen Grunderkrankungen hängt von der Zusammensetzung des primären Krankheitsgutes ab (Tab. 1.**35**). Bei internistischen Patienten ist der Tumorbefall des Perikards häufig (Robertson u. Mulder, 1984). Die Ursachen für eine chronische und eine konstriktive Perikarditis sind in Tab. 1.**36** zusammengefaßt.

Pathophysiologie und Klinik

Klinisch werden die entzündlichen Perikarderkrankungen in vier Formen unterteilt (Tab. 1.**37**). Von einer akuten Perikarditis wird eine chronische Verlaufsform abgegrenzt. Die Veränderungen am Perikard können zu einer Pericarditis constrictiva führen. Bei anderen Patienten steht der Perikarderguß bzw. die Herztamponade im Vordergrund.

Die **akute** Entzündung des Herzbeutels manife-

Tabelle 1.34 Ursachen der akuten Perikarditis

1. Infektionen:
   Protozoen, Pilze, Bakterien, Rickettsien und Viren
2. Rheumatisches Fieber
3. Myokardinfarkt
   – Frühperikarditis
   – Spätperikarditis (Postmyokardinfarkt-Syndrom)
4. Stoffwechselerkrankungen:
   Niereninsuffizienz, Addison-Krise, diabetisches Koma, Myxödem, Cholesterin-Perikarditis
5. Kollagenosen:
   primär-chronische Polyarthritis mit Sonderformen, Lupus erythematodes disseminatus, Sklerodermie, Dermatomyositis, Panarteriitis nodosa
6. Allergische Reaktionen (Serumkrankheit, Arzneimittel)
7. Thoraxtraumen, einschließlich herzchirurgische Eingriffe
8. Nachbarschaftsprozesse:
   dissezierendes Aortenaneurysma, perforierter Ösophagus
9. Tumoren
10. Strahlentherapie
11. Ungeklärte (idiopathische) Perikarditis

Tabelle 1.35 Ursachen entzündlicher Perikarderkrankung in 3 großen Statistiken (Angaben in %) nach Schölmerich (1989)

Krankheit	Spodick (1975	Agner u. Gallis (1979)	Robertson u. Mulder (1984)
Niereninsuffizienz	34	13,1	10,4
Neoplasie	20	10,0	29,0
Idiopathische Perikarditis	12	35,1	19,3
Viruserkrankung	11	–	10,4
Bakterieller Infekt (einschl. TBC)	9	9,6	14,6
Herzinfarkt	5	9,0	–
Kollagenkrankheiten	7	10,5	8,8
Postperikardiotomie-Syndrom	–	5,1	3,0
Trauma	1	0,75	4,5
Arzneimitteleinwirkung	1	1,5	–
Hypothyreose	–	1,5	–
Strahleneinwirkung	–	0,75	–
Herzinsuffizienz		3,0	

Tabelle 1.36 Ursachen einer chronischen (A) und einer konstriktiven (B) Perikarditis (nach Schölmerich u. Mitarb.)

A. 1. Chronisch-idiopathischer Perikarderguß
    2. Tuberkulöse Perikarditis
    3. Cholesterin-Perikarditis
    4. Chyloperikard
    5. Urämische Perikarditis
    6. Neoplastische Perikarditis
    7. Perikarditis bei Kollagenkrankheiten

B. 1. Tuberkulose
    2. Bakterielle Erkrankungen
    3. Thoraxtrauma
    4. Idiopathische Perikarditis
    5. Pilzerkrankungen
    6. Parasitäre Erkrankungen
    7. Strahleneinwirkung
    8. Cholesterin-Perikarditis
    9. Rezidivierendes Hämoperikard
   10. Herz- und Perikardtumoren

Tabelle 1.37 Klinische Einteilung der Perikarderkrankungen

− Pericarditis acuta
− Pericarditis chronica
− Pericarditis constrictiva
− Perikarderguß bzw. Tamponade

Tabelle 1.38 Symptomatologie der idiopathischen Perikarditis

	Häufigkeit (%)
Fieber	94
substernaler Schmerz	91
EKG-Veränderungen	89
Leukozytose	87
Perikardreiben	69
brüsker Beginn	68
röntgenologische Verbreiterung der Herzsilhouette	66
Pleurabeteiligung	58
Infekt der oberen Luftwege	55
Dyspnoe	55
Senkungsbeschleunigung	49
Rezidive	37

stiert sich als Pericarditis sicca und Pericarditis exsudativa. Sie wird häufig als Komplikation bei verschiedenen Primärerkrankungen beobachtet. Sie kann allein oder in Kombination mit einer Myokarditis und/oder Endokarditis in Erscheinung treten. Bei der Pericarditis sicca kann ein retrosternaler Schmerz im Vordergrund stehen, der sich typischerweise im Liegen bei tiefer Inspiration und bei Husten verstärkt, während im Sitzen eine Erleichterung spürbar ist. Die Steigerung der Körpertemperatur kann verschiedene Ausmaße und Verläufe zeigen. Die Diagnose ist bei Nachweis des klassischen Perikardreibens gesichert. Ein pleuroperikardiales Reiben wird ebenfalls beobachtet. Entwickelt sich eine relevante Flüssigkeitsansammlung im Herzbeutel (Pericardits exsudativa), so treten ein zunehmendes Oppressionsgefühl sowie Orthodyspnoe in den Vordergrund. Perkutorisch läßt sich eine zunehmende Verbreiterung der Herzdämpfung nachweisen. Es kommt zu einer kontinuierlichen Abschwächung der Herztöne und zu einer zunehmenden Einflußstauung, die in einer deutlichen Betonung der Halsvenen mit objektivierbarer Steigerung des Venendruckes sichtbar wird. Mit zunehmendem Volumen des Exsudates sinkt die diastolische Füllung des Herzens und damit das Herzzeitvolumen ab. Es entwickelt sich eine arterielle Hypotonie, die mit zunehmender Herztamponade schließlich in einen kardiogenen Schock übergeht.

Die Symptomatologie der akuten idiopathischen Perikarditis ist zusammenfassend unter dem Gesichtspunkt der Häufigkeit einzelner Krankheitsmerkmale in Tab. 1.**38** zusammengestellt.

Bei den Perikarditiden, die durch Erreger verursacht sind, spielt die Virusperikarditis die größte Rolle. Neben Coxsackie- sind Poliomyelitis-, Masern-, Röteln- und Mumpsviren beteiligt. BSG-Beschleunigung, retrosternale Schmerzen, Perikardreiben, Dyspnoe, Fieber und Tachykardie stehen im Vordergrund der Symptomatik. Eine Herztamponade und ein Übergang in eine Pericarditis constrictiva ist selten.

Eine eitrige Perikarditis ist selten und wird hauptsächlich durch Pneumokokken, Staphylokokken oder Streptokokken hervorgerufen. Sie ist von einer bakteriellen Myokarditis durch das Echokardiogramm abzugrenzen. Bei der tuberkulösen Perikarditis entwickeln sich über lange Zeiträume große serös-sanguinolente Ergüsse, die zu einer Einflußstauung und erhöhten Jugularvenendrücken führen. Subfebrile Temperaturen, BSG-Beschleunigung, Nachtschweiß, Gewichtsverlust und Abgeschlagenheit werden bei den erkrankten Patienten gefunden.

Eine rheumatische Perikarditis kommt beim rheumatischen Fieber unter dem Bild der Pankarditis vor. Bei den Kollagenkrankheiten führt besonders der Lupus erythematodes disseminatus zu intermittierender Pericarditis sicca oder exsudativa. Begleitende Entzündungen der Pleura sind häufig. Beim Myokardinfarkt wird eine frühe und späte Perikarditis beobachtet. Erstere kommt bei transmuralen Vorderwandinfarkten häufig am 2. und 3. Tag vor. Die späte Perikarditis (Dressler-Syndrom) stellt einen autoimmunologischen Vorgang dar. Sie tritt 3−6 Wochen nach dem akuten Krankheitsbeginn auf und kann zusätzlich mit Gelenkbeschwerden und Fieber einhergehen. Eine Antikoagulantientherapie muß unter Umständen zur Verhinderung eines Hämoperikards unterbrochen werden. − Auf die immunologischen Zusammenhänge wird in dem Abschnitt Myokarditis ausführlich eingegangen.

Allergische Entzündungen des Perikards sind selten und können nach Serum- und Arzneimittelgabe entstehen.

Nach Thoraxtraumen, herz- und thoraxchirurgischen Eingriffen sowie bei Nachbarschaftsprozessen (dissezierendes Aortenaneurysma oder perforierter Ösophagus), Strahlentherapie und Tumoren kann eine akute Perikarditis entstehen, die durch rasche Entwicklung einer Herztamponade eine lebensbedrohliche Situation darstellen kann.

Die **chronische** Perikarditis kann mit und ohne Kompression des Herzens einhergehen. Nach einer Empfehlung von Spodick (1964) wird von einer chronischen Perikarditis immer dann gesprochen, wenn die entzündlichen Veränderungen am Herzbeutel länger als 3 Monate nachweisbar sind. Eine akute Perikarditis kann in eine chronische Verlaufsform übergehen (s. Tab. 1.**34** und 1.**36**). Sie wird besonders bei primär chronisch ablaufenden Grunderkrankungen gefunden.

Neben dem chronisch-idiopathischen Erguß ist die tuberkulöse Perikarditis die häufigste Form der chronischen Herzbeutelentzündung. Die Ergüsse sind groß und meistens gekammert. Die Cholesterin-Perikarditis ist ätiologisch nicht sicher geklärt. Das Cholesterin stammt wahrscheinlich aus Blutbeimengungen des Ergusses (Pericarditis haemorrhagica). Diese Form wird bei Tuberkulose, bei Myokardinfarkten und nach Traumen gefunden. Ein Chyloperikard entsteht meistens bei bösartigen Tumoren, die den Ductus thoracicus arrodieren. Der Verlauf einer urämischen und neoplastischen chronischen Perikarditis ist meistens progredient und wird vom Verlauf der Grundkrankheit bestimmt. Dies gilt auch für die Perikarditis bei Kollagenkrankheiten.

Die Ursachen für eine **konstriktive** Perikarditis sind in Tab. 1.**36** dargestellt. Männer zeigen diese Komplikation häufiger als Frauen. Narbig verdickte, zum Teil verkalkte Perikardblätter werden echokardiographisch und röntgenologisch nachgewiesen. Hämodynamisch ist die diastolische Ventrikelfüllung behindert, Hypotonie, kleines Schlagvolumen und Tachykardie sind die Folge. Die Jugularvenen sind deutlich gestaut und die Leber vergrößert, im Terminalstadium wird eine kardiale Leberzirrhose mit Aszites gefunden. Eine deutliche Lungenstauung fehlt bei den meisten Patienten.

Nichtentzündliche Perikardergüsse (Hydroperikard) werden bei der Herzinsuffizienz besonders bei dekompensierten Herzklappenfehlern beobachtet.

Eine **Herztamponade** kann sich aus verschiedenen Ursachen entwickeln (Tab. 1.**39**). Sie stellt stets eine lebensbedrohliche Situation dar, die durch intensivmedizinische Maßnahmen sehr schnell beseitigt werden muß (Perikardpunktion bzw. -drainage, Perikardfensterung, unter Umständen akute Hämodialyse). Klinisch steht eine sich rasch verschlechternde Schocksymptomatik im Vordergrund. Perforationen mit Herzkathetern und Herzschrittmachersonden sind besonders bei vorgeschädigten Herzen möglich. Spontanrupturen der Ventrikel und der Aorta verlaufen überwiegend letal.

Tabelle 1.**39**   Ursachen einer Herztamponade

Pericarditis exsudativa
– idiopathisch
– infektbedingt
– stoffwechselbedingt

Tumoren des Perikards und Myokards bzw. Metastasen

Thoraxtraumen

Medikamente (Antikoagulantien)

Perforationen
– spontan: Aorta, Ventrikel
– iatrogen: Herzkatheter und Schrittmachersonden

Tabelle 1.**40**   Spezielle Diagnostik der Perikarditis

EKG

Niedervoltage, elektrischer Alternans, ST-T-Streckenveränderungen

Echokardiogramm (M-Mode und 2-dimensional)

– verdicktes Epi- bzw. Perikard
– Perikarderguß (semiquantitativ)
– Ventrikelfunktion
– Tumoren, Metastasen

Röntgenbefunde

– Herz: Bocksbeutel- bzw. Dreiecksform
– DL: aufgehobene bzw. stark verminderte Kontraktionsabläufe der einzelnen Herzabschnitte;
          Kalkspangen
– Kymogramm: Fehlen der Randpulsationen

Computertomographie

– Perikarderguß
– Differenzierung des Ergusses (Dichtemessungen)
– Tumoren, Metastasen

Perikardpunktion

– Histologie
– Erregernachweis
– laborchemische und immunologische Analysen

Diagnostisches Vorgehen

Für die verschiedenen Formen der Perikarditis stehen neben laborchemischen und bakteriologisch-virologischen Verfahren spezielle diagnostische Maßnahmen zur Verfügung (Tab. 1.**40**). Einen wesentlichen Beitrag vermag die **Elektrokardiographie** zu leisten, die im Frühstadium einer Pericarditis sicca eine ST-Elevation, in der Regel mit hoch abgehender S-Zacke in den Ableitungen I–III und den Brustwandableitungen (entsprechend der Ausbreitung des entzündlichen Prozesses) erkennen läßt (Abb. 1.**29 a** u. **b**). Nach einem Zwischenstadium, in dem eine T-Ab-

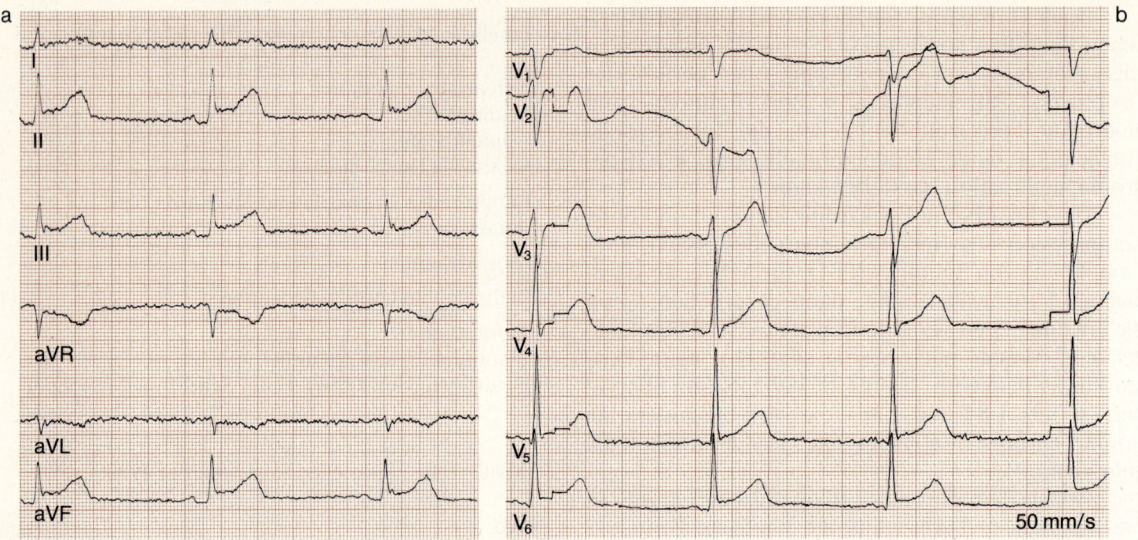

a

b

I

II

III

aVR

aVL

aVF

V_1

V_2

V_3

V_4

V_5

V_6

50 mm/s

Abb. 1.**29 a** u. **b**   Typische EKG-Veränderungen bei einem 59jährigen Patienten mit einer idiopathischen Perikarditis im Frühstadium. Einzelheiten s. Text

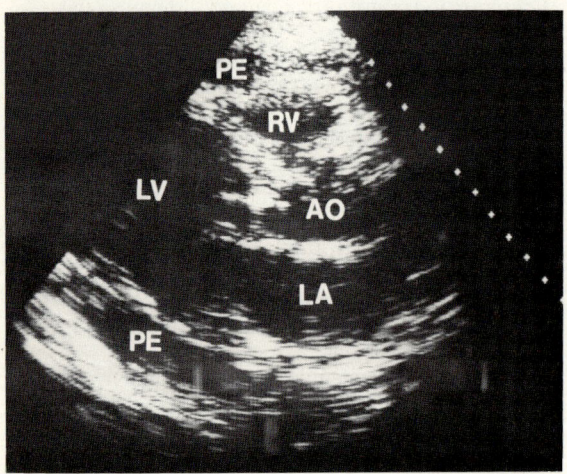

Abb. 1.**30**   Echokardiogramm (2-D, lange Achse) bei einem 65jährigen Patienten mit Hinterwandinfarkt und hämorrhagischem Perikarderguß (PE). RV = rechter Ventrikel, LV = linker Ventrikel, Ao = Aorta, LA = linker Vorhof

flachung in den entsprechenden Ableitungen festgestellt werden kann, bildet sich eine T-Negativierung aus, die differentialdiagnostisch von einer transmuralen Ischämie häufig nicht mit Sicherheit abgegrenzt werden kann. Die im Initialstadium der akuten Perikarditis festgestellte ST-Elevation in allen drei Extremitätenableitungen ist ein wesentliches Argument gegen das Vorliegen eines Myokardinfarktes. Die beim Herzinfarkt oft nachweisbare reziproke ST-Depression in den korrespondierenden Ableitungen findet sich bei der Perikarditis typischerweise nicht. Die im Spätstadium der Perikarditis oft nachweisbare Inversion der T-Welle in allen drei Standardableitungen findet sich beim Myokardinfarkt selten. Eine Vertiefung und/oder Verbreiterung von Q-Zacken ist nicht für die

Perikarditis typisch. Bildet sich eine Pericarditis exsudativa aus, so ist die Entwicklung zur Niedervoltage erkennbar. Auf der anderen Seite wird ein elektrischer Alternans beobachtet (Abb. 1.**30**).

Eine wesentliche Bereicherung für die Diagnostik und Verlaufsbeurteilung einer Perikarditis hat die Entwicklung der ein- und zweidimensionalen Echokardiographie gebracht. Mit Hilfe dieser Methode können Veränderungen am Epi- und Perikard, die Größe eines Perikardergusses (Abb. 1.**30** u. **31**), die Ventrikelfunktion und das Vorliegen von Tumoren bzw. Metastasen nachgewiesen werden. Abb. 1.**32** zeigt den Befund einer Herztamponade. Der Perikarderguß komprimiert den rechten Ventrikel nahezu vollständig in Richtung auf das Septum interventriculare. Gleichzeitig ist ein elektrischer Alternans erkennbar (EKG).

Röntgenologisch läßt sich die Diagnose einer exsudativen Perikarditis aufgrund der allseitigen Vergrößerung des Herzens im Sinne einer sogenannten Bocksbeutelform oder Dreiecksform vermuten (Abb. 1.**33**). Bei der engmaschigen Kontrolle muß die rasche Vergrößerung der Herzsilhouette als ein Argument für das Vorliegen eines Perikardergusses verwertet werden. wobei differentialdiagnostisch eine Herzdilatation als Ausdruck einer kardialen Dekompensation zu erwägen ist. Dabei ist bedeutungsvoll, daß die Perikarditis die Zeichen der Lungenstauung in der Regel vermissen läßt. Bei der Durchleuchtung sind die Kontraktionsabläufe der einzelnen Herzabschnitte stark vermindert bzw. aufgehoben. Kalksicheln können ebenfalls gesehen und topographisch zugeordnet werden. Der kymographische Nachweis verminderter oder fehlender Randpulsationen ist ebenfalls im Sinne der Pericarditis exsudativa verwertbar. Dieses Phänomen ist jedoch auch bei schwerer Kontraktionsinsuffizienz des Myokards zu erwarten, so daß eine sichere Differenzierung mit Hilfe dieser Methode nicht möglich ist.

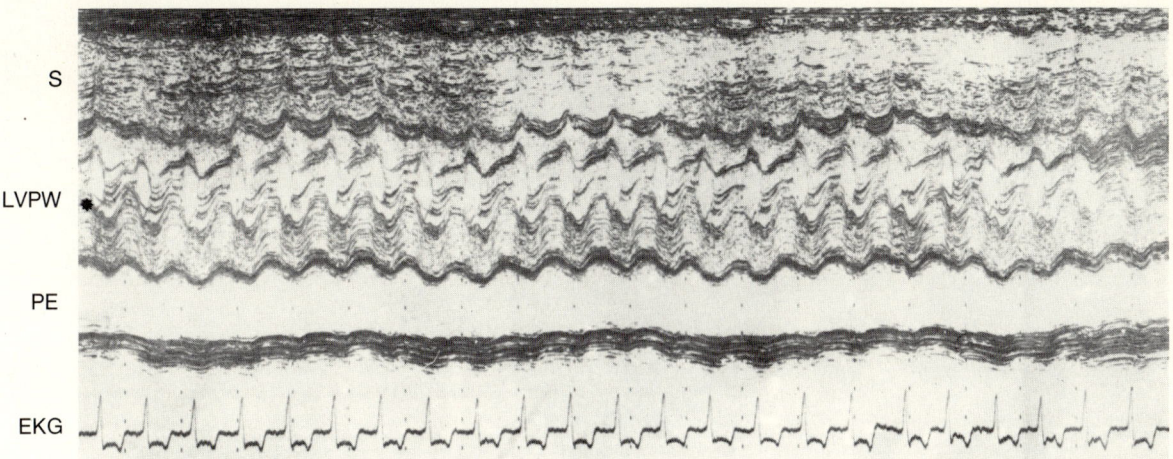

S

LVPW

PE

EKG

Abb. 1.**31**   Echokardiogramm (M-Mode) bei einem 34jährigen Patienten mit einer exsudativen Virusperikarditis. S = Septum interventriculare, LVPW = Hinterwand des linken Ventrikels, PE = Perikarderguß

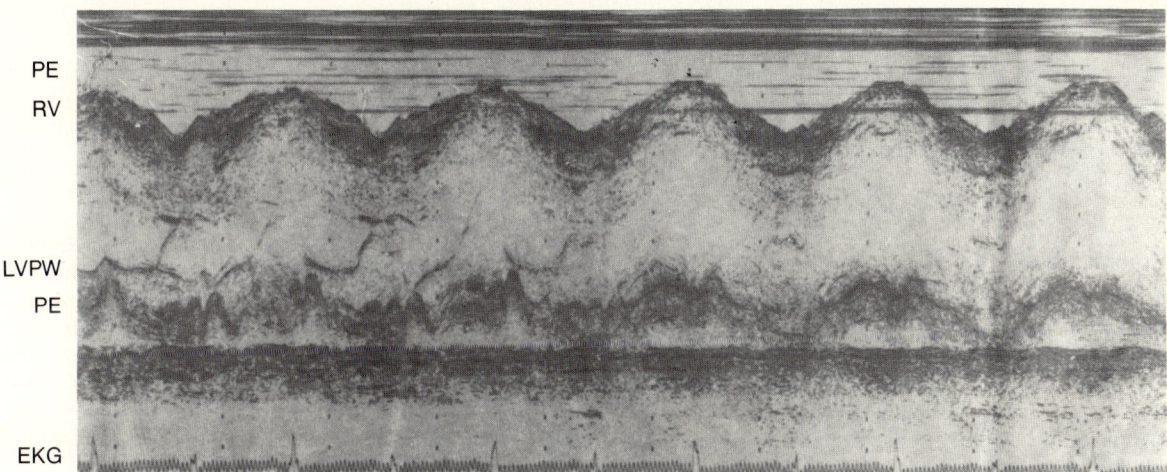

PE
RV

LVPW
PE

EKG

Abb. 1.**32**   Das Echokardiogramm (M-mode) zeigt eine Herztamponade bei einer 43jährigen Patientin mit einem metastasierenden Bronchialkarzinom. Phänomen des „Swinging heart" PE = Perikarderguß, RV = rechter Ventrikel, LVPW = posteriore Wand des linken Ventrikels, EKG = elektrischer Alternans

Mit Hilfe der **Computertomographie** gelingt es nicht nur, einen Perikarderguß nachzuweisen, sondern aufgrund von Dichtewertmessungen eine Differenzierung des Ergusses — serös oder hämorrhagisch — herbeizuführen. Ebenso kann Fettgewebe von einem Flüssigkeitsmantel unterschieden werden.

In speziellen Fällen (z. B. präoperativ) werden **Herzkatheteruntersuchungen** erforderlich, die typische Druckkurvenverläufe besonders im rechten Vorhof und in der rechten Herzkammer ergeben (Dip-Phänomen und Plateaubildung in der Diastole). Die **Perikardpunktion** ermöglicht eine histologische Untersuchung, einen Erregernachweis und laborchemische bzw. immunologische Analysen. Auf die spezielle Diagnostik des rheumatischen Fiebers, des Myokardinfarktes, von Stoffwechselkrankheiten und Kollagenosen wird an anderer Stelle eingegangen. Nachbarschaftsprozesse müssen in die diagnostischen Überlegungen miteinbezogen werden.

Differentialdiagnose

Von einer akuten Perikarditis ist ein frischer Myokardinfarkt, eine Pleuritis mit und ohne Lungenembolie, ein Pneumothorax und mediastinales Emphysem abzugrenzen. Nachbarschaftsprozesse (Erkrankung des Ösophagus und ein dissezierendes Aortenaneurysma) sollten in die differentialdiagnostischen Erwägungen miteinbezogen werden. Anamnese, physikalische und röntgenologische Befunde sowie Enzymbestimmungen und EKG-Verläufe führen zur richtigen Diagnose. Die chronische Perikarditis mit Kompression kann bei Lebervergrößerung mit Aszites eine Leberzirrhose anderer Ätiologie vortäuschen. Seltene Herzklappenfehler wie eine Trikuspidalstenose oder -insuffizienz sowie Tumoren im rechten Herzen oder ein V.-cava-Verschluß können die Symptome einer isolierten Rechtsherzinsuffizienz hervorrufen.

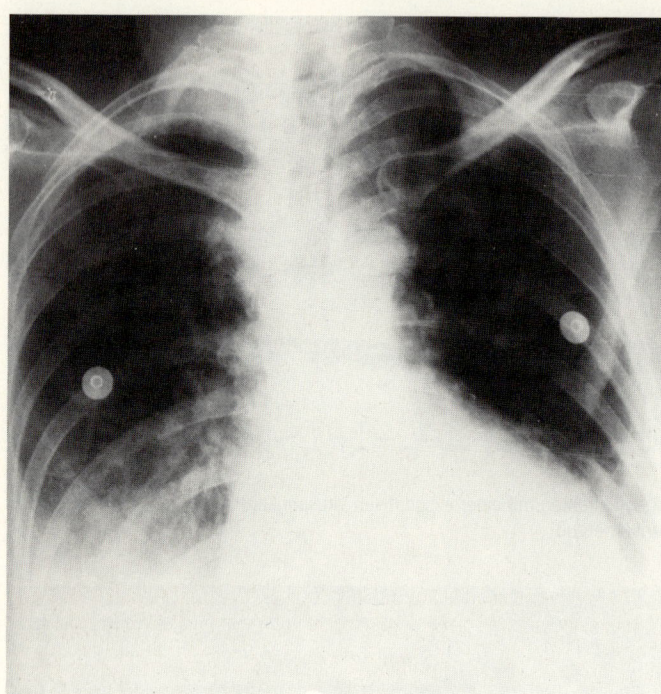

Komplikationen

Aus einer Pericarditis sicca kann sich eine Pericarditis exsudativa entwickeln. In der Regel werden die serösen Ergüsse vollständig resorbiert. Kommt es zu einer sehr schnellen Ergußbildung im Herzbeutel, ist eine akute Herztamponade als lebensbedrohliche Komplikation nachweisbar. Fibröse Veränderungen am Epi- und Perikard mit sekundären Verkalkungen führen zum Krankheitsbild der Pericarditis constrictiva. Im übrigen werden die Komplikationen durch den Verlauf der verschiedenen Grunderkrankungen bestimmt (z.B. Myokardinfarkt, Kollagenosen und Neoplasien).

Therapie

Die Therapie der Perikarditis richtet sich nach ätiologischen Gesichtspunkten und nach dem Verlauf der Erkrankung. Die medikamentösen Maßnahmen sind unspezifisch (Analgetika, Antiphlogistika, Saluretika, evtl. Herzglykoside) und spezifisch (Antibiotika, Tuberkulostatika, Antimykotika, Glukosteroide und Zytostatika). Sie werden durch Entlastungspunktionen bzw. Drainagen und Perikardfensterungen bzw. Perikardektomien ergänzt.

Die akute idiopathische und virusbedingte Perikarditis wird symptomatisch mit Antiphlogistika behandelt. Bei Rezidiven werden Glucosteroide (2–3 Wochen 50 mg) verabreicht. Die Notwendigkeit zur Punktion besteht selten.

Die eitrige Perikarditis wird entsprechend dem Antibiogramm mit Antibiotika behandelt. Bei ungenügendem Therapieerfolg ist eine Perikardektomie zu erwägen.

Die tuberkulöse Perikarditis macht eine Behandlung mit einer Dreier-Kombination für 6–9 Monate erforderlich (Isoniazid, Rifampicin und Ethambutol). Eine Perikardektomie verhindert eine chronische Perikarditis mit Kompression.

Die rheumatische Perikarditis wird wie eine rheumatische Endokarditis mit Penicillin und Steroiden behandelt. Bei der allergischen Perikarditis hat sich die Gabe von Steroiden ebenfalls bewährt.

Die urämische Perikarditis erfordert in aller Regel keine medikamentöse Behandlung. Bei hämodynamisch wirksamen Ergußmengen werden häufigere Hämodialysen sowie Perikardpunktionen bzw. Fensterungen therapeutisch eingesetzt. Eine Perikarditis bei Myokardinfarkt bedarf keiner besonderen Behandlung. Die Antikoagulantientherapie ist unter Umständen zu unterbrechen. Für die Behandlung der chronischen Perikarditis werden die operativen Verfahren (Perikardfensterung bzw. Perikardektomie) bevorzugt. Dies gilt für die idiopathische und tuberkulöse Form ebenso wie für die Cholesterin- und Chyloperikarditis. Bei letzterer wird zusätzlich der Ductus thoracicus unterbunden. Ein Panzerherz sollte immer dann operiert werden, wenn der Venendruck mit medikamentösen Maßnahmen nicht unter 15 cm Wassersäule (11 mmHg) gesenkt werden kann.

Eine bereits eingetretene Myokardatrophie erhöht das postoperative Risiko erheblich.

Prognose und Verlauf

Die Prognose und der Verlauf einer Perikarditis werden weitgehend von der Grunderkrankung bestimmt. Dies gilt in besonderer Weise für das rheumatische Fieber, den Myokardinfarkt, die verschiedenen Stoffwechselerkrankungen, die Kollagenosen, die Nachbarschaftsprozesse und die Tumoren. Die Prognose der akuten idiopathischen und viral ausgelösten Perikarditis ist gut, auch wenn Rezidive beobachtet werden. Auf die ungünstige Prognose einer akuten Perimyokarditis wurde im vorigen Kapitel hingewiesen. Bei einer Nachbeobachtungszeit von etwa 3 Jahren beträgt die Letalität 15%. Bei der eitrigen und tuberkulösen Perikarditis können chronische Verlaufsformen mit Kompression des Herzens auftreten. Eine rechtzeitige Perikardektomie verhindert ein Panzerherz. Die Prognose der rheumatischen Perikarditis ist bei konsequenter Therapie günstig. Die Prognose der verschiedenen chronischen Perikarditisformen hat sich durch die operativen Verfahren deutlich gebessert. Die Operationsletalität beträgt beim Panzerherzen etwa 15−20%. Spontanrupturen der Aorta und der Ventrikel führen durch eine akute Herztamponade schnell zum Tod.

Merke: Die Perikarditis kommt als eigenständige und begleitende Erkrankung vor. Die ätiologische Aufklärung gelingt nicht in allen Fällen. Aufgrund immunologischer Befunde gehört die Perikarditis zu den Autoimmunerkrankungen des Herzens. Der Verlauf kann akut und chronisch sein. Eine Herztamponade kann bei beiden Formen als lebensbedrohliche Komplikation auftreten und erfordert eine sofortige Entlastungspunktion bzw. Drainage. Die Prognose der akuten Perikarditis ist günstig, die Behandlung der chronischen Formen mit unterschiedlicher Ätiologie ist durch operative Maßnahmen deutlich verbessert worden. Ein Panzerherz wird heute nur noch selten beobachtet.

Weiterführende Literatur

Beck, O.A., J. Schinder, H. Hochrein: Perikarditis nach akutem Myokardinfarkt. Dtsch. med. Wschr. 102 (1977) 559
Berg, E.: Traumatische Perikarditis. Münch. med. Wschr. 113 (1971) 182
Brogard, J.M., P. Arnold: Perikarditis bei Niereninsuffizienz. Münch. med. Wschr. 115 (1973) 1183
Doerr, W.: Morphologie der Myokarditis. Verh. dtsch. Ges. Inn. Med. 77 (1971) 301
Galve, E., H. Garcia-del-Castillo, A. Evangelista, J. Batlle, G. Permanyer-Miralda, J. Soler-Soler: Pericardial effusion in the course of myocardial infarction: incidence, natural history, and clinical relevance. Circulation 73 (1986) 294
Kaufmann, W., I. Höfer et al.: Fortschritte in der Differentialdiagnose und -therapie entzündlicher Erkrankungen des Herzens. Med. Welt 27 (1976) 772
Lorell, B.H., E. Braunwald: Pericardial Disease. In Braunwald, E.: Heart Disease. Saunders, Philadelphia 1988
Maisch, B.: Prognostische Determinanten bei Myokarditis und Perimyokarditis. Dtsch. Ärztebl. 87 (1990) 281
Maisch, B.: Autoimmunerkrankungen des Herzens. Internist 31 (1990) 26
Saborowski, F.: Entzündliche Erkrankungen des Herzens. In Krück, F., W. Kaufmann, H. Bünte, E. Gladtke, R. Tölle: Therapiehandbuch. Urban & Schwarzenberg, München 1989
Schölmerich, P., U. Theile, B. Hoppe: Akute Perikarditis. Dtsch. Ärztebl. 77 (1980) 369
Schölmerich, P., U. Theile: Perikarderkrankungen. In Hornbostel, Kaufmann, Siegenthaler: Innere Medizin in Praxis und Klinik, 3. Aufl. Thieme, Stuttgart 1984
Schölmerich, P.: Erkrankungen des Perikards. In Schölmerich, P., H. Just, T. Meinertz: Myokarderkrankungen, Perikarderkrankungen, Herztumoren. Handbuch der inneren Medizin, Bd. IX/5, Springer, Berlin 1989

Kardiomyopathien

R. Griebenow und *F. Saborowski*

Definition: Kardiomyopathien sind Erkrankungen des Herzmuskels, die nicht Folge einer koronaren Herzkrankheit, einer arteriellen Hypertonie, eines angeborenen oder erworbenen Vitiums oder einer Perikarderkrankung sind.
Bei den *primären* Kardiomyopathien ist die Ursache der Erkrankung unbekannt. Eine Vielzahl ätiologischer Faktoren kann zu einer *sekundären* Kardiomyopathie führen.
Eine mehr an makromorphologisch-funktionellen Gesichtspunkten orientierte Einteilung unterscheidet zwischen
− dilatativer Kardiomyopathie (DCM),
− hypertropher Kardiomyopathie (HCM) mit (HOCM) / ohne (HNCM) Obstruktion (diese Bezeichnung hat früher ebenfalls gebräuchliche Namen wie idiopathische, hypertrophe Subaortenstenose [IHSS], muskuläre Subaortenstenose u. a. einheitlich ersetzt),
− restriktiver Kardiomyopathie (RCM).

Häufigkeit

Im Vergleich zur weiten Verbreitung der koronaren Herzkrankheit handelt es sich bei der primären Kardiomyopathie um ein Krankengut von zahlenmäßig eher untergeordneter Bedeutung.

Ätiologie

Die Ätiologie der primären Kardiomyopathien ist bisher nur hypothetisch erklärt: Für die DCM wird in erster Linie ein Autoimmunprozeß gegen in die Membran der Kardiomyozyten integrierte Teile von Virusantigenen (etwa im Rahmen einer Myokarditis) diskutiert.

Die HOCM kommt sowohl sporadisch als auch familiär gehäuft in Form einer autosomal dominanten Erberkrankung vor. Dabei läßt sich die morphologische Ausprägung der Hypertrophie in den meisten Fällen spätestens mit Abschluß der Wachstumsphase nachweisen, selten werden Erstmanifestationen bereits im Säuglingsalter oder erst im Senium beobachtet.

Diejenigen Formen der RCM, die mit einer Endokardfibrose einhergehen, sind hypothetisch als Endstadium eines Prozesses angesehen worden, der

Tabelle 1.**41**   Klassifikation der Kardiomyopathien (nach Starling u. Unverferth)

Primäre Kardiomyopathien (Ursache unbekannt)

1. idiopathisch (dilatativ, hypertroph, restriktiv)
2. familiär (dilatativ, restriktiv)
3. eosinophile Endomyokarderkrankung (restriktiv)
4. Endomyokardfibrose (restriktiv)

Sekundäre Kardiomyopathien (Ursachen unbekannt oder in Verbindung mit Erkrankungen anderer Organsysteme)

1. infektiös (Viren, Bakterien, Pilze, Protozoen)
2. metabolisch,
   a) endokrin: (Diabetes mellitus, Hyper- und Hypothyreose, Nebennierenrindeninsuffizienz, Akromegalie),
   b) Speicherkrankheiten (z.B. Glykogenspeicher-erkrankungen, Hämochromatose, Morbus Fabry),
   c) Elektrolytstörungen, Vitaminmangelkrankheiten.
3. Kollagenkrankheiten (z.B. systemischer Lupus erythematodes)
4. Infiltrationen (z.B. Amyloidose, Sarkoidose, Metastasen, maligne Tumoren)
5. Neuromuskuläre Erkrankungen (z.B. myotone Dystrophie, Friedreich-Ataxie)
6. Allergische und toxische Reaktion (Alkohol, Medikamente, Abstoßung nach Transplantation)
7. Postpartale Kardiomyopathie
8. Unklassifiziert: Endokardfibroelastose

durch funktionsgestörte eosinophile Leukozyten initiiert wurde. Dabei sind unterschiedliche Erkrankungen in der Lage, ein solches pathologisches Verhalten der Eosinophilen zu induzieren (z.B. Parasiteninfektionen, eosinophile Leukose). Sehr selten werden auch für die DCM und RCM familiäre Häufungen beobachtet.

Eine Übersicht über die Klassifikation der Kardiomyopathien gibt Tab. 1.**41**.

Pathophysiologie und Klinik

DCM: Das Vollbild der dilativen Kardiomyopathie zeigt eine Dilatation von linkem und rechtem Ventrikel. Die Herzwände wirken normal dick oder sogar eher ausgedünnt, das Herzgewicht ist jedoch aufgrund der Dilatation regelmäßig erhöht (Abb. 1.**34**). Diastolisch findet sich eine verminderte Dehnbarkeit und eine Verschiebung auf der Frank-Starling-Kurve nach rechts mit daraus resultierendem erhöhtem enddiastolischen Druck. Systolisch ist die Dickenzunahme der Muskulatur bei reduzierter Kontraktilität vermindert. Daraus resultiert ein nur kleines Schlagvolumen sowie eine verminderte Ejektionsfraktion bei zu großem enddiastolischem Volumen (Abb. 1.**35 a−c**). Die Verminderung der Kontraktilität steht in Verbindung mit einer starken Abnahme der β_1-Rezeptoren und teilweiser Entkopplung der membran-

gebundenen Rezeptoren von der durch die Rezeptorbindung stattfindenden intrazellulären Stoffwechselaktivierung. Demgegenüber steigt die Zahl der β_2-Rezeptoren leicht an, die der α-Rezeptoren bleibt unverändert. Die Patienten klagen zunächst über nachlassende körperliche Belastungsfähigkeit sowie Belastungsdyspnoe, in fortgeschritteneren Stadien entwickeln sich Zeichen der venösen Stauung (Beinödeme, Aszites, Lungenödem). Weiterhin führt die Ventrikeldilatation auch zu einer Dilatation des Klappenringes mit Entwicklung einer Mitral- und/oder Trikuspidalklappeninsuffizienz, die die Auswurfleistung weiter beeinträchtigen (Abb. 1.**34**). Neben den Symptomen der Herzinsuffizienz stellen Rhythmusstörungen die zweithäufigste Manifestation einer DCM dar. Dabei können alle Formen tachykarder und bradykarder Reizbildungs- und Reizleitungsstörungen beobachtet werden. Sinusrhythmische Patienten weisen häufig auch in Ruhe eine erhöhte Herzfrequenz auf. Aufgrund von Vorhofflimmern kann es sowohl durch aus dem Vorhof stammende als auch durch auf hypokinetischen Ventrikelarealen gebildete Thromben zu peripheren Embolien kommen.

HOCM: Die regionale Verteilung der Muskelhypertrophie bei der hypertrophen Kardiomyopathie zeigt sehr starke interindividuelle Variationen und kann auch innerhalb der gleichen Familie (bei der vererbten Form) unterschiedliche Verteilungsmuster aufweisen. Es finden sich von der gleichmäßigen Hypertrophie aller Wandabschnitte bis hin zur Hypertrophie nur einer Teilregion eines Ventrikelteils alle Zwischenstadien. Meist ist der linke Ventrikel betroffen, etwa 50−60% der Patienten weisen eine asymmetrische Septumhypertrophie auf (Verhältnis von Dicke des Septums zu Dicke der freien Wand >1,3−1,5). Hi-

Abb. 1.**34**   Zweidimensionale echokardiographische Darstellung ▷ des Herzens eines 33jährigen Patienten mit dilatativer Kardiomyopathie. Dieser Patient zeigt einen großen Thrombus in der Spitze des linken Ventrikels, der sich bis auf die Mitte der posterolateralen Wand fortsetzt (**a**). Zusätzlich findet sich jedoch ein weiterer Thrombus, ebenfalls spitzennah am interventrikulären Septum anhaftend (**b**). Bei leichter Veränderung des Anschallwinkels zeigt sich dann noch ein dritter Thrombus unterhalb der Mitralklappe (**c**). Darüber hinaus findet sich gegenüber dem spitzennah dem Septum anhaftenden Thrombus im linken Ventrikel auch in der gleichen Region im rechten Ventrikel thrombusverdächtiges Material mit deutlich aufgelockerter Struktur (**b**). Hier handelt es sich am ehesten um einen bereits teilweise aufgelösten Thrombus, der bei dem Patienten klinisch einen Lungeninfarkt verursacht hat. Die intrakardiale Doppleruntersuchung zeigt weiterhin eine Trikuspidalinsuffizienz mit systolischem Rückstrom von Blut in den rechten Vorhof (**d**) sowie in geringerem Maße auch eine Mitralinsuffizienz (**e**). Die eindimensionale Darstellung (**f**) zeigt einen dilatierten rechten und linken Ventrikel mit nur noch minimaler systolischer Verkleinerung des Ventrikellumens. Die zu diesem Zeitpunkt bestimmten hämodynamischen Werte zeigten eine schwere Herzinsuffizienz mit ausgeprägter Verminderung der kardialen Auswurfleistung und gleichzeitig erhöhten Füllungsdrucken: Pulmonalarterienmitteldruck: 26 mmHg (normal bis 18 mmHg), Pulmonal-Kapillarverschlußdruck: 22 mmHg (normal bis 12 mmHg), Herzminutenvolumen: 2,8 l/min, Herzindex: 1,6 l/min × m² Körperoberfläche (normal > 3 l/min × m² KO).

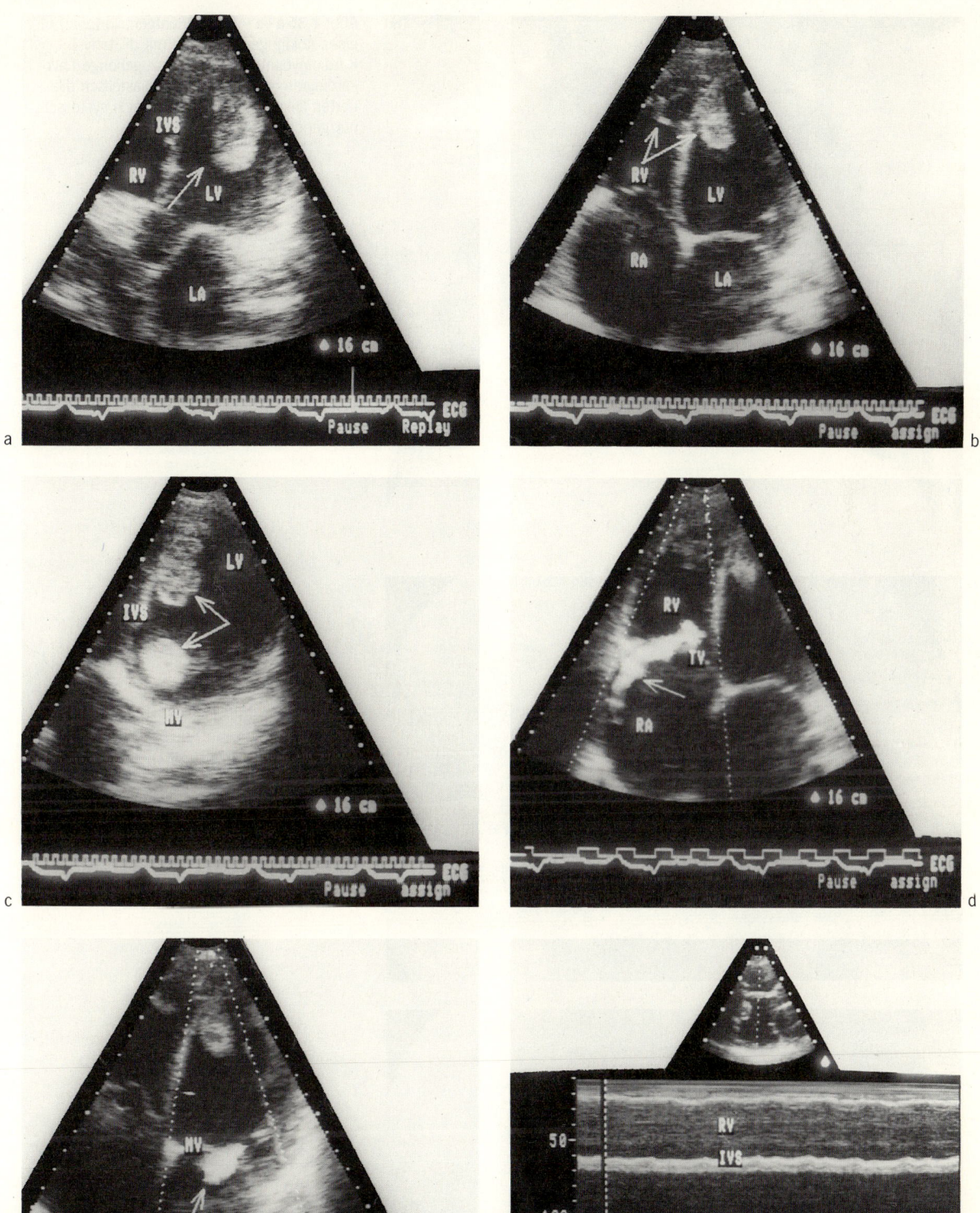

Abb. 1.**34**

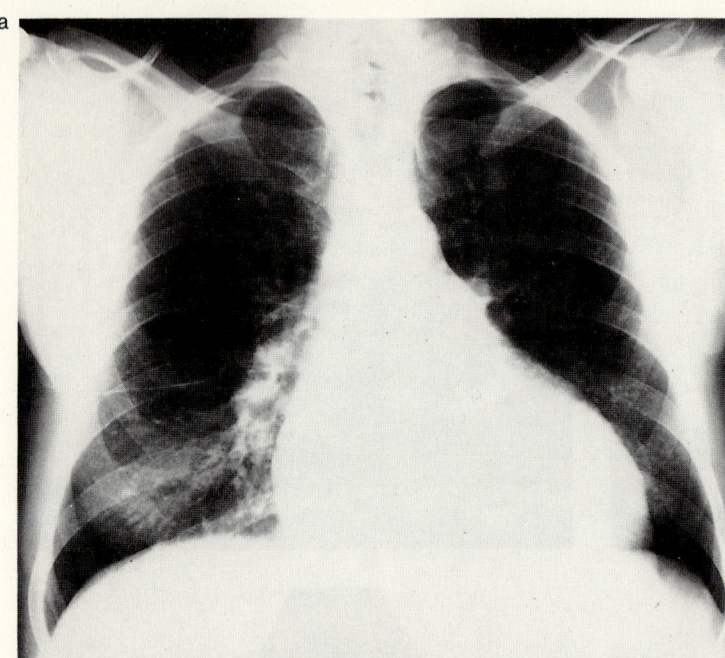

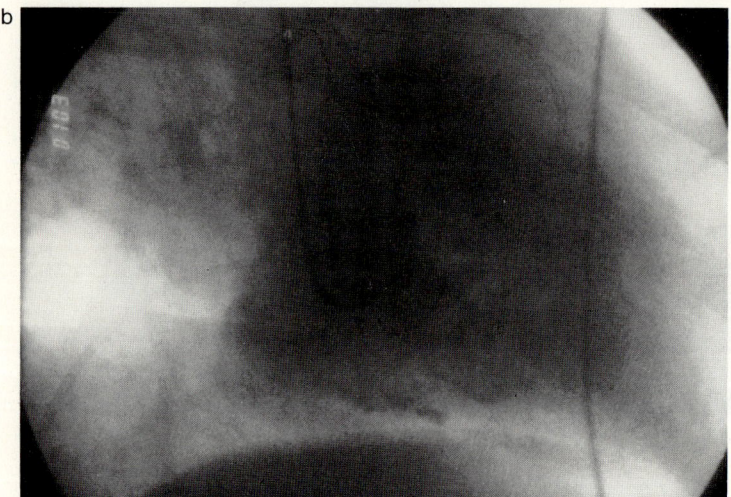

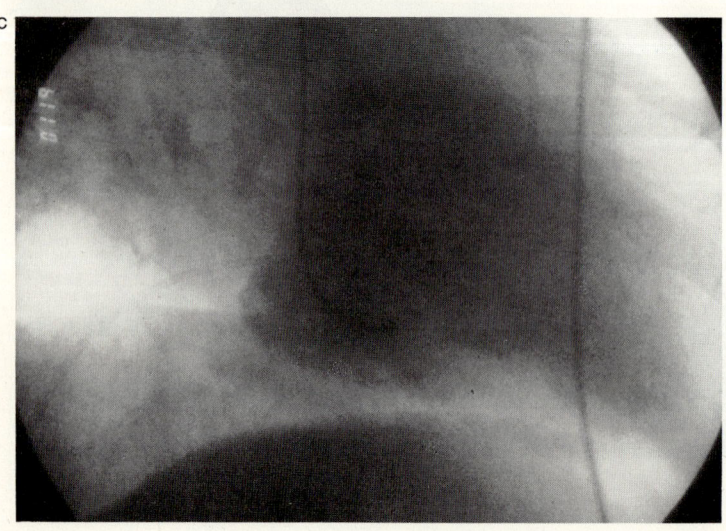

Abb. 1.**35 a–c**   Thorax-Röntgenbild (p.-a.) eines 45jährigen Patienten mit dilatativer Kardiomyopathie (**a**). Das dazugehörige Lävo-kardiogramm zeigt einen enddiastolisch dilatierten linken Ventrikel (**b**), der sich systolisch nur geringfügig verkleinert (**c**)

stologisch werden ausgeprägte Fehlanordnungen im Muskelfaserverlauf beobachtet („muscle fiber disarray"). Die Dehnbarkeit des linken Ventrikels ist herabgesetzt. Die entsprechend erhöhten Füllungsdrucke führen zur Dilatation der Vorhöfe und verursachen klinisch Dyspnoe. Die systolische Funktion des linken Ventrikels ist zunächst nicht beeinträchtigt, so daß es bei bereits primär kleinem Ventrikellumen zu einer so starken Annäherung gegenüberliegender Ventrikelabschnitte mit gleichzeitiger systolisch anteriorer Bewegung des Mitralklappenapparates (SAM) kommen kann, daß eine Obstruktion resultiert. Die Obstruktion ist wesentlich verantwortlich für die eingeschränkte Belastungstoleranz und auch für das Auftreten synkopaler Zustände unter Belastung. Die intraventrikuläre Obstruktion muß jedoch nicht immer bereits unter Ruhebedingungen nachweisbar sein. Vielmehr hängt ihr Auftreten und Ausmaß entscheidend von hämodynamischen Gegebenheiten ab: Steigerung der Kontraktilität (postextrasystolisch, positiv inotrope Pharmaka, Belastung), Abnahme von Voroder Nachlast (Amylnitrit, Orthostase) fördern die intraventrikuläre Obstruktion, Erhöhung der Nachlast bzw. negativ-inotrope Pharmaka (z. B. β-Blocker) bringen sie zum Verschwinden. Die starke Zunahme der Muskelmasse kann weiterhin ein Mißverhältnis zwischen Myokarddurchblutung und Sauerstoffbedarf bewirken. Patienten mit HOCM klagen daher relativ häufig über Angina-pectoris-Beschwerden, ohne daß sich Stenosen der epikardialen Anteile der Koronararterien angiographisch nachweisen lassen.

Im Vergleich zur DCM werden Patienten mit HOCM im Mittel früher symptomatisch (3. Lebensjahrzehnt). Im Vordergrund der Symptome steht die eingeschränkte Belastungstoleranz mit Dyspnoe, Angina pectoris und rezidivierenden Synkopen, die typischerweise unter Belastung oder bei schnellem Wechsel von der liegenden zur stehenden Position auftreten. Patienten mit HOCM sind gehäuft vom plötzlichen Herztod bedroht, der in vielen Fällen durch tachykarde ventrikuläre Rhythmusstörungen hervorgerufen wird. Supraventrikuläre Tachykardien (insbesondere Vorhofflimmern) gefährden diese Patienten jedoch in gleichem Maße, da es zu einer abrupt einsetzenden drastischen Verschlechterung der diastolischen Füllung kommt. Nach beiden Formen tachykarder Herzrhythmusstörungen sollte daher stets gefahndet werden. Eine Verschlechterung der hämodynamischen Verhältnisse stellt auch das zusätzliche Vorhandensein einer Mitralinsuffizienz dar.

In Japan ist eine Sonderform mit apikal lokalisierter Hypertrophie beschrieben worden. Diese Patienten weisen in den Brustwandableitungen des EKGs tief negative T-Wellen auf, ein intraventrikulärer Druckgradient ist jedoch selten vorhanden. Eine andere Patientengruppe zeigt ein apikales Segment, das durch einen eng ausgebildeten mittleren Ventrikelanteil mit der subaortalen Region kommuniziert. T-Wellen-Veränderungen im EKG sind nicht typisch, ein Druckgradient wird jedoch häufiger beobachtet.

RCM: Der restriktiven Kardiomyopathie liegt primär eine Verminderung der diastolischen Dehnbarkeit des linken Ventrikels bei normaler systolischer Kontraktion zugrunde, ohne daß sich die für die DCM typische Ventrikeldilatation oder die bei der HOCM beobachtete Ventrikelhypertrophie nachweisen läßt. In Abhängigkeit davon, ob neben dem rechten Ventrikel auch der linke Ventrikel betroffen ist, findet sich eine überwiegende Stauungssymptomatik: gestaute Halsvenen, Hepatomegalie, Aszites oder Dyspnoe.

Die *Endomyokardfibrose* ist vorwiegend auf die tropischen Regionen Afrikas und anderer Länder begrenzt. Eine Endokardfibrose führt zur zunehmenden Einengung der betroffenen Herzkammer (es ist ein isolierter Befall des rechten oder linken Ventrikels beschrieben worden) mit begleitender Insuffizienz der zugehörigen Atrioventrikularklappe. Neben den Symptomen der Herzinsuffizienz finden sich häufig embolische Komplikationen, die durch Thrombenbildung auf dem morphologisch veränderten Endokard bedingt sind.

Die *Endokardfibroelastose* ist eine Erkrankung des Endokards in den Vorhöfen, den Kammern und an den Klappen, die zu ventrikulärer Dilatation mit Mitral- bzw. Trikuspidalklappeninsuffizienz und Herzinsuffizienz führt. Im EKG finden sich häufig Zeichen der linksventrikulären Hypertrophie mit ausgeprägt negativen T-Wellen in den linkspräkordialen Ableitungen.

Der *Morbus Becker* ist eine in Südafrika nachgewiesene Erkrankung, der möglicherweise ein Tryptophanmangel zugrunde liegt. Die funktionellen Veränderungen ähneln denen bei Endomyokardfibrose.

Von den sekundären Kardiomyopathien verlaufen die durch Alkohol, Kobalt, Thiaminmangel, Hypothyreose und chronische Hypokaliämie verursachten Formen, ebenso wie die Schwangerschaftskardiomyopathie unter dem Bild einer DCM, die auch nach Hitzschlag und bei Hypothermie beschrieben worden ist. Zunehmende praktische Bedeutung hat die DCM infolge Zytostatikatherapie (Adriamycin, Cyclophosphamid) erlangt. Durch eine Störung der linksventrikulären Auswurfleistung ist weiterhin die Herzbeteiligung bei Morbus Fabry und Morbus Gaucher sowie Hämochromatose und Hämosiderose gekennzeichnet. Letztere führen ebenfalls zu restriktiven Veränderungen, wie sie sich auch bei Sarkoidose, Karzinoidsyndrom und nach thorakaler Strahlentherapie sowie im Rahmen einer Amyloidose finden. Diese weist jedoch zusätzlich auch eine Verdickung der Herzwände auf.

Diagnostisches Vorgehen und Differentialdiagnose

DCM: Perkutorisch und palpatorisch läßt sich die Herzvergrößerung erfassen, die zusammen mit den Zeichen der pulmonalvenösen Druckerhöhung auch den hervorstechenden röntgenologischen Befund darstellt. Auskultatorisch findet sich ein 3. Herzton, manchmal auch ein 4. Herzton, ein systolisches Geräusch weist auf eine zusätzliche Mitral-/Trikuspidalinsuffizienz hin. Im Ruhe-EKG finden sich relativ häufig Leitungsstörungen sowie ST- und T-Wellen-Veränderungen. Die makromorphologische Diagnose läßt sich bereits aus dem Thoraxröntgenbild vermuten und wird durch die Echokardiographie bestätigt. In Kombination mit der farbkodierten intrakardialen Doppleruntersuchung ermöglicht die Echokardiographie weiterhin eine Aussage über die Funktion insbesondere der Mitral- und Trikuspidalklappe, orientierend eine Abschätzung der Höhe des Pulmonalarteriendruckes sowie eine Quantifizierung des Herzminutenvolumens. Weiterhin lassen sich ggf. intrakardiale Thromben nachweisen. Nichtinvasiv kann die verminderte Ejektionsfraktion ebenfalls mit Hilfe der Radionuklidventrikulographie quantifiziert werden. Die invasive Herzkatheter-Untersuchung ermöglicht zusätzlich die quantitative Bestimmung der Füllungsdrucke und gestattet auch eine quantitative Beurteilung der Hämodynamik unter Belastung. Angiographisch weisen die Patienten mit DCM in der Regel normale Herzkranzarterien auf, besonders bei segmental verteilten Kontraktionsstörungen sollte aber an eine koronare Herzkrankheit gedacht werden. Eine sichere Zuordnung zu einer primären oder sekundären DCM ist häufig nur aus anamnestischen Daten näherungsweise möglich. Auch die Myokardbiopsie hat insbesondere hinsichtlich eines Zusammenhangs zwischen Myokarditis und DCM nur in wenigen Fällen schlüssige Resultate erbracht. Die Biopsie wird jedoch eingesetzt bei sich schnell entwickelnder DCM, weiterhin bei der sekundären DCM infolge Transplantatabstoßung, Anwendung kardiotoxischer Zytostatika (Adriamycin, Cyclophosphamid) sowie bei bereits gesicherter, schwer verlaufender Myokarditis zur Bestimmung der Krankheitsaktivität und weiterer Therapieplanung.

HCM: Bei der körperlichen Untersuchung ist in manchen Fällen bereits die atriale Systole als auf die Thoraxwand übertragener Impuls tastbar, auskultatorisch entspricht dem ein 4. Herzton. Patienten mit intraventrikulärer Obstruktion zeigen ein Systolikum, das vom 1. Herzton abgesetzt ist und einen spindelförmigen Charakter aufweist. Dieses Geräusch ist im wesentlichen durch die intraventrikuläre Enge hervorgerufen, sein Charakter wird jedoch weiterhin durch eine gleichzeitige Mitralinsuffizienz beeinflußt.

Im EKG finden sich an erster Stelle Änderungen der ST-Strecke und der T-Wellen, weiterhin häufig Zeichen der linksventrikulären Hypertrophie. Weiterhin sollte aktiv nach supraventrikulären und ventrikulären Rhythmusstörungen gesucht werden, da eine nicht unbeträchtliche Zahl von Patienten mit HCM am plötzlichen Herztod verstirbt.

Echokardiographisch finden sich eine Reihe typischer, jedoch nicht streng pathognomonischer Befunde: asymmetrische Septumhypertrophie (ASH), systolisch-anteriore Bewegung des Mitralklappenapparates (SAM), verminderte systolische Septumexkursion mit zum Teil hyperkontraktiler Amplitude der freien Ventrikelwand, vorzeitige systolische Schlußbewegung der Aortenklappe, verminderte Geschwindigkeit der diastolischen Rückschlagbewegung des vorderen Mitralsegels (EF-Slope). Karotispulskurve und Apexkardiogramm zeigen in Fällen mit intraventrikulärer Obstruktion die typische Doppelgipfligkeit.

Die zusätzliche farbkodierte intrakardiale Doppleruntersuchung gestattet die Feststellung und Quantifizierung des intraventrikulären Druckgradienten ebenso wie einer begleitenden Mitralinsuffizienz. Diagnostisch hat daher die Echokardiographie in Kombination mit der farbkodierten intrakardialen Doppleruntersuchung die Angiographie und die invasive intrakardiale Druckmessung als diagnostische Methode der Wahl weitgehend abgelöst. Differentialdiagnostisch ist die HOCM in erster Linie abzugrenzen gegenüber einer Muskelhypertrophie bei chronischer Druckbelastung des linken Ventrikels (am häufigsten arterielle Hypertonie) sowie einer Verdickung des Herzmuskels durch Ablagerung von ortsfremden Substanzen (am häufigsten Amyloidose). Einen ersten Hinweis darauf, daß es sich nicht um eine HOCM handelt, ergibt das EKG, das statt der zu erwartenden Zeichen der linksventrikulären Hypertrophie eine Niedervoltage zeigt. Die endgültige Differentialdiagnose erfolgt durch die Myokardbiopsie.

RCM: Ziel der Diagnostik ist es, neben der Quantifizierung der hämodynamischen Veränderungen die Verdickung des Endokards sichtbar zu machen, wozu Echokardiographie, Kernspintomographie und Computertomographie genutzt werden können. Die Beeinträchtigung der diastolischen Füllung bei normaler systolischer Funktion im Rahmen einer RCM ähnelt derjenigen bei Pericarditis constrictiva. Der diastolische Druck zeigt einen sogenannten „Dip und Plateau"-Verlauf mit Angleichung des enddiastolischen Drucks im rechten und linken Ventrikel. Während bei der chronisch-konstriktiven Perikarditis unter Belastung der enddiastolische Druck rechts- und linksventrikulär in gleichem Ausmaß ansteigt, steigt bei der RCM der linksventrikuläre enddiastolische Druck stärker an als der enddiastolische Druck im rechten Ventrikel. Eine weitere Möglichkeit zur differentialdiagnostischen Klärung bietet die subtile Auswertung des diastolischen Durchmesserverlaufes des linken Ventrikels aus digitalisierten Echokardiogrammen. Während sich bei RCM eine durchweg erniedrigte Durchmesseränderungsgeschwindigkeit diastolisch findet, ist diese bei Pericarditis constrictiva zunächst normal oder sogar gesteigert und sinkt erst dann abrupt auf niedrige Werte, wenn die Perikardkonstriktion im späteren diastolischen Verlauf wirksam wird. In manchen Fällen wird jedoch letztlich erst die Myokardbiopsie die endgültige differentialdiagnostische Klärung gegenüber der Pericarditis constrictiva bringen.

Therapie

DCM: Therapieziel bei der dilatativen Kardiomyopathie ist die Beherrschung der Herzinsuffizienzsymptome. Patienten, die trotz maximaler medikamentöser Therapie, im klinischen Stadium III–IV verbleiben, weisen eine besonders ungünstige Prognose mit einer Einjahresletalität von 50–80% auf. In solch therapierefraktären Fällen ist die Herztransplantation die letzte therapeutische Alternative. Die Überlebensrate liegt z. Zt. nach 1 Jahr bei etwa 80% und nach 5 Jahren bei etwa 60–70%. Die Entwicklung einer progredienten Herzinsuffizienz aufgrund von Abstoßungsreaktionen und eine erhöhte Infektionsgefährdung durch die chronisch immunsuppressive Therapie stellen die Haupttodesursachen herztransplantierter Patienten dar.

HCM: Die medikamentöse Therapie der hypertrophen Kardiomyopathie stützt sich auf den Einsatz von Betablockern, für die eine Steigerung der Belastungsfähigkeit von Patienten mit HOCM nachgewiesen worden ist. Weiterhin sind Calciumantagonisten in der Therapie der HOCM eingesetzt worden: Die relativ günstigsten Erfahrungen liegen mit Verapamil vor, der Einsatz von Nifedipin wird sehr zurückhaltend bewertet, da die ausgeprägte arterielle Vasodilatation noch zu einer Verstärkung des intraventrikulären Druckgradienten führen kann; für Diltiazem liegen nur beschränkte Erfahrungen vor. Auch Amiodaron ist in der Therapie der HOCM eingesetzt worden, da es neben seiner antiarrhythmischen Wirkung (zur Prävention des plötzlichen Herztodes) auch eine β-blockierende Wirkung aufweist. Ein relativ großer Teil der Patienten spricht jedoch auf eine medikamentöse Therapie nicht an, so daß dann die septale Myotomie-Myektomie durchgeführt werden sollte. Hierbei wird entweder transaortal oder transventrikulär ein Teil des hypertrophierten Ventrikelseptums entfernt. Diese Operation bewirkt eine symptomatische Verbesserung der Patienten, hat jedoch mit 5–10% eine relativ hohe Operationsletalität.

RCM: Die Therapie richtet sich wesentlich gegen das Grundleiden sowie die durch die restriktive Kardiomyopathie bedingte Herzinsuffizienz.

Alle Patienten mit Kardiomyopathie weisen ein erhöhtes Risiko für das Erleiden eines plötzlichen Herztodes infolge tachykarder Rhythmusstörungen auf. Sind daher entsprechende Arrhythmien nachgewiesen worden, sollte eine konsequente antiarrhythmische Begleittherapie durchgeführt werden. Weiterhin ist empfohlen worden, Patienten mit ausgeprägter Ventrikeldilatation zur Prophylaxe peripherer Embolien einer Antikoagulantienbehandlung zuzuführen.

Prognose und Verlauf

Die Prognose bei klinisch manifestierter DCM ist schlecht, diejenige bei HCM etwas günstiger. Alle Patienten sind durch Rhythmusstörungen mit dem Risiko des plötzlichen Herztodes gefährdet. Der Verlauf der RCM ist wesentlich durch das Grundleiden bestimmt.

Merke: Unter Kardiomyopathien versteht man Funktionsstörungen des Herzmuskels aus unbekannter (primärer Kardiomyopathie) oder bekannter (sekundärer Kardiomyopathie) Ursache. Man unterscheidet zwischen einer dilatativen, hypertrophen und restriktiven Form. Die Diagnose setzt den Einsatz nichtinvasiver und invasiver Untersuchungsverfahren bis hin zur Myokardbiopsie voraus, häufig ist sie nur als Ausschlußdiagnose möglich. Die Therapie hat sich gegen eine Herzinsuffizienz, Rhythmusstörungen, kardial bedingte Embolien und gegen ein etwaiges Grundleiden zu richten. Die Prognose von Patienten mit DCM und RCM ist ungünstig, der Verlauf bei HOCM dagegen günstiger.

Weiterführende Literatur

Braunwald, E.: Heart Disease. Saunders, Philadelphia 1988
Kuhn, H., F. Loogen: Hypertrophic obstructive and non-obstructive cardiomyopathy. Europ. Heart J. 4, Suppl. F (1983)
Maisch, B., K. Kochsiek, R. Gold: Inflammatory heart disease. Europ. Heart, J. 8, Suppl. J. (1987)
Schölmerich, P., F. Saborowski, M. Franke, W. Kaufmann: Kardiomyopathien. In Hornbostel, H., W. Kaufmann, W. Siegenthaler: Innere Medizin in Praxis und Klinik, Bd. I. Thieme, Stuttgart 1984
Zipes D. P., D. J. Rowlands: Progress in Cardiology, Bd. 2/1 u. 2/2 Lea & Febiger, Philadelphia 1989

Herzklappenerkrankungen

K.D. Scheppokat

Mitralstenose

> **Definition:** Durch rheumatische Endokarditis, selten durch andere Erkrankungen erworbene oder kongenitale Veränderungen des Mitralklappenapparats können eine Mitralstenose, das ist eine ungenügende diastolische Öffnungsfähigkeit des Mitralostiums, bewirken.

Häufigkeit

Während des 2. Weltkriegs kamen chronische rheumatische Herzerkrankungen in England und den USA bei 2,6% der 18- bis 44jährigen vor. Das rheumatische Fieber und die rheumatischen Herzklappenerkrankungen haben seither in Nordamerika und West-Europa an Häufigkeit abgenommen. In den USA wurde 1986 die Prävalenz rheumatischer Herzerkrankungen mit ca. 0,7% geschätzt. Im Vitien-Krankengut kardiologischer Abteilungen hat in den letzten 30 Jahren der Anteil der Mitralstenose von über 40 auf 10−15% abgenommen. Zwei Drittel aller Patienten mit Mitralstenose sind weiblich. Mitralstenosen nicht rheumatischer Ätiologie (z.B. kongenital oder als Komplikation eines Lupus erythematodes oder einer rheumatoiden Arthritis) sind selten.

Ätiologie und Pathologie

Nur ein Teil (40−60%) der Patienten mit einer Mitralstenose haben klinisch evidente Attacken rheumatischen Fiebers durchgemacht. Man nimmt an, daß erst mehrere Schübe zum Teil subklinisch ablaufender rheumatischer Endokarditis schließlich zur Mitralstenose führen. Nach der initialen entzündlichen Klappenläsion wirkt vermutlich auch das konstante Trauma durch den veränderten turbulenten Blutfluß mit bei der Pathogenese des Vitiums.

Die resultierenden Umbildungen am Klappenapparat bestehen in einer Fusion der Kommissuren, in der Fibrosierung, Deformierung und schließlich Verkalkung der Klappen und in der Fibrosierung, Fusion und Verkürzung von Sehnenfäden. Die Klappenstrukturen werden dadurch rigide und schließlich immer mehr in ihrer Beweglichkeit eingeschränkt. Bei ausgeprägter Mitralstenose bilden die stark veränderten Klappen einen Trichter, dessen Spitze in die linke Kammer hineinragt. Das Ostium ist dann auf einen knopflochartigen Schlitz reduziert.

Bei der unkomplizierten reinen Mitralstenose ist der linke Vorhof vergrößert, die Dimensionen des linken Ventrikels aber sind normal, zuweilen subnormal. Pathologische Veränderungen des Myokards und der Abmessungen des linken Ventrikels können zustande kommen durch zusätzliche Vitien (Mitralinsuffizienz, Aortenklappenläsionen) sowie als Folge von Myokarditis, arterieller Hypertonie oder koronarer Herzkrankheit. Thrombenbildung ist in verstärktem Maße möglich auf verkalkten oder in der Oberfläche stark veränderten Klappenpartien und an den Wänden des vergrößerten flimmernden linken Vorhofs.

Pathophysiologie und Klinik

Physiologische Abweichungen (Abb. 1.**36a−c**)

Die Öffnungsfläche des Mitralostiums beträgt bei gesunden Erwachsenen 4−6 cm²; bei Patienten mit einer leichten Mitralstenose etwa 2 cm²; in Fällen mit schon deutlicher Einschränkung der kardiovaskulären Funktion durch die Stenose unter 1,5 cm²; das zur Erhaltung des Lebens notwendige Minimum ist 0,3−0,4 cm².

Zur Anpassung an das durch die Mitralstenose gegebene Strömungshindernis stehen prinzipiell drei Mechanismen zur Verfügung: 1. Ein Anstieg des Drucks proximal der Stenose; 2. eine Abnahme des Blutflusses durch das stenosierte Mitralostium; 3. eine Zunahme der Diastolendauer, also der Zeit, die für den Blutfluß durch die Stenose zur Verfügung steht.

Die **Erhöhung des Drucks** vor dem Hindernis ist die wichtigste pathophysiologische Abweichung bei der Mitralstenose. Ein transvalvulärer Druckgradient besteht in leichteren Fällen nur während der raschen Füllungsphase am Anfang der Kammerdiastole und während der Vorhofkontraktion, in schwereren während der ganzen Diastole. Da Blutströmung ein Druckgefälle voraussetzt, muß der Druck auch in den Lungenvenen und -kapillaren ansteigen. Steigt der Lungenkapillardruck über die Höhe des onkotischen Drucks des Blutes (20−35 mmHg) an, so ist mit einer Zunahme der interstitiellen Flüssigkeit und mit dem Übertritt von Flüssigkeit in die Lungenalveolen zu rechnen. Zwei „Kompensationsmechanismen" wirken jedoch der Entstehung eines Lungenödems bei der Mitralstenose entgegen. Zum einen führt die Zunahme der Kapillarfiltration und des interstitiellen Flüssigkeitsvolumens regulativ zu einem Anstieg des Lymphflusses und zu einer Erweiterung der Lymph-

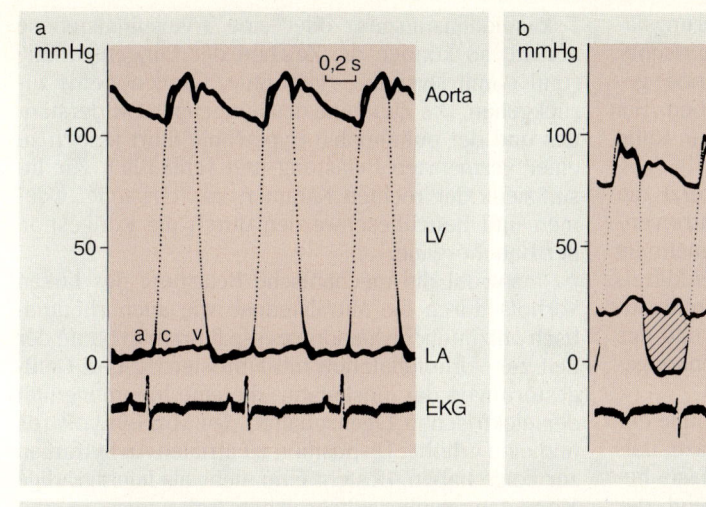

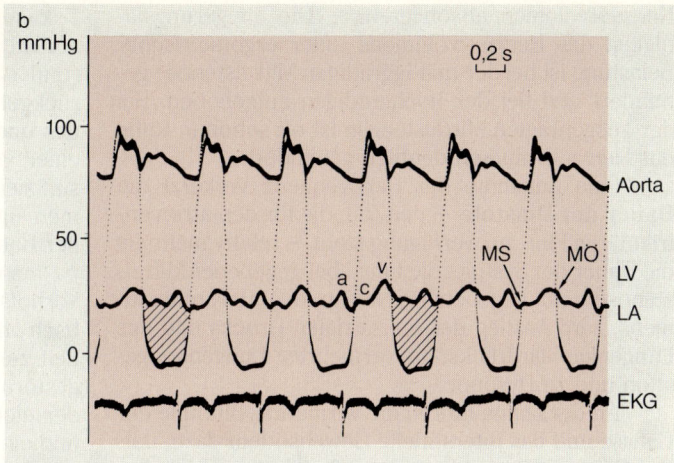

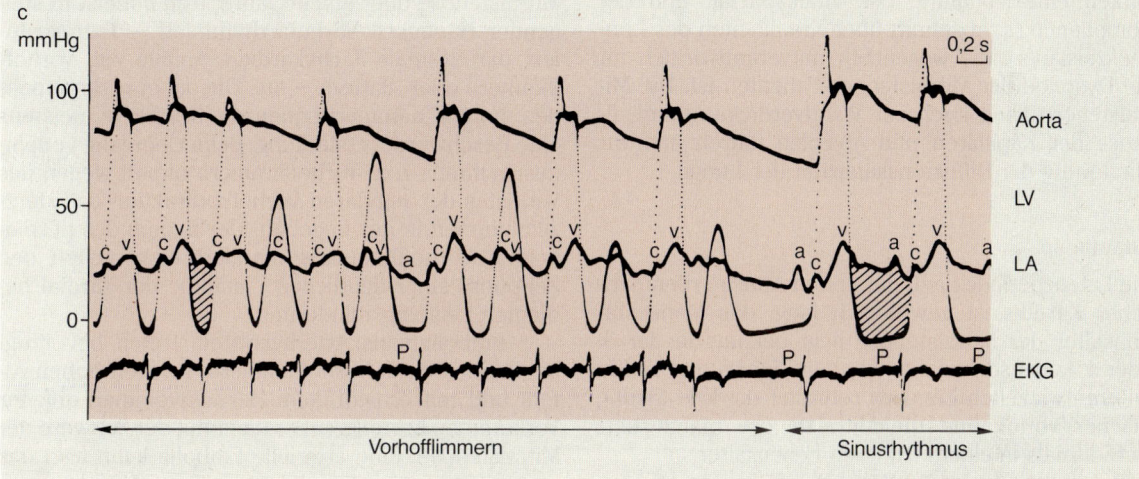

Vorhofflimmern | Sinusrhythmus

Abb. 1.**36 a–c** Registrierung des EKG und der Drücke in linkem Vorhof (LA), linkem Ventrikel (LV) und Aorta des Hundes bei experimenteller Mitralstenose (**b, c**) und bei normalen Verhältnissen (**a**) (aus Moscovitz, H. L., u. Mitarb.: Atlas of Hemodynamics of the Cardiovascular System. Grune & Stratton, New York 1963)

a Normales Herz, Sinusrhythmus. In der Austreibungsphase der Kammersystole verlaufen die Drücke in linkem Ventrikel und Aorta gleich, in der Diastole die Drücke in linkem Vorhof und linkem Ventrikel. Die Vorhofkontraktions- oder a-Welle, die c- (entsteht während der Anspannungszeit des Ventrikels) und die v-Welle (entsteht während der initialen Füllung der Vorhöfe) sind bezeichnet

b Mitralstenose, Sinusrhythmus. Der Druck im linken Vorhof ist durchgehend erhöht; während der ganzen Diastole besteht ein Druckgradient zwischen linkem Vorhof und linkem Ventrikel (schraffiertes Areal). Der Mitralklappenschluß erfolgt, wenn der Kammer-

druck den Vorhofdruck übersteigt, bei erhöhtem Vorhofdruck (wie in diesem Fall) etwas verspätet. Die – bei Mitralstenose meist hörbare – Mitralklappenöffnung folgt dem Aortenklappenschluß mit um so kürzerem Intervall, je höher der Vorhofdruck ist. Die systolischen Drücke in linkem Ventrikel und Aorta sind niedrig normal, sonst unauffällig. MS = Mitralklappenschluß, MÖ = Mitralklappenöffnung

c Mitralstenose, Ende eines Anfalls von Vorhofflimmern mit absoluter Kammerarrhythmie. Der Druckgradient zwischen linkem Vorhof und linkem Ventrikel (schraffiert) ist unabhängig vom Herzrhythmus. Während des Vorhofflimmerns sind nicht mehr regelmäßig a-Wellen erkennbar. Die 4., 6., 8., 10. und 12. Kammerkontraktion ist frustran. Beim Übergang zu regelmäßigem Sinusrhythmus steigen Aortendruck und systolischer Kammerdruck etwas an

bahnen. Zum anderen steigt der präkapilläre Lungengefäßwiderstand an – teilweise durch Vasokonstriktion und teilweise durch irreversible Wandveränderungen der kleinen Gefäße –, wodurch der Einstrom ins Kapillarsystem reduziert wird. Die durch die Mitralstenose und durch das Verhalten der präkapillären Lungengefäße bedingte pulmonale Hypertonie führt zur Hypertrophie der rechten Herzkammer, im Laufe der Zeit vielfach zur Trikuspidalinsuffizienz und unter Umständen auch zur Pulmonalinsuffizienz.

Die Strömungsbehinderung durch eine gegebene Mitralstenose, der transvalvuläre Druckgradient, der Lungenkapillardruck und das Ausmaß der Dyspnoe hängen stark vom **Verhalten des Blutflusses** ab. Mitralstenose-Patienten mit einer Neigung zu inadäquat hohem Fluß (hyperkinetische Zirkulation; s. Abschnitt über funktionelle kardiovaskuläre Störungen) – z.B. im Rahmen von Angstreaktionen oder Erregtheit – haben im Durchschnitt mehr Beschwerden als solche, die ihren Tageslauf mit niedrigerem

Herzzeitvolumen absolvieren. — Die Steigerungsfähigkeit des Herzzeitvolumens unter ergometrischer Belastung ist bei der mäßiggradigen Mitralstenose gemindert und bei der hochgradigen aufgehoben. Bei der ausgeprägten Mitralstenose ist oft schon in Ruhe das Herzzeitvolumen deutlich gemindert.

Eine Zunahme der Herzfrequenz verkürzt die **Dauer der Diastole** — der Zeit, die für den atrioventrikulären Fluß zur Verfügung steht — relativ mehr als die Dauer der Systole. Sie führt, bei gegebener Mitralstenose und gegebenem Niveau des Herzzeitvolumens, zum Anstieg des linksatrialen Drucks und des Lungenkapillardrucks, zu vermehrter Lungenkongestion und zu Dyspnoe.

An der *Lunge* führen die vermehrte Blutfülle der Gefäße und das interstitielle Gewebsödem dazu, daß das Organ steifer, schwerer verformbar wird, sie bewirken eine Abnahme der Vitalkapazität und der Compliance (s. Abschnitt über Krankheiten des Lungenkreislaufs), die wesentlich mitverantwortlich für die Dyspnoe der Mitralstenose-Patienten ist. Die Mitralstenose kann auch zur Wandverdickung und -fibrose der Kapillaren und Alveolen führen und zur Minderung der Diffusionskapazität der Lunge.

Anamnese

Die Latenzperiode nach der ersten Attacke rheumatischer Karditis ist gewöhnlich lang, das Manifestationsalter der Mitralstenose liegt bei uns in der 3. oder 4. Lebensdekade. In warmen Klimazonen und in unterentwickelten Ländern schreitet die Erkrankung rascher voran, und die Mitralstenose manifestiert sich oftmals in einem früheren Lebensalter.

Dyspnoe ist in der Regel das früheste und häufigste subjektive Symptom. Sie tritt zunächst bei ungewöhnlich starken Belastungen, mit dem Fortschreiten der Erkrankung schon bei Alltagsbelastungen auf und limitiert in schweren Fällen schließlich jede körperliche Aktivität. Die Umverteilung von Blut von der unteren Körperhälfte zu den Lungen bei Klinostase bewirkt Orthopnoe und paroxysmale nächtliche Dyspnoe. Manchmal bewirkt die pulmonale Stauung auch Hustenreiz. Nicht selten werden Beschwerden der Lungenkongestion als Bronchitis mißdeutet. Klinisch erfaßbare Lungenödeme treten bei ca. 10% der Patienten mit Mitralstenose auf, meistens induziert durch plötzliche Blutflußsteigerung (Erregung, Anstrengung) oder durch Tachykardie. Eine Hämoptoe kommt in 10–15% der Fälle vor, sie beruht auf der Diapedese und Ruptur kleiner endobronchialer Venen oder, besonders in fortgeschrittenen Verlaufsstadien, auf einer Lungenarterienembolie. Rezidivierende bronchopulmonale Entzündungen und Infekte können ebenfalls Hämoptoe bewirken und im Laufe der Zeit zur Lungenfibrose und zu einer permanenten Beeinträchtigung der Lymphzirkulation führen, wodurch dann die Möglichkeit zu regulativer Lymphflußsteigerung bei Lungenödem deutlich eingeschränkt wird.

Wenn bei Patienten mit einer Mitralstenose der pulmonale Gefäßwiderstand ansteigt oder wenn eine Trikuspidalinsuffizienz oder eine Trikuspidalstenose auftritt, so können die Zeichen der Lungenstauung (und damit Dyspnoe, Hämoptoe, Lungenödem) zurückgehen. Die Zunahme des Lungengefäßwiderstandes und der pulmonalen Hypertonie führt jedoch zu einer vermehrten Belastung und schließlich zur Insuffizienz der rechten Kammer, zu Schwäche, Ödemen und Bauchbeschwerden durch die Kongestion der Bauchorgane.

Sowohl die mechanische Belastung des linken Vorhofs durch die Mitralstenose wie auch rheumatisch entzündliche Wandprozesse führen im Laufe der Zeit zur Vorhofdilatation mit Fibrosierung und Gefügestörungen der Muskulatur, die eine Inhomogenität der elektrischen Eigenschaften des Vorhofmyokards und eine erhöhte Disposition zu atrialen Arrhythmien zur Folge haben. Besteht eine mehr als leichtgradige Mitralstenose über etliche Jahre, treten meist in steigender Häufigkeit Vorhofarrhythmien — Extrasystolen, paroxysmale Tachykardien, Anfälle von Vorhofflimmern oder -flattern — auf. Die dabei vorkommenden hohen Kammerfrequenzen bewirken meistens eine Beschwerdeverstärkung. Beim Übergang vom Sinusrhythmus zum Vorhofflimmern nimmt wegen des Verlustes der regulären Vorhofkontraktion das Herzzeitvolumen in der Regel ab. Der Beginn des permanenten Vorhofflimmerns markiert nicht selten den Zeitpunkt einer deutlichen Zunahme der kardial bedingten Leistungsminderung.

Embolien ins Arteriensystem treten bevorzugt bei Patienten mit Vorhofflimmern, solchen hohen Alters und mit erniedrigtem Herzzeitvolumen auf. Ihr Vorkommen korreliert aber nicht mit der Schwere der Mitralstenose. Eine arterielle Embolie kann also das erste Symptom einer leichtgradigen Mitralstenose sein. Patienten, die ein oder zwei Embolien durchgemacht haben, laufen ein höheres Risiko weiterer Embolien als Patienten ohne Embolie-Anamnese.

Ein kleiner Anteil (ca. 15%) der Patienten mit einer Mitralstenose klagt über Thoraxschmerzen, die einer Angina pectoris ähneln. Sie beruhen in einigen Fällen auf der Hypertrophie des rechten Ventrikels, in anderen auf einer Koronararterienembolie oder auf einer koronaren Herzkrankheit. In vielen Fällen jedoch bleibt ihre Ursache auch nach eingehender invasiver Diagnostik unklar. — Chronische Heiserkeit kommt bei Patienten mit einer Mitralstenose gelegentlich als Folge einer Rekurrensstörung durch die Dilatation des linken Vorhofs oder der Pulmonalarterie vor.

Diagnostisches Vorgehen (Abb. 1.**37 a** u. **b**)

Das Ausmaß der allgemeinen Leistungsminderung durch den Herzfehler wird nach einer Klassifikation bezeichnet, die die New York Heart Association (NYHA) eingeführt hat: Im Stadium I besteht keine Leistungseinschränkung im Alltag, im Stadium II treten Beschwerden nur bei stärkerer Belastung auf, im Stadium III schon bei geringer Belastung; und im Stadium IV hat der Patient Ruhebeschwerden.

Eine Zyanose von Gesicht und Akren findet sich vorwiegend in fortgeschrittenen Erkrankungsfällen.

Palpatorisch findet man nicht selten verstärkte Brustwandpulsationen links parasternal als Ausdruck einer vermehrten Aktion des rechten Ventrikels. Bei der reinen Mitralstenose fühlt man keine verstärkten Pulsationen des linken Ventrikels, aber zuweilen ein feines diastolisches Schwirren im apikalen Bereich.

Bei der **Auskultation** und der **Phonokardiographie** findet sich ein lauter erster Herzton, der bei ausgeprägter Mitralstenose verspätet ist, weil der Mitralklappenschluß erst erfolgt, wenn der Druck im linken Ventrikel den (erhöhten!) Druck im linken Vorhof übersteigt. Ein weiteres Charakteristikum der Mitralstenose, den Mitralöffnungston, hört man am besten apikal und am linken Sternalrand. Dieser Öffnungston tritt etwa 0,03–0,12 Sekunden nach dem Beginn des 2. Tons auf und hat – im Gegensatz zu dem tieffrequenten 3. Herzton – vorwiegend höhere Frequenzen. Da die Mitralklappenöffnung um so früher erfolgt, je höher der linksatriale Druck ist, spricht ein früher Mitralöffnungston für eine hochgradige Mitralstenose. Die Intensität des 1. Herztons und des Mitralöffnungstons korrelieren mit der Beweglichkeit des vorderen Mitralsegels. Dem Mitralöffnungston folgt – und dies ist das dritte Charakteristikum des Herzschallbefundes bei der Mitralstenose – ein leises bis mittellautes rollendes Geräusch, das man am besten in der Spitzenregion und mit dem Patienten in Linkslage hört. Die Länge dieses diastolischen Geräusches korreliert mit dem Schweregrad der Mitralstenose. Das diastolische Geräusch hat ein Crescendo während der Vorhofkontraktion, da diese den Fluß durch das stenosierte Ostium verstärkt. Merkwürdigerweise gibt es ein solches Crescendo auch bei manchen Patienten mit Vorhofflimmern; in diesen Fällen beruht es vielleicht darauf, daß der Beginn der Kammerkontraktion das Ostium – vor dem Klappenschluß – noch enger stellt, wodurch sich die Strömungsgeschwindigkeit erhöht.

Der 2. Ton ist in der Regel eng gespalten, bei erhöhtem Pulmonalarteriendruck ist seine pulmonale Komponente betont. Nicht selten hört man auch einen Pulmonaldehnungston.

Eine verstärkte Jugularvenenpulsation mit prominenter a-Welle kommt bei der Mitralstenose vor, wenn zusätzlich eine pulmonale Hypertonie oder eine Trikuspidalstenose besteht. Im Apexkardiogramm sind bei der reinen Mitralstenose die a-Welle wie auch die schnelle Füllungswelle wenig ergiebig oder fehlen. – Der Arteriendruck ist bei der Mehrzahl der Patienten grenzwertig niedrig oder normal. Ein kleiner Anteil der Mitralstenose-Patienten hat jedoch eine arterielle Hypertonie.

In den meisten Fällen ist es möglich, eine Mitralstenose bei der körperlichen Untersuchung korrekt zu diagnostizieren. Man muß sich aber zur Regel machen, bei unergiebigen oder zweifelhaften Befunden auch in Linkslage und nach einigen Rumpfbeugen oder Kniebeugen zu auskultieren und solche Patienten, die tachykard zur Aufnahme kommen und dabei keinen deutlichen Vitiumbefund bieten, bei niedrigen Herzfrequenzen nachzuuntersuchen. – Nur bei sehr schwerer Mitralstenose mit weitgehend unbeweg-

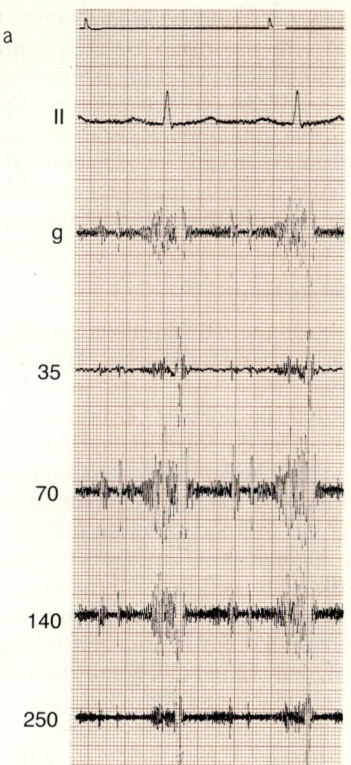

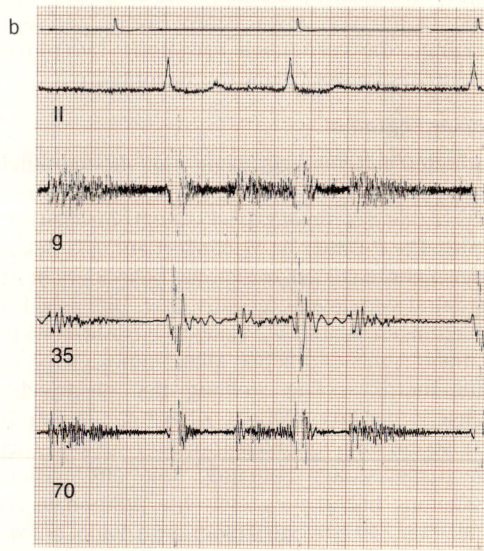

Abb. 1.37 a u. b

a Phonokardiogramm bei Mitralstenose (klinisch: Schweregrad II) und Sinusrhythmus, abgeleitet etwas lateral der Herzspitze. Zeitmarkierung 1 s; EKG-Abl. II; Nennfrequenzen in Hertz; g = gehörsähnlich. Verspätetes und abnorm lautes Hauptsegment des 1. Tons; Mitralöffnungston als kurze mittelhochfrequente Schwingung 0,1 s nach dem 2. Ton; diastolisches Geräusch mit lautem präsystolischen Crescendo

b Phonokardiogramm bei Mitralstenose (klinisch: Schweregrad II–III) mit Vorhofflimmern; abgeleitet von der apikalen Region. Bezeichnungen wie **a**. Lauter 1. Ton mit relativ spätem Hauptsegment. Dem 2. Ton folgt nach ca. 0,07 s der Mitralöffnungston; daran schließt sich ein Geräusch an, das in der frühen und mittleren Diastole nachweisbar ist, dem aber – bei flimmernden Vorhöfen – kein präsystolisches Crescendo folgt

lichen Klappen, mit fixiert erhöhtem Lungengefäßwiderstand und sehr niedrigem Herzzeitvolumen können die auskultatorischen Charakteristika des Vitiums fehlen. − Wenn die Mitralstenose durch eine chronische bronchopulmonale Erkrankung kompliziert ist, sind die typischen Herzschallphänomene zuweilen durch das Lungenemphysem und die Atemnebengeräusche überdeckt und dadurch schwer zu auskultieren.

Röntgenuntersuchung

Die Röntgenbbefunde der Mitralstenose ergeben ein verhältnismäßig charakteristisches Muster. Die Vergrößerung des linken Vorhofs ist in der seitlichen Projektion durch die dorsale Verdrängung des Ösophagus sichtbar, im dorsoventralen Bild daran zu erkennen, daß der linke Vorhof durch den rechten hindurch sichtbar und rechts randbildend wird. Der Durchmesser der Pulmonalarterien nimmt bei Erhöhung ihres Innendrucks zu. Der hypertrophierte rechte Ventrikel füllt den Retrosternalraum zum Teil aus und verlagert durch die Verlängerung seiner Ausflußbahn den Stamm der Pulmonalarterie kopfwärts und wirkt mit, den Pulmonalbogen prominent zu machen. Eine Verkalkung der Mitralklappen ist bei der Durchleuchtung meistens nachweisbar.

In den basalen Lungenfeldern sieht man bei etwa 30−50% der Patienten mit einer Mitralstenose die sogenannten Kerley-B-Linien; das sind feinste horizontale Linien von etwa 1 mm Breite und etwa 3 mm Länge, die vermutlich erweiterte Lymphbahnen und interstitielles Ödem repräsentieren.

Elektrokardiogramm

Bei Patienten mit mäßiggradiger und hochgradiger Mitralstenose und mit normalem Sinusrhythmus zeigt das EKG häufig das Muster des P-sinistroatriale (oder P-mitrale). Die P-Dauer ist verlängert auf 0,12 Sekunden oder mehr, das P ist zweigipflig besonders in Ableitung I und vorwiegend negativ bzw. biphasisch in den Ableitungen V_1 und V_2. Vielfach besteht aber bei den Patienten mit deutlicher Mitralstenosierung ein Vorhofflimmern. − Die Stellung der elektrischen Herzachse in der Frontalebene ist bei der reinen Mitralstenose ein empfindlicher Indikator für den Grad der Rechtsbelastung; Patienten mit ausgeprägter Rechtsstellung haben meistens eine pulmonale Hypertonie. Das Elektroventrikulogramm kann bei der Mitralstenose normal sein oder − bei deutlicher pulmonaler Hypertonie − die Zeichen der rechtsventrikulären Hypertrophie (R:S-Quotient in V_1 größer als 1,0; QRS-Vektor in der Frontalebene größer als 80 Grad) bieten.

Echokardiogramm

Der echokardiographische Befund zeigt die Vergrößerung des Durchmessers des linken Vorhofs und die normalen (oder reduzierten) Dimensionen des linken Ventrikels. Die Vorwärtsbewegung des anterioren Mitralsegels in der frühen Diastole hat im M-Mode eine verringerte Amplitude. Die Geschwindigkeit dieses Segels bei seiner Bewegung zur Schlußstellung in der mittleren Diastole − der sogenannten E-F-Slope − ist gemindert (allerdings ist der Befund eines geminderten E-F-Slopes nicht pathognomonisch für Mitralstenose). Das posteriore Mitralsegel, welches sich normalerweise in der frühen Diastole nach dorsal bewegt, geht bei den meisten Patienten mit einer Mitralstenose konkordant zum anterioren Segel nach vorn. Verdickung und Kalkeinlagerungen der Klappen zeigen sich als vergrößerte Anzahl und Intensität ihrer Ultraschallechos.

Mit Hilfe der zweidimensionalen Echographie läßt sich in vielen Fällen die Klappenöffnungsfläche der Mitralis mit recht hoher Genauigkeit bestimmen (Abb. 1.**38**), und es lassen sich linksatriale Thromben darstellen.

Die Doppler-Echokardiographie (Abb. 1.**39**) dient insbesondere zur Quantifizierung der Stenosierung. Proportional zum Grad der Stenose ist die maximale Blutflußgeschwindigkeit erhöht und die Geschwindigkeitsabnahme in der frühen Diastole verzögert.

Invasive Untersuchungen

Bei der Rechtsherzkatheterisierung sind in Fällen mit leicht- bis mittelgradigen Mitralstenosen die Drücke in der Pulmonalarterie und im rechten Ventrikel in Ruhe normal und steigen unter ergometrischer Belastung abnorm an. Bei Patienten mit hochgradiger Mitralstenose und bei denen mit erhöhtem Lungengefäßwiderstand ist meistens schon der Ruhedruck in der Pulmonalarterie deutlich erhöht. Der Erhöhung des linksatrialen Drucks bei der Mitralstenose entspricht die Erhöhung des sogenannten Pulmonalkapillardrucks, den man beim Rechtsherzkatheterismus registriert, wenn man mit der Katheteröffnung eine kleine Lungenarterie obturiert. Bei hochgradiger Mitralstenose ist das Herzzeitvolumen meistens deutlich erniedrigt.

Eine reine isolierte Mitralstenose bei jüngeren Patienten bedarf zur diagnostischen Abklärung nicht unbedingt der invasiven Verfahren. Man entschließt sich aber zur invasiven Diagnostik, um die pulmonale Hypertonie und die Erhöhung des pulmonalen Gefäßwiderstandes zu quantifizieren und zur Abklärung zusätzlicher Vitien (Mitralinsuffizienz, Aortenvitien, Trikuspidalstenose, Trikuspidalinsuffizienz) und anderer Herzleiden (koronare Herzkrankheit, Myokardveränderungen).

Differentialdiagnose

Diastolische Mitralgeräusche können auch ohne Mitralstenose, allein durch einen erhöhten Fluß durch das Mitralostium zustande kommen, in erster Linie bei der Mitralinsuffizienz. Dieses Geräusch beginnt meist etwas später als das durch Mitralstenose bedingte. Auch bei der Aorteninsuffizienz (s. dort) kommt ein funktionelles diastolisches Mitralgeräusch, das sogenannte Austin-Flint-Geräusch, vor, in der Regel ohne präsystolisches Crescendo und ohne einen Mitralöffnungston.

Das Myxom des linken Vorhofs kann der Mitralstenose ähnliche Beschwerden und Befunde bewirken. Die Diagnose läßt sich durch die Echokardiographie und eventuell die Angiokardiographie sichern. – Das seltene Cor triatriatum kommt durch einen fibrösen Ring im linken Vorhof zustande, der wie die Mitralstenose eine Druckerhöhung im Lungenkreislauf bewirkt und sich angiokardiographisch darstellen läßt.

Von den Patienten mit einer Mitralstenose bietet nur ein Teil das klassische Bild einer reinen Stenose. Die anderen haben zusätzlich Befunde, die an eine Regurgitation denken lassen. Bei ihnen muß geprüft werden, 1. ob neben der Mitralstenose überhaupt eine nennenswerte Mitralinsuffizienz vorliegt und 2. welches Ausmaß diese gegebenenfalls hat. Ein lauter 1. Ton und ein präsystolisches Geräusch sprechen gegen eine hämodynamisch bedeutsame Mitralinsuffizienz. Ein leiser 1. Ton und das Fehlen eines Mitralöffnungstons sind, wenn sie nicht durch Verkalkung und Immobilität der stenotischen Klappe bedingt sind, als Zeichen einer nennenswerten zusätzlichen Mitralinsuffizienz zu werten. Auch die palpatorischen, echographischen und röntgenologischen Zeichen einer verstärkten Aktion und Vergrößerung des linken Ventrikels sowie ein 3. Herzton sprechen für eine deutliche zusätzliche Mitralinsuffizienz.

Therapie

Jüngere beschwerdefreie Patienten mit einer Mitralstenose müssen hinsichtlich ihres Verhaltens im Alltag und Beruf und ihrer Lebensplanung beraten werden. Sie sollten schwere körperliche Arbeiten meiden. Bei Infektionen mit β-hämolytischen Streptokokken ist Penicillin indiziert; bei zahnärztlichen, urologischen, vaginalen, anorektalen und HNO-Eingriffen Antibiotikaprophylaxe (s. Kapitel Infektionskrankheiten; Bakterielle Endokarditis). Schwangerschaft und Geburt haben für Frauen im Stadium I der Mitralstenose ein etwa normales Risiko.

Bei Patienten mit Beschwerden können salzarme Kost und Diuretika Besserung bewirken. Digitalis bessert in dieser Lage die durch die Stenose bedingte hämodynamische Störung wenig oder nicht. Digitalis ist indiziert, wenn Vorhofflimmern mit hoher Kammerfrequenz und/oder kardiale Dekompensation auftreten. Senken Herzglykoside die erhöhte Kammerfrequenz nicht genügend, so ist die zusätzliche Gabe von β-blockierenden Medikamenten in niedriger Dosierung oder Verapamil zu erwägen.

Das Lungenödem wird durch Fuß-Tieflagerung, schnell wirkende Diuretika, O_2-Gaben, Nitrokörper behandelt, Hämoptoe durch dieselben Maßnahmen, die ja den Lungenvenen- und Kapillardruck senken.

Eine Dauerbehandlung mit Antikoagulantien ist bei Patienten mit einer Mitralstenose dann indiziert, wenn Vorhofflimmern rezidivierend auftritt oder wenn eine oder mehrere Embolisierungen vorgekommen sind.

Bei Vorhofflimmern, welches erst seit kurzer Zeit besteht, und einer geringgradigen Mitralstenose soll man versuchen durch Pharmaka (Digitalis, Chinidin, Verapamil) oder Elektrokardioversion einen regelmäßigen Sinusrhythmus wieder herzustellen, am

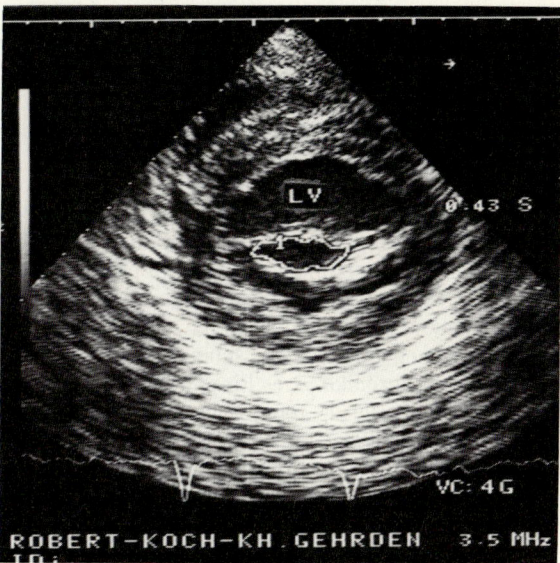

Abb. 1.**38** Zweidimensionale echokardiographische Darstellung (von links parasternal, kurze Achse) des Mitralostiums bei einer Patientin mit einer Mitralstenose von nur mäßiger Ausprägung und mit Vorhofflimmern. Die Kontur der Mitralöffnungsfläche ist vom Untersucher markiert (= 1), die planimetrische Berechnung der Fläche liefert das Gerät automatisch, hier 2,2 cm^2. Unter günstigen Untersuchungsbedingungen korrelieren die so gewonnenen Mitralöffnungsflächen eng mit den an Operationspräparaten gemessenen und den aus Herzkatheterdaten errechneten. LV = linker Ventrikel.

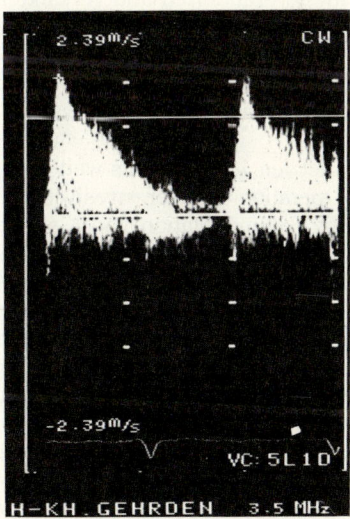

Abb. 1.**39** CW-(Continuous wave-)Doppler-Echographie der Flußgeschwindigkeit im stenotischen Mitralostium. Die Geschwindigkeit ist proportional zum Grad der Stenosierung erhöht. In diesem Fall beträgt der Maximalwert (V_{max}) in der frühen Diastole 1,9 (normal bis 1,3) m/s. Daraus läßt sich nach der Bernoulli-Gleichung der zugehörige Druckgradient berechnen, in diesem Fall 14 mmHg bei V_{max}. Der Abfall der Geschwindigkeit nach ihrem Maximum erfolgt bei Vorliegen einer Mitralstenose verzögert; die Druckhalbwertzeit (Pressure-Halftime = PHT; in diesem Fall 123 ms) wird zur Berechnung der Klappenöffnungsfläche herangezogen, die hier 1,8 cm^2 ergibt.

besten unter dem Schutz einer für kurze Zeit eingeleiteten Antikoagulation. Bei der höhergradigen Mitralstenose, bei einer erheblichen Dilatation des linken Vorhofs und bei schon lange bestehendem Vorhofflimmern ist dagegen die Chance gering, den Vorhofrhythmus wieder dauerhaft zu normalisieren.

Die operative Behandlung der reinen Mitralstenose ist indiziert, wenn die Patienten deutliche Beschwerden mit Funktionsbeeinträchtigung durch das Klappenvitium haben und wenn die Klappenöffnungsfläche auf ca. 1,2–1 cm² oder weniger reduziert ist. Die Indikationsentscheidung muß aber außer den physiologischen und anatomischen Meßdaten auch andere Charakteristika jedes Einzelfalls berücksichtigen, wie Alter, Beruf, Temperament des Patienten und seine persönliche Einstellung zu operativer Behandlung. Man wird z. B. jüngeren Menschen und denen mit Neigung zu hyperkinetischer Zirkulation eher zur Operation raten als alten Menschen oder denen, die nicht zu hyperkinetischer Dysregulation neigen.

Die Kommissurotomie ist die Methode der Wahl bei nicht voroperierten Patienten mit reiner Stenose, die bei der Röntgendurchleuchtung und echokardiographisch keine valvulären oder perivalvulären Kalkeinlagerungen zeigen. Die Kommissurotomie wird heute meistens mit Hilfe der extrakorporalen Zirkulation am eröffneten Herzen unter Sicht des Auges ausgeführt, wodurch Embolisierungen von Vorhofthromben und Calciumpartikeln eher vermieden und hämodynamisch günstigere Klappenresultate erzielt werden als mit der früher üblichen geschlossenen Kommissurotomie.

Bei voroperierten Mitralvitien, bei Mitralstenosen mit schwer veränderten und verkalkten Klappen oder mit nennenswerter begleitender Mitralinsuffizienz wird es sich meistens als notwendig erweisen, den deformierten Klappenapparat zu exzidieren und eine Prothese oder heterologe Ersatzklappe einzusetzen.

In den letzten Jahren ist als weiteres – im Vergleich zur Operation weniger invasives – Therapieverfahren die Ballondilatation von Klappenstenosen entwickelt und klinisch angewandt worden (Nobuyoshi u. Mitarb. 1989). Nach Punktion des Vorhofseptums werden Ballonkatheter ins stenosierte Mitralostium eingeführt; durch Expansion des oder der Ballons gelingt dann zumeist eine Erweiterung der Stenose mit der Folge einer Abnahme des transvalvulären Druckgradienten und der Beschwerden. Die Resultate sind offenbar um so besser, je weniger der Klappenapparat fibrosiert und verkalkt ist. Vor- und Nachteile und die Indikationsbreite des Verfahrens endgültig zu beurteilen ist wohl noch nicht möglich.

Verlauf und Prognose

Unter rein konservativer Therapie ist anzunehmen, daß nur etwa 50–60% der Patienten die ersten 5 Jahren nach der klinischen Manifestation der Mitralstenose überleben.

Nach der Kommissurotomie kann man erwarten, daß etwa 98–99% der operierten Patienten das Krankenhaus verlassen und 95–97% die folgenden 5 Jahre überleben. Die Operation führt zu deutlicher Besserung der Beschwerden und der Leistungsfähigkeit der Patienten über viele Jahre. Die Verbesserung der Prognose gilt allerdings nicht für Mitralstenose-Patienten, bei denen vor der Operation kaum Beschwerden und Funktionsbeeinträchtigungen bestanden. – Treten im postoperativen Verlauf wieder stärkere Beschwerden auf, so ist an folgende Möglichkeiten zu denken: daß die operative Behandlung die Stenose ungenügend erweitert oder aber eine Mitralregurgitation bewirkt hat, daß die Klappe durch den Krankheitsprozeß restenosiert ist, daß zusätzliche Vitien verstärkt wirksam geworden oder neu entstanden sind oder daß sich myokardiale oder koronare Läsionen entwickelt haben.

Nach Klappenersatz ist damit zu rechnen, daß ca. 95% die Operation und 80–85% der Patienten die folgenden 5 Jahre überleben. Eine höhere Operationsmortalität ist zu erwarten, wenn präoperativ die kardial bedingte Leistungsminderung und die pulmonale Hypertonie hochgradig sind und Leberstauung und Ödeme bestanden. Mögliche Spätkomplikationen nach Klappenersatz sind mechanische Klappendysfunktion, paravalvuläre Lecks, thromboembolische Störungen, Blutungen durch Antikoagulantien und bakterielle Endokarditis. – Die Klappenersatzoperationen haben eine etwas höhere Mortalität und Komplikationsrate, beeinträchtigen die funktionelle Anatomie des Mitralostiums nachhaltiger und machen die Patienten langfristig viel abhängiger von spezialisierter Nachsorge als die klappenerhaltenden Operationsverfahren. Das Verhalten der Ersatzklappen auf sehr lange Sicht ist nur z. T. vorauszusagen. So wird man die Operationsindikation, wenn aufgrund der präoperativen Abklärung nur Klappenersatz in Frage käme, zurückhaltender beurteilen als bei Verhältnissen, die voraussichtlich klappenerhaltende Operationsverfahren erlauben.

Merke: Die Mitralstenose bewirkt eine Erhöhung des Drucks im linken Vorhof und im Lungenkreislauf und führt zu Dyspnoe. Typische Befunde der reinen Mitralstenose mit erhaltener Klappenbeweglichkeit sind ein abnorm lauter und verspäteter 1. Herzton, ein hörbarer Mitralöffnungston, ein rollendes diastolisches Geräusch über der Herzspitze und gegebenenfalls die palpatorischen Zeichen der verstärkten Aktion der rechten Kammer. Vorhofarrhythmien und Embolien sind häufige Komplikationen der Mitralstenose.

Bestehen deutliche Beschwerden durch das Vitium, so wird operative Behandlung erwogen. Zur Operation entschließt man sich leichter, wenn voraussichtlich eine Kommissurotomie möglich sein wird, als wenn ein schwer deformierter Mitralklappenapparat vorliegt, der exzidiert und durch eine Kunstklappe ersetzt werden muß. Erst seit wenigen Jahren steht das Verfahren der transkutanen Mitralkommissurotomie (Ballondilatation) zur Verfügung.

Weiterführende Literatur s. S. 98.

Mitralinsuffizienz

Definition: Durch Insuffizienz, d.h. ungenügenden Schluß der Mitralklappen, kommt es während der Kammersystole zur Regurgitation von Blut aus der linken Kammer in den linken Vorhof. Von einem kombinierten Mitralvitium spricht man, wenn ein Mitralostium so verändert ist, daß es sowohl dem diastolischen Blutfluß vom linken Vorhof in den linken Ventrikel einen erhöhten Widerstand bietet als auch in der Systole Regurgitation in nennenswertem Umfang zuläßt.

Häufigkeit

Eine reine oder überwiegende Mitralinsuffizienz kam in einer Serie von 300 Mitralvitien (Wood 1968) in etwa einem Drittel der Fälle vor. Die Annahme, die rheumatische Ätiologie sei für die Mehrzahl aller Fälle von Mitralinsuffizienz verantwortlich, muß offenbar revidiert werden. In den wegen schwerer reiner Mitralinsuffizienz (ohne Miterkrankung anderer Ostien) operativ exzidierten Klappenapparaten zeigte sich pathologisch-anatomisch als häufigste Ursache ein Mitralklappenprolaps, dann folgten in der Reihenfolge der Häufigkeit koronare Herzkrankheit, durchgemachte bakterielle Endokarditis und die rheumatische Klappenläsion (Waller u. Mitarb. 1982).

Die Anteile der verschiedenen ätiologischen Gruppen hängen aber auch von der Zusammensetzung des Krankenguts ab. Sind in einem Kollektiv auch Mitralinsuffizienzen mit einer zusätzlichen Mitralstenose und solche mit zusätzlichen Aortenvitien enthalten, so ist mit einem höheren Anteil der rheumatischen Gruppe zu rechnen. In einem rein internistischen und konservativ-kardiologischen Krankengut wird man nennenswerte Anteile mit sekundärer (sog. relativer) Mitralinsuffizienz durch Dilatation des linken Ventrikels und mit Mitralinsuffizienz bei Mitralringverkalkung finden. Wenn akute Mitralinsuffizienzen eingeschlossen werden, so dürfte der Anteil koronarieller und entzündlicher Ursachen steigen. Mitralinsuffizienz durch kongenitale Fehler ist selten. Sie kommt vor beim Vorhofseptumdefekt vom Primumtyp mit Mitralsegelspaltung, bei der korrigierten Transposition der großen Gefäße und bei der Fibroelastose des Endokards. Weitere seltene Ursachen von Mitralinsuffizienz sind der Lupus erythematodes, der Morbus Bechterew und die hypertrophische Subaortenstenose.

Bei der Mitralinsuffizienz rheumatischer Ätiologie überwiegen die männlichen Patienten. Beim Mitralklappenprolaps überwiegen die Frauen, jedenfalls in den jüngeren Altersgruppen. Und von der – besonders im Senium beobachteten – Mitralringverkalkung sind mehr Frauen als Männer betroffen.

Ätiologie und Pathologie

Hinsichtlich des Mitralklappenprolaps s. folgenden Abschnitt. – Die rheumatischen Entzündungsprozesse und die Vernarbungsvorgänge, die zur Stenose, und diejenigen, die zur Insuffizienz der Mitralklappe führen, sind nicht prinzipiell verschieden. Einige Mechanismen fördern aber besonders die Klappeninsuffizienz: Eine Verkalkung der Kommissuren, die den Schluß der Klappen verhindert; die Verkürzung und Fusion von Sehnenfäden und die Retraktion und Verkürzung der Segel, so daß diese nicht mehr zur Schlußstellung gelangen. Bei der Dilatation des linken Ventrikels (Herzinsuffizienz, dilatative Kardiomyopathie) bekommen die Papillarmuskeln mehr Abstand von der Klappenschlußebene und rücken von ihrer normalen Position weg nach lateral. Und in dieser Position – so wird angenommen – führt ihre Kontraktion zur systolischen Schlußunfähigkeit der Mitralis.

Die akute Mitralinsuffizienz bei einer bakteriellen Endokarditis entsteht durch Substanzverlust und durch Perforation eines Segels sowie durch die Ruptur von Chordae tendineae. Die akute Mitralinsuffizienz koronarieller Genese entsteht im Gefolge eines Myokardinfarktes, wobei die gravierendste Manifestation die Papillarmuskelruptur ist. Nicht ganz so gravierend ist der Abriß einzelner Papillarmuskelköpfe. Weitere Folgen der koronaren Herzkrankheit, die akut wie chronisch zur Mitralinsuffizienz führen können, sind eine allgemeine Wanddilatation des linken Ventrikels sowie Bewegungsstörungen (Dyskinesien) der die Papillarmuskeln umgebenden Wandmuskulatur, welche sich systolisch nach auswärts bewegt und dadurch das zugehörige Mitralsegel von der Schlußstellung fern hält (Godley u. Mitarb. 1981). Daß Bewegungsstörungen, Infarzierungen und Fibrosierungen ausschließlich der Papillarmuskeln – bei normalen Dimensionen und intakter Wandmuskulatur des linken Ventrikels – eine ausgeprägte Mitralregurgitation bewirken, erscheint nicht gesichert (Becker u. Anderson 1975, Gann u. Mitarb. 1977). – Schließlich kommen idiopathische Rupturen von Chordae tendineae mit der Folge einer akuten Mitralinsuffizienz vor; als Ursachen werden die myxomatöse Gewebsdegeneration (s. folgende Abschnitte), kongenitale Veränderungen und Traumen diskutiert.

Die Mitralringverkalkung geht nur in einem Teil der Fälle mit einer Mitralinsuffizienz einher. Sie kann bis zur spezifischen Herzmuskulatur fortschreiten und zu atrioventrikulären sowie intraventrikulären Leitungsstörungen führen.

Bei der chronischen Mitralinsuffizienz und beim kombinierten Mitralvitium sind die linke Kammer und der linke Vorhof dilatiert und hypertrophiert.

Pathophysiologie und Klinik

Physiologische Abweichungen (Abb. 1.**40**)

Bei der Mitralinsuffizienz bewirkt die Kammersystole die Austreibung von Blut aus dem linken Ventrikel in zwei Richtungen, normal gerichtet in die Aorta und regurgitierend in den linken Vorhof. Das Verhältnis der in beiden Richtungen geförderten Volumina hängt vom Verhältnis der Strömungswiderstände ab. Nimmt z.B. der Widerstand für die Strömung durch das Aor-

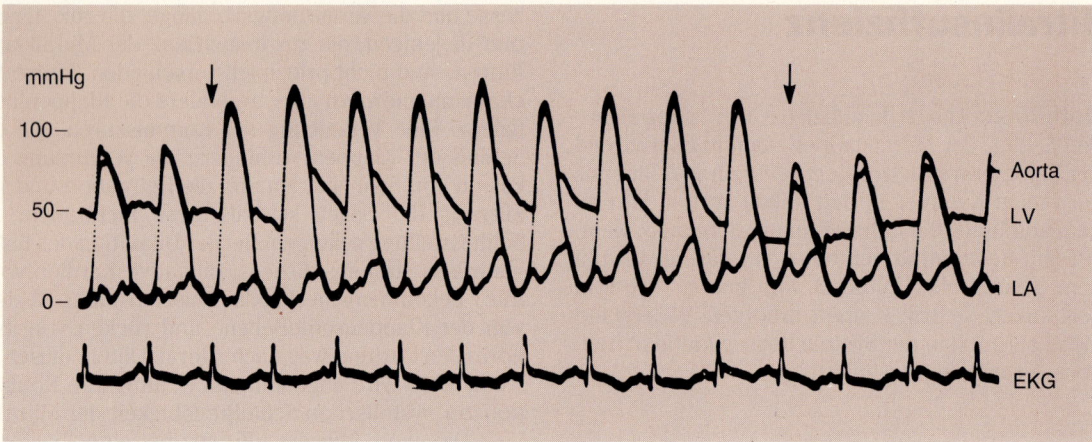

Abb. 1.40 Registrierung des EKG und der Drücke in linkem Vorhof (LA), linkem Ventrikel (LV) und Aorta bei einem Hund mit experimenteller Mitralinsuffizienz. Zwischen den Pfeilen passagere Konstriktion des Arcus aortae mit Hilfe einer Schlinge. Die Aortenkonstriktion erhöht den Widerstand für die antegrade Ejektion aus dem linken Ventrikel in die Aorta und führt zur Zunahme der Regurgitation durch das insuffiziente Mitralostium in den linken Vorhof. Dadurch steigt der Druck im linken Vorhof an und wird in der Kurvenform eine Regurgitationswelle während der Kammersystole deutlich erkennbar (aus Moscovitz, H. L. u. Mitarb.: Atlas of Hemodynamics of the Cardiovascular System. Grune & Stratton, New York 1963)

tenostium infolge Aortendrucksteigerung zu, so werden das effektive Schlagvolumen ab- und das Regurgitationsvolumen zunehmen. Arterielle Hypertonie verstärkt also die Regurgitation bei der Mitralinsuffizienz.

Die Austreibung des vergrößerten Volumens erfolgt gegen einen insgesamt gegenüber der Norm geminderten Widerstand unter erheblicher und rascher Abnahme der Wandspannung in der Systole. Fast die Hälfte des pro Schlag regurgitierten Volumens wird bereits vor der Aortenklappenöffnung vom linken Ventrikel in den linken Vorhof gefördert. So wird ein relativ großer Anteil der kontraktilen Aktivität für die Verkürzung der Muskelfasern aufgewendet, eine energetisch relativ unaufwendige pathophysiologische Anpassung. Der O_2-Verbrauch des Myokards wird durch die Mitralinsuffizienz nicht erheblich gesteigert. Klinische Zeichen von Myokardischämie treten bei diesem Vitium seltener auf als etwa bei den Aortenklappenvitien, die zu einem beträchtlichen Anstieg des O_2-Verbrauchs des linksventrikulären Myokards führen. − Das enddiastolische Volumen und die Muskelmasse des linken Ventrikels sind bei der chronischen Mitralinsuffizienz vergrößert. Die Kammermuskulatur ist dabei in vielen Fällen dehnbarer als unter normalen Bedingungen, so daß der enddiastolische Druck im linken Ventrikel, trotz seines erhöhten Volumens, nicht abnorm ansteigt. − Die akute Mitralinsuffizienz hingegen bewirkt eine Dilatation der linken Kammer, ohne daß ihre Wandmuskulatur Gelegenheit hat, sich durch Hypertrophie anzupassen.

Da die linke Kammer bei der Mitralinsuffizienz mehr Blut als normal austreibt, muß ihr auch in der Diastole mehr zufließen. Der erhöhte diastolische Fluß kann − auch ohne Mitralstenose − einen frühdiastolischen Druckgradienten zwischen Vorhof und Kammer und ein diastolisches Strömungsgeräusch bewirken.

In der linksatrialen Druckkurve findet sich während der Kammersystole nicht selten ein ausgeprägter Anstieg („Regurgitationswelle"), bedingt dadurch, daß der linke Vorhof nicht nur aus den Lungenvenen, sondern auch aus der linken Kammer mit Blut gefüllt wird. Der y-Abfall in der frühen Kammerdiastole, wenn also der übervolle Vorhof sich entleert, ist oft besonders rasch und ergiebig.

Man kann bei der Mitralinsuffizienz, je nach dem elastischen Verhalten des linken Vorhofs und der Lungenvenen, verschiedene pathophysiologische Muster unterscheiden. Eine Gruppe von Patienten ist dadurch charakterisiert, daß der linke Vorhof erheblich dilatiert, der linksatriale Druck aber normal oder nur gering erhöht ist. Der linke Vorhof ist also vermehrt dehnbar. Häufige Begleitphänomene dieser Konstellation sind chronisches Vorhofflimmern und niedriges Herzzeitvolumen.

Das andere Extrem ist gekennzeichnet durch einen normal großen oder nur wenig vergrößerten linken Vorhof, aber eine deutliche Erhöhung der Drücke im linken Vorhof (mit überhöhter und verbreiterter v-Welle) und in der Lungenstrombahn. Hier ist die Dehnbarkeit des linken Vorhofs (und der Lungenvenen?) normal oder reduziert. Oft findet sich eine Muskelhypertrophie des linken Vorhofs. Die Patienten haben meistens einen Sinusrhythmus und oft ausgeprägte Zeichen der Lungenstauung.

Das zuerst genannte Muster (erhebliche Vorhofdilatation, normale oder wenig erhöhte Drücke) bezeichnet ein spätes Verlaufsstadium der ausgeprägten chronischen Mitralinsuffizienz, das zweite (kaum Vorhofdilatation, deutliche Drucksteigerung) die akute Mitralinsuffizienz und frühe Verlaufsstadien der chronischen Mitralinsuffizienz. Die Befunde der Mehrzahl der Patienten mit Mitralinsuffizienz liegen zwischen diesen Extremen.

Anamnese

Patienten mit Mitralinsuffizienz sind oft über lange Zeiträume beschwerdefrei. Wenn die linke Kammer dekompensiert, nehmen die Beschwerden allerdings in der Regel stetig zu. Schwäche und vermehrte Erschöpfbarkeit sind subjektive Zeichen eines geminderten Herzzeitvolumens und stehen bei den chronischen Formen im Vordergrund. Bei der akuten Mitralinsuffizienz dominiert die Dyspnoe.

Diagnostisches Vorgehen

Die **Palpation** liefert den wichtigen Befund verstärkter Brustwandpulsationen im Bereich der Herzspitze, die oft nach lateral verlagert ist. In manchen Fällen ist apikal ein systolisches Schwirren palpabel. Der Radialispuls kann relativ klein sein, hat aber oft schnellenden Charakter.

Auskultation und **Phonokardiographie** (Abb. 1.**41**): Nahezu alle Patienten mit einer Mitralinsuffizienz haben ein mittellautes bis lautes (Grad II–VI der international üblichen Graduierung, bei der I das leiseste und VI das lauteste Geräusch bezeichnet) systolisches Geräusch, das meist holosystolisch ist, d. h. bis zum 2. Ton reicht oder ihn einschließt. Das Geräusch hat mittlere bis hohe Frequenz, scharfen „blasenden" oder „gießenden" Charakter. Nach Intensität und Formablauf innerhalb der Systole ist es bandförmig, crescendo, crescendo-decrescendo oder decrescendo. Das Mitralinsuffizienzgeräusch ist apikal und extraapikal hörbar oder hat dort sein Punctum maximum; in Linkslage wird es in diesem Bereich lauter. Bei manchen Formen ist der Regurgitationsstrom auf einen umschriebenen Abschnitt der Vorhofwand gerichtet, und das systolische Geräusch hat sein Punctum maximum über oder neben dem oberen oder mittleren Sternum oder am Rücken.

Der 2. Ton ist bei der schweren chronischen und bei der akuten Mitralinsuffizienz vielfach breit gespalten, wahrscheinlich infolge der Verkürzung der Systole des linken Ventrikels. Das Spaltungsintervall variiert mit der Atmung, nur in Fällen mit zusätzlicher Rechtsinsuffizienz ist es fixiert. Der 1. Ton ist von normaler Intensität oder leise, er kann aber auch – infolge des sehr schnellen systolischen Druckanstiegs im linken Ventrikel – abnorm laut sein. In vielen Fällen ist der 1. Ton nicht klar vom Geräusch abgesetzt und daher schwierig zu analysieren.

Infolge des verstärkten Flusses durch das Mitralostium in der frühen Diastole haben viele Patienten mit Mitralinsuffizienz einen lauten 3. Ton, an den sich ein kurzes diastolisches Geräusch anschließt. Diese Zeichen sind um so ausgeprägter, je größer das Regurgitationsvolumen ist. Aus der Lautstärke des systolischen Geräusches jedoch läßt sich nicht auf die Schwere der Mitralinsuffizienz schließen.

Die linksventrikuläre Austreibungszeit ist bei hämodynamisch wirksamer Mitralinsuffizienz verkürzt. Im Apexkardiogramm zeigt sich als Folge des großen frühdiastolischen Bluteinstroms in die linke Kammer eine schnelle Füllungswelle von großer Amplitude und Steilheit.

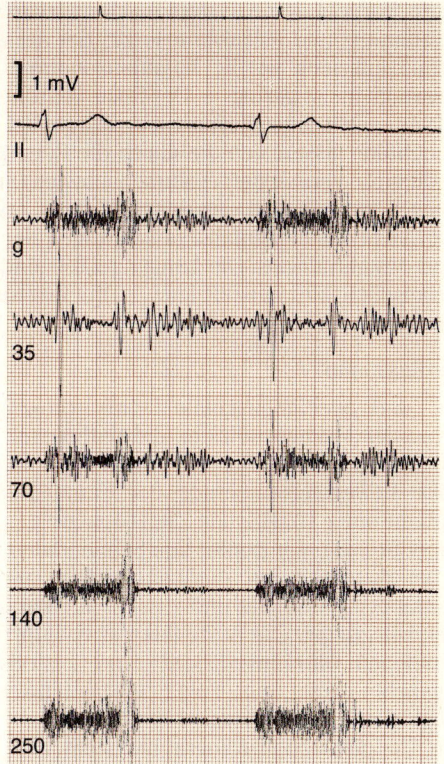

Abb. 1.**41** Phonokardiogramm bei Mitralinsuffizienz und Vorhofflimmern, Ableitung apikal. Bezeichnungen wie Abb. 1.**37**a. Man sieht ein etwa bandförmiges hoch- und mittelfrequentes systolisches Geräusch, das bis zum lauten 2. Ton reicht; einen 3.Ton, an den sich ein tief- und mittelfrequentes diastolisches Geräusch anschließt

Für eine hämodynamisch stark wirksame Mitralinsuffizienz sprechen: 1. palpatorische Zeichen vermehrter Aktion der linken Kammer, 2. ein lauter und früh einfallender 3. Ton, an den sich ein kurzes diastolisches Geräusch anschließt, 3. eine Spaltung des 2. Tons, 4. eine Vergrößerung der linken Kammer und des linken Vorhofs, 5. eine kardial bedingte Leistungsminderung.

Für eine geringfügige Mitralinsuffizienz sprechen: das Fehlen von Zeichen vermehrter Linksaktion, von abnormen Schallerscheinungen in der Diastole, von Abnormitäten des 2. Tons; eine normale Herzgröße und Beschwerdefreiheit.

Elektrokardiogramm

Häufig haben die Patienten ein P-mitrale oder in chronischen Fällen Vorhofflimmern. Ein für Mitralinsuffizienz typisches EKG gibt es nicht. Zeichen der Linkshypertrophie finden sich in weniger als der Hälfte der Fälle. Für Rechtshypertrophie typische Elektrokardiogramme kommen auch vor.

Röntgenuntersuchung

Der linke Vorhof ist bei wirksamer Mitralinsuffizienz dilatiert. Von vereinzelt und nur bei der Mitralinsuffizienz beobachteten Extremen der Vorhofdilatation abgesehen, läßt der Röntgenbefund eines vergrößerten linken Vorhofs keine Unterscheidung zwischen Mitralinsuffizienz und Mitralstenose zu. Bei der akuten Mitralinsuffizienz ist die Volumenzunahme des linken Vorhofs meist gering. − Der linke Ventrikel ist bei wirksamer Mitralinsuffizienz vergrößert. Bei der Durchleuchtung lassen sich die durch die Regurgitation bedingten verstärkten Volumenschwankungen des linken Ventrikels und des linken Vorhofs erkennen; man sieht gegebenenfalls Verkalkungen der Mitralis und des Mitralrings. Die Lungengefäße sind bei der chronischen Mitralinsuffizienz − im Gegensatz zur Mitralstenose − öfter normal.

Echokardiogramm

M-mode- und zweidimensionale Echokardiographie zeigen bei der Mitralinsuffizienz die pathologischen Dimensionen des linken Ventrikels und Vorhofs und die große Bewegungsamplitude der Kammerwand. Sie erlauben unter Umständen die Diagnose des Mitralklappenprolaps, der Ruptur von Sehnenfäden und zeigen bei rheumatischer Ätiologie narbige Verdikkung, geminderte Mobilität und zusätzliche Stenosierung der Mitralsegel. Die Aortenklappe vollführt bei der deutlichen Mitralinsuffizienz eine systolische Konvergenzbewegung, eine Folge des beeinträchtigten antegraden Bluttransports.

Die Doppler-Echokardiographie stellt den Regurgitationsstrom („jet") durch das insuffiziente Mitralostium in den linken Vorhof dar. Je weiter der Regurgitations-Jet vom Ostium in den Vorhof reicht, desto höheren Grades ist − so kann man annäherungsweise schließen − die Mitralinsuffizienz. Bei der Farbdoppler-Echokardiographie gibt die Farbkodierung die Verteilung der Strömungsgeschwindigkeiten und Turbulenzen in der Regurgitation an.

Invasive Untersuchungen

Eine erhebliche pulmonale Hypertonie findet sich bei der chronischen Mitralinsuffizienz seltener als bei der Mitralstenose. Sie kommt jedoch bei der akuten Mitralinsuffizienz häufig vor. Bei ausgeprägter Mitralregurgitation ist − auch ohne Mitralstenosierung − ein durch den großen Fluß bedingter frühdiastolischer Druckgradient zwischen linkem Vorhof und linkem Ventrikel nachweisbar. Die Formanalyse der Druckkurve im linken Vorhof oder im sogenannten Pulmonal-Kapillar-Bereich zeigt im typischen Fall einen frühen ventrikelsystolischen Druckanstieg (Regurgitationswelle) und einen steilen y-Abfall. Der enddiastolische Druck im linken Ventrikel ist oft erst bei Linksdekompensation erhöht. Die angiokardiographische Darstellung von Kontrastmittelrückfluß aus dem linken Ventrikel in den linken Vorhof beweist Mitralinsuffizienz, wenn nicht gerade Extrasystolen ablaufen. Sie ermöglicht eine Abschätzung des Regurgitationsvolumens. Die Größe des endsystolischen Volumens der linken Kammer wird bei der Mitralinsuffizienz von einigen Autoren als ein Indikator der linksventrikulären Reserve und der Operationsprognose angesehen (Braunwald 1984): Patienten mit einem präoperativ vergrößerten endsystolischen Volumen haben eine relativ hohe Operationsmortalität, und die Überle-

benden haben eine hohe Rate linksventrikulärer Dysfunktion.

Differentialdiagnose

Die Ätiologie einer Mitralinsuffizienz läßt sich − wenigstens in manchen Fällen − mit einiger Wahrscheinlichkeit aus klinischen Daten schließen: Bei der koronaren Herzkrankheit aus Anamnese und EKG, beim Mitralklappenprolaps aus dem Echokardiogramm und der leeren Anamnese; bei der abgelaufenen bakteriellen Endokarditis aus der Anamnese; bei der rheumatischen Erkrankung aus der Anamnese, aus dem Echokardiogramm und gegebenenfalls aus dem Vorliegen einer zusätzlichen Mitralstenose oder eines zusätzlichen Aortenklappenvitiums (Waller u. Mitarb. 1982).

Das holosystolische Geräusch der Mitralinsuffizienz wird zuweilen zur Herzbasis fortgeleitet. Andererseits kommt es vor, daß das (kürzere) systolische Austreibungsgeräusch einer Aortenstenose laut zur Herzspitze fortgeleitet wird. Gelegentlich sind Mitralinsuffizienzen schwierig vom Ventrikelseptumdefekt oder von der Trikuspidalinsuffizienz zu differenzieren. Beim Ventrikelspetumdefekt ist das Punctum maximum des holosystolischen Geräusches am linken unteren Sternalrand, und oft palpiert man in dieser Gegend auch ein systolisches Schwirren. Das Geräusch der Trikuspidalinsuffizienz hat in der Regel sein Punctum maximum am linken Sternalrand, und es wird in einem Teil der Fälle lauter bei der Inspiration.

Nicht immer ist das Geräusch der Mitralinsuffizienz holosystolisch. Bei der akuten Mitralinsuffizienz kann, infolge einer hohen systolischen Druckwelle im linken Vorhof (v-Welle) und eines dadurch geringen ventrikuloatrialen Druckgradienten in der späten Systole die Regurgitation im Laufe der Systole rasch abnehmen und das Geräusch vor dem 2. Ton enden. Ein teilsystolisches Geräusch findet sich auch bei manchen Mitralinsuffizienzen durch Mitralklappenprolaps, hier allerdings ist es meistens spätsystolisch.

Eine stumme Mitralinsuffizienz kommt selten vor, z.B. bei erheblicher Dilatation des linken Ventrikels, bei akuter Entstehung, nach Operationen am Mitralostium.

Therapie

Beschwerdefreie Patienten mit einer geringgradigen Mitralinsuffizienz bedürfen keiner Therapie. Interkurrente Infekte sollten aber sorgfältig und mit Ruhigstellung behandelt werden. Gynäkologische, urologische, proktologische, HNO- und Zahneingriffe erfordern Antibiotikaprophylaxe.

Vom Stadium II ab ist im allgemeinen eine Behandlung dauernd erforderlich. Arterielle Hypertonie und Hypervolämie wirken sich ungünstig aus und müssen durch antihypertone Medikation und Diuretika behandelt werden.

Da der Kontraktilität des linken Ventrikels besondere Bedeutung für die Kompensation dieses Vitiums zukommt, müssen negativ inotrop wirkende Eingriffe (z.B. Antiarrhythmika) möglichst vermieden werden. Und bei den ersten Zeichen von linksventrikulärer Funktionsminderung ist Digitalis als positiv inotrop wirkende Substanz einzusetzen. Digitalis und Diuretika als Therapieprinzipien kommen besonders bei der erheblichen Mitralinsuffizienz nach einem akuten Myokardinfarkt zum Tragen, wenn es darum geht, die notwendige Operation möglichst zu verzögern. Bei der akuten wie bei der nicht operablen schweren chronischen Mitralinsuffizienz werden mit zum Teil recht gutem Erfolg auch Vasodilatantien eingesetzt.

Bei suspekten febrilen Erkrankungen ist die Abnahme von Blutkulturen vor einer Antibiotikagabe angezeigt. Eine bakterielle Endokarditis muß so früh wie möglich erkannt und wirksam behandelt werden (s. Kapitel Infektionskrankheiten: Bakterielle Endokarditis).

In den Stadien III und IV ist in der Regel operative Behandlung angezeigt. In vielen Fällen ist Klappenersatz erforderlich. Aber auch klappenerhaltende rekonstruktive Operationsverfahren werden in geeigneten Fällen mit Erfolg angewendet. Da die Operationsresultate besser sind, solange die linksventrikuläre Funktion noch intakt ist, rät man auch im Stadium II schon zur Operation, wenn die Mitralinsuffizienz erheblich ist und Belastungsbeschwerden erkennbar werden. Bei der akuten erheblichen Mitralinsuffizienz durch koronare Herzkrankheit versucht man die Operation um möglichst viele Wochen nach der Infarzierung zu verzögern. Die bakterielle Mitralendokarditis, die mit konservativen Mitteln nicht zu sanieren ist, stellt ebenfalls eine Operationsindikation dar.

Verlauf und Prognose

Bei leicht- und mäßiggradiger Mitralinsuffizienz schreitet die Krankheit vielfach nur langsam fort. Die hochgradige Mitralinsuffizienz hingegen tendiert durch Streckung des posterioren Segels und durch linksventrikuläre und linksatriale Dilatation zu rascherer Progression. Die Prognose ist relativ günstig, wenn das linksventrikuläre Myokard primär völlig intakt ist wie beim Mitralklappenprolaps, wenn der Arteriendruck nicht erhöht ist und keine Aortenstenose vorliegt.

Im Verlauf der chronischen Mitralinsuffizienz sind Rechtsinsuffizienz, Brustschmerzen, Atemnotanfälle, Hämoptoe und arterielle Embolien seltener als in dem der Mitralstenose.

Die Prognose der erheblichen akuten Mitralinsuffizienz ist bei rein konservativer Behandlung ungünstig.

Nach Klappenersatz wegen chronischer Mitralinsuffizienz sind die Mortalität und die Morbidität etwas höher als nach Klappenersatzoperationen wegen Mitralstenose. Die Operation wegen akuter Mitralinsuffizienz und wegen florider bakterieller Endokarditis hat ein demgegenüber noch höheres Risiko.

Merke: Eine Mitralinsuffizienz kann durch Mitralklappenprolaps, durch koronare Herzkrankheit, durch bakterielle Endokarditis, durch rheumatische Entzündungsprozesse und durch linksventrikuläre Dilatation entstehen, außerdem aus einer Reihe weiterer seltener Ursachen.
Diagnostisch wichtige Charakteristika sind ein meist holosystolisches Geräusch über der Herzspitze, Zeichen von verstärkter Aktion des linken Ventrikels (palpatorisch, echokardiographisch) und vergrößerter Durchmesser des linken Vorhofs und Ventrikels (röntgenologisch, echokardiographisch).
Die Behandlung erfordert Digitalis, eventuell Diuretika und gegebenenfalls die Normalisierung eines erhöhten Blutdrucks und in schweren Fällen Vasodilatantien. Die Operation (meist Mitralklappenersatz) ist indiziert in den Stadien III und IV und öfter schon im Stadium II. Die erhebliche akute Mitralinsuffizienz hat ein erhöhtes Operationsrisiko, aber bei rein konservativer Therapie eine noch schlechtere Prognose.

Weiterführende Literatur s. S. 98.

Mitralklappenprolaps

Definition: Beim Mitralklappenprolaps (MKP) wölben sich Teile der Klappe während der Systole vermehrt in den linken Vorhof vor. In manchen Fällen geht dieser valvuläre Prolaps mit einer Mitralinsuffizienz einher.

Häufigkeit

Mitralklappenprolaps kommt am posterioren, am anterioren sowie an beiden Mitralsegeln vor. Die Prävalenz von Mitralklappenprolaps beträgt etwa 5% in Normalpopulationen Erwachsener (sie ist bei Frauen größer als bei Männern): 30—50% bei Verwandten 1. Grades von MKP-Trägern; ca. 90% bei Patienten mit Marfan-Syndrom.

Ätiologie und Pathologie

Eine der häufigsten Ursachen von Mitralklappenprolaps ist die myxomatöse Degeneration des Klappenstromas. Im Gewebsaufbau der Klappe unterscheiden wir das atriale und das ventrikuläre Endothel und dazwischen die lockere Spongiosa und die straffe kollagenreiche Fibrosa. Auch die normale Spongiosa enthält etwas myxomatöses Gewebe. Dieses proliferiert beim Mitralklappenprolaps, was zur Verdrängung und Fragmentation der Kollagenfasern der Fibrosa und dadurch zum Ballonieren, zum Prolaps von Klappengewebe führt (= primärer MKP, Abb. 1.**42**). Myxomatöse Degeneration kommt auch an den Sehnenfäden,

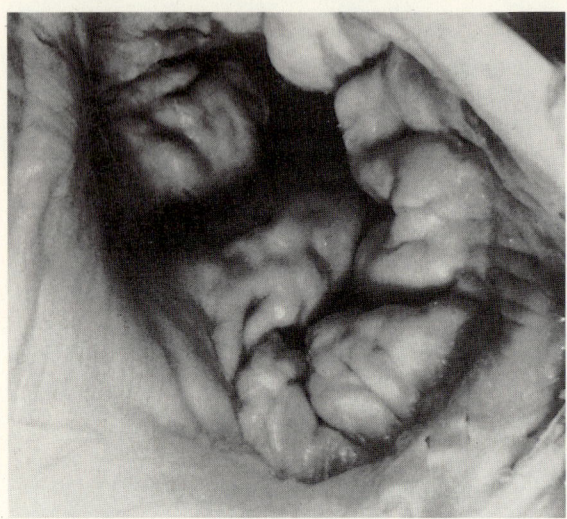

Abb. 1.**42** Ausgeprägter Mitralklappenprolaps, von atrial gesehen (aus R.M. Jeresaty: Mitral Valve Prolapse. Raven Press, New York 1979)

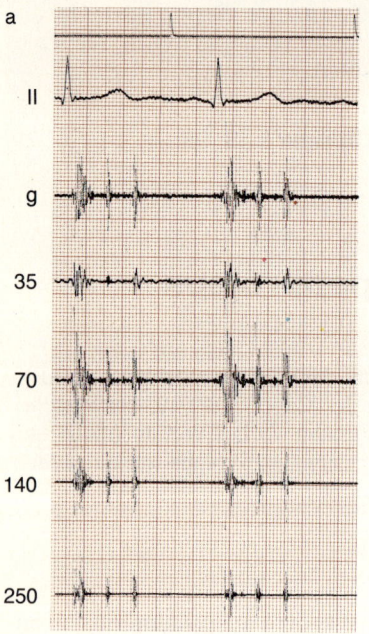
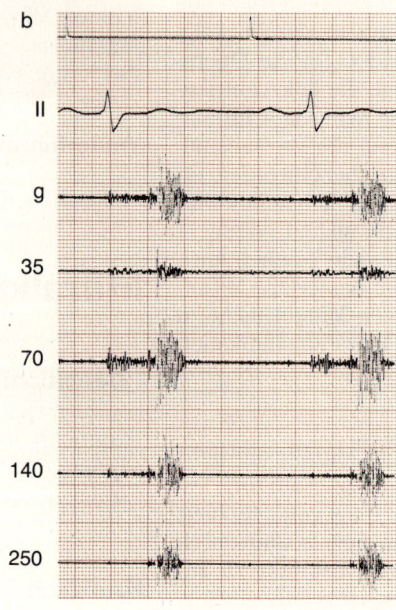

Abb. 1.**43a** u. **b** Phonokardiogramme bei Mitralklappenprolaps
a Isolierter mesosystolischer Click. Der Extraton hat mittlere und hohe Frequenz. Ableitung vom linken unteren Sternalrand (Bezeichnungen wie in Abb. 1.**37a**)
b Mitralklappenprolaps mit spätsystolischer Mitralinsuffizienz. Leise tief- und mittelfrequente Schallerscheinungen in der ersten Hälfte der Systole; ein mittelsystolischer Click; ca. 0,05 Sekunden danach beginnt ein lautes hoch- und mittelfrequentes spätsystolisches Geräusch. Ableitung apikal (Bezeichnung wie in Abb. 1.**37a**)

am Mitralring und an den anderen Herzklappen vor. Der Prolaps normaler − nicht myxomatös degenerierter − Klappen, wie er z.B. beim Vorhofseptumdefekt und bei der hypertrophischen Myokardiopathie vorkommen kann, wird als sekundärer MKP bezeichnet.

Pathophysiologie und Klinik

Anamnese

Viele MKP-Träger sind ohne Beschwerden. Andere klagen − ähnlich wie Patienten mit psychovegetativen Störungen − über Atemstörungen, Beklemmungen, Schwäche, Angst, Phobien und multiple vegetative Störungen. Des weiteren kommen lästige Thoraxschmerzen sowie Synkopen, Schwindel und Palpitation in der Anamnese von MKP-Patienten vor. Zur Anamnese bei MKP mit Mitralinsuffizienz s. vorhergehenden Beitrag.

Diagnostisches Vorgehen

Die MKP-Träger sind öfter von grazilem Körperbau und im Durchschnitt untergewichtig. Häufig haben sie Skelettanomalien: z.B. Streckhaltung der Brustwirbelsäule, Thoraxdeformatitäten. Der Blutdruck ist bei MKP-Trägern niedriger, arterielle Hypertonie ist seltener als in der Gesamtbevölkerung; orthostatische Hypotonie fand sich bei 15% der Individuen eines MKP-Kollektivs (Santos u. Mitarb. 1981).

Charakteristisch für Mitralklappenprolaps ist der auskultatorische und phonokardiographische Befund eines Clicks in der mittleren oder späten Systole, d.h. eines kurzen meist hochfrequenten Zusatztons,

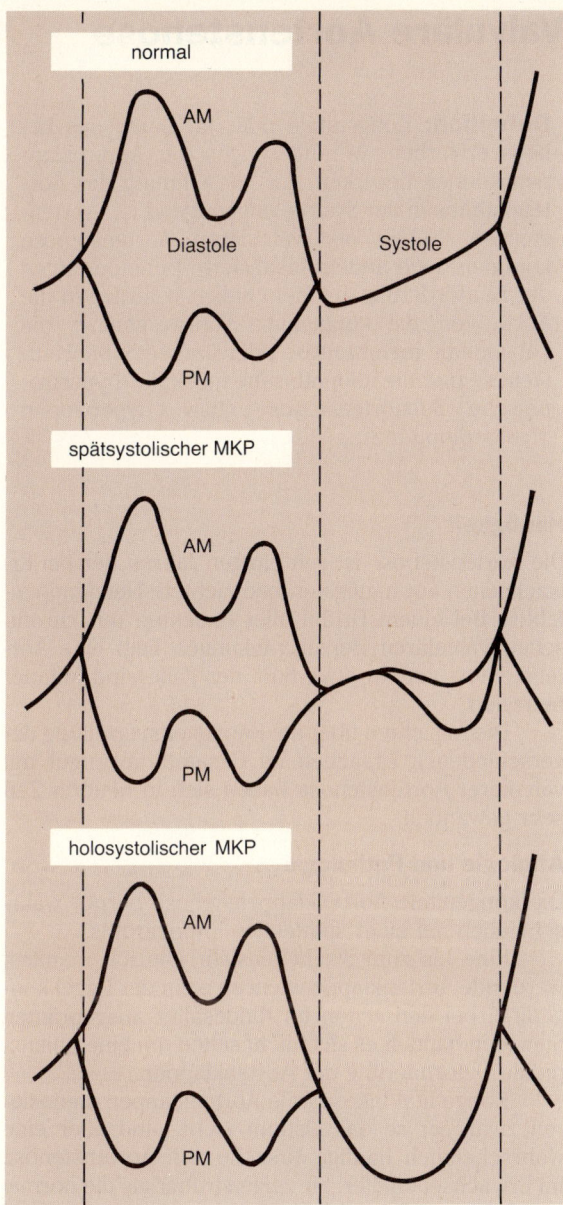

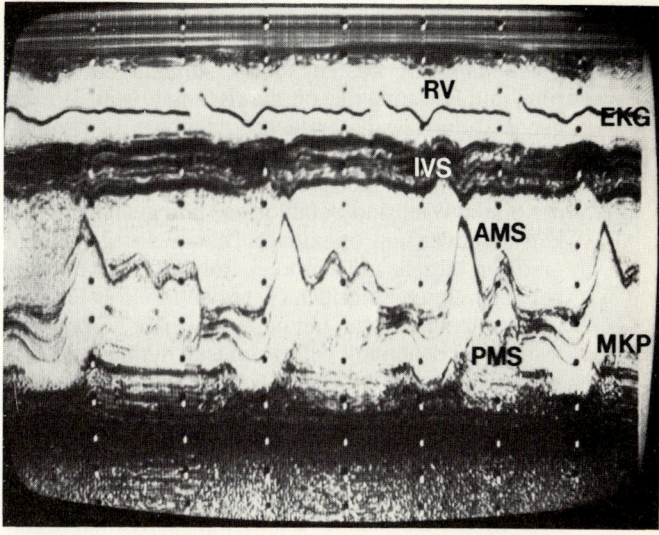

Abb. 1.**45** Echokardiogramm (m-Mode) bei spätsystolischem Mitralklappenprolaps. Als Nebenbefund im EKG Vorhofflimmern. IVS = Kammerseptum; AMS = anteriores und PMS = posteriores Mitralsegel. Im frühen Teil der Systole laufen die Bewegungen des anterioren und des posterioren Segels parallel. In der späten Systole separieren sich die Mitralsegel, und das posteriore bzw. ein Teil desselben prolabiert nach posterior (= MKP) (aus Scheppokat, K. D.: Mitralklappenfehler. In Hornbostel et al.: Innere Medizin in Praxis und Klinik, 3. Aufl. Thieme, Stuttgart, 1984)

Abb. 1.**44** Schematisierte Darstellung der durch M-Mode-Echokardiographie zu erfassenden Bewegungen des anterioren (AM) und des posterioren Mitralsegels (PM). Unter normalen Bedingungen bewegen sich beide Segel während der ganzen Systole geschlossen etwas nach anterior. Beim spätsystolischen Prolaps separieren sich die Segel und prolabieren nach posterior. Beim holosystolischen Prolaps beginnt die Dorsalbewegung sehr früh in der Systole und zeigt sich ein holosystolisches „Durchhängen" eines oder beider Segel (nach Dillon u. Mitarb.)

Häufig sind die Auskultationsbefunde beim Mitralklappenprolaps intraindividuell variabel. Und zwar führen Interventionen, die das Herzvolumen mindern (z. B. der Übergang vom Liegen zum Stehen) oder die Kontraktilität steigern in der Regel dazu, daß der Click und der Geräuschbeginn dichter zum 1. Ton rücken und daß gegebenenfalls eine Mitralinsuffizienz zunimmt. Interventionen, die das Herzvolumen vergrößern und die Kontraktilität mindern, haben den umgekehrten Effekt. – Manche Träger von Mitralklappenprolaps haben einen stets normalen Herzschallbefund („stummer MKP").

Das EKG ist meistens normal, bei manchen Patienten (besonders denen mit Thoraxschmerzen) zeigt es negative oder flachbiphasische T in den Ableitungen II, III, aVF und manchmal auch in V_4-V_6. Kardiale Arrhythmien sind bei ca. 80% aller MKP-Träger nachweisbar (supraventrikuläre und ventrikuläre Ektopien und Leitungsstörungen).

Echokardiogramm

Die M-Mode-Echokardiographie zeigt beim spätsystolischen Mitralklappenprolaps die mesosystolisch beginnende abnorme Dorsalbewegung der Klappe(n) und ihr holosystolisches „Durchhängen" nach dorsal beim holosystolischen Prolaps (Abb. 1.**44** u. **45**). Die zweidimensionale Darstellung ermöglicht die Erfassung der räumlichen Orientierung und zeigt beim Mitralklappenprolaps, wie die Mitralis weiter als normal in den Vorhof prolabiert. – In manchen Fällen ist bei der echokardiographischen Untersuchung schwer zu entscheiden, ob es sich um einen Prolaps oder um eine Variante der Norm handelt.

den man über der Herzspitze und dem linken unteren Sternalrand hört (Abb. 1.**43 a**). Wenn der Mitralklappenprolaps mit Mitralinsuffizienz einhergeht, so auskultiert man in der Regel zusätzlich ein Geräusch, am häufigsten ein spätsystolisches Geräusch als Ausdruck einer spätsystolischen Mitralregurgitation (Abb. 1.**43 b**). Ein die ganze Systole füllendes Geräusch zeigt eine holosystolische Mitralinsuffizienz an.

Therapie

Die Behandlung besteht in der sorgfältigen Aufklärung und Beratung der oft durch funktionelle Störungen und durch vage ärztliche Diagnosen beunruhigten Patienten; bei einigen Patienten mit gravierenden Arrhythmien in Gaben von Antiarrhythmika (Mittel der ersten Wahl sind Betablocker) und gelegentlich in konservativer und operativer Therapie wegen hochgradiger Mitralinsuffizienz. – Antibiotikaprophylaxe bei bestimmten Eingriffen (s. vorigen Beitrag) ist nur indiziert bei Patienten mit nennenswerter Mitralinsuffizienz, bei denen mit echographisch deutlicher Klappenverdickung und bei Patienten, die früher eine Endokarditis durchgemacht haben.

Verlauf und Prognose

An Komplikationen von Mitralklappenprolaps kommen neben den schon erwähnten Arrhythmien vor: bakterielle Endokarditis, plötzlicher Tod, Hirninsulte, Arterienverschlüsse an der Retina, Amaurosis fugax, transitorische Hirnischämien (sie treffen überwiegend Patienten mit deutlicher Verdickung der prolabierten Klappen) und die Progression der valvulären Störung zur mittel- oder hochgradigen Mitralinsuffizienz. Aber die Mehrzahl der MKP-Träger hat wohl keine erhöhte Morbidität oder Mortalität.

Merke: Der Mitralklappenprolaps ist eine der häufigsten Herzklappenanomalien überhaupt. Dem primären Mitralklappenprolaps liegt eine myxomatöse Degeneration des Klappenstromas zugrunde (die übrigens auch an den anderen Herzklappen, am Mitralring und an den Sehnenfäden vorkommt). Der Prolaps normaler Klappen, wie er unter anderem beim Vorhofseptumdefekt und bei der hypertropischen Myokardiopathie vorkommt, wird als sekundär bezeichnet.
Charakteristisch ist der Auskultationsbefund eines mittel- oder spätsystolischen Clicks. In manchen Fällen geht der MKP mit Mitralregurgitation einher. Handelt es sich um eine spätsystolische Mitralinsuffizienz, so hört man in der Regel ein spätsystolisches Herzgeräusch; bei der holosystolischen Mitralinsuffizienz hört man ein die ganze Systole ausfüllendes Geräusch. Wegen der Variabilität der Auskultationsbefunde bei Mitralklappenprolaps empfiehlt es sich, die Patienten nicht nur im Liegen, sondern auch im Stehen und möglichst bei mehreren Gelegenheiten zu untersuchen.
Als Komplikationen kommen bakterielle Endokarditis, hirnembolische Ereignisse, gravierende Arrhythmien und behandlungsbedürftige Mitralinsuffizienzen vor. Aber für die Mehrzahl der MKP-Träger ist keine gesteigerte Morbidität oder Mortalität anzunehmen.

Weiterführende Literatur s. S. 98.

Valvuläre Aortenstenose

Definition: Kongenitale oder im Laufe des Lebens erworbene Veränderungen der Aortenklappen können bewirken, daß die Öffnung des Aortenostiums in der Systole ungenügend ist: Aortenstenose. Neben der valvulären Aortenstenose kommen noch anders lokalisierte Behinderungen der Blutförderung aus dem linken Ventrikel in die Aorta vor, die kongenitale supravalvuläre, die kongenitale membranöse oder fibröse Subaortenstenose und die idiopathische muskulär-hypertrophische Subaortenstenose (bzw. hypertrophe Myokardiopathie).

Häufigkeit

Die Aortenstenose ist seit einigen Jahren der bei Erwachsenen am häufigsten beobachtete Herzklappenfehler. Bei einem Drittel aller Patienten mit chronischen valvulären Herzerkrankungen liegt eine Aortenstenose vor. In etwa 80% der Fälle sind Männer betroffen.

Die Ansichten über die Häufigkeitsverteilung der verschiedenen Ursachen im Gesamtkrankengut mit valvulärer Aortenstenose haben sich in neuerer Zeit sehr gewandelt.

Ätiologie und Pathologie

Die kongenitale Aortenklappenstenose beruht wahrscheinlich auf einer spätfetalen Endokarditis.

Eine bis zum 30. Lebensjahr klinisch manifest werdende Aortenklappenstenose ist in der Regel kongenital; bei den schon im Kindesalter ausgeprägten Stenosen handelt es sich nicht selten um eine unikuspidale Deformierung der Aortenklappen.

Kongenital bikuspidale Aortenklappen stenosieren zwar per se das Ostium nicht, sind aber eine wahrscheinlich häufige Ursache von Aortenstenose im Erwachsenenalter: Sie zeigen früher als die normal angelegten trikuspidalen Klappen Verhärtung und Kalkeinlagerungen, die fortschreiten und schließlich zur Stenosierung führen, welche sich dann im Alter von etwa 30–70 Jahren klinisch manifestiert.

Die rheumatische Endokarditis der Aortenklappen führt zur Fusion der Kommissuren und so zur Bikuspidalisierung. Damit wird die Klappe empfindlich gegen Traumatisierung durch den Blutstrom, es kommt auch hier zu Verkalkungen und zunehmender Stenosierung. In den späten Stadien der hochgradigen Aortenstenose sind die Klappenstrukturen meistens erheblich verkalkt und so deformiert, daß ätiologische Rückschlüsse nicht mehr möglich sind. Für eine Aortenstenose rheumatischer Ätiologie sprechen die anamnestische Angabe rheumatischen Fiebers und das zusätzliche Vorliegen einer erheblichen Aorteninsuffizienz und eines rheumatischen Mitralklappenvitiums.

Die idiopathische kalzifizierende Aortenstenose bei normal angelegten Klappen kommt hauptsächlich

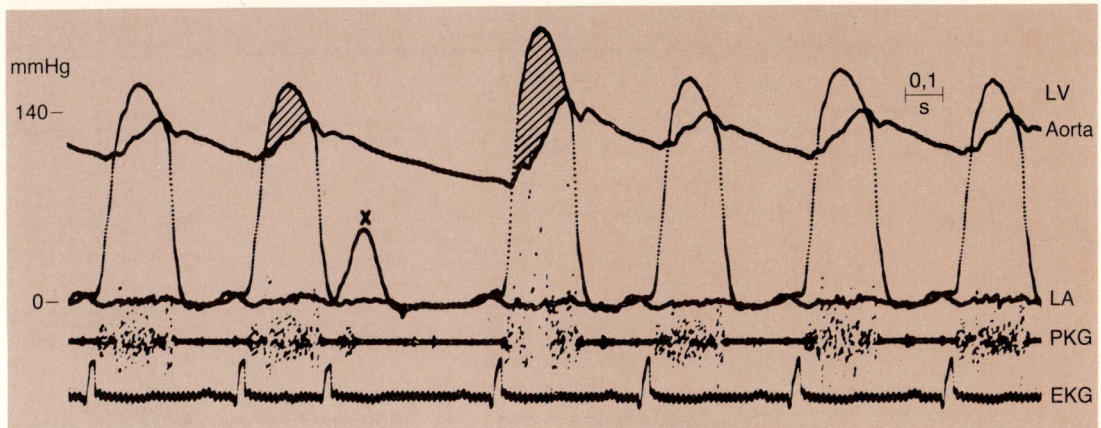

Abb. 1.46 Drücke in linkem Ventrikel (LV), Aorta und linkem Vorhof (LA), intrakardiales Phonokardiogramm (PKG) und EKG beim Hund mit experimenteller Aortenstenose. Während der Systole besteht ein Druckgradient zwischen linkem Ventrikel und Aorta; der systolische Aortendruckanstieg ist langsam, sein Gipfel liegt spät in der Systole. Im Phonokardiogramm wird in der Systole ein lautes Geräusch registriert. Die 3. dargestellte Herzaktion ist eine Extrasystole mit frustraner Kammerkontraktion. Beim postextrasystolischen Herzschlag sind Druckgradient und Geräuschintensität größer als bei den übrigen Schlägen. Die letzten 3 abgebildeten Herzaktionen zeigen angedeutet einen mechanischen Alternans (aus Moscovitz, H. L., u. Mitarb.: Atlas of Hemodynamics of the Cardiovascular System. Grune & Stratton, New York 1963)

im hohen Lebensalter vor und beruht auf degenerativen Klappenveränderungen.

Die Verkalkung und Fibrose kann von den Aortenklappen auf benachbarte Herzstrukturen übergreifen und Abschnitte der spezifischen Herzmuskulatur lädieren. – Die hämodynamisch wirksame Aortenklappenstenose führt zur konzentrischen Hypertrophie der linken Kammer und zu einer poststenotischen Dilatation der Aorta ascendens.

Pathophysiologie und Klinik

Physiologische Abweichungen (Abb. 1.46)

Die Klappenstenose bringt es mit sich, daß der systolische Druck im linken Ventrikel höher als normal ansteigt und daß während der Austreibungszeit ein Druckgradient zwischen dem linken Ventrikel und der Aorta besteht. Wegen der verstärkten Druckentwicklung bei jeder Systole hypertrophiert die Muskulatur der linken Kammer. In der Regel werden dadurch auch bei erheblichen Stenosen das Schlagvolumen und das Minutenvolumen des Herzens aufrechterhalten und eine Dilatation der linken Kammer oft über lange Zeit vermieden. Wenn die Stenose zunimmt, steigt der systolische Druck im linken Ventrikel weiter an, aber selten höher als 300 mmHg. Als kritisch werden bei normalem Schlagvolumen systolische Druckgradienten über 50 mmHg und eine Minderung der Klappenöffnungsfläche unter ein Drittel der Norm angesehen. Bei der hochgradigen Aortenstenose ist meistens der enddiastolische Druck im linken Ventrikel erhöht, ohne daß Insuffizienz oder Dilatation der Kammer vorliegen, nur aufgrund der geminderten diastolischen Dehnbarkeit des hypertrophierten Myokards.

Die a-Welle in der linksatrialen Druckkurve ist bei Patienten mit einer nennenswerten Aortenstenose als Ausdruck besonders kraftvoller Vorhofkontraktion abnorm hoch. Die verstärkte Vorhofkontraktion ermöglicht eine ausreichende enddiastolische Füllung des hypertrophierten und vermindert dehnbaren linken Ventrikels, ohne daß der linksatriale Mitteldruck und die Drücke in der Lungenstrombahn nennenswert ansteigen. Der Verlust der zeitgerechten Vorhofkontraktion, z. B. durch das Auftreten von AV-Dissoziation oder von Vorhofflimmern, kann zur Zunahme der Beschwerden, zur Lungenstauung und zum Kollaps führen.

Patienten mit Aortenstenose zeigen Besonderheiten in der reflektorischen Abstimmung von Herzleistung und Gefäßtonus. Vermutlich messen Mechanorezeptoren in der Wand des linken Ventrikels bei jeder Systole den intramyokardialen Druck und signalisieren ihn an das zentrale Nervensystem, und reflektorisch wird die Gefäßweite an die Herzkraftentwicklung bei der Kontraktion angepaßt. Dies führt bei der Aortenstenose wegen des überhöhten intramyokardialen Druckanstiegs zu einer übersteigerten Vasodilatation und im Falle der hochgradigen Aortenstenose zu ungenügendem Anstieg des Herzminutenvolumens, des Schlagvolumens und des Arteriendrucks, ja sogar zum Abfall dieser Meßgrößen bei der Körperarbeit und zur belastungsinduzierten Synkope. – Eine solche abnorme Vasodilatation unter Belastung wurde ausschließlich bei Aortenstenose-Patienten nachgewiesen; sie war nicht nachweisbar bei Mitralstenose-Patienten, deren Druckablauf im linken Ventrikel normal ist. Die abnorme Gefäßdilatation läßt sich bei den Aortenstenose-Patienten nicht mehr nachweisen, wenn der Druck im linken Ventrikel durch Klappenersatz normalisiert worden ist.

Der myokardiale Sauerstoffverbrauch ist bei der Aortenstenose wegen der vergrößerten Muskelmasse, der erhöhten Druckentwicklung und der ver-

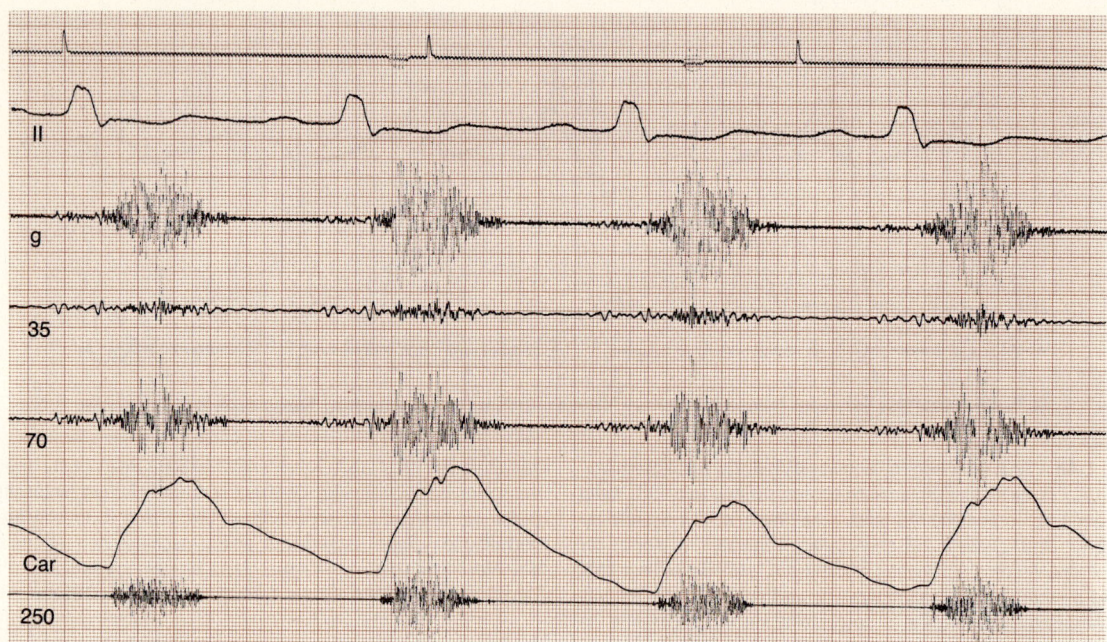

Abb. 1.47 Phonokardiogramm und Karotispulskurve (Car) bei valvulärer Aortenstenose, Mikrophon über Sternummitte. Übrige Bezeichnungen wie Abb. 1.37 a. Man erkennt ein lautes mittel- und hochfrequentes systolisches Austreibungsgeräusch mit Crescendo-Decrescendo; der 1. Ton und die aortale Komponente des paradox gespaltenen 2. Tons sind leise. Als pathologischer Extra-ton findet sich ein 4. Ton (= Vorhofton). Der Pulskurvenanstieg erfolgt träge, ihm sind sägezahnartige Oszillationen überlagert (sog. Hahnenkammphänomen), der Kurvengipfel wird abnorm spät in der Systole erreicht. Es findet sich ein mechanischer Alternans, wie man an der Karotispulskurve erkennen kann. Das QRS ist durch einen Linksschenkelblock verbreitert

längerten Systolendauer des linken Ventrikels erhöht. So haben die Patienten mit einer Aortenstenose eine vermehrte Disposition zu Störungen der myokardialen Durchblutung. Zeichen der Myokardischämie können bei ihnen auch ohne Koronararterienstenosen auftreten, z. B. in Phasen mit verstärktem sympathoadrenalen Antrieb.

Anamnese

Die Aortenstenose wird durch den muskelstarken linken Ventrikel wirkungsvoll kompensiert und macht oft erst nach Ablauf vieler Jahre die ersten Beschwerden. Die hauptsächlichen subjektiven Symptome sind Belastungsdyspnoe und andere Zeichen von Organstauung, Angina pectoris durch Myokardischämie und Synkopen, die entweder durch belastungsinduzierte Vasodilatation (s. oben) oder durch arrhythmiebedingten Herzzeitvolumenabfall verursacht werden. Angina pectoris tritt bei Aortenstenose-Patienten auch ohne Koronarerkrankung auf. Aber wenn Patienten mit ausgeprägter Aortenstenose keine Angina pectoris haben, so läßt das auf intakte Koronararterien schließen.

Diagnostisches Vorgehen

Die **Palpation** liefert bei der valvulären Aortenstenose einige diagnostisch wesentliche Befunde: Die in der Gegend der Herzspitze zu fühlenden linksventrikulären Brustwandpulsationen sind verstärkt und hebend, nicht selten auch nach kaudal und lateral verla-

gert. Über der Herzbasis und dem Jugulum fühlt man bei der mittel- und hochgradigen Aortenstenose meistens ein relativ grobes systolisches Schwirren; zuweilen läßt sich dieser Befund nur in tiefer Exspiration erheben oder wenn der Patient sich nach vorn beugt.

Der Arterienpuls entspricht im typischen Fall einem Pulsus tardus. Der Arteriendruck ist normal oder niedrig normal mit kleiner Amplitude. Bei der geringen bis mittelgradigen Aortenstenose kommen gelegentlich erhöhte Arteriendrücke vor; aber systolische Werte über 200 mmHg sind mit einer hämodynamisch ausgeprägten Aortenstenose kaum vereinbar.

Bei der **Auskultation** und der **Phonokardiographie** (Abb. 1.47) findet man folgendes: Das systolische Crescendo-Decrescendo-Geräusch der Aortenstenose ist laut, rauh und scharf; es ist über der Ausflußbahn des linken Ventrikels mit Punctum maximum am 2.ICR rechts parasternal zu auskultieren und zu registrieren, fortgeleitet und hier mit besonders rauhem Charakter und tiefen Frequenzen im Jugulum und über den Karotiden. Das Aortenstenosegeräusch dauert so lange wie die linksventrikuläre Austreibung und endet also vor dem Systolenende. Gelegentlich und besonders bei älteren Patienten wird das Geräusch relativ laut zur Herzspitze fortgeleitet. Ausnahmsweise kann das Aortenstenosegeräusch nur mittellaut oder leise sein, wenn das Schlagvolumen durch Herzinsuffizienz erniedrigt oder die Stenosierung geringgradig ist.

Häufig findet sich ein frühsystolischer Extraton, ein Aortendehnungston. In Fällen mit immobilen und verkalkten Klappen fehlt dieser Extraton, und die aortale Komponente des 2. Tons ist leise. Mit der Zunahme der Klappenstenosierung und der linksventrikulären Austreibungszeit verspätet sich der Aortenklappenschluß, die aortale Komponente des 2. Tons kann mit der pulmonalen zusammenfallen, ja es kann bei einer hochgradigen Aortenstenose zur paradoxen Spaltung des 2. Tons kommen. Ein hörbarer Vorhofton und eine überhöhte a-Welle im Apexkardiogramm sind häufige Befunde bei einer wirksamen Aortenstenose.

Die graphische Aufzeichnung des Karotispulses zeigt den charakteristischen Befund eines abnorm langsamen Anstiegs mit verspätetem Gipfel und einer Überlagerung des aufsteigenden Kurventeils durch zusätzliche Schwingungen in Form des sogenannten Hahnenkammphänomens. Die Austreibungszeit des linken Ventrikels ist verlängert, die Prä-Ejektionszeit verkürzt, der Quotient aus dieser und der Austreibungszeit unter Umständen niedriger als normal.

Elektrokardiogramm

Im EKG der meisten Patienten mit einer Aortenstenose finden sich Zeichen der Linkshypertrophie, in fortgeschrittenen Stadien auch ST-Senkungen und T-Negativitäten in den linksventrikulären Brustwandableitungen, in I und aVL. Eine deutliche späte P-Negativität in V1 ist Ausdruck der linksatrialen Hypertrophie bei der Aortenstenose. Vorhofstörungen mit verbreitertem P und Vorhofflimmern kommen nur in späten Verlaufsstadien der Aortenstenose vor oder wenn zusätzlich Mitralklappenläsionen oder Veränderungen der Vorhofmuskulatur oder der Koronararterien bestehen.

Atrioventrikuläre und ventrikuläre Leitungsstörungen kommen häufig vor und beruhen wahrscheinlich auf Fibrosierungen und Verkalkungen, die Teile der spezifischen Herzmuskulatur lädieren. Ein nennenswerter Anteil der Patienten mit einer Aortenstenose hat ventrikuläre Arrhythmien, wobei die gravierenden Formen (multiforme Extrasystolen, Salven, Kammertachykardien) überwiegen. Das Langzeit-EKG spielt also eine wichtige diagnostische Rolle und wird vor allem bei Patienten mit Synkopen eingesetzt.

Echokardiographie

Aortenklappenverkalkungen verursachen multiple dichte Echos im Lumen der Aortenwurzel. Die Linkshypertrophie zeigt sich an der Verdickung der Wand des linken Ventrikels, eine Insuffizienz der linken Kammer an ihrer Dilatation.

Die zweidimensionale Echokardiographie erlaubt, die geminderte Mobilität der stenosierten Klappen darzustellen. – Mit Hilfe der Doppler-Echokardiographie kann man den ventrikulo-aortalen Druckgradienten in den meisten Fällen korrekt errechnen, so daß bei der Herzkatheteruntersuchung die u.U. schwierige retrograde Sondierung des linken Ventrikels entbehrlich ist.

Röntgenbefunde

Die konzentrische Hypertrophie der linken Kammer führt vielfach nicht zu nennenswerten Auffälligkeiten im röntgenologischen Herzbefund, allenfalls zu einer vermehrten Rundung der Randkontur an der Herzspitze. Die poststenotische Dilatation der Aorta ascendens hingegen ist häufig röntgenologisch gut erkennbar. Sie deutet auf eine wirksame valvuläre Aortenstenose hin. Aortenklappenverkalkungen sind bei der Durchleuchtung sichtbar. Erst bei fortgeschrittener Erkrankung finden sich Zeichen der Linksdilatation, der Lungenstauung und der Vergrößerung des linken Vorhofs und des rechten Herzens.

Invasive Untersuchungen

Eine Herzkatheteruntersuchung ist indiziert bei jungen beschwerdefreien Patienten, die möglicherweise eine hochgradige Aortenstenose haben; bei Patienten mit Beschwerden, bei denen mit dem Vorliegen zusätzlicher Klappenfehler gerechnet wird; zur differentialdiagnostischen Abgrenzung von valvulärer, supra- und subvalvulärer Aortenstenose; zur Abklärung der Frage, ob und in welcher Ausprägung bei einem Patienten Aortenstenose und koronare Herzkrankheit gleichzeitig vorliegen.

Differentialdiagnose

Die supravalvuläre Aortenstenose kommt vorwiegend bei Kindern und häufig vergesellschaftet mit einer durch Gesichtsschädelanomalie bedingten typischen Fazies vor. – Die hypertrophische muskuläre Subaortenstenose zeigt mehr Spontanvariabilität der auskultatorischen Phänomene, mehr Abhängigkeit der Befunde von positiv und negativ inotropen Interventionen, und sie zeigt andere echokardiographische Befunde als die valvuläre Stenose. – Ein doppelgipfliger Arterienpuls spricht gegen eine valvuläre Stenose, er findet sich eher bei der hypertrophischen muskulären Subaortenstenose oder der Aorteninsuffizienz.

Gelegentlich bereitet es Schwierigkeiten, die Aortenstenose differentialdiagnostisch von der Pulmonalstenose und vom Ventrikelseptumdefekt abzugrenzen.

Eine zusätzliche Mitralstenose maskiert oft die Schwere der gleichzeitig bestehenden Aortenstenose, und zwar vorwiegend durch die Reduktion des Herzzeitvolumens, die sie mit sich bringt. Eine zusätzliche Aortenstenose verstärkt die Regurgitation bei der Mitralinsuffizienz. Schwere Aortenstenose und schwere Mitralinsuffizienz sind kaum langfristig miteinander vereinbar. Gelegentlich wird das Aortenstenosegeräusch bei älteren Patienten laut zur Herzspitze fortgeleitet und macht die differentialdiagnostische Abgrenzung gegenüber einer Mitralinsuffizienz schwierig; das Mitralinsuffizienzgeräusch ist jedoch im Gegensatz zum Austreibungsgeräusch der Aortenstenose in der Regel holosystolisch, und es variiert weniger mit der Diastolenlänge.

Relativ häufig sind bei Menschen höheren Lebensalters über dem Aortenostium und dem Jugulum systolische Crescendo-Decrescendo-Geräusche mittlerer bis hoher Intensität zu hören, die durch Aortenklappensklerose mit nur geringem oder fehlendem stenosierenden Effekt bedingt sind. Ihre differentialdiagnostische Abgrenzung gegenüber der wirksamen Aortenklappenstenose stützt sich auf das Beschwerdebild und die übrigen kardiologischen Befunde wie Palpation, Blutdruck, EKG und Karotispulskurve; sie kann manchmal Schwierigkeiten bereiten.

Therapie

Allen Patienten mit einer wirksamen Aortenstenose muß geraten werden, plötzliche und größere körperliche Anstrengungen zu meiden. Bei Patienten mit einer hochgradigen Aortenstenose und Synkopen, die auf eine Operation warten, kann dieser Rat lebensrettend sein. – Eine Herzinsuffizienz wird mit Herzglykosiden und Diuretika behandelt, eine Angina pectoris mit Nitrokörpern. Dabei ist zu bedenken, daß die diuretische Therapie bei Aortenstenosen-Patienten unter Umständen den zur optimalen Funktion notwendigen erhöhten linksventrikulären Füllungsdruck senkt, und daß, wenn das Ostium hochgradig stenosiert ist, die Vasodilatation durch Nitrokörper zu starkem Blutdruckabfall und Bewußtseinsstörungen führen kann.

Vor zahnärztlichen Eingriffen, invasiven urologischen, anorektalen, vaginalen und HNO-Prozeduren muß eine Endokarditisprophylaxe angesetzt werden. Bei unklaren Zuständen mit Fieber, Blutsenkungsbeschleunigung, prolongierter Mattigkeit oder unerklärter Verschlechterung des kardialen Status sollte an eine bakterielle Endokarditis gedacht und ihre korrekte Diagnose durch Blutkulturen betrieben werden, damit gezielt und wirkungsvoll behandelt werden kann.

Die Operation ist indiziert, wenn die Patienten durch die Aortenstenose Beschwerden haben oder wenn sie zwar beschwerdefrei sind, aber die hämodynamischen Befunde einer schweren Aortenstenose bieten. Bei den meisten Erwachsenen mit einer verkalkten Aortenstenose sind klappenerhaltende Operationsverfahren nicht erfolgreich möglich, und nur Klappenersatz kommt in Frage. Wenn zusätzlich zu der Aortenstenose eine operable koronare Herzkrankheit vorliegt, werden außer dem Klappenersatz auch aortokoronare Bypasses vorgesehen.

Haben Patienten mit einer Aortenstenose und beeinträchtigter allgemeiner Operabilität Schwindel und Synkopen als einzige Beschwerden und läßt sich wahrscheinlich machen, daß bradykarde Arrhythmien die Synkopen bewirken, sollte eine permanente künstliche Herzstimulation eingeleitet werden.

Die Ballondilatation (s. a. Therapie der Mitralstenose) oder Valvuloplastie ist ein klinisch-experimentelles Therapieverfahren, das bisher vorwiegend bei alten Patienten mit Aortenstenose und erheblicher subjektiver Symptomatik angewendet wird. Transfemoral werden ein Mandrin und dann Ballonkatheter in das stenotische Aortenostium eingeführt, und die Ballons unter Druck mit Kontrastmittel gefüllt. Vielfach gelingt es damit, die Stenose zu mindern und die Beschwerden des Behandelten zu bessern. Aber die Rate von Gefäßkomplikationen durch die Katheterisierung und von Restenosen der Aortenklappe innerhalb einiger Monate ist nicht ganz gering. Das Verfahren hat noch keinen endgültigen Platz in der Differentialtherapie der valvulären Aortenstenose.

Verlauf und Prognose

Patienten mit einer valvulären Aortenstenose bleiben in der Regel über viele Jahre beschwerdefrei. Wenn jedoch Beschwerden bei ihnen auftreten, ist der weitere Verlauf der Erkrankung rasch progredient und die Prognose ungünstig. Die Lebenserwartung beträgt dann nur noch einige Jahre, bei kardialer Dekompensation im Durchschnitt etwa 1–2, bei Angina und Synkopen etwa 3 Jahre. – Hochgradige pulmonale Hypertonie, Rechtsversagen, Trikuspidalinsuffizienz sowie Vorhofflimmern kommen bei der reinen Aortenklappenstenose meist nur präterminal vor.

Die Operation verbessert die Prognose der subjektiv symptomatischen Patienten. Sie bringt eine so erhebliche Entlastung des linken Ventrikels mit sich, daß erstaunliche postoperative Besserungen auch bei Patienten mit fortgeschrittenen Leiden und mit hohem Lebensalter möglich sind. – Die Operationsmortalität beim Aortenklappenersatz liegt etwa zwischen 3 und 5%. Etwa 80–85% der operierten Patienten überleben 5 Jahre. Die Ergebnisse sind ungünstiger, wenn Patienten mit deutlicher Dysfunktion des linken Ventrikels, mit erhöhten Drücken im linken Vorhof und in der Pulmonalarterie und solche mit durchgemachtem Myokardinfarkt operiert werden.

Die Ballonvalvuloplastie führt wohl zur Verlängerung des Überlebens einiger alter Patienten mit Aortenstenose.

Das Alter, in dem Patienten mit einer Aortenstenose sterben, liegt im Durchschnitt bei 60–63 Jahren. In mehr als der Hälfte der Fälle sterben sie an kardialer Dekompensation, in bis zu 20% der Fälle erfolgt der Tod plötzlich.

> **Merke:** Die wichtigsten pathophysiologischen Reaktionen auf die valvuläre Aortenstenose sind die Zunahme des systolischen Drucks im linken Ventrikel und die Hypertrophie seines Myokards. Damit wird der erhöhte Widerstand, den die Stenose der Blutaustreibung bietet, so wirkungsvoll kompensiert, daß über viele Jahre keine Beschwerden auftreten. Der Beschwerdebeginn allerdings kündigt rasche Progredienz des Krankheitsverlaufs an. Diagnostisch kennzeichnend für die valvuläre Aortenstenose ist ein lautes rauhes systolisches Austreibungsgeräusch über dem rechten oberen Sternalrand mit Fortleitung zum Jugulum. Man rät den Patienten, plötzliche und starke Anstrengungen zu meiden. Die Operation ist bei der hochgradigen Stenose indiziert. Sie verbessert die Prognose. Allerdings ist in nahezu allen Fällen bei erwachsenen Aortenstenose-Patienten Klappenersatz erforderlich.

Weiterführende Literatur s. S. 98.

Aorteninsuffizienz

Definition: Aorteninsuffizienz ist unvollständiger Aortenklappenschluß und hat Blutregurgitation aus der Aorta in den linken Ventrikel während der Kammerdiastole zur Folge. Sie kommt zustande durch eine Reihe ätiologisch verschiedenartiger Veränderungen an der Aortenwurzel, am Klappenring und an den Klappen.

Häufigkeit

In größeren Kollektiven von erwachsenen Patienten mit Herzklappenfehlern wurde eine isolierte Aorteninsuffizienz bei ca. 11%, ein kombiniertes Aortenvitium (Aorteninsuffizienz und -stenose) bei ca. 22% und eine Aorteninsuffizienz in Kombination mit einem Mitralvitium bei ca. 6% der Fälle gefunden. Etwa drei Viertel der Patienten mit Aorteninsuffizienz sind Männer, bei der Aorteninsuffizienz in Kombination mit Mitralvitien allerdings überwiegen die Frauen. — Rheumatisch bedingt dürfte etwa ein Drittel der Fälle von reiner Aorteninsuffizienz sein, jedoch ein höherer Anteil derjenigen, die mit einem Mitralvitium kombiniert sind. Ist eine Aorteninsuffizienz mit einer deutlichen Aortenstenose kombiniert, handelt es sich öfters um ein Vitium rheumatischer Ätiologie.

Ätiologie und Pathologie

Der chronisch-rheumatische Prozeß führt zur Verdickung und Deformierung und zum Schrumpfen der Klappen. Die bakterielle Endokarditis kann kongenital veränderte, rheumatisch vorgeschädigte und normale Aortenklappen befallen und zur Deformierung, zum Substanzverlust und zur Perforation führen. Kongenital bikuspidale oder fenestrierte Aortenklappen können ebenso die Ursache einer Aorteninsuffizienz sein wie der Prolaps einer Aortenklappe. Die Lues und der Morbus Bechterew machen Zellinfiltrationen und Vernarbungen der Media der Aorta ascendens, die zur Aortendilatation und Aorteninsuffizienz führen können. Auch die zystische Medianekrose (wie beim Marfan-Syndrom) und eine hochgradige arterielle Hypertonie können zur Dilatation des Klappenrings und dadurch zur Aorteninsuffizienz bei intakten Klappen führen. Gelegentlich kommt es durch retrogrades Fortschreiten eines dissezierenden Aneurysmas der thorakalen Aorta zur Aorteninsuffizienz. Trauma, rheumatoide Arthritis und Lupus erythematodes sind seltene Ursachen von Aorteninsuffizienz.

Pathophysiologie und Klinik

Physiologische Abweichungen (Abb. 1.**48**)

Bei der Aorteninsuffizienz sind das in der Systole vom linken Ventrikel ausgeworfene Schlagvolumen und das Herzminutenvolumen vergrößert. Das Druckmaximum, das im linken Ventrikel und im Arteriensystem erreicht wird, ist erhöht. Ein Teil des in die Aorta geförderten Schlagvolumens wird in der Diastole in die linke Kammer regurgitiert. Das enddiastolische Volumen des linken Ventrikels ist daher größer als normal (dabei ist der enddiastolische Druck in einem Teil der Fälle erhöht, in anderen normal). Diese Kammerdilatation ist der wesentliche Kompensationsmechanismus bei der Aorteninsuffizienz. Sie bringt es, da nach dem Gesetz von Laplace die Wandspannung einer Herzkammer dem Produkt aus Innendruck und Radius gleicht, mit sich, daß die zur Erreichung eines gegebenen systolischen Drucks erforderliche Wandspannung des linken Ventrikels höher ist als bei normalem Kammervolumen. So resultieren aus einer hämodynamisch wirksamen Aorteninsuffizienz Dilatation und Hypertrophie der linken Kammer und Herzgewichte von manchmal mehr als 1000 g. Wegen des abnorm niedrigen Aortendrucks ist die isometrische Kontraktion der linken Kammer verkürzt, wegen des vergrößerten Schlagvolumens ist ihre Austreibungszeit verlängert. — Nimmt die Herzfrequenz bei einem Patienten mit Aorteninsuffizienz ab, so nehmen die Länge der Diastole und die Regurgitation pro Herzschlag zu. Bei Tachykardie verkürzt sich die Diastole, und die Regurgitation pro Herzschlag nimmt ab.

Der O_2-Verbrauch des Myokards ist bei der Aorteninsuffizienz aufgrund der erhöhten Wandspannung und der vergrößerten Muskelmasse erhöht, der Koronarfluß jedoch durch den niedrigen diastolischen Arteriendruck beeinträchtigt.

Das endsystolische Volumen der linken Kammer ist — wie bei der Mitralinsuffizienz — ein Indikator der Güte der Myokardfunktion des linken Ventrikels. — In fortgeschrittenen und schweren Fällen von Aorteninsuffizienz finden sich erhöhte Drücke im linken Vorhof, in den Lungengefäßen und im rechten Ventrikel und ein abnorm niedriges effektives Herzzeitvolumen.

Bei der akuten Aorteninsuffizienz stehen dem Herzen die Kompensationsmechanismen der Dilatation und Hypertrophie der linken Kammer nicht zur Verfügung; daher steigt der diastolische Druck im linken Ventrikel steil an, das effektive Schlagvolumen nimmt ab, meistens besteht eine Tachykardie, die Blutdruckamplitude ist nicht vergrößert; der Mitralklappenschluß erfolgt wegen des hohen diastolischen Kammerdrucks vorzeitig.

Anamnese

Gelegentlich finden sich anamnestische Hinweise auf die Ursache der Aorteninsuffizienz, auf kongenitale Veränderungen (wenn ein Herzgeräusch schon in der Kindheit aufgefallen ist), auf eine früher durchgemachte bakterielle Endokarditis oder Lues. Zu Beschwerden kommt es bei vielen Patienten mit einer chronischen Aorteninsuffizienz erst spät im Krankheitsverlauf, etwa in der 4. oder 5. Lebensdekade.

Als erstes wird den Kranken in vielen Fällen der Herzschlag unangenehm bemerkbar, besonders beim Hinlegen; pulsierendes Klopfen im Kopf tritt auf. Oft erst Jahre danach treten Belastungsdyspnoe, dann Orthopnoe, anfallsweise nächtliche Dyspnoe und verstärktes Schwitzen auf. Die subjektiven Zeichen der

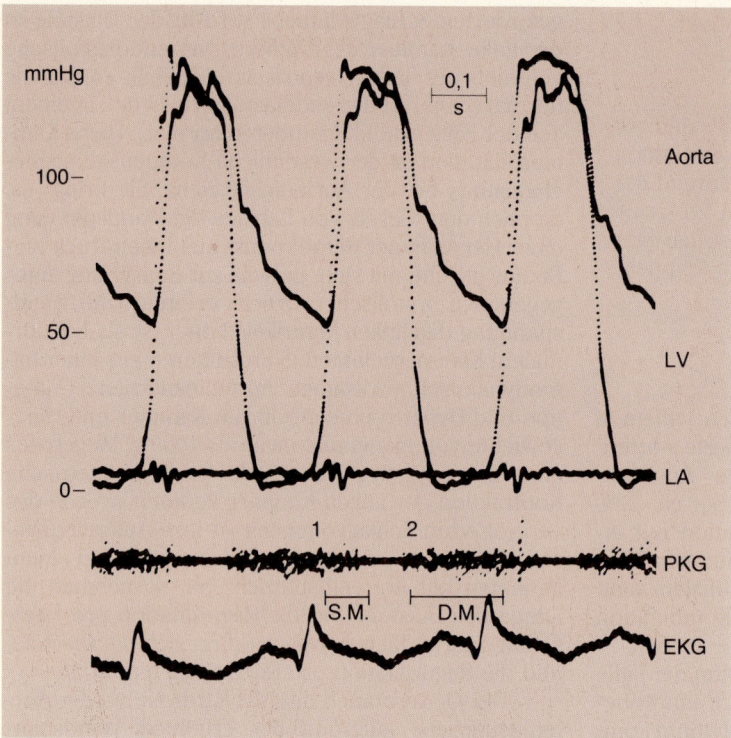

Abb. 1.48   Drücke in linkem Vorhof (LA), linkem Ventrikel (LV) und Aorta, intrakardiales Phonokardiogramm (PKG) und EKG beim Hund mit experimenteller Aorteninsuffizienz. Der Anstieg der Drücke in linkem Ventrikel und Aorta bei Beginn der Ejektion ist steil; die Klappenschlußinzisur in der Aortendruckkurve bei Ende der Ejektion ist verwaschen. Der minimale diastolische Druck in der Aorta ist niedrig, die Blutdruckamplitude ist größer als normal. Im Phonokardiogramm sind ein durch den hohen systolischen Fluß durchs Aortenostium bedingtes frühsystolisches Geräusch (S. M.) und das gleich nach dem 2. Ton einsetzende diastolische Geräusch (D. M.) der Aorteninsuffizienz erkennbar (aus Moscovitz, H. L., u. Mitarb.: Atlas of Hemodynamics of the Cardiovascular System. Grune & Stratton, New York 1963)

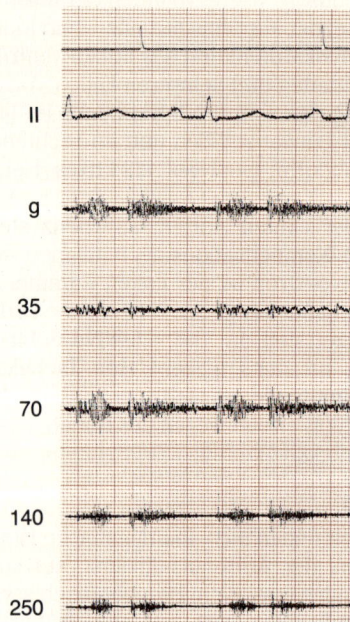

Abb. 1.49   Phonokardiogramm bei Aorteninsuffizienz, abgeleitet über dem unteren Sternum. Bezeichnungen wie Abb. 1.37a. Man erkennt einen leisen 4. Herzton, ein frühmittelsystolisches Geräusch und unmittelbar an den 2. Ton anschließend ein hoch- und mittelfrequentes Geräusch mit frühdiastolischem kurzem Crescendo und dann einem lang hingezogenen Decrescendo. Die PQ-Zeit ist geringfügig verlängert.

Herzinsuffizienz kommen bei der Aorteninsuffizienz häufiger vor als Angina pectoris.

Die akute Aorteninsuffizienz führt meistens zum abrupten Auftreten gravierender Symptome: Kollaps, Schwäche, schwere Dyspnoe, unter Umständen Hypotension.

Diagnostisches Vorgehen

Bei der **Inspektion** von Patienten mit ausgeprägter Aorteninsuffizienz erkennt man eine verstärkte Pulsation der Gefäße seitlich am Hals und im Jugulum, manchmal auch pulsierendes Kopfnicken. Kapillarpuls stellt sich dar, wenn man den Fingernagel etwas nach unten drückt. Bei der Arterienpulspalpation fällt der rasche Pulsanstieg und der ebenso rasche Kollaps der Arterie auf: schnellender Puls oder Pulsus celer (Corrigan-Puls). Der systolische Arteriendruck ist erhöht, der diastolische erniedrigt, die Blutdruckamplitude ist vergrößert. Die Brustwandpulsationen über dem linken Ventrikel sind verstärkt und ergiebiger als normal und nicht selten verbreitert.

Bei der **Auskultation** und der **Phonokardiographie** (Abb. 1.49) kommt öfter ein 3. Herzton oder ein Vorhofton sowie ein frühsystolischer Austreibungston (Aortendehnungston) vor. Die aortale Komponente des 2. Herztons ist gewöhnlich leise. – Der vor allem für die Aorteninsuffizienz charakteristische Herzschallbefund ist ein frühdiastolisch beginnendes Decrescendogeräusch von hoher Frequenz, dessen Länge etwa mit dem Schweregrad korreliert. Ein holodiastolisches Geräusch weist also auf eine hochgradige Aorteninsuffizienz hin. Das diastolische

Geräusch ist manchmal leise und wird dann besser hörbar, wenn man den Patienten in aufrechter oder vornübergebeugter Haltung auskultiert. Es hat sein Punctum maximum bei der Aorteninsuffizienz durch Klappenerkrankung in der Regel am 3. Interkostalraum links parasternal, bei der Aorteninsuffizienz durch Dilatation oder Aneurysma der Aortenwurzel am oberen rechten Sternalrand. Das durch das große Schlagvolumen bewirkte systolische Austreibungsgeräusch über der Herzbasis und im Jugulum kann durchaus laut sein, hat aber meistens nicht den rauhen Charakter wie das Geräusch der valvulären Aortenstenose.

Ein weiteres Herzgeräusch bei der mittel- bis hochgradigen Aorteninsuffizienz ist das Austin-Flint-Geräusch, ein dem Mitralstenosegeräusch ähnliches rollendes diastolisches Geräusch über der Herzspitze. Wahrscheinlich ist es Ausdruck einer funktionellen Mitralstenose, bedingt durch den erhöhten Mitralfluß und den Regurgitationsfluß, der auf das vordere Mitralsegel auftrifft und es nach dorsal drängt. – Der Karotispuls zeigt öfter einen gedoppelten systolischen Gipfel und eine verwaschene Inzisur. Die Austreibungszeit des linken Ventrikels ist verlängert.

Patienten mit einer akuten Aorteninsuffizienz sind häufig schwer krank, blaß-zyanotisch, tachykard. Das diastolische Geräusch endet bei der akuten Aorteninsuffizienz, auch wenn sie hochgradig ist, oft vor dem Ende der Diastole; es fehlen die große Blutdruckamplitude und die peripher-arteriellen Auffälligkeiten der chronischen Aorteninsuffizienz.

Elektrokardiogramm

In der Regel finden sich im EKG Sinusrhythmus, normale Vorhofdepolarisation, Zeichen der linksventrikulären Hypertrophie, hohe R in den linkspräkordialen und tiefe S in den rechtspräkordialen Brustwandableitungen, in fortgeschrittenen Fällen ST-Senkung und T-Negativitäten in aVL, I, V_5, V_6. Vorhofflimmern ist bei der reinen Aorteninsuffizienz nur in späten Verlaufsstadien zu erwarten und weist sonst auf das zusätzliche Vorliegen eines Mitralvitiums oder einer anders bedingten Schädigung der Vorhofmuskulatur hin.

Echokardiogramm

Die systolische Bewegungsamplitude der Hinterwand und der enddiastolische Durchmesser des linken Ventrikels sind bei der Aorteninsuffizienz vergrößert (Abb. 1.**50a**). Das vordere Mitralsegel, welches von einer Seite dem Regurgitationsfluß, von der anderen dem erhöhten Mitralfluß ausgesetzt ist, zeigt in der Diastole eine hochfrequente Flatterbewegung (Abb. 1.**50b**). – Man kann gegebenenfalls eine Dilatation der Aortenwurzel sowie Klappenkalk, Vegetationen und Prolaps der Klappen erkennen. Die Doppler-Echokardiographie weist auch geringe Grade von Aorteninsuffizienz nach und erlaubt eine Schätzung des Ausmaßes der diastolischen aortoventrikulären Regurgitation. Abb. 1.**51** zeigt die Farbdoppler-Echokardiographie einer Aorteninsuffizienz.

Echokardiographische Verlaufsuntersuchungen ermöglichen es, Veränderungen der Befunde zu erfassen, und erleichtern damit die Wahl des optimalen Operationszeitpunktes.

Röntgenbefunde

Bei der chronischen Aorteninsuffizienz hat der linke Ventrikel – wenn man von den leichtgradigen Formen absieht – ein vermehrtes Volumen. Dies erkennt man im posterior-anterioren Strahlengang daran, daß die Herzspitze nach lateral und kaudal verschoben ist, und im seitlichen Strahlengang daran, daß der linke Ventrikel weiter als normal nach posterior reicht und dichter an die Vorderkante der Brustwirbel heranrückt. Bei der Durchleuchtung sieht man die sehr ergiebigen und entgegengesetzt gerichteten Pulsationen von Aorta und linkem Ventrikel. Bei der durch Dilatation der Aortenwurzel verursachten Aorteninsuffizienz finden sich unter Umständen röntgenologische Zeichen eines Aneurysmas oder einer Dilatation der Aorta ascendens. – Bei der akuten Aorteninsuffizienz ist das Herz in der Regel nicht vergrößert.

Invasive Untersuchungen

Die supravalvuläre thorakale Aortographie erlaubt die Größe der Aortenregurgitation zu schätzen. Aus der Druckmessung und der Kineangiokardiographie des linken Ventrikels gewinnt man Indizes der Dilatation und der Funktion des linken Ventrikels. Die invasiven Verfahren dienen außerdem der Erkennung koronarer Veränderungen, zusätzlicher Vitien und der Quantifizierung ihrer hämodynamischen Wirksamkeit.

Differentialdiagnose

Die Aorteninsuffizienz muß differentialdiagnostisch von anderen Erkrankungen abgegrenzt werden, die ebenfalls mit einem „Leck im arteriellen Windkessel" und/oder mit ähnlichen Herzschallphänomenen wie die Aorteninsuffizienz einhergehen. Funktionelle Herzsyndrome mit hyperkinetischer Zirkulation, die Hyperthyreose und periphere AV-Aneurysmen sind schon allein durch den Herzauskultationsbefund gut von der Aorteninsuffizienz zu unterscheiden.

Die angeborenen abnormen Verbindungen zwischen der Aorta und der Pulmonalarterie (Ductus arteriosus persistens, aortopulmonaler Defekt) und zwischen der Aorta und dem rechten Ventrikel (perforiertes Aneurysma eines Sinus Valsalvae) lassen sich vom kombinierten Aortenvitium dadurch unterscheiden, daß sie ein durchgehendes systolisch-diastolisches Geräusch, oft auch Zeichen von Mehrbelastung des rechten Ventrikels und von vermehrter Lungendurchblutung haben. – Die Pulmonalinsuffizienz und die Aorteninsuffizienz lassen sich nach dem Auskultationsbefund allein oft schwer (allenfalls durch den früheren Beginn des Aorteninsuffizienzgeräusches, nämlich anschließend an das aortale Segment des 2. Herztons) unterscheiden, eher schon durch die Meßwerte des Arteriendrucks, den Palpationsbefund von Brustwand und Arterien und andere

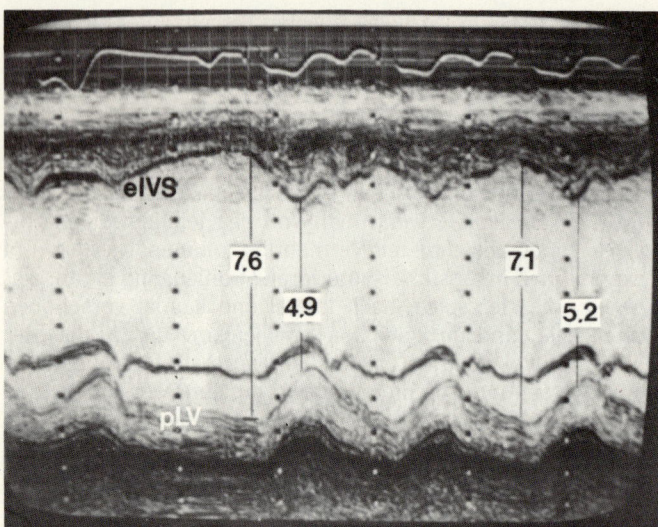

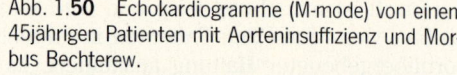

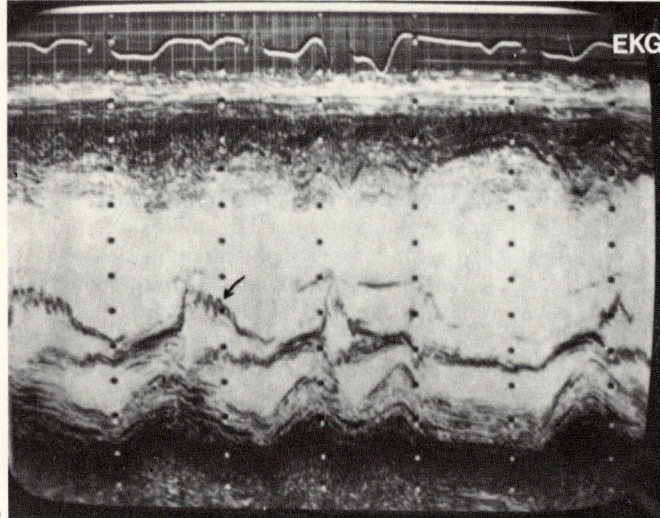

Abb. 1.**50** Echokardiogramme (M-mode) von einem 45jährigen Patienten mit Aorteninsuffizienz und Morbus Bechterew.
a Der linke Ventrikel ist dilatiert, seine Wanddicke an der oberen Grenze der Norm. Die Amplitude der systolischen Bewegung der Hinterwand des linken Ventrikels (= pLV) und des Septums ist größer als normal. Vom Kammerseptum ist nur sein Endokard (= eIVS) korrekt dargestellt. Die endsystolischen und enddiastolischen Kammerdurchmesser sind angegeben, jeweils nach einer postextrasystolisch verlängerten und nach einer regulären Diastole.
b In etwas anderer Richtung des Ultraschallstrahls Darstellung des vorderen Mitralsegels mit diastolischen Flatterbewegungen (Pfeil) (aus Scheppokat, K. D.: Aortenklappenfehler. In Hornbostel et al.: Innere Medizin in Praxis und Klinik, 3. Aufl. Thieme, Stuttgart 1984)

Begleitbefunde. Die Pulmonalinsuffizienz kommt fast nur bei Patienten mit deutlich erhöhtem Pulmonalarteriendruck vor.

Liegt bei einer Aorteninsuffizienz zusätzlich eine organische Mitralstenose vor, so sind – anders als bei der isolierten reinen Aorteninsuffizienz mit einem Austin-Flint-Geräusch – ein lauter 1. Ton, ein Mitralöffnungston und eine verstärkte Aktion des rechten Ventrikels zu erwarten. – Eine zusätzlich zur Aorteninsuffizienz vorliegende wirksame Aortenstenose wird durch den rauhen Charakter und die tieffrequenten Anteile des systolischen Austreibungsgeräusches, durch das Fehlen besonders hoher systolischer Arteriendrücke und durch den verzögerten und mit Hahnenkamm überlagerten Karotispulsanstieg charakterisiert.

Therapie

Bei kardialer Dekompensation sind salzarme Kost, Herzglykoside und Diuretika indiziert. Digitalis zu geben ist auch dann sinnvoll, wenn eine deutliche Aorteninsuffizienz mit Dilatation des linken Ventrikels, aber noch keine Organstauung vorliegt. Nitropräparate haben keine so sichere Wirkung wie bei der koronaren Herzkrankheit, sind aber doch einen Versuch wert, wenn Angina pectoris auftritt. – Vasodilatantien sind indiziert bei der akuten Aorteninsuffizienz und bei der dekompensierten chronischen Aorteninsuffizienz zur Überbrückung der Zeit bis zur Operation; sie haben sich aber auch bei der langfristigen Behandlung sowohl der chronischen Aorteninsuffizienz mit Herzinsuffizienz wie der deutlichen Aorteninsuffizienz ohne nennenswerte Beschwerden bewährt. – Eine Antibiotikaprophylaxe wird für alle Prozeduren und Situationen empfohlen, bei denen Bakteriämie auftritt.

Die Indikationsstellung zur Operation ist noch schwieriger als bei anderen Vitien. Postoperativ liegen die Mortalität und die kardiale Morbidität hoch, wenn vor dem Eingriff bereits eine Schädigung des Myokards des linken Ventrikels besteht. Man wird

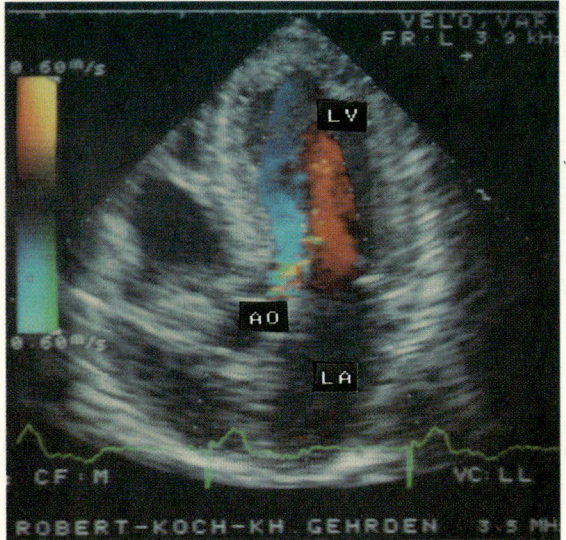

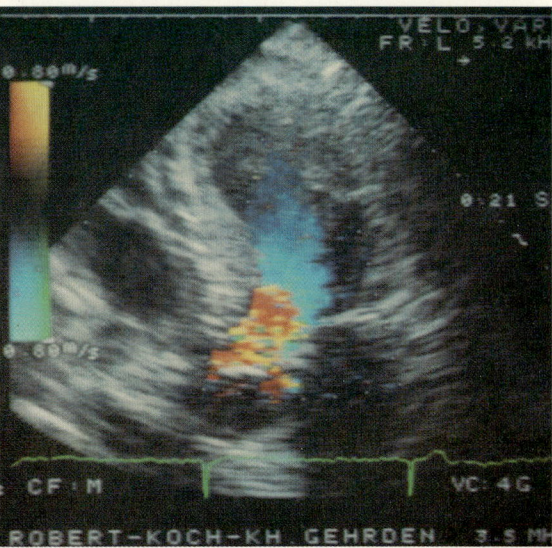

Abb. 1.**51** Farbkodierte zweidimensionale Dopplerechokardiographie bei einer ausgeprägten chronischen Aorteninsuffizienz (männl., 43 J.). Das Verfahren liefert das Muster der räumlichen Verteilung von Richtung und Geschwindigkeit des Blutflusses im Herzen. Rot-gelb markiert die Flußrichtung auf den Schallkopf zu, blau die Flußrichtung weg vom Schallkopf. Je heller die Farbtönung an einem Meßort, desto höher ist dort der Fluß zum Meßzeitpunkt. **a** Apikaler 4-Kammer-Blick in der frühen Diastole. Im linken Ventrikel (LV) erkennt man einen aus der Richtung des linken Vorhofs (LA) kommenden Fluß auf die Spitze zu, der sich in roten Farbtönen darstellt, und septumnah eine von der Spitze zur Aorta (Ao) gerichtete Strömung, die sich in blauen Farbtönen abbildet, aber ostiennahe kleine gelb und rot gefärbte Areale, die Regurgitation durchs Aortenostium anzeigen.

Abb. 1.**51** **b** Zu einem etwas späteren Zeitpunkt während der Diastole ist das in **a** rot gefärbte Areal nunmehr schwarz, d. h. der Blutfluß ist sehr niedrig oder null, die Aortenregurgitation ist gegenüber **a** nun breiter und ausgedehnter. – Pathologische intrakardiale Flüsse, also auch Aortenregurgitation, sind außer durch Breite, Generalrichtung und Ausdehnung noch durch starke Varianz der Strömungsrichtungen und -geschwindigkeiten charakterisiert. Die farbkodierte zweidimensionale Echographie zeigt dieses gestörte Flußverhalten, durch das die turbulente pathologische Strömung sich von der überwiegend laminaren Strömung des normalen Blutflusses unterscheidet.

sich aber nur schwer zur Operation entschließen, wenn der Patient beschwerdefrei und leistungsfähig ist. Die Kardiologen sind also darum bemüht, zu einem Zeitpunkt zur Operation zu raten, wenn eine erhebliche Aorteninsuffizienz eine beginnende linksventrikuläre Dysfunktion bedingt, das Myokard aber noch nicht irreversibel geschädigt ist. Die Kriterien hierfür ergeben sich aus den klinischen und echokardiographischen Verlaufsbeobachtungen. Man rät konservativ behandelten Patienten daher zu kardiologischen Kontrollen in Abständen von 6–12 Monaten. – Die operative Behandlung besteht fast immer in Klappenersatz.

Die akut entstandene schwere Aorteninsuffizienz bietet in der Regel eine klare Indikation zu frühzeitiger operativer Behandlung, die lebensrettend sein kann.

Verlauf und Prognose

Zwischen der Ersterkrankung an rheumatischem Fieber und dem Beginn von Beschwerden durch die Aorteninsuffizienz vergehen vermutlich 10–20 Jahre. Vom Auftreten definitiver Beschwerden an gerechnet ist die durchschnittliche Lebenserwartung aber wie bei der Aortenstenose nur noch wenige Jahre. Die operative Behandlung bessert die Prognose. – Die meisten Patienten mit Aorteninsuffizienz sterben an einer chronischen Herzinsuffizienz. Der Verlauf variiert in Abhängigkeit von der Ätiologie und vom Schweregrad der Aorteninsuffizienz. – Die akut entstandene Aorteninsuffizienz hat eine besonders schlechte Prognose, die durch rasche Operation modifiziert werden kann.

Merke: Die Aorteninsuffizienz führt zu verstärktem und abnorm raschem Blutabstrom aus dem System von Aorta und großen Arterien, und zwar durch die diastolische Regurgitation von Blut in den linken Ventrikel. Kompensationsmechanismen dieses Herzfehlers sind eine Vergrößerung des Schlagvolumens und eine Erhöhung des enddiastolischen Volumens des linken Ventrikels. Der systolische Blutdruck ist erhöht, die Blutdruckamplitude vergrößert. Das charakteristische frühdiastolisch beginnende Decrescendogeräusch gehört zu den höchstfrequenten Geräuschphänomenen in der Kardiologie, es ist zuweilen recht leise. Herzinsuffizienz ist das Hauptproblem in späteren Verlaufsstadien.

Weiterführende Literatur s. S. 98.

Trikuspidalstenose

Definition: Die Stenosierung des Trikuspidalostiums kommt durch rheumatische Entzündungsvorgänge am Klappenapparat zustande, aber auch durch andere Ursachen wie kongenitale Veränderungen, Karzinoidsyndrom, Tumorinfiltration, Lupus erythematodes.

Häufigkeit und Ätiologie

Manche Trikuspidalstenose entgeht der Diagnostik. Die Kliniker finden dieses Vitium bei ca. 3% der Patienten mit multivalvulären Herzerkrankungen, die Pathologen dagegen finden es bei der Sektion in 10–20% dieser Fälle. Frauen sind häufiger befallen als Männer. Die Trikuspidalstenose kommt selten isoliert, am häufigsten in der Kombination mit einer Mitralstenose vor.

Pathophysiologie und Klinik

Zu den pathophysiologischen Reaktionen auf die Trikuspidalstenose gehört – wie bei der Mitralstenose – ein Anstieg des Drucks vor der Stenose, so daß ein transvalvulärer diastolischer Druckgradient entsteht. Der rechte Vorhof und das Körpervenensystem haben jedoch eine große Dehnbarkeit und sind daher besonders schlecht geeignet, einen erhöhten Druck vor dem stenosierten Trikuspidalostium zu erzeugen. Ein atrioventrikulärer Druckgradient von 5 mmHg gilt bereits als Zeichen einer ausgeprägten Trikuspidalstenose. Mit zentralen Venendrücken um 10 mmHg wird aber auch schon Ödembildung und Organkongestion begünstigt. Aus diesen besonderen pathophysiologischen Bedingungen folgt, daß der transvalvuläre Druckgradient nur ungenügend ansteigen kann, um die Trikuspidalstenose zu kompensieren, daß vielmehr das Herzzeitvolumen frühzeitig im Krankheitsverlauf abfällt; aus ihnen folgt außerdem, daß häufig die Stauung der Organe im großen Kreislauf viel ausgeprägter ist als die Lungenstauung.

Die wichtigsten Beschwerden von Patienten mit einer Trikuspidalstenose sind Mattigkeit und geminderte körperliche Leistungsfähigkeit, sie sind Folgen des niedrigen Herzzeitvolumens. Bei Patienten mit einer Mitralstenose muß die Möglichkeit des Vorliegens einer zusätzlichen Trikuspidalstenose in Erwägung gezogen werden, wenn die Dyspnoe, die Orthopnoe und der Husten sich bessern oder wenn nach einer Mitralvalvulotomie die Zeichen der Rechtsinsuffizienz persistieren.

Die Befunde der Trikuspidalstenose werden bei der Untersuchung nicht selten übersehen. Bei der schweren Trikuspidalstenose finden sich eine vermehrte Halsvenenfüllung, eine Venendruckerhöhung mit besonders überhöhter a-Welle, Leber- und eventuell Milzstauung.

Diagnostisches Vorgehen

Auskultatorisch hört man gelegentlich einen Trikuspidalöffnungston. Das rollende diastolische Geräusch der Trikuspidalstenose ist dem der Mitralstenose sehr ähnlich. Es ist von dem ja oft gleichzeitig vorhandenen Mitralstenosengeräusch durch folgende Charakteristika zu differenzieren: Es hat sein Punctum maximum am linken unteren Sternalrand und am Xyphoid; sein präsystolischer Anteil ist am deutlichsten hörbar, jedenfalls solange Sinusrhythmus besteht; das Trikuspidalstenosegeräusch wird in Inspiration lauter, wenn der intrathorakale Druck sinkt und der Fluß durchs Trikuspidalostium ansteigt, und in Exspiration leiser; die Respirationsabhängigkeit der Geräuschintensität ist in Orthostase leichter darstellbar als in Klinostase.

Das EKG zeigt ein P-dextroatriale, während Zeichen einer rechtsventrikulären Hypertrophie fehlen. Echokardiographisch zeigt die stenotische Trikuspidalis ähnliche Befunde wie die Mitralstenose: einen geminderten EF-Slope, unter Umständen verdickte Klappen mit Kalkeinlagerung. Mit der zweidimensionalen Echographie läßt sich die Trikuspidalöffnungsfläche schätzen. Im Röntgenbild des Thorax sind der rechte Vorhof und die V. cava superior prominent bzw. vergrößert, während eine Prominenz der Pulmonalarterie und Zeichen der Lungenstauung weniger deutlich sind als bei der reinen Mitralstenose.

Bei der Herzkatheteruntersuchung ist es wegen der relativ kleinen Gradienten und der Atmungsschwankungen der Druckkurven wünschenswert, die Drücke im rechten Vorhof und im rechten Ventrikel synchron zu messen und zu registrieren. Ein mittlerer transvalvulärer Druckgradient von 2 mmHg spricht für eine wirksame, ein Gradient von 5 mmHg für eine ausgeprägte Trikuspidalstenose. Das Herzzeitvolumen und die gemischt venöse Sauerstoffsättigung sind erniedrigt.

Therapie

Der Behandlungsplan wird wohl meistens von der gleichzeitig bestehenden Mitralstenose beherrscht. Dabei ist zu bedenken, daß die Trikuspidalstenose die Schwere der Mitralstenose maskieren kann. Die konservative Behandlung mit Digitalis, salzarmer Kost und Diuretika – die wegen ihres volumenmindernden Effekts die körperliche Schwäche verschlimmern kann – sollte präoperativ so angesetzt werden, daß die Hepatomegalie und die Leberdysfunktion und damit das Risiko von Narkose und Eingriff zum Operationszeitpunkt minimal sind. Eine geringgradige Trikuspidalstenose wird nicht, eine höhergradige Trikuspidalstenose wird in gleicher Sitzung wie die Mitralstenose operativ behandelt. Die Kommissurotomie ist die Methode der ersten Wahl; verstärkt sie die oft gleichzeitig bestehende Trikuspidalinsuffizienz, so wird eine Anuloplastik angeschlossen, danach gegebenenfalls die Trennung von fusionierten Sehnenfäden und Papillarmuskeln. Auch Klappenersatz kommt alternativ in Frage.

Merke: Der Trikuspidalstenose ist ein dehnbarer Kreislaufabschnitt vorgeschaltet, so daß der Druck vor dem Hindernis nur ungenügend ansteigen kann und frühzeitig ein erniedrigtes Herzzeitvolumen und körperliche Schwäche auftreten. Das Trikuspidalstenosegeräusch hört sich ähnlich wie das Mitralstenosegeräusch an, es ist aber am deutlichsten über dem linken unteren Sternalrand zu hören und wird in Inspiration lauter und in Exspiration leiser. Die Trikuspidalstenose, die meist in Kombination mit einer Mitralstenose auftritt, wird bei der Diagnostik leicht übersehen.

Weiterführende Literatur s. S. 98.

Trikuspidalinsuffizienz

Eine Trikuspidalinsuffizienz entwickelt sich in den meisten der vorkommenden Fälle sekundär als „funktionelle" valvuläre Störung. Sie ist eine typische Komplikation rechtsventrikulärer Hypertonie und Dilatation verschiedenster Genese (Rechtsbelastung durch rheumatische und kongenitale Vitien, durch Kardiomyopathie, koronare Herzkrankheit und Cor pulmonale) und tritt häufig auf, wenn der systolische Druck im rechten Ventrikel 60 mmHg übersteigt. Primäre Klappenläsionen sind dagegen seltener die Ursache einer Trikuspidalinsuffizienz; sie kommen vor nach rheumatischer Endokarditis, bei der Herzerkrankung des Karzinoidsyndroms, bei der Endomyokardfibrose, bei traumatischer Herzschädigung und bei der bakteriellen Endokarditis, die bei Süchtigen nach unsterilen Injektionen beobachtet wird. Kongenitale Veränderungen wie die Ebsteinsche Trikuspidalklappenanomalie oder die Klappendefekte im Rahmen des Septum-primum-Defekts sind weitere Ursachen von Trikuspidalinsuffizienz. Ein Prolapssyndrom — wie es am Mitralostium häufig vorkommt — ist gelegentlich auch an der Trikuspidalis zu beobachten. Schließlich kann eine Papillarmuskel- und Myokarddysfunktion durch Ischämie den rechten Ventrikel befallen und eine Trikuspidalinsuffizienz bewirken.

Das **klinische Bild** wird dominiert durch die Venendruckerhöhung, die ausgeprägte Stauung der Bauchorgane mit systolischen Pulsationen der vergrößerten Leber, durch Ödeme, eventuell Höhlenergüsse und durch Schwäche und Zyanose als Hinweise auf ein niedriges Herzzeitvolumen. Man palpiert verstärkte Pulsationen des rechten Ventrikels am linken Sternalrand und auskultiert ein blasendes holosystolisches Geräusch links neben dem unteren Sternalrand, welches in der Regel in Inspiration lauter und in Exspiration leiser wird. Wenn der rechte Ventrikel erheblich dilatiert ist, hört man das systolische Geräusch der Trikuspidalinsuffizienz unter Umständen besonders laut in der Gegend der Herzspitze, und dann kann die Differentialdiagnose gegenüber der Mitralinsuffizienz sehr schwierig sein. Nicht selten kommt bei der wirksamen Trikuspidalinsuffizienz ein rechtsventrikulär entstehender 3. Ton vor, und gegebenenfalls ist die pulmonale Komponente des 2. Tons akzentuiert.

Häufig besteht Vorhofflimmern. Das **EKG** zeigt im übrigen die für die jeweilige kardiale Grundkrankheit charakteristischen Veränderungen. Mit den echographischen Verfahren lassen sich die Dimensionen des rechten Vorhofs und Ventrikels, die paradoxe Septumbewegung der Volumenüberlastung des rechten Ventrikels, gegebenenfalls ein Klappenprolaps und nach intravenöser Injektion eines geeigneten Kontrastmittels die Regurgitation aus dem rechten Ventrikel in den rechten Vorhof direkt darstellen. Mit der Farbdoppler-Echographie gelingt die Darstellung von Regurgitation aus dem rechten Ventrikel in Vorhof und Vv. cavae mit sehr guter diagnostischer Treffsicherheit. Mittels CW-Doppler läßt sich über die ventrikulo-atriale Refluxgeschwindigkeit der rechtsventrikuläre Druck schätzen. Der Röntgenbefund zeigt die Mehrentwicklung des rechten Ventrikels und des rechten Vorhofs. Die Herzkatheteruntersuchung ergibt erhöhte Drücke im rechten Ventrikel und im rechten Vorhof; die Druckkurvenform im rechten Vorhof und in den herznahen Venen ist charakterisiert durch einen geminderten x-Abfall, eine frühzeitige v-Welle oder Regurgitationswelle und einen steilen y-Abfall. Das Herzzeitvolumen ist niedrig.

Die isolierte Trikuspidalinsuffizienz durch eine primäre Klappenerkrankung wird vielfach gut toleriert und erfordert nur selten eine operative Behandlung. Die sekundäre, durch pulmonale Hypertonie und Rechtsinsuffizienz verursachte Trikuspidalinsuffizienz bessert sich in einem Teil der Fälle nach der wirkungsvollen Behandlung der kardialen Grundkrankheit. In anderen Fällen wird eine operative Behandlung durch Raffung des Klappenrings oder durch Klappenersatz erforderlich. Rezidivierende bakterielle Trikuspidalendokarditiden haben zur ersatzlosen chirurgischen Exzision und zu der Erfahrung geführt, daß bei Menschen das Fehlen der Trikuspidalklappen langfristig mit dem Leben vereinbar ist; allerdings muß in der postoperativen Phase zunächst durch forcierte Infusionstherapie ein hohes Füllungspotential für den rechten Ventrikel und die Lungenzirkulation zur Verfügung gestellt werden.

Merke: Die Trikuspidalinsuffizienz ist häufig sekundär bzw. „funktionell", eine Folge von Rechtsinsuffizienz in späten Verlaufsstadien derjenigen Herzerkrankungen, die zu rechtsventrikulärer Hypertonie führen. Klinische Leitsymptome sind Venenstauung, Ödeme, eine vergrößerte und systolisch pulsierende Leber, verstärkte rechtsventrikuläre Brustwandpulsationen und ein holosystolisches Geräusch am linken unteren Sternalrand, welches inspiratorisch lauter und exspiratorisch leiser wird. Patienten mit einer Trikuspidalinsuffizienz sind in der Regel chronisch Herzkranke, die durch Ödem, Organkongestion und niedriges

Herzzeitvolumen erheblich leistungsgemindert sind.

Primäre Klappenläsionen mit Trikuspidalinsuffizienz sind dagegen selten. Besonders bei Süchtigen kommt nach unsterilen Injektionen eine bakterielle Endokarditis vor, die konservativer Behandlung trotzt und dann mit Klappenersatz oder mit Exzision des Klappenapparates (langfristig erfolgreich!) behandelt wird.

Pulmonalklappenvitien

Das Pulmonalostium ist eine seltene Lokalisation von rheumatischen Klappenläsionen oder von bakterieller Endokarditis. Das bei Erwachsenen häufigste Vitium dieses Ostiums ist die Pulmonalinsuffizienz, die als sekundäre Folge von pulmonaler Hypertonie und Dilatation des Klappenrings auftritt. Das Graham-Steele-Geräusch der Pulmonalinsuffizienz, ein frühdiastolisch beginnendes hochfrequentes Decrescendogeräusch am linken Sternalrand, ist vom Geräusch der Aorteninsuffizienz in praxi nicht immer leicht zu unterscheiden (es sei denn, es gelingt, seinen Beginn sofort nach dem pulmonalen Segment des 2. Tons im Phonokardiogramm zu erkennen). Die hämodynamische Bedeutung von Pulmonalinsuffizienz ist gering; unter Umständen wird sogar die Exzision der Pulmonalklappen (z.B. bei therapieresistenter bakterieller Endokarditis) toleriert, ohne daß Herzinsuffizienz auftritt.

Weiterführende Literatur

Arbula, A., J. Asfaw: Tricuspid valvulectomy without prosthetic replacement. Ten years of clinical experience. J. Thorac, cardiovasc. Surg. 82 (1981) 684

Beatt, K.J.: Ballon dilatation of the aortic valve in adults: a physician's view. Brit. Heart. J. 63 (1990) 4

Becker, A.E., R.H. Anderson: Mitral insufficiency complicating acute myocardial infarction. Eur. J. Cardiol. 2 (1975) 351

Blömer, H., H.R. Schön, F. Weingartner, E. Alt, H. Sebening: Operative Therapie der Herzklappenfehler – Möglichkeiten und Grenzen –. Intensivmedizin 23 (1986) 67

Braunwald, E.: Heart Disease, 3rd ed. Saunders, Philadelphia 1988

Davies, M.J., B.P. Moore, M.V. Braimbridge: The floppy mitral valve. Study of incidence, pathology and complications in surgical, necropsy, and forensic material. Brit. Heart J. 40 (1978) 468

Feigenbaum, H.: Echocardiography, 4th ed. Lea & Febiger, Philadelphia 1986

Fulkerson, P.K., B.M. Beaver, J.C. Auseon, H.L. Graber: Calcification of the mitral annulus: etiology, clinical associations, complications and therapy. Amer. J. Med. 66 (1979) 967

Gann, D., C. Colin, F.J. Hildner, P. Samet, W.Z. Yahr, C. Byrd, J.J. Greenberg: Mitral valve replacement in medically unresponsive congestive heart failure due to papillary muscle dysfunction. Circulation 56, Suppl. 2 (1977) 101

Godley, R.W., L.S. Wann, E.W. Rogers, H. Feigenbaum, A.E. Weyman: Incomplete mitral leaflet closure in patients with papillary muscle dysfunction. Circulation 63 (1981) 565

Haerten, K., V. Dohn, C. Leuner, F. Loogen: Langzeitbeobachtungen bei konservativer Therapie operationswürdiger Herzklappenfehler. Z. Kardiol. 68 (1979) 248

Haerten, K., M. Raiber, L. Seipel, F. Loogen: Verlaufsstudie bis 17 Jahre nach Mitralkommissurotomie. Z. Kardiol. 69 (1980) 618

Hansing, C.E., G.G. Rowe: Tricuspid insufficiency: A study of hemodynamics and pathogenesis. Circulation 45 (1972) 793

Henry, W.L., R.O. Bonow, D.R. Rosing, S.E. Epstein: Observations on the optimum time for operative intervention for aortic regurgitation. II. Serial echocardiographic evaluation of asymptomatic patients. Circulation 6 (1980) 484

Horstkotte, D., F. Loogen: Erworbene Herzklappenfehler. Urban & Schwarzenberg, München 1987

Hurst, J.W.: The Heart, 7th ed. McGraw-Hill, New York 1990

Jeresaty, R.M.: Mitral Valve Prolaps. Ravens Press, New York 1979

Letac, B., A. Criebier, R. Koning, E. Lefebvre: Aortic stenosis in elderly patients aged 80 or older: treatment by percutaneous ballon valvuloplasty in a series of 92 cases. Circulation 80 (1989) 1514

Moscovitz, H.L., E. Donoso, I.J. Gelb, R.J. Wilder: An Atlas of Hemodynamics of the Cardiovascular System. Grune & Stratton, New York 1963

Nishimura, R.A., M.D. McGoon, C. Shub, F.A. Miller, D.M. Ilstrup, A.J. Tajik: Echocardiographically documented mitral-valve prolaps. Long-Term follow-up of 237 Patients. New Engl. J. Med. 313 (1985) 1305.

Nobuyoshi, M., N. Hamasaki, T. Kimura, H. Nosake, H. Yokoi, H. Yasumoto, H. Horiuchi, H. Nakashima, T. Shindo, T. Mori, A.T. Miyamoto, K. Noue: Indications, complications, and short-term clinical outcome of percutaneous transvenous mitral commissurotomy. Circulation 80 (1989) 782

Richardson, J.V., N.T. Kouchoukos, J.O. Wright, R.B. Karp: Combined aortic valve replacement and myocardial revascularization: Results in 220 patients. Circulation 59 (1979) 75

Roskamm, H., H. Reindell: Herzkrankheiten, 3. Aufl., Springer, Heidelberg 1989

Santos, A.D., P.K. Mathew, A. Hilal, W.A. Wallace: Orthostatic hypotension: a commonly unrecognised cause of symptoms in mitral valve prolapse. Amer. J. Med. 71 (1981) 746

Sheikzadeh, A.P., G.E. Kibbel, S. Tarbiat: Die rheumatische Trikuspidalstenose – Eine klinische Übersicht einschließlich operativer Ergebnisse. Z. Kardiol. 71 (1982) 480

Speidel, H., B. Dahme, B. Flemming, P. Götze, G. Huse-Kleinstoll, J.J. Meffert, G. Rodewald, W. Spehr: Psychosomatische Probleme in der Herzchirurgie. Therapiewoche 28 (1978) 8191

Tavel, M.E.: Clinical Phonocardiography and External Pulse Recording, 4th ed. Year Book Medical Publishers, Chicago 1985

Waller, B.F., A.G. Morrow, B.J. Maron: Etiology of clinically isolated, severe, chronic, pure mitral regurgitation: Analysis of 97 patients over 30 years of age having mitral valve replacement. Amer. Heart J. 104 (1982) 276

Wood, P.: Diseases of the Heart and Circulation, 3rd ed. Eyre & Spottiswoode, London 1968

Angeborene Herzfehler

U. Mennicken, Ch. Franz und *H. Hirsch*

Definition: Unter dem Begriff „angeborene Herzfehler" werden die durch Störung der Entwicklung entstandenen Anomalien des Herzens und der herznahen großen Gefäße zusammengefaßt.

Häufigkeit

Bei 0,8–1% der Lebendgeborenen liegt ein angeborener Herzfehler vor. Insgesamt gesehen ist die Geschlechtsverteilung ausgeglichen, variiert jedoch teilweise für die einzelnen Herzfehler. Zusätzliche Mißbildungen anderer Organsysteme finden sich in etwa 25%.

Ätiologie

Die ursächlichen Faktoren, die zu den kardialen Mißbildungen führen, sind nur zum geringen Teil bekannt.

Genetische Faktoren: Etwa 3% aller angeborenen Herzfehler lassen sich auf Einzelgen-Defekte mit Mendelschem Erbgang zurückführen. Die Herzfehler kommen hierbei als isolierte Mißbildungen (z.B. Ostium-secundum-Defekt mit AV-Überleitungsstörung), im Rahmen eines Syndroms (z.B. Noonan-Syndrom) oder infolge einer Stoffwechselstörung (z.B. Marfan-Syndrom) vor. Bei weiteren 5% der angeborenen Herzfehler liegt ein durch Chromosomenaberration bedingtes Mißbildungssyndrom vor. Zahlenmäßig am wichtigsten sind die autosomalen Trisomie-Syndrome und das Turner-Syndrom. Für die Mehrzahl der angeborenen Angiokardiopathien nimmt man ursächlich eine multifaktorielle Vererbung an, d.h. das additive Zusammenwirken zahlreicher Gene, wobei exogenen Einflüssen eine Auslöserfunktion zukommt. In diesen Familien sind empirisch ermittelte Risikozahlen anzuwenden. Das Wiederholungsrisiko für Geschwister eines Probanden oder für Kinder eines betroffenen Elternteils liegt bei durchschnittlich 3% (gegenüber 0,8–1% in der Bevölkerung).

Exogene Faktoren: Ein gesicherter Zusammenhang besteht mit einer Rötelninfektion während der ersten 3 Schwangerschaftsmonate und unter den Medikamenten für das Thalidomid. Die Rötelnembryopathie ist für etwa 1% aller Herzmißbildungen verantwortlich.

Einteilung und Häufigkeit der einzelnen angeborenen Herzfehler

Gebräuchlich ist die Unterteilung nach Vorliegen einer Kurzschlußverbindung und nach der Shunt-Rich-

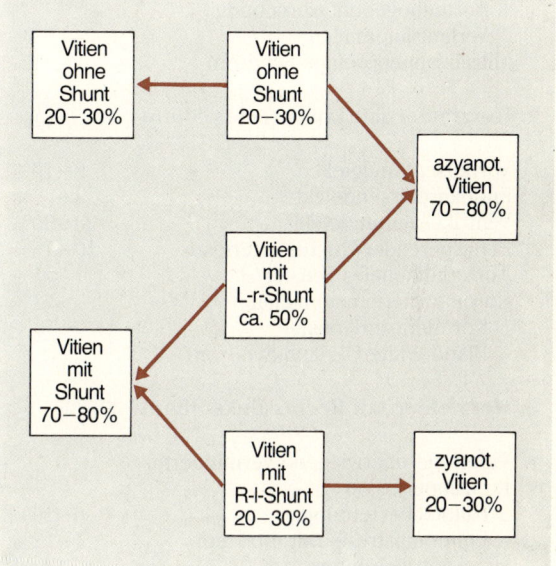

Abb. 1.**52** Gruppeneinteilung und Häufigkeitsverteilung der angeborenen Herzfehler

tung (Abb. 1.**52**). Am häufigsten sind mit 70–80% die Shunt-Vitien und hier wiederum mit etwa 50% aller angeborenen Herzfehler diejenigen mit Links-rechts-Shunt. Dementsprechend machen Herzfehler ohne Shunt und Rechts-links-Shunt-Vitien jeweils 20–30% aus. Die Begriffe Rechts-links-Shunt-Vitien und zyanotische Herzfehler werden synonym gebraucht, obwohl eine Zyanose nicht immer sichtbar ist. Die Häufigkeit der einzelnen Herzfehler (Tab. 1.**42**) variiert beträchtlich. Mit 25–30% aller angeborenen Herzfehler dominiert eindeutig der isolierte Ventrikelseptumdefekt. Trotz der Vielzahl machen die 9 wichtigsten Vitien, deren relative Häufigkeit im Durchschnitt bei mindestens 5% liegt, zusammen mehr als 80% aller angeborenen Herzfehler aus.

Pathophysiologie, Klinik und diagnostisches Vorgehen

Aus der Einteilung nach hämodynamischen Gesichtspunkten ergibt sich auch bezüglich Klinik und Diagnostik eine Reihe von Gemeinsamkeiten, deren Kenntnis die Übersicht erleichtert.

1. **Herzfehler ohne Shunt:** Es dominieren eindeutig die Obstruktionen. Betroffen sind bevorzugt die Hauptschlagaderklappen und der Aortenisthmusbereich. Entsprechend dem Schweregrad der Ob-

Tabelle 1.42   Einteilung und Häufigkeit der wichtigsten angeborenen Herzfehler

1. Herzfehler ohne Shunt (20–30%)	
Pulmonalstenose	6– 7%
Aortenstenose	6– 8%
Aortenisthmusstenose	6– 9%
Isolierte Aortenisthmusstenose	
Koarktationssyndrom	
Aortenbogenanomalien	<1%
Aortenbogenunterbrechung	
Verlaufsanomalien	
Mitralklappenprolaps-Syndrom	1%
2. Herzfehler mit Links-rechts-Shunt (ca. 50%)	
Vorhofseptumdefekt	5–10%
Endokardkissendefekte	3– 7%
Ventrikelseptumdefekt	20–30%
Persistierender Ductus arteriosus	10–15%
Aortopulmonales Fenster	<1%
Koronararterienanomalien	<1%
Koronararterienfistel	
Bland-White-Garland-Syndrom	
3. Herzfehler mit Rechts-links-Shunt (20–30%)	
Vitien mit überwiegend verminderter Lungenperfusion	
Fallotsche Tetralogie	6–10%
Pulmonalatresie mit intaktem	1– 2%
Ventrikelseptum	
Trikuspidalatresie	1– 2%
Ebstein-Anomalie	<1%
Vitien mit überwiegend vermehrter Lungenperfusion	
Transposition der großen Arterien	4– 6%
Totale Lungenvenenfehlmündung	1– 2%
Truncus arteriosus communis	1– 2%
Double outlet right ventricle	<1%
Singulärer Ventrikel	1%
Hypoplastisches Linksherzsyndrom	1%

struktion muß prästenotisch ein erhöhter Druck aufgebaut werden, sofern trotz des erhöhten Widerstandes der erforderliche Durchfluß aufrechterhalten werden soll. Die chronische Druckbelastung führt zu einer konzentrischen Hypertrophie der vorgeschalteten Kammer. Selten, und zwar nur bei kritischen Stenosen, entwickelt sich bereits im frühen Säuglingsalter eine Herzinsuffizienz. Über das noch offene Foramen ovale kann es zu einem Entlastungs-Shunt kommen. Die meisten Patienten sind jedoch im Kindesalter weitgehend symptomfrei, obwohl zumindest bei bedeutungsvolleren Stenosen eine Progredienz nachweisbar ist. Leitsymptom ist das in Blutstromrichtung fortgeleitete Stenosegeräusch typischer Lokalisation. Bei der Isthmusstenose kann der diagnostische Druckgradient unblutig bestimmt werden. Die Widerstandshypertrophie führt zu EKG-Veränderungen, wobei eine engere Beziehung zwischen Schweregrad und Hypertrophiezeichen für die Rechtsherz- als für

die Linksherzobstruktion besteht. Das Röntgenbild ist von untergeordneter Bedeutung, da die primär konzentrische Hypertrophie die Herzgröße nicht wesentlich beeinflußt. Das Echokardiogramm ermöglicht den Nachweis der Hypertrophie, eine Beurteilung der Kontraktilität und darüber hinaus im zweidimensionalen Bild häufig eine direkte Darstellung der Stenose. Die farbkodierte Doppler-Echokardiographie erleichtert die Lokalisierung, und die kontinuierliche Doppler-Echokardiographie erlaubt aus der gemessenen maximalen Blutströmungsgeschwindigkeit die Berechnung des Druckgradienten über der Stenose.

2. **Herzfehler mit Links-rechts-Shunt:** Es liegt eine abnorme Querverbindung intrakardial oder auf Gefäßebene vor. Entsprechend dem natürlichen Druck- und Widerstandsgefälle zwischen großem und kleinem Kreislauf kommt es primär zu einem Links-rechts-Shunt. Bereits oxygeniertes Blut passiert erneut das Pulmonalgefäßsystem und führt zur Volumenbelastung des Rezirkulationskreislaufes. Das Ausmaß des arteriovenösen Shunts wird bestimmt durch die Defektgröße und das Druckgefälle. Ab einer bestimmten Größe kommt es jedoch zum Druckausgleich. Die Shunt-Größe wird jetzt bei Defekten auf Ventrikel- und Gefäßebene durch das Verhältnis der Widerstände im Lungen- und Systemkreislauf bestimmt. Für die Defekte auf Vorhofebene werden die Widerstandsverhältnisse nur indirekt über die unterschiedliche Dehnbarkeit der Ventrikel wirksam. Bei großen Defekten distal der Vorhofebene erfolgt der postpartale Abfall des Pulmonalgefäßwiderstandes verzögert, so daß die wahre Defektgröße für mehrere Wochen maskiert sein kann. Andererseits kann sich sekundär unter einem erhöhten pulmonalen Druck und Durchfluß eine irreversible Widerstandserhöhung durch obstruktive Pulmonalgefäßveränderungen ausbilden. Dieser Prozeß bahnt sich bei den großen Defekten auf Ventrikel- und Gefäßebene bereits im 2. Lebenshalbjahr an. Übersteigt der Pulmonalgefäßwiderstand den des Systemkreislaufes, so kommt es zur Shunt-Umkehr und damit zum Auftreten einer Zyanose (Eisenmenger-Reaktion). Es besteht dann Inoperabilität. Dieser Vorgang spielt sich auch bei zyanotischen Herzfehlern mit vermehrter Lungenperfusion ab, und zwar in der Regel bereits früher. Die wichtigsten Herzfehler mit Links-rechts-Shunt sind bei älteren Patienten bzw. abgesehen von den höhergradigen Schweregraden durch typische Geräuschbefunde gekennzeichnet, die oft die Diagnose des spezifischen Herzfehlers erlauben. Ein zusätzliches Diastolikum als Ausdruck einer relativen Mitral- bzw. Trikuspidalstenose spricht für einen bedeutungsvollen Links-rechts-Shunt. Die Herzinsuffizienz infolge der Volumen- bzw. der kombinierten Druck-Volumen-Belastung wird am häufigsten im Säuglingsalter beobachtet, wegen des verzögerten Abfalls des Pulmonalgefäßwiderstandes mit einer Latenz von 1–2 Monaten nach der Geburt. Das EKG kann Auskunft über die belasteten Herzabschnitte und den Schweregrad geben und besitzt besondere Bedeutung hinsichtlich der Beurteilung des Pulmonalarteriendruckes (Zeichen der rechtsventrikulären Druckbelastung). Der

Röntgenbefund stützt die Diagnose und zeigt abhängig von der Shunt-Größe eine Herzvergrößerung und die vermehrte Lungengefäßzeichnung. Dies gilt natürlich auch für die zyanotischen Herzfehler mit vermehrter Lungenperfusion. Echokardiographisch lassen sich Zeichen der rechts- und/oder linksventrikulären Volumenbelastung nachweisen und die Kontraktilität beurteilen. Im zweidimensionalen Echokardiogramm gelingt häufig die Darstellung des Defektes unterstützt durch die Farbdoppler-Echokardiographie, die zugleich die Shuntrichtung zeigt. Außerdem besteht oft die Möglichkeit mittels Echokardiographie und Dopplerverfahren die Druck-, Durchfluß- und Widerstandsverhältnisse abzuschätzen. Die gezielt eingesetzte Farbstoffverdünnungsuntersuchung erlaubt den Nachweis eines Links-rechts-Shunts und die annähernde Größenbestimmung, jedoch keine Lokalisierung. Bei einigen der Herzfehler dieser Gruppe kommt es mit unterschiedlicher Häufigkeit zu einer Spontanverkleinerung bis zum Spontanverschluß (Ventrikelseptumdefekt, offener Ductus arteriosus, Ostium-secundum-Defekt).

3. **Herzfehler mit Rechts-links-Shunt:** Aus anatomischer und hämodynamischer Sicht handelt es sich ganz überwiegend um komplexe Vitien. Systemvenöses Blut gelangt unter Umgehung des Lungengefäßbettes wieder in den großen Kreislauf. Es lassen sich drei hämodynamische Situationen unterscheiden.

a) Rechts-links-Shunt mit verminderter Lungenperfusion. Neben einer obligaten Rechtsherzobstruktion liegt proximal davon ein Defekt vor, über den venöses Blut den Widerstandsverhältnissen folgend auf die linke Herzseite abfließt. Typisches Beispiel ist die Fallotsche Tetralogie. Der Schweregrad der Abflußbehinderung bestimmt die Größe des Rechts-links-Shunts und zugleich den Grad der Lungenminderperfusion.

b) Transposition der großen Arterien. Die Hämodynamik ist hierbei grundlegend verschieden. Es liegen zwei in sich geschlossene Kreisläufe vor. Ein Überleben ist nur möglich, sofern über Querverbindungen ein gekreuzter Shunt erfolgt. Der Austausch bestimmt den Grad der Oxygenierung im Systemkreislauf.

c) Vorliegen einer gemeinsamen Mischungskammer für systemvenöses und pulmonalvenöses Blut, aus der sowohl Körper als auch Lunge mit Mischblut versorgt werden. Diese Situation liegt vor bei der totalen Lungenvenenfehlmündung mit dem rechten Vorhof als Mischungskammer, bei singulärem Ventrikel, Double outlet right ventricle und Truncus arteriosus communis, wobei die Mischungskammer jeweils klar ersichtlich ist, und beim hypoplastischen Linksherzsyndrom mit dem rechten Vorhof als Mischungskammer. Das Ausmaß der arteriellen Hypoxämie hängt vor allem von der Lungenperfusion ab. Bei vermehrter Perfusion ist die Zyanose weniger ausgeprägt, die zusätzliche Volumenbelastung kann jedoch zur Herzinsuffizienz führen.

Ihrer komplexen Natur zufolge führen die Herzfehler mit Rechts-links-Shunt in der Mehrzahl bereits im Neugeborenen- und Säuglingsalter zu einer bedrohlichen Hypoxämie und eventuell auch zur Herzinsuffizienz. Aufgrund des Röntgenbildes erfolgt eine weitere Differenzierung, je nachdem ob die Lungengefäßzeichnung als Ausdruck der Lungenperfusion als vermindert oder normal bis vermehrt eingestuft werden kann. Der Geräuschbefund, sofern vorhanden, ist wenig pathognomonisch und wird meist durch die zusätzlichen Anomalien bestimmt. Auch das EKG ist diagnostisch wenig hilfreich. Auf den einen oder anderen auffälligen EKG-Befund wird im speziellen Teil eingegangen. Ein- und insbesondere zweidimensionale Echokardiographie ermöglichen in der Regel die Aussage, ob ein Herzfehler vorliegt, was bei der Häufigkeit einer Zyanose extrakardialer Genese in dieser Altersgruppe besonders wichtig ist, und darüber hinaus eine erstaunlich weitgehende Differenzierung bezüglich des speziellen Herzfehlers.

In allen drei Herzfehlergruppen bleiben meist die Sicherung der Diagnose, die genaue Schweregradbestimmung und selten der Ausschluß eines Herzfehlers letztlich der speziellen kardiologischen Diagnostik mit Herzkatheteruntersuchung und Angiokardiographie vorbehalten. Die Indikation hierzu ergibt sich im Säuglingsalter allgemein bei begründetem Verdacht auf einen zyanotischen Herzfehler, bei therapieresistenter Herzinsuffizienz und gelegentlich bei hämodynamischen Situationen, die eine Progredienz erwarten lassen (pulmonaler Hypertonus, Obstruktion). Später ist die spezielle kardiologische Diagnostik vor einer geplanten Herzoperation bzw. zur Feststellung der Operationsnotwendigkeit erforderlich. Das Risiko tödlich verlaufender Zwischenfälle liegt bei bedrohlich erkrankten Neugeborenen und jungen Säuglingen bei 2–5% und später unter 0,2%.

Therapie

Die Behandlung der angeborenen Herzfehler ist im allgemeinen **operativ,** da die gestörte Hämodynamik auf einer anatomischen Deformität beruht. Sogenannte interventionelle Maßnahmen durch Verwendung von Spezialkathetern gewinnen jedoch an Bedeutung, so die Valvulo- bzw. Angioplastie von Stenosen oder der Verschluß von Defekten. Routine ist inzwischen die Valvuloplastie bei der valvulären Pulmonalstenose und seit Jahrzehnten die Atrioseptostomie nach Rashkind (bei der Transposition der großen Gefäße). Über 90% der angeborenen Herzfehler sind einer chirurgischen Therapie zugänglich. Ziel ist die Wiederherstellung normaler anatomischer Verhältnisse (anatomische Korrektur) oder zumindest die Normalisierung der Hämodynamik (funktionelle Korrektur). Aus anatomischen Gründen oder wegen besonderer Risiken ist gelegentlich als Primärmaßnahme nur ein Palliativeingriff durchführbar (aortopulmonale Anastomose bei zyanotischen Herzfehlern mit verminderter Lungenperfusion oder Drosselung der Pulmonalarterie, Banding-Operation, bei bestimmten Herzfehlern mit Herzinsuffizienz infolge Lungenüberflutung). Falls möglich, erfolgt später die Korrektur (zweizeitige Korrektur).

Nur die Korrektur extrakardialer Anomalien (persistierender Ductus arteriosus, Aortenisthmusstenose, Aortenringbildungen) und die Palliativeingriffe sind am schlagenden Herzen möglich. Die übrigen operativen Maßnahmen erfordern eine zeitweilige Stillegung des Herzens, die bei extrakorporaler Zirkulation oder im Säuglingsalter auch bei totalem Kreislaufstillstand in tiefer Hypothermie erfolgt.

Wesentliches Ziel einer **konservativen Therapie** bei Herzinsuffizienz und Hypoxämie ist es, durch Ausnutzung von Kompensationsmöglichkeiten eine optimale Ausgangssituation für die Operation zu schaffen und postoperativ den Operationserfolg zu sichern. Eine Einschränkung der Belastung ist zumindest im Kindesalter, wenn von den Aortenstenosen abgesehen wird, nicht erforderlich. Bei den kongenitalen Herzfehlern besteht mit Ausnahme des isolierten Vorhofseptumdefektes die Gefahr einer bakteriellen Endokarditis. Außer einer frühzeitigen antibiotischen Behandlung bakterieller Infektionen ist insbesondere bei Zahnextraktionen und operativen Eingriffen im Hals-, Nasen- und Ohrenbereich eine Prophylaxe erforderlich.

Prognose und Verlauf

Ohne eine rechtzeitige Therapie würden 50% der Kinder mit angeborenem Herzfehler bereits im Säuglingsalter sterben und 25–30% bereits in den ersten 4 Lebenswochen. Insgesamt gesehen ist die Lebenserwartung der Patienten mit angeborenem Herzfehler ohne chirurgische Therapie auf ein Drittel der normalen Lebenserwartung reduziert. Todesursache ist bei den azyanotischen Herzfehlern und bei den zyanotischen Herzfehlern mit vermehrter Lungenperfusion meist das Herzversagen infolge Druck- und/oder Volumenüberlastung. Bei den primär zyanotischen Herzfehlern und den Vitien mit vermehrter Lungenperfusion, bei denen sekundär eine Zyanose durch Shunt-Umkehr (Eisenmenger-Reaktion) auftritt, sind Hypoxämie und Polyglobulie die entscheidenden Faktoren, in deren Gefolge ebenfalls ein Herzversagen oder der Tod durch zerebrovaskulären Insult eintreten kann.

Durch Früherfassung, Optimierung der Diagnostik und die Fortschritte auf dem Gebiet der Intensivmedizin und insbesondere der Kardiochirurgie konnte die Prognose der angeborenen Herzfehler entscheidend gebessert werden, so daß heute bei über 80% der operationsbedürftigen angeborenen Herzfehler eine Verbesserung der Lebensqualität oder eine Normalisierung der Lebenserwartung erreicht werden kann. Die Diagnostik und Therapie der angeborenen Herzfehler sollten bereits im Säuglings- oder Vorschulalter abgeschlossen sein, sofern die Vitien hämodynamisch bedeutungsvoll sind oder zu frühzeitigen Sekundärveränderungen führen können. Aufgrund der erfolgreichen kardiochirurgischen Behandlung wächst zugleich die Zahl der Erwachsenen mit operierten angeborenen Herzfehlern selbst komplexer Art, die es weiter zu betreuen gilt und deren postoperative Spätprognose noch nicht überschaubar ist.

Merke: Die Häufigkeit angeborener Herzfehler unter den Lebendgeborenen beträgt etwa 1%. Nur für 10% bestehen gesicherte Kenntnisse über die kausale Genese. Trotz der Vielzahl machen nur neun Herzfehler — Pulmonal-, Aorten- und Aortenisthmusstenose, Vorhof- und Ventrikelseptumdefekt, Endokardkissendefekte, persistierender Ductus arteriosus, Fallotsche Tetralogie und Transposition der großen Arterien —, deren relative Häufigkeit über 5% liegt, mehr als 80% aller angeborenen Vitien aus. Die Einteilung nach hämodynamischen Gesichtspunkten — Vitien ohne Shunt, Vitien mit Links-rechts-Shunt und Vitien mit Rechts-links-Shunt — erleichtert die Übersicht, da sich innerhalb der Gruppen viele Gemeinsamkeiten bezüglich Pathophysiologie und Klinik ergeben. Die Therapie ist operativ und seltener interventioneller Art. Medikamentösen Maßnahmen kommt nur eine unterstützende Funktion zu. Über 90% der angeborenen Herzfehler sind operabel und bei über 80% der operierten Patienten kann eine Normalisierung der Lebenserwartung oder zumindest eine Verbesserung der Lebensqualität erreicht werden.

Weiterführende Literatur s. S. 130.

Angeborene Herzfehler ohne Shunt

Pulmonalstenose

Definition: Obstruktionen zwischen rechter Herzkammer und Lungenstrombahn liegen überwiegend im Bereich der Klappe (Kommissurverschmelzung, bikuspide Klappe), weniger häufig subvalvulär (fibromembranös oder muskulär), noch seltener supravalvulär oder peripher. Periphere Pulmonalstenosen finden sich gehäuft bei der Rötelnembryopathie, dem Syndrom der supravalvulären Aortenstenose (Williams-Beuren-Syndrom) und bei der arteriohepatischen Dysplasie in Kombination mit Gallengangshypoplasien. Beim Noonan-Syndrom (XO-Turner-Phänotyp) liegt in 50% eine valvuläre oder infundibuläre Pulmonalstenose vor.

Pathophysiologie und Klinik

Folge des vermehrten Strömungswiderstandes ist eine Druckbelastung des rechten Ventrikels mit zunehmender konzentrischer Hypertrophie. Pulmonalstenosen des Schweregrades I und II (systolischer Druckgradient unter 25 bzw. unter 50 mmHg) ma-

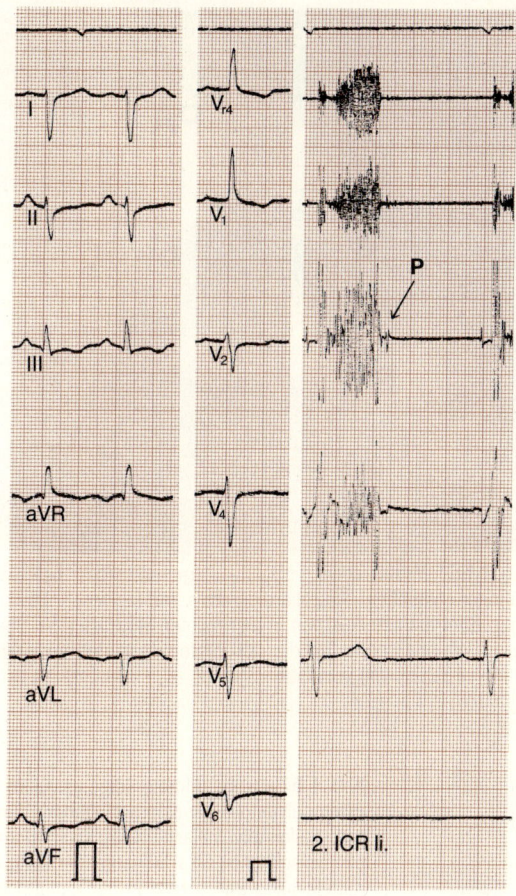

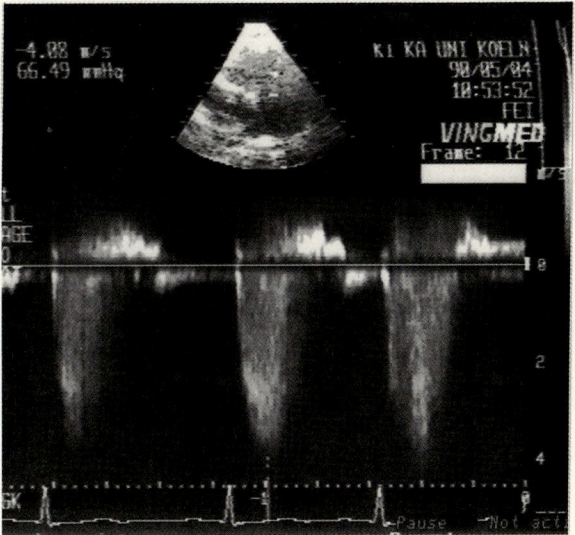

Abb. 1.54 Mittelgradige valvuläre Pulmonalstenose bei einem 5jährigen Jungen. Kontinuierliche Doppler-Echokardiographie. Einstellung des Dopplerstrahls mittels (farbkodierter) zweidimensionaler Echokardiographie (oben verkleinert dargestellt; parasternale Längsachse). Blutflußkurve über der stenosierten Klappe (unten). Maximale Strömungsgeschwindigkeit von 4 m/s, woraus sich ein Druckgradient von 65 mmHg berechnet, einer mittelgradigen Pulmonalstenose entsprechend

Abb. 1.53 Hochgradige valvuläre Pulmonalstenose bei einem 4jährigen Jungen.
EKG: Überdrehter Rechtstyp. In Brustwandableitungen ausgeprägte rechtsventrikuläre Hypertrophiezeichen mit Diskordanz des Kammerendteils (Bild der Widerstandshypertrophie).
PKG: Mit Punctum maximum über dem 2. ICR links spät einsetzendes crescendoförmiges Systolikum hoher Amplitude. Spaltung des 2. Herztones, Pulmonalklappenschlußton (P) niedriger Amplitude

chen keine Beschwerden. Bei Schweregrad III und IV (Gradient über 50 bzw. über 80 mmHg) treten zunehmend klinische Zeichen der Rechtsherzinsuffizienz auf, wobei häufig Kinder auch mit höhergradiger Stenose beschwerdefrei sind. Die sogenannte kritische Pulmonalstenose (Knopflochstenose) führt bereits im Säuglingsalter zu Zeichen der Rechtsherzinsuffizienz und zur generalisierten Zyanose infolge eines Rechts-links-Entlastungs-Shunts über das offene Foramen ovale. Bei mittel- und hochgradigen Stenosen ist ein präkordiales Schwirren zu tasten. Mit Punctum maximum über dem 2. und 3. ICR links parasternal hört man ein rauhes, scharfes, spindelförmiges Austreibungsgeräusch des Lautstärkegrades 3–4/6. Mit zunehmendem Schweregrad verschieben sich Beginn und Amplitudenmaximum zum 2. Herzton hin. Dieser ist weit gespalten. Mit dem Schweregrad nimmt die Weite der Spaltung zu und die Lautstärke des Pulmonalklappenschlußtones ab (Abb. 1.53).

Diagnostisches Vorgehen und Differential-diagnose

Im EKG (Abb. 1.53) sieht man dem Grad der Stenose entsprechend rechtsventrikuläre Hypertrophiezeichen. Ein häufiger radiologischer Befund ist die Prominenz des Pulmonalissegmentes. Die Lunge ist gefäßarm. Mit der zweidimensionalen Echokardiographie läßt sich die Stenose meist lokalisieren und doppler-echokardiographisch der Druckgradient bestimmen (Abb. 1.54). Die Herzkatheteruntersuchung und Angiokardiographie ist indiziert bei begründetem Verdacht auf hämodynamische Relevanz (klinische Symptome, EKG, Doppler-Echokardiographie) und ermöglicht die exakte Diagnose mit Bestimmung des Schweregrades (Abb. 1.55 und 1.56). Bei geringgradiger Pulmonalstenose kommen differentialdiagnostisch ein akzidentelles Systolikum oder ein Vorhofseptumdefekt vom Sekundumtyp, bei kritischer Pulmonalstenose zyanotische Herzfehler mit verminderter Lungenperfusion in Frage.

Therapie

Bei asymptomatischen Patienten mit Schweregrad I und II ist bis auf eine Endokarditisprophylaxe keine weitere Therapie oder Leistungsbeschränkung notwendig. Bei extremen Stenosen im Säuglingsalter ist häufig wegen Rechtsherzinsuffizienz eine Notoperation erforderlich. Ohne klinische Beschwerden indiziert ein systolischer Druckgradient über 50 mmHg als Therapie der Wahl bei der valvulären Pulmonalstenose eine Valvuloplastie mittels Ballonkatheter (Abb. 1.57a u. b). Bei Versagen der Valvuloplastie, so

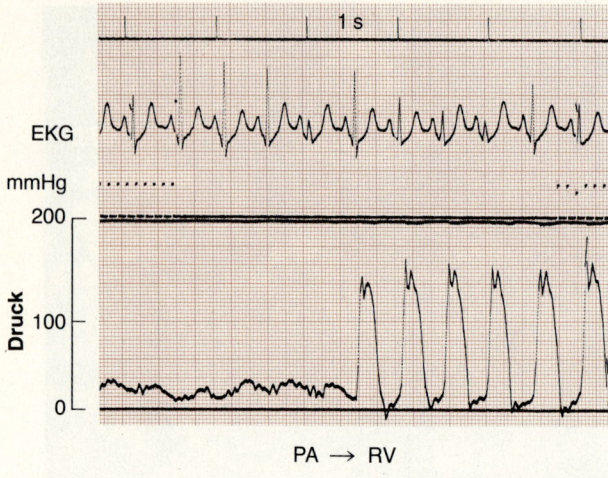

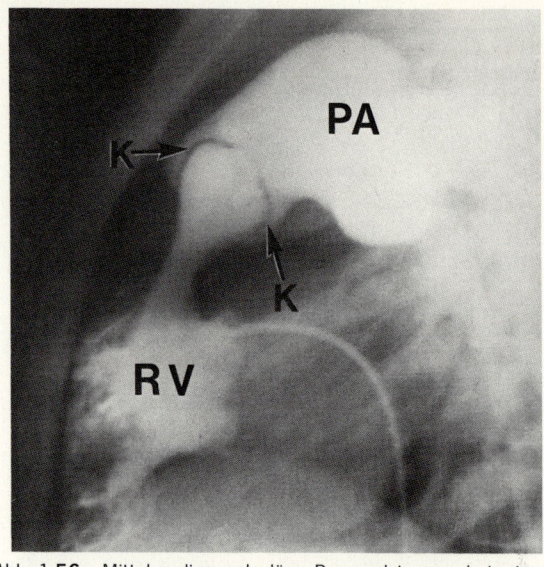

Abb. 1.**55** Hochgradige valvuläre Pulmonalstenose bei einem 4jährigen Jungen. Kontinuierliche Druckregistrierung beim Katheterrückzug aus dem Pulmonalstamm (PA) in den rechten Ventrikel (RV). Systolischer Druckgradient über 100 mmHg

Abb. 1.**56** Mittelgradige valvuläre Pumonalstenose bei einem 5jährigen Mädchen. Angiokardiogramm im seitlichen Strahlengang. Kontrastmittelinjektion in den rechten Ventrikel (RV). Stenosierte Pulmonalklappe (K), die sich pilzförmig in den erweiterten Pulmonalstamm (PA) vorwölbt

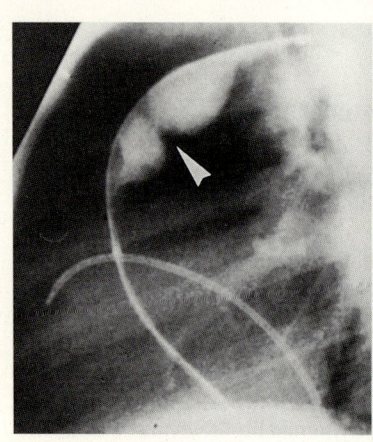

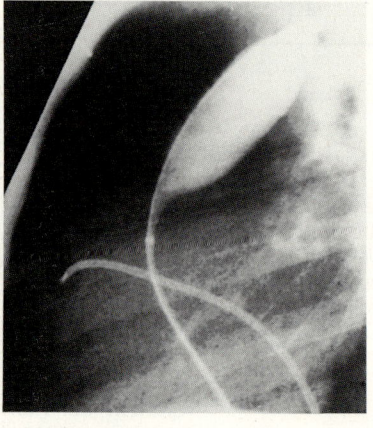

a   b

Abb. 1.**57 a** u. **b** Mittelgradige valvuläre Pulmonalstenose bei einem 16jährigen Jungen. Ballon-Valvuloplastie. Durchleuchtungsbild im seitlichen Strahlengang. Der kontrastmittelgefüllte Ballon zeigt in der Entlüftungsphase bei niedrigem Füllungsdruck (**a**) eine durch die stenosierte Pulmonalklappe bedingte Einschnürung (Pfeil), die bei maximalem Füllungsdruck (**b**) nicht mehr nachweisbar ist

insbesondere bei dysplastischer Pulmonalklappe, und primär bei infundibulären, supravalvulären und bei kombinierten Pulmonalstenosen, muß operativ vorgegangen werden. Multiple periphere Pulmonalstenosen sind inoperabel. Die Operationsletalität ist vom Alter und Schweregrad der Herzinsuffizienz abhängig. Notfalloperationen der valvulären Pulmonalstenose im ersten Trimenon sind mit einer Sterblichkeit von 10–15% belastet, sonst liegt sie bei 1–2%.

Prognose und Verlauf

Bei höhergradigen Stenosen beträgt die durchschnittliche Lebenserwartung ca. 21 Jahre. Leichtere Pulmonalstenosen zeigen meist keine Progredienz, sondern eher eine Tendenz zur Abnahme des Druckgradienten. Bei Schweregrad III und IV kann der Druckgradient dagegen zunehmen. Gelegentlich bleibt nach Valvuloplastie und nach Operation eine Reststenose bestehen. Eine bei der valvulären Pulmonalstenose therapiebedingte Pulmonalklappeninsuffizienz ist in der Regel nicht bedeutungsvoll.

Merke: Typisch für eine Pulmonalstenose ist das laute Austreibungsgeräusch über dem 2. und 3. ICR links parasternal sowie eine weite Spaltung des zweiten Herztones mit abgeschwächtem Pulmonalisanteil in Verbindung mit Zeichen der rechtsventrikulären Belastung. Im Gegensatz zu den schweren zeigen die leichteren Formen keine Progredienz. Bei einem systolischen Druckgradienten über 50 mmHg ist die Indikation zur Ballon-Valvuloplastie bzw. Operation gegeben. Die Prognose ist gut.

Aortenstenose

Definition: Bei den Einengungen der linksventrikulären Ausflußbahn handelt es sich überwiegend um valvuläre (Kommissurverschmelzung, Fehlanlage, zweisegelige Klappe), weniger häufig um subvalvuläre (fibromembranöse oder fibromuskuläre) und noch seltener um supravalvuläre Stenosen. Letztere Form ist beim Williams-Beuren-Syndrom mit weiteren Anomalien kombiniert. Die idiopathische hypertrophe Subaortenstenose wird den Kardiomyopathien zugerechnet und dort abgehandelt.

Pathophysiologie und Klinik

Die Verengung der Ausflußbahn des linken Ventrikels führt in Abhängigkeit vom Schweregrad der Stenose zu einer kompensatorischen Hypertrophie der linken Kammermuskulatur. Überschreitet das dadurch verursachte Sauerstoffdefizit im Myokard eine bestimmte Grenze, so wird der Herzfehler symptomatisch. Unter Belastung kann die reduzierte Auswurfleistung Synkopen auslösen. Im Säuglingsalter führen 10% der Aortenstenosen zu einer konservativ kaum beherrschbaren Linksherzinsuffizienz (kritische Aortenklappenstenose). Bei Kindern und Jugendlichen kann der hypertrophierte linke Ventrikel die Stenose meistens kompensieren. Über 70% der Patienten sind während des Kindesalters beschwerdefrei. Leichte Ermüdbarkeit, Belastungsdyspnoe sind die ersten Symptome, Herzschmerzen oder Synkopen (in 10% der Fälle) weisen auf eine höhergradige Stenose hin. Die körperliche Entwicklung ist altersgerecht. Der Herzspitzenstoß ist verbreitert, im Jugulum ist fast immer ein systolisches Schwirren tastbar. Für die valvuläre Aortenstenose ist ein systolischer Extraton (Aortendehnungston) typisch. Das dabei vorwiegend über dem 2. ICR rechts parasternal auskultierbare systolische Austreibungsgeräusch des Lautstärkegrades 3–4/6 (Abb. 1.**58**) wird in die Karotiden fortgeleitet, das Amplitudenmaximum ist in leichten Fällen früh-, in schweren Fällen spätsystolisch. Der typische Auskultationsbefund entwickelt sich oft erst im Laufe der Jahre aus einem zunächst uncharakteristischen Systolikum.

Diagnostisches Vorgehen und Differentialdiagnose

Linksherzhypertrophiezeichen im EKG (Abb. 1.**58**) korrelieren nicht immer mit dem Schweregrad der Stenose. Erregungsrückbildungsstörungen links präkordial als Ausdruck einer relativen Koronarinsuffizienz sprechen auf jeden Fall für eine höhergradige Stenose. Im Röntgenbild ist das Herz meist normal groß. Häufig zeigt sich eine poststenotische Erweiterung der Aorta ascendens. Ein indirektes echokardiographisches Zeichen ist die konzentrische Hypertrophie und die überhöhte Kontraktilität des linken Ventrikels; zugleich ein Hinweis auf den Schweregrad

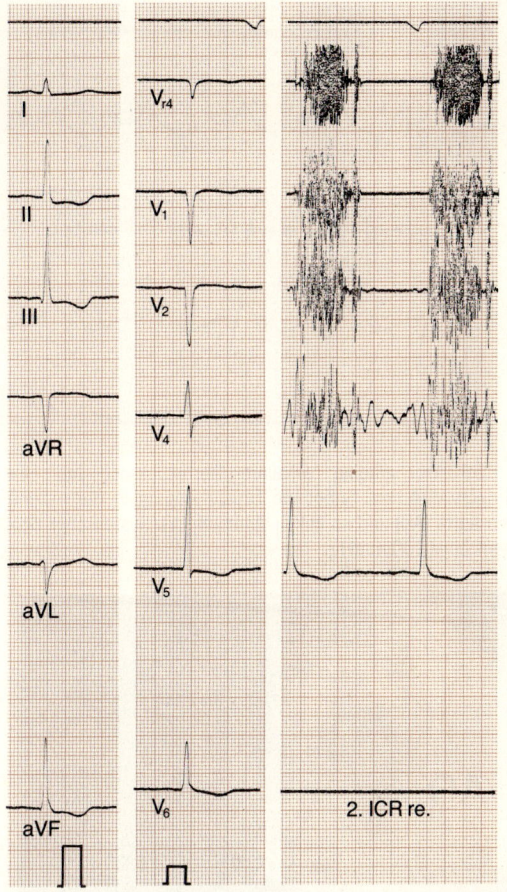

Abb. 1.**58** Hochgradige valvuläre Aortenstenose bei einem 6jährigen Jungen.
EKG: Ausgeprägte linksventrikuläre Hypertrophiezeichen mit Diskordanz des Kammerendteils (Widerstandshypertrophie).
PKG: Mit Punctum maximum über dem 2. ICR rechts spindelförmiges Systolikum hoher Amplitude mit mesosystolischem Maximum

der Stenose. Im zweidimensionalen Schnittbild ist eine Lokalisierung der Stenose möglich und dopplerechokardiographisch die Bestimmung des Druckgradienten. Die exakte Lokalisation und die genaue Ermittlung des Schweregrades durch Messung des systolischen Druckgradienten erfolgt durch die Herzkatheteruntersuchung und Angiokardiographie (Abb. 1.**59** und 1.**60**). Sie ist indiziert bei begründetem Verdacht auf hämodynamische Relevanz (klinische Symptome, EKG-Veränderungen). Bei einem systolischen Druckgradienten unter 50 mmHg handelt es sich um eine unbedeutende bis leichte, von 50–80 mmHg um eine mittelgradige und bei über 80 mmHg um eine hochgradige Aortenstenose. Bei kritischer Aortenstenose muß man differentialdiagnostisch an eine Aortenisthmusstenose und ein hypoplastisches Linksherzsyndrom denken, an einen kleinen Ventrikelseptumdefekt bei subvalvulärer Stenose.

Therapie

Im Säuglingsalter können hochgradige Stenosen durch akute Linksherzdekompensation eine notfall-

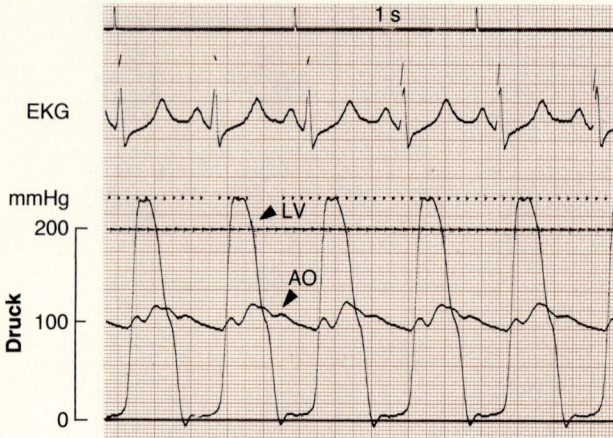

Abb. 1.**59** Hochgradige valvuläre Aortenstenose bei einem 13jährigen Mädchen. Simultane Druckmessung in der aszendierenden Aorta (AO) und im linken Ventrikel (LV). Systolischer Druckgradient über 100 mmHg

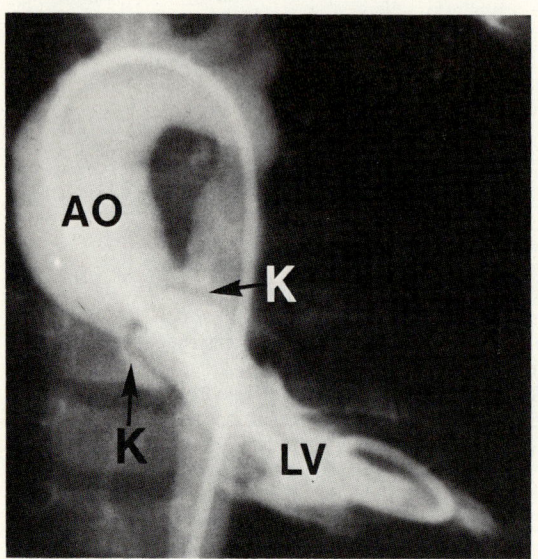

Abb. 1.**60** Hochgradige valvuläre Aortenstenose bei 6 Monate altem männlichen Säugling. Angiokardiogramm im p.-a. Strahlengang. Kontrastmittelinjektion in den linken Ventrikel (LV). Stark trabekularisierter linker Ventrikel, Systolische Domstellung der verdickten Aortenklappe (K). Poststenotische Ektasie der aszendierenden Aorta (AO)

mäßige Operation indizieren. Ansonsten wird bei der valvulären Aortenstenose primär Zurückhaltung bezüglich der chirurgischen Behandlung geübt, da die Resultate der üblicherweise angewandten Kommissurotomie meist nicht befriedigend sind (Reststenose, Aortenklappeninsuffizienz) und der Klappenersatz auf Dauer nicht zu umgehen ist. Die Operationsletalität bei Kommissurotomie liegt bei 2–5%. Die Operationsindikation ergibt sich bei allen symptomatischen Patienten bzw. beim Nachweis eines systolischen Druckgradienten von mindestens 50 mmHg. Die Rolle der Ballon-Valvuloplastie als nichtoperative Therapie der valvulären Aortenstenose läßt sich nicht ab-

schließend beurteilen. Bei der subvalvulären Stenose ist eine großzügigere Indikationsstellung zu rechtfertigen, da die Operation in der Regel kurativ ist. Dagegen ist bei der supravalvulären Stenose ein restriktives Verhalten begründet, da das Operationsrisiko wesentlich höher liegt und häufig Reststenosen verbleiben. Im Gegensatz zu anderen Herzfehlern sind schwere körperliche Belastungen und sportliche Betätigungen wegen der Gefahr synkopaler Anfälle zu vermeiden.

Prognose und Verlauf

Die mittlere Lebenserwartung ist bei bedeutungsvoller Aortenstenose deutlich eingeschränkt, eine Progredienz ist bereits im Kindesalter zu erwarten. Bei 2–7% aller Kinder kommt es zum plötzlichen Herztod, nahezu ausschließlich nach Auftreten von Prodromi (Stenokardien, Synkopen) und nachgewiesenen EKG-Veränderungen. Operationsergebnis und Spätprognose werden wie die Operationsindikation von der Lokalisation der Stenose beeinflußt. Eine Endokarditisprophylaxe ist auch postoperativ weiter erforderlich.

Merke: Typisch für eine Aortenstenose sind das tastbare Schwirren im Jugulum sowie ein lautes Austreibungsgeräusch über der Herzbasis rechts mit Fortleitung in die Karotiden in Verbindung mit Zeichen der linksventrikulären Druckbelastung. Der Verlauf ist meist progredient. Komplikationen sind Belastungssynkopen und plötzlicher Herztod. Bei einem systolischen Druckgradienten von 50 mmHg und mehr ist die Operationsindikation gegeben. Die bei der valvulären Stenose im Kindesalter angewandte Kommissurotomie ist oft nur ein Palliativeingriff, ein Klappenersatz ist langfristig meist nicht zu umgehen.

Aortenisthmusstenose (Coarctatio aortae, Koarktation)

Definition: Bei der Aortenisthmusstenose liegt eine Einengung der thorakalen Aorta am Übergang von Aortenbogen zu deszendierender Aorta vor, im Mündungsbereich des Ductus arteriosus. Aus anatomischer, klinischer und therapeutischer Sicht wird die Unterteilung in eine isolierte umschriebene Form und in einen kardiovaskulären Mißbildungskomplex, das Koarktationssyndrom, gewählt.
Die isolierte Form ist die häufigere. Sie ist zu über 30% mit einer bikuspiden Aortenklappe kombiniert. Beim Turner-Syndrom (XO-Typ) findet sich zu etwa 20% eine umschriebene Aortenisthmusstenose. Das männliche Geschlecht ist nur bei der isolierten Form doppelt so häufig betroffen.

Isolierte Aortenisthmusstenose

Pathophysiologie und Klinik

Die isolierte Aortenisthmusstenose führt, da sie meist erst durch Verschluß des aortalen Duktustrichters zu einer wirksamen Stenose komplettiert wird, unterschiedlich schnell zu einer hämodynamisch wirksamen Obstruktion. Nur bei etwa 10−20% kommt es im Säuglingsalter, und zwar zwischen dem 2. und 6. Lebensmonat, zu einer Herzinsuffizienz. Die übrigen Patienten bleiben oft bis in das frühe oder mittlere Erwachsenenalter beschwerdefrei, der Gefäßfehler ist häufig ein Zufallsbefund. Leitsymptom ist die Pulsdifferenz mit abgeschwächten oder fehlenden Pulsen an den unteren Extremitäten, die durch Blutdruckmessung objektiviert wird. Stets müssen die Pulse beider oberen Extremitäten geprüft werden, da gelegentlich eines der Gefäße unterhalb der Stenose entspringt. Die prästenotische Hypertonie entwickelt sich erst im Laufe des Kindesalters und ist selten bereits beim Säugling vorhanden. Der präkordiale Auskultationsbefund ist wenig hilfreich. Interskapular ist ein spätsystolisches Stenosegeräusch nachweisbar.

Diagnostisches Vorgehen und Differentialdiagnose

Das EKG zeigt beim symptomatischen Säugling meist einen Linkstyp und linksventrikuläre Hypertrophiezeichen. Bei beschwerdefreiem Verlauf sind die linksventrikulären Hypertrophiezeichen eher selten und korrelieren nicht mit dem Schweregrad. Die klassischen röntgenologischen Befunde wie Linksbetonung des Herzens, Prominenz der Aorta ascendens, Rippenusuren und Konturauffälligkeiten der Aorta im Isthmusbereich in Form einer „3" oder einer epsilonförmigen Aussparung im Ösophagogramm bilden sich meist erst im späten Kindesalter aus. Im eindimensionalen Echokardiogramm ist gegebenenfalls die konzentrische linksventrikuläre Hypertrophie nachweisbar. Die zweidimensionale Echokardiographie ermöglicht gelegentlich die Darstellung der Stenose. Differentialdiagnostische Schwierigkeiten ergeben sich bei dem pathognomonischen Pulstastbefund nur während der Dekompensationsphase. Es muß jedoch insbesondere bei Vorliegen einer Hypertonie an eine Aortenisthmusstenose gedacht werden.

Die Katheteruntersuchung mit Angiokardiographie dient der genauen Bestimmung des Sitzes und der Ausdehnung der Stenose (Abb. 1.**61 a** u. **b**).

Therapie

Die intensivmedizinische Behandlung der Herzinsuffizienz im Säuglingsalter ist oft erfolgreich. Die Korrektur kann dann elektiv erfolgen. Als Indikation zur operativen Korrektur gelten:

- therapieresistente Herzinsuffizienz nach konservativem Behandlungsversuch über maximal 24−48 Stunden;
- systolischer Druckgradient über 30 mmHg, optimales Operationsalter 2.−5. Lebensjahr;
- konstante Hypertonie mit systolischen Blutdruck-

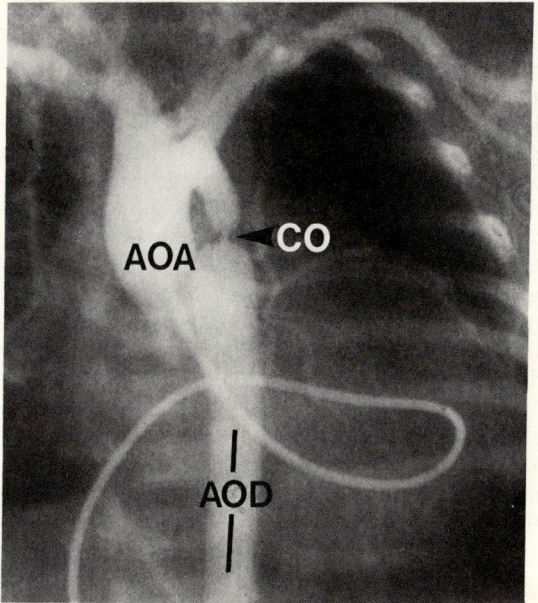

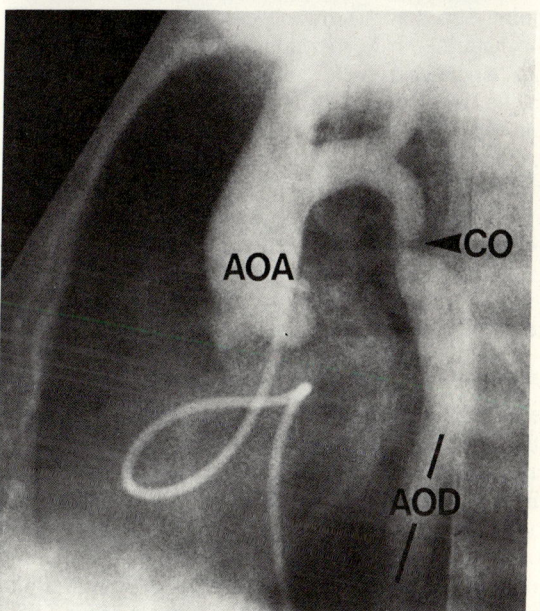

Abb. 1.**61 a** u. **b** Isolierte Aortenisthmusstenose bei 5 Wochen altem männlichen Säugling. Aortogramm im p.-a. (**a**) und seitlichen (**b**) Strahlengang. Kontrastmittelinjektion in die aszendierende Aorta (AOA). Nach Abgang der Aortenbogenäste deutliche Kaliberreduktion des deszendierenden Aortenbogenanteils mit umschriebener Aortenisthmusstenose (CO) bei weiter poststenotischer deszendierender Aorta (AOD)

werten von 30 mmHg über der Altersnorm auch vor dem 2. Lebensjahr.

Das Operationsverfahren besteht meist in der Resektion des stenotischen Bezirkes und der End-zu-End-Anastomose. Das Operationsrisiko liegt bei elektivem Eingriff unter 1%, im Säuglingsalter je nach klinischem Zustand jedoch höher, ebenso auch im späteren Erwachsenenalter, hier wegen der Sekundärveränderungen bei Hypertonie.

Prognose und Verlauf

Beim Spontanverlauf ist die mittlere Lebenserwartung auf 35 Jahre eingeschränkt. Der Tod tritt ein infolge Komplikationen von seiten der Hypertonie, einer bakteriellen Endokarditis an einer bikuspiden Aortenklappe oder einer Aortitis. Bei operativem Vorgehen erscheint die Spätprognose günstig. Direkt postoperativ kann vorübergehend eine paradoxe Hypertonie auftreten, die eine antihypertensive Therapie erfordert. Das Risiko einer bleibenden Hypertonie trotz gutem Operationsresultat ist um so geringer, je früher die Operation erfolgt. Ein wesentliches Rekoarktationsrisiko besteht mit über 10% für das Säuglingsalter. Für die Therapie der Re- bzw. Restaortenisthmusstenose bewährt sich möglicherweise die Angioplastie mittels Ballonkatheter. Bei bikuspider Aortenklappe ist mit der Entwicklung einer valvulären Aortenstenose zu rechnen.

Merke: Pathognomonisch für die Aortenisthmusstenose sind abgeschwächte oder fehlende Pulse an der unteren Körperhälfte. Die Herzinsuffizienz des Säuglings und die sich entwickelnde prästenotische Hypertonie sind die wesentlichen Gefahren. Die Operation erfolgt elektiv zwischen dem 2.–6. Lebensjahr, notfallmäßig bei therapieresistenter Herzinsuffizienz und so bald als möglich bei konstanter Hypertonie. Das Operationsrisiko ist niedrig und die Prognose günstig.

Koarktationssyndrom

Pathophysiologie und Klinik

Bei der häufigsten Kombination, präduktale Aortenisthmusstenose mit offenem Ductus arteriosus, Aortenbogenhypoplasie und druckangleichendem Ventrikelseptumdefekt, führt die gleichzeitige Druck- und Volumenbelastung meist innerhalb der ersten 6 Lebenswochen, oft bereits in der Neugeborenenperiode, zur globalen Herzinsuffizienz bis zum Vollbild des Schocks. Dies wird ausgelöst durch eine Spontanverkleinerung des Ductus arteriosus mit Erhöhung der Nachbelastung und Minderperfusion der unteren Körperhälfte und somit der Nieren. Puls- und Blutdruckdifferenz sind in der Dekompensationsphase oft nicht verifizierbar oder können bei offenem Ductus arteriosus fehlen oder mit dessen Weite wechseln. Eine an sich zu erwartende Zyanose der unteren Körperhälfte (Perfusion über offenen Ductus arteriosus vom rechten Ventrikel aus) fehlt meist wegen des großen Links-rechts-Shunts auf Ventrikelebene. Der Auskultationsbefund wird durch die Begleitmißbildungen bestimmt. Der 2. Herzton ist wegen des pulmonalen Hypertonus betont.

Diagnostisches Vorgehen und Differentialdiagnose

Das EKG zeigt einen Rechtstyp und rechtsventrikuläre Hypertrophiezeichen, wenig auffällig in dieser Altersgruppe. Röntgenologisch finden sich eine Kardiomegalie, eine vermehrte Lungengefäßzeichnung und Zeichen der pulmonalvenösen Stauung. Inwieweit mit der zweidimensionalen Echokardiographie die Aortenanomalie zuverlässig dargestellt werden kann, ist noch ungewiß. Differentialdiagnostisch kommen der unterbrochene Aortenbogen, das hypoplastische Linksherzsyndrom und die hochgradige Aortenstenose in Frage, aber auch Schockzustände extrakardialer Genese. Gelegentlich erbringt erst die notfallmäßig durchgeführte Herzkatheteruntersuchung die Diagnose.

Therapie

Die intensivmedizinische Behandlung hat nur eine überbrückende Funktion. Besonders zu erwähnen ist die Infusion von Prostaglandin E_1 oder E_2 zur Erweiterung des Ductus arteriosus. Der Erfolg ist am Rückgang der metabolischen Azidose meßbar. Die Operation muß oft notfallmäßig erfolgen. Sie besteht in der Beseitigung der Stenose, was oft nur unvollständig möglich ist, der Durchtrennung des Ductus arteriosus und wird bei Vorliegen eines Ventrikelseptumdefektes durch die Bändelung des Pumonalstammes ergänzt. Das Operationsrisiko ist mit 20–50% beträchtlich.

Prognose und Verlauf

Ohne operative Intervention liegt die Letalität über 80% innerhalb der ersten Lebenswochen. Der postoperative Verlauf wird von den assoziierten Fehlern bestimmt und durch eine mögliche Rest- bzw. Restenosierung.

Merke: Das Koarktationssyndrom ist eine der häufigsten Ursachen der Herzinsuffizienz in der Neugeborenenperiode.

Aortenbogenanomalien

Aortenbogenunterbrechung

Definition: Vollständige, langstreckige Trennung zwischen zwei Segmenten der thorakalen Aorta bzw. Fehlen des Aortenisthmus. Die Aorta ascendens endet in den Brachiozephalarterien, die Aorta descendens wird über den persistierenden Ductus arteriosus durchblutet. Ein zusätzlicher Ventrikelseptumdefekt kommt bei 95% der Fälle vor. Entsprechend dem Ort der Unterbrechung werden Typ A (Unterbrechung distal der linken A. subclavia in 43%). Typ B (Unterbrechung distal der linken A. carotis communis mit Abgang der linken A. subclavia aus der Aorta descendens in 53%) und Typ C (Unterbrechung distal des Truncus brachiocephalicus mit Abgang von linker A. carotis communis und subclavia aus der Aorta descendens in 4%) unterschieden. Klinik und Pathophysiologie sowie diagnostisches Vorgehen und Differentialdiagnose ähneln denjenigen bei Koarktationssyndrom.

Therapie

Die konservative Behandlung erfolgt wie beim Koarktationssyndrom. Operativ wird nach unterschiedlicher Technik im frühen Säuglingsalter die Anastomosierung der proximalen und distalen Aorta durchgeführt, außerdem die Durchtrennung des persistierenden Ductus arteriosus und eventuell eine Pulmonalisbändelung. In tiefer Hypothermie und Kreislaufstillstand betrug die Operationsletalität der letzten Jahre um 40%. Nachoperationen sind meist notwendig.

Prognose und Verlauf

Ohne Operation sterben bis zu 90% der Kinder im 1. Lebensmonat, nur wenige überleben das 1. Lebensjahr. Die Langzeitprognose wird von einem guten Operationsergebnis und den Begleitanomalien des Herzens bestimmt.

Merke: Die Aortenbogenunterbrechung ist in Pathophysiologie und Klinik dem Koarktationssyndrom vergleichbar. Die Aortenbogenunterbrechung ist jedoch seltener, und das Operationsrisiko liegt höher.

Verlaufsanomalien

Die meisten Verlaufsanomalien des Aortenbogens besitzen keine hämodynamische Bedeutung. Durch Gefäßringbildung und abnorm verlaufende Arterien kann es jedoch zur Kompression von Trachea und Ösophagus mit Stridor und rezidivierender Bronchitis oder Dysphagie kommen. Neben der Ringbildung bei doppeltem Aortenbogen kann eine Ringbildung auch durch einen rechtsseitigen Aortenbogen mit linksseitigem Ductus arteriosus oder Lig. arteriosum entstehen. Die aberrierende rechte A. subclavia mit Ursprung aus der Aorta descendens (A. lusoria) kann in seltenen Fällen ein ähnliches Beschwerdebild verursachen. Das Ösophagogramm kann die Verdachtsdiagnose stützen, die Sicherung erfolgt bei Ringbildung mit offenem Ductus arteriosus oder durch doppelten Aortenbogen angiographisch. Bei Ringbildung durch ein Lig. arteriosum mit typischem Beschwerdebild gelingt die Diagnosesicherung erst intraoperativ. Das komprimierende Ligament oder die abnorme Arterie werden operativ durchtrennt oder umgepflanzt. Operationsrisiko und Komplikationsrate sind gering, die Langzeitprognose sehr gut.

Merke: Verlaufsanomalien des Aortenbogens können, wenn auch selten, durch Bildung eines Gefäßringes zur operationsbedürftigen Kompression von Trachea und Ösophagus führen.

Mitralklappenprolaps

Siehe Beitrag Scheppokat, S. 83 ff.

Weiterführende Literatur s. S. 98 u. 130.

Angeborene Herzfehler mit Links-rechts-Shunt

Vorhofseptumdefekt

Definition: Intraatriale Kommunikationen treten bevorzugt als zentraler Vorhofseptumdefekt (Ostium-secundum-Defekt = ASD II), seltener nahe der Einmündung der oberen Hohlvene als Sinus-venosus-Defekt auf. Der Ostium-primum-Defekt zählt zur Gruppe der Endokardkissendefekte.

Pathophysiologie und Klinik

Der Links-rechts-Shunt auf Vorhofebene ist außer von der Defektgröße auch von der Dehnbarkeit der beiden Ventrikel abhängig, die im 1. Lebensjahr nur gering unterschiedlich ist, weshalb der Links-rechts-Shunt auch bei großem Defekt in diesem Alter in der Regel gering ist. Oft besteht Beschwerdefreiheit bis in das Erwachsenenalter. Auch eine obstruktive Pulmonalgefäßerkrankung entwickelt sich verhältnismäßig spät. Der Spontanverschluß ist im Vergleich zum Ventrikelseptumdefekt sehr selten. Das Herzgeräusch wird eher zufällig entdeckt. Der Auskultationsbefund (Abb. 1.62) entspricht dem der durchflußbedingten, relativen Pulmonalstenose: leises bis mittellautes (Grad 2–3/6), niederfrequentes, spindelförmiges Systolikum mit frühsystolischem Amplitudenmaximum, Punctum maximum über dem 2.–3. ICR links parasternal. Der 2. Herzton ist meist breit und fixiert gespalten. Bei großem Links-rechts-Shunt verursacht die relative Trikuspidalstenose ein zusätzliches, mesodiastolisches Strömungsgeräusch über dem 4. ICR links parasternal.

Diagnostisches Vorgehen und Differentialdiagnose

Der meist zufällig entdeckte Herzgeräuschbefund gibt Anlaß zu weiteren Untersuchungen. Das EKG (Abb. 1.62) zeigt in der Regel einen Steil- bis Rechtslagetyp und einen inkompletten Rechtsschenkelblock infolge der rechtsventrikulären Volumenbelastung. In der Röntgenaufnahme sieht man meist nur eine mäßige Herzvergrößerung, dazu ein prominentes Pulmonalissegment durch Ektasie des Pulmonalstamms und Zeichen der vermehrten Lungenperfusion. Bei kleinen Shunt-Volumina fehlen diese Rezirkulationszeichen. Im Echokardiogramm weisen eine Vergrößerung des rechtsventrikulären Durchmessers und eine paradoxe Bewegung des Ventrikelseptums auf die Volumenbelastung des rechten Ventrikels hin

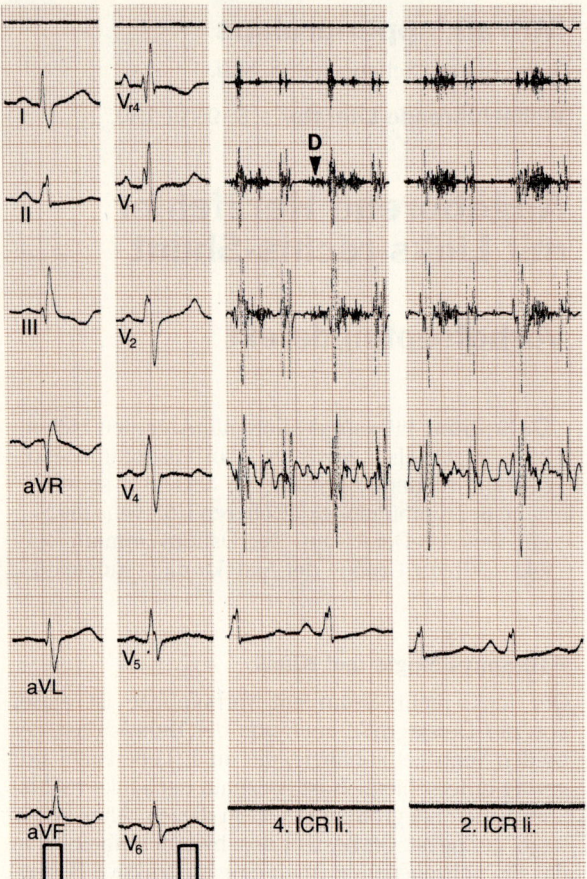

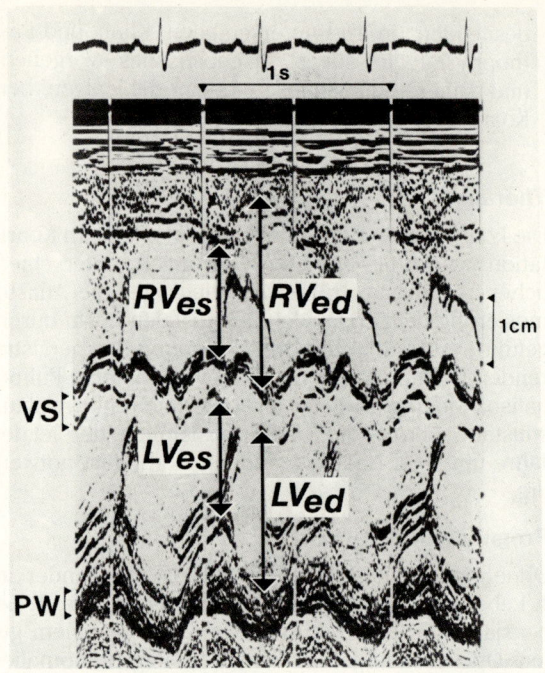

Abb. 1.**63**   Vorhofseptumdefekt (Ostium-secundum-Defekt) mit mittelgroßem Links-rechts-Shunt bei einem 5jährigen Mädchen. Eindimensionales Echokardiogramm: Vergrößerter rechtsventrikulärer Durchmesser (RV) und paradoxe Bewegung des Ventrikelseptums – gleichsinniger Verlauf von Ventrikelseptum (VS) und linksventrikulärer Hinterwand (PW) – als Zeichen der rechtsventrikulären Volumenbelastung. RV = rechter Ventrikel, LV = linker Ventrikel, Index „es" = endsystolisch, Index „ed" = enddiastolisch

Abb. 1.**62**   Vorhofseptumdefekt (Ostium-secundum-Defekt) mit mittelgroßem Links-rechts-Shunt bei einem 4jährigen Mädchen. EKG: Steiltyp, inkompletter Rechtsschenkelblock als Zeichen der rechtsventrikulären Volumenbelastung.
PKG: Mit Punctum maximum über dem 2. ICR links parasternal proto- bis mesosystolisches Geräusch niedriger Amplitude. Konstante Spaltung des 2. Herztones. Über dem 4. ICR links zusätzliches meso- bis telediastolisches Geräusch (D) niedriger Amplitude

(Abb. 1.**63**). Im zweidimensionalen Bild kann der zentrale Defekt mit großer Zuverlässigkeit direkt dargestellt und die Shuntrichtung doppler-echokardiographisch bestimmt werden. Die periphere Farbstoffverdünnungsuntersuchung erlaubt den Nachweis und die Größeneinschätzung des Links-rechts-Shunts. Der ASD II ist die wichtigste Differentialdiagnose zum akzidentellen Systolikum. Eine partielle Lungenvenenfehlmündung – selten isoliert, meist mit einem Vorhofseptumdefekt kombiniert – ist klinisch vom ASD II nicht zu trennen. Ostium-secundum-Typ und Ostium-primum-Typ unterscheiden sich durch den Lagetyp im EKG (überdrehter Linkstyp beim ASD I). Die Herzkatheteruntersuchung erlaubt die Lokalisierung des Defektes und die Bestimmung der Shunt-Größe (Abb. 1.**64**). Sie ist indiziert bei angenommener Operationsbedürftigkeit des Herzfehlers, d.h. bei angenommener Operationsbedürftigkeit des Herzfehlers, d. h. bei begründetem Verdacht auf hämodynamisch bedeutsamen Shunt, zu dem für die Operation günstigen Zeitpunkt.

Therapie

Die Indikation zum operativen Verschluß ergibt sich auch bei Symptomfreiheit bei einem Shunt von mehr als 30% des Kleinkreislaufminutenvolumens im Hinblick auf die Entwicklung einer pulmonalen Widerstandserhöhung. Als günstigster Operationstermin wird das Vorschulalter angesehen. Die Operationsletalität liegt unter 2%.

Prognose und Verlauf

Unbehandelt beträgt die durchschnittliche Lebenserwartung 37–40 Jahre. Lebenseinschränkend sind Herzrhythmusstörungen und Rechtsherzversagen, einerseits volumenbedingt, zum anderen Teil Folge der pulmonalen Widerstandserhöhung. Die Operation ist in der Regel kurativ, Rezidive sind selten. Nach Operationen im fortgeschrittenen Lebensalter werden Herzrhythmusstörungen verhältnismäßig häufig beobachtet.

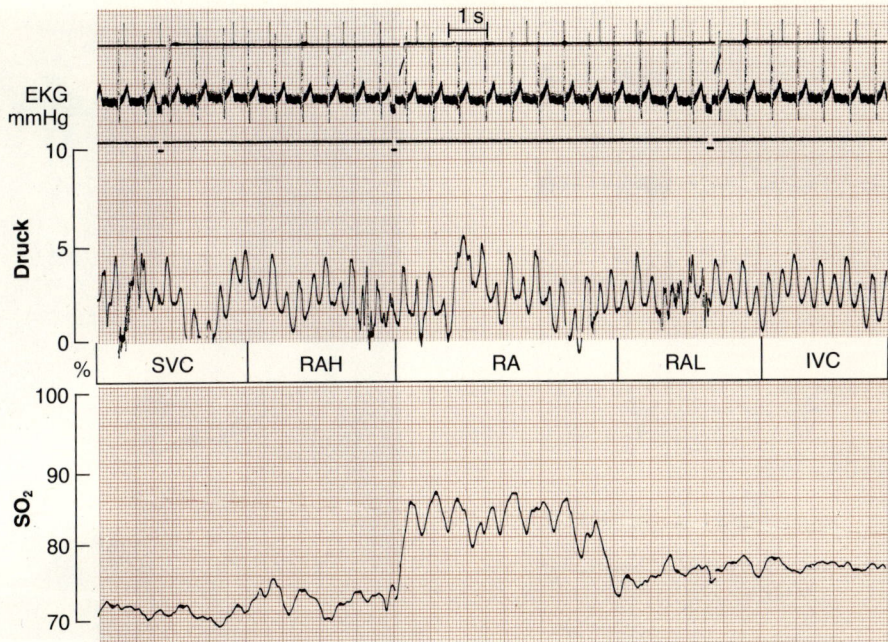

Abb. 1.**64** Vorhofseptumdefekt (Ostium-secundum-Defekt) mit mittelgroßem Links-rechts-Shunt bei einem 10jährigen Jungen. Simultane kontinuierliche Druckmessung und Oxymetrie (Bestimmung der Sauerstoffsättigung = SO_2) mittels Faseroptik-Katheter beim Rückzug aus der oberen Hohlvene (SVC) durch den rechten Vorhof (RA) bis in die untere Hohlvene (IVC). Zentral im rechten Vorhof (RA) kastenförmiger Anstieg der Sauerstoffsättigung infolge des Links-rechts-Shunts. RAH = rechter Vorhof kranial, RAL = rechter Vorhof kaudal

Merke: Typisch für den ASD II ist die Kombination von leisem, relativem Pulmonalstenosengeräusch, breit und meist fixiert gespaltenem 2. Herzton und Mesodiastolikum mit Steil- bis Rechtslagetyp und inkomplettem Rechtsschenkelblock im EKG. Wegen fehlender Beschwerden wird er eher zufällig und spät entdeckt, da das Herzgeräusch oft als akzidentelles Systolikum verkannt wird. Der hämodynamisch bedeutsame Defekt sollte vor der Einschulung verschlossen werden.

Endokardkissendefekte

Definition: Eine Entwicklungsstörung der Endokardkissen am Kommunikationspunkt von Septum primum, Kammerseptum und Atrioventrikular-(AV-)Klappen kann zum Auftreten eines Ostium-primum-Defektes (ASD I), eines partiellen AV-Kanals (ASD I und AV-Klappendeformität) und zum totalen AV-Kanal (Mitbeteiligung eines Ventrikelseptumdefektes, Verlust der septalen Aufhängung der AV-Klappen) führen. Häufig ist die Kombination mit dem Down-Syndrom.

Pathophysiologie und Klinik

Der seltene isolierte ASD I gleicht hämodynamisch und klinisch dem ASD II. Bei dem häufigeren partiellen AV-Kanal besteht zusätzlich eine Spaltung des anterioren Mitralsegels mit unterschiedlich ausgeprägter Mitralklappeninsuffizienz (seltener eine begleitende Trikuspidalklappeninsuffizienz), die den Links-rechts-Shunt auf Vorhofebene noch verstärkt und zusätzlich zu einer Volumenbelastung des linken Ventrikels führt. Als Folge treten im Gegensatz zum reinen ASD I Zeichen der Belastungsinsuffizienz bereits im 1. Lebensjahr oder im frühen Kindesalter auf. Beim totalen AV-Kanal führen der wechselnde Links-rechts- und Rechts-links-Shunt auf Vorhof- und Ventrikelebene über den zentralen Defekt sowie die AV-Klappeninsuffizienz zum Druckangleich auf Vorhof- und Ventrikelebene, zur systolischen Druckerhöhung im Lungenkreislauf und zur frühzeitigen Entwicklung einer obstruktiven Pulmonalgefäßerkrankung mit Shunt-Umkehr ab der zweiten Hälfte des Säuglingsalters. Diese schwerste Variante manifestiert sich somit bereits im Säuglingsalter mit Zeichen der Herzinsuffizienz und Zyanose. Bei partiellem AV-Kanal ist der Auskultationsbefund eines ASD II mit einem hochfrequenten Holosystolikum über der Herzspitze als Ausdruck der Mitralinsuffizienz kombiniert (Abb. 1.**65**). Beim totalen AV-Kanal ist ein rauhes Holosystolikum (Grad 3–4/6) am linken unteren Sternalrand auskultierbar. Bei steigendem Pulmonalisdruck nimmt die Lautstärke des Pulmonalklappenschlußtones zu.

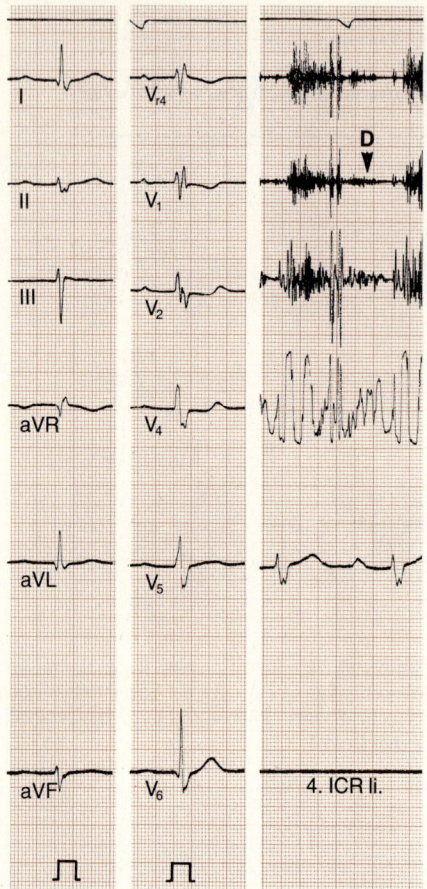

Abb. 1.**65** Partieller Atrioventrikularkanal (Ostium-primum-Defekt mit Mitralklappeninsuffizienz) bei einem 4jährigen Jungen.
EKG: Überdrehter Linkstyp. Inkompletter Rechtsschenkelblock als Ausdruck einer rechtsventrikulären Volumenbelastung. Hinweis auf zusätzliche linksventrikuläre Hypertrophie (überhöhtes R in V_6).
PKG: Über dem 4. ICR links holosystolisches Geräusch mittlerer Amplitude. Konstante weite Spaltung des 2. Herztones. Proto- bis mesodiastolisches Geräusch (D = AV-Klappenströmungsgeräusch) niedriger Amplitude

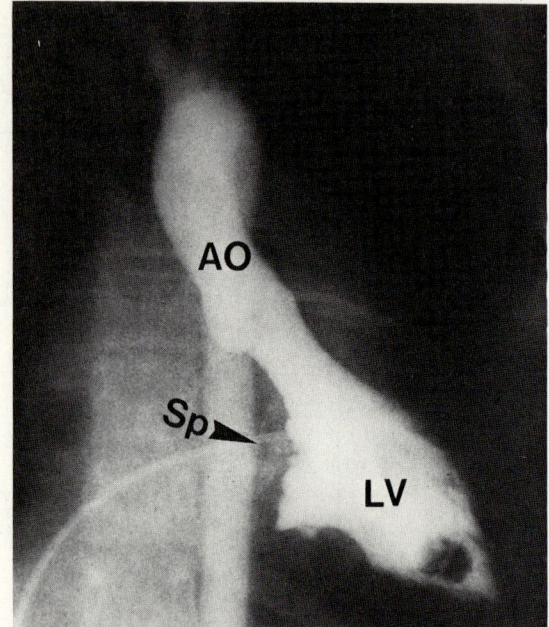

a

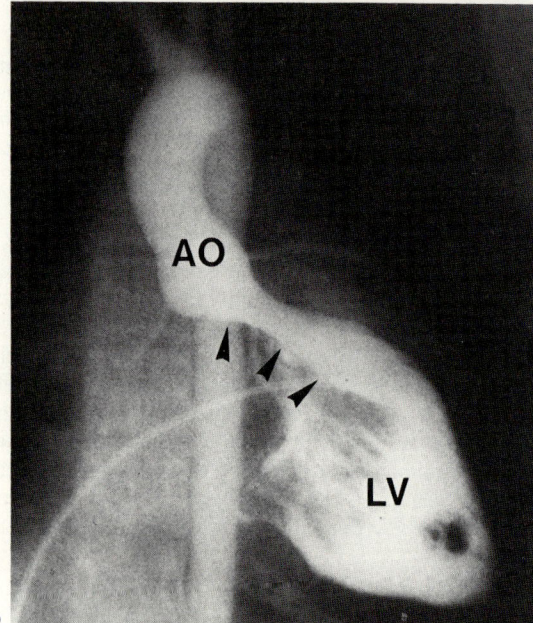

b

Abb. 1.**66 a** u. **b** Partieller Atrioventrikularkanal mit mittelgroßem Links-rechts-Shunt und geringgradiger Mitralklappeninsuffizienz bei einem 6jährigen Mädchen.
Angiokardiogramm im p.-a. Strahlengang: Kontrastmittelinjektion in den linken Ventrikel (LV)
a Endsystole: Spaltbildung der Mitralklappe (Sp) mit minimalem Kontrastmittelrückstrom
b Enddiastole: Typische Anhebung und Verlängerung der Ausflußbahn des linken Ventrikels, sogenanntes Schwanenhalsphänomen (Pfeile). AO = Aorta ascendens

Diagnostisches Vorgehen und Differentialdiagnose

Den Hinweis auf das Vorliegen eines Herzfehlers aus der Endokardkissendefektgruppe gibt das EKG (Abb. 1.**65**). Durch Lageanomalie des atrioventrikulären Reizleitungssystems kommt es in nahezu allen Fällen zum Bild des überdrehten Linkstyps. Zeichen der Rechtsherzhypertrophie und der mit dem Grad der Mitralinsuffizienz zunehmenden Linkshypertrophie weisen auf den Schweregrad hin. Im Röntgenbild sieht man ein vergrößertes Herz mit Zeichen der vermehrten Lungenperfusion. Ein ASD I zeigt im eindimensionalen Echokardiogramm Befunde wie ein ASD II. Die paradoxe Septumbewegung kann bei zusätzlich bestehender Mitralinsuffizienz unterdrückt sein. Als Ausdruck der abnormen Lage liegt das vordere Mitralklappenecho dicht am Ventrikelseptum,

das Trikuspidalklappenecho überkreuzt es scheinbar. Beim kompletten AV-Kanal wird häufig eine einzige, gemeinsame AV-Klappe registriert. Im zweidimensionalen Bild können die AV-klappennahe Lage und die Größe des interatrialen und interventrikulären Defektes dargestellt werden, die abnorme Anordnung der AV-Klappen bzw. der AV-Klappenanteile auf einer Ebene und die Morphologie der AV-Klappen. Die Doppler-Echokardiographie ermöglicht im farbkodierten Bild die Bestimmung der Shuntrichtung und den Nachweis und die Abschätzung des Grades der AV-Klappeninsuffizienz. Echokardiographische und doppler-echokardiographische Befunde der AV-Klappenregion sind in vielen Fällen informativer als das Angiokardiogramm. Sicherung der Diagnose und Bestimmung des Schweregrades des Herzfehlers insgesamt erfolgen durch Herzkatheteruntersuchung und Angiokardiographie. Sie ist indiziert bei begründetem Verdacht auf einen totalen AV-Kanal bzw. bei hinreichendem Verdacht auf klinische Relevanz eines partiellen AV-Kanals oder ASD I. Angiokardiographisch zeigt der linke Ventrikel im sagittalen Strahlengang eine charakteristische Deformierung mit Anhebung der Ausflußbahn während der Diastole (Schwanenhalsphänomen) (Abb. 1.**66** a u. **b**). Differentialdiagnostisch kommen zum ASD I und zum partiellen AV-Kanal der ASD II, zum totalen AV-Kanal der Ventrikelseptumdefekt vom AV-Kanal-Typ in Frage.

Therapie

Die Dringlichkeit der Operation ergibt sich beim ASD I und beim partiellen AV-Kanal aufgrund gleicher Kriterien wie beim ASD II. Beim totalen AV-Kanal sollte die Operation wegen der früh auftretenden, irreversiblen pulmonalen Widerstandserhöhung spätestens im 2. Lebensjahr erfolgen. Ein ASD I wird direkt oder durch Flicken verschlossen, ein Mitralklappenspalt übernäht. Die Korrektur des totalen AV-Kanals besteht im Verschluß der Defekte und der Rekonstruktion der AV-Klappen. Die Operationsletalität beträgt beim partiellen AV-Kanal unter 5%, beim totalen AV-Kanal bis zu 70%. Wegen der AV-Klappenanomalien ist postoperativ eine Endokarditisprophylaxe notwendig.

Prognose und Verlauf

Unbehandelt liegt beim partiellen AV-Kanal die Lebenserwartung zwischen 3 und 30 Jahren, beim totalen AV-Kanal nur bei 8 Monaten bis 2 Jahre. Oft bleibt nach Operation, beim kompletten AV-Kanal häufiger als beim partiellen, eine Mitralklappeninsuffizienz meist leichteren Grades bestehen. Auch können als Operationskomplikation totale AV-Blockierungen auftreten.

Merke: Die Variationsbreite der Endokardkissendefekte reicht vom einfachen ASD I bis zum totalen AV-Kanal mit schwerem klinischem Bild. Häufig ist die Kombination mit dem Down-Syndrom. Typisch ist der überdrehte Linkslagetyp im EKG. ASD I und partieller AV-Kanal entsprechen in Prognose und Therapie dem ASD II. Nach operativer Behandlung ist ihre Prognose gut. Beim totalen AV-Kanal zwingen Herzinsuffizienz und drohende pulmonale Widerstandserhöhung zur frühzeitigen Operation, das Risiko ist beträchtlich.

Ventrikelseptumdefekt (VSD)

Definition: Die Kommunikation zwischen beiden Ventrikeln liegt ganz überwiegend im Bereich des Septum membranaceum. Seltener sind der im Einflußtrakt des rechten Ventrikels gelegene muskuläre und der im Ausflußtrakt subpulmonal gelegene Defekt.

Pathophysiologie und Klinik

Die klinischen Auswirkungen werden durch die Defektgröße und das Verhältnis der Widerstände im kleinen und großen Kreislauf bestimmt.

1. **Kleiner VSD:** Die Druckdifferenz zwischen rechtem und linkem Ventrikel ist erhalten. Es findet sich das typische, laute, Grad 3–4/6, meist holosystolische Geräusch über dem 3.–4. ICR links parasternal, oft von einem Schwirren begleitet. Kardiale Insuffizienzzeichen fehlen.

2. **Mittelgroßer VSD:** Der Links-rechts-Shunt liegt über 30% des Lungendurchflusses. Zum Systolikum tritt oft zusätzlich ein diastolisches Mitralströmungsgeräusch auf (Abb. 1.**67**). Bei gering- bis mittelgradig erhöhten Pulmonalarteriendrücken ist der Pulmonalklappenschlußton nur gering betont. Im 2.–4. Lebensmonat tritt häufig eine kardiale Insuffizienz auf. Die Latenz ist durch den verzögerten postpartalen Abfall des Pulmonalgefäßwiderstandes bedingt, der den VSD anfangs maskiert. Erste Hinweise sind schnelle Ermüdbarkeit und starkes Schwitzen bei Nahrungsaufnahme.

3. **Großer druckangleichender VSD:** Die Shunt-Größe wird jetzt durch den Pulmonalgefäßwiderstand bestimmt. Ein niedrigerer Widerstand bedingt einen großen Links-rechts-Shunt. Aufgrund der hohen Volumen- und zusätzlichen Druckbelastung finden sich präkordiale Pulsationen mit möglicher Ausbildung eines Herzbuckels (Voussure). Das Systolikum ist sehr unterschiedlich ausgeprägt. Ein diastolisches Flow-Geräusch ist die Regel. Der 2. Herzton ist eng gespalten und der Pulmonalisanteil akzentuiert. Es entwickelt sich das Vollbild einer globalen Herzinsuffizienz mit der zuvor beschriebenen Latenz. Bei großem VSD und hohem bzw. steigendem Pulmonalgefäßwiderstand nimmt der Links-rechts-Shunt ab, und schließlich kommt es zur Shunt-Umkehr (Eisenmenger-Reaktion). Die Ausbildung obstruktiver Lungengefäßveränderungen bahnt sich beim VSD bereits gegen Ende des 1. Lebensjahres an. Das systolische Geräusch wird uncharakteristisch, ein diastolisches Flow-Geräusch fehlt. Es imponiert ein einheitlicher, paukender 2. Herzton. Links parasternal ist ein Heben tastbar. Die kardialen Insuffizienzzeichen sind rückläufig, die Belastbarkeit ist jedoch eingeschränkt. Infolge des Rechts-links-Shunts kann eine Zyanose auftreten. Diese Befunde sind nicht mehr für den VSD spezifisch, sondern für einen fixierten pulmonalen Hypertonus, wie er sich auch bei anderen Shunt-Vitien mit vermehrter Lungenperfusion ausbilden kann.

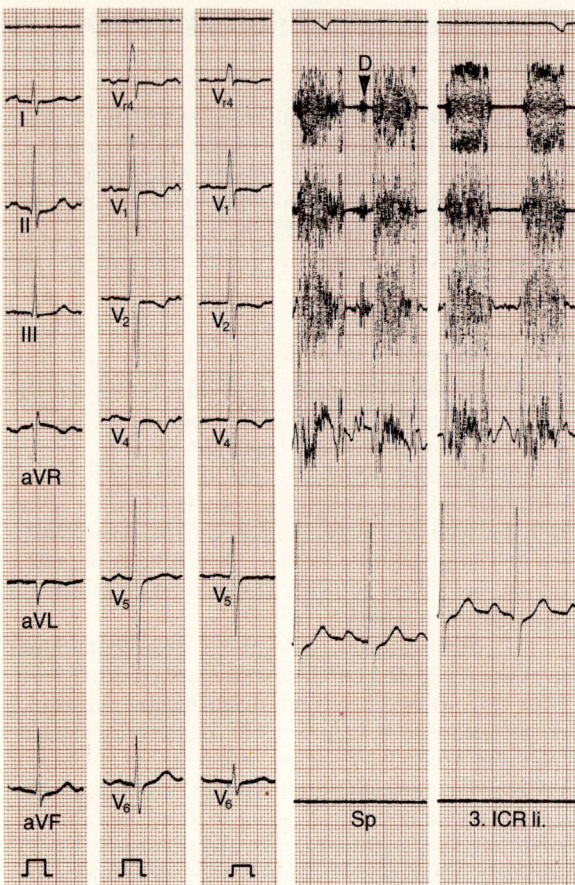

Abb. 1.**67**   Druckangleichender Ventrikelseptumdefekt mit großem Links-rechts-Shunt bei 7 Monate altem weiblichen Säugling.
EKG: Biventrikuläre Hypertrophiezeichen (Eichzacken = 1 mV!).
PKG: Mit Punctum maximum über dem 3. ICR links holosystolisches Geräusch hoher Amplitude. 2. Herzton einheitlich und betont. Über der Herzspitze (Sp) zusätzliches Diastolikum (D) niedriger Amplitude

Diagnostisches Vorgehen und Differential-diagnose

Die weitere Vorfelddiagnostik ermöglicht eine zuverlässige Beurteilung der Hämodynamik. Das EKG zeigt
bei mittelgroßem und großem Links-rechts-Shunt
links- bzw. biventrikuläre Hypertrophiezeichen (Abb.
1.**67**) und bei erhöhtem Pulmonalgefäßwiderstand
mit kleinem Links-rechts-Shunt bzw. Shunt-Umkehr
ausschließlich eine rechtsventrikuläre Hypertrophie.
Röntgenologisch liegt bei bedeutungsvollem Links-
rechts-Shunt eine Kardiomegalie vor mit vermehrter
Lungengefäßzeichnung (Abb. 1.**68**). Bei großem VSD
mit erhöhtem Widerstand im kleinen Kreislauf normalisiert sich die Herzgröße, die Pulmonalgefäße
sind zentral erweitert und in der Peripherie rarefiziert. Das eindimensionale Echokardiogramm zeigt
als Folge der linksventrikulären Volumenbelastung
kräftige Exkursionen von Septum und Hinterwand
und hilft, wie beim persistierenden Ductus arteriosus
(s. Abb. 1.**73a** u. **b**), bei der Einschätzung der Shunt-
größe. Die zweidimensionale Echokardiographie ermöglicht, zumindest bei größeren Defekten, deren direkte Darstellung und damit Lokalisierung und Grö-
ßenabschätzung (Abb. 1.**69a**). Dies wird durch die
farbkodierte Doppler-Echokardiographie erleichtert,
die zugleich die Shuntrichtung anzeigt (Abb. 1.**69b**).
Mittels der kontinuierlichen Doppler-Echokardiographie läßt sich häufig der interventrikuläre Druckgradient messen. Die periphere Farbstoffverdünnungsuntersuchung erlaubt die Bestimmung von Richtung
und Ausmaß des Shunts, jedoch keine Lokalisierung.
Die spezielle kardiologische Diagnostik dient der Sicherung der Diagnose, der Schweregradbestimmung
und dem Ausschluß zusätzlicher Anomalien. Die Indikation deckt sich weitgehend mit dem Zeitplan bezüglich des operativen Vorgehens. Bei der Herzkatheteruntersuchung findet sich der für den Ventrikelseptumdefekt typische Anstieg der Sauerstoffsättigung
im rechten Ventrikel, bei größeren VSD gelingt die direkte Sondierung (Abb. 1.**70**). Die oxymetrisch bestimmten Durchflußverhältnisse erlauben zusammen
mit den Druckwerten die Berechnung der Widerstandsverhältnisse. Bei operationsbedürftigem Befund erfolgt mittels Kontrastmittelinjektion in den linken Ventrikel die Bestimmung der Lage, Anzahl und
ungefähren Größe der Defekte. Differentialdiagnostisch sind bei kleinem Links-rechts-Shunt aufgrund
des Geräuschbefundes Stenosen im linken bzw. rechten Ventrikel zu erwägen, bei mittelgroßem Links-
rechts-Shunt die azyanotische Form der Fallotschen
Tetralogie und bei großem Shunt mit pulmonalem
Hypertonus unter anderem der große persistierende
Ductus arteriosus, der singuläre Ventrikel und die
Transposition der großen Gefäße mit Ventrikelseptumdefekt.

Therapie

Bei dem therapeutischen Vorgehen ist die große Tendenz zu Spontanverkleinerung und -verschluß zu berücksichtigen. Therapieplan:

1. Bei Auftreten kardialer Insuffizienzzeichen ist erst
   bei Versagen der antikongestiven Behandlung oder
   bei chronischer Gedeihstörung die Operationsindikation gegeben.
2. Liegt ein pulmonaler Hochdruck vor, so sollte der
   VSD-Verschluß spätestens bis zum Ende des 2. Lebensjahres erfolgt sein (Gefahr irreversibler Pulmonalgefäßveränderungen).
3. Bei normalen Pulmonalarteriendrücken und hämodynamisch bedeutungsvollem Shunt (Links-
   rechts-Shunt von über 30% des Lungendurchflusses) kann der Verschluß elektiv vor der Einschulung erfolgen.
4. Kleine Defekte erfordern, abgesehen von einer gezielten Endokarditisprophylaxe, keine Therapie.
5. Inoperabilität besteht bei Vorliegen eines fixierten
   Verhältnisses von Pulmonal- zu Systemgefäßwider-
   stand von über 0,7.

Operativ wird eine Primärkorrektur durch Defektverschluß, meist unter Verwendung eines Kunststoffflik-
kens, angestrebt. Nur bei sehr jungen Säuglingen und

Abb. 1.**68** Druckangleichender Ventrikelseptumdefekt mit großem Links-rechts-Shunt bei einem 1jährigen Mädchen. Röntgenaufnahme des Thorax: beidseits vergrößerter Herzschatten, vermehrte Lungengefäßzeichnung

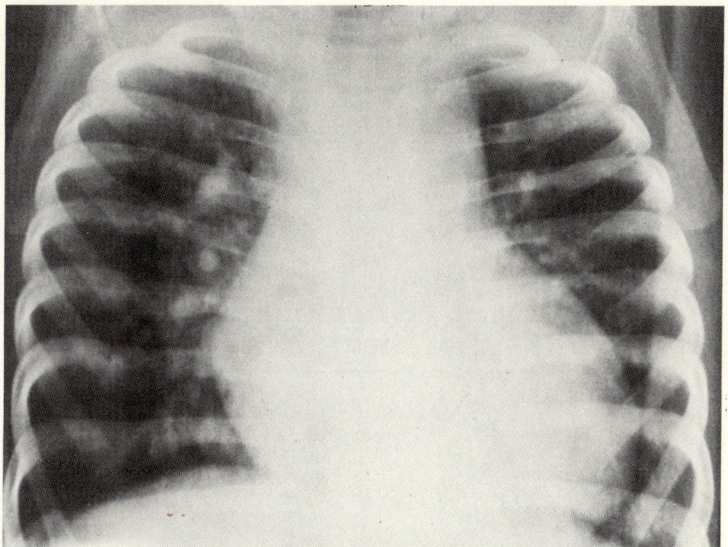

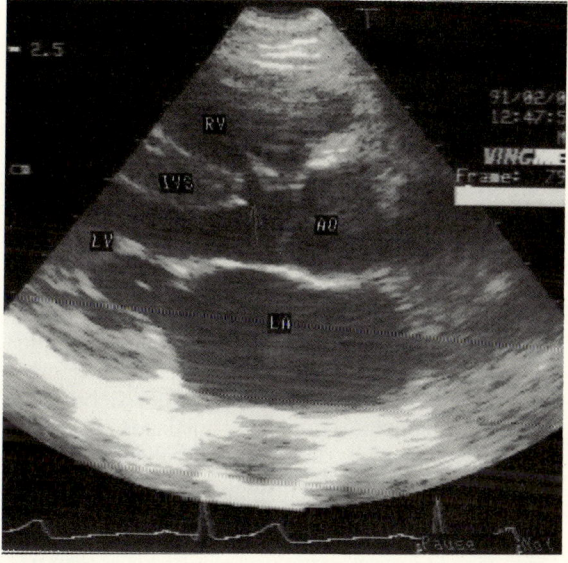

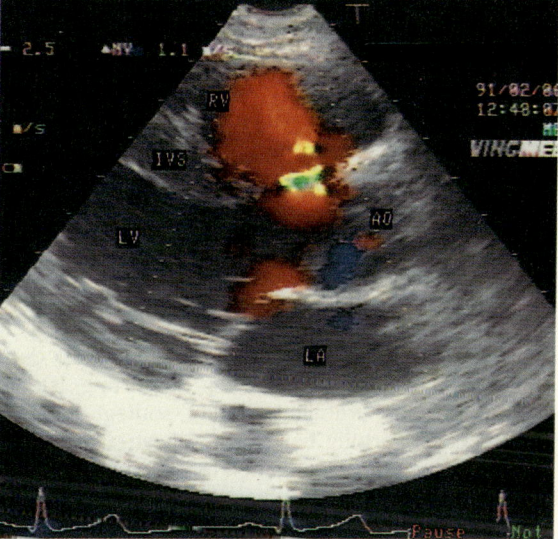

Abb. 1.**69 a** u. **b** Ventrikelseptumdefekt bei einem 5jährigen Mädchen.
a Zweidimensionales Echokardiogramm (parasternale Längsachse). Hoch gelegener, kleiner Ventrikelseptumdefekt (Pfeil).
b Zugehöriges farbkodiertes Doppler-Echokardiogramm (identi-

sche Projektion). Links-rechts-Shunt durch den Ventrikelseptumdefekt (rote Farbwolke im rechten Ventrikel). Im Defekt Turbulenzen und höhere Strömung (Farbumschlag).
LV = linker Ventrikel, IVS = Interventrikularseptum, RV = rechter Ventrikel, LA = linker Vorhof, AO = Aorta

multiplen VSD wird palliativ eine Drosselung des Pulmonalstamms (Banding-Operation) durchgeführt zur Reduzierung der Lungenperfusion. Die Korrektur erfolgt dann elektiv nach dem 1. Lebensjahr. Die Operationssterblichkeit beträgt unter 5%. Sie liegt jedoch höher im 1. Lebensjahr, bei erhöhtem Pulmonalgefäßwiderstand, bei multiplen Defekten und jenseits des Kindesalters. Bei zweizeitigem Vorgehen, d. h. Banding-Operation und späterem Debanding und Defektverschluß, liegt die Gesamtletalität über 15%.

Prognose und Verlauf

Spontanverschluß und -verkleinerung des VSD erfolgen am häufigsten im Säuglings- und Kleinkindesalter und bei kleinen bis mittelgroßen Defekten. Bei ca. 70% der VSD dürfte es endgültig zum Verschluß kommen, bei weiteren 20% zu einer entscheidenden Verkleinerung, so daß keine Operation erforderlich wird. Es bleiben etwa 10%, die operationsbedürftig sind, sei es wegen der Defektgröße oder spezieller Verlaufsformen (Entwicklung einer infundibulären Pulmonalstenose oder einer zusätzlichen Aortenklappeninsuffi-

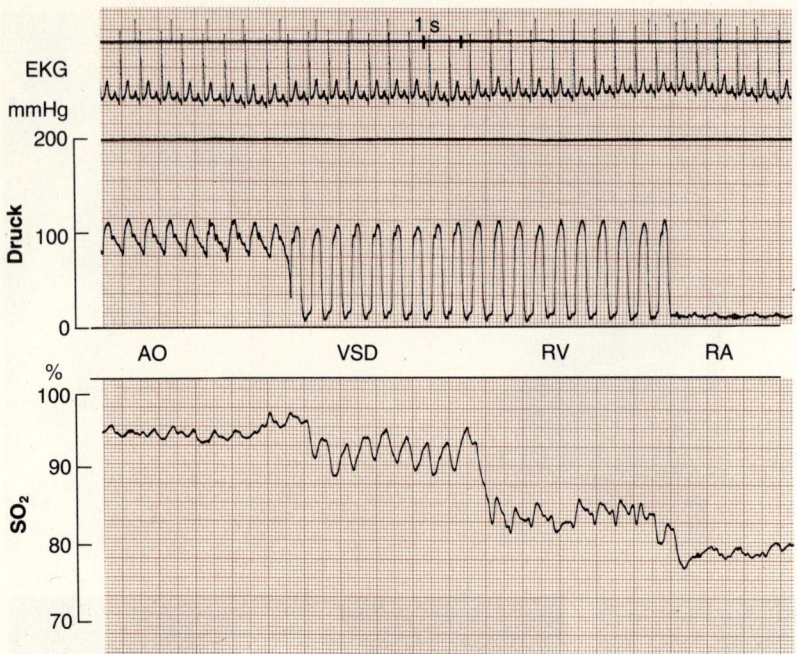

Abb. 1.**70** Druckangleichender Ventrikelseptumdefekt mit bedeutungsvollem Links-rechts-Shunt. Simultane kontinuierliche Druckmessung und Oxymetrie (Sauerstoffsättigungsbestimmung = SO_2) mittels Faseroptik-Katheter beim Rückzug aus der Aorta (AO) durch den Ventrikelseptumdefekt (VSD) in den rechten Ventrikel (RV) und weiter in den rechten Vorhof (RA). Anstieg der Sauerstoffsättigung vom rechten Vorhof zum rechten Ventrikel durch den Links-rechts-Shunt über den Ventrikelseptumdefekt bei vollständiger Sauerstoffsättigung in der Aorta. Die Druckkurve zeigt den systolischen Druckangleich im rechten Ventrikel an die Aorta

zienz). Ohne Operation stirbt ein Teil der Patienten mit mittelgroßen und großen VSD bereits im Säuglingsalter infolge Herzversagens oder komplizierender bronchopulmonaler Infektionen oder entwickelt einen fixierten pulmonalen Hypertonus. Obstruktive Pulmonalgefäßveränderungen setzen bereits gegen Ende des 1. Lebensjahres ein, und zwar unter dem Bild einer scheinbaren klinischen Besserung. Ist die Situation der Inoperabilität erreicht, so liegt die mittlere Lebenserwartung bei 20–30 Jahren. Die Gefahr einer Endokarditis besteht auch bei kleinen Defekten. Bei rechtzeitiger Operation ist die Korrektur meist kurativ. Abgesehen von operativen Komplikationen (totaler AV-Block, Aorten- und/oder Trikuspidalinsuffizienz) werden Residuen (Rest- bzw. Rezidivdefekte in ca. 10%, Persistenz eines pulmonalen Hypertonus) und Operationsfolgen (ventrikulotomiebedingter Rechtsschenkelblock) beobachtet.

Merke: Der isolierte VSD ist der häufigste angeborene Herzfehler. Leitsymptom ist das Holosystolikum über dem 3.–4. ICR links parasternal. Es besteht eine große Tendenz zu Spontanverschluß und -verkleinerung. Gefahren drohen bei mittelgroßem und großem VSD durch die Herzinsuffizienz (2.–4. Lebensmonat) und die Entwicklung eines fixierten pulmonalen Hypertonus (Beginn Ende des 1. Lebensjahres). Kleine Defekte werden nicht korrigiert. Bei hämodynamisch bedeutungsvollem VSD führt der rechtzeitige operative Verschluß zu einem guten Ergebnis bei geringem Operationsrisiko.

Persistierender Ductus arteriosus (PDA)

Definition: Der Ductus arteriosus ist eine fetale Gefäßverbindung zwischen Pulmonalstamm und Anfangsteil der Aorta descendens, die sich normalerweise wenige Stunden nach der Geburt infolge des postpartalen pO_2-Anstieges im Blut durch Kontraktion zuerst funktionell und in den folgenden Wochen auch anatomisch verschließt. Ein verzögerter Duktusverschluß kann besonders bei Frühgeborenen noch in den ersten 3 Lebensmonaten stattfinden. Ein PDA tritt gehäuft im Rahmen einer Rötelnembryopathie auf. Frühgeborene, insbesondere mit Atemnotsyndrom, zeigen oft einen verzögerten Duktusverschluß mit hämodynamischen Auswirkungen, bei einem Gestationsalter von 28–30 Wochen in ca. 75%. Schwere angeborene Herzfehler sind bis zu 40% mit einem persistierenden Ductus arteriosus kombiniert.

Pathophysiologie und Klinik

Größe und Richtung des Shunts werden von Duktusquerschnitt und Widerstandsverhältnis zwischen System- und Lungenkreislauf bestimmt. Nach dem intrauterinen Rechts-links-Shunt entsteht bei postnatal abnehmendem Lungengefäßwiderstand ein zunehmender Links-rechts-Shunt mit vermehrter Lungenperfusion. Eine dadurch bedingte Herzinsuffizienz wird bei Reifgeborenen selten vor dem 2.–4. Lebensmonat, bei Frühgeborenen mit Atemnotsyndrom oft bereits in der 1. Lebenswoche beobachtet. Das aus-

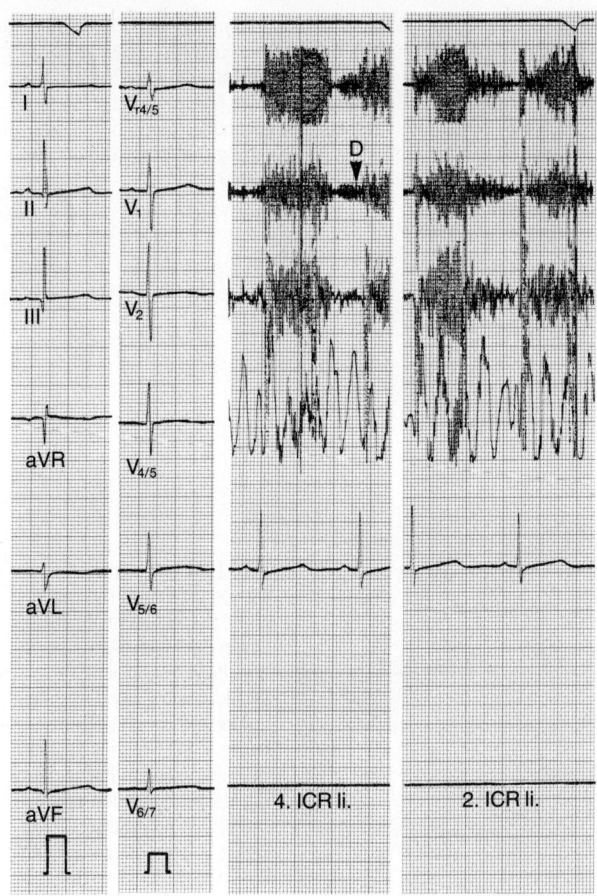

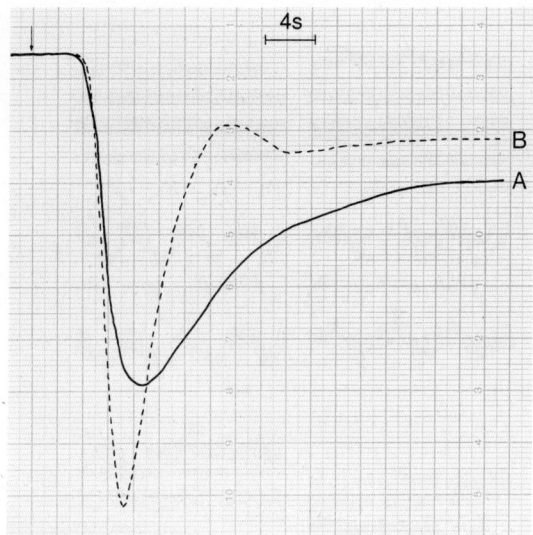

Abb. 1.**72** Offener Ductus arteriosus bei männlichem Frühgeborenen von 1500 g mit Atemnotsyndrom. Die Farbstoffverdünnungskurve vor der Operation (A), 7. Lebenstag, zeigt einen hämodynamisch bedeutungsvollen Links-rechts-Shunt. Nach der Operation (B), 8. Lebenstag, Normalisierung der Farbstoffverdünnungskurve

Abb. 1.**71** Persistierender Ductus arteriosus mit bedeutungsvollem Links-rechts-Shunt und mittelgradigem pulmonalen Hypertonus bei 2 Monate altem weiblichen Säugling.
EKG: Positive T-Wellen rechts präkordial als Hinweis auf eine rechtsventrikuläre Belastung in diesem Alter.
PKG: Über dem 2. ICR links systolisch-diastolisches Maschinengeräusch hoher Amplitude mit Maximum in Höhe des 2. Herztons. Über dem 4. ICR links ist zusätzlich zum fortgeleiteten systolischen Anteil des kontinuierlichen Geräusches ein Diastolikum (D = Mitralströmungsgeräusch) nachweisbar

kultatorisch charakteristische systolisch-diastolische Maschinengeräusch infraklavikular links (Abb. 1.**71**) entwickelt sich beim typischen persistierenden Ductus arteriosus meist erst zwischen 3. und 12. Lebensmonat. Infolge einer großen Blutdruckamplitude sind die peripheren Pulse kräftig bis schlagend. Die meisten Patienten sind im Kindes- und jungen Erwachsenenalter beschwerdefrei. Ohne Therapie kann es bereits im frühen Kindesalter zur fixierten pulmonalen Widerstandserhöhung kommen (komplizierter PDA). Dabei kehrt sich die Shunt-Richtung zum Rechtslinks-Shunt um. Das Geräusch wird uncharakteristisch.

Bei einer Gruppe komplexer Herzfehler können die Patienten nur mit funktionell offenem Ductus arteriosus überleben. Bei den duktusabhängigen Herzfehlern mit aortopulmonaler Flußrichtung wird die Lungendurchblutung durch den DA ermöglicht (u.a. Pulmonalatresie mit intaktem Ventrikelseptum), bei umgekehrtem Blutfluß wird der Systemkreislauf über den Ductus arteriosus ganz oder teilweise versorgt (hypoplastisches Linksherzsyndrom, Aortenbogenunterbrechung, Koarktationssyndrom).

Diagnostisches Vorgehen und Differentialdiagnose

Das EKG ist normal oder zeigt eine linksventrikuläre Hypertrophie. Röntgenologisch findet sich ein normaler kardialer Befund oder eine Kardiomegalie mit vermehrter Lungengefäßzeichnung. Die periphere Farbstoffverdünnung zeigt einen Links-rechts-Shunt an (Abb. 1.**72**). Im eindimensionalen Echokardiogramm kann abhängig von der Größe des Linksrechts-Shunts der Durchmesser des linken Vorhofs (s. Abb. 1.**73**a u. **b**) und des linken Ventrikels vergrößert sein. Da eine direkte Darstellung des persistierenden Ductus arteriosus in seiner gesamten Länge im zweidimensionalen Echokardiogramm oft nicht gelingt, ist der Nachweis des Links-rechts-Shunts mittels der Doppler- und insbesondere der farbkodierten Dopplertechnik besonders hilfreich. Die kontinuierliche Doppler-Echokardiographie läßt eine Bestimmung des Druckgradienten über den Ductus arteriosus zu und damit eine Abschätzung des Pulmonalarteriendrucks. Beim persistierenden Ductus arteriosus mit fixierter pulmonaler Widerstandserhöhung (komplizierter PDA) sind Auskultation, EKG und Röntgenbefund unspezifisch (vgl. Ventrikelseptumdefekt).

Die Herzkatheteruntersuchung beweist einen persistierenden Ductus arteriosus. Für den typischen persistierenden Ductus arteriosus wird sie nicht von allen Untersuchern gefordert. Meist kann der persistierende Ductus arteriosus vom Pulmonalstamm aus

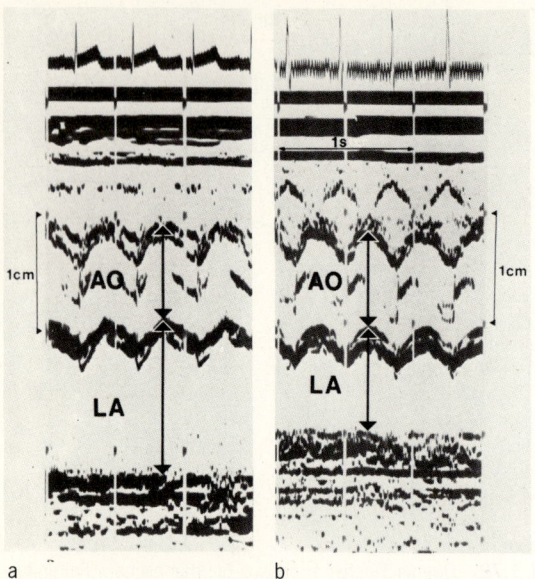

a   b

Abb. 1.**73a** u. **b** Offener Ductus arteriosus bei männlichem Frühgeborenem von 1200 g mit Atemnotsyndrom. Eindimensionales Echokardiogramm vor (**a**), 11. Lebenstag, und nach (**b**), 12. Lebenstag, operativem Duktusverschluß. Vor Operation Vergrößerung des linken Vorhofdurchmessers (LA) gegenüber dem Aortendurchmesser (AO). Nach Operation Verkleinerung des linken Vorhofs mit normaler Relation zum Aortendurchmesser

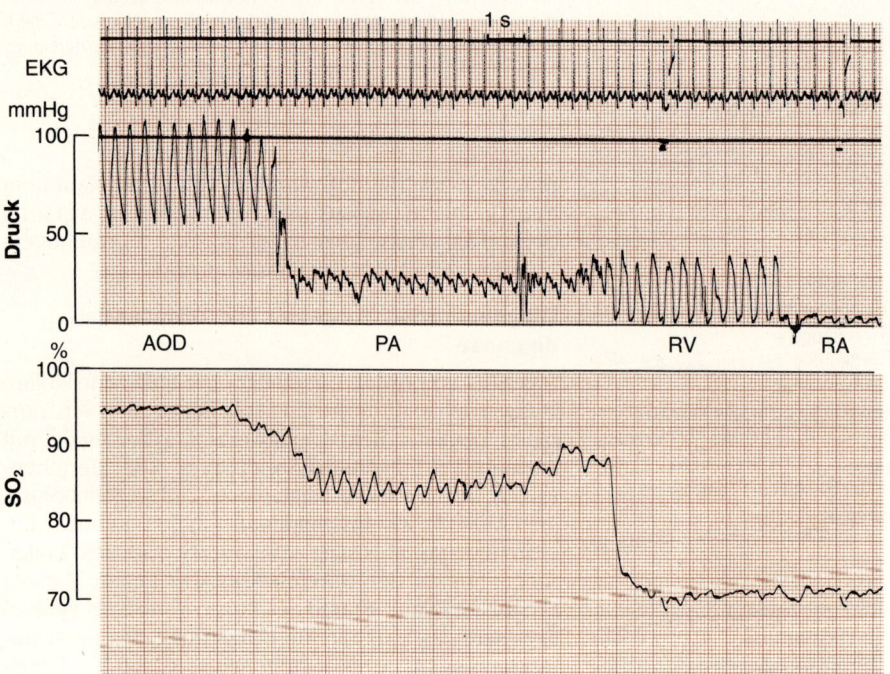

Abb. 1.**74** Persistierender Ductus arteriosus mit mittelgroßem Links-rechts-Shunt bei einem 1jährigen Mädchen. Simultane kontinuierliche Druckmessung und Oxymetrie (Sauerstoffsättigungsbestimmung = SO$_2$) mittels Faseroptik-Katheter beim Rückzug aus der deszendierenden Aorta (AOD) durch den Ductus arteriosus in den Pulmonalstamm (PA) und weiter über den rechten Ventrikel (RV) in den rechten Vorhof (RA). Deutlicher stufenförmiger Anstieg der Sauerstoffsättigung vom rechten Ventrikel zum Pulmonalstamm infolge des Links-rechts-Shunts auf Duktusebene bei voller Sauerstoffsättigung in der deszendierenden Aorta. Die Druckkurve zeigt in der Aorta eine hohe Blutdruckamplitude und einen stufenförmigen Abfall auf im Normbereich gelegene Pulmonalarteriendrücke (drucktrennender Ductus arteriosus)

direkt sondiert werden. Im Pulmonalarteriensystem ist der Anstieg der Sauerstoffsättigung infolge des Links-rechts-Shunts nachweisbar (Abb. 1.**74**). Demgegenüber bereiten Nachweis oder Ausschluß eines komplizierten persistierenden Ductus arteriosus mit pulmonaler Widerstandserhöhung oder eines persistierenden Ductus arteriosus bei komplexem Herzfehler oft erhebliche Schwierigkeiten. Dem Duktusgeräusch ähnelt ein venöses Strömungsgeräusch im Halsbereich (Nonnensausen), welches jedoch bei Kopfdrehung oder Jugularvenenkompression verschwindet. Arteriovenöse Fisteln können ebenfalls ein duktusähnliches Geräusch erzeugen. Die Herzkatheteruntersuchung erlaubt die schwierige Diffe-

rentialdiagnose zwischen persistierendem Ductus arteriosus und aortopulmonalem Fenster. Ein komplizierter persistierender Ductus arteriosus kann die klinische Symptomatik unterschiedlicher Herzfehler mit pulmonaler Widerstandserhöhung nachahmen.

Therapie

Der operative Duktusverschluß eines typischen persistierenden Ductus arteriosus soll nach dem 4. Lebensmonat in jedem Fall durchgeführt werden (Operationsletalität unter 1%). Bei Säuglingen mit Herzinsuffizienz und Frühgeborenen mit gleichzeitigem Atemnotsyndrom erfolgt die Operation auch früher. Wegen des höher liegenden Endokarditisrisikos (jenseits des 1. Lebensjahrzehnts in 0,5–1% der Fälle pro Jahr) ist auch bei kleinem persistierendem Ductus arteriosus die Operationsindikation gegeben. Ein komplizierter persistierender Ductus arteriosus mit fixiertem Pulmonalgefäßwiderstand über 70% des Systemkreislaufwiderstandes ist inoperabel. Bei Neugeborenen mit duktusabhängigen Vitien gelingt es, den Duktus medikamentös durch Prostaglandine vom E-Typ bis zur palliativen oder korrektiven Operation offenzuhalten. Beim Frühgeborenen ist es andererseits möglich, durch Verabreichung von Prostaglandin-Inhibitoren den Duktus medikamentös zu verschließen, wenn auch mit wechselndem Erfolg.

Prognose und Verlauf

Der Spontanverschluß eines persistierenden Ductus arteriosus tritt häufig noch in den ersten 3–4 Lebensmonaten ein (bei Frühgeborenen in über 75%), jenseits des Kindesalters nur noch bei 0,6% der Fälle pro Jahr. Die mittlere Lebenserwartung bei unbehandeltem PDA jenseits des Kindesalters ist etwa auf die Hälfte verkürzt. Todesursachen sind Herzinsuffizienz im Säuglings- und Kleinkindesalter, bakterielle Endokarditis mit zunehmender Häufung jenseits des Kindesalters und Lungengefäßobstruktion im Erwachsenenalter. Der operative Duktusverschluß ist vor Auftreten sekundärer Veränderungen kurativ.

> **Merke:** Der typische persistierende Ductus arteriosus (PDA) wird am systolisch-diastolischen Maschinengeräusch links infraklavikular (!) klinisch leicht diagnostiziert. Jeder unbehandelte PDA verkürzt die Lebenserwartung (Herzinsuffizienz, obstruktive Lungengefäßveränderungen, bakterielle Endokarditis). Deshalb muß jeder typische isolierte PDA operativ verschlossen werden, auch wenn die Patienten beschwerdefrei sind.

Aortopulmonales Fenster (Aortopulmonaler Septumdefekt)

> **Definition:** Durch fehlerhafte Entwicklung des Septum aorticopulmonale sind Aorta ascendens und Pulmonalarterienstamm über einen Defekt miteinander verbunden. Semilunarklappen und Ausflußbahn beider Ventrikel sind normal angelegt. In 50% der Fälle sind zusätzlich operationsbedürftige Herzfehler kombiniert.

Pathophysiologie und Klinik

Über den meist großen Defekt erfolgt ein aortopulmonaler Links-rechts-Shunt mit pulmonaler Hypertonie und frühzeitig einsetzender Herzinsuffizienz. Hierbei entwickelt sich rasch eine fixierte pumonale Widerstandserhöhung. Pathophysiologie und Klinik des Defektes ähneln weitgehend einem großen persistie-

renden Ductus arteriosus. Auskultatorisch ist jedoch selten ein systolisch-diastolisches Herzgeräusch, oft ein uncharakteristisches Systolikum mit tiefer liegendem Punctum maximum über dem 3. ICR links parasternal vorhanden.

Diagnostisches Vorgehen und Differentialdiagnose

Sie ähneln der eines großen persisterenden Ductus arteriosus. Die Differenzierung erfolgt durch Herzkatheteruntersuchung. Differentialdiagnostisch kommen neben dem persistierenden Ductus arteriosus ein Ventrikelseptumdefekt, ein Truncus arteriosus communis mit vermehrter Lungendurchblutung sowie herznahe arteriovenöse Fisteln in Betracht.

Therapie

Bald nach Sicherung der Diagnose muß der operative Verschluß des Fensters durchgeführt werden, bei großem Fenster mit pulmonalem Hypertonus spätestens bis Ende des 1. Lebensjahres (Operationsletalität 1% bei kleinem Fenster, bis 30% bei großem Fenster, abhängig vom Stadium der pulmonalen Widerstandserhöhung und zusätzlichen Fehlbildungen).

Prognose und Verlauf

Die durchschnittliche Lebenserwartung beträgt bei Spontanverlauf 15–25 Jahre, bei großem Defekt sterben die Patienten häufig bereits im Säuglingsalter. Nach rechtzeitiger, erfolgreicher Operation ist die Lebenserwartung normal.

> **Merke:** Pathophysiologie und Klinik des seltenen, meist großen aortopulmonalen Fensters gleichen denjenigen eines weiten persistierenden Ductus arteriosus.

Koronararterienanomalien

Klinische Bedeutung besitzen zwei, wenn auch sehr seltene Anomalien:

– die Koronararterienfistel und
– der Fehlabgang der linken Koronararterie aus der Pulmonalarterie (Bland-White-Garland-Syndrom).

Koronararterienfistel

> **Definition:** Es liegt eine Kommunikation zwischen einer Koronararterie und dem rechten Ventrikel oder rechten Vorhof vor, seltener der linken Herzseite.

Pathophysiologie und Klinik

Hämodynamisch resultiert ein Links-rechts-Shunt. Am auffälligsten ist ein ohrnahes, kontinuierliches

Geräusch über dem linken unteren Sternalrand mit einem diastolischen Amplitudenmaximum.

Diagnostisches Vorgehen und Differentialdiagnose

Die weiteren Befunde hängen von der Shunt-Blutmenge ab, die meistens gering ist. Die Diagnose wird durch Herzkatheteruntersuchung und Angiokardiographie, insbesondere die selektive Koronarangiographie, gestellt. Differentialdiagnostisch kommen der persistierende Ductus arteriosus, der Ventrikelseptumdefekt mit Aortenklappeninsuffizienz und das rupturierte Aneurysma eines Aortenklappensinus in Frage.

Therapie

Wegen der Komplikationsmöglichkeiten (neben der Herzinsuffizienz Endomyokarditis, Myokardischämie und Ruptur) ist auch bei Beschwerdefreiheit die Indikation zur Ligatur der Fistel gegeben. Das Operationsrisiko ist niedrig.

Merke: Leitsymptom der insgesamt seltenen Koronararterienfistel, meist zur rechten Herzseite, ist ein kontinuierliches Geräusch über dem unteren Sternum. Die Operationsindikation ergibt sich trotz kleinem Shunt-Volumen bei niedrigem Operationsrisiko.

Fehlabgang der linken Koronararterie aus der Pulmonalarterie (Bland-White-Garland-Syndrom)

Definition: Die linke Koronararterie entspringt aus der Pulmonalarterie bei normalem Abgang der rechten Koronararterie.

Pathophysiologie und Klinik

Mit der postnatalen Normalisierung des Pulmonalgefäßwiderstandes reicht der Perfusionsdruck nicht mehr aus, und die Versorgung über Anastomosen zur rechten Koronararterie verliert an Wirksamkeit durch Stromumkehr (Links-rechts-Shunt zur Pulmonalarterie). Folge sind eine Ischämie oder ein Infarkt, üblicherweise im Bereich der anterolateralen Wand des linken Ventrikels. Die Manifestierung, meist mit Zeichen der Linksherzinsuffizienz, tritt zwischen 2. Lebenswoche und 6. Lebensmonat ein. Oft sind auskultatorisch eine Mitralklappeninsuffizienz und ein Galopprhythmus nachweisbar.

Diagnostisches Vorgehen und Differentialdiagnose

Das EKG zeigt das Bild eines Anterolateralinfarktes. Das Herz ist röntgenologisch vergrößert mit den Zeichen der pulmonalvenösen Stauung. Die Sicherung

der Diagnose erfolgt durch Herzkatheteruntersuchung und Angiokardiographie. Differentialdiagnostisch kommen andere Ursachen der Myokardfunktionsstörung in Frage: Endokardfibroelastose, Myokarditis, Glykogenspeicherkrankheit, Kardiomyopathien.

Therapie

Ligatur der linken Koronararterie an ihrem Ursprung oder falls möglich Anschluß der linken Koronararterie an die Aorta.

Prognose und Verlauf

Ohne Behandlung ist die Prognose sehr schlecht. – Eine abschließende Beurteilung des postoperativen Langzeitergebnisses ist noch nicht möglich.

Merke: Der seltene Fehlabgang der linken Koronararterie aus dem Pulmonalstamm manifestiert sich in der Regel im ersten Lebenshalbjahr durch Herzinsuffizienz und den ungewöhnlichen EKG-Befund eines Anterolateralinfarktes. Es wird sowohl die Möglichkeit zur Palliation als auch zur Korrektur genutzt. Die Spätprognose ist noch ungewiß.

Weiterführende Literatur s. S. 130.

Angeborene Herzfehler mit Rechts-links-Shunt

Vitien mit überwiegend verminderter Lungenperfusion

Fallotsche Tetralogie

Definition: Die Tetralogie ist gekennzeichnet durch die Kombination von Ventrikelseptumdefekt, Pulmonalstenose, einer das Ventrikelseptum überreitenden Aorta und konsekutiver rechtsventrikulärer Hypertrophie. Die Ausflußbahnobstruktion ist durch Deviation des Infundibulumseptums und Hypertrophie des Infundibulums verursacht, häufig kombiniert mit einer valvulären Pulmonalstenose und einer Hypoplasie des Pulmonalklappenringes.

Pathophysiologie und Klinik

Sowohl Lungendurchfluß als auch Größe des Rechts-links-Shunts über den druckangleichenden Ventrikelseptumdefekt werden von dem Grad der Ausflußbahneinengung bestimmt. Dementsprechend reicht das klinische Spektrum von einer extremen Verlaufsform (hochgradige Pulmonalstenose bzw. Pulmonalatresie mit Ventrikelseptumdefekt) mit bedrohlicher Zyanose beim Neugeborenen bis zum Auftreten einer Herzinsuffizienz infolge eines Links-rechts-Shunts, dem klinischen Bild eines Ventrikelseptumdefektes. Meistens ist beim jungen Säugling lediglich ein Systolikum hörbar, die Zyanose tritt erst innerhalb des 1. Lebensjahres durch Zunahme der infundibulären Stenose auf. Infolge der Hypoxämie entwickelt sich kompensatorisch bei ausreichendem Eisenangebot eine Polyglobulie (guter Maßstab für den Schweregrad). Die etwa ab dem 3.–4. Lebensmonat auftretenden hypoxämischen Anfälle, wahrscheinlich durch überschießende Kontraktion des Infundibulums verursacht, sind als prognostisch ungünstig anzusehen. Sie ereignen sich meist nach dem Mittags- oder Nachtschlaf oder nach heftigem Schreien und reichen von anfallsweise zunehmender Zyanose bis zur Bewußtlosigkeit mit Krampfanfällen. Folge der Hypoxämie bei größeren Kindern sind Trommelschlegelfinger und -zehen und Uhrglasnägel. Typisch ist die von diesen Kindern häufig eingenommene Hockstellung, die über die Widerstandserhöhung im großen Kreislauf zur besseren Lungenperfusion und zur Abnahme des Rechts-links-Shunts führt. Meist ist ein parasternales, links präkordiales Heben tastbar. Über dem 3. ICR links parasternal ist ein systolisches Austreibungsgeräusch bei singulärem 2. Herzton (Aortenklappenschlußton und fehlender Pulmonalklappenschlußton) auskultierbar. Das Geräusch (Abb. 1.75) ist bei mäßiger Stenose laut und holosystolisch, bei Zunahme der Stenose immer kürzer und leiser werdend.

Diagnostisches Vorgehen und Differentialdiagnose

Das EKG (Abb. 1.75) zeigt meist einen Rechtslagetyp, wechselnde, im Gegensatz zur Pulmonalstenose mäßig ausgeprägte rechtsventrikuläre Hypertrophiezeichen, da der Druck im rechten Ventrikel niemals den Systemdruck übersteigt. Der EKG-Befund ist somit kein Maßstab für den Schweregrad. Das Röntgenbild (Abb. 1.76) zeigt die typische Holzschuhform des Herzens. Die Herzspitze wird vom rechten Ventrikel gebildet, die Pulmonalisbucht ist leer. In 25% besteht eine Rechtslage des Aortenbogens mit rechts deszendierender Aorta. Die Lungengefäßzeichnung ist vermindert. Das ein- und zweidimensionale Echokardiogramm macht in der Vorfelddiagnostik die wichtigsten Aussagen. In der Regel sind der Ventrikelseptumdefekt und die überreitende Aortenwurzel gut darstellbar, meist auch die rechtsventrikuläre Obstruktion. Die Farbdoppler-Echokardiographie zeigt den Rechts-links-Shunt über den Ventrikelseptumdefekt und die turbulente Strömung im Bereich der Pulmonalstenose. Die Herzkatheteruntersuchung mit Angiokardiographie (Abb. 1.77) ist bei begründetem Verdacht indiziert. Sie sichert die Diagnose und ermöglicht die Bestimmung des Schweregrades.

Differentialdiagnose: Alle zyanotischen Herzfehler mit verminderter Lungenperfusion. Die Unterscheidung ist letztlich nur angiokardiographisch möglich.

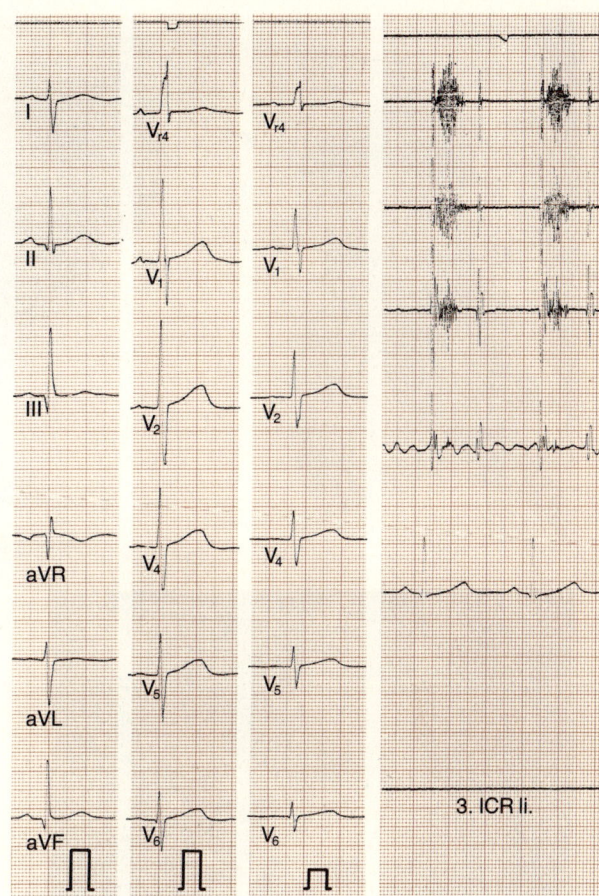

Abb. 1.75 Schwere Form der Fallotschen Tetralogie bei einem 1jährigen Jungen.
EKG: Rechtslagetyp. Zeichen der rechtsventrikulären Hypertrophie ohne Diskordanz des Kammerendteils.
PKG: Mit Punctum maximum über dem 3. ICR links kurzes, spindelförmiges Sofortsystolikum. Singulärer 2. Herzton

Therapie

Die Notwendigkeit zur operativen Therapie besteht bei allen Patienten mit Fallotscher Tetralogie. Der Operationszeitpunkt richtet sich nach dem klinischen Schweregrad. Als günstigster Zeitpunkt für die Korrektur gilt das späte Vorschulalter. Indikation zu vorzeitigen operativen Eingriffen sind Hypoxämie mit kompensatorischem Anstieg des Hämatokrits auf Werte über 60 Vol.-% und hypoxämische Anfälle. Prinzipiell wird die primäre Korrektur des Herzfehlers angestrebt, die im Verschluß des Ventrikelseptumdefektes und in der Beseitigung der rechtsventrikulären Obstruktion besteht. Die Operationsletalität ist um so höher, je jünger die Kinder sind. Bei Kindern vor dem 2.–4. Lebensjahr wird insbesondere bei hypoplastischen Pulmonalgefäßen die zweizeitige Korrektur bevorzugt, wobei vor der späteren Korrektur primär als Palliativeingriff ein aortopulmonaler Shunt zur besseren Lungenperfusion angelegt wird. Hypoxämische Anfälle erfordern sofortiges Handeln: Pressen der gebeugten Knie gegen das Abdomen (zur Widerstands-

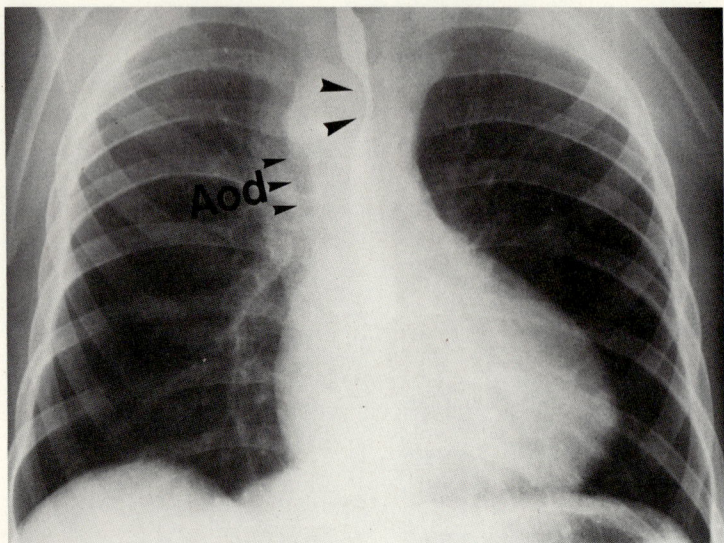

Abb. 1.**76** Mittelgradige Fallotsche Tetralogie bei einem 5jährigen Jungen. Röntgenaufnahme des Thorax mit Ösophagogramm: angehobene Herzspitze, leere Herztaille, rechtsseitiger Aortenbogen (große Pfeile = rechtsseitige Impression des Ösophagus) und rechts deszendierende Aorta (Aod)

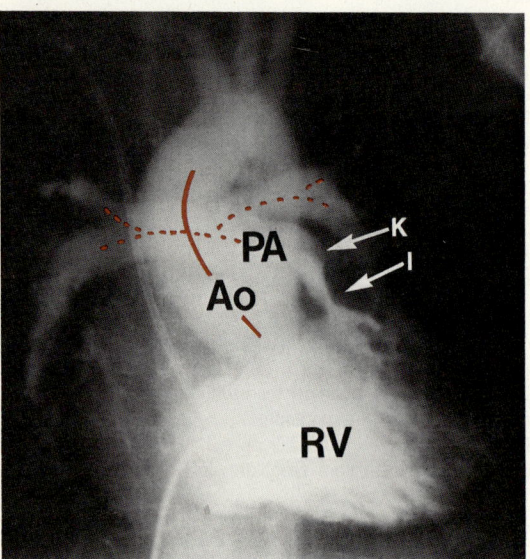

Abb. 1.**77** Mittelgradige Fallotsche Tetralogie bei einem 5jährigen Mädchen. Angiokardiogramm im p.-a. Strahlengang. Kontrastmittelinjektion in den rechten Ventrikel (RV). Darstellung der ausgeprägten infundibulären Pulmonalstenose (I) und der stenosierten Pulmonalklappe (K). Zugleich Kontrastmittelabstrom infolge des Rechts-links-Shunts über den nicht abgrenzbaren Ventrikelseptumdefekt in die Aorta (Ao). In Relation zur Aorta schmaler Pulmonalstamm (PA)

szeß), bakterieller Endokarditis und myokardialer Hypoxie. Prognostisch ungünstig sind die meist mit einer Häufigkeit von 20–35% auftretenden hypoxämischen Anfälle. Das Langzeitergebnis bei der Mehrzahl totalkorrigierter Kinder ist gut (70%). Operative Residuen oder Komplikationen sind: Restventrikelseptumdefekt (5%), Ausflußbahnaneurysma und komplette AV-Blockierung. Die häufige Pulmonalklappeninsuffizienz nach Valvulotomie wird im allgemeinen gut toleriert.

Merke: Die Fallotsche Tetralogie ist der häufigste zyanotische Herzfehler. Er zeigt eine Progredienz der Pulmonalstenose mit Zunahme der Zyanose bei abnehmendem Geräuschbefund und geht mit einer rechtsventrikulären Hypertrophie und verminderter Lungenperfusion einher. Eine Herzinsuffizienz gehört nicht zum typischen Bild. Die Gefährdung der Patienten besteht in hypoxämischen Anfällen, zerebrovaskulären Insulten und einer bakteriellen Endokarditis. Die Entwicklung der korrektiven Chirurgie hat die Prognose deutlich verbessert.

Pulmonalatresie mit intaktem Ventrikelseptum

Definition: Anstelle der Pulmonalklappe findet sich eine Membran. Meist sind zusätzlich der rechte Ventrikel und die Trikuspidalklappe hypoplastisch.

erhöhung im großen Kreislauf), Sauerstoffzufuhr, Sedierung, Azidoseausgleich, β-Rezeptorenblocker.

Bei einer relativen Anämie sollte bis zum Erreichen eines Hämatokrits von höchstens 60 Vol.-% Eisen oral verabreicht werden, bei Säuglingen ist dies meist erforderlich.

Prognose und Verlauf

Ohne Operation beträgt die mittlere Lebenserwartung 12 Jahre. Die akute Gefährdung besteht in zerebrovaskulären Insulten (Embolie, Blutung, Hirnab-

Pathophysiologie und Klinik

Aufgrund des rechtsventrikulären Abflußhindernisses bei intaktem Ventrikelseptum fließt das gesamte Körpervenenblut über das Foramen ovale auf die linke Herzseite. Der linke Ventrikel versorgt den Systemkreislauf und über den Ductus arteriosus die Lunge. Postnatal entwickelt sich durch Spontanverkleinerung des Ductus arteriosus innerhalb von Stunden eine tiefe Zyanose, oft kombiniert mit einer Tachypnoe und Symptomen der systemvenösen Stauung. Ein Herzgeräusch kann fehlen oder ist uncharakteristisch. Der zweite Herzton ist wegen Atresie der Pulmonalklappe einheitlich.

Diagnostisches Vorgehen und Differentialdiagnose

Im EKG finden sich häufig linksventrikuläre Hypertrophiezeichen aufgrund der Dominanz des linken Ventrikels. Das Herz ist röntgenologisch oft leicht vergrößert, die Lungengefäßzeichnung spärlich. Im zweidimensionalen Echokardiogramm kann keine Pulmonalklappe nachgewiesen werden, jedoch die Trikuspidalklappe, ein meist hypoplastischer rechter Ventrikel und ein offener Ductus arteriosus. Doppler-echokardiographisch lassen sich die beschriebenen abnormen Strömungsverhältnisse nachvollziehen. Die spezielle Diagnostik erfolgt notfallmäßig zur Sicherung der Diagnose und genauen Klärung der anatomischen Verhältnisse. Differentialdiagnostisch sind die zyanotischen Herzfehler mit verminderter Lungenperfusion zu berücksichtigen.

Therapie

Die medikamentöse Therapie mit Prostaglandin E_1 oder E_2 zum Offenhalten des Ductus arteriosus dient als Übergangsmaßnahme bis zur dringend notwendigen Operation. Sofern möglich, wird eine Valvulotomie durchgeführt, ansonsten oder häufig zusätzlich wird zur Verbesserung der Lungenperfusion ein aortopulmonaler Shunt angelegt. Die notfallmäßige operative Palliation ist mit einer hohen Letalität belastet.

Prognose und Verlauf

Ohne operativen Eingriff sterben die meisten Patienten innerhalb der ersten Lebenswochen an den Folgen der Hypoxämie. Bei dem operativen Ersteingriff handelt es sich meist um eine palliative Maßnahme. Die Möglichkeit zu späteren korrigierenden Eingriffen ist wesentlich von der Ausgangsgröße des rechten Ventrikels und dessen Wachstumstendenz abhängig.

Merke: Die Pulmonalatresie mit intaktem Ventrikelseptum führt wegen der Duktusabhängigkeit postnatal innerhalb von Stunden zu Zyanose und systemvenöser Stauung. Diagnostik und vorübergehende Therapie mit Prostaglandinen vom E-Typ müssen notfallmäßig erfolgen. Trotz operativer Möglichkeiten ist die Prognose wegen des überwiegend hypoplastischen rechten Ventrikels ungewiß.

Trikuspidalatresie

Definition: Es handelt sich um einen kardialen Mißbildungskomplex, dem die Atresie der Trikuspidalklappe gemeinsam ist, deren klinisches Bild jedoch wesentlich durch die Art der assoziierten Mißbildungen bestimmt wird.

Pathophysiologie und Klinik

Infolge des rechtsseitigen Abflußhindernisses fließt das gesamte Körpervenenblut wie bei der Pulmonalatresie mit intaktem Ventrikelseptum über das Foramen ovale in den linken Vorhof, wo sich das pulmonalvenöse Blut zumischt. Die klinische Symptomatik wird im wesentlichen durch die Lungendurchblutung bestimmt. Ist der Abstrom des Blutes zur Lunge behindert, so dominiert die Hypoxämie mit ihren Folgen, während bei vermehrter Lungendurchblutung die Herzinsuffizienz im Vordergrund steht. Bei der häufigsten Form mit zusätzlichem Ventrikelseptumdefekt und normalem Ursprung der großen Gefäße ist der Blutstrom vom linken Ventrikel zur Lunge in der Regel im Bereich des Ventrikelseptumdefektes, des rechten Ventrikels und/oder der Pulmonalklappe behindert. Meist entwickelt sich innerhalb der ersten Lebenswochen eine Zyanose. Aufgrund des teilweise funktionellen Charakters der Stenosen können hypoxämische Anfälle auftreten. Der Herzton- und Geräuschbefund werden durch die assoziierten Mißbildungen bestimmt.

Diagnostisches Vorgehen und Differentialdiagnose

Eine wesentliche Bedeutung kommt dem EKG-Befund mit Linkslagetyp und linksventrikulären Hypertrophiezeichen bei ausgeprägtem P-dextrokardiale zu. Röntgenologische Herzgröße und Lungengefäßzeichnung sind im wesentlichen von der Lungenperfusion abhängig, d. h., das Herz ist in den meisten Fällen normal groß und die Lungengefäßzeichnung vermindert. Im zweidimensionalen Echokardiogramm findet sich an Stelle der Trikuspidalklappe ein unbewegliches Echoband und ein infolge des Rechts-links-Shunts auf Vorhofebene nach links vorgewölbtes Vorhofseptum. Die übrigen Anomalien (s. oben) lassen sich in der Regel ebenfalls mittels zweidimensionaler Echokardiographie darstellen und doppler-echokardiographisch die Strömungsverhältnisse. Herzkatheteruntersuchung und Angiokardiographie erlauben mit großer Zuverlässigkeit die Diagnosestellung und die Erfassung der zusätzlichen kardiovaskulären Anomalien. Differentialdiagnostische Abgrenzung gegenüber anderen zyanotischen Herzfehlern bietet oft der typische EKG-Befund.

Therapie

Konservative Maßnahmen kommen nur überbrückend in Frage. Bis vor wenigen Jahren waren operativ lediglich Palliativmaßnahmen möglich. So bei verminderter Lungenperfusion die Anlage einer aortopulmonalen Anastomose und bei vermehrter Lungenperfusion gegebenenfalls ein Pulmonalis-Banding. Unter bestimmten Voraussetzungen ist später eine funktionelle Korrektur möglich durch Anschluß des rechten Vorhofs an das Pulmonalgefäßsystem (Fontan-Operation). Das Operationsrisiko ist bei palliativen und korrigierenden Eingriffen sehr hoch.

Prognose und Verlauf

Unbehandelt sterben 80% der Patienten vor Vollendung des 1. Lebensjahres an den Folgen der Hypoxämie oder Herzinsuffizienz. Die Langzeitprognose der funktionell korrigierten Patienten ist noch ungewiß.

Merke: Die Trikuspidalatresie zählt zu den zyanotischen Vitien. Ausmaß von Zyanose und Herzinsuffizienz hängen von der Lungenperfusion ab, sie treten bereits im frühen Säuglingsalter auf. Differentialdiagnostische Bedeutung kommt dem EKG-Befund mit Linkstyp und linksventrikulären Hypertrophiezeichen zu. Die ungünstige Spontanprognose kann zwar durch Palliativeingriffe und später eventuell durch eine funktionelle Korrektur gebessert werden, die Spätprognose ist jedoch noch ungewiß.

Ebstein-Anomalie

Definition: Es liegt eine Verlagerung des Trikuspidalklappen-Ansatzes in den rechten Ventrikel vor mit entsprechender Verkleinerung des funktionellen rechten Ventrikels und Klappendysfunktion (überwiegende Insuffizienz).

Pathophysiologie und Klinik

Hämodynamisch resultiert eine rechtsventrikuläre Einflußstauung und in Abhängigkeit vom Schweregrad ein Entlastungs-rechts-links-Shunt über das meist offene Foramen ovale oder einen zusätzlichen Vorhofseptumdefekt vom Sekundumtyp und eine reduzierte Lungenperfusion. Die klinische Symptomatik mit Rechtsherzinsuffizienz-Zeichen, Zyanose und Dyspnoe wird durch die stark wechselnde Ausprägung der Anomalie bestimmt. Abgesehen von einer kritischen Phase im Neugeborenenalter wegen des noch erhöhten Pulmonalgefäßwiderstandes erfolgt die Manifestierung einer zunehmenden Zyanose und einer verminderten Belastbarkeit oft erst im späten Kindesalter. Es besteht eine ausgesprochene Neigung zu paroxysmalen supraventrikulären Tachykardien. Auskultatorisch imponiert ein Dreier- oder Viererrhythmus der Herztöne und gegebenenfalls ein Trikuspidalinsuffizienzgeräusch.

Diagnostisches Vorgehen und Differentialdiagnose

Elektrokardiographisch finden sich Zeichen der rechtsatrialen Belastung, ein kompletter Rechtsschenkelblock mit Niedervoltage in den Extremitätenableitungen und rechts präkordial und in 10–15% ein Wolff-Parkinson-White-Syndrom. Das Herz ist meist deutlich vergrößert und kugelförmig (großer rechter Vorhof und atrialisierter Ventrikelanteil bei schmalem Gefäßband) und die Lungenperfusion vermindert. Echokardiographisch fällt die ventrikelspitzenwärts verlagerte Trikuspidalklappenebene mit Vergrößerung des rechten Vorhofs auf. Im Doppler-Echokardiogramm findet sich eine Trikuspidalklappeninsuffizienz und bei interatrialem Defekt ein Rechts-links-Shunt. Die spezielle Diagnostik ermöglicht insbesondere durch Angiokardiographie und simultane Registrierung von intrakardialem EKG und Druck die genaue Darstellung der anatomischen Verhältnisse. Differentialdiagnostische Schwierigkeiten können sich in der Neugeborenenperiode selbst bei der speziellen kardiologischen Diagnostik gegenüber der Pulmonalatresie mit intaktem Ventrikelseptum und Trikuspidalinsuffizienz ergeben.

Therapie

Die antikongestive Behandlung ist zumindest bei den leichteren Formen hilfreich. Des öfteren ist eine antiarrhythmische Therapie erforderlich. Die Indikation zum operativen Vorgehen ist wegen des oft günstigen Verlaufes, des Operationsrisikos und des unsicheren Operationsergebnisses erst im Adoleszentenalter oder Erwachsenenalter gegeben, und zwar bei ausgeprägter Zyanose (Hämatokrit über 60–65 Vol.-%) und therapieresistenter Herzinsuffizienz. Es kommt eine Rekonstruktion der Klappe oder ein Klappenersatz in Frage. Die Letalität ist hoch (etwa 50%).

Prognose und Verlauf

Die mittlere Lebenserwartung beträgt 20–30 Jahre, variiert jedoch beträchtlich. Der Sontanverlauf ist bei frühzeitiger Zyanose deutlich ungünstiger. Bezüglich des postoperativen Verlaufes liegen noch keine ausreichenden Erfahrungen vor.

Merke: Entsprechend der sehr unterschiedlichen Ausprägung der Ebstein-Anomalie variiert der klinische Schweregrad. Die Manifestierung setzt, abgesehen von der zum Teil kritischen Neugeborenenperiode, oft erst im späten Kindesalter mit Rechtsherzinsuffizienz, Zyanose und Neigung zu paroxysmalen supraventrikulären Tachykardien ein. Auskultatorisch imponiert ein Dreier- oder Vierergalopp. Im EKG fällt ein Rechtsschenkelblock mit Niedervoltage auf. Die Indikation zur Operation ist bei günstigem Spontanverlauf, hohem Operationsrisiko und unsicherem Operationsergebnis meist erst nach dem Kindesalter gegeben.

Vitien mit überwiegend vermehrter Lungenperfusion

Transposition der großen Arterien (TGA)

Definition: Bei der Transposition der großen Arterien entspringt die Aorta aus dem rechten und die Pulmonalarterie aus dem linken Ventrikel. System- und Lungenkreislauf sind parallel geschaltet, ein Überleben ist nur möglich bei zusätzlichen Verbindungen zwischen den beiden Kreisläufen (offenes Foramen ovale oder Vorhofseptumdefekt, Ventrikelseptumdefekt, persistierender Ductus arteriosus). Notwendigerweise sind die genannten kardiovaskulären Mißbildungen kombiniert, außerdem mit altersabhängig zunehmender Häufung (25–70%) eine valvuläre oder subvalvuläre Pulmonalstenose. Eine Transposition der großen Gefäße kommt bei Knaben 2- bis 3mal so häufig vor wie bei Mädchen.

Pathophysiologie und Klinik

Lungenkreislauf und linkes Herz führen arterielles, Systemkreislauf und rechtes Herz venöses Blut mit Kreuz-Shunts durch die genannten Querverbindungen. Das Aortenblut ist immer sauerstoffärmer als das der Pulmonalarterien. Bei der Transposition der großen Gefäße mit intaktem Ventrikelseptum (einfache Transposition der großen Gefäße) kommt es mit dem funktionellen Verschluß des Foramen ovale und Ductus arteriosus ohne Behandlung zum Hypoxietod in den ersten Lebenstagen. Bei der Transposition der großen Gefäße mit Ventrikelseptumdefekt ist die Zyanose weniger ausgeprägt, jedoch entsteht bereits in den ersten Lebenstagen infolge der vermehrten Lungenperfusion eine Herzinsuffizienz. Durch eine begleitende Pulmonalstenose wird die Zyanose verstärkt, eine Herzinsuffizienz jedoch seltener auftreten. Ein systolisches Herzgeräusch kann vorhanden sein (Transposition der großen Gefäße mit Ventrikelseptumdefekt und/oder Pulmonalstenose) oder völlig fehlen (einfache Transposition der großen Gefäße).

Diagnostisches Vorgehen und Differentialdiagnose

Das EKG ist zunächst uncharakteristisch und zeigt später eine rechtsventrikuläre Hypertrophie. Röntgenologisch ist das Herz unauffällig oder vergrößert mit schmalem Gefäßband (liegende Eiform), die Lungengefäßzeichnung ist meist vermehrt. Die zweidimensionale Echokardiographie, mit dem Nachweis des fehlerhaften Ursprungs und des parallelen Verlaufs der großen Gefäße, ist in der Regel für die Diagnose ausreichend. Der echokardiographische und/oder doppler-echokardiographische Befund assoziierter kardialer Anomalien weicht nicht von den Gegebenheiten dieser Fehler ab. Bereits mit dem Verdacht auf

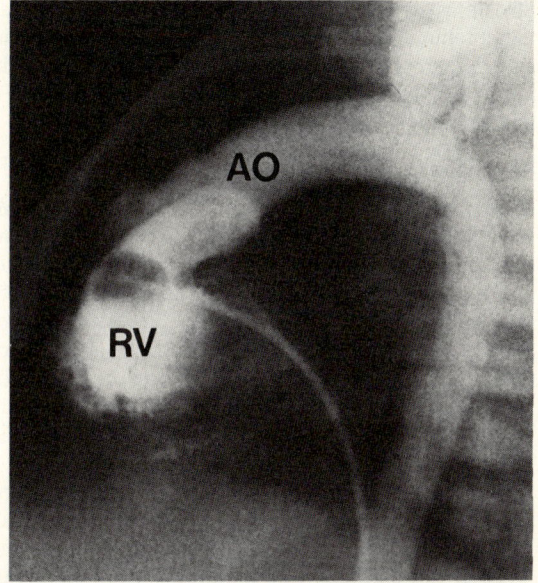

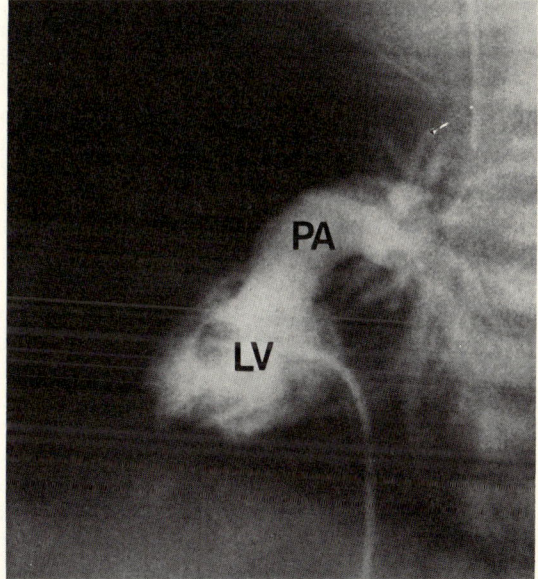

Abb. 1.78a u. b Transposition der großen Arterien bei 1 Tag altem männlichen Neugeborenen. Angiokardiogramme im seitlichen Strahlengang
a Kontrastmittelinjektion in den ventral gelegenen rechten Ventrikel (RV) aus dem nicht wie üblich die Pulmonalarterie, sondern die Aorta (AO) entspringt
b Injektion in den dorsal gelegenen linken Ventrikel (LV), aus dem anstelle der Aorta die Pulmonalarterie (PA) abgeht

Vorliegen einer Transposition der großen Gefäße ist die Indikation zur sofortigen Herzkatheteruntersuchung und Angiokardiographie (Abb. 1.78a u. **b**) gegeben, mit dem Ziel eines therapeutischen Eingriffs, der Ballon-Atrioseptostomie.

Hämodynamisch ähneln sich die schwere Form einer Fallotschen Tetralogie und eine Transposition der großen Gefäße mit großem Ventrikelseptumdefekt und hochgradiger Pulmonalstenose. Trikuspidalatresie, Truncus arteriosus communis, totale Lungenvenenfehlmündung, Ursprung beider großer Arterien aus dem rechten Ventrikel und singulärer Ventrikel kommen differentialdiagnostisch ebenfalls in Betracht.

Therapie

Die Ballon-Atrioseptostomie nach Rashkind und Miller (Vergrößerung der interatrialen Verbindung mittels Ballonkatheter) während der Herzkatheteruntersuchung ist der erste entscheidend lebensverlängernde Eingriff zur Besserung der Hypoxämie (Letalität des Eingriffs unter 3%). Sofern nicht die Möglichkeit zur primären Korrekturoperation besteht, können bei druckangleichendem VSD eine Pulmonalisbändelung, bei verminderter Lungenperfusion eine aorto-pulmonale Shuntoperation erfolgen und − wenn auch selten − bei Versagen der Ballon-Atrioseptostomie eine Atrioseptektomie nach Blalock-Hanlon. Bei den möglichen Korrekturoperationen werden die parallel verlaufenden System- und Lungenkreisläufe hämodynamisch in Reihe geschaltet. So wird bei der Operation nach Mustard oder Senning durch eine intraatriale Plastik die Kreuzung der Kreisläufe auf Vorhofebene erreicht (funktionelle Korrektur). Die Transposition der großen Gefäße bleibt bestehen und somit ist der rechte Ventrikel weiterhin Systemventrikel. Dieser Eingriff wird bei der einfachen Transposition der großen Gefäße und bei der Transposition der großen Gefäße mit gering- bis mittelgradiger Pulmonalstenose und Ventrikelseptumdefekt (evtl. nach Pulmonalisbanding) durchgeführt. Die Operation erfolgt im ersten Lebensjahr bzw. -halbjahr (Operationsletalität der einfachen TGA unter 5%). Es liegen langjährige Erfahrungen vor. Anstelle der vorgenannten Vorhofumkehroperation wird in den letzten Jahren bevorzugt die anatomische Korrektur durchgeführt, wobei die Koronarien, die Pulmonalarterie und die Aorta umgepflanzt und intrakardiale Defekte korrigiert werden. Die erzielte Kreuzung der Blutströme auf Ebene der großen Arterien entspricht − abgesehen von den nach wie vor fehlpositionierten Taschenklappen − den normalen Verhältnissen. Der Eingriff muß bei der einfachen Transposition der großen Gefäße in den ersten Lebenswochen durchgeführt werden, solange der linke Ventrikel noch an einen erhöhten Arbeitsdruck angepaßt ist. Die Frühletalität liegt bereits unter 10%. Bei der Transposition der großen Gefäße mit hochgradiger Pulmonalstenose und großem Ventrikelseptumdefekt kommen die genannten Operationsverfahren nicht in Frage. Hier wird nach dem 4. Lebensjahr die Operation nach Rastelli mit Kreuzung der Blutströme auf Ventrikelebene durch eine intraventrikuläre Plastik und eine extrakardiale, klappentragende Gefäßprothese durchgeführt. Der linke Ventrikel wird dabei Systemventrikel. Die Operationsletalität liegt um 15%.

Prognose und Verlauf

Ohne Therapie sterben 50% der Patienten mit einfacher Transposition der großen Gefäße im 1. Lebensmonat und 90% im 1. Jahr, meist an hypoxischen Komplikationen. Durch Ballon-Atrioseptostomie und operative Korrektur sank die Sterberate für die einfache Transposition der großen Gefäße in den letzten Jahren unter 20% im ersten Lebensjahr. Nach der Vorhofumkehroperation treten sofort oder mit zeitlicher Verzögerung in etwa 30% Rhythmusstörungen auf (Sinusknotensyndrom). Mit zunehmendem Wachstum können Obstruktionen an der Einmündungsstelle der Lungen- und Körpervenen auftreten. Die Spätprognose ist ungewiß. Komplikationen nach anatomischer Korrektur treten nach bisheriger Kenntnis selten auf. Während im 1. Lebensjahr oft eine subvalvuläre Pulmonalstenose entsteht, kann sich ein Ventrikelseptumdefekt spontan verschließen. Ohne rechtzeitige Therapie tritt eine fixierte pulmonale Widerstandserhöhung oft bereits im 1.−2. Lebensjahr ein, bei Transposition der großen Gefäße mit großem Ventrikelseptumdefekt und pulmonalem Hypertonus immer, bei einfacher Transposition der großen Gefäße nicht selten.

Merke: Die Transposition der großen Arterien ist der zweithäufigste zyanotische Herzfehler. Zu der seit Geburt bestehenden Zyanose tritt häufig eine Herzinsuffizienz. Nur bei ausreichender Verbindung zwischen den parallel geschalteten Kreisläufen ist ein Überleben möglich. Jede Transposition der großen Gefäße muß unverzüglich durch Herzkatheteruntersuchung diagnostiziert werden bei gleichzeitiger Ballon-Atrioseptostomie nach Rashkind. Palliativ- und/oder Korrekturoperationen sind in der Regel frühzeitig erforderlich. Patienten mit operierter Transposition der großen Gefäße erreichen heute das Erwachsenenalter.

Totale Lungenvenenfehlmündung

Definition: Alle Lungenvenen drainieren über einen gemeinsamen Sinus direkt in den rechten Vorhof oder über eine Systemvene. Je nach Fehlmündung unterscheidet man einen suprakardialen (obere Hohlvene), kardialen (rechter Vorhof oder Koronarsinus) oder infrakardialen Typ (Pfortader, Ductus venosus oder untere Hohlvene).

Pathophysiologie und Klinik

Das gesamte Lungenvenenblut fließt in den rechten Vorhof ab. Bei niedrigem Pulmonalgefäßwiderstand resultieren ein hohes Rezirkulationsvolumen und ein pulmonaler Hypertonus, insbesondere bei Vorliegen einer zusätzlichen Pulmonalvenenobstruktion (30−50%). Die Versorgung des Systemkreislaufes erfolgt mit Mischblut über die obligate interatriale Verbindung (offenes Foramen ovale bzw. Vorhofseptumdefekt).

Es entwickelt sich meist bereits im 1. Lebensmonat eine Tachydyspnoe und Rechtsherzinsuffizienz. Die Zyanose ist oft wenig ausgeprägt. Der Geräuschbefund gleicht demjenigen des Vorhofseptumdefektes vom Sekundumtyp. Wegen des pulmonalen Hypertonus ist jedoch der Pulmonalklappenschlußton betont.

Diagnostisches Vorgehen und Differentialdiagnose

Das EKG zeigt einen Rechtslagetyp und Zeichen der Belastung von rechtem Vorhof und rechtem Ventrikel. Röntgenologisch liegt, abgesehen von der Form mit ausgeprägter Pulmonalvenenobstruktion, eine Kardiomegalie mit Prominenz des Pulmonalsegmentes und vermehrter Lungengefäßzeichnung vor. Echokardiographisch kann versucht werden, das Pulmonalvenen-Sammelgefäß hinter dem linken Vorhof nachzuweisen und den weiteren Verlauf zu verfolgen. Es finden sich außerdem Zeichen der rechtsventrikulären Volumenbelastung und/oder eines erhöhten Pulmonalgefäßwiderstandes. Die Indikation zur speziellen Diagnostik ergibt sich aufgrund des klinischen Schwerebildes bzw. des begründeten Verdachts. Sie dient der Diagnosestellung und der Bestimmung des Fehlmündungstyps. Differentialdiagnostisch zu berücksichtigen sind nach dem klinischen Bild Herzfehler mit bedeutungsvollem Links-rechts-Shunt und zyanotische Vitien mit vermehrter Lungenperfusion. Bei zusätzlicher Lungenvenenobstruktion müssen u. a. das hypoplastische Linksherzsyndrom und wegen der respiratorischen Störungen auch primär pulmonale Erkrankungen wie das Atemnotsyndrom erwogen werden.

Therapie

Die intensivmedizinische Behandlung der kardiorespiratorischen Insuffizienz erfolgt überbrückend bis zur Sicherung der Diagnose und der sich anschließenden Operation. Da keine operative Palliation möglich ist, muß bereits im frühen Alter die Totalkorrektur erfolgen. Beim kardialen Typ wird eine intraartriale Umleitung durchgeführt, ansonsten eine Anastomosierung des Lungenvenen-Sammelgefäßes mit dem linken Vorhof. Das Operationsrisiko liegt bei 40−50%.

Prognose und Verlauf

Unbehandelt sterben 80% der Kinder im 1. Lebensjahr und 50% bereits in den ersten 3 Lebensmonaten. Die Spätresultate nach erfolgreicher Operation sind gut.

Merke: Bei der totalen Lungenvenenfehlmündung, einem zyanotischen Herzfehler, dominiert wegen der meist vermehrten Lungenperfusion die Herzinsuffizienz − oft bereits im ersten Lebensmonat − gegenüber der Zyanose. Mit Sicherung der Diagnose durch Echokardiographie und invasive Diagnostik ist die Indikation zur Frühkorrektur gegeben, da keine Palliation möglich ist. Bei hohem Operationsrisiko sind die Spätresultate gut.

Truncus arteriosus communis (TAC)

Definition: Nur ein großer Arterienstamm entspringt aus der Herzbasis und reitet über dem Ventrikelseptum. Zwischen dem Arterienstamm und dem Ventrikelseptum befindet sich immer ein hoch gelegener, meist großer Kammerscheidewanddefekt. Aus dem Truncus arteriosus communis entspringen die Aorta ascendens sowie die Pulmonalarterie. Nach Collett u. Edwards, können 4 Formen des Truncus arteriosus communis entsprechend ihrer Anatomie unterschieden werden: Die Pulmonalarterien entspringen oberhalb der Trunkusklappe mit einem gemeinsamen Stamm (Typ I) oder getrennt aus dem Truncus arteriosus communis (Typ II und III). Bei Typ IV („Pseudotrunkus") entspringt keine Pulmonalarterie aus dem Truncus arteriosus communis. Die Lunge wird über aortopulmonale Kollateralen durchblutet. Dieser Typ entspricht nicht der strengen Definition des Truncus arteriosus communis, sondern rechnet zum Formenkreis der Pulmonalatresie mit Ventrikelseptumdefekt. Er ähnelt hämodynamisch einer extremen Fallotschen Tetralogie.

Pathophysiologie und Klinik

Bei Typ I−III ist die Lungendurchblutung meist vermehrt, selten durch Abgangsstenosen oder Hypoplasie der Pulmonalarterien vermindert. Im ersteren Fall kann eine sichtbare Zyanose fehlen und eine Herzinsuffizienz im frühen Säuglingsalter im Vordergrund stehen. Die peripheren Pulse sind schlagend. Frühzeitig entwickelt sich eine fixierte pulmonale Widerstandserhöhung mit Zunahme der Zyanose. Bei präformierter Abgangsstenose der Pulmonalarterien oder bei Typ IV kann von Anfang an eine starke Zyanose imponieren, meist fehlt hier die Herzinsuffizienz. Der kardiale Auskultationsbefund ist uncharakteristisch, oder es findet sich kein Herzgeräusch.

Diagnostisches Vorgehen und Differentialdiagnose

Röntgenologisch sind in der Regel der Herzschatten vergrößert und Zeichen der vermehrten Lungenperfusion vorhanden. In über 25% der Fälle besteht ein rechtsseitiger Aortenbogen mit rechts deszendierender Aorta. Im zweidimensionalen Echokardiogramm ist nur ein großes, über einem hochgelegenen Ventrikelseptumdefekt reitendes Gefäß darstellbar. Eventuell erkennt man, unterstützt durch die Farbdoppler-Echokardiographie, den Abgang der Pulmonalarterienäste von der hinteren Kontur des Anfangsteils dieses Gefäßes. Die Klärung der Diagnose erfolgt frühzeitig durch Herzkatheteruntersuchung. Differentialdiagnostisch kommen nahezu alle angeborenen zyanotischen Herzfehler vor allem mit vermehrter Lungenperfusion in Frage.

Therapie

Bis zu dem frühzeitig erforderlichen operativen Eingriff erfolgt überbrückend die konservative Behandlung. Meist wird zunächst die palliative Banding-Operation des Pulmonalis-Hauptstammes oder der Pulmonalis-Hauptäste durchgeführt (Operationsletalität ca. 60%). Danach kann bei ausreichender anatomischer Größe ab 6. Lebensjahr die Korrekturoperation (Verschluß des Ventrikelseptumdefektes und Anschluß des rechten Ventrikels mit einer klappentragenden Prothese an das Pulmonalgefäßsystem) erfolgen. Die Operationsletalität beträgt 10–15%. In zunehmendem Maße wird diese Operation bereits als Ersteingriff im Säuglingsalter durchgeführt (Operationsletalität dann um 40%) mit der Notwendigkeit einer späteren Nachoperation.

Prognose und Verlauf

Ohne chirurgischen Eingriff versterben 80% der Kinder im 1. Lebensjahr, die Mehrzahl der ohne Operation überlebenden Patienten ist bis zum Ende des 2. Lebensjahres durch eine fixierte pulmonale Hypertonie inoperabel geworden. Bei optimalem operativem Vorgehen überleben ca. 60% das Kleinkindesalter. Die Langzeitprognose ist noch unbekannt.

> **Merke:** Der Truncus arteriosus communis führt im frühen Säuglingsalter zur Herzinsuffizienz bei meist nur geringgradiger Zyanose. Ungünstige Spontanprognose, Therapieresistenz und Risiko eines frühzeitig fixierten pulmonalen Hypertonus zwingen zur – wenn auch risikoreichen – Frühoperation. Es besteht sowohl die Möglichkeit der Palliation als auch der Frühkorrektur.

Double outlet right ventricle (DORV) (Ursprung beider großer Arterien aus dem rechten Ventrikel)

> **Definition:** Beim DORV entspringen Aorta und Pulmonalarterie ausschließlich oder eine Arterie vollständig und die zweite Arterie mit mehr als der halben Klappenfläche aus dem rechten Ventrikel. Der linke Ventrikel steht über einen Ventrikelseptumdefekt mit dem rechten Ventrikel in Verbindung. Eine Pulmonalstenose ist in 47% kombiniert.

Pathophysiologie und Klinik

Im rechten Ventrikel kommt es je nach Lage des Ventrikelseptumdefektes zur mehr oder weniger starken Durchmischung von arterialisiertem und venösem Blut. Bei subaortal liegendem Ventrikelseptumdefekt kann das arterielle Blut sofort in die Aorta abfließen. Dann ist eine Zyanose nicht mehr sichtbar oder schwach ausgeprägt. Wesentlich ist weiter das Vorhandensein oder Fehlen einer Pulmonalstenose. Bei fehlender Pulmonalstenose ist die Lungenperfusion vermehrt mit pulmonaler Hypertonie und der Gefahr einer frühzeitig fixierten pulmonalen Widerstandserhöhung. Eine Herzinsuffizienz tritt dabei in den ersten Lebenswochen auf. Bei vorhandener Pulmonalstenose können Herzinsuffizienz und pulmonale Hypertonie fehlen, statt dessen ist die Zyanose stärker ausgeprägt. Der Auskultationsbefund entspricht dem eines großen Ventrikelseptumdefektes oder einer Pulmonalstenose.

Diagnostisches Vorgehen und Differentialdiagnose

Das EKG zeigt häufig (60%) einen AV-Block Grad I, ein P-dextrokardiale (bei 86% mit Pulmonalstenose) oder -sinistrokardiale (bei 60% ohne Pulmonalstenose), einen pathologischen Rechtslagetyp mit rechts- oder biventrikulärer Hypertrophie. Röntgenologisch normal großes Herz mit verminderter Lungengefäßzeichnung bei DORV mit Pulmonalstenose, vergrößertes Herz mit vermehrter Lungengefäßzeichnung bei DORV ohne Pulmonalstenose. Das Charakteristikum, der Ursprung bzw. der bevorzugte Ursprung beider großen Gefäße aus dem rechten Ventrikel, läßt sich in der Regel im zweidimensionalen Echokardiogramm nachweisen. Durch Herzkatheteruntersuchung wird die Diagnose wegen frühzeitig einsetzender Herzinsuffizienz oder Zyanose im allgemeinen im Säuglingsalter gesichert. Differentialdiagnostisch ähnelt der DORV ohne Pulmonalstenose einem großen Ventrikelseptumdefekt, einer Transposition der großen Arterien mit Ventrikelseptumdefekt oder einem Truncus arteriosus communis, der DORV mit Pulmonalstenose einer Fallotschen Tetralogie.

Therapie

Bis zur notwendigen Operation werden überbrückend konservative Maßnahmen durchgeführt. Abhängig von der Lungenperfusion und der resultierenden Herzinsuffizienz oder Zyanose werden Pulmonalis-Banding oder ein aortopulmonaler Shunt als Palliativeingriff meist im Säuglingsalter erforderlich. Verschiedene Korrekturoperationen mit intra- und extrakardialer Implantation von eventuell klappentragendem Kunststoffmaterial kommen je nach anatomischen Verhältnissen nach dem 4. Lebensjahr zur Anwendung (Operationsletalität 20–30%). Mit operativ bedingter totaler AV-Blockierung muß gerechnet werden, die Schrittmacherimplantation ist häufig erforderlich.

Prognose und Verlauf

Die Mehrzahl der Patienten mit DORV ohne Pulmonalstenose verstirbt ohne Palliativoperation im Säuglingsalter oder entwickelt früh eine pulmonale Widerstandserhöhung. Bei zusätzlicher mittelgradiger Pulmonalstenose ist der Spontanverlauf günstiger und entspricht dem einer Fallotschen Tetralogie. Die Lebenserwartung der Patienten mit guten Ergebnissen nach Korrekturoperation ist noch nicht bekannt.

Merke: Beim Double outlet right ventricle bestimmen Lage des Ventrikelseptumdefektes und Vorhandensein einer zusätzlichen Pulmonalstenose, ob das klinische Bild einem großen Ventrikelseptumdefekt oder einer Fallotschen Tetralogie gleicht. Der Herzfehler ist grundsätzlich operationsbedürftig, die Korrektur jedoch wegen der komplexeren Anatomie risikoreicher als bei den differentialdiagnostisch aufgeführten Vitien. Oft ist bereits im Säuglingsalter ein Palliativeingriff erforderlich.

Singulärer Ventrikel (Cor univentriculare)

Definition: Eine gemeinsame Herzkammer mit Blutzufluß über eine gemeinsame oder zwei Atrioventrikularklappen und Blutabstrom in Aorta und Pulmonalarterie, die selten in Normalposition (10%), meist in Transpositionsstellung (90%) liegen. Oft findet sich unter der Aorta innerhalb des Ventrikels eine kleine Auslaßkammer (ca. 45%), die durch eine nur selten (6%) stenosierende Öffnung mit dem singulären Ventrikel in Verbindung steht. Bei etwa der Hälfte der Patienten mit singulärem Ventrikel besteht außerdem eine Pulmonalstenose oder -atresie. Morphologisch kann es sich beim singulären Ventrikel um Myokard des linken Ventrikels, beider Ventrikel oder um nicht differenzierbares Myokard handeln.

Pathophysiologie und Klinik

Abhängig vom Schweregrad einer Pulmonalstenose und vom pulmonalen Gefäßwiderstand ist die Lungendurchblutung vermehrt oder vermindert. Bei der sehr variablen klinischen Symptomatik steht einmal die Herzinsuffizienz, zum anderen die zentrale Zyanose im Vordergrund. Bei vermehrter Lungenperfusion gleicht das klinische Bild dem eines Ventrikelseptumdefektes mit pulmonalem Hypertonus oder einer Transposition der großen Arterien mit Ventrikelseptumdefekt, bei verminderter Lungenperfusion dem einer Fallotschen Tetralogie. Der kardiale Auskultationsbefund zeigt uncharakteristische pathologische Geräusche, oder ein Herzgeräusch fehlt. Der 2. Herzton ist einheitlich und meist betont.

Diagnostisches Vorgehen und Differentialdiagnose

Im EKG können AV-Blockierungen, ein P-dextrokardiale und verschiedene Hypertrophiemuster mit fehlender Q-Zacke links präkordial (50%) vorhanden sein. Der Röntgenbefund des Herzens ist sehr variabel. Im zweidimensionalen Echokardiogramm gelingt der Nachweis eines singulären Ventrikels, der eine gemeinsame oder zwei getrennte AV-Klappen trägt. Außerdem kann die subaortale Auslaßkammer dar-

gestellt werden. Die Herzkatheteruntersuchung einschließlich mehrerer selektiver Angiokardiogramme sichert die Diagnose. Differentialdiagnostisch kommen zyanotische Herzfehler mit vermehrter oder verminderter Lungendurchblutung in Betracht.

Therapie

Operativ-palliativ wird bei vermehrter Lungendurchblutung mit pulmonaler Hypertonie ein Pulmonalis-Banding im 1. Lebensjahr (Operationsletalität ca. 10%), bei verminderter Lungenperfusion und starker Zyanose eine aortopulmonale Shunt-Operation (Operationsletalität ca. 20%) erforderlich. Eine Korrekturoperation mit Septierung des Ventrikels durch Kunststoffmaterial kommt nur in günstigen Einzelfällen in Betracht (Operationsletalität 20–50%); ansonsten kommt evtl. eine modifizierte Fontan-Operation (s. Trikuspidalatresie) in Frage.

Prognose und Verlauf

Ohne Operation verstirbt die Mehrzahl der Kinder (ca. 75%) im ersten Lebensjahr an den Folgen einer Herzinsuffizienz oder Hypoxämie. Die Prognose ist am günstigsten bei Vorliegen einer mittelgradigen Pulmonalstenose und normaler AV-Klappenfunktion. Nach Operation ist die Lebenserwartung nicht bekannt.

Merke: Beim singulären Ventrikel variiert die klinische Symptomatik in Abhängigkeit von der Lungenperfusion. Das klinische Spektrum reicht vom Bild eines großen Ventrikelseptumdefektes, einer Transposition der großen Arterien mit Ventrikelseptumdefekt bis zu demjenigen einer Fallotschen Tetralogie. Echokardiographie und invasive Diagnostik erlauben die Differenzierung. Palliativeingriffe, meist im ersten Lebensjahr erforderlich, haben ein verhältnismäßig hohes Risiko. Korrigierende Eingriffe, bisher nur in günstigen Einzelfällen möglich, sind ebenfalls sehr risikoreich und die Spätresultate nicht bekannt.

Hypoplastisches Linksherzsyndrom

Definition: Das hypoplastische Linksherzsyndrom ist charakterisiert durch eine Atresie oder Hypoplasie von Aorten- und Mitralklappe und eine Hypoplasie von linkem Ventrikel und Aorta ascendens.

Pathophysiologie und Klinik

Der Mißbildungskomplex zählt neben der Transposition der großen Arterien zu den angeborenen Vitien, die am häufigsten bereits in der Neugeborenenperiode zu einer Notfallsituation führen. Wegen der Abflußbehinderung bzw. des Stopps auf der linken Herzseite erfolgt der Abstrom des pulmonalvenösen Blutes über das Foramen ovale in den rechten Vorhof, der die Mischungskammer darstellt. Der rechte Ventrikel ist für die Versorgung beider Kreisläufe zuständig. Die des Systemkreislaufes erfolgt über den Ductus arteriosus. Die im wesentlichen retrograde Perfusion der Aortenbogenäste und Koronarien ist zum Teil durch eine zusätzliche präduktale Isthmusstenose behindert. Innerhalb von Stunden bis wenigen Tagen nach der Geburt entwickelt sich eine massive Herzinsuffizienz und eine Schocksymptomatik mit graublasser Hautfarbe und allseits abgeschwächten Pulsen. Bei der meist vollständigen Duktusabhängigkeit der Perfusion des Körperkreislaufes spielt dessen Spontanverkleinerung hierbei eine wesentliche Rolle.

Diagnostisches Vorgehen und Differentialdiagnose

EKG, Phonokardiogramm und Röntgenaufnahme des Thorax sind nicht pathognomonisch, jedoch differentialdiagnostisch bedeutungsvoll. Gewöhnlich finden sich im EKG ein Rechtstyp und rechtsventrikuläre Hypertrophiezeichen und röntgenologisch eine Kardiomegalie mit vermehrter Lungengefäßzeichnung und Hinweise auf eine pulmonalvenöse Stauung. Diagnostisch ist hingegen die Echokardiographie, die eine Darstellung der hypoplastischen Herzanteile ermöglicht. Bei typischem echokardiographischem Befund erübrigt sich die spezielle kardiologische Diagnostik. Differentialdiagnostisch sind in dieser Altersgruppe vor allem das Koarktationssyndrom, der unterbrochene Aortenbogen und die Transposition der großen Gefäße zu berücksichtigen und Schockzustände extrakardialer Genese. Die Echokardiographie erlaubt meist eine sichere Abgrenzung.

Therapie

Konservative Maßnahmen einschließlich der medikamentösen Behandlung mit Prostaglandin E_1 oder E_2 zur Erweiterung des Ductus arteriosus können den desolaten Zustand der Neugeborenen bestenfalls kurzfristig bessern und dienen im wesentlichen der Überbrückung bis zur Sicherung der Diagnose. Palliativoperationen mit dem Ziel eines späteren funktionell-korrigierenden Eingriffs sind bisher wenig erfolgversprechend.

Prognose und Verlauf

Die Prognose ist infaust. Die meisten Patienten sterben innerhalb der 1. Lebenswoche, nur wenige werden älter als 1 Monat. Dieser Herzfehler ist eine der häufigsten kardialen Todesursachen im Säuglingsalter.

Merke: Das hypoplastische Linksherzsyndrom führt bereits in der Neugeborenenperiode wegen der Duktusabhängigkeit der Körperperfusion zur Herzinsuffizienz mit Schocksymptomatik. Es zählt zu den wenigen noch inoperablen Herzfehlern. Die notfallmäßig durchgeführte Diagnostik mittels Echokardiographie dient dem Ausschluß operabler Herzfehler bzw. extrakardialer Ursachen des Schocks.

Weiterführende Literatur

Adams, F.H., G.C. Emmanouilides, T.A. Riemenschneider: Moss Heart Disease in Infants, Children, and Adolescents, 4th ed. Williams & Wilkins, Baltimore 1989

Anderson, R.H., F.J. Macartney, E.A. Shinebourne, M. Tynan: Paediatric Cardiology, Vol. 1 and Vol. 2. Churchill Livingstone, Edinburgh 1987

Fehske, W.: Praxis der konventionellen und farbcodierten Doppler-Echokardiographie. Hans Huber, Bern 1988

Feigenbaum, H.: Echokardiographie, 3. Aufl. Perimed, Erlangen 1986

Gutheil, H.: Kinder-EKG, 4. Aufl. Thieme, Stuttgart 1989

Hatle, L., B. Angelsen: Doppler Ultrasound in Cardiology, 2nd ed. Lea & Febiger, Philadelphia 1985

Holldack, K., D. Wolf: Atlas und kurzgefaßtes Lehrbuch der Phonokardiographie und verwandter Untersuchungsmethoden, 4. Aufl. Thieme, Stuttgart 1974

Keck, E.W.: Kardiologie, 4. Auflage. Urban & Schwarzenberg, München 1989

Lock, J.E., J.F. Keane, K.E. Fellows: Diagnostic and Interventional Catheterization in Congenital Heart Disease. Martinus Nijhoff Publishing, Boston 1987

Redel, D.A.: Color Blood Flow Imaging of the Heart. Springer, Berlin 1988

Schumacher, G., K. Bühlmeyer: Diagnostik angeborener Herzfehler, 2. Aufl. Perimed, Erlangen 1989

Stark, J., M. de Leval: Surgery for Congenital Heart Defects. Grune & Stratton, London 1983

Williams, R.G., C.R. Tucker: Echocardiographic Diagnosis of Congenital Heart Disease. Little, Brown & Co., Boston 1977

Arterielle Hypertonie

K.A. Meurer

Definition: Als arterielle Hypertonie oder Hochdruckkrankheit werden dauerhafte Erhöhungen des Blutdruckes im arteriellen Gefäßsystem bezeichnet, die unbehandelt zu typischen Komplikationen an den Gefäßen führen. Die lediglich vorübergehenden Blutdruckerhöhungen, die begleitend bei verschiedenen Erkrankungen des Nervensystems, bei Intoxikationen, nach Einnahme von Ovulationshemmern oder Carbenoxolon oder als Begleiterscheinungen kardiovaskulärer Funktionsstörungen (totaler AV-Block, Aortenklappeninsuffizienz, AV-Fistel, Elastizitätsverlust der großen Gefäße im Alter) auftreten, werden von der oben beschriebenen chronischen arteriellen Hypertonie abgetrennt.

Der Blutdruck ist physiologischen Schwankungen z.B. durch physische und psychische Belastungen unterworfen; aufgrund epidemiologischer Untersuchungen lassen sich jedoch Normbereiche festlegen. Die Weltgesundheitsorganisation empfiehlt, als normalen Blutdruck Werte unter 140/90 mmHg und als Hypertonie Werte über 160/95 mmHg anzunehmen. Als Grenzwerthypertonie wird der Bereich zwischen diesen Werten bezeichnet. Von der Deutschen Liga zur Bekämpfung des hohen Blutdruckes werden für praktische Belange als obere Normgrenze des systolischen Blutdruckes Erwachsener 100 mmHg plus die Zahl der Lebensjahre, maximal jedoch 160 mmHg, und für den diastolischen Blutdruck 90 mmHg für alle Altersstufen angesehen.

Häufigkeit

Die arterielle Hypertonie gehört in den zivilisierten Ländern zu den häufigsten Erkrankungen. In Deutschland wird die Hypertoniehäufigkeit auf 12% der Gesamtbevölkerung geschätzt, für die Altersgruppe über 45 Jahre wird eine Häufigkeit von 25% angenommen. Bei Jugendlichen ist eine Hypertonie jedoch ein eher seltenes Vorkommnis.

Ätiologie

Eine arterielle Hypertonie stellt einerseits ein Begleitphänomen bei verschiedenen Erkrankungen dar, insbesondere von Nierenkrankheiten, durch die sie hervorgerufen wird, andererseits kann sie aber das Hauptsymptom insbesondere bei endokrinologischen und renovaskulären Störungen sein (Einzelhei-

Tabelle 1.**43**   Einteilung der chronischen Hypertonieformen

Primäre (essentielle) Hypertonie

Sekundäre Hypertonien

1. Renoparenchymale Hypertonien
   - chronische Glomerulonephritis
   - chronische Pyelonephritis
   - chronische Uratniere
   - Analgetikanephropathie
   - Nierenamyloidose
   - Zystennieren

2. Renovaskuläre Hypertonie
   - Nierenarterienstenose
   - Nierenarterienembolie und -thrombose
   - Nierenarterienaneurysma
   - Lupus erythematodes disseminatus
   - Periarteriitis nodosa
   - Thrombangiitis obliterans
   - diabetische Glomerulosklerose
   - Wegenersche Granulomatose

3. Hypertonie bei Nierentumoren

4. Hypertonie bei chronischer Hydronephrose

5. Endokrine Hypertonien
   - Phäochromozytom
   - Cushing-Syndrom (Hyperkortisolismus)
   - Conn-Syndrom (primärer Aldosteronismus)
   - 17-α-Hydroxylase- und 11-β-Hydroxylasemangel
   - Desoxycorticosteronüberschuß

6. Isthmusstenose der Aorta

ten der Ätiologie dieser Hochdruckformen werden in den entsprechenden Kapiteln besprochen). Eine Übersicht über die verschiedenen Formen der chronischen arteriellen Hypertonie gibt die Tab. 1.**43**.

Die primäre oder essentielle Hypertonie, die mit ungefähr 90% den Hauptanteil der Hochdruckerkrankungen darstellt, ist in ihrer Ätiologie bis heute nicht aufgeklärt. Es werden lediglich immer neue Faktoren bekannt, denen eine pathogenetische Rolle an der Hypertonieentstehung zugeschrieben wird. Vielmehr muß angenommen werden, daß die primäre Hypertonie durch ein gestörtes Ineinandergreifen der an der Kreislauf- und Volumenhomöostase beteiligten Faktoren hervorgerufen wird. Insbesondere sind Störungen des Salz- und Wasserhaushaltes und somit der Nierenfunktion, des sympathischen Nervensystems, des Renin-Angiotensin-Aldosteron-Systems, des Kallikrein-Kinin-Systems und der Prostaglandine zu nennen. Die Normabweichungen sind dabei so gering, daß sie mit den gegenwärtig zur Verfügung stehenden Analysemethoden nicht immer quantitativ erfaßbar sind.

Als Endresultat dieser Störungen kommt es bei allen Hypertonieformen zu einer Erhöhung des peripheren Gefäßwiderstandes, dessen Höhe abhängig vom Schweregrad der Hypertonie ist.

Bei der primären Hypertonie spielen weiterhin hereditäre Faktoren eine Rolle, wie aus Familien- und Zwillingsuntersuchungen hervorgeht. Welchen Anteil psychische Faktoren an der Manifestierung einer Hypertonie haben, ist bislang nicht eindeutig zu beantworten, sie tragen aber zu einem nicht unterhelblichen Teil zur Aufrechterhaltung der Hypertonie bei. Ebenfalls noch unklar sind die Beziehungen zwischen Übergewicht und Hypertonie. Aufgrund epidemiologischer Untersuchungen ist wahrscheinlich, daß diese Patienten infolge ihrer erhöhten Nahrungsaufnahme auch eine erhöhte Kochsalzmenge zu sich nehmen, die dann mitverantwortlich für die Hypertonieentstehung ist. Ferner wird ein erhöhtes Herzzeitvolumen bei normalem peripherem Widerstand als mögliche Hochdruckursache diskutiert.

Pathophysiologie und Klinik

Primäre (essentielle) Hypertonie

Zum gegenwärtigen Zeitpunkt existiert kein einzelner biochemischer oder hämodynamischer Parameter, der das Vorliegen einer primären Hypertonie beweisen würde, so daß die Diagnose dieser Hochdruckform nur durch Ausschluß der bekannten sekundären Hochdruckursachen (Tab. 1.**43**) möglich ist.

Das Vorliegen einer primären Hypertonie darf jedoch mit einiger Wahrscheinlichkeit dann angenommen werden, wenn mehrere Charakteristika dieser Hochdruckform anamnestisch aufdeckbar sind (Abb. 1.**79**).

Die familiäre und die persönliche Vorgeschichte sind von großer Bedeutung, denn unter den Vorfahren und Verwandten der Patienten mit einer primären Hypertonie finden sich gehäuft Mitglieder, die an einer Hypertonie oder deren Folgekrankheiten leiden. Insbesondere ist daher nach Herz- und Kreislauferkrankungen im weitesten Sinne sowie plötzlichen Todesfällen auch jüngerer Verwandter zu fragen. Ebenso sollte nach typischen Begleiterkrankungen einer Hypertonie wie Diabetes mellitus, Übergewicht und Gicht gefragt werden. Differentialdiagnostische Bedeutung hat ebenfalls eine familiäre Häufung von Nierenerkrankungen (Nierenmißbildungen).

Die Eigenanamnese des Patienten mit einer primären Hypertonie ist häufig uncharakteristisch, bietet andererseits aber dadurch Abgrenzungsmöglich-

keiten gegenüber sekundären Hochdruckformen mit ihrer typischen Anamnese und Symptomatologie. Wichtig sind daher Fragen nach früher überstandenen Nierenkrankheiten, nach dem Gewichtsverhalten (Cushing-Syndrom, Phäochromozytom, s. unten) und nach den Lebensgewohnheiten. Weiterhin wichtig sind eventuell bereits früher erhobene Befunde, die Rückschlüsse auf die Dauer und somit gegebenenfalls auf die Ätiologie der Hypertonie zulassen. In diesem Zusammenhang ist auch nach eventuell bereits vorhandenen Symptomen einer muskulären oder koronaren Herzinsuffizienz zu fragen. Von den oft vorgebrachten subjektiven Beschwerden (s. unten) vermögen nur wenige, wie etwa kalte Extremitäten, Farbwechsel der Haut, Palpitationen und Nasenbluten, weitere differentialdiagnostische Aufschlüsse zu geben. Der Manifestationszeitpunkt der Hypertonie läßt nur bedingt Hinweise auf ihre Ätiologie zu, da in jedem Lebensalter die primäre Hypertonie überwiegt. Diese wird in der Regel im mittleren Alter manifest. Andererseits ist das Blutdruckverhalten mit einer labilen Phase zu Beginn der Erkrankung als positiver Hinweis im Sinne einer primären Hypertonie zu werten.

Umbauvorgänge des Herzens und EKG-Veränderungen stellen sich ebenso wie Augenhintergrundsveränderungen und die Einschränkungen der zerebralen und renalen Funktion erst nach längerem Bestehen einer Hypertonie ein und geben somit eher Hinweise auf die Dauer und Schwere als auf die Genese der Hypertonie. Ausgeprägte Endstreckenveränderungen und das Vorliegen von U-Wellen im EKG haben eine besondere differentialdiagnostische Bedeutung. Die Geschlechtsverteilung vermag keine definitiven Hinweise auf die Zuordnung der Hypertonie zu geben.

Grenzwerthypertonie: Die Grenzwerthypertonie ist definiert als ein Zustand, in dem der Blutdruck des Patienten zwar oberhalb des WHO-Normbereiches von 140/90 mmHg bzw. oberhalb der Altersnorm liegt, aber keine hypertonen Werte erreicht. Die Häufigkeit einer Grenzwerthypertonie liegt bei 10% der Bevölkerung, sie scheint mit zunehmendem Alter häufiger zu werden. Eine klinische Bedeutung wird ihr deshalb zuerkannt, da Patienten mit Grenzwerthypertonie doppelt so häufig eine manifeste Hypertonie wie normotensive Individuen entwickeln. Außerdem ist die Morbidität an kardiovaskulären Erkrankungen bei diesen Patienten gesteigert: Das Mortalitätsrisiko beträgt das Doppelte der normotonen Patienten.

Hämodynamisch ist die Grenzwerthypertonie durch ein erhöhtes Herzzeitvolumen charakterisiert, wobei bisher nicht klar ist, ob die Erhöhung des Herzzeitvolumens aus einer Zunahme des Schlagvolumens oder der Herzfrequenz resultiert. Der periphere Widerstand ist normal, das bedeutet jedoch, daß in Anbetracht des erhöhten Herzzeitvolumens keine Anpassung dieser Größe erfolgte, so daß er unangemessen zu hoch ist.

Von der Grenzwerthypertonie zu unterscheiden ist die **labile Hypertonie**, bei der unterschiedlich hohe Blutdruckwerte oberhalb des Normbereiches

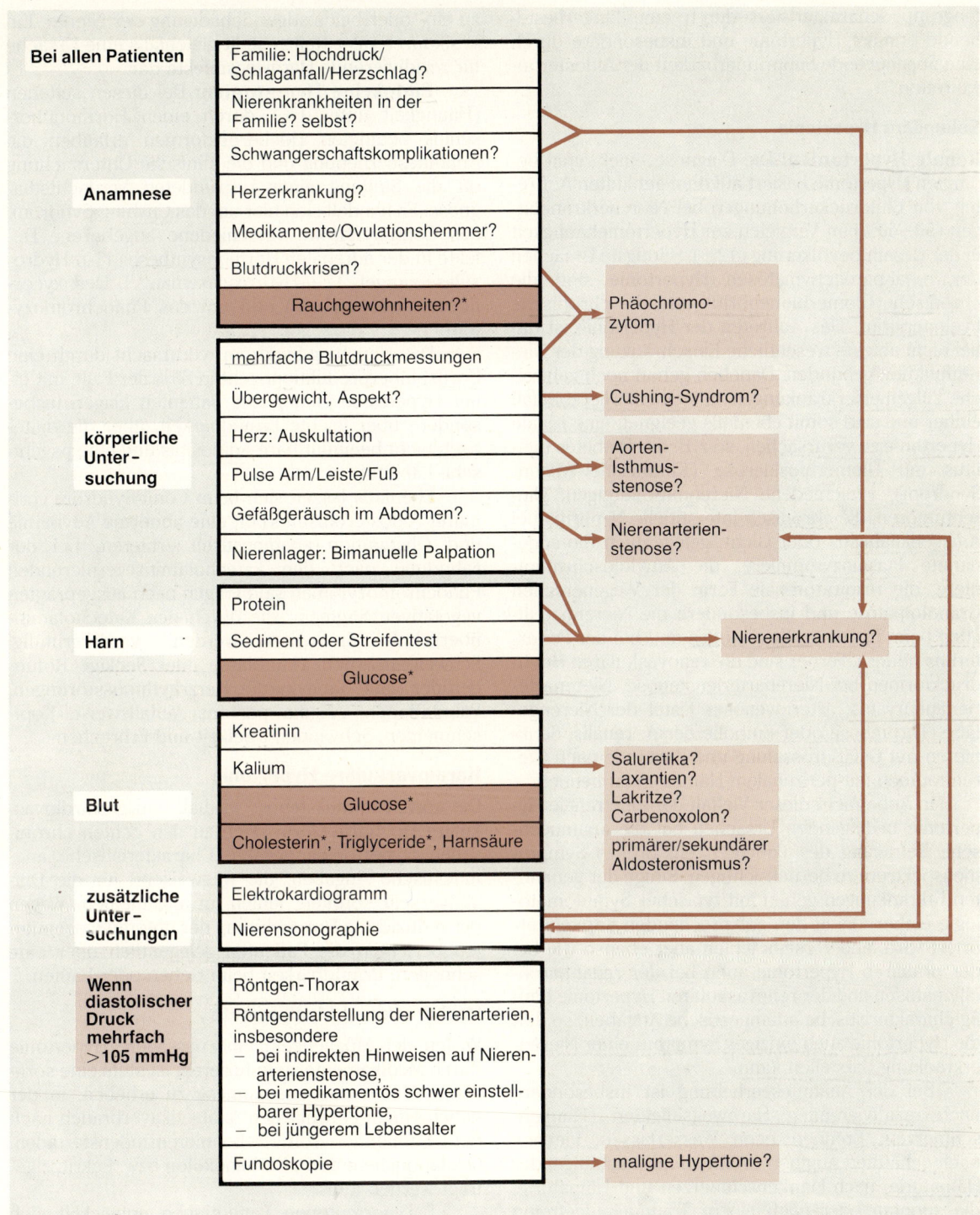

Abb. 1.79   Empfehlungen der Deutschen Liga zur Bekämpfung des hohen Blutdruckes zur Basisdiagnostik des Hochdrucks

* Zur Hochdruckdiagnostik nicht unbedingt erforderliche, aber zur Erfassung weiterer kardiovaskulärer Risikofaktoren empfehlenswerte Untersuchungen.

gemessen werden. Die Variabilität des Blutdruckes kann dabei beträchtlich sein.

Hypertonie mit niedrigem Renin: Bei etwa einem Viertel der Patienten mit primärer Hypertonie läßt sich trotz vergleichbarer Untersuchungsbedin-

gungen eine niedrige Reninaktivität im Plasma feststellen, so daß versucht wurde, eine Untergruppe innerhalb der Patienten mit primärer Hypertonie abzugrenzen. Aufgrund der Untersuchungen von Helber u. Mitarb. und Kloppenborg u. Mitarb. ist diese Patientengruppe charakterisiert durch eine längerbestehende primäre Hypertonie und insbesondere durch eine ungenügende Supprimierbarkeit der Aldosteronexkretion.

Sekundäre Hypertonie

Renale Hypertonien: Die Diagnose einer renal bedingten Hypertonie basiert auf dem gehäuften Auftreten von Blutdruckerhöhungen bei Nierenerkrankungen (50−60%) im Vergleich zur Hypertoniehäufigkeit in der Gesamtbevölkerung (12%). Häufigste Ursachen der renal-parenchymatösen Hypertonie sind die chronische Glomerulonephritis und die chronische Pyelonephritis. Das Auftreten der Hypertonie ist dabei nicht an eine wesentliche Einschränkung der Nierenfunktion gebunden. Daneben gehen noch zahlreiche Allgemeinerkrankungen mit einem Nierenbefall einher und sind somit ebenfalls geeignet, eine renale Hypertonie zu verursachen, so z.B. der Diabetes mellitus mit Glomerulosklerose (Kimmelstiel-Wilson-Syndrom), verschiedene Nierenmißbildungen, Nierentumoren, die chronisch-interstitielle Nephritis bei Analgetikaabusus oder Gicht, gelegentlich die sogenannte Plasmozytomniere, die Amyloidschrumpfniere, die respiratorenale Form der Wegenerschen Granulomatose und insbesondere die Nierenbeteiligung beim Lupus erythematodes und bei der Periarteriitis nodosa. Ferner sind die renovaskulären Hochdruckformen bei Nierenarterienstenose, Nierenarterienaneurysma, arteriovenöser Fistel der Nierengefäße, Thrombose oder Embolie der A. renalis, Senknieren mit Gefäßdrosselung und Zustände nach Nierentraumen mit perirenalem Hämatom zu nennen.

In Anbetracht dieser Vielfalt der eine renale Hypertonie bedingenden Ursachen hat die anamnestische Befragung des Patienten ein breites Symptomenspektrum zu berücksichtigen. Einige der genannten Erkrankungen gehen mit typischer Symptomatologie einher, die in den entsprechenden Kapiteln erörtert wird, andererseits fehlen aber ebenso wie bei der primären Hypertonie auch bei der renal-parenchymatösen und der renovaskulären Hypertonie häufig charakteristische anamnestische Angaben, so daß die Hypertonie auch einziges Symptom einer Nierenerkrankung darstellen kann.

Bei der Anamneseerhebung ist insbesondere nach rezidivierenden Harnwegsinfekten (Flankenschmerzen, Brennen beim Wasserlassen, Fieber), nach gehäuften Anginen eventuell mit nachfolgender Hämaturie, nach Flankenschmerzen und Hämaturie, die spontan oder nach einem Trauma aufgetreten sind, sowie nach einem Analgetikamißbrauch und Symptomen einer Gicht zu fragen. Bei Frauen interessiert der Verlauf durchgemachter Schwangerschaften. Bei Männern jüngeren Alters ist eine pyelonephritisch bedingte Hypertonie selten; infolge Prostatahypertrophie kann es im höheren Lebensalter jedoch zu aszendierenden Harnwegsinfekten mit nachfolgender Pyelonephritis kommen. Weiterhin tragen Nierensteinleiden, Tumoren, Operationen oder Bestrahlungen im Beckenbereich zu Harnwegsobstruktionen mit nachfolgenden Infektionen bei und führen

zu ein- oder beidseitiger Schädigung der Nieren. Ein vesikoureteraler Reflux stellt gleichfalls eine Ursache für rezidivierende Harnwegsinfekte dar.

Endokrine Hypertonien: Bei diesen seltenen (Häufigkeit unter 1%), durch einen Hormonüberschuß bedingten Hochdruckformen erlauben die Anamneseerhebung und die klinische Untersuchung oft die Stellung einer begründeten Verdachtsdiagnose. Es handelt sich hier um das Cushing-Syndrom, das Conn-Syndrom, verschiedene angeborene Defekte in der adrenalen Hormonsynthese (11-β-Hydroxylasemangel, 17-α-Hydroxylasemangel, Desoxycorticosteronüberschuß) und um das Phäochromozytom.

Das Chushing-Syndrom, verursacht durch eine Cortisolüberproduktion, geht in 85% der Fälle mit einer Hypertonie einher. Die Patienten klagen insbesondere über leichte Ermüdbarkeit, über die diätetisch nicht beeinflußbare Adipositas und eine psychische Labilität.

Ebenfalls lassen sich beim Conn-Syndrom (primärer Aldosteronismus) oft eine abnorme Adynamie und Obstipation anamnestisch eruieren. Bei der Fahndung nach den katecholaminsezernierenden Phäochromozytomen sind Fragen nach ausgeprägten vegetativen Stigmata, die durch den Katecholaminüberschuß provoziert werden, vordergründig: Schweißausbruch, Hautblässe oder fleckige Rötungen der Haut, Tachykardie, Herzrhythmusstörungen, Palpitationen, Angina pectoris, anfallsweise Kopfschmerzen, Schwindel, Übelkeit und Erbrechen.

Kardiovaskuläre Hypertonie

Die Aortenisthmusstenose wird als einzige kardiovaskuläre Hochdruckform noch zu den echten chronischen Hypertonien gezählt. Charakteristische anamnestische Angaben, die wegweisend für die Diagnose sein könnten, fehlen im allgemeinen. Wegen der reduzierten Durchblutung der unteren Extremitäten berichten die Patienten gelegentlich über eine schnellere Ermüdbarkeit beim Gehen oder Laufen.

Hochdruck und Medikamente

Wegen der Möglichkeit, eine passagere Hypertonie durch Medikamente zu induzieren, ist stets eine sorgfältige Medikamentenanamnese zu erheben, in der neben einem chronischen Analgetikaverbrauch nach der Einnahme von Nebennierenrindensteroiden, Ovulationshemmern, Carbenoxolon bzw. Lakritze gefragt werden muß.

Bei normotonen Patientinnen entwickelt sich unter Ovulationshemmern nur selten eine Hypertonie, während häufiger eine Verschlimmerung einer vorbestehenden Hypertonie zu beobachten ist.

Hochdruck und Schwangerschaft

Aufgrund der Einteilung des „American College of Obstetricians and Gynecologists" kann eine Schwangerschaft durch folgende Hochdruckkomplikationen gekennzeichnet sein:

− Präeklampsie/Eklampsie,

- arterielle Hypertonie jedweder Ursache,
- arterielle Hypertonie mit aufgepfropfter Präeklampsie,
- transitorische oder Schwangerschaftshypertonie.

Die Präeklampsie/Eklampsie tritt um die 20. Schwangerschaftswoche oder häufiger um den Entbindungstermin auf und ist gekennzeichnet durch Hypertonie, Proteinurie, Ödeme und gelegentlich Gerinnungsstörungen. Bei Fortschreiten des Krankheitsbildes zu einer Eklampsie treten Kopfschmerzen, Übelkeit, Erbrechen, Sehstörungen, Krampfanfälle und schließlich ein Koma auf. Infolge zerebraler Blutungen kann der Tod eintreten.

Hiervon zu unterscheiden sind Patientinnen, bei denen eine arterielle Hypertonie bereits vorbestehend ist und deren Verlauf während der Schwangerschaft abhängig von vorhandenen Schäden an Gehirn, Herz und Nieren ist. Auch bei diesen Patientinnen kann sich eine Präeklampsie oder Eklampsie aufpfropfen.

Weiterhin kann in der Spätschwangerschaft oder im Wochenbett eine transitorische Hypertonie auftreten. Der Blutdruck normalisiert sich jedoch zumeist um den 10. Tag post partum. Verlaufsbeobachtungen deuten darauf hin, daß Patientinnen mit transitorischer Hypertonie in der Schwangerschaft später eine primäre Hypertonie entwickeln, die durch die Schwangerschaft demaskiert wurde.

Maligne Hypertonie

Die maligne Hypertonie (maligne Nephrosklerose) ist eine besondere Verlaufsform einer primären oder sekundären Hypertonie. Während bei Aortenisthmusstenose kein maligner Verlauf beobachtet wird, stellt sich bei den endokrinen Hochdruckformen gelegentlich eine maligne Hypertoniephase ein.

Einen wesentlichen pathogenetischen Faktor stellt die Blutdruckerhöhung selbst dar.

Das klinische Bild ist gekennzeichnet durch eine fixierte diastolische Hypertonie mit Blutdruckwerten über 120 mmHg. Funktionsstörungen an Herz, Gehirn und insbesondere den Nieren sowie erheblichen Veränderungen an den Augenhintergrundgefäßen (Fundus hypertonicus malignus). Die Patienten klagen über Kopfschmerzen, Sehstörungen bzw. akute Sehverschlechterungen, plötzlich auftretenden Schwindel mit Erbrechen und Parästhesien. Weiterhin bestehen Nasenbluten, Hämoptoe, gastrointestinale Symptome, nächtliche Muskelkrämpfe, und es kann zum Auftreten eines Lungenödems und zerebraler Krampfanfälle kommen. Daneben finden sich eine Leukozyturie, Erythrozyturie und Proteinurie. Die Nierenfunktion neigt zu rascher Verschlechterung.

Beschwerdebild

Das Beschwerdebild der Patienten mit einer primären oder renoparenchymalen arteriellen Hypertonie ist im allgemeinen gering oder derart uncharakteristisch, daß die Hypertonie oft einen Zufallsbefund bei einer aus anderen Gründen vorgenommenen Untersuchung darstellt oder die Hypertonie erst beim Auftreten von Komplikationen erkannt wird. Aus epidemiologischen Untersuchungen ist bekannt, daß wegen des zunächst asymptomatischen Verlaufes der Hypertonie etwa 50% der Patienten keine Kenntnis von ihrer Erkrankung haben.

Die von den Patienten vorgebrachten Beschwerden können durch die Hypertonie selbst, durch eine hypertensive Gefäßerkrankung oder die der Hypertonie zugrundeliegende Ursache hervorgerufen sein. Als häufigste, von den Patienten vorgebrachte Beschwerden sind nach Bechgaard Kopfschmerzen, Schwindel, Depression, Nervosität, Palpitationen, Präkordialschmerzen, Angina pectoris und Belastungsdyspnoe zu nennen. Außer den beiden letzteren können diese Beschwerden aber nicht zwangsläufig auf das Vorliegen einer Hypertonie bezogen werden, da sie auch bei Patienten gleichen Alters ohne Hypertonie im selben Maße auftreten. Kopfschmerzen sind ein Symptom schwerer bzw. maligner Hypertonien, sie sind meist im Hinterkopfbereich lokalisiert, treten morgens nach dem Aufwachen auf und vergehen spontan im Tagesverlauf. Bei länger bestehender Hypertonie und während antihypertensiver Therapie ist Schwindel, insbesondere beim Aufstehen oder Aufrichten aus der Hocke, häufiger zu beobachten. Als weiteres Symptom der hypertonen Kreislaufstörung ist Ohrensausen zu nennen.

Beschwerden, die auf Gefäßveränderungen zurückgeführt werden können, sind Nasenbluten, Hämaturie, Verschwommensehen bei Retinaveränderungen, vorübergehende Bewegungsschwächen und Schwindel bei transitorischen zerebralen ischämischen Attacken und die bereits erwähnte Angina pectoris, Belastungsdyspnoe und Nykturie bei myogener und koronarer Herzinsuffizienz.

Bei sekundären Hypertonien lassen sich die Beschwerden, durch die die Patienten auch frühzeitiger auf ihre Erkrankung aufmerksam gemacht werden, auf die Grunderkrankung zurückführen: Polyurie, Polydipsie, Obstipation und Muskelschwäche bei den Patienten mit einem Conn-Syndrom, Gewichtszunahme, Hämatomneigung und psychische Labilität beim Cushing-Syndrom, intermittierend auftretende Kopfschmerzen, Palpitationen und Schweißausbrüche beim Phäochromozytom, Flankenschmerzen und Fieber bei der Pyelonephritis.

Diagnostisches Vorgehen und Differentialdiagnose

Klinische Untersuchung

Die klinischen und Laboruntersuchungen bei Patienten mit einer manifesten chronischen Hypertonie orientieren sich an den Empfehlungen der Deutschen Liga zur Bekämpfung des hohen Blutdruckes, durch deren Anwendung unter Berücksichtigung von Anamnese und Symptomatologie eine rationelle und erfolgreiche Diagnosestellung möglich ist.

Die Untersuchungen haben zum Ziel, passagere und permanente Blutdruckerhöhungen, die jedoch nicht progredient sind und die auch nicht zu den

Tabelle 1.44   Übersicht über die passageren und die permanenten systolischen Blutdrucksteigerungen, die von der chronischen arteriellen Hypertonie abzutrennen sind

1. Emotional bedingte Blutdrucksteigerungen
2. Kardiovaskuläre Hypertonien
   - Aortenklappeninsuffizienz
   - a.-v. Fisteln
   - Ductus Botalli apertus
   - Bradykardie (z.B. bei AV-Block III. Grades)
   - Elastizitätsverlust der großen Gefäße (Altershochdruck)
3. Pharmakainduzierte Hypertonien (Carbenoxolon, Lakritze, Mineralokortikoidhormone, Ovulationshemmer, MAO-Hemmer und tyraminhaltige Nahrungsmittel)
4. Hochdruck bei Hyper- und Hypothyreose, Akromegalie
5. Hochdruck bei Polycythaemia vera und Polyglobulie
6. Hochdruck bei akuter Glomerulonephritis
7. Hochdruck bei akutem Nierenversagen
8. Eklampsie/Präeklampsie
9. Hochdruck bei Erkrankungen des Zentralnervensystems
   - Hirndruck
   - Enzephalitis
   - Meningitis
   - Poliomyelitis
   - Polyneuritis
   - Tumoren
   - Porphyrie
   - Vergiftungen (Blei, Thallium)

hochdrucktypischen Komplikationen führen (Tab. 1.**44**), von einer chronischen Hypertonie im eigentlichen Sinne abzugrenzen (s. Tab. 1.**43**), möglicherweise bereits bestehende Schädigungen an Herz, Nieren, Gehirn und an den Augenhintergrundgefäßen festzustellen, zusätzliche Risikofaktoren für Erkrankungen der genannten Organe sowie eventuelle Begleiterkrankungen aufzudecken und insbesondere eine Abgrenzung der primären Hypertonie von den sekundären und damit unter Umständen kausal therapierbaren Hochdruckformen zu erreichen. Ferner sollte versucht werden, den Schweregrad der Hypertonie festzulegen. Die diagnostischen Maßnahmen stellen somit die Vorstufe für eine rationelle antihypertensive Therapie dar.

Besonderes Augenmerk ist auf die Untersuchung der Kreislauforgane und die durch eine Hypertonie in ihren Funktionen beeinträchtigten Zielorgane Nieren, Gehirn und Augenhintergrund zu richten.

Blutdruckmessung: Die Messung des Blutdruckes erfolgt indirekt mit Quecksilber- oder Membranmanometern nach der Korotkoff- und Riva-Rocci-Methode. Die Blutdruckwerte werden in mmHg angegeben.

Wichtig für eine exakte Blutdruckmessung ist die Breite der aufblasbaren Manschette: Für Messungen am Oberarm und am Unterschenkel oberhalb des Sprunggelenkes muß die Manschettenbreite für Erwachsene 13–14 cm betragen, bei Kindern werden entsprechend schmalere Manschetten benutzt. Breitere Manschetten sind bei Oberarmumfängen über 40 cm erforderlich. Während der Messung sollte der Patient psychisch entspannt sein – eine Bedingung, die jedoch bei der Erstuntersuchung selten erfüllt sein dürfte. Die Messung kann am liegenden, sitzenden oder stehenden Patienten erfolgen, da die Blutdruckwerte jedoch in Abhängigkeit von der Position des Patienten mehr oder weniger stark differieren, sollte für Vergleichszwecke die Position, in der der Blutdruck gemessen wurde, dokumentiert werden. In jedem Falle muß sich der Arm in Herzhöhe befinden, da bei herabhängendem Arm zu hohe Werte erhalten werden. Beim Anlegen der Manschette ist darauf zu achten, daß diese luftleer ist, daß ihr aufblasbarer Teil die Innenseite des Oberarmes bedeckt und daß der Unterrand der Manschette etwa 2,5 cm oberhalb der Ellenbeuge liegt. Der Oberarm sollte weder von der luftleeren Manschette noch von Kleidungsstücken eingeengt werden.

Für die Messung des Blutdruckes wird die Manschette bis zu einem Druck von 30 mmHg oberhalb des systolischen Blutdruckwertes aufgeblasen, d. h., daß der Untersucher beim Aufblasen den Radialispuls bis zu dessen Verschwinden mittastet. Anschließend wird das Stethoskop mit leichtem Druck auf die A. radialis gesetzt und der Manschettendruck mit einer Geschwindigkeit von 2–3 mmHg/s bei gleichzeitiger Auskultation vermindert. Der systolische Druck wird beim ersten Auftreten der Korotkoff-Geräusche und der diastolische Druck bei ihrem Verschwinden oder (bei Kindern und Schwangeren) beim deutlichen Leiserwerden abgelesen. Im allgemeinen ist eine Ablesegenauigkeit in Schritten von 5 mmHg ausreichend. Zur Vermeidung einer venösen Stauung mit Verfälschung des Meßergebnisses muß die Manschette vor einer erneuten Messung vollständig entlastet sein, zusätzlich kann der Arm erhoben werden. Eine erneute Messung sollte frühestens nach einer Minute erfolgen.

Die Genauigkeit der indirekten Blutdruckmessung ist unter Berücksichtigung der oben angeführten Kriterien recht befriedigend. Als weitere Irrtumsmöglichkeit bei der Messung muß noch die sogenannte auskultatorische Lücke erwähnt werden, das bisweilen bemerkbare Verschwinden der Korotkoff-Geräusche unterhalb des systolischen und Wiederauftreten oberhalb des diastolischen Druckes. Bei alten Patienten werden falsch hohe Blutdruckwerte gemessen, wenn infolge extremer Sklerose das Gefäß durch die aufgeblasene Manschette nicht mehr komprimiert wird (Osler-Phänomen).

Herz und Gefäßsystem: Eine arterielle Hypertonie führt zu Veränderungen an Herz und Gefäßen, die sich bereits durch eine sorgfältige klinische Untersuchung erfassen lassen. Am Herzen tritt eine Vergrößerung des linken Ventrikels durch Hypertrophie und später Dilatation ein, die sich palpatorisch durch einen verlagerten und eventuell hebenden Spitzenstoß und perkutorisch durch Verbreiterung der relativen Herzdämpfung feststellen läßt. Bei der Auskultation werden häufig ein akzentuierter 2. Aortenton oder systolische Geräusche über der Aorten- und Mitralklappe gehört. Daneben ist über den Karotiden, den Aa. subclaviae, paraumbilikal, am Rücken in Höhe der Abgänge der Nierenarterien und in den Leistenbeugen nach Gefäßgeräuschen und einer Druckminderung zu fahnden, es muß versucht werden, die Pulse der Aa. dorsalis pedis und tibialis posterior zu palpieren.

Rhythmusstörungen treten zumeist erst bei länger bestehender Hypertonie auf und sind als Symptome einer relativen oder absoluten Koronarinsuffizienz zu deuten. In diesem Falle dürften weitere Symptome einer koronaren oder muskulären Herzinsuffizienz vorliegen: Ein Galopprhythmus weist auf eine Linksherzinsuffizienz. Bei der Auskultation der Lungen lassen sich in diesen Fällen oft feuchte Rasselgeräusche nachweisen.

Augenhintergrund: Hypertoniebedingte Gefäßveränderungen lassen sich weiterhin durch Spiegelung des Augenhintergrundes feststellen, wodurch sich Hinweise auf Schwere und Dauer, nicht jedoch auf die Ätiologie der Hypertonie ergeben. Die Veränderungen an den Retinagefäßen werden als Fundus hypertonicus und Fundus hypertonicus malignus beschrieben. Es finden sich Unregelmäßigkeiten der Lichtreflexe, Kaliberschwankungen der Gefäße, perivaskuläre Begleitstreifen und sogenannte Kreuzungsphänomene, d.h. vermeintliche Einengungen der Venen durch überkreuzende Arterien.

Engstellungen der Arterien können schon früh im Verlaufe einer Hypertonie auftreten, sie sind ein obligates Zeichen bei maligner Hypertonie. Daneben treten Parenchymveränderungen der Netzhaut auf in Form von punkt- oder strichförmigen oder flächenhaften Blutungen sowie rundliche, unscharf begrenzte Exsudate (Cotton-wool-Herde) oder scharfbegrenzte, weiße oder gelblich-weiße, verschieden große unregelmäßige Exsudate, die bei radiärer Anordnung um die Makula eine Sternfigur bilden (fettige Degenerationen).

Schließlich treten Papillenveränderungen auf, die bis zu einer Stauungspapille führen können. Papillenveränderungen sind stets beidseitig, sie können aber aufgrund des unterschiedlichen Druckes in den Netzhautarterien auf einer Seite stärker ausgeprägt sein.

Beim Fundus hypertonicus (früher Stadium I und II) werden im allgemeinen nur Gefäßveränderungen beobachtet, während beim Fundus hypertonicus malignus (früher Stadium III und IV) zusätzlich die beschriebenen Netzhaut- und Papillenveränderungen auftreten. Die Übergänge zwischen den einzelnen Stadien sind fließend.

Die Augenhintergrundveränderungen sind positiv mit der Höhe des diastolischen Blutdruckes korreliert, fehlende Veränderungen bei hohem diastolischen Druck sprechen für eine emotionell labile Blutdruckerhöhung. Schwere Augenhintergrundsveränderungen bei nachweislich kurzfristig bestehender Hypertonie deuten auf eine sekundäre Genese, wobei am ehesten ein Phäochromozytom oder eine Nierenarterienstenose in Betracht zu ziehen sind.

Fundusveränderungen bei anderen Systemerkrankungen, insbesondere auch bei Erkrankungen des zentralen Nervensystems, müssen differentialdiagnostisch ausgeschlossen werden.

Niere: Wie bereits erwähnt, lassen sich bei der klinischen Untersuchung über den Nierengefäßen gelegentlich Strömungsgeräusche auskultieren, die den Verdacht auf eine renovaskuläre Hypertonie lenken. Der Palpation sind die Nieren höchstens bei extrem schlanken Patienten oder beim Vorliegen von Nierenzysten oder Zystennieren zugänglich. Charakteristisches Zeichen einer Pyelonephritis ist die Klopfschmerzhaftigkeit der Nierenlager.

Haut: Charakteristische Hautveränderungen finden sich in Form breiter, hämorrhagisch inhibierter Dehnungsstreifen (Striae rubrae) an den Oberarmen, an den Mammae, am Abdomen und am Gesäß bei den Patienten mit Cushing-Syndrom oder iatrogen infolge hochdosierter Steroidtherapie. Beim Cushing-Syndrom findet sich auch eine Atrophie der Haut. Eine Neurofibromatose kommt überzufällig häufig zusammen mit Phäochromozytom und Nierenarterienstenosen vor. Ein graubraunes Hautkolorit zeigen Patienten mit Niereninsuffizienz infolge Urochrompigmentierung.

Neurologische Untersuchungen: Die neurologische Untersuchung eines Patienten mit unkomplizierter arterieller Hypertonie ergibt keine Normabweichungen. Schwindel und Kopfschmerzen können nicht zwingend einer bestehenden Hypertonie zugeordnet werden, es sei denn, es handle sich um eine maligne Hypertonie oder eine hypertensive Enzephalopathie. Funktionseinschränkungen bzw. Paresen der Extremitäten, Sprachstörungen, Sehstörungen, extrapyramidale Symptome und psychische Veränderungen deuten auf bereits stattgehabte Komplikationen der Hypertonie.

Laborchemische Untersuchungen

Obligate Blutuntersuchungen im Rahmen der Hypertoniediagnostik sind Blutsenkungsgeschwindigkeit, Blutbild, Urinstatus, die Serumkonzentrationen von Natrium, Kalium und Kreatinin sowie die Bestimmung des Kreatinis im 24-Stunden-Urin zur Berechnung der Kreatinin-Clearance. Die Elektrolytbestimmungen dienen als Suchtest auf einen primären Aldosteronismus, Kreatininkonzentrationen und Kreatinin-Clearance zur Bestimmung der Nierenfunktion, im Urin wird die Ausscheidung von Leukozyten, Erythrozyten und Eiweiß überprüft. Darüber hinaus erscheinen die Bestimmungen der Blutfette und des Blutzuckers, der Harnsäure und des Serumcalciumspiegels zur Erfassung weiterer Risikofaktoren für Erkrankungen der arteriellen Gefäße bzw. der Nieren sinnvoll. Bestimmungen der Gesamtkatecholamine bzw. der Vanillinmandelsäure im Urin sollten beim geringsten Ver-

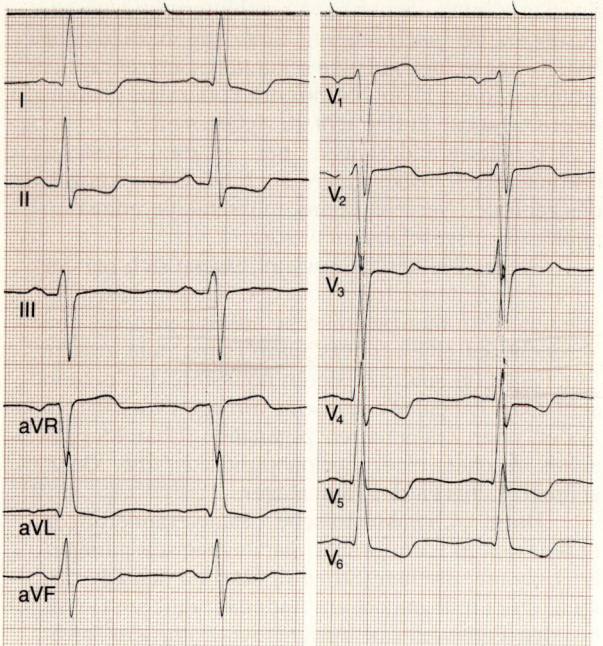

Abb. 1.80 Elektrokardiogrammveränderungen bei langjähriger schwerer arterieller Hypertonie: Linkstyp, Linksherzhypertrophiezeichen und Linksherzschädigungszeichen

dacht auf das Vorliegen eines Phäochromozytoms vorgenommen werden.

Um an die Ergebnisse, insbesondere der Serumelektrolytbestimmungen, differentialdiagnostische Erwägungen knüpfen zu können, müssen die Blutentnahmen vor Einleitung einer Therapie vorgenommen werden, zumindest muß aber eine bereits begonnene Therapie mit differenten Medikamenten (Diuretika, Laxantien, Carbenoxolon) berücksichtigt werden, so daß keine falschen und voreiligen Schlüsse aus falsch-pathologischen Ergebnissen gezogen werden, die zu unnötigen Folgeuntersuchungen führen würden.

In Abhängigkeit vom Beschwerdebild und vom Untersuchungsbefund müssen entsprechende weitere Untersuchungen wie Bestimmungen der Reninaktivität, der Aldosteronexkretion, des Cortisolspiegels, der 17-Hydroxycorticosteroide, eine Angiographie und Computertomographie durchgeführt werden.

Apparative Untersuchungen

Elektrokardiogramm: Das Elektrokardiogramm trägt nicht zur Diagnostik einer Hypertonie bei, sollte aber bei Patienten mit Hypertonie eine obligate Untersuchung sein, da es Aufschlüsse über Dauer und Schwere der Hochdruckkrankheit gibt. In den Anfangsstadien einer Hypertonie bestehen keine Änderungen des Stromkurvenverlaufes, in Abhängigkeit von Dauer und Höhe des Blutdruckes entwickelt sich zunächst ein Linkslagetyp, später treten die Zeichen einer Linksherzhypertrophie und Linksherzschädigung hinzu, so daß das Vorliegen einer Koronarinsuf-

fizienz zu unterstellen ist (Abb. 1.80). Zusätzlich können Rhythmusstörungen der unterschiedlichsten Art und Schenkelblockbilder auftreten.

Als Kriterien der Linksherzhypertrophie gelten hohe R-Zacken in den Ableitungen I, aVL oder aVF und V_5-V_6 sowie tiefe S-Zacken in den Ableitungen III, aVR und V_2-V_3. Bei Auftreten einer Linksherzschädigung sind die ST-Strecken der den linken Ventrikel repräsentierenden Ableitungen gesenkt und die T-Wellen biphasisch oder negativ, während sie in den rechtsventrikulären Ableitungen angehoben sind. Exakter läßt sich eine Linksherzhypertrophie echokardiographisch erfassen.

Das Auftreten von U-Wellen ist als Symptom einer Hypokaliämie infolge eines Aldosteronismus, eines Laxantien, Diuretika- oder Lakritzeabusus ein wichtiges differentialdiagnostisches Zeichen. Ausgeprägte Endstreckenveränderungen lassen sich außerdem bei Phäochromozytomkranken als Zeichen der sogenannten Katecholamin-Kardiomyopathie registrieren.

Röntgenuntersuchung der Thoraxorgane: Röntgenaufnahmen der Thoraxorgane in 2 Ebenen gehören gleichfalls zum Standardprogramm bei der Diagnostik einer Hypertonie. Einerseits geben sie Aufschluß über die Größenverhältnisse des Herzens und die Beteiligung der Aorta im Rahmen der Hochdruckkrankheit, andererseits ermöglichen sie die Diagnose einer Aortenisthmusstenose.

Solange das Herz eine konzentrische Hypertrophie zeigt, ist die Herzgröße normal, die Herzspitze zeigt jedoch bereits eine Rundung und die Ausflußbahn des linken Ventrikels kann verlängert sein, die Aorta ist vermehrt schattendicht. Bei zunehmender Dilatation des Herzens kommt es zu einer Größenzunahme und als Zeichen einer beginnenden myogenen Dilatation zu einer Umverteilung der Perfusion in die Lungenoberfelder. Bei länger bestehender Hypertonie zeigt die Aorta Kalkeinlagerungen, sie ist dann ektatisch und elongiert (Abb. 1.81).

Bei Vorliegen einer Aortenisthmusstenose bestehen die Zeichen einer Linksherzhypertrophie, und unter Umständen läßt sich die Stenose durch eine Einkerbung auf der seitlichen Thoraxaufnahme erkennen. Bei einer zusätzlichen Ösophagusdarstellung ist eine umgekehrt epsilonförmige Impression, hervorgerufen durch die Stenosierung, nachzuweisen. Die Rippen sind durch die Hyperplasie der Interkostalarterien an ihren Unterseiten usuriert.

Weiterhin dienen Röntgenaufnahmen der Thoraxorgane dem Auffinden gelegentlich intrathorakal gelegener Phäochromozytome.

Ausscheidungsurogramm: Infolge der oft bestehenden Symptomarmut und der oft ungenügenden anamnestischen Angaben der Patienten ist die Anfertigung eines Ausscheidungsurogrammes gegebenenfalls kombiniert mit Schichtaufnahmen der Nieren als wesentlich in der Hypertoniediagnostik anzusehen.

Besondere Aufmerksamkeit wird auf die Nierengröße gelegt, wobei die rechte Niere bis zu einem Zentimeter kleiner sein darf als die linke. Stärkere Größenunterschiede weisen auf entzündliche oder

Abb. 1.81 Linksherzvergrößerung und Aufbiegung der Aorta infolge langdauernder Hypertonie (Aufnahme des Radiologischen Institutes der Universität zu Köln, Direktor Prof. Dr. G. Friedmann)

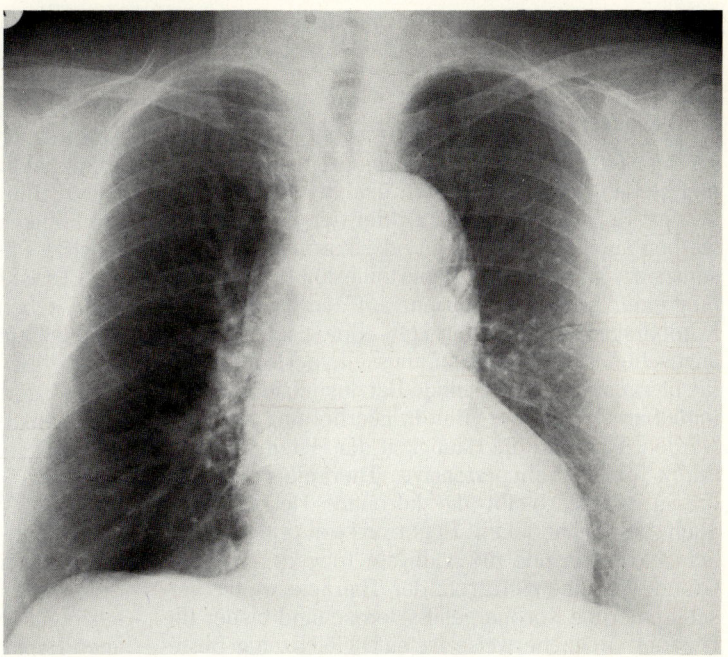

vaskulär bedingte Schrumpfungsprozesse. Ferner zu beachten sind zeitliche Unterschiede in der Kontrastharnanflutung und unterschiedliche Kontrastharndichten im Nierenparenchym. Weiterhin geben die Nierenform (Buckelungen, tumoröse Vorwölbungen, Einziehungen) und die Breite der Rindenzone, die Morphologie der Nierenkelche, der Nachweis von Papillennekrosen und Konkrementen sowie Abflußstörungen wichtige diagnostische Hinweise.

Ultraschalluntersuchungen der Nieren vermögen die gleichen Aufschlüsse zu geben.

Bei Abflußstörungen und dem Verdacht auf einen vesikoureteralen Reflux werden Spezialuntersuchungen (retrogrades Pyelogramm, Miktionszystoureterogramm) durchgeführt.

Isotopennephrogramm: Gibt das Ausscheidungsurogramm keine verläßlichen Hinweise auf das Vorliegen einer einseitigen renalen Minderdurchblutung, sollte als ergänzende Untersuchung ein Isotopennephrogramm mit seitengetrennter Bestimmung der Nierendurchblutung angefertigt werden ([131]J-Hippuran-Clearance).

Dieses Verfahren eignet sich gleichfalls gut zur Bestimmung der Nierendurchblutung bei einseitigen Schrumpfnieren, wenn deren Exstirpation als therapeutische Maßnahme vorgesehen ist. Nierenszintigramme stehen in ihrem Aussagewert hinter dem Isotopennephrogramm zurück.

Durch die Anwendung dieses Basisprogrammes ist bei einer großen Zahl der Patienten eine exakte Diagnosestellung möglich, die auch einen begründeten Verdacht auf eine sekundäre Hypertonieursache ermöglicht, so daß weitergehende diagnostische Maßnahmen ergriffen bzw. eingeleitet werden können.

Unter diesen Vorbedingungen scheint somit eine generelle Ausweitung der Diagnostik bei jedem

Patienten mit einer arteriellen Hypertonie nicht erforderlich und nicht sinnvoll, da sie nicht nur den Patienten unnötig belasten würde, sondern auch finanziell zu aufwendig wäre. Bestehen jedoch Zweifel an der Richtigkeit der Diagnose oder ergeben sich, auch im weiteren Verlauf bei der Betreuung des Patienten, Hinweise darauf, daß eine sekundäre Hochdruckform vorliegt, so muß eine umfassende Diagnostik angeschlossen werden.

Diese Sekundärdiagnostik zielt auf die Erfassung chirurgisch heilbarer Hypertonien, von denen insbesondere die renovaskulären Hochdruckformen kaum oder gar nicht durch die oben aufgeführten Maßnahmen erfaßbar sind. Daneben ist es wichtig, obstruktive und entzündliche Nierenerkrankungen und Zystennieren exakt zu diagnostizieren, um eine gezielte Therapie einschlagen zu können und um andererseits den Patienten davon überzeugen zu können, daß die medikamentöse Therapie die einzige, aber richtige Maßnahme ist, sein Leben zu erhalten.

Die diagnostischen Maßnahmen für die in Frage kommenden sekundären Hochdruckformen werden in den entsprechenden Kapiteln abgehandelt.

Komplikationen

Unbehandelt oder unzureichend behandelt führt eine arterielle Hypertonie unabhängig von ihrer Ätiologie zu kardialen, zerebrovaskulären oder renalen Komplikationen. Für die Ausbildung der Komplikationen sind Dauer und Schweregrad der Blutdrucksteigerung von ausschlaggebender Bedeutung. Systolischer und diastolischer Blutdruck sind gleichrangige Risikofaktoren für die Entwicklung einer Arteriosklerose, die den Gefäßprozessen zugrunde liegt. Die Komplikationsrate nimmt weiter zu, wenn außer einer Hypertonie noch weitere Risikofaktoren für die Entwicklung arterieller Gefäßschäden wie Diabetes mellitus, Übergewicht, Nikotinabusus, Hypercholesterinämie oder Hyperurikämie vorliegen.

Kardiovaskuläre Komplikationen

An der Spitze der hochdruckbedingten Komplikationen stehen solche von seiten des Herzens und der großen Gefäße. Etwa zwei Drittel der Hypertoniker sterben an einer muskulären oder koronaren Herzinsuffizienz. Während die Hypertonie für die Entwicklung einer Koronarinsuffizienz auf dem Boden einer Koronarsklerose als indirekter ätiologischer Faktor anzusehen ist, muß die Herzmuskelhypertrophie und die hieraus sich entwickelnde Herzinsuffizienz als unmittelbare Folge der Blutdruckerhöhung erachtet werden. Während die Häufigkeit der Herzinsuffizienz durch eine antihypertensive Therapie zurückgedrängt wurde, bleibt die koronare Herzkrankheit auch bei behandelten Hypertonikern ein wesentliches Problem und die häufigste Todesursache. Die Gründe für eine sich trotz der Therapie weiter verschlimmernde Koronargefäßsklerose sind bisher unbekannt. Möglicherweise ist eine gleichzeitig bestehende Hypercholesterinämie hierfür verantwortlich zu machen.

Das Auftreten einer akuten Linksherzinsuffizienz ist gelegentlich Folge krisenhafter Blutdrucksteigerungen, so daß bei plötzlichem Auftreten eines Lungenödems auch an eine Hypertonie als Ursache gedacht werden muß.

Als weitere Komplikation einer Hypertonie ist die Entwicklung von Aortenaneurysmen zu nennen.

Zerebrovaskuläre Komplikationen

In gleicher Weise wie die kardiovaskulären zeigen die zerebrovaskulären Komplikationen eine direkte Korrelation zur Blutdruckhöhe, so daß sie auch bereits bei Patienten in jüngerem Lebensalter auftreten. Auch hier erhöht sich das Morbiditätsrisiko bei Vorliegen weiterer Risikofaktoren.

Unterschieden werden die transitorischen ischämischen Attacken (TIA), Hirninfarkte, subarachnoidale und intrazerebrale Massenblutungen und die hypertensive Enzephalopathie. Etwa 20% der Patienten mit Hypertonie sterben an diesen Komplikationen, wobei Massenblutungen häufiger zum Tode führen als Ischämien oder Enzephalopathien. Massenblutungen treten jedoch seltener auf als die sich auf dem Boden der Arteriosklerose entwickelnden thrombotischen Hirninfarkte.

Als Vorstufe einer zerebralen Ischämie sind die transitorischen ischämischen Attacken (auch intermittierende zerebrale Ischämie) ohne Infarzierung von Hirngewebe anzusehen. Sie ereignen sich bei länger bestehender Hypertonie, wenn zusätzliche hämodynamische Störungen wie Herzinsuffizienz, Rhythmusstörung oder Blutdruckabfälle zu einer Dekompensation der Hirndurchblutung führen. Oft kommt es in den frühen Morgenstunden bei niedrigem Blutdruck des Patienten zu diesen flüchtigen Attacken, die zunächst folgenlos bleiben, aber häufig rezidivieren. Innerhalb von 5 Jahren ist bei 25−40% der Pa-

tienten mit der Ausbildung einer kompletten zerebralen Ischämie zu rechnen.

Die Hochdruckenzephalopathie ist Folge einer akuten Blutdrucksteigerung mit Durchbrechen der Autoregulation der Hirndurchblutung und findet sich somit häufig bei der malignen Hypertonie, bei krisenhaften Blutdrucksteigerungen, bei Phäochromozytomkranken oder beim abrupten Absetzen antihypertensiver Pharmaka.

Es ist ferner zu bedenken, daß bei einer Hypertonie neben den intrazerebralen auch die extrazerebralen Gefäße arteriosklerotisch verändert sind, so daß bei Bestehen kombinierter Gefäßstenosierungen bereits geringgradige Kreislaufstörungen zu folgenschweren Beeinträchtigungen der Hirndurchblutung führen.

Renale Komplikationen

Obwohl die Nieren bei Vorliegen einer Hypertonie bereits frühzeitig durch Entwicklung einer Arterio-/Arteriolosklerose in Mitleidenschaft gezogen werden, treten renale Komplikationen vorwiegend bei der malignen Hypertonie auf. Bei primärer Hypertonie ist mit einer Urämie in etwa 6% der Fälle zu rechnen, bei renal-parenchymatösen Hypertonien dürfte dieser Prozentsatz höher liegen.

Im Verlaufe einer Hypertonie kann sich außerdem eine arteriosklerotische Nierenarterienstenose entwickeln, die eine Verschlechterung der Hypertonie bewirkt.

Periphere arterielle Gefäßkomplikationen

Eine arterielle Hypertonie als alleiniger Risikofaktor scheint aufgrund der bisher vorliegenden Untersuchungen die Entwicklung einer arteriellen Verschlußkrankheit nicht maßgeblich zu fördern. Nikotinabusus und Hyperlipidämie dürften für diese Komplikation von größerer Bedeutung sein.

Therapie

Die Indikation für eine blutdrucksenkende Therapie ergibt sich aus der Tatsache, daß Morbidität und Mortalität von Personen mit erhöhtem Blutdruck deutlich oberhalb derjenigen von Patienten mit einem normalen Blutdruck liegen.

Morbiditäts- und Mortalitätsrisiko steigen kontinuierlich mit Zunahme des systolischen Blutdruckes, und bereits bei Patienten mit einem systolischen Blutdruck von 145 mmHg besteht ein 2- bis 3fach höheres Mortalitätsrisiko als bei solchen mit einem Blutdruck unter 130 mmHg.

Die Erkrankungen, die im Gefolge einer Hypertonie gehäuft auftreten, wurden im vorangehenden Abschnitt besprochen.

Zu unterscheiden ist zwischen der kausalen operativen Therapie und der symptomatischen medikamentösen Therapie. Eine Indikation für eine operative Therapie besteht bei den Hypertonien aus endokriner Ursache (Cushing- und Conn-Syndrom), Phäochromozytom), in Fällen von renovaskulärer Hypertonie, bei einseitigen entzündlichen Nierenprozessen oder kongenitalen Nierenhypoplasien, bei obstruktiven Nieren- und Harnwegserkrankungen sowie bei der Aortenisthmusstenose.

Für die Mehrzahl der Patienten besteht die Indikation zur Durchführung einer konservativen Therapie, wobei es sich in der Regel um eine Langzeittherapie handelt, so daß ihre Indikation sorgfältig gestellt werden muß. Dabei ist jedoch nicht nur an medikamentöse, sondern auch an **allgemeine Maßnahmen** zu denken, deren Anwendung vom Schweregrad der Hypertonie, vom Vorliegen von Begleitkrankheiten und der persönlichen Situation des Patienten abhängig ist.

Liegt aufgrund der durchgeführten Untersuchungen eine behandlungsbedürftige chronische arterielle Hypertonie vor, so sollte der Arzt seinen Patienten zunächst über die Art dieser Krankheit aufklären, so daß der Patient auch selbst das Morbiditätsrisiko abschätzen kann, um besser mit seiner Krankheit leben zu können. Im gemeinsamen Gespräch sollte nach Möglichkeiten gesucht werden, exogene Faktoren, die geeignet sind, die Blutdruckerhöhung ungünstig zu beeinflussen, zu beseitigen. Dazu gehören die Besprechung und soweit als möglich auch die nachfolgende Regelung privater und beruflicher Probleme. Der Arzt sollte sich ein genaues Bild von der Berufstätigkeit seines Patienten machen, um diesem Empfehlungen für die Gestaltung seines Tagesablaufes geben zu können, insbesondere aber auch, um gesundheitliche Risiken, die aus ungeeigneter, d.h. schwerer körperlicher Arbeit resultieren können, auszuschalten. Die Art der beruflichen Tätigkeit muß auch bei der Aufstellung des Therapieplanes in der Auswahl der Medikamente Berücksichtigung finden: So sollten stärker sedierende Pharmaka nicht solchen Patienten verordnet werden, deren berufliche Tätigkeit erhöhte Aufmerksamkeit erfordert bzw. die durch Unaufmerksamkeit oder Müdigkeit sich selbst oder andere gefährden, wie z.B. Kraftfahrer, Piloten, Arbeiter an laufenden Maschinen und Gerüstarbeiter. Ebenso sollten Medikamente, die eine stärkere orthostatische Dysregulation bedingen, vermieden werden. Hypertoniker sollten keine Schichtarbeit leisten. Aber auch das Privatleben muß der Erkrankung gemäß in geregelten Bahnen verlaufen und nicht von allzu zahlreichen nebenberuflichen und gesellschaftlichen Verpflichtungen gekennzeichnet sein.

Eine der wesentlichsten Grundlagen der antihypertensiven Therapie besteht in der Verordnung und Einhaltung diätetischer Maßnahmen, die geeignet sind, den Bluthochdruck günstig zu beeinflussen. Dazu gehören bei Übergewichtigkeit eine Verminderung des Körpergewichtes, die sich außerdem vorteilhaft auf die häufig begleitende Fett- und Zuckerstoffwechselstörung sowie die Hyperurikämie auswirkt. Eine angepaßte sportliche Tätigkeit in Form von Radfahren, Laufen oder Schwimmen kann hierbei unterstützend wirken.

Wenn auch Nikotin keinen direkten Einfluß auf den Blutdruck ausübt, handelt es sich jedoch hierbei um ein wesentliches Gefäßgift. Deshalb sollte das Rauchen strikt untersagt werden. Coffeinhaltige Getränke sind hingegen entsprechend der individuellen

Tabelle 1.**45**   Einteilung antihypertensiver Pharmaka
1. Diuretika
2. β-Rezeptorenblocker
3. Vasodilatatoren
4. Antisympathotonika

Verträglichkeit erlaubt, ebenso Alkohol in kleinen Mengen. Wegen der Exazerbationsgefahr der Hypertonie erscheint es ratsam, Ovulationshemmer durch andere empfängnisverhütende Maßnahmen zu ersetzen.

Eine maßgebliche Unterstützung der medikamentösen Maßnahmen ist in der Herabsetzung des täglichen Kochsalzverbrauches auf eine Menge zwischen 3 und 5 g zu sehen. Andere Gewürze sind hingegen erlaubt.

Die skizzierten Allgemeinmaßnahmen sollten als Grundlage einer jeden antihypertensiven Therapie angesehen und eingesetzt werden, in Fällen einer leichten oder Grenzwerthypertonie wird bereits hierdurch eine hinreichende Blutdrucksenkung erzielt.

Die Indikation zu einer zusätzlichen **medikamentösen Therapie** wird in Anlehnung an die Empfehlungen der Deutschen Liga zur Bekämpfung des hohen Blutdruckes gestellt:

1. Wenn bei Patienten im jüngeren und mittleren Lebensalter ein systolischer Blutdruck von mindestens 160 oder ein diastolischer Blutdruck von mindestens 95 mmHg bei zwei Messungen an verschiedenen Tagen festgestellt wurde.
2. Bei einer Grenzwerthypertonie oder einer labilen Hypertonie, d.h. bei Blutdruckwerten zwischen 140 und 160/90−95 mmHg, wenn weitere Risikofaktoren, eine familiäre Hypertoniebelastung oder eine renale Hypertonie vorliegen.
3. Bei Patienten jenseits des 60. Lebensjahres, wenn der systolische Blutdruck über 180 mmHg und/oder der diastolische Blutdruck über 100 mmHg beträgt.

Für die medikamentöse Therapie stehen zahlreiche Substanzen zur Verfügung, die zwanglos in 4 Gruppen eingeteilt werden können und mit denen man einzeln oder in sinnvoller Kombination alle Fälle einer medikamentös therapierbaren Hypertonie durch eine gezielte Beeinflussung der pathophysiologisch veränderten Parameter einstellen kann (Tab. 1.**45**). Es handelt sich dabei um die Diuretika, die β-Rezeptorenblocker, die Vasodilatatoren, die Antisympathotonika, letztere unterteilt in die zentralen α-Rezeptorenagonisten, die peripheren α-Rezeptorenblocker, die peripheren adrenergen Neutronenblocker und das Reserpin.

Die medikamentöse Therapie wird im Sinne einer Stufentherapie durchgeführt (Abb. 1.**82**) und sollte als Monotherapie entweder mit einem Diuretikum, einem β-Rezeptorenblocker, einem sogenannten Calciumantagonisten oder einem Angiotensin-Converting-Enzym-(ACE-)Hemmer begonnen wer-

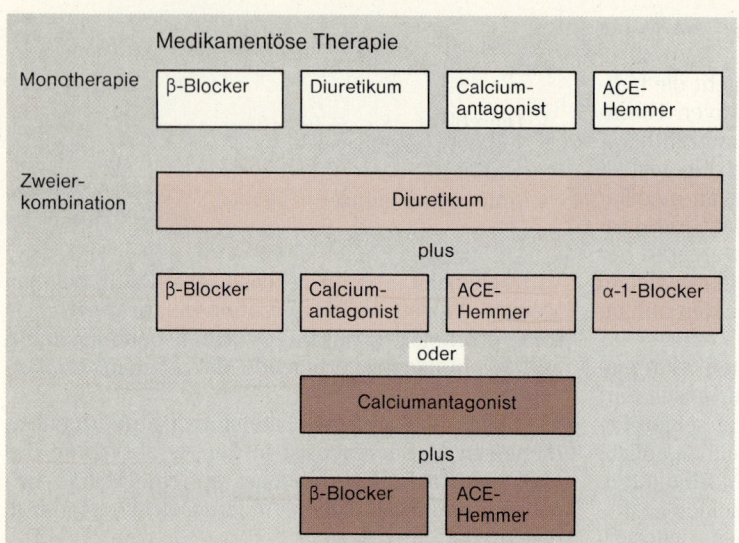

Abb. 1.**82** Therapieempfehlungen der Hochdruckliga 1988

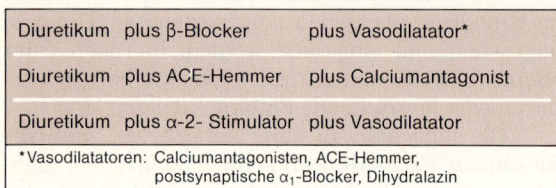

Abb. 1.**83** Empfohlene Varianten einer Dreifach-Kombinationstherapie

den. Bei Patienten bis zu einem Alter von etwa 50 Jahren wird im allgemeinen den β-Rezeptorenblockern als Basismedikament vor den Diuretika der Vorzug gegeben, obwohl für dieses Vorgehen keine zwingende Begründung gegeben werden kann.

Die β-Rezeptorenblocker sollten bevorzugt dann eingesetzt werden, wenn sich aufgrund der Anamnese und der durchgeführten Untersuchungen Hinweise für einen erhöhten Sympathikotonus ergeben.

Sowohl für die β-Rezeptorenblocker als auch für die Diuretika und die ACE-Hemmer gilt, daß sich prinzipiell alle auf dem Markt befindlichen Präparate trotz unterschiedlicher pharmakologischer Eigenschaften für eine antihypertensive Therapie eignen. Bezüglich der Diuretika werden bei normaler Nierenfunktion die mittellang wirkenden Präparate bevorzugt. Von den Calciumantagonisten wurden insbesondere Diltiazem, Nifedipin, Nitrentipin und Verapamil auf ihre antihypertensiven Eigenschaften untersucht.

Ist durch eine Monotherapie der genannten Pharmaka in mittlerer Dosierung keine Blutdrucksenkung zu erzielen, so wird man auf der Basis einer Diuretikatherapie diese durch Zugabe von β-Blockern, Calciumantagonisten, ACE-Hemmern oder α-Blockern intensivieren bzw. die Patienten auch auf eines der im Handel befindlichen Kombinationspräparate einstellen. Ähnlich wirksam sind auch die zahlreichen Reserpin-Saluretika-Kombinationspräparate.

Im Falle einer unzureichenden Wirkung dieser Zweierkombinationen kann die Therapie entsprechend den Empfehlungen der Deutschen Hochdruckliga (Abb. 1.**83**) zu einer Dreierkombination erweitert

werden, da die Pharmaka der aufgeführten Substanzklassen sich in ihrer Wirkung addieren.

Der Einsatz der zentral angreifenden α-Rezeptorenagonisten α-Methyldopa oder Clonidin, d. h. eine weitere Dämpfung des Sympathikotonus, erscheint auf dieser Therapiestufe wenig sinnvoll, da durch diese Pharmaka unter Umständen subjektiv stärker empfundene Nebenwirkungen hervorgerufen werden (Müdigkeit, orthostatische Dysregulation, Mundtrockenheit, Impotenz). Die vorsichtige zusätzliche Gabe dieser Medikamente kann jedoch bei immer noch ungenügender Blutdrucksenkung notwendig werden.

Unter diesen Gegebenheiten ist der Einsatz von Ganglienblockern oder auch adrenergen Neuronenblockern nur bei besonderer Indikation unter klinischen Bedingungen erforderlich.

Bei Patienten über 60 Jahren sollte zunächst der Versuch unternommen werden, den behandlungsbedürftigen Blutdruck durch Allgemeinmaßnahmen, insbesondere durch eine kochsalzarme Kost, zu senken. Bei medikamentöser Therapie ist durch Anwendung eines möglichst einfachen Therapieschemas eine schonende Blutdrucksenkung anzustreben (Diuretika, Calciumantagonisten, Co-Dercocrinmesylat). Präparate, die orthostatische Dysregulationen auszulösen vermögen, sollten nicht angewendet werden.

Hypertensive Notfälle

Krisenhafte Blutdrucksteigerungen können prinzipiell bei jeder Hochdruckform auftreten und stellen immer eine akute Lebensbedrohung dar, so daß rasches und gezieltes Handeln erforderlich ist. Nach Einleitung einer antihypertensiven Therapie, z.B. mittels sublingualer Gabe von Nifedipin, durch den zuerst hinzugezogenen Arzt muß die stationäre Einweisung des Patienten erfolgen.

Die bei den verschiedenen Notfallsituationen indizierten Pharmaka sind der Tab. 1.**46** nach Gifford zu entnehmen.

Zur Beherrschung der Blutdruckkrise ist oft die Wiederaufnahme bzw. Intensivierung der oralen medikamentösen Therapie ausreichend.

Nebenwirkungen der Antihypertensiva

Die antihypertensive Pharmakotherapie ist im allgemeinen gut verträglich insbesondere auch, da die Kombinationstherapie eine niedrigere Dosierung der Einzelsubstanzen ermöglicht. Subjektiv als unangenehm empfundene Nebenwirkungen treten häufiger bei Verordnung der zentral angreifenden α-Rezeptorenagonisten, bei den peripheren postsynaptischen α-Rezeptorenblockern und den adrenergen Neuronenblockern auf (Tab. 1.47). Zumeist vermindern sich die aufgeführten Beschwerden im Verlaufe der Therapie.

Durch α-Methyldopa können in seltenen Fällen ein Drogenfieber, ein positiver Coombs-Test mit oder ohne hämolytische Anämie, eine Leukozytopenie und eine Thrombozytopenie ausgelöst werden.

Schwerwiegend können auch diuretikainduzierte Nebenwirkungen sein, wobei vornehmlich Hypokaliämien zu beachten sind. Nach Einleitung einer Diuretikatherapie sind insbesondere bei gleichzeitiger Digitalistherapie häufigere Kontrollen des Kaliumspiegels angebracht. Kaliumreiche Nahrung, Kaliumzufuhr durch entsprechende Präparate (Kalinor, Rekawan) oder auch die Gabe der sogenannten kaliumsparenden Diuretika vermeiden im allgemeinen diese Komplikationen. Bei eingeschränkter Nierenfunktion sind diese Maßnahmen wegen der Gefahr einer Hyperkaliämie kontraindiziert. Unter einer Diuretikatherapie müssen außer Kalium auch der Blutzucker, die Harnsäure und die Serumtriglyceride kontrolliert werden.

Die unter einer Therapie mit β-Rezeptorenblockern auftretenden Nebenwirkungen (Tab. 1.48) sind zumeist direkt auf die β-rezeptorenblockierende Wirkung zurückzuführen. Sie können ein bedrohliches Ausmaß annehmen, wenn eine Therapie mit diesen Substanzen nicht indiziert war.

Bei einer Therapie mit Vasodilatatoren ist eine reflektorische Tachykardie zu beachten, die neben Palpitationen auch pektanginöse Beschwerden verursacht. Als auffälligste Nebenwirkung tritt unter einer Therapie mit Minoxidil ein Hirsutismus auf.

Bei Patienten mit eingeschränkter Nierenfunktion ist es nicht zweckmäßig, weiterhin Thiaziddiuretika einzusetzen, da unter diesen Bedingungen keine diuretische Wirkung mehr zu erwarten ist, die Präparate andererseits aber zu einer Verstärkung der Azotämie führen. Bei Niereninsuffizienten ist Furosemid das Diuretikum der Wahl. Die anderen Antihypertensiva werden entsprechend den Blutdruckwerten dosiert.

Bei leberkranken Patienten empfiehlt sich eine Dosisreduktion der β-Rezeptorenblocker und von α-Methyldopa; bei höhergradiger Leberinsuffizienz muß die diuretische Therapie derart durchgeführt werden, daß eine Hypokaliämie vermieden wird.

Zu beachten sind ferner Interaktionen der Antihypertensiva mit anderen Medikamenten und Nahrungs- bzw. Genußmitteln.

So wird z.B. die Ausscheidung von Lithium während gleichzeitiger diuretischer Therapie gehemmt.

Tabelle 1.46 Pharmaka bei hypertensiven Notfällen (nach Gifford jr.)

	Bevorzugt	Mit Vorsicht anwenden oder vermeiden
maligne Hypertonie	Diazoxide Reserpin Clonidin Urapidil Ganglienblocker	
hypertensive Enzephalopathie	Nitroprussid Diazoxid Ganglienblocker	Reserpin Clonidin Urapidil
Phäochromozytom-Krise	Phentolamin Nitroprussid	alle anderen
akute Linksherzinsuffizienz	Nitroprussid Ganglienblocker Diazoxid	Dihydralazin
intrakranielle Blutung und Kopfverletzungen	Nitroprussid Ganglienblocker	Reserpin Clonidin Diazoxid
postoperative Blutungen	Reserpin Clonidin Urapidil Nitroprussid Diazoxid Dihydralazin	
Aneurysma dissecans aortae	Ganglienblocker Reserpin Clonidin Urapidil Guanethidin per os	Diazoxide Dihydralazin
schwere Verbrennungen	Nitroprussid Diazoxid Reserpin Urapidil Clonidin	
Gestose	Nitroprussid Dihydralazin Diazoxid	Urapidil Ganglienblocker Reserpin Clonidin

Diuretika verstärken die Wirkung oraler Antikoagulantien. Werden Diabetiker mit Diuretika behandelt, ist unter Umständen eine Erhöhung der Insulindosis oder der oralen Antidiabetika erforderlich. Bei gleichzeitiger Therapie mit Kortikoiden oder Carbenoxolon wird die Diuretika-bedingte Hypokaliämieneigung verstärkt. Gemeinsam mit trizyklischen Antidepressiva verabfolgt, zeigen Clonidin, α-Methyldopa, Guanethidin und die Rauwolfia-Alkaloide eine Wirkungsabschwächung.

Bei einer Unterbrechung der antihypertensiven Therapie ist mit schweren Nebenwirkungen zu rechnen, Gefahren drohen nicht nur infolge Wiederanstiegs des Blutdruckes, sondern wie bei einer Unter-

Tabelle 1.47 Nebenwirkungen der Antisympathotonika

Antisympathotonika
Sedierung
Orthostatische Dysregulation
Mundtrockenheit
Diarrhoe, Obstipation
Erbrechen
Schlafstörungen
Potenzstörungen
Nasenschleimhautschwellungen
Kopfschmerzen
Adrenerge Neuronenblocker
Orthostatische Dysregulation
Impotenz
Ejakulationsstörungen
Harnstofferhöhungen
Diarrhöen

Tabelle 1.48 Kontraindikationen und Nebenwirkungen der β-Rezeptorenblocker

Obstruktive Atemwegserkrankungen
Latente Herzinsuffizienz
Kardiale Überleitungsstörungen
Periphere Durchblutungsstörungen
Gastrointestinale Beschwerden
Alpträume
Hypotonie
Bradykardie
Symptomarme Hypoglykämie

brechung der Therapie mit Clonidin, α-Methyldopa oder β-Rezeptorenblockern durch den plötzlichen Wegfall der Sympathikolyse bzw. durch eine vermehrte Katecholaminfreisetzung. Die Zeichen dieser insgesamt seltenen Komplikation entsprechen der Symptomatologie eines Phäochromozytoms.

Nachsorge bei Hypertonikern

Der Erfolg einer antihypertensiven Therapie hängt wesentlich von der Zusammenarbeit zwischen Arzt und Patient ab, so daß regelmäßige Kontrolluntersuchungen vereinbart werden müssen. Eine Überprüfung der Blutdruckeinstellung erfolgt am besten anhand der vom Patienten durch Selbstmessung gewonnenen Daten, die eine bessere Beurteilung der Blutdruckeinstellung ermöglichen, da sich in diesen Werten die nicht zu vernachlässigenden Einflüsse der alltäglichen Belastungen widerspiegeln.

Ergebnisse wichtiger Laboruntersuchungen (Kalium, Kreatinin, Harnsäure und Blutzuckerkonzentrationen) und die verordnete Therapie werden zweckmäßigerweise in einem Blutdruckpaß niedergelegt.

Prognose

Das Morbiditäts- und Mortalitätsrisiko für die kardiovaskulären Komplikationen der verschiedenen arteriellen Hochdruckformen wurde bereits besprochen. Durch eine effektive und kontrollierte antihypertensive Therapie, die gegebenenfalls durch die Therapie vorhandener Begleiterkrankungen ergänzt werden muß, läßt sich dieses Risiko jedoch entscheidend vermindern. Seit wirksame Antihypertensiva zur Verfügung stehen, ist ein Rückgang der hypertoniebedingten muskulären Herzinsuffizienz, der zerebrovaskulären Komplikationen und der Niereninsuffizienz zu registrieren. Allerdings wurde die Inzidenz einer koronaren Herzkrankheit durch die antihypertensive Therapie bisher nicht signifkant vermindert. Die durch eine antihypertensive Therapie zu erzielende Verbesserung der Lebenserwartung betrifft alle Schweregrade der Hypertonie und konnte besonders eindrucksvoll bei Patienten mit maligner Hypertonie nachgewiesen werden.

Merke: Eine arterielle Hypertonie ist charakterisiert durch Blutdruckwerte über 160/90 mmHg und stellt einen wesentlichen Risikofaktor für Folgeerkrankungen des arteriellen Gefäßsystems und der Nieren dar. Neben den diagnostischen Maßnahmen zur Abgrenzung der primären Hypertonie von sekundären Hochdruckformen ist besonderes Augenmerk auf Sekundärerkrankungen, Begleiterkrankungen und Komplikationen zu richten. Umfassende Anamneseerhebung und klinische sowie Labor- und apparative Untersuchungen können erforderlich sein.

Neben der Elimination weiterer Risikofaktoren ist insbesondere eine adäquate medikamentöse Therapie in der Lage, solche Sekundärkomplikationen zu verhindern. Für die Pharmakotherapie stehen Antisympathotonika, Diuretika und Vasodilatatoren zur Verfügung. Die Patienten mit einer Hypertonie bedürfen einer intensiven Nachsorgebehandlung.

In besonderen Fällen sekundärer Hochdruckformen führt eine operative Therapie zur Heilung der Hypertonie.

Weiterführende Literatur

Bock, K.D.: Hochdruck, Thieme, Stuttgart 1981
Deutsche Liga zur Bekämpfung des hohen Blutdruckes: Informationsreihe 1989
Genest, J., O. Kuchel, P. Hamet, M. Cantin: Hypertension. McGraw-Hill, New York 1983
Meurer, K.A., W. Kaufmann: Antihypertensive Therapie: Pathophysiologische Grundlagen. Münch. Med. Wschr. 124 (1982) 1043
Meurer, K.A., F. Saborowski, V. Hossmann: Kreislauf. In Bock, H.E., W. Kaufmann, G.W. Löhr: Pathophysiologie, Thieme, Stuttgart 1985
Rosenthal, J.: Arterielle Hypertonie. Springer, Berlin 1986

Funktionelle kardiovaskuläre Störungen

K.D. Scheppokat

Definition: Mit dem Terminus funktionelle Störungen bezeichnen wir Krankheitsbilder, die mit oft lebhaften, belästigenden und vielfältigen subjektiven Symptomen, aber in der Regel ohne anatomisch beschreibbare Organveränderungen einhergehen und bei der Untersuchung nur Normabweichungen von Funktionsbefunden oder ganz unauffällige Befunde bieten. Es gibt in der Medizin keine Klassifizierung funktioneller Gesundheitsstörungen, die einerseits umfassend, andererseits klar und trennscharf definiert und darüber hinaus allgemein akzeptiert, wissenschaftlich gut begründet und in der Praxis sinnvoll anzuwenden wäre. Die Nomenklatur, die Nosologie und die Klassifizierung dieses Krankenguts sind in Bewegung und unterliegen auch Modeströmungen.

Während man früher von nervösen Störungen von Herz, Kreislauf, von Magen, Darm usw. sprach, traten in den 20er Jahren Bezeichnungen in den Vordergrund, die bestimmte autonome Funktionsstörungen differenzierten: Sympathikotonie und Vagotonie. Man erkannte aber bald, daß die damit implizierte Einfachheit des autonomen Nervensystems und seiner Störungen nicht den tatsächlichen Gegebenheiten entsprach, und wich auf eine mehr generalisierende Nomenklatur aus: vegetative Dystonie, vegetative Regulationsstörungen. Dann wurden auch Teilaspekte aus dem komplexen klinischen Bild zu Krankheitsbezeichnungen erhoben, wie z.B. Hypotonie oder Orthostasesyndrom.

In neuerer Zeit werden die Bezeichnungen psychovegetative Störungen oder funktionelle Herz-Kreislauf-Störungen benutzt. In der angloamerikanischen und skandinavischen Literatur wird am häufigsten von neurozirkulatorischer Asthenie gesprochen, wobei Soldiers Heart, Da-Costa-Syndrom, irritables Herz, Effort-Syndrom und neurozirkulatorische Asthenie weitgehend als Synonyma gelten. Von physiologischen Meßgrößen ausgehende und heute zunehmend angewandte Bezeichnungen sind vasoregulatorische Asthenie und hyperkinetische kardiovaskuläre Dysregulation. Auch diese beiden Bezeichnungen werden heute weitgehend als Synonyma gebraucht. Sie ähneln der von Starr (1942) vorgeschlagenen, nämlich hyperkinämische Zirkulation, welcher der Autor die hypokinämische Zirkulation gegenüberstellt.

Bei den Kranken mit funktionellen Störungen kommen neben den körperlichen auch sehr häufig seelische und emotionale Störungen und Beschwerden vor. Internist und Allgemeinarzt können davon ausgehen, daß die Mehrzahl ihrer Krankheitsfälle mit funktionellen Störungen von den psychologischen Disziplinen als Depression oder als Angstneurose einzuordnen sind. Die neuere Bezeichnung Herzneurose impliziert eine Organspezifität funktioneller Beschwerden, die sich im klinischen Alltag oft nicht bestätigen läßt.

Das Konzept rein funktioneller Störungen als Krankheitsentität unterliegt gewissen Einschränkungen. Die Funktion und die Form von Organen hängen voneinander ab. Erhöhter Blutdruck, bestimmte Arten von Leistungssport, prolongierte Bettruhe und Schwerelosigkeit — um nur einige Beispiele zu nennen — gehen mit Änderungen der Form und der Dimensionen des kardiovaskulären Systems (und anderer Organe) einher. Weiter muß gesagt werden, daß die von uns als organisch bezeichneten Krankheiten in ihrer Symptomatik und in ihrem Verlauf wesentlich modifiziert werden können durch psychovegetative Einflüsse und funktionelle Störungen. Schließlich ist zu bedenken, daß keine scharfe Grenze die Patienten mit psychovegetativen Störungen von den Gesunden trennt. Befragt und untersucht man gesunde Versuchspersonen genauso wie die Patienten mit funktionellen Störungen, so findet man auch bei ihnen Beschwerden und abnorme Funktionsbefunde, freilich ohne daß die Beschwerden zur Konsultation des Arztes geführt hätten.

Häufigkeit

In der Gesamt-Bevölkerung kommen psychovegetative Störungen schätzungsweise bei 5–10% der Erwachsenen vor. 20–30% der Aufnahmen in Krankenhaus-Abteilungen für innere Medizin erfolgen wegen funktioneller Syndrome, psychosomatischer und psychiatrischer Störungen. Wesentliche Anteile werden von Angstneurosen, Herzanfällen, Kreislaufstörungen, Reizmagen, Colon irritabile, von Depressionen und Suizidversuchen gestellt. Unter den ambulanten Patienten von Allgemeinärzten, Internisten und Kardiologen liegt der prozentuale Anteil derjenigen mit funktionellen Störungen etwa so hoch wie unter den stationären, in etlichen Praxen sicherlich noch höher. Viele (man schätzt zwei Drittel) der Patienten mit funktionellen Gesundheitsstörungen konsultieren wegen scheinbar anderer Krankheiten als ersten einen Internisten oder Allgemeinarzt. Aber auch alle anderen klinischen Fachdisziplinen haben in nennenswertem Umfang Patienten mit funktionellen Syndromen zu betreuen.

Betroffen sind alle Altersgruppen, in der Erwachsenenmedizin bevorzugt die 2.–5. Lebensdekade. In dem als neurozirkulatorische Asthenie oder als psychovegetative Syndrome klassifizierten Krankengut verhält sich die Anzahl der männlichen zu der der weiblichen Patienten wie 1:2 bis 2:3; in dem als Herzphobie oder Herzneurose klassifizierten Krankengut überwiegen die männlichen Patienten im Verhältnis 7:3.

Ätiologie

Die Ursachen funktioneller Störungen sind komplex und weniger übersichtlich als diejenigen von organischen Krankheiten mit bekannter Ätiologie. Die Störungen der Organfunktionen als psychogen zu bezeichnen und es dabei bewenden zu lassen, ist für viele Fälle eine unzulässige Vereinfachung. Weder die ausschließlich psychologische noch die rein somatologische Betrachtung ist geeignet, den funktionellen Gesundheitsstörungen des Menschen gerecht zu werden. Die von uns geübte Separierung und getrennte Bearbeitung der psychischen und der physischen Kategorie ist zwar eine notwendige Folge der spezialisierten Wissenschaftsentwicklung, aber auch Ausdruck geminderter Fähigkeit, biologische Phänomene als Ganzes zu begreifen. Der praktisch tätige Arzt kann sich bemühen zu lernen, das Ganze wieder zu begreifen und z.B. Angst und zugehörige Gestik, Haltung, Sprechweise und zugehörige Änderungen von autonomer Innervation und Organfunktion als verschiedene Symptome einer einheitlichen, vom ganzen Menschen erfahrenen Störung zu sehen.

In der Familienanamnese der Kranken mit funktionellen Störungen kommen ähnliche Störungen häufiger vor als in der Familienanamnese von Vergleichskollektiven, was – cum grano salis – für eine familiäre Disposition zu solchen Störungen spricht. Dispositionelle und konstitutionelle Faktoren können aber kaum die einzigen Ursachen sein.

Viele Autoren nehmen Faktoren, die sich aus der Interaktion zwischen dem Menschen und seiner Umgebung ergeben, als wesentliche Mitursachen, als konditionierende Einflüsse und als Auslöser psychovegetativer Störungen an. 1952 im Auftrag der UNESCO durchgeführte Untersuchungen (Jores 1973) haben vier Charakteristika von Sozietäten ergeben, in denen der einzelne sich in aller Regel guter Gesundheit erfreut:

1. Alle Aspekte des Lebens wie Arbeit und Spiel, Jugend und Erwachsensein, Religion, Geburt und Tod sind eng miteinander verbunden, und das Leben wird demzufolge als Einheit erfahren.

2. Der einzelne ist fest in seine Gemeinschaft gebunden und in ihr geborgen.

3. Veränderungen in der Gesellschaft erfolgen langsam und allmählich, festgelegte Sitten und Gebräuche sorgen für Kontinuität und Stabilität.

4. Die Gruppen, zu denen der einzelne gehört, sind klein.

Diese Charakteristika gelten nicht oder nur noch bedingt für unsere Gesellschaft. Die Gruppen sind groß und wenig überschaubar. Es herrscht eher ein Mangel an Einheitlichkeit, Gemeinsinn, Stabilität und an Bindung (religio). So sind die gesellschaftlichen Bedingungen heute wohl geeignet, den Menschen labil, unsicher und unstet zu machen und zu Gesundheitsstörungen zu disponieren.

Hinzu kommen einige besondere Einwirkungen moderner Technik:

– Durch die Beschleunigung von Transport und Kommunikation reduziert sie die Redundanz der Abläufe.
– Sie vergrößert die Zahl der Reize, die den einzelnen Menschen pro Zeiteinheit treffen (den „Input"); man schätzt, daß wir einem 1000fach größeren „input" ausgesetzt sind, als unsere Urgroßeltern es waren.
– Sie schafft Möglichkeiten, die uns zwingen, sie wahrzunehmen und zu nutzen.
– Sie minimiert Muskelarbeit und Körperbewegung des Menschen.

Während der moderne Mensch einem derart gesteigerten „Input" ausgesetzt ist, verlaufen seine Reaktionen auf Reize zum Teil abweichend vom biologisch vorgegebenen Muster. Zentralnervensystem und Kreislaufsystem absolvieren immer wieder die Bereitstellungsfunktion, aber die Bewegungsentladungen von Kampf oder Flucht pflegen in zivilisierter Umgebung nicht mehr zu folgen. Daraus resultiert etwas, was man als Entkopplung des muskuloskelettalen vom zentralnervösen und vom kardiovaskulären System ansehen kann.

Streß – der Begriff kann hier nicht ausgespart werden – ist als allgemeine Bezeichnung für Reize oder Bedingungen geeignet, die den Menschen und seine Anpassungs- und Reaktionsmöglichkeiten fordern und eben häufig überfordern. Aber als ätiologischer Faktor für psychovegetative Störungen ist er ungenügend quantifizierbar, besonders beim interindividuellen Vergleich. Ein gegebener Reiz oder eine gegebene Situation induziert bei manchen Menschen Erregtheit, Angst, körperliche Beschwerden und Dysfunktion von Organen, bei anderen keine merkbaren Reaktionen oder nur solche, die ihnen keine Beschwerden verursachen.

So gehen viele Faktoren, die voneinander in komplizierter Weise abhängen, in das Ursachenmosaik für psychovegetative Störungen ein, der persönliche Zuschnitt des einzelnen mit seinen ererbten und den in der Kindheit (und eventuell später) erworbenen Reaktions- und Verhaltensmustern, allgemeine soziale und technische Bedingungen, besondere Umwelteinflüsse und Interaktionen zwischen Individuum und Umgebung.

Pathophysiologie und Klinik

Physiologische Abweichungen

Jeder Versuch einer einheitlichen und allgemeingültigen Darstellung „der" Pathophysiologie psychovegetativer Störungen birgt die Gefahr, den wahren Verhältnissen, die durch Vielfältigkeit und Variabilität im zeitlichen Ablauf gekennzeichnet sind, Gewalt anzutun. Es gibt aber experimentelle Anordnungen und klinisch-physiologische Beobachtungen, die wenigstens einen Teil der vorkommenden Funktionsstörungen repräsentieren. Sie basieren vorwiegend auf dem Konzept der Entkopplung des zentralnervösen und kardiovaskulären vom muskuloskelettalen System, d. h., sie registrieren die Folgen einseitiger psychomentaler Belastung.

Die Tab. 1.**49** zeigt das Verhalten einiger Kreislaufgrößen unter akutem Streß bei Rhesusaffen. Herzfrequenz, Herzzeitvolumen und Arteriendruck steigen an, und die prozentuale Verteilung des Herzzeitvolumens auf die verschiedenen Organe ändert sich: Der Anteil der Muskulatur an der Gesamtdurchblutung des Körpers nimmt deutlich zu, während die Anteile von Nieren, Magen, Darm und Haut abnehmen. Die kardiovaskuläre Reaktion auf akuten Streß ist also gekennzeichnet durch eine – sicherlich zum guten Teil durch das sympathisch-adrenerge System vermittelte – Zunahme von Frequenz und Pumpleistung des Herzens, durch eine Dilatation der Widerstandsgefäße besonders in den Muskeln, und eine Vasokonstriktion der Widerstandsgefäße in den Nieren und im Intestinum. Der Nettoeffekt ist im vorliegenden Experiment eine geringe Abnahme des peripheren Gesamtwiderstandes. Bei chronischer Einwirkung solchen experimentellen Stresses überwiegt im Bereich der Skelett-Muskel-Arteriolen offenbar eine Konstriktion die initiale Vasodilatation.

Beim Menschen fanden Brod u. Mitarb. (1979) unter Belastung durch anstrengendes Kopfrechnen den tierexperimentell gewonnenen (s. oben) sehr ähnliche Befunde (Tab. 1.**50**): eine Zunahme von Frequenz und Pumpleistung des Herzens, des arteriellen Blutdrucks und der Muskeldurchblutung, eine Abnahme der Durchblutung von Nieren, Haut und Intestinalorganen. Auch das Verhalten der kapazitiven Gefäße unter psychomentaler Belastung ist untersucht worden. Die Extremitätenvenen zeigen dabei eine Konstriktion. Der zentrale Venendruck steigt an. Das Füllungspotential des Herzens (das Produkt aus Blutvolumen und zentralem Venendruck) ist also vergrößert, und es wird erwogen, daß diese Zunahme des Herzfüllungspotentials den beobachteten Anstieg des Herzzeitvolumens bedingt. Die kardiovaskuläre Reaktion auf Angst entspricht weitgehend der hier dargestellten Reaktion auf anstrengendes Kopfrechnen.

Bei der arteriellen Hypertonie findet man in vielen Fällen und besonders in den frühen Stadien der Krankheit chronisch ein pathophysiologisches Muster, das der akuten Reaktion auch gesunder Menschen auf psychomentale Stimuli ähnelt, nämlich ein erhöhtes Herzzeitvolumen, eine erhöhte Muskel-

durchblutung, eine geminderte Nierendurchblutung und einen erhöhten Venentonus. Im akuten Versuch zeigen Patienten mit essentieller Hypertonie und Gesunde aus Hypertoniker-Familien eine größere Ausprägung und längere Dauer der Reaktion auf Stimuli (wie Kopfrechnen, Schmerz, Lärm, Angsterzeugung) als Normalpersonen ohne Hypertonievorkommen in der Familie.

Tabelle 1.**49** Kreislaufgrößen im Tierexperiment bei akutem psychomentalem Streß. 20 Minuten Einwirkung, Rhesusaffen (aus Forsyth, R.P.: Science 173 [1971] 546)

	Ruhe	Streß
Arterienmitteldruck (mmHg)	102	128
Herzzeitvolumen (HZV) (ml/min)	1070	1443
Herzfrequenz (Schl./min)	145	190
peripherer Gesamtwiderstand mmHg l/min/kg	97	89
Verteilung des HZV		
Nieren (%)	16,2	9,9
Magen/Darm (%)	8,3	6,0
Haut (%)	7,1	5,2
Skelettmuskeln (%)	25,8	33,5
Herz (%)	4,8	6,2

Tabelle 1.**50** Das Muster der hyperkinetisch-hypertonen kardiovaskulären Regulation bei verschiedenen Störungen (aus Scheppokat 1989)

	Streß (Avoidance) Affe	Streß (Kopfrechnen) Mensch	Hyperkinetisches Herzsyndrom	Orthostatisches Syndrom
Arteriendruck	↗	↗	(↗)	↗
Herzfrequenz	↗	↗	(↗)	↗
Herzzeitvolumen	↗	↗	↗	↗
Durchblutung der Skelettmuskeln	↗	↗	↗	
Autoren	Forsyth 1971	Brod 1959, 1979	Holmgren 1957 Gorlin 1959 Graf, Ström 1966	Juchems 1968

Holmgren u. Mitarb. (1957) und Graf u. Ström (1966) konnten nachweisen, daß jedenfalls ein Teil des uns interessierenden Krankenguts mit funktionellen kardiovaskulären Störungen chronisch ein Muster physiologischer Abweichungen (Tab. 1.50) zeigt, das auch wieder durch ein erhöhtes Herzzeitvolumen und eine gesteigerte (und vermehrt variable) Ruhedurchblutung der Extremitätenmuskulatur gekennzeichnet ist, außerdem durch einen überhöhten Herzfrequenzanstieg bei Orthostase und Körperarbeit und durch eine geminderte Arbeitskapazität. Sie fanden in diesen Fällen auch Hinweise auf einen erhöhten Venentonus. Sie bezeichnen dieses pathophysiologische Muster als vasoregulatorische Asthenie. Die von anderen Autoren so bezeichnete hyperkinetische kardiovaskuläre Dysregulation entspricht weitgehend diesem Muster; das gilt auch für die hyperkinämische Regulationsstörung, obwohl Starr zu ihrer Definition nur vorwiegend ballistokardiographische und klinische Befunde zur Verfügung standen.

Mechelke u. Christian (1960) haben sehr eingehend verschiedene Formen des Einschwingens des den Blutdruck regulierenden Systems bei plötzlicher Lageänderung und ihr Vorkommen bei Patienten mit funktionellen Störungen beschrieben. Sie fanden nach raschem Übergang von Klinostase zu Orthostase bei einem Teil dieser Patienten (s. Abb. 1.85) ausgeprägte Blutdruckwellen III. Ordnung (Traube-Hering-Mayer-Wellen oder dynamisch labile Blutdruckregelung), bei anderen Patienten hingegen ein ausgeprägtes Absinken des Blutdrucks.

Neben den kardiovaskulären Funktionsänderungen finden sich bei den psychovegetativen Störungen und im Angstanfall auch respiratorische, metabolische, endokrine und andere Abweichungen: Hyperventilation, ein überhöhter Blut-Lactat-Anstieg bei leichter Körperarbeit, eine verminderte Toleranz für CO_2-Anstieg in der Atemluft, eine Erhöhung der freien Fettsäuren im Blut, hormonelle Reaktionen, die der Sicherung des Stoffwechsels bei gesteigertem Energiebedarf und eines adäquaten Blut- und Flüssigkeitsvolumens dienen. Diese und die dargestellten kardiovaskulären Umstellungen entsprechen in den meisten Punkten dem phylogenetisch relativ alten Muster der Verteidigungs- oder Bereitstellungs- oder Alarmreaktion, die den Organismus in den Stand setzt, sofort maximale Muskelarbeit, wie Kampf oder Flucht sie erfordern, zu leisten.

Eher vage sind im Vergleich zu dem unter etlichen Bedingungen (Streßexperiment, Angstneurose, Hypertonie) beobachteten Muster der hyperkinetisch-hypertonen Reaktion unsere Daten und Kenntnisse über hypokinetisch-hypotone (oder nach Starr hypokinämische) Regulationsstörungen, also kardiovaskuläre Störungen, die durch niedriges Herzzeitvolumen, Bradykardie und arterielle Hypotonie ausgezeichnet sind.

Einigermaßen wohl definiert ist die akute vagovasale Reaktion (bzw. vagovasale Synkope oder Ohnmacht) (Abb. 1.84). Im Experiment ist sie nicht so leicht und regelmäßig zu erzeugen wie die akute hyperkinetische Reaktion etwa durch anstrengendes Kopfrechnen. Sie kommt vorwiegend bei disponierten Personen unter bestimmten Situationen und Belastungen vor, also bei feierlichen Handlungen, Schmerz, Schreck, in Menschenmengen und überfüllten Räumen, beim Anblick von Verletzungen und Blut; besonders konditionierend wirken Wärme und Orthostase. Wenn Beschwerden durch Orthostase schließlich zum Hinsinken führen, so ist der Mechanismus, der den Zusammenbruch der Kreislauffunktion, den Kollaps, bewirkt, die vagovasale Reaktion. Sie ist charakterisiert durch Bradykardie und Abfall des Arteriendrucks und durch Abnahme des peripheren Gesamtwiderstandes. Wahrscheinlich bedingt nicht ein Herzzeitvolumenabfall den Blutdruckabfall und Kollaps, sondern die erhebliche Arteriolendilatation in der Skelettmuskulatur im Verein mit Bradykardie. – Bewußtseinsstörungen werden bei Patienten mit psychovegetativen Leiden auch durch respiratorische Abweichungen begünstigt: Diese Patienten hyperventilieren öfter; Hyperventilation senkt die Hirndurchblutung, wodurch Einschränkungen des Bewußtseins gefördert werden. Miktionssynkopen, die bei hierzu disponierten Personen besonders nachts kurz vor oder nach dem Ende der Miktion auftreten, werden wahrscheinlich durch die Kombination von Vagusdominanz, Wärmedilatation der Hautgefäße, Orthostase und von der Blasenentleerung ausgehenden Kreislaufreflexen induziert.

Bei Patienten mit dem sogenannten Orthostasesyndrom zeigen invasive Untersuchungen ein deutlich höheres Herzzeitvolumen als bei der Kontrollgruppe (s. Tab. 1.50). Patienten mit Orthostasestörungen und Ohnmachtsneigung haben also nicht eine definitiv und dauernd hypokinetische Zirkulation, sondern bei ihnen kommen lediglich kurze Episoden vor, in denen durch pathologische Vasodilatation und Bradykardie die Regulation zusammenbricht und damit Hypotonie mit ungenügender Organperfusion vorliegt.

Wohl kommen chronische funktionelle (psychovegetative) Störungen vor, bei denen der Blutdruck, das Herzzeitvolumen und die Organdurchblutung permanent niedrig sind. Es soll sich um Menschen handeln, die auf Überforderung ihres Systems nicht mit Erregtheit, Sympathikusaktivierung und hyperton-hyperkinetischer Kreislaufumstellung reagieren, sondern mit Depression, Zaghaftigkeit, Herzzeitvolumen- und Blutdruckabfall. Jedoch sind solche Kranke vermutlich selten. Das pathophysiologische Konzept einer chronischen hypokinetisch-hypotonen psychovegetativen Störung wird außer durch die ballistokardiographischen Befunde Starrs und die Arteriendruck-Registrierungen Mechelkes und einiger anderer Autoren kaum durch große Patientenzahlen mit eindeutigen Befunden gestützt.

Anamnese

Die Anamnese ist von besonderer Wichtigkeit für die Diagnostik. Will man vermeiden, psychovegetative Störungen ausschließlich per exclusionem zu diagnostizieren, muß man sich die positiven diagnostischen

Abb. 1.**84** Vagovasale Reaktion oder Ohnmacht. Registrierung der Aktivität der Sympathikusfasern zu Muskelgruppen der unteren Extremität, des Blutdrucks, der Herzfrequenz und des Fingervolumens. Bei Eintritt der Ohnmacht wird die Sympathikusinnervation des Muskels und seiner Gefäße erheblich reduziert, Blutdruck und Herzfrequenz sinken unter gleichzeitiger peripherer Vasodilatation deutlich ab (aus Wallin B. G., G. Sundlöf: J. Auton. Nerv. Syst. 6 [1982] 287)

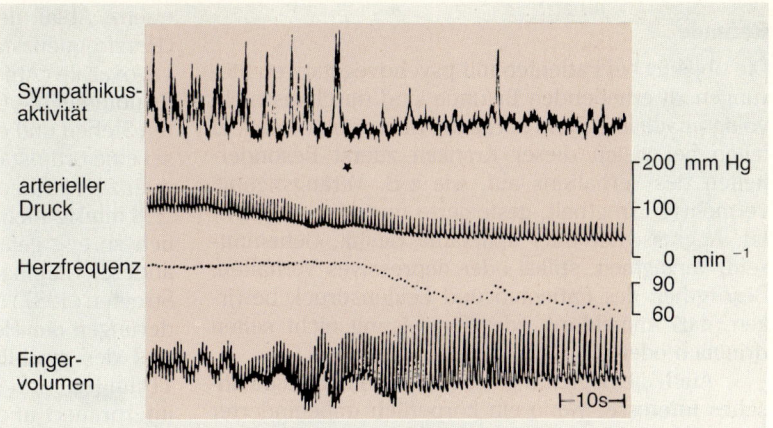

Informationen verschaffen, die man zu einem wesentlichen Teil aus der Anamnese eines Patienten gewinnt: wie es ihm geht, wie er sich fühlt, in welcher familiären und beruflichen Umgebung er lebt, wodurch er behindert, tangiert, gekränkt wird, was ihm einen Teil seiner menschlichen Freiheit nimmt. Die richtige Verteilung von Zuhören und Nachfragen beeinflußt den Informationsgehalt einer Anamnese ganz wesentlich. Da unser Medizinversorgungssystem in vielerlei Hinsicht vor allem an den technischen Methoden orientiert ist, bedarf es in jeder Praxis und Krankenstation besonderer Planung, um genügend Zeit für das ruhige Anhören der Beschwerden zu reservieren.

Im Vergleich mit Gesunden und mit Patienten, die an organischen Krankheiten leiden, hat der Patient mit psychovegetativen Störungen im Durchschnitt bemerkenswert viele Beschwerden (Tab. 1.**51**). Am häufigsten sind in einer kardiologischen Klientel (Tab. 1.**52**) Schmerzen und Mißempfindungen im Thorax, Herzanfälle, Palpitation, beschleunigter Herzschlag, Stehschwäche, Schwindel, Mattigkeit. Aber auch Atemstörungen, Obstipation, Bauchschmerzen und Völlegefühl, Kopfschmerzen, Tremor, Schlafstörungen und innere Unruhe werden von solchen primär den Kardiologen konsultierenden Patienten so häufig geklagt, daß einem diagnostische Bezeichnungen, die nur die Herzbeschwerden berücksichtigen, in vielen Fällen als inadäquate Vereinfachung erscheinen.

Viele dieser Patienten leiden unter Angst und Phobien. Sie können sich beispielsweise nicht in Kaufhäuser wagen, oder sie können nicht ohne Begleitung auf die Straße und zum Einkaufen gehen. Der Leidensdruck, dem die Patienten ausgesetzt sind, ist meistens groß. Er unterscheidet in leichteren Fällen den Patienten vom Gesunden, der Beschwerden und funktionelle Störungen wie z. B. Lampenfieber oder Examensangst mit Palpitation, Tachykardie und Schweißausbruch toleriert, ohne ärztliche Hilfe zu suchen.

Patienten mit psychovegetativen Störungen stehen häufig unter Pharmakotherapie. Abusus von Schmerzmitteln (meist wegen Kopfschmerzen eingenommen), Schlafmitteln, Psychopharmaka und La-

Tabelle 1.**51** Mittelwerte der Zahl der Beschwerden, die von Männern mit funktionellen Störungen (Pat) und von gesunden (Vpn) im Beschwerdefragebogen angegeben wurden. Der Unterschied zwischen den Gruppen ist statistisch signifikant ($p < 0,001$) (aus Scheppokat u. Mitarb. 1990)

	Pat. n = 19	Vpn. n = 20
Zahl der Beschwerden je Proband (Mittelwert)	16,4	3,8

Tabelle 1.**52** Beschwerden einer kardiologischen Klientel (n = 95) mit funktionellen kardiovaskulären Störungen (♀ und ♂) (aus Scheppokat u. Mitarb. 1981)

Beschwerde	% der Pat.
Schneller Herzschlag	57
Palpitation	45
Brustschmerz	93
Schlappheit	64
Schwindel	66
Synkopen u. Prodromi	34
Schwellungen	30
Schweißausbrüche	46
Bauch- u. Stuhlgang-Beschwerden	80
Kopfschmerz, Schlafstörungen etc.	93
Angst, Phobien	80

xantien kommt nicht ganz selten vor. Die Zahl der Nichtraucher unter ihnen scheint dagegen hoch zu sein. In dieser Klientel finden sich sowohl überforderte Menschen, die 14–16 Stunden täglich arbeiten oder jahrelang zu Hause schwerkranke Angehörige pflegen, als auch solche mit unterdurchschnittlicher Arbeitsleistung, die wegen Mattigkeit und Erschöpfung tagsüber immer wieder liegen und ruhen.

In der früheren Anamnese von Patienten mit funktionellen kardiovaskulären Störungen stehen nicht selten andere funktionelle Syndrome im Vordergrund, also z. B. Gastritis, Migräne oder Prostatitis.

Befunde

Die objektiv bei Patienten mit psychovegetativen Störungen zu erhebenden Befunde sind durchaus nicht völlig unauffällig. Dem sorgfältig beobachtenden Arzt fallen bei vielen dieser Kranken zuerst Besonderheiten des Verhaltens auf, wie z.B. Verängstigung, vermehrte Erregtheit, gesteigerte motorische Aktivität, Aggressivität oder sparsame Gestik, Gehemmtsein, Verzagtheit, stilles oder depressives Verhalten. Besorgtheit des Patienten und Leidensdruck bewirken, daß Anmeldung oder Einweisung nicht selten dringlich oder gar als Notfall erfolgen.

Auch die Begleitung des Patienten hat diagnostisches Interesse: Wenn ein körperlich unbehinderter Erwachsener nie unbegleitet zum Arzt kommt, so läßt das unter Umständen auf Phobien schließen, die ihn hindern, allein auszugehen. Auch erleichtert einem das Kennenlernen von Familienmitgliedern die Aufgabe, die Lage des Patienten und die Wechselwirkungen zwischen seiner Umgebung und ihm richtig zu beurteilen.

Bei der körperlichen Untersuchung finden sich manchmal Händetremor, Hyperventilation, sehr lebhafte physiologische Reflexe, flüchtige Hautrötungen an Hals und Thorax, ein leises bis mittellautes systolisches Geräusch am linken Sternalrand, welches im Stehen an Intensität abnimmt und wahrscheinlich eine Folge des vergrößerten Schlagvolumens bei hyperkinetischer Zirkulation ist, Unterschiede des nacheinander am rechten und linken Arm gemessenen Blutdrucks, wahrscheinlich bedingt durch die bei diesen Patienten häufigen Arteriendruckwellen III. Ordnung (dynamisch labile Regulation).

Das Programm für die ergänzende apparative Diagnostik muß den Anforderungen genügen, die an eine gründliche Untersuchung gestellt werden, und muß dazu taugen, naheliegende organische Leiden zu erkennen oder auszuschließen. Es soll Funktionsuntersuchungen enthalten, die geeignet sind, die u.U. vorliegenden funktionellen Störungen zu belegen. Es darf aber nicht ausufern. Um einem Ausufern entgegenzuwirken, empfiehlt es sich, zum Abschluß der Diagnostik ein Schlußgespräch mit dem Patienten vorzusehen.

Das auf die Ausschlußdiagnostik abgestellte Programm wird bei den Laboruntersuchungen metabolische Risikofaktoren, die Leber-, Nieren- und Schilddrüsenfunktion berücksichtigen, es wird Röntgenuntersuchungen des Thorax und EKG enthalten, zuweilen noch neurologische und gastroenterologische Zusatzuntersuchungen.

Die einfachste Funktionsprüfung ist der Stehtest. Weitere sind der Kipptischversuch, die Laufband- oder Fahrradergometrie, der Valsalva-Versuch, die Vorderarmplethysmographie und das EKG, insoweit es Änderungen der autonomen Herzinnervation widerspiegelt.

Thulesius (1974) hat das Normalverhalten beim Stehtest und die verschiedenen pathophysiologischen Reaktionen auf Orthostase beschrieben: die hypertone, die sympathikotone (Anstieg der Herzfrequenz, Abfall des Blutdrucks), die asympathikotone (Herzfrequenzstarre, Abfall des Blutdrucks) und die vagovasale (Abfall von Herzfrequenz und Blutdruck). Er untersuchte Gesunde im Liegen und nach 7 Minuten Stehen und offeriert folgende Konzeption: Normal sei eine orthostatische Änderung, die bei der Herzfrequenz $+ 22$ min^{-1} und beim systolischen Blutdruck ± 8 mmHg nicht übersteigt. Das ist ein wahrscheinlich zu eng gefaßter Normalbereich, wie eine Reihe anderer Publikationen zu diesem Thema zeigen. Streeten (1987) fand bei Gesunden orthostatische Änderungen der Herzfrequenz von $- 6$ bis $+ 27$ min^{-1} und des systolischen Blutdrucks von $- 19$ bis $+ 11$ mmHg. $-$ Stehtest-Resultate müssen mit Vorsicht interpretiert und dürfen nicht zur vereinfachten diagnostischen Etikettierung verwendet werden.

Kipptischversuche lassen den Patienten bei der Lageänderung passiv; fortlaufende Registrierung des intraarteriellen Drucks erfaßt Blutdruckwellen (Abb. 1.**85**) und auch erheblich erniedrigte Druckwerte exakt und ist insofern der Korotkoff-Methode der Blutdruckmessung überlegen. Bewußtseinsverlust durch Hypotonie tritt bei den Tests mit intraarterieller Messung in der Regel erst bei systolischen Drücken unter 70 mmHg auf. Mit gleicher Meßmethodik ist die kardiovaskuläre Reaktion auf den Valsalva-Preßdruckversuch zu verfolgen; benutzt man dabei das EKG allein, so erhält man Aussagen über die Herzfrequenz, die aber für die Diagnose autonomer Läsionen vielfach ausreichen.

Die Ergometrie ist geeignet, eine geminderte körperliche Arbeitskapazität objektiv zu erfassen. Die wichtigsten Kriterien sind die maximal erreichte Leistungsstufe und das Verhalten der Herzfrequenz bei Körperarbeit. Da im gleichen Untersuchungsgang auch das EKG in Ruhe und bei Belastung registriert und beurteilt wird, was in vielen Fällen zum Ausschluß einer organischen Herzkrankheit erforderlich ist, stellt die Belastungsuntersuchung einen der häufig angewandten Tests dar.

Die Plethysmographie ist geeignet, eine erhöhte Vorderarmdurchblutung (woraus auf erhöhte Durchblutung der Skelettmuskulatur geschlossen wird) zu messen und damit nichtinvasiv ein Kriterium der hyperkinetischen kardiovaskulären Dysregulation zu erfassen.

Bei Patienten mit psychovegetativen Störungen können funktionelle EKG-Veränderungen vorkommen, die zum Teil als Sympathikotonie-EKG bezeichnet werden und bei den weiblichen Patienten häufiger sind als bei den männlichen. Bei Frauen kommen auch falsch-positive, also scheinbar pathologische Belastungs-EKG häufiger vor als bei Männern. Diese als Ausdruck einer veränderten Sympathikusinnervation des Herzens angesehenen EKG-Veränderungen bestehen in ST-Senkungen, in Abflachung, Biphasie oder Negativierung von T, sie lassen sich oft nur schwer oder gar nicht von ischämisch bedingten Störungen der Kammerrepolarisation unterscheiden. Hinweise auf eine funktionelle Genese von Repolarisationsstörungen sind: weibliches Geschlecht des Patienten, Unterschiede in der Kurvenform zwischen

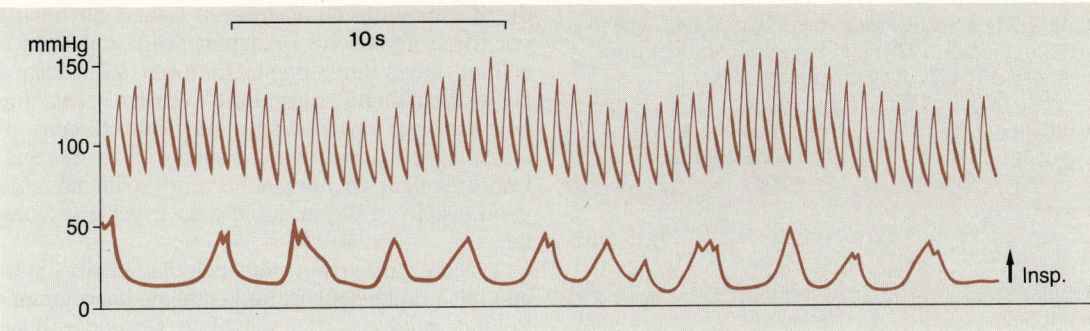

Abb. 1.**85** Arteriendruckwellen III. Ordnung (dynamisch-labile Blutdruckregelung nach Mechelke) bei einer Patientin, die im Stehen über Schwindel und verschwommenes Sehen klagt. Orthostasetest eines Kipptischversuchs; Druck in der A. brachialis (obere Kurve) und Atembewegungen, aufgenommen mit Hilfe einer um den Thorax gelegten Blutdruckmanschette (untere Kurve). Die Periodendauer der Wellen ist ca. 10 Sekunden, ihre Amplitude ca. 35 mmHg systolisch und ca. 15 mmHg diastolisch. Der Blutdruck schwankt zwischen Normalwerten und Grenzwerten zur Hypertonie

mehreren von einem Patienten abgeleiteten EKG, die Normalisierung von Kammerrepolarisationsstörungen bei Körperbelastung, das Fehlen sonstiger Kriterien einer organischen Herzkrankheit. In vielen Fällen mit funktionellen Störungen wird heute auch das Langzeit-EKG eingesetzt, besonders um Sinustachykardien und supraventrikuläre Tachykardien zu differenzieren und um Angaben der Patienten über Palpitation, Schwindel, Bewußtseinsstörungen diagnostisch abzuklären.

Die Befunde, die sich aus den genannten Untersuchungsmethoden ergeben, erlauben es dem Arzt, Störungen der kardiovaskulären Funktion zu objektivieren und zu quantifizieren. Einen Teil der Patienten kann man anhand dieser Befunde Untergruppen der psychovegetativen Störungen zuordnen, die durch pathologisch veränderte physiologische Meßgrößen definiert sind:

1. der hyperkinetischen kardiovaskulären Dysregulation (oder vasoregulatorischen Asthenie) mit folgendem Muster von Funktionsstörungen: überhöhtes Herzzeitvolumen, erhöhte und vermehrt variable Ruhedurchblutung der Muskulatur, geminderte Arbeitskapazität, Orthostasedysregulation (Gorlin u. Mitarb. 1959; Holmgren u. Mitarb. 1957);
2. der dynamisch-labilen Blutdruckregelung (oder hypertonen Regulationsstörung) mit Traube-Hering-Mayer-Wellen des Arteriendrucks (Wellenfrequenz ca. 6/min) besonders bei Orthostase, mit überhöhter Belastungstachykardie und -hypertonie und mit dem Vorkommen sympathikovasaler Anfälle. — Patienten mit hyperkinetischer Regulationsstörung dürften z. T. auch Kriterien der hypertonen Regulationsstörung erfüllen.

Untersucht man den Gesamtdurchgang einer kardiologischen Abteilung an Neurosepatienten (bzw. Patienten mit psychovegetativen Störungen), so finden sich zwar pathologische Ergebnisse von Funktionstests: Orthostasedysregulation, geminderte ergometrische Arbeitskapazität, erhöhte Vorderarmdurchblutung, funktionelle EKG-Veränderungen — hyper-

Tabelle 1.**53** Funktionelle Störungen bei Neurosepatienten (19 Pat ♂) und gesunden Kontrollpersonen (20 Vpn ♂) (aus Scheppokat u. Mitarb. 1990)

	Pat Anzahl	Vpn Anzahl
Patholog. Stehtest (Thulesius 74)	12	7
(Levander-L. 61)	2	2
Ergometr. Minderleistung	10	10
Erhöhte Armdurchblutung	6	6
Pathol. Langzeit-EKG	0	0
Diastolischer Blutdruck 90 u. 95	6	5
Diastolischer Blutdruck 100 u. höher	1	2
Systolischer Blutdruck unter 100	0	0

tone Blutdrücke und Grenzwerte zur Hypertonie sogar bei ca. 1/4 der Patienten (systolische Ruhe-Blutdrücke unter 100 mmHg sind hingegen selten). Aber solche Funktionsstörungen sind für das Gesamtkollektiv nicht pathognomonisch. Untersucht man Neurosepatienten und gesunde Kontrollpersonen in gleicher Gründlichkeit anamnestisch, klinisch und mit einem Programm von Funktionstests (Tab. 1.**53**), so findet man pathologische Testresultate, also funktionelle Störungen, bei Neurosepatienten und bei gesunden Kontrollen in praktisch gleicher Häufigkeit (die größere Häufigkeit von Orthostasestörungen bei Patienten ist nur evident, wenn man Störung sehr großzügig definiert). Die Neurosepatienten und die Gesunden unterscheiden sich hingegen deutlich in der Zahl der Beschwerden, die der einzelne Proband angibt (s. Anamnese; Tab. 1.**51**).

Daraus folgt, daß zwar im Angstanfall, im Beschwerdemaximum und im Streßexperiment und bei einem Teil der Patienten auch im Intervall kardiovaskuläre Anpassungen im Sinne der hyperkinetischen Dysregulation vorliegen, daß aber das Gesamtkollektiv der Neurosepatienten durch den Beschwerdereichtum weit besser zu charakterisieren ist als durch

Tabelle 1.54 Beschwerden bei „Hypotonie" (nach Martini u. Pierach 1926) und bei „DaCosta-Syndrom" (nach Wood 1941) (aus Scheppokat 1989)

Beschwerden bei „Hypotonie"	Beschwerden bei „DaCosta-Syndrom" (n = 200)	% d. Pat.
Ermüdbarkeit	Ermüdung	88
Herzklopfen	Herzklopfen	89
Zwang zu tiefem Atmen	Atemlosigkeit	93
Schwindel	Schwindel	78
Ohnmachten	Synkopen	34
Schweißausbrüche	Schweißausbrüche	80
Erröten und Blaßwerden	Erröten	57
Nervöse Polyurie	Nervöse Polyurie	10
Diarrhöen und Obstipation	Erbrechen, Diarrhöen	26
Kopfschmerzen	Kopfschmerzen	72
Kalte Hände und Füße	Schlaflosigkeit	18
Potenz- etc. Störungen	Anorexie	20
Gedächtnis- etc. Störungen	Nervosität	79
Psychische Labilität	Zittern	65
Verstimmung	Parästhesien	56

Befundmuster funktioneller Abweichungen. Als diagnostischer Oberbegriff für die Gesamtheit unserer Patienten mit vielen Beschwerden, aber ohne Organläsionen ist „funktionelle Störungen" daher nur bedingt geeignet.

Differentialdiagnose

Viele Patienten mit funktionellen kardiovaskulären Störungen fürchten, organisch herzkrank zu sein. Anamnese, klinische und apparative Befunde erlauben meistens eine sichere Stellungnahme dazu, ob Klappenvitien, Shunt-Vitien, Myokard- oder Perikarderkrankungen vorliegen. Schwieriger kann die Abgrenzung von der koronaren Herzkrankheit sein. Für funktionelle kardiovaskuläre Störungen und gegen koronare Herzkrankheiten sprechen: Inkonstanz der Beschwerden, Vorkommen von Tagen oder Wochen mit Wohlbefinden und uneingeschränkter Leistungsfähigkeit; die Angabe des Patienten, daß er sich durch Erreichen frischer Luft oder auch kräftige körperliche Betätigung von seinen Brustbeschwerden befreien kann, oder diejenige, daß Brust- und/oder Atembeschwerden vorwiegend auftreten, wenn der Patient zur Ruhe kommt; die Beobachtung, daß sublingual genommene Nitroverbindungen die Brustbeschwerden erst nach einer Latenz von 20 Minuten oder mehr beseitigen. Es kommt aber immer wieder vor, daß die differentialdiagnostische Klärung mit ausschließlich nichtinvasiven Methoden nicht gelingt oder sich erst aus langfristiger Verlaufsbeobachtung ergibt. Aber auch die Abgrenzung gegenüber anderen organischen Leiden, z. B. Tumorkrankheit, Morbus Addison, Porphyrie, ist oftmals schwierig. Es besteht durchaus

die Gefahr von Fehldiagnosen. Daher gilt nach wie vor, daß organische Ursachen ausgeschlossen sein sollten, bevor funktionelle Faktoren als einzige Beschwerdeursache akzeptiert werden. Der nicht psychiatrisch ausgebildete Arzt läuft Gefahr, trotz sorgfältiger Untersuchung Psychosen, insbesondere Depressionen, zu übersehen, und sollte unbefriedigend geklärte Fälle in dubio dem Psychiater vorstellen.

Nicht ganz selten stellt sich die Aufgabe, Störungen mit Krankheitswert und normale Variationen der Befunde und der Befindlichkeit Gesunder diagnostisch zu differenzieren. Diese Aufgabe korrekt auszuführen, wird auch angesichts der zunehmenden Zahl oktroyierter Routineuntersuchungen (in Kindergarten und Schule, bei der Ausbildung, in vielen Betrieben usw.) immer wichtiger.

Die Diagnose funktionelle Störungen (oder neurozirkulatorische Asthenie oder DaCosta-Syndrom) konkurriert in der deutschen Medizin mit der Diagnose Hypotonie (oder essentielle Hypotonie, hypotones Syndrom). Das Konzept einer chronischen Regulationsstörung, die mit den subjektiven Symptomen Mattigkeit, Stehschwäche, Schwindel u. a. m. und den objektiven eines zu niedrigen Blutdrucks bei hypokinetischer Zirkulation einhergeht, ist in den 20er Jahren offeriert und in Praxis und Klinik wie eine Mode akzeptiert worden (1978 wurden in der Bundesrepublik 9,5 Mio. Tage Arbeitsunfähigkeit von den Ärzten mit Hypotonie begründet; das wäre eine höhere Ausfallrate als durch die koronare Herzkrankheit!).

Das von den Protagonisten der Hypotonie als typisch bezeichnete Beschwerdebild (Tab. 1.54) ist von dem Beschwerdebild beim DaCosta-Syndrom (oder neurozirkulatorische Asthenie oder funktionelle kardiovaskuläre Störungen), in dessen Definition ein erniedrigter Blutdruck nicht vorkommt, nicht different. Die Beschwerden sind also nicht spezifisch für Hypotonie. Der objektive Befund eines Blutdrucks von z. B. 100/70 mmHg ist bei nicht stenosierten Organarterien nicht zwingend mit Organ-Minderperfusion und Hirnfunktionsstörungen verbunden: Dafür sprechen die Ergebnisse intraarterieller Druckmessung (s. Kipptischversuch im Abschnitt „Befunde") und die Erfahrung, daß bei Stehtests die Angabe des Patienten „Schwindel" oder „ich kann nicht mehr stehen" häufiger bei normotonen und hypertonen als bei niedrigen systolischen Blutdrücken geäußert wird.

U. E. ist zu niedriger Blutdruck in diesem Krankengut mit psychovegetativen Störungen, das eher zu hyperkinetisch-hypertonen Störungen neigt, relativ selten und wird die Diagnose Hypotonie hier zu häufig und falsch gestellt.

Therapie

Wichtige Voraussetzungen der Behandlung sind Einstellung und Umgangsformen des Arztes, die von Verständnis, Zuwendung und Hilfsbereitschaft, nicht etwa von Verärgerung, Indignation, Hilflosigkeit bestimmt sein müssen; eine klar konzipierte und sorgfältige Diagnostik, deren Resultate den Arzt und den

Patienten überzeugen; ausreichender Kenntnisstand des Arztes und eine nosologische Konzeption, die sich nicht an mehr oder weniger zufällig erfaßbaren Details orientiert, wie „Hypotonie" oder „Orthostasesyndrom", sondern möglichst an der Gesamtheit der subjektiven und objektiven Symptome des betroffenen Menschen mit seinen körperlichen und seelischen Aspekten. Schließlich braucht man für Untersuchung und Beratung Ruhe und Zeit. Ein Teil der hier genannten Forderungen ist unter Umständen schwer zu erfüllen.

Grundsätzlich stehen bei der Indikationsstellung zur Therapie folgende Möglichkeiten zur Wahl: keine Therapie; diätetische Mittel im weiteren Sinne; Pharmakotherapie; physikalische Maßnahmen; die verschiedenen Formen der Psychotherapie.

Die Entscheidung, **keine Behandlung** anzuraten, ist zu treffen bei Gesunden, die durch geringfügige Befundbesonderheiten aufgefallen waren, bei Patienten mit leichten und/oder flüchtigen und seltenen Beschwerden; sie stellt bei Patienten mit höhergradigen Beschwerden, aber ungünstigen Behandlungsaussichten die mögliche Alternative zur Therapie ut aliquid fiat dar.

Diätetische Maßnahmen sind sowohl aus somatisch-medizinischen wie aus verhaltenstherapeutischen Gründen vom Arzt zu erwägen. Am Beispiel der Übergewichtigen (das sind schätzungsweise 10% der Patienten mit funktionellen Störungen) läßt sich zeigen, daß die Absicht, Eßverhalten zu ändern, so schwierig zu verifizieren ist wie die Absicht, Gestik oder Mimik oder Arbeitsstil eines Menschen zu ändern. Rein somatisch-diätetische Maßnahmen zur Gewichtsreduktion haben eine geringe Rate langfristiger Erfolge. Moderne, psychologisch geleitete Gruppenbehandlung führt den Teilnehmer in der Gruppenarbeit sachte und in einem Prozeß, der sich über Monate erstreckt, zu einer Änderung seines Gesamtverhaltens und − in günstig gelagerten Fällen − zu einem dauerhaften Erfolg. Die Ratschläge zur Hygiene der Tageseinteilung müssen auch die Motivation für die Beendigung von Dauerintoxikationen (Schmerzmittel, Schlafmittel, Laxantien) zu wecken versuchen.

Pharmakotherapie ist bei der Behandlung von Angstneurosen entweder nur vorübergehend zur Unterstützung der übrigen Behandlungsmaßnahmen und in Phasen besonders starker Beschwerden oder gar nicht indiziert. Diazepam und Chlordiazepoxid − sicherlich de facto bei Angstneurosen häufig verordnet − verlieren zum Teil bei chronischer Anwendung ihre anxiolytische Wirkung oder induzieren bzw. verstärken Depression. Hochwirksame Tranquilizer und Barbiturate sind für Angstneurosen wenig geeignete Pharmaka. Der Arzt wird allerdings kaum umhin können, in Phasen verstärkter Angst und körperlicher Beschwerden das eine oder andere nebenwirkungsarme Mittel zu verschreiben, damit sich der Patient sicherer fühlt, z. B. leichtere Sedativa. Die β-Blocker finden neuerdings vermehrt auch im Hinblick auf ihre zentralnervösen Wirkungskomponenten u. a. bei Angstneurosen Verwendung und sind im übrigen in-

diziert bei tachykarden Störungen, hyperkinetischer und hypertoner Dysregulation, Kontraindikationen sind Herzinsuffizienz, bradykarde Störungen, obstruktive Bronchialerkrankungen. Die Depression erfordert in der Regel Pharmakotherapie nach Rat des Psychiaters, oft langfristig. Patienten mit einer arteriellen Hypertonie müssen in der Regel ebenfalls dauernd mit Pharmaka behandelt werden. Die Behandlung mit Mitteln, die den Blutdruck anheben sollen, ist bei Patienten mit funktionellen Störungen unseres Erachtens nur sehr selten und allenfalls über kurze Zeiträume indiziert. Grundsätzlich darf das Wirkungsspektrum eines von uns verordneten Pharmakons nicht der dem Patienten gegebenen Erläuterung der Diagnose widersprechen.

Die **psychologischen Methoden** sind im Behandlungsplan besonders wichtig. Schon früher, bevor von Psychosomatik oder Psychoanalyse die Rede war, hat mancher Hausarzt wirkungsvolle Psychotherapie getrieben. Auch heute ist in vielen Fällen das Gespräch, das der Allgemeinarzt oder Internist mit dem Patienten führt, die beste, in anderen Fällen jedenfalls die einzig verfügbare psychologische Behandlungsform. In diesem Gespräch werden die Resultate der Diagnostik referiert (vielen geängstigten Patienten hilft der überzeugende Nachweis gesunder Organe, ihre Beschwerden als harmlos aufzufassen und zu tolerieren), die Genese der Beschwerden soweit möglich erläutert und die meist ja günstige Prognose kommentiert. Darauf basierend werden familiäre, berufliche und andere Einflüsse besprochen, mögliche Korrekturen erwogen, therapeutische Ratschläge gegeben und Fragen und Einwände des Patienten diskutiert. Zuweilen muß der Arzt dem Patienten auch einfach Gelegenheit geben, sich auszusprechen. Hausarzt und Internist sollten sich bei ihren Bemühungen auf das beschränken, was sie wissen und können, auf ihre Kenntnis der Lebensumstände und Beschwerden des Patienten, auf ihre Beobachtungen und Befunde und auf ihre ärztliche Erfahrung und Menschenkenntnis. Ihre Ratschläge sollten klar, für den Patienten verständlich und durchführbar sein. Abwehrende oder burschikose Kurzformulierungen wie − „Sie sind nun mal ein Unterdrucker", „Was wollen Sie denn? Alle Befunde sind bestens" oder „Mit dem Herzen können Sie 100 Jahre alt werden" sind inadäquat und therapeutisch oft ohne Wirkung.

In den von Balint inaugurierten und nach ihm benannten Gruppen diskutieren praktisch tätige Ärzte unter Anleitung eines Psychotherapeuten ihre Fälle, ihre eigene Einstellung und Beziehung zu den einzelnen Patienten und schulen ihr Verständnis für die Wechselwirkung zwischen Patient und Arzt.

Die analytisch orientierte Einzelpsychotherapie ist bei Patienten mit funktionellen kardiovaskulären Störungen selten indiziert; Gruppenpsychotherapie und die sogenannte kleine Psychotherapie kommen häufiger in Frage. Verhaltenstherapie ist offenbar eine wirksame Form psychologischer Behandlung von Angst und Phobien. Sie verwendet Entspannung, neuerdings in Kombination mit Biofeedback des Elektromyogramms zur Objektivierung und Quantifizierung der Muskelentspannung sowie Techniken zur Minderung der Sensibilität für Angst (= Desensibilisierung). Leichter erreichbar allerdings sind Möglichkeiten zum Erlernen des autogenen Trainings, welches insofern indiziert ist, als Angstauslösung vom Aktivierungsniveau abhängt und bei Entspannung weniger leicht zustande kommt.

Körperliches Training ist eine natürliche Maßnahme zur Behandlung von psychovegetativen Störungen, insbesondere auch von denen mit Leistungsminderung. Wir empfehlen Marschieren oder Radfahren für etwa 1 Stunde täglich. Wettkampfsport erscheint für viele Neurosepatienten weniger geeignet, weil Kompetition in nicht gewünschter Weise das Aktivierungsniveau zusätzlich erhöht. Bei leistungsgeminderten Patienten muß die Belastung initial gering angesetzt und in wohldosierten Stufen langsam gesteigert werden. Auch nach Trainingspausen muß der Patient initial mit geringerer Belastung wieder beginnen. Körpertraining allein ist in manchen Fällen therapeutisch nur mäßig oder nicht wirksam.

Das gleichzeitige Vorkommen von neurotischen Störungen und organischer Krankheit bei einem Patienten ist nicht selten und beansprucht besondere Aufmerksamkeit in der Therapie. Bei der koronaren Herzkrankheit − um nur ein Beispiel solcher Kombinationen zu nennen − kann eine hyperkinetische Dysregulation durch Angst die reduzierte kardiale Reserve überfordern. Komplikationen der koronaren Herzkrankheit im langfristigen Verlauf werden möglicherweise häufiger durch psychomentale als durch körperliche Mehranforderungen induziert. − Bei Patienten mit organischen Krankheiten werden Angst und emotionale Störungen teilweise auch durch die Maßnahmen und das Verhalten der Ärzte und ihrer Helfer induziert und verstärkt. Will man emotionale Schädlichkeiten organisch Kranker reduzieren, so sind humane Organisationsformen, Selbsterziehung zur Vermeidung von Unruhe, Dramatik und Aktionismus und Erziehung der Mitarbeiter zu einer bescheidenen, ruhigen, hilfsbereiten Haltung und zu psychologischer Sensibilität vonnöten. Wir müssen vor allem verstehen, daß Unbekanntes und Wehrlosigkeit den Patienten ängstigen, daß hingegen adäquate Vorwarnung und Erklärung und die Aufforderung zur Kooperation seine Angst vermindern. An Pharmaka werden zur Behandlung von begleitenden funktionellen Störungen und Angst, wenn keine Kontraindikationen bestehen, β-Blocker und kurzdauernd auch Anxiolytika eingesetzt.

Die eindrucksvollsten Aspekte von neurotischen Störungen sind ihre Eigenschaft, den Betroffenen einen Teil ihrer Freiheit zu nehmen, und die Häufigkeit ihres Vorkommens. Aus beiden genannten Aspekten ergibt sich die Frage, inwieweit individuelle Therapie überhaupt sinnvoll ist und ob nicht überindividuelle Maßnahmen erforderlich sind, um einer eventuell generellen Überforderung der Menschen zu steuern. Aber Maßnahmen und Aktionen sind ein schlechtes Mittel, einem Zuviel an Maßnahmen und Aktionen zu wehren. Ein gewisser Teil der neurotischen Probleme unserer Patienten ist auch von der heutigen Fülle ärztlicher Maßnahmen induziert. Wenn wir schon an überindividuelle Therapie denken, so sollten wir im eigenen Bereich versuchen, auf Zurückhaltung, Reduktion von Aktionismus und eine Verhaltensweise hinzuwirken, die es nicht mehr erlaubt, alles Machbare auch zu machen.

Verlauf und Prognose

Die funktionell bedingten Gesundheitsstörungen enden bei manchen der Betroffenen nach einiger Zeit spontan oder unter unaufwendiger Beratung und kleinen unterstützenden Maßnahmen. Man rechnet damit, daß 10−30% der Patienten in relativ kurzer Zeit und dann auch langfristig beschwerdefrei werden. Die Mehrzahl behält Beschwerden, allerdings oft inkonstant und zum Teil mit freien Intervallen von Monaten oder gar Jahren. Oft wechselt im Verlauf der Jahre das Beschwerdebild, besser gesagt, das im Vordergrund stehende funktionelle Syndrom. Besonders belästigend sind Phobien, weil sie den Patienten und seine Umgebung permanent im Alltagsablauf behindern, und Verläufe mit öfteren anfallsartigen Störungen.

Die Lebenserwartung von Patienten mit psychovegetativen Störungen ist nicht eingeschränkt. Organische Krankheiten treten bei der Mehrzahl funktioneller Syndrome nicht häufiger auf als in der Gesamt-Population. Eine Ausnahme findet sich im häufigen Auftreten von Ulcera ventriculi aut duodeni bei Patienten mit funktionellen Oberbauchbeschwerden. Die Langzeitbeobachtung der Patienten mit dynamisch-labiler Blutdruckregelung hat ergeben, daß etablierte Hypertonie bei ihnen im Verlauf selten vorkommt. Allerdings erscheint es schwierig, die funktionellen kardiovaskulären Störungen mit hyperkinetisch-hypertoner Dysregulation pathophysiologisch und nosologisch so zu definieren, daß sie klar von essentieller Hypertonie zu trennen sind.

Merke: Funktionelle (psychovegetative) Störungen kommen so häufig vor, daß jeder Arzt ihnen alltäglich begegnet und wohl beraten ist, Kenntnisse auf diesem Gebiet zu erwerben und sich den betroffenen Patienten ebenso verständnisvoll und hilfsbereit zuzuwenden wie denen mit Organläsionen. Diagnostisch kennzeichnend ist der Beschwerdereichtum. Im Beschwerdemaximum, im Angstanfall und bei manchen Patienten auch im Intervall kommen pathologische Funktionsbefunde vor; in der Klientel des Kardiologen sind das vorwiegend Befunde, die eine hyperkinetische kardiovaskuläre Dysregulation anzeigen. Hypertone Regulationsstörungen und dynamisch labile Blutdruckregelung sind relativ häufig. Wirkliche Hypotonie ist ein Charakteristikum der Ohnmacht, kommt aber sonst im Krankengut mit psychovegetativen Störungen selten vor. Funktionelle EKG-Veränderungen, die vorwiegend bei weiblichen Patienten vorkommen können, erschweren die Differentialdiagnose gegenüber der koronaren

Herzkrankheit. Die wichtigsten psychopathologischen Korrelate der funktionellen Syndrome sind die Angstneurose und die Depression. Die Depression bedarf psychiatrisch geleiteter, meist medikamentöser Therapie. Die anderen Formen werden meist vom Allgemeinarzt oder Internisten behandelt, vor allem mit den Mitteln des Gesprächs, der Beratung, des Trainings durch Gehen oder Radfahren. β-Blocker und leichte Sedativa spielen demgegenüber eine geringere Rolle. Anxiolytika sind allenfalls in akuten Situationen und kurzfristig indiziert. Die arterielle Hypertonie freilich erfordert eine wohlkontrollierte Pharmakotherapie. Die Lebenserwartung wird durch psychovegetative Syndrome nicht eingeschränkt. Aber die Mehrzahl der Patienten behält langfristig Beschwerden.

Weiterführende Literatur

Brod, J., M. Cachovan, J. Bahlmann, G.E. Bauer, B. Celsen, R. Sippel, H. Hundeshagen, U. Feldmann, O. Rienhoff: Haemodynamic changes during acute emotional stress in man with special reference to the capacitance vessels. Klin. Wschr. 57 (1979) 555

Cohen, M.E., P.D. White: Neurocirculatory asthenia: 1972 concept. Mil. Med. 137 (1972) 142

Delius, L.: Psychovegetative Snydrome. Thieme, Stuttgart 1966

Forsyth, R.P.: Regional blood flow changes during 72-hour avoidance schedules in the monkey. Science 173 (1971) 546

Freud, S.: Über die Berechtigung von der Neurasthenie einen bestimmten Symptomenkomplex als Angstneurose abzutrennen. Neurol. Zbl. 14 (1895) 50

Gorlin, R., N. Brachfeld, J.D. Turner, J.V. Messer, E. Salazar: The idiopathic high cardiac output state. J. clin. Invest. 38 (1959) 2144

Graf, K., G. Ström: Blood flow in extremities at rest in patients with vasoregulatory asthenia (hyperkinetic circulation and low physical work capacity). Arch. Kreisl.-Forsch. 50 (1966) 231

Holmgren, A., B. Jonsson, M. Levander, H. Linderholm, T. Sjöstrand, G. Ström: Low physical working capacity in suspected heart cases due to inadequate adjustment of peripheral blood flow (vasoregulatory asthenia). Acta med. scand. 158 (1957) 413

Jores, A.: Der Kranke mit psychovegetativen Störungen. Vandenhoeck & Ruprecht, Göttingen 1973

Juchems, R., H. Vetter, W. Gross: Zentrale Hämodynamik des orthostatischen Syndroms. Z. Kreisl.-Forsch. 57 (1968) 1198

Levander-Lindgren, M.: Studies in neurocirculatory asthenia (DaCosta's syndrome). I. Variations with regard to symptoms and some pathophysiological signs. Acta med. scand. 172 (1962) 665

Martini P., A. Pierach: Der niedere Blutdruck und der Symptomenkomplex der Hypotonie. Klin. Wschr. 5 (1926) 1809 und 1957

Mechelke, K., P. Christian: Vegetative Herz- und Kreislaufstörungen. In v. Bergmann, G., W. Frey, H. Schwiegk: Handbuch Innere Medizin, 4. Aufl., Bd. IX/4. Springer, Berlin 1960 (S. 704)

Scheppokat, K.D.: Das Verhalten des Arteriendrucks bei funktionellen Störungen. Arzt u. Krankenhaus 62 (1989) 41

Scheppokat, K.D., H.L. Christl, E. Mahler, M. Scheppokat: Über kardiovaskuläre Funktionsbefunde, Anamnese- und Befund-Daten von Patienten mit funktionell bedingten Beschwerden. Therapiewoche 31 (1981) 913

Scheppokat, K.D., M. v. Kerekjarto, H. Wand: Beschwerden, Klinik, Funktionsbefunde und Herzschlagfolge bei Neurose-Patienten und Gesunden. Herz/Kreisl. 22 (1990) 81

Starr, I.: Abnormalities of the amount of the circulation (hyper- and hypokinemia) and their relation to neurocirculatory asthenia and kindred diagnosis. Amer. J. Med. Sci. 204 (1942) 573

Streeten, D.H.P.: Orthostatic disorders of the circulation. Plenum Medical Book Co., New York 1987

Thulesius, O.: Die Diagnose der orthostatischen Hypotonie anhand einfacher Kreislaufparameter. In Dengler, H.J.: Das Orthostasesyndrom. Schattauer, Stuttgart 1974

von Uexküll, T.: Lehrbuch der psychosomatischen Medizin. Urban & Schwarzenberg, München 1979

Wallin, B.G., G. Sundlöf: Sympathetic outflow to muscles during vasovagal syncope. J. Auton. Nerv. Syst. 6 (1982) 287

Wood, P.: DaCosta's syndrome (or effort syndrome). Brit. Med. J. 1941/I, pp. 767, 805 a. 845

Arterielle Hypotonie, Hypovolämie und autonome Neuropathien

K.D. Scheppokat

Definition: Im Gegensatz zu der vage definierten und wahrscheinlich seltenen chronischen hypokinetisch-hypotonen Regulationsstörung im Rahmen der psychovegetativen Syndrome kommt arterielle Hypotonie mit Krankheitswert bei anderen nosologischen Entitäten, die besser definiert sind, durchaus vor. Gleichwohl sind Hypotonie mit dadurch bedingter zerebraler Dysfunktion und Synkopen nicht obligatorisch für alle hier dargestellten Leiden.

Orthostatische (posturale) Hypotension

Idiopathische posturale Hypotension (oder a-sympathikotone Stehhypotonie): Die posturale Hypotension ist ein Krankheitsbild, das durch den Ausfall oder eine erhebliche Reduktion der Sympathikusinnervation vor allem von Herz, Gefäßen und Schweißdrüsen (in den meisten Fällen auf der Basis primär degenerativer Läsionen der Columnae intermediolaterales mit erheblichen Ausfällen der präganglionären Sympathikusneurone) charakterisiert ist. Sie befällt zumeist 40- bis 60jährige und tritt in Form der isolierten autonomen Schädigung (idiopathische posturale Hypotension) selten auf. Ihr klinisches Bild wird beherrscht durch eine schwere und in manchen Fällen reproduzierbare orthostatische Hypotonie und Kollapsneigung, die den Patienten invalidisieren können und manchmal dazu führen, daß auch kurze Wege in der Wohnung nicht aufrecht zurückgelegt werden können. Darüber hinaus kommen bei der posturalen Hypotension eine geminderte oder aufgehobene Schweißbildung der Haut, Entleerungsstörungen von Blase und Darm und sexuelle Impotenz vor.

Beim Orthostasetest fallen der systolische und der diastolische Blutdruck rasch und erheblich ab, Bewußtseins- und Sehstörungen treten dabei – wie man bei intraarterieller Druckmessung beobachten kann – immer dann auf, wenn der systolische Blutdruck ca. 70 mmHg unterschreitet. Wegen des Fehlens bzw. der Minderung der sympathischen Herzinnervation kommen Herzfrequenzsteigerungen nicht oder nur ungenügend zustande, und die orthostatische Frequenzsteigerung ist aufgehoben oder stark reduziert. Nach der Thulesius-Klassifikation handelt

es sich um die asympathikotone Form der Orthostasedysregulation. Die orthostatische Hypotonie kann, wenn sie persistiert, Hirnschädigung und Tod bewirken. Solche persistierende Hypotonie kann z.B. in einer engen Toilette, die das Umfallen verhindert, vorkommen oder bei alten Leuten, die in den Sessel gesetzt werden, ohne daß Ärzte und Pflegekräfte die vorliegende erhebliche orthostatische Blutdrucksenkung bemerken. – Bei der Körperarbeit steigt der Arteriendruck der Patienten mit posturaler Hypotension ungenügend an, auch wenn der Ergometertest im Liegen ausgeführt wird. Wie andere reflektorische Kreislaufreaktionen sind auch nerval vermittelte Venenkontraktionen aufgehoben oder stark reduziert. Das Blutvolumen ist bei etlichen dieser Patienten größer als bei Gesunden. – Patienten mit posturaler Hypotension zeigen zuweilen im Liegen eine arterielle Hypertension, möglicherweise eine Folge des im Liegen vergrößerten Füllungspotentials, das über den Frank-Starling-Mechanismus eine überhöhte Schlagvolumenzunahme bewirkt. Die idiopathische posturale Hypotension beeinträchtigt nicht unbedingt die Lebenserwartung.

Posturale Hypotension bei neurologischen Leiden: Häufiger als in Form der isolierten autonomen Neuropathie kommt eine solche schwere orthostatische Hypotonie in Kombination mit neurologischen Erkrankungen und Ausfällen („multiple system atrophy") vor, z.B. mit Parkinsonismus, olivopontozerebellarer Atrophie und anderen präsenilen degenerativen ZNS-Erkrankungen. Pathologisch-anatomisch basiert diese Form der Asympathikotonie auf degenerativen Schädigungen nicht nur am Rückenmarksympathikus, sondern auch an zentralen Bereichen des sympathischen Nervensystems, am Locus coeruleus und am Nucleus tractus solitarii; auch ist eine Abnahme von Noradrenalin und Dopamin im Hypothalamus dieser Patienten beschrieben worden. Die Lebenserwartung der Kranken, die neurologische Ausfälle und zusätzlich eine posturale Hypotension haben, ist reduziert. – Ziegler u. Mitarb. (1977) fanden bei einer vergleichenden Untersuchung, daß bei der „multiple system atrophy" noch eine gewisse Herzfrequenzreaktion auf Stehen und auf Arbeit erhalten ist, die bei der idiopathischen posturalen Hypotension ganz fehlt. Der orthostatische Abfall des arteriellen Mitteldrucks war bei beiden Patientengruppen gleich und erheblich (mindestens 35 mmHg). Das Verhalten des Plasma-Noradrenalingehalts zeigt Abb. 1.**86**).

Posturale Hypotension kommt auch als Komplikation einer Reihe anderer Leiden vor, z.B. Tabes dorsalis, traumatische Rückenmarksläsionen, Syringomyelie, Amyloidose, Anorexia nervosa, Bronchialkarzinom, familiäre Dysautonomie (Riley-Day-Syndrom).

Andere Formen orthostatischer Hypotension: Im Greisenalter kommt eine posturale Hypotension mit oft multifaktorieller Ätiologie (erhebliche Rigidität der Arterien, veränderte Baroreflexe, autonome Ausfälle, Salzmangel, Varizen) vor. Bei der Untersuchung geriatrischer Kollektive findet man bei etwa 5% der Probanden orthostatisch bedingte Abfälle des systolischen Blutdrucks um mehr als 40 mmHg. Ein Teil der alten Patienten hat eine beeinträchtigte Autoregulation der Hirndurchblutung, so daß relativ geringe Blutdruckabfälle schon das Risiko einer Hirnischämie mit sich bringen. – Sehr alte Menschen und die Patienten mit einer posturalen Hypotension zeigen einen postprandialen Blutdruckabfall. Lipsitz u. Mitarb. (1983) beobachteten bei zehn 87jährigen, daß der systolische Blutdruck im Sitzen 35 Minuten nach Beginn des Frühstücks durchschnittlich 25 mmHg niedriger lag als vor der Mahlzeit. Eine Kontrollgruppe 27jähriger hatte keinen postprandialen Blutdruckabfall. – Die pathologische Dignität der orthostatischen Hypotonie im Alter ist schwierig zu bestimmen: Nur wenige der alten Probanden mit deutlichem orthostatischem Blutdruckabfall hatten dabei Beschwerden, Kollaps war bei den Tests selten. Indessen zeigen epidemiologische Studien bei alten Menschen mit orthostatischem Abfall des systolischen Drucks um 20 mmHg oder mehr ein signifikant erhöhtes Risiko hinzufallen. Paradoxerweise erhöht offenbar Hypertonie die Disposition zu orthostatischer Hypotonie; zum einen schädigt chronische Hypertonie die Gefäße und beeinträchtigt die Barorezeptorenreflexe (und 30% der über 75jährigen sind hyperton) zum anderen zeigen auch alte Menschen eine erhebliche Blutdruckvariabilität von Tag zu Tag, und dabei sind in der Regel die orthostatischen Druckabfälle um so größer, je höher an einem gegebenen Tag der Liegeblutdruck ist (Lipsitz 1989).

Orthostatische Hypotonie („Orthostase-Syndrom") wird auch bei jungen Erwachsenen und gelegentlich im mittleren Lebensalter beobachtet. Versuche diese Patienten pathophysiologisch zu charakterisieren ergaben Merkwürdiges. Juchems u. Mitarb. (1968) fanden beim orthostatischen Syndrom (Patienten mit bei Orthostase deutlichem Blutdruckabfall und Herzfrequenzanstieg sowie Schwindel) ein signifikant höheres Herzzeitvolumen als bei Gesunden. Und in Kollektiven von Patienten mit unbehandelter essentieller Hypertonie fanden eine Reihe von Autoren einen gewissen Anteil (z.B. 20%) mit orthostatischer Hypotension.

Therapie

Die Indikation muß angesichts des oben dargestellten Vorkommens auch hypertoner Situationen besonders sorgfältig und vorsichtig gestellt werden. Zur Behandlung der posturalen Hypotension werden fluoriertes

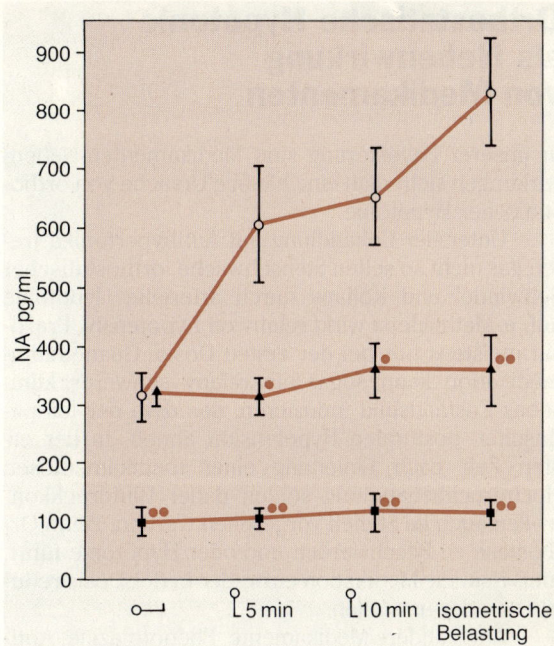

Abb. 1.**86**   Plasma-Noradrenalinkonzentration (Mittelwerte ±SEM) beim Liegen, Stehen und am Ende einer isometrischen Belastung über 5 Minuten mit einem Handdynamometer (nach Ziegler u. Mitarb. 1977).
○ = 10 Gesunde
▲ = 6 Patienten mit posturaler Hypotension und neurologischen Ausfällen („multiple system atrophy")
■ = 4 Patienten mit idiopathischer posturaler Hypotension
● = different von den Gesunden p < 0,01
●● = p < 0,001

Hydrocortison, Dihydroergotamin-Präparate und Sympathikomimetika verwandt. Außerdem wird zu salzreicher Kost und zur mechanischen Kompression von Bauch und Beinen, z.B. mit Hilfe elastischer Strumpfhosen, geraten und schließlich den Patienten empfohlen, in leichter Fußtieflage zu schlafen. Alle diese Maßnahmen haben das Ziel, dem zu starken Absinken des Herzfüllungspotentials in Orthostase entgegenzuwirken. Neuerdings ist bei der posturalen Hypotension eine vermehrte vasodilatierende Prostaglandinaktivität angenommen und demzufolge ein Prostaglandininhibitor (Indometacin) zur Behandlung mit einigem Erfolg eingesetzt worden. Dihydroergotamin und mechanische Kompression reduzieren die Gefäßkapazität und das Blutvolumen; läßt man diese therapeutischen Mittel plötzlich weg, so kann dadurch die Orthostasetoleranz noch geringer werden, als sie es vor Therapiebeginn war. Das fluorierte Hydrocortison kann zu Ödem und Hypokaliämie führen; es verstärkt – wie die anderen Therapeutika – unter Umständen die Liegehypertonie, wenn eine solche vorliegt.

Orthostatische Hypotonie als Nebenwirkung von Medikamenten

In unserer Bevölkerung sind Medikamenten-Nebenwirkungen sicherlich eine häufige Ursache von orthostatischer Hypotonie.

Unter der Behandlung mit Antihypertonika treten gar nicht so selten Stehschwäche, orthostatischer Schwindel und Kollaps durch arterielle Hypotonie auf. α-Methyldopa wirkt relativ oft hypotensiv, Prazosin meistens nur bei der ersten Dosis. Guanethidinmedikation kann sogar ein relativ schweres klinisches Zustandsbild induzieren, das dem der idiopathischen posturalen Hypotension ähnelt. In der ersten Zeit nach Einleitung einer medikamentösen Hochdruckbehandlung sollten daher Blutdruckkontrollen auch im Stehen vorgesehen werden. Wenn Orthostase zu Beschwerden und/oder Hypotonie führt, muß man die Medikation entweder in der Dosis reduzieren oder umstellen.

Auch andere Medikamente, Phenothiazine, Antidepressiva, Anxiolytika, Antihistaminika und Barbiturate sowie Alkohol können arterielle Hypotonie mit Krankheitswert induzieren. Alte Menschen haben vermutlich eine erhöhte Disposition zu drogeninduzierter Hypotonie mit Synkopen und gelegentlich mit Koma. Sie sind unter Umständen schon durch niedrige Dosen gefährdet.

Hypovolämie

Blutvolumenreduktion disponiert zu orthostatischen Störungen und zu (vagovasalen) Synkopen. Hypovolämie kommt nicht nur bei Blutungen, sondern auch bei abnormen Flüssigkeitsverlusten durch Durchfälle, verstärkte Schweißabgabe und durch diuretische Therapie vor, ja sogar im Rahmen normaler volumenregulatorischer Anpassung.

Das Blutvolumen ist eine Körpergröße, die der Regelung durch Mechanismen unterliegt, die im Laufe der vergangenen 35 Jahre vor allem durch Gauer und Henry sehr eingehend untersucht worden sind. Das Ziel der Volumenregulation ist nicht etwa Konstanz des Blutvolumens, sondern seine stetige Anpassung an die Kapazität des Kreislaufs, die physiologischen Änderungen unterliegt.

Blutvolumenänderungen werden erfaßt durch Mechanorezeptoren (Abb. 1.**87**) in den Wänden des linken Vorhofs und der Lungenvenen, deren ableitende Fasern im Vagus zum Zentralnervensystem laufen. – Vorhofdehnung stimuliert außerdem die Sekretion von atrialem natriuretischen Peptid aus den Granula der Vorhofmyozyten (Kramer u. Lichardus 1986). – Die kurzfristig das Blutvolumen ändernden efferenten Regelmechanismen sind

– Zu- und Abnahme der Urinausscheidung,
– Flüssigkeitsverschiebung zwischen dem intravasalen und dem interstitiellen Raum und

– der experimentell schwierig zu erfassende Durstmechanismus, der die Zufuhr von Flüssigkeit beeinflußt.

Über langfristig wirksame Mechanismen der Volumenregulation, die die geformten Blutelemente und die Bluteiweißkörper betreffen, ist bisher wenig bekannt.

Eine Bluttransfusion führt zur Diurese und zur Flüssigkeitsverschiebung aus dem vasalen in den interstitiellen Raum. Ein Aderlaß hat den entgegengesetzten Effekt auf die Nierenfunktion und den Flüssigkeitstransport zwischen dem interstitiellen Raum und dem Gefäßsystem. Aber nicht nur Transfusion und Aderlaß, sondern eine Reihe anderer Alterationen, die die Kreislaufkapazität verändern, bewirken regulatorische Anpassungen des Blutvolumens. Orthostase und Wärme vergrößern, Klinostase und Kälte, Immersion des Körpers in Wasser sowie Schwerelosigkeit vermindern die Kreislaufkapazität. Sowohl bei der Schwerelosigkeit im Weltraum wie bei prolongiertem Baden adaptiert die Volumenregulation den Inhalt des Kreislaufsystems an die veränderten Bedingungen durch Minderung des Blutvolumens. Daher sind der Astronaut nach der Rückkehr zur Erde und die Versuchsperson nach dem Verlassen des Bades, in dem sie sich einige Stunden aufgehalten hat, zunächst für „normale" Bedingungen hypovolämisch und zeigen Orthostasestörungen und orthostatischen Kollaps, bis die Regulation das Blutvolumen in relativ kurzer Zeit an die nun wieder vergrößerte Kreislaufkapazität angepaßt hat.

Genauso präzise wie bei der Raumfahrt und beim Immersionsexperiment wirkt die Blutvolumenregulation unter alltäglichen und klinischen Bedingungen. Dauernde Bettruhe (Tab. 1.**55**) bewirkt bei Erwachsenen innerhalb von 2 Tagen eine Blutvolumenreduktion um 0,5 l, in 4 Wochen eine Reduktion um 1 l. Die Mehrzahl der Anpassungsstörungen beim Aufstehen nach einigen Tagen Bettruhe sind eine Folge der physiologischen Reaktion des volumenregulierenden Systems auf permanente Klinostase.

In dem Krankengut mit funktionellen kardiovaskulären Störungen finden sich auch einige Patienten mit Hypovolämie, wohlgemerkt ohne daß Blut- oder Flüssigkeitsverluste vorangegangen sind. Die Minderung des Blutvolumens ist zum einen durch die Blutvolumenbestimmung mit Teststoffverdünnungsmethoden zu erfassen; zum anderen läßt sie sich aus dem röntgenologischen Befund des Herzvolumens schließen. Denn Blutvolumen und Herzvolumen ändern sich unter normalen und etlichen pathologischen Bedingungen proportional zueinander. Das im Röntgenbild kleine Herz hat also nicht nur anekdotischen, sondern durchaus diagnostischen Wert: Es läßt auf ein kleines Blutvolumen schließen.

Das Zustandekommen von Hypovolämie bei manchen Patienten mit psychovegetativen Störungen ist in einem Teil der Fälle dadurch zu erklären, daß die Patienten auch tagsüber viel ruhen und liegen, so daß ähnlich wie bei permanenter Bettruhe eine Liegeanpassung des Blutvolumens zustande kommt. Bei

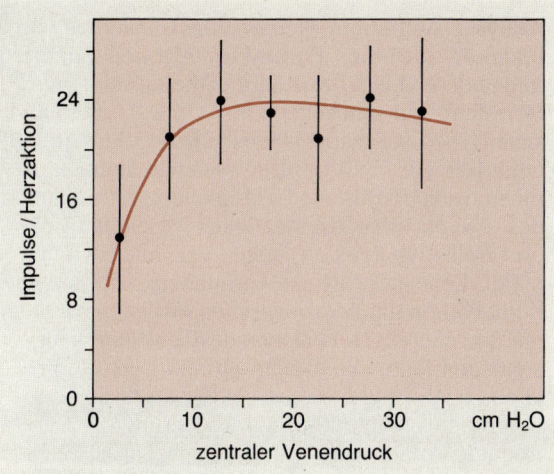

Abb. 1.**87** Entladungsfrequenz linksatrialer Rezeptoren (Ordinate) in Abhängigkeit vom zentralen Venendruck (Abszisse), der mit Hilfe von Aderlaß oder Dextraninfusion an normalen Hunden variiert wurde. Man sieht, daß im Bereich der normalerweise vorkommenden Drücke eine Füllungsänderung auch deutliche Änderungen der Signalfrequenz dieser Volumenrezeptoren zur Folge hat (nach Greenberg u. Mitarb. 1973)

Tabelle 1.**55** Änderung (Δ) des Blutvolumens gesunder Erwachsener bei Bettruhe (aus Miller, P.B. et al.: Aerospace Med. 36 [1965] 1077)

	Δ **Blutvol.**	Δ **Plasmavol.**	Δ **Ery.-Vol.**
2 Tage	−528 ml	−418 ml	−47 ml
28 Tage	−1048 ml	−672 ml	−408 ml

anderen Patienten mit psychovegetativen Störungen und Hypovolämie führen möglicherweise Angst oder andere psychomentale Alterationen zu einer Erhöhung des Venentonus und dadurch zu einer Minderung der Kreislaufkapazität und diese wiederum regulatorisch zur Abnahme des Blutvolumens.

Therapeutisch ist Patienten, die abnorm viel ruhen und liegen, dazu zu raten, tagsüber aufzubleiben und ihre Kondition durch regelmäßige Körperbewegung (am besten Marschieren oder Radfahren) zu verbessern und nachts in leichter Fußtieflage zu schlafen. Man sollte Patienten mit Orthostasestörungen und röntgenologisch kleinem Herzen nicht gerade zu langem Baden als körperlichem Ausgleich raten; denn Immersion führt ja zu regulativer Minderung des Blutvolumens.

Autonome Neuropathien bei Diabetes mellitus und anderen Leiden

Beim Diabetes mellitus, bei der Porphyrie, der Alkoholkrankheit u. a. m. gibt es autonome Neuropathien. Etwa ein Fünftel der Diabetiker haben Zeichen einer

autonomen Neuropathie. Die betroffenen Patienten leiden unter Bauchbeschwerden und nächtlichen Durchfällen, unter Schwindel und Synkopen bei Orthostase, unter abnormem Schwitzen bei der Nahrungsaufnahme; etliche von ihnen haben eine Atonie von Ösophagus, Magen oder Harnblase.

Die wichtigsten kardiovaskulären Zeichen der autonomen Neuropathie sind 1. Herzfrequenzstarre, verbunden mit einer Ruhetachykardie um 100/min. Sie sind eine Folge der neuropathischen Schädigung des Vagus und lassen sich diagnostisch erfassen durch die Messung der R-R-Intervall-Variation bei der Atmung, beim Valsalva-Test, beim Übergang vom Liegen zum Stehen und im Langzeit-EKG. Etwa 80−90% der Patienten mit einer diabetischen autonomen Neuropathie haben die Befunde einer pathologisch geminderten Herzfrequenzvariation. 2. Orthostatische Hypotonie: Sie ist ein Ausdruck der Sympathikusschädigung durch die Neuropathie und läßt sich aus der Beschwerdeschilderung und durch Orthostasetests diagnostizieren. Hinweise auf eine orthostatische Hypotonie finden sich bei 20−40% der Diabetiker mit einer autonomen Neuropathie. − Die Injektion von Insulin produziert bei den meisten Patienten mit einer diabetischen autonomen Neuropathie eine orthostatische Hypotension, die bei Diabetikern mit intaktem autonomen Nervensystem nicht vorkommt. − Bei autonomen Neuropathien können auch hypertone Blutdruckentgleisungen vorkommen. Die diabetische autonome Neuropathie geht mit einer Minderung der ergometrischen Arbeitskapazität einher, und sie fördert wahrscheinlich die Entstehung von Fußulzerationen. − Diabetiker mit einer autonomen Neuropathie haben ein erhöhtes Risiko, bei Narkosen und Infektionen Herz- und Atemstillstände zu erleiden, sie neigen zu Schlaf-Apnoe; ihre 5-Jahres-Mortalität ist höher als die von Diabetikern ohne eine autonome Neuropathie.

Hypotonie in der Schwangerschaft

Liegehypotonie Schwangerer: In der Gravidität kann es vorkommen, daß in Rückenlage der gravide Uterus die V. cava inferior so wirkungsvoll komprimiert, daß die Herzfüllung und der Herzauswurf erheblich gemindert und dadurch Hypotonie und Schwindel induziert werden. Graviden Frauen, denen in Rückenlage schwindelig wird, ist zum Schlafen in Seitenlage zu raten.

Das Problem der Hypotonie in der Schwangerschaft (s. Scheppokat 1989): Offenbar liegt der Blutdruck in der normalen Schwangerschaft etwas niedriger als nach deren Ende; in einer englischen Studie ist er im Mittel von 226 Frauen im Liegen in der 16.−20. Schwangerschaftswoche 112/64 und postpartum 120/70 mmHg. Von einer Reihe von Autoren wird in Schwangerschafts-Blutdruckwerten unter 110 mmHg systolisch ein Risiko für die fötale Entwicklung gesehen. Diese Ansicht hat sich aber in der internationalen Perinatal-Literatur bisher offenbar nicht durchgesetzt.

Synkopendiagnostik.
Das Hinfallen alter Menschen

Synkopen (Hinfallen und Bewußtseinsstörung) sind häufig Anlaß zur Diagnostik. Man erwartet dabei neben den in diesem Kapitel besprochenen Leiden andere kardiovaskuläre (Vitien, kardiale Arrhythmien, Karotissinussyndrom, Lungenembolie), zerebrovaskuläre, zentralnervöse und metabolische Ursachen. Indessen bleibt auch korrekt absolvierte Synkopendiagnostik in einem nennenswerten Teil der Fälle ohne Resultat.

Bei dem geriatrischen Teil unserer Klientel fällt auf, daß die Patienten oft gar nicht angeben können, wie und warum sie gefallen sind, ob sie gestolpert, ausgerutscht sind, bewußtlos waren. Es bürgert sich ein, vom Hinfallen alter Menschen zu sprechen. Tinetti u. Mitarb. (1988) beobachteten in einer zu Hause lebenden Population über 75jähriger, daß 32% im Lauf eines Jahres hinfielen. Traumata sind häufig die Folge. Als Ursachen des Fallens kommen bei den alten Patienten die obengenannten, also auch Hypotonie und im besonderen Maße Medikationen, in Frage, daneben aber altersspezifische: Beeinträchtigungen des Sehens, der Koordination, des Ganges, des Gleichgewichts. Ein für Alte erhebliches Risiko ergibt sich aus ihrer Umgebung: Teppichfalten, rutschende Läufer, schlecht gestaltete Treppen, ungenügende Beleuchtung. – Die wichtigsten Diagnostika sind Anamnese inklusive Medikation, Fremdanamnese und Fragen nach den Funktionen im Alltag; die Blutdruckmessung in Klinostase, Orthostase und notfalls im Sitzen; die Prüfung der Umgebung des Patienten; die Prüfung der Funktionen (am einfachsten der „get up and go"-Test: Man beobachtet, wie der Patient aufsteht, stillsteht, geht, sich umdreht, zurückkommt und sich wieder hinsetzt). – Die Prophylaxe des Hinfallens besteht, wenn möglich, im Absetzen von Medikamenten, besonders Schlafmitteln, Psychopharmaka, Diuretika, und in der Beseitigung der Umgebungsrisiken, die man identifizieren konnte. Gelingt es, das Hinfallen seiner alten Patientenschaft von 30 auf 20% pro anno zu reduzieren, ist der gesundheitliche und wirtschaftliche Erfolg bedeutend: Die chirurgischen Krankenhausabteilungen sind nicht selten überfüllt mit Patienten, die sich durch einen Fall Schenkelhalsfrakturen und andere schwere Verletzungen zuzogen.

Merke: Autonome Neuropathien kommen bei Diabetes mellitus, Porphyrie, Alkoholkrankheit und anderen Leiden vor. Ihre pathologische Dignität reicht von klinischer Latenz über orthostatische Hypotonie bis zu lebensbedrohendem Atem- oder Herzstillstand. – Die asympathikotone orthostatische Hypotonie ist als isolierte Erkrankung des Rückenmarkssympathikus (idiopathische posturale Hypotension) selten und mit etwa normaler Lebenserwartung verbunden; tritt sie in Kombination mit neurologischen Ausfällen bei primär degenerativen Läsionen des Zentralnervensystems auf (multiple system atrophy), ist die Prognose ungünstiger. Vagusschädigung durch autonome Neuropathie führt zur Minderung der Herzfrequenzvariation und zur Ruhetachykardie. – Regulative Reduktion des Blutvolumens findet sich nach Bettruhe und bei einigen Patienten mit psychovegetativen Störungen; aus dem röntgenologischen Befund der Herzgröße läßt sich auf die Größe des Blutvolumens schließen. Mechanische Gründe hat die Liegehypotonie Gravider. – Das Hinfallen alter Menschen hat oft noch andere als die o. g. Ursachen (z. B. Störungen des Sehens, der Koordination) und wird durch Medikationen begünstigt.

Weiterführende Literatur

Bevegard, S., B. Jonsson, I. Karlöf: Circulatory response to recumbent exercise and head-up tilting in patients with disturbed sympathetic cardiovascular control (postural hypotension). Acta med. scand. 172 (1962) 623

Dyck, P.J., P.K. Thomas, A.K. Asbury, A.J. Winegrad, D. Porte: Diabetic Neuropathy. Saunders, Philadelphia 1987

Gauer, O.H.: Kreislauf des Blutes. In Gauer, O.H., K. Kramer, R. Jung: Physiologie des Menschen. Bd. III. Urban & Schwarzenberg, München 1972

Greenberg, T.T., W.H. Richmond, R.A. Stocking, P.D. Gupta, J.P. Meehan, J.P. Henry: Impaired atrial receptor response in dogs with heart failure due to tricuspid insufficiency and pulmonary artery stenosis. Circ. Res. 32 (1973) 424

Gries, F.A., H.J. Freund, F. Rabe, H. Berger: Aspects of Autonomic Neuropathy in Diabetes. Thieme, Stuttgart 1980

Johnson, R.H., D.G. Lambie, J.M.K. Spalding: Neurocardiology. Saunders, London 1984

Johnson, R.H., J.M.K. Spalding: Disorders of the Autonomic Nervous System. Blackwell, Oxford 1974

Juchems, R., H. Vetter, W. Gross: Zentrale Hämodynamik des orthostatischen Syndroms. Z. f. Kreisl.-Forsch. 57 (1968) 1198

Kramer, H.J., B. Lichardus: Atrial natriuretic hormones – thirty years after the discovery of atrial volume receptors. Klin. Wschr. 64 (1986) 719

Lipsitz, L.A.: Current concepts – geriatrics: Orthostatic hypotension in the elderly. N. Engl. J. Med. 321 (1989) 952

Lipsitz, L.A., R.P. Nyquist, J.Y. Wei, J.W. Rowe: Postprandial reduction in blood pressure in the elderly. New Engl. J. Med. 309 (1983) 81

Martin, J.B., R.H. Travis, S. van den Noort: Centrally mediated orthostatic hypotension: Report of cases. Arch. Neurol. 19 (1968) 163

Miller, P.B., R.L. Johnson, L.E. Lamb: Effects of moderate physical exercise during four weeks of bed rest on circulatory functions in man. Aerospace Med. 36 (1965) 1077

Scheppokat, K.D.: Pathophysiologische Grundlagen und diagnostisch-therapeutische Probleme bei der arteriellen Hypotonie. Med. Welt 25 (1974) 2083

Scheppokat, K.D.: Das Niederdrucksystem des Kreislaufs und seine Bedeutung für die praktische Medizin. Herz/Kreisl. 10 (1978) 589

Scheppokat, K.D.: Das Verhalten des Arteriendrucks bei funktionellen Störungen. Arzt u. Krankenhaus 62 (1989) 41

Sever, P.S.: Autonomic failure – the management of orthostatic hypotension. In Brown, M.J.: Advanced Medicine. Churchill Livingstone, Edinburgh 1986

Sharpey-Schafer, E.P., P.J. Taylor: Absent circulatory reflexes in diabetic neuritis. Lancet 1960/I, 559

Thomas, J.E., A. Schirger: Neurologic manifestations in idiopathic orthostatic hypotension. Arch. Neurol. 8 (1963) 204

Tinetti, M.E., M. Speechley, S. Ginter: Risk factors for falls among elderly persons living in the community. N. Engl. J. Med. 319 (1988) 1701

Ziegler, M.G., C.R. Lake, I.J. Kopin: The sympathetic-nervous system defect in primary orthostatic hypotension. New Engl. J. Med. 296 (1977) 293

Idiopathische Ödeme

> **Definition:** Idiopathische Ödeme stellen ein ätiologisch wahrscheinlich uneinheitliches Krankheitsbild dar, das fast ausschließlich bei Frauen (zumeist im mittleren Lebensalter) phasenhaft oder permanent vorkommt, ohne daß sich übliche Ödemursachen wie Herz-, Nieren-, Leber-, Venen- oder Lymphgefäßkrankheiten oder eine Hypoproteinämie finden.

Das Ödem dieser Patientinnen ist reicher an Eiweiß als etwa kardial oder venös bedingte Ödeme, ihre Haut- und Muskelkapillaren zeigen morphologische Veränderungen im Sinne einer vermehrten Permeabilität für Eiweiß. Bei erhöhtem interstitiellen Flüssigkeitsvolumen (Ödem) ist das Blutvolumen normal oder gemindert.

Die meisten von dieser Störung betroffenen Frauen zeigen psychische Alterationen. Viele von ihnen nehmen dauernd Laxantien und/oder Furosemid ein. Sie klagen über ein belästigendes Anschwellen von Gesicht, Händen, Bauch und Beinen, über kleine Urinmengen und über Gewichtszunahme. Wenn sie sich morgens und abends wiegen, so haben sie eine abnorme Tagesgewichtszunahme von mehr als 1 kg. Bei Orthostasetests sinken der systolische Blutdruck wie die renale Ausscheidung von Wasser und Salz abnorm ab, nimmt das Beinvolumen abnorm zu und ist der Renin- und Aldosteronanstieg überhöht. Des weiteren werden Störungen in der Interaktion der weiblichen Geschlechtshormone beschrieben und neuerdings eine geminderte Dopaminwirkung.

Neben den Untersuchungen, die zum Ausschluß von Erkrankungen des Herzens, der Nieren, der Leber und der Venen notwendig sind, ist das Gewichtsprotokoll eines der für die Praxis wichtigen diagnostischen Mittel.

Therapeutisch ist zunächst die Beendigung der Einnahme von Laxantien und von Saluretika (die per se einen sekundären Hyperaldosteronismus induzieren) nötig, und manchmal sistiert damit die Schwellneigung. Vielen Patientinnen, deren Beschwerden mit der Länge und Intensität ihrer täglichen Orthostasebelastung korrelieren, geht es besser, wenn sie mittags 1–2 Stunden liegen. Auch Baden wirkt günstig. Falls notwendig, gibt man Spironolactone (*ohne* Saluretika), zunächst 50 mg, bei ungenügendem Erfolg zu steigern auf 2×50 mg und maximal auf 3×50 mg täglich, und zwar unter Kontrolle des Kaliums im Serum. Ein Therapieerfolg ist etwa bei der Hälfte der mit Spironolactone Behandelten zu erwarten. Über neuerdings empfohlene Medikamente wie Bromocriptin liegen erst begrenzte Erfahrungen vor.

Weiterführende Literatur

Kuchel, O., K. Horky, I. Gregorova, J. Marek, J. Kopecka, J. Kobilkova: Inappropriate response to uprigth posture: a precipitating factor in the pathogenesis of idiopathic edema. Ann. Int. Med. 73 (1970) 245

Scheppokat, K.D., F. Hammersen, D. Walb, W. Bircks: Idiopathische Ödeme, Kapillaropathie und eiweißreiche Körperhöhlenergüsse. Klin. Wschr. 55 (1977) 1137

Thorn, G.W.: Approach to the patient with „idiopathic edema" or „periodic swelling". J. Amer. med. Ass. 206 (1968) 333

Walb, D., J. Wollenweber, K.D. Scheppokat: Klinische Befunde bei idiopathischen Ödemen der Frau. Med. Welt 28 (1977) 856

Schock und Kollaps

R. Griebenow und *F. Saborowski*

Definition: Als Schock wird ein Syndrom bezeichnet, in dessen Verlauf es zu einer hochgradigen Perfusionsminderung lebenswichtiger Organe und/oder Störung von Sauerstoffaufnahme, -abgabe oder -verwertung kommt, so daß die notwendige minimale O_2-Versorgung dauerhaft unterschritten wird, was unbehandelt zum Tode führt (Abb. 1.**88** und 1.**89**). In Abhängigkeit von der jeweiligen Ätiologie kann dieser Zustand akut eintreten oder sich über Stunden bis Tage entwickeln. Körpereigene Kompensationsmechanismen und eine schnell einsetzende Therapie können einen Schock beheben. Insbesondere bei länger dauernden Schockzuständen kann es sich jedoch auch bei Einsatz aller therapeutischen Mittel als unmöglich erweisen, den Schockzustand zu durchbrechen (irreversibler Schock). Gegen den Schock abgegrenzt werden müssen Fälle von kurzzeitiger Bewußtseinsstörung (Kollaps) aufgrund einer hypotonen Blutdruckregulationsstörung, einer kritischen Abnahme der kardialen Förderleistung, einer anderweitig bedingten Abnahme der Hirndurchblutung, z. B. bei Stenose der A. carotis, oder einer Kombination aus allen vorgenannten Störungen. Diese Zustände sind entweder Ausdruck einer vegetativen Fehlregulation (z. B. vagovasale Synkope) oder einer organischen Erkrankung (z. B. intermittierender AV-Block II. und III. Grades) und terminieren sich in der Regel selbst. Bei schwerem Verlauf oder bereits vorbestehender Organschädigung können jedoch auch sie Ursache eines Schocks sein.

Häufigkeit

Aufgrund der ätiologischen Vielzahl von Erkrankungen, die ein Schockgeschehen auslösen können, ist eine einheitliche Häufigkeitsangabe unmöglich. Stellvertretend dafür, daß bei den einzelnen Erkrankungen die Entwicklung eines Schockgeschehens in durchaus stark unterschiedlicher Häufigkeit beobachtet werden kann, seien deshalb nur folgende Beispiele angeführt:

Im statistischen Durchschnitt ist damit zu rechnen, daß bei ca. 10−15% aller wegen eines Herzinfarktes hospitalisierten Patienten sich ein kardiogener Schock entwickelt. Demgegenüber stellt ein Koma bei Hypoparathyreoidismus eine extreme Rarität dar und ist bisher nur im pädiatrischen Krankengut beschrieben worden.

Ätiologie

Eine Vielzahl von Erkrankungen der unterschiedlichen Organsysteme kommt als schockauslösende Ursache ätiologisch in Betracht. Entsprechend kann der zeitliche Verlauf variieren zwischen einem vorhersehbaren Endstadium einer sich über einen längeren Zeitraum hinziehenden Erkrankung (z. B. chronisches Cor pulmonale) und einem innerhalb von Minuten sich entwickelnden Schockgeschehen (z. B. aufgrund einer Herzrhythmusstörung). Notwendigerweise müssen Überlegungen zur Ätiologie eines Schocks im Einzelfall immer in Betracht ziehen, daß nicht unbedingt immer nur eine schockauslösende Ursache wirksam sein muß, sondern daß es sich häufig um ein polyätiologisches Geschehen handelt. So können einem Schock schon primär mehrere voneinander unabhängige Ursachen zugrunde liegen, oder schockbedingte Organmanifestationen können zur Neuentwicklung eines Schockzustandes bzw. zu dessen Aggravation führen, so daß wiederum ein polyätiologisches Krankheitsbild entsteht (z. B. Blutverlust → Schock mit Hypotonie, Tachykardie → Verminderung der Koronarperfusion → Herzinfarkt bei vorbestehender koronarer Herzkrankheit → Schock). Eine tabellarische Übersicht über die verschiedenen Ursachen des Schocks gibt Tab. 1.**56**).

Definitionsgemäß liegen einem Kollaps passagere Störungen der Kreislauffunktion zugrunde. Sie führen zu Bewußtseinsstörungen bis hin zur Synkope und können gegebenenfalls auch Ursache bleibender neurologischer Ausfälle sein, terminieren sich in der Regel jedoch selbst und führen nicht zur Entwicklung eines Schockzustandes. Andererseits kann ein Kollaps jedoch auch Ausdruck einer prognostisch ungünstigen organischen Erkrankung sein (z. B. Synkope bei ventrikulärer Tachykardie), bei der die Tendenz zur Spontanterminierung unsicher ist und die bei schwerem Verlauf in einen Schock einmünden kann. Eine Übersicht über die verschiedenen Ursachen kurzzeitiger Bewußtseinsstörungen gibt Tab. 1.**57**.

Pathophysiologie und Klinik

In Abhängigkeit von der Ätiologie weist der zeitliche Verlauf hinsichtlich der Entwicklung einer Schocksymptomatik und der Reihenfolge des Auftretens von Funktionsstörungen einzelner Organe erhebliche Unterschiede auf. Einige schockbedingte Funktionsänderungen (z. B. Schocklunge) manifestieren sich sogar erst, wenn ein Schockzustand protrahiert verläuft

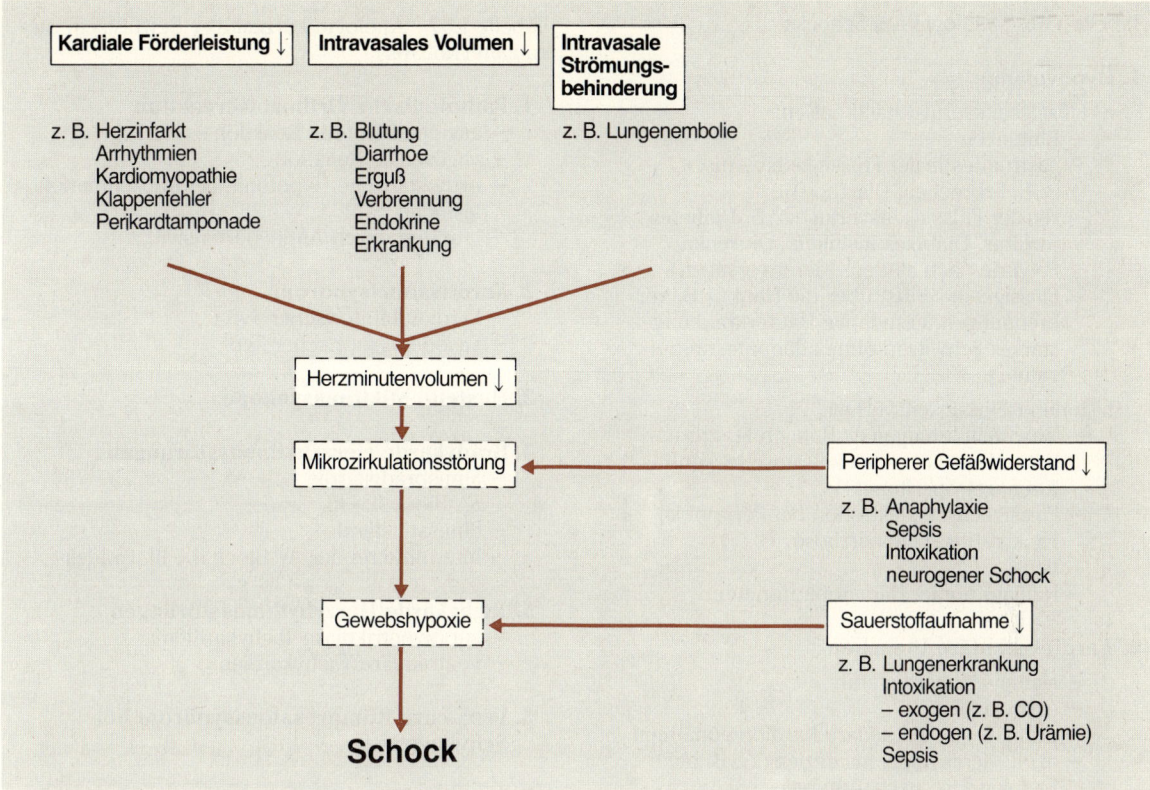

Abb. 1.**88** Schematische Darstellung der Pathogenese des Schocks.
Über eine Verminderung der kardialen Förderleistung, eine Abnahme des intravasalen Volumens oder durch intravasale Strömungsbehinderung kommt es zu einer kritischen Senkung des Herzminutenvolumens mit nachfolgender Mikrozirkulationsstörung. Letztere kann auch bei normalem oder sogar gesteigertem Herzminutenvolumen durch übermäßige Senkung des peripheren Widerstandes hervorgerufen werden. Die aus den Mikrozirkulationsstörungen resultierende Gewebshypoxie ist bereits Bestandteil des Schockgeschehens (s. auch Abb. 1.89). Sie kann im übrigen auch direkt durch eine primäre Störung der pulmonalen Sauerstoffaufnahme, des Sauerstofftransportes im Blut, der Sauerstoffabgabe an die Gewebe oder der intrazellulären, biochemischen Sauerstoffverwertung verursacht werden

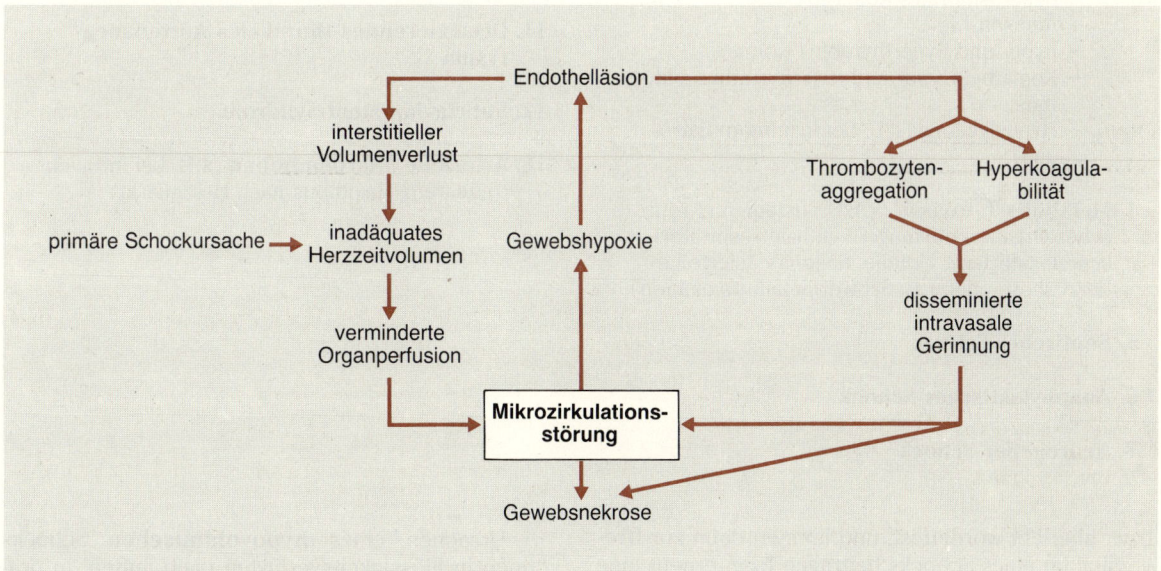

Abb. 1.**89** Schematische Darstellung der Bedeutung von Mikrozirkulationsstörungen im Rahmen eines Schocks (nach Matthias). Kommt es infolge unzureichender Organperfusion zur Störung der Mikrozirkulation, so werden hierdurch Mechanismen in Gang gesetzt (disseminierte intravasale Gerinnung, interstitieller Volumenverlust), die eine weitere Beeinträchtigung der Mikrozirkulation bewirken und somit eine endgültige Gewebsnekrose begünstigen

Tabelle 1.56   Ätiologie des Schocks

1. Hypovolämie

a) Flüssigkeitsverlust nach außen
  - Blutungen
  - gastrointestinaler Flüssigkeitsverlust (z.B. Erbrechen, Diarrhoe)
  - renaler Flüssigkeitsverlust (z.B. Diabetes mellitus, Diabetes insipidus, Diuretika, Polyurie nach akutem Nierenversagen)
  - Flüssigkeitsverlust über die Haut (z.B. Verbrennungen, exsudative Hauterkrankungen, starkes Schwitzen ohne adäquate Wasserzufuhr)

b) Innerer Flüssigkeitsverlust
  - Weichteilblutungen (z.B. nach Frakturen, besonders Oberschenkel- und Beckenfrakturen, retroperitoneal)
  - Flüssigkeitssequestration bei Peritonitis, Pankreatitis, Leberzirrhose
  - Ileus
  - Hämatothorax, Hämatoperitoneum

2. Kardiovaskuläre Ursachen
  - akuter Myokardinfarkt
  - Arrhythmien
  - primäre und sekundäre Kardiomyopathien
  - akute Herzklappeninsuffizienz (z.B. bei Endokarditis, nach Trauma)
  - obstruktive Läsionen (z.B. Mitral- und Aortenstenose, Vorhof- oder Ventrikeltumoren)
  - Lungenembolie
  - Perikardtamponade, konstriktive Perikarditis
  - Mikrozirkulationsstörungen

3. Endokrinologische Ursachen
  - Diabetes mellitus (ketoazidotisches und hyperosmorales Koma)
  - Addison-Krise
  - hypo- und hyperthyreotes Koma
  - Koma bei Hypo- und Hyperparathyreoidismus
  - Hypoglykämie (z.B. bei Insulinom, iatrogen)

4. Metabolisch-toxisch (z.B. Endstadien chronischer Organerkrankungen: globale respiratorische Insuffizienz, Urämie, dekompensierte Leberzirrhose oder z.B. Schwermetallintoxikation)

5. Septischer Schock

6. Anaphylaktischer Schock

7. Neurogener Schock

Tabelle 1.57   Ätiologie kurzzeitiger Bewußtseinsstörungen (Kollaps)

1. Pathologische Orthostasereaktion
  - asympathikotone Reaktion
  - vagovasale Reaktion
  - orthostatische Hypotonie bei Rückenmarksläsionen
  - iatrogen durch Antihypertensiva

2. Karotissinussyndrom
  - kardioinhibitorischer Typ
  - vasodepressorischer Typ

3. Husten-, Miktionssynkope

4. Bradykarde Herzrhythmusstörungen
  - Sinusbradykardie
  - SA-Block II.–III. Grades
  - Sinusstillstand
  - intermittierender AV-Block II.–III. Grades

5. Tachykarde Herzrhythmusstörungen
  - supraventrikuläre Tachykardien
  - ventrikuläre Tachykardien

6. Vena-cava-Kompressionssyndrom bei Schwangeren

7. Aorten-, Mitralstenose, hypertroph-obstruktive Kardiomyopathie, Vorhof- und Ventrikeltumoren

8. Fallotsche Tetralogie, Transposition der großen Gefäße

9. Stenosen der hirnversorgenden Arterien

10. Aortenbogensyndrom (Takayasu-disease)

11. Dissezierendes thorakales Aortenaneurysma

12. Subclavian-steal-Syndrom

13. Arterielle Mikroembolien (z.B. bei intraventrikulärem Thrombus nach Herzinfarkt)

bzw. überlebt worden ist, und können dann zur Irreversibilität eines Schocks beitragen bzw. erneut eine schockauslösende Ursache darstellen.

Nachfolgend sollen die wichtigsten pathophysiologischen Vorgänge im Schock dargestellt werden.

Ursachen eines **hypovolämischen** Schocks können in Flüssigkeitsverlusten nach außen, in präformierte Körperhöhlen oder in einer inadäquaten Flüssigkeitsaufnahme liegen. Für den akuten Volumenverlust (z.B. akute gastrointestinale Blutung) gilt, daß ein Verlust von bis zu 20% des intravasalen Volumens in der Regel gut kompensiert wird, während bei darüberliegenden Verlusten mit Entwicklung einer Schocksymptomatik gerechnet werden muß. In Abhängigkeit vom Ausmaß der Hypovolämie kommt es zu einer Abnahme des Herzminutenvolumens und zu einem Absinken des arteriellen Blutdrucks. Dies führt zur Aktivierung körpereigener Kompensationsmechanismen, deren Auswirkungen das klinische Bild wesentlich mitbestimmen. Dabei werden zum einen volumenkonservierende Mechanismen wirksam (Anstieg der ADH- und Aldosteronkonzentration), zum anderen kommt es zur Aktivierung pressorischer Systeme: Ein Anstieg der Plasmakonzentration von Renin, Angiotensin II und der Katecholamine sowie eine Steigerung der sympathischen efferenten Aktivität führen zu Tachykardie sowie arterieller und venöser Vasokonstriktion mit dem Ziel einer Steigerung des Herzminutenvolumens und einer Anhebung des arteriellen Blutdrucks. Gleichzeitig kommt es zu einer Umverteilung der Durchblutung mit dem Ziel, die Koronar- und Hirndurchblutung möglichst lange konstant zu erhalten, was zu überproportionaler Durchblutungsminderung in anderen Gefäßgebieten (Magen-Darm-Trakt, Haut, Muskulatur) führt. Bei akuten Blutverlusten kommt es weiterhin im Verlaufe von Stunden zu einer Rekompensation des intravasalen Volumenverlustes durch Einströmen interstitieller Flüssigkeit in den intravasalen Raum, die jedoch nur bei mäßigen Blutverlusten etwa 40% des verlorengegangenen Volumens ersetzen kann. Klinisch finden sich eine Tachykardie, arterielle Hypotonie und Tachypnoe. Die Haut ist blaß und kaltschweißig. Dagegen findet sich eine trockene Haut bei der sich protrahiert entwickelnden Exsikkose. Es besteht starkes Durstgefühl, der Patient ist unruhig, es kommt zur Entwicklung psychotischer Symptome bis hin zum Bewußtseinsverlust. Je nachdem, in welchem Verhältnis Elektrolyte und Wasser verlorengegangen sind, unterscheidet man zwischen einer hypotonen, isotonen und hypertonen Dehydratation. Die Differenzierung erfolgt mit Feststellung der Hypovolämie und der Bestimmung der Tonizität des Blutes (Serumnatriumkonzentration, Serumosmolalität). Während bei isotoner Dehydratation die kardiovaskuläre Symptomatik primär im Vordergrund steht, treten zerebrale Symptome bei hypotoner (Hirnödem) und hypertoner (intrazellulärer Wasserverlust) Dehydratation frühzeitig hinzu.

Herz: Ist das Herz schockauslösendes Organ, so kommt es zu einer so starken Verminderung des Herzminutenvolumens, daß daraus die als typisch definierte Konstellation folgt: systolischer Blutdruck <80 mmHg, diastolischer Blutdruck <50 mmHg, mittlerer arterieller Blutdruck <60 mmHg, pulmonalkapillärer Verschlußdruck >18 mmHg, Herzfrequenz >95 Schläge/min, Herzindex <1,8 l/min × m² und totaler peripherer Widerstand >2000 dyn × s × cm⁻⁵ (>25 mmHg · min/l). Die Abnahme der kardialen Förderleistung kann bedingt sein durch eine unzureichende ventrikuläre Füllung infolge erhöhten extrakardialen Drucks (Perikarderguß, konstriktive Perikarditis), behinderten Einstroms in den Ventrikel auf-

grund einer Klappenstenose (z.B. Mitralstenose) oder aufgrund einer Änderung der diastolischen Dehnbarkeit der Ventrikelmuskulatur (z.B. Kardiomyopathien). Weiterhin kann die systolische Funktion gestört sein infolge einer Klappenstenose (z.B. Aortenstenose), einer Abnahme des effektiven Schlagvolumens bei Klappeninsuffizienzen (z.B. Mitral-, Aorteninsuffizienz), einer Abnahme des Schlagvolumens bei tachykarden Arrhythmien bzw. des Herzminutenvolumens bei bradykarden Arrhythmien sowie durch eine Abnahme der kardialen Förderleistung infolge Verlust und/oder struktureller Änderungen der kontraktionsfähigen Muskelmasse (z.B. bei Myokardinfarkt, Kardiomyopathien, Myokarditis). Die häufigste Ursache eines kardiogenen Schocks stellt die kardiale Funktionsminderung im Rahmen eines akuten Myokardinfarktes dar. Dabei korreliert der Ausfall der kontraktilen Funktion mit der Masse des betroffenen Myokards. Im Rahmen einer myokardialen Ischämie verläuft die nur noch über anaerobe Glykolyse stattfindende ATP-Synthese wesentlich ineffizienter, verglichen mit normoxischen Bedingungen. Darüber hinaus führt dieser Stoffwechselweg zu einer vermehrten Bildung von Lactat, das im Verein mit den ketogenen Endprodukten des unter Hypoxie ablaufenden Fettstoffwechsels zu intra- und extrazellulärer Azidose führt. Diese führt wiederum durch Verlassen des optimalen pH-Bereiches zur Abnahme der intrazellulären Enzymaktivitäten und somit zu einer weiteren Beeinträchtigung des intrazellulären Stoffwechsels. Weiterhin kommt es durch Azidose und hypoxisch bedingte Permeabilitätsänderungen der Zellmembran zu einem Anstieg der extrazellulären Kaliumkonzentration, woraus sich eine häufige Ursache für komplizierend hinzutretende Rhythmusstörungen ergibt. Funktionell äußert sich dies in einer Minderung der kontraktilen Funktion mit Abnahme der systolischen Druckentwicklung und einem Anstieg des enddiastolischen Ventrikeldrucks, was zu einer weiteren Einschränkung der Koronarperfusion führt. Ähnlich wie bei der hypovolämieinduzierten arteriellen Hypotonie kommt es auch hier zur Aktivierung der obengenannten körpereigenen Kompensationsmechanismen, die auf eine Volumenkonservierung und eine Rekompensation des arteriellen Blutdrucks zielen. Da jedoch insbesondere eine Erhöhung der Katecholaminkonzentration auch zu einer Erhöhung des myokardialen Sauerstoffbedarfs führt, kann dies unter den Bedingungen einer bereits eingeschränkten Koronardurchblutung zu einer weiteren Verschlechterung der kardialen Funktion beitragen. Eine Ausnahme bildet das gelegentlich bei Hinterwandinfarkten beobachtete Bradykardie-Hypotensions-Syndrom. Hierbei wird trotz arterieller Hypotonie mit Schock eine Bradykardie sowie eine fehlende Vasokonstriktion der Hautgefäße beobachtet.

Bei massiver Lungenembolie führt die Verlegung der Lungenstrombahn zu einem Anstieg des Lungengefäßwiderstandes mit konsekutiver pulmonaler Hypertonie und Rechtsherzinsuffizienz. Weiterhin findet sich eine arterielle Hypoxämie. Sowohl tachykarde als auch bradykarde Rhythmusstörungen werden beobachtet.

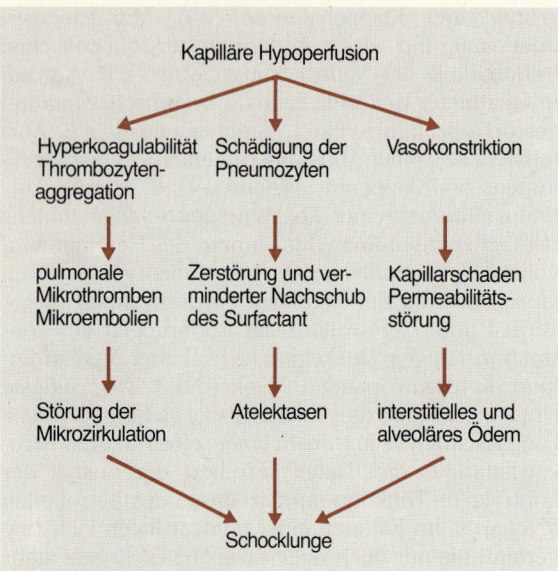

Abb. 1.**90** Schematische Darstellung der Pathogenese der Schocklunge (nach Herzog)

Stadium	Klinik	Röntgen	Labor
I	Dyspnoe	normal evtl. Kongestion	Hypoxämie respiratorische Alkalose
II	Dyspnoe Tachypnoe Bewußtseinsstörung	Ödem milchig retikulär azinär	Hypoxämie respiratorische Alkalose evtl. Leukopenie und Thrombopenie
III	Dyspnoe Koma Oligurie Schock	konfluierende Infiltrationen Ödem Pneumonie	Hypoxämie respiratorische Azidose↗ metabolische Azidose↗ Urämie

Abb. 1.**91** Stadieneinteilung der Schocklunge (nach Herzog)

Lunge: Besondere Bedeutung kommt dem Syndrom der Schocklunge („adult-respiratory-distress-syndrome", ARDS) zu, da es mittlerweile die häufigste Todesursache bei Patienten darstellt, die ein Schockgeschehen aus primär nicht pulmonaler Ursache überlebt haben. Die Entwicklung und der Verlauf des ARDS sind phasenhaft: Stadium I wird als Latenzstadium nach überlebtem Schockgeschehen bezeichnet und umfaßt einen Zeitraum von einigen Stunden bis zu 3 Tagen. In dieser Phase kommt es zunächst zur Ausbildung eines interstitiellen Ödems, an dessen Entstehung folgende Mechanismen beteiligt sind (Abb. 1.**90**):

1. Verminderung der wirksamen Surfactant-Konzentration mit Erhöhung der Oberflächenspannung der Alveolen und daraus resultierender stärkerer Negativierung des interstitiellen Druckes, was zu einem Flüssigkeitseinstrom in das Interstitium führt.
2. Dies kann durch eine Verminderung des onkotischen Druckes begünstigt werden.
3. Permeabilitätssteigerung der kapillären Membran durch Endotoxine (im septischen Schock), Schädigung des Kapillarendothels durch die vorangegangene oder noch wirksame metabolische Azidose, thrombozytogene Mediatoren (Histamin, Serotonin, Prostaglandine), aus Granulozyten freigesetzte Enzyme oder Kinine. Weiterhin wirksam ist die entweder hypoxisch bedingte oder durch aus Thrombozytenaggregaten (im Rahmen einer disseminierten intravasalen Gerinnung) freigesetzte vasokonstriktive Mediatoren hervorgerufene präkapilläre Vasokonstriktion.

Darüber hinaus wird die interstitielle Flüssigkeitsansammlung durch einen gestörten pulmonalen Lymphabfluß und eine gegebenenfalls bestehende Linksherzinsuffizienz begünstigt. Klinisch ist das Stadium I allenfalls durch eine geringgradige Dyspnoe geprägt (Abb. 1.**91**). Die arterielle Blutgasanalyse zeigt zu diesem Zeitpunkt nur eine leichtgradige Hypoxämie und eine respiratorische Alkalose. Bei foudroyantem Verlauf der disseminierten intravasalen Gerinnung kann die Bildung intravasaler Mikrothromben so ausgeprägt sein, daß für eine ausreichende Oxygenierung nicht mehr genügend perfundiertes Lungengewebe zur Verfügung steht. Bei protrahiertem Verlauf kommt es zu Extravasation von Fibrinmonomeren ins Interstitium und von da über die defekte Alveolarmembran in die Alveolen mit nachfolgender Bildung hyaliner Membranen und dem Verlust der normalen Alveolenstruktur. Klinisch entsprechen dem die Stadien II und III. Im Stadium II kommt es zu einer zunehmenden Dyspnoe und Tachypnoe, eventuell bereits verbunden mit Bewußtseinsstörungen. Im arteriellen Blut findet sich eine zunehmende Hypoxämie, darüber hinaus kann die pulmonale Sequestration von Thrombozyten und Leukozyten zu einer Leuko- und Thrombopenie führen. Während die Stadien I und II, die noch vorwiegend durch ödematöse Veränderungen geprägt sind, als reversibel gelten, ist das Stadium III irreversibel. Hierbei setzt ca. 1 Woche nach Beginn des schockauslösenden Ereignisses ein fehlregeneratorischer Umbau der Alveolenwand in Form einer zunehmenden Fibrosierung ein. Experimentell konnte eine Fibroblastenaktivierung durch Plasmaproteine mit einem Molekulargewicht zwischen 8000 und 10 000 erreicht werden. Da Fibrinopeptide und Kinine zu dieser Fraktion gehören, kommt ihnen möglicherweise hierbei eine pathogenetische Bedeutung zu. Das Stadium III ist charakterisiert durch eine ausgeprägte arterielle Hypoxämie sowie eine respiratorische und metabolische Azidose, in deren Gefolge es zur Ausbildung eines irreversiblen Schocks kommt.

Niere: In Abhängigkeit von der bei arterieller Hypotonie abnehmenden Perfusion der Nieren kommt es zu einem Rückgang der Urinausscheidung, die unterhalb eines Blutdrucks von 60 mmHg gänzlich sistiert. Diese Reaktion der Niere im Schock ist zunächst als funktionelle Veränderung im Sinne einer kompensatorischen Volumenkonservierung zu betrachten. Kommt es im Rahmen der Minderperfusion zur Hypoxie, so resultiert das klinische Bild des akuten Nierenversagens mit Oligoanurie und Retention von Flüssigkeit und harnpflichtigen Substanzen. Dem liegt eine Schädigung der Tubulusepithelien zugrunde, die zum Verlust der selektiven Resorptionsfähigkeit führt. Da dies für sich allein jedoch nicht die Anurie erklären kann, werden für letztere hauptsächlich folgende Ursachen diskutiert:

- Autoregulatorische Abnahme des Glomerulumfiltrates infolge erhöhter Natriumkonzentration an der Macula densa aufgrund verminderter tubulärer Natriumrückresorption.
- Anahme des Filtrationsdrucks durch präglomeruläre Vasokonstriktion und postglomeruläre Vasodilatation. Hierbei spielen möglicherweise erhöhte intrarenale Renin- und Angiotensinaktivitäten bzw. deren unzureichende Antagonisierung infolge erniedrigter Prostaglandinkonzentrationen eine Rolle. Weiterhin wird die Beteiligung vasokonstriktorisch wirkender thrombozytogener Faktoren diskutiert, die im Rahmen einer disseminierten intravasalen Gerinnung freigesetzt werden.

Die Anurie führt zur Überwässerung mit nachfolgender Herzinsuffizienz, die durch die Auslösung hypertensiver Krisen aggraviert werden kann. Infolge der metabolischen Azidose und der Hyperkaliämie besteht ein erhöhtes Risiko für das Auftreten kardialer Rhythmusstörungen. Die Retention toxischer Stoffwechselendprodukte führt zu zerebralen Störungen, die von Konzentrationsschwäche, Unruhe, Koordinationsstörungen, Myoklonien bis zum Auftreten generalisierter Krampfanfälle reichen. Weitere Komplikationen stellt das Auftreten einer Perikarditis und gastrointestinaler Blutungen dar.

Gastrointestinaltrakt: Nach tierexperimentellen Untersuchungen besitzt die Leber eine relativ hohe Toleranz gegenüber einer schockbedingten Minderperfusion und daraus resultierender Gewebshypoxie. 90 Minuten nach eingetretenem Schock findet sich eine sinusoidale Hyperämie, nach 6−10 Stunden treten erste perivenöse Leberzellnekrosen auf. Ultrastrukturelle Veränderungen sind bereits früher nachzuweisen, ebenso kommt es zu einer frühzeitigen Freisetzung lysosomaler Enzyme. Klinisch faßbar werden diese Veränderungen in zum Teil sehr hohen Anstiegen der Enzyme SGOT, SGPT, alkalische Phosphatase, γ-GT und GLDH. Ein Abfall der Cholinesterase kann hinzutreten. In bis zu 47% der untersuchten Fälle fanden sich darüber hinaus intravasale Mikrothromben. Prognostisch von besonderer Bedeutung ist die im Schock herabgesetzte Clearance-Funktion des hepatischen RES, das 80−90% des Gesamtkörpers-RES repräsentiert. Ursächlich hierfür kommen eine hypozirkulatorisch bedingte Abnahme der Clearance-Rate, eine Überladung des RES mit zu klärenden Substanzen (z. B. Endotoxine, Zellabbauprodukte) und eine verminderte Konzentration an Opsoninen in Betracht. Aufgrund der hohen α-Rezeptorendichte des Darmes kommt es im Schock zu einer überproportionalen Reduktion der mesenterialen Durchblutung infolge Vasokonstriktion. Initiiert durch das Phänomen der Vasomotion treten ausgeprägte Flüssigkeitsverluste in Darmwand und Darmlumen auf. Weiterhin wird die Darmwand durch die konsekutive Epithelnekrose durchlässig für Endotoxine, die dann zur Irreversibiltät eines Schockgeschehens beitragen können. Epithelnekrosen im Bereich des Magens führen zu erhöhter Inzidenz gastrointestinaler Blutungen. Die morphologischen Veränderungen des exokrinen Pankreas im Schock entsprechen weitgehend denen einer akuten Pankreatitis mit Freisetzung intrazellulärer lysosomaler Enzyme, deren Bedeutung möglicherweise in einer experimentell nachgewiesenen spezifischen organdepressiven Wirkung liegt (z. B. Myocardial-depressant-factor). Vergleichsweise weniger ausgeprägt sind dagegen die Veränderungen an den A- und B-Zellen.

Zentralnervensystem: Die Autoregulation der Hirndurchblutung ermöglicht eine ausreichende Perfusion des Gehirns bis zu einem Blutdruck von 60 mmHg. Kurzzeitige Ischämien führen zu fokalen Läsionen ohne strenge Prädilektion mit entsprechend vielgestaltigen klinischen Ausfällen, die jedoch im allgemeinen eine hohe Rückbildungstendenz aufweisen. Das Gehirn kann über drei verschiedene Wege an einer Schockauslösung beteiligt sein:

1. Bei einer bakteriellen Meningitis führt der Einbruch von Endotoxin in das Hirngefäßsystem und in den systemischen Kreislauf zum Endotoxinschock.
2. Bei Untergang größerer Gewebsareale (z. B. bei Schädel-Hirn-Trauma, Hirnabszeß) kommt es zur Ausschwemmung thromboplastischen Materials, das eine disseminierte intravasale Gerinnung hervorruft.
3. Kommt es im Zuge von Erkrankungen des Gehirns zu einer Mitbeteiligung des Hypothalamus, so kann ein Schock dadurch ausgelöst werden, daß es zu einer Blutdruckfehlregulation in Form einer Vasodilatation der inneren Organe und Vasokonstriktion der Körperperipherie mit ausgeprägter arterieller Hypotonie kommt.

Blutgerinnung: Hämostasestörungen im Schock sind in doppelter Hinsicht bedeutsam, da sie einerseits eine weitere Beeinträchtigung der Mikrozirkulation nach sich ziehen, es andererseits aufgrund des bei einer disseminierten intravasalen Gerinnung erhöhten Verbrauchs gerinnungsaktiver Substanzen zu einer klinisch manifesten Blutungsneigung kommt (Verbrauchskoagulopathie) (s. Abb. 1.**89**). Die schockbedingte Perfusionsminderung führt zu lokaler Strömungsverlangsamung und Stase, was die Bildung von Thrombozytenaggregaten begünstigt. Aus diesen Aggregaten freigesetzte Substanzen (Serotonin, Prostaglandine, ATP, Plättchenfaktor III, Thromboxan), verstärken ebenso wie die Leukotriene durch ihre vasokonstriktive Wirkung die Mikrozirkulationsstörung. Darüber hinaus wirken sie im Verein mit hypoxisch und/oder toxisch entstandenen Endothelläsionen gerinnungsaktivierend. Dies führt zur Bildung von Fibrinmonomer-Fibrinogen-Komplexen („lösliches Fibrin"), die bei Überschreiten einer kritischen Konzentration als Fibrin ausfallen (dieser Schritt kann durch Antikoagulation mit Heparin inhibiert werden). Gleichzeitig kommt es zu einer nichtthrombinin- duzierten Fibrinbildung infolge der Azidose, fibrinoplastisch wirkender Substanzen aus Leukozyten, Plättchenfaktor IV und Gewebskinasen, die durch Heparingabe nicht verhindert werden kann. Die mit der Bildung von Mikrothromben gleichzeitig einsetzende lokale Aktivierung des Fibrinolysesystems führt über die Bildung von Plasmin zur Entstehung von Fibrinspaltprodukten. Unter der Voraussetzung einer zwischenzeitlich wiederhergestellten ausreichenden Zirkulation kann es durch einen „Auswascheffekt" systemisch zur Verhinderung einer weiteren Fibrinausfällung und zu einer Hyperfibrinolyse kommen. Dies ergibt im Verein mit der durch die vorangegangene disseminierte intravasale Gerinnung bedingten Konzentrationserniedrigung der Gerinnungsfaktoren und der Verminderung der Thrombozytenzahl das Vollbild der Verbrauchskoagulopathie. Dementsprechend haben Untersuchungen an Patienten mit verschiedenen Schockformen gezeigt, daß der Nachweis löslichen Fibrins mit einer hohen Schockletalität einherging (besonders häufig bei kardiogenem und septischem Schock), während der Nachweis von Fibrinspaltprodukten häufiger mit einer günstigen Prognose vergesellschaftet war.

Endokrine Organe: Maßgeblich beteiligt an der Entwicklung eines Schocks im Rahmen endokrinologischer Erkrankungen ist häufig eine Hypovolämie als Folge der endokrinen Funktionsstörung. Sowohl beim ketoazidotischen als auch beim hyperosmolaren Koma als Endstadien eines unkontrollierten Diabetes mellitus kommt es zu großen renalen Flüssigkeitsverlusten infolge glucoseinduzierter osmotischer Diurese. Das ketoazidotische Koma ist weiterhin gekennzeichnet durch eine ausgeprägte metabolische Azidose infolge einer Anhäufung von Ketonkörpern mit begleitenden Natrium- und Kalilumverlusten. Klinisch finden sich die Zeichen der Exsikkose mit trockener Haut, Tachykardie und arterieller Hypotonie. Die Atmung ist vertieft (Kussmaul-Atmung). Weiterhin kann es zum Auftreten einer abdominellen Schmerzsymptomatik bis hin zum Bild des vorgetäuschten akuten Abdomens in Form einer „Pseudoperitonitis diabetica" kommen. Die Ausatemluft der Patienten enthält den typischen Acetongeruch. Bei der Addison-Krise findet sich neben allgemeiner Adynamie, Muskelschwäche, Hypoglykämie, Erbrechen, Durchfall auch eine Hypovolämie durch zusätzlichen Ausfall der mineralocorticoiden Wirkung der Corticosteroide, was einen renalen Natriumverlust nach sich zieht. Weiterhin wird die arterielle Hypotonie aggraviert durch den Ausfall der permissiven Wirkung der Glucocorticosteroide auf die vasopressorische Wirkung der (endogenen und exogen zugeführten) Katecholamine. Eine Addison-Krise kann auftreten, wenn bei vorbestehendem Morbus Addison eine erhöhte Konzentration von Glucocorticoiden notwendig wird, z.B. bei Operationen, vermehrter körperlicher und psychischer Belastung. Eine akute Nebenniereninsuffizienz findet sich als Waterhouse-Friderichsen-Syndrom bei Meningokokkensepsis und als Folge einer adrenalen Hämorrhagie unter Antikoagulantientherapie. Auch das Koma bei Hyperparathyreoidismus ist neben Erhöhungen des Serumcalciumspiegels gekennzeichnet durch das Auftreten einer Exsikkose infolge Polyurie sowie Erbrechen, daneben finden sich eine Herzinsuffizienz infolge Relaxationsstörungen, Temperaturerhöhungen. Ein Koma bei Hypoparathyreoidismus ist extrem selten und bisher nur im pädiatrischen Krankengut beobachtet worden. Das Myxödemkoma als Endstadium einer Hypothyreose ist gekennzeichnet durch eine ausgeprägte Hypothermie (32 °C bis 35 °C) mit dem Risiko des Auftretens von Kammerflimmern sowie einer Bradykardie und arterieller Hypotonie. Weiterhin findet sich eine Hyperkapnie infolge eingeschränkter Atemaktivität. Es kann zum Auftreten großer Ergüsse in Pleura und Perikard kommen. Typischerweise zeigen die Sehnenreflexe eine extreme Relaxationsverlangsamung. Demgegenüber finden sich bei der thyreotoxischen Krise eine Hyperthermie (39 °C bis 40 °C), eine Sinustachykardie sowie eine Neigung zu supraventrikulären tachykarden Rhythmusstörungen (z.B. Vorhofflimmern), Herzinsuffizienz, Diarrhoe. Weiterhin kann es zum Auftreten zerebraler Symptome kommen, die von Verwirrtheit bis zur Entwicklung einer Bulbärparalyse reichen.

Anaphylaxie: Ein anaphylaktischer Schock wird durch eine immunologische Reaktion ausgelöst, die bei Antigenexposition über die Bildung von Antigen-Antikörper-Komplexen und weiter über eine Interaktion dieser Komplexe mit der Zellmembran zur Freisetzung zellgebundener Mediatoren wie Histamin, Serotonin, Peptid-Leukotrienen C, D, E, Kininen, Thromboxan A_2 und anderen Prostaglandinen führt. Als Antigen kommt dabei eine umfangreiche Palette natürlicher und synthetischer Substanzen in Frage: Pollenextrakt, Antibiotika und andere Medikamente, Kontrastmittel zur Röntgendiagnostik, tierische Gifte (z.B. Insektenstich) usw. Die beteiligten Antikörper gehören häufig der Klasse IgE an, die Freisetzung zellgebundener Mediatoren erfolgt in erster Linie aus Mastzellen, basophilen Leukozyten und Thrombozyten. Die Klinik ist gekennzeichnet durch eine generalisierte Steigerung der Gefäßpermeabilität. Dies wird äußerlich sichtbar an einem urtikariellen Exanthem. Insgesamt kommt es zu einem ausgeprägten Plasmaverlust ins Interstitium mit Abfall des arteriellen Blutdruckes, Tachykardie und massiver Katecholaminausschüttung. Supraventrikuläre und ventrikuläre Arrhythmien sind häufig. Klinisch steht weiterhin die Ausbildung einer Bronchospastik mit nachfolgender Hypoxie im Vordergrund.

Septischer Schock: Unabhängig vom Erreger kann es bei Infektionskrankheiten zur Entwicklung eines Schocks kommen, wenn sich aufgrund kutaner Flüssigkeitsverluste und inadäquater Flüssigkeitszufuhr eine Hypovolämie entwickelt und gleichzeitig eine hyperthermie-induzierte Vasodilatation besteht. Insbesondere bei Infektionen mit gramnegativen Erregern (z. B. Escherichia coli, Proteus, Salmonellen, Shigellen, Meningokokken, Aerobacter aerogenes und Pseudomonas) wird ein bakterieller Schock infolge Endotoxinwirkung beobachtet. Als Endotoxine wirken dabei hochmolekulare Lipopolysaccharidkomplexe. Sie bewirken einerseits einen Plasmaverlust infolge Gefäßpermeabilitätssteigerung und andererseits eine Volumensequestration im Lungen- und Splanchnikusbereich infolge eines erhöhten Venentonus. Weiterhin kommt es zu Störungen der Blutgerinnung in Form einer disseminierten intravasalen Gerinnung (s. oben), die zu Mikrozirkulationsstörungen und der Entwicklung einer Verbrauchskoagulopathie führt.

Als Erreger werden häufig Bakterien gefunden, die auch normalerweise im Organismus vorkommen, auf dem Boden einer vorbestehenden Läsion jedoch dann eine Sepsis auslösen (z. B. kotige Peritonitis nach Darmperforation). Besonders gefährdet sind Patienten mit gestörter Immunabwehr infolge konsumierender Erkrankungen, Therapie mit immunsuppressiven oder zytostatischen Medikamenten und Kortikosteroiden. Prognostisch ungünstig sind diejenigen Fälle, die eine hohe venöse Lactatkonzentration aufweisen. Letztere weist nicht nur bei schlechten hämodynamischen Verhältnissen (Abnahme von Blutvolumen und Herzzeitvolumen, Tachykardie, Erhöhung des peripheren Widerstandes), sondern auch bei normaler Hämodynamik (Normalwerte für Blutvolumen, Herzzeitvolumen, peripheren Widerstand) auf eine ungenügende Gewebeperfusion mit zellulärer Hypoxie hin. In den letzten Jahren ist mit besonderer Häufung in den USA eine Schockform beschrieben worden (toxisches Schocksyndrom, TSS), die mit einem von Staphylococcus aureus produzierten Toxin (toxic shock toxin-1, TST-1) in Verbindung gebracht wird, ohne daß sich in der akuten Krankheitsphase Staphylococcus aureus im Blut isolieren läßt. Betroffen sind in über 90% der Fälle Frauen im gebärfähigen Alter, die charakteristischerweise Tampons während der Menstruationsblutung benutzen und bei denen die Erkrankung auch während der Menses ausbricht. In einigen Fällen sind wiederholte Episoden von TSS beschrieben worden.

Neurogener Schock: Die Entwicklung eines Kreislaufschocks bei neurologischen Erkrankungen ist das Ergebnis einer inadäquaten arteriellen und venösen Vasodilatation infolge Zusammenbruchs der nervösen Kreislaufregulation. Sie findet sich in Form des spinalen Schocks bei Querschnittsläsionen, bei zerebrovaskulären Insulten, traumatischen und metabolisch-toxischen Schädigungen des ZNS (z. B. Narkotikaüberdosierung).

Pathophysiologie des kardiovaskulären Kollapses

Gegen den Schock abgegrenzt werden müssen Fälle von kurzzeitigen Bewußtseinsstörungen (Kollaps), die Ausdruck einer akuten Abnahme der Hirndurchblutung sind. Ein Kollaps terminiert sich in der Regel selbst, wenn auch in Abhängigkeit von der jeweiligen Ätiologie die Tendenz zur Spontanterminierung durchaus unterschiedlich ist und mit dem Einmünden eines Kollapszustandes in einen manifesten Schock gerechnet werden muß. Eine häufige Ursache des kardiovaskulären Kollapses stellen orthostatische Blutdruckregulationsstörungen dar. Bei schnellem Lagewechsel vom Liegen zum Stehen erhöht sich der arterielle Mitteldruck um den hydrostatischen Druck der Flüssigkeitssäule in den Gefäßen mit Zunahme der arteriovenösen Druckdifferenz und vermehrtem Einstrom von Blut in die Extremitäten. Zeitlich verzögert kommt es dann auch zu einer Erhöhung des Drucks in den Venen und einer Zunahme des venösen Rückstroms. Durch die Phasenverschiebung von erhöhtem arteriellem Zufluß und zunächst unverändertem venösem Abfluß kommt es unter Orthostase initial zu einer Blutvolumensequestration, die zwischen 200 und 700 ml für beide Beine beträgt, was zu einem Absinken des arteriellen Mitteldrucks führt. Über eine Steigerung der Herzfrequenz und des peripheren Widerstandes erreicht der arterielle Mitteldruck innerhalb der nächsten 30−60 Sekunden wieder das Ausgangsniveau. Von dieser sogenannten orthostatischen Frühreaktion werden verschiedene Typen der Spätreaktion abgegrenzt, wie sie nach Erreichen eines Gleichgewichtszustandes (nach 7 Minuten) gesehen werden:

1. Hypertone Reaktion: Anstieg der Herzfrequenz und des Blutdrucks.
2. Sympathikotone Reaktion: Anstieg der Herzfrequenz und Abfall es systolischen Blutdrucks.
3. Asympathikotone Reaktion: tiefer Abfall sowohl des systolischen als auch des diastolischen Blutdrucks ohne Anstieg der Herzfrequenz.
4. Vagovasale Reaktion: Abfall von Blutdruck und Herzfrequenz (Abb. 1.**92**). Als Faustregel kann hierbei gelten, daß eine Orthostasereaktion als normal anzusehen ist, wenn die Herzfrequenz um nicht mehr als 20 Schläge/min ansteigt und der systolische Blutdruck sich um nicht mehr als etwa 10 mmHg nach oben oder unten verändert. Bewußtseinsstörungen wie Leeregefühl, Schwindel bis hin zur Synkope sind unter Orthostase zu erwarten, wenn ein sehr ausgeprägter Druckabfall in der Frühreaktion stattfindet oder eine vagovasale Spätreaktion vorliegt. Darüber hinaus können sie jedoch auch bei einer asympathikotonen Reaktion und bei ausgeprägtem Abfall des arteriellen Drucks im Rahmen einer sympathikotonen Reaktion vorkommen. Die primär neurogene Form der asympathikotonen Hypotonie wird als Shy-Drager-Syndrom bezeichnet. Ursachen sekundärer orthostatischer Hypotonien können sein: Hypovolämie (z. B. Exsikkose, nach längerer Bettruhe), herabgesetzter peripherer Widerstand (z. B. in warmer Um-

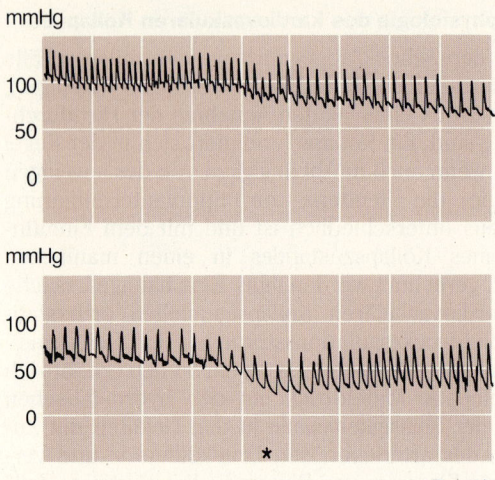

5 mm/s

Abb. 1.**92** Vagovasale Synkope. Kontinuierliche (von links oben nach rechts unten) Registrierung des intraarteriellen Blutdrucks während Orthostase. Bei diesem jungen Mann kam es im Vergleich zu den Ruhewerten (125/65 mmHg, Herzfrequenz: 41/min) zu einem Anstieg des arteriellen Blutdrucks und der Herzfrequenz (150/110 mmHg, Herzfrequenz: 98/min) während der ersten 2 Minuten unter Orthostasebedingungen (Kipptischversuch, 90 Grad gekippt). Mit Beginn der 3. Minute (Beginn der Abbildung) kommt es zu einem kontinuierlichen Absinken beider Parameter auf minimal 55/30 mmHg bzw. 46 Schläge pro Minute mit Kollaps. Erneute Flachlagerung des Patienten (*) führt zu einer schnellen Normalisierung aller Werte

gebung), verminderte sympathikotone Reaktion oder ein vermindertes Ansprechen der peripheren Erfolgsorgane auf sympathische Reize bei z.B. Rückenmarksläsionen, diabetischer Neuropathie, iatrogen durch Antihypertensiva.

Als Vena-cava-Kompressionssyndrom wird eine akute Verminderung des venösen Rückflusses mit konsekutiver Abnahme der kardialen Förderleistung bezeichnet, die bei Schwangeren in Rückenlage durch Druck des Uterus auf die V. cava inferior entsteht. Kardiale Rhythmusstörungen sind eine häufige Ursache intermittierender Bewußtseinsstörungen (s. Tab. 1.**57**), bezüglich Ätiologie, Diagnose und Therapie s. Kapitel „Herzrhythmusstörungen". Da ihnen in vielen Fällen eine organische kardiale Vorschädigung zugrunde liegt, ist die Tendenz zur Spontanterminierung solcher Rhythmusstörungen im Einzelfall sehr unterschiedlich und die Gefahr der Entstehung eines Schocks immer gegeben, was eine unverzügliche Therapie (z.B. passagere künstliche Stimulation) notwendig macht. Bewußtseinsverluste bei Aortenstenose, hypertroph-obstruktiver Kardiomyopathie (HOCM) und prolabierenden Vorhof- oder Ventrikeltumoren sind Ausdruck der akute einsetzenden arteriellen Hypotonie aufgrund der mechanischen Behinderung der kardialen Auswurfleistung. Intermittierende Blutdruckschwankungen können bei vorbestehenden Gefäßeinengungen in Form von Stenosen der hirnversorgenden Arterien, bei Aortenbogensyndrom (Takayasu-disease) oder dissezierendem Aortenan-

eurysma zu transitorisch-ischämischen Attakken (TIA) führen, als deren Ursache schließlich auch arterielle Mikroembolien (z.B. Vorhofthromben bei Mitralstenose, Ventrikelthromben in akinetischen Zonen nach Herzinfarkt) in Frage kommen. Eine hochgradige Stenosierung oder ein Totalverschluß der A. subclavia aortenbogennah, noch vor Abgang der A. vertebralis, hat eine Versorgung des betroffenen Arms über die gleichseitige A. vertebralis mit Stromumkehr in diesem Gefäß zur Folge. Eine Steigerung der Armdurchblutung (z.B. Tragen schwerer Gegenstände) führt dann zum Bild des Subclaviansteal-Syndroms mit Schwindel bis hin zur Synkope.

Diagnostisches Vorgehen

Ein Schock stellt immer einen akut lebensbedrohlichen Zustand dar. Das diagnostische Vorgehen hat daher auf eine schnellstmögliche Festlegung des aktuellen Status bezüglich Vitalfunktionen wie Atmung und Kreislauf zu zielen. Darüber hinaus hat dann die Feststellung der schockauslösenden Ursache anhand von eigen- und/oder fremdanamnestischen Angaben sowie zusätzlich durchgeführte Untersuchungen zu erfolgen. Hierzu sollten neben der Anamnese unverzüglich folgende Maßnahmen durchgeführt werden:

- Monitorisierung der Herzfrequenz.
- Messung des Blutdrucks. Bei arterieller Hypotonie ist hier der invasiv-blutigen Messung des Blutdrucks der Vorzug gegenüber der indirekten Methode nach Riva-Rocci zu geben.
- Messung des zentralen Venendrucks. Bei Normalwerten zwischen 5 und 10 cm H_2O (3,7−7,4 mmHg) zeigen Werte unterhalb von 5 cm H_2O (3,7 mmHg) immer eine Hypovolämie an. Erhöhte Werte für den zentralen Venendruck finden sich bei Hypervolämie und Rechtsherzinsuffizienz. Darüber hinaus ermöglicht ein zentraler Venenkatheter die Zufuhr von Infusionslösungen und Pharmaka, die Durchführung einer parenteralen Ernährung und erleichtert die Blutabnahme zu diagnostischen Zwecken.
- Immer wenn zusätzliche Aussagen über die linksventrikuläre Funktion erforderlich sind, ist das Einbringen eines Einschwemmkatheters in die Pulmonalarterie unumgänglich, der die Bestimmung des Herzminutenvolumens und die Messung des enddiastolischen Pulmonalarteriendruckes (der mit dem linksventrikulären enddiastolischen Druck korreliert) ermöglicht.
- Wiederholte Bestimmungen der arteriellen Blutgasanalyse und des Säure-Basen-Status.
- Temperaturmessung.
- Messung der stündlichen Urinausscheidung.

Zusätzliche Laboruntersuchungen sollten unverzüglich veranlaßt werden: Bestimmung von Hämoglobingehalt, Hämatokrit, Leukozyten- und Thrombozytenzahl, Quick-Wert, PTT, Fibrinogenkonzentration, Bestimmung der Serumkonzentration von Natrium, Kalium, Calcium, der Transaminasen, Kreatinin, Kreatinkinase, Lactatdehydrogenase, Blutzucker, weiterhin Bestimmung der Serum- und Urinosmolalität sowie der Serumlactatkonzentration. Eine möglichst frühzeitige Bestimmung dieser Werte ist unbedingt anzustreben im Sinne einer schnellen Diagnosestellung, aber auch um Fehlinterpretationen infolge Beeinflussung der gemessenen Werte durch ärztliche Maßnahmen zu vermeiden (z.B. Anstieg der Kreatinkinase nach intramuskulären Injektionen).

Es gibt keinen einzelnen diagnostischen Parameter, der für sich allein die Diagnose eines Schockzustandes erlaubt. So ist die arterielle Hypotonie zwar ein sehr häufiger Befund im Schock, jedoch können bei Patienten mit arterieller Hypertonie „normale" Blutdruckwerte bereits auf einen beginnenden Schockzustand hinweisen. Ein ebenfalls häufiger Befund ist die reflektorisch ausgelöste Tachykardie, wobei jedoch bedacht werden muß, daß das Ausmaß reflektorischer Herzfrequenzsteigerungen mit zunehmendem Alter abnimmt.

Im folgenden seien einige weitere ätiologisch orientierte diagnostische Hinweise gegeben: Die Diagnose einer **Hypovolämie** stützt sich auf die Beurteilung des klinischen Bildes sowie anamnestischer Daten, die auf einen Flüssigkeitsverlust schließen lassen.

Der zentrale Venendruck ist erniedrigt.

Hämoglobingehalt: Bei Blutung zunächst normal, später aufgrund des interstitiellen Flüssigkeitseinstroms erniedrigt, ansonsten erhöht. Gleiches gilt für den Hämatokritwert.

Gesamteiweiß im Serum: Bei vorwiegendem Plasmaverlust normal bis erniedrigt, ansonsten erhöht.

Serumnatrium und Serumosmolalität: Normal bei isotoner Dehydratation, erhöht bei hypertoner Dehydratation, erniedrigt bei hypotoner Dehydratation. Für die Verlaufsbeurteilung eignet sich die wiederholte Bestimmung des zentralen Venendruckes. Zwecks Einleitung einer möglichst frühzeitigen kausalen Therapie sollte die Diagnose des hypovolämieverursachenden Grundleidens erfolgen, sobald der Zustand des Patienten dies zuläßt.

Der akute **Myokardinfarkt** geht subjektiv einher mit stärksten retrosternalen Schmerzen, die sich zusätzlich in andere Gebiete wie Arme, Hals, Rücken, Oberbauch projizieren können, Angst und Vernichtungsgefühl. Die Serumenzyme CK, LDH und SGOT sind erhöht, das EKG typisch verändert. Nichtinvasiv kann das Ausmaß der kardialen Funktionsminderung durch zweidimensionale Echokardiographie und Nuklidventrikulographie festgelegt werden. Weiteren Aufschluß bringt die Bestimmung des enddiastolischen Pulmonalarteriendruckes und des Herzzeitvolumens. Das Thallium-Herzszintigramm zeigt die Größe des nicht perfundierten Myokardareals. Bei hämodynamisch kompensiertem Ausgangszustand kündigt sich eine Verschlechterung manchmal durch Wiederauftreten von Angina-pectoris-Beschwerden und eine erneute Erhöhung der Serumenzyme CK und SGOT an. Häufige Infarktkomplikationen sind Rhythmusstörungen, schockauslösend können beim Herzinfarkt Rhythmusstörungen (häufig) und mechanische Infarktkomplikationen (selten) wirken:

1. Papillarmuskelabriß mit akuter Mitralinsuffizienz. Auskultation: Neu aufgetretenes systolisches Geräusch mit p.m. über der Spitze und dem Erbschen Punkt, die Geräuschintensität korreliert nicht mit der Schwere der Klappeninsuffizienz; Farbdoppler-Echokardiographie, ggf. First-pass-Radionuklidventrikulographie. Eine Mitralinsuffizienz wird weiterhin bei Dilatation des linken Ventrikels (enddiastolisches Volumen >250 ml) beobachtet.

2. Ventrikelseptumdefekt. Auskultation: Neu aufgetretenes, rauhes, holosystolisches Geräusch. Intrakardiale Druckmessung und Oxymetrie mit Nachweis eines Links-rechts-Shunts, Farbdoppler-Echokardiographie, ggf. First-pass-Radionuklidventrikulographie.

3. Herzmuskelruptur: Klinisch gekennzeichnet durch einen perakut einsetzenden Schockzustand, dem manchmal ein perikarditisches Reibegeräusch vorangeht. Elektromechanische Dissoziation, d.h. es findet sich zunächst noch eine unverändert ablaufende elektrische Erregung ohne Zeichen der mechanischen Pumpfunktion; zweidimensionale (Farbdoppler-)Echokardiographie.

Tachykarde Herzrhythmusstörungen erfordern häufig ein so schnelles therapeutisches Eingreifen, daß man sich auf eine grobe Differenzierung in supraventrikuläre und ventrikuläre Rhythmusstörungen anhand des Oberflächen-EKGs und gegebenenfalls einer Ableitung von Vorhofpotentialen aus dem Ösophagus beschränken muß. Eine detaillierte Diagnostik sollte direkt nach Behebung der Rhythmusstörungen angeschlossen werden. Bei **bradykarden Herzrhythmusstörungen** genügt die Ableitung eines Oberflächen-EKGs für die Festlegung der Akuttherapie. Immer sollten nichtkardiale Ursachen, die zu Herzrhythmusstörungen führen können, bedacht werden (z.B. Hypokaliämie, Tachykardie bei nicht erkanntem Volumenverlust). **Akute Herzklappeninsuffizienzen** sind gekennzeichnet durch neu entstandene systolische bzw. diastolische Geräusche sowie eine sich schnell ausbildende Herzinsuffizienz, röntgenologisch im Verlauf schnell zunehmende Herzgröße; die Diagnose wird durch die farbkodierte Doppler-Echokardiographie gestellt. Eine komplette invasive Diagnostik zur Abklärung der Operationsindikation sollte in derartigen Fällen immer forciert werden. Beim sich **akut entwickelnden Perikarderguß** finden sich leise Herztöne, Niedervoltage im EKG, Tachykardie, Pulsus alternans, ein erhöhter zentraler Venendruck sowie eine röntgenologisch schnell zunehmende Herzvergrößerung (Bocksbeutel-Herz). Untersuchungsmethode der Wahl zum Nachweis des Perikargergusses ist die ein- oder zweidimensionale Echokardiographie.

Bei **massiver Lungenembolie** führt die partielle Verlegung der Lungenstrombahn zu einer Erhöhung des Gefäßwiderstandes mit pulmonaler Hypertonie, Erhöhung des rechtsventrikulären und rechtsatrialen Druckes, eventuell Trikuspidalinsuffizienz. Klinisch findet sich eine ganz akut einsetzende Luftnot, Zyanose bei arterieller Hypoxämie, Tachykardie und arterieller Hypotonie. Eventuell Leurareiben bei begleitender Pleuritis. Lungenszintigramm oder Angiographie der A. pulmonalis sichern die Diagnose.

Der Nachweis des **ketoazidotischen Komas** wird durch die starke Erhöhung des Blutzuckers und den Nachweis einer metabolischen Azidose geführt. Wichtig ist eine wiederholte Kontrolle der Serumelektrolyte. Weiterhin finden sich meist deutliche Zeichen der Exsikkose. Stehen zerebrale Symptome im Vordergrund und bereitet die Abgrenzung gegenüber einer Hypoglykämie Schwierigkeiten, so empfiehlt sich die unverzügliche Injektion von 50 ml 50%iger (2,8 mol/l) Glucoselösung. Bei einer Hypoglykämie ist mit einer schlagartigen Besserung des Beschwerdebildes zu rechnen, während beim ketoazidotischen Koma eine weitere Erhöhung des Blutzuckers keinen zusätzlichen Schaden verursacht.

Bei der **Addison-Krise** stützt sich die Diagnose wesentlich auf das klinische Bild, zumal es sich häufig um Patienten handelt, bei denen ein Morbus Addison bereits bekannt ist. Die Bestimmung der Plasmacortisolwerte kann nicht abgewartet werden. Die Patienten imponieren durch eine allgemeine Adynamie und Kraftlosigkeit. Die Haut ist hyperpigmentiert, es finden sich Exsikkose, arterielle Hypotonie, Erbrechen, Durchfall, Abdominalkoliken. Weiterhin besteht eine Hyponatriämie, Hyperkaliämie, Hyperkalzämie sowie eine Neigung zur Hypoglykämie. Ebenso kann bei der **thyreotoxischen Krise** nicht erst die Bestimmung der Schilddrüsenhormonwerte abgewartet werden. Die Diagnose stützt sich auf die Anamnese sowie den klinischen Befund. Es besteht eine Hyperthermie, die Haut ist warm und gerötet. Der Patient zeigt eine Wärmeintoleranz sowie eine vermehrte Schweißneigung. Weiterhin Tachykardie, Durchfall. Die Patienten sind häufig psychisch und motorisch unruhig, was jedoch auch in Apathie umschlagen kann. Gegebenenfalls Exophthalmus, eventuell tastbare Vergrößerung der Schilddrüse. Besonders bei älteren Patienten finden sich oligosymptomatische Verlaufsformen, die z.B. durch eine isolierte Tachykardie gekennzeichnet sein können.

Bei der **Hypothyreose** imponiert die pastöse, teigige und trockene Haut; die Stimme ist heiser; es finden sich Kälteintoleranz, Parästhesien, eine Hypothermie, Bradykardie und arterielle Hypotonie, weiterhin deutliche Verlangsamung der Sehnenreflexe, die typischerweise eine zusätzliche extreme Relaxationsverlangsamung aufweisen. Eventuell finden sich weiterhin Ergüsse in Pleura und Perikard. Gefährdet sind diese Patienten zusätzlich durch ihre verminderte Atemaktivität mit Hyperkapnie und zusätzlicher Infektionsgefährdung.

Beim **akuten Hyperparathyreoidismus** finden sich Serumcalciumkonzentrationen bis zu 17 bis 20 mg/dl (4,25–5,0 mmol/l), die Patienten sind exsikkiert aufgrund von Polyurie und Erbrechen, es besteht die Gefahr des akuten Nierenversagens. Weiterhin Bradykardie, Herzinsuffizienz aufgrund von Relaxationsstörungen, Parästhesien, Muskelschwäche, Temperaturerhöhung, organisches Psychosyndrom.

Bei allen **unklaren Fieberzuständen** und insbesondere bei Verdacht auf **septischen Schock** sollten vor Einleitung einer Therapie ausreichend Materialien zum Erregernachweis gewonnen werden (wiederholte Blutkulturen, Urin, Stuhl, Bronchialsekret, Wundabstrich). Eine sterile Blutkultur schließt einen **bakteriellen Schock** nicht aus, da die Bakteriämie nur vorübergehend sein kann und auch bei Patienten, die bereits mit Antibiotika vorbehandelt worden sind, nicht mehr nachweisbar sein muß. Beim **anaphylaktischen Schock** läßt sich häufig ein direkter zeitlicher Bezug zur Antigenexposition (z.B. nach Kontrastmittelgabe) nachweisen. Das Beschwerdebild setzt akut ein mit Unwohlsein, Übelkeit, Schwindel, Ausbildung eines Exanthems. Klinisch imponiert weiterhin ausgeprägte Bronchospastik, gegebenenfalls mit Larynxödem. Bei der Entwicklung einer **Schocklunge** finden sich im Stadium I keine charakteristischen subjektiven Symptome. Die Blutgasanalyse zeigt eine nur leichtgradige Hypoxämie und eine respiratorische Alkalose. Charakteristische röntgenologische Veränderungen finden sich nicht. Im Stadium II findet sich eine zunehmende Dyspnoe und Tachypnoe, eventuell bereits verbunden mit Bewußtseinsstörung. Röntgenologisch finden sich Zeichen des interstitiellen und alveolären Ödems („milchglasartige Trübung"). Die arterielle Blutgasanalyse zeigt eine zunehmende Hypoxämie. Darüber hinaus kann die pulmonale Sequestration von Thrombozyten und Leukozyten zu einer Leuko- und Thrombopenie führen. Das Stadium III ist gekennzeichnet durch eine progrediente Dyspnoe, der röntgenologisch neben dem Ödem zunehmende netzartige, konfluierende Infiltrationen entsprechen. In der Blutgasanalyse findet sich jetzt eine ausgeprägte arterielle Hypoxämie, zusammen mit einer respiratorischen und metabolischen Azidose.

Besondere Bedeutung kommt im Verlaufe eines Schockzustandes der wiederholten Beurteilung des Gerinnungsstatus zu (Bestimmung von Thrombozyten, Quick-Wert, Fibrinogen sowie im speziellen Fall zusätzliche Untersuchungen).

Da die auslösenden Mechanismen für die Entstehung eines **Kollapses** nur zeitlich begrenzt wirksam sind, besteht in vielen Fällen durchaus die Möglichkeit, daß der Untersuchungsbefund zum Zeitpunkt des ersten Arztkontaktes bereits wieder unauffällige Verhältnisse ergibt. In jedem Fall sollten diese Patienten einer kardiologischen und neurologischen Diagnostik unterzogen werden zum Nachweis

– einer pathologischen Orthostasereaktion (Kipptischversuch mit indirekter oder intraarterieller Blutdruckmessung),
– von Herzrhythmusstörungen (EKG, Langzeit-EKG, Belastungs-EKG, invasive elektrophysiologische Untersuchung),
– von Herzklappenfehlern, Vorhoftumoren usw. (Echokardiogramm, Phonokardiogramm, Karotispulskurve, Apexkardiogramm, Rechts-/Linksherz-Katheterisierung mit Angiographie),
– von stenosierenden Gefäßprozessen (Doppler-Sonographie, Angiographie).

Differentialdiagnose

Aufgrund der akut lebensbedrohlichen Situation des Schockpatienten kann in der Akutphase die symptomatische Therapie gänzlich im Vordergrund stehen, so daß hier nur eine orientierende Differentialdiagnose möglich ist. Aufgrund anamnestischer Daten, der klinischen Untersuchung und zusätzlicher Laborbefunde hat dann die detaillierte Differentialdiagnose der vermuteten schockauslösenden Ursache zu geschehen. Dabei ist immer zu bedenken, daß einem Schockzustand häufig die Kombination mehrerer schockauslösender Ursachen zugrunde liegen kann.

Therapie

Ziel jeder Schocktherapie ist es zunächst, eine ausreichende Atem- und Kreislauffunktion zu sichern, um sodann die schockauslösende Ursache zu beseitigen oder deren Folgen therapeutisch zu kompensieren.

Hypovolämischer Schock: Für den notwendigen Volumenersatz stehen folgende Möglichkeiten zur Verfügung:

– Blut: Die Indikation zur Bluttransfusion besteht erst dann, wenn die Gewebeoxygenierung nur durch Erythrozytenzufuhr verbessert werden kann. Es stehen Vollblut oder Erythrozytenkonzentrate zur Verfügung. Als besonders günstig haben sich tiefgefrorene Erythrozyten erwiesen.
– Plasma: Hier sollten nur pasteurisierte Plasmaproteinlösungen oder Albumine verwendet werden.
– Plasmaersatzstoffe: Häufig eingesetzt werden hochmolekulare Dextrane, weiterhin stehen Gelatinepräparate und Hydroxyäthylstärkelösungen zur Verfügung. In seltenen Fällen sind allergische Reaktionen auf Plasmaersatzstoffe beschrieben worden. Die Lösungen werden auch als Plasmaexpander bezeichnet, da sie zu einem intravasalen Volumeneffekt führen, der den der infundierten Flüssigkeitsmenge übersteigt.
– Zufuhr „freien Wassers": Isotonische Kochsalzlösung, 5%ige (280 mmol/l) Glucoselösung o. ä.

Wichtig ist die ausgewogene Zufuhr von freiem Wasser, Lösungen mit kolloidosmotischem Effekt und Elektrolyten. Zur Therapiekontrolle eigenen sich die Verlaufsuntersuchungen von zentralem Venendruck, Herzfrequenz, Blutdruck, Serumnatriumkonzentration und Gesamteiweiß im Serum.

Kardiogener Schock: Ziel der Therapie des kardiogenen Schocks ist es, den linksventrikulären Füllungsdruck in Bereiche um 15–20 mmHg zu senken, die myokardiale Kontraktilität zu steigern und einen den Erfordernissen angepaßten Herzrhythmus aufrechtzuerhalten bzw. wiederherzustellen. Die Senkung des enddiastolischen Ventrikeldrucks wird erreicht durch Gabe von schnellwirkenden Diuretika (Furosemid, 40–80 mg i.v.). Zur Steigerung der Kontraktilität stehen synthetische Katecholamine wie Dopamin und Dobutamin zur Verfügung. Dopamin hat dosisabhängig zusätzlich die Eigenschaft, bei allgemeiner Vasokonstriktion die Nierendurchblutung selektiv zu erhöhen (Einzelheiten s. Therapie im Ka-

pitel „Herzinsuffizienz"). Bezüglich der medikamentösen antiarrhythmischen Therapie tachykarder Rhythmusstörungen s. Kapitel „Herzrhythmusstörungen". Die Akuttherapie bradykarder Herzrhythmusstörungen bzw. einer Asystolie besteht in einem Schlag auf das Präkordium, externe Herzmassage, notfallmäßige Gabe von Atropin (1–2 mg i.v.) oder Sympathomimetika (Suprarenin [Adrenalin] 1 ml auf 10 ml verdünnt i.v.), denen sich die unverzügliche Durchführung einer passageren künstlichen Stimulation des Herzens anschließt. Akute Herzklappeninsuffizienzen, ein postinfarzieller Ventrikelseptumdefekt oder eine traumatische Verletzung des Herzens erfordern in der Regel eine notfallmäßige kardiochirurgische Intervention. Akut auftretende große Perikardergüsse müssen notfallmäßig punktiert oder thoraxchirurgisch versorgt werden. Besonders im kardiogenen Schock bei koronarer Herzkrankheit besteht bei gegebenen technischen Voraussetzungen die Möglichkeit, durch die Anwendung der intraaortalen Ballon-(Gegen-)Pulsation (IABP) eine Zunahme der Koronardurchblutung mit konsekutiver Verbesserung der mechanischen Pumpfunktion herbeizuführen.

Lungenembolie: Antikoagulation mit Heparin (5000 IE als Bolus i.v., 25000 IE/Tag als i.v. Dauerinfusion) dient bei Lungenembolie zur Prophylaxe weiterer Embolisierungen. Bei frischen Embolien kann eine Thrombolyse mit Streptokinase (250 000–500 000 IE als Bolus i.v. gefolgt von 100 000 IE/h als i.v. Dauerinfusion) unter wiederholter angiographischer Kontrolle durchgeführt werden.

Respiratorische Insuffizienz: Zur Sicherung einer ausreichenden Atemfunktion sind jegliche mechanischen Hindernisse sofort zu beseitigen: Freihalten der Atemwege, Punktion ausgedehnter Pleuraergüsse, Beseitigung eines Pneumothorax usw. Die Indikation zur Intubation und maschinellen Beatmung besteht bei p_AO_2 <60 mmHg, p_ACO_2 >50 mmHg, Atemfrequenz über 35/min, Bewußtseinsstörungen, erschöpfter Atemmotorik. Hieraus ergibt sich die Notwendigkeit der sorgfältigen klinischen Beobachtung und engmaschigen Verlaufskontrolle von arterieller Blutgasanalyse und Säure-Basen-Status. Die Beatmung sollte als volumengesteuerte, kontrollierte Beatmung durchgeführt werden. Folgende Modifikationen haben sich als nützlich erwiesen: Atemzugvolumen 15 ml/kg, positiver endexspiratorischer Druck (PEEP), eine niedrige Atemstromstärke, endinspiratorisches Plateau, periodische tiefe Atemzüge, möglichst niedrige Sauerstoffkonzentration (F_IO_2 <0,6), optimale Befeuchtung. Zur Verhinderung der Entwicklung einer Schocklunge ist in jüngster Zeit wiederholt empfohlen worden, die Indikation zur Beatmung bereits zu stellen, bevor die obengenannten Kriterien erfüllt sind. Liegt eine Schocklunge im Stadium II und III vor, so stehen neben allgemeinen Maßnahmen wie Stabilisierung des Kreislaufs maschinelle Beatmung, Normalisierung des Wasserhaushaltes, Infektionsbekämpfung keine spezifischen therapeutischen Möglichkeiten zur Verfügung. Entsprechend ist die Letalität bei Schocklunge hoch. Neuerdings wird die Komplementaktivierung (C_{5a}) verstärkt mit der

Entwicklung einer Schocklunge in Verbindung gebracht. Da sich diese Aktivierung experimentell durch Glucokortikoide unterdrücken läßt, wird deren hochdosierte Anwendung bei drohender Schocklunge verstärkt diskutiert.

Hämostase: Bei Auftreten von Gerinnungsstörungen erfolgt eine gezielte Substituion nach Erstellen eines ausführlichen Gerinnungsstatus, durch Gabe von Heparin in niedriger Dosierung wird ein weiterer Verbrauch gerinnungsaktiver Substanzen verhindert.

Koma bei endokrinen Erkrankungen:

– *Ketoazidotisches Koma:* Gabe von Alt-Insulin per Dauerinfusion, Natriumbicarbonat, Normalisierung des Wasser- und Elektrolythaushaltes.
– *Hypothyreotes Koma:* Gabe von synthetischem Schilddrüsenhormon (s. auch S. 343), Cortison, langsame Wiedererwärmung, ggf. Glucoseinfusion, ggf. Beatmung. Äußerste Vorsicht bei Anwendung positiv inotroper Pharmaka wegen einer verminderten Digitalistoleranz sowie einer erhöhten Inzidenz von Herzinfarkt und Rhythmusstörungen bei Anwendung von β-Sympathikomimetika.
– **Thyreotoxische Krise:** Thiamazol i.v., Cortison, Flüssigkeit, Kühlung. Ggf. Jod, β-Blocker, Herzglykoside, Plasmapherese (s. auch S. 340).
– **Addison-Krise:** Hydrocortison (100 mg i.v.), hochprozentige Glucoselösungen, ggf. Sympathikomimetika.
– **Hyperkalzämische Krise:** Forcierte Diurese, Gabe von Phosphatpuffer, Kortikosteroiden, Mithramycin; Hämodialyse.

Septischer Schock: Bei Patienten mit septischem Schock sollte ein chirurgisch angehbarer Infektionsherd unverzüglich saniert werden. Allgemeine Therapiemaßnahmen umfassen eine ausreichende Volumensubstitution, Gabe von Dopamin zur Anhebung des arteriellen Blutdrucks und die Gewährleistung einer ausreichenden Atemfunktion, gegebenenfalls durch maschinelle Beatmung. Die antibiotische Therapie sollte sobald wie möglich anhand eines Antibiogramms gezielt erfolgen. Bei noch unbekanntem Erreger sollte initial eine kombinierte antibiotische Therapie gegen das wahrscheinliche Erregerspektrum durchgeführt werden. Ziel der Antibiotikakombination ist die Verbreiterung des Erregerspektrums sowie die Steigerung der antibiotischen Wirkung gegen den vermuteten Hauptkeim. Lassen sich keinerlei Anhaltspunkte für einen möglichen Erreger ermitteln, empfiehlt sich eine breite antibiotische Behandlung mit einem Cephalosporin der 3. Generation (z.B. Cefotaxim), Amikacin und Clindamycin. Für die Therapie des toxischen Schock-Syndroms sind bisher die gleichen Richtlinien empfohlen worden.

Anaphylaktischer Schock: Soweit noch möglich, sofortige Beendigung der Allergenexposition, Gabe von Adrenalin i.v., Aminophyllin i.v., Antihistaminika, Kortikosteroiden. Gegebenenfalls maschinelle Beatmung, die bei Vorliegen eines Larynxödems über ein Tracheostoma erfolgen muß.

Neurogener Schock: Vasopressorische Substanzen sind die Therapeutika der Wahl zur Behebung der inadäquaten Vasodilatation bei neurogenem Schock.

Kardiovaskulärer Kollaps: Die Therapie des kardiovaskulären Kollapses richtet sich zunächst auf die Beseitigung des Grundleidens wie chirurgische Korrektur von Gefäßstenosen, Schrittmachertherapie bei bradykarden Herzrhythmusstörungen usw. In der Therapie orthostatischer Hypotonien hat sich die Gabe von Ergotamin-Alkaloiden und die Anwendung von Kompressionsstrümpfen bewährt. Auf den Ausgleich einer eventuell bestehenden Hypovolämie sollte immer geachtet werden.

Prognose und Verlauf

Bleibt ein Schockzustand unbehandelt oder gelingt es nicht, mit den eingesetzten therapeutischen Mitteln ihn zu durchbrechen, so gerät der Gesamtorganismus in eine zunehmende Sauerstoffschuld, die zum Zusammenbruch des Zellstoffwechsels mit konsekutivem Verlust der spezifischen Organfunktionen führt. Klinisch abschätzbar ist eine solche ungünstige Entwicklung an der Zunahme der venösen Lactatkonzentration als Ausdruck der progredienten Azidose. So konnte gefunden werden, daß ein Anstieg der Lactatkonzentration von 2 auf 8 mmol/l mit einer Zunahme der Mortalität von 10 auf 90% einherging. Entscheidend für die Prognose eines Schockpatienten ist die möglichst frühzeitige Erkennung der schockauslösenden Ursache, das schnelle Einsetzen der Therapie und die Vermeidung bzw. schnelle Erkennung sekundärer Organfunktionsstörungen. Liegt ein manifester Schock vor, so handelt es sich stets um ein akut lebensbedrohliches Krankheitsbild, dessen Prognose als ungünstig bezeichnet werden muß. Demgegenüber ist die Prognose des kardiovaskulären Kollapses quoad vitam als günstig zu bezeichnen. Bei Vorliegen einer hypotonen Blutdruckregulationsstörung wie einer vagovasalen Synkope oder eines Karotissinussyndroms vom vasodepressorischen Typ kann das Therapieergebnis in einzelnen Fällen unbefriedigend bleiben, während die übrigen Störungen in der Regel durch eine entsprechende Therapie beseitigt werden können und der Patient dauerhaft beschwerdefrei bleibt.

Merke: Im Schock kommt es aufgrund der generalisierten Mikrozirkulationsstörung zu einer Unterschreitung der notwendigen minimalen Sauerstoffversorgung der Organe, was unbehandelt zum Tode führt. Neben der Diagnose und Therapie der schockauslösenden Ursache steht die Sicherstellung der Vitalfunktionen Atmung und Kreislauf bei jedem Schockpatienten an oberster Stelle. Häufige Sekundärkomplikationen wie akutes Nierenversagen und Schocklunge sollten verhütet bzw. frühzeitig erkannt werden. Die Prognose des Patienten im Schock ist als ernst zu bezeichnen und verschlechtert sich insbesondere in

Abhängigkeit von der Dauer des Schockzustandes. Als Kollaps werden kurzzeitige Bewußtseinsstörungen bezeichnet, denen eine vegetative Fehlregulation oder eine organische Erkrankung zugrunde liegt und die sich in der Regel selbst terminieren. Bei schwerem Verlauf oder bereits vorbestehender Organschädigung können jedoch auch sie einen Schockzustand auslösen.

Weiterführende Literatur

Dhom, G.: Schock und Intensivmedizin. Fischer, Stuttgart 1979

Lefer, A. M.: Eicosanoids as mediators of ischemia and shock. Fed. Proc. 44 (1985) 275

Matthias, F. R., H. G. Lasch: Disseminierte intravaskuläre Gerinnung und Kreislaufschock. Hämostasiologie 2 (1982) 60

Parillo, J. E.: Septic Shock in Humans. Ann. intern. Med. 113 (1990) 227–242

Puttermann, C.: Modern approaches to the therapy of septic shock. Amer. J. Emerg. Med. 8 (1990) 152–161

Schuster, H.: Intensivmedizin, 3. Aufl. Thieme, Stuttgart 1988

Schuster, H. P.: Kreislaufschock. In Hornbostel, H., W. Kaufmann, W. Siegenthaler (Hrg.): Innere Medizin in Praxis und Klinik, Bd. I. Thieme, Stuttgart 1984

Streeten, D. H. P.: Orthostatic disorders of the circulation. Plenum Medical. New York 1987

Todd, J. K.: Therapy of toxic shock syndrome. Drugs 39 (1990) 856–861

2 Krankheiten der Gefäße

K. Alexander

U. Brunner

H. Ehringer

Krankheiten der Arterien

K. Alexander

Obliterierende Arteriosklerose

Chronische Obliteration der Aorta und der Extremitätenarterien

Definition: Sowohl obliterative Prozesse der Aorta selbst, vorzüglich der Aorta abdominalis, als auch der Extremitätenarterien können zu Durchblutungsstörungen der Gliedmaßen führen. Folgende Verschlußtypen werden unterschieden:

– Schultergürtel-Arm-Typ,
– peripher-digitaler Typ.
– Beckentyp (Aorta abdominalis, A. iliaca communis und externa),
– Oberschenkeltyp (A. femoralis, A. poplitea),
– peripherer Typ (Unterschenkel-Fuß-Arterien).
– Kombinationstyp (Mehretagenverschluß).

Ein zweites Einteilungsprinzip orientiert sich am Schweregrad der Durchblutungsstörung (Stadieneinteilung nach Fontaine):
Stadium I: Beschwerdefreiheit oder uncharakteristisches Mißempfinden.
Stadium II: Belastungsschmerz: Claudicatio intermittens, (II a > 100 m II b < 100 m Gehstrecke) Dyspraxia intermittens.
Stadium III: Ruheschmerz.
Stadium IV: Gewebsuntergang: Nekrose, Gangrän.

Mit dem „Koordinatensystem" Verschlußtyp und Schweregrad (z. B. arterielle Verschlußkrankheit vom Oberschenkeltyp rechts Stadium II) (Abb. 2.1) ist nicht nur eine für klinische Bedürfnisse ausreichend exakte Definition einer obliterierenden Angiopathie der Extremitätenarterien gewonnen. Vielmehr erleichtert diese einheitliche Sprachregelung die zwischenärztliche Verständigung und die Beschreibung von Krankheitsverläufen sehr.

Häufigkeit

Die chronische arterielle Verschlußkrankheit findet sich latent oder manifest bei etwa 11% der männlichen Gesamtbevölkerung, ist also eine sehr häufige Erkrankung. Im 5. Lebensjahrzehnt rechnet man bereits mit 1–2%, im 6. mit über 5%. Männer erkranken etwa 5mal häufiger als Frauen. Die Geschlechtsunterschiede verwischen sich allerdings in den höheren Altersgruppen.

In etwa der Hälfte der Krankheitsfälle mit Durchblutungsstörungen der Beine liegt eine arterielle Verschlußkrankheit vom Oberschenkeltyp vor, gefolgt vom Beckentyp (ca. 30%) und peripheren Typ (ca. 20%). In diesen Zahlen sind auch Kombinationsverschlüsse enthalten, da sich diese Einteilung an der proximalen Obliteration orientiert. An den oberen Extremitäten, die viel seltener befallen werden, dominiert der periphere Verschlußtyp.

Ätiologie

Eine monoätiologische Betrachtungsweise wird den komplexen pathogenetischen Vorgängen der obliterierenden Arteriosklerose nicht gerecht. Eine Vielzahl endogener und exogener Risikofaktoren ist am Krankheitsgeschehen beteiligt, deren wichtigste in Tab. 2.1 zusammengefaßt sind. Bedeutsam ist, daß das Morbiditätsrisiko beim Zusammenwirken mehrerer Risikofaktoren nahezu exponentiell ansteigt. Nach übereinstimmenden Befunden großer epidemiologischer Studien erfahren Gliedmaßenarterienverschluß, koronare Herzkrankheit und Hirninfarkt bei den gleichen Risikofaktoren eine signifikante Häufung, jedoch sind im Organbefall gewisse Affinitäten zu erkennen. Starkes Rauchen begünstigt vor allem periphere Gefäßverschlüsse, während erhöhter Blutdruck sich als Risikofaktor an den Zerebralarterien stärker manifestiert als an den Koronarien und Extremitätenarterien. Der Diabetes mellitus vervierfacht das Risiko, an einem Extremitätenarterienverschluß zu erkranken; dabei erweist sich der subklinische Diabetes bereits als Risikofaktor hohen Ranges. Hyperlipidämie, besonders als Typ II a und II b sowie als Typ IV nach Fredrickson, ist mit einem hohen vasku-

Tabelle 2.1   Risikofaktoren der Arteriosclerosis obliterans

1. Hypertonie
2. Zigarettenrauchinhalation
3. Hyperlipidämie
4. Diabetes mellitus (subklinisch und manifest)
5. Hyperurikämie
6. Übergewicht (indirekt)

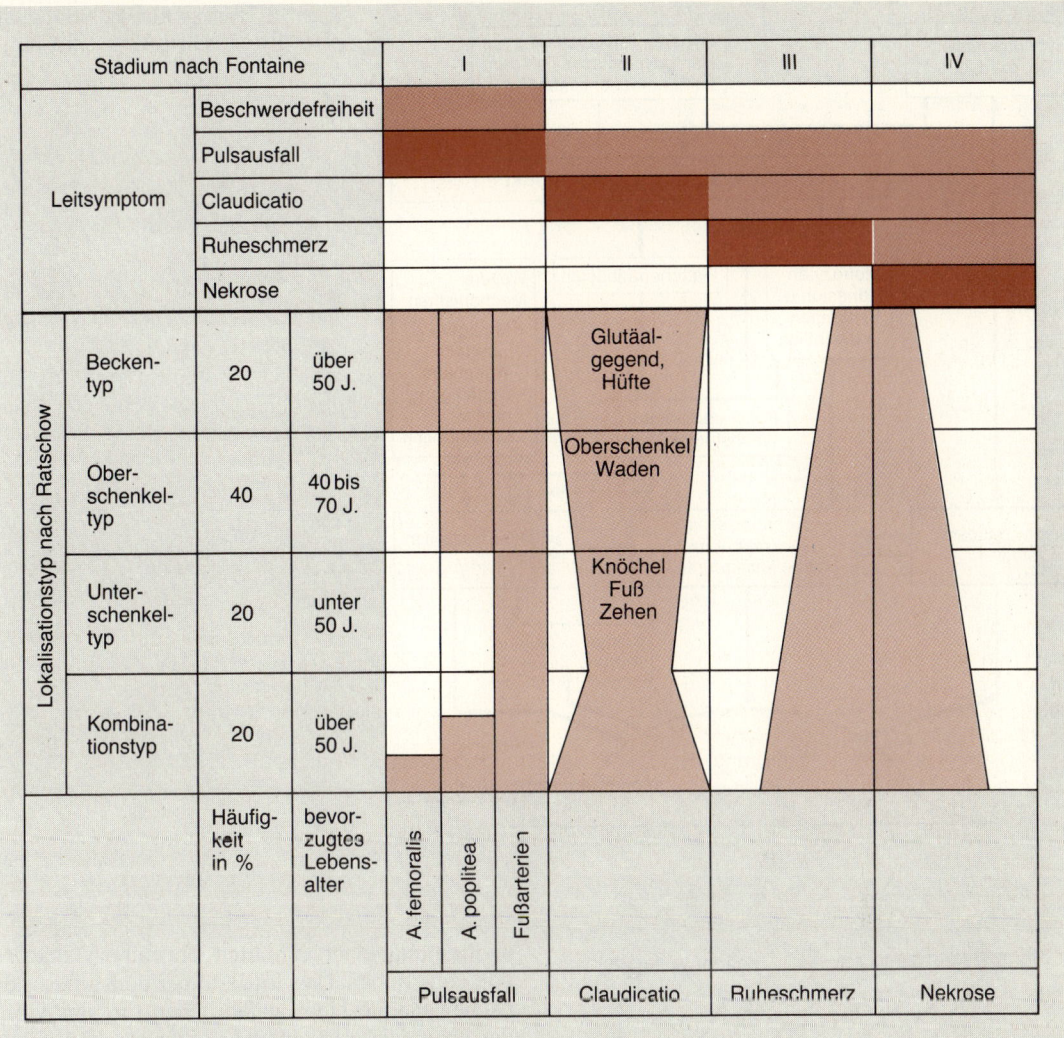

Stadium nach Fontaine			I	II	III	IV
Leitsymptom	Beschwerdefreiheit					
	Pulsausfall					
	Claudicatio					
	Ruheschmerz					
	Nekrose					

Lokalisationstyp nach Ratschow	Beckentyp	20	über 50 J.		Glutäalgegend, Hüfte		
	Oberschenkeltyp	40	40 bis 70 J.		Oberschenkel Waden		
	Unterschenkeltyp	20	unter 50 J.		Knöchel Fuß Zehen		
	Kombinationstyp	20	über 50 J.				
		Häufigkeit in %	bevorzugtes Lebensalter	A. femoralis / A. poplitea / Fußarterien			
				Pulsausfall	Claudicatio	Ruheschmerz	Nekrose

Abb. 2.**1**   Leitsymptome der arteriellen Verschlußkrankheit in Abhängigkeit vom Lokalisationstyp und Krankheitsstadium (aus Heinrich, F., in Loogen, F., K. Credner: Gefäßerkrankungen. Witzstrock, Baden-Baden 1974)

lären Morbiditätsrisiko behaftet. Sowohl für den Risikofaktor Bluthochdruck als auch Hypercholesterinämie ist gesichert, daß es keinen kritischen Wert gibt, bei dessen Überschreitung plötzlich ein Anstieg der Morbidität an degenerativen Gefäßerkrankungen erfolgt. Auch unterhalb des statistischen Mittelwertes einer Population findet sich eine fast lineare Beziehung, d. h., er entspricht nicht dem „Idealwert".

In der Pathogenese der obliterierenden Arteriosklerose führen die genannten Risikofaktoren zur funktionellen oder morphologischen Endothelschädigung, gefolgt von einer Monozyten- und Thrombozytenwandadhäsion. Dabei werden vor allem ein Plättchen-Wachstumsfaktor PDGF (platelet derived growth factor), aber auch andere Wachstumsfaktoren freigesetzt, die eine Proliferation und Immigration glatter Muskelzellen der Media in die Intima induzieren. Diese Muskelzellen bilden große Mengen von Kollagen, Elastin und Proteoglykanen, charakteristi-

sche Bestandteile atheromatöser Plaques. Die eingewanderten Muskelzellen, aber auch Monozyten/Makrophagen werden im Plaque zu Schaumzellen. Die Cholesterinspeicherung im Plaque ist wahrscheinlich Ausdruck eines Ungleichgewichtes zwischen Influx und Efflux bei der Gefäßwandperfusion. HDL (high density lipoprotein) als protektiver Atheroslerosefaktor begünstigt den Cholesterin-Efflux (Abb. 2.**2**).

Bei der Interaktion zwischen Gefäßwand und Gefäßinhalt, deren Störung für die thromboembolischen Komplikationen der Arteriosklerose verantwortlich ist, spielt das Gleichgewicht zwischen Prostacyclin und Thromboxan A_2 eine wichtige Rolle. Prostacyclin, im Endothel gebildet, ist ein starker Vasodilatator und hemmt die Thrombozytenaggregation, während Thromboxan A_2, im Thrombozyten gebildet, ein starker Vasokonstriktor ist und die Thrombozytenaggregation fördert. Dieser Antagonismus ist beim Gesunden äquilibriert. Das Endothel atheroskle-

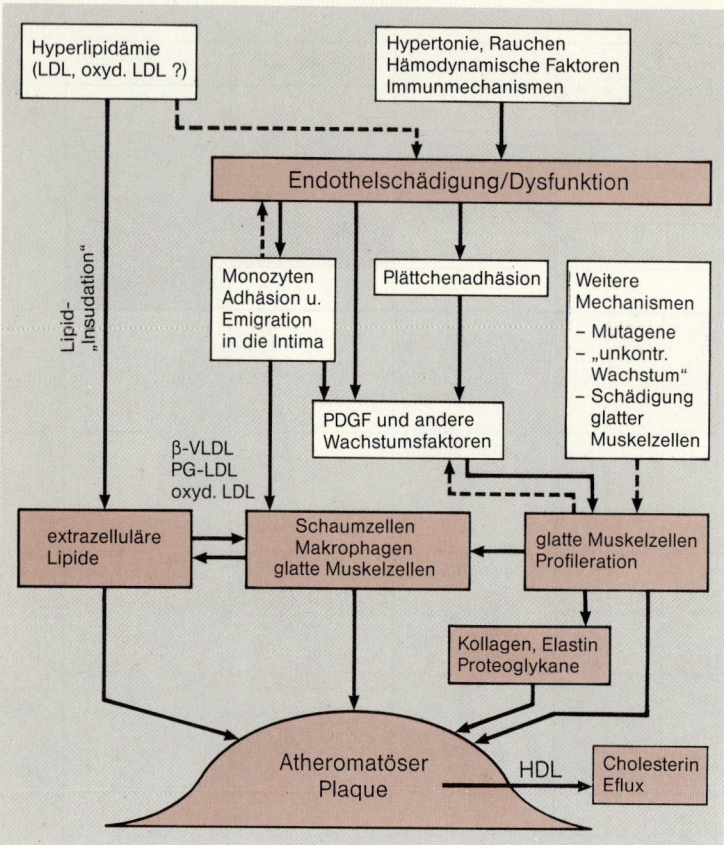

Abb. 2.2   Pathogenese der Atherosclerosis obliterans (nach Ross 1986, siehe Text)

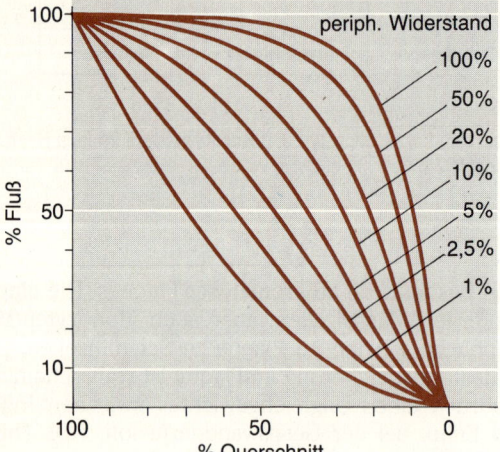

Abb. 2.3   Bei hohem peripherem Gefäßwiderstand mindert erst eine etwa 70%ige Einengung des Gefäßquerschnittes die Durchblutung meßbar. Bei sinkenden peripheren Widerständen, beispielsweise unter Arbeit, ändert sich die Situation deutlich (aus Rau, G., in Krauss, H.: Kreislaufmessungen. Werk-Verlag Dr. Edmund Banaschewski, München-Gräfelfing 1962)

rotischer Gefäße bildet weniger Prostacyclin, während stimulierte Thrombozyten arteriosklerotischer Patienten vermehrt Thromboxan freisetzen. Das beim Gesunden herrschende Gleichgewicht wird dadurch in Richtung einer erhöhten Thrombozytenaggregation verschoben. Dies fördert über dem atherosklerotischen Plaque einen gefährlichen Circulus vitiosus, der schubweise in einen Arterienverschluß einmünden kann.

Pathophysiologie und Klinik

Die pathophysiologischen Besonderheiten der arteriellen Stenoseströmung und die körpereigenen Kompensationsmechanismen, die als Antwort auf eine Minderperfusion in Gang gesetzt werden, sorgen für ein langes Latenzstadium der Erkrankung. Verantwortlich dafür ist die Tatsache, daß die Einengung der arteriellen Hauptstrombahn die Ruhedurchblutung erst dann mindert, wenn sie weit mehr als die Hälfte des Gefäßquerschnittes einnimmt (Abb. 2.3). Daneben fangen im wesentlichen 5 körpereigene Kompensationsmechanismen die Auswirkung der Gefäßeinengung zumindest teilweise auf, verschleiern von daher gesehen aber auch das Krankheitsbild:

1. wird der periphere, poststenotische Strömungswiderstand gesenkt,
2. wird das Wachstum von überbrückenden Kollateralen induziert,
3. wird in den minderperfundierten Gewebsregionen vermehrt Sauerstoff durch die Gewebe extrahiert (Bohr-Effekt),
4. findet eine metabolisch-enzymatische Adaptation

Tabelle 2.**2** Schmerz- und Verschlußlokalisation bei der arteriellen Verschlußkrankheit

Schmerzlokalisation	Verschlußlokalisation	Verschlußtyp	Häufigste Fehldiagnose
Gesäß, Kreuzbeingegend, Oberschenkel (Beckenklammer)	Aorta A. iliaca	Beckentyp	Ischias, Diskushernie
Wade	A. femoralis A. poplitea	Oberschenkeltyp	Muskelrheumatismus
Fußsohle	A. tibialis post. (A. tibialis ant., A. fibularis)	peripherer Typ	Senk-Knick-Spreiz-Fuß
Zehen	Fußsohlenarterien	peripherer Typ	„funktionelles Gefäßleiden"

an das verminderte Sauerstoffangebot statt (laktazide Energiegewinnung, Verbesserung der mitochondrialen Sauerstoffausschöpfung),

5. kommt es zu einer veränderten Koordination der Muskelkontraktion im Bewegungsablauf, der der Durchblutungsstörung Rechnung trägt.

Die ersten klinischen Symptome einer peripheren Durchblutungsstörung imponieren oft als Belastungsinsuffizienz, weil die Arbeitshyperämie früher eingeschränkt ist als die Ruhedurchblutung: Claudicatio intermittens, Dyspraxia intermittens sind Zeichen der reduzierten peripheren Kreislaufreserven: Die arteriolären Strömungswiderstände sind bereits in Ruhe herabgesetzt (Abb. 2.**3**).

Parästhetische Mißempfindungen, Kältegefühl, schließlich trophische Störungen wie Hyperkeratose der Fußsohlen, vermehrte Schwielenbildung, Nageldystrophie und Haarausfall, Blässe bei Hochlagerung, zyanotische Rötung bei Tieflagerung sind in aller Regel Zeichen einer weit fortgeschrittenen Arterioscrerosis obliterans, deren Anfänge viele Monate und sogar Jahre zurückreichen dürften.

Ausmaß und Charakter der Beschwerden, die erst im Falle völlig unzureichender körpereigener Kompensation durch eine extreme Verkürzung der Gehstrecke, durch Ruheschmerz oder Nekrosenbildung bestimmt werden, hängen wesentlich von der Verschlußlokalisation und der Geschwindigkeit der Krankheitsentstehung, d. h. von der Zeitspanne, die dem Organismus zur Entfaltung der Kompensationsvorgänge bleibt, ab.

Im allgemeinen projizieren sich die Beschwerden eine Etage tiefer als der Verschlußprozeß (Tab. 2.**2**). Typisch für den Belastungsschmerz bei arteriellen Durchblutungsstörungen ist das rasche Abklingen in Ruhelage, für den Ruheschmerz die Linderung durch Tieflagerung der Extremität.

Verschlüsse mit schlechten Voraussetzungen für eine Überbrückung durch Kollateralen wie Unterschenkelarterienobliterationen oder Mehretagenverschlüsse zeigen eine größere Neigung zur Dekompensation als die proximal lokalisierte Verlegung der großen Zubringerarterien (A. iliaca und A. femoralis superficialis). Hämodynamisch kritisch ist auch die Einbeziehung wichtiger potentieller Kollateralen in den Verschlußprozeß, z.B. des Abgangs der A. profunda femoris beim Femoralarterienverschluß.

Diagnostisches Vorgehen

Unmittelbare Krankenuntersuchung: Für die Erkennung und Bewertung arterieller Durchblutungsstörungen der Extremitäten ist die unmittelbare Krankenuntersuchung mit vergleichender Bestimmung der Hauttemperatur, Pulstastung, Gefäßauskultation in Ruhe und nach Ischämiereiz, mit genauer Inspektion und Beobachtung des Hautkolorits, besonders unter den Bedingungen der Lagerungsprobe und Faustschlußprobe von größtem Wert. Sie sollte im wohltemperierten Raum erfolgen.

Hauttemperatur: Der palpierende Handrücken kann Temperaturdifferenzen von 1 °C erkennen. Da die Hauttemperatur starken Schwankungen im Rahmen der Thermoregulation und vasospastischer Zustände unterliegt, sind Temperaturunterschiede an symmetrischen Körperstellen aussagekräftiger als Absolutwerte. Dies setzt allerdings definierte Untersuchungsbedingungen voraus. Da jedoch einseitige funktionelle Durchblutungsstörungen auch bei Wirbelsäulenerkrankungen, Diskushernie, Poliomyelitis oder Skalenussyndrom beobachtet werden, dürfen selbst deutliche Seitendifferenzen der Hauttemperatur nur im Zusammenhang mit anderen angiologischen Befunden verwertet werden.

Inspektion: Man kann an den Gliedmaßen organische Durchblutungsstörungen vermuten, wenn die Haut ihre natürliche Fältelung verloren hat. Atrophische, papierdünne Hautareale kontrastieren hyperkeratotischen Bezirken, die sich insbesondere in der Fersenregion wie Pergament von der Subkutis abheben lassen. Deformierte, verdickte und brüchige Nägel sind ebenso Zeichen einer gestörten Trophik wie einseitig spärliche Behaarung am Unterschenkel.

Interdigitalmykosen zeigen die gestörte Abwehrlage der durchblutungsgestörten Haut an. Oft sind sie Wegbereiter schwerwiegender Gewebsdefekte. Hautblässe in Horizontallage und zyanotische Verfärbung in Hängelage sind ebenso wie ein hypoxisches Ödem Zeichen der drohenden bzw. bereits eingetretenen Dekompensation.

Pulstastung (Abb. 2.**4**): Sie ist die angiologische Basisuntersuchung und erfolgt grundsätzlich seitenvergleichend. Distal von Arterienstenosen oder Arterienverschlüssen sind die Pulse abgeschwächt oder nicht mehr palpabel. Mit dem Pulstastbefund kann also bereits eine recht genaue Verschlußlokali-

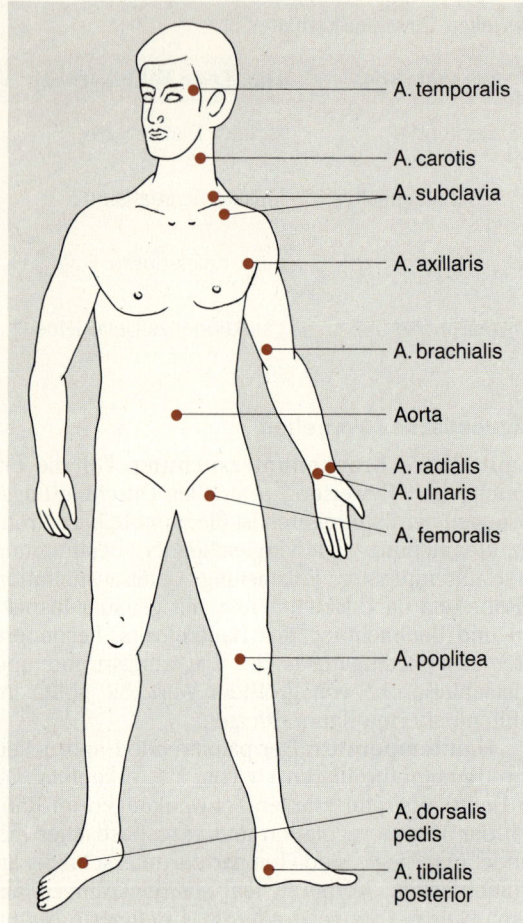

A. temporalis

A. carotis

A. subclavia

A. axillaris

A. brachialis

Aorta

A. radialis

A. ulnaris

A. femoralis

A. poplitea

A. dorsalis
pedis

A. tibialis
posterior

Abb. 2.**4** Typische Stellen der Pulstastung

sation erfolgen. Nichtvasukläre Ursachen eines negativen Tastbefundes sind vor allem Gewebsschwellung und Gewebsinduration; vasospastische Zustände und Verlaufsanomalien können vor allem im Fußbereich einen Pulsausfall und damit einen organischen Verschlußprozeß vortäuschen.

Gefäßauskultation: Sie ist als angiologische Untersuchungsmethode unverzichtbar, weil sie eine Frühdiagnose von stenosierenden Arterienprozessen ermöglicht, wenn der poststenotische Druck und damit die Pulsqualität noch nicht beeinträchtigt sind. Strömungsgeräusche entstehen durch Wirbelbildung, die im strömenden Blut einerseits durch hohe Fließgeschwindigkeit und niedrige Blutviskosität, andererseits durch Wandunebenheiten oder plötzliche Änderungen der Gefäßweite (Stenose, poststenotische Dilatation) induziert werden. Man muß also Strömungsgeräusche bei Fieber, Anämie, Hyperthyreose sowie fortgeleitete Geräusche bei Aortenvitien von autochthonen Stenosegeräuschen abgrenzen. Hilfreich ist dabei die Beachtung der Ortsständigkeit mit ausschließlich distalwärts gerichteter Fortleitung, der Seitenvergleich an symmetrischen Untersuchungsstellen, der Klangcharakter — weit in die Diastole rei-

chende Geräusche sprechen für hämodynamisch effektive Stenosen — und die örtliche Verstärkung des Geräusches in einer induzierten postischämischen oder Arbeitshyperämie. Durch diesen Provokationstest können sogar unter Ruhebedingungen stumme Stenosen manifest werden. Die bevorzugten Regionen der Gefäßauskultation sind die Hals- und Supraklavikulargegend, das Abdomen, die Leistenbeuge sowie die Innenseite des Oberschenkels (Adduktorenkanal): entsprechend dem Verlauf der A. femoralis bis in die Kniekehle.

Belastungstests: Ein Grundprinzip angiologischer Diagnostik ist die Pointierung eines pathologischen Befundes durch funktionelle Belastung; aufgrund der besonderen hämodynamischen Bedingungen der Stenoseströmung mit langwährend normaler Ruhedurchblutung gelingt es so oft — besonders im Seitenvergleich der Extremitäten —, eine Durchblutungsstörung bezüglich ihrer Schwere und Ausdehnung sicher einzuordnen.

Bei der *Lagerungsprobe nach Ratschow* vollführt der liegende Patient mit erhobenen Beinen kreisende Fußbewegungen. Starke Abblassung, insbesondere wenn einseitig betont, spricht für eine Behinderung des Bluteinstromes durch ein organisches Strombahnhindernis. Verzögerte reaktive Hyperämie (normal 4–5 s) und Venenfüllung zum Fußrücken (6–8 s) in der Hängephase sind zusätzlich aufschlußreich für die Bewertung der Kompensation der Verschlußkrankheit. An den Armen dient dem gleichen Zweck die *Faustschlußprobe*.

Wünschenswert ist bei arteriellen Durchblutungsstörungen die Bestimmung der beschwerdefreien Gehstrecke unter standardisierten Bedingungen. In Frage kommen der *Gehtest* auf ebenem Boden bei einem Schrittempo von 120/min oder die *Gehprobe auf dem Laufband:* Laufgeschwindigkeit 3 km/h, 5% Steigung. Beide Tests ermöglichen nicht nur eine gute Einschätzung des Schweregrades, sondern auch eine Verlaufsbeobachtung der Verschlußkrankheit.

Nichtinvasive apparative Untersuchungsverfahren: Die apparative angiologische Basisuntersuchung bei Gliedmaßenarterienverschlüssen ist die *mechanische Oszillographie*, die die pulssynchronen Volumenschwankungen eines von einer Manschette umschlossenen Gefäßabschnittes aufzeichnet. Besonders im Seitenvergleich können aufgrund von Amplitudendifferenzen und Pulskurvendeformierung Arterienverschlüsse erkannt und lokalisiert werden. Die Belastungsoszillographie nach Ischämiereiz (3 min übersystolische Stauung) oder Arbeit (40 × Zehenstand) profiliert zweifelhafte Befunde und gibt einen guten Einblick in die Schwere der Durchblutungsstörung. Die mechanische Oszillographie erfaßt nicht die akralen Arterienabschnitte. Über ihren Zustand informieren die *elektronische Oszillographie* oder die *akrale Lichtplethysmographie*, deren Pulsabnehmer an den Finger- und Zehenendgliedern angebracht werden (Abb. 2.**5**). Sie gestatten eine genaue Formanalyse der Pulskurve und die Erfassung einer Pulswellenverspätung als Zeichen eines vorgeschalteten

Arterienverschlusses, der durch Kollateralen mit längerer Pulswellenlaufzeit überbrückt wird.

Eine große Bereicherung erfuhr die angiologische Diagnostik peripherer arterieller Durchblutungsstöungen durch die Messung des systolischen Druckes mit der *Ultraschall-Doppler-Sonde*. Mit einfachen Geräten kann durch Vergleich der systolischen Drücke an Arm- und distalen Beinarterien (bevorzugt A. tibialis posterior im Knöchelbereich) eine frühe Diagnose obliterierender Gefäßprozesse mit geringem Zeitaufwand gestellt werden. Schweregrad und Progredienz des Leidens können gut abgeschätzt werden. Eine ausreichende Kompensation zeigen poststenotische Drücke um 100 mmHg an, kritisch wird die Situation bei Werten unter 60 mmHg, Drücke unter 30 mmHg zeigen den Zusammenbruch der körpereigenen Kompensation an.

Die dopplersonographische angiologische Befunderhebung hat neuerdings eine starke Differenzierung erfahren. Während einfache unidirektionale Taschengeräte zur Druckmessung genügen, bieten bidirektionale Apparate den Vorteil, die Blutströmungsrichtung zu bestimmen sowie Vorwärts- und Rückwärtsflußanteile der pulsatilen Strömung registrieren zu können.

Bei der Duplexsonographie treten neben die im B-Bild erfaßte Gefäßmorphologie (Abb. 2.**6**) Meßdaten der Blutströmung. In morphologisch definierten Gefäßstrecken lassen sich so Flußgeschwindigkeiten und Blutflußvolumina ermitteln. Gefäßstenosen führen zu vom Stenosegrad abhängiger Blutbeschleunigung. Im Farb-Dopplersonogramm kann man im Bereich der poststenotischen Region die turbulente Strömung bildlich sehr gut darstellen.

Für die Belange der angiologischen Diagnostik im Vorfeld der Arteriographie reicht der Einsatz der mechanischen Oszillographie, der akralen Volumenplethysmographie und der Ultraschall-Doppler-Druckmessung völlig aus, um vor dem Hintergrund einer subtil erhobenen Anamnese und eines exakten somatischen Befundes alle erforderlichen differentialdiagnostischen und differentialtherapeutischen Entscheidungen zu treffen. Thermographie, Isotopenangiographie, Clearance-Verfahren, Wärmeleitmessung und Venenverschlußplethysmographie vermögen zwar im Einzelfall zusätzliche, klinisch brauchbare Informationen zu liefern, für die ärztliche Praxis und klinische Routine sind sie entbehrlich.

Arteriographie: Ihre Anwendung ist − gutachterliche Fragestellungen ausgenommen − nur gerechtfertigt, wenn sich aus ihren Ergebnissen prophylaktische oder therapeutische Konsequenzen für den Patienten ergeben. Der unkomplizierte Femoralarterienverschluß mit ausreichender Gehstrecke, die ein Intervallgehtraining zuläßt, bedarf ebensowenig der arteriographischen Darstellung wie der isolierte, weit periphere Verschluß, der aufgrund seiner Lokalisation einem rekonstruktiv-gefäßchirurgischen Eingriff nicht zugängig ist.

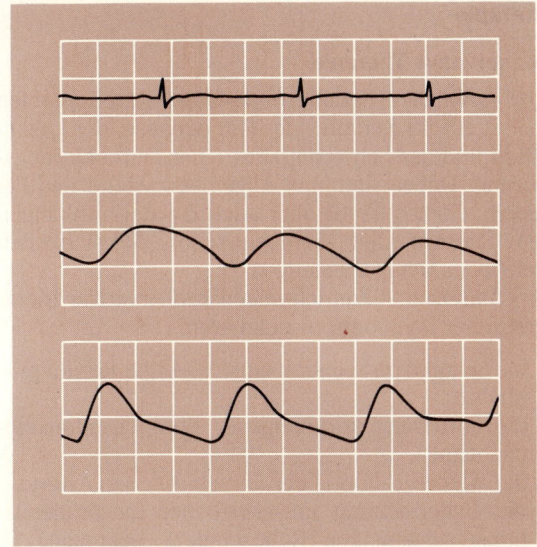

Abb. 2.**5** Akrales Volumenplethysmogramm der Großzehen bei gut kompensierter arterieller Verschlußkrankheit mit Kollateralpulsen rechts (oben)

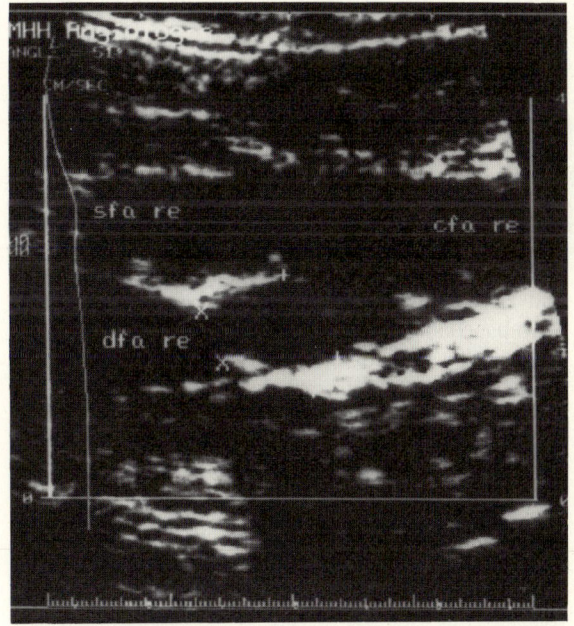

Abb. 2.**6** Abgangsstenose der A. profunda femoris (dfa) im B-Bild (cfa = A. femoralis communis, sfa = A. femoralis superficialis)

Differentialdiagnose

Abzugrenzen sind insbesondere bei Durchblutungsstörungen der Arme das neurovaskuläre Schultergürtel-Kompressionssyndrom und Vaskulitiden bei Kollagenosen. Im Beinbereich sind entzündliche Gefäßerkrankungen, aber auch Erkrankungen der Wirbelsäule, entzündliche und degenerative Erkrankungen des Stützapparates sowie neurologische Krankheiten abzugrenzen.

Therapie

Konservative Therapie

Eine rationelle Therapie organischer Arteriopathien basiert auf der Kenntnis der Pathogenese, der Lokalisation und des Schweregrades einer Durchblutungsstörung, wobei Alter und Allgemeinzustand des Patienten, ebenso häufig aber auch Zweiterkrankungen den Rahmen der therapeutischen Möglichkeiten mehr oder weniger einengen.

Man kann 4 Zielrichtungen konservativer therapeutischer Bemühungen definieren:

1. die Sekundärprävention einschließlich Rezidivprophylaxe,
2. die Förderung körpereigener Kompensationsmechanismen,
3. die Wiedereröffnung der verschlossenen Arterie,
4. die Beherrschung umschriebener Dekompensationserscheinungen (Ruheschmerz, Nekrosen).

In Abhängigkeit vom Krankheitsstadium hat man sich über die Zielsetzung der Therapie, das dieser Zielsetzung adäquate therapeutische Prinzip und danach über die für den jeweiligen Patienten geeignetste, d. h. aber auch gefahrloseste, Methode der Durchführung Rechenschaft zu geben (Tab. 2.**3**). Die unreflektierte Behandlung aller peripheren Durchblutungsstörungen ohne Rücksicht auf Ausdehnung und Kompensationsgrad mit sogenannten durchblutungsfördernden Mitteln ist heute nicht mehr gerechtfertigt.

Sekundärprävention: Die Basistherapie arterieller Durchblutungsstörungen stellt die konsequente Behandlung der Risikofaktoren Nikotinabusus, Hypertonie, Hyperlipidämie, Diabetes mellitus und Hyperurikämie sowie die Ausschaltung lokaler Gewebsschädigungen (Druck zu engen Schuhwerks, Hitze, Kälte, Pediküre) dar. Auch im angiologischen Bereich gibt es keinen „Erfordernishochdruck". Diese Feststellung wird auch nicht durch die in Einzelfällen bei schwersten peripheren Durchblutungsstörungen jüngerer Patienten medikamentös induzierte passagere Hypertonie (s. unten) eingeschränkt.

Der Progression des Grundleidens, thromboembolischen Komplikationen und Rezidiven nach rekonstruktiven gefäßchirurgischen Maßnahmen versucht man mit Thrombozytenaggregationshemmern oder Antikoagulation mit Marcumar zu begegnen. Sein Einsatz ist besonders gerechtfertigt nach gefäßchirurgischen Rekonstruktionen, bei Mehretagenverschlüssen, bei kombinierten Arteriophlebopathien sowie im Anschluß an eine Fibrinolyse. Nach transluminaler Dilatationsbehandlung bevorzugt man Aggregationshemmer.

Förderung körpereigener Kompensationsmechanismen: *Im Stadium der Claudicatio intermittens* mit einer Gehstrecke über 100 m (II a) ist das Intervallgehtraining allen anderen Maßnahmen vorzuziehen. Der Patient geht dabei zügig bis zum Auftreten des ersten leichten Spannungsgefühls, um sofort eine Pause mit Lockerungsübungen einzulegen, bis er völlig beschwerdefrei ist. Keinesfalls darf ein Claudicatio-Schmerz unterdrückt werden. Die Übungen

sollten täglich 3 × 30 min durchgeführt werden. Bei Durchblutungsstörungen der Arme treten im Stadium der Dyspraxia intermittens Faustschlußübungen nach Art der Faustschlußprobe anstelle des Gehtrainings.

Im *Stadium der stärkeren Gehstreckenverkürzung* unter 100 m (II b) hat sich die intraarterielle Infusionsbehandlung mit Vasodilatantien kurzer Halbwertszeit (Prostavasin) als Initialtherapie bewährt, bis der Patient imstande ist, seine Gehstrecke durch ein Intervalltraining weiter zu verbessern. Besonders effektiv ist die Kombination von intraarterieller Infusionsbehandlung und pedalergometrischer Belastung.

Im *Stadium der extremen Gehstreckenverkürzung* tritt bereits die Behandlung mit fibrinogensenkendem Schlangengift in ihr Recht, die bei subkutaner Applikation von Ancrod oder Batroxobin gefahrlos mit der intraarteriellen Infusion von Vasodilatantien kombiniert werden kann. Die Domäne dieser Behandlung ist das Stadium des Ruheschmerzes.

Wiedereröffnung verschlossener Arterien: Der Versuch einer pharmakologischen Desobliteration stenosierter und obliterierter Arterien ist im Krankheitsstadium II–IV nach Fontaine indiziert, wenn Verschlußlokalisation und Krankheitsdauer eine vertretbare Erfolgschance der Wiedereröffnung bieten. Am besten geeignet für eine Fibrinolysebehandlung mit Streptokinase oder Urokinase sind Stenosen und Obliterationen der abdominellen Aorta und der Beckenarterien bis zu einer Krankheitsdauer von 2 Jahren, Femoralarterienstenosen und Femoralarterienverschlüsse bieten nur bis etwa 6 Monate nach Krankheitsmanifestation eine ausreichend hohe Erfolgswahrscheinlichkeit. Die Aussichten, einen peripheren Verschluß jenseits der Poplitealgabel durch Fibrinolyse zu eröffnen, sind sehr gering. Ein Versuch erscheint gerechtfertigt, wenn die Amputation die einzige Alternative darstellt.

Perkutane transluminale Angioplastie

Überzeugendere therapeutische Ergebnisse erzielt man mit der Ballon-Katheter-Dilatation kürzerstreckiger Stenosen und Verschlüsse im Bereich der Becken- und Beinarterien. Das Prinzip der Therapie besteht darin, daß über einen Führungsdraht ein zusammengefalteter Ballon in die kranke Gefäßstrecke eingeführt und diese dann durch Aufblasen des Ballons eröffnet und geweitet wird. Das Ergebnis dieses schonenden und komplikationsarmen Verfahrens kommt im günstigsten Falle einer Restitutio ad integrum sehr nahe. Dies gilt natürlich nur für den Lokalbefund, denn der Systemcharakter einer degenerativen oder entzündlichen Arteriopathie bleibt davon gänzlich unbeeinflußt. Dies mag die Tatsache verdeutlichen, daß bei den meisten aufgedehnten Gefäßeinengungen ein langanhaltender Therapieerfolg belegt werden konnte, daß aber die Kranken mit der tiefstgreifenden Zerstörung des gesamten Gefäßsystems, die Diabetiker, oft nur kurzfristig von der Dilatation profitieren. Viele von ihnen müssen früher oder später erneut behandelt oder sogar amputiert werden.

Tabelle 2.**3** Konservative Therapie chronischer Arterienverschlüsse der Extremitäten

Stadium nach Fontaine	Zielsetzung	Therapeutisches Prinzip	Durchführung
I–IV	Sekundärprävention	Beeinflussung von Risikofaktoren	Nikotinabstinenz Hypertoniebehandlung Diabeteseinstellung Hyperlipidämiebehandlung Hyperurikämiebehandlung
		Progressions- und Rezidivprophylaxe	Antiaggregation/Antikoagulation
II a	Verbesserung der Leistungsbreite	Erhöhung des Wirkungsgrades muskulärer Arbeit	Gehtraining
b	Erhöhung der Reservedurchblutung	Erhöhung des prä-/poststenotischen Druckgradienten	i. a. Infusion von Vasodilatantien Gehtraining
		Eröffnung der arteriellen Hauptstrombahn	Katheterdilatation (evtl. mit lokaler Fibrinolyse) systemische Fibrinolyse
		Verbesserung der Fließeigenschaften des Blutes	Fibrinogensenkung mit Schlangengiften
III	Erhöhung der nutritiven Ruhedurchblutung	Erhöhung des prä-/poststenotischen Druckgradienten a) periphere Widerstandssenkung	i. a. Infusion von Vasodilatantien
		b) Erhöhung der Vis a tergo	Digitalisierung bei Herzinsuffinzienz Mineralokortikoide + NaCl p. o.
		Verbesserung der Fließeigenschaften des Blutes	Fibrinogensenkung mit Schlangengiften isovolämische Hämodilution
		Herabsetzung des Gewebedruckes	Ödemausschwemmung
		Eröffnung der arteriellen Hauptstrombahn	Katheterdilatation (evtl. mit lokaler Fibrinolyse) systemische Fibrinolyse
IV	Abheilung von Gewebsdefekten	Infektbekämpfung	Antibiotika intraarteriell, intravenös und lokal
		Erhöhung des prä-/poststenotischen Druckgradienten	Digitalisierung bei Herzinsuffizienz Mineralokortikoide + NaCl p. o.
		Verbesserung der Fließeigenschaften des Blutes	Fibrinogensenkung mit Schlangengiften isovolämische Hämodilution
		Eröffnung der arteriellen Hauptstrombahn	Katheterdilatation (evtl. mit lokaler Fibrinolyse) systemische Fibrinolyse

Eine wesentliche Bereicherung erfuhr das Verfahren durch die lokale Fibrinolyse des gefäßobliterierenden thrombotischen Materials über den Dilatationskatheter. Viele Verschlüsse, die einer Sondierung primär widerstehen, können nach vergleichsweise kurzer Einwirkung von Streptokinase oder Urokinase mit dem Führungsdraht passiert und anschließend dilatiert werden. Die häufigste Komplikation der Ballondilatation ist die embolische Verschleppung thrombotischen Materials in die Peripherie, die aber meist folgenlos bleibt. Nur ganz ausnahmsweise muß embolektomiert werden; zunächst versucht man durch lokale Fibrinolyse einer bedrohlichen Ischämie

Herr zu werden. Rezidivverschlüsse vermeidet man am wirkungsvollsten durch eine Vor- und Nachbehandlung mit Acetylsalicylsäure.

Die Rotationsangioplastie stellt eine technische Variante der Grundidee der Ballondilatation dar. Absaugvorrichtungen haben die Gefahr einer embolischen Verschleppung mobilisierten thrombotischen Materials minimiert. Die Laserangioplastie von Gefäßstenosen und Gefäßverschlüssen befindet sich im Stadium der Entwicklung; sie ist noch kein Routineeingriff.

Beherrschung umschriebener Dekompensationserscheinungen: Das Ziel der Anhebung der kritisch unterschrittenen Ruhedurchblutung kann sowohl durch subkutane Applikation von fibrinogenspaltenden Schlangengiften (Ancrod, Defibrase) als auch durch isovolämische Hämodilution angestrebt werden. In diesem Stadium beruht das therapeutische Prinzip eindeutig auf der Verbesserung der Fließeigenschaften, der Fluidität des Blutes, während die Fließbedingungen wegen der bereits maximal herabgesetzten peripheren Strömungswiderstände kaum beeinflußbar sind. Die Applikation von Vasodilatantien im Stadium der Dekompensation kann durch eine Blutumverteilung zugunsten noch dilatierbarer Gefäßgebiete die Durchblutungsstörung unter Umständen verstärken, muß also sehr kritisch überwacht werden. Neuerdings werden gute Therapieerfolge mit intermittierender intraarterieller Prostaglandin-E_1-Infusion erzielt. Bei jungen Patienten ist ein Versuch der Mineralokortikoidbehandlung zur passageren Anhebung des Systemblutdruckes und damit des prä-/poststenotischen Druckgradienten gerechtfertigt. Herzinsuffizienz und hypoxisches Ödem stellen Kontraindikationen dieser Therapie der Stadien des Ruheschmerzes und der Gewebsnekrose dar.

Chirurgische Therapie

Eine extrem verkürzte Gehstrecke, die durch konservative Maßnahmen nicht ausreichend beeinflußbar ist, sowie das Stadium des Ruheschmerzes und der Nekrose stellen die Hauptindikation für rekonstruktiv-gefäßchirurgische Eingriffe dar, wenn nicht dilatiert werden kann und die allgemeinen und lokalen Voraussetzungen für eine Operation erfüllt sind. Leider sind diese gerade beim prognostisch ungünstigen peripheren Verschlußtyp meist nicht gegeben. Auch schlechte Abflußbedingungen distal einer rekonstruierbaren Gefäßstrecke (Mehretagenverschluß mit schlechtem „run off") schränken die Indikation zur Gefäßrekonstruktion ein. Insgesamt sind nur ca. 20% der Extremitätenarterienverschlüsse operabel. Beim peripheren Verschlußtyp kann die thorakale bzw. lumbale Sympathektomie oft eine deutliche Verbesserung der Hautdurchblutung und eine Abheilung von Nekrosen bewirken.

Prognose und Verlauf

Die Prognose der arteriellen Verschlußkrankheit der Extremitäten ist um so besser, je früher sie erkannt und je gezielter ihr durch Sekundärprävention und Förderung körpereigener Kompensationsmechanismen begegnet wird. Isolierte proximale Gefäßverschlüsse neigen weniger zur Dekompensation als periphere oder Mehretagenverschlüsse. Über die Lebenserwartung der Patienten entscheidet meist der Zustand der koronaren und zerebralen arteriellen Strombahn.

Merke: Die Verschlußkrankheit der Extremitätenarterien ist zwar sehr häufig, sie führt aufgrund der hämodynamischen Bedingungen der Stenoseströmung und körpereigener Kompensationsmechanismen jedoch meist erst spät zu Beschwerden. Einfache klinische Untersuchungsmethoden unter Einschluß von Belastungstests ermöglichen eine sichere Diagnose und Verschlußlokalisation. Bei Trägern von Risikofaktoren muß auch bei fehlenden Symptomen nach einer arteriellen Verschlußkrankheit gefahndet werden. Die Therapie orientiert sich an Pathogenese, Schweregrad und Verschlußlokalisation.

Extrakranielle Zerebralarterien

Definition: Das System der extrakraniellen Hirnarterien umfaßt den Gefäßabschnitt zwischen Aortenbogen und Schädelbasis mit dem Truncus brachiocephalicus, den Aa. subclaviae in ihrem Anfangsteil, den Aa. carotides communes, Aa. carotides internae und den Aa. vertebrales. Unter bestimmten pathologischen Voraussetzungen nehmen auch Äste der Aa. carotides externae als Kollateralen an der Hirndurchblutung teil, so daß sie in pathophysiologische, klinisch-diagnostische und neuerdings gefäßchirurgische Betrachtungen einzubeziehen sind.

Häufigkeit

Stenosen extrakranieller Zerebralarterien sind aufgrund autoptischer Befunde jenseits des 50. Lebensjahres etwa bei jedem zweiten Menschen anzutreffen. Noch bedeutsamer ist die Tatsache, daß ca. 25% aller Schlaganfälle auf Stenosen oder Verschlüssen der Zubringerarterien des Gehirns beruhen, die überwiegend einer prophylaktischen Operation zugängig wären. Man nimmt an, daß von 100 000 jährlich in der Bundesrepublik an Hirninfarkt Sterbenden 12 000 bis 18 000 durch einen gefäßchirurgischen Eingriff gerettet werden könnten. Prädilektionsstellen arteriosklerotisch bedingter Stenosen und Verschlüsse sind die Karotisgabel und der Anfangsteil der A. carotis interna, die Ursprünge der Aa. vertebrales und die Abgänge der 3 Aortenbogenäste. Über 90% aller stenosierenden Gefäßprozesse der extrakraniellen Zerebralarterien sind arteriosklerotischer Genese (Abb. 2.**7**).

Ätiologie

Ätiologie und Pathogenese entsprechen den Verhältnissen an den Extremitätenarterien (S. 178). Einen besonderen Stellenwert gewinnt im Hinblick auf das „Erfolgsorgan" Gehirn die Tatsache, daß die arteriosklerotischen Gefäßwandläsionen das Gerinnungssystem aktivieren und die Plättchenadhäsion und die Plättchenaggregation steigern; denn Thrombusbildung und embolische Verschleppung dieses thrombotischen Materials sind die dominierende Ursache des sogenannten Karotisschlaganfalles.

Pathophysiologie und Klinik

Auch für den Bereich der extrakraniellen hirnversorgenden Arterien gilt das übergeordnete Gesetz, daß isolierte Stenosen erst hämodynamisch effektiv werden, wenn sie eine über 50%ige Querschnittseinengung bewirken. Sogar Totalobliterationen der A. carotis interna oder A. vertebralis können, wie autoptische Befunde zeigen, zeitlebens klinisch stumm bleiben, wenn die intrakraniellen Anastomosen zwischen den vier hirnversorgenden Arterien, der Circulus arteriosus Willisi sowie die Anastomosen mit der A. carotis externa eine volle Kompensation gewährleisten. Die Situation kann sich vor allem unter zwei Bedingungen schlagartig ändern:

– wenn die vis a tergo, der Systemblutdruck abfällt und eine Stenose damit hämodynamisch effektiv wird,
– wenn sich von ulzerativen Plaques oder aus poststenotisch dilatierten Gefäßregionen thrombotisches Material ablöst und zur zerebralen Thromboembolie führt.

Man nimmt heute an, daß die überwiegende Mehrzahl der transitorischen ischämischen Attacken, die dem kompletten Schlaganfall meist vorausgehen, auf solchen thromboembolischen Infarzierungen beruht. An der Retina hat man sie intra vitam beobachtet. Ihr klinisches Zeichen ist eine passagere Sehstörung, die Amaurosis fugax.

Damit ist die Stadieneinteilung der zerebralen Durchblutungsstörungen bei der Verschlußkrankheit der extrakraniellen Zerebralarterien angesprochen. Wie bei den Extremitätenarterien unterscheidet man vier Stadien:

Stadium I   asymptomatisch,
Stadium II   transitorische ischämische Attacken,
Stadium III   progredienter Hirninfarkt,
Stadium IV   kompletter Hirninfarkt.

Abb. 2.**8** gibt den zeitlichen Verlauf der klinischen Symptomatik mit den Möglichkeiten der kompletten, partiellen, oder fehlenden Restitution wieder.

Für die transitorischen ischämischen Attacken ist die volle Reversibilität der fokalen zerebralen Symptome, die nach Minuten bis Stunden wieder verschwinden, charakteristisch. Im Vordergrund stehen bei Befall der A. carotis interna neurologische Symptome mit Halbseitencharakter, flüchtiger Schwäche eines Armes oder Beines, halbseitige Parästhesien und passagere einseitige Amaurosen. Oft sind die Symptome sehr diskret, so daß der Patient ihnen keine Bedeutung beimißt. Liegt die zunächst flüchtige Durchblutungsstörung im Vertebralisbereich, so dominieren Kopfschmerzen, Schwindel, Gleichgewichtsstörungen, Hemianopsien sowie transitorische bulbäre Symptome wie Dysarthrie und Dysphagie. Richtungweisend sind auch Sturzattacken („drop attacks") ohne Bewußtseinsverlust. Nimmt innerhalb von 6 bis 48 Stunden eine sensomotorische Halbseitensymptomatik, eventuell begleitet von Aphasie und Sehstörungen, einen progredienten Verlauf, ist das

Stadium III erreicht, das nur ausnahmsweise eine spontane komplette Restitution erfährt.

Das Stadium IV bezeichnet den kompletten Großhirninfarkt, dessen fokale neurologische Symptomatik keine Progression mehr zeigt, der aber auch eine Restitutio ad integrum ausschließt.

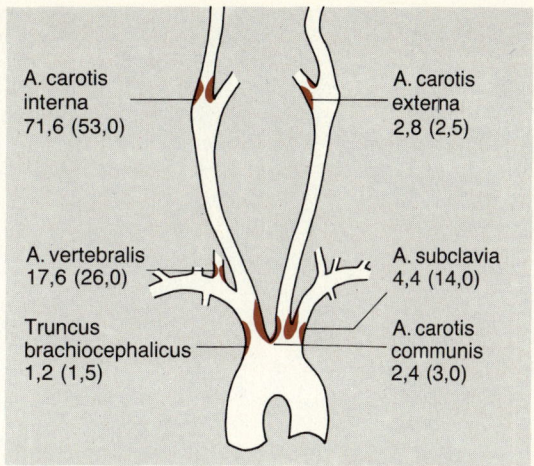

Abb. 2.**7** Häufigkeit arteriosklerotischer Stenose- und Verschlußlokalisation an extrakraniellen Hirnarterien (nach Gänshirt)

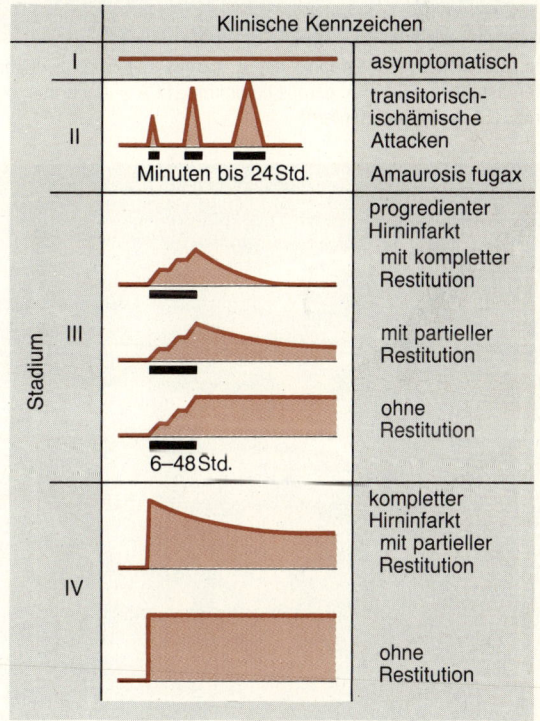

Abb. 2.**8** Zeitlicher Verlauf lokal ischämischer zerebraler Erscheinungen (aus Gänshirt, H., R. Reuther: Internist 20 [1979] 523)

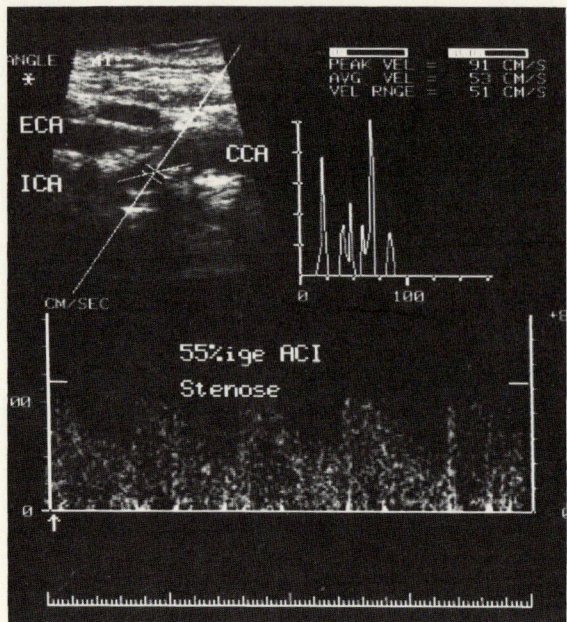

Abb. 2.**9**   Duplex-Sonographie der A. carotis mit 55prozentiger Internastenose. CCA = A. carotis communis; ECA = A. carotis externa; ICA = A. carotis interna

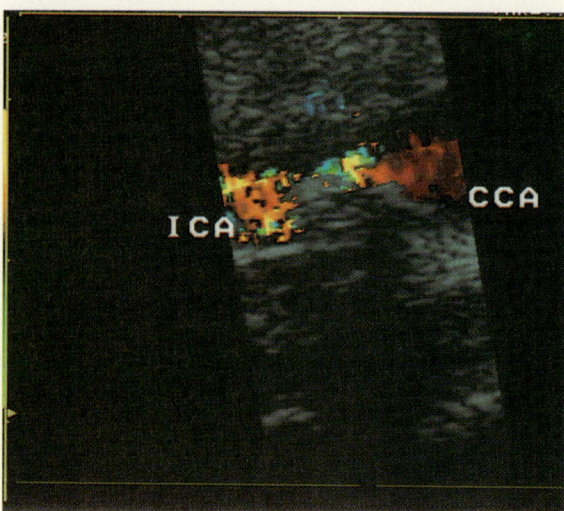

Abb. 2.**10**   Hochgradige Stenose im Abgang der A. carotis interna (farbcodierte Duplexsonographie, Längsschnitt von ventrolateral). Flußbeschleunigung und Turbulenzen in der Stenose und poststenotisch sind anhand der Farbcodierung erkennbar

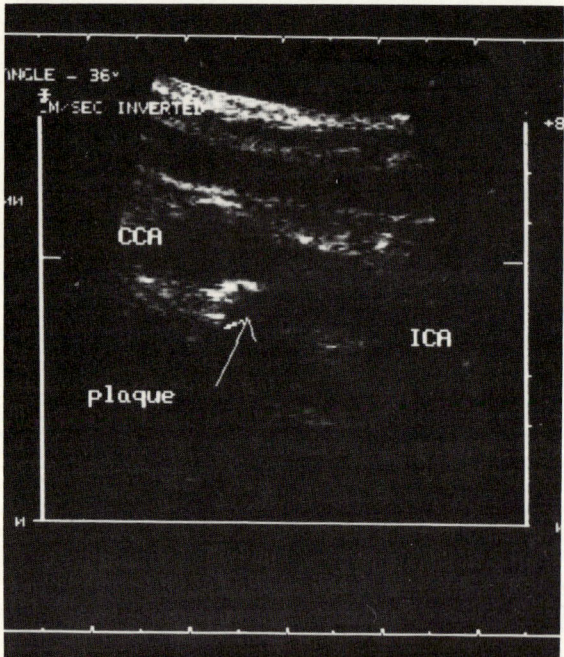

Abb. 2.**11**   Exulzerierter Plaque an der Karotisbifurkation in die A. carotis interna reichend, mit turbulenter Strömung im stenotischen und poststenotischen Gefäßabschnitt

Abb. 2.**12**   Hämodynamische Situation bei Vertebralis-Anzapfsyndrom (aus Alexander, K.: Arterienerkrankungen. Fischer, Stuttgart 1977)

Diagnostisches Vorgehen

Die ersten und unerläßlichen Untersuchungen bei Verdacht auf einen extrakraniellen Gefäßprozeß sind die Gefäßpalpation, die doppelseitige Blutdruckmessung an den Armen und vor allem die Auskultation der Hals-, Schultergürtel- und Nackenregion. Besondere Aufmerksamkeit richtet man auf die Prädilektionsstelle Karotisgabel, die sich in Kieferwinkelhöhe projiziert.

Von den indirekten apparativ-diagnostischen Verfahren hat die supraorbitale direktionelle Doppler-Sonographie der A. supratrochlearis und A. supraorbitalis die größte Verbreitung gefunden. Als alleiniges Untersuchungsverfahren ist sie heute obsolet.

In der Hand des Geübten hat zwischenzeitlich die Methode der direkten Beschallung der A. carotis am Hals eine sehr hohe diagnostische Treffsicherheit.

Die Anfertigung einer Doppler-Frequenzspektrum-Analyse läßt dabei eine ziemlich genaue Abschätzung des Stenosegrades zu. Die ideale Ergänzung stellt die hochauflösende B-Bild-Sonographie dar, die, vergleichbar dem Oberbauchsonogramm, zweidimensionale Bilder der Halsgefäße in verschiedenen Ebenen liefert. Dieses Untersuchungsverfahren ist der Angiographie deshalb häufig überlegen, weil mit seiner Hilfe auch als Emboliequelle fungierende Plaques, insbesondere wenn sie exulzeriert sind, gut erkannt werden können. Die präoperative Arteriographie der Halsgefäße sollte heute möglichst als risikoarme arterielle digitale Subtraktionsangiographie (DSA) durchgeführt werden. Die venöse DSA hat die in sie gesetzten Erwartungen wegen unzulänglichen Auflösungsvermögens nicht erfüllt (Abb. 2.**9**−2.**11**).

Differentialdiagnose

Abzugrenzen sind die seltenen entzündlichen Arterienerkrankungen, insbesondere die Takayasu-Arteriitis, die fibromuskuläre Dysplasie und dissezierende Aneurysmen des Aortenbogens mit Einbeziehung der Bogenäste. Schließlich muß an die Möglichkeit eines embolischen Karotisverschlusses bei Herzerkrankungen gedacht werden.

Beim *Vertebralis-Anzapfsyndrom* kommt es bei hochgradiger Stenose oder Verschluß des Truncus brachiocephalicus oder der A. subclavia proximal des Vertebralisabganges zu intermittierenden vertebrobasilären ischämischen Attacken, wenn durch Armarbeit Blut dem Gehirn entzogen wird (Abb. 2.**12**). Aufgrund veränderter Druckgradienten wird die gleichseitige A. vertebralis invers durchströmt, so daß eine Minderversorgung zerebraler Strukturen resultiert.

Therapie

Die einzuschlagende Therapie hängt von der Lokalisation und Ausdehnung des Verschlusses und vom Schweregrad der bereits eingetretenen ischämischen Hirnschädigung ab. Im Stadium I wird eine Stenose prophylaktisch nur operiert, wenn sie zu einer mindestens 50%igen Lumeneinengung geführt hat und gleichzeitig ein kontralateraler Carotis-interna-Verschluß vorliegt. Im Stadium II sollte ein Carotis-interna-Prozeß möglichst durch Ausschälplastik, eine Blockade einer supraaortischen Stammarterie durch Umgehungs- oder Bypassoperation beseitigt werden. Jenseits der Schädelbasis kann nicht rekonstruiert werden. Die Anastomosierung der A. temporalis superficialis mit kortikalen Ästen der A. cerebri media hat die in sie gesetzten Erwartungen nicht erfüllt. Auch im Stadium III wird in den ersten 6−8 Stunden chirurgisch interveniert, wenn keine Bewußtlosigkeit besteht. Dieser Eingriff wird immer seltener durchgeführt. Im Stadium IV kommt nur die Korrektur eventuell vorliegender kontralateraler Stenosen in Frage. Rekonstruktionen der A. vertebralis sind sehr selten indiziert.

Die Möglichkeiten der internistischen Behandlung bleiben im wesentlichen auf eine Stabilisierung der Vis a tergo (Therapie einer Herzinsuffizienz, von Rhythmusstörungen) und die Rezidivprophylaxe von Thromboembolien beschränkt. Im Stadium der transitorischen ischämischen Attacken sollten Plättchenaggregationshemmer gegeben werden, die Behandlung mit oralen Antikoagulantien ist hier nicht zu empfehlen. Im Stadium des progressiven Schlaganfalles, der gesichert auf einer extrakraniellen Arterienstenose beruht, ist eine Initialtherapie mit Heparin und eine nachfolgende orale Antikaogulation mit Marcumar sinnvoll. Im Stadium des „completed stroke" werden keine gerinnungshemmenden Präparate verordnet.

Prognose und Verlauf

Da 25% aller Schlaganfälle auf eine extrakranielle Gefäßstenose zurückzuführen sind, sind ihre Früherfassung und falls symptomatisch möglichst operative Korrektur zur Prävention irreversibler Hirninfarkte von größter Bedeutung. Bei der Neigung zu thromboembolischen Komplikationen auch hämodynamisch ineffektiver ulzerierter arteriosklerotischer Plaques ist die Prognose bei ausbleibender Behandlung stets ernst.

> **Merke:** Etwa 25% aller apoplektischen Insulte beruhen auf einem stenosierenden Prozeß der extrakraniellen Zerebralarterien, zumeist arteriosklerotischer Genese. Thromboembolien spielen eine dominierende Rolle bei der Auslösung zerebral-ischämischer Attacken. Im Hinblick auf die Möglichkeiten der rekonstruktiven Gefäßchirurgie ist die Frühdiagnose dieser Gefäßprozesse von eminenter Bedeutung für die Abwendung des sogenannten Karotisschlaganfalles.

Unpaare Viszeralarterien

> **Definition:** Die obliterierende Arteriosklerose am Truncus coeliacus, der A. mesenterica superior und A. mesenterica inferior führt aufgrund hochwertiger präformierter Anastomosierungen der drei Stromgebiete zu einem klinisch-lokalisatorisch meist nicht weiter differenzierbaren Bild intestinaler Durchblutungsstörungen.

Häufigkeit

In höherem Alter wird mit einer Prävalenz mesenterialer Gefäßobliteration von etwa 80% gerechnet. Klinisch manifest werden sie wegen der guten Kollateralisationsbedingungen sehr viel seltener. Bevorzugt befallen wird der Ursprung aus der Aorta abdominalis, da rechtwinklige Gefäßabgänge eine Prädilektionsstelle arteriosklerotischer Prozesse darstellen.

Ätiologie

Über 90% der chronischen Viszeralarterienverschlüsse beruhen auf einer Arteriosklerose.

Pathophysiologie und Klinik

Subjektive Beschwerden stellen sich meist erst bei Befall von 2 der 3 Viszeralarterienabgänge ein. Typisch sind abdominelle Schmerzen, die etwa eine halbe Stunde nach Nahrungszufuhr auftreten und eine durch die funktionelle Belastung der Verdauung induzierte Gewebshypoxie anzeigen. Es handelt sich in Analogie zur Claudicatio intermittens der Extremitäten um eine Einschränkung der funktionellen Kreislaufreserven, die auch als Angina abdominalis bezeichnet wird. Sie führt zu einer Störung der Darmmotilität, die oft mit Meteorismus und Obstipation, seltener mit Diarrhöen einhergeht. Intestinale Malabsorption mit Gewichtsverlust wurde beschrieben; dieser beruht meist aber eher auf Inappetenz infolge Furcht vor postprandialen Schmerzen, die mehrere Stunden anhalten können.

Diagnostisches Vorgehen

Bei Verdacht auf mesenteriale Durchblutungsstörungen wird über dem Abdomen nach pulssynchronen Strömungsgeräuschen gefahndet. Störende Darmgeräusche können durch Buscopangaben (0,2 mg/kg Körpergewicht) beseitigt werden. Die Duplexsonographie läßt die hämodynamische Wirkung viszeraler Gefäßstenosen, insbesondere im Belastungstest durch Nahrungszufuhr, mit Herabsetzung der peripheren Strömungswiderstände, gut erfassen. Die endgültige Klärung bringt die Aortographie in 2 Ebenen, die die nach ventral gerichteten Abgänge der Viszeralarterien sicher erfaßt.

Differentialdiagnose

Neben arteriitischen, meist peripher gelegenen und aneurysmatischen Gefäßprozessen müssen vor allem die chronische Pankreatitis und das Ulcus duodeni ausgeschlossen werden.

Therapie

Bei Beschwerden, die das Allgemeinbefinden des Patienten beeinträchtigen, sollte gefäßchirurgisch interveniert werden. Sind die allgemeinen und lokalen Voraussetzungen dafür nicht gegeben, kann durch Verabreichung zahlreicher kleiner Mahlzeiten schlackenarmer Kost Linderung der Beschwerden erreicht werden. Kolikartige Schmerzattacken sprechen sicher auf Buscopan an.

Prognose und Verlauf

Die Prognose der Mesenterialverschlußprozesse ist um so günstiger, je langsamer sie sich entwickeln, d. h., je längere Zeit zur Entwicklung vollwertiger Kollateralen zur Verfügung steht. Mehrfachverschlüsse führen eher zur Dekompensation als isolierte Stenosen.

Merke: Arteriosklerotische Verschlußprozesse der unpaaren Viszeralarterien äußern sich als postprandiale Angina abdominalis; Leibschmerzen treten etwa 30 Minuten nach Nahrungszufuhr

auf und können Stunden anhalten. Die Diagnose wird durch abdominelle Aortographie in 2 Ebenen gesichert. Bei manifesten Symptomen der intestinalen Durchblutungsinsuffizienz sollten die gefäßchirurgischen Interventionsmöglichkeiten ausgeschöpft werden.

Weiterführende Literatur

Alexander, K.: Arterienerkrankungen, Fischer, Stuttgart 1977

Alexander, K.: Die konservative Therapie der arteriellen Verschlußkrankheit. In Schettler, G., R. Gross, Arteriosklerose. Deutscher Ärzteverlag, Köln 1985

Alexander, K.: Prostaglandine einschließlich Prostacyclin in der Therapie peripherer arterieller Durchblutungsstörungen. Internist 30 (1989) 429

Bollinger, A.: Funktionelle Angiologie. Thieme, Stuttgart 1979

Büdingen, H.J., G.M. Reutern, H.J. Freund: Doppler-Sonographie der extrakraniellen Hirnarterien. Thieme, Stuttgart 1982

Fischer, M., T. Wuppermann: Einführung in die Doppler-Sonographie. Urban & Schwarzenberg, München 1985

Frommhold, W., P. Gerhardt: Dgenerative arterielle Gefäßerkrankungen. Diagnostik und Therapie. Klinisch-radiologisches Seminar, Bd. 14. Thieme, Stuttgart 1984

Gänshirt, H., R. Reuther: Epidemiologie, Symptomatik und therapeutische Möglichkeiten bei extrakraniellen Stenosen und Verschlüssen der Hirnarterien. Internist 20 (1979) 523

Heberer, G., G. Rau, W. Schoop: Angiologie, 2. Aufl. Thieme, Stuttgart 1984

Heidrich, H.: Carotisstenosen und -verschlüsse. Springer, Berlin 1983

Heinrich, F.: Klinik peripherer Durchblutungsstörungen. In Loogen, F., K. Credner: Gefäßerkrankungen. Witzstrock, Baden-Baden 1974

Hennerici, M., D. Neuerburg-Heusler: Gefäßdiagnostik mit Ultraschall. Thieme, Stuttgart 1988

Jäger, K., A. Bollinger, W. Siegenthaler: Duplex-Sonographie in der Gefäßdiagnostik. Dtsch. med. Wschr. 111 (1986) 1608

Kappert, A.: Lehrbuch und Atlas der Angiologie, 12. Aufl. Huber, Bern 1987

Klose, G.: Arteriosklerose. Springer, Berlin 1989

Kriessmann, A.: Diagnostik der Angina abdominalis. Dtsch. med. Wschr. 95 (1970) 2383

Kriessmann, A., A. Bollinger, H. Keller: Praxis der Doppler-Sonographie. Thieme, Stuttgart 1982

Mahler, F., B. Nachbur: Cerebrale Ischämie. Huber, Bern 1984

Mahler, F.: Katheterinterventionen in der Angiologie. Thieme, Stuttgart 1990

Messmer, K., B. Fagrell: Mikrozirkulation und arterielle Verschlußkrankheit. Karger, Basel 1981

Minar, E., R.A. Ahmadi, H. Ehringer, L. Marosi, H. Czembirek, U. Konecny: Perkutane transluminale Angioplatie (PTA) bei peripherer arterieller Verschlußkrankheit der unteren Extremitäten. Wien. klin. Wschr. 2 (1986) 33

Munro, J.M., R.C. Cotran: Biology of Disease. The pathogenesis of atherosclerosis: atherogenesis and inflammation. Lab. Invest. 58 (1988) 249

Ross, R.: Medical Progress. The pathogenesis of atherosclerosis – an update. New Engl. J. Med. 314 (1986) 488

Simon, H., W. Schoop: Diagnostik in der Kardiologie und Angiologie. Thieme, Stuttgart 1986

Vollmar, J.F.: Rekonstruktive Chirurgie der Arterien, 3. Aufl. Thieme, Stuttgart 1982

Vollmar, J.F., H. Hamann: Operative Behandlung der zerebrovasculären Insuffizienz. Internist 20 (1979) 547

Widmer, L.K., H.B. Stähelin, C. Nissen, A. da Silva: Venen – Arterienkrankheiten. Koronare Herzkrankheit bei Berufstätigen. Huber, Bern 1981

Zeitler, E.: Rekanalisation arterieller peripherer Gefäßverschlüsse mittels Katheterdilatation. Internist 23 (1982) 396

Diabetische Angiopathien

Diabetische Makroangiopathien

Definition: Bei der diabetischen Makroangiopathie handelt es sich um eine generalisierte verschließende Arteriopathie, die grundsätzlich alle Stromgebiete, vor allem aber die peripheren Extremitätenarterien, die Koronarien und die Zerebralarterien befällt. Eine überzeugende histologische oder histochemische Abgrenzung von der Arteriosclerosis obliterans nichtdiabetischer Genese ist bis heute nicht gelungen. Auch ohne Verschlußprozesse „altert" das Arteriensystem des Diabetikers rascher als das von Stoffwechselgesunden, die Rigidität der elastischen und muskulären Arterien eilt der des Gesunden um etwa 10–15 Jahre voraus.

Häufigkeit

80% aller Diabetiker erliegen in der Insulinära einem Gefäßleiden, wobei ursächlich neben der diabetischen Nephroangiopathie der Myokardinfarkt führt. Diabetiker erkranken jenseits des 40. Lebensjahres etwa 5mal häufiger an einer arteriellen Verschlußkrankheit als Nichtdiabetiker. Das Geschlechtsverhältnis ist fast ausgeglichen. Überwiegend handelt es sich um periphere oder sogar ausschließlich akrale Arterienverschlüsse, die schlechte Voraussetzungen für eine Kollateralgefäßüberbrückung bieten.

Ätiologie

Die Ursache der diabetischen Makroangiopathie ist im einzelnen ungeklärt. Gesichert ist, daß bereits in den frühen Krankheitsstadien des subklinischen Diabetes ein gleich hohes Morbiditätsrisiko einer verschließenden Arteriopathie besteht wie bei einem seit Jahren manifesten Diabetes mellitus. Im Frühstadium scheint einer Hyperinsulinämie, in späteren Stadien einem Insulinmangel pathogenetische Bedeutung für die Arterioskleroseentstehung zuzukommen.

Pathophysiologie und Klinik

Gliedmaßenarterienverschluß: Peripher-akraler Verschlußtyp, gleichzeitig bestehende Mikroangiopathie und Neuropathie sowie die Infektresistenzschwäche des Gewebes sorgen dafür, daß sich die diabetische Angiopathie oft erstmals in trophischen Störungen mit rascher Gangränbildung manifestiert. Eine Claudicatio intermittens oder Kälteempfindlichkeit als Warnsymptome gehören eher zur Ausnahme. Eine diabetische Neuropathie läßt den Patienten Bagatell-Kälte- und Hitzetraumata nicht wahrnehmen, er entbehrt des Schutzes der Schmerzperzeption. Nach oft invisiblen Mikrotraumen kann sich mit atemberaubender Geschwindigkeit eine heiße Gangrän des Vorfußes mit der Gefahr einer Sepsis ausbilden.

Koronare Herzkrankheit: Der Myokardinfarkt verläuft bei über 70% der Zuckerkranken schmerz-

Tabelle 2.4 Schmerz bei akutem Myokardinfarkt bei Nichtdiabetikern und Diabetikern (nach Bradley u. Schoenfeld)

Schmerz	Nicht-diabetiker	Dia-betiker
sehr schwer oder schwer	76	27
mäßig oder leicht	17	30
kein Schmerz, aber andere Symptome	6	37
kein Schmerz und keine anderen Symptome	–	5
unbestimmt	1	1

arm oder schmerzlos, jedoch nicht symptomfrei (Tab. 2.4). Wahrscheinlich blockiert bei vielen Patienten eine gleichzeitig bestehende Neuropathie afferente Schmerzimpulse. Der Schmerzarmut korrespondiert leider eine Neigung zu ungünstigen Verlaufsformen, die Überlebenschancen sind gegenüber nichtdiabetischen Infarktkranken drastisch reduziert. Verantwortlich dafür ist die weit in die Peripherie reichende Makroangiopathie, die einer ausreichenden Kollateralgefäßentwicklung entgegensteht. Ungünstig auf die Myokardnutrition wirkt sich vor allem aber auch eine gleichzeitig bestehende diabetische Mikroangiopathie aus.

Zerebrale Durchblutungsstörungen: Die zerebrale diabetische Makroangiopathie läßt keine abgrenzbar eigenständige Symptomatik gegenüber nichtdiabetogenen Formen erkennen. Die besondere Problematik liegt in der Gefährdung des Patienten durch Hypoglykämien, die bei vorbestehender zerebraler Durchblutungsstörung besonders rasch zum apoplektischen Insult führen.

Diagnostisches Vorgehen

Für Diagnose und Differentialdiagnose der diabetischen Makroangiopathie aller Stromgebiete kommen die gleichen diagnostischen Verfahren zur Anwendung wie bei chronisch-obliterierenden Arteriopathien anderer Provenienz.

Wichtig ist die Kenntnis der Symptomarmut dieser Verschlußprozesse. Über eine gleichzeitig bestehende Mikroangiopathie geben vor allem Augenhintergrundsbefund und Nierenfunktionsprüfung, gegebenenfalls auch eine Hautbiopsie Auskunft. Bei jedem Patienten mit subklinischem und klinisch manifestem Diabetes mellitus muß ein angiologischer Status zum Ausschluß einer Makroangiopathie erhoben werden. Auf der anderen Seite sollte bei jedem Patienten mit chronisch-verschließender Arteriopathie unklarer Genese nach einem subklinischen Diabetes mellitus gefahndet werden.

Therapie

Zerebrale und koronare Durchblutungsstörungen des Diabetikers erfordern ebenso wie die der Gliedmaßen eine subtile Stoffwechselführung, die sich nicht in ei-

Tabelle 2.5 Behandlung der diabetischen Gangrän (nach Denck)

Kontrolle des Diabetes
Antibiogramm
Exzision von Nekrosen (Retention!)
Antibiotikum der Wahl
– lokal
– intraarteriell
– allgemein
Angiographie
    wenn möglich Rekonstruktion
    Desobliteration
    Auto-Homo-Hetero-Plastik
    Alloplastik
    Sympathektomie
Demarkation abwarten
Distale Amputation
Löhrgips
Hautplastik

ner „Blutzuckerkosmetik" erschöpfen darf. Im übrigen werden Herzinfarkt und apoplektischer Insult nach den gleichen Prinzipien behandelt wie beim Nichtdiabetiker.

Bei peripheren Durchblutungsstörungen ist ein enges Zusammenwirken von Angiologen, Diabetologen und Chirurgen von größter Bedeutung. Tab. 2.5 gibt beispielhaft die Hierarchie der Gangränbehandlung wieder. Zwar sind rekonstruktiv-gefäßchirurgische Maßnahmen wegen der peripheren Verschlußlokalisation beim Diabetiker nur ausnahmsweise möglich, trotzdem werden durch das Zusammenspiel differenter Maßnahmen oft doch noch eine sparsame akrale Amputation und Erhaltung der Gliedmaße ermöglicht.

Prognose und Verlauf

Der Myokardinfarkt des Diabetikers neigt zu besonders malignen Verlaufsformen. Verantwortlich dafür sind eine meist diffuse, weit nach peripher reichende Koronarsklerose und eine gleichzeitig bestehende Mikroangiopathie. Die Überlebenschancen sind gegenüber nichtdiabetischen Infarktkranken drastisch reduziert. An den Extremitäten besteht aus den gleichen Gründen eine Neigung zur raschen Dekompensation mit trophischen Störungen, die infolge Resistenzschwäche gegenüber pathogenen Keimen bald in eine Gängrän übergehen. Entscheidend für den Krankheitsverlauf ist die Frühdiagnose im asymptomatischen Stadium, die eine subtile Stoffwechselkontrolle und die Ausschaltung weiterer Risikofaktoren (z. B. Rauchen!) erforderlich macht.

Merke: Subklinischer und manifester Diabetes mellitus sind gleichwertige Risikofaktoren einer generalisierten verschließenden Arteriopathie. Typisch ist die peripher-akrale Verschlußlokalisation, die die Kollateralgefäßversorgung erschwert und rekonstruktiv-gefäßchirurgische Eingriffe meist nicht zuläßt. Auffällig ist die geringe Neigung

zu Schmerzsensationen; sie wird auf eine begleitende diabetische Neuropathie zurückgeführt. Der Myokardinfarkt bei Diabetes mellitus zeigt eine Neigung zu besonders schweren Verlaufsformen. Periphere Durchblutungsstörungen neigen sehr zur Gangränbildung. Basis einer erfolgversprechenden Behandlung ist eine subtile Stoffwechselkontrolle und die Ausschaltung weiterer Risikofaktoren bei engem Zusammenwirken von Diabetologen, Angiologen und Chirurgen.

Diabetische Mikroangiopathien

Definition: Ihr Charakteristikum ist eine Verdikkung der Basalmembran, die mit einer Permeabilitätserhöhung für Plasmaeiweiße einhergeht. Diese generalisierte Kapillaropathie führt schließlich durch Verlegung zahlreicher Haargefäße zu schweren Mikrozirkulationsstörungen. Den morphologisch faßbaren Veränderungen gehen in den Frühstadien der Erkrankung funktionelle Durchblutungsstörungen mit einem kompensatorischen Anstieg des Blutflusses voraus (funktionelle Mikroangiopathie).

Häufigkeit

Nach 10 Jahren Diabetesdauer ist bei fast jedem Kranken mit einer diabetischen Mikroangiopathie, die sich vor allem an der Retina und der Niere manifestiert, zu rechnen.

Ätiologie

Einer Theorie der rein genetischen Bedingtheit steht die viel wahrscheinlichere Annahme gegenüber, daß bereits in den Frühstadien der Erkrankung nachweisbare Insulinsekretionsstörungen von übergeordneter pathogenetischer Bedeutung sind. Umstritten ist der Stellenwert erhöhter Wachstumshormonspiegel. Begünstigt wird die Progredienz der diabetischen Mikroangiopathie durch eine für den Diabetiker typische Vermehrung des Hämoglobin A_{1C}, das zu einer reduzierten Sauerstofffreisetzung aus den Erythrozyten führt. Veränderte Fließeigenschaften des Blutes bei schlecht eingestelltem Diabetes fördern ihrerseits die gefürchteten Mikrozirkulationsstörungen und stehen in einem pathogenetischen Wechselverhältnis zu den morphologischen Kapillarwandveränderungen.

Pathophysiologie und Klinik

Die diabetische Mikroangiopathie äußert sich klinisch vor allem am Auge als Retinopathie mit schwerer Beeinträchtigung des Sehvermögens bis zur Erblindung und an der Niere als diabetische Glomerulosklerose Kimmelstiel-Wilson, die mit einem Hypertonus einhergeht und schließlich in eine progrediente

Niereninsuffizienz einmündet. Am Herzen und im Bereich der Extremitäten wirkt sich die Kombination einer Mikro- und Makroangiopathie auf die Perfusion der Endstrombahn und die Gewebstrophik besonders ungünstig aus (s. oben). Eine durch die diabetische Nephroangiopathie induzierte Hypertonie führt ihrerseits zu einer Beschleunigung der Makroangiopathie; damit schließt sich ein verhängnisvoller Circulus vitiosus.

Diagnostisches Vorgehen

Die Diagnose „diabetische Glomerulosklerose" kann im strengen Sinne nur histologisch gestellt werden. Sie manifestiert sich in einer nodulären oder diffusen Form. Pathognomonisch sind hyaline Kugeln in der Peripherie der Glomeruli, die von durchgängigen Kapillaren mit verdickter Basalmembran umgeben sind. Jedoch ist man auch aufgrund der klinischen Trias Ödeme, Hypertonie und Proteinurie bei Diabetes mellitus zur Diagnose diabetische Nephroangiopathie berechtigt. Die Kreatinin-Clearance gibt einen guten Einblick in das Ausmaß der Nierenfunktionsstörung.

Am Augenhintergrund bietet sich durch Ophthalmoskopie und Fluoreszenzangiographie die einzigartige Möglichkeit, eine diabetische Mikroangiopathie aufgrund morphologischer und funktioneller Kriterien (Permeabilitätssteigerung) in ihrer Entwicklung ohne jede Belastung des Patienten fortlaufend zu verfolgen.

Die diabetische Retinopathie wird in vier Stadien eingeteilt:

1. Mikroaneurysmen,
2. zusätzlich punkt- und fleckförmige Blutungen sowie wachsartige Exsudate,
3. zusätzlich intraretinale Gefäßproliferation und präretinale Blutung,
4. Gefäßproliferation in den Glaskörper, große Blutungen, Traktionsablation der Netzhaut und Glaukom.

Therapie

Eine Kausaltherapie der diabetischen Mikroangiopathie gibt es nicht. Die Progredienz läßt sich aber durch eine gewissenhafte Stoffwechselführung stark verzögern. Zusätzliche Risikofaktoren müssen eliminiert werden. Die Behandlung einer Niereninsuffizienz folgt den allgemeinen internistischen Grundsätzen. Die Behandlung der Retinopathie erfolgt symptomatisch mit der Licht- und Laserkoagulation.

Prognose und Verlauf

Der natürliche Verlauf der diabetischen Mikroangiopathie ist unaufhaltsam progredient; typisch ist die strenge Abhängigkeit von der Krankheitsdauer. Schlechte Stoffwechselführung beschleunigt die Entwicklung schwerer Mikrozirkulationsstörungen. Wichtig ist es, einen subklinischen Diabetes mellitus möglichst lange in diesem Stadium zu halten, da es in aller Regel mehrerer Jahre der manifesten Stoffwechselstörung bedarf, bis sich eine diabetische Mikroangiopathie klinisch manifestiert.

Merke: Die diabetische Mikroangiopathie ist eine generalisierte Kapillaropathie, die mit Basalmembranverdickung, Kapillarobliterationen und am Auge mit Mikroaneurysmabildung einhergeht. Die wichtigsten klinischen Manifestationen sind die diabetische Retinopathie und die Glomerulosklerose Kimmelstiel-Wilson. Gute Stoffwechselführung verlangsamt die Progredienz des Leidens, dessen Entwicklung in strenger Abhängigkeit von der Krankheitsdauer steht.

Weiterführende Literatur

Alexander, K.: Mikro- und makroangiopathische Veränderungen bei Diabetes mellitus. Haemostasiologie 3 (1983) 417

Alexander, K.: Arterielle Verschlußkrankheit: Risikofaktor Diabetes mellitus, Therapiewoche 40 (1990) 831

Alexander, K., M. Cachovan: Diabetische Angiopathien. Witzstrock, Baden-Baden 1977

Boulton, A.J.M., D.B. Kubrushly, J.H. Borker, M.T. Gadia, L. Quintero, D.M. Becker, J. Skyler: Impaired pain in perception and diabetic foot ulceration. Diabet. Med. 3 (1986) 335

Bradley, R.R., A. Schoenfeld: Diminished pain in diabetic patients with acute myocardial infarction. Geriatrics 17 (1962) 322

Denck, H., H. Bruck, H. Mossik, F. Ziptner: Chirurgische Therapie der diabetischen Gangrän und des Mal perforans. In Alexander, K., M. Cachovan: Diabetische Angiopathien. Witzstrock, Baden-Baden 1977

Ditzel, J., J.E. Poulsen: Diabetic microangiopathy. Acta med. scand. Suppl. 578 (1976) 832

Ernst, E., A. Matrai: Altered red and white blood cell rheology in type II diabetes. Diabetes 35 (1986) 1412

Hild, R., F. Nobbe: Die diabetische Makroangiopathie. Handbuch der inneren Medizin, Bd. VII/2. Springer, Berlin 1977

Raskin, P., J. Rosenstock: Blood glucose control and diabetic complications. Ann. intern. Med. 105 (1986) 254

Schmid-Schönbein, H., E. Volger: Red cell aggregation and redcell deformability in diabetes. Diabetes 25, Suppl. 2 (1976) 897

Siitonen, O., M. Uusitupa, K. Pyörälä, E. Voutilainen, E. Länsimies: Peripheral arterial disease and its relationship to cardivascular risk factors and coronary heart disease in newly diagnosed non insulin-dependent diabetics. Acta med. Scand 220 (1986) 205

Standl, E., H. Mehnert: Pathogenetic Concepts of Diabetic Microangiopathy. Thieme, Stuttgart 1981

Entzündliche Arterienerkrankungen

Thromboangiitis obliterans, Endoangiitis obliterans (Morbus von Winiwarter-Buerger)

Definition: Die Thromboangiitis obliterans ist eine entzündliche Gefäßerkrankung, die als Panarteriitis ihren Ausgang von der Intima nimmt und in aller Regel die Elastica interna weitgehend intakt läßt. Sie geht mit einer frühzeitigen gefäßobliterierenden Thrombenbildung einher. Typisch ist der segmentale Befall kleiner und mittlerer Arterien sowie die gleichzeitige oder sogar vorauseilende Betroffenheit der Venen (Phlebitis saltans und migrans).

Häufigkeit

Die Thromboangiitis obliterans befällt vorwiegend junge Männer, die stark rauchen. Bei zunehmendem Zigarettenkonsum der Frauen ist deren Anteil von früher ca. 1% am Patientenkollektiv erheblich im Anwachsen begriffen. In der westlichen Hemisphäre macht sie etwa 2–4% der verschließenden Arteriopathien aus. In Fernost wird die Erkrankung hingegen häufiger als die Arteriosclerosis obliterans diagnostiziert. Der Schwerpunkt liegt im Bereich der kleinen und mittleren Extremitätenarterien und -venen. Die Frage, ob es eine eigenständige Endoangiitis obliterans der koronaren, zerebralen und mesenterialen Strombahn gibt, wird kontrovers beantwortet.

Ätiologie

Die Ursache der Endoangiitis obliterans ist unbekannt. Von großer pathogenetischer Bedeutung ist inhalatives Zigarettenrauchen, was bei etwa 98% der Kranken anamnestisch eruiert werden kann. Ob es sich um eine Immunreaktion auf den Tabak-(Zigaretten-)rauch handelt oder ob der dabei stark erhöhten Carboxyhämoglobin-Konzentration die entscheidende Rolle zufällt, ist unklar. Bezeichnend für die Bedeutung des Zigarettenkonsums ist die häufig belegte Beobachtung, daß Verzicht darauf zu einem Stillstand der Gefäßerkrankung führt, während eine Wiederaufnahme oft prompt Rezidive auslöst. Dies schließt die begleitende Phlebitis saltans ein.

Pathophysiologie und Klinik

Die vorwiegend periphere Verschlußlokalisation an den Unterschenkel- und Fuß-, aber auch Unterarm- und Fingerarterien modifiziert das Beschwerdebild gegenüber der Arteriosclerosis obliterans. Es dominieren Kältegefühl, Taubheitsgefühl und brennende Schmerzen in den Händen oder Füßen. Viel seltener als bei Arteriosclerosis obliterans wird über eine belastungsabhängige Claudicatio intermittens der Wa-

den geklagt. Immer wieder werden Schmerzen im Fußgewölbe nicht als Ischämieschmerz erkannt, sondern orthopädisch gedeutet und behandelt. Bei anderen Kranken stehen Raynaud-artige Attacken ganz im Vordergrund des Beschwerdebildes. Die Neigung zur akralen Nekrosenbildung ist ausgeprägt, die Gewebsdefekte sind aufgrund einer perifokalen entzündlichen Reaktion meist sehr schmerzhaft. Die hämodynamisch ungünstige periphere Verschlußlokalisation besorgt oft einen raschen Übergang vom Stadium der Beschwerdefreiheit zu Ruheschmerz und Gewebsuntergang. Bagatelltraumen, Einwirkung zu engen Schuhwerks, unsachgemäße Fußpflege, Kälte-, Wärme- und Nässeexposition lassen die periphere Gewebstrophik alsbald dekompensieren. Besonders ausgeprägt ist die Neigung zu peripheren Ödemen, die auf ein Zusammenwirken eines hypoxischen Kapillarschadens, einer Atonie der Endstrombahn, lokale Infektion und begleitende Phlebitiden hinweisen können. Nächtliche paroxysmal gesteigerte Schmerzattacken sprechen für eine ischämische Neuropathie.

Die schmerzhafte Phlebitis, häufiger springend (saltans) als wandernd (migrans), kann sich sowohl an den Extremitäten als auch am Rumpf manifestieren.

Diagnostisches Vorgehen

Die üblichen diagnostischen Verfahren zum Nachweis einer arteriellen Verschlußkrankheit ergeben keine für das Vorliegen einer Endoangiitis obliterans pathognomonische Besonderheiten. Zwar überwiegt der periphere Verschlußtyp, jedoch gilt dies auch für den Diabetes mellitus und einige Kollagenosen.

Der Nachweis einer Endoangiitis obliterans gelingt im strengen Sinne nur histologisch, trotzdem kann die Verdachtsdiagnose beim Vorliegen folgender Konstellationen klinisch gestellt werden:

1. früher Krankheitsbeginn,
2. peripherer Verschlußtyp,
3. begleitende Phlebitis saltans,
4. schubweiser Krankheitsverlauf,
5. Fehlen atherogener Risikofaktoren außer Rauchen.

Die Arteriographie erhärtet den Verdacht, wenn multiple segmentäre periphere Gefäßverschlüsse, die durch stark geschlängelte Kollateralen überbrückt werden, nachweisbar sind. Die zuführenden Arterien sind glatt konturiert und zeigen oft ein auffallend enges Lumen als Ausdruck eines hohen Gefäßwandtonus. Ein langsamer Abfluß des Kontrastmittels in die Akren dokumentiert den hohen peripheren Strömungswiderstand (Abb. 2.**13**).

Differentialdiagnose

Die Abgrenzung erfolgt einerseits gegen neurologische und orthopädische Leiden durch die einschlägige angiologische Diagnostik. Schwieriger kann die Differenzierung zwischen einer primär degenerativen oder primär entzündlichen verschließenden Arteriopathie sein. Stehen Raynaud-artige Beschwerden im Vordergrund, so muß das ganze Spektrum des sekundären Raynaud-Syndroms berücksichtigt werden (S. 208).

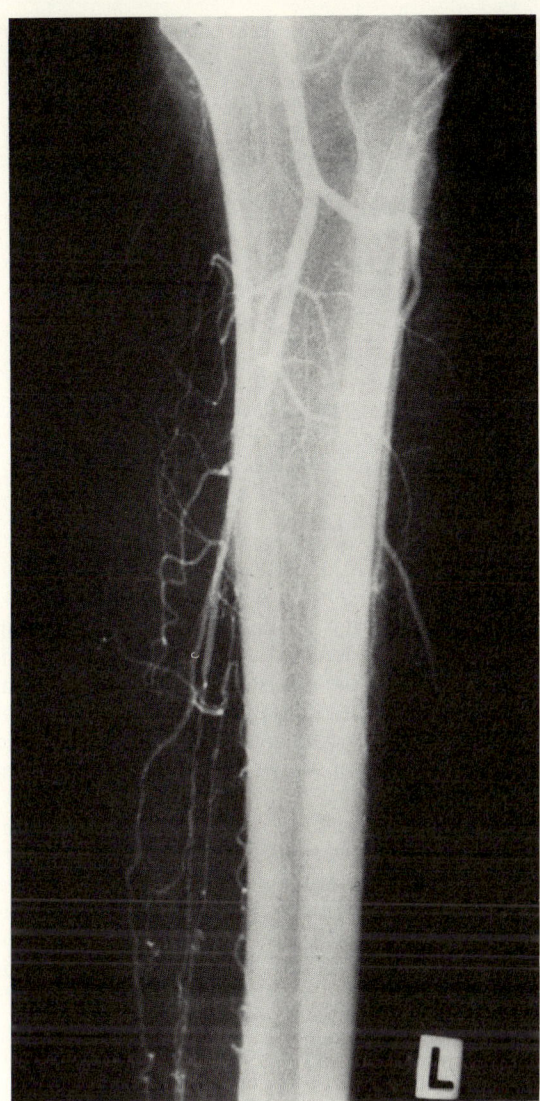

Abb. 2.**13** Arteriogramm des Unterschenkels bei Endoangiitis obliterans (34jähriger Patient)

Therapie

Als Basisbehandlung gilt der Verzicht auf jeglichen Nikotinkonsum. Sämtliche exogenen Irritationen wie Kälte und Nässe sind auszuschließen. Bewährt hat sich neben Sympathikusdämpfung mittels Reserpin im Stadium des Ruheschmerzes und der akralen Nekrosenbildung die Kombination einer intraarteriellen Applikation von Prostaglandinen mit einer Defibrinogenierung mittels Schlangengiften (Ancrod, Defibrase) oder mit einer isovolämischen Hämodilution. Schweren Verlaufsformen mit therapieresistenten Nekrosen bleibt die thorakale oder lumbale Sympathektomie vorbehalten. Gefäßrekonstruktive Eingriffe sind nur ausnahmsweise möglich. Bei der Behandlung der Phlebitis saltans hat sich die Acetylsalicylsäure bewährt. Der Einsatz von Immunsuppressiva ist beim gegenwärtigen Wissensstand über die Pathogenese nicht gerechtfertigt.

Prognose und Verlauf

Die mittlere Lebenserwartung wird durch die Endoangiitis obliterans nicht eingeschränkt. Die Krankheit verläuft schubweise, der Abstand zwischen den einzelnen Exazerbationen schwankt zwischen wenigen Monaten und mehreren Jahren. Kurze Intervalle sind prognostisch ungünstig. In aller Regel erweist sich die Erkrankung bei Fortbestand des Nikotinkonsums als langsam progredient, nach 10 Jahren Krankheitsdauer ist mit einer Amputationsrate von mindestens 20% zu rechnen. Mehrfachamputationen sind keine Seltenheit.

Merke: Die Thromboangiitis obliterans ist eine entzündliche Arteriopathie mit bevorzugt pripher-akralem Gefäßbefall, die sich überwiegend bei jungen Männern zwischen dem 20. und 40. Lebensjahr manifestiert. 98% der Kranken sind inhalierende Zigarettenraucher. Erstes Krankheitssymptom ist oft eine Phlebitis saltans, zuweilen ein sekundäres Raynaud-Syndrom. Die Krankheit verläuft schubweise, nur bei absoluter Nikotinabstinenz ist mit einem Stillstand zu rechnen. Eine Kausaltherapie ist nicht bekannt, die Therapie zielt sowohl auf eine Verbesserung der Fließbedingungen (Sympathikolyse) als auch der Fließeigenschaften (Defibrinogenierung) des Blutes.

Aortitissyndrom, Aortenbogensyndrom (Morbus Takayasu)

Definition: Beim Aortitissyndrom handelt es sich um eine chronische unspezifische Panaortitis, bei der sich eine schwere Beeinträchtigung des Allgemeinbefindens mit zunehmenden Druchblutungsstörungen, bevorzugt der Aortenbogenäste, verbindet.

Häufigkeit

Die Erkrankung ist in der westlichen Hemisphäre selten, bevorzugt heimgesucht werden Mädchen und junge Frauen zwischen dem 10. und 25. Lebensjahr. Das weibliche Geschlecht ist etwa 7mal häufiger betroffen als das männliche. In über der Hälfte der Fälle ist isoliert der Aortenbogen befallen, bei über 30% die ganze Aorta, bei etwa 20% liegt eine isolierte Erkrankung der Aorta descendens vor.

Ätiologie

Die Erkrankung wird zu den Autoimmunopathien gerechnet. Diskutiert wird ein durch Streptokokkeninfekte ausgelöster Triggermechanismus, der einen au-

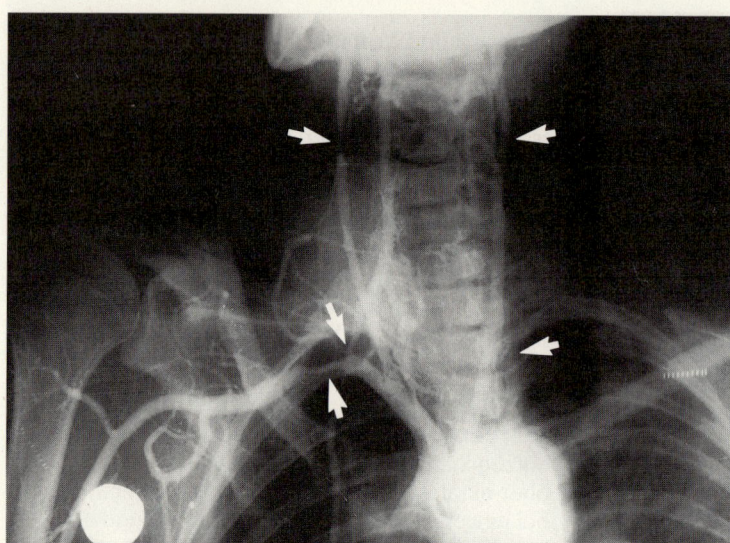

Abb. 2.**14**   Aortenbogendarstellung bei Morbus Takayasu (28j. türkische Patientin) mit Subklaviaverschluß links, Subklaviastenose rechts, Abgangsstenose der Art. vertebralis rechts sowie Stenosen im Bereich der Karotisbifurkation bds. (↑)

toimmunologischen Prozeß in Gang setzt. Antikörper gegen Aortengewebe wurden nachgewiesen, jedoch ist deren pathogenetischer Stellenwert unklar.

Pathophysiologie und Klinik

Die unspezifische Aortitis setzt meist mit einem schweren Krankheitsgefühl und uncharakteristischen Allgemeinsymptomen wie Schwäche, Hinfälligkeit, Fieber, Gewichtsabnahme, Übelkeit, Erbrechen und Appetitlosigkeit ein. Es treten Nachtschweiße, Myalgien, Arthralgien und Menstruationsstörungen hinzu. Diese Symptome des sogenannten präokklusiven Stadiums können mit begleitenden kardiopulmonalen Erscheinungen wie Palpitation, Tachykardie, Husten und Dyspnoe monatelang vorherrschen. Schließlich treten immer mehr die Symptome regionaler Durchblutungsstörungen in den Vordergrund. In diesem okklusiven Stadium dominieren bei der Mehrzahl der Patienten Zeichen der okulären und kranialen Minderdurchblutung: Photophobie, Gesichtsfeldausfälle, Amaurose. Objektiv liegen den okulären Symptomen unter anderem Retinablutungen, Netzhautablösung und Optikusatrophie zugrunde. Typisch sind zunächst lageabhängige Sehstörungen, die beim Aufrichten aus der Horizontalen als herabsinkender Vorhang geschildert werden. Die Claudicatio masticatoria bezeichnet eine ischämische Leistungsschwäche der Kaumuskulatur. Weichteilschwund am Kopf führt zum Bild des Knochenschädels. Gegenüber den Zeichen der kraniozerebralen Minderdurchblutung treten Symptome der Armdurchblutungsstörung aufgrund ausreichender Kollateralisation ganz in den Hintergrund.

Der häufig beobachtete Hochdruck ist entweder als Entzügelungshochdruck oder als renale Hypertonie bei Befall der Nierenarterienabgänge im Rahmen der Aortitis einzuordnen.

Diagnostisches Vorgehen

Pulsabschwächung und Stenosegeräusche über den Aortenbogenästen, Hypotonie an den Armen bei hohen Blutdruckwerten an den Beinen im Verein mit enggestellten Arterien und weiten Venen am Augenhintergrund sind die klinischen Leitsymptome. Pathognomonische Laborparameter gibt es nicht. C-reaktives Protein und Senkungsbeschleunigungen sind gute Gradmesser der Aktivität des Krankheitsprozesses.

Die direktionale Ultraschall-Doppler-Untersuchung erhärtet die Diagnose. Unerläßlich ist die Aortographie, die sich wegen des möglichen Befalls der Aorta descendens auf alle Aortenabschnitte erstrecken sollte (Abb. 2.**14**). Stenosierte Gefäßstrecken wechseln häufig mit ektatischen oder aneurysmatischen ab.

Differentialdiagnose

Abzugrenzen sind arteriosklerotische Verschlußprozesse des Aortenbogens, das Aortenaneurysma, die Arteriitis temporalis und die luische Aortitis.

Therapie

Eine Kausaltherapie gibt es nicht. Die Effekte einer hochdosierten Glucocorticoidmedikation sind um so überzeugender, je früher die Behandlung einsetzt. Die Reduktion der Dosis orientiert sich an der BSG: Antikoagulation wird empfohlen.

Die Möglichkeiten eines rekonstruktiven gefäßchirurgischen Eingriffs müssen anhand des Angiogramms beurteilt werden.

Prognose und Verlauf

Die unspezifische Aortitis nimmt unbehandelt einen ungünstigen Verlauf, nach 2 Jahren leben nur noch 25% der Kranken. Sie erliegen kardialen, pulmonalen oder zerebralen Komplikationen. Nur ganz ausnahmsweise kommt es zu einer Defektheilung.

Die *systemische Riesenzellarteriitis* (Arteriitis temporalis sive cranialis, Polymyalgia arteritica), *Panarteriitis nodosa* (Periarteriitis nodosa), *Wegenersche Granulomatose* (Riesenzellangiitis, respiratorenaler Typ der Panarteriitis nodosa), *progressiv-syste-*

mische *Sklerose* (progressive Sklerodermie) werden im Kapitel „Kollagenkrankheiten und immunologisch bedingte Vaskulitiden" abgehandelt.

Merke: Die unspezifische Aortitis befällt vorwiegend Mädchen und junge Frauen. Einem präokklusiven Stadium mit starker Beeinträchtigung des Allgemeinbefindens folgen die Symptome der progredienten Durchblutungsstörung der Aortenbogenäste: Neben Sehstörungen und fortschreitenden Augenveränderungen treten neurologische Ausfälle und trophische Störungen im Kopfbereich (okklusives Stadium) auf. Die Behandlung erfolgt mit hohen Glucokortikoidgaben. Über Operabilität des Gefäßprozesses orientiert die Aortenbogendarstellung. Die Prognose ist ungünstig.

Weiterführende Literatur

Bock, H.E.: Hyperergische Arterienerkrankungen. In Heberer, G., G. Rau, W. Schoop: Angiologie, 2. Aufl. Thieme, Stuttgart 1974

Bollinger, A., M.J. Piquesez, J. Largiadèr, E. Schneider: Maladie de Buerger: Concepts diagnostiques et theapeutiqes actuels. Ann. Med. Intern. 134 (1983) 436

Friedrich, H., J. Laas, H. Becker, K. Alexander: Takayasu's Arteritis. Möglichkeiten der Chirurgischen Therapie. Vasa 15 (1986) 150

Gardner, J.D., K.R. Lee, N.I. Abdou: Takayasu's arteritis: reversal of pulse deficits after early treatment with corticosteroids. J. Rheumatol. 11 (1984) 92

Kummer, A., L.K. Widmer, A. da Silva, B. Hug: Thrombangiitis obliterans − zum Morbus Winiwarter-Buerger. Vasa 6 (1977) 384

Leu, H.J.: Thrombangiitis obliterans von Winiwarter-Buerger. Dtsch. med. Wschr. 101 (1976) 113

Leu, H.J.: Thrombangiitis obliterans (Buerger's disease) in women Medicine 65 (1986) 65

Mills, J.L., L.M. Taylor, J.M. Porter: Buerger's disease in the modern era. Amer. J. Surg. 154 (1987) 123

Ohta, T., S. Shionoya: Fate of the ischaemic limb in Buerger's disease. Brit. J. Surg. 75 (1988) 259

Peter, H.H.: Einteilung und Pathogenese der Vaskulitiden. Immun. Infekt. 15 (1987) 3

Rau, G.: Verschluß-Syndrom der Aortenbogenäste oder Aortenbogen-Syndrom. Ergebn. inn. Med. Kinderheilk. N.F. 29 (1970) 75

Savage, C.O.S., Yin C. Ng.: The aetiology and pathogenesis of major systemic vasculitides. Postgrd. med. J. 62 (1986) 627

Waern, A.U., P. Andersson, A. Hemmingsson: Takayasu's arteritis: a hospitalregion based study on occurrence, treatment and prognosis. Angiology 34 (1983) 311

Shionoya, S.: Diagnostische Kriterien der Winiwarter-Buergerschen Krankheit. Vasa 9 (1980) 270

Widmer, L.K.: Thrombangiitis obliterans − eine klinische Entität? Schweiz. Rundsch. Med. (Prax.) 75 (1986) 925

Akuter Arterienverschluß

Definition: Beim akuten Arterienverschluß wird der arterielle Blutstrom bei Erhaltung der Gefäßkontinuität exogen oder endogen, meist durch Thromboembolie oder Thrombose, plötzlich unterbrochen. Beim kompletten Ischämiesyndrom ist das Versorgungsgebiet völlig von der Blutzufuhr abgeschnitten; beim inkompletten Ischämiesyndrom bleibt dank bloßer Teilverlegung der Arterie oder präformierter Kollateralisation eine Restdurchblutung der peripheren Gewebsregionen aufrechterhalten.

Häufigkeit

Über 80% der akuten Extremitätenarterienverschlüsse sind embolisch, die Beine wesentlich häufiger betroffen als die Arme. Im Bereich der Mesenterialarterien verschiebt sich die Relation zugunsten akuter Thrombosen. Während Embolien bei Herzklappenfehlern ihren Altersgipfel im 5. Jahrzehnt aufweisen, liegt dieser bei Embolien aufgrund einer koronaren Herzkrankheit (absolute Arrhythmie mit Vorhofflimmern) oder eines Myokardinfarktes im 7. bis 8. Dezennium.

Ätiologie

Vier von fünf akuten Arterienverschlüssen liegt die embolische Verschleppung thrombotischen Materials, meist aus dem linken Herzen, zugrunde. Führend sind Herzklappenfehler, vor allem die Mitralstenose mit Vorhofflimmern, gefolgt von kombiniertem Mitralvitium und Mitralaortenvitien. Zunehmende pathogenetische Bedeutung erlangt die koronare Herzkrankheit, sei es durch Vorhofthrombenbildung bei absoluter Arrhythmie oder murale Thrombose bei Herzinfarkt und Herzwandaneurysma. Seltener ist die embolische Verlegung der Arterien durch Ablösung proximaler wandständiger arterieller Thromben (Aneurysma, ulzeröse Plaques), Verschleppung thrombotischen Materials aus den Venen (paradoxe Embolie), durch Tumorbestandteile oder Fremdkörper (Sondenteile), Fett oder Luft. Akute arterielle Thrombosen sind in 80−90% gefäßverschließende Sekundärthrombosen bei vorbestehender degenerativer oder entzündlicher Arterienwanderkrankung. Viel seltener handelt es sich um eine Verletzungsthrombose nach äußerer Gewalteinwirkung oder eine iatrogene akute Thrombose nach versehentlicher intraarterieller Injektion dafür ungeeigneter Medikamente (z. B. Kurzzeitnarkotika).

Pathophysiologie und Klinik

Bei der plötzlichen Verlegung der großen **Extremitätenarterien** treten ganz charakteristische klinische Zeichen auf, die im angelsächsischen Schrifttum als die „6 P" bekannt sind:

Pain   = Schmerz,
Paleness   = Blässe,

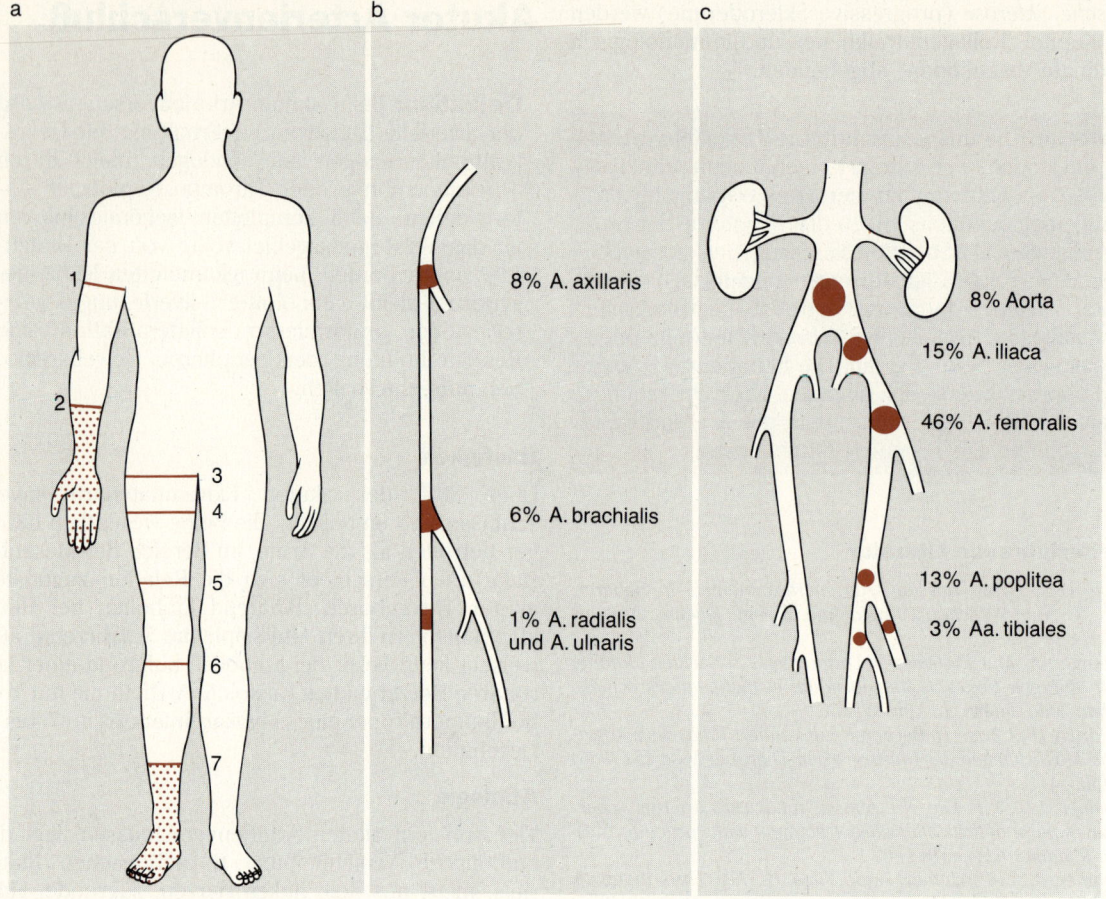

a

b

c

1 A. axillaris

2 A. brachialis

3

4

5

6

7

8% A. axillaris

6% A. brachialis

1% A. radialis
und A. ulnaris

8% Aorta

15% A. iliaca

46% A. femoralis

13% A. poplitea

3% Aa. tibiales

Abb. 2.**15 a–c** Proximale Begrenzung der ischämischen Hautveränderungen bei akutem Arterienverschluß

a 1 A. axillaris   3 Aortenbifurkation
     2 A. brachialis   4 A. iliaca communis

5 A. iliaca externa
6 A. femoralis

7 A. poplitea

b u. **c** Prozentuale Lokalisationsverteilung peripher embolischer
Arterienverschlüsse (nach Kappert)

Paresthesia   = Gefühlsstörung,
Pulselessnes   = Pulsausfall,
Paralysis   = Lähmung,
Prostration   = Schock.

Bei typischem Verlauf trifft der Schmerz den Patienten wie ein Peitschenhieb, jedoch verlaufen 10−15%
der akuten Arterienverschlüsse, bevorzugt bei alten,
bettlägerigen Patienten, symptomarm. Oft handelt es
sich dabei um akute Thrombosen.

Klinisch korrespondiert der nach proximal
scharf begrenzten Hautblässe ein deutlicher Haut-
temperatursprung, der von der Verschlußhöhe bestimmt wird. Die kritischen Stellen embolischer Arterienverschlüsse, die Arterienaufzweigungen, an denen der Embolus meist reitend hängenbleibt, haben
ganz markante Grenzzonen des Farbumschlags und
des Temperatursprungs. Als Faustregel kann gelten,
daß sich ein akuter Arterienverschluß gut handbreit
distal der Verlegungsstelle auf die Körperoberfläche
projiziert. Eine deutliche Abhängigkeit vom Grad der
Ischämie zeigen die nervalen Ausfallserscheinungen
wie Gefühlsstörungen und Störungen der Motorik
(Abb. 2.**15**).

Der akute Verschluß von **Mesenterialarterien**
löst plötzliche, heftige, kolikartige Ober- und Mittel-
bauchschmerzen, verbunden mit Blutabgängen aus
dem Darm, aus. In einem zweiten, beschwerdearmen
und deshalb trügerischen „stummen Intervall" entwickelt sich ein paralytischer Ileus, in der Endphase
zeigen peritoneale Reizerscheinungen mit zunehmender Schocksymptomatik den letalen Ausgang an.

Der akute Verschluß der **A. renalis**, fast ausschließlich embolisch oder Folge eines dissezierenden Aortenaneurysmas, löst heftige kolikartige
Schmerzen in der Lendenregion aus. Sie sprechen
nicht auf Spasmolytika an. Astverschlüsse führen oft
nur zu uncharakteristischen ziehenden Schmerzen in
der Lumbalgegend. Ein Leitsymptom des Nierenin-
farktes ist die massive Hämaturie.

Diagnostisches Vorgehen

Beim akuten Verschluß der **Extremitätenarterien**
ist die Primärdiagnostik ohne Zuhilfenahme apparativer Meßmethoden von höchster Aussagekraft. Die
Synopsis von Beschwerdebild, Aspekt, Temperatur-
profil, Pulstast- und Gefäßauskultationsbefund si-

chert nicht nur die Diagnose, vielmehr ermöglicht sie bereits eine für die chirurgische Intervention ausreichend genaue Höhenlokalisation. Kompression der Extremitäten mit Oszillographiemanschetten ist zu vermeiden. An ihre Stelle tritt die direktionelle Doppler-Sonographie. In Zweifelsfällen kann die belastungsfreie akrale Volumenplethysmographie zur Differenzierung zwischen einem kompletten oder inkompletten Ischämiesyndrom herangezogen werden. Der Schweregrad der Ischämie kann mit Hilfe der Lagerungsprobe nach Ratschow abgeschätzt werden. Zeitwerte über 100 s bis zur Rötung und Venenfüllung in der Hängephase zeigen eine sehr schwere Ischämie an.

Beim akuten peripheren **embolischen Arterienverschluß** kann in der Regel auf eine Arteriographie verzichtet werden; ihre Durchführung ist nur indiziert, wenn sich therapeutische Konsequenzen ergeben: beim Verdacht auf zusätzliche emoblische Verschlüsse an Viszeralarterien, zum Ausschluß einer arteriellen Thrombose, arterieller Spasmen, einer Arterienkompression von außen oder eines Aneurysma dissecans.

Bei Verdacht auf akuten **Mesenterialarterienverschluß** wird die Aortographie im seitlichen Strahlengang durchgeführt.

Differentialdiagnose

Zur Festlegung der therapeutischen Strategie muß möglichst zwischen einem embolischen und einem sekundär-thrombotischen Geschehen differenziert werden. Die wichtigsten Hinweise auf eine Emboliequelle gibt die Untersuchung des Herzens mit Nachweis eines Klappenfehlers, von Rhythmusstörungen, einer floriden Endokarditis oder eines Herzwandaneurysmas. Bei transmuraler Infarzierung können sich leicht intrakavitäre murale Thromben lösen.

Arterielle Stenosegeräusche sowie eine dem akuten Ereignis vorausgehende Claudicatio-intermittens-Symptomatik sprechen eher für einen akuten thrombotischen Arterienverschluß. Das dissezierende Aortenaneurysma kann einen akuten Bifurkationsverschluß verursachen. Eine Phlegmasia coerulea dolens wird klinisch abgegrenzt: Schwellung, Überwärmung und Venenfüllung der pulslosen Extremität sind die entscheidenden Kriterien. Beim akuten Mesenterialarterienverschluß ist differentialdiagnostisch vor allem an ein perforiertes Magen- oder Zwölffingerdarmgeschwür, eine akute Pankreatitis sowie an eine Appendizitis zu denken.

Therapie

Beim akuten **Extremitätenarterienverschluß** sind Schmerzausschaltung, Befreiung von beengenden Kleidungsstücken, Tieflagerung, weiche Polsterung, Schutz vor Wärmeverlust und intravenöse Gabe von Heparin die unerläßlichen Erstmaßnahmen. Es erfolgt sofortige Einweisung in eine chirurgische Klinik, wo die Entscheidung über eine Embolektomie, Thrombektomie oder ein konservatives Vorgehen gefällt wird. Die häufigsten Behandlungsfehler bei der Erstversorgung sind Hochlagerung der Extremität, Fi-

xierung auf fester Unterlage, passive Erwärmung und intramuskuläre Injektionen, die eine spätere Fibrinolyse erschweren.

80−90% der akuten Arterienverschlüsse werden heute noch chirurgisch behandelt. Für die Indikation ist nicht wie früher das verstrichene Zeitintervall, sondern ausschließlich die Schwere des ischämischen Gewebeschadens maßgebend. Bei pathogenetisch gesichertem sekundärem thrombotischem Arterienverschluß kann insbesondere bei distaler Verschlußlokalisation eine Fibrinolyse indiziert sein. Sie ist bei allen Embolien wegen der Gefahr, weitere Thromben abzulösen, als lokale Lyse durchzuführen; diese gewinnt zunehmend an Bedeutung.

Die Behandlung des akuten Verschlusses der **Mesenterialarterien** und der **A. renalis** erfolgt grundsätzlich chirurgisch. Eine Fibrinolyse ist beim Mesenterialarterienverschluß kontraindiziert.

Nach Beseitigung der akuten Arterienverlegung zielen die sekundär-chirurgischen Maßnahmen vor allem auf eine Rezidivprophylaxe durch Ausschaltung der Emboliequelle. Ist dies nicht möglich, ist eine Dauerantikoagulation indiziert.

Prognose und Verlauf

Die maßgebenden Faktoren, die Prognose und Verlauf eines akuten Arterienverschlusses bestimmen, sind neben Grunderkrankung, Alter und Allgemeinzustand des Kranken der Sitz der Obliteration und die Zeit, die verstreicht, bis die adäquaten therapeutischen Maßnahmen eingeleitet werden. Von größter Wichtigkeit ist rasches und nahtloses Ineinandergreifen von meist ambulanter Erstversorgung und klinischer Behandlung.

Die raschestmögliche Desobliteration von akut verschlossenen Extremitätenarterien ist deshalb so wichtig, weil es unter Umständen bald zu ausgedehnten Sekundärthrombosen kommt, die sich bis in die feinsten Gefäßaufzweigungen erstrecken. Eine zu diesem Zeitpunkt lokal erfolgreiche Lumeneröffnung vermag dann die Extremität doch nicht mehr zu retten, weil die periphere Zirkulation weiterhin sistiert. Aber auch eine erfolgreiche Desobliteration bei durchgängiger peripherer Strombahn kann den Patienten in höchste Gefahr bringen, wenn die Ischämie zu lange bestanden und ein größeres Gewebsareal betroffen hat. Bei hypoxischer Kapillarschädigung induziert das wieder einströmende Blut ein postischämisches Ödem mit großem Flüssigkeitsverlust in das Interstitium. Entsprechend einem Tourniquet-Syndrom kann ein hypovolämischer Schock bei Einschwemmung von sauren Metaboliten und Myoglobin in den Gesamtkreislauf zum deletären Herz- und Nierenversagen führen. Akute Armarterienverschlüsse haben eine bessere Prognose als Beinarterienverschlüsse. Besonders ungünstig sind embolische Verlegungen von Gefäßaufzweigungen wie der Aorten-, Femoralis- und Popliteagabel, weil kein Kollateralkreislauf aufgebaut werden kann. Manchmal führen Spontanlyse oder Schrumpfung eines Embolus mit Verschleppung in die Peripherie zur drastischen Verkleinerung der Ischämiezone, in Einzelfällen sogar zur Spontanheilung. Keinesfalls darf man sich auf diese Entwicklung verlassen und eine abwartende Haltung einnehmen.

Bei der akuten arteriellen Thrombose ergibt sich zuweilen die paradoxe Situation, daß das meist schwer vorgeschädigte Arteriensystem die plötzliche thrombotische Totalverlegung rascher und effektiver kompensiert als die primär unveränderten Gefäße des Emboliekranken, da die vorbestehenden Arterienstenosen bereits ein kompensierendes Kollateralgefäßwachstum induziert haben. Dieser Vorteil wird allerdings oft durch die besonders große Neigung zu rascher Appositionsthrombose weiter Gefäßstrecken wieder aufgehoben.

Beim akuten Mesenterialarterienverschluß werden die drei Stadien der kolikartigen Hyperperistaltik, des paralytischen Ileus und der Peritonitis mit Schock in 6−10 Stunden durchlaufen. Noch kürzer ist die Ischämietoleranzzeit des Nierengewebes, die mit etwa 60 Minuten eine sofortige Desobliteration erforderlich macht.

Merke: Hauptursache des akuten Arterienverschlusses ist die embolische Verschleppung thrombotischen Materials aus dem Herzen, gefolgt von der autochthonen akuten arteriellen Thrombose bei vorgeschädigter Gefäßwand. Die Höhenlokalisation des Gefäßverschlusses gelingt meist mit einfachen klinischen Untersuchungsverfahren. Der Versuch einer chirurgischen Desobliteration ist jeder anderen Therapie vorzuziehen. Er ist immer geboten beim akuten Mesenterial- und Nierenarterienverschluß.

Weiterführende Literatur

Abbot, W.M., R.M. Mahoney, C.C. Mc Cabe, C.E. Lee, L.S. Wirthlin: Arterial embolism: a 44 year perspective. Amer. J. Surg. 134 (1982) 460

Baxter-Smith, D., F. Ashton, G. Slaney: Peripheral arterial embolism. J. cardiovasc. Surg. 29 (1988) 453

Brunner, U., E. Schneider, J. Largiadèr, A. Bollinger: Akuter Arterienverschluß: Chirurgische Thrombektomie sive lokale Thrombolyse. Vasa 15 (1986) 158

Chin, A.K., T.J. Fogarty: Management of arterial emboli. Postgrad. Med. 81 (1987) 271

Englund, R. H.R. Magee: Peripheral arterial embolism: 1961−1985 Aust. N.Z. J. Surg. 57 (1987) 27

Gryska, P., E.J. Raker: Post embolectomy thrombosis treated with intra-arterial streptokinase. Angiolgy 34 (1983) 620

Hasse, H.M.: Der akute Arterienverschluß. Verh. dtsch. Ges. Kreislauf-Forsch. 31 (1965) 337

Johannessen, K.A., J.E. Nordehaug, G. von der Lippe, S.E. Vollset: Risk factors for embolisation in patients with left ventricular thrombi and acute myocardial infarction. Brit. Heart. J. 60 (1988) 104

Jost, J.O., K. Schönleben: Thrombose und Embolie als Ursache des akuten, peripheren Ischämiesyndromes − Differentialdiagnose und Differentialtherapie. Langenbecks Arch. Chir. 372 (1987) 651

Kappert, A.: Der akute Arterienverschluß der Extremitäten. Huber, Stuttgart 1960

Kappert, A.: Pathogenese und Klinik des akuten Verschlußsyndroms. Verh. dtsch. Ges. inn. Med. 78 (1972) 544

Levin, B.H., J.M. Giordono: Delayed arterial embolectomy. Surg. Gynec. Obstet. 155 (1982) 549

MacGowan, W.A.L., R. Mooneeram: A review of 174 patients with arterial embolism. Brit. J. Surg. 60 (1973) 894

Mörl, H.: Akuter peripherer Gefäßverschluß. Intensivmedizin 19 (1982) 215

Müller-Wiefel, H., D. Bettermann-Müller-Wiefel: Ergebnisse der chirurgischen Behandlung der akuten Beindurchblutungsstörung infolge arterieller Embolie und arterieller Thrombose. Langenbecks Arch. Chir. 372 (1987) 633

Pratt, G.H.: Cardiovascular Surgery. Kimpton, London 1954

Rieger, H.: Akute Gefäßverschlüsse der Extremitäten. Ätiologie, Pathogenese, Klinik − arteriell. In: Schütz, R.M., F.W. Schildberg: Akute Gefäßverschlüsse der Extremitäten. Graphische Werkstätten, Lübeck 1989

Stiegler, H., H. Hess, A. Mietaschk, P. v. Bilderling, H. Ingrisch: Long term results of local low dose thrombolytic therapy of arterial embolism of the lower limb. Vasa 15 (1986) 71

Stratton, J.R., A.D. Resnick: Increased embolic risk in patients with left ventricular thrombi. Circulation 75 (1987) 1004

Takolander, R., O. Lannersdedt, D. Bergqvist. Peripheral arterial embolectomy, risks and results. Acta chir. Scand. 154 (1988) 567

Angeborene und erworbene Formveränderungen der Arterien

Aneurysmen

Definition: Als Aneurysma bezeichnet man eine territorial abgegrenzte, mit Substanzverlust der Gefäßwandschichten verbundene konzentrische oder exzentrische Erweiterung einer Arterie. Beim Aneurysma verum mit sackförmiger, spindelförmiger oder keilförmiger Ausweitung (Aneurysma sacciforme, fusiforme, cuneiforme) bleibt die Gefäßwandkontinuität erhalten. Beim Aneurysma dissecans wird der Gefäßinhalt zwar auch ubiquitär von genuinen Gefäßwandstrukturen begrenzt, jedoch sind die einzelnen Wandschichten im Mediabereich aufgesplittert, so daß zwei Lumina entstehen.

Das meist traumatische Aneurysma spurium (falsches Aneurysma) weist keinen durchgehenden Gefäßzusammenhang mehr auf; das Gefäßlumen wird vielmehr streckenweise ausschließlich von perivaskulären Strukturen unter Einschluß thrombosierter und organisierter Extravasate umschlossen.

Aneurysma verum (sack-, spindel- oder keilförmiges Aneurysma)

Häufigkeit

Aortenaneurysmen findet man in etwa 3% eines unausgelesenen Sektionsgutes. Über 90% sind echte sack-, spindel- oder keilförmige Aneurysmen. Bevorzugte Lokalisation ist in über 80% die Aorta abdominalis distal der Nierenarterienabgänge. An den peripheren Arterien werden vor allem die A. femoralis communis und A. poplitea, gefolgt von A. iliaca und A. subclavia befallen. Poplitaaneurysmen treten besonders häufig doppelseitig auf, stets ist mit multipler Aneurysmabildung zu rechnen. Von den Viszeralarterien wird noch am ehesten die A. lienalis befallen, seltener A. renalis, hepatica und mesenterica superior (Abb. 2.**16**).

Männer erkranken etwa doppelt so häufig wie Frauen. Am häufigsten ist das 6. und 7. Lebensjahrzehnt betroffen.

Ätiologie

Sowohl im Bereich der Aorta als auch der peripheren Arterien dominiert die Arteriosklerose als Ursache echter Aneurysmen. Sie wird in weitem Abstand gefolgt von luischen (Aorta ascendens und Bogenanteil) und mykotischen, infektiös-arteriitischen (periphere Arterien) Aneurysmen. Selten sind auch angeborene Aneurysmen als Folge einer Medionecrosis cystica idiopathica. Poststenotische Aneurysmen entstehen bei der arteriellen Verschlußkrankheit.

Pathophysiologie und Klinik

Echte Aneurysmen machen sich subjektiv im wesentlichen durch Irritation umgebender Strukturen, durch lokale Thrombosierung oder durch embolische Verschleppung thrombotischen Materials in periphere Arterien bemerkbar. Bei Ruptur geht ein heftiger lokalisierter Schmerz mit einer akuten oder protrahierten Schocksymptomatik einher. Viele Aneurysmen bleiben jedoch lebenslang klinisch stumm. Da die Gefäßwandspannung nach dem Laplaceschen Gesetz proportional dem Gefäßradius und dem Gefäßinnendruck ansteigt, sind weitlumige Aneurysmen der Aorta mit einem Durchmesser über 5 cm besonders rupturgefährdet; Aneurysmen der kleinen Arterien neigen eher zur Thrombosierung und embolischen Verschleppung thrombotischen Materials in die Peripherie. Eine Ausnahme machen die angeborenen Aneurysmen der Hirnbasisarterien, die häufig rupturieren.

Das Aneurysma verum der **thorakalen Aorta** kann durch Rekurrensirritation Husten und Heiserkeit auslösen, Schluckbeschwerden, obere Einflußstauung und Dyspnoe sowie zerebrale oder Armdurchblutungsstörungen durch Einbeziehung der Aortenbogenabgänge variieren das klinische Bild.

Beim Aneurysma verum der **Bauchaorta** werden uncharakteristische, in den Rücken oder die Beine ausstrahlende Leibschmerzen geklagt; die Patienten, die nur ausnahmsweise einen pulsierenden Tumor fühlen, klagen oft über Meteorismus, Wechsel von Obstipation und Diarrhoe sowie Harndrang.

Aneurysmen der **Extremitätenarterien** können sich durch ausstrahlende Schmerzen infolge Irritation benachbarter Nerven und durch ein Ödem infolge Beeinträchtigung des venösen Rückflusses bemerkbar machen. Die Ruptur eines thorakalen Aneurysmas geht mit heftigsten retrosternalen Schmerzen

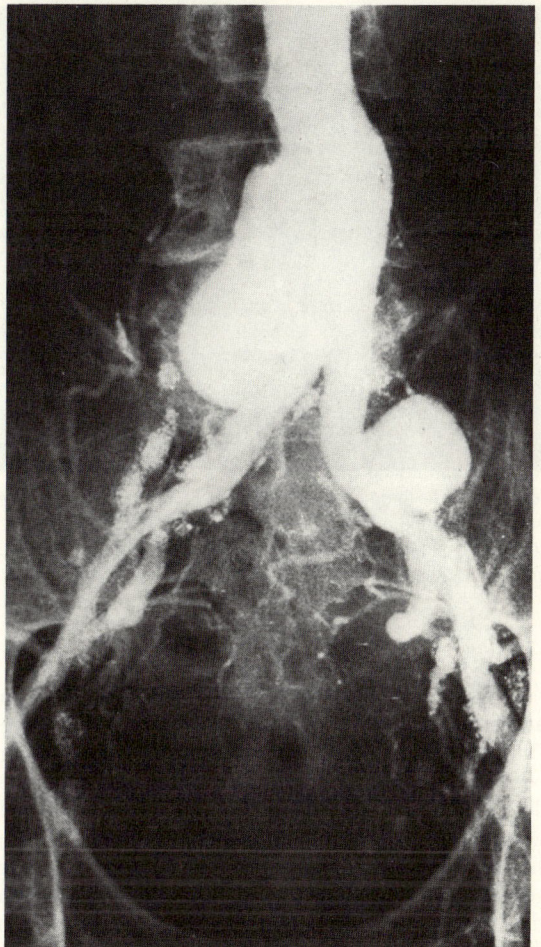

Abb. 2.**16** Sackförmige Aneurysmen der Aorta abdominalis und A. iliaca communis

und Vernichtungsgefühl einher, zuweilen wird der Schmerz bei Ausbreitung der Blutung entlang der Wirbelsäule als „absteigender Rückenschmerz" charakterisiert. Die Ruptur des abdominellen Aortenaneurysmas führt zu heftigen, an Intensität zunehmenden Leibschmerzen und Schmerzen in der Lumbalregion. Je nach Einbruchstelle in umgebende Hohlorgane treten Hämatemesis, blutiger Stuhl und Makrohämaturie hinzu. Blutung in die freie Bauchhöhle führt zu zunehmender Flankendämpfung und Subileus. Die Patienten verfallen rasch.

Diagnostisches Vorgehen

Die sehr wechselnde Symptomatik des **thorakalen Aneurysmas** mit einem in die Karotiden und die Aorta descendens fortgeleiteten Systolikum, seitendifferentem Blutdruck, pulssynchroner Auf- und Abwärtsbewegung des Kehlkopfs (Oliver-Cardarellisches Zeichen), Schwirren über dem Sternum und exspiratorischem Stridor läßt nur eine Verdachtsdiagnose stellen. Sie wird gesichert durch Röntgenaufnahmen des Thorax in mehreren Ebenen, Computertomogramm und angiographische Darstellung des Aortenbogens (transseptales Lävogramm, DSA).

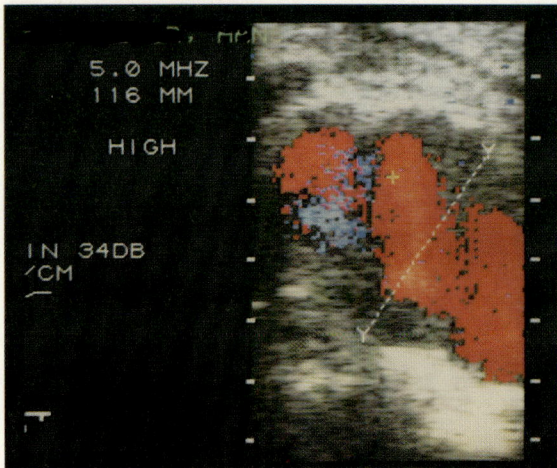

Abb. 2.17 Teilthrombosiertes (graue Farbtöne) abdominelles Aortenaneurysma mit Turbulenzen, erkennbar am rot-blauen Umschlag der farbkodierten Dopplersignale des strömenden Blutes (maximaler Aneurysmadurchmesser x...x 3,9 cm)

Die Diagnose eines **abdominellen Aortenaneurysmas** gelingt klinisch viel sicherer, weil es der Palpation zugänglich ist. Man tastet meist einen mehr oder weniger expansiv pulsierenden Tumor, über dem pulssynchrone Strömungsgeräusche zu auskultieren sind. Läßt sich der Tumor vom Rippenbogen sicher abgrenzen, handelt es sich um ein infrarenal gelegenes Aortenaneurysma. Wichtige diagnostische Hinweise geben schalenförmige Kalkeinlagerungen, die auf der Abdomenübersichtsaufnahme im anterior-posterioren und seitlichen Strahlengang zur Darstellung kommen. Einen guten Eindruck von Ausdehnung und Thrombosierung eines abdominellen Aneurysmas gewinnt man risikolos mit Hilfe der Sonographie, der Computertomographie und der Farb-Dopplersonographie (Abb. 2.17). Die Angiographie ist diesen Verfahren partiell unterlegen, weil sie bei thrombotischer Auskleidung des Aneurysmasackes ein normales Gefäßlumen vortäuschen kann.

Die Diagnose eines **Aneurysmas der Extremitätenarterien** gelingt leicht durch Palpation eines pulsierenden Tumors, über dem man ein rauhes Systolikum auskultiert. Über Aneurysmen zeigt das Oszillogramm besonders hohe Amplituden. Thrombosierte Aneurysmen imponieren klinisch eher als arterielle Verschlußkrankheit und entgehen dann auch dem angiographischen Nachweis. Bei jeder peripheren Embolie muß an die Möglichkeit eines Aneurysmas als Quelle gedacht werden.

Differentialdiagnose

Im thorakalen Bereich ist vor allem an Mediastinaltumoren verschiedenster Provenienz, im abdominellen Bereich an Tumoren, denen sich Aortenpulsationen mitteilen, zu denken. Bei Asthenikern mit ausgeprägter Lordose der Lendenwirbelsäule kann man die Pulsationen der normalen Aorta palpieren („Studentenaneurysma"). An den Extremitäten müssen Weichteil-

tumoren und arteriovenöse Fisteln abgegrenzt werden.

Therapie

Angestrebt wird die Ausschaltung des Aneurysmas auf gefäßchirurgischem Wege, wenn keine schwerwiegenden Kontraindikationen bestehen. Im Rupturstadium muß operiert werden. Bei Inoperabilität muß eine gleichzeitig bestehende Hypertonie energisch behandelt werden, um die Rupturgefahr zu reduzieren. Körperliche Belastungen sind inoperablen Kranken zu untersagen.

Prognose und Verlauf

Aneurysmen zeigen nach dem Laplaceschen Gesetz eine Eigendynamik zu fortwährender Ausweitung und unterliegen damit einer zunehmenden Rupturgefahr. Kritisch wird die Situation im Bereich der Aorta beim Erreichen eines Querdurchmessers über 5 cm. Aneurysmen peripherer Arterien neigen eher zur thrombotischen Verlegung, die unmittelbar zu einem akuten Ischämiesyndrom führen kann. Diesem liegt häufig jedoch auch die Verschleppung thrombotischen Materials in weiter distal gelegene Strombahnabschnitte zugrunde. Eine Spontanheilung des Aneurysma verum gibt es nicht.

> **Merke:** Arteriosklerose ist die häufigste Ursache echter Aneurysmen, die an der Aorta überwiegend im infrarenalen Bereich lokalisiert sind. Das Aneurysma verum zeigt eine eigengesetzliche Neigung zu fortwährender Ausweitung mit zunehmender Rupturgefahr. Kritisch ist an der Aorta ein Querdurchmesser von 5−6 cm. Aneurysmen peripherer Arterien thrombosieren häufiger. Sie werden oft zur Quelle peripherer Embolien. Die Therapie sollte beim Fehlen schwerwiegender Kontraindikationen stets chirurgisch sein.

Aneurysma dissecans aortae, Aortendissektion

Häufigkeit

Etwa jedes 4. Aortenaneurysma ist dem dissezierenden Typ zuzuordnen. In über 90% liegt die Dissektionsstelle im thorakalen Abschnitt, in 60% im Bereich der Aorta ascendens, gefolgt vom Isthmusbereich. Das Durchschnittsalter liegt bei 60 Jahren, Männer werden 3mal häufiger betroffen als Frauen.

Ätiologie

Dem Einriß der Aortenwand kann entweder eine Medionecrosis idiopathica cystica Erdheim oder eine kongenitale Elastikastörung (Marfan-Syndrom) zugrunde liegen. Viel seltener führen fortgeschrittene Mediaveränderungen bei Arteriosklerose, die Syphilis, Traumen oder bakterielle Infektionen zu einem Aneurysma dissecans. Hypertonie beschleunigt die Dissektion. Als Primärschaden ist der Mediadefekt anzusehen, der Intimaeinriß ist das sekundäre Ereignis, das allerdings den fatalen Verlauf bestimmt, indem das Blut mit hohem Druck zwischen die Gefäßwandschichten eindringt und diese auseinanderreißt.

Pathophysiologie und Klinik

Man unterscheidet vier Möglichkeiten der Dissektionsentwicklung:

1. Es bildet sich bei fehlendem Intimaeinriß über Vasa vasorum ein umschriebenes intramurales Hämatom,
2. die Dissektion schreitet nach Intimaeinriß kaudalwärts fort und endet in einem Blindsack, der das Aortenlumen meist an der Bifurkation verlegen kann,
3. es erfolgt der Durchbruch nach außen, in 70% ins Perikard,
4. über einen zweiten distalen Intimaeinriß erfolgt der Einbruch des intramuralen Blutweges in das ursprüngliche Gefäßbett („Reentry", sogenannte Spontanheilung).

Mit de Bakey unterscheidet man lokalisatorisch drei Typen, die die klinische Symptomatik mitbestimmen:

Typ I: Die Dissektion beginnt in der Aorta ascendens und schreitet unter möglicher Einbeziehung von Viszeral-, Nieren- und Beckenarterien nach distal fort.

Typ II: Die Dissektion bleibt auf die Aorta ascendens beschränkt.

Typ III: Die Dissektion beginnt im Bereich der Aorta descendens, distal des Subklaviaabgangs, und dehnt sich ebenso wie Typ I nach distal aus (Abb. 2.**18**).

Die akute Dissektion führt zu einem schneidenden Vernichtungsschmerz, der retrosternal, zwischen den Schulterblättern, im Epigastrium oder lumbal lokalisiert ist. Oft handelt es sich um ein zweizeitiges Ereignis, wenn der heftigen Schmerzattacke (Dissektion) in verschieden großem Zeitabstand infolge Ruptur des Aneurysmas nach außen der Kreislaufzusammenbruch folgt. Eine Verlegung von Aortenästen führt zu schweren Durchblutungsstörungen des Gehirns, Rückenmarks, der Arme, bei Ausbreitung der Dissektion der Bauchorgane und der Beine.

Diagnostisches Vorgehen

Wichtige diagnostische Hinweise geben das plötzliche Auftreten einer Aorteninsuffizienz, ein rasch wechselnder Pulstastbefund der Aortenbogenäste, bisher nicht bekannte Seitendifferenzen des Blutdruckes an den Armen sowie rasch progrediente neurologische Ausfälle bis zur Querschnittlähmung. Die Diagnose wird angiographisch gesichert. Empfehlenswert ist die vorausgehende Anfertigung eines Computertomogramms.

Differentialdiagnose

Abzugrenzen sind vor allem Myokardinfarkt, apoplektischer Insult und akuter Extremitätenarterienverschluß.

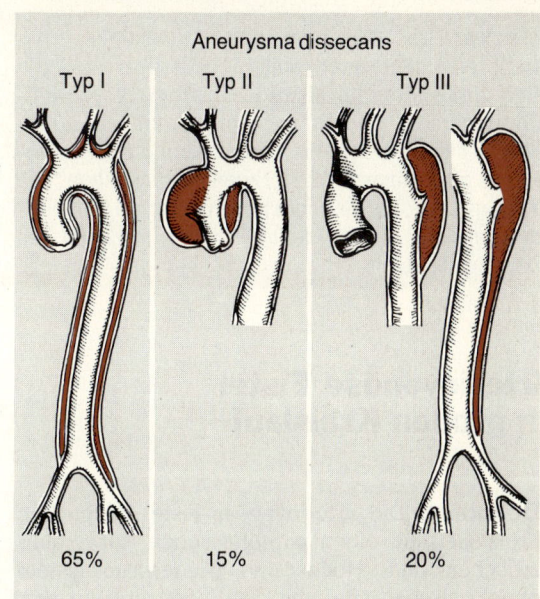

Abb. 2.**18** Typen des dissezierenden Aortenaneurysmas und ihre prozentuale Häufigkeit (nach Heberer u. Reidemeister)

Therapie

Die Ruptur eines dissezierenden Aortenaneurysmas stellt eine absolute Operationsindikation dar. Auch alle anderen Formen sind der rekonstruktiven Chirurgie zugänglich, höheres Alter stellt keine Kontraindikation dar. Neben einem Kunststoffersatz des Dissekats kommt als entlastender Eingriff eine Fenestration nach innen im Sinne eines künstlichen Reentry in Frage. Die Hochdrucktherapie stellt die einzige konservative Behandlungsmöglichkeit nicht operabler dissezierender Aortenaneurysmen dar.

Prognose und Verlauf

Die Prognose des unbehandelten dissezierenden Aortenaneurysmas ist sehr schlecht. „Spontanheilungen" sind durch Thrombosierung des falschen Lumens oder durch Einbruch der Via falsa in das echte Aortenlumen möglich. Viel häufiger erfolgt eine Ruptur nach außen, in 70% ins Perikard mit Herzbeuteltamponade. Unbehandelt leben nach 1 Monat weniger als 20%, nach 1 Jahr weniger als 10% der Kranken.

Aneurysma spurium

Im Zeitalter der rekonstruktiven Gefäßchirurgie konkurrieren Anastomosenaneurysmen an der Implantationsstelle von Kunststoffprothesen in der Häufigkeitsverteilung mit traumatogenen Aneurysmen. Zunehmend werden falsche Aneurysmen an der deszendierenden Aorta thoracalis durch Dezelerationstraumen verursacht. Eine neuzeitliche Form ist auch das Aneurysma spurium nach diagnostischer oder therapeutischer Katheterung. Die Behandlung erfolgt chirurgisch.

Merke: Das dissezierende Aortenaneurysma stellt eine lebensbedrohliche Situation dar, die sich durch einen lokalisationsabhängigen Vernichtungsschmerz und Schocksymptomatik kundtut. 70% der dissezierenden Aortenaneurysmen perforieren ins Perikard mit Herzbeuteltamponade. Die Therapie erfolgt möglichst chirurgisch. Unbehandelt leben 1 Monat nach Dissektion weniger als 20% der Kranken.

Arteriovenöse Fistel im großen Kreislauf

Definition: Die arteriovenöse Fistel im großen Kreislauf stellt einen pathologischen Kurzschluß zwischen dem Hoch- und Niederdrucksystem ohne Zwischenschaltung der Endstrombahn dar. Er wird druckpassiv durchblutet, sein Strömungswiderstand bleibt im Gegensatz zu den physiologisch wichtigen arteriovenösen Anastomosen dem Einfluß zentraler und lokaler Regulationsmechanismen entzogen. Man unterscheidet angeborene, meist multipel angelegte von erworbenen, meist traumatischen arteriovenösen Fisteln.

Häufigkeit

Kongenitale Fisteln sind in Friedenszeiten häufiger als erworbene. Beide Formen bevorzugen die Extremitäten. Viszeral findet man angeborene Fisteln überwiegend in der Lunge (etwa 30%), also im kleinen Kreislauf, erworbene im Bereich der Nieren und Abdominalorgane.

Ätiologie

Ursächlich stehen bei den **erworbenen Fisteln** Traumen durch äußere und innere Gewalteinwirkung von Stichwaffen, Geschossen, Splittern und Knochenfragmenten im Vordergrund: auch diagnostische und therapeutische Eingriffe wie Nadelbiopsien, Arteriographie und Gefäßligaturen können einer arteriovenösen Fistel zugrunde liegen. Eine Sonderform stellt der arteriovenöse Shunt zur Hämodialyse dar. Viel seltener spielen Tumorinfiltration und Arrosion einer Begleitvene bei Aneurysmaruptur eine ursächliche Rolle.

Angeborene arteriovenöse Fisteln beruhen auf der Persistenz embryonaler Strukturen mit abnormen Kurzschlußverbindungen. Oft handelt es sich um hämangiomatöse Gefäßmißbildungen.

Pathophysiologie und Klinik

Die klinische Symptomatik der arteriovenösen Fistel ist durch mehr oder weniger schwerwiegende zentrale und periphere Veränderungen des Herz-Kreislauf-Systems charakterisiert, deren Ausmaß vom Shunt-Volumen abhängt. Es ist bei erworbenen Fi-

steln meist größer als bei angeborenen. Als Kompensationsversuch des „parasitären Fistelkreislaufs" wird das Herzzeitvolumen und das zirkulierende Blutvolumen vergrößert, aufgrund des erhöhten arteriellen Bluteinstroms zum Fistelgebiet erweitert sich die zuführende Arterie bis zur aneurysmatischen Deformierung, während die distal der Fistel gelegenen Arterienabschnitte eine Minderdurchblutung erfahren (Abb. 2.19 a–c). Die Fistelregion wird durch Kollateralen überbrückt. Auf der venösen Seite resultiert eine analoge druck- und strömungsbedingte Phlebektasie, die sich vor allem auf den proximalen, die Fistel drainierenden Gefäßschenkel bezieht. Die distal der Fistel gelegenen Venenabschnitte werden allerdings bei großen Shunt-Volumina ebenfalls zum Abtransport des kurzgeschlossenen Blutes herangezogen und in zentrifugaler Richtung durchströmt. In jedem Falle aber resultiert eine Erschwerung des venösen Blutabflusses aus den peripher der Fistel gelegenen Gewebsabschnitten. Bei großen Shuntöffnungen kommt es zur Links- und Rechtsherzvolumenbelastung. Einzig die arteriovenöse Fistel der Nieren geht mit einer arteriellen Hypertonie einher.

Die subjektiven Beschwerden des Patienten werden von der Größe des Shunt-Volumens und der Dauer der Krankheit bestimmt. Im Vordergrund stehen bei Befall der Extremitätenarterien Zeichen der peripheren arteriellen Durchblutungsstörung mit Kältegefühl und trophischen Störungen, der chronischen-venösen Insuffizienz mit Stauungszeichen sowie der Rechts-/Linksherzbelastung. Lokal kann sich die arteriovenöse Fistel durch Irritation umgebender Gewebe bemerkbar machen. Manchmal nehmen die Kranken ein Schwirren im Fistelbereich wahr.

Klinische Befunde: Vorherrschendes Symptom ist ein systolisch-diastolisches Schwirren über der Fistel, das als Maschinengeräusch auskultiert wird. Bei Fistelkompression verschwindet das Geräusch, außerdem verlangsamt sich die Pulsfrequenz (Nicoladoni-Branhamsches Zeichen). Lokaler Überwärmung über der Fistel korrespondieren Raynaud-Phänomene einschließlich schwerer trophischer Störungen in der Peripherie. Zeichen der venösen Insuffizienz sind Ödem, Varikosis und Ulcus cruris. Das Herz erscheint allseits dilatiert, über den Lungen auskultiert man Stauungsrasselgeräusche.

Diagnostisches Vorgehen

Das Shunt-Volumen der arteriovenösen Fistel kann man durch Thermodilution oder die Injektion radioaktiv markierter Mikrosphären von menschlichem Serumalbumin bestimmen. Zahl und Größe der arteriovenösen Verbindungen, der Status der zuführenden Arterie, die Fistelkollateralen und die abführende venöse Strombahn werden durch die Angiographie dargestellt. Bei Verdacht auf viszerale arteriovenöse Fistel kommt die selektive Organarteriographie zum Tragen. Die Röntgenuntersuchungen des Thorax und das EKG geben Hinweise auf die Rückwirkungen der Fistel auf das Herz, seine Ausflußbahn sowie auf den Pulmonalkreislauf: Herzvergrößerung, Aortenektasie, Lungenstauung, Stauungsergüsse.

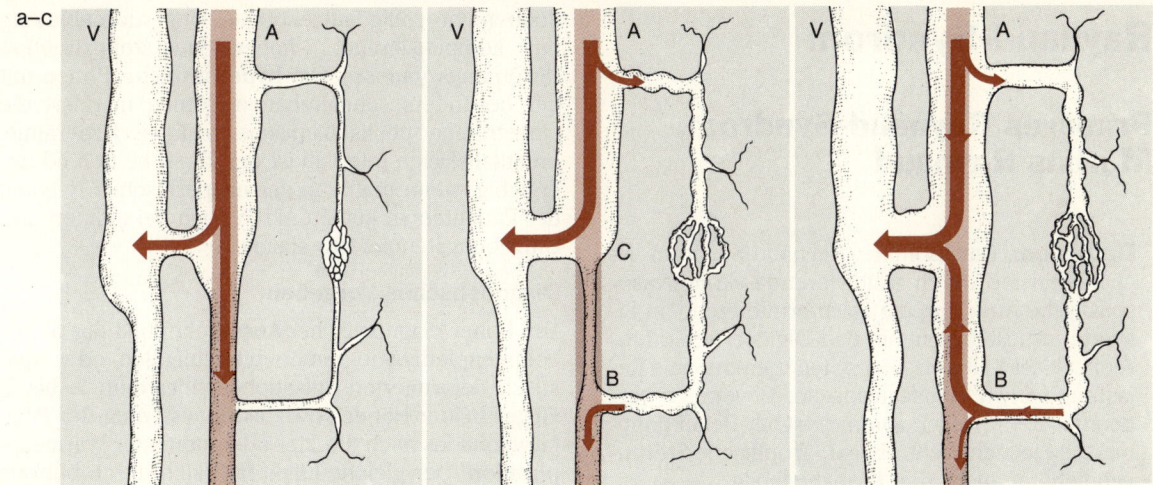

Abb. 2.**19a–c**   Hämodynamik im arteriovenösen Fistelbereich (nach Rau)

a Kleine Fistel: Fistel und Peripherie werden von der Hauptarterie durchblutet

b Mittelgroße Fistel: Die Peripherie wird über Kollateralen mit ihrem erhöhten Strömungswiderstand versorgt. C–B = stagnierende Blutsäule

c Große Fistel: Auch ein Teil des Kollateralblutes speist die Fistel. B = „Wasserscheide"

▨ = ursprüngliches Arterienkaliber, A = Arterie, V = Vene

Therapie

Erworbene, meist solitäre Fisteln werden chirurgisch verschlossen. Bei den angeborenen, meist multiplen Fisteln ist oft nur eine palliative Arterienligatur möglich. Selten gelingt eine Aneurysma-Exstirpation in toto.

Prognose und Verlauf

Unbehandelt neigen erworbene Fisteln zur ständigen Ausweitung nicht nur des arteriovenösen Verbindungsschenkels, sondern auch der zuführenden Arterie, die aneurysmatisch entartet und rupturieren kann. Zusätzlich droht bei fortwährender Volumenbelastung eine globale Herzinsuffizienz. Während die Zeichen der Herzbelastung nach Fistelbeseitigung reversibel sind, gilt dies nicht für die aneurysmatischen Veränderungen der zuführenden Arterie, die noch Jahre später rupturieren kann.

Merke: Erworbene arteriovenöse Fisteln führen in Abhängigkeit vom Shunt-Volumen zu einer Volumenbelastung des Herzens mit Lungenstauung, zu Ektasie und aneurysmatischer Degeneration der zuführenden Arterie sowie Ektasie der drainierenden Venen. Die Umbauvorgänge am Herzen sind bei Obliteration des Fistelkreislaufs eher reversibel als die an den Arterien. Die Therapie der Wahl ist chirurgisch. Bei angeborenen, meist multiplen arteriovenösen Fisteln ist das Shunt-Volumen meist wesentlich kleiner, die Auswirkung auf Herz und Kreislauf dementsprechend geringer. Oft ist nur eine palliative Behandlung mit Arterienligatur möglich. Ausnahmsweise gelingt die Totalexstirpation eines Fistelkonvoluts.

Weiterführende Literatur

Becker, H.M., C. Bubb, U. Finke: Aneurysma dissecans der Aorta. Münch. med. Wschr. 124 (1982) 404

Belov, S., D.A. Loose, E. Müller: Angeborene Gefäßfehler. Periodica Angiologica, Bd. 10. Einhorn-Presse, Reinbek 1985

Doerr, W.: Organpathologie, Bd. I. Thieme, Stuttgart 1974

Gornes, M.M.R., P.E. Bernatz: Arteriovenous fistulas: a review and ten-year experience at the Mayo Clinic. Mayo clin. Proc. 45 (1970) 81

Heberer, G., J.C. Reidemeister: Aneurysmen und Elongationen der Arterien. In Heberer, G., G. Rau, W. Schoop: Angiologie, 2. Aufl. Thieme, Stuttgart 1974

Rau, G.: Arteriovenöse Kreislaufverbindungen des großen Kreislaufs. In Heberer, G., G. Rau, W. Schoop: Angiologie, 2. Aufl. Thieme, Stuttgart 1974

Trede, M.: Bauchaortenaneurysma. In Schettler, G., R. Gross: Arteriosklerose. Deutscher Ärzteverlag, Köln 1985

Vollmar, J.F., T.P. Nobbe: Arteriovenöse Fisteln − dilatierende Arteriopathien (Aneurysmen). Thieme, Stuttgart 1976

Vollmar, J.F.: Das Bauchaortenaneurysma. Wandel in der Diagnostik und chirurgischen Therapie. Chirurg 56 (1985) 238

Raynaud-Syndrom

Primäres Raynaud-Syndrom, Morbus Raynaud

Definition: Das primäre Raynaud-Syndrom ist charakterisiert durch rezidivierende akrale, vasospastische Attacken, die zu intermittierendem Sistieren des Blutstroms in den Digitalarterien führen. Lokaler Kältereiz, viel seltener emotionale Belastung wirken anfallsauslösend. Bevorzugt werden der 2.–5. Finger; symmetrischer Befall dominiert, ist jedoch nicht obligat. Trophische Störungen gehören nicht zum Krankheitsbild.

Häufigkeit

Frauen werden von der Krankheit etwa 5- bis 7mal so oft befallen wie Männer, familiäre Häufung wurde beobachtet.

Ätiologie

Die Ursache des Leidens ist unbekannt. Die Patienten zeigen einen hohen sympathischen Gefäßtonus, der mit einer hypothalamischen Fehlsteuerung, aber auch mit einer erhöhten Ansprechbarkeit der Gefäßmuskulatur gegenüber Noradrenalin in Zusammenhang gebracht wird. Für eine pathogenetische Rolle der Sexualhormone spricht der bevorzugte postpubertäre Befall von Frauen sowie das meist spontane Verschwinden der Beschwerden in der Menopause. Ob eine Inhibition von Enzymen, die vasokonstriktorische Stoffe inaktivieren, pathogenetisch bedeutsam ist, bleibt umstritten.

Pathophysiologie und Klinik

Typischerweise setzen die Beschwerden der zu Hypotonie und Migräne neigenden Patientinnen in der 2. Lebensdekade ein, zunächst mit zunehmender Kälteempfindlichkeit der Hände, später mit anfallsweisem Abblassen einzelner Finger (Digitus mortuus), schließlich mit Ischämieattacken, die dem klassischen Raynaud-Anfall mit der Sequenz Blässe, Zyanose, schmerzhafte Rötung des 2. bis 5. Fingers entsprechen. Die Mehrzahl der Kranken neigt allerdings eher zu rudimentären Verlaufsformen, die sich auf eine isolierte Blässe oder Zyanose beschränken. Besonders die Phase der Rötung des abklingenden Anfalls kann quälend schmerzhaft sein. Seine Dauer schwankt zwischen 10 und 20 Minuten.

Pathophysiologisch liegt der **anämischen Phase** ein totales Sistieren der Durchblutung beim Erreichen des kritischen Verschlußdruckes, der eine Resultante aus Gefäßinnendruck, Gefäßwandspannung und Gewebsdruck ist, mit Kollaps der zuführenden Fingerarterien und der Arteriolen zugrunde (Abb. 2.**20**). Die subpapillären Venenplexus sind entleert. Der **zyanotischen Phase**, die sich anschließt oder primär auftritt, entspricht eine stark herabgestzte, je-

doch nicht völlig aufgehobene Fingerdurchblutung mit kompensierender hoher Sauerstoffextraktion (Strömungszyanose). Die **hyperämische Phase** mit der besonders schmerzhaften Rötung markiert die eingetretene postischämische reaktive Hyperämie. Im anfallsfreien Intervall ist der klinische Befund unergiebig, wenn man von der unspezifischen Neigung der Patienten zu kühlen Akren auch bei indifferenter Umgebungstemperatur absieht.

Diagnostisches Vorgehen

Von hoher diagnostischer Aussagekraft ist das akrale Volumenplethysmogramm mit fehlenden oder spastisch deformierten Pulsationen über dem 2. bis 5. Finger beider Hände sowie Normalisierung des Pulskurvenbildes nach direkter oder indirekter Wärmeapplikation. Der gleiche Effekt läßt sich durch bukkale Applikation von Nitroglyzerin erzielen.

Im Handarteriogramm erkennt man von der Mittelhand nach distal zunehmend enggestellte Arterien, die spitz zulaufend akralwärts verdämmern. Abrupte Gefäßabbrüche mit oder ohne Kollateralgefäßüberbrückung schließen ein primäres Raynaud-Syndrom aus. In zweifelhaften Fällen muß eine zweite angiographische Serie nach intraarterieller Applikation des Vasodilatators Priscol angeschlossen werden.

Differentialdiagnose

Auszuschließen sind alle Grunderkrankungen, die zu einem sekundären Raynaud-Syndrom mit organischen Gefäßveränderungen führen. 90% aller Kranken mit Raynaud-Symptomatik leiden an einem sekundären Raynaud-Syndrom, dessen Grundleiden abzuklären ist. Abzugrenzen bleibt die Akrozyanose, der der Anfallscharakter fehlt.

Therapie

Eine Kausaltherapie des primären Raynaud Syndroms ist nicht bekannt. Neben dem konsequenten Schutz der Akren vor Kälte- und Nässeeinwirkung (Verdunstungskälte) besteht die Chance, durch initial intraarterielle (0,5–1,0 mg), später orale Reserpinbzw. Nifedipinmedikation Paroxysmen zu mildern bzw. zu kupieren. Schwersten Krankheitsfällen bleibt die obere thorakale Sympathektomie vorbehalten, der stets eine Ganglion-stellatum-Blockade zur Überprüfung der Effektivität vorausgehen sollte.

Prognose und Verlauf

Die Prognose des primären Raynaud-Syndroms ist günstig, oft heilt die Krankheit im mittleren Lebensalter mit Einsetzen der Menopause praktisch aus. Während einer Gravidität klingen die Beschwerden meist ab, bei manchen Patientinnen treten sie auch nach der Entbindung bleibend nicht mehr in Erscheinung.

Abb. 2.**20** Anämische Phase eines Raynaud-Anfalls bei primärem Raynaud-Syndrom

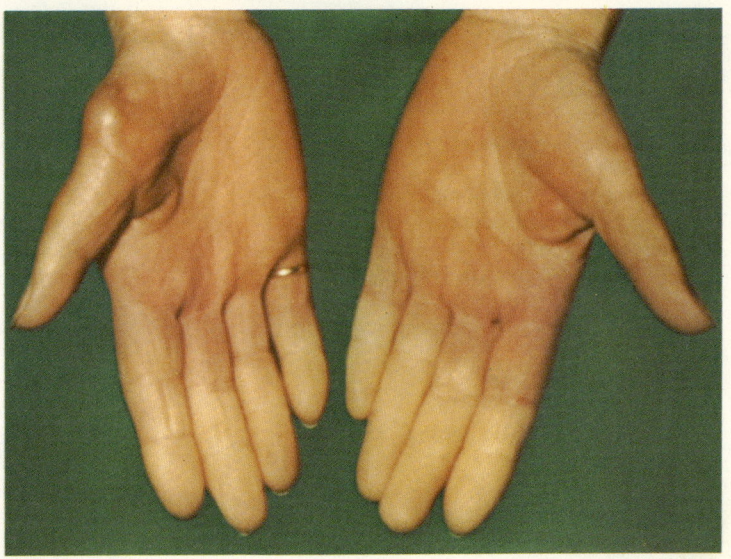

Merke: Das primäre Raynaud-Syndrom (Morbus Raynaud) ist ein rein funktionelles Gefäßleiden. Es beruht auf Kälteüberempfindlichkeit der akralen Gefäße. Es führt zu digitalen paroxysmalen ischämischen Attacken, die sich meist bei Frauen postpubertär manifestieren und in der Menopause abklingen. Organische Digitalarterienverschlüsse schließen ein primäres Raynaud-Syndrom aus.

Sekundäres Raynaud-Syndrom

Definition: Beim sekundären Raynaud-Syndrom sind akrale Ischämieattacken Ausdruck zahlreicher differenter Grunderkrankungen (Tab. 2.**6**).

Häufigkeit

Die für das primäre Raynaud-Syndrom typische Geschlechtsverteilung verwischt sich beim sekundären Raynaud-Syndrom, wenn man von den Kollagenosen absieht. Die Krankheit manifestiert sich in Abhängigkeit von der Grunderkrankung in den verschiedensten Altersklassen.

Ätiologie

Eine Vielzahl von Erkrankungen unter Einschluß von rezidivierend einwirkenden Mikrotraumen und chronischen Intoxikationen bildet die Grundlage eines sekundären Raynaud-Syndroms (Tab. 2.**6**).

Pathophysiologie und Klinik

Die Übergänge von schmerzhaften Ischämieattacken zu persistierenden Beschwerden mit Parästhesien, Kältegefühl, Schmerzen und Gewebsnekrosen sind fließend. Ein völlig beschwerdefreies Intervall stellt eher die Ausnahme dar. Groß ist die Neigung zu akralen trophischen Störungen, insbesondere dann, wenn organische Gefäßwandläsionen beide der paarig angelegten Digitalarterien befallen oder zusätzlich die A. ulnaris bzw. Gefäße im Arcus palmaris in den Prozeß einbezogen werden. Man beobachtet dies vor allem bei der Endoangiitis obliterans und der systemischen Sklerose. Bei vorgeschalteter Stenose läßt ein akraler vasokonstriktorischer Reiz wie Kälte rasch den kritischen Verschlußdruck mit Gefäßkollaps erreichen. Von großer pathophysiologischer Bedeutung für die Unterhaltung akraler Ischämieattacken sind neben den Fließbedingungen oft auch die Fließeigenschaften des Blutes, die vom Hämatokrit, der Plasmaviskosität, der Erythrozytenaggregationsneigung und der Erythrozytenverformbarkeit bestimmt werden.

Diagnostisches Vorgehen

Von großer diagnostischer Aussagekraft ist die Faustschlußprobe. Suspekt ist immer der Befall einzelner Finger oder starke Asymmetrie des Befundes. Apparativ werden organische Durchblutungsstörungen der Akren mit Hilfe der Volumenplethysmographie, der elektronischen Oszillographie, der Ultraschall-Doppler-Untersuchung, der Venenverschlußplethysmographie sowie der Angiographie unter Einsatz vasodilatorischer Reize objektiviert.

Differentialdiagnose

Die Abgrenzung erfolgt gegen das primäre Raynaud-Syndrom. Bei Verdacht, daß akrale Ischämieattacken Ausdruck einer Organerkrankung einschließlich rehologisch effektiver Veränderungen wie bei Polycythaemia vera sind, muß mit allen internistischen, toxikologischen, radiologischen und bioptischen Mitteln eine Abklärung herbeigeführt werden.

Tabelle 2.6   Mögliche Ursachen eines sekundären Raynaud-Syndroms (nach Heidrich)

Kollagenosen	Neurologische Erkrankungen
Lupus erythematodes Panarteriitis nodosa Wegenersche Granulomatose progressive Sklerodermie Dermatomyositis chronisch progressive Polyarthritis	multiple Sklerose Neuritis Poliomyelitis Syringomyelie spinale Tumoren apoplektischer Insult
Arteriosklerose	**Intoxikationen**
Arterienverschlüsse	Schwermetalle (Arsen, Blei) Ergotamin Serotonin Cyanamid Pilzintoxikationen
Thromboangiitis obliterans Embolie	
Schultergürtelsyndrome	**Traumata**
Scalenus-anticus-Syndrom Halsrippe Kostoklavikularsyndrom Hyperabduktionssyndrom	lokale Verletzungen oder Operationen berufsbedingte Mikrotraumen (Preßlufthammer)
	Medikamentös
Wirbelsäulenerkrankungen	Clonidin Noradrenalin Hormonale Antikonzeptiva
Skoliose Arthrose der HWS	**Arteriovenöse Kurzschlüsse**
Hämatogene Erkrankungen	a.-v. Fistel
Kälteagglutinine Kryoglobuline Polyzythämic Paraproteinämie (Plasmozytom)	**Lebererkrankungen**
	Leberzirrhose
	Venöse Verschlüsse
	Achselvenenthrombose

Therapie

Die Behandlung des Grundleidens bestimmt das therapeutische Vorgehen. Wichtig ist stets der Ausschluß vasokonstriktorischer Reize durch Kälte oder mechanische Irritation. Die Kollateralisation wird durch Faustschlußübungen angeregt.

In der Behandlung schwerer organischer Durchblutungsstörungen gewinnt die Verbesserung der Fließeigenschaften des Blutes durch Fibrinogensenkung (Schlangengift) oder isovolämische Hämodilution zunehmend an Bedeutung gegenüber den Versuchen, durch pharmakologische oder chirurgische Sympathikolyse die Fließbedingungen des Blutes zu verbessern.

Prognose und Verlauf

Die Entwicklung des sekundären Raynaud-Syndroms wird durch den Verlauf der Grundkrankheit bestimmt. Als besonders therapieresistent erweist sich oft das Raynaud-Syndrom bei systemischer Sklerose. Bei der Endoangiitis obliterans spielt der Verzicht auf den Nikotinkonsum eine entscheidende Rolle für die Progredienz des Leidens. Bei der Ergotaminintoxikation führt allein die Elimination der Noxe zur Restitutio ad integrum.

Merke: Das sekundäre Raynaud-Syndrom ist Ausdruck einer Grunderkrankung, die sowohl die Fließbedingungen als auch die Fließeigenschaften des Blutes beeinträchtigen kann. Oft geht es mit organischen Digitalarterienverschlüssen einher. Die Therapie richtet sich primär gegen das Grundleiden. Zunehmende Bedeutung erlangt gegenüber den Versuchen einer Vasodilatation bei schwereren Verlaufsformen die Verbesserung der rheologischen Eigenschaften des Blutes durch Herabsetzung der Blut- und Plasmaviskosität.

Weiterführende Literatur

Andrasch, R., E. Bardana, E. Porter, B. Pirofsky: Die diagnostische Bedeutung des Raynaud-Syndroms. Verh. dtsch. Ges. inn. Med. 85 (1979) 899

Belch, J.J.F., R.D. Sturrock: Raynaud's Syndrome: current trends. Brit. J. Rheumatol. 22 (1983) 50

Bollinger, A.: Primäres und sekundäres Raynaud-Syndrom. Schweiz. med. Wschr. 106 (1976) 415

Bollinger, A.: Pathophysiologie des Raynaud-Phänomens. Dtsch. med. Wschr. 107 (1982) 706

Campbell, P.M., E.C. LeRoy: Raynaud Phenomenon. Seminars in Arthritis and Rheumatism 16 (1986) 92−103

Chambers, B.R., J.E. Norris: The case against surgery for asymptomatic carotid stenosis. Stroke 15 (1984) 964

Coffman, J.D., W.T. Davies: Vasospastic diseases. A. review. Prog. cardiovasc. Dis. 18 (1975) 123

Cotton, L.T., O. Khan: Raynaud's Phenomenon: a review. Int. Agiol. 5 (1986) 215−236

Creutzig, A., K. Alexander: Ergotismus Dtsch. med. Wschr. 110 (1985) 1420

EC/IC Bypass Study Group: Failure of extracranial-intercranial arterial bypass to reduce the risk of ischemic stroke. New Engl. J. Med. 313 (1985) 1191

Ehringer, H., E. Betz, A. Bollinger, E. Deutsch: Gefäßwand-Rezidivprophylaxe − Raynaud-Syndrom. Witzstrock, Baden-Baden 1979

Fischer, M.: Doppler-Sonographie und Dopplerfrequenzspectrumanalyse extrakranieller Hirngefäße. Urban & Schwarzenberg, München 1990

Gasser, P.: Die Bedeutung funktioneller Vasospasmen. Dtsch. med. Wschr. 114 (1989) 107−115

Gjöres, J.E., O. Thulesius: Primary and secondary Raynaud phenomena. Acta chir. scand. Suppl. 465 (1976)

Heidrich, H.: Primäres und sekundäres, Raynaud-Syndrom. Definition, Ätiologie, Pathophysiologie, Klinik, Therapie. Dtsch. med. J. 23 (1972) 375

Heidrich, H.: Raynaud's phenomenon. TM-Verlag, Bad Oeynhausen 1979

Hennerici, M., D. Neuerburg-Heusler: Gefäßdiagnostik mit Ultraschall. Thieme, Stuttgart 1988

Lemmens, H.A.J.: Historical review of Raynauds' phenomenon nomenclature und pathophysiology Vasa 18 (1987) 10−14

Lemmens, H.A.J., H. Schmid-Schönhein: Pathophysiologische Mechanismen des Raynaudphänomens. In R. Häring (Hrsg.) Deutsche Gesellschaft für Angiologie, Jahrestagung 1985. Demeter, Gräfelfing 1985 (S. 373)

Mahler, F.: Raynaud-Symptomatik: Diagnostik und Therapie. Therap. Umsch. 42 (1985) 671−677

Priollet, P., M. Vayssairat, E. Housset: How to classify Raynaud's phenomenon. Amer. J. Med. 83 (1987) 494−498

Ranke, C., A. Creutzig: Der dopplersonographische Befund an den Hirnarterien. Internist 30 (1989) W 89

Stiegler, H., T. Forssmann, E. Standl, C. Maschler, G. Baumann: Fünf-Jahres-Verlauf nach Thrombendarteriektomie der A. carotis. Dtsch. med. Wschr. 113 (1988) 1987

Wagner, H.H., K. Alexander: Der differentialdiagnostische Stellenwert des Handarteriogramms beim primären und sekundären Raynaud-Syndrom. Fortschr. Röntgenstr. 142 (1985) 10

Wagner, H.H., K. Alexander: Arteriographie der Hand. Thieme Stuttgart 1992

Walmsley, D., J.D. Goodfild: Evidence for an abnormal peripherally mediated vascular response to temperature in Raynaud's phenomenon. Brit. J. Rheumatol. 29 (1990) 181−184

Wollersheim, H., T. Cleophas, Th. Thien: The role of the sympathetic nervous system in the pathophysiology and therapy of Raynaud's phenomenon. Vasa Suppl. 16 (1987) 54−63

Wouda, A.A.: Raynaud's phenomenon. Classification and definitions. Vasa Suppl. 18 (1987) 4−9

Krankheiten der Venen

H. Ehringer

Varizen

Definition: Varizen sind sackförmige oder zylindrische, oft mit Schlängelung einhergehende Erweiterungen oberflächlicher Venen. Nach der Morphologie werden unterschieden:

- Besenreiservarizen,
- retikuläre Varikose,
- Stammvarikose der V. saphena magna oder parva,
- Nebenastvarikose (V. semicircularia anterior/posterior),
- isolierte Insuffizienz von Perforanten,
- Mischformen (häufig).

Nach der medizinischen Relevanz teilt man ein:

1. *Medizinisch nicht bedeutsame Varikose:* Nur Besenreiser oder nur retikuläre Varizen.
2. *Medizinisch bedeutsame Varikose:* Ausgeprägte Stammvarikose oder ausgeprägte kombinierte Besenreiser/retikuläre Varikose.
   - *„Relevante Varikose":* Keine oder leichte chronisch-venöse Insuffizienz (CVI).

Ferner wird die *primäre Varikose* von der *sekundären Varikose* (postthrombotisch, Angiodysplasie) unterschieden. In der klinischen Praxis ist dies jedoch nicht immer möglich, da Kombinationen vorkommen.

Häufigkeit

Varizen sind sehr häufig: Unter Industriebeschäftigten mittleren Alters bei 55% der Männer und 61% der Frauen, davon eine „relevante Varikosis" bei 9,4% der Männer bzw. 9,3% der Frauen und eine „krankhafte Varikose" bei 3,8% der Männer bzw. 2,7% der Frauen, wobei eine lineare Altersabhängigkeit besteht. Für die Schweiz wurden 500 000 Personen mit medizinisch bedeutsamer Varikose hochgerechnet (Widmer).

Ätiologie

Vermehrte Dehnbarkeit der Venenwand – *familiärer Faktor!* – und Venenklappeninsuffizienz, die sich von der Beckenvene nach distal, z.B. in die V. saphena magna, entwickelt. Der nach distal zunehmende *Venendruck* beim *aufrechten Stand* spielt für die Lokalisation eine wesentliche Rolle: Primäre Varizen finden sich praktisch nur am Bein. Das *Alter* ist der wesentlichste Risikofaktor, gefolgt von *Schwangerschaft* (Verminderung des Venentonus, später auch Abflußbehinderung) und *Übergewicht.*

Pathophysiologie und Klinik

Die Extremitätenvenen bestehen aus den oberflächlichen und tiefen Venen, die untereinander durch die Vv. perforantes oder communicantes verbunden sind. Das für die Varikose wichtige oberflächliche Venensystem der Beine und die wichtigen Vv. communicantes sind in Abb. 2.**21a** u. **b** dargestellt. Die in der Peripherie dichter angeordneten Venenklappen sichern die zentripetale Flußrichtung bzw. in den Vv. communicantes jene vom oberflächlichen zum tiefen System. Im Stehen entspricht der Venendruck am Knöchel dem hydrostatischen Druck. Während des Gehens erfolgt beim Gesunden durch die Funktion der Venen-Muskel-Pumpe eine regelmäßige ambulatorische Druckentlastung auf etwa ein Drittel (von ca. 90 auf ca. 30 mmHg), was eine wichtige Voraussetzung für die normale Makro- und Mikrozirkulation der unteren Extremität darstellt. Ein Großteil des Blutes der oberflächlichen Venen wird so über die tiefen Venen abgepumpt (Abb. 2.**22a** und A in Abb. 2.**24**). Bei *Stammvarikose* und *Nebenastvarikose* entwickelt sich die Klappeninsuffizienz – und mit ihr die Erweiterung und Schlängelung dieser Venen – von der Leckstelle an deren Mündung nach distal in deren Drainagegebiet wie in Abb. 2.**21a** u. **b** ersichtlich. Bei voller Ausbildung kommt es zu einem Privatkreislauf (nach Trendelenburg, bis 600 ml/min) mit retrogradem Saphenafluß („blow down") (Abb. 2.**22c**). Während der Muskelsystole findet sich ein kurzer Auswärtsfluß in den Perforanten („blow out"). Solange die tiefen Venen suffizient sind (Abb. 2.**22c**), ist die Globalfunktion der Wadenmuskelpumpe im Hinblick auf den ambulatorischen Druck- und Volumenabfall wenig gestört (Abb. 2.**24**, Kurve B), und es finden sich keine wesentlichen Zeichen der CVI.

Eine dauernde hohe Flußbelastung der tiefen Venen und Perforanten führt schließlich zu deren Erweiterung und Klappeninsuffizienz (Abb. 2.**22d**) mit entsprechender Funktionsstörung der Beinvenenpumpe, im Sinne einer sehr erheblichen Verminderung des ambulatorischen Druck-Volumen-Abfalls (s. auch Abb. 2.**24**), Kurve C). Aus der Varikose hat sich zusätzlich eine chronisch-venöse Insuffizienz (CVI) mit trophischen Störungen entwickelt, man spricht auch von „Oberflächeninsuffizienz".

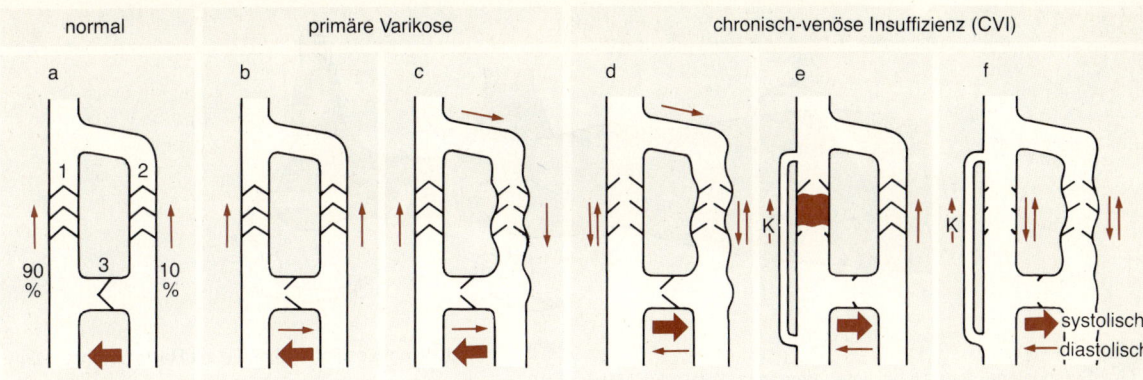

Abb. 2.**22 a–f** Fluß während des Gehens in den tiefen und oberflächlichen Venenstämmen sowie in den Perforansvenen
a Normale Situation mit suffizienten Klappen
b Isolierte Perforansinsuffizienz (selten)
c Stammvarikose der V. saphena magna mit Privatkreislauf nach Trendelenburg, der durch die suffizienten tiefen Venen weitgehend kompensiert ist.

d CVI bei primärer Varikose mit Klappeninsuffizienz der tiefen Venen (= oberflächliche CVI)
e CVI bei postthrombotischem Syndrom (PTS) = „tiefe CVI" mit kompensierter Saphena-Kollateralisation
f CVI bei PTS mit variköser Dekompensation der V. saphena: „tiefe CVI" mit sekundärer Varikose
1 = tiefe Venen, 2 = oberflächliche Venen, 3 = V. perforans
K = Kollaterale

Leckstellen und Drainagegebiet der *Stammvarikose* der *V. saphena magna* bzw. *parva* sowie der wichtigsten *Nebenastvarikosen* der *V. semicircularia anterior* bzw. der *V. semicircularia posterior* sind in Abb. 2.**20 a** u. **b** ersichtlich. Eine isolierte *Perforanteninsuffizienz* ist selten (s. Abb. 2.**21 b**). Als *Besenreiservarikose* bezeichnet man geschlängelte Teleangiektasien, die teils vereinzelt, teils zu spinnwebartigen Gefäßmustern konfluieren. Die *retikuläre Varikose* ist netzartig und kleinkalibrig.

Die **subjektiven** Beschwerden umfassen Schweregefühl, Schmerzen und Brennen im Bein bzw. in einzelnen Varizen – gelegentlich prämenstruell stärker –, welche sich bei Beinhochlagerung oder Gehen bessern. Stammvarizen und ausgeprägte kombinierte Besenreiser-/retikuläre Varikose, selten eine isolierte Perforanteninsuffizienz, können zur CVI führen.

Als wesentliche **Komplikationen** gelten die *Varikophlebitis* sowie die *Ruptur* mit Blutung.

Diagnostisches Vorgehen

Die klinische **Untersuchung im Stehen** erfaßt die Art und das Ausmaß der Varikose inklusive der Leckstellen sowie auffälliger insuffizienter Perforanten durch Inspektion und Palpation. Hustenanprall und Rückstrom bei Valsalva-Manöver lassen sich bei Varikose in die Peripherie verfolgen. An der Stelle insuffizienter Vv. perforantes finden sich häufig lokale Venenausweitungen („blow outs") und tastbare Faszienlücken. Im Oberschenkelbereich kann die insuffiziente V. saphena subfascial verlaufen und daher besser palpierbar als sichtbar sein. Man achte auf Zeichen einer zusätzlichen CVI (s. S. 214).

Trendelenburg-Test (1882): Prüfung auf Klappeninsuffizienz des Stammes der V. saphena magna. Die Mündungsstelle der entleerten Vene (Beinhochhaltung im Liegen) wird mit dem Daumen kompri-

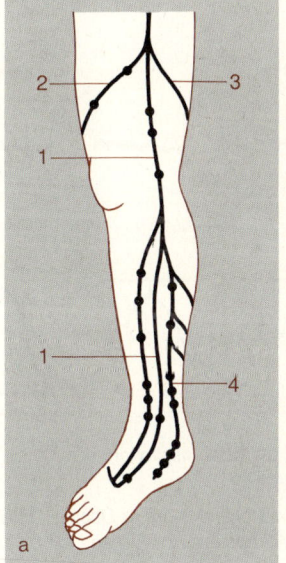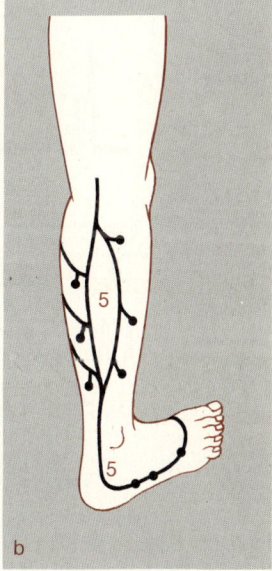

Abb. 2.**21 a** u. **b** Schematische Darstellung der V. saphena magna (a) und parva (b) sowie ihrer wichtigsten Zweige und Vv. communicantes (nach Fegan)
1 = Stamm der V. saphena magna, 2 = V. semicircularia anterior, 3 = V. semicircularia posterior, 4 = hintere Bogenvene mit Cockett-Perforanten, 5 = Stamm der Saphena parva. Mündungs-(Leck-)Stellen: 1 = in die V. femoralis (Fossa ovalis), 2+3 = in 1 (Venenstern, Leiste), 5 = in V. poplitea (Kniekehle)

miert und freigegeben, sobald der Patient aufgestanden ist. Eine schlagartige Füllung der Stammvarize von proximal nach distal ist für die Klappeninsuffizienz beweisend. Bei Saphena-parva-Varikose wird analog vorgegangen.

Die **apparative Funktionsprüfung** erfolgt mit Doppler-Ultraschall (qualitativ), plethysmographi-

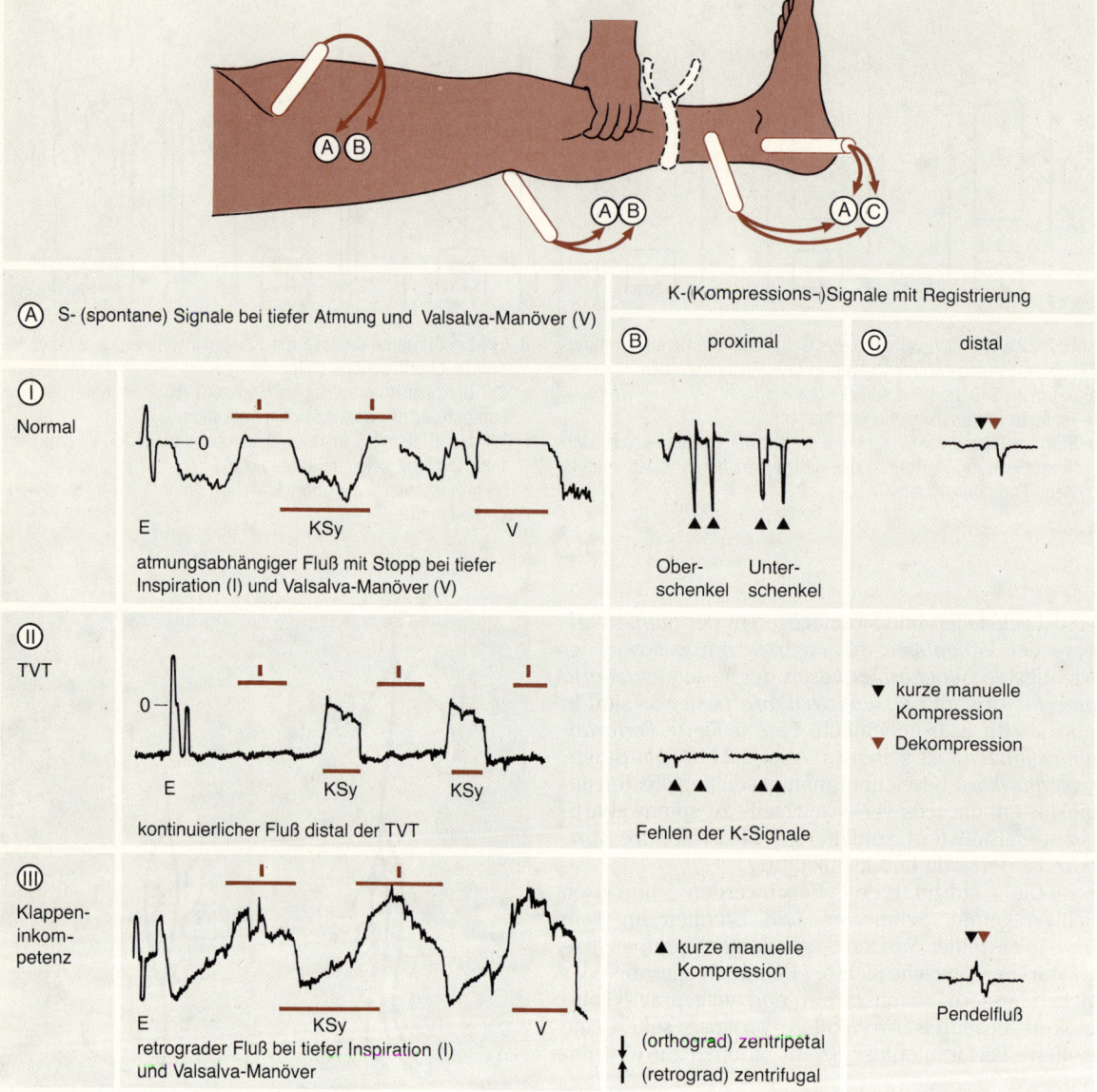

Abb. 2.23   Venenuntersuchung mit bidirektionalem Doppler-Ultraschall: I = „Normalbefunde", II = TVT: Befunde bei tiefer Venenthrombose, III = Befunde bei Klappeninkompetenz. E = Eichung mit 0-Fluß ± 1 KHz, KSy = Kompression über der Symphyse (Lokalisation der präpubischen Kollateralen bei Beckenvenenthrombose)

schen Techniken (quantitativ) sowie mit dynamischer Druckmessung (quantitativ). Für die Therapieplanung sind *Kompressionsteste* von Interesse: Die Stamm- oder Nebenastvarikose bzw. insuffiziente Perforanten werden während der Untersuchung im Bereich der Leckstelle manuell oder mit Tourniquets komprimiert. Eine dadurch erzielte Funktionsverbesserung stellt eine objektive Basis für eine Therapieentscheidung dar.

Doppler-Ultraschall-Untersuchung: Sie erfolgt mit bidirektionalen Sonden (8−10 MHz). Das Prinzip der Untersuchungstechnik sowie die typischen Befunde sind in Abb. 2.23 an Kurvenbeispielen ersichtlich. Der Vorteil der preisgünstigen und daher breit anwendbaren Doppler-Technik ist, daß völlig atraumatisch die Funktion einzelner Venen mit und ohne Okklusionsteste untersucht werden kann; damit kann die Klappeninkompetenz lokal zugeordnet werden (Perforanten, tiefe Venen, oberflächliche Venen und bis zu welcher Höhe). Farbcodierte Ultraschall-Duplex-Systeme ermöglichen eine übersichtliche Funktionsuntersuchung (Flußrichtung farbcodiert, Frequenzanalyse) unter morphologischer Zuordnung (B-Bild). Sie dienen der Funktionsdiagnostik und der Diagnose der Venenthrombose.

Die **Plethysmographie** dient zur Prüfung der Beinmuskelpumpe und zur Thrombosendiagnostik. Verwendet werden mit Wasser gefüllte Plethysmographen, Dehnungsmeßfühler („strain gauges") sowie die Photoplethysmographie (nur qualitativ). Die Funktion der **Wadenmuskelpumpe** wird am aufrechten Patienten mit 15−30 Zehenständen oder

Kniebeugen bei Messung am Fuß (oder Unterschenkel) mit und ohne Kompressionsteste geprüft. Die normale Funktion der Beinvenenpumpe im Hinblick auf die simultan gemessenen Volumen- und Druckänderungen gibt Abb. 2.**24a** u. **b**, Kurve A, wieder: Einem erheblichen Druck-($\triangle$P-) und Volumenabfall (abgepumptes Volumen = EV = expelled volume) folgt eine langsame Rückkehr − rein arterieller Zufluß − zum Ausgangswert; letztere Teilfunktion wird am besten durch die Einstromgeschwindigkeit (Q) und die halbe Erholungszeit (t_3) charakterisiert. Bei reiner Varikose ist die Funktion nur durch den venösen Reflux, daher weniger, gestört, als bei CVI (vgl. B mit C, Abb. 2.**24**). Okklusionsteste objektivieren − wie auch bei der Druckmessung − die Indikation zur Ausschaltung von Varizen oder Perforanten.

Dynamische Druckmessung: Diese wird mit Katheter in einer Fußrückenvene mit elektrischem Druckwandler in analoger Weise wie die plethysmographische Prüfung der Beinmuskelpumpe durchgeführt. Zwischen Druck- und Volumenparametern besteht eine Korrelation, weshalb in der Regel die nichtinvasive Volumenmessung genügt. Im übrigen sei auf Abb. 2.**24a** u. **b** verwiesen. Die **Phlebographie** erlaubt die Darstellung der tiefen Venenstämme und deren Veränderung sowie retrograd gefüllter V. perforantes sowie von Varizen (s. auch tiefe Venenthrombose).

Differentialdiagnose

Vor allem die Abgrenzung gegen sekundäre Varikose bei postthrombotischem Syndrom sowie bei Angiodysplasien (Anamnese, Nävus, lokaler Riesenwuchs) ist notwendig.

Therapie

Allgemeinmaßnahmen bei Venenerkrankungen (s. CVI) und Kompressionsbehandlung sind die Basisbehandlung. **Kompressionsstrümpfe** (Standard oder nach Maß) verringern durch Kompression der Varizen die venöse Stauung. Der **Kompressionsverband** ist bei allen Komplikationen von Varizen und nach Verödung angezeigt. Langzugbinden (elastische Binde) haben einen großen Auflagedruck, aber eine geringe Tiefenwirkung und sind bei Erkrankungen oberflächlicher Venen vorzuziehen. Kurzzugbinden sind nur gering dehnbar, haben einen geringen Auflagedruck, jedoch eine große Tiefenwirkung, was die Muskelpumpe unterstützt.

Venenmittel können als unterstützende Maßnahme dienen (s. CVI). **Varizenverödung:** Die Indikation ergibt sich vor allem bei varikösen Seitenästen der V. saphena magna und parva bzw. bei retikulären Varizen. Das Verödungsmittel schädigt das Venenendothel und führt unter Kompressionsverband zu (Thrombose-)Obliteration der Vene. Man geht in kleinen Schritten von distal nach proximal vor. Im Hinblick auf Details sei auf die weiterführende Literatur verwiesen.

Operative Therapie: Das sogenannte „Venen-Stripping" ist angezeigt bei ausgeprägter Stammvarikose der V. saphena magna und parva bzw. allenfalls

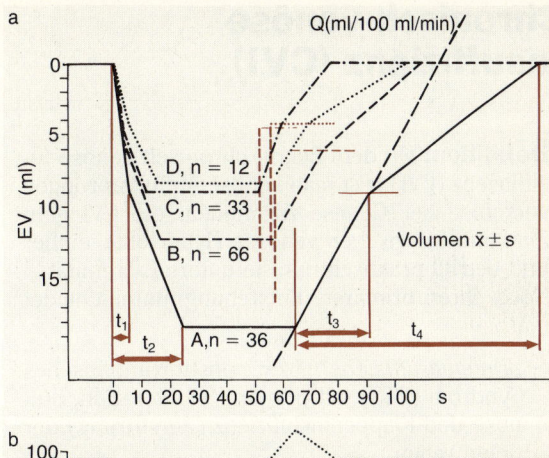

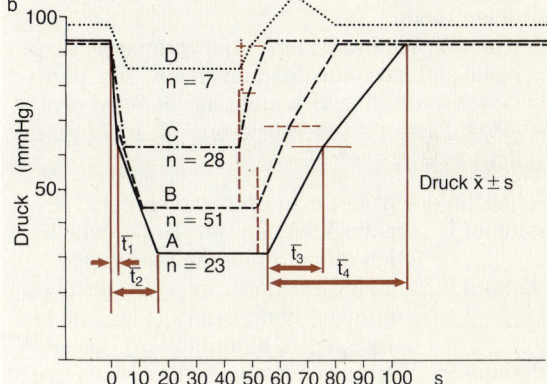

Abb. 2.**24a** u. **b** Schematischer Verlauf von Volumen- (a) und Druckkurven (b) unter 20 Kniebeugen bei Gesunden (A), Varikose (B), Varikose mit chronischer Veneninsuffizienz = „Oberflächeninsuffizienz" (C) und Zustand nach Becken-Beinvenenthrombose = PTS (D) (nach May u. Kriessmann)

bei Nebenastvarikose aus kosmetischen Gründen, bei entsprechenden Beschwerden und Varizenkomplikationen. Einzelne große insuffiziente Perforanten können nach der Technik von Bassi perkutan ausgeschaltet werden. Prinzipiell erhalte man als „Ersatzteile" taugliche Venen für den Bedarfsfall.

Prognose und Verlauf

Die Varikose nimmt im Laufe des Lebens linear zu; bei Stammvarikose und Kombination ausgeprägter retikulärer und Besenreiservarikose auch die CVI. Daher sollte rechtzeitig eine geeignete Therapie durchgeführt werden.

> **Merke:** Die primäre Varikose betrifft in medizinisch relevanter Form etwa 12% der Gesamtbevölkerung und gewinnt dadurch sozialmedizinische Bedeutung. Stammvarikose sowie ausgeprägte kombinierte Besenreiser-/retikuläre Varikose führen häufig zur chronisch venösen Insuffizienz. Allgemeinmaßnahmen, Kompressionstherapie sind die Basis, Varizenchirurgie und Verödung stellen selektive wirksame Therapieprinzipien dar.

Weiterführende Literatur s. S. 220.

Chronisch-venöse Insuffizienz (CVI)

Definition: Mit dem Begriff chronisch venöse Insuffizienz (CVI) faßt man venöse Abflußstörungen verschiedener Genese zusammen; die CVI geht mit ambulatorischer venöser Hypertonie einher und betrifft praktisch nur die untere Extremität. Nach ihrer primären Entstehung unterscheidet man:

- *„Tiefeninsuffizienz"* bzw. postthrombotisches Syndrom (PTS) mit primärer Obliteration, Stenose und Klappeninsuffizienz (Zerstörung) der tiefen Venen.
- *„Oberflächeninsuffizienz"* mit primärer Klappeninsuffizienz von Stammvarizen, Vv. perforantes und schließlich auch der tiefen Venen.
- *„Mischformen"* (Differenzierung oft nicht möglich).

Ferner unterscheidet man drei Stadien der CVI:

Stadium I: Stauungszeichen im Fußknöchelbereich ohne trophische Störungen,

Stadium II: Stauungszeichen mit trophischen Störungen ohne Ulzera (Pigmentverschiebungen, Indurationen),

Stadium III: Florides oder abgeheiltes Ulcus cruris.

Häufigkeit

Die CVI ist häufig. Ihre Prävalenz bei Berufstätigen liegt bei 15%, davon 6% mit Hautveränderungen und ca. 1% mit Ulcus cruris. Die Häufigkeit nimmt mit dem Alter zu. Frauen überwiegen etwas. Nach tiefer Venenthrombose beträgt die Inzidenz des PTS nach 5 Jahren in ausgeprägter Form 24% und nach 20 Jahren insgesamt > 90%.

Ätiologie

Postthrombotische Veränderungen der tiefen Venen bzw. deren Insuffizienz bei Varikose bilden die Hauptursache der CVI: Seltener liegen Angiodysplasien, wie z. B. eine Klappenagenesie, AV-Fisteln oder das Dependency-Syndrom, zugrunde.

Pathophysiologie und Klinik

Bei der CVI liegt eine ungenügende Leistung der Beinvenenpumpe durch Abstromhindernis (besonders PTS) und/oder Klappeninkompetenz der tiefen Beinvenen kombiniert mit Perforanteninsuffizienz vor (s. Abb. 2.22 d–f). Die fehlende ambulatorische Druckentlastung (Abb. 2.24 C und D) bedingt eine Stauung in den Venolen und Kapillaren und führt schließlich zur Störung der Mikrozirkulation mit verstärktem Gefäßaustritt von Flüssigkeit, Eiweiß und allenfalls korpuskulären Blutelementen; dazu kommt eine Störung des Lymphabflusses. Die Häufigkeit und Schwere der Funktionsstörung geht beim PTS parallel der ursprünglichen Lokalisation und Ausdehnung der Thrombose und kann stärker ausgeprägt sein als bei CVI durch Varikose (Abb. 2.24: D gegen C). Nach reiner Unterschenkelvenenthrombose ist die CVI wenig ausgeprägt. **Subjektiv** stehen Schweregefühl, Müdigkeit sowie Schmerzen im Waden- und Knöchelbereich besonders nach längerem Stehen und Sitzen – gegen Abend zunehmend – im Vordergrund. Belastungsabhängiger Wadenschmerz bis zum „Berstungsgefühl" – man spricht von „Claudicatio intermittens venosa" – ist eher selten.

An **objektiven Symptomen** finden sich im Stadium I: Stauungszeichen im Fußbereich wie Schwellneigung und Schwellung, Corona phlebectatica paraplantaris (vom medialen Fußrand über den Fußrücken zum lateralen Rand), livide Haut, „Stauungsflekken". Im Stadium II kommen trophische Störungen hinzu: Schmerzhafte Indurationen mit geröteter warmer Haut, Hypodermitis sowie Pigmentationen und Depigmentationen. Im Stadium III finden sich Ulzera bzw. Ulkusnarben. Diese trophischen Hautveränderungen entwickeln sich vor allem hinter dem medialen Knöchel im Bereich der insuffizienten Cockett-Perforation (s. Abb. 2.21 a u. b). **Komplikationen:** Lokales Ekzem; Einschränkungen im oberen Sprunggelenk durch schmerzbedingte Fixierung (cave Spitzfuß!); subkutane Knochenmetaplasien.

Diagnostisches Vorgehen

Die **klinische Untersuchung** erfolgt im Liegen und im Stehen, mit Festlegung des klinischen Stadiums nach den vorgenannten Kriterien. Sekundäre Varizen weisen auf die Lokalisation des Abflußhindernisses hin: z. B. Caput medusae: V. cava; suprapubische Varizen: Beckenvene. Man prüfe auch immer die arterielle Zirkulation.

Die **apparative Funktionsanalyse** der Beinvenenpumpe mit Plethysmographie oder Druckmessung ohne und mit Okklusionstesten (Varizen, insuffiziente Perforanten; Details s. bei Varizen) objektiviert die Schwere der Funktionsstörung; darüber hinaus kann entschieden werden, ob eine CVI durch lokale Ausschaltung insuffizierter Venen „hämodynamisch besserbar" oder „hämodynamisch nicht besserbar" ist. Die morphologische Abklärung erfolgt mit der Phlebographie und neuerdings immer mehr mit dem farbcodierten Ultraschall-Duplex-Gerät.

Differentialdiagnose

Etwa 90% der Ulcera cruris sind durch CVI bedingt. Die restlichen 10% verteilen sich auf eine Reihe von Ursachen, welche in der Tab. 2.7 angeführt sind. Von den entzündlichen Indurationen ist das Erysipel (Schüttelfrost, schmerzhafte Lymphknoten der Leiste) abzugrenzen.

Therapie

Die **Kompressionstherapie** mit Kompressionsstrümpfen oder Verbänden ist die Basis der Therapie.

Dazu kommen die **Allgemeinmaßnahmen bei Venenerkrankungen:** Vermeidung von längerem Sitzen und Stehen. Besser liegen und laufen. Nächtliche Hochlagerung der Beine. Physiotherapie mit Bewegungsübungen und allenfalls spezielle Massagen, lokale Kälteapplikation (kalte Duschen, Kneipp-Anwendungen, Schwimmen in eher kühlem Wasser). Vermeidung von übermäßiger Wärme in jeder Form (z.B. Fango, Thermalbad, Sonnenbad usw.). Bei Operation und Geburt Thromboseprophylaxe. Möglichst Vermeidung der „Pille".

Damit gelingt es meist, die Inzidenz von Ulcera cruris zu vermindern. Die sogenannten „Venenmittel" können als unterstützende Maßnahme eingesetzt werden; folgende Wirkungen wurden für manche dieser Medikamente nachgewiesen: Gefäßabdichtung mit Verminderung der Filtrationsrate, Ödemausschwemmung, Entzündungshemmung bzw. Venentonisierung (für Dihydroergotamin = DHE ist die Venentonisierung auch an variкös veränderten Venen nachgewiesen!). Ein Ulcus cruris sollte zunächst mit 3% H_2O_2-Lösung, Kochsalzlösungen bzw. absorbierenden Pulvern gereinigt werden. Unter lokaler Anwendung von Schaumgummikompressen und Kompressionsverband (in diesem Stadium keinen Strumpf) und Vermeidung von Bettruhe (der Patient soll gehen!) kommt es meist zur Abheilung. Bei hämodynamisch nicht besserbarer CVI beschränkt sich die Therapie auf diese rein konservativen Maßnahmen. Allenfalls kann der Heilungsvorgang bei großem Ulcus cruris durch plastische Deckung beschleunigt werden. Bei hämodynamisch besserbarer CVI kann die lokale Ausschaltung insuffizienter Venen durch Operation oder Verödung dazukommen. Bei relevantem Abstromhindernis der Beckenvene (Doppler! s. Abb. 2.23 II A) kann die Venenumleitung nach Palma erwogen werden: Die kontralaterale V. saphena wird suprapubisch subkutan zur kontralateralen Leiste geführt, um das Blut quasi als künstliche Kollaterale zur Gegenseite zu leiten.

Prognose und Verlauf

Beim PTS ist dieser durch Ausmaß und Lokalisation der ursprünglichen Thrombose sowie durch das Ausmaß der Rekanalisation und Kollateralisation bestimmt. Häufig kann man vier Phasen unterscheiden (Kriessmann): In den ersten 2 Monaten ist die ausgeprägte venöse Drainagestörung im Vordergrund (Phase I), zwischen dem 3. und 12. Monat kommt es durch Kollateralisation und Rekanalisation zu einer Besserung der Situation (Phase II, s. auch Abb. 2.22 e). Im 2. Jahr ist diese gebesserte Situation relativ stabil (Phase III). Ab dem 3. Jahr kommt es zu einer allgemeinen Tendenz der Verschlechterung durch Rekanalisation tiefer Venen mit Klappeninkompetenz (Zerstörung) und Insuffizienz von Kollateralen (s. Abb. 2.22 f). Bei diskreten Thrombosen tritt die CVI oft erst nach vielen Jahren in Erscheinung.

Merke: Die CVI ist eine sozialmedizinisch bedeutsame Erkrankung. Sie kommt durch Dysfunktion der Beinvenenpumpe beim postthrombotischen Syndrom und bei Stammvarikose zustande. Kompressionsstrumpf/-verband sind die Basistherapie. Zusatzmaßnahmen (Operation, Verödung) hängen von der Art der funktionellen Störung ab.

Tabelle 2.7 Differentialdiagnose des Ulcus cruris (nach Bollinger)

Chronisch-venöse Insuffizienz Stadium III
Gemischtes arteriell-venöses Ulkus
Ateriovenöse Fisteln und Angiome
Diabetische Mikroangiopathie (besonders
   Mikroulzera)
Livedoide Vaskulitis
Erkrankungen aus dem kollagenen Formenkreis
   (Sklerodermie, Lupus erythematodes,
   Periarteriitis nodosa)
Ulcus hypertonicum
Traumatische Ulzera (z.B. Tibiakante)
Nekrotisierendes Erysipel und Pyoderma
   gangraenosum
Neurotrope Ulzera
Geschwürig zerfallende Malignome
Tropische Infektionen (z.B. Frambösie, Madurafuß)
Erythema induratum Bazin
Lymphogene Ulzera

Weiterführende Literatur s. S. 220.

Akute tiefe Venenthrombose (TVT)

Definition: Thrombose des tiefen Venensystems mit der akuten Gefahr der Pulmonalembolie und der häufigen Spätkomplikation des postthrombotischen Syndroms (PTS).
Nach *Lokalisation* und *Ausdehnung* werden folgende Typen der tiefen Venenthrombosen (TVT) unterschieden:

– *Becken-Bein-Venenthrombose*
  Unterschenkel-TVT   (1-Etagen-TVT),
  Unterschenkel-Poplitea–TVT   (2-Etagen-TVT),
  Unterschenkel-Poplitea-Femoralis-TVT
                        (3-Etagen-TVT),
  Unterschenkel-Poplitea-Femoralis-Becken-TVT
                        (4-Etagen-TVT).
  Alle anderen isolierten oder kombinierten Lokalisationen sind selten (zusammen 5%).
– Subklavia-Achsel-Venenthrombose.
– Organvenenthrombose.

Nach dem Verlauf unterscheidet man:
– akzidentelle TVT (Anlaß bekannt oder nicht),
– (spontan) rezidivierende Thromboembolie.

Häufigkeit

Die Angaben über Prävalenz und Inzidenz der TVT aus epidemiologischen Studien sind relativ (klinische Diagnose nur in 50% korrekt): Bei Frauen ist die Inzidenz ab der 3. Dekade konstant bei etwa 2/1000/Jahr; bei Männern bis 40 Jahren beträgt sie $1/10$ davon und erst in der 7. Dekade wird die Inzidenz bei Frauen überschritten. Die Inzidenz der TVT (Rezidive) beträgt bei Patienten mit TVT-Anamnese ein Mehrfaches jener von Venengesunden.

Bei „thrombogenen Standardsituationen" ist die Inzidenz der TVT besonders hoch (prospektiv, ^{125}J-Fibrinogentest): Myokardinfarkt: 38% (5,5% unter Antikoagulation), Apoplexie: bis 60%, große Chirurgie des Abdomens bzw. in der Orthopädie: 24–58% (Prophylaxe!).

Ätiologie

Meist spielen mehrere Faktoren der Virchowschen Trias zusammen:

Die **Strömungsverlangsamung** ist oft der auslösende Faktor. Fehlende Betätigung der Beinvenenpumpe führt zu hoher Thromboseinzidenz bei Bettlägerigkeit, Herzinsuffizienz nach Operationen, nach Gipsverband oder nach langen Flug- bzw. Autoreisen.

Veränderungen der Blutzuammensetzung: Eine erhöhte Produktion und/oder Aktivierung von Gerinnungsfaktoren, Thrombozytose und/oder erhöhte Thrombozytenaggregation einerseits und Reduktion von Gerinnungsinhibitoren bzw. der thrombolytischen Aktivität spielen einzeln oder mehrfach eine Rolle bei Entzündungen, Neoplasmen (TVT als Paraneoplasie besonders bei Pankreas-, Ovarial- und Prostatakarzinomen), nach Operationen, im Puerperium, bei Ovulationshemmern, bei Polycythaemia vera bzw. Thrombozytose.

Bei der (spontan) rezidivierenden Thromboembolie (schon in jungen Jahren!) kann ein angeborener (autosomal dominanter) Mangel an Gerinnungsinhibitoren wie Antithrombin-III-Mangel, Protein-C-Mangel bzw. Protein-S-Mangel oder eine Verminderung der fibrinolytischen Potenz (Stautest; Verminderung von Plasminogenaktivator, Erhöhung von Plasminogenaktivatorinhibitor) zugrunde liegen. Ein erworbener Antithrombin-III-Mangel kommt bei Synthesestörungen (Lebererkrankungen), Verlust aus dem Intravasalraum (Nephrose, exsudative Enteropathie, Colitis ulcerosa, Morbus Crohn) vor.

Veränderungen der Gefäßwand spielen vor allem bei Traumen, Einwachsen von Tumoren, beim Schultergürtelkompressionssyndrom sowie beim sogenannten Mayschen Venensporn (linke V. iliaca an der Kreuzung mit der Arterie) auch als lokalisierender Faktor eine Rolle.

Pathophysiologie und Klinik

Die Klappentaschen der Wadenvenen sind in der ganz überwiegenden Mehrzahl der Ausgangspunkt der Thrombose; zur klinischen Manifestation kommt es bei Propagation der Thrombose nach proximal (1- bis 4-Etagen-TVT). Seltener sind andere primäre Lokalisationen. Die klinische Manifestation erfolgt in 48% akut (besonders bei Ambulanten), in 46% subakut (vor allem bei Bettlägerigen), in 3% primär als Lungenembolie und sehr selten als Phlegmasia coerulea dolens.

Die **klinische Symptomatik** ist in der Initialphase wenig eindrucksvoll. Die nachfolgend verzeichneten Symptome finden sich oft erst bei Propagation der TVT:

– Lokaler Schmerz: Spontan oder beim Auftreten; Druckschmerz der Planta pedis (Payr) und im Verlauf der thrombosierten Venenstränge; Wadenschmerz bei Dorsalflexion des Sprunggelenks (Homan).
– Schwellung mit lokaler Überwärmung der Haut.
– Zyanose (oft nur beim Stehen sichtbar!).
– Verstärkte Zeichnung oberflächlicher Venen (Kollateralen).
– Allgemeinzeichen wie „ungeklärtes Fieber" und „unklarer Pulsanstieg" (Lungenembolisation).

Phlegmasia coerulea dolens

Dieser Sonderform der TVT liegt eine foudroyante komplette Thrombose sämtlicher großer und kleiner Venen zugrunde; es resultiert eine maximale Stauung, Extravasation und schließlich eine arterielle Minderdurchblutung. Neben starkem Schmerz, starker Schwellung und Zyanose der Extremität zeigen Blasenbildungen die drohende venöse Gangrän an (8–50% Amputationsrate je nach Behandlungsbeginn). Die Letalität beträgt 10%, im fortgeschrittenen Stadium 60%, wobei sowohl der hypovolämische Schock als auch die Lungenembolie (25–30%) eine Rolle spielt. Entscheidend ist die sofortige Therapie.

Subklavia-Axillaris-Venenthrombose

Dem Schultergürtelkompressionssyndrom kommt als lokalisierender Faktor – chronische Läsion der Venenwand – eine wesentliche Rolle zu. Sie tritt häufig nach ungewohnter Arbeit – „Effort-Thrombose" – auf. Die Diagnose ist leicht: livide Arm-Schulter-Schwellung, Schmerz und Venenzeichnung. Die Schultergürtelkompressionsteste geben Aufschluß über zusätzliche Maßnahmen (z. B. Resektion der 1. Rippe).

Spontan rezidivierende Thromboembolie

Ohne erkennbare Ursache, meist schon vor dem 35. Lebensjahr auftretende rezidivierende TVT wechselnder Lokalisation, häufig mit Pulmonalembolie, gelegentlich auch mit oberflächlicher Thrombophlebitis. Bei der Erstmanifestation fällt schon die „Heparinresistenz" (auffallend hohe Heparindosis notwendig!) auf. Familienanamnese! Abklärung s. Ätiologie. Extrem hohe Thromboseinzidenz bei Standardsituationen (Operation usw.). Lebenslange orale Antikoagulation notwendig.

Diagnostisches Vorgehen

Ergeben Anamnese und klinische Untersuchung den Verdacht auf TVT, sollte die *apparative Abklärung am selben Tag* durchgeführt werden, da die Thrombolyse nur in den ersten Tagen erfolgversprechend ist. Man vermeide daher jede i.m. Injektion und gebe allenfalls Heparin subkutan!

Venenstauplethysmographie: Mit Hilfe des maximalen venösen Abstroms (<30/100 ml/min) bzw. der Venenkapazität (<2,0 ml/100 ml) wird die

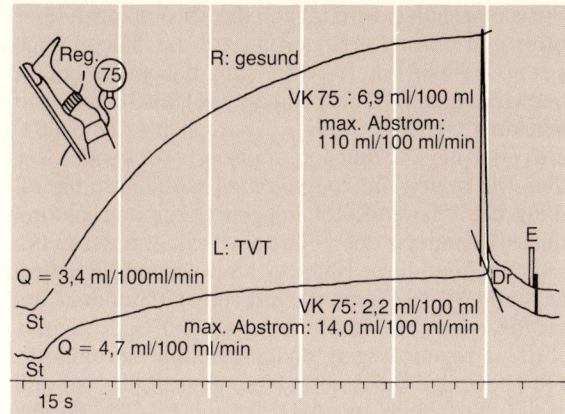

Abb. 2.**25** Schema des Untersuchungsganges (links oben) und Originalregistrierung eines plethysmographischen Thrombose-Screenings. Links: TVT vom Mehretagentyp. St = Beginn der Stauung. Dr = Drainage (Ende der Stauung), VK 75 = Venenkapazität bei Staudruck 75 mmHg, Q = Durchblutung, E = Eichung (1 ml/ 100 ml)

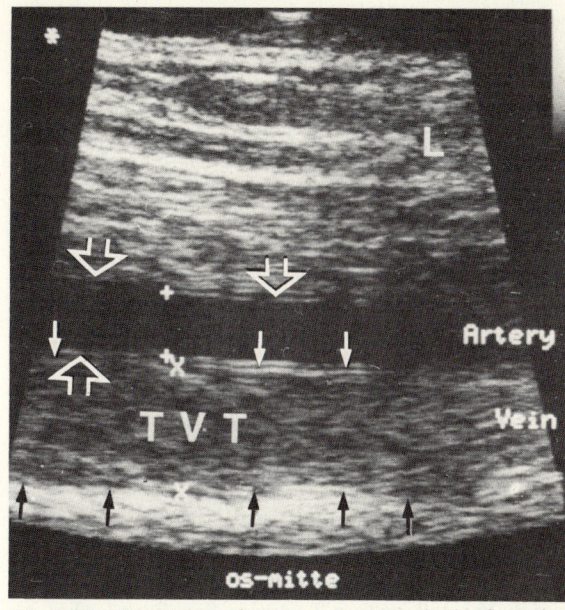

Abb. 2.**26** Thrombosendiagnostik mit einem hochauflösenden Ultraschall-Echtzeit-Duplex-System: Im Gegensatz zum normal echofreien Arterienlumen (schwarz) ist die V. femoralis von einer Thrombose prall gefüllt, nicht komprimierbar und weist keinen Fluß auf (Längsschnitt)
↕ × = Venenwand, ⌀ 8 mm; ⌒ = Arterienwand, ⌀ 4 mm

TVT von der V. poplitea aufwärts mit einer Sicherheit von 90% diagnostiziert (Abb. 2.**25**).

Doppler-Ultraschall: Kontinuierlicher Fluß distal der TVT mit Stopp bei Kompression von Kollateralen bzw. das fehlende Flußsignal am Ort der Thrombose selbst (s. Abb. 2.**23**, II A) klärt die Frage nach (zusätzlicher) Beckenvenenthrombose mit einer Treffsicherheit von etwa 95%. Die fehlenden K-Signale diagnostizieren Oberschenkel- und Poplitealthrombosen mit einer Treffsicherheit von 80% (s. Abb. 2.**23**, II B). Die Methode ist preisgünstig, jedoch für Unterschenkelvenenthrombosen ebenso wie die Plethysmographie nicht geeignet.

[125]**J-Fibrinogen-Test:** [125]J-Fibrinogen (100 μC nach Blockade der Schilddrüse i.v. appliziert) wird in frische Thromben eingebaut. Gemessen werden am nächsten Tag 6–12 Standardmeßstellen pro Bein. Die lokale Aktivitätsanreicherung − + 15% an einer bzw. + 5% an 3 benachbarten Meßstellen jeweils im Vergleich zur kontralateralen bzw. benachbarten Meßstelle − bringt die Diagnose Unterschenkel-TVT mit etwa 95%; frische Thromben werden von alten organisierten Okklusionen differenziert. Die große Stärke des Tests sind prospektive Studien zur Inzidenz von Venenthrombosen und deren Prävention.

Farbcodierter Ultraschall-Echtzeit-Duplex: Der „Farbduplex" ist heute, falls verfügbar, das Verfahren der ersten Wahl: Völlig atraumatische rasche morphologisch-funktionelle Diagnose der TVT vom Unterschenkel bis zur V. cava sowie im Arm- und Halsbereich. Der Thrombus ist als echofreie(-arme) (frische TVT) oder echoreichere (ältere TVT) Struktur im normalerweise echofreien (schwarz) Venenlumen erkennbar (Abb. 2.**26**). Im Thrombusbereich fehlen der Fluß, die normalen Atmungsschwankungen des Lumens sowie die Komprimierbarkeit der Vene mit dem Schallkopf. Partielle und umflossene Thromben können differenziert werden.

Phlebographie: Ihre Rolle als Standard-Referenzmethode der morphologischen Beurteilung der

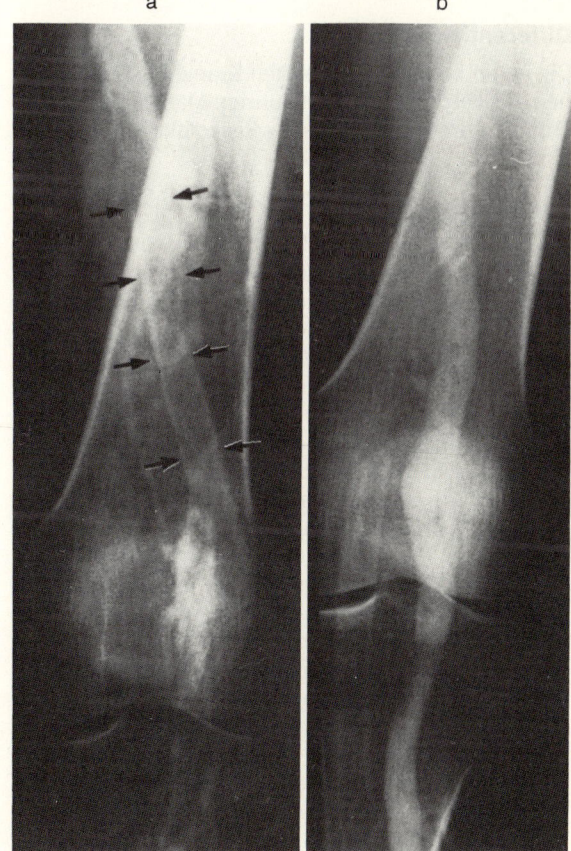

Abb. 2.**27 a** u. **b** Umflossener Thrombus der V. poplitea − Anamnesedauer 6 Tage − vor (**a**) und nach erfolgreicher Thrombolyse mit Urokinase (**b**)

Tabelle 2.8 Differentialdiagnose der tiefen Venenthrombose (nach Bollinger)

Posttraumatische Schwellung
Kompression von außen
– Tumor
– retroperitoneale Fibrose
– Aneurysmen
– abgekapselte Muskelhämatome
– Baker-Zyste
– beengende Bandagen
– Leistenhernien
– Kavakompression bei Leberzirrhose
Insuffizienz der Muskelpumpe bei Paresen
   („Dependency-Syndrom")
Primäres und sekundäres Lymphödem
Erysipel
Borrelia Dermatitis (initial)
Hereditäres Angioödem
Ödeme unbekannter Genese

tiefen Venen wurde z. T. durch den Farbduplex ersetzt. In Abb. 2.27 a ist ein frischer, von Kontrastmittel umflossener – „Konturphänomen" – Thrombus der V. poplitea erkennbar, welcher durch Thrombolyse beseitigt wurde (Abb. 2.21 b). Komplett okkludierende Thromben führen zum „Auslöschphänomen" (tiefe Venen nicht dargestellt) und Abfluß über sichtbare Kollateralen.

Differentialdiagnose

Die in der Tab. 2.8 angeführten Krankheitsbilder können zur Fehldiagnose TVT führen. Man beachte, daß Traumen und Stase ihrerseits Risikofaktoren der TVT sind.

Therapie

Als **Basistherapie** der akuten TVT darf die **Antikoagulation** zur Verhinderung der schweren Pulmonalembolie und des Fortschreitens der Thrombose gelten; die Inzidenz der tödlichen Pulmonalembolie wird dadurch von etwa 10 auf 1% gesenkt. In der akuten Phase der TVT wird unverzüglich die Antikoagulation mit dem sofort wirksamen *Heparin* durch 5 Tage (länger vermutlich besser) durchgeführt und überlappend von einer *oralen Langzeitantikoagulation* zur Verhinderung der sonst häufigen Thromboserezidive gefolgt; die orale Antikoagulation soll bei akzidenteller TVT 3–6 Monate, bei der 2. thromboembolischen Erkrankung oder bei Kombination mit Pulmonalembolisation 12 Monate und bei der (spontan) rezidivierenden Thromboemboloie lebenslang fortgesetzt werden. Die gerinnungshemmende Wirkung des Heparins kommt durch Inaktivierung der Gerinnungsfaktoren IIa, IXa, Xa, XIa durch den Antithrombin-III-Heparinkomplex zustande. Es bewirkt außerdem eine gewisse Aktivierung der endogenen Fibrinolyse. *Heparin* wird entweder als Dauerinfusion (Beginn mit Bolus von 5000 Einheiten gefolgt von einer Dauerdosis von 1000 Einheiten/h) oder intermittierend zunächst 8stündlich 7500 Einheiten täglich durchgeführt. Zur Kontrolle (Wirksamkeit, Blutungsgefahr,

Dosisanpassung) wird täglich die Thrombinzeit überprüft und deren Verlängerung auf das 3fache angestrebt. Anstelle von Heparin kann, besonders bei Nebenwirkungen (z. B. Thrombopenie), auch niedermolekulares Heparin (NMH), 1 × täglich (z. B. 5000 E) s. c. oder als i. v. Infusion appliziert, verwendet werden. Die oralen *Antikoagulantien* verhindern die Bildung der Vitamin-K-abhängigen Gerinnungsfaktoren durch Hemmung der γ-Karboxylierung in der Leber. Entsprechend ihrer Halbwertszeit sinken die aktiven Faktoren VII (6 Stunden), XIII (42–60 Stunden) und Prothrombin (52–72 Stunden) ab. Zur Überwachung wird in regelmäßigen Abständen der Thrombotest (TT) bzw. der Quickwert (PTZ) geprüft, die bei optimaler Einstellung auf 10–15% bzw. 15–25% gesenkt sein sollten, entsprechend einer INR (= International Normalized Ratio) von 2,0 (bis 3,0).

Als **Nebenwirkungen** der oralen Antikoagulation sind vor allem Blutungen, namentlich bei Überdosierung, Medikamenteninterferenzen (insbesondere Acetylsalicylsäure, Butazolidin sowie Lipidsenker) und bei Übersehen von Kontraindikationen zu erwähnen; in der ersten Behandlungswoche kann die sogenannte Cumarinnekrose (Haut) auftreten. Bei Heparin kann es zu Thrombozytopenie, Osteoporose, Alopezie owie zu vasospastischen Reaktionen – insbesondere in Kombination mit DHE – kommen.

Als **Kontraindikationen** zur Antikoagulation gelten: hämorrhagische Diathesen, schwere unbehandelbare Hypertonie, Magen-Darm-Ulzera, schwere Leber- und Nierenschäden, fortgeschrittene Zerebralsklerose, Aneurysmen, Retinopathie mit Blutungen, Traumen bzw. Operationen des Gehirns und für orale Antikoagulantien die Gravidität.

Die **Thrombolyse** zielt auf die Auflösung von Thromben unter Erhaltung der Venenklappen. Nach erfolgreicher Thrombolyse kann die 5-Jahres-Inzidenz des PTS gesenkt werden. Bis zu einer Anamnesendauer von 1 Woche beträgt die Rate der vollständigen oder relevanten Thrombolyse etwa 70%, bei 1–6 Wochen alten Thrombosen deutlich weniger. Besonders gut lassen sich umspülte Thromben auflösen (s. auch Abb. 2.27 a u. b). Es sollte daher bei allen frischen Thrombosen die Thrombolyse angestrebt werden. Als Thrombolytika stehen Streptokinase (SK) (aus Streptokokken gewonnen; antigen, maximale Behandlungsdauer 5–6 Tage) und Urokinase (UK) (aus menschlichem Harn oder Nierenzellkulturen gewonnen, nicht antigen, weniger Nebenwirkungen) und Gewebeplasminogenaktivator (recombinant tissue type plasminogen activator = rtPA) zur Verfügung. Die Plasminogenaktivierung erfolgt bei Streptokinase indirekt über einen Streptokinase-Plasminogen-Aktivator, bei Urokinase direkt (Abb. 2.28). Da diese Wirkung nicht fibrinspezifisch ist, kommt es neben der gewünschten Wirkung der Auflösung des Thrombus zum Abbau von Fibrinogen sowie der Faktoren V und VIII, was zu einer erheblichen Störung der systemischen Gerinnung und zur Möglichkeit von Blutungskomplikationen führt.

Die **Indikation** zur Thrombolyse ist in Tab. 2.9 für verschiedene Lokalisationen jener zur Thrombektomie gegenübergestellt.

Tabelle 2.9 Indikation zur Thrombolyse oder Thrombektomie (TE) bei tiefer Venenthrombose

1. Anamnese: ≤ 1 Woche!, Spätlyse bis 3 (6) Wochen?
2. Fehlende Kontraindikation und gute Lebenserwartung
3. Indikation abhängig von Lokalisation und Ausdehnung

	S	U	UP	UPF	UPFI	I	IF	F	P	PF	Phlegmasia coerulea
Lyse	++	±	++	++	+	+	++	++	++	++	+(++)
TE	++	−	±	+	+	++	+	(±)	(±)	+	++

U = Unterschenkelvenen   P = V. poplitea   S = V. subclavia   F = V. femoralis   I = V. iliaca

Die Indikation zur Lyse von auf den Unterschenkel begrenzten Venenthrombosen sollte von deren Ausmaß und Morphologie (umspülte Thromben) abhängen.

Kontraindikationen gegen systemische Thrombolyse inkludieren:

– Blutungsrisiken, wie hämorrhagische Diathese, Antikoagulantien- oder Acetylsalicylsäuretherapie, bis 2 Wochen nach Arterienpunktion, bis 4 Wochen nach Operation, bis 2 Wochen nach i.m. Injektion, schwere Hypertonie, gastrointestinale Ulzera, Karotisstenosen bzw. nach Schlaganfall, Sepsis bzw. Endokarditis, Retinalblutungen, Nephrolithiasis und Gravidität;
– thromboembolische Risiken wie Vorhofflimmern, Mitralklappenfehler, Aneurysmen und
– allgemeine Kontraindikation wie schwere Allgemeinerkrankungen, fortgeschrittene Karzinome und eine schlechte Lebenserwartung.

Die Lyse wird mit einer Initialdosis (SK: 250 000 IE, UK: 600 000 IE) begonnen und mit einer Erhaltungsdosis (SK: 100 000 IE/h, UK: anfangs 150 000–200 000 IE/h; spätere Dosierung nach Fibrinogenwert, welcher um 100 mg/dl liegen soll) fortgesetzt.

Zur **Therapieüberwachung** (Wirksamkeit, Blutungsgefahr) wird 2× täglich Fibrinogen (Soll: um 100 mg/100 ml ≙ 1 g/l), Thrombinzeit (Soll: Verlängerung auf das 3- bis 4fache, allenfalls zusätzlich Heparin i.v.) bestimmt. Beim überlappenden Umstieg auf die notwendige Anschlußbehandlung mit oralen Antikoagulantien zusätzlich täglich Thrombo- oder Quick-Test. Die SK/UK-Infusion wird nach vollständiger Thrombose oder wenn keine weitere klinische Thrombolyse erwartet werden darf, beendet. Letzteres wird angenommen, wenn bei zwei aufeinanderfolgenden morphologischen Beurteilungen (Phlebographie oder bildgebender Ultraschall) keine weiteren Thromben aufgelöst wurden. Die maximale Therapiedauer beträgt für Streptokinase 5 (−6) Tage.

Als Nebenwirkungen sind Blutungen, insbesondere gastrointestinal, urogenital und im ZNS zu betonen; die Letalität beträgt für Streptokinase 1,2% bzw. für Urokinase 0,26% und ist durch zerebrale Blutung (0,8 bzw. 0,13%) und durch Pulmonalembolie (0,4 bzw. 0,13%) bedingt.

Strikte *Bettruhe* wird bei akuter TVT aus Angst vor der schweren Pulmonalembolie verordnet. Ande-

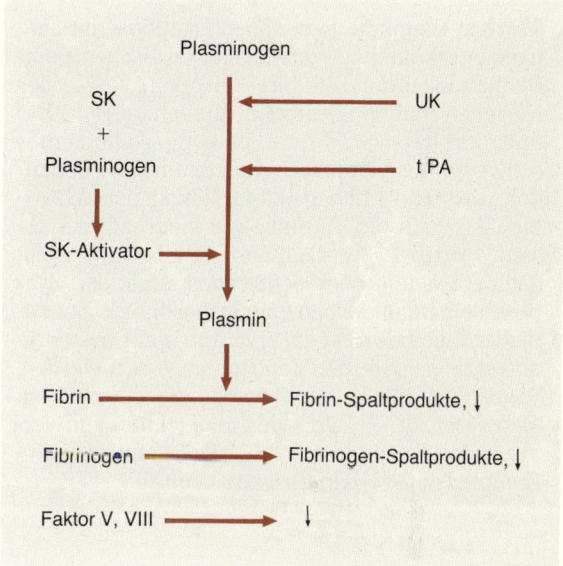

Abb. 2.**28** Schema der Plasminogenaktivierung durch Urokinase (UK), Streptokinase (SK) und Gewebeplasminogen-Aktivator (tissue type plasminogen activator – tPA)

rerseits ist Immobilisation ein Risikofaktor der TVT. Die Patienten sollten daher angehalten werden, schon in der Phase der Bettruhe mit Beinhochlagerung regelmäßige Übungen der Beine durchzuführen. Eine Mobilisation mit Strumpf nach einer Woche erscheint sinnvoll. Bei auf die Wadenvenen beschränkten Thrombosen ist namentlich bei ambulanten Patienten ein Kompressionsverband ohne Immobilisation zu erwägen. Ein großer umflossener Thrombus wird andererseits zur Vorsicht anhalten.

Falls die Restitutio ad integrum bei TVT nicht gelingt, sollte anschließend dauernd ein Kompressionsstrumpf getragen und die Allgemeinmaßnahmen bei Venenerkrankungen (s. CVI) beachtet werden.

Die **venöse Thrombektomie** mit Fogarty-Katheter gilt in Europa – im Gegensatz zu den USA – in der Hand des erfahrenen Gefäßchirurgen als Alternative zur Thrombolyse. Die derzeit möglichen Indikationen sind in Tab. 2.9 ersichtlich. Die Phlegmasia coerulea dolens galt bisher als die unbestrittenste Indikation. Mit der Letalität von 4–5% muß bei der venösen Thrombektomie gerechnet werden.

Thromboseprophylaxe

Besonders bei gefährdeten Patienten indiziert, bei Immobilisation und Operationen im Bauch- oder Extremitätenbereich. Sie inkludiert Frühmobilisation-Physiotherapie (Bein- und Druckstrümpfen, Atemübungen) und eine medikamentöse Therapie. Niedrig dosiertes Heparin − 3 × 5000 IE s.c. oder 2 × täglich Heparin − Dihydergot (5000 IE Heparin + 0,5 mg Dihydroergotamin), niedermolekulares Heparin (NMH: 1 × 2500 bis 3000 E s.c.) bzw. Infusionen von niedermolekularem Dextran haben sich bewährt. Die Wirkung von Aggregationshemmern ist in dieser Indikation umstritten.

> **Merke:** Die akute tiefe Venenthrombose ist eine häufige Erkrankung, vorwiegend im Becken-Bein-Bereich lokalisiert; sie birgt das akute Risiko der tödlichen Pulmonalembolie (unbehandelt 10%) und führt in etwa 25% zur Spätkomplikation eines schweren postthrombotischen Syndroms. Behandelt wird mit Antikoagulation. Wirksamste Therapie ist jedoch die Thrombolyse innerhalb der ersten Woche. Verdächtige Beinbeschwerden, Schmerzen und/oder Schwellung und/oder Zyanose sollten am selben Tag, insbesondere bei Patienten mit guter Lebenserwartung, am besten in einem angiologischen Zentrum abgeklärt werden, damit die Chance für Thrombolyse gewahrt ist. Man vermeide vor Ort jede i.m. Injektion und versorge den Patienten mit Heparin s.c. sowie einem Kompressionsverband bzw. Bettruhe.

Oberflächliche Thrombophlebitis

> **Definition:** Mit mehr oder weniger starken Entzündungszeichen der Wand einhergehende Thrombose oberflächlicher Venen. Man differenziert, Varikophlebitis, oberflächliche Infusionsthrombophlebitis, Thrombophlebitis saltans (migrans) und Morbus Mondor.

Ätiologie

Je nach zugrundeliegendem Bild: Varizenkomplikation, lokaler Reiz der Kanüle oder Infusion bzw. primär entzündliche Reaktion der Gefäßwand.

Pathophysiologie und Klinik

Die Varikophlebitis imponiert als akut entzündlicher, geröteter, schmerzhafter Knoten im Bereich einer Varize, insbesondere des Unterschenkels; seltener ist eine Beteiligung des Oberschenkels, Progression in die tiefen Venen und Pulmonalembolie. Die Infusionsthrombophlebitis kann Anlaß zu septischen Komplikationen geben. Die Thrombophlebitis saltans ist eine meist in Schüben auftretende Erkrankung. Die Diagnose ist anhand des spontan- und druckschmerzhaften, inflammiert imponierenden Venenstranges leicht. Bei Morbus Mondor verläuft die Erkrankung meist nicht so akut und ist im Bereich der Venen der lateralen Thoraxwand lokalisiert.

Diagnostisches Vorgehen

Bei der Thrombophlebitis saltans kann die Diagnose durch Biopsie (Panphlebitis!) gesichert werden.

Differentialdiagnose

Die Thrombophlebitis saltans kann sowohl isoliert als auch als Symptom einer generellen entzündlichen Angiopathie (Thrombangiitis obliterans, LE, Morbus Behçet), selten bei Karzinomen, vorkommen.

Therapie

Die **Varikophlebitis,** namentlich des Unterschenkels, wird mit oder ohne Entleerung des Thrombus durch Stichinzision (beseitigt sofort den Schmerz) mit Kompressionsverband, Antiphlogistika und ohne Bettruhe behandelt. Nur falls sich eine Ausdehnung gegen die Saphenamündung mit drohender Propagation in die tiefen Venen mit Emboliegefahr zeigt, ist eine sofortige Antikoagulation notwendig.

Bei der **Thrombophlebitis saltans** hat Acetylsalicylsäure in einer hohen Dosierung (1,5−3,0 g/Tag) in der Regel eine gute protektive Wirkung. Man behandelt, bis die Erkrankung in ein inaktives Stadium tritt. Nur in Ausnahmefällen sind Corticosteroide bzw. Immunsuppressiva angezeigt. Lokale Anwendung von Antiphlogistika- bzw. Heparinsalben oder Gelen kann die lokalen Beschwerden lindern.

> **Merke:** Bei oberflächlicher Thrombophlebitis steht die entzündliche Wandreaktion im Vordergrund. Meist genügen Antiphlogistika, und (bei Varikophlebitis) Kompressionsverband; keine Bettruhe.

Weiterführende Literatur

Bollinger, A.: Funktionelle Angiologie. Thieme, Stuttgart 1979

Ehringer, H., E. Minar: Die Therapie der akuten Becken- und Beinvenenthrombose. Internist 28 (1987) 317

Ehringer, H., H. Fischer, C.O. Netzer, R. Schmutzler, E. Zeitler: Venöse Abflußstörungen. Enke, Stuttgart 1979

Fronek, A.: Noninvasive Diagnostics in Vascular Disease. Mc. Graw-Hill, New York 1989

Koller, F., F. Duckert: Thrombose und Embolie. Schattauer, Stuttgart 1983

Leu, H.J.: Die phlebographische Sprechstunde. Huber, Bern 1979

May, R., A. Kriessmann: Periphere Venendruckmessung. Thieme, Stuttgart 1978

May, R., R. Nißl: Die Phlebographie der unteren Extremität, 2. Aufl. Thieme, Stuttgart 1978

May, R., H. Partsch, J. Staubesand: Venae perforantes. Urban & Schwarzenberg, München 1980

Strandness, Jr. D. Eugene: Duplex scanning in vascular disorders. Raven Press, New York 1990

Widmer, L.K., H.B. Stähelin, C. Nissen, A. da Silva: Venen-, Arterien-Krankheiten, koronare Herzkrankheit bei Berufstätigen. Prospektiv-epidemiologische Untersuchung. Basler Studie I−III 1959−1978. Huber, Bern 1981

Krankheiten der Lymphgefäße

U. Brunner

Definition: Das Lymphgefäßsystem ist im Feinbau und in der topographischen Anordnung ähnlich wie das Venensystem angelegt. Mit einem weitverzweigten Kapillarnetz fängt es die Lymphbestandteile der Organe und Gewebe ein, leitet die Lymphe über Gefäße wachsender Größenordnung in den Ductus thoracicus, welcher sich schließlich über den linken Venenwinkel in die Blutbahn ergießt. Lymphknoten sind gruppenweise, in Serie oder als parallele Elemente diesem Abstrom beigeschaltet. In den Gliedmaßen unterhalten die Faszien eine Trennung in oberflächliche (präfasziale) und tiefe (subfasziale) Abstromgebiete. Über das subfasziale Lymphgefäßsystem bestehen noch große Wissenslücken; mit der lymphographischen Routinetechnik kommen lediglich die präfaszialen Sammelrohre zur Darstellung. Diese folgen einerseits der V. saphena magna (ventromediales Bündel), anderseits der V. saphena parva (dorsolaterales Bündel).

Die Lymphgefäße bilden ein geschlossenes Einbahnsystem, in dem die Lymphe nicht zirkuliert, sondern stets nur in einer Richtung abfließt. Richtungselemente sind Klappenventile. Förderkräfte sind teils Kontraktionen der muskulären Wandelemente und Schiebewirkung des Kapillarfiltrates, teils Druckschwankungen in Geweben und im Pleuraraum.

Das Lymphgefäßsystem drainiert insbesondere korpuskuläre Bestandteile und makromolekuläre Proteine des interstitiellen Raumes. In der Bewältigung lokaler Entzündungen spielt es deshalb eine wichtige Rolle. In Organen und Gliedmaßen ist die Lymphe wasserklar. Ihre Transportgefäße sind vom Auge nicht zu erkennen. In der Cysterna chyli erfolgt die Vermischung mit der fetthaltigen Lymphe des Darmes. Pathologische Stauungszustände mit Umkehr der Strömung führen zu Austritt chylushaltiger dickflüssig-milchiger Lymphe auf Stufe Gliedmaßen (Chylödem), Bauchhöhle (Chylaszites), Pleuraraum (Chylothorax), Harnblase (Chylurie), Vagina (chylöse Metrorrhoe).

Bei chronisch behindertem Lymphabfluß entsteht in den Gliedmaßen ein lymphostatisches Ödem, das durch den höchsten Proteingehalt aller chronischen Ödeme gekennzeichnet ist. Es fördert Bindegewebsproliferation (hartes Ödem) und bietet einen vorzüglichen Nährboden für Streptokokken (rezidivierende Erysipele). Am wichtigsten für die Praxis erweisen sich in Mitteleuropa die primären Lymphödeme der Beine und die sekundären Lymphödeme der Arme. Der folgende Abschnitt beschränkt sich deshalb auf die Diagnostik und Therapie der Lymphgefäßerkrankungen in den Gliedmaßen. Lymphostatische Krankheitsbilder innerer Organe werden in den entsprechenden Kapiteln abgehandelt.

Akute Erkrankungen der Lymphgefäße, Lymphangitis

Definition: Bakterielle, kanalikuläre Entzündung, ausgehend von lokalen Infektherden.

Häufigkeit und Ätiologie

Häufige Erkrankung des Alltags. Erreger sind Staphylokokken und Streptokokken. Ihr Einlaß in das Lymphgefäßsystem erfolgt häufig über Panaritien, Furunkel, Hautverletzungen und interdigitale Fußmykosen.

Klinik

Feuerrote retikuläre Zonen oder Infektstraßen entsprechend dem Verlauf der Sammelrohrbündel. Alle Zeichen der akuten, lokalen Entzündung, dazu schmerzhafte Schwellung der regionalen Lymphknoten als Filterstationen. Fortschreitende lymphogene Ausbreitung führt zu Sepsis. Deshalb werden die roten Streifen an Gliedmaßen im Volksmund bereits als „Blutvergiftung" bezeichnet.

Therapie

Die zwei Schritte der Therapie umfassen die Eröffnung und Débridierung des Infektherdes sowie Ruhigstellung, lokale antiphlogistische Maßnahmen und Verabreichung von Antibiotika bei Fieber.

Chronische Erkrankungen der Lymphgefäße, Lymphödeme

Definition: Das Lymphödem ist eine chronische Schwellung infolge organisch bedingter ungenügender Lymphdrainage. Ihre Einteilung kann nach verschiedenen Gesichtspunkten erfolgen. Diejenige in Tab. 2.**10** ist eine betont klinische und auf die Praxis abgestimmte Gruppierung. Für die sekundären Lymphödeme ist die Ursache der Lymphblockade jeweils bekannt, für die sogenannten primären nicht.

Primäre Lymphödeme

Häufigkeit

Die Häufigkeit in der Bevölkerung Mitteleuropas ist zahlenmäßig noch nicht erfaßt. Umfragen während Fortbildungskursen für Allgemeinmediziner ergaben, daß pro Praxis 1–2 solcher Fälle in Dauerbehandlung stehen.

Epidemiologische Parameter

Geschlechtsverteilung: 88% Frauen, 12% Männer.

Lebensalter der Manifestation: 83% treten vor (Lymphoedema praecox), 17% nach dem 35. Lebensjahr auf (Lymphoedema tardum). Diese Gruppierung nach Lebensalter ist praktisch wichtig, weil ein erst ab der 4. Lebensdekade einsetzendes Lymphödem der Beine bereits als erstes Zeichen eines möglichen, versteckten Malignoms eingeschätzt werden muß.

Die Häufigkeitsspitze der Manifestation liegt im 17. Lebensjahr; 30% entwickeln sich zwischen dem 15. und 20. Lebensjahr. Bis zum erfüllten 22. Lebensjahr sind 50% der Lymphödeme manifest (Abb. 2.**29**).

Auslösende Einwirkungen: 94% sind sporadische Einzelfälle. Für etwa zwei Drittel setzt die Schwellung ohne jede äußere Einwirkung unmerklich chronisch ein, in einigen Fällen aber auch akut von einem Tag auf den anderen. Für etwa ein Drittel steht zu Beginn ein Ereignis, welches die Schwellung auslöst. Die Abklärung solcher Fälle ergab dann aber meistens eine schon vor dem Unfall vorhandene Lymphangiopathie. Die Lymphdrainage war bis zum Moment des Unfallereignisses suffizient, dekompensierte aber in dessen Folge. Als häufigste Faktoren zur Auslösung von primären Lymphödemen wurden Schwangerschaft und Distorsio pedis erkannt, wobei das traumatische Ödem am Fuß zunächst wochenlang stationär verharrt und dann in ein Lymphödem des Fußrückens und der Knöchel übergeht. Retrospektiv sprechen wir dann den Zustand des Beines vor dem Unfall als Lymphangiopathie bei suffizienter Lymphdrainage an oder als latentes Lymphödem, den Zustand nach dem Unfall als posttraumatisch dekompensiertes, primäres Lymphödem. Auffallend

und diagnostisch wichtig ist auf alle Fälle, daß die lymphographischen Veränderungen in solchen Fällen durchwegs an beiden Beinen nachgewiesen werden können.

Familiäre Lymphödeme sind selten. Im eigenen Krankengut der primären Lymphödeme der Beine sind nur 6% hereditär.

Familiär-kongenital = Typus Nonne-Milroy. 1891 beschrieb Nonne unter 13 erfaßbaren Familienangehörigen von 3 Generationen 7 Fällen mit kongenitalem Lymphödem der Beine. 1 Jahr später erschien unabhängig davon in den USA eine analoge Mitteilung von Milroy, der in einer 6 Generationen und 97 Personen umfassenden Familie 22 Fälle mit primärem Lymphödem fand. 20 davon hatten sicher seit der Geburt ein- oder beidseitige Beinschwellungen.

Familiär-nichtkongenital = Typus Meige. 1898 beschrieb der Pariser Dermatologe Meige 8 Mitglieder der gleichen Familie in 4 Generationen, bei denen sich das Lymphödem ein- oder beidseitig im Verlauf der Adoleszenz bis spätestens zur Pubertät entwickelte. Dieser familiär-nichtkongenitale Typus ist etwas häufiger als der familiärkongenitale.

Charakter der lymphostatischen Schwellung

Die Schwellung ist körperfarben, indolent und mehr oder weniger hart. Im Frühstadium erfaßt sie Zehen, Fußrücken und Knöchelgegend (Abb. 2.**30**), in weiteren Phasen auch den Unterschenkel, der säulenartig deformiert erscheint, und schließlich den Oberschenkel. Groteske Unförmigkeiten finden sich im Rahmen der lymphostatischen Elephantiasis. Im Frühstadium wird das Ödem über Nacht noch abgebaut (reversibles Stadium), in späteren Stadien kaum mehr (irreversibles Stadium). Viele Patienten pendeln mit tage-, wochen- oder monatelangen Intervallen zwischen reversiblem und irreversiblem Stadium hin und her. Hinsichtlich der Prognose sind keine hervorstechenden Varianten herauszustellen. Grundsätzlich ist das Leiden progressiv, und zwar in bezug auf Umfang, Ausdehnung und Konsistenz der lymphostatischen Schwellung. Umfang, Ausdehnung und Konsistenz der Schwellung verändern sich bei zwei Drittel der Fälle schubweise. Schwangerschaften, Verletzungen, Erysipele, klimatische Einflüsse, körperliche Sonderbelastungen und unbekannte Faktoren sind dafür verantwortlich. Innerhalb der allgemeinen Mißform sind Lymphödeme zusätzlich noch durch lokale Veränderungen charakterisiert: Infolge Verdickung und Induration der Zehen geht die Faltbarkeit der Dorsalhaut verloren (Stemmersches Zeichen). Örtlich betonte Schwellung über dem Fußrücken, retromalleolare Kissen, Wülste über der Medialseite des Kniegelenkes und über dem Trochanter major, Vertiefung natürlicher Hautfalten und örtliche Indurationsfelder sind wichtige diagnostische Kriterien für spätere Angriffspunkte einer gezielten konservativen Therapie. Die häufigste Kombination umfaßt die Vertiefung natürlicher Hautfalten über dem oberen Sprunggelenk und einen bombierten Fußrücken.

In drei Viertel der Fälle beginnt das Leiden *ein-*

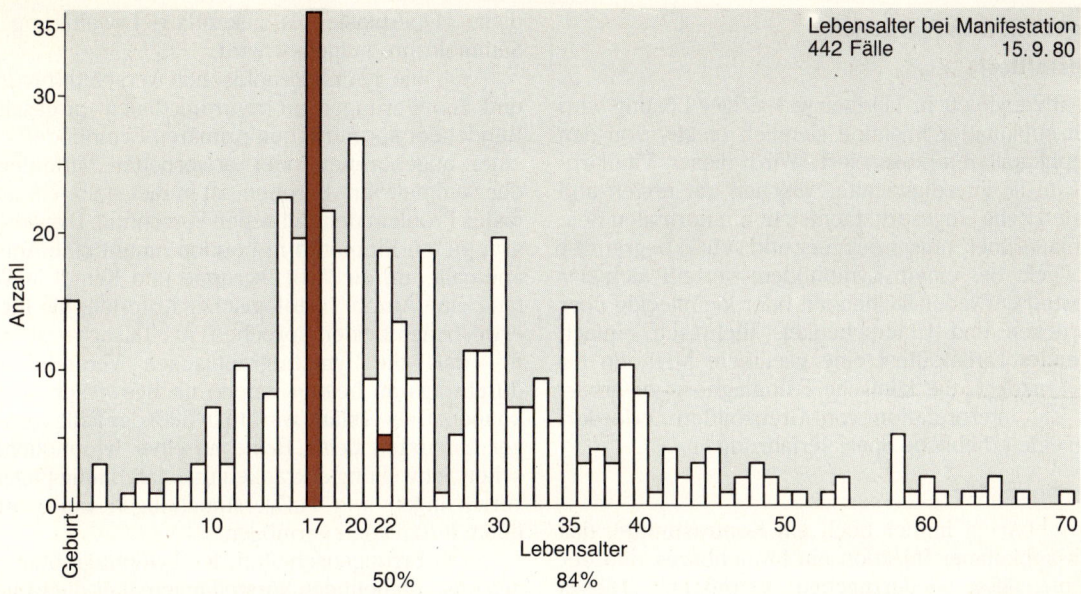

Abb. 2.**29** Lebensalter bei der Manifestation primärer Lymphödeme. Graphische Darstellung. Häufigkeitsspitze im 17. Lebensjahr. Median (statistischer Mittelwert) im 22. Lebensjahr, d.h., daß bis zum erfüllten 22. Lebensjahr die Hälfte der primären Lymphödeme manifest ist

Tabelle 2.**10** Klinische Einteilung für primäre Lymphödeme

Primäre Lymphödeme

Familiäre:
    familiär-kongenital (Nonne-Milroy)
    familiär-nichtkongenital (Meige)

Sporadische:
    aufgrund obliterierender Lymphgefäßveränderungen (Hypoplasie-Aplasie)
    aufgrund von Lymphgefäßektasien (Hyperplasie)

Sekundäre Lymphödeme

Posttraumatisch und postoperativ
Parasitär Lymphangiopathische Komponente beim postthrombotischen Syndrom
Entzündlich
Neoplastisch (inkl. radiotherapeutische und nuklearmedizinische Tumortherapie)

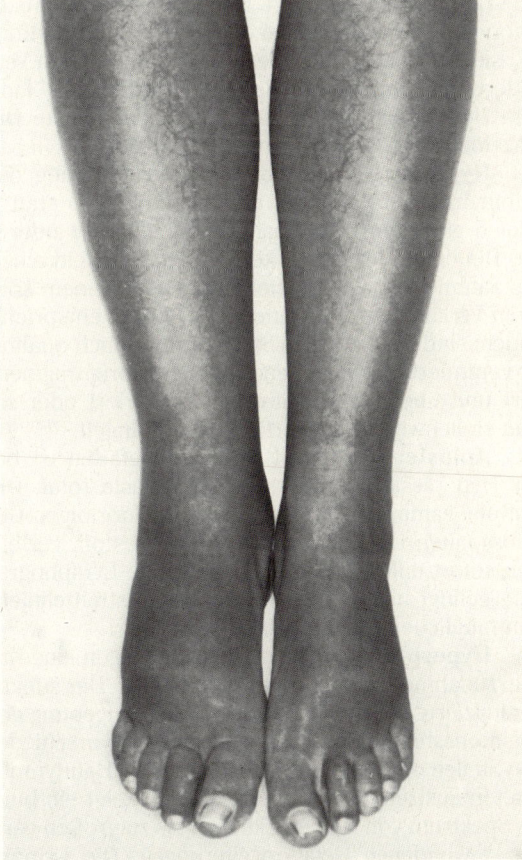

seitig, in ein Viertel beidseitig mit deutlichen Seitenunterschieden ab Anbeginn: ein Viertel geht zeitlich gestaffelt in Beidseitigkeit über, so daß im Verlauf 50% unilateral und 50% bilateral befallene Patienten gezählt werden. In Umfang, Ausdehnung und Konsistenz ergeben sich erhebliche Seitendifferenzen, was für eine adäquate Bestrumpfung zu beachten ist.

Abb. 2.**30** Initiales primäres Lymphödem einseitig rechts: Fußrücken geschwollen, Knöchelgegend maskiert, Unterschenkel noch schlank

Diagnostisches Vorgehen

Farbstofftest

Patentblauviolett in 11%iger wässeriger Lösung wird nach subkutaner Injektion ziemlich elektiv von den Lymphkapillaren absorbiert. Wird dieser Vitalfarbstoff in die Interdigitalfalte zwischen der ersten und zweiten Zehe eingespritzt, entsteht am normalen Bein ein blaugrüner, umschriebener und scharf begrenzter Farbfleck. Bei einem Lymphödem verteilt sich der Farbstoff entweder flächenhaft oder kleinfleckig über Fußrücken und Unterschenkel. Technisch einfach wäre der Farbstofftest eine geeignete Methode für den Praktiker, die klinische Frühdiagnose zu erhärten; die Interpretation von Grenzbildern erfordert aber eine erhebliche Spezialerfahrung.

Lymphographie

Wünschbar ist immer noch ein Kontrastmittel, das nach subkutaner Injektion ein brauchbares Bild der Lymphgefäße wiederzugeben vermöchte. Dieses Kontrastmittel gibt es noch nicht. Die Arbeitsgruppe von Kinmonth arbeitete indessen bis 1955 die direkte Lymphographie des ventromedialen Bündels zu einer klinischen Standardmethode aus, auf deren Ergebnissen unsere heutigen Erfahrungen basieren. Nachdem die Sammelrohre des Fußrückens im Farbstofftest sichtbar geworden sind, wird eines derselben über eine Hautinzision kanüliert. Danach erfolgt die Instillation von wasserlöslichem oder öligem Kontrastmittel. Kinmonth etikettiert die von ihm entdeckten Veränderungen mit radiologischen Begriffen. Er fand 86% Hypoplasie, 3% Aplasie, 11% Hyperplasie. Die einzelnen Begriffe bezeichnen folgendes:

Hypoplasie: Zahlenmäßige Verminderung der Sammelrohre. Man findet am Unterschenkel statt 4 oder 5 größeren Lymphbahnen nur deren 1 oder 2 pro Bündel. Gelegentlich kommt auch nur ein einziges Sammelrohr zur Darstellung, das in seinem solitären Verlauf dem ventromedialen Bündel entspricht. Zudem sind die einzelnen Sammelrohre auch qualitativ verändert: Entweder sind sie engkalibrig fragmentiert und über längere Strecken obliteriert oder sie sind stellenweise erweitert und geschlängelt.

Aplasie: Das Defizit an Lymphgefäßen ist bei der Hypoplasie subtotal, bei der Aplasie total. Die Lymphe sammelt sich nur mehr in sackförmigen Gewebsspalten. Subkutan injizierter Farbstoff verteilt sich sofort diffus in der Umgebung. Die Lymphographie gelingt nicht, da keine zur Kontrastmittelinjektion tauglichen Gefäße gefunden werden.

Hyperplasie: Die Lymphgefäße zeigen eine Kaliberzunahme von 1–5 mm Durchmesser. Der subkutan injizierte Farbstoff kann sich in der Umgebung der Injektionsstelle diffus ausbreiten und an verschiedenen Stellen der Extremität plötzlich in die Hautlymphspalten austreten. Das Lymphogramm zeigt ein buntes Spektrum von kleinen Ektasien bis zu großen varikös gewundenen Gefäßerweiterungen. Die Lymphpassage ist stark verlangsamt. Gelegentlich findet sich in diesen Fällen eine hohe Dysplasie von Lymphknoten und Lymphgefäßen auf Stufe Becken, so daß diese Hyperplasie als sekundäre Erweiterung der Sammelrohre aufgefaßt wird.

Ob die lymphographischen Verschlußprozesse und Erweiterungen im ventromedialen, präfaszialen Bündel der sporadischen primären Lymphödeme auf einer angeborenen oder erworbenen Veränderung der Sammelrohre beruhen, ist immer noch ein ungelöstes Problem der klinischen Forschung. Die Arbeitsgruppe um Kinmonth in London nimmt eine Anlageanomalie an, die Arbeitsgruppe und Kaindl in Wien fand eine Anzahl histologischer Kriterien, die für ein erworbenes Leiden sprechen. Als Tatsache ist wichtig, daß die lymphographischen Veränderungen durchwegs an beiden Beinen nachgewiesen werden können. Dies erklärt, warum in 50% der Fälle mit einiger Latenzzeit beide Beine an einer lymphödematischen Schwellung erkranken und daß häufig Bagatellverletzungen wie Fußverstauchungen ein Lymphödem auszulösen vermögen.

Die Errungenschaften der Lymphographie sind aus unseren heutigen Vorstellungen über die Ursache des Lymphödems nicht mehr wegzudenken. In unklaren Fällen liefert sie die entscheidende Grundlage zur Unterscheidung primärer von sekundären Lymphödemen. Therapeutisch weist sie aber nur für die seltenen Lymphödeme mit Hyperplasie einen Weg. Für die viel häufigeren hypoplastischen Fälle ist sie gemessen an ihrer Aussage eine sehr invasive Methode. Als einzige angiographische Untersuchungsmethode erfordert sie routinemäßig einen Hautschnitt, der mitunter sehr häßliche Narben hinterläßt. Die Indikation zur direkten Lymphographie wird deshalb von klinischer Seite heute mit zunehmender Zurückhaltung gestellt.

Im Stadium der klinischen Forschung steht zur Zeit die *Fluoreszenz-Mikrolymphographie*. Die Arbeitsgruppe um Bollinger stellt ihre Resultate als diagnostisch zukunftssicher mit wertvollen Einblicken in die Pathophysiologie heraus.

Differentialdiagnose

Abgesehen von internistischen Leiden und Phlebödem zeigen vor allem zwei Krankheitsbilder Ähnlichkeiten mit primärem Lymphödem (Tab. 2.**11**): Das *Lipödem* (Fettbein, Säulenbein) steht vor allem deshalb in Differentialdiagnose, weil es fast ausschließlich bei Frauen im gleichen Lebensalter wie das primäre Lymphödem auftritt. Der klinische Hauptunterschied liegt darin, daß Fuß und distaler Knöchelbereich von den Fettdepots ausgespart bleiben. Charakteristisch ist ein supramalleolärer Fettkragen (Abb. 2.**31**). Ein weiterer Unterschied liegt darin, daß beide Beine meistens von Anfang an symmetrisch oder nur mit geringen Seitenunterschieden befallen sind, während das primäre Lymphödem zunächst vorwiegend einseitig oder mit deutlichen Seitenunterschieden in Erscheinung tritt.

Die *Sudecksche Dystrophie* (Reflexdystrophie) tritt nach Bagatellunfällen, insbesondere Distorsio pedis, in Differentialdiagnose, weil auch sie, wie das primäre Lymphödem, durch banale Verletzungen ausgelöst werden kann und initial mit einer lokalisier-

Tabelle 2.11   Differentialdiagnose primäres Lymphödem – Lipödem – Reflexdystrophie

Symptome	Lymphödem	Lipödem	Dystrophisches Ödem (Sudeck)
Lokalisation	Fußrücken und Knöchel, primär einseitig oder mit quantitativen Seitendifferenzen	Hüfte, Ober-, Unterschenkel, primär beidseitig symmetrisch	Fuß und Knöchel
Form	praller Fußrücken, später säulenartige Deformation des Unterschenkels	supramalleolärer Fettkragen	polsterförmige Schwellungen mit Tendenz zur Ausbreitung in die Peripherie
Farbe Tönung	hautfarben – blaß	hautfarben, oft Erythrocyanosis puellarum	anfänglich fleischrot, später blauviolett
Konsistenz	frühzeitig hart, schwer eindellbar	hart	teigig-fest
Hauttemperatur	kühl	körperwarm bis kühl	anfänglich überwärmt, später unterkühlt, vielfach wechselnd
Ruheschmerz	∅ Hypersensibilität der Haut	+++	
Belastungsschmerz	∅ oder Schweregefühl	Schweregefühl	+++

ten Schwellung des Fußes einhergeht. Charakteristisch für das dystrophische Ödem im Frühstadium sind indessen Ruheschmerz, Belastungsschmerz, fleischrote Farbe und Überwärmung.

Komplikationen

Einige typische Komplikationen belasten den natürlichen Verlauf des primären Lymphödems. Ihre Erkennung und Behandlung fällt in den Bereich der Allgemeinmedizin und damit der hausärztlichen Medizin.

Rezidivierende Erysipele: 18% der Patienten erleben sporadische oder rezidivierende Streptokokkeninfektionen auf der Basis charakteristisch hohen Proteingehaltes der lymphostatischen Ödemflüssigkeit. In 5% löst ein Erysipel als initiale Attacke im Rahmen einer Lymphangiopathie mit bisher noch suffizienter Lymphdrainage die manifeste Schwellung aus. Neben konsequenten Anstrengungen zur Reduktion der Schwellung selbst ist für die Prophylaxe wichtig, daß Patienten mit Lymphödem 3mal häufiger von Fußmykosen befallen sind als die Normalpopulation.

Periostosen – Ligamentosen – Tendomyosen, podologische Komplikationen: Schmerzschübe ohne Entzündungszeichen beruhen meistens auf Über- oder Fehlbelastung im Rahmen von Haltungsschäden als Folge des Beingewichtes. Am häufigsten treten sie in der Gamaschenzone auf. Tendenz zu Spreizfuß, Metatarsalgien, interdigitalen Klavi ist typisch.

Papillomatosen und **Hyperkeratosen:** Im Rahmen der Erysipelprophylaxe ist vor allem pein-

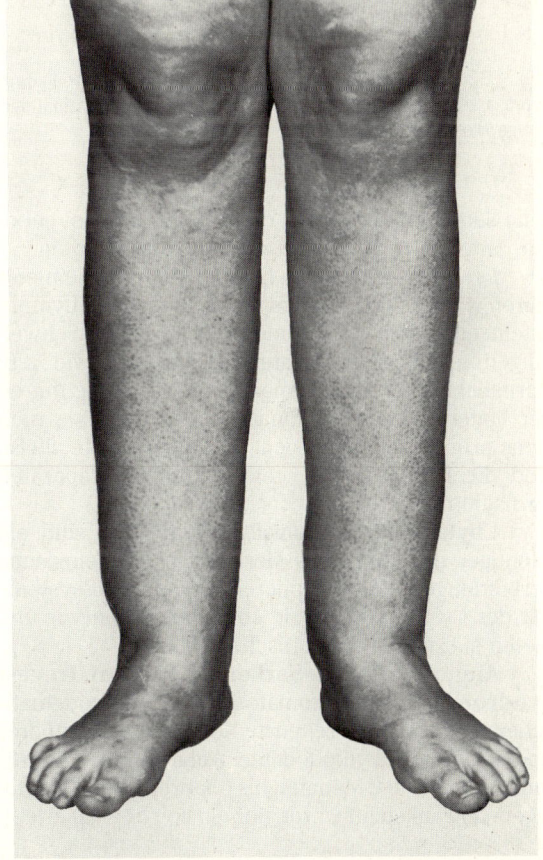

Abb. 2.**31**   Lipödem: weitgehend seitengleiche Schwellung. Kragenförmiger Abschluß der Fettmassen in der Knöchelgegend, Fußrücken frei

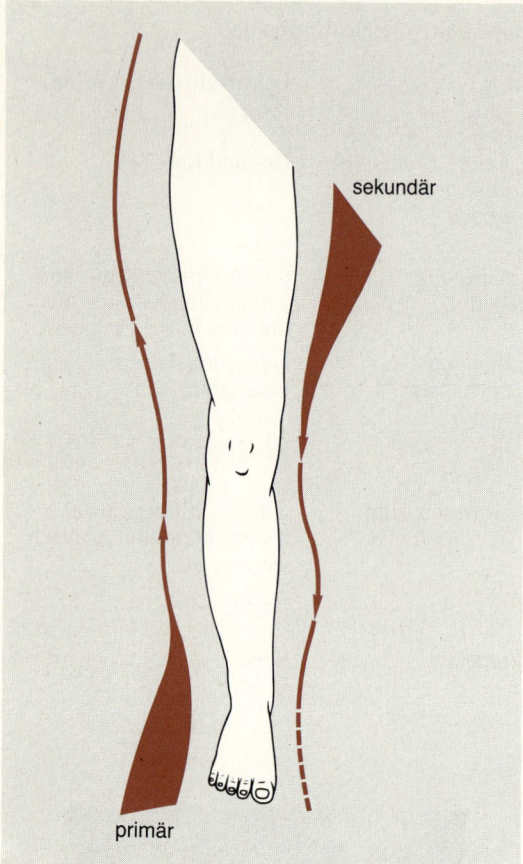

Abb. 2.**32** Ausbreitung der Schwellung bei primärem Lymph-ödem aszendierend ab Fußrücken, bei sekundärem Lymphödem infolge Blockade in Becken oder Leiste deszendierend

Sekundäre Lymphödeme

Im Gegensatz zum primären Lymphödem, das sich mit wenigen Ausnahmen vor dem 35. Lebensjahr manifestiert und in der überwiegenden Mehrzahl das weibliche Geschlecht befällt, treffen wir das sekundäre Lymphödem viel seltener vor dem 40. Lebensjahr und bei beiden Geschlechtern gleich häufig an. Es betrifft ferner mit Ausnahme der entzündlichen Ursache nur selten beide Beine. Das primäre Lymphödem kommt dagegen in 50% der Fälle beidseitig vor. Ein Unterschied liegt ferner in der Evolution. Das primäre Lymphödem beginnt auf dem Fußrücken und aszendiert, das sekundäre breitet sich deszendierend ab Leiste oder Axilla aus (Abb. 2.**32**).

Ätiologie

Posttraumatisch und **postoperativ:** Die Reserven des Lymphgefäßsystems zur Kompensation ausgefallener Sammelrohre ist reichhaltig.

Echte, sekundäre Lymphödeme des ganzen Beines entstehen nur nach tiefgreifenden und breiten Schädigungen des subkutanen Fettgewebes, das die Sammelrohre trägt, und nach radikalen Ausräumungen ganzer Lymphknotenstationen. Als typische Beispiele seien die ausgedehnte Ablederung der Haut (Decollement) und die Radikaloperation des Brustkrebses herangezogen. Die Unterbrechung des Lymphabflusses und deren genaue Lokalisation sind lymphographisch darstellbar. *Lokale* sekundäre Lymphödeme treten als Folge von Verletzungen kleinerer Lymphgefäße in der Umgebung von Narben auf. Diese umschriebenen Schwellungen sind meistens schmerzhaft.

Parasitär: Das häufigste Lymphödem kommt in den Tropen vor und ist durch die Filariose bedingt. Die Filaria bancrofti wird durch Stechmücken übertragen, gelangt durch die Haut in die Lymphkanäle, bewirkt entzündliche Veränderungen und hinterläßt schließlich obliterierte Gefäße.

Lymphangiopathische Komponente beim postthrombotischen Syndrom: Einerseits die Folge einer umschriebenen Verödung der Lymphgefäße durch Ulcera cruris. Jede Lymphstase disponiert besonders zu Infektion. Die häufigsten perifokalen Entzündungen im Bereiche von Beingeschwüren sind weitgehend durch Lymphostase bedingt. Akute tiefe Venenthrombose und postthrombotisches Syndrom greifen andererseits auch das tiefe Lymphgefäßsystem an, was nuklearmedizinisch nachgewiesen werden konnte.

Entzündlich: Rezidivierende kanalikuläre (Lymphangitis) oder flächenhafte Entzündungen (Erysipele) am Bein führen zum Verschluß der Lymphgefäße. Da die gesunde Haut weitgehend resistent gegen Streptokokkeninfektionen ist, können die Erreger nur durch eine vorgeschädigte Haut eindringen und nur in einer solchen ihre Aktivitäten entfalten. Disponierende Veränderungen sind alle Formen der Hautinduration, wie sie beim postthrombotischen Syndrom oder beim Lymphödem typisch sind. Die Er-

liche Sauberhaltung durch den Patienten selbst geboten, unterstützt durch antiseptische Maßnahmen.

Lymphfisteln: Echte Lymphfisteln am Bein entleeren wasserklare Beinlymphe. Solche echte Lymphfisteln entstehen im Rahmen ausgeprägter Schwellungen leicht nach Bagatellverletzungen, wie z.B. Dornstichen. Gezielte Kompressionsverbände mit einer Unterlage aus Schaumgummi bringen sie meistens prompt zum Versiegen. Solange die Fistel fließt, sind die Patienten mit oralen Penicillin-Präparaten abzuschirmen.

Chylusfisteln: Chylusfisteln am Bein sind ein wichtiges diagnostisches Merkmal für pathologische Verbindungen des peripheren Lymphgefäßsystems mit der Cysterna chyli. Sie kommten selten vor und bieten spezielle therapeutische Probleme.

Angioplastische Sarkome (Stewart-Treves-Syndrom): Eine Sarkomatose auf lymphödematischem Boden ist die seltenste Komplikation primärer und sekundärer Lymphödeme. Aufgrund des Schrifttums führt sie in 2 Monaten bis 6 Jahren zum Tode. Im eigenen Krankengut wurde nur ein solcher Fall erlebt.

reger gelangen entweder exogen durch Exkoriationen, Erosionen, interdigitale Schrunden, Trichophytosen oder endogen auf dem Blutweg an den Ort ihrer Aktivität.

Neoplastisch: Tumormetastasen und gelegentlich auch maligne Lymphome sind die häufigsten Ursachen sekundärer Lymphödeme im Karzinomalter. Am einschneidensten wird von den Patienten das sekundäre Lymphödem des Armes nach Radikaloperation und Nachbestrahlung wegen Brustkrebs empfunden. Gerade vom Umgang mit dem Mammakarzinom wissen wir, daß zwischen Radikaloperation mit und ohne Nachbestrahlung und dem Einschießen der Schwellung am Arm Wochen, Monate, aber auch Jahre verstreichen können. Diese Dekompensation nach Intervall ist experimentell durch deszendierende, reaktive Obliteration der Sammelrohre distal einer Blockade aufgeklärt. Therapeutisch sind diese Armlymphödeme außerordentlich hartnäckig. Für unklar geschwollene Beine im Karzinomalter vermag die direkte Lymphographie mit öligem Kontrastmittel durch Darstellung der retroperitonealen Lymphstationen diagnostische Hinweise zu liefern.

Therapie

Im Vordergrund steht ein ganzes Spektrum **konservativer Maßnahmen.** Operative Eingriffe sind nur bei invalidisierenden Ödemformen notwendig. Das Spektrum von Möglichkeiten kommt aber nur dann zum Tragen, wenn es in einem individuellen Behandlungsplan eingesetzt wird. Das Individuelle erstreckt sich auf den speziellen Charakter der Schwellung, zusätzliche Veränderungen und Berücksichtigung von Lebensphasen. Das Spektrum umfaßt vor allem physikalische Maßnahmen zur Entstauung, adäquate Bestrumpfung und intermittierende pneumatische Kompression mit Druckstiefeln verschiedener Ausfertigungen. Unter den physikalischen Maßnahmen zur Entstauung erwies sich eine auf das Lymphgefäßsystem speziell ausgerichtete Gymnastik und manuelle Entstauung als erfolgreich. Ergänzende Maßnahmen versuchen, den Patienten in seinem Alltag so zu beeinflussen, daß er ein Leben *mit* seinem Bein zu führen vermag und nicht ein solches *für* sein Bein. All diese Maßnahmen vermögen zwar Lymphödeme nicht zu beseitigen, sie sind indessen geeignet, die Patienten in ihrem angestammten Beruf arbeitsfähig zu halten. Eine Besserung darf aber nur bei konsequenter Therapie erwartet werden. Nur so ist es möglich, der progressiven Tendenz des Leidens wirksam entgegenzutreten und die Patienten vor Resignation zu bewahren.

Sekundäre Lymphödeme auf der Basis maligner Prozesse sind mit größter Vorsicht in Entstauungsprogramme zu integrieren, da schon beobachtet wurde, daß insbesondere manuelle Maßnahmen eine Aktivierung von Metastasen herbeiführte.

Diuretika in der Initialphase eines großen Behandlungsplanes oder zur Kupierung akuter Schwellungsschübe helfen mit, Ödeme zu reduzieren. Sie eignen sich beim Lymphödem aber nicht als Dauertherapie (bester Effekt durch Kombination von Thiaziden mit kaliumsparenden Diuretika).

Unter den **operativen Maßnahmen** unterscheiden wir grundsätzlich physiologische und resezierende Operationen. Eine Vielfalt versuchter Methoden belegt, daß kein operatives Verfahren in jedem Fall befriedigt. Die physiologischen Methoden der Gegenwart versuchen, die gestaute Lymphe in normal drainierte Körperabschnitte oder über lymphovenöse Anastomosen direkt ins Venensystem abzuleiten. Für die große Mehrzahl der primären Lymphödeme entfallen aber lymphovenöse Anastomosen, da sie über ein numerisches Minus an präfaszialen Sammelrohren verfügen. Erweiterte Lymphgefäße vor Blockaden sind theoretisch anastomosierbar. Der Eingriff stößt auf diverse präparatorische Schwierigkeiten in oft sehr narbigem Gewebe.

In Ermangelung eines allgemeingültigen physiologischen Verfahrens wird bei schweren Mißformen mit resezierenden Methoden das subkutane Fettgewebe entfernt, in welchem sich die Ödemflüssigkeit ausbreitet. In den Händen des Verfassers führte die Operation nach Servelle zu den besten Resultaten aller versuchten Methoden, zur Massenreduktion bei Elephantiasis. Eine ganze Liste von Vorsichtsmaßregeln der Indikation, der Vorbehandlung, der Operationstechnik und Nachbehandlung ist für den Erfolg damit ausschlaggebend.

Merke: Eine ohne erkennbare Ursache auftretende, einseitige, indolente und körperfarbene Schwellung des Fußrückens bei einer weiblichen Person um das 20. Lebensjahr herum ist pathognomonisch für primäres Lymphödem. Die anatomische Ursache der Lymphostase liegt überwiegend in einer Verminderung der Sammelrohre gegenüber der Normzahl. Die Pathogenese dieser Lymphangiopathie ist indessen noch unbekannt. Das Leiden trifft zu 80% die weibliche Bevölkerung. Bis zum erfüllten 22. Lebensjahr sind 50% der primären Lymphödeme manifest. Sekundäre Lymphödeme treten überwiegend erst jenseits des 40. Lebensjahres in Erscheinung. Ihre destruierende oder obstruierende Ursache kann jeweils erkannt werden. Hartnäckige physikalisch-entstauende Therapie vermag die Schwellung primärer Lymphödeme in Schranken zu halten. Bei sekundären Lymphödemen ist die Indikation dazu vorsichtig zu stellen. Chirurgische Maßnahmen kommen nur für invalidisierende Fälle von Elephantiasis zur Anwendung.

Weiterführende Literatur

Brunner, U.: Das Lymphödem der unteren Extremitäten. Huber, Bern 1969

Brunner, U.: Das primäre Lymphödem der Beine in der Allgemeinmedizin. Schweiz. Rundschau Med. (Praxis) 63 (1974) 1398

Brunner, U.: Gefäßchirurgische Aspekte des primären Lymphödems der Beine, Angio 2 (1981)

Brunner, U.: Vaskuläre Erkrankungen bei Lipödem der Beine. Schweiz. med. Wschr. 112 (1982) 1130

Földi, M.: Erkrankungen des Lymphsystems, Witzstrock, Baden-Baden 1971

Isenring, G., U.K. Franzeck, A. Bollinger: Fluoreszenz-Mikrolymphographie am medialen Malleolus bei Gesunden und Patienten mit primärem Lymphödem. Schweiz. med. Wschr. 112 (1982) 225

Kaindl, F., E. Mannheimer, L. Pfleger-Schwarz, B. Thurnher: Lymphangiographie und Lymphadenographie der Extremitäten. Thieme, Stuttgart 1960

Kinmonth. J.B.: The Lymphatics 2nd ed. Arnold, London 1982

Rüttimann, A.: Die Lymphographie. In Schinz, H.R., W.E. Baensch, W. Frommhold, R. Glauner, E. Uehlinger, J. Wellauer: Lehrbuch der Röntgendiagnostik, 6. Aufl., Bd. 1, Thieme, Stuttgart 1965

Viamonte jr., R., A. Rüttimann: Atlas of Lymphography. Thieme, Stuttgart 1980

3 Lungen- und Atmungskrankheiten

P. von Wichert

Lungen- und Atemwegserkrankungen

Atemwegserkrankungen

Der Respirationstrakt umfaßt die oberen extrathorakalen Wege, die intrathorakalen Atemwege, Trachea
und Bronchen und den Alveolarraum. Sie bilden eine
funktionelle Einheit. Angefangen von der Hauptkarina
teilen sich die Bronchen bis zu den terminalen Bronchen echotom etwa 22- bis 25mal beim Erwachsenen
(Abb. 3.1). Engstellen der Atemwege sind die oberen
Atemwege und die kleinen Atemwege, obwohl sich
bei letzteren der Gesamtquerschnitt des Bronchialbaums erheblich erweitert. Die gesamten Atemwege
sind mit Schleimhaut überzogen, die entsprechend
den unterschiedlichen Funktionen eine unterschiedliche Struktur hat, Plattenepithel im Larynx wird von
Schleimdrüsen und Flimmerepithel in den Bronchen
abgelöst. Der Alveolarraum schließlich ist anatomisch besonders geformt. Die mechanische Stabilität
des gesamten Systems wird durch die ins Lungengewebe eingelagerten elastischen und kollagenen Fasern gewährleistet, die insbesondere die terminalen
Bronchien und den Alveolarraum strukturell erhalten.

Trotz unterschiedlicher Ätiologie und Pathogenese weisen die Erkrankungen der Atemwege eine
Reihe von Gemeinsamkeiten auf, die ihre gemeinsame Besprechung sinnvoll macht. Pathophysiologische Vorgänge, diagnostische Maßnahmen und
schließlich therapeutische Ansätze sind ähnlich. Dennoch handelt es sich um ganz verschiedene, auch
verschieden definierte Krankheitsentitäten, die jedoch gegenseitig erhebliche Überschneidungen zeigen, was die Problematik zusätzlich kompliziert.

Die zahlenmäßig wichtigsten Vertreter dieser
Gruppe, die chronische Bronchitis, das Asthma bronchiale und das Emphysem unterliegen unterschiedlichen Definitionskriterien, die zudem ganz verschiedene Ebenen betreffen. Die chronische Bronchitis
wird nach epidemiologischen und klinischen Gesichtspunkten als eine Erkrankung verstanden, bei
der Husten und Auswurf mehr als 3 Monate in jeweils
2 aufeinanderfolgenden Jahren auftreten. Natürlich gibt
es auch ganz eindeutige morphologische Kriterien
der chronischen Bronchitis, die aber in diese Definition nicht eingehen. Das Emphysem ist definiert als
die Erweiterung der terminalen Lufträume, ein rein
anatomisches Kriterium, das zunächst überhaupt keinen Bezug zu klinischen Befunden hat. Unter Asthma
bronchiale versteht man wiederum ein Krankheitsbild mit anfallsweiser Atemnot und Obstruktion, un-

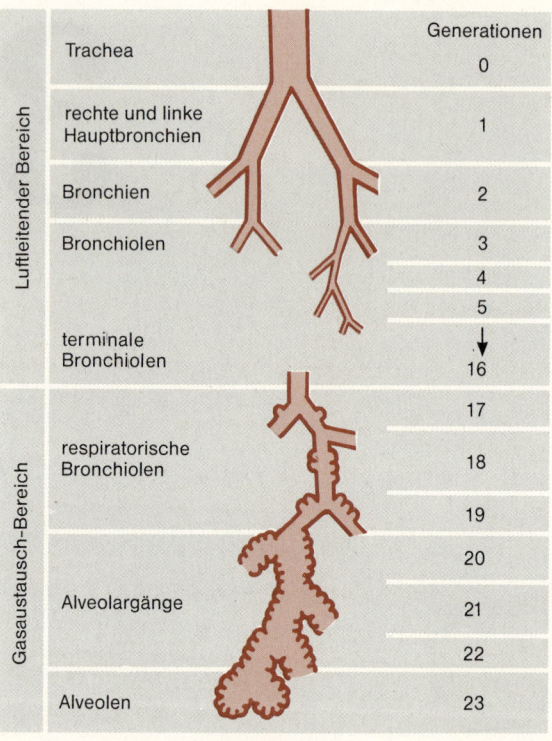

Abb. 3.1   Strukturen des Bronchialsystems von der Trachea bis
zum Alveolarbereich

geachtet der Tatsache, daß hierbei morphologische
und funktionelle Läsionen gefunden werden können.
Diese Definitionsebenen haben allgemeine Anwendung gefunden, da sie klinisch brauchbar sind.
Nichtsdestotrotz haften ihnen eine Vielzahl von Unzu-
gänglichkeiten an, die nicht nur unter epidemiologischen Gesichtspunkten problematisch sind, sondern
auch die präzise Klassifikation der Erkrankung eines
bestimmten Patienten erschweren. Da es sich um
verschiedenartige Prozesse handelt, können sie
gleichzeitig bei einem Patienten vorhanden sein. Bei
chronischer Bronchitis und Emphysem ist diese eher
die Regel als die Ausnahme.

Dennoch erscheint es aus didaktischen Gründen sinnvoll, die Krankheiten getrennt zu behandeln,
um ihre Besonderheiten herauszuarbeiten. Schließlich muß beachtet werden, daß für manche Erkrankungen unterschiedliche Begriffsebenen synonym
zur Anwendung kommen. Der Begriff chronische
Bronchitis, ein anatomisch-pathologischer Terminus,

wird klinisch definiert und synonym mit funktionellen Begriffen, wie der Bezeichnung „chronic obstructive pulmonary (lung) diseases" (COPD, COLD) gebraucht, während akute Obstruktionen häufig als asthmatisch bezeichnet werden.

Es ist also unerläßlich, die verschiedenen Definitionsebenen und Symptombereiche zu beachten und ggf. zu unterscheiden. 3.2 versucht, diese Überlegungen in ein klinisch brauchbares System einzuarbeiten. Bei Betrachtung der Pathogenese der Atemwegserkrankungen wird klar werden, daß die Krankheit bei der chronischen Bronchitis, aber auch beim Asthma bronchiale offenbar zunächst die kleinen Atemwege, die Bronchiolen, betrifft, obwohl dieser Sachverhalt nicht durch Befunde belegt werden kann. Zudem sind Funktionsstörungen der Bronchiolen mit konventionellen lungenfunktionsanalytischen Methoden kaum festzustellen, so daß dieses Stadium der Entwicklung einer Bronchialerkrankung sowohl dem subjektiven Erlebnis des Patienten wie der objektiven Erfassung durch den Arzt zumeist entgeht, ungeachtet seiner großen klinischen und pathogenetischen Bedeutung. Obwohl also das Konzept der „small airway disease" einen interessanten pathogenetischen Gedankengang zeichnet, ist es für die Klinik bisher noch nicht mit ausreichender Sicherheit realisierbar.

Schließlich muß darauf hingewiesen werden, daß die Atemwegserkrankungen im Rahmen dieses Kapitels nur für den Bereich von der Trachea abwärts behandelt sind. Die Erkrankungen der obersten Atemwege bis zum Kehlkopf sind traditionsgemäß Gegenstand der Hals-Nasen-Ohren-Heilkunde und werden in den entsprechenden Lehrbüchern abgehandelt. Die Atemregulationskrankheiten sind separat dargestellt.

Tracheitis

Akute Tracheitiden sind im Rahmen von respiratorischen Infekten häufig, auch allergische oder toxische Entzündungen (Inhalation von Reizgasen) können eine akute Tracheitis auslösen. Sie kann bei Persistenz der Noxen in eine chronische übergehen, wie z.B. nach Tracheotomien. Auch Stenosen der Trachea, wie bei Strumen oder extra- oder intratracheale Tumoren können einen chronifizierenden Einfluß ausüben. Die Symptomatik ist durch Husten, auch trockenen Husten und Auswurf und ein brennendes Gefühl sowie Heiserkeit durch die häufig gleichzeitig bestehende Laryngitis gekennzeichnet. Die Trachea ist röntgenologisch in ihrem Lumen darstellbar. Eine Tracheoskopie ist indiziert, wenn eine Persistenz der Beschwerden den Gedanken an Tumoren, Fremdkörperaspiration oder traumatische Schäden nahelegt.

Tumoren können im gesamten Atemwegssystem, so auch in der Trachea auftreten. Tracheakarzinome ähneln in ihren Ursachen und Eigenschaften den Bronchialkarzinomen (s. dort). Sie sind aufgrund ihrer Lokalisation nur selten resezierbar, da die Trachea nur begrenzt gedehnt werden kann. Bestrahlungsmaßnahmen und die Entfernung von intratra-

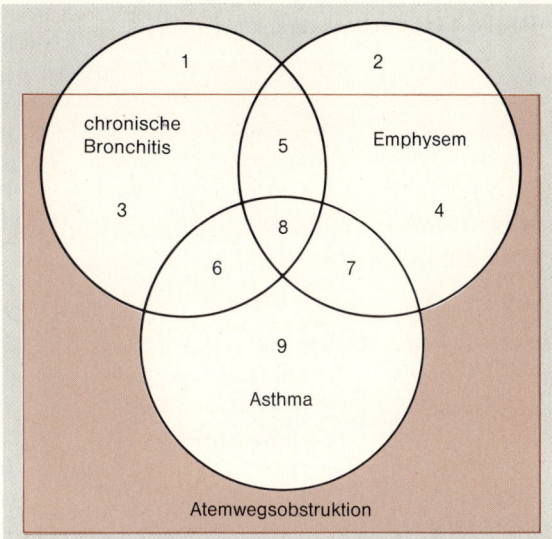

Abb. 3.**2** Zusammenhang von chronischer Bronchitis, Emphysem, Asthma und Atemwegsobstruktion (nach G. Snider. In Murray u. Nadel: Respiratory Medicine. New York, 1989).
Patienten mit Asthma, Gruppe 9 im Schema, sind definiert durch eine reversible Atemwegsobstruktion und nur dadurch, während die Patienten der Gruppen 6 und 7 eine reversible Atemwegsobstruktion mit chronisch produktivem Husten oder Emphysem aufweisen. Patienten im Subset 8 haben die Zeichen aller 3 Erkrankungstypen. Klinisch ist es schwierig festzustellen, ob ein Patient in das Subset 6 oder 8 gehört, oder ob die brochiale Hyperreaktivität als Komplikation einer chronischen Bronchitis anzusehen ist. Diese Schwierigkeiten, die zum Teil anamnestisch gelöst werden können, zeigen die Klassifikationsproblematik bei Patienten mit Atemwegserkrankungen deutlich auf. Patienten der Gruppe 3 haben einen chronisch produktiven Husten mit Atemwegsobstruktion, jedoch kein Emphysem, möglicherweise eine große Gruppe von Patienten. Einfacher ist es röntgenologisch ein Emphysem zu diagnostizieren, auch wenn keine chronische Bronchitis vorhanden ist (Gruppe 4). Patienten der Gruppen 5 und 8 sind diejenigen, die die meisten therapeutischen Probleme bereiten. Patienten der Gruppen 1 und 2 haben keine Atemwegsobstruktion, jedoch haben sie die klinischen oder röntgenologischen oder morphologischen Zeichen der chronischen Bronchitis oder des Emphysems.

chealen Tumoren durch Laserkoagulation sind in den letzten Jahren angewandt worden, können aber die Prognose nicht grundsätzlich ändern.

Tracheatumoren verursachen, ebenso wie Larynxtumoren, eine obstruktive Ventilationsstörung, deren Auswirkungen auf den in- bzw. exspiratorischen Schenkel des Atemzyklus davon abhängig ist, ob der Tumor intra- oder extrathorakal liegt, weil sich dadurch die auf die Stenose wirkenen Druck ändern. So kommt es durch intrathorakale Stenosierungen zu einer Verminderung der exspiratorischen Flüsse, während extrathorakale Stenosen oder solche nach Tracheotomie oder durch eine Struma oder extratracheale Lymphome usw. zu einer inspiratorischen Atembehinderung führen. Die Trachea kann von einer Vielzahl weiterer, zum Teil angeborener Krankheiten betroffen sein; die Tab. 3.**1** gibt eine Übersicht. Klinisch bedeutsam sind Ösophagotrachealfisteln. Durch die rezidivierenden Aspirationen während

Tabelle 3.1   Trachealerkrankungen

Art		Bemerkungen	Therapie
Tumoren	Karzinome Adenome	Histologie! s. auch Bronchialkarzinom	sofern möglich Operation Laserkoagulation Bestrahlung
Mißbildungen	Divertikel Zysten	infektfördernd	Operation
	Fistel	mit Ösophagusatresie verbunden	
	Stenosen	Stridor, Dyspnoe	Operation
	Tracheobronchomegalie (Mounier-Kuhn-Syndrom)	Erweiterung der Trachea infektfördernd	keine
	Knorpelanomalie	weiche unvollständige Trachealknorpel	keine
Andere Erkrankungen	Tracheopathic	verkalkte Plaques in der Trachealwand	keine
	Chondroplastika	gelegentlich Obstruktion	
	schlaffe Pars membranacea	Tracheahinterwand stülpt sich in der Exspiration ins Lumen vor infektfördernd	gelegentlich Operation
Ösophagus- trachealfistel		posttraumatisch, durch Tumore nach Therapie (Laser, Bestrahlung, Operation) nach Tracheotomie	Operation, falls möglich

der Nahrungsaufnahme ergeben sich leicht Bronchopneumonien. Sie sollten, falls möglich, operativ versorgt werden.

> **Merke:** Eine Einengung der Trachea führt zu Stridor und Atemnot. Intra- und extraluminale Tumoren können hierzu beitragen. Mißbildungen der Trachea sind selten. Ösophagotrachealfisteln als Folge von Tumoren oder therapeutischen Maßnahmen können zu rezidivierenden Bronchopneumonien beitragen.

Akute Bronchitis

> **Definition:** Die akute Entzündung der Atemwege, meist viral, selten bakteriell bedingt, kommt am häufigsten bei gewöhnlichen Erkältungskrankheiten vor, z.B. „Grippe", und ist eine der häufigsten Krankheiten überhaupt.

Akute Bronchitis durch Virusinfektion

Die Erkältungskrankheiten (common cold) werden durch eine Vielzahl unterschiedlicher Viren hervorgerufen. Rhinoviren stellen knapp die Hälfte der Erreger, daneben sind Adenoviren, Influenzaviren A–C und Parainfluenzaviren sowie Adenoviren mit 10–20% der Fälle beteiligt. Bei einem Drittel der Patienten mit akuten Erkältungskrankheiten bleibt der Erreger unbekannt. Auch β-hämolytische Streptokokken können akute Atemwegsinfekte auslösen. Eine akute Bronchitis gehört auch zu Masern oder Windpocken.

Unter **klinischen** Bedingungen spielt die Ätiologie der akuten Bronchitis oder besser Pharyngo-Laryngo-Bronchitis kaum eine Rolle. Die Symptomatik mit Rhinitis und Laryngitis sowie Husten, das Zeichen der Allgemeininfektion, wie Krankheitsgefühl, Fieber, Frösteln, Myalgie und Kopfschmerzen, ist für sich charakteristisch. Von klinischer Bedeutung werden diese Infektionen, wenn sich aus der banalen Erkrankung Pneumonien, möglicherweise auch durch bakterielle Superinfektion, wie bei Masern oder im Rahmen der Allgemeininfektion Myokarditiden oder Meningitiden entwickeln, Vorgänge, die aber, bezogen auf die Frequenz der Erkältungskrankheiten allgemein, selten sind. Nicht selten findet man im Rahmen der Infektion eine Leukopenie.

Bei Patienten mit vorbestehenden Bronchialerkrankungen (chron. Bronchitis, Asthma) kann ein interkurrenter Infekt zu einer erheblichen Steigerung der Hyperreaktivität führen, mit anfallsweiser Verschlechterung der Atemnot. Virusinfekte können zu Exzerbation der chronischen Bronchitis, dann meist durch bakterielle Superinfektionen, beitragen. Auch für Kleinkinder und Greise können Virusinfekte infolge der Beeinträchtigung des Kreislaufs gefährlich werden. Gefährdet sind Patienten mit Immundefizienz, sei diese primär oder sekundär bedingt. In der Regel heilen die akuten Atemwegsinfekte schnell und vollständig aus.

Therapie

Eine spezifische gegen den Infektionserreger gerichtete Therapie existiert bei Virusinfektionen nicht. Die symptomatische Therapie berücksichtigt das Fieber und die Kopf- und Gliederschmerzen durch die Gabe von Analgetika und Antipyretika und den infolge der Bronchitis häufig quälenden Husten mit Inhalationen und Antitussiva. Bei vorbestehenden Atemwegserkrankungen, insbesondere Asthma, muß während eines Infektes die Therapie der erstgenannten Störung ggf. intensiviert werden.

Bakterielle Bronchitiden

Diese sind sehr selten und meist als Exazerbation einer chronischen Bronchitis anzusehen. Die häufigsten Erreger sind Pneumokokken, Haemophilus influenzae, aber auch Mykoplasmen und gelegentlich Staphylokokken. Besonders Patienten mit einer Beeinträchtigung des Immunsystems (AIDS, Granulozytopenien, Karzinome, immunsuppressive Therapie) können bakterielle Bronchitiden erwerben, die auch zu Komplikationen, wie Pneumonien, Abszessen und Pleuritiden beitragen.

Die Symptomatik entspricht mit Husten, Auswurf, ggf. Fieber und den Allgemeinerscheinungen derjenigen anderer Erkrankungen des Respirationstraktes.

Therapie

Ampicillin, Tetracyclin, Erythromycin und TMP-SMZ sind die Medikamente der Wahl. In der Regel kommt eine bakteriologische Keimidentifizierung nicht zum Zuge. Sie dauert bei dem kurzen Verlauf der akuten Bronchitis zu lange, kann jedoch hilfreich sein, falls das Krankheitsbild nicht innerhalb von 7–14 Tagen abheilt.

Pilzbedingte Bronchitis

Pilze, insbesondere Candida, gehören zur physiologischen Mundflora. Eine Pathogenität der Pilze setzt praktisch immer eine Verminderung der Immunabwehr des Wirtes voraus und wird deswegen zumeist im Rahmen von zytostatischen Therapien, auch bei AIDS, beobachtet. Als Erreger werden Hefen (Candida, Kryptokokkus, Schimmelpilze, Mukor, Aspergillus und dimorphe Pilze (Histoplasma) gesehen. Bei außereuropäischen Mykosen kann die Infektion auch Gesunde, nicht immunkompromittierte Personen treffen (Histoplasma, Blastomyces, Coccidioidomyces).

Wegen der auch normalerweise pilzbesiedelten Atemwege ist ein Pilznachweis im Sputum diagnostisch zweideutig. Serologische Tests zeigen dagegen die Invasion der Erreger ins Gewebe an und haben einen höheren diagnostischen Wert. Wertvoll ist auch ein bioptischer Nachweis der Gewebsinvasion.

In Mitteleuropa sind die Candida-Infektionen im Rahmen von immunsupprimierenden Maßnahmen und die bronchiale Aspergillose am häufigsten. Aspergillen wachsen nur auf vorgeschädigtem Bronchialepithel, z. B. im Rahmen von chronischer Bronchitis, Bronchiektasen oder zystischer Fibrose, oder in vorbestehenden Lungenhöhlen (Kaverne). Sie haben über ihren invasiven infektiösen Charakter hinaus auch die Fähigkeit, allergische Vorgänge im Rahmen der sog. allergischen bronchopulmonalen Aspergillose mit asthmatischen Symptomen hervorzurufen. Die disseminierte invasive Lungenaspergillose bei immunkompromittierten Patienten ist hiervon abzugrenzen.

Therapie

Die Therapie von Pilzinfektionen ist insgesamt schwierig, weil ein wesentliches Merkmal der Auseinandersetzung des Organismus mit dem Erreger, nämlich seine Immunkompetenz gestört ist. Antimykotika haben nicht unerhebliche Nebenwirkungen. Die Indikation zu derartiger Therapie ist also genau abzuwägen. Zur Anwendung kommen Nystatin, 5-Fluorocytosin, Mikonazol, Amphotericin B, entweder systemisch oder auch als Inhalat.

> **Merke:** Die akute Bronchitis wird vor allem durch respiratorische Viren, selten durch Bakterien oder Pilze verursacht, letzteres vor allem bei immunkompromittierten Patienten. Das klinische Bild entspricht einer „Grippe". Der Verlauf ist in der überwiegenden Zahl der Fälle harmlos und die Therapie symptomatisch. Eine ätiologische Zuordnung des Krankheitsbildes zu bestimmten Erregern ist nur in wenigen komplizierten Fällen sinnvoll.

Asthma bronchiale

> **Definition:** Asthma bronchiale ist durch eine, häufig anfallsweise auftretende, reversible Atemwegsobstruktion gekennzeichnet. Das klinische Bild wird von einer Hyperreaktivität des Bronchialsystems geprägt, die von einer Entzündungsreaktion der Bronchialschleimhaut ausgelöst wird.

Häufigkeit

Die Angaben über die Häufigkeit des Bronchialasthmas schwanken in der Literatur beträchtlich, vor allem wegen der Unsicherheit der Definitionskriterien,

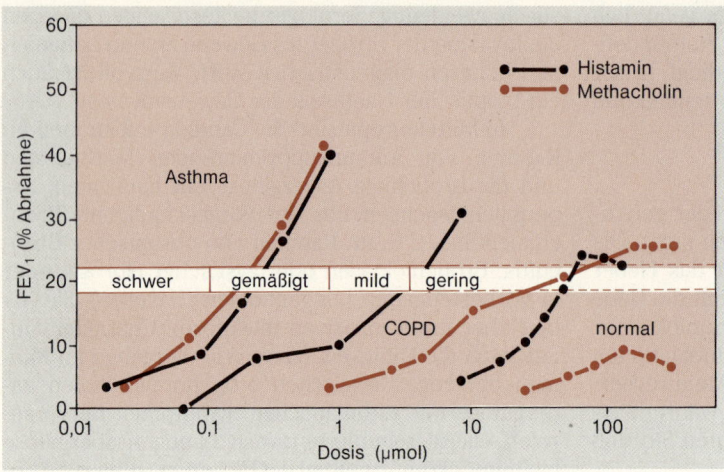

Abb. 3.**3** Beziehungen zwischen der Dosis eines bronchokonstriktorischen Pharmakons und dem Ausmaß der Bronchokonstriktion, gemessen an der Abnahme von FEV$_1$. Ein Patient mit Asthma reagiert auf eine 100mal kleinere Dosis Histamin oder Metacholin mit einer Bronchokonstriktion als ein Nichtasthmatiker. Dieser Sachverhalt beschreibt die Hyperreaktivität (Patienten mit chronischer Bronchitis nehmen in dieser Dosis-Wirkungs-Beziehung eine Mittelstellung ein)

aber auch weil die Zahlen für unterschiedliche Altersgruppen offenbar unterschiedlich sind. Aus England und Neuseeland sowie aus Australien wird berichtet, daß etwa 4% der Kinder an Asthma leiden bis zu 11% aber sog. allergische Bronchitiden hatten. Eine Untersuchung in Tucson/Arizona berichtet von einer Häufigkeit von etwa 6%, bei Berücksichtigung früherer Asthmaattacken von etwa 9,6% bei Erwachsenen. Asthma ist also eine häufige Erkrankung.

Ätiologie und Pathogenese

Eine einheitliche Ätiologie des Asthmas existiert nicht. Gerade die Vielgestaltigkeit der Asthma auslösenden Faktoren ist charakteristisch für dieses Krankheitsbild, andererseits aber auch die relativ einheitliche Symptomatologie und Pathophysiologie. Der Begriff Asthma beschreibt ein besonderes klinisches Bild, eine anfallsweise auftretende Bronchalobstruktion verbunden mit Hyperreaktivität. Er beschreibt nicht irgendeine spezielle Form der Pathogenese, schon gar nicht eine Ätiologie. Es handelt sich demnach um eine Syndromdefinition.

Die **klinisch** hervorstechende Besonderheit des Asthmas ist die bronchiale Hyperreaktivität, d. h. die Neigung des Bronchialsystems mit Verengung zu reagieren. Meßtechnisch ist sie definiert als eine Verminderung des FEV$_1$ (FEV$_1$ = forced expiratory volume in 1 second, Einsekundenkapazität) um 20% als Antwort auf einen provozierenden Faktor, der, mit derselben Intensität Normalpersonen verabfolgt, zu keiner oder nur einer unbedeutenden Verminderung von FEV$_1$ führt (Abb. 3.**3**).

Die Bronchien sind normalerweise nicht starre Röhren, sondern reagieren auf die Inhalation von Irritanzien mit Bronchokonstriktion, teleologisch betrachtet, um die Belastung mit Schadstoffen zu vermindern. Diese Reaktivität ist bei Asthmatikern verstärkt. Die Frage nach der Entstehung dieser Hyperreaktivität ist trotz vieler Fortschritte auf diesem Gebiet auch heute noch schwer zu beantworten. Es ist nicht entschieden, ob die Hyperreaktivität beim Asthma Folge der Prozesse ist, die zum Asthma führen, oder ob eine basale Hyperreaktivität Voraussetzung für die

Entwicklung eines Asthmas ist. Interessanterweise zeigt sich eine vermehrte Atemwegsreaktivität auch bei nahen Verwandten von Asthmatikern, so daß eine genetische Prädisposition zur Entwicklung dieses Syndroms nicht ausgeschlossen werden kann. Einige Autoren haben die Auffassung vertreten, daß eine Insuffizienz der körpereigenen bronchodilatorisch wirkenden Prinzipien, wahrscheinlich hereditär vorhanden sein müßte, um die Phänomene zu erklären. So wurde an eine präexistente Insuffizienz der β-Rezeptoren bei diesen Personen als Voraussetzung für das Auftreten eines Asthmas gedacht. Tatsächlich kann man bei Asthmatikern, besonders auf dem Höhepunkt der Krankheit eine Verminderung der zellulären β-Rezeptoren feststellen. Für diesen Mechanismus, ebenso wie für andere, ist es aus klinischer Sicht aber wahrscheinlicher, daß sich die Hyperreaktivität als Folge der Krankheitsprozesse entwickelt, die die Atemwege treffen. Man findet eine pharmakologisch nachweisbare Hyperreaktivität auch bei Patienten mit allergischer Rhinitis, zystischer Fibrose und chronischer Bronchitis, die a priori klinisch nicht die Charakteristika des Asthmas haben. Eine Veränderung der bronchialen Reaktivität findet man auch bei Normalpersonen während viraler Atemwegsinfekte.

Untersuchungen der letzten Jahre haben gezeigt, daß die Hyperreaktivität, die beim Asthma gefunden wird, als Folge einer bronchialen Entzündungsreaktion verstanden werden kann, eine Entzündungsreaktion, die, unabhängig von der auslösenden Ursache, zur Freisetzung von Mediatoren führt und damit gleichsam zu einer Sollwertverstellung des Bronchialsystems in bezug auf die Kontraktionsneigung Anlaß gibt.

Zwar sind Hyperreaktivität und Asthma miteinander gekoppelt, d. h. Asthma ohne Hyperreaktivität ist undenkbar. Auf der anderen Seite ist aber nicht jede Hyperreaktivität des Bronchialsystems gleichzusetzen mit einer asthmatischen Erkrankung, insbesondere nicht unter prognostischen Aspekten. Eine typische Form der Entzündung, die beim Asthma bronchiale angetroffen wird, ist die allergische Ent-

Abb. 3.**4** Mechanismen der allergischen Reaktion: Die sensibilisierte Mastzelle sezerniert biologisch aktive Mediatoren, die einerseits eine allergische Sofortreaktion mit Bronchokonstriktion auslösen können, andererseits setzen diese Mediatoren auch den Start für weitergehende Prozesse, die in eine permanente Zellaktivierung mit Mediatorfreisetzung übergehen können, insbesondere bei Persistenz des antigenen Stimulus. Die Darstellung ist grob schematisch und zeigt nur die wesentlichsten Mechanismen auf. Eine Vielzahl von Zell-Zell-Interaktionen und humoralen Reaktionen muß zusätzlich bedacht werden

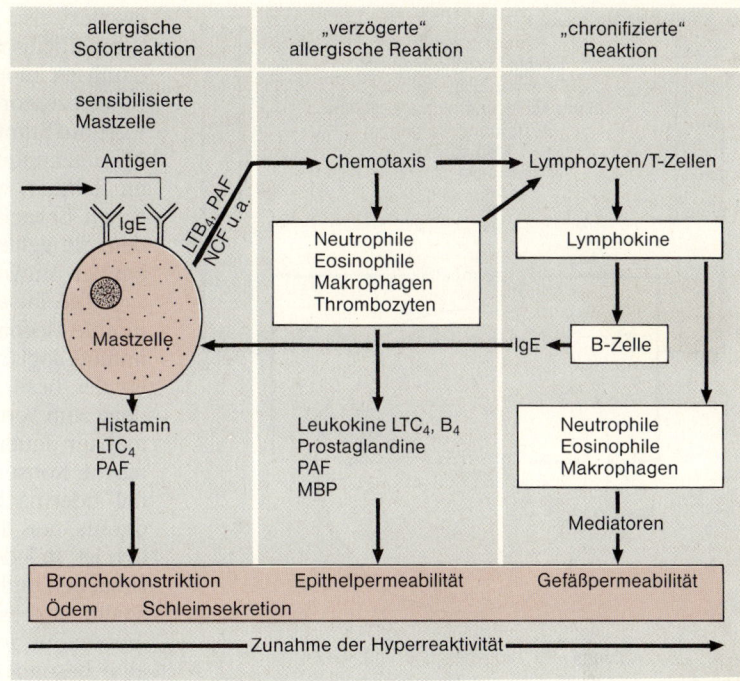

Abb. 3.**5** Schema der Verbindung zwischen den bronchialen Entzündungsvorgängen, der Entwicklung der Hyperreaktivität und der Auslösung eines Asthmaanfalls. Hat sich eine Hyperreaktivität entwickelt, kann sie sich nicht nur wie beim allergischen Asthma antigenspezifisch manifestieren, sondern es können auf der Basis der Hyperreaktivität auch andere Faktoren den Asthmaanfall auslösen

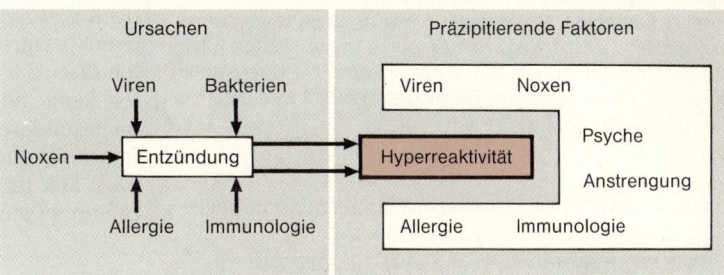

zündung. Atopiker entwickeln nach Antigenexpositionen gegen das Antigen gerichtete IgE-Antikörper, die sich an Mastzellen binden. Bei erneutem Antigenkontakt setzen diese Mastzellen Mediatoren frei, die im Bronchialsystem zur Schleimproduktion, Schleimhautschwellung und Kontraktion der glatten Bronchialmuskeln Anlaß geben (Tab. 3.**2**). Da die Antigen-Reexpositionen in der Regel nicht ständig, sondern intermittierend erfolgen, z.B. saisonal in der Pollenblüte oder bei bestimmtem Tierkontakt, ergibt sich schon aus diesem Sachverhalt der für das Asthma klassische Verlauf, nämlich das anfallsweise Auftreten. Die freigesetzten Mediatoren beeinflussen andere Zellen, Leukozyten und vor allem Eosinophile infiltrieren die Bronchialschleimhaut und üben ihrerseits eine schädigende Wirkung auf die Bronchialschleimhaut aus; aus einem intermittierenden Vorgang wird ein permanenter Prozeß (Abb. 3.**4**). Die Abbauprodukte erscheinen gemeinsam mit den zähen Schleimmassen als Charcot-Leydensche Kristalle und Curschmannsche Spiralen im Sputum. Durch diese allergische Entzündung wird aber auch die Reaktivität des Bronchialsystems nicht nur gegenüber der spezifischen Noxe, gegen die eine Überempfindlichkeit besteht, verändert, sondern es verändert sich

auch die Empfindlichkeit gegenüber anderen Einflüssen, wie Stäuben, Gasen oder auch Temperatureinflüssen. Gegebenheiten die eben den Charakter der Hyperreaktivität ausmachen (Abb. 3.**5**).

Tabelle 3.**2** Effekte der beim Asthma bronchiale aus Mastzellen und Entzündungszellen freigesetzten Mediatoren

1. *Kontraktion* der *glatten Atemmuskulatur*
   Histamin (H_1-Rezeptor), PGD_2, $PGF_{2\alpha}$, Thromboxan A_2, LTC_4, LTD_4, PAF, Substance P

2. *Schleimhautödem*
   Histamin (H_1-Rezeptor), LTC_4, LTD_4, PAF, PGD_2, PGE_2

3. *Schleimsekretionssteigerung*
   Histamin (H_1-Rezeptor), PGD_2, $PGF_{2\alpha}$, LTC_4, LCD_4, 5-HETE, cholinerge Agonisten

4. *Zellinfiltrationen*
   NCF, ECF, LTB_4, PAF

5. *Gewebsläsionen*
   Proteasen, Sauerstoffradikale, basisches Protein (MBP)

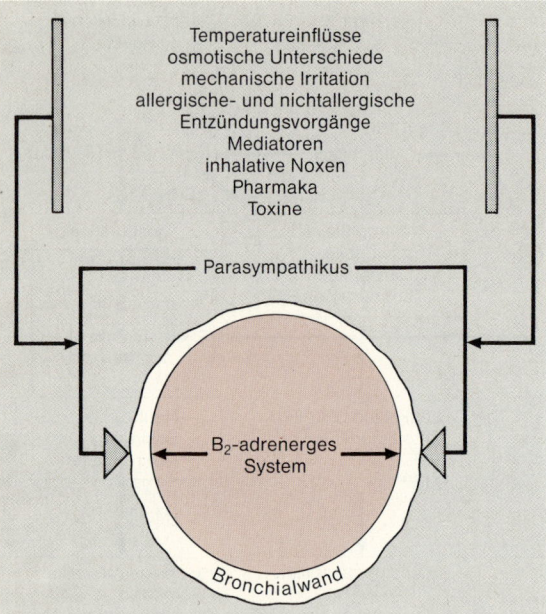

Temperatureinflüsse
osmotische Unterschiede
mechanische Irritation
allergische- und nichtallergische
Entzündungsvorgänge
Mediatoren
inhalative Noxen
Pharmaka
Toxine

Parasympathikus

B_2-adrenerges
System

Bronchialwand

Abb. 3.**6**   Während alle exogenen und endogenen, im letzteren Fall auch vegetativen Einflüsse Bronchokonstriktionen auslösen, hat nur der β_2-andrenerge Anteil des Sympathikus einen bronchialerweiternden Effekt, sowohl unter physiologischen wie unter pathologischen Bedingungen. Normalerweise ergibt sich die Weite des Bronchialsystems aus dem Zusammenspiel zwischen Sympathikus und Parasympathikus. Dieses Gleichgewicht wird unter pathologischen Bedingungen gestört

Tabelle 3.**3**   Übersicht über wichtige Asthmaformen

Exogen verursachtes („Extrinsic"-)Asthma

Allergisches Asthma, z. B. Pollen, Hausstaub, berufliche Allergene, Nahrungsmittel
Asthma durch Medikamenteneinnahme
Asthma durch physikalisch oder chemisch irritative Reize

Asthma ohne erkennbare äußere Ursache

Endogenes oder Intrinsic-Asthma
Asthma durch Infektionen oder während Infektionen
Asthma im Rahmen von Vaskulitiden und Systemerkrankungen
Asthma durch Veränderungen des Mediatorstoffwechsels, z. B. durch nichtsteroide Antirheumatika
Anstrengungsasthma
„Psychogenes" Asthma

Ähnliche Vorgänge können sich auch bei anderen, etwa viral verursachten Entzündungen abspielen, oder können Resultat von chemisch, z. B. durch SO_2- oder NO_x-Inhalation ausgelösten Bronchialschädigungen sein.

In die dann ablaufenden Vorgänge sind auch neurohumorale Mechanismen einbezogen. Physiolo-

gischerweise besteht ein Gleichgewicht zwischen Sympathikus und Parasympathikus (Abb. 3.**6**). Vaguseinflüsse, möglicherweise vermittelt über die sog. Irritantrezeptoren, modifizieren die bronchiale Antwort auf Stimuli. Diese Mechanismen sind besonders bei infektinduzierten Bronchialveränderungen, z. B. im Rahmen von Virusinfekten oder bei der chronischen Bronchitis untersucht und beschrieben worden. Sie gelten auch für andere Asthmaformen, z. B. bei der Antwort auf Reizgasinhalationen.

Die Tatsache, daß nervale und körpereigene humorale Mechanismen mit den genannten exogen und immunologischen Faktoren interferieren, wird auch an der besonderen zirkadianen Rhythmik der Tendenz zum Verengen des Bronchialsystems beim Asthmatiker deutlich, die gleichzeitig eine besondere klinische Konsequenz enthält, das sogenannte Nokturnal- oder nächtliche Asthma (s. unten). Man erkennt daraus, daß die Pathogenese des Asthmas uneinheitlich ist. In jedem einzelnen Fall muß nach möglichen Ursachen und Mechanismen gesucht werden. Hierbei spielt insbesondere das allergisch verursachte Asthma wegen der therapeutischen Implikationen eine besondere Rolle. Vom praktischen Standpunkt hat es sich als günstig erwiesen, das Asthma in exogen verursachte Fälle (Extrinsic-Asthma) und „endogen" verursachte Fälle (Intrinsic-Asthma) einzuteilen (Tab. 3.**3**). Diese Einteilung spiegelt in vielen Fällen keine tiefere Einsicht in den Krankheitsverlauf, insbesondere der „endogen" Fälle wider und entbehrt teilweise auch einer pathogenetischen Logik, hat aber aus therapeutischen Gründen allgemeine Verbreitung gefunden.

Pathophysiologie und Klinik

Die genannten Vorgänge führen zu einer generalisierten bronchialen Obstruktion, die sich lungenfunktionsanalytisch im Anstieg des Atemwegswiderstandes, der Abnahme des Atemstoßtestes und der Atemstromstärke, gemessen in der Flußvolumenkurve oder im Peakflow äußert. Als Konsequenz der bronchialen Obstruktion vermindert sich die Vitalkapazität, Residualvolumen und totale Lungenkapazität steigen an.

Diese funktionellen Veränderungen werden röntgenologisch häufig als „Lungenüberblähung" sichtbar. Durch die Verteilungsstörung und die damit verbundene Störung des Belüftungs-Durchblutungs-Verhältnisses kommt es in Abhängigkeit von der Schwere des Bildes zunächst zu einer respiratorischen Partialinsuffizienz, die häufig durch eine Hypokapnie gekennzeichnet ist, da neben den unterventilierten auch hyperventilierte Alveolarbereiche existieren (Tab. 3.**4**). Ein Anstieg des $_pCO_2$ findet man erst bei sehr schwerem Asthma (s. Status asthmaticus). Der allergische Asthmatiker kann aber in der nicht belastenden Zeit, z. B. der Pollenasthmatiker im Winter, völlig asymptomatisch und lungenfunktionsanalytisch gesund sein, wenngleich darauf hingewiesen werden muß, daß eine Restobstruktion bei vielen Asthmatikern auch während der Intervalle gefunden

Tabelle 3.**4**   Schweregrade des Asthmas

Stadium	pO$_2$ mmHg	pCO$_2$	pH	Bemerkungen	Gefährdungsgrad
I	> 70	< 35	alkal.	mildes Asthma	keiner
II	< 60	< 35	alkal.	mittelschweres Asthma deutliche subjektive Symptome	gering
III	< 60	< 45	neutral	schweres Asthma	deutlich
IV	< 50	> 50	sauer	Status asthmaticus respiratorische und metabolische Azidose	Lebensbedrohung

werden kann (s. oben). Während dieser Zeit läßt sich durch eine Provokation mit Allergenen oder Pharmaka die Hyperreaktivität, worauf schon hingewiesen wurde, jedoch meist nachweisen. Die klinischen Befunde werden von der anfallsweisen obstruktiven Ventilationsstörung beherrscht. Sehr häufig ist nichtproduktiver Husten, ein Symptom des beginnenden Asthmas und Asthmaanfalls. Auffällig ist die Verlängerung des Exspiriums und der Einsatz der Atemhilfsmuskulatur. Die Patienten sind insbesondere bei einer zunehmenden Schwere des Anfalls ängstlich, sie ringen nach Atem, man findet eine Tachykardie als Folge der Hypoxie und der adrenergen Reaktion des Gesamtorganismus. Das Sputum ist anfangs häufig sehr zäh und die Expektoration stark erschwert. Diese Verstopfung der Atemwege mit Bronchialausgüssen ist wesentlich für die Symptomatik verantwortlich und gleichzeitig ein Diagnostikum. Wenngleich sich ein Asthmaanfall in der Regel über mehrere Stunden, manchmal Tage entwickelt, gibt es doch viele Fälle, in denen diese Entwicklung sehr plötzlich bis zu sehr schweren Zuständen gehen kann, so rapide, daß in einigen Fällen Hilfe schwierig ist.

Bei der Auskultation hört man trockene Rasselgeräusche, deren Intensität aber von der Ventilation abhängig ist, d.h. bei sehr schweren Asthmaatacken ist das Atemgeräusch leise und die Nebengeräusche nicht mehr hörbar (Silent-Asthma). Die erhöhten intrathorakalen Drucke während der Exspiration führen zu einer Stauung vor dem rechten Herzen und der Entwicklung eines Pulsus paradoxus. Neben der rechtsventrikulären Funktion wird auch durch eine Verschiebung des interventrikulären Septums nach links die Funktion des linken Herzens beeinträchtigt und eine Reihe von auch elektrokardiographisch nachweisbaren Störungen, wie Extrasystolen, Pulsuspulmonale, Verlagerung der Herzachse nach rechts und Rechtsschenkelblock können auftreten. Diese klinischen Zeichen sind mit ein Indikator der Schwere des Zustandsbildes.

Ein besonderes Charakteristikum des Asthmas ist der Einfluß der endogenen zirkadianen Rhythmik auf die Bronchialweite. Das Bronchialsystem zeigt in den frühen Morgenstunden 03.00−05.00 Uhr eine besondere Kontraktionsneigung, die offenbar Ausdruck der generellen neurovegetativen Steuerung des Bron-

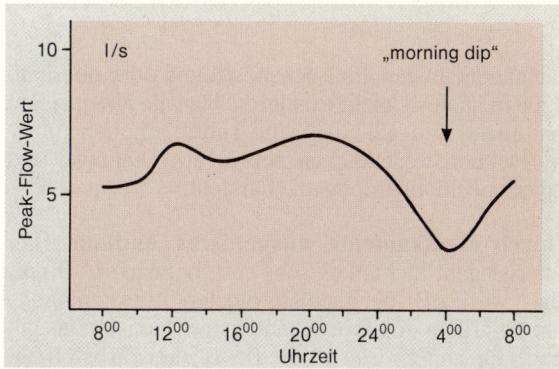

Abb. 3.**7**   Verlauf des Peakflow-Wertes beim Asthmatiker über 24 Stunden. Man erkennt zusätzlich zur generellen Verminderung des Atemstoßes die Verschlechterung in den frühen Morgenstunden („morning dip")

chotonus ist. Die Hyperreaktivität vergrößert im Vergleich zum Gesunden die Amplitude dieser Reaktionen, die letzterer zumeist gar nicht bemerkt. Schon mit einfachen Testen (Peak-Flow-Meter) lassen sich diese Vorgänge klinisch erfassen (Abb. 3.**7**).

Besonderheiten spezieller Asthmaformen

Exogen allergisches Asthma bronchiale. Inhalative Allergene sind die Hauptursache des allergischen Asthmas. Daneben können aber auch Nahrungsmittelallergene, Medikamente, Parasiten oder perkutan zugeführte Substanzen ein allergisches Asthma auslösen. Da die Atopie eine genetische Prädisposition darstellt, findet man das allergische Asthma besonders bei Kindern. Hier sind mehr als 80% der Asthmaformen allergisch bedingt. Dieser Prozentsatz verringert sich mit zunehmendem Lebensalter bis auf etwa 10% der neu entstehenden Asthmakrankheit im 5. Lebensjahrzehnt. Wegen der genannten Prädisposition besteht bei Allergikern ständig die Gefahr, daß sich das Spektrum der Allergene erweitert und damit auch der Schädigungsumfang zunimmt. Durch besondere Lebensumstände, z.B. Tierhaltung in Wohnräumen, wird ein hoher Sensibilisierungsgrad erreicht. Intensive Sensibilisierung findet man auch bei beruflich bedingtem allergischem Asthma (Tab. 3.**5**). Neben dem Pollenasthma ist Hausstaubasthma häufig. Die Milbe findet in den modernen Wohnungen mit gleichbleibender Temperatur und Feuchtigkeit gute Le-

Tabelle 3.**5**   Durch berufliche Exposition verursachtes Asthma (Beispiele)

Pflanzenproteine	Bäcker Getreideverarbeitung
Enzyme	Waschmittelherstellung
Tierepithelien	Labortätigkeit
Pflanzenkleber	Druckindustrie
Western red cedar	Holzverarbeitung
Anhydride	Plastikindustrie
Platin-Salze	Chemieindustrie
Isocyanate	Chemieindustrie Farbenindustrie

bensbedingungen. Im trockenen Klima oder oberhalb 1500 m kann sie nicht existieren. Für alle allergischen Asthmaformen gilt, daß eine subtil erhobene Anamnese den wesentlichen Schritt zur Diagnose und ggf. Expositionsprophylaxe darstellt.

Durch Medikamente ausgelöstes Asthma. Hier überwiegen nichtallergische Mechanismen. Diskutiert wird z.B. bei nichtsteroidalen Antirheumatika ein Eingriff in den Prostaglandinstoffwechsel. Das gilt auch für andere Chemikalien, z.B. den Farbstoff Tatrazin, auf den etwa 20% der Asthmatiker positiv reagieren. Viele dieser Patienten weisen eine Kombination aus Urtikaria, Quinke-Ödem, Rhinitis vasomotorica und Nasenpolypen auf, zusätzlich besteht häufig eine Alkoholintoleranz. Ob hier Störungen im neurovegetativen Steuerungsmechanismus der Bronchialweite oder andere bisher nicht ausreichend beschriebene immunologische Prozesse ablaufen, ist nicht bekannt. Nicht verwunderlich ist, daß Medikamente die unmittelbar in die Regulation des Bronchotonus eingreifen, wie β-Blocker oder Vagotonika, einen Asthmaanfall auslösen können. Bei der Anwendung dieser Substanzen ist die Kenntnis, ob ein Patient ein hyperreaktives Bronchialsystem hat, unbedingt notwendig. β-Blocker sind bei Patienten mit obstruktiven Ventilationsstörungen kontraindiziert.

Physikalisch irritatives Asthma. Bei vielen Asthmatikern lösen Kältereize einen Anfall aus, ein Charakteristikum der Hyperreaktivität. Auch eine besondere Empfindlichkeit gegenüber klimatischen Veränderungen wird häufig berichtet. Offenbar ist diese Temperaturempfindlichkeit vom Wärme- bzw. Wasserverlust im Respirationstrakt abhängig, wodurch es zu einer veränderten osmotischen Situation in der Bronchialschleimhaut kommt, so daß ggf. Mastzellen Mediatoren sezernieren. Auch diagnostische Eingriffe am Bronchialsystem können bei hyperreaktiven Patienten Anfälle auslösen.

Anstrengungs-Asthma. Körperliche Anstrengung löst bei den meisten Asthmatikern eine Bronchokonstriktion ggf. sogar einen Anfall aus, der häufig schon nach kurzzeitiger körperlicher Belastung auftritt. Of-

fenbar spielt auch hier ein Wärme- und Wasserverlust, bedingt durch die Hyperventilation bei körperlicher Anstrengung, eine Rolle. Besonders Kinder berichten häufig über derartige Erfahrungen. Auffällig ist, daß diese Asthmaform zumeist durch Laufen, selten durch Schwimmen ausgelöst wird. Ggf. läßt sich ein Anstrengungs-Asthma durch ein Nachstellen der Belastung objektivieren. (Therapeutische Bemerkung: das Anstrengungs-Asthma läßt sich durch eine Inhalation eines β-Mimetikums vor der körperlichen Belastung zumeist wirksam verhindern).

Chemisch irritatives Asthma. Inhalative Noxen, zumeist am Arbeitsplatz auftretende, können ein Asthma auslösen, was auch in der Berufskrankheitenverordnung als entschädigungspflichtig anerkannt ist. Als chemisch irritative Schädigung müssen auch die Formen von Bronchokontriktionen angesehen werden, die in Gebieten von erhöhter Luftverschmutzung auftreten, möglicherweise auf der Grundlage einer chronischen Bronchitis. Untersuchungen während erhöhter Smogbelastung haben eine Zunahme der Beschwerden gezeigt.

Infektbedingtes Asthma. Frühere Vorstellungen, daß Bakterien oder Viren als Allergene wirken könnten und somit ein allergisches Asthma bronchiale verursachen könnten, sind als widerlegt anzusehen. Jedoch sind alle Entzündungen des Bronchialsystems, wie schon dargestellt wurde, in der Lage, durch die Induktion einer Hyperreaktivität auch das klinische Bild des Asthmas zu bieten.

Status asthmaticus. Unter Status asthmaticus versteht man einen schweren, zumeist lebensbedrohlichen, den Patienten auch subjektiv bedrohenden Asthmaanfall. Die von manchen Autoren erhobene Forderung, daß ein Status 24 Stunden bestehen muß, ist nicht praxisgerecht. Teilt man die Schwere des Asthmas in 4 Stadien ein (Tab. 3.**4**), so ist das Stadium 4 als Status asthmaticus anzusehen, unabhängig von der Zeitdauer, da in diesem Stadium eine eindeutige respiratorische Insuffizienz besteht. Die Gefährdung im Status asthmaticus liegt einerseits in der Gasaustauschstörung, andererseits in der schweren adrenergen Reaktion des Gesamtorganismus, die durch die Hypoxämie und die Angst verursacht wird. Sie haben ungünstige Auswirkungen auf das Herz und führen zu einer Überlastung der Atemmuskulatur, die aufgrund der schweren Obstruktion und Hypoxämie leicht ermüdet, wodurch ein abruptes Sistieren der Atmung und ein Exitus resultieren können. Ein Status asthmaticus erfordert immer sofortige ärztliche Hilfe. Die Kombination aus Hypoxämie, respiratorischer und metabolischer Azidose und schwerer adrenerger Angstreaktion kennzeichnet den Gefährdungsgrad des Patienten.

Diagnostisches Vorgehen

Die Diagnose Asthma bronchiale basiert vor allem auf den klassischen klinischen Symptomen des Asthma bronchiale, auf dem Nachweis der bronchialen Obstruktion, klinisch sowie ggf. lungenfunktionsanalytisch, und soweit möglich der Beschreibung der auslösenden Ursache, sei diese allergischer oder nichtallergischer Natur. Hierzu dient vor allem die Anamnese, Hautteste zur Auffindung von Sensibilisierungen, wobei der Hauttest die generelle Sensibilisierung und nicht diejenige des Bronchialbaums beschreibt. Der Nachweis spezifischer IgE-Antikörper im RAST-Test unterstützt sie. Atopische Asthmatiker haben generell erhöhte bis sehr hohe IgE-Spiegel und spezifische, gegen bestimmte Allergene gerichtete Antikörper. Ein inhalativer Provokationstest mit den vermuteten Allergenen kann völlige Sicherheit über die Ursache bringen, wenn dieser sachgemäß durchgeführt wird. Nebenwirkungen und die Möglichkeit der Auslösung eines schweren Anfalls sind zu beachten. Bei beruflichen Allergenen ist ein sog. arbeitsplatzbezogener Expositionstest sinnvoll, der z.B. auch mit einem einfach anzuwendenden Peakflowmeter durchgeführt werden kann (Tab. 3.**5**). Die Hyperreaktivität des Asthmatikers wird ggf. im beschwerdefreien Intervall durch eine Histamin-, Metacholin- oder Carbacholinhalation nachgewiesen werden können (Abb. 3.**3**). Diese Prüfung mit Pharmaka ist nicht vergleichbar derjenigen, die durchzuführen ist bei Verdacht auf eine Überempfindlichkeit gegenüber Medikamenten, letztere entspricht einem spezifischen Provokationstest.

Differentialdiagnose

Die Diagnose des Asthmas ist wegen des überaus typischen klinischen Bildes in der Regel nicht schwierig. Schwierigkeiten können bei älteren Personen in der Abgrenzung von einer akuten Linksherzinsuffizienz (kardiales Asthma) gegeben sein, da die klinischen Untersuchungsbefunde bei beiden Krankheitsbildern sehr ähnlich sind. Hier hilft oft die Anamnese weiter, die früher erfolgte Asthmaattacken auf der einen Seite, eine koronare Herzerkrankung oder einen Hypertonus auf der anderen Seite aufweist. Differentialdiagnostisch bedeutsam sind Obstruktionen in den oberen Atemwegen und der Trachea, die ein Bild des Asthma bronchiale vortäuschen können. Hier kann es sich um Tumoren, Fremdkörperaspirationen oder auch Kehlkopfanomalien handeln. Lungenembolien können ein dem Asthma entsprechendes Bild hervorrufen. Auch die allergische Alveolitis kann im akuten Stadium mit einer Obstruktion einhergehen. Patienten mit einer chronischen Bronchitis können akute asthmaähnliche Exazerbationen erleben, wobei es fraglich ist, ob hierbei nicht der Begriff des Asthmas trotz der unterliegenden chronischen Bronchialerkrankung angewandt werden muß. Psychogene Dyspnoeanfälle, auch bei Patienten mit Bronchialerkrankungen, kommen vor.

Asthmaähnliche Symptome finden sich auch bei Systemerkrankungen, wie dem Churg-Strauss-Syndrom, der Periarteriitis nodosa mit Lungenbeteiligung oder einer eosinophilen Pneumonie. Asthmatische Symptome finden sich auch bei Kindern mit zystischer Fibrose, bei diesen meist mit einer gleichzeitig bestehenden, bronchopulmonalen allergischen Aspergillose. Die Differentialdiagnose im symptomfreien Intervall oder bei geringen Atembeschwerden ist manchmal schwierig. Schließlich können Stenosen im Larynx oder den großen Atemwegen ein Bronchialasthma vortäuschen.

Prognose

Die Prognose des behandelten Asthmatiker ist quoad vitam recht gut. Es bestand bisher kein Hinweis auf eine Übersterblichkeit der Asthmatiker. In den letzten Jahren ist aus industrialisierten Ländern aber eine ansteigende Asthmamortalität berichtet worden, trotz der Tatsache, daß die Asthmatherapie sich ständig verbessert hat. Die Ursachen hierfür sind bisher nicht völlig klar.

Therapie

Allergisches Asthma

In der Therapie des allergischen Asthmas steht der Versuch, Allergenkarenz zu erreichen an erster Stelle. Hierzu ist die exakte Kenntnis des oder der auslösenden Allergene notwendig (s. oben) (bei beruflicher Exposition, arbeitsplatzhygienische Maßnahmen ggf. Arbeitsplatzwechsel).

Die Ergebnisse von Hyposensibilisierungsmaßnahmen können nicht befriedigen. Allenfalls bei der allergischen Pollenrhinitis, selten beim allergischen Pollenasthma sind Erfolge möglich. Es gibt jedoch keine Kriterien, die einen möglichen therapeutischen Effekt der Therapie voraussagen lassen. Der Mechanismus der Wirkung der Hyposensibilisierungstherapie ist noch nicht völlig aufgeklärt. Im allgemeinen werden durch die parenterale Allergenzufuhr sich bildende, sog. blockierende IgG-Antikörper für den Effekt verantwortlich gemacht.

Medikamentöse Prophylaxe des medikamentösen Asthmas. Hierzu werden Dinatriumchromoglykat (DNCG-Intal) sowie Ketotifen (Zaditen) eingesetzt. Diese Pharmaka haben keine broncholytische Wirkung. Es wird angenommen, daß DNCG die Freisetzung von Mediatoren aus Mastzellen blockiert und damit den Ablauf der allergischen Entzündungsreaktion verhindert. Ketotifen hat einen ähnlichen Effekt, und beide, ebenso wie Corticosteroide, beeinflussen damit auch die bronchiale Entzündungsreaktion, die Ursache der Hyperreaktivität ist. Diese Medikamente sind im Asthmaanfall wirkungslos, sie müssen unter prophylaktischen Gesichtspunkten als Dauertherapie verabfolgt werden. Auch die broncholytisch wirksamen Medikamente, β-Mimetika, Theophyllin und Anticholinergika haben einen gewissen prophylaktischen Effekt, der ihre broncholytische Aktivität positiv unterstützt.

Broncholytische Therapie

Der physiologische Prototyp der Bronchodilatatoren ist Adrenalin. Viele der auf dem Markt befindlichen β_2-Adrenergika sind von ihm abgeleitet und zeichnen sich durch eine höhere spezifische β_2-Wirkung aus, die ungünstige β_1-Effekte auf Herz und Kreislauf vermeidet. β_2-Adrenergika sind Bronchodilatatoren, die, in der Regel inhalativ verabfolgt, sofort wirken und den Atemwegswiderstand senken. Eine Vielzahl derartiger Substanzen ist auf dem Markt, die sich aber unter praktischen Gesichtspunkten nur wenig unterscheiden. Allerdings sind die Wirkdosen in den verschiedenen Dosieraerosolen nicht equipotent. β_2-Adrenergika werden vorwiegend als Dosieraerosole verwendet. Neben der Wirkung auf die glatte Bronchialmuskulatur steigern sie die mukoziliare Clearence und haben eine mastzellstabilisierende Wirkung. Nebenwirkungen sind Tremor, Tachykardie, erhöhter myokardialer O_2-Verbrauch, trotz sog. β_2-Selektivität, ebenso wie Herzrhythmusstörung und Muskelkrämpfe. Dementsprechend sind sie bei akuten kardiovaskulären Erkrankungen, wie Herzinfarkt, obstruktiver Kardiomyopathie aber auch Hyperthyreose und tachykarden Zuständen, kontraindiziert. Die Medikamente sind besonders zur Anfallsbehandlung (s. unten) geeignet.

Theophyllin

Theophyllin wird seit den 30er Jahren als Asthmatherapeutikum eingesetzt und ist neben den β-Adrenergika die wichtigste Basismedikation in der Therapie der Bronchialerkrankungen. Theophyllin weist nur einen engen therapeutischen Bereich auf, der bei einem Serumspiegel zwischen 10 und 20 mg/l angesetzt wird. Man unterscheidet wasserfreie und an verschiedene Lösungsmittel gekoppelte Theophyllinpräparationen, die unterschiedliche pharmakokinetische Eigenschaften in Abhängigkeit von der Galenik haben, so daß die den Patienten zu verabfolgenden Theophyllindosen sehr unterschiedlich sind und individuell angepaßt werden müssen. So wie β-Adrenergika steigert auch Theophyllin die mukoziliare Clearence, senkt den pulmonalen Hochdruck und steigert offenbar auch die Kontraktilität der Skelett- und Zwerchfellmuskulatur, ein Mechanismus der wahrscheinlich von besonderer Bedeutung für den therapeutischen Effekt ist. Die Nebenwirkungsrate ist, abhängig vom Blutspiegel, hoch und reicht über Kopfschmerzen, Tachykardie, Hypotonie zu zentralen Nebenwirkungen, wie Unruhe, Schlafstörungen, Krämpfen und Verwirrtheitszuständen. Ebenso treten eine Vielzahl von Magen-Darm-Störungen (Inappetenz, Übelkeit, Erbrechen, Bauchschmerzen und Durchfällen) auf, wodurch sich die Therapie mit Theophyllin schwierig gestaltet und nur durch eine exakte Überwachung der Blutspiegel richtig gesteuert werden kann. Hinzu kommt, daß sich die pharmakokinetischen Eigenschaften von Theophyllin bei einer Vielzahl von Erkrankungen, aber auch bei zusätzlichen Medikamenten erheblich ändern. Kontraindikationen für die Theophyllinanwendung sind Hyperthyreose, Epilepsie, frischer Herzinfarkt, Kardiomyopathien, tachykarde Zustände und Zustände, bei denen möglicherweise eine erhebliche Vormedikation angewandt worden ist, die eine Theophyllinintoxikation begründen könnte. Theophyllin und β-Adrenergika ergänzen sich in ihrer Wirkung und werden häufig gemeinsam mediziert. Wegen der sehr unterschiedlichen pharmakokinetischen Eigenschaften dieser Pharmaka bei verschiedenen Individuen sind Kombinationspräparate grundsätzlich abzulehnen.

Anticholinergika

Die anticholinerge Therapie mit Atropinabkömmlingen (Atrovent®, Ventilat®) ist wegen der Einbeziehung des Vagus in den Prozeß der Bronchokonstriktion sinnvoll und in vielen Fällen zusätzlich zur Therapie mit β-Adrenergika und Theophyllin anzuwenden. Die Nebenwirkungen dieser Medikamente, aber auch ihre bronchodilatatorische Aktivität ist wesentlich geringer als die der β-Mimetika.

Antientzündliche Therapie

Da die Entzündungsreaktionen im Bronchialsystem in der Regel nicht bakteriell verursacht sind, spielen Antibiotika in der Behandlung des Asthmas nur dann eine Rolle, wenn es zu interkurrenten bakteriellen Superinfektionen kommt.

Hauptvertreter der antientzündlichen Therapie sind gegenwärtig Corticosteroide, die aus der Behandlung des Asthma bronchiale nicht wegzudenken sind und in den letzten Jahren gerade durch die Entwicklung des Konzeptes der bronchialen Entzündungsreaktionen verstärkt angewendet werden. Corticosteroide wirken antientzündlich, sie hemmen die Chemotaxis der Neutrophilen und vermindern die Makrophagenaktivität. Sie stabilisieren die lysosomale Membran und vermindern die Mediatorfreisetzung aus Mastzellen und Leukozyten und haben offenbar auch einen sog. permissiven Effekt auf die β_2-Sympathikomimetika, d.h. sie verbessern deren Wirksamkeit.

Corticoide können intravenös, oral und topisch angewandt werden, wobei sich die topische Anwendung in Form von Dosieraerosolen für die Primär- und Basistherapie des Asthmas außerordentlich bewährt hat. Dadurch können die systemischen Nebenwirkungen der Corticosteroide wesentlich vermindert werden, bei Erhalt des antiobstruktiven Effekts. Die orale Corticoidtherapie ist gegenüber der inhalativen durch deutlich mehr Nebenwirkungen belastet, was insbesondere die Gefahr der Osteoporose und des Diabetes angeht. Cortison wird, oral verabfolgt, im zirkadianen System gegeben, gelegentlich ist aber, insbesondere bei ausgeprägtem nächtlichen Asthma, auch eine abendliche Gabe notwendig.

Die Anwendung von Depotcorticoiden ist ebenso obsolet, wie diejenige von ACTH.

Sekretolytika

Die Tatsache, daß eine vermehrte Schleimproduktion bei Erkrankung des Bronchialsystems fast immer beobachtet wird und für die Befindlichkeit des Patienten von besonderer Bedeutung ist, legt den Gedanken an eine therapeutische Beeinflussung nahe. Eine fast unübersehbare Zahl von Medikamenten sucht hier ihren Angriffspunkt. Für die allermeisten Mukolytika, Sekretolytika und Sekretagoga liegt jedoch ein Wirkungsnachweis mit akzeptablen Methoden nicht vor. β-Mimetika, Theophyllin und wahrscheinlich auch Steroide sind aufgrund ihres Angriffspektrum gleichfalls

Tabelle 3.6   Auf den Schweregrad der Obstruktion abgestufte Therapiemaßnahmen

Zunahme der Schwere des Anfalls ⟶

Reihenfolge der Maßnahmen

Beruhigung des Patienten	Theophyllin 0,24–0,48 g i.v. oder als Lösung oral	Theophyllin 0,24–0,48 g i.v.	Kortikosteroide
β-Mimetika 2–3 × 2–3 Hub nach 30 und 60 min wiederholen	Vermeidung von Flüssigkeitsverlust Vermeidung von Sedierung	Kortikosteroide 0,1–0,5 g i.v. Prednisolonäquivalent evtl. in stündlichem Abstand mehrfach	Theophyllin Intensivtherapie: Beatmung Sedierung
Versuch: Atemgymnastik physik. Therapie	Versuch: Atemgymnastik physik. Therapie	O_2 Cave: Flüssigkeitsverlust Sedierung CO_2-Überladung	Ausgleich des Flüssigkeitsverlustes Bronchiallavage

sekretolytisch wirksam. Diese „Nebenwirkungen" sind meist wesentlich ausgeprägter als die Hauptwirkung der Sekretolytika. Ein Teil der Sekretolytika kann aber als nebenwirkungsarme Plazebomedikation in der Führung der Patienten dienlich sein.

Eine der wichtigsten sekretolytischen Maßnahmen ist die ausreichende Hydrierung des Patienten.

Status asthmaticus

Die Begriffe Asthmaanfall bzw. Status asthmaticus sind schlecht definiert. Unter therapeutischem Gesichtspunkt kann man den Status asthmaticus als gefährliche Situation einer akuten Obstruktion ansehen, die eine sofortige massive Therapie erfordert. Auch unter diesen Bedingungen kann eine auf den Schweregrad der Obstruktion abgestufte Therapie sinnvoll sein, wie sie Tabl. 3.6 zeigt. Das generelle Ziel ist die Durchbrechung des Anfalls und die Verkürzung der Anfallszeit, in der der Patient hypoxisch und unter der Gefahr von sekundären kardialen und zerebralen Schäden steht. Deswegen wird vielerorts die Therapie beim Status asthmaticus ohne Einhaltung eines langen Stufenschemas von vornherein massiv und intensiv geführt, um diese Gefährdung des Patienten zu vermeiden. Häufige Fehler in der Therapie des lebensbedrohlichen Status sind ein zu spätes Eingreifen, eine Sedierung des hochgradig erregten angstvollen Patienten ohne Beatmungsmöglichkeit und ohne Blutgasanalyse, zu geringe Steroiddosen, die Nichtbeachtung der Situation von Herz und Kreislauf und auch ein Unverständnis gegenüber dem Bedrohungsgefühl des Kranken. Es soll daran erinnert werden, daß die Mortalität im Status asthmaticus in den letzten Jahren eher zu- als abgenommen hat.

Merke: Asthma bronchiale ist durch eine anfallsweise auftretende, reversible Atemwegsverengung gekennzeichnet, die auf dem Boden einer Hyperreaktivität entsteht, gefördert bzw. verursacht wird durch eine Entzündung des Bronchialsystems. Man unterscheidet exogen verursachte Asthmaformen, die meist bei Atopikern in Form des allergischen Asthmas auftreten, von Asthmaformen, bei denen eine äußere Ursache nicht erkennbar ist – nichtallergisches oder endogenes Asthma. Die Therapie des Asthma bronchiale berücksichtigt die Pathogenese; bei Atopikern Versuch der Allergenkarenz, bronchodilatatorische Therapie mit β-Mimetika, Theophyllin und Atropinderivaten und antientzündliche Maßnahmen mit Kortikosteroiden.

Weiterführende Literatur

Burrows, B.: The natural history of Asthma. J. Allergy. clin. Immunol. 80 (1987) 373

Feddersen, C.O., P. v. Wichert: Glukokortikoide bei Erkrankungen der Lunge und der Bronchien. Prax. klin. Pneumol. 41, (1987) 197

Hahn, H.L.: Role of the parasympathetic nervous system and of cholinergic mechanism in bronchial hyperreactivity. Bull. Europ. Physiopath. resp. 22, Suppl. 7 (1986) 112

Herzog, H., A.P. Perruchoud: Asthma and Bronchial Hyperreactivity. Progr. resp. Res. Vol. 19, Karger, Basel, 1985

König, W., W.T. Ulmer: Atemwegsobstruktion und Entzündung. Internist 31, (1990) 262

Nolte, D.: Asthma. Urban & Schwarzenberg, München 1989

Portma, D.S., G.H. Koeter, K. de Vries: Clinical expression of airway hyperreactivity in adults. Clin. Rev. Allergy. 7 (1989) 321

Riedel, F., C.H.L. Rieger: Asthma bronchiale im Kindesalter. Prax. klin. Pneumol. 41 (1987) 242

Samel, J.H.: Epidemiological approaches for the identification of asthma. Chest 91 (1987) 745

Schultze-Werninghaus, G., K. Morgenroth, L. Schmidts: Die Pathophysiologie von allergischen Bronchialobstruktionen und bronchialer Hyperreaktivität. Prax. Pneumol. 41 (1987)

Ukema, D., Sybrecht, G.W.: Neue Aspekte in der Pathogenese des Asthma bronchiale. Med. Klin. 83 (1988) 142

Wanner, A. et. al.: Models of airway hyperresponsiveness. Amer. Rev. resp. Dis. 141 (1990) 253

Woitowitz, H.J., H. Valentin, H.G. Krieger: Obstruktive Atemwegserkrankungen durch chemisch irritative oder toxische Stoffe. Prax. Pneumol. 33 (1979) 1161

Chronische Bronchitis

Definition: Pathologisch-anatomisch handelt es sich um eine chronische Entzündung des Bronchialsystems, vor allem verursacht durch inhalative Noxen, modifiziert durch rekurrierende virale oder bakterielle Infektionen. Unter klinischen und epidemiologischen Aspekten wird die chronische Bronchitis gemäß der WHO als Husten und Auswurf an den meisten Tagen während mindestens je 3 Monaten in 2 aufeinander folgenden Jahren beschrieben. Sie kann mit oder ohne Bronchialobstruktion einhergehen.

Häufigkeit

Die Prävalenz der chronischen Bronchitis liegt zwischen 3,5% in der 5. und 6. Dekade und bei 4,5% ab der 7. Dekade. Wegen des chronischen Verlaufs und ihrer Häufigkeit stellt die chronische Bronchitis den zweitbedeutsamen Anlaß für sozialmedizinische Leistungen inkl. Kliniks- und Sanatoriumsbehandlungen sowie Rehabilitationsmaßnahmen und vorzeitiger Berentung dar.

Ätiologie und Pathogenese

Eine normale Funktion von Bronchialsystem und Lunge wäre bei den vielfältigen Umweltbelastungen durch Infektionserreger und anorganische und organische Stäube gar nicht möglich und nie möglich gewesen, wenn das Respirationsorgan nicht ein tief gestaffeltes System zur Abwehr solcher Schädigungen entwickelt hätte. Neben mechanischen Faktoren, wie Hustenstoß und mukoziliarer Clearance spielen spezifische und unspezifische immunologische Mechanismen, gemeinsam mit den Stoffwechselleistungen der pulmonalen Epithelzellen, in der Abwehr sowohl von partikulären wie gasförmigen Substanzen oder Mikroorganismen zusammen (Tab. 3.7).

Eine chronische Bronchitis entsteht dann, wenn durch langdauernde Überforderung dieses Abwehrsystems keine Chance zur Regeneration der Schleimhaut mehr vorhanden ist, wie bei allen chronischen inhalativen Belastungen (Tab. 3.8). Bei Störungen der bronchopulmonalen Abwehr, wie IgA-Mangel, α_1-Antitrypsinmangel oder angeborenen Zilienstörungen, wie dem Kartagener Syndrom, ist die Balance von vornherein auf die Seite der Schädigungsfaktoren

verschoben. Hauptursache ist das inhalative Zigarettenrauchen. Nicht jeder Raucher entwickelt eine chronische Bronchitis, aber praktisch alle chronischen Bronchitiker sind Raucher, und schon diese einfache anamnestische Frage hat eine hohe diagnostische Bedeutung. Die Rolle der anderen Faktoren, insbesondere des Faktors Luftverschmutzung, wird sehr kontrovers diskutiert. Die Rolle der einzelnen Schädigungsfaktoren und ihre gegenseitige Beeinflussung, wie das Hinzutreten von Infektionen, ist nicht klar. Dennoch ist aus einer Vielzahl von epidemiologischen Daten abzulesen, daß eine Korrelation zwischen dem Grad der Luftverschmutzung und respiratorischen Problemen, auch einer gestiegenen Mortalität besteht. Letztere bezieht sich insbesondere auf sogenannte Smogkatastrophen in der Vergangenheit. Inzwischen haben in praktisch allen westlichen Industrieländern entsprechende lufthygienische Maßnahmen zu einer deutlichen Verminderung der Belastung geführt. SO_2 Konzentrationen in der Luft über 0,4 ppm lösen z. B. mit Sicherheit, abgesehen von den Spätschäden bei langer Exposition eine Bronchokonstriktion aus. Solche Werte werden aber gegenwärtig in den entwickelten Ländern praktisch nicht mehr erreicht, während in Entwicklungsländern und Ländern mit unzureichendem Schutz der Umwelt die Luftverschmutzung alleine in der Lage ist, eine chronische Schleimhautschädigung mit Hypersekretion und damit eine chronische Bronchitis auszulösen. Epidemiologische Untersuchungen haben allerdings auch herausgearbeitet, daß, wie auch immer die Umweltproblematik aussieht, zusätzliches Zigarettenrauchen in jedem Fall den entscheidenden Beitrag zur Entwicklung der Bronchialerkrankung leistet. Auch Häufigkeitsunterschiede zwischen Stadt- und Landbevölkerung verschwinden, wenn man die Rauchgewohnheiten berücksichtigt.

Die Inhalationsnoxen sind sowohl in der Lage, das Krankheitsbild „chronische Bronchitis" zu verursachen, wie auch bei schon vorgeschädigtem Bronchialsystem eine klinische Verschlimmerung herbeizuführen. Sie sind ebenso verantwortlich für die Entstehung des Emphysems. Die Entwicklung der chronischen Bronchitis ist sehr eng mit derjenigen des Emphysems verbunden, da die ätiologischen Faktoren sich entsprechen, obwohl die Pathogenese different ist. Hierdurch entwickeln sich die strukturellen und funktionellen Prozesse in unterschiedlichem Maße, so daß die verschiedenartigsten Kombinationen auftreten können. Grundsätzlich kann man davon ausgehen, daß Bronchitis und Emphysem praktisch immer gemeinsam, allerdings unterschiedlich ausgeprägt auftreten. Abb. 3.8 kennzeichnet diese Pathogenese.

Das **klinische Bild** ist somit jeweils geprägt durch das Vorherrschende, entweder der chronischen Bronchitis oder des Emphysems. Klinisch handelt es sich um distinkte Krankheitstypen, die als Blue Bloater oder Pink-Puffer bezeichnet werden. Diese Differenzierung ist klinisch wichtig, da sie für die prognostische Beurteilung und den therapeutischen Ansatz (s. o.) von Bedeutung ist (Tab. 3.9).

Abb. 3.**8** Pathogenese der chronischen Bronchitis und des Emphysems.
Aus der Abfolge der Ereignisse wird die Ausbildung der Chronizität der Prozesse bei fortdauernder inhalativer Schädigung oder fortdauernder Infektion deutlich. Trotz unterschiedlicher Pathogenese von chronischer Bronchitis und Emphysem ist das Endergebnis vergleichbar

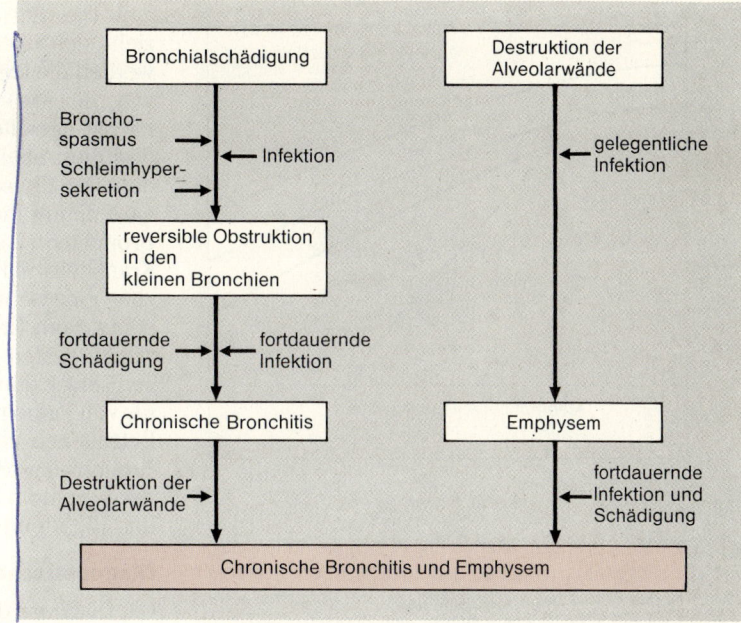

Pathophysiologie und Klinik

Die Bronchitis verändert morphologisch und funktionell die Struktur der Atemwege (Tab. 3.**10**). Da diese Vorgänge nicht in allen Bronchien gleich sein können, kommt es zum Verlust der homogenen Belüftung der Lunge und es entwickelt sich eine Verteilungsstörung. Diese führt notwendigerweise zu einer Gasaustauschstörung, zunächst zur respiratorischen Partialinsuffizienz (Gasaustauschstörung für O_2), später bei höhergradigen Schäden zur respiratorischen Globalinsuffizienz (Gasaustauschstörung für O_2 und CO_2). Diese Störungen sind es dann auch, die die Leistungsfähigkeit des Betroffenen beeinträchtigen und ungeachtet der Tatsache, daß über Jahre oder Jahrzehnte eine Bronchitis vorhanden gewesen ist, erst dann die Aufmerksamkeit des Patienten für seine Krankheit wecken (Abb. 3.**9**). Die geschilderten Veränderungen lassen sich mit den modernen lungenfunktionsanalytischen Verfahren gut erfassen, es ist aber auch klar, daß lungenfunktionsanalytische Methoden kein eigentliches „Frühdiagnostikum" einer chronischen Bronchitis sein können.

Da es sich um eine Gastransportstörung handelt, werden dynamische Parameter den Funktionsverlust sensibler anzeigen als statische Lungenvolumina. Hierzu gehören die Flußvolumenkurve, vor allem aber die auch sehr einfach bestimmbare Einsekundenkapazität FEV_1 (Abb. 3.**10**). Auch der maximale exspiratorische Atemflow, (Peakflow) läßt sich einfach mit billigen Geräten, die auch zur Selbstmessung geeignet sind, erfassen und kann dem Arzt so wesentliche Informationen liefern. Die Messung des Atemwegswiderstandes mit Hilfe der Bodyplethysmographie ist im Gegensatz zu den vorgenannten Methoden nicht mitarbeitsabhängig, besitzt aber trotz ihrer Genauigkeit gegenüber den anderen Meßverfahren keine prinzipiellen Vorteile. International wird am meisten FEV_1 benutzt.

Tabelle 3.**7** Abwehrsystem der Bronchien

Unspezifisch	muköziliare Clearence Antiprotease-Wirkung
Immuno-logisch	Antikörperbildung − IgA zelluläre Abwehr − Makrophagen Leukozyten
Metabolisch	Entgiftung von Substanzen Abbau im Epithel

Tabelle 3.8 Zusammenstellung einiger Faktoren, die eine chronische Schleimhautschädigung mit vermehrter Schleimhautsekretion und bronchialer Obstruktion im Erwachsenenalter bewirken

Eindeutig gesicherte Faktoren

Inhalatives Rauchen (aktives Rauchen)

Faktoren, deren Wirkung noch nicht vollständig gesichert ist, für die aber eine Risikoerhöhung wahrscheinlich ist

Alter
Luftverschmutzung
Passives Rauchen
Alkohol
Atopie
Atemwegserkrankung in der Kindheit
Genetische Faktoren
Beruf
Geschlecht, Männer mehr als Frauen
Klimatische Faktoren
Mikroklima im Haus

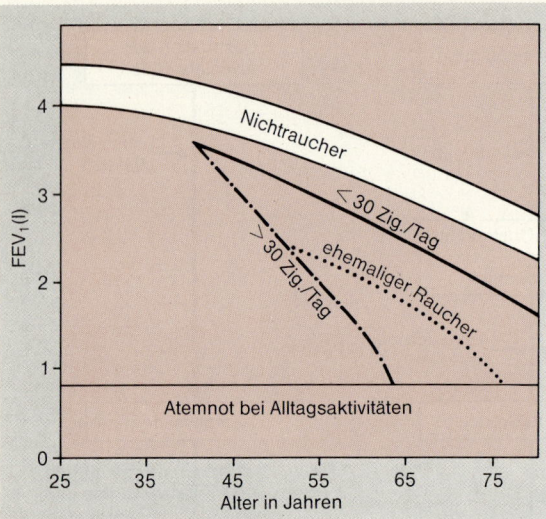

Abb. 3.**9**   Mit steigendem Alter verringert sich die Atmungskapazität der Lunge, FEV$_1$ nimmt ab und erreicht im 80. Lebensjahr etwa 50% des Wertes beim 20–25jährigen. Die Abnahme beträgt etwa 30 ml pro Jahr. Raucher haben eine deutlich stärkere Abnahme des Atemstoßtestes der bis zu 150 mml pro Jahr gehen kann in Abhängigkeit vom Ausmaß des Rauchens. Während im normalen Altersabbau ein FEV$_1$ von unter 1 l praktisch nicht erreicht wird, kommt es durch die Lungenzerstörung bei Rauchern leicht zu dieser Entwicklung. Bei Aufgabe des Rauchens findet sich eine dem normalen Altersabbau wieder parallele Kurve, die jedoch von deutlich ungünstigeren Bedingungen ausgeht, und eine volle Restitution nicht erlaubt

Tabelle 3.**9**   Unterschiedlich klinische Symptomatik, abhängig von der vorherrschenden Erkrankung

Chronische Bronchitis	Emphysem
Gemeinsame Befunde	
obstruktive Ventilationsstörung	
Anstieg des Atemwegswiderstandes	
Verminderung des Atemstoßwertes (FEV$_1$)	
Verteilungsstörung	Einschränkung der Atemfläche
Atemwegswiderstand in Ruhe erhöht	Atemwegswiderstand bei Belastung erhöht
unterschiedlich in unterschiedlichen Partien der Lunge	Hyperventilation und Tachypnoe
arterielle Hypoxämie	arterielle Normoxämie in späteren Stadien Diffussionsstörung
Zyanose später Hyperkapnie	keine Zyanose
Hämatokrit über 50%	Hämatokrit unter 50%
„blue bloater"-Typ B	„pink puffer"-Typ A
Entwicklung einer pulmonalen Hypertonie mit Cor pulmonale und Rechtsherzinsuffizienz	Dyspnoe besonders bei akuter Belastung

Die Entwicklung der chronischen Bronchitis zieht sich über Jahre bzw. Jahrzehnte hin. Offenbar werden die kleinen Bronchen (Bronchiolen small airway disease) im Rahmen dieser Entwicklung zunächst getroffen. Diese Frage ist jedoch wiederholt diskutiert aber nicht abschließend entschieden worden. Die klinische Symptomatik mit Husten und Auswurf nimmt ihren Ursprung sicherlich in den großen Bronchien. Für den Patienten bedeutsam wird das Krankheitsbild erst dann, wenn es die Atmungskapazität einzuschränken beginnt, zunächst unter Belastung, vom Krankheitsbild selber gesehen zu einem relativ späten Zeitpunkt. Symptome und Folgen dieser Entwicklung ergeben sich logisch aus der Kenntnis von Pathogenese und Pathophysiologie. Bei vielen Betroffenen entwickelt sich ein sog. hyperreaktives Bronchialsystem (s. oben), das für die Ausprägung der Symptomatik äußerst bedeutsam werden kann und die Atemnot anfallsweise intensiviert.

Diagnostisches Vorgehen

Die Diagnose der chronischen Bronchitis ist anamnestisch zu stellen. Husten und Auswurf, die Frage nach den Rauchgewohnheiten und die Frage nach der körperlichen Belastbarkeit sind die Eckpfeiler der anamnestischen Diagnostik. Das Sputum ist zäh und weißlich, manchmal gelblich eitrig, in solchen Fällen ist eine bakteriologische Diagnostik sinnvoll. Auch Ausstrich- und zytologische Untersuchungen sollten häufig durchgeführt werden. Nicht selten findet man Blutbeimengungen im Sputum, besonders bei der Bildung von Bronchiektasen. Der Sternovertebraldurchmesser des Thorax ist durch die fast regelhafte Verschiebung in Inspirationsrichtung vergrößert, und bei der Betrachtung der Atmung erkennt man das deutlich verlängerte Expirium. Auskultatorisch findet sich bei der chronischen Bronchitis Vesikuläratmen, das allerdings in unterschiedlichen Lungenpartien eine differente Lautstärke haben kann und trockene und feuchte Rasselgeräusche, die auf die bronchiale Obstruktion und die Sekretproduktion in den Bronchen hindeuten.

Eine Röntgen-Thoraxaufnahme ist immer indiziert, bei einem Verdacht auf ein neoplastisches Geschehen auch eine Bronchoskopie. Selbstverständlich muß die Diagnostik auch den Gesamtorganismus, etwa eine Störung des Immunsystems oder genetische Störungen, wie eine zystische Fibrose oder einen α_1-Antitrypsinmangel bedenken.

Lungenfunktionsanalytisch ist das Ausmaß der Funktionsstörung festzulegen. Hierzu dienen die Blutgasanalyse, Spirometrie und die schon erwähnten Funktionsproben.

Differentialdiagnose

Differentialdiagnostisch ist grundsätzlich zu überlegen, ob eine Atemwegserkrankung als Asthma oder chronische Bronchitis anzusehen ist und ob ein Emphysem vorliegt. Diese prinzipielle Differentialdiagnose spielt in der Praxis allerdings keine besondere Rolle, da einerseits die Entitäten sehr häufig zusammentreffen, andererseits therapeutische Maßnahmen sich entsprechen. Wesentlicher differentialdiagnostischer Aspekt beim chronischen Bronchitiker ist die Frage nach einer zusätzlichen Bronchopneumonie. Sekretstau und chronische Infektion in den Bronchen begünstigen die Ausbildung einer Lungenentzündung. Das Bronchialkarzinom hat dieselbe Ätiologie und eine ähnliche Symptomatik wie die chronische Bronchitis. Schließlich muß bei chronischem Husten, insbesondere bei Patienten die aus entsprechend gefährdeten Gebieten kommen, eine Tuberkulose bedacht werden. Die bei fortgeschrittenen Zuständen eintretende Leistungsinsuffizienz erfordert auch die Abgrenzung von kardialer Ursache der Dyspnoe, wobei darauf hingewiesen werden muß, daß chronische Bronchitis und koronare Herzkrankheit wegen derselben Ätiologie sehr häufig gemeinsam vorkommen.

Komplikationen

Die Hauptkomplikation der chronischen Bronchitis, eigentlich aber zur Krankheitsentwicklung gehörig, ist die respiratorische Insuffizienz und die Entwicklung einer pulmonalen Hypertonie mit Ausbildung eines Cor pulmonale. Auch Pneumonien müssen als Komplikation der chronischen Bronchitis gesehen werden. Ganz allgemein ist die Widerstandskraft des Patienten mit einer chronischen Bronchitis, insbesondere wenn das Stadium der respiratorischen Insuffizienz eingetreten ist, gegenüber allen möglichen Belastungen deutlich reduziert, z.B. bei operativen Maßnahmen oder auch hinzutretenden Erkrankungen des Herzens.

Therapie

Die Ausschaltung der Noxe kann in frühen Stadien der Krankheitsentwicklung den Prozeß u.U. noch reversibel gestalten, in späteren sicher symptomatisch bessern. Rauchen ist also einzustellen (Abb. 3.9). Zur Verbesserung der Atemtechnik (durch Obstruktion verlangsamtes Exspirium) sind atemgymnastische und Übungsbehandlungen zu empfehlen. Inhalationen verflüssigen das oft zähe Sekret. Eine bronchiolytische Therapie ist in der Regel indiziert. Diese wird im Kapitel Asthma beschrieben. Bei interkurrenten Infekten sind Antibiotika indiziert, wobei wegen der vorherrschenden Keimbesiedlung mit Pneumokokken und Haemophilus influenzae zumeist Ampicillin oder Tetracycline die Präparate der Wahl sind.

Die respiratorische Insuffizienz der Spätstadien profitiert von einer O_2-Langzeittherapie (s. Kap. Emphysem S. 246). Die Therapie der Rechtsherzinsuffizienz und des Cor pulmonale, Charakteristika der fortgeschrittenen obstruktiven Ventilationsstörung ist dort aufgeführt.

Weiterführende Literatur

Conference Summary: The rise in chronic obstructive pulmonary disease mortality. Amer. Rev. resp. Dis. 140, Suppl. (1989)

Fletcher, C., R. Peto, C. Tinker, F. E. Speizer: The Natural History of Chronic Bronchitis and Emphysema. English University Press, Oxford 1976

Klein, G., K. H. Rühle, H. Matthys: Long term O_2-therapy us IPPB-therapy in patients with COLD and respiratory insufficiency

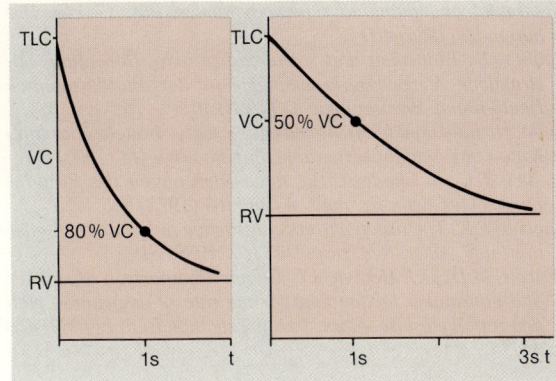

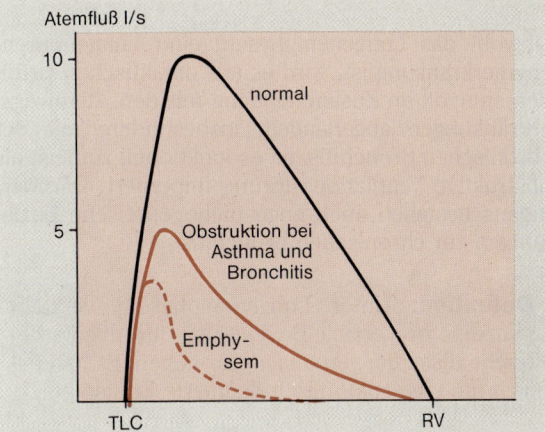

Abb. 3.**10** Lungenfunktionsanalytische Befunde bei chronischer obstruktiver Ventilationsstörung (TLC=totale Lungenkapazität, VC=Vitalkapazität, RV=Residualvolumen) **a** Verminderung des FEV_1 auf 50% der VC im Vergleich zur gesunden Lunge. Zur völligen Entleerung der Lunge benötigt der Patient mit obstruktiver Ventilationsstörung wesentlich längere Zeit. **b** Schematische Flußvolumenkurve bei einem Patienten mit chronischer Bronchitis und Obstruktion. Gegenüber einer Normalperson ist der maximale exspiratorische Fluß (Peakflow) reduziert und der exspiratorische Fluß deutlich vermindert. Demgegenüber sind die inspiratorischen Flüsse, obwohl im Vergleich zur Normalperson verringert, im Vergleich zum exspiratorischen Fluß wesentlich besser erhalten, ein Charakteristikum der intrathorakalen Atemwegsobstruktion

Tabelle 3.**10** Ursachen der Atemwegsobstruktion bei chronischer Bronchitis

Morphologische Veränderungen der Bronchialwand
Verdickung des Epithels Schleimhautödem Infiltration mit Entzündungszellen Muskelhypertrophie Muskelkonstriktion Narben und Fibrosen
Veränderungen im Bronchiallumen
Schleim Eiter

survival and pulmonary hemodynamics. Eur. J. resp. Dis. Suppl. 69 (1986) 409

Lauber, B.: Häufigkeit und sozialmedizinische Bedeutung obstruktiver Atemwegserkrankungen in der Bundesrepublik Deutschland. Pneumologie 43 (1988) 10

Lode, H.: Infektionen der Atemwege – wann besteht eine Indikation zur Antibiotikatherapie. Pneumologie 44 (1990) 763

Medici, T.C., S. Chodosh: Die Abwehrleistungen des Respirationstraktes. Schweiz. med. Wschr. 105 (1975) 965

Speizer, F.E.: The rise in chronic obstructive pulmonary Disease mortality. Amer. Rev. resp. Dis. 140 (1989) S1

Weweis, M.D., D.J. Herzyk, J.E. Gadek: Comparison of smoker and nonsmoker lavage fluid for the rate of association with neutrophil elastase. Amer. J. resp. cell. mol. Bidl. 1 (1989) 423

Lungenemphysem

Obwohl das Lungenemphysem eine Lungenparenchymerkrankung ist, wird es aus didaktischen Gründen sinnvoll im Zusammenhang mit den Atemwegserkrankungen abgehandelt, insbesondere mit der chronischen Bronchitis, da es funktionell zumeist als obstruktive Ventilationsstörung imponiert. Darüberhinaus bestehen auch enge pathogenetische Beziehungen zur chronischen Bronchitis.

Definition: Unter Lungenemphysem versteht man eine irreversible Erweiterung der Alveolarbereiche distal der terminalen Bronchen. Es handelt sich um eine anatomisch definierte Entität.

Ätiologie und Pathogenese

Die interalveolären Septen bestehen aus elastischen kollagenen Strukturen, die einem ständigen Auf- und Abbau unterliegen. Bei der Entwicklung des Lungenemphysems treten die Degradationsprozesse des pulmonalen Bindegewebes in den Vordergrund, so daß eine vermehrte Dehnbarkeit der Lunge und eine Verminderung der elastischen Rückstellkräfte eintritt. Die Alveolen erweitern sich und die Wände rupturieren. In den letzten Jahren hat sich gezeigt, daß in diese Pathogenese besonders Proteasen einbezogen sind, die, vor allem aus Leukozyten stammend, bei einer ungenügenden Antiproteaseaktivität die Alveolarwände zerstören. Insbesondere Rauchen fördert die Leukozytenattraktion in die Lunge und hemmt gleichzeitig die Antiproteaseaktivität. Diese Auffassung hat sich seit der Entdeckung des α_1-Antitrypsinmangels durch Laurel und Erickson 1963 zunehmend durchgesetzt, sind doch Patienten mit einem α_1-Antitrypsinmangel besonders zur Entwicklung eines Emphysems prädestiniert. Die Rolle der Leukozytenproteasen wird dadurch unterstrichen, daß man Emphyseme bei Personen, die nie geraucht haben, selten findet. α_1-Antitrypsin ist einer der wesentlichen Proteaseinhibitoren. Es kommt in einer Konzentration von 150 mg pro dl im Plasma vor und gehört zu den sog. Akutphaseproteinen. α_1-Antitrypsin bildet mit den Leukozytenproteasen einen inaktiven Komplex. Es reagiert mit der Elastase aus Neutrophilen sehr viel schneller als mit Trypsin oder anderen Serinproteasen. Die neutrophile Elastase ist nicht nur gegenüber Elastin aktiv, sondern auch gegen andere Komponenten der extrazellulären Matrix, wie Fibronectin und Typ-IV-Kollagen. Nicht nur eine chronische inhalative Belastung der Lunge, sondern auch Entzündungsprozesse (chronische Bronchitis, Bronchiektasen) vermehren die Proteasen, die nicht nur Neutrophilen, sondern wahrscheinlich auch alveolären Makrophagen entstammen. Aus diesen Bedingungen ergibt sich die Beziehung des Emphysems zur chronischen Bronchitis (Abb. 3.11). α_1-Antitrypsin hat deswegen so große Aufmerksamkeit gefunden, weil sein Mangel ein genetisches Modell dieser Mechanismen beschreibt. Möglicherweise gelten ähnliche Prinzipien auch für weitere Proteasen und Antiproteasen, jedoch liegen hierfür noch keine ausreichende Detailkenntnisse vor. Die Genlokus des α_1-Antitrypsin liegt auf Chromosom 14 und zeichnet sich durch einen besonderen Polymorphismus aus. Mehr als 80 Idiotypen konnten vor allem nach ihrer elektrophoretischen Beweglichkeit identifiziert werden, der Typ PIM ist bei 90% der Bevölkerung vorhanden. Die Genfrequenz für PIZ, bei dem α_1-Antitrypsin nur in Spuren vorkommt, ist regional unterschiedlich und liegt in Schweden bei etwa 0,3, d.h. der genetische Mangel kommt in der Häufigkeit von 1:1000 vor. Der Mangel an α_1-Antitrypsin führt zu einer Verminderung der Fähigkeit der Lunge, im Rahmen von Belastungen auftretende Leukozytenenzyme zu neutralisieren. Eine fortgesetzte, in der Regel im Vergleich zu gesunden Personen mindestens doppelt so schnelle Verschlechterung der Lungenfunktion ist die Folge. Auch hier ist zusätzliches inhalatives Rauchen ein ganz wesentlicher Faktor der Schädigung.

Pathologisch-anatomisch lassen sich mehrere Typen des Emphysems unterscheiden, die sich unterschiedlich auf die Funktionsstörungen auswirken (Abb. 3.12). Von eigenständiger Bedeutung ist das panlobuläre Emphysem, während die Funktionsstörung beim zentrilobulären Emphysem, das meist Folge einer chronischen Bronchitis ist, durch die Grunderkrankung beschrieben wird. Das Emphysem ist, unabhängig von seiner pathologisch-anatomischen Definition, also nicht in jedem Fall von einer Funktionsstörung gefolgt. Dies gilt ganz besonders für die Narben- oder auch paraseptalen Emphysemformen.

Legt man die Definition des Emphysems zugrunde, die Erweiterung der terminalen Lufträume, dann müßten auch Gegebenheiten wie beim Down-Syndrom, oder funktionelle Überblähungen (Volumen pulmonum auctum) oder die Vergrößerung der Lufträume bei der Entwicklung einer Fibrose, die kompensatorisch erfolgt, in diesen Begriff einbezogen werden. Unter klinischen Gesichtspunkten geschieht das im allgemeinen nicht.

Pathophysiologie und Klinik

Der Verlust der pulmonalen Retraktionskraft durch den Abbau der elastischen Strukturen in den Alveolarwänden während der Emphysembildung ist pathophysiologisch entscheidend. Dadurch verändert sich

Abb. 3.**11** Emphysem: schematische Darstellung der Pathogenese des Emphysems. Beim Überwiegen der Proteasen kommt es zum Abbau der alveolaren Wandstrukturen. Die Funktionsbeeinträchtigung der Antiproteasen, z. B. durch Sauerstoffradikale, beeinträchtigt deren Wirkung, so daß durch das Überwiegen der Proteasen ebenfalls ein Gewebeschaden entstehen kann

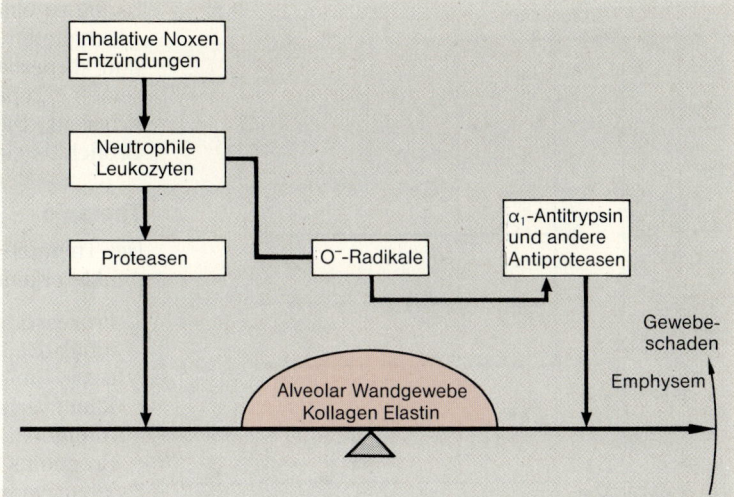

die Gleichgewichtslage zwischen auswärts gerichteten Kräften der Thoraxwand und den elastischen Rückstellkräften der Lunge, wobei sich die Atemruhelage in Richtung Inspiration verschiebt und Residualvolumen und Totalkapazität zunehmen. Dies ist an den Veränderungen der Lungenvolumina deutlich abzulesen. Durch den Verlust der Stabilität der terminalen Atemwege, die normalerweise im wesentlichen durch die elastischen Fasern im Alveolarbereich garantiert wird, kommt es zu einem Kollaps der kleinen Bronchien während der Expiration. Dies ist der Grund weshalb sich das Emphysem, obwohl eine Lungenparenchymerkrankung, funktionell zunächst als obstruktive Ventilationsstörung äußert. Erst bei hochgradiger Ausbildung der emphysematösen Veränderung entwickelt sich durch die Abnahme der Atemfläche auch eine Diffusionsstörung. Residualvolumen, funktionelle Residualkapazität und totales Lungenvolumen sind vergrößert. Der Atemstoßtest ist deutlich vermindert. Durch die Instabilität des Bronchialsystems bei forcierter Atmung mit Zunahme der Druckunterschiede zwischen In- und Exspiration im Thorax bereitet dieses Atemmanöver dem Emphysematiker besondere Probleme (Abb. 3.**13**). Während ruhige Atmung möglich ist und auch zu normalen Gasaustauschverhältnissen beiträgt — die Einschränkung der Atemfläche gehört anfangs nicht zum pathophysiologischen Bild —, wird durch den Verlust der Rückstellkräfte des Lungengewebes eine forcierte Ausatmung, die bei vermehrter Ventilation notwendig wird, außerordentlich erschwert. Diese Instabilität läßt sich bronchoskopisch an den größeren Bronchien in der Exspiration gut beobachten. Aus den genannten Gründen ist Belastungsinsuffizienz das herausragende klinische Symptom des Emphysematikers, weiterhin die Veränderung der Thoraxkonfiguration mit Vergrößerung des Sternovertebraldurchmessers, Faßthorax und Zwerchfelltiefstand. In späteren Stadien wird eine deutliche Gewichtsabnahme beobachtet, da der Emphysematiker aus respiratorischen Gründen Nahrungsaufnahme vermeidet und inappetent wird (pulmonale Kachexie). Diese Angaben gelten vor allem für das panazi-

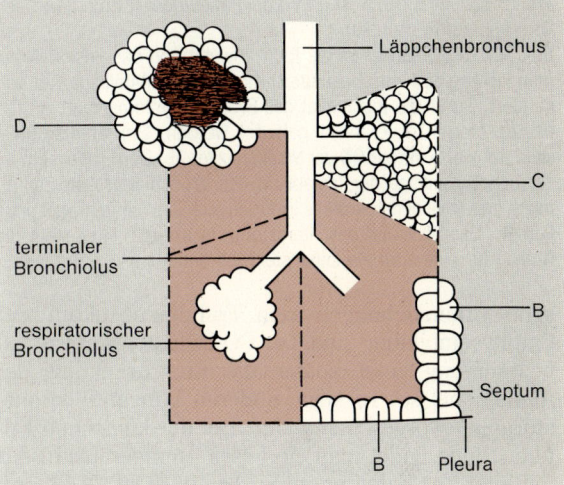

Abb. 3.**12** Emphysem. Unterschiedliche anatomische Formen des Emphysems. Alle Emphysemformen sind durch eine Vergrößerung der terminalen Lufträume ausgezeichnet. Funktionell typisch ist lediglich das panazinäre Emphysem. Die Narbenemphyseme und das zentrilobuläre Emphysem entsprechen funktionell der chronischen Bronchitis. Paraseptale Emphyseme sind funktionell neutral, können aber Ursache eines Pneumothorax sein
A Zentrilobuläres Emphysem **B** Paraseptales Emphysem **C** Panazinäres Emphysem **D** Narbenemphysem

näre Emphysem; die anderen Emphysemformen spielen lungenfunktionsanalytisch und klinisch eine geringere Rolle.

Diagnostisches Vorgehen

Die Diagnose des Emphysems ist aus den klinischen Befunden und den lungenfunktionsanalytischen Daten relativ leicht zu stellen, insbesondere beim panazinären Emphysem. Welche Rolle die Emphysembildung für die Klinik im Rahmen der chronischen Bronchitis spielt, ist im Einzelfall häufig schwer abzuschätzen. Jedenfalls geben die Lungenfunktionsbefunde eine qualitative und quantitative Beurteilungsgrundlage ab. Allerdings gilt, daß lungenfunktionsanalyti-

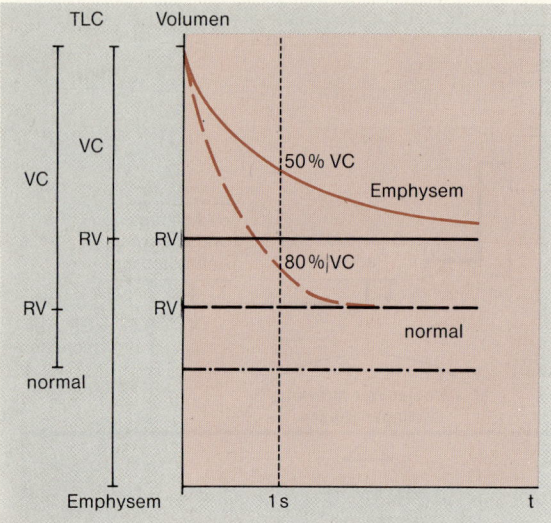

Abb. 3.**13**   Atemstoßtest (FEV$_1$) bei Patienten mit Emphysem, im Vergleich zum Gesunden.
Beim Emphysematiker ist die Totalkapazität und das Residualvolumen im Vergleich zum Gesunden erhöht und die Vitalkapazität vermindert. Durch die Instabilität des Bronchialsystems kann ein forciertes Atemmanöver nicht geleistet werden. Der Atemstoßtest sinkt auf Werte unter 50% der Vitalkapazität ab. Der Emphysematiker benötigt infolge der Instabilität des Bronchialsystems zur Atmung des gleichen Volumens eine längere Zeit als eine gesunde Person. Das Absinken des Atemstoßtests unter 1 Liter stellt die Grenze für eine normale Lebensführung dar

sche Untersuchung kein Frühdiagnostikum der Emphysembildung sind. Die CO-Diffusionskapazitätsbestimmung zeigt später die Einschränkung der Atemfläche, sofern keine anderen Lungenfunktionsstörungen vorgeschaltet sind. Bei der klinischen Untersuchung findet man ein leises Atemgeräusch, das mitunter im Charakter etwas verschärft ist. Der Klopfschall ist hypersonor, die Zwerchfelle stehen tief. Diese Befunde gelten naturgemäß nur für das generalisierte Emphysem, nicht für lokalisierte Emphysemformen.

Röntgenologische Befunde

Die Diagnose Emphysem wird bei der Beurteilung von Röntgenbildern häufig gestellt, ist jedoch meistens nicht in Korrelation zu den klinischen Befunden zu sehen. Die vermehrte Strahlentransparenz ist kein spezifisches Zeichen. Das einzig verläßliche radiologische Zeichen ist der Verlust an Gefäßstrukturen, ein Befund der aber schwer zu erheben ist. Recht gut bilden sich ausgeprägte Emphyseme im Computertomogramm ab (Abb. 3.**14**).

Komplikationen

Die Hauptkomplikation beim ausgeprägten Emphysem ist die Entstehung eines Pneumothorax, der nicht selten in Form eines Spannungs-Pneumothorax auftritt und lebensgefährlich sein kann. Zysten können sich ventilartig aufblähen (Spannungsblasen) und zur Verdrängung von noch funktionsfähigem Lungengewebe führen. Durch die Verminderung der Sauerstoffaufnahme kommt es beim Emphysematiker

häufig zu einer pulmonalen Kachexie, mit den nachgeschalteten Folgen für Ernährungszustand, Abwehr und körperliches Befinden. Relativ selten sind beim reinen Emphysem Druckerhöhungen im kleinen Kreislauf. Diese spielen eher bei der chronischen Bronchitis eine Rolle.

Therapie

Die Therapie des Emphysems läßt mehrere Ansatzpunkte erkennen.

1. Prozesse, die die Emphysembildung fördern, wie inhalative Noxen oder chronisch entzündliche Prozesse im Bronchialsystem, sind zu beseitigen. Rauchverbot, ggf. Wechsel des Arbeitsplatzes, ggf. Antibiotika-Therapie (s. auch Absatz „chronische Bronchitis", S. 242).
2. Intensive atem- und krankengymnastische Maßnahmen sind geeignet, die Atmung zu ökonomisieren, wobei der Patient insbesondere lernen muß, die Geschwindigkeit der Exspiration der veränderten Lungenelastizität anzupassen. Körperliche Tätigkeit ist solange wie möglich aufrechtzuerhalten.
3. Die Verbindung von Emphysem und chronischer Bronchitis und die dadurch häufig eintretende Hyperreaktivität des Bronchialsystems fordert ggf. therapeutische Maßnahmen wie sie in den Kapiteln Asthma und Bronchitis beschrieben sind.
4. Therapie der Herzinsuffizienz: Diese ist im Kapitel Cor pulmonale beschrieben. Hauptansatzpunkt ist jedoch die Verbesserung der Ventilation und damit Verminderung der Hypoxie zur Drucksenkung im kleinen Kreislauf und Entlastung des rechten Herzens.
5. Bei lokalisierten Emphysemen oder Emphysemblasen, insbesondere Spannungsblasen, die gesundes Lungengewebe verdrängen: Resezierende Maßnahmen sind nur angezeigt, wenn eine ausreichende postoperative Lungenfunktion durch entsprechende Voruntersuchungen gesichert ist.
6. Im Falle eines α_1-Antitrypsinmangels kann rekombinantes α_1-Antitrypsin substituiert werden. Langzeitergebnisse dieser Therapieform liegen jedoch noch nicht vor.
7. Respiratorische Insuffizienz. Haben die Lungenfunktionsstörungen so zugenommen, daß ein normaler Gasaustausch nicht mehr möglich ist und sind die oben erwähnten Therapiemaßnahmen angewandt und ausgeschöpft, ist eine O_2-Langzeittherapie indiziert. Hierdurch können selbstverständlich nur die Störungen beseitigt werden, bei denen die ungenügende O_2-Sättigung Folge eines verminderten arteriellen O_2-Partialdruckes infolge der Hypoventilation ist. Der Sauerstofftransport im Organismus wird nicht nur durch die Sättigung, sondern ebenso durch den Hämoglobingehalt und das Herzzeitvolumen bestimmt.
Heute werden hierzu hauptsächlich Sauerstoffkonzentratoren benutzt, die mit einem Molekularsieb Sauerstoff aus der Luft anreichern. Zu bestimmten Zwecken sind auch mobile Sauerstoffversorgungseinheiten im Einsatz. In der Regel wird Sauerstoff

Abb. 3.**14 a** Hochgradiges panazinäres Emphysem bds. in den Unterfeldern bei einem Patienten mit α_1-Antitrypsinmangel. Verlagerung der Perfusion in die Oberfelder, erkennbar an der veränderten Gefäßstruktur. In den Unterfeldern ist nur noch links eine Pulmonalarterie zu erkennen. Hochgradige globale respiratorische Insuffizienz, pO_2 47,5 und pCO_2 57,8

Abb. 3.**14 b–c** Computertomogramm der Unterfelder eines Patienten mit panazinärem Lungenemphysem. Man erkennt überall blasige Aufhellungen und narbige Verdichtungszonen

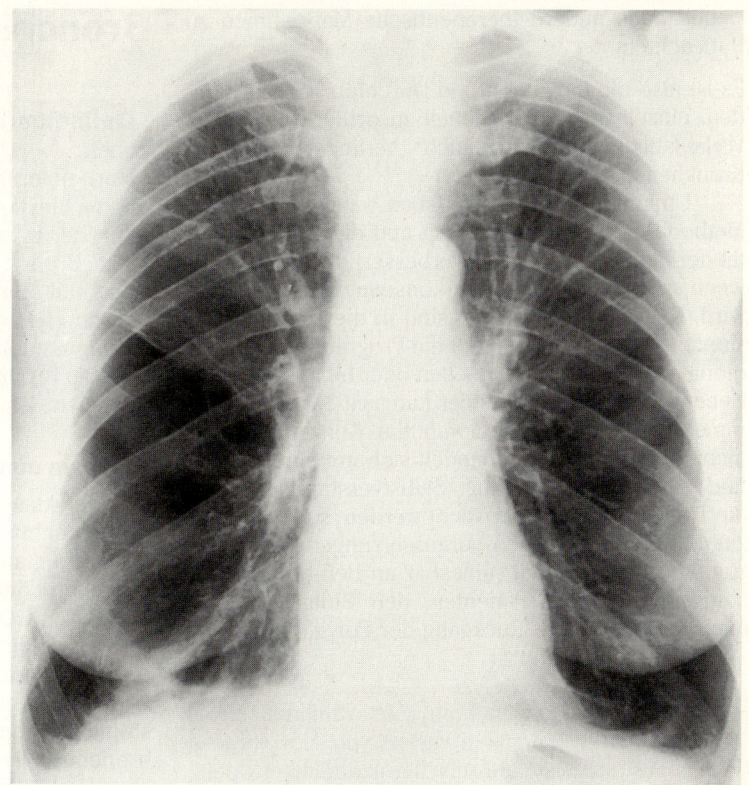

a

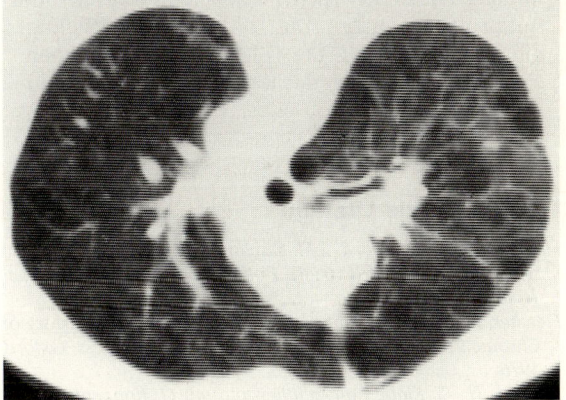

b

über eine Nasenbrille zugeführt, die zweckmäßigerweise nach außen mit einem Polster abgedichtet wird. Im allgemeinen werden 2 bis höchstens 3 Liter Sauerstoff pro Min. appliziert, bei höherem Durchfluß sinkt auch die Leistung des Konzentrators.

Die Sauerstoffanreicherung in der Atemluft reduziert Atemantrieb, Atemleistung und auch die Anforderungen an das rechte Herz in der Regel durch Senkung des pulmonal-arteriellen Widerstandes. Sie kann aber zu einem Anstieg des pCO_2 im Blut führen, was bei der Durchführung dieser Therapie unbedingt beachtet werden muß. Eine Sauerstoff-Langzeittherapie wird zumeist bei Patienten mit obstruktiven Ventilationsstörungen, chronischer Bronchitis und Emphysem indiziert sein, jedoch können auch andere Krankheitsbilder, die mit einer chronischen respiratorischen Insuffizienz einhergehen, von einer Sauerstoff-Langzeittherapie profitieren.

Voraussetzung für die O_2-Langzeittherapie ist

1. pO_2 nach optimaler medikamentöser und physikalischer Therapie unter 60 mmHg und Ansprechen des pO_2 auf die Sauerstoffgabe (Ausschluß kardialer oder Shunt-bedingter Hypoxämie).
2. Fehlen eines bedrohlichen Anstiegs des pCO_2, ein geringer CO_2-Anstieg wird praktisch immer zu beobachten sein.
3. Ein kooperationsfähiger Patient, der in der Lage ist, die Langzeittherapie zu Hause durchzuführen

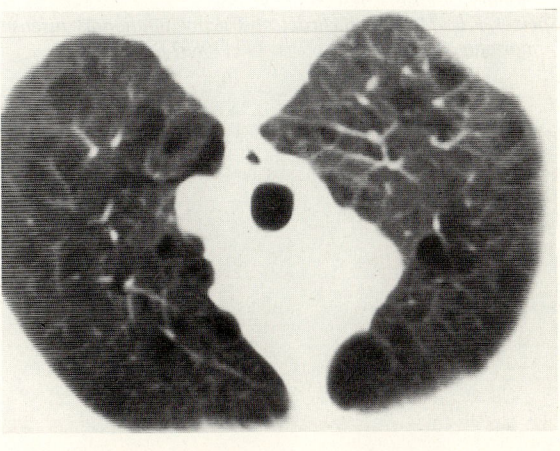

c

und auch andere therapeutische Maßnahmen zu beachten.

Es ist also die Indikation und Durchführbarkeit in jedem einzelnen Fall individuell zu prüfen und durch Verlaufsbeobachtungen auch Veränderungen im Krankheitsbild zu erfassen.

Umfangreiche Studien haben gezeigt, daß diese Methode die Lebenserwartung und die Lebensqualität der Patients eindeutig verbessert und verlängert, wenn sie kontinuierlich und konsequent abgewendet wird. Kurzfristige O_2-Gaben sind in dieser Indikation sinnlos. Durch O_2 wird auch die Progredienz der pulmonalen Hypertonie vermieden oder hinausgezögert. Nebenwirkungen sind bei der Langzeit-Sauerstofftherapie mit den hierzu verwandten Konzentrationen nicht zu befürchten. Es handelt sich um eine sichere und effektive Behandlung. Selbstverständlich muß die Therapie streng überwacht werden, sowohl in bezug auf die technischen Voraussetzungen wie in bezug auf die Effektivität (ablesbar an Befund und Leistungsfähigkeit der Patienten, den Blutgasen oder auch am Hämatokrit-Rückgang der Polyglobulie).

Merke: Das Lungenemphysem zeichnet sich durch einen irreversiblen Verlust von Alevolargewebe aus, als Folge chronisch-entzündlicher oder chronischer, toxisch-inhalativer Schäden. Der hereditäre α_1-Antitrypsinmangel kann als Modell für das Zusammenspiel zwischen Proteasen und Antiproteasen gelten. Die Therapie berücksichtigt die Symptome, ggf. die Folgen dieser Krankheit, kann aber ursächlich das Emphysem nicht beseitigen.

Weiterführende Literatur

Flenley, D.C., P. Howard, J.M. Bischop: Long term domiciliary oxygen therapy (MRC trial). Bull. Europ. Physiolpath. resp. 16 (1980) 257

Fletcher, C., R. Peto, C. Tinker, F. Speizer: The Natural History of Chronic Bronchitis and Emphysema. University Press, Oxford 1976

Matthys, H., G. Klein: Langzeittherapie mit O_2-Konzentratoren. Indikation und therapeutischer Effekt. Springer, Berlin 1981

Petty, T.L.: Diagnoses and treatment of chronic obstructive pulmonary Disease. Chest 97 (1990) 1S

Speizer, F.E.: The rise in chronicobstructive pulmonary disease mortality. Amer. Rev. res. Dis. 140 (1989) S1

Bronchiektasen

Definition: Irreversible Erweiterungen der Bronchen.
Man unterscheidet erworbene und angeborene Bronchiektasen, nach der Form sackförmige, zystische, zylindrische und variköse Bronchiektasen. Bronchiektasen neigen zu Sekundärinfektionen und führen zu Husten, eitrigem Auswurf, häufig zu Hämoptysen und prädisponieren zu bronchopneumonischen Infiltrationen. Grundsätzlich stellen Bronchiektasen eine Extremform der chronischen Bronchitis dar.

Ätiologie und Pathogenese

Bronchiektasen entstehen durch die Destruktionen der Bronchialwand meist als Folge von Entzündungen, häufig auch im Kindesalter. Sie sind in den entwickelten Ländern aufgrund der häufigen und rechtzeitigen Anwendung von Antibiotika heute selten geworden. Eine Verlegung größerer Bronchen durch Fremdkörperaspiration, Neoplasmen, Narbenzüge, Lymphknotenschwellung oder durch Schleimverstopfung kann in den nachgeschalteten Partien eine bronchiale Destruktion mit Bronchiektasie verursachen. Bei längerem Bestehen sind die peribronchialen Gewebsanteile durch Entzündungsvorgänge beeinträchtigt, und peribronchiale Fibrosierungsprozesse verstärken die Strukturstörung. Nicht selten werden die Bronchialarterien in den Krankheitsprozeß einbezogen, erweitern sich und bilden bronchialarteriell-pulmonalarterielle Anastomosen, belasten das linke Herz und können zu Blutungen Anlaß geben. In der Regel sind Bronchiektasen Folge chronischer Entzündungsprozesse, wie der chronischen Bronchitis. Bis zu 5% der Patienten mit einer chronischen Bronchitis entwickeln Bronchiektasen. Häufiger noch geschieht dies bei der zystischen Fibrose.

Unter den **Infektionen** spielen insbesondere Masern und Keuchhusten, aber auch nekrotisierende Prozesse bei Klebsiellen- und Pseudomonasinfektionen eine Rolle. Sekundär sind Bronchiektasen sehr häufig von Streptococcus pneumoniae oder Haemophilus influenzae kolonisiert. In früheren Jahren waren auch tuberkulöse Infektionen der Lunge Ursachen für Bronchiektasen. Unter den Pilzinfektionen sind es besonders Histoplasmosen, die eine Rolle spielen. Ein Sonderfall ist die, insbesondere in den angelsächsischen Ländern häufig beobachtete, allergische bronchopulmonale Aspergillose, die durch Mukoidimpaktion (Schleimverstopfung) zu hilusnahen Bronchiektasen in den befallenen Lungenpartien führt.

Unter den **kongenitalen Defekten** sind die kongenitale Deformation des bronchialen Knorpelgerüstes (Williams-Campbell-Syndrom), die Tracheobronchomegalie (Mounier-Kuhn-Syndrom), das Yellow nail syndrome, (rekurrierende Pneumonien, Bronchiektasen und gelbe Fingernägel) sowie Bronchiektasen bei der intralobären bronchopulmonalen

Sequestration, alles insgesamt sehr seltene Krankheitszustände, zu nennen. Hereditäre Abnormalitäten sind bei dem Syndrom der immotilen Zilien, auch Kartagener-Syndrom, einer Trias aus Bronchiektasen, Sinusitis und Situs inversus, zu suchen. Im gleichen Sinne ist die α_1-Antitrypsindefizienz und die zystische Pankreasfibrose zu sehen. Auch das Young-Syndrom, eine Kombination aus einer obstruktiven Azoospermie mit normaler Spermatogenese und chronischen pulmonalen Infektionen, ist hier zu erwähnen. Kongenitale Bronchiektasen sind häufig mit Mißbildungen an anderen Organen assoziiert (Tab. 3.11).

Pathophysiologie und Klinik

Die pathophysiologischen Befunde bei der Bronchiektasie entsprechen im allgemeinen denjenigen bei chronischer Bronchitis. Sind weite Bereiche der Lunge betroffen, kann auch eine Restriktion und Einschränkung der Gasaustauschfläche beobachtet werden. Auf die Veränderungen der bronchialarteriellen Hämodynamik wurde schon hingewiesen.

Die Klinik ist vor allem geprägt durch die beständige bronchiale Hypersekretion mit Expektoration großer Mengen („maulvolle Expektoration") von zumeist eitrigem Sputum, das insbesondere bei Lageänderung drainiert und expektoriert wird. Geringe Hämoptysen sind häufig (in ca. der Hälfte der Fälle), lebensbedrohliche selten. In Abhängigkeit von der Ausdehnung des Prozesses stellt sich schließlich eine mehr oder weniger ausgeprägte respiratorische Insuffizienz ein. Bronchiektasen waren früher mit Amyloidosen vergesellschaftet, jedoch wird diese Entwicklung unter Antibiotikatherapie in neuerer Zeit hierzulande nicht mehr gesehen. Eine bronchiale Erweiterung kann auch vorübergehender Natur sein, z. B. bei Fremdkörperaspiration oder traumatischen Bronchusläsionen. In diesen Fällen kann sich die Bronchodilatation nach Wegfall der Ursache weitgehend zurückbilden.

Diagnostisches Vorgehen

Maulvolle Expektoration, die sich im Spitzglas in drei Schichten absetzt, ist klinisch charakteristisch. Bei der Auskultation findet man meistens mittel- bis grobblasige Rasselgeräusche, die lageabhängig sind. Hustenreiz wird häufig durch Änderung der Körperlage provoziert. Der Verdacht auf eine Bronchiektasie kann häufig schon im Nativ-Röntgenbild wahrscheinlich gemacht werden. Man sieht insbesondere in den Unterfeldern schienenartig die verdickten Bronchialwände weit in die Peripherie hinein. Sakkuläre oder zystischen Bronchiektasen kann man häufig am Sekretspiegel erkennen, schließlich zeigt sich ein grobes Honigwabenbild.

Ausdehnung und Form der Bronchiektasen können durch eine Bronchographie im nichtentzündlichen Intervall hervorragend sichtbar gemacht werden (Abb. 3.15). Durch die Bronchographie können pneumonische Prozesse aktiviert werden, was zu beachten ist. Das Computertomogramm hat sich in den letzten Jahren ebenfalls als ausgezeichnetes Verfahren zum Nachweis von Bronchiektasen etabliert, und

Tabelle 3.11 Bedingungen, die mit einer Bronchiektasie einhergehen

Bronchiale Obstruktion (inklusive des Mittellappensyndroms) durch Tumoren, Lymphknotenvergrößerung (auch TBC) oder Fremdkörperaspiration

Chronische Infektionen

Immotiles Ziliensyndrom (eingeschlossen Kartagener Syndrom)

Zystische Fibrose – Mukoviszidose

Allergische bronchopulmonale Aspergillose

Immunmangelzustände

α_1 Antitrypsinmangel

Lungensequestration

Einseitig helle Lunge (Swyer-James-MacLeod-Syndrom)

Kongenitaler Knorpeldefekt (Williams-Campbell-Syndrom)

Tracheobronchomegalie (Mounier-Kuhn-Syndrom)

Gelbnägelsyndrom

kann die Bronchographie zumindestens dann ersetzen, wenn kein operatives Vorgehen geplant ist.

Komplikationen

Rezidivierende Pneumonien mit Abszeßbildung, Blutung, septischer Streuung, auch mit Hirnabszessen, in jedem Fall eine chronische destruierende Bronchitis, später mit zunehmender respiratorischer Insuffizienz, Cor pulmonale kompliziert den Verlauf.

Therapie und Prognose

In der vorantibiotischen Ära bestand die klassische Therapie des Bronchiektasenleidens in der Resektion der befallenen Lungenabschnitte, insbesondere dann, wenn diese einseitig waren. Heute ist die konservative, konsequente antibiotische Therapie nach sorgfältiger bakteriologischer Analyse und Aufstellung eines Antibiogramms die Therapie der Wahl. Sie hat eine wesentliche Veränderung und Verbesserung des Krankheitsverlaufs bei Patienten mit Bronchiektasen bewirkt. Operiert werden sollte nur noch, wenn eine belästigende Sekretproduktion bei lokalisierten Prozessen sich durch eine konservative Therapie innerhalb eines Jahres nicht beseitigen läßt und rezidivierende Infekte vorkommen. Eine vitale Operationsindikation ist nach wie vor eine nicht beherrschbare Blutung aus einer Bronchiektase. Bei jedem operativen Eingriff muß bedacht werden, daß die Resektion eines Lungenabschnittes durch die anschließend erfolgte zusätzliche Dehnung der verbleibenden Lungenteile bei einer Neigung zur Bronchiektasie letztere verstärken kann. Die übrige Therapie des Bronchiektasenleidens orientiert sich an der Therapie der chronischen Bronchitis mit besonderem Schwerpunkt physikalischer Maßnahmen zur Drainage der Bronchen, besonders morgens (Quinkesche Hängelage). Auch inhalationstherapeutische Maßnahmen sind sinnvoll.

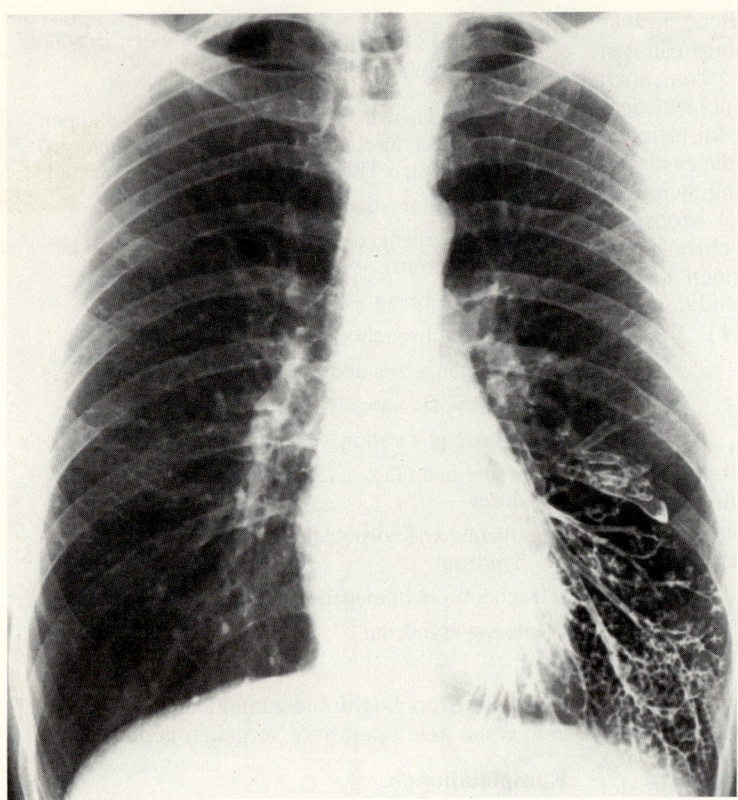

Abb. 3.**15**   Bei einem 51jährigen Mann finden sich im 6. Lungensegment links zylindrische Bronchiektasen. Im Vergleich zum nicht veränderten, bei der Bronchographie ebenfalls gefüllten Bronchialsystem des Unterlappens fallen die Kaliberunterschiede deutlich auf. Außerdem besteht ein deutliches Emphysem mit Zwerchfelltiefstand.

Merke: Bronchiektasen sind irreversible Erweiterungen der Bronchen, sie sind angeboren oder erworben, lokalisiert oder diffus, zylindrisch oder sackförmig. Meist sind sie sekundär bakteriell infiziert, oft ist eine chronische Bronchitis vorausgegangen. Die Therapie richtet sich nach Beschwerden aus den Begleiterkrankungen und Komplikationen.

Weiterführende Literatur

Eliasson, R., B. Mossberg, P. Cammer, B.A. Afzelius: The immotile cilia-syndrome. A congenital ciliary abnormality as an etiologic factor in chronic airway infections and male sterility. New Engl. J. Med. 297 (1977) 1

Milpert, P. Bronchiektasen. In Handbuch der Inneren Medizin, Bb. IV/Z, Springer, Berlin 1979 (S. 347)

Pang, S., M.S. Chan, J.Y. Sung: Prevalence of asthma, atopy and bronchial hyperreactivity in bronchiectasis. (1989) Thorax 44 (1989) 948

Zystische Fibrose (Mukoviszidose)

Definition: Die zystische Fibrose wird autosomal rezessiv vererbt. Sie ist die häufigste genetische Erkrankung der Weißen. Es handelt sich um eine Störung der Schleimsekretion der exokrinen Drüsen des Atmungs- und Gastrointestinaltraktes. Der Natrium- und Chloridtransport ist in diesen Drüsen, ebenso wie in den Schweißdrüsen, gestört. Die Beteiligung der Lunge führt zur respiratorischen Insuffizienz, verbunden mit Bronchiektasenbildung und rekurrierenden Infektionen. Die Beteiligung des Pankreas (zystische Pankreasfibrose) führt zu einer Pankreasinsuffizienz.

Häufigkeit

Die Häufigkeit in der weißen europäischen Bevölkerung liegt bei etwa 1:3500, 2−5% der Bevölkerung tragen das Gen. Sie ist mit dem Faktor 10−100 niedriger in der schwarzen oder asiatischen Bevölkerung.

Ätiologie und Pathogenese

Das Gen der zystischen Fibrose ist auf dem langen Arm des Chromosoms 7 lokalisiert. Die biochemischen Störungen betreffen eine veränderte Qualität des sezernierten Schleims, der einen erhöhten Glykolisierungsgrad aufweist. Sowohl die Schleimdrüsen wie die serösen Drüsen sezernieren abnormal hohe Natrium-, Kalium- und Chloridkonzentrationen, ein Befund der im Schweißtest auch diagnostisch ausgenutzt wird. Demgegenüber ist der Wassergehalt der Sekrete vermindert, was zur Viskositätserhöhung beitragen dürfte. Es ist bisher nicht abschließend geklärt, ob diese Störungen durch eine fehlerhafte Sekretion oder fehlerhafte Reabsorption von Wasser und Elektrolyten in den Drüsen entsteht. Die Impermeabilität der duktalen Epithelien für Chlorid gilt als gemeinsame Eigenschaft. Zweifellos sind in diesem Prozeß weitere biochemische Alterationen und die neurohumoralen und vegetativen Steuerungsmechanismen einbezogen. Diese sind aber noch nicht ausreichend genau bekannt. Das Ausmaß dieser Störungen ist in den verschiedenen Organen unterschiedlich, am ausgeprägtesten im respiratorischen Epithel.

Ein wesentlicher Faktor in der Pathogenese der Lungenveränderungen ist die chronische Infektionsneigung, die durch die Veränderungen der Schleimqualitäten offenbar besonders gefördert wird. Vor allem Staphylococcus aureus, Haemophilus influenzae und Pseudomonas besiedeln die Schleimhaut. Die Lunge des zystischen Fibrotikers ist nicht in der Lage, eine einmal erfolgte bakterielle Besiedlung zu überwinden, vermutlich durch den generalisierten Defekt der mukoziliaren Clearance. Hierbei dürfte aber auch eine besondere Fähigkeit des betroffenen Epithels eine Rolle spielen, diese Keime wirksam zu binden und so der chronischen Infektion Vorschub zu leisten, die dann schließlich die Zerstörung der Lunge wesentlich bewirkt.

Bei der Geburt ist die Lunge der betroffenen Kinder normal. Der Krankheitszustand entwickelt sich während der frühen Kindheit, um dann ständig voranzuschreiten und durch die hinzutretende Infektion aggraviert zu werden. Die klinischen Zeichen der rekurrierenden Infektionen sind in der Regel gering. Wichtig ist, daß sich zusätzlich zu den genannten Problemen auch eine bronchiale Hyperreagibilität mit Obstruktion entwickelt und schließlich, infolge der chronischen Pneumonien mit fibrösem Lungenparenchymumbau, auch eine restriktive Ventilationsstörung. 90% der Patienten mit zystischer Fibrose sterben schließlich an den respiratorischen Komplikationen. Der Mekoniumileus, der mit 5–10% der Neugeborenen mit zystischer Fibrose auftritt, ist pathognomonisch für die Erkrankung.

Pathologie und Klinik

Die pathophysiologischen Befunde entsprechen in Abhängigkeit vom Ausmaß der Krankheit, die in der Regel aber fortschreitend ist, einer obstruktiven Ventilationsstörung mit zunehmender respiratorischen Insuffizienz, Cor pulmonale und Rechtsherzinsuffizienz.

Die Klinik ist geprägt von der chronischen Bronchitis mit persistierendem Husten und rezidivierenden bronchopneumonischen Infiltraten. Selbstverständlich sind die Symptome der Beteiligung der anderen Organe in Rechnung zu stellen. Sehr häufig ist

das Ausmaß der Erkrankung gering, so daß die Diagnose erst in der zweiten Lebensdekade gestellt wird. Deswegen haben perinatale Tests (Mekoniumtest) eine hohe Bedeutung für die frühzeitige Entdeckung der Kinder.

Diagnostisches Vorgehen

Anamnese (Familienanamnese), Schweißtest (CI−60 mvol/l), Lungenfunktion, Röntgen-Thorax (Abb. 3.**16**), bakteriologische Sputumuntersuchung, gastroenterologische Diagnostik (Pankreasinsuffizienz), zum Nachweis von Heterozygoten (genetische Beratung) DNA-Analyse.

Therapie

Die bessere Lebenserwartung dieser Patienten ist vorwiegend auf den rigorosen Einsatz moderner Antibiotika zurückzuführen, nebst Drainagemaßnahmen und Atemgymnastik. Wichtig ist regelmäßiges aktives Abhusten. Sekretolytika haben keinen wesentlichen Einfluß. Gegen die Obstruktion finden Bronchospasmolytika wie bei den chronisch obstruktiven Lungenkrankheiten Verwendung (s. dort). Exokrine Pankreasenzymsubstitutionstherapie wird ebenso konsequent angewandt. In Fällen mit arterieller Hypoxie (pO_2 < 60 mmHg) kann eine Langzeit-O_2-Therapie sinnvoll sein. In jüngster Zeit sind mit Erfolg Lungentransplantationen ausgeführt worden.

Prognose und Verlauf

Die mittlere Lebenserwartung ist in den letzten Jahren stark angestiegen. Dennoch erreichen die meisten Patienten nur das 20. oder 30. Lebensjahr und sterben an der respiratorischen Insuffizienz mit Cor pulmonale.

Die exokrine Pankreasinsuffizienz ist ein weiteres wesentliches Symptom, das zu chronischen Abdominalbeschwerden und Malnutrition beiträgt. Auch das Gallenwegssystem kann bis zu einer biliären Zirrhose betroffen sein. Ebenso ist der Harntrakt in das Krankheitsbild einbezogen. Eine Azoospermie ist ein häufiger Befund, so daß nur ein geringer Prozentsatz der Männer mit zystischer Fibrose fertil ist. Die Fertilität bei Frauen ist bei etwa 20% anzusetzen. Da immer mehr Patienten mit zystischer Fibrose das reproduktive Alter erreichen, ist eine genetische Beratung dieser Personen unbedingt erforderlich.

> **Merke:** Die zystische Fibrose ist die häufigste genetisch bedingte Erkrankung der europäischen Bevölkerung. Eine Veränderung der Sekretionsqualitäten exokriner Drüsen führt insbesondere an der Lunge zu rezidivierenden schweren Infektionen, mit zunehmender Destruktion des Lungengewebes, ein Prozeß der in die respiratorische Insuffizienz und Rechtsherzinsuffizienz führt.

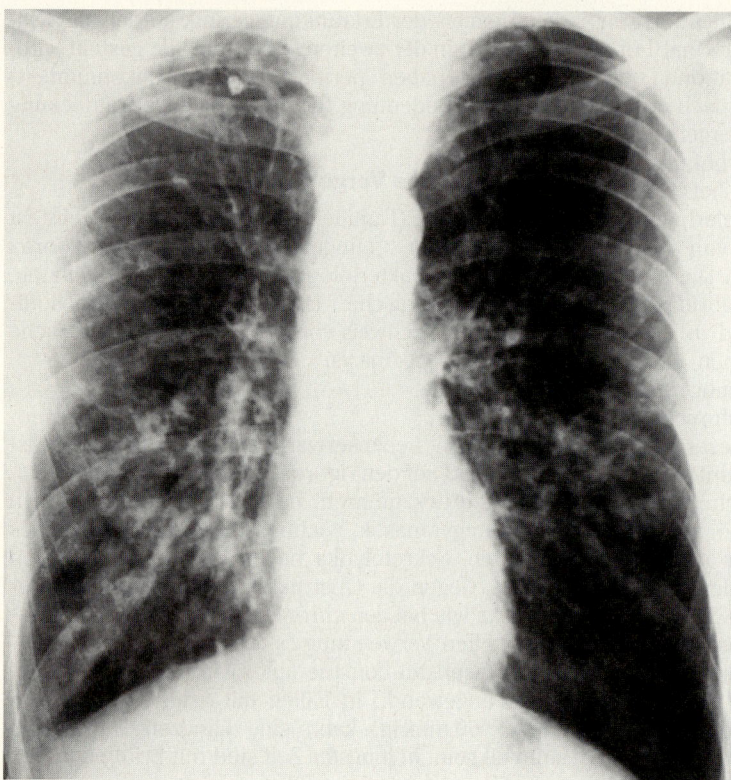

Abb. 3.**16**   Hochgradige Destruktion der Lunge bei einem 15jährigen Jungen mit zystischer Fibrose. Überall im Lungengewebe finden sich zystisch bronchiektatische Aufhellungen mit peribronchialen pneumonischen Infiltraten. 3 Wochen nach Anfertigung dieser Aufnahme ist der Patient in der respiratorischen Insuffizienz bei hinzutretender Pneumonie verstorben.

Weiterführende Literatur

Fick, R.B., P.C. Stillwell: Controversies in the management of pulmonary disease due to cystic fibrosis. Chest 95 (1989) 1319
Kerrebiyn, K.F.: Pulmonary infection and antibiotic treatment in patients with cystic fibrosis. Chest 94 (1988) 97S
Riedel, F.: Mucoviszidose. In Olbing, M., D. Palitzsch: Fortbildung in der Kinderheilkunde − Pneumologie. Hanseatisches Verlagskontor, Hamburg 1989
Taussig, L.M.: Cystic Fibrosis. Thieme-Stratton, New York 1984

Lungenparenchymerkrankungen

Unter Lungenparenchym wird der Bereich distal der terminalen Bronchen verstanden.

Neben ihrer Funktion als Gasaustauschorgan hat die Lunge bedeutende Aufgaben im Stoffwechsel des Gesamtorganismus. Sie ist ein Klärorgan für korpuskuläre Bestandteile und Aggregate ebenso wie für Hormone, Chemikalien und Pharmaka, das höchst effektiv wirkt, da es vom gesamten Herzzeitvolumen im Hauptstrom durchflossen wird. Bezüglich dieser Sachverhalte muß auf Spezialliteratur verwiesen werden.

Die Alveolarwände enthalten neben Alveolarepithelien und Kapillarendothelien auch geringe Mengen interstitiellen Gewebes, weshalb Lungenparenchymerkrankungen auch als interstitielle Lungenerkrankungen bezeichnet werden, ein Begriff der unpräzise, aber weit verbreitet ist. Erkrankungsprozesse können das Alveolarinnere betreffen wie die bakteriellen Pneumonien, sie können die Alveolarwand betreffen, wie die Alveolitiden, und sie können primär das Gefäßsystem in Mitleidenschaft ziehen, wie die Vaskuliden. Eine Veränderung der Strukturen des elastischen und kollagenen Gewebes im Bereich der Alveolarwände beim Emphysem muß ebenfalls als Lungenparenchymerkrankung angesehen werden. Diese kurze Aufzählung beleuchtet die außerordentliche Heterogenität und Vielgestaltigkeit dieser Krankheitsbilder, auf der auch die terminologischen Schwierigkeiten beruhen. Auf der anderen Seite sind bei vielen Erkrankungen dieser Region mehrere Zellelemente betroffen, d.h. z.B. Gefäße und Interstitium oder Alveolarwand und Alveole, so daß eine ganze Reihe morphologischer Übergänge besteht und nur schwer ein einheitliches Einteilungsprinzip gefunden werden kann. Das in der nachfolgenden Darstellung verwandte Einteilungsprinzip richtet sich deswegen vor allen Dingen nach didaktischen Gesichtspunkten. Das bedeutet nicht, daß andere Einteilungsprinzipien nicht ebenso möglich oder grundsätzlich abzulehnen wären (Tab. 3.**12**).

Emphysem

Das Emphysem wurde, obwohl eine Lungenparenchymerkrankung, im Zusammenhang mit der chronischen Bronchitis besprochen.

Pneumonien

Die infektiösen Lungenparenchymerkrankungen sind im Kapitel Infektionskrankheiten abgehandelt.

Tumoren

Tumoren werden bei den malignen Lungenerkrankungen dargestellt.

Alveolitiden

Definition: Alveolitiden sind entzündlich oder toxisch verursachte Erkrankungen, die sich in der Alveolarwand abspielen. Folge ist eine zunehmende Zerstörung und Fibrosierung des Lungenparenchyms, die zu einer restriktiven Ventilationsstörung und respiratorischen Insuffizienz führen. Es handelt sich um eine ätiologisch und pathogenetisch heterogene Krankheitsgruppe. Im amerikanischen Sprachraum werden diese Krankheitsbilder als Pneumonitis oder interstitielle Pneumonie bezeichnet, während in Europa einschließlich Großbritanniens der Begriffe Alveolitis vorherrscht. Die Begriffe sind synonym.

Klinisch ist den Alveolitiden gemeinsam, daß sie in ihrer Endstrecke relativ uniform sind. Aus einer primär ausgelösten Entzündungsreaktion oder Zellzerstörung durch toxische Einflüsse, dem 1. Stadium der Alveolitis mit granulozytären, lymphozytären, eosinophilen Infiltrationen, entwickeln sich zum Teil Granulome, zum anderen Teil diffuse Entzündungen, die schließlich in eine Fibrose übergehen, häufig auch trotz therapeutischer Maßnahmen. Die Fibrose muß schließlich als Endstadium der Lungenparenchymerkrankungen angesehen werden. Die Tab. 3.12 gibt eine Übersicht und gleichzeitig ein Einteilungsschema. Die nachfolgende Darstellung ist naturgemäß nicht vollständig und an den Zielen eines Lehrbuches der Inneren Medizin ausgerichtet. Für weitergehende Fragen wird auf die Spezialliteratur verwiesen.

Exogen allergische Alveolitis

Definition: Es handelt sich um eine Hypersensitivitätsreaktion der Lunge, die durch Inhalation von zumeist organischen Substanzen ausgelöst wird. Präzipitierende IgG-Antikörper gegen das verantwortliche Allergen sind ein Marker dieser Vorgänge. Sie spielen in der Pathogenese jedoch keine ausschlaggebende Rolle.

Häufigkeit

Bei der Vielzahl der verantwortlichen Antigene fehlen naturgemäß exakte Angaben über die Häufigkeit der allergischen Alveolitis. Die Erkrankungen hängen meist von den Expositionsbedingungen ab. Die Farmerlunge ist die häufigste allergische Alveolitis. Man

Tabelle 3.12 Einteilung Lungenparenchymerkrankungen

1. Alveolitiden mit bekannter Ursache

Allergische Alveolitis (organische Stäube)
Alveolitis bei anorganischer Staubbelastung
Alveolitis durch Gase und Dämpfe (NO_2, SO_2, O_3 usw.)
Pharmaka und Chemikalien
Ionisierende Strahlen

2. Alveolitiden und Fibrosen mit unbekannter Ursache

Kryptogene fibrosierende Alveolitis
Alveolitiden bei Systemerkrankungen (LE, Sklerodermie, rheumatische Arthritis usw.)
Alveoläre Proteinose
Speicherkrankheiten (z. B. Histiozytose X)
Vaskulitis der Lunge (Periarteriitis nodosa, Churg-Strauss-Syndrom, Wegenersche Granulomatose, Goodpasture-Syndrom)
Granulomatosen (Sarkoidose, Wegenersche Granulomatose, Churg-Strauss-Syndrom, Granulomatose durch Staubbelastung)
Eosinophile Lungeninfiltrate

3. Reaktion der Lunge auf toxisch-septische Prozesse

ARDS − Schocklunge

schätzt, daß etwa 50% der Bauern, die mit schimmeligem Heu arbeiten, gegenüber den Antigenen sensibilisiert sind. Allerdings erkranken nur etwa 10−1000 pro 100 000. Vor allem Unterschiede im diagnostischen Ansatz dürften diese Differenz erklären.

Ätiologie und Pathogenese

Mögliche Ursachen einer allergischen Alveolitis sind in Tab. 3.13 aufgeführt. Bedenkt man die Vielzahl der verantwortlichen organischen Stäube, so ist eine einheitliche Pathogenese nicht wahrscheinlich. Neben der Vermittlung immunologischer Reaktionen können die organischen Stäube auch als Adjuvanzien, Komplementaktivatoren, leukotaktische Substanzen oder Substanzen mit enzymatischer Aktivität bzw. direkt als Mediatorliberatoren wirken. Sicherlich spielen in der Vermittlung dieser Reaktionen auch Eigenschaften des Wirtes eine Rolle, jedoch ist es bisher nicht gelungen, diese z. B. in Form bestimmter HLA-Typen, genau zu erfassen. Der Nachweis der IgG-Antikörper, die als Präzipitine auch diagnostische Bedeutung haben, ließ an eine immunologische Reaktion vom Typ III (Antigen-Antikörper-Komplexreaktion oder Arthus-Phänomen) denken. Neuere Studien haben aber gezeigt, daß eine zellvermittelte Reaktion vom Typ IV von besonderer Bedeutung ist, was sich auch histologisch mit der Granulomformation zeigt. Auch in der bronchoalveolären Lavage findet man bei allergischen Alveolitiden vor allem Lymphozyten. Die im-

Tabelle 3.13   Ätiologie der allergischen Alveolitis

Ursache	Krankeitsbezeichnung	Antigen
Mikroorganismen	Farmerlunge	thermophile Aktinomyceten
	Befeuchterlunge	thermophile Aktinomyceten
	Bagassose	thermophile Aktinomyceten
	Pilzarbeiterlunge	thermophile Aktinomyceten
	Malzarbeiterlunge	Aspergillus clavatus
	Käsewäscherlunge	Penicillium casei
	Ahornrindenerkrankung	Cryptostroma corticale
	Sequoiose	Aureobasidium pullulans
	Holzarbeiterlunge	Cryptostroma corticale
	Suberose	Penicillium frequentans
	Paprikaspalterlunge	Mucor
	Trockene Fäulnislunge	Merulius lacrymans
	Hundehüttenerkankung	Aspergillus vesicolor
	Lykoperdonose	Lycoperdon
	Winzerlunge („Spätleserlunge")	Botyris cinerea
	Waschpulverlunge	B. subtilis enzymes
		B. subtilis
		B. sereus
Tierisch	Vogelhalterlunge	Vogelproteine, Vogelblut
	Rattenzüchterlunge	Rattenproteine
	Weizenkäfererkrankung	Weizenkäfer
	Kürschnerlunge	tierische Haare
	Hypophysenpuderlunge	Rinder- und Schweineproteine
Chemisch	Isocyanatlunge	Toluendiisocyanat
		Diphenylmethan
		Diisocyanat
	Obstspritzerlunge	Pflanzenschutzmittel
	Hartmetallerkrankung	Kobalt
	Natriumchromoglykatlunge	Natriumchromoglykat
Unklar	Saunalunge	thermophile Aktinomyzeten?
		kontaminiertes Wasser
	Neu Guinea-Lunge	Dachstroh der Hütten

munologischen Reaktionen, die zur allergischen Alveolitis führen, sind deswegen als sehr komplex anzusehen (Abb. 3.17). Eine allergische Reaktion vom Soforttyp (IgE vermittelt) dürfte aber nur bei Atopikern zusätzlich vorhanden sein.

Pathophysiologie und Klinik

Da es sich um eine Lungenparenchymerkrankung handelt, kommt es zu einer restriktiven Ventilationsstörung, mit Verminderung von Vital- und Totalkapazität. Die Lungen werden klein, das Zwerchfell tritt höher, zusätzlich stellen sich Diffusionsstörungen ein und Veränderungen des Belüftungs-Durchblutungs-Verhältnisses. Eine respiratorische Insuffizienz ist die Folge, im Endstadium als Globalinsuffizienz. Dyspnoe ist das hervorstechende Symptom, allerdings abhängig von der körperlichen Belastung, so daß dieses Symptom kein Frühsymptom der Erkrankung sein kann, da die körperliche Belastung meistens unbewußt zurückgenommen wird.

In Abhängigkeit vom Antigen, von der Massivität der antigenen Exposition aber offenbar auch abhängig von der Akuität des immunologischen Prozesses können akute und chronische Formen der Alveolitiden unterschieden werden (Tab. 3.14). Wichtig zu wissen ist, daß die klinische Reaktion, ungleich der „Sofortreaktion" beim Asthma, etwa 6—10 Stunden nach der Antigenexposition beginnt. Die akuten Formen gehen häufig unter dem Bild einer fieberhaften „infektiös" anmutenden Erkrankung einher. Husten, akute Dyspnoe, Fieber und sogar Schüttelfrost sind dann zu beobachten. Diese akuten Attacken nach Allergenexposition dauern in der Regel 1—3 Tage und sistieren bei Wegfall der Exposition spontan. Bei andauernder Exposition kann das Bild sehr uncharakteristisch werden. Auskultatorisch hört man gelegentlich basal Sklerophonie. Eine Leukozytose kann auftreten, die BGS ist zumeist erhöht. Das Röntgenbild des Thorax kann auch bei symptomatischen Patienten normal sein. Bei längerfristigen Expositionen findet man noduläre oder fleckige, auch inhomogen verteilte Infiltrate. Sie sind in der Regel bilateral (Abb. 3.18). Bei der chronischen Verlaufsform imponiert die diffuse Fibrose als Leitzeichen.

Diagnostisches Vorgehen und Differentialdiagnose

Die Erhebung einer genauen Anmanese, auch Berufs- und Hobbyanamnese, die auch den Zeitverlauf des Erkrankungstyps zu berücksichtigen hat, ist das

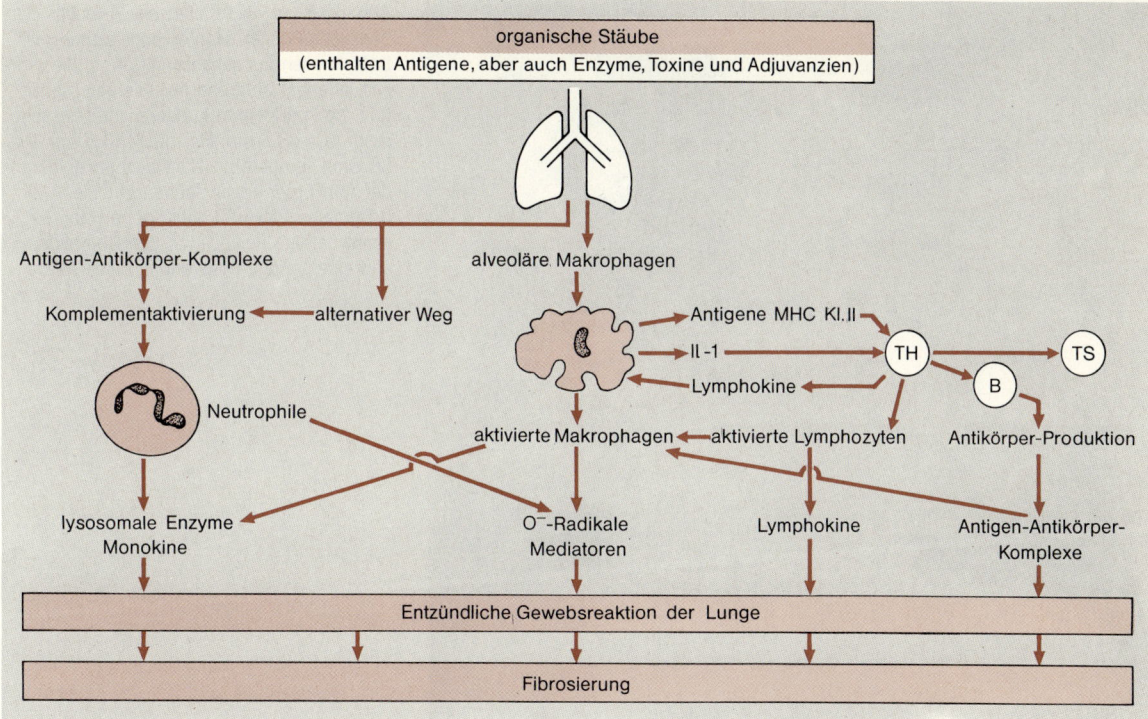

Abb. 3.17 Die Inhalation organischer Stäube führt bei sensibilisierten Personen zur Antigen-Antikörper-Reaktion mit Immunkomplexbildung. Gleichzeitig wird Komplement auch über den alternativen Weg aktiviert. Die Aktivierung alveolärer Makrophagen setzt Lymphokine frei und stimuliert damit T- und B-Zellen. Durch die Aktivierung der neutrophilen Zellen werden lysosomale Enzyme und Sauerstoffradikale freigesetzt, die zu einer akuten Gewebsschädigung beitragen. Die Aktivierung von T-Zellen beinhaltet schließlich auch eine verzögerte immunologische Reaktion. Die Reaktionen können in Abhängigkeit von der Art des aufgenommenen organischen Staubes und der Applikationsart quantitativ und qualitativ unterschiedlich ausfallen (TH = T-Helferzellen, TS = T-Suppressorzellen, B = B-Zellen, IL1 = Interleukin 1)

wichtigste Diagnostikum. Durch den Nachweis präzipitierender Antikörper wird die Exposition, nicht die aktuelle Erkrankung, gesichert. Die bronchoalveoläre Lavage zeigt eine deutliche Vermehrung der T Lymphozyten auf etwa 60% gegenüber 10% beim Gesunden mit hohem Anteil an Supressor-T-Zellen. Auch der histologische Befund ist charakteristisch, so daß eine Endoskopie mit Biopsie immer auch aus differentialdiagnostischen Gründen gemacht werden sollte. Gelegentlich ist ein Expositionsversuch entweder unter den üblichen Lebensumständen oder als sog. arbeitsplatzbezogener Expositionstest im Laboratorium sinnvoll, der jedoch unter überaus sorgfältiger ärztlicher Überwachung erfolgen muß (Tab. 3.**15**). Über die Differentialdiagnose gibt die Tab. 3.**16** Auskunft.

Therapie

Expositionsprophylaxe, bei gefährdeten Berufen auch durch staubmindernde Filtermaßnahmen, medikamentös in akuten Stadien Steroide (50–100 mg/die Prednisolon).

Prognose und Verlauf

Unter Expositionsprophylaxe kommt es zu einer völligen Rückbildung des Krankheitsbildes, sofern fibro-

Tabelle 3.14 Klinik der allergischen Alveolitis

	Akute Formen	Schleichende Formen
„Erkältungssymptome", Fieber	+	○
Dyspnoe	+	+
Husten mit Auswurf	selten	häufig
Feinblasige Rasselgeräusche	+	+
Gewichtsverlust	○	+
Röntgen: knötchenförmige Verschattungen, Fibrose	+ ○	+ +
Hypergammaglobulinämie	+	+
Präcipitine	+	+
Hautteste	unterschiedlich	unterschiedlich
Obstruktive Ventilationsstörung	(+)	(+)
Restriktive Ventilationsstörung	+	+

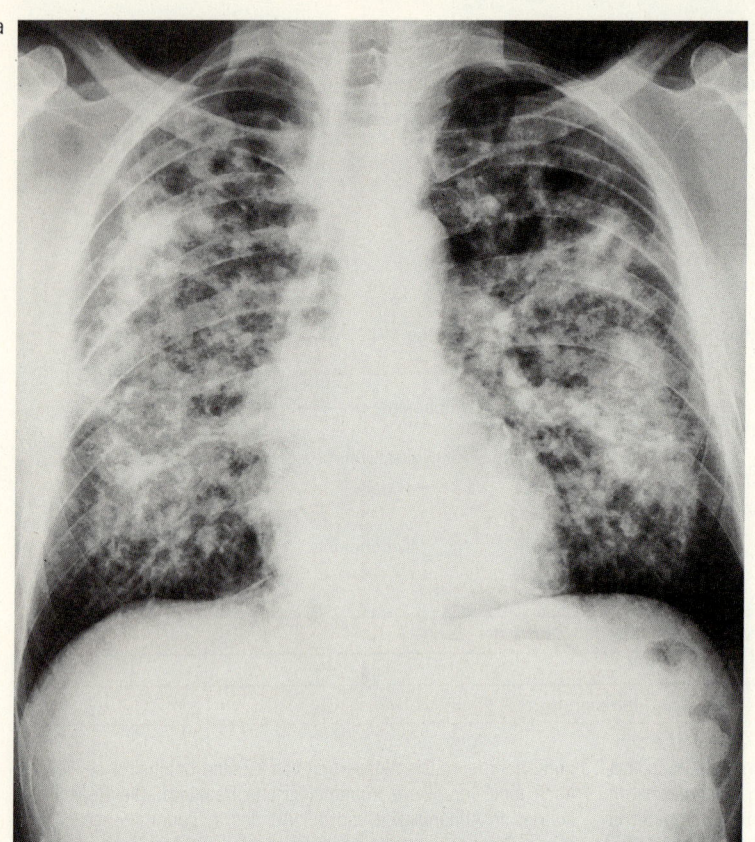

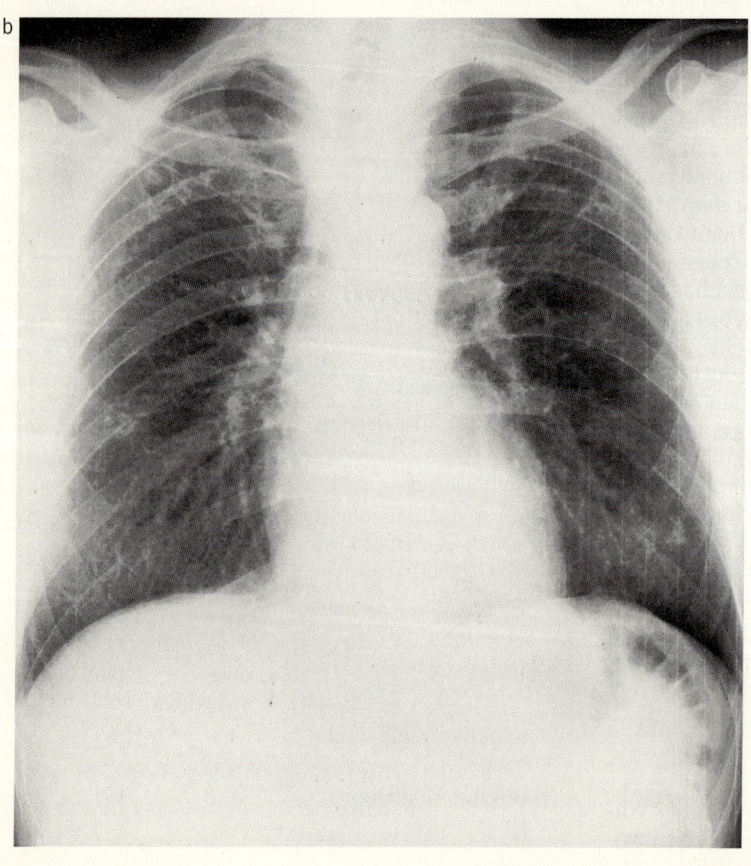

Abb. 3.**18** **a** Akute allerische Alveolitis (Taubenzüchterlunge). Man erkennt dichte Infiltrate in allen Lungenabschnitten, in diesem Fall, offenbar aufgrund der Allergendisposition, den peripheren Lungenmantel aussparend. pO_2 48,3 mm Hg, pCO_2 44,0 mm Hg 38 Grad Temperatur. Nachweis präzipitierender Antikörper gegen Taubenproteine.
b Derselbe Patient 1 Jahr später. Man erkennt narbige Residuen in den Oberfeldern und eine geringe Hilusraffung beiderseits

Tabelle 3.**15** Diagnostische Kriterien bei der allergischen Alveolitis

1. Anamnese	Antigenexposition
2. Klinische Befunde	Husten, Fieber, Dyspnoe
3. Röntgenbefunde am Thorax	diffuse knötchen- und streifenförmige Infiltrate
4. Lungenfunktionstest	restriktive Ventilationsstörung
5. Immunologische Veränderungen	Hauttest: eventuelle positive Arthus-Reaktion präzipitierende Antikörper im Serum
6. Bioptische Befunde	granulomatöse Alveolitis
7. Inhalationsbelastung	Husten, Fieber, Dyspnoe
8. Bronchiallavage	T-Suppressor-Zellen-Lymphozytose

tische Prozesse sich noch nicht etabliert haben. Eine Steroidbehandlung sollte bei der allergischen Alveolitis nicht als Langzeittherapie angewandt werden.

Merke: Allergische Alveolitiden entstehen durch die Inhalation von organischen Stäuben, denen gegenüber der Organismus Antikörper bildet. Bei Reexpositionen kommt es zu Entzündungsvorgängen am Depositionsort der Allergene. Man unterscheidet akute und chronische Verläufe, die von der Art der Allergenexposition abhängig sind. Akute Prozesse verlaufen als „infektiöses" Bild, schließlich führen rezidivierende Prozesse in die respiratorische Insuffizienz.

Weiterführende Literatur

Bauer, X.: Diagnostik und Therapie der exogen-allergischen Alveolitis. Dtsch. med. Wschr. 115 (1990) 821
McCombs, R.P.: Diseases due to immunologic reactions in the lungs New Engl. J. Med. 286 (1972) 1186
Pepys, J.: Hypersensitivity Diseases of the Lungs Due to Fungi and Organic Dusts. Karger, Basel 1969
Salvaggio, I.E., R.D. de Sharo: Pathogenesis of hypersensitivity pneumonitis. Chest 89 (1986) 1905
Sharma, G.P.: Hypersensitivity pneumonitis – a clinical approach. Prog. resp. Res., vol. 25. Karger, Basel 1989
v. Wichert, P.: Allergische und fibrosierende Alveolitiden und Lungenfibrosen. Ursachen und Einteilung. Dtsch. med. Wschr. 97 (1972) 341

Tabelle 3.**16** Differentialdiagnose der allergischen Alveolitis

Akute Formen	
Asthma	Bronchopneumonien
Infektionen	Grippe Miliartuberkulose Pilzinfektionen
Effekte von inhalativen Noxen	Irritative Gase SO_2, N-Oxide, Cl etc. anorganische Stäube
Systemerkrankungen	Erythematodes Sarkoidose Periateriitis nodosa Sklerodermie rheumatoide Arthritis Hämosiderose fibrosierende Alveolitis
Urämie	
Parasitosen	
Lymphangiosis carcinomatosa	
Reaktionen auf Medikamenten- und Chemikalienaufnahme	
Chronische Formen	
Chronische Bronchitis Chronisches Asthma Inhalative Noxen	irritative Gase anorganische Stäube Silikose Silikatose Sarkoidose
Systemerkrankungen	Erythematodes rheumatoide Arthritis fibrosierende Alveolitis Histiozytosis X Wegnersche Granulomatose Hämosiderose
Medikamenten- und chemikalieninduzierte Erkrankungen	
Lymphangiosis carcinomatosa	
Herzinsuffizienz mit Stauungszeichen	

Lungenerkrankungen durch anorganische Stäube

Diese meist durch berufliche Exposition entstehenden Lungenparenchymerkrankungen unterscheiden sich in Pathogenese und Verlauf je nach dem aufgenommenen Material. Das Spektrum reicht von harmlosen Ablagerungen im Lungengewebe bis zu chronisch progressiv fibrosierenden Prozessen. Unter ihnen ist die Silikose die wichtigste.

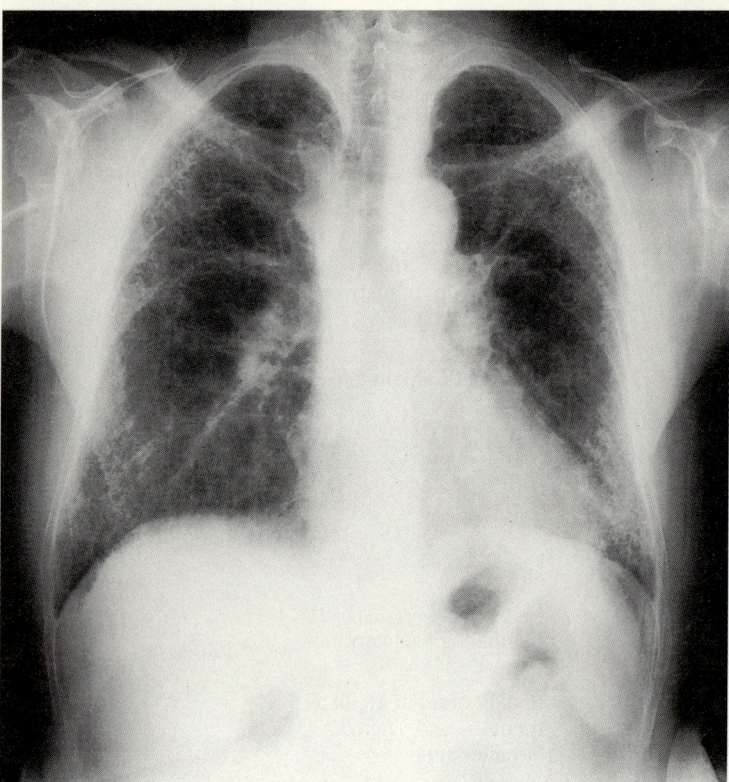

Abb. 3.**19**   Man erkennt die diffusen fibrotischen Veränderungen bei diesem Patienten mit Silikose, der jahrelang als Gußputzer gearbeitet hat. In der Peripherie eine feinzystische Honigwabenstruktur

Silikose

Definition: Sie entsteht durch Einatmung von SiO_2. Über eine Alveolitis entwickelt sich das silikotische Granulom und die Fibrose. Die Krankheit verläuft auch nach Persistieren der Staubbelastung in der Regel progredient.

Häufigkeit

Eine akute Silikose bei massiver Quarzstaubexposition ist bei Beachtung arbeitsmedizinischer Gesichtspunkte hierzulande selten. Die Häufigkeit der chronischen Silikose wurde unter den Exponierten mit 10–30% angegeben.

Pathogenese

Eine Belastung mit Quarzstaub kommt bei einer Vielzahl von Arbeiten vor (Tab. 3.**17**). Durch entsprechende arbeitshygienische Maßnahmen konnte die Belastung mit Quarz in den westlichen Industrieländern deutlich reduziert werden.

Der Quarzstaub wird zunächst von Makrophagen aufgenommen, die aber als Resultat der Aufnahme unter Freisetzung einer Reihe von Mediatoren und Entzündungsfaktoren zerfallen, worauf andere Makrophagen den Staub aufnehmen und der Ablauf beginnt von neuem. Es kommt zur Zerstörung der alveolären Typ-I-Zellen und zu Hyperplasie der Typ-II-Zellen, vor allem aber zur Aktivierung von Fibroblasten durch Makrophagenfaktoren und zur Akkumulation von Kollagen, d.h. zur Entwicklung einer Lungenfibrose. Diese Sequenz erklärt die Chronizität des Prozesses.

Klinisch ist die akute Silikose geprägt durch eine rasch zunehmende Dyspnoe mit Husten, Zyanose und schwerer Restriktion, entsprechend einer akuten diffusen Fibrose der Lunge. Der Regelfall sind langsam verlaufende chronische Silikosen, bei denen oft auch eine chronische Bronchitis mit Husten und Auswurf, begleitet mit Giemen und Pfeifen vorhanden ist und Dyspnoe das Bild beherrscht. Lungenfunktionsanalytisch ist dementsprechend neben der Restriktion auch eine Obstruktion nachweisbar. In der Regel wird das Bild durch die Entwicklung eines Emphysems kompliziert.

Diagnostisches Vorgehen und Differentialdiagnose

Die Diagnose der Silikosen, wie auch der anderen Pneumokoniosen, wird aufgrund der anamnestisch eruierten Exposition und des Röntgenbildes gestellt (Abb. 3.**19**). Die Diagnose kann auch im bioptisch entnommenen Lungengewebe oder Lymphknoten (Skalenus- oder mediastinale Lymphknoten) durch den Nachweis der Kieselsäure mittels Veraschung oder der Quarzkristalle mittels Polarisationsmikroskopie bestätigt werden. Silikose disponiert zu einer aufgepfropften Tuberkulose. Röntgenologisch sprechen massivere Infiltrate und Kavernen für Tuberkulose. Entscheidend ist der Tuberkelbakteriennachweis in Sputum und Magensaft.

Zur röntgenologischen Beschreibung der Befunde hat sich eine Klassifikation des internationalen Arbeitsamtes (ILO–UC) bewährt. Diese Einteilung kann auch auf andere Formen von Lungenparenchymerkrankungen und Pneumokoniosen angewandt werden.

Therapie

Eine kausale Therapie, die Expositionsprophylaxe ausgenommen, gibt es weder für die Silikose noch für andere Pneumokoniosen. Besteht zusätzlich eine chronische Bronchitis mit erheblicher obstruktiver Ventilationsstörung, wird eine antiobstruktive Therapie mit Bronchodilatatoren usw. vorgenommen (s. Kap. „Chronische Bronchitis" S. 242 ff.). Beim Vorliegen einer Tuberkulose ist eine tuberkulostatische Therapie (s. Kap. „Tuberkulose", S. 907 ff.) notwendig.

Prognose und Verlauf

In der Regel verlaufen die Silikosen während Jahren bis Jahrzehnten fortschreitend, auch nach Herausnahme aus dem gefährlichen Milieu. Akut verlaufende Silikosen führen im Verlauf von Monaten bis höchstens 1–2 Jahren zum Tode.

Mischstaubsilikosen

Sie sind häufiger als die reinen Silikosen. Dazu gehört die Anthrakosilikose der Bergleute, die durch die Inhalation von Kohlenstaub und SiO_2 entsteht.

Auch bei der Gießersilikose, der Staublungenerkrankung der Gießereiarbeiter, handelt es sich um eine sog. Mischstaubsilikose, d. h. um Lungenveränderungen nach Inhalation von kristalliner Kieselsäure, Eisen- und Kohlepartikeln, also um eine sogenannte Siderosilikoanthrakose. Die Prognose ist wesentlich günstiger als bei der reinen Silikose. Die mittlere Expositionszeit beträgt über 30 Jahre.

Die Anthrakose, „coalminerslung", beschreibt Lungenveränderungen bei Bergarbeitern durch Inhalation von Kohlenstaub. In den Ablagerungsorten bilden sich Knötchen aus staubbeladenen Makrophagen mit Retikulinfasern und Kollagen und es entwickelt sich eine Fibrose, die ein bronchioläres bzw. zentrilobuläres Emphysem nach sich zieht. Bei zusätzlichen Quarzstaubinhalationen können sich massive progressive Fibrosen entwickeln. Kohlenstoff selbst ist inert. Ebenso wie die Silikose kann auch die Anthrakose durch ein sog. Caplan-Syndrom, das Zusammentreffen eines rheumatoiden Prozesses mit der Pneumokoniose und der Ausbildung großer nodulärer Herde in den Lungen kompliziert sein. Die Lungenfunktionsprüfungen weisen sowohl eine restriktive wie obstruktive Ventilationsstörung aus.

Tabelle 3.**17** Einige Tätigkeiten und Berufe, die der Gefahr der Entwicklung einer Silikose ausgesetzt sind

Untertagearbeiten

Stollenarbeiter
Tunnelbau
Untertagegewinnung von Mineralien, Kohle u. a.
Arbeiten in Bergwerken

Übertagearbeiten

Steingewinnung und -bearbeitung
Steinschneider, -bohrer, -spalter, -säger
Hauer in Steinbrüchen
Andere Arbeiten in der steinverarbeitenden Industrie
Sandstrahler
Gießereien und metallverarbeitende Industrie
Gußputzer, Sandaufbereiter
Keramikindustrie
Betonarbeiter
Kesselreiniger
Dentaltechniker

Silikatosen

Definition: Der Silikose ähnliche Erkrankungen, die durch silikathaltige Stäube hervorgerufen werden.
Dazu gehören die Asbestose, die Berylliose, die Kaolinlunge (Porzellanarbeiter), die Mikalunge (Glimmer), die Aluminiumlunge, die Talkumlunge (Gummiarbeiter) und die Ockerstaublunge. Auch die Pneumokoniosen durch Schwerspat (Bariumsulfat, Barytose), Zinnoxide (Stannose), seltene Erden (Cer, Scandium, Yttrium, Lanthan, Thorium [Inhalation von Rauch der Kohlebogenlampe]) und Hartmetall (Wolfram, Tantal, Titan) werden aus klinischer Analogie häufig in diese Gruppe eingeordnet (Tab. 3.**18**).

Asbestose

Definition: Lungen- und Pleuraerkrankungen verursacht durch Asbestfasern. Asbest, ein Silikat, kommt in verschiedenen mineralischen und Kristall-Formen vor, die unterschiedlich schädigend sind.

Häufigkeit

Die Häufigkeit ist abhängig von der, meist beruflichen, Exposition.

Tabelle 3.18   Übersicht über Silikate, die die Lungen schädigen

Mineral	Fundort	Hauptverwendung
Asbeste		
Chrysotile (weißer Asbest) Serpentin-Asbest	weltweit	Asbestzementprodukte, Isoliermaterial, Feuerschutzmaterial, Feuerschutztextile, Bremsen, Papiere, Bauwesen
Crocidolite (blauer Asbest) Amphibolasbest	Afrika, West-Australien	wie oben
Amosite (brauner Asbest)	Südafrika	wie oben
Tremolite	Türkei	Teilweise vermischt mit anderen Asbestformen Bauwesen
Nichtasbest-Silikate		
Talk	weltweit	Farben, Kosmetika, Reifenfabrikation
Kaolin	weltweit	Porzellanindustrie, Füllstoff in Plastikmaterialien, Ziegeln, Papierindustrie
Vermiculite	weltweit	Kosmetika, Gummiindustrie, Isolierungsmaterialien, Austauscher, Farben
Zeolites	Türkei	Baumaterialien
Künstlich hergestellte Mineralfasern	weltweit produziert	Als Ersatzstoffe für Asbest in großem Umfang in Gebrauch

Pathogenese

Die Exposition mit Asbestfasern erfolgt meist am Arbeitsplatz, aber auch im täglichen Leben, da Asbest ein außerordentlich weit verbreitetes Mineral ist (Tab. 3.18). Für die Pathogenese ist offenbar die Faserstruktur von besonderer Bedeutung. Chrysotil bildet Faserbündel, die aus der Lunge wieder heraustransportiert werden können, während die langen Fasern der Amphibole in der Lunge verweilen. Nur Fasern mit 0,5 µm Durchmesser und 10 µm Länge bilden ein Gesundheitsrisiko. Die Fasern werden durch Makrophagen mit eisenhaltigen Proteinen umgeben (Asbestkörperchen) und können histologisch im Lungengewebe, aber auch gelegentlich im Sputum nachgewiesen werden. Asbest induziert eine Lungenfibrose, wobei die Pathogenese noch nicht voll aufgeklärt ist. In der Regel dauert diese Entwicklung außerordentlich lange, bis zu Jahrzehnten. Die Lungenfibrose unterscheidet sich klinisch wenig von den kryptogenetischen fibrosierenden Alveolitiden (s. unten). Charakteristisch ist allenfalls eine Pleuritis, die gelegentlich verkalkt. Zur Tuberkulose prädisponiert die Asbestose nicht.

Eine Besonderheit der Asbestexposition ist die Häufung des Auftretens von Lungenkarzinomen und Pleuramesotheliomen, die beide auch als Berufserkrankungen anerkannt sind. Zusätzliches Rauchen erhöht das Risiko zur Tumorbildung 100fach (Tab. 3.19).

Klinik, Diagnostik, Therapie, Prognose und Verlauf

Das diagnostische Vorgehen bei den Silikatosen entspricht jenem bei der Silikose.

Da es eine kausale Therapie der Asbestose nicht gibt, richteten sich arbeitsplatzhygienische Maßnahmen in den letzten Jahren vor allem erfolgreich auf die Verhinderung der Asbestexposition.

Wie für die anderen durch Berufe bedingten Lungenparenchymerkrankungen ist auch hier für die Diagnostik eine sorgfältig aufgenommene Berufanamnese entscheidend. Die spezielle Staubbelastung muß gegebenenfalls durch die Untersuchungen von Biopsiepräparaten bestätigt werden. Differentialdiagnostisch sind die Silikatosen von Lungenkrankheiten, die mit kleinfleckigen Lungenveränderungen einhergehen, abzugrenzen, also von Tuberkulose, Sarkoidose, allergischer Alveolitis, Stauungslunge, Lymphangiosis carcinomatosa, Alveolarzellkarzinom, Lymphomen und Leukämien, Kollagenosen, Granulomatosen und Vaskulitiden (Wegener), der Hämosiderose bei Mitralstenose, der idiopathischen Hämosiderose, und anderen Speicherkrankheit (Morbus Gaucher, Morbus Niemann-Pick, eosinophiles Granulom).

Weitere Pneumokoniosen

In der Lunge können sich eine Vielzahl anorganischer Materialien, meist nach beruflicher Exposition niederschlagen. Nicht alle haben fibrosierenden Charakter. Manche, wie z. B. Eisen oder manche Schwermetalle, werden nur gespeichert. Sie zeigen röntgenologische Veränderungen, ohne die Lungenfunktion wesentlich zu beeinträchtigen. Auf die entsprechende Fachliteratur wird verwiesen.

Ein Sonderfall ist die Berylliose, die klinisch, röntgenologisch und histologisch einer Sarkoidose oder Kollagenose ähnelt. Betroffen sind Arbeiter der Fluoreszenzlampenfabriken und Atomenergieindustrie. Durch entsprechende arbeitsplatzhygienische Maßnahmen werden diese Bilder praktisch nicht mehr gesehen.

Andere Alveolitiden bzw. fibrosierende Lungenerkrankungen mit bekannter Ätiologie

Akute Inhalationsschäden durch Nitrosegase (Silofüllererkrankung) können über eine Broncholitis und Alveolitis eine diffuse Lungenfibrose auslösen. Auch bei Phosgen-Expositionen, früher als Kampfgas, heute bei Unfällen in der chemischen Industrie oder bei Wohnhausbränden freiwerdend, kann eine obliterative Broncholitis mit peribronchialer Fibrose des Lungenparenchyms entstehen.

Therapie

Expositionsprophylaxe und Steroide.

Pharmaka und Gifte als Ursache von Alveolitiden und Fibrosen

Eine Reihe als Medikamente gebrauchter Chemikalien können Lungenfibrosen auslösen. Gegenwärtig handelt es sich vor allem um Zytostatika aber auch hochkonzentrierten Sauerstoff (FiO_2 über 0,6) über längere Zeit appliziert, zumeist im Rahmen von intensivmedizinischen Maßnahmen. Hierbei treten toxische Reaktionen des Lungengewebes und immunologische Mechanismen zusammen. Bei einer Zytostatikatherapie muß die Lungenfunktion durch geeignete Verfahren, z.B. die Messung der Diffusionskapazität, ständig überprüft werden. Die Entwicklung von akuten und länger bestehenden Lungenfibrosen ist auch nach der oralen, meist suizidalen, Aufnahme von Paraquat, einem Herbizid, bekannt geworden. Wegen der fortschreitenden und unbeeinflußbaren Lungenfibrose verläuft diese Intoxikation in vielen Fällen schließlich tödlich.

Ionisierende Strahlen

Eine Alveolitis und schließlich Lungenfibrose kann Folge einer therapeutischen Röntgenbestrahlung sein, die vor allem beim Mammakarzinom, der Bestrahlung von Hodgkin-Lymphomen aber auch bei der Bestrahlung von Bronchialkarzinomen früher häufig war. Durch die Anwendung moderner Bestrahlungsmethoden sind diese Komplikationen deutlich selten geworden. Diagnostische Schwierigkeiten entstehen kaum, weil die Ursache bekannt ist. Die akute Form der Strahlenreaktion tritt erst 1–6 Monate nach Bestrahlung auf und heilt in den meisten Fällen mit einer Fibrose etwa 1/2 bis 1 Jahr nach Bestrahlungsende ab. Therapeutisch können Steroide die Entzündungsreaktionen hemmen.

Tabelle 3.19   Asbestbedingte Erkrankungen

Lungenasbestose
Pleuraplaque
Benigner asbestbedingter Pleuraerguß
Pleuramesotheliom
Bronchialkarzinom bei Lungenasbestose
Peritonealmesotheliom

Merke: Anorganische Stäube, am häufigsten Quarz und Silikate führen, zumeist bei beruflicher Belastung, zu Lungenveränderungen. Die Silikose ist die häufigste Berufskrankheit. Die Lunge wird auch durch enteral aufgenommene Chemikalien (Medikamente) und durch Röntgenstrahlen geschädigt.

Weiterführende Literatur

Becklake, M. G.: Asbestos-related disease of the lung and other organs: their epidemiology and implications for clinical practice. Amer. Rev. resp. dis. 114 (1976) 187
Kleinermann, J.: Pathology Standards for Coal Workers pneumoconiosis. Arch. Pathol. Lab. Med. 103 (1979) 375
Schott, D.: Silikose. Amtemw.- u. Lungenkr. 11 (1985) 241
Ulmer, W. T.: Anorganische Pneumokoniosen. Dtsch. Ärztebl. 85 (1988) 2085
Ulmer, W. T.: Pneumokoniosen – gegenwärtiger Stand der Erkenntnisse. Internist 31 (1990) 268
v. Wichert, P.: Arzneimittelnebenwirkungen an der Lunge. Dtsch. med. Wschr. 103 (1978) 268

Alveolitiden und Lungenfibrosen unbekannter Ursache

Kryptogene fibrosierende Alveolitis

Definition: Die kryptogene fibrosierende Alveolitis (Synonym: interstitielle Pneumonie, Pneumonitis oder interstitielle idiopathische Lungenfibrose) ist eine Erkrankung unbekannter Ursache mit einer chronischen Entzündungsreaktion in den Alveolarwänden mit der Tendenz zur Zerstörung der Lungenarchitektur und subsequenter „Heilung" mit schwerer pulmonaler Fibrose. Die Krankheit ist progressiv, wobei die Geschwindigkeit des Fortschreitens sehr unterschiedlich ist. Sie unterscheidet sich damit von anderen limitierten Formen der Fibrosebildung. Die Diagnose wird durch Ausschluß anderer Ursachen einer Lungenfibrose gestellt.

Häufigkeit

Angaben über die Häufigkeit der kryptogen fibrosierenden Alveolitiden fehlen. Die Krankheit kann in jedem Alter auftreten und kommt bei beiden Geschlechtern gleich häufig vor.

Ätiologie und Pathogenese

Die Ätiologie der fibrosierenden Alveolitis ist unbekannt. Auffällig ist die Häufung autoimmun-pathologischer Befunde in diesem Krankengut. Eine chronische Entzündung der Alveolarwand mit Leukozyten-, Lymphozyten-, und Markophagenakkumulation, vermutlich mit der Freisetzung einer Vielzahl von Lymphokinen und Mediatoren, führt schließlich zur Akkumulation von Fibroblasten und Kollagenproduktion. Nicht organspezifische Autoantikörper, antinukleäre Antikörper, Rheumafaktoren und zirkulierende Immunkomplexe werden bei bis zu 60% der Betroffenen gefunden. Auch allgemeine Zeichen einer Entzündung, erhöhte BSG und Hypergammaglobulinämie sind häufige Befunde. Eine besondere Häufung bestimmter HLA-Antigene, untersucht wegen der in einzelnen Familien vermehrt vorkommenden Fälle von fibrosierender Alveolitis, fand keine Bestätigung. Klinisch besteht der Eindruck, daß es sich um eine auf die Lunge beschränkte Form einer systemischen Autoimmunerkrankung handelt. Die fibrosierenden Alveolitiden, die bei Sklerodermie, Polyarthritis, dem Sharp-Syndrom oder beim Erythematodes beobachtet werden, unterscheiden sich klinisch und morphologisch kaum von den sog. kryptogenen Formen. Ob die von einzelnen Autoren hervorgehobenen Unterscheidungen in gewöhnliche Formen (usual interstitial pneumonitis − UIP), desquamative (DIP), lymphozytäre oder eosinophile Formen (LIP, EIP), unterschiedliche Krankheitsbilder beschreiben oder, was wahrscheinlicher ist, Stadien einer Krankheitsentwicklung, ist nicht abschließend entschieden. Für das Verständnis des Krankheitsablaufes bringen diese Begriffe keinen zusätzlichen Gewinn. Dieser wird durch den chronischen Entzündungsprozeß geprägt.

Pathophysiologie und Klinik

Atemnot ist das führende Symptom der Alveolitis, das in Abhängigkeit von den körperlichen Leistungsanforderungen und von der Progredienz des Krankheitsprozesses auftritt. Trockener Husten ist häufig, gelegentlich auch geringer Auswurf. In 40−80% der Patienten finden sich Trommelschlägelfinger, häufig als Frühsymptom. Auskultatorisch ist eine sog. Sklerophonie charakteristisch, feine, relativ ohrnahe feuchte Rasselgeräusche endinspiratorisch. Es kommt regelhaft zur pulmonalen Hypertonie, zum Cor pulmonale und zur Rechtsherzinsuffizienz. Begleitsymptome sind Gewichtsverlust (pulmonale Kachexie), Leistungsmangel und gelegentlich, wohl über die regelhafte Hypoxämie, eine Beeinträchtigung des linken Herzens.

Röntgenologisch findet man kleine irreguläre Verschattungen, vor allem in den unteren Lungenpartien, mit einer Reduktion des Lungenvolumens, das sich später in ein sog. Honigwabenbild mit emphysematöser Umgestaltung terminaler Lungenpartien verändert. Meist werden sämtliche strukturellen Abnormalitäten gleichzeitig in unterschiedlichen Lungenarealen gesehen. Die Computertomographie ist in der Lage, die Feinstruktur der Lunge noch besser als das konventionelle Röntgenbild darzustellen.

Funktionell findet sich eine restriktive Ventilationsstörung mit Verminderung von VC und TLC (Abb. 3.**20**). Flußvolumenkurve und FEV 1 sind in der Regel normal, können bei Beteiligung der terminalen Bronchen im Rahmen des Krankheitsprozesses aber auch pathologisch ausfallen. Die Diffusionskapazität für CO ist vermindert, als Resultat der Reduktion der Gasaustauschfläche und des Lungenkapillarvolumens, häufig schon im Frühstadium und bevor die statischen Lungenvolumina verändert sind. Hyperventilation und Tachypnoe gehören zu den charakteristischen, klinischen Befunden. Die Belastbarkeit der Betroffenen ist naturgemäß gering. Eine besonders rapid verlaufende progressive Form der fibrosierenden Alveolitis wird auch als Hamman-Rich-Syndrom bezeichnet.

Diagnostisches Vorgehen

Die Diagnose der kryptogen fibrosierenden Alveolitis basiert auf dem klinischen und röntgenologischen Bild und dem Ausschluß anderer Ursachen einer Alveolitis- Wesentliches leistet die bronchoalveoläre Lavage, die ein neutrophiles Zellbild (ca. 20% Neutrophile) häufig mit zusätzlicher Eosinophilie ergibt. Die histologische Untersuchung von Biopsiepräparaten kann den entzündlichen Prozeß beschreiben, ist aber wenig ergiebig inm Spätstadien, mit nur noch fibrotischen Veränderungen. Die erwähnten funktionellen Untersuchungen runden die Diagnostik ab, insbesondere, um eine Quantifizierung zu ermöglichen und Daten für Verlauf, Beobachtung und Therapie zu erhalten (Abb. 3.**21**).

Differentialdiagnose

Andere fibrosierende Lungenerkrankungen stehen an erster Stelle. Die Unterscheidung zur Sarkoidose ist insbesondere in den Frühstadien einfach, im Fibroseendstadium häufig unmöglich. Auch an maligne Prozesse ist differentialdiagnostisch zu denken, so an das Alveolarzellkarzinom, die Lymphangiosis carcinomatosa, Lymphome, Leukämien und seltene Krankheitsbilder, wie die Lungenhämosiderose, das Goodpasture-Syndrom, die Lymphangiomatose oder die Mikrolithiasis alveolaris. Es sei darauf hingewiesen, daß es lediglich eine Frage der Terminologie ist, ob eine fibrosierende Alveolitis bei Sklerodermie als separates Krankheitsbild oder als Krankheitsbild im Rahmen der Sklerodermie gesehen werden muß. Insoweit sind die Kollagenosen wohl keine echte Differentialdiagnose.

Komplikationen

Zum Krankheitsprozeß gehörende „Komplikationen" sind die Entwicklung der pulmonalen Hypertonie und des Cor pulmonale. Gelegentlich werden Spontan-

pneumothoraces beobachtet. Eine Lungenblutung ist
sehr selten. Ob eine fibrosierende Alveolitis als chronischer Entzündungsprozeß zum Karzinom prädestiniert, ist wegen der kleinen Fallzahlen noch nicht abschließend entschieden.

Therapie

Die Therapie besteht in einem entzündungshemmenden Ansatz, mit der Gabe von Steroiden und immun-
supressiven Medikamenten, zumeist Azathioprin, gelegentlich Cyclophosphamid. Prednison wird in einer
Menge von etwa 20–30 mg pro Tag verabfolgt, bei
Nichtansprechen erfolgt zusätzlich die Gabe von Im-
munsupressiva. Andere therapeutische Verfahren
sind in Einzelfällen angewandt aber noch nicht ausreichend geprüft worden. Das gilt für Cyclosporin
und die Anwendung der Plasmapherese. D-Penicillamin wird wegen seiner Nebenwirkungen heute nicht
mehr in der Therapie der fibrosierenden Alveolitis
eingesetzt.

In einzelnen Fällen zunehmender respiratorischer Insuffizienz bei einer fibrosierenden Alveolitis
ist in der letzten Zeit eine Herz-Lungen-Transplanta-
tion mit Erfolg durchgeführt worden.

Prognose

Die Prognose ist wegen des progressiven Verlaufs
schlecht. Unter effektiver Therapie und bei Therapie-
ansprache werden aber Überlebenszeiten von bis zu
10 Jahren beobachtet. Unbehandelt verstirbt die
Hälfte der Patienten in 1 Jahr.

Lunge und Autoimmunerkrankungen

Es wurde schon darauf hingewiesen, daß die krypto-
genetische fibrosierende Alveolitis klinisch und pathologisch anatomisch praktisch identisch ist mit den
Alveolitiden, die bei Systemerkrankungen gefunden
werden. Es ist durchaus die Frage, ob es sich dabei
um differente Entitäten handelt, oder ob nicht wahrscheinlicher das Syndrom der fibrosierenden Alveolitis, mit oder ohne Kollagenbegleiterkrankungen, als
Autoimmunmechanismus aufgefaßt werden muß.

Der Lungenbefall bei Systemerkrankungen ist
unterschiedlich häufig, bei der Sklerodermie etwa
25–80%, bei der rheumatoiden Arthritis etwa
10–15%, dem Erythematodes 30–50%, der Periarteriitis nodosa 30–50%, bei Sjögren-Syndrom 30%, bei
der Dermatomyosis bis zu 10% und bei der Polymyalgia rheumatica weniger als 1%. In jedem Fall ist bei jeder Systemerkrankung nach einer Beteiligung der
Lunge zu suchen. Hierbei sind klinische Befunde
(Sklerophonie) und physiologische Meßwerte (CO-
Diffusionskapazität) wegleitend. Über die anderen klinischen und Laborbefunde bei diesen Krankheiten
geben die entsprechenden Kapitel in diesem Buch
Auskunft. Sekundäre Lungenveränderungen bei Kollagenosen entstehen durch Infektion des immungeschwächten Organismus. Häufig ist die Aspirationspneumonie bei Sklerodermie oder eine bakterielle Superinfektion als Folge der immunsuppressiven Therapie. Auch können die zur Behandlung der

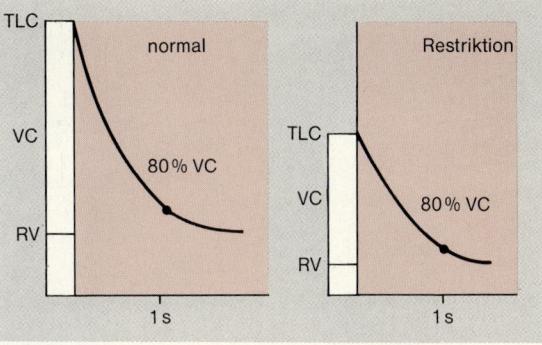

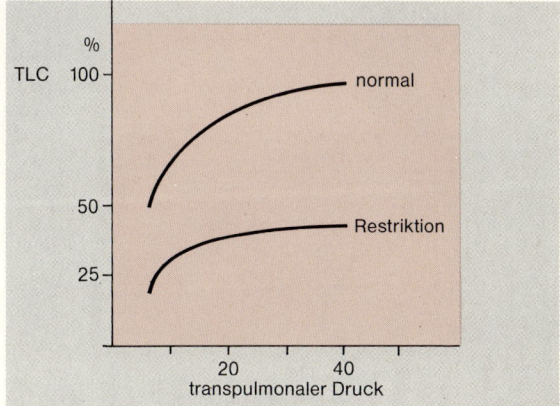

Abb. 3.**20** Lungenfunktionsveränderungen bei restriktiver Ventilationsstörung. **a** Im Vergleich zum Normalen hat der Patient mit
restriktiven Ventilationsstörungen (Alveolitis, Lungenfibrose) eine
Verminderung der TLC und VC, der rel. Atemstoßtest ist aber unverändert und FEV[1] etwa bei 80% von VC. **b** Das Druckvolumen-
diagramm weist aus, daß bei einer restriktiven Ventilationsstörung
zur Ventilation des gleichen Volumens infolge der verminderten
Dehnbarkeit der Lunge wesentlich höhere Drucke aufgebracht
werden müssen oder bei gleicher Druckdifferenz wesentlich geringere Volumina ventiliert werden

Kollagenose verwendeten Pharmaka Lungenveränderungen verursachen (Gold, Cyclophosphamid, Sulfasalazin).

Goodpasture-Syndrom

Das Goodpasture-Syndrom ist eine Autoimmunerkrankung. Sie ist charakterisiert durch eine komple-
mentverbrauchende Hypersensivitätsreaktion von
Typ II nach Gell und Coombs. Die zirkulierenden zytotoxischen Antikörper (IgM, IgG), die gegen die Basalmembranen der Lunge und Niere gerichtet sind, können auch diagnostisch nachgewiesen werden. Am
häufigsten sind Männer im 3. Lebensjahrzehnt betroffen. Hämoptysen sind das wichtigste Symptom,
schwere hypochrome Anämie die Folge. Nierensymp-
tome (Proteinurie und Hämaturie) können erst Wochen oder Monate nach der Lungensymptomatologie
auftreten. Röntgenologisch sind im frischen Schub
perihiläre, miliare Herde, die sich später vor allem in
den Mittel- und Unterfeldern lokalisieren, vorhanden.
Funktionell besteht eine restriktive Ventilationsstörung: die CO-Diffusion ist erhöht! Im Sputum oder

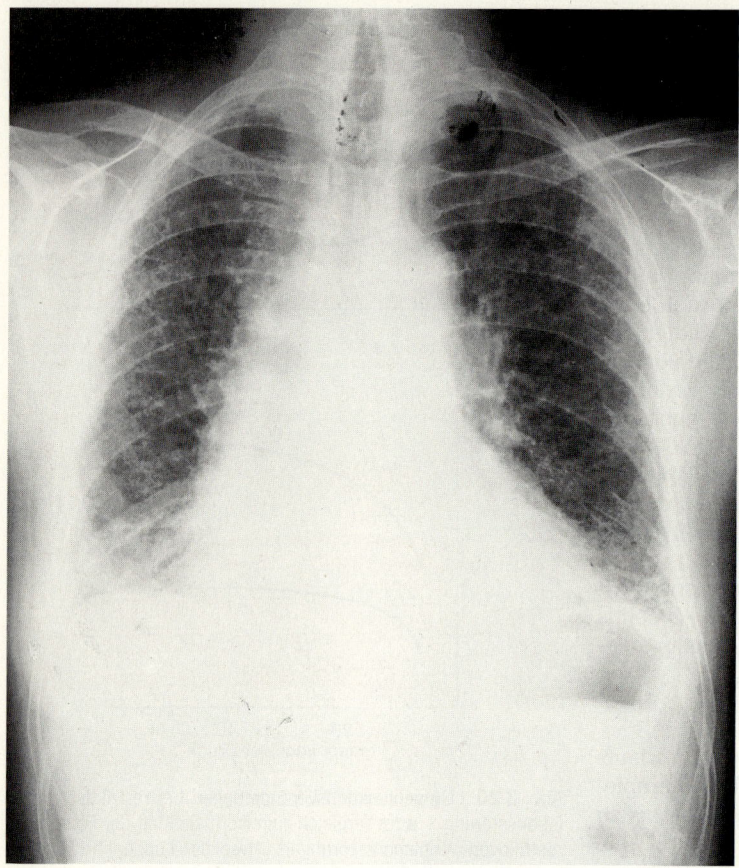

Abb. 3.**21** Hochgradige fibrosierende Alveolitis bei einer 61jährigen Patientin mit Sklerodermie. Sämtliche Lungenareale sind von
Knötchen und streifenförmigen Strukturveränderungen durchzogen. Wegen der Verdichtung
des Lungengewebes sind Herz und Zwerch-
fellstruktur nicht klar abgrenzbar. Die Zwerchfelle stehen hoch, die Lunge ist relativ klein,
das Herz deswegen links verlagert. pO_2 unter
Luftatmung 38,5, pCO_2 41,3 mmHG

Bronchialsekret finden sich viele mit Eisen beladene
Makrophagen. Differentialdiagnostisch ist die Krankheit von der idiopathischen Lungenhämosiderose
und von Kollagenosen und Arteriitiden abzugrenzen.

Therapie

Steroide, Azathioprin, Cyclophosphamid, Plasmapherese.

Verlauf und Prognose

Die früher sehr schlechte Prognose hat sich durch die
immunsuppressive Therapie und die Plasmapherese,
in akuten Stadien gelegentlich auch Nephrektomie
mit späterer Transplantation, inzwischen deutlich gebessert.

Lungenhämosiderose

Man unterscheidet zwischen einer primären und sekundären Lungenhämosiderose. Die primäre idiopathische Lungenhämosiderose ist eine sehr seltene
Krankheit unbekannter Ätiologie, die vorwiegend bei
Kindern, aber auch bei Erwachsenen, vor allem Männern, vorkommt. Sie verläuft schubweise oder akut
mit Hämoptoe und pneumonischen Symptomen sowie mit einer hypochromen Anämie. Die pulmonale
Symptomatik unterscheidet sich wenig von der des
Goodpasture-Syndroms. Über eine Hämosiderose
der Lungen entwickelt sich die Lungenfibrose. Das
Leiden ist differentialdiagnostisch von der sekundä-

ren Lungenhämosiderose bei kardialer Stauung und
vom Goodpasture-Syndrom abzugrenzen.

Weitere Lungenparenchym-
erkrankungen

Lungenproteinose

Die alveoläre Lungenproteinose ist ein seltenes
Krankheitsbild, das durch eine Dyspnoe und Husten
mit gelantinösem Auswurf gekennzeichnet ist der
große Mengen an Phospholipiden enthält (trotz der
Bezeichnung Proteinose). Diese stammen aus dem
Surfactantstoffwechsel. Im Lungenröntgenbild finden
sich Veränderungen, die an ein Lungenödem erinnern. Die Diagnose kann klinisch nur vermutet werden; oft ist eine Biopsie notwendig. Die Ursache der
Lungenerkrankung ist unbekannt, mitunter findet
man sehr ähnliche Befunde bei Staublungenerkran-
kungen.

Therapie und Verlauf

Therapeutisch führt die Tracheobronchiallavage mit
0,9%iger NaCl-Lösung, eventuell Heparin und N-Acetylcystein zur Besserung, gelegentlich zur Heilung, da
der Krankheitsprozeß offenbar auch vorübergehend
sein kann.

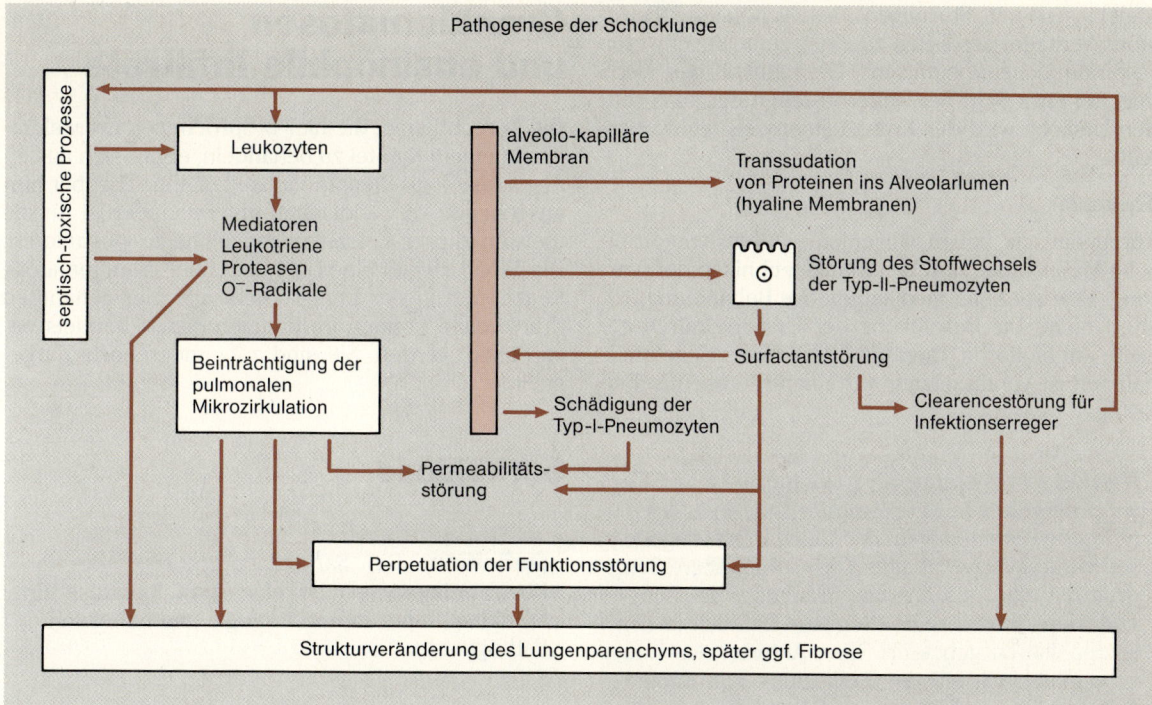

Abb. 3.**22** Pathogenese der Schocklunge. Der primäre Schaden des Prozesses liegt an der kapillär-alveolären Membran, vermittelt durch Toxine und Mediatoren aus Entzündungsvorgängen, die die Lunge selber, häufiger aber noch andere Organe primär betreffen. Sekundär entwickelt sich eine Störung der Surfactantproduktion, der Typ-II-Zellen, die, obwohl in der Zahl vermehrt, die ihr zukommenden funktionellen Aufgaben nicht bewältigen können. Über eine Vermehrung der zellulären Infiltrationen in der Lunge entwickeln sich schließlich vorübergehende oder permanente fibrotische Prozesse, die gemeinsam mit den entzündlichen Vorgängen für die hohe Letalität des Krankheitsbildes verantwortlich sind

Microlithiasis alveolaris

Die Microlithiasis alveolaris, bei der bis zu 80% aller Lungenalveolen mit Mikrolithen (calciumhaltigen Lungensteinen) ausgefüllt sind, ist sehr selten. Das Röntgenbild zeigt sehr dichte „miliare" Veränderungen, die stets Anlaß zu umfangreichen diagnostischen Maßnahmen sind. Manchmal sind Mikrolithen im Sputum nachweisbar. Dyspnoe und Zyanose sind nach jahrelangem Verlauf die wichtigsten klinischen Symptome. Die Lungenfunktionsanalyse zeigen eine restriktive Ventilationsstörung.

Histiozytosis X

Unter diesem Begriff wurden die Abt-Letterer-Siwe-Krankheit, die Hand-Schüller-Christian-Krankheit und das eosinophile Granulom als Retikuloendotheliosen unbekannter Ätiologie zusammengefaßt. Beim eosinophilen Granulom der Lungen findet man pathologisch-anatomisch chronische Infiltrate und Granulome, die aus Makrophagen, Eosinophilen und Langhans-Zellen bestehen. Radiologisch sieht man interstitielle Infiltrate, Vergrößerung der Lymphknoten und im fortgeschrittenen Stadium zystische Aufhellungen. 20% der Patienten mit einem eosinophilen Granulom der Lunge weisen knöcherne Läsionen und einen Diabtes insipidus auf. Selten kommt eine Bluteosinophilie vor. 80% der Patienten erleiden im Verlauf der Erkrankung einen Pneumothorax. Differentialdiagnostisch kommen vor allem eine Sarkoidose, Berylliose und eine fibrosierende Alveolitis in Frage.

Therapie und Verlauf

Die Therapie mit Steroiden und Zytostatika (Methotrexat, Vinblastin) bessert manchmal die Symptome, ändert aber den progredienten Verlauf nicht. Spontanremissionen kommen vor.

ARDS

Eine Sonderstellung nimmt die sogenannte Schocklunge (Synonym: ARDS = adult respiratory distress syndrome) ein.

Es handelt sich um eine akute Alveolitis als Antwort des Lungenparenchyms auf die Freisetzung von Entzündungsmediatoren und biogen aktiven Substanzen, meist im Rahmen von septischen Allgemeinprozessen (z.B. Peritonitis, Pankreatitis, Pneumonie), aber auch im Rahmen von toxischen Einflüssen auf die Lunge (z.B. Gasinhalationen, Urämie). Die Pathomechanismen sind jedoch nicht vollständig geklärt. Der Prozeß beginnt an der kapillar-interstitiellen Strecke und setzt sich auf das Epithel fort, wo zunächst die Typ I-Zellen zerstört werden, aber auch die Surfactantproduktion der Typ-II-Zellen behindert wird. Die Abb. 3.**22** schematisiert den Ablauf. Mikroatelektasen mit Störungen des Ventilations-Perfusions-Verhältnisses leiten zu einer zumeist schweren respiratorischen Insuffizienz. Die Letalität des ARDS liegt bei etwa 60%, bei Weiterbestehen der auslösenden Ursache wird der Krankheitsprozeß nicht überlebt.

Therapie

Therapeutisch haben allgemeine intensivmedizinische Maßnahmen und Beatmungstechniken den Vorrang. Eine spezielle medikamentöse Behandlung existiert nicht. Die Beseitigung der Ursache durch gezielte antibiotische Therapie oder chirurgische Maßnahmen ist Voraussetzung für einen therapeutischen Erfolg.

Merke: Fibrosierende Alveolitiden sind in der Regel progredient in die respiratorische Insuffizienz führende Erkrankungen, die häufig mit Kollagenosen vergesellschaftet sind. Das Goodpasture-Syndrom ist eine Autoimmunerkrankung, die Lunge und Niere befällt, seine Prognose hat sich in den letzten Jahren gebessert. Eine Antwort des Lungenparenchyms auf die Freisetzung von Entzündungsmediatoren, meist im Rahmen von septischen Allgemeinprozessen wird als ARDS bezeichnet. Es ist heute eine Hauptursache der Letalität nach schweren operativen Maßnahmen und multiplen Traumen.

Weiterführende Literatur

Boitard, C.: Pathophysiology of autoimmune diseases. Klin. Wschr. 68 (Suppl. XXI) (1990) 1

Burkhardt, A., H. Coltier: Cellular events in alveolitis and the evolution of pulmonary fibrosis. Virchows Arch. Abt. B 58 (1989) 1

Crystal, R.G., P.B. Bittermann, S.I. Rennard, A.J. Hance, B.A. Keogh: Interstitial lung diseases of unknown cause. Disorders characterized by chronic inflammation of the lower respiratory tract. New Engl. J. Med. 310 (1980) 154

Fullmer, J.D.: The interstitial lung diseases. Chest 82 (1982) 172

Hamman, L.A., R. Rich: Fulminating diffuse interstitial fibrosis of the lungs. Trans. Amer. clin. climatol. Ass. 51 (1935) 154

Radenbach, K.V., W. Buchbender, R. Loddenkemper, M. Lohding: Untersuchungen zur Klinik und Therapie der pulmonalen Histiozytosis X. Prax. Klin. Pneumol. 37 (1983) 535

Scadding, J.G.: Diffuse pulmonary alveolar fibrosis. Thorax 29, (1974) 271

Turner-Warwick, M., B. Burrows, A. Johnson: Cryptogenic fibrosing alveolitis: clinical features and their influence on survival. Thorax 35 (1980) 171

Turner-Warwick, M., B. Burrows, A. Johnson: Cryptogenic fibrosing alveolitis: response to corticosteroid treatment and its effect on survival. Thorax 35 (1980) 593

Voelkel, N.F.: The adult respiratory distress syndrome. Klin. Wschr. 67 (1989) 559

Granulomatosen und eosinophile Infiltrate

Die Berechtigung, die hier besprochenen Erkrankungen in einem Kapitel zu behandeln, ergibt sich aus einigen histologischen Ähnlichkeiten. Eine darüber hinausgehende Verwandtschaft untereinander ist für die meisten dieser Erkrankungen nicht zu postulieren. Die Tab. 3.**20** gibt eine Übersicht über granulomatöse Reaktionen in der Lunge. Nicht alle hier genannten Krankheiten können im Rahmen dieses Kapitels besprochen werden. Sie sind z.T. anderenorts dargestellt.

Sarkoidose

Definition: Die Sarkoidose (Morbus Besnier-Boeck-Schaumann) ist eine granulomatöse Erkrankung unbekannter Ätiologie und unbekannter Pathogenese.

Häufigkeit

Die Inzidenzraten variieren. In Schweden werden Zahlen von 64, in der ehemaligen DDR 50, in der Bundesrepublik etwa 30, in Frankreich 10 und in Japan 5,6 pro 100 000 genannt. Die Prävalenz der Sarkoidose bei Personen schwarzer Hautfarbe ist fast 10- bis 15mal größer als bei anderen Rassen. Der Häufigkeitsgipfel der Erkrankung findet sich im 3. Lebensjahrzehnt. Frauen sind etwas häufiger betroffen als Männer.

Ätiologie und Pathogenese

Die Ätiologie ist unbekannt, genetische Faktoren (HLA) werden diskutiert, sind aber bisher nicht bewiesen.

Die Sarkoidose ist histologisch geprägt durch eine Formation typischer Granulome mit Epitheloid- und Riesenzellen, die in der Regel nicht verkäsen und manchmal von solchen bei Tuberkulose nur schwer zu unterscheiden sind. Sie fibrosieren später in praktisch allen Organen, wobei Lunge, Lymphknoten, Leber, Milz, Herz und Haut in erster Linie betroffen sind (Tab. 3.**21**). Die epitheloidzelligen Granulome, die für die Sarkoidose typisch sind, kommen aber keinesfalls nur bei der Sarkoidose vor. Die Sarkoidose zeigt vielgestaltige immunologische Befunde (Tab. 3.**22**). Sie leiten schließlich zur Granulomformation (Abb. 3.**23**). Offenbar handelt es sich um eine Imbalance im Immunsystem mit einer Hyperaktivität von T-Helferlymphozyten im Gewebe und gleichzeitiger Dysfunktion der zirkulierenden T-Lymphozyten sowie Veränderungen der Funktion der B-Lymphozyten. Aktivierte Makrophagen mit der Freisetzung von entsprechenden Lymphokinen spielen gleichfalls eine Rolle. Jedoch sind diese Vorgänge in ihren Einzelheiten noch nicht voll erforscht.

Abb. 3.**23** Vorstellungen über die Granulombildung bei der Sarkoidose. Unbekannte Antigene stimulieren Makrophagen und T-Lymphozyten, die wiederum Leukokine freisetzen, B-Zellen aktivieren und mit monozytären Zellen schließlich die Granulombildung einleiten, die später in eine Fibrose übergeht

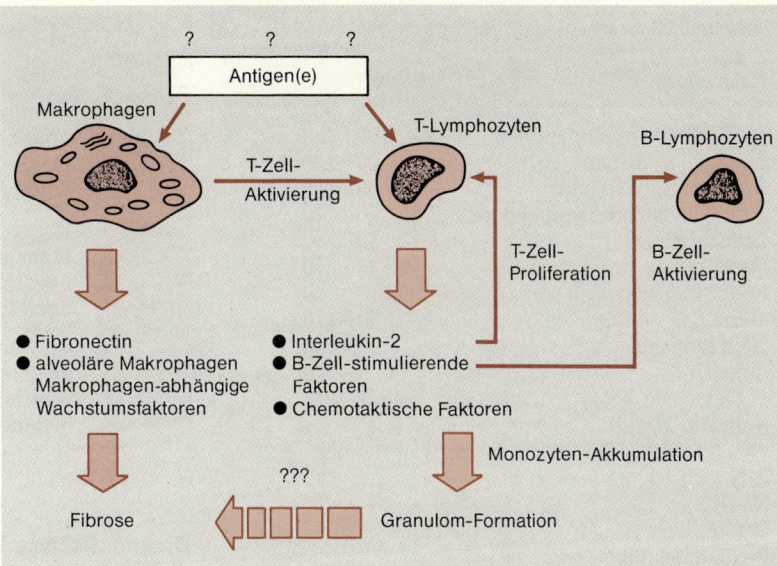

Pathophysiologie und Klinik

Klinisch kann ein akuter Verlauf (Löfgren-Syndrom) von einem chronisch beginnenden Verlauf abgegrenzt werden. Die chronische Form ist charakterisiert durch Phasen gesteigerter und solche geringerer Krankheitsaktivität. In dieser Form kann sich die Krankheit über Jahre hinziehen.

Die Sarkoidose beginnt praktisch immer als lymphozytäre Alveolitis mit gleichzeitig vergrößerten Hiluslymphknoten. Diese lymphozytäre Alveolitis ist nur mit bronchoalveolärer Lavagetechnik diagnostizierbar. Die Einteilung der Sarkoidose erfolgt traditionsgemäß im deutschsprachigen Raum nach röntgenologischen Gesichtspunkten in 3 Stadien (nach Wurm) (Tab. 3.**23**), während im Ausland 4 Stadien erwähnt werden. Stadium I ist oft asymptomatisch, und der Befall des Lungenparenchyms im Stadium II ist in der Regel ebenfalls asymptomatisch. Obwohl im Stadium I eine Beteiligung des Lungenparenchyms röntgenologisch nicht gesehen werden kann, ist nach den Daten der bronchoalveolären Lavage, die die für die Sarkoidose charakteristische lymphozytäre Alveolitis aufweisen, doch in vielen dieser Fälle eine Beteiligung des Lungenparenchyms vorhanden (Abb. 3.**24**). Etwa ein Viertel der Patienten klagt über unproduktiven Husten. Klinische Untersuchungsbefunde bleiben jedoch uncharakteristisch. Dyspnoe prägt das Bild im Stadium 3 mit der obligaten Lungenfibrose, wobei dann auch lungenfunktionsanalytisch die Restriktion in den Vordergrund tritt. Je ausgeprägter der Lungenbefall und die Fibrosierung, um so deutlicher wird die respiratorische Insuffizienz, die schließlich auch durch eine obstruktive Ventilationsstörung kompliziert werden kann.

An weiteren Befunden wird häufig eine Hypergammaglobulinämie (20−50% der Fälle), eine mäßige Hyperkalzämie (10%) und eine Hyperkalzurie in etwa der Hälfte der Fälle beobachtet.

Die Sarkoidose ist eine Systemerkrankung. Die Leberbeteiligung ist klinisch meist symptomlos, kann

Tabelle 3.**20**   Einteilung und Klassifikation von pulmonalen Granulomen

Granulome, verursacht durch Infektion
Mykobakterien (Mycobacteria tuberculosis) Protozoen Toxoplasmen Leishmanien Pilze (Histoplasmen, Kokzidioidomykosen) Bakterien Brucellen Spirochäten Yersinien T. pallidum Parasiten Toxosara Schistosoma mansoni
Exogen allergische Alveolitis
Chemikalien
Beryllium Zirkonium Silikon
Maligne Erkrankungen, Lymphome und Karzinome
Erkrankungen unbekannter Ätiologie und Pathogenese
Sarkoidose Lymphomatoide Granulomatose Wegenersche Granulomatose Allergische Granulomatose Churg-Strauss Periarteriitis nodosa

Tabelle 3.21 Organbefall bei Sarkoidose

Häufigkeit	%
Mediastinale Lymphknoten	100
Lungenparenchym	60−100
Bronchialschleimhaut	60− 80
Supraklavikuläre Lymphknoten	50− 70
Leber	50− 80
Herz	20− 50
Haut	10− 20
Milz	50− 70
Skelettmuskulatur	5− 10
Augen	5− 10
Seltener Befall	

ZNS
Niere
Gelenke
Verdauungstrakt
Endokrine Drüsen

Tabelle 3.22 Immunologische Abnormalitäten bei Sarkoidose

Störungen der zellvermittelten Immunreaktion (T-Zellen)

Negativwerden der Tuberkulinreaktion (verzögerte Immunreaktion vom Typ IV)

Verminderte Antwort der Sarkoidose, Lymphozyten auf Antigene und Mitogene

Lymphozytopenie

Verminderte Zahl der zirkulierenden T-Zellen, insbesondere der Helferzellen

Zunahme aktivierter T-Zellen

Humorale Reaktion bei Sarkoidose

    polyklonale Erhöhung der Serumimmunglobuline

    vermehrte humorale Antwort auf verschiedene Antigene und erhöhte Antikörper gegenüber Mykoplasmen und Viren

    gelegentlich Autoantikörper

    zirkulierende Immunkomplexe

Tabelle 3.23 Stadieneinteilung der Sarkoidose nach Wurm

I	Bilaterale Hiluslymphome mit oder ohne erfaßbare Beteiligung der paratrachealen Lymphknoten Sonderform: Löfgren-Syndrom
II	Übergreifen der Sarkoidose auf die Lungen unter dem Bild eines miliaren, retikulären oder ganz unregelmäßigen fleckig-streifigen Parenchymbefalles
III	Umwandlung der pulmonalen Granulome in eine irreversible Fibrose und Hilusverschwielung im Sinne einer narbigen Defektheilung

Diagnostisches Vorgehen und Differentialdiagnose

Beim Fehlen anderer Charakteristika verlangt die Diagnose einer Sarkoidose eine histologische Verifizierung. Diese kann durch Biopsie peripherer oder mediastinaler Lymphknoten oder der Bronchialschleimhaut und durch transbronchiale Biopsie des Lungengewebes, aber auch durch Leberbiopsie erfolgen. Die bronchoalveoläre Lavage mit Vermehrung der Lymphozyten auf 30−50% und der T-Zellen auf 80% ist ein wichtiges Diagnostikum.

Demgegenüber haben nichtinvasive Tests, wie die Bestimmung des Angiotensin-Converting-Enzyms und des Lysozyms keine differenzierende Wertigkeit. Sie können allerdings bei positivem Ausfall als Verlaufskontrolle eingesetzt werden.

Die Galliumszintigraphie ist sensitiv, aber wenig spezifisch und mit erheblicher Strahlenbelastung verbunden.

Als charakteristisch für die Sarkoidose wurde eine negative Tuberkulinprobe angesehen, ein Phänomen, das sich offenbar auf dem Hintergrund der immunologischen Veränderungen bei diesem Krankheitsbild ausbildet. Dieser Test hat bei der rückläufigen Tuberkulosehäufigkeit seine Bedeutung verloren. Die Kveim-Reaktion, die die Injektion einer sterilen Suspension aus menschlichem Sarkoidosegewebe (Lymphknoten, Milz) und die die danach sich bildende Knötchenreaktion ausnutzte, wurde aus hygienischen Gesichtspunkten aufgegeben, so daß sich die Diagnose heute neben den klinischen und röntgenologischen Befunden auf den histologischen Nachweis entsprechender Veränderungen und auf eine positive bronchoalveoläre Lavage stützt.

Differentialdiagnostisch sind Alveolitiden und Lungenfibrosen anderer Ursache abzugrenzen, die Tab. 3.24 gibt hierfür stadienabhängige Hinweise. Wichtig ist auch die Differentialdiagnose bezüglich anderer Organbereiche, Herz, Gelenke, Nervensystem und Endokrinium. Wenn man die systemische Ausbreitung der Sarkoidose nicht als Komplikation des Lungenbefalls werten will, was vom Verständnis dieser Erkrankung her nicht gerechtfertigt wäre, ist

aber bioptisch zur Diagnostik ausgenutzt werden. Wichtig ist die Herzbeteiligung bei Sarkoidose, die zu Herzrhythmusstörungen und einer dilativen Kardiomyopathie führen kann. Hautveränderungen waren früher die klassischen Symptome des Morbus Boeck, heute werden sie durch die Behandlung der Patienten nur noch selten beobachtet.

Die akute Sarkoidose verläuft febril, gelegentlich sogar hoch febril mit Erhöhung der Blutsenkungsgeschwindigkeit und Leukozytose, einem vorwiegend in den unteren Extremitäten auftretenden Erythema nodosum und einer Schwellung der großen Gelenke. Die doppelseitige Hilusvergrößerung ist die Regel.

Abb. 3.**24** **a** Sarkoidose im Stadium I nach Wurm. Deutlich erkennbare Lymphknotenvergrößerung rechts suprahilär und in beiden Hilusregionen. Bei der Analyse der bronchoalveolären Lavage fand sich eine lymphozytäre Alveolitis trotz der Tatsache, daß das Röntgenbild keine Infiltration im Sinne des Stadiums II nach Wurm aufwies. **b** Sarkoidose Stadium III. Die hochgradige Destruktion aller Lungenabschnitte mit Narbenzügen im Parenchym, einer bds. Hilusraffung und Strukturüberblähungen in beiden Unter- und Oberfeldern ist erkennbar. Hochgradige globale respiratorische Insuffizienz

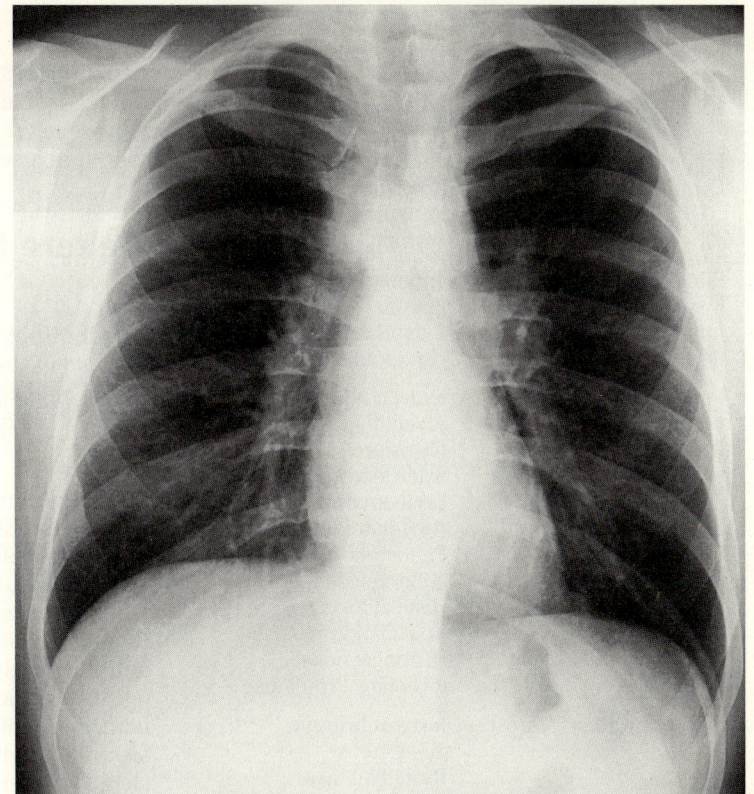
a

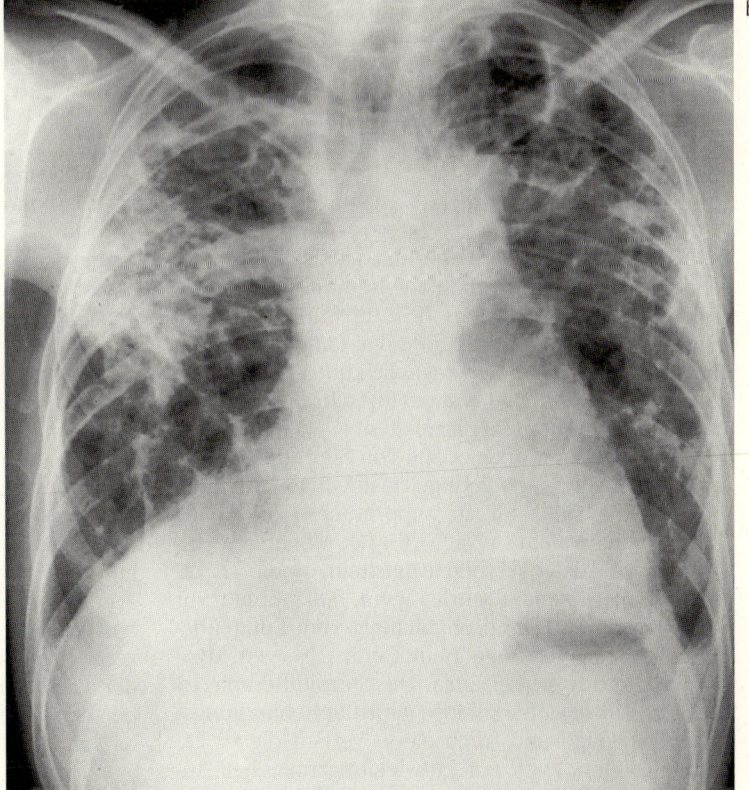
b

Tabelle 3.24 Differentialdiagnose der Sarkoidose in Abhängigkeit vom Röntgenstadium

Röntgenstadium	Differentialdiagnose
Bilaterale hiläre Lymphadenopathien	Tuberkulose Kokzidioidomykose Retikulose, Histoplasmose
Bilaterale hiläre Lymphadenopathien mit Infiltration des Parenchyms	Tuberkulose Pneumokoniose Lymphangiosis carcinomatosa
Pulmonale Infiltrationen ohne hiläre Lymphadenopathien	exogen allergische Alveolitis fibrosierende Alveolitis Sklerodermie Erythematodes rheumatoide Arthritis Pneumokoniosen Tuberkulose Histiozytose X Kokzidioidomykose Histoplasmose alveoläre Proteinose
Fortgeschrittene Fibrose	fortgeschrittene Tuberkulose Bronchiektasie Lungenfibrose bullöses Emphysem

die Sarkoidose komplikationsarm. Gelegentlich kann ein Pneumothorax auftreten und unbehandelt kann die Fibrose zur respiratorischen Insuffizienz führen, eine Komplikation, die heute nur noch sehr selten gesehen wird.

Therapie

Die Sarkoidose ist in der Regel eine sich selbst limitierende Erkrankung. Die spontane Remmission im Stadium 1 liegt bei mindestens 70%, im Stadium 2 und 3 immer noch bei mehr als 50% der Patienten. Es ist gängige Praxis, nach der Diagnose zunächst den Verlauf zu beobachten und erst bei fortschreitendem Organbefall eine Therapie einzuleiten.

Diese besteht in der Gabe von Steroiden, wobei im allgemeinen relativ geringe Dosen ausreichen, um die Krankheitsaktivität zu supprimieren (5–15 mg Prednisonäquivalent). Nach 6–12 Monaten wird durch einen Auslaßversuch festgestellt, ob die Therapie auf Dauer beendet werden kann. Indikationen zur Steroidbehandlung sind unabhängig vom Lungenbefund, der Befall von Auge, Haut, Gehirn, Nerven, Myokard und die Hyperkalzämie. Die Steroidtherapie ist die einzige bei der Sarkoidose geprüfte Behandlungsform. Der lange und wechselnde Verlauf dieser Erkrankung führt auch zur Entwicklung mancher Außenseitermethoden, die jedoch sämtlich bisher nicht geprüft wurden.

Prognose

Bei sorgfältiger Überwachung und Therapie der Patienten ist die Prognose gut, und das Auftreten einer Fibrose mit respiratorischer Insuffizienz kann fast immer vermieden werden.

Weitere Granulomatosen

Definition: Für die nachfolgenden Granulomatosen, die stets mit einer Vaskulitis einhergehen, kann eine verbindliche Definition bisher nicht gegeben werden. Das klinische Bild entscheidet.

Die **Wegenersche Granulomatose** zeichnet sich durch nekrotisierende Granulome des oberen Respirationstraktes der Lunge sowie Hautulzerationen und eine Glomerulonephritis aus. Der Lungenbefall kann wie ein pneumonisches Infiltrat aussehen, aber auch Rundherde bis zu 7 cm Durchmesser werden gesehen. Allgemeinerscheinungen, wie Fieber, sind häufig. In der Biopsie, vor allem in der Nasenschleimhaut, der Haut oder der Lunge zeigt sich eine nekrotisierende Angiitis, die das Krankheitsbild charakterisiert. Die Therapie besteht in der Gabe von Steroiden und Immunsuppressiva. Die Prognose ist unsicher. Unter der heutigen Therapie inklusive Dialyse und Plasmapherese, hat sie sich in vielen Fällen aber entscheidend gebessert und Langzeitverläufe, auch Heilungen werden beobachtet.

Die Wegenersche Granulomatose ist eine Systemerkrankung. Eine Reihe anderer granulomatöser Veränderungen der Lunge und der Atemwege, die sog. lymphomatoide Granulomatose und die bronchozentrische Granulomatose können histologisch hiervon abgegrenzt werden. Inwieweit es sich um selbständige Entitäten handelt, kann noch nicht entschieden werden. Die letztere wird mit einer allergischen bronchopulmonalen Aspergillose in Verbindung gebracht.

Die **allergische Granulomatose Churg-Strauss**, die mit Eosinophilie, Polyserositis und häufig Asthma einhergeht, hat eine Reihe von Gemeinsamkeiten mit der Periarteriitis nodosa. Histologisch besteht eine Vaskulitis der kleinen Gefäße (Arterien und Venen) mit extravaskulären Granulomen und Infiltration der Gefäße mit Eosinophilen. Die Hauptsymptome dieser Krankheit sind neben dem Bronchialasthma eine periphere Neuropathie und Hautulzera; Niereninsuffizienz findet sich seltener als bei der Polyarteriitis nodosa. Die Lunge ist regelmäßig befallen: Es finden sich wandernde, fleckige Infiltrate, bis hin zu diffusen interstitiellen Veränderungen.

Diagnostisches Vorgehen

Biopsie von Haut und Lunge.

Tabelle 3.**25**   Übersicht über einige Befunde bei Vaskulitiden und Ganulomen

Klinischer Befund	Wegenersche Granulomatose	Periarteriitis nodosa	Churg-Strauss Allergische Granulomatose
Asthma	–	+/–	++ (Im Mittel 8 Jahre vor Diagnosestellung)
Lungenläsionen	massiv, lokalisiert	+/–	+/– (27% Infiltrate)
Herz und Perikard	–	+	++
Darm	–	+	+ (17%)
Neurologische Manifestation	±	++	++ (63%)
Haut	++	+	++ (67%)
Niere	++	++	–/±

Therapie und Verlauf

Steroide.

Die Prognose wurde unter Immunsuppressiva günstiger.

Die Tab. 3.**25** stellt einige Charakteristika dieser eigenartigen Krankheitsbilder zusammen.

Merke: Unter den pulmonalen Granulomatosen ist die Sarkoidose am häufigsten. Ätiologie und Pathogenese sind unbekannt. Wahrscheinlich handelt es sich um eine besondere immunologische Reaktion im Gewebe. Sie ist in der Regel eine sich selbst limitierende Erkrankung, Steroide sind anderenfalls die Medikamente der Wahl. Die weiteren Granulomatosen stehen in enger Beziehung zu Vaskulitiden und Kollagenosen. Eine diagnostische Klassifizierung ist in der Regel schwierig und meist nur histologisch durchzuführen. Therapeutisch sind Steroide und Immunsuppressiva einzusetzen.

Eosinophile Lungeninfiltrate

Definition: Unter dem Begriff des eosinophilen Lungeninfiltrates oder PIE-Syndroms (pulmonary infiltration with eosinophilia) werden äußerst verschiedene Krankheitsbilder eingeordnet: Löfflersches flüchtiges eosinophiles Infiltrat (Tab. 3.**26**), chronisch eosinophile Pneumonie, eosinophiles Infiltrat mit Asthma, tropische Lungeneosinophilie und das hypereosinophile Syndrom. Die pulmonalen Manifestationen treten als flüchtige oder chronische Lungeninfiltrate auf, die meist mit einer Bluteosinophilie einhergehen. Sie stellen Hypersensitivitätsreaktionen der Lunge dar, welche durch verschiedene Antigene wie Parasiten, Pilze, Pharmaka und chemische Substanzen verursacht werden. In vielen Fällen bleibt die Ursache unbekannt. Die im vorherigen Kapitel beschriebene Periarteriitis nodosa und das dieser nahestehende Churg-Strauss-Syndrom werden gelegentlich auch unter dem Überbegriff eosinophile Infiltrate geführt.

Bei etwa 50% der Patienten mit Periarteriitis nodosa besteht eine Lungenbeteiligung in Form von herdförmigen, flüchtigen Infiltraten, die auch wie multiple Rundherde aussehen können. Pathologisch-anatomisch liegt den Infiltraten eine nekrotisierende Arteriitis zugrunde, als deren Ursache eine Hypersensitivitätsreaktion gegen verschiedene Allergene vermutet wird. In Frage kommen Pharmaka (Sulfonamide, Penicillin, Gold) Vakzine, Bakterien (Streptokokken, Staphylokokkeninfekte), Viren (Hepatitis B, Influenza). Oft bleibt das auslösende Agens unbekannt.

Diagnostisches Vorgehen

Die Diagnose erfolgt durch Muskel-, Lungen- oder Leberbiopsie.

Therapie, Prognose und Verlauf

Die Therapie erfolgt mit Steroiden, eventuell in Kombination mit Zytostatika. Die 5-Jahres-Überlebensrate beträgt bei Behandlung mit Steroiden etwa 50%, unbehandelt nur 13%!

Löfflersches flüchtiges eosinophiles Infiltrat

Folgende Charakteristika kennzeichnen das eosinophile Infiltrat (Löffler).

- Flüchtigkeit des Infiltrates: Das klassische flüchtige eosinophile Infiltrat dauert etwa 6–12 Tage; nach einem Monat darf es nicht mehr nachweisbar sein.
- Bluteosinophilie: Sie kann zwischen 7 und 70% schwanken, bei normalen oder sehr wenig erhöhten Gesamtleukozytenzahlen. Die Blutsenkungsreaktion kann erhöht sein.
- Klinisch verläuft das Infiltrat of symptomlos und wird nur als Zufallsbefund entdeckt. In anderen Fällen besteht mäßiges, unbestimmtes Krankheitsgefühl.
- Die Lokalisation des Infiltrates zeigt keine Prädilektionsstellen. Es können alle Lungenteile befallen werden, vor allem aber die Peripherie. Meistens ist das Infiltrat solitär.

Als Ursache des flüchtigen Auftretens kommen vor allem Parasiten (Ascaris lumbricoides, Ankylostoma duodenale, Trichuris trichiura, Taenia saginata), Pharmaka (Aspirin, Penicillin, Nitrofurantoin, Sulfonamide usw.) in Frage. Pathologisch-anatomisch finden sich bronchopneumonische Herde, die vor allem aus eosinophilen Zellen bestehen.

Diagnostisches Vorgehen

Nachweis der Parasiten oder deren Eier im Stuhl. Handelt es sich um eine Askarisinfektion, sind die Wurmeier im Stuhl während der Infiltratdauer nicht nachweisbar, erscheinen aber in über 50% der Fälle 2 Monate später, wenn die Askarislarve ihren Entwicklungszyklus beendet hat.

Therapie, Verlauf und Prognose

Meist ist keine Therapie notwendig. Sind Würmer die auslösende Ursache, werden Antihelminthika (Mebendazol) eingesetzt. Spontane Regression ist die Regel. Bei schwerem Verlauf können Steroide verabreicht werden.

Chronische eosinophile Pneumonie

Es handelt sich dabei um eine chronische Erkrankung, die klinisch durch Fieber, Nachtschweiß, Gewichtsverlust, wenig produktiven Husten und Dyspnoe gekennzeichnet ist, und deren Ursache nicht bekannt ist. Bei einzelnen Patienten wurden hohe IgE-Spiegel gefunden. Röntgenologisch finden sich progrediente, dichte, peripher gelegene Infiltrate ohne segmentale Begrenzung. Pathologisch-anatomisch sind das Interstitium und die Alveolen mit Histiozyten, Lymphozyten und Eosinophilen infiltriert. Das Blutbild zeigt oft eine Eosinophilie. Unter Steroidbehandlung erfolgt prompte Rückbildung des Krankheitsbildes, das jedoch leicht reaktiviert.

Diagnostisches Vorgehen und Differential-diagnose

Die Diagnose wird „per exclusionem", d. h. nach Ausschluß anderer Krankheiten gestellt. Zur Sicherung der Diagnose ist eine Lungenbiopsie notwendig. In der Differentialdiagnose der chronischen eosinophilen Pneumonie wie auch der anderen Formen des eosinophilen Lungeninfiltrates steht die Tuberkulose an vorderster Stelle. Negative Tuberkulinteste, vergebliche Suche nach Tuberkelbakterien im Sputum, Magensaft und Bronchialsekret sowie Erfolg des Prednisons lassen jedoch eine Verwechslung beider Krankheitsbilder unwahrscheinlich werden. Weiter erfaßt die Differentialdiagnose bakterielle und nicht bakterielle, atypische Pneumonien, interstitielle Pneumopathien, Wegenersche Granulomatose, Vaskulitiden, Lungeninfarkt, Karzinom, Morbus Hodgkin, Leukämien.

Therapie, Verlauf und Prognose

Die Therapie erfolgt mit Steroiden. Unbehandelt kann die chronische eosinophile Pneumonie in eine Lungenfibrose übergehen.

Eosinophiles Infiltrat mit Asthma

Dies ist die häufigste Form des eosinophilen Lungeninfiltrates oder PIE-Syndroms. Es tritt bei Asthmatikern, vor allem mit einem Intrinsic-Asthma, auf. Neben den Symptomen des Asthmas können Fieber, Abgeschlagenheit, pleuritische Schmerzen und evtl. Hämoptoe vorhanden sein. Im Blut besteht eine Eosinophilie. Radiologisch finden sich rezidivierende bilaterale und apikale Verschattungen. Die Ursache der eosinophilen Infiltrate bleibt meistens unklar. Als Allergene kommen unter anderem Pharmaka, vor allem Acetylsalicylsäure, und das Färbemittel Tartrazin, das in vielen Lebensmitteln vorkommt in Frage. Besteht bei einem Patienten mit Asthma und Lungeninfiltrat eine positive serologische Reaktion auf Aspergillus fumigatus, liegt nicht das beschriebene Syndrom, sondern eine allergische bronchopulmonale Aspergillose vor.

Tropische Lungeneosinophilie

Sie kommt endemisch in tropischen und subtropischen Ländern vor. Wahrscheinlich handelt es sich um eine Infektion mit Parasiten wie Filarien, Ankylostoma duodenale, Strongyloides, Toxacara, Fasciola hepatica, Entamoeba histolytica, Schistosomen und evtl. Milben. Es werden eine akute und eine chronisch rezidivierende Verlaufsform mit schubweise auftretenden, kleineren bis handtellergroßen Lungeninfiltraten beschrieben. Es besteht immer eine ausgeprägte Leukozytose mit einer mehr oder weniger hohen Eosinophilie. Auch das IgE ist hoch.

Tabelle 3.**26**   Synopsis des eosinophilen Lungeninfiltrates

	Symptome	Leukozytose	Eosinophilie (%)	Organbefall außer Lunge	Dauer	Therapie	Prognose
Löfflersches flüchtiges ELI	+	0/+	< 20	0	< 1 Monat	0	sehr gut
chronische eosinophile Pneumonie	++	++/+++	> 20	0	2–6 Monate	Steroide	gut
prolongiertes ELI mit Asthma	++	+–+++	selten > 20	0	Monate Jahre	Steroide	gut
tropisches ELI	++	++/+++	> 20	selten	Monate Jahre	Diaethyl-carbamazin	gut
Periarteriitis nodosa	+++	+/++	selten > 20	immer	Monate	Steroide + Zytostatika	schlecht
hypereosinophiles Syndrom	+++	++/+++	> 20	immer	Monate	Steroide + Zytostatika	schlecht

0 nicht vorhanden, keine, + leicht, ++ mittelschwer, +++ schwer

Diagnostisches Vorgehen

Nachweis der Parasiten oder deren Eier im Stuhl. Beweisend für eine Filarieninfektion ist der direkte Nachweis der Filarien im Blut (nachts) oder eine positive Komplementbindungsreaktion.

Therapie, Verlauf und Prognose

Die Therapie erfolgt mit spezifischen, gegen die Parasiten wirksamen Chemotherapeutika bzw. Diaethyl-carbamazin gegen Filarien. Die Prognose ist gut.

Hypereosinophiles Syndrom

Die schwere, fatal verlaufende Krankheit ist durch eosinophile Infiltrate in verschiedenen Organen gekennzeichnet; bei 40% der Patienten sind eosinophile Lungeninfiltrate vorhanden. Die klinischen Befunde umfassen Fieber, Gewichtsverlust, hartnäckigen unproduktiven Husten, Atemnot, pruriginöse Hautausschläge, Hepatosplenomegalie, Lymphadenopathie, Herzinsuffizienz und Nephritis. Im Blut besteht meist eine hohe Leukozytenzahl, mit einer Eosinophilie von oft über 30%. Die Ätiologie ist weitgehend unklar. Steroide bewirken vorübergehend eine Besserung wegen ihres eosinopenischen Effekts.

Merke: Eosinophile Lungeninfiltrate, die meistens mit einer Bluteosinophilie einhergehen, können flüchtig oder chronisch, symptomenarm oder als schweres Krankheitsbild, mit Gewichtsverlust, Fieber, Nachtschweiß und Befall anderer Organe, verlaufen. Als Ursachen kommen neben Parasiten vor allem Pharmaka in Frage, oft bleibt die Ursache aber ungeklärt. Die Prognose ist gut – mit Ausnahme der schwer verlaufenden Periarteriitis nodosa, dem Churg-Strauss- und dem hypereosinophilen Syndrom. Die Therapie besteht in diesen Fällen in Verabreichung von Steroiden und Zytostatika.

Weiterführende Literatur

Böhm, M., H. Fabel: Das Churg-Strauss-Syndrom. Dtsch. med. Wschr. 110 (1985) 227

Kunkel, S.L. et al.: Cellular and molecular aspects of granulomatous inflammation. Amer. J. Resp. Cell Mol. Biol. 1, 439 (1989)

Liebow, A.A.: Pulmonary angiitis and granulomatosis. Amer. Rev. resp. Dis. 108 (1973) 1

Loeffler, W.: Zur Differentialdiagnose der Lungeninfiltrierungen: über flüchtige Succedaninfiltrate (mit Eosinophilie). Beitr. klin. Tuberk. 79 (1932) 368

Mitchel, D.N., J.G. Scadding: Sarcoidosis. Amer. Rev. resp. Dis. 110 (1974) 774

Russi, E.W.: Eosinophile Lungenkrankheiten. Ergeb. inn. Med. Kinderheilk. 51 (1984) 1

DeRemee, R.A., L.H. Weiland, I.J. McDonald: Respiratory vasculitis. Mayo Clin. Proc. 55 (1980) 492

Schubotz, R.: Extrapulmonale Manifestation der Sarkoidose. Prax. Klin. Pneumol. 37 (1983) 295

Schubotz, R.: Zum gegenwärtigen Stand der Sarkoidose-Therapie. Inn. Med. 10 (1983) 299

Siltzbach, L.E., D.G. Jams, E. Neville, J. Turiaf, J.P. Battesti, O.P. Sharma, Y. Hosada, R. Mikamie, M. Okada: Course prognosis of sarcoidosis around thze world. Amer. J. Med. 57 (1974) 847

Specks, U., R.A. DeRemee, W.L. Gross: Die Wegnersche Granulomatose. Systemerkrankungen mit bevorzugtem Befall des Respirationstraktes. Pneumologie 43 (1989) 648

Spry, C.J.F.: The hypereosinophilic Syndrome. Allergy 37 (1982) 539

Wurm, K., H. Reindell, L. Heilmeyer: Der Lungenboeck im Röntgenbild. Thieme, Stuttgart 1958

Maligne Prozesse und Tumoren von Trachea, Bronchen und Lunge

Obwohl das Bronchialkarzinom (s. unten) der bei weitem häufigste maligne Tumor der Lunge ist, können auch andere Tumoren und maligne Erkrankungen in der Lunge beobachtet werden. Diese werden zunächst dargestellt.

Seltene Tumoren der Trachea

Trachealtumoren sind selten, mit etwa 1% der Häufigkeit des Bronchialkarzinoms. Meist handelt es sich um Plattenepithelkarzinome, aber auch Zylindrome, Sarkome, Karzinoide und lokalisierte Plasmozytome können vorkommen, ebenso wie benigne Tumoren, Papillome, Polypen, Hamartome, Lipome, Fibrome, Chondrome und weitere seltene Geschwülste. Trachealtumoren sind meist asymptomatisch, solange die Trachea nicht mindestens bis zum Querschnitt der Glottis eingeengt ist. Gelegentlich treten Heiserkeit und Reizhusten auf. Die Diagnostik ist röntgenologisch selten möglich, endoskopisch immer. Lungenfunktionsanalytisch sind die Trachealtumoren durch in- und exspiratorische Atmungsbehinderungen ausgezeichnet. Die Trachea kann auch durch extraluminale Tumoren eingeengt werden, Trachealtumoren sind quoad sanationem ungünstig. Da sie relativ spät entdeckt werden, ist eine Operabilität selten gegeben, da die Trachea resezierenden Maßnahmen infolge mangelnder Dehnungsmöglichkeit Grenzen setzt. Lokalisierte Prozesse können bestrahlt werden (perkutan oder im Afterloading-Verfahren) und palliativ relativ gut durch Laserkoagulation angegangen werden. Für extratracheale Tumoren gelten die für diese Tumoren beschriebenen Therapieverfahren.

Seltene Tumoren des Bronchialsystems

Karzinoidtumoren sind nach dem Bronchialkarzinom die häufigsten Neoplasmen der intrathorakalen Atemwege. Neben der Trachea, kommen sie vor allem in den größeren Bronchen vor und haben ihren Ursprung in neurosekretorischen Zellen (Kultchitzky-Zellen). Es besteht eine Verwandtschaft zum kleinzelligen Bronchialkarzinom, obwohl diese Tumoren mit inhalativem Rauchen offenbar nichts zu tun haben.

Die Symptomatik dieser Tumoren ist zunächst durch ihre Lokalisation geprägt, d.h. sie führen zu Bronchusverschlüssen mit Atelektasen und poststenotischen Pneumonien, die dann ihrerseits die Symptomatik beherrschen. Husten ist meistens vorhanden. Bei der Bronchoskopie ist auf eine besondere Blutungsneigung der sehr gut gefäßversorgten Tumoren zu achten. Karzinoide sind prinzipiell maligne. Dennoch gelingt es bei lokalisierten Prozessen durch frühzeitige chirurgische Verfahren 5-Jahres-Überlebenszeiten von 90% zu erreichen. Bei Entartung und Metastasierung, etwa zwei Drittel, sind die Ergebnisse naturgemäß schlecht. Eine Chemotherapie ist von zweifelhaftem Wert, neuerdings ist Somatostatin erfolgreich eingesetzt worden. Da die Tumoren grundsätzlich neuroendokrin aktiv sind, führen sie gelegentlich zu den typischen Symptomen des Karzinoids (s. dort) und abhängig von der endokrinen Produktion, die im Biopsiematerial histochemisch nachgewiesen werden kann, ergibt sich eine Vielzahl von unterschiedlichen klinischen Symptomen und Verlaufsformen. Allerdings besteht keine Korrelation zwischen Hormonnachweis im Gewebe und klinischem Bild.

Seltene Tumoren des Lungengewebes

Sarkome des Lungengewebes sind sehr selten. In der letzten Zeit hat das Kaposi-Sarkom zugenommen, das nach dem Lymphknoten neben der Haut vor allem die Lunge mit infiltrativem Wachstum befällt und zu den HIV-abhängigen Bildern gehört. Hämangiosarkome, Melanome und pulmonale Blastome sind weitere seltene maligne Primärtumoren des Lungenparenchyms.

Die Lunge ist relativ häufig bei **hämatologischen Erkrankungen** betroffen.

Die Tabelle 3.**27 a** gibt eine Übersicht: Einzelheiten sind in den entsprechenden Kapiteln nachzulesen. Nicht selten sind lokalisierte Plasmozytome der Lunge, am häufigsten ist eine Beteiligung der Lunge bei einem Morbus Hodgkin.

Tumoren des Lungenparenchyms sind häufig Metastasen. Mehr als 30% aller extrapulmonalen Malignome metastasieren in die Lunge (Tab. 3.**27 b**).

Mehrere scharf begrenzte und homogene Rundherde sprechen in erster Linie für Lungenmetastasen.

Tabelle 3.27a Maligne hämatologische Erkrankungen der Lunge

Lymphoproliferative Erkrankungen
Primäre und sekundäre Non-Hodgkin-Lymphome
Morbus Hodgkin
Morbus Waldenström
Plasmozytom
Lymphomatoide Granulomatose
Leukämie und myeloproliferative Erkrankungen
Akute lymphatische Leukämie
Chronische lymphatische Leukämie
Akute myeloische Leukämie
Chronische myeloische Leukämie
Histiozytose
Eosinophiles Granulom
Histiozytosis X

Tabelle 3.28 Benigne Lungentumoren

Bronchusadenom
Chondrom
Eosinophiles Granulom
Fibrom
Hamartom
Hämangiom
Leiomyom
Lipom
Lymphangioleiomyomatosis
Lymphangiom
Myoblastom
Neurofibrom
Papillom
Pseudotumoren

Tabelle 3.27b Metastasen extrapulmonaler Primärtumoren

Dazu gehören die malignen Primärtumoren der folgenden Organe:
– Mammae
– Blase, Prostata, Hoden
– Nieren- und Nebennieren
– Lunge
– Uterus, Ovar, Chorion
– Thyreoidea
– Magen
– Dickdarm

Benigne Lungentumoren

Nur etwa 1% aller Lungentumoren ist gutartig. Es handelt sich um histologisch sehr verschiedene Tumoren (Tab. 3.28).

Sie wachsen entweder intrabronchial und führen zur Bronchialverlegung mit den für diesen Fall schon geschilderten Symptomen oder es handelt sich um sog. Rundherde im Lungenmantel, die in der Regel bei Routine-Röntgenuntersuchungen entdeckt werden. Da eine Entartung nie ausgeschlossen werden kann, sollten solche Tumoren grundsätzlich chirurgisch entfernt werden. Endobronchiale Abtragungen erreichbarer gutartiger Tumoren sind in der Regel langfristig nicht erfolgreich, da die lokale Rezidivneigung der Tumoren erheblich ist.

Alveolarkarzinom (bronchoalveoläres Karzinom)

Eine besondere Form einer malignen tumorösen Erkrankung des Lungenparenchyms ist das Alveolarkarzinom (s. Bronchialkarzinom, Tab. 3.33). Kennzeichnend für dieses Karzinom ist, daß es die terminalen Lufträume tapetenartig mit Tumorzellen auskleidet ohne zu metastasieren. Eine sehr ähnliche Erkrankung wird bei Schafen beobachtet und als jagtsiegte bezeichnet. Das Alveolarzellkarzinom kann lokalisiert beginnen und ist dann auch einer operativen Therapie zugänglich. Im fortgeschrittenen Stadium ist der Prozeß nicht therapierbar, da infolge der sehr differenten Zellstruktur chemotherapeutische Maßnahmen nicht greifen. Der Exitus erfolgt in der respiratorischen Insuffizienz, da die Tumorzellen in den Alveolen einem normalen Gasaustausch entgegenstehen.

Merke: Die hier besprochenen Tumoren der Trachea und des Bronchialsystems sind in der Regel klinisch stumm und werden eher zufällig auf Thoraxaufnahmen entdeckt, oder sie obstruieren einen Bronchus mit konsekutiver Atelektasebildung. Endoskopische und histologische Verfahren dienen der Diagnostik. Meist sind operative Maßnahmen zur Entfernung der Tumoren indiziert.

Bronchialkarzinom

Häufigkeit und Epidemiologie

Das Bronchialkarzinom ist der häufigste maligne Tumor beim Mann und zunehmend häufig auch bei der Frau (Abb. 3.25). Er ist im wesentlichen auf das Zigarettenrauchen zurückzuführen und dementsprechend immer noch, insbesondere bei Frauen, im Ansteigen begriffen. Zweifellos spielen aber auch genetische Faktoren eine Rolle, da bei ähnlichen Rauchgewohnheiten die Mortalität des Lungenkarzinoms in Großbritannien, Neuseeland, Finnland, Deutschland, den Vereinigten Staaten hoch, in Asien und Afrika niedrig liegt. Ähnliche Beobachtungen gibt es auch für andere Krebsformen, die Ursachen sind nicht klar. Auch deutliche familiäre Häufungen, unabhängig von Rauchverhalten werden beobachtet.

Ätiologie

Die Frage der Krebsentstehung kann im Rahmen dieses Beitrages nicht behandelt werden. Aus umfangreichen epidemiologischen Studien ist jedoch bekannt, daß das inhalative Zigarettenrauchen die Hauptursache für das Bronchialkarzinom ist. Diese Daten sind seit der „British-Doctors-Studie" von 1950 bekannt und bilden auch die Grundlage für eine Vielzahl von rechtlichen Vorgaben, die inzwischen in der Europäischen Gemeinschaft erlassen wurden. Inwieweit Unterschiede zwischen einzelnen Arten des Tabakkonsums bestehen, insbesondere, ob Filterzigaretten weniger risikoreich sind als filterlose Zigaretten, ist bisher nicht eindeutig geklärt. Rauchgewohnheiten werden in sog. Packyears angegeben (1 Packyear = 20 Zigaretten pro Tag und Jahr). Damit läßt sich die inhalative Belastung grob abschätzen. Bei Aufgabe des Rauchens nimmt das Risiko, an Krebs zu erkranken ab und nähert sich nach etwa 10–15 Jahren dem des Nichtrauchers (Abb. 3.**26**).

Daneben spielen gewerbliche Faktoren eine Rolle, die sich im Sinne einer Prophylaxe auch in den Berufskrankheitenverordnungen niedergeschlagen haben. Hierzu gehören bestimmte Substanzen, wie Asbest und andere industrielle Fasern, Arsen, Nickel, Chrom, Uran, Chlormetylester, Senfgas, Teer und Öldestillate, und selbstverständlich auch radioaktive Strahlung, wobei Zigarettenrauchen die Wirkung dieser Faktoren deutlich verstärkt. Chronische Entzündungsvorgänge, wie bei der Tuberkulose (Narbenkarzinom) oder schon eine Störung der Clearencefunktion des Bronchialsystems, wie bei chronischer Bronchitis, unabhängig von der gleichen Ätiologie, sind ebenfalls als Risikofaktoren anzusehen.

Schließlich ist darauf hinzuweisen, daß für das Lungenkarzinom, ebenso wie für andere Karzinome eine deutliche familiäre Disposition besteht, wobei der Mechanismus bisher nicht klar beschrieben werden kann.

Klinik

Die Symptomatik des Bronchialkarzinoms ist mager, zumal es sich, was die Lokalsymptomatik Husten, Auswurf und gelegentlich Hämoptysen (Tab. 3.**29**) betrifft, nicht von der Symptomatik der chronischen Bronchitis unterscheidet, die bei den meisten Patienten infolge des Zigarettenrauchens ebenso vorhanden ist. Die Allgemeinsymptomatik entspricht beim Bronchialkarzinom derjenigen anderer Karzinome mit Gewichtsabnahme, Inappetenz und humoralen Veränderungen wie hoher BSG, Vermehrung der α_2-Globuline im Serum sowie den durch die Metastasen verursachten Symptomen, die abhängig von Lokalisation und Größe der Metastasen unterschiedlich ausfallen können.

Eine besonders geringe Symptomatik machen die prognostisch relativ günstigen, peripheren, im Lungenmantel gelegenen Bronchialkarzinome, während im zentralen Bronchialsystem liegende Karzinome früher zu Hustenreiz, Auswurf und ggf. Hämoptysen Anlaß geben können (Tab. 3.**30**).

Zentrale Karzinome können größere Bronchen verlegen und damit lokale Obstruktionen mit nachfolgender Überblähung oder Atelektase der betroffenen Lungenabschnitte herbeiführen oder zu poststenoti-

Tabelle 3.29 a　Symptomenvergleich

Chronische Bronchitis	Bronchialkarzinom
Husten	Husten
Auswurf	Auswurf
mitunter passageres Krankheitsgefühl	Krankheitsgefühl
Dyspnoe	gelegentlich Dyspnoe im fortgeschrittenen Stadium oder bei Pleuraerguß

Tabelle 3.29 b　Symptome des Bronchialkarzinoms zum Zeitpunkt der Diagnose. Material der 1. Medizinischen Universitätsklinik Hamburg-Eppendorf, Angaben in %, 445 Patienten

Husten	77
Auswurf	65
Gewichtsverlust	60
Dyspnoe	59
Inappetenz	53
Thoraxschmerzen	30
Symptome von Metastasen	29
Hämoptyse	19
Mißempfindungen	16
rheum. Schmerzen	7

Tabelle 3.30　Symptomatik des Bronchialkarzinoms in Abhängigkeit von der Lokalisation

Zentral	Peripher
Husten +++	Husten + –
Auswurf – blutig	–
Atelektase	–
Lunge, Lappen poststenotische Pneumonie	parablastomatöse Pneumonie
Allgemeinerscheinungen paraneoplastische Syndrome	Allgemeinerscheinungen paraneoplastische Syndrome

Tabelle 3.31　Paraneoplastische Syndrome bei Bronchialkarzinom

Häufig	Selten
Gewichtsabnahme, Inappetenz	Endokrinopathien
Blutbildveränderungen: Anämie Polyglobulie chronische reife Leukozytose leukämoide Reaktionen	Neurologische Syndrome Hautveränderungen gastrointestinale Syndrome
Bluteiweißveränderungen: BSG gestörte Antikörperbildung Veränderungen der Gerinnbarkeit	Paraproteinämien Endocarditis marantica
Osteoarthropathie	

Abb. 3.**25 a** u. **b** Häufigkeit des Bronchialkarzinoms. Das Bronchialkarzinom ist der
häufigste Tumor beim Mann (**a**) und nimmt
im Gegensatz zu allen anderen Karzinomen
bei der Frau (**b**) seit den 60er Jahren zu

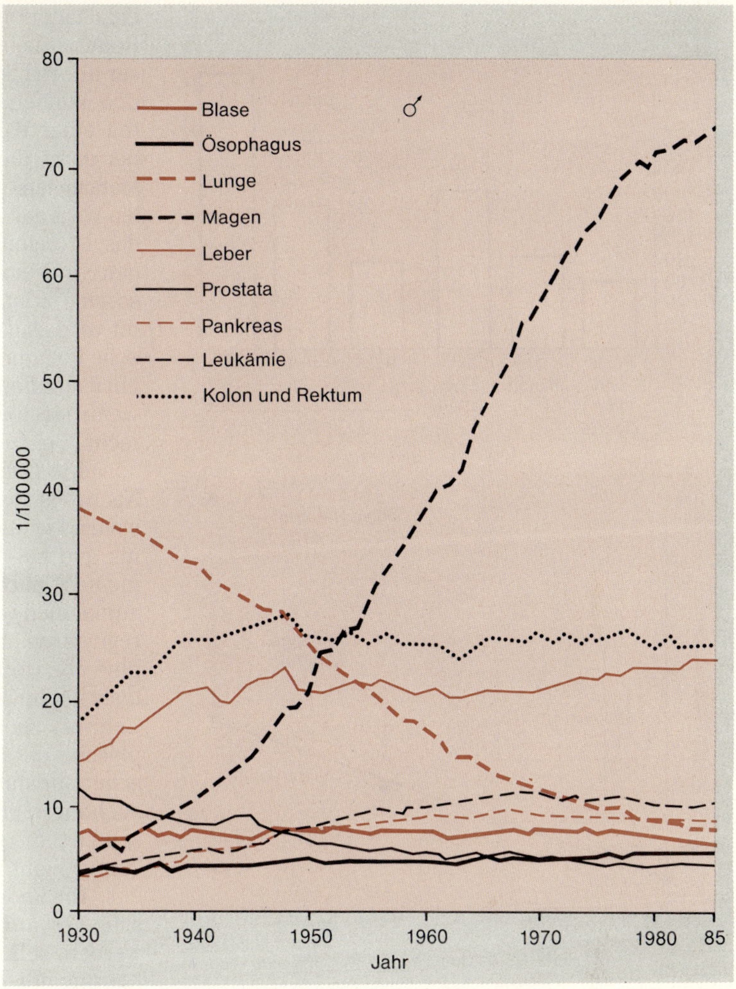

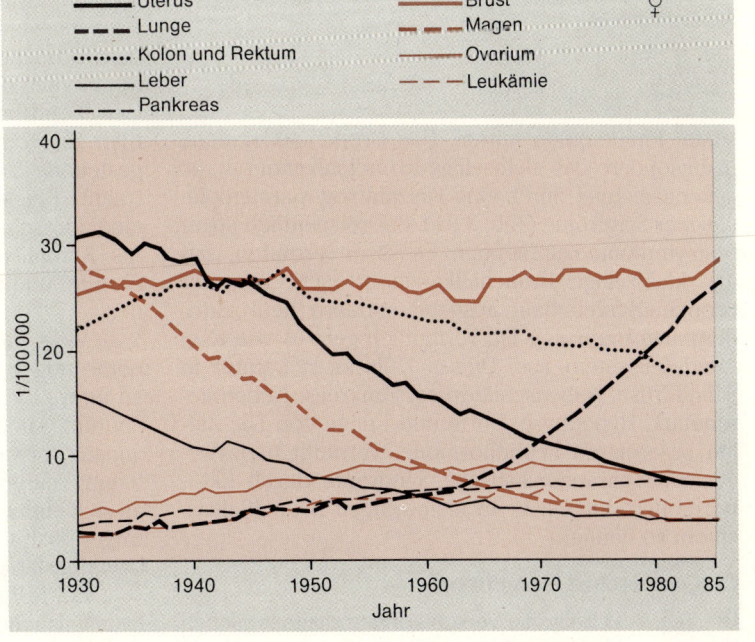

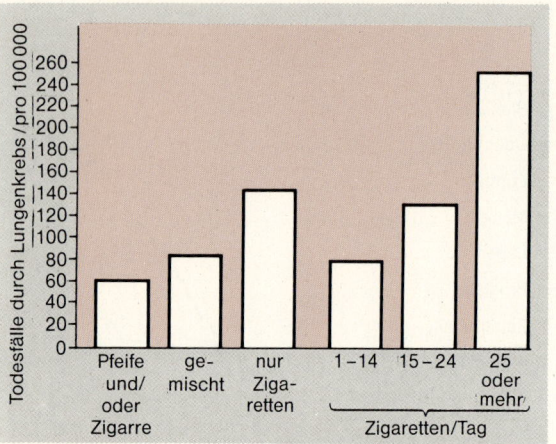

a

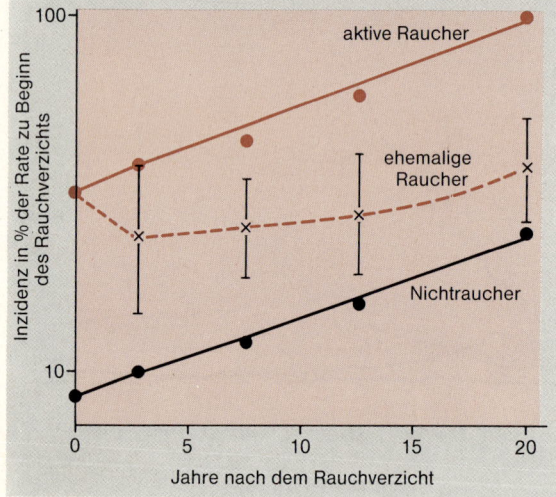

b

Abb. 3.**26 a** u. **b**   Das Bronchialkarzinom ist abhängig vom Ausmaß des Zigarettenkonsums (**a**) und vermindert sich bei Aufgabe
des Rauchens (**b**)

schen Pneumonien führen. Das Bronchialkarzinom,
insbesondere das kleinzellige Bronchialkarzinom, ist
gekennzeichnet durch eine Vielzahl sog. paraneoplastischer Syndrome (Tab. 3.**31**), die gelegentlich sogar
Erstsymptome sein können. Es ist zu vermuten, daß
das kleinzellige Bronchialkarzinom nicht von der
Bronchialschleimhaut ausgeht, sondern neuroektodermalen Ursprungs ist. Vermutlich geht es von dem
Apud-Zellsystem aus. Dieses Zellsystem kommt in
Schilddrüse, Nebenschilddrüse, Pankreas, Nebennierenmark, Hypophyse, Darm und Lunge vor. Die Zellen sezernieren Peptidhormone. Vermutlich deswegen sind paraneoplastische Syndrome durch Ekto-
hormonproduktion beim kleinzelligen Bronchialkarzinom so häufig.

Diagnostisches Vorgehen

Die Tab. 3.**32** zeigt die verschiedenen diagnostischen
Ziele. Die diagnostische Leitmethode Röntgenologie
kann bereits mit der konventionellen Röntgentechnik
wesentliche Befunde erarbeiten (Abb. 3.**27**). Bron-

chialkarzinome imponieren entweder als periphere
Rundherde, wobei Karzinome unter 1 cm Durchmesser nur mit Schwierigkeit röntgenologisch erfaßt werden können, oder als zentrale Bronchialkarzinome
mit einer Volumenzunahme der Hilusregion, entweder durch das Karzinom oder auch gleichzeitig durch
Metastasen oder Atelektasenbildung. In manchen Fällen wird das „Syndrom des leeren Hilus" gesehen, da
das Bronchialkarzinom die Perfusion der Lunge in
den von ihm abhängenden Bereich vermindert und
so eine Zunahme der Strahlentransparenz beobachtet wird. Auf gelegentlich vorkommende poststenotische Pneumonien wurde hingewiesen. Zentrale Bronchialkarzinome können sich aber, insbesondere
wenn sie klein sind, der konventionellen Röntgentechnik entziehen.

Die Computertomographie leistet vor allem im
Nachweis kleiner peripherer Herde und hilärer Metastasen viel mehr als die konventionelle Röntgentechnik und hat, insbesondere wegen des zweiten Argu-
mentes, auch die konventionellen Röntgenschicht-
aufnahmen weitgehend verdrängt. Zum Nachweis der
regionären Metastasierung ist die Computertomographie ebenso unerläßlich wie zum Nachweis von Metastasen im Bereich der Leber, Niere oder auch des
Gehirns. Skelettmetastasen werden durch szintigraphische oder auch konventionelle röntgendiagnostische Aufnahmen nachgewiesen. Für alle diese Untersuchungen gilt, daß nur der positive Nachweis beweisend ist und sämtliche bildgebenden Verfahren einen
Tumor nicht sicher ausschließen können.

Die Endoskopie ist das entscheidende diagnostische Verfahren. Sie muß in jedem Falle durchgeführt
werden, schon um eine histologische Sicherung und
Klärung des Zelltyps vornehmen zu können. Die Tab.
3.**33** informiert über die gegenwärtig gültigen histologischen Klassifikationsprinzipien. Bei peripheren
Bronchialkarzinomen gelingt es manchmal nicht, mit
dem Bronchoskop oder den bronchoskopischen In-
strumenten den Tumor sichtbar zu machen bzw. eine
Gewebeprobe zu entnehmen. In solchen Fällen kommen röntgenologisch oder computertomographisch
gesteuerte transthorakale Punktionsverfahren in Betracht. Bei sehr pleuranahen Tumoren kann auch
eine ultraschallgesteuerte Punktion versucht werden.
Als Komplikationen dieses Verfahrens sind neben
Blutung und Pneumothorax Impfmetastasen zu nennen.

Viele, insbesondere zentrale, Bronchialkarzinome zeigen eine sog. Exfoliation schon relativ früh
an ihrer Oberfläche, und Tumorzellen erscheinen im
Sputum. Auch dieses Material kann zur Karzinomdia-
gnostik verwandt werden, erfordert aber in der Beurteilung außerordentlich viel Erfahrung, so daß diese,
an sich einfache und bei etwa 40–80% der Karzinom-
träger positiv zu erwartende Methode nicht ihre volle
Leistungsfähigkeit erreicht.

Bei festgestellten Primärtumoren wird eine Me-
tastasensuche angeschlossen, in die neben den erwähnten Organbereichen auch das Knochenmark
einbezogen werden muß.

Da die Therapie des Bronchialkarzinoms heute

Tabelle 3.**32** Diagnostische Strategien beim Bronchialkarzinom

Primärtumor	Klinik Röntgenologie (konventionell, CT) Bronchoskopie – Histologie Sputum Punktion Zytologie
Operabilität	Lokalbefund (Röntgen, CT) Lungenfunktionsdiagnostik u. Herz- u. Kreislaufdiagnostik Beachtung von Begleiterkrankungen
Metastasensuche	Klinik Röntgenologie, CT Szintigraphie – Skelett Laboruntersuchungen (z.B. Leber) Endoskopie (Hilusmetastasen) Knochenmarkspunktion
Differentialdiagnose	

Tabelle 3.**33** WHO-Klassifikation des Bronchialkarzinoms (1981)

1. Plattenepithelkarzinom
   Variante: Spindelzellkarzinom
2. Kleinzelliges Karzinom
   a) Oat-Zell-Karzinom
   b) Intermediärzelltyp-Karzinom
   c) Kombiniertes Oat-Zell-Karzinom
3. Adenokarzinom
   a) Azinäres Adenokarzinom
   b) Papilläres Adenokarzinom
   c) Bronchio-alveoläres Karzinom
   d) Solides Adenokarzinom mit Schleimbildung
4. Großzelliges Karzinom
   Varianten:
   a) Giant-cell-Karzinom
   b) Clear-cell-Karzinom
5. Adenosquamöses Karzinom
6. Karzinoidtumor
7. Bronchialdrüsen Karzinom
   a) Adenoid zystisches Karzinom
   b) Mukoepidermoides Karzinom
   c) Andere
8. Andere

im wesentlichen vom histologischen Zelltyp abhängig ist, muß eine histologische Sicherung in jedem Fall erfolgen. Auf die Unsicherheiten der histologischen Einteilung sei aber aufmerksam gemacht. Die früher zum Nachweis einer hilären Metastasierung und Operabilität häufig durchgeführte Mediastinoskopie ist weitgehend durch die Computertomographie ersetzt worden. Bei sehr peripheren Bronchialkarzinomen mit Pleurabeteiligung kommt gelegentlich auch die Durchführung einer Thorakoskopie in Frage. Alle klinischen Befunde, sowohl die, die den Primärtumor, wie die, die die hiläre oder systemische Metastasierung beschreiben, werden in der sogenannten TMN-Klassifikation zusammengefaßt, die neben der Histologie des Tumors die Grundlage für das therapeutische Vorgehen darstellt (Tab. 3.**34**). Da das kleinzellige Bronchialkarzinom ein besonders malignes Wachstum aufweist, sahen viele Autoren die TNM-Klassifikation als ungeeignet für diesen Tumor an und nahmen eine Einteilung des Verlaufs in „limited disease" und „extensive disease" vor. Unter limited disease versteht man die Ausbreitung des Tumors auf den initialen Hemithorax mit oder ohne Mediastinalbeteiligung, eine Verlegung der Bronchen, der V. cava und ohne Rekurrenzparese, unter extensive disease die Ausdehnung des Tumors darüber hinaus. Diese Einteilung wurde insbesondere unter therapeutischen Gesichtspunkten vorgenommen. Von besonderer Bedeutung ist die Beurteilung der allgemeinen Operabilität und Therapierbarkeit des Patienten. Hierfür liegen Empfehlungen vor, die die Operabilitätsgrenze grob bei einem FEV 1 < 1 l, einer respiratorischen Globalinsuffizienz und einem pulmonalen Hypertonus festlegen, auf spezielle Angaben in der Literatur sei aber verwiesen.

Frühdiagnostik

Geht man davon aus, daß aus einer einzelnen Zelle ein Karzinom entsteht, dann bedarf es etwa 30 Volumenverdopplungsphasen bis eine Tumorgröße von 1 cm erreicht ist und weitere 10 bis das Karzinom infolge lokalen Wachstums oder Metastasierung zum Tode geführt hat. Das bedeutet, daß Karzinome etwa 75% ihrer „Lebenszeit" unterhalb des Levels verbringen, der symptomatisch und damit diagnostizierbar ist. Allerdings ist die Wachstumsgeschwindigkeit der Tumoren in Abhängigkeit von ihrem Zelltyp sehr unterschiedlich (Tab. 3.**35**). Diese Überlegungen erklären auch, daß Metastasen schon bei „kleinen" Tumoren zu beobachten sind. Die Metastasierung beginnt häufig schon in den frühen Zellteilungsphasen. Sie erläutert warum eine Frühdiagnostik eines Bronchialkarzinoms prinzipiell nicht möglich ist, bestenfalls eine rechtzeitige Diagnostik, rechtzeitig unter dem Gesichtspunkt der Therapierbarkeit. Da die einzige kurative Therapie die Operation ist, haben nur die Patienten eine Chance, die nicht nur lokal operabel sind, sondern deren Tumoren zum Zeitpunkt der Operation noch nicht metastasiert haben. Die klinische Erfahrung lehrt, daß trotz dieser Überlegungen die Chancen für ein kuratives Vorgehen um so größer sind, je kleiner der Tumor ist. Das Bronchialkarzinom ist ähnlich anderen Karzinomen infolge seiner Symptomenarmut, insbesondere derjenigen der periphe-

a

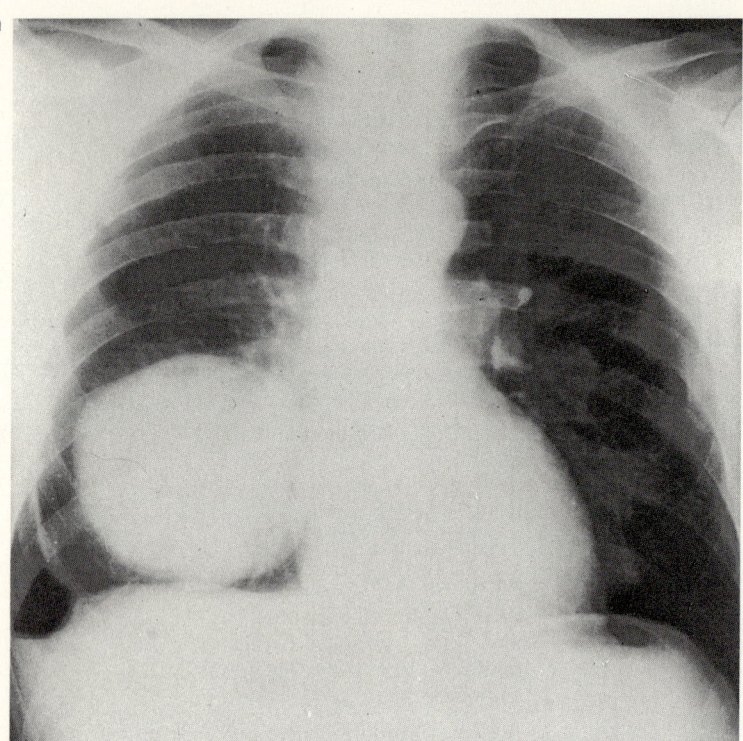

b

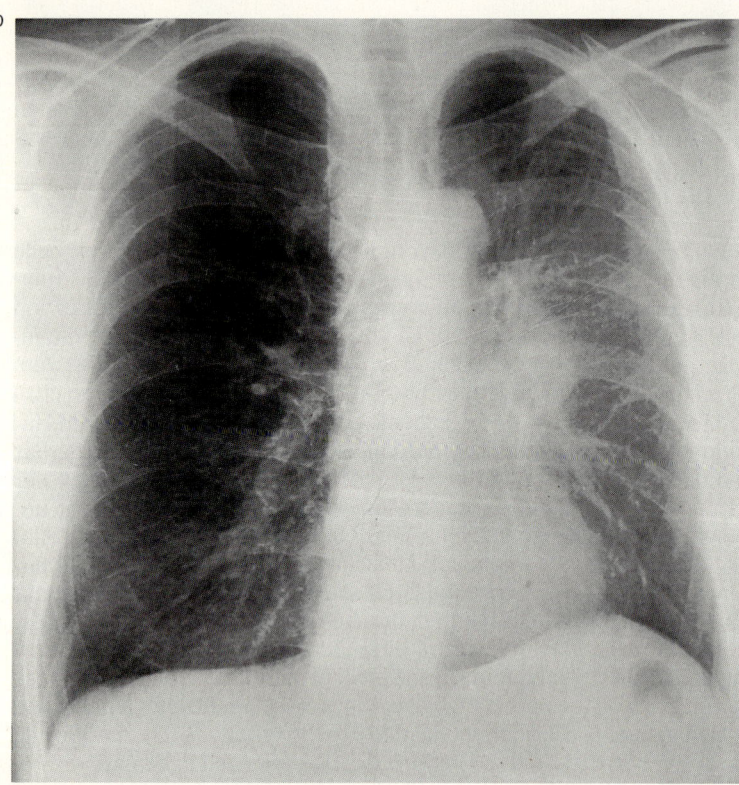

Abb. 3.**27 a**   Großer peripherer Rundherd. Großer Lungenrundherd im rechten Unterfeld (Plattenepithelkarzinom). Der Patient suchte wegen eines paraneoplastischen Syndroms (Osteoarthropathie) eine Rheumaheilstätte auf, wo diese Röntgenaufnahme angefertigt wurde. Der gut abgegrenzte Tumor konnte operativ entfernt werden, die Osteoarthropathie bildete sich zurück

b   Zentrales Bronchailkarzinom bei einem 60jährigen Mann mit Oberlappenatelektase links. Die Verkleinerung des Lungenvolumens mit Verziehung des Mediastinums und hochtretendes Zwerchfell sowie Verdichtung der linken Seite ist deutlich erkennbar

ren Karzinome, in dieser Hinsicht ungünstig einzustufen.

   Die Lösung, bei dem gefährdeten Personenkreis, d. h. Rauchern oder beruflich Exponierten, präventiv regelmäßige zytologische Untersuchungen durchzu-

führen, scheitert am Fehlen derartiger Untersuchungsmöglichkeiten und an den Kosten, ebenso wie die regelmäßige röntgenologische Kontrolle entsprechender Personen (Röntgenreihenuntersuchung). Gegenwärtig bleibt nur die Möglichkeit, Patienten aus

Tabelle 3.**34**   Stadieneinteilung des Lungenkarzinoms nach American Joint Comittee on Cancer (1986)

Primärtumor (T)

TX	Tumor nachgewiesen durch das Vorhandensein maligner Zellen im Sputum, aber weder röntgenologisch noch bronchoskopisch sichtbar, oder ein Tumor, der bei einem Restaging nicht mehr gefunden wird
T0	Kein Hinweis auf Primärtumor
TIS	Carcinoma in situ
T1	Ein Tumor bis zu 3 cm $\varnothing$ in seiner größten Ausbreitung, umgeben von Lunge oder viszeraler Pleura und ohne Hinweis auf eine Invasion proximal zu einem Lappenbronchus bei der Bronchoskopie. (Der seltene Fall eines superfiziellen Tumors beliebiger Größe, dessen Invasion auf die Bronchialwand begrenzt ist, wird als T1 bezeichnet, wenn er proximal zum Hauptbronchus sitzt)
T2	Ein Tumor größer als 3 cm $\varnothing$ oder ein Tumor jeder Größe, der entweder die viszerale Pleura infiltriert oder zu einer Atelektase oder Obstruktion des Bronchialsystems bis in die Hilusregion geführt hat. Bei der Bronchoskopie muß der Tumor mindestens 2 cm distal zur Karina eines Lappenbronchus lokalisiert sein. Die Atelektase oder die obstruktive Pneumonie muß weniger als die ganze Lunge umfassen
T3	Ein Tumor jeder Größe, mit direkter Ausbreitung in die Brustwand (eingeschlossen die Tumore der oberen Thoraxapertur, des Diaphragmas oder der mediastinalen Pleura bzw. des Perikards ohne Inversion des Herzens, der großen Gefäße, der Trachea, des Ösophagus oder der Wirbelkörper; oder ein Tumor in den Hauptbronchien, näher als 2 cm an den Karinen, ohne diese zu infiltrieren
T4	Ein Tumor jeder Größe, der das Mediastinum oder das Herz, die großen Gefäße, Trachea, Ösophagus, die Wirbelkörper oder die Hauptkarina infiltriert oder einen malignen Pleuraerguß erzeugt. (Bei sehr wenigen Patienten kann ein Pleuraerguß trotz eines Karzinoms nicht durch dieses hervorgerufen sein. Dann ist ein anderes Stadium zu wählen)

Lymphknotenbefall (N)

N0	Keine demonstrierbaren Metastasen in den regionalen Lymphknoten
N1	Metastasen in den Lymphknoten der peribronchialen oder ipsilateralen Hilusregion oder beides, eingeschlossen den direkten Tumorübergriff
N2	Metastasen in den ipsilateralen mediastinalen Lymphknoten und den subkarinalen Lymphknoten
N3	Metastasen in den kontralateralen mediastinalen Lymphknoten, den kontralateralen hilären Lymphknoten, ipsilateralen oder kontralateralen Skalenus- oder supraklavikulären Lymphknoten

Fernmetastasen (M)

M0	Keine Fernmetastasen
M1	Fernmetastasen vorhanden; der Ort ist zu beschreiben

Stadiengruppierung

Okkultes Karzinom	TX	N0	M0
Stadium 0	TIS	N0	
Stadium I	T1	N0	M0
	T2	N0	M0
Stadium II	T1	N1	M0
	T2	N1	M0
Stadium IIIa	T3	N0	M0
	T3	N1	M0
	T1–3	N2	M0
Stadium IIIb	Jedes T	N3	M0
	T4	Jedes N	M0
Stadium IV	Jedes T	Jedes N	M1

Tabelle 3.35 Wachstum des Bronchialkarzinoms nach M. J. Strauss

| | Verdopplungszeiten in Tagen | |
	Mittelwert	Bereich
Kleinzelliges Karzinom	33	17− 71
Plattenepithelkarzinom	100	7−381
Adenokarzinom	183	17−590

Tabelle 3.36 Differentialdiagnose des Bronchialkarzinoms

Tuberkulose − Tuberkulom
Pneumonien − Abszeß, Einschmelzung
Metastasen extrapulmonaler Tumoren
Gutartige Tumoren
Pleuraerguß
Sarkoidose
Morbus Hodgkin, lymphatische Prozesse
Gefäßanomalien
Extrapulmonale Tumoren
Mißbildungen

den genannten Risikogruppen beim Auftauchen auch nur des leichtesten Verdachts auf das Vorliegen eines Karzinoms, gründlich klinisch zu untersuchen.

Differentialdiagnose

Die Tab. 3.36 gibt eine Übersicht über wichtige abzugrenzende Erkrankungen. Schon hieraus wird die Notwendigkeit der unbedingten histologischen Sicherung deutlich.

Therapie

Operative Therapie

Aus der Klinik des Bronchialkarzinoms folgt, daß nur etwa 15% aller Karzinome chirurgisch überhaupt angegangen werden können. Zumeist ist bei der häufig bestehenden chronischen Bronchitis oder infolge des Alters oder anderer Erkrankungen, z. B. einer koronaren Herzerkrankung, die Operabilität eingeschränkt. Sie muß vorher nach den dafür festgelegten Prinzipien überprüft werden. Chirurgische Verfahren kommen vor allem beim Plattenepithelkarzinom und Adenokarzinom in Frage, während das kleinzellige Karzinom nur unter besonderen Bedingungen chirurgisch angegangen wird. Der lungenresezierende Eingriff an sich ist ein sicheres Verfahren, mit einer Mortalität von unter 4%, die lediglich bei Pneumektomien höher liegt. Auch das Alter des Patienten wirkt sich natürlich auf die Mortalität aus. Die 5-Jahres-Überlebensraten bei chirurgischer Bedeutung des nicht-kleinzelligen Bronchialkarzinoms sind jedoch durchaus günstig, allerdings in Abhängigkeit vom Stadium (Abb. 3.28). Häufig wird die chirurgische Therapie durch eine postoperative adjuvante Chemotherapie oder Bestrahlungsbehandlung oder beides ergänzt, wenn die Resektion nicht vollständig sein konnte.

Strahlentherapie

Auch die Strahlentherapie ist eine lokal angreifende Therapie, die besonders dann, wenn der Patient aus allgemeinen Operabilitätsgründen einem resezierenden Eingriff nicht zugeführt werden kann, sinnvoll ist. Differenzierte Tumoren sind wenig strahlensensibel. Die Ergebnisse der Strahlentherapie sind quoad vitam dementsprechend den chirurgischen Verfahren eindeutig unterlegen (Tab. 3.37 u. 3.38). Möglicherweise können sie jedoch durch moderne Bestrahlungsverfahren verbessert werden. Als palliative Maßnahme kommt eine Bestrahlungsbehandlung bei einer Einflußstauung infolge mediastinaler Lymphknotenvergrößerung, bei Atelektasenbildung oder Infiltration der Thoraxwand (Pancoast-Tumor) in Frage. Schließlich sind Hirnmetastasen, die nicht operiert werden können, und Skelettmetastasen ein Feld für die Bestrahlungsbehandlung. Die Strahlenbehandlung wird häufig in Kombinationsschemata mit der Chemotherapie (s. unten) eingesetzt.

Weitere lokale Therapieverfahren

Obturierende und verschiedene Tumoren im zentralen Bronchialsystem können mit dem Laser abgetragen oder mit dem sog. Afterloading bestrahlt werden. Hierbei wird eine Strahlensonde in den Tumor lokal eingebracht und für eine gewisse Zeit belassen. Die Einbringung erfolgt mit bronchoskopischer Technik.

Chemotherapie

Die Chemotherapie des Bronchialkarzinoms wird zur Behandlung disseminierter Karzinome, vor allem des kleinzelligen Karzinoms, angewandt, als palliatives Verfahren bei fehlender Operabilität des Patienten und als adjuvantes Schema vor oder nach einer Resektion, häufig kombiniert mit einer Strahlentherapie.

Zur Durchführung der Chemotherapie sind verschiedene Schemata im Gebrauch, wobei das Schema mit einer Kombination aus Adriamycin, Cyclophosphamid und Vincristin (ACO) die größte Verbreitung gefunden hat. Im allgemeinen wird diese Kombination 3- bis 4mal verabreicht, durch eine Schädelbestrahlung ergänzt, dann noch 3- bis 4mal verabreicht und schließlich der Primärtumorsitz und das Mediastinum bestrahlt. Die mittlere Überlebensrate behandelter Patienten liegt für 1 Jahr bei 30−40% und für 2 Jahre 5−10%. Die Chemotherapie verlängert die mittlere Überlebenszeit und verbessert das Befinden der Patienten in einer begrenzten Zeit. Die 5-Jahres-Überlebensrate wird durch die Chemotherapie praktisch nicht geändert. Heilungen sind die Ausnahme.

Die Chemotherapie des kleinzelligen Bronchialkarzinoms hat durch Anwendung weiterer Substanzen, wie Etoposid und Cisplatin sowie Fosfamid Fortschritte erzielt, insbesondere die Durchführung der Therapie und die Nebenwirkungen betreffend. Eine grundsätzliche Wendung der schlechten Prognose des Bronchialkarzinoms unter Chemotherapie ist dadurch bisher aber nicht eingetreten.

Der Erfolg der zytostatischen Therapie beim nicht-kleinzelligen Bronchialkarzinom hat sich durch

Tabelle 3.**37**   Überlebensraten nach alleiniger Strahlentherapie des Bronchialkarzinoms. Retrospektive Gemeinschaftsstudie von 17 radiologischen Kliniken für den Deutschen Röntgenkongreß, Berlin 1975 (nach Heilmann u. Mitarb.)

Über-lebende nach	Zentrale Tumoren		Periphere Tumoren	
	(n = 3662)	%	(n = 961)	%
1 Jahr	1142	31,2	296	30,8
2 Jahren	394	10,9	94	9,8
3 Jahren	161	4,4	48	5,0
4 Jahren	91	2,5	24	2,5
5 Jahren	73	2,0	19	2,0

Tabelle 3.**38**   Überlebensraten nach alleiniger Strahlentherapie des Bronchialkarzinoms bei Frühstadien $T_{1-2}N_0M_0$. Retrospektive Gemeinschaftsstudie von 17 radiologischen Kliniken für den Deutschen Röntgenkongreß, Berlin 1975 (nach Heilmann u. Mitarb.)

Über-lebende nach	Zentrale Tumoren		Periphere Tumoren	
	(n = 203)	%	(n = 47)	%
1 Jahr	87	42,9	26	55,3
2 Jahren	42	20,7	13	27,7
3 Jahren	21	10,3	9	19,1
4 Jahren	20	9,9	6	12,8
5 Jahren	17	8,4	5	10,6

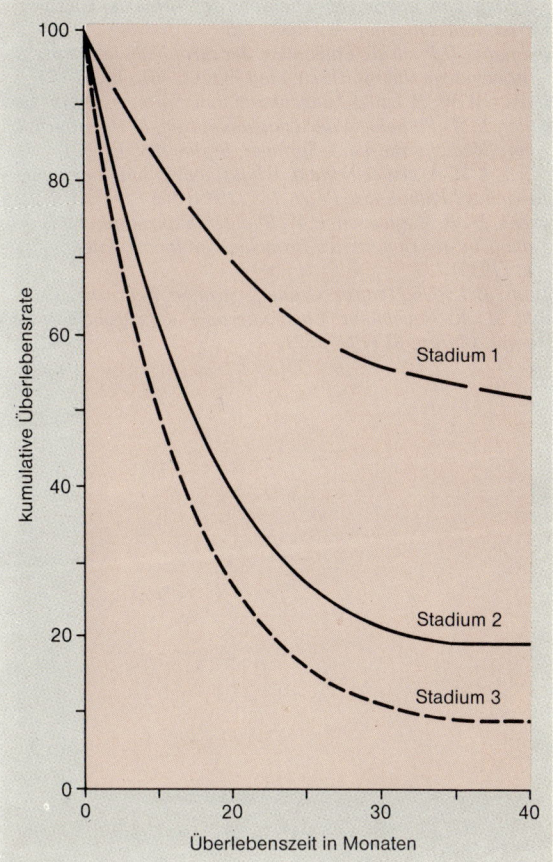

Abb. 3.**28**   Überlebensrate bei Patienten mit nicht-kleinzelligem Karzinom nach Resektion des Tumors. Eine hochgradige Abhängigkeit des therapeutischen Erfolges vom Stadium des Tumors ist deutlich

die Einführung von Cisplatin und Vincristin deutlich gebessert, jedoch ist ein kurativer Ansatz auch beim nicht-kleinzelligen Bronchialkarzinom mit der Chemotherapie nicht möglich. Es bleibt abzuwarten, ob weitere Substanzen die Prognose verbessern können.

Prognose

Die Prognose des Bronchialkarzinoms ist nach wie vor schlecht. Nur operierte Patienten haben eine signifikante Chance geheilt zu werden. Alle anderen therapeutischen Verfahren haben eher palliativen Charakter. Die 5-Jahres-Überlebensrate des Bronchialkarzinoms ist abhängig vom histologischen Typ, wobei sie für Plattenepithelkarzinome am günstigsten ist, während Patienten mit kleinzelligen Karzinomen praktisch nie 5 Jahre überleben und die mittlere Überlebenszeit des unbehandelten kleinzelligen Karzinoms 2−4 Monate beträgt.

Merke: Das Bronchialkarzinom ist der häufigste maligne Tumor beim Mann und nimmt auch bei der Frau ständig zu. Es tritt in sehr unterschiedlichen histologischen Formen mit deutlich verschiedener biologischer Aktivität auf. Die Symptomatik des Bronchialkarzinoms ist nicht signifikant, eine Frühdiagnose praktisch nicht möglich. Die Prognose ist dementsprechend schlecht und nur die erfolgreiche rechtzeitige Operation bietet einen vernünftigen kurativen Ansatz. Strahlentherapie und Chemotherapie sind palliativ erfolgreich.

Weiterführende Literatur

Bailar, J.C., E.M. Smith: Progress against Cancer? New Engl. J. Med. 314 (1986) 1226
Becker, H. et al.: Ergebnisse der operativen Behandlung des Bronchialkarzinoms. Dtsch. med. Wschr. 101 (1976) 1553
Bloedner, C.D., M. Dinkel, M. Büttner: Anamnese, Symptomatik und Prognose von 767 Bronchialkarzinomen unterschiedlicher histologischer Typen. Prax. Klin. Pneumol. 42 (1988) 17
Deutsche Gesellschaft f. Pneumologie, Deutsche Gesellschaft f. Thoraxchirurgie: Empfehlungen zur Diagnostik, Stadienein-

teilung und operativen Therapie des Bronchialkarzinoms. Prax. Klin. Pneumol. 42 (1988) 735

Heilmann, H.P. et al.: Ergebnisse der Strahlenbehandlung des Bronchialkarzinoms. Dtsch. med. Wschr. 101 (1976) 1557

Höpker, W.W., H. Lullig: Lungenkarzinom. Springer, Berlin 1987

Müller, K.M.: Pathologie der Lungentumoren. In Handbuch. Innere Medizin, Bd. 4/4 A. Springer, Berlin 1985 (S. 87)

Müller, K.M. A. Fissler-Eckhoff: What's new in lung tumor heterogenity? Pathol. Res. Pract. 185 (1989) 108

Nowak, D., H. Magnussen, H.W. Rüdiger: Exposition und Disposition in der Genese des Bronchialkarzinoms. Pneumologie 43 (1989) 135

Straus, M.J.: Lung Cancer. Grune & Stratton, New York, 1983

Wolf, M., K. Havemann: Chemotherapie des Bronchialcarcinoms. Chirurg 61 (1990) 571

Weiterführende Literatur

Dieses Kapitel muß eine Auswahl der Erkrankungen des Lungen- und Atemwegssystems bringen, für intensivere Beschäftigung wird auf Spezialliteratur verwiesen:

Fabel, H.: Pneumologie. Urban & Schwarzenberg, München 1989

Fishmann, A.P.: Pulmonary Diseases and Disorders, 2. Ed. McGraw Hill, New York, 1988

Matthys, H.: Pneumologie, 2. Aufl. Springer, Heidelberg 1988

Murray, J.F., J.A. Nadel: Respiratory Medicine. Saunders, Philadelphia 1988

Krankheiten des Lungenkreislaufs

Pulmonale Gefäßkrankheiten

Pulmonale Hypertonie – Cor pulmonale

Definition: Eine pulmonale Hypertonie ist häufig. Eine Erhöhung des normalerweise sehr niedrigen Widerstandes in der pulmonalen Zirkulation führt zu einer Belastung des rechten Herzens. Ist die Widerstandserhöhung pulmonal bedingt, spricht man vom Cor pulmonale. Widerstandserhöhungen aus anderer Ursache schließt dieser Begriff aus (WHO-Definition). Nach Art und Verlauf der Symptomatik kann man einerseits ein *akutes* und ein *chronisches Cor pulmonale* (akute und chronische pulmonale Hypertonie) unterscheiden, andererseits ein in Ruhe *asymptomatisches, latentes* Cor pulmonale von einem *symptomatischen manifesten* Cor pulmonale.

Häufigkeit

Während das akute Cor pulmonale vor allem unter Notfallbedingungen beobachtet wird, ist das chronische Cor pulmonale als Resultat der Häufigkeit von chronischen Lungenerkrankungen eine häufige Erkrankung. Man schätzt, daß bis zu 10% aller Herzerkrankungen durch ein Cor pulmonale bedingt sind und daß etwa die Hälfte der Patienten mit chronischer Bronchitis ein Cor pulmonale entwickelt.

Pathogenese

Akutes Cor pulmonale: akute Dilatation und Insuffizienz des rechten Ventrikels bei akuter Druckbelastung ohne vorhergehende adaptative Muskelhypertrophie bei

1. massiver Lungenembolie,
2. Status asthmaticus mit alveolärer Hypoventilation sowie stark erhöhten intrathorakalen Drucken,
3. Spannungspneumothorax (ein Pneumothorax ohne Überdruck verändert die Hämodynamik praktisch nicht),
4. Mediastinalemphysem,
5. thoraxchirurgischen Eingriffen,
6. Apnoezuständen, z. B. Intoxikationen, Bolusaspiration, Narkosemaßnahmen, Strangulation.

Chronisches Cor pulmonale: Hypertrophie, später Dilatation des rechten Ventrikels aufgrund längerfristig bestehender Druckbelastung bei

1. chronischer obstruktiver Bronchitis,
2. Lungenparenchymerkrankungen vom Typ der Alveolitiden und Lungenfibrosen, Sarkoidose, Granulomatosen,
3. vaskulärer Hypertonie verschiedener Ursache,
4. alveolärer Hypoventilation infolge muskulärer, neurologischer oder skelettogener Störungen,
5. Pickwick-Syndrom, Schlafapnoe-Syndrom,
6. Mikroembolien mit Parasiten,
7. Bewohnern großer Höhen,
8. Asthma bronchiale ⎫ führen selten zum chroni-
9. Emphysem ⎭ schen Cor pulmonale.

Die Entwicklung zum Cor pulmonale bei den unter 1–5 genannten Erkrankungen ist zwar häufig, aber keineswegs unausweichlich. Patienten mit Lungenfibrose, Sarkoidose, Tuberkulose oder chronischer obstruktiver Bronchitis können die Symptome ihrer Grundkrankheit jahrelang klagen, ohne ein Cor pulmonale entwickelt zu haben. Man kann annehmen, daß diese individuelle Differenz in der Entwicklung der Rechtsherzinsuffizienz Ausdruck der individuellen Reagibilität des Lungenkreislaufs ist (s. dort).

Eine pathogenetische Besonderheit ist die Entwicklung einer Rechtsherzhypertrophie bei ständigen Bewohnern großer Höhen. Bei diesen Personen findet sich ein erheblich höherer pulmonalarterieller Druck als bei Personen, die auf Meeresniveau leben (Bewohner des peruanischen Hochgebietes: Pulmonalarterienmitteldruck 25 mmHg). Diese Personen, die von Kind an an die Hypoxämie adaptiert sind, zeigen morphologische Veränderungen, erinnernd an embryonale Pulmonalgefäße. Da nicht alle Höhenbewohner eine pulmonale Hypertonie entwickeln, wird ein habitueller Faktor „Responder – Nonresponder" diskutiert (s. unten).

Pathophysiologie

Der normale Druck in der A.pulmonalis beträgt systolisch 20 und diastolisch 8 mmHg. Die obere Grenze des Normalbereichs liegt bei 30 bzw. 15 mmHg, der Mitteldruck bei 15 mmHg (Obergrenze 18 mmHg). Der Mitteldruck in den Pulmonalvenen entspricht demjenigen im linken Vorhof – 7 mmHg –, so daß ein Druckgradient von 8 mmHg die hämodynamisch treibende Kraft darstellt. Daraus errechnet sich unter Zugrundelegung des Herzzeitvolumens ein Wider-

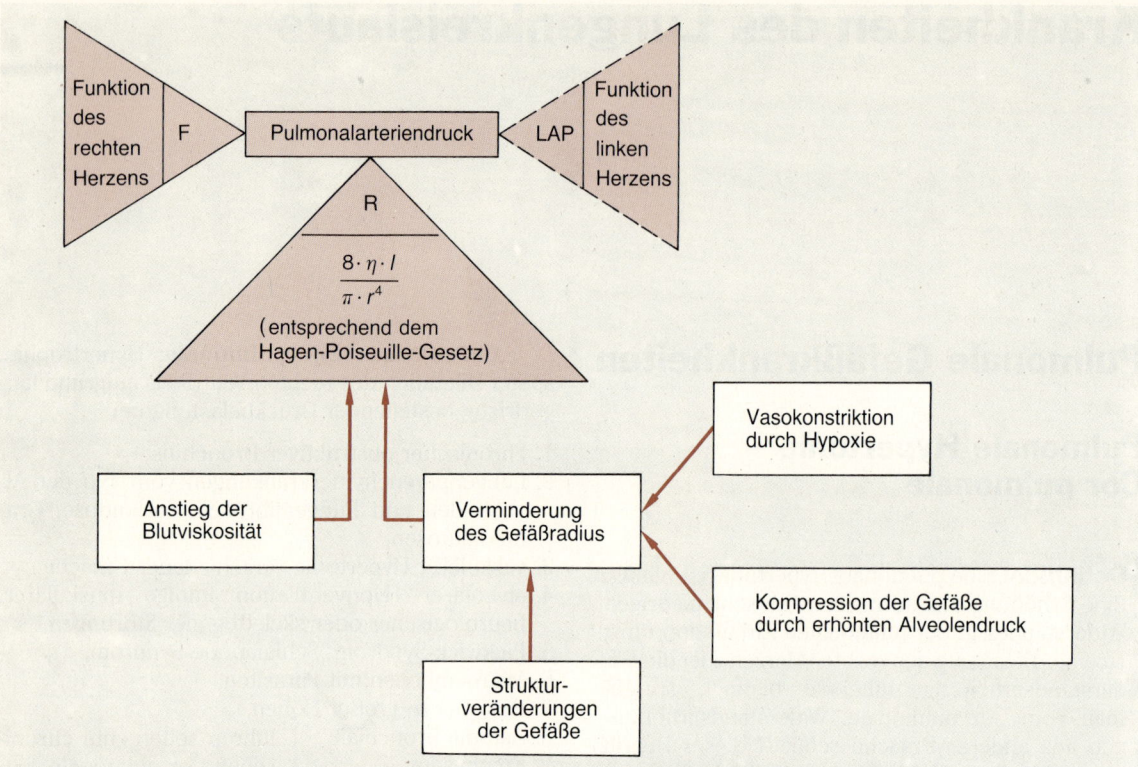

Abb. 3.**29** Faktoren, die den pulmonalen Druck beeinflussen (nach Kohl). Nimmt der Gefäßwiderstand zu, steigt der Pulmonalarteriendruck. Nimmt das Auswurfvolumen des rechten Herzens zu oder das des linken Herzens ab, steigt der Pulmonalarteriendruck. Der abnehmende Widerstand infolge der Gefäßdehnung wirkt der Drucksteigerung entgegen. Ist der pulmonale Widerstand infolge Gefäßveränderungen hoch und fixiert, wird die Höhe des Pulmonalarteriendrucks ausschließlich vom Auswurf des rechten Herzens bestimmt
F = Fluß, R = Widerstand, LAP = linker Vorhof, η = Blutviskosität, l = Gefäßlänge, r = Gefäßradius

stand von etwa 80 $\mathrm{dyn \cdot s \cdot cm^{-5}}$ (*1 mmHg $\cdot$ min/l), ein Wert, der kaum ein Zehntel des Widerstandes des Systemkreislaufs ausmacht. Die Pulmonalarterien sind für etwa die Hälfte dieses Wiederstandes verantwortlich. Während der körperlichen Belastung steigt der Pulmonalarteriendruck bei Gesunden erst bei einem Anstieg des Herzzeitvolumens auf das Dreifache, wobei der Mitteldruck normalerweise nicht über 27 mmHg hinausgeht, unter Belastung sinkt also der pulmonalarterielle Widerstand noch deutlich unter die schon geringen Ruhewerte ab. Unter klinischen Bedingungen zeigt sich die Anpassungsbreite bei Pneumonektomie, die bei Lungengesunden unter Ruhebedingungen keinen pulmonalarteriellen Druckanstieg verursacht. Ähnliches gilt für Rezirkulationsvitien. Offenbar dehnen sich die Pulmonalgefäße unter einer Volumenbelastung, so daß der Widerstand abnimmt. Außerdem werden Gefäße der oberen Lungenbezirke rekrutiert, die normalerweise nicht oder kaum perfundiert sind.

Neben der arteriovenösen Druckdifferenz spielt der Umgebungsdruck (Alveolardruck) für den pulmonalvaskulären Widerstand eine Rolle (s. auch Abb. 3.**34**), da die intraalveolären Kapillaren dem Alveolardruck ausgesetzt sind und durch seinen Anstieg (z. B. bei akuter Obstruktion oder Beatmung) komprimiert werden.

Eine Widerstandserhöhung im Pulmonalkreislauf ist Resultat einer Verengung des Gefäßquerschnittes, bewirkt durch

1. Vasokonstriktion oder Vasokompression,
2. anatomische Destruktion der Strombahn, zusätzlich
3. eine Zunahme der Blutviskosität, die bei einem Hämatokrit über 55% exponentiell ansteigt.

Der pulmonale Druck wird auch die Auswurfleistung des rechten Herzens und den linken Vorhofdruck mitbestimmen. Die Abb. 3.**29** erläutert die Einflüsse, die den pulmonalen Druck darüber hinaus bestimmen.

Ad 1: Die **Vasokonstriktion** durch alveoläre Hypoxie wird häufig als Euler-Liljestrand-Mechanismus bezeichnet. Diese Reaktion spielt in der Höhenadaptation eine Rolle; sie ist unter klinischen Bedingungen die häufigste Ursache der pulmonalen Widerstandserhöhung. Der Pathomechanismus ist nicht vollständig aufgeklärt. Eine Rolle des vegetativen Nervensystems, insbesondere des Sympathikus in der Steuerung des pulmonalen Gefäßtonus ist wahrscheinlich, aber nicht bewiesen. α- und β-Rezeptoren können am Gefäßmuskel nachgewiesen werden, α-Stimulation führt zur Vasokonstriktion, β-Stimulation zur Vasodilatation. Die Vasokonstriktion bleibt auch nach sympathischer Denervation der Lunge erhalten.

Die prompte Reaktion macht extrapulmonale Einflüsse unwahrscheinlich. Der Sensor für die hypoxische Gefäßreaktion dürfte in den kleinen alveolarnahen Arterien liegen. Alles spricht dafür, daß Pulmonalarterien im Durchmesser von 100−500 μm, die auch Ort der Vasokonstriktion sind, ihren Tonus nach dem pO_2 und dem H-Ionengehalt regulieren, Größen, die wiederum vom alveolären pO_2, aber auch vom gemischt-venösen pO_2 beeinflußt werden können.

Als Mediatoren der Vasokonstriktion werden eine Histamin- oder Prostaglandinfreisetzung aus Mastzellen, die in großer Zahl um die kleinen Lungengefäße liegen, oder die Aktivierung von bioaktiven Substanzen im pulmonalen Gefäßendothel diskutiert. Andererseits wird ein direkter Einfluß der O_2-Konzentration auf die Calciumpermeabilität der Gefäßmuskulatur angenommen. Auch andere im Lungengewebe vorhandene Mediatoren, wie Serotonin, Prostaglandin und Leukotriene oder solche, die in die Lunge durch den Blutstrom transportiert werden, wie Angiotensin, Bradykinin, werden im Zusammenhang mit der Regulation der hypoxischen Antwort des Lungenkreislaufs diskutiert (Abb. 3.**30**).

Der Effekt der Hypoxie wird verstärkt durch eine Azidose, eine Hyperkapnie wirkt über die pH-Verschiebung.

Es existieren deutliche interindividuelle Unterschiede in der Reaktion des Lungenkreislaufs auf die Hypoxie. Die Einteilung in „Responder" und „Nonresponder" reflektiert diese Erkenntnis.

Da alveoläre Hypoxie ein obligates Symptom aller Ventilationsstörungen ist, kommt diesen Mechanismen bei der Entstehung der pulmonalen Hypertonie bei Lungenerkrankungen (Asthma, Bronchitis, Fibrose) eine große Bedeutung zu (Tab. 3.**39**).

Ad 2: Struktureller Verlust von Lungengefäßen findet sich bei Embolien, Fibrosen, Granulomatosen und Angiitiden. Für die Hämodynamik des Lungenkreislaufes und des rechten Herzens ist von Bedeutung, wieweit der Gesamtquerschnitt der Gefäßbahn reduziert ist (Tab. 3.**40**).

Hämodynamisch kann man die pulmonale Hypertonie nach dem Pulmonalarteriendruck einteilen:

− geringgradige pulmonale Hypertonie (Mitteldruck 20−35 mmHg),
− mittelgradige pulmonale Hypertonie (Mitteldruck 35−55 mmHg),
− schwere pulmonale Hypertonie (Mitteldruck >55 mmHg).

Diese Werte müssen in Relation zu den normalerweise sehr niedrigen Pulmonalarteriendrücken gesehen werden. Das Herzzeitvolumen ist bei manifester pulmonaler Hypertonie meist erniedrigt und steigt bei körperlicher Belastung nicht an, dementsprechend ist eine arterielle Hypotonie häufig. Eine zunächst adaptative Rechtsherzhypertrophie geht mit Fortschreiten der Erkrankung in eine Dilatation des rechten Ventrikels mit relativer Trikuspidalinsuffizienz über. Der arterielle pO_2 ist abhängig von der zugrundeliegenden Lungenerkrankung. Er fällt zusätzlich aber ab, wenn der gemischt venöse pO_2 durch

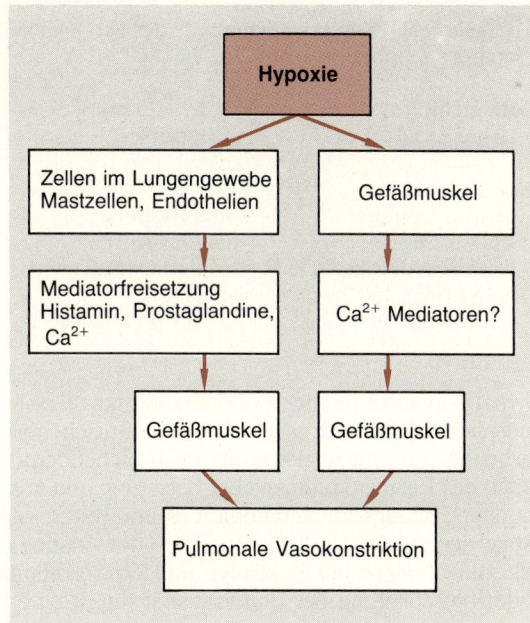

Abb. 3.**30** Pathogenese der hypoxisch bedingten pulmonalen Vasokonstriktion (Euler-Liljestrand-Mechanismus)

Tabelle 3.39 Vasokonstriktion durch Hypoxie

Ventilationsstörungen	Bronchitis Asthma Alveolitis Lungenfibrose Pneumonie
Verminderung der zentralen Sättigung	

Tabelle 3.40 Strukturelle Veränderungen der Lungenstrombahn

Lungenparenchymerkrankungen	Alveolitis Lungenfibrose Sarkoidose Granulomatosen Emphysem
primäre Lungengefäßerkrankungen	
sekundäre Gefäßerkrankungen	Embolie Thrombose

Abnahme des Herzzeitvolumens so niedrig wird, daß die Kontaktzeit zur Aufsättigung des Blutes nicht mehr ausreicht.

Der normale rechte Ventrikel ist dünnwandig, er hypertrophiert bei chronischer Druckbelastung. Das Grenzgewicht für den rechten Ventrikel beträgt 80 g. Das Verhältnis von linkem Ventrikel plus Septum zu rechtem Ventrikel ist bei isolierter Rechtsherzhypertrophie kleiner als 2,3:1, bei gleichzeitiger Linksherzhypertrophie kann das Verhältnis allerdings erhalten sein. Auch der an die gestiegene Nachlast angepaßte

Tabelle 3.**41**   Klinische Symptome des Bronchitikers und des Emphysematikers

Bronchitiker "blue bloater"	Emphysematiker "pink puffer"
zyanotisch	blaß
geringe Dyspnoe	starke Dyspnoe
starker Auswurf	wenig Auswurf
bzw. Globalinsuffizienz	bzw. Partialinsuffizienz
hoher HK	normaler HK
Cor pulmonale	kein Cor pulmonale

hypertrophierte rechte Ventrikel kann lange Zeit mit normalen Füllungsdrucken hämodynamisch normal arbeiten. Zur Insuffizienz mit unzureichendem Anstieg des Herzzeitvolumens bei Belastung und ansteigenden Füllungsdrücken kommt es bei weiterem Anstieg des Pulmonalarteriendruckes oder Anstieg des Plasmavolumens bei Elektrolyt- und Wasserretention oder bei Zunahme der Blutviskosität durch eine Polyglobulie.

Im Stadium der Rechtsherzinsuffizienz sind Rhythmusstörungen häufig und nicht selten lebensbedrohlich. Sinusarrhythmien, wandernde Vorhofschrittmacher und Knotenrhythmen sowie Vorhofflimmern werden beobachtet. Plötzliche Todesfälle sind nicht selten durch Kammerflattern oder Kammerflimmern verursacht. Es ist nicht klar, ob eine Hypoxie der Muskulatur des linken Herzens zur Überlastung des rechten Ventrikels hinzukommen muß, um derartige Zustände auszulösen. Störungen des Elektrolythaushaltes (Hypokaliämie) und des Säure-Basen-Haushaltes mit Azidose können jedoch diese Situation verstärken, die prinzipiell durch die zugrundeliegende Lungenerkrankung mit Hypoxie und Azidose geprägt ist. Eine adrenerge Reaktionslage unterstützt die Entwicklung von Rhythmusstörungen.

Klinik und diagnostisches Vorgehen

Die pulmonale Grunderkrankung bestimmt in vielen Fällen schon lange die Symptomatik, bevor kardiale Beschwerden hinzutreten. Die kompensierte Rechtsherzbelastung ist asymptomatisch, gelegentlich sind präkordiale Beschwerden, Tachykardie oder Rechtshypertrophiezeichen im EKG die ersten Hinweise auf ein Cor pulmonale. Die nachfolgende Auflistung bezieht sich auf die Symptomatik beim dekompensierten Cor pulmonale:

1. Dyspnoe, Zyanose, Tachykardie,
2. Akzentuierung des 2. Pulmonalklappentones (mitunter enge Spaltung des 2. Herztones),
3. Galopprhythmus, S_3-Galopp,
4. Trikuspidalinsuffizienzgeräusch,
5. Zeichen der Rechtsherzinsuffizienz (hepatojugulärer Reflux, linksparasternale Pulsationen, Arrhythmien, periphere Ödeme).

Elektrokardiographisch zeigen sich:

1. eine elektrische Herzachse zwischen plus 91 und plus 180 Grad,
2. S_I/Q_{III}-Typ (McGinn-White-Syndrom),
3. Verschiebung der R/S-Übergangszone nach links, nach V_4 oder V_5,
4. T-Inversionen in V_1-V_3,
5. Quotient R/S in $V_1 \geqq 1$,
6. Quotient R/S in V_5 oder $V_6 \leqq 2$,
7. R in aVR $\geqq 0,3$ mV,
8. P-pulmonale.

Die elektrokardiographischen Zeichen sind nicht beweisend für eine Rechtsherzbelastung. Erst bei einem Pulmonalarteriendruck in Ruhe von über 30 mmHg werden häufiger elektrokardiographische Veränderungen gesehen, aber auch bei schwerer Rechtsherzbelastung können sie fehlen. Die diagnostische Aussagekraft wird durch Kombination mehrerer Zeichen gesteigert.

Röntgenologie

Röntgenologisch ist die Diagnose Cor pulmonale nicht zu sichern.

Die Rechtsherzhypertrophie ist konzentrisch, und erst eine stärkere Dilatation erweitert die rechte, aber auch die linke Herzkontur. Eine Erweiterung des Truncus intermedius über 18 mm Durchmesser korreliert gut mit einer pulmonalen Hypertonie, obwohl ein normaler Pulmonalarteriendurchmesser diese nicht ausschließt. Mitunter zeigt sich ein "Kalibersprung" von den zentralen Lappenarterien zu den Segmentarterien. Eine quantitative Korrelation dieser Zeichen mit der Höhe des Pulmonalarteriendruckes existiert nicht.

Rechtsherzkatheterisierung

Eine pulmonale Hypertonie läßt sich nur durch Rechtsherzkatheterisierung einwandfrei erfassen. Die Rechtsherzkatheterisierung dient auch der Abgrenzung gegen linksventrikuläre Störungen. Der linke Vorhofdruck ist beim Cor pulmonale normal, es sei denn, das zirkulierende Blutvolumen ist erhöht, oder es findet sich eine zusätzliche Linksherzinsuffizienz (Koronarsklerose, Hypertonus − nicht ungewöhnlich bei Patienten mit chronischer Bronchitis). Nichtinvasive Verfahren zur Messung des pulmonalen Blutdrucks waren bisher nicht genau genug. Möglicherweise werden neuere Techniken, wie die zweidimensionale Doppler-Echokardiographie ein alternatives Vorgehen ermöglichen.

Klinische Wertung

Bei der Schwierigkeit der Diagnose der pulmonalen Hypertonie und des Cor pulmonale aus indirekten Methoden, wie Röntgenuntersuchung, EKG, Lungenszintigramm, Lungenfunktionsprüfung bzw. daraus abgeleiteten Größen und Beziehungen, sollten klinische Erfahrungen der Häufigkeitsverteilung der pulmonalen Hypertonie nicht vergessen werden. Der "Blue-bloater"-Typ der chronischen Bronchitis (s. dort) führt besonders häufig zum Cor pulmonale. Die Erhöhung des Hämatokrits als Folge der arteriellen Hypoxämie korreliert gut mit der pulmonalen Hypertonie (Tab. 3.**41**).

Weiterführende Literatur

Harris, P., D. Heath: The Human Pulmonary Circulation. Churchill Livingstone, London 1986

Steppling, H., B. Fischer: Die pulmonale Zirkulation bei chronischer Bronchitis und Emphysem. Internist 29 (1988) 671

Weitzenblum, E. et al. Long-term course of pulmonary arterial pressure in chronic obstructive pulmonary disease. Amer. Rev. resp. Dis. 130 (1984) 993

Primäre vaskuläre pulmonale Hypertonie

Definition: Die primäre gefäßbedingte pulmonale Hypertonie ist eine Erkrankung unbekannter Ätiologie und Pathogenese, charakterisiert durch einen starken Anstieg des pulmonalen Gefäßwiderstandes infolge struktureller Veränderungen der Pulmonalarterien mit veränderter Wandstruktur und verengtem Gefäßlumen. Die Gefäßmuskulatur ist hypertrophiert und die Gefäßintima proliferiert. Die Gefäße sind von entzündlichen Infiltraten umgeben, die Nekrosen der Gefäßwand induzieren.

Häufigkeit

Die primäre pulmonale Hypertonie ist eine seltene Erkrankung. Die Häufigkeit wird auf 0,2% der kardiovaskulären Erkrankungen geschätzt. Die Krankheit ist bei Frauen 3mal häufiger als bei Männern, sie kommt familiär vor und wird auch im Kindesalter beobachtet. Eine bemerkenswerte Häufung von Fällen zwischen 1966 und 1970 in deutschsprachigen Ländern Westeuropas wurde mit der Aufnahme des Appetitzüglers Aminorexfumarat in Zusammenhang gebracht. Nach Verbot des Pharmakons ging die Frequenz schnell zurück.

Klinik

Das Krankheitsbild ist asymptomatisch, bis sich erhebliche vaskuläre Veränderungen etabliert haben. Daher ist es anfangs klinisch praktisch nicht diagnostizierbar. Später treten leichte Ermüdbarkeit, manchmal unbestimmte thorakale Sensationen und Atemnot, besonders bei Belastung, auf. Im EKG finden sich Zeichen der Rechtsherzbelastung. Die Symptomatik reflektiert später die schwere Rechtsherzinsuffizienz.

Pathogenese

Die Pathogenese ist unbekannt. Das mag an der Seltenheit der Erkrankung, der sehr späten klinischen Apparenz, dem Fehlen einer einfachen Überwachungsmöglichkeit des pulmonalen Blutdruckes und am Fehlen geeigneter Tiermodelle liegen, es dürfte sich zudem nicht um eine einzige Krankheitsentität handeln. Die pathogenetischen Überlegungen haben deswegen zum Teil hypothetischen Charakter:

- Die **familiäre Häufung** weist auf kongenitale Faktoren hin.
- Eine **wiederholte Mikroembolisierung in die kleinen Lungengefäße** wird immer wieder, insbesondere von pathologisch-anatomischer Seite als Ursache der primär pulmonalen Hypertonie diskutiert. Diese Beobachtungen betreffen in der Regel ältere Patienten (über 50 Jahre). Das Auftreten der primär pulmonalen Hypertonie bei jungen Frauen läßt diesen auch als Morbus embolicus bezeichneten Pathomechanismus nicht als einzige Ursache der primär pulmonalen Hypertonie erscheinen, es sei denn, man würde bei diesen Patientinnen eine klinisch nicht erkennbare Hyperkoagulabilität, etwa gefördert durch besondere endokrine Einflüsse, annehmen.
- Die Rolle **autoimmunologischer Mechanismen** wurde in Anlehnung an das häufige Auftreten von Angiitiden bei Systemerkrankungen diskutiert (s. unten). Pathologisch-anatomisch lassen sich in manchen Fällen von primär pulmonaler Hyertonie fibrinoide Nekrosen der Gefäßwand nachweisen. 10–30% der Fälle von primärer pulmonaler Hypertonie sind mit einem Morbus Raynaud assoziiert.
- **Enterale Aufnahme von Noxen.** Das Beispiel der Induktion der primär pulmonalen Hypertonie durch Aminorexfumarat zeigt, daß auch enteral aufgenommene Substanzen die Lungengefäße zerstören können. Der Mechanismus dieser Wirkung konnte nicht aufgeklärt werden. In Indien beheimatete Pflanzen der Crotalaria-Familie (C. spectabilis und C. retusa) enthalten Alkaloide, die eine pulmonale Hypertonie verursachen können. Die Blätter dieser Pflanzen werden in Indien und Ostafrika als Tees verwandt. Neben morphologischen Veränderungen der Lungenarterien werden auch Leberveränderungen z. B. in Form von venookklusiven Vaskulitiden beobachtet.
- Eine **Persistenz von Charakteristika des Fetalkreislaufs** mit besonders dickwandigen und muskulären Arterien wird angenommen, da die primär pulmonale Hypertonie häufig im jugendlichen Lebensalter auftritt.
- Eine **gesteigerte pulmonale Vasoreaktivität** könnte gleichfalls bedeutsam sein. Auch bei manifester primär pulmonaler Hypertonie kann der Pulmonalarteriendruck über die Zeit stark schwanken. Unter Umständen ist dieser Mechanismus dem des „Responders" gegenüber Hypoxie (s. oben) korreliert.

Diagnostisches Vorgehen

Die klinischen Befunde sind als solche für eine primär pulmonale Hypertonie nicht beweisend und erlauben nicht, dieses Krankheitsbild von anderen Formen der pulmonalen Hypertonie z. B. im Gefolge von chronischer Bronchitis abzugrenzen. Sie können lediglich den Verdacht auf ein derartiges Leiden lenken, wenn z. B. eine Rechtsherzbelastung ohne die anamnestische Angabe einer chronischen Bronchitis vorliegt. Ohne Rechtsherzkatheterisierung ist die Erkrankung nicht diagnostizierbar. Hierbei lassen sich durch Messung des pulmonalarteriellen Verschlußdrucks andere Ursachen eines Druckanstieges im kleinen Kreislauf, z. B. Erkrankungen des linken Herzens, erkennen bzw. ausschließen. Selbstverständlich müssen auch Lungenerkrankungen, die zum cor pulmonale führen, vor der Diagnose einer primär pulmonalen Hypertonie ausgeschlossen sein.

Im Beginn ist das Röntgenbild in der Regel normal, später sieht man eine Herzverbreiterung und eine Betonung des Bogens der A. pulmonalis. Für die apparative Diagnostik gilt das gleiche wie weiter oben für das Cor pulmonale dargelegt. Morphologische Veränderungen in den kleinen Arterien sind angiographisch nicht faßbar. Sie sind histologisch erkennbar, wenn eine Lungenbiopsie durchgeführt wird, die in seltenen Fällen zur Klärung der Diagnose bei diesem Krankheitsbild angezeigt sein kann.

Prognose

Das Krankheitsbild ist in der Regel progredient. Die Überlebenszeiten nach Diagnosestellung werden im Mittel mit 2–3 Jahren angegeben. Sehr viel längere Verläufe sind aber bekannt (bis zu 30 Jahren). Ebenso sind auch Rückbildungen der pulmonalen Hypertonie beobachtet worden.

Besondere Formen der vaskulären pulmonalen Hypertonie

Pulmonale Hypertonie bei Systemerkrankungen: Vaskulitiden sind ein Charakteristikum von Systemerkrankungen. In seltenen Fällen findet sich hierbei eine pulmonale Hypertonie, wobei abzugrenzen ist, ob diese primär vaskulär bedingt ist oder im Rahmen der gleichfalls bei Systemerkrankungen beobachteten Alveolitiden aufzufassen ist. Hierzu gehören:

1. Lupus erythematodes,
2. Skerodermie,
3. rheumatoide Arthritis,
4. Periarteriitis nodosa,
5. Dermatomyositis,
6. Sarkoidose,
7. nekrotisierende Vaskulitiden (z. B. Wegenersche Granulomatose).

Pulmonale Hypertonie bei Patienten mit Leberzirrhose: Patienten mit Leberzirrhose haben gewöhnlich einen niedrigen pulmonalen Widerstand bei gesteigertem Fluß durch die Pulmonalarterien. In relativ seltenen Fällen wird dagegen bei Patienten mit Leberzirrhose eine pulmonale Hypertonie beobachtet. Pathogenetisch werden rezidivierende Thrombembolien aus der Portalzirkulation, die durch den Kollateralkreislauf in den kleinen Kreislauf gelangen, diskutiert. Jedoch mögen auch enteral aufgenommene Noxen eine Rolle spielen. Bei der experimentellen Crotalaria-induzierten pulmonalen Hypertonie geht eine Veränderung an den Lebergefäßen einer solchen an den Lungengefäßen immer voraus.

Pulmonale Venenverschlußkrankheit (Endophlebitis obliterans): Es handelt sich um eine sehr seltene postkapilläre pulmonale Hypertonie durch Veränderungen in der venösen Lungenstrombahn. Die Ursache ist unklar. Die klinischen und hämodynamischen Befunde entsprechen denjenigen der pulmonalen arteriellen Hypertonie. Die Diagnose kann nur histologisch gestellt werden.

Therapie des Cor pulmonale und der pulmonalen Hypertonie

Das Ziel der Therapie ist die Verminderung des pulmonalvaskulären Widerstandes und damit die Entlastung des rechten Ventrikels. Dieses Ziel wird in Abhängigkeit von der Ursache der Widerstandserhöhung nicht immer zu erreichen sein. Eine anatomische Reduktion des Gefäßbettes bei Fibrosen, Alveolitiden, multiplen Embolien oder der primären pulmonalen Hypertonie sowie in den Spätstadien des Emphysems ist nicht reversibel. Auch in diesen Fällen kann jedoch die funktionelle Komponente, die durch die zusätzliche Hypoxämie bedingt ist, unter Umständen beseitigt und damit eine Besserung des Krankheitsbildes erzielt werden. Störungen des Ventilations-Perfusions-Verhältnisses, besonders bei Bronchitis und Emphysem, sind deswegen der Hauptansatzpunkt in der Behandlung des Cor pulmonale. Die therapeutischen Maßnahmen hierzu sind bei den entsprechenden Krankheitsbildern beschrieben. Als Grundsatz gilt: jede Verbesserung der alveolären Ventilation vermindert die Belastung des rechten Herzens.

In diesem Zusammenhang ist auch die chronische O_2-Anwendung zu nennen, die heute durch die Entwicklung sogenannter Sauerstoffkonzentratoren technisch einfach durchführbar ist. Es hat sich gezeigt, daß durch den konsequenten Einsatz dieser Maßnahmen die Prognose der Patienten mit Cor pulmonale wesentlich gebessert werden kann.

Es hat nicht an Versuchen gefehlt, durch medikamentöse Maßnahmen den Druck im kleinen Kreislauf zu senken und damit das rechte Herz zu entlasten so wie das für den großen Kreislauf heute möglich ist. Abb. 3.**31** summiert einige der pharmakologischen Möglichkeiten in der Therapie des Cor pulmonale. Ungleich der systemischen Hypertonie liegen bisher keine ausreichenden Erfahrungen in der Dauerbehandlung der pulmonalen Hypertonie mit pulmonalgefäßerweiternd wirkenden Pharmaka vor. Man kann annehmen, daß die als Bronchodilatatoren wirkenden β-Mimetika und Theophyllin auch direkte Effekte am pulmonalen Gefäßsystem haben. Es ist bisher aber nicht ausreichend untersucht, ob solche Substanzen auch für eine längerfristige Behandlung der pulmonalen Hypertonie geeignet sind. Andere Medikamente wie Acetylcholin und Nitrate sind nur während einer Dauerinfusion wirksam und haben Nebenwirkungen an anderen Organen. Neuere Erfahrungen mit Calciumantagonisten in der Behandlung der pulmonalen Hypertonie sind erfolgversprechend, jedoch liegen noch keine abschließenden Daten vor. Bei der pharmakologischen Behandlung der pulmonalen Hypertonie ist stets zu bedenken, daß die ge-

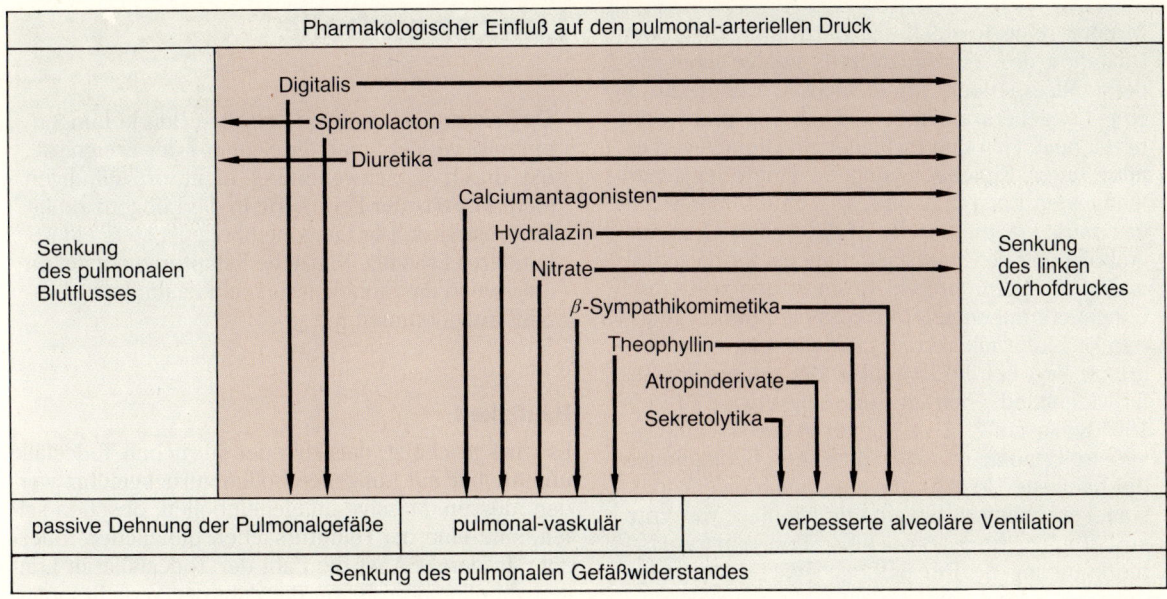

Abb. 3.**31** Pharmaka, die den pulmonalen Gefäßdruck senken (nach Kohl)

genwärtig verfügbaren Medikamente nicht nur an den Lungengefäßen, sondern auch in anderen Gefäßbereichen wirksam sind, so daß recht unerwünschte hämodynamische Reaktionen auftreten können. Kommt die pulmonale Vasodilatation in schlecht ventilierten Bezirken der Lunge zustande, so kann sich durch die Veränderung des Ventilations-Perfusions-Verhältnisses zudem eine arterielle Hypoxämie entwickeln oder verstärken und damit direkt zum hypoxischen Herzversagen führen (paradoxer Effekt). Bei der Therapie sind in jedem Fall besondere Vorsicht und Blutgaskontrollen geboten.

Behandlung des Herzens

Das Cor pulmonale ohne Insuffizienzerscheinungen benötigt keine kardiale Therapie. Wenn Insuffizienzerscheinungen einsetzen, sind folgende Maßnahmen indiziert:

1. **Bettruhe** zur Verminderung des Sauerstoffverbrauches.
2. **Diuretika** zur Verminderung des venösen Rückstromes und des zirkulierenden Blutvolumens und damit zur Senkung des pulmonalarteriellen Druckes durch Verminderung des rechtsventrikulären Auswurfs. Eine sorgfältige Beachtung des Elektrolythaushaltes zur Vermeidung von Hypokaliämien und zur Vermeidung von Alkalosen ist unerläßlich.
3. Der Einsatz von **Digitalis bei** der Rechtsherzinsuffizienz ist umstritten. Sicher ist der Effekt von Digitalis auf das rechte Herz geringer als derjenige auf das linke Herz. Das Dosisoptimum bei Rechtsherzinsuffizienz ist schwer zu erreichen. Die Gefahr der Auslösung von Arrhythmien bei gleichzeitig bestehender Hypoxämie und bei Elektrolytstörungen ist groß.

4. Im Falle des chronischen Cor pulmonale bei gleichzeitig erheblicher Polyglobulie (Hk ≥ 55%) sind **kleine Aderlasse** (250 ml) indiziert.
5. **O$_2$-Gabe.** Sie dient der Verbesserung der Arterialisation und damit der myokardialen Sauerstoffversorgung.

Therapie der primär pulmonalen Hypertonie

Eine auf den Gefäßprozeß gerichtete Therapie der primär pulmonalen Hypertonie existiert nicht. Als Dauertherapeutik geeignete Vasodilatatoren der pulmonalen Gefäßbahn sind bisher nicht bekannt. Im Zusammenhang mit der häufigen Thrombembolie wird eine Antikoagulantientherapie durchgeführt. Der wesentliche therapeutische Ansatzpunkt ist die Behandlung der Rechtsherzinsuffizienz.

Glucocorticoide und Azathioprin sind unter der Vorstellung der Bedeutung immunologischer Mechanismen in der Pathogenese der pulmonalen Hypertonie häufig therapeutisch genutzt worden. Ihr Wert ist jedoch bisher nicht bewiesen.

Prognose

25% der Kranken starben früher während der ersten Rechtsherzdekompensationsphase. Durch moderne Therapiemaßnahmen sind Überlebenszeiten von 5–10 Jahren nicht ungewöhnlich. Die Prognose des Cor pulmonale ist direkt abhängig von der Grundkrankheit. Dies gilt besonders bei Patienten mit Bronchitis und Emphysem bei adäquater Basistherapie. Die Prognose der vaskulären Formen des Cor pulmonale ist dagegen deutlich schlechter, wenngleich auch hier inzwischen lange Verläufe erzielt werden.

Merke: Eine Rechtsherzhypertrophie und/oder Dilatation des rechten Herzens infolge einer Widerstandserhöhung im kleinen Kreislauf durch eine Lungenerkrankung wird als Cor pulmonale bezeichnet. Man unterschiedet ein latentes von einem unter Ruhebedingungen symptomatischen manifesten Cor pulmonale. Die Hauptursache für das *akute Cor pulmonale* ist die massive Lungenembolie und der Status asthmaticus, für das *chronische Cor pulmonale* obstruktive und restriktive Lungenerkrankungen. Der normale pulmonale arterielle Blutdruck beträgt 20/8 mmgHg, die Obergrenze liegt bei 30/15 mmHg. Der pulmonale Gefäßwiderstand beträgt normal etwa 80 bis 100·dyn·s·cm^{-5} (1−1,25 mmHg·min/l). Eine alveoläre Hypoxie ist unter klinischen Bedingungen die häufigste Ursache für eine pulmonale Widerstandserhöhung durch eine präkapilläre Vasokonstriktion (Asthma, Bronchitis, Lungenparenchymerkrankungen). Der pathogenetische Mechanismus dieser Reaktion ist nicht völlig aufgeklärt.

Die primäre pulmonale Hypertonie ist eine ätiologisch ungeklärte Erkrankung mit Strukturveränderungen der pulmonalen Gefäßwand. Beziehung zu Vaskulitiden und Systemerkrankungen und rezidivierende Mikroembolisierungen werden diskutiert.

Eine exakte Diagnose der pulmonalen Hypertonie ist nur durch Rechtsherzkatheterisierung möglich. EKG und klinische Befunde geben Hinweise auf das Vorliegen eines Cor pulmonale. Die Therapie hat im wesentlichen die Grundkrankheit, daneben die Herzinsuffizienz zu berücksichtigen.

Weiterführende Literatur

Follath, F.: Pharmakologie der pulmonalen Zirkulation. Schweiz. Med. Wschr. 115 (1985) 1328
Georg , R.: Primäre Pulmonale Hypertonie. Pneumologie 43 (1989) 191
Harris, P., D. Heath: The Human Pulmonary Circulation. Churchill Livingstone, London 1986
McGoon, M. D., R. E. Vlietstra: Vasodilator therapy for primary pulmonary hypertension. Mayo Clin. Proc. 59 (1984) 672
Moser, K. M.: Pulmonary Vascular Diseases. Dekker, New York 1979
Palevsky, H. I. et al.: Primary Pulmonary hypertension Circulation 80 (1989) 1207

Lungenembolie

Definition: Unter dem klinischen Begriff Lungenembolie versteht man die Sequenz der Ereignisse, die durch Einschwemmung nicht ortsständigen Materials aus der Peripherie in die Lungenzirkulation resultiert. Die Lungenembolie ist stets ein sekundäres Ereignis. Klinische Symptome entstehen erst, wenn die Embolisierung ein bestimmtes Ausmaß angenommen hat.

Häufigkeit

Es wird geschätzt, daß 10% der jährlichen Todesfälle unmittelbar auf Lungenembolien zurückgeführt werden müssen. Massive Lungenembolien, obschon selten, sind eine der Hauptursachen plötzlicher Todesfälle. In den USA ist die Zahl der Todesfälle an Lungenembolie so groß wie die Zahl der Verkehrsopfer. Lungenembolien gehören zu den häufigsten akuten, pulmonalen Ereignissen. Etwa ein Drittel der Fälle ereignet sich postoperativ, ein Drittel wird bei Patienten mit Herzinsuffizienz beobachtet. Immobilisation, Herzinsuffizienz, Varikosis, Alter und Gerinnungsstörungen sind disponierende Faktoren.

Nach der Schwere eingeteilt verlaufen etwa 5−10% aller Embolien als massive Embolien, 70−90% als nicht massive Embolien, manche hiervon als rezidivierende Lungenembolien. 10−15% der Lungenembolien sind durch einen Lungeninfarkt kompliziert.

Pathophysiologie und Klinik

Wegen der herausragenden Bedeutung der Einschwemmung von Blutgerinnseln in die Lungenstrombahn sei die Pathophysiologie anhand dieses Beispiels dargestellt. Bis zu neun Zehntel der Gerinnsel entstehen in den tiefen Beinvenen, andere in den Beckenvenen und im Plexus prostaticus, besonders nach chirurgischen Eingriffen in dieser Region. Lungenembolien können auch vom rechten Herzen ausgehen. Tiefe Beinvenenthrombosen im Stadium des Beginns zu entdecken, ist schwierig, nuklearmedizinische Methoden unter Nutzung von Radiofibrinogen können hilfreich sein. Die Einspülung eines Gerinnsels in die Lunge hat in Abhängigkeit vom Ausmaß der Embolisierung klinische Konsequenzen. Die pathophysiologische Sequenz kann graduell unterschiedlich sein, zeigt aber sowohl bei kleinen als auch bei massiven Embolien einen prinzipiell gleichen Ablauf.

− **Zunahme des alveolären Totraumes,** da die embolisierte Region zwar noch ventiliert, aber nicht mehr perfundiert ist.
− **Zunahme des Atemwegswiderstandes** durch Konstriktion der glatten Muskulatur, vermittelt durch alveoläre Hypokapnie und Mediatorfreisetzung (Histamin, Serotonin, SRS) aus Thrombozytenaggregaten. Dieser Mechanismus, im Tierver-

such klar demonstriert, ist beim Menschen gegenwärtig noch umstritten, obwohl eine Zunahme des Atemwegswiderstandes bei einzelnen Patienten mit Lungenembolie vorhanden sein kann und dann klinisch wie ein Asthma bronchiale imponiert.

- Plötzliche **Dyspnoe, Tachypnoe** und **Hyperventilation,** wahrscheinlich vermittelt über alveoläre J-Rezeptoren (juxtakapilläre Rezeptoren) oder parasympathische Irritantrezeptoren.
- **Hypoxämie,** verursacht durch Überperfusion nichtembolisierter Zonen. Klinisch korreliert der Grad der Hypoxämie mit dem Ausmaß der Embolie.
- **Surfactant-Verlust** tritt bei Okklusion der nutritiven Versorgung ein und führt zur Atelektase und hämorrhagischer Flüssigkeitsexsudation in die betroffenen Lungenabschnitte infolge des Verlustes an Alveolarstabilität und Desintegration der alveolären Membran. Mit der Lösung des Thrombus oder gesteigertem Fluß in der Bronchialarterie kann die Surfactant-Produktion wieder normalisiert werden.

Die Schwere des klinischen Bildes ist abhängig von:

1. dem Ausmaß des Gefäßverschlusses,
2. dem Einfluß biogener Mediatoren vom Typ des Histamin, Serotonin, der Prostaglandine oder Thromboxane, freigesetzt aus den embolisierten Zellaggregaten oder aus der durch den Embolus geschädigten Gefäßwand. Es ist klinisch wohlbekannt, daß auch relativ kleine Embolien (z. B. in eine Lappenarterie) schwere Allgemeinsymptome hervorrufen können, während andererseits massive Embolien mitunter gut toleriert werden.
3. Reflexmechanismen des autonomen Nervensystems.
4. Vorbestehende kardiale und pulmonale Erkrankungen modifizieren das klinische Bild.

Die Auswirkungen auf den Gesamtorganismus sind bei einer Lungenembolie ebenfalls erheblich. Infolge der Querschnittsveränderung kommt es zum massiven Anstieg des pulmonalarteriellen Drucks mit konsekutiver Rechtsherzinsuffizienz und Verminderung der linksventrikulären Füllung durch Verminderung des Herzzeitvolumens. Hierdurch bedingt nimmt auch der Koronararterienfluß (Angina-pectoris-Beschwerden) und die Hirnperfusion (Unruhe- und Angstzustände, Verwirrtheit) ab. Hypoxämie und Zyanose entstehen durch Perfusionsumverteilung in der Lunge. Eine Tachykardie und Dyspnoe sind häufig. Im akuten Fall ist eine arterielle Hypotonie die Regel. Dieses Bild kann sich in kürzester Zeit entwickeln und zum plötzlichen Tod führen.

Von massiver Embolie spricht man, wenn die Klinik eine schwere Beeinträchtigung der pulmonalen Perfusion nahelegt, in der Regel ist dann mehr als die Hälfte der Lungenstrombahn verschlossen. Die pathophysiologische Sequenz kann aber auch durch geringere Strombahneinengungen ausgelöst werden.

Bei einer nichtmassiven Lungenembolie bzw. einer Lungenembolie in kleine Gefäße kann sie fehlen.

Der weitere Verlauf ist davon abhängig, ob sich der Thrombus auflöst, was die Regel ist, und zu einer Restitutio ad integrum führt oder ob das Gefäß verschlossen bleibt.

Der Lungeninfarkt ist ein eher seltenes Ereignis der Lungenembolie. Die Lunge wird über verschiedene Wege (Bronchialsystem, A. bronchialis, A. pulmonalis) mit Sauerstoff versorgt, so daß ein massiver Sauerstoffmangel des Gewebes mit Gewebsuntergang nur selten eintritt. Bei vorbestehender Lungenerkrankung oder Lungenstauung infolge Linksherzinsuffizienz scheinen Infarkte häufiger zu sein. Es wurde geschätzt, daß nur etwa 10–15% aller Embolien zu einem Lungeninfarkt führen.

Verlaufsformen der Lungenembolie

Massive Embolie

Sie zeigt das Vollbild der oben angeführten pathophysiologischen Sequenz mit:

- plötzlicher Dyspnoe,
- Tachypnoe, gelegentlich Hustenattacken,
- Zyanose,
- präkordialen Schmerzen, gelegentlich ausstrahlend,
- Rechtsherzdilatation und Insuffizienz (Stauung vor dem rechten Herzen),
- Tachykardie,
- arterieller Hypotonie,
- Bedrohungsgefühl,
- Schock,
- Lungenödem (bei Patienten mit vorgeschädigtem linken Herzen),
- Exitus subitus.

Bei der Untersuchung findet man folgende Befunde:

- akzentuierter Pulmonalton (2. Herzton oft gespalten – verschwindet bei abnehmendem Herzzeitvolumen),
- Galopprhythmus,
- mitunter Trikuspidalgeräusch,
- gestaute Halsvenen,
- vergrößerte Leber,
- pathologische Perkussions- und Auskultationsphänomene über der Lunge fehlen in der Regel. Häufig findet man besonders bei längerem Bestehen der Embolie Pleurareiben.

Die kardialen Symptome erfüllen die Kriterien des akuten Cor pulmonale (s. dieses). Dementsprechend sind EKG-Veränderungen nachweisbar, wenngleich nicht regelhaft und wegen der großen Variabilität nicht für eine Lungenembolie beweisend. Die elektrokardiographischen Befunde können zeitabhängig stark variieren, so daß wiederholte EKG angezeigt sind. Rhythmusstörungen sind besonders bei Patienten mit präexistenten kardialen Erkrankungen häufig.

In der Blutgasanalyse findet sich eine Verminderung von pO_2 und pCO_2. Eine normale Blutgasanalyse schließt eine Lungenembolie nicht aus.

Nichtmassive Embolien

Die Klinik ist in den meisten Fällen uncharakteristisch. Vorübergehende Dyspnoephasen oder plötzliche Verschlechterung des Allgemeinbefindens der Patienten können einzige Hinweise sein. Das klinische Bild kann graduell, von dem der massiven Embolie bis zu klinisch nicht mehr faßbaren Ereignissen, variieren. In der Regel besteht eine Beziehung zwischen Ausmaß des Pulmonalgefäßverschlusses und der klinischen Symptomatik, jedoch können sich wiederholte kleinere Embolien im Ergebnis wie eine einzeitige massive Embolie präsentieren. Die klinischen Befunde sind kaum jemals beweisend für eine Lungenembolie, sie legen sie jedoch nahe und sind durch weitere Untersuchungen zu überprüfen (s. unten). Mitunter gehen kleinere rezidivierende Embolien einer massiven Embolie voraus. Der Verdacht auf eine Lungenembolie ist deswegen klinisch immer als ernst anzusehen.

Lungenembolien mit Lungeninfarkt

Es gilt heute als sicher, daß der Lungeninfarkt bei der Lungenembolie ein eher seltenes Ereignis darstellt. Röntgenologische Veränderungen repräsentieren häufig nicht allein einen Lungeninfarkt mit Gewebsuntergang, sondern können Resultat einer Atelektase als Ausdruck des Surfactant-Verlustes oder einer Lungenblutung sein. Die klinische Symptomatik ist häufig eindrucksvoll, wenngleich keinesfalls so dramatisch wie bei der massiven Lungenembolie.

- Pleurareiben und Pleuraschmerz (bei basalem Infarkt ins Abdomen lokalisiert),
- Hämoptyse,
- Husten,
- Dyspnoe, meist nur geringgradig,
- Tachykardie,
- später Fieber (Sekundärinfektion),
- Dämpfung bei der Perkussion,
- Pleuraerguß (häufig hämorrhagisch),
- röntgenologisch infiltrierte Lungenbezirke.

Diagnostisches Vorgehen

Die Diagnose einer Lungenembolie basiert auf klinischer Symptomatik (s. oben), Röntgenologie und Nachweis der Perfusionsausfälle.

Trotz Einsatz zum Teil modernster Methoden gelingt es in kaum der Hälfte der Fälle, die Diagnose exakt zu stellen. Häufig wird die Möglichkeit einer Lungenembolie nicht in Betracht gezogen, insbesondere dann, wenn die Klinik nicht hinweisend ist. An die Möglichkeit einer Lungenembolie sollte in allen Fällen von respiratorischen und zirkulatorischen Beschwerden gedacht werden, wobei die Häufigkeit der Lungenembolie ein wesentlicher Aspekt dieser Überlegung ist. Dies gilt insbesondere für Risikopatienten (postoperativ, längere Zeit beengtes Sitzen − z. B. im Flugzeug, nach Traumen) und für ältere Menschen.

Röntgenologie

Röntgenologisch sieht man bei massiven pulmonalen Embolien eine Erweiterung der Pulmonalarterie und der nicht befallenen Gefäßgebiete mit einer konsekutiven Verminderung der Gefäßzeichnung im embolisierten Bezirk, was zu einer vermehrten Strahlentransparenz dieser Areale führt. Die befallenen Gefäße zeigen oft einen abrupten Abbruch, ein Befund, der in der Angiographie deutlich zu sehen ist. Bei nichtmassiven Embolien ist das Röntgenbild häufig normal, mitunter ist ein Zwerchfellhochstand geringeren Ausmaßes erkennbar. Plattenatelektasen können in den Unterfeldern erscheinen. Bei einem Lungeninfarkt, aber auch bei Lungenblutung und kongestiver Atelektase finden sich keilförmige, zur Pleura hin breit aufsitzende Verschattungen, die auch eine bronchopneumonische Struktur haben können und zu ihrer Ausbildung zumeist mehrere Tage benötigen. Sie können durch einen gleichzeitigen Pleuraerguß maskiert werden und differenzieren nicht zwischen Infarkt und Atelektase.

Lungenszintigraphie

Lungenembolien stellen sich in segmentalen pleuranahen Ausfällen im Perfusionsszintigramm mit ^{99m}Tc-markiertem Albumin dar. Bei sonst unveränderter Lunge (Röntgennativbild) hat dieser Befund hohe Wertigkeit. Durch zusätzliche Ventilationsszintigraphie mit Xenon 133 kann die Aussage des Perfusionsszintigramms ebenfalls verbessert werden.

Angiographie

Die Pulmonalisangiographie, auch in digitaler Subtraktionstechnik, ist die sicherste Methode zum Nachweis von zentralen Lungenembolien (Abb. 3.**32**). Sie versagt weitgehend bei peripher gelegenen Verschlüssen in kleinen Arterien.

Die diagnostischen Überlegungen bei Lungenembolie müssen die Quelle der Embolie berücksichtigen, um Rezidiven vorzubeugen. Wichtige diagnostische Schritte hierzu sind die Erfassung und Lokalisation peripherer Thrombosen (s. Beitrag Venenerkrankungen).

Differentialdiagnose

Die aktue, massive Embolie ist gegen den Herzinfarkt, das Lungenödem und den Pneumothorax abzugrenzen (Tab. 3.**42**), der Lungeninfarkt gegen pneumonische und bronchopneumonische Prozesse. Der Pleuraerguß, in 60−70% hämorrhagisch, ist gegen maligne Pleuraergüsse, Tuberkulose oder andere entzündliche Pleuraerkrankungen zu differenzieren (s. dort).

Therapie (Tab. 3.**43**)

Die massive Lungenembolie ist therapeutisch nur schwer zu beeinflussen. Die Mehrzahl der Patienten verstirbt akut innerhalb 2−6 Stunden, ein Zeitraum, der auch unter günstigen Bedingungen nur selten Eingriffsmöglichkeiten erlaubt. Die chirurgische Entfernung eines massiven Embolus (Trendelenburg-

Abb. 3.**32** Lungenembolie. Angiographisch gegenüber links deutlich erkennbarer Verschluß der Unter-
und Mittellappenarterien der rechten Lungenseite.
Im Anschluß an die Lungenembolie, ausgehend von
einer tiefen Wadenvenenthrombose, entwickelte sich
ein Lungeninfarkt mit einer Einschmelzung

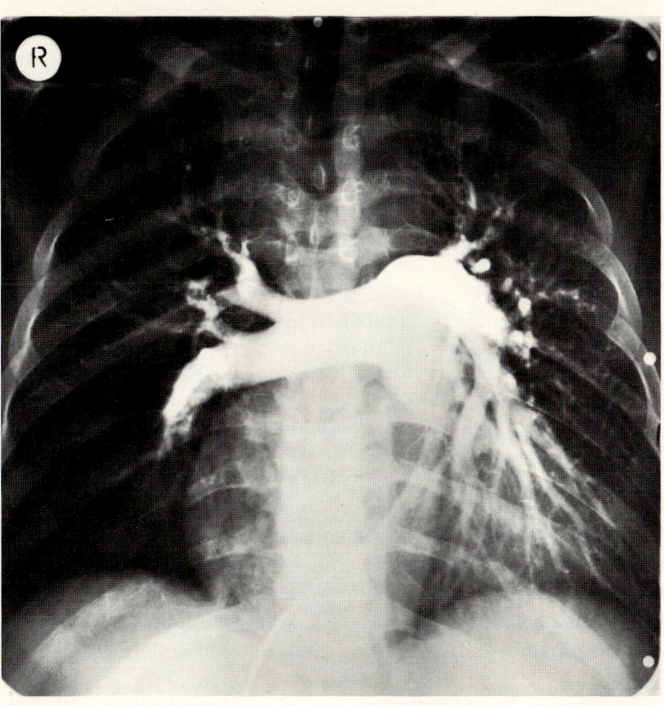

Tabelle 3.**42**   Differentialdiagnose der Lungenembolie in akuten Stadien

	Lungenembolie	**Herzinfarkt**	**Spannungspneumothorax**
Schmerz	stenokardisch plötzlich später pleuritisch	stenokardisch anfallsartig ansteigend	kurzzeitig meist lateral
Atemnot	intensiv Atmung durch Schmerz behindert Reizhusten häufig	allmählich zunehmend substernal	intensiv schnell zunehmend
klinische Symptome	blaß-zyanotisch Tachykardie gestaute Halsvenen Atmung seitengleich	wenig charakteristisch später: evtl. Schockzeichen	zyanotisch gestaute Halsvenen Atmung seitenungleich
physikalische Untersuchung	2. PT betont evtl. pleuritisches Reiben	wenig charakteristisch	leises Atemgeräusch aufgehobener Stimmfremitus hypersonorer Klopfschall

sche Operation) wird aus äußeren Gründen kaum regelmäßig angewandt werden können. Je mehr beeinträchtigt der Patient ist, um so höher ist das Operationsrisiko. Andererseits haben weniger kranke Patienten auch unter konservativer Behandlung gute
Überlebenschancen. Hierbei ist es selbstverständlich,
daß alle intensivmedizinischen Möglichkeiten der
Herz- und Kreislauftherapie ausgeschöpft werden.

Besonderer Erwähnung bedarf die gerinnungsaktive Therapie. Eine sofortige i. v. Heparingabe
(10000–20000 E) gehört zu den Erstmaßnahmen bei
Lungenembolie. Sie verhindert das weitere apposito-
nelle Wachstum der verschließenden Gerinnsel im
Embolie- und im Quellgebiet des Thrombus und verhindert die Freisetzung biogener Amine aus den zerfallenden Thrombozyten.

Eine Dauerinfusion mit Heparin 30000–40000

E/24 h ist anzuschließen. Die dem Lungeninfarkt eigene Hämoptyse ist keine Kontraindikation zur Heparintherapie. Die Heparintherapie sollte im Verlauf auf
Cumarinderivate umgestellt werden, die Frage, wie
lange behandelt werden muß, ist von der Rezidivgefahr, also von der Situation im Thrombusherkunftsge-
biet, abhängig. Unter Umständen ist eine Dauertherapie indiziert.

Umfangreiche klinische Untersuchungen haben
ergeben, daß eine sofort eingeleitete Therapie mit
Streptokinase oder Urokinase in schweren Fällen und
Lungenembolie mit Schocksymptomatik die Methode
der Wahl ist. Die hämodynamische Beeinträchtigung
des Pulmonalkreislaufes erfährt unter einer Streptokinasetherapie eine rasche Besserung. Die Fibrinolyse
erfolgt entweder im konventionellen Schema mit
Streptokinase-Dauerinfusion über 6 Tage, oder in

Tabelle 3.43 Die Therapie besteht aus	
Basistherapie:	Lagerung Sedierung, z. B. Diazepam Ruhigstellung Sauerstoffapplikation (3–6 l/min per Nasensonde) Heparin
Schmerzbekämpfung	
Maßnahmen bei Kreislaufbeteiligung und Kreislaufschock:	Intubation und Beatmung Fibrinolyse – Kurzzeittherapie (–24 Std.) meist ausreichend evtl. Corticosteroide evtl. Digitalis

letzter Zeit mit größerem Erfolg als sog. ultrahochdosierte Streptokinasetherapie mit 1,5 Mio. E/h über 6 Stunden und ggf. täglicher Wiederholung. Auch über eindrucksvolle Ergebnisse mit rekombinantem „tissue plasmin activator" wurde in letzter Zeit berichtet.

Die Kontraindikationen zur thrombolytischen Therapie sind unbedingt zu beachten. Der Wert der thrombolytischen Therapie bei nichtmassiver Embolie ist wegen dort primär vorhandener Heilungstendenz fraglich. Dort ist die Heparinbehandlung allein völlig ausreichend.

Da die meisten Embolien in den peripheren Venen entstehen, sind Patienten mit einer venösen Insuffizienz besonders gefährdet für das Auftreten einer Lungenembolie. Adipositas, Herzinsuffizienz, ein Anstieg des Hämatokrit und Bewegungsarmut verstärken das Risiko zur Lungenembolie, das besonders postoperativ durch die damit zusammenhängende Immobilisierung hoch ist. Die konsequent durchgeführte perioperative Heparinprophylaxe hat diese Gefahr wesentlich vermindert. In gleiche Richtung zielen perioperativ durchgeführte krankengymnastische Maßnahmen und die Frühmobilisierung des Patienten nach der Operation. Bezüglich der weiteren Therapie von Venenerkrankungen s. dort.

Prognose

Akute Todesfälle sind bei massiven Embolien häufig. Generell ist die Prognose der Lungenembolie gut. Nahezu alle Prozesse heilen mit einer weitgehenden Restitution aus. Selten kommt es beim Lungeninfarkt zu einer Abszeßbildung oder Karnifizierung des embolisierten Gewebes mit Gewebsschrumpfung und Narbenbildung.

Andere Lungenembolien

Embolien mit peripheren Blutgerinnseln sind die häufigsten embolischen Ereignisse. Andere Embolieformen spielen aber gelegentlich eine Rolle:

1. Fettembolien nach Trauma,
2. Fruchtwasserembolien unter der Geburt,
3. Luftembolien als Folge von ärztlichen Maßnahmen, Geburt oder Trauma (etwa 50–80 ml Luft werden als tödlich angesehen),
4. Gewebsembolien, z. B. Tumorembolien,
5. parasitäre Embolien bei Schistosomiasis (s. diese),
6. Fremdkörperembolien, z. B. iatrogen. Bei Drogensüchtigen häufig gefolgt von Abszessen.

Ad 5: Als Folge einer Embolie der Larveneier oder der Würmer verschiedener Schistosomaarten entwickelt sich eine allergische Granulomatose der Lungengefäße mit nachfolgender Obliteration der Lungengefäßbahn. Die daraus resultierende pulmonale Hypertonie kann so hochgradig werden, daß sie das klinische Bild beherrscht. In Mitteleuropa ist das Krankheitsbild eine Rarität.

Ad 6: Fremdkörperembolien ereignen sich durch Einschwemmung von abgerissenen Venenkathetern in die Lunge. Sie sollten, wenn möglich, entfernt werden, um eine Thrombose der Lungenstrombahn zu vermeiden.

Bei Drogensüchtigen kommt es durch verunreinigte Injektionen zu Fremdkörperembolien, die häufig infiziert sind. Talkumpuder, als Heroinstrecker genutzt, hat einen schweren sklerosierenden Effekt auf das pulmonale Gefäßsystem. Die unhygienische Applikation führt zu diffusen embolischen Abszessen, nicht selten begleitet von einer Trikuspidalendokarditis.

Eine iatrogene Form der Lungenembolie stellt die Perfusionsszintigraphie der Lunge mit radioaktiv markierten Humanalbuminmakroaggregaten dar. Da nur jede 2000. bis 5000. Kapillare verstopft wird, sind hämodynamische Auswirkungen in der Regel gering. Das gleiche gilt für ölhaltige Röntgenkontrastmittel, angewandt bei der Lymphographie. Bei vorbestehender Rechtsherzbelastung sind jedoch klinische Probleme nicht auszuschließen.

Merke: Der klinische Begriff Lungenembolie beschreibt die Folgen der Einschwemmung nicht ortsständigen Materials in die Lungengefäße, meist in peripheren tiefen Venen entstandener Blutgerinnsel. Neben der mechanischen Verlegung der Gefäße ist die Freisetzung biogener Mediatoren aus den embolisierten zellaggregaten pathogenetisch wichtig. Eine Zunahme des alveolären Totraums und des Atemwegswiderstandes leitet zu plötzlicher Dyspnoe, Tachypnoe, Hyperventilation und Hypoxämie durch Überperfusion nichtembolisierter Zonen. Die Klinik ist abhängig von der Ausdehnung des Gefäßverschlusses. Vorbestehende kardiale Erkrankungen modifizieren und aggravieren das klinische Bild. Die massive Embolie ist durch eine hohe Letalität ausgezeichnet. Geringgradige Embolien können klinisch stumm bleiben. In der Regel kommt es zu einer Spontanlösung des Thrombus. Beim Lungeninfarkt treten Pleurareiben und Pleuraschmerzen hinzu, blutiges Sputum, Husten und bei späterer Sekundärinfektion des infarzierten Bezirkes Fieber und pneumonische Infiltration.

Weiterführende Literatur

Brochier, M., P. Griguer, Ph. Raynaud et al.: Does thrombolytic therapy have a place in the treatment of pulmonary embolism after the acute stage? Haemostasis 16 (1986) 58

Kohl, F. V., P. v. Wichert: Diagnostik und Therapie von Lungenembolien, Internist 28 (1987) 21

Lund, O., T. T. Nielsen, K. Rønne, S. Schifter: Pulmonary embolism. Long-term follow-up after treatment with full-dose Heparin, streptokinase or embolectomy. Acta med. scand. 221 (1987) 61

Moser, K. M.: Venous Thromboembolism Amer. Rev. resp. Dis. 141 (1990) 235.

Lungenödem, Lungenstauung

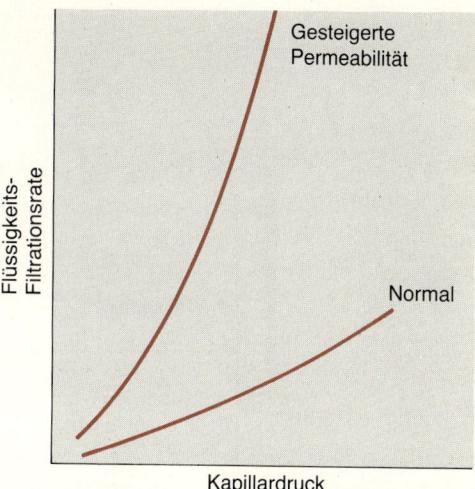

Abb. 3.**33** Beziehung zwischen Kapillardruck und Filtration bei normaler und gesteigerter Kapillarpermeabilität

Definition: Unter Lungenödem versteht man eine Vermehrung des Flüssigkeitsgehaltes der Lunge. Diese kann interstitiell auftreten – interstitielles Lungenödem – oder interstitiell und alveolär – intraalveoläres Lungenödem. Ist die Vermehrung der Flüssigkeit Folge einer Insuffizienz des linken Herzens, wird häufig auch der Begriff „Lungenstauung" gewählt. Der Begriff „Lungenödem" sagt als solcher nichts über die Pathogenese der Flüssigkeitsvermehrung aus.

Häufigkeit

Obwohl exakte Zahlen fehlen, muß das Lungenödem als häufig angesehen werden. Eine linksventrikuläre Insuffizienz, z. B. bei Hypertonus oder Herzinfarkt, führt immer zur Vermehrung des pulmonalen Flüssigkeitsgehaltes, ebenso Intensivbehandlungs- und Wiederbelebungsmaßnahmen oder eine aggressive Infusionstherapie. Ähnliches gilt für inhalative oder nichtinhalative Intoxikationen. Ein Lungenödem wird selten auch bei der schweren pulmonalen Hypertonie oder dem Cor pulmonale beobachtet.

Pathogenese und klinische Grundlagen

Jede Vermehrung des Flüssigkeitsgehaltes der Lunge ist durch die Veränderung der Lungenmechanik (s. unten) und die Verlängerung der Transferstrecke sowie die in der Folge eintretenden Gasaustauschstörungen unmittelbar lebensbedrohlich. Die Regulation des Flüssigkeitshaushaltes der Lunge muß deswegen außerordentlich präzise sein. Unabhängig von ihrer Ursache lassen sich Veränderungen des Flüssigkeitshaushaltes der Lunge gemeinsam darstellen.

Der transkapilläre Flüssigkeitsaustausch folgt dem Starlingschen Gesetz, welches die kapillären und perikapillären hydrostatischen und kolloidosmotischen Drücke in Beziehung setzt. Einige Besonderheiten sind zu beachten:

1. Die treibende Kraft für die Flüssigkeitsbewegungen im Lungengewebe sind der kapilläre Blutdruck und die Atembewegungen.

2. Die interstitiellen Drucke in der Lunge sind negativ. Die Ursache hierfür liegt in der Oberflächenspannung der Alveole, zum anderen in den elastischen Eigenschaften der Lunge begründet.

3. Die Proteinfiltration durch die Kapillarwand wird bestimmt vom Filtrationskoeffizienten und ist abhängig von der Permeabilität der Gefäßwand, die ihrerseits bei pathologischen Bedingungen erheblich verändert sein kann. Der intravaskuläre, hydrostatische Druck bleibt die treibende Kraft für die Flüssigkeitsextravasation, bei Permeabilitätsstörungen verschiebt sich die Beziehung zwischen intravaskulärem Druck und Flüssigkeitsfiltrationsrate. Es wird mehr Flüssigkeit filtriert. Die Verminderung der onkotischen Druckdifferenz trägt hierzu bei (Abb. 3.**33**).

4. Die ins Interstitium der Lunge filtrierte Flüssigkeit wird dort vom Lymphsystem aufgenommen und über die Hiluslymphknoten abgeführt. Der Lymphtransport wird durch die Atembewegungen erleichtert, da sich eine Druckdifferenz zu den Interlobularsepten ausbildet. Dort wird die Flüssigkeit häufig auch zunächst gesehen, sie wird aber in der Alveolarwand produziert. Unter Berücksichtigung des Starlingschen Gleichgewichtes ergibt sich unter normalen Bedingungen eine gefäßauswärts gerichtete Kraft, die zu einer ständigen Lymphproduktion führt. Diese wird beim Menschen auf etwa 10–20 ml/h geschätzt. Erst bei einem mittleren pulmonalen Kapillardruck von 25–30 mmHg übersteigt die Flüssigkeitsextravasation die Transportkapazität des Lymphsystems. Chronische Stauung, wie z. B. bei Mitralstenose, kann die Sicherheitsmarge erhöhen. Ob eine Störung der Lymphtransportkapazität bei der Entstehung eines Lungenödems einen multiplizierenden Faktor darstellt, ist bis jetzt nicht geklärt.

5. Jede Veränderung der sorgfältig ausgewogenen Regulation des Flüssigkeitsgehaltes ist pathologisch und führt zu autonomen Gegenregulationen. In

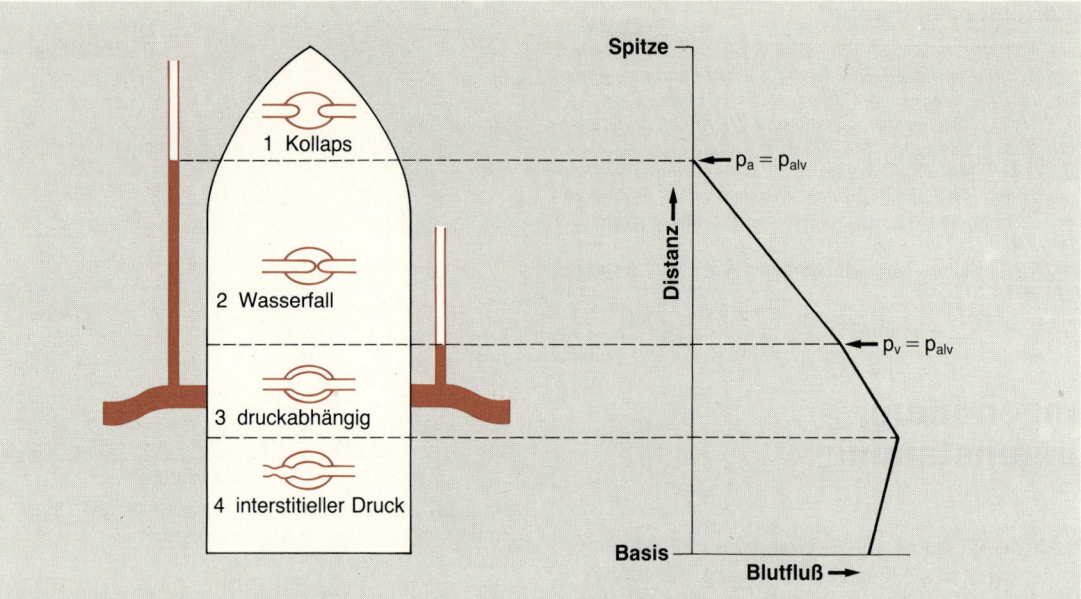

Abb. 3.**34**   Regionale Veränderung der Perfusion in Abhängigkeit von intraalveolären und intravaskulären Drücken (nach West). Der Blutfluß durch die Lunge ist nicht nur von der Differenz zwischen dem pulmonal-arteriellen und dem pulmonal-venösen Druck abhängig, sondern auch vom Umgebungsdruck (Alveolardruck). Diese Beziehungen sind regional durch die in Abhängigkeit von der Lage der Gefäße im Thoraxraum unterschiedlichen hydrodynamischen Kräfte different. Die Abbildung stellt Mitteldrücke dar. Da in der Lungenspitze der Pulmonalarteriendruck in Ruhe unter dem Alveolardruck liegt, ist dort keine Perfusion vorhanden. Die Perfu-

sion wird erst möglich bei Anstieg des Pulmonalarteriendruckes oder, kurzzeitig, bei Überschreiten des Alveolardruckes während der Systole. Erst in Zone 3 bestimmt die arteriovenöse Druckdifferenz die Perfusion. Unter pathologischen Verhältnissen können sich diese Beziehungen ändern. Ein Anstieg des Alveolardrucks (Beatmung, obstruktive Ventilationsstörung) vergrößert die nichtperfundierte Zone. Ein Anstieg des Pulmonalarterien- oder pulmonal-venösen Druckes verkleinert die nicht perfundierte Zone (Blutumverteilung in die oberen Lungenpartien bei Lungenstauung)

diese sind ortsständig die J-Rezeptoren (juxtakapilläre Rezeptoren) eingeschaltet, die als „Stretchrezeptoren" einen vermehrten pulmonalen Flüssigkeitsgehalt registrieren. Die darauffolgende Atmungsstimulation bewirkt eine Mobilisation von Flüssigkeit aus der Lunge. Beim hämodynamischen Lungenödem wird zwar die Flüssigkeitsfiltration entsprechend der Starlingschen Gleichung gesteigert, der Proteinfluß nimmt aber nicht zu. Der dadurch abfallende interstitielle onkotische Druck unterstützt die Reabsorption von Flüssigkeit und begrenzt die Ödembildung. Die normalen Größen der Flüssigkeitsvolumina der Lunge sind:

> Blutvolumen 490 ml entsprechend 270 ml/m², kapilläres Blutvolumen 97 ml entsprechend 54 ml/m², extravaskuläres Volumen 153 ml entsprechend 85 ml/m².

6. Der Kapillardruck in der Lunge wird durch die Schwerkraft beeinflußt. Dementsprechend ist auch die Verteilung der extravasalen Flüssigkeit in der Lunge schon unter normalen Bedingungen nicht uniform, viel weniger ist sie es unter pathologischen Bedingungen. Der Einfluß der Schwerkraft auf die Perfusion der Lunge ist in dem Vier-Zonen-Modell nach West beschrieben (Abb. 3.**34**). Durch die normalerweise negativen interstitiellen Drücke wird ein Einfluß der Gravitation auf das extravas-

kuläre Flüssigkeitsvolumen weitgehend verhindert. Bildet sich jedoch ein höhergradiges interstitielles Lungenödem aus, was erst dann geschieht, wenn der interstitielle Druck positiv wird, so akkumuliert freie Flüssigkeit in der Lunge, die sich der Schwerkraft entsprechend besonders in den basalen Lungenpartien ablagert und die dortige Perfusion weit über das normale Maß hinaus einschränken kann (sogenannte hypostatische Pneumonie).

In der Hauptsache führen drei pathogenetische Wege zum Lungenödem (Abb. 3.**35**):

1. Anstieg des pulmonal-kapillären Druckes (hämodynamisches Lungenödem),
2. Veränderung der Kapillarpermeabilität (Permeabilitätslungenödem),
3. Veränderung der Oberflächenspannung in den Alveolen.

Die Bedeutung des Surfactant-Systems liegt in der Vermeidung einer zu starken Negativität des interstitiellen Druckes in der Alveolarwand. Diese würde die Flüssigkeitsextravasation einerseits fördern, andererseits den Abstrom der Lymphe in die großen Lymphgefäße behindern.

Tatsächlich sind bei der Entstehung der verschiedenen Formen eines Lungenödems zumeist mehrere der erwähnten pathogenetischen Möglichkeiten beteiligt (Tab. 3.**44**).

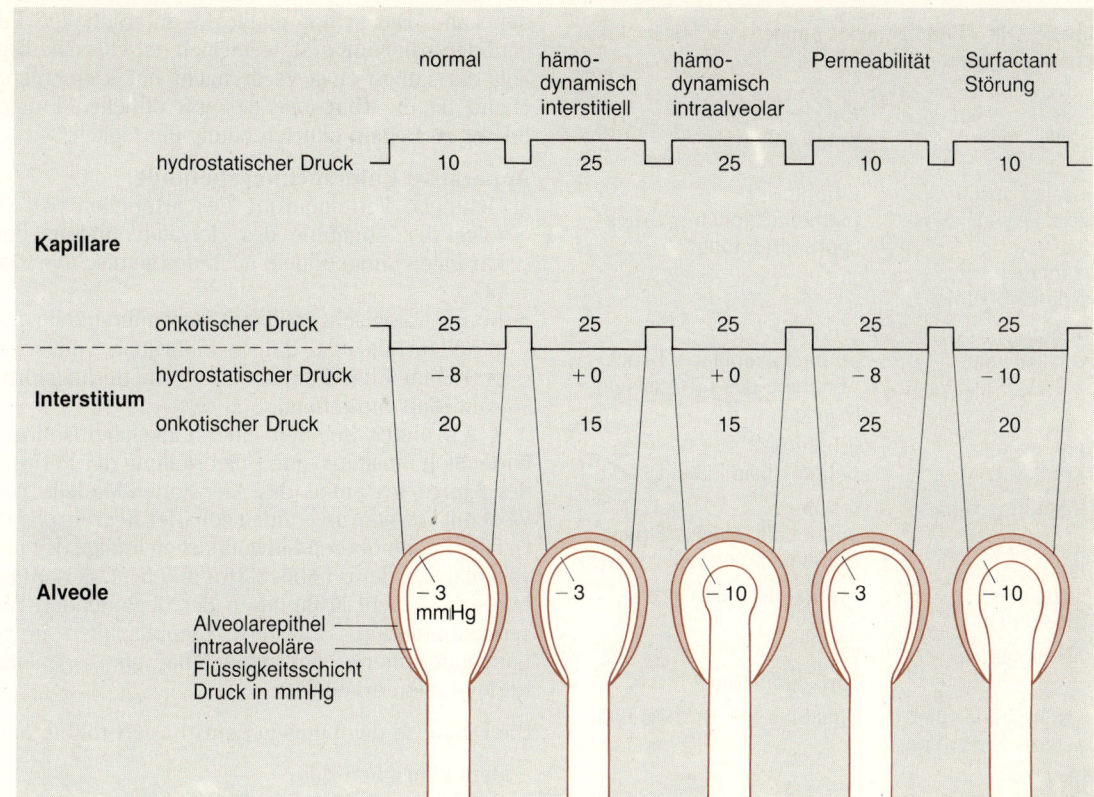

	normal	hämo-dynamisch interstitiell	hämo-dynamisch intraalveolar	Permeabilität	Surfactant Störung
Kapillare					
hydrostatischer Druck	10	25	25	10	10
onkotischer Druck	25	25	25	25	25
Interstitium					
hydrostatischer Druck	− 8	+ 0	+ 0	− 8	− 10
onkotischer Druck	20	15	15	25	20
Alveole	− 3 mmHg	− 3	− 10	− 3	− 10

Alveolarepithel
intraalveoläre
Flüssigkeitsschicht
Druck in mmHg

Abb. 3.**35** Beziehungen zwischen Hämodynamik, interstitiellen und onkotischen Drücken und Oberflächenkräften in der Alveole bei verschiedenen Formen des Lungenödems

Pathophysiologie und Klinik

Die Vermehrung des pulmonalen Wassergehaltes verändert die Gewebestruktur. Daraus ergibt sich eine Reihe von Kosequenzen:

1. Abnahme der Compliance, „die Lunge wird steifer" mit Zunahme der Atemarbeit.
2. Abnahme der Vitalkapazität und der funktionellen Residualkapazität (ohne diagnostische Bedeutung unter klinischen Bedingungen).
3. Zunahme des Atemwegswiderstandes durch Schwellung der Bronchialschleimhaut (ohne diagnostische Bedeutung unter klinischen Bedingungen). Klinisch imponiert diese Situation als „Stauungsbronchitis".
4. Eine Verlängerung der Transferstrecke mit Diffusionsstörungen spielt allenfalls in späteren Stadien des Lungenödems eine Rolle.
5. Abnahme des arteriellen pCO_2 durch die wahrscheinlich über die J-Rezeptoren ausgelöste Hyperventilation und Tachypnoe. Bei einem schweren Lungenödem infolge alveolärer Überflutung oder infolge Ermüdung der Atemmuskulatur kann es zum pCO_2-Anstieg kommen.
6. Abnahme des arteriellen pO_2 durch Veränderungen des Ventilations-Perfusions-Verhältnisses infolge der Strukturveränderungen der Lunge, häufig akzentuiert durch den infolge des Linksherzversagens verminderten zentralvenösen O_2-Gehalt.
7. Weitere Beeinträchtigung der linksventrikulären Leistung durch die arterielle Hypoxämie mit Rückwirkung auf den pulmonalen Gasaustausch.

Das Lungenödem ist einer der gefährlichsten, vom Patienten auch subjektiv als bedrohlichst empfundenen Krankheitszustände in der inneren Medizin. Es erfordert immer sofortige ärztliche Maßnahmen, da ein Lungenödem nur kurze Zeit mit dem Leben vereinbar bleibt.

Interstitielles und intraalveoläres Ödem sind graduell unterschiedliche Stadien desselben Krankheitsprozesses. Jedem intraalveolären Ödem geht ein interstitielles Ödem voraus. In die klinische Symptomatik des Lungenödems geht die Symptomatik der zum Lungenödem führenden Grundkrankheit ein. Das ist bei der nachfolgenden Zusammenstellung zu beachten.

Interstitielles Ödem:

1. Tachypnoe,
2. verschärftes Atemgeräusch,
3. bei der sogenannten Schocklunge (s. unten) feinblasige, ohrnahe Rasselgeräusche ähnlich der Sklerophonie,
4. deutliches Krankheitsgefühl des Patienten, aufrechte Körperhaltung, fahlblasse Zyanose, Bedrohungsgefühl,
5. trockene Rasselgeräusche, Husten − Asthma cardiale.

Tabelle 3.**44** Pathogenese einiger wichtiger Lungenödemformen

	Entstehungs-mechanismus
Linksherzinsuffizienz Herzinfarkt, Hypertonus Klappenfehler Kardiomyopathie	erhöhter pulmonalkapillärer Druck „pore stretching"?
Überinfusion Hypervolämie	erhöhter pulmonalkapillärer Druck Abnahme des onkotischen Drucks?
Lungenvenen-erkrankungen	erhöhter pulmonalkapillärer Druck
„Höhenlungenödem"	erhöhter pulmonalkapillärer Druck? erhöhter pulmonaler Flow?
neurogenes Lungenödem	Sympathikusaktivierung
Lungenembolie	??? Surfactant-Mangel?
toxische Inhalantien Reizgase, Kampfgase usw.	Zunahme der Permeabilität
Heroinlungenödem	Zunahme der Permeabilität Myokardinsuffizienz? Lymphtransport-insuffizienz?
Urämie	Zunahme der Permeabilität
Schocklunge Sepsis, Endotoxinämie Kreislaufschock, Intoxikationen	Zunahme der Permeabilität Surfactant-Störung Veränderung der interstitiellen Drücke
Postexpansions-ödem	Veränderung der interstitiellen Drücke
„hypostatische Pneumonie"	erhöhter pulmonalkapillärer Druck Veränderung der interstitiellen Drücke Lymphtransportinsuffizienz

Intraalveoläres Ödem:

6. Fein- bis grobblasige, nicht ohrnahe, mittel- bis endinspiratorische, feuchte Rasselgeräusche,
7. hochgradige Atemnot, „Ringen nach Luft",
8. Blässe, Zyanose,
9. Schockzeichen, arterielle Hypotonie, Schweißausbruch, kalte, feuchte Extremitäten, Versiegen der Urinproduktion,
10. Expektoration schaumigen, zum Teil hämorrhagischen Materials.

Diagnostisches Vorgehen

Das aktue Lungenödem, insbesondere das hämodynamisch verursachte Lungenödem, ist ein so charakteristisches Bild, daß es kaum klinisch verkannt werden kann. Die Symptomatik des interstitiellen Lungenödems beginnt erst, wenn sich der Flüssigkeitsgehalt der Lunge etwa verdreifacht hat. Dementsprechend ist die Diagnose des interstitiellen Lungenödems zu Beginn klinisch häufig unmöglich.

Apparative Untersuchungsbefunde:

1. Deutliche Verminderung des arteriellen pO_2 (infolge der Abnahme des Herzzeitvolumens beim kardialen Lungenödem auch des gemischtvenösen pO_2).
2. Röntgenologisch erscheint das interstitielle Lungenödem als eine diffuse Infiltration von schleierartigem Charakter, häufig schmetterlingsförmig vom Hilus ausgehend.

Als erstes Zeichen einer Linksherzinsuffizienz findet sich meistens eine Umverteilung der Perfusion der Lunge im Sinne des Vier-Zonen-Modells nach West mit Erweiterung und unscharfer Begrenzung der Gefäße in den oberen Lungenpartien infolge des perivaskulären Ödems (Abb. 3.**36 a** und **b**). Das Röntgenbild erfaßt nicht Frühphasen der beginnenden Wasserakkumulation. Erweiterte Lymphspalten in der Lungenperipherie sind manchmal als sogenannte Kerley-Linien erkennbar.

Die Diagnose des Lungenödems basiert mithin auf

— dem klinischen Bild,
— den Veränderungen der Blutgase,
— röntgenologischen Veränderungen,
— der direkten Messung des intravaskulären und extravaskulären Lungenwassers (gegenwärtig noch methodisch sehr aufwendig).

Differentialdiagnose

Beim intraalveolären Ödem bestehen keine Schwierigkeiten. Das Krankheitsbild ist absolut charakteristisch. Allerdings ist es erforderlich, die jeweils zugrundeliegende Ursache diagnostisch zu klären.

Die Diagnose des interstitiellen Lungenödems kann Schwierigkeiten bereiten. Eine beginnende Linksherzinsuffizienz mit pulmonaler Stauung ist gegenüber dem Asthma bronchiale abzugrenzen. Ein ähnliches klinisches Bild zeigt sich beim Cor pulmonale. Ein Pleuraerguß und Viruspneumonien können dem Bild des interstitiellen Lungenödems ähneln. Wegen der sehr unterschiedlichen Therapie ist die Ursache der Störung im Lungenflüssigkeitshaushalt präzise herauszuarbeiten (Tab. 3.**45**).

Formen des Lungenödems

Hämodynamische Lungenödeme

Das **kardiale Lungenödem** ist das geläufigste Beispiel der Entwicklung eines Lungenödems überhaupt. Die Lungen sind Ort der passiven Volumenüberfüllung mit Anstieg des pulmonalen Kapillardruckes infolge Anstieg des linken Vorhofdruckes. Ursache sind alle Formen einer linksventrikulären myokardialen Insuffizienz, bei zumindestens teilweise enthaltener, rechtsventrikularer Auswurfleistung. Man nimmt an,

a

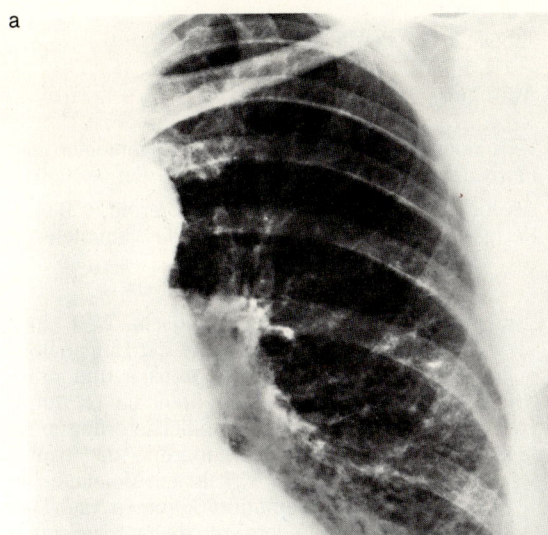

b

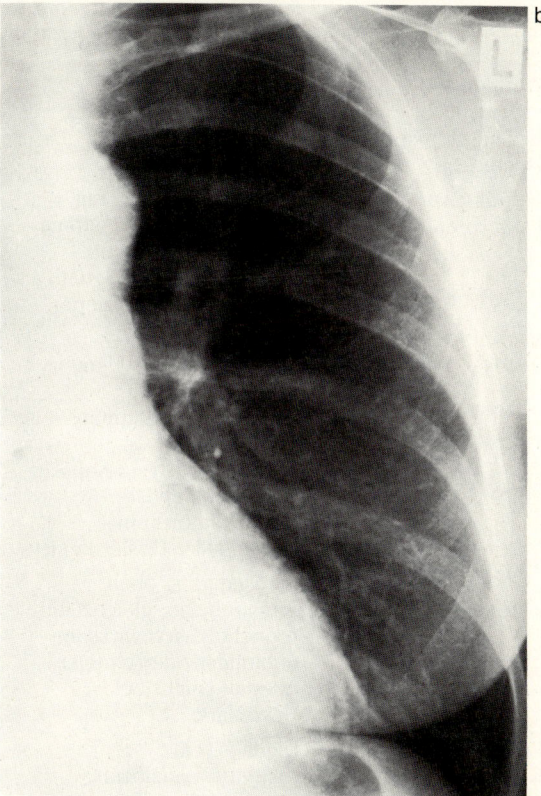

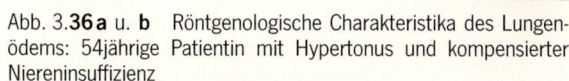

Abb. 3.**36a** u. **b** Röntgenologische Charakteristika des Lungen-ödems: 54jährige Patientin mit Hypertonus und kompensierter Niereninsuffizienz
a Stadium des Lungenödems: erweiterte pulmonale Gefäße, besonders in den Oberfeldern, schleierartige, zum Teil fleckige Infiltration in allen Lungenabschnitten, ausgeprägt in den Unterfel-

dern, Lymphstauung kenntlich an Kerley-B-Linien
b Dieselbe Patientin nach Rückbildung des Lungenödems: normale Strahlentransparenz, normale Gefäßstruktur in allen Lungenabschnitten mit scharfen, gut abgegrenzten schmalen Pulmonalgefäßen

Tabelle 3.**45** Differentialdiagnose des Lungenödems

Kriterien	Lungenödem	Schocklunge	Pneumonie
anamnestische Hinweise	Hypertonus Herzinfarkt Klappenfehler	Schockereignis Sepsis	
Fieber	–	+	+
Dyspnoe, Tachypnoe	+	+	+
Hypoxämie	+	+	+
Auskultation	fein- bis grobblasige nichtklingende RG	Sklerophonie	Bronchialatmen pos. Bronchophonie feinblasige klingende RG
Sputum	schaumig-rötlich bei intraalveolärem Ödem	–	falls vorhanden eitrig manchmal rötlich
röntgenologisch	Infiltrationen	Infiltrationen	Infiltrationen Lobärpneumonie: lappenbezogen

daß die Pathogenese des **Höhenlungenödems** unter anderem auf den starken Anstieg des Pulmonalarteriendruckes durch die hypoxische Vasokonstriktion von präkapillären Gefäßen beruht.

Hämodynamische Faktoren dürften auch bei der Entstehung des **Lungenödems bei Lungenembolie** beteiligt sein, obwohl der genaue Pathomechanismus bisher unbekannt ist.

Tabelle 3.46 Hämodynamisches Ödem	
Anliegen	**Maßnahme**
Beseitigung der Hypoxämie	O_2-Gabe Beatmung
Verminderung des O_2-Verbrauches	Morphin i.v. 5–20 mg „verzettelt" (cave Asthma bronchiale und akute Obstruktion, dort Sedativa absolut kontraindiziert!)
Verminderung des venösen Rückflusses	Lagerung Furosemid 40–100 mg i.v. Morphin: s. oben maschinelle Beatmung – evtl. PEEP Nitroglycerin 1–3 Kapseln sublingual, evtl. Vasodilatatoren in individueller Dosierung i.v.
Verminderung des Blutvolumens	Furosemid: s. oben Aminophyllin, gleichzeitig broncholytisch wirksam unblutiger oder blutiger Aderlaß (nicht bei Herzinfarkt)
Erhöhung der Kontraktilität des linken Ventrikels	Digitalis (cave Arrhythmieauslösung) β_1-Stimulation (Dobutamin 4 µg/kg/min) Beseitigung der Hypoxämie (O_2-Gabe, Beatmung)

Tabelle 3.47 Permeabilitätsödem	
Anliegen	**Maßnahme**
Verminderung der Permeabilität	Bisher keine allgemeinen akzeptierten Verfahren verfügbar
Bei Inhalation von Reizgasen	Inhalierbares Steroid, z.B. Betamethason, alle 3 Minuten 1–2 Hub eines Dosieraerosols über 2–5 Stunden
Beeinflussung der veränderten onkotischen Drücke	Der therapeutische Wert einer Osmotherapie mit Humanalbumin ist theoretisch und praktisch umstritten, da es durch die Permeabilitätsstörung zu einer Abwanderung der osmotisch wirksamen Moleküle ins Interstitium kommen kann, wo sie den Krankheitsprozeß noch verstärken würden. Diese Überlegung gilt insbesondere für die Therapie der Schocklunge
Überwachung des zirkulierenden Blutvolumens	Das intravaskuläre Volumen muß sorgfältig an die aktuelle Situation angepaßt werden. Seine Erhöhung führt durch die Erhöhung des pulmonalen Flusses zu weiterer Ödembildung. Eine Verringerung kann eine Insuffizienz des linken Herzens mit negativen Auswirkungen auf die Lunge bzw. eine Niereninsuffizienz mit ebenfalls negativer Auswirkung auf die Lunge herbeiführen

Das **neurogene Lungenödem** entsteht gleichfalls aufgrund hämodynamischer Einflüsse. Eine Schädelverletzung löst eine massive Aktivierung des Sympathikus aus, die infolge Vasokonstriktion die Nachlast des linken Herzens steigert und eine Herzinsuffizienz verursacht. Dies wird durch eine Volumenüberlastung der Lunge infolge peripherer Venokonstriktion gefördert.

„Heroinlungenödem"

Eine schwere und lebensbedrohliche Komplikation bei Heroinsüchtigen ist die Entwicklung eines Lungenödems. Obwohl die Pathogenese unklar ist, werden toxische Einflüsse auf die Lungenkapillaren und das Myokard durch verunreinigte Injektionen und mangelhafter Lymphabfluß durch mangelhafte Ventilation im Stadium der Intoxikation diskutiert.

Lungenödem infolge gestörter Permeabilität des Kapillarendotheis

Hierzu gehören **Lungenödeme nach Reiz- und Kampfgasinhalation.** Besonders gefährlich sind lipidlösliche Gase, die in den oberen Atemwegen kaum reizen. Die Zerstörung der alveolokapillären Grenzschicht erhöht die Permeabilität für Flüssigkeit. Das

Lungenödem kann mit einer Latenz bis zu 48 Stunden, bei schweren inhalativen Vergiftungen in der Regel mit einer Latenz von 2–6 Stunden auftreten, so daß der Patient bei Exposition mit industriellen Gasen und Reizgasen über diesen Zeitraum überwacht werden sollte.

Schocklunge – ARDS (Adult **r**espiratory **d**istress **s**yndrome), **progressives Lungenversagen.** Unter dem Begriff Schocklunge versteht man ein Krankheitsbild des Lungenparenchyms, das bereits im Beginn durch eine Vermehrung des Flüssigkeitsgehaltes der Lunge, zumeist perivaskulär um kleinere Gefäße, gekennzeichnet ist. Die Permeabilität des Kapillarendothels ist als Primärereignis verändert. In der Pathogenese spielen bakterielle Toxine, Freisetzung und Aktivierung von biogenen Mediatoren aus Leukozyten und anderen Blutzellen, eine Aktivierung des Komplementsystems und sicher weitere bisher nicht völlig verstandene Vorgänge eine Rolle. Die Zerstörung der normalen Lungenstruktur führt zu einer schweren respiratorischen Insuffizienz, der die Patienten in einem hohen Prozentsatz erliegen. Die Schocklunge tritt nach Operationen, Traumen, nach septischen Krankheitsbildern wie Peritonitis, Pneumonie, nach Pankreatitis und Intoxikationen auf.

Bei einer Reihe weiterer Erkrankungen, z. B. der chronischen Niereninsuffizienz, manchen Formen von Leberinsuffizienz sowie bei einer intensiven Infusionstherapie kommt es zur Beeinträchtigung des Flüssigkeitshaushaltes der Lunge. Unter bestimmten Bedingungen, z. B. Urämielunge, können derartige Veränderungen klinisch apparent werden.

Therapie

Die nachfolgende Differenzierung in therapeutische Maßnahmen beim hämodynamischen Ödem und beim Permeabilitätsödem erfolgt vor allem aus didaktischen Gründen. In der Praxis überschneiden sich die pathogenetischen Sequenzen, so daß häufig, insbesondere auch unter dem Eindruck der akuten Bedrohlichkeit des Lungenödems, alle zur Verfügung stehenden Maßnahmen eingesetzt werden müssen (Tab. 3.**46**). Da die Balance zwischen Ödemgeneration und Ödembeseitigung sehr labil ist, kann schon eine relativ geringe Reduktion des linken Vorhofdruckkes die Situation rasch bessern.

Im Stadium des interstitiellen Ödems ist die Bedrohlichkeit in der Regel geringer, so daß zur Therapie mehr Zeit zur Verfügung steht.

Beim Permeabilitätsödem sind die hämodynamisch wirksamen Maßnahmen gleichartig wie beim hämodynamischen Ödem anzuwenden, da auch beim Permeabilitätsödem der intravasale Druck die flüssigkeitsbewegende Kraft darstellt (Tab. 3.**47**).

Prognose

Die Prognose des akuten Lungenödems ist unter Anwendung der heutigen intensivmedizinischen Möglichkeiten relativ gut, wenn nicht die ursächliche Herzkrankheit (z. B. Herzinfarkt) eine Rekompensation des linken Ventrikels verhindert. Die Prognose der sogenannten Permeabilitätsödeme, insbesondere der Schocklunge, ist schlecht. Die Letalität dieses Krankheitsbildes beträgt etwa 60−80%.

Merke: Unter Lungenödem versteht man eine Vermehrung des Flüssigkeitsgehaltes der Lunge, die entweder interstitiell oder interstitiell und/oder intraalveolär auftritt. Pathogenetisch spielen Veränderungen der Hämodynamik, der Permeabilität der pulmonalen Kapillaren, des Surfactant-Systems und des Lymphtransportes eine Rolle. Die Vermehrung des pulmonalen Wassergehaltes führt zur Abnahme der Lungen-Compliance und Vitalkapazität, zur Zunahme des Atemwegswiderstandes sowie zur Verlängerung der Transferstrecke an der Alveolarwand, letztes insbesondere in Spätstadien von Permeabilitätslungenödemen (z. B. Schocklunge).

Weiterführende Literatur

CIBA − Foundation Symposium 38. Lung Liquids. Elsevier, Amsterdam 1976

Guyton, A. C., H. J. Granger, A. E. Taylor: Interstitial fluid pressure. Physiol. Rev. 51 (1971) 527

Harris, P., D. Heath: The Human Pulmonary Circulation. Churchill Livingstone, Edinburgh 1986

Staub, N. C., A. P. Taylor: Edema, Raven, New York 1984

West, I. B.: Regional Differences in the Lung. Academic Press, London 1977

v. Wichert, P.: Surfactant Research. Karger, Basel 1984

Pleuraerkrankungen

Pneumothorax

Definition: Unter einem Pneumothorax versteht man die Ansammlung von Luft oder Gas im Pleuraraum.

Ätiologie und Pathogenese

Eine Ruptur der Pleura visceralis, entweder spontan oder verursacht durch eine Lungenkrankheit, führt ebenso wie eine äußere, die Thoraxwand perforierende Verletzung zum Eintritt von Luft in den Pleuraraum, wodurch die Pleuraadhäsionskräfte aufgehoben werden und die Lunge sich retrahiert. Hierfür wird die Bezeichnung innerer bzw. äußerer Pneumothorax gebraucht.

Spontanpneumothorax

Unter Spontanpneumothorax versteht man eine Luftansammlung im Pleuraraum, die ohne erkennbares äußeres oder inneres Trauma entstanden ist und in der Regel auf das Platzen subpleuraler Emphysemblasen in den Oberfeldern zurückzuführen ist. Diese Emphysemblasen ensтehen als paraseptales Emphysem bei chronischer Bronchitis, Tuberkulose oder auch spontan, da das Lungenspitzengewebe den Kräften der Schwerkraft besonders ausgesetzt ist. Mitunter kommt es aber auch an anderen Stellen der Pleura zu Leckagen, die wohl auf eine „minderwertige" Pleura zurückgeführt werden müssen. In all diesen Fällen imponiert die Entstehung des Spontanpneumothorax als idiopathisch, da eine vorbestehende Lungenerkrankung nicht symptomatisch war. Von dieser Form des Pneumothorax sind Männer häufiger betroffen als Frauen.

Traumatischer Pneumothorax

Perforierende Thoraxtraumen durch offene oder geschlossene Thoraxverletzung, letzteres z. B. durch Aufspießung der Pleura visceralis durch Rippenfrakturen, können selbstverständlich zum Pneumothorax führen. Die Vielzahl der hier vorkommenden Möglichkeiten wird in chirurgischen Lehrbüchern abgehandelt. Ein Pneumothorax, der im Rahmen länger andauernden Beatmungsmaßnahmen bei der Verwendung hoher Beatmungsdrucke auftritt, muß ebenfalls als traumatisch angesehen werden (Barotraumen). Bei dieser Bedingung ist der Pneumothorax manchmal nur gering ausgeprägt, während das Hautemphy-

sem, das durch einen inneren Riß im Mediastinalbereich und über das Mediastinum durch Luftabfuhr in die Subkutis entsteht, besonders ausgeprägt ist.

Die iatrogenen traumatischen Pneumothoraces machen heute einen Großteil der traumatischen Formen aus. Hierzu gehören Pneumothoraces nach transbronchialen oder transthorakalen Lungenbiopsien, transdiaphragmalen Leberbiopsien, Pleurapunktionen, Pleuradrainagen, Legen von Subklaviakathetern, Injektionen zur Schmerzbekämpfung im Bereich der BWS, Perikardpunktionen, intrakardialen Punktionen und auch Reanimationsmaßnahmen.

Der therapeutische Pneumothorax, wie er früher zur Behandlung der Tuberkulose angewandt wurde, wird heute nicht mehr durchgeführt. Ggf. kann die Anlage eines Pneumothorax aber bei einer massiven Lungenblutung durch die dann folgende Verminderung der Lungenperfusion auch heute noch therapeutisch eingesetzt werden, wenn die Atmungskapazität des Patienten dies erlaubt.

Pathophysiologie und Klinik

Der Pneumothorax entsteht plötzlich und ist zumeist durch plötzlich auftretende Schmerzen bei der Atmung, wohl durch das unkoordinierte Aneinanderreiben der Pleurablätter, sowie durch Atemnot ausgezeichnet, die beim Spannungspneumothorax hochgradig sein und sich extrem schnell entwickeln kann. Der Spannungspneumothorax entsteht dadurch, daß die verletzte Stelle der viszeralen Pleura einen Ventilmechanismus ausbildet, so daß Luft zwar in den Pleuraraum treten, aber ihn nicht wieder verlassen kann. Durch den dadurch entstehenden Überdruck im Pleuraraum kommt es zu einer Verlagerung des Mediastinums zur kontralateralen Seite, die die Atemfläche weiter einschränkt, vor allem aber durch die Mediastinalverlagerung den venösen Rückstrom aus der unteren Körperpartie vermindert, so daß es zu einer zusätzlichen Kreislaufinsuffizienz kommt. Ein Spannungspneumothorax kann innerhalb von 5 Minuten zum Exitus führen. Bei jeder akuten Atemnot, insbesondere bei älteren und möglicherweise pulmonal vorgeschädigten Personen ist daran zu denken. Der Pneumothorax ist neben seiner klinischen Symptomatik durch charakteristische Untersuchungsbefunde zu erkennen: aufgehobenes Atemgeräusch, abgeschwächter Stimmfremitus und hypersonorer Klopfschall, die in dieser Kombination nur beim Pneumothorax vorkommen.

Differentialdiagnose

In der Differentialdiagnose sind aufgrund der klinischen Symptomatik die akute Lungenembolie, Asthma, Herzinfarkt, Lungenödem zur berücksichtigen, die sich aber alle in den klinischen Untersuchungsbefunden vom Pneumothorax eindeutig unterscheiden.

Therapie

Wegen der akuten Gefährdung der Patienten, insbesondere beim Spannungspneumothorax, ist eine sofortige Entlastung des Pleuraüberdruckes notwendig, die durch Punktion der Thoraxwand, ggf. mit dafür geeigneten Geräten (Heimlich-Ventil), erfolgen kann. Sie muß aber schnell durchgeführt werden, da dem Organismus eine eigene Kompensationsmöglichkeit dieses Zustandes nicht zur Verfügung steht.

Besteht kein Überdruck, wie bei dem Spontanpneumothorax bei jüngeren Personen, kann mit der Therapie abgewartet werden, beim Jugendlichen kann ohne Überdruck die Lunge auf eine faustgroße Gewebsmasse zusammensinken, ohne daß die Ventilation wesentlich beeinträchtigt ist, da die andere Lunge zur Verfügung steht. Man kann dann nach einigen Tagen nach „Abheilen" des Lochs in der Pleura den Pneumothorax einmalig absaugen oder einen dünnen Absaugkatheter (z. B. Pleurakatheter nach Matthys) anlegen. Durch die Gasdruckverhältnisse an der Pleura resorbiert sich ein Pneumothorax, sofern kein Nachstrom von Luft erfolgt, in jedem Fall selber.

Sofortige Maßnahmen sind bei doppelseitigem Pneumothorax erforderlich. Dieser sollte mit dicken Absaugschläuchen versorgt werden, damit in jedem Fall genügend Luft abgesaugt werden kann, auch wenn der Pneumothorax noch innerlich „offen" ist. Sie erlauben gleichzeitig Sekret zu entfernen, da dünne Absaugkatheter leicht verstopfen.

Führen diese konservativen Maßnahmen nicht zum Ziel, ist eine operative Sanierung des Pneumothorax angezeigt, die meist durch die Resektion der emphysematös oder blasig veränderten Lungengewebsteile erfolgt. Bei sehr lokalisierten Prozessen kommt die Schließung des Lochs mit Gewebsmaterialien oder durch Überkleben in Frage. Aufrauhung bzw. Skarifizierung der parietalen Pleura führt dazu, daß die dann wieder ausgehnte Lunge sich fibrös anheftet.

Da die Rezidivneigung des Pneumothorax mit der Zahl der Rezidive zunimmt, ist eine operative Sanierung nach 3 Rezidiven in jedem Fall zu empfehlen, da für den Patienten bei jeder Veränderung des Luftdrucks (Fliegen, Tauchen) die Gefahr eines erneuten Pneumothorax besteht.

Merke: Unter Pneumothorax versteht man eine Luftansammlung im Pleuraraum, die meist traumatisch, aber auch „idiopatisch", dann meist durch Platzen subpleuraler Zysten oder Blasen im Lungengewebe entstehen kann. Ein Spannungspneumothorax ist infolge der Auswirkung auf Respiration und Hämodynamik lebensgefährlich. Der Pneumothorax muß durch Absaugemaßnahmen, ggf. durch eine chirurgische Sanierung des Lecks, beseitigt werden.

Weiterführende Literatur

Carr, D. T., A. W. Silver, F. H. Ellis: Managment of spontaneous pneumothorax with special reference of prognosis after various kinds of therapy. May Clin. Proc. 38 (1963) 103

Matthys, H. et al.: Behandlung von Pleuraergüssen mit einem speziellen Saugschlauch. Schweiz. med. Wschr. 103 (1973) 1557

Ohata, M., H. Suzuki: Pathogenesis of spontaneous pneumothorax. Chest 77 (1980) 771

Radansky, J., H. P. Becker, W. Hartel: Pleuraporosität beim idiopathischen Spontanpneumothorax. Pneumologie 43 (1989) 250

Schmidt, J. A., P. v. Wichert: Physiologie des Pleuraraums. Prax. klin. Pneumol. 42 (1988) 43

Pleuraerguß

Definition: Jede Vermehrung der Flüssigkeitsmenge in der Pleurahöhle über das normale Maß hinaus wird als Pleuraerguß bezeichnet. Flüssigkeitsmengen unter 200 ml entziehen sich in der Regel der diagnostischen Erfassung.

Physiologie

Die Pleurablätter, bestehend aus einer einfachen Lage mesothelialer Zellen, sind durch eine geringe Menge seröser Flüssigkeit, Eiweißgehalt etwa 2 g/dl (20 g/l), getrennt. Die viszerale Pleura erhält ihre Blutversorgung über die A. pulmonalis und drainiert in die V. pulmonalis. Der mittlere endexspiratorische Pleuradruck liegt bei etwa -5 cm H_2O ($-3,7$ mmHg). Da der Gasdruck in den Pleuragefäßen unterhalb des Pleuradruckes liegt, ist der Pleuraraum normalerweise gasfrei, so daß die Pleurablätter einander anliegen. Beide Pleurablätter sind gas- und flüssigkeitspermeabel. Der Druck in den systemischen Kapillaren der parietalen Pleura ist höher als derjenige in den Kapillaren der viszeralen Pleura, so daß der Flüssigkeitsstrom von der parietalen Pleura in den Pleuraraum geht. Die Flüssigkeit wird dann von der viszeralen Pleura reabsorbiert, so daß sich ein Gleichgewicht herstellt. Man hat eine Halbwertszeit der Pleuraflüssigkeit von 2 Stunden geschätzt. Veränderungen der Permeabilität der Gefäße, des Flüssigkeitsab-

Tabelle 3.48 Pathogenese und Differentialdiagnose des Pleuraergusses

Ursache	Art des Ergusses
hämodynamische Ursachen Rechts- oder Linksherzinsuffizienz Obstruktion der V. cava superior	Transsudat
Hypalbuminämie z. B. nephrotisches Syndrom, Leberzirrhose	Transsudat
Störungen im Salzwasserhaushalt	Transsudat
Verlegung der mediastinalen Lymphbahnen z. B. durch Karzinommetastasen oder Lymphome	Transsudat oder Exsudat
Meigs-Syndrom (Ovarialtumor mit Aszites und Pleuraerguß)	Transsudat
auf die Pleura übergreifende Karzinome (z. B. Bronchialkarzinom oder Mammakarzinom)	Exsudat, meist hämorrhagisch selten Transsudat, zytologisch oft maligne Zellen nachweisbar
Pleurainfektion bakteriell, para- oder postpneumonisch	Exsudat oder Empyem tuberkulös − oft hämorrhagisch
Virusinfektion	Exsudat
Lungeninfarkt	Exsudat − oft hämorrhagisch
Systemerkrankungen vom Typ Kollagenosen, z. B. Lupus erythematodes, rheumatoide Arthritis	Exsudat
Abdominal-erkrankungen subphrenischer Abszeß Pankreatitis	Exsudat − selten Transsudat
Pneumothorax	Exsudat
Thoraxtraumen, z. B. Rippenfraktur	hämorrhagisches Exsudat oder intrapleurale Blutung
traumatisch oder durch Tumoren verursachte Arrosion des Ductus thoracicus	Chylothorax
Lymphgefäßanomalien	Chylothorax
Peritonealdialyse (Flüssigkeitsübertritt durch peritonealpleurale Verbindungen)	„Transsudat"

transportes über das lymphatische System, z. B. bei Obstruktion der Lymphbahnen, können zu einer Veränderung der Flüssigkeitsbalance und damit zur Ent-

stehung eines Pleuraergusses führen. Der Abtransport der Pleuraflüssigkeit über die Lymphbahnen wird durch die Atembewegung gefördert. Dementsprechend kann sich ein Pleuraerguß entweder durch zunehmende Flüssigkeitsexsudation in den Pleuraraum oder durch unzureichenden Flüssigkeitsabstrom entwickeln.

Häufigkeit

Pleuraergüsse sind häufig. Die häufigste Ursache ist der Erguß bei Herzinsuffizienz, gefolgt von malignen und Pleuraergüssen, die im Zusammenhang mit einer Entzündung in der Lunge auftreten. Pleuraergüsse findet man aber auch bei Systemerkrankungen, Stoffwechselstörungen und abdominellen Erkrankungen (Tab. 3.48).

Klinik

Erkrankungen der Pleura, insbesondere entzündlicher Art, sind häufig durch einen atemabhängigen starken Schmerz in der befallenen Thoraxseite charakterisiert. Der Pleuraschmerz entsteht in der parietalen Pleura, die reichlich mit Nerven versorgt ist. Die viszerale Pleura ist nicht schmerzempfindlich. Eine Vermehrung der Flüssigkeit im Pleuraraum verändert die Thoraxmechanik in der betroffenen Seite und behebt den Reibeschmerz. Sie verkleinert die Atemfläche und führt zu einer Verschiebung des Mediastinums, so daß schließlich Dyspnoe und Zyanose auftreten.

Bei der physikalischen Untersuchung ist bei trockener Pleuritis (Pleuritis sicca) Pleurareiben zu hören, bei Pleuraerguß findet sich Dämpfung bei der Perkussion lateral häufig ansteigend in Form der sogenannten Ellis-Damoiseau-Linie. Befindet sich Gas über dem Pleuraerguß, so entfallen die Adhäsionskräfte der Pleura, und der Erguß steht waagerecht. Man palpiert abgeschwächten bis aufgehobenen Stimmfremitus und hört abgeschwächtes bis aufgehobenes Atemgeräusch. Am oberen Rand des Pleuraergusses sind infolge der Gewebskompression Bronchialatmen und positive Bronchophonie zu hören. Es sind mehr als 200 ml Flüssigkeit im Pleuraraum notwendig, um diese physikalischen Zeichen erkennbar zu machen. Die erwähnte Symptomatik gilt für Flüssigkeitsansammlungen im Pleuraraum generell unabhängig von deren Entstehungsmechanismus.

Entzündliche Pleuraerkrankungen gehen in der Regel mit Fieber und den üblichen Zeichen der Infektion einher.

Weitere Symptome können den unterschiedlichen zum Pleuraerguß führenden Grundkrankheiten zugeordnet werden. Differentialdiagnostisch sind vor allem Pneumonie und Lungeninfarkt abzugrenzen (Tab. 3.49).

Diagnostisches Vorgehen

Schon die Betrachtung des Ergusses läßt die Beschaffenheit erkennen. Das Exsudat ist intensiver und gelblicher gefärbt als das Transsudat und häufig auch etwas getrübt. Das Empyem ist dickflüssig und rahmig. Hämorrhagische Ergüsse variieren in der Farbe

Tabelle 3.**49** Übersicht zur Differenzierung von Pleuraerguß, Pneumonie und Lungeninfarkt

Kriterien	Pleuraerguß	Pneumonie	Lungeninfarkt
Schmerzen bei der Atmung	– nur bei Pleuritis sicca	häufig	sehr häufig
Dyspnoe, Tachypnoe	+	+	+
physikal. Untersuchung Perkussion	Dämpfung Ellis-Damoisseau-Linie	Dämpfung	u.U. Dämpfung
Stimmfremitus	aufgehoben	verstärkt	normal – abgeschwächt
Bronchophonie	aufgehoben	positiv	uncharakteristisch
Atemgeräusch	aufgehoben Oberranderguß: Bronchialatmen	Bronchialatmen	normal – abgeschwächt: Bronchialatmen
Röntgenologie	Verdichtung lateral ansteigend Lagewechsel: Änderung der Figur	Verdichtung segment- oder lappenorientiert	Verdichtung segment- oder lappenorientiert

zwischen einer rötlichen Färbung und blutähnlicher Beschaffenheit. Chylus ist milchig.

Chemische Analyse

Eiweißgehalt:
unter 3 g/dl (30 g/l)   Transsudat,
über 3 g/dl (30 g/l)   Exsudat.

Spezifisches Gewicht:
unter 1,016   Transsudat,
über 1,016   Exsudat.

Hämoglobin:
>0,2 g/dl (>2 g/l)   deutlich hämorrhagischer Erguß.

Beim Hämatothorax ist der Blutgehalt deutlich höher. Der **Hämatokrit** überschreitet aber selten 50% desjenigen des Blutes.

Glucosekonzentra- **tion** erniedrigt:	Pleuraexsudat bei rheumatoider Arthritis.
Pankreasenzym	
stark erhöht:	akute Pankreatitis,
gering erhöht:	unter Umständen bei Pankreastumoren.

Zytologische Untersuchung

Bei neoplastischen und tuberkulösen Ergüssen ist die Leukozytenzahl im Exsudat erhöht und liegt zwischen 500 und 2000/mm^3 (0,5–2,0 x 10^9/l), häufig findet sich ein Vorherrschen von Lymphozyten. Bakterielle Entzündungen sind durch neutrophile Leukozyten, häufig mehr als 10 000/mm^3 (10 x 10^9/l), ausgezeichnet. Eine Eosinophilie findet sich nicht selten bei Systemerkrankungen und malignen Ergüssen.

Der Nachweis maligner Zellen im Pleuraerguß beim Karzinom, besonders beim Bronchialkarzinom, bedeutet ein Stadium III der Erkrankung.

Bakteriologische Untersuchung

Der kulturelle Nachweis der verantwortlichen Keime ist therapeutisch wertvoll. Bei Tuberkulose kann man selten im Ausstrichpräparat vom Ergußsediment, nach Ziehl-Neelsen gefärbt, Mykobakterien sehen. Die bakteriologische Ausbeute wird durch Anreicherungsmaßnahmen aus großen Ergußmengen deutlich besser.

Apparative Diagnostik

Röntgenologie

Die Pleura als Organ ist normalerweise nicht sichtbar. 200–400 ml Flüssigkeit müssen im Pleuraraum enthalten sein, um röntgenologisch erkennbar zu werden. Die Verteilung des Ergusses im Pleuraraum folgt den Gesetzen der Schwerkraft, so daß sich eine lateral ansteigende Randlamelle im a.-p. Strahlengang zu bilden scheint. Bei Lageänderung (Seitenlage, Kopftieflage) verlagert sich der Erguß so, daß sich einerseits Ergüsse im freien Pleuraraum von Schwarten differenzieren, andererseits erlaubt eine Verlagerung des Ergusses eine röntgenologische Darstellung vorher überdeckter Lungenpartien. Subpulmonale Ergüsse imponieren als Zwerchfellhochstand. Linksseitig ist eine Vergrößerung der Distanz zwischen Magenblase und Lunge diagnostisch verwertbar. Interlobäre Pleuraergüsse können sich röntgenologisch sehr unterschiedlich darstellen und als Rundherde oder schleierartige Eintrübungen imponieren. Aufnahmen in zwei Ebenen sind in diesen Fällen unerläßlich.

Ultraschall

Die gesunde Lunge ist wegen ihrer Luftfüllung der Ultraschalluntersuchung nur eingeschränkt zugänglich. Es gelingt jedoch gut, Flüssigkeit im Pleuraraum darzustellen. So lassen sich schon geringe Ergußmengen darstellen und von Pleuraschwielen abgrenzen.

Bioptische Verfahren

Die Pleura ist bioptisch sehr gut zugänglich. Die Komplikationsrate bei Biopsien ist gering, dennoch sind Pneumothorax und Hämatothorax möglich. Mehrfachbiopsien steigern die diagnostische Ausbeute erheblich. Bioptische Verfahren führen bei Tuberkulose und malignen Pleuraerkrankungen in über 60% der Fälle zu einer histologischen Diagnose.

Computertomographie

Besonders bei malignen Ergüssen zeigt das Computertomogramm häufig pleuranah sitzende Tumoren oder Pleuratumoren besser als die konventionelle Röntgentechnik.

Endoskopie

Die Thorakoskopie erlaubt mit gezielter Biopsie erkrankter Areale eine noch präzisere Aussage als die Pleurablindbiopsie. Sie ist erforderlich, wenn sich die Ätiologie eines Pleuraergusses durch Punktionsnadelbiopsie nicht klären läßt.

Klinische Besonderheiten bei Pleuraergüssen verschiedener Ursache

Stauungsergüsse

Stauungsergüsse sind zunächst oft rechtsseitig lokalisiert. Erst bei schwerer Herzinsuffizienz findet sich ein doppelseitiger Erguß. Dieses gilt auch für den Hydrothorax bei Aszites oder Meigs-Syndrom. Stauungsergüsse bilden sich, da sie eine quantitative Variante des normalen Flüssigkeitshaushaltes der Pleura darstellen, nach Beseitigung der ursächlichen Störungen ohne Residuen zurück. Die Therapie ist in erster Linie auf die Grundkrankheit, z. B. die Herzinsuffizienz, gerichtet, lediglich aus „mechanischer" Ursache muß lokal eingegriffen werden (s. unten).

Pleuritis bei bakterieller Infektion

Obwohl die Tuberkulosehäufigkeit in Mitteleuropa zurückgeht, sind tuberkulöse Pleuraergüsse auch heute nicht selten. Näheres s. im Kapitel Tuberkulose.

Bakterielle Pneumonien führen fast immer zu einer Pleurabeteiligung, die oft nur kurzdauernd ist und nicht selten in Form einer Pleuritis sicca beobachtet wird. Para- oder postpneumonische Ergüsse bleiben oft steril. Bei Vermehrung der Bakterien im Erguß entwickelt sich ein Empyem. Wenngleich sich derartige Pleuritiden auch ohne Residuen lösen können, kommen doch Verschwartungen nicht selten vor. Persistierende Pleuraexsudate sind deswegen abzupunktieren. Ein Empyem muß entweder durch wiederholte Punktion oder mit einer sogenannten geschlossenen Spülbehandlung saniert oder drainiert werden. Bei ausgedehnten Verschwartungen sind nach Abklingen des entzündlichen Prozesses chirurgische rekonstruktive Maßnahmen zu erwägen (Dekortikation der Lunge), jedoch nur selten funktionell effektiv. Ergüsse, die sehr fibrinreich sind, werden manchmal vom Organismus spontan nicht reabsorbiert, da das im Pleuraraum verbleibende Fibrin einen ständigen Reiz zur Ergußnachbildung darstellt. In diesem Fall, bei dem konservative Therapiemaßnahmen in der Regel versagen, ist eine chirurgische Sanierung notwendig.

Pleuritis bei Virusinfektion

Pleuraergüsse bei Virusinfektionen sind nicht selten und zumeist nur gering ausgeprägt. Das Ergußsediment zeigt eine geringere Anzahl von Lymphozyten, kulturell sind die Ergüsse steril. Häufig scheinen bei Virusinfektionen trockene Pleuritiden zu sein, die durch stark atemabhängige Schmerzen klinisch auffallen. Sie werden beobachtet bei Coxsackie-Infektionen, Echovirusinfektionen, Adenoviren, Ornithose und Mykoplasmeninfektionen. Eine besondere Form ist die Infektion mit Coxsackie-B-Virus (Bornholm disease, Pleurodynie) mit schweren pleuritischen Schmerzen. Bei Virusinfektionen sind Perikarditiden und Myokarditiden möglich und nicht selten. Die Diagnostik muß diesen Aspekt stets berücksichtigen.

Lungeninfarkt

Pleuraergüsse, meist hämorrhagisch, komplizieren etwa die Hälfte der Fälle mit Lungeninfarkt. Häufig findet sich eine erhöhte Anzahl von Eosinophilen im Sediment.

Systemerkrankungen

Erythematodes, Pseudoerythematodes, Sklerodermie, Dressler-Syndrom und andere sogenannte Kollagenosen zeigen in 25—70% der Fälle eine Polyserositis mit Pleuraerguß. Zumeist finden sich gleichzeitig Manifestationen der Erkrankung an anderen Organen, so daß die Diagnose unter Berücksichtigung serologischer Methoden leicht ist. Bei der rheumatoiden Arthritis finden sich in 10—20% der Fälle Pleuraergüsse. Es handelt sich um ein lymphozytäres Exsudat, gelegentlich mit hohem Cholesteringehalt. Pleurareaktionen werden auch in der Mehrzahl der Patienten mit Lungenfibrosen beobachtet, obwohl die funktionelle Beeinträchtigung in diesen Fällen hinter der Grundkrankheit an Bedeutung zurückbleibt.

Hämatothorax

Die Ursache des Hämatothorax ist meist traumatisch, nicht selten iatrogen traumatisch, jedoch kommen auch spontane Blutungen bei Antikoagulantientherapie, z. B. beim Lungeninfarkt, vor. Blut im Pleuraraum ist ein Reiz zur Exsudation seröser Flüssigkeit, so daß das Blut zumeist schnell verdünnt wird (s. Diagnostik). Ausgedehnte Blutungen in den Pleuraraum erfordern häufig später eine chirurgische Dekortikation, obschon sich auch diese Formen des Pleuraergusses zumeist spontan mit geringen Residuen zurückbilden, wenn sie rechtzeitig drainiert werden.

Maligne Pleuraergüsse

Eine Metastasierung eines Karzinoms in die Pleura parietalis oder visceralis führt zu einer meist erheblichen Ergußbildung. Das Exsudat ist gewöhnlich hämorrhagisch und enthält Tumorzellen (s. oben). Besonders häufig werden maligne Ergüsse bei Bronchial- und Mammakarzinomen sowie beim Mesotheliom beobachtet. Die besonders hochgradige Ergußbildung führt zu einer erheblichen Beeinträchtigung der Atmung, die oftmals das führende Symptom der

Erkrankung wird. Pleuraergüsse können bei malignen Erkrankungen auch dann auftreten, wenn der Lymphabstrom über das Mediastinum infolge mediastinaler Metastasen oder bei mediastinalen Lymphomen gestört ist, ohne daß eine direkte Tumorinvasion ins Pleuragewebe vorhanden sein muß. Bei malignen Pleuraergüssen kommen spontane Rückbildungen nicht vor. Wiederholte Punktionen des Ergusses, die zur Entlastung der Atmung nicht selten notwendig sind, führen gerade bei diesen geschwächten Patienten durch den mit der Punktionsbehandlung verbundenen Eiweißverlust zu einem schnellen Verfall des Allgemeinzustandes.

Therapie

In der Therapie des Pleuraergusses sind Maßnahmen, die auf die Grundkrankheit gerichtet sind, von solchen zu unterscheiden, die der Lokalbehandlung des Pleuraergusses dienen.

Zu den ersteren gehört die antibiotische Behandlung von respiratorischen Infektionen oder die Behandlung der Systemerkrankungen z. B. mit Corticoiden und Immunsuppressiva bzw. die Behandlung von Tumoren.

Die Lokalbehandlung des Pleuraergusses ist wiederum abhängig von seiner Ursache und seinem Ausmaß. Ist der Pleuraerguß hochgradig, d. h., beeinträchtigt er die Atmung des Patienten, so muß eine Entlastung durch Punktion herbeigeführt werden. Hierbei sollten einzeitig nicht mehr als 1–1,5 l entfernt werden, um negative Auswirkungen auf den Kreislauf oder ein Lungenödem e vacuo zu vermeiden. Diese Indikation ergibt sich bei ausgedehnten Ergüssen bei Herzinsuffizienz oder bei malignen Erkrankungen.

Das therapeutische Ziel bei der Punktion entzündlicher Pleuraexsudate ist dagegen nicht die mechanische Entlastung, sondern die Vermeidung ausgedehnter Verschwartungen, insbesondere bei eiweißreichen Ergüssen, z. B. bei Tuberkulose oder bei Systemerkrankungen.

Erhebliche Probleme bereitet die Behandlung von hochgradigen Pleuraergüssen bei Malignomen. Da die Tendenz dieser Ergüsse „nachzulaufen" erheblich ist und es dadurch immer wieder zur Beeinträchtigung der Respiration kommt, sind zahlreiche Verfahren versucht worden, die Ergußbildung zu vermindern. Am erfolgreichsten ist sicher die chirurgische Pleurektomie mit anschließender Pleurodese, jedoch ist dieses Verfahren wegen der Ausbreitung der Tumoren häufig nicht anwendbar. Die Instillation von lokal wirkenden Zytostatika und Radionukliden in den Pleuraraum führt in Einzelfällen zu einem Versiegen der Ergußproduktion, generell sind diese Methoden jedoch wenig erfolgreich. Konsequente Absaugung des Pleuraergusses und Instillation von entzündungsfördernden Substanzen (z. B. saure Tetrazykline) können eine Pleurodese in vielen Fällen erreichen. Die Behandlung des rezidivierenden malignen Pleuraergusses stellt nach wie vor ein erhebliches, oft nicht zu lösendes Problem dar.

Beim Chylothorax ist die Spontanneigung zur Verklebung der Pleurablätter wegen des geringen Fibrinanteils im Chylus gering. Ein chirurgischer Verschluß der Leckage im Lymphsystem ist anzustreben, jedoch nur bei traumatisch entstandenen Lymphfisteln mit Erfolg durchführbar.

Folgezustände nach Pleuritiden und Pleuraergüssen

Postpleuritische Residuen mit zipfelförmigen Ausziehungen des Zwerchfelles oder Ausrundung des Zwerchfell-Rippen-Winkels sind häufig. Eine Beeinträchtigung der Lungenfunktion wird hierdurch selten erreicht. Auch Einfaltungen in der Pleura visceralis nach Pleuritiden (Walzenatelektasen) führen zumeist nicht zu einer Beeinträchtigung der Atmungskapazität.

Bei ausgedehnteren Pleuraverschwartungen hingegen besteht stets eine restriktive Ventilationsstörung. Die Entwicklung von Pleuraschwarten ist nicht nur von der Ausbreitung und Dauer des Prozesses, sondern auch von der Ursache der Pleuritis abhängig. Tuberkulöse Pleuritiden und Pleuraempyeme führen zu besonders ausgedehnten Verschwartungen. Diese fesseln die Lunge und können durch Schrumpfung zu Thoraxdeformitäten Anlaß geben. Die Atmungsfunktion einer so befallenen Lunge ist erheblich vermindert. Das Ausmaß der Funktionsstörung ist röntgenologisch schwierig abschätzbar, auch wenn eine deutliche Pleuraverdickung im Röntgenbild sichtbar ist. Es muß durch seitengetrennte Analyse der Lungenfunktion das Ausmaß der lokalen Restriktion bestimmt werden. Nuklearmedizinische Verfahren sind geeignet, Unterschiede in der regionalen Ventilation zu erfassen.

Merke: Flüssigkeitsmengen im Pleuraraum über 200 ml sind klinisch bzw. röntgenologisch nachweisbar. Neben entzündlich verursachten Exsudationen (Infektionen, Systemerkrankungen) treten Pleuraergüsse vor allem bei Veränderungen der intrathorakalen Hämodynamik (Herzinsuffizienz) und malignen Erkrankungen auf. Nach dem spezifischen Gewicht bzw. Eiweißgehalt unterscheidet man ein Transsudat (unter 3 g/dl [30 g/l] Eiweiß) von einem entzündlichen oder neoplastischen Exsudat. Maligne Ergüsse sind oft hämorrhagisch. Chemische, zytologische, bakteriologische und serologische sowie bioptische Methoden sind in der Diagnostik einzusetzen. Bei unvollständiger Rückbildung des Pleuraergusses bildet sich eine Pleuraschwarte, die die Atmungsfunktion der Lunge ebenfalls beeinträchtigen kann. Ein erheblicher Teil der Pleuraergüsse bleibt diagnostisch ungeklärt.

Weiterführende Literatur

Agostoni, E.: Transpulmonary pressure. In West, J. B.: Regional Differences in the Lung. Academic Press, London 1977

Storey, D. D., D. E. Dines, D. T. Cotes: Pleural effusion. A diagnostic dilemma. J. Amer. med. Ass. 236 (1976) 2183

Schmidt, J. A., P. v. Wichert: Physiologie des Pleuraraumes als Grundlage zum Verständnis der Pathogenese des Pleuraergusses. Prax. klin. Pneumol. 42 (1988) 43

Ziesche, R., H. Matthys: Diagnostik von Pleuraergüssen. Internist 31 (1990) 272

Pleuratumoren

Definition: Maligne und benigne Geschwülste der Pleura gehen meist von der Pleura parietalis aus. Gutartige Pleuratumoren sind extrem selten; gestielte Fibrome und zystische Tumoren mit flüssigkeitsgefüllten Hohlräumen kommen vor. Maligne Tumoren sind das asbestinduzierte Mesotheliom und vor allem Metastasen eines Bronchial- und Mammakarzinoms sowie maligne Lymphome.

Das maligne Mesotheliom tritt diffus und multifokal auf und durchwächst die parietale Pleura. Später geht es auf die viszerale Pleura über. Bei Asbestexposition treten Mesotheliome häufiger auf, der Mechanismus der Tumorinduktion ist nicht bekannt. Das maligne Mesotheliom ist bei Asbestarbeitern eine anerkannte Berufskrankheit.

Klinik und diagnostisches Vorgehen

Das maligne Mesotheliom ist zu Beginn symptomarm, manchmal werden Schmerzen in der Thoraxregion geklagt. Ausgedehnte, zumeist hämorrhagische Pleuraergüsse treten bald in den Vordergrund und führen zu einer restriktiven Ventilationsstörung. Fernmetastasen fehlen. Röntgenologisch sieht man eine polyzyklisch begrenzte Pleura und einen Pleuraerguß. Die Diagnose ist pleurabioptisch oder zytologisch aus dem Erguß zu stellen.

Therapie

Chemotherapie und Bestrahlungsmaßnahmen sind nicht wirksam. Im Frühstadium kann eine Pleurektomie erfolgreich sein, die operativen Ergebnisse sind aber insgesamt unbefriedigend. In Spätstadien sind Pleuradauerdrainage mit dem Ziel einer Pleurodese und eine analgetische Behandlung notwendig. Die Prognose ist schlecht. Die Pleura kann Ort einer Metastasierung anderer Karzinome sein. Besonders häufig metastasieren das Bronchialkarzinom, das Mammakarzinom, Urogenitaltumoren und maligne Lymphome in die Pleura. Eine zytologische oder bioptische Diagnose ist erforderlich. Die Therapie hat sich einerseits am Pleuratumor, andererseits an der respiratorischen Beeinträchtigung durch den Erguß auszurichten (s. oben).

Merke: Autochthone maligne und benigne Pleuratumoren sind selten; viel häufiger sind Pleurametastasen bei Bronchus- und Mammakarzinom sowie malignem Lymphom. Während benigne Tumoren sich meist als lokalisierte periphere Verschattung manifestieren, verursachen maligne Tumoren Ergüsse, die oft hämorrhagisch sind (malignes Mesotheliom). Die Diagnose wird aufgrund der Zytologie des Ergusses oder durch die Pleurabiopsie, eventuell Thorakoskopie, gestellt.

Weiterführende Literatur

Hain, E., P. Dalquen, H. Bohlig, A. Dabbert, J. Hinz: Katamnestische Untersuchungen zur Genese des Mesothelioms. Int. Arch. Arbeitsmed. 33 (1974) 15

Martini, N., P. M. McCormack, M. S. Bains et al.: Pleural Mesothelioma. Ann. Thorac. Surg 43 (1987) 113

Erkrankungen des Brustkorbes

Definition: Thoraxwand, Zwerchfell und Atemmuskulatur bewirken durch koordiniertes Zusammenspiel den motorischen Antrieb des respiratorischen Systems. Krankheitsprozesse können entweder isoliert eine dieser Strukturen beeinträchtigen oder aber das Zusammenspiel dieses Atemmotors stören.

Anomalien der Thoraxwand

Entwicklungsstörungen der Lunge, z. B. Lungenagenesie oder Hypoplasie, können zu Veränderungen der Thoraxform führen. Rippenanomalien sind häufig, sind aber selten klinisch bedeutungsvoll. Halsrippen komprimieren manchmal den Plexus brachialis oder die A. subclavia, gelegentlich wird ein Raynaud-Syndrom beobachtet.

Erkrankungen der Wirbelsäule und des Brustbeins

10% der mitteleuropäischen Population haben eine **Kyphoskoliose.** Die Deformität ist nur bei etwa 1% dieser Patienten so schwer, daß respiratorische Probleme entstehen. Die Deformität bedingt eine Erhöhung der Atemarbeit und dadurch eventuell eine Verminderung der alveolären Ventilation, u. a. durch den ungünstigen Arbeitspunkt der Muskulatur im mißgebildeten Thorax. Atemnot bei Belastung ist das dominierende Symptom. Die Atemnot ist dem Ausmaß der Deformität zumeist korreliert. Die Hypoventilation, zusammen mit einer häufig vorhandenen Bronchitis, führt zur pulmonalen Hypertonie. Ein Cor pulmonale mit konsekutiver Rechtsherzinsuffizienz ist nicht ungewöhnlich. Mit zunehmendem Alter wird die Kyphoskoliose durch die hinzutretende Osteoporose aggraviert. Die Prognose ist schlecht, sofern sich ein Cor pulmonale entwickelt. Intensive atemtherapeutische Maßnahmen können die Patienten lange relativ leistungsfähig erhalten.

Die Beweglichkeit der Thoraxkavität wird durch die ankylosierende Spondylitis (Morbus Bechterew) eingeschränkt. Mitunter tritt eine Lungenfibrose hinzu.

Die **Trichterbrust** beruht auf einer Disharmonie des Wachstums von Rippen und Rippenknorpel sowie Brustbein. Sie ist nicht selten mit anderen Anomalitäten des Thoraxskelettes kombiniert. Funktionelle Auswirkungen auf die Lunge sind extrem selten, allerdings kann bei einer ausgeprägten Trichterbrust eine mechanische Beeinträchtigung des Kreislaufs entstehen.

Verminderung der Beweglichkeit des Thoraxskeletts

Zustände nach thorakoplastischen Eingriffen aus der vorantibiotischen Ära der Tuberkulosebehandlung können bei hochgradigen Veränderungen zu einer alveolären Hypoventilation führen.

Eine **erhebliche Fettsucht** vermindert die Beweglichkeit des Thoraxskelettes und des Zwerchfells und kann eine alveoläre Hypoventilation begünstigen (s. Pickwick-Syndrom). Auffallenderweise klagen diese Patienten nur selten über Ruhedyspnoe.

Erkrankungen der Rippen

Rippenfrakturen können besonders bei Patienten mit vorbestehenden respiratorischen Erkrankungen infolge der Schmerzen durch Dämpfung des Hustens und der daraus resultierenden Gefahr einer Pneumonie zu klinischer Problematik führen. Außerdem können Rippenfrakturen Folge von Hustenattacken sein. **Generalisierte Knochenerkrankungen,** wie Osteoporose, Osteomalazie oder Morbus Paget, können die Rippen befallen, die Atmung ist nur selten beeinträchtigt.

Rippenosteomyelitiden entstehen bei einer allgemeinen Sepsis oder als Folge eines Rippentraumas. Sie sind selten. Gelegentlich wird eine Aktinomykose der Thoraxwand beobachtet. Die Auswirkungen auf die Lungenfunktion sind gering. Eine entzündliche, nicht eitrige Schwellung der kostosternalen Verbindungen, zumeist im Bereich der 2. oder 3. Rippe, wird als **Tietze-Syndrom** bezeichnet. Die Ursache der Erkrankung ist nicht bekannt. Möglicherweise handelt es sich um eine Überlastung des Gelenkes durch intensives Husten, da die Erkrankung manchmal nach banalen Infektionen auftritt und wenige Wochen später spontan verschwindet. Respiratorische Konsequenzen entstehen nicht. Differentialdiagnostisch ergeben sich Probleme bei Abgrenzung gegenüber Herzerkrankungen bzw. Pleuritiden.

Rippen sind häufig Lokalisationsort von **Metastasen,** insbesondere von Tumoren der Mamma, der Niere, der Prostata und der Lunge. Lungentumoren selber können per continuitatem auf die Rippen überwachsen (Pancoast-Tumor). Dagegen sind **primäre Tumoren der Rippen,** wie Chondrome, Osteochondrome oder eosinophile Granulome, selten. Plasmozytombefall der Rippen findet sich manchmal in singulärer Lokalisation. Osteosarkome und Chondrosarkome, z. B. das Ewing-Sarkom, können primär an den Rippen lokalisiert sein.

In allen diesen Fällen gilt, daß die Diagnose nicht röntgenologisch, sondern ausschließlich histologisch gestellt werden kann. Die Therapie richtet sich nach dem Grundleiden. Operative Maßnahmen am Thoraxskelett sind häufig möglich.

Zwerchfell

Die komplizierte embryologische Entwicklung des Zwerchfells läßt Lücken entstehen, durch die sogenannte kongenitale **Zwerchfellhernien** treten. In der Häufigkeit stehen aber die traumatischen Zwerchfellhernien weit im Vordergrund. Zwerchfellrupturen werden zum Unfallzeitpunkt nicht selten übersehen. Zwerchfellhernien durch den Hiatus des Ösophagus, sogenannte paraösophageale Hernien, sind nicht-traumatisch erworben. Die funktionelle Bedeutung liegt darin, daß die Beweglichkeit des Zwerchfells eingeschränkt und die verfügbare intrathorakale Gasmenge vermindert wird. Sie disponieren zu sekundären respiratorischen Komplikationen.

Primäre Erkrankungen des Zwerchfells sind selten. In Ländern ohne entsprechende hygienische Kontrollen ist **Trichinose** möglich. **Neoplastische Erkrankungen des Zwerchfells** entstehen meist beim Übergang von Tumoren der Nachbarschaft auf das Zwerchfell, z. B. Pleuramesotheliom oder Peritonealtumoren.

Eine **Zwerchfellparese** wird durch Beeinträchtigung der N. phrenicus, etwa infolge eines invasiven Wachstums eines Bronchialkarzinoms, hervorgerufen. Eine andere Ursache ist die postinfektiöse Phrenikusläsion nach Virusinfekten. Sie soll die Ursache der sogenannten „idiopathischen" Zwerchfellparese, der zweithäufigsten Form, sein. Auch eine traumatische Schädigung des N. phrenicus im Verlauf der Geburt oder im Verlauf von Traumen oder operativen Maßnahmen kann zu einer Zwerchfellparese führen. Erkrankungen des Rückenmarkes, ebenso wie Erkrankungen des peripheren Nervensystems oder der Muskeln, sind geeignet, die Zwerchfellfunktion zu paralysieren und eine respiratorische Insuffizienz hervorzurufen. Hierzu gehören: hoher Querschnitt, Poliomyelitis, Guillain-Barré-Syndrom, Muskeldystrophie und Myasthenie.

Atemmuskulatur

Die Thoraxwandmuskulatur kann im Rahmen von generalisierten Muskelerkrankungen und generalisierten, die Muskeltätigkeit betreffenden neurologischen Störungen beeinträchtigt sein. Hierzu gehören: Poliomyelitis, amyotrophische Lateralsklerose, Muskeldystrophien, Myasthenia gravis. Auch mit dem Alter nimmt die Kraft der Inspirationsmuskulatur deutlich

ab, ein Umstand, der für die schlechtere Prognose von Lungen- und Bronchialerkrankungen bei alten Menschen mitverantwortlich ist.

Bei Patienten mit neuromuskulären Erkrankungen ergeben sich nicht selten in der Nacht besondere respiratorische Probleme, die einer ungenügenden Atemregulation (s. unten) zuzurechnen sind.

Diagnostisches Vorgehen

Das Diaphragma ist klinisch schwierig zu untersuchen. Entsprechend der nervalen Versorgung werden mitunter Beschwerden in die Schulter lokalisiert. Ungleichseitige Ventilation ist manchmal ein Zeichen einer Diaphragmastörung, der maximale willkürlich erzeugte negative Inspirationsdruck ein Maß für die Zwerchfelleistung. Neuerdings gelingt es, elektromyographische Potentiale vom Zwerchfell und der Atemmuskulatur abzuleiten.

Die Beweglichkeit des Diaphragmas läßt sich röntgenologisch und durch Ultraschall prüfen. Hustenmanöver und Valsalva-Versuch können zusätzliche Informationen geben. Das Zwerchfell selber ist röntgennologisch nur dann sichtbar, wenn bei einem Pneumoperitoneum oder einem subphrenischen Abszeß eine kontrastbildende Struktur entsteht.

Funktionelle Auswirkungen

Da die Zwerchfellbewegungen für etwa 60% der Vitalkapazität verantwortlich sind, ergibt sich, daß Störungen der Zwerchfelltätigkeit zu einer Beeinträchtigung der Ventilation führen müssen. Eine einseitige Zwerchfellparese beeinträchtigt die Atmung subjektiv häufig, aber nur unwesentlich. Eine paradoxe Beweglichkeit des paretischen Zwerchfells ist aber funktionell belastend (Pendelluft).

Mehr noch als die Verminderung der Vitalkapazität ist häufig der Verlust der Zwerchfell-Thoraxwand-Koordination bedeutungsvoll.

Therapie

Bei Zwerchfell- und Atemmuskellähmungen ist unter Umständen eine langfristige oder dauernde künstliche Beatmung angezeigt. Die elektrische Stimulation des N. phrenicus hat das experimentelle Stadium noch nicht verlassen.

Merke: Die normale Ventilation wird gewährleistet durch ein koordiniertes Zusammenspiel zwischen Thoraxwand und Zwerchfell. Krankheitsprozesse können entweder isoliert diese Strukturen beeinträchtigen (Wirbelsäulenerkrankungen, Osteomyelitiden, Rippentumoren, Anomalien der Thoraxwand), oder das Zusammenspiel zwischen Thoraxwand und Zwerchfell ist beeinträchtigt. Letztere Bedingung wird beobachtet bei primären generalisierten Muskelerkrankungen, neurologischen Störungen und nach einer Überanstrengung der Muskulatur z. B. bei chronischer Bronchialobstruktion oder Lungenparenchymerkrankungen. Die klinische Analyse solcher Koordinationsstörungen kann sehr schwierig sein. Therapeutisches Ziel ist die Behandlung der Grundkrankheit.

Weiterführende Literatur

Agostoni, E., E. D'Angelo: Atemmuskulatur und Atemmechanik. Atemwegs- u. Lungenkr. 6 (1980) 109

Bergofsky, E. K.: Respiratory insufficiency in neuromuscular and skeletal disorders of the Thorax. In: Rehabilitation Medicine. Mosby, St. Louis 1971

Campbell, E. J. M., E. Agostoni, J. Newsom-Davis: The Respiratory Muscles. Saunders, Philadelphia 1970

Hertz, C. W.: Die gestörte Zwerchfellfunktion. Atemwegs- u. Lungenkr. 6 (1980) 124

Mediastinum

(Abb. 3.**37**)

Tumoren

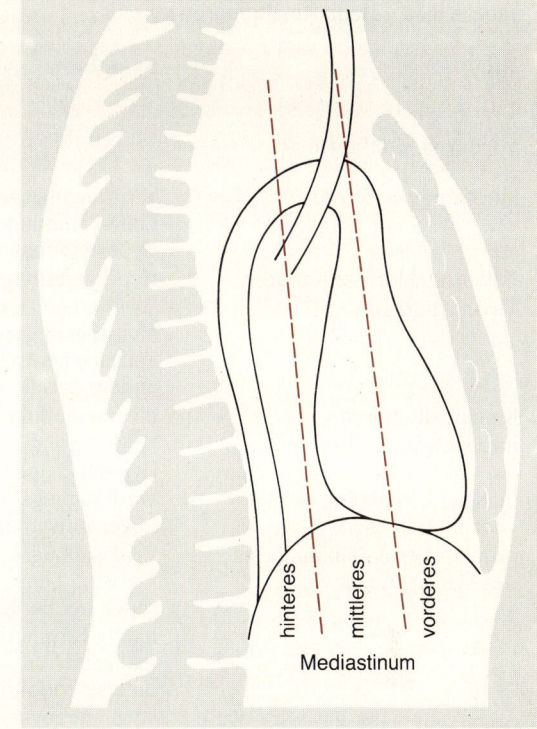

Abb. 3.**37**   Mediastinum

Definition: Mediastinaltumoren haben charakteristische Prädilektionsstellen. Im vorderen Mediastinum sind vor allem Thymome und Teratome lokalisiert, im mittleren Mediastinum finden sich kongenitale Zysten, auch vom Gastrointestinaltrakt ausgehend, während im hinteren Mediastinum neurogene Tumoren lokalisiert sind (Tab. 3.**50**). Viele Tumoren kommen sowohl als benigne wie auch als maligne Varianten vor.

Klinik

Die Symptomatik ist in der Regel durch Verdrängungserscheinungen charakterisiert, mitunter klagen die Patienten über unbestimmte Beschwerden im Thoraxraum. Der venöse Einstrom und der Lympheinstrom in die obere Thoraxapertur können behindert sein, ein Stokesscher Kragen kann sich ausbilden, Dysphagie ist nicht selten. Rekurrens- und Phrenikusparesen können bei benignen und malignen Tumoren auftreten.

Thymustumoren sind mit etwa 20% aller primären mediastinalen Tumoren am häufigsten. Sie sind in einem hohen Prozentsatz von sogenannten parathymischen Syndromen begleitet, die zum Teil Ausdruck einer systemischen immunologischen Reaktion sind. Hierzu gehören z. B. die Myasthenia gravis und die aplastische Anämie.

Diagnostisches Vorgehen

Die diagnostischen Verfahren bei Mediastinaltumoren sind vor allem apparativer Natur, da die Symptomatik unspezifisch ist und die körperliche Untersuchung bei nicht sehr großen Tumoren kaum Abweichungen zeigt. Ein Röntgenbild in zwei Ebenen läßt die Zuordnung zum Mediastinalbereich zu. Tomographie, rotierende Durchleuchtung, Ösophagographie und Angiographie ermöglichen eine Analyse der anatomischen Verhältnisse. Die Computertomographie ist bei

Mediastinaltumoren besonders leistungsfähig und hat das früher viel verwandte Pneumomediastinum verdrängt. Schilddrüsentumoren lassen sich, sofern sie Jod speichern, szintigraphisch lokalisieren. Bei endokrin aktiven Tumoren sind Hormonbestimmungen angezeigt. Endoskopische Verfahren können zur Gewinnung von zytologisch oder histologisch auswertbarem Material durch transbronchiale Punktion bei den dem Bronchialsystem anliegenden Mediastinaltumoren eingesetzt werden. Die Bronchoskopie dient auch dem Ausschluß von Bronchialkarzinomen, die als Mediastinaltumoren imponieren. Die Mediastinoskopie erlaubt die direkte Gewebsentnahme nur aus dem vorderen oberen Mediastinum. Daher kann nicht selten die Diagnose erst bei der Thorakotomie gestellt werden.

Therapie

Wegen des schlechten Ansprechens von Mediastinaltumoren auf Zytostatika oder Bestrahlung (Ausnahme Lymphome und manche Thymome) ist eine chirurgische Intervention immer anzustreben. Das gilt auch für zunächst benigne erscheinende Zysten und Tumoren, da einerseits eine Entartung häufig ist, andererseits aber die indirekten diagnostischen Verfahren eine Malignität nie ausschließen.

Tabelle 3.**50**   Mediastinaltumoren

Tumor	Symptome	Besondere diagnostische Verfahren und Befunde
Vorderes Mediastinum		
intrathorakale Struma	Verdrängungserscheinungen Einflußstauung Hyperthyreose − falls aktiv	Lokalisationsdiagnostik endokrine Schilddrüsendiagnostik (s. dort)
Nebenschilddrüsentumoren	Hyperparathyreoidismus	Hormonbestimmung
Thymustumoren	Verdrängungserscheinungen Myasthenia gravis aplastische Anämie andere parathymische Syndrome	neurologische Diagnostik hämatologische Diagnostik mitunter Autoimmunphänomene
Karzinoidtumoren	diverse endokrine Aktivitäten	Nachweis von Hormonen
mesenchymale Tumoren	Verdrängungserscheinungen Hypoglykämien	
maligne Lymphome primär oder metastatisch	Verdrängungserscheinungen Allgemeinsymptome	(s. dort)
primäre Germ-Zell-Tumoren des Mediastinums	Verdrängungserscheinungen Arrosion benachbarter Strukturen (auch bei benignen Tumoren) häufig Fernmetastasen bei malignen Tumoren, häufig diverse endokrine Aktivitäten	benigne Tumoren gut abgegrenzt, glatt α_1-Fetoprotein häufig erhöht
Aneurysmen der großen Gefäße	Verdrängungserscheinungen Schmerzen, Perfusionsstörungen	Echokardiographie, Angiographie, Computertomographie
bronchogene Zysten	häufig asymptomatisch	
Lipome	häufig asymptomatisch	
Hernien	selten gastrointestinale Symptome	
Mittleres Mediastinum		
kongenitale Zysten, ausgehend vom Perikard, Bronchialsystem, Verdauungstrakt	Verdrängungserscheinungen häufig symptomarm	Echokardiographie Computertomographie
Sarkoidose	häufig symptomarm	
Aneurysmen der großen Gefäße	Verdrängungserscheinungen Schmerzen	Echokardiographie Angiographie
Tuberkulose	Allgemeinsymptome	Bakteriennachweis
Lymphome	Allgemeinsymptome	
Metastasen	Allgemeinsymptome Parese der Nn. recurrentes und phrenici Bronchialobstruktion	
Hinteres Mediastinum		
neurogene Tumoren	häufig asymptomatisch oder symptomarm, gelegentlich Schmerzen, bei endokriner Aktivität (Phäochromozytom) charakteristische Symptomatik (s. dort)	VMS-Bestimmung
Neurosarkome	Verdrängungserscheinungen Arrosion von Nachbarstrukturen Allgemeinsymptome	
Tuberkulose	Allgemeinsymptome	Nachweis Knochendestruktion
Senkungsabszeß	Schmerzen	Bakteriennachweis
bronchogene und gastrointestinale Zysten	Verdrängungserscheinungen, Infektion	Kontrastdarstellung
Hernien		Kontrastdarstellung
Ösophagustumoren		Endoskopie, Kontrastdarstellung

Merke: Die Mediastinaltumoren haben charakteristische Prädilektionsstellen im vorderen, mittleren und hinteren Bereich. Die Symptomatik ist in aller Regel durch Verdrängungserscheinungen ausgezeichnet. Die Diagnostik ist in erster Linie apparativer Art und hat insbesondere die Operabilität einer Neubildung im Mediastinum zu beschreiben.

Mediastinitis

Definition: Die Mediastinitis ist ein seltenes, jedoch gefährliches Krankheitsbild. Meist ist eine Perforation des Ösophagus durch ärztliche Maßnahmen, bei Tumoren oder nach Trauma die Ursache. Traumatische Tracheal- oder Bronchialrupturen können ebenfalls zu einer Mediastinitis führen, schließlich kann eine Mediastinitis als Folge eines thoraxchirurgischen Eingriffes oder durch Ausbreitung von infektiösen Prozessen aus der Nachbarschaft auf das Mediastinum entstehen.

Die Symptomatik ist meist dramatisch, mit hohem Fieber, Zeichen der allgemeinen septischen Infektion, Tachypnoe und Schmerzen hinter dem Brustbein. Röntgenologisch ist das Mediastinum verbreitert, bei Perforation lufthaltiger Organe strahlentransparent. Die Supraklavikulargruben können verstrichen und schmerzhaft gespannt sein. Ein Mediastinalabszeß kann Nachbarstrukturen wie Gefäße und Nerven (N.phrenicus, intrathorakaler Sympathikus) komprimieren und entsprechende Symptome hervorrufen.

Chronische Infektionen des Mediastinums können hervorgerufen werden durch Mykobakterien und Histoplasmose, sie sind heute in Mitteleuropa extrem selten. Die Infektion geht von mediastinalen Lymphknoten auf das Mediastinum über. Es können sich hieraus mediastinale Fibrosen entwickeln.

Ein vermutlich eigenständiges, sehr seltenes Krankheitsbild ist eine Mediastinalfibrose, die häufig gemeinsam mit einer retroperitonealen Fibrose (Morbus Ormond) vorkommt. Symptom kann eine obere Einflußstauung sein.

Mediastinalemphysem

Es entsteht selten durch:

1. **Perforation** oder **Ruptur** der lufthaltigen Organe des Mediastinums, wie Bronchialsystem und Ösophagus, iatrogen auch nach diagnostischen oder therapeutischen Manipulationen,
2. **Übertritt von Luft** aus dem Peritonealraum oder aus dem subkutanen Gewebe des Halses bei einem Hautemphysem ins Mediastinum oder

3. direkt durch ein sog. **alveolar-interstitielles Luftleck** aus der Lunge.

Lokaler Druckanstieg im Alveolarraum durch bronchiale Obstruktion, Narben oder lokale Atelektasen — gefördert durch einen Anstieg des intrathorakalen Druckes durch Husten, Beatmungsmaßnahmen oder traumatische Kompression des Thorax — kann Luft aus den Alveolarräumen in das interstitielle Gewebe der Lunge bringen, von wo sie in das Mediastinum gelangt. Meistens sind diese Zustände symptomarm. Bei höhergradigem Mediastinalemphysem kann der ansteigende Druck im Mediastinum Schmerzen verursachen und Dyspnoe auslösen, letztere begünstigt durch die Behinderung des venösen Rückstromes in den Thorax. Ein Mediastinalemphysem ist röntgenologisch leicht erkennbar. Eine chirurgische Entlastung oder eine Drainage der Luft ist erforderlich, wenn eine bedrohliche Atemwegsobstruktion oder Einflußstauung entsteht. Cave Entwicklung einer Mediastinitis.

Therapie

Bei einer Mediastinitis sind chirurgische Maßnahmen zur Beseitigung der Infektionsquelle, etwa einer Ruptur des Ösophagus indiziert. Eine intensive antibiotische Behandlung, unter Beachtung der verantwortlichen Erreger, ist unerläßlich. Intensivmedizinische Überwachungs- und Therapiemaßnahmen zur Behandlung der Allgemeininfektion sind ebenfalls angezeigt. Ein Mediastinalabszeß muß in der Regel chirurgisch behandelt werden.

Bei chronischen Infektionen des Mediastinums mit Mykobakterien oder Pilzen sind geeignete antimikrobielle Pharmaka systemisch anzuwenden.

Bei der Mediastinalfibrose können chirurgische Maßnahmen den venösen Rückstrom zum Herzen manchmal verbessern. Eine systemische Steroidbehandlung wird gleichfalls empfohlen, deren Erfolg ist unsicher.

Bei einem Mediastinalemphysem ist für eine Druckentlastung Sorge zu tragen, Inzisionen in den Supraklavikulargruben sind als Sofortmaßnahme indiziert, weitergehende chirurgische Entlastungen aber häufig erforderlich.

Merke: Entzündliche Mediastinalerkrankungen (Mediastinitis) sind selten und kommen in der Regel nur nach Verletzungen oder Ösophagusperforationen vor. Bei einem Mediastinalemphysem muß der Druck entlastet werden, wenn es zu Atemstörungen kommt.

Weiterführende Literatur

Cox, J. D.: Primary malignant germinal tumors of the mediastinum. Cancer 36 (1975) 62

Janzen, R. W. Ch., L. Lachenmayer: Parathymische Syndrome. Dtsch. med. Wschr. 101 (1976) 1292

Matthys, H.: Mediastinitis. Dtsch. Ärztebl. 76 (1979) 2127

Oldham, H. N.: Mediastinal tumors and cysts. Amer. Thorac. Surg. 11 (1971) 246

Spencer, H.: Pathology of the Lung. Pergamon, Oxford 1977

Mißbildungen der Lunge

Definition: Die außerordentlich komplizierte Entwicklung der Lunge (Aussprossung aus dem Vordarm, doppelte Gefäßversorgung) bringt einerseits eine Vielzahl kongenitaler Störungen mit sich. Andererseits besteht die Möglichkeit, daß der Reifungs- und Wachstumsprozeß der Lunge, der bis etwa ins 8. Lebensjahr anhält, durch Krankheitsprozesse gestört wird, so daß fortbestehende morphologische Veränderungen resultieren. Für alle Mißbildungen der Lunge gilt, daß sie meist gleichzeitig mit Mißbildungen an anderen Organen, insbesondere dem kardiovaskulären System, auftreten.

Man kann die Mißbildungen wie folgt einteilen:

1. **Ohne Einfluß auf die Funktion,** obwohl zum Teil die Atemfläche verkleinernd:
   einseitige Lungenaplasien, Lappenaplasien, Lungensequester, Lungenzysten.
2. **mit Beeinträchtigung der Funktion:**
   Lungenhypoplasien, Lungenzysten, Bronchiektasen, Lymphangiektasien der Lunge, Pulmonalarterienanomalien, Pulmonalvenenanomalien, a.-v. Aneurysmen.
3. **Mißbildungen, die zu Sekundärerkrankungen konditionieren:**
   Bronchiektasen, Lungenzysten, Lungensequester, Lungenhypoplasien, MacLeod-Syndrom.
4. **Mißbildungen mit Tumorcharakter:**
   Zysten, Teratome, Hamartome, kavernöse Hämangiome, a.-v. Aneurysmen, Adenome, Xanthome, ektopes Gewebe.

Häufigkeit

Kongentiale Strukturanomalien der Lunge sind häufig, jedoch klinisch nur dann bedeutungsvoll, wenn sie das Angehen von Infektionen begünstigen bzw. entarten. In vielen Fällen sind operative Korrekturen möglich, so daß Folgeschäden verhindert werden können.

Hypoplasien und Lappenanomalien

Aplasien einer Lunge sind mit dem Leben vereinbar, da es zu einer kompensatorischen Anpassung der normal entwickelten anderen Lunge kommt. Das Krankheitsbild kann unterschiedlich ausgebildet sein. Bei inkomplett entwickeltem Alveolargewebe kann es zu arteriovenöser Beimischung kommen, während das einseitige völlige Fehlen von Lungengewebe ohne Symptome toleriert wird. Ebenso wie eine Lunge können einzelne Lappen fehlen.

Die Diagnose ergibt sich endoskopisch durch Fehlen der entsprechenden Bronchialsegmente oder angiographisch und ist klinisch zu trennen vom sogenannten MacLeod-Syndrom (s. unten). Viele Lappenanomalien, wie z. B. Lobus venae azygos, linksseitiger Mittellappen oder Lobus cardiacus, haben keine klinische Bedeutung. Funktionsstörungen mit Auswirkung auf den Gesamtorganismus entstehen nur dann, wenn das Belüftungs-Durchblutungs-Verhältnis in den anomalen Bezirken ebenfalls anomal wird.

Funktionsstörungen treten auch auf, wenn Entwicklungsstörungen Verbindungen des Bronchialsystems zum gastrointestinalen Systems, z. B. Abgang eines Bronchus aus dem Ösophagus, verursachen. Dabei handelt es sich um einzelne, mit der übrigen Lunge nicht verbundene Lungenanteile mit arterieller Versorgung aus der Aorta, ähnlich der sogenannten Lungensequestration.

Mißbildungen ohne Anschluß an das Bronchialsystem haben bei hämatogenen Infektionen keine Selbstreinigungsfunktion. Die Ausheilung ist dann stark verzögert, wenn nicht unmöglich. Ein Beispiel für ein solches Krankheitsbild ist die sogenannte Lungensequestration (Rokitanskyscher Lappen), ein zusätzlicher mißgebildeter Lungenlappen, der intralobär im Zwerchfellwinkel liegen kann und nicht über die A. pulmonalis, sondern über eine aus der Aorta entspringende Arterie versorgt wird. Diese Mißbildung nimmt bis zu 6% aller pulmonalen Mißbildungen ein.

Bronchiektasen und Lungenzysten

Bronchiektasen und Lungenzysten sind häufiger erworben als angeboren. Diese Differenzierung anhand des klinischen Bildes vorzunehmen, ist schwierig, pathophysiologisch besteht kein Unterschied. Lungenzysten haben in der Regel keine offene Verbindung zum Bronchialsystem; ein Ventilmechanismus kann bestehen. Klinisch bedeutsam werden sie durch eine Größenzunahme und Kompression des Lungengewebes in der Nachbarschaft oder nach einer Infektion, da sie sich dann nicht entleeren können und auf diese Weise die Charakteristika des Lungenabszesses annehmen.

Pulmonale Gefäßveränderungen

Pulmonalarterien

Entsprechend der komplizierten Ontogenese des Herzens und der großen Gefäße können mannigfache Störungen des pulmonalen Gefäßsystems auftreten. Idiopathische Dilatation, Obstruktion des Lumens in zentralen oder peripheren Abschnitten, Veränderungen der Pulmonalarterie und der Aorta mit fehlerhafter Aufzweigung sind unterscheidbar. Pulmonalarterienmißbildungen sind häufig kombiniert mit anderen kardialen Anomalien (s. auch Kapitel Herzkrankheiten). Eine pulmonale Hypertonie ist in fast allen Fällen obligat. Nicht selten wird kompensatorisch der Bronchialarterienfluß erhöht, was zu einer zusätzlichen Volumenbelastung des kleinen Kreislaufs führt.

Pulmonalvenen

Klinisch wichtig sind jene Venenanomalien, die

1. mit weiteren Mißbildungen an Herz und Gefäßen kombiniert sind, z. B. Cor triatriatum mit pulmonalem Hypertonus;
2. durch Einmündung der Lungenvenen in die systemischen Venen (V. cava inferior, V. portae, V. azygos) einen Links-rechts-Shunt hervorrufen.

Das Ausmaß des Shunts bestimmt die Prognose. Shunts unter 50% sind mit einem normalen Leben durchaus vereinbar. Ein Sonderfall einer solchen Fehleinmündung ist das sogenannte Scimitar-Syndrom (Einmündung der rechten Lungenvenen in die abdominelle V. cava inferior) mit Ausbildung einer türkensäbelähnlichen Figur im rechten Thorax.

Pulmonale arteriovenöse Fisteln

Definition: Hierunter versteht man eine hämodynamisch wirksame Verbindung der A. pulmonalis mit der V. pulmonalis, die meist spontan, selten nach Lungentraumen (Schuß- oder Stichverletzung) entsteht. Sie liegen meist subpleural in den Unterfeldern der Lunge. Die Fisteln variieren von kleinsten Teleangiektasien zu großen, tumorähnlichen Gebilden. Sie können multipel auftreten. Beim Morbus Rendu-Osler-Weber sind sie mit ähnlichen Veränderungen an Gaumen und anderen Organen, z. B. Leber oder dem Darm, kombiniert.

Klinik

Die Symptomatik ist abhängig von der Größe des a.-v. Shuntes. Trommelschlegelfinger und Polyglobulie sind neben der Zyanose Leitsymptome. Über großen Fisteln sind Strömungsgeräusche hörbar. A.-v. Fisteln können Ursache von Hämorrhagien sein und infiziert in den arteriellen Kreislauf embolisch streuen.

Diagnostisches Vorgehen

Röntgenologisch imponieren sie als Rundherd mit zu- und abführendem Gefäß. Angiographisch läßt sich die Diagnose sichern, allerdings entziehen sich sehr kleine a.-v. Fisteln dem röntgenologischen Nachweis.

Einseitig helle Lunge

Definition: Eine besondere Entwicklungsanomalie stellt die sogenannte einseitig helle Lunge dar (unilateral hyperlucent lung syndrome, Swyer-James-Syndrom, MacLeod-Syndrom). Eine ganze Lunge oder nur einzelne Lappen können betroffen sein. Das Lungenparenchym zeigt ein panazinäres Emphysem, die Zahl der Alveolen und der feineren Aufzweigungen der Lungenarterien ist reduziert. Das bedeutet darauf hin, daß die Hypoplasie Folge einer Behinderung der normalen Entwicklung dieser Strukturen im Kindesalter ist.

Klinik

Häufig tritt dieses Syndrom nach frühkindlichen Pneumonien, z. B. Masernpneumonien, auf. Morphologisch findet man eine Bronchitis und Bronchiolitis obliterans. Die Patienten können völlig asymptomatisch sein, so daß die Diagnose zufällig gestellt wird. Manche klagen über Husten und Dyspnoe bei Belastung oder häufige Infektionen der Atemwege. Das mißgebildete Areal stellt einen Locus minoris resistentiae für Infektionen dar.

Diagnostisches Vorgehen

Die Funktionsstörung läßt sich durch Vergleich in- und exspiratorisch aufgenommener Thoraxbilder mit dem Nachweis des Air-trapping bei der Exspiration aufzeigen. Angiographisch sind die zuführenden Lungengefäße kleiner als normal.

Therapie

Diese ist in der Regel nicht erforderlich, bei Infektionen muß antibiotisch therapiert werden.

Merke: Kongenitale Strukturanomalien der Lunge sind häufig, jedoch nur selten klinisch bedeutungsvoll. Die klinische Relevanz muß im Einzelfall nach einer sorgfältigen Diagnose beschrieben werden. Die Bedeutung der Mißbildungen liegt darin, daß sie einerseits einen Locus minoris resistentiae für Infektionen darstellen, andererseits besteht bei Mißbildungen Entartungsgefahr. Die Therapie ist in der Regel chirurgisch.

Weiterführende Literatur

Harris, P., D. Heath: The Human Pulmonary Circulation. Churchill Livingstone, Edinburgh 1986

Levine, M., for a Committee of ACCP: Congenital pulmonary diseases in children. Dis. Chest 49 (1966) 441

Savic, B., F. J. Birtel, W. Tholen, H. D. Funke, R. Knocke: Lung sequestration. Thorax 36 (1979) 96

Spencer, H.: Pahtology of the Lung, 3rd ed. Pergamon, Oxford 1977

Weg, I. G., R. A. Krumholz, L. E. Hacklerod: Unilateral hyperlucent lung. Amer. intern. Med. 62 (1965) 675

Atemregulationskrankheiten

Definition: Unter Hyperventilation versteht man eine im Verhältnis zum Gaswechsel gesteigerte Atmungstätigkeit, entweder als Zunahme der Totraumventilation (ohne Auswirkung auf die Blutgase) oder als alveoläre Hyperventilation mit einem PCO_2 kleiner als 36 mmHg. Eine alvoläre Hypoventilation (respiratorische Globalinsuffizienz) ist Folge einer direkten Schädigung bzw. unzureichenden Funktion des Atemzentrums bzw. einer Insuffizienz der Atemmuskulatur oder Folge einer obstruktiven oder restriktiven Lungenerkrankung. Der PCO_2 steigt über 48 mmHg. Die Hyperventilation kommt als kompensatorische Hyperventilation bei Gewebshypoxie, Stimulation der J-Rezeptoren und metabolischer Azidose (hierbei sogenannte große Atmung, Kußmaulsche Atmung) oder bei direkter Stimulation der Atemzentren (Tumor, Pharmaka, Fieber usw.), aber auch als primär psychisch bedingte Hyperventilation vor. Zentralbedingte Hypoventilation ist in der Regel Ausdruck neurologischer Erkrankungen oder von Intoxikationen. Zu den zentral verursachten Atemregulationskrankheiten gehören auch die während des Schlafes auftretenden Hypoventilationen und Atemstillstände.

Hyperventilation

Krankheitszustände, bei denen eine primäre Störung der Atemregulation zur Hyperventilation führt, sind selten. Hier ist lediglich das psychogene Hyperventilationssyndrom zu nennen. Meist ist eine Hyperventilation Ausdruck einer an anderer Stelle lokalisierten Störung des Respirations-Herz-Kreislaufsystems oder des Stoffwechsels bzw. neurologischer Erkrankungen. Hierzu gehören: Stimulation des Atemzentrums durch Tumoren oder neurologische Erkrankungen sowie Intoxikationen (Amylnitrit, Salicylate, CO, Nitroglyzerin u. a.) sowie Sauerstoffmangel, Fieber, Stoffwechselkomata (Leber, Niere, Diabetes), Herzinsuffizienz, Lungenembolie, beginnende obstruktive Ventilationsstörung (beginnendes Asthma), Anämie und Schwangerschaft. Bei diesen Krankheitszuständen ist die Hyperventilation im Rahmen der Grundkrankheit zu beurteilen.

Psychisches Hyperventilationssyndrom

Das psychogene Hyperventilationssyndrom entsteht wahrscheinlich als Reaktion auf Angsterlebnisse oder tatsächliche bzw. vermeintliche Mißempfindungen. Es wird am häufigsten bei jüngeren Personen beobachtet. Frauen sind etwa 3mal häufiger als Männer betroffen. Durch die Alkalose während des Hyperventilationsanfalls kommt es zu neurologischen Erscheinungen mit muskulärer Übererregbarkeit, Pfötchenstellung der Finger, karpopedalen Spasmen, die sich bis zu tetanischen Anfällen verstärken können, und zunehmender psychischer Labilität. Die muskuläre Übererregbarkeit ist neurologisch erkennbar (positives Trousseau-Phänomen). Die Hyperventilation wird ausgelöst oder begleitet durch subjektives Atemnotgefühl, Druck- und Globusgefühl im Hals, Tachykardie und Herzbeschwerden, die mitunter den Charakter einer Angina pectoris annehmen, und ist häufig begleitet von hypotonen Kreislauferscheinungen und wegen der dabei ebenfalls häufigen Aerophagie auch von Bauchbeschwerden.

Die Klinik der Hyperventilation ist absolut charakteristisch, eine Blutgasanalyse zeigt die Hypokapnie mit Alkalose. Die dadurch bedingte Verminderung des ionisierten Calciums im Blut ist für die Symptomatik wesentlich mitverantwortlich.

Selbstverständlich müssen andere Ursachen der Hyperventilation (s. oben) differentialdiagnostisch bedacht werden. Die Prognose ist günstig. Die akute Therapie des psychogenen Hyperventilationssyndroms besteht in Maßnahmen zur Beruhigung des Patienten, wenn nötig mit medikamentöser Sedierung. Eine CO_2 Rückatmung durch Überstülpen eines Beutels über den Patienten ist häufig praktikabel. Die tetanischen Symptome lassen sich gut mit Calciuminjektionen kupieren. Hierdurch tritt auch durch den Rückgang der Beschwerden eine Beruhigung und häufig eine Beendigung des Hyperventilationsanfalles ein. Die langfristige Therapie muß, falls möglich, die psychogenen Ursachen konfliktzentriert angehen.

Hypoventilation

Eine insuffiziente Atemregulation mit Hypoventilation kommt bei einer Vielzahl zerebraler Funktionsstörungen (Enzephalitiden, zerebralen Durchblutungsstörungen), bei Störungen der gesamten Zirkulation, bei Herzinsuffizienz und Hypotonie aber auch präfinal vor. Sie äußert sich oft in einer Veränderung des Atemtyps wie Cheyne-Stokesscher oder Biotscher Atmung. Letztere ist eine irreguläre chaotische Atmung (respiratorische Ataxie), die besonders bei Läsionen der Medulla oblongata, bei Meningitis, Enzephalitis und anderen neurologischen Störungen sowie in der Agonie beobachtet wird. Sie zeigt eine extreme Störung der Atemregulation als Symptom einer allgemeinen Erkrankung an. Die Cheyne-Stokessche Atmung ist ein Hinweis auf eine nicht so gravierende Störung der Atemregulation, wie z. B. bei exogenen Intoxikationen oder schweren Allgemeinerkrankungen. Sie kommt ohne weitere Erkrankungszeichen auch bei Kindern und alten Menschen im Schlaf vor.

Schlafapnoe

Definition: Als Schlafapnoesyndrome sind komplexe Krankheitsbilder definiert, bei denen es im Schlaf zu intermittierenden Atemstillständen (Schlafapnoe) kommt. Mehr als 10 Apnoephasen von je mehr als 10 Sekunden Dauer je Stunde Schlafzeit, oder mehr als 100 Phasen pro Nacht sind als pathologisch anzusehen. Während der Apnoephasen kommt es zu einer Verminderung der arteriellen Sauerstoffsättigung. Ursache ist wahrscheinlich eine zentrale bedingte Koordinationsstörung der Atemmuskulatur einerseits und der Schlundmuskulatur andererseits, die zur Obstruktion der oberen Atemwege Anlaß gibt. Rein zentrale Formen der Schlafapnoe, bei denen die Aktivierung aller an der Atmung beteiligten Muskelgruppen unterbleibt, sind selten. Schlafapnoesyndrome sind besonders häufig bei Männern zwischen dem 40. und 60. Lebensjahr.

Klinik

Eine Instabilität der Atemregulation während des Schlafes muß heute als ein außerordentlich häufiges Vorkommnis angesehen werden. Es gibt allerdings einen breiten Übergangsbereich zwischen den als noch physiologisch zu bewertenden phasischen Schwankungen in der Atemregulation während des Schlafes und der als eindeutig (s. oben) pathologisch zu bewertenden Schlafapnoeaktivität. Die den Patienten während der Apnoe gefährdende Hypoxämie wird aufgrund von zentralen nervösen Aktivierungsreaktionen (Arousal) unterbrochen, die ohne bewußte Kontrolle eintreten und die Vigilanz soweit anheben, daß eine kompensatorische Hyperpnoe herbeigeführt werden kann Tab. 3.**38**. Die gehäuften zentralnervösen Arousal-Reaktionen führen zu einer nachhaltigen Störung des physiologischen Schlafablaufs (Schlaffragmentation). Der Schlaf der Apnoepatienten mit einem hohen Apnoeindex ist daher nicht mehr erhol-

sam und die Hypersomnie tagsüber (EDS = excessive daytime sleepiness) ist eine Folge.

Schlafapnoe kann in zwei unterschiedlichen Mustern auftreten: Beim sogenannten **zentralen Muster** unterbleibt die Aktivierung aller an der Atmung beteiligten Muskelgruppen, bei der sogenannten **obstruktiven Form** werden das Zwerchfell und die untere Thoraxmuskulatur weiterhin aktiviert, während die Muskulatur der oberen Atemwege erschlafft, was zum Verschluß der Atemwege im Bereich des oberen Pharynxs führt. Am häufigsten wird die sogenannte **gemischte Apnoe,** eine Kombination beider Muster gesehen. Als Folge der Obstruktion der oberen Luftwege kommt es zu periodischem Schnarchen, das häufig fremdanamnestisch erfaßt werden kann. Die Schlafapnoe gilt heute als die häufigste Ursache für Hypersomnie bzw. für die tagsüber exzessiv vermehrte Einschlafneigung, zugleich ist sie aber auch als eine wichtige Ursache für Ein- und Durchschlafstörungen (Insomnien) anzusehen.

Von Interesse ist, daß in diesem Patientenkollektiv internistische Erkrankungen, wie arterielle Hypertonie, chronische Herzinsuffizienz, aber auch chronisch pulmonal-arterielle Hypertonie, nächtliche Herzrhythmusstörungen mit Bradykardien und Extrasystolien während der Apnoephasen und Sinustachykardien korrelierend zur intermittierenden Hyperpnoe gehäuft auftreten. Ein Teil der Patienten mit Schlafapnoe ist übergewichtig (s. unten).

Der **Pathomechanismus** der Entstehung dieser nächtlichen Atemregulationsstörungen ist bisher nicht voll verstanden, jedoch ist erwiesen, daß sedierende Faktoren wie Alkohol oder pharmakologische Sedativa die Apnoe verstärken, während Analeptika sie eher vermindern (s. unter Therapie).

Die **Diagnose** der Schlafapnoe kann aufgrund der anamnestischen Angaben wahrscheinlich gemacht werden, durch geeignete Langzeitregistrierungen der Atmungsparameter mit EKG und Sauerstoffdruck während der Schlafzeit läßt sie sich sichern.

Hierzu stehen inzwischen sowohl ambulant einsetzbare Geräte wie auch „mobile" Registriereinheiten zur Verfügung, die physiologische Parameter von Herz, Kreislauf und Atmung während des Nachtschlafs kontinuierlich registrieren (Abb. 3.**39**). Komplizierte Fragestellungen bedürfen der Untersuchung im Schlaflabor, wo gleichzeitig ein EEG aufgezeichnet werden kann.

Schon eine Langzeit-EKG-Registrierung kann Hinweise geben, da Sinusarrhythmien und andere nächtliche Herzrhythmusstörungen bei diesem Patientenkollektiv besonders häufig sind. Dieser Befund weist darauf hin, daß die Atemregulationsstörungen nicht isoliert, sondern im Zusammenhang mit der gesamten Atmungs- und Kreislaufregulation gesehen werden müssen. Neben den erwähnten Symptomen findet man eine Vielzahl von psychopathologischen Erscheinungen bis hin zu schweren depressiven Persönlichkeitsveränderungen und zum intellektuellen Verfall.

In den Zusammenhang der Schlafapnoesyndrome muß heute auch das **Pickwick-Syndrom** ein-

Abb. 3.**38** Pathomechanismus-Schema der schlafbezogenen Atmungsstörungen

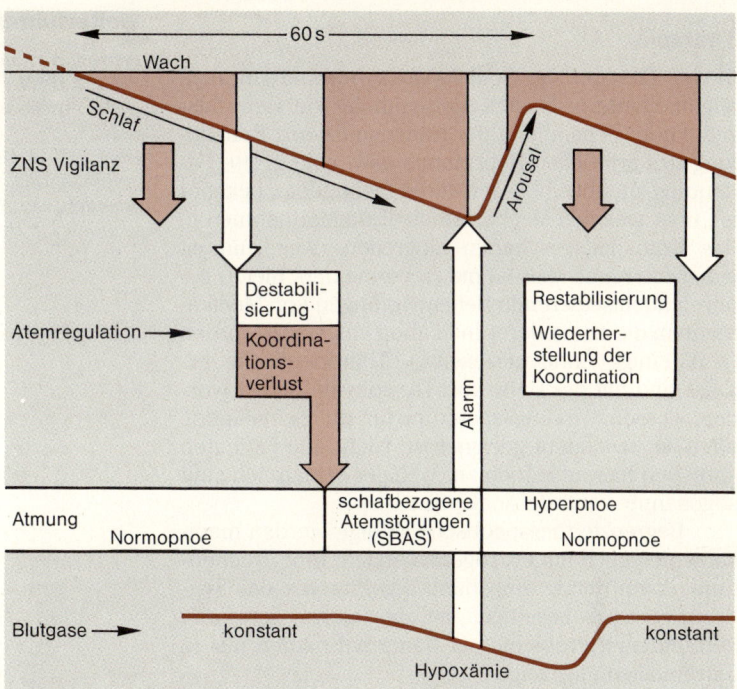

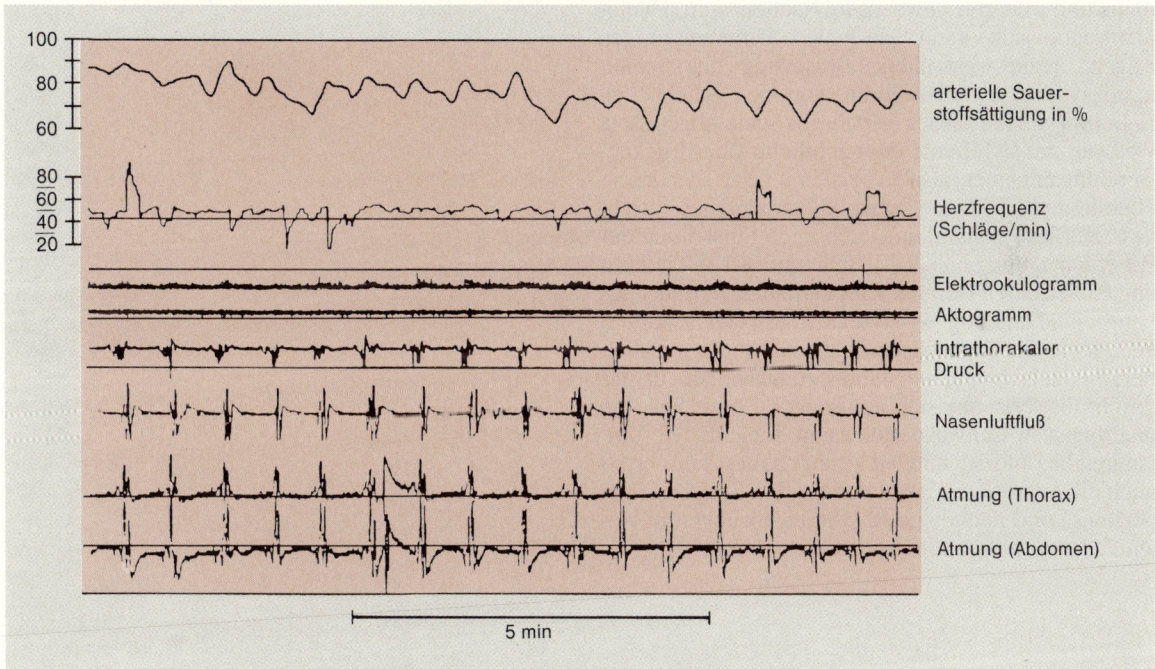

Abb. 3.**39** Aufzeichnung verschiedener Parameter während des Nachtschlafs. Man erkennt den den Atempausen zugeordneten Abfall der arteriellen Sauerstoffsättigung und den rhythmischen Wechsel von Atemstillstand und Hyperventilation mit den zugehörigen intrathorakalen Druckschwankungen sowie die starke Variation der Herzfrequenz

geordnet werden, ein Extremtyp mit Adipositas, Schlafsucht, sekundärer Polyglobulie und pulmonaler Hypertonie, sowie Rechtsherzinsuffizienz mit Hypoxie und Hyperkapnie, ohne daß eine obstruktive Lungenerkrankung vorliegen muß. Das Pickwick-Syndrom ist benannt nach der Romanfigur von Charles Dickens „little fat Joe". Klinisch und lungenfunktionsanalytisch ist das Pickwick-Syndrom abzugrenzen von rechtsherzinsuffizienten Patienten bei chronischer Bronchitis. Wenngleich die Pathogenese dieser Atmungs- und Kreislaufregulationsstörung nicht voll verstanden ist, so haben doch epidemiologische Studien gezeigt, daß die Prävalenz auf etwa 2–10% der Population geschätzt wird. Schlafapnoe wird bei Männern ca. 10- bis 20mal so oft gefunden wie bei Frauen.

Therapie

In der Therapie der Schlafapnoesyndrome kommen allgemeininternistischen Maßnahmen wie Gewichtsreduktion, Behandlung der Herzinsuffizienz, Behandlung des arteriellen Hypertonus usw. eine große Bedeutung zu, obwohl gegenwärtig nicht genau bekannt ist, über welchen Mechanismus diese Maßnahmen in das Krankheitsgeschehen eingreifen. Weiterhin ist jede sedierende Maßnahme zu vermeiden, hierzu gehören auch sedierende Nebenwirkungen von Medikamenten, die aus anderer Indikation eingesetzt werden (z. B. einige Antihypertensiva). Therapeutische Erfolge sind mit der Gabe von Theophyllin erzielt worden, dessen Wirkungsspektrum für die Schlafapnoe offenbar besonders geeignet ist. Nicht alle Patienten sprechen hierauf jedoch an. Weniger erfolgreich sind sogenannte zentrale Analeptika.

Begrenzte therapeutische Erfolge werden medikamentös auch mit Östrogenen erzielt. Eine Tracheotomie kann durch Umgehung des Pharynx das Syndrom ebenfalls beseitigen, ist aber wegen der damit verbundenen Probleme als Dauermaßnahme nur in Extremfällen angezeigt.

Die chirurgische Entfernung des weichen Gaumens und weiterer Gewebes im Rachenraum (Uvulopharyngoplastik) kann, wie neuere Untersuchungen zeigen, keine wesentliche Besserung des Schlafapnoesyndroms herbeiführen, von den erheblichen Nebenwirkungen dieses Verfahrens ganz abgesehen. Weltweit hat sich heute die nächtliche Überdruckanwendung mit einer nasalen Maske (n CPAP) als das sicherste und effektivste Behandlungsvorgehen durchgesetzt. Diese Behandlung kann nach Einstellung der Patienten unter klinischen Bedingungen mit ambulant einsetzbaren Geräten vom Patienten zu Hause als Langzeitbehandlung durchgeführt werden. Dadurch gelingt es, die Atemstillstände durch die Obstruktion der oberen Luftwege vollständig zu beseitigen, da der durch die Nasenmaske applizierte Überdruck die pharyngealen Luftwege gleichsam schient. Wie umfangreiche Untersuchungen gezeigt haben, können so auch die Auswirkungen auf den großen Kreislauf (Hypertonie) und nächtliche Rhythmusstörungen in vielen Fällen beseitigt oder gebessert werden.

Weiterführende Literatur

Peter, J. H.: Klinik der Hypersomnien. Internist 25 (1984) 547
Peter, J. H., M. Faust, I. Fett, T. Podszus, H. Schneider, K. Weber, P. v. Wichert: Die Schlafapnoe. Dtsch. ed. Wschr. 115 (1990) 182
Peter, J. H., T. Penzel, T. Podszus, P. v. Wichert: Sleep and Health Risk. Springer, Heidelberg 1990
Saunders, N. A., C. E. Sullivan: Sleep and Breathing. Lung Biology in Health and Disease Vol. 21 Dekker, New York 1984

4 Krankheiten des endokrinen Systems

W. Bauer

J. A. Fischer

W. Kaufmann

D. Reinwein

H.-U. Schweikert

H. J. Senn

P. Stoll

H.-D. Taubert

H. Vetter

W. Winkelmann

Hypophyse und Hypothalamus

W. Winkelmann

Hypophysentumoren

Etwa 8–10% aller intrakranieller Tumoren sind Hypophysentumoren. Diese lassen sich entsprechend ihrer hormonellen Funktion unterteilen in endokrin inaktive und endokrin aktive Hypophysentumoren.

Endokrin inaktive Hypophysentumoren

Es handelt sich dabei um endokrin inaktive chromophobe Adenome, Zysten (Epidermoid- und Dermoidzysten), Kraniopharyngeome, Teratome und Metastasen (z. B. Mamma- und Bronchialkarzinom). Die chromophoben Adenome galten früher als die häufigsten Hypophysentumoren. Mit Hilfe der histologischen Immunfluoreszenztechnik und der Prolactinbestimmung ließen sich aus dieser Gruppe die hormonell aktiven prolactinproduzierenden laktotropen Adenome abtrennen. Die Häufigkeit der hormonell inaktiven chromophoben Adenome liegt nunmehr bei etwa 40–45% der Hypophysentumoren. Bei intra- und parasellärem Wachstum kann infolge einer Druckatrophie des normalen Hypophysenvorderlappen-(HVL-)Gewebes eine HVL-Insuffizienz entstehen. Bei suprasellärer Ausdehnung können sich durch Druck auf das Chiasma opticum Sehstörungen (bitemporale Hemianopsie, Optikusatrophie) entwickeln. Bei der Röntgendiagnostik von Hypophysentumoren zeigt die Übersichtsaufnahme des Schädels bei Makroadenomen bereits charakteristische Veränderungen: Das Sellalumen ist vergrößert, der Sellaeingang erweitert und Dorsum sellae oft aufgerichtet (Abb. 4.**1**). Die Computertomografie (CT) oder neuerdings die Magnetresonanztomografie (MR = Kernspintomografie) ermöglichen bei Makroadenomen eine Beurteilung der parasellären Ausdehnung und der räumlichen Beziehung zum Chiasma opticum sowie bei kleineren Mikroadenomen überhaupt erst den neuroradiologischen Nachweis.

Endokrin aktive Hypophysentumoren

Akromegalie und hypophysärer Gigantismus

> **Definition:** Die Akromegalie ist charakterisiert durch eine vermehrte Sekretion von Wachstumshormon und konsekutiv Somatomedin C, die zu einer typischen Vergrößerung der Akren und der inneren Organe führt. Sofern die STH-Überproduktion bereits vor der Pubertät bei noch nicht abgeschlossenem Skelettwachstum auftritt, entwickelt sich ein hypophysärer Gigantismus.

Häufigkeit

Über die Häufigkeit der Akromegalie liegen nur wenige epidemiologische Daten vor. Untersuchungen in Japan weisen auf eine Morbidität von etwa 1 : 100 000 hin. Das bevorzugte Erkrankungsalter liegt in der 3. und 4. Lebensdekade.

Ätiologie

Der Akromegalie liegt ursächlich ein somatotropes Adenom zugrunde, das einerseits als Mikroadenom mit einem Durchmesser von weniger als 10 mm oder als Makroadenom vorliegen kann. Ein endokrin aktives metastasierendes Karzinom der Adenohypophyse kommt, ebenso wie eine ektopische STH-Überproduktion, nur ausnahmsweise als Ursache einer Akromegalie in Betracht. In Einzelfällen konnte ursächlich eine ektopische Hypersekretion von GH-RH (growth hormone releasing hormone, Somatocrinin) in einem Karzinom (Pankreas) oder Karzinoid nachgewiesen werden.

Pathophysiologie und Klinik

Leitsymptome der Akromegalie sind die typischen Vergrößerungen und Vergröberungen des Gesichtsschädels sowie der Hände und Füße, die nicht nur durch Knochenwachstum, sondern auch durch Verdickung der Weichteile entstehen (Abb. 4.**2**). Der knöcherne Schädel ist insgesamt vergößert. Supraorbitalwülste und Jochbögen sind stark prominent, der Unterkiefer ist vergößert und das Kinn kräftig entwickelt (Progenie). Es kommt häufig zusätzlich zu einer Prognathie (Unterbiß). Die Zähne rücken in den ver-

Abb. 4.**1**   Schädelaufnahme mit stark erweiterter Sella turcica bei einem 15¹/₂jähri-
gen Patienten mit prolactinproduzierendem
Hypophysentumor (Radiolog. Institut Univ.
Köln)

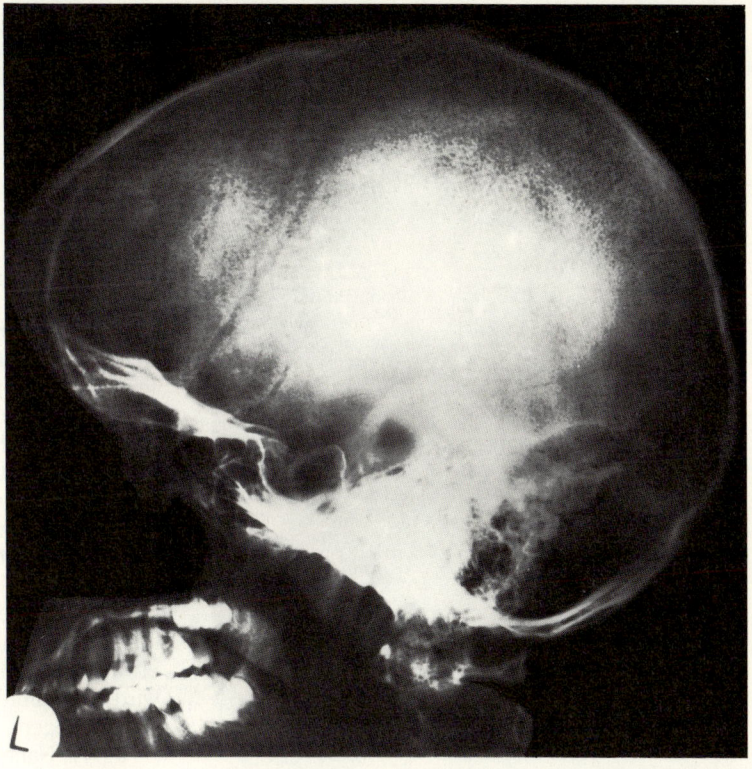

größerten Kieferknochen deutlich auseinander. Die
Vergrößerung von Nase, Zunge (Makroglossie) und
Lippen (Makrocheilie) ist oft besonders auffallend.
Die Haut hypertrophiert, und besonders im Gesicht
können sich vermehrt Hautfalten entwickeln (Cutis
gyrata, Abb. 4.**3**) Sehstörungen (bitemporale Hemianopsie, Visusverschlechterung) entstehen bei der
Akromegalie infolge geringerer Wachstumstendenz
des somatotropen Adenoms weniger häufig als bei
den endokrin inaktiven Hypophysentumoren. Dagegen klagen die Patienten oft über Kopfschmerzen, seltener über Schmerzen in den großen Röhrenknochen. Heftige Beschwerden werden häufig durch
akromegale Arthropathien, besonders in den großen
Gelenken, verursacht. Ursache ausgeprägter Parästhesien in den Händen ist ein Karpaltunnel-Syndrom, das sich vorwiegend infolge ödematöser
Schwellung der Synovia entwickelt und nach erfolgreicher Therapie reversibel ist. Unter der STH-Wirkung kommt es bei der Akromegalie zu einer allgemeinen Vergrößerung innerer Organe wie Lungen,
Herz, Leber und Nieren. Auch die bei etwa 60% der
Patienten nachweisbare Struma diffusa entsteht im
Rahmen dieser Splanchnomegalie. Etwa 20−30% der
Patienten mit einer Akromegalie entwickeln eine arterielle Hypertonie, deren Pathogenese bisher nicht sicher geklärt ist. Bei etwa 60−70% der Patienten läßt
sich eine pathologische Glucosetoleranz nachweisen;
ein Diabetes mellitus manifestiert sich bei etwa
10−15%. Partielle HVL-Insuffizienz ist in Abhängigkeit
von der Ausdehnung des Tumors möglich, aber relativ selten. Tab. 4.**1** zeigt die Häufigkeit wesentlicher

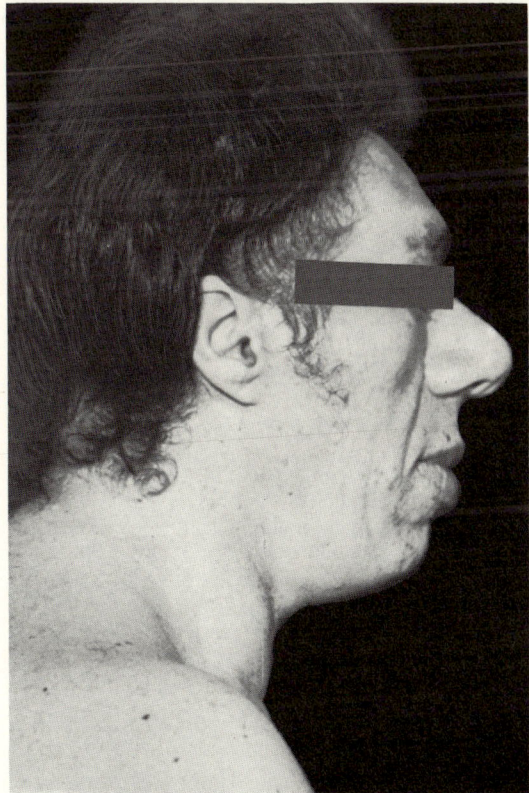

Abb. 4.**2**   Ausgeprägte klinische Symptome der Akromegalie bei
einer 53jährigen Patientin; Zustand nach zweimaliger ineffektiver
transfrontaler Operation, Serum-STH zwischen 100 und
220 ng / ml (= µg / l)

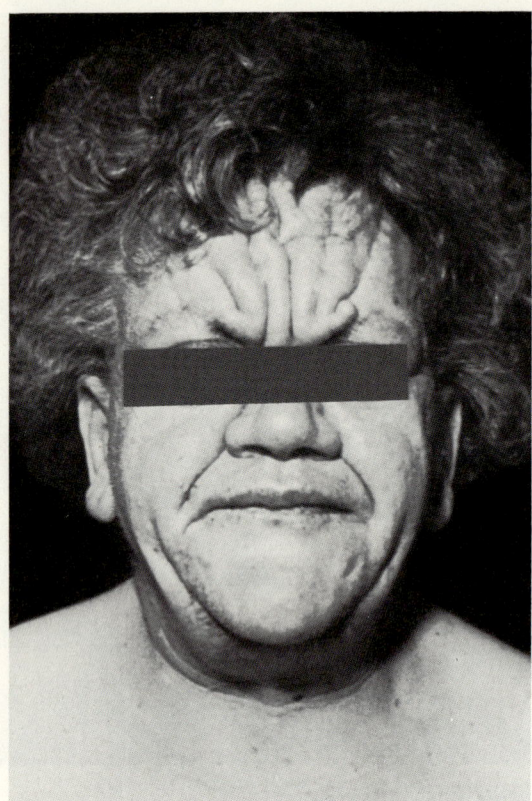

Abb. 4.**3**   Auffallende Cutis gyrata bei einer 48jährigen Patientin mit einer seit etwa 8 Jahren bestehenden unbehandelten Akromegalie; Serum-STH mit Werten zwischen 4,5 und 11,5 mg/ml (=µg/l) nur leicht erhöht

Tabelle 4.**1**   Häufigkeit wesentlicher Beschwerden und klinischer Symptome bei 110 Akromegalie-Patienten

Symptome	%
Vergrößerung der Akren	100
Sellavergrößerung	91
pathologische Glucosetoleranz	68
Hyperhidrosis	61
Struma	60
Kopfschmerzen	50
Amenorrhoe	50
Hypertrichosis (Frauen)	35
Parästhesien, Karpaltunnel-Syndrom	35
Libidoverlust (Männer)	30
Arthropathie	25
arterielle Hypertonie	21
Sehstörungen, Chiasmasyndrom	15
manifester Diabetes mellitus	13

Symptome der Akromegalie. Unter der verstärkten STH-Wirkung kommt es am Skelettsystem zu einer Steigerung des enchondralen sowie des periostalen appositionellen Knochenwachstums. An Hand- und Fußskelett lassen sich Verbreiterungen der Metakar-palia und Phalangen mit und ohne Randosteophyten nachweisen. Die Wirbelkörper zeigen eine quadratische Form und bei weiterer Progredienz einen vergrößerten Sagittaldurchmesser mit zusätzlichen ausgeprägten spondylotischen Veränderungen. Es entsteht oft eine Kyphose bzw. Kyphoskoliose der BWS mit kompensatorischer Lordose der LWS.

Menschliches Wachstumshormon (somatotropes Hormon = STH, human growth hormone = HGH) ist ein einkettiges Proteohormon aus 191 Aminosäuren, die durch zwei Disulfidbrücken stabilisiert sind. Es sind höhermolekulare Formen bekannt („big"- bzw. „big-big"-HGH), die durch geringere Rezeptoraffinität und geringere biologische Aktivität charakterisiert sind und deren Anteil gegenüber dem monomeren „little"-HGH (85%) bei etwa 12% bzw. 3% liegt. Für die wachstumsfördernde Wirkung des STH sind zusätzliche periphere Wachstumsfaktoren erforderlich, die sogenannten Insulin-like growth factors (IGF I = Somatomedin C [SmC] und IGF II), die die Aufnahme von Sulfat sowie die Synthese von Kollagen und anderen Proteinen im Knorpel steigern. IGF I hat ein Molekulargewicht von 7500 und zeigt eine etwa 40%ige Homologie mit Proinsulin. Serum STH wird radioimmunologisch bestimmt. Die Normalwerte liegen im allgemeinen unter 1–3 ng/ml (=µg/l). Nachts lassen sich jedoch in Korrelation zum Beginn von Tiefschlafphasen spontane kurzfristige STH-Anstiege bis 40–60 ng/ml (=µg/l) nachweisen. Im übrigen sind Blutzuckerabfall, körperliche Belastung sowie Streß physiologische Stimuli der STH-Sekretion, während Hyperglykämie und Anstieg der freien Fettsäuren hemmend wirken. Bei der floriden Akromegalie ist das Serum-STH unterschiedlich stark erhöht; es kann gelegentlich noch zwischen 5 und 10 ng/ml (=µg/l) liegen und in Extremfällen bis 2000 ng/ml (=µg/l) ansteigen. Im Tagesprofil lassen sich erhebliche Spontanschwankungen bis zum 20fachen des Ausgangswertes nachweisen. Die Höhe des Serum-STH korreliert nicht unbedingt mit dem klinischen Ausmaß der akromegalen Veränderungen (s. Abb. 4.**3** und 4.**4**). Die IGF spielen dabei eine gleichermaßen wichtige Rolle. Bei der Akromegalie bleibt der normale hyperglykämieinduzierte STH-Abfall im allgemeinen aus. Stimulationstests wie Insulinhypoglykämie und Argininfusion werden überwiegend nicht mit einem normalen STH-Anstieg beantwortet. GH-RH führt bei der Akromegalie zu unterschiedlicher Beeinflussung der STH-Sekretion; der normale Anstieg kann ausbleiben, vermindert, aber auch überschießend sein. Unter TRH läßt sich bei etwa 60% der Patienten ein inadäquater STH-Anstieg nachweisen, der wahrscheinlich auf einen Rezeptordefekt der somatotropen Tumorzelle zurückzuführen ist. Aufgrund der bisher verfügbaren endokrinologischen Tests kann nicht entschieden werden, ob die Akromegalie eine primär hypothalamische oder primär hypophysäre Erkrankung ist oder ob beide Formen vorkommen können. Die Langzeitergebnisse der neurochirurgischen Adenomektomie sprechen jedoch zumindest für ein Überwiegen des autonomen hypophysären Adenoms.

Diagnostisches Vorgehen und Differential-diagnose

Die Diagnose ist bei voll ausgeprägter Erkrankung schon aufgrund der klinischen Untersuchung zu stellen. Besonders bei Frühformen kann jedoch eine differentialdiagnostische Abgrenzung gegenüber dem konstitutionellen Akromegaloid, den Schädelveränderungen beim Morbus Paget bzw. der Osteoarthropathie hypertrophiante pneumique erforderlich sein. Zur Diagnostik werden STH- bzw. SmC-Serumkonzentrationen unter Basalbedingungen bestimmt. Basales Serum-STH unter 1 ng/ml schließt eine Akromegalie weitgehend aus. Da STH andererseits zu den sogenannten Streßhormonen gehört, ist eine Beeinflussung höherer Einzelwerte durch äußere Streßfaktoren nicht auszuschließen, so daß die Diagnose gesichert bzw. ausgeschlossen wird durch Bestimmung des Serum-STH im Glucosebelastungstest (vor sowie 60, 90 und 120 Min nach 100 g Glucose per os). Darunter sollte wenigstens ein STH-Wert auf weniger als 1 ng/ml abfallen. Bei pathologischem Ergebnis sind weitere Untersuchungen wie Insulinhypoglykämie-, GH-RH- und TRH-Test erforderlich. Obsolet sind dagegen Bestimmungen des Serumphosphats und der Hydroxyprolinausscheidung im Urin bei der Akromegalie.

Therapie

Die Behandlung der Akromegalie kann operativ, strahlentherapeutisch und unter Umständen medikamentös erfolgen. Das Serum-STH sollte nach erfolgreicher Therapie weniger als 5 ng/ml (= μg/l) im Tagesprofil betragen bzw. unter Glucosebelastung auf weniger als 2 ng/ml abfallen. Ein persistierender Anstieg unter TRH − auch bei ausreichend niedrigen Basalwerten − weist auf verbliebenes Tumorgewebe hin; nach bisherigen Kenntnissen ist dadurch jedoch nicht grundsätzlich eine erhöhte Rezidivgefahr gegeben. Die transsphenoidale mikrochirurgische selektive Adenomexstirpation hat sich als Therapie der Wahl erwiesen. In Abhängigkeit von der Größe des Tumors und der STH-Serumkonzentration wird dabei in etwa 85% der Fälle eine Normalisierung des Serum-STH erreicht. Bei ausgeprägter parasellärer Ausdehnung des Tumors kann die transfrontale Operation indiziert sein. Die konventionelle Röntgentherapie (18-MeV-Quelle, Kobalt-Radiotherapie) hat wieder an Bedeutung gewonnen, die komplette Wirkung tritt jedoch erst innerhalb einiger Jahre ein. Die Bestrahlung mit schweren Partikeln (Protonen, α-Partikel) ist effektiver, andererseits jedoch nebenwirkungsreicher; diese Behandlung ist außerdem an große Atombeschleunigungsanlagen zu medizinischen Zwecken gebunden und in ihrer Anwendung dementsprechend stark begrenzt. Die stereotaktische Applikation von Radionukliden ([90]Yttrium, [192]Iridium) in den Tumor ist weitgehend verlassen worden. − Eine medikamentöse Therapie der Akromegalie ist möglich mit Dopaminagonisten sowie neuerdings mit Depot-Somatostatin-Analoga. Unter Dopaminagonisten wie Bromocriptin (Pravidel) bzw. Lisurid (Dopergin) kann je-

doch nur bei etwa 20% der Akromegalie-Patienten eine Normalisierung, häufiger dagegen lediglich ein partieller Abfall des Serum-STH erreicht werden. Die Tagesdosen schwanken zwischen 10 und 60 mg Bromocriptin, das in 4 Einzeldosen in Abständen von etwa 6 Stunden eingenommen werden sollte. An Nebenwirkungen sind vor allem gastrointestinale Beschwerden und orthostatische Kreislaufreaktionen bekannt geworden, die durch einschleichende Dosissteigerung und Einnahme nach den Mahlzeiten zu vermeiden sind. Der Versuch einer medikamentösen Zusatztherapie mit Bromocriptin ist bei ungenügender Remission nach Operation oder Röntgenbestrahlung indiziert. Gute therapeutische Effekte lassen sich neuerdings mit Somatostatin-Derivaten erzielen. Unter 3 x 0,05 bzw. 3 x 0,1 mg des Oktapeptids Octreotid (Sandostatin) kann bei 80% der Akromegalie-Patienten eine Normalisierung des Serum-STH erreicht werden. Das Präparat ist derzeit vor allem bei Refraktärität gegenüber anderen therapeutischen Maßnahmen indiziert.

Prognose und Verlauf

Die Akromegalie entwickelt sich im allgemeinen langsam. Die Lebenserwartung der unbehandelten Patienten ist deutlich eingeschränkt und liegt im Durchschnitt bei etwa 10−15 Jahren. Unter den Todesursachen stehen kardio- und zerebrovaskuläre Komplikationen im Vordergrund. Bei erfolgreicher Therapie besteht keine Einschränkung der Lebenserwartung.

> **Merke:** Die Akromegalie entsteht infolge eines hormonell aktiven somatotropen HVL-Adenoms. Die vermehrte STH- bzw. SmC-Sekretion führt zu charakteristischen Vergrößerungen und Verplumpungen besonders des Gesichtsschädels und der Hände und Füße sowie zu einer Splanchnomegalie. Die Diagnose wird objektiviert durch die Bestimmung des Serum-STH im Glucosebelastungstest. Eine Remission der Erkrankung ist durch geeignete therapeutische Maßnahmen wie z. B. transsphenoidale Adenomexstirpation zu erreichen.

Prolactinproduzierender Hypophysentumor (Prolaktinom)

> **Definition:** Das Krankheitsbild ist charakterisiert als Hyperprolaktinämie-Syndrom infolge eines endokrin aktiven Hypophysentumors (Prolaktinom) und führt bei der Frau zu Amenorrhö und Galaktorrhö sowie beim Mann zu Libido- und Potenzstörungen.

Häufigkeit

Das Prolaktinom ist der häufigste Hypophysentumor. Bei endokrin aktiven Hypophysentumoren handelt es sich in mehr als 50% der Fälle um Prolaktinome. 10−40% aller sekundären Amenorrhöen sind durch Hyperprolaktinämie bedingt.

Ätiologie

Die autonome Prolactinsekretion erfolgt entweder in einem laktotropen Makro- oder Mikroadenom des HVL (Makro- oder Mikroprolaktinom). Nur in Einzelfällen ist eine ektopische Prolactinsekretion beschrieben worden. Mikro- und Makroprolaktinom unterscheiden sich nicht nur hinsichtlich der Tumorgröße und der Prolaktinsekretion, sondern es handelt sich offenbar um unterschiedliche Formen der Erkrankung. Das Mikroprolactinom (Durchmesser bis 10 mm, Serumprolactin unter 250 ng/ml) tritt vorzugsweise bei Frauen auf und zeigt keine Wachstumstendenz. Das Makroprolactinom (Durchmesser über 10 mm, Serumprolactin über 250 ng/ml) entwickelt sich dagegen bei Frauen und Männern gleich häufig und ist durch eine deutliche Wachstumsprogression charakterisiert. Als mögliche Ursache der Prolaktinomentwicklung wird ein primärer Defekt der hypothalamischen Dopaminfreisetzung diskutiert.

Pathophysiologie und Klinik

Prolactin ist ein langkettiges Proteohormon, das aus 198 Aminosäuren besteht. Es wirkt direkt auf das Mammagewebe; wesentlicher physiologischer Stimulus ist der Saugreflex. Im übrigen zählt Prolactin zu den Streßhormonen und steigt z. B. unter der Insulinhypoglykämie an. Die Normalwerte für das radioimmunologisch bestimmte Serumprolactin liegen beim Mann zwischen 1 und 15 und bei der Frau zwischen 5 und 25 ng/ml (= μg/l). Die Unterschiede sind auf die stimulierend wirksamen Östrogenkonzentrationen der Frau zurückzuführen. Die Hyperprolaktinämie führt bei der Frau zu Amenorrhö sowie in etwa 30−50% der Fälle zu Galaktorrhö. Libidoverlust wird von beiden Geschlechtern angegeben; beim Mann entwickelt sich darüber hinaus ein Potenzverlust. Eine Störung der Spermiogenese liegt nicht vor. Es gibt Anhaltspunkte dafür, daß die Hyperprolaktinämie den Testosteronmetabolismus beeinflußt und die Empfindlichkeit der Gonaden gegenüber normalen Gonadotropinkonzentrationen herabsetzt. Eine Galaktorrhö tritt beim Mann nur selten auf. Im übrigen kann ein Makroprolaktinom durch lokale Raumforderung zu einer Insuffizienz der übrigen adenohypophysären Funktionen, zu Sehstörungen und Kopfschmerzen führen. Wie bei der Akromegalie kann auch beim Prolaktinom durch keine funktionsdiagnostische Untersuchung entschieden werden, ob es sich um eine primär hypophysäre oder primär hypothalamische Erkrankung handelt oder ob beide Formen vorkommen können.

Diagnostisches Vorgehen und Differentialdiagnose

Als Ursachen einer Hyperprolaktinämie sind neben dem Prolaktinom bekannt:
1. Sogenannte **Begleit-Hyperprolaktinämie** bei para- bzw. suprasellärer Ausdehnung endokrin inak-

tiver Tumoren. Durch Ausfall bzw. Unterbrechung des Transports von PIF (prolactin inhibiting factor) und damit der hypothalamischen Inhibition kommt es zu einem Anstieg der Prolactinsekretion.
2. **Medikamentös induzierte Hyperprolaktinämie:** verschiedene Pharmaka wie Phenothiazine, Butyrophenone, Sulpirid usw. bewirken infolge dopaminantagonistischer Effekte einen Anstieg der Prolactinsekretion.
3. Der **idiopathischen** oder **funktionellen Hyperprolaktinämie** dürfte in der überwiegenden Mehrzahl der Fälle ein kleines zentrales Mikroprolaktinom zugrunde liegen.

In der Diagnostik ist gelegentlich die Bestimmung des basalen Serumprolactins ausreichend, das bei großen Prolaktinomen bis auf 15000 ng/ml (= μg/l) erhöht sein kann. Prolactinspiegel oberhalb von 200 ng/ml (= μg/l) sind in allgemeinen beweisend für das Vorliegen eines Tumors. Es besteht eine gute Korrelation zwischen der Prolactinserumkonzentration und der Größe des Tumors. Bei Werten zwischen dem oberen Normalbereich und 200 ng/ml (= μg/l) kann bei neuroradiologisch unauffälliger Sella turcica und Ausschluß eines Medikamenteneffektes mit Hilfe der endokrinologischen Diagnostik ein Mikroprolaktinom nicht sicher nachgewiesen werden.

Therapie

Zur Behandlung des Prolaktinoms kommt derzeit in erster Linie die medikamentöse Therapie und nur unter besonderen Bedingungen noch die neurochirurgische Operation in Betracht. Auf die Strahlentherapie kann völlig verzichtet werden. Bei der medikamentösen Therapie der Hyperprolaktinämie und des Prolaktinoms haben sich Dopaminagonisten wie Bromocriptin (Pravidel) und Lisurid (Dopergin) bewährt. Damit läßt sich fast ausnahmslos eine Normalisierung des Serumprolactins erreichen. Mit Bromocriptin-Tagesdosen bis 40−60 mg lassen sich auch extrem erhöhte Prolactin-Serumkonzentrationen von mehr als 10000 ng/ml noch normalisieren. Die Gesamtdosis wird auf zwei bis drei Einzeldosen verteilt. Bei Mikroadenomen mit entsprechend niedrigeren Prolactinspiegeln reichen Bromocriptindosen von 2,5−5 mg/Tag oft aus. Neuere Ergotalkaloidderivate, wie Cabergolin, und andere Substanzen mit dopaminomimetischer Aktivität, wie z. B. das Benzoquinolin-Derivat CV 205−502, die gegenwärtig noch in der klinischen Prüfung sind, zeichnen sich durch längere Wirkdauer und geringere Nebenwirkungen aus, so daß sie nur 1 x täglich oder jeden 2. Tag eingenommen werden müssen. − Dopaminagonisten haben in vitro einen deutlichen antiproliferativen Effekt auf laktotrope Zellen. Dementsprechend kann bei 50 bis 80% der medikamentös behandelten Prolaktinom-Patienten mittels CT bzw. MR eine Schrumpfung des Tumorgewebes nachgewiesen werden. Auch Sehstörungen können sich dabei innerhalb weniger Tage normalisieren. Nach Abfall des Prolactins in den Normbereich kommt es bei sonst intakter HVL-Funktion zur Normalisierung des Menstruationszyklus; Galaktorrhoe bzw. Potenzstörungen und Kopfschmerzen verschwinden. –

Beim Mikroprolaktinom ist eine Operation nicht mehr indiziert, da medikamentös ausnahmslos eine Normalisierung der Hyperprolaktinämie erreicht wird. Auch beim Makroprolaktinom ist die medikamentöse Behandlung mit Dopaminagonisten die Therapie der ersten Wahl, zumal die Operationsergebnisse hinsichtlich der Normalisierung der Hyperprolaktinämie im allgemeinen unbefriedigend sind und außerdem die Rezidivquote auch bei erfahrenen Neurochirurgen hoch ist. Die Operation eines Makroprolaktinoms kommt daher vorzugsweise nur noch unter besonderen Bedingungen in Betracht, wie bei sehr großen Tumoren, medikamentös nicht rasch beeinflußbaren Sehstörungen und Frauen mit Kinderwunsch, wegen der Gefahr der akuten Tumorprogression in der Gravidität.

Eine medikamentöse Therapie des Prolaktinoms ist daher in folgenden Fällen indiziert:

1. Mikroadenom,
2. Makroadenom bei fehlender absoluter Operationsindikation,
3. postoperativ persistierende Hyperprolaktinämie.

Prognose und Verlauf

Die Prognose hängt entscheidend von Größe und Ausdehnung eines Prolaktinoms sowie vom therapeutischen Vorgehen ab. Nach längerfristiger medikamentöser Therapie läßt sich im Auslaßversuch eine persistierende Verminderung des Prolactinspiegels als Hinweis auf eine Verkleinerung des Tumorgewebes nachweisen. Durch medikamentöse Therapie einer postoperativ persistierenden Hyperprolaktinämie kann ein Tumorrezidiv verhindert werden. Nach langjähriger medikamentöser Therapie kommt es bei etwa 35% der Mikroprolaktinompatienten und bei etwa 15% der Makroprolatinompatienten nach Absetzen der Dopaminagonisten zu einer persistierenden Normoprolaktinämie.

> **Merke:** Ein prolactinproduzierender Hypophysentumor (Prolaktinom) als Ursache eines Hyperprolaktinämie-Syndroms führt bei der Frau zu Amenorrhoe und Galatorrhoe und beim Mann zu Potenzstörungen. Prolaktinserumkonzentrationen über 200 ng/ml (= µ/l) sind beweisend für einen Tumor. Therapie der Wahl ist die medikamentöse Behandlung mit Dopaminagonisten und nur noch in Ausnahmefällen die Operation.

Hypothalamohypophysäres Cushing-Syndrom
Siehe unter Cushing-Syndrom

Hypophysenvorderlappeninsuffizienz, Hypopituitarismus

> **Definition:** Der Hypopituitarismus entwickelt sich infolge Ausfalls der HVL-Hormone (totale oder komplette HVL-Insuffizienz bzw. Panhypopituitarismus). Sofern nur einzelne HVL-Hormone betroffen sind, handelt es sich um eine partielle HVL-Insuffizienz. Der Hypopituitarismus ist klinisch charakterisiert durch die Leitsymptome Adynamie, Verlangsamung, Hautblässe und Ausfall der Sekundärbehaarung.

Häufigkeit

Für die postpartale HVL-Insuffizienz wurde eine Häufigkeit von 100 Fällen auf 1 Million Einwohner angegeben (Sheehan). In einer japanischen Untersuchung wurde für den Hypopituitarismus eine Morbidität von 1:50 000 ermittelt.

Ätiologie

Tab. 4.**2** zeigt eine Zusammenstellung zentraler Erkrankungen, die zu partieller oder kompletter HVL-Insuffizienz führen können. Dabei ist eine Zerstörung von mehr als 75% des HVL-Gewebes erforderlich, bevor Ausfallerscheinungen klinisch manifest werden. Ätiologisch stehen degenerative Veränderungen, vor allem Nekrosen, im Vordergrund. Das Sheehan-Syndrom mit postpartaler Nekrose des HVL entwickelt sich im Zusammenhang mit größeren Blutverlusten während der Geburt. Unter den Entzündungen spielt wahrscheinlich die Autoimmunhypophysitis eine zunehmend größere Rolle. Granulomatöse Entzündungen sind seltene Ursachen einer HVL-Insuffizienz. Bei intra- oder parasellären Tumoren können sich mantelförmige Drucknekrosen des HVL als Ursache einer Insuffizienz entwickeln.

Pathophysiologie und Klinik

Bei der *chronischen HVL-Insuffizienz* treten als Frühsymptome bei der Frau Oligo- bzw. Amenorrhö und beim Mann Libido- und Potenzstörungen auf. Ferner kommt es zu einer Reduktion der sekundären Körperbehaarung und zu einer Atrophie der Haut. Im Gesicht bildet sich eine charakteristische feine Fältelung der Haut aus, das sogenannte Geroderm. Infolge einer sekundären Hypothyreose entwickeln sich pathologische Kälteintoleranz, Müdigkeit, Obstipation, allgemeine Verlangsammung, Hypothermie und eine charakteristische monotone heisere Stimme. Die Haut ist dabei auffallend trocken, schuppend und leicht pastös. Die sekundäre NNR-Insuffizienz führt zu

Tabelle 4.**2**   Ursachen einer HVL-Insuffizienz

Regressive Veränderungen	Nekrosen (Sheehan-Syndrom), Amyloid
Entzündungen	Meningoenzephalitis, Autoimmunhypophysitis
Granulome	Sarkoidose, Hand-Schüller-Christian, Tuberkulom
Traumen	Schädel-Hirn-Trauma, neurochirurgische Operation
Tumoren	HVL-Adenome, sellanahe Tumoren wie Kraniopharyngeom, Meningeom, Teratom, Chondrom, Chordom, Karzinommetastasen, Zysten

Tabelle 4.**3**   Untersuchungen zur Diagnostik der HVL-Insuffizienz

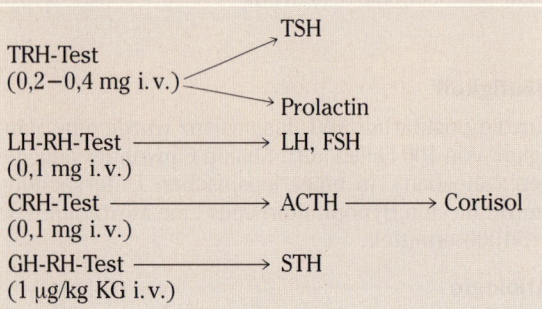

TRH-Test (0,2–0,4 mg i. v.) → TSH
→ Prolactin
LH-RH-Test (0,1 mg i. v.) → LH, FSH
CRH-Test (0,1 mg i. v.) → ACTH → Cortisol
GH-RH-Test (1 µg/kg KG i. v.) → STH

Adynamie und Kollapsneigung. Infolge des ACTH- und MSH-Mangels entwickelt sich die typische fahle, alabasterfarbene Blässe der Haut. Sofern die Erkrankung im präpuberalen Alter auftritt, entsteht bei ausreichender STH-Sekretion und offenen Epiphysenfugen ein eunuchoider Hochwuchs mit disproportionierter femininer Fettverteilung (Abb. 4.**4**). Bei zusätzlichem STH-Mangel resultiert ein hypothalamo-hypophysärer Minderwuchs (S. 333). Eine andere klinische Symptomatologie bietet die *akute HVL-Insuffizienz*, das *hypophysäre Koma*. Ein Mangel an Gonadotropinen, Wachstumshormon und MSH führt nie zu einer krisenhaften Entgleisung des Stoffwechsels, so daß das hypophysäre Koma vorzugsweise durch einen Ausfall der NNR- und Schilddrüsenfunktion charakterisiert ist. Es entwickelt sich niemals unmittelbar, sondern wird als Komplikation eines unbekannten oder ungenügend substituierten chronischen Hypopituitarismus durch zusätzliche Faktoren wie z. B. Infekte, Traumen, Operationen, Erbrechen und Diarrhoe akut ausgelöst. Unter den klinischen Symptomen steht die Entwicklung eines schläfrig-stuporösen Zustandsbildes mit Hypothermie, Bradykardie und/oder Hypoventilation sowie Übergang in ein tiefes Koma im Vordergrund.

Diagnostisches Vorgehen und Differentialdiagnose

Entscheidend für die Diagnose einer HVL-Insuffizienz sind Hormonanalysen. Die Basalwerte der HVL-Hor-

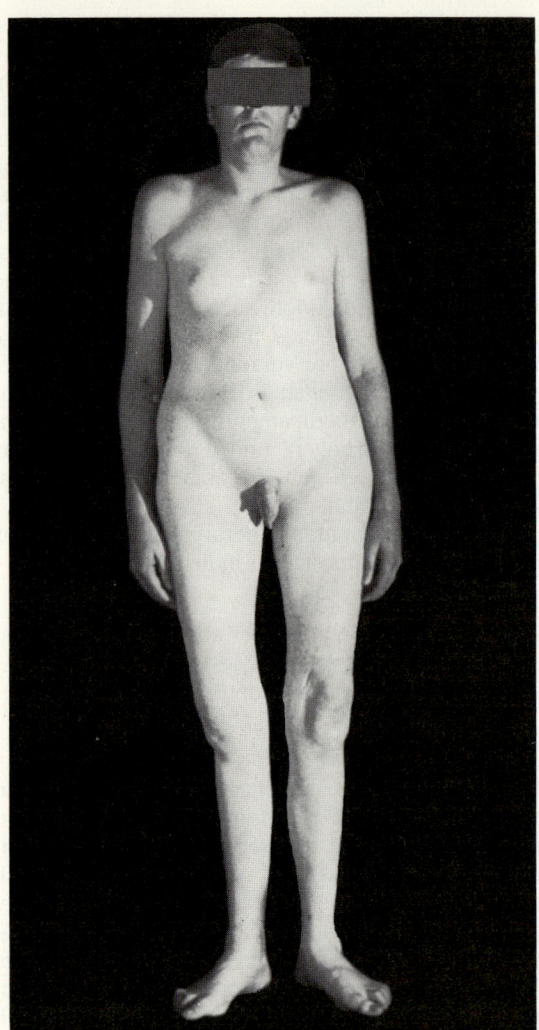

Abb. 4.**4**   43jähriger Patient (187 cm, 83,5 kg) mit eunuchoidem Hochwuchs und partieller HVL-Insuffizienz. Zustand nach Operation eines Kraniopharyngeoms mit 41 Jahren

mone erlauben eine Differentialdiagnose zwischen primärer und sekundärer Insuffizienz des betroffenen endokrinen Endorgans, denn sie sind im ersten Fall erhöht. Zur Objektivierung einer HVL-Insuffizienz sind die Basalwerte jedoch nicht ausreichend, da sie bei Gesunden zum Teil schon sehr niedrig sind und ein partieller Abfall nicht immer meßbar ist. Daher kommt den Stimulationstests mit Hilfe der Hypothalamushormone in der Diagnostik der HVL-Insuffizienz entscheidende Bedeutung zu (Tab. 4.**3**). Der normale Anstieg der HVL-Hormone bleibt dabei aus. Nachdem die Aminosäuresequenzen von GH-RH und CRH (corticotrophin releasing hormone) aufgeklärt werden konnten, stehen diese Substanzen jetzt zur direkten Prüfung der STH- bzw. ACTH-Reserve bei hypophysärer Insuffizienz zur Verfügung. Auf frühere Verfahren wie Lysin-Vasopressin- und Insulinhypoglykämietest kann daher hier verzichtet werden. Eine eindeutige Differenzierung zwischen hypothalamisch und hypophysär bedingter HVL-Insuffizienz mit Hilfe funktionsdiagnostischer Untersuchungen ist immer noch problematisch. GH-RH- und CRH-Test bzw. Clomiphen-

und LH-RH-Test erlauben gelegentlich eine derartige Unterscheidung. Zur Beurteilung des für die Substitution wichtigen peripheren Hormondefizits werden zusätzlich die entsprechenden peripheren Hormone bestimmt. Differentialdiagnostisch sind u. a. Anorexia nervosa, primäre Hypothyreose und einheimische Sprue gegen die HVL-Insuffizienz abzugrenzen.

Therapie

Die Substitutionsbehandlung einer HVL-Insuffizienz wird mit den Hormonen der peripheren endokrinen Drüsen durchgeführt. Zur Therapie der sekundären NNR-Insuffizienz haben sich Hydrocortison (15−20 mg/die), Cortison (25−37,5 mg/die) bzw. Prednisonpräparate (5−7,5 mg/die) bewährt. In Streßsituationen wie z. B. bei Operationen, fieberhaften Infekten usw. kann es notwendig sein, diese Dosen auf das 4- bis 6fache zu erhöhen. Bei sekundärer Hypothyreose erfolgt die Substitution mit einem Schilddrüsenhormonpräparat (z. B. 1−1¹/₂ Tabl. L-Thyroxin 100 oder Novothyral/Tag). Bei sekundärem Hypogonadismus wird der Androgenmangel ausgeglichen mit Testoviron-Depot-Injektionen (250 mg/3 Wochen) oder mit Testosteron-Undecanoat per os (Andriol, 80−120 mg/die). Bei sekundärer Amenorrhö erfolgt die Substitution mit Östrogen- oder Östrogen-Gestagen-Präparaten. Bei drohendem oder manifestem hypophysärem Koma ist es erforderlich, 50 mg wasserlösliches Prednisolon oder 100 mg wasserlösliches Hydrocortison i. v. zu injizieren und die gleiche Dosis anschließend innerhalb von 4−6 Stunden zu infundieren. Außerdem werden L-Trijodthyronin oder L-Thyroxin i. v. injiziert.

Prognose und Verlauf

Je nach Ausprägung der Erkrankung können Patienten mit unbehandeltem Hypopituitarismus bis zu 10 Jahren und zum Teil länger überleben, wobei die allgemeine Leistungsfähigkeit ständig abnimmt. Unter diesen Bedingungen hängt die Lebenserwartung entscheidend davon ab, ob sich durch zusätzliche Erkrankungen oder Belastungen ein hypophysäres Koma entwickelt, dessen Prognose auch heute noch durch eine hohe Letalität belastet ist. Unter optimaler Substiutionstherapie ist die Lebenserwartung von Patienten mit Hypopituitarismus jedoch nicht wesentlich eingeschränkt.

Merke: Bei sellärer oder parasellärer Raumforderung oder Entzündung kann sich infolge Ausfalls der adenohypophysären Funktionen eine partielle oder komplette HVL-Insuffizenz entwickeln. Klinische Leitsymptome sind Adynamie, Verlangsamung, Hautblässe und Ausfall der Sekundärbehaarung. Die Diagnose wird gesichert durch Bestimmung der HVL-Hormone in Stimulationstests. Die Substitutionstherapie wird durchgeführt mit Hormonen der betroffenen peripheren endokrinen Organe.

Partielle HVL-Insuffizienz

Neben dem isolierten STH- bzw. Gonadotropinmangel (hypogonadotroper Hypogonadismus) wurde in Einzelfällen auch ein isolierter Mangel an ACTH und TSH nachgewiesen. Auch ein isolierter Mangel einzelner Hypothalamushormone ist inzwischen als seltene Störung bekannt. Dem Kallmann-Syndrom, einer Sonderform des hypogonadotropen Hypogonadismus mit Anosmie, liegt ursächlich ein LH-RH-Mangel zugrunde.

Hypophysärer Minderwuchs

Definition: Angeborener oder vor Abschluß des Längenwachstums erworbener Ausfall von Wachstumshormon bzw. GH-RH führt zu dem seltenen Krankheitsbild des hypophysären Minderwuchses.

Ätiologie

Ätiologisch lassen sich unterscheiden:

1. Isolierter STH-Mangel, der idiopathisch oder sehr selten hereditär bei rezessiver Vererbung vorkommen kann.
2. STH-Mangel im Rahmen einer partiellen oder kompletten HVL-Insuffizienz, wobei eine idiopathische, hereditäre und organisch bedingte Form unterschieden werden. Der idiopathischen Form liegt hier häufig ein zerebrales Geburtstrauma (Zangengeburt, Steißlage, Asphyxie) zugrunde. Organische Ursachen sind vorwiegend selläre oder paraselläre Tumoren (besonders Kraniopharyngeome) oder Systemerkrankungen.
3. Symptomatischer sekundärer STH-Mangel, der bei schweren Allgemeinerkrankungen und Unterernährung auftreten kann.

Pathophysiologie und Klinik

Die Ursache für einen STH-bedingten Minderwuchs kann auf allen Ebenen der Achse Hypothalamus − HVL − Somatomedin C liegen. Etwa 50 bis 80% der Patienten haben einen GH-RH-Mangel, d. h. eine primär hypothalamische Störung. Bei den meisten übrigen Patienten liegt ein primärer STH-Mangel vor. Seltene Ursachen des hypophysären Minderwuchses mit radioimmunologisch normalen bis leicht erhöhten STH-Serumkonzentrationen sind ein Defekt des STH-Rezeptors mit konsekutiver Verminderung von Sm C (Laron-Zwerge), selektiver SmC-Mangel (Pygmäen) bzw. biologisch inaktives STH (Kowarski-Syndrom). − Bei primärem STH-Mangel ist das Wachstum während der ersten beiden Lebensjahre noch normal und verlangsamt sich dann progredient. Unbehandelt wird bei normalen Proportionen eine Körpergröße von etwa 100−140 cm erreicht. Hände und Füße sind auffallend klein (Akromikrie), und das Gesicht bleibt kindlich und zum Teil puppenhaft (Abb. 4.**5**). Die Skelettentwicklung ist bei weit offenen Epiphysenfugen

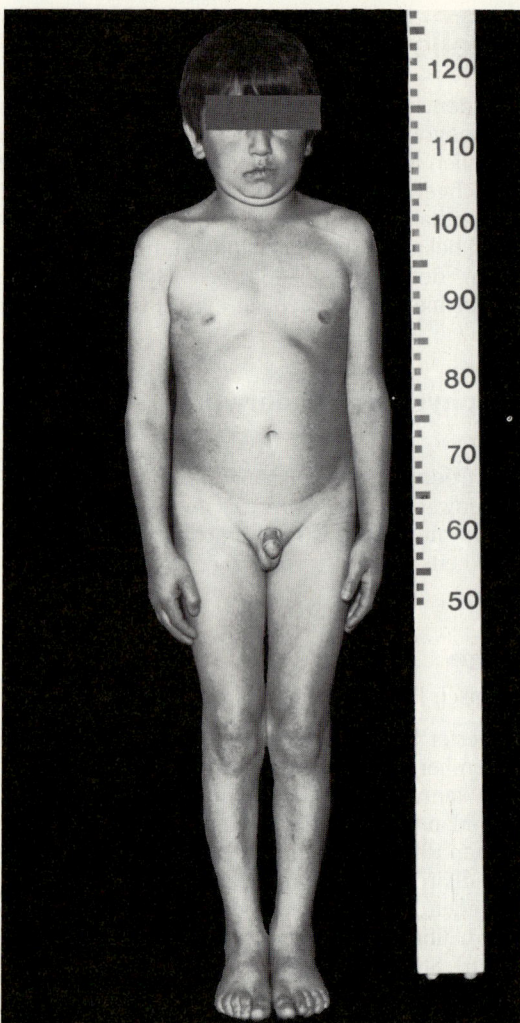

Abb. 4.**5** 18jähriger Patient (125 cm, 27,5 kg) mit hypophysärem Minderwuchs bei idiopathischem Wachstumshormon- und Gonadotropinmangel

deutlich verzögert und überschreitet auch bei 20- bis 30jährigen unbehandelten Patienten selten ein Knochenalter von 14–15 Jahren. Die Haut ist zart und dünn, die Fettpolster sind im allgemeinen vermehrt. Die Pubertät ist bei isoliertem STH-Mangel verzögert. Häufig besteht gleichzeitig jedoch ein Gonadotropinmangel, in diesen Fällen imponiert klinisch ein ausgeprägter sexueller Infantilismus.

Diagnostisches Vorgehen und Differential-diagnose

Die Diagnose wird gesichert durch radioimmunologische STH-Bestimmung unter Stimulationstests wie GH-RH-, Insulinhypoglykämie- und Ergometerbelastungstest. Die Basalwerte sind niedrig, und der übliche STH-Anstieg bleibt völlig aus. Ein deutlicher STH-Anstieg im GH-RH-Test weist auf eine primär hypothalamische Störung mit GH-RH-Mangel hin. Differentialdiagnostisch ist der hypophysäre Minderwuchs abzugrenzen gegenüber Minderwuchs bei Hypothyreose, Pubertas praecox, adrenogenitalem Syndrom, kongenitalem Dysmorphie-Syndrom (z. B. Turner-Syndrom, Pseudohypoparathyreoidismus) sowie primordialem Minderwuchs und Progerie.

Therapie

Bei organischen Ursachen ist zunächst das Grundleiden zu behandeln. Die Substitution des STH-Mangels ist wegen der Speziesspezifität nur mit menschlichem STH möglich. Die Behandlung erfolgt mit gentechnologisch gewonnenem biosynthetischem menschlichem Wachstumshormon. Die mittlere Dosis liegt bei 12−14 IE/m² Körperoberfläche pro Woche, die in 6−7 Einzeldosen s. c. injiziert werden. Voraussetzung für eine ausreichende Effektivität ist bei Mädchen ein Knochenalter bis zu 13 Jahren und bei Knaben bis zu 15 Jahren.

Prognose und Verlauf

Unbehandelter hypophysärer Minderwuchs führt nicht zur Einschränkung der Lebenserwartung, aber zu allgemeinen Beeinträchtigungen. Bei rechtzeitigem Beginn einer Substitutionstherapie läßt sich eine Erwachsenengröße im unteren Normbereich erreichen. Bei organischer Ursache eines STH-Mangels wird die Prognose entscheidend durch das Grundleiden bestimmt.

> **Merke:** STH-Mangel (isoliert oder im Rahmen einer HVL-Insuffizienz) führt zu hypophysärem Minderwuchs mit normalen Proportionen, kleinen Händen und Füßen sowie kindlichem Gesicht. Fehlender Anstieg von Serum-STH in Stimulationstests ist beweisend für die Diagnose. Eine Substitutionstherapie mit menschlichem STH führt bei rechtzeitigem Beginn zu normaler Erwachsenengröße.

Diabetes insipidus

> **Definition:** Dem zentralen Diabetes insipidus liegt ein partieller oder kompletter Mangel an Adiuretin (ADH) infolge Funktionsstörung oder Schädigung des hypothalamoneurohypophysären Systems zugrunde, der zu der Symptomtrias Polyurie, Asthenurie und Polydipsie führt. Es werden ein idiopathischer, hereditärer und symptomatischer zentraler Diabetes insipidus unterschieden.

Häufigkeit

Der Diabetes insipidus ist eine seltene Erkrankung, die Häufigkeit liegt bei durchschnittlich etwa 0,02% der Krankenhauspatienten. Der symptomatische Diabetes insipidus ist mit 65% der Fälle die häufigste Form; der idiopathische macht demgegenüber etwa 35% aus, während der hereditäre sehr selten ist.

Ätiologie

Bei der idiopathischen Form sind organische Ursachen weder anamnestisch, klinisch noch autoptisch erkennbar. Der hereditäre Diabetes insipidus wird autosomal dominant vererbt. Im Nagermodell konnte für die hereditäre Form das Fehlen einer einzelnen Purinbase im Adiuretin-Gen mit konsekutiver starker Veränderung des Neurophysins, der Adiuretin-Trägersubstanz, nachgewiesen werden. Als Ursache des symptomatischen Diabetes insipidus kommen Tumoren, Granulome, Entzündungen, regressive Veränderungen und Schädeltraumen in Betracht. Pathologisch-anatomisch liegen der Erkrankung dabei Destruktionen der entsprechenden hypothalamischen Kernareale, der Tractus supraopticohypophyseus und/oder des Hypophysenhinterlappens als Speicherorgan zugrunde. Das Vollbild der Erkrankung entwickelt sich erst nach Untergang von mehr als 95% der Neurone des Nucleus supraopticus.

Pathophysiologie und Klinik

Beim Diabetes insipidus ist infolge des ADH-Mangels die hormonabhängige Harnkonzentrierung in den distalen Nierentubuli durch Wasserrückdiffusion nicht möglich, so daß ein verdünnter Urin von 6–12, seltener bis 25 l/24 Stunden ausgeschieden wird. Diese Polyurie führt in kurzer Zeit zu einem Flüssigkeitsdefizit im Körper, d. h. zu einer hypertonen Dehydratation des extra- und intrazellulären Flüssigkeitsraums, zu einer Aktivierung der Osmo- und eventuell auch der Volumenregulationsmechanismen und zu einer Steigerung des Durstgefühls und damit zur Polydipsie. Der Durst hat ausgeprägt zwanghaften Charakter. Die Patienten müssen regelmäßig auch nachts trinken. Kalte Getränke werden bevorzugt. Die Miktion kann bis zu 2- bis 3mal innerhalb einer Stunde erfolgen und beeinträchtigt die Nachtruhe des Patienten erheblich. Zentrale Prozesse wie z. B. Tumoren können zu einer zusätzlichen Schädigung des Durstzentrums führen. Infolge Adipsie und ADH-Mangel kommt es bei normaler Bewußtseinslage dabei zu einer ausgeprägten hypertonen Dehydratation mit stark erhöhtem Serumnatrium und entsprechender Hyperosmolalität des Serums (Diabetes insipidus occultus hypersalaemicus). – Dem renalen Diabetes insipidus liegt ein Defekt der ADH-Rezeptoren in der Niere zugrunde, so daß endogenes wie auch exogenes ADH ineffektiv sind. Diese sehr seltene Krankheit kann rezessiv-X-chromosomal vererbt werden. Andererseits ist auch ein erworbener renaler ADH-resistenter Diabetes insipidus bei Nephropathien mit tubulärer Schädigung bekannt.

Diagnostisches Vorgehen und Differentialdiagnose

ADH kann radioimmunologisch bestimmt werden. Für die klinische Diagnostik hat sich die Bestimmung der Urinosmolalität unter funktionsdiagnostischen Bedingungen wie im Durstversuch jedoch als ausreichend zuverlässig und aussagekräftig bewährt. Die Bestimmung des spezifischen Gewichts des Urins ist dagegen obsolet und nicht ausreichend. Im Durstversuch kommt es beim Gesunden durch Dehydratation zu einer Stimulation der Osmorezeptoren mit konsekutiv vermehrter Sekretion von ADH und Anstieg der Urinosmolalität, die beim Diabetes insipidus ausbleiben. Die Dauer des Durstens sollte auf 12 bis maximal 24 Stunden beschränkt werden und der Flüssigkeitsverlust 3–5% des Körpergewichts nicht übersteigen, um eine gefährliche Exsikkose zu verhüten. Differentialdiagnostisch ist der zentrale Diabetes insipidus abzugrenzen gegen den renalen Diabetes insipidus sowie gegen die Polyurie bei Diabetes mellitus, Hyperkalzämie oder hypokaliämischer Alkalose. Dabei erreicht bzw. überschreitet die Polyurie jedoch kaum 4 l/24 Std. und geht mit einer Iso- und Hyposthenurie und nicht mit einer Asthenurie einher. Der renale Diabetes insipidus läßt sich durch die fehlende Urinkonzentration unter exogenem ADH abgrenzen. Bei der primären psychogenen Polydipsie (Dipsomanie) ist kein organisch bedingter ADH-Mangel, sondern eine funktionelle Hemmung der ADH-Sekretion die Ursache der Polyurie. Die Unterscheidung gelingt im allgemeinen mit Hilfe der angegebenen Testverfahren.

Therapie

Eine kausale Therapie ist nur bei symptomatischen Diabetes insipidus möglich, sofern das Grundleiden effektiv behandelt werden kann. In allen übrigen Fällen kommt nur eine symptomatische Substitutionstherapie in Betracht. Das Mittel der Wahl ist dafür das intranasal zu applizierende Desmopressin (1-Desamino-8-D-Argininvasopressin, Minirin), ein synthetisches Derivat des Argininvasopressins mit Depotefekt. Die mittlere Tagesdosis beträgt etwa 2- bis 3mal 0,05–0,2 ml = 5–20 µg. Carbamazepin (Tegretal) hat neben seiner eigentlichen antikonvulsiven Wirkung einen antidiuretischen Effekt. Es wird ein zentraler Angriffsmechanismus mit Stimulation der endogenen ADH-Sekretion diskutiert. Deshalb ist eine Behandlung mit dieser Substanz gelegentlich in der Remissionsphase des traumatischen Diabetes insipidus indiziert. Die mittlere wirksame Tagesdosis liegt bei 200–600 mg.

Prognose und Verlauf

Prognose und Verlauf werden beim symptomatischen Diabetes insipidus vom Grundleiden bestimmt. Der idiopathische Diabetes insipidus führt nicht zu einer Einschränkung der Lebenserwartung. Die Notwendigkeit therapeutischer Maßnahmen ergibt sich dadurch, daß der Patient in seinem Tagesablauf beeinträchtigt und der Nachtschlaf nicht mehr gewährleistet ist.

Merke: Ursache des zentralen Diabetes insipidus ist ein partieller oder kompletter Mangel an ADH. Es werden eine symptomatische, idiopathische und hereditäre Form des Diabetes insipidus unterschieden. Wesentliche Symptome sind Polyurie, Asthenurie und Polydipsie. Die Diagnose wird objektiviert durch Bestimmung der Urinosmolalität oder des Plasma-ADH im Durstversuch, Desmopressin (Minirin) ist das Mittel der Wahl zur symptomatischen Substitutionstherapie.

Weiterführende Literatur

Collu, R., G. M. Brown, G. R. van Loon: Clinical Neuroendocrinology. Blackwell, Oxford 1988

Collu, R., J. R. Ducharme, H. J. Guyda: Pediatric Endocrinology. Raven, New York 1988

Hesch, R.-D.: Endokrinologie I/II. Urban & Schwarzenberg, München 1989

Imura, H.: Neuroendocrine Control of the Hypothalamo-Pituitary System. Karger, Basel 1988

Landolt, A. M., P. U. Heitz, J. Zapf, J. Girard, E. Del Pozo: Advances in Pituitary Adenoma Research. Pergamon Press, Oxford 1988

Siegenthaler, W.: Klinische Pathophysiologie, 6. Aufl. Thieme, Stuttgart 1987

Nebennieren

H. Vetter

Erkrankungen der Nebennierenrinde

Erkrankungen mit Nebennierenrindenüberfunktion

Cushing-Syndrom

Definition: Das gemeinsame Charakteristikum aller Patienten mit einem *Cushing-Syndrom* ist der chronische Cortisolexzeß (Hyperkortisolismus). Ursache hiefür ist entweder eine erhöhte exogene Zufuhr von Steroiden oder Adrenocorticotropin (ACTH) oder aber eine gesteigerte endogene Sekretion von Cortisol.

Der *endogene Hyperkortisolismus* kann hervorgerufen werden

1. durch eine *hypothalamisch-hypophysäre Dysfunktion* mit pathologisch gesteigerter ACTH- und/oder CRF-(corticotropin releasing factor-) Sekretion (hierunter fallen auch die Hypophysenvorderlappenadenome),
2. durch eine *extrahypophysäre Produktion von ACTH* oder ACTH-ähnlichen Substanzen (sogenanntes ektopes ACTH-Syndrom bei Bronchialkarzinomen, Thymomen, Pankreastumoren, Phäochromozytomen u. a.) und
3. durch eine *primär adrenal gesteigerte Cortisolsekretion* (sogenanntes adrenales Cushing-Syndrom) bei Nebennierenrindenadenom oder -karzinom.

Häufigkeit

Das Cushing-Syndrom ist eine seltene Erkrankung und kann in jedem Lebensalter auftreten; es findet sich jedoch je nach Ätiologie der Erkrankung eine mehr oder weniger typische Alters- und Geschlechtsverteilung. So wird ein Cushing-Syndrom aufgrund einer hypothalamisch-hypophysären Dysfunktion besonders bei Frauen zwischen dem 3. und 4. Lebensjahrzehnt beobachtet, während das ektope ACTH-Syndrom eine Bevorzugung des männlichen Geschlechts (erwachsene, ältere Männer) aufweist. Das adrenale Cushing-Syndrom stellt die häufigste Erkrankungsform im Kindesalter dar, wobei beim Ne-

bennierenkarzinom etwa zwei Drittel der Patienten jünger als 15 Jahre sind.

Bezogen auf die Gesamtheit der Patienten mit (endogenem) Cushing-Syndrom findet sich bei etwa zwei Drittel der Patienten eine hypothalamisch-hypophysäre Dysfunktion als Ursache der Erkrankung; das restliche Drittel teilt sich etwa in gleiche Teile auf in Patienten mit adrenalem Cushing-Syndrom und solche mit ektopem ACTH-Syndrom.

Pathophysiologie und Klinik

Das Cushing-Syndrom ist charakterisiert durch eine *Fettverteilungsstörung*, wobei es zu dem typischen Fettansatz im Bereich des Gesichtes, des Nackens sowie des Körperstammes kommt. Aufgrund des durch den Hyperkortisolismus bedingten *vermehrten Proteinkatabolismus* werden Muskelatrophie, Atrophie der Haut, Osteoporose sowie erhöhte Dehnbarkeit der Subkutis verursacht. Der typische Cushing-Patient weist ein *Vollmondgesicht mit Büffelnacken, Stammfettsucht* sowie relativ dünne Extremitäten auf. Die Haut ist atrophisch und vulnerabel, und es kommt zur Ausbildung von *Striae distensae* der Haut besonders um die Axillen, am Abdomen und an den Nates. Die Muskelatrophie äußert sich häufig in der Unfähigkeit der Patienten, aus der Hocke zum Stehen zu kommen. Ein wichtiger Hinweis für das Vorliegen eines *Cushing-Syndroms beim Kind* und Heranwachsenden ist die auffallende Hemmung bzw. der *Stillstand des Längenwachstums* aufgrund der cortisolbedingten Suppression der Sekretion von Wachstumshormonen (Abb. 4.**6 a−d**).

Bei weiblichen Patienten kommt es gehäuft zum Auftreten von *Menstruationsstörungen* **sowie zur Ausbildung von** *Hirsutismus* und *Akne*. Dies erklärt sich zum Teil durch eine erhöhte Sekretion adrenaler Androgene, zum Teil wird für die Menstruationsstörungen eine Inhibierung der hypophysären Freisetzung von Gonadotropinen infolge der pathologisch gesteigerten Cortisolsekretion verantwortlich gemacht.

Beim männlichen Patienten führt ein hemmender Einfluß von Cortisol auf die Hypophyse und die Testes mit dadurch hervorgerufenem Testosteronmangel zu Libidoverlust, Impotenz und Oligospermie.

Durch die gesteigerte Glukoneogenese tritt eine Störung des *Glucosestoffwechsels* bei Patienten mit Cushing-Syndrom auf. Diese äußert sich meistens in einem pathologischen Ausfall des oralen Glucosebelastungstets, seltener werden Erhöhungen des Nüchternblutzuckers sowie Glukosurie gefunden.

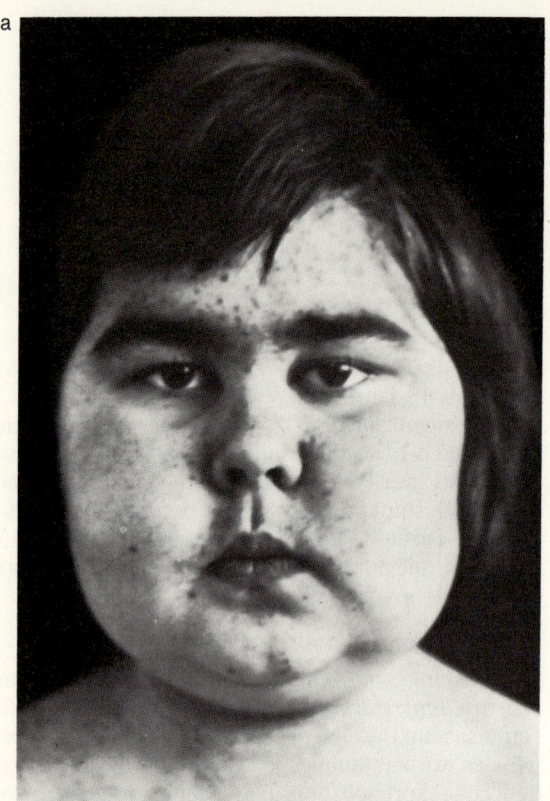

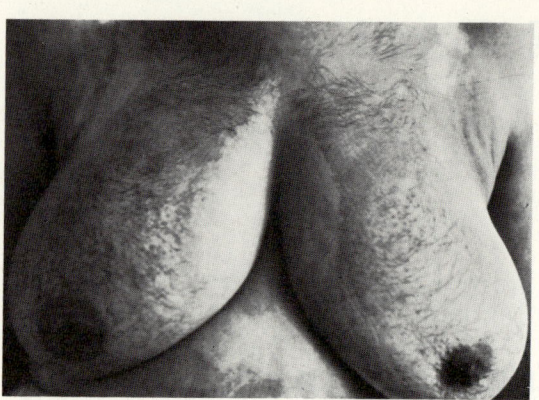

Abb. 4.**6**   Klinische Zeichen des Cushing Syndroms
a Vollmondgesicht
b Hirsutismus
c Stammfettsucht
d Striae distensae

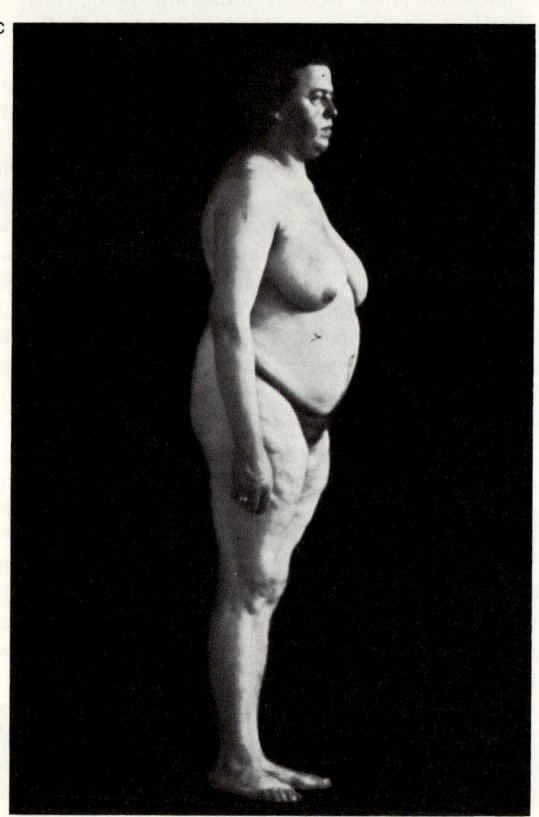

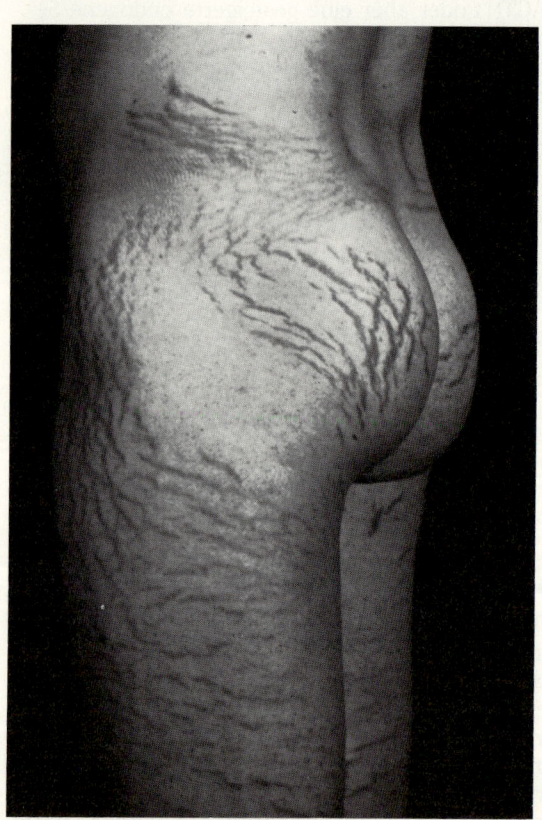

Das Vorliegen einer *Hypokaliämie* (hypokaliämische Alkalose) sollte immer den Verdacht auf das Vorliegen eines Nebennierenkarzinoms oder -adenoms sowie ektopen ACTH-Syndrom lenken, da besonders diese Formen des Cushing-Syndroms eine Überproduktion von mineralokortikoidwirksamen Steroidhormonen zeigen. Bei der hypothalamisch-hypophysären Dysfunktion wird nur in Ausnahmefällen einmal eine Hypokaliämie beobachtet.

Eine *arterielle Hypertonie* ist eine häufige Begleiterscheinung des Cushing-Syndroms. Die Pathogenese der Blutdruckerhöhung ist umstritten. Als Ursache der Hypertonie werden eine erhöhte Produktion von Mineralokortikoiden, eine glucokortikoidinduzierte Steigerung der Gefäßreagibilität auf zirkulierende Katecholamine sowie Veränderungen im Renin-Angiotensin-System diskutiert.

Bei dem Cushing-Syndrom mit erhöhter ACTH-Sekretion (oder ACTH-ähnlichen Substanzen) kann es zum Auftreten einer *Hyperpigmentation* kommen.

Diagnostisches Vorgehen und Differentialdiagnose

Die Diagnose eines Cushing-Syndroms bereitet in der Regel keine differentialdiagnostischen Schwierigkeiten, sobald die Grunderkrankung aufgrund der klinischen Symptomatik vermutet wurde. Es ist allerdings zu betonen, daß keines der klinischen Zeichen für sich allein typisch oder obligat für das Vorliegen eines Cushing-Syndroms ist. Das klinische Bild kann zudem sehr unterschiedlich ausgeprägt sein. So werden auch milde, intermittierende oder periodische Verlaufsformen sowie Spontanremissionen der Erkrankung beobachtet. Im Einzelfall muß auch beim Vorhandensein einer schweren Osteoporose, eines Hirsutismus oder einer hypokaliämischen Alkalose ohne Vorliegen einer Stammfettsucht und Hypertonie an ein Cushing-Syndrom gedacht werden. Bei Kindern und Heranwachsenden ist die Wachstumstendenz ein guter diagnostischer Parameter, da bei Vorliegen der Erkrankung eine Hemmung bzw. Stillstand des Längenwachstums beobachtet wird. Bei einem adipösen Kind mit deutlicher Wachstumstendenz ist ein Cushing-Syndrom ganz unwahrscheinlich.

Der Nachweis eines *Cushing-Syndroms* erfordert den Nachweis eines *Hyperkortisolismus* durch Bestimmungen der Hormonkonzentration im Plasma und 24-Stunden-Urin.

Aufgrund großer Schwankungen des *Plasmacortisols* innerhalb kurzer Zeitabstände und insbesondere während der Morgenstunden (sowohl bei Normalpersonen als auch bei Patienten mit Cushing-Syndrom) ist die diagnostische Wertigkeit einmaliger Bestimmungen des Plasmacortisols oder der 17-Hydroxykortikoidkonzentration eingeschränkt. Blutentnahmen in den späten Abendstunden gewährleisten am ehesten eine Trennung zwischen Normbereich und pathologisch gesteigerter Cortisolsekretion.

Die *Urinexkretionsraten des freien Cortisols* oder der *17-Hydroxykortikoide* sind beim Cushing-Syndrom in der Regel erhöht. Die Bestimmung des freien Cortisols erweist sich hierbei als die weitaus sensitivere Methode zur Erfassung eines Hyperkortisolismus, da nur in Ausnahmefällen Exkretionsraten im Normbereich beobachtet werden.

Der sogenannte *Dexamethason-Kurztest* hat sich als Screening-Test bewährt. Nach einer abendlichen Blutentnahme und oraler Applikation von 1 mg Dexamethason (zwischen 23 und 24 Uhr) weisen Patienten mit Cushing-Syndrom eine fehlende Suppression der Plasmacortisolkonzentrationen am darauffolgenden Tag auf. Einige Patienten ohne Cushing-Syndrom zeigen dabei allerdings durch streßbedingte Faktoren eine unzureichende Suppression, während in seltenen Fällen bei Patienten mit Cushing-Syndrom eine Suppression der Plasmacortisolkonzentrationen beobachtet werden konnte.

Zum Ausschluß oder Nachweis eines Cushing-Syndroms eignet sich am besten der sogenannte *kleine Dexamethason-Hemmtest*. Hierbei werden über 2 Tage im Abstand von jeweils 6 Stunden 0,5 mg Dexamethason per os verabreicht und die Urinexkretionsraten der 17-Hydroxykortikosteroide und/oder des freien Cortisols bestimmt. Im Gegensatz zu Patienten mit Cushing-Syndromen verschiedenster Ätiologie sinken bei Normalpersonen die Exkretionsraten um mehr als 50% des Ausgangswertes.

Die ätiologische Zuordnung zu einer der verschiedenen Formen des Cushing-Syndroms aufgrund spezieller hormoneller Untersuchungen und Funktionstests (Dexamethason-Hemmtest, 4 x 2 mg/Tag/2 Tage; Metopiron-Test; Lysin-Vasopressin-Test; ACTH-Infusionstest) kann bis heute nicht ganz befriedigen und kann in Einzelfällen fehlleiten.

Der Nachweis eines *hypothalamisch-hypophysären Cushing-Syndroms* gelingt allerdings in der Regel mittels des *Dexamethason-Hemmtests* mit *hoher Dexamethason-Dosierung* (4 x 2 mg/Tag/2 Tage). Hierbei zeigen innerhalb des angegebenen Zeitraumes Patienten mit adrenalem Cushing-Syndrom und solche mit ektopem ACTH-Syndrom keine über 50% hinausgehende Suppression der Ausgangswerte (Urinexkretion des freien Cortisols oder der 17-Hydroxykortikoide), während Patienten mit hypothalamisch-hypophysärer Form der Erkrankung eine derartige Reduktion aufweisen, die allerdings nicht so vollständig wie bei Normalpersonen ist.

Ein erniedrigtes oder subnormales ACTH im Plasma weist auf das Vorliegen eines adrenalen Cushing-Syndroms (Adenom oder Karzinom) hin.

Die Anwendung von Computertomographie (CT) und Magnetresonanz (MR) der Hypophyse und der Nebennieren hat entscheidende Fortschritte in der Lokalisation des Krankheitsprozesses und somit in der ätiologischen Zuordnung erbracht.

Invasive Katheteruntersuchungen mit arteriographischer und phlebographischer Darstellung der Nebennieren sowie damit kombinierte vorangehende Blutentnahmen zur Bestimmung von Plasmacortisol kommen heute nur noch selten zur Anwendung.

Bei *ektopem ACTH-Syndrom* erbringt die Röntgenuntersuchung des Thorax in etwa 50% der Fälle einen Tumornachweis.

Therapie und Prognose

Für die Mehrzahl der Patienten ist ein *chirurgisches Vorgehen* das Mittel der Wahl, *wobei nach Lokalisation eines Adenoms oder Tumors die chirurgische Entfernung des für den Krankheitsprozeß verantwortlichen Primärherdes* (hypophysär, adrenal oder extrahypophysär/extraadrenal) *vorgenommen werden sollte.*

Beim Vorliegen eines *Hypophysenadenoms* ist heute die mikrochirurgische, *transsphenoidale* Adenomentfernung das bevorzugte Verfahren. Bei parasellärer, ante- oder retrosellärer Wachstumsrichtung des Hypophysentumors sollte jedoch der subfrontale Zugang (mit Kraniotomie) gewählt werden.

Bei *hypothalamisch-hypophysärem Cushing-Syndrom ohne Hinweis auf das Vorliegen eines Hypophysenadenoms* ist die *totale, bilaterale Adrenalektomie* eine zuverlässige und kurative Methode. Nachteile sind hierbei die notwendig werdende *lebenslange Steroidsubstitution* sowie das Auftreten von *Hypophysenadenomen mit Hyperpigmentation* (sogenanntes *Nelson-Syndrom*) bei etwa 10–20% der total adrenalektomierten Patienten. Als Methode oder Wahl bietet sich (unter der Annahme einer hohen Inzidenz von radiologisch nicht feststellbaren Hypophysenadenomen) die Durchführung eines *explorativen, transsphenoidalen Hypophyseneingriffes* an.

Patienten mit *adrenaler Form des Cushing-Syndroms* (Nebennierenadenom oder -karzinom) sollten einseitig *adrenalektomiert* werden. Das Schwergewicht einer *medikamentösen* Therapie des Cushing-Syndroms liegt bei Patienten mit *inoperablem Nebennierenkarzinom* sowie *inoperablem ektopen ACTH-Syndrom*. Es werden Substanzen eingesetzt, die hemmend bzw. blockierend auf die Cortisolsynthese wirken (op'DDD, Aminoglutethimid, Metopiron). Wegen der Gefahr der Überdosierung und des damit verbundenen möglichen Auftretens einer Nebennierenkrise ist die gleichzeitige Gabe von Dexamethason erforderlich.

> **Merke:** Die wichtigsten klinischen Zeichen des Cushing-Syndroms sind Stammfettsucht, Vollmondgesicht, arterielle Hypertonie, Hirsutismus, Muskelschwäche, Menstruationsstörungen sowie Akne.
> Bei Kindern und Heranwachsenden wird Wachstumsstillstand bzw. Wachstumshemmung beobachtet. Die Therapie der Wahl ist in der Mehrzahl der Fälle ein chirurgisches Vorgehen.

Primärer Aldosteronismus

H. Vetter und *W. Kaufmann*

> **Definition:** Als *primären Aldosteronimus* bezeichnet man ein Krankheitsbild, das durch eine (primär) gesteigerte adrenale Sekretion des Mine-

ralokortikoids, *Aldosteron,* hervorgerufen wird. Bei 70–80% der Patienten wird die Erkrankung durch ein meist solitäres Adenom der Nebennierenrinde verursacht. Die Adenome sind in der Regel klein und wiegen weniger als 6 g, wobei linksseitige Adenome häufiger zu sein scheinen als rechtsseitige. Beidseitige Adenome oder multiple Adenome einer Nebenniere sind selten. Bei 20–30% der Patienten mit primärem Aldosteronismus findet sich eine *idiopathische bilaterale Nebennierenrindenhyperplasie*. Die Hyperplasie kann makronodulär, mikronodulär oder diffus (mikroskopisch) sein. Aldosteronproduzierende Karzinome der Nebenniere sind äußerst selten.

Häufigkeit

Der primäre Aldosteronismus aufgrund eines Nebennierenrindenadenoms tritt bei Frauen mehr als doppelt so häufig auf wie bei Männern, während die bilaterale Nebennierenrindenhyperplasie das männliche Geschlecht zu bevorzugen scheint. Die Erkrankung ist seltener als früher angenommen wurde; der Anteil der Patienten mit primärem Aldosteronismus am Gesamtkollektiv der arteriellen Hypertoniker liegt unter 0,5%. Der primäre Aldosteronismus tritt gehäuft zwischen dem 3. und 5. Lebensjahrzent auf.

Pathophysiologie und Klinik

Die *klinische Symptomatologie* ist ebenfalls wie die laborchemischen Veränderungen Folgeerscheinung der *pathologisch gesteigerten adrenalen Aldosteronsekretion* mit konsekutiver Veränderung des *Wasser- und Elektrolythaushaltes*. Die Hauptwirkung des Aldosterons beruht auf einem Austausch von Kalium und Wasserstoffionen gegen Natriumionen im distalen Nierentubulus. Demzufolge kommt es bei gesteigerter Aldosteronproduktion zu einer *hypokaliämischen Alkalose* bei gleichzeitiger *Retention von Natrium und Wasser*. Die für das Krankheitsbild charakteristische *Suppression der renalen Reninsekretion* resultiert aus der Zunahme des intravasalen Volumens.

Neben der *obligaten Blutdruckerhöhung* finden sich als Ausdruck der *Kaliumverarmung Muskelschwäche, Müdigkeit* und seltener intermittierende Paralyse, intermittierende Tetanie und Parästhesien. Entgegen früherer Auffassung handelt es sich bei der Erkrankung nicht um eine benigne Hypertonie. So werden vaskuläre Komplikationen in einem hohen Prozentsatz der Patienten beobachtet, und maligne Verlaufsformen des Hochdrucks wurden wiederholt beschrieben.

Eine länger bestehende *Hypokaliämie* kann sowohl zu funktionellen als auch zu morphologischen Veränderungen der Niere führen. Die charakteristische pathologisch-anatomische Läsion besteht im Auftreten von multiplen Vakuolen im Nierentubulus. Die wichtigste funktionelle Beeinträchtigung der Nierenleistung ist die Unfähigkeit, den Urin normal zu konzentrieren.

Diagnostisches Vorgehen und Differential-diagnose

Das Leitsymptom des primären Aldosteronismus ist eine hypokaliämische Hypertonie. Stark verdächtig auf das Vorliegen der Erkrankung ist eine Persistenz erniedrigter Serumkaliumwerte ($< 3,5$ mval/l $\hat{=}$ $< 3,5$ mmol/l) trotz mehrwöchigen Absetzens einer vorangegangenen Diuretikamedikation. Ein normokalämischer Aldosteronismus ist selten. Auffallend ist jedoch hier oftmals ein therapieresistenter Bluthochdruck. Ferner läßt sich bei Patienten mit normokalämischem primärem Aldosteronismus in der Regel eine Hypokaliämie durch mehrtägige orale Salzbelastung (200 mval [= mmol]Natrium/Tag) provozieren.

Differentialdiagnostisch abgegrenzt werden muß der *primäre Aldosteronismus* gegenüber Erkrankungen mit *arterieller Hypertonie* und *sekundärem Aldosteronismus*, bei dem allerdings in der Regel die Hypokaliämie weit weniger ausgeprägt ist und demzufolge die klinischen Erscheinungen des Kaliummangels (Muskelschwäche, Müdigkeit u. a.) nicht so im Vordergrund stehen. Die sekundären Formen eines Hyperaldosteronismus werden hervorgerufen durch eine gesteigerte renale Reninsekretion. Unter den Krankheitsbildern, die mit einem sekundären Hyperaldosteronismus einhergehen können, fallen die renovaskuläre Hypertonie, reninsezernierende Nierentumoren, angeborene und erworbene AV-Aneurysmen der Niere, Nierenzysten, einseitige Hydronephrose sowie die maligne Hypertonie.

Einen einfachen und aussagefähigen Suchtest in Richtung auf einen primären Aldosteronismus stellt die Bestimmung der renalen Kaliumexkretion dar. Diese ist in Relation zu dem jeweiligen Serumkaliumwert immer zu hoch (>40 mval [= mmol] pro 24 Stunden unter Normalkost).

Die Diagnose *primärer Aldosteronismus* wird gesichert durch den Nachweis einer *pathologisch erhöhten Plasmaaldosteronkonzentration* bei gleichzeitig erniedrigter oder nicht meßbarer Plasmareninaktivität (Abb. 4.**7 a** u. **b**). Anstelle der Plasmaaldosteronbestimmungen finden noch Messungen der Urinexkretionsraten des säurelabilen Aldosteron-18-Glukuronids Anwendung. Hierbei ist allerdings zu beachten, daß bei einem Teil der Patienten mit primärem Aldosteronismus Normalwerte beobachtet werden können.

Nach unserer Erfahrung ist es nicht sicher möglich, aufgrund der peripher-venösen Hormonbestimmungen die beiden Hauptformen des primären Aldosteronismus, das *unilaterale aldosteronproduzierende Nebennierenrindenadenom* und die *bilaterale Nebennierenrindenhyperplasie,* voneinander zu unterscheiden. *Eine Differenzierung sollte allerdings wegen der unterschiedlichen Therapie* (Adrenalektomie bei Nebennierenrindenadenom, Antihypertensiva bei bilateraler Nebennierenrindenhyperplasie) *unbedingt durchgeführt werden.* Somit werden Methoden , die ansonsten zur Lateralisation bzw. Lokalisationsdiagnostik Anwendung finden, zur speziellen Differentialdiagnose (Unterscheidung zwischen Adenom und Hyperplasie) notwendig.

Die heute gebräuchlichsten Verfahren sind:
– die Untersuchung der Nebennieren mittels Ultraschall
– die Computertomographie
– die Untersuchung der Nebennieren mittels Magnetresonanz
– die Nebennierenszintigraphie mit ^{131}J-Cholesterol
– die seitengetrennte Aldosteronbestimmung im Nebennierenvenenblut

Wegen der nahezu fehlenden Belästigung für den Patienten und der geringeren Nebenwirkungen sollten zuerst die nichtinvasiven Methoden wie Ultraschall, Computertomographie, Magnetresonanz und Szintigraphie eingesetzt werden. Bei zweifelhaften und diskrepanten Befunden ist die Durchführung einer seitengetrennten Aldosteronbestimmung im Nebennierenvenenblut erforderlich, welche die sicherste Lateralisationsmethode darstellt. Bei Patienten mit einem unilateralen Adenom kann eine exakte Seitenlokalisation in über 80% der Fälle durch Anwendung von Ultraschall und Computertomographie gestellt werden (Abb. 4.**8 a** u. **b**).

Therapie und Prognose

Die Methode der Wahl bei einseitigen aldosteronproduzierenden Adenomen und Karzinomen ist die operative Entfernung der erkrankten Nebenniere. Die postoperative Blutdrucksenkung korreliert dabei mit dem präoperativen Ansprechen auf Spironolacton, wobei zu beachten ist, daß bei einigen Patienten mit Adenom eine mehrwöchige Behandlung (4–6 Wochen/400 mg Spironolacton/Tag) notwendig wird, um eine eindeutige Beurteilung zu erzielen.

Bei Patienten *mit bilateraler Nebennierenrindenhyperplasie* wird durch eine einseitige oder doppelseitige Adrenalektomie der Blutdruck in der Regel nicht oder nur ungenügend beeinflußt, so daß diese Patienten *einer Langzeitbehandlung mit Antihypertensiva zugeführt werden sollten* (100 bis 200 mg Spironolacton/Tag in Kombination mit 50–100 mg Hydrochlorothiazid).

In letzter Zeit wird mit gutem Erfolg Trilostan, ein Hemmer der 3-β-Dehydrogenase, in der Behandlung des primären Aldosteronismus eingesetzt, und zwar sowohl bei Patienten mit Nebennierenrindenadenom als auch bei solchen mit bilateraler Nebennierenrindenhyperplasie. Die Dosierung liegt zwischen 120–360 mg/Tag.

Merke: Das Leitsymptom des primären Aldosteronismus ist eine hypokaliämische Hypertonie. Besonders verdächtig auf das Vorliegen der Erkrankung ist die Persistenz erniedrigter Serumkaliumkonzentrationen nach Absetzen einer vorangegangenen Diuretikamedikation.

Bei Patienten mit unilateralem Nebennierenrindenadenom oder -karzinom ist in der Regel die chirurgische Entfernung des Krankheitsprozesses das Mittel der Wahl, während Patienten mit bilateraler Hyperplasie einer Langzeitbehandlung mit Antihypertensiva bzw. Aldosteronantagonisten zugeführt werden sollten.

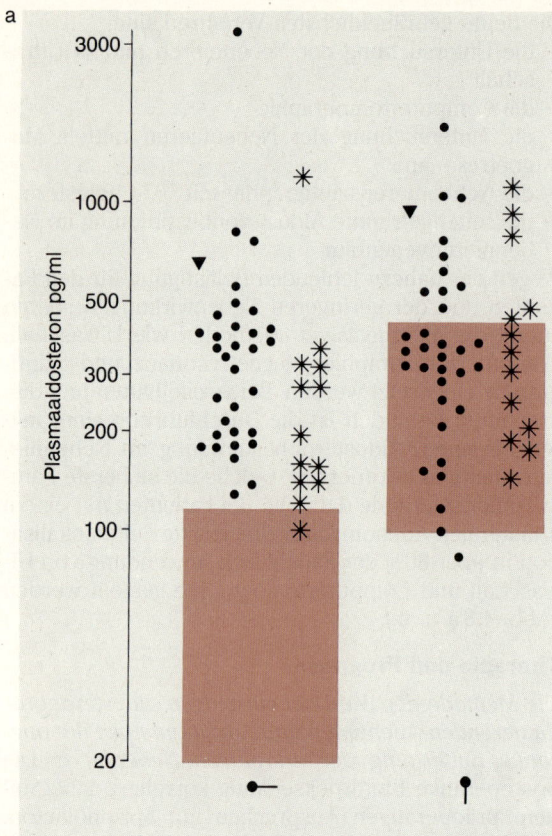

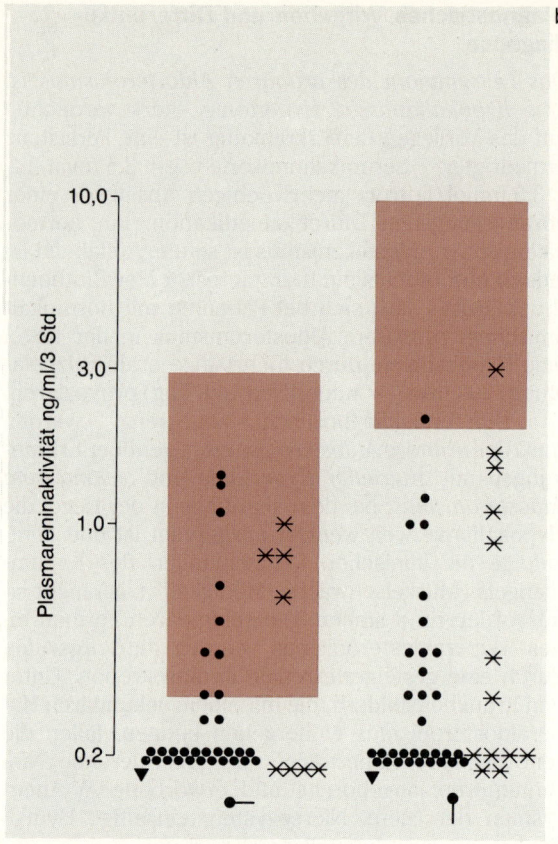

Abb. 4.**7a** u. **b** Plasmaaldosteron und Plasmareninaktivität in Ruhe (●—) und nach anschließender 2stündiger aktiver Orthostase (▐) bei 47 Patienten mit primärem Aldosteronismus (unilaterales Adenom, n = 33, geschlossene Kreise; Nebennierenkarzinom, n = 1, dreieckige Symbole; bilaterale Nebennierenrindenhyperplasie, n = 13, Sterne. Normbereiche durch Raster gekennzeichnet

Beachte: Beim primären Aldosteronismus finden sich erhöhte Plasmaaldosteronkonzentrationen beim liegenden Patienten. Die in der Regel supprimierte Plasmareninaktivität wird deutlicher sichtbar im Anschluß an eine mehrstündige aktive Orthostase

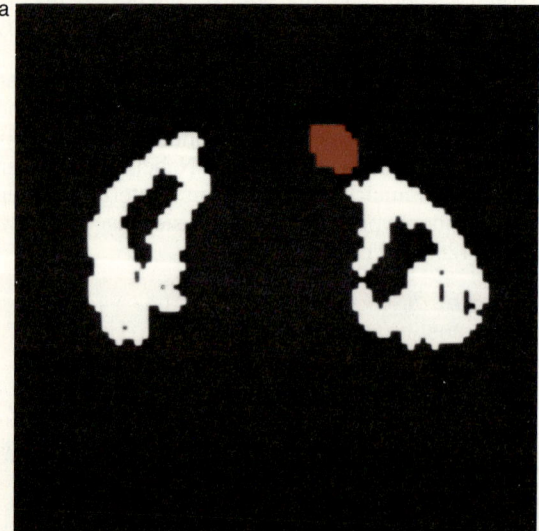

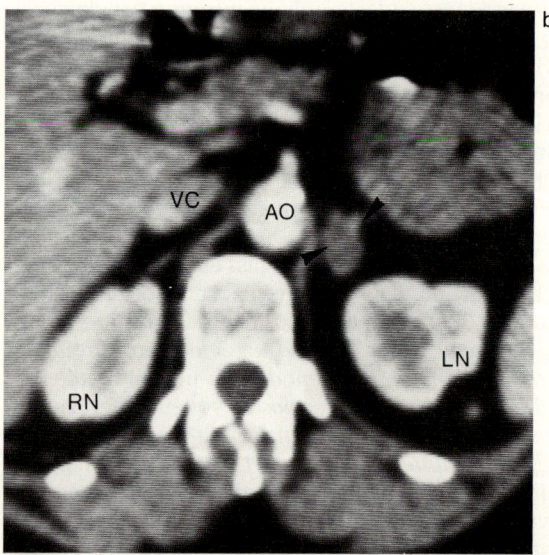

Abb. 4.**8a** u. **b** Lokalisationsdiagnostik beim primären Aldosteronismus. **a** Typisches Szintigramm mit [131]J-Cholesterol eines unilateralen Nebennierenrindenadenoms. Die nicht erkrankte Nebenniere stellt sich nicht dar. Beide Nieren mit weißer Anfärbung

b computertomographische Darstellung eines linksseitigen Nebennierenrindenadenoms von etwa 2 cm Durchmesser, mit Pfeil gekennzeichnet, LN = linke Niere, RN = rechte Niere, AO = Aorta, VC = V.cava

Erkrankungen mit Nebennieren-rindenunterfunktion

Primäre Nebennierenrindeninsuffizienz (Morbus Addison)

Definition: Die lebensbedrohliche Erkrankung wird hervorgerufen durch einen *weitgehenden oder völligen Ausfall der Nebennierenrindense-kretion von Cortisol und Aldosteron.* Je nach Auf-treten der Symptomatik wird zwischen einem chronischen und einem akuten Krankheitsbild un-terschieden.

Zur *klinischen Manifestierung der hormonellen Insuf-fizienzerscheinungen* müssen neun Zehntel der Ne-bennierenrinde (des Organpaares) destruiert sein. In der Mehrzahl der Patienten (etwa 60%) ist hierfür eine *idiopathische Nebennierenrindenatrophie* ver-antwortlich, bei der es sich am ehesten um eine Auto-immunerkrankung handelt. Im Gegensatz zu früher ist der Anteil der Patienten mit Nebennierenrindenin-suffizienz aufgrund einer *Tuberkulose* deutlich zu-rückgegangen und beträgt heute nur noch etwa 30%. *Pilzerkrankungen, Amyloidose, Tumormetastasen* so-wie *hämorrhagische Nekrosen* sind seltenere Ursa-chen der Erkrankung. Bei *Neugeborenen* und Kindern muß immer an das Vorliegen eines *kongenitalen Adrenogenitalsyndroms* sowie an eine Hypoplasie der Nebennieren mit und ohne Hypophysenentwick-lung gedacht werden.

Häufigkeit

Die primäre Nebennierenrindeninsuffizienz ist selten. Von der Erkrankung werden beide Geschlechter gleich häufig befallen; der Erkrankungsgipfel liegt zwischen dem 20.–50. Lebensjahr.

Pathophysiologie und Klinik

Die *Leitsymptome* der *primären Nebennierenrinden-insuffizienz* sind *Schwäche, schnelle Ermüdbarkeit, vermehrte Pigmentierung* der Haut und der Schleim-häute, *Gewichtsabnahme, Anorexie, Übelkeit* und *Er-brechen* sowie *arterielle Hypotension* (RR < 100/70 mmHg). Die vorgenannten klinischen Erscheinun-gen lassen sich alle durch den Mangel an Cortisol und Aldosteron erklären. So ist bei *weitgehendem oder völligem Sekretionsausfall* von *Cortisol* und *insbeson-dere von Aldosteron* der Organismus *nicht* mehr in der Lage, *ausreichend Natrium und damit Wasser zu konservieren.* Durch sehr hohen Salzverzehr kann dies kompensiert werden, bei normaler oder aber eingeschränkter Natriumzufuhr manifestiert sich je-doch sehr schnell der übermäßige Natrium- und Was-serverlust. Die Folgen sind eine *Abnahme des extra-zellulären Flüssigkeitsvolumens, Gewichtsreduktion, Hypovolämie* mit Zunahme der Blutviskosität, *Ab-nahme des Kreislaufminutenvolumens* mit *Blutdruck-abfall* sowie *körperliche Schwäche.* Zusätzlich be-wirkt der Ausfall der Aldosteronsekretion eine ver-

mehrte renale Retention von Kalium und Wasserstoff-ionen, die die für die Erkrankung charakteristische Tendenz zur Azidose erklärt.

Durch *Versiegen der Cortisolsekretion* kommt es zu einer *kompensatorischen Steigerung der ACTH- und MSH-Freisetzung* mit daraus resultierender Sti-mulierung der Melanophoren der Haut, wodurch die *intensive Pigmentierung* verursacht wird. Diese be-trifft das gesamte Integument, besonders jedoch die lichtexponierten Partien, die Areolen der Mamillen, die Perianal- und Genitalgegend sowie die Hautfalten der Handinnenflächen. Nicht selten finden sich schwarzbraune Pigmentablagerungen im Bereich der Mundhöhlenschleimhaut. Neben der abnormen Pig-mentierung weisen manche Patienten mit chroni-scher Nebennierenrindeninsuffizienz eine Vitiligo auf.

Störungen von seiten des Zentralnervensystems wie *Apathie, depressive Verstimmungen* und *gestei-gerte Erregbarkeit* werden dem *Cortisolmangel* zuge-schrieben. Weitere Auswirkungen des Cortisoldefizi-tes sind die Neigung zu *Hypoglykämie* (durch Ver-minderung der Glukoneogenese und durch erhöhte Empfindlichkeit auf Insulin hervorgerufen) und das Auftreten von *gastrointestinalen Störungen* (Übelkeit, Erbrechen, anfallsartige abdominelle Schmerzen).

Patienten *mit chronischer Nebennierenrindenin-suffizienz* können schon bei *banalen Infekten*, bei *Er-brechen* und *Diarrhö* sowie nach *kleineren Operatio-nen* und *Unfällen* ein *akutes Krankheitsbild* (soge-nannte Addison-Krise) entwickeln. Dieses äußert sich in einer ausgeprägten *Exsikkose* mit sich rasch ver-schlechternder Kreislaufsituation bis hin zum *Schock.* Die Patienten sind *extrem apathisch* und *kraftlos,* oft-mals bestehen *kolikartige abdominelle Beschwerden.* In seltenen Fällen kann einmal eine akute Nebennie-renkrise im Verlaufe einer Sepsis mit Verbrauchsko-agulopathie (Waterhouse-Friderichsen-Syndrom) be-obachtet werden.

Diagnostisches Vorgehen und Differential-diagnose

Körperliche Schwäche, Gewichtsabnahme und *An-orexie* sowie *arterielle Hypotension* müssen sofort den Verdacht auf eine *primäre Nebennierenrindenin-suffizienz* lenken. Normale körperliche Kraft, Ge-wichtszunahme sowie ein Bluthochdruck schließen die Erkrankung aus. Periphere Ödeme sprechen ebenfalls dagegen. Die *Hyperpigmentation* grenzt das Krankheitsbild gegenüber der *sekundären Nebenn-ierenrindeninsuffizienz* ab; ihr Fehlen schließt aller-dings das Vorliegen einer primären Nebennierenrin-deninsuffizienz nicht aus.

Die Serumkonzentrationen von Natrium und Ka-lium können typischerweise verändert sein (Neigung zur Hyponatriämie, Hyperkaliämie). Der Blutzucker liegt an der unteren Normgrenze (cave Insulintest wegen der erhöhten Insulinempfindlichkeit).

Die Diagnose wird gesichert durch den Nach-weis der *stark erniedrigten Cortisolkonzentration im Plasma* (und/oder 24-Stunden-Urin) vor und nach ei-ner intravenösen Belastung mit ACTH (50 IE über 4 Stunden). Wegen der Möglichkeiten des Auslösens einer Nebennierenrindenkrise unter ACTH empfiehlt sich die vorherige Gabe von Dexamethason.

Therapie und Prognose

Unbehandelt führt die chronische und akute primäre Nebennierenrindeninsuffizienz zum Tode. Die Therapie der Erkrankung ist in Form von *Hormonsubstitution* äußerst dankbar, da eine rasche Besserung der Symptomatik erzielt werden kann. Die in der Regel benötigte Cortisoldosis beträgt 37,5 mg, die unbedingt auf mindestens 2 Tagesdosen verteilt werden sollte (25 mg Hydrocortison morgens und 12,5 mg am späten Nachmittag). Als Parameter einer eventuellen Mineralokortikoidbedürftigkeit dienen Blutdruck und Serumkalium. Verabreicht werden in der Regel 0,1 mg Fludrocortison täglich. Normalisierung des Blutdrucks und Serumkaliums deuten auf eine adäquate Substitution hin. Es ist besonders zu beachten, daß bei besonderen Belastungen (wie sie Infekte, Operationen, Erbrechen und Diarrhö u. a. darstellen) immer eine Erhöhung in der Dosierung der Medikamente erfolgen muß.

Bei Vorliegen oder (dringendem) Verdacht auf *Addison-Krise* wird eine *sofortige* und *rasche Behandlung* erforderlich. Neben der hochdosierten Cortisolapplikation (100 mg Cortisol-Hemisuccinat i. v. oder 25 mg Prednisolon i. v. alle 3–4 Stunden, bis klinische Besserung eintritt) ist zusätzlich ein intravenöser Flüssigkeits- und Natriumersatz notwendig (2000 bis 3000 ml 5% [287 mmol/l] Glucose in 0,9% [154 mmol/l] NaCl/24 h).

> **Merke:** Leitsymptome der primären chronischen Nebennierenrindeninsuffizienz sind körperliche Schwäche, Gewichtsabnahme, Anorexie, arterielle Hypotonie sowie vermehrte Pigmentierung der Haut.
>
> Die akute Nebennierenrindenkrise ist zusätzlich durch das Auftreten eines lebenbedrohlichen Kreislaufschocks mit Erbrechen und ausgeprägten abdominellen Krampfanfällen charakterisiert.
>
> Die Therapie der chronischen primären Nebennierenrindeninsuffizienz besteht in einer Substitution von Cortisol und eventuell Mineralokortikoiden. Die Addison-Krise verlangt eine sofortige und hochdosierte Cortisolapplikation mit Flüssigkeits- und Natriumersatz.

Sekundäre Nebennierenrindeninsuffizienz

Die *sekundäre Nebennierenrindeninsuffizienz* entsteht durch *einen Ausfall der ACTH-Sekretion* und dem damit verbundenen Verlust der hypophysären Stimulation der Nebennierenrindenhormonsekretion. Sie wird beobachtet bei *Panhypopituitarismus* unterschiedlicher Genese sowie bei Status nach chronischer Applikation von Glucocorticoiden.

Da eine gewisse Basalsekretion der Nebennieren noch erhalten bleibt, ist die klinische Symptomatik wie *körperliche Schwäche, Gewichtsverlust* und *arterielle Hypotonie* in der Regel schwächer ausgebildet als bei der primären Nebennierenrindeninsuffizienz. Zudem fehlt die bei der primären Erkrankung der Nebenniere meistens zu beobachtende Hyperpigmentation.

Der Ausfall der Hypophysenvorderlappensekretion führt zu weiteren endokrinologischen Unterfunktionssyndromen von Schilddrüse und Genitalorganen.

Eine Abgrenzung gegenüber der primären Nebennierenrindeninsuffizienz gelingt mittels des *ACTH-Tests,* der über mehrere hintereinanderfolgende Tage durchgeführt wird. Während bei der primären Insuffizienz die unter Basalbedingungen verminderte Cortisolproduktion nicht oder nur unwesentlich durch ACTH gesteigert werden kann, kommt es bei den sekundären Formen der Nebennierenrindeninsuffizienz typischerweise am 2. und/oder am 3. Tag zu einer deutlichen Stimulation der adrenalen Hormonproduktion.

Die zur Substitutionstherapie der sekundären Nebennierenrindeninsuffizienz in der Regel benötigte Cortisoldosis beträgt 15–25 mg Hydrocortison/Tag.

Erkrankungen der Nebennierenrinde mit Über- und/oder Unterfunktion

Kongenitale Nebennierenrindenhyperplasie (kongenitales adrenogenitales Syndrom)

> **Definition:** Ursache der Erkrankung sind *angeborene Enzymdefekte* in der *Steroidsynthese*. Als gemeinsames Charakteristikum besteht eine *eingeschränkte bis fehlende Sekretion von Cortisol und/oder Aldosteron*. Folge ist eine *vermehrte, kompensatorische Freisetzung* von ACTH mit konsekutiver *bilateraler Nebennierenrindenhyperplasie* und Stimulierung der durch die betreffende Enzymopathie nicht beeinflußten Steroidsyntheseschritte.
>
> Bis auf die sehr seltene Ausnahme der isolierten Synthesestörung für Aldosteron werden die angeborenen Enzymdefekte in der Steroidsynthese unter dem Begriff des *kongenitalen Adrenogenitalsyndroms* und dessen Sonderformen zusammengefaßt. Bei diesen Enzymopathien wird immer eine pathologisch *veränderte Androgenproduktion bzw. -sekretion* beobachtet.

Häufigkeit

Die angeborenen Enzymdefekte in der Steroidsynthese sind selten. Beim adrenogenitalen Syndrom wird etwa ein Fall auf 50 000 Lebendgeburten beobachtet.

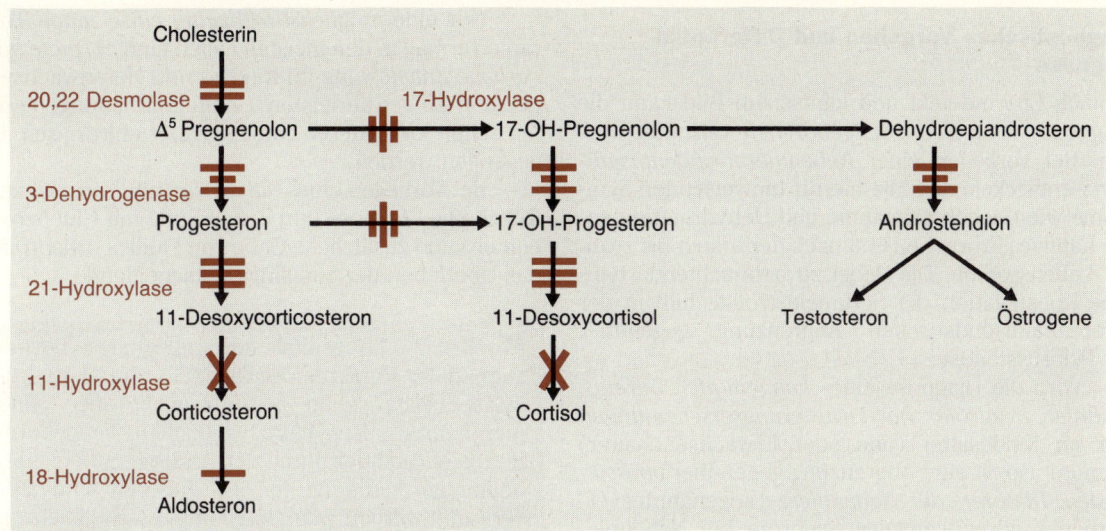

Abb. 4.**9** Schematische Darstellung der Biosynthese der Steroidhormone in der Nebennierenrinde. Die verschiedenen Enzymdefekte sind durch unterschiedliche Symbole dargestellt

Pathophysiologie und Klinik

Je nach Enzymdefekt und der damit verbundenen dissoziierten Sekretion der verschiedenen adrenalen Steroide variiert das klinische Bild des kongenitalen adrenogenitalen Syndroms.

Bei dem *21-Hydroxylasedefekt,* der in über 90% der Patienten mit kongenitalem Adrenogenitalsyndrom vorliegt, kommt es infolge des *Androgenüberschusses* zu einer Beeinflussung in der *Differenzierung und Formung der fetalen Genitalorgane.* Hieraus resultiert beim *weiblichen Neugeborenen* eine Maskulinisierung des äußeren Genitales (*Pseudohermaphroditismus femininus*), die in wechselnder Intensität auftreten kann. In typischen Fällen finden sich eine *Klitorishypertrophie, skrotumähnliche Labia majora* sowie ein *Sinus urogenitalis.* Beim *männlichen Neugeborenen* ist die Diagnose ungleich schwieriger; ein relativ großer Penis weist hier auf den Androgenüberschuß hin. Wird die Erkrankung nicht erkannt, so kommt es zur Ausprägung einer *Pseudopubertas praecox* (verstärktes Längenwachstum und vermehrter Muskelansatz, frühzeitiges Auftreten von Pubes- und Axillarbehaarung). Aufgrund des vorzeitigen Schlusses der Epiphysenfugen erklärt sich der spätere *Kleinwuchs.*

Bei den meisten Patienten mit *21-Hydroxylasedefekt* ist die Cortisol- und Aldosteronsekretion insoweit noch ausreichend, als sich das klinische Bild einer Nebennierenrindeninsuffizienz nicht auszubilden vermag. Bei einigen Neugeborenen ist allerdings der Defekt vollständig und mit entsprechendem hochgradigen Defizit von Cortisol und Aldosteron und Auftreten eines lebensbedrohlichen *Salzverlustsyndroms* verbunden.

Demgegenüber besteht beim *11-Hydroxylasemangel* eine vermehrte Sekretion von mineralokortikoidwirksamen Steroiden (11-Desoxycorticosteron),

wodurch eine hypokaliämische Hypertonie hervorgerufen wird. Daneben bestehen die klinischen Zeichen des Androgenüberschusses (Abb. 4.**9**).

Der *3-Dehydrogenasedefekt* wiederum ist charakterisiert durch eine fehlende Sekretion von Cortisol und Aldosteron mit dem klinischen Bild einer schweren Nebennierenrindeninsuffizienz.

Infolge des Mangels an fetalen Androgenen kommt es bei Knaben zum Bild des Pseudohermaphroditismus masculinus, bei Mädchen fehlen in der Regel Virilisierungserscheinungen oder aber sind nur angedeutet vorhanden (Einfluß der vermehrten Sekretion von Dehydroepiandrosteron). Sowohl beim sehr seltenen *20,22-Desmolasemangel* als auch beim *17-Hydroxylasedefekt* ist eine Sekretion von Androgenen nicht möglich, und demzufolge weisen erkrankte Knaben einen männlichen Pseudohermaphroditismus auf.

Der *20,22-Desmolasemangel* ist gekennzeichnet durch eine fehlende Sekretion vom Cortisol und Aldosteron mit daraus resultierender Nebennierenrindeninsuffizienz. Beim *17-Hydroxylasedefekt* führt die erhöhte Produktion mineralokortikoidwirksamer Steroide (11-Desoxycorticosteron und Corticosteron) zu einer hypokaliämischen Hypertonie.

Darüber hinaus besteht bei weiblichen Patienten eine primäre Amenorrhoe aufgrund der ebenfalls gestörten ovariellen Hormonproduktion mit Unterentwicklung der sekundären Geschlechtsmerkmale.

Der *18-Hydroxylasedefekt* ist charakterisiert durch eine isolierte Synthesestörung für Aldosteron mit stark verminderter Aldosteronsekretion. In einigen Fällen findet sich ein isolierter Hypoaldosteronismus mit Salzverlust auch beim erwachsenen Patienten. Die Androgensekretion ist normal.

Diagnostisches Vorgehen und Differential-diagnose

Je nach Enzymdefekt und klinischem Bild kann die Diagnose schon *beim Neugeborenen* vermutet werden. Bei Vorliegen einer *Nebennierenrindeninsuffizienz* entwickeln sich die hierfür hinweisenden Symptome wie Gewichtsabnahme und Dehydratation sowie häufiges Erbrechen erst nach der ersten bis zweiten Lebenswoche. Die dabei zu beobachtende typische Konstellation der Serumelektrolyte hilft in der differentialdiagnostischen Abgrenzung gegenüber der Pylorusstenose.

Wird die Diagnose eines *kongenitalen adrenogenitalen Syndroms mit Virilisierungserscheinungen* erst im Kindesalter (und/oder Erwachsenenalter) vermutet, so ist eine Abgrenzung gegenüber *virilisierenden Tumoren der Nebenniere* (sogenanntes erworbenes adrenogenitales Syndrom bei Nebennierenrindenadenom oder -karzinom) notwendig. Im Gegensatz zum 21-Hydroxylasedefekt und 11-Hydroxylasemangel sind hier ausgeprägte Genitalfehlbildungen nicht vorhanden. Bei *erwachsenen Frauen* mit Virilisierungserscheinungen stellt sich zudem noch die Differentialdiagnose eines *polyzystischen Ovarialsyndroms,* sowie eines Arrhenoblastoms (androgenbildender Tumor der Ovarien).

Ein *kongenitales Adrenogenitalsyndrom* wird gesichert durch Bestimmungen der verschiedenen Steroide und deren Abbauprodukte im 24-Stunden-Urin und/oder im Plasma.

Bei dem am häufigsten vorkommenden 21-Hydroxylasedefekt findet sich eine *vermehrte Ausscheidung der 17-Ketosteroide.* Hinweisend ist besonders die *gesteigerte Exkretion* von *17-Hydroxypregnenolon* (eines Metaboliten des Hydroxyprogesterons) und seines Abbauproduktes *Pregnantriol.* Im *Plasma* sind *17-Hydroxyprogesteron, Androstendion* und *Testosteron deutlich erhöht.* Bei mehr oder weniger vollständigem Block findet sich eine erhebliche Verminderung der Exkretion sowie der Plasmakonzentration des freien Cortisols (und des Aldosterons).

Durch exogen zugeführtes Cortisol kann die ACTH—Freisetzung gehemmt und damit ein Abfall der vorher erhöhten 17-Ketosteroide beobachtet werden.

Patienten mit androgenproduzierendem Nebennierenrindentumor (erworbenes Adrenogenitalsyndrom) weisen dagegen eine fehlende Reduktion der Ketosteroide unter Cortisolapplikation auf. ACTH-Zufuhr wiederum stimuliert die Androgenproduktion (beim 21- und 11-Hydroxylasemangel), ohne die Sekretion der Kortikosteroide zu beeinflussen.

Therapie und Prognose

Die Therapie des kongenitalen adrenogenitalen Syndroms bzw. der kongenitalen adrenalen Enzymopathien besteht in der Applikation von Glucocorticoiden. Hierdurch wird ein hemmender Einfluß auf die vorher überschießende ACTH-Sekretion ausgeübt, und die pathologisch erhöhte Sekretion der durch die betreffende Enzymopathie nicht beeinträchtigten Steroidsyntheseschritte wird unterbunden.

Nur eine *möglichst frühzeitig einsetzende* Therapie vermag in den meisten Fällen eine *normale körperliche Entwicklung* im Kindes- und Heranwachsendenalter zu gewährleisten. Genitalmißbildungen sollten schon im späteren Säuglingsalter chirurgisch angegangen werden.

Bei Vorliegen eines *Salzverlustsyndroms* ist eine frühzeitige Diagnose und Behandlung mit Glucocorticoiden (und zusätzliche Gabe von Fludrocortison) für das Überleben der Säuglinge entscheidend.

> **Merke:** Das kongenitale adrenogenitale Syndrom kann in der Mehrzahl der Fälle (21- und 11-Hydroxylasedefekt) schon beim Neugeborenen (und hier insbesondere beim weiblichen Neugeborenen) aufgrund der durch den Androgenüberschuß bedingten Veränderung des äußeren Genitales vermutet werden. Manchmal findet sich gleichzeitig ein lebensbedrohliches Salzverlustsyndrom.
>
> Die Therapie besteht in einer möglichst frühzeitigen Applikation von Glucocorticoiden.

Weiterführende Literatur s. S. 328

Erkrankungen des Nebennierenmarkes

Phäochromozytom

> **Definition:** Das *Phäochromozytom* ist ein Tumor *neuroektodermalen Ursprungs*, der aus den chromaffinen Zellen des sympathoadrenalen Systems entsteht.
>
> *90% der Phäochromozytome sind gutartige Geschwülste, die restlichen 10% sind maligne infolge invasiven Wachstums und/oder Metastasenbildung.*
>
> Die *überwiegende Zahl der Tumoren* (90%) geht vom *Nebennierenmark* aus; die rechte Nebenniere ist dabei häufiger befallen als die linke. Weitere bevorzugte Lokalisationen sind die sympathischen Nervengeflechte des Bauch- und Beckenbereiches. Selten finden sich Geschwülste im Thorax- (<2%) und im Nackenbereich (<0,1%). Etwa 10% der Phäochromozytome sind bilateral, wobei im Kindesalter multiple und extraadrenale Tumoren weitaus häufiger sind als beim erwachsenen Patienten. Bei der sogenannten *familiären Form des Phäochromozytoms* wird bei der 70% der Patienten eine bilaterale Lokalisation beobachtet.

Häufigkeit

Das Phäochromozytom ist eine seltene Erkrankung und tritt etwa 0,1% aller Patienten mit arterieller Hypertonie auf. Die Erkrankung kann in jedem Lebensalter beobachtet werden, allerdings besteht eine Bevorzugung des 4. und 5. Lebensjahrzehnts. Im Kindesalter erkranken Knaben doppelt so häufig wie Mädchen, beim Erwachsenen besteht eine leichte Bevorzugung des weiblichen Geschlechts.

Pathophysiologie und Klinik

Die meisten *Phäochromozytome* sezernieren sowohl *Adrenalin* als auch *Noradrenalin* im Exzeß, wobei Noradrenalin überwiegt. Gelegentlich findet sich ein rein noradrenalinsezernierender Tumor. Das *klinische Erscheinungsbild des Phäochromozytoms* erklärt sich aus den *kardiovaskulären* und *metabolischen Nebenwirkungen* der *vermehrten Sekretion von Noradrenalin und/oder Adrenalin*. Adrenalin und Noradrenalin wirken zum Teil gleichartig, zum Teil jedoch unterschiedlich auf Herz und Kreislauf, Blut, Stoffwechsel und verschiedene Organe.

Adrenalin bewirkt eine Steigerung der Pulsfrequenz und eine Erhöhung des Blutdrucks durch Zunahme des Herzminutenvolumens. Noradrenalin führt über eine Erhöhung des peripheren Widerstandes zur Hypertonie mit reflektorischer Bradykardie. Adrenalin weist noch eine ausgeprägte Stoffwechselwirkung auf, die besonders durch eine vermehrte Glykogenolyse und Hemmung der Insulinsekretion charakterisiert ist. Sowohl Adrenalin als auch Noradrenalin vermögen die Schweißsekretion zu stimulieren und führen zu einer Konstriktion der Hautgefäße.

Führende Symptome des Phäochromozytoms sind neben dem *arteriellen Bluthochdruck starke Kopfschmerzen, generalisierter Schweißausbruch* und *Herzklopfen*, die einzeln oder in Kombination bei etwa 95% der Patienten beobachtet werden können.

Bei *erwachsenen Patienten* treten in etwa der *Hälfte der Fälle paroxysmale Blutdruckkrisen* auf, während die andere Hälfte der Fälle eine *persistierende bzw. chronische Hypertonie* aufweist. Anfallsartige Beschwerden werden allerdings auch bei 50% der Patienten mit Dauerhypertonie gesehen, wobei die Symptome in der Regel schwächer ausgeprägt sind als in der Patientengruppe mit paroxysmalem Hochdruck. *Bei Kindern mit Phäochromozytom liegt in über 90% eine Dauerhypertonie vor.*

Dauer und Häufigkeit der Anfälle wechseln. Die Anfallsdauer kann eine Minute, aber auch Stunden und im Extremfall mehrere Tage betragen. Die Episoden treten bei einigen Patienten im Abstand von mehreren Monaten auf, bei anderen über den Tag verteilt in kurzen Zeitabständen. Bei 75% der Patienten mit Phäochromozytom werden ein oder mehrere Anfälle in der Woche verzeichnet. Auslösende Faktoren können besonders Lagewechsel, körperliche Aktivität, Nahrungsaufnahme, Druck auf die Bauchregion sowie seelische Belastungen sein. In seltenen Fällen kann das klinische Bild auf die Lokalisation des Tumors hinweisen. So zeigen Patienten mit einem Phäochromozytom der Harnblasenwand das Auftreten von Paroxysmen nach Beendigung der Miktion.

Die plötzlich auftretenden und oftmals *quälenden Kopfschmerzen* sind häufig mit Übelkeit und Erbrechen kombiniert und bilden sich zurück bei Blutdrucknormalisierung bzw. Beendigung der Hochdruckkrise.

Der *generalisierte Schweißausbruch* zeigt die stärkste Ausprägung während der Blutdruckkrisen, bei einigen Patienten setzt allerdings die vermehrte Schweißsekretion erst nach Abschluß der Blutdruckkrise ein.

Ein weiterer wichtiger Hinweis auf das Vorliegen eines Phäochromozytoms bei unbehandelten Patienten mit Hypertonie ist das Auftreten einer *orthostatischen Hypotonie* (deutlicher Blutdruckabfall im Stehen im Vergleich zu den Blutdruckwerten im Liegen), die in über der Hälfte der Patienten mit Phäochromozytom beobachtet wird. Dieses Phänomen wird hauptsächlich über einen paradoxen vasodilatatorischen Effekt von Noradrenalin sowie über eine vagotone Gegenregulation erklärt.

Abgesehen von der orthostatischen Hypotonie sollten zwischenzeitlich auftretende *hypotensive* Episoden bei Patienten mit *arterieller Hypertonie* immer den Verdacht auf ein Phäochromozytom lenken.

Auffallende *Blässe des Gesichtes* und der oberen Körperhälfte wird bei etwa 60% der Patienten mit paroxysmalem Hochdruck und bei etwa 30% mit Dauerhypertonie beobachtet.

Die Ursache für die erhöhte Inzidenz der *Cholelithiasis* bei Phäochromozytom (in 30% bei Patienten mit Hochdruckkrisen und in 10% bei Fällen mit Dauerhochdruck) ist unklar.

Besondere Schwierigkeiten bereitet die Diagnose eines *Phäochromozytoms im Kindesalter*, da hier bei 90% der Patienten eine *persistierende Hypertonie* besteht. Bei Kindern sind allerdings Symptome wie *Sehstörungen, Übelkeit* und *Erbrechen* sowie *Gewichtsverlust* weitaus häufiger anzutreffen als bei erwachsenen Patienten. Zusätzlich finden sich oftmals eine *Polydipsie* und *Polyurie* sowie *zerebrale Krampfanfälle.* Die livide, zyanotische Verfärbung der Hände (in 11–22% der Patienten) tritt nur bei Phäochromozytom im Kindesalter auf.

Bei der *familiären* Form des Phäochromozytoms muß immer an die Kombination mit einem Malignom (oder Hyperplasie) der Schilddrüsen und/oder Nebenschilddrüsen gerechnet werden. Das gemeinsame Vorkommen von Phäochromozytom und medullärem Schilddrüsenkarzinom wird als Sipplesche Erkrankung bezeichnet, wobei neben dem Katecholaminexzeß eine erhöhte Calcitoninsekretion nachgewiesen werden kann.

Ein Phäochromozytom tritt ferner noch in Kombination mit anderen neuroektodermalen Erkrankungen auf. Hier ist besonders die Neurofibromatose zu nennen.

Diagnostisches Vorgehen und Differentialdiagnose

Das *Leitsymptom* eine *Phäochromozytoms* ist eine *anfallsartige* oder *persistierende Hypertonie* mit *Kopfschmerzen, Schweißausbruch, Herzklopfen* und *Gesichtsblässe*. Nur in seltenen Fällen wird einmal ein

Hochdruck vermißt, und eine abnorme Schweißneigung oder Tachykardie und Angstgefühl führen zur Diagnose. Entsprechend werden bei allen Hypertonikern mit auf Phäochromozytom hinweisenden Beschwerden und klinischen Befunden Bestimmungen von Plasma- und/oder Urinkatecholaminen erforderlich. Asymptomatische Patienten mit Hochdruck sollten immer dann in die differentialdiagnostische Abklärung mit einbezogen werden, falls ihre Hypertonie durch Therapieresistenz auffällt oder aber falls eine paradoxe Reaktion des Blutdrucks auf Antihypertensiva bekannt bzw. zu beobachten ist.

An Laborbefunden können noch eine *Hyperglykämie* mit Glukosurie, eine gestörte Glucosetoleranz, eine Erhöhung der *freien Fettsäuren*, eine Polyzythämie und Leukozytose sowie ein Hyperreninismus auf ein Phäochromozytom hinweisen.

Ein Phäochromozytom wird gesichert durch den Nachweis erhöhter Plasma- und/oder Urinkatecholamine. Bei Patienten mit persistierender Hypertonie bereitet die Diagnose keine Schwierigkeiten, da erhöhte Werte gefunden werden. Patienten mit paroxysmalem Hochdruck weisen allerdings manchmal während des anfallsfreien Intervalls mit Vorliegen eines normalen Blutdrucks Normalwerte der Plasma- und Urinkatecholamine auf. Hier sollten mehrfache Bestimmungen an unterschiedlichen Tagen möglichst im Anschluß an eine Krisensymptomatik oder aber Plasmakatecholaminbestimmungen im Anschluß an einen Provokationstest (Glucagon 0,1–1,0 mg intravenös) durchgeführt werden.

Die früher üblichen Blutdrucktests (Lysistest mit Regitin und Provokationstest mit Glucagon) in der Diagnostik des Phäochromozytoms sind heute bis auf die obige Indikation weitgehend verlassen und durch die spezifischen hormonellen Untersuchungsmethoden abgelöst worden.

Die diagnostische Wertigkeit von Bestimmungen von *Adrenalin und Noradrenalin und deren Metabolite im 24-Stunden-Urin* wird unterschiedlich angegeben. Die höchste Treffsicherheit scheint noch durch Bestimmungen der *Gesamt-Metanephrine* (Metanephrin + Normetanephrin) gegeben (erhöht bei mehr als 95% der Patienten mit Phäochromozytom). Die *Vanillylmandelsäure* (VMS) liegt bei etwa einem Drittel bis einem Viertel der Patienten mit Phäochromozytom im Normbereich, so daß eine alleinige Bestimmung der VMS in der Abklärung eines Phäochromozytoms nicht ratsam ist.

Der Nachweis einer erhöhten Exkretionsrate von Adrenalin und dessen Metabolit Metanephrin vermag einen Hinweis auf eine adrenale Lokalisation des Tumors zu geben, obwohl in seltenen Fällen auch einmal erhöhte Werte bei extraadrenalem Phäochromozytom gefunden werden.

Nach der hormonellen Sicherung der Diagnose werden verschiedene Verfahren zu präoperativen Lokalisation des Krankheitsprozesses erforderlich. Hier stehen heute eindeutig die nichtinvasiven Untersuchungen wie Ultraschall, Computertomographie, Magnetresonanz sowie die Nebennierenmarksszintigraphie mit [131]Jod-Benzylguanidin im Vordergrund.

Bei Hinweisen auf eine extraadrenale Lokalisation (unauffällige Ultraschalluntersuchungen sowie unauffällige Computertomographie der Nebennieren) sollten eine Szintigraphie sowie eine Untersuchung mittels Magnetresonanz durchgeführt werden (Abb. 4.**10 a** u. **b**). Die selektive Bestimmung der Katecholamine im Blut der V. cava und der Nebennierenvenen findet nur noch selten Anwendung.

Therapie und Prognose

Die einzig kurative Therapie ist die chirurgische Entfernung des Phäochromozytoms. Eine möglichst frühzeitige Diagnosestellung verbessert die Prognose auch im Hinblick auf die postoperative Normalisierung. Inwieweit präoperativ generell eine medikamentöse Vorbehandlung mit *α-adrenergen Rezeptorenblockern* durchgeführt werden sollte, wird unterschiedlich bewertet und ist auch davon abhängig zu machen, ob der Patient durch das Auftreten von hypertensiven Krisen gefährdet ist. Wir führen eine entsprechende präoperative Medikation immer dann durch, wenn aufgrund der Voruntersuchungen eine unilokuläre (adrenale) Lokalisation des Phäochromozytoms angenommen werden kann.

Bei Tachykardie oder Arrhythmie wird zusätzlich die Applikation eines *β-adrenergen Rezeptorenblockers* nach Einleitung der α-adrenergen Rezeptorenblockade notwendig. Eine alleinige Anwendung von β-adrenergen Rezeptorenblockern ist wegen der damit verbundenen Gefahr des Auftretens von hypertensiven Krisen bei Patienten mit Phäochromozytom oder Phäochromozytomverdacht kontraindiziert.

In der medikamentösen Behandlung des Phäochromozytoms bietet sich als Alternative der Einsatz von *Tyrosinhydroxylaseinhibitoren* an, die den Vorteil besitzen, durch Hemmung der Katecholaminsynthese alle Nebenwirkungen des Hormonexzesses weitgehend zu verhindern, was bei Vorliegen der seltenen katecholamininduzierten Myokarditis von besonderem Nutzen ist.

Bei *multilokulärer Lokalisation* wird intraoperativ die Auffindung der Phäochromozytome durch Auslösen von Blutdruckanstiegen bei Palpation der Tumoren erleichtert, und präoperativ sollte deshalb eine kommplette Blockade der vaskulären Reaktion auf die gesteigerte Katecholaminsekretion nicht erfolgen.

Zur Behandlung der *hypertensiven Krise* bei Phäochromozytom hat sich der Einsatz von *Phentolamin* bewährt.

Bei Patienten mit *malignem Phäochromozytom* wird eine *medikamentöse Dauerbehandlung* notwendig. Die 5-Jahres-Überlebensrate liegt in diesen Fällen bei etwa 44%.

Abb. 4.**10 a** u. **b** Lokalisationsdiagnostik beim Phäochromozytom
a Szintigraphische Darstellung eines Phäochromozytoms der linken
Nebenniere mit Jod-131-Benzylguanidin. Gleichzeitige Darstellung
der Nieren mit Technetiumpertechnetat-99m-DMSA. Es findet sich
noch eine geringe Restaktivität in der Leber 48 Stunden nach Injektion des Jod-131-Benzylguanidins

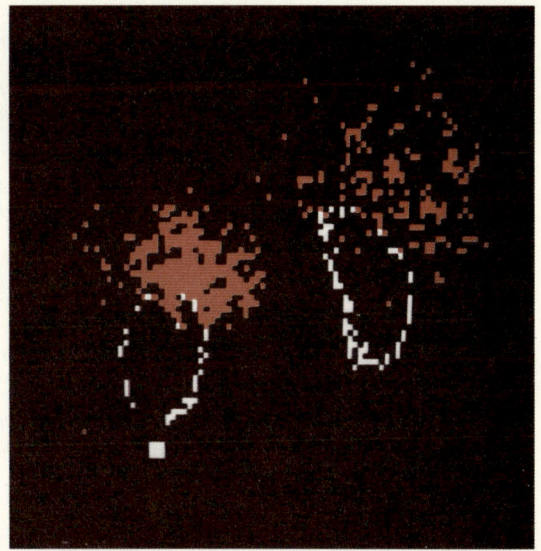

a

Abb. 4.**10 b** Computertomographie eines
Phäochromozytoms der linken Nebenniere
(Patient wie Abb. 4.**10 a**). Kennzeichnung wie
Abb. 4.**8**. Als Nebenbefund großer Gallenbla-
senstein (mit Pfeil gekennzeichnet)

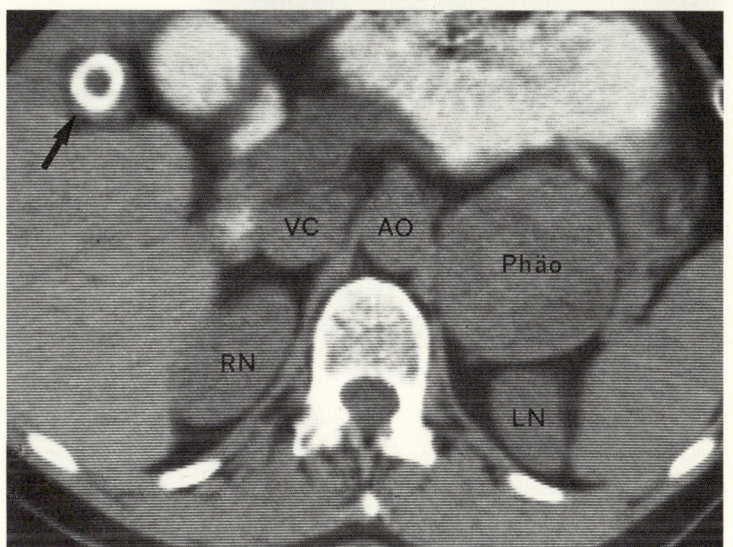

h

Merke: Leitsymptom des Phäochromozytoms ist
eine persisitierende oder anfallsartige Hypertonie
mit starken Kopfschmerzen, Schweißausbruch,
Tachykardie und Gesichtsblässe.
   Die operative Entfernung des katecholamin-
produzierenden Tumors bzw. Tumoren ist die einzig kurative Therapie. Bei malignem Phäochromozytom wird eine medikamentöse Dauertherapie
erforderlich.

Weiterführende Literatur

*Bondy, P. K.: Adrenals: Disorders of the adrenal cortex. In Wil-
liams, R. H.: Textbook of Endocrinology. Saunders, Philadelphia 1985*

*Bravo, E. L., R. C. Tarazi, H. P. Dustan, F. M. Fouad, S. C. Textor,
W. Gifford, D. G. Vidt: The changing clinical spectrum of primary aldosteronism. Amer. J. Med. 74 (1983) 641*

*Christensen, H. J.: Erkrankungen des Nebennierenmarks und
des Grenzstranges. In Hesch, R. D.: Innere Medizin der Gegenwart, Endokrinologie, Teil B. Urban & Schwarzenberg München, 1989*

*Fischer, M., W. Vetter, B. Winterberg, J. Hengstmann, H. Vetter:
Scintigraphic localization of pheochromocytomas. Clin.
Endocr. (Oxford) 20 (1984) 17*

*Gold, E. M.: The Cushing syndromes: changing views of diagno-
sis and treatment. Ann. intern. Med. 90 (1979) 829*

*Grumbach, M. M., S. A. Conte: Disorders of sex differentiation. In
Williams, R. H.: Textbook of Endocrinology. Saunders, Philadelphia 1985*

*Kaplan, N. M.: Adrenals: Endocrine hypertension. In Williams, R.
H.: Textbook of Endocrinology. Saunders, Philadelphia 1985*

*Manger, W. M., R. W. Gifford: Pheochromocytoma. Springer,
Berlin 1977*

*Oertel, R., J. Frielingsdorf, W. Vetter: Erkrankungen der Neben-
nierenrinde. In Hesch, R. D.: Innere Medizin der Gegenwart,
Endokrinologie, Teil B. Urban & Schwarzenberg München,
1989*

*Siegenthaler, W., W. Vetter: Nebennierenmark. In Siegenthaler,
W.: Klinische Pathophysiologie, 6. Aufl. Thieme, Stuttgart
1987*

Siegenthaler, H., C. Werning, W. Vetter: Nebennierenrinde. In Siegenthaler, W.: Klinische Pathophysiologie, 6. Aufl. Thieme, Stuttgart 1987

Sheps, S. G., N.-S. Jiang, G. G. Klee, J. A. van Heerden: Recent Developments in the Diagnosis and Treatment of Pheochromocytoma. Majo Clin. Proc. 65 (1990) 88

Styne, D. M., M. M. Grumbach, S. L. Kaplan, C. B. Wilson, F. A. Conte: Treatment of Cushing's disease in childhood and adolescence by transphenoidal microadenectomy. New Engl. J. Med. 310 (1984) 889

Vetter, H., M. Fischer, M. Galanski, U. Stieber, W. Tenschert, P. Baumgart, B. Winterberg, W. Vetter: Primary aldosteronism: diagnosis and noninvasive lateralization procedures. Cardiology 72 (suppl. 1) (1985) 57

Vetter, W.: Hypoaldosteronismus. In Hesch R. D.: Innere Medizin der Gegenwart. Endokrinologie Teil B. Urban & Schwarzenberg, München, 1989

Winterberg, B., W. Vetter, H. Groth, P. Greminger, H. Vetter: Primary aldosteronism. Treatment with trilostane, Cardiology 72 (suppl. 1) (1985) 117

Young, W. F., M. J. Hogan, G. G. Klee, C. S. Grant, J. A. van Heerden: Primary Aldosteronism: Diagnosis and Treatment. Mayo Clin. Proc. 65 (1990) 96

Nebenschilddrüsen

J. A. Fischer

Primärer Hyperparathyreoidismus

Definition: Als primärer Hyperparathyreoidismus wird eine Überfunktion der Nebenschilddrüsen bezeichnet, ohne daß ein physiologischer Sekretionsstimulus erkennbar ist (Tab. 4.4). Morphologisch liegen ein solitäres Adenom, multiple Adenome, eine diffuse Hyperplasie aller Nebenschilddrüsen oder selten ein Nebenschilddrüsenkarzinom vor. Die Parathormonsekretion ist gesteigert mit einer Hyperkalzämie als Folge. Die gesteigerte Hormonsekretion wird zumindest teilweise durch Calciuminfusionen gehemmt, so daß nicht von einer autonomen Überfunktion der Nebenschilddrüsen gesprochen werden kann. Der tertiäre Hyperparathyreoidismus unterscheidet sich nicht vom primären Hyperparathyreoidismus, es sei denn, man führe ihn definitionsgemäß auf einen früher durchgemachten sekundären Hyperparathyreoidismus zurück (s. dort).

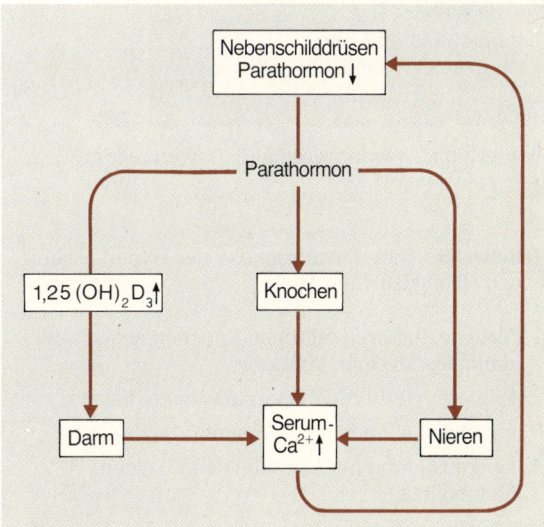

Abb. 4.**11** Parathormon führt zu einer Hyperkalzämie, die ihrerseits die Hormonsekretion hemmt

Häufigkeit

Nach einer amerikanischen Untersuchung von Heath muß mit einer jährlichen Inzidenz von etwa 50 Patienten pro 100 000 Einwohner gerechnet werden. Die meisten Patienten sind älter als 40 Jahre. Die Häufigkeit ist bei Frauen doppelt so hoch wie bei Männern.

Physiologie

Eine gesteigerte Parathormonsekretion (*Hyperparathyreoidismus*) sowie Verabreichung des Hormons hat einen Anstieg des Serumcalciums zur Folge, herbeigeführt durch vermehrte Calciumaufnahme durch den Darm (hervorgerufen durch eine vermehrte Bildung von 1,25-Dihydroxyvitamin $D = 1,25(OH)_2D_3$) und gesteigerten Knochenabbau sowie durch eine verminderte Calciumausscheidung in den Urin (vermehrte tubuläre Rückresorption) (Abb. 4.**11**). Der Anstieg des Serumcalciums seinerseits führt zu einer direkten Hemmung der Parathormonsekretion. Eine Hypokalzämie führt zu einer vermehrten Hormonfreisetzung mit einem sekundären Hyperparathyreoidismus (s. dort) als Folge.

Klinik

Die wichtigsten klinischen Symptome des primären Hyperparathyreoidismus bilden

– Nephrolithiasis,
– Nephrokalzinose,

die in den meisten Zentren bei über 50% der Patienten gefunden werden. Durch Einführung der routinemäßigen Bestimmung der Serumcalcium- und Parathormonkonzentration ist die Häufigkeit der Nephrolithiasis in einer amerikanischen Studie auf 4% abgesunken, und etwa die Hälfte dieser Patienten zeigt keine klinisch nachweisbaren Symptome. Umgekehrt beträgt die Häufigkeit des primären Hyperparathyreoidismus bei Nephrolithiasis etwa 7%.

Die klassische Osteodystrophia fibrosa cystica generalisata und radiologisch nachweisbare Knochenzysten bilden heute eine Seltenheit. Charakteristische subperiostale Defekte der Kortikalis, insbesondere an den Mittelphalangen der Finger, und eine Erhöhung der alkalischen Phosphatase im Serum finden sich bei etwa 10% der Patienten mit operativ gesichertem primären Hyperparathyreoidismus.

Definitionsgemäß wird eine wenigstens zeitweilige Hyperkalzämie für das Vorliegen eines primären Hyperparathyreoidismus verlangt. Die Folgen einer Hyperkalzämie sind neben Nierenkoliken, verursacht durch calciumhaltige Konkremente,

Tabelle 4.4   Laborbefunde (Serum) bei Störungen der Nebenschilddrüsen

	Calcium	Phosphat	Alkalische Phosphatase	D-Vitamine	Parathormon
primärer (tertiärer) Hyperparathyreoidismus	↑	→, ↓	→, ↑	→, ↑	↑
sekundärer Hyperparathyreoidismus					
mit normaler Nierenfunktion	↓, →	↓, →	↑	↓	↑
bei chronischer Niereninsuffizienz	↓, →	↑, →	↑, →	↓	↑
beim Pseudohypoparathyreoidismus	↓, →	↑, →	→, ↑	↓, →	↑
Phosphatdiabetes	→	↓	→, ↑	→	→
Hypoparathyreoidismus (Thyreoidektomie, idiopathisch)	↓	↑, →	→	↓, →	↓
Magnesiummangel	↓	→	→	→, ↓	→, ↓

↑ = erhöht, → = unverändert, ↓ = erniedrigt

Tabelle 4.5   Differentialdiagnose der Hyperkalzämie (nach Häufigkeit 1.–4.)

1. Maligne Tumoren mit/ohne Knochenmetastasen, multiples Myelom, Leukämie
2. Primärer (tertiärer) Hyperparathyreoidismus
3. Östrogenbehandlung des Mammakarzinoms
4. Überdosierung mit Vitamin D oder seinen Metaboliten

Selten: Sarkoidose (Morbus Boeck), Immobilisation, Milch-Alkali-Syndrom, Hyperthyreose, akute Nebenniereninsuffizienz, Behandlung mit Chlorothiaziden oder Lithium, Laborfehler

---

– Polyurie,
– Polydipsie,
– Hypertonie,
– Einschränkung der Nierenfunktion,
– Anorexie,
– Erbrechen,
– Obstipation,
– muskuläre Adynamie,
– Müdigkeit,
– Depression

und bei schwerer Hyperkalzämie zusätzlich

– Verwirrung,
– Somnolenz,
– Koma.

Weichteilverkalkungen als Ausdruck der Hyperkalzämie sind neben der Nephrokalzinose und Nierenkonkrementen am besten als Bandkeratitis und als konjunktivale Niederschläge mit einer Rötung als Folge erkennbar. Magen- und Duodenalulzera sind nicht häufiger als bei der Normalbevölkerung, es sei denn, es liege ein Zollinger-Ellison-Syndrom vor mit Beteiligung der Nebenschilddrüsen im Sinne einer multiplen endokrinen Neoplasie vom Typ 1 (s. un-

ten). Cholelithiasis und Chondrokalzinose scheinen beim primären Hyperparathyreoidismus gehäuft vorzukommen. Ein mehr als zufälliges gemeinsames Auftreten einer rezidivierenden Pankreatitis und eines primären Hyperparathyreoidismus konnte nicht nachgewiesen werden.

Diagnostisches Vorgehen

Der für die Diagnose entscheidende Befund ist eine, wenn auch oft leichte und nicht immer nachweisbare, **Hyperkalzämie** (s. Tab. 4.4). Ein normokalzämischer Hyperparathyreoidismus kommt in erster Linie beim Vitamin-D-Mangel oder bei Vitamin-D-Stoffwechselstörungen, beim Pseudohypoparathyreoidismus und bei einem renalen Calciumverlust vor. Er wird dann als sekundärer Hyperparathyreoidismus bezeichnet (s. unten). Wenn eine Hyperkalzämie feststeht, kann ein primärer Hyperparathyreoidismus durch Ausschluß der in Tab. 4.5 angeführten anderen Ursachen einer Hyperkalzämie vermutet werden. Zuverlässiger geschieht die Diagnose durch die Messung des radioimmunologisch nachweisbaren *Parathormons*. Parathormon wird bei Verwendung einer geeigneten Bestimmungsmethode bei den meisten Patienten erhöht und nur in vereinzelten Fällen im hochnormalen Bereich vorgefunden werden. Demgegenüber ist die Parathormonkonzentration im Serum bei einer Hyperkalzämie mit einer von den Nebenschilddrüsen unabhängigen Ursache in der Regel normal, oder das Parathormon ist nicht nachweisbar (Abb. 4.12).

Die Hyperkalzämie bei Karzinomen wird vor allem durch eine dem Parathormon ähnliche Substanz verursacht. Die Struktur dieser Substanz zeigt eine nur geringgradige Homologie zum Parathormon, so daß Antikörper, die gegen das Parathormon entwickelt worden sind, die Substanz in der Regel nicht erkennen. Inwiefern diagnostisch brauchbare Bestimmungsmethoden zur Messung der unter Umständen in erster Linie lokal parakrin freigesetzten Parathormon-ähnlichen Substanz entwickelt werden können, ist noch offen.

Als Ausdruck einer Hyperkalzämie würde man beim primären Hyperparathyreoidismus eine Hyperkalzurie erwarten. Da das Parathormon die tubuläre Rückresorption von Calcium stimuliert, wird die Hyperkalzurie nur bei deutlicher Hyperkalzämie erkennbar. Bei den meisten Patienten mit Hyperparathyreoidismus und nur wenig erhöhtem Serumcalcium ist die Calciumausscheidung im Urin normal, und dieser Befund kann sogar differentialdiagnostisch verwertet werden gegenüber der idiopathischen Hyperkalzurie.

Das Parathormon führt zu einer gesteigerten Ausscheidung im Urin von zyklischem Adenosinmonophosphat (cAMP), die ihrerseits eine Steigerung der Phosphatausscheidung verbunden mit einer Senkung des Serumphosphats zur Folge hat. Die Ausscheidung des cAMP ist in der Regel beim primären Hyperparathyreoidismus erhöht, aber nur dann, wenn diese auf 100 ml glomeruläres Filtrat bezogen wird. Die Messung des anorganischen Serumphosphors und der Phosphatausscheidung im Urin (Phosphat-Clearance, tubuläre Phosphatrückresorption, Phosphatausscheidungsindizes nach Nordin, Berechnung der maximalen tubulären Phosphatrückresorption) zeigt einen großen Überlappungsbereich mit Normalpersonen, so daß nur in einzelnen Fällen eine diagnostische Aussage möglich ist. Die Vornahme einer Knochenbiopsie ist für die Diagnose des primären Hyperparathyreoidismus unnötig, da nur bei vereinzelten Patienten eine fibröse Osteoklasie vorgefunden wird. Ähnlich selten werden die für einen Hyperparathyreoidismus charakteristischen subperiostalen radiologisch nachweisbaren Defekte an den Mittelphalangen der Finger vorgefunden, so daß eine routinemäßige röntgenologische Untersuchung der Hände für die Diagnostik des Hyperparathyreoidismus nicht sinnvoll erscheint.

Lokalisationsdiagnostik

Eine gewisse Bedeutung hat die präoperative Lokalisation von Nebenschilddrüsentumoren erlangt. In erster Linie wird die Hormonkonzentration im venösen Abflußgebiet der Nebenschilddrüsen gemessen mit dem Ziel, solitäre oder multiple Adenome oder eine diffuse Hyperplasie von allen Nebenschilddrüsen zu unterscheiden. Eine selektive Parathormonbestimmung im venösen Abflußgebiet vor jeder chirurgischen Exploration des Nebenschilddrüsenbereiches ist abzulehnen, da meistens der chirurgische Ersteingriff erfolgreich ist. Selbst wenn vor der Operation ein Parathormongradient vorhanden ist, entbindet dies nicht den Chirurgen von einer Darstellung der übrigen Nebenschilddrüsen. Nach einer erfolglosen chirurgischen Behandlung eines Hyperparathyreoidismus sind selektive Blutentnahmen im Bereich des venösen Abflusses der Nebenschilddrüsen in der Regel ebenfalls nicht indiziert, da als Folge der Erstoperation die Gefäßverhältnisse derart verändert sein können, daß eine Lokalisationsdiagnostik aufgrund von Parathormongradienten allein sehr erschwert ist. Bei aberrierender Lokalisation eines Nebenschilddrüsentumors im Mediastinum ist höchstens eine Arteriographie sinnvoll, da der venöse Abfluß ähnlich wie

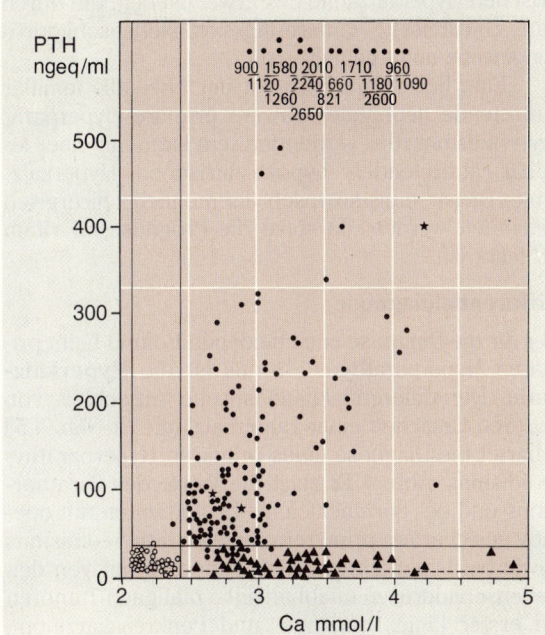

Abb. 4.12 Parathormon und Calcium im Serum von normalen Kontrollpersonen (○), primärem Hyperparathyreoidismus (●), mit zusätzlich malignen Tumoren (*) und mit von den Nebenschilddrüsen unabhängiger Hyperkalzämie (▲). Die gestrichelte Linie bezeichnet den Empfindlichkeitsbereich der Parathormonbestimmung

bei einer normalen Lokalisation der Nebenschilddrüsen über Gefäße im Bereich des Halses erfolgt.

Die direkten bildgebenden Verfahren (Substraktionsszintigraphie mit ^{201}Thallium/99 m Technetium, Computertomographie, Magnetresonanz) sind wenig geeignet, kleine hyperplastisch vergrößerte Nebenschilddrüsen zu erkennen.

Besondere Formen

Ein primärer Hyperparathyreoidismus, in der Regel eine diffuse Hyperplasie von allen Nebenschilddrüsen, findet sich bei der multiplen endokrinen Neoplasie vom Typ 1 und ist dort verbunden mit Inselzell-Tumoren des Pankreas (Insulinom, Gastrinom) und mit Hypophysen-Tumoren. Bei der multiplen endokrinen Neoplasie vom Typ 2 ist der primäre Hyperparathyreoidismus verbunden mit einem medullären Karzinom der Schilddrüse und einem Phäochromozytom. Beim Typ 2 b sind hervorstechende Merkmale Neurinome der Mukosa und ein Marfanoider Habitus. Der primäre Hyperparathyreoidismus tritt hier familiär auf, wobei der Erbgang und die Penetranz unterschiedlich sind.

Ferner wird ein isolierter familiärer primärer Hyperparathyreoidismus beschrieben, der von der familiär auftretenden hypokalziurischen Hyperkalzämie unterschieden werden muß. Bei der hypokalziurischen Hyperkalzämie ist nicht klar, inwiefern eine Überfunktion der Nebenschilddrüsen zur Symptomatik beiträgt. Sämtliche Formen des Hyperparathyreoidismus werden in der Regel chirurgisch angegangen (s. unten), mit der einzigen Ausnahme der hypokalziurischen Hyperkalzämie des Erwachsenen, die durch eine chirurgische Entfernung von Nebenschilddrüsengewebe nicht geheilt wird.

Eine besondere Form ist der ebenfalls familiär auftretende neonatale schwere primäre Hyperparathyreoidismus, der verbunden sein kann mit einer familiär auftretenden hypokalziurischen Hyperkalzämie. Dieser muß so rasch als möglich chirurgisch behandelt werden, da sonst die Prognose ad vitam schlecht ist.

Differentialdiagnose

Der für die Diagnose entscheidende Befund beim primären Hyperparathyreoidismus ist die **Hyperkalzämie**. Der differentialdiagnostische Ausschluß von anderen Ursachen einer Hyperkalzämie (s. Tab. 4.**5**) erhärtet die Diagnose eines primären Hyperparathyreoidismus. Abb. 4.**12** zeigt die Werte des Parathormons und des Serumcalciums bei Patienten mit operativ gesichertem primärem Hyperparathyreoidismus sowie bei hyperkalzämischen Patienten mit von den Nebenschilddrüsen unabhängigen malignen Tumoren (in erster Linie Bronchus- und Pankreaskarzinom, Hypernephrom und maligne Lymphome). Das Parathormon ist bei von den Nebenschilddrüsen unabhängigen Hyperkalzämieformen nicht nachweisbar, oder es befindet sich im Normbereich trotz zum Teil erheblicher Hyperkalzämie. Gelegentlich zeigt sich aber ein primärer Hyperparathyreoidismus bei Patienten mit Malignomen.

Therapie

Soweit es der Allgemeinzustand des Patienten erlaubt, ist die Indikation zur Entfernung von Tumoren der Nebenschilddrüsen bei praktisch jedem Patienten mit gesichertem primärem Hyperparathyreoidismus gegeben, da ständig das Risiko einer Nephrolithiasis und des Anstiegs des Serumcalciums mit einer Einschränkung der glomerulären Filtration besteht und eine Operation unter klinisch ungünstigen Bedingungen notwendig werden kann. Die histologische Beurteilung, ob eines oder mehrere Adenome oder eine diffuse Hyperplasie von allen Nebenschilddrüsen vorliegen, ist nicht immer eindeutig, so daß der Chirurg gezwungen wird, bei der Exploration des Halsbereiches sämtliche Nebenschilddrüsen aufzusuchen. Bei einer diffusen Hyperplasie wird die subtotale Parathyreoidektomie empfohlen unter Zurücklassung eines halben Epithelkörperchens. Die medikamentöse Therapie des primären Hyperparathyreoidismus hat nur bei schwerer Hyperkalzämie einen Sinn zur kurzfristigen Vorbereitung des Patienten auf eine Operation.

Es stehen zur Verfügung:

— *Hydrierung,*
— Bisphosphonate (i. v.).
— Diuretika (Typ Furosemid),
— Corticoide,
— Hämodialyse,

Im Vordergrund steht die Flüssigkeitszufuhr. Durch die intravenöse Verabreichung von Bisphosphonaten (Ostac) kann praktisch jede schwere Hyperkalzämie

zuverlässig gesenkt und/oder normalisiert werden. Diuretika vom Typ des Furosemid führen zu Hyperkalzurie, während Chlorothiazide die Calciumausscheidung in den Urin hemmen und deshalb kontraindiziert sind. Corticoide sind beim primären Hyperparathyreoidismus meistens wirkungslos. Sie senken das Serumcalcium bei anderen Hyperkalzämieformen. Da die Diagnose bei bedrohlicher Hyperkalzämie zu Beginn oft nicht feststeht, sind sie dennoch indiziert. Bei bedrohlicher Hyperkalzämie müssen Patienten mit primärem Hyperparathyreoidismus so rasch wie möglich chirurgisch behandelt werden. Eine langdauernde Therapie einer Hyperkalzämie mit z. B. oralem Phosphat, ist nur dann gerechtfertigt, wenn eine Operation dem Patienten nicht zugemutet werden kann.

Merke: Leitsymptom eines primären Hyperparathyreoidismus sind Nierensteine, verbunden mit einer Hyperkalzämie. Jede Hyperkalzämie muß differentialdiagnostisch abgeklärt werden. Bei klinisch bedrohlicher Hyperkalzämie als Folge eines primären Hyperparathyreoidismus keine Zeit verlieren und Nebenschilddrüsentumor(en) chirurgisch entfernen.

Sekundärer Hyperparathyreoidismus

Definition und Ätiologie: Als sekundärer Hyperparathyreoidismus wird eine Überfunktion der Nebenschilddrüsen bezeichnet mit bekannter Ursache. Die Parathormonsekretion ist gesteigert als Folge einer verminderten Calciumzufuhr durch den Darm bei Vitamin-D-Mangel, intestinaler Malabsorption oder einer Vitamin-D-Stoffwechselstörung. Die häufigste Ursache bildet die chronische Niereninsuffizienz. Der tertiäre Hyperparathyreoidismus kann vom primären Hyperparathyreoidismus nur dadurch unterschieden werden, daß eine dieser Ursachen vorausgeht. Beim Pseudohypoparathyreoidismus besteht eine Resistenz der Endorgane des Parathormons (Nieren, Knochen) auf das erhöht vorgefundene Parathormon; die klinischen Symptome sind weitgehend identisch mit denen beim Hypoparathyreoidismus mit Parathormonmangel (s. dort). Morphologisch liegen bei allen Formen meistens eine diffuse Hyperplasie sämtlicher Nebenschilddrüsen und nur selten Adenome einzelner Drüsen vor.

Klinik und Therapie

Die wichtigsten Folgen eines Calcium- und Phosphatmangels sind

— Hypokalzämie (verbunden mit Hypophosphatämie),

– Osteomalazie,
– Fibroosteoklasie.

Die Konzentration des Calciums im Serum ist normal oder vermindert. Das Serumphosphat ist normal oder erniedrigt, soweit die Nierenfunktion normal ist, und erhöht bei chronischer Niereninsuffizienz. Die alkalische Phosphatase ist als Ausdruck einer gesteigerten Osteoblastentätigkeit meistens vermehrt (s. Tab. 4.**4**). Die Konzentration des 25-Hydroxycholecalciferol oder des 1,25-Dihydroxycholecalciferol ist entsprechend der Pathogenese einer Vitamin-D-Stoffwechselstörung vermindert (s. dort), und die Parathormonkonzentration im Serum als Zeichen eines sekundären Hyperparathyreoidismus ist erhöht. Beim tertiären Hyperparathyreoidismus liegt definitionsgemäß eine Hyperkalzämie vor. Am häufigsten kommt er vor nach erfolgreicher Nierentransplantation. Knochenbioptisch findet sich als Ausdruck der Osteomalazie eine Vermehrung des Osteoids und des Hyperparathyreoidismus eine Fibroosteoklasie.

In der Regel genügt die radiologische Diagnose von Looserschen Umbauzonen oder Pseudofrakturen und nur im Zweifelsfall oder bei fehlenden radiologischen Hinweisen wird eine Knochenbiopsie benötigt.

Praktisch alle Formen des sekundären Hyperparathyreoidismus können erfolgreich mit Vitamin D$_3$ oder seinen Metaboliten behandelt werden. Am häufigsten findet sich der sekundäre Hyperparathyreoidismus bei der chronischen Niereninsuffizienz, wobei dort die Anpassung der Calciumzufuhr im Dialysebad in der Regel zur Behandlung eines Hyperparathyreoidismus genügt; in gewissen Fällen werden Vitamin D oder seine Metabolite benötigt, und selten muß beim sekundären, häufiger beim teriären Hyperparathyreoidismus eine subtotale Parathyreoidektomie erwogen werden.

Demgegenüber ist die Osteomalazie beim familiär oder sporadisch auftretenden Phosphatdiabetes durch einen Phosphatverlust in den Nieren bedingt. Die Serumphosphatkonzentration ist tief. Das Serumcalcium, die D-Vitamine und das Parathormon sind normal, soweit nicht ein sekundärer Hyperparathyreoidismus durch eine einseitige Therapie mit Phosphat verursacht wird.

Merke: Ein Calcium- und/oder Vitamin-D-Mangel oder eine Vitamin-D-Stoffwechselstörung haben einen sekundären Hyperparathyreoidismus zur Folge, der außer beim Pseudohypoparathyreoidismus meistens mit einer Osteomalazie verbunden ist. Die häufigste Ursache ist eine chronische Niereninsuffizienz. Differentialdiagnostisch muß die Osteomalazie des Phosphatdiabetes und normaler Nebenschilddrüsenfunktion davon abgegrenzt werden.

Hypoparathyreoidismus

Definition: Einem klinisch manifesten Hypoparathyreoidismus liegen

Parathormonmangel
– postoperativ,
– idiopathisch
Parathormonresistenz (Pseudohypoparathyreoidismus)

zugrunde. Beim Pseudohypoparathyreoidismus ist die Folge ein sekundärer Hyperparathyreoidismus.

Ätiologie

Die häufigste Ursache des Hypoparathyreoidismus ist die Schädigung mehrerer Epithelkörperchen bei Schilddrüsen- oder Kehlkopfoperationen, selten durch Infiltration des Gewebes. Der idiopathische Hypoparathyreoidismus ist gelegentlich verbunden mit Autoimmunendokrinopathien, wie dem gleichzeitigen Vorkommen mit Morbus Addison, Hypothyreose, perniziöser Anämie und Moniliasis. Bei Kindern mit Di-George-Syndrom fehlen die Nebenschilddrüsen, und es liegen eine angeborene Thymushypoplasie und gelegentlich Anomalien der großen Gefäßabgänge vor. Die Ursache ist eine Fehlentwicklung im Bereiche des 3. und 4. Kiemenbogens. Morphologisch entspricht der Pseudohypoparathyreoidismus einem sekundären Hyperparathyreoidismus mit einer diffusen Hyperplasie von allen Nebenschilddrüsen. Es wird unterschieden zwischen einem Typ I mit fehlender oder stark abgeschwächter Stimulierung der Ausscheidung des zyklischen Adenosinmonophosphats (cAMP) und von Phosphat nach parenteraler Verabreichung von Parathormon und einem Typ II mit normalem Anstieg der Ausscheidung von cAMP, aber fehlender Phosphaturie. Bei einzelnen Patienten liegt eine Fibroosteoklasie als Ausdruck des sekundären Hyperparathyreoidismus vor, und man spricht lediglich von einer Resistenz der Nieren auf das endogen gebildete Parathormon. Erwartungsgemäß ist die Parathormonkonzentration im Serum bei Patienten mit Hypoparathyreoidismus erniedrigt, oder Parathormon ist im Serum nicht nachweisbar; beim Pseudohypoparathyreoidismus ist die Parathormonsekretion gesteigert.

Pathophysiologie und Klinik

Der Hypoparathyreoidismus umfaßt ein chronisch-hypokalzämisches Syndrom mit folgenden Kriterien:

– Hypokalzämie (verbunden mit Hyperphosphatämie),
– Tetanie (latent oder manifest),
– Kalkherde im Bereich der Stammganglien,
– Katarakt,
– Schmelzhypoplasie,
– trophische Störungen der Haut, Nägel, Haare.

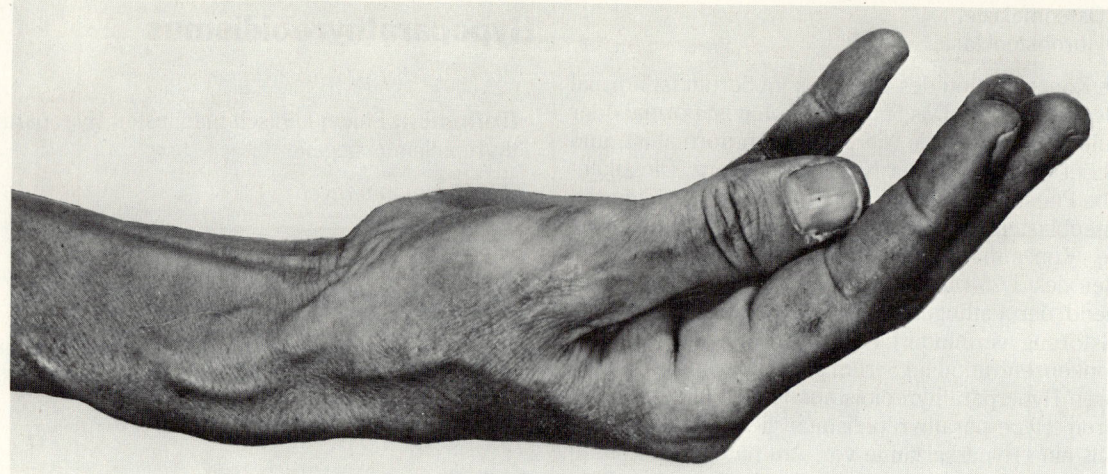

Abb. 4.**13** Typische Handhaltung bei Tetanie (Geburtshelferhand) (Überlassung freundlicherweise von C. Nagant de Deuxchaisnes)

Die Tetanie ist die wichtigste Manifestation der Hypokalzämie der Parathyreoideainsuffizienz (Abb. 4.**13**). Als Ausdruck der neuromuskulären Übererregbarkeit zeigen sich beim Beklopfen des N.facialis Zuckungen im Bereich des Mundwinkels, Nasenflügels und des M.orbicularis oculi (Chvosteksches Zeichen) sowie ein Karpalspasmus bei Umschnüren des Oberarms mit einer Blutdruckmanschette (Trousseausches Zeichen). Eine generalisierte Tetanie kann klinisch nicht ohne weiteres von einem epileptischen Anfall unterschieden werden. Differentialdiagnostisch muß die Hyperventilationstetanie mit Verminderung der Konzentration des ionisierten Calciums erwogen werden. Alle auf eine Hypokalzämie zurückgeführten Veränderungen werden durch Verabreichung von intravenösem Calcium behoben. Bei einem Pseudohypoparathyreoidismus zeigen sich zusätzlich charakteristische, aber nicht obligate konstitutionelle Merkmale:

− Brachydaktylie, Brachytarsie,
− Kleinwuchs,
− rundes Gesicht,
− Debilität,
− Weichteilverknöcherungen.

Verkürzt sind vor allem die 1., 4. und 5. Metakarpalia und Metatarsalia. Patienten mit Pseudopseudohypoparathyreoidismus weisen in der Regel lediglich konstitutionelle Merkmale, jedoch keine biochemischen Veränderungen auf. Der Pseudopseudo- und Pseudohypoparathyreoidismus kommt familiär gehäuft vor, und die erste Form kann in die zweite Form übergehen.

Diagnostisches Vorgehen

Der für die Diagnose entscheidende Befund ist eine, wenn auch oft leichte und nicht immer nachweisbare, **Hypokalzämie**. Als Ursache der Hypokalzämie ist die Parathormonkonzentration im Serum beim postoperativen und idiopathischen Hypoparathyreoidismus erniedrigt und als Folge einer Hypokalzämie beim Pseudohypoparathyreoidismus erhöht. Das Serumphosphat ist normal oder erhöht, und die alkalische Phosphatase im Serum ist in der Regel normal, es sei denn, es liege eine besondere Form des Pseudohypoparathyreoidismus mit Fibroosteoklasie vor.

Charakteristisch für einen Pseudohypoparathyreoidismus (Typ I) ist ein fehlender oder abgeschwächter Anstieg der Ausscheidung von cAMP im Urin nach Verabreichung von Parathormon (Infusion von 200 USP Einheiten / 1,73 m² Körperoberfläche Parathormon während 15 Minuten und Messung der Ausscheidung der cAMP während den vorgängigen 60 Minuten und gleichzeitigen und nachfolgenden zweimal 30 und einmal 60 Minuten). Beim normokalzämischen Pseudohypoparathyreoidismus ist die Parathormonkonzentration im Serum erhöht und die Ausscheidung des cAMP im Urin nach Verabreichung von Parathormon vermindert. Die normokalzämische kann einer hypokalzämischen Form vorausgehen. Beim Hypoparathyreoidismus infolge Parathormonmangels kommt es zu einem normalen Anstieg des cAMP in den Urin.

Differentialdiagnose

Der für die Diagnose eines Hypoparathyreoidismus und Pseudohypoparathyreoidismus charakteristische Befund ist eine **Hypokalzämie**, welche sich ebenfalls beim sekundären Hyperparathyreoidismus infolge eines Vitamin-D-Mangels oder einer Vitamin-D-Stoffwechselstörung zeigt. Als zuzätzliches pathognomonisches Zeichen liegt beim Hypoparathyreoidismus und beim Pseudohypoparathyreoidismus allerdings nicht immer eine Hyperphosphatämie vor. Beim sekundären Hyperparathyreoidismus als Folge eines Vitamin-D-Mangels oder einer Vitamin-D-Stoffwechselstörung kann, soweit die Nierenfunktion normal ist, eine Hypophosphatämie vorliegen, bei chronischer Niereninsuffizienz ist das Serumphosphat in der Regel erhöht. Beweisend für einen sekundären Hyperparathyreodismus ist eine Erhöhung der Parathormonkonzentration im Serum, welche auch beim

Pseudohypoparathyreoidismus regelmäßig vorgefunden wird. Demgegenüber ist die Parathormonkonzentration beim postoperativen und beim idiopathischen Hypoparathyreoidismus erniedrigt. Nach Verabreichung von Parathormon kann die Ausscheidung von cAMP im Urin einzig beim Pseudohypoparathyreoidismus Typ I nicht oder nur unwesentlich gesteigert werden.

Therapie

Der Hypoparathyreoidismus und der Pseudohypoparathyreoidismus werden identisch behandelt. Im tetanischen Anfall werden 20–40 ml einer 10%igen Lösung von Calciumgluconolactobionat (Sandoz) langsam intravenös verabreicht. Vor der Injektion ist Blut für die Bestimmung des Serumcalciums zu entnehmen. Bei wiederholten Anfällen müssen Infusionen mit Calcium verabreicht werden. Sobald die Diagnose der hypokalzämischen Tetanie feststeht, wird die Behandlung mit D-Vitaminen eingesetzt. Am besten eignen sich das 1,25-Dihydroxyvitamin D_3 (Rocaltrol), das Dihydrotachysterol (A. T. 10) und das Vitamin D_3 (Vi-De 3, D_3-Vicotrat, Vigantol). Bei schwerer Hypokalzämie (Serumcalcium unter 6 mg/dl $\triangleq$ 1,5 mmol/l) werden 1–3 µg Rocaltrol p. o. verabreicht. Die Erhaltungsdosis beträgt in der Regel 0,25–2,0 µg pro Tag. Mit ähnlichem Erfolg wie das Rocaltrol wird A. T. 10 verwendet. Bei schwerer Hypokalzämie werden initial 1–3 mg pro Tag verabreicht und eine Erhaltungsdosis von 0,2–1,0 mg pro Tag angestrebt. Gleichzeitig wird Calcium oral (1 g/Tag) verabreicht. Die Behandlung muß vorübergehend unterbrochen werden, wenn die Serumcalciumkonzentration auf hyperkalzämische Werte (über 10 mg/dl $\triangleq$ 2,5 mmol/l) ansteigt und die Dosis reduziert werden bei Auftreten einer Hyperkalzurie (Calciumausscheidung im Urin über 300 mg $\triangleq$ 7,5 mol in 24 Stunden). Eine Hyperkalzurie kann einer Hyperkalzämie vorausgehen und ist damit ein empfindliches Zeichen für eine Vitamin-D-Überdosierung. Wenn tetanische Symptome trotz Normalisierung des Serumcalciums nicht verschwinden, ist an die Möglichkeit einer *Hypomagnesiämie* zu denken.

Im Anschluß an eine akut auftretende Hypokalzämie und Tetanie und bei chronischer Nebenschilddrüseninsuffizienz wird Rocaltrol oder A. T. 10 in der obenerwähnten Dosierung verwendet, wobei die Dosierung immer zusammen mit Calcium oral (1 g/Tag) außerordentlich variabel ist. Vi-De 3 wird vor allem dann verwendet, wenn Patienten die Therapie nicht zuverlässig befolgen und kann in einer Dosierung von 7,5–30 mg ein- oder zweimal im Monat verschrieben werden. Damit eine relativ konstante Calciumaufnahme garantiert ist und damit eine einigermaßen konstante Dosierung, wird immer zusätzlich Calcium oral (1 g/Tag) verabreicht. Wie oben erwähnt, tritt eine Hyperkalzurie (Calciumausscheidung über 300 mg [7,5 mmol]/24 Stunden) auf, bevor es zur Hyperkalzämie kommt, und ist damit ein empfindliches Zeichen für eine Vitamin-D-Überdosierung. Das Serumcalcium und die Calciumausscheidung im Urin während 24 Stunden sind am Anfang 1- bis 2mal pro Monat, später im Abstand von 3–6 Monaten zu bestimmen. Dabei ist immer zu beachten, daß die D-Vitamine kumulierende Wirkung besitzen. In den Sommermonaten kann die Dosierung unter Umständen etwas tiefer liegen, da unter dem Einfluß des ultravioletten Lichtes die Vitamin-D-Biosynthese in der Haut gesteigert wird. Ferner ist zu beachten, daß bei Schilddrüsenunterfunktion (in erster Linie postoperative Hypothyreose), die verbunden sein kann mit einem postoperativen Hypoparathyreoidismus, eine tiefere Dosierung von D-Vitaminen benötigt wird als bei Schilddrüsenüberfunktion.

Merke: Hypokalzämie und Tetanie sind wichtigste Symptome des Hypoparathyreoidismus und des Pseudohypoparathyreoidismus. Beim Hypoparathyreoidismus liegt ein Parathormonmangel, beim Pseudohypoparathyreoidismus eine Parathormonresistenz mit sekundärem Hyperparathyreoidismus vor. Charakteristisch für einen Pseudohypoparathyreoidismus (Typ I) ist ein fehlender oder abgeschwächter Anstieg des cAMP im Urin nach Verabreichung von Parathormon.

Weiterführende Literatur

Arnaud, C. D., F. O. Kolb: The calciotropic hormones and metabolic bone disease. In Greenspan, F. S.: Basic and Clinical Endocrinology, 3rd ed. Prentice-Hall International, London 1991 (p. 247)

Avioli, L. V., S. M. Krane: Metabolic Bone Disease, 2nd ed. Saunders, Philadelphia 1990

DeGroot, L. J.: Endocrinology, vol. 2, 2nd ed. Saunders, Philadelphia 1989

Fischer, J. A.: Parathyroid hormone. In Bronner, F., J. W. Coburn: Disorders of Mineral Metabolism, vol. II. Academic Press, New York 1982 (p. 271)

Fischer, J. A., U. Binswanger: The parathyroids. Parathyroid hormone, calcitonin, D-vitamins and metabolic bone disease. In Labhart, A.: Clinical Endocrinology. Theory and Practice, 2nd ed. Springer, Berlin 1986 (p. 861)

Marx, S. J., M.-L. Brandi: Familial primary hyperparathyroidism. In Peck, W. A.: Bone and Mineral Research, vol. 5. Elsevier, Amsterdam 1987 (p. 375)

Schilddrüse

D. Reinwein

Hyperthyreose

Definition: Die Hyperthyreose ist durch eine erhöhte Schilddrüsenhormonwirkung definiert. Man unterscheidet die immunogene Hyperthyreose (z. B. Morbus Basedow, Hashimoto-Thyreoiditis), die nichtimmunogene Hyperthyreose bei funktioneller Autonomie (unifokal als autonomes Adenom, disseminiert als disseminierte Autonomie), die durch TSH oder TSH-ähnliche Aktivitäten hervorgerufene Hyperthyreose und die Hyperthyreosis factitia. Der Morbus Basedow ist eine Autoimmunerkrankung, die sich in einer genetisch präselektierten Population findet und im typischen Fall mit endokrinen Augensymptomen und diffuser Struma einhergeht.

Für eine Immunpathogenese sprechen das Vorkommen verschiedener humoraler Immunglobuline (TSI = thyreoideastimulierende Immunglobuline, früher LATS), der Nachweis, daß T-Lymphozyten gegen ein Schilddrüsenantigen sensibilisiert sind, Beteiligung des Immunkompetenten lymphatischen Gewebes im Organismus und Häufung immunologisch bedinger Schilddrüsenkrankheiten in der Familie dieser Kranken. Bei anderen Hyperthyreoseformen ist die Erkrankung auf die Schilddrüse beschränkt. Sie äußert sich bei der funktionellen Autonomie oft uninodulär (autonomes Adenom) oder beim hyperthyreoten Knotenkropf multinodulär oder disseminiert. Eine Hyperthyreose kann auch bei Jodexzeß und passager bei einer Thyreoiditis auftreten. Extrathyreoidal bedingte Formen der Hyperthyreose, z. B. durch einen TSH-produzierenden Hypophysentumor, sind selten.

Häufigkeit

Genaue Angaben über die Hyperthyreosehäufigkeit liegen nicht vor. Bei epidemiologischen Studien fand man Zahlen zwischen 0,03% (Olmsted County, USA) und 1,8% (Durham, County, England). Etwa 60% entfallen hierzulande auf die Hyperthyreose vom Typ Basedow, 18% auf die multinoduläre Struma, 17% auf das autonome Adenom, der Rest auf Hyperthyreosen bei Thyreoiditis. In Jodmangelgebieten mit endemischer Struma andererseits ist die Hyperthyreose mit multinodulärer Struma die häufigste Hyperthyreoseform. Frauen sind 5mal häufiger von der Hyperthyreose befallen als Männer. Der Altersgipfel liegt zwischen 30 und 50 Jahren.

Pathophysiologie und Klinik

Am besten läßt sich die Hyperthyreose durch die große Variation ihrer klinischen Bilder charakterisieren, die sich im Beginn, Verlauf sowie im Schweregrad der Symptomatik äußert. Dic Symptomatik reicht von Zuständen mit gerade eben wahrnehmbaren Zeichen bis zu lebensbedrohlichen Krisen.

Anamnese

Im Vordergrund der Beschwerden stehen eine innere Unruhe und das ständige Gefühl des Getriebenseins. Der Hormonexzeß führt zu einem allgemein gesteigerten Stoffwechsel mit je nach Alter der Patienten und Dauer der Erkrankung mehr oder minder organbezogenen Beschwerden:

— Neigung zum Schwitzen,
— Wärmeintoleranz,
— Herzklopfen und Herzstolpern,
— Gewichtsabnahme trotz gesteigerten Appetits,
— Durstgefühl,
— Dyspnoe,
— Muskelschwäche,
— Reizbarkeit,
— Schlaflosigkeit.

Die Patienten klagen ferner über Haarausfall, Brüchigwerden der Nägel, Menorrhagien, Libido- und Potenzverlust Schwellungen der Augenlider, Fremdkörpergefühl im Auge und Lichtempfindlichkeit können sich zu Beginn, im Verlauf und auch nach Beginn der Therapie bei 40% der Patienten mit immunogener Hyperthyreose entwickeln. Neun von zehn Patienten bemerken eine vergrößerte Schilddrüse. Nicht selten treten erstmals Beinödeme auf. Aus der Anamnese ergeben sich in 15% der Fälle Hinweise auf eine Kontamination durch jodhaltige Medikamente (z. B. Röntgenkontrastmittel) 2—8 Wochen vor dem Auftreten der Beschwerden.

Klinische Befunde

Abhängig vom Schweregrad der Hyperthyreose imponieren folgende Befunde:

— reduzierter Kräftezustand,
— warme, zarte und feuchte Haut,
— feinschlägiger Fingertremor,
— Übererregbarkeit,
— Abmagerung,
— Tachykardie.

Die Fingernägel sind auffallend brüchig. Auffällig ist das dünne und feine Haar. Gelegentlich findet man beim Morbus Basedow Pigmentanomalien wie Vitiligo. Endokrine Augensymptome wie Protrusio bulborum, Lidödeme, Augenmuskelblockierungen und das Dalrymplesche Phänomen (Retraktion des Oberlides) kommen bei 40% der Patienten vor.

Schwirren im Bereich der lateralen Schilddrüsenpartien ist ebenfalls ein richtungweisendes Zeichen. Zum Herzen: 40% der Patienten haben eine Sinustachykardie > 100/min, vorzugsweise jüngere. 15% — vorwiegend ältere — haben paroxysmales Vorhofflimmern, das sich nach Behandlung der Hyperthyreose meist spontan normalisiert. Außerdem können eine Herzmuskelinsuffizienz oder eine Koronarinsuffizienz Leitsymptom der Hyperthyreose sein. Unstillbares Erbrechen und Durchfälle findet man nur bei schweren Verlaufsformen der Hyperthyreose. Infolge erhöhten Calciumverlusts und kataboler Vorgänge kommt es zur Osteoporose. Eine Myopathie mit Muskelschwächen und -lähmungen findet man etwa bei jedem 5. Patient. Verschlechterung eines vorbestehenden Diabetes mellitus sollte stets auch an eine Hyperthyreose denken lassen. Neurologisch fallen die motorische Unruhe, die alle Bewegungen begleitende Hast, die gesteigerten physiologischen Reflexe und gelegentlich auch Psychosen und paranoide Reaktionen auf.

Besondere Verlaufsformen

Symptomatik und Verlauf der Erkrankung hängen besonders vom Alter des Patienten und vom Typ der Hyperthyreose ab. In Tab. 4.6 sind altersabhängige Symptome wiedergegeben. Oligosymptomatische oder maskierte Formen nehmen mit steigendem Alter zu. Die Struma selbst ist bei Patienten jenseits des 50. Lebensjahres oft knotig und zeigt regressive Veränderungen. Die möglichen Verlaufsformen des Morbus Basedow zeigt Abb. 4.14. Leichte Formen der Hyperthyreose, etwa 50% der Fälle, erreichen unter thyreostatischer Therapie eine Spontanremission. Klinisch schwere Fälle und Patienten mit einer großen Struma neigen zu einem Rezidiv nach einem symptomfreien Intervall, das auch in eine thyreotoxische Krise münden kann. Zu einer Defektheilung, d. h. Verlust funktionstüchtigen Schilddrüsengewebes oder Zurückbleiben einer endokrinen Ophthalmopathie, kann es in jedem Stadium der Erkrankung kommen.

Schilddrüsenautonomie

Der Sitz der Störung ist primär die Schilddrüse. Einige Schilddrüsenfollikel sezernieren autonom, d. h. unabhängig von dem Regelkreis Hypophysenvorderlappen-Schilddrüse, exzessiv Schilddrüsenhormone. Erst wenn die Zahl der autonomen Follikel ein bestimmtes Maß überschreitet, entsteht eine Hyperthyreose. Der Funktionszustand zeigt alle Übergänge von euthyreot bis hyperthyreot. Die Diagnose funktionelle Autonomie ist nur szintigraphisch zu stellen. Das Krankheitsbild unterscheidet sich von der immunogenen Hyperthyrose durch einen milderen Verlauf, ein um 10 Jahre höheres Lebensalter und eine mit

Tabelle 4.6 Altersabhängige Symptome der Hyperthyreose

Symptom	Jüngerer Patient	Älterer Patient
endokrine Orbitopathie	häufiger	selten
Struma	oft	selten
Stimmungslage	instabil	stabil
kardiale Symptome		
Sinustachykardie	oft	selten
Vorhofflimmern,	selten	oft
Angina pectoris,		
Herzinsuffizienz		
Anorexie	selten	oft

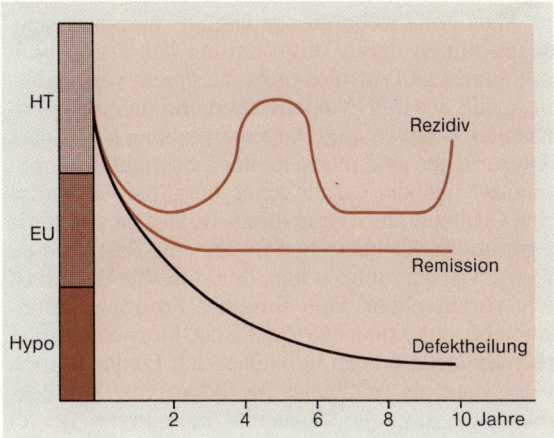

Abb. 4.14 Verlaufsformen der Hyperthyreose vom Typ Morbus Basedow. HT = hyperthyreot, Eu = euthyreot, Hypo = hypothyreot

35% besonders hohe Rate von Jodkontaminationen. Extrathyreoidale Manifestationen wie endokrine Ophthalmopathie, lokales Myxödem und Akropathie fehlen. Im Gegensatz zum Morbus Basedow gibt es bei der Schilddrüsenautonomie (unifokal, multifokal) keine Spontanheilung. Ähnliches gilt auch für die Hyperthyreose mit Struma nodosa. Da es sich hier ebenfalls um autonom arbeitende Schilddrüsenfollikel in der Struma handelt (disseminierte Autonomie), kann durch Jodzufuhr die Hormonproduktion bis zur Hyperthyreose gesteigert werden. Voraussetzungen für eine derartige Pathogenese sind eine über mehrere Jahre bestehende Struma nodosa mit einer Mindestzahl autonomer Follikel und eine hohe Jodzufuhr von mehr als 1 mg täglich über mehrere Wochen bei Patienten, die in einem Jodmangelgebiet leben. Man spricht in diesem Fall von einer basedowifizierten Struma.

Merke: Keine jodhaltigen Medikamente und Röntgenkontrastmittel bei funktioneller Autonomie und Hyperthyreosen sowie während der Hyperthyreosetherapie!

Endokrine Orbitopathie

Die endokrine Orbitopathie ist ebenfalls eine genetisch determinierte und durch autoimmunologische Vorgänge ausgelöste Krankheit. Bei der beim Morbus Basedow auftretenden Orbitopathie handelt es sich wahrscheinlich um eine eigenständige Autoimmunerkrankung. Sie tritt zwar häufig mit einer Hyperthyreose vom Typ Morbus Basedow zusammen auf, es besteht aber keine direkte Beziehung zwischen der Funktionsstörung der Schilddrüse und der Entwicklung der Orbitopathie. Die retroorbitalen Muskeln schwellen bis auf das Zehnfache ihres Volumens an, vor allem durch lymphozytäre und plasmazelluläre Infiltrationen. Infolge der gestörten Beweglichkeit des Bulbus kommt es zu Doppelbildern. Die Zunahme der Augenmuskelvolumina und die durch die hydrophilen Mucopolysaccharide bedingten Wassereinlagerungen führen durch Vergrößerung des retroorbitalen Raumes zu Protrusio bulbi, zu einem verminderten Abfluß aus den Lymphgefäßen und damit zu periorbitalen Ödemen und Augenmuskelblockierungen. Weitere Folgen sind mangelhafter Lidschluß (Lagophthalmus) und die Gefahr einer Keratitis. Die endokrine Orbitopathie zeigt in ihrem Verlauf oft spontane Besserungen des klinischen Bildes, eine Restitutio ad integrum ist allerdings selten. Der klinische Verlauf ist nicht voraussehbar. Eine einseitige Protrusio bulborum beobachtet man in 5% der Fälle. Morphologische Veränderungen wie im Orbitalbereich kommen auch in der Haut als prätibiales Myxödem vor. Prädilektionsstellen sind die Tibiakante im unteren Drittel und der Fußrücken. Charakteristisch ist die livid gefärbte Anschwellung der Haut mit auffällig großen Poren, die man am besten mit einer Apfelsinenschale vergleichen kann.

Thyreotoxische Krise

Man versteht darunter eine akute lebensbedrohliche Dekompensation des Organismus gegenüber der Wirkung erhöhter Schilddrüsenhormonkonzentration. In der Pathogenese der Stoffwechselkatastrophe spielen periphere Faktoren, die normalerweise ein Überschreiten der Kompensationsmechanismen verhindern, eine Rolle. Die Krise bahnt sich besonders bei Patienten des mittleren und höheren Lebensalters mit schwerer Hyperthyreose an. Meistens handelt es sich um das Zusammentreffen mehrerer Faktoren wie

- Jodexposition bei Patienten mit Hyperthyreose,
- inadäquate Behandlung einer Hyperthyreose,
- chirurgische Eingriffe, Infekte, psychischer oder physischer Streß bei dekompensierter Hyperthyreose.

Psychische Veränderungen können Initialsymptome sein, so daß der erste Arzt, der den Patienten sieht, nicht selten ein Psychiater ist. Anorexie und Erbrechen sind häufiger als Durchfälle. Alle bereits genannten Symptome der Hyperthyreose zeigen sich im höchsten Grad. Hervorstechende Merkmale sind im Stadium 1 motorische Unruhe, hochgradige Adynamie, Exsikkose, Hyperthermine und eine Tachykar-

die über 150/min, im Stadium 2 zusätzlich Bewußtseinsstörungen (Stupor, Somnolenz, Desorientiertheit) und im Stadium 3 zusätzlich Koma. Die Diagnose einer thyreotoxischen Krise ist klinisch zu stellen. Unbehandelt führt die Krankheit infolge Herzinsuffizienz oder Lungenembolie mit Kreislaufversagen zum Exitus.

Diagnostisches Vorgehen und Differentialdiagnose

Das Vollbild der Hyperthyreose macht diagnostisch keine Schwierigkeiten. Mit zunehmendem Alter der Patienten manifestiert sich aber die Hyperthyreose atypisch. Klinische Zeichen des Hypermetabolismus und Störung der Herzfunktion sind oft, aber keineswegs immer nachzuweisen. Ein einzelnes für die Hyperthyreose beweisendes Symptom gibt es nicht. Die Differentialdiagnose Hyperthyreose stellt sich bei jeder Struma, bei Patienten mit Gewichtsabnahme, Herzinsuffizienz, Tachykardie, Vorhofflimmern oder Koronarinsuffizienz, bei Patienten mit Nervosität, Erschöpfungszustand und Neurasthenie als Leitsymptom und wenn, insbesondere bei älteren Patienten, Organsymptome im Vordergrund stehen.

Funktionelle Diagnostik

Einen alles beweisenden Einzeltest gibt es nicht. Die diagnostischen Verfahren sind in Abb. 4.15 wiedergegeben. Die Diagnose einer Hyperthyreose kann nur durch den Nachweis einer erhöhten Schilddrüsenhormonkonzentration im Blut gesichert werden:

1. Die Gesamt-T_4-Konzentration im Blut ist in 85% der Fälle erhöht. Störfaktoren sind vor allem östrogenhaltige Medikamente und Kontrazeptiva, die auf dem Weg über das TBG den Gesamt-T_4-Spiegel erhöhen. Daher ist

2. ein Parameter für das freie Thyroxin (FT_4 direkt, oder als Index, oder ein T_4/TBG-Quotient) notwendig und

3. der Nachweis einer erhöhten Gesamt-T_3-Konzentration im Blut wichtig. Bei der Hyperthyreose steigen die Gesamt-T_3-Werte verglichen mit den Gesamt-T_4-Werten sehr viel stärker, manchmal um das Dreifache an und erlauben eine schärfere Trennung zwischen Euthyreose und Hyperthyreose. In etwa 15% der Hyperthyreosen ist ausschließlich T_3 und nicht T_4 erhöht. Man bezeichnet diese Formen, die sich klinisch nicht von den üblichen Hyperthyreosen unterscheiden, als T_3-Hyperthyreosen.

Zur weiteren Diagnostik gehört:

4. Nachweis eines verminderten (supprimierten) TSH-Spiegels und einer verminderten TSH-Stimulation durch TRH. Der Normalwert für TSH liegt zwischen 0,3 und 4,0 µE/ml(= mE/l); unter TRH steigt das TSH um mehr als 2,0 µE/ml (= mE/l) an (positiver TRH-Test). Bei hyperthyreoten Patienten liegt der basale TSH-Spiegel unter der Nachweisgrenze der Methode. Da die thyreotrope Funktion des HVL supprimiert ist, kann mit der TRH-Stimulation kein Anstieg der TSH-Spiegel erreicht wer-

den. Diese Befunde entsprechen den Gesetzen des Regelkreises.

Der TRH-Test sichert die Diagnose bei grenzwertig erhöhten Schilddrüsenhormonspiegeln. Andererseits ist er in 20% endemischer Strumen mit sicher euthyreoter Stoffwechsellage negativ. Erhöhte TSH-Spiegel bei erhöhten T_4- und T_3-Konzentrationen findet man bei den seltenen TSH-produzierenden Hypophysentumoren. Der Nachweis von TSI (thyreoidea stimulating immunoglobulin) in Form von TSH-Binding-Inhibitory-Antibody (TBIAb) oder TSH-Displacing Antibody (TDA) spricht im positiven Fall für eine Hyperthyreose vom Typ Morbus Basedow; bei jedem 4. Patienten findet man erhöhte Titer von mikrosomalen Antikörpern (MAK).

Lokalisationsdiagnostik

Hierzu gehört die klinische Untersuchung der Halsregion: Größe, Lokalisation und Konsistenz (diffus, knotig, ein-, mehrknotig) der Struma. Gefäßgeräusche? Notwendig sind spezielle Röntgenuntersuchungen der Trachea sowie Ösophagusbreischluck. Für die Beurteilung der Schilddrüsengröße und der Binnenstruktur eignet sich die Sonographie; bei der Hyperthyreose vom Typ Morbus Basedow findet man eine diffus echoarme Binnenstruktur. Ein direktes Bild des funktionsfähigen Schilddrüsenparenchyms erhält man durch die Szintigraphie nach Inkorporation von ^{131}J oder ^{99m}Tc. Mit dieser Methode lassen sich differenzieren:

- funktionelle Autonomien (unifokal – autonomes Adenom, multifokal, disseminiert) nachweisbar durch Funktionsszintigraphie *vor* und *nach* Suppression mit Schilddrüsenhormonen (Abb. 4.**16**),
- diffuse gleichmäßig vergrößerte Schilddrüse (z. B. bei Morbus Basedow),
- ungleichmäßige Speicherung einer vergrößerten Schilddrüse (z. B. Hyperthyreose bei Knotenstruma oder Thyreoiditis),
- Speicherdefekte bei Knotenstruma (kalter Knoten bei Knotenstruma),
- ferner uptake als quantitatives Maß; üblich ist Erhöhung; niedriger uptake bei Jodkontamination, Thyreoiditis und Hyperthyreosis factitia.

Weitergehende spezielle Diagnostik

Sie ist bei der euthyreoten endokrinen Orbitopathie, insbesondere wenn sie einseitig auftritt, angebracht. Die Diagnose euthyreote endokrine Ophthalmopathie stützt sich auf den

- negativen TRH-Test, Nachweis von MAK bzw. TSI,
- beschleunigten intrathyreoidalen Jodumsatz (PB^{131}J) im Radiojodtest,
- negativen Suppressionstest mit Trijodthyronin,
- ophthalmologische Spezialuntersuchung (Spaltlampe, Tonometrie, Hertel-Werte, Prüfung von Gesichtsfeld, Refraktion und Motilität) sind notwendig.

Bei einseitigen Exophthalmus ist ein Tumor oder ein Gefäßleiden (Aneurysma) durch entsprechende com-

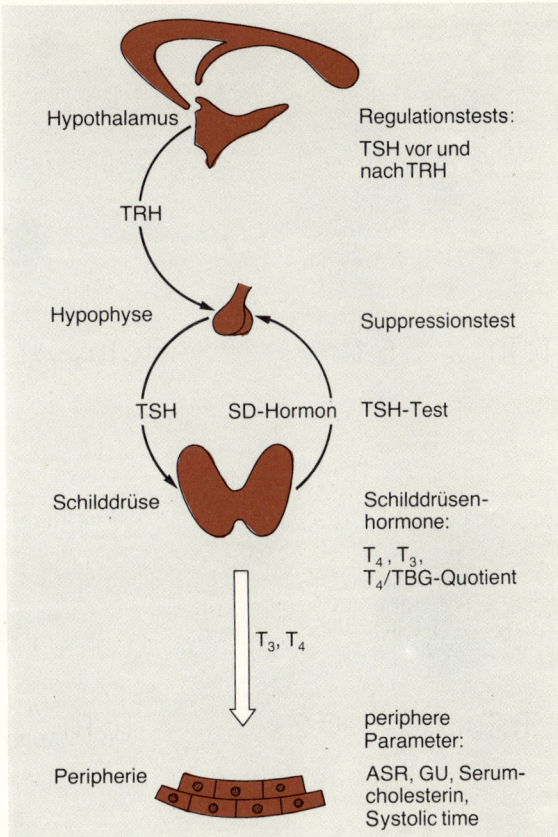

Abb. 4.**15** Funktionsdiagnostik bei Schilddrüsenerkrankungen generell

putertomographische und sonographische Untersuchungen auszuschließen. Differentialdiagnostisch kommen in Betracht: Meningeom, Neurofibrom, Zyste, Orbitatumor, Sinus-cavernosus-Thrombose, Aneurysma der A.carotis und Tumormetastasen sowie Lymphome.

Therapie und Prognose

Ziel der Therapie ist es, die übermäßige Sekretion von Schilddrüsenhormonen einzudämmen. Die Standardverfahren sind die

- Therapie mit antithyreoidalen Substanzen,
- die subtotale Resektion und
- die Therapie mit Radiojod.

Eine Behandlung mit Thyreostatika muß immer erfolgen, auch bei geplanter Operation. Bei leichten Fällen ist sie unter Umständen durch Betablocker zu ersetzen. Kandidaten für eine *thyreostatische Therapie* haben eine

- kleine bis mittelgroße Struma,
- leichte Verlaufsform der Erkrankung,
- leicht kontrollierbare Stoffwechsellage.

Für eine *Operation* oder eine *Radiojodtherapie* sprechen

- ein Rezidiv nach vorausgegangener Hyperthyreosetherapie,

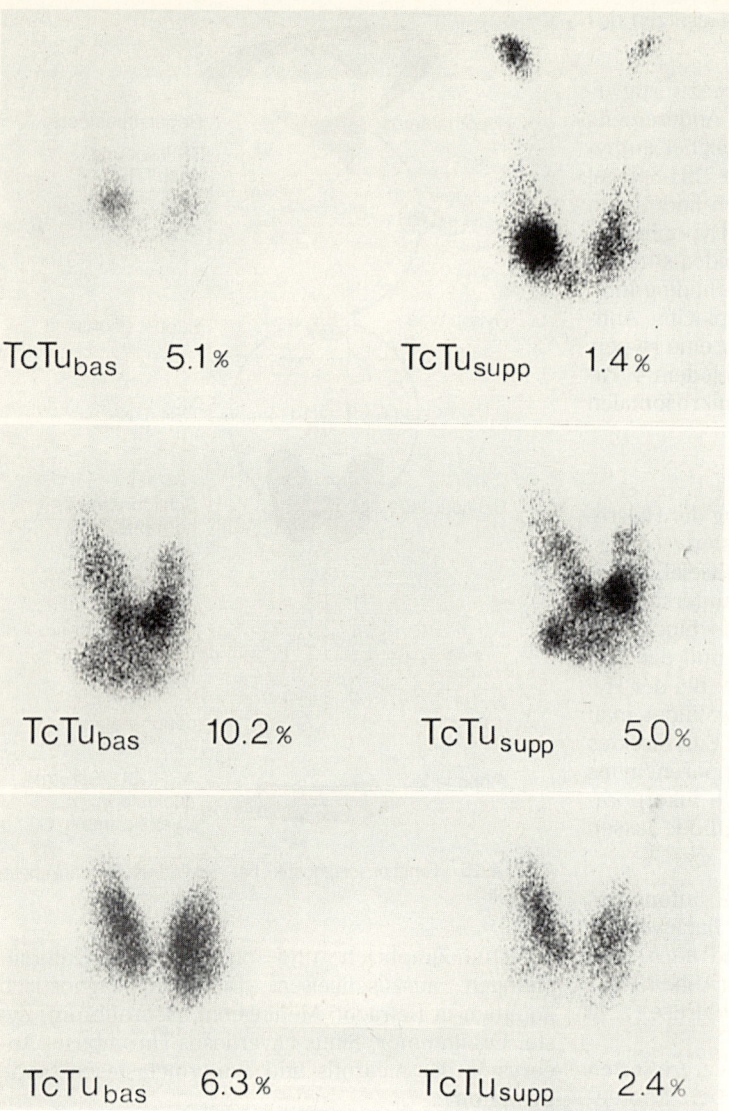

TcTu$_{bas}$ 5.1%   TcTu$_{supp}$ 1.4%

TcTu$_{bas}$ 10.2%   TcTu$_{supp}$ 5.0%

TcTu$_{bas}$ 6.3%   TcTu$_{supp}$ 2.4%

Abb. 4.16 Drei verschiedene Szintigraphie-
formen der Autonomie. Oben: unifokal; Mitte:
multifokal; unten: disseminiert.
Linke Reihe: Szintigraphie *ohne* Suppression;
rechte Reihe: zugehöriges Szintigramm unter
Suppression

– eine durchgemachte thyreotoxische Krise oder
– eine problematische Stoffwechselführung oder
– mangelnde Mitarbeit des Patienten.

Größere Strumen oder unter der Therapie wachsende Strumen wird man eher operieren, vor allem
bei lokalen Komplikationen, kleinere Strumen und
Patienten mit erhöhtem Operationsrisiko eher mit
Radiojod behandeln.

Antithyreoidale Substanzen

Thyreostatika sind vorwiegend Derivate des Thio-
harnstoffs (Prophylthiouracil, Carbimazol, Thiamazol), die die intrathyreoidale Synthese von T_4 und T_3
hemmen. Die überschießende Hormonsekretion wird
so lange unterdrückt, bis die Hyperthyreose in eine
Spontanremission übergeht. Hierbei sind folgende
Punkte zu beachten:

– Initialdosis etwa 15–40 mg Carbimazol oder
  10–30 mg Thiamazol täglich 3–12 Wochen bis zur
  Euthyreose,

– Dauerbehandlung etwa 5–15 mg Carbimazol oder
  2,5–10 mg Thiamazol täglich in Kombination mit
  Schilddrüsenhormonen mindestens 1 Jahr,
– Dauerheilung nach Absetzen der Medikation in
  50–70% der Fälle,
– prognostisch günstige Zeichen sind schnelle Kontrolle der Stoffwechsellage und Kleinerwerden der
  Struma,
– Nebenwirkungen. Die häufigsten Nebenwirkungen
  sind kutane Reaktionen (5,6%), Effluvium (4,1%)
  und Arthropathien (1,6%). Die gefährlichste Nebenwirkung bei antithyreoidaler Medikation ist die
  Agranulozylose (0,14%). Die kumulative Häufigkeit
  der Nebenwirkungen, besonders in den ersten Monaten zeigt Abb. 4.17. Die unerwünschten Wirkungen sind dosisabhängig (Abb. 4.18)

Besonderheiten der medikamentösen Behandlung ergeben sich bei

1. Radiojodtherapie. Hier erfolgt die Behandlung mit
   Thyreostatika im Intervall zwischen den Radiojod-
   dosen.

2. Schwangerschaften. Thyreostatika passieren im Gegensatz zu den Schilddrüsenhormonen die Plazenta. Sie sollen daher nur niedrig dosiert unter Kontrolle des Stoffwechsels angewandt werden. Anderenfalls ist die Operation vorzuziehen.

3. Jodkontamination. Bei Auslösung einer schweren Hyperthyreose durch Jod (z. B. Röntgenkontrastmittel) ist auf ausreichend hohe Dosierung der Thyreostatika zu achten.

Operation

Die Domäne der Operation ist die Knotenstruma (Struma multinodosa, kalter Knoten, warmes Adenom, autonomes Adenom). Die Operation führt am schnellsten zur Euthyreose, ist aber gegenüber den anderen Verfahren mit dem Risiko der Letalität und irreparabler Schädigungen belastet (Rekurrensparese, Hypoparathyreoidismus). Besonders beim Morbus Basedow muß die Operation genügend radikal sein, um ein postoperatives Rezidiv zu verhüten. Präoperativ erfolgt die Normalisierung der Stoffwechsellage durch Thyreostatika. Die Plummerung mit Lugolscher Lösung erfolgt nur aus operationstechnischen Gründen.

Radiojodtherapie

Hiermit werden selektiv die besonders aktiven Thyreozyten durch die Betastrahlung des Isotops ^{131}J zerstört. Diese Therapie hat vor der Operation den Vorteil: keine ernstlichen Gefahren, keine Schädigung des Rekurrens und der Epithelkörperchen. Nachteil: volle Remission tritt erst nach 3–18 Monaten ein. Aus Gründen des Strahlenschutzes ist eine stationäre Aufnahme auf einer nuklearmedizinischen Station notwendig. Hypothyreosenfrequenz abhängig von der Strategie: Einmalige, hohe Dosis: Hohes Risiko. Fraktionierte Radiojodtherapie: Niedriges Risiko. Daher sind lebenslängliche Kontrolluntersuchungen notwendig.

Therapie der thyreotoxischen Krise

Injektion von 3 Ampullen Thiamazol i. v. Stets zunächst Blockade der De-novo-Synthese durch 120 mg Thiamazol *vor* der Zufuhr pharmakologischer Joddosen (z. B. 0,5 g Kaliumjodid in 300 ml 5%iger Glucose über 12 h infundieren) zur Hemmung der Hormonsekretion. Bei Jodkontamination kein Jod zusätzlich, sondern zur Blockade der Hormonsekretion Lithium. Außerdem:

– Glucocorticoide,
– β-Rezeptorenblocker,
– intensivmedizinische Überwachung der Vitalfunktionen,
– Flüssigkeits-, Elektrolytbilanzierung, Kalorienzufuhr,
– Sedierung (Barbiturate, lytischer Cocktail),
– Antibiotika,
– Digitalisierung,
– Sauerstoffversorgung,
– künstliche Hibernation,
– Thromboembolieprophylaxe (Heparin).

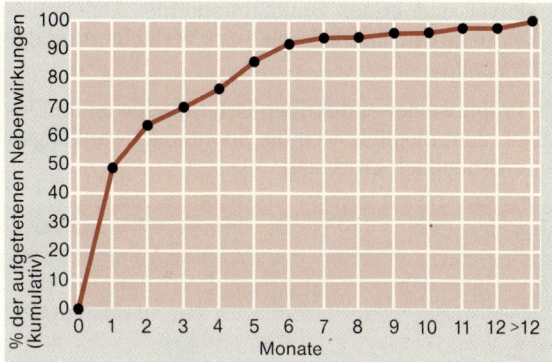

Abb. 4.17 Kumulative Häufigkeit der Nebenwirkungen in Abhängigkeit von der Therapiedauer

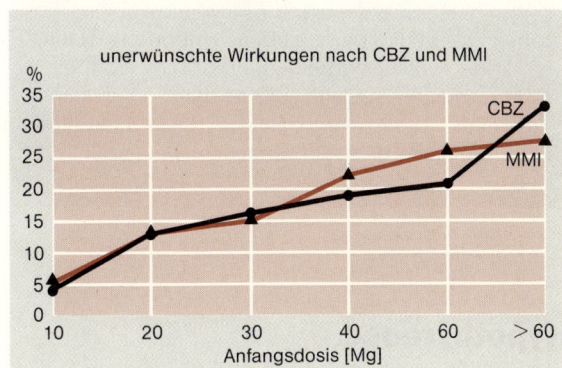

Abb. 4.18 Nebenwirkungsrate in Abhängigkeit von der Carbimazol-(CBZ-) und Methimazol-(NMI-)Dosis

Bei Erfolglosigkeit konservativer Maßnahmen kommt bei jodinduzierten Formen die Thyreoidektomie in Frage. Die Letalität der thyreotoxischen Krise liegt um 50%. Eine besonders schlechte Prognose haben Patienten über 50 Jahre und Patienten mit Jodkontamination.

Therapie der endokrinen Orbitopathie

Entscheidend für die Therapie ist die Kenntnis der Stoffwechsellage, des Schweregrades und des Verlaufs der endokrinen Orbitopathie. Eine kausale Therapie ist nicht bekannt. Erstes Ziel ist die euthyreote Stoffwechsellage durch Thyreostatika, Operation oder Radiojod, weil bereits hierdurch ein Drittel der Fälle sich entscheidend bessert. Zur Behandlung der endokrinen Orbitopathie im euthyreoten Stadium kommen in Frage:

– Medikamentöse Maßnahmen. Corticoide als Stoßtherapie, aber mit Erhaltungsdosis über mehrere Monate zur Entquellung des muzinösen Ödems.
– Bestrahlung. Bei Progredienz und auch bei mangelndem Ansprechen der endokrinen Ophthalmopathie ist die Caesiumbestrahlung des retrobulbären Gewebes indiziert.
– Operative Maßnahmen. Bei Progredienz mit Optikusbefall (Visusminderung) Dekompression nach Ogura. Zur Beseitigung von Restzuständen bei in-

aktiver endokriner Ophthalmopathie: Augenmuskeloperation, Tarsorrhaphie zur Verkleinerung der Lidspalte.

Die Prognose der endokrinen Orbitopathie ist im Einzelfall nicht möglich, weil die Spontanschwankungen außerordendlich groß sind.

Merke: Hyperthyreose ist Sammelbegriff für verschiedene Krankheiten. Die typische Symptomatik findet man nur bei Jugendlichen. Im Alter ist die Hyperthyreose maskiert. Es gibt kein die Diagnose beweisendes Einzelsymptom und keinen alles entscheidenden Einzeltest. Die endokrine Orbitopathie kann, muß aber nicht mit einer Hyperthyreose einhergehen. Eine kausale Therapie der Hyperthyreose ist unbekannt. Alle angewandten Therapieverfahren: Thyreostatika, Operation, Radiojod können nicht vorhersehbar zu Hypothyreosen führen. Lebenslängliche Kontrollen sind daher notwendig. Die thyreotoxische Krise ist eine klinische Diagnose und muß sogleich behandelt werden.

Hypothyreose

Definition: Unter Hypothyreose wird ein Defizit an Schilddrüsenhormonwirkung im Organismus verstanden. Meistens handelt es sich um eine ungenügende Produktion einer primär gestörten Schilddrüsenfunktion (primäre Hypothyreose). Bei TSH-Ausfall sprechen wir von einer sekundären und bei TRH-Ausfall von einer tertiären Hypothyreose. Die Hypothyreose teilt man in angeborene und erworbene Formen ein. Unter Kretinismus verstehen wir ein Krankheitsbild, das als irreversible Folge einer prä- oder perinatalen Schilddrüseninsuffizienz aufzufassen ist.

Häufigkeit

Die Häufigkeit der angeborenen Hypothyreose liegt bei 1 Fall auf 3000 Geburten. Genaue Zahlen für die Erwachsenenhypothyreose liegen nicht vor. Bei Feldstudien in Finnland fand man eine Häufigkeit von 0,2%. Unter ausgewählten geriatrischen Patienten lag die Häufigkeit bei 1,0%. Frauen sind 5mal häufiger betroffen als Männer. Bei der Altersverteilung findet sich ein Häufigkeitsgipfel zwischen 40 und 70 Jahren.

Ätiologie

Ursachen der angeborenen Hypothyreose können sein (Tab. 4.**7**):

– Entwicklungsstörungen,
– exogene Störungen.

Die häufigste Fehlentwicklung ist die Schilddrüsenek-

topie im Bereich des Zungengrundes (Zungengrundschilddrüse). Das bekannteste Beispiel für exogene Störungen ist der auf Jodmangel zurückzuführende endemische Kretinismus. Die häufigste Ursache der erworbenen Hypothyreose ist die Schilddrüsenatrophie nach Thyreoiditis. Die Ursachen der sekundären und tertiären Hypothyreosen sind diejenigen der Hypophysenvorderlappeninsuffizienz.

Pathophysiologie und Klinik

Die klinische Symptomatologie läßt sich auf den Mangel an Schilddrüsenhormonwirkung zurückführen. Alle Aktivitäten des Stoffwechsels sind reduziert. Die Symptomatologie hängt im Einzelfall davon ab, zu welchem Zeitpunkt, vor allem ob schon vor dem 2. Lebensjahr, mit welchem Tempo und mit welcher besonderen Organmanifestation die Hypothyreose auftritt.

Anamnese

Der verlangsamte Stoffwechsel prägt das Krankheitsbild. Es sind zunächst uncharakteristische, als altersbedingt angesehene Beschwerden älterer Menschen. Die subjektiven Beschwerden erhält man nicht spontan, sondern erst nach ausdrücklichen Fragen. Es sind:

– allgemeine Schwäche,
– leichte Ermüdbarkeit,
– Kälteintoleranz,
– ständiges Frieren,
– Unvermögen zu schwitzen,
– Verlust des Interesses an Dingen des Alltags,
– Konzentrationsschwäche,
– Gewichtszunahme.

Störungen einzelner Organe äußern sich in

– pektanginösen Beschwerden,
– Durchblutungsstörungen,
– Dyspnoe,
– rheumatischen Beschwerden,
– Taubheitsgefühl in den Fingerspitzen.

Klinische Befunde

Beim Vollbild der Hypothyreose fallen auf den ersten Blick auf: Apathie, Gesichtsödem und Schlitzaugen infolge periorbitaler Ödeme. Ferner: kühle, trockene, meist schuppige Haut, Hautblässe, glanzloses struppiges Haar. Rauhe, heisere Stimme. Mäßige Übergewichtigkeit, langsamer Bewegungsablauf, verlangsamte Reflexe, periphere Ödeme. Bei langanhaltender Schilddrüsenunterfunktion können im Vordergrund stehen:

– zentrale und periphere Minderdurchblutung infolge verminderten Schlagvolumens,
– Rechts- und Linksdilatation des Herzens,
– Hydroperikard, Pleuraerguß, EKG-Niedervoltage,
– Anämie infolge Resorptionsstörungen von Eisen und/oder Vitamin B_{12},
– extreme Obstipation, Ileus,
– geistige Verlangsamung, Fehlen jeglicher Reaktivität,

– Parästhesien, Karpaltunnelsyndrom, zerebellare Ataxie,
– Schwerhörigkeit,
– muskuläre Schwäche und idiomuskuläre Wülste, zurückzuführen auf Infiltration des Muskels mit Glykoproteinen und Mucopolysacchariden.

Zeichen des verminderten Stoffwechsels sind der global reduzierte O_2-Verbrauch, die herabgesetzte Wärmeproduktion und Minderung der Schweißsekretion. Die Gesamtlipide, insbesondere das Cholesterin, sind erhöht. Die Wasserretention im Gewebe hängt mit den Auswirkungen der veränderten Hämodynamik, der verminderten Perspiratio insensibilis und der Einlagerung hydrophiler Mucopolysaccharide in den Körpergeweben zusammen.

Besondere Verlaufsformen

Angeborene Hypothyreose

Angeborene Hypothyreosen werden durch das Neugeborenenscreening festgestellt (TSH-Bestimmung). Sie unterscheiden sich von den Erwachsenenhypothyreosen durch die Auswirkung des Schilddrüsenhormonmangels auf Wachstum und Entwicklung. Zeichen der verzögerten Entwicklung sind:

– Nabelhernie,
– Icterus prolongatus,
– Wachstumsrückstand (Körpergröße);
– Reifungsrückstand (Knochenalter, Zahnalter),
– Intelligenzdefekt,
– verzögerte Pubertät.

Die Symptome des reduzierten Stoffwechsels wie auffallende Ruhe, großes Schlafbedürfnis, zunehmende Trinkfaulheit und eine zunehmende Obstipation machen sich oft erst nach 4–12 Wochen post partum bemerkbar. Leitsymptome sind später die gesamte körperliche und geistige Retardierung, besonders ausgesprochen bei der Athyreose. Das Knochenalter ist von der Verzögerung stärker betroffen als das Wachstum (Längenalter). Typische Skelettmerkmale sind die unregelmäßige Ossifikation der Knochenkerne (epiphysäre Dysgenesie) vorzugsweise am Femurkopf und die keilförmige Deformierung der Lenden- und Wirbelkörper. Die Reifungsstörungen des ZNS äußern sich als geistige Defekte (Schwachsinn bis Idiotie), spastische Gehstörungen, Schwerhörigkeit und Strabismus.

Dyshormonogenese

Diesem Krankheitsbild liegen autosomal rezessive Gendefekte der Hormonsynthese zugrunde. Sie machen 10% der angeborenen Hypothyreosen aus und bieten Beispiele für ganz bestimmte Störungen auf dem Wege zum fertigen Hormon, seiner Sekretion und Wirkung an den peripheren Körperzellen. Meistens findet man bei den Patienten eine Struma. Bisher sind folgende Störungen bekannt:

– Typ I Jodinationsdefekt (Unvermögen der Schilddrüse, Jodid zu speichern),
– Typ II Jodisationsdefekt (Unvermögen der

Tabelle 4.7   Ursachen der Hypothyreose

Angeborene Hypothyreose

Morphologische Entwicklungsstörungen
  Schilddrüsenaplasie
  Schilddrüsendysplasie

Defekte der Hormonsynthese und -rezeptoren
(Dyshormonogenese, Jodfehlverwertung)
  Störungen der TRH- und TSH-Produktion
  Struma mit Dyshormonogenese (Typ I–VII)

Exogen bedingte Hypothyreosen
(durch Thyreostatika, Radiojod, Jodexzeß und Jodmangel; immunogen)

Erworbene Hypothyreose

Atrophie der Schilddrüse nach Tyreoiditis

Physikalische Maßnahmen an der Schilddrüse
  Strumaoperation
  Radiojodbehandlung wegen Hyperthyreose
  Röntgenbestrahlung der Halsregion
  (im Kindesalter)

Strumigene Substanzen (z. B. Jodexzeß,
Medikamente)

Jodexzeß und Jodmangel

Schilddrüsenmalignom

Störungen der TRH- und TSH-Produktion

Schilddrüse, gespeichertes Jodid in organische Bindung zu überführen),
– Typ III Kopplungsdefekt (Unvermögen der Schilddrüse, Jodtyrosine zu Jodthyroninen zu koppeln),
– Typ IV Dejodasedefekt (Unvermögen der Schilddrüse, Jodtyrosine zu dejodieren),
– Typ V Störung bei der Thyreoglobulinsynthese (NBEI-Syndrom, „nonbutanol-extractable iodine", angeborene Jodfehlverwertung),
– Typ VI Proteasedefekt (gestörte Freisetzung von T_3 und T_4 aus Thyreoglobulin),
– Typ VII Endorganresistenz gegenüber Thyroxin.

Früher wurden diese Krankheitsbilder als sporadischer Kretinismus bezeichnet.

Hypothyreotes Koma

Diese Gefahr ist bei Vorliegen von Infektionen bei lange unbehandelter Hypothyreose gegeben. Weitere auslösende Faktoren sind Kälte und Pharmaka. Im Vordergrund stehen die immer tiefer werdenden Schlafperioden. Kardinalsymptome sind Hypothermie, Bradykardie, Bradypnoe und die blasse rauhe Haut. Infolge der Hypoventilation kommt es zur Hyperkapnie und damit zum Bewußtseinsverlust. Auffällig sind ferner: Hypotonie, Hypoglykämie. Das Krankheitsbild wird meist in diesem Stadium durch das vermehrte Flüssigkeitsvolumen und dessen Folgen bestimmt: Herzinsuffizienz, Tracheobronchitis. Man findet extrem hohe Enzymwerte für CK, GOT, GPT und LDH.

Diagnostisches Vorgehen und Differential-diagnose

Das Vollbild der Hypothyreose ist leicht zu diagnostizieren. Schwieriger ist es bei leichten Formen. Entscheidend ist, überhaupt diese Möglichkeit in Erwägung zu ziehen. Die Differentialdiagnose einer Hypothyreose stellt sich bei drei Krankheitsgruppen:

- Gruppe mit allgemeiner Schäche als Leitsymptom (Herzinsuffizienz, bradykarde Herzrhythmusstörung, Dyspnoe, chronische Erkrankung, Altersbeschwerden),
- Gruppe mit Hauterscheinungen und/oder Ödem als Leitsymptom,
- Gruppe mit Perniziosa als Leitsymptom. Teilbild eines Autoimmungeschehens (hämolytische Anämie, Thrombozytopenie, Lupus erythematodes, rheumatoide Arthritis, Sjögren-Syndrom, Sklerodermie, Morbus Addison usw.).

Funktionelle Diagnostik

Hierbei geht es zunächst um den *Nachweis* einer verminderten Schilddrüsenhormonkonzentration und dann um die Differenzierung der Störung.

1. Der Nachweis einer unter 2,5 µg/100 ml (32 nmol/l) erniedrigten Gesamt-T_4-Konzentration im Blut. Störfaktoren sind TBG-Mangel, nephrotisches Syndrom, dekompensierte Leberzirrhose (falsch erniedrigtes T_4) und TBG-Überschuß, Östrogene (falsch erhöhtes T_4). Daher ist notwendig:
2. Bestimmung eines Parameters für die Eiweißbindung der Schilddrüsenhormone im Serum mittels FT_4-Index, T_4/TBG-Quotient oder direkte Messung des freien T_4 (FT_4).
3. Nachweis eines über 4 µE/ml (= mE/l) erhöhten TSH-Spiegels im Blut. Differenzierung mittels TRH-Test zwischen primärer (TSH-Anstieg auf über 20 µE/ml [= mE/l]) und sekundärer (fehlender TSH-Anstieg) Hypothyreose.
4. Nachweis eines erhöhten Schilddrüsenantikörpertiters und Echoarmut im Sonogramm bei primärer Hypothyreose auf dem Boden einer Thyreoiditis.

Von begrenztem Wert ist die über 350 ms verlängerte ASR.

Lokalisationsdiagnostik

Eine Struma bei Hypothyreose ist selten. Die Regel ist eine nicht tastbare Schilddrüse. Eine Immunthyreoiditis zeichnet sich sonographisch durch eine diffuse oder inhomogene Verminderung der Echogenität aus. Das direkte Bild der Schilddrüse mittels Szintigraphie mit ^{99m}Tc läßt differenzieren:

- Schilddrüsenaplasie,
- Schilddrüsendysplasie (z. B. Zungengrundstruma),
- ungleichmäßige Speicherung einer Schilddrüse (Zustand nach Thyreoiditis).

Weitergehende spezielle Diagnostik

Sie kommt bei den seltenen Fällen von Dyshormonogenesen zur Differenzierung der einzelnen Typen in Betracht. Hierzu gehören Radiojodzweiphasentest, TSH-Stimulationstest, Perchlorattest und Dijodtyrosinbelastungstest. Bei sekundärer Hypothyreose s. dort.

Therapie und Prognose

Ziel der Therapie ist es, die klinischen Symptome mit einer möglichst geringen Menge von Schilddrüsenhormonen zu beseitigen. Hierbei gelten folgende Grundsätze:

1. Die Therapie erfolgt mit synthetischen Schilddrüsenhormonen. Die Behandlung mit Levothyroxin allein ist risikoärmer als die mit Liothyronin-HCl/Levothyroxin-Kombinationspräparaten.
2. Traditionell erfolgt die Substitution schrittweise mit steigenden Dosen von Levothyroxin. Neuerdings kann man sogleich mit der Erhaltungsdosis zwischen 100 und 200 µg Levothyroxin beginnen.
3. Levothyroxin sollte nüchtern morgens eingenommen werden. Die Substitution muß ohne zeitliche Unterbrechung lebenslänglich erfolgen.

Die optimale Dosierung der Schilddrüsenhormone ist bei den kindlichen Hypothyreosen, im Gegensatz zu der Hypothyreose der Erwachsenen, abhängig vom Lebensalter und Körpergewicht: zwischen 0,01 und 0,005 mg Levothyroxin/kg täglich. Zur Kontrolle haben sich bewährt das Gesamt-T_4, das Serum-TSH und die Achillessehnenrelaxationszeit. Als Antwort auf steigende T_4-Konzentrationen im Blut fällt der TSH-Spiegel bei der primären Hypothyreose ab entsprechend dem Regelkreis HVL-Schilddrüse.

Beim *Hypothyreosekoma* ist abweichend von den beschriebenen Hypothyreoseformen die parenterale Gabe von 500 µg Levothyroxin (650 nmol) i. v. als Bolus am 1. Tag und Glucocorticoide notwendig. Ab 2. Tag erfolgt die Substitution mit 100 µg Levothyroxin i. v. An erster Stelle steht die Behandlung von Hypoxämie und Hyperkapnie, dann die Kreislaufbehandlung mit – je nach Lage – Volumen und Katecholaminen. Ferner Antibiotika, Elektrolyte unter intensivmedizinischer Überwachung.

Die Prognose der angeborenen Hypothyreose ist bei zu später (> 2 Wochen p. p.) Substitution ungünstig, weil die in der entscheidenden Entwicklungsphase aufgetretenen zentralen Schäden meist irreversibel sind. Dagegen sind die Behandlungserfolge bei Hypothyreosen des Jugendlichen und Erwachsenen sehr gut. Bei konsequent durchgeführter Substitutionstherapie kommt es zur Restitutio ad integrum. Schlecht ist die Prognose des Hypothyreosekomas mit einer Letalität von 40%.

> **Merke:** Die Hypothyreose wird zu selten, die Hyperthyreose zu oft diagnostiziert. Auch hier gibt es kein die Diagnose beweisendes Einzelsymptom oder alles entscheidenden Einzeltest. Autoimmunprozesse mit Zerstörung des Schilddrüsengewebes allein oder auch anderer parenchymatöser Organe sind in 50% der Fälle Ursache der Hypothyreose. Bei Säuglingen schon bei Verdacht auf Hypothyreose Substitutionstherapie beginnen. Bei Erwachsenen ist diese Krankheit durch Gabe von Schilddrüsenhormonen auszugleichen.

Endemische Struma

Definition: Von einer endemischen Struma spricht man, wenn es sich um eine gutartige, nichtentzündliche Schilddrüsenvergrößerung bei euthyreoter Stoffwechsellage in einem Jodmangelgebiet handelt. Nach Tastbefund und Ergebnis der Sonographie sowie der Szintigraphie unterscheidet man folgende Formen:

- diffuse Struma (meist bei Jugendlichen),
- einknotige Struma szintigraphisch kalt (Zyste, Blutung, inaktives Gewebe), szintigraphisch warm (Adenom),
- mehrknotige Struma.

Als sonographische Normgrenzen für das Schilddrüsenvolumen gelten bei Frauen 18 ml und bei Männern 25 ml. Dystope Strumen sind Schilddrüsenanlagen am Zungengrund, im Mediastinum oder im Ovar. Die Größe einer Struma wird nach der WHO in 3 Grade (Tab. 4.8) eingeteilt.

Häufigkeit

Die endemische Struma ist die häufigste endokrine Erkrankung. Etwa 5–15% der deutschen Bevölkerung sind davon befallen, mit nach Süden zunehmender Tendenz. Auch hier sind Frauen 3- bis 5mal häufiger betroffen als Männer.

Ätiologie

Die Hauptursache der endemischen Struma ist der Jodmangel (weniger als 100 µg [0,8 µmol] Jod/24 Stunden). Zu den potenzierenden endogenen Faktoren gehören Störungen im Endokrinium, wobei sich die Struma oft zur Zeit der Pubertät, Schwangerschaft und des Klimakteriums manifestiert. Selten sind es genetische Störungen mit Jodfehlverwertungen. Als autoregulatorische Fehlanpassung an den Jodmangel entwickelt sich autonomes Schilddrüsengewebe. Exogene Faktoren sind, besonders bei sporadischen Strumen, strumigene Substanzen in der Nahrung (Zyanogene, Glykoside, Vinylthiooxazolidon) und in Medikamenten (Pyrazolonderivate, Phenylbutazon, Lithium, Jodexzeß, Thyreostatika). Im Mittelpunkt der Pathogenese steht eine vermehrte Sekretion von TSH, die über den Reglerkreis HVL-Schilddrüse ausgelöst wird. Für die sporadisch vorkommenden Strumen werden wachstumsstimulierende Immunglobuline (TGI) verantwortlich gemacht.

Klinische Befunde

Die Beschwerden sind lokaler Art und beschränken sich auf Verdrängungserscheinungen oder Druckgefühl bzw. Schluckbeschwerden. Oft ist der Kropf mehr ein kosmetisches Problem ohne irgendwelche Beschwerden. Plötzlich auftretende Vergrößerungen und Schmerzen sprechen für eine Blutung oder Zyste. Eine genaue Medikamentenanamnese ist unerläßlich. Für den Lokalbefund sind bedeutsam Größe (I–III) und Konsistenz (diffus, knotig, weich, hart).

Tabelle 4.**8**   Einteilung der Strumagrößen

I a:	nur ein Knoten bei sonst normalgroßer Schilddrüse
I b:	nur bei gestrecktem Hals *sichtbare* Struma
II:	bei normaler Kopfhaltung *sichtbare* Struma
III:	deutlich sichtbare Struma mit lokalen Stauungs- und Kompressionszeichen, auch substernale Strumen

Besondere Verlaufsformen

Solitärknoten bei einer im übrigen unauffälligen Schilddrüse bedürfen besonders bei Patienten unter 25 und über 60 Jahren eingehender Untersuchungen zum Malignomausschluß. Mehrknotige Strumen entstehen in der Regel durch regressive Veränderungen aus diffusen Strumen, besonders bei Patienten älter als 40 Jahre. Autonomes Schilddrüsengewebe kann sich daraus solitär (autonomes Adenom), multilokulär oder durch noduläre Hyperplasie zur sogenannten disseminierten Autonomie entwickeln. Der Verlauf eines autonomen Adenoms ist gutartig, der spontane Umschlag in eine Hyperthyreose ist selten. Patienten mit autonomem Schilddrüsengewebe sind aber grundsätzlich dadurch gefährdet, daß bei einer Jodkontamination eine Hyperthyreose induziert wird.

Diagnostisches Vorgehen und Differentialdiagnose

Die *funktionelle Diagnostik* mit der Bestimmung von Gesamt-T_4 bestätigt die euthyreote Stoffwechsellage. In Grenzfällen und beim autonomen Adenom sind Zusatzuntersuchungen wie T_3 und TRH-Test nötig. Differentialdiagnostisch muß stets eine Hyperthyreose ausgeschlossen werden, weil die meisten Patienten entsprechende Symptome vorbringen, die aber nur Ausdruck einer vegetativen Labilität sind.

Zur *Lokalisationsdiagnostik* sind notwendig: Schilddrüsensonographie mit Volumenbestimmung. Röntgenuntersuchung des Thorax mit Funktionsaufnahme der Trachea und des Ösophagusbreischlucks. Szintigramm mit Pertechnetat bei Knotenstrumen. Besondere Probleme ergeben sich bei kalten Bezirken oder kalten Knoten (fehlende oder stark verminderte Isotopenanreicherung). Zur Frage Zyste, regressive Veränderungen, Thyreoiditis oder Malignom ist die Schilddrüsenpunktion mit Anwendung der Zytodiagnostik eine große Entscheidungshilfe. Kalte Knoten sind in etwa 5% der Fälle maligne. Bei heißen Knoten ist die Autonomie dieses Gebietes durch ein T_3-Suppressionsszintigramm nachzuweisen oder auszuschließen.

Therapie und Prophylaxe

Für die Behandlung stehen drei Verfahren zur Verfügung: 1. Behandlung mit Schilddrüsenhormonen und/oder Jodid, 2. operative Strumaresektion und 3. Behandlung mit Radiojod.

Grundsätzlich ist ein Behandlungsversuch mit Schilddrüsenhormonen bei allen Strumen einschließlich der Rezidivstruma indiziert. Bei jugendlichen diffusen Strumen hat sich Jodid bewährt. Damit wird jede weitere TSH-Stimulierung der wachstumsgefährdeten Schilddrüse ausgeschaltet. Die Behandlung lohnt sich andererseits nicht bei Strumen der Größe III mit Komplikationen (Einflußstauung, Trachealstenose); hier kommt die Operation in Betracht. Nicht operiert werden sollten juvenile Strumen (Rezidivgefahr) und Rezidivstrumen (Operationsrisiko). Die Radiojodtherapie ist indiziert, wenn die medikamentöse Behandlung erfolglos oder nicht durchzuführen ist und die Operation nicht in Frage kommt. Für die medikamentöse Therapie gilt es zu beachten:

– Wahl des Präparates; synthetische Präparate entweder als Levothyroxin oder als T_4/T_3-Kombinationspräparate, ferner Levothyroxin plus Jodid oder Jodid allein.
– Dosierung: zur TSH-Suppression sind etwas höhere Dosen notwendig als zur Hypothyreosesubstitution. Etwa 100–250 µg Levothyroxin täglich nüchtern oral. Jodid: 100 bis 200 µg täglich.
– Dauer: bei Rezidivstrumen lebenslang, sonst über mehrere Jahre während der Zeit hormoneller Umstellungen; immer in der Gravidität.

Autonome Adenome bedürfen so lange keiner Therapie, wie sie keine lokalen Beschwerden machen, nicht größer werden und sicher euthyreot sind. Im anderen Fall käme die Extirpation des Adenoms durch Operation oder die Radiojodbehandlung in Betracht. Operativ behandelte endemische Strumen benötigen ebenfalls die medikamentöse Behandlung, da ja die Ursache für die TSH-Erhöhung nicht beseitigt ist.

Zur **Strumaprophylaxe** kommt Jod in Form von jodiertem Kochsalz oder in Form von Jodetten in Frage. Die übliche Jodsalzprophylaxe reicht in den alten Bundesländern im Gegensatz zu den neuen nicht aus. Bei Schwangeren empfiehlt sich daher zusätzlich 150 µg Jodid täglich. Dies gilt allerdings nicht für die Strumarezidivprophylaxe, die ebenfalls mit Schilddrüsenhormonen durchgeführt wird. Die Prognose der endemischen Struma unter der medikamentösen Therapie ist gut. Etwa 70% der Strumen werden kleiner oder verschwinden; sehr große Strumen bleiben bestenfalls stationär.

> **Merke:** Die endemische Struma ist in Deutschland die häufigste Schilddrüsenerkrankung, ihre Ursache besteht im Jodmangel; sie ist Vorstufe der funktionellen Antonomie. Solitärknoten bei jugendlichen und älteren Patienten sind besonders malignomverdächtig. In jedem Fall ist die Behandlung der 1. Wahl die Medikation von Schilddrüsenhormonen, um TSH als pathogenetischen Faktor des Strumawachstums auszuschalten.

Thyreoiditis

> **Definition:** Man spricht von einer Thyreoiditis, wenn entzündliche Vorgänge das Organ in Gestalt und/oder Funktion verändert haben. Die Entzündung kann die Schilddrüse partiell (fokal) oder komplett (diffus) betreffen. Wir unterscheiden:
>
> 1. akute Thyreoiditis (eitrig, nichteitrig),
> 2. subakute Thyreoiditis (infektiös, präinfektiös),
> 3. chronische Thyreoiditis (lymphozytär, fibrös, perithyreoidal, spezifisch).
>
> Die De-Quervain-Thyreoiditis ist durch granulomatöse Gewebsänderungen und Riesenzellen charakterisiert, sie entspricht der subakuten Thyreoiditis. Die Struma Hashimoto entspricht der Autoimmunthyreoiditis mit Struma, die Riedel-Struma der perithyreoidalen Thyreoiditis.

Häufigkeit

Schilddrüsenentzündungen sind mit 1–3% aller Schilddrüsenkrankheiten selten und verlaufen oft ohne besondere Beschwerden. Noch höhere Zahlen findet man im Sektionsgut.

Ätiologie

Die **akute Thyreoiditis** ist meist bakteriell durch Streptokokken, Staphylokokken, Pneumokokken und Coli-Arten im Rahmen einer extrathyreoidalen Entzündung entstanden, seltener sind virale Infekte, Strahlenthyreoiditis und die sogenannte traumatische Thyreoiditis. Die subakute Thyreoiditis ist eine postinfektiöse Erkrankung nach Virusinfekt.

Unter den **chronischen Thyreoiditiden** nimmt die lymphozytäre Autoimmunthyreoiditis eine Sonderstellung ein. Die Ätiologie ist unbekannt. Virusinfekte gelten als Manifestationsfaktor. Bei genetischer Prädisposition geht die Kontrolle über eigen- und fremdimmunologische Mechanismen verloren. Antigene im retikuloendothelialen System, unter anderem auch der Schilddrüse selber induzieren spezifische Antikörperproduktion. Sie werden unterhalten durch spezifische stimulierende Immunglobuline. Die Autoantikörper sind gegen Thyreoglobulin und zelluläre Bestandteile der Thyreozyten gerichtet. Die Thyreoiditis, endokrine Orbitopathie und Hyperthyreose vom Typ Basedow sind verschiedene Ausdrücke eines primär gleichen autoimmunologischen Prozesses. Die lymphozytäre Thyreoiditis ist oft mit anderen Autoimmunerkrankungen (s. bei Hypothyrose) assoziiert.

Klinik und Verlauf

Bei der **akuten Thyreoiditis** stehen subjektive Beschwerden am Hals im Rahmen einer Infektion des Pharynx, Larynx oder der Tonsillen im Vordergrund. Die Schilddrüse ist entweder in toto oder im Bereich des betreffenden Bezirks angeschwollen. Die Haut darüber ist gerötet. Der Patient kann seinen Kopf nicht heben wegen der schmerzhaften Spannung im Halsbereich. Halslymphknoten können mitbeteiligt sein und sind druckschmerzhaft. Vom Typ der Entzündung und von der Virulenz der Erreger hängt es ab, ob eine Abszedierung auftritt oder nicht. Die Thyreoiditis überdauert meist den Erstinfekt. Die BSG ist beschleunigt, die Leukozytenzahl erhöht. Die Schilddrüsenfunktion ist normal. Bei einer viral bedingten Thyreoiditis ist die Erstsymptomatik weniger eindrucksvoll als bei der eitrigen Entzündungsform. Die BSG ist nur mäßig beschleunigt.

Bei der **subakuten Thyreoiditis** entstehen lokale Beschwerden weniger plötzlich als bei der akuten Thyreoiditis und oft erst zwei Wochen nach einer Allgemeininfektion mit einem zweiten Fieberanstieg. Im Vordergrund stehen diffuse Schmerzen im Hals, Schluckbeschwerden und Allgemeinerscheinungen wie bei einer Infektion des oberen Respirationstraktes sowie Fieber. In den ersten Wochen der Erkrankung finden sich Hinweise auf eine Hyperthyreose. Die Schilddrüse ist auf das Zwei- bis Dreifache der Norm vergrößert und von weicher Konsistenz. Die Schwere der Erkrankung variiert erheblich. Die Hyperthyreose tritt nur passager auf. Gelegentlich kommt es durch Parenchymausfall zur Hypothyreose.

Von allen Entzündungsformen der Schilddrüse ist die **lymphozytäre Thyreoiditis** die häufigste. In manchen Ländern ist sie ebenso häufig wie die Hyperthyreose. Frauen sind 15- bis 20mal so oft betroffen wie Männer. Die Krankheit bevorzugt Patienten vom 30.–50. Lebensjahr. Sie beginnt langsam, schmerzlos und afebril. Die Schwellung und Konsistenz der Schilddrüse nehmen innerhalb von Monaten bis zu 2 Jahren an Intensität zu. In den meisten Fällen entwickelt sich eine Hypothyreose. Unterschiedlich anzutreffen sind Gewichtsabnahme, Dyspnoe oder Leistungsminderung, Muskelschmerzen und Beschwerden wie bei einer rheumatoiden Arthritis. Der Verlauf der Thyreoiditis variiert erheblich und ist nicht vorauszusagen. Eine Spontanremission ist nicht zu erwarten.

Diagnostisches Vorgehen und Differentialdiagnose

Bei der **akuten Thyreoiditis** sind die lokalen Beschwerden, die Druckschmerzhaftigkeit des betreffenden Schilddrüsenlappens und die klassischen Zeichen der Entzündung richtungweisend. Das Gesamt-T_4 ist normal. Nur bei fokaler Entzündung findet man im Szintigramm einen kalten Bezirk.

Für die **subakute Thyreoiditis** ist der protrahierte Verlauf charakteristisch. Pathognomonisch ist ein erhöhter Gesamt-T_4-Wert bei kompletter Hemmung der thyreoidalen [131]J-Aufnahme wie bei einer Hyperthyreosis factitia. Im Sonogramm findet sich eine verminderte Echogenität. Die BSG ist deutlich beschleunigt, es findet sich eine Vermehrung der α_2-Globuline und eine Leukopenie. Kurzdauernde Hyperthyreosephasen sind stets verdächtig auf eine subakute Thyreoiditis. Hierbei lassen sich schilddrüsenstimulierende Immunglobuline nachweisen. Es

bestehen Beziehungen zum HLA-(Human-Leucocyte-Antigen-)System (Typ BW 35).

Die Diagnose der **chronischen Thyreoiditis** ist auch ohne Biopsie durch Sonographie, Immunologie und Verlauf zu stellen. Klinisch verdächtig ist die symmetrisch feste diffuse Struma. Die Anwesenheit zirkulierender Schilddrüsenantikörper (passiver Hämagglutinationstest nach Boyden, Komplementbindungsreaktion, Latex-Tropfentest, Immunfluoreszenztest) ist beweisend bei hohen Titern. Das Serum-TSH ist selbst bei normalem T_4 erhöht als Zeichen einer subklinischen Hypothyreose. Der Radiojodtest ist uncharakteristisch. Das Szintigramm zeigt unterschiedliche Aktivitätsverteilungen mit kühlen und kalten Bezirken. Bei der atrophischen Entzündungsform ist das Drüsenabbild unauffällig oder in Relation zur Körpergröße auffällig klein.

Differentialdiagnostisch ist in allen Fällen eine Erkrankung des Larynx oder Pharynx auszuschließen. Unbestimmte und alternierende Beschwerden lokaler und allgemeiner Art, ferner Muskelerkrankungen, hysterische oder neurotische Reaktionen machen die Thyreoiditis zu einem Chamäleon. Die eisenharte Riedel-Struma ist weniger von der chronisch-lymphozytären Form als vom Malignom abzugrenzen.

Therapie und Prognose

Bei der akuten Thyreoiditis Antiphlogistika und Antibiotika. Punktion oder Inzision nur bei sicherer Einschmelzung. Bei der traumatischen und Strahlenthyreoiditis ist ein Prednisonstoß indiziert. Die Heilungschancen sind gut. Die Behandlung der subakuten Thyreoiditis erfolgt mit einem Corticoidstoß und weiterer Corticoidmedikation über 3 Monate. Innerhalb des 1. Jahres besteht Rezidivgefahr. Die Prognose ist gut.

Bei der chronischen Thyreoiditis kommt die lebenslängliche Medikation von Schilddrüsenhormonen nur zur Substitution der Hypothyreose in Betracht. Die Entzündung selbst ist nicht zu behandeln. In fast allen Fällen ensteht durch Parenchymausfall eine Hypothyreose. Bei der fibrösen Thyreoiditis kommt nur die Operation und anschließende Substitution mit Schilddrüsenhormonen in Betracht.

Merke: Nur die subakute Thyreoiditis kann phasenhaft kurzdauernde Hyperthyreoseschübe zeigen. Sie heilt fast immer ohne Funktionsverlust ab. Die häufigste Thyreoiditis ist die lymphozytäre Thyreoiditis. Es handelt sich wie bei der Hyperthyreose und endokrinen Orbitopathie um eine Autoimmunerkrankung. Sie führt fast immer, unterschiedlich schnell zur Hypothyreose und ist oft mit anderen Autoimmunerkrankungen assoziiert.

Schilddrüsentumoren

Definition: Die Abgrenzung maligner Veränderungen der Schilddrüse ist schwieriger als bei anderen Organen. Die Bösartigkeit hängt weniger von morphologischen Merkmalen als von Eigenheiten der Tumorzelle ab. Für die Klinik hat sich folgende Einteilung der Schilddrüsentumoren bewährt:

1. Karzinome,
   - Karzinom der Thyreozyten
     - differenziert (follikulär, papillär),
     - undifferenziert,
   - Karzinome der C-Zellen,
   - Plattenepithelkarzinom,
2. Sarkome,
3. verschiedenartige Malignome und nicht klassifizierte Tumoren.

Häufigkeit

Auf 1 Million Einwohner kommen etwa 20 bis 30 Krankheitsfälle pro Jahr. Unter allen Karzinomen machen die Schilddrüsenkarzinome etwa 0,5−1% aus. Die Erkrankungshäufigkeit nimmt mit dem Alter zu. Frauen erkranken 3mal häufiger als Männer. Zwei Drittel aller Schilddrüsentumoren sind differenzierte Karzinome und hier vorzugsweise papilläre Karzinome, 3−6% C-Zellkarzinome.

Ätiologie

Für die Tumorgenese kommen in Betracht: TSH, ionisierende Strahlen insbesondere bei Jugendlichen (Röntgenbestrahlung wegen Thymushyperplasie) und tierexperimentell bestimmte chemische Substanzen. Eine genetische Determination liegt beim medullären C-Zell-Karzinom vor.

Klinische Befunde

Malignomverdächtig sind plötzlich auftretende und schnell wachsende Schilddrüsenknoten, insbesondere bei Patienten unter 25 und über 60 Jahren. Ein besonderer Verdacht besteht bei Patienten, die im Kindesalter bestrahlt wurden.

Klinische Zeichen bereits fortgeschrittener Schilddrüsenmalignome sind asymmetrische Schilddrüsenvergrößerungen, derbe, wenig verschiebliche indolente Strumaknoten, indolente Lymphknotenschwellungen, fehlende Schluckverschieblichkeit, Heiserkeit durch Rekurrensparese, Hornerscher Symptomkomplex, in die Ohren und den Nacken ausstrahlende Schmerzen durch Druck auf den N. hypoglossus.

Besondere Verlaufsformen

Papilläre Karzinome kommen bevorzugt bei jungen Menschen vor. Sie sind charakterisiert durch langsames Wachstum, lymphogene Metastasierung innerhalb der Schilddrüse und im Spätstadium durch hämatogene Aussaat vor allem in Lunge und Knochen.

Follikuläre Karzinome befallen überwiegend ältere Patienten im 4.−6. Lebensjahrzehnt. Sie zeichnen sich durch invasives Wachstum und schon früh auftretende hämatogene Metastasen in Lungen und Knochen aus.

Medulläre C-Zell-Karzinome nehmen eine Sonderstellung zwischen den differenzierten und undifferenzierten Karzinomen ein. Die Tumoren sind durch die Produktion von Calcitonin ausgezeichnet; sie metastasieren lymphogen. 20% sind familiär und daher durch Screeinguntersuchungen zu entdecken. Durchfall beim C-Zellkarzinom ist selten. Die Kombination mit einem Phächromozytom oder Neurinom im Rahmen einer multiplen endokrinen Adenomatose (MEA) wird beobachtet.

Undifferenzierte Karzinome treten vorwiegend bei älteren Patienten auf, metastasieren außerordentlich schnell und führen innerhalb eines Jahres zum Exitus.

Diagnostisches Vorgehen und Differentialdiagnose

Entscheidend ist der Tastbefund, besonders wenn es sich um einen fixierten, schnell wachsenden Tumor handelt. Andererseits werden follikuläre Karzinome nicht selten erst durch ihre Metastasen aufgedeckt. Notwendig sind außer der Röntgenuntersuchung des Thorax:

1. Szintigraphische Darstellung mit ^{131}J zur Lokalisation im Halsbereich und zur Darstellung schilddrüsenferner Metastasen. Jeder infolge verminderter oder fehlender Nuklidspeicherung szintigraphisch kalte Solitärknoten gilt als malignomverdächtig.
2. Zytodiagnostisch mittels Feinnadelpunktion bzw. Probeexzision.
3. Als Tumormarker Calcitonin (C-Zell-Karzinom); Thyreoglobulin (papilläres und follikuläres Karzinom) nur für die Verlaufskontrolle nach totaler Thyreoidektomie.

Funktionsuntersuchungen der Schilddrüse spielen keine Rolle. Differentialdiagnostisch kommen grundzätzlich alle Tumoren des Halsbereichs in Betracht, ferner Metastasen extrathyreoidaler Tumoren und die chronische Thyreoiditis.

Therapie und Prognose

Grundsätzlich ist bei **Operabilität** die operative Behandlung mit kompletter Entfernung der Metastasen anzustreben. Unabhängig von der Tumorform wird auch bei nur einseitigem Befall eine totale Thyreoidektomie wegen der intrakanalikulären Tumorausbreitung angestrebt.

Die Indikation zur **Radiojodtherapie** ist gegeben, wenn postoperativ noch jodspeicherndes Schilddrüsengewebe im Halsbereich und/oder regionäre bzw. Fernmetastasen vorhanden sind. Die **externe Hochvolttherapie** kommt nur bei infiltrativ wachsenden anaplastischen Karzinomen, bestenfalls als Palliativmaßnahme, in Frage. **Schilddrüsenhormone** sind in allen Fällen indiziert, um das TSH als Mediator der Tumorentstehung und damit als pathogenetischen Faktor auszuschalten. **Zytostatika**, wie z. B. Doxorubicin kommen unter besonderer Bedingung bei metastasierenden, nicht jodspeichernden Schilddrüsenmalignomen und Strahlenresistenz in Betracht.

Prognostische Faktoren: 1. Alter, 2. Histologie und Differenzierungsgrad.

Ungünstig: Alter über 40 Jahre, T_4-Stadien, anaplastische und wenig differenzierte follikuläre Karzinome, Fernmetastasen.

Günstig: Jugendliches Alter, papilläre Karzinome (auch mit Lymphknotenmetastasen), kleine Primärtumoren, weibliches Geschlecht. Von unter 40 Jahre alten Patienten mit differenziertem Karzinom leben 10 Jahre nach Behandlungsbeginn noch 80−100%.

Merke: Verdächtig auf einen Schilddrüsentumor sind Schilddrüsenknoten bei vorausgegangener Bestrahlung in der Kindheit, Solitärknoten bei Patienten unter 25 und über 60 Jahren, schnelles Größerwerden einer Struma und eine derbe unverschiebliche Konsistenz. Die Prognose der differenzierten Schilddrüsenkarzinome bei Patienten unter 40 Jahren ist relativ gut, diejenige der anderen Karzinome schlecht.

Weiterführende Literatur

Delange, F., H. Bürgi: Iodine deficiency disorders in Europe. Bull. World Health Org. 67 (1989), 317

DeGroot, L. J., J. Quintas: The causes of autoimmune thyroid disease. Endocrine Rev. 10 (1989), 537

Ingbar, S. H., L. E. Braverman: Werner's The Thyroid, 5th ed. Lippincott, Philadelphia 1986

Labhart, A.: Clinical Endocrinology. Theory and Praxis. 2nd ed. Springer, Berlin 1986

Oberdisse, D., E. Klein, D. Reinwein: Die Krankheiten der Schilddrüse 2. Aufl. Thieme, Stuttgart 1980

Reinwein, D., P. C. Scriba: Treatment of Endemic and Sporadic Goitre. Schattauer, Stuttgart 1985

Reinwein, D., P. Scriba: The Various Types of Hyperthyroidism. Urban & Schwarzenberg, München 1990.

Testes

Hans-Udo Schweikert

Maldeszensus testis

Definition: Beim Menschen wandert der Hoden bereits während der Fetalzeit aus dem Abdomen ins Skrotum; zur Zeit der Geburt oder spätestens im ersten Lebensjahr ist dieser Vorgang abgeschlossen. Liegt der Hoden dann außerhalb des Skrotums, spricht man vom Maldeszensus testis.

Einteilung

Man unterscheidet folgende Lageanomalien:

- **Kryptorchismus:** Der Hoden liegt intraabdominal,
- **Leistenhoden:** Der Hoden liegt im Inguinalkanal,
- **Gleithoden:** Der Hoden liegt im Leistenkanal und kann ins Skrotum herabgedrückt werden; beim Loslassen gleitet er jedoch an seine ursprüngliche Lage zurück,
- **Pendelhoden:** Der Hoden „pendelt" spontan, beispielsweise auf Kältereiz, zwischen Leistenkanal und Skrotum hin und her,
- **Hodenektopie:** Der Hoden liegt außerhalb des physiologischen Deszensusweges, beispielsweise perineal.

Im angloamerikanischen Sprachgebrauch wird unter Kryptorchismus ganz allgemein der unvollständige Hodendeszensus verstanden, während im deutschsprachigen Bereich unter Kryptorchismus meist nur die abdominelle Hodenretention verstanden wird.

Inzidenz

Bei unbehandelten einjährigen Jungen beträgt die Häufigkeit des Maldeszensus testis etwa 0,6–0,8 Prozent.

Ätiologie

Als Ursache wird eine mangelhafte Hodenfunktion während der Fetalzeit oder ein ungenügender intraabdomineller Druck, d. h. eine fehlende Vis a tergo diskutiert.

Pathogenese und Klinik

Die wichtigsten klinischen Folgen des Maldeszensus testis treten nach der Pubertät als Störungen der Spermatogenese und Entwicklung maligner Tumoren im retinierten Hoden auf. Die Einschränkung der Fertilität beruht auf der erhöhten Umgebungstemperatur des retinierten Hodens, die ca. 1,5 bis 4 °C höher ist als im Skrotum; hierdurch wird die Tubulusentwicklung gehemmt, wobei die morphologischen Veränderungen um so ausgeprägter sind, je länger die Hoden in ihrer abnormen Position verbleiben. Die Leydig-Zell-Funktion ist jedoch normal. Da bei einseitigem Hodenhochstand der kontralaterale deszendierte Hoden nach der Pubertät eine Einschränkung der Spermatogenese hat, liegen offensichtlich weitere pathogenetische Prinzipien vor.

Maligne Hodentumoren entwickeln sich beim Maldeszensus testis etwa 10mal häufiger als bei Männern mit regelrecht deszendierten Hoden, wobei Seminome am häufigsten vorkommen.

Diagnostisches Vorgehen und Differentialdiagnose

Die sorgfältige Untersuchung von Skrotalinhalt und Leistenkanal ist die wichtigste klinische Maßnahme. Mit bildgebenden Verfahren lassen sich kryptorche Hoden nachweisen. Bei Kryptochismus ist differentialdiagnostisch an die konnatale Anorchie zu denken.

Therapie

Die Therapie sollte, um spätere Fertilitätsstörungen zu vermeiden, vor dem zweiten, besser schon nach dem ersten Geburtstag erfolgen, wobei man bis zum 3. Lebensmonat abwartet, ob ein Spontandeszensus stattfindet. Bei Kindern kann zunächst der Versuch gemacht werden, den Deszensus durch i. m. Gabe von hCG, alternativ durch nasale GnRH-Applikation zu erreichen. Die Erfolgsrate für beide Therapieformen liegt bei etwa 30–50 Prozent, wobei der Erfolg vom Alter der Kinder und der Lokalisation der Hoden abhängt. Bleibt die medikamentöse Therapie erfolglos, muß die chirurgische Korrektur mittels Orchidopexie erfolgen. Eine Orchidopexie sollte beim Erwachsenen etwa bis zum 50. Lebensjahr durchgeführt werden, da eine medikamentöse Therapie erfolglos ist und das Malignitätsrisiko bis zu diesem Lebensalter das Anästhesierisiko übersteigt.

Merke: Die wichtigsten klinischen Folgen des Maldeszensus testis sind beim Erwachsenen Störungen der Spermatogenese und ein erhöhtes Risiko der malignen Entartung im retinierten Hoden.

Störungen der Hodenfunktion und Pubertät

Pubertas praecox und Pubertas tarda (s. Lehrbücher der Kinderheilkunde).

Störungen der Hodenfunktion beim Erwachsenen

Die Hoden erfüllen zwei Funktionen:
Die Bildung des männlichen Geschlechtshormons Testosteron in den Leydigschen Zwischenzellen (endokrine Funktion) bewirkt Ausprägung und Erhaltung des männlichen Phänotyps, während die Spermatogenese (exokrine Funktion) in den Tubuli seminiferi contorti die Voraussetzung für die Fortpflanzung schafft (Tab. 4.9). Die Funktion des Hodens wird durch Hormone des Hypothalamus (Gonadotropin-Releasing Hormone, GnRH; Synonym „Luteinizing hormone-releasing hormone, LHRH) und der Hypophyse (luteinisierendes Hormon, LH; Follikelstimulierendes Hormon, FSH) gesteuert.

Hypogonadismus

> **Definition:** Unter dem Begriff „männlicher Hypogonadismus" sind alle Störungen der Hodenfunktion beim Erwachsenen, also sowohl Störungen der Hormon- als auch der Samenproduktion zusammengefaßt.

Ätiologie

Ursachen für einen Hypogonadismus können Defekte oder Läsionen sowohl im Hoden sein **(primäre testikuläre Insuffizienz, hypergonadotroper Hypogonadismus)**, als auch auf der Ebene des Hypothalamus und der Hypophyse liegen **(sekundäre testikuläre Insuffizienz, hypogonadotroper Hypogonadismus)**. Schließlich kann eine Unempfindlichkeit der androgenen Zielorgane gegenüber der Wirkung von Testosteron zu Symptomen des Hypogonadismus führen (vgl. Androgenresistenzsyndrome).

Unabhängig von der Ursache der Erkrankung ist das klinische Erscheinungsbild nur durch den Androgenausfall geprägt, während Störungen der Spermatogenese ohne Einfluß auf die Körpergestalt bleiben.

Allgemeine Symptomatik des Androgenausfalls

Die klinische Ausprägung des Hypogonadismus hängt vom Zeitpunkt des Auftretens des Androgenmangels ab. Tritt dieser bereits während der Embryogenese auf, kann Intersexualität resultieren. Bleibt der Anstieg des Testosterons zum Zeitpunkt der normalerweise einsetzenden Pubertät aus, führt

Tabelle 4.**9**   Parameter der normalen Hodenfunktion beim Erwachsenen

Endokrine Funktion (Leydig-Zellen)	
Testosteronproduktion	5−10 mg/Tag
Testosteron im Serum	3−10 ng/ml
Durch Rückkoppelung von Testosteron auf die Hypophyse:	
LH im Serum	5−15 mU/ml
Östradiolproduktion	40 µg/Tag*
Östradiol im Serum	20−40 pg/ml

Exokrine Funktion (Tubuli seminiferi)	
Ejakulationsvolumen	>2 ml
Spermatozoendichte	$20-100 \times 10^6$ Zellen/ml
Beweglichkeit und normale Form der Spermatozoen	>60%
Durch Rückkoppelung (Inhibin) auf die Hypophyse:	
FSH im Serum	5−15 mU/ml
Hodengröße	>12 ml/Testes

* Nur etwa 10−20% sind testikulären Ursprungs, der Rest wird im extratestikulären (peripheren) Gewebe aus im Blut zirkulierendem Testosteron und Androstendion gebildet.

dies zu Eunuchoidismus. Erwartungsgemäß fehlen dann die sekundären Geschlechtsmerkmale. Aufgrund der fehlenden Androgenwirkung (anabole Stoffwechselwirkung) verzögert sich der Schluß der Epiphysen erheblich oder bleibt aus, was zum eunuchoiden Hochwuchs führt. Phallus und Hoden sind dann auch beim Erwachsenen von kindlichem Ausmaß. Die Ausbildung der Muskulatur bleibt selbst beim körperlich Tätigen unterentwickelt. Infolge Bindegewebsschwäche findet man häufig X-Beine, Plattfüße, Varizen und Hämorrhoiden. Die Haut ist blaß, zart und dünn und wird im Alter besonders faltenreich. Die Hautanhangsgebilde bleiben unterentwickelt. Das Haupthaar ist dicht und fein; eine Regression der Haarlinie an der Stirn (Geheimratsecken) tritt ebensowenig auf wie eine Glatzenbildung. Der Bartwuchs und die männliche Behaarung an Stamm und Extremitäten fehlen. Die Pubes- und Axillarbehaarung kann ebenfalls fehlen; häufig bewirken aber die von der Nebenniere sezernierten Androgene einen femininen Behaarungstyp. Da der Kehlkopf unterentwickelt bleibt, kommt es nicht zum Stimmbruch, und die Patienten fallen durch die hohe Stimmlage auf. Der Ausfall des Testosterons mit seiner anabolen Stoffwechselwirkung führt zur prämaturen Osteoporose, die schon in der 4. Lebensdekade zu den entsprechenden Beschwerden führt.

Tritt der Androgenmangel nach der Pubertät ein, weichen die somatischen Merkmale nur wenig vom Normalen ab. Die Körperproportionen sind normal, und die Stimme bleibt tief, da der Larynx nicht mehr kleiner wird. Auch Phallus und Skrotum behalten ihre ursprüngliche Größe, während die Hoden

Tabelle 4.10   Diagnose des männlichen Hypogonadismus: Untersuchungsgang

Basisdiagnostik

Anamnese einschließlich Sexualanamnese
Körperliche Untersuchung mit besonderer Berücksichtigung der
- Geschlechtsorgane; Phallus, Länge und Umfang, Hypospadie? Epispadie?
- Testes: Lage, Konsistenz und Größe, Nebenhoden; Ductus deferens; Plexus pampiniformis (Varikozele?)
- Prostata: Größe, Konsistenz
- Körperbau (Verhältnis Unter- zu Oberlänge, Spannweite zu Körperlänge, Fettverteilung)
- Behaarung: Pubes und Axillarbehaarung, Pubeshaargrenze, Bart, Stirnhaargrenze (Geheimratsecken?)
- Larynx; Stimmlage (Stimmbruch?)
- Hormonbestimmungen: Testosteron*, LH*, FSH*

Differentialdiagnostik

- Spermiogramm
- Hodenbiopsie (bei Verdacht auf Hodentumoren oder Verschluß der ableitenden Samenwege)
- Bildgebende Verfahren:
- Röntgen:
  - Hand (Knochenalter?)
  - BWS, LWS, ggf. Densitometrie (Osteoporose?)
  - Sellazielaufnahme und NMR (Sellagröße und -inhalt, Tumor?)
- Sonographie des Skrotalinhaltes (Varikozele? Hydrozele? Hodentumor?)
- Hormonbestimmungen:
  - Prolactin im Serum (Prolaktinom?)
  - Östradiol und Dehydroepiandrosteronsulfat im Serum (bei Feminisierung, feminisierende Hodentumoren)
  - β-hCG im Serum (bei Hodentumoren)
  - Dynamische Hormonteste
    a) hCG-Test: Zur Ermittlung der endokrinen Reservekapazität der Hoden
    b) GnRH-Test: Zur Bestimmung der Gonadotropinreserve der Hypophyse
- Bestimmung der 5α-Reduktaseaktivität und Androgenrezeptoren (bei Verdacht auf Androgenresistenzsyndrome)

* Im Mischserum, d.h. aus drei in 15minütigem Abstand abgenommenen Blutproben

atrophieren. Die Sekundärbehaarung − insbesondere der Bartwuchs − wird spärlicher. Der postpuberale Androgenmangel führt weiter zu einem allmählichen Erlöschen von Geschlechtstrieb und Potenz. Weiter treten gelegentlich Symptome eines endokrinen Psychosyndroms, wie Verstimmung und Depression, auf.

Diagnostisches Vorgehen und Differentialdiagnose

Da die klinische Symptomatologie des Hypogonadismus keine oder nur bedingt Rückschlüsse auf Ätiologie und Pathogenese des zugrundeliegenden Prozesses erlaubt, ist die exakte Diagnosestellung, auch im Hinblick auf die Therapie unumgänglich; ein vollständiger diagnostischer Untersuchungsgang ist in Tab. 4.10 zusammengestellt.

Therapie

Bei der Therapie des männlichen Hypogonadismus steht die Hormonsubstitution im Vordergrund.

Androgene sind das Mittel der Wahl um die Virilisierung einzuleiten oder aufrechtzuerhalten; ebenso dann, wenn die Induktion der Spermatogenese nicht möglich (d.h. bei allen Formen des hypergonadotropen Hypogonadismus sowie bei Androgenresistenz-Syndromen, s. Kapitel Intersexualität, S. 385) oder nicht erwünscht ist. Die Behandlung wird mit Testosteronestern durchgeführt, wobei Testosteronpropionat, Testosteronenanthat und Testosteronundecanoat von vorrangiger Bedeutung sind. Die beiden erstgenannten Präparate werden intramuskulär appliziert; Testosteronundecanoat wird oral verabreicht. Der Wirkungseintritt von Testosteronpropionat ist rasch, das Präparat wirkt etwa 1−2 Tage. Die Wirkungsdauer von Testosteronenanthat beträgt dagegen 10−12 Tage; dieses Präparat eignet sich daher besonders für die Dauertherapie. Die Erhaltungsdosis beim Erwachsenen beträgt 250 mg alle 2−2¹/₂ Wochen. Zur Einleitung der Pubertät wird einschleichend therapiert, beginnend mit 25−50 mg eines Testosteronpropionat-Testosteronenanthatgemisches. Abhängig von der physischen und psychischen Entwicklung steigert man bis zur Dosis des Erwachsenen, was einen Zeitraum von 1−2 Jahren in Anspruch nehmen kann. Die Erhaltungsdosis von Testosteronundecanoat beträgt 2−3 Tabletten zu 40 mg pro Tag.

Gonadotropine: Ihre Anwendung ist ausschließlich bei Patienten mit Hypogonadismus infolge mangelhafter Gonadotropinsekretion, bei denen außerdem Fertilitätswunsch besteht, sinnvoll. Da die Therapie aufwendig und teuer ist, wird sie nur zeitlich begrenzt bis zur Erzielung der Fertilität angewendet. Danach wird wieder mit Testosteronpräparaten substituiert. Die Therapie wird mit humanem Choriongonadotropin (hCG), das die Entwicklung der Leydig-Zellen und das Wachstum des Hodens fördert, begonnen. Wichtig ist, daß hCG in ausreichender Dosierung (2× 2500 bis 2×5000 IE pro Woche) verabreicht wird. Die therapeutische Wirksamkeit wird mittels folgender Parameter überprüft: Virilisierung, Zunahme des Hodenvolumens und des Testosteronspiegels im Serum, wobei Werte im männlichen Normalbereich erreicht werden sollen. Ist dies der Fall, wird zusätzlich humanes Menopausen-Gonadotropin (hMG) gegeben; üblicherweise verabreicht man 75−225 IE. (2−3 Ampullen täglich). Die hMG-Behandlung muß mindestens 90 Tage anhalten, da der Zyklus der Spermatogenese schon 70 Tage dauert. Der Behandlungserfolg wird mit dem Spermiogramm überprüft.

Bei Hodenhochstand läßt sich bei Kindern mit hCG (oder GnRH) ein Deszensus erreichen (vgl. Lageanomalien der Testes).

Gonadotropin-Releasing-Hormon (GnRH): Die Indikationen zur Behandlung mit GnRH sind:

– Kinderwunsch bei Vorliegen eines hypothalamischen Hypogonadismus.
– Behandlung des Hodenhochstandes beim Kind (vgl. Lageanomalien der Testes).

Primäre testikuläre Insuffizienz (hypergonadotroper Hypogonadismus)

Konnatale Anorchie (Syndrom der fehlenden Testes)

Definition: Die konnatale Anorchie ist durch folgende Merkmale gekennzeichnet: Der Karyotyp der Betroffenen ist männlich 46,XY; postnatal läßt sich kein Hodengewebe nachweisen.

Häufigkeit

Die geschätzte Inzidenz ist etwa 1 auf 20 000 männliche Neugeborene.

Ätiologie

Pränatal muß funktionsfähiges Hodengewebe vorgelegen haben, da die Müllerschen Derivate fehlen oder nur rudimentär angelegt sind.

Pathophysiologie und Klinik

Die klinischen Symptome hängen davon ab, zu welchem Zeitpunkt der Embryogenese die Hoden untergegangen sind. Die somatische Sexualdifferenzierung umfaßt somit ein weites Spektrum, das vom völligen Ausbleiben der Virilisierung bis zu phänotypisch normalen männlichen Individuen mit Anorchie und infantilem äußerem, aber normalem inneren Genitale, reichen kann.

Diagnostisches Vorgehen und Differentialdiagnose

Bei normaler männlicher Entwicklung ist der wichtigste klinische Befund das leere Skrotum, im Leistenkanal läßt sich kein Hodengewebe nachweisen. Die wichtigste Differentialdiagnose ist der Kryptorchismus. Liegt eine Anorchie vor, führt der Stimulationstest mit hCG zu keinem Anstieg des Serumtestosterons, während dies beim Kryptorchismus der Fall ist. Beim Erwachsenen findet man die Serumtestosteronspiegel weiterhin im präpuberalen Bereich, die Gonadotropine sind erhöht. Demgegenüber findet man beim Erwachsenen mit Kryptorchismus Testosteron- und LH-Spiegel im normal männlichen Bereich. Schließlich lassen sich beim Kryptorchismus mit bildgebenden Maßnahmen Hoden nachweisen, während dies bei der Anorchie nicht der Fall ist.

Therapie und Prognose

Zur Zeit der Pubertät beginnt man mit einer graduellen Testosteronsubstitution. Hiermit können bis auf die Infertilität alle metabolischen Folgen der Anorchie voll kompensiert werden.

Monorchie

Die angeborene Monorchie ist etwa viermal häufiger als die konnatale Anorchie. Sie bedarf keiner Therapie, da der unilateral vorhandene und regelrecht deszendierte Hoden eine normale exokrine und endokrine Funktion aufweist und nach der Pubertät für Virilisierung und Fertilität ausreicht. Differentialdiagnostisch ist ein einseitiger Kryptorchismus auszuschließen.

Erworbene Anorchie

Der postnatale Verlust der Hoden kann Folge von Traumata, Entzündungen und mißglückten Operationen sein. Bei beidseitigem Hodenverlust ist nach der Pubertät die Substitution mit Testosteron notwendig, um die unerwünschten Folgen des Hypogonadismus zu verhindern.

Testikuläre Atrophie

Die testikuläre Atrophie, die sowohl die interstitiellen als auch die tubulären Elemente des Hodens betrifft, kann das Endstadium bei Traumata, Durchblutungsstörungen (Hodentorsionen, Hernienoperationen) ionisierenden Strahlen, Zytostatika, Schädigung durch Wärme und Entzündungen sein.

Klinefelter-Syndrom

Definition: Das Klinefelter-Syndrom ist dadurch charakterisiert, daß bei phänotypisch männlichen Individuen der Karyotyp 46,XY ein oder mehrere überzählige X-Chromosomen aufweist. Das Syndrom ist mit einer Hodendysgenesie verbunden, die im Erwachsenenalter zu einem mehr oder minder ausgeprägten Hypogonadismus führt (Abb. 4.**19a** u. **b**).

Häufigkeit

Das Klinefelter-Syndrom kommt unter 1000 männlichen Individuen etwa 1- bis 2mal vor.

Ätiologie

Infolge einer Nondisjunction der Geschlechtschromosomen während der Meiose entwickelt sich nicht der normale Chromosomensatz 46,XY, sondern es entsteht der Karyotyp 47,XXY. Außer dieser klassischen Form kommen Varianten vor, am häufigsten die Mosaikform 46,XY/47,XXY; diese entstehen nach der Fertilisation durch mitotische Nondisjunction einer 46,XY- oder 47,XXY-Zygote.

a

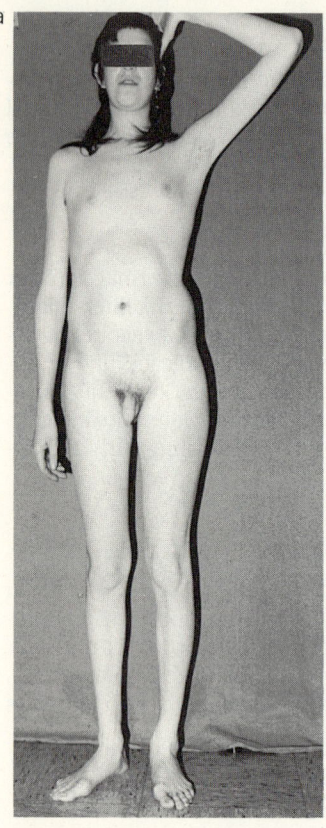

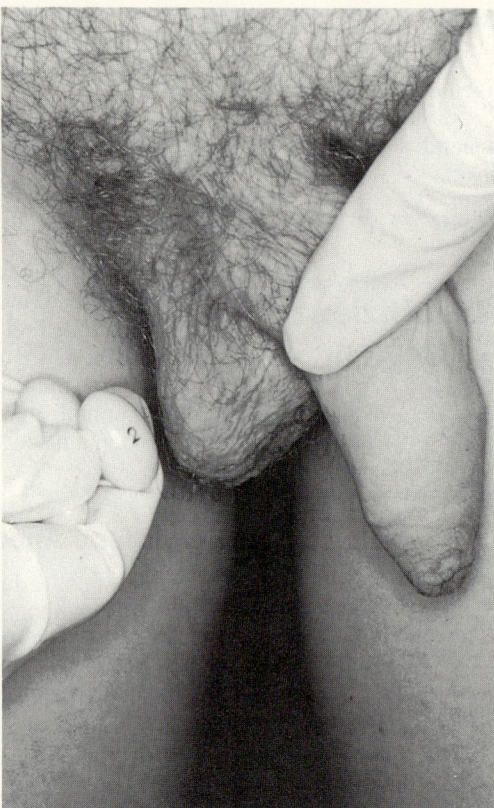

c

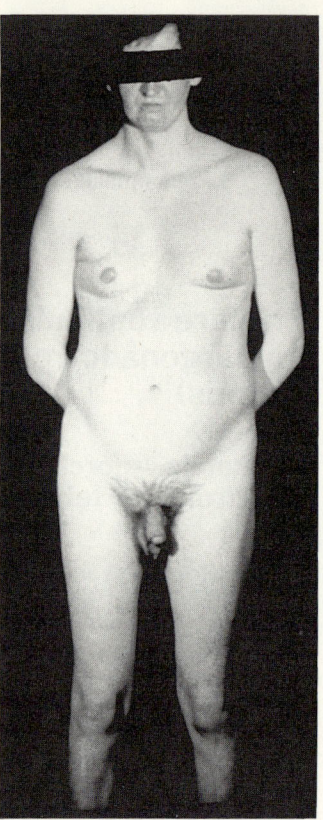

Abb. 4.19   Klinefelter-Syndrom und 48,XXXY-Syndrom.   a Habitus;   b Genitalbefund eines Patienten mit Klinefelter-Syndrom. Der Patient weist leicht erkennbare Symptome des Hypogonadismus, wie spärliche Sexualbehaarung und eunuchoide Körperproportionen, auf. Daneben besteht eine Gynäkomastie; die kleinen (festen) Hoden lassen die Diagnose bereits bei der Untersuchung vermuten.   c 48,XXXY-Syndrom. Oligophrener Patient mit sehr kleinen festen Hoden, ausgeprägte Gynäkomastie, spärliche Sexualbehaarung

Pathophysiologie und Klinik

Beim Erwachsenen sind die kleinen und festen Hoden, die immer weniger als 4 ml Volumeninhalt aufweisen (normale Größe eines Hodens >12 ml) der wichtigste charakteristischste Befund. Das verminderte Hodenvolumen ist hauptsächlich durch Atrophie der Tubuli seminiferi, die den überwiegenden Anteil des Hodenvolumens beim Erwachsenen ausmachen, bedingt. Histologisch findet man bereits in der Pubertät ein Schwinden der Keimzellen und eine beginnende Tubulussklerose. Beim Erwachsenen sind die Tubuli seminiferi atrophiert bzw. degeneriert; die Patienten sind daher infertil. Die übrige phänotypische Entwicklung der Patienten ist extrem variabel und zum Teil von der jeweiligen Androgenproduktion abhängig. Bei etwa der Hälfte der Patienten tritt postpubertär eine Gynäkomastie auf. In der Regel ist die Körper- und Gesichtsbehaarung spärlich, die Muskulatur schwach entwickelt und die Fettverteilung weiblich. Die Sexualfunktion der Klinefelter-Patienten ist zunächst normal; meist ab der 3. Lebensdekade nehmen Potenz und Libido stark ab. Eine Osteoporose nach dem 40. Lebensjahr ist nahezu obligat. Bei etwa 60 Prozent der Patienten tritt postpubertär eine Gynäkomastie auf, die auf einer Verschiebung des Androgen-Östrogen-Quotienten zugunsten der Östrogene beruht. Hierzu trägt einerseits die verminderte Androgenproduktion, andererseits die durch die erhöhten LH-Spiegel induzierte testikuläre Östrogenproduktion bei. In einem Teil der Fälle ist das Längenwachstum überdurchschnittlich, wobei insbesondere das Überwiegen des unteren Körpersegments auffällt.

Diagnostisches Vorgehen

Im typischen Fall suchen die Patienten den Arzt wegen einer ausbleibenden Pubertät, wegen nachlassender Potenz und Libido oder Infertilität auf. Das klinisch wichtigste Symptom stellen die kleinen Hoden dar. Bereits zum Zeitpunkt des normalen Pubertätsbeginns beim Knaben lassen sich bei den Patienten erhöhte Gonadotropinspiegel nachweisen. Der Anstieg des Testosteronspiegels während der Pubertät erfolgt verzögert, die Testosteronspiegel des jungen Erwachsenen liegen meist im untersten Normbereich und sinken, beginnend etwa um das 25. Lebensjahr, schnell in den pathologischen Bereich ab.

Therapie und Prognose

Beim Auftreten von Zeichen des Androgenmangels beginnt man mit der Testosteronsubstitution, um die unerwünschten Nebenwirkungen des Hormonmangels zu vermeiden. Die Infertilität der Patienten ist nicht therapierbar. Der Zeitpunkt, zu dem die Testosteronsubstitution einsetzen sollte, läßt sich anhand klinischer Kontrollen sowie der Messung des Serumtestosteronspiegels bestimmen.

Varianten des Klinefelter-Syndroms

Am häufigsten kommt die Mosaikform 46,XY/47,XXY vor. Die somatischen und endokrinologischen Abnormalitäten sind bei diesen Patienten meist weniger stark ausgeprägt als beim klassischen Klinefelter-Syndrom. Beispielsweise ist das Testesvolumen meist größer und Fertilität wurde in Einzelfällen beschrieben. In die Reihe der dem Klinefelter-Syndrom ähnlichen Syndrome gehören weiter Patienten mit dem Karyotyp 48,XXXY (Abb. 4.**19c** 48,XXYY und 49,XXXXY. Generell kann man sagen, daß mit Zunahme der überzähligen X-Chromosomen Häufigkeit und Schweregrad der somatischen und gonadalen Anomalien zunehmen. Außerdem findet man fast immer intelektuelle und häufig auch psychosoziale Defekte.

Merke: Beim Erwachsenen sind die kleinen festen Hoden das charakteristischste Merkmal des Klinefelter-Syndroms. Die Diagnose wird mit einer Chromosomenanalyse gesichert.

XX-Mann-Syndrom

Definition: Individuen mit einem männlichen Phänotyp und weiblichem Karyotyp 46,XX.

Häufigkeit

Die geschätzte Inzidenz ist 1 auf 20 000 männliche Neugeborene.

Ätiologie

Als Ursache wird der Verlust des Y-Chromosoms während der Embryonalzeit, eine auf wenige Zellinien begrenzte und somit nicht nachweisbare Mosaikbildung oder eine Translokation von genetischem Material des Y-Chromosoms auf das X-Chromosom angenommen.

Pathogenese und Klinik

Die Symptomatologie des XX-Mannes gleicht in vieler Hinsicht dem typischen 47,XXY-Klinefelter-Syndrom; das äußere Genitale ist normal entwickelt, die Hoden sind klein und derb, die Patienten sind infertil. Im Gegensatz zum Klinefelter-Syndrom ist das Längenwachstum normal (kein Hochwuchs).

Therapie

Wie beim Klinefelter-Syndrom.

XYY-Syndrom

Definition: Das Syndrom ist genetisch durch eine numerische Chromosomenaberration charakterisiert. Der männliche Karyotyp weist meist ein überzähliges Y-Chromosom auf, so daß der Karyotyp 47,XYY vorliegt.

Inzidenz

Mit 1 bis 2 auf 1000 männlichen Individuen etwa gleich häufig wie das Klinefelter-Syndrom.

Klinik und Differentialdiagnose

Das konstanteste Symptom ist übermäßiges Längenwachstum. Die übrige phänotypische Entwicklung ist variabel, von normal männlich bis hin zu Patienten mit Intersexualität oder solchen mit psychosozialen Defekten. Bei normaler Virilisierung ist das Syndrom bei der Abklärung eines Hochwuchses differentialdiagnostisch mit in Erwägung zu ziehen. Die Diagnose erfolgt durch die Bestimmung des Karyotyps.

Tubuläre Insuffizienz

Definition: Unter dem Begriff tubuläre Insuffizienz versteht man eine Störung der Tubulusfunktion, die sich in einem pathologischen Spermiogramm manifestiert. Die endokrine Funktion des Hodens (Testosteronsynthese) bleibt hiervon unbetroffen.

Häufigkeit

Die tubuläre Insuffizienz ist mit einer geschätzten Inzidenz von 20−50 Prozent eine der häufigsten Ursachen der männlichen Infertilität.

Ätiologie

Eine Reihe exogener Faktoren führen zu Störungen der Spermatogenese, die zum Teil irreversibel sind. Bei einem großen Teil der Patienten mit tubulärer Insuffizienz bleibt die Ursache jedoch auch bei adäquater Suche unklar; *die idiopathische tubuläre Insuffizienz ist daher eine Ausschlußdiagnose.*

Pathophysiologie und Klinik

Im Gegensatz zu den Leydigzellen ist das Keimepithel der Tubuli außerordentlich empfindlich gegen exogene Noxen. Bei der Untersuchung von Hodenbiopsien dieser Patienten findet man ein Spektrum an tubulären Schädigungen, das vom isolierten Ausfall der Keimzellen bis zur vollständigen Fibrose der Tubuli reicht; die Leydig-Zellen sind von der Schädigung nicht betroffen. **Die tubuläre Insuffizienz kann Folge von Schädigung durch Entzündungen oder Wärme, ionisierenden Strahlen, Zytostatika und Umweltgiften sein.**

Entzündungen: Viren sind der häufigste Erreger einer *Orchitis*, wobei der *Mumps*erreger die wichtigste Stelle einnimmt. Im Gegensatz zu Knaben, bei denen Mumps selten zu einer Orchitis führt, ist die Erkrankung beim Mann in einem Viertel der Fälle mit Orchitis vergesellschaftet, die aber bei zwei Drittel unilateral verläuft und in etwa der Hälfte der Fälle zur Atrophie führt. Falls keine Atrophie der Hoden eingetreten ist, kommt es bei einem Teil der Betroffenen zur Infertilität als Folge einer Tubulusschädigung.

Wärme: Eine Schädigung des Keimepithels durch eine erhöhte Umgebungstemperatur wird als Ursache der Infertilität bei der Varikozele vermutet.

Bei der *Varikozele* handelt es sich um eine variköse Erweiterung der V. testicularis sowie ihrer Äste im Skrotum, dem Plexus pampiniformis. Sie tritt in 85 Prozent der Fälle links auf und entsteht infolge einer kongenitalen Aplasie der Venenklappe, die vor der Einmündung der V. spermatica in die Nierenvene liegt. Etwa 10–15 Prozent der männlichen Bevölkerung haben eine Varikozele; die Inzidenz ist bei infertilen Männern mit etwa 40 Prozent deutlich höher. Im Spermiogramm wird meist eine Oligoasthenoteratozoospermie beobachtet. Durch die chirurgische Korrektur mittels einer hohen Ligatur kommt es bei den meisten Patienten zu einer Verbesserung der Spermiogrammparameter; eine Wiederherstellung der Fertilität (Erzielung einer Schwangerschaft) wird in zwanzig bis fünfzig Prozent erreicht.

Diagnose und Differentialdiagnose

Die Betroffenen suchen den Arzt in der Regel wegen Infertilität auf. Bei der Untersuchung des Spermiogramms findet man pathologische Ejakulate, wobei Morphologie und Zahl der Spermien betroffen sind. Da die Leydig-Zell-Funktion ungestört ist, findet man im Serum normale Werte für Testosteron und LH, während die FSH-Werte in der Regel erhöht sind. Ist das FSH dagegen normal und liegt eine schwere Oligozoospermie oder Azoospermie vor, ist differentialdiagnostisch an eine Obstruktion der ableitenden Samenwege zu denken. Bei dieser Konstellation ist eine Hodenbiopsie indiziert, da der Verschluß ggf. operativ behoben werden kann.

Therapie

Da die Ursache in der Mehrzahl der Fälle unbekannt ist, gibt es keine kausale Therapie zur Besserung der Infertilität. Bei wenig ausgeprägter Oligoasthenozoospermie kann ein Behandlungsversuch mit Kallikrein (3×200 KE, täglich) unternommen werden; weitere Therapiemöglichkeiten sind in Tab. 4.11 aufgeführt. Bei bekannten Ursachen kommen symptomatische und präventive Maßnahmen zur Anwendung.

> **Merke:** Die wichtigsten klinischen Merkmale der tubulären Insuffizienz sind Störungen der Spermatogenese in Gegenwart einer normal männlichen Testosteronsekretion bei phänotypisch normalen Männern.

Germinalzellaplasie (Sertoli-cell-only-syndrome)

> **Definition:** Idiopathischer oder erworbener Verlust des Keimzellepithels. In den Tubuli finden sich nur noch Sertolizellen.

Pathophysiologie und Klinik

Die Betroffenen suchen den Arzt wegen Infertilität auf; sie sind normal virilisiert, da die Leydig-Zell-Funktion unbeeinträchtigt ist. Die erworbene Form wird durch exogene Noxen – wie bei der tubulären Insuffizienz beschrieben – verursacht. Die erworbene Germinalzellaplasie kann somit eine schwere Form der tubulären Insuffizienz sein.

Therapie

Eine kausale Therapie ist nicht möglich.

> **Merke:** Die primäre testikuläre Insuffizienz entsteht infolge von angeborenem oder erworbenem Verlust von Hodengewebe.

Sekundäre testikuläre Insuffizienz (hypogonadotroper Hypogonadismus)

> **Definition:** Die Hodeninsuffizienz ist die (sekundäre) Folge eines Gonadotropinmangels. Ursache hierfür sind Defekte der Hypophyse oder des Hypothalamus. Der Gonadotropinmangel kann hierbei isoliert oder im Rahmen von Erkrankungen, bei denen zwei oder mehrere Hypophysenhormone ausfallen, auftreten.

Störungen im Bereich des Hypothalamus

Isolierter hypogonadotroper Hypogonadismus (eunuchoider Hypogonadismus, Kallmann-Syndrom, fertile Eunuchen)

> **Definition:** Das Syndrom entwickelt sich infolge eines isoliert auftretenden Mangels der Gonadotropinsekretion; die übrigen Hypophysenhormone werden regelrecht sezerniert.

Ätiologie

Infolge einer angeborenen hypothalamischen Funktionsstörung, die durch eine fehlende oder inadäquate Sekretion von GnRH charakterisiert ist, kommt es zum Ausfall bzw. Mangel der Gonadotropinsekretion. Das Syndrom tritt sporadisch oder vererbt auf. Der Vererbungsmodus erscheint dann autosomal dominant oder X-chromosomal.

Inzidenz

Die geschätzte Inzidenz beträgt 1 auf 10 000 männliche Individuen.

Pathophysiologie und Klinik

Das Syndrom tritt klinisch in folgenden Varianten auf:

1. **Eunuchoider Hypogonadismus:** Die LH- und FSH-Sekretion ist vermindert bzw. im Serum nicht nachweisbar. Der unbehandelte Erwachsene weist dann die typische Symptomatologie des eunuchoiden Hypogonadismus auf.
2. **Kallmann-Syndrom** (Abb. 4.**20**): Zusätzlich zur verminderten oder fehlenden Gonadotropinsekretion besteht eine Einschränkung des Geruchssinns, die sich als An- oder Hyposmie manifestiert. Pathologisch anatomisch handelt es sich um eine Anlagestörung im Bulbus olfactorius sowie in den Bezirken des Hypothalamus, in denen GnRH produziert wird. Fakultativ werden bei einigen Patienten noch dysmorphe Merkmale wie Lippen-Kiefer-Gaumen-Spalte beobachtet. Man hat deshalb vermutet, daß das Syndrom auf einer Entwicklungsstörung im Bereich der Mittellinie von Schädel und Gehirn beruht.
3. **Syndrom des „fertilen Eunuchen" (Pasqualini-Syndrom):** Die Sekretion von FSH ist normal, während die LH-Sekretion vermindert ist. Nach der Pubertät findet man infolge des Testosteronmangels Symptome des Eunuchoidismus, da die FSH-Sekretion vorhanden ist, sind die Hoden gewachsen; das Hodenvolumen ist meist normal und die Spermatogenese ist vorhanden. Wenn Ejakulate produziert werden, ist das Volumen und die Spermadichte meist vermindert. Die FSH-Produktion beruht vermutlich darauf, daß die GnRH–Sekretion nicht völlig ausgefallen ist, die Amplitude oder Frequenz der GnRH–Pulse jedoch vermindert ist.

Diagnostisches Vorgehen und Differentialdiagnose

Die Diagnose wird meist erst dann gestellt, wenn die erwartete Pubertät ausbleibt. Hilfreich bei der Diagnosestellung ist der Nachweis von Riechstörungen, die zu eruieren sind, da der Einschränkung bzw. dem Fehlen des Geruchssinns von den Patienten meist keine Beachtung geschenkt wird und erst durch gezielte Fragen und durch die Prüfung des Riechvermögens diagnostiziert werden kann. Differentialdiagnostisch ist die Pubertas tarda in Erwägung zu ziehen und auszuschließen (s. Lehrbücher der Kinderheilkunde). Außerdem sind organische Ursachen (tu-

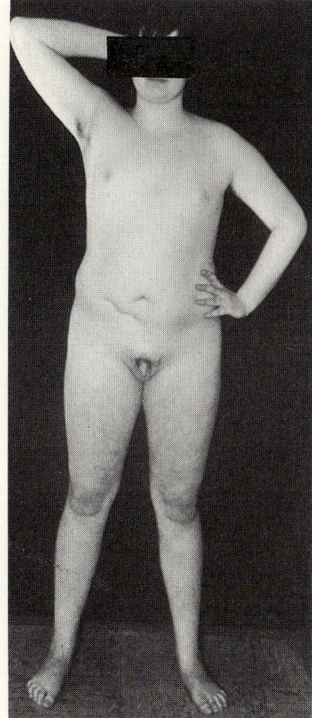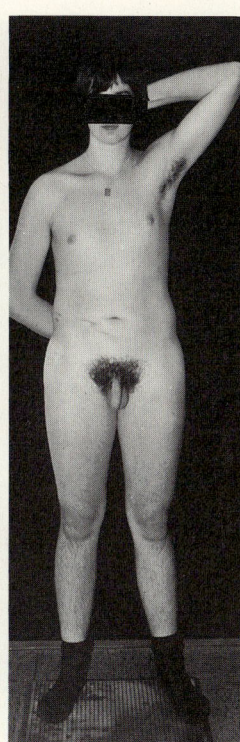

Abb. 4.**20** Isolierter hypogonadotroper Hypogonadismus, Patient mit Kallmann-Syndrom. **a** Bei Diagnosestellung 19jähriger Patient mit deutlicher geschlechtlicher Retardierung (Knochenalter 14,5 Jahre) und Anosmie (Aplasie des tractus olfactoris im NMR). **b** Durch pulsatile Applikation von GnRH Zunahme der Hodengröße und normal männliche Testosteronsynthese, die zu einer deutlichen Virilisierung führt, sowie Induktion der Spermatogenese

moröse und granulomatöse Veränderungen, ischämische und hämorrhagische Läsionen im Bereich des Hypothalamus, Traumen und ionisierende Strahlen) als Ursache einer gestörten GnRH–Sekretion in Erwägung zu ziehen.

Therapie und Prognose

Die Therapie hängt davon ab, ob ein Kinderwunsch vorliegt oder nicht (s. Therapie des Hypogonadismus, S. 374). Wird die Erkrankung vor Ausbildung des eunuchoiden Habitus behandelt, läßt sich sowohl eine normal männliche Statur als auch ggf. Fertilität erzielen.

Störungen im Bereich der Hypophyse

Hypophyseninsuffizienz

Definition: Erkrankungen der Hypophyse können zu einem **partiellen** oder **totalen Ausfall** der Sekretion adrenotroper Hormone führen.

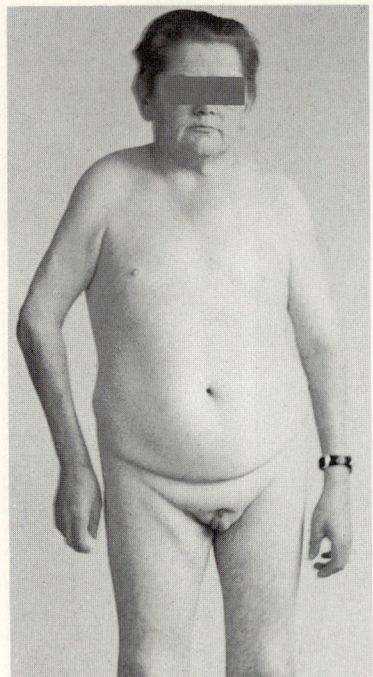
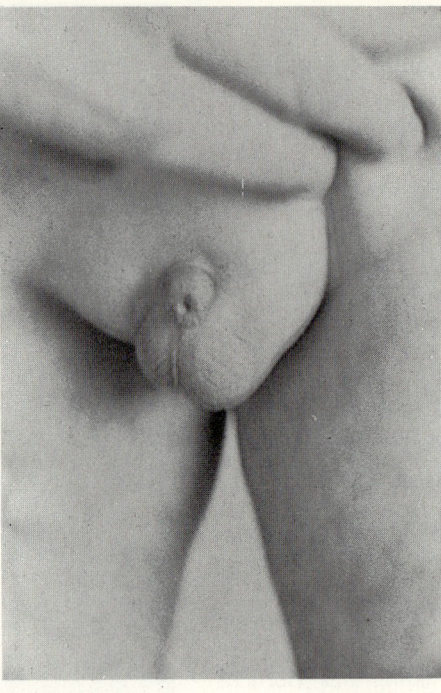

Abb. 4.**21**   Panhypopituitarismus. 47jähriger unbehandelter Patient. Kleinwuchs infolge Wachstumshormonmangels. Hypogonadismus durch Ausfall der Gonadotropinsekretion (Hypogenitalismus, vollständig fehlende Sekundärbehaarung), sekundäre Nebennereninsuffizienz

Ätiologie

Ursache der Erkrankungen sind Tumoren, Entzündungen, vaskuläre und granulomatöse Erkrankungen, Traumen, Operationen und Bestrahlung im Bereich der Hypophyse oder des Hypothalamus. Gelegentlich bleibt die Ursache unbekannt.

Pathophysiologie und Klinik

Die klinische Symptomatik hängt davon ab, welche Partialfunktionen der Hypophyse ausgefallen sind. Man unterscheidet daher partielle Formen der Hypophyseninsuffizienz von der kompletten Hypophyseninsuffizienz (Panhypopituitarismus), bei der alle Hormone des Hypophysenvorderlappens (Abb. 4.**21**) – selten auch des Hypophysenhinterlappens – betroffen sind. Bei Progredienz von der partiellen zur kompletten Form fallen die Hormone in einer charakteristischen Sequenz aus. Gewöhnlich ist zunächst die Sekretion des Wachstumshormons sowie der Gonadotropine betroffen; danach fallen das Thyreoideastimulierende Hormon (TSH) und schließlich das adrenokortikotrope Hormon (ACTH) aus. Die klinische Symptomatik hängt weiterhin davon ab, ob die Erkrankung vor oder nach der Pubertät eingetreten ist. Bei Gonadotropinausfall vor der Pubertät bleibt die Pubertät aus; nach der Pubertät kommt es zu Symptomen des Hypogonadismus.

Therapie

Die therapeutischen Maßnahmen richten sich nach der Grunderkrankung. Der periphere Hormonmangel wird durch entsprechende Substitutionstherapie ausgeglichen.

Hyperprolactinämie
(vgl. Kap. Hypophyseninsuffizienz, S. 331 ff.)

Hyperprolaktinämie als Folge von Medikamenten oder prolactinsezernierenden Tumoren – Mikro- und Makroprolaktinomen – kann sowohl zur Störung der Testosteronsynthese als auch der Spermatogenese führen. Vermutlich kommt es zu einer Verminderung der GnRH-Sekretion; Makroprolaktinome können außerdem durch Verdrängung zu einer Verminderung der Gonadotropinsekretion führen. Libido und Potenzverlust sind dann häufig die ersten klinischen Symptome.

Merke: Die sekundäre testikuläre Insuffizienz entsteht als Folge eines angeborenen oder erworbenen Mangels oder Ausfalls der Gonadotropinsekretion.

Medikamentös bedingter Hypogonadismus

Eine Reihe von Pharmaka können sowohl die endokrine als auch die exokrine Funktion des Hodens beeinträchtigen. In hohen Dosen blockiert *Spironolacton* die Testosteronsynthese. *Cimetidin*, *Spironolacton* und *Antiandrogene*, beispielsweise Cyproteronacetat, sind kompetitive Hemmer des Testosterons am Rezeptor und wirken somit antiandrogen. Weitere Substanzen, die zu einer Minderung der Androgenwirkung führen, sind *Digitalis*, *Marihuana* und *Alkohol*.

Hypogonadismus bei systemischen und neurologischen Erkrankungen

Die wichtigsten systemischen Erkrankungen, die zu einem Hypogonadismus führen sind *chronische Lebererkrankungen* (Leberzirrhose und in seltenen Fällen Hepatitis) und *Nierenversagen*. Die neurologischen Erkrankungen sind die *Myotonia dystrophica* und *Paraplegien*.

Hypogonadismus im Rahmen von Syndromen

Prader-Labhart-Willi-Syndrom

Definition: Neben Hypogonadismus ist das Syndrom durch extremes Übergewicht, Minderwuchs, eingeschränkte Intelligenz, dysmorphe Merkmale (beispielsweise Strabismus, Skoliose) und eine ausgeprägte Muskelschwäche während der Neugeboreneperiode charakterisiert.

Ätiologie

Bei einer Reihe von Patienten kann eine Deletion von Teilen des langen Arms des Chromosoms 15 nachgewiesen werden.

Inzidenz

Die Häufigkeit wird auf 1:10 000 bis 1:25 000 geschätzt, wobei das männliche Geschlecht 1,5- bis 2mal häufiger betroffen ist als das weibliche.

Pathophysiologie und Klinik

Der Hypogonadismus beruht zum Teil auf einer inadäquaten GnRH-Sekretion, mit daraus resultierendem Gonadotropin- und Testosteronmangel. Zusätzlich scheint jedoch auch die Testosteronsynthese gestört zu sein.

Diagnostisches Vorgehen und Differentialdiagnose

Die Diagnose wird anhand der Anamnese (Muskelhypotonie während der Neugeborenenperiode) und der o.g. klinischen Symptomatik gestellt. Beim Knaben findet sich ein ausgeprägter Hypogenitalismus mit Kryptorchismus und Mikropenis. Das Skrotum ist nie vom Damm abgesetzt; es kann fehlen. Bei Erwachsenen sind die sekundären Geschlechtsmerkmale erwartungsgemäß spärlich ausgebildet, der Penis bleibt klein. Bei einem Teil der Patienten entwickelt sich ein Diabetes mellitus vom Typ II. Differentialdiagnostisch ist das Laurence-Moon-Bardet-Biedl-Syndrom auszuschließen.

Therapie

Eine kausale Therapie ist nicht bekannt.

Laurence-Moon-Bardet-Biedl-Syndrom

Definition: Neben einem Hypogonadismus sind eine Retinitis pigmentosa, Polydaktylie und/oder Syndaktylie, Adipositas, eingeschränkte Intelligenz, gelegentlich auch ein Diabetes mellitus die wichtigsten Merkmale des Syndroms.

Therapie

Eine kausale Therapie ist nicht bekannt.

Merke: Testosteron, das wichtigste vom Hoden sezernierte androgene Hormon, bewirkt beim männlichen Geschlecht Ausprägung und Erhaltung des Phänotyps und ist für die Spermatogenese unentbehrlich.

Unter dem Begriff **männlicher Hypogonadismus** werden alle klinischen Erscheinungsbilder zusammengefaßt, die durch eine Hodenunterfunktion bzw. durch eine verminderte Testosteronwirkung bedingt sind. *Die Ursache kann hierbei auf der Ebene von Hypothalamus, Hypophyse oder Hoden liegen. Die Symptomatologie des Hypogonadismus hängt entscheidend von der Dauer und vom Zeitpunkt des Auftretens des Androgenmangels ab.* Es wird daher ein weites Spektrum somatischer und psychischer Veränderungen beobachtet, das von der Intersexualität bis zu diskreten Libidoveränderungen reichen kann.

Durch sorgfältige Erhebung der Anamnese (einschließlich Sexualanamnese) und die körperliche Untersuchung, zu der grundsätzlich immer die Untersuchung des Genitale gehört, kann der männliche Hypogonadismus bereits mit guter Treffsicherheit vermutet werden. Mit Hilfe weiterführender technischer Untersuchungsmethoden wird die Diagnose erhärtet und die Ursache der Erkrankung präzisiert. Um schwerwiegende physische und psychische Schäden zu vermeiden, müssen die Patienten regelmäßig ärztlich überwacht und – in Abhängigkeit von der dem *Hypogonadismus* zugrunde liegenden Störung – *gezielt mit Hormonen behandelt* werden.

Hodenfunktion im Alter

Obwohl sich mit Zunahme des Lebensalters das Hodengewicht kaum verändert, nehmen Zahl und Aktivität der Leydig-Zellen ab. Diese Veränderungen werden etwa in der sechsten Lebensdekade deutlich und verursachen bei den Betroffenen einen allmählichen Abfall der Testosteronkonzentration im Blut. Als Folge kommt es zu einem Anstieg der Gonadotropine und zu einer vermehrten Umwandlung von zirkulierenden Androgenen zu Östrogenen im peripheren Gewebe. Man nimmt an, daß diese hormonellen Veränderungen zur Entstehung der **benignen Prostatahyperplasie** und der **Altersgynäkomastie** beitragen. Überzeugende Befunde, daß die hormonellen Veränderungen im Alter direkte Folgen für die Sexualfunktion des alternden Mannes haben, gibt es nicht.

Männliche Infertilität

Definition: Von Infertilität spricht man, wenn bei einem Paar trotz regelmäßigen, ungeschützten Geschlechtsverkehrs und Kinderwunsch nach 2 Jahren keine Schwangerschaft eingetreten ist.

Häufigkeit

Schätzungsweise 15 Prozent aller Ehen bleiben ungewollt kinderlos.

Pathophysiologie und Klinik

Die Ursache der Kinderlosigkeit liegt etwa zu 40 Prozent beim Mann, zu 40 Prozent bei der Frau und in 20 Prozent bei beiden Partnern. Ursachen und Therapie der Infertilität sind in Tab. 4.11 zusammengestellt.

Diagnostisches Vorgehen

Bereits nach Erhebung der Anamnese einschließlich der Sexualanamnese und der vollständigen körperlichen Untersuchung lassen sich eine Reihe anatomischer (z. B. Kryptorchismus), urologischer (z. B. Varikozele), neurogener oder vaskulärer Ursachen der Infertilität feststellen (Tab. 4.11). Mit einfachen Laboruntersuchungen lassen sich ein Diabetes mellitus oder Funktionsstörungen der Schilddrüse ausschließen. Als erste Spezialuntersuchung wird dann das Ejakulat untersucht. Wegen erheblicher spontaner Schwankungen des Seminalparameters müssen bei pathologischem Ausfall mindestens zwei Untersuchungen (unter Standardbedingungen nach WHO-Richtlinien) durchgeführt werden.

Therapie

Eine Übersicht über die therapeutischen Maßnahmen ist in Tab. 4.11 zusammengestellt.

Merke: Die männliche Infertilität beruht auf Mißbildungen oder Erkrankungen im Bereich der Hoden respektive der Genitalorgane, Störungen der Spermatogenese infolge von Hypogonadismus, vaskulären, neurogenen, immunologischen oder psychogenen Ursachen.

Gynäkomastie

Definition: Unter einer Gynäkomastie versteht man eine gutartige Vermehrung des Drüsengewebes der männlichen Brust.

Einteilung

Generell lassen sich zwei Formen der Gynäkomastie unterscheiden: die physiologische und pathologische Gynäkomastie. Eine physiologische Gynäkomastie

Tabelle 4.11　Ursachen und Therapie der männlichen Infertilität

Ursache	Therapie
1. Störungen der Erektion und Ejakulation	a) und b):
a) neurogen (z. B. Rückenmarkerkrankungen; multiple Sklerose; diabetische Neuropathie)	1. Behandlung der Grundkrankheit
b) vaskulär (z. B. diabetische Angiopathie)	2. Bei Störungen der Erektion ggf. penile Prothesenimplantation Bei retrograder Ejakulation: Spermagewinnung aus dem postkoitalen Urin, homologe Insemination
c) psychisch	c) Psychotherapie
2. Urologische Erkrankungen	
Hypospadie	Plastische Operation
Hypoplasie des äußeren Genitales	Plastische Operation
Varikozele	Operation: Hohe Ligatur, suprainguinale Ligatur
Hydrozele	Operation
Lageanomalie des Testis	HCG-Injektionen bis Ende 2. Lebensjahr, ggf. Chirurgie
Okklusion der ableitenden Samenwege	Operation: Vaso-Vasotomie, Epididymovasotomie usw.
Infektion der Urogenitalorgane	Antibiotika
Vegetatives Urogenitalsyndrom	Psychotherapie
3. Störungen der Spermatogenese infolge Hypogonadismus	
a) primäre testikuläre Insuffizienz	Keine kausale Therapiemöglichkeit. Substitution mit Androgenen
b) sekundäre testikuläre Insuffizienz	Kombination von HCG und HMG. Alternativ: pulsatile GnRH-Applikation. Ohne Kinderwunsch: Substitution mit Androgenen
4. Störungen der Spermatogenese ohne kausale Hormonstörungen (tubuläre Insuffizienz)	Keine kausale Therapie bekannt. Versuche mit Kallikrein, Gonadotropinen, Antiöstrogenen, Androgenen, sowie dem Aromatasehemmer Testolacton, ggf. künstliche Insemination, In-vitro-Fertilisation
5. Immunologische Ursachen Sterilität bei Normospermie	Versuch: Antikörper zu senken. Bei Zervixschleimantikörpern evtl. homologe Insemination

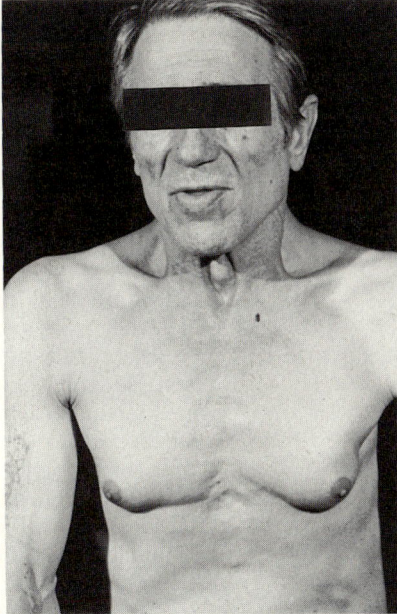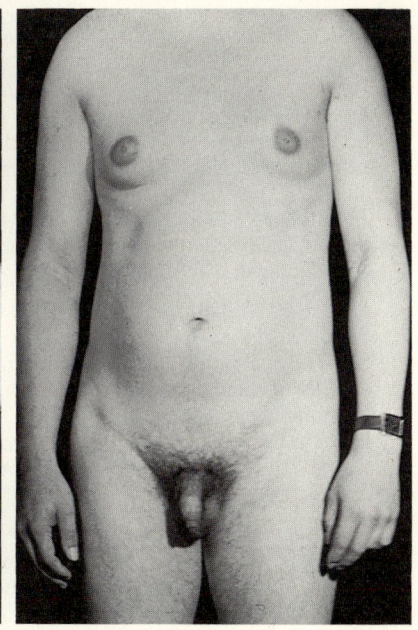

Abb. 4.22 Gynäkomastie.
a Medikamentös induzierte Gynäkomastie durch langdauernde Spironolactoneinnahme;
b Gynäkomastie infolge endokrin-aktivem Hodentumor (Leydig-Zelltumor)

a

b

kann man beim Neugeborenen, Adoleszenten und alten Mann finden.

Häufigkeit

Die Inzidenz der unter physiologischen Bedingungen auftretenden Gynäkomastie ist altersabhängig. Während der Pubertät entwickeln mehr als 40 Prozent aller Knaben eine (häufig unilaterale) Gynäkomastie, die sich in den meisten Fällen bis zum 20. Lebensjahr wieder zurückbildet. Bei älteren Männern wurde eine Inzidenz von bis zu 40 Prozent beschrieben, wobei die Häufigkeit mit steigendem Lebensalter zunimmt.

Ätiologie

Obwohl die Gynäkomastie im Rahmen unterschiedlichster physiologischer oder pathologischer Bedingungen auftritt, läßt sie sich in den meisten Fällen auf eine Verschiebung des normalerweise im männlichen Organismus vorliegenden Gleichgewichtes zwischen Androgenen und Östrogenen zugunsten der Östrogene zurückführen.

Pathophysiologie und Klinik

Beim jungen Mann beträgt die tägliche Testosteronproduktion etwa 5–10 mg, die Östradiolproduktion ist dagegen etwa 100- bis 200mal kleiner und beträgt durchschnittlich 40 µg. Etwa 85% der Östradiolproduktion entstehen hierbei in extratestikulären Geweben, hauptsächlich im Fettgewebe, aus den im Blut zirkulierenden Androgenen Testosteron und Androstendion (Tab. 4.9). Unter physiologischen Bedingungen betragen die Testosteron- und Östradiolspiegel im Serum beim jüngeren Mann durchschnittlich 6 ng/ml bzw. 20–40 pg/ml, woraus sich ein Testosteron-Östradiol-Quotient von 150–300 ergibt. Es ist klar, daß jede Verminderung der Androgen- oder Steigerung der Östrogenproduktion bzw. eine Kombination beider Vorgänge, zu einer Verschiebung des An

drogen-Östrogen-Quotienten zugunsten der Östrogene führen, wodurch, da das Drüsengewebe der Brust außerordentlich empfindlich für die wachstumsstimulierende Wirkung der Östrogene ist, die Entwicklung einer Gynäkomastie induziert wird.

Diagnostisches Vorgehen und Differentialdiagnose

Führendes klinisches Symptom ist die Ausbildung eines Drüsenkörpers. Da die Gynäkomastie lediglich ein Symptom, jedoch keine Erkrankung sui generis darstellt, muß die ihr zugrundeliegende Ursache eruiert werden (Tab. 4.12, Abb. 4.22). Wichtig bei der Diagnosestellung ist zunächst die Anamnese (Medikamente, Drogen) sowie die körperliche Untersuchung. Hierbei ist insbesondere auf die Hodengröße und -konsistenz zu achten. Bei Adoleszenten vor dem 15. Lebensjahr ist meist keine darüber hinausgehende Diagnostik notwendig. Nach der Pubertät bestimmt man folgende hormonelle Parameter: LH, FSH, β-hCG, Testosteron und Östradiol; Prolactin nur bei Verdacht auf das Vorliegen eine Prolaktinoms. Weitere Untersuchungen sind: Röntgenaufnahmen des Thorax in zwei Ebenen zum Tumorausschluß, Sella-Zielaufnahmen zum Ausschluß eines Hypophysentumors, die Sonographie der Hoden sowie eine Mammographie zum Ausschluß des seltenen, unilateralen Mammakarzinoms.

Therapie

Da die Pubertätsgynäkomastie sich in den meisten Fällen von selbst zurückbildet, sollte der Patient darüber aufgeklärt werden, daß es sich um ein passageres Symptom handelt. In den seltenen Fällen, in denen keine ausreichende Rückbildung auftritt, wird nach dem 20. Lebensjahr eine Mastektomie durchgeführt. Bei den pathologischen Formen der Gynäkomastie richtet sich die Behandlung nach den Ursachen.

Tabelle 4.12   Pathologische Gynäkomastie

1. Verminderung der Androgenproduktion und -wirkung
– Erkrankungen oder Syndrome, die durch eine primäre testikuläre Insuffizienz charakterisiert sind
– Androgenresistenz-Syndrome
– Systemische Erkrankungen (chronische Lebererkrankungen, Nierenversagen)

2. Erhöhte Östrogenproduktion
– Endokrin aktive Hodentumoren
– β-hCG-Synthese im Rahmen von Paraneoplasien (z.B. Bronchialkarzinome)
– Hermaphroditismus verus
– Erhöhte Östrogenproduktion im extratestikulären Gewebe: (Hyperthyreose, Lebererkrankungen, Adipositas)

3. Medikamente und Drogen
– Hemmer der Testosteronsynthese oder -wirkung (GnRH-Analoga, Ketoconazol, Spironolacton, Cimetidin, Antiandrogene, Digitalis, Marihuana, Heroin)
– Östrogene
– Gonadotropine

4. Unklare Mechanismen (Busulfan, Isoniazid, trizyklische Antidepressiva)

Merke: Eine Gynäkomastie entsteht durch ein Ungleichgewicht des normalerweise im männlichen Organismus vorliegenden Testosteron-Östradiol-Quotienten zugunsten der Östrogene. Da die Gynäkomastie lediglich ein klinisches Symptom eines weiteren Spektrums physiologischer und zum Teil schwerwiegender pathologischer Veränderungen darstellt, ist die exakte Diagnosestellung der Ursache der Gynäkomastie unbedingt erforderlich.

Hodentumoren

Häufigkeit

Hodentumoren machen ungefähr 0,5–1% der Malignome beim Mann aus. Hodentumoren können in jedem Lebensalter auftreten. Am häufigsten sind junge Männer im Alter von 18–35 Jahren betroffen; ein weiteres, aber geringeres Häufigkeitsmaximum findet sich nach dem 65. Lebensjahr. Kinder unter dem 14. Lebensjahr sind sehr selten betroffen.

Einteilung

Folgende Tumorformen lassen sich unterscheiden:

1. Keimzelltumoren   95%
   A. Keimzelltumoren mit einem histologischen Zelltyp   60%
      – Seminome,
      – Nichtseminomatöse Keimzelltumoren (Teratome, Chorionkarzinome, embryonales Karzinom, ottersack-Tumoren)
   B. Kombinationstumoren, d.h. Keimzelltumoren mit mehr als einem histologischen Zelltyp 40%
2. Stromatumoren   1–2%
   – Leydig-Zell-Tumoren
   – Sertoli-Zell-Tumoren
3. Andere Tumoren,   ca. 5%
   wie beispielsweise
   – Lymphome
   – Metastasen

Seminome sind die häufigsten malignen Hodengeschwülste. Sie treten meist zwischen dem 3. und 5. Lebensjahrzehnt auf. Seminome befallen meist nur einen Hoden, wobei der rechte Hoden bevorzugt wird. Seminome sind selten endokrin aktiv; da sie aber in etwa 15% der Fälle mit anderen Keimzelltumoren vergesellschaftet sind, die ihrerseits häufig β-hCG produzieren, findet man bei etwa 10% eine Erhöhung des β-hCG. Die Tumoren sind außerordentlich empfindlich gegenüber ionisierenden Strahlen und Chemotherapeutika.

Nichtseminomatöse Keimzelltumoren sind fast ausnahmslos maligne; etwa 70% produzieren β-hCG. Die Tumoren sind wenig strahlen- aber außerordentlich chemotherapieempfindlich.

Leydig-Zell-Tumoren (Abb. 4.22b): Sie machen nur etwa 1–2% aller Hodentumoren aus und sind in etwa 90% benigne. Da die Tumoren Steroide bilden, wird die Erkrankung in der Kindheit oft erst deshalb bemerkt, weil eine Pseudopubertas praecox auftritt, während postpubertär häufig Gynäkomastie und Libidoverlust die führenden klinischen Symptome sind.

Sertoli-Zell-Tumoren: Sie sind sehr selten; 15 Prozent sind maligne, wobei eine Metastasierung in die retroperitonealen Lymphknoten, Leber und Lunge erfolgen kann. Das Tumorgewebe produziert gelegentlich Östrogene und Androgene, die zu denselben klinischen Symptomen wie bei Leydig-Zell-Tumoren beschrieben, führen.

Pathophysiologie und Klinik

Die Germinalzelltumoren entwickeln sich vermutlich alle nach einer verschieden langen Latenzzeit aus einer Primärläsion, dem **Carcinoma in situ**, dessen pluripotente DNS-reiche Zellen im betroffenen Hoden diffus intratubulär verteilt sind. Liegt ein Carcinoma in situ vor, ist der Hoden meist schmerzlos und beim Erwachsenen gewöhnlich kleiner als der normale Hoden. Da bisher keine Tumormarker für das Carcinoma in situ bekannt sind, kann die Läsion nur durch eine Biopsie entdeckt werden.

Ist die Tumorentwicklung über das Stadium des Carcinoma in situ fortgeschritten, ist das führende Symptom eine in der Regel schmerzlose, umschriebene oder diffuse Schwellung im Hoden. Gelegentlich fällt der Tumor auch durch seine härtere Konsistenz im Vergleich zum kontralateralen Hoden auf. Bei fortgeschrittenen Stadien suchen die Patienten den Arzt zumeist wegen Schmerzen im Lumbalbereich auf, die durch das verdrängende Wachstum der Lymphknotenmetastasen im Retroperitonealraum entstehen.

Endokrine Störungen treten nur in etwa fünf Prozent der Fälle auf. Präpuberal kann sich eine Pseudopubertas praecox entwickeln; postpuberal sind vor allen Dingen die Gynäkomastie, gelegentlich auch das Nachlassen der Libido wichtige klinische Symptome (das vom Tumor sezernierte hCG stimuliert die Östrogenproduktion im Hoden und im extratestikulären Gewebe und führt zur Feminisierung).

Diagnostisches Vorgehen

Neben der klinischen Untersuchung, mit besonderer Beachtung der Hoden, der Lymphknoten im Inguinalbereich und in der Supraklavikulargrube sowie der Mammae, gehören zur Festlegung des Tumorstadiums (staging) folgende weiteren Untersuchungen:

Sonographie der Hoden; Sonographie des Abdomens zur Beurteilung der retroperitonealen Lymphknoten und der Leber; Röntgenaufnahmen des Thorax in 2 Ebenen; ggf. ergänzt durch eine Computertomographie des Thorax und des Abdomens sowie durch eine bipedale Lymphographie. Im Serum werden die Tumormarker β-hCG und α-Fetoprotein bestimmt. Bei Zeichen einer Feminisierung werden zusätzlich Testosteron, Östradiol und Dehydroepiandrosteronsulfat im Serum bestimmt.

Differentialdiagnose

Findet sich im Hoden eine umschriebene oder diffuse Schwellung, so sind neben Hodentumoren folgende Ursachen differentialdiagnostisch in Erwägung zu ziehen:

Entzündungen des Hodens und des Nebenhodens; Inguinalhernie, Hydrozele, Varikozele und Spermatozele. Mit Hilfe der Sonographie wird die Differentialdiagnose rasch weiter eingeengt. Falls ein Tumor nicht mit Sicherheit ausgeschlossen werden kann, ist die chirurgische, von inguinal auszuführende Exploration notwendig.

Therapie

Die primäre Maßnahme ist die Orchidektomie mit sorgfältiger histologischer Untersuchung des Hodens. Histologie und Ausbreitung des Tumors sind die wichtigsten Kriterien für die Therapiewahl (Operationsverfahren, Bestrahlung, Chemotherapie).

Prognose

Die Fünfjahresüberlebenszeit ist gut: Sie beträgt für Seminome im Frühstadium 90–95%, disseminiert bis 70%; andere maligne Germinalzelltumoren lokalisiert bis 90%, disseminiert bis etwa 70%.

> **Merke:** Eine diffuse oder umschriebene Schwellung (Tumor) im Bereich der Hoden ist bis zum Beweis des Gegenteils als maligne anzusehen. Eine exakte Diagnosestellung ist daher notwendig.

Intersexualität

Klinefelter-Syndrom, XX-Mann, XXY-Syndrom

S. Kap. „Primäre testikuläre Insuffizienz", S. 375

Gemischte Gonadendysgenesie

> **Definition:** Diese Intersexualitätsform ist durch das Vorliegen eines mehr oder minder differenzierten Hodens auf der einen Seite und einer dysgenetischen Gonade, streak, auf der anderen Seite charakterisiert. Fakultativ finden sich Minderwuchs und Dysmorphiemerkmale wie beim Ullrich-Turner-Syndrom.

Häufigkeit

Nach dem adrenogenitalen Syndrom ist die gemischte Gonadendysgenesie die zweithäufigste Ursache für ein intersexuelles Genitale.

Pathophysiologie und Klinik

Meist findet sich ein 45,X/46,XY-Chromosomenmosaik. Gelegentlich werden auch ein 46,XX/46,XY-Mosaik oder kompliziertere Mosaikformen beobachtet. Das fast obligatorische Vorkommen von Uterus und Tuben sowie die inkomplette Virilisierung des äußeren Genitales weist auf eine verzögerte embryonale Hodenentwicklung und/oder eine ungenügende testikuläre Sekretion von Androgenen und Müllerian-inhibiting-hormone während der embryonalen Sexualdifferenzierung hin. Das äußere Genitale kann das ganze Spektrum zwischen männlicher und weiblicher Form aufweisen, wobei ein rein männliches oder rein weibliches Genitale die Ausnahme darstellt. Bei nahezu allen Patienten kommt es in der Pubertät zu einer Virilisierung, wobei die Testosteronspiegel in den männlichen Bereich ansteigen.

Therapie

Da die meisten Patienten Uterus und Vagina und einen Mikropenis haben, ist es meist richtig, in der Neugeborenenperiode die weibliche Geschlechtszuweisung vorzunehmen und die Hoden zu resezieren, da diese bereits im Kindesalter maligne entarten können.

Hermaphroditismus verus

> **Definition:** Als echte Hermaphroditen (echte Zwitter) bezeichnet man Individuen, die ein Ovar und einen Hoden haben oder Gonaden aufweisen, in welchen testikuläre und ovarielle Elemente nebeneinander vorkommen (Ovotestes). Bisher sind etwa 400 Fälle bekannt geworden.

Ätiologie

Die Ursache der bisexuellen Gonadenentwicklung ist unbekannt. Bei der Mehrzahl der Patienten findet man einen weiblichen Karyotyp, 46,XX; bei einem kleinen Teil ist der Karyotyp männlich oder es finden sich Mosaikformen. Man vermutet, daß die Entwicklung von Hodengewebe auf Y-chromosomales Material zurückzuführen ist. Mosaikbildung oder Translokation zwischen Y- und X-Chromosom sind denkbar.

Pathophysiologie und Klinik

Die äußeren Genitalien können in ihrer Ausbildung das ganze Spektrum vom typisch männlichen bis zum typisch weiblichen Phänotyp aufweisen, obwohl meist die Entwicklung in Richtung des männlichen Phänotyps vorherrscht. Mit Beginn der Pubertät entwickelt sich bei einem großen Teil der Patienten eine Gynäkomastie, und etwa die Hälfte dieser Personen menstruiert. Bei phänotypischen Männern kommt es dann zu einer zyklischen Hämaturie.

Diagnose und Differentialdiagnose

Die Diagnose muß immer bei zwittrigem Genitale in Betracht gezogen werden. Man bestimmt zunächst den Karyotyp. Per exclusionem ist ein männlicher oder weiblicher Pseudohermaphroditismus auszuschließen. Die Diagnose wird schließlich durch den bioptischen Nachweis von ovariellem und testikulärem Gewebe gesichert.

Therapie

Die therapeutischen Maßnahmen sind zum Teil vom Alter des Patienten abhängig. Wegen der Gefahr der malignen Entartung werden die Gonaden reseziert in Übereinstimmung mit der Geschlechtszuordnung oder -identität werden die gegengeschlechtlichen Genitalien entfernt, ggf. sind feminisierende oder maskulinisierende Maßnahmen notwendig.

Pseudohermaphroditismus masculinus

Definition: Eine Störung der Virilisierung bei Individuen mit normalem männlichen Karyotyp und Hoden wird als männlicher Pseudohermaphroditismus bezeichnet.

Ursachen des *familiären* männlichen Pseudohermaphroditismus sind Störungen der testikulären Testosteronsynthese oder Resistenz der Ziel- oder Endorgane gegenüber Testosteron (Androgenresistenzsyndrome).

Störungen der Testosteronsynthese

Definition: Testosteron wird im Hoden aus Cholesterin über mehrere Zwischenschritte gebildet. Fünf Enzyme (20,22-Desmolase, 3β-Hydroxysteroiddehydrogenase, 17α-Hydroxylase, 17,20-Desmolase, 17β-Hydroxysteroiddehydrogenase) sind an der Synthese beteiligt. Defekte der an der Testosteronsynthese beteiligten Enzyme führen infolge einer mangelnden oder fehlenden testikulären Testosteron-Produktion zu Störungen der Virilisierung.

Häufigkeit

Mit Ausnahme des 3β-Hydroxysteroiddehydrogenasedefektes sind alle Enzymdefekte extrem selten.

Pathophysiologie und Klinik

Die Enzyme 20,22-Desmolase, 3β-Hydroxysteroiddehydrogenase und 17α-Hydroxylase sind sowohl für die Biosynthese des Testosterons notwendig als auch in den Nebennieren an der Biosnythese von Nebennierenrindensteroiden beteiligt. Ein Defekt dieser Enzyme führt somit sowohl zu einer Störung der Glucokortikoid- als auch Testosteronsynthese (s. Kap. „Nebennieren", S. 337 ff.). Da die 17,20-Desmolase und die 17β-Hydroxysteroiddehydrogenase ausschließlich der Androgensynthese dienen, führen Defekte dieser Enzyme daher nur zum männlichen Pseudohermaphroditismus. Bei allen fünf Enzymdefekten hängt die Störung der Virilisierung in ihrem Ausmaß von der biologischen Wirksamkeit der vor dem Enzymblock angehäuften Steroide und vom Schweregrad des Enzymdefektes ab. Da bei den Betroffenen weder Tuben noch Ovarien gefunden werden, ist anzunehmen, daß die testikuläre Sekretion von Müllerian-inhibiting-hormone während der Embryogenese normal ist.

Androgenresistenzsyndrome

Definition: Trotz normaler Testosteronsynthese ist die Wirkung des Hormons in den Zielorganen gestört, wobei entweder die Bildung von Dihydrotestosteron oder die Bindung von Testosteron oder Dihydrotestosteron an den Rezeptor betroffen sind.

Gestörte Dihydrotestosteronbildung: 5α-Reduktasemangel (pseudovaginale perineoskrotale Hypospadie)

Definition: Bei diesem Symptom findet man einen normalen männlichen Karyotyp 46,XY, Hoden und ein zwittriges Genitale.

Häufigkeit

Die Inzidenz ist unbekannt. Bisher sind etwa 60 Patienten mit dem Syndrom in der Literatur beschrieben.

Ätiologie

Dem Syndrom liegt eine Störung der Bildung von Dihydrotestosteron aus Testosteron infolge eines Defektes des Enzyms 5α-Reduktase zugrunde.

Pathophysiologie und Klinik

Das Syndrom tritt spontan oder autosomal-rezessiv vererbt auf. Da Dihydrotestosteron während der Embryogenese das entscheidende Androgen für die Differenzierung des äußeren männlichen Genitales darstellt, während Testosteron das intrazellulär wichtige Androgen für die Differenzierung der Wolffschen Gänge darstellt, führt der Mangel an Dihydrotestosteron bei gleichzeitig normaler Testosteronbildung zum typischen Genitalbefund: Es fällt eine schwere Entwicklungsstörung der äußeren Genitalien bei normal männlicher Ausbildung der inneren Geschlechtsorgane auf. Das Genitale erscheint zur Zeit der Geburt und während der Kindheit weiblich. Es finden sich eine perineoskrotale Hypospadie, eine blind endende Vagina, klaffende Skrotalwülste, in welchen die Hoden liegen, sowie ein Mikrophallus. In der Pubertät kommt es zu Virilisierungserscheinungen, ohne daß eine Gynäkomastie auftritt.

Diagnostisches Vorgehen

Nach der Pubertät finden sich die Serumspiegel der Gonadotropine und des Testosterons im Normalbereich für Männer, die Dihydrotestosteronspiegel sind jedoch stark erniedrigt, wodurch sich der Quotient Testosteron zu Dihydrotestosteron zugunsten des Testosterons verändert. Die Diagnose läßt sich durch die Bestimmung der 5α-Reduktaseaktivität in Fibroblasten, die aus einer Genitalhautbiopsie kultiviert werden, sichern.

Therapie

Bei weiblicher Geschlechtszuordnung oder -identität sobald als möglich Kastration, um die mit der Pubertät auftretende Virilisierung zu verhindern, ggf. plastische Genitaloperationen. Unbehandelte Patienten entwickeln mit der Pubertät meist eine männliche Geschlechtsidentität; dann sollten entsprechende plastische Operationen erfolgen.

Testikuläre Feminisierung

Definition: Die testikuläre Feminisierung stellt das extremste Beispiel der defekten Virilisierung beim männlichen Pseudohermaphroditismus dar; Karyotyp, Hoden und Hodenfunktion sind normal männlich, der Phänotyp ist typisch weiblich.

Häufigkeit

Eine testikuläre Feminisierung findet sich bei etwa 1 : 20 000 bis 1 : 60 000 der männlichen Neugeborenen.

Ätiologie

Dem Syndrom liegt eine völlige Unempfindlichkeit aller Zielorgane der Androgene gegenüber der Wirkung der männlichen Geschlechtshormone zugrunde.

Pathophysiologie und Klinik

Das Syndrom wird geschlechtsgebunden rezessiv vererbt oder es tritt als Spontanmutation auf. Der Phänotyp und die Geschlechtsidentität dieser Patienten sind immer typisch weiblich. Beim Erwachsenen sind die Mammae gut ausgebildet, das äußere Genitale ist weiblich, die Axillar- und Pubesbehaarung ist äußerst spärlich oder fehlt (hairless women). Die Vagina endet blind, und die inneren Geschlechtsorgane fehlen; die Hoden liegen entweder intraabdominal, im Inguinalkanal oder in den Labia maiora.

Diagnostisches Vorgehen

Die Diagnose stützt sich auf die Diskrepanz zwischen normalem männlichem Karyotyp, aber vollständig weiblichem Phänotyp. Beim Erwachsenen finden sich die Serumtestosteronspiegel im oberen Normalbereich für Männer oder sind sogar deutlich erhöht. LH ist normal oder erhöht, die Östrogenproduktion ist erhöht. Der Androgenrezeptordefekt kann in kultivierten Fibroblasten, die aus einer Biopsie des äußeren Genitales kultiviert werden, nachgewiesen werden.

Therapie

Orchidektomie spätestens nach Pubertätsabschluß. Dann Substitution mit Östrogenen. Da die maligne Entartung der Hoden vor dem 20. Lebensjahr selten ist, jedoch beschrieben wurde, erscheint die Orchidektomie — auch aus psychischen Gründen — nach Diagnosestellung empfehlenswert; man beginnt nach dem 12. Lebensjahr (normaler Pubertätsbeginn beim Mädchen) mit der Substitutionsbehandlung.

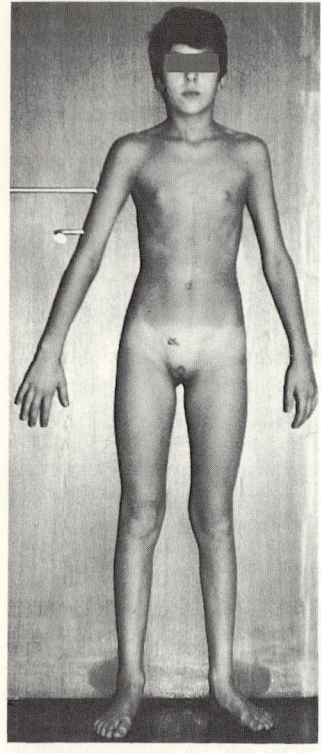
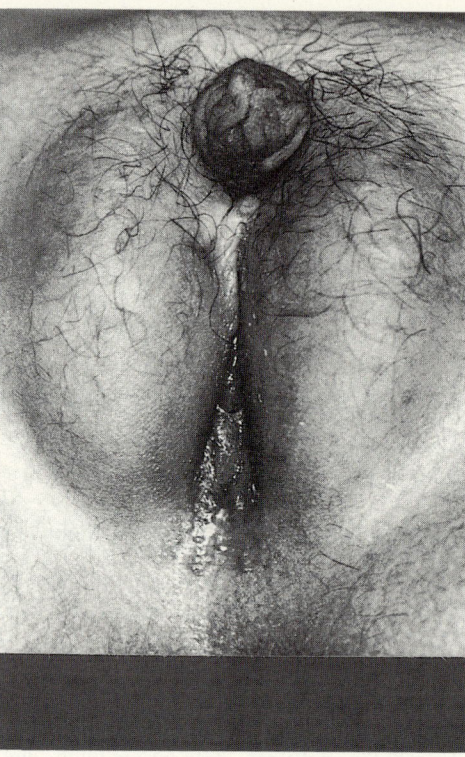

Abb. 4.23   Patient mit partieller Androgenresistenz (Reifenstein-Syndrom). **a** Habitus. **b** Genitalbefund mit perineoskrotaler Hypospadie (Aus Bartsch, G., J. Glatzl, H. U. Schweikert: Beitrag In: Kinderurologie in Klinik und Praxis. Thieme, Stuttgart 1986, 459–491)

Reifenstein-Syndrom

Definition: Unter dem Überbegriff „Reifenstein-Syndrom" faßt man eine Reihe von verschieden stark ausgeprägten Formen des männlichen Pseudohermaphroditismus zusammen, bei denen die vorherrschende Differenzierung des männlichen Genitales normal ist.

Ätiologie

Dem Syndrom liegt eine partielle Androgenresistenz zugrunde.

Pathophysiologie und Klinik

Der Vererbungsmodus ist geschlechtsgebunden rezessiv; Spontanmutationen sind ebenfalls bekannt. Aufgrund genetischer und endokrinologischer Untersuchungen ist wahrscheinlich, daß die ursprünglich von *Lubs, Gilbert-Dreyfus, Reifenstein* und *Rosewater* beschriebenen *Syndrome* verschiedene Manifestationen desselben genetischen Defektes sind. Bei familiärem Auftreten ist die Vererbung geschlechtsgebunden rezessiv. Klinisch findet man eine Entwicklungsstörung des äußeren Genitales, bei normaler Ausbildung von Samenblasen und Samenleitern. Die Virilisierung kann nahezu fehlen (Lubs-Syndrom), andererseits aber auch normal sein. Die betroffenen Männer sind dann infertil und weisen eine Gynäkomastie auf (Rosewater-Syndrom). Am häufigsten findet man die von Reifenstein beschriebene Symptomatologie. Kardinalsymptome sind hier die perineoskrotale Hy-

pospadie und die mit der Pubertät auftretende Gynäkomastie (Abb. 4.**23**).

Diagnose

Infolge der verminderten Androgenempfindlichkeit auch der hypothalamisch-hypophysären Zentren ist beim Erwachsenen folgende Hormonkonstellation im Serum typisch: Testosteron, Östradiol und LH sind erhöht. Biochemisch findet man in kultivierten Genitalhautfibroblasten eine normale Dihydrotestosteronbildung; die Bindung der Androgene an den Rezeptor ist jedoch gestört.

Therapie

Die Behandlung hängt vom Ausmaß der anatomischen Defekte ab. Bei vorherrschendem weiblichen Phänotyp werden feminisierende Maßnahmen durchgeführt. Bei ausreichender Virilisierung des äußeren Genitales werden aufbauende plastische Korrekturen am äußeren Genitale durchgeführt. Die in der Pubertät auftretende Gynäkomastie kann nur chirurgisch erfolgreich behandelt werden. Im Einzelfall läßt sich mit sehr hohen Testosterongaben (500 mg/Woche) eine Besserung der Virilisierung erreichen.

Oviduktpersistenz

Definition: Bei normalem männlichen Karyo- und Phänotyp liegen Deszensusstörungen und ein weibliches inneres Genitale mit rudimentären Tuben und Uterus vor.

Ätiologie

Das Syndrom kommt wahrscheinlich durch eine fehlende oder verspätete Sekretion von Müllerian-inhibiting-hormone während der Sexualdifferenzierung zustande.

Diagnostische Hinweise

Da die Entwicklung der primären und sekundären Geschlechtsmerkmale normal ist, wird die Diagnose meist nur zufällig bei Kryptorchismus- oder Hernienoperationen gestellt. Fertilitätsstörungen sind häufig.

Therapie

Resektion der Müllerschen Derivate.

Merke: Unter **Intersexualität** versteht man im weitesten Sinne eine Störung der Geschlechtsdifferenzierung, d.h. bei einem Individuum finden sich sowohl männliche als auch weibliche Geschlechtsmerkmale. Hoden, respektive dysgenetische Hoden findet man bei folgenden Intersexualitätsformen:
Syndrome, die durch Aberrationen des männlichen Karyotyps charakterisiert sind (Klinefelter-Syndrom, gemischte Gonadendysgenesie), beim echten Zwitter sowie beim männlichen Pseudohermaphroditismus.

Weiterführende Literatur

Labhart, A.: The Testis. In Labhart, A.: Clinical Endocrinology, 2nd ed. Springer, Berlin 1986 (pp. 517–592)

Griffin, J.E., J.D. Wilson: Disorders of the testis and male reproductive tract. In Wilson, J.D., D.W. Forster: Williams Textbook of Endocrinology. Saunders, Philadelphia 1985 (pp. 259–311)

Schmoll, H.J., L. Weißbach: Diagnostik und Therapie von Hodentumoren. Springer, Berlin 1988

Schweikert, H.U.: Störungen der männlichen Fertilität. In Krück, F., W. Kaufmann, H. Bünte, E. Gladtke, R. Tölle: Therapiehandbuch, 3. Aufl. Urban & Schwarzenberg, München 1989 (pp. 1027–1033)

Schweikert, H.U., F. Neumann: Abnormalities of sexual development. In Mahesh, V.B., R.B. Greenblatt: Hirsutism and Virilism. John Wright, Boston 1983 (pp. 35–62)

Wilson, J.D., J. Aiman, P.C. MacDonald: The pathogenesis of gynecomastia. Adv. intern. Med. 25 (1980) 1–32

Ovarien

P. Stoll und *H.-D. Taubert*

Bei der Vereinigung von Ei und Samenzelle bestimmt der Chromosomensatz des Spermatozoons das chromosomale Geschlecht (XX = weiblich, XY = männlich) und damit die genetische Information für die Differenzierung der Gonade. Diese übernimmt mit Beginn ihrer inkretorischen Tätigkeit die Verantwortung für die Ausbildung der Geschlechtswege (Abb. 4.**24**). Der komplizierte Verlauf kann Störungen unterworfen sein, welche sowohl das gonadale als auch das phänotypische Geschlecht betreffen.

Ovarialfunktion

Als *generative Aufgabe* bezeichnen wir die Bereitstellung eines befruchtungsfähigen Eies in der Mitte des Zyklus (Ovulation, etwa 500mal bei 500000 angelegten Primärfollikeln). Hiermit untrennbar verbunden ist die *inkretorische Funktion* mit der Bildung und Abgabe von Sexualsteroiden.

Lebensabschnitte der Frau

Das Ovar übt seine zyklische Funktion nur während eines begrenzten Zeitraums im Leben der Frau aus, die wir als Geschlechtsreife bezeichnen und die den Zeitraum zwischen dem Abschluß der Pubertät bis zum Beginn der Wechseljahre umfaßt (etwa 12.–45. Lebensjahr). Als Menarche bezeichnet man die erste Blutung, als Menopause die letzte menstruelle Blutung (Abb. 4.**25**).

Steroidhormonbildung

Das Ovar sezerniert Östrogene, Gestagene, Androgene sowie das Peptidhormon Inhibin. Veränderungen im Sekretionsmuster dieser Sexualsteroide bestimmen das klinische Bild ovarieller Funktionsstörungen.

Funktionelle Einordnung der Ovarialfunktion in den Regelkreis

Die Steuerung der Ovarialfunktion erfolgt durch einen Regelkreis, in den das Ovar, der Hypophysenvorderlappen und der Hypothalamus eingebunden sind. Die in der Hypophyse gebildeten gonadotropen Hormone FSH und LH stimulieren im Ovar Follikelreifung, Ovulation und Bildung des Corpus luteum. Die Freisetzung der Gonadotropine wird einerseits durch

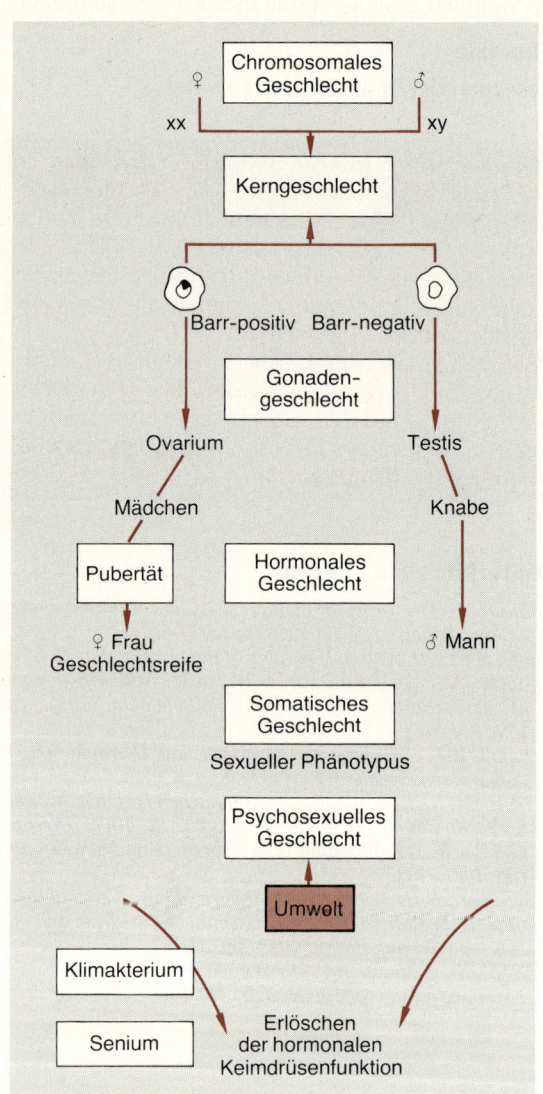

Abb. 4.**24**   Die Steuerung der Ovarialfunktion durch den Regelkreis

ein im Hypothalamus gebildetes Neurohormon, das LH-RH, andererseits durch die Sexualsteroide reguliert (Abb. 4.**26**). Es gilt als gesichert, daß Östradiol in der späten Follikelphase die plötzliche Steigerung der LH-Freisetzung („LH-Gipfel") verursacht, die im Ovar die zur Ruptur des Follikels führenden Vorgänge auslöst. Die Freisetzung der Gonadotropine erfolgt nicht

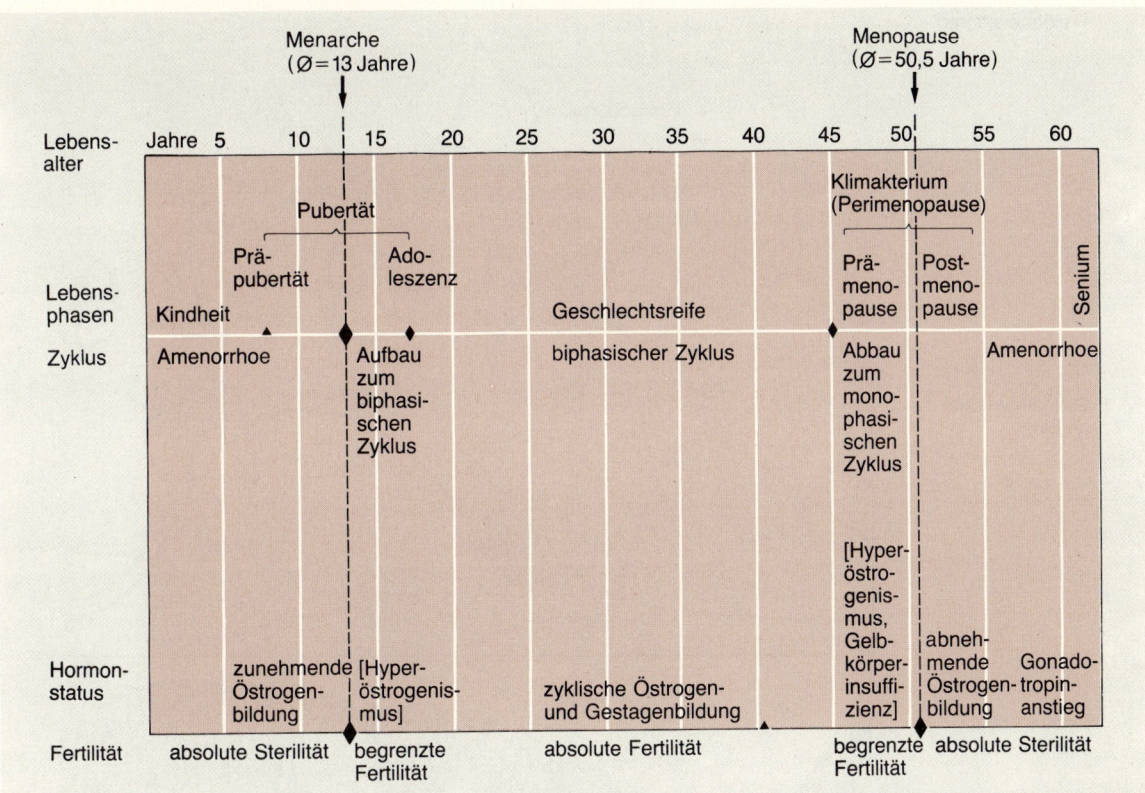

Abb. 4.**25** Lebensphasen und Hormonstatus (nach Kepp und Staemmler)

kontinuierlich, sondern in Form von „Pulsen", deren Frequenz sich im Verlauf des Zyklus verändert: In der Follikelphase erfolgt alle 1–2 Stunden ein Impuls, in der Lutealphase alle 3–4 Stunden. Diese Erkenntnis wird bereits therapeutisch genutzt (intermittierende Anwendungen von LH–RH mittels elektronisch gesteuerter Mikropumpen). Auch das Prolactin spielt bei der Gonadotropinfreisetzung und der Regulation der Ovarialfunktion eine wichtige Rolle. Bei vermehrter Freisetzung von Prolactin kommt es zu Follikelreifungsstörungen, Anovulationen und häufig zur Amenorrhoe. Progesteron verhindert in der Lutealphase die Reifung weiterer Follikel, bis die Entscheidung gefallen ist, ob eine Schwangerschaft eingetreten ist oder nicht.

Zwischen der Sekretion von Sexualsteroiden und Gonadotropinen besteht eine Wechselwirkung. Bei Ausfall des präovulatorischen LH–Gipfels bleibt der Eisprung aus, durch eine verminderte oder nicht zyklusgerechte Sekretion von Gonadotropinen wird die Ovarialfunktion gestört (Amenorrhoe und andere Zyklusstörungen), beim Ausfall der Sexualsteroide kommt es zu einem steilen Anstieg der Gonadotropinsekrektion (z. B. Klimakterium), bei Hyperprolaktinämie und Hyperandrogenämie wird die Homöostase im ovariellen Regelkreis gestört (Zyklusstörungen, Galaktorrhoe, Androgenisierung).

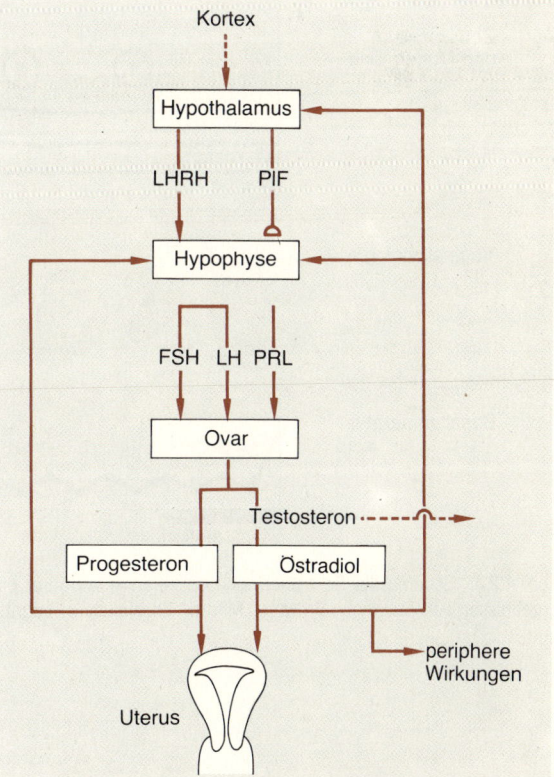

Abb. 4.**26** Komplexe Entwicklung der Geschlechtsprägung und -entwicklung

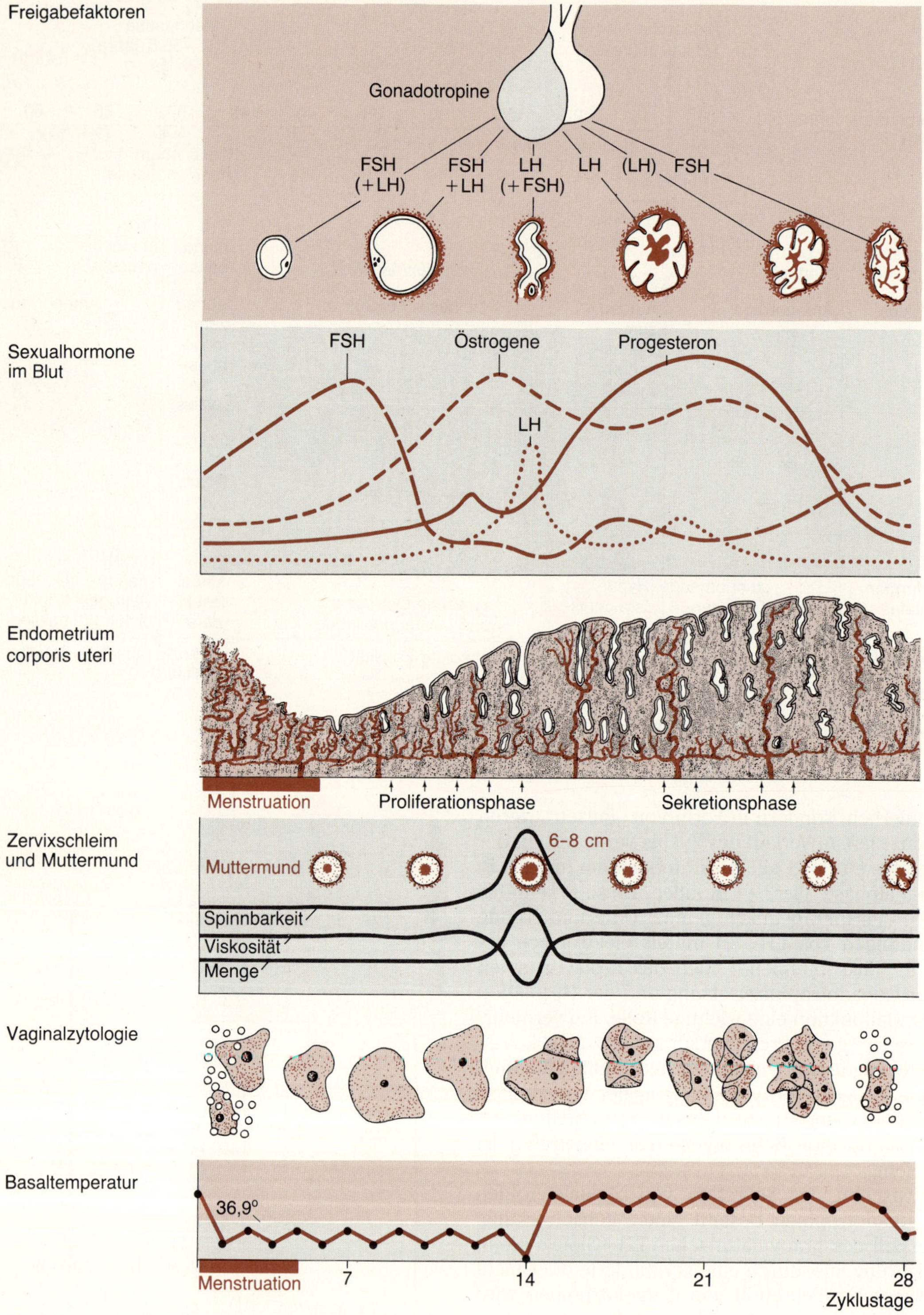

Freigabefaktoren

Gonadotropine

FSH   FSH   LH   LH   (LH)   FSH
(+LH)   +LH   (+FSH)

Sexualhormone
im Blut

FSH   Östrogene   Progesteron

LH

Endometrium
corporis uteri

Menstruation   Proliferationsphase   Sekretionsphase

Zervixschleim
und Muttermund

6–8 cm

Muttermund

Spinnbarkeit
Viskosität
Menge

Vaginalzytologie

Basaltemperatur

36,9°

Menstruation   7   14   21   28
                                                        Zyklustage

Abb. 4.27   Schema der Sexualhormonausscheidung und ihrer biologischen Wirkungen während des Zyklus (nach hormonanalytischen Ergebnissen von Buchholz, Brown u. Mitarb., Diczfalusy u. Lauritzen, Fukushima u. Mitarb.) (nach Soest)

Menstruationszyklus

Aufgrund der physiologischen Gegebenheiten wird der Menstruationszyklus in zwei Phasen eingeteilt. In der Follikelphase (etwa bis zum 14. Tag des Zyklus) proliferiert das Endometrium unter dem Einfluß der Östrogene (Proliferationsphase). Nach der Ovulation bildet sich aus dem gesprungenen Follikel das Corpus luteum, welches durch seine Progesteronbildung das proliferierte Endometrium sekretorisch umwandelt (Sekretionsphase, Abb. 4.27).

Eine normale menstruelle Blutung erfolgt aus einem durch Östrogene aufgebauten und durch Progesteron modifizierten Endometrium, wenn die sekretorische Leistung des Corpus luteum einen bestimmten Schwellenwert unterschreitet.

Eine Menstruation findet *nicht statt*, wenn die Funktionen des Corpus luteum durch das vom Trophoblasten sezernierte Humanchoriongonadotropin aufrechterhalten wird.

Menstruationsähnliche Blutungen treten auch dann auf, wenn nach einer Anovulation kein Corpus luteum gebildet wird. Häufigkeit, Stärke und Dauer derartiger anovulatorischer Blutungen wird durch Schwankungen im Östradiolspiegel bestimmt.

Da Testosteron der unmittelbare Präkursor von Östradiol ist, kann es bei bestimmten Störungen des Ovars (polyzystisches Ovar) zu Erscheinungen kommen, die pauschal als eine mehr oder minder ausgeprägte Vermännlichung bezeichnet werden können (Androgenisierung). Werden Androgene bereits während der intrauterinen Entwicklung vermehrt sezerniert (adrenogenitales Syndrom), so kommt es zu schwerwiegenden Mißbildungen des äußeren Genitales (Intersexualität). Erfolgt die Einwirkung erst nach Abschluß der Organogenese, so kann es in jeder späteren Lebensphase zur Androgenisierung (Hirsutismus, Seborrhoe/Akne, androgenetische Alopezie) und zur Virilisierung (Klitorishypertrophie, Vertiefung der Stimme, maskuliner Habitus) kommen (Tab. 4.13).

Merke: Die Diagnose ovarieller Funktionsstörungen beruht auf der Messung der biologisch wichtigsten Sekretionsprodukte des Ovars, Östradiol, Progesteron und Testosteron bzw. dem Nachweis ihrer Wirkung an den Erfolgsorganen.

Hormonelle Diagnostik

Die Ovarialsteroide entfalten im Körper der Frau vielfältige **Wirkungen geschlechtsspezifischer Art,** welche die Zielorgane betreffen (Vulva, Vagina, Zervix, Corpus uteri, Tube, Mamma) und **allgemeiner Art** (Knochenreifung, Blutbild, Stoffwechselvorgänge, Temperaturregelung).

Diese Wirkungen bilden die Basis für die Diagnose funktioneller Störungen des Ovars (s. Abb. 4.24).

Tabelle 4.**13**   Störungen der Ovarialfunktion

Art der Störung	Zeitpunkt des Auftretens	Folge
Störungen der Östrogenbildung		
partieller Ausfall	postpuberal	Zyklusstörungen Sterilität
totaler Ausfall	postpuberal	Amenorrhoe Atrophieerscheinungen (Climacterium praecox)
	Pubertät	keine Ausreifung der Genitalorgane Amenorrhoe Sterilität
verfrühte Bildung	Präpubertät	Pubertas praecox (isosexuell)
verspätete Bildung	Postmenopause	Postmenopausenblutungen (östrogenprod. Tumor?)
Störungen der Progesteronbildung		
totaler Ausfall	Anovulation (= kein Corpus luteum)	Zyklusstörungen Sterilität
partieller Ausfall	Lutealphaseninsuffizienz	Sterilität prämenstruelle Schmierblutungen Regeltempoanomalien
Störungen der Testosteronbildung (Ovar bzw. NNR)		
AGS	intrauterin	intersexuelles Genitale (= heterosexuelle Pubertas praecox)
AGS androgenbildende Tumoren	präpuberal	Virilisierungserscheinungen (heterosexuelle Pubertas praecox)
polyzystisches Ovar, NNR-Hyperplasie, androgenbildende Tumoren	postpuberal	Virilisierungserscheinungen Zyklusstörungen
androgenbildender Tumor (Ovar, NNR)	postmenopausal	Virilisierungserscheinungen Libidosteigerung

Anamneseerhebung

– Zyklusanomalien? (Poly-, Oligo- und Amenorrhoe, Menorrhagie, prä- und postmenstruelle Schmierblutungen)
– Sterilität?
– Östrogenmangelsyndrom? (klimakterische Beschwerden, Colpitis atrophicans).

Befunderhebung

- Normaler weiblicher Habitus?
- Androgenisierung bzw. Virilisierung?
- Galaktorrhoe?
- Unter- oder Fehlentwicklung des Genitales?
- Vergrößerung der Ovarien (polyzystische Ovarien)?

Diagnostische Testverfahren

Gestagentest: Auf die Zufuhr von Gestagenen tritt eine Blutung ein, wenn das Endometrium durch Östrogene proliferiert war. Bleibt die Abbruchblutung aus, so handelt es sich um eine ungenügend vorbereitete Schleimhaut oder eine Schwangerschaft.

Ein positiver Gestagentest bedeutet:
- das Endometrium war durch Östrogene proliferiert,
- das Ovar weist eine gewisse follikuläre Aktivität auf,
- der HVL sezerniert Gonadotropine.

Östrogentest: Bei negativem Gestagentest wird die Reaktionsfähigkeit des Endometriums durch die Verabreichung von Östrogen überprüft. Kommt es nicht zu einer Entzugsblutung, so handelt es sich um ein defektes Endometrium (posttraumatisch vernarbtes Endometrium: Asherman-Syndrom, Endometriumstuberkulose), falls nicht sogar eine kongenitale Aplasia uteri vorliegt.

Basaltemperaturmessung

Bei regelmäßiger morgendlicher Messung zeigt sich, daß die Temperatur nach der Ovulation um etwa $^4/_{10}$ °C ansteigt. Diese Erhöhung der Basaltemperatur bleibt bis unmittelbar vor der Menstruation bestehen. Bleibt die Menstruation aus und die Basaltemperatur in gleicher Höhe, so liegt eine Schwangerschaft vor.

Zeigt die Basaltemperatur nach dem vermuteten Zeitpunkt der Ovulation keine Erhöhung, so läuft ein anovulatorischer Zyklus ab (insbesondere in der Pubertät und im Klimakterium, aber auch in der Geschlechtsreife bei psychischen oder somatischen Insulten).

Für die Behandlung einer kinderlosen Ehe ist die Messung der Basaltemperatur über längere Zeit von großer Bedeutung. Anhand der Kurve kann das Empfängnisoptimum festgelegt werden. Es liegt unmittelbar vor dem Ansteigen der Basaltemperatur.

Physikalische Methoden

Bei Störungen der Ovarialfunktion, welche durch die genannten Methoden nicht voll geklärt werden können, sollte eine **sonographische Untersuchung** oder **laparoskopische Besichtigung** der Ovarien in Betracht gezogen werden.

Morphologische Methoden

Der **Vaginalabstrich** prüft die proliferierende Wirkung des Östrogens auf das Vaginalepithel bzw. die reduzierende Wirkung des Gestagens. Bei fehlender hormonaler Stimulation ist der Vaginalabstrich atrophisch.

Zervikalsekret: Der von den Zervixdrüsen gebildete Schleim wird unter dem Einfluß von Östrogenen transparent und spinnbar. Bei Trocknung des Sekrets lassen sich unter dem Mikroskop typische Kristallisationsformen (Farnkraut-Phänomen) nachweisen.

Endometriumbiopsie: Die histologische Untersuchung des 1−2 Tage vor der Menstruation entnommenen Endometriums gestattet eine Aussage über die Gesamtwirkung der Sexualsteroide auf die Uterusschleimhaut im Verlauf des Zyklus.

Hormonanalysen

Gonadotropine, Prolactin und ovarielle Steroide können heute mit Hilfe radioimmunologischer Meßverfahren im Serum nachgewiesen werden. Dabei sind die Normalwerte für FSH, LH, Östradiol und Progesteron erheblichen zyklusabhängigen Schwankungen unterworfen. Bei Frauen mit normaler Ovarialfunktion liegt der Testosteronspiegel im Serum unter 70 ng/dl (2,4 nmol/l), der des Prolactins zwischen 100 und ca. 600 µE/ml (= mE/l). Direkte Hormonmessungen sind bei Störungen der Ovarialfunktion nur bei richtiger Indikationsstellung zu vertreten.

Eine Bestimmung ist angezeigt:

FSH: bei Verdacht auf primäre Ovarialinsuffizienz;

LH: bei Verdacht auf polyzystische Ovarien; gegebenenfalls zum Nachweis des präovulatorischen LH-Gipfels;

PRL: bei allen Amenorrhöen mit negativem Gestagentest mit oder ohne begleitende Galaktorrhoe (wichtig: da mit Hilfe der Prolactinbestimmung Prolaktinome des HVL diagnostiziert werden können, sollte diese Methode großzügig eingesetzt werden);

Östradiol: zum Ausschluß östrogenproduzierender Ovarialtumoren in der Präpubertät bzw. Postmenopause, in der Geschlechtsreife vorwiegend im Rahmen eines Funktionstests;

Progesteron: zum Nachweis einer Ovulation, wenn die anderen Verfahren keine zufriedenstellende Information geben. Die Blutabnahme erfolgt zwischen dem 20. und 25. Zyklustag (bei 28tägigem Blutungsintervall), sonst in der hyperthermen Phase der Basaltemperatur;

Testosteron: bei Vorhandensein androgenetischer Stigmata.

> **Merke:** Die direkte Messung der Sexualhormone und der hypophysären Proteohormone sollte bei der Untersuchung ovarieller Funktionsstörungen erst dann in Betracht gezogen werden, wenn die anamnestischen Angaben, die Befunderhebung und die Ergebnisse der klinischen Tests ausgewertet worden sind.

Ovarialinsuffizienz

Wir unterscheiden eine **primäre** (Ursache im Ovar) und **sekundäre** (Ursache im Regelkreis) Ovarialinsuffizienz. Bei der **partiellen** Ovarialinsuffizienz ist die inkretorische Funktion noch in gewissem Maße erhalten, bei der **totalen** Ovarialinsuffizienz nicht.

Primäre Ovarialinsuffizienz

Es liegt eine irreversible Störung der generativen und inkretorischen Funktion des Ovars vor. Bei Manifestation in der Kindheit oder in der Jugend handelt es sich um eine Gonadendysgenesie, in der Geschlechtsreife sprechen wir von einem Climacterium praecox (verfrühte Erschöpfung des Follikelapparates). FSH im Serum ist erhöht.

Gonadenagenesie

Die somatische Entwicklung verläuft in weiblicher Richtung, das Genitale bleibt infantil. Es bestehen eine primäre Amenorrhoe und eine absolute Sterilität, außerdem zahlreiche somatische Fehlbildungen.

Gonadendysgenesie

Die rudimentär angelegten Gonaden bestehen fast völlig aus bindegewebigem Stroma und einigen Hiluszellen. Weibliche Steroidhormone werden nicht gebildet. Die somatische Entwicklung läuft in weiblicher Richtung, Scham- und Achselbehaarung sind spärlich entwickelt.

Häufigste Form ist das **Ullrich-Turner-Syndrom** (1mal auf etwa 5000 Frauen). Karyotyp 45,XO. Die klinische Symptomatik ist sehr unterschiedlich: Neugeborene haben meistens ein niedriges Geburtsgewicht, Fuß- und Handrückenödeme, tiefen Nackenhaaransatz. Die weitere Entwicklung ist retardiert: Minderwuchs, sexueller Infantilismus, primäre Amenorrhoe, Unterentwicklung des äußeren Genitales mit Hypoplasie der Vagina, des Uterus und der Tuben. Ein puberaler Wachstumsschub fehlt. Die Erwachsene fällt auf durch den Minderwuchs, Pterygium colli, faßförmigen Thorax mit auseinanderstehenden Mammillen, relativ großem Hirnschädel bei kleinem Gesichtsschädel, tiefen Nackenhaaransatz, Cubitus valgus, Nageldysplasie, gelegentlich Pigmentnävi und Fehlbildungen an inneren Organen wie Niere und Herz.

Die Vielfalt der Symptomatik muß dadurch erklärt werden, daß neben dem völligen Verlust des X-Chromosoms auch zahlreiche Aberrationen vorkommen können (Mosaikbildung).

Bei psychosexuell eindeutig weiblicher Einordnung ist die Intelligenz der Turner-Patienten normal.

Das Noonan-Syndrom entspricht klinisch weitgehend dem Ullrich-Turner-Syndrom, jedoch ohne nachweisbare Chromosomenanomalie.

Swyer-Syndrom

Bei dieser Form der reinen Gonadendysgenesie kann der Karyotyp 46,XX (weiblich) oder 46,XY (männlich) sein. Das äußere Erscheinungsbild unterscheidet sich von dem des Turner-Syndroms, indem kein Kleinwuchs besteht, und keine wesentlichen Fehlbildungen vorliegen. Bei der weiblichen Form kann die Ovarialfunktion vorübergehend ungestört ablaufen.

Diagnose

Bei einer primären Ovarialinsuffizienz besteht ein hypergonadotroper Hypogonadismus. Das FSH ist erhöht wie bei Frauen in der Menopause ($\geqq 20$ IE/l). Die Erhöhung des LH ist nicht so ausgeprägt. Der Östradiolspiegel liegt an der unteren Nachweisgrenze (ca. 10 pg/ml). Als Folge des Östrogenmangels fällt der Gestagentest negativ aus. Der vaginalzytologische Abstrich zeigt das Bild einer Atrophie. Die Stimulierung der Ovarien mit Menopausengonadotropinen (HMG = FSH und LH) bewirkt keinen Anstieg der Östradiolbildung. Bei den verschiedenen Formen der Gonadendysgenesie findet sich, mit Ausnahme des Swyer-Syndroms, eine gonosomale Monosomie (45/XO) oder ein chromosomales Mosaik.

Differentialdiagnose

Eine primäre Amenorrhoe findet sich auch bei der testikulären Feminisierung und bei der kongenitalen Vaginalaplasie (Mayer-v.-Rokitanski-Küster-Syndrom), doch besteht hier kein Östrogenmangel. Bei einer Pubertas tarda und einer primären hypothalamischen Amenorrhoe sind sowohl die Östrogene als auch die Gonadotropine erniedrigt. Beim Kallman-Syndrom besteht eine Anosmie.

Therapie

Eine Normalisierung der Ovarialfunktion ist bei einer primären Ovarialinsuffizienz nicht möglich, da das Ovar keine oder nur vereinzelte, nicht funktionsfähige Primordialfollikel enthält. Zur Vermeidung organischer Schäden durch den chronischen Östrogenmangel (Genitalatrophie, Osteoporose, Atherosklerose) ist eine langjährige Therapie mit Sexualsteroiden erforderlich. Östradiol und Gestagene, die sich vom 17α-Hydroxyprogesteron herleiten, sind das Mittel der Wahl. Wenn regelmäßige Blutungen gewünscht werden, verabreicht man das Östrogen über einen Zeitraum von 21 Tagen, dazu vom 10. bis 21. Tag ein Gestagen. Danach folgt eine Einnahmepause von 7 Tagen. Wird keine Blutung gewünscht, verabreicht man täglich eine Kombination von Östrogen und Gestagen.

Merke: Neben Aufklärung und psychologischer Führung kann eine Substitutionstherapie mit Östrogenen allein, wenn regelmäßige Menstruationen gewünscht sind, mit Östrogen-Gestagen-Kombinationspräparaten erfolgen (ähnlich der Hormontherapie im Klimakterium).

Sekundäre Ovarialinsuffizienz

Als leichteste Form ist die **Corpus-luteum-Insuffizienz** zu bezeichnen. Es findet eine Ovulation statt, doch wird nicht ausreichend Progesteron in der Lutealphase sezerniert. Das klinische Bild ist gekennzeichnet durch prämenstruelle Schmierblutungen, eine Verkürzung des intermenstruellen Intervalles und Sterilität.

Bei der **Anovulation** reicht die Symptomatik über die Oligomenorrhoe bis zur Polymenorrhoe, bei der Stärke und Dauer der Blutungen vom Ausmaß der noch erhaltenen Östrogenproduktion abhängig sind. Es besteht Sterilität. Progesteron ist nicht nachweisbar. FSH- und LH-Spiegel sind bei stichprobenartiger Bestimmung oft im Normbereich, doch ist das typische zyklische Sekretionsmuster gestört. Es handelt sich um die Folgen einer *hypophysär-hypothalamischen Funktionsstörung*. Eine schwierig zu erkennende Variante der Anovulation ist das LUF-Syndrom („Luteinized Unruptured Follicle"), bei welchem das Zyklusprofil der Gonadotropine und Sexualhormone normal ist. Da die Oozyte im Ovar retiniert wird, kann keine Fertilisierung erfolgen.

Eine Sonderform stellt die **hyperprolaktinämische Ovarialinsuffizienz** dar, bei der das klinische Bild durch eine sekundäre Amenorrhoe mit negativem Gestagentest, Sterilität und häufig Begleitamenorrhoe geprägt ist. Das vermehrt sezernierte Prolactin entstammt oft einem Mikro- oder Makroadenom des HVL. Die Behandlung besteht in der Einnahme von Dopaminagonisten, sofern kein neurochirurgischer Eingriff angezeigt ist.

Bei der **hyperandrogenämischen Ovarialinsuffizienz** kommt es neben den oben genannten Zyklusstörungen als Folge einer vermehrten Testosteronsekretion zu Androgenisierungs- und Virilisierungserscheinungen. Bei rascher Zunahme von Androgenisierungserscheinungen sollte auch ein androgenproduzierender Ovarialtumor in Betracht gezogen werden.

Stein-Leventhal-Syndrom

Das Syndrom bei polyzystischen Ovarien mit Rindenfibrose ist klinisch gekennzeichnet durch Amenorrhoe und Sterilität. Es wird vermehrt Testosteron gebildet. Dies führt zum Hirsutismus. In den meisten Fällen ist der Serumspiegel des LH tonisch erhöht.

Medikamentöse Ursachen der Ovarialinsuffizienz

Die Homöostase der ovariellen Funktion kann durch zahlreiche **Medikamente** gestört werden (Androgene, Anabolika, ACTH, Corticoide, Diuretika, Antirheumatika, Dopaminantagonisten, Psychopharmaka). Bei der Erhebung der Anamnese ist hierauf sorgfältig zu achten.

Klimakterium

Im Zeitraum zwischen dem 45. und 55. Lebensjahr erlischt nicht nur die generative, sondern auch die inkretorische Funktion des Ovars. Dieser an sich physiologische Vorgang ist bei vielen Frauen mit psychovegetativen Beschwerden (Wechseljahrsbeschwerden) als auch mit organischen Auswirkungen des Östrogenmangels (Colpitis atrophicans, Atrophie der Vulva, Osteoporose) belastet: Eine Substitution mit Östrogen wirkt häufig günstig.

Diagnose

Eine **Corpus-luteum-Insuffizienz** ist anzunehmen, wenn das mittels einer Strichbiopsie gewonnene Endometrium in der prämenstruellen Zyklusphase eine unvollkommene oder verzögerte sekretorische Transformation erkennen läßt. Die Sekretionsleistung des Corpus luteum dürfte unterwertig sein, wenn eine dreimalige Bestimmung des Progesterons im Serum nur Werte unter 10 ng/ml ergibt.

Bei **anovulatorischen Zyklusstörungen** fehlt der typische Anstieg der Basaltemperatur in der 2. Zyklushälfte. Die Bestimmung des Progesterons ergibt nur Werte von weniger als 1 mg/ml. Der Gonadotropinspiegel im Serum bestimmt den Ausfall weiterer Tests:

– **hypogonadotrope Amenorrhö:** Östradiol niedrig, Gestagentest negativ, Farnkrauttest negativ;
– **normogonadotrope Amenorrhö:** Östradiol normal, Gestagentest positiv, Farnkrauttest positiv;
– **hypergonadotrope Amenorrhö:** Östradiol sehr niedrig, Gestagentest negativ, Farnkrauttest negativ.

Bei der hypo- und normogonadotropen Amenorrhö ist die Ursache im Hypothalamus zu suchen, bei der hypergonadotropen Form im Ovar (Climacterium praecox).

Beim Syndrom der **polyzystischen Ovarien** findet sich oft eine LH/FSH-Ratio von ≥ 3, und eine Hyperandrogenämie. Die Vergrößerung der Ovarien und die zahlreichen subkortikalen kleinen Zysten sind sonographisch nachweisbar. Die betroffenen Patientinnen sind oft adipös und hirsut.

Die Ursache einer **Hyperandrogenämie** kann im Ovar oder der Nebennierenrinde liegen. Im ersteren Fall kommt es bei Anwendung eines Ovulationshemmers zur Normalisierung des erhöhten Testosteronspiegels im Serum (Grenzwert 0,7 ng/ml), im letzteren bewirkt Dexamethason eine Normalisierung des erhöhten DHEA-S-Spiegels (Grenzwert 3000 ng/ml). Kommt es nicht zur Suppression, muß angenommen werden, daß sich im Ovar oder der Nebennierenrinde ein androgenbildender Tumor befindet (Computertomographie, Stufenkatheterismus, chirurgische Exploration).

Beim Amenorrhö-Galaktorrhö-Syndrom findet sich in der Regel eine konstante Hyperprolaktinämie. In jedem Fall muß ein Mikro- oder Makroprolaktinom ausgeschlossen werden (Computertomographie, Kernspintomographie, Gesichtsfeldbestimmung). Die

Tabelle 4.14   Therapeutische Ansatzpunkte bei den verschiedenen Formen der sekundären Ovarialinsuffizienz

Diagnose	Gestagentest	Therapie nur zur Zyklusregulierung	Sterilität
Hypogonadotrope Amenorrhoe	positiv	Gestagen zyklisch	Clomiphen Epimestrol
	negativ	Östrogen und Gestagen zyklisch	Humanmenopausengonadotropin und Humanchoriongonadotropin LH-RH (pulsatile Therapie mit programmierbarer Minipumpe)
Normogonadotrope Amenorrhoe	positiv	Gestagen zyklisch	Clomiphen Epimestrol
Hypergonadotrope Amenorrhoe	negativ	Östrogen und Gestagen zyklisch oder kombiniert kontinuierlich	keine Therapie möglich
Hyperprolaktinämische Amenorrhoe	meist negativ	Bromocriptin Lisurid neurochirurgische Operation	Bromocriptin Lisurid neurochirurgische Operation
Hyperandrogenämische Amenorrhoe (z.B. polyzistische Ovarien)	meist positiv	Östrogen und Gestagen kombiniert	Clomiphen Epimestrol evtl. Kortikoide u.U. Keilresektion

Höhe des Prolactinspiegels und die Höhe des Anstiegs innerhalb von 30 Minuten nach der Injektion von 10 mg Metroclopramid i.v. korreliert oft nicht mit dem morphologischen Befund.

Differentialdiagnose

Wichtig: Die häufigste Ursache von Amenorrhö in der Zeit der Geschlechtsreife ist eine Schwangerschaft!

Eine Corpus-luteum-Insuffizienz ist nicht immer von einer anovulatorischen Zyklusstörung oder dem Syndrom des luteinisierten, nicht-rupturierten Follikels zu unterscheiden. Bei jeder Hyperprolaktinämie ist eine medikamentöse Ursache auszuschließen (z.B. Psychopharmaka, Metoclopramid, Dogmatil).

Eine Hyperandrogenämie kann adrenalen Ursprungs sein (Adenom, postpuberale Manifestation eines AGS).

Therapie

Die Therapie der sekundären Ovarialinsuffizienz orientiert sich im Wesentlichen daran, ob

− Kinderwunsch besteht, also eine Schwangerschaft angestrebt wird,
− ob kontrazeptiver Schutz gewährleistet sein muß,
− regelmäßige Entzugsblutungen erwünscht sind, oder, z.B. im Falle eines Climacterium praecox, nur eine Substitutionstherapie.

Eine Übersicht gibt Tab. 4.14.

Die Therapie mit Ovulationsauslösern erfordert eine engmaschige Überwachung, da mit einer Überstimulierung der Ovarien unter dem Bild eines akuten Abdomens und dem Risiko von Mehrlingsschwangerschaften gerechnet werden muß (klinischer Befund, Sonographie, Östradiolbestimmung).

Wenn orale Kontrazeptiva eingesetzt werden müssen, sollten möglichst nur niedrig-dosierte Präparate verabreicht und die Gegenanzeigen beachtet werden.

Bei der Substitutionstherapie in der Peri- und Postmenopause sind Präparate mit natürlichen Östrogenen das Mittel der Wahl.

Merke: Die mannigfachen Formen der Ovarialinsuffizienz, die sich in der Jugend und in der Geschlechtsreife ganz unterschiedlich äußern, haben nicht nur somatische, sondern auch psychische Veränderungen im Gefolge und beeinträchtigen in hohem Maße die weibliche Lebensqualität. Ihre exakte Abklärung ist daher notwendig und die Aufgabe des endokrinologisch geschulten Frauenarztes.

Ovarialtumoren

Ovarialtumoren zeichnen sich durch besondere Mannigfaltigkeit aus, die histogenetisch erklärt werden kann. Bei allen Tumorformen gibt es gut- und bösartige Spielarten. Die histologische Einordnung kann schwierig sein. Der therapeutische Entschluß erfordert eine enge Zusammenarbeit zwischen Klinikern und Histologen (Tab. 4.15).

Differentialdiagnose

Bei **großen Ovarialtumoren**, die als Kystome bei der abdominellen Palpation deutlich tastbar sind, muß abgegrenzt werden gegen eine fortgeschrittene Schwangerschaft, gegen Aszites, Uterus myomatosus und Mesenterialzysten.

Tabelle 4.**15** Morphologie der Ovarialtumoren (aus Dallenbach-Hellweg, G.: Zur Morphologie der Ovarialtumoren. In König, P.A., V. Probst: Funktion und Pathologie des Ovariums. Enke, Stuttgart 1971)

Genese, ausgehend von	Zysten	Gutartige Neubildungen	Bösartige Neubildungen
Embryonalanlage (Keimzellen)	Dermoid	Dermoid	malignes Teratom
			Struma ovarii
		Pseudomuzinkystom	pseudomuz. Zystadenokarzinom
		Dysgerminom	Dysgerminom
			Gonadoblastom
		Arrhenoblastom	Arrhenoblastom
			Gynandroblastom
			primäres Chorionkarzinom
		Lipom	Liposarkom
		Chondrom	Chondrosarkom
		Rhabdomyom	Rhabdomysarkom
		Myxom	Myxosarkom
		Neurinom, Neurofibrom	Neuroblastom
		Melanom	Melanosarkom
Follikel	Follikelzysten	Granulosazelltumor	Granulosazellkarzinom
	Corpus-luteum-Zysten	Luteom	malignes Luteom
		luteinisierter Granulosazelltumor	
	Corpus-albicans-Zysten		
	Theka-Zysten	Thekom	malignes Thekom
Deckepithel	„Keimepithelzysten"	Cystadenoma simplex	
		Cystadenoma papilliferum serosum	seröses papilläres Zystadenokarzinom
		sog. Oberflächenpapillom	
		Zystadenofibrom	Zystadenofibrosarkom
Ovarialstroma		Fibrom	Fibrosarkom, Retikulosarkom
		Fibromyom	Fibromyosarkom
		Leiomyom	Leiomyosarkom
		Angiom	Angiosarkom
Hiluszellen		Hiluszelltumor	Hiluszellkarzinom
versprengte Epithelanlagen	Endometriosezysten		endometroides Adenokarzinom
		Brenner-Tumoren	maligner Brenner-Tumor
		Hypernephroid	primäres Hypernephrom
			Mesonephroma malignum
gentisch unklare Tumoren			solides undifferenziertes Karzinom
			Karzinosarkom
			Lymphosarkom
metastatische Tumoren			Krukenberg-Tumor
			metast. Endometriumkarzinom
			metast. Hypernephrom
			metast. Chorionkarzinom
			metast. Sarkom
			u. a. m.

Bei **kleinen und mittelgroßen Ovarialtumoren** (bis Pampelmusengröße) muß abgegrenzt werden gegen Uterus myomatosus, Sigmatumor, Beckenniere, Zystenniere, entzündlichen Adnextumor. Bei kleinen Ovarialtumoren ist unter Annahme einer passageren funktionell bedingten zystischen Veränderung das Abwarten über die nächste Menstruation hinaus gestattet. Bleibt der Tumor bestehen, so ist eine Abklärung erforderlich (Laparoskopie).

Bei **metastatischen Absiedelungen** intraperitonealer Karzinome findet man allgemeine Tumorzeichen und sehr häufig Aszites.

Die modernen differentialdiagnostischen Methoden wie Sonographie, Laparoskopie, Computertomographie leiten über zur Laparoskopie-Pelviskopie und, bei Bestätigung eines Tumors, zur Laparotomie.

Therapie

Das Ziel der Operation ist die Entfernung des Ovarialtumors, bei jungen Patienten, Gutartigkeit oder den histologisch sogenannten „Borderline-Case" unter Erhaltung von Ovarialsubstanz. Bei Bösartigkeit ist die Radikaloperation (Entfernung des Uterus mit beiden Adnexen, Omentektomie, eventuell auch paraaortale Lymphadenektomie) am Platze, bei Inoperabilität die möglichst weitgehende Entfernung der Tumormassen.

Der primären operativen Maßnahme folgt eine zytostatische Nachbehandlung, deren Plan durch die Fachklinik festgelegt und im Anschluß an die Primärtherapie von Klinik und Hausarzt kooperativ befolgt wird, oder eine perkutane Bestrahlung, bei endometroiden Karzinomformen ergänzt durch eine Gestagenbehandlung in hoher Dosierung.

Das Ergebnis der therapeutischen Bemühungen kann nach einiger Zeit durch eine Second-look-Operation überprüft werden.

Prognose

Die pauschale 5-Jahres-Überlebensrate aller Stadien wird mit 25% angegeben. Bei Tumorstadium I beträgt die 5-Jahres-Überlebensrate etwa 90%. Die Früherkennung ist schwierig. Daher Abklärung auch schon bei Verdacht auf Ovarialtumor.

Merke: Ergibt die palpatorische Untersuchung einen einseitigen oder doppelseitigen Adnextumor, so muß unter dem Verdacht auf einen Ovarialtumor mit allen zur Verfügung stehenden Mitteln abgeklärt werden.

Weiterführende Literatur

Bettendorf, G., M. Breckwoldt: Reproduktionsmedizin. Fischer, New York–Stuttgart 1989

Castano, A., O. Käser, E. Halberstadt: Das Ovarialkarzinom. Gynäkologe 3 (1980) 17

Dallenbach-Hellweg, G.: Zur Morphologie der Ovarialtumoren. In König, P.A., V. Probst: Funktion und Pathologie des Ovariums. Enke, Stuttgart 1971

Pfleiderer, A.: Malignome des Ovars. In Wulf, K.H., H. Schmidt-Matthiesen: Klinik der Frauenheilkunde und Geburtshilfe, Bd. 12. Urban & Schwarzenberg, München–Wien–Baltimore 1989

Rabe, T.: Gynäkologie und Geburtshilfe. edition medizin, Weinheim 1990

Schmidt-Matthiesen, H.: Gynäkologie und Geburtshilfe, 7. Aufl. Schattauer, Stuttgart, 1989

Soost, H.J., S. Bauer: Gynäkologische Zytodiagnostik, Lehrbuch und Atlas, 4. Aufl. Thieme, Stuttgart, 1980

Paraneoplastische Endokrinopathien

W. Bauer

Definition: Maligne Neoplasien können dem betroffenen Patienten nicht nur durch lokales Wachstum, Infiltration, Invasion und Metastasierung Schaden zufügen. Im Falle eines paraneoplastischen Syndroms leidet der Patient unter einem Krankheitsbild, das Ausdruck der Fernwirkung eines malignen Tumors ist und mit lokalen oder metastatischen Prozessen in keiner direkten Beziehung steht. Im Spezialfall der *paraneoplastischen Endokrinopathien* (Tab. 4.**16**) kommt diese Fernwirkung dadurch zustande, daß ein Hormon oder eine Substanz mit hormonähnlicher Aktivität durch einen Tumor sezerniert wird, der nicht vom entsprechenden Drüsengewebe ausgeht. Ein wichtiges Beispiel ist die Produktion von ACTH durch das kleinzellige Bronchuskarzinom. Dieser Vorgang wird auch *ektope Hormonbildung* genannt und gilt dann als bewiesen, wenn folgende Bedingungen erfüllt sind: Nachweis des Hormons im Tumorgewebe (eventuell Synthese durch Tumorzellen in Kultur), Nachweis einer arteriovenösen Differenz der Hormonkonzentration im Gefäßgebiet des Tumors und Verschwinden der klinischen Symptomatik sowie der erhöhten Hormonspiegel nach erfolgreicher Tumortherapie.
Oft ist die klinische Symptomatik nicht ausgeprägt, gelegentlich aber wird der Patient durch die ektope Hormonbildung stärker geschädigt als durch den Tumor selbst. Da die Endokrinopathie dem Manifestwerden des Tumors um Monate oder sogar Jahre vorausgehen kann, haben bestimmte Hormone oder hormonähnliche Substanzen als Tumormarker diagnostische Bedeutung erlangt.

Häufigkeit

Genaue Häufigkeitsangaben zu den paraneoplastischen Endokrinopathien sind vorderhand nicht möglich. Die Vielzahl in Frage kommender Hormone und Tumoren hat eine systematische Suche bisher nicht erlaubt. Dazu kommt, daß es sich bei vielen Fällen um eine Labordiagnose handelt, die noch nicht zu klinischen Auswirkungen geführt hat. Immerhin sind gut 10% aller Cushing-Syndrome paraneoplastisch bedingt und beträgt die zusammengefaßte Inzidenz von Cushing-Syndrom, Schwartz-Bartter-Syndrom, Hyperkalzämie und Gynäkomastie beim Bronchuskarzinom rund 9%. Der Tumor, der am häufigsten mit einer ektopen Hormonproduktion in Zusammenhang gebracht wird, ist das kleinzellige Bronchuskarzinom. Aus heutiger Sicht muß angenommen werden, daß das Phänomen der paraneoplastischen Endokrinopathie durchaus nicht nur in Einzelfällen beobachtet werden kann, sondern eine häufige Begleiterscheinung maligner Tumoren darstellt.

Pathogenese

Der genaue Mechanismus, der dazu führt, daß neoplastisches Gewebe beginnt, vollständige oder aberrierende Hormonmoleküle oder deren Vorstufen zu produzieren, ist im einzelnen noch nicht geklärt. Im Vordergrund der Erklärungsversuche steht die Theorie, wonach es im Verlauf der Entdifferenzierung in den Tumorzellen zum Verlust eines genetischen Depressionsmechanismus kommt, so daß normalerweise blockierte genetische Information wirksam werden kann. Voraussetzung dafür ist die Tatsache, daß Peptidketten mit Prohormoncharakteristika in vielen Geweben gleichermaßen vorkommen. Möglicherweise fördern einige dieser Tumorpeptide ihrerseits wiederum das Geschwulstwachstum („Autostimulation"), was für zukünftige Therapieansätze von Bedeutung sein könnte.

Pathophysiologie und Klinik

Adrenocorticotropes Hormon (ACTH)

Das ektope ACTH-Syndrom ist eigentlich die klassische paraneoplastische Endokrinopathie. Erstmals im Jahre 1928 beschrieb Brown eine bilaterale Nebennierenrindenhyperplasie bei einem Oat-cell-Karzinom der Lunge. Heute kann in gut 10% aller Fälle von Cushing-Syndrom eine ektope Hormonbildung gesichert werden, dazu kommen viele Fälle ausschließlicher Laborbefunde, wobei in Tumor, Metastasen und Plasma erhöhte Werte von ACTH und ACTH-ähnlichen Substanzen gefunden werden. Es bestehen Hinweise darauf, daß in vielen oder sogar allen Fällen von Bronchuskarzinomen und auch von vielen anderen malignen Tumoren kortikotrope Substanzen und deren Metaboliten produziert werden, welche allerdings ganz verschiedene biologische Aktivitäten aufweisen. Neben ACTH werden auch CRH (corticotropin releasing hormone), Endorphine und MSH (melanozytenstimulierendes Hormon) ektop produziert; letzteres kann zu einer Hyperpigmentation führen.

Am häufigsten wird das ektope ACTH-Syndrom bei Patienten mit Bronchuskarzinom (über 50% der beschriebenen Fälle), Thymom und Pankreaskarzinom beobachtet, daneben kommt aber eine Vielzahl anderer Malignome als Ursache in Frage, z.B. ausgehend von Schilddrüse, Ovar, Prostata, Parotis und Leber.

Klinisch handelt es sich oft um kaum ins Auge springende Cushing-Syndrome. Adipositas und Striae rubrae fehlen oft, da die Patienten wegen ihres Tumorleidens gleichzeitig Gewicht verlieren. Typische Befunde im Labor sind ein erhöhtes Plasmacortisol, erhöhte 17-Hydroxy- und 17-Ketosteroide im Urin, eine Hyperglykämie und Hypokaliämie sowie im Radioimmunassay eine vermehrte ACTH-Aktivität. Die einzige erfolgversprechende Therapie ist die allerdings oft unmögliche totale Entfernung des Tumors. Symptomatische Maßnahmen (Metyrapon, Aminoglutethimid u.a.) sind höchstens vorübergehend erfolgreich, eine Dexamethasonsuppression gelingt charakteristischerweise nicht.

Adiuretin (ADH)

Nachdem bereits 1938 von Winkler und Crankshaw bei einem Patienten mit Bronchuskarzinom eine auffallende Natriumausscheidung festgestellt wurde, konnte 1957 dieses Phänomen mit einer abnormal hohen ADH-Sekretion erklärt werden. Es wird seither auch als Schwartz-Bartter-Syndrom bezeichnet.

Eine adiuretinartige Aktivität (teils mit erhöhtem Arginin-Vasopressin-Spiegel im RIA, teils auch mit Nachweis des atrialen natriuretischen Peptids ANP) konnte bei diversen Tumorlokalisationen nachgewiesen werden, am häufigsten wiederum in Bronchuskarzinomen, wo bei den kleinzelligen Formen eine Inzidenz von bis 35% angegeben wird. Klinisch kann sich das ektope ADH-Syndrom in allen Schweregraden manifestieren, vom Zufallsbefund einer Hyponatriämie bis zur eigentlichen Wasserintoxikation mit sehr tiefen Natrium- und Chlorblutwerten, tiefer Serumosmolarität und stark hypertonem Urin. An Symptomen sind zu erwarten: Nausea, Kopfweh, Schwäche, Apathie und Verwirrtheit bis hin zu Koma und Krämpfen. Differentialdiagnostisch ist von Bedeutung, daß auch Pharmaka wie Cyclophosphamid, Vincristin und Morphin eine Hyponatriämie verursachen können. Die Notfalltherapie besteht in der Infusion hypertoner Kochsalzlösung, kombiniert mit Furosemid. Wo eine kausale Tumorbehandlung nicht möglich ist, kann der Patient durch eine strikte Reduktion der Flüssigkeitszufuhr oft befriedigend eingestellt werden.

Somatotropes Hormon (STH)

Besonders bei Lungentumoren muß mit dem Auftreten erhöhter Spiegel von STH oder auch GHRH (growth hormone-releasing hormone) gerechnet werden, welche mit einer hypertrophen Osteoarthropathie und akromegalen Veränderungen einhergehen oder auch asymptomatisch bleiben können. Der erste Fall wurde 1968 bei einem Patienten mit Bronchuskarzinom beschrieben; bei einem ähnlichen Fall wur-

Tabelle 4.16 Beispiele paraneoplastischer Endokrinopathien

Ektop produziertes Hormon	Klinisches Zustandsbild	Tumorlokalisation (Auswahl)
ACTH (adrenokortikotropes Hormon)	Cushing-Syndrom	Bronchus (vor allem Oat-cell-Karzinom)
CRH (corticotropin releasing hormone)		Pankreas Thymus Schilddrüse
MSH (melanozytenstimulierendes Hormon)		
ADH/ANP	Schwartz-Bartter-Syndrom	Bronchus Pankreas Thymus
Gonadotropine	Pseudopubertas praecox/Gynäkomastie	Bronchus Leber Pankreas Niere
STH/GHRH	Riesenwuchs/Akromegalie, hypertrophe Osteoarthropathie	Bronchus
TSH	Hyperthyreose	Bronchus Pankreas
Parathormon und andere osteolytische Substanzen	Pseudohyperparathyreoidismus, Hyperkalzämiesyndrom	Bronchus Niere Mamma
Prolactin	Galaktorrhoe	Niere Bronchus
Erythropoietin	Polyglobulie	Leber Kleinhirn Nebenniere
VIP (vasoaktive intestinale Peptide)	Diarrhoe, metabolische Störungen	Bronchus

den gleichzeitig eine hypertrophe Osteoarthropathie und eine diabetische Stoffwechsellage beobachtet. Die operative Entfernung des Tumors führt zur Normalisierung des STH-Spiegels.

Thyreotropes Hormon (TSH)

Vor allem bei Tumoren trophoblastären Ursprungs (z.B. Chorionkarzinom) können in bis zu 10% der Fälle Hyperthyreosezeichen festgestellt werden. Dabei handelt es sich jedoch streng genommen nicht um eine ektope Hormonproduktion, da auch in normalem Plazentagewebe thyreotrope Aktivität nachgewiesen werden kann.

Bei Bronchuskarzinomen, Tumoren des Gastrointestinaltrakts und auch hämatologischen Neoplasien kann jeodch eine echte paraneoplastische Hyperthyreose auftreten. Oft handelt es sich nur um eine Labordiagnose, gelegentlich kommen kardiovaskuläre Symptome (vor allem Tachykardie) dazu, ganz selten kommt es zu einer eigentlichen Thyreotoxikose.

Neben der kausalen Tumortherapie kommt eine Behandlung mit Thyreostatika, die sich in den meisten Fällen als wirksam erwiesen haben, in Frage.

Gonadotropine

Nachdem bei Patienten mit Bronchuskarzinomen gelegentlich über das Auftreten einer Gynäkomastie berichtet wurde, konnte der Nachweis für das paraneoplastische Vorkommen verschiedener Hormone aus der Gonadotropingruppe erbracht werden. Am häufigsten scheint es sich dabei um HCG (human chorionic gonadotropin) zu handeln, doch wurden auch LH, FSH und HPL (human placental lactogen) nachgewiesen. Klinisch kommt es je nach Alter vor allem zu einer Pseudopubertas praecox oder zu einer Gynäkomastie. Als Tumorlokalisation kommen neben der Lunge vor allem Leber, Nebenniere, Testis, Mamma und Gastrointestinaltrakt in Frage. In diesem Zusammenhang seien auch einige Hypernephromfälle mit Galaktorrhoe bei ektoper Prolactinproduktion erwähnt.

Die Therapie bleibt beim ektopen Gonadotropinsyndrom unbefriedigend. Eine Suppression durch hochdosierte Östrogen ist charakteristischerweise nicht möglich.

Parathormon

Hyperkalzämien sind bei vielen Arten von Malignomen häufig und meistens nicht paraneoplastisch, sondern durch Osteolysen bei ausgedehnter Knochenmetastasierung bedingt. Seit 1953 ist jedoch bekannt, daß ein Hyperkalzämiesyndrom auch ohne Metastasierung infolge der Produktion einer parathormonähnlichen Substanz durch den Tumor auftreten kann. Dabei handelt es sich um ein Polypeptid, das strukturell mit dem physiologischen Hormon nicht identisch ist, mit den üblichen Nachweismethoden für Parathormon aber erfaßt wird. Neben solchen Hormonfragmenten und -vorstufen wurden in letzter Zeit immer mehr auch Prostaglandine nachgewiesen. Es kommt zu einem meist klinisch wenig symptomatischen Pseudohyperparathyreoidismus mit Müdigkeit, Schwäche, Nausea und Erbrechen als Hauptsymptomen. Hauptsächliche Tumorlokalisationen sind Bronchus (vor allem Pflasterzellkarzinome) und Niere, dann auch Ovar, Uterus, Gastrointestinaltrakt, Leber, Pankreas, Lymphome und Leukämien.

Eine Behandlung mit forcierter Diurese, Furosemid, Phosphaten und Kortikosteroiden ist in den meisten Fällen erfolgreich, doch ist bei oft unmöglicher kausaler Therapie die Prognose auf längere Sicht im allgemeinen schlecht.

Erythropoetin

Eine erythropoetininduzierte Polyglobulie kommt bei diversen neoplastischen und nicht neoplastischen Nierenleiden (Hypernephrom, Zystennieren, Hydronephrose) vor, doch existiert auch eine eigentliche paraneoplastische Produktion von Erythropoetin und ähnlichen Substanzen. Bei den beschriebenen Fällen handelt es sich um Hepatome, Kleinhirnhämangiome, Nebennierenadenome und Uterusfibrome.

Weitere hormonelle Überfunktionssyndrome

Neben den vorstehend zusammengestellten paraneoplastischen Zustandsbildern existiert eine ganze Reihe weiterer Beobachtungen ektoper Hormonproduktion, wie zum Beispiel Aldosteron beim Ovarialkarzinom; Renin, Calcitonin, Serotonin und gastrointestinale Hormone der APUD-Zellreihe beim Bronchuskarzinom sowie Prostaglandin beim medullären Schilddrüsenkarzinom. Auch die Kombination mehrerer ektop-produzierter Hormone des gleichen Tumors kann als bewiesen gelten (z.B. ACTH und ADH beim Bronchuskarzinom).

Die Genese der ebenfalls gelegentlich tumorassoziiert auftretenden Hypoglykämien (vor allem bei Hepatomen und großen mesenchymalen Tumoren) konnte nicht immer eindeutig mit einer paraneoplastischen Endokrinopathie in Zusammenhang gebracht werden. Immerhin bestehen heute Anhaltspunkte dafür, daß insulinähnliche Substanzen (z.B. Somatomedin) oft für die Entstehung dieser Kohlenhydratstoffwechselstörung verantwortlich sind.

Therapie

Wie schon bei der Besprechung der einzelnen Syndrome erwähnt, wäre eine adäquate Tumortherapie gleichzeitig die kausal wirksame Behandlung der Endokrinopathie. In solchen Fällen kann ein Wiederanstieg des Hormonspiegels für ein Rezidiv beziehungsweise für eine Metastasierung diagnostisch verwertet werden. In vielen Fällen ist das Tumorleiden bei Diagnosestellung jedoch schon so weit fortgeschritten, daß lediglich der Versuch einer symptomatischen Therapie bleibt, wie dies bei Besprechung der einzelnen Krankheitsbilder jeweils kurz angedeutet wurde.

Merke: Eine paraneoplastische Endokrinopathie ist definiert als die Fernwirkung einer malignen Neoplasie, welche ein Hormon oder eine Substanz mit hormonähnlicher Aktivität sezerniert, was auch als ektope Hormonbildung bezeichnet wird. Ein wichtiges Beispiel ist die Produktion von ACTH durch das kleinzellige Bronchuskarzinom. Daneben sind bekannt die Produktion von ADH, von STH, von Gonadotropinen, von Parathormonen oder parathormonähnlichen Substanzen, von Erythropoetin und einigen weiteren endokrin wirksamen Faktoren. Falls eine wirksame Tumortherapie möglich ist, stellt sie gleichzeitig die kausale Behandlung der Endokrinopathie dar.

Weiterführende Literatur

Bauer, W., W. Siegenthaler, G. Siegenthaler: Paraneoplastische Syndrome aus internistischer Sicht. Mkurse ärztl. Fortbild. 28 (1978) 89

Bunn, P.A., E.C. Ridgeway: Paraneoplastic syndromes. In De Vita, V.T.: Cancer. Lippincott, Philadelphia (1989) 1896

Mendelson, G.: Ectopic hormone production – biological and clinical implications. Progr. clin. biol. Res. (1984)

Odell, W.D.: Paraendocrine syndromes of cancer. Advanc. intern. Med. 34 (1989) 325

Polak, J.M., S.R. Bloom: Endocrine tumours. The Pathobiology of Regulatory Peptide-producing Tumours. Livingstone Edinburgh (1985)

Riccabona, G.: Tumormarker in der Endokrinologie. Wien. klin. Wschr. 101 (1989) 479

Sorensen, G.S.: Hormone production by cultures of small cell carcinoma of lung. Cancer 47 (1981) 1289

Tagnon, H.J.: Endokrine Paraneoplasien. In Gross, R. C.G. Schmidt: Klinische Onkologie. Thieme, Stuttgart (1985) 14.1

Mammakarzinom

H.J. Senn

Definition: Unter Mammakarzinom (MK) versteht man eine Gruppe bösartiger Neoplasien der Gangsysteme und Lobuli der (weiblichen) Brustdrüse mit ausgesprochen langsamem Wachstum, jedoch hoher lympho- und hämatogener Metastasierungstendenz. Das Mammakarzinom ist in den westeuropäischen Ländern nicht nur der häufigste Tumor des weiblichen Geschlechts, sondern auch der häufigste, bösartige Tumor eines einzelnen Organs überhaupt. Jede 12.–15. Frau in Zentraleuropa erkrankt während ihrer Lebenszeit an diesem Leiden. Die *Inzidenz* ist seit Jahrzehnten leicht steigend (v. a. in der Prämenopause), die *Mortalität* seit Jahrzehnten konstant. Da die *Pathogenese* immer noch weitgehend unbekannt ist (genetische Prädisposition, endokrine und/oder virale bzw. chemische Kokarzinogene?), ist eine primäre Prophylaxe derzeit noch nicht möglich.

Die Hoffnung auf Behandlungsfortschritte ruhen einerseits auf verbesserter Frühdiagnose (Sekundärprophylaxe) sowie verbesserter „multimodaler" Initialtherapie durch eine systematische, adjuvante Chemo- und/oder Hormontherapie (Tertiärprophylaxe) zur Verhinderung bzw. Verzögerung der schicksalsentscheidenden Metastasierung.

Klinisches Bild- und Symptome

Führendes Zeichen ist eine (in der Regel von der Patientin zuerst bemerkte) Verhärtung bzw. ein „Knoten" in der Brustdrüse, oder eine Veränderung (meistens eine Einziehung) der Brustwarze. Die wichtigsten Symptome, die zur Diagnose führen sind:

– Verhärtung bzw. Knoten in der Brust   ca. 60%
– Spannungsgefühl, Druck, Schmerz in Brust   20%
– Entzündung, Peau d'Orange   8%
– Mamillaveränderung (meist Einziehung)   6%
– Sekretion aus Mamilla   4%
– Allgemeinsymptome
  (meist schon Metastasen)   < 2%

Merke: Es ist *unabdingbar*, bei jeder allgemeinärztlichen und internistischen (Erst-)Untersuchung sorgfältig und in entspannter Rückenlage der Patientin beide Mammae sowie die regionalen Lymphknotenstationen und die wichtigsten Zielorgane einer *Metastasierung* zu untersuchen (Haut, Skelett, Lunge/Pleura, Leber). Leider sind diese potentiellen Disseminations-Lokalisationen der äußerlichen inspektorischen bzw. physikalischen Untersuchung nicht uneingeschränkt zugänglich, weshalb sich die Diagnosestellung und insbesondere die Stadieneinteilung (diagnostische Bilanz) auf ein Minimum zusätzlicher Informationen aus bildgebundenen radiologischen Verfahren sowie Laborwerten stützen muß.

Diagnostik (Primärtumoren/Metastasen)

Hauptpfeiler – und durch jeden Arzt durchführbar – bleibt die **klinische Untersuchung:**

– **Inspektion** (Patientin sitzt: Symmetrie, Größe der Mammae, Haut, Mamillen)
– **Palpation** (Patientin liegt: Konsistenz, Knoten, Verschieblichkeit)
– **Quadrantenlokalisation** des Tumorverdachts (vgl. Abb. 4.**28**)
– **Mamilla** (Einziehung, Verhärtung, Sekretion, „Ekzem", Morbus Paget?)
– **Axilla:** Lymphome? (einzeln, verbacken, beweglich?)
– **Haut** über Mamma, Brustrand, Rücken. Lymphödem des homolateralen Armes; inflammatorisches Mammarkarzinom.
– **Abdomen** (Leber? Unterleib/Ovarien?)
– **Skelett** (Schmerzen/„Rheuma", „Osteoporose" usw.)

Zusatzuntersuchungen (bei Tumorverdacht): Vorgehen vgl. grundsätzlich Abb. 4.**29**.

– **Mammographie** (immer beidseits!): routinemäßig, prophylaktisch nur bei Frauen älter als 45 Jahre, jünger nur bei Hochrisikopatientinnen mit erheblicher familiärer Belastung. Intervall alle 1–2 Jahre (Schatten, Mikroverkalkungen?).
– **Feinnadelpunktion** (FNP): Technik entscheidend – Zuweisung an onkologischen Spezialisten. Eine negative FNP dispensiert bei klinisch-radiologischem Verdacht *nicht* von einer chirurgischen Biopsie!
– **Zytologische Untersuchung** von „Zysteninhalt" oder Mamillensekret.
– **Galaktographie** (selektiv bei Mamillensekretion, -blutung).

Bekannte Risikofaktoren

Faktor	Risiko „Hoch"	Risiko „Tief"	Relatives Risiko
Familiäre Belastung	Mammakarzinom bei Mutter, Schwester		
	1 Person		3–4×
	2 Personen		8–9×
Familienstand	ledig	verheiratet Kinder	2×
Menarche	früh	spät	1,5×
Ionisierende Strahlen (Thorax)	>90 cGy	<90 cGy	3–5×
Frühere Adenokarzinome	ja	nein	
– Brust	ja	nein	5×
– Gynäkologischer Bereich	ja	nein	3×
– Kolorektal	ja	nein	3×
Proliferierende Mastopathie	ja	nein	5×

– **Thermographie** und **Sonographie** tragen nach Ansicht der meisten Untersucher wenig zum Abklärungsgang bei.

Merke: *Wichtigste, beweisende Untersuchung* ist nach wie vor die chirurgische Exstirpation und histologische Untersuchung der palpatorisch und/oder in bildgebenden Verfahren verdächtigen Läsion!
Unabdingbar ist heute (zur korrekten Therapiewahl und zur Prognoseabschätzung) die Bestimmung der *Hormonrezeptoren* am Primärtumor, evtl. auch später bei zugänglichen Metastasen.

Untersuchungen bei gesicherter Diagnose: Bei histologisch gesicherter Diagnose eines Mammakarzinoms gilt es, auf vertretbare Weise das Ausmaß eines allfälligen disseminierten Tumorverdachts zu ergründen. Dieser Untersuchungsgang beinhaltet aus internistischer Sicht:

Routinemäßig:
– Thorax-Röntgenbild (in 2 Ebenen)
– Mammographie der Gegenseite (falls nicht schon erfolgt)
– Basis-Skelettszintigramm (als Vergleichsbasis für spätere Kontrollen bei klinischem Metastasierungsverdacht)
– Abdominale Sonographie (Leber, Ovarien?)
– Labor: kleines Blutbild (Hb, Lc, Tc), serumchemisches Profil (v.a. AP, Ca, Creatinin, Harnsäure)
– Die sogenannten „Tumormarker" (CEA, CA-153) helfen wenig bei der Diagnosestellung eines Mammakarzinoms, sind jedoch u.U. im Therapieablauf bei Metastasierung wichtige Verlaufsparameter.

Nur selektiv bei klinischem Verdacht:
– Gezielte Skelettröntgenbilder (bei lokalisierten Skelettschmerzen)
– Abdominales CT (Leber- und retroperitoneale LK-Metastasen)

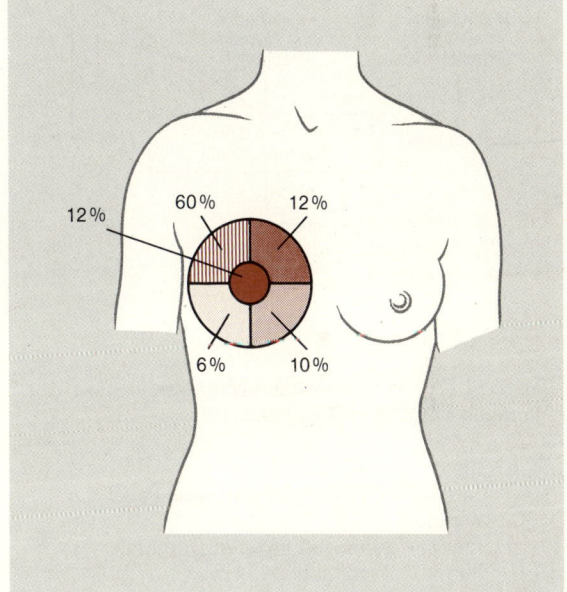

Abb. 4.**28** Karzinomverteilung in den Quadranten der rechten Brust (nach Senn, H. J.: Checkliste Onkologie, 3. Aufl. Thieme 1992)

– Schädel CT (Hirnmetastasen?)
– Abklärung endokriner Zusatzparameter (z.B. bei Hyperkalzämie).
– Evtl. Neubestimmung der Hormonrezeptoren im Tumorgewebe aus Lokalrezidiven bzw. Fernmetastasen.

Differentialdiagnose

Merke: Nicht jeder in der Mamma tastbare Befund ist ein Mammakarzinom, doch ist jede solche tast- oder sichtbare Läsion bis zum Beweis des Gegenteils als *tumorverdächtig* zu betrachten!

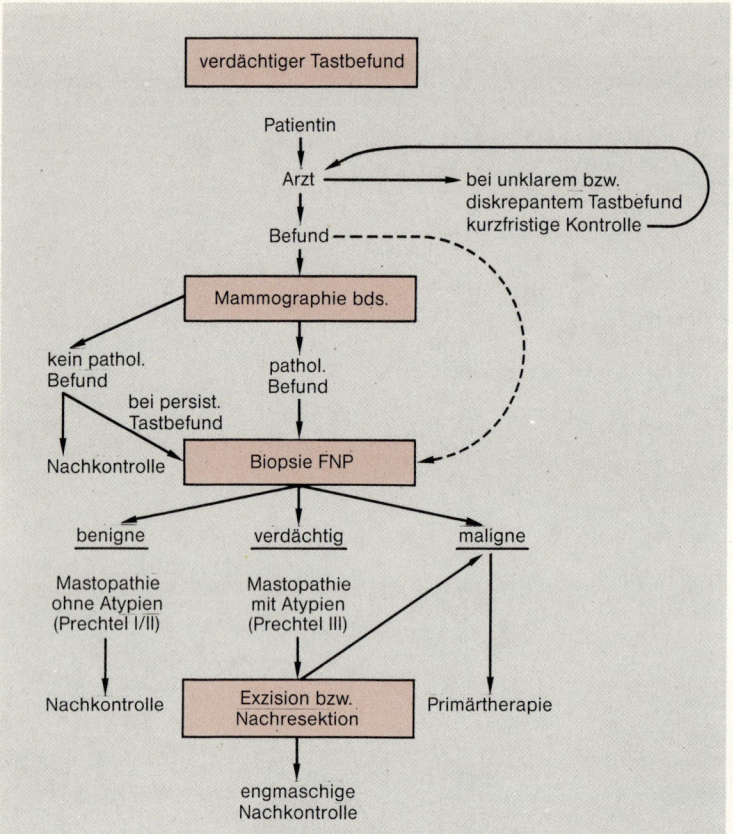

Abb. 4.**29** Flußdiagramm der diagnostisch-therapeutischen Schritte bei „verdächtigem" Palpationsbefund in der Mamma (nach Senn, H. J.: Checkliste Onkologie, 3. Aufl. Thieme 1992)

Tabelle 4.**17** Internationale TNM-Klassifikation des Mammakarzinoms (UICC, klinisch)

T:	**T**umor (Primärtumor)
T_{is}	Carcinoma in situ, oder Morbus Paget der Mamille
T_1	Tumor < 2 cm, (im größten Durchmesser)
T_2	Tumor > 2 cm, aber > 5 cm
T_3	Tumor > 5 cm
T_4	Tumor jeder Größe, mit direkter Ausdehnung auf Brustwand (Muskel, Faszie) und/oder Haut
T_{4C}	Spezialfall: inflammatorisches MK
N	**N**oduli (Regionale, ipsilaterale Lymphknoten [LK-]Metastasen)
N_0	keine axillären vergrößerten LK tastbar
N_1	vereinzelte LK axillär, untereinander und mit Haut sowie anderen Strukturen verschieblich
N_2	axilläre LK, untereinander und mit Haut sowie anderen Strukturen verbacken
N_3	LK entlang A. mammaria interna
N−	histologisch nodal-negative axilläre LK (mindestens 8−10 untersucht)
N+	histologisch nodal-positive axilläre LK (Zahl befallener/Zahl untersuchter LK)
M	**M**etastasen (Fernmetastasen)
M_1	keine nachweisbar
M_2	vorhanden

Differentialdiagnostisch in Betracht zu ziehen sind:

- Gutartige, degenerative Mammaveränderungen (Zysten, Galaktozelen, Fibroadenosis mammae)
- Gutartige Tumoren (Fibroadenome, Milchgangpapillome, Akanthome der Brusthaut u. a.)
- Traumafolgen (Narben, lipophages Granulom u. a.)

Tumorklassifikation

Mammakarzinome werden heute weltweit gemäß der **TNM-Klassifikation** eingeteilt (Tab. 4.**17**). Diese hilft insbesondere den chirurgischen und gynäkologischen Operateuren, die Resultate der Primärtherapien international zu vergleichen und ist für die *Prognose* sowie die Indikationsstellung für adjuvante Therapiemaßnahmen von großer praktischer Bedeutung (Abb. 4.**30**). Für den Hausarzt und den internistischen Onkologen, welcher oft Patientinnen im metastasierenden Stadium sieht, ist die TNM-Klassifikation der UICC wenig hilfreich, da sie z. B. die Hormonrezeptoren sowie insbesondere Lokalisation und Ausmaß der Fernmetastasen als prognostische Parameter nicht differenziert.

Therapie des Primärtumors

Die chirurgische Behandlung des Mammakarzinoms befindet sich derzeit in einem unübersichtlichen Übergangsstadium. Bei günstigen Tumorstadien (T_1, N_0) wird die jahrzehntelange Standardoperation (**eingeschränkte, radikale Mastektomie**) zunehmend

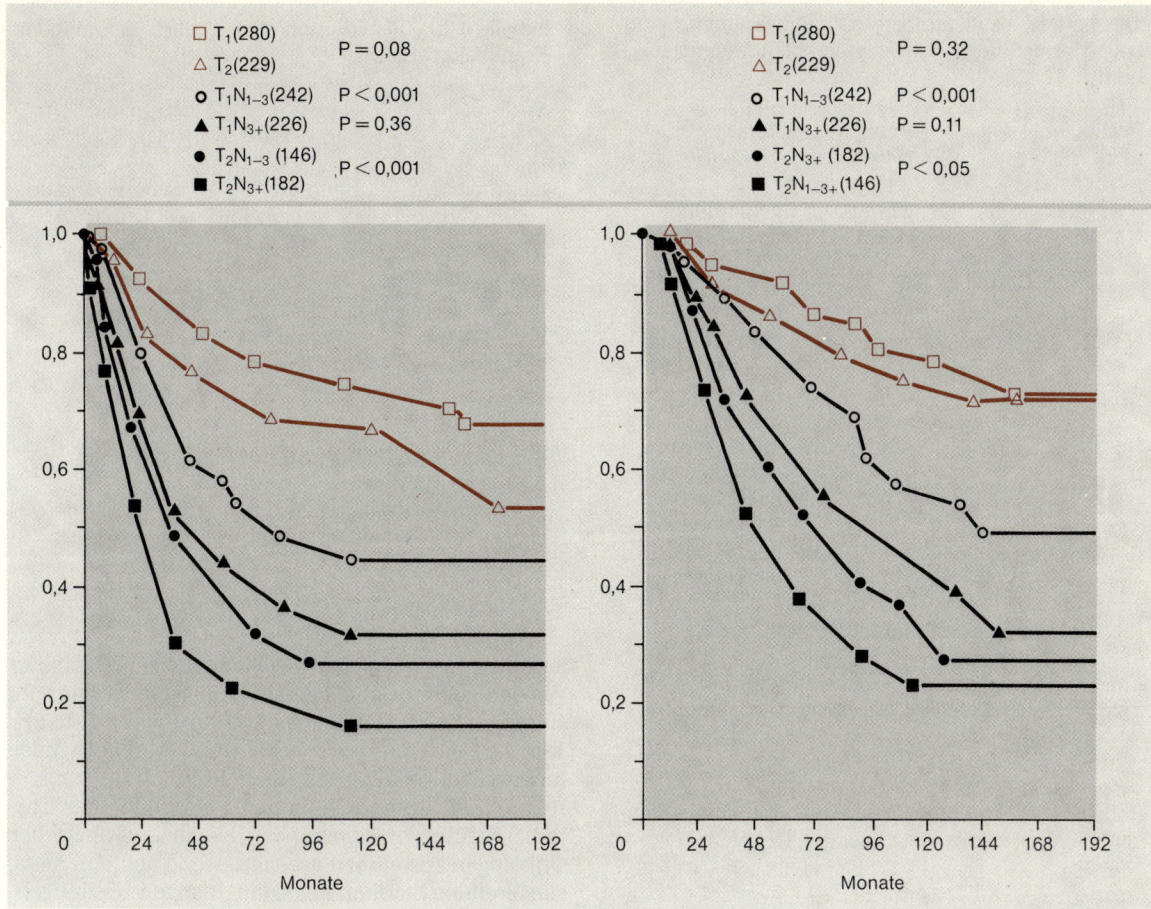

Abb. 4.**30**   Prozentuale rezidivfreie Überlebenswahrscheinlichkeit (1305 Patientinnen, aus „Natural History Data Base", Tucson/USA)

zugunsten einer brusterhaltenden **Quadrantektomie** bzw. **Tumorektomie und Nachbestrahlung** der Brust verlassen. Davon unabhängig wird (v. a. aus prognostischen Gründen) an der Entfernung und histologischen Untersuchung von mindestens 8–10 homolateralen, axillären Lymphknoten und an der Rezeptorbestimmung im Primärtumor festgehalten (vgl. unten).

Adjuvante Therapie

Die jahrzehntelang (nach radikaler Mastektomie) geübte, routinemäßige Nachbestrahlung von Brustwand und Axilla hat außer einer Senkung der Lokalrezidivrate keine prognostischen Fortschritte (insbesondere der Überlebenschance) gebracht, dafür jedoch nach „prophylaktischer Axillabestrahlung" eine deutlich erhöhte, für die Patientinnen lästige Lymphödem-Inzidenz am betroffenen Arm. Nach Mastektomien wird deshalb in den meisten führenden Tumorzentren auf eine routinemäßige **„adjuvante Nachbestrahlung"** verzichtet, bzw. eine solche bis zum Nachweis eines evtl. späteren lokoregionalen Rezidivs aufgespart.

Durchgesetzt hat sich dagegen in den letzten 10–15 Jahren eine risikoadaptierte, d. h. stadienabhängige **„adjuvante Chemo- bzw. Hormontherapie"** Durch diese postoperativen, systemischen Zusatztherapien ist es möglich geworden, die rezidivfreie Überlebenszeit deutlich zu verlängern und die längerfristigen Überlebenschancen nach 5–10 Jahren (wenn auch in begrenztem Ausmaß) zu verbessern. Dabei müssen diese positiven Effekte gegen die initialen Nebenwirkungen abgewogen werden. Die heutigen, einigermaßen gesicherten **Indikationen** finden sich in Tab. 4.**18**, die im deutschen Sprachbereich dafür am meisten gebräuchlichen Therapieprogramme in Tab. 4.**19**. Diese Behandlungen und deren Indikationsstellung erfordern die Zusammenarbeit mit erfahrenen, internistischen **Onkologen**, sind jedoch in der ambulanten Praxis gut durchführbar.

Therapie im metastasierenden Stadium

Die einfachste (und prognostisch günstigste Form) des Tumorrückfalls stellt das **Lokalrezidiv** in der homolateralen Brustwand bzw. den homolateralen Axilla-Lymphknoten dar. Standardtherapien sind (wenn technisch möglich) die chirurgische Exzision und/ oder die gezielte Radiotherapie. Sekundäre, adjuvante Chemo- bzw. Hormontherapien werden derzeit geprüft, ihr Wert ist noch nicht etabliert. Da auch schon beim „lokalisierten" Rezidiv eine (noch) okkulte Fernmetasierung vorliegen kann, empfiehlt sich

Tabelle 4.18 Indikationen zur adjuvanten Chemo- bzw. Hormontherapie beim operablen Mammakarzinom

Patientinnen-gruppen	Rezidiv-risiko	adjuvante Therapie
N−, ER+	gering	keine nötig
N−, ER−	höher	unklar, evtl. CMF x3−6 Zyklen
N+ (1−3 LK), prä.	hoch	CMF x6 Zyklen
N+ (1−3 LK), post.	hoch	TAM dauernd, >3 Jahre (wenn ER neg. komb. mit CMF)
N+ (≥4 LK), prä.-/post.	sehr hoch	unklar FAC oder CMF x6 Zyklen, evtl. komb. mit TAM bei ER pos. (->Studien)

ER	=	Östrogenrezeptorgehalt (pos. bei ≥ 10fmol/mg)
CMF	=	Chemotherapie + Schema, vgl. Tab. 4.19
TAM	=	Tamoxifen (Antiöstrogen) 20 mg/Tag p.o., dauernd

Tabelle 4.19 Gebräuchliche Chemotherapie-Schemata in der (adjuvanten) Therapie des Mammakarzinoms)

CMF	Cyclophosphamid p.o. + Methotrexat i.v. + Fluorouracil i.v.
LMF	Chlorambucil p.o. + Methotrexat i.v. + Fluorouracil i.v.
FAC (FEC)	Fluorouracil + Adriamycin (oder Epirubicin) + Cyclophosphamid i.v.
VAC (VEC)	(Vincristin) + Adriamycin (oder Epirubicin) + Cyclophosphamid i.v.

Tabelle 4.20 Risikogruppen bezüglich spontanem Krankheitsverlauf

Kriterium	Günstig ("low risk")	Ungünstig ("high risk")
metastas. Typ	Haut, LK, Pleura, Skelett	viszerale Organe, v.a. Leber, ZNS
tumorfreies postop. Intervall	≥2 Jahre	<2 Jahre
Wachstums-kinetik	langsam	schnell
Allgemein-zustand	gut (0−1)*	schlecht (≥2)*
Hormonrezepto-ren (Hormon-therapie!)	hoch-positiv	negativ (tief)
Alter	>55 Jahre	<55 Jahre

* Aktivitätsindex s. Tab. 4.22

ler sowie zytostatischer Medikamente zur Verfügung. Wesentlicher für die Patientinnen ist allerdings ihr sinnreich **gestaffelter, risikoadaptierter Einsatz.** Tab. 4.21 gibt dazu eine heute weit verbreitete Anleitung, wobei onkologisch unerfahrene Ärzte zur korrekten Indikationsstellung und Beurteilung der Therapieschritte vorteilhafter mit einem internistischen Onkologen zusammen arbeiten. Wenn auch im metastasierenden Stadium keine langfristigen „Heilungen" mehr möglich sind, können bei adäquater Behandlungsstellung bei 60−70% der Patientinnen jahrelange, sozial wertvolle **Tumorrückbildungen** bzw. **Stabilisierungen des Krankheitsverlaufs** mit verbesserter Lebensqualität erzielt werden (Tab. 4.22). Die mittlere Remissionsdauer pro Therapiesequenz beträgt 8−12 Monate, die mittlere Überlebenszeit ab Therapiebeginn (bzw. Feststellung der Metastasierung) 2−3 Jahre, bei „low risk" viel länger!

Spezielle Situationen und Komplikationen

Ca. 20−30% der Mammakarzinom-Patientinnen erkranken im Rahmen ihrer Metastasierung an einem **malignen (meist homolateralen) Pleuraerguß**, seltener (auch) an einer neoplastischen, exsudativen **Perikarditis**. Diese respiratorischen bzw. hämodynamischen **Notfallsituationen** lassen sich meist durch einfache, physikalische Untersuchungsmethoden und ein konventionelles dorsoventrales Thoraxröntgenbild diagnostizieren, nötigenfalls ergänzt durch eine thorakale Sonographie. Solche Patientinnen gehören notfallmäßig hospitalisiert zur entlastenden **Drainage** der entsprechenden Körperhöhlenergüsse; ambulante Punktionen sollten wegen der hohen Pneumothoraxfrequenz vermieden werden! Da die nötigen **Verödungen** (Pleurodese) meistens nur Teilaspekt einer disseminierten, progredienten Metastasierung sind, drängen sich in der Regel weitergehende, diagnostische und therapeutische Maßnahmen auf.

in dieser Situation jedenfalls eine erneute, diagnostische Bilanz (vgl. oben).

Über 60% der ursprünglich in kurativer Absicht operierten Frauen mit Mammakarzinom erkranken innerhalb von 10 Jahren postoperativ an einer **systemischen Metastasierung** (Haut, glandulär, Skelett, Viszera). Sie benötigen bei progredienter, symptomatischer Krankheit in der Regel gestaffelt einzusetzende, risikoadaptierte Therapieschritte (palliative Chemo- bzw. Anti-Hormontherapien, palliative Radiotherapie, palliativ-orthopädische Eingriffe bei pathologischen Frakturen usw.). Von großer, praktisch-therapeutischer Bedeutung ist dabei die Bewertung der prognostischen **Risikogruppe** bezüglich des spontanen Krankheitsverlaufs (Tab. 4.20). Dadurch wird in der Regel das therapeutische Vorgehen bestimmt.

Zur Therapie des metastasierenden Mammakarzinom steht heute eine ganze Reihe (anti-)hormona-

Tabelle 4.**21** Möglicher, gestaffelter Therapieablauf bei Patientinnen mit metastasierendem Mammakarzinom

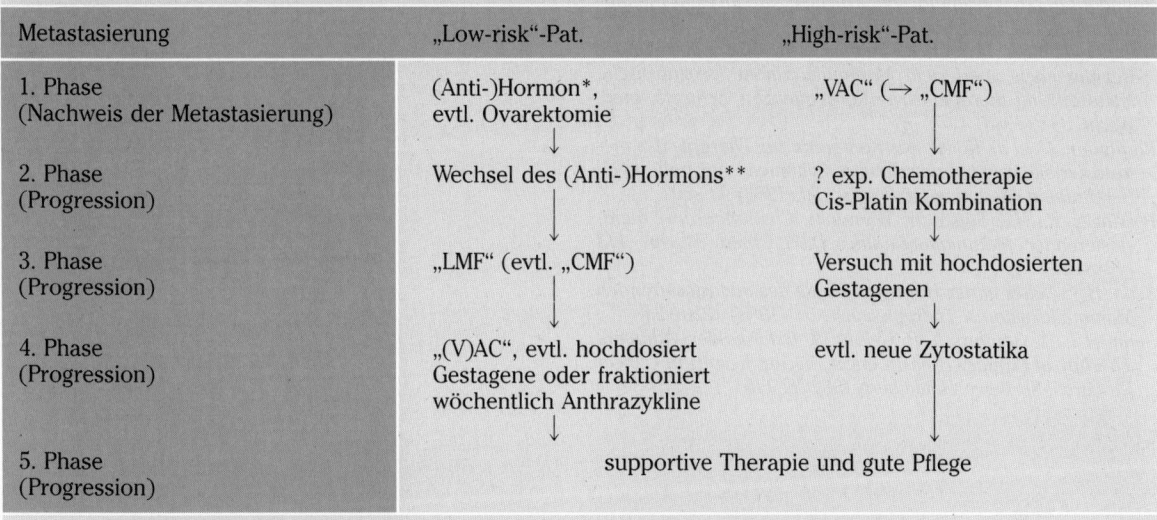

Metastasierung	„Low-risk"-Pat.	„High-risk"-Pat.
1. Phase (Nachweis der Metastasierung)	(Anti-)Hormon*, evtl. Ovarektomie ↓	„VAC" (→ „CMF") ↓
2. Phase (Progression)	Wechsel des (Anti-)Hormons** ↓	? exp. Chemotherapie Cis-Platin Kombination ↓
3. Phase (Progression)	„LMF" (evtl. „CMF") ↓	Versuch mit hochdosierten Gestagenen ↓
4. Phase (Progression)	„(V)AC", evtl. hochdosiert Gestagene oder fraktioniert wöchentlich Anthrazykline ↓	evtl. neue Zytostatika ↓
5. Phase (Progression)	supportive Therapie und gute Pflege	

* i.d.R. Tamoxifen, ** i.d.R. Aromatasehemmer oder Gestagen

Ca. 10–20% der Patientinnen mit Mammakarzinom entwickeln im Verlauf ihrer Krankheit eine symptomatische **Hyperkalzämie**, sei es „paraneoplastisch" (durch Tumorgewebe gebildete Parathormon- oder Vitamin-D-ähnliche Substanzen!) oder „mechanisch", durch Tumorbefall des Skeletts. Diese potentiell letale Stoffwechselkomplikation ist bei rasch auftretendem Zerfall des Allgemeinzustands, Müdigkeit, neuromuskulärer Schwäche sowie Dehydration zu vermuten und durch entsprechende Laboruntersuchungen auszuschließen (Elektrolyte, Nierenparameter! Cave: Verwechslung mit „Hirnmetastasen", „Tumorprogression" und „Therapie-Nebenwirkungen"!). Solche Patientinnen sollten umgehend **hospitalisiert** werden, zwecks parenteraler Rehydration und Senkung des Calciumspiegels (Bisphosphonate, Mithramycin, Furosemid). Die kurzfristige Prognose (Behebung der Stoffwechselentgleisung) ist bei 80–90% der Patientinnen günstig, die längerfristige Prognose leider schlecht.

Ca. 5–10% der Mammakarzinom-Patientinnen kommen erst im **lokal fortgeschrittenen** Stadium (T4, a,b) oder als sog. **„inflammatorisches Mammakarzinom"** zur Diagnose. Diese Fälle sind gekennzeichnet durch eine frühzeitige Fernmetastasierung und (bei alleiniger Lokaltherapie durch Radiotherapie und/oder Chirurgie) durch eine äußerst ungünstige Prognose. Die Entwicklung geht deshalb in Richtung **primäre intensive Chemotherapie** (FAC, VAC oder CMF-Schemata, vgl. Tab. 4.**19**, mit der Möglichkeit sekundärer radiotherapeutischer und/oder operativer Zusatzbehandlungen. Die Prognose entspricht bei diesem Vorgehen derjenigen des metastasierenden Stadiums. Mittleres Überleben 2–3 Jahre, 20–30% Überlebende nach 5 Jahren.

Tabelle 4.**22** Beschreibung des „Aktivitätsindex" (Allgemeinzustand)

Nach Zubrod (WHO, SAKK):	Nach Karnofsky
0 Normale körperliche Aktivität, keine besondere Pflege erforderlich	100 Normale Aktivität, keine Beschwerden, kein Hinweis für Tumorleiden
1 Mäßig eingeschränkte körperliche Aktivität und Arbeitsfähigkeit, nicht bettlägerig	90 Geringfügig verminderte Aktivität und Belastbarkeit
	80 Normale Aktivität nur mit Anstrengung, deutlich verringerte Aktivität
2 Arbeitsunfähig, meist selbständige Lebensführung, wachsendes Ausmaß an Pflege und Unterstützung notwendig, weniger als 50% bettlägerig	70 Unfähig zu normaler Aktivität, versorgt sich selbständig
	60 Gelegentliche Hilfe, versorgt sich noch weitgehend selbst
3 Unfähig, sich selbst zu versorgen, kontinuierliche Pflege oder Hospitalisierung notwendig, rasche Progredienz des Leidens, mehr als 50% bettlägerig	50 Ständige Unterstützung und Pflege, häufige ärztliche Hilfe erforderlich
	40 Überwiegend bettlägerig, spezielle Hilfe erforderlich
4 100% krankheitsbedingt bettlägerig	30 Dauernd bettlägerig, geschulte Pflegekraft notwendig
	20 Schwerkrank, Hospitalisierung, aktive supportive Therapie
	10 Moribund

Weiterführende Literatur

Bonadonna, G.: Conceptual and Practical Advances in the Management of Breast Cancer. J. clin. Onc. 7 (1989) 1380−97

Brunner, K.W., F. Harder, R. Greiner, et al: Das loko-reginäre Rezidiv nach operiertem Mammakarzinom: prognostische Faktoren und therapeutische Konsequenzen. Schweiz. med. Wschr. 118 (1988) 1976−81

Kaufmann, M. et al: Konsensus-Konferenz zur Therapie des metastasierten Mamnmakarzinoms: Leitlinien zur palliativen Behandlung. Münch. med. Wschr. 130 (1988) 93−102

Possinger, K., H.J. Sauer, W. Wilmanns: Chemotherapie metastasierender Mammakarzinome. Dtsch. med. Wschr. 113 (1988) 224−31

Senn, H.J.: Neues in der Hormontherapie des metastasierenden Mammakarzinoms. Therapiewoche 38 (1988) 3220−24

Senn, H.J., A. Goldhirsch, R. Gelber, B. Osterwalder: Adjuvant Therapy of Primary Breast Cancer. Recent Results in Cancer Research. Springer, Heidelberg 1989 (p. 115)

5 Krankheiten der Niere und der ableitenden Harnwege

N. Braun

S. Degenhardt

H. V. Henning

K. W. Rumpf

F. Scheler

R. Verwiebe

M. H. Weber

Glomerulonephritisformen

F. Scheler, M. H. Weber und *N. Braun*

Definition: Als Glomerulonephritis (GN) bezeichnen wir eine Reihe von akuten, rapid-progressiven oder chronischen, bilateralen, entzündlichen, nicht eitrigen, diffusen oder herdförmigen Nierenerkrankungen, bei denen sich der Krankheitsprozeß vorwiegend in den Glomeruli abspielt. Darüber hinaus werden histologisch weniger ausgeprägte Läsionen an anderen kleinen Nierenarterien gefunden. Es gibt Hinweise dafür, daß noch genauer zu definierende Antigene über einen Antigen-Antikörper-Mechanismus die „Zweitkrankheit" Glomerulonephritis auslösen. Eine gesteigerte individuelle Krankheitsempfänglichkeit gegenüber einer Glomerulonephritis aufgrund besonderer Konstellationen der Histokompatibilitätsantigene des Patienten muß für verschiedene GN-Formen angenommen werden.

Häufigkeit

Glomerulonephritiden bilden mit über 50% der Fälle die häufigste Ursache der dialysebedürftigen chronischen Niereninsuffizienz. Das männliche Geschlecht überwiegt mit 62 bis 64%. Das mittlere Erkrankungsalter liegt im 3. Lebensjahrzehnt. Die Erkrankung kann je nach histologischer Form schon in jüngerem Lebensalter zur terminalen Niereninsuffizienz führen. In einer neueren prospektiven Studie zur Epidemiologie der Glomerulonephritiden im Großraum Manchester wurde festgestellt, daß sich 56% der Patienten mit einem nephrotischen Syndrom (NS), 32% mit asymptomatischer Proteinurie, 7% mit Hämaturie, 3% mit eingeschränkter Nierenfunktion 1,5% mit akutem nephritischen Syndrom und 0,5% mit Oligurie/Anurie dem Arzt präsentierten. In dieser Studie waren innerhalb von 6 Jahren nach Beginn der Erkrankung mehr als ein Drittel der Patienten verstorben.

Bei einer eigenen retrospektiven Auswertung der Daten von 49 Patienten mit Glomerulonephritis fanden sich die folgenden Symptome und klinischen Zeichen in absteigender Häufigkeit: Proteinurie, Hämaturie, Zylindrurie, Hypertonie, Ödeme, Hypalbuminämie sowie, bei Verminderung des Glomerulusfiltrates, eine Erhöhung der harnpflichtigen Substanzen im Serum (Azotämie). Einzelne Symptome wurden zum Teil bis zu 25 Jahre vor der terminalen Niereninsuffizienz festgestellt, ihre Häufigkeit begann jedoch signifikant etwa 6 Jahre vor Dialysebeginn zu steigen (Tab. 5.**1**).

Anamnese und körperliche Untersuchung

Der Patient mit Verdacht auf eine glomeruläre Nierenerkrankung gibt dem Arzt oft nur wenige, unspezifische Beschwerden an, oder er ist gänzlich symptomfrei. Proteinurie, mikroskopische Hämaturie, oder Hypertonie werden nicht selten als Zufallsbefund bei einer Routineuntersuchung entdeckt. Um so wichtiger ist die genaue Erfassung der Anamnese (Alter, Geschlecht, Familienanamnese, Infekte der oberen Luftwege, Polyurie, Nykturie, Harnmenge, Verfärbung und/oder Schäumen des Urins, Kopfschmerzen, Leistungsabfall, geschwollene Beine und Augenlider, blutiger Auswurf). Andererseits kann eine Glomerulonephritis auch akut bis perakut verlaufen und einen internistischen Notfall darstellen.

Bei der körperlichen Untersuchung ist neben dem Allgemeinzustand und dem Blutdruckverhalten besonders auf Hautveränderungen (blaß-gelbliche Hautfarbe, vaskulitische Infiltrate an den Fingern und Zehen, Lupuserythem), Ödeme und Klopfschmerz der Nierenlager zu achten. Die Auskultation des Herzens kann Hinweise auf eine urämische Perikarditis geben (Tab. 5.**2**).

Bildgebende Verfahren

Die **abdominelle Sonographie** bildet heute die Basis der bildgebenden Diagnostik renaler Erkrankungen. Mit ihr lassen sich Lage und Größe der Nieren, die Breite des Parenchymsaums, das Vorhandensein von Kalkuli, Nierenzysten oder -tumoren und eine Hydronephrose diagnostizieren.

Intravenöse Urographie, Isotopendiagnostik, Computertomographie, venöse digitale Subtraktionsangiographie und/oder selektive Angiographie der Nierenarterien gehören nicht zu den bildgebenden Verfahren der ersten Wahl in der Diagnostik einer Glomerulonephritis. Sie sind aber zur Beurteilung des Nierenbeckens und des Ureterenverlaufs unentbehrlich und werden gelegentlich zum Ausschluß anderer Nierenerkrankungen herangezogen (Cave: kontrastmittelinduziertes Nierenversagen bei vorbestehender Niereninsuffizienz!).

Laboruntersuchungen

Mit der nichtinvasiven Harnanalytik steht ein sensitives Instrumentarium zur Diagnostik von Nierenerkrankungen zur Verfügung. Die Untersuchung der Proteinurie und der Erythrozyturie ist dabei für die Differentialdiagnose und die Verlaufsbeobachtung

Tabelle 5.1   Synopsis der primären Glomerulonephritiden

Klinik	Hauptsymptome	Typische Morphologie	Immunologie
akutes nephritisches Syndrom	Hämaturie, PU, Ödeme, Hypertonie, milde Azotämie,	endokapilläre GN EM: humps	IK-Nephritis C_3, IgG, IgM, Fibrin
rapid progressive GN	schwere Azotämie, (ANV), Hypertonie, PU, Hämaturie, evtl. Hämoptysis	extrakapilläre, nekrotisierende GN LM: Halbmonde	1. lineare IF (Anti-GBM-GN) 2. Granuläre IF 3. Unspezifische IF
nephrotisches Syndrom	große PU, Ödeme, Hypalbuminämie, Hyperlipidämie	− Minimalläsionen − FSGS − MPGN − MGN	negativ oder IgM IgM, C_3 C_3, (IgG, IgM) IgG, C_3
oligosymptomatische GN (chronisch)	mäßige PU, Hypertonie, +/− Hämaturie, +/− NI	−mesangioprolif. GN einschl. IgA-Nephritis	IgA

GN	Glomerulonephritis	LM Lichtmikroskopie	FSGS	Fokal-segmentale Glomerulosklerose	ANV Akutes Nieren- versagen
PU	Proteinurie	IF Immunfluoreszenz	MPGN	Membranoproliferative Glomerulonephritis	NI Niereninsuffi- zienz
IK	Immunkomplex	EM Elektronenmikroskopie	MGN	Membranöse Glomerulonephritis	GBM Glomeruläre Basalmembran

von Glomerulonephritiden von besonderer Bedeutung.

Proteinurie

Daß das Symptom „Proteinurie" zu einem der wichtigsten Indikatoren für das Vorliegen einer glomerulären Nierenerkrankung gerechnet wird, ist ganz wesentlich der berühmten Publikation des englischen Klinikers Richard Bright von 1827 zu verdanken. Viele Jahrzehnte lang wurden „nephrotisch" verlaufende Erkrankungen, unabhängig von ihrer tatsächlichen Genese, mit dem Terminus „Brightsche Erkrankung" belegt. Zahlreiche bedeutende Chemiker und Kliniker, von Esbach (1874) bis Bradford (1976), bemühten sich in der Folge, möglichst exakte Eiweißbestimmungsmethoden zu entwickeln und in die Harnanalyse einzuführen.

Proteine sind im Urin gesunder Individuen immer nachweisbar. Die physiologische Ausscheidung liegt in einem Bereich zwischen 50 und 150 mg/24 Stunden, abhängig von der Bestimmungsmethode und der körperlichen Aktivität. Somit scheint die Unterscheidung zwischen normaler und pathologischer Proteinurie eher ein quantitatives als ein qualtitatives Problem zu sein.

Der Verlust von Proteinen in den Endharn wird trotz einer täglichen Plasmafiltration von ca. 170 l durch ein kaskadenartig hintereinandergeschaltetes System aus glomerulärer Plasmafiltration und tubulärer Reabsorption weitgehend verhindert. Die glomeruläre Filtration von Plasmabestandteilen erfolgt in Abhängigkeit von der renalen Hämodynamik, der Plasmakonzentration und dem hydrodynamischen Radius der Proteine sowie den Selektionseigenschaften der glomerulären Ultrafiltrationseinheit. Makromoleküle (z. B. Albumin [MG 66500], Transferrin [MG 77000], Immunglobuline [MG 150000−935000]) werden bereits durch die größen- und ladungsselektiven Eigenschaften der glomerulären Basalmembran und der sie flankierenden Zellen (Endothel- und Epithelzellen) im Plasma zurückgehalten. In das Ultrafiltrat treten im wesentlichen kleinmolekulare Proteine (Mikroproteine) über, die während der anschließenden Passage im proximalen Tubulus zu weit über 90% rückresorbiert werden. Auf diese Weise erscheinen im normalen Endharn lediglich geringe Mengen an Albumin (bis 20 mg Tag), kleinmolekulare Plasmaproteine, renale Strukturproteine und tubulär sezerniertes Eiweiß wie das Tamm-Horsfall-Protein (bis 40 mg/ Tag).

Methoden der Proteinuriediagnostik: Harnproteine können quantitativ und qualitativ untersucht werden. Die quantitative Proteinanalyse des Harns gliedert sich in zwei Bereiche, nämlich in die Bestimmung des Gesamteiweißes im Urin und in die Einzelprotein- bzw. Enzymbestimmung.

Gesamteiweißbestimmung: Es gibt eine zunehmende Tendenz, sensitive Laborautomatenverfahren (beispielsweise die nephelometrische Trichloressigsäure-Fällungsmethode) einzusetzen. Hiermit lassen sich alle Bereiche des Proteiniespektrums (je nach Meßbereichseinstellung von 30 mg bis über 7000 mg) bestimmen. Die klinische Information aus der Gesamteiweißbestimmung reduziert sich allerdings im allgemeinen auf die Möglichkeit, zwischen „nephrotischen" und „nicht-nephrotischen" Krankheiten zu unterscheiden bzw. bei positivem Harnteststreifenbefund eine weitergehende Suchdiagnostik einzuleiten.

Einzelproteinbestimmung im Harn: Die Bestimmung einzelner Proteine und -enzyme eignet sich zur Differenzierung von glomerulären und tubulären

Tabelle 5.**2** Untersuchungsverfahren bei Verdacht auf glomeruläre Erkrankungen

Klinik:	Ödeme, Allgemeinzustand (Muskulatur), Hautveränderungenen, Fötor, Gesichtsrötung
Blutdruck:	Aufgehobener zirkadianer Rhythmus
Urin:	Proteinurie quantitativ/qualitativ, Erythrozytenmorphologie, Ausscheidung von Zylindern
Sonographie:	Nierengröße, Seitensymmetrie, -asymmetrie, Parenchym-Pyelon-Verhältnis
Blutunter-suchungen:	BSG, C-reaktives Protein, Blutbild (Anämie, Fragmentozyten, Leukozytenzahl, -verschiebung), S-Kreatinin, evtl. S-α_1-Mikroglobulin, Harnstoff-N, Harnsäure, Gesamteiweiß, Lipidstatus, Serum-Elektrophorese, Gesamt-Immunglobuline, Komplementfaktoren, Antikörper: Anti-GBM, anti-DNA, ACPA/ANCA, nephritischer Faktor (neF)
Nierenbiopsie:	Tripel-Diagnostik: Lichtmikroskopie, Immunhistologie, Elektronenmikroskopie

Erkrankungen. Um die Verwendung von Spontanurin zu ermöglichen (2. Morgenurin), sollte die Protein-konzentration auf die Kreatininkonzentration des Harns bezogen werden (Protein-Kreatinin-Index). Als besonders wichtige Indikatorproteine und -enzyme des Harns gelten Albumin, α_1-Mikroglobulin, Transferrin, Immunglobulin G und Leichtketten, auch das lysosomale Enzym N-acetyl-β-D-Glucosaminidase (βNAG).

Glomeruläre Indikatoren: Albumin hat sich besonders bei Diabetikern und Hypertonikern als ein sensitiver Parameter der frühen Nephropathieentwicklung erwiesen (sog. Mikroalbuminurie). Bei primären Glomerulopathien dient es zur Differenzierung hochmolekularer (glomerulärer) Proteinurieformen, die mit einem Verlust an Größen- und Ladungsselektivität einhergehen. Die Albuminbestimmung kann durch Messung der Transferrin- bzw. IgG-Konzentration im Harn ergänzt werden.

Tubuläre Proteine und Enzyme: Proximal-tubuläre Schädigungen zeichnen sich frühzeitig durch eine Reabsorptionsstörung für glomerulär filtrierte Mikroproteine aus. Das α_1-Mikroglobulin (α_1-M), ein kleinmolekulares Protein aus der Familie der Lipocaline, ist für eine zuverlässige Einzelproteinbestimmung im Urin besonders geeignet, da es im Gegensatz zum β_2-Mikroglobulin eine hohe Stabilität bei Körpertemperatur und niedrigem Harn-pH ($< 5,5$) aufweist. Schädigungen der Nierentubuli bei fortschreitender Niereninsuffizienz, bei interstitieller Nephritis und chronischer Pyelonephritis, führen zu erhöhten a_1-M-Konzentrationen im Harn. Ein weiteres, ebenfalls diagnostisch verwendbares Lipocalin ist das Retinol-bindende Protein (RBP).

Die N-acetyl-β-D-Glucosaminidase (βNAG; EC 3.2.1.30), ein lysosomales, in den proximalen Tubulusabschnitten lokalisiertes Enzym, wird bei Diabetikern und Hypertonikern, bei chronischer Glomerulonephritis sowie unter dem Einfluß tubulotoxischer Medikamente in pathologischen Konzentrationen ausgeschieden.

Elektrophoretische Differenzierung der Proteinurie: Das Spektrum der mit dem Harn ausgeschiedenen Proteine läßt sich mit der Polyacrylamidgel-Elektrophorese (PAGE) anhand ihrer jeweiligen Molekulargewichte erfassen. Um Störungen der Wanderung im elektrischen Feld aufgrund der Eigenladung der Proteine auszuschalten, belädt man die Moleküle zuvor gleichmäßig mit einem negativen Ladungsträger (SDS), so daß die Proteintrennung lediglich nach Molekülgröße und -form erfolgt. In der qualitativen Bewertung der Proteinurie genießt heute die miniaturisierte SDS-PAGE (Mikro-SDS-PAGE) einen hohen Stellenwert. Die Teilautomatisierung macht die Mikro-SDS-PAGE zu einem besonders schnellen Instrument der nichtinvasiven Früh- und Verlaufsdiagnostik renaler Erkrankungen. Mit dem Spektrum der ausgeschiedenen Harnproteine erhält der Arzt Informationen über die renale Schädigungsebene und das Ausmaß der Störung. Die gefärbten Proteinbanden können densitometrisch dokumentiert werden.

Charakteristische Proteinuriemuster und ihre klinische Relevanz (Abb. 5.**1 a** − **d**): Störungen im Bereich der verschiedenen Ebenen der Proteinfiltration und -reabsorption führen zu unterschiedlichen Proteinurieformen, die sich anhand ihrer Eiweißzusammensetzung voneinander abgrenzen lassen.

Schädigungen der glomerulären Basalmembranintegrität äußern sich im verstärkten Durchtritt hochmolekularer Plasmaproteine in den Urin. Geringere Permeabilitätsstörungen führen zu einer „selektiv-glomerulären" Proteinurie (überwiegend Albumin und Transferrin) (Abb. 5.**1 a**) Schwere glomeruläre Veränderungen haben eine „unselektiv-glomeruläre" Proteinurie zur Folge, wobei das gesamte MG-Spektrum des Plasmas bis hin zu den Makromolekülen β_2-Makrogobulin, IgM) ausgeschieden werden kann (Abb. 5.**1 b**). Bezüglich ihrer Quantität können glomeruläre Proteinurien einen weiten Bereich von einigen hundert Milligramm/Tag bis zu 40 g/Tag und mehr

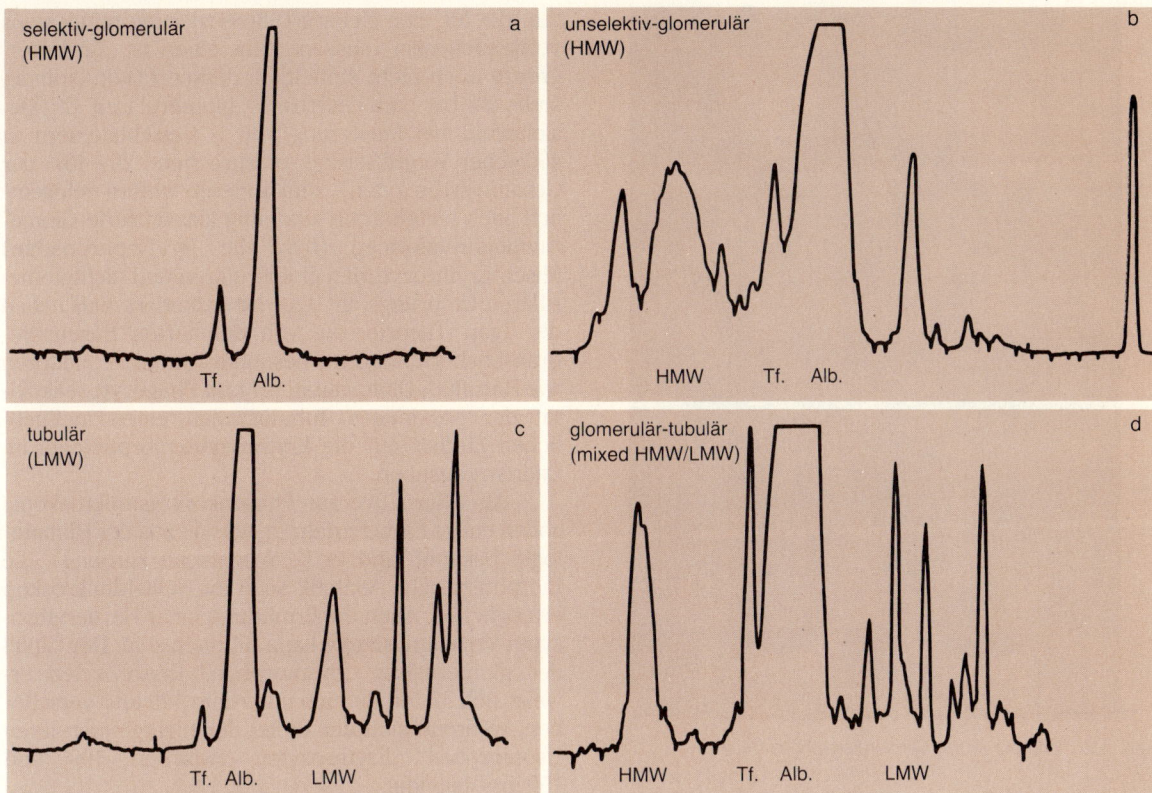

Abb. 5.1a–d Verhältnis von hochmolekularen (HMW) zu klein-molekularen (LMW) Proteinen bei verschiedenen Proteinurieformen (Mikro-SDS-PAGE)

a Selektiv-glomeruläre Proteinurie: Proteinausscheidung im Bereich von 60–90 KDa (Albumin, Transferrin); z. B. bei Minimal changes und IgA-Nephropathie
b Unselektiv-glomeruläre Proteinurie: Ausscheidung aller Serumproteinklassen bis zum α_2-Makroglobulin; bei schwerster glomerulärer Permeabilitätsstörung wie membranoproliferativer

Glomerulonephritis, Amyloidose, nekrotisierender Glomerulonephritis
c Tubuläre Proteinurie: Proteine mit einem Molekulargewicht < 67 KDa (Albumin); bei proximal-tubulären Reabsorptionsstörungen wie interstitielle Nephropathie, Pyelonephritis, akutes Nierenversagen, chronische Niereninsuffizienz
d Glomerulär-tubulärer Mischtyp: Mischproteinurie aus hoch- und niedermolekularen Proteinen; z. B. bei fortgeschrittenen proliferativen Glomerulonephritiden mit Niereninsuffizienz

umfassen (Nephrotisches Syndrom). Das unselektiv-glomeruläre Muster wird oft bei der der membranösen, membranoproliferativen und fokal-sklerosierenden Glomerulonephritis gefunden. Selektiv-glomeruläre Proteinurien beobachten wir besonders bei den glomerulären Minimalläsionen und der IgA-Nephropathie.

Die im Rahmen tubulärer und interstitieller Nephropathien auftretenden Störungen der Reabsorption von Mikroproteinen sind gekennzeichnet durch eine kleinmolekulare „tubuläre" Proteinurie (Abb. 5.1c). Eine tubuläre Proteinurie überschreitet selten 1–2 g/Tag. Andererseits schließt ein quantitativ normaler Wert eine tubuläre Proteinurie nicht aus, da die meisten Proteinbestimmungsmethoden die kleinmolekularen Proteine nur ungenügend erfassen.

Glomerulopathien mit tubulärer Beteiligung (z. B. fortgeschrittene Niereninsuffizienz auf dem Boden einer Glomerulonephritis) zeigen oft ein Mischbild aus glomerulären und tubulären Proteinen (Abb. 5.1d).

Die Filtration großer Mengen monoklonaler Immunglobulin-Leichtketten beim Plasmozytom führt zur Erschöpfung der tubulären Rückresorptionsmechanismen für diese Proteine und zur vermehrten Ausscheidung im Urin (Bence-Jones-Proteinurie, s. Kapitel „Nephropathien bei monoklonalen Gammopathien").

Postrenale Serumbeimengungen zum Harn lassen sich heute elektrophoretisch oder quantitativ durch die Bestimmung des glomerulär nicht filtrierbaren Apo-Lipoproteins A1 identifizieren.

Hämaturie

Rotverfärbung des Harns führt den Patienten in der Regel innerhalb kurzer Frist zum Arzt (Abb. 5.2). Liegt als Ursache eine Makrohämaturie vor, werden je nach Alter, Geschlecht und Anamnese des Patienten verschiedene diagnostische Schritte abzuwägen sein, die zum Ziel haben, renale von extrarenalen Blutungsursachen abzugrenzen. Bei Jugendlichen mit episodenhafter Makrohämaturie muß an eine IgA-

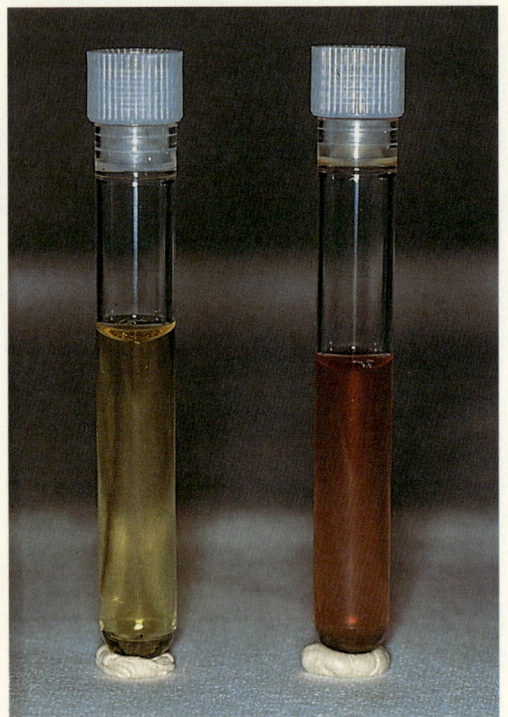

Abb. 5.**2**   Urin bei akuter Glomerulonephritis (rechts)

ten, die für eine sichere Differenzierung mindestens vorhanden sein müssen. Zum einen ist die Untergrenze noch nicht einheitlich definiert (von „mindestens 2" bis „mindestens 4" glomerulären Ery/Gesichtsfeld bei Musterung von 5 Gesichtsfeldern in 400facher Vergrößerung, entsprechend 20–40% der Gesamterythrozyten), zum anderen weisen gelegentlich auch histologisch eindeutig klassifizierte Glomerulonephritisformen (bes. die IgA-Nephropathie) Misch-Erythrozyturien glomerulären und nichtglomerulären Ursprungs auf. Es wird diskutiert, daß neben der „gap"-Theorie, die von definierten Basalmembran-Löchern ausgeht, besonders tubuläre Faktoren wie Harnfluß, Osmolalität, pH und Phagozytoseaktivität der proximalen Tubuluszellen einen maßgeblichen Einfluß auf die Erythrozytenmorphologie im Endharn ausüben.

Als Alternative zur Phasenkontrastmikroskopie sollen einige Färbeverfahren, wie sie aus der Hämatologie bekannt sind (z. B. Wrightsche Färbung), die morphologische Analytik auch im Hellfeldmikroskop ermöglichen. Auch die Ermittlung einer Harnerythrozyten-Verteilungskurve kann hilfreich sein: Der Gipfel der glomerulären „dysmorphen" Erythrozyten erweist sich in den Bereich unterhalb 100 μm³ verschoben, während sich der Gipfel der nichtglomerulären „isomorphen" Erythrozyten zwischen 100 und 150 μm³ befindet.

Die Möglichkeiten der Proteinurie- und Hämaturieanalyse zur Diagnostik der Glomerulonephritis können in Abhängigkeit von der jeweiligen Ausstattung des Labors stufenweise eingesetzt werden. Dabei sollten alle Proteinuriebefunde möglichst in Kenntnis der täglichen Ausscheidungsmenge (Einfluß von Diuretika beachten, Harnosmolalität), des Sedimentbefundes (Mikrohämaturie) und der renalen (Mikrohämaturie) und der renalen Funktionsparameter (Serum-Kreatinin, Kreatinin-Clearance) beurteilt werden. Das Ausmaß einer Hämaturie läßt sich nur mikroskopisch sichern. Bei streng gezogener Untergrenze für die Mikrohämaturie von > 2 Ery-Gesichtsfeld werden sicherlich einige „falsch positive" Befunde erhoben, andererseits wiegt die Gefahr eines übersehenen malignen Prozesses höher als die einer „überflüssigen" Zusatzuntersuchung. Durch den Befund der Erythrozytenmorphologie (glomerulär – nichtglomerulär), kombiniert mit Proteinuriebefund und genauer Anamnese, läßt sich die nichtinvasive Diagnostik optimieren und damit die Anzahl invasiver Diagnoseschritte reduzieren.

Nierenbiopsie

Seit der Einführung der perkutanen Nierenbiopsie ist ihre Sicherheit durch Röntgen- oder Ultraschallkontrolle der Nadelführung und durch Verbesserung der Punktionsnadel (Vim-Silverman, Tru-Cut, Boyd) weiter vergrößert worden. Das prinzipielle Risiko der Nierenpunktion liegt in der Nachblutung (schwere Blutungen nach Nierenbiopsien in etwa 0,5–1%). Daher sind absolute und relative Kontraindikationen sorgfältig abzuwägen (Tab. 5.**3**). Eine Verletzung der empfindlichen Aa. arcuatae in der kortikomedullären

Nephropathie bzw. eine familiäre Nephropathie (Syndrom der „dünnen Basalmembranen", Alport-Syndrom) gedacht werden. Bei einem älteren Patienten muß eher ein Malignom (Adenokarzinom der Niere) bzw. eine Prostatahyperplasie als Ursache erwogen werden.

Problematisch stellt sich die in der Regel zufällig entdeckte Mikrohämaturie (> 2–4 Ery/Gesichtsfeld ≧ 3000 Ery/ml) dar. Um dem klinisch meist asymptomatischen Patienten überflüssige und riskante diagnostische Eingriffe zu ersparen, ist hier eine rasche Differenzierung der Erythrozyten nach glomerulärer oder nichtglomerularer Genese sinnvoll. Im konventionellen Lichtmikroskop lassen sich Erythrozyten lediglich in „Schatten" bzw. „Stechapfelformen" weiter unterteilen lassen. Eine Differenzierung der Erythrozyten nach morphologischen Kriterien ist unter dem Phasenkontrastmikroskop möglich. Nichtglomeruläre Erythrozyten aus einer Blutungsquelle des Uro-(Genital)-Traktes zeigen die bereits lichtmikroskopisch bekannten, relativ gleichförmigen, von Harnosmolalität und Lagerung abhängigen Varianten mit und ohne Doppelkontur, Stechäpfel und Erythrozytenschatten („ghosts"). Glomeruläre Erythrozyten kommen dagegen in zwei wesentlichen Hauptvarianten (mit zahlreichen Abwandlungen) vor, nämlich als Ringformen und als destruierte Zellen. Während bei den dickwandigen Ringformen Aus- und Einstülpungen imponieren, fallen die destruierten Zellen durch ihren unterschiedlichen Entrundungsgrad ins Auge.

Probleme in der Beurteilung ergeben sich noch in der von den verschiedenen Arbeitsgruppen unterschiedlich genannten Anzahl glomerulärer Erythrozy-

Übergangszone stellt offenbar die häufigste Ursache für Nachblutungen dar.

Bei ängstlichen Patienten oder bei relativen Kontraindikationen wie eingeschränkter Nierenfunktion kann durch eine „offene" Nierenbiopsie unter Sicht des Operateurs Nierengewebe gezielt entnommen werden. Nachblutungen lassen sich allerdings dadurch nicht grundsätzlich vermeiden.

Der Patient soll nach einer Nierenbiopsie 24 Stunden liegen und muß auch in den folgenden Tagen sorgfältig überwacht werden. Eine mikroskopische Hämaturie mit oder ohne leichtem Flankenschmerz ist bei vielen Patienten nach der Nierenbiopsie nicht ungewöhnlich. Durch die Ultraschalluntersuchung kann ein perirenales Hämatom frühzeitig erkannt werden. Nach Entlassung aus der Klinik ist eine Woche lang körperliche Schonung geboten.

Eine Nierenbiopsie kann bei normal großen Nieren, weitgehend normaler Nierenfunktion und geringgradigen krankhaften Veränderungen als relativ gefahrlos gelten. Die Komplikationsrate nimmt mit dem Grad der Nierenfunktionseinschränkung und der Dauer der Hypertonie zu.

Morphologische Einteilung der Glomerulonephritiden

Während für die Klinik auch heute noch die Einteilung nach Volhard und Fahr (akute GN, rapid progressive GN, chronische GN mit/ohne nephrotischem Syndrom, oligosymptomatische GN) in leicht modifizierter Form gültig ist, hat sich die morphologische Einteilung der Glomerulonephritiden durch die verbesserte Tripeldiagnostik (Lichtmikroskopie, Elektronenmikroskopie, Immunhistologie) und neuere Ergebnisse auf dem Gebiet der Pathogeneseforschung, besonders der GN-Frühstadien, in den letzten Jahren weiter verbessert (Abb. 5.**3**).

Immunkomplexnephritis

Eine Vielzahl der Glomerulonephritiden beim Menschen scheint durch zirkulierende Immunkomplexe ausgelöst zu werden. Die Immungkomplexe werden im Rahmen der normalen Immunantwort gegen exogene (Bakterien, Viren, Pilze, Medikamente, Toxine) oder endogene Antigene (nukleäre Antigene, Bürstensaumantigene, Thyreoglobulin, Immunglobuline, Tumorantigene) gebildet und haben primär keine spezifische Affinität zu renalen Strukturen. Sie werden vielmehr als zirkulierende Immunkomplexe an die CR_1-(C_{3b})-Rezeptoren der Erythrozyten gebunden und mit diesen in der Milz und Leber eliminiert. Nur wenn die Immunkomplexe nicht vollständig an die Erythrozyten gebunden werden, z. B. bei Komplement-C_3-Verminderung, können sie in peripheren Geweben wie der Niere abgelagert werden.

Daneben kann auch die direkte Ablagerung eines im Überschuß zirkulierenden Fremdantigens (z. B. Pneumokokken-Antigen) im Glomerulus und die danach folgende Ak-Ag-Reaktion zur Bildung von Immunkomplexen im subepithelialen Raum mit anschließender Entzündungsreaktion führen. Freie Antigene können wiederum mit den präformierten Immunkomplexen reagieren.

Tabelle 5.**3** Indikationen und Kontraindikationen zur Nierenbiopsie

Indikationen	Kontraindikationen
Nephrotisches Syndrom Grundkrankheit klären Indikationsstellung für die Therapie	**a) absolut** – anatomische und funktionelle Einzelniere – hämorrhagische Diathese – Ablehnende Haltung, mangelnde Kooperationsfähigkeit des Patienten – Nierentumoren – Zystennieren – Hydronephrose, Pyonephrose, perinephritischer Abszeß, Nierentuberkulose – Aneurysma der A. renalis – ausgeprägte Gefäßsklerose – terminale Niereninsuffizienz
Akut einsetzende Niereninsuffizienz akut – chronisch – Erholungschance – Vorbereitung für Dauerdialyse	
Nierentransplantation akute/chronische Abstoßungskrise akutes Nierenversagen durch renale Ischämie vor und während der Transplantation	
Nur bedingt indiziert:	
Glomerulonephritis Bestätigung der Verdachtsdiagnose, morphologische Form und Aktivität, Verlaufskontrolle, Therapieeffekt, Nachweis der Ausheilung	**b) relativ** – höhergradige Hypertonie – fortgeschrittene Niereninsuffizienz (nicht Grenzwert entscheidend, sondern praktische Konsequenzen) – Nierenzysten (evtl. Feinnadelbiopsie zur Untersuchung des Zysteninhalts) – Nephrokalzinose, Oxalose – Nierenvenenthrombose – fehlende therapeutische Konsequenzen
Monosymptomatische Zustände Abklärung einer Proteinurie oder Hämaturie	
Schwangerschaftsnephropathie genuine Gestose – Pfropfgestose	
Chronische Pyelonephritis Bestätigung der Verdachtsdiagnose DD chronische Pyelonephritis/ Glomerulonephritis	
Diabetes mellitus Frühdiagnose einer diabetischen Glomerulosklerose	

Eine weitere Möglichkeit ist die Mobilisierung von endothelialen Antigenen (z. B. angiotensinkonvertierendes Enzym, angiotensine converting enzyme, ACE) durch zirkulierende antiendotheliale Antikörper und deren Ablagerung im subepithelialen Raum.

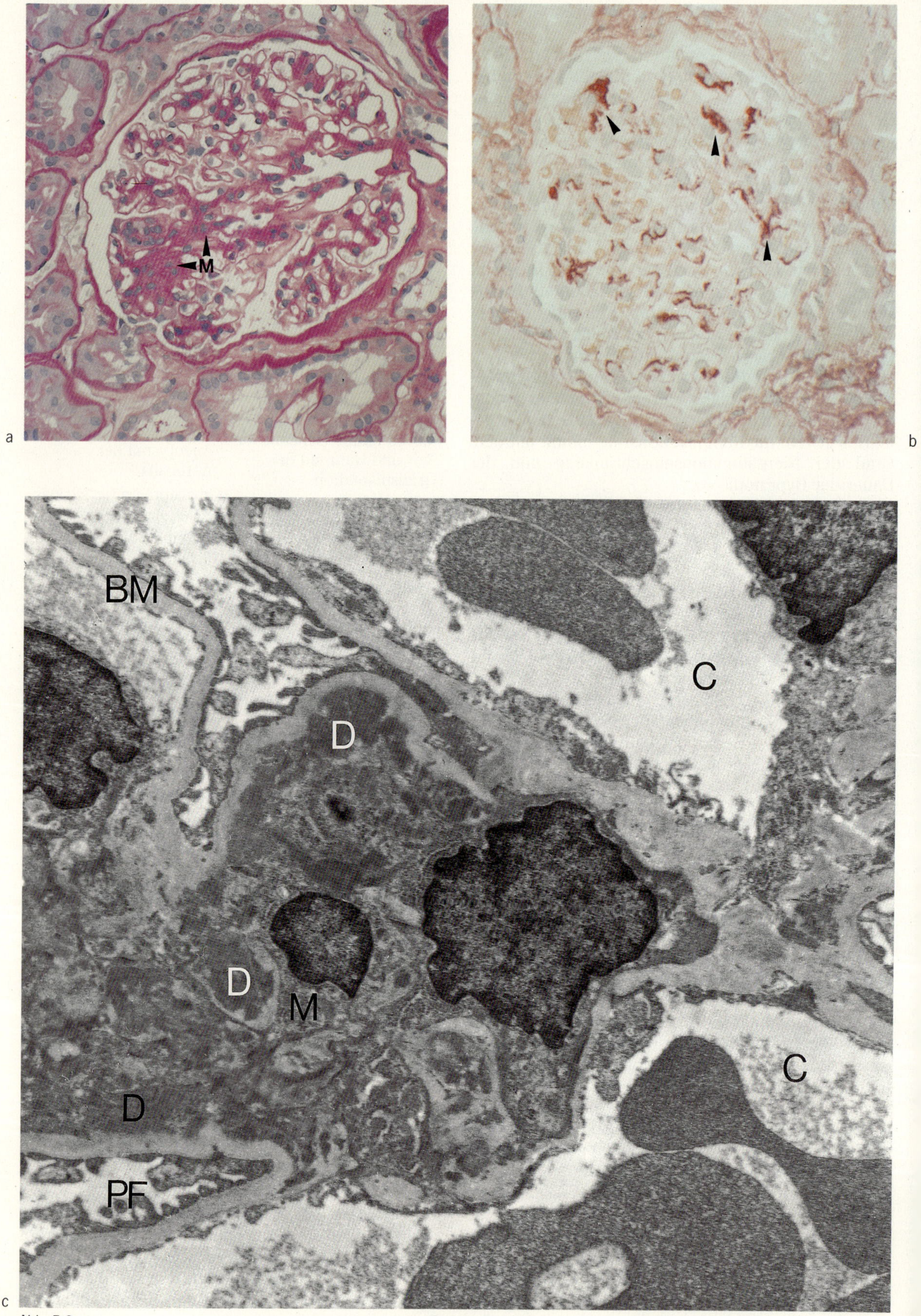

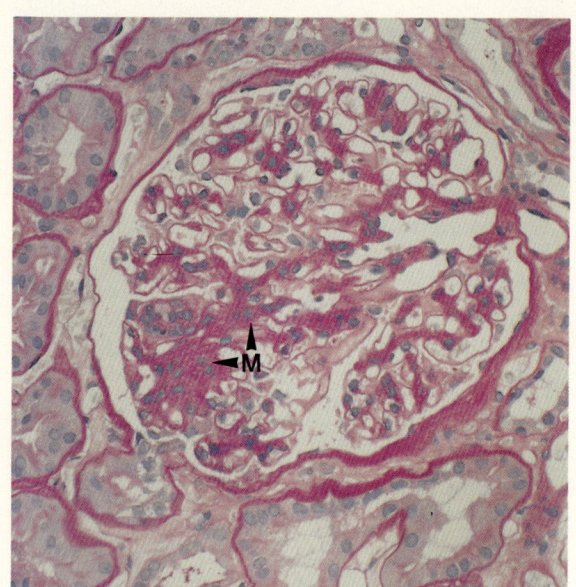

a

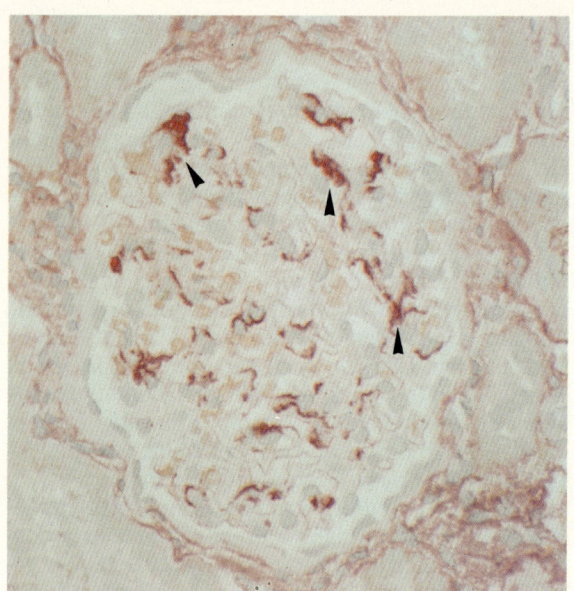

b

c

Abb. 5.**3a–c**

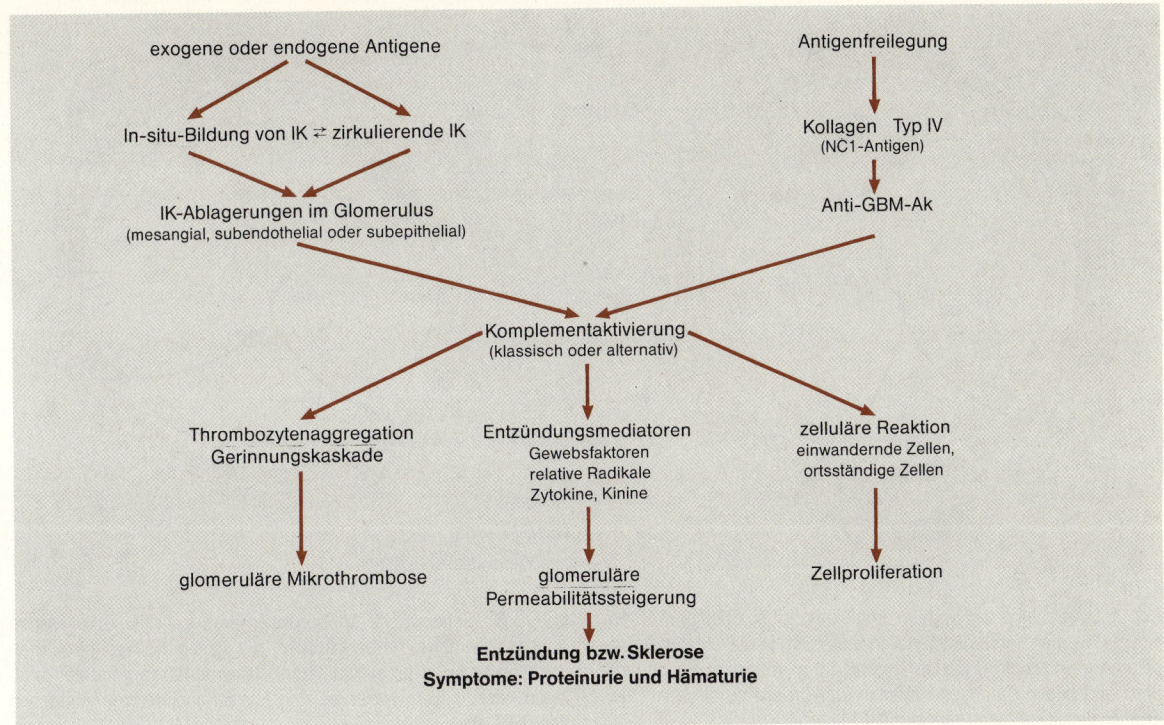

Abb. 5.**4**   Pathogenese der Immunkomplex- u. Anti-GBM-Glomerulonephritis. Über die Bildung von Immunkomplexen, die sich im Glomerulus ablagern, bzw. durch direkte Antigen-Antikörper-Reaktion an der Basalmembran wird das Komplementsystem aktiviert, welches eine Reihe von Entzündungsvorgängen in Gang setzt

Die Ablagerung von Immunkomplexen in der Niere ist abhängig vom renalen Blutfluß, von Größe $(MG > 10^6)$ und elektrischer Ladung der Komplexe, dem Verhältnis der Antigen-zu-Antikörper-Konzentration und der Phagozytosekapazität des Monozyten-Makrophagensystems. Da in vivo ein dynamisches Gleichgewicht zwischen der lokalen Immunkomplexbildung und den zirkulierenden Immunkomplexen bestehen dürfte, ist eine Unterscheidung der einzelnen immunologischen Mechanismen schwierig. Die Immunkomplexe lösen über eine Aktivierung des Komplementsystems eine Reihe von Folgereaktionen auf zellulärer und humoraler Ebene aus (Abb. 5.4 u. 5.**5** 5.**6**). So kommt es über die Thrombozytenaggregation und Stimulierung der Gerinnung zur Mikrothrombosierung des glomerulären Kapillarbettes. Die Freisetzung von Entzündungsmediatoren führt zur Einwanderung von Monozyten und Makrophagen. Wachstumsfaktoren stimulieren die Proliferation von

◁ Abb. 5.**3 a–c**   Tripeldiagnostik der mesangioproliferativen Glomerulonephritis vom Typ IgA-Nephropathie.   **a** Glomerulus mit segmentaler Verbreiterung des Mesangiums mit Zunahme der Matrix (M) und Zellvermehrung.   **b** Immunhistochemische Darstellung von Immunglobulin A (1) in mesangialen Arealen (Alkalische-Phosphatase-Anti-alkalische-Phosphatase-Reaktion).   **c** Ultrastrukturelle Darstellung elektronendichter Depots, Immunkomplexen entsprechend, in einem mesangialen Areal (Vergrößerung 13429fach; BM Basalmembran, C Kapillare, D elektronendichte Ablagerungen, M Mesangium, PF Fußfortsätze der Podozyten. Abb. freundlicherweise überlassen von Priv.-Doz. Dr. med. H.-J. Gröne, Göttingen)

Endothel-, Epithel- und Mesangiumzellen. Als Folge der kompliziert miteinander verwirkten Vorgänge tritt auf der endothelialen Seite, später auf der epithelialen Seite der Basalmembran eine lokale Entzündung auf.

Die Immunhistologie erlaubt heute eine exakte Diagnosestellung der Immunkomplexnephritis. Durch Immunfluoreszenz bzw. Immunperoxidasefärbung können granuläre Ablagerungen von Immunglobulinen im Mesangium (IgA-Nephropathie), subendothelial (membranoproliferative Glomerulonephritis) und subepithelial (endokapilläre Glomerulonephritis) dargestellt werden. Auch andere Entzündungsprodukte wie Komplement C_3 und Fibrin lassen sich durch diese Methode exakt lokalisieren (Abb. 5.**7 a**).

Antibasalmembrannephritis

Im Gegensatz zur immunkomplexgesteuerten Nephritis können auch die antigenen Strukturen der glomerulären Basalmembran (GBM) oder der Tubuli selbst eine Immunantwort mit Produktion von spezifischen Antikörpern auslösen. Die Antikörper sind in erster Linie gegen Epitope der basalmembranspezifischen Strukturproteine gerichtet. Immunchemisch bestehen Kreuzreaktionen mit identischen Epitopen der alveolären Basalmembran.

Die bekannteste Erkrankung in diesem Zusammenhang ist die Anti-GBM-Glomerulonephritis, bei der es durch Antikörper gegen die stabile globuläre Domäne NC_1 des Kollagens IV der Basalmembran zu

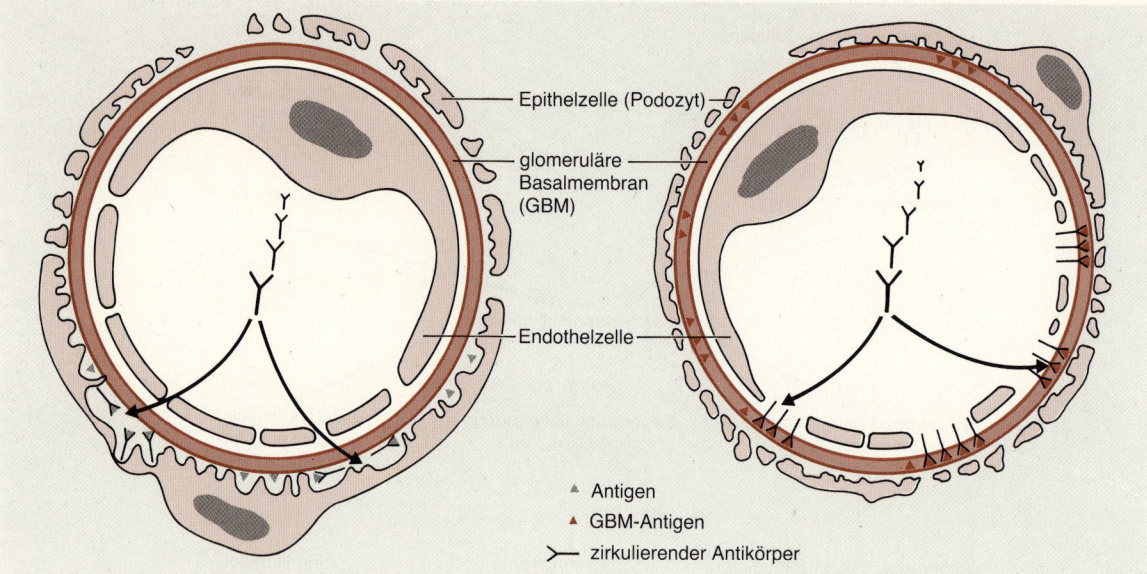

Epithelzelle (Podozyt)

glomeruläre
Basalmembran
(GBM)

Endothelzelle

▲ Antigen
▲ GBM-Antigen
>— zirkulierender Antikörper

Abb. 5.**5**   Schema der Immunkomplexnephritis: Zirkulierende Antikörper werden mit dem arteriellen Blutstrom in die Glomeruluskapillaren geschwemmt, durchwandern die glomeruläre Basalmembran und bilden pathogene Antigen-Antikörper-Komplexe auf der epithelialen Basalmembranseite (GBM)

Abb. 5.**6**   Schema der Antibasalmembrannephritis: Zirkulierende Antibasalmembran-Autoantikörper, die gegen Kollagenstrukturen der glomerulären (und alveolären) Basalmembran gerichtet sind, lagern sich extrem linear an den korrespondierenden Antigenen der GBM ab

einer außerordentlich heftigen Induktion der oben beschriebenen Entzündungs- und Gerinnungsvorgänge mit Ausbildung von Schlingennekrosen kommt (Abb. 5.**4** u. 5.**6**). Immunhistologisch können die Antikörper als lineare Ablagerungen entlang der Kapillarschlingenwände nachgewiesen werden (Abb. 5.**7 b**). Der Reaktion der Basalmembran folgt eine im Querschnitt halbmondförmige Proliferation der extrakapillären Zellen der Bowman-Kapsel (engl. crescents) sowie eine Schädigung der Kapillarwände.

Beim Menschen ist die Antibasalmembrannephritis mit etwa 5% aller glomerulären Entzündungen selten und gehört in erster Linie zum Krankheitsbild des Goodpasture-Syndroms (s. dort).

Endokapilläre (akute) Glomerulonephritis

(Exsudativ-proliferative Glomerulonephritis, postinfektiöse Glomerulonephritis, Poststreptokokken-Nephritis)

Definition: Die endokapilläre (akute) Glomerulonephritis entwickelt sich als Sekundärerkrankung auf dem Boden einer Immunkomplexbildung bei Streptokokkeninfektion.

Häufigkeit

Die endokapilläre akute Glomerulonephritis ist in der westlichen Welt selten geworden. Sie wird bei etwa 7% der Patienten mit dem Erstsymptom Proteinurie und bei 3% der Patienten mit Hämaturie diagnostiziert. Betroffen sind überwiegend Kinder im Alter von 3 bis 12 Jahren. Im Altersbereich über 50 Jahre wird die Erkrankung extrem selten.

Ätiologie

Die akute endokapilläre Glomerulonephritis entwickelt sich in ihrer klassischen Form im Verlauf einer Streptokokkeninfektion des Nasen-Rachen-Raumes oder der Haut. Die Latenzperiode zwischen Infektion und ersten glomerulonephritischen Symptomen beträgt im Mittel 10 bis 14 Tage. Auch andere Erreger (z. B. Staphylokokken) kommen als Auslöser in Frage.

Pathologische Anatomie

Histologisch finden sich neben einer Proliferation von Endothel- und Mesangiumzellen neutrophile Granulozyten in den Kapillarlichtungen der Glomeruli. Immunhistochemisch und elektronenmikroskopisch lassen sich drei Subtypen unterscheiden: Sternenhimmeltyp, mesangialer Typ und Girlandentyp. Als charakteristisch gilt der Nachweis der unterschiedlich verteilten subepithelial gelegenen Immundepots, die elektronenmikroskopisch als „humps" (Höcker) an der Außenseite der Basalmembran imponieren. Die Unterscheidung des Typs hat insofern prognostische Bedeutung, als der Girlandentyp häufig protrahiert verläuft und mit einer großen Proteinurie einhergeht. Die Immundepots, die hauptsächlich IgG

Abb. 5.**7a** Granuläre Immunfluoreszenz bei Immunkomplex-nephritis (hier: membranöse Glomerulonephritis) **b** Lineare Immunfluoreszenz bei Antibasalmembrannephritis (hier: Goodpasture-Syndrom)

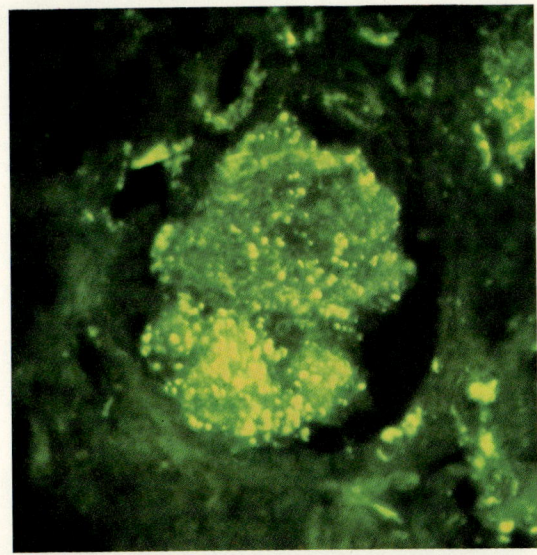

Abb. 5.**7b** Lineare Immunfluoreszenz für Immunglobulin G bei Antibasalmembran-Glomerulonephritis (freundlicherweise überlassen von Priv.-Doz. Dr. med. H.-J. Gröne, Göttingen)

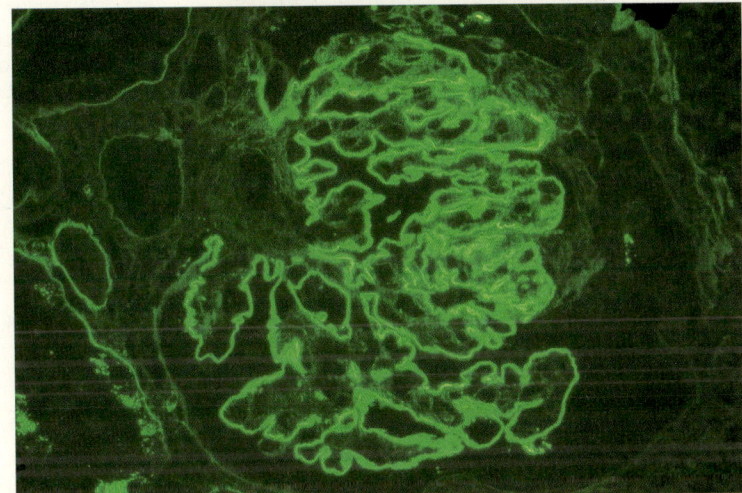

und Komplement C_3 enthalten, bilden sich nach einigen Wochen zurück.

Klinik

Die endokapilläre Glomerulonephritis äußert sich im plötzlichen Auftreten eines rostbraun gefärbten Urins (s. Abb. 5.**2**), Hypertonie und Ödemen oft nach einer 1–3 Wochen vorausgegangenen Angina tonsillaris. Hinzu kommen Fieber und unter Umständen ein Anstieg der harnpflichtigen Substanzen. Das nephritische Ödem beginnt mit Schwellungen der Augenlider und der Hände. Die Blutdruckerhöhung kann bei Kindern von einer Enzephalopathie begleitet sein. Kommt es zum begleitenden Nierenversagen mit Oligo-/Anurie (akutes nephritisches Syndrom), ist die Gefahr der Hypervolämie und der dadurch bedingten Hypertonie besonders groß.

Diagnostisches Vorgehen

Der Nachweis eines der potentiell nephritogenen β-hämolysierenden Streptokokkenstämme der Gruppe A (Typ 12, 9, 25, 49) im Rachen bzw. Hautabstrich sowie erhöhte Antistreptokinase-, Antihyaluronidase- und Antistreptolysin-O-Titer im Serum stützen die klinische Diagnose der streptokokkeninduzierten Glomerulonephritis. Während der akuten Phase der Erkrankung fallen verschiedene Serumkomplementfaktoren (vorwiegend C_3, C_5 und Properdin) ab und normalisieren sich erst innerhalb von 4 bis 8 Wochen nach Krankheitsbeginn. Die stark erniedrigten C_3- und mäßig erniedrigten C_{1q}- und C_4-Fraktionen ermöglichen die Abgrenzung zur rapid progressiven Glomerulonephritis. Die BSG ist erhöht, und kurzzeitig lassen sich zirkulierende Immunkomplexe und eine Kryoglobulinämie nachweisen. Die harnpflichtigen Substanzen im Blut steigen frühzeitig an.

Im Urin finden sich Erythrozytenzylinder und dysmorphe Erythrozyten. Die Proteinurie (3 bis 5 g/Tag) hat unselektiv-glomerulären Charakter und kann hohe Konzentrationen von Fibrin-Fibrinogen-Spaltprodukten enthalten.

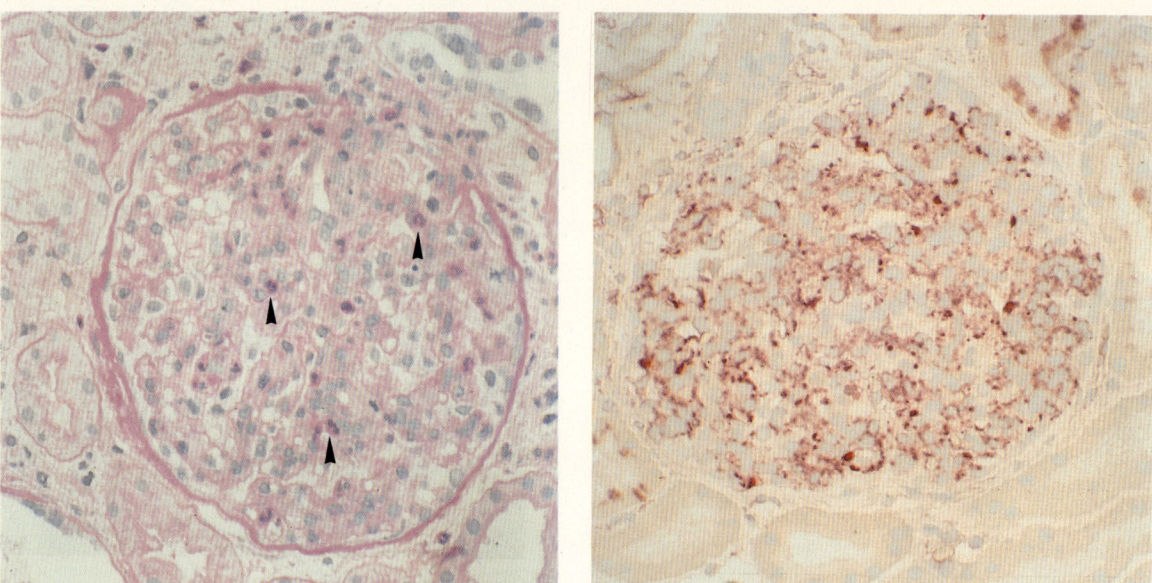

Abb. 5.**8a** u. **b.**   Endokapilläre Glomerulonephritis vom Typ der Poststreptokokken-Glomerulonephritis.   **a** Glomerulus mit Zellvermehrung und granulozytärer (A) Infiltration (PAS),   **b** immunhistologische Darstellung von Komplementfaktor C_3 in vielfach punktförmiger Ablagerung sog. „humps" entsprechend (Alkalische-Phosphatase-Anti-alkalische-Phosphatase-Reaktion. Abb. freundlicherweise überlassen von Priv.-Doz. Dr. med. H.-J. Gröne, Göttingen)

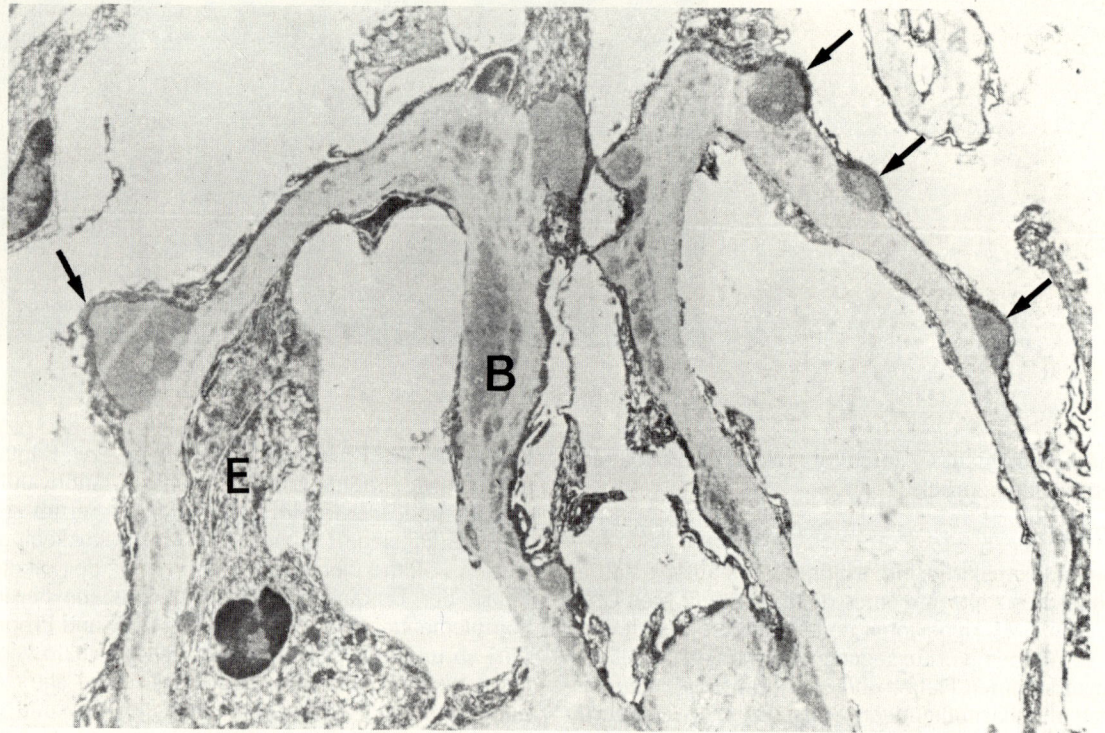

Abb. 5.**8c**   Elektronenmikroskopische Darstellung von Immunkomplexen (sogenannte Humps) an der glomerulären Basalmembran bei endokapillärer Glomerulonephritis (Vergr. 6550fach). B = Basalmembran, E = Endothelzelle, Pfeile = Humps (Abb. freundlicherweise überlassen von Prof. Dr. U. Helmchen, Hamburg)

Therapie

Penicillin-Präparate in hoher Dosierung (3–4 Mill. E/Tag) gelten immer noch als die Antibiotika der Wahl. Außerdem ist während des akuten Stadiums Bettruhe einzuhalten. Salzarme Diät bei Hypertonie und Öde-men sowie Flüssigkeitsrestriktion bei Oligo-/Anurie gehören zu den symptomatischen Maßnahmen. Beim begleitenden akuten Nierenversagen kann eine vorübergehende Dialysebehandlung notwendig sein.

Verlauf und Prognose

Die Prognose der akuten Glomerulonephritis ist im allgemeinen gut. Die Mortalität liegt bei 0,5%. Die Progression zur terminalen Niereninsuffizienz wurde in 2–5%, unter ungünstigen hygienischen Verhältnissen bis zu 19,4% der Patienten beobachtet, wobei auch epidemiologische Faktoren auf die Langzeitprognose einen Einfluß haben dürften.

Kinder erholen sich nach einer akuten Glomerulonephritis rascher als Erwachsene. Übergänge in die glomerulären Minimalläsionen oder eine mesangioproliferative Glomerulonephritis sind aber möglich. Die endokapilläre Glomerulonephritis kann in seltenen Fällen klinisch rapid-progressiv verlaufen. Der elektronenmikroskopische Nachweis von „humps" an der Außenseite der Basalmembran sichert auch in diesen Fällen die günstige Prognose der Grunderkrankung. Während beim Auftreten einer großen Proteinurie der Verlauf meist schleichend ist, korreliert das Ausmaß der Nierenfunktionseinschränkung (Anstieg des Serumkreatinins) nicht mit der Prognose.

> **Merke:** Die endokapilläre (akute) Glomerulonephritis tritt klassischerweise als Sekundärerkrankung (Immunkomplexnephritis) nach Streptokokkeninfekten auf und ist durch Proteinurie, Hämaturie, Ödeme und Bluthochdruck („Volumenhochdruck") gekennzeichnet. Morphologisch beweisend ist der Nachweis von IgG-haltigen Ablagerungen („humps") an der Außenseite der glomerulären Basalmembran. Penicillin soll den immunologischen Mechanismus (Streptokokkeninfektion) aufhalten. Die Prognose der akuten Glomerulonephritis ist im allgemeinen gut.

Weiterführende Literatur s. S. 439

Rapid-progressive Glomerulonephritis

(Extrakapilläre Glomerulonephritis, subakute Glomerulonephritis, mesangioproliferative Glomerulonephritis mit diffuser Halbmondbildung)

> **Definition:** Der klinische Terminus „rapid-progressiv" kennzeichnet einen Typ glomerulärer Entzündungen, der akut beginnt und fulminant zur terminalen Niereninsuffizienz führt.

Häufigkeit

Die Erkrankung kann in jedem Lebensjahr auftreten, weist aber eine zweigipflige Häufigkeitsverteilung mit je einem Gipfel zwischen 20–30 und 50–60 Jahren auf. Das männliche Geschlecht wird mit 1,9:1 öfter als das weibliche betroffen.

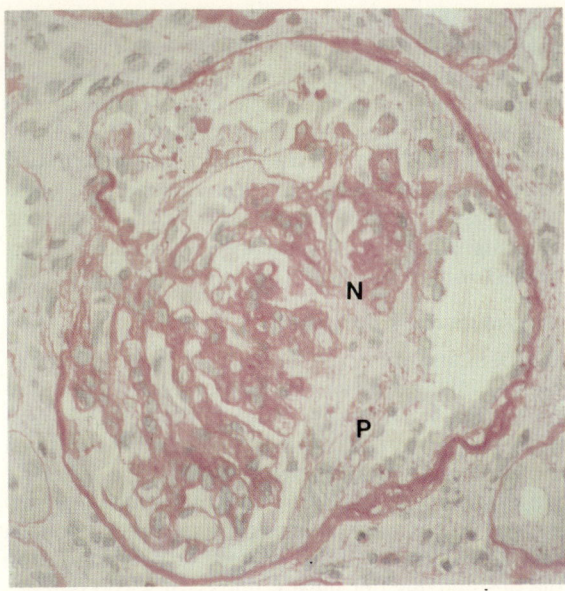

Abb. 5.**9** Fokal und segmental nekrotisierende extrakapillär proliferierende Glomerulonephritis (PAS). Segmentale Schlingennekrose und halbmondförmige Proliferation extrakapillär gelegener Makrophagen und Epithelien (N = Nekrose, P = extrakapilläre Proliferation) (Abb. freundlicherweise überlassen von Priv.-Doz. Dr. med. H.-J. Gröne, Göttingen)

Ätiologie und pathologische Anatomie

Die rapid-progressive Glomerulonephritis kann

1. idiopathisch ohne erkennbare Ursache auftreten,
2. eine besonders schwere Verlaufsform der endokapillären oder der membranoproliferativen Glomerulonephritis darstellen und
3. als renale Komplikation verschiedener Systemerkrankungen, wie der Panarteriitis nodosa, der Wegenerschen Granulomatose und des Lupus erythematodes auftreten.

Die rapid-progressive Glomerulonephritis zeichnet sich histologisch durch gleichzeitige Veränderungen der glomerulären Kapillaren und des Bowman'schen Kapselraums aus (Abb. 5.**9**), die ohne Therapie rasch zur irreversiblen Nierenschädigung führen. Deshalb sind eine schnelle Diagnosestellung und Therapieeinleitung unbedingt erforderlich.

Mindestens 50%, meistens 70–80% der Glomeruli zeigen Zellproliferate über mehr als 180° (Halbmonde), die aus Monozyten, parietalen und viszeralen Epithelzellen bestehen. Immunhistochemisch lassen sich 3 Typen unterscheiden: Typ 1 mit brillantlinearem Muster (anti-GBM-Glomerulonephritis vom Goodpasture-Typ), Typ 2 mit granulären Immunkomplexablagerungen, Typ 3 mit unspezifischen Immunphänomenen (vaskulitische Formen). Im Elektronenmikroskop finden sich Kapillarschäden mit Rupturen der Basalmembran.

Klinik

In der Anamnese werden unspezifische Allgemeininfektionen der oberen Luftwege, Gelenk- oder Abdominalbeschwerden und Muskelschmerzen genannt.

Bei allen rapid-progressiven Glomerulonephritisformen beobachtet man Hämaturie, Proteinurie und Azotämie. Innerhalb von wenigen Monaten kommt es ohne therapeutische Intervention zur terminalen Niereninsuffizienz. Eine Hypertonie wird zum Zeitpunkt der Nierenbiopsie jedoch nur bei ca 40% der Patienten gefunden. Die Ausbildung eines nephrotischen Syndroms scheint durch die rasche Einschränkung der glomerulären Filtrationsrate verhindert zu werden.

Diagnostisches Vorgehen

Die Demonstration von linearen IgG- und Komplement-C_3-Ablagerungen entlang der GBM in der Nierenbiopsie ist diagnoseweisend für die Anti-GBM-Glomerulonephritis. Zirkulierende anti-GBM-Ak können im Serum nachgewiesen werden. Beim Typ II der rapid-progressiven Glomerulonephritis finden sich zirkulierende Immunkomplexe. Panarteriitis nodosa und Wegenersche Granulomatose lassen sich durch die Bestimmung der pANCA und cANCA von den anderen beiden Typen abgrenzen.

Die Proteinurie zeigt in der Mikroelektrophorese ein unselektives oder glomerulär-tubuläres Mischprofil, und aufgrund massiver Gerinnungs- und Fibrinolysevorgänge in den Glomeruli sind erhöhte Konzentrationen von Fibrin-Fibrinogen-Spaltprodukten in Urin und Serum nachweisbar.

Therapie

Eine Standardtherapie des klinisch und ätiologisch uneinheitlichen Krankheitsbildes der rapid-progressiven Glomerulonephritis gibt es bisher nicht. Zwei Formen der Behandlung scheinen erfolgversprechend: Die Corticosteroidstoßtherapie (100 mg Methylprednisolon täglich für eine Woche, dann um je 20 mg pro Woche reduzieren) und die Plasmapherese. Corticosteroide allein oder in Kombination mit Immunsuppressiva (z. B. Cyclophosphamid) sind bei der extrakapillären Glomerulonephritis ohne Oligurie als Mittel der ersten Wahl indiziert, wenn die Morphologie keine nennenswerte Fibrosierung im Bereich der Halbmonde und des Interstitiums zeigt und klinisch keine Hypertonie vorliegt. Für das Goodpasture-Syndrom hat sich eine Kombinationsbehandlung aus mehrfachem Plasmaaustausch und Immunsuppression (s. Abschnitt Goodpasture-Syndrom) bewährt, die vielfach auch bei anderen immunologisch bedingten Systemerkrankungen wie Panarteriitis nodosa, Purpura Schoenlein-Henoch und Wegenerscher Granulomatose (bei letzterer noch ohne den gesicherten Nachweis einer Prognoseverbesserung gegenüber alleiniger Cyclophosphamid/Corticosteroid-Therapie) eingesetzt wird. Offenbar kann durch diese Therapie der zur Ausbildung der Immunkomplexe führende Krankheitsprozeß gebremst werden.

Verlauf und Prognose

Die Gesamtmortalität beträgt 37%. Nach zwei Jahren haben nur 13% der Patienten eine normale und weiter 17% eine gering eingeschränkte Nierenfunktion. Die Prognose der idiopathisch auftretenden rapid-

progressiven Glomerulonephritis ist besonders ungünstig. Der frühzeitige Ersatz der Corticosteroidstoßtherapie, der Plasmapherese oder der Kombination aus beiden führte zu einer deutlichen Verbesserung der Lebenserwartung und zur Senkung des Anteils an niereninsuffizienten Patienten. In seltenen Fällen kann eine immunkomplexinduzierte rapid-progressive Glomerulonephritis auch unter einer notwendig gewordenen Dialysetherapie ausheilen bzw. in ein Residualstadium (mesangioproliferative Glomerulonephritis) mit geringen klinischen Zeichen übergehen.

> **Merke:** Das schwere Krankheitsbild der rapid-progressiven Glomerulonephritis führt in kürzester Zeit zur Niereninsuffizienz. Die rapid-progressive Glomerulonephritis tritt als isolierte Nierenerkrankung, als Komponente des Goodpasture-Syndroms und als renale Komplikation von Kollagenosen auf. Auch andere definierte Glomerulonephritisformen können einmal „rapid-progressiv" verlaufen. Je nach Ätiologie (Antibasalmembrannephritis – Immunkomplexnephritis) werden unterschiedliche morphologische Veränderungen gefunden, wobei die Glomeruli hochgradige Entzündungszeichen aufweisen. Alle bekannten Therapiekonzepte zielen auf eine Verlangsamung der zugrundeliegenden Entzündung hin.

Weiterführende Literatur s. S. 439

Glomerulonephritis mit Lungenbeteiligung

(Goodpasture-Syndrom, pulmorenales Syndrom)

> **Definition:** Das Goodpasture-Syndrom ist die Kombination von Lungenhämosiderose und rapid-progressiver Antibasalmembran-Glomerulonephritis.
>
> Stanton und Tange berichteten 1958 von einem klinischen Syndrom, bei dem als Komplikation einer schweren Glomerulonephritis „idiopathische" Lungenblutungen auftraten. In Kenntnis einer Veröffentlichung von Goodpasture (1919) bezeichneten sie diesen Symptomenkomplex als „Goodpasture-Syndrom". Die o. a. Autoren beachteten jedoch nicht, daß Goodpastures Patient neben Lungenblutungen und proliferativer Glomerulonephritis auch eine Vaskulitis (wahrscheinlich eine Panarteriits nodosa) aufwies, während ihre eigenen Patienten außer den erwähnten Sympto-

men keinerlei Begleiterkrankungen zeigten. Heute werden solche Lungenblutungen bei Glomerulonephritis infolge Panarteriitis nodosa, Wegenerscher Granulomatose, Purpura Schoenlein-Henoch und Lupus erythematodes abgegrenzt von dem sehr eng definierten Goodpasture-Syndrom, mit dem allgemein der Symptomenkomplex aus Lungenhämosiderose und Antibasalmembran-Glomerulonephritis gekennzeichnet wird.

Häufigkeit

Das relativ seltene Goodpasture-Syndrom soll vorwiegend Männer (Geschlechterverhältnis Männer/Frauen: 7:3) im jüngeren Lebensalter betreffen, doch wird die Erkrankung in jedem Lebensalter und bei beiden Geschlechtern beobachtet.

Ätiologie

Ätiologie und Pathogenese der Autoantikörperentstehung sind unbekannt. Die in der Anamnese einiger Patienten zu findende Exposition gegenüber flüchtigen Kohlenwasserstoffen (Benzin, Nitroverbindungen) wird genauso für eine Alteration der ursprünglich nicht immunogenen Basalmembranbestandteile verantwortlich gemacht wie Viruserkrankungen der oberen Luftwege. In neueren Untersuchungen wird ein Defekt der zellulären Immunität (Verlust der T-Zell-Lymphozytentoleranz) als pathogenetischer Faktor diskutiert.

Immunologie und pathologische Anatomie

Antibasalmembran-Antikörper können nicht nur in einer extrem linearen Anordnung entlang der glomerulären Basalmembran, sondern oft mit Hilfe spezieller immunologischer Techniken in der Frühphase der Erkrankung im Patientenserum nachgewiesen werden. In der immunhistologischen Untersuchung von Lungenbiopsien läßt sich die lineare IgG-Ablagerung entlang der alveolären Basalmembran nicht immer so deutlich demonstrieren wie am Glomerulus (Abb. 5.**6 b**). Lichtmikroskopisch können sehr unterschiedliche glomeruläre Veränderungen vorliegen. Das Spektrum reicht von glomerulären Minimalveränderungen bis hin zur extrakapillären Glomerulonephritis mit diffuser Halbmondbildung, die klinisch rapidprogressiv verläuft.

Klinik

Hämoptysen wechselnden Ausmaßes sind das augenfälligste klinische Symptom, fehlen jedoch in $1/5$ der Verläufe. Bei fast allen Patienten findet sich eine zum Teil hochgradige Eisenmangelanämie (Hb 12 g/dl = 120 g/l). Hämosiderinbeladene Makrophagen sind im Sputum und Magensaft nachweisbar. Die Patienten sind blaß, es bestehen Belastungs- und Ruhedyspnoe, produktiver Husten und Thoraxschmerzen. Bei profusen Hämoptysen lassen sich feinblasige feuchte Rasselgeräusche sowie Giemen und Pfeifen auskultieren. Die Thorax-Röntgenaufnahme zeigt in typischen Fällen feinfleckige, schmetterlingsförmig von den Hili

ausgehende Verschattungen, die ein sehr schnell wechselndes Bild zeigen können (Abb. 5.**10**). Bei der Mehrzahl der Patienten sind Hämatemesis, Hämoptysen, Dyspnoe und Anämie sowie ein pathologischer Urinbefund (Proteinurie, Hämaturie) festzustellen. Eine Azotämie ist bei bestehender Oligurie in 70% der Fälle vorhanden. Einige Patienten erkranken mit Hämoptysen ohne klinisch feststellbare Nierenfunktionsstörung. Erst die Immunfluoreszenz zeigt an den lichtoptisch kaum veränderten Glomeruli die bereits bestehende Ablagerung von Antibasalmembran-Antikörpern. Eine Niereninsuffizienz entwickelt sich in diesen Fällen oft erst nach Monaten bis Jahren.

Therapie

Die Therapie des Goodpasture-Syndroms ist bisher nicht eindeutig festzulegen, da keine kontrollierte Studie existiert, die die Wirksamkeit nur einer der möglichen Behandlungen beweist. Die heute einsetzbaren therapeutischen Maßnahmen zielen auf die Elimination der Antibasalmembran-Antikörper hin. Von Lockwood u. Peters wurde 1975 die Kombinationsbehandlung des Goodpasture-Syndroms mit Plasmapherese und Immunsuppression eingeführt. Grundsätzlich sollte der Einsatz der Plasmapherese vom histologischen Befund abhängig gemacht werden, denn bei fortgeschrittener Vernarbung der Halbmonde (crescents) vermag keine Therapie die Rückbildung der morphologischen Veränderungen zu bewirken. Während die o. a. Autoren eine Serumkreatininkonzentration über 6 mg/dl (530 mol/l) in allen Fällen als prognostisch ungünstiges Zeichen werten und auf Plasmapherese verzichten, kann man u. E. bei fulminanten Verläufen mit schnellen Serumkreatininanstieg davon ausgehen, daß die Halbmondbildung noch nicht irreversibel ist und daß eine effektive Senkung der zirkulierenden Antibasalmembran-Antikörper-Konzentration weitere morphologische Schäden verhindert.

Die Plasmapherese wird mit Hilfe von Membranfiltern, besser jedoch mit Zellseparatoren durchgeführt, die eine exakte Flüssigkeitsbilanzierung mit kontinuierlich zugeführter 5%iger (50 g/l) Humanalbuminlösung erlauben. Von der notwendigen Hemmung der Blutgerinnung (5000 IE Heparin initial, 1000 IE/h kontinuierlich) ist als Nebeneffekt ein günstiger Einfluß auf die heftigen Gerinnungs- und Fibrinolysevorgänge in den entzündeten Glomeruli zu erwarten. Der 3- bis 4mal pro Woche durchgeführte Plasmaaustausch von je 4 l Plasma führt zu einem deutlichen Abfall der Immunglobuline sowie der Entzündungsmediatoren Fibrinogen und Komplementfaktor C3. Daher ist von der gleichzeitig einsetzenden immunsuppressiven Therapie mit Cyclophosphamid (Endoxan, 3 mg/kg KG) und 6-Methyl-Prednisolon (Urbason, Anfangsdosis 1,5 mg/kg KG, nach 14 Tagen reduzieren), die über 3 Monate durchgeführt wird, eine besonders wirksame Synthesehemmung der pathogenen Antibasalmembran-Antikörper zu erwarten. Vielfach kann bei Sistieren der Hämoptysen und Besserung der Nierenfunktion die Plasmaaustauschbehandlung beendet werden, während die Immunsup-

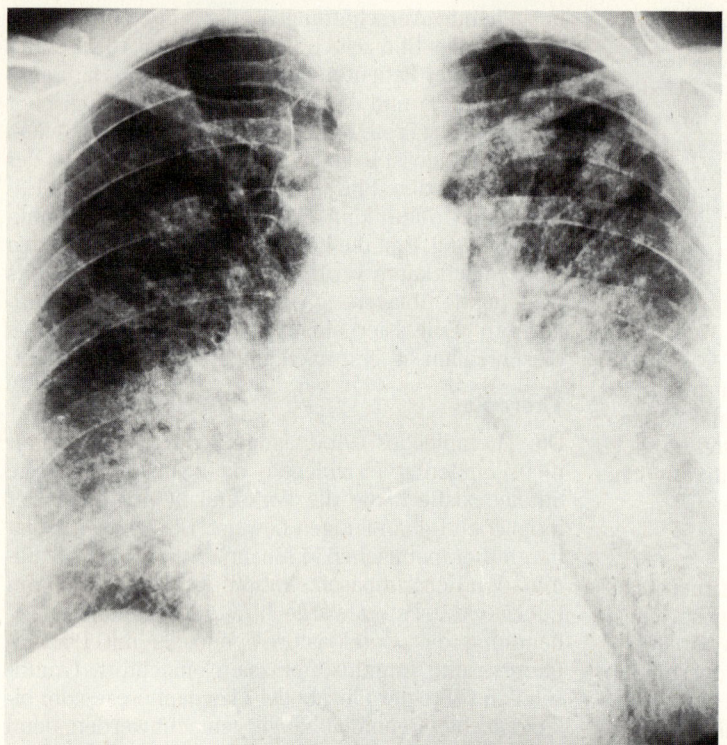

Abb. 5.**10** Thorax-Röntgenbild bei Goodpasture-Syndrom mit beiderseits von den Hili ausgehenden „schmetterlingsförmigen" Verschattungen (Überlassung freundlicherweise von Prof. Dr. R. Schuster, Göttingen)

pression weitergeführt wird. Notwendige Hämodialysen lassen sich im Intervall zwischen den Plasmapheresen über dieselben Gefäßzugänge (Shaldon-Dialysekatheter) durchführen.

Zur bilateralen Nephrektomie, mit der die Beseitigung des Basalmembran-Antigen-Pools beabsichtigt ist, wird man sich erst entschließen, wenn schwerste Hämoptysen und irreversible Nierenveränderungen bestehen. Immer muß jedoch berücksichtigt werden, daß wir zur Zeit zu wenig über abortive Verlaufsformen wissen, die möglicherweise auch ohne Therapie zum Stillstand kommen.

Merke: Als Goodpasture-Syndrom wird eine Erkrankung bezeichnet, bei der Lungenblutungen und eine (rapid-progressive) Glomerulonephritis bestehen. Pathogenetisch sind Autoantikörper gegen alveoläre und glomeruläre Basalmembranen immunhistologisch nachweisbar. Morphologisch werden unterschiedlich schwere Glomerulonephritisformen gefunden. Neben sehr fulminanten Krankheitsverläufen sind in letzter Zeit zunehmend auch außerordentlich gutartige, abortive Verlaufsformen beobachtet worden. Durch frühzeitige Plasmapherese und Immunsuppression kann die Krankheit beeinflußt werden, so daß nur noch bei den schweren Krankheitszuständen mit fortgeschrittener Niereninsuffizienz die bilaterale Nephrektomie erwogen werden muß.

Weiterführende Literatur s. S. 439

Die nephrotischen Verlaufsformen der Glomerulonephritis

Nephrotisches Syndrom

Definition: Das nephrotische Syndrom ist gekennzeichnet durch massive Proteinurie ($> 3,5$ g/die), Ödeme, Verminderung des Gesamteiweißes auf Kosten des Albumins bei relativer Erhöhung der α_2- und β-Globuline (Abb. 5.**11a** u. **b**) sowie der Gesamtfette und Cholesterin, die das Plasma milchig-trüb erscheinen lassen.

Pathophysiologie

Die genannten Veränderungen sind weitgehend Folge des massiven *Plasmaeiweißverlustes* in den Urin. Wie es zu der erhöhten Durchlässigkeit der glomerulären Basalmembran für Proteine kommt, ist pathologisch-anatomisch nicht sicher geklärt. Gerade die glomerulären Minimalveränderungen sind durch ein oft ausgeprägtes nephrotisches Syndrom gekennzeichnet, das klinisch früher wegen mangelnder Entzündungszeichen als (Lipoid-)„Nephrose" bezeichnet wurde.

Neuere Untersuchungen zeigen, daß der Verlust bzw. die Neutralisation negativer Ladungsträger (Heparansulfat-Proteoglykane) auf der endothelialen Basalmembranoberfläche, die für die ladungsselektiven

Filtrationseigenschaften der Basalmembran verantwortlich sind, zu einer erhöhten Permeabilität für bis dahin nicht durchlässige (anionische) Makroproteine führen. Dieser Ladungsverlust scheint sich beim nephrotischen Syndrom auch auf anderen Membranen und Oberflächen (z. B. Erythrozyten) zu manifestieren.

Bei schwerer Proteinurie wird neben Albumin eine Reihe hoch- und niedermolekularer Proteine des Plasmas ausgeschieden. Dabei kann der Verlust von Antithrombin III als Heparin-Cofaktor zu erhöhter Thromboseneigung führen. Chronischer Transferrinmangel zeigt sich in einer hypochromen Anämie, die durch Eisenzufuhr nicht gebessert werden kann. Die Ausscheidung von Immunglobulinen und Komplementfaktoren führt zu Störungen der humoralen Immunität, so daß die Patienten eine erhöhte Infektanfälligkeit aufweisen. Die aus dem nephrotischen Syndrom resultierende Hypoproteinämie des Plasmas erschwert die Eiweißbindung von Medikamenten. Der als Folge des chronischen Proteinverlustes (vor allem des Albumins) resultierende erniedrigte onkotische Druck des Plasmas führt zu einer Veränderung der peripheren Kapillarkräfte und muß als wichtiger Faktor für die Ausbildung von *Ödemen* angesehen werden. Besonders Körpergebiete mit niedrigem Gewebsdruck sind von der Verschiebung der intravasalen Flüssigkeit ins Gewebe betroffen. In aufrechter Position finden sich vorwiegend Knöchel- und prätibiale Ödeme, im Liegen eher Lid-, Gesichts- und Flankenödeme (Anasarka). Ein schweres nephrotisches Syndrom kann durch Pleura- und Perikardergüsse sowie durch Aszites gekennzeichnet sein.

Der Organismus reagiert auf die Erniedrigung des intravasalen Flüssigkeitsvolumens mit einer Reihe von *Korrekturmaßnahmen*. So kommt es unter anderem zur Aktivierung des Renin-Angiotensin-Aldosteron-Systems, zur erhöhten Sekretion des antidiuretischen Hormons (ADH), zu einer Erniedrigung der glomerulären Filtrationsrate und zur Stimulation des sympathischen Nervensystems. Diese und andere, zum Teil noch nicht sicher geklärte Regulationsmaßnahmen führen zu einer renalen Salz- und Wasserretention.

Als Ursache für die Hyperlipidämie wird eine durch den erniedrigten onkotischen Druck des Plasmas stimulierte Lipoproteinsynthese (LDL und VLDL; Fettstoffwechselstörung Typ IIa und IIb nach Fredrickson) der Leber angesehen. Auch sollen bei nephrotischem Syndrom vermehrt Lipide und Cholesterin aus Muskeln und inneren Organen mobilisiert werden. Das im Urin ausgeschiedene Cholesterin (nachweisbar aufgrund einer charakteristischen Doppelbrechung der Kristalle im polarisierten Licht) bewirkt eine milchige Trübung des Urins („Lipoid"-Nephrose).

Verschiedene Formen der Glomerulonephritis verlaufen unter dem Bild des nephrotischen Syndroms Hierzu gehören die glomerulären Minimalläsionen, die fokal-segmentale Glomerulosklerose, die membranöse Glomerulonephritis und − wenn auch seltener − die membranoproliferative Glomerulo-

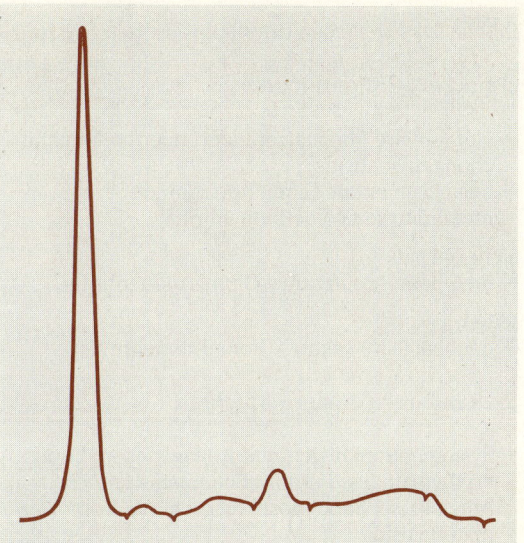

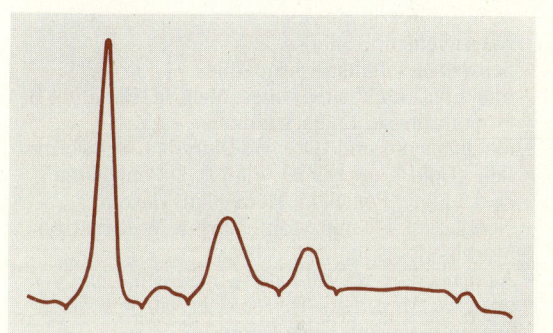

Abb. 5.**11** **a** Normale Serumelektrophorese (von links: Albumin α_1-, α_2-, β- und γ-Globuline), **b** Nephrotisches Syndrom: deutliche Albuminverminderung bei relativer Erhöhung der α_2- und β-Globulinfraktionen

nephritis. Weitere Krankheiten, die mit einem nephrotischen Syndrom einhergehen können, sind in Tab. 5.4 zusammengestellt.

Die Urinelektrophorese auf Polyacrylamidgelen ist als Früherkennungs- und Verlaufsparameter des nephrotischen Syndroms besonders geeignet. Der Wechsel im Ausscheidungsmuster der Harnproteine von „normal" zu „selektiv-glomerulär" oder „unselektiv-glomerulär" sowie die Normalisierung des Befundes unter Therapie geben dem behandelnden Arzt in kürzester Zeit Auskunft über den Grad der Permeabilitätsstörung des glomerulären Filters.

Therapie

Die hohen Eiweißverluste bei nephrotischem Syndrom verleiten zur diätetischen und medikamentösen Proteinsubstitution. Dabei ist ein günstiger Effekt von Albumin- und Plasmainfusionen keineswegs gesichert. Vielmehr wird das vermehrt zugeführte Eiweiß rasch durch die Niere wieder ausgeschieden, wobei der Proteinurie selbst eine pathogenetische Rolle bei der Entstehung einer fokal-segmentalen Glomerulosklerose zugeschrieben wird. Deshalb sollte eine täg-

Tabelle 5.4   Ursachen des nephrotischen Syndroms

„Primäre" Glomerulopathien

- glomeruläre Minimalveränderungen = Minimal-changes-Nephritis
- fokal-segmentale Glomerulosklerose
- membranöse Glomerulonephritis

nicht obligat:
- membranoproliferative Glomerulonephritis

selten:
- endokapilläre (akute) Glomerulonephritis

„Sekundäre" Glomerulopathien

- Systemerkrankungen und Kollagenosen: Lupus erythematodes, Purpura Schönlein-Henoch, Amyloidose, Sarkoidose, Sjögren-Syndrom, Dermatomyositis
- diabetische Glomerulosklerose
- schwere Herzinsuffizienz
- Nierenvenenthrombose
- Schwangerschaftsnephropathie
- Infektionskrankheiten: Lues, Malaria, Hepatitis B, Mononukleose, Endokarditis
- Medikamente und Gifte: Hg-Diuretika, Schwermetalle (Gold, Quecksilber, Platin), D-Penicillamin, Hydantoine, Penicillin, Methicillin, Heroin
- Neoplasien: Plasmozytom, Morbus Waldenström, Morbus Hodgkin
- Alport-Syndrom, Nail-Patella-Syndrom, Lipodystrophie, Myxödem, Thyreoiditis, chronische Nierentransplantatabstoßung

liche Eiweißsubstitution von 1,5 bis 2 g/kg KG bei ausreichend hoher Kalorienzufuhr (2000–3000 kcal/d) nicht überschritten werden.

Die symptomatische Therapie des nephrotischen Syndroms strebt eine negative Natriumbilanz durch Kochsalzrestriktion (unter 3 g/d) an. Bei ausgeprägten und therapierefraktären Ödemen und schwerer Hypalbuminämie kann der Einsatz von Diuretika erfolgreich sein.

Solange keine Niereninsuffizienz besteht, sind prinzipiell alle modernen Diuretika einsetzbar. Anfangs wird man versuchen, durch Thiazide oder Thiazidderivate wie Hydrochlorothiazid (Esidrix) in niedriger Dosierung, unter Umständen auch intermittierend gegeben, eine vorsichtige Ödemausschwemmung in Gang zu bringen. Für die Wahl des Thiazidpräparates ist nur die Wirkdauer von Bedeutung (Esidrix 12–18 Std., Hygroton 48–72 Std.). Eine Kombination mit kaliumsparenden Diuretika ist primär möglich, wobei der natriuretische Effekt verstärkt wird und Kaliumverluste vermindert werden. Ihre Anwendung erfordert aber sorgfältige Überwachung (Gefahr der Hyperkaliämie schon bei gering eingeschränkter Nierenfunktion!).

Auch scheinen Kombinationen mit Prostaglandinsynthesehemmern (Antirheumatika) Nierenschädigungen zu fördern. Geeignet sind Triamteren

(Jatropur, 50–100 mg) und Amilorid (Arumil, 5–10 mg; in Moduretik=5 mg Amilorid+50 mg Hydrochlorothiazid).

Während alle genannten Diuretika noch weitgehend normale S-Kreatininwerte (bis 1,6 mg/dl ≙ 140 µmol/l) voraussetzen, ist das Schleifendiuretikum Furosemid (Lasix, 20–40 mg) auch bei Niereninsuffizienz einsetzbar. Seine Dosierung muß mit zunehmender Niereninsuffizienz erhöht werden. In Hinblick auf die erhöhte Thromboemboliegefahr beim nephrotischen Syndrom kann diese Substanz einen zusätzlichen, günstigen Effekt haben, da einige Autoren eine fibrinolytische Wirkung sowie Hemmung der Thrombozytenaggregation unter Furosemidtherapie beobachteten.

Die Ödemausschwemmung hat keinen Einfluß auf die Grunderkrankung. Daher ist der Einsatz der oben genannten Substanzen in Hinblick auf unerwünschte Folgen der Diuresesteigerung (Wasser- und Elektrolytverlust, Verkleinerung des Extrazellularraums, Bluteindickung mit Thromboemboliefolgen) und der möglichen direkten Nebenwirkungen (Hypokaliämie bei Thiaziden, Hyperglykämie, -lipidämie, -urikämie) sorgfältig abzuwägen und zu kontrollieren.

Bei schweren Formen des nephrotischen Syndroms kann der renale Eiweißverlust bis zu 20 g/die und mehr betragen. In Ausnahmefällen sind zur raschen Substitution Infusionen mit Humanalbumin, Humanplasma oder salzlose Dextranlösungen (cave allergische Reaktionen! Prämedikation mit Promit erforderlich!) notwendig.

Das nephrotische Syndrom ist mit einer hohen Morbiditätsrate an *Thrombosen und Lungenembolien* belastet. Fast regelmäßig läßt sich bei diesen Patienten eine *Hyperkoagulabilität* nachweisen. Entscheidender Faktor für die hochgradige Thrombophilie ist eine Erniedrigung des Antithrombin-III-Spiegels im Plasma infolge renalen Verlustes (besonders bei Proteinurien über 3 g/24 h). Das Antithrombin III ist der wichtigste Thrombininhibitor des Menschen, gegenüber dessen Erniedrigung nur eine geringe Toleranz besteht. Allerdings sind einige Patienten in der Lage, trotz erheblicher renaler Ausscheidung die Synthese entsprechend zu steigern.

Wegen der Thromboemboliegefahr wird von einer Reihe von Autoren eine Antikoagulantienprophylaxe mit Heparin oder Cumarin-Derivaten empfohlen. Bei einer Heparintherapie (3×100–150 IE/kg KG s. c.) ist zu beachten, daß das Antithrombin III als sogenannter Heparin-Cofaktor für dessen gerinnungshemmende Wirkung notwendig ist, so daß bei seiner Verminderung unter Umständen höhere Heparindosen sowie i. v. Gaben von Antithrombin III (Kybernin) notwendig sind. Deshalb sollte die Heparinwirkung anhand der Thrombin- oder Prothrombinzeit regelmäßig kontrolliert werden, zumal beim nephrotischen Syndrom erhöhte Konzentrationen von heparinbindenden Substanzen wie Fibrinmonomere, Plättchenfaktor IV und β-Lipoproteine gefunden werden.

Ein Therapieversuch mit Corticosteroiden kann besonders bei glomerulären Minimalveränderungen zu dauerhaften Remissionen führen. Empfohlene Dosierung: 60 mg Prednison-Äquivalent pro Tag, nach 4 Tagen um jeweils 5−10 mg vermindern, Erhaltungsdosis ca. 15−20 mg/d. Eine zyklusangepaßte morgendliche Gabe bzw. eine Intervallbehandlung in zweitägigen Abständen sind empfehlenswert.

Bei steroidresistentem nephrotischem Syndrom kann in Einzelfällen durch den Einsatz von alkylierenden Substanzen wie Chlorambucil oder Cyclophosphamid die Proteinurie günstig beeinflußt werden.

Cyclosporin A, ein spezifischer Modulator der T-Zellfunktion, scheint ebenfalls die Eiweißausscheidung zu vermindern und sich verzögernd auf die Progression des nephrotischen Syndroms auszuwirken.

> **Merke:** Das nephrotische Syndrom stellt einen Symptomenkomplex aus schwerer Proteinurie (> 3,5 g/die), Ödemen, Hypalbuminämie und Hyperlipidämie dar. Es wird vorwiegend bei den membranösen Glomerulonephritisformen, seltener auch bei „sekundären" Glomerulopathien gefunden. Der chronische Verlust von Plasmaproteinen, z. B. von Gerinnungsfaktoren, kann zu lebensbedrohlichen Folgen wie thromboembolischen Komplikationen führen. Eine kausale Therapie des nephrotischen Syndroms ist nicht bekannt. Eiweißzufuhr, Kochsalzrestriktion, Diuretika, Antikoagulantien und Corticosteroide (nur bei primären Glomerulonephritisformen) können eingesetzt werden.

Glomeruläre Minimalläsionen

(Glomeruläre Minimalveränderungen, minimal proliferierende Glomerulonephritis, Lipoidnephrose, Minimal-Change Nephrotic Syndrome)

> **Definition:** Die glomerulären Minimalläsionen sind gekennzeichnet durch den Gegensatz von minimalen morphologischen Veränderungen zu ausgeprägten klinischen Symptomen (nephrotisches Syndrom).

Häufigkeit

Die glomerulären Minimalveränderungen stehen an erster Stelle der Glomerulonephritisformen, die im Kindesalter zur Ausbildung eines nephrotischen Syndroms führen (70−80%). Allerdings macht diese Form auch etwa ein Drittel der nephrotischen Syndrome im Erwachsenenalters aus. Jungen sind häufiger als Mädchen betroffen. Patienten mit dem Histokompatibilitätskomplex HLA-B8 oder -B12 zeigen offenbar ein erhöhtes Risiko für glomeruläre Minimalläsionen.

Pathophysiologie

Die Ätiologie ist unbekannt. Es gibt Hinweise, daß es sich bei den glomerulären Minimalläsionen, die mit einem nephrotischen Syndrom einhergehen, um eine T-Zelldysfunktion handelt. T-Helfer-Zellen (CD_4+) aktivieren T-Suppressor-Zellen (CD_8+) über einen bislang noch nicht geklärten Mechanismus. Die T-Suppressor-Zellen sezernieren ein Lymphokin, den humoralen Immunantwortsuppressionsfaktor (soluble immune response suppressor=SIRS), der die Antikörperproduktion verhindert und die verzögerte Immunantwort unterdrückt. Die T-Suppressor-Zellen können zusätzlich direkt durch Concanavalin A (Con-A) oder Interferon (IFN A, IFN) zur Sekretion des SIRS veranlaßt werden. Lymphokine dürften zusätzlich eine Rolle bei der Permeabilitätssteigerung der Kapillarwände und dem Verlust des anionischen Ladungsmusters des glomerulären Filters spielen.

Eine Behandlung mit Corticosteroiden, die einen frühen Schritt in der Suppressorzellaktivierung hemmen, reduziert die Proteinurie und führt zu einem Verschwinden des SIRS aus dem Patientenserum. Interessanterweise kann eine Remission des nephrotischen Syndroms auch unter einer akuten Maserninfektion, bei der das T-Zellsystem aktiviert werden soll, beobachtet werden.

Pathologische Anatomie

Der histologische Terminus kennzeichnet die geringgradigen oder völlig fehlenden Mesangiumverbreiterungen oder -zellvermehrungen. Die Immunhistologie zeigt keine oder unspezifische Immunglobulinablagerungen. Im elektronenmikroskopischen Bild fällt eine Fusion der Fußfortsätze bei weitgehend unauffälliger Basalmembran auf.

Klinik

Charakteristisch für diese Glomerulopathie ist bei Kindern der plötzliche Beginn der Erkrankung, zuweilen im Anschluß an banale Infekte. Es finden sich eine schwere, glomeruläre Proteinurie, überwiegend vom selektiven Typ (bis zu 40 g/Tag), mit Hypalbuminämie, Ödemen, Hypercholesterinämie, seltener Hämaturie und Hypertonie. Selbst bei sehr schwer verlaufenden Fällen bleibt die Nierenfunktion in der Regel erhalten.

Therapie

Die hohe Spontanremissionsrate läßt den Nutzen einer mit großen Nebenwirkungen verbundenen Therapie der glomerulären Minimalveränderungen mit Zytostatika oder Immunsuppressiva fraglich erscheinen. Bei schweren Formen kann eine Behandlung des nephrotischen Syndroms mit Corticosteroiden versucht werden (Kinder: Prednison 60 mg/m² KO/d für 4 Wochen, danach 40 mg/m² KO/d jeden 2. Tag für weitere 4 Wochen, Erwachsene: 1 mg/kg KG für 4 Wochen, anschließend Reduktion der Dosis). Die Therapie sollte bei Kindern nur klinisch erfolgen, damit mögliche Folgeerscheinungen der Therapie (Thromboembolien, Ulcus duodeni, Gewichtszunahme,

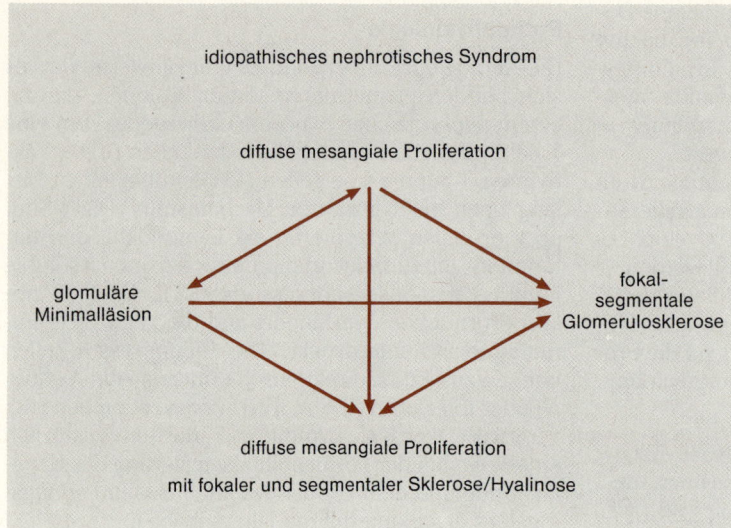

Abb. 5.12   Mögliche Übergangsformen zwischen glomerulären Minimalläsionen und fokal-segmentaler Glomerulosklerose (nach Waldherr, R.: Klinische Pathologie des Glomerulus – vom Phänomen zur Entität. Die fokalsklerosierende Läsion. Verh. dtsch. Ges. Pathol. 73 (1989) 71–82)

Osteoporose, aseptische Knochennekrosen, Hypertonie, Psychosen, Wachstumsretardierung bei Kindern) frühzeitig erkannt werden. Die besondere Infektanfälligkeit der Patienten macht unter Umständen eine zusätzliche Antibiotikatherapie notwendig.

Zahlreiche Patienten entwickeln nach anfänglicher Remission und Absetzen der Steroide erneut eine Proteinurie. Andere erleiden auch unter laufender Steroidmedikation gehäuft Rezidive des nephrotischen Syndroms (frequent relapses), d. h. zwei oder mehr Episoden mit nephrotischem Syndrom innerhalb von 6 Monaten. In diesen Fällen kann möglicherweise der Einsatz von Cyclosporin A (Kinder: 5–17 mg/kg KG oder 100–150 mg/m² KO, Erwachsene 3–8 mg/kg KG; erwünschte Cyclosporin-A-Konzentration im Vollblut: 50–150 ng/ml) die Dauer der Remission verlängern. Auf eine Fortsetzung der Steroidtherapie konnte unter der Therapie mit Cyclosporin A meistens verzichtet werden.

Vereinzelt werden nach Versagen der Steroidtherapie auch noch günstige Behandlungsergebnisse mit Cyclophosphamid (Endoxan) erzielt. Diese Therapie ist jedoch mit einem hohen Nebenwirkungsrisiko belastet, das gegenüber dem Nutzen sorgfältig abgewogen werden muß. Beim Versagen der Steroidtherapie sollte die Diagnose „glomeruläre Minimalläsionen" in Zweifel gezogen und an eine fokal-segmentale Glomerulosklerose gedacht werden (Abb. 5.12).

Merke: Bei den glomerulären Minimalläsionen steht trotz des diskreten morphologischen Befundes ein ausgeprägtes nephrotisches Syndrom im Vordergrund, das steroidempfindlich ist und auch spontan ausheilen kann.

Fokal-segmentale Glomerulosklerose

(Fokal-segmental sklerosierende Glomerulonephritis)

Definition: Als fokal-segmentale Glomerulosklerose (FSGS) wird eine in der Biopsie nachgewiesene, herdförmige, hilusnahe oder periphere, mesangiale Matrixvermehrung (Sklerose) besonders der juxtaglomerulären Glomeruli bezeichnet, die mit einer asymptomatischen Proteinurie oder einem nephrotischen Syndrom einhergeht.

Ätiologie

Die Ätiologie der fokal-segmentalen Glomerulosklerose ist unbekannt. Verschiedene Untersucher sehen in ihr ein Endstadium des idiopathischen nephrotischen Syndroms, an dessen Ausgangspunkt die glomerulären Minimalläsionen stehen (Abb. 5.12). Das morphologische Bild einer FSGS kann auch bei anderen Glomerulonephritisformen im Endstadium gefunden werden (siehe *Kap. „chronische Glomerulonephritis"*).

Pathophysiologie

Pathogenetisch werden drei Hauptfaktoren für das Zustandekommen der glomerulären Läsionen verantwortlich gemacht: 1. glomeruläre Hyperfiltration, 2. Mesangial- und Endothelzellschädigung durch Lipideinlagerung, 3. Mikrothrombosierung der glomerulären Kapillaren.

Die Abnahme der Nephronmasse, z. B. durch Nephrektomie oder chronische Vernarbung infolge Refluxnephropathie, führt zu einer Abnahme des renalen Plasmaflusses (RPF) und der glomerulären Filtrationsrate (GFR). Da die Nieren über eine vom systemischen Blutdruck in weiten Grenzen unabhängige Autoregulation den RPF und die GFR konstant halten können, wird die Perfusion der Restglomeruli erhöht. Vermittelt durch Prostaglandin E_2 und Prostacyclin PGI_2 kommt es zu einer Vasodilatation in der afferenten Arteriole. PGI_2 führt außerdem zu einer Steigerung der Angiotensin-II-Bildung, was an der efferenten Arteriole eine Vasokonstriktion bewirkt. Da der intraglomeruläre Kapillardruck eine Funktion aus zuführendem und abführendem Widerstand ist, kommt es in der Folge zu einem Anstieg des intraglomerulären Kapillardruckes und der GFR. Dies führt zur mechanischen Belastung der Endothelzellen, die sich vom Subendothel ablösen. Plasmaproteine dringen in den subepithelialen Raum ein, stimulieren Mesangialzellen zur Proliferation und vermehren so die mesangiale Matrix.

Beim nephrotischen Patienten korreliert das Ausmaß der Proteinurie mit der Hypercholesterinämie, Hypertriglyceridämie und der Lipoproteinveränderung im Serum. Besonders das VLDL-Cholesterin und das LDL-Cholesterin sind vermehrt und erlauben über eine Neutralisation von glomerulären Ladungsträgern (Proteoglykane) das Hindurchtreten von Makromolekülen durch das Endothel in den subendothelialen Raum, wo gerade die Lipoproteine über einen rezeptorvermittelten Prozeß von Mesangialzellen aufgenommen werden. VLDL und LDL kumulieren in den Mesangialzellen und geben ihnen das typische Aussehen von Schaumzellen.

Die glomeruläre Hyperfiltration führt über eine Endothelzellschädigung zur lokalen Verminderung des Prostacyclins PGI_2 und damit zu einem Ungleichgewicht zwischen PGI_2 und Thromboxan A_2. Thromboxan A_2 wirkt als starker Vasokonstriktor, indem vaskuläre glatte Muskelzellen zur Kontraktion angeregt werden. Außerdem führt es zur Thrombozytenaggregation und zur Steigerung der Gerinnungsfaktoren Xa, IX, XI und XII. Die Thrombozyten setzten vermehrt PDGF (platelet derived growth factor) frei. Es bilden sich Mikrothromben in den glomerulären Kapillarschlingen.

Glomeruläre Hyperfiltration, Lipideinlagerung in Monozyten und Mesangialzellen und Mikrothrombosierung der Kapillaren mit Freisetzung von PDGF führen zur Stimulation der Mesangialzellproliferation und Vermehrung der Mesangiummatrix (Sklerose).

Pathologische Anatomie

Bei der fokal-segmentalen Glomerulosklerose kommt es zu fokalen (d. h. einzelne Glomeruli betreffenden) und segmentalen (d. h. einzelne Teile des Schlingenkonvoluts betreffenden) lichtmikroskopisch differenzierbaren Veränderungen. Man findet in einzelnen Läppchen vorwiegend der juxtaglomerulären Glomeruli eine Vermehrung der Mesangiummatrix, Basalmembranverdickungen, Adhäsionen zwischen Kapillarschlingen und Bowman-Kapsel und eine fettige Degeneration von mehr als 30% der Endothelzellen. Die Veränderungen sind entweder hilusnah oder in den peripheren Kapillarschlingen des Glomerulus lokalisiert. Auch können Schaumzellen regelmäßig nach-

gewiesen werden. Zwischen Podozyten und Basalmembran ist nichtchromophiles Material abgelagert. Häufig ist die fokal-segmentale Glomerulosklerose mit einer herdförmigen tubulären Atrophie und einer interstitiellen Fibrose kombiniert. Immunhistochemisch charakteristisch sind Ablagerungen von IgM, C1q und C3c sowie C3d, C5b, C9, C5b-9-Komplex (membrane attack complex) und S-Protein. Elektronenmikroskopisch sind die Podozyten von der Basalmembran abgehoben und die Fußfortsätze retrahiert.

Klinik

Klinisch besteht ein ausgeprägtes nephrotisches Syndrom mit unselektiv-glomerulärer Proteinurie (z. T. mit extrem hohen Proteinverlusten bis 20 g/Tag), Hämaturie, allmählich oder schnell zunehmender Niereninsuffizienz und Hypertonie. Auffällig oft zeigen die Patienten bereits initial eine deutliche tubuläre Komponente in der SDS-Elektrophorese des Harns, die auf eine frühe interstitielle Schädigung hinweisen kann.

Therapie

Der klinische Verlauf ist meist durch eine ausgeprägte Steroidresistenz des nephrotischen Syndroms geprägt. Trotzdem kann ein kurzdauernder Versuch mit hochdosierten Corticosteroiden (Prednisolon 60–80 mg/Tag) sinnvoll sein. Bei einer Zusammenfassung aller veröffentlichten Daten scheint es so, daß knapp 30% der pädiatrischen Patienten und 16% der Erwachsenen zumindest initial auf Steroide ansprechen, was als Hinweis auf das Vorkommen von Übergängen zwischen glomerulären Minimalläsionen und fokal-segmental sklerosierender Glomerulonephritis gedeutet werden kann.

Alkylierende Substanzen, wie Cyclophosphamid und Chlorambucil, können in Einzelfällen ebenfalls den Verlauf der Proteinurie günstig beeinflussen. Erste Versuche mit Cyclosporin A scheinen auch dieser Substanz trotz des ihr innewohnenden Risikos der Nephrotoxizität eine Rolle in der Behandlung der fokal-segmentalen Glomerulosklerose zuzuweisen.

Da die diätetische Zufuhr von Protein die Progression der Erkrankung fördert, sollen die Patienten auf eine proteinarme Ernährung umgestellt werden.

Verlauf und Prognose

Die Tendenz zur Spontanremission ist besonders bei Erwachsenen gering. Wenigstens 50% der Patienten entwickeln eine terminale Niereninsuffizienz oder sterben an interkurrenten Infekten innerhalb von 10 Jahren nach Diagnosestellung. Dabei haben Patienten ohne ausgeprägte Proteinurie eine bessere Überlebenschance als Patienten mit einem nephrotischen Syndrom. Die fokal-segmentale Glomerulosklerose kann auch nach bilateraler Nephrektomie des Empfängers im Nierentransplantat wieder auftreten.

Sonderform: HIV-Nephropathie (Nephropathie bei Human-Immunodeficiency-Virus-Infektion)

Die Human-Immunodeficiency-Virus-Nephropathie ist durch schwere Proteinurie, rapid-progressive Niereninsuffizienz und, in der Nierenhistologie, durch eine fokal-segmentale Glomerulosklerose charakterisiert. Vorwiegend schwarze, drogenabhängige Männer sind von ihr betroffen. Die Pathogenese der Nephropathie ist unklar. Immunkomplexe treten mit und ohne klinisch manifeste Erkrankung bei HIV-infizierten Patienten auf. Eine mögliche Erklärung könnte die direkte Infektion der Nierenzellen über von HIV-1 befallenen Lymphozyten und Monozyten sein. Die Akkumulation von HIV-1 in der Niere könnte dann eine entzündliche Immunantwort mit Zerstörung renalen Gewebes zur Folge haben.

Merke: Die fokal-segmentale Glomerulosklerose ist eine Erkrankung, die klinisch mit Proteinurie bzw. nephrotischem Syndrom einhergeht und entweder aus den glomerulären Minimalläsionen hervorgehen oder auch die Folge von zahlreichen Nierenerkrankungen sein kann.

Membranöse Glomerulonephritis

(Perimembranöse Glomerulonephritis)

Definition: Die membranöse Glomerulonephritis gilt als klassischer Vertreter der immunkomplexgesteuerten Glomerulonephritiden, wobei sie „idiopathisch" oder auch als Sekundärerkrankung bei Systemerkrankungen, Malignomen oder Medikamenteneinnahme auftreten kann.

Häufigkeit

Die Häufigkeit der membranösen Glomerulonephritis am Gesamtkollektiv des nephrotischen Syndroms im Erwachsenenalter wird mit 20–40%, für das Kindesalter jedoch nur mit etwa 5% angegeben. Menschen, die die HLA-Antigene HLA-DRW3 (12–32) exprimieren, haben ein erhöhtes relatives Risiko an einer membranösen Glomerulonephritis zu erkranken.

Pathologische Anatomie

Die Glomeruli zeigen auf der epithelialen Seite der Basalmembran spikesartige Protuberanzen, die sich zwischen die Ablagerungen der Immunkomplexe schieben. Ehrenreich u. Churg demonstrierten als erste, daß das Fortschreiten der Basalmembranveränderungen in verschiedenen Stadien verläuft. Dabei nehmen die Basalmembranprotuberanzen nicht nur an Höhe zu, sondern umschließen zunehmend die Immunkomplexe, so daß zunächst ein zahnradartiges Aussehen, später eine generalisierte Verdickung der Basalmembran resultiert (histologische Stadien I-IV) (Abb. 5.**13**).

Klinik

Das klinische Bild der membranösen Glomerulonephritis ist überwiegend geprägt durch das nephrotische Syndrom und läßt eine differentialdiagnosti-

sche Abgrenzung gegenüber den glomerulären Minimalveränderungen mit und ohne fokaler Sklerose nicht zu. Nicht selten findet sich eine inkonstante Glukosurie.

Therapie

Therapeutisch bleibt bei der membranösen Glomerulonephritis nur eine symptomatische Behandlung des nephrotischen Syndroms, wenngleich in neueren Studien mit einer hochdosierten Prednison-Intervalltherapie über 2 Monate bzw. einer Prednison-Chlorambucil-Kombinationsbehandlung über 6 Monate Remissionen erzielt werden konnten. Wegen der besonders hohen Frequenz an Nierenvenenthrombosen sollte eine Antikoagulantientherapie rechtzeitig erwogen werden. Der Wert von Steroiden, Immunsuppressiva oder Indomethacin für die Behandlung ist nicht erwiesen.

Verlauf und Prognose

Spontane Ausheilungen sind bei Kindern häufiger als bei Erwachsenen, ein Teil der Erkrankungen geht über in ein inkomplettes Remissionsstadium mit geringer Restproteinurie. Etwa $1/3$ der Patienten entwickelt innerhalb weniger Jahre eine terminale Niereninsuffizienz und wird dialysepflichtig bzw. verstirbt an Komplikationen der chronischen Niereninsuffizienz.

Sonderformen der membranösen Glomerulonephritis

Neben der idiopathischen Form tritt die membranöse Glomerulonephritis in der Folge einer Reihe von Krankheiten auf, die mit der Bildung von (zirkulierenden) Immunkomplexen einhergehen können. Beschrieben wurde die Vergesellschaftung mit chronischen Infekten wie Hepatitis B, Lues und Malaria; mit Neoplasien des Bronchialsystems, des Kolons und des Ovars sowie Melanomen und Morbus Hodgkin; weiterhin mit Lupus erythematodes und Sarkoidose sowie nach Schwermetallexposition (Quecksilber, Gold), wobei offenbar immunogene Chelatkomplexe mit SH-Gruppen-haltigen Molekülen gebildet werden. Dieser hypothetische immunologische Mechanismus trifft möglicherweise auch auf das SH-Gruppen-haltige D-Penicillamin zu. Die häufig als Folge einer Therapie mit diesem Medikament zu beobachtende membranöse Glomerulonephritis hat eine gute Prognose und bildet sich klinisch nach Absetzen des Medikamentes völlig zurück, obwohl histologisch Defektheilungen bestehen können.

Abb. 5.**13** Tripeldiagnostik der membranösen Glomerulonephritis. **a** Glomerulus mit diskret verbreiterten, starr imponierenden peripheren Basalmembranen (PAS) **b** Immunhistologische Darstellung von Immunglobulin G entlang der glomerulären Basalmembran in pseudolinearer Ablagerung (Alkalische-Phosphatase-Anti-alkalische-Phosphatase-Reaktion). **c** Ultrastrukturelle Darstellung elektronendichter Depots an der Außenseite der glomerulären verbreiterten Basalmembran mit beginnender Spike-Bildung. Die Podozyten ohne Fußfortsätze, flach der Basalmembran aufliegend (Vergrößerung 8910fach; BM Basalmembran, E Erythrozyt, D elektronendichte Depots, P Podozyt. Abb. freundlicherweise überlassen von Priv.-Doz. Dr. med. H.-J. Gröne, Göttingen)

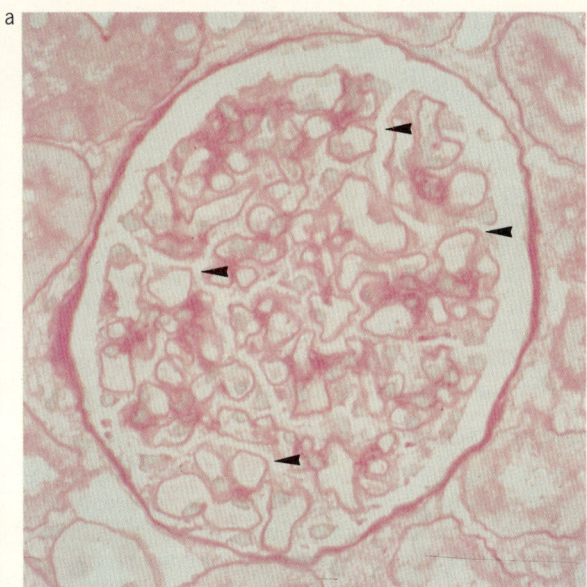

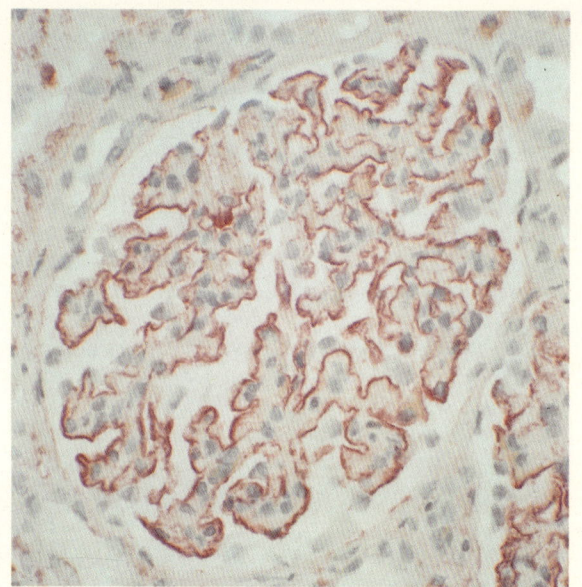

Abb. 5.**13 a–c**

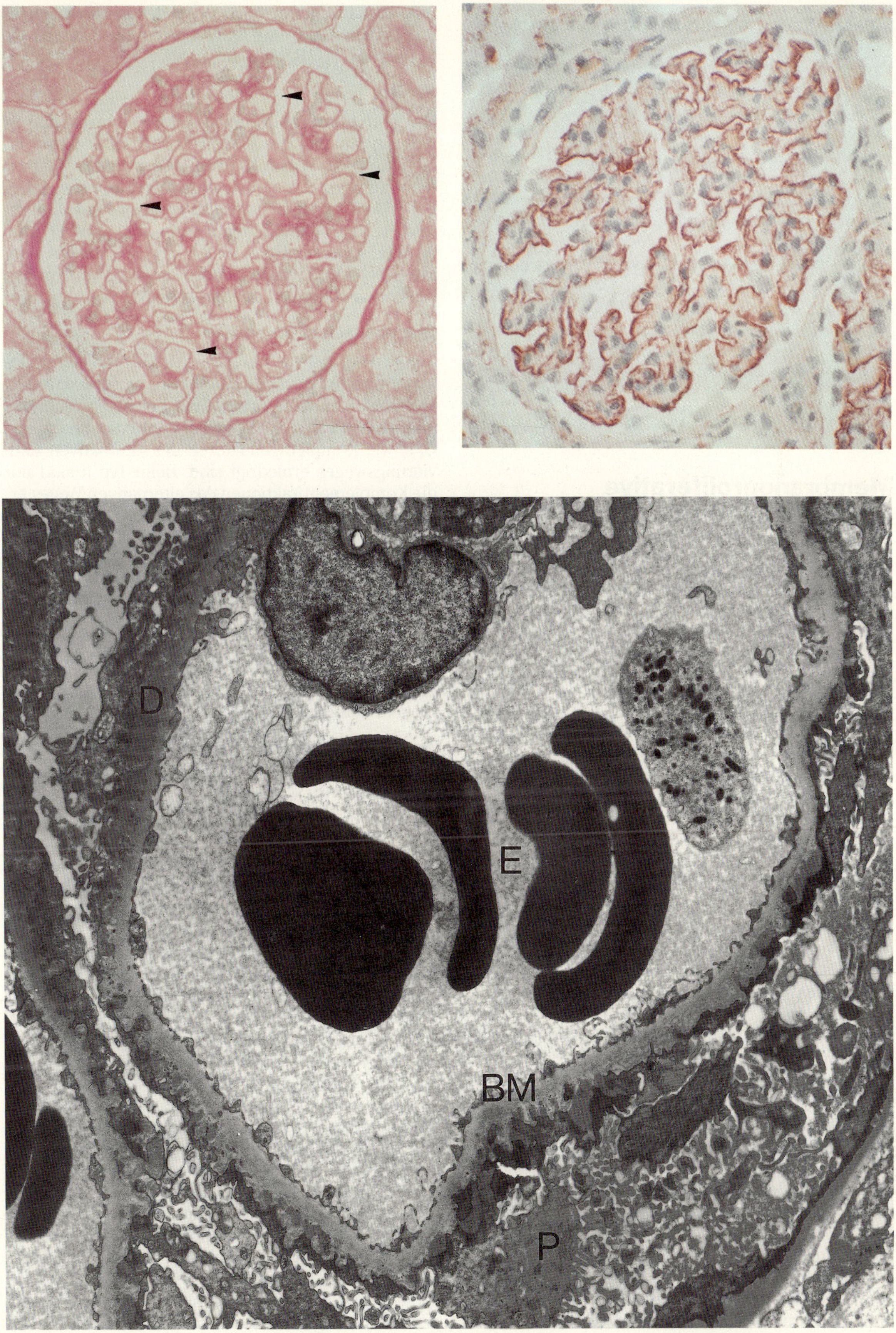

Merke: Die membranöse Glomerulonephritis gilt neben der endokapillären (akuten) Glomerulonephritis als typischer Vertreter der Immunkomplexnephritiden. Morphologisch beweisend sind spikesartige Basalmembranausstülpungen, die die abgelagerten Immunkomplexe umschließen. Immunhistologisch zeigt sich eine granuläre Immunfluoreszenz. Neben der „idiopathischen" Form wird die membranöse Glomerulonephritis auch als Reaktion der Niere auf Krankheiten und therapeutische Maßnahmen gesehen, die mit der Bildung zirkulierender Immunkomplexe einhergehen. Nach Ausschaltung dieser Ursachen ist die Prognose der Erkrankung besser als bei der idiopathischen Form, deren Ätiologie unbekannt ist. Das krankheitstypische nephrotische Syndrom kann nur symptomatisch behandelt werden.

Membranoproliferative Glomerulonephritis

Definition: Eine chronische Erniedrigung der Komplementfaktoren bei sowohl vaskulärem als auch nephrotischem klinischem Verlauf ist kennzeichnend für die membranoproliferative Glomerulonephritis.

Häufigkeit

Die membranoproliferative Glomerulonephritis wird in etwa 5–10% der kindlichen nephrotischen Syndrome gefunden, etwas weniger häufig bei Erwachsenen. Die Geschlechtsverteilung beträgt etwa 1:1.

Pathophysiologie und pathologische Anatomie

Die Ätiologie und das die Erkrankung auslösende Antigen sind unbekannt. Gegenwärtig werden drei Typen der membranoproliferativen Glomerulonephritis voneinander abgegrenzt, wobei die Typen I und III immunhistologisch am ehesten einer Immunkomplexnephritis entsprechen. Im Serum zirkulierende Immunkomplexe aktivieren den klassischen Weg der Komplementkaskade. Das histologische Bild ist von Mesangiumproliferation und diffuser Basalmembranverdickung geprägt. Subendotheliale und mesangiale granuläre Ablagerungen von IgG und Komplement C_3 lassen sich immunhistochemisch nachweisen.

Der Typ II der membranoproliferativen Glomerulonephritis zeichnet sich elektronenmikroskopisch durch extrem dichte Einlagerungen in die Lamina densa der Basalmembran aus. In diesen sogenannten „dense deposits" wurden immunhistologisch die Komplementfaktoren C_1, C_2 und C_4 nachgewiesen. Im Serum tritt ein Autoantikörper der IgG-Klasse, der C_3-Nephritisfaktor (neF), auf. Dieser setzt den alternativen Reaktionsweg (alternative pathway) der Komple-

mentkaskade, unter Auslassung der frühen Komplementstufen, über eine Stabilisierung des Enzyms C_3-Konvertase ($C_{3b}B_b$) in Gang (Abb. 5.**14**).

Klinik

Die membranoproliverative Glomerulonephritis ist eine Erkrankung des jungen Erwachsenenalters. Infektionen des oberen Respirationstraktes können dem Auftreten des nephrotischen Syndroms, welches bei 50% der Patienten auftritt, vorausgehen. Die Proteinurie kann mit Zeichen einer vaskulären Verlaufsform (Hämaturie, Hypertonie) vergesellschaftet sein. Etwa 10% der Krankheitsfälle, vorwiegend beim Typ II, verlaufen klinisch rapidprogressiv.

Diagnostisches Vorgehen

Alle Formen der membranoproliferativen Glomerulonephritis zeichnen sich durch eine ausgeprägte Hypokomplementämie aus, wobei bei den Varianten I und II am ehesten die Komplementfraktionen C_{1q} und C_4 sowie Komplementfaktoren des alternativen Aktivierungsweges erniedrigt sind. Beim Typ II sind nur die Komplementfraktionen des alternativen Weges erniedrigt (bes. C_3). Es tritt ein zirkulierender C_3-Nephritisfaktor im Serum auf. Im Einzelfall jedoch ist die Komplementbestimmung von unsicherem diagnostischem Wert, so daß eine genaue Einordnung der Erkrankung nur durch eine Nierenbiopsie mit Tripeldiagnostik möglich ist.

Im Urin sind neben einer meist unselektiven Proteinurie Fibrin- und Fibrinogenspaltprodukte als Zeichen einer glomerulären Gerinnungs- und Fibrinolyseaktivität nachweisbar.

Therapie, Verlauf und Prognose

Eine Therapie mit Corticosteroiden hat sich als wenig erfolgreich herausgestellt. Andererseits konnten neuere kontrollierte Therapiestudien mit Warfarin und Thrombozytenaggregationshemmern (Dipyridamol bzw. Aspirin und Dipyridamol) zeigen, daß zumindest bei der membranoproliferativen Glomerulonephritis vom Typ I ein günstiger Einfluß auf die Nierenfunktion zu erwarten ist. Allerdings muß mit unerwünschten Blutungskomplikationen gerechnet werden. Die symptomatische Behandlung des nephrotischen Syndroms bewirkt keine Verlangsamung der fortschreitenden Nierenfunktionseinschränkung. Spontanremissionen werden selten beobachtet. Mindestens 60% der Patienten entwickeln innerhalb von 10 Jahren eine dialysepflichtige Niereninsuffizienz und einen Bluthochdruck. Wegen der anhaltenden Komplementerniedrigung sind besonders Patienten mit „dense deposit disease" hochgradig infektgefährdet und müssen nicht selten antibiotisch abgedeckt werden. Speziell diese Variante der membranoproliferativen Glomerulonephritis kann in Nierentransplantaten erneut auftreten, es gibt jedoch auch neuere Beobachtungen, die von dauerhaft guten Transplantationserfolgen berichten.

Als äußerst seltenes Krankheitsbild wird die Vergesellschaftung von membranoproliferativer Glomerulonephritis mit partieller Lipodystrophie beschrie-

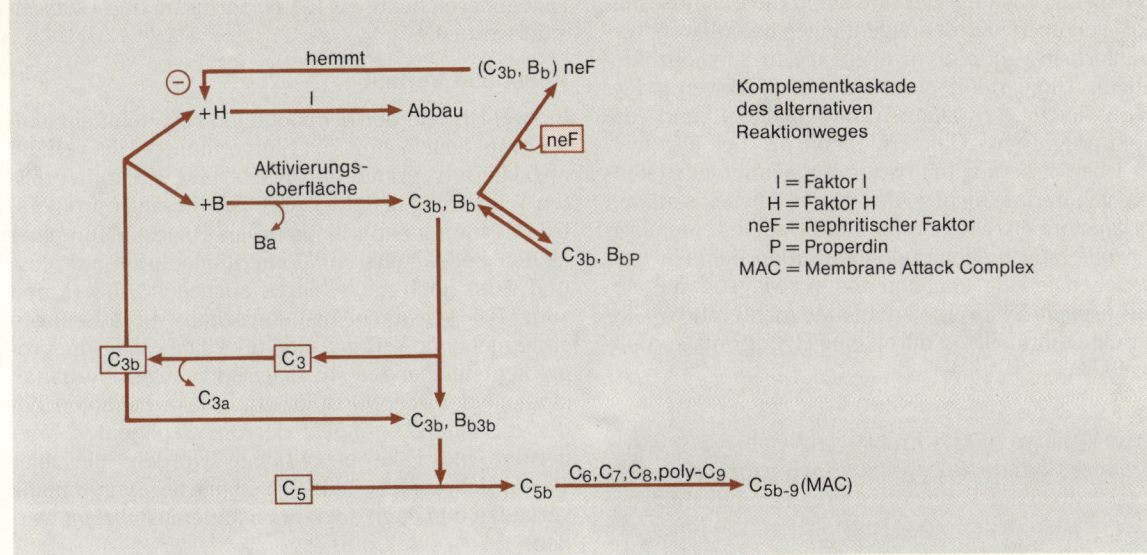

Abb. 5.14 Komplementkaskade des alternativen Reaktionsweges

Das durch eine Art Überlaufmechanismus dauernd neu gebildete aktivierte Komplement C_{3b} wird normalerweise an den *Faktor H* gebunden und durch Vermittlung des *Faktors I* abgebaut. Kommt C_{3b} aber in den Kontakt mit einer Aktivierungsoberfläche (z. B. Bakterienzellwand), verändert sich die Affinität zu den Faktoren H und B dermaßen, daß nun *Faktor B* gebunden wird und die C_3-Konvertase C_{3b}, B_b entsteht. *Properdin (P)* erhöht die Halbwertszeit dieses

Enzyms von 4 Min. auf etwa 30 Min. Die C_3-Konvertase kann nun wiederum inaktives Komplement C_3 zu C_{3b} aktivieren (positive Rückkopplung). Der *nephritische Faktor (neF)* kann sich ebenfalls an die C_3-Konvertase anlagern und so die Bindung des Faktors H an die Konvertase verhindern. In der Folge wird die Bildung der C_3-Konvertase und später der C_5-Konvertase C_{3b}, B_{b3b} verstärkt, wodurch auch die Endstrecke der Komplementkaskade bis hin zur Bildung des Membrane-attack-Komplexes (MAC) ablaufen kann. Das Vorliegen des nephritischen Faktors bewirkt über einen Komplement-C_3-Verbrauch eine C_3-Hypokomplementämie

ben. Wir selbst konnten diese Kombination bei einem Mädchen beobachten, dessen eineiige Zwillingsschwester völlig gesund war. Es wird diskutiert, daß die bei beiden Erkrankungen auffällige Störung des Komplementsystems ein pathogenetisches Bindeglied bildet.

Merke: Die membranoproliferative Glomerulonephritis kann klinisch einen vorwiegend „nephrotischen" oder einen vorwiegend „vaskulären" Verlauf zeigen. Auffällig ist eine anhaltende Hypokomplementämie bei der morphologischen Unterform des „dense deposit disease", außerdem das Auftreten des „nephritischen Faktors" im Serum der Patienten. Diese Form neigt zum Wiederauftreten im Nierentransplantat. Das nephrotische Syndrom kann nur symptomatisch behandelt werden und wird durch eine Hypertonie kompliziert. In der Regel schreitet die Erkrankung innerhalb einiger Jahre bis zur dialysepflichtigen Niereninsuffizienz fort.

Weiterführende Literatur s. S. 439

Vaskuläre Formen der Glomerulonephritis

Definition: Die vaskulären Glomerulonephritisformen imponieren klinisch durch kardiovaskuläre Komplikationen der Hypertonie, die sich während oder als Folge einer fortschreitenden Niereninsuffizienz entwickelt.

Dabei kann gleichzeitig eine Proteinurie vorliegen, die allerdings oft nicht so ausgeprägt ist, um das Bild eines nephrotischen Syndroms hervorzurufen. Nahezu immer besteht eine Mikrohämaturie mit Erythrozytenzylindern.

Die entzündlichen Veränderungen der Glomeruli bewirken über eine chronische tubulointerstitielle Mitreaktion eine progrediente Nierenfunktionseinschränkung.

Vaskuläre Formen der Glomerulonephritis werden häufig erst spät diagnostiziert, da sie lange Zeit kaum (Kopfschmerzen, Leistungsminderung) oder gar keine subjektiven Beschwerden hervorrufen. In vielen Fällen wird eine Blutdruckerhöhung zufällig bei einer Routineuntersuchung festgestellt. Die oft spärliche Proteinurie bzw. Erythrurie wird zusammen mit dem anfänglichen „labilen" Blutdruckverhalten nicht selten bagatellisiert und damit die Diagnosestellung verzögert. Zu den eigentlichen vaskulären Verlaufsformen gehören vor allem die mesangioproliferativen Glomerulonephritiden aller Schweregrade. Wenn auch die akute (endokopiläre) und die rapid-progressive Glomerulonephritis bei allgemeiner Überwässerung mit Hypertonie einhergehen können, gehören sie nicht zu den eigentlichen vaskulären Verlaufsformen. Die bereits beschriebenen membranoproliferativen Glomerulonephritiden nehmen eine Zwischenstellung ein, und die vorwiegend mit nephrotischem Syndrom verlaufende membranöse Glomerulonephritis kann durch eine Hypertonie kompliziert sein.

Merke: Chronische Krankheitsverläufe der vaskulären Glomerulonephritisformen werden häufig erst spät an den kardiovaskulären Komplikationen der renalen Hypertonie diagnostiziert. Die übrigen klinischen Befunde wie Erythrurie und Proteinurie können spärlich sein.

Mesangioproliferative Glomerulonephritis

Definition: Hypertonie, Erythrurie, Proteinurie und meist langsam fortschreitende Niereninsuffizienz, die bis zur Urämie führen kann, kennzeichnen den vaskulären Verlauf der mesangioproliferativen Glomerulonephritis. Sie stellt weltweit das Hauptkontingent der Dialysepatienten.

Ätiologie

Ätiologie und Pathogenese der mesangioproliferativen Glomerulonephritis sind unbekannt. Vermutlich werden die Entzündungsvorgänge an den Glomeruli durch eine immunologische Steuerung hervorgerufen. Unterstützt wird diese Ansicht durch den immunhistologischen Nachweis von IgG, Komplement und IgA im Mesangium.

Pathologische Anatomie

Die mesangioproliferative Glomerulonephritis ist morphologisch gekennzeichnet durch eine unterschiedlich starke Proliferation der Mesangiumzellen bei gleichzeitig unveränderter Basalmembran und offenen Kapillarlumina. Die unterschiedlich schweren histologischen Veränderungen können in ein Vernarbungsstadium übergehen. Je nach Untersucher lassen sich als Unterform eine mesangioproliferative Glomerulonephritis mit fokaler Halbmondbildung sowie eine Gruppe mit Minimalveränderungen ohne nephrotisches Syndrom abgrenzen. Die meisten früher dem mesangioproliferativen Typ zugerechneten

Fälle müssen heute als IgA-Nephritis (s. dort) klassifiziert werden.

Klinik und Verlauf

In zwei Dritteln der beobachteten Fälle fehlt ein akuter Krankheitsbeginn, die Glomerulonephritis verläuft also klinisch „primär chronisch" und wird zum größten Teil zufällig diagnostiziert. Die mesangioproliferative Glomerulonephritis kann als Folgestadium einer akuten endokapillären Glomerulonephritis auftreten und dann noch nach Jahren ausheilen. Andere, mit zum Teil schweren histologischen Veränderungen einhergehende Verläufe sind über Jahre langsam progredient und enden im dialysepflichtigen Terminalstadium der Niereninsuffizienz. Diese Patienten bilden das Hauptkontingent der Dialysepatienten. Wiederum sind Fälle beschrieben worden, die über 10–15 Jahre ohne stärkere klinische Symptomatik verlaufen und dann doch noch niereninsuffizient werden.

Therapie

Fibrindeposite in den Glomeruli können die Progredienz des Entzündungsprozesses fördern. Daher kann eine *Antikoagulantientherapie* im Einzelfall bei Patienten mit mesangioproliferativer Glomerulonephritis sinnvoll sein. Während in den Frühstadien in einigen Fällen das Fortschreiten der Niereninsuffizienz verzögert oder sogar aufgehalten werden konnte, waren die Erfolge bei fortgeschrittenen morphologischen Veränderungen nicht überzeugend. Da die sekundären Hypertoniefolgen an den Nierengefäßen (sekundäre benigne oder maligne Nephrosklerose) im Sinne eines Circulus vitiosus die Entwicklung der Niereninsuffizienz fördern können, muß als oberstes therapeutisches Ziel die *Normalisierung des erhöhten Blutdrucks* gelten. Auch eine proteinarme Diät ist sinnvoll (s. Abschnitt „Chronische Glomerulonephritis").

Merke: Als häufigste „primär-chronische" Glomerulonephritisform wird die mesangioproliferative Glomerulonephritis aller Schweregrade beobachtet. Sie führt in der Regel zur Entwicklung eines Bluthochdrucks („vaskulärer" Verlauf). Klinisch ist sie durch Hämaturie und mäßige Proteinurie gekennzeichnet. Morphologisch steht eine Proliferation der Mesangiumzellen im Vordergrund der Veränderungen. Je nach Ausprägung dieser Befunde kann die Krankheit über Jahre gutartig verlaufen oder zur Dialysepflichtigen Niereninsuffizienz führen. Oberstes Ziel der symptomatischen Therapie ist die optimale Einstellung des Blutdrucks.

Weiterführende Literatur s. S. 439

IgA-Nephropathie

(IgA-Nephritis, mesangioproliferative IgA-Glomerulonephritis, Berger's disease)

Definition: Die IgA-Nephropathie ist die häufigste Glomerulonephritisform des jungen Erwachsenen. Sie ist durch klinisch rezidivierende Mikrohämaturien, asymptomatische Proteinurie sowie morphologisch durch mesangiale IgA-Ablagerungen (mesangioproliferative Glomerulonephritis) charakterisiert.

Häufigkeit

Die große Variationsbreite klinisch-epidemiologischer Daten zur IgA-Nephropathie ist auf die unterschiedlichen Erfassungsmethoden in den einzelnen Ländern zurückzuführen. Dennoch kann man davon ausgehen, daß die Erkrankung die häufigste Glomerulonephritisform des jungen Erwachsenen mit asymptomatischer Hämaturie und/oder Proteinurie darstellt. In Europa liegt die Inzidenz bei ca. 25/1 000 000 pro Jahr, die Prävalenz beträgt zwischen 20 und 30/100 000 (ca. 25% der primären Glomerulonephritiden). In asiatischen Ländern erreicht der Anteil der IgA-Nephropathie an allen Glomerulonephritiden nahezu 50%, während sie unter der schwarzen Bevölkerung ausgesprochen selten sein soll.

Das Durchschnittsalter bei Erkrankungsbeginn beträgt in Deutschland 32 Jahre mit einem Häufigkeitsgipfel zwischen 20 und 40 Jahren. Das männliche Geschlecht wird dreimal häufiger betroffen als das weibliche. Eine Assoziation mit den HLA-Antigenen oder eine familiäre Häufung sind nicht sicher bekannt.

Pathophysiologie

Immunglobulin A, dessen Funktionsform an den Schleimhäuten das sekretorische IgA (s-IgA) darstellt, ist der führende Antikörper der mukösen Immunabwehr. s-IgA besteht aus zwei Monomeren, die über eine Brücke (J-Kette) verbunden an die sekretorische Komponente (SC) gebunden sind. Die Mehrzahl des in der Mukosa von B-Zellen produzierten IgA liegt entweder in dimerer oder polymerer Form vor, während lediglich ein kleiner Anteil als Monomer freigesetzt wird.

Pathogenetisch werden beim Entstehen der IgA-Nephropathie sowohl der Einfluß von exogenen Antigenen als auch eine defekte IgA-Immunregulation diskutiert. Es ist denkbar, daß chronische Infektionen des unteren Respirationstraktes oder des Gastrointestinaltraktes eine IgA-Nephropathie durch antigenen Überschuß und kontinuierliche Stimulation des mukösen Immunsystems hervorrufen. Während die intraluminale Bildung von IgA-enthaltenden Immunkomplexen Makrophagen stimuliert und durch Freisetzung von Sauerstoffradikalen zur Abtötung von Bakterien und zur Gewebsschädigung beiträgt, dürfte es bei chronischen Entzündungen zu einer unkontrollierten Aufnahme der IgA-Immunkomplexe in die Zirkulation und zur Ablagerung in der Niere kommen.

In manchen Fällen ist die IgA-Nephropathie mit einer Gluten-sensitiven Enteropathie (Zöliakie) oder mit einer alkoholischen Zirrhose assoziiert. Gluten verstärkt die Permeabilität der intestinalen Mukosa für andere Antigene. Alkohol fördert die intestinale Absorption von Makromolekülen. Leberzirrhosen führen außerdem häufig zu einer IgA-Erhöhung im Serum.

Größe, Löslichkeit und elektrische Ladung sind wichtige Charakteristika zirkulierender Immunkomplexe und beeinflussen das Ausmaß der mesangialen Depots. Die über die J-Kette verbundenen, im Mesangium abgelagerten IgA-Dimere stimulieren die Mesangialzellproliferation, an deren Ende eine Glomerulosklerose stehen kann.

Pathologische Anatomie

Lichtmikroskopisch finden sich alle Schweregrade mesangialer Proliferation bis hin zu extrakapillärer Halbmondbildung und fokal-segmentaler Glomerulosklerose. Immunhistologisch können massive IgA-Ablagerungen in den Mesangiumzellen nachgewiesen werden, in fortgeschrittenen Stadien auch tubulointerstitielle C3-, IgA- und IgG-Depots (Abb. 5.**3**, S. 418).

Klinik

Die Erkrankung tritt vorwiegend bei jungen Erwachsenen und Kindern, manchmal unmittelbar nach einem Infekt der oberen Luftwege mit rekurrierenden Makrohämaturien auf. Meistens präsentiert sich die IgA-Nephropathie aber mit einer isolierten Mikrohämaturie, eventuell vergesellschaftet mit einer milden Proteinurie. Differentialdiagnostisch muß dabei auch an das sog. „Syndrom der dünnen Basalmembranen" sowie an ein Alport-Syndrom gedacht werden. Unspezifische Symptome wie Flankenschmerz und Dysurie können hinzutreten und die Diagnostik erschweren. Eine initiale Hypertonie ist selten.

Ein pulmorenales Syndrom (idiopathische Lungenhämosiderose mit IgA-Nephropathie) sowie eine sekundäre Form der IgA-Nephropathie in Zusammenhang mit einem hepatorenalen Syndrom sind beschrieben worden. Die IgA-Nephropathie kann auch bei Systemerkrankungen, wie bei der Purpura Schoenlein-Henoch oder beim systemischen Lupus erythematodes auftreten, ohne daß ihre immunpathogenetische Bedeutung bekannt ist.

Diagnostisches Vorgehen

Die Urinuntersuchung ergibt neben Erythrozyten häufig eine mäßige Proteinurie unter 3 g/d, wobei in der Regel ein glomeruläres Ausscheidungsmuster beobachtet wird.

Im Serum lassen sich u. U. zirkulierende Immunkomplexe, die IgA enthalten, nachweisen. Die Komplementfraktionen, einschließlich Komplement C_3, sind normal. Die Diagnose wird aus der Biopsie gestellt, wenn IgA-Immunkomplexe und Komplementfaktoren des alternativen Aktivierungsweges im Mesangium gefunden werden.

Therapie

Die Entscheidung zu einem Therapieversuch bei IgA-Nephropathie hängt im wesentlichen von der klinischen Symptomatik ab. Durch Antigenausschluß (glutenfreie Kost) bei der Gluten-induzierten IgA-Nephropathie konnte die Menge zirkulierender IgA-Immunkomplexe sowie die Proteinurie vermindert werden. Bei akut verlaufenden Formen gelang in einigen Fällen mittels Plasmapherese eine kurzfristige Besserung des Krankheitsbildes. Bei diskreten morphologischen Veränderungen kann ein Therapieversuch mit Steroiden, evtl. auch mit alkylierenden Substanzen, die Proteinurie möglicherweise günstig beeinflussen. Ob sich der Krankheitverlauf damit insgesamt beeinflussen läßt, muß derzeit noch offen bleiben. Das Nebenwirkungsrisiko ist streng gegenüber dem zu erwartenden Nutzen abzuwägen. Bei ausgeprägten Läsionen im Sinne einer fokal-segmentalen Glomerulosklerose in Verbindung mit Hypertonie und Niereninsuffizienz ist ein Ansprechen auf Corticosteroide ohnehin unwahrscheinlich. Im Vordergrund der therapeutischen Bemühungen muß, wie bei allen chronisch verlaufenden Glomerulonephritiden, die sorgfältige Blutdruckeinstellung stehen.

Prognose

Die Prognose der IgA-Nephropathie scheint bei den Patienten gut zu sein, deren morphologische Befunde zum Zeitpunkt der Diagnosestellung gering sind. Jedoch werden ca. 20% aller Patienten durchschnittlich 20 Jahre nach Krankheitsbeginn terminal niereninsuffizient. Die schlechtere Prognose ist dabei mit dem Grad der histologischen Schädigung (fokal-segmentale Glomerulosklerose als ungünstiges prognostisches Zeichen), dem Lebensalter bei Krankheitsbeginn (Patienten über 30 Jahre haben eine ungünstigere Prognose), dem Geschlecht (männlich ungünstiger) und dem Ausmaß der Proteinurie (ungünstig über 3 g/d) korreliert.

Merke: Die IgA-Nephritis stellt nach Berger eine Sonderform der mesangioproliferativen Glomerulonephritis dar. Die Immunhistologie zeigt massive IgA-Ablagerungen in den Mesangiumzellen, ohne daß deren Pathogenese geklärt ist. Klinisch kommt es zu rezidivierenden schmerzlosen Makrohämaturien. Der Verlauf ist vielfach gutartig; die Entwicklung einer chronischen Niereninsuffizienz ist jedoch möglich.

Chronische Glomerulonephritis

Definition: Das chronische Stadium der Glomerulonephritis ist überwiegend durch dauerhaft pathologische Urinbefunde (Proteinurie, Hämaturie), langsame Verschlechterung der Nierenfunktion, Verkleinerung der Nierengröße und Blutdruckerhöhung gekennzeichnet.

Prinzipiell können alle beschriebenen proliferativen und membranösen Glomerulonephritisformen sowie die hereditären und die durch Systemerkrankung hervorgerufenen Glomerulonephritiden in ein chronisches Stadium übergehen, wenn auch die glomerulären Minimalveränderungen und die IgA-Nephropathie häufig gutartig verlaufen.

Pathophysiologie

Die Ursache für die Progression einer chronischen Glomerulonephritis zur terminalen Niereninsuffizienz dürfte in der veränderten glomerulären Hämodynamik liegen. Der langsame aber stetige Verlust der Nephronmasse führt zu adaptiven Veränderungen in der Niere mit einer Steigerung des renalen Plasmaflusses (RPF), um die glomeruläre Filtrationsrate (GFR) konstant zu halten (Hyperfiltration). Dem dauerhaft erhöhten intraglomerulären Kapillardruck folgen strukturelle Veränderungen im Sinne einer fokal-segmentalen Glomerulosklerose (s. dort). Dieser Prozeß scheint allen fortgeschrittenen Nierenerkrankungen gemeinsam zu sein.

Klinik

Der langjährige, oligosymptomatische Krankheitsverlauf der chronischen Glomerulonephritis erfordert eine stetige Überwachung. Die sorgfältige klinische Untersuchung, vor allem auf Perikarditis, Pleuritis, Überwässerungen, gesteigerte Reflexe, Parästhesien, Veränderungen der Hautfarbe und Abnahme der Muskelmasse sowie Ödembildung ist regelmäßig erforderlich. Sehr wichtig sind häufige Blutdruckmessungen sowie eine ausgeglichene Bilanzierung des Flüssigkeits- und Elektrolythaushaltes (Serum- und Urinelektrolyte). Neben EKG und Thorax-Röntgenaufnahmen (Herzgröße, Überwässerung) sind regelmäßig das Blutbild (Anämie), Calcium, Parathormon, anorganisches Phosphat sowie die Vitamin-D-Metaboliten (sekundärer Hyperparathyreoidismus, renale Osteopathie) zu kontrollieren.

Der Quotient der Retentionsparameter Harnstoff-N zu Serumkreatinin sollte unter 10 liegen. Die genannten Untersuchungen sind in Abhängigkeit von der Progredienz des Krankheitsverlaufes in bestimmten zeitlichen Abständen durchzuführen. Eine Nierenbiopsie ist nur im Frühstadium und bei einer Kreatinin-Clearance von mehr als 25 ml/min indiziert.

Therapie

Für die Niereninsuffizienz bei chronischer Glomerulonephritis ist die frühzeitige Behandlung der Hypertonie entscheidend. Dabei können alle Präparate, die in der Therapie des essentiellen Hochdrucks üblich sind, eingesetzt werden. Da mit fortschreitender Niereninsuffizienz der renoparenchymatöse Bluthochdruck vor allem durch Salz- und Wasserretention gefördert wird, sind Diuretika die Mittel der ersten Wahl. Thiazide verlieren beim Anstieg des Serumkreatinins über 2 mg/dl (177 mol/l) ihre Wirksamkeit und sollten dann durch Furosemid (Lasix) ersetzt werden, dessen Dosierung mit nachlassender Nierenfunktion erhöht werden muß. Methyldopa (Presinol, Sembrina) verschlechtert nicht die Nierenfunktion, muß aber der glomerulären Filtrationsrate angepaßt werden, da es zur Kumulation neigt. Bei terminaler Niereninsuffizienz haben sich als besonders wirksame Antihypertonika die kardioselektiven β-Blocker erwiesen, ebenso Vasodilatatoren wie Dihydralazin (Nepresol) oder Calciumantagonisten wie Nifedipin (Adalat retard). Auch ein therapeutischer Eingriff in das Renin-Angiotensin-System mit Hilfe von Angiotensin-Convertin-Enzym-Blockern wie Captopril (Lopirin) oder Enalapril (Pres, Xanef) ist bei niereninsuffizienten Patienten möglich. Die vielfachen unerwünschten Wirkungen gestatten jedoch die Anwendung dieser Präparate bei Niereninsuffizienz nur unter Überwachung von Spezialisten.

Patienten im chronischen Stadium einer Glomerulonephritis sind besonders infektgefährdet und können dadurch eine akute Exazerbation der glomerulären Grunderkrankung erleiden. Besondere Beachtung muß daher den sekundären Harnwegsinfektionen geschenkt werden. Bei der Anwendung von Antibiotika ist neben den allgemeinen Richtlinien (bakteriologischer Erregernachweis, Resistenzbestimmung) die renale Elimination bei eingeschränkter Nierenfunktion zu beachten, da erhöhte Kumulationsgefahr besteht (s. Kap. „Harnwegsinfektionen").

Neuere Therapieansätze empfehlen eine cholesterinarme Ernährung und Eiweißrestriktion unter der Vorstellung, das Risiko der Arteriosklerose und der Hyperfiltration zu reduzieren. Ob diese Empfehlungen bei gleichzeitiger strikter Blutdruckeinstellung die Progression der chronischen Glomerulonephritis im Langzeitverlauf günstig beeinflussen, muß noch in klinischen Studien nachgewiesen werden.

Das Fehlen einer Kausaltherapie der Glomerulonephritisformen bedeutet immer noch, daß ein großer Teil der Patienten eines Tages die terminale Niereninsuffizienz erreicht und damit dialysepflichtig wird. Es ist daher von entscheidender Bedeutung, daß die peripheren Gefäße (sowohl Arterien als auch Venen) geschont werden, um operative Gefäßanastomosen (Cimino-Fistel) für die chronische Hämodialysebehandlung herstellen zu können. Außerdem sollte man je nach sozialen, psychischen und Altersvoraussetzungen einzelne Dialyseverfahren wie Heimdialyse, chronisch-ambulante Peritonealdialyse (CAPD) sowie die Nierentransplantation diskutieren

(s. Kap. „Chronische Niereninsuffizienz") und rechtzeitig eine Hepatitis-B-Schutzimpfung durchführen.

Merke: Prinzipiell können alle nephrotischen und vaskulären Glomerulonephritisformen chronisch verlaufen, wobei sich oft längere Phasen relativen Wohlbefindens mit akuten Exazerbationen (nephrotisches Syndrom, Hypertonie) abwechseln. Die oft langjährig ohne Nierenfunktionseinschränkung einhergehenden nephrotischen Verlaufsformen erfordern in erster Linie die Behandlung der Ödeme und des Eiweißverlustes, während bei den vaskulären Formen die Hochdrucktherapie ganz im Vordergrund steht. Verschiedene Möglichkeiten der Dialysetherapie, einschließlich der Nierentransplantation, stehen zur Behandlung der terminalen Niereninsuffizienz zur Verfügung.

Weiterführende Literatur

Andrassy, K., R. Waldherr, E. Ritz: Medikamentöse Behandlung der chronisch verlaufenden Glomerulonephritiden: Contra. Klin. Wschr. 63 (1985) 978–987

Béné, M. C., G. C. Faure: Mesangial IgA nephropathy arises from the mucosa. Amer. J. Kidney Dis. 12 (1988) 406–409

Berger, J.: IgA glomerular deposits in renal disease. Transplant. Proc. 1 (1969) 939–944

Brodehl, J., M. Brandis, U. Helmchen, P. F. Hoyer et al.: Cyclosporin A treatment in children with minimal change nephrotic syndrome and focal segmental glomerulosclerosis. Klin. Wschr. 66 (1988) 1126–1137

Bygren, P., B. Cederholm, Heinegard, J. Wieslander: Non-Goodpasture anti-GBM antibodies in patients with glomerulonephritis. Nephrol. Dialys. Transplant. 4 (1989) 254–261

Cairns, S. A., R. A. London, N. P. Mallick: Circulating immune complexes in idiopathic glomerular disease. Kidney int. 21 (1982) 507–512

Cameron, J. S.: How can we treat glomerulonephritis? Nephrol. Dialys. Transplant. (Suppl.) 1 (1990) 16–22

Carbone, L., V. D'Agati, J. T. Cheng, G. B. Appel: Course and prognosis of Human Immunodeficiency virus-associated nephropathy. Amer. J. Med. 87 (1989) 389–395

Cattran, D. C., C. J. Cardella, J. M. Roscoe, R. C. Charron et al.: Results of a controlled drug trial in membranoproliferative glomerulonephritis. Kidney int. 27 (1985) 436–441

Chang, B. S.: Red cell morphology as a diagnostic aid in hematuria. J. Amer. med. Ass. 252 (1984) 1747–1749

Clarkson, A. R., A. J. Woodroffe, I. Aarons, Y. Hiki: IgA nephropathy. Ann. Rev. Med. 38 (1987) 157–168

Clarkson, A. R., A. J. Woodroffe: Treatment tentatives in IgA nephropathy. Semin. Nephrol. 7 (1987) 393–398

Clarkson, A. R., A. J. Woodroffe, I. Aarons et al.: Therapeutic options in IgA nephropathy. Amer. J. Kidney Dis. 12 (1988) 443–448

Couser, W. G.: Mechanisms of glomerular injury in immune-complex disease. Kidney int. 28 (1985) 569–583

D'Amico, G.: Idiopathic IgA mesangial nephropathy. Nephron 41 (1985) 1–13

Davison, A. M.: Steroid therapy in primary glomerulonephritis. Nephrol. Dialys. Transplant. (Suppl.) 1 (1990) 23–28

Diamond, J. R., M. J. Karnovsky: Focal and segmental glomerulosclerosis: Analogies to atherosclerosis. Kidney int. 33 (1988) 917–924

Donadio, J. V., C. F. Anderson, J. C. Mitchell, K. E. Holley, D. M. Ilstrup et al.: Membranoproliferative glomerulonephritis. A prospective clinical trial of platelet-inhibitor therapy. New Engl. J. Med. 310 (1984) 1421–1426

El Nahas, A. M.: Glomerulosclerosis: Insights into pathogenesis and treatment. Nephrol. Dialys. Transplant. 4 (1989) 843–853

Erickson, S. B., S. B. Kurtz, J. V. Donadio, K. E. Holley, C. B. Wilson, A. a. Pineda: Use of combined plasmapheresis and immunosuppression in the treatment of Goodpasture's syndrome. Mayo Clin. Proc. 54 (1979) 714−720

Falk, R. J.: ANCA-associated renal disease. Kidney int. 38 (1990) 998−1010

Feehally, J.: Immune mechanisms in glomerular IgA deposition. Nephrol. Dialys. Transplant. 3 (1988) 361−378

Filit, H. M., J. B. Zabriskie: New concepts of glomerular injury (Editorial). Lab. Invest. 51 (1984) 117

Grabensee, B., D. BAcu, P. Heering, K. Ivens: Diagnostik und Verlauf der primären Glomerulonephritiden. Internist 30 (1989) 148−158

Gröne, H. F., A. Walli, E. Gröne, P. Niedmann, J. Thiery et al.: Induction of glomerulosclerosis by dietary lipids. Lab. Invest. 60 (1989) 433−446

Helmchen, U., H. J. Gröne: Zur Biopsiediagnostik renaler Erkrankungen. In Bock, H. E., W. Gerok, F. Hartmann: Klinik der Gegenwart. Urban & Schwarzenberg, München 1982 (E 125)

Humphreys, M. H.: Human immunodeficiency virus-associated nephropathy. Arch. intern. Med. 150 (1990) 253−255

Lesavre, P., R. C. Monteiro, J. Berger et al.: Recent immunologic data on human glomerulonephritis. Advanc. Nephrol. Neckes Hosp. 17 (1988) 57−76

Mallick, N. P.: The significance and management of proteinuria. Nephrol. Dial. Transplant. (Suppl.) 1 (1990) 35−36

Mallick, N. P., C. D. Short, L. P. Hunt: How far since Ellis? The Manchester study of glomerular disease. Nephron 46 (1987) 113−124

Müller, G. A., T. Risler: Immunpathogenese der Glomerulonephritiden. Internist 30 (1989) 140−147

Patrono, C., A. Pierucci: The use of antiplatelet agents in glomerulonephritis: A pharmocological approach. Nephrol. Dialys. Transplant. (Suppl.) 1 (1990) 29−32

Ponticelli, C., P. Passerini: The natural history and therapy of idiopathic membranous nephropathy. Nephrol. Dialys. Transplant. (Suppl.) 1 (1990) 37−41

Ponticelli, C., P. Zucchellini, G. Banfi, L. Cagnoli, P. Scalia et al.: Controlled trial of monthly alternalted courses of steroid and chlorambucil for idiopathic membranous nephropathy. Proc. Europ. Dialys. Transplant. Ass. 19 (1982) 717

Reichel, W., D. Wolfrum, M. H. Weber, F. Scheler, V. Neuhoff: Proteinuria and distribution of fibrinogen split products in various forms of glomerulonephritis. Contr. Nephrol. 1 (1975) 109−118

Renner, E., E. Held: Primär glomeruläre Erkrankungen. In Riekker, G: Therapie Innerer Krankheiten, 6. Aufl. Springer, Heidelberg, 1988

Risler, T., B. Krämer, G. A. Müller: Gibt es eine spezielle Therapie der primären Glomerulonephritis? Dtsch. med. Wschr. 114 (1989) 83−84

Ritz E., O. Mickisch: Immuntherapie der primären Glomerulonephritiden. Internist 30 (1989) 180−195

Scheler, F., H.-J. Gröne: Hypertonie in Klinik und Praxis. Schattauer, Stuttgart 1980

Sorger, K: Postinfektiöse Glomerulonephritis. In Dhom, G. et al: Veröffentlichungen aus der Pathologie. Fischer, Stuttgart 1986

Thoenes, W: Pathologie der Glomerulonephritiden. Internist 30 (1989) 127−139

Volhard F., Th. Fahr: Die Bright'sche Nierenkrankheit. Klinik, Pathologie und Atlas. Springer, Berlin 1914

Waldherr R., H. Derks: Klinische Pathologie des Glomerulus- vom Phänomen zur Entität. Die fokal-sklerosierende Läsion. Verh. dtsch. Ges. Pathol. 73 (1989) 71−82

Weber, M. H.: Glomerulonephritisformen. In Bock, H. E., W. Gerok, F. Hartmann: Klinik der Gegenwart. Urban & Schwarzenberg, München 1982 (E 155)

Weber M. H.: Urinary protein analysis (Review). J. Chromatogr. 429 (1988) 315−344

Weber, M. H., K. S. Cheong, K.-J. Schott, V. Neuhoff: Microelectrophoresis in the differential diagnosis of proteinuric diseases. Electrophoresis 3 (1986) 134

Weber, M. H., U. Helmchen, K. W. Rumpf, F. Scheler: Zur Differentialdiagnose des Pulmorenalen-Syndroms. In Gessler, U., D. Seybold: Glomerulonephritis. Thieme, Stuttgart 1980, 92

Weber, M. H., P. Scholz, W. Stibbe, F. Scheler: Alpha-1-Mikroglobulin in Urin und Serum bei Proteinurie und Niereninsuffizienz. Klin. Wschr. 63 (1985) 711−717

Renovaskuläre Hypertonie, Nierenarterienstenose und verwandte Krankheitsbilder

S. Degenhardt

Definition: Nierenarterienstenosen sind angeborene oder erworbene, ein- oder doppelseitige Einengungen der A. renalis oder ihrer Hauptäste. Ihre Bedeutung liegt darin, daß sie zur Ursache einer arteriellen, sog. renovaskulären Hypertonie werden können. Die Bezeichnung renovaskuläre Hypertonie umfaßt alle Hypertonieformen, die über eine renale Ischämie unter Mitwirkung des Renin-Angiotensin-Systems zur arteriellen Hypertonie führen.

Häufigkeit

Die Häufigkeit der renovaskulären Hypertonie in der Normalbevölkerung liegt bei 0,1−0,2%, in unselektierten Hypertonikergruppen beträgt sie 0,7 bis 2,0%, in hochdruckdiagnostischen Zentren mit selektiertem Krankengut werden Häufigkeiten zwischen 5 und 20%, bei Serumkreatininwerten > 4 mg/dl um 35% angegeben.

Große angiographische und autoptische Querschnittsuntersuchungen zeigten jedoch, daß renovaskuläre Veränderungen, insbesondere Nierenarterienstenosen, bei Hypertonikern nur etwa doppelt so häufig vorkommen wie bei Menschen mit normalem Blutdruck. Daraus folgt, daß bei allen Hypertonikern mit Nierenarterienstenosen vor der Diagnosestellung „renovaskuläre Hypertonie" der Nachweis der Hochdruckwirksamkeit erbracht werden muß.

Ätiologie

Die wichtigsten Ursachen einer renovaskulären Hypertonie sind in Tab. 5.**5** zusammengefaßt.

Prinzipiell kann jede renal-vaskuläre Läsion oder jede Gefäßkompression von außen zu renalen Durchblutungsstörungen führen und eine renovaskuläre Hypertonie auslösen. Tatsächlich werden jedoch 95% der renovaskulären Hypertonien von Nierenarterienstenosen hervorgerufen, hiervon sind 60% arteriosklerotischen Ursprungs und 35% durch fibromuskuläre Hyperplasie entstanden.

Patienten mit arteriosklerotischer Nierenarterienstenose und renovaskulärer Hypertonie sind in der Regel älter und haben arteriosklerotische Gefäßveränderungen auch in anderen Gefäßbereichen. Die renal-vaskuläre Läsion ist vorzugsweise nahe dem Abgang der Nierenarterie aus der Aorta und in einem Drittel der Fälle beidseits nachweisbar.

Patienten mit fibromuskulären Nierenarterienstenosen (FMD) sind überwiegend jüngere Frauen. Angiographisch charakteristisch ist der über längere Gefäßstrecken beobachtbare Wechsel von ringförmigen Stenosierungen und Wandaneurysmen, hervorgerufen durch Intimafibrosen, fibromuskuläre Dysplasien der Gefäßmedia oder seltener durch überwiegend periarterielle Fibroplasien. Oft greift die FMD auf intrarenale Gefäßabschnitte über oder tritt auch in anderen Gefäßbereichen auf (z. B. Aneurysmen der zerebralen Arterien!). Frauen mit Nephroptose zeigen häufiger Nierenarterienstenosen durch fibromuskuläre Dysplasien (Abb. 5.**15**).

Pathophysiologie und Klinik

Eine arterielle Hypertonie nach partieller Unterbindung einer Nierenarterie und gleichzeitiger gegenseitiger Nephrektomie wurde im Tierexperiment erstmals 1934 von Goldblatt beobachtet.

Die Rolle einer erhöhten Reninsekretion wurde erst 1940 erkannt. Heute stellt man sich die Pathogenese der renovaskulären Hypertonie folgendermaßen vor: Die renale Minderdurchblutung bzw. der erniedrigte vaskuläre Perfusionsdruck (Drucksenkung durch die Stenose um mindestens 30−40 mmHg, Einengung des Gefäßlumens um mindestens 60%) führt am juxtaglomerularen Apparat direkt (Barorezeptorentheorie) oder durch Verminderung der Natriumlast an der Macula densa zur Stimulation der Reninsekretion. Das vermehrt gebildete Angiotensin II bewirkt eine Konstriktion der arteriolären Widerstandsgefäße, erhöht den peripheren Gefäßwiderstand und steigert den Blutdruck.

Die angiotensinstimulierte Aldosteronsekretion (sekundärer Aldosteronismus) führt zur Natrium- und Flüssigkeitsretention mit gesteigerter Empfindlichkeit der Arteriolen auf vasokonstriktorische Reize. Solange bei einseitiger Nierenarterienstenose die andere Niere intakt ist, kompensiert sie druckabhängig die Minderleistung der stenotischen Niere. Die Blutdruckerhöhung erreicht damit nicht das Maß, das eine Renormalisierung der Durchblutung der stenotischen Niere erlaubt und der Reninmechanismus bleibt wirksam. Die zunächst intakte kontralaterale Niere entwickelt unter dem hohen Systemblutdruck und der Angiotensin-II-bedingten Hyperfiltration beschleunigt eine Nephrosklerose. Nach der Korrektur der ursprünglich ursächlichen Nierenarterienstenose kann eine inzwischen fortgeschrittene Hochdruckschädigung der anderen Niere die arterielle Hypertonie weiter unterhalten.

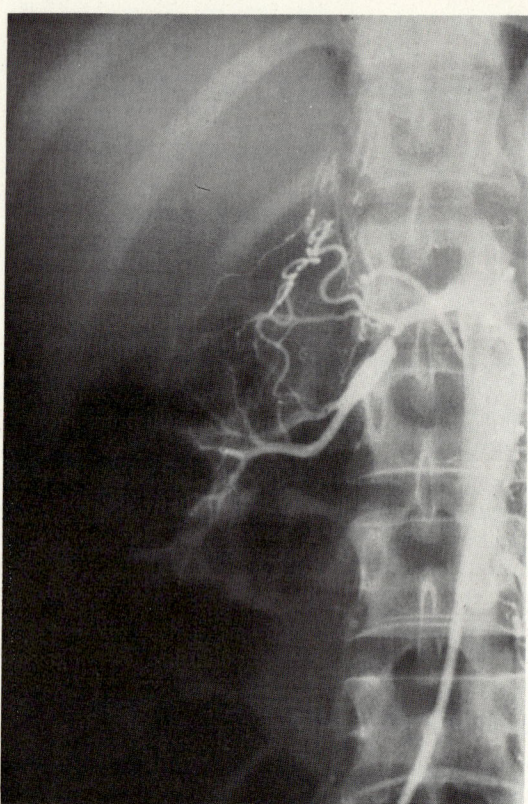

Abb. 5.**15**   Nierenarterienstenose durch fibromuskulären Wulst. In der selektiven Renovasographie zeigt sich deutlich eine poststenotische Dilatation (Überlassung freundlicherweise von Prof. Dr. R. Schuster, Göttingen)

Tabelle 5.**5**   Ursachen der renovaskulären Hypertonie

Arteriosklerose	**60−70%**
Fibröse und fibromuskuläre Gefäßwandhyperplasie	**30−40%**

Seltene unmittelbar renovaskuläre Ursachen: **< 1%**

Renale arteriovenöse Fisteln
Nierenarterienaneurysma
Nierenarterienembolie, -thrombose, -dissektion
Nierenvenenthrombose

Andere Ursachen und Erkrankungen, die eine renovaskuläre Hypertonie auslösen können: **< 1%**

Aortenisthmusstenose
Polyarteriitis nodosa
Takayasu-Syndrom
Phäochromozytome
Retroperitoneal metastasierte Tumoren
Retroperitoneale Fibrose
Neurofibromatose
Nephroptose
Nierenzysten

Anamnese und klinischer Befund

Im Einzelfall ergeben sich nur wenig Hinweise auf eine renovaskuläre Hypertonie. Sie erlauben in der Regel keine Abgrenzung gegenüber der essentiellen Hypertonie. Wie essentielle Hypertoniker klagen Patienten mit renovaskulärer Hypertonie häufig über keinerlei subjektive Beschwerden, nur bei längerbestehenden oder schweren Hypertonien über Kopfschmerzen, Schwindel, Sehstörungen, Nasenbluten. Eine renovaskuläre Hypertonie kann sich hinter allen Hochdruckschweregraden verbergen, doch ist ein ausgeprägter diastolischer Widerstandshochdruck häufiger zu beobachten als bei essentieller Hypertonie. An eine renovaskuläre Hypertonie soll gedacht werden, wenn

1. ein juveniler Hypertonus besteht,
2. eine hypokaliämische Hypertonie vorliegt,
3. eine plötzliche Verschlechterung einer vorbestehenden Hypertonie auftritt,
4. akuter Flankenschmerz und Fieber bestehen oder bestanden haben (Nierenarterienembolie?),
5. ein Strömungsgeräusch über einer Nierenloge auskultierbar ist (häufiger bei fibromuskulären als bei arteriosklerotischen Stenosen).

Diagnostisches Vorgehen und Differentialdiagnose

In der Diagnostik der renovaskulären Hypertonie stellt sich das Problem, in Ermangelung eines eindeutigen klinischen Leitsymptoms die kleine Zahl von Patienten mit renovaskulärer Hypertonie aus der großen Zahl der Hypertoniker mit möglichst einfachen, ungefährlichen und kostengünstigen Methoden herauszufiltern und diese dann einer weitergehenden Diagnostik zuzuführen. Da ein allgemein anerkanntes diagnostisches Vorgehen nach wie vor fehlt und im Einzelfall immer ein Kompromiß gefunden werden muß zwischen der Intensität des diagnostischen Eingriffs und der Eindeutigkeit der diagnostischen Aussage, ist der empfohlene diagnostische Weg immer subjektiv und abhängig von den am Ort gegebenen Untersuchungsmethoden. Die Diagnostik der Hochdruckwirksamkeit einer schon bekannten Nierenarterienstenose bietet dagegen weniger Probleme.

Untersuchungsmethoden

Sonographie: Hinweise auf eine mögliche renovaskuläre Hypertonie kann schon die konventionelle Sonographie der Bauchorgane geben. Abgesehen von der Aufdeckung anderer Nierenerkrankungen sind Größenunterschiede zwischen beiden Nieren und ausgeprägte atherosklerotische Veränderungen oft diagnostisch hinweisend. Elegant, aber mit hohem apparativem und untersuchungstechnischem Aufwand verbunden ist die angiodynographische Darstellung turbulenter Flußprofile in den Nierenarterien mit farbkodierten Dopplerultraschallgeräten. Für die Suche nach Nierenarterienstenosen in Transplantatarterien ist diese Methode gut geeignet. Eine zufriedenstellende Darstellung der nativen Nierenarterien gelingt geübten Untersuchern rechts in bis zu 90%, links in bis zu 80% der Fälle.

Intravenöses Pyelogramm: Das intravenöse Pyelogramm gehörte bei Patienten mit diastolischen Blutdruckwerten um oder über 105 mmHg zur Basisdiagnostik der arteriellen Hypertonie. Verdächtig im Sinne einer einseitigen Durchblutungsminderung sind unterschiedliche Nierengröße – die linke Niere ist normalerweise 1–1,5 cm größer als die rechte Niere –, zeitlich verzögerte Kontrastmittelausscheidung auf der durchblutungsgestörten Seite und höhere Kontrastmitteldichte in der Spätaufnahme auf der durchblutungsgestörten Seite. Falsch-positive Ergebnisse von essentiellen Hypertonikern wurden bei 22% und falsch-negative bei 42% der renovaskulären Hypertoniker beobachtet. Da die Methode auf einem Seitenvergleich beruht, ist ihr Wert für die Erkennung beidseitiger Erkrankungen und segmentaler Stenosen besonders gering.

Heute stehen vielerorts Anlagen zur **digitalen Subtraktionsangiographie (DSA)** zur Verfügung. Sie erlauben nach venöser (am besten über einen zentral plazierten Katheter) oder arterieller Injektion eines Kontrastmittelbolus die weitgehend überlagerungsfreie Darstellung der interessierenden Gefäße. Aufnahmen im Sinne eines Ausscheidungsurogramms können unmittelbar angeschlossen werden. Aber auch die aufwendige DSA hat den Nachteil, daß ca. 10% der Untersuchungen technisch nicht beurteilbar sind (Luftüberlagerungen, zu geringes Herzzeitvolumen etc.). Dazu kommt die beträchtliche Strahlenbelastung für Patienten und Untersucher, die den primären Einsatz der DSA im Screening nicht empfehlenswert macht.

Isotopennephrogramm, seitengetrennte Jod-Hippuran-(bzw. Tc-MAG-3-)Clearance, DTPA- und DTMA-Clearance, Sequenzszintigraphie: Die **Isotopenmethoden** erlauben mit geringer Strahlenbelastung, risikoarm und billig den Nachweis einer einseitigen renalen Minderdurchblutung. Die Zahl falschnegativer und falsch-positiver Befunde entspricht denen des Frühurogramms und ist weitaus schlechter als die DSA. Die Aussagekraft kann durch die Szintigraphie nach Captoprilgabe und durch Doppelisotopenmethoden (DTPA/DTMA) verbessert werden. Die Exaktheit der methodischen und technischen Durchführung spielt hierbei eine entscheidende Rolle.

Reninmessungen, Captopriltest: Die renovaskuläre Hypertonie wird ausgelöst durch die Steigerung der Reninsekretion als Folge der renalen Minderdurchblutung. Es lag deshalb nahe, durch Messung des Renins im peripheren Blut die renovaskuläre Hypertonie zu diagnostizieren. Dabei zeigte sich, daß ein großer Teil der Patienten mit operativ heilbaren renovaskulären Hypertonien normale periphere Reninwerte aufwies. Da andererseits auch ein beträchtlicher Teil der Patienten mit essentieller Hypertonie erhöhte periphere Reninwerte hat, ist der Selektionswert dieser Untersuchung gering.

Captopriltest: Das Blutdruckverhalten nach oraler Gabe von Captopril erlaubt entgegen früheren Annahmen keine Aussage über das Vorhandensein einer

Tabelle 5.6 Kriterien der Hochdruckwirksamkeit einer nachgewiesenen Nierenarterienstenose

1. normales oder hohes Ausgangsrenin, starker Reninanstieg nach Captoprilgabe (unter Standardbedingungen).
2. Behandlung mit ACE-Hemmern effektiv blutdrucksenkend (bei schlechter Effektivität anderer Substanzen).
3. bei zweifelhafter Seitenlokalisation: in Relation zur Durchblutung hoher Nierenvenenreninquotient.
4. Isotopenmethoden: seitendifferente Perfusion und Filtration, stärkere Abnahme der Filtration nach Captoprilgabe.

renovaskulären Hypertonie. Zwar ist ein starker Blutdruckabfall ein ernstzunehmender Hinweis auf eine reninabhängige Hypertonie, doch schließt ein nur geringer Blutdruckabfall nach einer ersten Dosis Captopril die renovaskuläre Hypertonie nicht aus. Diagnostisch zuverlässiger ist der durch die Unterbrechung der Angiotensin-II-Bildung verursachte reaktive Reninanstieg.

Reninmessungen sind aufwendig und störanfällig, für die Bestimmung sind verschiedene Methoden etabliert (Plasmareninaktivität, Plasmareninkonzentration, immunoreaktives Renin). Sinnvoll sind Reninbestimmungen unter standardisierten Abnahme- und definierten Probenaufbereitungsbedingungen in einem routinierten Reninlabor.

Merke: Voraussetzungen für den Captopriltest: keine per se reninstimulierenden Medikamente in der Voruntersuchungsphase (möglichst schon 2 Wochen vor der Testung sind Diuretika und ACE-Hemmer abzusetzen und ggfs. durch andere Antihypertensiva, in erster Linie Calciumantagonisten, zu ersetzen).

Am Morgen der Untersuchung sollen keine Antihypertensiva eingenommen werden. Der nüchterne Patient ruht auf einer Liege. Nach Beruhigung (ca. 30 Minuten) Blutdruckkontrolle und 1. Blutentnahme zur Reninbestimmung (Ausgangswert). Einnahme von 25 mg Captopril mit etwas Wasser, weitere Blutdruckkontrolle und 2. Blutentnahme eine Stunde nach Captoprilgabe (stimulierter Reninwert).

Erhöhte Werte beweisen eine reninabhängige Hypertonie, niedrige Werte schließen bei normaler Nierenfunktion eine renovaskuläre Hypertonie weitgehend aus, bei eingeschränkter Nierenfunktion können jedoch auch beidseits annähernd gleich stark ausgeprägte Nierenarterienstenosen vorliegen.

Nierenvenenreninbestimmung: Die Bestimmung des Nierenvenenrenins spielt in Zweifelsfällen der Hochdruckwirksamkeit einer Nierenarterienstenose eine Rolle (Tab. 5.6). Bewertet wird der Nierenvenenreninquotient zwischen stenosierter und nicht stenosierter Niere. Eine unterschiedliche Reninkonzentration in beiden Nierenvenen wird hervorgerufen durch eine unterschiedliche Reninsekretion beider Nieren. Je höher der Nierenvenenreninquotient zugunsten einer Seite, desto wahrscheinlicher ist die Hochdruckwirksamkeit der zugrundeliegenden Nierenarterienstenose. Bei Quotienten über 2,0 zugunsten einer Seite ist praktisch in allen Fällen eine einseitige Reninmehrsekretion und damit eine Hochdruckwirksamkeit dieser Nierenarterienstenose anzunehmen. Quotienten zwischen 1,5 und 2,0 zeigen meistens Hochdruckwirksamkeit an, können jedoch auch allein durch eine unterschiedliche Plasmadurchströmung beider Nieren (stärkere Reninextraktion, andererseits höhere Reninsekretion bei niedrigerem Fluß) entstehen. Zudem ist bei vielen Patienten mit Nierenarterienstenosen und Quotienten unter 1,5 trotzdem, besonders bei sehr hohen Reninwerten, Hochdruckwirksamkeit gegeben. Der Nierenvenenreninquotient soll deshalb niemals allein über die Indikation zur Intervention entscheiden und nur in Verbindung mit anderen Befunden gewertet werden. Die Untersuchung ist hilfreich in Einzelfällen, z. B. wenn die endokrine Situation bei beidseitigen Gefäßbefunden geklärt werden soll, wenn hohe periphere Reninwerte ohne angiographisch lokalisierte Nierenarterienstenose vorliegen, bei der Indikationsstellung zur Nephrektomie bei irreparabler Schrumpfniere etc. Die Bestimmung des Nierenvenenreninquotienten bei nachgewiesener einseitiger Nierenarterienstenose und positivem Captopriltest ist in der Regel nicht erforderlich.

Direkte Renovasographie: Erst die direkte Renovasographie liefert schließlich den morphologischen Beweis der renovaskulären Erkrankung, ohne daß allerdings der Grad der Stenose, die poststenotische Dilatation oder die Ausprägung der Kollateralgefäße eine sichere Aussage über die eventuelle Blutdrucksenkung durch eine Intervention erlaubt. Ist die endokrine Wirksamkeit der Stenose bereits gesichert, kann die Untersuchung in Dilatationsbereitschaft durchgeführt und eine der Angioplastie zugängliche Stenose in derselben Sitzung dilatiert werden.

Empfohlener Untersuchungsgang

Beim **Screening** auf sekundäre Hypertonien sind die invasiven Untersuchungen direkte Renovasographie und seitengetrennte Nierenvenenblutentnahme zahlenmäßig möglichst zu beschränken und wo erforderlich an den Schluß des Untersuchungsablaufs zu stellen.

Besteht der **klinische Verdacht** auf eine sekundäre, möglicherweise renovaskuläre Hypertonie, empfehlen wir als erste Untersuchung den ambulant durchführbaren Captopriltest und eine Isotopenuntersuchung. Beide Untersuchungen können zeitsparend auch als Captoprilszintigraphie mit Reninabnahme kombiniert werden. Ein positiver Captopriltest und eine seitendifferente Nierenfunktion veranlassen uns, als nächstes die arterielle DSA der Nierenarterien in Dilatationsbereitschaft vorzusehen. Ein negativer Captopriltest bei seitendifferenter Nierenfunktion sollte kontrolliert, im Zweifelsfalle immer

durch ein angiographisches Verfahren (DSA, Renovasographie) abgesichert werden. Ein negativer Captopriltest bei nicht unbedingt seitendifferenter, aber insgesamt eingeschränkter Nierenperfusion kann Ausdruck einer beidseitigen Nierenarterienstenosierung sein (immerhin $1/3$ der arteriosklerotischen Nierenarterienstenosen sind beidseitig) und zwingt ebenfalls zur Angiographie.

Sind Captopriltest und Szintigraphie unauffällig, darf von weiterer invasiver Diagnostik beim Fehlen konkreterer Verdachtsgründe zunächst abgesehen werden.

Dieses Vorgehen ist an funktionellen Parametern orientiert und ermöglicht eine minimal invasive, ambulante und kostensparende Diagnostik. Als Nebeneffekt ergibt sich bei Patienten mit vollständig supprimiertem und durch Captopril nicht stimulierbarem Renin der begründete Verdacht auf einen primären Aldosteronismus, der durch Aldosteronmessung aus denselben Plasmaproben umgehend verifiziert werden kann.

Ist eine **Nierenarterienstenose bereits gesichert** (z. B. durch Nierenarteriendarstellung im Rahmen einer Koronarangiographie), bleibt der Nachweis der funktionellen Wirksamkeit mittels Captopriltest zu erbringen. Auf Isotopenuntersuchungen kann unter diesen Umständen verzichtet werden, wenn sie nicht der Verlaufskontrolle dienen sollen.

Therapie

Für die Therapie der renovaskulären Hypertonie stehen drei Möglichkeiten zur Verfügung:

1. die perkutane transluminale Angioplastie (PTA),
2. die operativ gefäßchirurgische Behandlung,
3. die medikamentöse Behandlung.

Transluminale Katheterdilatation von Nierenarterienstenosen

Die Katheterdilatation von Nierenarterienstenosen (perkutane transluminale Angioplastie, PTA) hat sich in Konkurrenz zur chirurgischen Therapie zum Behandlungsverfahren der Wahl entwickelt. Ein erfolgloser Dilatationsversuch schließt ein anschließendes chirurgisches Vorgehen nicht aus. Vorteil der PTA ist die relativ gefahrlose Anwendbarkeit auch bei alten und multimorbiden Patienten und die Wiederholbarkeit bei Restenosierungen. Bei hochgradiger Gefahr der Restenosierung kann eine selbstexpandierende Drahtprothese (Stent) in die Engstelle eingebracht werden. Jedoch gibt es anatomische Situationen, in denen ein primär operatives Vorgehen angezeigt ist (**BAA** mit Nierenarterienabgangsstenose, Ostiumstenosen). Das jeweilige Vorgehen hängt zudem oft von örtlichen Gegebenheiten ab.

Chirurgische Therapie

Die operative Therapie der Nierenarterienstenosen ist durch neuere chirurgische Techniken, durch die Verwendung autologer Venentransplantate und durch die Autotransplantationstechnik wesentlich sicherer geworden. Die rein operativ bedingte Letalität ist gering. Angestrebt wird ein parenchymerhaltendes revaskularisierendes Vorgehen. Bei länger bestehenden einseitigen vaskulären Schrumpfnieren mit PAH-Clearancewerten unter 20% der Gesamtclearance ist in der Regel eine organerhaltende Operation nicht mehr sinnvoll.

Da auch die medikamentösen Therapiemöglichkeiten in den letzten Jahren stark verbessert wurden, ist eine Nierenarterienstenose nur zu operieren, wenn zuvor:

1. die Hochdruckwirksamkeit der Stenose gesichert ist (seitengetrennte Nierenvenenreninbestimmung).
2. die funktionelle Intaktheit der kontralateralen Niere nachgewiesen ist.
3. unabhängig von 1. und 2. bei hochgradiger Stenose nur durch die Operation die Organfunktion absehbar erhalten werden kann.
4. keine überproportionalen Risiken durch andere Erkrankungen (koronare Herzkrankheit, Herzinsuffizienz, respiratorische Insuffizienz) bestehen.

Wird die Indikation zum operativen Eingriff derart beschränkt, darf in einem hohen Prozentsatz ein günstiges Operationsresultat erwartet werden. Die Ergebnisse bei fibromuskulären Stenosen sind dabei durchschnittlich günstiger und die Restenosierungsraten geringer als bei arteriosklerotischen Stenosen.

Medikamentöse Therapie

Eine arterielle Hypertonie bei nicht hochdruckwirksamer Nierenarterienstenose (und ohne Nachweis einer anderen sekundären Hypertonieform) wird wie eine essentielle Hypertonie behandelt. Ist aber die Hochdruckwirksamkeit der Nierenarterienstenose über das Renin-Angiotensin-System gesichert und kommt eine Angioplastie oder Operation aus den besprochenen Gründen nicht in Frage, so sind zwei Substanzgruppen bei der Behandlung der renovaskulären Hypertonie besonders wirksam und evtl. zu bevorzugen:

1. β-Blocker:

β$_1$-selektive Rezeptorenblocker haben neben ihrem primär kardialen Angriffspunkt einen reninsenkenden Effekt durch Verminderung der sympathisch vermittelten Anteils der Reninstimulation. Insbesondere bei diuretischer Therapie bei Nierenarterienstenosen sollte der massiven weiteren Reninstimulation (Gefahr der angiotensinvermittelten Hochdruckkrise) mit β-Blockern entgengengewirkt werden, wenn nicht der Einsatz von ACE-Hemmern möglich ist.

2. ACE-Hemmer:

Die Behandlung mit ACE-Hemmern ist die einzige spezifische und weitaus wirksamste medikamentöse Therapie der renovaskulären Hypertonie.

Unter Konversionsenzymhemmung kommt es bei erhaltener Nierenperfusion zum Abfall der Angiotensin-II-abhängigen glomerulären Filtration in der betroffenen Niere. Bei beidseitigen Nierenarterienstenosen oder der Nierenarterienstenose einer Einzelniere besteht die Gefahr einer funktionellen, nach Ab-

setzen oder Dosisreduktion reversiblen Niereninsuffizienz. Ein Abfall der glomerulären Filtration der betroffenen Niere tritt abhängig vom Ausmaß der Stenose und der ACE-Hemmung auch bei einseitiger Nierenarterienstenose auf, wird aber von Messungen des Serumkreatininins bei ausreichender Kompensation durch die kontralaterale Niere meistens nicht erfaßt. Eine erhöhte Verschlußrate stenotischer Nierenarterien unter ACE-Hemmung ist nicht bekannt, jedoch zeigen tierexperimentelle Befunde, daß die stenotische Niere unter konstanter ACE-Hemmung atrophiert (während sie bei gleicher Blutdrucksenkung durch das schlechter verträgliche Minoxidil die Größe beibehält).

> **Merke:** Als Nierenarterienstenose werden angeborene (fibromuskulärer Wulst) oder erworbene (arteriosklerotische Wandveränderungen) ein- oder beidseitige Einengungen der A. renalis und ihrer Hauptäste bezeichnet, die zur arteriellen (renovaskulären) Hypertonie führen können. Diagnostische Hinweise können eine schnell einsetzende Hypertonie, Neigung zur Hypokaliämie, erhöhtes Renin und eine Asymmetrie der Nierengröße sein. Beweisend für die Diagnose einer renovaskulären Hypertonie ist der Nachweis der endokrinen Wirksamkeit bei arteriographischer Darstellung der Gefäßläsion. Behandlungsmethode der Wahl ist die perkutane transluminale Angioplastie, in besonderen anatomischen Situationen die operative Revaskularisation.

Weiterführende Literatur

Degenhardt, S., H. Friedrich, G. Wambach, J. H. Fischer, W. Gross-Fengels, A. Linden, K. F. R. Neufang, W. Hummerich: Der Stellenwert des Captopriltests in der Hypertoniediagnostik. Klin. Wschr. 67 (1989) 1077—1084

Goldblatt, H., J. Lynch, R. F. Hazal, W. W. Summerville: Studies of experimental hypertension. I. The production of persistent elevation of systolic blood pressure by means of renal ischemia. J. exp. Med. 59 (1934) 347—379

Gross-Fengels, W., S. Degenhardt, W. Steinbrich: Früh- und Spätergebnisse der perkutanen transluminalen Angioplastie von Nierenarterienstenosen. Radiologe 28 (1988) 387

Helmchen, U., H. J. Gröne, E. J. Kirchertz, H. Bader, R. M. Bohle, U. Kneissler, M. C. Khoshla: Contrasting renal effects of different antihypertensive agents in hypertensive rats with bilaterally constricted arteries. Kidney Intern. 22 (Suppl. 12) (1982) 198—205

Kremer-Hovinga, T. K., P. E. de Jong, G. K. van der Hem, D. de Zeeuw: Relief of renal artery stenosis: a tool to improve or preserve renal function in renovascular disease? Nephrol. Dial. Transplant. 5: (1990) 481—488

Stimpel, M., H. Groth, P. Greminger, T. F. Lüscher, H. Vetter, W. Vetter: The spectrum of renovascular hypertension. Cardiology 72 (Suppl. I) (1985) 1—9

Taylor, D. C., M. D. Kettler, G. L. Moneta, T. R. Kohler, A. Kazmers, K. W. Beach, D. E. Strandness: Duplex ultrasound scanning in the diagnosis of renal artery stenosis: a prospective evaluation. J. vasc. Surg. 7 (1988) 363

Diabetische Nephroangiopathie

(Kimmelstiel-Wilson-Syndrom, diabetische Glomerulosklerose)

Definition: Als diabetische Nephroangiopathie werden degenerative und proliferative Veränderungen an Arterien, Arteriolen und glomerulärem Kapillarsystem der Nieren bezeichnet, die mit zunehmender Dauer und Intensität des Diabetes mellitus auftreten. Nur die von Kimmelstiel u. Wilson 1936 beschriebene histologische Form der „nodulären Glomerulosklerose" ist diabetesspezifisch. Die Nephroangiopathie ist Teil einer allgemeinen diabetischen Gefäßschädigung. Mit der bei Diabetes ebenfalls häufigen Pyelonephritis werden die diabetischen Nierengefäßveränderungen im Begriff der diabetischen Nephropathie zusammengefaßt.

Häufigkeit und Vorkommen

Die Fortschritte der letzten Jahrzehnte bei der Stoffwechselkontrolle und der Behandlung von Komplikationen haben die Lebenserwartung der Diabetiker so sehr verlängert, daß das Ausmaß und die Bedeutung diabetesbedingter mikro- und makroangiopathischer Spätkomplikationen von Jahr zu Jahr bedeutsamer werden.

Nierenbioptische Zeichen einer diabetischen Glomerulosklerose treten regelmäßig schon 2 Jahre nach Beginn der diabetischen Stoffwechselentgleisung auf und verschonen nach längerer Diabetesdauer keinen Diabetiker. Das klinisch bedeutsame, irreversible und mit einer schlechten Prognose verbundene Stadium der manifesten diabetischen Nephropathie mit Proteinurie und allmählichem Anstieg von Blutdruck und Retentionswerten tritt dagegen nur bei einem Teil der Diabetiker und bei diesen erst − abhängig von der metabolischen Situation − nach einer Diabetesdauer von frühestens 5, meistens 10−25 Jahren in Erscheinung.

Im Verlauf ihrer Erkrankung entwickeln 45−50% der insulinpflichtigen Typ-I-Diabetiker eine manifeste Nephropathie mit Proteinurie. Etwa 5 Jahre nach dem ersten Ansteigen der Retentionswerte wird von $2/3$ dieser Patienten die terminale Niereninsuffizienz mit Dialyse- oder Transplantationsbedürftigkeit erreicht. Bei 25% der in Dialyseprogramme neu aufgenommenen Patienten ist die diabetische Nephropathie Ursache der terminalen Niereninsuffizienz. Zehn Jahre nach Einsetzen der Proteinurie sind 50% der Diabetiker mit Nephropathie an renalen, kardiovaskulären oder infektiösen Komplikationen verstorben, während die krankheitsbezogene Sterblichkeit bei Patienten mit gleicher Diabetesdauer ohne Proteinurie bei 5% liegt.

Die Prävalenz der diabetischen Nephropathie liegt nach 10 Jahren Diabetesdauer um 5% und erreicht nach 20−25 Jahren ein Maximum von 20%. Wegen der Übersterblichkeit der Diabetiker mit Nephropathie nimmt die Nephropathieprävalenz dann auf 10% nach einer Diabetesdauer von mindestens 40 Jahren ab.

Ätiologie, Pathogenese, pathologische Anatomie

Wenige Jahre nach der Erstmanifestation des Diabetes ist abhängig von der Güte der Stoffwechseleinstellung eine Mikroangiopathie mit Verdickung aller kapillären Basalmembranen zu beobachten. Diese beruht auf einer qualitativ und quantitativ gestörten Basalmembransynthese. In der Niere stellt sie den ersten Schritt der pathogenetischen Sequenz zur diabetischen Glomerulosklerose dar. Die verdickte glomeruläre Basalmembran weist u. a. einen verminderten Gehalt an Heparansulfat, eine verminderte Elektronegativität und eine erhöhte Durchlässigkeit für Plasmabestandteile auf. Die hierdurch vermehrte Einlagerung von Makromolekülen und Immunglobulinen in Mesangiumzellen wird als Stimulus für die Produktion von Mesangiummatrix angesehen. Dieses erste Stadium der glomerulären Schädigung ist am Auftreten einer Mikroalbuminurie zu erkennen.

Die Höhe des intraglomerulären Blutdrucks modifiziert das Ausmaß der Permeabilitätsstörung und die Geschwindigkeit der mesangialen Akkumulation von Makromolekülen. Durch die diffuse Mesangiumverbreiterung und knötchenförmige interkapilläre Mesangiumproliferation (noduläre Glomerulosklerose Kimmelstiel-Wilson) veröden zunehmend Glomeruli. Die verstärkte Hyperfiltration in den verbleibenden Glomeruli und weitere Faktoren (interstitielle Fibrose und Tubulusatrophie) beschleunigen den Prozeß der glomerulären Schädigung. Die erst jetzt klinisch sich manifestierende Glomerulosklerose mit Proteinurie und kontinuierlichem Abfall der glomerulären Filtrationsrate (GFR) mündet schließlich in die terminale Niereninsuffizienz.

Zum Vollbild der diabetischen Nephroangiopathie gehört neben den Veränderungen im Bereich des Konvoluts der glomerulären Kapillarschlingen die Atherosklerose der Vasa afferentia und efferentia und der großen arteriellen Nierengefäße. Diese vaskulären arteriosklerotischen Veränderungen sind in Aufbau und Entstehung nicht diabetesspezifisch. Sie treten beim Diabetiker lediglich früher und stärker auf.

Klinik

In den ersten Jahren einer Diabeteserkrankung sind mit klinischen Routinemethoden faßbare pathologische Nierenbefunde nur selten vorhanden, obgleich bioptisch schon die beginnende diabetische Glomerulosklerose nachgewiesen werden kann. Früheste pathologische Urinbefunde treten meist erst 5−10−15 Jahre nach Beginn eines Diabetes mellitus auf und bestehen in einer leichtgradigen Proteinurie, gelegentlich auch Mikrohämaturie und Zylindrurie. Zu diesem Zeitpunkt ist die diabetische Nephropathie bereits irreversibel und schreitet auf die terminale Niereninsuffizienz zu. Es wurden deshalb empfindliche Methoden entwickelt, mit denen im Urin bereits Albuminkonzentrationen im Mikrogrammbereich erfaßt werden können. Die Urinalbuminausscheidung beim Gesunden beträgt durchschnittlich 5 μg/min. Eine signifikante Mikroalbuminurie liegt vor, wenn Werte von 15 μg/min überschritten werden. Als krankhaft gelten Werte > 30 μg/min im Nachturin oder > 70 μg/min im 24-Stunden-Urin. Eine Mikroalbuminurie zeigt den Beginn der Nierenschädigung beim Diabetiker an. Ihr Ausmaß hängt ab von der Güte der Stoffwechseleinstellung, der Höhe des (intraglomerulären) Blutdrucks und vorhergehenden körperlichen Belastungen. Allerdings ist die Mikroalbuminurie nicht diabetesspezifisch. Sie kommt auch bei zahlreichen renalen und extrarenalen Ursachen, z. B. bei der essentiellen Hypertonie vor.

Nach Møgensen können bei insulinpflichtigen Diabetikern folgende Stadien der Entwicklung der diabetischen Nephropathie unterschieden werden:

Stadium I: Zeitpunkt der Diagnosestellung vor Einleitung der Insulintherapie: **Stadium der Nephromegalie** mit Überfunktion und Hyperfiltration. Glomeruläre Filtrationsrate (GFR) stark erhöht. Mikroalbuminurie, verstärkt durch körperliche Belastung, bis zur manifesten Proteinurie. Durch Insulintherapie sind diese Veränderungen teilweise reversibel.

Stadium II: Latenzstadium-Entwicklung morphologischer Nierenveränderungen im Verlauf vieler Jahre ohne klinische Zeichen der Nierenerkrankung. Nur Nierenfunktionstests und Nierenbiopsie zeigen Veränderungen. Die GFR ist permanent um ca. 20–30% gesteigert. Bei guter Stoffwechselkontrolle besteht keine Mikroalbuminurie, diese kann jedoch durch körperliche Belastung provoziert werden. Etwa 60% der insulinpflichtigen Diabetiker bleiben zeitlebens im Latenzstadium, 40% zeigen nach ca. 10 Jahren das

Stadium III: Stadium der beginnenden Nephropathie. Gesteigerte Urinalbuminausscheidung auch in Ruhe (15 bis 300 μg/min), mit langsamer stufenweiser Zunahme. Anstieg des arteriellen Blutdrucks und schnellere Zunahme der Albuminurie bei höheren Blutdruckwerten. Die GFR ist noch erhöht.

Stadium IV: Manifeste diabetische Nephropathie mit Proteinurie $> 0,5$ g/24 h (entspricht ca. 350 μg/min) und arterieller Hypertonie, in 30% der Fälle nephrotisches Syndrom. Bleibt die Hypertonie unbehandelt, fällt die GFR pro Monat um ca. 1 ml/min ab.

Stadium V: Stadium der terminalen Niereninsuffizienz mit Dialyse bzw. Transplantationsbedürftigkeit, Proteinurie, Hypertonie.

Der dargestellte Stadienablauf ist grundsätzlich auch für Typ-II-Diabetiker zutreffend. Jedoch besteht der Diabetes zum Zeitpunkt der Diagnosestellung meistens schon länger, es findet sich keine so ausgeprägte initiale Hyperfiltration und das Stadium der manifesten Niereninsuffizienz wird seltener erlebt, da die meistens älteren Patienten vorher an kardiovaskulären Komplikationen versterben.

Die **arterielle Hypertonie des jugendlichen Typ-I-Diabetikers** ist direkt mit der Nierenschädigung korreliert. Die diffuse Nierenschädigung führt zu einer durch Flüssigkeitsretention gekennzeichneten renoparenchymatösen Hypertonie mit Suppression des Renin-Angiotensin-Systems.

Daneben kommen gehäuft ein- oder beidseitige atherosklerotische Nierenarterienstenosen vor. Stark erhöhte Reninwerte können hierbei nur im Falle der einseitigen Nierenarterienstenose ohne fortgeschrittene Schädigung der kontralateralen Niere erwartet werden, während niedrige Reninwerte oder die fehlende Reninstimulierbarkeit im Captopriltest insbesondere symmetrische beidseitige Nierenarterienstenosen nicht ausschließen.

Eine maligne Hypertonie entsteht aus einer kritischen Blutdruckerhöhung auf dem Boden einer arteriellen Hypertonie anderer Genese, wenn es zu einem akuten renalen Natrium- und Wasserverlust („breakthrough"-Phänomen) mit dramatischer Stimulation des Renin-Angiotensin-Systems kommt. Seit der Einführung der ACE-Hemmer ist diese bedrohliche Situation seltener und entscheidend besser beherrschbar geworden.

Bei **Typ-II-Diabetikern** besteht dagegen häufig eine essentielle Hypertonie schon vor der Manifestation von diabetischen Nierenschäden.

Die diabetische autonome Neuropathie begünstigt Harnblasenentleerungsstörungen mit vesikoureteralem Reflux und bakterielle interstitieller Nephritiden. Selbst ohne die Symptome Fieber, Dysurie und Flankenschmerz finden sich gehäuft Leukozyturie und signifikante Bakteriurien, die bei Diabetikern nicht mit einer einmaligen Antibiotikagabe, sondern meistens durch eine konventionelle über mindestens eine Woche durchgeführte Therapie zu sanieren sind.

Diagnostisches Vorgehen und Differentialdiagnose

Die sichere Diagnose, besonders die Frühdiagnose der diabetischen Glomerulosklerose, ist grundsätzlich nur durch einen positiven bioptischen Nierenbefund zu erbringen. Kein klinisches Symptom dieser Erkrankung ist alleine beweisend für die diabetische Glomerulosklerose. Andererseits ist die Diagnose wahrscheinlich, wenn bei mehrjährig bestehendem Diabetes mellitus, bei pathologischem Urinbefund und eingeschränkter Nierenfunktion am Augenhintergrund der Befund einer diabetischen Retinopathie erhoben werden kann. Wichtig ist die differentialdiagnostische Abgrenzung einer eventuell gleichzeitig bestehenden Pyelonephritis, da diese behandelbar ist.

Therapie und Prognose

Die einmal manifeste diabetische Nephropathie ist irreversibel. Darum müssen die Bemühungen darauf gerichtet sein,

1. die Nephropathie durch eine optimale Stoffwechseleinstellung des Diabetikers zu verhindern,
2. die Progression einer einmal manifesten Nephro-

pathie zur terminalen Niereninsuffizienz zu verzögern.

3. zusätzliche pyelonephritische Nierenschädigungen durch die frühzeitige Erkennung und Behandlung von Harnwegsinfektionen zu vermeiden.

Während die Stoffwechselsituation entscheidet, ob und wann sich diabetische Nierenschäden einstellen, ist bei einmal manifester Proteinurie deren Ausmaß und das Fortschreiten der Nierenschädigung durch eine gute metabolische Kontrolle des Diabetes kaum zu beeinflussen. Die arterielle Hypertonie übernimmt in diesem Stadium die Schrittmacherfunktion für die Nierenschädigung. Eine konsequente antihypertensive Therapie kann den sich mit unheimlicher Gleichmäßigkeit vollziehenden Abfall der glomerulären Filtrationsrate um jährlich ca. 12 ml/min auf weniger als die Hälfte verzögern und so den Zeitpunkt der Dialysepflichtigkeit um Jahre hinausschieben.

Die Behandlung der arteriellen Hypertonie des Diabetikers soll schon bei Blutdruckwerten oberhalb von 140/90 mmHg einsetzen und eine Blutdrucknormalisierung in Ruhe und unter Belastungsbedingungen erreichen. Vornean stehen wie schon beim normotonen Diabetiker nichtmedikamentöse Maßnahmen: Gewichtsnormalisierung, cholesterinarme Diät, Mäßigung des Alkoholkonsums und Nikotinabstinenz. Wegen der Vielzahl kardiovaskulärer Risiken soll aber mit der medikamentösen Behandlung schon der milden Hypertonie beim Diabetiker nicht gezögert werden.

Zur medikamentösen Behandlung der arteriellen Hypertonie werden **ACE-Hemmer zunehmend bevorzugt**, da sie auch den intraglomerulären Blutdruck durch Dilatation der Vasa efferentia senken. Der ganze Mechanismus der glomerulären Protektion durch ACE-Hemmer ist komplex und noch nicht endgültig aufgeklärt: So bewirkt Angiotensin II durch Kontraktion der Mesangiumzellen eine Verminderung der für die Filtration zur Verfügung stehenden Oberfläche, fördert den Übertritt zirkulierender Makromoleküle in das Mesangium, hemmt ihren Austritt und stimuliert überdies durch direkte Wirkung die mesangiale Zellproliferation. Abgesehen von der Minderung unmittelbar nierenschädlicher Angiotensin-II-Wirkungen verbessern ACE-Hemmer geringfügig auch die Glukosetoleranz und haben günstige kardiovaskuläre Wirkungen.

Auf **Diuretika** kann oft nicht verzichtet werden, da die Volumenretention des Diabetikers mit einer Vermehrung des austauschbaren Gesamtkörpernatriums zur Hypertonie entscheidend beiträgt. Nachteile der Diuretika sind die Hypokaliämieneigung, die Verschlechterung der Glukosetoleranz und ein Anstieg von LDL-Cholesterin und Harnsäure. Die Kombination mit ACE-Hemmern neutralisiert die unerwünschten Stoffwechselwirkungen der Diuretika. β-**Blocker** bremsen den belastungsinduzierten Blutdruckanstieg und haben bei koronarer Herzkrankheit einen protektiven Effekt. Durch die unvermeidliche Hemmung der sympathoadrenalen Gegenregulation bei Hypoglykämien, bei autonomer Neuropathie und bei Herzinsuffizienz sind sie problematisch. Auch β-Blocker er-

höhen das VLDL-Cholesterin. **Calciumantagonisten** sind stoffwechselneutral, günstig bei koronarer Herzkrankheit und sollen vasoprotektiv wirken. An der Niere haben sie keinen günstigen Einfluß auf die Proteinurie, möglicherweise weil sie die Vasa afferentia stärker als die Vasa efferentia dilatieren und so die Hyperfiltration fördern.

Bei Serumkreatininwerten um 5 mg/dl (440 µmol/l) durch eine diabetische Nephroangiopathie ist die **terminale Niereninsuffizienz** erfahrungsgemäß innerhalb weniger Monate erreicht. Die Nierenersatztherapie des Diabetikers bietet besondere Probleme, die die Überlebensrate verschlechtern: Shuntprobleme infolge allgemeiner Gefäßschädigung, erhöhte Infektions- und Sepsisbereitschaft, schwierige Stoffwechselkontrolle und insbesondere die Visusverschlechterung wegen diabetischer Retinopathie. Für die Behandlung in der Vordialyseperiode ist es wichtig, frühzeitig − etwa bei Serumkreatininwerten um 5−6 mg/dl − einen Dialyse-Shunt anzulegen, um diesem ausreichend Zeit zur Ausbildung zu geben. Eine Retinopathie sollte konsequent kontrolliert und durch Laserkoagulation behandelt werden. Das Fortschreiten der Gefäßschädigung kann durch eine intensive Blutdruckeinstellung verlangsamt werden. Zur Vermeidung bzw. Verlangsamung dieser Sekundärschäden wird ein frühzeitiger Dialysebeginn empfohlen.

Merke: Degenerative und proliferative Veränderungen an Nierenarterien, -arteriolen und Gomeruluskapillaren (vor allem, wenn dabei histologisch hyalin angefärbte Noduli nachzuweisen sind) werden als diabetische Mikroangiopathie bezeichnet. Hinzu kommen rezidivierende Pyelonephritiden, die mit Papillennekrosen einhergehen. Die diabetische Nephropathie manifestiert sich als nephrotisches Syndrom mit Hypertonie. Über ein unterschiedlich langes Stadium (5−20 Jahre) führt die chronische Niereninsuffizienz zur Urämie. Die mit einer langfristigen Hämodialysebehandlung verbundenen Risiken sind wegen der allgemeinen Gefäßsklerose (Shunt-Probleme) und Infektionsbereitschaft besonders hoch. Etwas bessere Ergebnisse werden durch kontinuierliche ambulante Peritonealdialyse (CAPD) und frühzeitige Nierentransplantation erzielt.

Weiterführende Literatur

Andersen, A. R., J. S. Christiansen, J. K. Andersen, S. Kreiner, T. Deckert: Diabetic nephropathy in type I (insulindependent) diabetes: an epidemiological study. Diabetologia 25 (1983) 496−501

Kimmelstiel, W., C. Wilson: Intercapillary lesions in the gomeruli of the kidney. Amer. J. Pathol. 12 (1983) 83−97

Møgensen, C. E., C. K. Christensen, E. Vittinghus: The stages in diabetic renal disease. Diabetes 32, Suppl. 2 (1983) 64−78

Østerby, R.: Morphometric studies of the peripheral glomerular basement membrane in early juvenile diabetes. I: Development of initial basement membrane thickening. Diabetologia 15 (1972) 487

Parving, H. H., A. R. Andersen, E. Hommel, U. Smidt: Effects of long term antihypertensive treatment on kidney function in diabetic nephropathy. Hypertension 7, Suppl. II (1986) II 114−II 117

Nephrosklerose

Definition: Als Nephrosklerose werden funktionelle und morphologische Veränderungen der Nieren beschrieben, die sich im Verlauf einer unbehandelten primären oder sekundären Hypertonie regelmäßig als Hochdruckfolge ausbilden. Sie manifestieren sich überwiegend am Gefäßapparat der Nieren, doch sind Schäden der dazugehörigen Glomeruli und Tubuli ebenfalls nachweisbar. Während die benigne Nephrosklerose als Folge des durch die arterielle Hypertonie beschleunigten vaskulären Alterungsprozesses aufgefaßt wird, handelt es sich bei der sekundär malignen Nephrosklerose um das morphologische Substrat einer akzelerierten, sich durch die Gefäßschäden selbst unterhaltenden malignen Hypertonie. Mit der bindegewebigen Organisation des stenosierenden Ödems von Gefäßintima und Interstitium kommt es über Glomerulusverlust, interstitielle Fibrose und Tubulusatrophie zur Niereninsuffizienz. Von der **sekundären Nephrosklerose** abzugrenzen ist die **primär maligne Nephrosklerose**, eine eigenständige, als Komplikation des hämolytisch-urämischen Syndroms auftretende Erkrankung ohne obligat vorbestehende Hypertonie.

Benigne Nephrosklerose

Pathophysiologie und pathologische Anatomie

Früheste funktionell-renale Veränderung ist beim Hypertoniker eine beschleunigte Natriumelemination nach akuter Salzbelastung und eine meßbare Erniedrigung des renalen Plasmaflusses bei noch erhaltener glomerulärer Filtrationsrate. Die Filtrationsfraktion ist erhöht. Die frühesten morphologischen Veränderungen zeigen sich als mehr oder weniger ausgeprägte Wandhyalinose (Intima und Media) und später Sklerose der distalen Abschnitte der Aa. interlobulares und der proximalen, dem juxtaglomerulären Apparat vorgeschalteten Anteile der afferenten Arteriolen. An den Glomeruli ist eine diffuse Proliferation viszeraler Deckzellen mit Hyalinose, übergehend in eine progressive Sklerosierung der Kapillarschlingen und schließlich eine vollständige PAS-positive Veröderung einzelner Glomeruli mit Atrophie der zugehörigen Tubulusapparate zu beobachten. Endzustand ist die sog. rote Granularatrophie der Nieren.

Klinik

Die Symptome der benignen Nephrosklerose sind gering. Je nach Ausmaß der Nierenschädigung werden gelegentlich Nykturie, eine leichtgradige Proteinurie oder eine Mikroerythrozyturie beobachtet. Nur bei fortgeschrittener Granularatrophie beider Nieren entwickelt sich eine Niereninsuffizienz, wobei oft eine erhebliche Diskrepanz zwischen der fortgeschrittenen Arteriosklerose und der geringen Funktionseinschränkung besteht. Die Proteinurie beträgt selten mehr als 2 g/Tag.

Diagnostisches Vorgehen und Differentialdiagnose

Eine hypertensiv bedingte Nephrosklerose ist bei Auftreten der genannten Befunde eine Ausschlußdiagnose. Mikroerythrozyturie und Proteinurie, vor allem eine trotz nichtmaligner Blutdruckwerte auftretende und fortschreitende Niereninsuffizienz sollten stets Anlaß für weitere differentialdiagnostische Überlegungen sein. Chronische Glomerulonephritiden, Gichtnephropathie, Analgetikanephropathie und Zystennieren müssen ausgeschlossen werden.

Maligne Nephrosklerosen

Primäre maligne Nephrosklerose

Ätiologie, Pathogenese, pathologische Anatomie

Die Ätiologie dieser akut auftretenden Krankheit ist unbekannt: virale und bakterielle Infektionen, oft mit gastrointestinaler Beteiligung werden als auslösendes Moment der intravasalen Hämolyse diskutiert. Eine Häufung wird familiär, im Kindesalter, in der Schwangerschaft und post partum sowie bei Frauen mit hormoneller Kontrazeption beobachtet. Sicher ist, daß ein *Bluthochdruck als ursächlicher Faktor keine Rolle* spielt. Die Krankheit ist charakterisiert durch das akute Einsetzen einer rasch progredienten Niereninsuffizienz mit Oligo-Anurie, Hämolysezeichen mit Anämie, Bilirubinämie, Retikulozytose, Ahaptoglobinämie und LDH-Erhöhung. Typisch ist das Auftreten von fragmentierten Erythrozyten im peripheren Blutausstrich. Schließlich kann sich eine Verbrauchskoagulopathie mit Thrombopenie und gesteigerter Blutungsneigung einstellen. Meistens (nicht immer) entwickelt sich eine rasch progrediente maligne Hypertonie mit hypertensiver Retinopathie.

Pathologisch-anatomisch besteht in den ersten Tagen ein stenosierendes subendotheliales Ödem mit herdförmigen Thrombosierungen und fibrinoiden Nekrosen der Vasa afferentia, Interlobulararterien und Glomeruluskapillaren. Die betroffenen nekrotischen Gefäßbezirke werden im Spätstadium durch vernarbendes Bindegewebe vollständig verschlossen. Die im Frühstadium noch normal großen juxtaglomerulären Apparate sind im chronischen Stadium vergrößert.

Prognose

Die Prognose des Vollbildes der Erkrankung ist abgesehen von Abortivformen, die der thrombotischen renalen Mikroangiopathie entsprechen, schlecht. Trotz intensiver Hochdrucktherapie schreitet das Krankheitsbild meist bis zur terminalen Niereninsuffizienz fort. Hoffnungen knüpfen sich an die frühzeitige Plasmaaustauschbehandlung, die nach Einzelbeobachtungen ein hämolytisch-urämisches Syndrom heilen kann. Nur selten ist eine Teilrestitution der Nierenfunktion nach vorübergehend erforderlicher Dialysebehandlung zu beobachten.

Sekundäre maligne Nephrosklerose

Ätiologie, Pathogenese, pathologische Anatomie

Die sekundär maligne Nephrosklerose ist die renale Komplikation des Umschlagens einer arteriellen Hypertonie unterschiedlicher Ursache und Dauer in einen dramatischen, malignen Verlauf. Mit der besseren therapeutischen Beherrschbarkeit der arteriellen Hypertonie wird das Krankheitsbild seltener. Im Gegensatz zur primären malignen Nephrosklerose werden Männer häufiger betroffen.

Pathologisch-anatomisch finden sich neben allen Stadien der hypertensiven Glomerulopathie (s. benigne Nephrosklerose) Veränderungen der Nierengefäße wie bei primärer maligner Nephrosklerose: stenosierendes Intimaödem und fibrinoide Nekrosen bis hin zur obliterierenden Endarteriitis. Mit zunehmender Atrophie der Tubuli und Fibrose des Interstitiums entwickelt sich schnell eine terminale Niereninsuffizienz. Makroskopisch sind die Nieren eher groß und zeigen punktförmige Blutungen.

Pathophysiologisch entscheidend für den Übergang einer Hypertonie in die maligne Verlaufsform sind die bei Erreichen eines kritischen Blutdrucks akut auftretenden Verluste von Wasser und Natrium. Klinisch besteht eine Polyurie und Hyposthenurie. Die Druckdiurese führt zur Hypovolämie, die eine exzessive Aktivierung der Pressorsysteme (Renin-Angiotensin-Aldosteron, Vasopressin, Sympathikus) mit progredienter Vasokonstriktion und Hämokonzentration auslöst. Hierdurch werden Gefäßpermeabilität und Mikrozirkulation so stark beeinträchtigt, daß die beschriebenen progredienten Nierengefäßschäden resultieren. Die verstärkte glomeruläre Ischämie zeitigt eine maximale Aktivierung des Renin-Angiotensin-Aldosteron-Systems, morphologisch findet sich eine Hypertrophie der juxtaglomerulären Apparate. Der maligne Verlauf ist das Resultat der sich selbst perpetuierenden Folge von hypertensiver Gefäßschädigung, Hyperreninismus, peripherer Vasokonstriktion, maligner Hypertonie und maligner Nephrosklerose.

Klinik

Im Vordergrund stehen die Symptome der malignen Hypertonie, zu der sich die Folgen einer sich rasch entwickelnden Niereninsuffizienz gesellen. Der Blutdruck liegt diastolisch in der Regel über 130 mmHg. Am Augenhintergrund bestehen Papillenödem, Blutungen, Exsudate. Die Patienten klagen über Kopfschmerzen, Verwirrtheit, Störungen des Bewußtseins bis hin zu zerebralen Komazuständen mit Krampferscheinungen. Am Herzen führt die maligne Hypertonie zur Herzvergrößerung, zu starkem Herzklopfen und unter Umständen zur Linksherzdekompensation. Als renale Befunde kommen hinzu: Polyurie, Hyposthenurie, Intensivierung der Erythrozyturie und Proteinurie. Rasch fallen GFR und PAH-Clearance ab und die Retentionswerte steigen unter dem Bild einer akuten oder rapidprogressiven Glomerulonephritis. Selten wird eine Begleithämolyse, nie ein hämolytisch-

urämisches Syndrom beobachtet (s. oben bei der primären malignen Nephrosklerose).

Diagnostisches Vorgehen und Differentialdiagnose

Die Diagnose kann bei bekannter Hochruckanamnese in der Regel klinisch und anhand des Laborbefundes gestellt werden. Ist bei rascher Entwicklung einer Niereninsuffizienz eine bioptische Sicherung der Nierenerkrankung notwendig, so muß diese bei maligner Hypertonie und eingeschränkter Nierenfunktion durch Nierenbiopsie erfolgen. Abzugrenzen von den malignen Nephrosklerosen sind neben den akuten Glomerulonephritiden insbesondere die akute Rindennekrose bei generalisiertem Sanarelli-Shwartzman-Phänomen und die Nierenbeteiligung bei thrombotisch-thrombozytopenischer Purpura Moschcowitz.

Therapie und Prognose

Die Therapie der malignen Nephrosklerose besteht ausschließlich in der Blutdrucksenkung. Notwenig ist eine intensive und rasche Blutdrucksenkung unter klinischen Bedingungen. Auf zwei Therapiemöglichkeiten ist besonders hinzuweisen:

1. Ist eine Niereninsuffizienz fortgeschritten und besteht eine deutliche Salz- und Wasserretention, so kann die maligne Hypertonie gelegentlich nur durch eine vorübergehende Ultrafiltrationsbehandlung mittels Dialyse durchbrochen werden.

2. Der Teufelskreis Reninstimulation − Blutdrucksteigerung − Arteriolenschädigung kann durch Hemmer des Angiotensinkonversionsenzyms (ACE-Hemmer, Prototyp Captopril) unterbrochen werden. Unter der ausgeprägten Blutdrucksenkung ist initial mit vorübergehendem Ansteigen der Retentionswerte zu rechnen. Vor der ACE-Hemmer-Ära verstarben 80% der Patienten mit maligner Hypertonie, maligner Nephrosklerose und Niereninsuffizienz innerhalb von 5 Jahren. Heute ist die sekundäre maligne Nephrosklerose durch den rechtzeitigen Einsatz von ACE-Hemmern in der Regel vermeid- oder beherrschbar.

Merke: Im Verlauf einer Hochdruckkrankheit entwickeln sich nahezu regelhaft funktionelle und morphologische Schäden an den Nieren. Langjährige Hypertonie führt zur benignen Nephrosklerose mit mäßiger Nierenfunktionseinschränkung trotz zum Teil fortgeschrittener Arteriolosklerose der Nierengefäße. Schwerer, unter Umständen lebensbedrohlich ist die sekundäre maligne Nephrosklerose, die sich als Folge eines akzelerierten Hochdrucks entwickelt. Im Vordergrund stehen die Symptome der hypertensiven Krise (Kopfschmerzen, Krampfneigung, Linksherzinsuffizienz, Retinablutungen), die durch die renalen Befunde (Polyurie, Erythrurie, Proteinurie, Azotämie) kompliziert werden. Blutdrucksenkung kann die Gefahr einer dialysepflichtigen Niereninsuffizienz verringern. Dramatisch verläuft das Krankheitsbild der primären malignen Nephrosklerose im

Rahmen eines hämolytisch-urämischen Syndroms, die bei fehlender Hochdruckanamnese über eine krisenhafte Blutdrucksteigerung fulminant bis zur terminalen Niereninsuffizienz führt. Auffällig ist eine Häufung dieser Erkrankung während und nach der Schwangerschaft und unter Ovulationshemmern.

Weiterführende Literatur

Bohle, A., H. V. Gärtner, H. G. Laberke, F. Krück: Die Niere: Struktur und Funktion. Schattauer, Stuttgart 1984
Möhring, J.: Pathogenesis of malignant hypertension: Evidence from the renal hypertensive rat. Clin. Nephrol. 5 (1975) 167–175

Vaskuläre Nephropathien bei Kollagenosen

Definition: Unter dem Begriff „Kollagenose" oder „Kollagenkrankheit" wird eine Gruppe von immunologischen Systemerkrankungen zusammengefaßt, deren Kennzeichen eine hyperergische Reaktionsbereitschaft und eine systemhafte Alteration des Bindegewebsapparats sind. Pathologisch-anatomisch ist die fibrinoide Nekrose das gemeinsame morphologische Substrat. Ein Teil der Kollagenosen zeigt mehr oder minder regelhaft auch eine pathologische Mitreaktion des Gefäß- und Kapillarsystems der Nieren. Oft wird die vaskuläre Nephropathie zur beherrschenden und schicksalsentscheidenden Manifestation der Erkrankung.

Nierenbeteiligung bei Lupus erythematodes disseminatus (Lupusnephritis)

Häufigkeit

Eine Beteiligung der Nieren ist immunfluoreszenz- oder elektronenmikroskopisch in fast allen Fällen von Lupus erythematodes disseminatus (LED) nachweisbar. Die klinische Manifestation einer Lupusnephritis ist die folgenschwerste und früher prognostisch entscheidende Organmanifestation des LED. Ihre Häufigkeit wird abhängig von der Krankheitsdauer in unterschiedlichen Serien mit 35% bis über 90% angegeben.

Pathophysiologie und pathologische Anatomie

Die Ätiologie des LED ist noch nicht aufgeklärt. Virusinfektionen, genetische Einflüsse und eine gestörte Immunantwort sind entscheidend am Krankheitsgeschehen beteiligt. Immunkomplexe aus körpereigenen Antigenen (hauptsächlich DNA) mit Autoantikörpern zirkulieren und lagern sich unter Komplement-

verbrauch in den Geweben ab. Die hierdurch hervorgerufenen entzündlichen Veränderungen an Glomeruli und Arteriolen sind morphologisch außerordentlich vielgestaltig. Folgende Formen werden unterschieden:

– **Minimale lupoide Glomerulusläsion** mit ausschließlich mesangialen Ablagerungen von Immunglobulinen und Komplement.
– **Mesangiale Lupusnephritis** mit milder bis mäßiggradiger Mesangiumzellproliferation und/oder -sklerose, granuläre Immunglobulin- und Komplementablagerugnen im Mesangium.
– **Fokal und diffus proliferierende Lupusnephritis** mit Nekrosen bei diffuser Mesangiumzellvermehrung. Ausgeprägtere granuläre Immunglobulin- und Komplementablagerungen mesangial und in glomerulären Kapillarschlingen.
– **Diffus proliferierende Lupusnephritis** mit Mesangium- und Endothelzellvermehrung, Basalmembranverdickung, fibrinoiden Nekrosen, extrakapilläre Proliferationen, evtl. mit Halbmondbildung. Die Immunfluoreszenz zeigt ausgeprägte granuläre Ablagerungen von Immunglobulinen und Komplement mesangial und in praktisch allen Kapillarschlingen.
– **Membranöse Lupusnephritis** mit Verdickung der glomerulären Kapillarwand durch die subepitheliale Ablagerung von Immunglobulinen und Komplement.
– **Sklerosierende Lupusnephritis** als Endstadium der proliferativen Form mit ausgeprägter Sklerosierung und Obliteration der Glomeruli.

Klinik

Die Symptome der Nierenbeteiligung bei LED gleichen denen bei idiopathischen Glomerulonephritiden. Sie reichen von der Mikrohämaturie mit geringer Proteinurie ohne Einschränkung der GFR bei minimaler und mesangialer Lupusnephritis bis zur massiven Proteinurie mit Hämaturie und Hypertonie bei den schwereren Verlaufsformen. Klinische Symptome und histologische Nierenbefunde sind nur lose korreliert, so daß fortgeschrittene Formen gelegentlich ohne klinische Zeichen der Nierenbeteiligung vorkommen, andererseits aus einem pathologischen Sedimentbefund nicht auf die histologische Form der Lupusnephritis geschlossen werden kann. Die Beachtung extrarenaler Symptome erleichtert die Diagnose eines LED (s. Kap. „Lupus erythematodes"), jedoch kommen nicht selten überwiegend oder ausschließlich renale Verlaufsformen vor.

Serologisch wird der LED durch den Nachweis hochtitriger Antikörper gegen native Einzel- oder Doppelstrang-DNA gesichert. Ein Verbrauch von Komplement C_3 und C_4 ist bei aktiver Erkrankung nachweisbar. Neben den Parametern der Nierenfunktion und dem Blutbild dienen auch Anti-ds-DNA-Titer und Komplement zur Verlaufskontrolle bei Lupusnephritis. Ein Anstieg von Anti-ds-DNA mit Komplementabfall kündigt oft das drohende Rezidiv an, die umgekehrte Titerbewegung unter Therapie spricht für eine gute Prognose. Einschränkend sei festgehalten, daß die Verschlechterung dieser serologischen Parameter allein – insbesondere bei Patienten mit ausgedehnten extrarenalen Manifestationen – nicht notwendigerweise ein Zunehmen der Nierenbeteiligung bedeutet.

Prognose und Behandlung

Die Behandlung der Lupusnephritis richtet sich nach Art und Ausmaß der Nierenschädigung, insbesondere nach der morphologisch faßbaren Aktivität und dem Ausmaß und der Stärke der begleitenden Glomerulosklerose und interstitiellen Fibrose. Für Patienten mit minimaler, mesangialer oder fokaler Lupusnephritis genügt meistens eine Therapie, die primär auf die Kontrolle der extrarenalen Manifestationen des LED zielt. Die rechtzeitige, hochdosierte und langfristige Behandlung mit Corticosteroiden hat bei diesen Formen zu einer entscheidenden Verbesserung der Prognose mit 10-Jahres-Überlebensraten von 85% geführt. Dies gilt auch für die membranöse Verlaufsform, die meistens mit einem nephrotischen Syndrom einhergeht und gut auf die zusätzliche monatlich alternierende Kombination mit Ciclosporin bzw. Azathioprin anspricht. Die diffus proliferative Lupusnephritis erfordert eine aggressive Stoßtherapie mit Methylprednisolon und Cyclophosphamid, evtl. kombiniert mit einer Plasmaaustauschbehandlung. Jede Bakteriurie bei Lupusnephritis bedarf der konsequenten Behandlung und evtl. der langfristigen Prophylaxe mit alternierender Antibiotikagabe.

Bei weit fortgeschrittener Niereninsuffizienz mit exzessiven Kapillarverschlüssen und Glomerulosklerose kommt die Immunsuppression für die Nieren zu spät. Die Behandlung der Wahl ist dann die Dialyse und/oder baldige Transplantation. Mit der genannten aggressiven und frühzeitigen Therapie der Lupusnephritis ist selbst für Patienten mit diffus proliferativer Erkrankung die terminale Niereninsuffizienz meistens zu verhindern. Nicht die Urämie, sondern die Hirnbeteiligung und infektiöse Komplikationen der Therapie sind heute die wichtigsten Probleme und Todesursachen auch von Patienten mit Nierenbeteiligung bei LED.

Nierenbeteiligung bei Panarteriitis nodosa oder nekrotisierender Angiitis (mikroskopische Polyarteriitis)

Ätiologie, Pathogenese, pathologische Anatomie

Die Nieren sind vor Herz, Leber, Magen-Darm-Kanal und Muskulatur sowohl bei pathologisch-anatomischen Befundzusammenstellungen wie auch in der klinischen Symptomatik der häufigste Manifestationsort der Panarteriitis nodosa. Sie sind in 70–80% aller Erkrankungsfälle beteiligt.

Pathologisch-anatomisch sind beim „vaskulären Typ" vorwiegend die mittelgroßen Aa. interlobares, Aa. arcuatae und Aa. interlobulares befallen und zeigen um fibrinoide Medianekrosen ausgeprägte entzündliche Granulombildungen aus segmentierten und eosinophilen Leukozyten, Lymphozyten und Plasmazellen. Bei schubweisem Krankheitsverlauf finden sich neben akut-entzündlich infiltrierten Gefäßwandabschnitten solche mit chronisch entzündlichem Granulationsgewebe bzw. abgeschlossenen Vernarbungen. Thrombenbildungen über entzündlich veränderten Gefäßwänden führen zum Lichtungsverschluß der Gefäße und damit zur Ausbildung der für die Panarteriitis nodosa typischen Infarktniere, die in etwa 30% der Fälle angetroffen wird. Bei überwiegendem Befall der Arteriolen bzw. der Vasa afferentia ist die Unterscheidung vom histologischen Bild einer malignen Nephrosklerose mitunter schwierig.

Beim „glomerulären Typ" finden sich herdförmig fibrinoide Schlingennekrosen einzelner Glomeruli, proliferative Veränderungen in benachbarten Kapillarschlingen und im Bereich der Bowmanschen Kapsel sowie periglomeruläre entzündliche Infiltrate. Granulome treten bei dieser Form der Panarteriitis nodosa nicht auf; die Gefäßbeteiligung beschränkt sich auf die kleinsten Gefäße (mikroskopische Polyarteriitis). Infarktbildungen werden nicht beobachtet. Der Nachweis von antineutrophilen zytoplasmatischen Antikörpern (c-ANCA) weist die mikroskopische Polyarteriitis als eine Erkrankung des Wegenerschen Formenkreises aus.

Klinik

Klinisch findet sich neben den Allgemeinsymptomen Fieber, Leukozytose, Gewichtsverlust, Tachykardie und Anämie als häufigstes und frühestes Zeichen einer Nierenbeteiligung ein pathologischer Urinbefund bei etwa 70% der Erkrankten. Albuminurie und Mikro- oder Makrohämaturie sind am häufigsten nachweisbar. Es folgen Leukozytose und Zylindrurie. Eine Blutdrucksteigerung mit Werten über 160/90 mmHg wird bei zwei Dritteln der Patienten beobachtet. Selten kommt es zu Blutungen in Nierenbecken oder Nierenlager (oder in die freie Bauchhöhle) durch die Ruptur aneurysmatisch veränderter Gefäße. Ein Drittel der Patienten mit Panarteriitis nodosa entwickelt eine Niereninsuffizienz. Die Nierenbeteiligung kann sich sowohl als eine akute Glomerulonephritis mit Remissionstendenz als auch primär progredient im Sinne einer rapid progressiven Glomerulonephritis darstellen. Andere Patienten weisen über oft lange Zeit lediglich Urinsedimentveränderungen bei ansonsten erhaltener Nierenfunktion auf.

Diagnostisches Vorgehen

Die renale Symptomatik und auch das feingewebliche Bild der Nieren sind nicht spezifisch für diese Erkrankung. An eine Panarteriitis nodosa ist zu denken, wenn die geschilderte Nierenerkrankung mit Fieber, Gewichtsabnahme, Arthralgien und Myalgien, Herzmuskelbeteiligung, peripherer Neuropathie, Leukozytose und Eosinophilie sowie Hypergammaglobulinämie einhergeht. Neben der Nierenbiopsie kann auch die Haut- und Muskelbiopsie eine charakteristische Vaskulitis aufdecken. Für die Panarteriitis nodosa typisch ist der angiographische Nachweis multipler Aneurysmen der Viszeralarterien. Die Suche nach antineutrophilen zytoplasmatischen Antikörpern zur Abgrenzung von Erkrankungen des Wegenerschen Formenkreises ist obligat.

Therapie und Prognose

Einzige bisher gesicherte Therapie ist die Behandlung mit Cortison, wobei sich Dauer und Dosierung der Therapie am klinischen Verlauf der Erkrankung orientieren. Fieber und Gelenkschmerzen lassen sich hierdurch oft schlagartig bessern. Der günstige Einfluß der Steroidtherapie auf die Nephropathie ist nicht immer eindeutig und bei fortgeschrittener Nierenbeteiligung unsicher. Ein Behandlungsversuch sollte jedoch immer unternommen werden. *Die c-ANCA-positive mikroskopische Polyarteriitis wird wie eine Wegenersche Granulomatose behandelt und hat dann eine entsprechend günstigere Prognose.*

Wegenersche Granulomatose

Ätiologie, Pathogenese, pathologische Anatomie

Die Nierenerkrankung im Rahmen einer Wegenerschen Granulomatose (WG) ist der oben genannten „mikroskopischen" bzw. „glomerulären" Verlaufsform der Panarteriitis nodosa außerordentlich ähnlich – diese wiederum kann bei Nachweis antineutrophiler zytoplasmatischer Antikörper auch als renal begrenzte Verlaufsform der Wegenerschen Granulomatose aufgefaßt werden. Eine Abtrennung der beiden Formen ist häufig nur aufgrund des klinischen Verlaufs mit primärem Auftreten von nekrotisierenden, häufig riesenzellhaltigen Granulombildungen im Bereich der oberen Luftwege bei Wegenerscher Granulomatose möglich. Die renale Beteiligung, im Terminalstadium der Wegenerscher Granulomatose praktisch immer vorhanden, ist gekennzeichnet durch eine nekrotisierende rapid progressive Glomerulonephritis mit ausgeprägter Periglomerulitis. Nekrotisierende Arteriitiden der mittelgroßen und kleinen Gefäße kommen vor, treten jedoch hinter den schweren glomerulären Veränderungen zurück. Die Ursache der Erkrankung ist unbekannt.

Klinik

Der Urinbefund mit Proteinurie, Erythrozyturie und Zylindrurie erlaubt keine Unterscheidung von den bisher genannten generalisierten Vaskulopathien. Im Gegensatz zur vaskulären Form der Panarteriitis nodosa entwickelt sich seltener eine Hypertonie. Unbehandelt wird in der Regel innerhalb von Monaten die terminale Niereninsuffizienz erreicht.

Diagnostisches Vorgehen

Die Nephropathie gestattet im Einzelfall meist keine Abgrenzung dieses Krankheitsbildes von der Panarte-

riitis nodosa oder einer anderen Form einer rapid progressiven Glomerulonephritis. Charakteristisch ist aber eine meistens vor dem Auftreten der Nierenerkrankung erkennbare nekrotisierende Entzündung im Bereich der Tonsillen, der Nasennebenhöhlen, von Trachea und Bronchialsystem. Histologisch läßt sich hier durch Biopsien eine unspezifische granulomatös-nekrotisierende Vaskulitis sichern, wobei die entzündlichen Granulome oft durch Riesenzellbildung auffallen. Gesellt sich zu diesen nekrotisierenden granulomatösen Entzündungen im Bereich der oberen Luftwege das Bild einer subakuten oder rapidprogressiven Glomerulonephritis, so darf eine Wegenersche Granulomatose angenommen werden. Die Entdeckung und der routinemäßige Nachweis spezifischer Antikörper gegen normal vorkommende zytoplasmatische Bestandteile neutrophiler Granulozyten und Monozyten (c-ANCA) bei der Wegenerschen Granulomatose hat es ermöglicht, die Diagnose schon in frühen Stadien und bei untypischen Verläufen mit großer Sicherheit zu stellen. Inzwischen wurde gezeigt, daß zwei weitere Krankheitsbilder, die mikroskopische Polyarteriitis und ein Teil der „idiopathisch" extraglomerulär proliferierenden Glomerulonephritisformen, mit der Wegenerschen Granulomatose eng verwandt sind.

Therapie und Prognose

Die Behandlung der Wegenerschen Granulomatose erfolgt traditionell mit Cortison plus Cyclophospamid (bzw. Azathioprin oder Chlorambucil). Durch Cortison ist eine eindrucksvolle Besserung der nekrotisierenden Entzündung im Bereich der oberen Luftwege zu erzielen, Immunsuppressiva sind zur Remissionsinduktion und -erhaltung langfristig erforderlich. Infektiöse Komplikationen stellen gerade bei Patienten mit Wegenerscher Granulomatose ein großes Problem dar und zwingen zur Anpassung der Immunsuppression. Auch die antibiotische Kombination Sulfamethoxazol/Trimethoprim zeigt Effektivität und kann indiziert sein. Die frühzeitige Diagnose und energische Therapie von Erkrankungen des Wegenerschen Formenkreises kann meistens das Auftreten einer terminalen Niereninsuffizienz und anderer schwerer Komplikationen verhindern.

Weiterführende Literatur

De Remee, R. A., T. J. McDonald, L. H. Weiland: Wegener's Granulomatosis. Observation on treatment with antimicrobial agents. Mayo Clin. Proc. 60 (1985) 27

Falk R. J.: Anti-neutrophil cytoplasmatic antibodies with specificity for myeloperoxidase in patients with systemic vasculitis and idiopathic necrotizing and crescentic glomerulonephritis. New Engl. J. Med. 318 (1988) 1651

Van der Woude, F. J., N. Rasmussen, S. Lobatto et al.: Autoantibodies against neutrophils and monocytes. Tool of diagnosis and marker of disease activity in Wegener's granulomatosis. Lancet 1985/I (P. 425)

Wegener, F.: Über eine eigenartige rhinogene Granulomatose mit besonderer Beteiligung des Arteriensystems und der Nieren. Beitr. path. Anat. 102 (1939) 36

Sklerodermie

Ätiologie, Pathogenese, pathologische Anatomie

Eine renale Manifestation der Sklerodermie ist selten oder erst in fortgeschrittenem Krankheitsstadium zu beobachten. Schwere und schnell progrediente Nierenkomplikationen werden bei weniger als 10% der Sklerodermiepatienten beobachtet, während zwischen 15 und 37% nicht bedrohliche Formen der Nierenbeteiligung entwickeln. Charakteristisch sind konzentrische Intimaproliferation, eine nur geringe Beteiligung der Media und die Fibrose der Adventitia der Arcuata- und Interlobulararterien mit Ausbildung multipler Rindeninfarkte.

Die Schlüsselrolle in der Pathogenese der Niereninsuffizienz und Hypertonie bei renaler Sklerodermie scheint das Renin-Angiotensin-System zu spielen. Die Intimaläsionen machen die Sklerodermieniere besonders empfindlich für die Vasokonstriktion durch Angiotensin II, das durch eine verminderte glomeruläre Perfusion stimuliert wird. Hat die Angiotensinstimulation erst eingesetzt, wird die Niere noch ischämischer, die Nierenfunktion nimmt ab und die Hypertonie verschlimmert sich.

Entsprechend ist das klinische Bild neben Albuminurie, Hämaturie, Leukozyturie und Zylindrurie bestimmt durch einen raschen Blutdruckanstieg auf hohe systolische und diastolische Werte mit Entwicklung einer Niereninsuffizienz. Einmal angestoßen, ist ihr Verlauf rasch progredient.

Therapie und Prognose

Die erste Aufgabe der Therapie bei renaler Sklerodermie ist die Normalisierung des Blutdrucks. Angesichts der vom Renin-Angiotensin-System beschleunigten Krankheitsdynamik ist verständlich, daß die Akutbehandlung mit Captopril sehr erfolgreich sein kann. Jedoch kann es trotz guter Blutdruckkontrolle zu einer weiteren Verschlechterung der Nierenfunktion kommen. Im Gegensatz zu den anderen Kollagenosen hat sich die Behandlung der Sklerodermieniere mit Cortison nicht bewährt. Die Hämodialysebehandlung wird oft durch Schwierigkeiten beim Gefäßzugang kompliziert, weshalb frühzeitig die Peritonealdialyse eingesetzt wird. Obwohl die Erkrankung auch im Transplantat wieder auftreten kann, wird bei den meisten Patienten die Nierentransplantation angestrebt.

Weiterführende Literatur

Medsger, T. A. jr: Treatment of systemic sclerosis. Rheum. Dis. Clin. N. Amer. 15 (1989) 513

Helfrich, D. J., B. Banner, V. D. Steen, T. A. Medsger jr.: Normotensive renal failure in systemic sclerosis. Arthr. u. Rheuma 32 (1989) 1128–1134

Strongwater, S. L., E. G. Galvanek, J. S. Stoff: Control of hypertension and reversal of renal failure in undifferentiated connective tissue disease by enalapril. Arch. intern. Med. 149 (1989) 582

Trostle, D. C., C. D. Bedetti, V. D. Steen, M. R. AlSabbagh, B. Zee, T. A. Medsger jr.: Renal vascular histology and morphometry

in systemic sclerosis. A case control autopsy study. Arthr. u. Rheuma 31 (1988) 393–400

Merke: In dem Begriff „Kollagenose" wird eine Gruppe von Krankheiten zusammengefaßt, deren gemeinsames Kennzeichen eine hyperergische Reaktionsbereitschaft in Form einer fibrinoiden Nekrose im Gefäß-Bindegewebsapparat ist. Bei einem Teil dieser Erkrankungen, vor allem beim Lupus erythematodes disseminatus, der Panarteriitis nodosa und der Wegenerschen Granulomatose wird die Mitbeteiligung des Gefäß- und Kapillarsystems der Nieren entscheidend. Diese manifestiert sich in einem mehr oder minder rasch verlaufenden glomerulitischen Syndrom mit Erythrurie, Leukozyturie, Proteinurie, Hochdruck, Fieber und Niereninsuffizienz. Durch frühzeitige immunsuppressive Therapie ist in der Regel eine Besserung, wenn auch meist keine Ausheilung zu erreichen.

Nierenvenenthrombose

Vorkommen und Ätiologie

Thrombosen der Nierenvenen und ihrer Zuflüsse sind eine nicht seltene Komplikation schwerer Erkrankungen im **Säuglingsalter.** Als auslösend wird die Kombination von venöser Stase und entzündlichen Veränderungen der Niere angesehen. Ein besonderes Risiko besteht für Säuglinge im ersten Lebensmonat mit Dehydratation, Schock, Sepsis, zyanotischem Herzvitium (besonders nach Angiokardiographie), kongenitaler Nierenanomalie oder Pyelonephritis.

Beim **Erwachsenen** entwickeln sich ein- und beidseitige Nierenvenenthrombosen überwiegend als Komplikation der Hyperkoagulabilität beim nephrotischen Syndrom. Ihre Häufigkeit wird abhängig von der Beobachtungsdauer, der vorhergehenden Therapie (Diuretika, Corticosteroide) und der Untersuchungsmethode zur Sicherung der Diagnose zwischen 2% und 42% angegeben. Meistens ist die Nierenvenenthrombose des Erwachsenen mit einer membranösen oder membranoproliferativen Glomerulonephritis assoziiert, was nicht verwundert, da diese wiederum die häufigste Ursache des nephrotischen Syndroms ist. Ein sehr hohes Risiko besteht bei Albuminspiegeln unter 2 g/dl und in den ersten Tagen nach Nierentransplantation.

Auch andere primäre Nierenerkrankungen (Amyloidose, diabetische Glomerulosklerose, Nierenbeteiligung bei Kollagenosen) und die Nierentransplantatabstoßung disponieren zu Nierenvenenthrombosen. Die zweite wichtige Ursachengruppe sind renale und retroperitoneale Tumoren, perirenale oder retroperitoneale Entzündungen und schließlich von den Beckenvenen aufsteigende Thrombosen.

Pathophysiologie und Klinik

Das nephrotische Syndrom geht mit Erhöhungen der Gerinnungsfaktoren V, VII, VIII, IX, X, einer Hyperfibrinogenämie und Thrombozytose einher. Die Hyperkoakulabilität wird gesteigert durch hohe Thromboplastinspiegel und eine vermehrte α_2-Antiplasmin-Aktivität bei gleichzeitig oft kritisch vermindertem Antithrombin III und Protein S. Eine Dehydratation bei aggressiver diuretischer Therapie kann dann zum letzten auslösenden Faktor werden.

Nierenvenenthrombosen entstehen vielfach aus stillen Mikrothrombosierungen von Arcuata- und Interlobularvenen. Vorbotensymptome und Ausdruck der allgemeinen Thromboseneigung können periphere Thrombophlebitiden, Lungenvenenthrombosen, Lungenembolien und arterielle Gefäßverschlüsse sein. Die jeweilige Symptomatik hängt ab von der Geschwindigkeit der Entwicklung der Nierenvenenthrombose und ihrer Ausdehnung. Zwischen der hochakuten Form mit ausgeprägter Symptomatik und einem schleichenden Verlauf gibt es alle Übergänge. Die akute Form beginnt mit heftigem, anhaltendem Flankenschmerz, Fieber, Mikro- und Makrohämaturie und dem Auftreten oder der Zunahme von Proteinurie und Niereninsuffizienz. Die schleichende Nierenvenenthrombose zeigt häufig nur eine Intensivierung des Urinbefundes, eventuell eine zufällig entdeckte Nierenvergrößerung.

Diagnostisches Vorgehen und Differentialdiagnose

Zu denken ist an eine Nierenvenenthrombose, wenn bei den oben genannten Vor- oder Begleiterkrankungen ein akuter Flankenschmerz mit Intensivierung des Urinbefundes oder eine linksseitige Varikozele auftritt. Die Sicherung der Diagnose erfordert Zusatzuntersuchungen:

Nierensonogramm: Charakteristisch sind neben der Größenzunahme einer oder beider Nieren eine Verbreiterung und Echoverarmung der Rinde und bessere Abgrenzbarkeit der Nieren von ihrer Umgebung durch den thrombosebedingten Blutreichtum der Organe. Die andere wichtige Ursache einer einseitigen Nierenvergrößerung, die Abflußbehinderung in den ableitenden Harnwegen, läßt sich sonografisch leicht abgrenzen.

(Farb-)Dopplersonographie: Ein abrupter Abfall des systolischen Flußsignals und das Fehlen venöser Flußsignale machen eine zugrundeliegende Nierenvenenthrombose sehr wahrscheinlich.

Als nicht obligate, im Einzelfall nützliche Verfahren erlauben Computertomographie und Kernspintomographie ebenfalls die Diagnose von Nierenvenenthrombosen.

Phlebographie der V.cava und der Nierenvenen: Die Diagnose wird schließlich durch die direkte Darstellung von V.cava und Nierenvenen gesichert. Charakteristisch sind in die V.cava vorragende Kontrastmittelaussparungen durch Nierenvenenthromben und verlangsamter Blutfluß in den Nierenvenen.

Therapie

Bei Patienten mit akutem Nierenversagen durch akute Nierenvenenthrombose muß im Einzelfall ge-

prüft werden, ob eine Thrombolyse (evtl. über mehrere Tage) unternommen werden darf. Die Thrombektomie von Nierenvenenthrombosen ist riskant, oft erfolglos und daher in der Regel kontraindiziert. Im Anschluß an die Thrombolyse, bei Kontraindikationen für eine thrombolytische Therapie und bei allen weniger akuten Verläufen ist die systemische Heparinisierung und anschließende Cumarintherapie die Behandlung der Wahl.

> **Merke:** Nierenvenenthrombosen beim Erwachsenen entwickeln sich überwiegend sekundär als Komplikationen bei nephrotischem Syndrom durch Amyloidose, membranösen oder membranoproliferativen Glomerulonephritiden, renalen Arteriitiden oder diabetischer Glomerulosklerose, durch Venenwandinfiltration renaler, perirenaler und retroperitonealer Tumoren und aufsteigend in Fortsetzung von Beckenvenenthrombosen. Klinisches Merkmal sind plötzlich auftretende Schmerzen im Nierenlager mit Fieber, Hämaturie, Zunahme der Proteinurie und Zunahme der Nierengröße. Wichtigstes diagnostisches Hilfsmittel sind die Ultraschallmethoden, durch die engmaschige Verlaufskontrollen der Nierengröße und des Flußverhaltens in den Nierengefäßen möglich sind.

Weiterführende Literatur

LaVille, M., D. Aguilera, P. J. Maillet, M. Labeeuw, O. Madonna, P. Zech: The prognosis of renal vein thrombosis: a re-evaluation of 27 cases. Nephrol. Dial. Transplant. 3: (1988) 247

Liu, Y. C., Y. C. Wang, J. S. Pan: Renal vein thrombosis in nephrotic syndrome — a prospective study of 54 cases. Chung-Hua Nei Ko Tsa Chih 28 (1989) 208–211

Velazquez-Forero. F., N. Garcia-Progue, N. Ruiz-Morales: Idiopathic nephrotic syndrome of the adult with asymptomatic thrombosis of the renal vein Amer. J. Nephrol. 8 (1988) 457

Verhaege, R., J. Vermuylen, M. Verstraete: Thrombosis in particular organ veins. Herz 14 (1989) 289–307

Harnwegsinfektion

F. Scheler, M. H. Weber und *N. Braun*

Definition: Der Begriff der *Harnwegsinfektion* umfaßt neben der Pyelonephritis auch das meist lokale Entzündungsgeschehen der *Zystitis* sowie die durch Keimaszension über die Ureteren mögliche *Nierenbeckenentzündung (Pyelitis).*

Von *asymptomatischer Bakteriurie* sprechen wir dann, wenn zwar pathologisch erhöhte Bakterienkonzentrationen (über 10^5 Keime pro ml Urin $\triangleq$ über 10^8/l) gefunden werden, dabei aber die übrigen Entzündungszeichen wie Leukozyturie, Leukozytenzylinder, geringgradige Proteinurie und eine typische Schmerzsymptomatik fehlen. Als *Pyelonephritis* bezeichnen wir eine bakterielle Erkrankung des Nierenbeckens und des Nierengewebes. Im Unterschied zur stets diffus in beiden Nieren auftretenden Glomerulonephritis werden bei der Pyelonephritis die Nieren im unterschiedlichen Ausmaß herdförmig betroffen, wobei ein einseitiger Befall am Anfang im Vordergrund steht. Bei hartnäckigen und therapieresistenten Harnwegsinfektionen ist nicht nur grundsätzlich nach Abflußbehinderungen zu fahnden, sondern auch nach einer primären Nierenparenchymerkrankung (interstitielle Nephritis, Gichtniere, Glomerulonephritis), auf die sich die Pyelonephritis nicht selten aufpfropft.

Häufigkeit

Epidemiologische Untersuchungen haben gezeigt, daß etwa 20% aller Frauen in ihrem Leben einen Harnwegsinfekt durchmachen. Asymptomatische Bakteriurien werden bei Schulkindern in 1,2% der 5- bis 14jährigen und 3–4% der älteren Mädchen, jedoch nur in 0,03% der Jungen gefunden. Jüngere Männer erkranken äußert selten, während bei Männern über 65 Jahre die Erkrankungsrate auf 7% ansteigt. Bei Schwangeren mit asymptomatischer Bakteriurie wird in 42% der Fälle die Entwicklung einer Pyelonephritis gravidarum beobachtet, die ihrerseits das Gestoserisiko auf das 2- bis 6fache erhöht.

Durch Harnwegsinfektionen sind besonders hospitalisierte Patienten über 70 Jahre und ältere Menschen, die in Senioren- und Pflegeheimen untergebracht leben, gefährdet.

Ätiologie

In der Ätiologie der Harnwegsinfektionen stehen die Bakterien aus der Escherichia-coli-Gruppe mit 70–90% an erster Stelle. Bakterien der Proteusgruppe, Streptococcus faecalis, Pseudomonas aeruginosa, Klebsiella, Aerobacter und Staphylococcus aureus teilen sich die verbliebenen 10–30%. Bei Proteus und Pseudomonas aeruginosa handelt es sich häufig um Hospitalismuskeime mit geringer Antibiotikaempfindlichkeit, die erhebliche therapeutische Probleme aufwerfen.

Pathogenese

Infektionsweg

Die Infektion der Nieren kann aszendierend über die ableitenden Harnwege, hämatogen oder lymphogen erfolgen.

Während der **lymphogene Infektionsweg** von vielen Autoren bestritten wird, wird eine **hämatogene Infektion** nicht selten in der Folge einer Sepsis mit gramnegativen Bakterien oder bei Staphylokokken-Sepsis beobachtet. Dabei spielen sich die Entzündungsvorgänge offenbar zunächst entsprechend der anatomischen Blutversorgung der Nieren im kortikalen und erst später im medullären Bereich ab. Etwa eine Woche nach Infektion können sich in der diffus entzündeten, vergrößerten Niere fokale, keilförmige Abszesse bilden.

Der **aufsteigende Infektionsweg** scheint für die Pathogenese der Pyelonephritis der wichtigste zu sein. Frauen sind wegen der anatomischen Verhältnisse (kurze Urethra) für diesen Infektionsweg besonders disponiert. Durch Verschleppung der fäkalen Bakterien vom Anus zum Orificium urethrae kommt es je nach individueller Resistenzlage zur Aszension in die Blase. Dort verhindern bei geringem Keimbefall eine Reihe von lokalen Abwehrmechanismen der Blasenschleimhaut (sekretorisches IgA) sowie das Urinmilieu selbst (Verdünnungseffekt, pH-Wert, Osmolalität, Harnstoffkonzentration) in vielen Fällen das Bakterienwachstum, so daß nur eine kurzfristige asymptomatische Bakteriurie resultiert. Bei Überwindung dieser natürlichen Keimbarriere entwickelt sich eine für längere Zeit örtlich begrenzte Zystitis. Bei der Bevorzugung des weiblichen Geschlechts mag neben der längeren Urethra des Mannes auch eine Rolle spielen, daß das Prostatasekret bakterizide Substanzen enthalten soll.

Ein vesikoureteraler Reflux von infiziertem Urin führt schnell zur Keimaszension ins Nierenbecken. Begünstigt wird die bakterielle Besiedelung durch eine besondere Schleimhautadhärenz verschiedener Stämme über spezifische Glykoproteinrezeptoren. Auch die sich dort ausbreitende Pyelitis kann unter

Umständen einige Zeit umschrieben bleiben, bevor die Bakterien via Papillenspitzen das Interstitium besiedeln. Formvarianten (zusammengesetzte, konkave Papillen), Druckabflachungen und Papillenspitzennekrosen lassen bereits bei geringer intraureteraler Druckerhöhung einen intrarenalen Reflux zu. Die Mechanismen der zellvermittelten Immunität scheinen wenig Einfluß auf die wirtseigene Resistenz gegenüber den eingewanderten Bakterien zu haben. Im Gegensatz zur hämatogenen Form breitet sich die aszendierende Infektion diffus von den medullären zu den kortikalen Nierenbezirken aus, bevor sie zur Abszedierung führt.

Prädisposition

Abflußbehinderungen des Urins durch angeborene oder erworbene Stenosen der ableitenden Harnwege gelten als prädisponierende Faktoren für eine sekundäre Pyelonephritis Tab. 5.7. Die klassische jugendliche Zystopyelitis bei Mädchen mit geringgradigen anatomischen Fehlbildungen der ableitenden Harnwege führt nicht selten zur chronischen Pyelonephritis des Erwachsenenalters: „Blasenerkältungen" und „Nierenbeckenentzündungen" flammen nach der Pubertät als Deflorationszystitis, „Honey-moon"-Zystitis und Schwangerschaftspyelonephritis mit steigendem Schweregrad erneut auf und münden schließlich, häufig iatrogen durch Blasenkatheterismus und nephrotoxische Medikamente begünstigt, in die chronische Pyelonephritis.

Außer auf rezidivierende bakterielle Entzündungen infolge mechanischer Urinstase (Prostatahyperplasie, Urethrastrikturen, Blasentumoren) kann sich eine chronisch rezidivierende Pyelonephritis auch auf toxische und metabolische Vorschädigungen des Nierenparenchyms aufpfropfen. Dabei stehen die noch zu besprechenden *interstitiellen Nephropathien* (s. entsprechendes Kapitel) an erster Stelle. Der *Diabetes mellitus* soll sowohl durch chronische vaskuläre und glomeruläre Veränderungen als auch durch Blasensphinkterschwäche infolge fortgeschrittener diabetischer Polyneuropathie besonders günstige Bedingungen für die bakterielle Invasion der Nieren bieten. Daß im Sektionsgut von Diabetikern gehäuft chronische Pyelonephritiden gefunden wurden, ließ sich jedoch auch in großen Studien nicht durch eine gegenüber Normalpersonen gesteigerte Harnwegsinfektionsfrequenz bei Diabetikern erklären.

Klinik

Eine sichere Unterscheidung zwischen „unterem Harnwegsinfekt" und Pyelonephritis kann klinisch in vielen Fällen Schwierigkeiten bereiten, sollte aber im Hinblick auf die gezielte antibiotische Therapie möglichst angestrebt werden.

Für eine **Zystitis** sprechen die obligate signifikante Bakteriurie (über 10^5 pro ml [10^8/l] Urin), Leukurie, Pollakisurie, Dysurie, suprapubischer Druckschmerz und geringe Allgemeinbeschwerden.

Die akute **Pyelitis** zeigt oft nur geringe klinische Symptome (klopfschmerzhafte Nierenlager, Leukozyturie) und läßt sich von der akuten Pyelonephritis i. d. R. nicht unterscheiden.

Tabelle 5.7 Häufige Ursachen für eine Harnwegsinfektion

Frauen	Männer
Prämenopause – sexuelle Aktivität – Schwangerschaft – Nierensteinleiden – kongenitale Abnormalität (vesiko-ureteraler Reflux)	**Jüngeres Alter** – Nierensteinleiden – Urethrastriktur – homosexuelle Aktivität
	Fortgeschrittenes Alter – Prostata-Adenom/ -Karzinom – Nierensteinleiden – Uroheltumoren
Postmenopause – Nierensteinleiden – Urethrastenose – Uroheltumoren	

Die **akute Pyelonephritis** verläuft meistens mit hohem Fieber, einseitigen oder doppelseitigen ziehenden Rückenschmerzen, Erbrechen und abdominellen Beschwerden bis hin zum paralytischen Ileus. Neben einer Leukozyturie wird häufig eine Makrohämaturie gefunden.

Die Symptome der **chronischen Pyelonephritis** sind in vielen Fällen uncharakteristisch und abhängig vom Stadium der Niereninsuffizienz. Durch Vernarbung und Schrumpfung des Nierenparenchyms (Abb. 5.16) kann sich, vor allem bei einseitiger Pyelonephritis, eine renale Hypertonie entwickeln, die bereits fortgeschritten ist, wenn Kopfschmerzen, Virusverschlechterung und Leistungsabfall auftreten. Die Urinbefunde sind eher uncharakteristisch. Leukozyturie und Mikrohämaturie sowie eine Proteinurie vom tubulären Typ sind wegen der häufig vorliegenden Urinverdünnung (Hyposthenurie) nicht regelmäßig feststellbar. Bei Verdacht auf Pyclo- oder interstitielle Nephritis ist neben der Urinanalyse die Bestimmung des spezifischen Gewichtes bzw. der Urinosmolalität sinnvoll.

Diagnostisches Vorgehen

Urinuntersuchung

Bei Verdacht auf Harnwegsinfektion sollte vor Beginn einer antibiotischen Therapie eine Urinprobe unter Vermeidung von sekundärer Kontamination abgenommen werden (Abb. 5.17).

Uringewinnung: Damit der *Mittelstrahlurin* nicht durch saprophytische Keime der Haut verunreinigt wird, muß die Umgebung der Harnröhrenöffnung sorgfältig gereinigt werden. Die erste Urinportion wird verworfen, der Mittelstrahlurin in einem sterilen Gefäß aufgefangen und die Restportion wieder verworfen. Bei sorgfältiger Uringewinnung und sofortiger Kultivierung ist eine Bakterienmenge von mehr als 10^5 koloniebildende Einheiten/ml in der ersten Kultur mit 85%iger Sicherheit Ausdruck einer Harnwegsinfektion. Drei aufeinanderfolgende Urinkulturen erhöhen bei positivem Befund die diagnostische Sicherheit auf 99%.

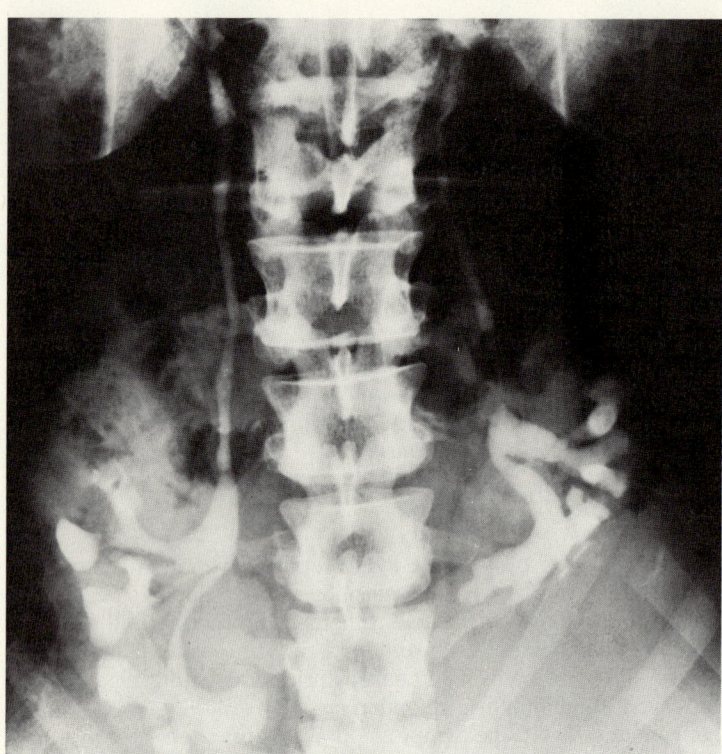

Abb. 5.16 Nierenveränderungen bei chronischer Pyelonephritis: Schrumpfniere rechts, narbige Oberflächeneinziehungen und Kelchektasien beiderseits. Weitgehender Schwund der Nierenrinde (Überlassung freundlicherweise von Prof. Dr. R. Schuster, Göttingen)

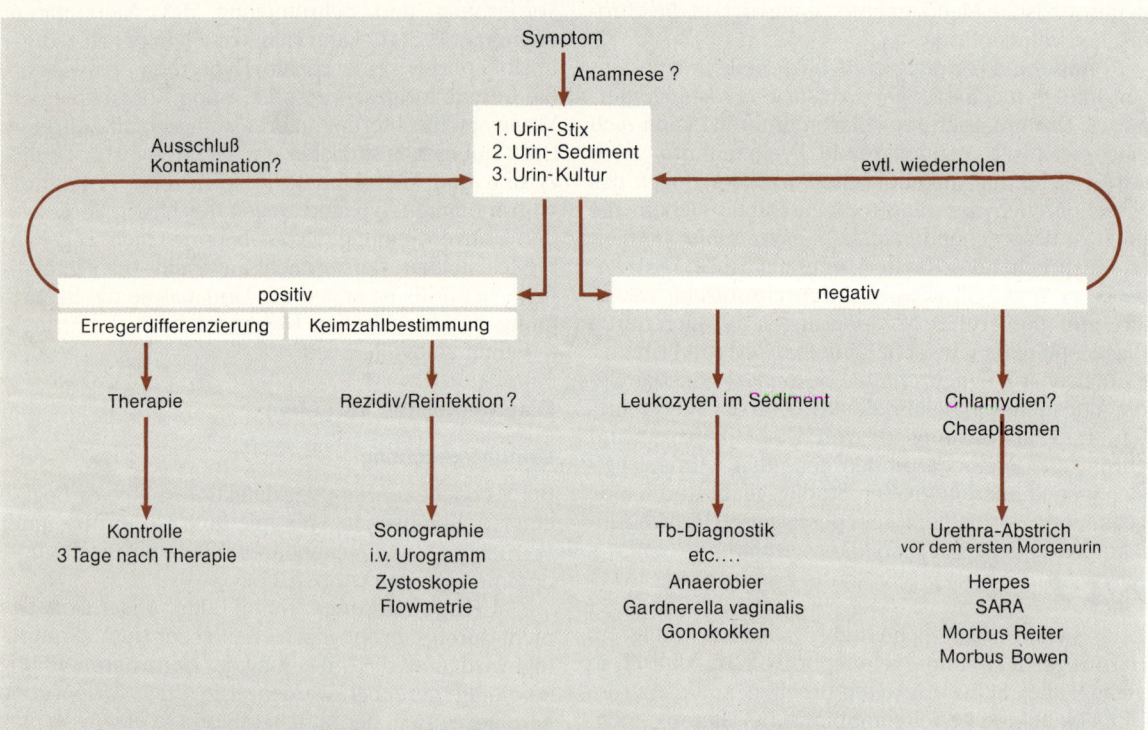

Abb. 5.17 Diagnoseschema bei Verdacht auf Harnwegsinfektion. Bei Verdacht auf eine Harnwegsinfektion sollte ein Urin-Stix (möglichst Nitratreduktion, Leukozyten etc.), eine Beurteilung des Nativurins (Organismen, Leukozyten, Epithelzellen) und immer eine Urinkultur durchgeführt werden. Eine Therapie mit abschließender Urinkontrolle 3 Tage nach Therapieende kann begonnen werden, wenn kulturell eine Kontamination ausgeschlossen wurde (Keimzahlbestimmung, Keimdifferenzierung). Bei wiederholten Harnwegsinfektionen muß unbedingt nach deren Ursache gesucht werden. Ist die Routine-Urinkultur negativ und besteht trotzdem der dringende Verdacht auf eine Harnwegsinfektion (Leukozyturie), muß nach anderen Ursachen (z. B. Tuberkulose, Infektion mit Anaerobiern, Chlamydien, Gonokokken, Ureaplasmen, Trichomonaden usw.) gezielt gefandet werden. Wird auch hierbei keine Diagnose gestellt, sollten andere nichtinfektiöse Erkrankungen in Betracht gezogen werden

Bei einer durch *suprapubische Blasenpunktion* gewonnenen Urinprobe ist *jedes* Bakterienwachstum Hinweis auf einen Harnwegsinfekt. Die Punktion wird mit einer 1er-Kanüle bei prallgefüllter, tastbarer Blase 2 cm oberhalb der Symphyse in der Mittellinie durchgeführt. Diese Uringewinnung empfiehlt sich vor allem bei Prostatikern, Frauen während der Menstruation, unkooperativen Patienten und Rezidiven bzw. Reinfektionen mit kritischen Keimen.

Urinsediment: Für die Diagnostik von Harnwegsinfektionen ist die mikroskopische Beurteilung zellulärer Bestandteile im Urin notwendig. Das durch Zentrifugation gewonnene Sediment des Spontanurins ist im allgemeinen weniger aussagekräftig als ein Leukozytenbefund im unzentrifugierten Urin. Dabei werden mehr als 5 Leukozyten pro Gesichtsfeld als verdächtig für eine Harnwegsinfektion angesehen. Als Screening-Methode bietet sich heute auch die Leukozytenbestimmung mit Harnteststreifen (Cytur-Test, Combur-Test, beide Boehringer, Mannheim) an. Leukozytenzylinder, die in den Tubuli geformt werden, haben einen höheren diagnostischen Wert. Sie sind allerdings ungefärbt im Mikroskop schwer zu erkennen und zerfallen innerhalb weniger Stunden. Erythrozyten werden bei Harnwegsinfektionen häufig gefunden, sind aber im allgemeinen nur als Begleitphänomen der allgemeinen Entzündungsvorgänge anzusehen. Allerdings können manche schwere Formen mit Erythrurie einhergehen (hämorrhagische Zystopyelitis). Bei massiver Keimbesiedlung gelingt auch der mikroskopische Bakteriennachweis.

Bakteriologische Untersuchung: Der für die quantitative Bakterienbestimmung und Resistenzprüfung gewonnene Urin muß beschleunigt bearbeitet werden. Verdünnungsreihen der Urinproben werden auf Agarnährböden verteilt und die Bakterienkolonien nach 24stündiger Bebrütung bei 37° C ausgezählt. Antibiogramme erhält man durch Überimpfen der Kolonien auf antibiotikahaltige Nährböden.

Als Screening-Methoden können in der Praxis neben der orientierenden Kolonienbeurteilung auf Fertig-Nährböden (z. B. Urotube, Roche) auch chemische Bakteriennachweise auf halbquantitativer Basis durchgeführt werden:

Der Grieß-Test (z. B. Nitur-Teststreifen) zeigt die Reduktion von Nitrat zu Nitrit im kontaminierten Urin ab. Die diagnostische Sicherheit liegt bei 40–60%.

Der umständlichere TTC-(Triphenyl-tetrazoliumchlorid-)Test beruht auf der Reduktion von farblosem 2,3,5-TTC zu unlöslichem rotem Triphenyl-formazan. Auch hier besteht die Möglichkeit falsch-negativer Ergebnisse, z. B. bei Pseudomonas-aeruginosa-Infektionen.

Urinosmolalität: Zur Verlaufsbeobachtung der chronischen Pyelonephritis und der interstitiellen Nephritis kann neben der endogenen Kreatinin-Clearance auch die Urinosmolalitätsbestimmung hinzugezogen werden.

Bildgebende diagnostische Verfahren

Die **Sonographie** der Nieren gilt heute als Methode der Wahl, um die Nierengröße, die Parenchym-Pyelon-Relation, Harnstauung, Oberflächeneinziehungen und Konkremente festzustellen.

Zur differentialdiagnostischen Abgrenzung der akuten und chronischen Pyelonephritis gegenüber anderen ein- oder doppelseitigen Nierenerkrankungen sind röntgenologische Untersuchungen hilfreich. Aussagen vor allem über Nierengröße und Verkalkungen lassen sich durch **Röntgen-Leeraufnahmen** des Abdomens mit Schichtaufnahmen der Nieren gewinnen. Mit Hilfe des i. v. **Ausscheidungsurogramms** lassen sich entzündliche Veränderungen der Nierenkelche, Papillennekrosen, Abflußbehinderungen durch Konkremente oder Strikturen mit Stase des Urins sowie ein vesikoureteraler Reflux während der Miktion feststellen. Für diese Untersuchungen werden nach intravenöser Injektion von 25 oder 50 ml wäßrigen Röntgenkontrastmittels nach festgelegten Zeiten Röntgenaufnahmen des Harntraktes angefertigt. Zusätzliche Aussagen über Nierenveränderungen (Nierenzysten, Tumoren, entzündliche Defekte, Schrumpfung oder Stauung) sind durch **Computertomographie** des Abdomens zu erhalten. Bei Verdacht auf renale Hypertonie infolge einseitiger pyelonephritischer Schrumpfniere ist eine *Renovasographie* mit selektiver Darstellung der betroffenen Nierengefäße indiziert, wobei heute in zunehmendem Maße die **digitale Subtraktionsangiographie (DSA)** als schnelles, nichtinvasives (venöser Zugang) und wenig kontrastmittelverbrauchendes Verfahren vorgezogen wird.

Die nuklearmedizinischen Untersuchungen sollten in der Regel den Röntgenverfahren vorangehen, da die Strahlenbelastung weit geringer ist und auch mit allergischen Reaktionen gegenüber jodhaltigen Kontrastmitteln nicht zu rechnen ist. Das **Isotopennephrogramm** gibt zuweilen schon Hinweise auf Abflußstörungen, bevor sie im i. v. Ausscheidungsurogramm nachweisbar sind. Das **Nierenszintigramm** vermittelt Informationen über Organgröße und Parenchymausfälle. Noch informativer sind die **seitengetrennte Isotopen-Clearance** und das **Funktionsszintigramm**, die vor allem eine Aussage über die prozentuale Beteiligung jeder Niere an der Gesamtausscheidung erlauben.

Infektiokalisation

Die beidseitige Ureterkatheterisierung mit nachfolgender Kultivierung des so gewonnenen Urins (Stamey-Test) gilt als einzig sicheres Verfahren zur Differenzierung oberer und unterer Harnwegsinfekte sowie ein- oder beidseitiger Nierenbeteiligung. Insgesamt bleibt diese Technik jedoch klinischen Problemfällen vorbehalten. Der etwas weniger aufwendige Blasenauswaschtest (Fairley-Test) zur Bestimmung der Keimzahl in definierten Zeitabständen nach Blasenspülung gilt zwar ebenfalls als genaues Verfahren, hat sich aber in der Praxis kaum durchgesetzt.

Die Hoffnung auf neuartige, nichtinvasive Lokalisationsmöglichkeiten aus dem Harn erwies sich als verfrüht. Aufgrund zahlreicher Störfaktoren (Prostatitis, Vaginitis u. a.) wurde der sog. Antibody-coated-bacteria-Test (ACB-Test) nach einigen Jahren aufgegeben, als sich die „blinde" Kurzzeit-Antibiotikatherapie durchsetzte. Der Nachweis einer tubulären Proteinurie mittels α_1-Mikroglobulinbestimmung und/oder Harnelektrophorese gilt allerdings weiterhin als zuverlässiges Zeichen einer tubulo-interstitiellen Beteiligung bei Pyelonephritis. Die Entwicklung einer Glomerulosklerose bei chronischer Pyelonephritis geht mit dem Auftreten hochmolekularer Eiweißkomponenten einher.

Therapie des akuten Harnwegsinfekts (einschließlich der akuten Pyelonephritis)

Bei der Behandlung der akuten Harnwegsinfekte muß man immer davon ausgehen, daß auch bei der Entzündung vorwiegend eines Abschnittes der abführenden Harnwege die anderen Abschnitte mitbeteiligt oder zumindest potentiell gefährdet sind. Die antibakterielle Therapie sollte möglichst eine vollkommene Ausheilung zum Ziel haben. Daher ist sofort die Verabreichung der bestwirksamen Antibiotika in optimaler Dosierung über einen ausreichend langen Zeitraum erforderlich. Vor Beginn der Chemotherapie sollte eine Urinprobe für die bakteriologische Untersuchung und die Resistenzbestimmung reserviert werden.

Bei der alleinigen Therapie mit den rein bakteriostatisch wirkenden *Sulfonamiden* wird heute vorwiegend die Kombination von *Trimethoprim-Sulfamethoxazol* (= Cotrimoxazol) (Bactrim, Eusaprim; 2×2 Tbl. täglich; entspricht 160 mg Trimethoprim und 800 mg Sulfamethoxazol) zur Behandlung akuter und chronischer Infektionen ohne bzw. mit geringer Niereninsuffizienz eingesetzt. Beide Therapeutika greifen synergistisch in die Coenzym-F-Synthese von sulfonamidempfindlichen Bakterien ein (Resistenzprüfung!). Viele akute Harnwegsinfektionen – vorwiegend bei Frauen – lassen sich durch eine Einzeittherapie (single-dose therapy) mit Ampicillin, Amoxicillin oder Cotrimoxazol (z. B. 3 g Clamoxyl oder 3 Tbl. Bactrim forte an einem Tag) erfolgreich behandeln, ohne daß die fäkale Flora beeinträchtigt wird.

Bei der Therapie der akuten Pyelonephritis sollte Amoxicillin gegenüber Ampicillin (10% Exanthemrate) der Vorzug gegeben werden. Seine bakterizide Wirkung gegen Proteus, Escherichia coli und Enterokokken ist 10fach stärker als die antibakterielle Wirkung des Penicillin G.

Die in ihrer bakteriziden Wirkung dem Ampicillin nahe verwandten *Cephalosporin*-Antibiotika (Zinacef, Rocephin, Claforan u. a.) besitzen eine gleichmäßig gute Wirkung gegenüber grampositiven Keimen mit Ausnahme der Enterokokken. Im gramnegativen Bereich bestehen zum Teil erhebliche Unterschiede zwischen den verschiedenen Präparaten, da die erforderliche Hemmkonzentration im Plasma bei normaler Dosierung oft nicht erreicht werden kann. Cephalosporine sind bei Klebsiella-Aerobacter-Infektion das Mittel der Wahl, außerdem gut wirksam gegen Penicillinase-bildende Staphylokokken. Bei Niereninsuffizienz ist die Dosis zu reduzieren.

Bei lebensbedrohlichen Infektionen mit Pseudomonas empfiehlt sich die Kombination von Ampicillin oder auch Carbenicillin (Anabactyl, Mikrocillin; am besten als Infusion bis 20 g/Tag bei normaler Nierenfunktion) mit *Aminoglykosid-Antibiotika* wie Gentamicin (Refobacin, Sulmycin; 2–3 mg/kg parenteral), Amicazin (Biklin, 10–15 mg/kg parenteral) oder Tobramycin (Gernebcin, 2–3 mg/kg parenteral). Bei Niereninsuffizienz Plasmaspiegelkontrolle und Dosisreduktion! Aminoglykosid-Antibiotika sind als Monotherapie gegen Pseudomonas, Klebsiella aerobacter, Proteus und Serratia marcescens gut einsetzbar. Vestibuloototoxische und nephrotoxische Nebenwirkungen beachten!

Als *Ausweich-Antibiotika* kommen gelegentlich je nach Resistenzlage Doxicyclin (Vibramycin) oder Minocyclin (Klinomycin; beide 4 mg/kg oral) in Betracht.

Gyrase-Hemmstoffe (Fluorochinolone) wie Norfloxacin, Ciprofloxacin oder Ofloxacin sind mit Ausnahme des Ofloxacins zur Therapie des unkomplizierten, akuten Harnwegsinfekts genauso gut geeignet wie Trimethoprim-Sulfamethoxazol (Cotrimoxazol). Bei den Chinolonen muß aber auf mögliche Nebenwirkungen am ZNS und der Niere, besonders bei gleichzeitiger Gabe von nichtsteroidalen Antiphlogistika, geachtet werden. In der Therapie der bakteriellen Prostatitis ist Norfloxacin dem Cotrimoxazol angeblich überlegen. Obgleich auch die Behandlung der komplizierten Harnwegsinfektion durch Pseudomonas aeruginosa mit den Fluorochinolonen möglich ist, kommt es hierbei aber zur vermehrten Resistenzentwicklung der Bakterienstämme gegen die Antibiotika.

In der β-*Lactam*-Antibiotikareihe wurden mit Imipenem/Cilastatin in der Intensivmedizin gute Therapieergebnisse bei Harnwegsinfektionen erzielt.

Therapie der chronischen Pyelonephritis

Bei der Behandlung der chronischen Pyelonephritis muß die Antibiotikadosierung sorgfältig dem Grad der Niereninsuffizienz angepaßt werden. Bis zu einer glomerulären Filtrationsrate von 30–40 ml/min (entsprechend einem Serumkreatininwert um 2 mg/dl [177 μmol/l]) ist mit einer wesentlichen Kumulation der meisten Antibiotika nicht zu rechnen. Bei Langzeitbehandlung und eingeschränkter Nierenfunktion ist die Bestimmung der Plasmaspiegel (drug monitoring) empfehlenswert, um unerwünschten Medikamentenwirkungen vorbeugen zu können. Die gezielte, genau dosierte Antibiotikatherapie kann den Verlauf der chronischen Pyelonephritis entscheidend beeinflussen und vermindert die Rezidiv- bzw. Reinfektionsgefahr erheblich. Die der chronischen Pyelonephritis vielfach zugrundeliegenden parenchymschädigenden Faktoren wie mechanische oder funktionelle Abflußstörungen, Hyperurikämie oder Analgetikaabusus sollten beseitigt oder zusätzlich behandelt werden.

Merke: In allen Abschnitten der ableitenden Harnwege können sich bakterielle Infektionen festsetzen und ausbreiten, wobei mechanische und neurogene Entleerungsstörungen einen fördernden Einfluß haben. Meist bestehen Schmerzen und Fieber. Die Diagnose wird durch eine exakte Urinuntersuchung einschließlich Bakteriologie gestellt. Eine ausreichend lange durchgeführte Antibiotikatherapie kann die Prognose dieser Erkrankung erheblich verbessern.

Weiterführende Literatur

Bailey, R. R.: Reflux nephropathy: 1987. N. Z. med. J. 100 (1987) 409−411

Colombo, J. P., R. Richterich: Die einfache Urinuntersuchung. Huber, Bern 1977

Derrick, F. C.: Urinary tract infection in the adult. A guide to treatment, Postgrad. Med. 72 (1982) 281

Editorial: Bacterial resistance to trimethoprim. Brit. med. J. 6240 (1980) 571

Fairley, K. F., A. D. Grounds, N. E. Carson, E. C. Laird et al.: Site of infection in acute urinary-tract infection in general practice. Lancet 1971/II, 615

Fang, L. S. T., N. E. Tolkoff-Rubin, R. H. Rubin: Localization and antibiotic management of urinary tract infection. Ann. Rev. Med. 30 (1979) 225

Gloor, F., M. Bürgin: Die Bedeutung der Nierenpapillen in der Pathogenese von Pyelonephritis und Refluxnephropathie. Klin. Wschr. 63 (1985) 907

Gower, P. E.: Urinary tract infections in men. Brit. med. J. 298 (1989) 1595−1596

Höffler, D.: Antibiotika, Tuberkulostatika, Antimykotika − Dosierung bei Niereninsuffizienz. Inn. Med. 12 (1985) 85

Hooper, D. C., J. S. Wolfson: Fluoroquinolone antimicrobacterial agents. New Engl. J. Med. 324 (1991) 384−394

Hulter, H. N., K. A. Borchardt, J. A. Mahood et al.: Localization of catheter-induced urinary tract infections: Interpretation of bladder washout and antibody-coated bacteria tests. Nephron 38 (1984) 48

Johnson, J. R., W. E. Stamm: Urinary tract infections in women: diagnosis and treatment. Ann. intern. Med. 111 (1989) 906−917

Lerner, G. R., L. E. Fleischmann, A. D. Perlmutter: Reflux nephropathy. Pediat. Nephrol. (Pediat Clin. N. Amer.) 34 (1987) 747−770

Lipsky, B. A.: Urinary tract infections in men. Ann. intern. Med. 110 (1989) 138−150

Lode, H., F. Keller: Antibiotikatherapie bei Niereninsuffizienz. Med. Welt 34 (1983) 1356

Lüthy, R.: Neue diagnostische und therapeutische Möglichkeiten bei Harnwegsinfektionen. Fortschritt und Fortbildung in der Medizin. Dtsch. Ärzteverlag, Köln 1983 (S. 127)

Meyrier, A.: Long-term risks of acute pyelonephritis. Nephron 54 (1990) 197−201

Meyrier, A., M.-C. Condamin, M. Fernet et al.: Frequency of development of early cortical scarring in acute primary pyelonephritis. Kidney Int. 35 (1989) 696−703

Miller, T.: Pyelonephritis: The role of cell-mediated immunity defined in a congenitally athymic rat. Kidney Int. 26 (1984) 816

Mulholland, S. G.: Urinary tract infections (Editorial). J. Urol. 130 (1983) 498

Naber, K. G.: Aspekte zur Kurzzeittherapie von Harnwegsinfektionen − pro und contra. Med. Welt 36 (1985) 590

Nicolle, L. E., E. Henderson, J. Bjornson: The association of bacteriuria with resident characteristics and survival in elderly institutionalized men. Ann. intern. Med. 106 (1987) 682−686

Quellhorst, E.: Entzündliche Erkrankungen (mit Beschränkung auf ableitende Harnwege und Nieren einschl. Urosepsis). In

Bock, H. E., W. Gerok, F. Hartmann: Klinik der Gegenwart. Handbuch der praktischen Medizin. Urban & Schwarzenberg, München 1982 (E 178/7)

Roberts, J. A.: Pathogenesis of pyelonephritis. J. Urol. 129 (1983) 1102

Röckel, A., G. Schröter: Antibiotika-Einmaltherapie und Langzeitprophylaxe bei unkomplizierten Harnwegsinfektionen. Med. Klin. 79 (1984) 261

Rother, K.: Immunpathologie der Pyelonephritis. Klin. Wschr. 61 (1983) 1011

Schaeffer, A. J.: Review of Norfloxacin in complicated and recurrent urinary tract infections. Eur. Urol. 17, (Suppl. 1) (1990) 19−23

Schardijn, G. L., W. Statius van Eps, A. J. G. Swaeck: Urinary β_2 microglobulin in upper and lower urinary-tract infections. Lancet 1979/I, 805

Scheler, F.: Erkrankungen der Nieren- und Harnwege einschl. Störungen des Wasser- und Elektrolythaushaltes. 1. Pyelonephritis. In Krüskemper, H. L.: Therapie, 2. Aufl. Schattauer, Stuttgart 1978

Sheldon, C. A., R. Gonzalez: Differentiation of upper and lower urinary tract infections: How and when? Med. Clin. North Amer. 68 (1984) 321

Weber, M. H., J. Becker, F. Scheler: Nichtinvasive Lokalisation von Harnwegsinfekten mittels alpha-1-Mikroglobulin, Mikroflachgelelektrophorese und Antibody-coated bacteria test. (Abstr.) Nieren- u. Hochdruckkrankh. 14 (1985) 401

Weber, M. H., S. Gernoth, W. Stibbe: Vereinfachte Beurteilung renaler Konzentrationsstörungen. Münch. med. Wschr. 126 (1984) 1442

Interstitielle Nephritis

F. Scheler, M. H. Weber und *N. Braun*

Definition: Mit der interstitiellen Nephritis bezeichnet man eine durch unterschiedliche ätiologische Faktoren ausgelöste primäre, akute oder chronische Entzündungsreaktion des Niereninterstitiums und der Tubuli.

Akute interstitielle Nephritis

Ätiologie

Die Ursache der interstitiellen Nephritis kann in der Regel identifiziert werden. Tab. 5.**8** gibt eine Übersicht über die häufigsten ätiologischen Faktoren. Die metabolischen interstitiellen Nephropathien (Hyperurikämie, Hyperkalzämie, Hypokaliämie, Diabetes mellitus) werden in gesonderten Kapiteln (s. dort) besprochen. Während bei der akuten interstitiellen Nephritis die Antibiotika eine überragende Rolle spielen, sind bei der chronischen Form nichtsteroidale Antiphlogistika und chronische Harnabflußbehinderung sowie urogenitale Infektionen die häufigsten Auslöser.

Pathogenese

Da die Niere nur eine begrenzte Anzahl von Möglichkeiten hat, auf unterschiedliche Schädigungsfaktoren zu reagieren, können zahlreiche nichtinfektiöse und infektiöse Agenzien zu dem relativ uniformen Bild einer akuten oder chronischen interstitiellen Nephritis führen. Die zugrundeliegenden pathogenetischen Faktoren sind noch weitgehend unbekannt.

Vermutlich spielen die T-Zell-vermittelte verzögerte und die zytotoxische Immunreaktion eine Rolle. Das Antigen wird von Markophagen im Interstitium aufgenommen, verändert und an der Oberfläche der Zelle zusammen mit HLA-II-Antigenen exponiert. T-Helferzellen (CD4+) binden an die so veränderten Makrophagen und stimulieren die Interleukin-1-Sekretion (IL1) und die Freisetzung anderer Lymphokine. IL1 aktiviert andere Makrophagen, die durch Sekretion des Tumornekrosefaktors ihre Zielzellen, d. h. Zellen mit dem entsprechenden Antigen, zerstören. Darüber hinaus fördert es die Bildung von Kollagen durch Fibroblasten im Interstitium. Eine weitere Möglichkeit besteht in der Aktivierung von zytotoxischen (CD8+) T-Zellen durch den HLA-II-antigentragenden Makrophagen/T-Helferzellen-Komplex. Die zytotoxischen T-Zellen lysieren die mit dem Antigen besetzten Tubuluszellen direkt (Abb. 5.**18**). In der Pathogenese der Methicillin-induzierten interstitiellen Nephritis nimmt man an, daß sich das Penicillinhapten (Dimethoxiphenyl-penicilloyl) an die tubuläre Basalmembran (TBM) bindet und dort die Bildung von zytotoxischen anti-TBM-Antikörpern induziert. Bei der anti-TBM-Nephritis konnte ein 48-kD-Glykoprotein, das vermutlich direkt an der Grenze zwischen Interstitium und tubulärer Basalmembran liegt, identifiziert werden.

Pathologische Anatomie

Unabhängig von der jeweiligen Ätiologie weist das Niereninterstitium charakteristische Infiltrationen von Entzündungszellen (mononukleäre Lymphozyten, Plasmazellen, eosinophile und polymorphkernige Leukozyten) auf, die oft im Bereich der Nierenrinde ausgeprägter sind als im Mark. Im akuten Stadium findet sich ein interstitielles Ödem, während sich bei der chronischen interstitiellen Nephritis oft bereits eine Fibrose ausgebildet hat. Das Tubulusepithel kann atrophiert sei, die Tubuli sind zum Teil dilatiert und können Leukozyten, Erythrozyten und Zelldetrius von Tubuluszellnekrosen enthalten. Ebenfalls typisch ist eine weitgehende Aussparung der Glomeruli aus dem Entzündungsgeschehen. In einigen Fällen können Immunglobuline und Komplement im Interstitium und/oder auf der tubulären Basalmembran nachgewiesen werden. Gelegentlich gelingt auch der Nachweis von anti-TBM-Antikörpern.

Klinik

Die infektiös bedingte interstitielle Nephritis (Abb. 5.**19**) ist dank der Antibiotika heute sehr selten. Die Mehrzahl der Fälle finden sich im Kindesalter. Bei der **Streptokokkeninfektion,** erscheinen die ersten Symptome nach etwa zwei Wochen. Fieber, Abgeschlagenheit und Gewichtsverlust können dem Nierenversagen vorausgehen. Die Anämie ist meist schwer. Eine Eosinophilie zeigt sich in weniger als der Hälfte der Patienten. Die BSG ist stark beschleunigt. Im Gegensatz zur akuten Post-Streptokokken-Glomerulonephritis sind die Komplementfraktionen nicht erniedrigt. Die Ursache der Erkrankung sollte behandelt werden. Die Patienten erholen sich meist in 3 bis 6 Monaten vollständig.

Bei der akuten interstitiellen Nephritis nach **Penicillintherapie** (besonders ausgeprägt nach Methicillingabe) treten nach einem Intervall von 5 bis 40 Tagen eine Makrohämaturie, eine mäßige, tubuläre

Abb. 5.**18** Möglicher Pathomechanismus bei akuter interstiteller Nephritis. Das Antigen wird im Interstitium der Niere durch Makrophagen aufgenommen, verändert, und an der Oberfläche zusammen mit HLA-II-Antigenen exponiert. T-Helferzellen (CD4+) binden an diese Makrophagen und sezernieren gleichzeitig Interleukin 2 (IL 2) das zytotoxische T-Zellen (CD8+) aktiviert. Interleukin 1 (IL 1), das durch die mit den T-Helferzellen verbundenen Makrophagen freigesetzt wird, kann seinerseits andere Makrophagen zur Abgabe des Tumornekrosefaktors (TNF) und gleichzeitig Fibroblasten zur Kollagensynthese anregen. Während die Tubuluszellen, die ebenfalls das Antigen tragen, geschädigt werden, vermehrt sich die interstitielle Matrix

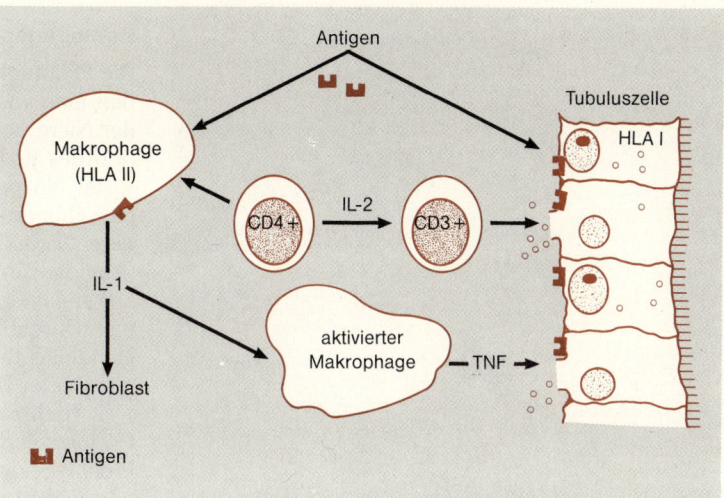

Proteinurie (Differentialdiagnose: akute Glomerulonephritis!), Pyurie, Fieber und Hautexantheme auf. Später kommt es zum Verlust der Konzentrierungsfähigkeit, zu Salzverlust sowie gelegentlich zur hyperchlorämische Azidose mit Hyperkaliämie und Azotämie (hyperkalämische distale renale tubuläre Azidose). Die eingenommene Dosis korreliert nicht mit der Schwere des Krankheitsbildes. Das männliche Geschlecht und Kinder sind gehäuft betroffen.

Sowohl **Sulfonamidantibiotika** als auch **-diuretika** können eine akute interstitielle Nephritis auslösen. Vermutlich ist der Sulfonamidanteil für diese Reation verantwortlich. Pyurie, Makrohämaturie, Eosinophilie und Azotämie treten einige Tage nach Einnahme des Medikamentes auf. Selten wird ein Exanthem beobachtet.

Die Gabe von **Rifampicin,** seltener von **Isoniazid** oder **Ethambutol** kann mit Schüttelfrost, Flankenschmerz und Anurie einhergehen und damit Ausdruck einer akuten Tubulusschädigung sein. Manchmal wird eine Hyperkalzämie unbekannter Ursache gesehen.

Eine Reduktion der Nierenfunktion bei gleichzeitigem Auftreten eines makulopapulösen Exanthems, Fieber und Eosinophilie ist Ausdruck einer akuten Nephrotoxizität von **Allopurinol.** Oft haben die Patienten auch Hinweise auf eine akute Leberzellschädigung mit Anstieg der ASAT über 1000 µ/l. Die Mortalität beträgt dann bis zu 20%.

Therapie und Prognose

Nach Absetzen des nephrotoxischen Medikamentes sind die renalen Veränderungen vielfach spontan rückläufig. Die Gabe von Corticosteroiden kann bei der Penicillin-induzierten interstitiellen Nephritis erwogen werden. Bei der Behandlung der durch Sulfonamide hervorgerufenen Nephritis muß auf andere Diuretika, z. B. Etacrynsäure, zurückgegriffen werden. Eine frühzeitige Dialysebehandlung kann notwendig werden.

Tabelle 5.**8** Ätiologische Faktoren, die zu einer interstitiellen Nephritis führen können

1. Potentiell nephrotoxische Substanzen
   Analgetikakombinationen
   NSAID=nicht-steroidale antiinflammatorische Substanzen (Phenylbutazon, Tolmetin, Zomepirac, Naproxen, Mefanamin-Säure)
   Antibiotika (Methicillin, Ampicillin, Cephalotin, Gentamicin, Rifampicin u. a.)
   Diuretika (Thiazide, Furosemid)
   Röntgenkontrastmittel
   Blei/Cadmium
   Cimetidin
2. Metabolische Nephropathien
   Hyperurikämie
   Hyperkalzämie
   Hypokaliämie
3. Immunologische Faktoren
   Hyperergische Reaktion
   Transplantatabstoßung
   Antitubuläre Antikörper
4. Infektionen
5. Neoplasien
6. Obstruktionen der ableitenden Harnwege hereditär – erworben
7. Balkan-Nephropathie
8. Vaskuläre Nierenerkrankungen
9. Chronische Glomerulonephritis
10. Bestrahlung (heute nur noch selten: Strahlenschäden durch Thorotrast)

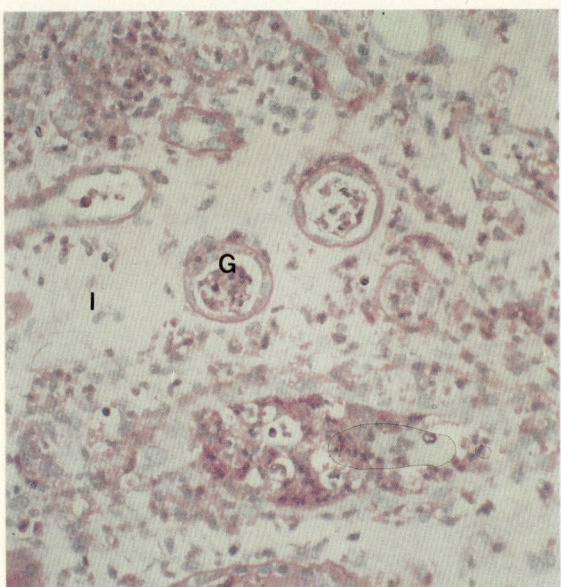

Abb. 5.**19** Bakteriell bedingte, eitrige interstitielle Nephritis
(G = Granulozyten, I = Interstitium)

Chronische interstitielle Nephritis

(Analgetika-Nephropathie, Medikamenten-induzierte chronische interstitielle Nephritis)

Definition: Analgetikaabusus kann über eine Konzentrierung der Schmerzmittel und ihrer Metaboliten in den Papillenspitzen des Nierenmarks zur chronischen interstitiellen Nephropathie führen.

Epidemiologie

In der Bundesrepublik wird mit ca. 3 000 000 – 5 000 000 Analgetika-abhängigen gerechnet, von denen etwa 1% eine chronische Niereninsuffizienz entwickelt. Betroffen sind vorwiegend Frauen in einem mittleren Manifestationsalter um 50 Jahre. Ob eine Assoziation mit dem HLA-B-12-Antigen besteht, ist noch nicht sicher geklärt.

Ätiologie

Die Medikamente, deren Einnahme am häufigsten mit einer Analgetika-Nephropathie assoziiert ist, sind Phenazetin und dessen Metabolit Paracetamol, häufig auch in Kombination mit Acetylsalicylsäure. Das Risiko einer interstitiellen Nephritis soll bei dem neueren Antiphlogistikum Sulindac geringer sein. Prinzipiell können aber auch alle nichtsteroidalen Antiphlogistika zur chronischen interstitiellen Nephritis führen. Fenoprofen kann darüber hinaus auch ein Nephrotisches Syndrom induzieren.

Pathogenese

Die **Prostaglandine** PgI$_2$ (Prostacyclin) und PgE$_2$ haben eine vasodilatatorische Wirkung auf die Gefäße der Niere und stimulieren zusätzlich die Reninsekretion des juxtaglomerulären Apparates. Thromboxan A$_2$ ist ein potenter Vasokonstriktor und vermindert die glomeruläre Filtrationsrate (GFR): Prostaglandine, Thromboxan A$_2$ und andere Vasokonstriktoren (Angiotensin II, antidiuretisches Hormon, Noradrenalin) stehen im Gleichgewicht miteinander, um die renale Durchblutung zu steuern. Dabei ist die Prostaglandinsynthese bei gesunden Menschen von untergeordneter Bedeutung.

Nichtsteroidale Antiphlogistika hemmen die Cyclooxygenase, das Schlüsselenzym zur Bildung der Prostaglandine aus der Arachidonsäure. Bei erhöhtem Gefäßtonus wird in der vorgeschädigten Niere die Durchblutung über die Prostglandin-vermittelte Vasodilatation aufrechterhalten. Wird die Prostaglandin-Synthese gestört, kommt es zur chronischen Ischämie besonders des Nierenmarks. Es entstehen Papillennekrosen.

Die (sekundäre) interstitielle Nephritis entsteht vermutlich erst als Folge der primären Markschädigung. Abgestoßene nekrotische Papillenspitzen können im Verlauf der Erkrankung die Ureteren verlegen und zu akuten Koliken oder zu chronischer Hydronephrose führen.

Eine Gesamtmenge von 500 g Phenacetin, verteilt auf 6 Tabletten à 500 mg pro Tag, soll bereits nach 3 Jahren zur Entwicklung einer interstitiellen Nephritis führen. Die Beobachtung, daß nach dem Ersatz des Phenacetins durch Paracetamol die Häufigkeit der interstitiellen Nephritiden gesenkt, aber nicht völlig verhindert werden konnte, zeigt die nephrotoxische Potenz der anderen Analgetika und Antiphlogistika. Manches spricht dafür, daß durch Kombination verschiedener Analgetika deren Nephrotoxizität verstärkt wird.

Acetylsalicylsäure kann neben einer Hemmung der Cyclooxygenase auch über seine aktiven Metaboliten zu einer Gluthationabnahme in den Nieren führen. Ein Gluthationmangel erhöht wiederum die Gewebetoxizität des Paracetamols.

Bei der Entwicklung der Analgetika-Nephropathie scheint keine einfache Dosis-Zeit-Wirkungsbeziehung zu bestehen. Neben der regelmäßigen Medikamentenzufuhr dürfte eine individuelle Disposition zur Entwicklung der interstitiellen Nephritis notwendig zu sein, denn es wurden Patienten mit chronischen Schmerzzuständen beschrieben, die selbst nach jahrelanger Einnahme verschiedener Schmerzmittelkombinationen keinerlei Anzeichen für eine Nierenschädigung zeigten.

Klinik

Der schleichende Verlauf der Erkrankung bereitet den Patienten meistens keinerlei Beschwerden seitens des Harntraktes. Sie wird vielfach erst dann diagnostiziert, wenn Koliken durch den Abgang von nekrotischen Papillenspitzen ausgelöst werden oder die er-

Abb. 5.**20** Chronisch-interstitielle Nephritis bei Analgetikaabusus. Vorwiegend die rechte Niere zeigt Verplumpungen der Kelchgruppen sowie verkalkte Papillenspitzen (i. v. Urogramm; Überlassung freundlicherweise von Prof. Dr. R. Schuster, Göttingen)

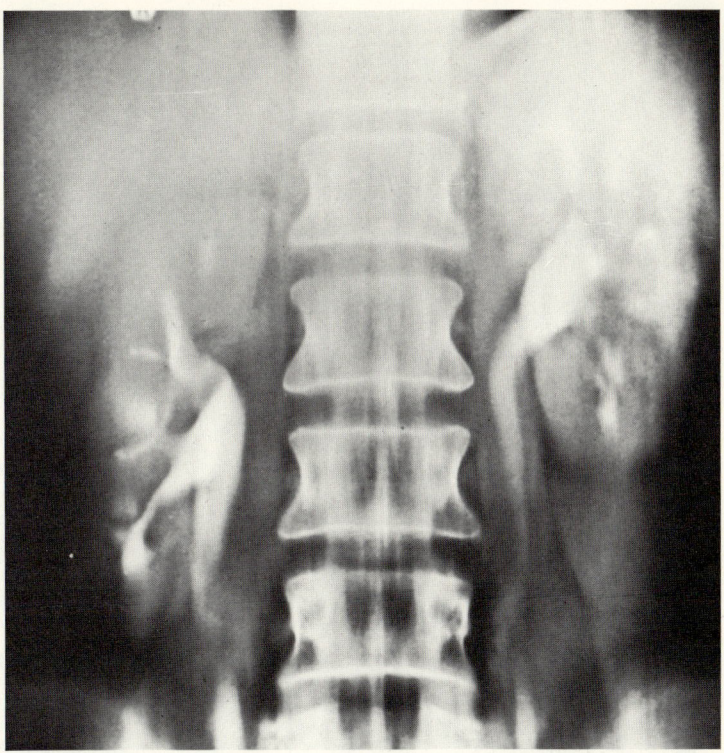

sten Anzeichen einer chronischen Niereninsuffizienz vorliegen. Die meist weiblichen (70−90%) Patienten wirken stark vorgealtert, weisen ein schmutzig-braunes Hautkolorit auf und klagen über Appetitlosigkeit, Gewichtsverlust, Rücken- und Kopfschmerzen. Ein Analgetikaabusus wird oft verneint, obwohl eine Polytoxikomanie besteht. Psychisch sind die Patienten labil und zeigen ein Abhängigkeitsbedürfnis, seltener regelrechte Neurosen oder Psychosen.

Die toxische Schädigung der Tubuli äußert sich in einer Einschränkung der renalen Konzentrationsfähigkeit (spezifisches Gewicht des Morgenurins nach 12-Stunden-Durstversuch unter 1,010), die zu Nykturie, später zu Polyurie und Polydipsie führt. Zahlreiche Patienten entwickeln früher oder später Harnwegsinfektionen mit einer häufig sterilen Pyurie. Eine Hypertonie kommt bei etwa der Hälfte der Patienten vor.

Diagnostisches Vorgehen

Im **Urin** lassen sich die Metabolite der Analgetika und Antiphlogistika nachweisen. Bei typischem Phenacetinabusus ist der Urin bräunlich verfärbt, und der Hauptmetabolit des Phenacetins, das N-Acetyl-Paraaminophenol (NAPAP), läßt sich in hohen Konzentrationen im Urin nachweisen. Renaler Salzverlust, tubuläre Azidose, Leukozyturie und Mikrohämaturie sowie eine geringgradige (tubuläre) Proteinurie unter 2 g/d werden häufig beobachtet. Die Ausscheidung von α_1-Mikroglobulin und N-Acetyl-Glucosamidase (β-NAG) in hohen Konzentrationen wird als Zeichen einer chronischen Tubulusschädigung gewertet.

Eine mikrozytäre, hypochrome Anämie ist Ausdruck einer Hämolyse oder chronischer gastrointestinaler Blutverluste.

Sonographisch finden sich kleinere Nieren, mit Substanzdefekten im verschmälerten Parenchym und irregulärer Oberfläche. Im retrograden oder im **Ausscheidungspyelogramm** sind die Nieren symmetrisch geschrumpft (Differentialdiagnose Pyelonephritis!). Es lassen sich Kelchveränderungen und Papillennekrosen darstellen (Abb. 5.**20**). Die nekrotischen Papillenspitzen sind als ringförmige Aufhellungen sichtbar, deren Verkalkung sich auch auf der Leeraufnahme identifizieren lassen (Abb. 5.**21**).

Therapie

Eine spezifische Therapie der Analgetika-Nephropathie besteht nicht. Entscheidend ist die sofortige Beendigung der Einnahme von Analgetika, die Phenacetin, Paracetamol oder Acetylsalicylsäure und deren Derivate enthalten. Auch andere nichtsteroidale Antiphlogistika müssen vermieden werden. Gelingt dies, besteht die Chance, einen Stillstand der toxischen Nierenveränderungen, mitunter auch eine Besserung der klinischen Symptomatik zu erreichen. Zusätzlich bedürfen die häufig wiederkehrenden Harnwegsinfektionen, die Störungen des Wasser- und Elektrolythaushaltes, eine Hypertonie und die mögliche Obstruktion der ableitenden Harnwege durch sequestrierte Papillenspitzen einer symptomatischen Behandlung.

Prognose

Der Verlauf der Analgetika-Nephropathie kann durch die Entwicklung einer malignen Hypertonie in ca. 5% der Fälle verkompliziert werden, wobei besonders Frauen im mittleren Lebensalter betroffen sind. Auffällig ist eine Häufung von Tumoren der ableitenden Harnwege (8−13%) mit Bevorzugung der Nierenbek-

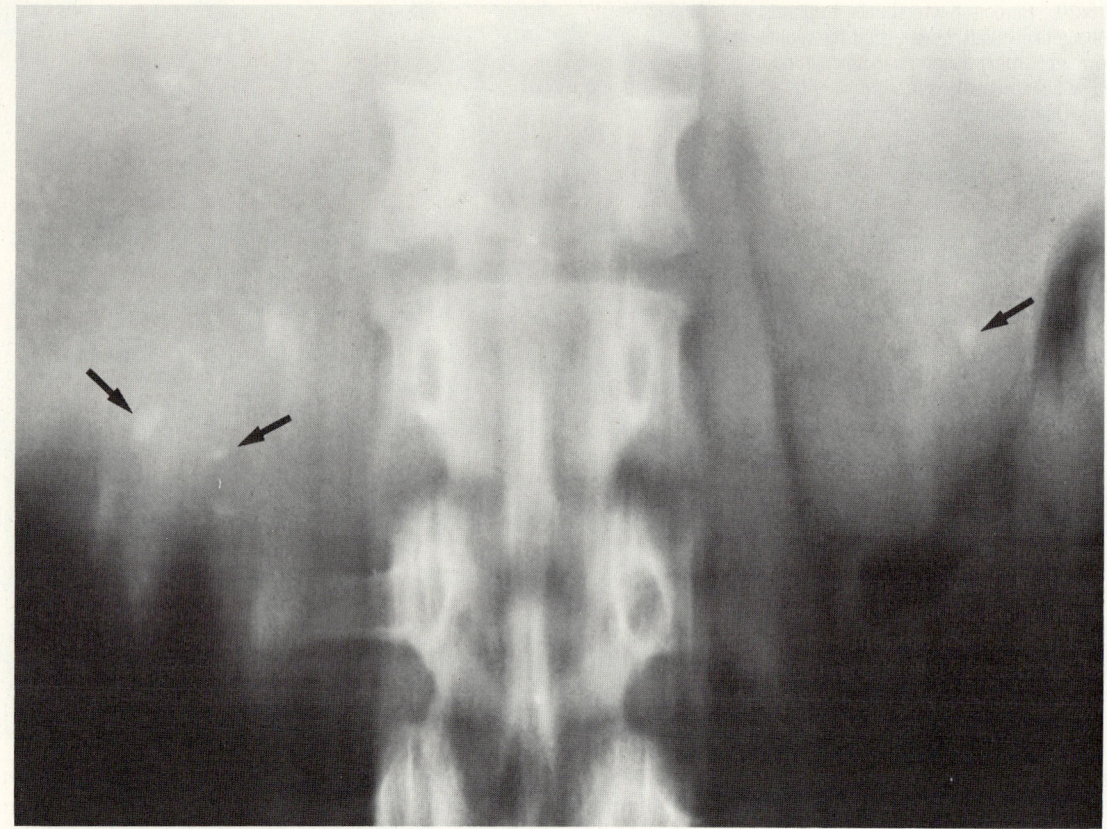

Abb. 5.21   Verkalkte Papillenspitzen bei anamnestisch gesicherter Analgetika-Nephropathie (Schichtaufnahme ohne Kontrastmittel: Überlassung freundlicherweise von Prof. Dr. R. Schuster, Göttingen)

kentumoren. Für die Ätiologie dieser Tumoren wird ein Defekt im Bereich des sekretorischen Immunsystems verantwortlich gemacht. Bei ca. 30% der Patienten pfropft sich eine bakterielle Superinfektion (Pyelonephritis) auf eine sterile interstitielle Nephritis auf. Ein großer Teil der spät erkannten Analgetika-Nephropathien führt zum terminalen Nierenversagen.

Merke: Im Unterschied zur Zystitis/Pyelitis/Pyelonephritis verläuft die interstitielle Nephritis in der Regel symptomarm. Das gilt besonders für die Analgetika-Nephropathie, die meist erst im Stadium der Niereninsuffizienz diagnostiziert wird, wenn Papillennekrosen abgehen und Polyurie oder Anämie bemerkt werden. Wichtig für die Früherkennung ist der Verlust der renalen Konzentrationsleistung. Für die Prognose jeder interstitiellen Nephritis ist die Ausschaltung aller potentiell nephrotoxischen Substanzen oder Medikamente entscheidend.

Weiterführende Literatur

Breithaupt, H.: Analgetica-Nephropathie. Dialyse-J. 4 (1983) 12
Burghard, R., M. Brandis, P. F. Hoyer, J. H. H. Ehrich et al.: Acute interstial nephritis in childhood. Eur. J. Pediatr. 142 (1984) 103–110

Cameron, J. S.: Allergic Interstitial Nephritis: Clinical features and pathogenesis. Q. J. Med. 66 (1988) 97–115
Clive, D. M., J. S. Stoff: Renal syndroms associated with nonsteroidal antiinflamatory drugs. New Engl. J. Med. 310 (1984) 563
Cogan, M. C., A. I. Arieff: sodium wasting, acidosis and hyperkalemia induced by methicillin interstitial nephritis. Amer. J. Med. 64 (1978) 500
Cotran, R. S.: Tubulo-interstitial diseases. In Brenner, B. M., F. C. Rector: The Kidney, 2nd ed. Saunders, Philadelphia 1980
Dixon, A. J., C. G. Winearls, M. S. Dunnill: Interstitial Nephritis. J. clin. Pathol. 34 (1981) 616
Dubach, U. C., B. Rosner, E. Pfister: Epidemiological study of abuse of analgetics containing phenacetin. New Engl. J. Med. 308 (1983) 357
Duggin, G. G.: Mechanisms in the development of analgesic nephropathy. Kidney Int. 18 (1980) 553
Fliger, F. D., J. Wieslander, J. R. Brentjens et al.: Identification of the target antigen in human anti-tubular basement membrane nephritis. Kidney Int. 31 (1987) 800–807
Frei, U., K.-M. Koch: Analgetika – Nephropathie. Inn. Med. 12 (1985) 215–219
Gonwa, T. A., W. T. Corbett, H. M. Schey, U. M. Buckalew: Analgesic-associated nephropathy and transitional cell carcinoma of the urinary tract. Ann. intern. Med. 93 (1980) 249
Laberke, H. G.: Treatment of acute interstitial nephritis. Klin. Wschr. 58 (1980) 531
Magil, A. B.: Drug-induced acute interstitial nephritis with granuloma. Hum. Pathol. 13 (1983) 36
Murray, T. G., P. D. Stolley, J. C. Anthony et al.: Epidemiologic study of regular analgesic drug use and end-stage renal disease. Arch. intern. Med. 143 (1983) 1687

Oberle, G. P., R. A. K. Stahl: Akute Nebenwirkungen nicht-steroidaler Antiphlogistika auf die Nieren. Dtsch. med. Wschr. 115 (1990) 309—314

Piper, J. M. et al.: Heavy phenacetin abuse and bladder cancer in woman aged 20—40 y. New Engl. J. Med. 315 (1985) 292

Scheler, F., G. Schoel: Analgetikaabusus unter spezieller Berücksichtigung der Analgetika-Nephropathie. Internist 27 (1986) 770—777

Segasothy, M., Z. Murad, B. Kong Chiew Tong, A. b. Saleiman et al.: Analgesic nephropathy associated with paracetamol. Aust. N. Z. J. Med. 14 (1984) 23

Sprühler, O., H. U. Zollinger: Die chronische interstitielle Nephritis. Z. klin. Med. 151 (1953) 1

Stillman, M. T., P. A. Schlesinger: Nonsteroidal anti-inflammatory drug nephrotoxicity. Arch. intern. Med. 150 (1990) 268—270

Ten, R. M., V. E. Torres, D. S. Milliner et al.: Acute interstitial Nephritis: Immunologic and clinic aspects. Mayo Clin. Proc. 63 (1988) 921—930

Weber, M. H., P. Scholz: Ist alpha-1-Mikroglobulin zur Diagnostik kleinmolekularer Proteinurieformen geeignet? Nieren. Hochdruck.12 (1985) 526

Wilkinson, D. G., D. H. A. Boyd: Recovery from acute interstitial nephritis. Brit. med. J. 1 (1978) 827

Wilson, C. B.: Study of the immunopathogenesis of tubulointerstitial nephritis using model systems Kidney Int. 35 (1989) 938—953

Nierentuberkulose

F. Scheler, M. H. Weber und *N. Braun*

Definition: Die chronische Urogenitaltuberkulose stellt neben der Lungentuberkulose die wichtigste Organmanifestation der Infektion mit Mycobacterium tuberculosis dar. Wegen der heutzutage guten Heilungschancen durch gezielte Chemotherapie ist diese Erkrankung aus dem urologischen Behandlungsbereich mehr in das Gebiet der inneren Medizin gerückt, vor allem wegen ihrer nicht seltenen nephrologischen Begleiterkrankungen (Pyelonephritis, Glomerulonephritis, Glomerulosklerose u. a.).

Häufigkeit

Die Tuberkulose ist eine Erkrankung, deren Häufigkeit seit dem Ende des 2. Weltkrieges in Mitteleuropa rückläufig ist. Die Prävalenz betrug 1987 in der Bundesrepublik 23,2/10 000 Einwohner gegenüber 343,6/100 000 im Jahre 1949. Während weltweit das männliche Geschlecht mit 2:1 überwiegt, erkranken Männer in Deutschland nur geringfügig häufiger (50,7%). Der Altersgipfel liegt zwischen dem 31. und 55. Lebensjahr. Die Urogenitaltuberkulose ist mit 30–40% (26,2% aller Tuberkuloseformen) die häufigste extrapulmonale Tuberkulosemanifestation. Etwa 4 bis 8% der Patienten mit einer Lungentuberkulose entwickeln innerhalb von 5–10 Jahren eine manifeste Urogenitaltuberkulose.

Ätiologie, pathologische Anatomie und Pathophysiologie

Der Erreger der Nierentuberkulose ist in der Regel das Mycobacterium tuberculosis, ein säurefestes Stäbchen, das entweder über den Respirationstrakt oder über den Gastrointestinaltrakt aufgenommen wird. Seltener infizieren sich die Patienten mit atypischen Mykobakterien wie M. avium, M. bovium oder M. intracellulare.

Aus einem extrapulmonalen Streuherd gelangen die Mykobakterien auf hämatogenem Weg zunächst in die Glomeruli, so daß sich als erste renale Schädigung ein glomeruläres Tuberkulom entwickelt. Der weitere Infektionsweg folgt entlang den Tubuli ins Nierenmark, wo es zu Verkäsungen und Destruktionen kommt. Der Genitaltrakt wird beim Mann via Nebenhoden und Prostata, bei der Frau über Tuben und das Endometrium infiziert.

Klinik

Die Patienten kommen mit wenigen, unspezifischen Symptomen zum Arzt. Die organbezogenen Symptome treten relativ spät auf. Als häufigstes Erstsymptom wird bei beiden Geschlechtern eine Dysurie mit Tenesmen und Pollakisurie beobachtet, die in der überwiegenden Zahl der Fälle Ausdruck einer Harnblasentuberkulose ist. Beim Mann zeigt sich in 30% der Fälle als Erstsymptom eine chronische Epididymitis, die zur Sterilität führen kann. Müdigkeit, Leistungsabfall, Nachtschweiß, subfebrile Temperaturen, Rückenschmerzen und Abmagerung finden sich in fortgeschrittenen Stadien der Erkrankung.

Diagnostisches Vorgehen

Der symptomenarme Frühverlauf sowie die vielfach leere Anamnese verzögern oft die Diagnosestellung. Blutbild und Blutsenkung sind unauffällig, die Serumelektrophorese kann eine Erhöhung der α_2-Globuline zeigen. Im Urinsediment finden sich Erythrozyten und Leukozyten, die Urinkultur ist jedoch steril.

Der direkte Nachweis von säurefesten Stäbchen im ersten Morgenurin kann mit der Ziehl-Neelsen-Färbung versucht werden, gelingt aber selten. Säurefeste Stäbchen können auch einmal saprophytischen Ursprungs sein. Nur durch die Kultur (mehrfache Untersuchung des ersten Morgenurins) kann die Diagnose gestellt werden. Serologische Verfahren (Antigen-5-ELISA) erlauben keine Aussagen über die Aktivität des Krankheitsprozesses.

Die röntgenologische Diagnostik unterscheidet anhand des Ausscheidungsurogramms drei Stadien der Nierentuberkulose:

1. Parenchymatöse, ulzeröse Form mit geringen, oft unspezifischen Läsionen an den Kelchen.
2. Ulzerokavernöse Form mit kavernösen Veränderungen einzelner oder mehrerer Kelchgruppen; obstruktive Veränderungen der ableitenden Harnwege.
3. Destruktive Nierentuberkulose, tuberkulöse Kittniere mit zerstörtem Nieren-Hohlraum-System und urographisch stummem Nierenparenchym (Abb. 5.**22**).

Klinisch können drei Verlaufsformen der Nierentuberkulose voneinander unterschieden werden, nämlich eine **herdförmige** Nierentuberkulose mit kelchnahen, umschriebenen Destruktionen in der Markzone und chronischem Verlauf; die **disseminierte**

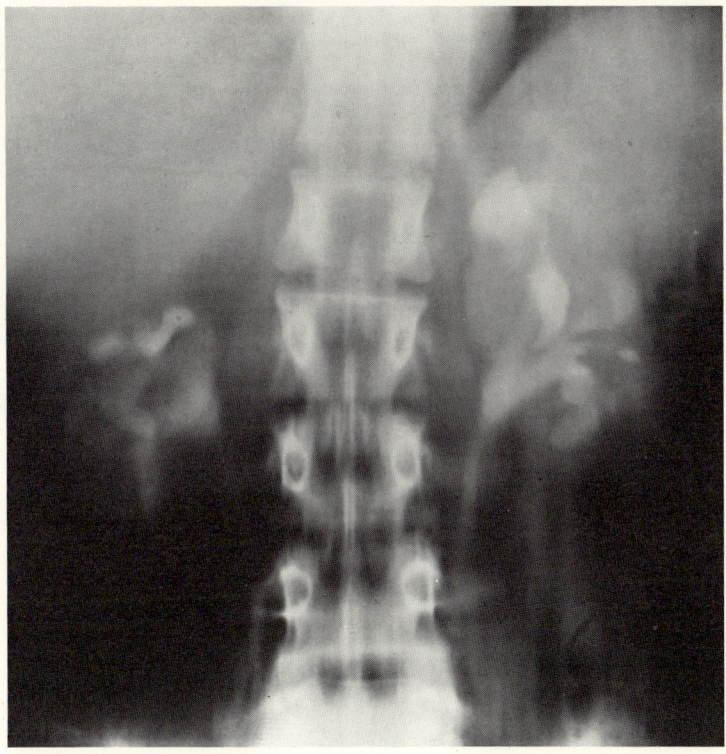

Abb. 5.**22** Destruktive Nierentuberkulose mit vernarbten Schrumpfnieren beiderseits und kavernösen Kelchveränderungen (Überlassung freundlicherweise von Prof. Dr. R. Schuster, Göttingen)

Nierentuberkulose, rasch verlaufend, mit Zerstörung der Nierenrinde und Beteiligung der ableitenden Harnwege sowie die **Kombination von Nierentuberkulose und begleitender Nephropathie** (Pyelonephritis, Glomerulonephritis) mit chronisch-progredientem Verlauf bis zur Niereninsuffizienz.

Weitere sonographische, nuklearmedizinische, instrumentelle und röntgenologische Diagnoseverfahren können die Ausdehnung der spezifischen Prozesse diagnostisch sichern helfen. Wichtig ist es, beim Mann nach einer Genitaltuberkulose zu fahnden, wobei ein retrogrades Urethrozystogramm über destruktive Prostataveränderungen Auskunft gibt. Da alle schweren Formen der Nierentuberkulose infolge narbiger Stenosen zu chronischen Pyelonephritiden führen können, sind regelmäßige Funktionsuntersuchungen der Nieren wie spezifisches Gewicht, Osmolalität und Clearance-Untersuchungen zu der Verlaufskontrolle notwendig.

Differentialdiagnose

Die klinische Manifestation der Nierentuberkulose kann grundsätzlich alle nephrologischen Krankheitsbilder imitieren. Eine asymptomatische Hämaturie läßt differentialdiagnostisch an ein Nierenzellkarzinom denken. Liegen gleichzeitig Miktionsbeschwerden vor, müssen alle Formen sonstiger Harnwegsinfektionen von der Zystitis bis zur akuten Pyelonephritis ausgeschlossen werden. Zu einer isolierten Proteinurie ohne Pyurie kann es bei einer geschlossenen Nierentuberkulose kommen, so daß in diesem Fall auch Glomerulonephritisformen ausgeschlossen werden müssen.

Therapie

Bei der medikamentösen Behandlung der Urogenitaltuberkulose gelten grundsätzlich die gleichen Therapieempfehlungen wie bei der Lungentuberkulose. Durch die ausgezeichnete Perfusion der Niere werden hohe Wirkstoffkonzentrationen der Chemotherapeutika erreicht. Die Behandlung beginnt mit einer zweimonatigen Initialphase, bei der eine Dreierkombination aus Isoniazid (INH), Rifampizin (RMP) und Pyrazinamid (PZA) eingesetzt wird. Pyrazinamid kann gegebenfalls auch durch Ethambutol ersetzt werden. Sind schwere Harnblasenveränderungen bei den Patienten nachzuweisen, wird zusätzlich Streptomycin gegeben. An die Initialphase schließt sich eine 2–4 Monate dauernde Ausheilungsphase an (Tab. 5.**9**). Isoniazid und Rifampicin werden nur 3mal wöchentlich verabreicht. Nur bei ungenügendem Ansprechen oder Komplikationen muß die Therapiedauer auf 9 Monate verlängert werden. Bei Resistenzen oder Unverträglichkeit stehen Ethambutol, Streptomycin, Ethionamid, Protionamid und Cycloserin als Ausweichpräparate zur Verfügung. Der Erfolg einer ambulanten Therapie ist nur bei ausreichender Motivation des Patienten und guter ärztlicher Führung gewährleistet. Die Compliance kann durch Urinteste auf INH (Stix-Test) oder orangefarbene Verfärbung des Urins (Rifampicin) getestet werden.

Die oben genannten Einzelsubstanzen zeichnen sich durch unterschiedliche Hepatotoxizität (stumme Leberschädigung mit Anstieg der Transaminasen bis hin zu Leberzellnekrosen) aus. Zusätzlich werden bei der Gabe von Isoniazid eine Polyneuritis und psychische Alterationen beobachtet. Die zusätzliche Gabe

Tabelle 5.10   Tuberkulosetherapie, Kurzzeitchemotherapie der Urogenitaltuberkulose
(nach Brühl, P.: Öff. Gesundh.-Wes. 51 (1989) 749–755 und Gow, J. G.: Genitourinary tuberculosis. In Campell's Urology, 5th ed. Saunders Company, 1986 (P 1037)

| Initialphase (2 Monate) | | | | |
Medikament	Dosis [mg/d]	Nebenwirkungen	Kontrollen	Kontraindikationen
INH	350	Nervensystem	Blutbild, Transaminasen	akute Hepatitis, periphere Neuritis, Allergien
RMP	450	Leber, Magen, Darm	Blutbild, Bilirubin, Transaminasen	Leberschäden
PZA	25 mg/kg max. 2 g/d	Leber, Magen, Darm, Niere	Transaminasen, Harnsäure, Kreatinin	Leberschäden, Gicht, Niereninsuffizienz
Intermittierende Phase (2 Monate)				
Medikament	Dosis (3×wöchentl.) [mg/d]			
INH	600			
RMP	900			

INH = Isoniazid, RMP = Rifampizin, PZA = Pyrazinamid

von Pyridoxin wird empfohlen. Beim Ethambutol treten bereits unter Normaldosierung in 6% der Fälle Sehverschlechterungen auf. Auch nach Absetzen können die okulären Schäden fortbestehen. Streptomycin ruft in bis zu 30% eine irreversible Schädigung des 8. Hirnnervs mit Tinnitus, Nausea und Ataxie hervor. Eine Tagesdosis von 1 g darf nicht überschritten werden. Die hepatotoxische Wirkung des Pyrazinamids ist meist mit dem Auftreten eines Ikterus assoziiert.

Während bei der Gabe von Isoniazid und Rifampicin wegen ihrer extrarenalen Ausscheidung keine Dosisreduktion im Falle einer eingeschränkten Nierenfunktion notwendig ist, müssen die Dosierungen der anderen Chemotherapeutika der Clearance entsprechend verringert werden.

Eine Kontrolle des Blutbildes, der Transaminasen und des Harnstatus ist alle 4 Wochen notwendig, zusätzlich empfiehlt sich bei der Verabreichung von Streptomycin die Anfertigung eines monatlichen Audiogramms.

Corticosteroide können unter strenger klinischer Kontrolle als Stoßtherapie zur Vermeidung stenosierender Vernarbungen verabreicht werden. Bei der antibiotischen Behandlung sekundärer Pyelonephritiden muß auf den Grad der Niereninsuffizienz geachtet werden (s. Kap. Pyelonephritis).

Obstruktionen der Harnwege können operativ korrigiert werden. Die Nephroureterektomie ist bei allgemein toxischen Symptomen indiziert, vor allem, um einer sekundären Amyloidose oder einer renalen Hypertonie entgegenzuwirken.

Auch nach Beendigung der Chemotherapie sind regelmäßige Kontrolluntersuchungen des Patienten in 6monatigen Intervallen angezeigt.

Prognose

Die Prognose der Urogenitaltuberkulose ist in erster Linie abhängig vom Ausmaß der renalen Parenchymzerstörung und des Befalls der ableitenden Harnwege. Die Mortalität der Urogenitaltuberkulose beträgt ca. 4%. Bei unkomplizierten Verläufen kann mit einer Ausheilung innerhalb von 10 Jahren gerechnet werden.

Sonderform: Urogenitaltuberkulose bei immunsupprimierten Patienten

Karzinompatienten, Patienten mit einem erworbenen Antikörpermangelsyndrom und Patienten mit dem erworbenen Immundefektsyndrom (AIDS) erkranken häufiger an einer Tuberkulose als die Normalbevölkerung. In amerikanischen Statistiken konnte bei 83%, in der Bundesrepublik bei ca. 5% der AIDS-Patienten eine Tuberkulose nachgewiesen werden. In 57–70% der Fälle handelte es sich um eine extrapulmonale Tuberkulosemanifestation.

Bei den immungeschwächten Patienten verläuft die Infektion meist atypisch. Mögliche Erreger sind M. kansasii, M. avium und M. intercellulare (M. avium-/M. intracellulare-Komplex=MAI-Komplex). Die Tuberkulinreaktion ist oft negativ. Fulminante Verläufe in Form einer Sepsis sind nicht selten. Zum Nachweis dieser atypischen Mykobakteriosen werden in absehbarer Zeit serologische Tests erwartet.

Therapeutisch empfielt sich bei der klassischen Tuberkulose die Verlängerung der oben genannten Chemotherapie. Die Wirksamkeit der gängigen Chemotherapeutika bei atypische Mykobakteriosen ist fraglich. Neuere Medikamente sind in Erprobung.

Merke: Neben der Lunge ist die Niere das Organ, das am häufigsten von einer tuberkulösen Infektion befallen wird. Die Frühdiagnose einer Nierentuberkulose wird durch Symptomenarmut verzögert. Charakteristisch ist eine Hämaturie, wobei erst die systematische bakteriologische Aufarbeitung des Urins die Diagnose sichert. In fortgeschrittenen Stadien finden sich röntgenologisch Destruktionen der Nierenkelche mit Narbenbildungen, die zu Abflußbehinderungen führen können. Im Spätstadium kann eine „stumme" Niere (Kittniere) auf die Krankheit aufmerksam machen. Durch eine halbjährige Kombinationstherapie können chirurgische Eingriffe vielfach vermieden werden.

Weiterführende Literatur

Brühl P., J. Walpert: Epidemiologie und aktuelle Therapie der Urogenitaltuberkulose. Öff. Gesundh.-Wes. 51 (1989) 749–755

Christianson, W. I.: Genitourinary tuberculosis. Review of 102 cases. Medicine (Baltimore) 53 (1974) 377

Corigliano, B., J. M. Leedom: Renal tuberculosis. In Massry, S. G., R. J. Glassock: Textbook of Nephrology. Williams & Wilkins, Baltimore 1983 (p. 6.73)

Cukier, J.: Renal tuberculosis. In Hamburger, J., J. Crosnier et al.: Nephrology, 1st ed., Kap. 74. Wiley & Sons, New York 1979

Dutt, A. K., D. Moers, W. W. Stead: Schort-course chemotherapy for extrapulmonary tuberculosis. Nine year's experience. Ann. intern. Med. 104 (1986) 7

Gow J. G.: Genitourinary tuberculosis. In: Campell's Urology, 5th ed. Saunders, Philadelphia (P. 1037)

Gow J. G., S. Barbosa: Genitourinary Tuberculosis. A study of 1117 cases over a period of 34 years. Brit. J. Urol. 56 (1984) 449–455

Haegi V.: Die extrapulmonale Tuberkulose heute. Schweiz. med. Wschr. 117 (1987) 1403–1408

Höffler, D.: Antibiotika, Tuberkulostatika, Antimykotika-Dosierung bei Niereninsuffizienz. Inn. Med. 12 (1985) 85

Pankow W., F. V. Kohl, P. v. Wichert: Tuberkulose als Begleiterkrankung bei HIV-Infektion. Dtsch. med. Wschr. 115 (1990) 542–544

Schaberg T., H. Lode: Diagnostik der Tuberkulose. Dtsch. med. Wschr. 115 (1990) 1795–1798

Schott, W.: Urogenitaltuberkulose. In Bock, H. E., W. Gerock, F. Hartmann: Klinik der Gegenwart. Handbuch der praktischen Medizin. Urban & Schwarzenberg, München 1982 (E 347)

Simon, H. B., A. J. Weinstein, M. S. Pasternak et al.: Genitourinary tuberculosis – Clinical features in a general hospital population. Amer. J. Med. 63 (1977) 410

Strauss, I.: Nierentuberkulose. In Franz, H.-E., K. Schärer: Praktische Nephrologie im Erwachsenen- und Kindesalter, 1. Aufl., Kap. VI. Enke, Stuttgart 1975

Strauß, J.: Die Nierentuberkulose unter Berücksichtigung der Therapie, Immunologie, Ultraschalldiagnostik und Hämodialysebehandlung. Prax. Klin. Pneumol. 37 (1983) 470

Wong, S. H., W. Y. Lau: The surgical management of nonfunctioning tuberculous kidney. J. Urol. 124 (1980) 187

Wong, S. H., W. Y. Lan, G. P- Poon et al.: The treatment of urinary tuberculosis. J. Urol. 131 (1984) 297

Abflußbehinderung der Niere

F. Scheler, M. H. Weber und *N. Braun*

Definition: Harnabflußstörungen mit Urinstase und Erhöhung des intrakanalikulären Drucks im Harntrakt stellen eine wichtige Ursache für akutes und chronisches Nierenversagen dar. Wenn die Störung frühzeitig beseitigt wird, können sich die funktionellen Läsionen vollständig zurückbilden. Bei lang andauernder Abflußbehinderung kommt es jedoch zu einem hochgradigen Verlust von Nierengewebe mit Nierenfunktionseinschränkung und erhöhter Infektanfälligkeit.

Ätiologie

Mechanische und funktionelle Ursachen können zu einem mehr oder weniger vollständigen Verschluß der Harnabflußwege führen. Die mechanischen Obstruktionen sind prinzipiell auf der gesamten Länge des Harntraktes vom Meatus urethrae bis zu den Nierenkelchen zu finden, treten aber bevorzugt an den physiologischen Engen wie am pyeloureteralen und ureterovesikalen Übergang, am Blasenhals und in der Urethra auf. Liegt die Abflußbehinderung oberhalb der Blase, können sich einseitige Hydroureteren und/oder Hydronephrosen entwickeln. Unterhalb des Blasenniveaus sind bilaterale Störungen die Regel.

Über die wichtigsten Ursachen für Harnabflußstörungen gibt die Tab. 5.11 Auskunft. In der Kindheit sind vorwiegend **angeborene Fehlbildungen** Ursache von Abflußbehinderungen, während im Erwachsenenalter **erworbene Abflußbehinderungen** überwiegen. In erster Linie sind Steine, Tumoren des Beckenraumes (Prostata, Blase, Ureter, Kolon, Corpus uteri, retroperitoneale Lymphome) und Strikturen der Urethra zu finden, weiterhin Vernarbungen nach Entzündungen wie Tuberkulose, Prostatitis und Zystitis sowie die ätiologisch noch ungeklärte retroperitoneale Fibrose bei (jungen) Männern.

Funktionelle Behinderungen des Harnflusses treten infolge traumatischer Querschnittslähmung, neurogener Blasenatonie (z. B. diabetische Neuropathie), vesikoureteralen Refluxes (VUR) bei Kindern und nach Rückenmarkserkrankungen auf. Eine Obstruktion fördert aszendierende Infektionen mit gramnegativen Keimen, wobei offenbar die Freisetzung von Endotoxinen vor ihrer Neutralisation durch humorale Antikörper entscheidend zur Entwicklung einer Urosepsis beiträgt.

Tabelle 5.11   Abflußbehinderung der Niere

Angeborene Fehlbildungen	Ureterozele retrokavaler Ureterverlauf Ureterstenose durch aberrierendes Gefäß subpelvine oder prävesikale Ureterstenose Hufeisenniere
Entzündungen und Fibrosen	Urogenitaltuberkulose unspezifische Ureter- und Urethrastrikturen fibröse Prostatitis interstitielle Zystitis Schrumpfblase nach Bestrahlung idiopathische retroperitoneale Fibrose
Tumoren	Prostataadenom, -karzinom Blasenkarzinom papilläre Tumoren von Ureter und Blase retroperitoneale Infiltrationen z. B. durch gynäkologische Malignome, Kolonkarzinom, Lymphome
Fremdkörper	Nieren-, Ureter-, Blasensteine abgestoßene nekrotische Papillen
Neurogene Ursachen	traumatische Paraplegie diabetische Neuropathie Rückenmarkserkrankungen Bandscheibenvorfall

Pathophysiologie

Harnabflußbehinderungen führen sowohl zu funktionellen als auch strukturellen Veränderungen an den Nieren, die in der Regel nach ca. 4 bis 6 Wochen irreversibel sind.

Unmittelbar nach Auftreten einer vollständigen Abflußbehinderung in einem Ureter steigt der intraluminale Druck an und führt den Rückstau in das Nierenbecken zu einer Dilatation der Nierentubuli und zu einer Abflachung der Nierenpapillen. Die glomeruläre Filtrationsrate (GFR) sinkt, während das Ultrafiltrat vermehrt aus den Tubuli in den Blutkreislauf zurückgepreßt wird. Der genaue Mechanismus des tubuloglomerulären Rückkopplungsmechanismus ist noch nicht bekannt, doch vermutet man ein Überwiegen des tubulären hydrodynamischen Druckes gegenüber dem intraglomerulären Kapillardruck.

Innerhalb der Niere kommt es zur Stimulation der Prostaglandinsynthese, zunächst vor allem PGI_2 (Prostacyclin) und PGE_2, die beide vasokonstriktorisch wirken. Der renale Blutfluß (RBF) steigt um ca. 20% an. Der verminderte Widerstand in der afferenten Arteriole stimuliert die Freisetzung von Renin und die Bildung von Angiotensin II, was eine Erhöhung des systemischen Blutdruckes zur Folge hat. PGE_2 blockiert zusätzlich die Wirkung des antidiuretischen Hormons (ADH) und den Salztransport in der Henleschen Schleife. Der initialen Steigerung der Nierendurchblutung folgt nach ca. 6 Stunden eine Reduktion des RBF auf 15 bis 20% des Ausgangswertes trotz fortgesetzter Sekretion von PGI_2 und PGE_2 durch die Induktion von Thromboxan A_2 (TxA_2), einem äußerst potenten Vasokonstriktor. Die Niere wird zunehmend ischämisch, und bei Fortdauern der Abflußbehinderung kommt es zum Verlust von Nephronen. Nach 4 bis 6 Wochen besteht die Nierenrinde nur noch aus einer dünnen Schicht funktionsfähiger Nephren. Wird die Abflußbehinderung innerhalb dieses Zeitraumes erfolgreich behandelt, besteht die Möglichkeit der zumindest teilweisen Wiederherstellung der Nierenfunktion.

Im Gegensatz zur vollständigen Harnabflußbehinderung kann bei der partiellen Ureterobstruktion die Nierenfunktion nur leicht eingeschränkt sein. Die Ureter und das Nierenbecken sind extrem dilatiert und enthalten enorme Mengen Urin (2 bis 3 l). Die Störung betrifft in diesem Fall vorwiegend die Tubuli, die unfähig sind, den Urin zu konzentrieren (Nykturie!).

Klinik

Als klinische Zeichen einer akuten ein- oder doppelseitigen Urinstauung werden kolikartige Schmerzen in der Flankengegend, bei Uretersteinen auch in der Leiste beobachtet. Chronische Obstruktionen können dagegen bis zum hochgradigen Verlust von Nierenparenchym schmerzfrei verlaufen. Sie sind aber häufig gekennzeichnet durch den Verlust der renalen Konzentrationsfähigkeit, der in Polyurie und Nykturie resultiert. Als weitere tubulointerstitielle Störungen treten tubuläre Azidose und renale Salzverluste auf. Bei anhaltender Nierenschädigung können sich eine renale Hypertonie und eine chronische Niereninsuffizienz entwickeln.

Diagnose

Die Diagnose wird durch die Sonographie, event. zusätzlich durch i. v.-Urogramm und Computertomographie gesichert (Abb. 5.**23** u. 5.**24**).

Therapie

Die komplette Harnabflußbehinderung ohne Harnwegsinfektion stellt zwar keinen medizinischen Notfall dar, sollte aber nach adäquater Diagnostik so bald wie möglich behandelt werden, um die Nierenfunktion zu erhalten. Falls der Patient bereits urämisch ist, sollte die Operabilität erst durch Dialyse hergestellt werden.

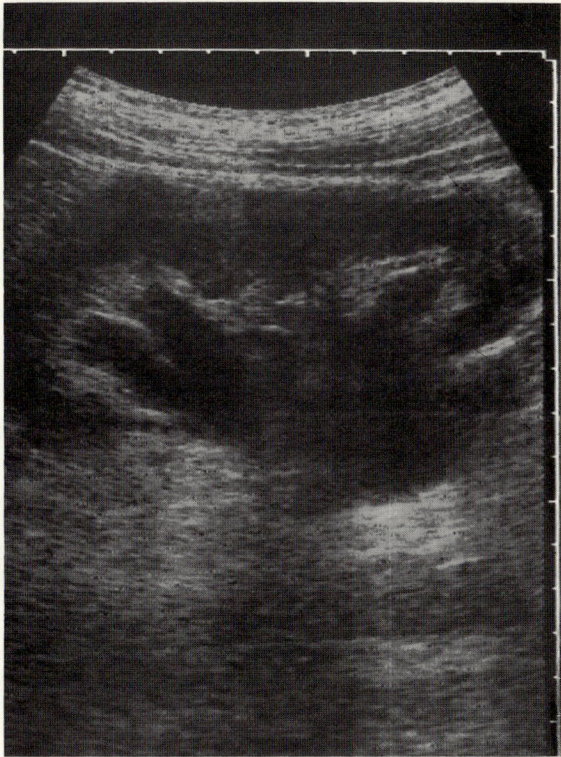

Abb. 5.**23** Harnabflußbehinderung bei Nephrolithiasis. Sonographie der Niere bei Harnabflußbehinderung, vermutlich durch Nephrolithiasis verursacht. Das dilatierte Nierenbecken wölbt sich nach medial vor (Die Abb. wurde uns freundlicherweise von Dr. med. W. Wigger überlassen)

Die Abflußbehinderung des septischen Patienten muß notfallmäßig therapiert werden. Dabei kann je nach Lokalisation die Einlage eines Blasenkatheters, eines Ureterkatheters oder die perkutane Nephrostomie notwendig sein. Falls die obstruierte Niere keinerlei Funktion mehr zeigt und nur noch ein Herd möglicher Infektion ist, muß die Nephrektomie erwogen werden.

Ein Konkrement, welches kleiner als 5 mm ist, geht in 80–95% der Fälle unter konservativer Therapie spontan ab. Bei einer unvollständigen Harnabflußbehinderung durch ein größeres Konkrement stellt sich die Möglichkeit der Entfernung durch Einlage eines Körbchenkatheters (Gefahr der Ureterstriktur), der extrakorporalen Stoßwellenlithotrypsie (ESWL) oder der operativen Entfernung, je nach Lokalisation innerhalb von 2 bis 4 Wochen.

Bei der funktionelle Harnabflußbehinderung durch eine neurogene Blasenstörung empfiehlt sich die Anleitung des Patienten zu regelmäßigem Wasserlassen, zweifachem Urinieren, suprapubischen Druck während des Wasserlassens oder intermittierender Selbstkatheterisierung. Ärztlicherseits können cholinergische Medikamente verschrieben werden. In schweren Fällen ist die Einlage eines Dauerkatheters in die Blase oder die operative Anlage eines „Ileum-Conduit" (Blasenplastik) möglich.

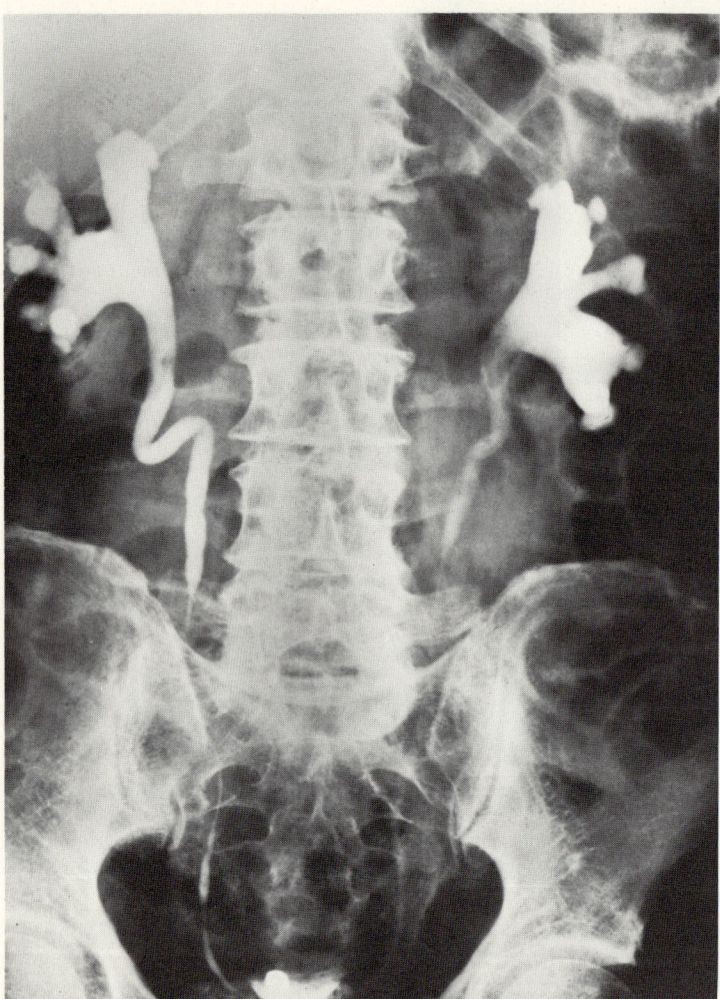

Abb. 5.**24**   Infusionsurogramm eines Patienten mit retroperitonealer Fibrose: Durch die Abflußbehinderung gestaute Ureteren und Nierenbecken (Überlassung freundlicherweise von Prof. Schuster, Göttingen)

Merke: Bei jeder Oligoanurie muß in erster Linie an eine obstruktive Harnabflußstörung gedacht werden. Dabei handelt es sich bei Kindern und Jugendlichen vorwiegend um angeborene Fehlbildungen, während bei Erwachsenen die erworbenen Abflußbehinderungen (Entzündungen, Tumoren) überwiegen. Die Therapie wird überwiegend urologisch orientiert sein.

Weiterführende Literatur

Felsen, D., M. H. Loo, E. D. Vaughan: Effect of ureteral obstruction on renal hemodynamics. Semin. Urol. 5 (1987) 160–166

Klarh, S.: Obstructive uropathy. Semin. Nephrol. 2 (1982) 1

Jones, D. A., H. J. R. George, P. H. O'Reilly: Postobstructive renal function. Semin. Urol. 5 (1987) 176–190

Keating, M. A., A. B. Retik: Management of the dilated obstructed ureter. Urol. Clin. North Amer. 17 (1990) 291–306

Peter, S. T.: Behandlung obstruktiver Erkrankungen der harnableitenden Wege in der Schwangerschaft. Gynäkologe 23 (1990) 87–90

Rink, R. C., M. E. Mitchell: Physiology of lower urinary tract obstruction. Urol. Clin. North Amer. 17 (1990) 329–334

Schlueter, W., D. C. Batlle: Chronic Obstructive Nephropathy. Semin. Urol. 8 (1988) 17–28

Sökeland, J., K. M. Bauer: Harnabflußstörungen. Nieren- u. Hochdruckkrankh. 6 (1973) 237

Stöber, U.: Entwicklung von Pronephrose und Urosepsis. Urolog. Int. 38 (1983) 44

Weiss, R. M.: Effect of pathologic processes and pharmacologic interventions on ureteral function. Semin. Urol. 5 (1987) 167–175

Wilson, D. R.: Renal function during and following obstruction. Ann. Rev. Med. 28 (1977) 329

Nierensteinleiden

H. V. Henning

Definition: Das Nierensteinleiden (Nephrolithiasis, Urolithiasis) ist eine häufige, das männliche Geschlecht bevorzugende und von Zivilisationsfaktoren begünstigte Erkrankung. Nierensteine (Harnsteine) sind Konkretionen von Urinkristallen, die durch eine kolloidale Gerüstsubstanz verbunden sind. Es werden anorganische, organische und Tripelphosphatsteine unterschieden sowie die nur aus Gerüstsubstanz bestehenden Fibrin-, Eiweiß- oder Matrixsteine.

Häufigkeit und Vorkommen

Von Konkrementen der Nieren und ableitenden Harnwege wird die Menschheit seit Jahrtausenden geplagt: das Krankheitsbild ist schon aus der babylonischen und ägyptischen Medizin überliefert. Die Inzidenz des Harnsteinleidens liegt heute in den Industrieländern mit 1–3% etwa bei der des Diabetes mellitus (Diabeteshäufigkeit in der Bundesrepublik: 2–3%) und steigt weiterhin an. Auffällig ist eine unregelmäßige geographische Verteilung der Erkrankung, es bestehen eindeutige Rassenunterschiede. Das Nierensteinleiden befällt Männer häufiger als Frauen (Verhältnis etwa 2:1), bevorzugt zwischen dem 20. und 40. Lebensjahr. 2–3% der Harnsteinpatienten sind Kinder. Ein direkter Erbgang oder eine genbedingte Disposition ist für das Harnsteinleiden bislang nicht eindeutig nachgewiesen, familiäre und konstitutionelle Faktoren spielen aber bei der Entstehung sicher eine Rolle. Ein Zusammenhang der Zunahme des Steinleidens mit Zivilisationsfaktoren (Überernährung, Überangebot an Eiweiß, Adipositas, Bewegungsmangel) scheint außer Zweifel. Der Härtegrad des Trinkwassers hat auf die Konkrementbildung wahrscheinlich keinen Einfluß. Die Urolithiasis ist eine der Ursachen der chronischen Niereninsuffizienz.

Pathogenese

Im wesentlichen liegen heutigen pathogenetischen Vorstellungen über die Harnsteinbildung fünf Theorien zugrunde:

1. Übersättigung/Kristallisation,
2. Inhibitormangel,
3. Matrixtheorie,
4. Epitaxie und
5. Kombination von 1.–4.

Die sehr komplexe Lithogenese ist in ihren Einzelschritten noch nicht völlig geklärt. Für die Konkre-

Tabelle 5.**12** Ursachen der Hyperkalzämie

1. Primärer und sekundärer Hyperparathyreoidismus	7. Intoxikation mit Vitamin D, dessen Metaboliten oder Dihydrotachysterol (A. T. 10)
2. Tumor-Hyperkalzämien	
3. Plasmozytom	
4. Sarkoidose (Morbus Boeck)	8. Leukämien
5. Morbus Paget	9. Osteoporose
6. Milch-Alkali-Syndrom (Burnett-Syndrom)	10. Morbus Cushing
	11. Hyperthyreose

mententstehung ist der oft diskutierte Harnstau allein nicht entscheidend, erst das zusätzliche Auftreten einer Harnwegsinfektion ist von Bedeutung. Handelt es sich um ureasebildende Keime, so wird Harnstoff durch das Enzym in Ammoniak und CO_2 gespalten. Aus dem entstehenden Ammoniumkarbonat bildet sich unlösliches Ammonium-Magnesium-Phosphat, es entsteht ein sogenannter „Infektstein". Ihre Häufigkeit beträgt 20–30%. Die häufigsten aller Konkremente (85%) sind calciumhaltige anorganische Steine, etwa 60% aller Steine enthalten Oxalat. Bei 20% der Patienten mit calciumhaltigen Steinen (Calciumoxalat, Calciumphosphat) ist eine Hyperkalzurie nachweisbar, der eine Hyperkalzämie zugrunde liegen kann. Nicht selten bilden über längere Zeit immobilisierte Patienten (Patienten mit Knochenfrakturen, Paraplegie, Poliomyelitis usw.) calciumhaltige Konkremente. Als Ursache wird neben Harnwegsinfekten eine Hyperkalzurie infolge Inaktivitätsosteoporose angesehen. Die wichtigsten Ursachen einer Hyperkalzämie sind in Tab. 5.**12** zusammengefaßt.

Folgende Stoffwechselstörungen begünstigen die Konkrementbildung: Hyperurikämie und Gicht (Harnsäuresteine finden sich bei etwa 12% aller Gichtpatienten), Oxalose, Zystinurie, Xanthinurie, Glyzinurie. Weitere pathogenetisch bedeutsame Faktoren sind morphologische Veränderungen der Nieren (z. B. Papillennekrosen mit Papillenstein bei Analgetikanephropathie oder Diabetes mellitus), Störungen der Urodynamik (Engen im Verlauf der Ureteren, Dystopien) und die zur Konkrementbildung disponierende Zusammensetzung des Harnes (Übersättigung mit lithogenen Substanzen, Urin-pH).

Von besonderer Bedeutung für die Harnsteinentstehung ist die vermehrte Ausscheidung von Harnsäure (Hyperurikosurie) (Abb. 5.**25**). Bei den

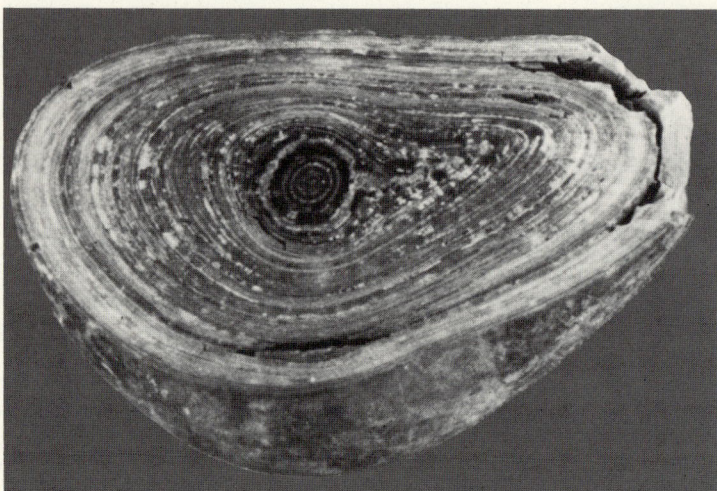

Abb. 5.25 Uratstein, dessen Schnittfläche die typische lamellenartige Schichtung zeigt (aus Asscher, A. W., D. B. Moffat, E. Sanders: Slide Atlas of Nephrology. Gower Medical, London 1982)

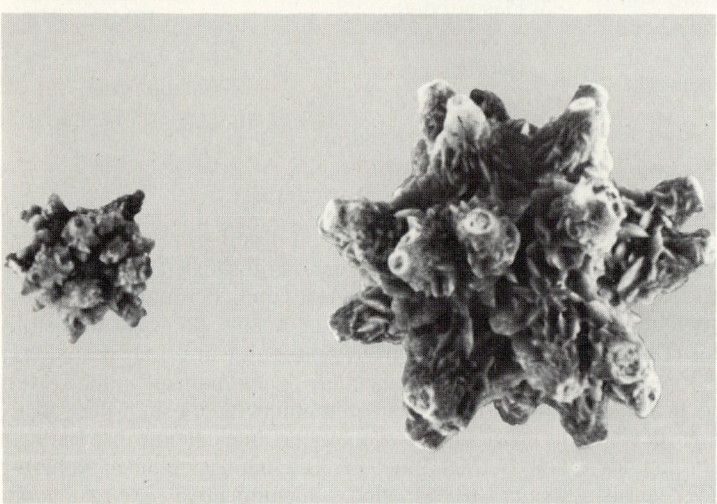

Abb. 5.26 Reine Oxalatsteine, deren bizarre Form zu lokalen Läsionen und Erythrozyturie führen kann (aus Asscher, A. W., D. B. Moffat, E. Sanders: Slide Atlas of Nephrology. Gower Medical, London 1982)

primären Hyperurikosurien handelt es sich um die Folgen enzymatischer Defekte oder Störungen (Hypoxanthin-Guanin-Phosphoribosyl-Transferasemangel, Aktivitätssteigerung der Phosphoribosylpyrophosphat-Synthetase). Sekundäre Hyperurikosurien können sich entwickeln bei Überangebot von Purinen mit der Nahrung, Alkoholabusus, Zerfall von Tumorgewebe (z. B. unter Zytostatika- oder Strahlentherapie) und unter der Einwirkung von Medikamenten (Urikosurika, Östrogene, Infusionen von Aminosäuren). Die Auskristallisation von Harnsäure (Ammonium- und Natriumurat) im proximalen Tubulus ist weitgehend pH-abhängig. Die Harnsäurekonkrementbildung setzt eine Hpyerurikosurie nicht zwingend voraus, sie kann bei disponierendem Harn-pH auch unter normaler Harnsäureausscheidung (500–700 mg [3,0–4,2 mmol]/24 h) erfolgen. Ein Anstieg der Lactatkonzentration im Intermediärstoffwechsel (Glucose-6-Phosphatasemangel, exzessive Zufuhr von Fructose) kann eine Hyperurikämie zur Folge haben, ohne daß eine gesteigerte renale Harnsäureelimination nachweisbar ist. Die Löslichkeitsgrenze für Calciumoxalat kann schon bei einer geringfügigen Hyperoxalurie (> 40 mg [> 0,44 mmol]/die) über-

schritten sein, was zur Entstehung von Oxalatmischsteinen oder Calciumoxalatsteinen führt (Abb. 5.26). Außer bei der primären Oxalose kann es unter übermäßiger Vitamin-C-Zufuhr und einem Überangebot von Oxalaten mit der Nahrung zur Hyperoxalurie kommen, ebenso bei gesteigerter intestinaler Absorption (Colitis ulcerosa, Morbus Crohn, Pankreatitis, Sprue, Blind-Loop-Syndrom, diabetische Enteropathie, Saccharose-Isomaltose-Intoleranz, Leberzirrhose, nach Dünndarmresektionen und ileojejunalem Bypass sowie bei Erkrankungen mit Gallensäuremalabsorption und Steatorrhoe). Auch eine Hyperphosphaturie, wie sie bei Hyperparathyreoidismus, Fanconi-Syndrom oder Phosphat-Diabetes vorkommt, gilt als disponierender Faktor. Bei 1–2% der Harnsteinträger finden sich Cystinsteine (Abb. 5.27). Die Zystinurie (Ausscheidung von mehr als 80 mg [0,33 mmol] Cystin/24 h) ist ein autosomal-rezessives Erbleiden, die Cystinausscheidung kann 1 g (4,2 mmol)/l Urin überschreiten. Vermutlich liegt eine angeborene Störung der tubulären Rückresorption vor, die mit einer primären Hyperurikämie vergesellschaftet sein kann. Auch die Rückresorption anderer Aminosäuren (Ornithin, Lysin, Arginin) kann beein-

Abb. 5.**27** Fein-kristalline Struktur eines Cystinsteines (aus Asscher, A. W., D. B. Moffat, E. Sanders: Slide Atlas of Nephrology. Gower Medical, London 1982)

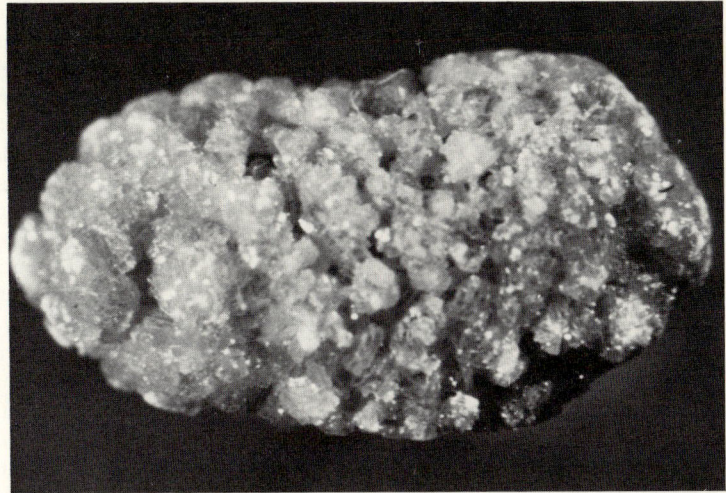

Abb. 5.**28** Sektionspräparat einer Niere mit hirschgeweihartig geformten Konkrementen aus Calcium, Magnesium und Ammoniumphosphat (aus Asscher, A. W., D. B. Moffat, E. Sanders: Slide Atlas of Nephrology. Gower Medical, London 1982)

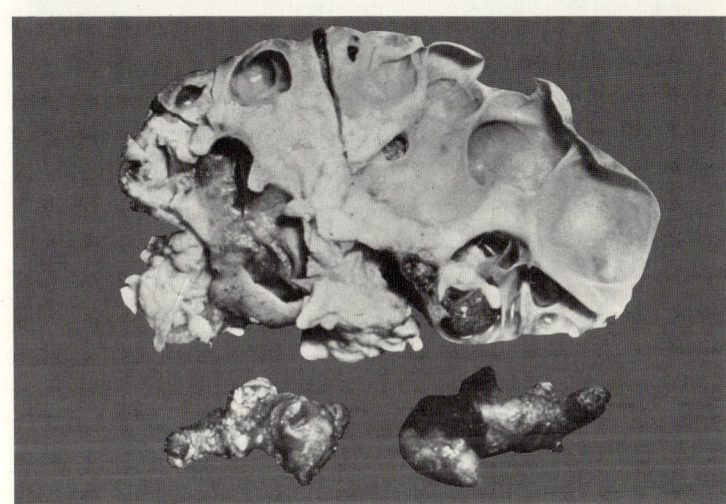

trächtigt sein. Vom Urin-pH und der Konzentration ist auch die Löslichkeit des aus dem Purinmetabolismus stammenden Xanthins abhängig. Eine primäre Xanthinurie kommt bei angeborenem Mangel an Xanthinoxidase vor. Xanthinsteine sind ausgesprochen selten, gelegentlich entstehen sie bei Patienten, die wegen einer Hyperurikosurie mit dem Xanthinoxidase-Inhibitor Allopurinol behandelt werden.

Neben dem Harn-pH (es besteht eine direkte Korrelation zwischen der Löslichkeit der verschiedenen lithogenen Substanzen und dem pH-Wert) sind Inhibitoren der Harnkonkrementbildung im Urin von Bedeutung. Sie vermindern die Urinsättigung lithogener Substanzen, indem sie mit deren Ionen leicht lösliche Komplexe bilden. So wird z. B. die Kristallisation von Calciumphosphat und Calciumoxalat wirksam durch Citrat gehemmt, das sich sehr rasch zu Komplexen mit Calcium verbindet. Weitere Inhibitoren der Kristallisation von Calciumphosphat und Calciumoxalat sind Diphosphonate wie die Etidronsäure (EHDP = Äthan-1-hydroxy-1, 1-diphosphonat) und Pyrophosphate. Ein Pyrophosphatmangel läßt sich bei über 60% der Patienten mit sogenannten rezidivierenden idiopathischen Calciumkonkrementen

nachweisen. Zur Gruppe der Kristallisationshemmer gehören auch saure Mukopolysaccharide.

Die Entstehung von Steinen der ableitenden Harnwege unterliegt gewissen Mineralisationsgesetzen. Nach der Matrix-Theorie adsorbieren organische Matrix-Substanzen, die in allen Harnkonkrementen nachweisbar sind, Calcium und andere Ionen und bilden damit gleichsam den Grundstein für die Kristallisation weiterer schwer löslicher Verbindungen. Bei der Kristallisationstheorie ist die organische Matrix für die Lithogenese primär von untergeordneter Bedeutung, nach dieser Theorie ist die gleichzeitige Ausscheidung von Kristallen und organischer Substanz entscheidend.

Klinik

Konkremente bei Nephrokalzinose, Nierenbeckenausgußsteine und andere fixierte Steine werden nicht selten erst von Pathologen diagnostiziert (Abb. 5.**28**). Führen diese Konkremente nicht zu Harnstau oder floriden Harnwegsinfekten, so verursachen sie oft keinerlei Beschwerden. Dagegen ist die akute Steinkolik ein eher dramatisches Ereignis, das mit überwältigenden Schmerzen einhergehen kann und diffe-

Tabelle 5.13 Ursachen von Nierensteinbildung (nach Vahlensiek u. Hesse)

1. **Familiäre Harnsteinhäufigkeit**
2. **Ungenügende Flüssigkeitszufuhr**
3. **Überkonsum an**
   – tierischem Eiweiß
   – Milch und Milchprodukten
   – Spinat, Rhabarber
   – Alkohol, Kaffee, Tee
4. **Medikamentenabusus**
   (Laxantien, Analgetika, Vitamin D, Vitamin C)
5. **Adipositas, Bewegungsmangel, Immobilisation**
6. **Erkrankungen**
   Gicht, Diabetes mellitus, Erkrankungen der Nieren und Harnwege, Hyperparathyreoidismus, endokrine Erkrankungen, Darmresektionen, Enteropathien, Tumoren (Bestrahlung, Zytostatika, Metastasen), Hypertonus

rentialdiagnostische Probleme bietet: Die Symptomatik der akuten Nieren- und vor allem der Ureterkolik kann durch Peritonealreizung ein akutes Abdomen vortäuschen und zu – natürlich nicht indizierten – chirurgischen Eingriffen verleiten. Gallenkolik, Pankreatitis, Appendizitis, Extrauteringravidität, Stieldrehung einer Ovarialzyste, akute Pyelonephritis, Papillennekrose, Niereninfarkt, Nierenvenenthrombose und Aortenaneurysma müssen differentialdiagnostisch abgegrenzt werden. Sehr eindrucksvoll für den Betroffenen ist auch der fühl- und hörbare Konkrementabgang während der Miktion, zumal wenn ihm eine Makrohämaturie folgt.

Wird der Blasenausgang während der Miktion durch ein Konkrement verlegt, kommt es zu plötzlichem Abbruch des Harnstrahls und oft stechenden Schmerzen in der Urethra. Die Miktion setzt wieder ein, wenn der Patient einen Lagewechsel vornimmt oder sich heftig bewegt. Häufig sind Steine die Ursache ständiger oder rezidivierender, nicht immer eindeutig seitenlokalisierter und eher uncharakteristischer Rückenschmerzen. Die Schmerzen werden als ziehend empfunden, sie treten typischerweise nach körperlicher Belastung auf und klingen in Ruhe ab. Eine Fehldeutung dieser Beschwerden (degenerative Veränderungen der Wirbelsäule, „Ischias", Rheuma) ist keineswegs selten. Patienten mit Blasensteinen geben nach körperlicher Anstrengung oft ein drückendes, dumpfes Empfinden in der Harnblase, gefolgt von heftigstem Miktionsdrang an.

Bei Erhebung der Anamnese ist auf eine familiäre Belastung mit Harnsteinen zu achten, wichtig sind ferner Lebens- und Ernährungsgewohnheiten, Medikamentenverbrauch sowie Vorerkrankungen, die mit dem Steinleiden in Verbindung stehen könnten. Die wesentlichen anamnestischen Gesichtspunkte sind in der Tab. 5.13 zusammengefaßt.

Ist ein akut entzündlicher Prozeß der Nieren ausgeschlossen (Zystopyelitis, akute Pyelonephritis, Empyem, Abszeß), so ist der Klopfschmerz des be-

troffenen Nierenlagers für ein Harnkonkrement mit akuter Harnstauung symptomatisch. Bei etwa 20% der Patienten mit Konkrementeinklemmung ist ein hoher Blutdruck mit Erhöhung besonders der diastolischen Werte meßbar. Die **laborchemische Diagnostik** umfaßt die Untersuchung des Urins (pH, Eiweiß, Glucose, Erythrozyten, Leukozyten, Bakterien, Sediment) und des Blutes (Kreatinin, Calcium, Phosphat, Harnsäure, Glucose, Parathormon).

Wegen ihrer hohen Aussagekraft kommt der **Ultraschalluntersuchung** (Sonographie) in der Diagnostik von Konkrementen der ableitenden Harnwege und von Abflußbehinderungen große Bedeutung zu. Bei der **Röntgenuntersuchung** des Urogenitaltraktes (die immer mit einer Nierenübersichtsaufnahme, der sogenannten „Leeraufnahme" beginnt) ist auch auf Skelettveränderungen zu achten (Osteoporose, Plasmozytom, Metastasen). Das Fehlen kalkdichter Verschattungen schließt eine Urolithiasis nicht aus: Harnsäuresteine sind röntgennegativ, Cystinsteine sind nur schwach schattengebend, und kleine Konkremente können sich generell dem röntgenologischen Nachweis entziehen. Urographie, retrograde Pyelographie, Tomographie, Szintigraphie oder Isotopennephrographie und Computertomographie sind weitere diagnostische Untersuchungsverfahren (Abb. 5.29). Steht ein abgegangenes Konkrement zur Verfügung, sollte im Hinblick auf eine wirkungsvolle Rezidivprophylaxe eine Harnsteinanalyse angestrebt werden. Da die chemische Analyse mit einer hohen Fehlerquote belastet ist, verdient die röntgendiffraktometrische oder infrarotspektroskopische Untersuchung des Steines den Vorzug.

Therapie

Akute Steinkolik

Ganz im Vordergrund der Behandlung der akuten Steinkolik steht die **Schmerzbekämpfung,** weiteres Ziel ist die restlose **Konkrementenfernung.** Die überaus heftigen, wellenförmig einsetzenden Schmerzen machen oft die Anwendung stärkster Analgetika erforderlich. Auf Morphin sollte bei der Steinkolik verzichtet werden, da es unter anderem eine Tonuserhöhung des Blasensphinkters bewirkt, so daß es infolge gleichzeitiger Analgesie zu einer Blasenüberfüllung kommt die der Patient nicht bemerkt. Es sollte zunächst ein Versuch mit einem Spasmolytikum gemacht werden, wie z. B. Buscopan als Suppositorium oder parenteral. Sollten Spasmolytika allein nicht ausreichen, dann wird eine Kombination mit Analgetika unumgänglich. Novalgin besitzt eine intensive analgetische mit einer spasmolytischen Wirkung. Dabei müssen unerwünschte Wirkungen (hämatologische Komplikationen, allergische Reaktionen, Kreislaufschock, insbesondere bei intravenöser Applikation) berücksichtigt werden (Medikamentenanamnese!). Alternativ kommen Opioide (Fortral) und Opiate (Dolantin spezial) in Betracht. Ein guter analgetischer Effekt läßt sich offenbar auch durch i. v. Infusion von Prostaglandinsynthesehemmern (z. B. Indomethacin) erzielen.

Die medikamentöse Therapie soll durch reichliche Flüssigkeitszufuhr unterstützt werden, günstig wirkt die Anwendung von Wärme (Wärmeflasche, Heizkissen, heiße Bäder). Der Steinabgang wird durch intensive körperliche Betätigung (rasches Treppensteigen, Kniebeugen, Tanzen) begünstigt. Durch die geschilderten Maßnahmen sind etwa 60% aller Harnsteine und etwa 80% aller Uretersteine zum Spontanabgang zu bewegen. Ist bei der akuten Steinkolik mit dem Vorhandensein einer Pyelonephritis zu rechnen (Anamnese, Rückstau von Urin), so sollte sofort zusätzlich eine antibiotische Therapie nach den Grundsätzen der Pyelonephritisbehandlung eingeleitet werden. Fehlen Harnwegsinfektion, Hämaturie und Koliken, so kann der Versuch der Konkrementabtreibung fortgesetzt werden. Sogar eine Dauermedikation mit einem Spasmonalgetikum (z. B. Spasmo-Cibalgin comp.) wird zur Vermeidung rezidivierender Koliken und zur Beschleunigung des Harnsteintransits empfohlen. Kommt man über etwa 24 Tage zu keinem Erfolg, so ist die instrumentelle Steinentfernung durch Schlinge oder Operation angezeigt. Indikationen zur operativen Konkrementenfernung sind Infektion, Gefahr der Urosepsis, Gefahr der Nierenschädigung durch Harnstau, erhebliche therapieresistente Schmerzen, Unmöglichkeit des Spontanabganges nach Lage, Größe und Form des Konkrementes. Die einzelnen Operationsverfahren sowie die berührungsfreie Nierensteinzertrümmerung mittels Stoßwellen (ESWL) gehören in die Domäne des Urologen.

Reine Harnsäuresteine können in situ aufgelöst werden. Das Verfahren beruht auf Alkalisierung des Urins, Senkung des Serumharnsäurespiegels und der Hyperurikosurie sowie der Urinharnsäurekonzentration durch Diurese (Chemolitholyse).

Steinprophylaxe

Allgemeine Maßnahmen. Diät: Eine sinnvolle Rezidivprophylaxe setzt voraus, daß die qualitative Konkrementzusammensetzung bekannt ist und daß die dem Steinleiden eventuell zugrundeliegende Stoffwechselstörung diagnostiziert und behandelt wird. Allgemeine Maßnahmen bestehen in einer täglichen Flüssigkeitszufuhr von 2,0−2,5 l bei mäßigem Konsum von Alkohol, schwarzem Tee und Kaffee. Die Gefahr einer Exsikkose (tropisches Klima, Sauna) muß durch erhöhte Flüssigkeitszufuhr begegnet werden. Empfehlenswert sind eine normale Mischkost und die Vermeidung einseitiger Nahrungszufuhr neben einer Regulierung der Lebensgewohnheiten (Normalisierung des Körpergewichtes, regelmäßige Bewegung, genügend Schlaf). Harnwegsinfekte sind entsprechend dem Antibiogramm zu behandeln, jede unnötige Medikamenteneinnahme ist jedoch zu vermeiden. Zur Rezidivprophylaxe der Calciumoxalatsteine wird eine diätetische Reduzierung der Calciumzufuhr (Vermeidung von Milch, Milchprodukten, Mineralwasser) und der Oxalatzufuhr (Vermeidung von Schokolade, Spinat, Rhabarber) immer wieder empfohlen, mit dem Ziel, die Calcium- und Oxalatausscheidung zu vermindern. Ob diesen diätetischen Be-

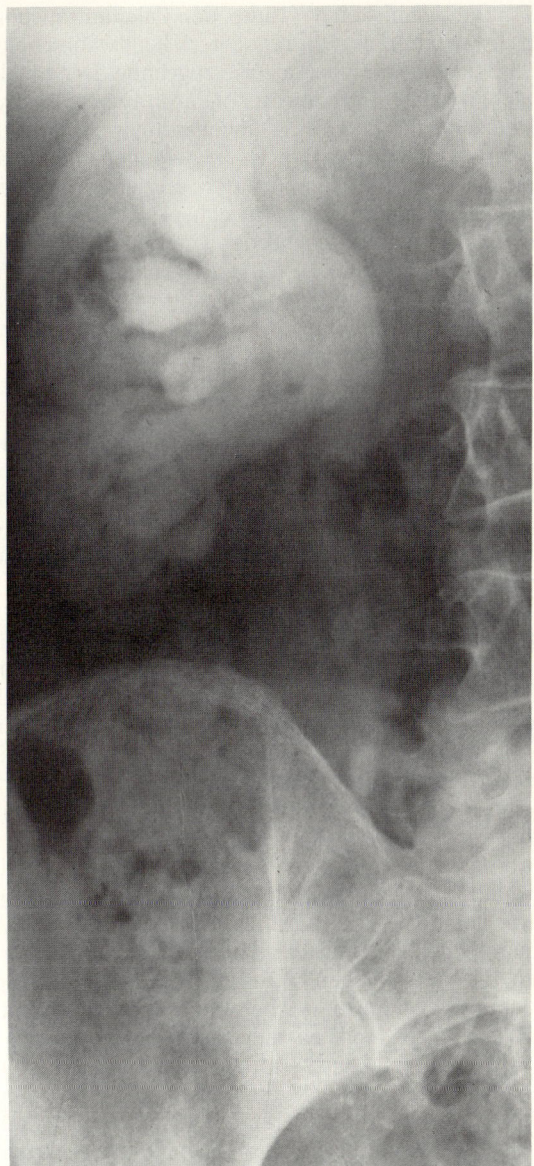

Abb. 5.**29** Gestautes Nierenhohlsystem mit weitgehend erhaltenem Parenchymsaum bei Ureterkonkrement

mühungen für die Rezidivprophylaxe eine entscheidende Bedeutung zukommt, sei dahingestellt.

Die Hyperkalzurie kann heute in verschiedene Formen klassifiziert werden. Aus noch unbekannter Ursache kommt es bei der *absorptiven* Hyperkalzurie zu exzessiver intestinaler Absorption des Nahrungscalciums und damit aufgrund des hohen Angebotes zu vermehrter Calciumausscheidung über die Nieren. Hierbei können Thiazide, Natriumcellulosephosphat oder Orthophosphat therapeutisch eingesetzt werden. Die resorptive Hyperkalzurie ist gekennzeichnet durch eine hochgradige Knochenresorption bei erhöhten Parathormonspiegeln; die Hyperkalzurie ist also Folge gesteigerter Calciumfreisetzung aus dem Skelett. Das erhöhte Parathormon führt noch zusätzlich zu einer Stimulierung der gastrointestinalen Calciumabsorption.

Die Unfähigkeit der Niere, den Calciumtransport im distalen Nephron zu regulieren, liegt wahrscheinlich der *renalen* Hyperkalzurie zugrunde. Der renale Calciumverlust führt zum sekundären Hyperparathyreoidismus mit allen Folgeerscheinungen. In die Differentialdiagnose der Hyperkalzurie gehen alle Erwägungen über die komplizierten Beziehungen zwischen Calciumphosphatstoffwechsel, Pathophysiologie des Parathormons und des Vitamin-D-Stoffwechsels mit ein. Bei etwa 10−20% der Calciumoxalat-Rezidivsteinbildner sind metabolische oder biochemische Normabweichungen nicht diagnostizierbar (idiopathische Calciumoxalatsteinbildner).

Medikamente: Die Rezidivprophylaxe bei Harnsäuresteinen besteht in einer Senkung der Serumharnsäurespiegel und damit der Hyperurikosurie mit Allopurinol. Zwar wird hierdurch vermehrt Xanthin ausgeschieden, aber dessen Löslichkeit im Urin ist weitaus besser als die der Harnsäure, so daß die Bildung von Xanthinsteinen normalerweise nicht zu befürchten ist.

Die Harnneutralisierung erfolgt mit Uralyt-U, das entsprechend dem Urin-pH dosiert wird. Allopurinol-Präparate sind Urosin und Zyloric. Der neutralisierende Saft von Zitrusfrüchten sollte als Getränk bevorzugt werden, Johannisbeersaft säuert den Harn.

Alkalisierung des Urins ist auch bei Cystinsteinen indiziert, da sich Cystin bei hohem pH besonders gut löst. Die Cystinausscheidung kann durch α-Mercaptopropionylglycin (Thiola) gesenkt werden. Dabei wird das schwer lösliche L-Cystin durch eine Thiol-Disulfid-Austauschreaktion in das wasserlösliche D-Penicillamin-L-Cystein-Disulfid übergeführt. Die Cystinausscheidung muß regelmäßig kontrolliert werden, da nach längerer Dosierung von Thiola ein Adaptionsmechanismus eingesetzt und die Cystinausscheidung wieder ansteigt.

Bei den Phosphatsteinen sind Konkremente unterschiedlicher Ätiologie und Zusammensetzung zu unterscheiden. Zu den bereits erwähnten „Infektsteinen" zählen Apatit (Calciumphosphat) und Struvit (Magnesium-Ammonium-Phosphat). Da Phosphatkristalle im alkalischen Bereich ausfallen, muß der Urin angesäuert werden (pH 5,8−6,2). Dies kann durch Medikation von Ammonchlorid, Acidol-Pepsin oder Extin erfolgen, Phosphatbinder (Aludrox, Alu-Cap) verhindern die intestinale Resorption des mit der Nahrung aufgenommenen Phosphates und vermindern die Phosphaturie. Zur Rezidivprophylaxe von Calciumphosphat- und Calciumoxalatsteinen kann man sich die Verminderung der renalen Calciumausscheidung durch Medikation von Thiaziden zunutze machen. Bei langfristiger Verabfolgung ist auf Hyperkalzämien und die Verschlechterung einer eventuell bestehenden diabetischen Stoffwechsellage zu achten. Zusätzlich sollte eine Senkung der Harnsäureausscheidung angestrebt werden, da erhöhte Harnsäurekonzentrationen im Urin die Aktivität der als Aggregationshemmer der Calciumoxalatsteinbildung wirksamen sauren Mukopolysaccharide hemmen. Eine medikamentöse Beeinflussung der Hyperoxalurie ist bisher nicht möglich.

Rund ein Viertel aller Harnsteine muß noch **operativ** entfernt werden, ohne konsequente Prophylaxe beträgt die Rezidivrate des Harnsteinleidens 50−80%.

Merke: Die Zunahme des Steinleidens in den Industrieländern wird durch bestimmte Zivilisationsfaktoren (Überernährung, Überangebot an Eiweiß, Bewegungsmangel und Übergewichtigkeit) sowie durch Stoffwechselstörungen (Hyperurikämie, Diabetes mellitus) begünstigt. Konkremente der Nieren und ableitenden Harnwege können klinisch stumm bleiben. Dehydratation kann für die Auslösung einer akuten Nieren- bzw. Ureterkolik mitverantwortlich sein, die den Einsatz von Spasmolytika, Analgetika und sogar von Opiaten (cave Morphin!) nötig macht. Die Steinprophylaxe hat neben reichlicher Flüssigkeitszufuhr vor allem auf die Korrektur von Stoffwechselstörungen zu achten (Behandlung der Hyperurikämie, Verminderung der renalen Calciumausscheidung, Korrektur des Urin-pH). Ohne konsequente Prophylaxe ist mit einer hohen Rezidivrate des Harnsteinleidens zu rechnen.

Weiterführende Literatur

Alken, P., et al.: Konservative, instrumentelle und operative Harnsteinentfernung. In Vahlensiek, W.: Urolithiasis, Bd. II. Springer, Berlin 1979

Bach, D.: Harnsteine. In Krück, F., W. Kaufmann, H. Bünte, E. Gladtke, R. Tülle: Therapiehandbuch. Urban & Schwarzenberg, München 1983

Bach, D., W. Vahlensiek: Therapie und Rezidivprophylaxe der Harnsteine. Dtsch. med. Wschr. 105 (1980) 783

Bach, D., A. Hesse, u. Mitarb.: Optimierung der konservativen Harnsteinaustreibung. Fortschr. Med. 101 (1983) 337

Bataille, P., M. Finet, H. Renaud, P. Fievet, A. Fournier: Medical treatment of recurrent idiopathic calcium stone disease. Nephrologie 6 (1985) 75

Chaussy, Ch.: Extracorporeal Shock Wave Lithotripsy, 2nd ed. Karger, Basel 1986

Coe, F. L., M. J. Favus: Disorders of stone formation. In Brenner B. M., F. C. Rector: The Kidney, 3rd ed., vol. II. Saunders, Philadelphia 1986

Danielson, B. G.: Renal stones − current viewpoints on etiology and management. Scand. J. Urol. Nephrol. 19 (1985) 1

Eisenberger, F., K. Miller: Urologische Steintherapie. Thieme, Stuttgart 1987

Goldwasser, B., J. L. Weinerth, C. C. Carson: Calcium stone disease: An overview. J. Urol. 135 (1986) 1

Gravenstein, J. S., K. Peter: Extracorporeal Shock Wave Lithotripsy for Renal Stone Disease. Butterworths, London 1987

Hauri, D., O. Schmucki: Stone Diseases. Karger, Basel 1986

Hautmann, R., W. Lutzeyer: Der Kalzium-Oxalatstein. In Vahlensiek, W.: Urolithiasis, Bd. III. Springer, Berlin 1980

Pak, C. Y. C.: Medical management of nephrolithiasis. J. Urol. 128 (1982) 1157

Pak, C. Y. C.: Diagnosis and therapy of nephrolithiasis. In Martinez-Maldonado, M.: Handbook of Renal Therapeutics. Plenum, New York 1983

Schwille, P. O., L. H. Smith, W. G. Robertson, W. Vahlensiek: Urolithiasis and Related Clinical Research. Plenum, New York 1985

Sökeland, J., J. M. Veldt: Operative Therapie der Nephrolithiasis
— Extrakorporale Stoßwellenlithotripsie, perkutane Nephro-
lithotomie und Ureterorenoskopie. Dtsch. med. Wschr. 111
(1986) 948

Tschöpe, W., E. Ritz: Therapie der Nephrolithiasis. Dtsch. med.
Wschr. 110 (1985) 385

Vahlensiek, W.: Epidemiologie und Pathogenese des Harnsteinleidens. Dtsch. med. Wschr. 105 (1980) 799

Vahlensiek, W.: Nephrolithiasis. In Hornbostel, H., W. Kaufmann,
W. Siegenthaler: Innere Medizin in Klinik und Praxis, Bd. II, 4.
Aufl. Thieme, Stuttgart 1992 (S. 5.249—5.258)

Vahlensiek, W., A. Hesse: Diagnostik beim Harnsteinleiden.
Dtsch. med. Wschr. 105 (1980) 780

Vahlensiek, W., D. Bach, A. Hesse: Inzidenz, Prävalenz und Mortalität des Harnsteinleidens in der Bundesrepublik Deutschland. Helv. chir. Acta 49 (1982) 445

Hereditäre Nephropathien

K. W. Rumpf

Definition: Bei den hereditären Nephropathien handelt es sich um eine — was Art und Schweregrad angeht — heterogene Gruppe von familiär gehäuft auftretenden Erkrankungen. Sie umfassen einerseits funktionell bedeutungslose Anomalien, andererseits schwere, zur terminalen Niereninsuffizienz führende Leiden. Teilweise handelt es sich um Erkrankungen, die rein morphologisch definiert sind, teilweise sind jedoch auch die zugrundeliegenden spezifischen biochemischen Defekte bekannt. Erblichkeit und Erbmodus sind bei den meisten der im folgenden Abschnitt beschriebenen Erkrankungen erwiesen.

Aplasie, Hypoplasie, Dysplasie und Dystopie der Nieren

Häufigkeit

Kongenitale Mißbildungen der Niere sind relativ häufig. Etwa 10% aller Neugeborenen weisen — allerdings meist geringgradige — Fehlbildungen auf. Nicht selten ist eine familiäre Häufung solcher Mißbildungen nachweisbar. Es handelt sich oft jedoch um „sporadische" Fälle, die zufällig entdeckt werden und über deren Erblichkeit wegen fehlender Familienuntersuchungen keine Aussage zu machen ist.

Wenn auch solche Mißbildungen häufig klinisch infolge ihrer Geringfügigkeit funktionell unbedeutend sind, so ist den unten aufgeführten Anomalien jedoch gemeinsam, daß sie zu sekundären Nierenerkrankungen, vor allem rezidivierenden Pyelonephritiden, prädisponieren.

Klinik, Komplikationen und Prognose

Aplasie, Hypoplasie und Dysplasie

Beidseitig angeborene Nierenaplasie führt zum Tode in Urämie. **Einseitige Nierenaplasie** — also das angeborene Fehlen einer Niere — führt zu kompensatorischer Vergrößerung der kontralateralen Niere, so daß funktionell kein Ausfall besteht.

Gleiches gilt für die einseitige angeborene Hypoplasie der Niere, die von der erworbenen „Schrumpfniere" abzugrenzen ist. Im Einzelfall ist manchmal nicht zu unterscheiden, ob primär eine Nierenhypoplasie mit sekundären pyelonephritischen Veränderungen vorliegt oder eine frühkindlich erlittene Pyelonephritis zu einer Schrumpfniere geführt hat. Nicht ganz selten findet sich in solchen Fällen auch eine arterielle Hypertonie, die sowohl renovaskulären als auch renoparenchymatösen Ursprungs sein kann. Bei beiden Komplikationen — rezidivierenden entzündlichen Schüben und einer mit Wahrscheinlichkeit auf die hypoplastische Niere zurückzuführenden Hypertonie — sollte nach — Abklärung der Funktion der kontralateralen Niere die Nephrektomie rechtzeitig erwogen werden.

Während **hypoplastische Nieren** definitionsgemäß normale anatomische Strukturen aufweisen, finden sich bei der **Nierendysplasie,** die ein- oder doppelseitig auftreten kann, abnorme anatomische Verhältnisse: zystisch erweiterte Tubuli, rudimentäre Glomeruli oder undifferenziertes Bindegewebe, Knorpelgewebe und häufig grobe Gefäßmißbildungen. Diese strukturellen Anomalien können die gesamte Niere betreffen, was zu starken funktionellen Beeinträchtigungen führt. Sie können aber auch fokal und segmental begrenzt sein.

Dystopie

Nierendystopie bezeichnet eine abnorme Lokalisation der Niere(n). Häufiger finden sich tiefstehende Nieren, die gelegentlich bis hinab ins kleine Becken reichen. Besteht zwischen beiden Nieren eine — oft schmale — Gewebsbrücke, so spricht man von einer **Hufeisenniere.** Häufiger sind Nierendystopien auch mit Anomalien des Ureters (abnorme Lage, Ureter fissus, Mehrfachureter) und der Blase vergesellschaftet. **Rotationsanomalien** der Niere, bei denen das Nierenbecken wie in der frühen Embryonalentwicklung nach ventral und nicht wie später nach medial gerichtet ist, sind nicht selten und können zur Abknickung des Ureters, zu Harnstau, Hydronephrose und sekundär entzündlichen Komplikationen führen. Unter einer **Wanderniere** versteht man die abnorme Beweglichkeit des Organs im perirenalen Fettgewebe. Das Vorkommen **überzähliger Nieren** ist sehr selten. Die Prognose der verschiedenen Nierendystopien ist gut, sofern nicht die genannten sekundären Komplikationen auftreten.

Mißbildungen von Ureteren und Blase

Ureter

Von einem **Ureter fissus** spricht man, wenn Ureteren getrennt vom Nierenbecken abgehen und teilweise getrennt verlaufen. Beim **Ureter duplex** findet sich ein vollständig getrennter Verlauf mit getrennter Einmündung in die Blase.

Einseitig oder doppelseitig können zum Teil extreme Erweiterungen der Ureteren – sogenannte **Megaureteren** – vorliegen. Meist findet sich dabei im prävesikalen Uretersegment eine anatomisch faßbare Enge, die zu Harnabflußstörungen und Hydronephrose führen kann. Die Erkrankung verläuft oft symptomlos, äußert sich aber meist im Kindesalter in Form von rezidivierenden Harnwegsinfekten. Häufig ist die Erkrankung mit einem vesikoureteralen Reflux verbunden. Der vesikoureterale Reflux kann zur sogenannten Refluxnephropathie führen, die nicht selten Ursache für eine terminale Niereninsuffizienz ist. **Fehlmündungen des Ureters** (Mündung in Harnröhre, Vulva, Darm) sind selten und bedürfen der chirurgischen Korrektur.

Blase

Unter den seltenen Mißbildungen der Blase sind **Hypoplasie, doppelte Blasenanlage** und die **Blasendivertikel** zu nennen. Die genannten Mißbildungen sind häufig mit entzündlichen Komplikationen und Blasensteinen vergesellschaftet. Schwere Mißbildungen der Blase – wie z. B. **Blasenekstrophie** – sind meist mit anderen Mißbildungen wie Spina bifida verbunden.

> **Merke:** Nach Mißbildungen von Ureteren und Blase ist zu suchen (Urographie) wegen ihrer ursächlichen Bedeutung für chronisch rezidivierende Harnwegsinfektionen, die unbehandelt zur chronischen Niereninsuffizienz führen können.

Nierenzysten

> **Definition:** Bei den Nierenzysten handelt es sich im Gegensatz zur polyzystischen Nierenerkrankung um einzelne flüssigkeitsgefüllte („solitäre") Zysten.

Häufigkeit und Klinik

Nierenzysten werden meistens zufällig bei der sonographischen Untersuchung, einem Urogramm oder einem abdominellen Computertomogramm diagnostiziert. In der Regel sind sie klinisch „stumm" und rufen keinerlei Beschwerden hervor. Nur selten kommt es zu Schmerzen, Hämaturie oder Zystenvereiterung. Sehr große Zysten können den Ureter komprimieren und dadurch eine Harnabflußstörung hervorrufen oder durch Druck auf eine Nierenarterie zu renovaskulärer Hypertonie führen.

Differentialdiagnose

Die Bedeutung von solitären Nierenzysten liegt in ihrer differentialdiagnostischen Abgrenzung gegenüber anderen von der Niere ausgehenden Raumforderungen, insbesondere von Nierenzellkarzinomen (Hypernephrom). Diagnostisch können hier Sonographie, Infusionsurographie mit Tomographie, Computertomographie oder die Renovasographie Klärung bringen. Hilfreich kann in Zweifelsfällen auch die zytologische Untersuchung einer ultraschallgesteuerten Feinnadelbiopsie sein.

Therapie

Die chirurgische Abklärung einer fraglichen Nierenzyste oder ihre operative Entfernung ist selten erforderlich und nur bei durch Organkompression bedingter Symptomatik oder bei auf andere Weise nicht auszuräumendem Verdacht auf Malignität zu erwägen.

> **Merke:** Nierenzysten werden meist zufällig bei einer sonographischen oder röntgenologischen Untersuchung der Nieren gefunden. Nierenzysten haben in aller Regel keinen Krankheitswert. Bedeutsam ist die Differentialdiagnose zu bösartigen Nierentumoren.

Zystennieren (polyzystische Nierenkrankheit)

> **Definition:** Bei der polyzystischen Nierenkrankheit handelt es sich um ein familiär auftretendes Leiden, das durch Ausbildung multipler flüssigkeitsgefüllter Nierenzysten (fast in allen Fällen beiderseits auftretend) gekennzeichnet ist. Im Gegensatz zu solitären Nierenzysten ist die Niere in allen ihren Anteilen betroffen und an ihrer Oberfläche mit zahlreichen dichtgesäten unterschiedlich großen Zysten überdeckt.

Häufigkeit

Die Häufigkeit von Zystennieren im Sektionsgut wird mit 1,5–4% aller Sektionen angegeben. Die Häufigkeit der Erkrankung bei Dialysepatienten liegt nach großen Statistiken etwa bei 10%.

Pathogenese und Genetik

Es wird angenommen, daß dem Leiden ontogenetisch eine fehlende Verbindung der metanephrogenen

Tubuli mit dem Wolffschen Gang zugrunde liegt und die sich ausbildenden Blindsäcke zu den typischen Zysten degenerieren. Außerdem kommt es als Folge von sich vergrößernden Zysten zur Druckatrophie intakter Nephrone. Man unterscheidet im wesentlichen zwei Formen der Erkrankung: Die frühkindliche Form führt regelmäßig unter der Geburt oder in den ersten Lebensmonaten zum Tode an Urämie. Die häufigere Erwachsenenform führt im mittleren Alter, meist zwischen dem 4. und 6. Lebensjahrzehnt, zur terminalen Niereninsuffizienz. Die Erkrankung tritt eindeutig familiär auf und wird nach heutiger Ansicht autosomal dominant vererbt, wobei das verantwortliche Gen unterschiedliche Penetranz aufweist. Es soll jedoch gelegentlich sporadisch auftretende Formen geben, wobei allerdings lückenhafte Informationen über die Familiengeschichte berücksichtigt werden müssen.

Pathologische Anatomie

In den typischen Fällen finden sich im Spätstadium oft monströs vergrößerte, bis zu mehreren Kilogramm wiegende Nieren, die mit multiplen, unterschiedlich großen Zysten übersät sind. Auch die inneren Anteile des Organs weisen diese Veränderungen auf. Die Zysten sind mit klarer, normale Urinbestandteile enthaltender Flüssigkeit gefüllt. Nicht ganz selten kommt es jedoch zu Blutungen in die Zysten oder im Rahmen von bakteriellen Infektionen zu entzündlicher Exsudatbildung des Zysteninhalts. Das Kelchsystem ist deutlich gespreizt, und die Kelchhälse sind verlängert. Mikroskopisch zeigen die Zystenwände kubisches oder zylindrisches Epithel. Häufig finden sich bei Patienten mit Zystennieren Aneurysmen der Hirnarterien. Gleichzeitiges Vorkommen von Leberzysten ist nicht selten.

Klinik

Die klinische Symptomatik der Erkrankung weist eine große Variabilität auf. Unter den Symptomen sind vor allem rezidivierende Mikro- oder Makrohämaturien, verbunden mit Schmerzen in den Flanken oder in der Leistengegend, zu nennen. Gelegentlich können diese Schmerzen kolikartig sein: Diese Symptomatik ist häufig mit Blutungen in Zysten bzw. in das Nierenbeckenhohlsystem mit Koagelbildung und zumindest partieller Obstruktion des Urinflusses zu erklären. Nephrolithiasis ist jedoch ebenfalls nicht selten. Andererseits können die Schmerzzustände der Patienten auch durch bakterielle Infektion der Zysten oder des Nierenbeckenhohlsystems ausgelöst werden. Im Urin findet man häufig eine mäßiggradige Proteinurie, Mikro- oder Makrohämaturie bzw. bei Harnwegsinfektion eine Leukozyturie. Wesentliche Spätfolge ist bei fast allen Patienten eine arterielle Hypertonie. Im mittleren Alter kommt es dann zu einer langsam progredienten Niereninsuffizienz, die sich über viele Jahre im kompensierten polyurischen Stadium halten kann. Zu diesem Zeitpunkt sind die beiderseits vergrößerten Nieren als „Tumoren" in den Flanken palpabel. Sowohl im Stadium der kompensierten Niereninsuffizienz als auch nach Erreichen des Terminalstadiums sind Patienten mit Zystennie-

ren durch eine im Vergleich zu anderen Ursachen der Niereninsuffizienz deutlich geringgradiger ausgeprägte Anämie gekennzeichnet. Die Anämie kann auch bei schon dialysepflichtiger Niereninsuffizienz fehlen, gelegentlich findet sich sogar eine Polyglobulie. Dies mag auf die weniger gestörten endokrinen Funktionen (Erythropoetinproduktion) der polyzystischen Nieren zurückzuführen sein.

Nicht selten kommt es bei Patienten mit Zystennieren im Stadium der kompensierten Niereninsuffizienz zu **passageren** Verschlechterungen der exkretorischen Nierenfunktion, die im Rahmen von pyelonephritischen Schüben oder Störungen im Natrium- und Wasserhaushalt (Exsikkose) oder auch durch Obstruktion der ableitenden Harnwege ausgelöst werden. Diese gut therapierbaren Störungen sind oftmals vollständig reversibel, so daß der Beginn einer chronischen Dialysebehandlung bei solchen Patienten oft um Jahre hinausgeschoben werden kann.

Als **Komplikationen** der Erkrankung sind Blutungen in die Zysten oder das Hohlsystem der Niere sowie bakterielle Infektionen zu nennen. Obstruktionen können durch Blutungen, Nephrolithiasis oder auch durch große Zysten ausgelöst werden. Akute reversible Nierenversagen treten nicht selten infolge Dehydratation oder Salzmangel (Diät, Erbrechen, Diarrhöen) auf. Eine seltene Komplikation ist die Durchwanderungsperitonitis nach Zystenvereiterung. Die Gefahr von hypertensiven Schäden und — besonders beim Vorliegen von aneurysmatischen Veränderungen der Hirnarterien — von Apoplexen kann durch eine frühzeitige antihypertensive Therapie verringert werden.

Diagnostisches Vorgehen

Die sorgfältige Erhebung der Familienanamnese kann bereits Hinweise auf eine polyzystische Nierenerkrankung geben. Wichtigster Befund ist jedoch der beidseitige, in den Flanken palpable, gelegentlich auch als laterale Vorwölbung der Bauchdecken sichtbare Nierentumor. Die Oberfläche der Niere ist häufig höckrig zu tasten, gelegentlich besteht ein Druckschmerz der Nieren. Der palpable Tumor reicht in späteren Stadien bis weit nach medial, manchmal ist eine palpatorische Abgrenzung von der Leber schwierig. In Fällen mit starker Nierenvergrößerung ist die Diagnose schon bei der Palpation des Abdomens zu sichern. Bei weniger vergrößerten Nieren hilft die bimanuelle Palpation in Seitenlage des Patienten. In Frühstadien ist die Diagnose durch Sonographie, Computertomographie (Abb. 5.**30**) oder Infusionsurographie zu sichern.

Therapie

Therapeutisch sind die früher propagierten Zystenpunktionen nicht erfolgversprechend und nur in Einzelfällen bei übergroßen, etwa den Ureter komprimierenden Zysten indiziert. Bei antibiotikaresistenten Zystenvereiterungen und Abszeßbildungen ist die chirurgische Drainage erforderlich, nur in Ausnahmesituationen ist die Entfernung einer Niere gerechtfertigt. Obstruktion durch Koagel oder Steine muß

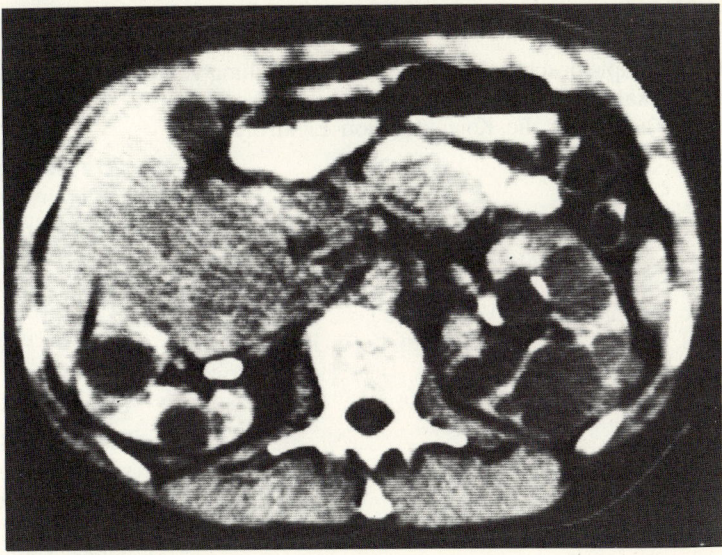

Abb. 5.**30** Computertomographie des Abdomens (Dr. Krtsch, Göttingen) bei Zystennieren. In beiden Nieren sind multiple zystische Areale erkennbar. Auch die Leber weist eine Zyste auf

unter Umständen ebenfalls chirurgisch angegangen werden. Die Therapie der Hypertonie und Niereninsuffizienz unterscheidet sich nicht von derjenigen bei anderen chronischen Nierenleiden. Eine Peritonealdialyse ist allerdings wegen der erhöhten, von infizierten Zysten ausgehenden Peritonitisgefahr und wegen anatomischer Probleme bei großen Zystennieren ungünstig. Patienten mit Zystennieren können erfolgreich transplantiert werden, es besteht allerdings ein erhöhtes Risiko für zerebrovaskuläre Komplikationen.

Merke: Zystennieren führen in der Regel zwischen dem 40. und 50. Lebensjahr zu einer dialysepflichtigen Niereninsuffizienz. Das Leiden wird autosomal dominant vererbt; die Diagnose kann mit Hilfe der Sonographie oder Computertomographie schon bei jugendlichen Patienten gestellt werden. Typische Krankheitssymptome (keine Frühsymptome) sind Hypertonie und Hämaturie. Oft erst mit Beginn der Niereninsuffizienz sind die beiderseitigen Zystennieren tastbar.

Markschwammniere

Definition: Bei der Markschwammniere handelt es sich um beidseitig im Bereich der Markstrahlen auftretende angeborene oder frühkindlich erworbene zystische Ektasien der Sammelrohre, die zu sekundären Infektionen, Verkalkungen und Steinbildung neigen.

Häufigkeit

Markschwammnieren sind eine seltene Nierenerkrankung. Die Diagnose wird jedoch häufig wegen aus-

bleibender klinischer Symptome nicht gestellt. Familiäres Vorkommen ist beschrieben; über einen eventuellen Vererbungsmodus ist jedoch nichts Sicheres bekannt.

Pathologische Anatomie

Im Bereich der Markstrahlen finden sich multiple zystische Erweiterungen von etwa 1–5 mm Durchmesser, die der Markregion ein „schwammartiges" Aussehen verleihen. Es finden sich Markverkalkungen (Nephrokalzinose) und häufig sekundär entzündliche Veränderungen und Konkremente.

Klinik und Verlauf

Die Erkrankung ist im allgemeinen symptomarm und führt in der Regel nicht zur Niereninsuffizienz. Häufig findet sich eine Polyurie bei herabgesetzter renaler Konzentrationsfähigkeit. Klinische Symptome treten erst durch sekundäre bakterielle Infektionen und die bei der Erkrankung häufige Nephrolithiasis auf, in deren Gefolge dann auch eine exkretorische Niereninsuffizienz eintreten kann. Nicht selten sind interkurrente Hämaturien und mäßige Proteinurien zu beobachten.

Diagnostisches Vorgehen und Differentialdiagnose

Die Diagnose wird in der Regel röntgenologisch gestellt, wobei sich häufig in der Nativaufnahme der Nieren entlang den Markstrahlen angeordnete, zystische, granuläre oder streifige Verkalkungen zeigen, während die Nierenrinde keine solchen Veränderungen aufweist. Pyelonephritische Veränderungen und Nephrolithiasis sind röntgenologisch häufig festzustellen.

Differentialdiagnostisch muß wegen dieser Veränderungen auch an das Vorliegen einer Nierentuberkulose gedacht werden. Auszuschließen sind auch andere Erkrankungen, die zu einer Nephrokalzinose führen können.

Therapie

Die Therapie beschränkt sich auf die Behandlung von Komplikationen (sekundäre Infektionen, Nephrolithiasis) und auf die Korrektur von Elektrolytverlusten.

Merke: Bei der Markschwammniere handelt es sich um eine Erkrankung mit zystischen Erweiterungen der Sammelrohre, bei der es sekundär zu pyelonephritischen Veränderungen, Nephrolithiasis und Nephrokalzinose im Bereich der Markstrahlen kommen kann. Als Folge dieser Komplikationen kann eine exkretorische Niereninsuffizienz auftreten.

Nephronophthise

Definition: Bei der Nephronophthise handelt es sich um eine autosomal − teils rezessiv, teils dominant − vererbte Erkrankung, die durch zystische Veränderungen an der Mark-Rinden-Grenze, interstitielle Fibrose und Glomerulosklerose sowie im Kindes- oder frühen Erwachsenenalter auftretende Niereninsuffizienz charakterisiert ist.

Klinik

Die Erkrankung beginnt meist in der Jugend mit Polyurie, eingeschränkter Konzentrationsfähigkeit und einem Salzverlustsyndrom. Vermehrte Harnwegsinfekte sind nicht nachweisbar. Gelegentlich bestehen Anomalien der Augen (Amaurose, Retinitis pigmentosa). Im Verlauf der Erkrankung, die eine der häufigeren Ursachen der terminalen Niereninsuffizienz im *Kindesalter* ist, kommt es regelmäßig zu chronischem Nierenversagen. Die Diagnose muß aus der Familienanamnese, den typischen renalen Symptomen (Salzverlust, fehlende Urinkonzentrierung, schleichende Niereninsuffizienz) und dem histologischen Befund der Niere mit zystischen Veränderungen an der Mark-Rinden-Grenze, interstitieller Fibrose, Verdickung tubulärer Basalmembranen und Glomerulosklerose gestellt werden.

Die Erkrankung scheint mit der sogenannten medullären zystischen Nierendegeneration („Medullary cystic disease") identisch zu sein. Sie unterscheidet sich aber von der oben erwähnten Markschwammniere („Medullary sponge kidney") unter anderem durch die fehlenden röntgenologisch nachweisbaren Verkalkungen.

Merke: Die Nephronophthise ist eine autosomal vererbte Nierenerkrankung, die klinisch durch ein Salzverlustsyndrom, mangelnde Harnkonzentrierung und schleichende Niereninsuffizienz gekennzeichnet ist. Sie ist eine häufige Ursache des chronischen Nierenversagens beim Kind.

Alport-Syndrom und andere hereditäre Nephritiden

Definition: Das Alport-Syndrom ist gekennzeichnet durch eine chronische Nephritis, häufig Innenohrschwerhörigkeit sowie gelegentlich angeborene Anomalien im Bereich der Augen. Neben dem klassischen Alport-Syndrom existieren andere erbliche Nephritiden ohne die für das Alport-Syndrom typische Innenohrschwerhörigkeit.

Pathologische Anatomie

Die Morphologie der Niere beim Alport-Syndrom ist sehr variabel. Lichtmikroskopisch sind Veränderungen im Sinne einer chronischen Glomerulonephritis, einer chronischen Pyelonephritis und einer interstitiellen Nephritis beschrieben worden. Typisch, aber durchaus nicht spezifisch, ist das Auftreten von sogenannten Schaumzellen, die in sehr unterschiedlicher Häufigkeit beobachtet werden. Charakteristischer sollen elektronenmikroskopische Befunde an der Basalmembran der Glomeruli sein: Man findet deutliche Unregelmäßigkeiten des Durchmessers der Basalmembran und lamelläre Aufsplitterungen der Lamina densa.

Genetik

Beim Alport-Syndrom handelt es sich um ein wahrscheinlich autosomal dominant vererbtes Leiden, wobei eine unterschiedliche, insbesondere geschlechtsabhängige Gen-Penetranz angenommen wird. Einige Autoren beschreiben auch einen geschlechtsgebundenen X-chromosomalen Erbgang. Charakteristischerweise zeigt die Erkrankung in aller Regel bei Männern einen schweren, schon im jungen Alter (2.−3. Lebensjahrzehnt) zur terminalen Niereninsuffizienz führenden Verlauf. Bei Frauen verläuft die Erkrankung meist blande. Innerhalb verschiedener Stammbäume kann es zu ganz unterschiedlicher Schwere und Progredienz der Nierenerkrankung kommen, dies gilt ebenfalls für das Ausmaß der Schwerhörigkeit.

Neben dem klassischen Alport-Syndrom existiert noch eine Reihe weiterer sicher familiärer Nephritiden, bei denen Schwerhörigkeit oder die beim Alport-Syndrom häufig gefundenen Augenveränderungen nicht vorkommen. Außerdem sind familiäre Nephritiden bekannt, bei denen regelmäßig morphologische (Makrothrombozytose) und funktionelle Störungen der Thrombozyten vorliegen.

Klinik und Verlauf

Der klinische Verlauf ist bei Männern gekennzeichnet durch eine meist geringgradige Proteinurie, Hämaturie. Leukozyturie und Zylindrurie. Neben Krankheitsbildern, die an sekundäre (?) Pyelonephritiden mit Leukozyturie, Nierenschmerzen und gelegentlich auch Bakteriurie erinnern, finden sich in der Mehrzahl „glomerulonephritische" Verlaufsformen mit Proteinurie und rezidivierender Hämaturie, gelegentlich sogar mit Makrohämaturie. In der Regel kommt es im Alter von 10 bis 20 Jahren bei Männern zu einer rapiden Verschlechterung der Nierenfunktion und zur terminalen Niereninsuffizienz.

In 50% der Fälle findet sich eine klinisch deutliche oder zumindest audiographisch nachweisbare Innenohrschwerhörigkeit. Bei etwa 15% der Patienten wird an den Augen eine Katarakt, ein Keratokonus, eine Myopie oder ein Fundus albipunctatus diagnostiziert. Bei Frauen sind sowohl der renale Erkrankungsverlauf als auch die Schwerhörigkeit in aller Regel wesentlich milder, so daß die durchschnittliche Lebenserwartung höher ist als bei Männern. Pathologische Urinbefunde mit rezidivierender Proteinurie, Hämaturie oder Leukozyturie bestehen aber fast immer. Eine terminale Niereninsuffizienz wird selten erreicht, häufig beobachtet man jedoch eine oft reversible Verschlechterung der Nierenfunktion während einer Schwangerschaft.

Die renalen Befunde bei anderen familiären Nephritiden sind ähnlich denen beim Alport-Syndrom, die Schwere des jeweiligen Leidens ist jedoch interfamiliär sehr unterschiedlich.

Therapie

Eine spezifische Therapie des Alport-Syndroms und anderer familiärer Nephritiden existiert nicht. Harnwegsinfekte sollten konsequent antibiotisch behandelt werden. Die Therapie der Niereninsuffizienz entspricht derjenigen anderer Nephropathien.

> **Merke:** Das Alport-Syndrom ist eine familiäre, wahrscheinlich autosomal dominant vererbte Nephropathie, die mit Innenohrschwerhörigkeit und Augenmißbildungen einhergeht. Die Erkrankung führt bei Männern in der Regel schon in der 2. Lebensdekade zur terminalen Niereninsuffizienz, während Frauen eine geringere Progredienz des Nierenleidens aufweisen.

Familiärer Lecithin-Cholesterin-Acyl-Transferase-(LCAT-)Mangel

> **Definition:** Der familiäre Lecithin-Cholesterin-Acyl-Transferase-(LCAT-)Mangel ist ein rezessiv autosomal vererbtes Leiden, bei dem es infolge des LCAT-Mangels im Serum zu relativ erhöhten Werten des freien Cholesterins, Ausbildung eines abnormen Lipoproteinmusters und zur Ablagerung von Lipiden im Gewebe kommt.

Pathogenese und Klinik

Die Ablagerung von Lipiden stellt bei dieser Erkrankung wohl den entscheidenden organschädigenden Faktor dar. Die Patienten fallen klinisch durch eine zum Teil sehr deutliche Proteinurie, eine meist mäßiggradige, offenbar hämolytische Anämie, gelegentlich eine geringgradige Hyperbilirubinämie und das Sehvermögen meist wenig beeinflussende Hornhauttrübungen auf. Sehr häufig stellt sich im mittleren Alter (30−50 Jahre) eine Niereninsuffizienz bis hin zur Dialysepflichtigkeit ein. Charakteristisch sind nach jahre- oder jahrzehntelangem benignem Verlauf plötzliche Zunahme der Proteinurie und rapide Verschlechterung der Nierenfunktion.

Pathologische Anatomie

Die Erkrankung wird leicht als „Glomerulonephritis" verkannt. Histologisch kommt es bereits lange vor dem Einsetzen der Niereninsuffizienz zu deutlichen feingeweblichen Veränderungen an der Niere: Lipidablagerungen in den Glomeruli, unregelmäßige Verdickungen der glomerulären Basalmembran, Endothelzellschäden und Ausbildung von Schaumzellen werden häufig gefunden.

Diagnostisches Vorgehen

Die Diagnose der Erkrankung stützt sich vor allem auf den Symptomenkomplex Proteinurie, normozytäre Anämie und Hornhauttrübung. Einen ersten Hinweis auf den zugrundeliegenden Enzymdefekt kann die Bestimmung des Anteils des freien Cholesterins am Gesamtcholesterin geben. Dieser Wert ist beim LCAT-Mangel regelmäßig erhöht. Die Diagnose wird gesichert durch die enzymatische Bestimmung der LCAT im Serum. Differentialdiagnostisch sind in erster Linie das Alport-Syndrom und − insbesondere wegen der ophthalmologischen Symptomatik − der Morbus Fabry auszuschließen.

Therapie

Therapeutisch sind bisher ohne großen Erfolg fettarme Diät und Plasmatransfusionen versucht worden. Da die Ausbildung der Niereninsuffizienz bei dem Leiden in der Regel viele Jahre erfordert, ist neben der Dialysebehandlung auch die Nierentransplantation in Erwägung zu ziehen.

> **Merke:** Der Lecithin-Cholesterin-Acyl-Transferase-Mangel ist ein autosomal rezessiv vererbtes Leiden, das mit Erhöhung des freien Cholesterins im Serum und Lipidablagerungen im Gewebe einhergeht. Es bestehen außerdem noch Hornhauttrübungen und eine leichte hämolytische Anämie. Bei den renalen Symptomen sind eine Proteinurie und das Auftreten einer Niereninsuffizienz im mittleren Lebensalter charakteristisch.

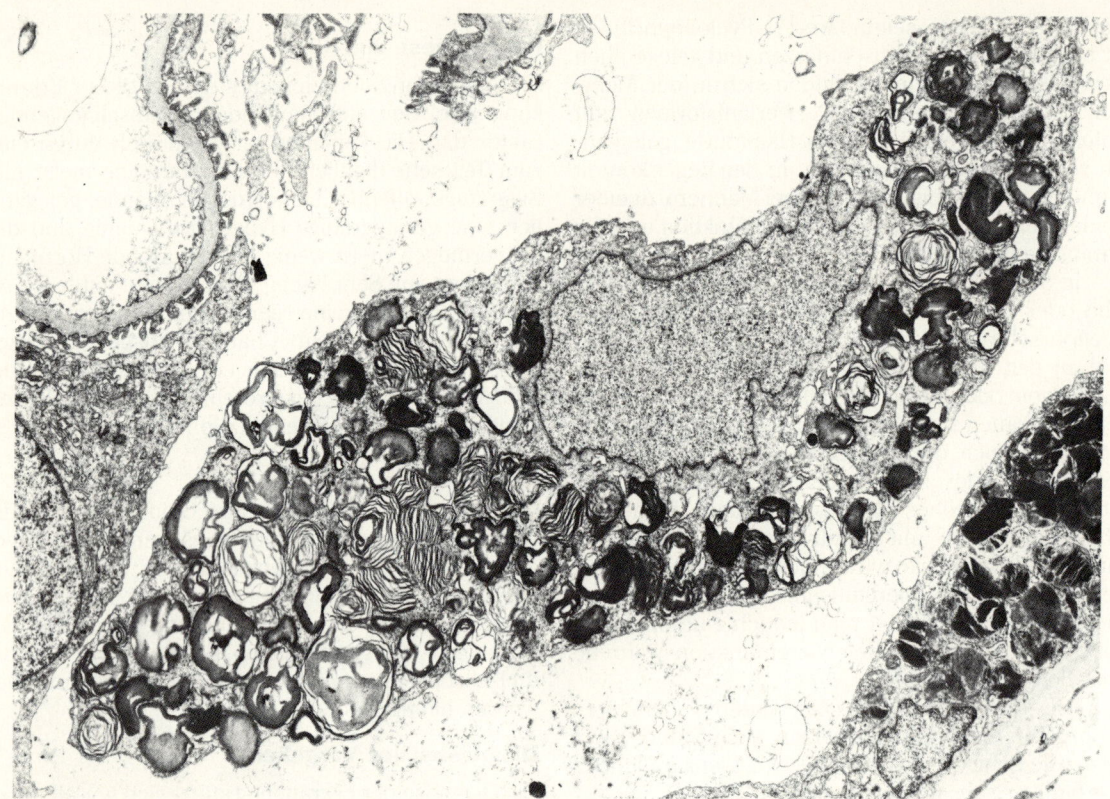

Abb. 5.**31**   Elektronenmikroskopie der Niere (Prof. Dr. U. Helmchen, Pathologisches Institut der Universität Göttingen) bei Morbus Fabry (α-Galactosidase-Mangel). Deutlich sind die pathognomonischen, konzentrisch-lamellären Ablagerungen des Ceramidtrihexosids zu erkennen

Morbus Fabry (Angiokeratoma corporis diffusum, α-Galactosidasemangel)

Definition: Beim Morbus Fabry handelt es sich um eine erbliche, X-chromosomale Erkrankung, bei der eine spezifische α-Galactosidase (Ceramidtrihexosidase) fehlt, so daß der enzymatische Abbau des Glykolipids Ceramidtrihexosid (Galactosyl-Galactosyl-Glucosyl-Ceramid) blockiert ist.

Pathogenese

Infolge des Fehlens von α-Galactosidase kommt es in fast allen Geweben (unter anderem glatte Muskulatur der Gefäße, Nieren, Herz, Haut, ZNS) zu einer Speicherung des Ceramidtrihexosids und zahlreichen Organstörungen. Das Vollbild der Erkrankung entwickelt sich fast ausschließlich bei den hemizygoten Männern, während die heterozygoten Frauen in aller Regel einen sehr blanden Verlauf zeigen.

Pathologische Anatomie

Morphologisch finden sich in den Nieren wie auch in anderen Organen ausgedehnte Glykolipidablagerungen. Diese Ablagerungen betreffen in den Nieren die Epithelien der Glomeruli, das Mesangium und die Tubuli (Abb. 5.**31**). Elektronenmikroskopisch stellen sich die Ablagerungen als charakteristische, lamellierte, zwiebelschalenartige Gebilde dar.

Klinik

Die klinischen Leitsymptome sind in der Kindheit bzw. der Adoleszenz einsetzende Hautveränderungen (miliare dunkelrote bis grauschwarze Flecken oder Knötchen, vorwiegend an der unteren Körperhälfte), Fieberschübe mit heftigen Gelenkschmerzen („Fabry-Krisen"), früh einsetzende Zeichen koronarer und myokardialer Insuffizienz, apoplektische Insulte bereits im jungen Erwachsenenalter sowie eine progrediente Niereninsuffizienz, der die Patienten häufig erliegen. Daneben bestehen charakteristische ophthalmologische Veränderungen (Gefäßveränderungen der Retina und Konjunktiven, Cornea verticillata).

Diagnostisches Vorgehen

Die Diagnose der Fabryschen Erkrankung wird neben den klinischen und morphologischen Befunden durch Bestimmung der α-Galactosidase im Serum, Leukozyten, Fibroblasten, Urin oder Tränenflüssigkeit gesichert. Heterozygote Frauen können mit dieser Diagnostik ebenfalls erfaßt werden.

Therapie

Therapeutisch ist eine „Enzyme-replacement"-Behandlung wenig erfolgreich gewesen. Auch der Erfolg der Nierentransplantation wird unterschiedlich beurteilt: Neben positiven Erfahrungen wird über eine erhöhte Infektanfälligkeit von transplantierten Patienten mit Morbus Fabry berichtet.

Merke: Beim X-chromosomal vererbten Morbus Fabry kommt es infolge des Fehlens einer α-Galactosidase zur Ablagerung von Glykolipiden in zahlreichen Geweben. Klinisch ist die Erkrankung bei den hemizygoten Männern durch spezifische Hautveränderungen, Gelenkschmerzen, Fieberschübe, im frühen Erwachsenenalter auftretende apoplektische Insulte sowie myokardiale und renale Insuffizienz gekennzeichnet.

Primäre Oxalosen (primäre Hyperoxalurien)

Definition: Bei den rezessiv automosal vererbten primären Oxalosen handelt es sich um Enzymdefekte, die zu frühzeitiger Oxalatsteinbildung und zu Ablagerungen von Oxalaten im Gewebe führen.

Pathophysiologie

Man unterscheidet zwei verschiedene Formen: Bei der häufigeren Oxalose vom Typ I liegt eine Störung im Stoffwechsel von Glyoxalat vor, der durch einen Mangel des Enzyms α-Ketoglutarat-Glyoxalat-Carboligase bedingt ist. Hierdurch kommt es zu einem Aufstau von Glyoxalat, Oxalat und Glykolat. Eine Mehrausscheidung dieser drei Substanzen im Urin ist für den Typ I charakteristisch. Beim weit selteneren Typ II der Oxalose liegt ein Mangel an D-Glycerat-Dehydrogenase vor. Charakteristisch für diese Erkrankung ist neben der Hyperoxalurie die Ausscheidung von L-Glycerat im Urin. Das Zustandekommen der Hyperoxalurie beim Typ II der Oxalose ist noch nicht sicher geklärt.

Pathologische Anatomie

Histologisch findet man in der Niere Zeichen der Pyelonephritis sowie zahlreiche Oxalatkristalle. Die Glomeruli sind primär nicht betroffen. Daneben kommt es zu Oxalatablagerungen in zahlreichen Organen wie Herz, Gelenken, Skelett und Knochenmark.

Klinik

Das Krankheitsbild der primären Oxalose ist gekennzeichnet durch bereits in früher Kindheit auftretende Nephrolithiasis, wobei es sich um Oxalatsteine handelt. Die Kinder leiden an Koliken, rezidivierenden Pyelonephritiden und Hämaturie und entwickeln in der Regel bereits im 1. oder 2. Lebensjahrzehnt eine dialysepflichtige Niereninsuffizienz, die die häufigste Todesursache darstellt. Daneben finden sich als klinisches Korrelat zu den Oxalatablagerungen im Gewebe oft gichtähnliche Symptome, Störungen im Reizleitungssystem des Herzens und periphere Durchblutungstörungen.

Therapie und Prognose

Die Prognose des Leidens ist ungünstig. Unbehandelt sterben die meisten Patienten bis zum Alter von 20 Jahren. Therapeutisch sind teilweise Erfolge mit hochdosierter Pyridoxin-Therapie mitgeteilt worden. Auch unter Dialysetherapie weisen die Patienten eine sehr ungünstige Prognose auf. Nierentransplantationen sind ebenfalls wenig erfolgversprechend, da es schnell zu Oxalatablagerungen im Transplantat kommt. Erwähnt sei an dieser Stelle, daß man neben den oben besprochenen primären Oxalosen erworbene sogenannte sekundäre Hyperoxalurien, z. B. bei Äthylenglykol-Vergiftung, beim Thiamin- oder Pyridoxinmangel und nach Darmerkrankungen (ausgedehnte Dünndarmresektion, Morbus Crohn) beobachten kann.

Merke: Die hereditären Oxalosen treten in zwei Formen auf (Typ I und Typ II), die beide durch Oxalatablagerungen im Gewebe, Nephrolithiasis, gichtähnliche Symptome und periphere Durchblutungsstörungen gekennzeichnet sind. Eine terminale Niereninsuffizienz tritt bereits im Jugendalter auf.

Hereditäre Tubulopathien

Renale Glukosurie (renaler Diabetes)

Definition: Bei dieser Anomalie findet sich eine isolierte Glukosurie trotz normaler Blutzuckerwerte. Ursache hierfür sind Störungen im Glucosetransport der proximalen Tubuli.

Pathophysiologie und Klinik

Die Störung wird auf einen Defekt des Glucosetransportes im Bereich des proximalen Tubulus zurückgeführt. Die Glucoseausscheidung kann stark variieren und bis zu 100 g (0,56 mol) pro Tag betragen. Die Anomalie ist klinisch unbedeutend, da sie mit keinerlei sonstiger Symptomatik einhergeht. Ihre Genetik ist nicht geklärt: Es wurden sowohl ein autosomal rezessiver als auch ein autosomal dominanter Erbgang beschrieben. Die Diagnose einer renalen Glukosurie darf erst gestellt werden, wenn ein Diabetes mellitus anhand der Blutzuckerwerte und eines Glucosetoleranz-Testes ausgeschlossen ist und der spezifische Nachweis erbracht ist, daß es sich bei der Zuckerausscheidung tatsächlich um Glucose und nicht um einen anderen Zucker handelt. Außerdem sind die nicht seltenen geringgradigen Glukosurien bei akutem Nierenversagen oder chronisch eingeschränkter exkretorischer Nierenfunktion von der echten renalen Glukosurie, bei der eine sonst normale Nierenfunktion vorliegt, abzugrenzen.

Phosphat-Diabetes (hereditäre Vitamin-D-resistente Rachitis)

Definition: Kennzeichnend für diese Erkrankung sind eine Hypophosphatämie, erhöhte renale Phosphatverluste und eine klinisch sowie röntgenologisch in den ersten Lebensjahren auftretende „Rachitis" mit starken Knochendeformierungen. Die Erkrankung wird X-chromosomal dominant vererbt.

Pathophysiologie und Klinik

Die Erkrankung ist gekennzeichnet durch das Auftreten von rachitischen Skelettdeformierungen und entsprechenden röntgenologischen Veränderungen. Das Serumphosphat ist deutlich erniedrigt, die alkalische Phosphatase erhöht. Neben der verringerten Phosphatrückresorption in der Niere wird regelmäßig eine Verminderung der enteralen Calcium- und Phosphataufnahme gefunden. Der der Erkrankung zugrundeliegende biochemische Defekt ist nicht klar. Es werden Defekte im Transport von Phosphat über tubuläre bzw. enterale Membranen angenommen. Die Hydroxylierung von Vitamin D_3 zu 25-Hydroxycholecalciferol in der Leber sowie die weitere Hydroxylierung zu 1,25-Dihydroxycholecalciferol in der Niere scheinen bei den Patienten entgegen früheren Angaben nicht gestört zu sein.

Therapie

Therapeutisch ist der pathogenetische Mechanismus mit den sonst bei der Vitamin-D-Mangelrachitis verwendeten Vitamin-D-Dosen nicht zu unterbrechen. Dagegen sind hohe Vitamin-D-Dosen mit eventueller zusätzlicher Phosphatgabe erfolgreich.

Zystinurie

Definition: Bei der Zystinurie handelt es sich um eine tubuläre und enterale Störung des Transportmechanismus für dibasische Aminosäuren (Cystin, Lysin, Ornithin, Arginin, Cystein-Homocystein-Disulfid). Das Leiden wird autosomal rezessiv vererbt.

Klinik

Die genannten Aminosäuren werden vermehrt im Urin ausgeschieden. Da Cystin eine sehr geringe Löslichkeit hat, kommt es bei den Patienten zur Bildung von vorwiegend Cystin enthaltenden Nierensteinen, sekundärer Pyelonephritis und zunehmender Einschränkung der exkretorischen Nierenfunktion bis hin zur terminalen Niereninsuffizienz.

Diagnostisches Vorgehen

Die Diagnose der Erkrankung wird durch den Nachweis von hexagonalen Cystinkristallen im Urin, den Nachweis von cystinhaltigen Nierensteinen und das charakteristische Aminoazidurie-Muster gestellt. Die beiden zuerst genannten Kriterien können dabei versagen, da der Nachweis von Cystinkristallen negativ sein kann und nur etwa 50% der bei Zystinurikern gefundenen Nierensteine reine Cystinsteine darstellen und 10% der Steine sogar ganz cystinfrei sind. Ein erhöhter Cystingehalt des Urins kann auch mit der Cyanid-Nitroprussid-Probe festgestellt werden.

Therapie

Therapeutisch werden hohe Trinkmengen empfohlen, die über einen Verdünnungseffekt den Ausfall von Cystinkristallen verringern. Außerdem sollte eine Harnalkalisierung durchgeführt werden. Mit diesen Maßnahmen läßt sich ein erneutes Auftreten einer Nephrolithiasis in der Regel vermeiden. Eine wirksame, aber recht nebenwirkungsreiche Therapie stellt die Gabe von D-Penicillamin dar, das gut lösliche Komplexe mit Cystin bildet und in der Lage ist, Cystinsteine aufzulösen. Penicillamin sollte in Dosen von 1–2 g/Tag mit Vitamin-B_6-Gabe kombiniert werden. Diese Behandlung stellt jedoch wegen hoher Nebenwirkungsraten eine Therapie zweiter Wahl dar.

Zystinose

Definition: Es handelt sich um eine autosomal rezessiv vererbte Erkrankung, die durch intrazelluläre Cystinablagerungen bei normaler Cystinplasmakonzentration gekennzeichnet ist.

Klinik

Der zugrundeliegende biochemische Defekt ist nicht bekannt. Die Erkrankung ist fast regelmäßig mit dem Auftreten eines Fanconi-Syndroms verknüpft, das durch die toxische Wirkung von Cystin erklärt wird. Die klinischen Erscheinungen sind vorwiegend durch die mit dem Fanconi-Syndrom verbundene renal-tubuläre Azidose bedingt. Eine langsam progrediente Niereninsuffizienz ist zumindest bei der sich im frühen Kindesalter manifestierenden Form die Regel.

Therapie

Therapeutisch wichtig ist die Korrektur der renal-tubulären Azidose. Auch eine Therapie mit Cysteamin ist vorgeschlagen worden.

Hartnupsche Erkrankung

Definition: Bei dieser autosomal rezessiv erblichen Erkrankung besteht ein renal-tubulärer und ein enteraler Defekt im Transport von Monoaminomonocarbonsäuren („neutrale" Aminosäuren).

Klinik

Die Erkrankung ist durch eine erhöhte renale Ausscheidung dieser Aminosäuren, pellagraähnliche Hautveränderungen und eine im Kindesalter bestehende zerebellare Ataxie gekennzeichnet. Die Symptomatik verschwindet in der Regel spontan im Erwachsenenalter.

Therapie

Therapeutisch werden proteinreiche Ernährung und Gabe von Nicotinamid empfohlen.

Renal-tubuläre Azidosen

Definition: Bei den verschiedenen Formen der renal-tubulären Azidose handelt es sich um Krankheitsbilder, die durch eine metabolische, hyperchlorämische Azidose, erhöhten Urin-pH, erhöhten renalen Bicarbonatverlust und Verminderung der titrierbaren Säure im Urin gekennzeichnet sind. Eine Niereninsuffizienz liegt − zumindest in den frühen Stadien der Erkrankung − nicht vor. Sie kann jedoch infolge von Nephrolithiasis und Pyelonephritis auftreten.

Distale renal-tubuläre Azidose (Typ I)

Definition, Pathophysiologie und Klinik

Bei der sogenannten distalen („klassischen") renaltubulären Azidose (auch als renal-tubuläre Azidose vom Typ I bezeichnet) liegt offenbar ein Defekt in der H^+-Ionensekretion im distalen Tubulus vor, so daß die Patienten auch unter Säurebelastung ihren Urin-pH nicht unter pH 6 senken können. Offenbar ist bei der Erkrankung die Fähigkeit, einen ausreichenden Gradienten für H-Ionen zwischen distaler Tubuluszelle und der Tubulusflüssigkeit aufrechtzuerhalten, gestört. Eine früher als renal-tubuläre Azidose vom Typ III bezeichnete Störung scheint mit dieser Erkrankung identisch zu sein. Das Leiden wird autosomal dominant vererbt. Fixe Säuren werden als Natriumsalz ausgeschieden, was zur Folge hat, daß Plasmabicarbonat verbraucht wird und relativ mehr Natrium als Chlorid ausgeschieden wird. Der vermehrte Natrium-„load" wird teilweise im distalen Tubulus gegen Kalium ausgetauscht. Hierdurch resultiert die für das Krankheitsbild typische hyperchlorämische, hypokaliämische Azidose. Charakteristisch für das Krankheitsbild ist auch eine Hyperkalzurie und Hypozitrurie; letztere kann auch als diagnostisches Kriterium benutzt werden und spielt wahrscheinlich bei der Auslösung der Nephrolithiasis bei diesem Krankheitsbild eine Rolle. Die Mobilisierung von Calcium aus den Knochen, die negative Calciumbilanz und der hierdurch regelmäßig ausgelöste Hyperparathyreoidismus führen zu vermindertem Wachstum und Spontanfrakturen. Im Verlauf der Erkrankung, aber besonders im Erwachsenenalter, findet sich außerdem häufig eine Nephrokalzinose.

Diagnostisches Vorgehen

Die Diagnose stützt sich neben den angegebenen Symptomen auf die im Ammoniumchlorid-Belastungstest fehlende Senkung des Urin-pH sowie auf die verminderte Zitronensäureausscheidung im 24-Stunden-Urin.

Therapie

Therapeutisch ist die Gabe von Alkali meist in Form von Natrium-Kalium-Citrat wirksam, die auf Dauer durchgeführt werden muß. Hierdurch sind das verminderte Wachstum und die Ausbildung von Nephrolithiasis und Nephrokalzinose zu verhindern, wenn die Therapie frühzeitig begonnen und konsequent durchgeführt wird. Bei Erwachsenen ist die tägliche Gabe von 50−150 mmol Alkali und mehr erforderlich.

Proximale renal-tubuläre Azidose (Typ II)

Pathophysiologie und Klinik

Bei der selteneren proximalen renal-tubulären Azidose (auch als renal-tubuläre Azidose vom Typ II bezeichnet) findet sich eine Störung der proximal-tubulären Bicarbonatrückresorption. Es kommt deshalb auch schon bei normalen oder erniedrigten Plasmabicarbonatspiegeln zu einer hohen Bicarbonatausscheidung im Urin. Die distale H^+-Ionensekretion ist bei dieser Erkrankung nicht gestört, so daß bei ausgeprägter Azidose und sehr niedrigen Bicarbonatkonzentrationen im Plasma das filtrierte Bicarbonat distal resorbiert werden kann und somit die Bicarbonatausscheidung sistiert. Infolge der normalen H^+-Ionensekretion im distalen Tubulus kommt es dann zu adäquater Senkung des Urin-pH. Der Erbgang der Störung ist nicht ganz sicher, es wird aber eine geschlechtsgebundene rezessive Vererbung angenommen.

Therapie

Therapeutisch wird eine Alkalitherapie durchgeführt, bei der jedoch wesentlich höhere Mengen benötigt werden als bei der renal-tubulären Azidose vom distalen Typ (Typ I). Ein vollständiger Ausgleich der Azidose gelingt oft nicht.

Hyperkaliämische distale renal-tubuläre Azidose (Typ IV)

Eine nicht hereditäre Form der renal-tubulären Azidose, die sogenannte hyperkaliämische distale renal-tubuläre Azidose (auch als renal-tubuläre Azidose vom Typ IV bezeichnet), tritt bei Aldosteronmangel, Morbus Addison, Therapie mit nichtsteroidalen Antiphlogistika und bei obstruktiven Erkrankungen der ableitenden Harnwege auf. Diese letztere Form kann mit Diuretika, Kationenaustauschern wie Resonium A sowie Kaliumrestriktion in der Diät behandelt werden. Auch die renal-tubulären Azidosen vom Typ I und II können symptomatisch im Rahmen anderer Erkrankungen (unter anderem bei multiplem Myelom, Hyperparathyreoidismus, Morbus Wilson, Vitamin-D-Mangel, Tetracyclintherapie, Intoxikationen) beobachtet werden, nicht selten findet sich dabei eine Kombination mit dem Fanconi-Syndrom oder anderen Aminoazidurien.

Fanconi-Syndrom

Als Fanconi-Syndrom bezeichnet man eine tubuläre Transportstörung, die den Glucose-, Elektrolyt- und Aminosäurentransport betrifft. Das Fanconi-Syndrom ist demnach gekennzeichnet durch Glukosurie, unselektive Aminoazidurie, Hyperkaliurie, Hyperphosphaturie, Hyperkalzurie, Proteinurie, eine meist proximal renal-tubuläre Azidose und Hyposthenurie. Das Syndrom kann hereditär idiopathisch oder symptomatisch im Rahmen zahlreicher anderer Erkrankungen (unter anderem Stoffwechselerkrankungen, Vergiftungen, Arzneimittelnebenwirkungen) auftreten.

Merke: Die hereditären Tubulopathien umfassen eine Reihe von Erkrankungen mit Störungen des tubulären Glucose-, Phosphat-, Aminosäuren-, Bicarbonat- und H^+-Ionentransportes. Während einige dieser Tubulopathien harmlose Anomalien darstellen, können andere zu schweren Erkrankungen mit Niereninsuffizienz (Zystinurie, Zystinose, renal-tubuläre Azidosen) oder schweren Knochenveränderungen (Phosphatdiabetes und renal-tubuläre Azidosen) führen. Einige Tubulopathien betreffen sehr selektiv einzelne Transportmechanismen, bei anderen kann der Transport sehr verschiedener Substanzen beeinträchtigt sein. Letzteres ist beim Fanconi-Syndrom der Fall, das sowohl als erbliche Erkrankung als auch nach exogenen Noxen auftreten kann.

Weiterführende Literatur

Battle, D. C., J. A. L. Arrunda, N. A. Kurtzmann: Hyperkalemic distal renal tubular acidosis associated with obstructive uropathy. New Engl. J. Med. 304 (1981) 373

Bernstein, J.: Hereditary renal disease. Monogr. Pathol. 20 (1979) 295

Brenner, M. B., F. C. Rector: The Kidney. Saunders, Philadelphia 1981

Campbell, M. F., J. H. Harrison: Urology, 3rd ed. Saunders, Philadelphia 1970

Chevet, D., M. P. Ramée, P. Le Pogamp, R. Thomas, M. Garré, L. G. Alcindor: Hereditary lecithin-cholesterol acyltransferase deficiency. Nephron 20 (1978) 212

Dalgaard, O. Z.: Bilateral polycystic disease of the kidneys: a Follow-up of two hundred and eighty-four patients and their families. Acta med. scand. 158; Suppl. 328 (1957) 1

Donati, D., M. G. Sabbadini, F. Capsoni, L. Baratelli, D. Cassani, A. de Maio, G. Frattini, M. Martegani, L. Gastaldi: Immune function and renal transplantation in Fabry's disease. Proc. EDTA-ERA 21 (1984) 686

Edelmann, C. M.: Pediatric Kidney Disease. Little, Brown & Co., Boston 1978

Frohlich, J., W. J. Godolphin, C. E. Reeve, K. A. Evelyn: Familiar LCAT deficiency. Scand. J. clin. Lab. Invest. 38; Suppl. 150 (1978) 156

Gardner, K. D.: Cystic Diseases of the Kidney. Wiley, New York 1976

Gjone, E.: Familial lecithin-cholesterol acyltransferase deficiency. A new metabolic disease with renal involvement. Adv. Nephrol. 10 (1981) 167

Grünfeld, J.-P.: The clinical spectrum of hereditary nephritis. Kidney Int. 27 (1985) 83

Gubler, M.-C., G. Lenoir, J.-P. Grünfeld, A. Ulmani, D. Droz, R. Habib: Early renal changes in hemizygous and heterozygous patients with Fabry's disease. Kidney Int. 13 (1978) 223

Hamburger, J., J. Crosnier, J.-P. Grünfeld: Nephrology. Wiley & Sons, New York 1979

Hodson, C. J., R. H. Heptinstall: Reflux nephropathy update 1983. Conrib. Nephrol. 39, Karger, Basel 1984

Hohenfellner, R., E. J. Zingg: Urologie in Klinik und Praxis. Thieme, Stuttgart 1982

Leaf, A., R. S. Cotran: Renal Pathophysiology. Oxford University Press, New York 1976

Losse, H., E. Renner: Klinische Nephrologie. Thieme, Stuttgart 1982

Meizel, S. E., R. L. Simmons, C. Kjellstrand, D. S. Fryd: Ten-year experience in renal transplantation for Fabry's disease. Transplant. Proc. 13 (1980) 57

Morris, jr. R. C.: Renal tubular acidosis, New Engl. J. Med. 304 (1981) 418

Myhre, E., E. Gjone, A. Flatmark, T. Hovig: Renal failure in familial lecithin-cholesterol acyltransferase deficiency. Nephron 18 (1977) 239

Rall, J. E., H. M. Odel: Congenital polycystic disease of the kidney. Review of the literature, and data on 207 cases. Amer. J. med. Sci. 218 (1949) 399

Reutter, F., W. Kaiser, M. Ramsauer: Die Markschwammniere. Schweiz. med. Wschr. 115 (1985) 134

Surre, H.: Nierenkrankheiten, 4. Aufl. Thieme, Stuttgart 1976

Stanbury, J. B., J. B. Wingaarden, D. S. Fredrickson, J. L. Goldstein, M. S. Brown: The Metabolic Basis of Inherited Disease. McGraw-Hill, New York 1983

Whalen, R. E., H. D. McIntosh: The spectrum of hereditary renal disease. Amer. J. Med. 33 (1962) 282

Yudkoff, M., J. W. Foremen, S. Segal: Effects of cysteamine therapy in nephropathic cystinosis. New Engl. J. Med. 304 (1981) 141

Tumoren der Niere und der oberen Harnwege

F. Scheler, M. H. Weber und *N. Braun*

Bösartige Nierentumoren

Nierenzellkarzinom

(Adenokarzinom der Niere, Hyperne-phrom, hypernephroides Karzinom, Grawitz-Tumor, Clear-cell Carcinoma)

Definition: Das Nierenzellkarzinom, erstmals 1883 von Grawitz beschrieben, leitet sich vom Tu-bulusephithel ab und zeichnet sich durch seine optisch leer erscheinenden Zellen, die Glykogen enthalten, aus. Obwohl diese Tumoren histolo-gisch oft die Kriterien einer gutartigen Geschwulst erfüllen, können metastatische Absiedlungen er-folgen.

Häufigkeit

Bösartige Geschwülste der Niere werden beim Er-wachsenen in 1−4% aller Malignome gefunden. Da-bei überwiegen die Karzinome des Nierenparen-chyms (85%) die urothelialen Tumoren der oberen Harnwege (15%).

Die Inzidenz des Nierenzellkarzinoms beträgt ungefähr 6/100 000, wobei Männer doppelt so häufig betroffen sind wie Frauen. Da das Nierenzellkarzinom eher eine Erkrankung des Alters ist (Morbiditätsgipfel bei beiden Geschlechtern um das 65. Lebensjahr), wird die Diagnosestellung bei jüngeren Patienten nicht selten verzögert. Die Manifestation von Nieren-zellkarzinomen (oft multipel) beim seltenen Von-Hip-pel-Lindau-Syndrom wird bereits im 4. Lebensjahr-zehnt beobachtet.

Ätiologie

Eine Translokation zwischen Chromosom 3 und 8 kann regelmäßig beim Nierenzellkarzinom nachge-wiesen werden, und Patienten, die diese Veränderung ererbt haben, leben mit einer 87%igen Wahrschein-lichkeit, bis zu ihrem 59. Lebensjahr ein Nierenzell-karzinom zu entwickeln. Auch beim Auftreten eines Nierenzellkarzinoms ohne Nachweis einer vererbten Translokation zwischen den Chromosomen 3 und 8 finden sich pathologische Veränderungen auf dem Chromosom 3p. Der Bruchpunkt auf dem Chromo-som 8 ist an der Stelle des c-myc-Onkogens, das eine

Vielzahl von unterschiedlichen Malignomen verant-wortlich ist, lokalisiert.

Bei familiär auftretenden Nierenzellkarzinomen soll außerdem eine Assoziation zu den HLA-Antige-nen A2, Bw17 bzw. Bw21 bestehen.

Auch zytosolische und nukleäre Steroidrezepto-ren wurden in Verbindung mit dem Nierenzellkarzi-nom gebracht. Die chronische Verabreichung von Diethylstilboestrol verursacht eine Transformation der proximalen Nierentubuluszellen in Karzinomzel-len beim syrischen Hamster. Patienten, die zur Be-handlung eines Prostatakarzinoms mit Östrogenen behandelt wurden, zeigen eine erheblich gesteigerte Inzidenz an Nierenzellkarzinomen. Dabei korreliert allerdings der Rezeptorstatus im Tumor keineswegs mit den histopathologischen Funden oder dem An-sprechen auf eine eventuelle Hormontherapie.

Andere ätiologische Faktoren, wie Cadmiumex-position, Aufnahme von N-Nitroso-Verbindungen und chronisches Zigarettenrauchen müssen ebenfalls er-wogen werden.

Pathologische Anatomie

Makroskopisch zeichnet sich das Nierenzellkarzinom durch von einer Pseudokapsel umgebenes weiß-gelb-liches Gewebe mit narbigen Partien und Blutungen aus. Mirkoskopisch kann ein infiltrierendes Wachs-tum nachgewiesen werden. Das Karzinom entwickelt sich aus den Zellen des proximalen Nierentubulus, die „wasserklar" oder granuliert in oft typischer tubu-lärer oder strangartiger Anordnung vorzufinden sind. Der Tumor ist stark vaskularisiert und neigt zur Aus-bildung von zentralen, verkalkenden Nekrosen. Ag-gressiv vorwachsende Tumorzapfen in der Nieren-vene können über die V. cava die kontralaterale Niere und aszendierend den rechten Herzvorhof erreichen. Immunhistochemisch können in einer Reihe von Nie-renkarzinomen nicht alle normal vorhandenen proxi-malen Tubulusantigene nachgewiesen werden, was als Indiz für die Abstammung der Tumorzellen vom Tubulusepithel und für das Vorhandensein von ver-schiedenen Subtypen gewertet wird.

Metastasierung

Hämatogene Metastasen werden bevorzugt in die Lunge (50−56%), das Skelett (33−40%), die Leber (30%) und das Gehirn (bis 15%) abgesiedelt; in 33% erfolgt eine Infiltration regionaler Lymphknoten. Kli-nisch finden sich bei einem Drittel der Patienten zum Zeitpunkt der Diagnosestellung bereits Fernmetasta-

a
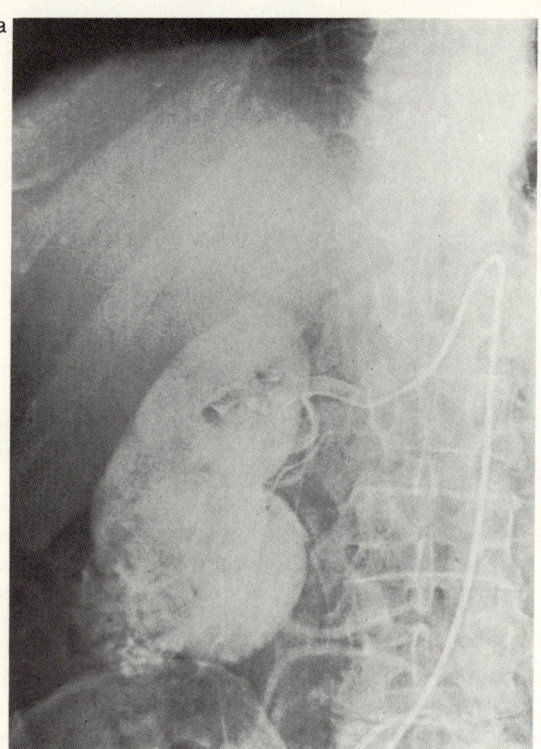

b
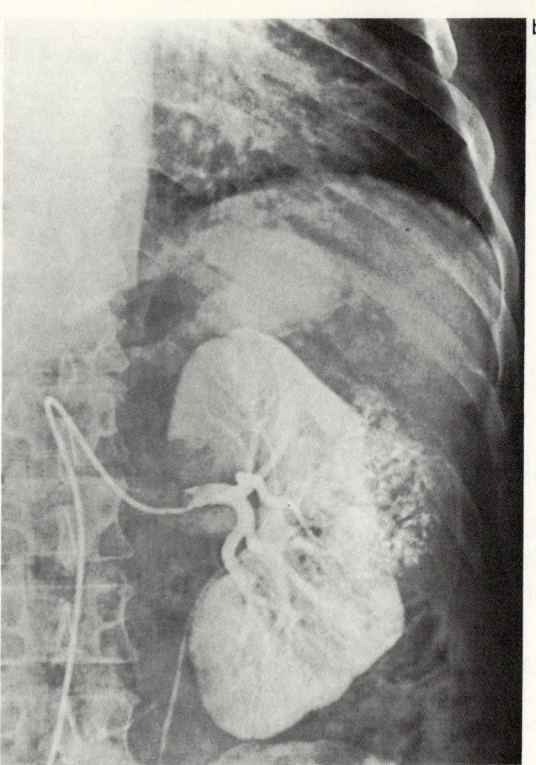

Abb. 5.32a u. b Pathologische Vaskularisierungen und Gefäßseen bei 2 Patienten mit Nierenzellkarzinomen der rechten (**a**) und linken (**b**) Niere (Technik: selektive Renovasographie) (Überlassung freundlicherweise von Prof. Dr. R. Schuster, Göttingen)

sen, umgekehrt werden etwa 5% der Karzinome nachträglich aus Symptomen ihrer Metastasen diagnostiziert.

Klinik

Das Nierenzellkarzinom manifestiert sich klinisch in weniger als 10% der Fälle in der „klassischen" Symptomentrias **Makrohämaturie, Flankenschmerz** und **palpabler Abdominaltumor,** die ein bereits fortgeschrittenes Tumorwachstum mit Einbruch in die Nierenkapsel und -vene anzeigen. Bei 60% der Patienten tritt als Erstsymptom eine (Mikro-) Erythrurie auf, die nicht selten verkannt wird. Ein Verschluß der V. cava inferior durch Tumorzapfen kann sich bei Männern im plötzlichen Auftreten einer linksseitigen Varikozele des Skrotums äußern.

Als unspezifische Symptome finden sich BSG-Beschleunigung, intermittierendes Fieber, Gewichtsverlust und Leistungsabfall. Ausgeprägte Anämien sind bei der Hälfte der Patienten zu beobachten, viel seltener (etwa 5%) eine Polyglobulie als Ausdruck einer pathologischen Erythropoetinbildung in den Tumorzellen. Die Produktion anderer Hormone und hormonähnlicher Substanzen kann zur **Hyperkalzämie** (Parathormon, Prostaglandine), **Cushing-Syndrom** (Glucocorticoide), **Galaktorrhoe** (Prolactin) und **Hypertonie** (Renin) führen. Andere Ursachen für eine Hypertonie können arteriovenöse Kurzschlüsse im Tumorbereich, Kompression der Aa. renales oder eine Polyglobulie sein.

Stauffer beschrieb 1961 ein nach ihm benanntes

reversibles Leberdysfunktionssyndrom bei Nierenzellkarzinom: Hepatosplenomegalie, Erhöhung der alkalischen Phosphatase und der α_2-Globuline, Verminderung des Serumalbumins und Verlängerung der Prothrombinzeit. Die Konstellation dieser Parameter kann bei einzelnen Patienten diagnoseweisend sein, ist für sich jedoch nicht pathognomonisch für das Nierenzellkarzinom. Neuere Untersuchungen widersprechen der Theorie einer Leberfunktionsstörung: Zumindest ist die Erniedrigung des Quick-Wertes auf Antikörper gegen Gerinnungsfaktoren und die Erhöhung der alkalischen Phosphatase auf die Sekretion dieses Enzyms durch den Tumor zurückzuführen.

Diagnostisches Vorgehen

Als nichtinvasive Methode gibt die **Sonographie** der Nieren Aufschluß über Lage und Form einer Raumforderung. Außerdem kann sie im allgemeinen zwischen Zyste und solidem Tumor differenzieren, nicht jedoch zwischen benignen und malignen Prozessen. Sie ermöglicht auch eine gezielte Feinnadelbiopsie aus dem verdächtigen Bezirk. Intrarenale Verkalkungen und Veränderungen der Nierenkontur sind gelegentlich bereits auf dem **Röntgenübersichtsbild** der Niere zu erkennen. Die **intravenöse Ausscheidungsurographie,** kombiniert mit **Schichtaufnahmen** der Niere, läßt Parenchymdefekte, Veränderungen des Hohlsystems und Abflußbehinderungen erkennen. Das Ausmaß der Tumorausdehnung ist im **Computertomogramm** des Abdomens mit großer Genauigkeit feststellbar. Die **selektive Nierenan-**

giographie zeigt Gefäßneubildungen des Tumors, Gefäßverlagerungen und -abbrüche sowie arteriovenöse Kurzschlüsse (Abb. 5.**32 a** u. **b**).

Bei Nachweis eines Nierenzellkarzinoms muß mit weiteren diagnostischen Maßnahmen (Röntgenaufnahmen des Thorax und des Skeletts, Knochenszintigramm, Kavographie, Lymphographie) nach Metastasen gefahndet werden.

Therapie

Im Stadium I–III (Tab. 5.**14**) stellt die transabdominelle, radikale Nephrektomie mit Lymphknotenausräumung noch immer die Methode der Wahl dar. Unter Umständen kann bei einem „eingekapselten" Tumor des Stadiums I auch eine nierenerhaltende Tumorenukleation mit nachfolgender Elektrokoagulation des Tumorbettes durch einen erfahrenen Urologen durchgeführt werden. Im Stadium IV verlängert die Palliativoperation das Überleben nicht. Die früher durchgeführte angiographische Embolisation der Nierenarterie mit der Absicht, den intraoperativen Blutverlust zu senken und der Gefahr einer Ausschwemmung von Tumorzellen vorzubeugen, ist wegen mangelnder Erfolge wieder aufgegeben worden. Die Strahlentherapie des strahlenunempfindlichen Tumors ist höchstens zur Behandlung von Skelettmetastasen sinnvoll. Die Chemotherapie hat bislang ebenso versagt wie ein Therapieversuch mit Interferon α. Die Teilerfolgsquoten liegen bei den letzteren Behandlungsverfahren zwischen 15 und 20%.

Eine im Rahmen eines paraneoplastischen Syndroms auftretende Hyperkalzämie muß mit Corticosteroiden und Kochsalzinfusionen behandelt werden.

Prognose

Die Prognose des Nierenkarzinoms ist abhängig vom Stadium und dem Alter des Patienten. Während Patienten im Stadium I nach operativer Therapie eine ca. 80%ige Wahrscheinlichkeit haben, die nächsten 5 Jahren zu überleben, sinkt die 5-Jahres-Überlebenswahrscheinlichkeit in den Stadien II und III auf 40% und beträgt im Stadium IV nur noch 8%. Die Infiltration der Nierenvene oder der V. cava inferior scheint die Prognose nicht wesentlich zu beeinflussen. Auch nach erfolgreicher Behandlung kann nach über 10 Jahren ein Wiederauftreten des Tumors in etwa 10% der Patienten beobachtet werden.

Merke: Das Nierenzellkarzinom (Hypernephrom) ist die weitaus häufigste bösartige Geschwulst der Niere. Die klassischen Symptome Hämaturie, Flankenschmerz und tastbarer Tumor sind keine Frühsymptome. Fieberschübe, Gewichtsabnahme, unklare Anämie oder Polyglobulie müssen als verdächtig angesehen werden. Oft gelingt es schon mit der Sonographie, den Nierentumor nachzuweisen.

Tabelle 5.14 Stadieneinteilung des Nierenzellkarzinoms (nach Flocks, R. H., et al.: J. Urol. 79 [1958] 196–201)

Stadium I	Tumor auf die Niere beschränkt, Nierenkapsel nicht durchbrochen
Stadium II	Tumor durchbricht Nierenkapsel, ist aber auf Gerotas-Faszie beschränkt
Stadium III A	Tumor infiltriert Nierenvene oder V. cava inferior, keine Fernmetastasen
Stadium III B	Lymphknotenbefall
Stadium III C	III A und III B
Stadium IV A	Tumor infiltriert benachbarte Organe mit Ausnahme der Nebennieren
Stadium IV B	Fernmetastasen

Nephroblastom

(embryonales Adenomyosarkom, Wilms-Tumor)

Definition: Das Nephroblastom ist ein oft angeborener Mischtumor (Epithel und Bindegewebe) der Niere, der vorwiegend im Alter bis zu 12 Jahren auftritt.

Häufigkeit

Betroffen sind überwiegend Kinder unter 8 Jahren, in der Regel zwischen dem 2. und 4. Lebensjahr. Neben der Leukämie ist das Nephroblastom der häufigste maligne Tumor bei Kindern (20% der Tumoren). In 5% der Fälle tritt der Tumor in beiden Nieren auf. Das Geschlechtsverhältnis beträgt 1:1. Bei Erwachsenen ist dieser Tumor äußerst selten.

Pathologische Anatomie

Das Nephroblastom entwickelt sich aus dem mesonephrogenem Blastem und enthält eine Vielzahl von Zelltypen (Muskel-, Drüsenepithel-, Knochen-, Knorpel- und Bindegewebszellen). Trotz der makroskopisch scharfen Begrenzung besteht ein infiltrierendes Wachstum mit Destruktion der gesamten Niere. Der Tumor kann eine erhebliche Größe erreichen. In über 10% der Patienten finden sich weiter kongenitale Fehlbildungen des Urogenitaltraktes und anderer Organe (Wiedemann-Beckwith-Syndrom, Hemihypertrophie und andere Dysplasie-Syndrome).

Klinik

Das häufigste Erstsymptom ist die einseitige Schwellung im Abdomen (56%), die in fast der Hälfte der

Fälle bei der Routinevorsorgeuntersuchung bemerkt wird. Daneben werden einseitiger, lokaler Schmerz, Hämaturie und Fieber bemerkt. Eine Hypertonie wird bei 60% der Patienten diagnostiziert. Zum Zeitpunkt der Diagnose bestehen etwa bei einem Drittel der Patienten Lungen- oder Lebermetastasen.

Therapie und Prognose

Als Therapie des Nephroblastoms hat sich die Nephrektomie mit Vor- und Nachbestrahlung in Verbindung mit einer kombinierten Chemotherapie (Actinomycin D, 0,5 mg/m^2/Woche und Vincristin, 1,5 mg/m^2/Woche) in festgelegten Zyklen bewährt. Damit konnte die 5-Jahres-Überlebenszeit auf über 90% angehoben werden. Selbst bei multipler Metastasierung oder Befall der kontralateralen Niere ist in bis zu 60% der Fälle eine Heilung möglich.

Merke: Das Nephroblastom ist ein mesodermaler Nierentumor des frühen Kindesalter, der bei rechtzeitiger Diagnose und kombinierter Chemo- und Strahlentherapie eine günstige Prognose hat.

Urotheliale Tumoren

Definition: Zu der Gruppe dieser Tumoren werden in erster Linie das Übergangszellpapillom mit maligner Entartung, das primäre Nierenbeckenkarzinom und das Plattenephithelkarzinom gerechnet.

Häufigkeit

Im Vergleich zu den Nierenparenchymkarzinomen sind die urotheliale Tumoren der oberen Harnwege mit 10−15% seltener. Zwei Drittel der Tumoren betreffen das Nierenbecken, während ein Drittel im oberen Ureter angesiedelt ist. Der Häufigkeitsgipfel liegt zwischen dem 51. und 70. Lebensjahr. Männer sind doppelt so häufig betroffen wie Frauen.

Ätiologie

Eine steigende Tendenz zur Ausbildung urothelialer Tumoren wird bei Personen beobachtet, die sich der langjährigen Einwirkung chemischer Kanzerogene, vor allem aromatischer Amine, Tabakrauch und Analgetikakombinationen aussetzen. Plattenepithelkarzinome können auch auf dem Boden chronischer mechanischer Reizung durch Nierenbecksteine entstehen.

Metastasierung

Fernmetastasen treten vorwiegend in Lungen und Skelett sowie in den regionalen Lymphknoten auf.

Klinik

Das führende klinische Symptom ist eine Makrohämaturie, gefolgt von dumpfem Flankenschmerz oder Koliken infolge Abgangs von Blutkoageln.

Diagnostisches Vorgehen

Diagnostisch muß durch Zystoskopie nach der Blutungsquelle gefahndet werden. Das Ausscheidungsurogramm sichert in der Mehrzahl der Fälle die Diagnose, wobei es in unklaren Fällen durch ein retrogrades Pyelogramm ergänzt werden muß.

Therapie

Als Therapie der Wahl gilt heute die Nephroureterektomie unter Mitnahme einer Blasenmanschette. Dieses Verfahren hat sich gegenüber der einfachen Nephrektomie bewärt, da im Ureterstumpf je nach Länge des belassenen Anteils in bis zu 64% Rezidive auftreten.

Prognose

Die 5-Jahres-Überlebensrate liegt bei optimaler Therapie um 33%. Die Prognose des Plattenepithelkarzinoms gilt in allen Fällen als infaust.

Merke: Urotheliale Tumoren werden gehäuft als Spätfolge chemischer Kanzerogene, besonders nach langjährigem Analgetikamißbrauch, gefunden. Die Prognose ist auch bei optimaler chirurgischer Therapie ungünstig.

Gutartige Nierentumoren

Nierenadenome

Definition, Klinik und Prognose

Kleine gutartige Nierenadenome bis zu einer Größe von 0,5−2 cm werden in 7−22% aller Sektionen im Bereich der Nierenrinde gefunden. Sie haben keine klinische Relevanz.

Große solitäre Nierenadenome sind nur bedingt gutartig. Ihre klinischen Symptome gleichen denen des Nierenzellkarzinoms (Hämaturie, Flankenschmerz, tastbarer Tumor). Nur selten werden die dort besprochenen paraneoplastischen Symptome beobachtet. Nierenadenome entstehen wie die Nierenzellkarzinome aus Tubulusepithelzellen. Da sowohl eine Metastasierung als auch eine maligne Transformation in Karzinome beobachtet wurde, müssen große Adenome als potentiell bösartig angesehen (G_0-Nierentumoren) und wie Nierenzellkarzinome behandelt werden. Therapie der Wahl ist die Nephrektomie.

Hamartome

Hamartome sind stark vaskularisierte gutartige Tumoren, die ein polymorphes histologisches Bild zeigen (spindelförmige Zellen, Kapillaren, Fettzellen). Sie werden überwiegend bei Patienten mit tuberöser Sklerose gefunden.

Hämangiome

Hämangiome der Niere sind bei Patienten unter 40 Jahren nicht selten Ursache für eine Hämaturie und können differentialdiagnostisch Schwierigkeiten bezüglich einer Abgrenzung gegenüber bösartigen Tumoren bieten.

Hämangioperizytom

Als Hämangioperizytome werden seltene Nierentumoren bezeichnet, die sich aus Perizyten der Kapillaren des juxtaglomerulären Apparates entwickeln.

Weiterführende Literatur

Bander, N. H.: Monoclonal antibodies to renal cancer antigens. Semin. Urol. 7 (1989) 264–270

Bellet, R. E., A. P. Squitieri: Estrogen-induced hypernephroma J. Urol. 112 (1974) 160

Best, B. G.: Renal carcinoma: a ten-year review 1971–1980. Brit. J. Urol. 60 (1987) 100–102

Bischoff, W., H. Sommerkamp: Präoperative diagnostische Maßnahmen bei malignen Nierentumoren. Dtsch. med. Wschr. 102 (1977) 1125

Das, S., R. M. Egan, A. D. Amar: Von Hippel-Lindau syndrome with bilateral synchronous renal cell carcinoma. Urology 18 (1982) 599

Denis, L., A. van Oosterom: Chemotherapy of metastatic renal cancer. Semin. surg. Oncol. 4 (1988) 91–94

Flamm, J., F. Grof, P. Riedl: Katheterembolisation des inoperablen Nierentumors mit der GAW-Spirale. Z. Urol. Nephrol. 73 (1980) 35

Gerken, M.: Ultraschalldiagnostik in der Urologie: Nierentumoren. Urologe A 19 (1980) 119

Grosh, W. W.: Renal Cell Carcinoma: Treatment with interferon. Comp. Ther. 13 (1987) 34–39

Jacobi, G. H., S. Abdelhamid, Th. Phillipp: Das Stauffer-Syndrom, Beitrag zum paraneoplastischen Leberdysfunktionssyndrom bei Nierenzellkarzinomen. Urologe A 15 (1976) 78

Jacobi, G. H., H.-M. Schneider, M. Marberger: Primär nichturologische Erscheinungsformen des hypernephroiden Nierenkarzinoms: Die primäre Metastase. Urologe A 17 (1978) 64

Kühböck, J.: Survey of chemotherapy of metastatic renal cancer. Semin. surg. Oncol. 4 (1988) 87–90

Kuhn, F.-P., J. E. Altwein. Nierenadenome: Dignität, Klinik und Therapie. Urol. int. 35 (1980) 258

Levine, E., K. R. Lee, J. W. Weigel, B. Farber: Computed tomography in the diagnosis of renal carcinoma complicating Hippel-Lindau syndrome. Radiology 130 (1979) 703

Mayes, D. C., R. E. Fechner, J. Y. Gillenwater: Renal liposarcoma. Amer. J. Surg. Pathol. 14 (1990) 268–273

Mydlo, J. H., R. H. Bard: Analysis of papillary renal adenocarcinoma. Urology 30 (1987) 529–534

Pilepich, M. V., E. M. Berkman, N. T. Goodchild: HLA-typing in familial renal carcinoma. Tissue Antigens 11 (1978) 487

Rafla, S.: Tumors of the upper urothelium. Amer. J. Roentgenol. 123 (1975) 540

Richie, A. W. S., J. B. deKernion: The natural history and clinical features of renal carcinoma. Semil. Nephrol. 7 (1987) 131–139

Richie, J. P., D. G. Skinner: Renal neoplasia. In B. M. Brenner, F. C. Rector jr.: The Kidney, 2nd ed. Saunders, Philadelphia 1980

Schmidt, D.: Nephroblastome (Wilms-Tumoren) und Nephroblastom-Sondervarianten. In Dhom, G., M. Eder, R. Fischer et al.: Veröffentlichungen aus der Pathologie, Bd. 133. Fischer, Stuttgart 1989

Schrader, J., H. Köstering, H.-J. v. Romatowski, M. H. Weber, F. Scheler: Hypernephrom und Blutgerinnung. In Köstering, H.: Blutgerinnung und Onkologie. Schattauer, Stuttgart 1983

Schuster, R., H.-J. v. Romatowski, J. Erkelenz, F. Stöckmann: Transluminale Embolisation von Arterien der Niere, der Leber, der Milz und der Iliakalregion. Diagnostik 16 (1983) 21

Steffens, J., R. Nagel: Tumors of the renal pelvis and ureter. Observations in 170 patients. Brit. J. Urol. 61 (1988) 277–283

Stenzl, A., J. B. deKernion: The natural history of renal cell carcinoma. Semin. Urol. 7 (1989) 144–148

Sufrin, G., S. Chasan, A. Golio et al.: Paraneoplastic and serologic syndromes of renal adenocarcinoma. Semin. Urol. 7 (1989) 158–171

Vugrin, D.: Biological aspects of renal cell carcinoma. Semin. Nephrol. 7 (1987) 117–122

Wagner, W., J. Wasserberg: Die urothelialen Tumoren der oberen Harnwege. Urologe A 19 (1980) 72

Weeks, D. A., J. B. Beckwith, G. W. Mierau et al.: Rhabdoid tumor of the kidney. Amer. J. Surg. Pathol. 13 (1989) 439–458

Zollinger, H. U., M. J. Mihatsch: Renal Pathology in Biopsy, 1. Aufl., Kap. 29. Springer, Berlin 1978

Metabolische Nephropathien

F. Scheler, M. H. Weber und *N. Braun*

Hyperkalzämie

Definition: Als Hyperkalzämie bezeichnet man Serumcalciumwerte von über 11,5 mg/dl (> 2,9 mmol/l), wie sie z. B. bei primärem Hyperparathyreoidismus, Sarkoidose, Plasmozytom, Vitamin-D-Überdosierung und Knochenmarksmetastasen gefunden werden können (Tab. 5.**15**).

Pathologische Anatomie

Eine längere Zeit bestehende Hyperkalzämie führt vielfach zu tubulointerstitiellen Nierenschädigungen und chronischer Niereninsuffizienz. Als erste morphologische Zeichen findet man fokal degenerative Veränderungen der Tubulusepithelzellen, vorwiegend in den Sammelrohren, dem distalen Tubuluskonvolut und den Henleschen Schleifen. Tubuluszellnekrosen führen zur Verlegung der Lumina mit Stase des Urins, der die lokale Ausfällung von Calciumsalzen und Infektionen begünstigt. Tubulusdilatationen werden ebenso beobachtet wie interstitielle Fibrose, Infiltrationen mit Monozyten und Calciumeinlagerungen in das Parenchym (*Nephrokalzinose*). Die Calciumablagerungen können auch auf die glomerulären Kapillaren und die Arteriolen übergreifen.

Pathophysiologie und Klinik

Als auffallendstes klinisches Zeichen wird eine erhebliche Einschränkung der renalen Konzentrationsfähigkeit (niedriges spezifisches Gewicht des Urins) gefunden, die zur Polyurie, Nykturie und Polydipsie führt. Für diesen Konzentrationsverlust wird pathophysiologisch eine Störung der Chlorid-Transportmechanismen im aufsteigenden Schenkel der Henleschen Schleife verantwortlich gemacht. Ein vermindertes Ansprechen der Sammelrohre auf das antidiuretische Hormon (ADH) kann ebenfalls zu der Polyurie beitragen. Bei länger bestehender Hyperkalzämie kommt es zu einer chronischen Verminderung der glomerulären Filtrationsrate und des renalen Plasmaflusses.

Hyperkalzämieepisoden können über schwere Tubulusnekrosen auch zum akuten Nierenversagen führen.

Diagnostisches Vorgehen

Diagnostische Hinweise auf eine hyperkalzämische Nephropathie können durch eine Röntgenübersichts-

Tabelle 5.**15** Ursachen der Hyperkalzämie
Primärer Hyperparathyreoidismus
Sarkoidose
Hyperthyreose
Morbus Addison
Leukosen, maligne Lymphome
Maligne Tumoren mit Metastasen (Mamma-, Bronchialkarzinom)
Plasmozytom, Morbus Waldenström
Burnett-Syndrom (Milch-Alkali-Syndrom)
Inaktivitätsosteoporose
Vitamin-D-Überdosierung
Thiazide
Erholungsphase des akuten Nierenversagens
Generalisierte Periostitis
Hypophosphatämie
Idiopathische Hyperkalzämie des Kindes
„Hartwassersyndrom" bei Hämodialyse (= ungenügender Calciumentzug bei der Spüllösungsaufbereitung)

aufnahme des Abdomens gewonnen werden, welche eine Nephrokalzinose oder eine Nephrolithiasis aufdeckt. Im Urin finden sich meistens keine krankheitstypischen Befunde.

Therapie und Prognose

Die Therapie der jeweiligen Grunderkrankung führt vielfach zum Sistieren der hyperkalzämischen Nierenschädigung. Bei ausreichender Nierenfunktion ist die intravenöse Infusionsbehandlung mit isotonischer Kochsalzlösung (bis 12 l/Tag) bei gleichzeitiger Dauerinfusion von Furosemid (Lasix, 10−20 mg/h) die Therapie der Wahl. Sie führt über den tubulären Austausch von Calcium gegen Natrium zur renalen Ausscheidung großer Calciummengen. Überwässerungskomplikationen wie Lungenödem und Herzinsuffizienz lassen sich durch strenge Bilanzierung der Ein- und Ausfuhr vermeiden. Bei der hyperkalzämischen Krise im Verlauf eines Hyperparathyreoidismus kann eine sofortige Parathyreoidektomie als Notfallmaßnahme lebensrettend sein. Akute schwere Hyperkalzämien als Folge von Tumoren oder Knochenmetastasen sind durch die Gabe von Mithramycin (Mithramycin Pfizer, 25 µg/kg KG i. v. als einmalige Dosis) gut beherrschbar. Alternativ kann Calcitonin (Cibacalcin/Calcitonin Sandoz; 2 Amp. in 500 ml 0,9% NaCl über 3 Stunden infundieren) zur Senkung extremer Calciumspiegel eingesetzt werden; in lebensbedrohlichen Situationen muß eine Hämodialyse erfolgen. Steroide können das Hyperkalzämiesyndrom günstig beeinflussen, vor allem bei Sarkoidose oder beim Plasmozytom.

Merke: Hyperkalzämie macht sich in der Regel durch Polyurie und Polydipsie bemerkbar. Ursächlich muß vor allem an Hyperparathyreoidismus, Plasmozytom, lymphoretikuläre Erkrankungen und Knochenmetastasen verschiedener Primärtumoren (Mammakarzinom, Prostatakarzinom, Bronchialkarzinom) gedacht werden. Eine akute Hyperkalzämie kann zu Tubulusschädigungen und akutem Nierenversagen führen, chronische Hyperkalzämie zu Nephrokalzinose.

Hypokaliämie

Definition: Unter Hypokaliämie verstehen wir eine Erniedrigung des Serumkaliumspiegels unter 3,0–3,5 mmol/l. Anhaltende Hypokaliämien, z. B. nach Laxantien- oder Diuretikaabusus („Pseudo-Bartter-Syndrom"), schweren Diarrhöen und Erbrechen, Cushing-Syndrom und primärem Hyperaldosteronismus (Conn-Syndrom) können zu Nierenschäden führen (Tab. 5.16).

Pathologische Anatomie

Morphologisch fallen dabei zahlreiche Vakuolen in den Epithelzellen der distalen, seltener in denen der proximalen Tubuli auf, die sich unter Kaliumsubstitution zurückbilden. Die Glomeruluskapillaren und übrigen Nierengefäße sind nicht betroffen. Diskutiert wird die Frage, ob lang anhaltender Kaliummangel zu irreversibler tubulointerstitieller Fibrose mit Vernarbung und Nierenschrumpfung führen kann.

Pathophysiologie und Klinik

Klinisch steht als typisches Zeichen tubulärer Störungen ein Nachlassen der renalen Konzentrationsleistung im Vordergrund, die zu Polyurie, Polydipsie und Nykturie führt. Für diesen Defekt wird, zumindest teilweise, eine Störung des Gegenstromsystems im Nierenmark verantwortlich gemacht. Auch erhöhte Syntheseraten der renalen Prostaglandine E und F sollen aufgrund einer Hemmung der Wirkung des antidiuretischen Hormons auf die Sammelrohrepithelien zur Polyurie beitragen. Als klinische Allgemeinsymptome finden sich allgemeine Muskelschwäche, Reflexverarmung, Obstipation bis zur Ileusneigung, metabolische Alkalose und kardiale Veränderungen wie Herzinsuffizienz und ventrikuläre Extrasystolie.

Diagnostisches Vorgehen

Der isosthenurische Urin zeigt neben einem niedrigen pH-Wert eine geringe Proteinurie. Im EKG finden

sich typische Zeichen der Hypokaliämie wie ST-Senkung, T-Negativierung und breite U-Welle in den Brustwandableitungen.

Therapie und Prognose

Unter Kaliumsubstitution (2 mmol/kg/24 h, oral oder als Infusion [20–30 mmol/h]) bilden sich neben den renalen Veränderungen auch die Allgemeinsymptome zurück.

Idiopathische Hypokaliämie

(Bartter-Syndrom, kaliumverlierende Nephropathie)

Definition: Als Bartter-Syndrom wird eine autosomal-rezessiv vererbte, chronische idiopathische Hypokaliämie (unter 2,5 mmol/l) bezeichnet, die erstmalig 1962 beschrieben wurde.

Häufigkeit

Die Erkrankung ist selten. In den vergangenen 20 Jahren wurden wenig mehr als 100 Fälle beschrieben.

Ätiologie und pathologische Anatomie

Die Ätiologie der Erkrankung ist unbekannt. Als zugrundeliegender Defekt wird eine Verminderung der NaCl-Rückresorption im proximalen Tubulus und im aufsteigenden Schenkel der Henleschen Schleife an-

Tabelle 5.16 Ursachen der Hypokaliämie

Verminderung des Kaliumgesamtbestandes

Verlust von Magen-, Gallen-, Pankreas-, Dünndarmsaft
Laxantienabusus
Diuretika (Renin ↑, Aldosteron normal)
Niereninsuffizienz
Leberzirrhose
Colitis ulcerosa, Morbus Crohn, Sprue
Villöses Adenom des Kolons
Inselzelladenome
Primärer Aldosteronismus (Conn-Syndrom)
Sekundärer Aldosteronismus (Nierenarterienstenose)
Renale Azidose
Fanconi-Syndrom
Cushing-Syndrom, Steroidtherapie
Bartter-Syndrom (Renin ↑, Aldosteron ↑, Blutdruck normal)

Verteilungsstörung

(Gesamtkalium normal, erniedrigt/erhöht)
Alkalose
Familiäre paroxysmale Lähmung

genommen. Der chronische Verlust von Extrazellularflüssigkeit führt über die Hyperplasie der granulierten Zellen des juxtaglomerulären Apparates zu einer gesteigerten Reninproduktion, die wiederum über Angiotensin II die Aldosteronsekretion stimuliert. Die Synthese des renalen Prostaglandins PGE_2 in den medullären Zellen kann erheblich gesteigert sein.

Klinik

Die Erkrankung manifestiert sich gewöhnlich in den ersten Säuglingswochen, weniger häufig im Erwachsenenalter. Die Patienten zeichnen sich durch allgemeine Schwäche bis zur Muskelparalyse, Exsikkose, Erbrechen und Skelettveränderungen aus.

Diagnostisches Vorgehen

Der chronische Serumkaliummangel ist verbunden mit hoher Kaliumausscheidung bei Polyurie, erhöhter Plasmareninaktivität, vermehrter Aldosteronproduktion, normalem Blutdruck und vermindertem Ansprechen des Blutdrucks auf Angiotensin-II-Infusionen. Die Ausscheidung von Prostaglandin E2 im Urin ist erhöht. Bei Patienten mit einer Variante des Bartter-Syndroms wird bisweilen auch eine erhöhte NaCl-Ausscheidung im Urin festgestellt. Durch eine Nierenbiopsie kann die Hyperplasie des juxtaglomerulären Apparates gesichert werden.

Differentialdiagnose

Differentialdiagnostisch muß ein sogenanntes Pseudo-Bartter-Syndrom bei chronischem Diuretika- bzw. Laxantienabusus vom echten Bartter-Syndrom abgegrenzt werden. Dabei sollte der Urin auf Diuretikaspuren untersucht werden. Bei Patienten mit gastrointestinalem Kaliumverlust ist die Chloridausscheidung im Urin niedrig bei gleichzeitig erhöhter Natrium- und Kaliumkonzentration im Urin.

Therapie

Therapeutisch hat sich eine ausreichende Kaliumsubstitution bei gleichzeitiger Gabe von Aldosteronantagonisten (Aldactone, Osyrol) bewährt. Prostaglandinsynthesehemmstoffe wie Indometacin (Amuno) oder Acetylsalicylsäure (Aspirin) können die erhöhte Renin- und Aldosteronproduktion vermindern.

Prognose

Je früher sich die Erkrankung manifestiert, desto ungünstiger werden körperliches Wachstum und Hirnentwicklung beeinflußt. Außerdem wurden erhebliche vaskuläre Nierenveränderungen bis hin zum terminalen Nierenversagen beobachtet.

> **Merke:** Chronische Hypokaliämie kann zu einer tubulointerstitiellen Schädigung der Nieren führen, die sich in einer Polyurie manifestiert. Bei angeborenem Bartter-Syndrom finden sich neben der schweren Hypokaliämie erhöhte Renin- und Prostaglandinwerte; dabei besteht jedoch kein Bluthochdruck.

Hyperurikämie

> **Definition:** Überschreitet die Serumharnsäurekonzentration einen oberen Grenzwert von 360 mol/l (6 mg/dl) bei Frauen bzw. 420 mol/l (7 mg/dl) bei Männern, liegt eine Hyperurikämie vor.

Häufigkeit

In der Framingham-Studie wiesen 4,8% der Bevölkerung eine Hyperurikämie von 7 mg/dl und mehr auf, wobei Männer (9,2%) eindeutig häufiger als Frauen (0,4%) betroffen waren. Andere Autoren vermuten, daß die Prävalenz der Hyperurikämie in der erwachsenen Bevölkerung der Industriestaaten 20−25% beträgt.

Pathophysiologie

Die Elimination der Harnsäure erfolgt zu etwa 80% über die Nieren (4,75 mmol/Tag) und zu 20% über den Gastrointestinaltrakt. Harnsäure wird im Glomerulus komplett filtriert und im proximalen Tubulus sowohl reabsorbiert als auch zu ungefähr 50% wieder in das Lumen sezerniert. Im distalen Tubulus werden schließlich nochmals 80% der Harnsäure rückresorbiert.

Harnsäure ist eine schwache, organische Säure mit einem pka_1 von 5,75 und einem pka_2 von 10,3, kann also bis zu zwei Wasserstoffionen abgeben. Bei einem pH-Wert unterhalb von 5,75 liegt sie weitgehend undissoziiert (nichtionisiert) vor und neigt dann wegen geringer Löslichkeit zur Auskristallisation. Dieser Umstand trägt zur Pathogenität der Harnsäure bei, da der menschliche Urin nicht selten einen niedrigeren pH-Wert als 5,75 aufweist. Drei Zustände können die Auskristalisation begünstigen: Eine hohe Plasmakonzentration der Harnsäure bedingt auch deren vermehrte Ultrafiltratkonzentration in der Niere, die tubuläre Wasserrückresorption erhöht die Harnsäurekonzentration in den distalen Tubuli und in den Sammelrohren, und ein niedriger pH-Wert des Primärurins begünstigt die Auskristallisation durch Verschiebung des Gleichgewichtes zwischen ionisierter und nichtionisierter Harnsäure zugunsten der letzteren, unlöslichen Form.

Klinik

Eine akute Überproduktion von Harnsäure mit exzessiver *Hyperurikämie* kann zu einem *akuten Nierenversagen* führen. Dieses Ereignis wird nicht selten bei Patienten gesehen, die wegen lympho- oder myeloproliferativen Erkrankungen mit zytotoxischen Medikamenten behandelt werden. Eine Hyperurikämie kann bei diesen Krankheiten jedoch schon vor dem ersten Therapiebeginn auftreten. Aufgrund einer Verlegung der Harnabflußwege beider Nieren durch Uratkristalle treten bei den Patienten schnell eine Oligurie und eine Azotämie auf.

Diagnostisches Vorgehen

In der Frühphase der Erkrankung sind im Urin Harnsäurekristalle nachweisbar, meistens in Verbindung mit einer Erythrozyturie. Die Serumharnsäurekonzentrationen können auf über 3500 mol/l (> 60 mg/dl) erhöht sein. Die Inulin-Clearance ist erniedrigt, während die Paraaminohippursäure-Clearance normal oder nur leicht eingeschränkt ist.

Therapie

Durch orale oder parenterale Zufuhr großer Flüssigkeitsmengen, verbunden mit einer der Niereninsuffizienz angepaßten intravenösen Gabe von Furosemid (Lasix, bis 60 mg/h i. v.), werden große Urinvolumina erzeugt, die die intratubuläre Harnsäurekonzentration verringern können. Zusätzlich verbessert die Alkalisierung des Urins auf pH-Werte über 7 die Löslichkeit der Harnsäure. Sollte diese Behandlung ein akutes Nierenversagen nicht verhindern können, kann durch Hämodialysetherapie eine effektive Senkung der Serumharnsäurespiegel erreicht werden. Prophylaktisch sollten onkologische Risikopatienten bereits vor der ersten zytostatischen Therapie mit Allopurinol (Zyloric, Epidropal, 300–600 mg/die) behandelt werden.

Prognose

Unter der Kombination von konservativer Therapie mit Dialyseverfahren wird vielfach ein völliger Rückgang der nephrologischen Symptomatik erreicht.

Gichtnephropathie

(Gichtniere, „Niere bei Gicht und Hyperurikämie", Bleinephropathie, Saturnine gout)

Definition: Ob es die in der früheren Literatur beschriebene sog. Gichtnephropathie, die durch Ablagerung von Harnsäurekristallen im Nierenparenchym mit begleitender interstitieller Nephritis und Fibrose charakterisiert wurde, überhaupt gibt, muß nach neueren Untersuchungen bezweifelt werden. Eine Ausnahme bilden die hereditären Hyperurikämieformen und seltene familiäre Formen der Nephropathie mit Hyperurikämie und Gicht.

Ätiologie

Zu den seltenen hereditären Hyperurikämien, die zu einer Gichtnephropathie führen, zählt das Lesch-Nyhan-Syndrom, ein X-chromosomal gebundener Enzymdefekt der Hypoxanthin-Guanin-Phosphoribosyltransferase und der vererbte Enzymdefekt der Adenin-Phophoribosyltransferase. Der Morbus Wilson kann zu einem Fanconi-Syndrom führen. Bei den er-

worbenen Hyperurikämien, die eine Gichtnephropathie auslösen können, wird heute der chronischen Bleiexposition eine entscheidende auslösende Rolle zugebilligt. Prinzipiell läßt sich aber bei allen Schwermetallintoxikationen eine mögliche Gichtnephropathie annehmen.

Pathophysiologie

Das Auftreten der Hyperurikämie und die Schädigung der Niere bei chronischer Bleivergiftung sind nicht Ausdruck einer vermehrten Harnsäureproduktion oder einer verminderten extrarenalen Harnsäureelimination, sondern werden durch eine gesteigerte tubuläre Rückresorption bei gleichzeitigem Volumenmangel hervorgerufen. Der genaue Mechanismus ist noch unbekannt.

Bei der insgesamt selten vorkommenden Entwicklung einer Niereninsuffizienz bei gleichzeitig bestehender Hyperurikämie kommen eher koexistierende Erkrankungen, wie Hypertonie, Arteriosklerose, Hyperlipidämie und Diabetes mellitus, als Ursache in Frage.

Pathologische Anatomie

Bei der durch eine chronische Bleiintoxikation hervorgerufene Gichtnephropathie sind die Nieren geschrumpft und die Anzahl der Nephrone ist vermindert. Dabei erscheinen lichtmikroskopisch die Glomeruli nicht betroffen zu sein, obgleich eine hypertensive Nephrosklerose in einigen Fällen beschrieben wurde. In den Zellen des proximalen Tubulus und der Henle-Schleife fanden sich eisenhaltige intrazytoplasmatische Einschlüsse und geschwollene Mitochondrien.

Klinik und diagnostisches Vorgehen

Nach Ausschluß einer hereditären Purinstoffwechselstörung ist die Frage nach einer möglichen Schwermetallexposition (besonders Blei) beim Nachweis einer Niereninsuffizienz bei gleichzeitig bestehender Hyperurikämie entscheidend. Die Patienten leiden an einer langsam fortschreitenden Niereninsuffizienz, begleitet von einer Proteinurie unterschiedlichen Ausmaßes, die von der Dauer der Hyperurikämie abhängig ist. Der Nachweis der bleiinduzierten Gichtnephropathie wird durch den EDTA-Bleimobilisierungstest erbracht.

Therapie

Ein Therapieversuch mit Allopurinol ist bei der bleiinduzierten Gichtnephropathie erfolglos. Die Bleinephropathie scheint aber durch eine Chelatbildnertherapie günstig beeinflußbar zu sein.

Prognose

Trotz der sofortigen Beendigung der Bleizufuhr ließ sich bei den Patienten noch nach 10 Jahren die Schädigung an den Tubuli nachweisen. Unbehandelt mündet die Erkrankung langsam in die terminale, dialysepflichtige Niereninsuffizienz.

Merke: Die Gichtnephropathie ist eine durch chronische Bleivergiftung hervorgerufenen tubulointerstitielle Nephritis, die durch eine erhöhte Rückresorption von Harnsäure im Tubulus gekennzeichnet ist und unbehandelt zur terminalen Niereninsuffizienz führt. Extrem hohe Harnsäurekonzentrationen, wie sie bei den hereditären Purinstoffwechselstörungen vorkommen, sind ebenfalls potentiell nephrotoxisch.

Weiterführende Literatur

Bartter, F. C., P. Pronove, J. R. Gill, R. C. MacCardle: Hyperplasia of the juxtaglomerula complex with hyperaldosteronism an hypokalemic alkalosis. Amer. J. Med. 33 (1962) 811

Batuman, V., J. K. Maesaka, B. Haddad, E. Tepper et al.: The role of lead in gout nephropathy. New Engl. J. Med. 304 (1981) 520

Conger, J. D.: Acute uric acid nephropathy. In Mandal, A. K.: The Medical Clinics of North America. Renal Disease, vol. 74. Saunders, Philadelphia 1990 (pp. 859–871)

Cotran, R. S.: Tubulo-interstitial diseases. In Brenner, B. M., F. C. Rector: The Kidney, 2nd ed., Kap. 28. Saunders, Philadelphia 1980

Emmerson, B. T.: Urate meatabolism and gout – a perspective. Aust. N. Z. J. Med. 18 (1988) 319–326

Gill, J. R. jr.: Bartter's syndrome. Ann. Rev. Med. 31 (1980) 405

Hall, A. P., P. E. Barry, T. R. Dawber et al.: Epidemiology of gout and hyperuricemia. Amer. J. Med. 42 (1967) 27–37

Kelton, J., W. N. Kelley, E. W. Holmes: A rapid method for the diagnosis of acute uric acid nephropathy. Arch. intern. Med. 138 (1978) 612

Massry, S. G., E. M. Kaptein: Hypercalcemia and hypocalcemia. In Massry, S. G., R. J. Glassock: Textbook of Nephrology, vol. I. Williams & Wilkins, Baltimore 1983

Puschett, J. B., A. Greenberg, R. Mitro et al.: Variant of Bartter's syndrome with a distal tubular rather than loop of Henle defect. Nephron 50 (1988) 205–211

Williams, A. W., D. M., Wilson: Uric acid metabolism in humans. Semin. Nephrol. 10 (1990) 9–14

Yü, T., L. Berger: The Kidney in Gout and Hyperuricemia. Futura, New York 1982

Schwangerschaftsnephropathie, EPH-Gestose

F. Scheler, M. H. Weber und *N. Braun*

Definition: Die Schwangerschaftsnephropathie ist eine während oder unmittelbar nach der Schwangerschaft auftretende Systemerkrankung. Sie manifestiert sich klinisch in den Symptomen Hypertonie und Proteinurie, wobei die schwangerschaftsinduzierte Hypertonie und Proteinurie (Gestationshypertonie, Präeklampsie und Eklampsie) von den essentiellen und sekundären Hochdruckformen während der Schwangerschaft (Pfropfgestose) abgegrenzt werden.

Häufigkeit und Einteilung

Bei der Schwangerschaftsnephropathie handelt es sich um eine an die Gravidität gebundene, spezifische Systemerkrankung. Die Klassifikation beruht allein auf den Symptomen **Hypertonie** und **Proteinurie,** unabhängig von deren Ursache (Tab. 5.**17**).

Die **Gestationshypertonie** ist als eine Erhöhung des diastolischen Blutdruckes $> = 90$ mmHg ohne Proteinurie nach der 20. Schwangerschaftswoche (SSW) bei einer vorher und 6 Wochen post partum (p.p.) normotensiven Frau definiert.

Unter einer schwangerschaftsproteinurischen Gestationshypertonie (Präeklampsie) versteht man das Auftreten einer Hypertonie und Proteinurie nach der 20. SSW bei einer vorher und 6 Wochen p.p. normotensiven Frau ohne Proteinurie.

Bei einer **Eklampsie** entwickelt die Patientin während der Schwangerschaft bis einschließlich 48 h p.p. klonisch-tonische Krämpfe auf dem Boden einer Gestationshypertonie oder Präeklampsie, seltener einer Pfropfgestose. Die Krämpfe dürfen nicht durch ein zentrales Krampfleiden ausgelöst worden sein.

Eine **Proteinurie in graviditate** liegt dann vor, wenn die Eiweißausscheidung mehr als 300 mg im 24 h Urin beträgt oder im Spontanurin mehr als 1,0 g Protein/l nachzuweisen sind.

Gestose und Eklampsie können nach klinischen Gesichtspunkten (Schweregrad der Hypertonie und Proteinurie, zentrale Symptome) noch weiter in leichte, mittelschwere und schwere Gestose, drohende Eklampsie (Präeklampsie im engeren Sinne) und Eklampsie eingeteilt werden.

Die Literaturangaben zur Häufigkeit der Gestose (Präeklampsie) schwanken, je nach Qualität der Schwangerenvorsorge, zwischen 10 und 20%. Eine Eklampsie soll in 0,5−1 pro Mill. aller Geburten auftreten, in wenig entwickelten Ländern bis zu 10 pro

Tabelle 5.**17** Einteilung der Schwangerschaftshypertonie und -proteinurie (nach einem Vorschlag der International Society for the Study of Hypertension in Pregnancy [ISSHP] 1986)

1. Gestationshypertonie (pregnancy induced hypertension = PIH)
2. Schwangerschaftsproteinurische Gestationshypertonie (Präeklampsie)
3. Eklampsie
4. Chronische Hypertonie
   − mit Pfropfgestose
   − ohne Pfropfgestose

Mill. Gestose und Eklampsie stehen mit fast 15% in der Bundesrepublik an der 2. Stelle der Ursachen für die Müttersterblichkeit.

Normale Veränderungen während der Schwangerschaft

Für die Beurteilung pathologischer Befunde während der Schwangerschaft sind zunächst die normalen Veränderungen von Bedeutung:

Während der Schwangerschaft wird das Gesamtkörperwasser um 8 l (6 l extra-, 2 l intrazelluläre Flüssigkeit, verteilt auf Amnionflüssigkeit, Uterus, Plazenta, Mammae, Intravasalraum) erhöht. Das Plasmavolumen nimmt um 1,2 l, das Herzzeitvolumen um 40% zu. Der renale Plasmafluß (RPF) steigt in der Mitte der Schwangerschaft um 60−80%, die glomeruläre Filtrationsrate (GFR) um 50%. Die Kreatinin-Clearance steigert sich bis zur 8. Schwangerschaftswoche um 45%. Die Serumkreatininwerte sinken entsprechend ab, so daß Werte im oberen Bereich bereits als Zeichen einer beginnenden Niereninsuffizienz zu werten sind. Die Harnsäureausscheidung nimmt zu Beginn der Schwangerschaft ebenfalls um 25% zu, sinkt aber gegen Ende der Schwangerschaft wieder ab.

Die Glucoseausscheidung ist bei Schwangeren im Gegensatz zu nichtschwangeren Frauen bis zu 10-fach erhöht (ca. 2 mmol/24 h) und zeigt große Schwankungen. Es besteht kein Zusammenhang zwischen dem Blutzucker und der Glukosurie. Als Ursache diskutiert man die Vermehrung der extrazellulären Flüssigkeit und die damit verbundene Erhöhung der GFR sowie eine Erschöpfung des maximalen Resorptionsmaximums für Glucose im Tubulussystem.

Ebenfalls gesteigert ist die tägliche Proteinausscheidung (bis 300 mg/24 h). Die durch die Steigerung der GFR erhöhte Menge an normalen Serumproteinen im Primärharn kann vermutlich nicht mehr vollständig tubulär zurückresorbiert werden.

Das Natrium-Kalium-Gleichgewicht ist trotz der gesteigerten Sekretion von Aldosteron und Desoxycorticosteron nicht gestört, weil gleichzeitig der natriuretische Effekt des vermehrt synthetisierten Progesterons zum Tragen kommt. Die Plasmareninaktivität ist bis zum Schwangerschaftsende erhöht, vorwiegend als Folge der durch Östrogen stimulierten Reninsubstratsynthese in der Leber. Der Blutdruck ist in der ersten Schwangerschaftshälfte eher erniedrigt und steigt später langsam auf normale Werte an.

Bei normaler Schwangerschaft weist das Nierenparenchym keine morphologischen Veränderungen auf. Dagegen sind charakteristischerweise die Nierenkelche, das Nierenebecken und die Harnleiter deutlich erweitert, offenbar unter dem Einfluß des Progesterons, weniger aufgrund des Drucks des graviden Uterus auf die Ureteren. Diese physiologische Dilatation der harnableitenden Organe begünstigt Infektionen, die über eine asymptomatische Bakteriurie zur Pyelonephritis gravidarum führen können. Ureteren- und Nierenbeckendilatation können unter Umständen bis zu 4 Wochen p.p. bestehen bleiben.

Hypertensive Schwangerschaftserkrankungen

Präeklampsie – Eklampsie

Häufigkeit

Eine Hypertonie tritt bei ca. 10% der Schwangerschaften auf. Die Frequenz hypertensiver Schwangerschaftskomplikationen wird in deutschen Perinatalstudien mit 5−7% angegeben. Beim Zusammentreffen von Hypertonie und Proteinurie besteht die Gefahr einer Eklampsie, die mit einer Mortalität von 5% einhergeht.

Von der Präeklampsie sind vorwiegend Erstschwangere und Patientinnen mit Mehrlingsschwangerschaften betroffen. Jugendliches oder relativ hohes Alter der Schwangeren prädisponieren ebenso wie eine genetische Veranlagung das Auftreten der Erkrankung. Selten werden Rezidive nach einer abgelaufenen Präeklampsie beobachtet.

Pathophysiologie

Während der normalen Schwangerschaft ist die Ansprechbarkeit des Gefäßsystems auf vasokonstriktorischen Substanzen wie Angiotensin II und Katecholamine herabgesetzt. Bei der Präeklampsie ist dieser Mechanismus aufgehoben. Zusätzlich kommt es zu einer, durch ein Ungleichgewicht zwischen Thromboxan A2 und Prostacyclin hervorgerufenen, gesteigerten Sensitivität des Gefäßsystems auf das in der Schwangerschaft vermehrt gebildete Angiotensin II.

Der generalisierte Arteriolenspasmus führt zum Widerstandshochdruck. Die Vasokonstriktion an der efferenten Nierenarteriole bewirkt eine Erhöhung des intraglomerulären Kapillardruckes mit nachfolgender Endothelläsion und Proteinurie.

Morphologisch zeigen präklamptische Nieren bei normalen glomerulären Basalmembranen starke Schwellungen der Endothel- und Mesangiumzellen, die auf die Phagozytose von Fibrin- und Fibrinogenspaltprodukten zurückzuführen sind. Fibrin, Komplementfaktoren und Immunglobuline werden im subepithelialen Raum abgelagert. Fibrinspaltprodukte werden auch vermehrt im Urin ausgeschieden. Nieren bei Eklampsie können zusätzlich herdförmige Tubulusnekrosen mit thrombosierten intertubulären Kapillaren zeigen, vereinzelt sogar beiderseitige Nierenrindennekrosen mit Fibrinthromben im gesamten Gefäßgebiet der Nierenrinde. Parallel dazu finden sich Fibrinthromben in Leber- und Hirngefäßen. Während präklamptische Nierenveränderungen im Prinzip vollständig rückbildungsfähig sind, bleiben nach einer Eklampsie meist Restschäden zurück.

Klinik

Blutdruckwerte von 140/90 mmHg gelten bereits als erhöht und signalisieren eine gesteigerte Krampfbereitschaft. Die Gefahr einer Eklampsie besteht aber erst bei Überschreiten eines systolischen Blutdruckes von 170 mmHg oder eines diastolischen Wertes von 110 mmHg. Eine Proteinurie über 300 mg pro 24 h oder $>=1$ g/l im Spontanurin, exzessive Gewichtszunahme (>500 g pro Woche) und generalisierte Ödeme können das Bild der Präeklampsie vervollständigen. Am Augenhintergrund lassen sich Gefäßspasmen, Netzhautödem und Eiweißextravasate erkennen. Bei zunehmendem Schweregrad der Gestose treten zentrale Symptome wie Ohrensausen, Augenflimmern, Kopfschmerzen, Erbrechen und gesteigerter Patellarsehnenreflex auf. Dieser eigentlich präklamptische Zustand kann in das Vollbild der Eklampsie überleiten. Diese manifestiert sich durch das Auftreten von tonisch-klonischen Krämpfen, gefolgt von einer stuporösen Phase mit gelegentlichem Auftreten von akuten Psychosen.

In einzelnen Fällen wird während der letzten Schwangerschaftsmonate eine passagere Hypertonie beobachtet, die etwa 10 Tage p.p. nicht mehr nachweisbar ist.

Für die Gestationshypertonie und Präeklampsie gibt es keine zuverlässigen und einfach durchzuführenden Früherkennungsmethoden. Als Warnzeichen müssen erhöhte Serumharnsäurespiegel gelten, die bei Werten über 360 mol/l (6 mg/dl) eine Gefährdung des Kindes anzeigen sollen. Eine glomeruläre Proteinurie bei Schwangeren in der 24.−30. Schwangerschaftswoche kann eine erhöhte Wahrscheinlichkeit für eine Gestationshypertonie anzeigen.

Eine schwere Komplikation der Präeklampsie ist das *HELLP-Syndrom* (engl. H=haemolysis, EL=elevated liver enzymes, LP=low platelets). Die Inzidenz wird mit 1 Erkrankungsfall pro 150 bis 300 Geburten angegeben. Das gestörte Gleichgewicht von Prostacyclin und Thromboxan A2 soll zu segmentalen Vasospasmen und zu Endothelläsionen führen. In den geschädigten Kapillaren kommt es zur Thrombozytenaggregation, zu Fibrinablagerungen und zur Hämolyse (mikroangiopathische Anämie). Die Patientinnen präsentieren sich mit rechtsseitigen Oberbauch- oder epigastrischen Schmerzen infolge Einblutungen in die Leber. Alle Patientinnen haben erhöhte Leberenzymwerte (ASAT, ALAT). Erhöhtes Bilirubin und Elektrolytveränderungen treten in über der Hälfte der Fälle auf. Die Thrombozytenzahlen sind auf Werte unter $100\,000/mm^3$ erniedrigt, während die Gerinnungswerte im Normbereich liegen. Die Therapie besteht in der sofortigen Geburtseinleitung oder Entbindung durch Sektio. Zusätzlich kann die Gabe von Thrombozytenkonzentraten erwogen werden. Das Krankheitsbild bessert sich nach der Geburt.

Chronische Hypertonie

Bei Schwangeren mit chronischer Hypertonie besteht die Erkrankung meistens als essentielle Hypertonie schon vor der Schwangerschaft. Sekundäre Hypertonieformen haben häufig renale Ursachen. Hochgradig gefährdet sind Patientinnen mit Phäochromozytom, obwohl vereinzelt auch erfolgreiche Schwangerschaften beschrieben wurden.

Pfropfgestose

Eine präexistente chronische Hypertonie führt während der Schwangerschaft in 50% der Fälle zu einer Pfropfgestose, deren Schweregrad mit jeder folgenden Schwangerschaft zunimmt und auch den Hochdruck verschlimmert (die Gestose bei Primapara hat im allgemeinen keine anhaltende Blutdruckerhöhung zur Folge). Liegt eine proliferative Glomerulonephritis als Ursache der Hypertonie vor, muß mit einer raschen Verschlechterung der Nierenfunktion gerechnet werden (Risikoschwangerschaft; s. Tab. 5.18).

Therapie

Die Hypertonie (> 140/90 mmHg) während der Schwangerschaft muß besonders sorgfältig überwacht und behandelt werden, da hypertoniebedingte zerebrale Blutungen eine wesentliche Ursache der Müttersterblichkeit darstellen.

Als Mittel der Wahl gilt Methyldopa (Presinol). Bei frühzeitigem Einsatz läßt sich die Entwicklung einer Eklampsie und der intrauterine Fruchttod verhindern. Die Proteinurie und der Anstieg der Harnsäure werden allerdings ebenso wenig beeinflußt wie die Entwicklung einer Pfropfgestose bei chronischer Hypertonie. Als Nebenwirkungen wurden ein parkinsonähnlicher Tremor und ein verminderter Kopfumfang beim Neugeborenen beobachtet.

β_1-Rezeptorenblocker sind die einzigen Antihypertensiva, bei denen ein prophylaktischer Effekt auf die Entwicklung einer Pfropfgestose gezeigt werden konnte. Wegen der negativ-chronotropen Wirkung auf das kindliche Herz und möglicher Wechselwir-

Tabelle 5.18 Kriterien für eine Schwangerschaftsberatung aus nephrologischer Sicht

Kreatinin ↑ cKrea ↓	Proteinurie	Hypertonie	
N	∅	∅	Schwangerschaft vertretbar, Risiko gering
N	+	∅	
N	∅	+	Schwangerschaft mit Risiko, Gefahr der Aufpfropfgestose
N	+	+	
+	∅	∅	Schwangerschaft kaum vertretbar, erhöhte Gefahr der Aufpropfgestose
+	+	∅	
+	∅	+	
+	+	+	Schwangerschaft nicht vertretbar

kungen mit den β_2-Rezeptoren am Uterus sollten nur hochselektive β_1-Rezeptorenblocker, z. B. Atenolol (Tenormin) oder Metoprolol (Beloc, Lopresor) zur Anwendung kommen.

Dihydralazin (Nepresol) wird häufig mit der Begründung einer Verbesserung der uteroplazentaren Perfusion eingesetzt. In kontrollierten Studien hat sich Dihydralazin im Vergleich zu Metoprolol jedoch als weniger vorteilhaft erwiesen.

Die prophylaktische Gabe von niedrigdosierter (60−100 mg/d) Acetylsalicylsäure (ASS, Aspirin) kann die Entwicklung einer Gestationshypertonie und Präeklampsie verhindern. Wegen der Gefahr von Blutungen, insbesondere intrazerebraler Blutungen beim Neugeborenen, soll die Therapie fünf Tage vor der Entbindung abgesetzt werden.

Hypertone Krisen lassen sich mit Dihydralazininfusionen gut beherrschen, wirksam ist auch eine Kombination von Diazoxid (Hypertonalum; 5 mg/kg KG) und Furosemid (Lasix).

Der Einsatz von Diuretika in der Schwangerschaft ist abzulehnen, da sie zwar die Ödeme reduzieren und die Hypertonie senken, aber das bei Präeklampsie sowieso schon erniedrigte Plasmavolumen weiter vermindern und so zu einer Beeinträchtigung der uteroplazentaren Durchblutung führen können. Bei schweren Hypertonien mit Lungen- und Hirnödem läßt sich der Einsatz von Furosemid gelegentlich nicht umgehen. Gegen den Einsatz von Nifedipin in der Schwangerschaft gibt es wegen seiner embryo- und fetotoxischer Nebenwirkungen ernste Bedenken. Reserpin soll wegen der Gefahr depressiver Reaktionen bei der Mutter und Nasenschleimhautschwellungen beim Neugeborenen nicht eingesetzt werden. Nach der Gabe von ACE-Hemmern während der Schwangerschaft wurde ein akutes Nierenversagen des Neugeborenen beobachtet.

Magnesiumsulfat- (besser: Magnesiumascorbinat-)infusionen werden zur Kupierung eklamptischer Anfälle empfohlen. Dabei kommt es zur neuromuskulären Blockierung und zentraler Sedierung, wobei gleichzeitig der Blutdruck durch Vasodilatation gesenkt wird. Magnesium ist nicht toxisch für den Feten. Die Therapie wird an Hand der Magnesiumkonzentration im Serum oder des Patellarsehnenreflexes, der bei etwa 10 mval/l verschwindet (toxische Dosis: 12–15 mval/l), eingestellt. Magnesium ist bei Anurie kontraindiziert.

Je bedrohlicher die jeweilige Gestoseform ist, desto wichtiger ist eine sorgfältige klinische Überwachung von Mutter und Kind. Treten starke Einschränkungen der Nierenfunktion auf, muß eine Schwangerschaftsunterbrechung vorgenommen werden.

Nierenerkrankungen während der Schwangerschaft bei bereits vorbestehenden Nierenerkrankungen

Pyelonephritis

Als häufigste Nierenerkrankung wird in etwa 5% der Schwangerschaften (Häufung im 1. und 3. Trimenon) eine Pyelonephritis beobachtet, für die die beschriebenen normalen Nierenveränderungen während der Gravidität (Dilatation der Ureteren und des Nierenbeckenkelchsystems, langsamer Harnabfluß) den idealen Boden darstellen. Von asymptomatischen Bakteriurien, hereditären Fehlbildungen oder chronisch interstitiellen Nephropathien (Diabetes mellitus, Hyperurikämie, Analgetikaabusus, sog. benigne Nephrosklerose) kann unter diesen Umständen leicht eine Pyelonephritis gravidarum ausgehen. Dabei handelt es sich meistens um eine aszendierende Infektion mit E. coli, β-hämolysierenden Streptokokken oder Streptococcus faecalis.

Die akute Pyelonephritis gravidarum manifestiert sich mit Fieber, Schüttelfrost, Flankenschmerz, Nierenklopfschmerz, Harndrang, Dysurie, Übelkeit und Erbrechen. Im Urin finden sich Bakteriurie, Leukozyten, Leukozytenzylinder, Nierenepithelien und eine Erhöhung der α_1-Mikroglobulin-Ausscheidung. Die endogene Kreatinin-Clearance ist erniedrigt, das Serum-Kreatinin erhöht. Prädisponierende Faktoren (kongenitale Varianten des Harntraktes, Abflußbehinderung, Nephrolithiasis) lassen sich mittels der Sonographie der Nieren und ableitenden Harnwege erkennen.

Therapeutisch kommen Ampicillin, Amoxicillin und Cephalosporine (Cefaclor, Cephadroxil, Cephalexin) in Frage. Dabei ist die Vorgeschichte und das Antibiogramm zu berücksichtigen. Tetracycline, Kanamycin, Streptomycin, Chinolone und Sulfonamide sind in der Schwangerschaft kontraindiziert, Co-Trimoxazol darf nur im 1. und 2. Trimester als Mittel der 2. Wahl eingesetzt werden. Eine Stauung der ableitenden Harnwege sollte möglichst konservativ behandelt

werden, anderenfalls kann zur Harndrainage ein Pigtail-Katheter unter Antibiotikaschutz eingelegt werden.

Als Folgen einer Harnwegsinfektion bei der Schwangeren wurden vermehrt Fehlgeburten im 2. Trimenon, erhöhte perinatale Mortalität und ein gesteigertes Risiko für die intrauterine Wachstumsretardierung beobachtet. Deshalb muß jede Harnwegsinfektion in der Schwangerschaft behandelt werden. Bei chronischen Pyelonephritiden mit Nierenfunktionseinschränkung, die während einer Gravidität entdeckt werden, ist von weiteren Schwangerschaften abzuraten.

Primäre Glomerulopathien

Eine akute endokapilläre Glomerulonephritis wird in der Schwangerschaft selten (Inzidenz 1:40 000 Schwangerschaften) gesehen, gefährdet aber bei ihrem Auftreten das Leben von Mutter und Kind. Die perinatale Mortalität beträgt über 50%. Die diagnostische Abgrenzung gegenüber der Präklampsie beruht auf dem Nachweis einer Hämaturie und eines eventuell erhöhten Antistreptolysintiters (AST).

Die Fertilität von Patientinnen mit chronisch verlaufenden primären Glomerulonephritiden (glomeruläre Minimalläsionen, mesangioproliferative Glomerulonephritis) und normaler bis gering eingeschränkter Nierenfunktion ist nicht beeinträchtigt. Die Schwangerschaft kann bei fehlender Hypertonie komplikationslos verlaufen, obwohl das Gestoserisiko um etwa ein Drittel erhöht ist. Die fetale Prognose ist weniger vom Typ der Glomerulopathie als vom Auftreten von Risikofaktoren wie Hypertonie, Proteinurie und Niereninsuffizienz abhängig. Mit steigenden Retentionswerten (Serumkreatinin über 175 mol/l (2 mg/dl), Kreatinin-Clearance > 60 ml/min), zunehmender Proteinurie und Hypertonie steigen die fetale Mortalität und das Risiko einer Pfropfgestose, so daß ein Schwangerschaftsabruch oder eine vorzeitige Entbindung erwogen werden müssen. Bereits vor der 28. SSW gefährden Azotämie, Plazentainfarkte und -insuffizienz das Leben des Kindes. Einen Anhalt für die Schwangerschaftsrisiken aus nephrologischer Sicht gibt die Tab. 5.18.

Die Schwangerschaft hat im wesentlichen keinen negativen Einfluß auf den natürlichen Verlauf einer primären Glomerulonephritis, wenngleich einige Untersuchungen daraufhin deuten, daß beim Auftreten einer Hypertonie vor oder während der Schwangerschaft eine Verschlechterung der Nierenfunktion eintritt. Ein nephrotisches Syndrom ohne wesentliche Niereninsuffizienz erfordert nicht grundsätzlich einen therapeutischen Abort, da offenbar keine Häufung thromboembolischer oder infektiöser Komplikationen auftritt.

Glomerulonephritis bei Systemerkrankungen

Auch bei der Lupusnephritis besteht eine normale Fertilität, wenn keine eingeschränkte Nierenfunktion vorliegt (eine zuverlässige Kontrazeption ist daher bei Durchführung einer immunsuppressiven Therapie zwingend!). Die Wahrscheinlichkeit einer erfolgreichen Schwangerschaft steigt, wenn sich die Erkrankung in einem inaktiven Stadium befindet. Niereninsuffizienz und Hypertonie erhöhen im Gegensatz zur Proteinurie das Risiko eines intrauterinen Fruchttodes. Der Einfluß des systemischen Lupus erythematodes auf die Nierenfunktion der Schwangeren ist unklar, doch soll das Risiko einer persistierenden Nierenfunktionsverschlechterung weniger als 10% betragen. Hydralazin ist beim systemischen Lupus erythematodes kontraindiziert, da es selbst ein lupusähnliches Erkrankungsbild auslösen kann.

Akutes Nierenversagen

In der ersten Schwangerschaftshälfte kann es durch septischen Abort, in der zweiten Schwangerschaftshälfte durch Eklampsie und vorzeitige Plazentalösung sowie postpartal bei atonischer Nachblutung zum akuten Nierenversagen kommen. Durch die Verbesserung der Schwangerenbetreuung ist die Zahl der septischen Aborte und der damit verbundenen Fälle von akutem Nierenversagen rückläufig. Die Abruptio placentae und schwere uterine Blutungen stehen heute neben der Eklampsie an der Spitze der Ursachen des akuten Nierenversagens. Auch das HELLP-Syndrom und die akute Fettleber in der Schwangerschaft können mit einem akuten Nierenversagen einhergehen.

Das postpartale Nierenversagen tritt wenige Tage bis Wochen nach der Entbindung auf und ist gekennzeichnet durch die rasche Entwicklung eines Nierenversagens, begleitet von respiratorischen und gastrointestinalen Komplikationen. Eine mikroangiopathische hämolytische Anämie und Thrombozytopenie (hämolytisch urämisches Syndrom=HUS) haben ca. drei Viertel der Patientinnen. Die Prognose ist ernst; die Mortalität kann nahezu 60% erreichen, wenngleich unter intensivmedizinischen Maßnahmen eine Verbesserung der Überlebenschancen erreicht wird.

Schwangerschaften unter Hämodialysetherapie oder nach Nierentransplantation

Vereinzelt wird von Schwangerschaften unter chronischer Hämodialysetherapie, häufiger nach Nierentransplantationen berichtet. Während viele Patientinnen mit schwerer Niereninsuffizienz amenorrhoisch sind, scheint besonders die Nierentransplantation wieder zu normalen Menstruationszyklen zu führen. Wegen der chronischen immunsuppressiven Therapie und ermöglichen Funktionsverschlechterung des Transplantats während und nach der Gravidität sollten jedoch Schwangerschaften nach Möglichkeit vermieden werden.

> **Merke:** Bei Nieren- und Hochdruckkrankheiten besteht in jeder Phase der Schwangerschaft die Gefahr einer verstärkten Ödembildung. Hämaturie und Hypertonie, wobei sich die Nierenfunktion verschlechtern kann (Aufpfropfgestosen. Darüber hinaus besteht die Gefahr einer Fehlgeburt. Wenn die genannten Symptome ohne vorbestehende Nieren- oder Hochdruckkrankheit vowiegend gegen Ende der Schwangerschaft auftreten, spricht man von essentieller Toxikose, deren Prognose nach Beendigung der Schwangerschaft in aller Regel günstig ist, danach werden in aller Regel keine dauerhaften Nierenfunktionsstörungen beobachtet.

Weiterführende Literatur

Bear, R. A.: Pregnancy in patients with renal disease. Obstet. and Gynecol. 48 (1976) 13–18

Bear, R. A.: Pregnancy in patients with chronic renal disease. Canad. med. Ass. J. 18 (1978) 663–664

Beller, F. K., I. MacGillivray: Hypertensive Disorders in Pregnancy. Thieme, Stuttgart 1978

Benigni A. et al.: Effect of low-dose aspirin on fetal and maternal generation of thromboxane by platelets in woman of risk for pregnancy-induced hypertension. New Engl. J. Med. 321 (1989) 357–362

Birnbaum M., F. K. Beller: Niere und Harnwege. In Beller F. K., H. Kynak: Erkrankungen während der Schwangerschaft, 4. Aufl. Thieme, Stuttgart 1990 (S. 256–273)

Davison J. M.: Overview: Kidney function in pregnant woman. Amer. J. Kidney Dis. 9 (1987) 248–252

Edel, H. H.: Indikationen zum Schwangerschaftsabbruch bei Nierenerkrankungen und Hypertonie. Nieren- u. Hochdruckkr. 9 (1980) 93

Ferrazzani S., A. Caruso, S. De Caroilis et al.: Proteinuria and outcome of 444 pregnancies complicated by hypertension. Amer. J. Obstet. Gynecol. 162 (1990) 366–371

Girndt, J.: Schwangerschaft und Niere. In Bock H. E., W. Gerock, F. Hartmann: Klinik der Gegenwart. Urban & Schwarzenberg, München 1982 (S. E 329)

Heinicke H.-J., J. Hensel: Schwangerschaft bei Patientinnen mit Lupus erythematodes visceralis unter besonderer Berücksichtigung der Nierenbeteiligung. Z. Ges. inn. Med. 43 (1988) 56–59

Krane N. K.: Acute Renal Failure in Pregnancy. Arch. intern. Med. 148 (1988) 2347–2357

Jungers P., D. Forget, P. Houillier et al.: Pregnancy in IgA Nephropathy, Reflux Nephropathy, and Focal Glomerular Sclerosis. Amer. J. Kidney Dis. 9 (1987) 334–338

Jungers P., P. Houllier, D. Forget: Reflux nephropathy and pregnancy. Baillière's Clin. Obstet. Gynaecol. 1 (1987) 955–969

Kincaid-Smith P., K. F. Fairley: Renal Disease in Pregnancy. Three Controversial Areas: Mesangial IgA Nephropathy, Focal Glomerular Sclerosis (Focal and Segmental Hyalinosis and Sclerosis), and Reflux Nephropathy. Amer. J. Kidney Dis. 9 (1987) 328–333

Kyank H.: Schwangerschaftshypertonie, Präeklampsie, Eklampsie. In Beller F. K., H. Kynak: Erkrankungen während der Schwangerschaft., 5. Aufl. Thieme, Stuttgart 1990 (S. 96–114)

Öney T.: Geburtseinleitung bei schwerer Präeklampsie/Gestose, HELLP-Syndrom und Eklampsie. In Kaulhausen H.: Hochrisikogeburt. Thieme, Stuttgart 1990 (S. 17–25)

Packham D. K., R. A. North, K. F. Fairley: Primary Glomerulonephritis and Pregnancy. Q. J. Med. 71 (1989) 537–553

Quaas L., Ch. Wilhelm, W. Klosa et al.: Urinary protein patterns
and EPH-gestosis. Clin. Nephrol. 27 (1987) 107–110

Rath W., W. Loos, W. Kuhn et al.: The importance of early laboratory screening methods for maternal and fetal outcome in
cases of HELLP syndrome. Eur. J. Obstet. Gynecol. reprod.
Biol. 36 (1990) 43–51

Rath W., T. Nesselhut, G. Grospietsch: Veränderungen des Urin-
proteinmusters in der SDS-Polyacrylamidgelelektrophorese
(SDS-Page) bei normalen und hypertensiven Schwangerschaften. Geburtshilfe u. Frauenheilk. 48 (1988) 10

Sacks S. H., K. Verrier Jones, R. Roberts: Effect of symptomless
bacteriuria in childhood on subsequent pregnancy. Lancet
(Oct. 1987) 991–994

Scheler F., H.-J. Gröne: Hypertonie in Klinik und Praxis. Schattauer, Stuttgart 1980

Schubiger G., G. Flury, J. Nussberger: Enalapril for pregnancy-
induced hypertension: Acute Renal Failure in a neonate. Ann.
intern. Med. 108 (1988) 215–216

Sibai B. M.: The HELLP syndrome (hemolysis, elevated liver enzymes, and low platelets): Much ado about nothing? Amer. J.
Obstet. Gynecol. 162 (1990) 311–316

Sibai B. M., M. A. Villar, B. C. Mabie: Acute renal failure in hypertensive disorders of pregnancy. Amer. J. Obstet. Gynecol.
162 (1990) 777–783

Vetter K.: Schwere Gestationshypertonie, Präeklampsie, HELLP-
Syndrom und Eklampsie. In Kaulhausen H.: Hochrisikogeburt. Thieme, Stuttgart 1990. (S. 27–33)

Weinstein L.: Syndrome of hemolysis, elevated liver enzymes,
and low platelet count: A severe consequence of hypertension in pregnancy. Amer. J. Obstet. Gynecol. 142 (1982)
152–167

Nephropathien bei monoklonalen Gammopathien

F. Scheler und *M. H. Weber*

Definition: Bei den verschiedenen Typen von Plasmazellerkrankungen wird ein pathophysiologischer Mechanismus beobachtet, der allen Krankheitsformen gemeinsam ist: Eine einzelne, differenzierte Plasmazelle bildet in kurzer Zeit große Mengen von Tochterzellen (Klon), die im Übermaß das für diesen Zellklon typische Immunglobulin (sogenanntes Paraprotein) synthetisieren. Die wichtigste Krankheitseinheit bildet dabei das *Plasmozytom* (multiples Myelom, Morbus Kahler), eng verwandt damit sind die *Markroglobulinämie Waldenström*, die idiopathische monoklonale Gammopathie, die „Schwere-Ketten-Erkrankung" (heavy-chain-disease) und die *primäre Amyloidose*. Eine im Verlauf dieser Erkrankungen nicht seltene Nierenbeteiligung beeinflußt in den meisten Fällen erheblich die Prognose.

Physiologie

Im normalen Organismus produzieren immunkompetente Plasmazellen nach ihrer Differenzierung aus den Knochenmarkstammzellen (B-Zellen) ein Spektrum von Immunglobulinen, welche jeweils aus zwei „schweren" ($=$H, heavy; Molekulargewicht 50 000) und zwei „leichten" ($=$L, light; Molekulargewicht 22 000) Eiweißketten bestehen. Nach dem Typ der H-Kette unterscheidet man 5 Immunglobulinklassen, IgG, IgA, IgM, IgD und IgE. Die leichten Ketten gehören entweder dem $\varkappa$- oder dem λ-Typ an. Wegen einer leichten Überschußproduktion werden im Normalurin täglich etwa 10 mg L-Ketten beider Typen ausgeschieden.

Plasmozytom

Definition: Die als Plasmozytom bezeichnete disseminierte Plasmazellneoplasie geht mit Zerstörung der Knochenstruktur, Knochenmarksdepression, Hyperkalzämie, rekurrenten Infekten und Nierenschädigung einher.

Häufigkeit

Männer im mittleren und hohen Lebensalter sind von der Erkrankung bevorzugt betroffen. Die Häufigkeit einer Nierenbeteiligung bei Plasmozytom zeigt sich darin, daß bei 60−80% der Patienten eine Proteinurie gefunden wird.

Pathophysiologie und Morphologie

Von den in riesigen Mengen zirkulierenden vollständigen Immunglobulinen (sogenannte „Paraproteine") bzw. deren L-Ketten (sogenannte Bence-Jones-Proteine) werden letztere wegen ihres niedrigen Molekulargewichts glomerulär filtriert. Leichtketten mit einem hohen isoelektrischen Punkt ($> 6,2$) üben nephrotoxische Wirkungen aus: Die proximal-tubulären Reabsorptionsmechanismen für diese kleinmolekularen Proteine erschöpfen schnell. In den distalen Tubuli bilden sich durch Co-Präzipitation mit dem Tamm-Horsfall-Mukoprotein lamellierte Zylinder, die zu Tubulusatrophie und Basalmembranrupturen führen. Ins Interstitium übertretende Bence-Jones-Proteine führen zu interstitiellen Entzündungsreaktionen mit Riesenzellbildung. Das gesamte morphologische Bild wird unter dem Begriff der „Myelomniere" zusammengefaßt (Abb. 5.**33**). Bei Patienten mit diesem Krankheitsbild findet sich regelhaft eine Bence-Jones-Proteinurie mit Leichtkettenmono- und -dimeren im elektrophoretischen Bild (Abb. 5.**34**).

Die Glomeruli sind gewöhnlich nicht verändert. Wenn jedoch morphologische Alterationen im Sinne einer nodulären Sklerose oder einer (AL-)Amyloidose auftreten, wird parallel dazu oft eine „große" Proteinurie mit nephrotischem Syndrom beobachtet.

Klinik

Die nephrotoxischen Wirkungen der Bence-Jones-Proteine manifestieren sich klinisch gelegentlich in proximalen und/oder distalen Tubulusdysfunktionen (Glukosurie, Aminoazidurie, Phosphaturie, tubuläre Azidose, Konzentrationsverlust). Dramatischer ist jedoch die in 8−30% der Plasmozytomfälle zu beobachtende Entwicklung eines akuten Nierenversagens. Eine Reihe von Faktoren prädisponieren zum akuten Nierenversagen bei bestehender Leichtkettenproteinurie (Abb. 5.**35**). Es gilt besonders, iatrogene Auslöser wie Röntgenkontrastmittel, negative Flüssigkeitsbilanz, nephrotoxische Medikamente u. a. zu vermeiden!

Während das akute Nierenversagen ein eher seltenes Ereignis darstellt, entwickeln ca. 50% aller Plasmozytompatienten eine chronische Niereninsuffizienz, die in einigen Fällen ins dialysepflichtige Terminalstadium führt. Viele Patienten versterben jedoch

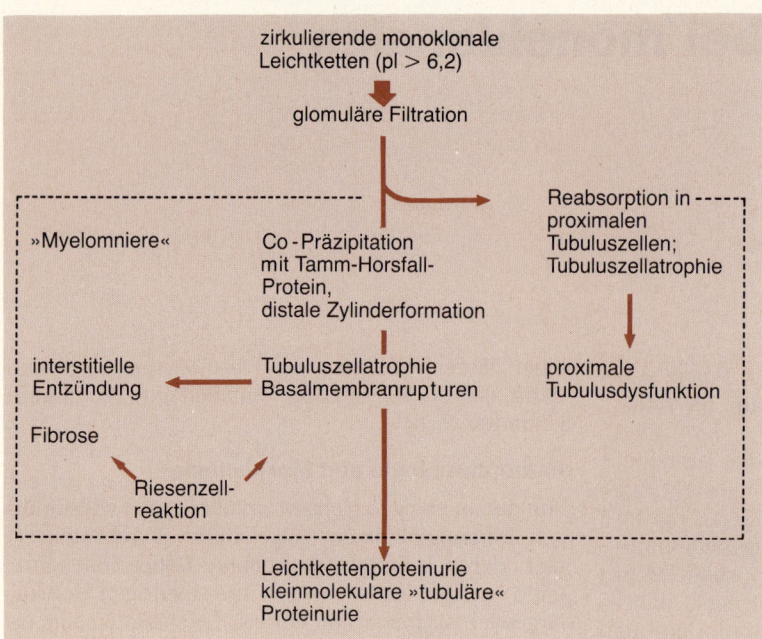

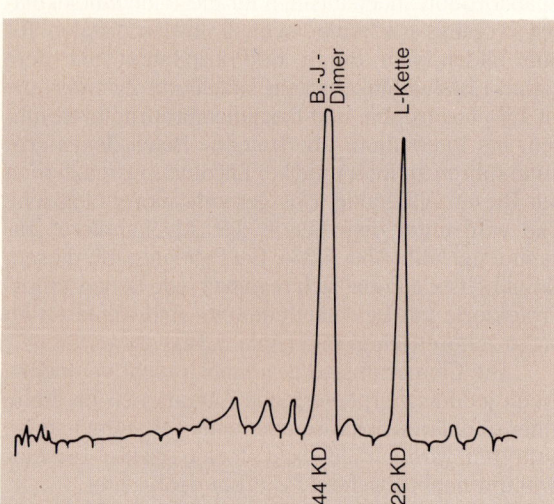

Abb. 5.**34**   Leichtkettenproteinurie: Darstellung der Monomere (MG 22000) und Dimere (MG 44000) mittels SDS-Mikroflachgel-Elektrophorese

vor Erreichen des Dialysestadiums an interkurrenten Infekten, Anämie und Zytostasenebenwirkungen.

Therapie und Prognose

Die Behandlung der Grundkrankheit mit alkylierenden Substanzen (z. B. Vincristin, Alkeran, Endoxan) in Kombination mit Corticosteroiden vermag die Synthese der Paraproteine zu vermindern und dadurch eine chronische Nierenfunktionsstörung zum Stillstand zu bringen. Ein zu aggressives therapeutisches Vorgehen kann jedoch den Organismus durch den akuten Untergang einer Vielzahl von Plasmazellen zusätzlich mit großen Mengen an Paraproteinen überschwemmen, so daß die Therapie selbst ein akutes

Nierenversagen zur Folge haben kann. Beim akuten Nierenversagen hat sich die rasche Entfernung der Paraproteine aus dem Blut mit Hilfe der Plasmapherese als günstig herausgestellt. In Kombination mit einer antineoplastischen Chemotherapie kann dieses Verfahren die Prognose des akuten Nierenversagens beim Plasmozytom verbessern.

Makroglobulinämie Waldenström

Definition: Die Makroglobulinämie Waldenström ist gekennzeichnet durch das Auftreten eines monoklonalen Antikörpers vom IgM-Typ.

Pathologische Anatomie

Im Gegensatz zum Plasmozytom zeigen die Nieren bei Makroglobulinämie glomeruläre Veränderungen. Verdickung der Basalmembran, interkapilläre Glomerulosklerose und hyaline, IgM-haltige Thromben in den Kapillarschlingen sind häufige morphologische Befunde. Das Niereninterstitium ist infiltriert von lymphoiden Zellen des Knochenmarks.

Klinik

Wegen der im allgemeinen relativ niedrigen Proteinausscheidung im Urin kann eine Nephropathie klinisch lange Zeit inapparent bleiben. Eine chronische Niereninsuffizienz entwickelt sich seltener als beim Plasmozytom.

Diagnostisches Vorgehen

Neben einem Myelomgradienten in der Serumelektrophorese (Abb. 5.**36**) wird in vielen Fällen eine mä-

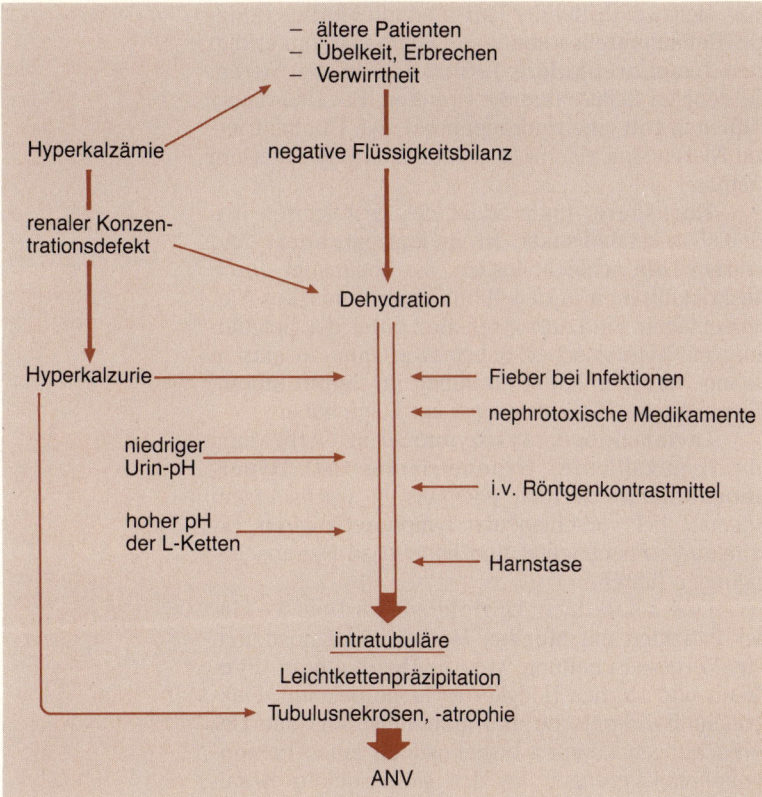

Abb. 5.**35** Faktoren, die zum akuten Nierenversagen prädisponieren

ßige Proteinurie, zuweilen vom Bence-Jones-Typ (L-Ketten), beobachtet.

Therapie und Prognose

Die Behandlung der Grunderkrankung kann wie beim Plasmozytom eine bereits bestehende Nierenfunktionsstörung verbessern.

> **Merke:** Paraproteine sind potentiell nephrotoxisch. Sie können sowohl akute Nierenversagen als auch chronische tubulolnterstitielle Schädigungen hervorrufen. Beim IgM-Paraprotein (Morbus Waldenström) ist darüber hinaus mit glomerulären Veränderungen zu rechnen.

Lymphoretikuläre Erkrankungen

Von allen Neoplasien, die die Nieren beeinträchtigen, stehen die Leukämie und Lymphome an erster Stelle. Die Nieren können auf sehr unterschiedliche Weise geschädigt werden:

1. durch Organinfiltration,
2. durch Tumorstoffwechselprodukte und
3. durch immunologische Phänomene, die entweder aus der Leukämie bzw. dem Lymphom resultieren oder sie begleiten.

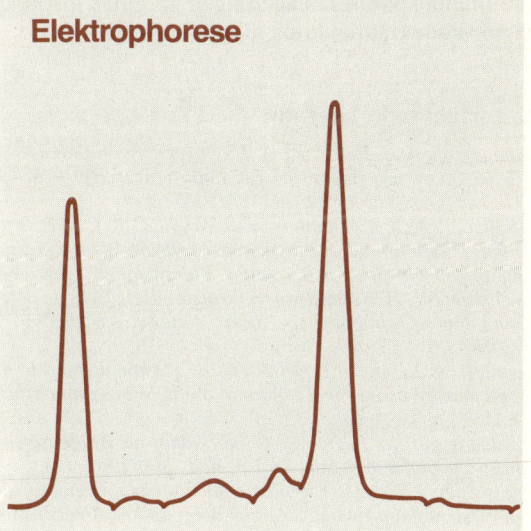

Abb. 5.**36** Serumelektrophorese bei Plasmozytom. Typischer schmaler, hoher Gipfel eines monoklonalen Immunglobulins im Bereich der γ-Globuline (rechts)

Pathophysiologie und Klinik

Hyperkalzämie als Folge gesteigerter Knochenresorption führt häufig sekundär zu chronischer Niereninsuffizienz. Im Vordergrund der klinischen Erscheinungen stehen jedoch zentralnervöse und gastrointestinale Symptome.

Bei zwei Drittel der Patienten mit Morbus Hodgkin, Retikulumzellsarkom und Lymphosarkom erfolgt eine **lymphoretikuläre Infiltration** in die Nieren, die renalen Gefäße und die Ureteren. Bei 10% dieser Patienten tritt eine Hydronephrose auf. Die infiltrierten Nieren sind als große, schmerzhafte Resistenzen tastbar.

Harnsäure, Endprodukt des gesteigerten Nukleinsäurekatabolismus, ist in konzentriertem und saurem Urin schlecht löslich. Sie begünstigt durch Auskristallisation in den Tubuli ein chronisches Nierenversagen. Ein Leukozytensturz unter der Behandlung mit zytotoxischen Substanzen kann zu extrem hohen Harnsäurekonzentrationen im Serum führen, die ein akutes Nierenversagen zur Folge haben.

Lactatazidose, Lysozymurie in Verbindung mit **Hypokaliämie, Hyponatriämie** und **Hyperphosphatämie** werden ebenfalls in wechselndem Ausmaß bei verschiedenen lymphoretikulären Erkrankungen beobachtet und können zu Nierenschädigungen führen.

Eine **sekundäre Amyloidose** wird bei 3–11% der Patienten mit **Morbus Hodgkin** diagnostiziert. Die Vergesellschaftung von **nephrotischem Syndrom** und Morbus Hodgkin ist lange bekannt. Elektronenmikroskopische und immunhistologische Untersuchungen konnten bisher jedoch keine Immunglobulinablagerungen an der glomerulären Basalmembran sichern. Im Gegensatz dazu steht die Beobachtung, daß Tumorantigene bei anderen Neoplasien (Bronchial-, Mamma- und Uteruskarzinom) über renale Immunkomplexablagerungen zu einer membranösen Glomerulonephritis führen können.

Weiterführende Literatur

Clyne, D. H., A. J. Pesce, R. E. Thompson: *Nephrotoxicity of Bence Jones proteins in the rat: Importance of protein isoelectric point.* Kidney Int. 16 (1979) 345

Defronzo, R. A., R. L. Humphrey, J. R. Wright, C. R. Cooke: *Acute renal failure in multiple myeloma.* Medicine 54 (1975) 209

Fang, L. T.: *Light-chain nephropathy.* Kidney Int. 27 (1985) 582

Hilschmann, N., H. U. Barnikol, H. Kratzin et al.: *Genetic determination of antibody specificity.* Naturwissenschaften 65 (1978) 616

Misani, R., G. Remuzzi, T. Bertani et al.: *Plasmapheresis in the treatment of acute renal failure in multiple myeloma.* Amer. J. Med. 66 (1979) 648

Morel-Maroger, L.: *Pathology of the kidney in Waldenström's macroglobulinemia.* New Engl. J. Med. 283 (1970) 123

Ooi, B. S., A. J. Pesce, V. E. Pollak et al.: *Multiple myeloma with massive proteinuria and terminal renal failure.* Amer. J. Med. 52 (1972) 538

Salmon, S. E., M. Seligman: *B-Cell neoplasia in man.* Lancet 1974/II, 1230

Smithline, N., J. P. Kassirer, J. J. Cohen: *Light chain nephropathy. Renal tubular dysfunction associated with light-chain proteinuria.* New Engl. J. Med. 294 (1976) 71

Waldenström, J.: *Diagnosis and Treatment of Multiple Myeloma.* Grune & Stratton, New York 1970 (p. 196)

Weber, M. H.: *Myelomniere. Kongreßbericht der 105. Tagung der Nordwestdt. Ges. F. Innere Medizin. Hansisches Verlagskontor, Lübeck 1985 (S. 47)

Zlotnick, A., E. Rosenmann: *Renal pathologic findings associated with monoclonal gammopathies.* Arch. intern. Med. 135 (1975) 40

Nierenamyloidose

F. Scheler, M. H. Weber und *N. Braun*

Definition: Die Amyloidose ist gekennzeichnet durch die Einlagerung einer homogenen Eiweißsubstanz in die inneren Organe, wobei neben Herz, Magen-Darm-Trakt, Gelenken, Zunge und Nerven vorwiegend die Nieren betroffen sind. Primäre Amyloidosen (Al-Protein) haben keine nachweisbar entzündliche Grundlage. Sekundäre Amyloidosen (AA-Protein) können in der Folge chronischer Infektionen oder Entzündungen wie Tuberkulose, Osteomyelitis, chronische Polyarthritis, familiäres Mittelfieber oder Lepra auftreten. Familiäre Amyloidosen zeichnen sich durch den Nachweis von AF-Protein aus.

Häufigkeit

Primäre Amyloidosen werden bei ca. 15% der Patienten mit Plasmozytom oder Makroglobulinämie Waldenström beobachtet. Unter den Ursachen für die sekundären Amyloidose ist die chronische Polyarthritis (68%) am häufigsten vertreten. Knapp die Hälfte der Patienten, die wegen einer terminalen Niereninsuffizienz mittels Hämodialyse behandelt werden, entwikkeln eine Amyloidose nach 9 bis 14 Jahren.

Pathologische Anatomie

Die *Nierenamyloidose* manifestiert sich pathologischanatomisch in den meisten Fällen in Form von großen, weißlich-grauen Nieren von fester Konsistenz. Seltener werden Amyloidschrumpfnieren mit eingezogener Oberfläche gefunden.

Die Schnittfläche des Präparates ist wachsartig, in kleinen und großen Nierenvenen finden sich nicht selten ausgedehnte Thrombosen. Eine Vielzahl von morphologischen Mustern wurde bei den Amyloidablagerungen in der Niere beschrieben. Glomeruläre Amyloidablagerungen stehen histologisch im Vordergrund. Die Glomeruli werden in hyaline, kugelförmige Gebilde (Ähnlichkeit mit der diabetischen Glomerulosklerose) umgewandelt. Dabei werden 4 Typen unterschieden: Mesangial nodulärer Typ (AA-Amyloid), mesangio-kapillärer Typ (vorwiegend AL-Amyloid), perimembranöser Typ (AL-Amyloid) und hilärer Typ (vorwiegend AA-Amyloid). Auch die Vasa afferentia und efferentia (Intima und Adventitia) sowie die Tubuluszellen und das peritubuläre interstitielle Gewebe sind von den Amyloidablagerungen betroffen. Die Tubuluslumina können hyaline Zylinder enthalten (Abb. 5.**37**).

Pathophysiologie und Klinik

In vielen Fällen ist eine langjährige Proteinurie das einzige Symptom der Nierenamyloidose. Je nach Grundkrankheit zeigt die übrige klinische Symptomatik ein sehr buntes Bild. Funktionsstörungen anderer, amyloidspeichernder Organe (Leber, Magen-Darm-Trakt) können dabei ganz im Vordergrund stehen und die Nierenbeteiligung überdecken.

Das Fortschreiten der Proteinurie kann nach einigen Jahren das Vollbild eines nephrotischen Syndroms mit Ödemen, Dysproteinämie und Hyperlipoproteinämie hervorrufen. Unter weiterer Ablagerung von Amyloid in der Niere entwickelt sich langsam eine chronische, zunächst noch kompensierte Niereninsuffizienz (nicht selten durch eine Hypertonie oder eine Nierenvenenthrombose kompliziert), die schließlich in das terminale dialysepflichtige Stadium mündet. Selten wird die Entwicklung eines renalen Diabetes insipidus beobachtet, als dessen Ursache Resorptionsstörungen infolge Amyloidablagerung in den Sammelrohren und Vasa recta des Nierenmarks diskutiert werden.

Ein neuer Typ der Amyloidose wurde kürzlich bei langjährigen Hämodialysepatienten entdeckt. Bei diesen Patienten zirkulieren große Mengen kleinmolekularer (LMW-)Proteine im Plasma, die bei normaler Nierenfunktion gewöhnlich über das Tubulussystem katabolisiert werden. Zu diesen LMW-Proteinen gehören unter anderem β_2 Mikroglobulin (β_2M), α_1-Mikroglobulin (α_1M) und retinolbindendes Protein (RBP). In den Amyloidablagerungen der chronischen Dialysepatienten wurde das β_2M nachgewiesen. β_2M zeigt in seiner Aminosäuresequenz Ähnlichkeiten mit den Leichtketten der Immunglobuline, die aufgrund ihrer charakteristischen „Faltblatt"-Struktur (β-pleated sheet) selbst zur Amyloidbildung neigen (AL-Amyloidose). Typische Symptome der dialyseassoziierten Amyloidose sind chronische Nerven- und Gelenkschmerzen sowie die Ausbildung eines Karpaltunnelsyndroms. Neue Entwicklungen in der Dialysemembrantechnik sollen in Zukunft die Elimination der LMW-Proteine verbessern.

Diagnostisches Vorgehen

Die Diagnose erfolgt lichtmikroskopisch anhand einer Rektumbiopsie, wobei die Amyloidablagerungen in der Kongorot-Färbung unter polarisiertem Licht eine charakteristische grüne Doppelbrechung zeigen. Für das AA-Amyloidprotein wurde von Cohen eine Differentialfärbung mit Kaliumpermanganat einge-

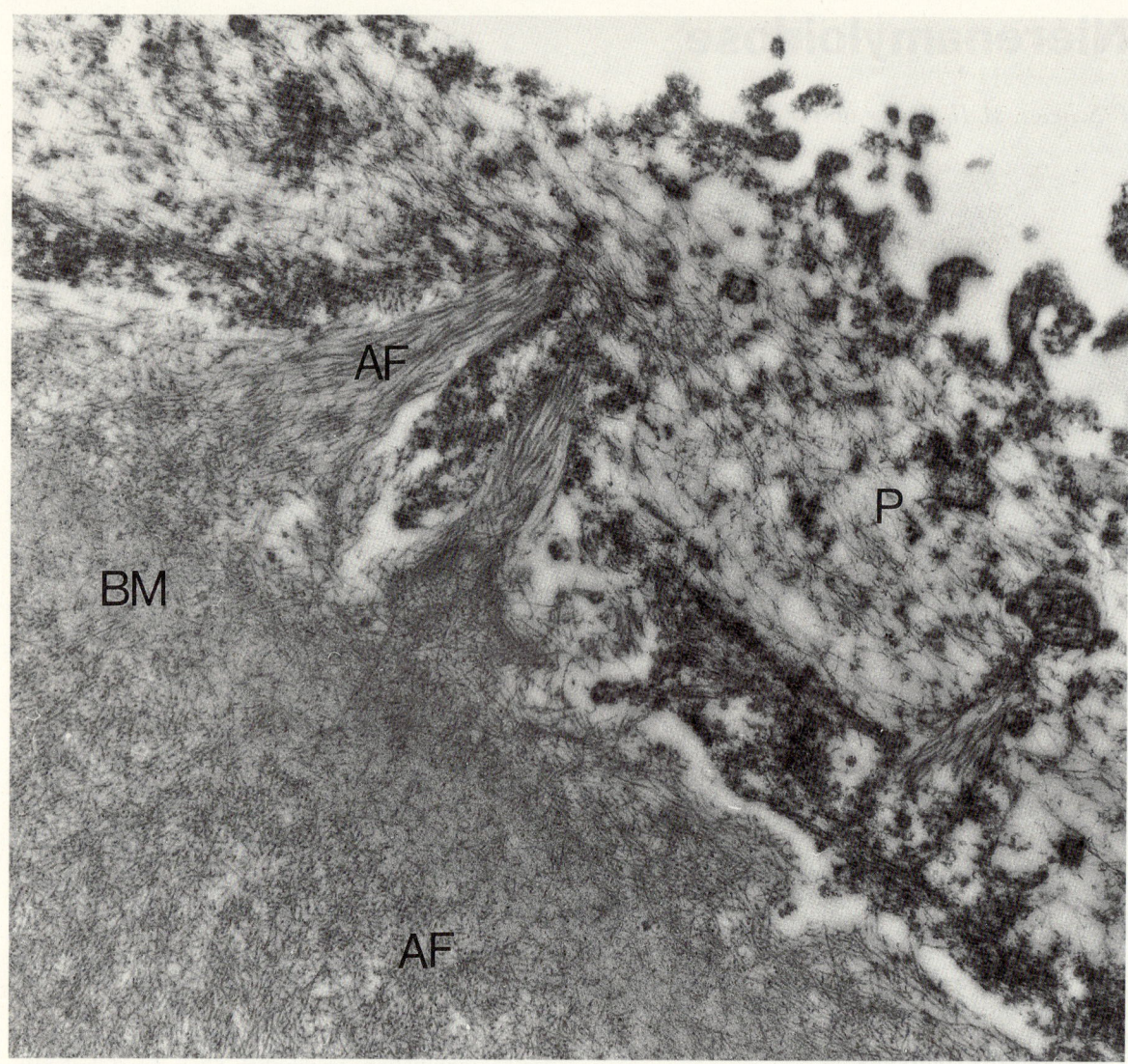

Abb. 5.37 Nephropathie bei Amyloidose (BM = Basalmembran, AF = Amyloidfibrillen, P = Podozyt)

führt. Außerdem ist der immunhistologische Nachweis von Ig-Leichtketten und β_2M möglich. Die elektrophoretische Analyse des Harns in PAA-Gelen zeigt überwiegend ein unselektiv-glomeruläres Muster. Dabei können im Fall der AL-Amyloidose auch Leichtketten als Bence-Jones-Proteine nachgewiesen werden.

Therapie und Prognose

Eine kontrollierte Therapiestudie mit Colchicin (1−2 mg/d) an einer großen Patientengruppe mit autosomal-rezessiv vererbtem familiären Mittelmeerfieber belegte die Wertigkeit dieser Prophylaxe: Neben einer Reduktion der Fieberkrisen konnte die Rate an amyloidbedingten Nephropathien in einem Zeitraum von 9 Jahren auf etwa ein Drittel der nichtbehandelten Gruppe gesenkt werden. Bei Patienten mit Proteinurie ohne nephrotisches Syndrom nahm die Eiweißausscheidung im Behandlungszeitraum kaum

zu. Ob der Einsatz von Cyclosporin A zu einer Reduktion der sekundären Amyloidbildung führt, kann noch nicht sicher beurteilt werden.

Eine spezifische Therapie der Amyloidose ist nicht bekannt. Remissionen wurden bei sekundärer Amyloidose beobachtet, wenn die Grunderkrankung zur Ausheilung gebracht wurde. Erfolgreiche Nierentransplantationen wurden beschrieben. Eine Behandlung der primären Amyloidose mit Zytostatika (Melphalan) wurde bisher in wenigen Untersuchungen als erfolgreich beschrieben. Vereinzelte Therapieversuche mit Dimethylsulfoxid (DMSO; 5−15 mg/die) sollen ermutigend verlaufen sein. Diese Substanz verbessert in vitro die Löslichkeit der Amyloidfibrillen. Die 5-Jahres-Überlebensrate der primären Amyloidose soll unter 20% liegen. Spontanremissionen dieser Form sind äußerst selten.

Merke: Bei Proteinurie bzw. bei nephrotischem Syndrom muß stets auch an eine Nierenamyloidose gedacht werden. Die Diagnose „Amyloidose" läßt sich häufig durch Rektumbiopsie sichern, so daß nicht immer eine Nierenbiopsie nötig ist. Die im Rahmen der Nierenamyloidose auftretende Niereninsuffizienz bestimmt meist das Schicksal der Patienten, unabhängig von einer vorhandenen Grundkrankheit. Trotzdem sollte bei der sekundären Amyloidose der Versuch gemacht werden, die Grundkrankheit zu behandeln. Eine aussichtsreiche Therapie der primären Amyloidose ist zur Zeit nicht bekannt.

Weiterführende Literatur

Aparicio, M., V. de Precigout, J. Reiffers et al.: Multiple myeloma and AL amyloidosis in a renal transplant patient recipient. Nephron 53 (1989) 373–375

Cohen, A. S.: Amyloidosis. New Engl. J. Med. 277 (1967) 522, 574, 628

Dabbs, D. J., L. Morel-Maroger, F. Mignon et al.: Glomerular lesions in lymphomas and leukemias. Amer. J. Med. 80 (1986) 63–70

Dikman, S. H., T. Kahn, D. Gribetz, J. Churg: Resolution of renal amyloidosis. Amer. J. Med. 63 (1977) 430

Franklin, E. C.: Some unsolved problems in the amyloid diseases. Amer. J. Med. 66 (1979) 365

Gejyo, F., S. Odani, T. Yamada, N. Honma, H. Saito et al.: β_2-microglobulin: A new form of amyloid protein associated with chronic hemodialysis. Kidney Int. 30 (1986) 385

Glenner, G. G.: Amyloid deposits and amyloidosis, The β-fibrilloses. New Engl. J. Med. 302 (1980) 1283 (Part I), 1333 (Part II)

Herve, J. P., J. Cledes, B. Bourbigot, M. P. Guillodo et al.: Systemic amyloidosis in the course of maintenance haemodialysis. Nephron 40 (1985) 494

Honma, K., M. Azuma, T. Yamada: Amyloid vascular disease and contracted kidneys – report of a case with review of literature. Wien. Klin. Wschr. 96 (1984) 629

Ishikawa, I., T. Horiguchi, H. Kitada et al.: β_2-Microglobulin-derived amyloid deposition in aquired cystic disease of the kidney with renal cell carcinoma. Nephron 46 (1987) 101-102

Isobe, T., E. F. Ossermann: Patterns of amyloidosis and their association with plasma-cell dyscrasia, monoclonal immunoglobulins and Bence-Jones proteins. New Engl. J. Med. 290 (1974) 473

Kyle, R. A., E. D. Bayrd: Amyloidosis: review of 236 cases. Medicine 54 (1975) 271

Laurent, G., E. Calemard, B. Charra: Dialysis related amyloidosis. Kidney Int. 33 Suppl. 24 (1988) S. 32–S. 24

Shiiki, H., T. Shimokama, Y. Yoshikawa et al.: Renal amyloidosis. Virchows Arch. Abt. A. 412 (1988) 197–204

Siegal, B., D. Zemer, M. Pras: Cyclosporine and familial Mediterranean fever amyloidoses. Transplanation 41 (1986) 793

Slertini, F., J. P. Wauters, I. Poulenas: Carpal tunnel syndrome. A frequent invaliding long-term complication of chronic haemodialysis. Clin. Nephrol. 21 (1984) 95

Sufrin, G., S. Chasan, A. Golio: Paraneoplastic and serologic syndromes of renal adenocarcinoma. Semin. Urol. 7 (1989) 158–171

Triger, D. R., A. M. Joekes: Renal amyloidosis – a fourteen-year follow-up. J. Med. (New Series) 42 (1973) 15

Watanabe, T., T. Saniter: Morphological and clinical features of renal amyloidosis. Virchows Arch. path. Anat. 366 (1975) 125

Wegelins, O., A. Pasternak: Amyloidosis. Proceedings of the fifth Sigrid Jusélius Foundation Symposium. Academic Press, London 1976

Zemer, D., M. Pras, E. Sohar, M. Modan et al.: Colchicine in the prevention and treatment of the amyloidosis of familial Mediterranean fever. New Engl. J. Med. 314 (1986) 1001

Nephropathie bei Sarkoidose

F. Scheler, M. H. Weber und *N. Braun*

Definition: Die Sarkoidose (Morbus Boeck) ist eine Systemerkrankung unbekannter Ätiologie, die durch das Auftreten nichtverkäsender Epitheloidzellgranulome primär in der Lunge und sekundär in allen anderen Organsystemen gekennzeichnet ist.

Häufigkeit

Die akute Form der Sarkoidose (Löfgren-Syndrom) betrifft vorwiegend Frauen zwischen 20 und 30 Jahren, während die chronische Sarkoidose bei beiden Geschlechtern annähernd gleichmäßig verteilt ist und sich um das 40. Lebensjahr manifestiert. Die Erkrankung betrifft hauptsächlich Nordeuropäer und schwarze Amerikaner. Die Gesamtinzidenz der Sarkoidose beträgt etwa 10/100 000. Bei ca. 10% der erwachsenen Sarkoidose-Patienten kommt es im Verlauf der Erkrankung zu einer Nierenbeteiligung. Im Kindesalter soll die renale Beteiligung geringer sein. Weniger als 1% der Patienten geraten dabei in die terminale Niereninsuffizienz. Eine genetische Prädisposition gilt als wahrscheinlich.

Ätiologie

Die Ursache der Sarkoidose ist unbekannt. Es werden Slow-Viren, Pilze, Protozoen, Bakterien, Blastomyces, Cryptococcus, atypische Mykobakterien, inhalierte organische und anorganische Materialien diskutiert.

Pathogenese

Patienten mit aktiver (akuter und chronischer) Sarkoidose weisen eine erheblich verminderte Reaktionsfähigkeit des zellulären Immunsystems auf. In vivo soll die Granulombildung nach Kontakt mit dem auslösenden Agens durch die T-Helferzellen (CD4+), ihrerseits durch die Makrophagen stimuliert, initiiert werden. Die von den T-Helferzellen freigesetzten Lymphokine (IL1, IL2) führen zur weiteren Ansammlung von Makrophagen, Killerzellen, Epitheloidzellen und Lymphozyten. Makrophagen und neutrophile Granulozyten produzieren zahlreiche gewebeabbauende Enzyme. Die Epitheloidzellen bzw. in fortgeschrittenen Fällen die aus ihnen hervorgehenden Riesenzellen sind die Ursache für die erhöhte Konzentration an Angiotensin-konvertierendem Enzym (ACE) im Serum. Durch die lokale Konzentrierung der T-Zellen könnte es zu einem relativen Mangel an T-Zellen im peripheren Blut kommen, was die Abschwächung der

zellulären Immunreaktion bei Sarkoidosepatienten erklären würde. Im Gegensatz dazu findet sich eine erhöhte B-Zell-Aktivität (humorales Immunsystem), die sich in hohen Serumimmunglobulintitern, der Gegenwart von Autoantikörpern und zirkulierenden Immunkomplexen ausdrückt. Je nach Löslichkeit der Immunkomplexe kann sich eine membranöse oder proliferative Glomerulonephritis als Sekundärerkrankung ausbilden.

Pathologische Anatomie

Obwohl sich die Erkrankung vorwiegend an den intrathorakalen Organen (Lunge, perihiliäre Lymphknoten), Haut, Augen (Heerfordt-Syndrom), Leber und Milz manifestiert, wird in 4 bis 22% der Fälle auch eine renale Beteiligung beobachtet. Meistens handelt es sich dabei um eine chronische, teils granulomatöse, interstitielle Nephritis (s. Abb. 5.**38**), Nephrolithiasis (10 bis 20%) oder Nephrokalzinose (ca. 5%). In neuerer Zeit wurde auch vermehrt über die Assoziation mit einer durch Immunkomplexe ausgelösten Glomerulonephritis (meist membranöse Glomerulonephritis, weniger mesangialproliferative Glomerulonephritis) berichtet. Entlang der kapillären Basalmembran und im Mesangium waren immunhistologisch granuläre Ablagerungen von IgG, IgA, Komplement C3, C1Q und C9 nachweisbar. Granulome sind bei bis 34% der Fälle bioptisch zu finden.

Klinik

Für eine mögliche Nierenbeteiligung bei der Sarkoidose sprechen rezidivierende Harnwegsinfektionen, Nierenkoliken, Pyurie und/oder Hämaturie sowie eingeschränkte Nierenfunktion. Daneben können natürlich auch klinische Zeichen anderer Organmanifestationen auftreten.

Diagnostisches Vorgehen

Entscheidend ist die differentialdiagnostische Erwägung der Sarkoidose bei den oben genannten Symptomen, besonders, wenn auch andere Symptome auf das Vorliegen der Erkrankung hinweisen könnten (vermeintliche „Grippe", Sprunggelenksarthritis, Erythema nodosum an den Unterschenkeln, Husten, gelegentlich Fieber). Die Blutsenkungsreaktion ist beschleunigt, im Blutbild findet sich eine Leukopenie, häufig auch mit einer Hyperglobulinämie vergesellschaftet (s. Kap. Sarkoidose). Eine (passagere) Hyperkalzämie tritt in 10 bis 20%, eine Hyperkalzurie dagegen in über 60% der Fälle auf. Die Harnsäure kann gelegentlich ohne Vorliegen einer Gicht erhöht sein. Im Harnsediment finden sich Leukozyten, Erythrozyten und Zylinder. Die Abschwächung der Immunreaktion vom Spättyp drückt sich in einem negativen Tuberkulintest aus. Der Kveimtest, bzw. der Nachweis von Antikörpern gegen das Kveim-Antigen, ist in der Regel entbehrlich und bleibt besonders zweifelhaften Fällen vorbehalten. Diagnostisch läßt sich die Diagnose gegebenenfalls durch eine Nierenbiopsie sichern.

Der klinische Verlauf der jeweiligen Nephropathie ist eng an die entzündliche Aktivität der Sarkoidose gekoppelt. Als Verlaufsparameter bietet sich die Bestimmung des Angiotensinkonvertierenden Enzyms (ACE) an, dessen erhöhter Titer die entzündliche Aktivität der Sarkoidose anzeigt und ein Maß für die Effektivität einer Kortikoidtherapie ist. Obwohl es bisher keine sicheren Erklärungen für die erhöhte ACE-Konzentration im Serum gibt, erscheint eine immunologische Steuerung der vermehrten Enzymproduktion und -freisetzung im Rahmen der Grundkrankheit denkbar. Die Bestimmung von Lysozym (LZE) im Serum soll keine Verbesserung in der Diagnostik und Aktivitätskontrolle der Sarkoidose bringen.

Therapie

Bei der aktiven Sarkoidose ist die Behandlung mit Corticosteroiden, anfangs 1 mg/kgKG, eventuell als Methylprednisolon-Stoßtherapie, später 10 bis 20 mg Prednison pro Tag als Erhaltungstherapie durchzuführen. Nach 2 Jahren kann ein Ausschleichversuch unternommen werden. Eine Lungensarkoidose Stadium I oder höher, die mit einer Nephrolithiasis oder Niereninsuffizienz bei Hyperkalzämie kombiniert ist, stellt ebenfalls die Indikation zur Steroidtherapie dar.

Prognose

Die Beurteilung des Heilungserfolges bei der Sarkoidose ist schwierig, da auch spontane Remissionen vorkommen. Die Heilungsrate bei den extrathorakalen Manifestationen beträgt ca. 90% gegenüber ca. 70% bei der Lungenmanifestation. 4% der Sarkoidose-Patienten versterben an unmittelbaren respiratorischen bzw. myokardialen Komplikationen der Erkrankung. Das Wiederauftreten einer renalen Sarkoidose nach erfolgreicher Nierentransplantation wurde beobachtet.

Merke: Nephrolithiasis, Nephrokalzinose und interstitielle Nephritis sowie gelegentlich Glomerulonephritisformen sind charakteristische renale Komplikationen der Sarkoidose, die jedoch nur selten deren Krankheitsverlauf beeinflussen.

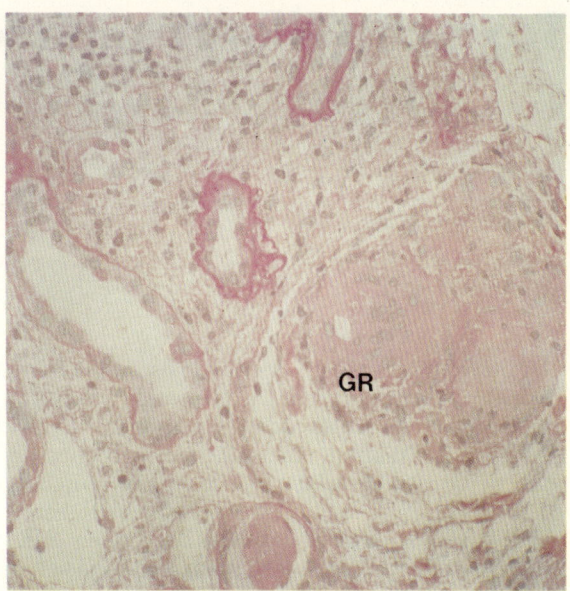

Abb. 5.**38**   Interstitielle Nephritis. GR = Granulom

Weiterführende Literatur

Ashutosh, K., J. F. H. Keighley: Diagnostic value of serum angiotensin converting enzyme activitiy in lung diseases. Thorax 31 (1976) 552

Briner, J., J. Gartmann: Glomerulonephritis bei Sarkoidose. Schweiz. med. Wschr. 108 (1978) 401

Coburn, J. W., C. Hobbs, G. S. Johnson et al.: Granulomatous sarcoid nephritis. Amer. J. Med. 42 (1967) 273

Daniele, R. P., J. H. Dauber, M. D. Rossmann: Immunologic abnormalities in sarcoidosis. Ann. intern. Med. 92 (1980) 406

DeRemee, R. A., M. S. Rohrbach: Serum angiotensin-converting enzyme activity in evaluating the clinical course of sarcoidosis. Ann. intern. Med. 92 (1980) 361

Göbel, U., V. Müller, H.-R. Laske et al.: Glomerulonephritis bei Sarkoidose. Z. Urol. Nephrol. 81 (1988) 187–193

Hannedouche, T., G. Grateau, L. H. Noël et al.: Renal Granulomatous Sarcoidosis: Report of six cases. Nephrol. Dial. Transplant. 5 (1990) 18–24

Hug, C., F. W. Reutter, F. Gloor. Sarkoidose der Niere. Schweiz. med. Wschr. 117 (1987) 2118–2121

Liebermann, J.: Elevation of serum angiotensin-converting-enzyme (ACE) level in sarcoidosis. Amer. J. Med. 59 (1975) 365

Marti, H. P., J. Laissue, M. Mihatsch et al.: Renale Manifestationen der Sarkoidose. Schweiz med. Wschr. 118 (1988) 413–421

McCoy, R. C., C. C. Fisher: Glomerulonephritis associated with sarcoidosis. Amer. J. Pathol. 68 (1972) 339

Siltzbach, L. E.: Seventh international conference on sarcoidosis and other granulomatous disorders. Ann. N. Y. Acad. Sci. 278 (1976)

Williams, P. F., D. Thomson, J. L. Anderton: Reversible renal failure due to isolated renal sarcoidosis. Nephron 37 (1984) 246

Toxische Nierenschäden

H. V. Henning

Definition: Unter dem Begriff „toxische Nieren-schäden" (oder „toxische Nephropathie") subsumiert man alle akuten oder chronischen, durch exogene Substanzen unterschiedlichster chemischer Natur verursachten Störungen der strukturellen Intergrität und/oder der exkretorischen, endokrinen und metabolischen Funktionen der Niere. Für diese Begriffsbestimmung ist es gleichgültig, um welche Art nephrotoxischer Substanzen es sich handelt (Medikamente, Chemikalien, Industrie- und Umweltgifte usw.) und auf welche Weise sie in den Organismus gelangen (orale Zufuhr, Injektionen, Inhalation usw.) Die außerordentlich große Zahl potentiell nephrotoxischer Substanzen läßt sich aufgrund ihrer unterschiedlichen Wirkungsmechanismen in Stoffgruppen differenzieren.

Pathomechanismen

Die Zahl der Substanzen und Pharmaka, die eine wie auch immer geartete nephrotoxische Wirkung entfalten können, ist Legion. Die Empfindlichkeit der Nieren gegenüber den Einflüssen verschiedenster Noxen (Medikamente und deren Metabolite, Umweltgifte, industrielle Schadstoffe, Suchtgifte usw.) ist nicht allein durch den hohen renalen Blutfluß erklärt, sondern auch durch die mannigfachen spezifischen Mechanismen, die derartige Substanzen durch die Tubulusmembran transportieren. Die intrarenale Konzentration nephrotoxischer Stoffe kann ansteigen, wenn die Rate der Wasserrückresorption jene der betreffenden Substanzen übersteigt oder wenn Transportprozesse selbst derartige Substanzen in die tubuläre Flüssigkeit oder die Tubuluszellen einschleusen. Hinzu kommt, daß durch die zahlreichen mikrosomalen Tubulusenzyme anflutende Pharmaka (z. B. Salizylate, Cephaloridin) in toxische Metabolite umgewandelt werden. Schließlich spielen noch weitere Faktoren wie Plasmaproteinbindung, Urinflußrate und Harn-pH eine Rolle.

Im wesentlichen sind es drei Reaktionsmechanismen, die das Spektrum toxischer Nierenschäden charakterisieren:

1. Toxische Reaktion als Folge einer Überdosierung. Nicht selten sind diese Schäden darauf zurückzuführen, daß bei bereits eingeschränkter Nierenfunktion die Notwendigkeit einer *Dosisreduktion* nicht beachtet wurde. Dieses Problem ist besonders bei *älteren* Patienten mit eingeschränkter glomerulärer Filtrationsrate von Bedeutung.
2. Renale Schäden im therapeutischen Dosisbereich als Ausdruck einer sekundär pharmakologischen Nebenwirkung (z. B. β-Sympatholytika wie Propranolol).
3. Renale Schäden im Rahmen einer Hypersensitivitätsreaktion (z. B. Methicillin-Nephritis).

Bei toxischen Nierenschäden ist auch an Umwelt- und Industriegifte (z. B. Blei, Cadmium), in der Landwirtschaft verwendete Substanzen, Insektizide und Herbizide (DDT, akutes Nierenversagen nach Paraquat-Intoxikation) sowie berufliche Expositionen (Blei, Kohlenwasserstoffexposition bei Patienten mit Goodpasture-Syndrom) zu denken.

Einteilung nephrotoxischer Substanzen

Nephrotoxische Substanzen lassen sich je nach ihrem Wirkungsmuster in Gruppen unterteilen:

- direkt toxische Substanzen, die als **Zellgift** wirken (z. B. Quecksilbersalze, Tetrachlorkohlenstoff),
- sensibilisierende Substanzen, die zu **Hypersensitivitätsreaktionen** führen (z. B. Methicillin, Penicillin, Rifampicin),
- Substanzen, die **metabolische Prozesse** (Calcium-Phosphathomöostase, Kaliumhaushalt oder Gerinnungsvorgänge) beeinflussen können (z. B. Vitamin D und seine Metaboliten, Diuretika, Zytostatika),
- kumulativ wirkende Substanzen, die eine **protrahierte Parenchymdestruktion** bewirken (z. B. Analgetika-Nephropathie nach Phenacetin-Abusus).

Die wichtigsten potentiell nephrotoxischen Substanzen sind in Tab. 5.**19** zusammengestellt.

Direkt toxische Substanzen

Die direkt toxischen Substanzen verursachen Zellnekrosen hauptsächlich im Bereich des proximalen Tubulus. Tubuläre Partialstörungen wie Aminoazidurie oder Glukosurie bis zu erheblichem Abfall der glomerulären Filtrationsrate und **akutem Nierenversagen** kennzeichnen das klinische Bild. Außer Schadstoffen wie Tetrachlorkohlenstoff, Trichloräthylen, Glykolen, Quecksilbersalzen oder Arsen sind als Ursache der **akuten Tubulusnekrose** einige wichtige **Medikamente** von Bedeutung:

Aminoglykoside,
Cephaloridin,
Tetracycline,
Amphotericin B,
Colistin,
Bacitracin,

Polymyxin B,
Sulfonamide,
Röntgenkontrastmittel,
Quecksilberdiuretika,
Phenylbutazon.

Besonders risikoreich ist die Kombination bzw. kontinuierliche Anwendung potentiell nephrotoxischer Substanzen wie z. B. Cephaloridin und Aminoglykoside, Tetracyclin bei Methoxyflurannarkose oder bei der Verwendung großer Kontrastmittelmengen.

Akute, interstitielle Nephritis

Unter Medikamenteneinwirkung kann auch eine akute interstitielle Nephritis auftreten. Es handelt sich um eine Hypersensitivitätsreaktion, die akut und in der Regel dosisunabhängig beginnt und unter den Zeichen allergischer Reaktionen (Eosinophilie, Gelenk- und Muskelschmerzen, Exantheme, Fieber) mit Hämaturie und Proteinurie verläuft. Nach Absetzen des verantwortlichen Medikamentes klingen die Erscheinungen ab und rezidivieren nach erneuter Exposition. Manchmal lassen sich im Serum Antikörper gegen die auslösende Substanz oder deren Metabolite nachweisen. Die Anzahl derjenigen Medikamente, die eine akute interstitielle Nephritis auslösen können, nimmt offenbar zu, in Frage kommen hauptsächlich (Blantz 1980):

Methicillin,
Penicillin G,
Ampicillin,
Rifampicin,
Sulfonamide,
Phenindion,
Oxacillin,
Carbenicillin,

Cephalotin,
Cotrimoxazol,
Allopurinol,
Thiazide,
Furosemid,
Diphenylhydantoin,
Azathioprin.

Akute Angiitis

Manche Substanzen (Penicillin G, Thiazide, Allopurinol) scheinen auch Antikörper gegen die Gefäßwand bilden zu können, was eine schwere akute Angiitis mit Nierenschädigung zur Folge haben kann. Die klinischen und morphologischen Kriterien sind die einer Hypersensitivitätsangiitis oder auch einer Panarteriitis nodosa.

Glomeruläre Funktionsstörungen

Nephrotisches Syndrom oder asymptomatische Proteinurien sind klinisches Leitsymptom glomerulärer Schäden, die sich nach Applikation von L-Penicillamin, Quecksilberverbindungen, Penicillin G, Gold, Wismut, Antiepileptika (Tridion, Paradion), Probenecid, Tolbutamid und Captopril manifestieren können.

LE-Syndrom

Ein medikamentös ausgelöstes Lupus-erythematodes-Syndrom wurde unter Hydralazin, Procainamid, Chinidin, Sulfonamiden und Antiepileptika beobachtet. Die Morphologie ist uneinheitlich, es finden sich perimembranöse oder mesangioproliferative Glomerulonephritiden, deren Unterscheidung von der Immunkomplexnephritis etwa nach D-Penicillamin-Gabe Schwierigkeiten bereiten kann.

Indirekt ausgelöste Nierenfunktionsstörungen

Indirekt ausgelöste Nierenfunktionsstörungen können durch Substanzen oder Medikamente bedingt sein, die in metabolische Prozesse eingreifen. Eine durch Behandlung mit Vitamin D, Vitamin-D-Metaboliten oder Dihydrotachysterol (A. T. 10) ausgelöste *Hyperkalzämie* kann eine Nephrokalzinose mit schwerer Tubulusschädigung und schließlich Urämie zur Folge haben oder eine weitere Abnahme der glomerulären Filtrationsrate bis bereits eingeschränkter Nierenfunktion. Ähnliche Störungen können unter der Behandlung von Malignomen mit Sexualhormonen oder unter Thiazidtherapie auftreten.

Hypokaliämische Nephropathie

Nach chronischem Laxantienabusus, langdauernder Steroid- oder Diuretikatherapie kann sich eine hypokaliämische Nephropathie entwickeln. In proximalen und auch distalen Tubuluszellen finden sich Vakuolenbildungen, klinisch sind eine Abnahme der renalen Konzentrationsfähigkeit und eine metabolische Alkalose auffällig.

Harnsäure- und Oxalatnephropathie

Unter *Zytostatikatherapie* kann es als Folge der Freisetzung großer Nukleoproteinmengen zu *Harnsäurepräzipitaten* in den distalen Tubuli und den Sammelrohren mit nachfolgender Oligo-Anurie kommen. Kristallpräzipitationen in der Niere sind auch die Ursache der Oxalatnephropathie. Nach Äthylenglykolvergiftung oder langdauernder Methoxyflurannarkose kann das nicht mehr metabolisierbare Oxalat entstehen und über intrarenale Calcium-Oxalat-Niederschläge und interstitielle Fibrose zur chronischen Niereninsuffizienz führen.

Ovulationshemmer

Schließlich seien noch die oralen Kontrazeptiva erwähnt als medikamentöse Ursache des *hämolytisch-urämischen Syndroms* im Erwachsenenalter. Das klinische Bild des hämolytisch-urämischen Syndroms nach Einnahme östrogenhaltiger Ovulationshemmer ist charakterisiert durch hämolytische Anämie, Thrombozytopenie, Fragmentation der Erythrozyten, Hypertonus und Nierenversagen, was durch glomeruläre Nekrosen, thrombotische Verschlüsse und Intimaveränderungen der Arteriolen bedingt ist.

Tabelle 5.19   Wichtige potentiell nephrotoxische Substanzen (nach Appel u. Neu)

Substanz	Klinik	Morphologischer Befund
Metalle		
Quecksilber, Wismut, Blei, Cadmium, Platin, Lithium	Oligoanurie	akute Tubulusnekrose
Gold	nephrotisches Syndrom	allergische Glomerulonephritis
Thallium	Proteinurie, Hämaturie	interstitielle Nephritis
Lösungsmittel		
CCl_4, $C_2H_2Cl_4$, CH_3OH	Oligoanurie	akute Tubulusnekrose
Glykole		
Äthylenglykol	Oligoanurie, Somnolenz, kardiopulmonale Läsionen	akute Tubulusnekrose
Propylenglykol	Oligoanurie, Hämolyse	akute Tubulusnekrose
Röntgenkontrastmittel		
organische Jodide, Bunamiodyl	Oligoanurie	akute Tubulusnekrose
Jod, Thiouracil	Proteinurie, Hämaturie	Periarteriitis-nodosa-Syndrom
Antibiotika		
Penicillin, Methicillin	Hämaturie, Proteinurie, Azotämie	interstitielle Nephritis, Tubulusschäden, hypersensitive Angiitis, fokale nekrotisierende Glomerulitis
Ampicillin	Erythrozyturie, Niereninsuffizienz	allergische akute interstitielle Nephritis
Cefaloridin	Proteinurie, Niereninsuffizienz	Tubulusschädigung
Cefalothin+Gentamicin	akute Niereninsuffizienz	Tubulointerstitielle Schäden
Rifampicin	akute Niereninsuffizienz	Immunkomplexnephritis, tubulointerstitielle Schädigung
Amphotericin B	Oligoanurie, Hypokaliämie	Tubulusdegeneration, peritubuläre Fibrose, proliferative Glomerulonephritis
Bacitracin, Viomycin, Neomycin	Oligoanurie	Tubulusschäden
Kanamycin, Polymyxin B, Colistin	Harnkonzentrationseinschränkung, Niereninsuffizienz	
Amikacin, Sisomicin, Streptomycin, Tobramycin	Proteinurie	akute Tubulusnekrose Abfall der GFR
Sulfonamide (Sulfathiazol)	Hämaturie, Proteinurie, Oligoanurie	akute hypersensitive Angiitis, fokale Glomerulitis, interstitielle Nephritis, Tubulusnekrose
Sulfamethoxazol+Trimethoprim	Niereninsuffizienz	Tubulusschädigung mit interstitieller Nephritis
Antihypertensiva		
Hydralazin	Proteinurie	Lupus-erythematodes-Syndrom
Captopril	Niereninsuffizienz, nephrotisches Syndrom	

Tabelle 5.**19**   Fortsetzung

Substanz	Klinik	Morphologischer Befund
Andere Pharmaka und Substanzen		
Kresol, Phenol, Chinin	Oligoanurie, Hämolyse	
Kaliumbichromat	Oligoanurie	akute Tubulusnekrose
Knollenblätterpilzgift	Oligoanurie	akute Tubulusnekrose
Schlangengift	Oligoanurie, Proteinurie	akute Tubulusnekrose Nierenrindennekrose
DDT	Oligoanurie	akute Tubulusnekrose
Alkaliseifen	Oligoanurie, Hämolyse	akute Tubulusnekrose
Phenylbutazon	Oligoanurie, Hämaturie, Proteinurie	akute Tubulusnekrose, interstitielle Nephritis, akute Glomerulonephritis
Salicylate	Kaliumverlust, Oligoanurie	akute Tubulusnekrose
Hydantoin	nephrotisches Syndrom	Glomerulonephrose
Penicillamin	Proteinurie, Hämaturie, Leukozyturie	fokale Glomerulonephrose, vakuoläre Tubulusdegeneration, interstitielle Fibrose
Halothan, Methoxyfluran	Reduktion der Harnkonzentration	Tubulusschädigung?
Vitamin D, 1,25-DHCC, Dihydrotachysterin	akute Niereninsuffizienz	Nephrokalzinose
Methysergid	Hämaturie, chronische Niereninsuffizienz	retroperitoneale Fibrose, Hydronephrose
Borsäure	Oligoanurie	akute Tubulusschädigung (trübe Schwellung)
Cyclophosphamid	Hämaturie	hämorrhagisch-nekrotisierende Zystitis
Phenacetin	Niereninsuffizienz	interstitielle Nephritis
Heroin, Methamphetamin	Erythrozyturie, Proteinurie	interstitielle Nephritis, nekrotisierende Angiitis
d-Lysergsäure	Niereninsuffizienz	
Cyclosporin A	Abfall der GFR, Anstieg von Kreatinin u. Harnstoff-N	Tubuläre Schäden mit Vakuolisierungen, interstitielle Fibrose

Chronische Niereninsuffizienz

Es gibt Toxine und Medikamente, die eine chronische Niereninsuffizienz verursachen können. Neben irreversiblen Schädigungen der Glomerula (D-Penicillamin) kommt es durch Umweltgifte und berufliche Expositionen (Blei, Kadmium) und langjährigen Analgetikaabusus besonders zu Alterationen des renalen Interstitiums (Abb. 5.**41**). Die *Analgetika-Nephropathie* ist eine medikamenteninduzierte, chronische Nierenerkrankung, charakterisiert als interstitielle Nephritis mit Papillennekrosen als Folge langjährigen exzessiven Konsums kombinierter Analgetika, insbesondere solcher, die *Paracetamol* (Acetaminophen, N-Hydroxy-P-Phenitidin), den Hauptmetaboliten von Acetamilid und Phenacetin, enthalten. Besonders fatal wirkt sich die Kombination derartiger Präparate mit *Acetylsalicylsäure* aus, da sich die nephrotoxischen Einzelwirkungen addieren können. Bei der Entwicklung der Analgetika-Nephropathie schädigt sich die Niere ge-

wissermaßen zusätzlich selbst, da sie mit Hilfe mikrosomaler Enzyme sowohl Phenacetin als auch paracetamol und Acetylsalicylsäure in toxische Metabolite umwandeln kann. Zur Klinik der Analgetika-Nephropathie vgl. Kapitel „Interstitielle Nephritis".

Merke: Nephrotoxizität ist eine unerwünschte Wirkung zahlreicher Medikamente, deren Anwendung sorgfältige *Überwachung der Nierenfunktion* (Serumkreatinin, Clearance, Leitenzyme im Harn, Proteinurie) und eventuell Messung der Serumkonzentrationen der entsprechenden Pharmaka („drug monitoring") erfordert. Eine eingehende *Medikamentenanamnese* (Analgetikaabusus!) ist ebenso wichtig wie die Berücksichtigung *vorbestehender Nierenfunktionsstörungen* und *des Alters* des Patienten: das physiologischerweise erniedrigte Glomerulusfiltrat älterer (über 60jähriger) Patienten macht oft eine Dosisreduktion not-

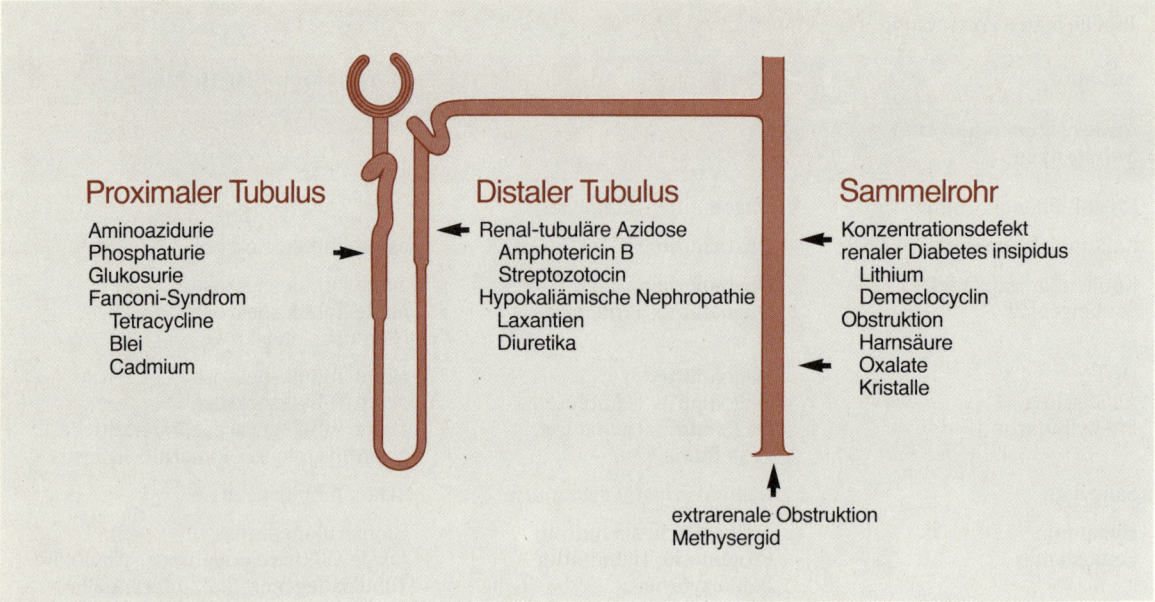

Proximaler Tubulus

Aminoazidurie
Phosphaturie
Glukosurie
Fanconi-Syndrom
  Tetracycline
  Blei
  Cadmium

Distaler Tubulus

Renal-tubuläre Azidose
Amphotericin B
Streptozotocin
Hypokaliämische Nephropathie
Laxantien
Diuretika

Sammelrohr

Konzentrationsdefekt
renaler Diabetes insipidus
  Lithium
  Demeclocyclin
Obstruktion
  Harnsäure
  Oxalate
  Kristalle

extrarenale Obstruktion
Methysergid

Abb. 5.**39**   Schematische Darstellung der medikamentös induzierten Störungen der Tubulusfunktionen

wendig! Bei eingeschränkter exkretorischer Nierenfunktion besteht nach Anwendung von *Röntgenkontrastmitteln* die Gefahr des akuten Nierenversagens. Da nicht nur Medikamente und Medikamentenkombinationen, sondern eine kaum übersehbare Fülle anderer Substanzen nephrotoxisch wirken können, muß bei entsprechender Anamnese an eine toxische Nephropathie *gedacht werden*, das klinische Bild kann oligosymptomatisch und uncharakteristisch sein. Toxische Nierenschäden sind häufig *Iatrogen*, Voraussetzung für ihre Vermeidung sind u. a. eingehende Kenntnisse der nephrotoxischen Wirkstoffe und ihrer Reaktionen und Interaktionen, sorgfältiges und kritisches Abwägen der Risiken einer geplanten Therapie sowie konsequente und aufmerksame Kontrolle laborchemischer und klinischer Parameter.

Weiterführende Literatur

Ammon, H. P. T.: Arzneimittelneben- und Wechselwirkungen, 2. Aufl. Wissenschaftliche Verlagsgesellschaft Stuttgart 1986

Appel, G. B., H. C. Neu: The nephrotoxicity of antimicrobial agents. New Engl. J. Med 296 (1977) 663, 722, 784

Bennett, W. M., G. A. Porter, S. P. Bagby, W. I. McDonald: Medikamentöse Therapie bei Nierenkrankheiten. Enke, Stuttgart 1981

Brass, H., R. Heintz: Toxische Nephropathien. In Hornbostel, H., W. Kaufmann, W. Siegenthaler: Innere Medizin in Praxis und Klinik, Bd. II, 4. Aufl. Thieme, Stuttgart 1992

Cooper, K.: Nephrotoxicity of common drugs used in clinical practice. Arch. Intern. Med. 147 (1987) 1213

Dubach, U. C.: Toxisch bedingte interstitielle Nephritiden. Verh. Dtsch. Ges. Inn. Med. 86 (1980) 166

Dunn, M. J., C. Patrono: Renal effects of nonsteroidal antiinflammatory drugs. Amer. J. Med. 81 (2B) (1986) 1

Edwards, K. D. G.: Drugs affecting kidney function and metabolism. Progr. Biochem. Pharmacol. 7 (1972)

Eigler, J.: Toxische Nephropathien und Arzneimittelschäden der Niere. In Losse, H., E. Renner: Klinische Nephrologie, Bd. II. Thieme, Stuttgart 1982

Heidbreder, E., A. Heidland: Toxische Nierenschäden. Klin. Wschr. 58 (1980) 105

Heidbreder, E., A. Heidland: Toxische Nierenschäden. Ergebnisse der Inneren Medizin und Kinderheilkunde, Bd. 59. Springer, Berlin 1989 (S. 1—63)

Humes, H. D., J. M. Weinberg: Toxic nephropathies. In Brenner, B. M., F. C. Rector: The Kidney, vol. II. Saunders, Philadelphia 1986

Mudge, G. H.: Drugs affecting renal function and electrolyte metabolism. In Goodman & Gilmans: The Pharmacological Basis of Therapeutics, 6th ed. Macmillan, New York 1980

Mudge, G. H., G. G. Duggin: Drug effects on the kidney. Kidney int. 18 (1980)

Rahn, K. H.: Erkrankungen durch Arzneimittel, 3. Aufl. Thieme, Stuttgart 1984

Schmidt, U., W. G. Guder: Sites of enzyme activity along the nephron. Kidney Int. 9 (1976) 233

Schreiner, G. E., J. F. Maher: Toxic nephropathy. Amer. J. Med. 38 (1965) 409

Scriabine, A.: Pharmacology of Antihypertensive Drugs. Raven Press, New York 1980

Akutes Nierenversagen

F. Scheler, M. H. Weber und *R. Verwiebe*

Definition: Als akutes Nierenversagen (ANV) wird ein sich innerhalb von Stunden bis Tagen entwickelnder Zusammenbruch der exkretorischen Nierenfunktion bezeichnet. Hauptsymptom des akuten Nierenversagens ist der Anstieg harnpflichtiger stickstoffhaltiger Substanzen im Blut (Azotämie). Heute werden die nicht-oligurischen Formen etwa gleich häufig beobachtet wie die „klassischen" Verläufe mit Oligo-/Anurie. Das funktionelle Stadium (durch therapeutische Intervention reversibel) geht vielfach in das organische Stadium der akuten Niereninsuffizienz über, das mittels Nierenersatztherapie überbrückt werden muß. Nach Tagen oder Wochen setzt in der Regel die Erholung der Nierenfunktion über eine polyurische Phase ein. Es ist jedoch auch in unkomplizierten Fällen noch für einen längeren Zeitraum mit einer Einschränkung der renalen Konzentrationsleistung zu rechnen.

Mit der Entwicklung eines akuten Nierenversagens muß gerechnet werden, wenn die Plasmakreatininkonzentration eines Patienten täglich um mehr als 0,5 mg/dl ($>$ 44 µmol/l) und die Harnstoffkonzentration um mehr als 10 mg/dl ($>$ 1,7 mmol/l) ansteigen (sogenannte Azotämie). Starker Eiweißkatabolismus kann den Harnstoffwert, Rhabdomyolyse den Kreatininwert zusätzlich steigern. „Klassische" Verlaufsformen gehen mit einer Reduktion der täglichen Urinvolumina auf weniger als 400 ml/d (sogenannte Oligurie) einher. Zunehmend häufiger werden heute jedoch aufgrund einer Verschiebung der ätiologischen Faktoren nicht-oligurische Verlaufsformen gesehen. Daher ist die Reduktion der Urinproduktion zwar als wichtiger, jedoch nicht uneingeschränkt verwendbarer Indikator eines akuten Nierenversagens einzustufen.

Ätiologie

Das akute Nierenversagen wird zu 50% durch chirurgische Eingriffe und Traumen, zu 40% durch medizinische Ursachen und Nephrotoxine und zu 10% durch gynäkologische Komplikationen hervorgerufen. Häufiger als früher finden sich in der Anamnese von Patienten mit akutem Nierenversagen mehrere potentiell zum Nierenversagen führende Faktoren. Tab. 5.**20** gibt einen Überblick über die wichtigsten ätiologischen Faktoren des akuten Nierenversagens. Als häufigste Ursache des akuten Nierenversagens muß eine **renale Ischämie** angesehen werden, die durch hohe Blutverluste, Volumenmangel (schwere Diarrhöen, Erbrechen, Pankreatitis, großflächige Verbrennungen), intraoperativen Blutdruckabfall oder Unterbrechung der renalen Blutversorgung sowie durch kardiogenen Schock verursacht werden kann. Die renale Minderdurchblutung („Niere im Schock") verursacht zunächst ein funktionelles Nierenversagen, das durch rechtzeitigen Volumenersatz und Anhebung des Blutdrucks durchbrochen werden kann. Mit länger anhaltender Drosselung der Nierendurchblutung wächst das Risiko histologisch nachweisbarer tubulointerstitieller Läsionen („akute tubuläre Nekrose"), die dem klinischen Stadium des organischen Nierenversagens entsprechen.

Nephrotoxische Substanzen spielen in der Ätiologie des akuten Nierenversagens ebenfalls eine große Rolle. Dabei sind die Aminoglykoside und andere Antibiotika (Gentamicin, Tobramycin, Amicazin, Kanamycin, Streptomycin, Cephalosporine, Colistin, Rifampicin, Amphotericin, Bacitracin, Neomycin, Polymycin, Vancomycin) heute von größerer Bedeutung als Schwermetalle, Glykole und organische Lösungsmittel. Die nicht seltene Kombination verschiedener nephrotoxischer Substanzen miteinander (z. B. Aminoglykoside, Cephalosporine, nichtsteroidale Antiphlogistika) verstärkt das potentielle Risiko der Einzelsubstanzen. Höheres Lebensalter, Volumenmangel (Diuretikavorbehandlung!) und vorbestehende Nierenerkrankungen verschlechtern die Prognose des nephrotoxisch bedingten Nierenversagens. Röntgenkontrastmittelinduzierte akute Nierenversagen werden besonders oft bei Plasmozytompatienten und Diabetikern beobachtet. Einige Narkosemittel wie Methoxyfluran (Penthrane) und Enfluran (Ethrane) gelten ebenfalls als potentiell nephrotoxische Substanzen.

Das akute Nierenversagen wurde in den Erstveröffentlichungen in England als „Crush-Syndrom" und in Deutschland als „traumatische Hämoglobinurie" bezeichnet. Beschrieben wurden Patienten, die durch Verschüttungen bei Bombenangriffen schwere Weichteilzertrümmerungen und Muskelnekrosen erlitten hatten, so daß retrospektiv auch eine schwere traumatische **Myoglobinurie** für die akuten Nierenversagen verantwortlich gewesen sein mag. Als weitere, nichttraumatische Ursachen können gesteigerter Sauerstoffverbrauch der Muskulatur (Hitzschlag, schwere physische Anstrengung), Muskelischämie (arterielle Durchblutungsstörungen, Muskelkompres-

Tabelle 5.**20**   Ursachen des akuten Nierenversagens

Hypovolämie, kardiovaskuläre Ursachen, Ischämie

Verbrennungen, Diarrhöen, Blutungen, Flüssigkeitsverlust nach Diuretikaüberdosis; Peritonitis, Pankreatitis; Verminderung des Schlagvolumens (Infarkt, Perikardtamponade), Zentralisation (anaphylaktischer Schock, Sepsis).
Beidseitige Nierenarterienembolien

Blut- und Muskelpigmente

– *Intravasale Hämolyse:* Transfusionsreaktionen; immunologische Reaktionen; Toxine (Pilz-, Schlangen-, Spinnengifte); Malaria; hämolytisch-urämisches Syndrom
– *Rhabdomyolyse und Myoglobinurie:* Weichteilzertrümmerung; Muskelerkrankungen; Alkoholmyopathie; langandauerndes Koma; paroxysmale Myoglobinurie; Hitzschlag; Kalium-, Phosphatmangel, körperliche Überanstrengung

Primäre Nierenerkrankungen

Akute endokapilläre Glomerulonephritis (akutes nephritisches Syndrom), rapid-progressive Glomerulonephritis; interstitielle Nephritis (Papillennekrose); vaskuläre Nierenerkrankungen (Panarteriitis nodosa, maligne Nephrosklerose); Transplantatabstoßung

Postrenales Nierenversagen

Obstruktionen der ableitenden Harnwege (Vernarbungen, Fehlbildungen, Steine, Neoplasmen, chirurgische Komplikationen), Blasenruptur

Potentielle Nephrotoxine

Obstruktionen der ableitenden Harnwege (Vernarbungen, Fehlbindungen, Steine, Neoplasmen, chirurgische Komplikationen), Blasenruptur

Schwangerschaft

Septischer Abort; Seifenabort; EPH-Gestose; Uterusblutungen; postpartales Nierenversagen

Erkrankungen, die ein akutes Nierenversagen begünstigen

Plasmozytom; Morbus Waldenström; Kollagenosen; Hyperurikämie, Oxalose, Hyperkalzämie; Leberzirrhose

sion, Medikamentenintoxikation mit Koma), Hypokaliämie und Alkoholintoxikation zu akuter **Rhabdomyolyse** (Abb. 5.**40**) führen. **Myoglobin** selbst gilt nicht als nephrotoxische Substanz, so daß noch weitgehend hypothetische Begleitphänomene (Lyse von Muskelzellwandbestandteilen, tubuläre Zylinderformation) für das Nierenversagen verantwortlich ge-

macht werden. Gleiches gilt für das Hämoglobin, das nach intravasaler Hämolyse (z. B. Fehltransfusion, Pilz- und Schlangengifte) zum akuten Nierenversagen mit **Hämoglobinurie** führen kann.

Ein schweres akutes Nierenversagen wird nicht selten bei **primären Nierenerkrankungen** beobachtet. Die akute endokapilläre Glomerulonephritis kann mit einem „akuten nephritischen Syndrom" einhergehen, ebenso die rapid-progressive Glomerulonephritis. Massiv auftretende Papillennekrosen können bei interstitieller und diabetischer Nephropathie zu prognostisch äußerst ungünstig verlaufenden Nierenversagen führen. Empfänger von heterologen Nierentransplantaten sind potentiell durch akute Tubulusnekrosen bei Abstoßungskrisen gefährdet.

Pathophysiologie

Die heute immer noch kontrovers diskutierten pathogenetischen Vorstellungen basieren vorwiegend auf tierexperimentellen Befunden. Die Mehrzahl der Autoren favorisiert dabei entweder eine ursächlich vaskuläre oder eine tubuläre Genese des akuten Nierenversagens.

Sowohl beim ischämisch als auch nephrotoxisch bedingten akuten Nierenversagen soll eine Tonuserhöhung der afferenten Arteriolen über die Reduktion des renalen Plasmaflusses zum Absinken des transmembranösen Filtrationsdrucks (Δp), der wichtigsten Triebkraft der glomerulären Filtration, führen. Die intrarenale Aktivität des Renin-Angiotensin-Systems, besonders des Angiotensin II, scheint dabei nicht nur ein wichtiger Regulationsfaktor des Gefäßtonus, sondern auch der glomerulären Filtrationseigenschaften zu sein. Der Glomerulus ist als spezialisierter Kapillarabschnitt zwischen die afferente und efferente Arteriole geschaltet. Seine Filtrationseigenschaften, zusammengefaßt als Filtrationskonstante K_f, werden von der Membranoberfläche und ihrer Feinstruktur bestimmt. Über glomerulär lokalisierte Rezeptoren kann Angiotensin II die Permeabilität und die Oberfläche des Filters reduzieren. Daß im Falle des akuten Nierenversagens offenbar ein Mißverhältnis zwischen vasokonstriktorischen und vasodilatatorischen Mechanismen besteht, macht der protektive Effekt exogen zugeführter Prostaglandine (PGE_2, PGI_2) wahrscheinlich.

In den Zellen der Tubuli konnte eine Zunahme der intrazellulären Calciumkonzentration sowie eine Abnahme der mitochondrialen ATP-Produktion während der Ischämie nachgewiesen werden. Nach Reperfusion der ischämisch geschädigten Niere kam es zu einem weiteren Anstieg der zytosolischen und mitochondrialen Calciumkonzentration mit zusätzlicher Membranschädigung, vermutlich durch die Alkalisierung des azidotischen Zellmilieus. Calciumkanalblocker scheinen dieser Schädigung vorbeugen zu können.

Gleichbedeutend mit den vaskulären und glomerulären Faktoren sind tubulointerstitielle Mechanismen an der Genese des akuten Nierenversagens ursächlich beteiligt. Die Obstruktion der Tubuli durch Präzipitate (Pigmente, Proteine) oder Zelldetritus führt über eine Steigerung des intratubulären Drucks zur Verringerung des transglomerulären Filtrationsdrucks. Rückstrom von intratubulärer Flüssigkeit in peritubuläre Kapillaren (tubular backleak) kann unabhängig von der GFR-Einschränkung einen Anstieg harnpflichtiger Substanzen im Plasma bewirken.

Eine vereinfachte Darstellung der heute bekannten pathogenetischen Faktoren, die zum akuten Nierenversagen führen, ist in Abb. 5.**41** wiedergegeben.

Differentialdiagnose

Für die klinische Praxis hat sich die Einteilung der verschiedenen Formen des akuten Nierenversagens in einen **prä-** und **postrenalen** sowie einen **renalen** Typ (akutes Nierenversagen „im engeren Sinne") bewährt, die sich häufig bereits durch gezielte Anamnese voneinander abgrenzen lassen. **Prärenale Formen** treten vor allem als Folge von Hypovolämie, kardiogenem Schock und prärenalen Gefäßverschlüssen auf. Besonders gefährdet sind Patienten nach thoraxchirurgischen Eingriffen, mit hämorrhagisch-nekrotisierender Pankreatitis, Sepsis oder großflächigen Verbrennungen. Der Nachweis einer Hydronephrose durch Ultraschalldiagnostik läßt an eine **postrenale Ursache des akuten Nierenversagens** (doppelseitige Ureterenobstruktion, Prostatahypertrophie, Blasenkarzinome und -steine) denken. Zu den eigentlichen **renalen Ursachen** zählen im wesentlichen das „akute glomerulonephritische Syndrom" sowie akute tubulointerstitielle Erkrankungen. Urinsedimentbefund, Fieber, Eosinophilie und Medikamentenanamnese können die Verdachtsdiagnose erhärten.

Funktionelles Nierenversagen

Klinik

Der klinische Verlauf des akuten Nierenversagens wird wesentlich geprägt durch die schnelle Behandlung der Initialphase, da eine Durchbrechung des **funktionellen Nierenversagens** die Manifestation der Symptome des **organischen Nierenversagens** (s. dort) verhindern kann.

Therapie

Die Soforttherapie muß für die Wiederherstellung einer normalen Nierendurchblutung sorgen und den Einfluß toxischer Substanzen ausschalten. Intravasale Volumensubstitution unter Kontrolle des Venendruckes, Ausgleich eventuell vorhandener Wasser- und Elektrolydefizite unter sorgfältiger Bilanzierung anhand von Plasma- und Urinwerten sowie gegebenenfalls Infusion von osmotisch wirksamen Diuretika (20% Mannitlösung=Osmofundin 20%, 250 ml innerhalb 15–30 Min.) können die Schockphase durchbrechen.

Die Frage, ob ein funktionelles oder bereits organisches Nierenversagen vorliegt, läßt sich häufig erst im Verlauf der Erkrankung beantworten. Als differentialdiagnostische Hilfe bietet sich die Bestimmung des Harnstoffs, der Osmolalität und des Natriums im Urin an (Tab. 5.**21**).

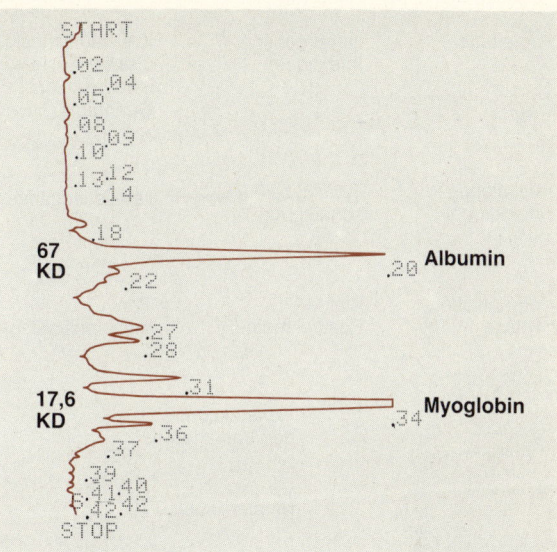

Abb. 5.40 Urinelektrophorese bei akutem myoglobinurischen Nierenversagen. Im niedermolekularen Bereich deutlicher Myoglobingipfel (MG ~ 17 000) (Mikro-PAG-Elektrophorese, Coomassie-Brilliant-Blue-Färbung)

Tabelle 5.21 Laborparameter zur Differentialdiagnose

	Funktionelles – organisches Nierenversagen	
	Urin (Volumen < 400 ml/24 h)	
	bei funktionellem Nierenversagen	bei organischem Nierenversagen
Natrium-konzen-tration	meist unter 20 mmol/l	über 30 mmol/l (60–80 mmol/l)
Osmolalität	über 300 mosmol-(mmol)/kg	plasmaisoton, d. h. um 300 mosmol-(mmol)/kg
Harnstoff-konzen-tration	über 1,1 g/dl (über 180 mmol/l)	wesentlich < 1 g/dl (< 170 mmol/l)

Auch das Ansprechen auf eine initiale Mannitinfusion kann als differentialdiagnostisches Kriterium dienen. Bei Nichtansprechen sind weitere Mannitinfusionen im allgemeinen zwecklos und können sogar zu gefährlicher Überwässerung, Herzinsuffizienz, Leber- und Tubuluszellschäden führen. Ein deutlicher Anstieg des Urinminutenvolumens nach 40–160 mg Furosemid i. v. (Lasix) als Bolus (bzw. 250 mg als Kurzinfusion, später 40–60 mg pro Stunde über Perfusor) kann ebenfalls für ein funktionelles Nierenversagen sprechen. Mit niedrigdosierten Katecholamingaben kann in einigen Fällen ein Wiedereinsetzen der Diurese erzielt werden. Wegen der Möglichkeit tubulointerstitieller Schäden ist eine Dauermedikation jedoch nur bei Kreislaufinsuffizienz vertretbar.

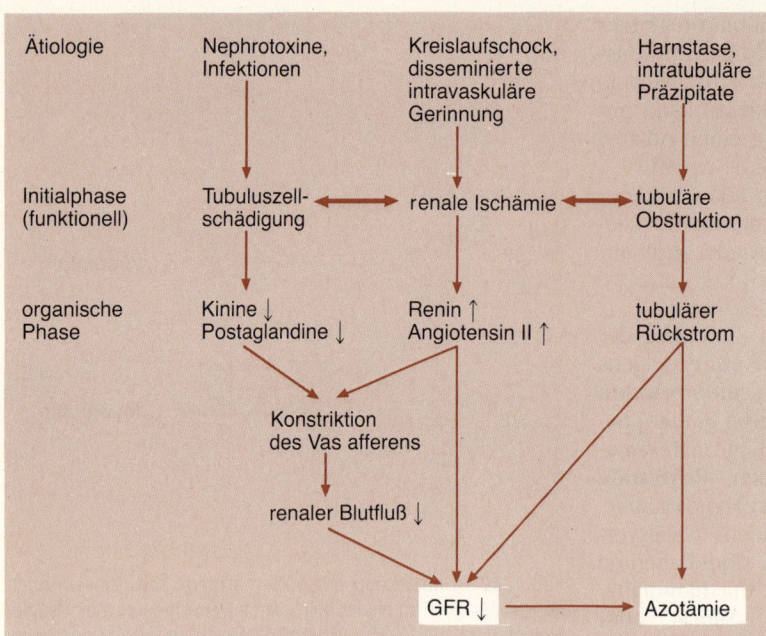

Abb. 5.**41** Pathogenetische Faktoren, die zum akuten Nierenversagen führen

Die sich im Verlauf eines protrahierten Kreislaufschocks entwickelnde metabolische Azidose (pH 7,10, $HCO_3^- < 15$ mmol/l) sollte besonders bei intravasaler Hämolyse nach Transfusionszwischenfällen beseitigt werden, um die nephrotoxischen Wirkungen von Hämoglobinabbauprodukten zu verringern. Die zum Ausgleich der Azidose erforderliche Natriumbicarbonatmenge in ml (8,4%ige Lösung; entsprechend 1 mmol HCO_3^-/ml) errechnet sich aus der Formel: negativer BE (Basenüberschuß)×0,3×kg Körpergewicht.

Eine Prophylaxe bzw. Durchbrechung der funktionellen Phase des akuten Nierenversagens mit Calciumantagonisten, Prostaglandinanaloga und Vasodilatatoren scheint möglich zu sein, ihre Anwendung bleibt jedoch noch kontrollierten klinischen Studien vorbehalten.

Organisches Nierenversagen

Klinik

Wenn das funktionelle Nierenversagen nicht mehr durchbrochen werden kann und die Urinanalyse bei Oligurie die für ein **organisches Nierenversagen** typischen Veränderungen zeigt, muß sich die Behandlung auf symptomatische Maßnahmen beschränken, die den **Komplikationen des akuten Nierenversagens** vorbeugen sollen. Der Patient ist unbehandelt vor allem gefährdet durch **Überwässerung** mit Lungenödem, Herzinsuffizienz und Hirnödem (Lethargie, Krämpfe), **Elektrolytentgleisungen** wie Hyperkaliämie, Hyponatriämie und Hypokalzämie, **Perikarditis, Azidose, Anämie, gastrointestinale Komplikationen** (Erbrechen, Anorexie, Ileus, Magenblutungen) und **Infektionen** (gramnegative Sepsis).

Therapie

Die konservative Therapie ist in der Lage, viele dieser krankheitstypischen Probleme zu beherrschen. Die Flüssigkeitsbilanzierung richtet sich nach den Ausscheidungen des jeweiligen Vortages (Urin, Stuhl, Magensaft, Fisteln usw.) und rechnet noch 500 ml Volumen für nicht meßbare Verluste (Transpiration, Exspiration) hinzu. Diese Menge erhöht sich bei fiebernden Patienten täglich um 500 ml pro 1 °C Temperaturerhöhung. Die adäquate Bilanzierung wird am besten durch tägliches Wiegen, Messung des zentralen Venendrucks und Zwischenbilanzen kontrolliert. Massive Überwässerungen lassen sich durch osmotisch wirksame Laxantien (Karion-F-Klysma) mittels profuser Durchfälle beherrschen. Die bei Überwässerung zu beobachtende Krampfneigung infolge Hirnödem ist im Anfall mit Diazepam (Valium 10–20 mg i. v.) zu unterdrücken, zur Prophylaxe eignet sich Diphenylhydantoin (Phenhydan).

Ein Gewichtsverlust von 200–500 g täglich ist bei gut betreuten Patienten die Regel. Hyperkatabole Nierenversagen führen noch zu weit höheren Verlusten an Körpermasse, so daß ein Gleichbleiben des Körpergewichts unter diesen Bedingungen eine deutliche Überbilanzierung bedeutet. Um den Katabolismus möglichst zu verringern, sollten wenigstens 100 g Kohlenhydrate i. v. oder per Sonde, eventuell in Verbindung mit Aminosäuren und Lipiden, zugeführt werden.

Eine leichte metabolische Azidose bedarf gewöhnlich keiner Korrektur, es sei denn, daß der Basenüberschuß unter 10 mmol/l sinkt. Durch allzu rasche Zufuhr alkalisierender Substanzen kann das ionisierte Calcium so weit erniedrigt werden, daß tetanische Krämpfe auftreten. Drohende Hyperkaliämien sind vielfach durch orale oder rektale Zufuhr von Ionenaustauschern (Resonium A) beherrschbar, in akuten Notfällen auch durch Infusion von 200 ml Glucose 20%ig+20 E Insulin in Kombination mit 30 mmol NaHCO$_3$ über 30 Minuten oder 50–100 ml 10% Calciumchlorid langsam i. v. (EKG-Monitor-Überwachung!).

Der frühzeitige Einsatz moderner **Dialyseverfahren** (s. Kapitel „Chronische Niereninsuffizienz") trägt dazu bei, einen Teil der beschriebenen Komplikationen (z. B. Hyperkaliämie und Überwässerung) zu beherrschen. Im Vergleich zur chronischen Niereninsuffizienz gelten wesentlich niedrigere Retentionswerte im Plasma (Kreatinin 5–8 mg/100 ml [440–710 µmol/l], Harnstoff-N 100 mg/100 ml [36 mmol/l Harnstoff], Hyperkaliämie) als Dialyseindikation. Grundsätzlich sollte um so früher mit der Dialysebehandlung begonnen werden, je schwerer die das Nierenversagen begünstigende Grunderkrankung ist. Auf den zeitlichen Ablauf des akuten Nierenversagens und seine Langzeitprognose hat jedoch die „prophylaktische" Dialysetherapie offenbar keinen wesentlichen Einfluß.

Maschinelle Hämodialyseverfahren erfordern neben optimaler intensivmedizinischer Überwachung mindestens einen großblumigen Gefäßzugang (Shaldon-Katheterisierung der V. jugularis bzw. der V. femoralis). Bei guten Kreislaufverhältnissen (systolisch RR > 100 mmHg) sind Überwässerungsprobleme auch ohne maschinellen Aufwand durch die arteriovenöse Spontanhämofiltration (*CAVH* = continous arteriovenous haemofiltration) nach Kramer beherrschbar. Ein Blutfluß durch den Hämofilter von 75–150 ml/min ermöglicht Filtrationsraten von **200–600 ml/h**. Der Proteinverlust über das Ultrafiltrat ist mit ca. 0,3 g/l vernachlässigbar klein. Mittels CAVH kann bei guten Gefäßzugängen über die A. und V. femoralis eine Flüssigkeits- und Elektrolytbilanzierung notfalls über Tage bis Wochen durchgeführt werden. Sind die Hämodialyse- oder -filtrationsverfahren wegen Blutgerinnungsstörungen und/oder mangelnden Gefäßzugängen (z. B. bei Kindern) nicht anwendbar, ist eine Peritonealdialysebehandlung zu erwägen.

Die kontinuierliche Zufuhr von Schleifendiuretika in höherer Dosierung fortzusetzen, ist nur bei primärem Ansprechen der Diurese sinnvoll. Medikamente mit überwiegend renaler Elimination wie Antibiotika, Antiarrhythmika, H$_2$-Antagonisten und Digoxin müssen in ihrer Dosierung reduziert werden.

Polyurische Phase des akuten Nierenversagens

Mit Beginn der polyurischen Phase ist wiederum eine Änderung des therapeutischen Vorgehens erforderlich: Im Gegensatz zum oligoanurischen Stadium ist der Patient jetzt durch Dehydratation und Hypokaliämie gefährdet, die zu erhöhter Digitalisempfindlichkeit und Herzrhythmusstörungen führen können. Thromboembolische Komplikationen lassen sich durch eine Minimalheparinisierung mit 3×5000 IE Heparin s. c. vermeiden. Zum Ausgleich der hohen Urinvolumina (Steigerung täglich um etwa die dop-

pelte Menge, bis zu 8 Litern und mehr/Tag) sind so große Flüssigkeitsmengen notwendig, daß die Zufuhr auf technische Schwierigkeiten stoßen kann, zumal der Patient tage- bis wochenlang nur sehr wenig trinken durfte. Weitlumige zentrale Venenkatheter vereinfachen die parenterale Flüssigkeitssubstitution erheblich. Dabei soll der Patient nicht ausgeglichen, sondern gering negativ bilanziert werden, um die polyurische Phase nicht iatrogen zu verlängern. Häufig ist auch mit Einsetzen der Polyurie eine Fortsetzung der Dialysetherapie notwendig, da die verminderte Konzentrationsleistung der Nieren (Osmolalität!) nur einen langsamen Abfall der harnpflichtigen Substanzen im Plasma erlaubt. Die im Rahmen des akuten Nierenversagens regelmäßig zu beobachtende Anämie (Erythropoetinmangel, Hämolyse, Blutungen) erfordert nicht selten Transfusionen von Erythrozytenkonzentraten, läßt sich langfristig aber durch eine Substitutionstherapie mit Eisenpräparaten beherrschen.

Prognose

In unkomplizierten Fällen ist mit der Rückkehr einer normalen Nierenfunktion innerhalb von Tagen bis Wochen zu rechnen. Vielfach finden sich jedoch über längere Zeit Residuen des akuten Nierenversagens wie proximal-tubuläre Reabsorptionsstörungen (kleinmolekulare „tubuläre" Proteinurie) und Einschränkungen der renalen Konzentrationsleistung. Die Letalität ist trotz moderner Nierenersatztherapie nahezu unverändert hoch, wobei das zunehmende Alter der Patienten und die oft multifaktorielle Genese des akuten Nierenversagens für die Häufigkeit tödlicher Komplikationen mitverantwortlich sind.

Merke: Unter akutem Nierenversagen versteht man einen plötzlichen Zusammenbruch der exkretorischen Nierenfunktion mit einer hohen Remissionsrate. Man unterscheidet ein funktionelles und ein organisches Nierenversagen. Beim funktionellen Nierenversagen kann durch Volumensubstitution bzw. diuretische Therapie innerhalb weniger Stunden die Nierenfunktion wiederhergestellt werden. Im Urin finden sich dabei eine hohe Osmolalität (> 300 mosm[mmol]/kg) und eine hohe Harnstoffkonzentration (> 1,1 g/dl ≙ > 180 mmol/l). Dieses funktionelle Stadium kann übergehen in das sogenannte organische Nierenversagen („akute Tubulusnekrose") mit niedriger Urinosmolalität und niedriger Urinharnstoffkonzentration. Nach einer tage- bis wochenlang anhaltenden oligoanurischen Phase pflegt relativ abrupt eine polyurische Phase einzusetzen. Im Stadium der Oligoanurie besteht Gefahr durch Überwässerung und Hyperkaliämie, in der polyurischen Phase kann durch Dehydratation (Kreislaufschock) und Elektrolytverluste (Herzrhythmusstörungen) eine Gefährdung entstehen. In letzter Zeit werden vermehrt Formen des akuten Nierenversagens ohne ausgeprägte oligoanurische Phase beobachtet. Die Prognose des akuten Nierenversagens kann durch frühzeitigen Einsatz der Hämodialyse bzw. Hämofiltration zwar verbessert werden, sie ist allerdings im wesentlichen abhängig von der Schwere der Grundkrankheit, die zum Nierenversagen geführt hat, und schwankt daher zwischen 30% und 90% Heilung.

Weiterführende Literatur

Anderson, R. J., R. W. Schrier: Acute renal failure. In Isselbacher, K. J., R. D. Adams et al.: Harrisson's Principles of Internal Medicine, 9th ed. Kap. 275. McGraw-Hill, New York 1980

Blantz, R. C., S. C. Thomson, O. W. Peterson et al.: Physiologic adaptions of the tubuloglomerular feedback system. Kidney Int. 38 (1990) 577–583

Bohle, A., A. Freislederer, T. Grossmann et al.: Akutes Nierenversagen – Klinik und Morphologie. Klin. Wschr. 66 (1988) 808–816

Börner, H., H. Klinkmann: Pathogenesis of acute noninflammatory renal failure. Nephron 25 (1980) 261

Bywaters, E. G. L., D. Beall: Crush injuries with impairment of renal function. Brit. med. J. 1 (1941) 427

Carvallo, A., T. A. Rakowski, W. P. Argry, G. E. Schreiner: Acute renal failure following drip infusion pyelography. Amer. J. Med. 65 (1978) 38

Edel, H. H.: Akutes Nierenversagen. In Rieker, G.: Therapie innerer Erkrankungen, 4. Aufl. Springer, Berlin 1980 (S. 187)

Editorial: Acute renal failure. Brit. med. J. 6228 (1980) 1333

Goldstein, D. A., F. Llach, S. G. Massry: Acute renal failure in patients with acute pancreatitis. Arch. intern. Med. 136 (1976) 1303

Gross, P., E. Ritz: Diagnose und Differentialdiagnose des akuten Nierenversagens. Dtsch. med. Wschr. 109 (1984) 1289

Gross, P., E. Ritz: Therapie des akuten Nierenversagens. Dtsch. med. Wschr. 109 (1984) 1293

Kon, V., I. Ichikawa: Research seminar: Physiology of acute renal failure. J. Pediat. 105 (1984) 351

Kramer, P.: Arterio-venöse Hämofiltration. Nieren-(Ersatz)-Therapie im Intensivpflegebereich. Vandenhoeck & Ruprecht, Göttingen 1982

Kramer, P., W. Wigger, J. Rieger et al.: Arteriovenous haemofiltration: A new and simple method fort treatment of over-hydrated patients resistant to diuretics. Klin. Wschr. 55 (1977) 1121

Mason, J.: The pathophysiology of ischaemic acute renal failure. A new hypothesis about the initiation phase. Renal Physiol. (Basel) 9 (1986) 129

Mason, J., J. Torhorst, J. Welsch: Role of the medullary perfusion defect in the pathogenesis of ischemic renal failure. Kidney Int. 26 (1984) 282

Neumayer, H.-H., K. Wagner: Neue Aspekte zur Pathogenese des akuten Nierenversagens und mögliche therapeutische Konsequenzen. Nieren- u. Hochdruckkrankh. 15 (1986) 235

Rumpf, K. W., H. Kaiser, D. Matthaei et al.: Akutes Nierenversagen bei Alkoholmyopathie. Dtsch. med. Wschr. 104 (1979) 736

Scheler, F.: Erkrankungen der Nieren- und Harnwege einschl. Störungen des Wasser- und Elektrolythaushaltes I. Akutes Nierenversagen. In Krüskemper, H. L.: Therapie, 2. Aufl. Schattauer, Stuttgart 1978

Schrier, R. W., J. Hensen: Cellular Mechanism of ischemic acute renal failure: Role of Ca^{2+} and calcium entry blockers. Klin. Wschr. 66 (1988) 800–807

Schurek, H. J.: Die Nierenmarkhypoxie: Ein Schlüssel zum Verständnis des akuten Nierenversagens? Klin. Wschr. 66 (1988) 828–835

Selberg, W.: Tödliche Hämoglobinurie nach Verschüttung. Dtsch. med. Wschr. 68 (1942) 561

Stein, J. H., M. D. Lifschitz, L. D. Barnes: Current concepts on the pathophysiology of acute renal failure. Amer. J. Physiol. 234 (3) (1978) 171

Wilkes, B. M., L. U. Mailloux: Acute renal failure. Pathogenesis and prevention. Amer. J. Med. 80 (1986) 1129

Hepatorenales Syndrom

F. Scheler, M. H. Weber und *N. Braun*

Definition: Als hepatorenales Syndrom wird ein funktionelles und potentiell reversibles Nierenversagen bei fortgeschrittener Leberinsuffizienz bezeichnet. Das Nierenversagen zeichnet sich durch eine gesteigerte tubuläre Natriumrückresorption und das Fehlen von typischen morphologischen Veränderungen der Nieren aus. Unter hepatorenalem Syndrom „im weiteren Sinne" versteht man unterschiedliche Erkrankungen, die sowohl die Leber als auch die Nieren gleichzeitig betreffen, wobei aber der Lebererkrankung keine pathogenetische Rolle bei der Entwicklung der Niereninsuffizienz zukommt (Abb. 5.**42**).

Häufigkeit

Eine Niereninsuffizienz entwickelt sich bei 65% der Patienten mit einer Leberzirrhose und bei 55% der Patienten mit einer fulminanten Hepatitis. Ein hepatorenales Syndrom konnte in 38% der Leberzirrhotiker und in 33% der Fälle mit Hepatitis beobachtet werden.

Ätiologie

Das hepatorenale Syndrom kann spontan ohne erkennbare Ursache auftreten, häufiger wird es aber nach Einweisung von Patienten mit progressiver Leberinsuffizienz ins Krankenhaus und dem Beginn einer Therapie mit Diuretika, Aszitespunktion oder Gabe von potentiell nephrotoxischen Substanzen beobachtet. Auch der Endotoxinämie wird eine pathogenetische Rolle zugesprochen.

Pathogenese

Gegenwärtig werden zwei Theorien zur Pathogenese des hepatorenalen Syndroms diskutiert: Das „Underfilling"-Konzept und die „Overflow"-Theorie. Vermutlich schließen sich aber die beiden Theorien nicht aus, sondern können nebeneinander die pathophysiologischen Vorgänge (zu unterschiedlichen Zeitpunkten) beim Entstehen der Niereninsuffizienz im Rahmen des hepatorenalen Syndroms erklären.

Der durch die Leberzirrhose bedingte, erhöhte intrasinusoidale Druck aktiviert volumenunabhängige Barorezeptoren, die ihrerseits reflektorisch eine Erregung sympathischer Nervenfasern in der Niere verursachen. Noradrenalin stimuliert die Na/K-ATPase in den Tubuluszellen. Natrium wird aktiv resorbiert. Mit ihm gelangt Wasser in den Extrazellulär-

raum („overflow"). Durch den fortschreitenden Leberläppchenumbau erhöht sich der Druck in den Sinusoiden und bewirkt einen Anstieg der Lymphproduktion, die bei Patienten mit Leberzirrhose bis zu 20 l/d betragen kann. Der Lymphtransport im Ductus thoracicus wird überfordert, und die Lymphe tritt in die Peritonealhöhle über (Aszites). Gleichzeitig sinkt die Albuminsynthese in der Leber, was eine Verminderung des kolloidosmotischen Druckes nach sich zieht. Dies führt zu einem Abströmen intravasaler Flüssigkeit in den Extravasalraum (Ödeme und Aszites) und zur Verminderung des effektiven Intravasalvolumens („underfilling"). Das verminderte Intravasalvolumen aktiviert wiederum den Sympathikus und das Renin-Angiotensin-Aldosteron-System, was in einer gesteigerten Natriumrückresorption, je nach noch vorhandenem Intravasalvolumen im proximalen (kleiner Intravasalraum) oder distalen (großer Intravasalraum) Tubulus endet.

Bei Fortbestehen der Störung führt die vasomotorische Instabilität der Nierendurchblutung bei erhaltener extrarenaler Zirkulation zur kortikomedullären Umverteilung des Blutes, d. h. zur kortikalen Ischämie. Das hepatorenale Syndrom wäre nach dieser Hypothese eine folgenschwere Variante der bei den meisten alkoholisch induzierten Leberzirrhose-Patienten bestehenden Natrium-/H_2O-Störung.

Pathologische Anatomie

Lichtmikroskopisch sind die Nieren unauffällig oder weisen nur unspezifische Veränderungen auf (Verdikkung der glomerulären Basalmembran und des Mesangiums, Immunkomplexdepots). Elektronenmikroskopisch wurden geschwollene Mitochondrien mit kleinen elektronendichten Partikeln sowie zerstörte Mikrovilli beschrieben. Während die nukleären Membranen erhalten bleiben, sind die Basalmembranen und das Plasmalemm häufig rupturiert (vergleiche akute tubuläre Nekrose).

Klinik

Klinisch beobachtet man bei den betroffenen Patienten in der Regel eine dekompensierte Leberzirrhose, häufig alkoholischer Genese, mit Ileus, Hepatosplenomegalie, Zeichen der portalen Hypertension, deutlichem Aszites, Ödemen und Hinweisen auf eine chronische Lebererkrankung (Spider-Nävi, Palmarerythem). Die Patienten sind oligo- oder anurisch (tägliche Urinausscheidung < 400 ml) und entwickeln eine Azotämie. Meist ist eine hepatische Enze-

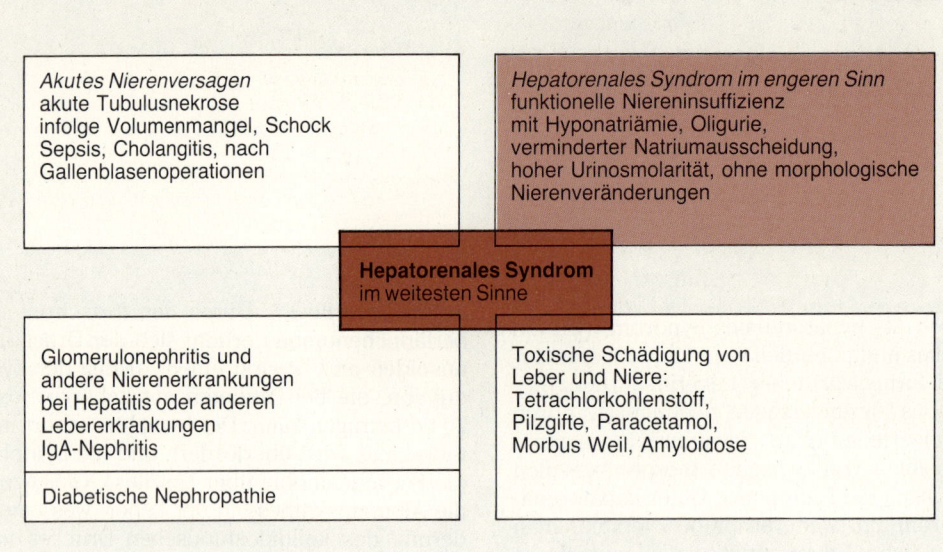

Abb. 5.**42**   Hepatorenales Syndrom

phalopathie unterschiedlicher Ausprägung feststellbar.

Diagnostisches Vorgehen

Harnstoff-N und Kreatinin sind weniger stark erhöht, als man es bei der ausgeprägten Niereninsuffizienz erwarten würde. Die Hyperbilirubinämie interferiert dabei mit der üblichen labortechnischen Kreatininbestimmung (Jaffé-Reaktion). Die Hyponatriämie ist Ausdruck der verminderten freien Wasser-Clearance, ist also nur relativ! Eine Hypokaliämie kann durch Erbrechen, Diarrhoen und die Gabe von Diuretika verursacht sein. Ein sekundärer Hyperaldosteronismus und eine renale, tubuläre Azidose bei kompensatorischer respiratorischer Alkalose treten im fortgeschrittenen Stadium hinzu. Die Leberinsuffizienz zeigt sich in einer Hypoalbuminämie.

Das Sediment im in der Regel sauren Urin gibt keine Hinweise auf die Erkrankung. Das spezifische Gewicht ist > 1010 bei gleichzeitig erhöhter Urinosmolarität. Oft kann eine leichte Proteinurie, bisweilen auch eine Mikrohämaturie nachgewiesen werden. Die Natriumausscheidung im Urin ist stark vermindert (Urin-Na < 10 mmol/l). Der Quotient aus Urin/Plasma-Kreatinin beträgt über 1, Quotient aus Urin/Plasma-Harnstoff über 20.

Da die Patienten meistens schwerst krank sind, verbietet sich angesichts der Prognose in der Regel eine weiterführende invasive Diagnostik. Bei der renalen Angiographie ließen sich sonst eine vermehrte Schlängelung und korkenzieherartige Einengung der Aa. interlobares und arcuatae, wohl als morphologisches Korrelat der vasalen Instabilität, darstellen.

Therapie

Eine befriedigende Therapie gibt es wegen der bislang noch ungeklärten pathophysiologischen Zusammenhänge nicht. Deshalb stehen zunächst **unterstützende Maßnahmen** im Vordergrund. Die Hypovolämie muß durch Gabe von Albumin-, Dextran- oder kristalloiden Lösungen ebenso korrigiert werden wie die Elektrolytstörungen durch entsprechende Infusionen. Eine proteinarme, hochkalorische Ernährung, eventuell mit zusätzlicher Gabe von verzweigtkettigen Aminosäuren, kann die Azotämie und die Enzephalopathie günstig beeinflussen. Außerdem ist eine Behandlung der häufig auftretenden gastrointestinalen Blutungen und okkulten Infektionen notwendig. Medikamente, die die Hämodynamik ungünstig beeinflussen, nephrotoxische Substanzen und nichtsteroidale Antiphlogistika sollten vermieden werden. Die Endotoxinproduktion der Darmbakterien kann durch **Polymyxin B, Neomycin** und **Lactulose** verhindert werden.

Der Einsatz von **Diuretika** muß vorsichtig erfolgen, wobei den Carboanhydrasehemmstoffen (Azetazolamid, Diamox), den Aldosteronantagonisten (Spironolacton) und den kaliumsparenden Diuretika (Amilorid) der Vorzug gegeben werden sollte (Cave: Spironolacton und kaliumsparende Diuretika sind allerdings bei stärker eingeschränkter Nierenfunktion kontraindiziert!). Schleifendiuretika beinhalten die Gefahr einer akuten Verschlechterung der Nierenfunktion und sind oft sogar der Auslöser für das hepatorenale Syndrom. Durch **Angiotensin-II-Infusionen** ließ sich in einigen Fällen eine Steigerung der Urinproduktion und der Kreatinin-Clearance bewirken. Die Gabe eines **Angiotensin-II-Antagonisten** (Saralasin) führte interessanterweise ebenfalls in einer Anzahl von Patienten mit Leberinsuffizienz und Aszites zur Abnahme des postsinusoidalen, hepatischen Gefäßwiderstandes. **Propranolol** senkt den Portalvenendruck und bewirkte bei einem Teil der Patienten eine vorübergehende Abnahme des Gesamtkörperwassers bei gleichzeitiger Steigerung der Natriurese nach Kochsalzbelastung. Über den therapeutischen Einsatz des **vorhofnatriuretischen Faktors** (ANF, ANP) beim hepatorenalen Syndrom gibt es noch keine abschließenden Ergebnisse.

Die **Wasserimmersionsbehandlung** nach Epstein kann die Natrium- und Wasserausscheidung durch eine Erhöhung des intrathorakalen, zentralen Blutvolumens verbessern. Bei zunehmender Niereninsuffizienz und aktiviertem Vasokonstriktorsystem kann jedoch auch diese Methode versagen. Die **lumbale Sympathikusblockade** verbessert bei einem Teil der Zirrhose-Patienten mit hepatorenalem Syndrom die glomeruläre Filtrationsrate. Vorsichtige **Parazentesen** können das Herzminutenvolumen und die Urinausscheidung möglicherweise durch die mechanische Druckentlastung erhöhen. Die operative Anlage eines **portokavalen Shunts** oder eines **peritoneovenösen Shunts** bei diesen Patienten führt zwar zu einer Erholung der Nierenfunktion, ist aber selbst von einer hohen Mortalität und Morbidität begleitet. Die einzige Hoffnung in Einzelfällen bildet derzeit die erfolgreiche **Lebertransplantation,** bis zu deren Einsatz auch eine überbrückende Dialysetherapie in Frage kommt.

Prognose

Obgleich die Reversibilität der Erkrankung im Tiermodell und durch erfolgreiche Lebertransplantationen beim Menschen gut dokumentiert ist, bleibt die Prognose des einzelnen Patienten in der Regel infaust. Der Tod tritt dabei weniger durch das Nierenversagen als durch multiples Organversagen bei Kreatininwerten unter 90 mol/l (10 mg/dl) ein. Die in verschiedenen Studien angegebene Spontanremissionsrate von 0 bis 15% ist dabei von einer spontanen Verbesserung der Leberfunktion begleitet.

Merke: Beim „hepatorenalen Syndrom im engeren Sinne" handelt es sich um eine funktionelle Nierenfunktionsstörung im Rahmen einer fortgeschrittenen Leberinsuffizienz. Neben Aszites und Ödemen finden sich im Blut gering erhöhte Kreatininwerte (um 2 mg/dl $\cong$ 175 µmol/l) sowie eine Hyponatriämie ($<$ 133 mmol/l). Im Urin werden bei hoher Osmolalität ($>$ 400 mosm[mmol]/kg) niedrige Natriumkonzentrationen ($<$ 20 mmol/l) gemessen. Bei der Auslösung oder Verstärkung des hepatorenalen Syndroms kann eine unkontrollierte Diuretikatherapie bedeutsam sein.

Weiterführende Literatur

Bartoli, E., L. Chiandussi: Hepato-renal syndrome. Piccin Medical Books, Padua 1979

Conn, H. O.: A rational approach to the hepatorenal syndrome. Gastroenterology 65 (1973) 321

Epstein, M.: Renal effects of head-out water immersion in man. Implications for an understanding of volume homeostasis. Physiol. rev. 58 (1978) 529–581

Gonwa, T. A., S. Poplawski, W. Paulson et al.: Hepatorenal syndrome and orthotopic liver transplantation. Transplant. Proc. 21 (1989) 2419–2420

Helmchen, U.: Hepatorenales Syndrom aus morphologischer Sicht. Vortrag auf der 95. Tagung der Nordwestdeutschen Gesellschaft für Innere Medizin, Göttingen Juni 1980. Hansisches Verlagskontor, Lübeck 1980

Iwatzuki, S., Popovtzer, M. M., J. L. Corman et al.: Recovery from „Hepato-renal syndrome" after orthopic liver transplantation. New Engl. J. Med. 289 (1973) 1155

Köhler, H., K.-H. Meyer zum Büschenfelde. Teil I. Natriumexkretion: Funktionelle Beziehung zwischen Leber und Niere. Dtsch. med. Wschr. 113 (1988) 1486–1491

Köhler, H., K.-H. Meyer zum Büschenfelde. Teil II. Wasserexkretion und hepatorenales Syndrom: Funktionelle Beziehung zwischen Leber und Niere. Dtsch. med. Wschr. 113 (1988) 1524–1527

Koppel, M. H., J. W. Coburn, M. M. Mims et al.: Transplantation of cadaveric kidneys from patients with hepatorenal syndrome. Evidence for the function al nature of renal failure in advanced liver disease. New Engl. Med. 280 (1969) 1367

Kramer, H. J.: Diagnose des hepatorenalen Syndroms. Dtsch. med. Wschr. 113 (1988) 558–560

Kramer, H. J.: Therapie des hepatorenalen Syndroms. Dtsch. med. Wschr. 113 (1988) 561–564

Martini, G. A.: Das sogenannte hepato-renale Syndrom. In Schwiegk, H.: Handbuch der Inneren Medizin, Bd. VIII/3, Springer, Berlin 1968 (S. 350)

Punkollu, R. C., N. Gopalswamy: The hepatorenal syndrome. Med. Clin. North Am. 74 (1990) 933–943

Schmidt, P.: Nierenbeteiligung bei Lebererkrankungen. Pathophysiologie und Klinik. Klin. Wschr. 61 (1983) 1039

Schwartz, M. L., S. B. Vogel: Treatment of hepatorenal syndrome. Amer. J. Surgery 139 (1980) 370

Syré, G.: Nierenbeteiligung und Lebererkrankungen: Morphologie. Klin. Wschr. 61 (1983) 1049

Wilkinson, S. P.: The kidney and liver diseases. J. clin. Pathol. 34 (1981) 1241

Wong, P. Y., G. C. McCoy, A. Spielberg, R. V. Milora et al.: The hepatorenal syndrome. Gastroenterology 77 (1979) 1326

Chronische Niereninsuffizienz – Urämie

H. V. Henning

Definition: Die chronische Niereninsuffizienz ist durch eine Vielzahl von Stoffwechselstörungen charakterisiert, die sich schon mit *beginnender* exkretorischer und endokriner Funktionseinschränkung der Nieren anbahnen und im weiteren Verlauf schließlich alle Organsysteme in unterschiedlicher Reihenfolge und unterschiedlichem Ausmaß befallen können (Urämie). Bis heute ist es jedoch nicht möglich, die urämische Symptomatik einer bestimmten Substanz oder einer chemisch exakt definierten Stoffklasse zuzuordnen. Neben der Kumulation nicht eliminierter Stoffe ist für die Entwicklung der Urämie der Ausfall der metabolischen (endokrinen) renalen Funktionen von Bedeutung (Abb. 5.**43**).

Bei chronischer Niereninsuffizienz entwickeln sich im Organismus Störungen, die im wesentlichen charakterisiert sind als

– Kumulation nicht eliminierter Substanzen,
– Verluste biologisch bedeutsamer Substanzen und
– Regulationsstörungen.

Ursachen der chronischen Niereninsuffizienz

Unter den Erkrankungen, die zur chronischen Niereninsuffizienz führen, stehen Glomerulonephritis, Pyelonephritis, Zystennieren an der Spitze, gefolgt von diabetischer Nephropathie, Analgetika-Nephropathie, (malignen) Hypertonien, Kollagenkrankheiten, obstruktiven Uropathien, hereditären Nephritiden, angeborenen Mißbildungen sowie Neoplasien.

Grundzüge der Therapie

Eine kausale Therapie der chronischen Niereninsuffizienz gibt es nicht. Die modernen Verfahren der extrakorporalen Hämodialyse, der Hämofiltration und der intermittierenden Peritonealdialyse (IPD) bzw. der kontinuierlichen ambulanten Peritonealdialyse (CAPD) sind zwar in der Lage, einen Teil der Auswirkungen der chronischen Urämie zu beseitigen oder zu korrigieren und das Leben der betroffenen Patienten zu erhalten, stets aber bleibt eine „Rest-Urämie" bestehen. Zahlreiche urämiebedingte Stoffwechselstörungen schreiten sogar weiter fort oder entwik-

keln sich erst unter einer Dialysebehandlung, sie lassen sich häufig auch durch erfolgreiche Nierentransplantation nicht vollständig beseitigen.

Stadieneinteilung

Folgende Stadieneinteilungen der chronischen Niereninsuffizienz sind vorgeschlagen worden: Bei „voller Kompensation" ist das Glomerulusfiltrat (endogene Kreatinin-Clearance) geringfügig eingeschränkt, das Serumkreatinin kann noch im Normbereich liegen, es besteht keine Azotämie (=Erhöhung des Reststickstoffs bzw. des Harnstoffstickstoffs im Blut).

Im Stadium der „kompensierten Retention" ist das Serumkreatinin stets erhöht ($1,5 \leq 8,0$ mg/100 ml bzw. $133 \leq 710$ µmol/l), desgleichen der Harnstoff-N. Klinische Zeichen können ganz fehlen oder sind nur diskret ausgeprägt, andererseits können schon typische Zeichen der Urämie in Erscheinung treten. Mit weiterem Anstieg der harnpflichtigen Substanzen (Serumkreatinin 8-12 mg/100 ml bzw. $710-1325$ µmol/l) nehmen die klinischen Symptome zu, lassen sich aber meist noch mit konservativen Maßnahmen beherrschen: Man spricht von „dekompensierter Retention". Im letzten Stadium ist das Urämie-Syndrom voll ausgebildet, ohne Dialysebehandlung oder Transplantation führt die Erkrankung im Coma uraemicum zum Tode.

Diese Begriffe dürfen keinesfalls zu der Annahme verführen, im Stoffwechselgeschehen des chronisch Niereninsuffizienten sei im kompensierten Stadium alles in Ordnung! Schon sehr früh beginnt die Dynamik des urämischen Syndroms, das *nicht,* wie oft behauptet, einförmig und monoton verläuft. Vielmehr überrascht immer wieder die erstaunliche Variationsbreite sowohl der Symptomatologie als auch der individuellen Toleranz gegenüber den verschiedenen Auswirkungen der chronischen Niereninsuffizienz.

Pathophysiologie und Klinik (s. Abb. 5.**44**)

Bis zu einer Abnahme der glomerulären Filtrationsrate auf etwa 50% (entsprechend einem Serumkreatinin von 2 mg/100 ml bzw. 175 µmol/l) verursacht die chronische Niereninsuffizienz im allgemeinen keine wesentlichen Beschwerden. Dies ist der Grund dafür, daß die Nierenerkrankungen häufig zufällig diagnostiziert werden (bei über 30% der Heimdialysepatienten des Göttinger Dialysezentrums war dies der Fall). Die bei einer Routineuntersuchung, einer Lehrlingseinstellung oder Musterung entdeckte **Proteinurie, Erythrozyturie** oder **Hypertonie** sind erste Hinweise

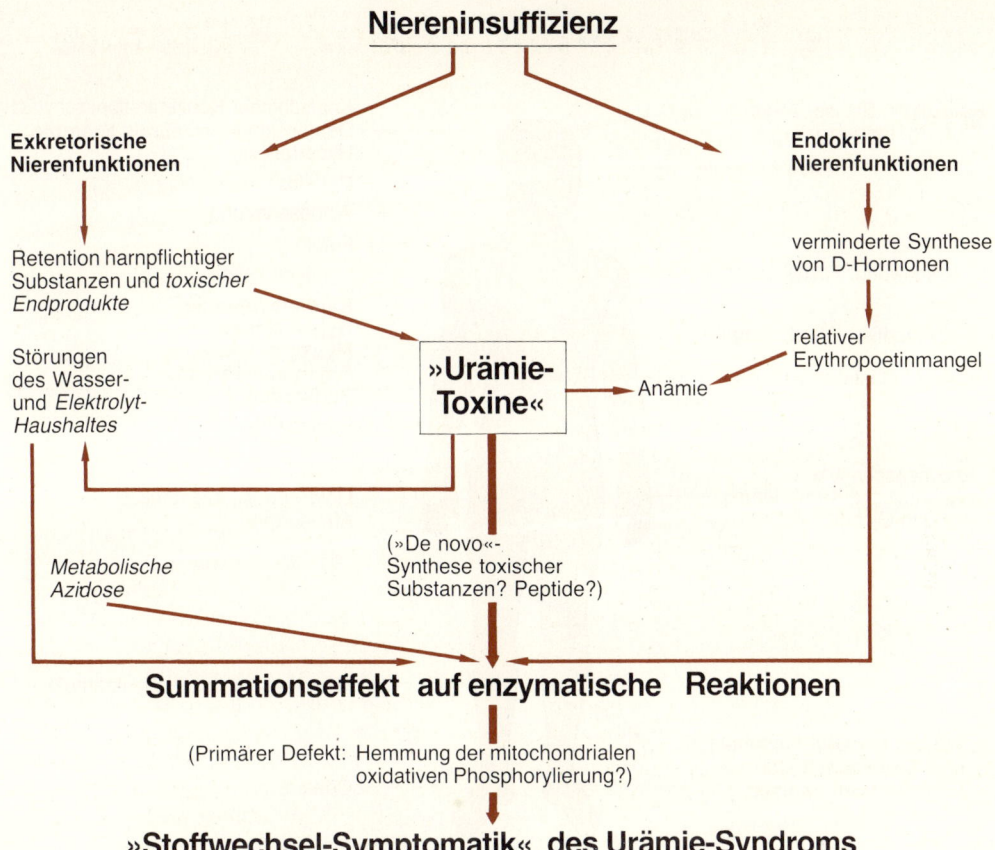

Abb. 5.**43** Entstehung der „Stoffwechsel-Symptomatik" des urämischen Syndroms als Folge eines Summationseffektes des Ausfalls exkretorischer und endokriner Nierenfunktionen auf enzymatische Reaktionen

auf eine Nierenkrankheit. Die subjektiven Initialsymptome können so uncharakteristisch und vieldeutig sein, daß weder der Arzt noch der Patient eine Nierenerkrankung in Erwägung ziehen, zumal eigentlich Nierenschmerzen kaum bestehen. Uncharakteristisch erscheinende Beschwerden können sich allmählich im Verlauf der Niereninsuffizienz einstellen: Abgeschlagenheit, leichte Ermüdbarkeit, Leistungsabfall, Konzentrationsschwäche, gesteigertes Schlafbedürfnis werden einer vermeintlichen „Grippe" angelastet, Ziehen im Rücken und sogar Rückenschmerzen als „Ischias" fehlgedeutet und nicht selten unter dieser Diagnose behandelt.

Steht der **Bluthochdruck** im Vordergrund der Erkrankung, kann das Beschwerdebild durch Sehstörungen, Kopfschmerzen, Schwindelgefühl oder Nasenbluten bestimmt sein, auch kardiale Sensationen, Dyspnoe und Angina pectoris können als erste subjektive Anzeichen einer Niereninsuffizienz auftreten. Ausgeprägte **Ödeme** (Knöchelödeme, Lidödeme) und besonders eine **Makrohämaturie** sind Alarmzeichen, die den Patienten in der Regel zum Arzt führen. Mit der Verminderung des Glomerulusfiltrates geht abhängig von der Grundkrankheit, bei tubulären Erkrankungen schon frühzeitig) eine Abnahme der Konzentrationsfähigkeit der Nieren einher, die zu **Nykturie** und Verdünnung des Urins (wasserhelle Farbe!)

führt. **Inappetenz, Übelkeit** und **Erbrechen** führen mit gesteigertem Eiweißkatabolismus zur Gewichtsabnahme, die jedoch infolge der Dysproteinämie durch ausgeprägte Ödeme und Flüssigkeitsretention kaschiert sein kann. **Geschmackssensationen** (Hypogeusie) sind häufig, die Patienten klagen über ein fades, pappiges oder metallisches Empfinden im Munde, lästig ist ein oft als faulig empfundener Foetor ex ore. In der Haut abgelagerte Retentionsstoffe, erhöhtes Parathormon und mikrokristalline Calciumeinlagerungen bedingen einen quälenden, ubiquitären und therapieresistenten **Juckreiz** (Pruritus), Kratzspuren am ganzen Körper sind die Folge. Frühzeitig sind **zerebrale** Ausfallerscheinungen nachweisbar; Verlangsamung der Reaktionen, Gedächtnislücken, Wortfindungsstörungen, Desorientiertheit sind häufig, psychische Veränderungen äußern sich als Depressionen und sogar Psychosen. An den sensiblen und motorischen peripheren Nerven kommt es zu demyelinisierenden Läsionen mit Störungen der Erregbarkeit, der Nervenleitgeschwindigkeit und des Vibrationsempfindens. Frühsymptome dieser **renalen Polyneuropathie** sind Parästhesien an den Füßen und den Unterschenkeln. Sie treten bevorzugt abends und nachts auf und bessern sich nach körperlicher Bewegung (Symptom der „restless Legs"). Erste Anzeichen der Polyneuropathie können auch

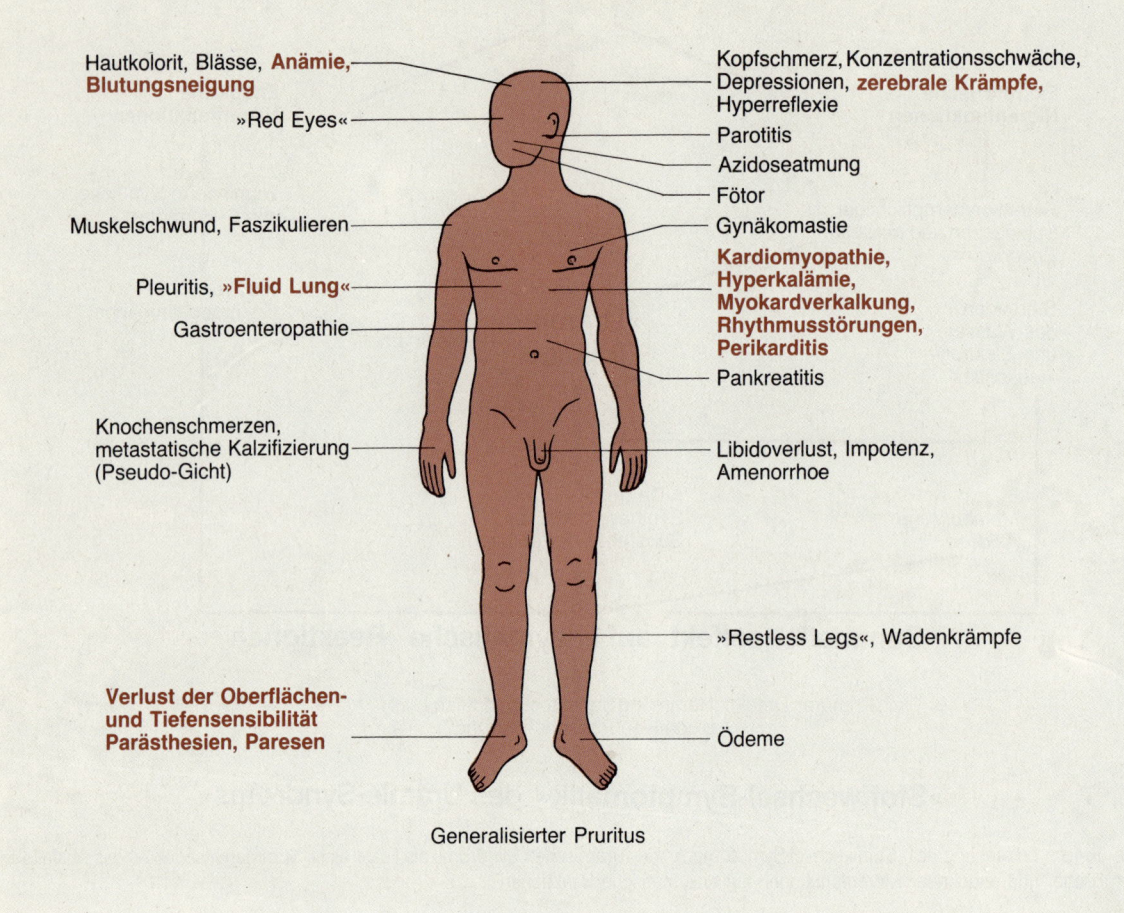

Abb. 5.**44**   Klinische Symptomatik des Urämie-Syndroms

schmerzhafte Wadenkrämpfe sein sowie ein brennendes Gefühl an den Fußsohlen (Symptom der „burning feet"). Möglicherweise sind für diese Symptomatik auch Störungen im Elektrolytstoffwechsel mitverantwortlich. Typisch ist der Beginn der klinischen Ausfälle in den distalen Nervenabschnitten. Weitere neurologische Symptome sind Tremor, Hyperreflexie und Myoklonie. Der oft beschriebene Muskelschwund des Urämikers scheint in hohem Maße von der körperlichen Verfassung des Patienten zu Beginn der Erkrankung abhängig zu sein; Patienten mit langjähriger chronischer Niereninsuffizienz und wohlausgebildeter Muskulatur sind keineswegs selten.

Mit fortschreitender Niereninsuffizienz (Glomerulusfiltrat < 5 ml/min) prägt sich das **urämische Syndrom** unter Beteiligung aller Organsysteme mehr und mehr aus. Die **Haut** des Kranken ist trocken und schilfrig, manche Patienten geben eine verminderte Schweißneigung an. Blaue Flecken (Ekchymosen), die schon nach Bagatelltraumen auftreten, deuten auf eine **hämorrhagische Diathese** und verminderte Kapillarresistenz, auch Zahnfleischbluten und gelegentlich gastrointestinale Blutungen. Retinierte und in die Haut eingelagerte Farbstoffe (Urochrome) sind

zusammen mit der durch eine fortschreitende **renale Anämie** bedingten Blässe für das charakteristische fahlgraue Gesichts- und Hautkolorit verantwortlich. Dieses Hautkolorit kann durchaus Nuancierungen aufweisen: Ein eher gelblich-grauer Grundton ist häufig bei Patienten mit Analgetika-Nephropathie auffällig. In einem hohen Prozentsatz der Fälle zeigt die Spaltlampenuntersuchung **Calciumablagerungen** im Limbus corneae, in der Konjunktiva verursachen sie durch Reizung und vermehrte Vaskularisation eine oft schwere Konjunktivitis (Symptom der „red eyes"). Folge des gestörten **Calcium-Phosphat-Stoffwechsels** sind auch Weichteilverkalkungen und metastatische Kalzifizierungen, die periartikulär besonders an den Fingergelenken (sogenannte „Pseudo-Gicht"), aber auch im Ellenbogen- und Schultergelenk auftreten. Zur ausgedehnten Kalzifizierung kann es auch in den inneren Organen (Magen, Lunge, Myokard, Nieren) und arteriellen Gefäßen kommen. Im engen Zusammenhang mit dieser metabolischen Störung steht die Entwicklung der **renalen Osteopathie** (renale Osteodystrophie) (Abb. 5.**45**). Ihre klinischen Zeichen sind Knochenschmerzen (besonders im Bereich der Rippen, im Lendenwirbelbereich, in

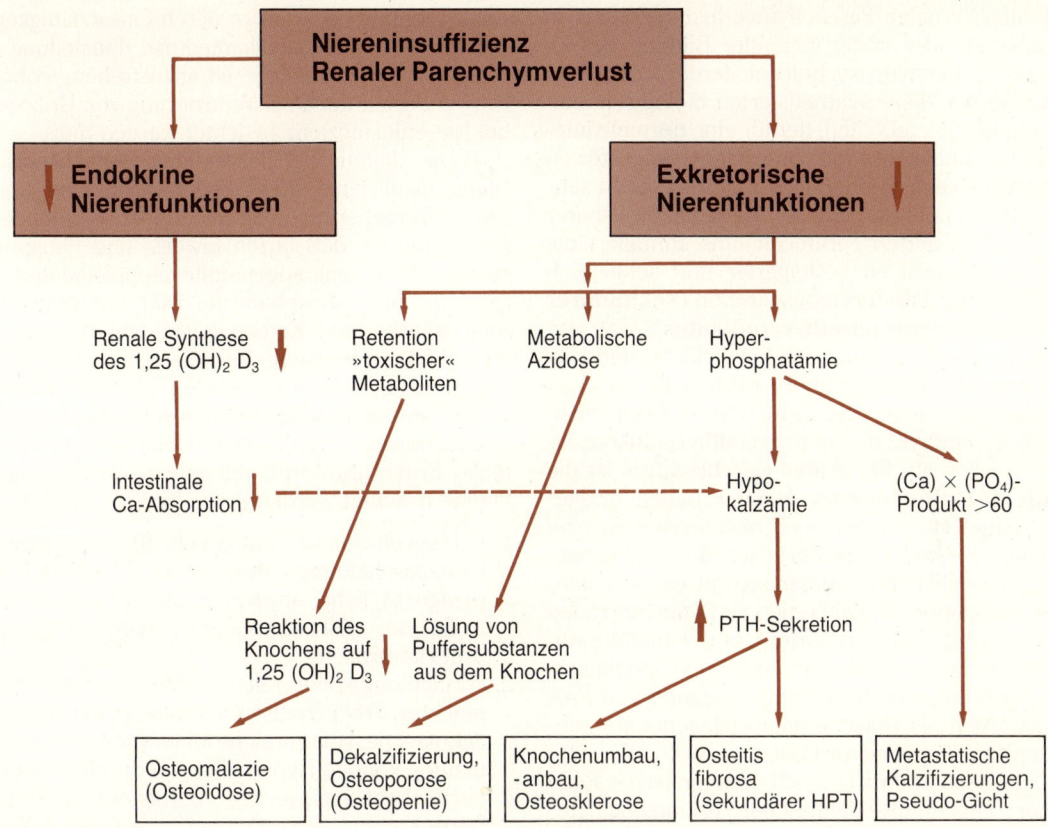

Abb. 5.**45** Pathogenetische Faktoren, die mit zunehmendem renalem Parenchymverlust bzw. Einschränkung der endokrinen und exkretorischen Nierenfunktion zur Entstehung der verschiedenen Formen der renalen Osteopathie führen. 1,25 $(OH)_2D_3$=1,25-Dihydroxycholecalciferol, sek. HPT=sekundärer Hyperparathyreoidismus (nach Brenner u. Lazarus)

den Hüftgelenken und Oberschenkeln) und Spontanfrakturen. Frakturierungen von Rippen können hämorrhagische Pleuraergüsse zur Folge haben, aus denen sich ein für den in seiner Infektabwehr geschwächten Urämiker tödliches Pleuraempyem entwickeln kann. Infolge verminderter Kapillarresistenz und gestörter Flüssigkeitshomöostase sind **Pleuritiden** mit **Pleuraergüssen** relativ häufig, das interstitielle, auskultatorisch stumme Lungenödem („fluid lung") entwickelt sich im oligurisch-anurischen Endstadium. In dieser Phase können **zerebrale Krämpfe** als ein weiteres, sehr kritisches Symptom der „Überwässerung" zum tödlichen Ausgang führen, wenn nicht ein rascher Flüssigkeitsentzug erfolgt. Eine weitere, schwere Komplikation der chronischen Niereninsuffizienz ist die **Perikarditis.** Differentialdiagnostisch müssen ihre klinischen Symptome wie Thoraxschmerzen und Dyspnoe von denen bei Angina pectoris, Lungenembolie und Pneumonie abgegrenzt werden. Zum Untersuchungsbefund gehören Perikardreiben, Tachykardie, Blutdruckabfall, Fieber und Pulsus paradoxus. Gefürchtet sind der hämorrhagische Perikarderguß (mit Perikardtamponade, die eine rasche Punktion verlangt), Kammertachyarrhythmien

und Kammerflimmern. Für die Entstehung der Perikarditis scheinen neben einer länger bestehenden Hypertonie besonders interkurrente Infekte von Bedeutung zu sein.

Eine der häufigsten kardialen Todesursachen des unbehandelten Urämikers ist die **Hyperkaliämie.** Die klinischen Zeichen sind anfangs sehr diskret, erst präfinal treten Parästhesien, aufsteigende schlaffe Lähmung, schließlich Bradyarrhythmie und diastolischer Herzstillstand auf. Wichtig sind die typischen EKG-Veränderungen (hohe, spitze, schmalbasige, zeltförmige T-Zacken bei isoelektrischem ST, QRS-Verbreiterung, P-Verbreiterung, PQ-Verlangsamung bis zum totalen AV-Block).

An eine chronische, oft durch Diätfehler bedingte Hyperkaliämie kann sich der urämische Organismus oft erstaunlich lange ohne wesentliche klinische Symptomatik adaptieren.

Gastrointestinale Symptome der chronischen Niereninsuffizienz sind neben Singultus und Übelkeit auch **Pankreatitis** und **Parotitis.** Sie sind beim Urämiker gehäuft und gelegentlich gleichzeitig zu beobachten, ihre Pathogenese ist unklar. Vielfältig sind die urämiebedingten Störungen des **Endokriniums.** Zunehmender, renaler Parenchymverlust resultiert in mangelhafter oder völlig fehlender Bildung des D-Hormons 1,25-Dihydroxycholecalciferol (1,25-[OH]$_2$-D$_3$), des in der Niere synthetisierten biologisch aktiven Vitamin-D-Metaboliten, der für eine normale intestinale Calciumabsorption und einen ungestörten Knochenstoffwechsel unerläßlich ist. Ein schon sehr früh zu Beginn der Niereninsuffizienz nachweisbarer Abfall des ionisierten Serumcalciums stimuliert die Nebenschilddrüsen zu gesteigerter und schließlich unkontrollierter Parathormonsekretion (**sekundärer** oder **renaler Hyperparathyreoidismus**), was von entscheidender Bedeutung für Entwicklung und Verlauf der renalen Osteopathie ist (Abb. 5.**45**).

Die Funktion der **Schilddrüse** ist beeinträchtigt, die Serumthyroxin- und -trijodthyroninkonzentrationen fallen ab. Bei beiden Geschlechtern ist die **Gonadenfunktion** gestört. Männer haben erniedrigte Plasmatestosteronspiegel, histologisch ist eine Hodenatrophie mit Darniederliegen der Spermiogenese nachweisbar. Fast immer kommt es zu Libidoverlust und Impotenz, bei Frauen zu Dysmenorrhöen und Amenorrhö. Fehlernährung und Funktionsstörungen der Leber (daneben auch eine möglicherweise medikamentös bedingte Freisetzung von Prolactin) werden als Ursache einer gelegentlich beobachteten Gynäkomastie diskutiert.

Eine sehr wahrscheinlich unterschätzte Rolle bei der Entstehung zahlreicher urämiebedingter Stoffwechselstörungen und eines Teiles der urämischen Symptomatik spielt die renale **metabolische Azidose.** Klinisch wird sie im allgemeinen nur auffällig, wenn sie, besonders bei interstitiellen Nephritiden, den Patienten zur Hyperventilation veranlaßt oder bei gleichzeitiger Hyperkapnie (Anhäufung von Kohlensäure) zum Hirnödem führt. Das Hirnödem ist neben der generellen Intoxikation, der durch Anämie und respiratorische Insuffizienz bedingten Hypoxie, hypertensiver Enzephalopathie und Elektrolytentgleisungen eine der Ursachen des Coma uraemicum.

Konservative Therapie

Reversible Faktoren, die sich ungünstig auf den Krankheitsverlauf auswirken, müssen erfaßt und beseitigt bzw. behandelt werden. Hierzu gehören in erster Linie obstruktive Uropathien sowie Anomalien des Urogenitaltraktes, die einer operativen Revision zugänglich sind, Harnwegsinfekte, die entsprechend den Richtlinien der Pyelonephritistherapie behandelt werden müssen, Hypovolämie und der Hypertonus. Ausmaß und Zeitpunkt des Auftretens **diabetischer** Gefäßkomplikationen und der diabetischen Nephropathie sind mit von der optimalen Einstellung der diabetischen Stoffwechselsituation abhängig. Konsequente Überwachung und gute Führung des Diabetikers stellen also eine echte Prophylaxe diabetischer Nephropathien dar, die heute an der Spitze der Todesursachen der Diabetiker stehen. Schwierig zu beeinflussen ist die urämische **Hyperlipoproteinämie.** Die gerade bei Niereninsuffizienz zu beachtenden, oft schweren Nebenwirkungen der wirksamen libidsenkenden Medikamente (z. B. myositisartiges Syndrom

unter Clofibrat) schränken deren Einsatzfähigkeit erheblich ein. Die medikamentöse Einstellung von Gicht und Hyperurikämie ist anzustreben, wobei die Notwendigkeit der Dosisreduzierung von Urikosurika bei Niereninsuffizienz beachtet werden muß.

Die diätetische Behandlung der chronischen Niereninsuffizienz erlebt gegenwärtig eine Renaissance. Tierexperimentelle und klinische Befunde lassen vermuten, daß durch Eiweiß- und Phosphatrestriktion bzw. eine sogenannte „supplemented diet" (protein- und phosphatarme Diät mit essentiellen Aminosäuren und Ketoanalogen angereichert) das Fortschreiten der Niereninsuffizienz und die Proteinurie günstig beeinflußt werden können. Allgemein dürfte eine ausgewogene, gemischte Kost auch für den chronisch niereninsuffizienten Patienten die optimale Ernährungsform darstellen, wenn folgende Punkte beachtet werden:

1. Flüssigkeitszufuhr entsprechend der täglichen Urinausscheidung (Messen der 24-Stunden-Urinmenge, tägliche, am besten allmorgendliche Kontrolle des Körpergewichtes, regelmäßige Blutdruckkontrollen).
2. Vermeidung kaliumreicher Nahrungsmittel (Eingemachtes, Trockenobst, Obstsäfte, Bananen, Nüsse, Schokolade, kaliumreiche Mineralwässer). Medikamentös können Hyperkaliämien durch Austauschharze beseitigt werden: Sorbisterit tauscht im Darm Kalium gegen Calcium, Resonium-A Kalium gegen Natrium aus. Die Harze werden oral oder rektal verabfolgt. Bei Hypertonie ist die Verwendung von Resonium-A nicht angezeigt, weil dann die zusätzliche Freisetzung von Natrium unerwünscht ist. Bei schweren Hyperkaliämien kann die Zufuhr von Glucose und Insulin oder die Dialyse gegen kaliumarmes oder kaliumfreies Dialysat notwendig werden.
3. Vermeidung übermäßiger Phosphatzufuhr (Milch, Milchprodukte, Fleisch) im Rahmen einer Prophylaxe der renalen Osteopathie.
4. Beschränkung der Kochsalzzufuhr (3−5 g/die) bei Hypertonie.

Die heute gültigen Vorstellungen über die Pathogenese der **renalen Osteopathie** (s. Abb. 5.**45**) berechtigen zu der Vermutung, daß diese schwere Stoffwechselstörung durch prophylaktische Maßnahmen günstig beeinflußt werden kann. Ziel dieser konservativen Therapie ist es, die Hyperphosphatämie und die Hypokalzämie so lange wie möglich zu vermeiden und dadurch die Stimulation der Parathormonsekretion zu verhindern oder hintanzuhalten. Neuere Befunde allerdings zeigen, daß die Nebenschilddrüsen bei Urämie auch unter Normokalzämie vermehrt Parathormon sezernieren. Im Frühstadium der chronischen Niereninsuffizienz kann das Serumphosphat durch diätetische Maßnahmen normal gehalten werden, sehr bald läßt sich der Phosphatstau nur noch medikamentös beeinflussen. Durch oral verabfolgtes Aluminiumhydroxid (Aludrox, Alu-Cap usw.) wird das mit der Nahrung aufgenommene Phosphat gebunden und kann vom Darm nicht mehr vollständig resorbiert werden. Aluminium kann sich im Knochen ablagern und eine Osteomalazie verursachen. Eine Normokalzämie läßt sich durch Kombination von Calcium (1–3 g elementares Calcium/die in Form von Calciumgluconat) bzw. Calciumcarbonat und Vitamin D erreichen. Ob der Einsatz von D-Hormonen (1,25-Dihydroxycholecalciferol u. a.) die Entwicklung der renalen Osteopathie tatsächlich verhindern kann, ist bislang nicht eindeutig bewiesen. Die Gefahren einer Behandlung mit Vitamin D und D-Hormonen müssen bekannt sein (Hyperkalzämien, Organ- und Gefäßverkalkung).

Die **renale Anämie** ist bisher einer langfristig erfolgreichen Therapie kaum zugänglich. Versuche mit Androgenen haben enttäuscht, Bluttransfusionen haben einen nur kurzdauernden Effekt und bringen ein erhöhtes Hepatitisrisiko mit sich. Eine Substitution mit Eisenpräparaten wird allgemein empfohlen. Neue Behandlungsmöglichkeiten scheinen sich mit der gentechnischen Synthese menschlichen Erythropoietins anzubahnen.

Im Hinblick auf die Dialysebehandlung ist eine der wichtigsten konservativen Maßnahmen bei der Betreuung chronisch niereninsuffizienter Patienten die **Erhaltung und Schonung der Gefäße** an allen Extremitäten. Wenn keine vitale Indikation besteht, sind unnötige intravenöse Injektionen oder Infusionen zu vermeiden.

Dialysebehandlung

Weltweit werden über 100 000 Patienten mit einem der Dialyseverfahren behandelt, einige Hundert von ihnen seit mehr als 10 Jahren. In der Bundesrepublik ist mit 100 chronischen Dialysepatienten pro Million Einwohner zu rechnen, diese Zahl wird infolge großzügiger Indikationsstellung und Verbesserung der Lebenserwartung noch steigen. Jährlich wird in der Bundesrepublik etwa 1 Milliarde DM für die Behandlung von Dialysepatienten ausgegeben.

Kardiovaskuläre Komplikationen sind die Haupttodesursache chronisch dialysierter Patienten, noch 1978 war ihre Überlebensrate statistisch nicht besser als diejenige nach der Diagnose eines Mammakarzinoms oder der Erstmanifestation eines Myokardinfarktes. Das bedeutet, daß wir leider noch weit davon entfernt sind, mit der Dialyse über eine dem gesunden Organ gleichwertige „künstliche Niere" zu verfügen.

Die Verlängerung und Erhaltung des Lebens chronisch Nierenkranker mit der Dialyse beruht darauf, daß ein Teil der harnpflichtigen retinierten Substanzen aus dem Organismus entfernt und extreme Regulationsstörungen im Wasser-, Elektrolyt- und Säure-Basen-Haushalt korrigiert und ausgeglichen werden können. Mit keinem der heute gebräuchlichen Dialyseverfahren gelingt es das urämische Syndrom vollständig zu beseitigen, noch den Ausfall endokriner Nierenfunktionen zu kompensieren. Hinzu kommt, daß durch die Dialysebehandlung per se dem Organismus biologisch wichtige Substanzen und Substrate (z. B. Spurenelemente) möglicherweise entzogen werden.

Alle Dialyseverfahren bewirken einen Stoff- und/oder Flüssigkeitstransport aus den Kompartimenten des Organismus über natürliche oder künstliche Membranen in ein extrakorporales Kompartiment. Die eliminierten Substanzen können verworfen oder an geeignetem Material absorbiert werden. Mit aufwendigen chemisch-technischen Methoden wird derzeit versucht, die oft großen anfallenden Flüssigkeitsquantitäten von den toxischen Substanzen zu reinigen und für eine Wiederverwendung zu regenerieren.

Die einzelnen Dialyseverfahren

Extrakorporale Hämodialyse: Das zweifellos bewährteste Verfahren zur Behandlung der chronischen terminalen Niereninsuffizienz ist die extrakorporale Hämodialyse. Hier wird über einen operativ angelegten Gefäßzugang (arteriovenöse Fistel, Shunt) das Blut des Patienten durch ein Schlauchsystem außerhalb des Organismus (extrakorporal) einem Dialysator zugeleitet. Dieser besteht aus einem Blut- und einem Dialysatkompartiment, die durch eine synthetische semipermeable Membran (Zellophan, Cuprophan) voneinander getrennt sind. Im Gegenstromprinzip, d. h. entgegengesetzt zum Blutstrom, fließt auf der Seite des Dialysatkompartiments das Dialysat (im allgemeinen eine isotone, gepufferte Elektrolytlösung). Aus dem auf der Blutkompartimentseite den Dialysator passierenden Patientenblut diffundieren durch die semipermeable Membran entsprechend ihrem Konzentrationsgradienten harnpflichtige Substanzen (Kreatinin, Harnstoff, Harnsäure) und „Urämie-Toxine" in das Dialysat. Das derart von diesen Substanzen gereinigte Blut wird aus dem Dialysator dem Patienten über ein Schlauchsystem wieder zugeführt. Für diese Prozedur muß die Gerinnbarkeit des Patientenblutes durch Heparingabe herabgesetzt werden. Flüssigkeitsentzug durch Ultrafiltration kann durch Druckerhöhung im Blutkompartiment und Unterdruckerzeugung im Dialysatkompartiment erreicht werden.

Hämofiltration: Mit der Hämofiltration können heute Patienten mit chronischer Niereninsuffizienz ebenso erfolgreich behandelt werden wie mit der extrakorporalen Hämodialyse. Die Entfernung toxischer Substanzen aus dem Organismus geschieht durch Ultrafiltration. Aus dem Patientenblut wird über einen Gefäßzugang wie bei der Hämodialyse mit relativ hohen Drücken (bis 500 mmHg) ein Filtrat abgepreßt, das retinierte Stoffwechselprodukte in etwa der gleichen Konzentration enthält wie das Plasma. Dem Organismus können innerhalb von 3–6 Stunden Ultrafiltratmengen von 20–35 l entzogen werden, der Ausgleich des entstehenden Flüssigkeits- und Elektrolytdefizits erfolgt durch entsprechende Mengen einer Substitutionslösung. Es hat sich herausgestellt, daß sich mit der Hämofiltration zwar keine dramatischen Besserungen urämiebedingter Stoffwechselstörungen erzielen lassen, das Verfahren aber gegenüber der Hämodialyse bei bestimmten Indikationen Vorteile zu bieten scheint (Kreislaufstörungen bei Hyper- und Hypotonie, Notwendigkeit des Entzuges großer Flüssigkeitsmengen, bei älteren Patienten mit kardio-

und/oder zerebrovaskulären Komplikationen, möglicherweise auch bei der urämischen Polyneuropathie und unter Hämodialyse schwer zu beeinflussenden Hypertonieformen).

Komplikationen bei Hämodialyse/Hämofiltration: Blutungen können heparininduziert oder durch Heparin verstärkt werden (z. B. gastrointestinale Blutungen bei Ulzera, hämorrhagischer Perikarderguß und Perikardtamponade bei Perikarditis, Blutungen aus den Einstichstellen am Gefäßzugang). Blutungen können auch dialysetechnisch bedingt sein (Schlauchrupturen, Membranrupturen). Relativ häufig sind Shunt-Komplikationen. Infektionen im Bereich des Gefäßzuganges können zu Fieberreaktionen und Sepsis führen, eine Herzinsuffizienz kann durch aneurysmatische Erweiterung des Shunts und Entwicklung eines übermäßig hohen Shunt-Volumens begünstigt oder verschlimmert werden. Bei embolischen Ereignissen ist an eine Shunt-Thrombose als Ursache zu denken. Shunt-Komplikationen müssen im allgemeinen chirurgisch korrigiert werden, es gibt Dialysepatienten, bei denen mehrfach an mehreren Extremitäten Gefäßzugänge geschaffen werden müssen.

Wird bei hochurämischen Patienten eine zu rasche Korrektur der Störungen des Wasser-, Elektrolyt- und Säure-Basen-Haushaltes durch forcierte Dialyse vorgenommen, so entwickelt sich unter Übelkeit, Erbrechen, Kopfschmerzen ein sogenanntes **„Dysequilibrium-Syndrom".** Oft über Tage anhaltend (Durchgangssyndrom) führt es unter Bewußtseinstrübung zu Hyperreflexie und generalisierten zerebralen Krämpfen, wobei auch Tachykardie und Blutdruckanstieg beobachtet werden. Das Stadium der „Entgiftung" des Organismus erfordert offenbar eine gewisse Anpassungszeit, sie muß durch schonende, von kurzen behandlungsfreien Intervallen unterbrochene Dialysen überbrückt werden. Zur Vermeidung des Dysequilibrium-Syndroms hat sich besonders die Peritonealdialyse bewährt. Enthält die zur Hämolyse verwendete Spüllösung zu hohe Konzentrationen an Calcium und Magnesium (meist bedingt durch unzureichend regenerierte oder defekte Wasserenthärtungsanlagen), so tritt ein **Hartwasser-Syndrom** auf. Es kündigt sich durch periorale Parästhesien und Hitzegefühl im Gesicht an und ist gekennzeichnet durch Blutdruckanstieg, Übelkeit, Erbrechen, gelegentlich Herzrhythmusstörungen und oft heftige Bauchschmerzen, die zur Fehldiagnose (akutes Abdomen, Appendizitis) Anlaß geben können.

Nach technischen Defekten an der Dialyseapparatur (undichtes Schlauchsystem, nicht funktionierender Luftdetektor) sind **Luftembolien** beobachtet worden. Ein sehr häufiger Zwischenfall bei Hämodialyse und Hämofiltration sind **Fieberreaktionen,** deren Ursache sich nicht immer eindeutig eruieren läßt. In der Regel sind Verunreinigungen der Spülflüssigkeit bzw. der Substitutionslösung durch Bakterien, Hefen oder Sporenbildner anzuschuldigen. Oft ist es sehr schwierig, die „Quelle" dieser Verunreinigungen ausfindig zu machen (Mikrorupturen in den Membranen, Haarrisse, Verkeimung der Enthärtungsanlage).

Der Nachweis pathogener Keime gelingt nicht immer, zumal wenn Pyrogene für das Fieber verantwortlich sind. **Anaphylaktische** Reaktionen im Zusammenhang mit der Sterilisation von Dialysegeräten, insbesondere mit Ethylenoxid, sind wahrscheinlich häufiger als vermutet. Wichtig sind auch Probleme der **Biokompatibilität** von Dialysemembranen und von anderen, zur Dialyse verwendeten Kunststoffen.

Das Problem der an manchen Dialysezentren endemischen **Virushepatitis** ist auch heute noch nicht gelöst. Der Verlauf ist im allgemeinen beim Pflegepersonal schwerer als bei den urämischen Patienten. Eine in ihrer Ätiologie noch nicht befriedigend geklärte, bisher nur unter Hämodialyse beobachtete Komplikation ist der sehr schmerzhafte **Priapismus.** Er kann tagelang anhalten, so daß die Patienten zur Blasenentleerung urologischer Hilfe bedürfen, und hat immer eine Impotentia coeundi zur Folge. Als Ursache des Priapismus werden neurologische Störungen im Bereich des Sakralmarks, Elektrolytverschiebungen, Störungen des Lipidstoffwechsels und ein Einfluß des Heparins diskutiert.

Peritonealdialyse   (IPD = intermittierende Peritonealdialyse): Der Stoff- und Flüssigkeitsaustausch zwischen Blutkompartiment und Dialysat erfolgt bei der Peritonealdialyse über eine biologische Membran, das Peritoneum. Durch einen operativ in das Abdomen applizierten Kunstoffkatheter, der mit seiner Spitze im kleinen Becken liegt, werden jeweils 1−2 l sterile, körperwarme Elektrolytlösung instilliert. Diese Lösung kann innerhalb gewisser Grenzen je nach Bedarf in ihrer Zusammensetzung variiert werden. Nach einer kurzen Verweilzeit läßt man das Dialysat aus dem Bauchraum des Patienten abfließen. Dieser Ein- und Auslauf wird über 24−36 Stunden oder noch länger wiederholt. Moderne Peritonealdialysegeräte steuern diesen Vorgang elektronisch. Die Austauschfähigkeit des Peritoneums nimmt mit zunehmender Dialysefrequenz ab, die Austauschfläche beträgt beim Erwachsenen etwa 2 m^2. Durch Ultrafiltration kann vorwiegend Wasser entzogen werden, indem man der Elektrolytlösung in steigender Konzentration osmotisch wirksame Substanzen (z. B. 1,5−7%ige Glucoselösung) zusetzt. Bedingt durch die Porengröße des Peritoneums kommt es zu einem gewissen Eiweißverlust, andererseits werden bei diesem Verfahren Substanzen im Molekülmassenbereich von ca. 200−3000 entfernt, die sogenannten „middle molecules". Diese Stoffgruppe wird angeschuldigt, besonders toxisch und für die Symptomatik des urämischen Syndroms in besonderem Maße mitverantwortlich zu sein, was jedoch bislang nicht bewiesen ist.

Dauerperitonealdialyse   (CAPD = Continuous Ambulatory Peritoneal Dialysis): Während bei der IPD zwischen den einzelnen Behandlungsperioden ein dialysefreies Intervall auftritt, erfolgt der Stoff- und Flüssigkeitsaustausch bei der CAPD kontinuierlich. Dies bedeutet eine Annäherung an physiologische Verhältnisse und wird dadurch erreicht, daß die Patienten permanent 2 l Dialysat (Glucose-Elektrolytlösung) im Peritonealraum mit sich herumtragen und einen Dialysataustausch durch Beutelwechsel in etwa 6stündigen Abständen vornehmen. Bis auf diesen Wechsel der Plastikbeutel und das 4malige Ein- und Auslaufen der Spülflüssigkeit innerhalb von 24 Stunden ist der Patient relativ frei beweglich. Zweifellos handelt es sich bei der CAPD um eine vielversprechende Weiterentwicklung der herkömmlichen Peritonealdialyse. Aufgrund der bisher angewandten Technik wird allerdings nur eine begrenzte Anzahl von Patienten für dieses Peritonealdialyseverfahren in Betracht kommen.

Komplikationen der Peritonealdialyse: Die gefürchtetste und auf Dauer kaum vermeidbare Komplikation ist die **Peritonitis,** die zu einer lebensbedrohlichen Situation werden kann. Die Symptome sind Übelkeit, Erbrechen, abdominelle Abwehrspannung; Fieber und Leukozytose können beim Urämiker fehlen! Auch Durchfälle und paralytischer Ileus werden beobachtet. Oft ist das aus der Peritonealhöhle auslaufende Dialysat trübe, flockig und reich an Leukozyten. Sogenannte „abakterielle" Peritonitiden sind selten. Mit genügend empfindlichen Methoden lassen sich fast immer pathogene Keime nachweisen. Die diffuse Peritonitis ist *keine* Indikation zum Abbruch der Dialyse, vielmehr muß diese unter Antibiotikazusatz zur Spüllösung forciert werden, eine zusätzliche orale oder parenterale Antibiotikagabe (nach Antibiogramm) ist meistens erforderlich.

Gelegentlich wird eine chirurgische Intervention mit Entfernung des Dialysekatheters notwendig. Jede abgelaufene Peritonitis hinterläßt Verwachsungen und entzündliche Veränderungen im Bauchraum und führt infolge Verdickung des Peritoneums zur Verminderung der Austauschfähigkeit.

Weitere, jedoch seltenere Komplikationen sind Darmperforation, Perforation der Harnblase und lokale Blutungen in die Bauchdecken. Unangenehm, aber harmlos ist ein häufig unter Peritonealdialyse auftretender Schulterschmerz. Er kommt durch Luftansammlung unter dem Zwerchfell und Reizung des N.phrenicus zustande und verschwindet, sobald die Luft resorbiert ist.

Kontraindikationen zur IPD und CAPD sind postoperative intraabdominelle Verwachsungen, frische Bauchverletzungen, lokalisierte eitrige intraabdominelle Prozesse (nicht die diffuse Peritonitis!), große Hernien, fortgeschrittene Gravidität und sehr große Zystennieren. In seltenen Fällen können pulmonale Prozesse mit erheblicher Einschränkung der Atemfunktion die Peritonealdialyse verbieten, da die Instillation von 2 und mehr Litern Flüssigkeit in den Bauchraum die Atmung zusätzlich erschweren kann.

Unter allen Dialyseverfahren können sich durch chronische Einnahme Al-haltiger Phosphatbinder und den Al-Gehalt des Dialysates bzw. des Trinkwassers Veränderungen des Skeletts (Dialyse-Osteomalazie) und/oder zerebrale Störungen (Dialyse-Enzephalopathie, „Denver disease") entwickeln.

Nierentransplantation

Stimmen Spender und Empfänger in ihrem Erbgut überein (eineiige Zwillinge), so ist die Organtransplantation problemlos. Bei der im allgemeinen üblichen homologen Transplantation) sind Spender und Empfänger zwar artgleich, aber erbverschieden. Für jedes homologe Transplantat gilt, daß es sofort nach Anschluß an den Kreislauf des Empfängers immunologischen Abwehrmechanismen ausgesetzt ist, die medikamentös unterdrückt werden müssen (Immunsuppression).

Die Nierentransplantation hat in den letzten Jahren einen erheblichen Aufschwung erfahren, an dem die Bundesrepublik jedoch, wahrscheinlich aus organisatorischen Gründen, nur begrenzten Anteil hat. Weltweit werden gegenwärtig pro Jahr über 3000 Nieren transplantiert, die Nieren stammen zu etwa 70% von Verstorbenen, zu etwa 30% von Lebendspendern (Eltern oder Geschwister des Patienten). 1985 wurden in der Bundesrepublik 1275 Nierentransplantationen durchgeführt.

Prinzipiell kommt jeder terminal niereninsuffiziente Patient als potentieller Transplantatempfänger in Frage, bei Funktionsausfall des Transplantates muß die Möglichkeit der effektiven Dialysebehandlung gegeben sein (Gefäßzugang, technische und medizinische Voraussetzungen). Die oft mit 60 Jahren angegebene obere Altersgrenze für die Transplantation wird heute schon überschritten, größere Bedeutung wird dem Gefäßzustand und dem biologischen Alter des Patienten beigemessen. Bevorzugt werden solche Dialysepatienten der Transplantation zugeführt, bei denen der Erfolg einer weiteren Dialysebehandlung in Frage steht (fehlender Gefäßzugang, schwere Polyneuropathie, schwere Anämie nach beidseitiger Nephrektomie, unüberwindliche psychische und soziale Probleme). Die Indikation zur Nierentransplantation wird in zunehmendem Maße großzügig gestellt, im allgemeinen gelten als Kontraindikationen Systemerkrankungen wie Amyloidose, Oxalose, Panarteriitis nodosa oder Wegenersche Granulomatose sowie das Plasmozytom. Der Diabetes mellitus ist keine strenge Kontraindikation mehr, auch bei Lupus erythematodes kann im Einzelfall eine Transplantation versucht werden. Bei Patienten mit infausten Zweiterkrankungen (metastasierende Tumoren, schwere hypertoniebedingte kardio- und zerebrovaskuläre Veränderungen) wird man ebensowenig eine Transplantation vornehmen wie bei unkorrigierbaren, womöglich chronisch infizierten Harnwegsanomalien oder einer anamnestisch bekannten Steroidpsychose.

Ein Problem, das an Bedeutung zu gewinnen scheint, ist die rekurrierende , d. h. im Transplantat sich erneut manifestierende Glomerulonephritis. Während Patienten mit linearer Immunfluoreszenz und antibasalen Antikörpern (z. B. Goodpasture-Syndrom) mit Erfolg transplantiert wurden, scheinen die Patienten besonders gefährdet zu sein, die nach einer membranoproliferativen oder fokal-sklerosierenden Glomerulonephritis niereninsuffizient wurden.

Beim Nierenspender (Alter 6—50 Jahre) müssen Nieren- und Stoffwechselkrankheiten, Hypertonus, Infekte und Malignome (außer Hirntumor) ausgeschlossen sein, die Spenderniere muß eine normale

Gefäßversorgung aufweisen. Der am sogenannten Hirntod verstorbene Spender sollte möglichst bis zuletzt beatmet worden sein bei erhaltener Diurese von ca. 21/24 Stunden.

Grundvoraussetzung zur Transplantation ist die Blutgruppenkompatibilität zwischen Spender und Empfänger. Die Histokompatibilität wird mit der HLA-Typisierung (HLA=human leucocyte antigen) und dem sogenannten Kreuztest (matching) geprüft. Histokompatibilitätsantigene sind nicht organspezifisch, ihre Testung kann mittels spezieller serologischer Methoden an Leukozyten oder Thrombozyten erfolgen. Die chirugische Methodik der Nierentransplantation ist heute weitgehend standardisiert und bietet kaum technische Probleme. Spätkomplikationen sind Stenosen im Bereich der ableitenden Harnwege und der Gefäßanastomosen. Sie sind in etwa 15% der Fälle Ursache eines Transplantatversagens. Zur Vermeidung von Abstoßungsreaktionen (akut und chronisch) ist die immunsuppressive Therapie nach der Transplantation unerläßlich. Sie wird im wesentlichen mit Azathioprin (Imurek) und Glucocorticoiden durchgeführt, auch mit Cyclosporin A liegen bereits gute Erfahrungen vor. Als Nebenwirkung des Azathioprins (die nicht mit der immunsuppressiven Wirkung korreliert) kann es schon innerhalb von 2 Wochen nach Behandlungsbeginn zu einer *Leukopenie* kommen, im weiteren Verlauf zu *Agranulozytose* und *Panzytopenie*. Azathioprin und seine Metaboliten werden renal eliminiert, so daß bei eingeschränktem Glomerulusfiltrat eine Reduktion der Dosis erforderlich ist. Abruptes Absetzen des Azathioprins kann eine akute Abstoßungskrise zur Folge haben.

Morbidität und Mortalität der Nierentransplantation sind hoch. Durch die immunsuppressive Therapie wird die Infektabwehr des Transplantierten zusätzlich herabgesetzt: unbeherrschbare Infektionen schlagen unter den Todesursachen mit 40% zu Buche. Außer den Keimen der üblichen Flora sind Pneumocystis carinii und Listeria monocytogenes nachweisbar, gefürchtet sind Kandidaösophagitis und Kandidasepsis. Nicht selten sind Infektionen mit Zytomegalievirus, hartnäckiger Herpes simplex und ausgedehnter Herpes zoster. Es wird heute nicht mehr bezweifelt, daß unter der immunsuppressiven Therapie ein Tumorwachstum induziert werden kann (Retikulumsarkome, Hautgeschwülste).

Unter den Nebenwirkungen der Steroidtherapie können Cushing-Gesicht, Akne und Gewichtszunahme eine erhebliche psychische Belastung bedeuten, besonders bei jüngeren Patienten.

Glucoseintoleranz und Hyperglykämie sind Folge der Corticoidmedikation, möglicherweise auch das Fortbestehen oder die Verschlimmerung einer Hyperlipoproteinämie. Die Gefahr der Ulkusentstehung und der Reaktivierung einer Tuberkulose unter Glucocorticoiden muß bedacht werden. Schwerste Komplikationen können die steroidbedingten Skelettveränderungen (Osteoporose, aseptische Hüftkopfnekrosen) nach sich ziehen. Möglicherweise hängt das Ausmaß dieser Knochenveränderungen mit dem Schweregrad der vor der Transplantation bestehenden renalen Osteopathie zusammen. Obwohl der endgültige Beweis aussteht, begründen die klinischen Beobachtungen den Verdacht, daß auch die bei Nierentransplantierten gehäuften kardio- und zerebrovaskulären Komplikationen wie Myokardinfarkt und Apoplex in engstem Zusammenhang mit der langfristigen Applikation von Glucocorticoiden gesehen werden müssen.

Merke: Die chronische Niereninsuffizienz führt zum Ausfall der exkretorischen, regulatorischen und endokrinen Nierenfunktionen. Wesentliche Symptome sind neben der Abnahme der Leistungsfähigkeit Kopfschmerzen, Schwindel, Übelkeit, Erbrechen, Hautjucken, Blutungsneigung, Muskel-, Gelenk- und Knochenschmerzen. Im fortgeschrittenen Stadium erlangen Überwässerungszustände mit Lungenödem, Hirnödem mit zerebralen Krämpfen und Hyperkaliämie mit Herzrhythmusstörung lebensbedrohliche Bedeutung. Die urämiebedingten Stoffwechselstörungen sind nicht ausschließlich Folge einer Intoxikation durch Retentionsstoffe, sondern auch Folge von Stoffwechselentgleisungen und Mangelzuständen. Durch die verschiedenen Dialyseverfahren können Symptome gebessert oder beseitigt werden (z. B. Azidose, Überwässerung, Hochdruck, Störungen im Elektrolythaushalt), zahlreiche urämiebedingte Stoffwechselstörungen (z. B. Hyperlipoproteinämie, Anämie, sekundärer Hyperparathyreoidismus) bleiben unter der Dialyse unbeeinflußt oder verschlechtern sich. Sie sind auch durch erfolgreiche Nierentransplantation nicht vollständig zu beseitigen.

Weiterführende Literatur

Anagnostou, A., N. A. Kurtzman: Hematological consequences of renal failure. In Brenner, B. M., F. C. Rector: The Kidney, vol. II. Saunders, Philadelphia 1986

Arieff, A. I.: Neurological complications of uremia. In Brenner, B. M., F. C. Rector: The Kidney, vol. II. Saunders, Philadelphia 1986

Baldamus, C. A., T. A. Marsen: Chronische Niereninsuffizienz. In Hornbostel, H., W. Kaufmann, W. Siegenthaler: Innere Medizin in Praxis und Klinik, Bd. II, 4. Aufl. Thieme, Stuttgart 1992 (S. 5.17–5.37)

Barsotti, G., F. Ciardella, N. Gretz, S. Giovannetti: Protection of residual renal function in chronic uraemia by dietary therapy: Clinical and experimental observations. A. Ernähr. 11 (1986) 61

Bergström, J.: Uremia is an intoxication. Kidney Int. 28, Suppl. 17 (1985) S. 2

Carpenter, C. B., E. L. Milford: Renal transplantation: Immunobiology. In Brenner, B. M., F. C. Rector: The Kidney, vol. II. Saunders, Philadelphia 1986

Cummings, N. B., S. Klahr: Chronic Renal Disease – Causes, complications, and treatment. Plenum, New York 1985

Drukker, W., F. M. Parsons, J. F. Maher: Replacement of Renal Function by Dialysis. Martinus Nijhof, Den Haag 1985

Eknoyan, G., J. P. Knochel: The Systemic Consequences of Renal Failure. Grune & Stratton, New York 1986

El Nahas, A. M., G. A. Coles: Dietary treatment of chronic renal failure: Ten unanswered questions. Lancet 1986/I, 597

Feldman, H. A., I. Singer: Endocrinology and metabolism in uremia and dialysis: A clinical review. Medicine 54 (1974) 345

Franz, H. E.: Dialyse und Nierentransplantation. Wissenschaftliche Verlagsgesellschaft, Stuttgart 1985

Fuchs, C., F. Scheler: Dauerperitonealdialyse — CAPD. Dustri, München-Deisenhofen 1980

Hakim, R. M., J. M. Lazarus: Medical aspects of hemodialysis. In Brenner, B. M., F. C. Rector: The Kidney, vol. II. Saunders, Philadelphia 1986

Henderson, L. W., E. Quellhorst, C. A. Baldamus, M. L. Lysaght: Hemofiltration. Springer, Berlin 1986

Henning, H. V., G. Delling: Renale Osteopathie. In: Hornbostel H., W. Kaufmann, W. Siegenthaler: Innere Medizin in Praxis und Klinik, Bd. II, 4. Aufl. Thieme, Stuttgart 1992 (S. 9.54—9.69)

C. Fuchs: Renale Osteopathie. Nieren- u. Hochdruckkrankh. 13 (1984) 235

Henning, H. V., C. Fuchs: Renale Osteopathie. Nieren- u. Hochdruckkrankh. 13 (1984) 235

Kramer, P.: Arterio-venöse Hämofiltration; Nieren-(Ersatz-)-Therapie im Intensivpflegebereich. Vandenhoeck & Ruprecht, Göttingen 1982

Kramer, P.: Arteriovenous Hemofiltration. Springer, Berlin 1985

Land, W., G. Hillebrand: Nierentransplantation. In Hornbostel, H., W. Kaufmann, W. Siegenthaler: Innere Medizin in Praxis und Klinik, Bd. II, 4. Aufl. Thieme, Stuttgart 1992 (S. 5.129—5.148)

Losse, H., E. Renner: Klinische Nephrologie, Bd.I und II. Thieme, Stuttgart 1982

Martinez-Maldonado, M.: Handbook of Renal Therapeutics. Plenum, New York 1983

Merrill, J. P., C. L. Hampers: Uremia. New Engl. J. Med. 282 (1970) 953, 1040

Mitch, W. E., M. Walser: Nutritional therapy of the uremic patient. In Brenner, B. M., F. C. Rector: The Kidney, vol. II. Saunders, Philadelphia 1986

Mujais, S., S. Sabatini, N. S. Kurtzman: Pathophysiology of the uremic syndrome. In Brenner, B. M., F. C. Rector: The Kidney, vol. II. Saunders, Philadelphia 1986

Nolph, K. D.: Peritoneal dialysis. In Brenner, B. M., F. C. Rector: The Kidney, vol II. Saunders, Philadelphia 1986

Pathophysiology of Renal Disease. Contributions to Nephrology, vol. 33. Karger, Basel 1982

Rumpf, K. W., F. Scheler: Dialysetherapie und verwandte Verfahren. In Hornbostel, H., W. Kaufmann, W. Slegenthaler: Innere Medizin in Praxis und Klinik, Bd. II, 4. Aufl. Thieme, Stuttgart 1992 (S. 5.116—5.128)

Scheler, F.: Therapie der chronischen Nireninsuffizienz. Bernecker, Melsungen 1973

Scheler, F., C. Fuchs: Praxis der CAPD. Bibliomed, Melsungen 1981

Scheler, F., H. V. Henning: Hämofiltration. Dustri, München-Deisenhofen 1977

Streicher, E., W. Schoeppe: Die adäquate Dialyse. Springer, Berlin 1982

Strom, T. B., N. L. Tilney: Renal transplantation: Clinical aspects. In Brenner, B. M., F. C. Rector: The Kidney, vol. II. Saunders, Philadelphia 1986

Wetzels, E., A. Colombi, P. von Dittrich, H.-J. Gurland, M. Kessel, H. Klinkmann: Hämodialyse Peritonealdialyse, Membranplasmapherese und verwandte Verfahren. Springer, Berlin 1986

Wills, M. R.: The Biochemical Consequences of Chronic Renal Failure. Harvey, Miller & Medcalf, London 1971

6 Störungen des Wasser-, Elektrolyt- und Säure-Basen-Haushaltes

M. A. Dambacher,
K. Glänzer und F. Krück

Störungen des Wasserhaushaltes

K. Glänzer und *F. Krück*

Primäre Wassermangelzustände

Definition: Vorwiegender oder reiner Flüssigkeitsmangel infolge unzureichender Zufuhr oder zu starker Ausscheidung bei zunächst normalem Natriumhaushalt.

Ursachen

Der Gesamtwasserbestand des Körpers ist für das Individuum über längere Zeit konstant. Die absolute Größe hängt jedoch vom Lebensalter, Geschlecht und Fettgehalt des Körpers ab. Neugeborene haben einen Gesamtkörperwassergehalt von ca. 80%, erwachsene Männer 50–70% und Frauen 45–60% des Körpergewichts. Wasser ist im Körper frei diffusibel. Da jedoch die in Wasser gelösten Elektrolyte durch semipermeable Membranen an der freien Diffusion gehindert werden, ergeben sich verschiedene als funktionelle Einheit zu betrachtende Räume des Körperwassers.

Von besonderer Bedeutung ist die Abgrenzung des intrazellulären Volumens (IZV) durch die Zellmembranen vom extrazellulären Volumen (EZV). Abb. 6.1 stellt die Verteilung des Gesamtkörperwassers in % des Körpergewichtes und Absolutwerten bei einem 70 kg schweren Mann dar. Das im Bindegewebe und im Knochen enthaltene Wasser wird formal auch zum Extrazellulärvolumen gezählt, nimmt jedoch eine Sonderstellung ein, da Wasser in diese Räume, ebenso wie in den transzellulären Flüssigkeitsraum (Liquor, Verdauungstrakt), nur schwer diffundieren kann.

Die Wasserbilanz eines durchschnittlichen Erwachsenen ist in Abb. 6.2 dargestellt. Auf der Einfuhrseite ist neben der Zufuhr von Wasser in Speisen und Getränken noch das Oxidationswasser zu berücksichtigen, welches bei der Metabolisierung von Nahrungsstoffen im Körper entsteht und ca. 250 ml/24 h bei einer Ernährung mit 2000 kcal (8400 kJ) beträgt. Auf der Ausfuhrseite können Urinvolumen und Stuhlmenge leicht ermittelt werden, während man für die recht erhebliche Wasserdampfabgabe durch die Lunge und Haut (Perspiratio insensibilis) und Schweißverluste auf Schätzungen angewiesen ist. Die Perspiratio insensibilis bei einem nichtfiebernden Patienten bei normaler Außentemperatur beträgt etwa 1000 ml/24 h. Die Werte steigen bei leichtem Fieber oder höherer Außentemperatur auf etwa 1500 ml/24 h und bei hohem Fieber oder andauerndem Schwitzen auf etwa 2000 ml/24 h an (Perspiratio sensibilis).

Der Wassergehalt eines gesunden Menschen schwankt, gemessen am Körpergewicht, nur mit ± 0,22% um einen fixen Mittelwert. Diese exakte Regulation wird durch das antidiuretische Hormon (ADH) und das Durstgefühl gewährleistet. Beide Mechanismen werden durch einen Anstieg der Plasmaosmolalität aktiviert. Versagt einer dieser Mechanismen, so resultiert ein überwiegender Wassermangel mit relativem Natriumüberschuß (hypertone Dehydratation).

Ein primärer Wassermangel kann auftreten, wenn
1. Durstgefühl und der renale Konzentrationsmechanismus normal sind, aber eine adäquate Flüssigkeitsaufnahme nicht möglich ist oder
2. die renalen Konzentrationsmechanismen gestört sind, das Durstgefühl normal, aber die Flüssigkeitsaufnahme behindert ist oder
3. größere extrarenale Flüssigkeitsverluste auftreten, die durch Trinken nicht oder nur unzureichend kompensiert werden können.

Patienten, insbesondere ältere Menschen, mit nur leicht gestörter maximaler Urinkonzentrationsfähigkeit können leicht starke Wasserverluste erleiden, wenn ihnen vom Arzt eine ungerechtfertigte strenge Flüssigkeitsbeschränkung verordnet wird. (Snyder u. Mitarb. 1987). Die Ursachen eines primären Wassermangelzustandes bzw. für eine eingeschränkte renale Konzentrationsfähigkeit sind in Tab. 6.1 und 6.2 zusammengefaßt.

Pathophysiologie und Klinik

Ein reiner oder überwiegender Mangel an Flüssigkeit hat einen Anstieg der Konzentration osmotisch aktiver Substanzen im extrazellulären Flüssigkeitsraum zur Folge. Insbesondere kann die Natriumkonzentration den Normwert um 10–14% übersteigen. Die Hypernatriämie führt durch osmotische Vorgänge zu einem Abstrom von Flüssigkeit aus dem intrazellulären Raum in das EZV, dessen Füllung dadurch auf Kosten des Zellwassergehaltes etwas gebessert wird. Die Änderung der Serumnatriumkonzentration ist somit kein sehr verläßlicher Parameter für das Ausmaß des Flüssigkeitsverlustes. Der Anstieg des Hämatokrits ist ebenfalls nur mit Einschränkung zu verwerten, da die

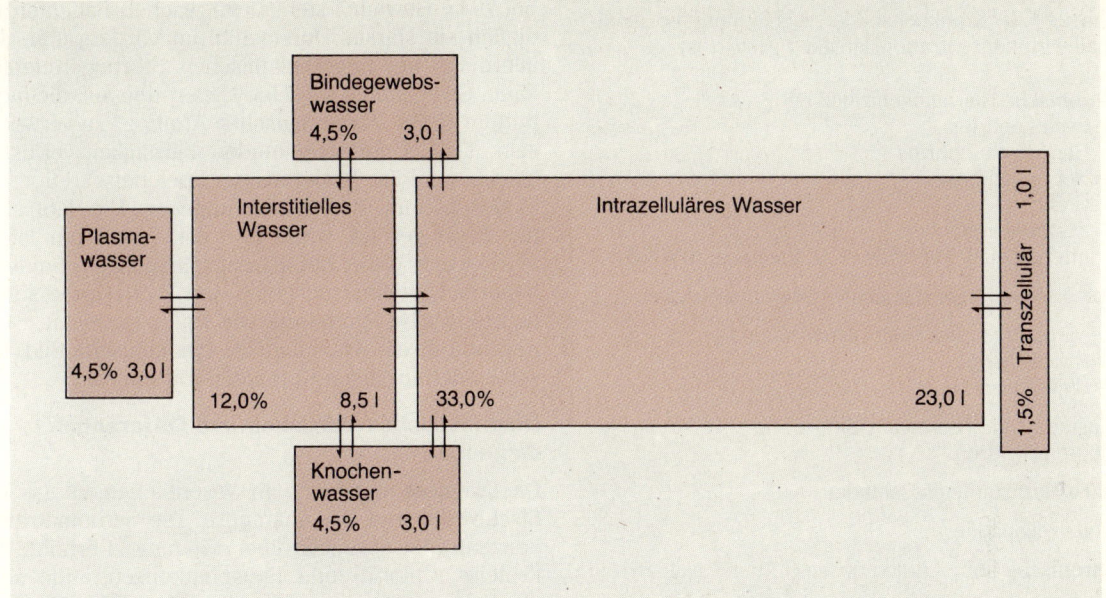

Abb. 6.1 Körperwasserkompartimente bei einem 70-kg-Mann, als Prozent des Körpergewichts und in Litern dargestellt (nach Edelman u. Leibman)

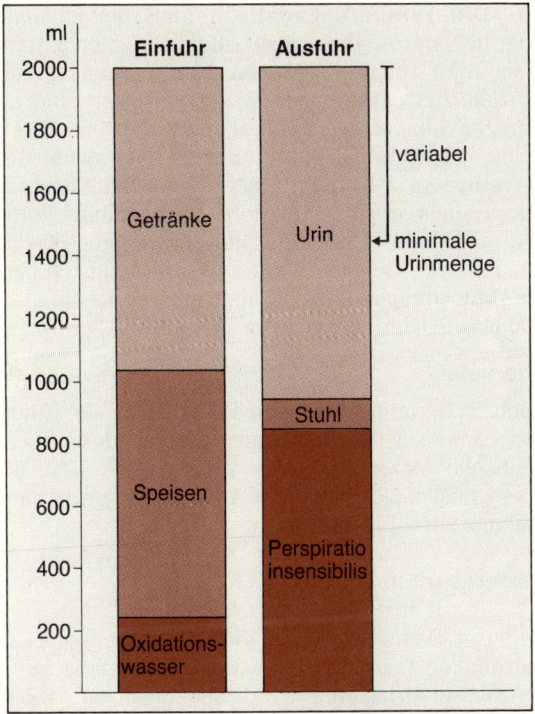

Abb. 6.2 Wasserbilanz des erwachsenen Menschen in 24 Stunden. Der Pfeil gibt an, bis zu welcher Mindestmenge die Urinausscheidung variabel, d. h. der Einfuhr angepaßt sein kann

Tabelle 6.1 Ursachen für einen primären Wassermangelzustand

Wassermangel bei *intakten* renalen Konzentrationsmechanismen

- komatöse oder desorientierte Patienten mit unzureichender Flüssigkeitszufuhr
- überstarke Schweißverluste ohne ausreichende Flüssigkeitszufuhr
- Diarrhöen oder andauerndes Erbrechen bci Kindern oder alten Patienten
- künstliche Beatmung mit nicht ausreichend angefeuchteten Beatmungsgeräten
- ausgedehnte Verbrennungen
- primäre Störungen des Durstempfindens
- Peritonealdialyse mit hypertonen Flüssigkeiten

Wassermangel bei *gestörten* renalen Konzentrationsmechanismen

- Diabetes insipidus centralis (angeboren, idiopathisch und traumatisch) mit inadäquater Flüssigkeitszufuhr
- renaler Diabetes insipidus (angeboren oder erworben)
- starke, länger andauernde osmotische Diurese infolge starker Glukosurie, Mannitol- oder Sorbittherapie
- proteinreiche Sondenkost bei bewußtlosen Patienten (führt zu einer osmotischen Diurese durch Harnstoff)
- chronisches Nierenversagen

Tabelle 6.2   Krankheitsbilder, bei denen die maximale Urinkonzentrationsfähigkeit gestört ist

Chronische Niereninsuffizienz bei
– Pyelonephritis
– Glomerulonephritis
– Nephrosklerose
– Gicht
– Zystennieren
– interstitieller Nephritis (z. B. Phenacetin-Niere)

Polyurische Phase des akuten Nierenversagens

Nephropathien bei Elektrolytstörungen
– Hypokaliämie
– Hyperkalzämie

Plasmozytom, Nierenamyloidose, Sjögren-Syndrom

Nach Harnstauungszuständen

Sichelzellanämie

Chronische hohe Lithiumdosen (in der Psychiatrie)

Methoxyfluran-Anästhesie

Chronischer Glucocorticoid- und Mineralokortikoidmangel (Morbus Addison)

Erythrozyten, wie die übrigen Körperzellen, Flüssigkeit abgeben und sich dabei ihr Volumen verringert. Die Verkleinerung des extrazellulären Volumens zieht zwangsläufig auch eine Verkleinerung des Plasmavolumens mit sich. Dadurch wird das Renin-Angiotensin-Aldosteron-System aktiviert, woraus eine zusätzliche renale Retention von Natrium und Wasser resultiert. Werden Natrium und Wasser nicht in isotonem Verhältnis retiniert, steigt die Natriumkonzentration im EZV, und die resultierende zelluläre Dehydratation wird noch weiter gesteigert.

Die intakte Niere ist bei mangelhafter Flüssigkeitszufuhr in der Lage, die harnpflichtigen Substanzen in relativ kleinen Volumina auszuscheiden. Wird dieser Kompensationsmechanismus überfordert, dann kann der Harnstoff nicht mehr vollständig eliminiert werden, es tritt eine „extrarenale Azotämie" auf. Die Hämodynamik wird durch den Flüssigkeitsmangel erheblich gestört. Das Schlagvolumen und das Herzzeitvolumen nehmen deutlich ab, und demzufolge sind der Blutdruck, zentraler Venendruck und Pulmonalisdruck erniedrigt.

Der Flüssigkeitsverlust wirkt sich auf alle zellulären Funktionen, vor allem auf die Gehirnfunktion, aus. Dabei ist das Gehirn während eines Flüssigkeitsmangels lange Zeit vor einer Abnahme seines intrazellulären Volumens geschützt, da die Gehirnzellen selbst osmotisch aktive Substanzen bilden, die intrazellulär Wasser binden. Diese sogenannten „idiogenen Osmole" (Arieff u. Mitarb. 1977) stellen also einen Schutzmechanismus dar, können aber während der Therapie, vor allem wenn zu rasch Flüssigkeit zugeführt wird, zu einem Hirnödem führen.

In der Frühphase einer Dehydratation (Verluste bis zu 2% des Körpergewichtes, d. h. etwa 1500 ml

bei 70 kg Gewicht) steht beim wachen Patienten lediglich ein starkes Durstgefühl im Vordergrund, das allerdings bei hypothalamischen Störungen fehlen kann. Gelegentlich tritt eine Hyperpnoe auf, die nicht mit der tiefen „Kussmaulschen Atmung" zu verwechseln ist. Bei fortschreitenden Flüssigkeitsverlusten trocknen infolge Sistierens der Speichelsekretion die Mundschleimhäute und die Zunge aus. Die Haut ist in der Regel gerötet, warm und der Turgor nur leicht vermindert. Wenn der Flüssigkeitsmangel zunimmt, beherrschen Blutdruckabfall und Tachykardie sowie neurologische Symptome wie Halluzinationen, Delirien und fokale Krampfanfälle das klinische Bild, bis schließlich im tiefen Koma der Tod eintritt.

Diagnostisches Vorgehen und Differentialdiagnose

Die Diagnose stützt sich im wesentlichen auf das klinische Bild und die Anamnese. Die Serumnatriumkonzentration ist meist über 150 mmol/l erhöht, die Protein-, Chlorid- und Phosphatkonzentration sind ebenfalls gesteigert. Im hyperosmolaren diabetischen Koma kann allein die extreme Hyperglykämie (um 50 mmol/l, entsprechend 1000 mg/dl) zu einer hypertonen Dehydratation mit einer osmotischen Gesamtkonzentration bis zu 360 mosmol/l führen.

Differentialdiagnostisch muß bei fehlender oder unklarer Anamnese vor allem zwischen extrarenalen und renalen Wasserverlusten unterschieden werden. Bei extrarenalen Wasserverlusten sind das Harnzeitvolumen vermindert und die osmotische Urinkonzentration erhöht, während bei renalen Wasserverlusten, z. B. beim Diabetes insipidus centralis oder renalis, noch relativ hohe Urinvolumina vorliegen und die Urinosmolalität zwischen 50–250 mosm/l liegt. Bei sehr starken Wasserverlusten kann die Urinosmolalität beim Diabetes insipidus auf maximal plasmaisotone Werte (ca. 300 mosm/l) ansteigen.

Therapie

Nach Sicherung der vitalen Funktion ist die Zufuhr von osmotisch freiem Wasser die wichtigste therapeutische Maßnahme. Das Wasserdefizit läßt sich überschlagsmäßig aus dem Anstieg der Serumnatriumkonzentration errechnen:

$$\text{Wasserdefizit in Liter} = 0{,}6 \times KG - \frac{140 \times 0{,}6 \times KG}{Na_{ist}}$$

In dieser Formel bedeuten Na_{ist} die augenblickliche Natriumkonzentration und KG das Körpergewicht vor den Wasserverlusten. Nach dieser Faustformel würde z. B. der Wasserverlust eines (ehemals) 70 kg schweren Patienten, dessen Serumnatriumkonzentration von 140 auf 170 mmol/l angestiegen ist, ca. 7,4 l betragen.

Prinzipiell verfolgt die Therapie drei Ziele:

1. Substitution des Defizits,
2. Berücksichtigung der interkurrenten Verluste und
3. die Vermeidung weiterer Verluste.

Wenn der Patient wach ist und trinken kann, wird in leichten Fällen so lange Flüssigkeit per os verabreicht, bis das Durstgefühl verschwunden ist. Beim bewußtlosen Patienten wird eine parenterale Flüssigkeitssubstitution mit isotonen (5% ≙ 280 mmol/l) Lösungen von Glucose erforderlich. Der Zucker wird rasch metabolisiert, so daß osmotisch freies, d. h. nicht an gelöste Substanzen gebundenes Wasser zur Verfügung steht. Pro Minute dürfen nicht mehr als 8−10 ml infundiert werden, damit nicht eine osmotische Diurese durch die Zuckerausscheidung zu zusätzlichen Flüssigkeitsverlusten führt. Die Geschwindigkeit, mit der die Verluste ersetzt werden sollten, richtet sich nach der Schwere der Dehydratation und nach der Reaktion der Patienten auf die Therapie. Bei schweren Verlusten, z. B. > 9 l, sollte die erste Hälfte des Defizits rasch, d. h. innerhalb von 8−12 Stunden, ersetzt werden. Dann muß die Infusionsgeschwindigkeit herabgesetzt werden und das restliche Defizit innerhalb von 1−2 Tagen, bei älteren Patienten noch etwas länger, substituiert werden. Wenn sich die neurologischen Ausfälle zunächst bessern, dann aber wiederum eine Eintrübung erfolgt, kann ein Hirnödem vorliegen. Wenn durch Nachweis einer Stauungspapille ein Hirnödem gesichert ist, muß die Zufuhr von freiem Wasser unterbrochen und eine Osmotherapie mit Mannitol und evtl. Furosemil begonnen werden, auch wenn die Serumnatriumkonzentration noch erhöht ist.

Wasserverluste beim Diabetes insipidus centralis werden beim bewußtlosen Patienten mittels intramuskulärer Injektion von Minirin (=1-Desamino-8-Arginin-Vasopressin, 1/2−1 Amp. 1−2×tgl.) behandelt. Beim traumatischen Diabetes insipidus ist zu beachten, daß meist ein dreiphasischer Verlauf vorliegt: Nach einer initialen polyurischen Phase folgt eine Phase, in der vermehrt gespeichertes antidiuretisches Hormon freigesetzt wird. Nach einem Tag bis zu einer Woche erscheint der Diabetes insipidus wieder, jedoch nicht immer permanent. Während der zweiten Phase ist es möglich, durch unkontrollierte, zu hohe Wasserzufuhr eine Wasserintoxikation zu erzeugen. Die Dauerbehandlung eines Diabetes insipidus besteht in einer intranasalen Applikation von 1-Desamino-8-D-Arginin-Vasopressin (Minirin). Im Coma diabeticum wird anstelle von Glucose hypotone (0,6% ≙ 103 mmol/l oder 0,45% ≙ 77 mmol/l) Kochsalzlösung oder, wenn keine Hypernatriämie besteht, isotone (0,9% ≙ 154 mmol/l) Kochsalzlösung infundiert. Während der Behandlung muß die Osmolalität bzw. die Natriumkonzentration im Serum überwacht werden, damit keine Wasserintoxikation entsteht. Die Rehydratation ist so lange unvollständig, wie noch ein hypertoner Urin ausgeschieden wird.

Prognose

Die Prognose eines schwersten Wassermangelzustandes ist auch unter dem Einsatz intensivtherapeutischer Maßnahmen schlecht, da ein hoher Prozentsatz der Patienten stirbt. Insbesondere wenn der Flüssigkeitsersatz zu rasch durchgeführt wird, bedrohen Hirnödem oder eventuell eine Herzinsuffizienz den Patienten.

Merke: Wassermangelzustände sind durch eine Hyperosmolalität im Plasma gekennzeichnet, da mehr Flüssigkeit als Elektrolyte verlorengegangen ist (hypertone Dehydratation). Differentialdiagnostisch müssen extrarenale und renale Ursachen der Dehydratation unterschieden werden. Bei extrarenalen Flüssigkeitsverlusten ist der Urin maximal konzentriert, das Urinvolumen entsprechend verringert. Bei renalen Flüssigkeitsverlusten infolge Fehlens oder Nichtansprechens der Niere auf ADH kann der Urin dagegen nur auf maximal plasmaisotone Werte konzentriert werden.

Ziel der Therapie ist der Ersatz der fehlenden Flüssigkeit in Form osmotisch „freien" Wassers, z. B. Glucose- (oder Lävulose-)Lösungen, sowie die Verhinderung weiterer Flüssigkeitsverluste.

Die Verluste müssen initial unter sorgfältiger Beobachtung des Patienten relativ rasch und in einer zweiten Phase nur noch langsam ausgeglichen werden, damit eine Überwässerung vermieden wird.

Weitere Verluste sollten durch eine kausale Behandlung, z. B. Therapie einer Gastroenteritis, Beseitigung einer Magenausgangsstenose oder im Falle eines ADH-Mangels durch Substitution des Hormons bzw. eines synthetischen Analogons beseitigt werden.

Weiterführende Literatur

Arieff, A. I., R. Guisada, V. C. Lazarowitz: Pathophysiology of hyperosmolar states. In Andreoli, T. E., J. J. Grantham, F. C. Rector jr.: Disturbances in Body Fluid osmolality, Chap. 11. American Physiology Society, Bethesda Maryland 1977 (p. 227)

Feig, P. U., D. K. McCurdy: The hypertonic state. New Engl. J. Med. 297 (1977) 1444

Weitzmann, R., Ch. R. Kleeman: Water metabolism and the neurohypophyseal hormones. In: Clinical Disorders of Fluid and Electrolyte Metabolism, 3rd Ed. Mc Graw-Hill, New York 1979 (p. 531)

Snyder, N. A., D. W. Feigal. A. I. Arieff: Hypernatremia in elderly patients. A heterogeneous, morbid, and iatrogenic entity. Ann. intern. Med. 107 (1987) 309

Primärer Wasserüberschuß

Definition: Unverhältnismäßig hohe Zufuhr bzw. Retention von osmotisch nicht gebundenem Wasser im Vergleich zu Natrium (Mißverhältnis zwischen Zufuhr und Ausscheidung von Wasser).

Ursachen

Normalerweise sistiert beim gesunden Organismus nach übermäßiger Flüssigkeitszufuhr die Sekretion des antidiuretischen Hormons. Dadurch entsteht eine Wasserdiurese, und die Homöostase wird wiederhergestellt. Gleichzeitig sistiert auch das Durstgefühl, so

Tabelle 6.**3**   Ursachen für einen primären Wasser-überschuß

1. Hypoosmolarität durch exzessive Wasserzufuhr

- bei Psychosen
- „beer-drinker"-Syndrom
- iatrogen (reichliche Zufuhr von freiem Wasser, Intestinalspülungen mit elektrolytfreien Lösungen, Ultraschallvernebler bei Kindern)

2. Hypoosmolarität durch adäquat erhöhte ADH-Sekretion

- Hypovolämie oder Hypotension infolge von Blutverlust oder extrazellulärem Volumenmangel
- Leberzirrhose mit Aszites
- nephrotisches Syndrom mit Hypalbuminämie und Hypovolämie
- globale Herzinsuffizienz
- Zustand nach Mitralklappenersatz

3. Hypoosmolarität infolge inadäquat erhöhter ADH-Sekretion

Orthotope Sekretion
- subdurale oder subarachnoidale Blutungen, zerebrovaskuläre Insulte, Krampfleiden, Schädeltraumata, Enzephalitiden, Meningitis, akute Psychosen, akute Polyneuropathien, operative Eingriffe an Hypothalamus und Hypophyse, zervikale Chordotomie
- akute intermittierende Porphyrie
- Lungenerkrankungen (Pneumonien, Tuberkulose)
- Anästhesien und „chirurgischer Streß"
- medikamentös induziert: Morphin, Barbiturate, Sulfonylharnstoffe, Cyclophosphamid, Carbamazepin, Clofibrat, Vincristin

Ektope Sekretion
- als paraneoplastisches Syndrom bei kleinzelligen Bronchialkarzinomen, Pankreaskarzinomen, Duodenalkarzinomen, malignen Lymphomen
- iatrogene Überdosierung von Oxytocin oder Vasopressinanalogen *und* reichliche Wasserzufuhr

4. Hypoosmolarität infolge einer direkten Störung renaler Ausscheidungsmechanismen

- akute und chronische Niereninsuffizienz
- osmotische Diurese
- Mangel an Glucocorticoiden
- Hypothyreose
- durch Medikamente: Chlorpropamid, selten Tolbutamid

daß eine weitere Flüssigkeitsaufnahme vermieden wird (s. Abb. 6.**3**). Ist jedoch z. B. beim bewußtlosen Patienten einer dieser Mechanismen gestört, so führt eine inadäquate Wasserzufuhr zum Wasserüber-

schuß, der sich durch Hypoosmolalität und Hyponatriämie (< 135 mmol/l) manifestiert. Allerdings bedeutet nicht jede Hyponatriämie auch Hypoosmolalität oder Wasserüberschuß und Wasservergiftung.

Die vielfältigen Ursachen eines Wasserüberschusses mit Hypoosmolalität, der zu den häufigsten Komplikationen akut kranker und hospitalisierter Patienten gehört, lassen sich nach pathogenetischen Gesichtspunkten schematisch gruppieren:

1. exzessive Wasserzufuhr,
2. adäquat erhöhte ADH-Sekretion,
3. inadäquat erhöhte ADH-Sekretion (orthotop und ektop=SIADH) und
4. Wasserintoxikation durch direkte Störung renaler Ausscheidungsmechanismen.

Eine tabellarische Übersicht der Ursachen für einen primären Wasserüberschuß findet sich in Tab. 6.**3**.

Pathophysiologie und Klinik

Flüssigkeitsretention und Oligurie sind die pathophysiologischen Charakteristika des Wasserüberschusses infolge verstärkter ADH-Sekretion (oder -Wirkung) oder mangelhafter renaler Ausscheidung von Wasser. Das Körpergewicht nimmt zu, Ödeme treten allerdings selten auf, da zwei Drittel des Flüssigkeitsüberschusses intrazellulär eingelagert werden. Als Folge der Hypervolämie nehmen glomeruläre Filtrationsrate und tubuläres Natriumangebot zu, und die Aldosteronsekretion geht zurück. Da das filtrierte Natrium zum Teil auch wegen der verminderten Aldosteronsekretion nicht völlig reabsorbiert werden kann, kommt es trotz Hyponatriämie und Oligurie zu kontinuierlichen renalen Natriumverlusten mit hoher osmotischer Konzentration des Urins (renales Salzverlustsyndrom).

Eine inadäquate, d. h. den osmotischem Bedürfnissen nicht entsprechende ADH-Sekretion (Syndrom der inadäquaten ADH-Sekretion), kommt in Form eines paraneoplastischen Syndroms bei Produktion von ADH-wirkungsgleichen Peptiden durch maligne Tumoren (Bronchial-, Pankreas- u. a. Karzinome), bei intrakraniellen Erkrankungen durch Beeinflussung der Produktion von ADH, bei pulmonalen Erkrankungen und durch Medikamente (Nicotin, Morphin, Chlorpropamid und viele andere) zustande.

Dabei ist die Ausscheidung freien Wassers vermindert, der Urin also stärker konzentriert. Als Folge der Volumenexpansion werden Natrium und Harnstoff in größerer Menge ausgeschieden, als es der (erniedrigten) Serumkonzentration entspricht.

Die ersten Symptome eines Wasserüberschusses sind Müdigkeit, Schwäche und Appetitlosigkeit, Übelkeit und Erbrechen. Der Tränen- und Speichelfluß kann vermehrt sein, später treten Durchfälle mit Elektrolytverlusten sowie Muskelkrämpfe und fibrilläre Zuckungen hinzu. Das Unterhautzellgewebe ist gut hydriert, das Gesicht gedunsen, und das Körpergewicht nimmt zu. Die Kreislauffunktionen sind nicht beeinträchtigt, der Blutdruck kann sogar leicht ansteigen. Bei schwerer Wasserintoxikation treten zentralnervöse Störungen in den Vordergrund, die im wesentlichen die klinischen Symptome verursachen: Müdigkeit und Schwäche, Kopfschmerzen, Ruhelosigkeit oder Apathie, Verwirrungszustände und schließlich fokale oder generalisierte Krampfanfälle. Die zerebralen Manifestationen der Hypoosmolarität tragen manchmal ausgeprägt fokalen Charakter, z. B. Aphasie, Ataxie, Hyporeflexie, Hemiparese, Rigor, einseitig positiver Babinski-Reflex usw.

Eine chronische Hypoosmolarität (=Wasserüberschuß) mit Werten um 230−240 mosm/l (mmol/l) wird manchmal fast symptomlos ertragen, während eine rasche Senkung der Osmolarität vom Normbereich (290 ± 4 mosm/l) auf 260 bis 270 mosm/l (mmol/l) bereits zu schweren neurologischen Störungen führen kann.

Diagnostisches Vorgehen und Differentialdiagnose

Der Beweis einer Wasserintoxikation ist gegeben, wenn bei Oligurie mit zerebralen Symptomen eine Erniedrigung der osmotischen bzw. Natriumkonzentration (< 120 mmol/l) im Serum nachweisbar ist. Differentialdiagnostisch müssen Zustände mit Pseudohyponatriämie ausgeschlossen werden, wie z. B. Hyperlipidämie, Hyperproteinämie, reichliche Mannitolzufuhr bei eingeschränkter Nierenfunktion, erhöhte Blutglucose und artefizielle Verdünnungen der entnommenen Blutprobe durch hypotone Infusionslösungen. Die Urinnatriumkonzentration liegt über 20 mmol/l. Eine Serumnatriumkonzentration läßt einen Wasserüberschuß ausschließen. Hb-Gehalt und Plasmaeiweißkonzentration sind gleichzeitig erniedrigt, der Hämatokrit läßt sich nicht sicher verwerten.

In seltenen Fällen muß vor allen Dingen bei jungen Frauen nach Eingriffen in Narkose an eine rasch tödlich verlaufende Kombination eines Diabetes mellitus mit einem Diabetes insipidus gedacht werden. Die pathophyisiologische Grundlage ist eine hypoxische Hirnschädigung mit einer durch ein Hirnödem hervorgerufenen Kompression des Hypothalamus bzw. der Hypophyse. Zeitlich geht die Hyponatriämie dem Diabetes mellitus einige Tage voraus (Fraser u. Arieff 1990).

Bei unklarer Anamnese kann eventuell eine Injektion von 50 ml einer 5%igen (0,85 mol/l) Kochsalzlösung differentialtherapeutisch weiterhelfen, da Patienten mit schwerer Wasserintoxikation mit einer Diurese reagieren, die durch Freigabe von Wasser aus den Zellen durch den osmotischen Reiz bedingt wird. Meistens bessert sich durch die Injektion die klinische Symptomatik rasch. Bei Natriummangel oder bei symptomatischer Hyponatriämie tritt kein Effekt ein. Beim Gesunden bewirkt die gleiche Injektion eine starke Natriurese.

Therapie

Ziel der Therapie ist es, den Wasserüberschuß zu beseitigen und die osmotische Konzentration wieder zu normalisieren. Am einfachsten ist dieses durch eine Reduktion der täglichen Flüssigkeitszufuhr oder Absetzen der auslösenden Medikamente zu erreichen. Die tägliche Flüssigkeitszufuhr sollte dem täglichen Urinvolumen+600 ml entsprechen. Liegt ein inappropriater, ektoper ADH-Exzeß infolge eines paraneoplastischen Syndroms vor und ist das Grundleiden nicht zu beseitigen, ist eine Dauertherapie mit Lithiumcarbonat zu erwägen. Lithium schwächt die Wirkung des endogenen ADH an den Sammelrohren ab, so daß eine vermehrte Ausscheidung von osmotisch nicht gebundenem Wasser erfolgt.

Eine andere Möglichkeit, einen chronischen Wasserüberschuß zu behandeln, besteht in der Gabe von Furosemid oral (40 mg tgl.) und gleichzeitiger oraler Kochsalzsubstitution von 3−6 g (50−100 mmol) täglich. Bei ernsteren Zuständen mit beginnender klinischer Symptomatik kann eine osmotische Diurese mittels intravenöser Gabe von 20% (1,1 mol/l) Mannitol oder 40% (2,2 mol/l) Sorbit bei intakter Nierenfunktion überschüssiges Wasser schnell entfernen. Bei schwerer Symptomatik mit Beteiligung des ZNS (Krämpfe, psychotische Zustände, Koma) ist eine intravenöse NaCl-Zufuhr als Ultima ratio nicht zu umgehen. Dabei wird eine 2- bis 3%ige (340−510 mmol/l) NaCl-Lösung so lange infundiert, bis die Serumnatriumkonzentration innerhalb der ersten 8−10 Stunden nach Therapiebeginn um 10−15 mmol/l über den Ausgangswert angehoben ist. Damit bei älteren Patienten eine zu starke Expansion des EZV mit der Gefahr akuter Herzinsuffizienz vermieden werden kann, soll die Kochsalzzufuhr mit einer intravenösen Gabe von Furosemid kombiniert werden. Diese Therapie führt zu einer starken Natriurese, zu einer deutlichen Beeinträchtigung des Harnkonzentrierungsmechanismus und somit zu einer vermehrten Ausscheidung eines hypotonen Urins. Der Nettoeffekt dieser Therapie liegt in einer stark negativen Bilanz von osmotisch ungebundenem Wasser. Allerdings müssen die gleichzeitig auftretenden renalen Kaliumverluste ersetzt werden.

Falls die vorher genannten Vorgehensweisen nicht möglich sind, besteht als letzte Möglichkeit eine Therapie mit einer Peritoneal- oder Hämodialyse.

Prognose

Eine unbehandelte Wasserintoxikation kann über ein Hirnödem schnell zum Tod führen. Durch eine adäquate Therapie bessern sich die zerebralen Symptome in der Regel zwischen 24 und 48 Stunden.

Merke: Häufige Ursachen einer Hyponatriämie sind zu reichliche intravenöse Zufuhr von osmotisch „freiem" Wasser, Herzinsuffizienz, Leberzirrhose und inadäquat erhöhte ektope oder orthotope ADH-Sekretion. Im Vordergrund der klinischen Symptomatik bei schwerer Wasserintoxikation stehen zentralnervöse Ausfälle, die mit psychischen Veränderungen beginnen und sich über Krampfanfälle bis hin zum Koma steigern können. Bei leichter Wasserintoxikation besteht die Therapie in einer Flüssigkeitsrestriktion, bei lebensbedrohlichen Zuständen ist durch kombinierte Gabe von Furosemid und hypertoner Kochsalzlösung für eine rasche Elimination des überschüssigen

Wassers zu sorgen. Dabei auftretende Elektrolytverluste sind entsprechend zu ersetzen.

Liegt eine inadäquat hohe ADH-Sekretion vor, ist möglichst das Grundleiden zu beseitigen. Ist das nicht möglich, ist bei chronischer Wasserintoxikation eine Therapie mit Demeclocyclin oder Lithiumcarbonat zu erwägen.

Besondere Beachtung verdienen Medikamente, die über eine gesteigerte Sekretion von ADH zu einer Wasserintoxikation führen können.

Weiterführende Literatur

Bartter, F. C., W. B. Schwartz: The syndrome of inappropriate secretion of antidiuretic hormone. Amer. J. Med. 42 (1967) 790

Forrest, J. N., M. Cox, C. Hong, G. Morrison, M. Bia, I. Singer: Demeclocycline versus lithium for inappropriate secretion of antidiuretic hormone. New Engl. J. Med. 298 (1978) 173

Fraser, C. L., A. I. Arieff: Fatal central diabetes mellitus and insipidus resulting from untreated hyponatremia: a new syndrome. Ann. intern. Med. 112 (1990) 113

Hantman, O., B. Rossier, R. Zohlmann, R. W. Schrier: Rapid correction of hyponatremia in the syndrome of inappropriate secretion of antidiuretic hormone. Ann. intern. Med. 78 (1973) 870

Kandel, G., N. E. Diamant: A clinical view of recent advances in ascites. J. clin. Gastroenterol. 8 (1986) 85

Kinter, L. B., W. F. Huffman, V. D. Wiebelhaus, F. L. Stassen: Renal effects of aquaretic vasopressin analogs in vivo. In Puschett, J. B.: Diuretics, Elsevier, Amsterdam 1984

Schrier, R. W., T. Berl: Non-osmolar factors affecting renal water excretion. New Engl. J. Med. 292 (1975) 81

Störungen des Natriumhaushaltes

K. Glänzer und *F. Krück*

Primärer Natriummangel

Definition: Verminderung des Gesamtbestandes an Natrium durch Verluste oder mangelhafte Zufuhr. Natriummangel kann mit normaler oder erniedrigter Serumnatriumkonzentration einhergehen. Eine differentialdiagnostische Abtrennung gegen Hyponatriämien anderer Ursachen (s. unten) ist wegen der unterschiedlichen Therapiemaßnahmen erforderlich.

Ursachen

Der Gesamtbestand des Körpers an Natrium wird von dem Verhältnis zwischen Zufuhr und renaler Ausscheidung bestimmt. Extrarenale Verluste sind beim Gesunden sehr gering. Wird die Natriumzufuhr gedrosselt, sinkt die renale Natriumausscheidung innerhalb weniger Tage auf 5 mmol/24 h und darunter. Umgekehrt scheidet die intakte Niere einen Natriumüberschuß schon zur Hälfte in den nächsten 24 Stunden aus. Dank dieser renalen Mechanismen variiert der Gesamtbestand des Körpers an Natrium nur um ca. 10%, selbst wenn die Natriumzufuhr zwischen 0 und 400 mmol/Tag schwankt.

Die Grundvorgänge der Osmo- und Volumenregulation sind schematisch in Abb. 6.**3** dargestellt. Eine Überladung des Organismus mit Natrium führt zu einer Zunahme der glomerulären Filtrationsrate, eine Natriumverarmung bewirkt das Gegenteil, somit ändert sich die filtrierte Gesamtmenge an Natrium mit der extrazellulären Natriumkonzentration. An den Sammelrohren und im distalen Tubulus erfolgen dann weitere, endgültige Regulationsvorgänge. Diese distaltubulären Anpassungsvorgänge werden durch viele Mechanismen gesteuert, von denen die Rolle des Aldosterons am besten bekannt ist, dessen Hauptwirkung in der Stimulation der Natriumrückresorption im distalen Tubulus besteht.

Diese Regulationsmechanismen bestimmen den Gesamtbestand des Körpers an Natrium. Die Plasmanatriumkonzentration wird jedoch vor allem durch den Wasserbestand des Organismus gesteuert. Wenn zuviel Natrium aufgenommen wird, steigt die Natriumkonzentration im Serum vorübergehend an und stimuliert über den Anstieg der Plasmaosmolalität die Osmorezeptoren im Hypothalamus zur Sekretion von antidiuretischem Hormon (ADH), dessen Hauptwir-

kung eine Steigerung der Wasserdiffusion aus dem distalen Tubulus und den Sammelrohren in das Nierenmark und somit eine verstärkte Konzentrierung des Urins ist. Gleichzeitig werden zentrale Rezeptoren für das Durstempfinden gereizt, so daß die Wasseraufnahme gesteigert wird. Am Ende des Regulationsvorgangs steht ein erhöhtes Extrazellulärvolumen mit normaler Plasmaosmolalität.

Umgekehrt führen Verluste von Natrium ohne gleichzeitige Verluste von Wasser bei intakter Osmoregulierung nicht zu einer permanenten Abnahme der Plasmanatriumkonzentration. Bei Absinken der Plasmaosmolalität kommt es zu einem Sistieren der ADH-Sekretion und somit zur Wasserdiurese. Daraus resultiert eine Verkleinerung des EZV. Die Plasmaosmolalität (=Natriumkonzentration) wird wieder normalisiert.

Änderungen des Gesamtkörperbestandes an Natrium sind somit eng mit Änderungen des EZV verknüpft, während Schwankungen der Plasmanatriumkonzentration vorwiegend Änderungen des Körperwasserbestandes widerspiegeln. Anders ausgedrückt: Die Plasmanatriumkonzentration per se ergibt keine Information über den Gesamtbestand an Natrium im Körper, der im wesentlichen durch das Volumen der extrazellulären Flüssigkeit und durch die Natriumkonzentration in diesen Flüssigkeiten bestimmt ist. Die Plasmanatriumkonzentration spiegelt die relativen Verhältnisse von Natrium (und anderen löslichen Substanzen) und Wasser zueinander wider, nicht jedoch die absolute Menge an Natrium im Körper. Sowohl Hyponatriämie als auch Hypernatriämie können auftreten, wenn das Gesamtkörpernatrium erniedrigt, normal oder erhöht ist. Größere Natriumverluste sind am häufigsten die Folge von gastrointestinalen Funktionsstörungen; denn die Sekrete des Verdauungstraktes haben − mit Ausnahme des Magensaftes − eine hohe Natriumkonzentration. Gleichzeitig mit Natrium gehen vor allem Chlorid, Kalium und Bicarbonat verloren. Chronisches Erbrechen, Diarrhöen und Steatorrhöen sind im internistischen Krankengut die häufigsten Ursachen. Bei Magen-Darm-Spülungen, gastrointestinalen Fisteln, äußeren biliären Fisteln und Dauerabsaugung von Duodenalsaft muß ebenfalls mit entsprechenden Verlusten gerechnet werden. Natriumverluste über die Haut werden nur bei der Mukoviszidose, bei exzessivem Schwitzen und bei ausgedehnten Hautläsionen infolge von Verbrennungen oder dermatologischen Erkrankungen beobachtet. Bei letztgenannten Erkrankungen kön-

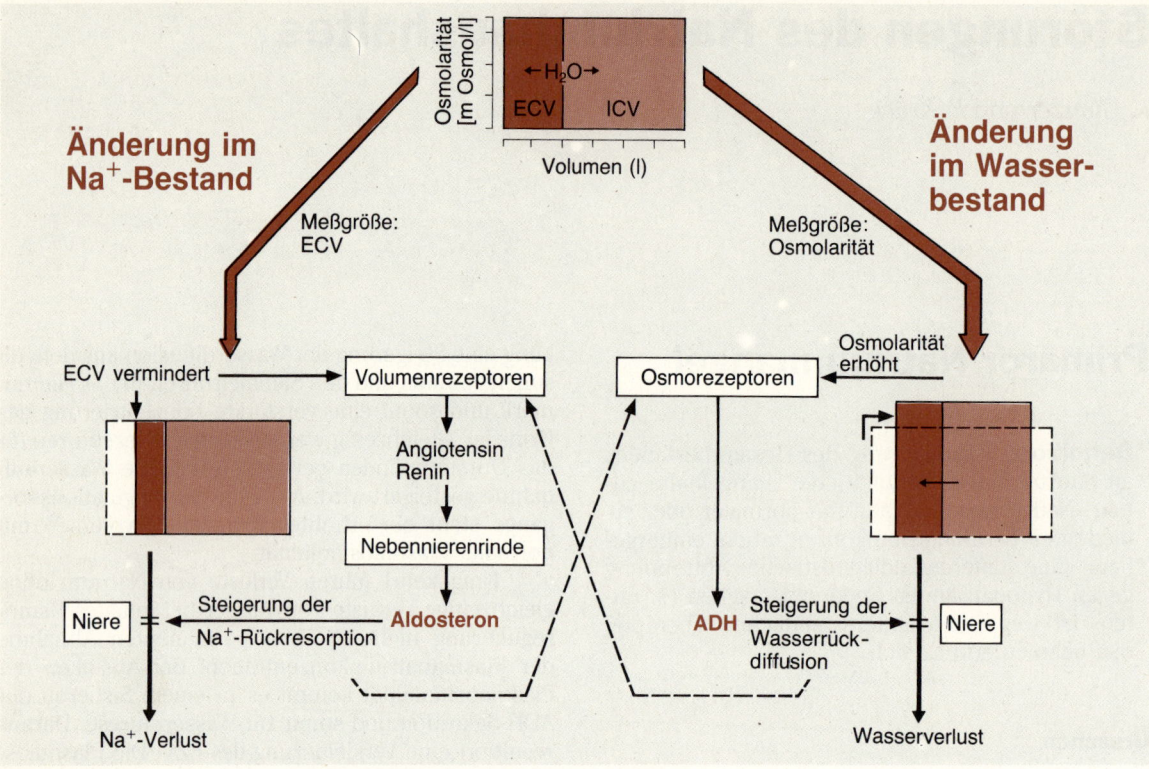

Abb. 6.**3**   Grundvorgänge der Osmo- und Volumenregulation

nen große Salz- und Wassermengen dem Körper entzogen werden.

Erhebliche Natrium- und Volumenverluste können auch durch Sequestration von extrazellulärer Flüssigkeit im Organismus auftreten. Dadurch entsteht neben dem intra- und extrazellulären Flüssigkeitskompartiment ein „dritter" Raum, dessen Flüssigkeit sich nicht oder nur wenig an der Dynamik der übrigen Körperflüssigkeiten beteiligt und somit funktionell nicht zur Verfügung steht. Dies ist zum Beispiel bei einem paralytischen Ileus der Fall, bei Peritonitis oder Pankreatitis. Exsudation in große Wundhöhlen nach chirurgischen Eingriffen (Rektumamputation, Pneumektomien, Nephrektomien) können auch große innere Flüssigkeitsverluste verursachen.

Hohe, renale Natriumverluste bis 20 g/Tag (=340 mmol/Tag) mit Urinvolumina bis 8 l/Tag können in den ersten Tagen der polyurischen Phase des akuten Nierenversagens auftreten. Dabei ist es wichtig zu differenzieren, ob es sich bei den Salzverlusten um die Elimination von überschüssigem Natrium handelt, das in der oligurischen Phase retiniert wurde, oder aber um echte Salzverluste; denn nur solche sollten ersetzt werden. Bei Patienten mit chronischem Nierenversagen besteht manchmal ein Unvermögen, die renale Salzausscheidung zu drosseln. Falls durch Übelkeit oder Anorexie infolge der Urämie oder aber durch ärztliche Anweisungen die Natriumaufnahme beschränkt wird, kommt es zu Verlusten von Salz und Wasser, die sich zunächst relativ unbemerkt über Wochen hinweg entwickeln. Die dar-

aus resultierende Kontraktion des extrazellulären Volumens führt dann zu einer Verringerung der Nierendurchblutung mit steigender Retention harnpflichtiger Substanzen. Natriumverluste werden auch bei maligner Hypertonie als Folge des exzessiven Druckanstiegs und daraus folgender verstärkter Natriurese beobachtet. Solange jedoch bei chronisch Nierenkranken eine normale Kochsalzzufuhr gesichert ist und keine zusätzlichen Natriumverluste auftreten, bleibt die Natriumbilanz ausgeglichen. Eine negative Natriumbilanz bei normaler Zufuhr ist sehr selten, kommt aber gelegentlich bei tubulointerstitiellen Erkrankungen, vor allem bei Zystennieren, vor. Bei bestimmten Erkrankungen des zentralen Nervensystems (Enzephalitis, Poliomyelitis, zerebrovaskuläre Schäden) kann ebenfalls ein übermäßiger renaler Salzverlust zustande kommen, dessen Ursache unbekannt ist (zerebrales Salzverlustsyndrom). Ein vermehrter renaler Salzverlust wird auch gelegentlich bei Patienten mit metastasierendem Bronchialkarzinom beobachtet. Infolge mangelhafter Sekretion von Mineralokortikoiden ist auch die Nebenniereninsuffizienz (Morbus Addison, Zustand nach bilateraler Adrenalektomie ohne Substitution, Hypophysenvorderlappeninsuffizienz) von großen renalen Natriumverlusten begleitet.

Zum Teil sehr hohe renale Natriumverluste treten häufig infolge langdauernder Anwendung von Diuretika (Furosemid, Ethacrynsäure, Thiazidderivate, Karboanhydrasehemmer) auf. Auch übermäßige Gaben von Ammoniumchlorid steigern die Natriumexkretion.

Pathophysiologie und Klinik

Ein Natriumverlust hat zunächst ein Absinken der Plasmaosmolalität und somit ein Sistieren der ADH-Sekretion zur Folge. Dadurch kommt es zu einer Wasserdiurese, so daß die Relation zwischen Natrium und Wasser, d. h. die extrazelluläre Natriumkonzentration, noch im Normbereich bleibt. Diese Wasser- und Natriumverluste führen jedoch zu einer beträchtlichen Verminderung des extrazellulären und Plasmavolumens. Mit fortschreitenden Volumenverlusten überwiegen später jedoch nichtosmolare Stimuli der ADH-Sekretion (Niederdruckrezeptoren), so daß trotz persistierender Natriumverluste Wasser retiniert wird und die extrazelluläre Natriumkonzentration absinkt. Das überschüssige Wasser strömt in die Zelle ab, so daß das extrazelluläre Volumen noch weiter verringert wird. Der Blutdruck fällt, die Gewebsperipherie ist nicht mehr ausreichend durchblutet, und es kann sich das Bild des hypovolämischen Schocks entwickeln. Harnpflichtige Substanzen können nicht mehr regelrecht eliminiert werden, es kommt zur extrarenalen Azotämie. Infolge der Hypoxie kann Protein die Glomeruli passieren und im Urin ausgeschieden werden. Da es sich bei den Proteinverlusten vorwiegend um Albumin handelt, wird die Hypoosmolarität im intravasalen Raum verstärkt. Dadurch strömt zusätzlich Plasmawasser in den extrazellulären Raum ab; das zirkulierende Blutvolumen wird weiter reduziert.

Der Schweregrad des klinischen Bildes hängt weitgehend davon ab, wie schnell sich die Natrium- und die damit verbundenen Volumenverluste entwickeln. Verluste leichteren Ausmaßes (100–150 mmol Natrium) führen zu Appetitlosigkeit, Müdigkeit und Geschmacksstörungen. Es folgen mit zunehmenden Verlusten Schwäche, Apathie, Wadenkrämpfe und Nachlassen der Sehnenreflexe. Ein Durstgefühl wird zunächst nicht angegeben, da die Zellen gut hydriert sind. Wenn das Defizit 300 mmol Natrium überschreitet, tritt allerdings ein durch Volumenmangel bedingtes Durstempfinden ein. Gleichzeitig entwickelt sich eine Kreislaufsymptomatik: Hypotension, kleiner Puls, kalte Extremitäten. Richtet man den Patienten auf, so findet sich eine orthostatische Dysregulation. Bei Herzinsuffizienz kann ein größerer Natriumverlust zur Zunahme von Ödemen, Entwicklung eines Lungenödems und zu Pleuraergüssen führen. Wenn Kochsalz zusammen mit Wasser verlorengeht, bleibt die Natriumkonzentration im Serum normal. Eine Hyponatriämie bedeutet immer einen Flüssigkeitsüberschuß, sie kann nicht als Index für den Gesamtnatriumbestand gewertet werden.

Diagnostisches Vorgehen und Differentialdiagnose

Da bei fehlender Hyponatriämie keine objektiven Kriterien für den Natriummangel vorhanden sind, muß sich die Diagnose auf die Anamnese und das klinische Bild stützen. Treten Schockzustände nach Flüssigkeitsverlusten, nach pharmakologisch induzierter Diurese sowie im Verlauf eines Morbus Addison auf, ist ein Natriummangel wahrscheinlich. Die Serumnatriumkonzentration selbst ist nur von begrenztem Wert, da sie vom Status des Wasserhaushaltes mitbeeinflußt wird. Liegt, wie häufig zu beobachten ist, auch ein Wasserdefizit vor, dann bleibt sie normal. Die Konzentration von Hämoglobin, Plasmaprotein und der Hämatokrit sind in diesem Zustand keine zuverlässigen Parameter. Die Natriumkonzentration im Urin ist bei extrarenalen Natriumverlusten und intakter Niere meist unter 25 mmol/l erniedrigt, während sie bei renalen Verlusten (z. B. Morbus Addison, Saltloosing nephritis) über 30 mmol/l betragen kann.

Bei klinisch unklaren Zuständen, die mit Hyponatriämie einhergehen, müssen Wasserintoxikationen ausgeschlossen werden, insbesondere wenn Zeichen eines extrazellulären Volumenmangels fehlen.

Weiterhin muß bei klinisch unklaren Zuständen auch einmal an eine Kombination von zerebralen Läsionen (mit Salzverlust-Syndrom) mit distal-tubulären Schäden gedacht werden. (Al-Mufti. u. Arieff, 1984).

Therapie

Die Therapie verfolgt das Ziel, Natrium zu ersetzen und das Extrazellulärvolumen aufzufüllen. Art und Zusammensetzung der Substitutionsflüssigkeit hängen in erster Linie von den vorausgegangenen Elektrolytverlusten ab. Bei Fisteldrainagen oder Magensaftdauerabsaugung lassen sich die Verluste quantitativ und qualitativ exakt bestimmen und ersetzen. Ist ein Natriumverlust rasch aufgetreten und bestehen Zeichen eines Volumenmangelschocks, dann wird die klinische Symptomatik rasch durch Infusion einer isotonen Kochsalzlösung gebessert. Vasopressorische Substanzen werden erst wirksam, wenn das extrazelluläre Flüssigkeitsvolumen schon teilweise wieder aufgefüllt ist. Bei schweren Schockzuständen sind Infusionen von Plasmaexpandern mit niedrigem Molekulargewicht nicht zu umgehen. Bei chronischem Salzverlust nicht zu starken Ausmaßes genügt meist eine Kochsalzzulage zur Kost. Falls eine orale Zufuhr nicht möglich ist, müssen bei stärkeren Verlusten hypertone (3–5% $\triangleq$ 510–850 mmol/l) Kochsalzlösungen infundiert werden. Das Defizit an Natrium läßt sich überschlagsmäßig nach folgender Formel errechnen:

$$\text{Natriumbedarf (mmol)} = \frac{(\text{Na-Soll [mmol/l]} - \text{Na-Ist}) \times 0.6 \times KG.}{}$$

So beträgt z. B. das Natriumdefizit eines 70 kg schweren Patienten mit einer Serumnatriumkonzentration von 122 mmol/l:

$$\text{Na (mmol)} = (142 - 122) \times 42 = 840 \text{ mmol.}$$

Meist kommt es unter der Infusion zu einer Wasserdiurese, die zum Anstieg der Serumnatriumkonzentration mit beiträgt, so daß bereits geringere Natriummengen, als es der Berechnung entspricht, genügen.

Zur Vermeidung einer Hyperchlorämie mit reaktivem Abfall der Bicarbonatkonzentration sollte ein Fünftel des Natriumbedarfs in Form von Natriumbicarbonat substituiert werden.

Bei sehr starker Hyponatriämie muß die orale Zufuhr von osmotisch freiem Wasser unterbunden werden. Dies fällt den Patienten nicht schwer, da infolge des hohen intrazellulären Wassergehaltes meist kein Durstgefühl besteht.

Prognose

Solange noch keine neurologischen Symptome bei einer schweren Hyponatriämie bestehen, ist die Prognose eines Natriummangels gut, d. h., bei adäquater Kochsalzsubstitution bilden sich die Symptome des extrazellulären Volumenmangels rasch innerhalb weniger Stunden zurück. Die eingeschränkte Nierenfunktion normalisiert sich nach Auffüllung des Extrazellulärvolumens mit Natrium und Wasser, der Appetit kehrt zurück, und die abdominelle Spannung verschwindet. Mit Einsetzen der Diurese normalisiert sich die Harnstoffkonzentration im Serum.

Ein permanenter Gehirnschaden kann jedoch entstehen, wenn eine Hyponatriämie nicht rechtzeitig korrigiert wird.

Merke: Primäre Natriummangelzustände gehen meist mit den klinischen Zeichen eines extrazellulären Volumenmangels einher. Seltener ist dabei die Natriumkonzentration im Serum erniedrigt, sondern wegen des begleitenden Wasserdefizits meistens normal. Die Hämoglobin- und Proteinkonzentration sowie der Hämatokrit sind bei diesen Zuständen meist erhöht, jedoch sind diese Parameter nicht sehr zuverlässig.

Extrarenale Natriumverluste lassen sich von renalen Natriumverlusten durch die Natriumkonzentration im Urin unterscheiden, die bei renalen Verlustsyndromen meist über 25 mmol/l und bei extrarenalen Verlusten meist unter 20 mmol/l liegt. Die Therapie besteht in der Zufuhr isotoner Kochsalzlösung.

Weiterführende Literatur

Al-Mufti, H., A. I. Arieff: Hyponatremia due to cerebral salt-wasting syndrome. Combined cerebral and distal tubular lesion. Amer. J. Med. 77 (1984) 740−746

Arieff, A. I.: Central nervous system manifestations of disordered sodium metabolism. Clin. endocrinol. Metab. 13 (1984) 269−294

Arieff, A. I., F. Llack, S. G. Massry: Neurological manifestations and morbidity of hyponatremia: Correlations with brain water and electrolytes. Medicine 55 (1976) 121

Schrier, R., T. Berl: Disorders of water metabolism. In Schrier, R. W.: Renal and Electrolyte Disorders. Little, Brown & Co., Boston 1976

Primärer Natriumüberschuß

Definition: Bei einem primären Natriumüberschuß ist der Gesamtbestand des Organismus an Natrium vermehrt. Die Konzentration von Natrium im Serum kann dabei normal oder erhöht (> 155 mmol/l) sein. Wenn der Wasserbestand des Körpers erhöht ist, liegen in der Regel Ödeme vor, ist der Wasserbestand des Organismus jedoch normal, besteht meist eine Hypernatriämie.

Ursachen

Eine salzreiche Kost oder kochsalzhaltige Infusionen führen beim Gesunden nur sehr selten zu einer Zunahme des Gesamtkörpernatriums, da überschüssiges Natrium innerhalb weniger Tage über die Nieren eliminiert wird. Ist aber die renale Ausscheidung von Natrium als Folge einer verstärkten tubulären Natriumrückresorption durch intrarenale, hämodynamische oder hormonale Einflüsse gestört, nimmt der Gesamtbestand des Körpers an Natrium zu. Pathophysiologisch lassen sich dabei zwei unterschiedliche klinische Krankheitsbilder abgrenzen: Bei intakter Regulation des Wasserhaushaltes wird unter dem Einfluß des antidiuretischen Hormons osmotisch freies Wasser durch die Niere retiniert, so daß durch die Zunahme des Natriumbestandes keine Hypernatriämie, sondern eine Expansion des gesamten extrazellulären Volumens eintritt. Die Überfüllung des interstitiellen Flüssigkeitsraumes manifestiert sich klinisch als Ödem. Ist jedoch bei einer Natriumretention durch die Niere die Osmoregulation (Hypothalamus − Neurohypophyse) infolge pathologischer zerebraler Prozesse gestört (Hirntumor, Enzephalitis, Meningitis), entwickelt sich ein Mißverhältnis zwischen Natrium- und Wasserbestand des Organismus mit der Folge eines Anstiegs der extrazellulären Natriumkonzentration. Selten gibt es auch Zustände, bei denen der Sollwert des Osmoregulationszentrums verstellt ist und eine Hypernatriämie ohne Ödeme auftritt. Dabei ist das Durstgefühl normal.

Pathophysiologie und Klinik

Der Natriumüberschuß führt bei gleichzeitigem Wasserüberschuß zum lokalisierten und später generalisierten Ödem. Dadurch kann die Funktion lebenswichtiger Organe (z. B. Lunge und Gehirn) beeinträchtigt werden. Bei Natriumüberschuß ohne Wasserüberschuß entsteht eine Hypernatriämie, die vorwiegend über eine Dehydratation des Gehirns zu zerebralen Funktionsstörungen und Ausfällen führt. Durch vermehrtes Ansprechen endogener pressorischer Hormone auf die Gefäßmuskulatur kann sich eine Hypertonie entwickeln. Das Ruhepotential der Herzmuskelzelle wird negativ beeinflußt, so daß kardiale Rhythmusstörungen auftreten können. Bei sehr starkem Anstieg der Serumnatriumkonzentration wird die Sekretion von Parathormon stimuliert, so daß auch renale Calciumverluste auftreten können.

Ein Natriumüberschuß mit gleichzeitiger Wasserretention ist durch eine generalisierte Ödembildung mit meist normaler oder auch erniedrigter Serumnatriumkonzentration gekennzeichnet. Liegt eine Hypernatriämie vor (s. oben), dominieren Zeichen der zerebralen Funktionsstörungen, die bei leichter Hypernatriämie als Lethargie und Apathie, bei schwerer Hypernatriämie (> 175 mmol/l) als fokale und generalisierte Krampfanfälle, Hyperpyrexie und Hyperpnoe in Erscheinung treten. Serumnatriumkonzentrationen über 200 mmol/l sind tödlich. Die Symptome treten bei Kindern und alten Menschen rascher auf. Wenn die Hypernatriämie langsam auftritt, kann das Gehirn protektive Substanzen, sogenannte „idiogene Osmole" bilden, die die Funktionsstörungen längere Zeit verhindern können (Arieff u. Mitarb. 1977).

Diagnostisches Vorgehen und Differentialdiagnose

Ein primärer Natriumüberschuß mit Ödembildung ist leicht zu erkennen. Die Serumnatriumkonzentration ist meist normal, die Natriumkonzentration im Urin meist unter 20 mmol/l erniedrigt. Liegt eine Hypernatriämie vor, sind vor allem durch die Anamnese überwiegende Wasserverluste auszuschließen. Wenn dies der Fall ist, klagen die Patienten über starken Durst. Bei Hypernatriämien infolge einer Sollwertverstellung des Osmostaten ist nach zerebralen Erkrankungen zu suchen. Diese Patienten klagen in der Regel nicht über starkes Durstgefühl.

Therapie

Liegt ein Natriumüberschuß mit Ödembildung vor, ist zunächst die zugrundeliegende Krankheit zu behandeln.

So kann zum Beispiel das kardiale Ödem häufig durch Digitalisierung und Bettruhe beherrscht werden. Als zusätzliche Maßnahme ist die Einschränkung der täglichen Kochsalzzufuhr auf 3 g (ca. 50 mmol/Tag) durch Weglassen des Zusalzens bei Tisch und in der Küche sehr wichtig. Die Obst-Reis-Diät nach Kempner kann die Natriumzufuhr auf ca. 2 mmol/Tag reduzieren. Reichen diese einfachen Maßnahmen nicht aus, ist die Gabe von Thiaziddiuretika indiziert, die zur Verhütung von Kaliummangelzuständen mit antikaluretischen Diuretika, wie Triamteren oder Amilorid, kombiniert werden sollten. Aldosteronantagonisten sind bei Ödemzuständen mit sekundärem Aldosteronismus indiziert. Stark wirkende Schleifendiuretika, wie Furosemid und Ethacrynsäure, sollten bei schweren Ödemzuständen zu Beginn einer Therapie möglichst nicht oder nur vorsichtig eingesetzt werden, da eine massive Diurese zur Exsikkose des Patienten führen kann. Darüber hinaus besteht zusätzlich noch die Gefahr von massiven Kaliumverlusten (s. unten) mit erhöhter Digitalistoxizität und Neigung zu Herzrhythmusstörungen.

Wenn der Sollwert der Osmoregulation „verstellt" ist, wird zugeführtes, osmotisch freies Wasser wieder prompt ausgeschieden, ohne daß die Hypernatriämie beeinflußt wird. Die Beseitigung der Grundkrankheit ist die einzige Chance zur Wiederherstellung einer normalen Natriumkonzentration. Die rasche Infusion von osmotisch freiem Wasser in Form von Glucose- oder Fructoselösungen kann durch ein plötzlich auftretendes Hirnödem den Patienten ernsthaft gefährden.

Prognose

Ödeme bei verschiedenen Grundkrankheiten lassen sich in leichteren Situationen in der Regel innerhalb weniger Tage durch die genannten therapeutischen Maßnahmen weitgehend eliminieren. Bei fortgeschrittenen Krankheitszuständen kann allerdings eine konservative Therapie auch ohne Dauererfolg bleiben.

Die Prognose einer Hypernatriämie ohne Ödem hängt ebenfalls von dem Verlauf der Grundkrankheit ab. Hypernatriämien nach Kommotio, Enzephalitis oder Meningitis können sich zum Teil innerhalb von Tagen nach Abklingen der Krankheitssymptome zurückbilden.

Eine schnell sich entwickelnde Hypernatriämie, z. B. infolge einer hypertonen (5%igen ≙ 0,85 mol/l) Kochsalzinfusion bei Niereninsuffizienz oder bei Kindern, ist dagegen prognostisch ungünstiger. Bei länger bestehender Hypernatriämie ist die Mortalität hoch.

> **Merke:** Primärer Natriumüberschuß entsteht meist durch eine mangelhafte renale Ausscheidung. Bei intakter Regulation des Wasserhaushaltes entwickeln sich Ödeme ohne Hypernatriämie. Ist die Osmoregulation gestört, dann steigt die Natriumkonzentration über 155 mmol/l an. Die Therapie besteht zunächst in der Behandlung der Grundkrankheit und in symptomatischen Maßnahmen.

Weiterführende Literatur

Arieff, A. I., R. Guisado, V. C. Lazarowitz: The pathophysiology of hyperosmolar states. In Androli, T. E., J. J. Grantham, F. C. Rector jr.: Disturbances in Body Fluid Osmolality. American Physiological Society, Bethesda Maryland 1977 (p. 227)

De Rubertis, F. R., M. F. Michelis, N. Beck, J. B. Field, B. B. David: "Essential" hypernatremia due to ineffective osmotic and intact volume regulation of vasopressin secretion. J. clin. Invest. 50 (1971) 97

Hammond, D. N., G. W. Moll, G. L. Robertson, E. Chemicka-Schorr: Hypodipsic hypernatremia with normal osmoregulation of vasopressin. New Engl. J. Med. 315 (1986) 433

Kaloyanides, G. J.: Pathogenesis and treatment of edema with special reference to the use of diuretics. In Maxwell, M. H., Ch. R. Kleeman: Clinical Disorders of Fluid and Electrolyte Metabolism. McGraw-Hill, New York 1980 (p. 647)

Weaver, L. J., C. J. Carrico: Congestive Heart Failure and Edema. In Staub, N. C., A. E. Taylor: Edema. Raven Press, New York 1984 (p. 543)

Störungen des Kaliumhaushaltes

K. Glänzer und *F. Krück*

Hypokaliämie / Kaliummangel

Definition: Beim Kaliummangelsyndrom liegt ein zelluläres Kaliumdefizit vor, das von einem bestimmten Schweregrad an auch mit einer Hypokaliämie unter 3,6 mmol/l einhergeht.

Ursachen

Kalium ist das hauptsächliche Kation der Zelle und übertrifft mit einer intrazellulären Konzentration bis zu 150 mmol/l die des Extrazellulärraumes um das 30- bis 40fache. Der mittlere Kaliumgehalt des menschlichen Körpers beträgt 55 mmol/kg. Dieser Konzentrationsgradient von intra- nach extrazellulär ist für die Erregbarkeit von Nerven und Muskelfasern von Bedeutung. Er wird durch ein membrangebundenes Enzymsystem aufrechterhalten. Nur 2% des im Organismus vorhandenen Kaliums sind extrazellulär lokalisiert, 0,4% finden sich mit einer Konzentration von 3,6–5,3 mmol/l im Plasma. Messungen der Serumkaliumkonzentration spiegeln nur ungenau die intrazelluläre Kaliumkonzentration wider. Dagegen erlauben die Bestimmung der Kaliumkonzentration in Leukozyten oder Erythrozyten oder die Messung des Ganzkörperkaliumbestandes mittels des natürlichen Isotops ^{40}Kalium genauere Aussagen.

Die tägliche Kaliumzufuhr beträgt beim Menschen im Mittel 1–1,5 mmol/kg. Die Ausfuhr entspricht etwa der Zufuhr. Mehr als 90% des zugeführten Kaliums werden über die Nieren, etwa 10% im Stuhl ausgeschieden. Die renale Kaliumausscheidung hängt von der Gesamtkaliumbilanz des Organismus ab. Überschüssiges Kalium wird prompt über die Niere durch Sekretion im distalen Tubulus eliminiert. Die kaliumsparenden Mechanismen des Organismus reagieren langsam und sind in der Initialphase weniger effektiv. Beträgt das Defizit des Körpers ca. 50–150 mmol Kalium, so werden immer noch 15–25 mmol/24 h ausgeschieden. Bei einem Defizit von über 350 mmol finden sich allerdings nur noch 1–5 mmol Kalium pro Tag im Urin. Weitere wichtige Determinanten der renalen Kaliumausscheidung sind die distal tubuläre Urinflußrate, der Säure-Basen-Haushalt und die Mineralokortikoidaktivität. Mit zunehmendem Urinfluß im distalen Tubulus steigt die Kaliumausscheidung an. Eine metabolische oder respiratorische Alkalose führt ebenfalls wie ein Anstieg der Aldosteronaktivität zu einer Zunahme der tubulären Kaliumsekretion und damit zu erhöhten renalen Kaliumverlusten.

Verminderte Kaliumaufnahme ist relativ selten die Ursache für einen Kaliummangel. Allerdings kann eine länger anhaltende unzureichende Ernährung bereits eine negative Kaliumbilanz nach sich ziehen, da die renale Ausscheidung erst nach 8–14 Tagen gedrosselt wird. Viel häufiger sind jedoch gastrointestinale und renale Verluste die Ursachen für ein Kaliummangelsyndrom.

Massives, lang anhaltendes Erbrechen, Dauerabsaugung des Magensaftes oder externe gastrointestinale Fisteln sind häufige Ursachen. Dies ist nur zum Teil durch den hohen Kaliumgehalt der verlorenen Flüssigkeiten bedingt, zum anderen Teil tragen andere Faktoren wie Unterernährung und hoher Proteinkatabolismus zu den Kaliumverlusten bei. Dauerabsaugung von Magensaft bewirkt durch Verlust von HCl eine metabolische Alkalose. Diese Alkalose stimuliert zusammen mit der durch Volumenverlust gesteigerten Aldosteronsekretion die tubuläre Kaliumsekretion, so daß das Kaliumdefizit höher ist, als es den enteralen Verlusten entspricht.

Da der Darminhalt bei Diarrhöen bis zu 30 mmol K^+/l enthält, können bei endotoxisch oder viral bedingten Durchfällen größere Kaliumverluste auftreten. Bei bestimmten, seltenen Pankreastumoren, die das sogenannte vasoaktive intestinale Polypeptid (VIP) sezernieren, gehen 200–300 mmol Kalium/l im Stuhl verloren. Villöse Adenome des Dickdarms führen durch den hohen Kaliumgehalt des abgehenden Schleims ebenfalls zu Kaliummangelzuständen.

Eine häufige Ursache des Kaliummangels durch intestinale Verluste ist die chronische Einnahme von Laxanzien. Dabei liegen die täglichen Verluste bei 30–50 mmol. Der Kaliummangel führt über eine Beeinträchtigung der Darmmotilität zu einer Zunahme der Obstipation, die zu einer höheren Laxanziendosis Anlaß gibt. Nicht selten wird dieser Laxanzienabusus nicht angegeben, so daß die Diagnose erschwert sein kann.

Renale Kaliumverluste treten bei Hyperaldosteronismus (Tab. 6.**4**) auf, bei Zuständen mit Ödembildung allerdings meist erst bei zusätzlicher Diuretikatherapie. Hämangioperizytome der Niere, die mikroskopisch klein sein können, führen durch eine Überproduktion von Renin zu einem Hyperaldosteronismus.

Glycerrhetinsäure, der Inhaltsstoff der Lakritze,

hat sterische Verwandtschaft mit Aldosteron und entfaltet an der Niere die gleichen Wirkungen wie das Mineralokortikoid. Beide Substanzen können eine beträchtliche Hypokaliämie erzeugen, die nach Absetzen wieder verschwindet. Häufig muß aber das verlorengegangene Kalium substituiert werden.

Im Gegensatz zu den enteralen Verlusten, die meist mit metabolischer Alkalose einhergehen, entwickelt sich bei bestimmten tubulären Funktionsstörungen ein Kaliummangel in Kombination mit metabolischer Azidose. Hierher gehören die renal-tubuläre Azidose, zum Teil auch das Fanconi-Syndrom. Auch Carboanhydrase-Hemmstoffe (Diamox) bewirken gleichzeitig Kalium- und Bicarbonatverluste.

Bei chronischer Pyelonephritis, interstitieller Nephritis, Zystennieren, Nephrokalzinose und hyperkalzämischer Nephropathie wird gelegentlich ein renaler Kaliumverlust beobachtet.

Die häufigste Ursache für renale Kaliumverluste ist die länger dauernde Verabreichung von Saluretika. Der durch die Hemmung der Reabsorption von Natrium und Flüssigkeit hervorgerufene erhöhte Fluß im Tubuluslumen induziert im distalen Nephron eine Zunahme der Kaliumsekretion in den Primärharn. Bei längerer Applikation der Saluretika wird durch die Verkleinerung des Extrazellulärvolumens die Sekretion von Aldosteron stimuliert, das seinerseits die tubuläre Kaliumabgabe weiter ansteigen läßt.

Verschiedene Antibiotika können einen erhöhten renalen Kaliumverlust verursachen. Amphotericin B bedingt über eine meist reversible toxische Nierenschädigung eine verstärkte Kaliumausscheidung.

Hochdosierte intravenöse Gaben von Natriumsalzen des Penicillins steigern Natriurese und Urinfluß im Tubuluslumen und stimulieren damit ebenfalls renale Kaliumverluste. Dies ist zum Beispiel nach Carbenicillin mit einer täglichen Dosis von 20–40 g zu beobachten. Einerseits ist hierfür eine osmotische Diurese verantwortlich. Andererseits benötigt es als nicht resorbierbares Anion Kalium als korrespondierendes Kation.

Renale Kaliumverluste sind bei Magnesiummangel beobachtet worden. Neben der Hypokaliämie findet sich häufig eine Hypokalzämie. Der genaue Mechanismus des Kaliumverlustes bei Hypomagnesiämie ist noch nicht geklärt.

Das Bartter-Syndrom, dem primär eine Störung der renalen Chloridreabsorption zugrunde liegt, ist ebenfalls durch hohe renale Kaliumverluste mit Hypokaliämie durch Hyperreninismus, Hyperaldosteronismus und Wachstumsretardierung gekennzeichnet.

Bei der familiären hypokaliämischen periodischen Paralyse wird die Hypokaliämie durch plötzlichen Kaliumabstrom in die Zelle hervorgerufen, der durch Glucosebelastung, Natriumbelastung, Muskelarbeit oder auch im Schlaf provoziert werden kann. Der Gesamtkaliumbestand des Körpers ist nicht vermindert, es liegt lediglich eine Umverteilung vor (Transmineralisation). Hypokaliämien infolge zellulären Kaliumeinstroms unter Insulinwirkung können auch z. B. bei der Behandlung eines hyperglykämischen Komas auftreten. Dabei wird in der Zelle pro 3 g Glykogen etwa 1 mmol Kalium gebunden.

Tabelle 6.**4** Ursachen eines Kaliummangelsyndroms und/oder Hypokaliämie

1. Verschiebungen von Kalium von extra- nach intrazellulär (Transmineralisation)

- respiratorische oder metabole Alkalose
- familiäre hypokaliämische periodische Paralyse
- erhöhtes Plasmainsulin
- erhöhte Plasmabicarbonatkonzentration

2. Verminderte Kaliumzufuhr

- reine Kohlenhydratdiät
- Alkoholismus
- Anorexia nervosa

3. Gastrointestinale Verluste

- externe gastrointestinale Fisteln (Galle, Pankreas)
- massives, andauerndes Erbrechen
- Magensaftdauerabsaugung
- Diarrhöen
- Laxanzienabusus
- Malabsorption
- Ureterosigmoidostomie
- villöses Adenom des Kolons

4. Renale Verluste

Primärer Hyperaldosteronismus
- Nebennierenrindenadenom oder Nebennierenkarzinom
- bilaterale adrenale Hyperplasie
Sekundärer Hyperaldosteronismus
- Leberzirrhose
- Herzinsuffizienz mit Ödemen
- Hämangioperizytom der Niere
- renal vaskuläre Hypertonie
Mineralokortikoidexzeß
- Morbus Cushing
- paraneoplastische ektope ACTH-Produktion
- Kortikoidtherapie
- 17-Hydroxylasemangel
- Lakritzenabusus
Nierenerkrankungen
- renal-tubuläre Azidose
- Fanconi-Syndrom
- chronische Pyelonephritis
- interstitielle Nephritis
- Nephrokalzinose
- hyperkalzämische Nephropathie
- polyurische Phase n. akutem Nierenversagen
Medikamentös induziert
- Schleifendiuretika (Furosemid, Ethacrynsäure)
- Thiaziddiuretika
- Carboanhydrasehemmer (Diamox)
- Amphotericin-B-Therapie
- Carbenoxolon
- Natriumsalze von Penicillin und Derivaten
Idiopathisch oder familiär
- Bartter-Syndrom
- Liddle-Syndrom
- familiäre Hypokaliämie mit Hypomagnesiämie

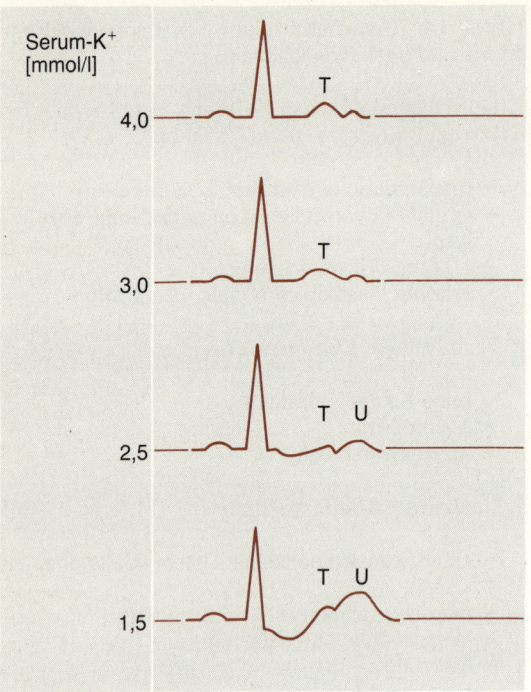

Serum-K⁺
[mmol/l]

4,0   T

3,0   T

2,5   T   U

1,5   T   U

Abb. 6.**4**   Veränderungen des Elektrokardiogramms in Abhängigkeit vom Schweregrad einer Hypokaliämie (schematische Darstellung)

Pathophysiologie und Klinik

Die pathophysiologischen Vorgänge bei Kaliummangelsyndrom lassen sich in vier Gruppen unterteilen:

– neuromuskuläre,
– renale,
– metabolische und
– kardiovaskuläre Störungen.

Die **neuromuskulären Störungen** bei der Hypokaliämie sind die Folge einer Zunahme des Ruhemembranpotentials an der Zellmembran erregbarer Strukturen (Nerv, Muskelzelle, Myokardfaser). An der Muskelzelle äußert sich dies in einem Tonusverlust, die elektrische Erregbarkeit der Nerven ist vermindert. Die Beteiligung der glatten Muskulatur des Darms führt zu Obstipation und sogar zum paralytischen Ileus. Am Herzen können ruhende Schrittmacherzentren und das Ventrikelmyokard zu ektoper Reizbildung befähigt werden.

An der **Niere** äußert sich ein Kaliummangel in einer Einschränkung der maximalen Urinkonzentrationsfähigkeit. Von einem Kaliumverlust von ca. 200 mmol an sinkt die maximale osmotische Konzentration des Urins von ca. 1200 mosm/kg (mmol/l) auf 300–400 mosm/kg. Wahrscheinlich ist die Störung dadurch bedingt, daß die medullären Anteile des dicken Teils der Henleschen Schleife nicht genug Natriumchlorid in das medulläre Interstitium pumpen können und somit die Urinkonzentration nach dem Gegenstromprinzip gestört wird. Demzufolge spricht der renale Konzentrationsdefekt auch nicht auf die exogene Gabe von ADH an.

Im Kaliummangel wird von der Niere mehr Ammonium ausgeschieden und vermehrt Bicarbonat im proximalen Tubulus resorbiert. Diese Vorgänge führen regelmäßig bis auf wenige Ausnahmen (renal-tubuläre Azidose, Carboanhydrasehemmer) zu einer metabolischen Alkalose, die ihrerseits wieder zu einer vermehrten Abgabe von Kalium an die Tubulusflüssigkeit führt und das Kaliumdefizit noch weiter verstärkt. Histologisch findet sich eine vakuoläre Degeneration in den Zellen des proximalen Konvoluts. Diese Vakuolisierung ist reversibel, wenn der Kaliummangel behoben wird. Dauert der Kaliummangelzustand länger an, so bilden sich Ödem und rundzellige Infiltrationen im interstitiellen Bindegewebe.

Die bedeutendste **metabolische** Störung beim Kaliummangel ist die verminderte Glucosetoleranz, die auf einer gestörten Insulinabgabe aus dem Pankreas beruht (Sekretionsstarre). Der Proteinmetabolismus kann durch die verminderte Insulinstimulation ebenfalls beeinträchtigt sein.

Die **kardiovaskulären** Komplikationen beim Kaliummangelsyndrom sind vielfältig und können für den Patienten sehr gefährlich werden. Die Änderungen der elektrischen Aktivität des Herzmuskels lassen sich meist im EKG nachweisen (Abb. 6.**4**). Zunächst flacht die Amplitude der T-Wellen ab, und es bilden oder verstärken sich U-Wellen, die mit zunehmender Hypokaliämie mit der T-Welle verschmelzen können. Da sich dann das Ende von T nicht mehr abgrenzen läßt, entsteht der Eindruck einer QT-Verlängerung. Supraventrikuläre und ventrikuläre Extrasystolen treten dann besonders bei digitalisierten Patienten auf. Histologisch finden sich bei chronischer schwerer Hypokaliämie nekrotische Muskelzellen, die später durch fibröses Gewebe ersetzt werden. Diese histologischen Veränderungen sind die Grundlage für eine kongestive Kardiomyopathie, die zu einer manifesten Herzinsuffizienz führen kann.

Ein mäßiger Kaliumverlust bis zu ca. 350 mmol (10% des Gesamtkörperkaliums) verursacht nur uncharakteristische Allgemeinsymptome wie Müdigkeit, muskuläre Schwäche, Reizbarkeit und eventuell Parästhesien. Die neuromuskulären Auswirkungen des Kaliummangels verursachen eine allgemeine Muskelschwäche mit Betonung der unteren Extremitäten. Die Paralyse der Atemmuskulatur äußert sich in einer Schwäche des Zwerchfells, gefolgt von den Atemhilfsmuskeln. Daraus resultiert das klinische Bild einer aufsteigenden Lähmung mit respiratorischer Insuffizienz. Die Sehnenreflexe sind abgeschwächt, und die Patienten sind zum Teil desorientiert und verwirrt. Durch Beteiligung der glatten Muskulatur des Darms tritt eine Abnahme der Darmmotilität und Peristaltik ein, die sich zunächst als Obstipation äußert und bis zum paralytischen Ileus steigern kann. Die Säureproduktion des Magens nimmt infolge einer Störung der Belegzellfunktion ab. Die renalen Funktionsstörungen bestehen in Polyurie infolge des Konzentrationsdefektes, in Polydipsie und Proteinurie. Die Polydipsie ist neben den vermehrten Wasserverlusten auch durch eine Stimulation des Durstzentrums durch Angiotensin II bedingt. Proteinurie und Aminoazidurie sind Ausdruck einer gestörten Tubulusfunktion.

Durch die metabolische Alkalose kann sich auch bei normaler Calciumkonzentration im Serum infolge Abnahme der Fraktion des ionisierten Calciums eine Tetaniesymptomatik mit perioralen Parästhesien, positivem Chvostek-Phänomen, Pfötchenstellung der Hände und Wadenkrämpfen entwickeln.

Diagnostisches Vorgehen

Wegen der uncharakteristischen Symptomatik kann die Diagnose eines beginnenden Kaliummangels schwierig sein. Die Bestimmung der Serumkaliumkonzentration, die nur 0,4% des gesamten Kaliumbestandes des Organismus enthält, gibt in der Frühphase der Störung keinen genauen Aufschluß über das Ausmaß des Kaliumdefizits. Die Serumkaliumkonzentration kann bei gleichzeitiger Azidose oder starker Exsikkose noch im Normbereich liegen, da dabei Kalium von den Zellen an die extrazelluläre Flüssigkeit abgegeben wird. Man kann ungefähr annehmen, daß eine Änderung des pH um 0,1 eine inverse Änderung der Serumkaliumkonzentration von 0,6 mmol/l zur Folge hat. Eine Abnahme des Serumkaliums von 4,0 auf 3,0 mmol/l entspricht etwa einem Verlust von 100–200 mmol. Unterhalb einer Konzentration von 3 mmol/l korreliert eine Abnahme von 1 mmol/l Serum mit einem weiteren Defizit von 200–400 mmol Gesamtkörperkalium. Muskelschwäche, Obstipation und kardiale Arrhythmien sollten Veranlassung zur Untersuchung der Kaliumbilanz geben, auch wenn noch keine typischen EKG-Veränderungen aufgetreten sind.

Zur Differentialdiagnose der Ursache des Kaliummangels bei unklaren Zuständen ohne eindeutige Anamnese sollte unbedingt die Kaliumausscheidung im Urin bestimmt werden, bevor eine zusätzliche exogene Kaliumzufuhr vorgenommen wird. Findet sich bei Hypokaliämie eine Kaliumkonzentration von weniger als 20 mmol/l im Urin, so weist dieses darauf hin, daß die Niere in der Lage, ist, Kalium zu konservieren, und somit als Quelle der Kaliumverluste ausscheidet. Umgekehrt deutet eine Urinkaliumkonzentration über 20 mmol/l auf einen möglichen renalen Verlust hin oder ist ein Anzeichen dafür, daß der Kaliummangelzustand noch nicht sehr lange besteht.

Bei der Analyse der Serumkaliumkonzentration ist besonders zu beachten, daß kein intrazelluläres Kalium mit in die Bestimmung eingeht. Hämolytische Blutproben sind deshalb zu verwerfen, venöse Stauung und Pumpbewegungen sind zu vermeiden. Das Blut sollte möglichst rasch nach der Entnahme zentrifugiert und das Serum abpipettiert werden. Aufbewahrung des Vollblutes im Kühlschrank verursacht ebenfalls zu hohe Serumkaliumkonzentrationen. Bei einer Thrombozytose geht das in den Plättchen enthaltene Kalium mit in die Serumkaliumbestimmung ein (Pseudohyperkaliämie s. unten).

Therapie

Bei entsprechender Anamnese sollte bereits frühzeitig eine Therapie mit Kaliumsalzen einsetzen, bevor sich eine Hypokaliämie manifestiert. Da die intakte Niere einen Kaliumüberschuß schnell ausscheidet, ist die Gefahr einer Überdosierung gering. Die Nierenfunktion, gemessen an der Serumkreatininkonzentration, sollte jedoch normal sein. Liegt eine metabolische Alkalose vor, so muß die Substitution mit Kaliumchlorid erfolgen. Organische Kaliumsalze und Kaliumbicarbonat intensivieren die Alkalose und führen zu weiteren renalen Verlusten. Kaliumchlorid kann in Form von Dragees oder Kapseln lokale Reizungen und Magen- oder Darmulzera hervorrufen. Die orale Substitution sollte daher nur nach den Mahlzeiten und mit reichlich Flüssigkeit erfolgen. Besonders Granulate sind praktikabel und können gelöst gegebenenfalls den Mahlzeiten oder Saucen beigemischt werden. Oral lassen sich so leicht 70–80 mmol/Tag substituieren.

Die Indikation für eine parenterale Kaliumsubstitution besteht bei bewußtlosen oder schwerkranken Patienten, bei starkem Erbrechen und paralytischem Ileus. Da die elektrische Irritabilität des Myokards vom Konzentrationsgradienten von extra- nach intrazellulär abhängt, dürfen kaliumhaltige Infusionslösungen nur langsam infundiert werden. Eine Infusionsrate von 0,2 mmol/kg/h ist ungefährlich, Mengen von 40 mmol/h sollten nur unter Intensivüberwachung und häufigen Serumkaliumkontrollen appliziert werden. Derart hohe Kaliumsupplemente sind allerdings in der klinischen Praxis nur selten notwendig und sollten lebensbedrohlichen Zuständen vorbehalten bleiben. Besondere Vorsicht ist bei V.-cava-Verweilkathetern geboten, da durch die herznahe Lage der Katheterspitze bei unvorsichtiger Infusion hohe lokale Kaliumkonzentrationen am Myokard entstehen und somit Herzrhythmusstörungen provoziert werden können. Zugleich mit dem Ausgleich eines Kaliummangels ist der Säure-Basen-Haushalt zu korrigieren. Sobald wie möglich sollte auf orale Kaliumgabe übergegangen werden.

Die seltenen Zustände einer hypokaliämischen Azidose (tubuläre Funktionsstörungen, Carboanhydrasehemmer) erfordern eine Substitution als Kaliumcarbonat, Lactat oder Citrat.

Gelegentlich ist eine Hypokaliämie therapierefraktär, d. h. trotz hoher Kaliumdosen läßt sich die Serumkaliumkonzentration nicht normalisieren. In diesen Fällen muß an das Vorliegen eines gleichzeitigen Magnesiummangels gedacht werden. Erst nach Korrektur des Magnesiumhaushaltes läßt sich der Kaliumhaushalt normalisieren. (Ryan, 1987)

Liegt den renalen Kaliumverlusten ein Hyperaldosteronismus zugrunde, ist die Gabe von Aldosteronantagonisten (Spironolacton, Canrenone) indiziert.

Diuretikainduzierten Kaliumverlusten beugt man durch die gleichzeitige Verordnung eines antikaliuretischen Diuretikums (Triamteren, Amilorid) vor. Für den Patienten praktikabler ist die Verordnung eines geeigneten Kombinationspräparates (Thiazid + antikaliuretisches Diuretikum).

Prognose

Im allgemeinen ist die Prognose eines rechtzeitig erkannten und behandelten Kaliummangels gut. Unter einer adäquaten Substitutionstherapie bilden sich die Störungen, die weitgehend auch von der extrazellulären Kaliumkonzentration abhängen, wie neuromuskuläre Symptome oder Herzrhythmusstörungen, zurück. Die renalen Symptome, die durch zellulären Kaliummangel bedingt sind, verschwinden allerdings langsamer.

Langdauernder, schwerer Kaliummangel führt zu irreversiblen, histologisch faßbaren Schäden an der Niere und am Herzmuskel mit einer permanenten Einschränkung der Nierenfunktion und manifester Herzinsuffizienz, die durch Substitution nicht mehr zur Rückbildung gebracht werden können.

Schwerste Hypokaliämien ($< 1,5$ mmol/l) sind durch gefährliche, meist therapierefraktäre Arrhythmien und aufsteigende Lähmung der quergestreiften Muskulatur sowie des Zwerchfells mit respiratorischer Insuffizienz akut lebensbedrohlich.

Merke: Eine Hypokaliämie bedeutet, abgesehen von den seltenen Zuständen einer Transmineralisation, fast immer größere Verluste des Gesamtkörperkaliumbestandes. Quelle des Kaliumverlustes sind Intestinaltrakt und Niere. Noch normale Serumkaliumkonzentrationen bei Azidose und/oder Exsikkose weisen auf ein erhebliches Kaliumdefizit hin. Muskelschwäche, Obstipation und Herzrhythmusstörungen unklarer Ätiologie sollten in die Differentialdiagnose einen Kaliummangel mit einbeziehen.

Die Therapie des Kaliummangelzustandes sollte wegen der meist bestehenden Alkalose mit Kaliumchlorid p. o. erfolgen, nur bei bewußtlosen Patienten ist eine i. v. Kaliumgabe nötig. Eine orale Überdosierung von Kaliumsalzen ist bei normaler Nierenfunktion schwer möglich, jedoch besteht bei unvorsichtiger parenteraler Gabe die Möglichkeit einer Überdosierung.

Weiterführende Literatur

Gabow, P.: Disorders of Potassium Metabolism. In Schrier, R. W.: Renal and Electrolyte Disorders. Little, Brown & Co., Boston 1976 (p. 143)

Krück, F., A. Schrey: Diuretika. Springer, Berlin 1980

Maxwell, M. H., Ch. Kleeman: Clinical Disorders of Fluid and Electrolyte Metabolism, 3rd ed. McGraw-Hill, New York 1979 (p. 113)

Meyer-Lehnert, H., H. J. Kramer, I. Heck, M. Sorger, R. Düsing, F. Krück: Schwere periodische hypokaliämische Lähmung. Prophylaxe durch beta-Rezeptorenblockade. Dtsch. med. W. 112 (1987) 1173–1177

Ryan, M. P.: Diuretics and potassium/magnesium depletion. Directions for treatment. Amer. J. Med. 82 (1987) 38–47

Hyperkaliämie

Definition: Als Hyperkaliämie wird ein Anstieg der Serumkaliumkonzentration über 5,4 mmol/l bezeichnet. Dabei ist der Gesamtkaliumgehalt des Körpers normal oder sogar erniedrigt.

Ursachen

Die Ursachen einer Hyperkaliämie sind in Tab. 6.**5** zusammengestellt.

Eine echte Hyperkaliämie entsteht in erster Linie bei einer Störung der exkretorischen Nierenfunktion. Bei unbehandeltem oligurischem akutem Nierenversagen treten zum Beispiel lebensbedrohliche Hyperkaliämien auf. Zusätzlich zur verminderten Ausscheidungsfunktion der Niere kommt bei diesen Zuständen noch ein zum Teil massiver Anfall von endogenem Kalium durch Zellzerfall bei Traumen, Verbrennungen oder septischen Zuständen. Gelegentlich sind bei diesen Krankheitsbildern auch Bluttransfusionen nötig, die bei langer Lagerung Kaliumkonzentrationen von bis zu 25 mmol/l aufweisen können und somit noch weiter zur Erhöhung der extrazellulären Kaliumkonzentration beitragen können. Da bei einem oligurischen Nierenversagen die Ausscheidung von H^+-Ionen vermindert ist, entwickelt sich rasch eine metabolische Azidose, die die Hyperkaliämie weiter verstärkt. Selbst wenn die Kaliumzufuhr völlig eingestellt wird, steigt bei solchen Zuständen die Serumkaliumkonzentration durch Freisetzung aus den Zellen täglich um ca. 1 mmol/l an.

Patienten mit chronischer Niereninsuffizienz haben dagegen meist noch sehr lange eine normale Serumkaliumkonzentration. Die Kaliumbilanz bleibt normal, solange die tägliche Urinmenge über 1000 ml beträgt, selbst wenn das Glomerulusfiltrat bereits auf Werte um 5 ml/min zurückgegangen ist. Die Erklärung liegt darin, daß der Tubulus die Fähigkeit zur Kaliumsekretion sehr stark steigern kann. Die sezernierte Kaliummenge kann die filtrierte Menge bei weitem übersteigen. Zusätzlich können bei chronischer Niereninsuffizienz größere Kaliummengen über den Darm ausgeschieden werden. Ein Anstieg der Serumkaliumkonzentration bedeutet nicht unbedingt eine Verschlechterung der Nierenfunktion, sondern ist eventuell durch Fehlernährung, durch verstärkten Proteinkatabolismus oder durch eine Zunahme einer Azidose bedingt.

Die Verordnung kaliumsparender Diuretika wie Triamteren, Amilorid oder Spironolacton kann bei Patienten mit gering eingeschränkter Nierenfunktion die tubuläre Kaliumsekretion stark reduzieren und bei eventuell noch zusätzlicher Kaliumgabe, insbesondere bei Patienten mit Diabetes mellitus, zu schweren Hyperkaliämien führen.

Hyperkaliämien finden sich auch bei Beeinträchtigung der Kaliumsekretion infolge mangelnder Aldosteronsekretion. Der hyporeninämische Hypoaldosteronismus, der bei renaler Insuffizienz zu beobachten ist, soll durch eine Schädigung der juxtaglomerulären Zellen bedingt sein.

Patienten mit einer Nebennierenrindeninsuffizienz (Morbus Addison) können, solange sie ausreichend Kochsalz zu sich nehmen und auch ausscheiden, ihren Kaliumhaushalt regulieren. Wenn allerdings eine Addison-Krise mit Natriumverarmung und Oligurie eintritt, kommt es rasch zur Hyperkaliämie.

Eine metabolische Azidose durch Mineralsäuren, in geringerem Ausmaß auch die respiratorische Azidose nicht jedoch die Lactat- oder Ketoazidose können zum Anstieg der Serumkaliumkonzentration Anlaß geben.

Hyperkaliämien infolge Chemotherapie maligner Lymphome, Leukämien oder Plasmozytome sind wahrscheinlich Folge eines raschen Zellzerfalls.

Digitalisglykoside hemmen die Na^+-K^+-ATPase. Werden sie in Überdosen, z. B. in suizidaler Absicht, eingenommen, dann kommt es zu einer verminderten Kaliumaufnahme in die Zelle mit nachfolgender Hyperkaliämie.

Ein vorübergehender Anstieg der Serumkaliumkonzentration auf bis zu 8 mmol/l findet sich bei der seltenen familiären hyperkaliämischen Paralyse (Adynamia episodica). Dieses autosomal dominante Leiden wird durch Muskelarbeit, Kälte, emotionellen Streß und Vollnarkosen provoziert. Im Anfall steigt die Konzentration von Kalium, während die von Natrium, Chlorid, Phosphat und Glucose im Serum abfällt. Wahrscheinlich liegt eine Glucosetransportstörung in die Muskelzelle diesem Krankheitsbild zugrunde.

Übermäßige Kaliumzufuhr führt nur bei Patienten mit mangelnder Kaliumausscheidungskapazität zu einer Hyperkaliämie. Transitorische Hyperkaliämien können bei der Infusion von kaliumhaltigen Lösungen vorkommen, insbesondere wenn die Zusatzampullen nicht richtig mit den Trägerlösungen gemischt wurden (besonders bei Plastikbeuteln).

Schnelle Infusion von Kaliumsalzen bestimmter Antibiotika (z. B. 1,7 mmol Kalium pro 1 Million E Penicillin G) kann ebenfalls zu Hyperkaliämie führen.

Manche Kochsalzersatzpräparate enthalten bis zu 13 mmol Kalium/g und können besonders bei Niereninsuffizienz die Serumkaliumkonzentration ansteigen lassen.

Wenn während der Blutabnahme oder unter anderen Umständen zelluläres Kalium die Möglichkeit erhält, in das Serum einzuwandern, wird fälschlicherweise eine zu hohe Kaliumkonzentration gemessen (Pseudohyperkaliämie). So können Stauungen oder Pumpbewegungen der Hand zusätzliche Kaliummengen (bis zu 2,7 mmol/l) aus der Muskulatur in das Plasma freisetzen. Hämolyse kann selbst dann, wenn sie mit dem Auge nicht erkennbar ist, zu überhöhten Kaliumkonzentrationen führen. Thrombozytose, zum Teil auch Leukozytose, bedingen ebenfalls eine Pseudohyperkaliämie.

Pathophysiologie und Klinik

Infolge der Erhöhung der extrazellulären Kaliumkonzentration wird die Zellmembran von Skelett- und

Tabelle 6.**5** Ursachen einer Hyperkaliämie

1. Pseudohyperkaliämie

- starke venöse Stauung bei der Blutentnahme
- Hämolyse
- Thrombozytose oder Leukozytose

2. Echte Hyperkaliämie

a) bei verminderter renaler Ausscheidung
  - akutes oder chronisches Nierenversagen
  - Triamteren, Amilorid, Spironolactone
  - hyporeninämischer Hypoaldosteronismus
  - Morbus Addison
b) als Folge einer Transmineralisation/Schädigung der Zellmembran
  - metabole oder respiratorische Azidose
  - Zelluntergang bei der Chemotherapie von Leukosen
  - Muskelquetschungen
  - akute Digitalisvergiftung
  - familiäre hyperkaliämische episodische Paralyse
c) hohe Kaliumaufnahme
  - orale Kaliumzufuhr bei Niereninsuffizienz
  - rasche i. v. Infusion kaliumhaltiger Lösungen
  - Transfusion überalterten Blutes
  - Kaliumsalze von Penicillin
  - KCl-haltiger Kochsalzersatz

Herzmuskulatur sowie der Nervenfaser partiell depolarisiert und die Erregbarkeit somit zunächst stärker. Bei weiterem, besonders bei akutem Anstieg wird schließlich die Depolarisation völlig blockiert, Nerv und Muskelfaser werden unerregbar.

Leichtere Steigerungen der Serumkaliumkonzentration gehen mit uncharakteristischen neuromuskulären Zeichen einher: Parästhesien an den unteren Extremitäten und im zirkumoralen Bereich, Störungen der Tiefensensibilität, metallischer Mundgeschmack und Abneigung gegen Tabakwaren. Weiterhin wird über Müdigkeit, Schwäche und allgemeine Unlust geklagt. Bei Werten über 7,5 mmol/l werden aufsteigende Lähmungen vom Landry-Typ mit Beteiligung der Atemmuskulatur und schlaffer Quadriplegie beobachtet. Hirnnervenfunktion und Sensibilität bleiben dagegen unbeeinträchtigt. Kardiale Störungen sind zunächst an typischen EKG-Veränderungen zu erkennen (Abb.6.**5**): Bei leichter Hyperkaliämie (5−6,5 mmol/l) bildet sich zunächst eine zeltförmige, schmale, symmetrische T-Welle besonders in II, III und V_3-V_4 aus. Bei schwerer Hyperkaliämie (> 6,5 mmol/l) finden sich atriale, atrioventrikuläre und schließlich auch ventrikuläre Leitungsstörungen. Zunächst flacht die P-Welle ab, die PQ-Zeit wird länger, und der QRS-Komplex verbreitert sich bis zu schenkelblockartigen Bildern. Mit oder ohne Übergang in Kammerflimmern kommt es zwischen 7,0 und 12,0 mmol/l zum Herzstillstand.

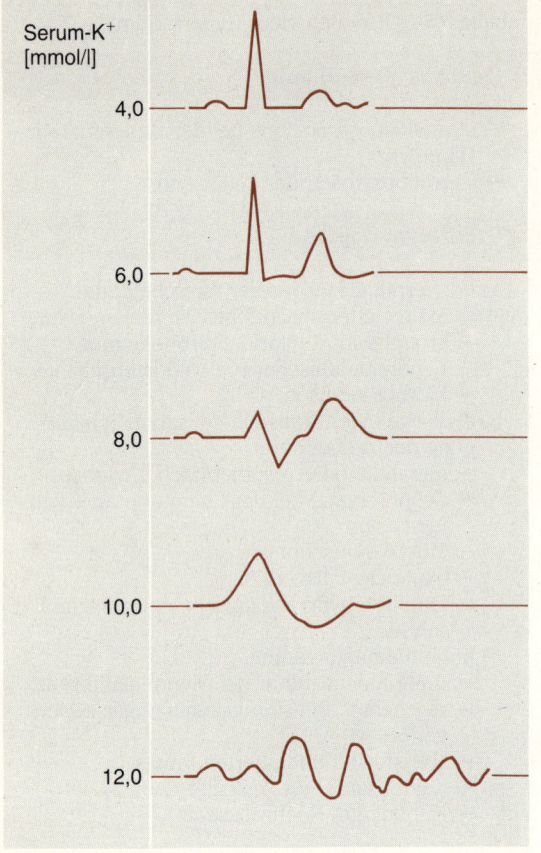

Serum-K⁺ [mmol/l]

4,0

6,0

8,0

10,0

12,0

Abb. 6.5   Veränderungen des Elektrokardiogramms in Abhängigkeit vom Schweregrad einer Hyperkaliämie (schematische Darstellung)

Diagnostisches Vorgehen

Neben der Anamnese und dem klinischen Befund stützt sich die Diagnose der Hyperkaliämie auf die Höhe der Serumkaliumkonzentration. Dabei sind unbedingt die technischen Voraussetzungen einer korrekten Bestimmung zu beachten. Sind Zweifel vorhanden, kann ein EKG wesentlich zur Diagnose beitragen und darüber hinaus über den Erfolg therapeutischer Maßnahmen informieren.

Therapie

Von einem bestimmten Grad an ist vor allem die sich schnell entwickelnde Hyperkaliämie eine ernste Notfallsituation, die sofortiger Therapiemaßnahmen bedarf. Als kritische Grenze gilt eine Konzentration von 6,5–7,0 mmol/l. Dabei werden zwei Prinzipien verfolgt:

– Normalisierung des Verhältnisses zwischen intra- und extrazellulärer Kaliumkonzentration,
– Elimination eines gegebenenfalls vorhandenen Kaliumüberschusses aus dem Körper.

Die Kaliumzufuhr (Vegetabilien, Fleisch) wird sofort eingestellt. Bicarbonat erhöht über einen direkten Mechanismus die Kaliumaufnahme der Zelle und be-

seitigt die Azidose: Infusion von 50–100 ml einer 1molaren (8,4%igen) Natriumbicarbonatlösung reicht. Der Effekt ist innerhalb weniger Minuten am EKG abzulesen. Der Kaliumabstrom in die Zelle wird besonders durch Glucose und Insulin gefördert, z. B. durch i. v. Infusion von 200 ml einer 25%igen (1,4 mol/l) Glucoselösung und 25 E Alt-Insulin (1 E Alt-Insulin pro 2 g Glucose). Der Effekt läßt sich schon nach ½ Stunde beurteilen und hält Stunden an.

Ebenfalls als Notfallmaßnahme bei schweren Herzrhythmusstörungen ist die Infusion von 10–30 ml einer 10%igen (230 mmol/l) Calciumgluconatlösung innerhalb von 5 Minuten unter EKG-Kontrolle indiziert, nicht jedoch bei gleichzeitiger Digitalisierung. Der Effekt ist aber nur von kurzer Dauer.

Nach den oben erwähnten Notfallmaßnahmen sollte überschüssiges Kalium durch länger wirkende Maßnahmen aus dem Körper eliminiert werden. Läßt sich die renale Ausscheidung nicht steigern, z. B. durch Injektion von Furosemid, sind extrarenale Wege zu wählen. Hier ist die orale Gabe von Kationen-Austauschharzen (Resonium A oder Calcium-Resonium) zu empfehlen: 1 g der Harze bindet ca. 1 mmol Kalium im Darmlumen. Das gebundene Kalium wird mit dem Stuhl ausgeschieden. Die Dosierung liegt bei 3–4×20 g per os in Wasser aufgeschwemmt bzw. 2–4×50 g in 200 ml 5% (280 mmol/l) Glucose als Klysma. Das Ca^{2+}-haltige Austauschharz Calcium-Resonium ist bei schwerer Niereninsuffizienz oder Herzinsuffizienz vorzuziehen, da eine Überladung des Organismus mit Natrium vermieden wird.

Läßt sich mit den oben genannten Maßnahmen keine Normalisierung der extrazellulären Kaliumkonzentration erreichen, ist eine Peritoneal- oder Hämodialyse unumgänglich.

Eine Hyperkaliämie bei einer Addison-Krise wird mit Gluco- und Mineralocorticoidgaben in entsprechend hohen Dosen (10 mg/h i. v.) behandelt. Bei der familiären hyperkaliämischen Paralyse sind erfolgreiche Therapieversuche mit Carboanhydrasehemmern (z. B. Diamox) berichtet worden.

Prognose

Eine Hyperkaliämie ist durch die häufiger auftretenden Herzrhythmusstörungen gefährlicher als eine Hypokaliämie.

Leichte Hyperkaliämien lassen sich durch diätetische Maßnahmen, Absetzen von Kaliumsupplementen und kaliumsparenden Diuretika erfolgreich innerhalb weniger Tage therapieren.

Schwere Hyperkaliämien, insbesondere bei akutem Nierenversagen, haben durch therapierefraktäre Herzrhythmusstörungen eine hohe Mortalität.

Merke: Echte Hyperkaliämien sind meist durch eine renale Ausscheidungsinsuffizienz, viel seltener durch übermäßige i. v. Zufuhr von Kalium bedingt.

Elektrolytverschiebungen ohne Vermehrung des Gesamtbestandes an Kalium sind Folge einer Azidose, vermehrten Zellzerfalls oder Intoxikationen.

Therapeutisch sollte bei Notfällen zunächst der Kaliumgradient von extra- nach intrazellulär durch Senkung der extrazellulären Kaliumkonzentration und bei eventuellem Überschuß durch renale und extrarenale Wege eliminiert werden.

Weiterführende Literatur

Field, M. J., G. J. Giebisch: Hormonal control of renal potassium excretion. Kidney int. 27 (1985) 379

Hoskins, B., F. Q. Vroom, M. A. Jarrell: Hyperkalemic periodic paralysis. Effects of potassium, exercise, glucose and acetazolamide on blood chemistry. Arch. Neurol. (Chic.) 32 (1975) 570

Kleeman, K., B. N. Singh: Serum electrolytes and the heart. In Maxwell, M. H., Ch. R. Kleeman: Clinical Disorders of Fluid and Electrolyte Metabolism. McGraw-Hill, New York 1979

Walker, B. R. et al: Hyperkalemia after triamterene in diabetic patients. Clin. pharmacol. Ther. 13 (1972) 643

Störungen des Säure-Basen-Haushaltes

K. Glänzer und *F. Krück*

Azidose

Metabolische Azidose

Definition: Eine metabolische Azidose ist als eine Erhöhung der Wasserstoffionenkonzentration, d. h. eine Abnahme des arteriellen Blut-pH unter 7,35, eine Verringerung der Bicarbonatkonzentration unter 20 mmol/l und bei Kompensation durch eine Abnahme des CO_2-Partialdrucks in der extrazellulären Flüssigkeit gekennzeichnet.

Ursachen

Eine gesteigerte Konzentration von Protonen kann durch

- vermehrten endogenen oder exogenen Anfall von H-Ionen (Additionsazidose),
- mangelhafte renale H^+-Ausscheidung bei Nierenfunktionsstörungen (renale Azidose) und
- durch Basenverlust (Subtraktionsazidose)

auftreten.

Additionsazidose: Starke Säuren können aus exogenen Quellen (z. B. Vergiftungen) oder aus dem gestörten Metabolismus stammen. Das durch den Pufferungsprozeß verbrauchte Bicarbonat wird durch das Anion der starken Säure ersetzt und führt somit zu einem Anstieg der Konzentration der Anionen. Diese Anionenkonzentration läßt sich nach folgender Formel errechnen:

(Plasma-Na) − (Plasmachlorid+Bicarbonat).

Der Normalbereich beträgt 10−14 mmol/l. Eine Zunahme der „Anionenlücke" bedeutet fast immer, daß eine metabolische Azidose durch vermehrten internen Anfall von Säuren oder deren externe Zufuhr bedingt ist, ausgenommen wenn HCl oder NH_4Cl, also das Cl^--Anion, zugeführt werden. Wenn Bicarbonatverluste über den Gastrointestinaltrakt oder über die Nieren die gleichzeitigen Chloridverluste übersteigen, fällt HCO_3^-, und Cl^- steigt. Es resultiert also in dieser Situation keine veränderte Menge unbestimmbarer Anionen. Expansion des Extrazellulärvolumens mit isotoner NaCl-Lösung führt ebenfalls nicht zu einer Vergrößerung der „Anionenlücke", da gleichzeitig mit dem Anstieg der Chloridkonzentration die HCO_3^--Konzentratic fällt.

Mögliche Ursachen einer metabolischen Azidose unter Berücksichtigung der Anionenlücke sind in Tab. 6.**6** aufgeführt.

Subtraktionsazidose: Massive Diarrhöen führen zu einem Bicarbonatverlust, da die Durchfallflüssigkeit mehr Bicarbonat enthält als das Plasma.

Bei einer Konzentration von 30−50 mmol HCO_3^-/l im Stuhl können bei etwa 10 l Diarrhöeflüssigkeit täglich 300−500 mmol HCO_3^- dem Körper verlorengehen, abgesehen von den Kaliumverlusten. Die Dünndarmflüssigkeit ist ebenfalls reich an Bicarbonat. Das Pankreas gibt zum Beispiel täglich etwa 240 mmol HCO_3^- ab. Externe Dünndarmdrainagen können deshalb zu massiven hyperchlorämischen Azidosen führen. Cholestyramin (Quantalan), ein chloridhaltiger Ionenaustauscher, hat Affinität zu HCO_3^-. Daher besteht die Möglichkeit eines Austausches von Chlorid gegen Bicarbonat, der bei Patienten mit eingeschränkter Nierenfunktion durch eine mangelnde Fähigkeit zur Bicarbonatneubildung zu einer metabolischen Azidose führen kann.

Renale Azidose: Die renal-tubuläre Azidose, die in verschiedenen Varianten spontan oder angeboren oder als Begleiterscheinung auftritt, beruht auf einer Unfähigkeit der Niere, genug Wasserstoffionen auszuscheiden. Die Hemmung der zellulären und luminalen Carboanhydrase mit Acetazolamid (Diamox) resultiert ebenfalls in einer metabolischen hyperchlorämischen Azidose.

Die intravenöse oder orale Zufuhr von Säuren (HCl oder Ammoniumchlorid) oder Lysin- bzw. Argininhydrochlorid führt durch Pufferverbrauch zu einer Abnahme der Bicarbonatkonzentration und Zunahme der Chloridkonzentration. Als Folge entsteht ebenfalls eine metabolische Azidose.

Bei akuter oder chronischer, meist terminaler Niereninsuffizienz ist die Niere nicht fähig, die aus dem Stoffwechsel anfallenden organischen und anorganischen Säuren, die in einer Menge von etwa 1 mmol/kg und Tag anfallen, auszuscheiden.

Diese retinierten Säuren vergrößern die oben erwähnte Anionenlücke.

Die Lactatazidose ist eine der führenden Ursachen einer schweren metabolischen Azidose. Normalerweise stehen Bildung und Abbau von Lactat im Organismus in einem Fließgleichgewicht. Unter anaeroben Bedingungen (Schock, Herzstillstand, kardiopulmonaler Bypass, schwere Anämie) verschiebt sich dieses Fließgleichgewicht, und es tritt oft eine massive Lactatbildung auf.

Renal-tubuläre Azidose (RTA): Eine metabolische Azidose tritt auch bei isolierten Defekten der renalen H^+-Elimination auf. Das typische Charakteristikum einer distalen RTA ist eine Unfähigkeit der Sammelrohre, einen normalen H-Ionengradienten aufzubauen. Das Urin-pH bleibt selbst unter Säurebelastung bei 6,0. Daraus resultiert ein Rückgang der NH_4^+-Ausscheidung mit mangelhafter H^+-Ionenelimination und HCO_3^--Regeneration, die zur metabolischen Azidose führen.

Die proximale RTA ist durch Abnahme der Fähigkeit zur HCO_3^--Reabsorption charakterisiert, so daß die sezernierten H^+-Ionen weitgehend neutralisiert werden und nur wenige zur Azidifikation des Urins übrigbleiben. Beide Formen sind von starken Kaliumverlusten gekennzeichnet, die eine Sonderform der hypokaliämischen Azidose bilden.

Sämtliche in Tab. 6.6 unter 2 c erwähnten Vergiftungen führen zu einer metabolischen Azidose mit erhöhten unbestimmbaren Anionenkonzentrationen. Fehlende Nahrungsaufnahme und Erbrechen führen bei Alkoholikern zu einer vermehrten hepatischen Ketonkörperproduktion und daraus resultierender Azidose.

Pathophysiologie und Klinik

Schwere Azidosen bewirken eine Abnahme der Kontraktilität des Herzmuskels, eine Reduktion des Schlagvolumens und eine Abnahme des systemischen Gefäßwiderstandes. Anfänglich wird dem drohenden Blutdruckabfall vermehrte Katecholaminausschüttung entgegengesetzt. Allerdings ist die Ansprechbarkeit der Erfolgsorgane auf endogene und exogene Katecholamine bei der Azidose herabgesetzt. Die venösen Kapazitätsgefäße kontrahieren sich, so daß beim herzinsuffizienten Patienten die Gefahr eines Lungenödems droht.

Mit Abnahme des pH um je 0,1 Einheiten kommt es zum Anstieg der extrazellulären Kaliumkonzentration um je 0,4–1,2 mmol/l. Diese Hyperkaliämie führt zu einer Depolarisation des Reizleitungssystems, aus der lebensbedrohliche Reizbildungs- und Reizleitungsstörungen des Herzens resultieren können. In der Zelle werden Glykolyse und Gluconeogenese durch die Änderung der H^+-Ionenkonzentration gestört, so daß sich eine Hyperglykämie und relative Insulinresistenz entwickeln können.

Akute Veränderungen des pH-Wertes werden zum Teil durch die Puffersysteme abgefangen.

Der Pufferungsvorgang ist als Aufnahme von Wasserstoffionen durch das Anion einer schwachen Säure gekennzeichnet: So nimmt zum Beispiel HCO_3^- unter Bereitstellung von H_2CO_3 freies H^+-Ion auf und verhindert dadurch einen Anstieg der Konzentration freier H-Ionen, da eine schwache Säure per definitionem nur wenig dissoziiert, d. h. Wasserstoffionen abgibt. Als solche Puffersubstanzen sind neben HCO_3^-, HPO_4^-, Protein$^-$ und Hb$^-$ mit ihren entsprechenden (schwachen) Säuren wirksam.

Das HCO_3^-/H_2CO_3 hat darüber hinaus den Vorteil, daß das Anhydrid seiner Säure, CO_2, durch die Lunge eliminiert werden kann:

Tabelle 6.6   Ursachen einer metabolischen Azidose

1. Normale Anionenlücke (Hyperchlorämie)

a) gastrointestinale Verluste von HCO_3^-
 – Diarrhöen
 – Dünndarm- oder Pankreasfisteln
 – chloridhaltige Ionen-Austauschharze
b) renale Bicarbonatverluste
 – renal-tubuläre Azidose
 – Carboanhydrasehemmer
c) verschiedene Ursachen
 – exogene Säurezufuhr (Ammoniumchlorid, Lysinhydrochlorid, Argininhydrochlorid)
 – Hyperalimentation

2. Vergrößerte Anionenlücke

a) mangelhafte Säureexkretion
 – chronische Niereninsuffizienz
 – akutes Nierenversagen
b) vermehrte Säureproduktion
 – diabetische Ketoazidose
 – Laktatazidose
 – hyperosmolares diabetisches Koma
 – Hungerzustand
c) Vergiftungen
 – Salicylate
 – Äthylenglykol
 – Paraldehyd
 – Methylalkohol
 – alkoholische Ketoazidose

$$H^+ + HCO_3^- \Leftrightarrow H_2CO_3 \Leftrightarrow H_2O + CO_2 \uparrow$$

So kommt es bei jedem Anstieg der Konzentration freier Wasserstoffionen sehr schnell über eine Stimulierung des Atemzentrums zur Ventilationssteigerung mit vermehrter Abgabe von CO_2, bis das Gleichgewicht, d. h. die normale H-Ionenkonzentration, wiederhergestellt ist.

Pufferung und pulmonale Regulation halten zwar die Konzentration freier H^+-Ionen im Normbereich, jedoch bleibt die Gesamtmenge der H^+-Ionen, wenn auch neutralisiert, im Organismus vorhanden. Der Neutralisierungsvorgang selbst führt zur Abnahme des HCO_3^-. Die endgültige Regulation der Wasserstoffionenkonzentration, d. h. die Homöostase des Säure-Basen-Haushaltes, kann nur durch das Tubulussystem der Niere erfolgen, das in der Lage ist, Wasserstoffionen auszuscheiden, das filtrierte HCO_3^- zu reabsorbieren und neues HCO_3^- zu bilden. In der Tubuluszelle (Abb. 6.6) ensteht aus CO_2 und H_2O H_2HCO_3, dessen H^+-Ion in das Lumen sezerniert und dort von den Urinpuffern als titrierbare Azidität oder von dem ebenfalls sezernierten NH_3 als Ammonium (NH_4^+) aufgenommen wird. Das zurückbleibende HCO_3^- diffundiert in die extrazelluläre Flüssigkeit (HCO_3^--Regeneration).

Bei gemischter Kost werden in 24 Stunden 10–30 mmol H^+-Ionen als titrierbare Azidität (TA) und 30–50 mmol H^+-Ionen als NH_4^+ ausgeschieden. Die Hauptmenge der tubulären H^+-Ionensekretion

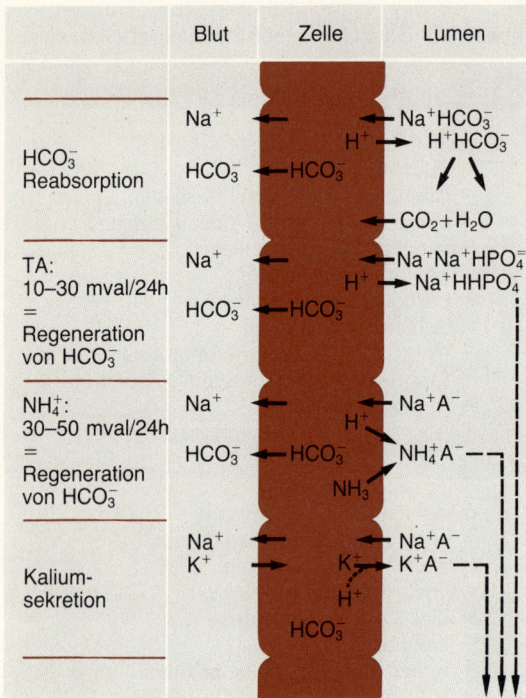

Abb. 6.**6**   Schematische Darstellung der tubulären H⁺-Ionensekretion, der HCO₃⁻-Reabsorption und -Regeneration sowie der Kaliumsekretion. TA = titrierbare Azidität

(4500 mmol/24 h) wird durch die HCO₃⁻-Reabsorption aus dem Glomerulusfiltrat bewerkstelligt.

Die Ausscheidung von Säure kann 700 mmol pro Tag während schwerer azidotischer Zustände erreichen.

Die klinischen Zeichen einer metabolischen Azidose sind oft durch die zugrundeliegende Krankheit und deren metabolische Auswirkungen bestimmt, sie können aber je nach Schweregrad durch die Azidose selbst beeinflußt werden. Die Atmung ist bei diabetischer Ketoazidose vertieft (Kussmaulsche Atmung) oder bei renal bedingter Azidose flach und beschleunigt. Die periphere Vasodilatation infolge der Abnahme der Ansprechbarkeit auf Pressorsubstanzen äußert sich in einer warmen, geröteten Haut, später in Blutdruckabfall, eventuell sogar in Schockzuständen. Übelkeit, Erbrechen und Koma sind vorwiegend durch Beeinträchtigung neurologischer Funktionen bedingt und treten auf, wenn das Liquor-pH unter 7,24 absinkt.

Chronische Azidosen führen durch renale Calciumverluste zu einer Osteoporose (Knochenschmerzen) und tragen eventuell zur Osteomalazie der chronisch Niereninsuffizienten und bei renal-tubulärer Azidose bei.

Die Serumkaliumkonzentration kann normal oder erhöht sein, selbst wenn starke Kaliumverluste vorliegen, da Kalium von intra- nach extrazellulär strömt (Transmineralisation). Das Urin-pH kann sauer oder alkalisch sein, je nach Art der Störung.

Diagnostisches Vorgehen und Differentialdiagnose

Die Analyse des Säure-Basen-Status ergibt einen pH-Wert unter 7,35, eine Abnahme der Plasmabicarbonatkonzentration und (kompensatorisch) des pCO₂. Die Differentialdiagnose erfolgt am besten mit Hilfe der gewöhnlich nicht gemessenen Anionen-(Phosphat, Sulfat, Protein)konzentration. Zustände von Azidosen mit normaler „Anionenlücke" sind meist die Folge von HCO₃⁻-Verlusten über die Nieren oder den Gastrointestinaltrakt. Ist die „Anionenlücke" dagegen erhöht, liegt ein endogener oder exogener Anfall von Protonen vor, der die renale Ausscheidungsfähigkeit übersteigt.

Die verschiedenen Ursachen einer metabolischen Azidose unter Berücksichtigung der Anionenlücke sind in Tab. 6.**6** dargestellt.

Therapie

Grundsätzlich sollte bei einer metabolischen Azidose die zugrundeliegende Erkrankung behandelt werden. Schwere Azidosen (HCO₃⁻ < 15 mmol/l, pH < 7,20) erfordern aber schon während des diagnostischen Prozesses eine Therapie. Akute Azidosen sind gefährlicher als chronische und sollten daher intensiver therapeutisch angegangen werden. Die Korrektur sollte durch Infusion von Natriumbicarbonat in einer Menge vorgenommen werden, die die HCO₃⁻-Konzentration auf mindestens 15 mmol/l anhebt. Die benötigte Menge an HCO₃⁻ in mmol errechnet sich wie folgt:

0,5 × Gewicht (kg) × (15 − gemessene HCO₃⁻).

Zweckmäßigerweise wird zur Substitution isotone (¹/₆molare = 1,4%ige) Natriumbicarbonatlösung verwandt, in Ausnahmefällen auch 1molare = 8,4%ige NaHCO₃-Lösung. Wichtiger als diese Faustformel ist die häufige Bestimmung des Säure-Basen-Status und die Anpassung der Therapie an die aktuellen Verhältnisse. Die Zufuhr darf 250 ml/h (1,4%) bzw. 50 ml/h (8,4%) nicht überschreiten. Eine zu rasche Korrektur der Azidose muß vermieden werden, da die Na-HCO₃⁻-Substitution eine nicht unbeträchtliche osmotische Belastung darstellt, die bei herz- oder niereninsuffizienten Patienten zum Lungenödem führen kann. Andere Substanzen wie THAM (Tris-Puffer) bieten in dieser Situation keine Vorteile, da sie eine ähnliche osmotische Belastung des Organismus darstellen.

Chronische Azidosen lassen sich oft durch eine orale Therapie beheben. Da NaHCO₃, als Pulver oder Tabletten verabreicht, zu abdominellen Beschwerden führen kann, sollte eine 10%ige Natriumcitratlösung vorgezogen werden, die in Wasser oder Fruchtsaft eingenommen werden kann. Die „Shohlsche Lösung" enthält pro ml je 1 mmol Citratanion und Natrium. Leichter einzunehmen und gut zu dosieren ist ein Hexacalcium-Hexanatrium-Heptacitrat-Komplex (Acetolyt).

Prognose

Chronische Azidosen infolge einer Niereninsuffizienz oder einer RTA bedeuten keine akute Bedrohung des

Patienten und lassen sich in der Regel gut therapieren. Die Prognose des Patienten hängt von der zugrundeliegenden Erkrankung ab. Akute metabolische Azidosen sind eine sehr ernste Störung des Stoffwechselgleichgewichts und haben trotz intensivtherapeutischer Maßnahmen eine hohe Letalität. Metabolische Azidosen mit pH-Werten unter 6,8 werden kaum überlebt.

> **Merke:** Metabolische Azidosen entstehen am häufigsten durch endogenen Säureanfall oder durch Basenverluste über den Darm oder die Nieren. Ein Versagen der physiologischen Puffermechanismen und Absinken des pH-Wertes unter die physiologische Grenze von 7,35 wird als Dekompensation bezeichnet. Die Therapie einer metabolischen Azidose sollte auf die Beseitigung der zugrundeliegenden Krankheit zielen, wenngleich auch in akuten, lebensbedrohlichen Situationen eine symptomatische Therapie nicht zu umgehen ist. Ein zu rascher Ausgleich einer schweren Azidose ist zu vermeiden.

Weiterführende Literatur

Cohen, J. J., J. P. Kassirer: Acid-base metabolism. In Maxwell, M. H., Ch. R. Kleeman: Clinical Disorders of Fluid and Electrolyte Metabolism, Chap. 6. McGraw-Hill, New York 1979 (p. 181)

Felig, P.: Diabetic ketoacidosis. New Engl. J. Med. 290 (1974) 1360

Kassirer, J. P.: Serious acid-base disorders. New Engl. J. Med. 291 (1974) 773

Oliva, P. B.: Lactic acidosis. Amer. J. Med. 48 (1970) 209

Respiratorische Azidose

> **Definition:** Die respiratorische Azidose ist durch Retention von CO_2 durch die Lunge mit Anstieg des pCO_2 über 45 mmHg (H_2CO_3 über 1,38 mmol/l), Abfall des pH-Wertes unter 7,35 und bei Kompensation durch Anstieg der HCO_3^--Konzentration gekennzeichnet.

Ursachen

Der CO_2-Partialdruck steigt an, wenn die Lunge nicht mehr in der Lage ist, das aus dem Metabolismus anfallende CO_2 zu eliminieren. Da sich normalerweise die anfallende CO_2-Produktion nicht wesentlich ändert, ist eine Abnahme der effektiven alveolären Ventilation der häufigste Grund für eine Zunahme des CO_2-Partialdrucks. Sie kann durch eine Abnahme des Atemminutenvolumens und ebenfalls des Ventilations-Perfusions-Verhältnisses verursacht werden. Häufige Ursache für akute und chronische respiratorische Azidosen sind in Tab. 6.**7** zusammengestellt.

Tabelle 6.7 Ursachen der respiratorischen Azidose

1. Akute respiratorische Azidose

Verlegung der Atemwege
- schwerer Bronchospasmus
- Larynx- oder Glottisödem
- Fremdkörperaspiration
- Aspiration von Erbrochenem

Erkrankungen der Lunge oder des Thoraxskeletts
- Pneumothorax
- instabiler Thorax
- schwere Pneumonien
- Schocklunge
- Lungenödem
- Lungenembolien/-infarkte

Neuromuskuläre Erkrankungen
- Vergiftungen mit Hypnotika, Sedativa, Tranquilizern
- Botulismus
- Myasthenia gravis
- Rückenmark- oder Hirnstammverletzungen
- Gullain-Barré-Syndrom

2. Chronische respiratorische Azidose

Erkrankungen der Lunge oder des Thoraxskeletts
- chronisch obstruktive Lungenerkrankungen
- Kyphoskoliose
- interstitielle Lungenerkrankungen

Neuromuskuläre Erkrankungen
- chronischer Narkotika-Abusus
- primäre Hypoventilation
- Pickwick-Syndrom
- Zwerchfellparalyse
- Hirntumoren

Pathophysiologie und Klinik

Die tägliche Produktion von CO_2 beträgt 13 000−15 000 mmol, die normalerweise über die Lunge ausgeschieden werden. Nimmt die alveoläre Ventilation ab, übersteigt die CO_2-Bildung die Ausscheidung, und als Folge davon nimmt der arterielle CO_2-Partialdruck zu. Da in diesem Zustand mehr CO_2 physikalisch gelöst wird, verschiebt sich das Reaktionsgleichgewicht $CO_2 + H_2O \Leftrightarrow H_2CO_3$ nach rechts, und in der Henderson-Hasselbalchschen Gleichung

$$[H_+] = K' \cdot \frac{[H_2CO_3]}{[HCO_3^-]}$$

erhöht sich der Zähler, und somit fällt der pH-Wert. Damit das pH konstant gehalten wird (Kompensation), muß HCO_3^- durch Bindung von H^+ an Protein, Hämoglobin, Phosphat und Lactat erhöht werden. Dieser Puffervorgang ist quantitativ weniger bedeutend als die renale Kompensation, die darin besteht, daß die Niere mehr HCO_3^- regeneriert bzw. reabsorbiert und dabei mehr H^+-Ionen ausscheidet. Somit steigt der Zähler der Henderson-Hasselbalchschen Gleichung an, und das pH bleibt trotz der erhöhten HCO_3^--Konzentration zunächst noch normal. Bei schweren Zuständen ist aber eine vollständige Kompensation fast nie zu erreichen. Während dieser Periode der Adaptation an die Hyperkapnie wird renal vermehrt NH_4^+ gebildet und ausgeschieden. Diese Mechanismen werden erst nach 12−24 Stunden wirksam, so daß eine unkomplizierte akute respiratorische Azidose durch eine leicht erhöhte Bicarbonatkonzentration (ca. 30 mmol/l) gekennzeichnet ist. Eine akute Hyperkapnie ist immer mit einer Hypoxämie verbunden, die auch gewöhnlich das klinische Bild bestimmt. Die Aktivität des Sympathikus nimmt zu, die freien Fettsäuren im Plasma, die Leukozyten- und die Eosinophilenzahl steigen an. Infolge der zerebralen Vasodilatation treten neurologische Symptome im Verlaufe einer respiratorischen Azidose schon bei geringerer H^+-Konzentration als bei metabolischer Azidose auf. Der pulmonal-arterielle Druck steigt bei Hyperkapnie an. Das Myokard neigt zu ektopen Reizbildungsstörungen.

Die Auswirkungen einer chronischen respiratorischen Azidose unterscheiden sich nicht wesentlich von denen der akuten. Bei sehr hohen CO_2-Partialdrücken treten häufig multifokale Vorhoftachykardien sowie supraventrikuläre und ventrikuläre Extrasystolen auf, die therapeutisch nur schwer beeinflußbar sind. Infolge des erhöhten pulmonal-arteriellen Druckes entwickelt sich bei langjähriger chronischer respiratorischer Azidose ein Cor pulmonale.

Ein leichter Anstieg des pCO_2 auf 45−50 mmHg führt zu Tachykardie, Blutdruckanstieg, Engstellung der Pupillen und Hautrötung. Später treten Atemnot und Zyanose mit Verstärkung nach Belastung auf. Es kommt zu Müdigkeit, Schwäche und Desorientiertheit, manchmal aber auch zu gesteigerter, planloser Aktivität. Häufig besteht ein Tremor und zu Beginn eine Hyperreflexie, die später jedoch in Hypo- oder Areflexie übergehen kann. Nimmt der Liquordruck zu, entwickeln sich die klinischen Zeichen eines erhöhten Hirndrucks mit Stauungspapille, vermehrter retinaler Durchblutung und asymmetrischen neurologischen Ausfällen. Läßt sich die Störung nicht bessern, tritt der Tod im Koma ein.

Diagnostisches Vorgehen und Differentialdiagnose

Die Diagnose ist durch die Analyse des Säure-Basen-Haushaltes und der Blutgase möglich. pCO_2 ist über 45−50 mmHg erhöht, der pH-Wert erniedrigt oder liegt bei Kompensation im unteren Normbereich. Im akuten Stadium ist Bicarbonat unter 21 mmol/l erniedrigt, im chronischen Zustand jedoch stets über 26 mmol/l erhöht. pO_2 ist wegen der zugrundeliegenden Störung meist stark erniedrigt. Differentialdiagnostische Schwierigkeiten entstehen bei der Unterscheidung der chronischen kompensierten respiratorischen Azidose von der chronischen kompensierten metabolischen Alkalose, da bei beiden das pH normal und pCO_2 sowie HCO_3^- erhöht ist. Hier müssen die

Anamnese und der klinische Befund zur Entscheidung führen.

Therapie

Das Prinzip der Therapie besteht in der Beseitigung oder zumindest Besserung des zugrundeliegenden Leidens, symptomatischer Korrektur der Blutgaspartialdrücke und Verhütung von Komplikationen einer Rechtsherzdekompensation und von Pneumonien. Eine akute oder eine Dekompensation einer chronischen respiratorischen Azidose ist immer ein schwerer und lebensbedrohlicher Zustand. Bei obstruktiven Atemwegserkrankungen ist eine Polypragmasie mit hochdosierter, intravenöser Gabe von Kortikosteroiden (0,5−1 g), Theophyllinderivaten, β-Rezeptorstimulanzien und Sekretolytika oft nicht zu vermeiden. Sauerstoffgaben über eine Nasensonde sollten bei chronischen respiratorischen Globalinsuffizienzen vorsichtig unter ständiger Kontrolle der Blutgase erfolgen und dabei die niedrigste effektive Dosis gewählt werden, die den pO_2 in den Bereich anhebt, in dem er vor der Dekompensation lag. Vor einer unkontrollierten Sauerstoffzufuhr, die den hypoxischen Atemantrieb aufhebt, ist zu warnen, da die Patienten unbemerkt in eine schwere CO_2-Narkose geraten können. Neuerdings sind gute Erfolge mit einer kontinuierlichen, niedrig dosierten Sauerstoffbehandlung bei chronischer respiratorischer Insuffizienz berichtet worden. Voraussetzung hierbei ist jedoch die Einleitung und Steuerung der Therapie unter Kontrolle der Blutgase zur Ermittlung der geringsten, therapeutisch effektiven O_2-Menge und eine zuverlässige Mitarbeit des Patienten.

Sinkt bei einer chronischen Lungenerkrankung der pH-Wert unter 7,2 oder steigt pCO_2 über 80 mmHg, ist eine künstliche Beatmung unbedingt erforderlich. Bei einer akuten respiratorischen Azidose ist dies doch schon bei niedrigeren CO_2-Druck-Werten notwendig, da die Patienten nicht an den Zustand der Hyperkapnie adaptiert sind. Ist noch eine ausreichende Spontanatmung erhalten, genügt eine assistierte Beatmung mit intermittierendem Überdruck, bei bewußtlosen Patienten oder schweren Störungen der Atemmechanik muß eine kontrollierte Beatmung erfolgen, d. h., der Patient kann den Atemrhythmus nicht mehr selbst angeben.

Die Korrektur einer respiratorischen Azidose mit Bicarbonatinfusionen sollte möglichst nicht erfolgen, da sie an der Ätiologie der Azidose nichts ändert und für den Patienten mit Lungenödem oder Herzinsuffizienz eine zusätzliche osmolare Belastung darstellt. Die Gabe von THAM (=Trihydroxymethylaminomethan) anstelle von Bicarbonat ist ebenfalls nicht vorteilhafter.

Prognose

Die Prognose der respiratorischen Azidose wird von zwei Faktoren bestimmt: 1. vom Grundleiden und 2. vom Beginn einer Therapie. Werden akute respiratorische Azidosen durch Wiederherstellung der Ventilation rasch beseitigt, ist die Prognose meist gut. Die Prognose chronisch respiratorischer Azidosen infolge alveolärer Hypoventilation wird in der Regel von weiteren Organkomplikationen, vor allem von seiten des Herzens (Cor pulmonale), bestimmt. Sie ist um so besser, je frühzeitiger und intensiver die Therapie einer chronischen respiratorischen Insuffizienz einsetzt. Wenn eine dauernde Respiratorbehandlung erforderlich wird, so ist eine Prognose schlecht, die Überlebenschancen liegen je nach Grundleiden zwischen 20–70%.

Merke: Respiratorische Azidosen – akut oder chronisch – sind durch eine unzureichende alveoläre Ventilation verursacht. Beiden ist im Stadium der Dekompensation eine Erniedrigung des pH-Wertes und ein Anstieg von pCO_2 über 45 mmHg gemeinsam. Die Therapie zielt auf die Beseitigung der zugrundeliegenden alveolären Hypoventilation durch medikamentöse oder maschinelle Maßnahmen. Eine unkontrollierte Sauerstofftherapie ist für den Kranken mit chronischer alveolärer Hypoventilation eventuell lebensgefährlich und sollte nur unter strenger Überwachung durchgeführt werden. Die respiratorische Azidose ist eine ernste Komplikation verschiedener Erkrankungen. Die Prognose hängt entscheidend von dem raschen Einsetzen einer adäquaten Therapie ab.

Weiterführende Literatur

Cohen, J. J., J. P. Kassirer: Acid-base metabolism. In Maxwell, M. H., Ch. R. Kleeman: Clinical Disorders of Fluid and Electrolyte Metabolism, Chap. 6. McGraw-Hill, New York 1979 (p. 181)

Ferlinz, R., W. Schmidt: Klinik der respiratorischen Azidose. In Zumkley, H.: Klinik des Wasser-, Elektrolyt- und Säure-Basen-Haushalts. Thieme, Stuttgart 1977 (S. 199)

Lawin, P.: Praxis der Intensivbehandlung, 4. Aufl. Thieme, Stuttgart 1981

Weil, M. H., E. C. Rackow, R. Trevino, W. Grundler, J. L. Falk, M. I. Griffel: Difference in acid-base state between venous and arterial blood during cardiopulmonary resuscitation. New Engl. J. Med. 315 (1986) 153

Alkalosen

Metabolische Alkalose

Definition: Eine metabolische Alkalose ist Ausdruck einer Funktionsstörung, die infolge einer primären Zunahme der HCO_3^--Konzentration zum Anstieg des pH-Wertes führt.

Ursachen

Prinzipiell kann eine Erhöhung der Bicarbonatkonzentration durch drei Mechanismen entstehen:

Tabelle 6.8   Ursachen der metabolischen Alkalose

1. Chloridabhängig (U_{Cl^-} <10 mmol/l)

Gastrointestinale Erkrankungen
– anhaltendes Erbrechen
– Magensaftdauerabsaugung
– externe Magendrainagen
– villöses Kolonadenom
Exzessive Diuretikatherapie
Mukoviszidose

2. Chloridunabhängig (U_{Cl^-} >20 mmol/l)

Mineralocorticoidexzeß
– primärer und sekundärer Hyperaldosteronismus
– Morbus Cushing
– Bartter-Syndrom
– Lakritzenabusus
Kaliumverluste

3. Nicht weiter einzuordnen

Hyperkalzämie (ohne PTH-Exzeß)
Milch-Alkali-Syndrom
Exogene Alkalizufuhr

1. Verlust von Protonen aus der extrazellulären Flüssigkeit,
2. vermehrter Anfall von HCO_3^- oder Vorstufen der extrazellulären Flüssigkeit (Additionsalkalose),
3. stärkerer Verlust von Chlorid als HCO_3^-.

Die Ursachen metabolischer Alkalosen lassen sich nach dem Status des extrazellulären Volumens und der Chloridbilanz in zwei Gruppen einteilen, die in Tab. 6.8 dargestellt sind. Die häufigste Ursache ist ein andauernder Säureverlust bei Erbrechen. Beim Versuch einer renalen Kompensation werden zusammen mit HCO_3^- auch Natrium und Kalium vermehrt ausgeschieden, so daß Kaliummangel und Dehydratation begünstigt werden. Da die Niere täglich bis 1800 mmol Bicarbonat ausscheiden kann, die einer täglichen Zufuhr von 150 g Natriumcarbonat oder einem Verlust von ca. 17 l Magensaft entsprechen, muß in jedem Fall eine zusätzliche Störung hinzutreten, die die Alkalose aufrechterhält.

Der Säureverlust infolge Magendrainage oder Erbrechen kann ein beträchtliches Ausmaß erreichen. Komplizierend tritt der Natriumchloridverlust hinzu, der zur Kontraktion des Extrazellulärvolumens und dadurch zur Aktivierung des Renin-Angiotensin-Aldosteron-Systems führt. Die dadurch provozierte gesteigerte Mineralokortikoidaktivität hat zusätzlich renale Kaliumverluste zur Folge.

Neuere Untersuchungen haben gezeigt, daß auch der Leber eine entscheidende Bedeutung bei der Aufrechterhaltung des Säure-Basen-Gleichgewichts im Extrazellularraum zukommt. So ist zum Beispiel die metabolische Alkalose eine der häufigsten Störungen des Säure-Basen-Haushaltes (13–42%) bei Patienten mit Leberzirrhose.

Pathophysiologie und Klinik

Etwa ein Drittel des überschüssigen Bicarbonates wird durch Protonen aus intrazellulären Puffern (Phosphat, Protein) neutralisiert. Zur Kompensation des pH-Wertes wird durch alveoläre Hypoventilation pCO_2 angehoben. Dieser Vorgang wird jedoch durch die gleichzeitige Abnahme des pO_2 begrenzt, so daß die obere Grenze der respiratorischen Kompensation bei einem pCO_2 von 55 mmHg erreicht ist.

Wenn bei dekompensierter Alkalose der pH-Wert über 7,55 ansteigt, treten Tachykardie und Herzrhythmusstörungen in Form supraventrikulärer oder AV-Knoten-Extrasystolen auf. Das EKG kann Hypokaliämiezeichen aufweisen. Der periphere Gefäßwiderstand nimmt ab, es kann eine Hypotonie resultieren. Ein Abfall der H^+-Ionenkonzentration bedingt über eine Reduktion der Konzentration des ionisierten Calciums eine gesteigerte Erregbarkeit des zentralen und peripheren Nervensystems.

Leichte metabolische Alkalosen erzeugen nur geringe Symptome. Die durch schwere Störungen hervorgerufenen Tetaniezustände lassen sich von der hypokalzämischen Form klinisch nicht unterscheiden. Kribbelparästhesien (Extremitäten, zirkumoral), Hitzegefühl und Ohrensausen werden häufig geklagt. Müdigkeit, Muskelschwäche, Darmatonie und Durst sind eher Zeichen eines begleitenden Kaliummangels. Epileptische Anfälle können durch eine Alkalose ausgelöst werden.

Diagnostisches Vorgehen und Differentialdiagnose

Die Diagnose wird selten klinisch gestellt. Sie läßt sich nur durch die Analyse des Säure-Basen-Status festlegen. Differentialdiagnostisch muß an eine kompensierte respiratorische Azidose, aber auch an gemischte Störungen mit respiratorischer und metabolischer Komponente gedacht werden. Entscheidend für die Behandlung ist die Kenntnis der Pathogenese, die nur allein es gestattet, die richtigen therapeutischen Schritte zu unternehmen.

Therapie

Im Vordergrund steht die Beseitigung der Grundkrankheit. Gelingt es, Erbrechen oder andere Säureverluste zu unterbinden und dem Patienten normale salzhaltige Nahrung zuzuführen, dann normalisiert sich der Säure-Basen-Haushalt meist von selbst. Die Substitutionstherapie erfolgt durch einen Ausgleich des Wasser- und Kochsalzmangels. Ist eine orale Nahrungsaufnahme nicht möglich, so muß frühzeitig 0,9%ige (145 mmol/l) Kochsalzlösung i. v. infundiert werden. Wenn eine hypokaliämische Alkalose vorliegt, ist zusätzlich Kaliumchlorid per os oder intravenös (40 mmol/Tag und mehr) zuzuführen. Renale Kaliumverluste durch Aldosteronismus werden vor einem eventuellen chirurgischen Eingriff durch hochdosierte Gaben (400−600 mg) von Spironolacton sowie auch durch antikaliuretisch wirkende Substanzen (Amilorid, Triamteren) kompensiert, vor allem wenn die Serumkaliumkonzentration unter 2 mmol/l abge-

fallen ist. In diesem Zustand ist eine metabolische Alkalose durch Kochsalzgabe nicht allein zu normalisieren. Nur noch selten und bei schwersten Alkalosen ist intravenöse Infusion von 0,15 mol/l HCl-Lösung über einen zentralen Venenkatheter erforderlich.

Prognose

Die Prognose hängt von dem zugrundeliegenden Leiden und dem Ausmaß der alkalotischen Abweichung ab. Bei einem pH über 7,7 besteht Lebensgefahr. Leichtere metabolische Alkalosen können sich spontan und folgenlos zurückbilden.

> **Merke:** Metabolische Alkalosen sind klinisch symptomarm und manifestieren sich selten als tetanischer Anfall. Die häufigsten Ursachen sind Erbrechen und Diarrhöen, exzessive diuretische Therapie und massiver Kaliumverlust. Ein Mineralokortikoidexzeß ist relativ selten, muß aber vermutet werden, wenn Kochsalzzufuhr nicht zu einer Besserung der Alkalose führt. Die Therapie sollte sich möglichst auf die Beseitigung des Grundleidens und Substitution der verlorenen Wasser- und Elektrolytmengen beschränken.

Weiterführende Literatur

Hodler, J.: Klinik der metabolischen Alkalose. In Zumkley, H.: Klinik des Wasser-, Elektrolyt- und Säure-Basen-Haushalts Thieme, Stuttgart 1977 (S. 210)

Kaehny, W. D.: Pathogenesis and management of metabolic acidosis and alkalosis. In Schrier, R. W.: Renal and Electrolyte Disorders, Little Brown & Co., Boston 1976 (p. 79)

Gerok, W., D. Häussinger: Neukonzeption der systemischen Säurebasenregulation − die Bedeutung der Leber. Internist 28 (1987) 429−36

Respiratorische Alkalose

> **Definition:** Eine respiratorische Alkalose ist die Folge einer verstärkten alveolären Ventilation mit Verlust von CO_2, Abfall des pCO_2 und Zunahme des pH-Wertes. Zur Kompensation wird die extrazelluläre HCO_3^--Konzentration durch verstärkte renale Ausscheidung erniedrigt.

Ursachen

Die alveoläre Hyperventilation kann durch eine Stimulation des Atemzentrums auf neutralem Weg von der Hirnrinde her, durch einen direkten chemischen Reiz oder durch eine indirekte reflektorische Reizung des Atemzentrums hervorgerufen werden. Die häufigste Form einer respiratorischen Alkalose ist das Hyperventilationssyndrom, das vorwiegend Frauen jüngeren Alters betrifft. Weitere und seltenere Ursachen einer respiratorischen Alkalose sind in Tab. 6.**9** dargestellt.

Pathophysiologie und Klinik

Bei akuter Hyperventilation führt der CO_2-Verlust innerhalb weniger Minuten zu einem Anstieg des pH-Wertes. Wird die Hyperventilation innerhalb von 5 Minuten beendet, so normalisiert sich das pH wieder in ca. 30 Minuten. Während und nach der Hyperventilation fallen die Kalium-, Chlorid-, Magnesium- und Phosphatkonzentrationen im Plasma ab. Ein Abfall der gesamten Calciumkonzentration konnte bislang nicht experimentell nachgewiesen werden, so daß die gesteigerte neuromuskuläre Erregbarkeit als Folge einer Abnahme des ionisierten Calciums angesehen werden muß. CO_2-Abfall bedingt über eine zerebrale Vasokonstriktion eine Minderung der Hirndurchblutung. Stärkere respiratorische Alkalosen bewirken Bronchokonstriktion und Verstärkung der Hyperventilation.

Nicht selten bemerkt man an den Patienten äußerlich eine Steigerung der Ventilation infolge höherer Atemfrequenz und Atemtiefe. Subjektiv klagen die Patienten meist über Atemnot, Gefühl des Lufthungers und vermehrtes Gähnen. Hyperventiliert der Patient weiter, entwickeln sich Karpopedalspasmen und periorale Muskelspasmen. Die Minderung der zerebralen Durchblutung ist für das Auftreten von Reizbarkeit, Angstzuständen, Konzentrationsschwäche, Leeregefühl im Kopf, für Schwindelerscheinungen und Bewußtseinsverlust verantwortlich. Epileptische Anfälle können provoziert werden.

Diagnostisches Vorgehen und Differentialdiagnose

Die Diagnose einer respiratorischen Alkalose darf nur bei Vorliegen einer Analyse des Säure-Basen-Haushalts und zusammen mit der Anamnese gestellt werden. Der pCO_2 ist unter 35 mmHg gesenkt, der pH über 7,45 gesteigert. Bei Kompensation fällt die HCO_3-Konzentration ab. Ähnliche Konstellationen des Säure-Basen-Status können auch bei einer respiratorisch kompensierten metabolischen Azidose auftreten. Im Finalstadium chronischer Lebererkrankungen können respiratorische Alkalosen in metabolische Azidosen übergehen.

Therapie

Die Therapie muß sich an der Beseitigung der zugrundeliegenden Ursache orientieren. Beim Hyperventilationssyndrom sollte der Patient unter beruhigendem Zuspruch kontrolliert atmen. Hilft dies nicht, sollte aus einem Plastikbeutel die Ausatmungsluft rückgeatmet werden. Dadurch erhöht sich die alveoläre CO_2-Konzentration, und der pH-Wert kann sich wieder normalisieren. Die Rückatmung ist jedoch nicht unbedingt harmlos und darf nur unter ärztlicher Aufsicht erfolgen, da daraus eventuell ein Atemstillstand mit schwerer Hypoxie resultieren kann. Medikamentös empfiehlt sich die Gabe von Tranquilizern. Daneben sollte jedoch eine gezielte Psychotherapie in Erwägung gezogen werden. Die häufig verabreichten Injektionen von Calcium haben wahrscheinlich mehr psychotherapeutischen als biochemischen Nut-

zen. Ein direkter Eingriff in das Säure-Basen-Gleichgewicht durch Infusion saurer Äquivalente ist obsolet.

Prognose

Die Prognose einer funktionell bedingten respiratorischen Alkalose ist in der Regel gut. Die Attacken beim Hyperventilationssyndrom enden spätestens beim Verlust des Bewußtseins. Ist die zugrundeliegende Konfliktsituation beseitigt, sistieren die Anfälle. Bei den anderen Formen ist die Prognose vom Grundleiden (s. Tab. 6.9) abhängig.

Merke: Eine respiratorische Alkalose ist die Folge einer alveolären Hyperventilation, die nach Häufigkeit mit tetaniformen Anfällen auch die bedeutendste Rolle spielt. Die Therapie besteht in psychotherapeutischen Maßnahmen und kontrollierter CO_2-Rückatmung. Die Prognose ist in der Regel gut, hängt jedoch bei organischen Leiden von der Grunderkrankung ab.

Tabelle 6.9 Ursachen der respiratorischen Alkalose

1. Funktionell
- vegetative Übererregbarkeit
- Angst, innere Spannung
- Schmerz

2. Hormonell
- prämenstruell
- Gravidität
- Progesteroneffekt
- Phäochromozytom

3. Medikamentös; toxisch
- Salizylate
- Sulfonamide
- Toxine bei gramnegativer Septikämie
- toxische Metaboliten bei Leberzirrhose (Ammoniak, Phenole u. a.)

4. Hypoxie
- Höhenaufenthalt
- Fieber
- Anämie
- alveoläre Diffusionsstörungen
- Rechts-links-Shunt bei kongenitalen Herzklappenfehlern
- kardiale Insuffizienz

5. Organische Erkrankungen des Zentralnervensystems
- Enzephalitis
- Meningitis
- Hirnödem
- Tumoren
- Schädeltraumen

Weiterführende Literatur

Ferlinz, R.: Das Hyperventilationssyndrom. In Mlczoch, F., H. Seidel: Aktuelle Fragen der Lungenpathologie. Thieme, Stuttgart 1973

Kaehny, W. D.: In Schrier, R. W.: Pathogenesis and Management of Respiratory and Mixed Acid Base Disorders. Little, Brown & Co., Boston 1976 (p. 121)

Hyperkalzämie und Calciumregulation

M. A. Dambacher

Definition: Hyperkalzämie: Erhöhung des Serumcalciums über den oberen Normwert. Der Normalbereich (m ± 2 SD) darf *nicht* aus der Literatur übernommen, sondern muß *für jedes Labor eigens festgelegt werden, da er je nach Methode schwankt.*

Ätiologie

Ursachen einer Hyperkalzämie sind nach Häufigkeit (Tab. 6.**10**):

- **Malignome mit** (ungefähr 70%) **und ohne** (ungefähr 30%) **Metastasen**. Man rechnet bei Malignomen in 10–20% mit einer Hyperkalzämie. Häufigste Ursache sind bei Männern Bronchialkarzinome, bei Frauen Mammakarzinome; dann folgen Plasmozytome, Schilddrüsen- und Nierenkarzinome, ferner Prostatakarzinome (erhöhte saure Phosphatase, bei osteoplastischen Metastasen erhöhte alkalische Phosphatase). Sowohl bei Malignomen mit wie auch ohne Metastasen nimmt man an, daß die Hyperkalzämie durch osteolytisch wirkende Substanzen, die der Tumor produziert, ausgelöst werden kann, so z. B. den „Hyperkalzämie-Faktor", der am aminoterminalen Ende Ähnlichkeit mit dem Parathormon aufweist. Bei der Tumor-Hyperkalzämie findet man daher nicht (wie häufig fälschlich geglaubt wird) hohe Parathormonwerte wie beim primären Hyperparathyreoidismus, sondern je nach PTH-Assay-System nur leicht erhöhte oder Werte im Normbereich. Nicht nur epitheliale Tumoren, sondern auch Affektionen des *hämatopoetischen Systems* können eine Hyperkalzämie verursachen (Leukämien, insbesondere die malignen Non-Hodgkin-Lymphome, Plasmozytome).
- **Primärer und tertiärer Hyperparathyreoidismus** (s. dort).
- **Östrogentherapie bei Mammakarzinom**: Bei dieser kaum noch angewandten Behandlung kommt es bei der Hälfte bis zu einem Drittel aller Patientinnen 1–2 Wochen nach Beginn der Östrogentherapie zu einer Hyperkalzämie.
- **Vitamin-D- und Dihydrotachysterol-Intoxikation**: Die Dosen, die erforderlich sind, um eine Hyperkalzämie auszulösen, können nicht von vornherein abgeschätzt werden. Daher sind Mengenangaben, z. B. bei der Therapie der renalen Osteodystrophie und des Hypoparathyreoidismus, nur ungefähre Größenordnungen, die genaue Dosie-

Tabelle 6.**10**   Ätiologie und Differentialdiagnose der Hyperkalzämie nach Häufigkeit

1. Malignome mit/ohne Metastasen
2. Primärer, tertiärer Hyperparathyreoidismus
3. Östrogentherapie bei Mammakarzinom
4. Vitamin-D- oder Dihydrotachysterol-Intoxikation, Vitamin-A-Intoxikation
5. Milch-Alkali-Syndrom (= Calciumcarbonat-Syndrom)
6. Sarkoidose (Morbus Boeck)
7. Immobilisierung (vor allem bei Jugendlichen, hier auch gelegentlich PTH erhöht, beim Morbus Paget eher selten)
8. Thiazide
9. Lithiumtherapie
10. Hyperthyreose (gelegentlich Zusammentreffen mit primärem Hyperparathyreoidismus, sei es als Kombination, sei es durch Sensibilisierung der β-Rezeptoren, Verschwinden bei Euthyreose)
11. Nebennierenrindeninsuffizienz

rung muß individuell angepaßt werden. So benötigen Patienten mit Hypoparathyreoidismus Dihydrotachysterol in einer Dosierung, die zwischen 8 und 60 Tropfen täglich liegt, d. h. zwischen 0,27 und 2 mg DHT!

- **Vitamin-A-Intoxikation**: Sie kommt vor allem bei Überdosierung Vitamin-A-haltiger Präparate in der Dermatologie zur Aknebehandlung vor und in Einzelfällen bei zu großer Vitamin-A-Einnahme aus Angst vor einem Vitamin-A-Mangel. Der normale tägliche Vitamin-A-Bedarf beträgt 5000 IE.
- **Milch-Alkali-Syndrom**: Diese Bezeichnung ist irreführend, man spricht besser vom „Calciumcarbonat-Syndrom". Dieses wird beobachtet, wenn für die Behandlung peptischer Ulzera Calciumcarbonat verabreicht wird und absorbiertes Calcium zur Hyperkalzämie führt. Meist trinken diese Patienten auch noch große Mengen Milch, so daß dieser Effekt verstärkt wird.
- **Sarkoidose** (Morbus Boeck): Bei dieser Erkrankung findet man einen normalen Serumwert des $25(OH)D_3$, jedoch eine Erhöhung des $1,25(OH)_2D_3$, was einerseits auf eine vermehrte Bildung dieses Metaboliten in der Niere, andererseits auf einen verminderten Abbau zurückgeführt wurde. Die Hyperkalzämie scheint, zumindest in gewissem Ausmaß, mit der Calciumaufnahme zu korrelieren, so daß bei diesen Patienten neben der Steroidmedika-

Tabelle 6.11 Wirkungsweise von zur Behandlung einer Hyperkalzämie verwendeten Medikamenten

Steigerung der Urincalciumausscheidung

0,9% NaCl-Infusion
Furosemid
Calcitonin

Hemmung des Knochenumsatzes

Calcitonin
Corticosteroide
Phosphonate

Verminderung der enteralen Calcium-absorption

orale Phosphattherapie
Kortikosteroide (Vitamin-D-Antagonismus)

tion die Reduzierung der Calciumzufuhr angezeigt erscheint.

– **Immobilisierung**: Die Hyperkalzämie bei Immobilisierung tritt vor allem bei jungen Patienten auf. Achtung: Gefahr der Fehldiagnose eines primären Hyperparathyreoidismus, da in Einzelfällen auch das immunoreaktive Parathormon erhöht sein kann.

– **Therapie mit Thiaziden**. Diese führen zu einer vermehrten Calciumrückresorption aus den Nierentubuli, weshalb sie auch schon zur Behandlung der Hyperkalzurie in einzelnen Fällen von Osteoporose eingesetzt worden sind. Im Gegensatz dazu steigert Furosemid die Urincalciumausscheidung und dient damit als Adjuvans bei der Hyperkalzämietherapie.

– **Lithiumtherapie**: Stimulation der PTH-Sekretion aus den Epithelkörperchen?

– **Hyperthyreose, Nebennierenrindeninsuffizienz** (s. Kapitel „Endokrinologie").

Pathophysiologie und Klinik

Unabhängig von der zugrundeliegenden Erkrankung können die klinischen Symptome der Hyperkalzämie einzeln oder kombiniert auftreten und bieten so ein buntes, verwirrendes Bild.

Meist stehen **renale** Symptome im Vordergrund, und zwar die Polyurie (als hyperkalzämisch bedingtes Nichtansprechen der Niere auf das antidiuretische Hormon) und als Folge davon eine Polydipsie. Erfolgt bei der Polyurie kein Volumenersatz, dann kann es zur Exsikkose und zur Anurie kommen. Als **gastrointestinale** Symptome der Hyperkalzämie treten Übelkeit und Erbrechen auf, so daß das Volumendefizit noch verstärkt wird. Das Spektrum der Pankreasbeteiligung bei der Hyperkalzämie reicht vom symptomlosen Zustand der Verminderung der exokrinen Pankreasfunktion bis zur akuten und chronischen Pankreatitis und zur Pankreasnekrose. Die schwer beeinflußbare Obstipation bei Hyperkalzämie ist Ausdruck der **herabgesetzten Erregbarkeit der**

glatten Muskulatur. Die Hyperkalzämie führt, im Gegensatz zur Hypokalzämie, zu einer reduzierten neuromuskulären Erregbarkeit. Diese kann sich als Adynamie manifestieren und in der hyperkalzämischen Krise sogar das Bild einer Tetraplegie hervorrufen. Das **Elektroenzephalogramm** zeigt bei der Hyperkalzämie eine unspezifische, diffuse Verlangsamung, die von den Veränderungen bei thyreotoxischer Krise kaum zu unterscheiden ist. **EKG-Veränderungen** (verkürzte QT-Dauer) sind auch bei schwerer Hyperkalzämie *nicht obligat* und häufig wegen der meist vorliegenden Tachykardie schwer zu erkennen. Ungeklärt sind die Zusammenhänge zwischen **Hypertonie** und Hyperkalzämie. Es scheint, daß die Hyperkalzämie nur einen Teilfaktor darstellt, da es nach Parathyroidektomie nicht immer zu einer Normalisierung des Hypertonus kommt. Die **psychischen Veränderungen** gehören in den Rahmen des unspezifischen hirnlokalen Psychosyndroms: Die Patienten zeigen Antriebslosigkeit, eine mürrische, oft depressive Stimmung, Reizbarkeit, Trieb- und psychoreaktive Störungen. In fortgeschrittenen Stadien kann es auch zum chronischen hirndiffusen Psychosyndrom kommen. Es werden aber auch akute, symptomatische (delirante, verwirrte oder paranoid-halluzinatorische) Psychosen beobachtet, ferner *Bewußtseinstrübungen bis zum Koma*.

Bestehen bei der Hyperkalzämie die beschriebenen Symptome, so spricht man vom *Hyperkalzämiesyndrom*. Exazerbieren sie zu einer lebensbedrohlichen Situation, z. B. mit Anurie, mit Psychosen und mit Bewußtseinstrübungen, mit Ileus und, im Extremfall, mit irreversiblem diastolischen Herzstillstand, dann wird diese als *Calciumintoxikation* bezeichnet. Die Gefahr einer Calciumintoxikation besteht ab ungefähr 15 mg/dl (3,75 mmol/l) Serum, dies darf jedoch lediglich als ein ungefährer Näherungswert gelten.

Therapie

Die Behandlung muß *zweigleisig* erfolgen. Neben der kausalen Therapie der Grundkrankheit muß eine *symptomatische* Behandlung durchgeführt werden. Zur Senkung des Serumcalciums stehen Substanzen zur Verfügung (Tab. 6.**11**),

– die die Urincalciumausscheidung steigern,
– die den Knochenumsatz hemmen,
– die die enterale Calciumabsorption vermindern.

Wichtigstes „Medikament": 0,9% NaCl-Infusion.

Merke: Häufigste Ursache der Hyperkalzämie sind Malignome mit, aber auch ohne Metastasen, ferner der primäre Hyperparathyreoidismus.

Wichtigste klinische Symptome der Hyperkalzämie sind Durst, Polyurie, Übelkeit und Erbrechen, ferner psychische Symptome.

Die wichtigste therapeutische Maßnahme bei der Hyperkalzämie und der Calciumintoxikation stellt eine ausreichende Flüssigkeitszufuhr dar, hierzu sind am besten NaCl-Infusionen geeignet.

Weiterführende Literatur

Auffermann, W., C. B. Higgins: Hyperparathyreoidismus. Nicht-invasive bildgebende Diagnostik. Dtsch. Ärztebl. 88 (1991) C-325

Bender, R. A., H. Hansen: Hypercalcemia in Bronchogenic carcinoma – a prospective study of 200 patients. Ann. intern. Med. 80 (1974) 205

Fischer, J. A., W. Born: Calcitonin gene products: Skeletal and cardiovascular effects. Calc. Tiss. int. 44 (1989) 15.

Dambacher, M. A.: Die Diagnostik des primären Hyperparathyreoidismus. Akt. Rheumatol. 8 (1983) 34

Ringe, J. D.: Hypercalcämie: Symptom und Syndrom Internist 26 (1985) 405

Singer, F. R., jr., Parathyroid Hormone-Related Protein. Mayo Clinic Proc. 65 (1990) 1502

Thiebaud, D., Jacquet, A. F., P. Burckhardt: Fast and effective treatment of malignant hypercalcaemia. Arch. int. Med. 150 (1990) 2125

Stewart, A. F., A. E. Broadus: Parathyroid-related proteins: Caning of age in the 1990. Clin. Endocrinol. Metabol. 71 (1990) 1410

Calciumregulation

Zu einer Hyperkalzämie kommt es nur dann, wenn die *Calciumregulation* versagt.

An ihr sind folgende Hormone beteiligt: Parathormon, Calcitonin, Vitamin D und seine Metaboliten, aber auch andere Substanzen, wie z. B. die Katecholamine.

Parathormon

Beim Parathormon handelt es sich um ein artspezifisches Polypeptid. Die **Struktur** des menschlichen Parathormons wurde 1978 aufgeklärt. Es besteht aus 84 Aminosäuren und besitzt ein Molekulargewicht von 9500. Die biologische Aktivität ist im aminoterminalen Anteil lokalisiert.

Im Serum zirkulieren das intakte PTH-(1-84), ferner biologisch inaktive carboxyterminale und biologisch aktive aminoterminale Fragmente.

Die **biologischen Wirkungen** des Parathormons (Abb. 6.**7**) haben die Anhebung des Serumcalciums zum Ziel, und zwar über folgende Organsysteme:

– Darm: Parathormon fördert die Absorption von Calcium aus dem proximalen Dünndarm durch Aktivierung von $1,25(OH)_2D_3$ und des calciumbindenden Proteins als Transportsystem.
– Knochen: Parathormon mobilisiert durch Aktivierung der Osteoklasten und der Osteozyten Calcium und Phosphat, gleichzeitig wird beim Abbau von Knochengrundsubstanz auch Hydroxyprolin freigesetzt.
– Niere: Parathormon steigert die Ausscheidung von Phosphat, Natrium und Kalium, Aminosäuren und Sulfat; reduziert wird dagegen (Vitamin-D-unabhängig) infolge Zunahme der tubulären Rückresorption die Ausscheidung von Calcium und Magnesium.

Der biochemische Wirkungsmechanismus des Parathormons ist im einzelnen noch nicht bekannt. Parathormon aktiviert jedenfalls das Adenylzyklasesystem an der Zellmembran (s. Abb. 6.**7**), wodurch die Bildung von zyklischen 3,5-Adenosin-Monophosphat (cAMP=second messenger) aus ATP beschleunigt wird.

Daneben bestehen aber auch noch andere „Second-messenger-Systeme".

Calcitonin

Calcitonin wird in den parafollikulären Zellen, den C-Zellen der Schilddrüse, gebildet. Diese C-Zellen der Schilddrüse gehören dem neuroendokrinen System an. So konnte Calcitonin auch im Gehirn des Menschen nachgewiesen werden.

Bei allen bisher bekannten Calcitoninen handelt es sich um Polypeptide mit 32 Aminosäuren (Molekulargewicht 3400−3600) mit einer aminoterminalen Cystinbrücke, die die Kette der ersten 7 Aminosäuren zu einem Ring schließt.

Zwar gilt das Calcitonin als Gegenspieler des Parathormons, seine physiologische Bedeutung ist aber bisher noch umstritten, vor allem auch deshalb, weil zur Zeit keine Krankheit bekannt ist, die sicher auf einen Mangel an Calcitonin zurückgeführt werden könnte. Man spricht heute dem Calcitonin sogar eine Neuropeptidfunktion zu, daher die analgetische Wirkung des Hormons.

Calcitonin hemmt den Knochenumsatz und steigert die Urincalciumausscheidung. Die calciumsenkende Wirkung ist von der Höhe des Knochenumsatzes abhängig.

Die höchsten Calcitoninwerte im Plasma sind bisher bei der malignen Vermehrung der Calcitonin-sezernierenden C-Zellen der Schilddrüse, dem *medullären Schilddrüsenkarzinom*, gefunden worden.

D-Vitamine

Das natürliche Vitamin ist das Vitamin D_3, das Cholecalciferol, von dem 1 mg 40 000 IE entspricht. Es wird in erster Linie in und möglicherweise auch auf der Haut durch Einwirkung von Ultraviolettstrahlen aus wasserlöslichen Vorstufen, z. B. dem 7-Dehydro-Cholesterol, gebildet (80%) und in geringer Menge (20%) aus der Nahrung (Milch, Butter, Eigelb) im proximalen Dünndarm absorbiert, wozu bei dieser fettlöslichen Substanz Gallensalze erforderlich sind. Das Cholecalciferol (Molekulargewicht 384) gelangt, an Transportglobuline gebunden, vom Ort seiner Entstehung, der Haut, bzw. seiner Speicherung, der quergestreiften Muskulatur und dem Fettgewebe, zur Leber und wird dort in der mikrosomalen Fraktion der Leberzellen an Stelle 25 zum 25-Hydroxy-Cholecalciferol ($25[OH]D_3$, Molekulargewicht 400) hydroxyliert. Die zweite Hydroxylierung findet in der Niere statt, und zwar an Stelle 1 zum $1,25(OH)_2D_3$ (Molekulargewicht 416). Diese Hydroxylierung ist sehr streng reguliert und hängt ab vom Serumcalcium, vom Parathormon und vom anorganischen Serumphosphor.

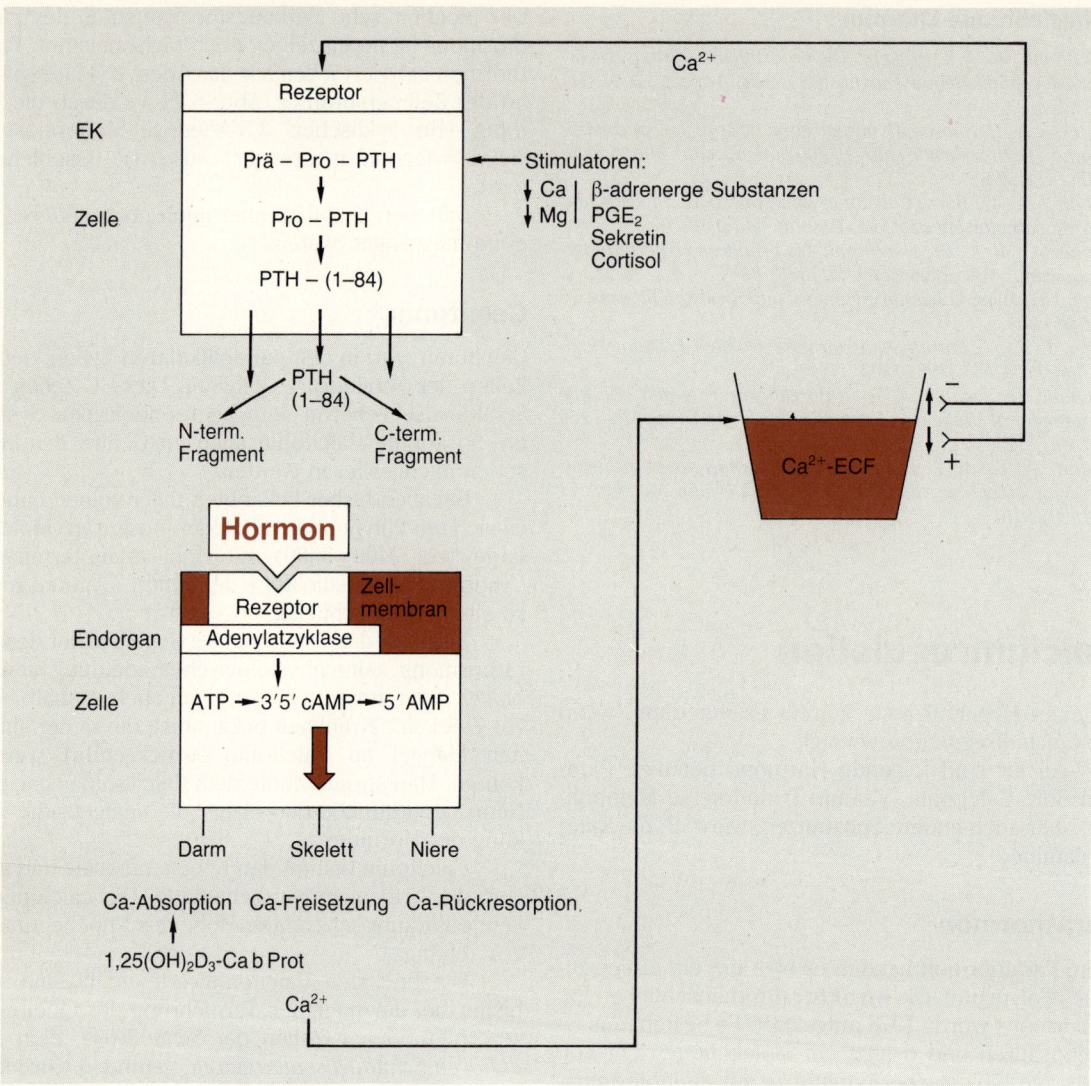

Abb. 6.**7**   Parathormonabhängige Calciumregulation

Die pharmakologische Schwestersubstanz des Vitamins D_3, das Dihydrotachysterol (DHT), kommt in der Natur nicht vor, ist ein Bestrahlungsprodukt pflanzlicher Steroide und wird in der Leber ebenfalls zu 25-Hydroxy-Dihydrotachysterol (25[OH]DHT) hydroxyliert. Zur Entfaltung seiner vollen biologischen Wirksamkeit benötigt das 25(OH)DHT keine weitere Metabolisierung in der Niere mehr, so daß diese Substanz auch zur Behandlung der verminderten Calciumabsorption bei der renalen Osteodystrophie eingesetzt werden kann.

Wichtigste Angriffspunkte des Vitamins D sind der Dünndarm (Abb. 6.**7**) und das Skelett, möglicherweise auch die Nieren. Die D-Vitamine fördern die intestinale Calcium- und Phosphatabsorption. Vor allem der Metabolit $1,25(H)_2D_3$ steigert in physiologischen Dosen den Calciumtransport durch die Mukosazellen des Dünndarms. Die mineralisationsfördernde Wirkung von Vitamin D ist zumindest zum Teil auf die Steigerung der Calciumabsorption aus dem Darm zurückzuführen.

Mechanismus der Calciumregulation

Der Calciumgehalt des Serums wird beim Menschen außerordentlich konstant gehalten und so fein reguliert, daß täglich nur Schwankungen von höchstens 4% und, über einen Monat integriert, von 6% gefunden werden. Die Calciumregulation ist erheblichen Belastungen ausgesetzt, 99% des Gesamtkörpercalciums befinden sich im Skelett und nur 1% in Körperflüssigkeiten, in Weichteilen und im Bindegewebe. Geht man davon aus, daß 10% des Knochengewichts auf das Calcium entfallen, dann enthält das Skelett einer Person von 70 kg Gewicht 1750 g Calcium. Da im Blutkreislauf etwa 1,2 g Calcium zirkulieren, beträgt das Verhältnis Serumcalcium zu Skelettcalcium 1:1500, d. h., es muß verhindert werden, daß diese enorme Menge Calcium aus dem Skelett ausströmt und den Organismus überschwemmt.

Als Organe stehen für die Calciumregulation zur Verfügung (s. Abb. 7.**9**): der Dünndarm, das Skelett und die Nieren, wobei Parathormon und die D-Substanzen die Calciumabsorption aus dem Darm und die Calciumfreisetzung aus dem Skelett fördern und damit zur Erhöhung des Serumcalciums führen, während Calcitonin insbesondere die Calciummobilisierung aus dem Skelett und die renale Calciumrückresorption hemmt, so daß dieses Hormon zur Senkung des Serumcalciums beiträgt.

Es wird ein „doppelter Rückkoppelungsmechanismus", der des Parathormons und der des Calcitonins, angenommen: Parathormon erhöht dabei den Serumcalciumspiegel, während ihn das Calcitonin senkt, d. h., bei einem Anstieg des Serumcalciums kommt es zu einer Erniedrigung des Parathormons und Erhöhung des Calcitonins und umgekehrt bei Hypokalzämie.

Weiterführende Literatur

Azria, M.: The Calcitonins. Karger, Basel (1989)

Cohn, D. V., Glorieux F. H., T. J. Martin: Calcium regulation and bone metabolism. Excerpter med. Lektion 10 (1990)

Dambacher, M. A, P. Rüegsegger, W. Schaffner: Die Kalzitonin-Story. Gazette Med. 2 (1990) 8

Fischer, J. A.: Parathyroid hormone. In Bronner, F., J. W. Coburn: Disorders of Mineral Metabolism, vol. II. Academic Press, New York 1982 (p. 272)

Hauri, D., O. Schmucki: Erkrankungen der Nebenschilddrüsen und Nebennieren. Fischer-Verlag, Stuttgart 1985.

Keck, E.: Physiologie des Knochenstoffwechsels. Z. Rheumatol. 48 (1989) 3.

Ringe, J.-D.: Vitamin D. Regulation des Vitamin-D-Stoffwechsels und Therapie mit D-Metaboliten. Med. Mo. Pharm. 6 (1983) 263

Schaffner, W., Dambacher, M. A., D. Felix: Calcitonin in der Schmerztherapie. Therapiewoche 40 (1990) 145.

Wimalawansa, S. J.: Calcitonin: molecular biology, physiologie, pathophysiology and its therapeutic use. Advances in Bone Regulatory Factors. Plenum (1990) 121

7 Knochenkrankheiten

M. A. Dambacher

Osteoporose

Definition: Unter Osteopenie versteht man eine Skelettrarefizierung, bei welcher die verbliebene Knochenmasse weitgehend eine regelrechte Verteilung zwischen Grundsubstanz und Mineralanteil zeigt (Abb. 7.1 a–f). Diese Osteopenie wird unterteilt in die *Altersatrophie* (physiologischer Verlust von Skelettsubstanz mit zunehmendem Alter, ohne Frakturen) und in die *Osteoporose*. Letztere ist definiert als ein Skelettverlust, der stärker ausgeprägt ist, als es der Altersnorm entspricht, und bei dem es oft ohne adäquates Trauma zu Frakturen kommt. Bei der Osteoporose liegt somit (im Gegensatz zur Altersatrophie) ein pathologischer Zustand vor.

Häufigkeit

Die Osteoporose ist die häufigste Skeletterkrankung. Etwa 6% der Gesamtbevölkerung leiden an ihr. Diese Zahl wird künftig wegen der Überalterung der Bevölkerung (auch in den Entwicklungsländern) noch weiter zunehmen. Es wurde errechnet, daß sich der Bevölkerungsanteil der über 60jährigen bis zum Jahre 2025 verfünffachen wird. Die Lebenserwartung eines weiblichen Neugeborenen in Zürich lag im Jahre 1850 bei 38 Jahren, heute bei 82 Jahren. Dies bedeutet, daß erst zu Beginn unseres Jahrhunderts die Mehrzahl der Frauen die Zeit nach Beginn der Menopause erleben. Bei 25% der Frauen über 60 Jahren ist die Osteopenie derart ausgeprägt, daß eine Osteoporose und damit Wirbelkörperdeformierungen auftreten. Die Osteoporose ist häufiger bei Frauen, bei Männern, außer im hohen Alter, eine Seltenheit.

Ätiologie

Die häufigste Form ist die **primäre** (95%). Synonyma: idiopathische, postklimakterische, präsenile Osteoporose. Die Ursache ist noch nicht in allen Details bekannt, sicher spielt der postmenopausale Östrogenausfall bei der Entstehung eine entscheidende Rolle (Tab. 7.**1**).

Bei den **sekundären** Formen (5%) sind die Ursachen bekannt.

– **Steroidtherapie**: Man rechnet mit dem Entstehen einer Osteoporose ab etwa 1jähriger Behandlung mit etwa 7,5 mg Prednison-Äquivalenten/Tag. Dies ist jedoch nur eine Faustregel. Durch alternierende Steroidgaben kann eine Osteoporose nicht verhindert werden. Ähnlich wie bei der Immobili-sierung sind jüngere Patienten gefährdeter als ältere, betroffen ist vorwiegend die Spongiosa. Eine Femurkopfnekrose kann bereits nach kurzer Behandlung mit Steroiden auftreten.

– **Cushing-Syndrom**: Diese Osteopenie entspricht der Steroid-Osteoporose und ist postoperativ nur bei Jugendlichen reversibel.

– **Immobilisierung** (Osteoporose lokalisiert und generalisiert): Diese Form der Osteoporose ist sehr aktuell: Die Aufenthaltsdauer der Astronauten im Weltraum scheint durch den als Folge der Schwerelosigkeit aufgetretenen Skelettverlust begrenzt zu sein. Bei absoluter Bettruhe kommt es nach etwa 4–6 Wochen zu einer Abnahme der Knochendichte um bis zu 18%. Die Reversibilität einer Immobilisationsosteoporose ist eingeschränkt bei Patienten über 60 Jahren und bei einer Immobilisierung, die länger als 4 Monate gedauert hat. Umstritten ist die Hyperkalzämie bei Immobilisierung.

– **Rheumatische Erkrankungen** (Osteoporose lokalisiert und generalisiert): Bei ihnen ist die Genese der Osteoporose multifaktoriell: Folge der Grundkrankheit, krankheitsbedingte eingeschränkte körperliche Bewegung und Steroidmedikation.

– **Lactoseintoleranz**: Nach Einnahme von mehr als 1 l Milch kommt es zu Durchfällen, deshalb meiden die betroffenen Patienten Milch und nehmen oft lebenslang eine calciumarme Kost zu sich.

– **Hypogonadismus**, bei Anorchie oder Hodenatrophie: Treten diese vor der Pubertät ein, dann spricht man von Hypostose. Bei Frauen zeigen Patientinnen mit Turner-Syndrom eine verminderte Skelettmasse. Auch nach Ovarektomie bei jungen Frauen kommt es zu einem beschleunigten Skelettverlust, ferner bei Anorexia nervosa und bei amenorrhoischen Hochleistungssportlerinnen und Tänzerinnen, trotz Belastung des Skeletts.

– **Hyperthyreose**: Beide, die Knochenbildung und die Knochenresorption, sind gesteigert. Da aber die Osteoklasten empfindlicher auf Schilddrüsenhormon reagieren, kommt es zu einem Überwiegen der Knochenresorption und damit zu einer negativen Skelettbilanz.

– **Diabetes mellitus**: Der Knochenmineralverlust beträgt während 3- bis 5jähriger Beobachtungsdauer ungefähr 10% und ist bei jüngeren insulinbehandelten Diabetikern ausgeprägter als bei älteren.

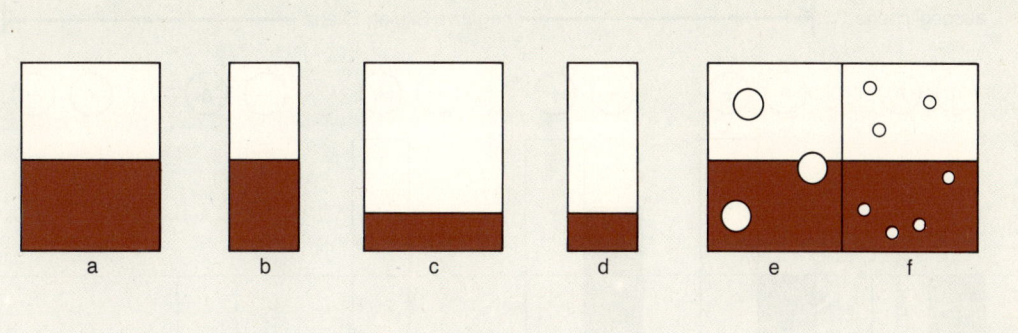

Abb. 7.**1 a–f** Differentialdiagnose der radiologischen Osteoporose. Die Rechtecke repräsentieren die Gesamtskelettmasse, die braunen Flächen den Mineralanteil. **a** Normaler Knochen, **b** Osteopenie (Altersatrophie und Osteoporose) mit Reduktion der Gesamtskelettmasse bei annähernd regelrechter Verteilung von Grundsubstanz und Mineral, **c** Osteomalazie mit normaler Knochenmasse, aber stark vermindertem Mineralanteil, **d** Kombination von Osteoporose und Osteomalazie, **e** normale Skelettmasse und Mineralisation, aber große, makroskopisch sichtbare Knochendefekte wie Metastasen, **f** hier liegen nur mikroskopisch kleine Defekte vor, die radiologisch als Osteoporose imponieren, z. B. bei der Osteoklastose des Hyperparathyreoidismus, bei Leukämien und auch bei der Skelettmetastasierung

– **Malabsorption und Maldigestion**: Die Angaben über die Häufigkeit einer Osteopathie bei diesen Erkrankungen schwanken je nach der verwendeten diagnostischen Methode (Röntgen, biochemische Parameter, Histologie). So sind z. B. nach Magenresektionen in bis zu 25% der Fälle Osteopathien beschrieben, bei denen es sich jedoch meist nicht um reine Osteoporosen, sondern um Kombinationen mit Osteomalazie (Poromalazien) handelt. Wichtig ist hierbei, daß eine Osteomalazie vor allem dann klinisch manifest wird, wenn eine Störung der Vitamin-D-Absorption *und* eine verminderte Bildung von Vitamin D_3 in der Haut als Folge eines Sonnenmangels *gemeinsam* bestehen.

Formen der Osteoporose unbekannter Ätiologie

– Vor der *Pubertät*, meist gute Prognose, mit Defektheilung in Form einer „hypertrophen Atrophie", identisch mit der juvenilen, transitorischen Hypostose.
– Bei *jungen Frauen*, ausgelöst durch Gravidität bzw. Laktation?
– Bei *jungen Erwachsenen*: Diese Osteoporose verläuft häufig foudroyant und hat eine schlechte Prognose. Nicht selten finden sich in dieser Gruppe starke Raucher und Trinker.
– *Osteogenesis imperfecta*=angeborene „Osteoporose"=Osteopsathyrose=„Fragilitas ossium". Die Nomenklatur ist verwirrend.

Zur Zeit unterscheidet man vier Typen:
Typ I, dominant vererblich, Osteogenesis imperfecta levis, ohne Frakturen bei der Geburt;
Typ II, autosomal rezessiv vererblich, Osteogenesis imperfecta letalis Vrolik. Die Kinder werden entweder tot geboren oder sterben in der Neugeborenenperiode;
Typ III, ebenfalls autosomal rezessiv vererblich, Osteogenesis imperfecta tarda gravis. Die Kinder ha-

Tabelle 7.**1** Formen der Osteoporose (eingeteilt nach Ätiologie) im Gegensatz zur physiologischen Altersatrophie

Klinisch wichtige Formen:

– idiopathische (= postklimakterische, präsenile, primäre Osteoporose), Ursache im Detail noch weitgehend unbekannt, häufigste Form (etwa 6% der Gesamtbevölkerung). Bei spätem Auftreten z. B. bei Männern: senile Osteoporose
– Osteoporosenformen mit bekannten Ursachen:
Steroidtherapie (etwa ab 7,5 mg Prednison-Äquivalenten/Tag nach etwa 1jähriger Therapie)
Cushing-Syndrom
Immobilisierung
rheumatische Erkrankungen
Lactoseintoleranz
(Häufigkeit bei Weißen 10–15%)
Hypogonadismus
(z. B. bei Anorchie oder Hodenatrophie)
Hyperthyreose
Diabetes mellitus
Malabsorption (oft kombiniert mit Osteomalazie)
Maldigestion (oft kombiniert mit Osteomalazie)

Formen unbekannter Ätiologie:

– vor der Pubertät (meist gute Prognose, mit Defektheilung in Form einer hypertrophen Atrophie = juvenile transitorische Hypostose)
– bei jungen Frauen, ausgelöst durch Gravidität bzw. Laktation?
– bei jungen Erwachsenen (eher schlechte Prognose), z. B. bei Nikotin- und Alkoholabusus
– Osteogenesis imperfecta = angeborene „Osteoporose", Kollagendefekt

ben entweder Frakturen bei der Geburt oder erleiden sie im Laufe des 1.Jahres;
Typ IV, dominant vererblich.

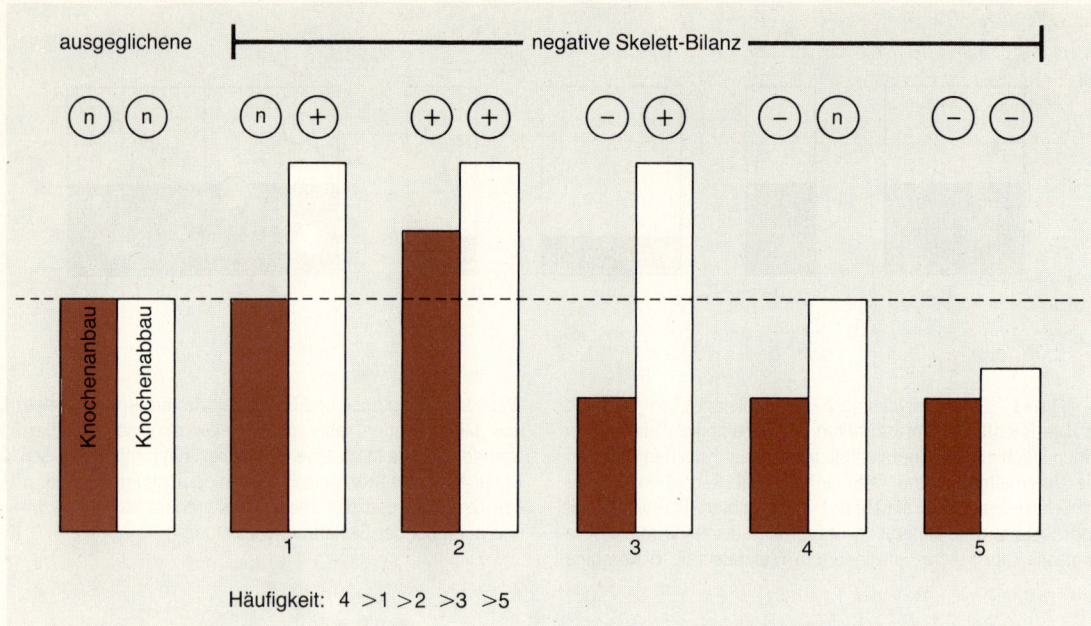

Abb. 7.2   Pathogenese der Osteoporose

Der Typ I und der Typ III werden auch mit dem Eigennamen Lobstein bezeichnet. Die häufigste Form ist der Typ I, mit blauen Skleren (80%), Otosklerose, die zu Schwerhörigkeit führt (80%), überstreckbaren Gelenken, Inguinal- und Umbilikalhernien. Es handelt sich um eine „Kollagen"-Erkrankung, bei der wahrscheinlich die Kollagenvernetzung gestört ist. Die Frakturneigung sistiert meistens nach der Pubertät, um dann bei Frauen zum Zeitpunkt des Auftretens der klassischen Osteoporose, also ungefähr 10 Jahre nach Beginn der Menopause, erneut massiv in Erscheinung zu treten.

Die Hypostose, also eine von vornherein verminderte Bildung von Skelettsubstanz, tritt somit auf bei der Osteoporose vor der Pubertät, bei der Osteogenesis imperfecta, beim Hypogonadismus und auch beim Morbus Scheuermann.

Pathophysiologie und Klinik

Bei der Osteoporose besteht ein Ungleichgewicht zwischen dem Knochenan- und -abbau. Man unterscheidet pathogenetisch verschiedene Formen der Osteoporose, je nachdem, ob der An- bzw. der Abbau gesteigert oder vermindert ist (Abb. 7.2). Die häufigste Form ist diejenige, bei der der Knochenabbau normal, der Anbau jedoch reduziert ist (Osteoporose mit niedrigem Knochenumsatz), während bei den Osteoporosen mit hohem Knochenumsatz der Abbau gesteigert, der Anbau entweder normal, gesteigert oder reduziert erscheint. Ein hoher Knochenumsatz (gesteigerter Abbau) führt zu einem (heute durch quantitative-densitometrische Meßmethoden erfaßbaren) schnellen Skelettverlust (Fast-loser-Patienten). Wahrscheinlich handelt es sich bei den verschiedenen Formen um den Ausdruck eines phasenhaften Geschehens (Abb. 7.3): Von den etwa 25% der Frauen, die im

Anschluß an den Beginn der Menopause eine Osteoporose entwickeln, wiesen ungefähr 65% einen hohen Knochenumsatz auf; bei Patientinnen, bei denen die Osteoporose manifest ist, liegt dagegen nur noch in etwa 20% ein hoher, dagegen in 55% ein niedriger Knochenumsatz vor.

Die Behandlung sollte diesen Stadien angepaßt sein (Tab. 7.9). Entscheidend ist, ob nach einer Phase mit starkem Skelettverlust eine kompensatorische Hypertrophie auftritt, d. h., ob die verbliebenen Restbälkchen, z. B. der Spongiosa von Wirbelkörpern, verstärkt werden und so die Tragfähigkeit des Skeletts wenigstens teilweise wiederhergestellt wird.

Auch nach längerer Zeit der Stabilität kann es erneut zu einem Verlust an Skelettmasse mit schmerzhaften Frakturen kommen (akute Osteoporose).

Umstritten ist, welche Rolle genau die Östrogene in der Pathogenese der Osteoporose spielen: Patientinnen mit Altersatrophie unterscheiden sich nicht in den Östrogenspiegeln von denjenigen mit Osteoporose; die Osteoklasten besitzen keine Östrogenrezeptoren, Östrogene stimulieren jedoch die Calcitoninsekretion, so daß ein gesteigerter Skelettabbau postmenopausal mit einer verminderten Calcitoninausschüttung in Zusammenhang stehen könnte.

Für eine entscheidende Bedeutung der Östrogene sprechen: das Auftreten einer Osteoporose nach Frühovarektomie und bei amenorrhoischen Hochleistungssportlerinnen, ferner die Zunahme der Knochendichte nach perimenopausaler Östrogensubstitution. Noch nicht ganz geklärt ist auch die Rolle der Calciumzufuhr: Es scheint, daß eine Calciumzufuhr prämenopausal zwischen 800 und 1200 mg täglich zu einer perimenopausal höheren Skelettmasse führt, so daß postmenopausal eine Osteoporose möglicherweise später auftritt. Außerdem wurden in Jugoslawien in Landesteilen mit hohem Calciumgehalt des Trinkwassers höhere Knochendichten und niedrigere Frakturraten gefunden.

Der Schwund an Skelettsubstanz führt dazu, daß bereits bei geringer Belastung die Bruchgrenze erreicht wird und es (ohne adäquates Trauma) infolge der *Knochenbrüchigkeit* (Gegensatz Osteomalazie, hier ist der Knochen biegsam) zu Frakturen kommt: Brustwirbelsäule mit Keilwirbelbildung, Lendenwirbelsäule mit Keil- und Fischwirbelbildung, Schenkelhalsfrakturen, subkapitale Humerusfrakturen, Radius- und Ulnafrakturen. Die *Wirbelkörperdeformierungen* können entweder akut auftreten oder sich langsam entwickeln, wobei einmal kleinere Wirbelkörpereinbrüche, zum anderen aber auch der Umbau von Wirbelkörpern nach Schwund der Horizontalbälkchen (Kriechverformung) eine Rolle spielen. Aus diesen Wirbelkörperdeformierungen resultieren als entscheidendes klinisches Symptom die *Hyperkyphose* (Gibbus-Bildung) und die *Hyperlordose* mit *Größenabnahme*. Die *Gibbus-Bildung* kann so ausgeprägt sein, daß einerseits die Rippen die Beckenkämme berühren (sehr schmerzhafte Periostreizung) und andererseits sich schräg abwärts ziehende Hautfalten im Bereich des Rückens bilden (Tannenbaum-Effekt). Ein wichtiges Zeichen der Größenabnahme ist auch, wie weit die Fingerspitzen gegen die Knie reichen.

Die **akuten Schmerzen** bei der Osteoporose entstehen bei Wirbelkörpereinbrüchen vor allem durch subperiostale und/oder subligamentäre Blutungen, da der Knochen per se nicht schmerzhaft ist. Eine Wirbelfraktur ist zudem in den allermeisten Fällen der Ausgangspunkt einer schmerzhaften Dekompensation der Wirbelsäulenstatik, wobei bereits kleinste Frakturen die eingespielte Statik der Wirbelsäule stören können. Schmerzen infolge Kompression nervaler Strukturen sind bei Frakturen infolge von Osteoporose selten, häufig dagegen bei Metastasen.

Klinisch weit wichtiger sind die **chronischen Schmerzen**. Sie haben zahlreiche Ursachen: Die vielfältigen osteoporotischen Wirbelkörperdeformierungen führen zu lokalen Fehlbelastungen einzelner Wirbelsäulenabschnitte mit muskulärer Dysbalance.

Die **Hyperlordose** der Lendenwirbelsäule hat eine mechanische Fehlbelastung der lumbosakralen Bewegungssegmente und auch schmerzhafte sekundäre Arthrosen der kleinen Wirbelgelenke zur Folge, ferner Fehlbelastungen von Bändern und von oligosegmentärer Muskulatur. Gelegentlich wird auch eine schmerzhafte arthrotische Reaktion zwischen zwei Dornfortsätzen, sogenannte „kissing spines" oder Baastrup-Syndrom, beobachtet. Die gleichzeitige **Hyperkyphose** der Brustwirbelsäule führt dazu, daß der ganze Schultergürtel sozusagen an der Halswirbelsäule „hängt".

Eine segmentär gestörte Wirbelsäulenstatik, sowohl der Lendenwirbelsäule wie der Brustwirbelsäule, verlangt immer eine zusätzliche Halteleistungsarbeit der Rumpfmuskulatur. Patienten mit Osteoporose klagen deshalb häufig über eine vermehrte Er-

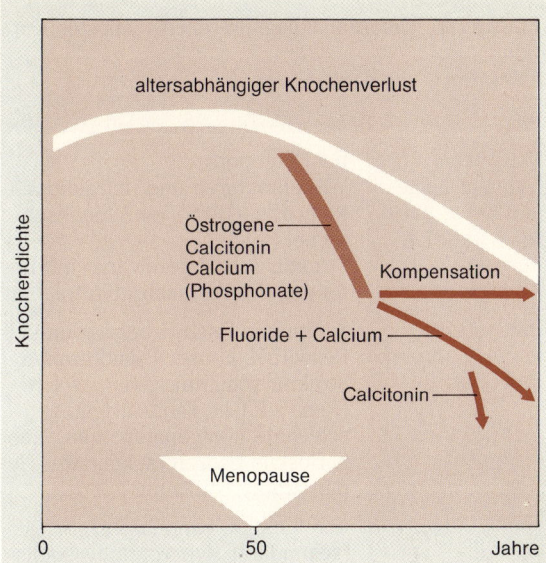

Abb. 7.**3** (Physiologische) Altersatrophie und die Entwicklung der (pathologischen) Osteoporose als phasenhaftes Geschehen und entsprechende therapeutische Ansätze

müdbarkeit bei längerem Stehen und Gehen, vor allem gegen Nachmittag, ferner über Rückenschmerzen dann, wenn sie in leicht vornübergebeugter Haltung Arbeiten verrichten, z. B. Kochen und Bügeln. Auch die schmerzhaften Ansatzmyotendinosen, z. B. im Bereich der Beckenkämme, weisen auf die vermehrte Halteleistungsarbeit der Rumpfmuskulatur hin.

Sehr wichtig ist, daß die radiologischen Wirbelkörperveränderungen nicht der Schwere des Schmerzes entsprechen müssen.

Diagnostisches Vorgehen und Differentialdiagnose

Die „radiologische Osteoporose", also die verminderte Schattendichte (feststellbar erst nach 30% Mineralverlust), reicht *nicht* zur Stellung der Diagnose einer Osteoporose aus. Hinter einer solchen „radiologischen Osteoporose" können sich noch andere Osteopathien verbergen, d. h. die „radiologische" Osteoporose muß demaskiert werden (s. Abb. 7.**1**, Tab. 7.**2** u. 7.**3**)

Im Prinzip gelten als typisch für die Osteoporose scharf gezeichnete Knochenstrukturen, insbesondere der Spongiosa der Wirbelkörper, im Gegensatz zur Osteomalazie, bei der diese Strukturen verwaschen erscheinen (Abb. 7.**4a–c**). Die Abschlußplatten der Wirbelkörper sind bei der Osteoporose ebenfalls scharf gezeichnet. Als Ausdruck der verminderten Skelettmasse besteht zwischen den Zwischenwirbelscheiben und der Spongiosa der Wirbelkörper kein oder nur ein geringer Dichteunterschied. Bei jeder verminderten radiologischen Schattendichte und bei jeder Keil- und Fischwirbelbildung müssen die übrigen Ursachen dieser Veränderungen sicher ausgeschlossen werden. Hierzu sind im Minimum erforderlich die Röntgenaufnahmen von Brustwirbelsäule und

Tabelle 7.2   Differentialdiagnose der wichtigsten Osteopathien

Affektion	Röntgen	Serum-calcium	Serum-phosphat	Alkalische Phosphatase	Para-thormon
Osteopenie (Altersatrophie und Osteoporose) s. Tab. 7.1	bei Osteoporose: Wirbelfrakturen und -infraktionen Keilwirbel (BWS), einzelne Fischwirbel (LWS) Struktur scharf gezeichnet mit Betonung der Wirbelabschlußplatten	→	→	→ ↑ (bei frischen Frakturen)	→
Osteomalazie s. Tab. 7.10 und 7.11	Serien von Fischwirbeln, eventuell Keilwirbel, Looser-Pseudofrakturen, Struktur schummrig-verwaschen (Renoir-Effekt, Fehlbeurteilung: schlechte Röntgenaufnahme), subperiostale Usuren (sekundärer Hyperparathyreoidismus)	↓, →	↓, →	↑	↑, →
renale Osteodystrophie	Kombination von Fibroosteoklasie (sekundärer Hyperparathyreoidismus), Osteomalazie und gelegentlich Osteosklerose	↓, →	↑	→, ↑	↑
primärer Hyperparathyreoidismus	selten Osteoporose + subperiostale Usuren + Zysten (nur in 10% der Fälle)	↑	↓, →	→, ↑	↑
Metastasen (Mamma-, Bronchus-, Prostata-, Nieren-, Schilddrüsenkarzinom) und hämatogene Prozesse	osteolytische und osteoblastische Herde	↑, →, ↓	→, ↓	→, ↑	→, ↓
Osteodystrophia deformans Paget	typisch grobmaschige Struktur mit Aufhellungs- und sklerotischen Zonen; herdförmiger Befall (in erster Linie lokalisiert im Becken und Kreuzbein, untere Extremitäten, Schädel), bei älteren Patienten zudem häufig Osteoporose der nicht befallenen Skelettanteile	→ (bei Immobilisierung ↑)	→	↑↑	→

↑ = erhöht,   ↓ = vermindert,   → = in der Norm

Tabelle 7.3   Demaskierung der „radiologischen" Osteoporose und Abgrenzung gegenüber „sekundären" Osteoporosen

„Radiologische" Osteoporose

sekundäre Formen:
- Glucocorticoide
- rheumatische Erkrankungen
- Immobilisierung
- Hyperthyreose
- Diabetes mellitus
- (Malabsorption, Maldigestion)

„Demaskierung" von
- Osteomalazie
- Poromalazie
- Osteoklasie

Lendenwirbelsäule a.-p. und seitlich und eine Beckenübersichtsaufnahme. Beachtung ist dabei insbesondere dem Brustwirbelsäulen-Lendenwirbelsäulen-Übergang zu schenken, da 43% aller Wirbelkörperzusammenbrüche sich im 12.Brustwirbel- und 29% im 1.Lendenwirbelkörper finden. Insgesamt ist die Brustwirbelsäule mit 66% praktisch doppelt so häufig betroffen wie die lumbale Wirbelsäule (34%). Die erforderlichen blutchemischen Untersuchungen sind: im Serum Calcium, Phosphor, alkalische Phosphatase, Leberfermente, Kreatinin, Blutkörperchen-Senkungsgeschwindigkeit und ein Blutbild. Bei erhöhter Blutkörperchen-Senkungsgeschwindigkeit ist auf jeden Fall noch die Anfertigung einer Elektrophorese zum Ausschluß eines Plasmozytoms angezeigt. Es gibt jedoch auch „nicht-sezernierende" Plasmozytome mit normaler Senkung und Elektrophorese.

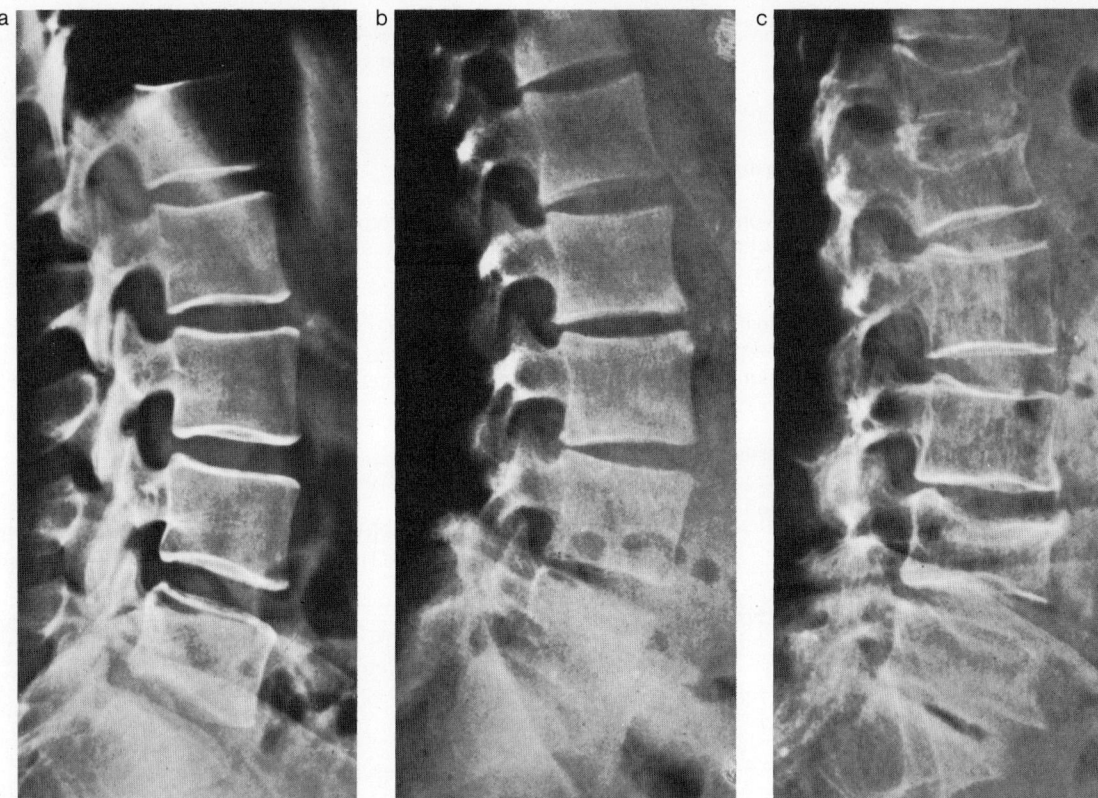

Abb. 7.**4a–c**   Lendenwirbelsäule seitlich. Die Osteomalazie ist gekennzeichnet durch verwaschene Strukturen, während bei der Osteoporose eine scharfe Zeichnung der Deck- und Bodenplatten und der trabekulären Strukturen vorliegt, zudem noch Wirbelkörperdeformierungen. **a** Normal, **b** Osteomalazie, **c** Osteoporose

Tabelle 7.**4** Stufenweises Vorgehen bei der Osteoporose-Abklärung	
Serum: Ca, P, alkalische Phosphatase Kreatinin Bilirubin, SGOT, SGPT BKS (Elpho) Blutbild	**Falls pathologische Werte** oder **Falls Osteoporose** – *progredient* – *bei jüngeren Frauen* – *bei Männern*
Urin: Urinstatus	weitere radiologische Abklärung (Röntgen: BWS, LWS, ap. u. seitl. Becken, Schädel, Hände) – evtl. Szintigramm
	Falls *auch dann keine Diagnose möglich ist*
	quantitative Histologie nach doppelter Tetracyclinmarkierung bzw. Biopsie bei Malignomverdacht nach Szintigramm

Welche Osteopathien bei kombiniertem Vorkommen von verminderter radiologischer Schattendichte und Wirbelkörperfrakturen vorliegen können, zeigt Abb. 7.**1**, die entsprechenden radiologischen und biochemischen Befunde sind in Tab. 7.**2** aufgezeichnet.

Zur Abklärung einer Osteoporose empfiehlt sich ein stufenweises Vorgehen (Tab. 7.**4**).

Die Tab. 7.**5** zeigt, wo heute densitometrische Methoden eingesetzt werden. Die wichtigste Indikation ist **nicht** die Diagnose »Osteoporose«, sondern der aktuelle Stand der Knochendichte und vor allem die Unterscheidung von »Fast-« und »Slow-loser«-Patienten. Hierauf kann dann sowohl prophylaktisch wie therapeutisch eine gezielte Behandlung aufgebaut werden.

Tabelle 7.5   Indikationen zur Vornahme einer Knochendichtemessung

– perimenopausal zur Identifizierung von „Risikopatientinnen"
– postmenopausal zur Quantifizierung der Knochendichte
– postmenopausal zur Erfassung von „slow"- beziehungsweise „fast-loser"-Patientinnen
– bei Patienten mit ungewöhnlicher Osteoporose (junge Frauen, Männer)
– bei Patienten mit Kortikosteroidosteoporose
– bei Patienten mit primärem Hyperparathyreoidismus (Ausmaß der Skelettbeteiligung?)

Tabelle 7.6   Therapie des Osteoporoseschmerzes

	Akut	Chronisch
Passive physikalische Therapie		
gelockerte Bettruhe	+++	
Kälte lokal	+++	
Wärme lokal		+++
Elektrotherapie	+++	++
detonisierende Massage	++	+
Aktive physikalische Therapie		
Thromboseprophylaxe	+++	
Atemgymnastik	+++	
stabilisierende und kräftigende WS-Gymnastik, evtl. zusätzliche Anabolika		+++
Wassergymnastik		+++
Instruktion (Rückendisziplin)	+	+++
Medikamente		
peripher wirksame Analgetika (z. B. Salizylate und Antirheumatika)	+++	+++
zentral wirksame Analgetika (Panadol, Tramal, Acupan, Fortalgesic)	+	+
Calcitonin	+++	
lokal Infiltration mit Anästhetika und Steroiden	++	++
Orthopädische Maßnahmen		
Stoffmieder oder straff angezogene Schaumgummibinde zur Wiederherstellung der „Ballonfunktion" des Abdomens, wodurch insbesondere die Fehlbelastung der Wirbelgelenke der Lendenwirbelsäule korrigiert wird	+++	+++

Tabelle 7.7   Medikamente, die zur Behandlung von Osteoporosen verwendet werden

Ziel	Praxis	Forschung Klinik
Hemmung des gesteigerten Knochenabbaus	Östrogene Calcitonin Calcium Biphosphonate	
Stimulation des reduzierten Knochenanbaus	Fluor + Calcium Anabolika Osseinhydroxyapatit (Ossopan)	Parathormon Wachstumshormon „knochenstimulierende Faktoren"

Tabelle 7.8   Risikofaktoren bei Osteoporose. In Klammern die Häufikeit bei 45- bis 54jährigen Frauen in Zürich

Klassische Risikofaktoren für die postmenopausale Osteoporose	Die acht zusätzlichen Risikofaktoren für die postmenopausale Osteoporose
Weibliches Geschlecht Kaukasisch-orientalische Herkunft Östrogenmangel Frühe Menopause	Nulliparität (30%) Bewegungsmangel (10%) Calciumeinnahme nieder (22%) Hagerer Körperbau (11%) Hoher Konsum: – Kaffee (22%) – Zigaretten (18%) – Alkohol (5,5%) – tierische Eiweiße (7,5%)

Tabelle 7.9   Individuelle Osteoporoseprophylaxe bzw. -therapie in Anpassung an die Dynamik der Osteoporose

früher

bis 5 Jahre nach Beginn der Menopause	Östrogene
ab 5 Jahre nach Beginn der Menopause	Fluorid

heute

differenzierte Therapie der Osteoporose:

fast loser   Östrogen/Gestagen, Calcitonin, Calcium, Biphosphonate
slow loser   Fluorid/Calcium, Anabolika, Osseinhydroxyapatit (Ossopan)

(„fast loser": Spongiosaverlust mehr als 3,5%/Jahr)

Therapie

Hier steht die **Behandlung der Schmerzen** im Vordergrund, und zwar vor allem durch Physiotherapie, unterstützt durch Antirheumatika, Analgetika, Anabolika (Tab. 7.**6**).

Parallel dazu muß aber auch eine **Behandlung der Osteoporose per se** durchgeführt werden, um den Osteoporoseprozeß aufzuhalten bzw. die noch bestehenden spongiösen Reststrukturen zu verstärken.

Tab. 7.**7** zeigt die zur Behandlung der Osteoporose verwendeten Substanzen. Für die praktische Anwendung sind bis heute die Östrogene, das Fluorid, Calcium und das Calcitonin am wichtigsten.

Östrogene: Sie werden vor allem zur Prophylaxe der Osteoporose eingesetzt. Diese hat in den letzten Jahren erheblich an Bedeutung gewonnen. Osteoporosegefährdete Frauen können durch ihre Risikofaktoren identifiziert werden (Tab. 7.**8**). Bisher ist es jedoch nicht gelungen, in großen Kollektiven mit quantitativen densitometrischen Meßmethoden im Einzelfall eine sichere Korrelation zu den Risikofaktoren herzustellen.

Deshalb sollte diese anamnestische Erfassung ergänzt werden durch quantitative Knochendensitometrische Methoden. Zwei Messungen der Knochendichte innerhalb von mindestens drei Monaten erlauben eine Zuordnung, ob die Patientin zu den Osteoporose-gefährdeten Frauen gehört: Beträgt der auf 1 Jahr integrierte Verlust mehr als 3,5% („fast loser"), dann sollte dieser Patientin eine Östrogen-Gestagen-Prophylaxe zumindest angeboten werden. Wird diese abgelehnt, dann steht als Ausweg die Verabreichung von Calcium, von Calcitonin oder von Biphosphonaten zur Verfügung.

Das frühere Paradigma, eine Osteoporose-Prophylaxe müsse innerhalb von fünf Jahren nach Beginn der Menopause eingeleitet werden und verspreche zu einem späteren Zeitpunkt keinen Erfolg mehr, ist heute überholt. Bei „fast-loser"-Patientinnen ist sie sicher zu einem späteren Zeitpunkt auch noch wirksam.

Bei bereits vorhandener Osteoporose können Östrogene, Calcitonin, Calcium, Biphosphonate dann eingesetzt werden, wenn die Patientin zu den „fast losern" gehört (Tab. 7.**9**).

Fluorid: Ansatzpunkt der Behandlung der Osteoporose mit Fluorid war die Beobachtung einer Skelettverdichtung bei der endemischen und der industriellen Fluorose (Aluminium- und Porzellanindustrie). Fluorid fördert den Knochenan-, weniger auch den Knochenabbau, so daß eine positive Skelettbilanz resultiert. Die Spongiosa, nicht jedoch die Kompakta, nimmt bei 3jähriger Therapie jährlich um etwa 10% zu. Als Zeichen der Stimulation von Osteoblasten kann die alkalische Phosphatase ansteigen, die Mineralisation des neugebildeten Osteoids bleibt jedoch anfangs zurück, so daß histologisch breite Osteoidsäume resultieren, ohne daß die Mineralisation wesentlich gestört wäre. Ungefähr 6–12 Monate, in Einzelfällen aber auch erst Jahre nach Beginn der Medikation, kann es zu osteoartikulären Nebenwirkungen kommen. Sie bestehen vor allem in schmerzhaften Schwellungen der Sprunggelenke, daneben klagen die Patienten häufig über Schmerzen beim Gehen, das Abrollen des Fußes ist erschwert. Meist besteht gleichzeitig eine deutliche Erhöhung der alkalischen Phosphatase, und im Skelettszintigramm findet sich eine Anreicherung in der distalen Tibia und/oder im Kalkaneus (radiologisch Verdichtungszonen, heilende Mikrofrakturen?). Die osteoartikulären Schmerzen sistieren nach dem Absetzen des Fluorids. Die Medikation kann dann erneut aufgenommen werden, und zwar mit reduzierter Dosis und, falls erforderlich, intermittierend. Mit einer Verminderung der Frakturrate ist nur dann zu rechnen, wenn Fluorid (etwa 20–30 mg täglich) über längere Zeit, z. B. 2–3 Jahre lang, verabreicht wird. Jährliche Röntgenkontrollen (BWS seitlich genügt) sind erforderlich, um eine Fluorose mit überschießender Knochenneubildung rechtzeitig zu erfassen. Achtung: die verschiedenen Natrium-resp. Natriumfluorphosphat-Präparationen enthalten unterschiedliche Fluor-Mengen.

Im Gegensatz zum Natriumfluorphosphat darf Natriumfluorid nicht direkt mit Calcium kombiniert werden.

Kontraindikationen der Fluorid-Therapie: Schwangerschaft, Stillzeit, Wachstumsalter, Osteomalazie, schwere Hepatopathien, Nephropathien mit einem Serumkreatinin von über 3 mg/dl (> 265 μmol/l) bzw. einer Kreatinin-Clearance unter 25 ml/min.

Calcitonin hemmt den Knochenabbau und weist zusätzlich noch analgetische Eigenschaften auf. Calcitonin wird daher vor allem bei der akuten Osteoporose, d. h. bei einem schnellen Skelettverlust mit schmerzhaften Wirbelkörperdeformierungen, verwendet. Diese akute Osteoporose kann nach jahrelanger Schmerzfreiheit und Stabilität auftreten.

Biphosphonate hemmen zwar den Knochenabbau, können jedoch (s. Osteomalazie) zu einer Mineralisationsstörung führen und haben zudem keine analgetischen Eigenschaften.

Vitamin-D-Gaben sind nur dann erforderlich, wenn eine Poromalazie, also eine Kombination von Osteoporose und Osteomalazie, vorliegt.

Gaben von $1,25(OH)_2D_3$ führen bei der reinen Osteoporose lediglich zu einer vermehrten Calciumabsorption aus dem Darm und zu einer vermehrten Urincalciumausscheidung, jedoch nicht zu einer vermehrten Calciumretention im Skelett. *Parathormon*, in niedriger Dosierung, scheint ebenfalls den Knochenanbau zu stimulieren.

Wachstumshormon stimuliert den Knochenumsatz, insbesondere in periosteozytären Arealen, ohne daß eine positive Calciumbilanz nachweisbar wäre.

Prognose und Verlauf

Die Osteoporose verläuft in Schüben. Nach schnellem Skelettverlust kann jahrelange Stabilität herrschen, dann unter Umständen plötzlich wieder eine Exazerbation auftreten.

Merke: Altersatrophie bedeutet physiologischen Skelettverlust, Osteoporose dagegen einen darüber hinausgehenden pathologischen Schwund an Skelettsubstanz mit Frakturen ohne adäquates Trauma. Man unterscheidet bei der Osteoporose die primären Formen mit unbekannter Ätiologie und die sekundären, bei denen die Ursache bekannt ist.

Hinter einer „radiologischen Osteoporose" können sich zahlreiche Skeletterkrankungen verbergen, die ebenfalls zu einer verminderten radiologischen Schattendichte führen. Daher „Demaskierung" einer Osteoporose!

Bei der Therapie muß streng zwischen der Behandlung der Schmerzen bei der Osteoporose (insbesondere mit Physiotherapie) und der Therapie der Osteoporose per se unterschieden werden.

Bei beginnender Osteoporose im Anschluß an die Menopause werden vorwiegend Östrogene, bei vorhandener Osteoporose Fluorid und bei der akuten schmerzhaften Osteoporose kurzzeitig Calcitonin eingesetzt.

Weiterführende Literatur

Christiansen, C., B. Rüs: Die postmenopausale Osteoporose. Europ. Stiftung für Osteoporose. 1990

Dambacher, M. A., H. Bröll: Anamnese und Untersuchungsgang beim osteoporotischen Patienten und beim Risikopatienten. Therap. Umschau 48 (1991) 66

Dambacher, M. A., H. G. Haas, P. Ruegsegger: Pathophysiologie der Osteoporose und Knochendichtebestimmung. Internist. 32 (1991) 63

Ringe, J. D.: Osteoporose im Alter. Z. Geriat., Sonderheft, Januar 1989

Ziegler, R.: Klinik der Osteoporose. Wiener med. Wschr. 18/19 (1990) 474

Osteomalazie

Definition: Bei der Osteomalazie ist zwar die Gesamtskelettmasse erhalten, der Mineralanteil jedoch vermindert und das Osteoid vermehrt (Osteoidose) (s. Abb. 7.**1**). Man unterscheidet zwei Formen von Osteoidose: Eine mit hohem Knochenumsatz („*Pseudo-Osteomalazie*"), hier liegt *keine* echte *Mineralisationsstörung* vor, die Tetracyclinmarkierung bleibt erhalten. Diese Form findet man bei Osteopathien, die mit einem sehr schnellen Knochenanbau einhergehen, so daß die Mineralisation „nachhinkt", z. B. bei der NaF-Behandlung der Osteoporose, in Einzelfällen von primärem Hyperparathyreoidismus und von Hyperthyreose und bei der Osteodystrophia deformans Paget. Bei den *eigentlichen Osteomalazien* dagegen besteht eine *echte Mineralisationsstörung* bei fehlender Tetracyclinmarkierung.

Ätiologie

Alterseinteilung

Rachitis: Manifestation vom 3. Monat bis zum 3. Lebensjahr.

Spätrachitis. Vom 3. Lebensjahr bis zur Pubertät.

Osteomalazie nach der Pubertät. Es werden *zwei Gruppen* von Osteomalazien unterschieden. Der einen Gruppe liegt ätiologisch ein *Vitamin-D-Mangel* und/oder eine *Vitamin-D-Stoffwechselstörung* (s. Kapitel Calciumregulation) (Tab. 7.**10**) zugrunde, der anderen ein *renaler Phosphatverlust* (Tab. 7.**11**) bzw. eine verminderte Phosphatabsorption.

Osteomalazien bei Vitamin-D-Mangel und/oder bei einer Vitamin-D-Stoffwechselstörung

Wie in Tab. 7.**10** aufgeführt, kann ein *Mangel* an Vitamin D_3, eine *mangelhafte Hydroxylierung* in Leber und Niere oder eine *verminderte Ansprechbarkeit* der Zielorgane vorliegen. Dabei scheint der UV-Bestrahlung durch das Sonnenlicht eine ganz entscheidende Bedeutung zuzukommen: 80% des Vitamins D_3 werden in der Haut aus wasserlöslichen Vorstufen, z. B. dem 7-Dehydrocholesterol, gebildet und nur 20% aus der Nahrung (Milch, Butter, Eigelb) aufgenommen und als fettlösliches Vitamin aus dem proximalen Dünndarm absorbiert. Dies bedeutet, daß reine Vitamin-D-Mangel-Osteomalazien infolge einer Malabsorption bei uns – im Gegensatz zu den nordischen

Tabelle 7.10 Osteomalazien bei Vitamin-D-Mangel und/oder Vitamin-D-Stoffwechselstörungen

1. Mangel an Vitamin D_3

1.1 Mangelernährung im hohen Alter oder bei Unterernährung oder bei rein vegetarischer Ernährung
1.2 verminderte Absorption bei Maldigestion
 – Gastrektomie
 – mangelhafte Gallesekretion
 – gestörte exokrine Pankreasfunktion bei Malabsorption
 – Erkrankung des Dünndarms wie Glutenenteropathie oder nach Dünndarmresektion
1.3 ungenügende Bildung von D_3 in der Haut bei mangelnder UV-Exposition, insbesondere bei dunkelhäutigen Individuen in nördlichen Ländern, ferner bei erhöhtem Bedarf bei 1.1 und 1.2 und 2.1.

2. Mangelhafte Hydroxylierung des Vitamins D_3 zu aktiven Metaboliten

2.1 Störung der 25-Hydroxylierung in der Leber
 – Antiepileptika (s. 1.3 und 3.)
 – Leberzirrhose
2.2 Störung der 1-Hydroxylierung in der Niere
 – Niereninsuffizienz (renale Osteodystrophie)
 – Pseudo-Vitamin-D-Mangelrachitis, klinische Mangelosteomalazie, aber ohne faßbaren Mangel. Autosomal rezessiver „inborn error of metabolism". Typ I
 – Onkogen? (s. auch Osteomalazien bei renalem Phosphatverlust)

3. Verminderte Ansprechbarkeit der Zielorgane

 – Antiepileptika Osteomalazie? (s. auch 1.3 und 2.1)
 – Niereninsuffizienz
 – Pseudo-Vitamin-D-Mangel-Rachitis. Typ II

4. Osteomalazien ohne Vitamin-D-Stoffwechselstörung

4.1 Hypophosphatasie kongenital (autosomal rezessiv) Osteoblasten bilden unzureichend alkalische Phosphatase
4.2 Diphosphonate

Tabelle 7.11 Osteomalazien bei Störungen des Phosphatstoffwechsels

1. Bei renalem Phosphatverlust und Tubulusdefekt

Phosphaturische Form (proximaler Tubulus) (Phosphatdiabetes)
– hereditär (familiäre, X-chromosomale, hypophosphatämische Rachitis)
– idiopathisch beim Erwachsenen
– onkogen, durch Knochentumoren (Riesenzelltumoren), Bindegewebstumoren und Hämangiome verursacht (s. auch Tab. 7.**10**, 2.2)

Phosphaturisch-glukosurisch-aminoazidurische Form (proximaler Tubulus) (De-Toni-Debré-Fanconi-Syndrom)
– hereditär bei Zystinose und Lowe-Syndrom
– idiopathisch
– erworben:
– z. B. nach Einnahme zu lange gelagerter Tetracycline,
  nach Schwermetallintoxikationen,
  beim Plasmozytom mit Nierenbeteiligung,
  beim nephrotischen Syndrom,
  beim Vitamin-D-Mangel (sekundärer Hyperparathyreoidismus)

2. Bei verminderter intestinaler Phosphatabsorption durch exzessive Einnahme von Phosphatbindern, z. B. Aluminiumhydroxid

Ohne Phosphatstoffwechselstörung

3. Osteomalazien bei renal tubulärer Azidose (distaler Typ, Albright)

1-Hydroxylierung in der Niere (1,25[OH]$_2$D$_3$ erniedrigt) und Typ II bei Zielorgan-Resistenz (1,25[OH]$_2$D$_3$ normal oder erhöht).

Unter *renaler Osteodystrophie* versteht man die Osteopathie bei glomerulärer Niereninsuffizienz. Sie muß somit unterschieden werden von der Skelettbeteiligung bei den renal tubulären Osteopathien, die zu einer reinen Osteomalazie führen. Bei der renalen Osteodystrophie liegt (in wechselndem, nicht vorhersehbarem Ausmaß) eine Kombination von Osteomalazie, sekundärem Hyperparathyreoidismus und Osteosklerose vor (s. Kapitel „Nierenerkrankungen" und Tab. 7.**2**).

Osteomalazien bei renalem Phosphatverlust und Tubulusdefekt, ferner bei verminderter Phosphatabsorption

Die Ätiologie dieser Osteomalazien ist in Tab. 7.**11** zusammengefaßt. Sie zeigt, daß es sowohl angeborene wie erworbene Formen gibt, wobei Patienten mit angeborenen Formen häufig ein charakteristisches Aussehen zeigen: Sie sind kleinwüchsig, haben als Folge der Osteomalazie eine Verbiegung der unteren Extremitäten, die osteomalazischen Wirbelkörperdeformierungen der Brustwirbelsäule führen zur Gibbus-Bildung, der Kopf erscheint relativ groß.

Die *onkogenen* Osteomalazien sind insofern interessant, als neuerdings auch Fälle beschrieben wurden, bei denen wohl ein normaler Serumspiegel von 25(OH)D$_3$, jedoch eine Verminderung von 1,25(OH)$_2$D$_3$ mit guter Ansprechbarkeit auf 1,25(OH)$_2$D$_3$ gefunden wurden. Hier wird eine Entwicklung deutlich, die auch schon bei anderen, in Tab. 7.**10** aufgeführten Osteomalazien stattgefunden hat: Früher als Vitamin-D-resistent angesehene und auf eine Tubulopathie zurückgeführte Osteomalazien haben sich in Wirklichkeit als Störungen des Vitamin-D-Stoffwechsels, sei es als reduzierte „Sekretion" von 1,25(OH)$_2$D$_3$ aus der Niere oder als vermindertes Ansprechen der Zielorgane auf dieses „Hormon", entpuppt.

Pathophysiologie und Klinik

Während bei der Osteoporose das rarefizierte Skelett „brüchig" ist (Vergleich: trockenes, morsches Holz), erscheint der Knochen bei der Osteomalazie infolge der Untermineralisierung (verbreiterte Osteoidsäume) weich und „biegsam" (Vergleich: frisches Holz einer Weide). Als Folge dieser Weichheit des Knochens kommt es zu Verbiegungen, vor allem der unteren Extremitäten, und zu Fischwirbelbildung (durch Vorwölbung der Zwischenwirbelscheiben in die Wirbelkörper), insbesondere aber zu den „Pseudofrakturen" an typischer Stelle (s. Röntgenbefund). Im Vordergrund der Beschwerden bei der Osteomalazie stehen aber nicht Frakturschmerzen wie bei der Osteoporose, sondern *generalisierte Schmerzen des ganzen Skeletts,* die durch seitlichen Druck auf den Thorax und durch Druck auf die Symphyse noch verstärkt werden. Diese generalisierten Schmerzen, das klinische Leitsymptom der Osteomalazie, werden häufig verkannt, z. B. als „hysterisch" angesehen. Daneben fin-

Ländern – sehr selten sind und daher auch die Kombination von Osteoporose und Osteomalazie eher eine Rarität darstellt. Wider Erwarten ist die Osteomalazie jedoch in nordafrikanischen Ländern häufig.

Ursache: Vitamin-D-Mangelernährung und ungenügende UV-Bestrahlung der Haut als Folge der Lebensgewohnheiten. Zu beachten ist auch, daß bei Gastarbeitern aus südlichen Ländern ein „endogener" Vitamin-D-Mangel, z. B. bei verminderter Absorption, erst in unseren Breiten klinisch manifest werden kann, da er bisher durch die Sonneneinstrahlung in den heimatlichen südlichen Regionen, und damit durch die Bildung von Vitamin D in der Haut, kompensiert wurde.

Osteomalazien sind in unseren Breiten *praktisch immer multifaktoriell* bedingt. Hier sind z. B. die Medikation von Antiepileptika und gleichzeitiges Meiden von Sonnenlicht oder nach Darmresektion das Verweigern Vitamin-D-haltiger Nahrungsmittel und mangelnde Sonnenbestrahlung zu nennen.

Bei der *Pseudo-Vitamin-D-Mangel-Rachitis* werden zwei Typen unterschieden: Typ I mit Störung der

den sich meist auch *Gehstörungen*, denen verschiedene Ursachen zugrunde liegen können: Der typische „Watschelgang" ist wahrscheinlich durch eine Myopathie, die zu einer Muskelschwäche der Glutäalmuskulatur führt, bedingt. Die Hypophosphatämie kann auch eine hypophosphatämische Neuritis, eine weitere Ursache von Gehstörungen, auslösen. Ferner klagen die Patienten über *Schmerzen im Bereich der Schambeinäste und der Oberschenkeladduktoren*. Diese Beschwerden wurden interpretiert als Periostdehnungs- oder -zugschmerz bei osteomalazisch deformierten Femora und als Folge von Pseudofrakturen der Schambeinäste. Immer wieder fällt auf, daß die Kranken beim Gehen nicht nur Schmerzen angeben, sondern auch die *Füße nicht abrollen*. Der Gang wirkt dann *steif-kleinschrittig* (Angabe der Patienten: Gehen wie in Skischuhen), und die Patienten klagen darüber, beim Treppensteigen die Höhe der Stufen nicht mehr genau abschätzen zu können und ein Gefühl zu haben, als gingen sie auf Watte. Gerade bei älteren Patienten unter NaF-Therapie ist auf diese Gehstörungen zu achten (s. Nebenwirkungen NaF-Behandlung).

Diagnostisches Vorgehen und Differentialdiagnose

Die Diagnose einer Osteomalazie stützt sich vor allem auf die **Anamnese** und den **klinischen Befund**. Die blutchemischen Werte sind in Tab. 7.**2** angeführt. Auf einer Vitamin-D-Stoffwechselstörung beruhende Osteomalazien zeigen in den meisten Fällen eine Hypokalzämie mit sekundärem Hyperparathyreoidismus, der eine massive Hypokalzämie verhindert. Bei der Malabsorption liegt zusätzlich noch eine Hypophosphatämie und bei Niereninsuffizienz eine Hyperphosphatämie vor. Die Tubulopathien dagegen weisen eine Normokalzämie auf, jedoch eine Hypophosphatämie, die Urincalciumausscheidung ist normal, die Phosphatausscheidung gesteigert. Parathormon wird bei den Tubulopathien im Normbereich, bei den Vitamin-D-Stoffwechselstörungen dagegen erhöht gefunden, sofern eine verminderte Absorption von Calcium vorliegt. Besonders hohe Werte von Parathormon zeigen Patienten mit Niereninsuffizienz, da hier nicht nur, als Folge der Hypokalzämie, vermehrt Parathormon sezerniert, sondern auch, als Folge der Niereninsuffizienz, dieses Hormon vermindert ausgeschieden wird. Der allen Osteomalazien (außer bei der Hypophosphatasie) gemeinsame Befund ist die Erhöhung der alkalischen Serumphosphatase als Ausdruck der gesteigerten Osteoblastentätigkeit.

Beim UV-Mangel, der nutritiven Osteomalazie, der Malabsorption und der Maldigestion ist das 25(OH)Cholecalciferol erniedrigt, das 1,25(OH)$_2$-Cholecalciferol dagegen normal, während bei der Niereninsuffizienz die Verhältnisse genau umgekehrt liegen.

Im **Röntgenbild** kann lediglich eine „radiologische" Osteoporose vorhanden sein, meist erscheint jedoch als Folge der verbreiterten, unverkalkten Osteoidsäume die Struktur, z. B. von Lendenwirbelkörpern, schummrig und verwaschen (Renoir-Effekt; s. Abb. 7.**4a−c**). Als typisch gelten „Pseudofraktu-

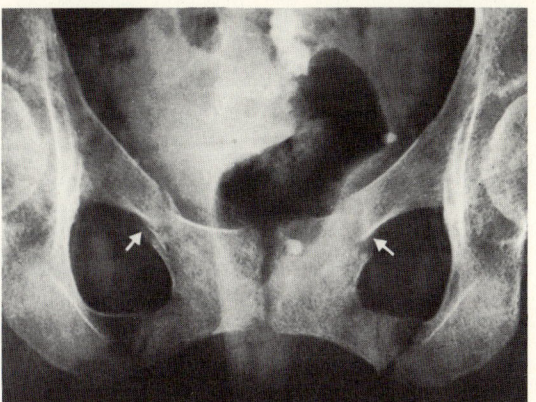
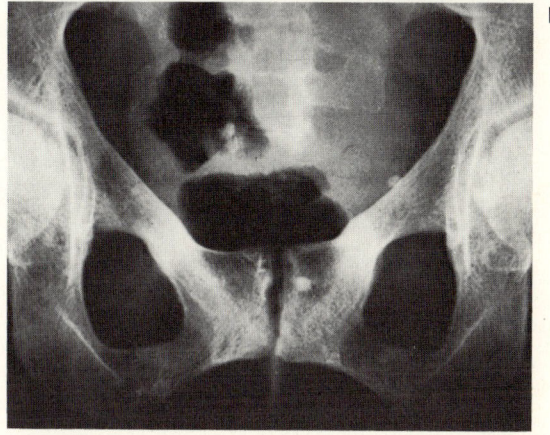

Abb. 7.**5a** u. **b** Looser-Umbauzonen (Pseudofrakturen) beider Schambeinäste bei Phosphatdiabetes. Vor (Pfeile) und nach 2jähriger Phosphatbehandlung

ren", die erstmals von Looser beschrieben wurden. Treten diese Pseudofrakturen (band- und spaltförmige Aufhellungen, sogenannte Kontinuitätstrennungen, häufig auch nur „Unschärfe") beidseits auf, z. B. im Bereich der proximalen Femora, dann spricht man vom Milkman-Syndrom. Die Umbauzonen werden vor allem im Bereich von „Spannungsspitzen" im metaphysären Übergang von Kompakta zu Kompakta mit Spongiosa, also an Stellen starker mechanischer Beanspruchung, beobachtet. Beispiele: Schenkelhals, Schambeinäste (Abb. 7.**5a** u. **b**), Metatarsalia und Schulterblatt. In Abb. 7.**6** sind die häufigsten Lokalisationen dargestellt. Diese Looser-*Umbauzonen* werden aber *nicht nur* bei der Osteomalazie gefunden, sondern, da es sich ja um Stellen starker mechanischer Beanspruchung handelt, *auch bei der Osteoporose*, vor allem aber bei Dauerbelastung (s. oben die Bezeichnung „Grünholz-Frakturen"). Zu Dauerbelastungen kommt es z. B. im Militärdienst (Marschfrakturen) und bei Sportlern. Am häufigsten finden sich hier die Pseudofrakturen im Bereich der Tibia, der Metatarsalia und der Fibula.

Bestehen trotz klinischer, biochemischer und radiologischer Befunde Zweifel an der Diagnose einer Osteomalazie, dann muß eine **Knochenbiopsie** nach Tetracyclinmarkierung durchgeführt werden.

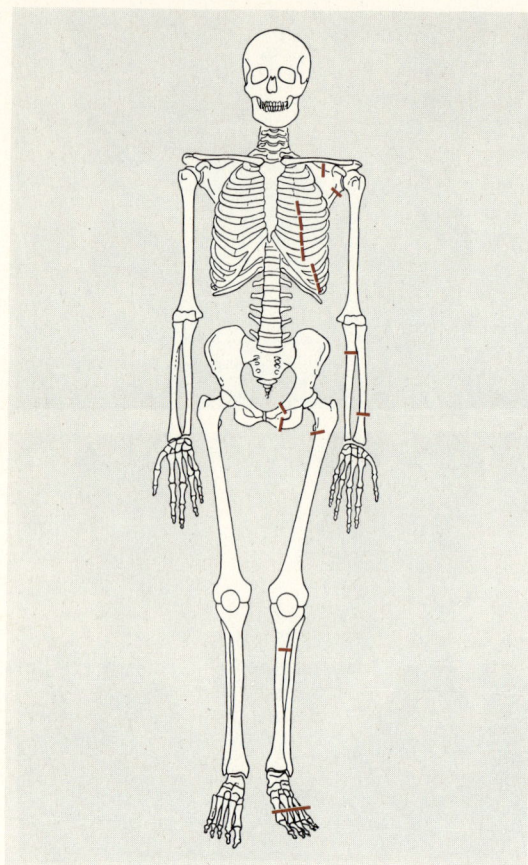

Abb. 7.6 Bevorzugte Lokalisation der Looser-Umbauzonen (Pseudofrakturen) bei der Osteomalazie, meist beidseits

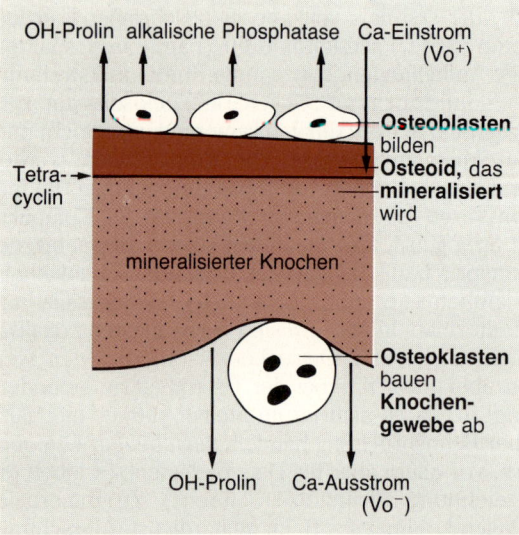

Abb. 7.7 Schematisierte Darstellung des Knochenan- und -abbaus. Beachte die Tetracyclineinlagerung an der Mineralisationsfront

Am besten einer Biopsie zugänglich ist die Spongiosa des Beckenkamms, wobei meist mit einem elektrisch angetriebenen Hohlbohrer ein Knochenzylinder herausgefräst wird. Eine differenzierte *morphometrische Auswertung* und die Beurteilung, *ob eine Osteomalazie* vorliegt, ist *nur an unentkalkten Präparaten* möglich.

Zur Tetracyclinmarkierung: die Ausfällung von Apatitkristallen im Bereich des neugebildeten Osteoids findet an der Mineralisationsfront statt, also an der Grenze zwischen unverkalktem Osteoid und verkalktem Knochengewebe (Abb. 7.7). Hier in dieser Zone wird Tetracyclin eingelagert und leuchtet im ultravioletten Licht als Fluoreszenzstreifen auf. Werden durch mehrfache Tetracyclingaben mehrere Markierungen gesetzt, dann kann der zwischen den beiden Marken gelegene Knochenstreifen ausgemessen und so die Geschwindigkeit des Knochenanbaus quantitativ erfaßt werden.

Da bei der Osteomalazie eine Mineralisationsstörung vorliegt, wird an der Mineralisationsfront kein Tetracyclin eingelagert.

Therapie

Die Behandlung einer Osteomalazie ist für den Patienten sehr beeindruckend, insofern, als es mit geringem medikamentösem Aufwand sehr schnell zu einer Besserung der Beschwerden und nach meist wenigen Wochen zu vollkommener Beschwerdefreiheit kommt.

Als täglicher Bedarf an Vitamin D_3 gelten für Erwachsene 2,5 µg=100 IE, für Säuglinge, Adoleszente, schwangere Frauen und stillende Mütter ungefähr 10 µg=400 IE.

Zur Vitamin-D-Behandlung wird bei uns meistens das natürliche Vitamin D_3, das Cholecalciferol, eingesetzt.

In letzter Zeit sind auch der Lebermetabolit $25(OH)D_3$ und der Nierenmetabolit $1,25(OH)_2D_3$, ferner ein 1α-Cholecalciferol synthetisiert worden und stehen für die Therapie zur Verfügung. Die Erfahrung mit diesen Substanzen ist jedoch noch nicht umfassend, außer mit dem $1,25(OH)_2D_3$ bei der renalen Osteodystrophie.

Im folgenden soll nur auf die *konventionelle Therapie* der Osteomalazien näher eingegangen werden.

Bei **reinem Vitamin-D-Mangel**, also ohne Malabsorptionssyndrom, genügen täglich 10−100 µg Vitamin D_3 (400−4000 IE).

Liegt eine **Malabsorption** vor, dann werden 7,5 mg Vitamin D_3 (300 000 IE) im Abstand von 4−6 Wochen intramuskulär injiziert. Anfänglich steigt die alkalische Serumphosphatase noch weiter an, um dann allmählich abzusinken. Im allgemeinen dauert es ungefähr 3−6 Monate, bis eine Normalisierung der Phosphatasewerte und Beschwerdefreiheit erreicht sind. Ab diesem Zeitpunkt genügt es dann, wenn alle 3 Monate 7,5 mg Vitamin D_3 (300 000 IE) injiziert werden. Während der Heilungsphase der Osteomalazie kann zusätzlich noch oral Calcium verabreicht werden, und zwar ungefähr 1−2 g täglich, um eine Rekalzifizierungstetanie, die besonders bei Kindern häufig ist, zu verhindern.

Zur Behandlung der **Antiepileptika-Osteomalazie** genügen bei den asymptomatischen Formen (also lediglich mit erniedrigtem Calcium und erhöhter alkalischer Phosphatase ohne klinische Beschwerden) 10−30 µg Vitamin D_3 täglich (400−1200 IE), bei manifester Osteomalazie sind höhere Dosen, zum Beispiel 50−250 µg Vitamin D_3 täglich (2000−10 000 IE) erforderlich.

Da bei den **renalen tubulären Osteomalazien** mit Phosphatverlust keine Störung des Vitamin-D-Stoffwechsels vorliegt, ist an sich die Verabreichung von Vitamin D bzw. von Metaboliten nicht indiziert. Im übrigen wären zur Behandlung sehr hohe Dosen von Vitamin D erforderlich, weshalb diese Tubulopathien früher auch Vitamin-D-resistente Osteomalazien genannt wurden. Man verabreicht Phosphat in steigender Dosierung bis zu 2,5 g Phosphor/m² Körperoberfläche beim Erwachsenen. Dabei kann es aber zu Durchfällen kommen, die zu einer Dosisreduzierung zwingen. Diese hohen Phosphatmengen können das Serumcalcium senken, so das ein sekundärer Hyperparathyreoidismus resultiert. Es ist daher notwendig, bei hochdosierter Phosphatbehandlung dieser Tubulopathien in regelmäßigen Abständen das immunoreaktive Parathormon zu bestimmen. Steigt es an, dann ist in diesen Fällen die Verabreichung von Vitamin D bzw. 1,25 Vitamin D_3, das insbesondere die Calciumabsorption aus dem Darm steigert, indiziert, um den sekundären Hyperparathyreoidismus zu verhindern. Werden von vornherein, wie es bei Kindern üblich ist, Phosphat und Vitamin D zusammen verabreicht, dann beträgt im allgemeinen die Vitamin-D-Dosierung 2000 IE Vitamin D_3/kg Körpergewicht. Bei der **renal-tubulären Azidose** muß darüber hinaus die Korrektur der Azidose angestrebt werden.

Prognose und Verlauf

Sie richten sich nach der Ursache der Osteomalazie. Bei den Vitamin-D-bedingten Formen kommt es (außer bei der renalen Osteodystrophie) unter Therapie sehr schnell zu einer eklatanten Besserung, während die Behandlung der tubulären Osteomalazien sehr langwierig ist.

Weiterführende Literatur

Audran, M., R. Kumar: The Physiology and Pathophysiology of Vitamin D. Mayo Clin. Proc. 60 (1985) 851

Favus, M. J.: Primer on the Metabolic Bone Diseases and Disorders of Mineral Metabolism. American Soc, for Bone and Mineral Research. Byrd Press, Richmond, Virginia (USA) 1990

Kruse, H. P.: Diagnose, Pathophysiologie und Therapie der Osteomalazie. Z. Rheumatol. 48 (1989) 55

Semmler, J.: Mittelmeer- Anreiner Osteomalazie. Nieren- und Hochdruckkr. Im Druck

Merke: Eine echte Osteomalazie kann auf einem Vitamin-D-Mangel und/oder auf einer Vitamin-D-Stoffwechselstörung, ferner auf einem Phosphatverlust bei Tubulopathie beruhen.

Bei beiden Erkrankungsformen ist die alkalische Phosphatase meist erhöht.

Das Hauptsymptom der Osteomalazie sind generalisierte Skelettschmerzen, während bei der Osteoporose der lokalisierte Schmerz als Frakturfolge im Vordergrund steht.

Die Behandlung eines Vitamin-D-Mangels bzw. einer Vitamin-D-Stoffwechselstörung führt oft schon nach wenigen Wochen zur Beschwerdefreiheit.

Osteodystrophia deformans Paget

Definition: Bei der Osteodystrophia deformans Paget handelt es sich, im Gegensatz zur Osteoporose, zur Osteomalazie und zum primären Hyperparathyreoidismus, nicht um eine generalisierte, sondern um eine lokalisierte Osteopathie. Primär sind Zahl und Aktivität der Osteoklasten, sekundär auch die Zahl der Osteoblasten gesteigert. Dies führt zu einem hohen Knochenumsatz mit unkoordinierter, überstürzter, nicht den Erfordernissen des Organismus angepaßter Knochenneubildung (histologisch Mosaikstruktur). Trotz lokalisierter Skelettverdichtung resultieren Deformierungen und Frakturen.

Häufigkeit

Aufgrund von Untersuchungen bei 4640 Sektionen rechnet man mit einer Häufigkeit von ungefähr 3–4% bei über Vierzigjährigen. Die Osteodystrophia deformans Paget gilt als Erkrankung des „fortgeschrittenen" Alters: unsere jüngste Patientin ist 38, unser jüngster Patient 43 Jahre alt.

Ätiologie

Neuerdings steht die Virusätiologie im Vordergrund: In Osteoklasten, nicht jedoch in Osteoblasten und in Osteozyten wurden intranukleäre Einschlüsse, wie sie auch bei Masernvirus-Infektionen bekannt sind, gefunden.

Eine Zeitlang war ein Zusammenhang mit der Haltung von Hunden angenommen worden, dies ist inzwischen jedoch widerlegt.

Nicht in die Vorstellung einer Virusätiologie paßt das familiäre Vorkommen der Osteodystrophia deformans Paget.

Klinik

34% unserer Patienten waren beschwerdefrei. Die Erkrankung war zufällig, sei es aufgrund von Röntgenbildern, sei es aufgrund einer Erhöhung der alkalischen Phosphatase, entdeckt worden.

Über isolierte Knochenschmerzen klagten 8% der Patienten, bei 28% standen Deformierungen, bei 20% eine Gelenkbeteiligung, insbesondere des Hüftgelenkes, im Vordergrund.

Am häufigsten befallen sind das Becken, dann Femora (Abb. 7.**8**), Tibiae, das Os sacrum, Lendenwirbelkörper 5 und 4.

Die Schmerzen sind häufig diffus-vage, werden

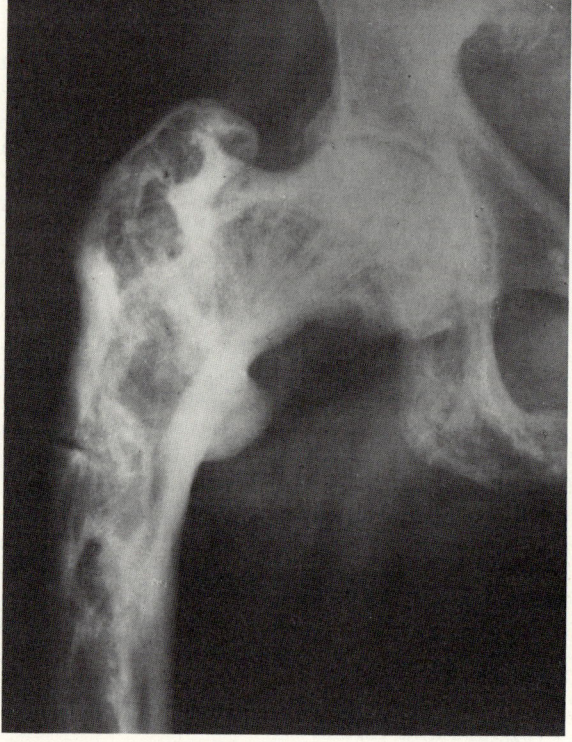

Abb. 7.**8**   „Ermüdungsfraktur" bei Osteodystrophia deformans Paget. 79jähriger Patient

als „rheumatisch" fehlinterpretiert, nicht selten bemerkt der Patient zuerst eine Verkrümmung einer Extremität (z. B. Femur oder Tibia) und eine höhere Hauttemperatur über dem befallenen Knochenareal.

Die Schmerzen werden meist weniger primär ossär als vielmehr sekundär, z. B. durch Begleitarthrosen, verursacht, insbesondere im Hüft- und Kniebereich, ferner im Bereich der Sprunggelenke infolge der Fehlstellungen.

Diagnostisches Vorgehen

Radiologisch finden sich:

– osteolytische Formen z. B. am Schädel als „kalkarmes Umbaufeld",
– sklerotische Formen, insbesondere im Bereich des Beckens und der Wirbelsäule mit grob-strähnigem Spongiosaumbau,
– bei der gemischten Form können lytische und sklerotische Herde gemeinsam vorkommen.

Bei Verdacht auf Osteodystrophia deformans Paget sollte zuerst eine Ganzkörper-Skelettszintigraphie durchgeführt werden. Diese erlaubt es, die Ausdehnung des pathologischen Prozesses zu erfassen, dann gezielt die befallenen Knochenareale zu röntgen und gegebenenfalls selektiv eine Biopsie durchzuführen. Hier soll noch einmal daran erinnert werden, daß die Osteodystrophia deformans Paget keine generalisierte, sondern eine lokalisierte Skeletterkrankung darstellt, die nicht befallenen Skelettareale zeigen also ein normales histologisches Bild.

Bei 3% unserer Patienten war trotz positiver Radiologie die Szintigraphie negativ, bei 18% hatten wir Areale festgestellt, die radiologisch noch keine Auffälligkeit, jedoch szintigraphisch bereits einen positiven Befund aufwiesen. Bei den übrigen stimmten Radiologie und Szintigraphie überein.

Therapie

Eine Behandlung ist nicht in jedem Fall erforderlich, da über 30% der Patienten beschwerdefrei sind.

Es hat sich bewährt, zu unterscheiden zwischen den primären, vom Skelettbefall selbst ausgehenden Schmerzen und den sekundären, durch Fehlstellung bedingten Schmerzen, wenngleich diese Unterscheidung im Einzelfall häufig schwierig ist.

Die Tab. 7.12 zeigt das Vorgehen bei den primären und den sekundären Schmerzen.

Indikationen zur medikamentösen Paget-Behandlung sind:

- die primären Schmerzen,
- wiederholte Frakturen,
- drohende Frakturen, z. B. bei Deformierungen,
- neurologische Komplikationen,
- vor und nach orthopädischen korrigierenden Eingriffen.

Zur medikamentösen Behandlung wird heute vor allem Calcitonin eingesetzt, da dieses Hormon sowohl antiosteolytische wie auch analgetische Eigenschaften besitzt. Ist nach 3 Monaten Behandlung (Montag bis Freitag abends 100 IE subkutan oder intramuskulär) keine eindeutige Besserung der Schmerzen und/oder kein Abfall der alkalischen Phosphatase um 50% erfolgt, dann kann von weiteren Calcitonin-Gaben kein durchschlagender Erfolg mehr erwartet werden und sollten Phosphonate eingesetzt werden.

Merke: Bei der Osteodystrophia deformans Paget handelt es sich um eine lokalisierte Osteopathie mit vermehrter, aber unkoordinierter Knochenneubildung. Die alkalische Phosphatase ist meistens erhöht. Häufigste Lokalisation untere Lendenwirbelsäule und Os sacrum. Frakturen der befallenen Extremitäten (insbesondere Femur und Tibia) sind häufig. Behandlung medikamentös mit Calcitonin und bei Fehlstellungen mit korrigierenden orthopädischen Eingriffen.

Tabelle **7.12** Möglichkeiten der medikamentösen Therapie der primären und der sekundären Schmerzen bei Osteodystrophia deformans Paget

Primäre Schmerzen	– Salicylate
	– Antirheumatika
	– Calcitonin
	– Phosphonate
Sekundäre Schmerzen	– Antirheumatika
	– Physiotherapie
	– orthopädische Versorgung
	– Calcitonin

Weiterführende Literatur

Hamdy, R. C.: Paget's Disease of Bone. Praeger, 1981
Ziegler, R.: Morbus Paget des Skeletts, Z. Rheumatol. 48, Seppl. 1 (1989) 68
Zollinger, H., R. Grampp, M. A. Dambacher. Diagnose und Therapie der Osteodystrophia deformans Paget Z. Orthop. 128 (1990) 249

8 Erkrankungen des rheumatischen Formenkreises

P. W. Hartl

Unter dem nur unzureichend definierten Krankheitsbegriff „Rheumatismus" wird eine Vielzahl von Krankheitsbildern zusammengefaßt, die sich vor allem am Bewegungsorgan (Wirbelsäule, Gelenke, gelenknahe Strukturen und Muskulatur) manifestieren und hier zu Schmerzen und Funktionseinbußen führen. Der rheumatische Formenkreis wird grob vereinfachend eingeteilt in die sogenannten *degenerativen* Gelenkerkrankungen (Arthrosen), die auf dem Boden eines unphysiologischen Knorpelabbaues entstehen, und den Bereich der sogenannten *entzündlichen* Rheumaformen (Arthritiden). Aufgrund gemeinsamer klinischer, röntgenologischer sowie immunologischer Symptome wurden zusätzlich zu den klassischen Repräsentanten wie z. B. der rheumatoiden Arthritis und dem rheumatischen Fieber neue Formenkreise geschaffen, in denen verwandte Krankheitsbilder nosologisch zusammengefaßt sind (z. B. Kollagenosen im engeren Sinne, seronegative Spondarthritiden u. a. m.).

Tabelle 8.1   Einteilung und Nomenklatur der rheumatischen Erkrankungen*

Entzündliche Rheumaformen

Rheumatoide Arthritis	Kollagenosen im engeren Sinne	Seronegative Spondarthritiden
Sjögren-Syndrom	Lupus erythematodes	Ankylosierende Spondylitis
„Overlap-Syndrome"	disseminatus	Psoriasis-Arthritis
Felty-Syndrom	Systemische progressive	Reaktive Arthritiden
Caplan-Syndrom	Sklerodermie	Reiter-Syndrom
Palindromer Rheumatismus	Mixed Connective Tissue Disease (MCTD, Sharp-Syndrom)	Enterokolitische Spondarthropathien
Juvenile chronische Arthritis	Eosinophile Fasziitis	
	Dermatomyositis (Polymyositis)	
	Vaskulitissyndrome	Behçet-Syndrom
	Panarteriitis nodosa u. a.	
	Arteriitis temporalis	
	(Polymyalgia rheumatica)	

Kristallarthropathien
   Arthritis urica, Chondrokalzinose, Apatit-Arthropathie

Mikrobiell verursachte Arthritiden
Lyme-Borreliose
Rheumatisches Fieber
Symptomatische Arthritiden bei primär nicht rheumatischen Erkrankungen

Degenerative Rheumaformen

Arthrosis deformans		
Finger-Polyarthrose	Große Gelenke	Wirbelsäule
(Typ Heberden-Bouchard)	Omarthrose, Koxarthrose,	Osteochondrose, Spondylosis
Rhizarthrosis deformans	Gonarthrose	deformans, Spondylarthrose

Extraartikuläre Rheumaformen (Weichteilrheumatismus, Fibrositis)

Fibromyalgie-Syndrome, Tendomyopathien u. a. m.

---

* Die Nomenklatur rheumatischer Erkrankungen ist nicht selten sprachlich inkorrekt, die Terminologie national und international nicht einheitlich. – Tabelle ohne Anspruch auf Vollständigkeit

Rheumatoide Arthritis

Definition: Die rheumatoide Arthritis — Namensgebung durch Garrod 1858, im deutschen Sprachbereich auch (früher: primär oder progredient) chronische Polyarthritis ([p]cP) — ist definiert als eine Systemerkrankung unbekannter Ätiologie, die sich vorwiegend an den Gelenken manifestiert. Auf dem Boden einer chronischen Entzündung der Membrana synovialis, die zur Zerstörung des Gelenkknorpels führt und die gelenknahen Bereiche mit einbezieht, kommt es im Rahmen eines schubweise progredienten Verlaufs zu schmerzhafter Schwellung und Funktionseinbuße der betroffenen Gelenke, die in Spätstadien bis zur völligen Zerstörung der Gelenkstrukturen fortschreitet. Klinisch-arthrologisch ist das Krankheitsbild durch den symmetrischen Gelenkbefall gekennzeichnet. Unter den extraartikulären Manifestationen sind subkutane Rheumaknoten häufig, eine Beteiligung der inneren Organe oder des Nervensystems auf dem Boden granulomatöser oder vaskulitischer Vorgänge dagegen eher selten.

Häufigkeit und geographische Verbreitung

Die rheumatoide Arthritis tritt offensichtlich nur beim Menschen auf. Sie ist weltweit verbreitet. Die Prävalenz wird im Schrifttum zwischen 1% und 3% der erwachsenen Bevölkerung angegeben. Die epidemiologischen Daten unterliegen gewissen geographischen Schwankungen und variieren je nach Alter und Geschlecht. Die rheumatoide Arthritis läßt eine ausgesprochene Bevorzugung des weiblichen Geschlechts erkennen. Der Quotient weiblich:männlich liegt bei 3(5):1. Eine familiäre Häufung der Erkrankung ist zu beobachten.

Ätiologie, Pathogenese und pathologische Anatomie

Die **Ätiologie** der rheumatoiden Arthritis ist bislang unbekannt. Aufgrund des derzeitigen Erkenntnisstandes sind für das Verständnis von Ätiologie und Pathogenese insbesondere die beiden folgenden Aspekte wichtig: die genetische Disposition beim Betroffenen und die daraus resultierenden Besonderheiten seiner Immunantwort auf exogene (z. B. mikrobielle) Faktoren bzw. Autoantigene.

So erkranken offenbar Träger des Allels HLA-DR4 des menschlichen Haupthistokompatibilitätskomplexes häufiger (70%) an einer seropositiven, progredient verlaufenden rheumatoiden Arthritis als Patienten, die dieses Allel nicht besitzen (28%). HLA-DR4 findet man in über 90% der Fälle mit extraartikulären Manifestationen der rheumatoiden Arthritis. Das relative Risiko für Träger dieses Antigens, an einer schweren rheumatoiden Arthritis zu erkranken, beträgt 4,5. Das Allel DR2 findet man bei Patienten mit rheumatoider Arthritis seltener als bei gesunden Kontrollpersonen.

Gesichert im Zusammenhang mit der Auslösung und Chronifizierung der rheumatoiden Synoviitis sind lokale Autoimmunphänome auf humoraler und zellulärer Grundlage. Zur Frage, auf welchem Wege solche pathogenen Autoimmunreaktionen entstehen, werden Störungen der Immunregulation diskutiert, die durch Antigenität körpereigener Substrate („altered self antigens", z. B. infolge von Konfigurationsänderungen von Immunglobulinen auf molekularer Ebene, durch Gewebeabbauprodukte aus Kollagen, Proteoglykanen, Fibrin u. a. m. sowie durch bislang nicht näher definierte mikrobielle Infektionen [Viren?]) induziert werden. Infolge einer insuffizienten Immunüberwachung kommt es zu einer abnormen Immunantwort — Autoimmunreaktion mit „Antiself-Aktivität" —, die z. B. gegen alteriertes Immunglobulin G (Rheumafaktoren) oder Kollagen Typ II (III) gerichtet ist. Im Rahmen solcher in der Membrana synovialis induzierten immunologischen Prozesse werden phlogistische Effektormechanismen mit Aktivierung zahlreicher Zellsysteme in Gang gesetzt, die schließlich zur Entwicklung und Chronifizierung der rheumatoiden Synoviitis führen (Abb. 8.**1**).

Im Zusammenhang mit den z. Zt. diskutierten Hypothesen im Sinne einer reaktiven Genese (S. 633) der rheumatoiden Arthritis schreibt man u. a. dem Epstein-Barr-Virus sowie bestimmten Parvovirusstämmen eine mögliche ätiologische Rolle zu.

Aufgrund des derzeitigen Wissensstandes über die **Pathogenese** der rheumatoiden Arthritis kann davon ausgegangen werden, daß es sich bei der rheumatoiden Synoviitis vorrangig um eine pathogene, wahrscheinlich genetisch kontrollierte, T-Zell-vermittelte Immunreaktion handelt, die durch ein noch nicht bekanntes exogenes (Virus-) oder Auto-Antigen ausgelöst wird. Diese Vorstellungen gründen sich insbesondere auf histologische Befunde, die durch eine massive Infiltration der Membrana synovialis mit Lymphozyten und Plasmazellen (Abb. 8.**2 a**) sowie durch eine seit langem bekannte lokale Produktion von Antiglobulinfaktoren (Rheumafaktoren) gekennzeichnet sind.

Die die entzündete Synovialis massiv infiltrierenden T-Lymphozyten sind nicht nur für die Aktivierung und Differenzierung von B-Lymphozyten zu Plasma-Zellen verantwortlich, die ihrerseits Rheumafaktoren (65% der gebildeten Immunglobuline) und andere Autoantikörper, z. B. gegen Kollagen, bilden, sondern auch für zellulär vermittelte pathogene Immunreaktionen im weitesten Sinne (Abb. 8.**1**). Die pathogene Bedeutung von T-Lymphozyten und Makrophagen liegt insbesondere in der Bildung von Zytokinen (Interleukinen, Interferonen), welche die zellulären Interaktionen der immunologischen Effektormechanismen steuern sowie die Freisetzung von Entzündungsmediatoren (Prostaglandinen, Leukotrienen, toxischen O_2-Radikalen u. a. m.) und knorpelaggressiven Enzymen in Gang setzen. Für die Induktion der pathogenen Immunantwort im Gelenk mißt man Zellen aus der Monozyten-Makrophagen-Reihe, die durch ihre langen dünnen Ausläufer auffallen und deshalb „Dendritic cells" genannt werden, besondere Bedeutung zu. Diese Zellen, die durch Interferon-γ aktiviert werden, exprimieren als Hinweis auf ihren besonderen Aktivierungszustand an ihrer Oberfläche vermehrt Klasse-II-Genprodukte des Majorhistokompatibilitätskomplexes (MHC), insbesondere HLA-DR-, DQ- und DP-Antigene. Dendritic cells mit ihrer hohen immunpathologischen Potenz (Bildung von Interleukin-1 und -6 sowie Tumor-Necrosis-Factor) vermögen offenbar die physiologische Kontrolle der T-Zell-Aktivierung zu überspielen und die entzündlichen Effektormechanismen auszulösen, die zur destruierenden Synoviitis führen. Von diesem Aktivierungsprozeß sind nicht nur die T-Lymphozyten betroffen, sondern auch Synoviozyten, Fibroblasten, Chondrozyten und Osteoklasten.

Die hinsichtlich der bislang bekannten formalen Pathogenese der rheumatoiden Synoviitis wichtigen **Rheuma-(Antiglobulin-)Faktoren** sind als Autoantikörper definiert, die mit der konstanten Region des Fc-Teils (C-2, C-3) des IgG-Moleküls spezifisch und unter Bildung von Immunkomplexen reagieren. Sie können auf dem Boden einer polyklonalen Stimulation (auslösender Trigger bislang unbekannt) entstehen oder aufgrund aktueller Hypothesen als anti-idiotypische Antikörper gegen Fc-Rezeptoren auf Bakterien oder Viren.

Großmolekulare Immunkomplexe aktivieren im synovialen Milieu (Membrana synovialis, Synovialflüssigkeit) die Komplementkaskade auf klassischem und alternativem Wege mit Freisetzung einer Vielzahl phlogistisch wirksamer Mediatorsubstanzen. Chemotaktisch aktive Polypeptide (Kinine) führen zur Einwanderung von Granulozyten sowie von Makrophagen und Mastzellen in die Gelenkhöhle. Gleichzeitig kommt es zum Einstrom großmolekularer Serumproteine (Fibrinogen) in das Gelenk. Granulozyten phagozytieren rheumafaktorhaltige Immunkomplexe unter Bildung von sog. Ragozyten (Hollander-Zellen, RA-cells, Abb. 8.2 b). Durch den Phagozytosevorgang, an dem sich auch Synoviadeckzellen („Lining cells" vom Typ A) beteiligen und phagozytoseunabhängige Mechanismen (Exozytose), werden knorpelaggressive Enzyme (neutrale Proteasen [Elastasen, Kollagenasen, Cathepsin G] sowie Proteoglykanasen u. a. m.) freigesetzt. Gleichzeitig kommt es zur Aktivierung von Gerinnung und Fibrinolyse. Die Clearance der Fibrinabbauprodukte ist dabei erheblich eingeschränkt und teilweise insuffizient.

Zur Zerstörung des Knorpels und der benachbarten Gelenkstrukturen trägt neben dem pathologisch veränderten synovialen Milieu der von den Umschlagstellen der Membrana synovialis ausgehende invasiv wachsende und enzymatisch hoch aktive **Pannus** (Proteasen, Glykanohydrolasen u. a. m.) in

hohem Maße bei (Abb. 8.1). Dieses gefäßreiche Granulationsgewebe, das den Knorpel an seiner Oberfläche angreift, enthält neben proliferierenden Gewebsfibroblasten vor allem Dendritic cells, aktivierte monozyten- und makrophagenähnliche Zellen, die Interleukin 1 freisetzen und über diesen Mechanismus den Knorpelabbau beschleunigen. Prostaglandin E₂ aus Fibroblasten und Makrophagen sowie osteoklastenaktivierende Faktoren aus aktivierten T-Lymphozyten bewirken die Demineralisierung und schließlich die Zerstörung der subchondralen Knochenstrukturen.

Für die systemischen Manifestationen der rheumatoiden Arthritis mit ihren verschiedenen extraartikulären Organsymptomen spielen zirkulierende Immunkomplexe bei der Entwicklung der *Immunvaskulitis* eine wesentliche pathogenetische Rolle. Solche vor allem IgG-Typ-rheumafaktorhaltige Immunkomplexe, die Komplement aktivieren, sind häufig in Kälte ausfällbar (Kryoglobuline) und bei entsprechenden Veränderungen an der Haut in den Gefäßstrukturen immunhistologisch nachweisbar. Bei Patienten mit rheumatoider Vaskulitis wird das HLA-Antigen DR3(B8) gehäuft gefunden.

Pathologisch-anatomisch ist die *rheumatoide Synoviitis* an Gelenken und Sehnenscheiden unspezifisch und gekennzeichnet durch ödematöse Aufquellung und Hyperämie der Membrana synovialis sowie durch eine massive Infiltration des Stromas mit Lymphozyten und Plasmazellen (Abb. 8.2 a), die Immunglobuline mit Rheumafaktoreigenschaften synthetisieren. Bei den mononukleären Zellen handelt es sich, wie Untersuchungen mit monoklonalen Antikörpern gezeigt haben, in 70–80% um aktivierte T-Lymphozyten. Sie tragen an ihrer Oberfläche als Aktivitätsmarker MHC-Klasse-II-Antigene (Ia, DR, DQ) und Interleukin-2-Rezeptoren. Lymphozyten vom Helfer-Inducer-Phänotyp (CD4) findet man bevorzugt in Lymphfollikeln, während Lymphozyten vom Suppressor-(zytotoxischen) Phänotyp (CD8) diffus über die Membrana synovialis verteilt sind. In der Peripherie der Follikel sind Plasmazellen, Makrophagen und gelegentlich mehrkernige Riesenzellen lokalisiert. Aktivierte B-Lymphozyten liegen in den Reaktionszentren der Lymphfollikel. (Fibrinoide) Nekrosen, Granulome und vaskulitische Veränderungen findet man nur in einzelnen Fällen. Die Synovia-Deckzellen (Abb. 8.2 a) erscheinen vergrößert, teilweise mehrschichtig angeordnet und mit Fibrin belegt. Das Gelenkexsudat enthält reichlich Granulozyten und ist stark fibrinhaltig. Ragozyten sind durch den Nachweis intrazellulär gelegener rheumafaktorhaltiger Immunkomplexe im Phagosom zu identifizieren (Abb. 8.2 b).

Rheumaknoten und das intrakutan gelegene Granuloma anulare sind histologisch durch eine zentrale Nekrosezone gekennzeichnet, die von palisadenartig angeordneten Fibroblasten (Makrophagen) umgeben und von zellreichem Granulationsgewebe eingeschlossen ist. Bei systemischen Manifestationen durch zirkulierende Immunkomplexe und deren Ablagerungen im Gewebe – vaskulitische Purpura, periphere Neuropathie u. a. m. – findet man immunhistologisch das Bild der *Immunkomplexvaskulitis* (S. 618).

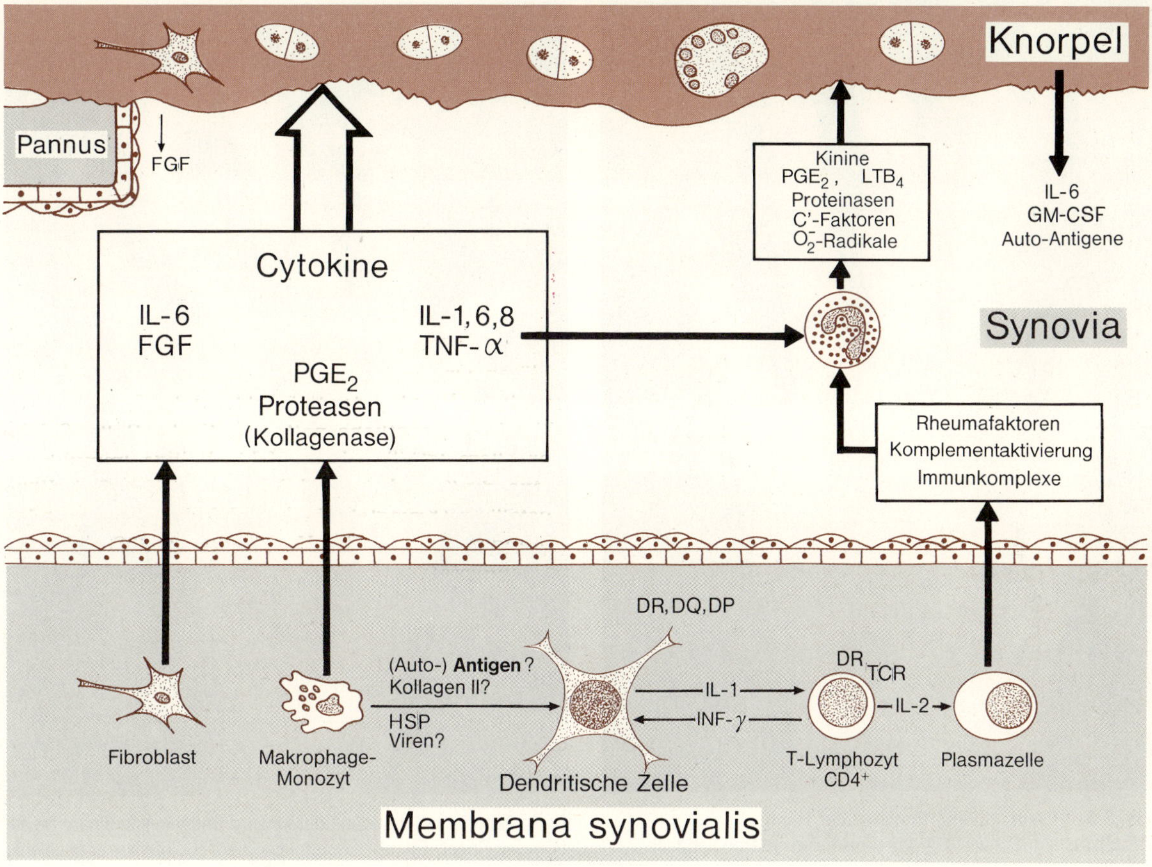

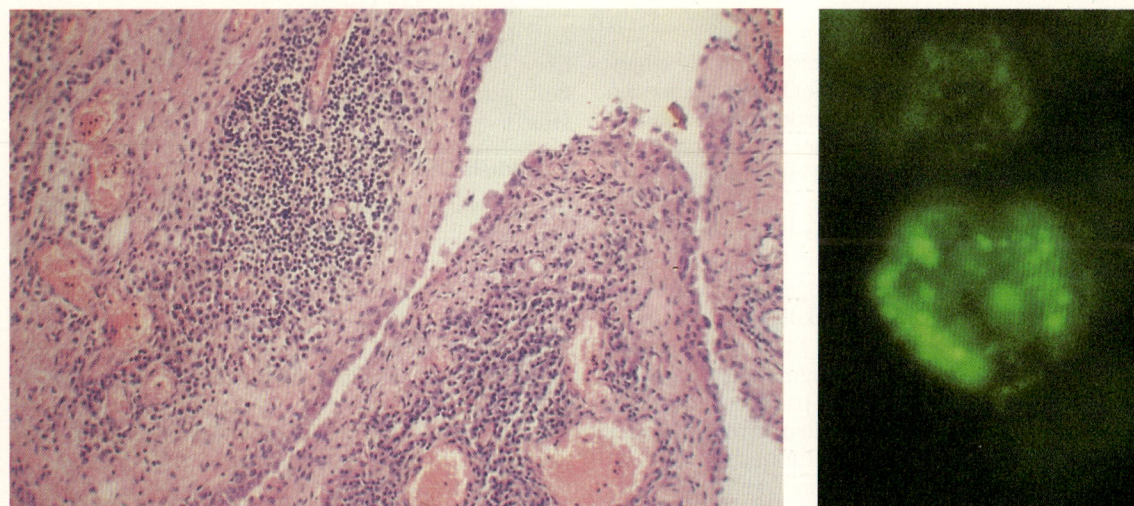

Knorpel

Pannus ↓ FGF

Cytokine

IL-6
FGF

IL-1,6,8
TNF-α

PGE$_2$
Proteasen
(Kollagenase)

Kinine
PGE$_2$, LTB$_4$
Proteinasen
C'-Faktoren
O$_2^-$-Radikale

IL-6
GM-CSF
Auto-Antigene

Synovia

Rheumafaktoren
Komplementaktivierung
Immunkomplexe

DR,DQ,DP

(Auto-) **Antigen**?
Kollagen II?

HSP
Viren?

IL-1

INF-γ

DR
TCR

IL-2

Fibroblast

Makrophage-
Monozyt

Dendritische Zelle

T-Lymphozyt
CD4$^+$

Plasmazelle

Membrana synovialis

Abb. 8.1 Vorstellungen zur Pathogenese der rheumatoiden Entzündung

CD4	= Clusters of Differentiation 4 (T-Helfer-Zelle)		INF	= Interferon
DR, DQ, DP	= Klasse-II-Antigene des Major-Histokompatibilitätskomplexes		LTB$_4$	= Leukotrien B$_4$
FGF	= Fibroblast Growth Factor		PGE$_2$	= Prostaglandin E$_2$
GM-CSF	= Granulocyte Macrophage Colony Stimulating Factor		TCR	= T-Cell Receptor
HSP	= Heat Shock Protein		TNF	= Tumor Necrosis Factor
IL	= Interleukin			

Abb. 8.**2a** Rheumatoide Synoviitis mit massiver lymphoplasmazellulärer Infiltration des Stromas und Verbreiterung der Synovialzelldeckschicht

b Leukozyt mit phagozytierten Immunkomplexen (Synovialausstrich, entwickelt mit fluoreszeinmarkiertem Antikomplementserum)

a

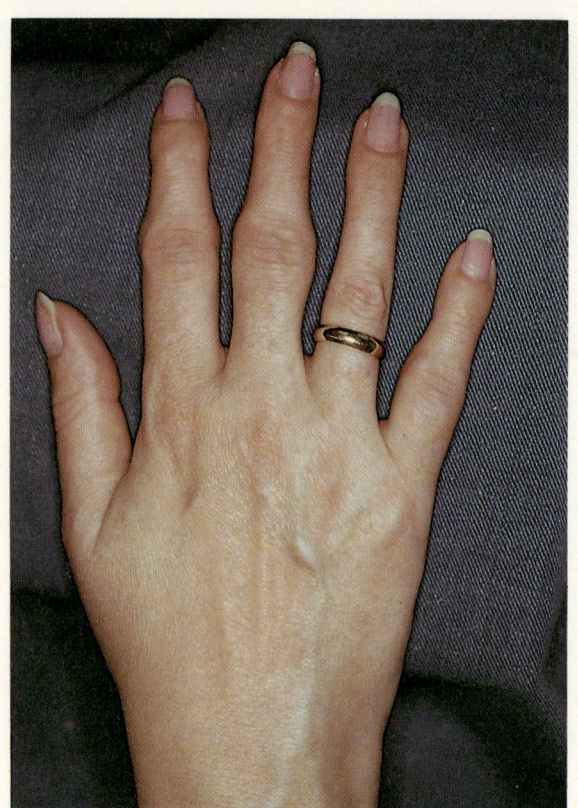

b

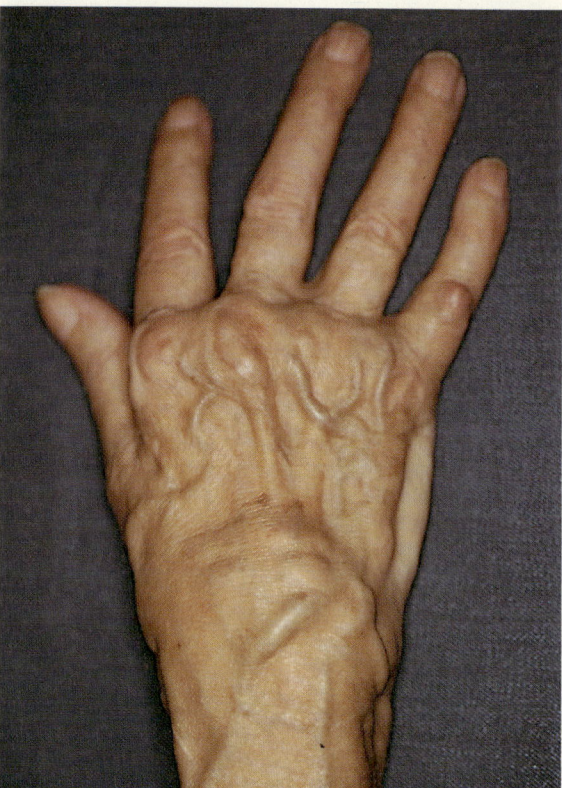

Abb. 8.3   Rheumatoide Arthritis an der Hand
a Frühstadium: Schwellung der proximalen Interphalangealgelenke

b Spätstadium: Schwellung der Fingergrundgelenke, ulnare Deviation der Finger, Rheumaknoten über dem Kleinfingermittelgelenk,
dorsale Tenosynoviitis der langen Fingerstrecker

Die bei etwa 10% der Fälle von rheumatoider
Arthritis, insbesondere in fortgeschrittenen Stadien
und nach langem Krankheitsverlauf nachweisbare *sekundäre Amyloidose* entspricht dem AA-Typ (Näheres S. 604 u. 608).

Klinik

Anamnese

In der Regel beginnt die rheumatoide Arthritis schleichend (primär chronisch) mit uncharakteristischen
(Allgemein- und) Gelenkbeschwerden. Die Patienten
klagen bereits im Initialstadium der Erkrankung über
eine schmerzhafte Steife der Finger am Morgen
(„Morgensteife") oder Schmerzen im Vorfußbereich
bei längerem Gehen. Im weiteren Verlauf kommt es
zur schmerzhaften Schwellung der Finger, insbesondere der Fingermittel- und -grundgelenke. Selten beginnt die Arthritis olig-(mon-)artikulär und asymmetrisch, z. B. im Bereich der Karpi, Knie- oder Sprunggelenke (Achtung: Differentialdiagnose reaktive Arthritis, Psoriasis-Arthritis [sine psoriase], juvenile
chronische Arthritis). In Einzelfällen wird ein akuter
Krankheitsbeginn mit Temperaturanstieg bis zu
38,5 °C, schmerzhafter Schwellung zahlreicher Gelenke und mehr oder weniger ausgeprägten Allgemeinsymptomen (Leistungsrückgang, Inappetenz,
Schweißneigung) zur Vorgeschichte angegeben. Bei
Frauen entwickelt sich die rheumatoide Arthritis

nicht selten nach einer Schwangerschaft oder im Klimakterium. Bei Erkrankungsbeginn im höheren Lebensalter bestimmen Schmerzen in den großen Gelenken sowie eine diffuse Schwellung und Steife der
Finger (Karpi, Vorfüße, Sprunggelenke) das klinische
Bild, das therapeutisch oft nur schwer zu beeinflus-
sen ist (**L**ate **O**nset **R**heumatoid **A**rthritis [LORA], senile rheumatoide Arthritis).

Gelegentlich fehlen in der Anamnese Angaben
über Gelenkschmerzen, die Funktionseinbußen stehen ganz im Vordergrund („Rheumatismus robu-
stus").

Krankheitsbild

In der Frühphase der Erkrankung steht der **Gelenkschmerz** im Vordergrund. Betroffen sind insbesondere die Prädilektionsgelenke der rheumatoiden
Arthritis an der Hand (Fingergrund- und -mittelge-
lenke unter Aussparung von Fingerendgelenken und
Karpus, Abb. 8.3 a) sowie an den Vorfüßen (Zehen-
grundgelenke). Sehr typisch für die rheumatoide
Arthritis in der Initialphase ist die Angabe des Patienten über die Steifigkeit der Finger am Morgen („*Morgensteife*"), die zu Schwierigkeiten im täglichen Leben, z. B. beim morgendlichen Schnürsenkelbinden,
beim Wasserhahnaufdrehen oder beim Anlassen des
Autos am Morgen führen kann. Im weiteren Verlauf
beherrschen die lokalen Entzündungszeichen an den
betroffenen Gelenken wie **Schwellung** (s. Abb.

8.**3 a**), (seltener: Überwärmung, Rötung, Hyperpigmentation gelenknaher Hautareale) und die zunehmenden Funktionseinbußen das arthrologische Bild: die Kraftlosigkeit der Finger insbesondere morgens, die fehlende Fähigkeit zum Faustschluß, die herabgesetzte Griffstärke, ein Streckdefizit in den Ellbogen- bzw. Kniegelenken, insbesondere bei unsachgemäßer Lagerung. Der Gelenkbefall folgt in der Mehrzahl der Fälle einem symmetrischen Verteilungsmuster. Nicht selten sind bereits in Frühstadien auch Sprung-, Knie-, Ellbogen- und Schultergelenke betroffen. Die begleitende Tenosynoviitis der langen Fingerstrecker in Höhe des Lig. carpi transversum mit Schwellung des Handrückens wird oft als Sehnenscheidenhygrom (Ganglion) fehlgedeutet. Junge Frauen klagen über kalte Hände und eine vermehrte Schweißneigung der Handinnenflächen.

Eine Nervus-medianus-Kompression *(Karpaltunnelsyndrom)* entsteht durch Synoviitis in den volaren Kompartimenten des Karpus und den dadurch entstehenden Druck des querverlaufenden Lig. carpale auf den Nerv. Die typischen nächtlich exazerbierenden Parästhesien (Daumen, Zeige- und Mittelfinger) sind bereits in Frühstadien häufig. Die Diagnose wird anhand elektroneurographischer Parameter (Nervenleitgeschwindigkeit) gesichert.

Gelenkdeformationen mit meist deutlichen Funktionseinbußen prägen den arthrologischen Befund in fortgeschrittenen Stadien: ulnare Deviation und palmare Subluxation der Finger in den Grundgelenken (Abb. 8.**3 b**), „Knopflochdeformität" mit Beugekontraktur im Fingermittelgelenk bei Überstreckung im Endgelenk, „Schwanenhalsdeformität" mit Beugekontraktur des Fingergrundgelenkes, Überstreckung des Fingermittelgelenkes und Beugekontraktur des Fingerendgelenkes, „Entenschnabel"-(90–90–)Deformität des Daumens, Deformierung des Karpus u. a. m. Hallux valgus, Krallenzehenbildung, fibulare Abduktion und dorsale Subluxation der Zehen in den Grundgelenken führen zum Bild des „Rheumafußes" mit Vorfußschmerz, behinderter Abrollfunktion und dadurch eingeschränkter Gehfähigkeit. Im weiteren Verlauf der Polyarthritis sind bei zentripetaler Ausbreitung des Gelenkbefalls schließlich auch die stammnahen Gelenke in den synoviitischen Prozeß mit einbezogen. Eine dorsale Aussackung der Kniegelenkkapsel durch Ergußbildung (Poplitea-Zyste, Arthrozele) oder eine Kapselruptur führen zur Entwicklung von sog. *Baker-Zysten* (NB: häufige Fehldiagnose Unterschenkelvenenthrombose). Schäden an den paraartikulären Ligamenten (z. B. Seitenbandlockerung am Kniegelenk) führen zu Instabilität und Subluxation des betroffenen Gelenkes. Schnenrupturen, z. B. der langen Fingerstreckersehnen – gefährdet sind insbesondere der 5., seltener der 4. und 3. Strahl – beim *Caput-ulnae-Syndrom*, beeinträchtigen zusätzlich die Bewegungsfunktion betroffener Gelenke.

Neben der häufig ausgeprägten lokalen und generalisierten *Osteoporose* findet man in fortgeschrittenen Krankheitsstadien am **Skelett** als potentiell folgenschwere Komplikation der Synoviitis des atlan-

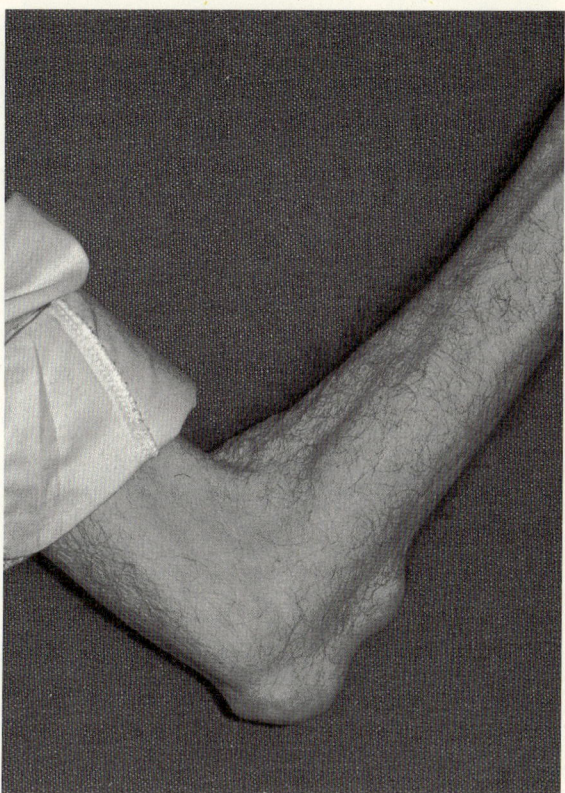

Abb. 8.**4**   Subkutane Rheumaknotenbildung

tookzipitalen Gelenkes sowie einer Lockerung des Lig. transversum dentis eine *atlantoaxiale Subluxation* mit entsprechenden neurologischen und vaskulären Komplikationen (ausstrahlende Nackenschmerzen, Parästhesien, Paresen, Schwindel, Dysphagien, Sprachstörungen, Synkopen und schließlich die tödliche Intrusio des Dens in das Foramen occipitale magnum, z. B. im Rahmen von anästhesiologischen Maßnahmen). Die Diagnose erfolgt röntgenologisch (seitliche Halswirbelsäule, Computertomographie) bzw. mit Hilfe der Magnetresonanztomographie.

Die **Muskulatur** ist mit lokaler oder generalisierter Schwäche und Atrophie, gelegentlich auch unter dem Bild einer nodulären Myositis, am Krankheitsgeschehen beteiligt.

Unter den extraartikulären Manifestationen der rheumatoiden Arthritis an der Haut signalisieren **subkutane Rheumaknoten** (Abb. 8.**4**), die – schmerzlos und palpatorisch von prallelastischer Konsistenz – an Stellen von vermehrtem mechanischem Druck, vorwiegend distal des Ellenbogengelenkes, seltener präsakral, bei etwa 25% der Fälle auftreten, Aktivität des synoviitischen Prozesses und Neigung der Polyarthritis zur Progredienz. (Differentialdiagnose bei Lokalisation am Ellenbogen: Gichttophi, Bursitis urica, Xanthomatose, multizentrische Retikulohistiozytose.) Rheumaknoten können sich unter einer wirksamen Therapie im Krankheitsverlauf teilweise oder vollständig zurückbilden. Atypisch gelegene Knoten führen gelegentlich zu überraschenden Organsymptomen, z. B. bei pleuranaher Lage in der

a

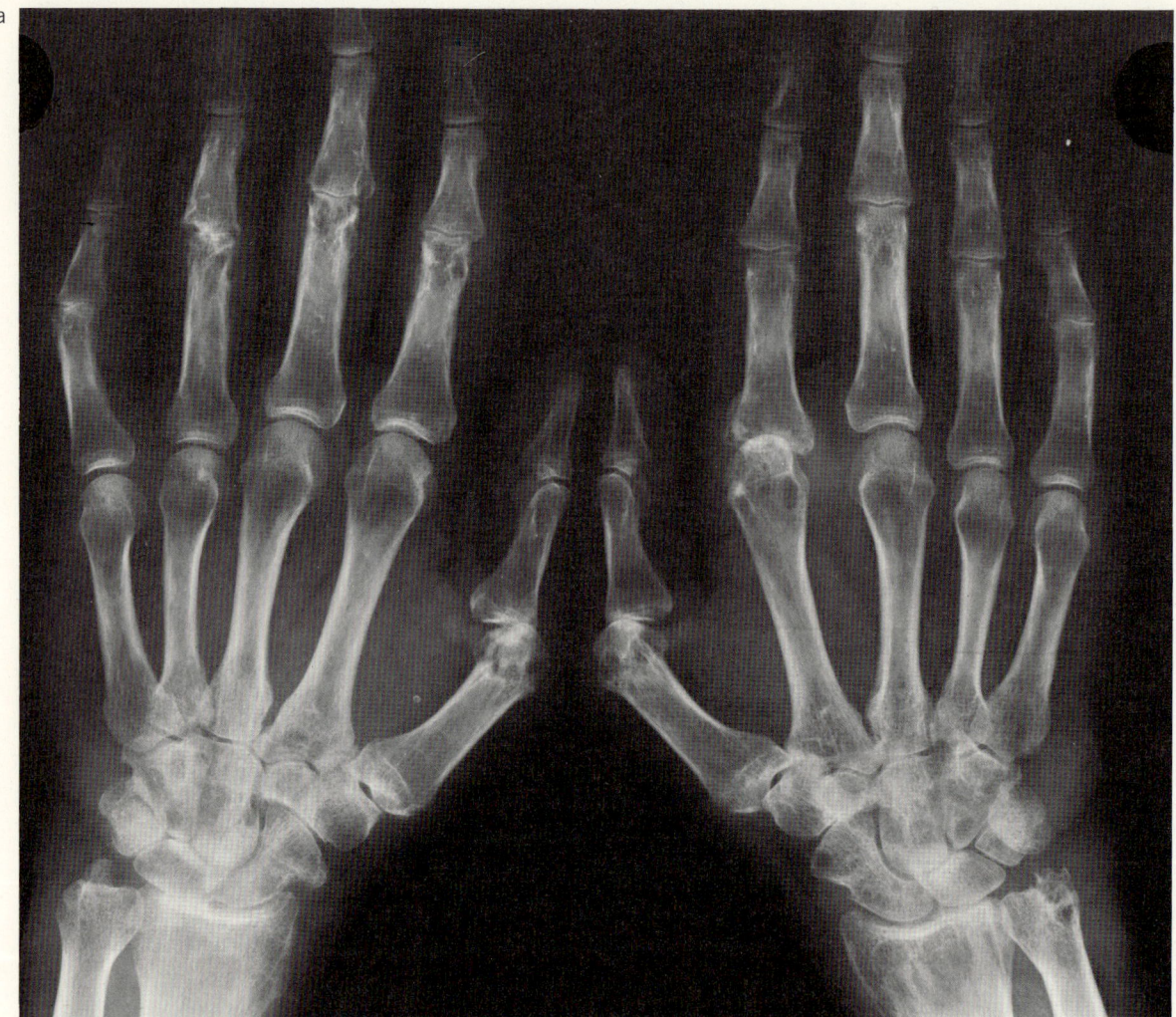

Abb. 8.**5**   Typische Röntgenbefunde bei rheumatoider Arthritis an der Hand: Gelenknahe Osteoporose („phlogistisches Kollateralphänomen"), Gelenkspaltverschmälerungen, zystische Spongiosaauflockerung, Usuren (Erosionen), Destruktionen einzelner Fingergrund- und
-mittelgelenke (Pfeil), Ankylosen (beginnende Os-carpale-Bildung), Fehlstellungen (Subluxationen)
a Mäßig fortgeschrittenes Stadium entsprechend Steinbrocker II (Laufzeit der Erkrankung 4 Jahre)

Lunge zum Pneumothorax oder am Auge zu einer
Scleromalacia perforans.

Intrakutan lokalisierte, histologisch den subkutanen Rheumaknoten vergleichbare Hautveränderungen entwickeln sich als Granuloma anulare. Sugillationen der Haut beobachtet man als Nebenwirkung
langfristig durchgeführter Glucocorticosteroidmedikationen. Die palpable Purpura ist typisch für ein Vaskulitis-Syndrom (S. 618).

Als weitere extraartikuläre Manifestation ist die
sekundäre Anämie zu nennen, die als Zeichen ausgeprägter Aktivität des rheumatischen Grundprozesses gilt.

Veränderungen am Auge im Sinne der Skleritis und Episkleritis sind eher selten und in der Regel
therapeutisch gut beeinflußbar. Die für die ankylosierende Spondylitis charakteristische vordere Uveitis
wird bei der rheumatoiden Arthritis nicht beobachtet.

Gleiches gilt für die granulomatöse Iridozyklitis der
juvenilen chronischen Arthritis. In etwa 10% der Fälle
von rheumatoider Arthritis entwickelt sich ein sekundäres Sjögren-Syndrom (s. S. 618) mit Keratocon-
junctivitis sicca und Xerostomie, nicht selten als Hinweis auf ein „Overlap-(Überlappungs-)Syndrom".

Eine Beteiligung des **Herzens** und der **Lunge**,
klinisch unter dem Bilde einer Perikarditis oder Pleuritis, wird vor allem bei sehr floriden Verläufen der
rheumatoiden Arthritis beobachtet. Rheumatoide
Aortitis und Pneumonitis gelten als seltene extraartikuläre Manifestationen. Selten ist auch die nekrotisierende Bronchiolitis, die unter bestimmten Therapieformen (z. B. unter Gold und D-Penicillamin) auftreten kann. Bei Fällen mit sekundärer *Amyloidose* stehen klinisch nephrotisches Syndrom und Niereninsuffizienz im Vordergrund.

b

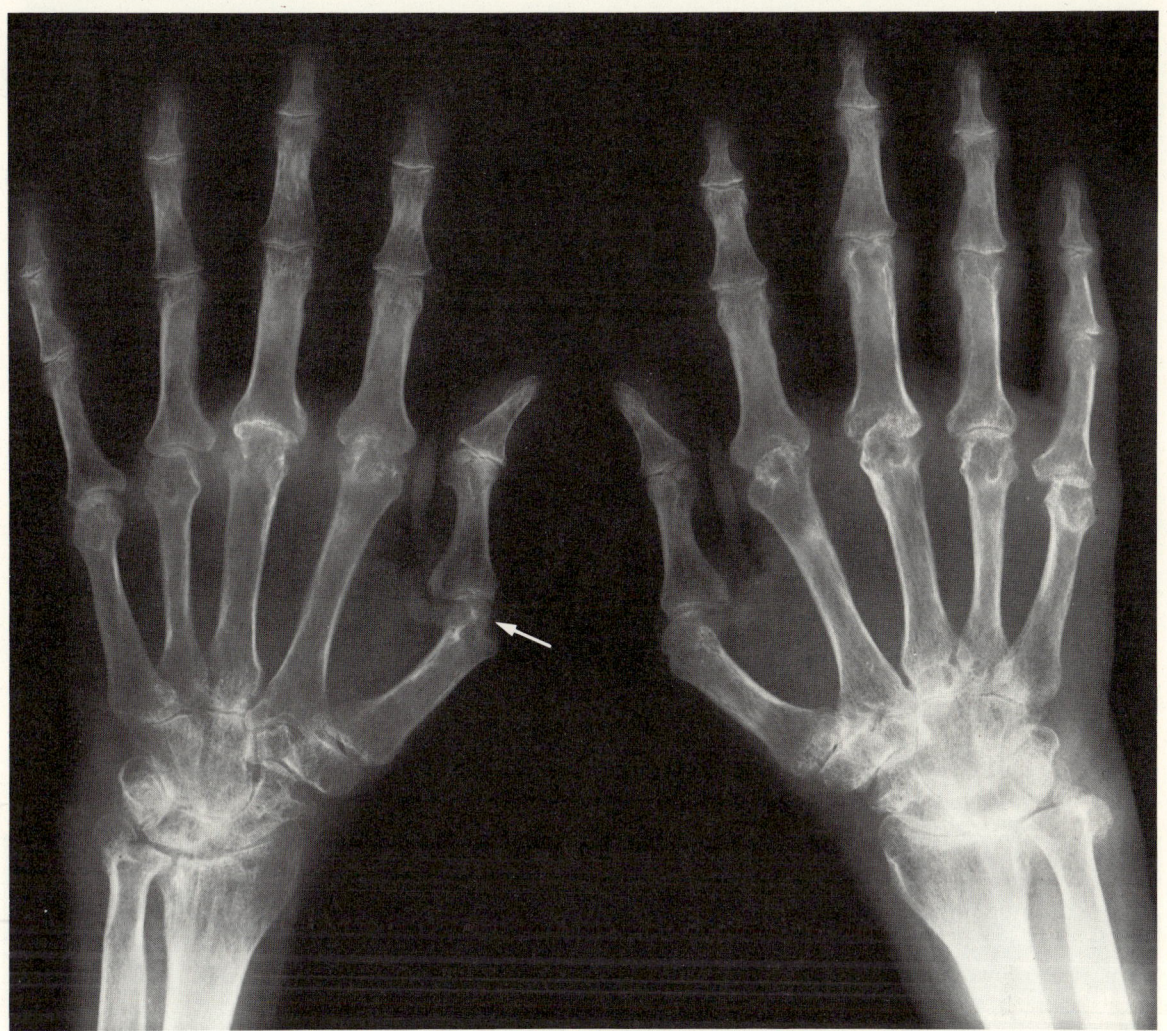

b Fortgeschrittenes Stadium (Steinbrocker III—IV, Laufzeit der Erkrankung 8 Jahre)

Röntgendiagnostik

In Frühstadien der rheumatoiden Arthritis läßt die Röntgendiagnostik vielfach im Stich, da erfahrungsgemäß eine Laufzeit von mindestens 3—6 Monaten erforderlich ist, bevor die Folgen der destruierenden Synoviitis am Gelenkknorpel und Knochen (Erosionen) röntgenologisch faßbar sind. Periartikuläre Weichteilschwellungen, z. B. die fusiforme Schwellung einzelner Fingergelenke oder der Handwurzel, gelten als röntgenologische Frühsymptome. Bei zunehmender Erkrankungsdauer kommt es zur paraartikulären Spongiosaentkalkung (lokalisierte Osteoporose, „phlogistisches Kollateralphänomen"). Synoviitische Knorpelschäden führen zu Gelenkspaltverschmälerungen, Destruktionen am subchondralen Knochen und zu Usuren (Erosionen), die als röntgenologisches Leitsymptom der rheumatoiden Arthritis gelten können (Abb. 8.**5**). In Spätstadien stehen die Folgen der Gelenkzerstörung mit Dislokationen (z. B. ulnare Drift der Finger in den Grundgelenken), Osteo-

lysen und Ankylosen (Os carpale bzw. tarsale) auch röntgenologisch im Vordergrund.

Die Beurteilung des Schweregrades der rheumatoiden Arthritis (Stadieneinteilung nach Steinbrocker bzw. nach Larsen) basiert im wesentlichen auf der Analyse und Zuordnung der Röntgenbefunde (Tab. 8.**2**).

Unter den Röntgenveränderungen an der *Wirbelsäule* ist neben der Arthritis der Wirbelbogengelenke (insbesondere an der kranialen Halswirbelsäule, s. Abb. 8.**7**), der je nach Krankheitsstadium wechselnd ausgeprägten Osteoporose des Achsenskeletts sowie der Spondylodiszitis vor allem die atlantoaxiale Subluxation von besonderer klinischer Bedeutung. Therapieinduzierte Komplikationen, wie z. B. die Femurkopfnekrose und Wirbeldeckplatteneinbrüche unter langfristier Glucocorticosteroidtherapie oder das Auftreten von Magen-Darm-Ulzera unter der Behandlung mit nichtsteroidalen Antirheumatika, werden röntgenologisch erfaßt.

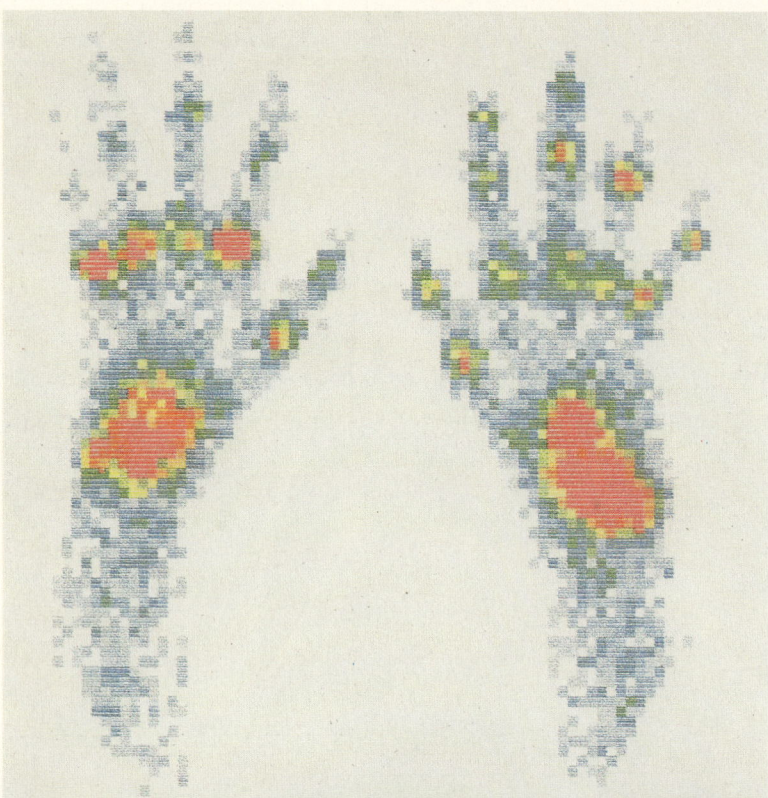

a

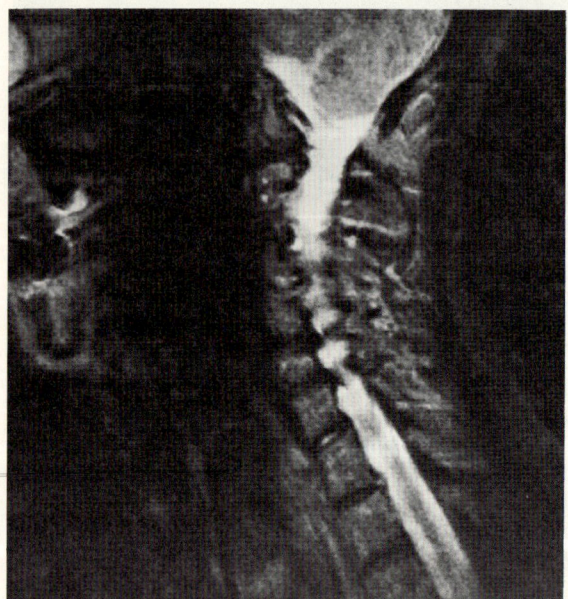

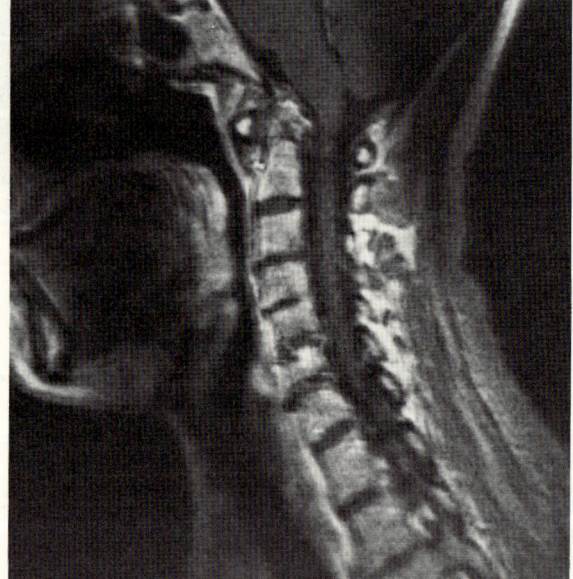

b

Abb. 8.7   Magnetresonanztomographischer Befund an der Halswirbelsäule bei fortgeschrittener rheumatoider Arthritis (freundlicherweise überlassen von Prof. Günther, Radiologische Klinik der RWTH Aachen); atlanto-dentale Luxation, Spondylodiszitis C5/6 und C6/7

a nativ, T1 gewichtet
b 15 ml Gadolinium i. v., T2 gewichtet

Die *Iliosakralgelenke* werden in der Regel von der destruierenden Synoviitis ausgespart (NB Differentialdiagnose: Psoriasisarthritis).

Nuklearmedizinische Verfahren, wie z. B. die Skelettszintigraphie mit ⁹⁹ᵐ-Technetium-markierten Phosphatverbindungen, helfen in solchen Frühsta-

dien der rheumatoiden Arthritis durch das bereits deutlich erkennbare Gelenkbefallsmuster diagnostisch weiter, in denen der synoviitische Gelenkprozeß klinisch und röntgenologisch noch latent ist (Abb. 8.**6**).

Unter den neueren bildgebenden Verfahren hat die **Computertomographie,** z. B. bei der Früherfassung aseptischer Knochennekrosen (Hüft- und Humeruskopf) sowie bei der quantitativen Osteoporosediagnostik, Fortschritte auch für die klinische Routine gebracht. Die **Magnetresonanztomographie** als nicht invasives, nicht strahlenbelastendes Verfahren mit hohem Auflösungsvermögen besitzt eine gesicherte Indikation bei Manifestationen der rheumatoiden Arthritis an der Halswirbelsäule und ihren Rückwirkungen auf Hirnstamm und Rückenmark (Abb. 8.**7**). Zunehmende Bedeutung für die arthrologische Diagnostik hat die **Arthrosonographie** in den zurückliegenden Jahren gewonnen. Sie hilft u. a. bei der Beurteilung der Synoviaproliferation (Indikation zur Synovektomie), beim Nachweis von Baker-Zysten am Kniegelenk, bei der Dokumentation von Schäden an der Außenrotatorenmanschette des Schultergelenkes sowie bei der Ermittlung von Ergüssen im Hüftgelenk.

Labordiagnostik

Spezifische Tests zum Nachweis oder Ausschluß der rheumatoiden Arthritis existieren bislang nicht. Trotzdem haben labormedizinische Untersuchungen im Rahmen der Diagnostik und Differentialdiagnostik einen wichtigen und genau definierten Stellenwert.

Die für die aktive und zur Progredienz neigende rheumatoide Arthritis typischen – aber nicht pathognomonischen – **Rheumafaktoren** vom IgM-Typ können mit Hilfe der klassischen Agglutinationstests wie dem Latexfixationstest (Polystyren-Latexpartikel mit humanem IgG beschichtet) oder dem Waaler-Rose-Test (Schaferythrozyten mit subagglutinatorischen Mengen von Kaninchen-IgG [Ambozeptor] beladen) und seinen Modifikationen nachgewiesen werden. Zahlreiche weitere Verfahren, z. B. nephelometrische, immunoradiometrische oder enzymologische Tests, sind präziser und empfindlicher als die älteren Agglutinationstechniken und erlauben u. a. den Nachweis von Rheumafaktoren verschiedener Immunglobulinklassen.

Rheumafaktoren mindestens einer Immunglobulinklasse werden im Serum von Patienten mit klinisch gesicherter rheumatoider Arthritis in einer Häufigkeit von 70 bis über 90% (in Abhängigkeit von der Methode) nachgewiesen. In Frühstadien sind Rheumafaktoren im Serum häufig noch nicht vorhanden (bis zu 6 Monate nach Krankheitsbeginn). Ein hochtitrig positiver Rheumafaktornachweis bereits zu Beginn der Erkrankung gilt als prognostisch ungünstiges Zeichen und als Hinweis auf Progredienz der Gelenkveränderungen. Falschpositive Testergebnisse ohne klinisch-arthrologisches Äquivalent (Polyarthritis) findet man im Rahmen einer polyklonalen Hypergammaglobulinämie, z. B. bei chronischen Infektionskrankheiten wie Syphilis, Tuberkulose, Endocarditis lenta oder Lepra, bei Virusinfekten (infektiöse Mononukleose, Hepatitis B), bei Fällen von Silikose, Leberzirrhose oder Plasmozytom, bei anderen Kollagenosen (systemischer Lupus erythematodes oder Sharp-Syndrom) sowie mit zunehmendem Alter auch beim Gesunden.

Tabelle 8.2 Einteilung der rheumatoiden Arthritis nach Schweregrad (nach *Steinbrocker* u. Mitarb.)

I. Frühstadium
Röntgenologisch keine Zeichen der Gelenkdestruktion*   (röntgenologisch Osteoporose fakultativ)

II. Mäßig fortgeschrittenes Stadium
Röntgenologisch Osteoporose*, leichte Knorpel- oder Knochendestruktionen (Erosionen) möglich   *Keine Gelenkdeformationen**   *Motilitätseinschränkung möglich*   (Atrophie der gelenknahen Muskulatur, paraartikuläre Weichteilschwellungen, subkutane Knoten, Tenosynoviitis)

III. Stark fortgeschrittenes Stadium
Röntgenologisch Knorpel- und Knochenzerstörung, Osteoporose*   *Gelenkdeformationen, Subluxation, ulnare Deviation, Hyperextension ohne fibröse oder knöcherne Ankylose**   (ausgeprägte Muskelatrophie, paraartikuläre Weichteilschwellungen, subkutane Knoten, Tenosynoviitis möglich)

IV. Endstadium
Fibröse und knöcherne Ankylose*   *Kriterien III*

* obligatorische Kriterien

Konstant und stark erhöhte Rheumafaktortiter im Serum sieht man bei „maligner rheumatoider Arthritis" mit schwerer, progredient verlaufender Gelenkzerstörung und Beteiligung innerer Organe auf dem Boden einer systemischen Immunvaskulitis. Gleichzeitig werden bei solchen Patienten häufig antinukleäre Antikörper (vorwiegend der IgM-Klasse angehörend) sowie gelegentlich LE-Zellen, niedrige Serumkomplementspiegel und zirkulierende Immunkomplexe (Kryoglobuline, pathologischer C_{1q}-Bindungstest) nachgewiesen. Die für den systemischen Lupus erythematodes typischen Autoantikörper gegen native DNA oder gegen das lösliche Kernantigen Sm findet man dagegen bei rheumatoider Arthritis nur selten.

Bei der floriden rheumatoiden Arthritis werden in einem wechselnd hohen Prozentsatz neben Rheumafaktoren Antikörper gegen natives oder denaturiertes Kollagen Typ II nachgewiesen. Antikörper gegen das „**R**heumatoid **A**ssociated **N**uclear **A**ntigen" (RANA), das aus Epstein-Barr-Virus infizierten Lymphozyten isoliert wird, haben bislang keine klinisch-diagnostische Bedeutung erlangen können.

Tabelle 8.**3** Labormedizinische Aktivitätsparameter bei rheumatoider Arthritis

Blutsenkungs-geschwindigkeit	erhöht	> 11/20 mm nach Westergren*
Leukozytenzahl	erhöht	> 10 800/µl
Thrombozyten-zahl	erhöht	> 400 000/µl
Erythrozytenzahl	erniedrigt	< 4,2×10⁶/µl
Hämoglobinge-halt (sekundäre Anämie, hypo-chrom, mikro-zytär)	erniedrigt	< 12 g/dl
Serumeisen	erniedrigt	< 50 µg/dl
Serumkupfer	erhöht	> 155 µg/dl
Serumelektropho-rese		
α₁-Globulin	erhöht	> 4,1%
α₂-Globulin	erhöht	> 10,0%
γ-Globulin	erhöht	> 20,5%
C-reaktives Pro-tein	erhöht	> 1 mg/dl
Haptoglobin	erhöht	> 225 mg/dl
saures α₁-Gly-koprotein	erhöht	> 120 mg/dl
IgG	erhöht	> 1510 mg/dl

Immunkomplexe (im Serum):
Erhöhte C_{1q}-Bindung und Nachweis von Kryoglo-bulinen bei Vaskulitissyndromen

* alters- bzw. geschlechtsabhängig

Zur Beurteilung der **Aktivität** des rheumati-schen Geschehens ergänzen labormedizinische Para-meter (Tab. 8.**3**) wie die Blutsenkungsgeschwindig-keit und die „Akute-Phase-Proteine" die klinischen Kriterien. In der floriden Krankheitsphase ist die Blut-senkung in 75–85% der Fälle mehr oder weniger stark beschleunigt. Die Akute-Phase-Proteine im Se-rum, insbesondere des C-reaktive Protein und das Haptoglobin, das saure α-1-Glykoprotein sowie das Fibrinogen, sind als Folge einer durch Interleukin 6 ausgelösten vermehrten hepatischen Synthese er-höht. Eine ausgeprägte polyklonale Hypergammaglo-bulinämie, an der alle Hauptklassen der Immunglobu-line beteiligt sind, sieht man insbesondere bei Sjö-gren- und Felty-Syndrom sowie bei Fällen mit Over-lap-Symptomatik (S. 618).

NB: Wenig in pathologischem Sinne veränderte Aktivitätspa-rameter bei klinisch nachweisbarer florider Synoviitis sind, insbesondere bei rheumafaktornegativen Fällen, verdächtig auf eine Psoriasis-Arthritis (S. 629).

Als weiterer Aktivitätsparameter ist die von Fall zu Fall unterschiedlich ausgeprägte hypochrome, mikro-zytäre (normochrome, normozytäre) sekundäre **An-ämie** zu werten, deren Genese bislang nicht eindeu-tig geklärt ist. Die Erniedrigung des Serumeisenspie-gels bei normaler oder leicht erniedrigter Transferrin-

sättigung gilt als typischer labormedizinischer Be-fund der aktiven rheumatoiden Arthritis. Die Serum-kupfer- (und Coeruloplasmin-)spiegel sind in der ak-tiven Krankheitsphase in der Regel erhöht.

Im Vergleich zur sekundären Anämie sind Thrombozytose und Leukozytose weniger aussagefä-hige Aktivitätsparameter. Die Granulozytopenie ist das hämatologische Leitsymptom des Felty-Syn-droms (S. 618).

Schäden bzw. Funktionseinbußen innerer Or-gane sind bei der unkomplizierten rheumatoiden Arthritis erfahrungsgemäß selten. Bei pathologi-schem Laborbefund, z. B. von seiten der Leber, der Niere oder der Hämatopoese, sollte man an die Mög-lichkeit von **Arzneimittelschäden** denken (z. B. Goldsalz- bzw. D-Penicillamin-Nephropathie, Chole-stase durch Azathioprin, aplastische Anämie unter ei-nem nichtsteroidalen Antirheumatikum u. a. m.). Dif-ferentialdiagnostisch ist aus labormedizinischer Sicht auch die **sekundäre Amyloidose** zu erwähnen, die unter dem Bilde des nephrotischen Syndroms und der Niereninsuffizienz als prognostisch ungünstig zu wertende Komplikation gilt.

Im Gegensatz zu den Erkrankungen aus dem Formenkreis der seronegativen Spondarthritiden spielt die Bestimmung der **HLA-Antigene** für die Routinediagnostik der rheumatoiden Arthritis bislang keine entscheidende Rolle. Eine gesicherte, aber für die Diagnostik des Einzelfalles nicht verwertbare As-soziation besteht für die rheumafaktorpositive rheu-matoide Arthritis mit bestimmten Subgruppen des HLA-Allels-DR4. Sie ist an ein Epitop auf der HLA-DR-β-Kette (um die Aminosäuren 70 und 71) gebunden. Träger des Allels HLA-DR3 sind nach den bisherigen Erfahrungen durch arzneimittelinduzierte Komplika-tionen (z. B. Nephropathien und Thrombozytopa-thien unter Goldsalz- oder D-Penicillamin-Therapie) gefährdet.

Synovia-Analyse

Bei der Analyse von Gelenkpunktaten (Tab. 8.**4**) fin-det man neben der beschleunigten Spontangerinnung und der schon makroskopisch auffälligen Trübung der Gelenkflüssigkeit einen erhöhten Zellgehalt (> 5000 Zellen/µl [0,5×10⁹/l]) mit Überwiegen der Granulozyten (> 65%) im Ausstrich. Ragozyten (Hol-lander-Zellen: Granulozyten mit „weintraubenähn-lichen" Einschlüssen, bestehend aus phagozytierten rheumafaktorhaltigen Immunkomplexen [s. Abb. 8.**2 b**]), lassen sich phasenkontrast- und fluoreszenz-optisch nachweisen. Der Eiweißgehalt der Synovial-flüssigkeit ist erhöht (> 3,2 g/dl [32 g/l]), Komple-mentfaktoren sind als Hinweis auf intraartikulär ab-laufende Immunprozesse erniedrigt. Die Viskosität ist bei stark entzündlichen Gelenkergüssen herabge-setzt, die Mucin-Clot-Bildung gestört (Tropfentest in 5%iger Essigsäurelösung mit ausbleibender Gerinn-selbildung). Zusätzliche Auskunft über die Aktivität der Gelenkentzündung ergibt die Enzymbestimmung im Gelenkpunktat (z. B. der Lactatdehydrogenase, der sauren Phosphatase, der β-Glukuronidase sowie der Granulozytenelastase).

Tabelle 8.4   Synovia-Analyse. Differentialdiagnose entzündlicher und nichtentzündlicher Gelenkpunktate (nach Genth)

	Rheumatoide Arthritis	Aktivierte Arthrose („Reizerguß")	Kristallsynoviitis	Infektiöse Arthritis
Aspekt	trüb	klar	trüb	eitrig
Viskosität	vermindert	normal	vermindert	vermindert
Zellzahl (/µl)	> 5000 (1000) bis 50 000	bis 1000 (5000)	> 5000	> 50 000
Zellausstrich				
Granulozyten	> 25%	< 25%	> 25%	> 90%
Ragozyten	positiv	negativ	negativ	negativ
Kristallnachweis (polarisationsoptisch)	negativ	negativ	Mono-Na-Urat Ca-Pyrophosphat u. a.	negativ
Klinisch-chemische Untersuchung				
Eiweiß g/dl (g/l)	3,5–5,8 (35–58)	(selten erhöht)	3,2–5,0 (32–50)	stark erhöht
Hyaluronat	vermindert	normal (erhöht)	vermindert	vermindert
Glucose	vermindert	ca. 70% des Blutwertes	vermindert	vermindert
Enzyme				
– Lactatdehydrogenase	350–1100 U/l	< 240 U/l	bis 700 U/l	stark erhöht
Immunologische Untersuchung				
Rheumafaktoren	positiv	negativ	negativ	negativ
C_{3c}, C_4	erniedrigt	ca. 60% des Blutwertes		
Immunkomplexe	nachweisbar	negativ	negativ	negativ
Mikrobiologische Untersuchung				
allgemeine Erreger, Gonokokken, Tuberkelbakterien	steril	steril	steril	positiv

Tabelle 8.5   Synopsis der diagnostisch wichtigsten Befunde bei rheumatoider Arthritis

Klinische Befunde	Röntgenologische Befunde	Labormedizinische Befunde
weibliches Geschlecht bevorzugt subakut-chronischer, schubweiser Verlauf	Gelenkspaltverschmälerungen	Rheumafaktornachweis
Morgensteifigkeit der Finger	Erosionen	*Entzündungsparameter* Blutsenkungsgeschwindigkeit beschleunigt Akute-Phase-Proteine (C-reaktives Protein, Haptoglobin) im Serum erhöht
Hyperhidrosis der Handinnenflächen	Osteoporose (paraartikulär, generalisiert)	
Symmetrischer Gelenkbefall		
Prädilektionsgelenke Fingergrund- und -mittelgelenke Handwurzeln, Zehengelenke Tenosynoviitis der Fingerstrecker		

Tabelle 8.6   Revidierte ARA-Kriterien zur Diagnose der rheumatoiden Arthritis (nach *F. C. Arnett* et al., 1987)

1. Morgensteife der Finger für wenigstens 1 Stunde seit mehr als 6 Wochen
2. Schwellung von 3 oder mehr Gelenken seit mindestens 6 Wochen
3. Schwellung von Handwurzel-, Fingergrund- oder -mittelgelenken seit mindestens 6 Wochen
4. Symmetrie der Gelenkschwellungen
5. Typische Röntgenveränderungen an den Händen
6. Subkutane Rheumaknoten
7. Nachweis von Rheumafaktoren im Serum

Rheumatoide Arthritis gesichert bei Vorhandensein von 4 der 7 Kriterien (Sensitivität der Kriterien 93%, Spezifität 90%)

Die Synovia-Analyse ist nicht nur für die differentialdiagnostische Zuordnung eines Gelenkergusses von klinischer Bedeutung, sondern bei gleichzeitiger mikrobiologischer Analyse (Nachweis pathogener Keime) auch hinsichtlich der Frage nach einer Infektion des Gelenkes, z. B. iatrogen durch unsachgemäße Gelenkpunktion.

Diagnostisches Vorgehen

Bei voll ausgebildetem Krankheitsbild im Sinne der fortschreitend destruierenden Polyarthritis ist die Diagnose der rheumatoiden Arthritis anhand charakteristischer klinischer, röntgenologischer und labormedizinischer Parameter in der Regel einfach zu stellen (Tab. 8.5). Bereits in Frühstadien weisen der charakteristische Beschwerdekomplex mit Schmerzen in den Fingergelenken und im Vorfußbereich, Steifigkeit der Finger am Morgen sowie der lokalisatorisch typische Gelenkbefall (Prädilektionsgelenke) auf die Diagnose hin. Röntgenologisch stützen der Nachweis erosiver Läsionen, labormedizinisch das Vorhandensein von Rheumafaktoren die klinische Diagnose.

Die Ergebnisse der Gelenkpunktatanalyse sowie der (histologisch gesicherte) Nachweis von subkutanen Rheumaknoten vermögen die Diagnose im Einzelfall weiter zu belegen. Kriterienkataloge zur Sicherung der Diagnose (oder zu deren Ausschluß) sind in den letzten Jahren entwickelt worden (Tab. 8.6)

Differentialdiagnose

Differentialdiagnostische Überlegungen müssen sich zunächst am *klinisch-arthrologischen Befund* orientieren. Labormedizinische Daten und Röntgenbefunde werden ergänzend zur Diagnosefindung herangezogen.

Als symmetrische Polyarthritis mit schubweise fortschreitendem chronischem Verlauf bietet die differentialdiagnostische Abgrenzung der rheumatoiden Arthritis von **akuten** Arthritisformen in der Regel keine besonderen Probleme. Dies gilt z. B. für die *Harnsäuregicht* (Podagra, Chiragra, erhöhte Serumharnsäurewerte, Ansprechbarkeit der Gelenksym-

ptome auf Cholchizin, s. S. 647) sowie für das hierzulande selten gewordene, vor allem im jugendlichen Alter beobachtete *rheumatische Fieber* (Karditis, konstant erhöhter Anti-Streptolysin-Titer, s. S. 636) und *pyogene (septische) Arthritiden* durch mikrobielle Erreger (hochfieberhaftes Krankheitsbild, Keimnachweis, s. S. 641). Eine Steife der Finger am Morgen, ähnlich der Morgensteife bei rheumatoider Arthritis, beobachtet man gelegentlich bei *virämischer Arthritis* (s. S. 645), z. B. bei Röteln (auch nach Rötelnvakzination) oder Parvovirusinfektionen sowie in der Frühphase der B-Hepatitis (labormedizinisch Virusdiagnostik, Leberparameter). Die durch Borrelieninfektion ausgelöste *Lyme-Arthritis* (Erythema chronicum migrans, Serologie, s. S. 643) befällt vorwiegend Jugendliche. Der anamnestisch verwertbare Hinweis auf einen vorausgegangenen Zeckenbiß ist nicht in jedem Falle gegeben.

Reaktive Arthritiden (S. 633) nach gastrointestinalen oder venerischen Infektionen durch arthritogene Erreger sind häufig flüchtig und verlaufen in der Mehrzahl der Fälle nicht destruierend. Neben dem Gelenkbefallsmuster (Asymmetrie, keine Prädilektionsgelenke, untere Extremität bevorzugt) kommt der Anamnese, dem (selten möglichen) Keimnachweis und vor allem der serologischen Ermittlung des auslösenden Erregers besondere diagnostische Bedeutung zu. Beim Reiter-Syndrom stehen die extraartikulären Organmanifestationen (vordere Uveitis, Urethritis bzw. Konjunktivitis, Balanitis, Keratodermia blenorrhagica) differentialdiagnostisch im Vordergrund. Patienten mit reaktiver Arthritis sind häufig HLA-B27-positiv.

(Arzneimittel-)*allergische Zustände* können hinsichtlich des Gelenkbefundes Frühstadien der rheumatoiden Arthritis phänokopieren. Ähnliches gilt für Gelenkmanifestationen bei *Neoplasien* (z. B. metastasierende Karzinome, akute Hämoblastosen, paraneoplastische Syndrome).

Bei der Differentialdiagnose der **chronischen** Polyarthritis ist von der rheumatoiden Arthritis insbesondere die *Fingerpolyarthrose,* Typ Heberden-Bouchard (s. S. 657 u. Abb. 8.8), abzugrenzen, die in der Praxis erfahrungsgemäß häufig als rheumatoide Arthritis oder „Gicht" fehlinterpretiert wird. Diese den degenerativen Arthropathien zuzuordnende Gelenkerkrankung ist durch eine harte Schwellung der Fingerend- und -mittelgelenke gekennzeichnet. Sie verursacht meist wenig Gelenkschmerzen und kaum funktionelle Einbußen. Röntgenologisch entspricht der Befund einer Arthrose. Labormedizinisch fehlen pathologisch veränderte Entzündungsparameter sowie Rheumafaktoren.

Bei **subakut-chronischen** Verläufen der rheumatoiden Arthritis, bei denen röntgenologisch destruierende Veränderungen nachweisbar sind und im fortgeschrittenen Stadium Gelenkdeformationen im Vordergrund stehen, sind differentialdiagnostisch Krankheitsbilder aus dem Formenkreis der seronegativen Spondarthritiden zu diskutieren.

Bei der *ankylosierenden Spondylitis* mit peripherer Gelenkbeteiligung (Morbus Pierre Marie-

Abb. 8.**8** Gelenkbefallsmuster als Kriterium der Differentialdiagnose bei rheumatoider Arthritis (links) und Fingerpolyarthrose Typ Heberden-Bouchard (rechts)

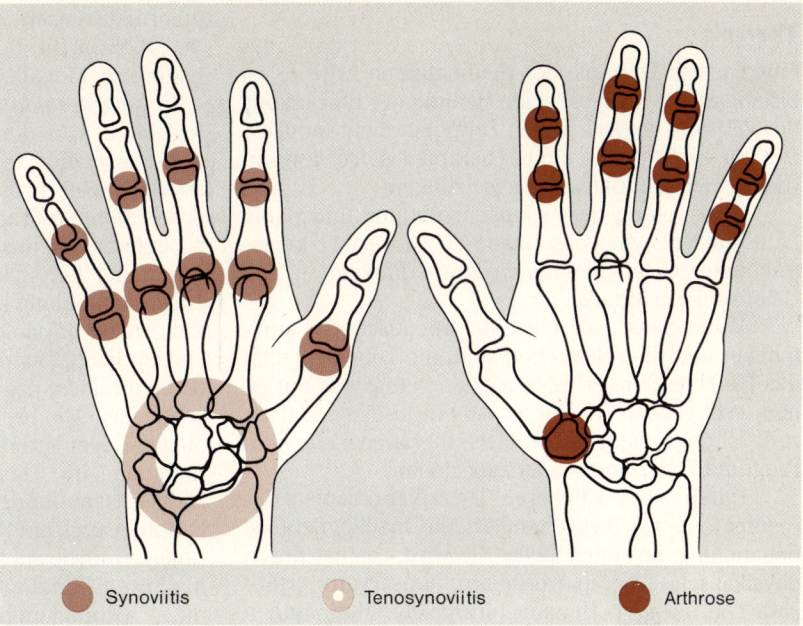

Synoviitis — Tenosynoviitis — Arthrose

Strümpell-Bechterew, S. 621) steht der Nachweis der röntgenologischen Leitsymptome (bilaterale Sakroiliitis, Syndesmophyten) diagnostisch im Vordergrund. Klinisch hinweisend auf die Diagnose sind für die rheumatoide Arthritis atypische Schmerzlokalisationen (Enthesopathien, Thorakodynie) und extraartikuläre Organmanifestationen (vordere Uveitis, Urethritis). Der Nachweis des HLA-Antigens B27 stützt die Diagnose. Bei der *Psoriasis-(Spond-)Arthritis* (S. 629) führen die typischen Veränderungen an der Haut auf den richtigen diagnostischen Weg. Ist der dermatologische Befund (zunächst) unergiebig, so helfen das Gelenkbefallsmuster der Psoriasis-Arthritis (Asymmetrie, Strahlbefall) sowie die (lockere) Assoziation mit den HLA-Antigenen B27, B13, B17, Bw38 weiter.

Bei den *enteropathischen Spondarthropathien* (z. B. beim Morbus Crohn, der Colitis ulcerosa und dem seltenen Morbus Whipple, S. 632) sind die charakteristischen Symptome von seiten des Gastrointestinaltraktes einschließlich weiterführender bioptischer Befunde diagnostisch vordergründig.

Mit erhöhten Temperaturen und ausgeprägten Allgemeinerscheinungen einhergehende subakutchronische Verläufe der (malignen) rheumatoiden Arthritis, insbesondere, wenn sie als Vaskulitis-Syndrom eine Beteiligung innerer Organe (Myokarditis, Pleuroperikarditis, Nephropathie, Lungenveränderungen u. a. m.) sowie des peripheren und zentralen Nervensystems aufweisen, sind differentialdiagnostisch von den *Kollagenosen im engeren Sinne* abzugrenzen (S. 789 ff.). Ergänzend zum klinischen Status, der im Sinne einer Multiorganerkrankung imponiert, erweisen sich immunologische Befunde mit der Erstellung krankheitstypischer „Antikörperprofile" als wertvolle differentialdiagnostische Hilfe. Röntgenologisch verlaufen die Polyarthritiden der Kollagenosen im engeren Sinne in der Regel nicht destruierend (Ausnahmen: Overlap-Syndrome).

Die Polyarthritis der akuten Sarkoidose (Morbus Boeck) unter dem Bilde des *Löfgren-Syndroms* (S. 801 f.) wird man differentialdiagnostisch bei gleichzeitigem Auftreten eines Erythema nodosum erwägen (Thoraxübersicht: bilaterale Hiluslymphadenopathie, Diagnosesicherung histologisch).

Insbesondere bei Patienten, die aus dem vorderen Orient stammen, sollte man bei einer subakut-chronischen, nicht destruierenden Polyarthritis differentialdiagnostisch an ein *Behçet-Syndrom* (S. 633) denken (Leitsymptome: bipolare Aphthose, Hypopyoniritis).

Gelenkmanifestationen (Arthralgien) auf primär *nicht rheumatischer* Grundlage, – z. B. hämatologisch (Hämoblastosen), metabolisch (Hämochromatose), allergisch (Drug fever), neoplastisch (paraneoplastische Syndrome) u. a. m. – können im Einzelfall differentialdiagnostische Probleme aufgeben, die nur schrittweise im weiteren Krankheitsverlauf zu lösen sind.

Subkutane Knotenbildungen ohne Gelenkmanifestationen („benigne Rheumaknoten") haben in der Regel keine diagnostische Bedeutung im Hinblick auf eine rheumatoide Arthritis. Gleiches gilt für die sogenannten „knuckle pads", intrakutan meist dorsal über einzelnen Fingermittelgelenken nachweisbare Verdikkungen der Haut, die histologisch Fibromen entsprechen.

Dramatisch vorgetragene „Rheumabeschwerden" bei wenig präzisen Schmerzangaben und normalen arthrologischen, röntgenologischen und labormedizinischen Befunden sind verdächtig auf eine *psychogene Entstehung* (Konversionssyndrome, somatisierte Depressionen u. a. m.).

Therapie

Eine kausale Therapie der rheumatoiden Arthritis ist bislang nicht verfügbar, eine Heilung der Erkrankung deshalb zum gegenwärtigen Zeitpunkt nicht möglich. Die zur Zeit angewandten Therapieansätze konzentrieren sich auf folgende Zielsetzungen:

Bekämpfung der Gelenkentzündung und damit Linderung der Gelenkschmerzen, Besserung beeinträchtigter Gelenkfunktionen sowie Prävention von Gelenkdeformationen.

Wichtigstes Ziel aller therapeutischen Bemühungen muß das Bestreben sein, die Lebensqualität des Patienten zu verbessern oder wenigstens auf einem erträglichen Niveau zu halten. In diese Zielsetzung ist der Patient selbst durch therapeutische Führung und Erziehung mit einzubeziehen.

Unter den verfügbaren Therapieprinzipien der rheumatoiden Arthritis rangiert die medikamentöse Behandlung an erster Stelle. Sie wird ergänzt durch physikalische Therapieverfahren, konservativ orthopädische und ggf. rheumachirurgische Maßnahmen (Abb. 8.**9**).

Grundpfeiler der Behandlung der aktiven rheumatoiden Arthritis (Schub) sind **physische und psychische Ruhe.** Im Zuge der Schmerzbehandlung ist eine vorübergehende *Entlastung* der akut entzündeten Gelenke meist nicht zu umgehen. Im Hinblick auf die Prävention folgenschwerer Motilitätseinbußen (z. B. Beugekontraktur der Knie- und Ellenbogengelenke, Adduktionskontraktur der Schultern) muß die Ruhigstellung eines Gelenkes in funktionsgerechter Stellung erfolgen und durch eine dem jeweiligen Ausmaß des Entzündungsprozesses (Gelenkbefund, Schmerz) angepaßte aktive und/oder passive *Bewegungstherapie* ergänzt werden. Die krankengymnastische Behandlung wird durch die analgetische Wirkung physikalischer Therapiemaßnahmen (lokal Wärme oder Kälte [Kryotherapie], elektrische Ströme oder Ultraschall), insbesondere aber durch die Verabreichung analgetisch-antiphlogistisch wirksamer *Rheumapharmaka* in ausreichender Dosierung erleichtert.

Die **medikamentöse Behandlung** der rheumatoiden Arthritis ist in der Regel eine kombinierte Therapie mit symptomatisch wirksamen Rheumapharmaka — darunter werden die nichtsteroidalen Antirheumatika (**N**on **S**teroidal **A**ntiinflammatory **D**rugs, NSAIDs) und die Glucocorticosteroide verstanden — einerseits und der Basistherapie mit Wirkstoffen wie Chloroquin, Goldsalzen, Sulfasalazin, D-Penicillamin und Zytostatika andererseits (Abb. 8.**9**).

Die *symptomatischen Antirheumatika* beeinflussen rasch, d. h. innerhalb weniger Tage, den Entzündungsvorgang im Gelenk. Bei Absetzen der Therapie sistiert aber ihre Wirkung und es kommt regelmäßig zum synoviitischen Rezidiv. Von den sog. *Basistherapeutika* (engl.: **D**isease **M**odifiying **A**ntirheumatic **D**rugs, DMARDs) erwartet man eine längerfristige Beeinflussung des rheumatischen Grundprozesses, die auch nach Dosisreduktion, im Einzelfall sogar nach Absetzen des Präparates anhält. Bis zum klinisch und labormedizinisch nachweisbaren Wirkungseintritt der Basismedikation vergehen meist mehrere Wochen bzw. Monate.

Nichtsteroidale Antirheumatika sind pharmakologisch u. a. dadurch wirksam, daß sie die Bildung und Freisetzung von Entzündungsmediatoren, insbesondere von Prostaglandinen, Leukotrienen, toxischen Sauerstoffradikalen u. a. m., hemmen. Der therapeutisch erwünschte antientzündliche Effekt der Hemmung der Zyklooxigenase und damit der Prostaglandinbildung ist aber eng an unerwünschte Wirkungen auf physiologische Schutzfunktionen der Prostaglandine gebunden, z. B. im Bereich des Gastrointestinaltraktes, des Wasser- und Elektrolythaushaltes sowie der Atemwege mit Auftreten von peptischen Magen-Darm-Ulzera, Ödemen bzw. „Aspirin-Asthma". Im Hinblick auf Nebenwirkungen der NSAIDs ist außer der Möglichkeit allergischer Komplikationen auch auf Knochenmarkschäden (aplastische Anämie) sowie auf Interaktionen durch die hohe Plasma-Eiweiß-Bindung der Substanzgruppe zu achten, die sich vor allem bei gleichzeitiger Gabe von Antikoagulantien vom Cumarintyp und Antidiabetika einstellen können (Vorsicht bei älteren Patienten).

Unter den „klassischen Vertretern" der Antirheumatika besitzt die *Acetylsalicylsäure* eine ausgeprägte analgetisch-antiphlogistische Wirkung. Für das therapeutische Ansprechen der Gelenksymptome ist eine ausreichende Dosierung Voraussetzung, die im Einzelfall bis an die Toleranzgrenze mit Auftreten von Nausea, Tinnitus und vorübergehend eingeschränkter Hörfähigkeit herangeht. Therapeutisch wirksame Blutsalicylatplasmaspiegel zwischen 15 und 30 mg/100 ml (1,1−2,2 mmol/l) werden mit Tagesdosen zwischen 3 und 8 g der Substanz erreicht. Weiterentwickelte Salicylatderivate besitzen eine verbesserte Pharmakokinetik (z. B. Diflunisal) oder sind durch galenische Behandlungsverfahren magenverträglicher als Aspirin (Colfarit). Eine konsequente Therapieüberwachung der Salicylattherapie ist im Hinblick auf mögliche Nebenwirkungen unerläßlich. *Indometacin* (Amuno) besitzt in einer Dosierung von 100−200 mg pro Tag eine der Acetylsalicylsäure vergleichbare analgetisch-antiphlogistische Wirksamkeit. Bei höheren Dosen des Wirkstoffs kann es zu Kopfschmerzen, Konzentrationsstörungen, Schwindel sowie gastrointestinalen Beschwerden kommen.

Neuentwicklungen, die in der Mehrzahl der Fälle durch chemische Abwandlung funktioneller Gruppen an bekannten Leitsubstanzen synthetisiert worden sind, weisen bei zufriedenstellender antirheumatischer Wirkung eine meist gute Verträglichkeit auf und bieten damit therapeutische Alternativen zu den Rheumapharmaka der „ersten Generation" wie Acetylsalicylsäure oder Phenylbutazon. NSAIDs der zweiten Generation[*] sind z. B. die *Propionsäureabkömmlinge* Naproxen (Proxen), Ibuprofen (Brufen), Fe-

---

[*] (Aufzählung der verschiedenen Wirkstoffe und Handelsnamen ohne Anspruch auf Vollständigkeit).

Abb. 8.**9** Behandlungskonzept der rheumatoiden Arthritis

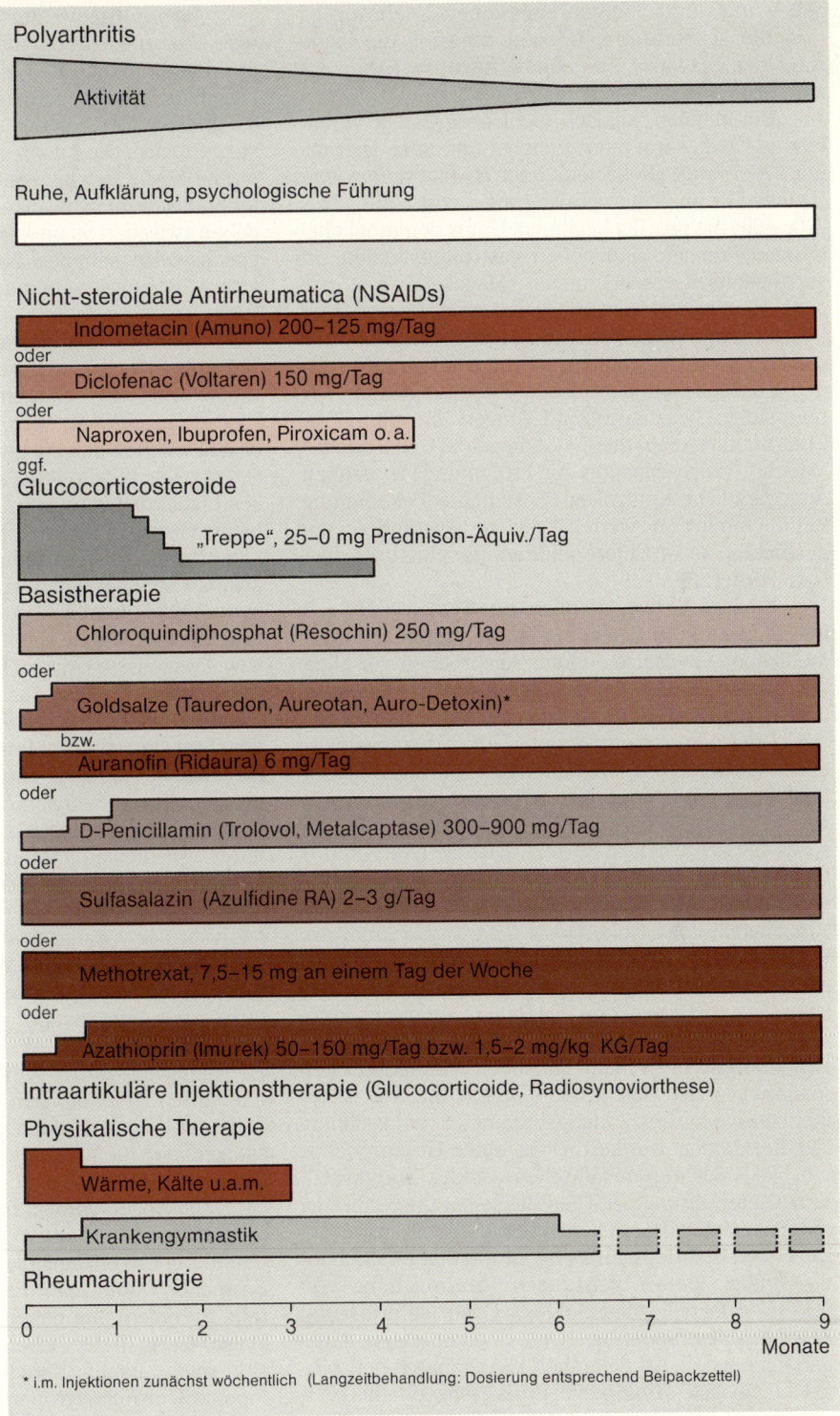

Polyarthritis

Aktivität

Ruhe, Aufklärung, psychologische Führung

Nicht-steroidale Antirheumatica (NSAIDs)

Indometacin (Amuno) 200–125 mg/Tag

oder

Diclofenac (Voltaren) 150 mg/Tag

oder

Naproxen, Ibuprofen, Piroxicam o.a.

ggf.

Glucocorticosteroide

„Treppe", 25–0 mg Prednison-Äquiv./Tag

Basistherapie

Chloroquindiphosphat (Resochin) 250 mg/Tag

oder

Goldsalze (Tauredon, Aureotan, Auro-Detoxin)*

bzw.

Auranofin (Ridaura) 6 mg/Tag

oder

D-Penicillamin (Trolovol, Metalcaptase) 300–900 mg/Tag

oder

Sulfasalazin (Azulfidine RA) 2–3 g/Tag

oder

Methotrexat, 7,5–15 mg an einem Tag der Woche

oder

Azathioprin (Imurek) 50–150 mg/Tag bzw. 1,5–2 mg/kg KG/Tag

Intraartikuläre Injektionstherapie (Glucocorticoide, Radiosynoviorthese)

Physikalische Therapie

Wärme, Kälte u.a.m.

Krankengymnastik

Rheumachirurgie

0 1 2 3 4 5 6 7 8 9

Monate

* i.m. Injektionen zunächst wöchentlich (Langzeitbehandlung: Dosierung entsprechend Beipackzettel)

noprofen (Feprona), Ketoprofen (Alrheumun), Tiaprofensäure (Surgam) und Pirprofen (Rengasil), Wirkstoffe aus der Gruppe der *Phenyl-* bzw. *Heteroarylessigsäurederivate,* z. B. Diclofenac (Voltaren), Tolmetin (Tolectin), Acemetacin (Rantudil), Nabumeton (Arthaxan) sowie *weitere Substanzen* unterschiedlicher chemischer Zusammensetzung wie Piroxicam (Felden), Tenoxicam (Liman, Tilcotil), oder

Fenbufen (Lederfen). Allerdings ist bei diesen neueren NSAIDs die Ansprechbarkeit des Patienten auf das jeweilige Präparat im Einzelfall nicht immer vorauszusehen, so daß man die ausreichend wirksame und dabei am besten verträgliche Substanz häufig erst „austesten" muß.

Da die Neigung zum Fortschreiten als wesentliches Krankheitsmerkmal der rheumatoiden Arthritis gelten muß und Spontanremissionen erfahrungsgemäß nur selten auftreten, sollte man mit der Sicherung der Diagnose eine **Basistherapie** (Abb. 8.**9**) einleiten.

Bei initialen, klinisch nicht progredient verlaufenden Fällen kann man zunächst mit einer Therapie mit *Chloroquin* (Resochin) oder *Hydroxychloroquin* (Quensyl) in einer Dosierung von 250 bzw. 200(-400) mg pro Tag beginnen. Unter den möglichen Nebenwirkungen sind neben gastrointestinalen Unverträglichkeitserscheinungen (Magen-Darm-Störungen), Hautveränderungen (Exantheme, Photodermatitis, Bleichen oder Röten der Haare) und Knochenmarkschäden (Agranulozytose), vor allem die – bei den jetzt üblichen Tagesdosen jedoch seltenen – irreversiblen Netzhautveränderungen im Sinne der Chloroquinretinopathie ("Spiegelei-[Ochsenauge-] Makula", Visusverlust bis zur Erblindung) zu nennen. Augenärztliche Kontrollen (Gesichtsfeldbestimmung, Retinogramm) in vierteljährlichen Abständen sind deshalb bei jeder Chloroquintherapie eine unabdingbare Forderung.

Klinisch aktive, deutlich progrediente Fälle in mäßig fortgeschrittenem Stadium erhalten als Basismedikation Goldsalze – gutes Ansprechen vor allem bei jungen Frauen im Initialstadium der rheumatoiden Arthritis –, Sulfasalazin oder D-Penicillamin.

Die *Goldsalzbehandlung* (Chrysotherapie) wird einschleichend mit wöchentlichen intramuskulären Injektionen, z. B. mit Aurothiomalat (Tauredon – wasserlösliches Goldsalz, 46% metallisches Gold, Dosis 50 mg pro Woche), Aurothioglucose (Aureotan – ölige Lösung, 50% metallisches Gold, Dosis 50 mg pro Woche) oder Aurothiopolypeptid (Auro-Detoxin, 13% metallisches Gold, Dosis 0,2 g, 1 bis 2mal pro Woche) eingeleitet. Die therapeutische Wirkung ist frühestens nach 8–12 Wochen zu beurteilen. Initial kann es zur Exazerbation der Gelenksymptome kommen. Bei 50–80% der mit Goldsalzen behandelten Patienten ist mit einem günstigen therapeutischen Ansprechen der Gelenksymptome sowie der labormedizinischen Entzündungsparameter zu rechnen. Die Injektionen werden bis zu einer Gesamtmenge von 500–800 mg metallischen Goldes fortgesetzt. Eine Weiterführung der Therapie selbst über Jahre ist möglich. Unter den Nebenwirkungen der Chrysotherapie sind Golddermatitis und -stomatitis relativ häufig (Frühsymptom, meist nach Verabreichung von 0,1–0,2 g metallischen Goldes), Gastroenteritis und Schleimhautveränderungen im Genitalbereich dagegen eher selten. Als Seltenheit können auch neurologische Ausfälle (Goldpolyneuritis, -enzephalitis) sowie die Goldpneumonitis gelten. Gefürchtet sind Knochenmarkschäden (Thrombozytopenie, Agranulozytose, aplastische Anämie) sowie renale Komplikationen (Proteinurie, Hämaturie, membranöse Glomerulonephritis), die bei Trägern des HLA-Antigens DR3 offensichtlich gehäuft vorkommen.

Die orale Goldmedikation mit *Auranofin* (Ridaura, Dosierung 6 mg/Tag) führt bei guter Verträglichkeit zu Therapieergebnissen, die der parenteralen Goldmedikation durchaus vergleichbar sind.

Als Alternative zur Chrysotherapie bietet sich eine Basismedikation mit *Sulfasalazin* (Salazosulfapyridin, Azulfidine RA) an. Die Verabreichung erfolgt einschleichend, beginnend mit einer Tagesdosis von 0,5 g, die auf 2 (3) g/Tag innerhalb von 3 Monaten gesteigert wird. Die Ansprechquote der klinischen Symptome sowie der labormedizinischen Parameter unter Sulfasalazin schwanken aufgrund von Literaturangaben zwischen 50 und 55%. Im Vordergrund der vergleichsweise seltenen Nebenwirkungen stehen Unverträglichkeitserscheinungen von seiten des Magen-Darm-Traktes (Nausea, Erbrechen, Diarrhöen). Hämatologische Manifestationen (Agranulozytosen, Thrombozytopenien), sulfasalazininduzierte Exantheme und Leberschäden können auftreten.

D-Penicillamin (Trolovol, Metalcaptase) wird oral in wöchentlich steigender Dosierung von 300 auf 600 mg/Tag verabreicht. Auch hier ist die Wirksamkeit nicht vor Ablauf von 6–8 (–12) Wochen zu beurteilen. Bis zu 75% der Fälle mit florider rheumatoider Arthritis sprechen erfahrungsgemäß auf eine D-Penicillamin-Medikation an. Für den Patienten lästig, aber in der Regel ungefährlich sind unter der Therapie auftretende Exantheme sowie Geschmacksstörungen (A- bzw. Dysgeusien), die sich nach Dosisreduktion oder Absetzen des Wirkstoffes zurückbilden. Ernste Komplikationen werden vor allem von seiten der Niere beobachtet (Proteinurie, Immunkomplexnephritis). Myasthenische Bilder, arzneimittelinduzierte Lupuserythematodes-Syndrome, Hautkomplikationen in Form eines Pemphigus oder Knochenmarkschäden unter D-Penicillamin-Medikation sind selten. Gefährdet sind auch hier HLA-DR3-positive Merkmalsträger.

Bei vorbestehenden Nierenschäden oder Ineffektivität der vorausgegangenen Goldsalz-, Sulfasalazin- bzw. D-Penicillamin-Medikation bleibt als weitere therapeutische Möglichkeit die Basistherapie mit zytotoxisch ("immunsuppressiv") wirksamen Substanzen (Zytostatika).

Innerhalb dieser Wirkstoffgruppe hat in den letzten Jahren *Amethopterin* (Methotrexat) zunehmend an Bedeutung gewonnen. Seine therapeutische Wirksamkeit bei rheumatoider Arthritis ist anhand kontrollierter Studien belegt. Bei oraler Einnahme werden Tagesdosen von 7,5 bis 25 mg einmal pro Woche (Einnahme innerhalb von 8–12 Stunden) verabreicht. Bei Unverträglichkeitserscheinungen (Nausea, Erbrechen) kann man die Wochendosis auch parenteral an einem Tag geben. Nebenwirkungen auf den Magen-Darm-Trakt (Übelkeit, ulzerative Stomatitis) sind relativ häufig, Knochenmarkschäden (Leukozytopenie, Thrombozytopenie, megaloblastäre Anämie) dagegen eher selten. Toxische Leberschäden bilden sich in der Regel nach Dosisreduktion (und Alkoholkarenz) zurück. Die Entwicklung einer Leberzirrhose ist sicher selten, gleiches gilt für Methotrexat-induzierte Lungenveränderungen. Als Alternative zu Methotrexat kann man *Azathioprin* (Imurek), 0,8–2 mg pro kg Körpergewicht und Tag einsetzen. Cyclophosphamid (Endoxan) oder Chlorambucil (Leukeran) wird man wegen der Schwere möglicher Nebenwirkungen nur in Ausnahmefällen verwenden. Mit Cyclosporin A sind in letzter Zeit offenbar klinisch zufriedenstellende Therapieergebnisse erzielt worden, so daß eine Anwendung bei bestimmten Indikationen und unter sorgfältiger Verlaufskontrolle gerechtfertigt sein kann. Eine besondere Indikation für Zytostatika sind Fälle von maligner rheumatoider Arthritis mit systemischen Organmanifestationen (Immunvaskulitis).

Wegen ihrer hohen Quote z. T. folgenschwerer Nebenwirkungen (Knochenmarkschäden, septische Infektionen, Haarausfall, Sterilität u. a. m.) sind Zytostatika sicher niemals Basistherapeutika der ersten Wahl. Für ihre klinische Anwendung ist das „therapeutische Fenster" von ausschlaggebender Bedeutung, das den Dosisbereich definiert, in dem das Zytostatikum bei der Mehrzahl der Patienten, an die es verabreicht wird, wirksam und gleichzeitig seine Toxizität gering ist. Für die meisten zytostatischen Wirkstoffe, die zur Behandlung der rheumatoiden Arthritis zur Verfügung stehen, ist dieses therapeutische Fenster relativ klein, die genaue Indikationsstellung für den Einsatz des entsprechenden Zytostatikums erscheint deshalb unabdingbar. Keine zytostatische Therapie in der Schwangerschaft, bei Patienten im fortpflanzungsfähigen Alter Kontrazeption.

Als antientzündlich wirksamstes Rheumapharmakon kann das 1949 von Hench in die Rheumatherapie eingeführte Cortison gelten. Die Indikation für die Verabreichung von *Glucocorticoiden* ergibt sich, wenn bei florider Polyarthritis mit Neigung zu progredientem Verlauf die klinisch-arthrologischen und Allgemeinsymptome auf eine ausdosierte Therapie mit nichtsteroidalen Antirheumatika nicht ausreichend ansprechen und die Basismedikation, z. B. mit Goldsalzen, Sulfasalazin, D-Penicillamin oder einem Zytostatikum (noch) nicht „greift". Eine weitere Indikation für Glucocorticoide, und zwar in der Regel in Kombination mit Zytostatika, besteht bei maligner rheumatoider Arthritis mit ausgeprägten Allgemeinsymptomen (Fieber) und systemischen Organmanifestationen. Keine Indikation für Glucocorticosteroide stellen arthrologisch „ausgebrannte" Fälle (entsprechend Steinbrocker-Index IV [S. 605]) dar, bei denen man unter Steroiden zwar eine gewisse Schmerzlinderung (Steroid-Euphorie), jedoch keinen Gewinn für die künftige Funktion betroffener Gelenke erwarten kann.

Durch strukturelle Veränderung des Hydrocortisonmoleküls, insbesondere an den Positionen 6, 9, 16 und 17, hat man zahlreiche synthetische Glucosteroidpräparate entwickelt, die bei guter antientzündlicher Wirkung ausreichend verträglich sind. Die Dosierung bei rheumatoider Arthritis erfolgt in Form einer „fallenden Steroidtreppe", z. B. beginnend mit 20 mg Prednisolon-Äquivalent/Tag bis auf 7,5 bzw. 5 mg/Tag fallend. Eine Stoß-(„Pulse"-)Therapie mit Gabe von 1 g Methylprednisolon i. v. an zwei aufeinanderfolgenden Tagen ist in Ausnahmefällen (schwere, therapieresistente Schubsituation bei Ausschluß von Glucocorticosteroidkontraindikationen) vertretbar.

Unerwünschte Glucocorticosteroid(neben)wirkungen sieht man insbesondere bei hoch dosierter, über lange Zeiträume durchgeführter Medikation. Sie imponieren klinisch unter dem Bilde des medikamentös induzierten (iatrogenen) Hyperkortisonismus, und zwar im einzelnen als Cushing-Syndrom mit Atrophie der Haut, Ekchymosen, herabgesetzter Glucosetoleranz (Steroiddiabetes), Elektrolytstoffwechselstörungen, Hypertonie, Herzinsuffizienz (Ödemen), Steroidkatarakt, Osteoporose, Hüftkopfnekrosen, Muskelschwund, herabgesetzter Infektabwehr (Sepsis nach iatrogenem Pyarthros) u. a. m.

Bei längerfristiger Verabreichung von Glucocorticoiden ist fast immer mit einer sekundären Nebennierenrindeninsuffizienz zu rechnen (vermindertes Ansprechen der Hypophysen-Nebennieren-Achse auf Streß, pathologischer ACTH-Test). Bei Operationen, der Versorgung nach Unfällen und anderen mit Streß verbundenen Zuständen ist deshalb bei Patienten mit langfristigen Cortisonmedikationen eine Substitutionstherapie (ggf. 100 mg Cortisol i. v. alle 6 Stunden) erforderlich.

Gefürchtet ist das *Steroid-Entzugssyndrom* bei abruptem Absetzen einer Langzeittherapie mit Glucocorticosteroiden, z. B. beim Auftreten eines peptischen Magen-Darm-Ulkus. Die klinische Symptomatik ist durch Exazerbation der Polyarthritis, Fieber, Muskelschwäche, Erbrechen, abdominelle Beschwerden sowie psychischen Störungen bis hin zu schweren Depressionen charakterisiert (Therapie: Wiederaufnahme der Glucocorticosteroidmedikation in niedrigen Dosen [7,5–10 mg Prednisolonäquivalent pro Tag], Psychopharmaka u. a. m.).

NB: Eine Glucocorticosteroidbehandlung sollte immer unter Ausnutzung des therapeutisch erreichbaren Effekts der NSAIDs kombiniert mit einer Basistherapie durchgeführt werden. Bei Ansprechen der Gelenksymptome ist die Steroiddosis zurückzunehmen bzw. unter Beibehaltung der NSAID- und Basismedikation das Steroid abzusetzen. Bei unumgänglicher Langzeitanwendung von Glucocorticoiden sollte man möglichst keine Tagesdosen über 10 mg Prednisolonäquivalent verwenden. Zur Schonung der Hypophysen-Nebennierenrinden-Achse ist die Tagesdosis, wenn immer möglich, zirkadian (am Morgen) zu verabreichen. Glucocorticosteroidpräparate mit kurzer Plasmahalbwertszeit sind zu bevorzugen, z. B. 16-Methylprednisolon (Decortilen) oder Fluocortolon (Ultralan). In Position 9 des Moleküls halogen substituierte Präparate (Triamcinolon, Dexa- bzw. Paramethason) sollte man möglichst nicht verwenden.

ACTH besitzt gegenüber den synthetischen Glucocorticosteroidpräparaten keinen Vorteil.

Einzelne aus theoretischer Sicht erfolgversprechende Therapieverfahren haben sich wegen unzureichender Wirksamkeit oder unkalkulierbarer Risiken bislang in der Behandlung der rheumatoiden Arthritis nicht (oder noch nicht) etablieren können. Dies gilt z. B. für die Ductus-thoracicus-Drainage, die Röntgenbestrahlung der Lymphknoten oder die Lymphoplasmapherese. Therapiekonzepte unter Verwendung von Zytokinen (Interleukin 2, Interferon) sowie mit monoklonalen Antikörpern gegen Rezeptoren an Oberflächen immunreaktiver Zellen werden z. Zt. hinsichtlich ihrer klinischen Einsatzmöglichkeiten geprüft.

Intraartikuläre Therapie

Die unter aseptischen Kautelen durchgeführte intraartikuläre Injektion von *Glucocorticoid-Kristallsuspensionen* ist bei olig-(mon-)artikulären Gelenkmanifestationen, die unter einer laufenden antirheumatischen Therapie unzureichend ansprechen, sinnvoll und erfolgversprechend. Bewährt hat sich bei der intraartikulären Therapie das Triamcinolonacetonid (Volon A, Dosierung zwischen 10 und 80 mg). Intraartikuläre Glucocorticosteroidinjektionen sollten nicht häufiger als einmal pro Monat durchgeführt werden. Kontraindikationen sind fortgeschrittene Gelenkdestruktionen, Pyarthros (bereits bei Verdacht auf Infektion) oder laufende Therapie mit Antikoagulantien.

Bei Persistenz der Synoviitis oder ausgeprägter Rezidivneigung bietet sich als weitere therapeutische Möglichkeit die intraartikuläre Injektion eines Radionuklids *(Radiosynoviorthese)* z. B. mit ^{90}Yttrium, ^{169}Erbium oder ^{186}Rhenium an, bei der mit Hilfe energiereicher Strahlung das proliferierte Entzündungsgewebe zerstört wird. Bei erneutem Rezidiv kann die Radiosynoviorthese nach Ablauf eines Jahres wiederholt werden, ggf. in Kombination mit einer Glucocorticosteroid-Injektion. Komplikationen — lokale Reizerscheinungen (Strahlensynoviitis), Radionekrosen der Haut, Knorpelschäden oder sekundäre Gelenkinfektionen — sind bei optimaler Injektionstechnik und richtiger Wahl und Dosierung des Radionuklids selten. Kontraindikationen für die Radiosynoviorthese sind Gelenkinfektionen (bereits Verdacht), fortgeschrittene Gelenkdestruktionen und Arthrozelen (z. B. Baker-Zysten am Kniegelenk). Wegen der Strahlenbelastung sollte man die Radiosynoviorthese bei Patienten im fortpflanzungsfähigen Alter möglichst nicht anwenden.

Rheumachirurgie

Unter den rheumachirurgischen Therapiemöglichkeiten zielt die *Synovektomie* darauf ab, den Gelenkschmerz zu lindern, die Funktion des betroffenen Gelenkes zu verbessern sowie durch Entfernung des aggressiven Pannus aus dem Gelenk dem fortschreitenden Zerstörungsprozeß an knorpeligen und knöchernen Gelenkstrukturen Einhalt zu gebieten. Die Synovektomie hat die besten Erfolgschancen, wenn sie möglichst frühzeitig, d. h. vor Eintritt röntgenologisch nachweisbarer Knorpelschädigungen, durchgeführt wird. Die Indikation für den operativen Eingriff ergibt sich bei Monarthritiden, die trotz intensiver antirheumatischer Medikation und ineffektiver intraartikulärer Therapiemaßnahmen (Glucocorticosteroid-Kristallsuspension, Radiosynoviorthese) über 6 Monate keine Tendenz zur Rückbildung der Synoviitis zeigen, sowie bei jugendlichen Patienten, bei denen unter den aufgezeigten Bedingungen die Radiosynoviorthese wegen der damit verbundenen Strahlenbelastung nicht durchgeführt werden sollte. Die präventive Tenosynovektomie bei Tenosynoviitis der langen Fingerstrecker im Handrückenbereich beugt Sehnenrupturen vor.

Die Synovektomie ist immer als lokale Therapiemaßnahme zu verstehen, die in Abhängigkeit vom betroffenen Gelenk und der Operationstechnik mit einer hohen Rezidivquote (30–50%) belastet ist. Rezidivgefährdet sind erfahrungsgemäß solche Patienten, bei denen sowohl zum Zeitpunkt des chirurgischen Eingriffs als auch in der postoperativen Phase die medikamentöse Einstellung unzureichend ist.

Während die *Arthrodese* der großen Gelenke heute nur noch selten durchgeführt wird, gewinnen rekonstruktive Eingriffe an Händen und Vorfüßen sowie der *alloplastische Gelenkersatz* im Rahmen der operativen Behandlung der rheumatoiden Arthritis immer mehr an Bedeutung. So können z. B. durch prothetischen Hüft- oder Kniegelenkersatz langjährig bettlägerige Patienten wieder gehfähig werden.

Stabilisierende Eingriffe an der Halswirbelsäule bei atlantoaxialer Subluxation verhindern folgenschwere neurologische und vaskuläre Komplikationen.

Zahlreiche artikuläre, para- oder extraartikuläre Komplikationen der rheumatoiden Arthritis, z. B. die Arthrozele des Kniegelenkes *(Baker-Zyste),* der *„schnellende Finger"* oder das *Karpaltunnelsyndrom,* sind Indikationen für erfolgversprechende rheumachirurgische Eingriffe.

Konservative Orthopädie

Konservativ orthopädische Therapiemaßnahmen (Orthesen, orthopädisch zugerichtetes Schuhwerk, Schienen u. a. m.) sowie die Ergotherapie (einschließlich Gelenkschutz- und Selbsthilfetraining) sind für den Erfolg langfristiger Therapiekonzepte besonders wichtig.

Physikalische Therapie

Die physikalische Therapie stellt nach wie vor einen Schwerpunkt innerhalb des Therapiegesamtkonzeptes der rheumatoiden Arthritis dar. Physikalische Therapiemaßnahmen, die sich thermischer, elektrischer und mechanischer Reizeinwirkungen bedienen, müssen im Hinblick auf ihre Wirksamkeit und Verträglichkeit sehr genau an Krankheitsstadium und Aktivität des rheumatischen Prozesses angepaßt werden. Unter den aktiven Therapieformen führt die krankengymnastische Bewegungstherapie, ergänzt durch Ergotherapie, zu einer wirkungsvollen Funktionsverbesserung betroffener Gelenke. Passive Maßnahmen wie Kryo- oder Thermotherapie, Elektrotherapie sowie Massagen dienen direkt oder indirekt der Schmerzlinderung sowie der Muskelentspannung und damit der Vorbereitung auf die aktive Funktionstherapie.

Begleitende Therapiemaßnahmen

Für die Behandlung *psychischer Störungen* (z. B. depressiver Verstimmungen) ist die fürsorgliche Hinwendung des Arztes das wichtigste therapeutische Postulat. Gelegentlich ist der Einsatz von Psychopharmaka erforderlich. Der langfristigen Betreuung des Patienten im *sozialmedizinischen* Bereich — Vermittlung von Hilfen für das tägliche Leben, die Schul-

und Berufsberatung u. a. m. − kommt im Hinblick auf die Langzeitprognose und damit auch für das Lebensschicksal des Rheumakranken besondere Bedeutung zu.

Prognose und Verlauf

Der typische schubweise progrediente Krankheitsverlauf der rheumatoiden Arthritis ist insgesamt variabel und im Einzelfall nicht prognostizierbar. Etwa 20% der Patienten kommen unter einer optimalen Therapie (oder spontan) bereits im Initialstadium in eine Vollremission, die Monate bis Jahre anhalten kann. In den übrigen Fällen ist es in der Regel möglich, durch geeignete Therapiemaßnahmen das traurige Endstadium völliger Invalidität und Pflegeabhängigkeit zu verhindern oder doch zumindest zeitlich hinauszuschieben. Nach Literaturangaben (grobe Schätzungen) sind bei optimaler therapeutischer Führung 15 Jahre nach Krankheitsbeginn noch mindestens 50% der Patienten arbeitsfähig. Prognostisch unsicher zu bewerten sind Verläufe, bei denen schon zu Krankheitsbeginn hohe Rheumafaktortiter im Serum nachzuweisen sind, die schon frühzeitig subkutane Rheumaknoten aufweisen und bei denen die entzündlichen Gelenkmanifestationen auf eine optimale antirheumatische Medikation nur unzureichend oder gar nicht ansprechen. Ungünstig zu bewerten sind weiterhin Fälle mit ausgeprägten extraartikulären Manifestationen auf dem Boden einer systemischen Vaskulitis. Patienten mit sekundärer Amyloidose, deren Lebenserwartung durch das Auftreten einer Niereninsuffizienz eingeschränkt ist, sind prognostisch ebenfalls mit Vorsicht zu beurteilen. Glücklicherweise seltene, aber immer ernst zu nehmende Komplikationen quoad vitam sind septische Verläufe (z. B. nach iatrogenem Pyarthros), Arzneimittelschäden sowie neurologische Ausfälle nach Wirbelfrakturen oder atlantoaxialer Subluxation.

Merke: Die Diagnose der rheumatoiden Arthritis ist *klinisch* zu stellen. Labormedizinische (Rheumafaktoren) und röntgenologische Befunde können ohne entsprechende klinisch-arthrologische Symptomatik nicht die Diagnose begründen, sondern höchstens die klinische Verdachtsdiagnose stützen. Die Differentialdiagnose der rheumatoiden Arthritis umfaßt ein breites Spektrum subakuter und chronischer Polyarthritisformen. Die diagnostische Zuordnung des Einzelfalles kann durch Dokumentation des arthrologischen Befallsmusters, durch röntgenologische (Erosionen) und nuklearmedizinische Verfahren (typischer Scan der Hände und Vorfüße) sowie durch immunologische und immungenetische Untersuchungen erleichtert werden.

Die Behandlung der rheumatoiden Arthritis ist nur bei konsequenter stadien- und verlaufsorientierter Anwendung eines langfristig konzipierten Therapieplans erfolgversprechend, der alle medikamentösen, physikalischen, nuklear-

medizinischen, orthopädischen und rheumachirurgischen Möglichkeiten einschließt. Sorgfältige Verlaufskontrolle hinsichtlich Effizienz und Verträglichkeit laufender Behandlungsmaßnahmen hält mögliche Therapierisiken in einem überschau- und damit vertretbaren Rahmen.

Weiterführende Literatur

Arend, W. P., J.-M. Dayer: Cytokines and cytokine inhibitors antagonists in rheumatoid arthritis. Arthr. and Rheum. 33 (1990) 305−315

Arnett, F. C., S. M. Edworthy, D. A. Block: The Amercian Rheumatism Association 1987 revised criteria for the classification of rheumatoid arthritis. Arthr. and Rheum. 31 (1988) 315−323

Bacon, P. A.: Extra-articular rheumatoid arthritis. In McCarthy, D.: Arthritis and Allied Conditions, 11th ed. Lea & Febiger, Philadelphia 1989 (pp. 1987−1990)

Bennett, J. C.: Etiology of rheumatic diseases. In Kelley, W. N., E. D. Harris, S. Ruddy, C. B. Sledge: Textbook of Rheumatology, 3rd ed. Saunders, Philadelphia 1989 (pp. 138−147)

Calin, A.; J. Elswood; P. T. Klouda: Destructive arthritis, rheumatoid factor, and HLA-DR4. Arthr. and Rheum. 32 (1989) 1221−1232

Dihlmann, W.: Gelenke − Wirbelverbindungen. Thieme, Stuttgart 1987

Earnest, D. L.: NSAID-induced gastric injury: its pathogenesis and management Semin. Arthr. Rheum. 19, Suppl. 2 (1990) 6−10

Editorial: One Infection agent − many syndroms. J. Rheumatol. 14 (1987) 653

Edwards, N. L.: New concepts in molecular biology: implications for clinical rheumatology. Postgrad. Advanc. Rheumatol. III−IX (1988) 1−12

Feldmann, M. u. Mitarb.: Cytokine production in the rheumatoid joint: implications for treatment. Ann. rheum. Dis. 49 (1990) 480−486

Firestein, G. S., N. J. Zvaifler: How important are T-cells in chronic rheumatoid arthritis. Arthr. and Rheum. 33 (1990) 768−773

Gottlieb, N. L.: Rheumatic disease in the elderly: considerations of disease expression and antirheumatic drug therapy. Postgrad. Advanc. Rheumatol. IV-VI (1990) 1−15

Gschwend, N., A. Böni, K. Fehr: Rheumatoide Arthritis, rheumatischer Formenkreis. In Witt, A. N., H. Rettig, M. Schlegel u. a.: Orthopädie in Praxis und Klinik, Bd. IV. Thieme, Stuttgart 1982

Harris, E. D.: Rheumatoid arthritis. New Engl. J. Med. 322 (1990) 1277−1289

Hartl, P. W., E. Genth: Rheumatoide Arthritis. In Krück, F., W. Kaufmann, H. Bünte, E. Gladtke, R. Tölle: Therapie-Handbuch, 3. Aufl., Urban & Schwarzenberg, München 1989 (S. 1123−1166)

Hopkins, St. J.: Cytokines and eicosanoids in rheumatic diseases. Ann. rheum. Dis. 49 (1990) 207−211

Hopkins, St. J.: Cytokines and eicosanoids inrheumatic diseases. Ann. rheum. Dis. 49 (1990) 207−211

Hough, A. J., L. Sokoloff: Pathology of rheumatoid arthritis and allied disorders. In McCarthy, D. J.: Arthritis and Allied Conditions, 11th ed.: Lea & Febiger, Philadelphia 1989 (pp. 674−697)

Hughes, G. R. V.: Methotrexate in rheumatoid arthritis. Ann. rheum. Dis. 49 (1990) 275

Jeurissen, M. E. C., A. M. Th. Boerbooms, L. B. A. van de Putte, W. H. Doesburg, Mulder, J. J. Rasker, M. W. M. Kruijsen, J. F. Haverman, H. J. van Beusekom, W. H. Muller, M. J. A. M. Franssen, D.-J. R. A. M. de Rooy. Methotrexate versus azathioprine

Muller, M. J. A. M. Franssen, D.-J. R. A. M. de Rooy. Methotrexate versus azathioprine in the treatment of rheumatoid arthritis: a forty-eight-week randomized double-blind trial. Arthr. and Rheum. 34 (1991) 961–972.

Larson, E. B., H. J. Featherstone, R. G. Petersdorf.: Fever of undetermined origin: diagnosis and follow-up of 105 cases, 1970–1980. Medicine 61 (1982) 269–292

Martel, W. R., R. Hernandez, A. Aisen, E. Braunstein: Radiology of the Rheumatic Diseases. In Schumacher, H. R.: Primer on the Rheumatic Diseases, 9th ed. Arthritis Foundation, Atlanta 1988 (pp. 60–76)

Morel, P. A., C. G. Fathman: Immunogenetics of rheumatoid arthritis. J. Rheumatol. 16 (1989) 421–423

Nepon, G. T. et al.: HLA genes associated with rheumatoid arthritis. Arthr. and Rheum. 32 (1989) 15–21

Schiffenbauer, J.: Immunogenetics of rheumatoid arthritis. Postgrad. Advanc Rheumatol. IV-VIII (1990) 1–12

Schwartz, D. D.: Infections agents, immunity and rheumatic diseases. Arthr. and Rheum. 33 (1990) 457–465

Sharp, J. T.: Radiologic assessment as an outcome measure in rheumatoid arthritis. Arthr. and Rheum. 32 (1989) 221–229

Shinmei, M., K. Masuda, T. Kikuchi, Y. Shimomura: The role of cytokines in chondrocyte mediated cartilage degradation. J. Rheumatol. 16, Suppl. 18 (1989) 32–34

Watrous, D. A., B. S. Andrews.: The metabolism and immunology of bone. Semin. Arthr. Rheum. 19 (1989) 45–65

Weiss, M. M.: Corticosteroids in rheumatoid arthritis. Semin. Arthr. Rheum. 19 (1989) 9–21

Wolfe, F.: 50 years of antirheumatic therapy: the prognosis of rheumatoid arthritis. J. Rheumatol. 17, Suppl. 22 (1990) 24–32

Zvaifler, N. J.: Rheumatoid arthritis. Editorial overview Curr. Opin. Rheumatol. 3 (1991) 389–394

Sjögren-Syndrom

Ein sekundäres Sjögren-Syndrom (S. 603) wird bei etwa 10–15% der Fälle mit rheumatoider Arthritis beobachtet. Wichtig ist es, an die Symptomentrias: Konjunktivitis, Xerostomie und rheumatoide Arthritis zu denken und entsprechende diagnostische (Schirmer- bzw. Saxon-Test) und therapeutische Schritte (Tränenflüssigkeitsersatz, keine lokale Glucocorticosteroid-Medikation am Auge, lokale Bekämpfung von Infekten) zu denken.

Rheumatoide Vaskulitis-Syndrome

Vaskulitis-Syndrome treten insbesondere bei klinisch schweren Verlaufsformen der rheumatoiden Arthritis auf. Hinweisend sind vor allem Symptome von seiten der Haut (palpable Purpura), Nagelfalzläsionen („Splinters") sowie der Nachweis einer sekundären Kryoglobulinämie (Näheres siehe unter Vaskulitissyndrome, S. 782).

Caplan-Syndrom

Das Caplan-Syndrom (Silikoarthritis), das vor allem bei Bergleuten in Wales, aber weltweit auch bei Gießerei-, Steingut- und Asbestarbeitern beobachtet wurde, ist auf dem europäischen Kontinent sicher selten. Neben den Gelenkmanifestationen der rheumatoiden Arthritis sind für die Erkrankung Lungenveränderungen charakteristisch, die im Röntgenbild als noduläre Fibrose mit großen Rundherden imponieren.

Weiterführende Literatur

Bacon, P. A.: Extra-articular rheumatoid arthritis. In McCarty, D. J.: Arthritis and Allied Conditions, 11th ed. Lea & Febiger, Philadelphia 11th ed. 1989 (pp. 1967–1998)

Felty-Syndrom

Das 1924 von Felty beschriebene Syndrom ist klinisch durch die Symptomentrias chronisch destruierende Arthritis, Granulozytopenie und (Hepato-)Splenomegalie charakterisiert.

Das Felty-Syndrom wird bei etwa 1% der Fälle mit rheumatoider Arthritis beobachtet. Meist handelt es sich um fortgeschrittene Stadien der Polyarthritis mit langer Laufzeit (mehr als 10 Jahre). Frauen in einem Altersbereich zwischen 45 und 65 Jahren sind bevorzugt betroffen. Klinisch stehen ausgeprägte Allgemeinsymptome (remittierendes Fieber), fortschreitender Gewichtsverlust und eine auffällige Infektneigung mit Furunkulose der Haut, Bronchopneumonien, Harnwegsinfekten u. a. m. im Vordergrund. Folgen der (Immun-)Vaskulitis sind „palpable Purpura", Unterschenkelgeschwüre und Nekrosen im Bereich von Fingern und Zehen. Weitere klinische Organsymptome sind Splenomegalie (Milzgewichte bis zum 4fachen der Norm), sekundäres Sjögren-Syndrom, Lymphadenopathie, Perikarditis, Pleuritis sowie eine periphere Neuropathie. Hämatologisches Leitsymptom ist die Granulozytopenie (Gesamtleukozytenzahl unter 2000/µl). Zwischen Ausmaß der Granulozytopenie und dem Auftreten von Infektionen besteht kein strenger Zusammenhang. Eine ausgeprägte Infektionsbereitschaft ist aber ohne Zweifel bei Granulozytenwerten unter 500 Zellen/µl zu erwarten. Serologisch findet man neben einer deutlichen Hypergammaglobulinämie Rheumafaktoren vom IgM-Typ in hohen Titern sowie antinukleäre Antikörper, die z. T. spezifisch mit granulozytären Antigenen reagieren. Gegen Histone gerichtete Antikörper sind beim Felty-Syndrom beschrieben worden. Komplementfaktoren im Serum können erniedrigt sein. In Einzelfällen werden Immunkomplexe durch Kryopräzipitation oder andere Verfahren nachgewiesen.

Alle bisher verfügbaren Therapieansätze sind unbefriedigend. Die medikamentöse Behandlung der Gelenkerscheinugnen entspricht der antirheumatischen Medikation der rheumatoiden Arthritis. Infektionen bedürfen der gezielten Therapie mit Antibiotika. Glucocorticoide in hoher Dosierung vermögen nur vorübergehend Granulozytopenie und Hauterscheinungen (Unterschenkelgeschwüre) günstig zu beeinflussen. Die Splenektomie wird als Ultima ratio insbesondere bei starker Infektneigung diskutiert.

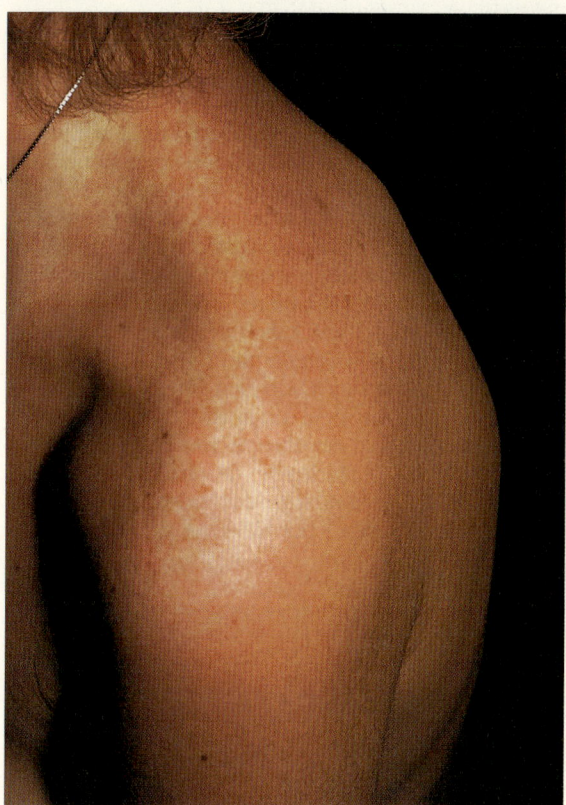

Abb. 8.**10**   Makulopapulöses Exanthem bei juveniler chronischer Arthritis

Weiterführende Literatur

Cohen, M. G., J. Webb: Antihistone antibodies in rheumatoid arthritis and Felty's syndrome. Arthr. and Rheum. 32 (1989) 1319–1324

Felty, A. R.: Chronic arthritis in the adult, associated with splenomegaly and leucopenia. Johns Hopkins Hosp. Bull. 35 (1924) 16

Pinals, R. S.: Felty's, syndrome. In Kelley, W. N., E. D., Harris, S. Ruddy, C. B. Sledge: Textbook of Rheumatology, 3rd ed. Saunders, Philadelphia 1989 (pp. 993–998)

Juvenile chronische Arthritis

Das Bild der juvenilen chronischen Arthritis (jcA) – per definitionem in einem Altersbereich zwischen 3 Monaten und 16 Jahren auftretend – ist klinisch und arthrologisch vielgestaltig, die diagnostische Zuordnung in die einzelnen Varianten und Verlaufsformen gelegentlich schwierig.

Beim klassischen *Still-Syndrom* mit systemischem Beginn (bei 15–20% der Kinder) sieht man ein hochfebril einsetzendes Krankheitsbild mit flüchtigen makulopapulösen Hauterscheinungen (Exanthemen, Abb. 8.**10**), Hepatosplenomegalie, kardialen Symptomen (Perikarditis, Myokarditis) und einer meist ausgeprägten Leukozytose. Die Polyarthritis tritt gegen-

über den systemischen Manifestationen in den Hintergrund.

Bei einer weiteren Gruppe der im Kindesalter auftretenden Rheumaformen (40–50% der Fälle) sind unter dem Bild der *Oligarthritis* 2–4 Gelenke betroffen. Nicht selten sieht man eine Monarthritis (z. B. eines Kniegelenkes). Solche oligarthritischen Formen, vor allem bei Mädchen, können mit einer chronisch-granulomatösen, gelegentlich bis zur Erblindung fortschreitenden Iridozyklitis vergesellschaftet sein. Oligarthritische Bilder bei Jungen gehen häufig mit einer gutartigen vorderen Uveitis einher. Die Knaben sind oft HLA-B27-positiv und müssen differentialdiagnostisch unter dem Aspekt einer (präspondylitischen) Frühform der ankylosierenden Spondylitis interpretiert werden. *Polyarthritische Verläufe* der juvenilen chronischen Arthritis, die klinisch der rheumatoiden Arthritis des Erwachsenen entsprechen, kommen bei weiteren 35–50% der Kinder zur Beobachtung.

Zum klinischen Bild der juvenilen chronischen Arthritis gehören Wachstumsstörungen (rheumatischer Kleinwuchs, Mikrognathie, Wachstumshemmung einzelner Finger). Röntgenologisch charakteristisch sind neben der destruierenden Arthritis die Spondylitis cervicalis sowie eine häufig mit Ankylosierung einhergehende bilaterale Karpitis. Rheumafaktoren findet man im Blut nur selten, antinukleäre Antikörper sind dagegen bei Kindern mit fortschreitender Iridozyklitis häufiger nachzuweisen.

Die *Behandlung* der juvenilen chronischen Arthritis entspricht im wesentlichen den Grundsätzen der Therapie der rheumatoiden Arthritis des Erwachsenen (s. S. 612). Schwere systemische Krankheitsbilder (Still-Syndrom) erfordern nicht nur den Einsatz von Glucocorticosteroiden, sondern gegebenenfalls auch die Gabe von Zytostatika. Wichtig für die funktionelle Prognose ist die frühzeitig eingeleitete und gezielt durchgeführte krankengymnastische Behandlung zur Prävention folgenschwerer Gelenkkontrakturen. Die langfristig konzipierte Therapieführung ist entscheidend auch hinsichtlich der späteren Eingliederung der Kinder in Schule und Beruf.

Die *Prognose* der kindlichen Rheumaformen ist insgesamt gesehen nicht ungünstig. Folgenschwere Komplikationen sind die chronische, im Einzelfall bis zur Erblindung fortschreitende Iridozyklitis und schließlich die sekundäre Amyloidose, die erfahrungsgemäß vor allem bei Fällen von Still-Syndrom zur Entwicklung kommt.

Merke: Das Bild der juvenilen chronischen Arthritis ist vielgestaltig, die Differentialdiagnose umfangreich. Bei Fällen von akuter Polyarthritis im Jugendalter ist zum gegenwärtigen Zeitpunkt bei uns eine juvenile chronische Arthritis (z. B. Still-Syndrom) oder eine Lyme-Borreliose wahrscheinlicher als ein rheumatisches Fieber.

Weiterführende Literatur

Ansell, B. M., E. G. L. Bywaters: Juvenile chronic arthritis. Ann. rheum. Dis. 43 (1983) 1100–1133
Calabro, J.: Juvenile rheumatoid arthritis. In McCarty, D. J.: Arthritis and Allied Conditions, 11th ed. Lea & Febiger, Philadelphia 1989 (pp 913–925)
Cassidy, J. T.: Juvenile rheumatoid arthritis. In Cassidy, J. T.: Textbook of Rheumatology. Wiley, New York 1982 (p. 169)
Cassidy, J. T., J. E. Levinson, J. C. Bass, J. Baum, E. J. Brewer, C. W. Fink, V. Hanson, J. C. Jacobs, A. T. Masi, J. G. Schaller, J. F. Fries, D. McShane, D. Young. A study of classification criteria for a diagnosis of juvenile rheumatoid arthritis. Arthr. and Rheum. 29 (1986) 274–281
Sänger, L., S. Kaufmann, E. Genth: Juvenile chronische Arthritis. In Hornbostel, H., W. Kaufmann, W. Siegenthaler: Innere Medizin in Praxis und Klinik, Bd. II, 4. Aufl. Thieme, Stuttgart 1991 (S. 10.91–10.97)
Truckenbrodt, H., R., Häfner.: Methotrexate therapy in juvenile rheumatoid arthritis: a retrospective study. Arthr. and Rheum. 29 (1986) 801–807

Still-Syndrom des Erwachsenen

Das *im Erwachsenenalter auftretende Still-Syndrom* (engl.: Adult Onset Still's Disease), bei dem klinisch hohes Fieber, flüchtige Exantheme und eine meist ausgeprägte Leukozytose im Vordergrund stehen, wird häufig nicht erkannt und unter der Diagnose „Fieber unklarer Genese" als Lymphogranulomatose Hodgkin (Laparotomie, Splenektomie) oder kryptogene Sepsis (nutzlose Antibiotikatherapie) fehlgedeutet.

Weiterführende Literatur

Baker, D. G.: Adult-onset Still's disease. N. Y. St. J. Med. 3 (1985) 92–93
Esdaile, J. M., H. Tannenbaum, D. Hawkins: Adult Still's disease. Amer. J. Med. 58 (1980) 825–830
Hartl. P. W.: Morbus Still des Erwachsenen. In Hornbostel, H., W. Kaufmann, W. Siegenthaler: Innere Medizin in Praxis und Klinik, Band II, 4. Aufl. Thieme, Stuttgart 1992 (S. 10.98–10.99)
Wonters, M. G. W., P., Reckers, L. B. A. van de Putte: Adult-onset Still's disease. Disease course and HLA associations. Arthr. and Rheum. 29 (1986) 415–418

Palindromer Rheumatismus

Das 1944 von Hench und Rosenberg beschriebene Krankheitsbild tritt klinisch als rezidivierende akute Polyarthritis (Periarthritis) in Erscheinung und ist durch seinen gutartigen (nicht destruierenden) Verlauf mit monatelangen Remissionen gekennzeichnet. Schmerzhafte Gelenkschwellungen, die Tage, seltener Wochen anhalten können, betreffen vor allem Knie, Handwurzeln und Schultern (gelegentlich auch Finger, Fersen, Kiefergelenke und die Wirbelsäule). Die paraartikulären Weichteilbereiche können in den Entzündungsprozeß mit einbezogen sein. Labormedizinisch sind Blutsenkung und Akute-Phase-Reaktionen höchstens in der akuten Phase pathologisch erhöht. Diese Parameter normalisieren sich aber in der Remissionsphase in der Regel sehr rasch. Die Synovia-Analyse ergibt Zeichen der unspezifischen Entzündung, Rheumafaktoren oder pathogene Kristalle sind nicht nachzuweisen.

30–40% der Fälle entwickeln sich im weiteren Verlauf in eine typische rheumatoide Arthritis. Hinweise darauf sind Nachweis von IgM-Typ-Rheumafaktoren, Beschwerden über Steifigkeit der Finger am Morgen sowie das Auftreten von subkutanen Rheumaknoten. Differentialdiagnostisch sind in Initialstadien insbesondere auch systemische Kollagenosen (Lupus erythematodes disseminatus, Mixed Connective Tissue Disease u. a. m.) abzugrenzen.

Therapeutisch wird man sich auf physikalische Maßnahmen konzentrieren. Nichtsteroidale Antirheumatika oder Basistherapeutika (Goldsalze) sind sicher nur in Einzelfällen erforderlich. Eine sorgfältige Verlaufskontrolle mit Befunddokumentation ist über Jahre hin erforderlich.

Weiterführende Literatur

Ehrlich, G. E.: Intermittent and periodic arthritic syndromes. In McCarty, D. J.: Arthritis and Allied Conditions, 11th ed. Lea & Febiger, Philadelphia 1989 (pp. 991–1009)
Pinals, R. S.: Primer on Rheumatic Diseases, 9th ed., Arthritis Foundation, 1988

Seronegative Spondarthritiden

[handwritten notes, left:]
Spondyl = Wirbel
Ankylose = knöcherne Gelenkversteifung
Ossifikation = Bildg v. Knochgwebe
Proliferierend = Wucherung
Fibrose = Vermehrg d. BGW

[handwritten notes, right:]
Chronisch-Umschriebene Entz. der
Synovialmembran an den Gelenk
mit Kapsel-BGW-Umwandlung und
knöcherne Gelenkversteifung am Bandapparat
d. Wirbelsäule Schrumpfungen und
Bildg v. Knochgwebe

Unter diesem erstmals von den englischen Rheumatologen Wright und Moll (1976) vorgeschlagenen Sammelbegriff werden nosologisch Polyarthritisformen zusammengefaßt, die sich von der rheumatoiden Arthritis in mehrfacher Hinsicht unterscheiden (Tab. 8.**7**).

Klinisch-arthrologisch kann bei diesen Krankheitsbildern neben den Extremitätengelenken das Achsenskelett in den entzündlichen Prozeß mit einbezogen sein und die Spondarthropathie im Vordergrund stehen. Rheumafaktoren fehlen in der Regel bei diesen Erkrankungen. Charakteristisch für den Formenkreis sind extraartikuläre Manifestationen z. B. am Auge (Uveitis), an der Haut (Psoriasis vulgaris, psoriasiforme Effloreszenzen, Erythema nodosum), am Gastrointestinaltrakt (Enterokolitis) bzw. am Urogenitaltrakt (Balanitis, Urethritis, Vesikulitis, Prostatitis). Für die meisten Erkrankungen besteht eine mehr oder weniger enge Assoziation zum Histokompatibilitätsantigen HLA-B27.

Ankylosierende Spondylitis

(Idiopathische Spondylitis ankylosans, Pierre Marie-Strümpell-Bechterewsche Krankheit)

Definition: Die ankylosierende Spondylitis ist als eine entzündlich-rheumatische Erkrankung definiert, die sich bevorzugt an der Wirbelsäule manifestiert. Bei etwa einem Drittel der Fälle besteht gleichzeitig mit der Spondylitis — gehäuft bei Frauen in jugendlichem Alter bereits vor deren Auftreten (präspondylitisch) — eine Olig- bzw. Polyarthritis der Extremitätengelenke.

Die entzündlich ossifizierenden Veränderungen am Achsenskelett führen im Laufe der Erkrankung zu folgenschweren Funktionseinbußen bis hin zur völligen Einsteifung der Wirbelsäule. Unter den extraartikulären Manifestationen ist die vordere Uveitis häufig (etwa 25% der Fälle), die spondylitische Herzkrankheit mit Aortitis und Aortenklappeninsuffizienz dagegen selten.

Häufigkeit

Aufgrund aktueller epidemiologischer Erhebungen kann man davon ausgehen, daß zwischen 0,1 und 0,5% (2%) der (eurasischen) Bevölkerung beiderlei Geschlechts an einer ankylosierenden Spondylitis lei-

Tabelle 8.**7** Seronegative Spondarthritiden (nach Moll u. Mitarb.)

(Idiopathische) ankylosierende Spondylitis
Psoriasis-Spondarthritis
Reaktive (Spond-)Arthritiden nach
  enteralen oder
  venerischen Infekten
Enterokolitische Spondarthropathien
  Colitis ulcerosa
  Morbus Crohn
  Morbus Whipple
Morbus Behçet

den. HLA-B27-positive Merkmalsträger erkranken in einer Häufigkeit von 2 bis 10%, bei HLA-B27-negativen Individuen liegt die Prävalenz bei etwa 0,05%. Prävalenzraten zwischen 10 und 20% findet man bei Bechterew-Verwandten ersten und zweiten Grades. Durch die in den letzten Jahren verbesserten Möglichkeiten, klinisch blande Verlaufsformen auch bei Frauen zu erfassen, ist die Geschlechtsverteilung nicht mehr so betont männlich, wie anhand früherer Untersuchungen dokumentiert wurde, nämlich etwa 4 (−1):1=männlich:weiblich.

Ätiologie und Pathogenese

Ätiologie und Pathogenese der ankylosierenden Spondylitis sind bislang weitgehend ungeklärt. Aus immungenetischen Untersuchungen — die ankylosierende Spondylitis ist eng mit dem Nachweis des Histokompatibilitätsantigens HLA-B27 assoziiert — wird geschlossen, daß die Erkrankung auf dem Boden einer genetischen Disposition entsteht. Exogene, das Krankheitsbild auslösende Faktoren, z. B. enterale (Klebsiellen) oder venerische Infektionen, werden im Rahmen von Arbeitshypothesen im Sinne einer reaktiven Genese diskutiert. Für Störungen des Immunsystems gibt es bislang keine gesicherten Erkenntnisse.

Pathologisch-anatomisch entsprechen die klinisch-röntgenologisch oder autoptisch nachweisbaren Manifestationen der Erkrankung — Sakroiliitis, Syndesmophyten, Enthesopathien und Synoviitis — unspezifischen Entzündungsprozessen. Charakteristisch ist die Tendenz des entzündlichen Gewebes zur Ossifizierung mit Ausbildung von Ankylosen. Syndesmophyten, die im Gefolge einer Spondylitis anterior als Knochenspangen, ausgehend von der Wirbelkörperrandleiste und dem Anulus fibrosus der Band-

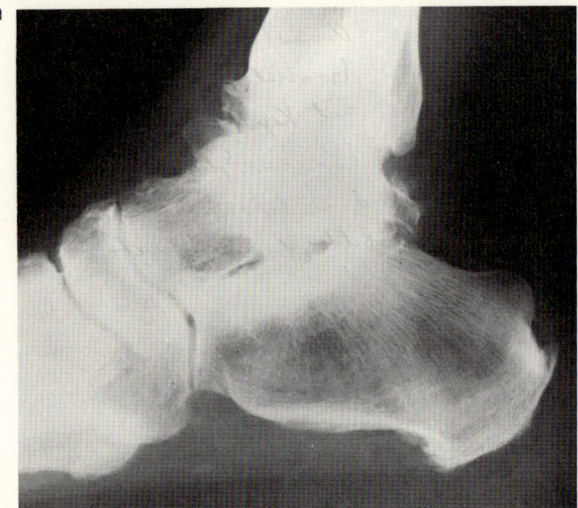

a

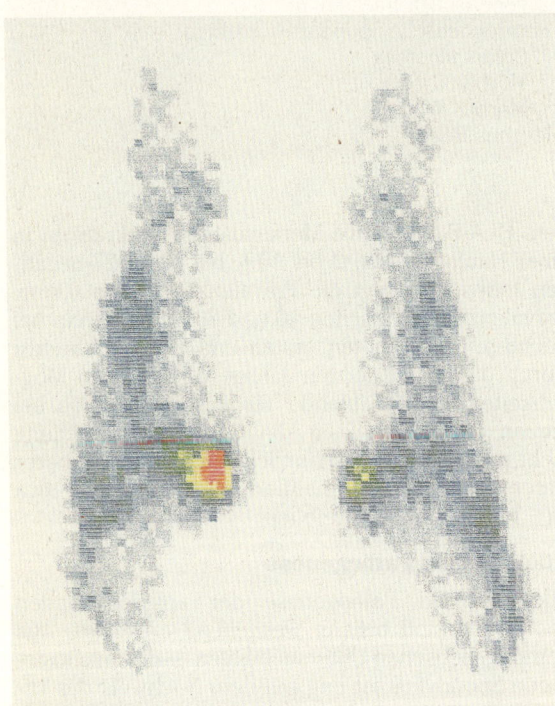

b

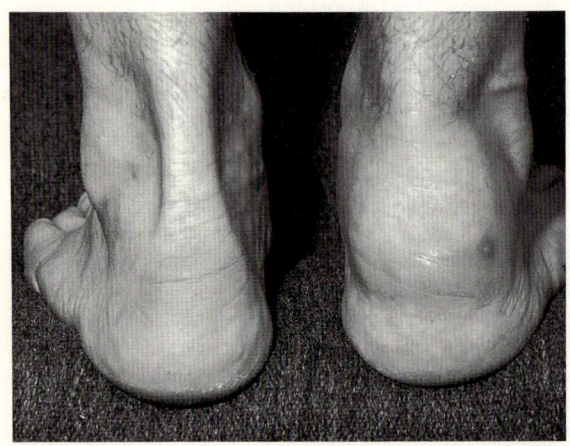

c

scheibe, den Intervertebralraum überbrücken, sowie die Ankylose der Wirbelbogengelenke bewirken die Motilitätseinschränkung des Achsenskeletts bis hin zur völligen Einsteifung in Spätstadien. Die Enthesopathie (Enthesitis) ist histologisch eine unspezifische, granulomatös-destruierende Entzündung im Bereich der Verbindung von Ligamenten (Gelenkkapsel, Bandscheibe) und Knochen unbekannter Genese, die als wichtiger Marker für den gesamten Formenkreis der seronegativen Spondarthritiden gelten kann. Sie ist auch das pathologisch-anatomische Substrat der Schmerzen des Patienten, zum Beispiel am Fersenbein oder im Bereich des Beckens beim Sitzen.

Klinik

Das klinische Bild des Morbus Bechterew ist uneinheitlich und vielschichtig. Im Vordergrund des Beschwerdebildes stehen *Kreuzschmerzen*, die *nächtlich* auftreten und den Schlaf unterbrechen. Die Bewegung des Achsenskeletts bringt Schmerzlinderung. Der typische Bechterew-Schmerz liegt in der Iliosakralregion und ist tiefsitzend bohrend. Er strahlt in die untere Extremität aus. Für diesen „Pseudoischias" ist häufiger Seitenwechsel charakteristisch. Hinsichtlich der Lokalisation überschreitet er im Gegensatz zum neurogenen Ischias-Syndrom den Kniegelenkbereich nach distal nicht. Viele Patienten klagen über eine schmerzhafte Steife der Wirbelsäule am Morgen. Fersenschmerz (*Kalkaneodynie,* Achillodynie, Achillobursitis, tarsale Fasziitis [Abb. 8.**11**]) sowie parasternale Thoraxschmerzen (*Thorakodynie*) auf dem Boden von Synchondritis sterni, Kostochondritis sowie Arthritis der kostovertebralen Gelenke ergänzen das typische Beschwerdebild. In Einzelfällen, insbesondere bei Erkrankungsbeginn im jugendlichen Alter oder auch bei Frauen, manifestiert sich die ankylosierende Spondylitis zunächst (präspondylitisch) als *Olig-* oder *Polyarthritis*. Das Befallsmuster ist asymmetrisch. Bevorzugt erkranken Gelenke der unteren Extremität (Knie, Sprunggelenke, Vorfüße). Akut einsetzende Krankheitsbilder mit Fieber und ausgeprägteren Allgemeinerscheinungen sind selten.

Im Krankheitsverlauf kommt es zu fortschreitenden Funktionseinbußen der Wirbelsäule, die sich zunächst im thorakolumbalen Übergang manifestieren und den Patienten bei bestimmten Verrichtungen des täglichen Lebens (z. B. Bücken, Schuhe anziehen) behindern. Die Bewegungseinschränkung des Achsenskeletts ist anhand definierter Meßparameter (Zunahme der Distanz zweier Meßpunkte im Wirbelsäulenbereich nach maximaler Vorwärtsbeugung aus aufrechter Haltung [Maß nach Schober, Ott, Finger-Boden-Abstand u. a. m.]) klinisch zu dokumentieren

Abb. 8.**11**   Enthesopathien, Kalkaneodynie
a Röntgenbefund: Fersenbein seitlich. Tendoostitis am Ansatz der Achillessehne und der Plantaraponeurose
b Szintigramm: Aktivitätsanreicherung über der Fersenregion beidseits (Ansatz der plantaren Faszie)
c Achillobursitis

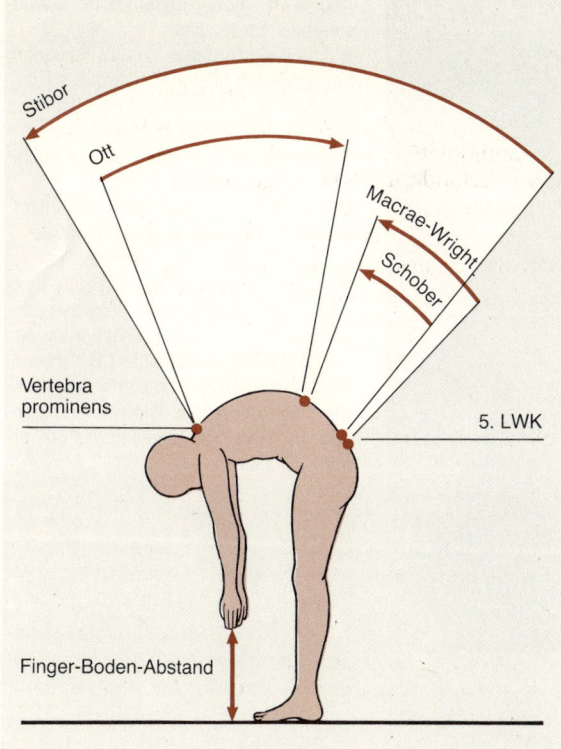

Abb. 8.**12** Meßkriterien zur Beurteilung der Motilität der Wirbelsäule in ihren verschiedenen Abschnitten (Anbringung der Meßpunkte in aufrechter Stellung, Messen des Distanzzuwachses bei maximaler Vorwärtsbeugung)

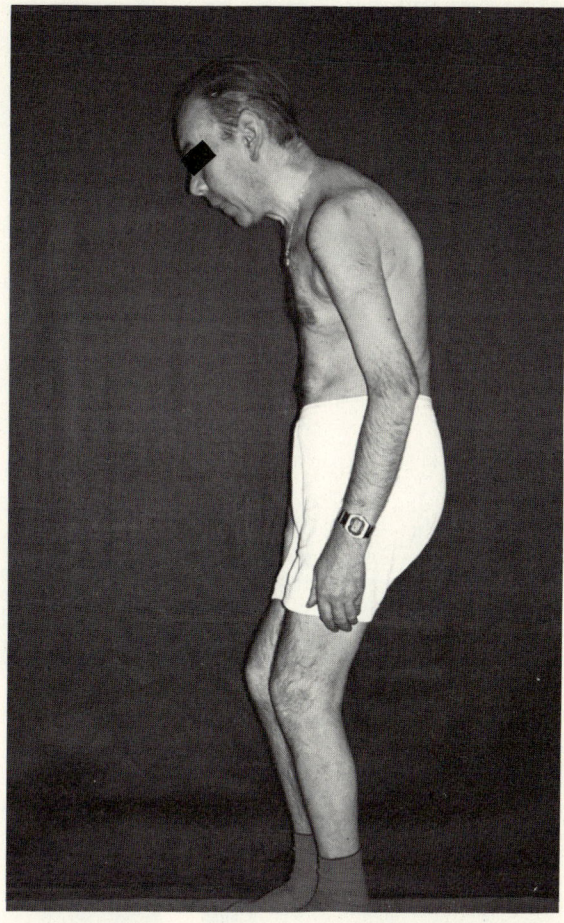

Abb. 8.**13** Typische Fehlhaltung bei fortgeschrittener Spondylitis: aufgehobene lumbale Lordose, thorakale Kyphose, Protrusio capitis mit Senkung der Blickachse unter die Horizontale (kompensatorische Flexion in den Hüft- und Kniegelenken)

(Abb. 8.**12**). In fortgeschrittenen Fällen tritt die Bewegungseinschränkung des Achsenskeletts gegenüber den nächtlichen Kreuzschmerzen immer mehr in den Vordergrund. In Endstadien imponiert eine weitgehend versteifte Wirbelsäule mit ausgeprägter Kyphose im thorakalen und aufgehobener Lordose im lumbalen Abschnitt („Pokerrücken", Abb. 8.**13**). Eine extreme Streckhaltung der gesamten Wirbelsäule („Bügelbrettrücken") beobachtet man bei spondylitischer Einsteifung des Achsenskeletts bereits im jugendlichen Alter.

Die zunehmende Thoraxstarre ist durch die eingeschränkte inspiratorische Thoraxumfangszunahme zu dokumentieren. Sie führt erst in Spätstadien zu einer klinisch relevanten Beeinträchtigung der Atemfunktion. Eine Mitbeteiligung der stammnahen Gelenke wird in Spätstadien beobachtet. Die fortschreitende Koxitis kann zu einer erheblichen Beeinträchtigung der Gehfähigkeit und damit zur Invalidität des Patienten führen.

Unter den extraartikulären Organmanifestationen findet man bei etwa einem Viertel der Bechterew-Patienten eine *vordere Uveitis.* Betroffen sind bevorzugt HLA-B27-positive Merkmalsträger sowie Bechterew-Fälle mit peripherer Gelenkbeteiligung. Die Uveitis ist durch eine ausgeprägte Rezidivneigung mit häufig wechselnder Seitenlokalisation charakterisiert. Ihre Prognose ist bei sachgerechter Therapie (Glucocorticosteroide) gut. Die Beteiligung der Harnwege (*Urethritis posterior*), gelegentlich mit Prostatitis (Vesikulitis) oder Balanitis vergesellschaftet, kann zu diagnostischen Trugschlüssen führen (z. B. Gonorrhö des jungen Mannes). Eine Spätmanifestation des Morbus Bechterew ist die *spondylitische Kardiopathie* mit Aortitis, relativer Aortenklappeninsuffizienz und Reizleitungsstörungen (AV-Blockierung). Seltene *Lungenmanifestationen* können klinisch (Husten, Hämoptoe) und röntgenologisch (apikale Lungenverschattungen mit Kavernenbildungen) eine Lungentuberkulose vortäuschen. Sehr selten sind neurologische Komplikationen im Sinne des *Cauda-equina-Syndroms* auf dem Boden einer Arachnoiditis oder Nervenwurzelschmerzen durch eine stenosierende Osteophytose der Wirbelbogengelenke (Diagnose durch axiale Computertomographie bzw. Kernspintomographie).

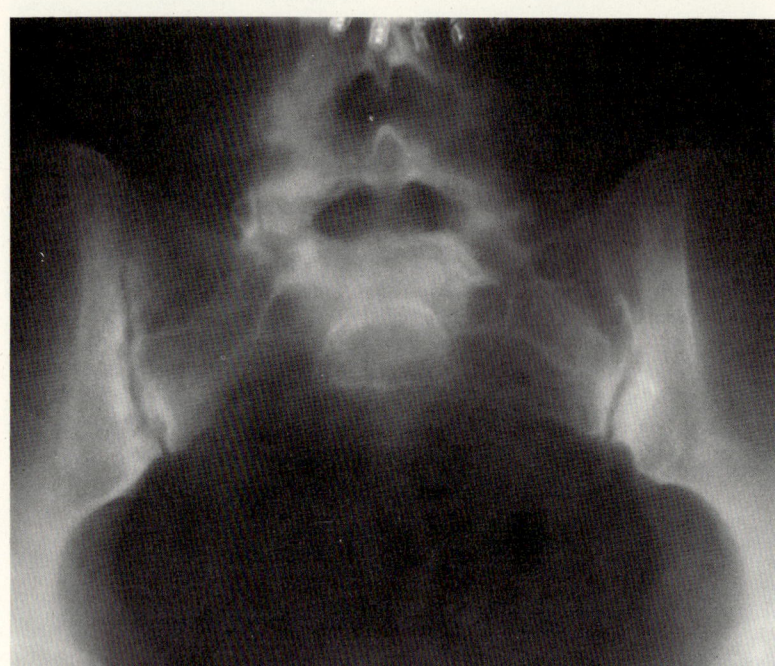

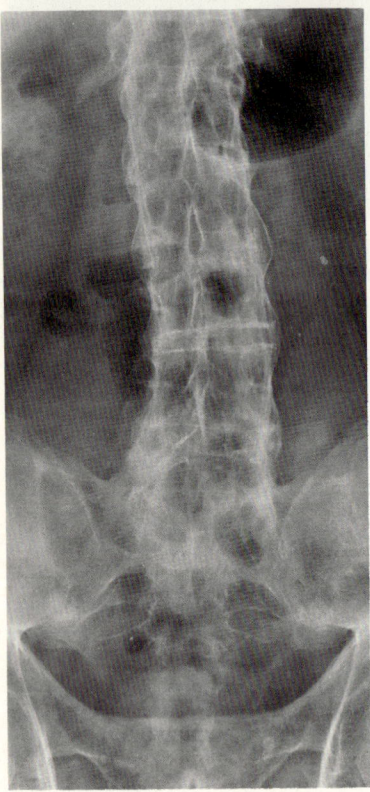

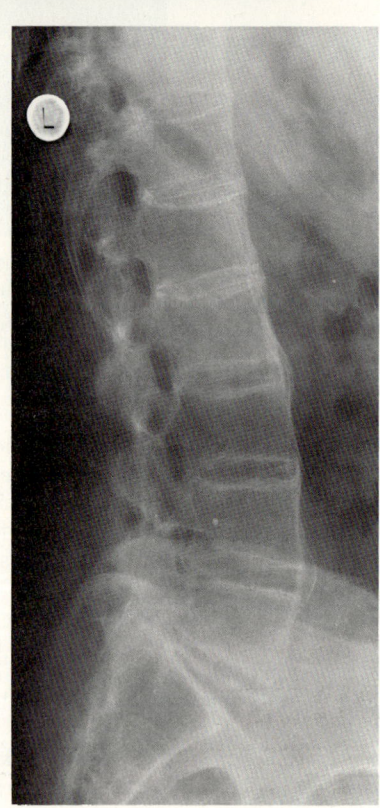

Abb. 8.**14**   Röntgenbefunde bei ankylosierender Spondylitis.

a Frühveränderungen an den Kreuzdarmbeingelenken: bilaterale Sakroiliitis (Tomogramm). Usuren im Bereich der Kreuzdarmbeinfuge beidseits, paraartikuläre Spongiosasklerose. Anamnestisch nächtliche Lumbalgien seit 3 Jahren

b u. **c** Fortgeschrittene Veränderungen am Achsenskelett (Lendenwirbelsäule a. p. und seitlich): ausgedehnte Syndesmophytenbildung an der Lenden- und unteren Brustwirbelsäule. Ankylose der Wirbelbogengelenke. Verknöcherung der paravertebralen Ligamente („Bambusstab"-Wirbelsäule). Komplette Ankylose der Iliosakralgelenke, knöcherner Durchbau der Symphyse. Laufzeit der Erkrankung 12 Jahre

Röntgendiagnostik

Röntgenologisches Leitsymptom der Erkrankung ist die *bilaterale Sakroiliitis* mit „bunter" (Dihlmann) Röntgensymptomatologie: gelenknahe Spongiosasklerose (bevorzugt im Os-ilium-Bereich), Pseudo-Erweiterung und unregelmäßige Konturierung des Gelenkspaltes („Briefmarkenzähnelung") durch De-

struktionen und schließlich knöcherner Durchbau des Iliosakralgelenkes (Ankylose) in Spätstadien (Abb. 8.**14**).

Die röntgenologische Beurteilung der Iliosakralfuge kann insbesondere im jugendlichen Alter (physiologische Wachstumsprozesse) schwierig sein. Daran hat auch die Einführung moderner bildgebender Verfahren, z. B. der Computertomographie sowie der Kernspintomographie (keine Strahlenbelastung), nichts geändert. Für die Diagnose ausschlaggebend ist der Nachweis erosiver Veränderungen im Rahmen der Sakroiliitis. Differentialdiagnostische Probleme im Hinblick auf die Kreuzdarmbeingelenkarthritis kann im Einzelfall eine Ostitis condensans ilii (Hyperostosis triangularis ilii) aufgeben, die als breitbasig vom Gelenkspalt ausgehende und in das Os ilium hineinreichende Spongiosasklerose ohne Gelenkdestruktionen imponiert.

An der Wirbelsäule führt die Spondylitis zur Ausbildung röntgenologisch typischer Symptome wie von *Syndesmophyten* (s. Abb. 8.**14**) und Kastenwirbeln. Im weiteren Verlauf entwickeln sich zusätzlich Ankylosen der Wirbelbogen- und Kostovertebralgelenke sowie Verknöcherungen des paravertebralen Bandapparates, die schließlich zum röntgenologischen Bild der „Bambusstabwirbelsäule" führen. Charakteristisch für Spätstadien ist die ausgeprägte Osteoporose des gesamten Achsenskeletts. In Einzelfällen können entzündliche Veränderungen an den Bandscheiben zum röntgenologischen Bild der Spondylodiszitis mit Erniedrigung des Intervertebralraumes und Destruktionen an den Wirbelkörperdeckplatten führen. Als klinisches Korrelat findet man eine lokale Schmerzhaftigkeit im entsprechenden Wirbelsäulenabschnitt, die auch während der Ruhigstellung des Achsenskeletts über Nacht persistiert. Bei Beteiligung der *peripheren Gelenke* am Krankheitsgeschehen kann es als Folge der Synoviitis zu röntgenologisch nachweisbaren Erosionen, z. B. im Vorfußbereich, kommen (Differentialdiagnose: Psoriasis-Arthropathie). Bei den betroffenen Gelenken besteht eine ausgesprochene Tendenz zur Ankylosierung. Diese kann, z. B. an den Hüften, selbst noch nach prothetischem Gelenkersatz auftreten. Destruierende Läsionen findet man, insbesondere bei Fällen mit ausgeprägter Thorakodynie, auch im Bereich der manubriosternalen Synchondrosen (Differentialdiagnose: Psoriasis-Arthritis, Reiter-Syndrom, pustulöse Arthroosteitis).

Labordiagnostik

Immunologische Befunde, die bei den systemischen Kollagenosen, wie dem Lupus erythematodes disseminatus, aber auch bei der rheumatoiden Arthritis wichtige diagnostische Entscheidungshilfen geben können, gibt es bei der ankylosierenden Spondylitis bislang nicht. Im Vordergrund der labormedizinischen Befunderhebungen stehen die pathologisch veränderten *Entzündungsparameter* des Blutes (erhöhte Blutsenkungsreaktion, Vermehrung der α_2-Globuline in der Serumelektrophorese, erhöhtes C-reaktives Protein, Serumhaptoglobin und saures α_1-Glykoprotein), ohne daß, insbesondere bei den rein axialen Verlaufsformen, eine strenge Beziehung zur klinischen Aktivität der Erkrankung (Kreuzschmerz) zu bestehen braucht. Erhöhte Werte der *IgA*-Klasse-*Immunglobuline* in aktiven Phasen der Erkrankung können auf eine mögliche entzündliche Mitbeteiligung des Gastrointestinaltraktes hinweisen.

Bei mehr als 90% der Bechterew-Fälle ist das *HLA-Antigen B27* nachweisbar, das man im Gegensatz hierzu nur bei etwa 6–10% der gesunden Bevölkerung Mitteleuropas findet (Tab. 8.**8**). Diagnostisch beweisend für eine ankylosierende Spondylitis ist dieser Befund somit nicht. Falsch positive Befunde aufgrund von Kreuzreaktionen mit anderen HLA-Antigenen (z. B. B7, seltener mit B13, B22 und B40) sind möglich. Bechterew-Patienten, die das Allel HLA-DR4 (oder DR7) tragen, sollen häufiger an einer Polyarthritis der peripheren Gelenke erkranken als Individuen, die dieses Allel nicht tragen.

Diagnostisches Vorgehen und Differentialdiagnose

Bei voll ausgebildetem Krankheitsbild (Abb. 8.**13**, Tab. 8.**9**) ist die Diagnose der ankylosierenden Spondylitis einfach. Die Diagnosesicherung erfolgt anhand von Kriterienkatalogen unterschiedlicher Sensitivität und Spezifität. Die „New-York-Kriterien" (Tab. 8.**10**) werden im klinischen Bereich am häufigsten angewandt.

Unter den verschiedenen Diagnosekriterien ist der nächtliche exazerbierende Rückenschmerz das klinische Leitsymptom, der röntgenologisch beweisende Befund die bilaterale Sakroiliitis. Da die Kreuzdarmbeingelenkarthritis bis zu ihrem röntgenologischen Nachweis in der Regel eine Laufzeit von mindestens 4 Jahren benötigt, wird die diagnostische Aussage des negativen Röntgenbefundes im Rahmen der Frühdiagnostik neuerdings in Frage gestellt. Unter diesem Aspekt mißt man weiterhin einer differenzierten klinischen Diagnostik vermehrt Bedeutung bei und zwar dem „chronisch entzündlichen Rückenschmerz", der Thorakodynie und den Enthesopathien [Kalkaneodynie].

Differentialdiagnostisch stehen bei Kreuzschmerzen und Morbus-Bechterew-Verdacht vor allem „mechanisch" ausgelöste Lumbalgien bei primär nicht entzündlichen Wirbelsäulenveränderungen (Morbus Scheuermann, Osteochondrose, Wurzelreizsyndrome u. a. m.) zur Diskussion. Lumboischialgien auf neurogener Grundlage, z. B. bei Diskusprolaps, entwickeln sich in der Regel akut. Schmerzausbreitung und neurologische Ausfälle richten sich streng nach den entsprechenden neuroanatomischen Gegebenheiten. Bei mechanisch bedingten Lumbalgien, aber auch bei zugrunde liegenden bakteriellen oder neoplastischen Prozessen im Bereich der Wirbelsäule, bessert sich – anders als beim Morbus Bechterew – der Kreuzschmerz nach Ruhigstellung der Wirbelsäule (nachts). In unklaren Fällen führen neurologische Untersuchungen (ggf. Elektromyographie, Computertomographie, Myelographie u. a. m.) bzw. bakteriologische (serologische) Analysen diagnostisch weiter.

Für die Differentialdiagnose der ankylosierenden Spondylitis ist die Kenntnis atypischer Verlaufsformen der Erkrankung besonders wichtig. Bei **Frauen** verläuft der Morbus Bechterew in vielen Fällen klinisch bland, d. h. ohne ausgeprägte Tendenz zum Fortschreiten. Häufig sind nur die Iliosakralge-

Tabelle 8.**8**   Mit rheumatischen Erkrankungen assoziierte HLA-Antigene (modifiziert nach *Tiwari, Terasaki:* HLA and Disease Associations, 1985)

	HLA-Antigene	Häufigkeit in Prozent		Bemerkungen
		Patienten	Gesunde	
Ankylosierende Spondylitis	B27	90	9	
Reiter-Syndrom	B27	80	9	
Reaktive Arthritis nach enteralem Infekt	B27	60—75	9	
Enteropathische Spondarthritis (Morbus Crohn, Colitis ulcerosa)	B27			Bei B27-positiven Merkmalsträgern ankylosierende Spondylitis gehäuft
Psoriasis-Spondylitis	B27	47	9	
	Bw38(16)	23	3	
	B13	16	5	
	B17	13	7	
Psoriasis-Arthritis	Bw38(16)	15	3	
	B17	25	7	
Psoriasis vulgaris	Cw6	56	15	
	B13	19	5	
	B16	11	5	
	B17	29	7	
	B37	7	2	
Rheumatoide Arthritis (seropositiv)	DR4	65	30	
Therapienebenwirkungen *Gold*				
Proteinurie	B8/DR3	50	15*	* Prozentualer Anteil bei Patienten ohne entsprechende Nebenwirkungen
Thrombozytopenie	B8/DR3	90	20*	
D-Penicillamin				
Proteinurie	B8/DR3	50	15*	
Thrombozytopenie	DR4	90	65*	
Myasthenie	DR1	65	20*	
Sekundäres Sjögren-Syndrom	DR4	55	30	
Primäres Sjögren-Syndrom	DR3	70	25	B8 meist genetisch mit DR3 gekoppelt
Systemischer Lupus erythematodes	B8	30	18	Assoziationen mit verschiedenen Autoantikörpern möglich, z. B. SS-A/SS-B mit DR3, U_1-nRNP mit DR4
	DR3	50	25	
Juvenile chronische Arthritis	B27	30	9	B27-positive Fälle häufig, später ankylosierende Spondylitis
	DR5	30	20	
	DRw8	20	8	
seropositiv	DR4	60	30	
Polymyalgia rheumatica	DR4	60	30	
Hämochromatose	A3	70	22	
	B7	40	17	
	B14	23	6	
Morbus Behçet	B5	30	10	

lenke betroffen sowie die Halswirbelsäule (Spondylitis cervicalis). Nicht selten werden bereits initial die Extremitätgelenke in Form einer atypischen Polyarthritis in das Krankheitsgeschehen mit einbezogen.

An einem **juvenilen** Morbus Bechterew erkranken vorwiegend HLA-B27-positive Jungen. Die Polyarthritis (asymmetrisch, untere Extremitäten bevorzugt) steht in der Mehrzahl der Fälle im Vordergrund, das Achsenskelett ist häufig zunächst nicht betroffen. Nicht selten kommt es zum Auftreten einer vorderen Uveitis. Die diagnostische Zuordnung kann durch Probleme bei der röntgenologischen Interpretation der Iliosakralgelenke erschwert sein. Bei ausgeprägten Allgemeinsymptomen (Fieber) wird nicht selten

Tabelle 8.9 Leitsymptome der ankylosierenden Spondylitis (nach Felts)	
Beschwerdebild	**Nächtlich exazerbierender Kreuzschmerz**
Befunde	
klinisch-arthrologisch	symmetrischer Motilitätsverlust des Achsenskeletts
labormedizinisch	pathologisch veränderte Entzündungsparameter (Blutsenkung, Akute-Phase-Proteine) Blutsenkungsgeschwindigkeit HLA-Antigen B27 hinweisend
röntgenologisch	*Sakroiliitis* (symmetrisch, bilateral) *Syndesmophyten* Kastenwirbel Spondylodiszitis Ankylose der Wirbelbogengelenke (Osteoporose, Wirbelfrakturen) Enthesopathien Periostitis Synchondritis (Symphyse, Sternum)

Tabelle 8.10 New-York-Kriterien zur Diagnose der ankylosierenden Spondylitis

Klinische Kriterien	
Kreuzschmerzen in der Lendenwirbelsäule oder im thorakolumbalen Übergang des Achsenskeletts – anamnestisch oder – bei der Untersuchung vorhanden	
Bewegungseinschränkung der Lendenwirbelsäule – in sagittaler und in frontaler Ebene	
Eingeschränkte Atembreite – unter 2,5 cm, im 4. Interkostalraum gemessen	
Röntgenkriterien Bilaterale Sakroiliitis (Stadien nach Bennet und Wood)	
Diagnose gesichert:	Bilaterale Sakroiliitis, Stadium III–IV + mindestens 1 klinisches Kriterium oder Bilaterale Sakroiliitis, Stadium II + 1 klinisches Kriterium (Bewegungseinschränkung der Lendenwirbelsäule) oder Bilaterale Sakroiliitis, Stadium II + 2 klinische Kriterien (Kreuzschmerzen und eingeschränkte Atembreite)
Diagnose wahrscheinlich	Bilaterale Sakroiliitis, Stadium III–IV ohne klinische Kriterien

die Fehldiagnose „rheumatisches Fieber" oder „Morbus Still" gestellt.

Ein Morbus Bechterew wird erfahrungsgemäß nicht selten durch falsche Interpretation eines positiven HLA-B27 Befundes fehldiagnostiziert. Der Nachweis von HLA-B27 ohne entsprechendes klinisches Korrelat beweist eine ankylosierende Spondylitis keineswegs, denn nur etwa 15–20% der Merkmalsträger erkranken – in Abhängigkeit von der familiären Belastung – an einem Morbus Bechterew. Eine wechselnd hohe Assoziation mit HLA-B27 besteht außerdem für das Reiter-Syndrom und andere reaktive Arthritisformen, für die Psoriasis-Spondarthritis sowie für die enterokolitischen Spondarthropathien bei Morbus Crohn und Colitis ulcerosa, insbesondere dann, wenn eine Beteiligung des Achsenskeletts am Krankheitsgeschehen vorhanden ist. Der HLA-B27-negative Morbus Bechterew, der klinisch keine wesentlichen Abweichungen vom typischen Krankheitsbild erkennen läßt, ist aber selten.

Im Einzelfalle können extravertebrale Organmanifestationen der ankylosierenden Spondylitis (Uveitis, Urethritis, Aorteninsuffizienz) klinisch so im Vordergrund stehen, daß die Grundkrankheit erst durch den (zufälligen) Nachweis der Iliosakralgelenkarthritis erkannt wird.

Therapie

Im Vordergrund der Therapie des Morbus Bechterew steht die *medikamentöse Behandlung* (Abb. 8.15) mit analgetisch-antiphlogistisch wirksamen Antirheumatika (NSAIDs, s. S. 612), z. B. mit Indometacin (3×25–50 mg/Tag, zusätzlich zur Nacht 1 Suppositorium a 50 bzw. 100 mg), mit Diclofenac (3×50 mg/Tag, für die Nacht 1 Suppositorium a 100 mg), mit Piroxicam (20 mg/Tag, abends verabfolgt) oder einem anderen NSAID, Wahl je nach Wirksamkeit und Verträglichkeit. Die medikamentöse und physikalische Schmerzbehandlung (Thermo-, Hydro-, Elektrotherapie) bereitet den Weg für eine gezielte *Krankengymnastik* (Bechterew-Gymnastik) mit dem Ziel, folgenschwere Fehlhaltungen des Achsenskeletts sowie der Thoraxstarre vorzubeugen. Die krankengymnastischen Übungen muß der Patient erlernen und selbständig regelmäßig (täglich) durchführen. Eine der *Basistherapie* der rheumatoiden Arthritis entsprechende Behandlung mit Sulfasalazin, D-Penicillamin oder Goldsalzen kann bei Fällen mit peripherer Gelenkbeteiligung erforderlich werden. *Glucocorticosteroide* kommen bei florider Uveitis zunächst lokal und nur in seltenen Fällen systemisch zur Anwendung.

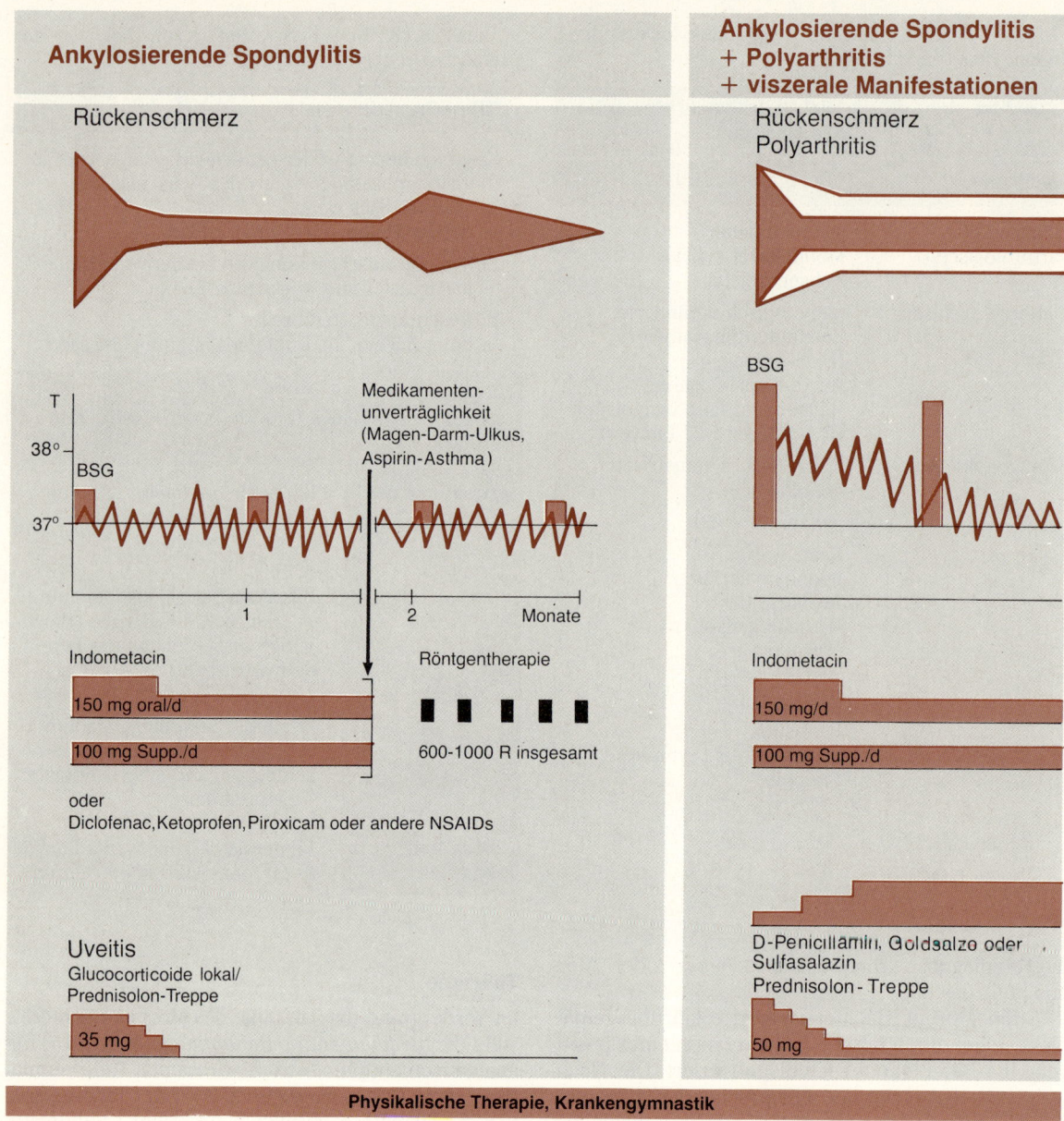

Abb. 8.**15**   Behandlungskonzepte der ankylosierenden Spondylitis

Die früher viel geübte *Röntgentherapie* sowie die intravenöse Injektion von [224]*Radium* haben nur noch für einen relativ schmalen Indikationsbereich – fehlende Ansprechbarkeit auf NSAIDs, erhebliche Unverträglichkeitserscheinungen gegenüber Wirkstoffen dieser Gruppe (z. B. rezidivierendes peptisches Magen-Darm-Ulkus, Allergien, „Aspirin-Asthma") – ihre Berechtigung.

Als *rekonstruktiv-chirurgische Eingriffe* an der Wirbelsäule werden in fortgeschrittenen Stadien Aufrichtungsoperationen (Kolumnotomie) durchgeführt, nachdem bei verbesserten Operationstechniken die Komplikationsraten (Querschnittssyndrome) deutlich rückläufig sind. Als segensreich erweist sich für Patienten mit fortgeschrittener Koxitis und eingeschränkter Gehfähigkeit der prothetische Hüftgelenksersatz.

Prognose und Verlauf

Die Lebenserwartung der Patienten mit ankylosierender Spondylitis ist im Vergleich zum Gesunden nicht wesentlich herabgesetzt. Wegen des wechselhaften Krankheitsverlaufes ist eine exakte Prognose im Einzelfall kaum zu stellen. Schwere Motilitätseinbußen der Wirbelsäule sowie der peripheren Gelenke entwickeln sich im Rahmen eines langen Krankheitsverlaufes (mehr als 10 Jahre). Stark progrediente Verläufe mit rascher Einsteifung des Achsenskeletts werden vor allem bei Krankheitsbeginn vor dem 20. Lebensjahr beobachtet. Relativ gutartig ist die Erkrankung bei Frauen, die im Stadium einer isolierten Sakroiliitis ohne Motilitätsausfälle des Achsenskeletts zum Stillstand kommen kann.

Die *Letalität* liegt bei etwa 5%. Wichtigste Todesursachen sind Frakturen der Halswirbelsäule mit entsprechenden neurologischen Komplikationen, Herzversagen auf dem Boden der spondylitischen Kardiopathie oder Niereninsuffizienz durch sekundäre Amyloidose.

Merke: Kreuzschmerzen (insbesondere bei einem jungen Mann), die nachts verstärkt auftreten, sind auf eine ankylosierende Spondylitis verdächtig, insbesondere, wenn gleichzeitig Fersen- und Brustkorbschmerzen bestehen. Für die Bechterew-Verdachtsdiagnose sprechen weiterhin eine beschleunigte Blutsenkung und der Nachweis des HLA-Antigens B27. Im Sinne der Diagnose sind zu werten: Angaben über familiäre Häufung von Bechterew-Fällen, durchgemachte Uveitis und Urethritis sowie eine Oligo-(Poly-)arthritis im Kindesalter (insbesondere bei Jungen). Der „diagnostische Schlüssel" liegt im röntgenologischen Nachweis der bilateralen Kreuzdarmbeingelenkarthritis (Beckenübersicht). In Frühstadien der Erkrankung kann jedoch der Röntgenbefund (noch) negativ sein.

Der Nachweis des Antigens HLA-B27 allein, d. h. ohne entsprechenden klinischen und röntgenologischen Befund, kann die Diagnose ankylosierende Spondylitis nicht begründen (NB: „gesunde Merkmalsträger").

Weiterführende Literatur

Ahearn, J. M., M. C. Hochberg: Epidemiology and genetics of ankylosing spondylitis. J. Rheumatol. 15 (1988) 22–28

Ball, G. V.: Ankylosing spondylitis. In McCarty, D. J.: Arthritis and Allied Conditions Lea & Febiger, Philadelphia 1989 (pp. 934–944)

Calin, A.: Ankylosing spondylitis. In Kelley, W. N., E. D. Harris, S. Ruddy, C. B. Sledge: Textbook of Rheumatology. Saunders, Philadelphia 1989 (pp. 1021–1034)

Dihlmann, W.: Röntgenatlas rheumatischer Krankheiten. Thieme, Stuttgart 1985

Dihlmann, W.: Grundlagen der Therapie der Spondylitis ankylosans mit ionisierenden Strahlen. Akt. Rheumatol. 12 (Sonderheft) (1987) 17–22

Dougados, M., S. van der Linden, R. Juhlin, B. Huitfeldt, B. Amor, A. Calin, A. Cats, B. Dijkmans, I. Olivieri, G. Pasero, E. Veys, H. Zeidler. The European spondylarthopathy study Group preliminary criteria for the classification of spondylarthropathy. Arthr. Rheum. 34 (1991) 1218–1227

Genth, E., P. W. Hartl: Ankylosierende Spondylitis. Erkrankungen des Bewegungsapparates. In Krück, F., W. Kaufmann, H. Bünte, E. Gladtke, R. Tölle: Therapiehandbuch, 3. Aufl. Urban & Schwarzenberg, München 1989 (S. 1167–1171)

Gran, J. T., G. Husby: Ankylosing spondylitis in women. Sem. Arthr. Rheum. 19 (1990) 303–312

Hartl, P. W.: Ankylosierende Spondylitis. Morbus Strümpell – Marie-Bechterew. Werk-Verlag, Dr. Edmund Banaschewski, München 1982

Hartl, P. W.: Ankylosierende Spondylitis. Med. Welt 41 (1990) 1017–1025

Hunter, Th.: The spinal complications of ankylosing spondylitis. Semin. Arthr. Rheum. 19 (1989) 172–182

Kilgus, D. J., H. C. Amstutz, M. A. Wolgin, F. J. Dorey: Joint replacement for ankylosed hips. J. Bone Joint surg. 72-A (1990) 45–54

Mielants, H., E. M., Veys, R. Roos.: HLA antigens in seronegative Spondylarthropathies: relation to gut inflammation. J. Rheumatol. 14 (1987) 466–473

Moller, P.: Genetics of ankylosing spondylitis, psoriatic arthritis and Reiter's syndrome. Clin. exp. Rheumatol. 5/S-1 (1987) 35–40

Robinson, W. P., S. M. van der Linden, M. A. Khan, H. U. Rentsch, A. Cats, A. Russell, G. Thompson: HLA-Bw60 increases susceptibility to ankylosing spondylitis in HLA-B27+patients. Arthr. and Rheum. 32 (1989) 1135–1141

Tiwari, J., P. I. Terasaki: HLA and Disease Associations. Springer, Berlin 1985

Van der Linden, S. M., H. A. Valkenburg, B. M. de Jongh, A. Cats: The risk of developing ankylosing spondylitis in HLA-B27 positive individuals. A comparison of relatives of spondylitis patients with the general population. Arthr. and Rheum. 27 (1984) 241–249

Wagener, P., H. Zeidler, G. Eckert, H. Deicher: Increased frequency of HLA-Bw62 und Bw35 CREG antigens in HLA-B27 negative ankylosing spondylitis. Z. Rheumatol. 43 (1984) 253

Williams, H. J., D. I. Clegg: Ankylosing spondylitis. Postgrad. Advanc. Rheumatol. III–XI (1989) 1–11

Wright, V., J. M. H. Moll: Seronegative Polyarthritis. North-Holland Publishing, Amsterdam 1976

Psoriasis-Arthritis
(Psoriasis-Spondarthropathie)

Definition: Die Psoriasis-Spondarthropathie ist eine Rheumafaktor-negative Arthritis, die mit einer Psoriasis vulgaris der Haut einhergeht.

Häufigkeit

2% der einheimischen Bevölkerung leidet an einer Psoriasis vulgaris, etwa 5–7% der Psoriatiker erkranken an einer Spondarthritis. Das Geschlechtsverhältnis ist ausgeglichen. Die Gelenkerkrankung weist ein Prädilektionsalter zwischen dem 30. und 40. Lebensjahr auf, vor dem 13. Lebensjahr ist die Psoriasis-Arthritis selten.

Ätiologie und Pathogenese sind bei der Psoriasis-Spondarthritis bislang nicht bekannt. Auf eine genetisch gegründete Erkrankungsbereitschaft weisen bereits ältere Familienuntersuchungen hin mit einer Häufung von Psoriasis-Arthritis-, Morbus-Bechterew-, Colitis-ulcerosa- und Morbus-Reiter-Fällen in einzelnen Familien. In die gleiche Richtung weist die (allerdings lockere) Assoziation der Erkrankung mit bestimmten Allelen des menschlichen Histokompatibilitätskomplexes. Auf eine mögliche immunologische Genese hat man aufgrund der vermehrten Expression von HLA-DR-Molekülen auf Keratinozyten und Langhans-Zellen der Haut bei Psoriasis-Arthritis geschlossen.

a

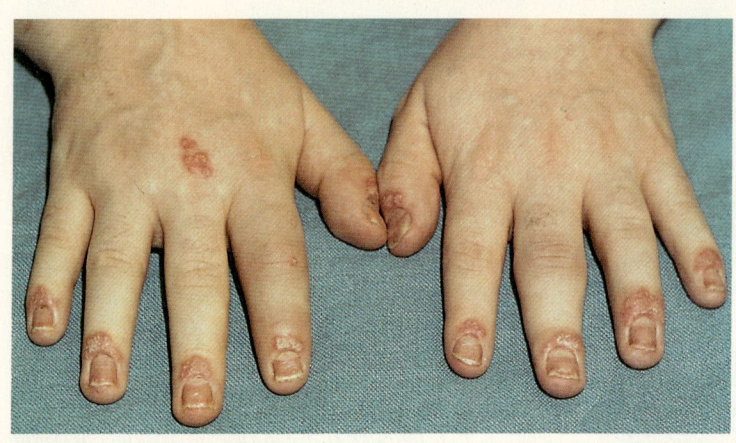

b

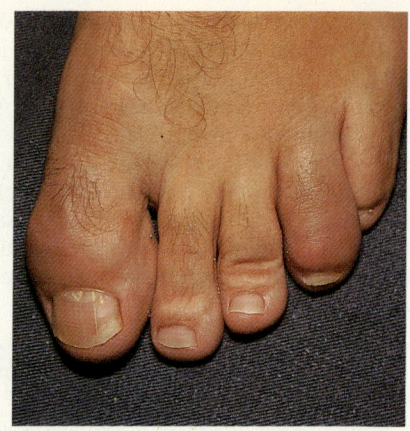

Abb. 8.**16**   Psoriasis-Arthritis
a Hände. Asymmetrische Synoviitis der Fingergelenke. Befall „im Strahl" des rechten Zeigefingers.
b Vorfuß. Schwellung der Großzehengelenke links, Daktylitis der 4. Zehe

Tabelle 8.**11**   Arthrologische Befallsmuster der Psoriasis-Arthritis (nach Wright)

Typ		%
I	**distale Polyarthritis** vorwiegend (nicht exklusiv) distale Interphalangealgelenke Nagel-Psoriasis häufig	5–15
II	**deformierende Polyarthritis** (Arthritis mutilans) Hände, Füße, große Gelenke	5
III	**symmetrische Polyarthritis**, wie rheumatoide Arthritis Verläufe milder, bis zu 25% IgM-Typ-Rheumafaktoren und/oder subkutane Rheumaknoten	15
IV	**asymmetrische Olig-(Mon-) arthritis** Interphalangeal- bzw. Metakarpo-(tarso-)phalangealgelenke bevorzugt, Befall „im Strahl"	**40–70**
V	**Polyarthritis** mit ankylosierender **Spondylitis**	10–30

Klinik und Verlauf

Die *Poly-(Olig-)Arthritis* mit und ohne Einbeziehung des Achsenskeletts ist vom arthrologischen Bild pleomorph. Für die rheumatologische Praxis hat sich die Einteilung aufgrund des unterschiedlichen Verteilungsmusters betroffener Gelenke, z. B. das Schema nach Wright, bewährt (Tab. 8.**11**). Bei der am häufigsten auftretenden Psoriasis-Arthritis sensu strictori ist der synoviitische Prozeß asymmetrisch und bevorzugt im Bereich der Hände und Füße lokalisiert (Typ IV nach Wright). Vielfach beobachtet man einen Befall im Strahl mit Synoviitis des Grund-, Mittel- und Endgelenkes eines Fingers oder Zehs. Charakteri-

stisch ist die ausgeprägte Entzündungsreaktion betroffener Gelenke unter Einbeziehung der paraartikulären Weichteilstrukturen mit Schwellung und livider Hautrötung („Wurst"finger bzw. -zeh, Daktylitis, s. Abb. 8.**16**). Als weitere Variante ist der bevorzugte Befall der Fingerendgelenke (Typ I nach Wright) zu nennen, der insbesondere bei gleichzeitigem Bestehen einer Nagelpsoriasis (Grübchen, Tüpfelnägel, „Ölflecken", Onycholyse u. a. m.) beobachtet wird. Ein relativ kleiner Teil der Fälle von Psoriasis-Arthritis phänokopiert arthrologisch die rheumatoide Arthritis mit symmetrischem Befallsmuster unter Bevorzugung der Fingergrund- und -mittelgelenke, positivem Rheumafaktornachweis und (selten) mit Ausbildung von subkutanen Rheumaknoten (Typ III nach Wright). Typ V nach Wright tritt arthrologisch unter dem Bild der ankylosierenden Spondylitis mit peripherer Gelenkbeteiligung auf. Häufig ist in diesen Fällen das Histokompatibilitätsantigen HLA-B27 nachzuweisen. Extraartikuläre Manifestationen von seiten der Augen (Konjunctivitis [sicca], Episkleritis) oder des Herzens (Aorteninsuffizienz) werden selten und insbesondere bei HLA-B27-positiven Merkmalsträgern mit Spondylitis beobachtet.

Der **Verlauf** der Psoriasis-Arthritis ist wechselhaft, häufig gutartig und wenig progredient. Ähnliches gilt auch für die Wirbelsäulenmanifestationen und die Sakroiliitis, die gelegentlich klinisch stumm bleiben. In Einzelfällen kann es aber, ähnlich wie bei rheumatoider Arthritis, zu fortschreitenden Destruktionen betroffener Gelenke bis hin zu schweren Deformationen (Arthritis multilans, Typ II nach Wright) kommen.

In der Mehrzahl der Fälle geht die Schuppenflechte mit charakteristischen Hautmanifestationen der Spondarthritis voraus. Haut- und Gelenkerkrankung können aber auch gleichzeitig beginnen. Seltener kommt es zunächst zum Auftreten der Polyarthritis, und erst dann folgen die Hautveränderungen. Schwere und Verlauf der Spondarthritis sind vielfach unabhängig von der Ausbreitung und Aktivität der Psoriasis-Effloreszenzen.

Diagnose

Bei voll ausgebildetem Krankheitsbild – charakteristische Gelenkmanifestationen und gesicherte Hauterscheinungen (Psoriasis vulgaris) – ist die Diagnose leicht zu stellen. **Differentialdiagnostische** Schwierigkeiten kann, insbesondere bei nicht sehr ausgeprägten Hautsymptomen, die Abgrenzung einer Psoriasis-Arthritis Typ I nach Wright von einer Fingerpolyarthrose Typ Heberden-Bouchard (s. S. 657 u. Abb. 8.**29**) verursachen. Bei gezieltem Suchen findet man vielfach die „Psoriasis minima" im Bereich der behaarten Kopfhaut, der Nabelregion bzw. der Rima ani. Bei der Heberden-Bouchard-Arthrose ist in der Regel das Daumensattelgelenk in den degenerativen Prozeß mit einbezogen (Rhizarthrose). Das für polyarthritische Krankheitsbilder mit Beteiligung der Finger- und Zehengelenke typische Zeichen der Querdruckdolenz nach Gaenslen im Hand- und Vorfußbereich ist bei der Fingerpolyarthrose nicht mit gleicher Sicherheit auszulösen. Bei der *„Psoriasis-Arthritis sine psoriase"* findet man eine Polyarthritis mit Psoriasis-typischem Gelenkbefallsmuster (Typ IV, V, I), ohne daß entsprechende Hautmanifestationen nachzuweisen wären. Bei einem Teil der Fälle entwickelt sich die Psoriasis vulgaris im weiteren Krankheitsverlauf. Eine gewisse Hilfe für die diagnostische Zuordnung vermittelt die HLA-Diagnostik mit Nachweis der Allele B27, B13, B17, Bw38(16) und Cw6.

Röntgendiagnostik

Die röntgenologischen Symptome der Psoriasis-Arthritis entsprechen hinsichtlich der destruierenden Gelenkläsionen – Gelenkspaltverschmälerungen, Usuren, Osteolysen – weitgehend den Befunden bei rheumatoider Arthritis. Unterschiede bestehen hinsichtlich der arthrologischen Lokalisation der Röntgenphänomene, insbesondere im Bereich der Hände und Vorfüße, entsprechend dem klinischen Befund. Röntgenologisch charakteristisch für die Psoriasis-Arthritis sind proliferative Prozesse unter dem Bild der paraartikulären Osteophytose, z. B. als „Protuberanzen" an der Basis der Fingerendgelenke sowie als dia- bzw. metaphysäre Periostreaktionen an Fingern und Zehen (Abb. 8.**17a**). Für fortgeschrittene Stadien der Psoriasis-Arthritis typisch sind schwere, zur Verkürzung einzelner Phalangen führende Destruktionsprozesse im Sinne von „Telescoping" einzelner Finger sowie die „Pencil-in-cup"-Deformation (Abb. 8.**17b**).

Bei der in 10–30% der Fälle auftretenden Spondylitis psoriatica (Typ V nach Wright) ist die Iliosakralgelenkarthritis häufig einseitig oder bilateral asymmetrisch angelegt. Die Anordnung der Syndesmophyten entspricht nicht dem für die ankylosierende Spondylitis typischen segmentalen Muster. Als röntgenologisches Hinweiszeichen auf eine Psoriasis-Spondylitis gelten Parasyndesmophyten. Darunter versteht man Knochenspangen, die im Gegensatz zu den charakteristischen brückenbildenden Syndesmophyten für den Morbus Bechterew keine komplette Verbindung mit den angrenzenden Wirbelkörperrandleisten aufweisen (Abb. 8.**18**).

a 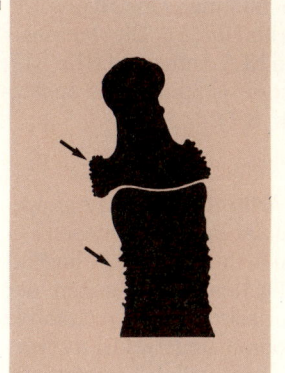 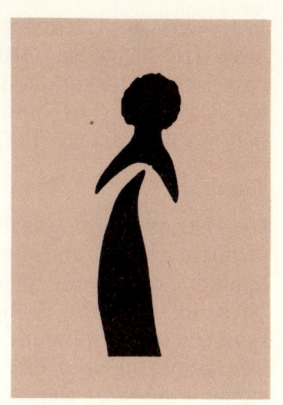 b

Abb. 8.**17** Röntgenbefunde am Fingerendgelenk bei Psoriasis-Arthritis **a** Gelenkspaltverschmälerung. Periostreaktion, Osteophytose: „Protuberanzen" an der Basis der Endphalanx, diaphysärer Knochenanbau (s. Pfeile) **b** „Pencil-in-cup"-Deformation in fortgeschrittenem Krankheitsstadium

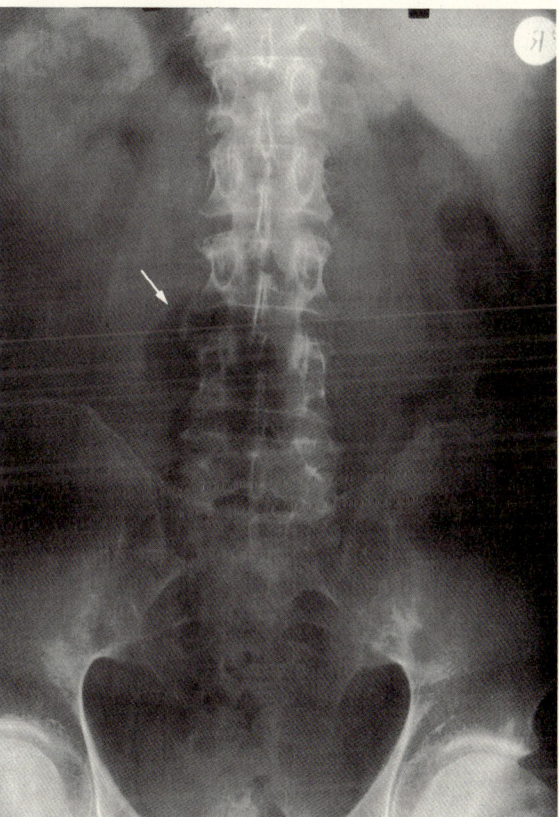

Abb. 8.**18** Röntgenbefund bei Spondylitis psoriatica. Asymmetrische (nicht segmentale) Anordnung der Syndesmophyten, Parasyndesmophyten (s. Pfeil)

Labordiagnostik

Serologisch werden Rheumafaktoren (Ausnahme: Typ III nach Wright) und antinukleäre Antikörper in der Regel bei der Psoriasis-Arthritis nicht nachgewiesen. Die Entzündungsparameter in Blut und Synovialflüssigkeit sind – auch bei klinisch florider Synoviitis – oft nur wenig im pathologischen Sinne verändert.

In 15–25% der Fälle beobachtet man eine Hyperurikämie (Fehldiagnose: Arthritis urica). Die Psoriasis (Arthritis) ist locker mit den HLA-Antigenen B13, B17, Bw38(16) und Cw6, die Psoriasis-Spondylitis zusätzlich mit B27 assoziiert (Tab. 8.**7**).

Therapie

Die Therapie der Psoriasis-Arthritis entspricht im wesentlichen den Grundsätzen der medikamentösen Behandlung der rheumatoiden Arthritis (S. 612). Im Hinblick auf mögliche Komplikationen von seiten der Haut (Exazerbation der Psoriasis vulgaris, exfoliative Dermatitis) müssen Chloroquin und Goldsalze vorsichtig eingesetzt werden. Gelegentlich bessern sich die Gelenkmanifestationen unter einer effektiven Strahlentherapie der Haut mit Ultraviolettlicht und Psoralengaben (PUVA). Ähnliches gilt für das dermatologischerseits eingesetzte Retinoid Etretinat (Tigason). Bei ausgeprägterer Tendenz der Arthritis zum Fortschreiten kann eine zytostatische Therapie indiziert sein. Mit Methotrexat, in wöchentlichen Abständen verabreicht, erreicht man vielfach eine günstige Wirkung sowohl auf die Synoviitis als auch auf die Hauterscheinungen (kein Methotrexat bei HIV-infizierten Patienten). Glucocorticoide sind nur bei persistierender Synoviitis (Schubsituation) vorübergehend und unter sorgfältiger Kontrolle der Dosierung zusätzlich zu einer laufenden Therapie mit NSAIDs einzusetzen.

Weiterführende Literatur

Bennett R. M.: Psoriatic arthritis. In McCarty. D.: Arthritis and Allied Conditions. A Textbook of Rheumatology, 11th ed. Lea & Febiger, Philadelphia 1989

Genth, E., P. W. Hartl: Psoriasis-Arthritis (-Spondylitis). Erkrankungen des Bewegungsapparates. In Krück, F., W. Kaufmann, H. Bünte, E. Gladtke, R. Tölle: Therapiehandbuch 3. Aufl. Urban & Schwarzenberg, München 1989

Hartl, P. W.: Psoriasis-Arthritis. In Hornbostel, H., W. Kaufmann, W. Siegenthaler: Innere Medizin in Praxis und Klinik, Band II, 4. Aufl. Thieme, Stuttgart 1992 (S. 10.73–10.81)

Michet, C. J., D. L. Conn: Psoriatic arthritis. In Kelley, W. N., E. D. Harris, S. Ruddy, C. B. Sledge: Textbook of Rheumatology, 3rd ed. Saunders, Philadelphia 1989 (pp. 1053–1064)

Miehle, W.: Arthritis psoriatica. In Mathies, H.: Handbuch der inneren Medizin, Rheumatologie B. Springer, Berlin 1984 (S. 17–28)

Schilling, F., M.-L. Stadelmann: Definition und Nosologie, Typeneinteilung und klinisches Bild der Arthritis und Spondylitis psoriatica. In Schilling, F.: Arthritis und Spondylitis psoriatica. Steinkopff, Darmstadt, 1986 (S. 1–21)

Pustulöse Arthroosteitis

Bei diesem Syndrom treten typische Hautveränderungen im Sinne der Pustulosis palmaris et plantaris zusammen mit schmerzhaften Schwellungen im Bereich des Sternums und der sternoklavikulären Gelenke auf. An weiteren arthrologischen Manifestationen kann es zum Auftreten einer Oligarthritis sowie zu Symptomen von seiten des Achsenskeletts (Spondylitis hyperostotica, Sakroiliitis) kommen.

Die klinische Diagnose wird durch den Röntgenbefund einer sternokostoklavikularen Hyperostose sowie durch das charakteristische Szintigramm gestützt.

Weiterführende Literatur

Edlund, E., U. Johnsson, L. Lindgren, H. Pettersson, G. Sturfelt, B. Svensson, J. Theander, H. Wille: Palmoplantar pustulosis and sternocostoclavicular arthro-osteitis. Ann. rheum. Dis. 47 (1988) 809–815

Prier, A., A. C. Koeger, Ph. Struz, C. Boeuve, P. Pointud, J. P. Camus: Rhumatisme inflammatoires et pustulose palmo-plantaire. Sem. Hop. Paris 61 (1985) 1555–1560

Spondarthropathie bei Acne fulminans

Bei diesem Syndrom kommt es unter dem Bilde einer schmerzhaften, nekrotisierenden Acne fulminans insbesondere im Bereich des Stammes zu ausgeprägten Allgemeinerscheinungen und einer Polyarthritis der großen Gelenke. Enthesopathien und eine Einbeziehung des Achsenskeletts in das Krankheitsbild sind möglich. Mit der Besserung der Akne (Antibiotika) bilden sich in der Regel auch die arthrologischen Symptome zurück. Chronische Verläufe mit Ausbildung einer ankylosierenden Spondylitis sind eher selten.

Weiterführende Literatur

Ellis, B. I., C. K. Shier, J. J. C. Leisen et al: Acne-associated spondyl-arthropathy: radiographic features. Radiology 162 (1987) 541–545

Hunter, L. Y., R. N. Hensinger: Destructive arthritis associated with acne fulminans: a case report. Ann. rheum. Dis. 39 (1980) 403–405

Rosner, I. A., D. E. Richter, T. L. Huettner et al.: Spondylarthropathy associated with hidradenitis suppurativa and acne conglobata. Ann. intern. Med. 97 (1982) 520–525

Enteropathische Spondarthritiden

Bei diesem Formenkreis handelt es sich um seronegative Poly-(Olig-)-Arthritiden, die in zeitlichem Zusammenhang mit entzündlichen Darmerkrankungen (englisch: **I**nflammatory **B**owel **D**iseases, IBD) auftreten. Unter dem Begriff der entzündlichen Darmerkrankungen werden unter Berücksichtigung ihrer pathologisch-anatomischen und klinischen Eigenheiten die **Colitis ulcerosa** und der **Morbus Crohn** zusammengefaßt.

Bei diesen Enteropathien gilt die seronegative *Polyarthritis* als häufigste extraintestinale Komplikation, von der 6–20% der Patienten betroffen werden. Die Gelenkmanifestationen sind durch eine flüchtig migratorische, rheumafaktornegative, nichtdestruierende Oligarthritis mit asymmetrischem Gelenkbefallsmuster ohne Prädilektionsgelenke sowie bevorzugter Lokalisation im Bereich der unteren Extremitäten charakterisiert. Die arthrologische Symptomatologie ist in der Regel an Schwere und Akuität der Darmerkrankung gebunden. Die Synoviitis bildet sich deshalb mit Besserung des gastroenterologischen Befundes ebenfalls zurück. Progrediente Verläufe mit destruierenden Gelenkveränderungen wie bei rheumatoider Arthritis sind möglich, aber selten. Haut- und Schleimhautmanifestationen, wie Erythema nodosum, Pyoderma gangraenosum und Stomatitis (aphthosa) sieht man bei den entzündlichen Darmerkrankungen häufig. Die Gelenkerscheinungen können der entzündlichen Darmerkrankung um Jahre vorausgehen.

Die enteropathische *Spondylitis,* die insbesonder bei HLA-B27-positiven Individuen mit IBD in einer Häufigkeit von 10—20% beobachtet wird, verläuft in der Mehrzahl der Fälle eigengesetzlich und unabhängig vom gastroenterologischen Befund. Klinische und röntgenologische Symptome entsprechen weitgehend der idiopathischen ankylosierenden Spondylitis (S. 621). Eine vordere Uveitis ist, insbesondere bei HLA-B27-positiven Individuen, nicht selten.

Therapeutisch steht die medikamentöse (Sulfasalazin) bzw. chirurgische Behandlung der Darmerkrankung ([Hemi-]Kolektomie) im Vordergrund. In vielen Fällen kann sich die Therapie der Gelenkmanifestationen auf physikalische Maßnahmen beschränken, unterstützt durch ein Glucocorticosteroid-freies Antirheumatikum unter Berücksichtigung von Wirksamkeit und gastrointestinaler Verträglichkeit (NB: enterale Blutungen). Glucocorticosteroide benötigt man aus rheumatologischer Sicht nur in Ausnahmefällen.

Bei der **Whippleschen Krankheit** (s. S. 1092) sind neben den intestinalen (abdominelle Schmerzzustände, Diarrhöen, Malabsorption) und Allgemeinsymptomen (Gewichtsverlust, Fieber) Gelenkerscheinungen häufig. Dies gilt insbesondere für Arthralgien. Die synoviitischen Manifestationen imponieren in der Mehrzahl der Fälle als migratorische Olig- bzw. Polyarthritiden unter Bevorzugung der unteren Extremität.

Intestinale Bypass-Operationen (Jejunoileo- bzw. Jejunokolostomie) zur chirurgischen Behandlung der extremen Fettsucht haben neben anderen Komplikationen (Malabsorption, Elektrolytstoffwechselstörungen usw.) nicht selten eine chronische Polyarthritis zur Folge, die im Einzelfall klinisch so schwer verlaufen kann, daß eine Reoperation mit Aufhebung des enteralen Bypasses erforderlich wird.

Polyarthritiden verschiedener Schwere sind bei *Zöliakie* sowie nach *pseudomembranöser Kolitis* unter Antibiotikatherapie beschrieben worden.

Weiterführende Literatur

Aldo-Benson, M. A.: Enteropathic arthritis. In McCarty, D.: Arthritis and Allied Conditions, 11th ed. Lea & Febiger, Philadelphia 1989 (pp. 972—979)

Genth, E., P. W. Hartl: Enteropathische Arthritiden. Erkrankungen des Bewegungsapparates. In Krück, F., W. Kaufmann, H. Bünte, E. Gladtke, R. Tölle: Therapiehandbuch 3. Aufl. Urban & Schwarzenberg, München, 1989

Glickman, R. M.: Inflammatory bowel disease. In Braunwald, E., K. J. Isselbacher, R. G. Petersdorf, J. D. Wilson, J. B., Martin, A.

S. Fauci: Harrison's Principles of Internal Medicine, vol. II, 11th ed. McGraw-Hill, New York 1987 (pp. 1277—1290)

Hafter, E.: Praktische Gastroenterologie, 7. Aufl., Thieme, Stuttgart, 1988 (S. 241—261)

Wollheim, F. A.: Enteropathic arthritis. In Kelley, W. N., E. D. Harris, S. Ruddy, C. B. Sledge: Textbook of Rheumatology, 3rd ed. Saunders, Philadelphia 1989 (pp. 1064—1075)

Behçet-Syndrom

Das Behçet-Syndrom manifestiert sich *klinisch* als okulo-mukokutaner Trisymptomen-Komplex mit Hypopyoniritis und „bipolarer Aphthose". Die entsprechenden Haut- und Schleimhautveränderungen sind vor allem in der Mundhöhle sowie im (Peri-)Genitalbereich lokalisiert. Weitere Symptome von seiten der Haut (Erythema nodosum), Gefäßmanifestationen (Thrombophlebitis, arterielle Gefäßverschlüsse) sowie Chorioretinitis und zentralnervöse Komplikationen (Neuro-Behçet) sind möglich. Die arthrologischen Symptome sind flüchtig und treten gegenüber den Augen- und neurologischen Manifestationen meist klinisch in den Hintergrund. Am häufigsten beobachtet man subakut rezidivierende, milde verlaufende Oligarthritiden mit Bevorzugung der Gelenke der unteren Extremität (Knie- und Sprunggelenke). Gelegentlich kommt es zur Entwicklung einer Karpitis, einer Sakroiliitis oder zu einer ankylosierenden Spondylitis. Radiologisch sind die Gelenkveränderungen in der Mehrzahl der Fälle nicht destruierend, Erosionen (Usuren) findet man röntgenologisch nicht.

Therapeutisch versucht man empirisch, je nach Schwere des Krankheitsbildes, eine hochdosierte Glucocorticosteroidbehandlung, ggf. in Kombination mit Zytostatika (Azathioprin, Cyclophosphamid, Cyclosporin A) oder die Gabe von Colchicin. Die Augensymptome verlangen eine gezielte Lokaltherapie, ggf. auch systemisch Steroide, der Neuro-Behçet die stationäre Behandlung in einer neurologischen Klinik.

Weiterführende Literatur

Chung, J. M., T. J. Chen: Diagnosekriterien des Behçet-Syndroms. Dtsch. med. Wschr. 111 (1986) 841—842

Christoph, R.: Behçet-Syndrom (Morbus Behçet). In Hornbostel, H., W. Kaufmann, W. Siegenthaler: Innere Medizin in Praxis und Klinik, Bd. II, 4. Aufl. Thieme, Stuttgart 1991 (S. 10.87—10.90)

Dührsen, U., W. Kirch: Diagnostik des Behçet-Syndroms. Dtsch. med. Wschr. 110 (1985) 264—267

Reaktive Arthritis

Definition: Als reaktiv bezeichnet man Polyarthritiden, die nach Infektionen des Nasen-Rachen-Raumes (Angina), des Gastrointestinaltraktes (Dysenterie) oder des Urogenitaltraktes (**S**exually **A**cquired **R**eactive **A**rthritis, SARA) in der Regel in einem zeitlichen Abstand von 1—6 Wochen auftreten. Im Gegensatz zur septischen Arthritis sind im entzündeten Gelenk vermehrungsfähige Erreger nicht (mehr) nachzuweisen (sterile Synoviitis). Wahrscheinlich besteht eine Krankheitsprädisposition auf genetischer Grundlage.

Pathogenese und Klinik

Die *Pathogenese* der reaktiven Arthritis ist bislang nicht ausreichend aufgeklärt. Neuere Erkenntnisse über die Rolle von Infektionserregern lassen vermuten, daß lokale (Auto-)Immunmechanismen für die Auslösung und Perpetuierung der Synoviitis verantwortlich sind. So konnte man bei Patienten mit Yersinia-Arthritis erregerspezifische Immunkomplexe sowohl in der Synovialflüssigkeit als auch im zirkulierenden Blut nachweisen. Daß in solchen Fällen auch die zellvermittelte Immunität an der Pathogenese der Synoviitis beteiligt ist, zeigten Untersuchungen an Lymphozyten, die mit Formalin-behandelten arthritogenen Yersiniakeimen spezifisch stimuliert werden können. Bei reaktiven Arthritiden auf venerischer Grundlage, und zwar nach Infektion mit Chlamydien (SARA), hat man durch Nachweis von Elementarkörperchen im Synovialgewebe die Antigenpersistenz im Gelenk unter Beweis stellen können. Damit ist für diesen Formenkreis eine lokale Immunreaktion als Ursache der Synoviitis zu diskutieren.

Argumente für die Bedeutung genetischer Faktoren für die Manifestation reaktiver Arthritiden stammen vor allem aus Untersuchungen am Reiter-Syndrom. So wurde bereits bei älteren Familienuntersuchungen gefunden, daß Verwandte 1. Grades von Patienten mit Reiter-Syndrom ein erhöhtes Risiko aufweisen, ebenfalls an einem Morbus Reiter zu erkranken. Außerdem kann man beim Morbus Reiter, aber auch bei anderen Formen der reaktiven Arthritiden, in einem wechselnd hohen Prozentsatz das HLA-Antigen B27 nachweisen. Aufgrund aktueller Arbeitshypothesen zur Pathogenese der reaktiven Arthritis geht man davon aus, daß das Genprodukt HLA-B27 und Zellwandbestandteile arthritogener Erreger strukturelle Homologien aufweisen, die zu einer immunologischen Kreuzreaktion mit pathogener Potenz führen.

Der reaktiven Arthritis nach **gastroenteralen Infektionen** geht meist eine Gastroenteritis mit Diarrhöen, Leibschmerzen und Fieber voraus, in Ausnahmefällen eine septische Enterobakterieninfektion. Die klinisch bedeutsamsten Erreger sind Yersinia enterocolitica (Serotypen 01, 09), Yersinia pseudotuberculosis (Serotypen 1 bis 6), Shigella flexneri (Serotypen 2a und 1b), Salmonella typhimurium, Salmonella enteritidis, Salmonella Heidelberg und Campylobacter fetus.

Bei der reaktiven Arthritis nach **venerischen Infektionen** wird zur Anamnese oft eine Urethritis mit Miktionsbeschwerden angegeben. Seltener geht eine Prostatovesikulitis den Gelenkmanifestationen voraus. Bei Frauen verläuft der urogenitale Infekt häufig klinisch asymptomatisch. Gelegentlich findet der Gynäkologe eine Zervizitis mit Fluor. Unter den auslösenden Erregern wird Chlamydia trachomatis am häufigsten für die „Non-Gonokokken-Urethritis"

bzw. die „**S**exually **A**cquired **R**eactive **A**rthritis" (SARA) verantwortlich gemacht. Die Rolle von Neisseria gonorrhoeae im Zusammenhang mit reaktiven Arthritiden ist umstritten, gleiches gilt für Ureoplasma ureolyticum.

Klinisch-arthrologisch manifestiert sich die reaktive Arthritis als akute (subakute), vom Befallsmuster her asymmetrische, nicht destruierende Olig- oder Polyarthritis, die sich in einem Zeitraum von 2−6 Wochen nach einem gastroenteralen oder urogenitalen Infekt entwickelt. Die untere Extremität wird bevorzugt betroffen. Vor allem bei venerischer Genese werden häufig Tenosynoviitiden, Enthesopathien (Fersenschmerz, Sitzbeinschmerz), Fasziitiden (plantar) und Bursitiden (Achillobursitis) beobachtet.

Sehr charakteristisch für das Krankheitsbild der reaktiven Arthritis sind die *extraartikulären Manifestationen,* z. B. am Auge (Konjunktivitis, Keratitis, Iridozyklitis), am Urogenitaltrakt (Urethritis, Prostatitis, Epididymitis, Orchitis, Zervizitis), an der Haut (Erythema nodosum, psoriasiforme Effloreszenzen, Keratodermia blenorrhagica) sowie an den Schleimhäuten (Balanitis, erosive, ulzeröse bzw. aphthöse Veränderungen der Mundschleimhaut). Eine Karditis beobachtet man nach Yersiniainfektionen. Intraabdominelle Lymphknotenschwellungen können ein Appendizitis-ähnliches Bild vortäuschen.

Klinisch-nosologisch ist das **Reiter-Syndrom** (Reitersche Tetrade) durch das gleichzeitige Auftreten von Konjunktivitis, Urethritis, Polyarthritis und typischen Haut- (Keratodermia blenorrhagica) und Schleimhautveränderungen (Balanitis circinata) definiert. Ein Reiter-Syndrom wird insbesondere nach venerischen Infektionen (Chlamydien) sowie nach Enteritiden, z. B. durch Campylobacter fetus (Reisediarrhö) und im Rahmen von Ruhrepidemien (Shigella flexneri), beobachtet. Gelegentlich entwickelt sich eine Karditis mit Aortitis, Aorteninsuffizienz und Reizleitungsstörungen.

Röntgenologisch ist die reaktive Arthritis in der Regel nicht destruierend. Eine erosive Vorfußarthritis wird gelegentlich bei Fällen von chronischem Reiter-Syndrom beobachtet. In etwa 20% der Fälle findet man eine (oft asymmetrische, unilaterale) Sakroiliitis.

Labormedizinisch ist die Blutsenkung beschleunigt, die Akute-Phase-Parameter im Serum fallen pathologisch aus. Rheumaserologische Untersuchungen sind unergiebig (keine IgM-Typ-Rheumafaktoren, keine antinukleären Antikörper). Die Analyse des Gelenkergusses ergibt eine entzündliche Konstellation ohne spezifischen Befund. Bakteriologisch sind die Gelenkpunktate steril.

Die vorausgegangene Infektion, z. B. durch Salmonellen, Shigellen, Yersinien oder Campylobacter, ist häufig nur noch serologisch zu sichern (kein Erregernachweis aus Fäzes, Urin oder Blut). Insbesondere für die Yersinia-Serologie hat man in den letzten Jahren zuverlässige Techniken des Antikörpernachweises entwickelt. So kann man anhand serologischer Verlaufskontrollen mit Nachweis hochtitrig persistierender Antikörper der IgA-Klasse sowie mit

Nachweis zirkulierender Immunkomplexe auf einen protrahierten Verlauf der Erkrankung und das Auftreten einer reaktiven Arthritis schließen. Bei venerischen Infekten kommt der mikroskopischen Beurteilung des Urethral(Zervikal-)abstrichs mit Nachweis Chlamydien-typischer Einschlußkörperchen diagnostische Bedeutung zu. Serologische Verfahren zum Nachweis Chlamydien-spezifischer Antikörper sind in vieler Beziehung noch nicht ausgereift und für die klinische Diagnostik nur mit Einschränkungen zu empfehlen.

Diagnostisches Vorgehen

Die Diagnose der reaktiven Arthritis ist in der Mehrzahl der Fälle einfach, wenn bei einer akuten (subakuten) rheumafaktornegativen, asymmetrischen Olig-(Poly-)arthritis mit bevorzugtem Befall der unteren Extremität anamnestisch Hinweise auf eine vorausgegangene enterale oder venerische Infektion bestehen und man diese serologisch sichern kann.

Differentialdiagnose

Differentialdiagnostisch wird man andere Krankheitsbilder aus dem Formenkreis der seronegativen (HLA-B27-assoziierten) Spondarthritiden, Kollagenosen im engeren Sinne, beim Kind die juvenile chronische Arthritis und schließlich septische Arthritiden, z. B. auf dem Boden von Gonokokken-, Meningokokken- oder Borrelieninfektionen (Lyme-Arthritis), abgrenzen müssen.

Therapie

Hinsichtlich der Therapie ist davon auszugehen, daß bei Auftreten der Gelenkmanifestationen die antibiotische Behandlung der vorausgegangenen enteralen bzw. venerischen Infektion meist zu spät kommt und Antibiotika den weiteren Krankheitsverlauf nicht mehr beeinflussen können. Zu diskutieren ist eine solche Therapie, z. B. mit Tetracyclinen, bei Chlamydien-induzierten Krankheitsbildern. Hier muß auch der Partner des Patienten mitbehandelt werden. Im wesentlichen wird es im Rahmen des Therapiekonzeptes darauf ankommen, Entzündung und Motilitätseinbuße betroffener Gelenke möglichst rasch und wirksam zu bekämpfen. Dies kann mit nichtsteroidalen Antirheumatika geschehen, z. B. mit Indometacin, Diclofenac oder Naproxen, sowie durch eine gezielte physikalische Therapie. Glucocorticoide (lokal oder systemisch) werden sicherlich nur in protrahiert verlaufenden Fällen angezeigt sein. Eine Basistherapie mit Goldsalzen, Salazopyrin, D-Penicillamin oder auch Chloroquin ist bei chronischen Verläufen zu diskutieren, erfahrungsgemäß aber häufig weniger wirksam als beispielsweise bei der rheumatoiden Arthritis. Bei Einsatz von Zytostatika (Methotrexat) muß vor Therapiebeginn eine HIV-Infektion ausgeschlossen werden.

Prognose

Der *Verlauf* der reaktiven Arthritis ist wechselhaft und im Einzelfall nicht vorhersehbar. Insgesamt ist aber die Prognose günstig. Innerhalb weniger Monate bilden sich entzündliche Gelenkerscheinungen und extraartikuläre Symptome zurück. In Einzelfällen, vor allem bei HLA-B27-positiven Merkmalsträgern, kommt es zu chronischen Verläufen mit destruierenden Gelenkveränderungen (Vorfüße), einer Beteiligung des Achsenskeletts (Sakroiliitis, ankylosierende Spondylitis) bzw. zu einem chronischen Reiter-Syndrom.

Wichtig für die langfristige Prognose, insbesondere für die Funktion betroffener Gelenke, ist die rechtzeitig eingeleitete und gezielt durchgeführte krankengymnastische Therapie im Rahmen eines ausgewogenen physikalischen Behandlungskonzeptes.

> **Merke:** Bei jeder akut (subakut) einsetzenden Polyarthritis, die sich nach einer Gastroenteritis (Reisediarrhö) einstellt, sollte man an eine reaktive Arthritis denken. Für eine solche Diagnose sprechen ein asymmetrisches Gelenkbefallsmuster unter Bevorzugung der unteren Extremität, das Fehlen der für die rheumatoide Arthritis typischen Steifigkeit der Finger am Morgen sowie eine negative Rheumaserologie (keine Rheuma- bzw. antinukleären Faktoren). Die extraartikulären Symptome des Reiter-Syndroms können sich in klinisch unterschiedlicher Ausprägung manifestieren („inkompletter Reiter"). Die Prognose der reaktiven Arthritis ist in der Regel besser als die der rheumatoiden Arthritis. Chronische Verläufe können aber vorkommen.

Weiterführende Literatur

Aho, K., P. Ahvonen, P. Alkio, A. Cassus, E. Saivenen, K. Sievers, A. Tiilikainen: HL-A-27 in reactive arthritis following infection. Ann. rheum. Dis. 34 (Suppl. 1) (1975) 29–30

Albert, J., J. Spaeth, H. Ott, R. Buetler: Symmetrical reactive oligoarthritis after Campylobacter jejuni enteritis. Z. Rheumatol. 42 (1983) 104–112

Ford, D. K.: Reiter's syndrome In McCarty, D. J.: Arthritis and Allied Conditions, 11th ed. Lea & Febinger Philadelphia, 1989 (pp. 944–953)

Genth, E., P. W. Hartl: Reaktive Arthritis und Reiter-Syndrom, Erkrankungen des Bewegungsapparates. In Krück, F., W. Kaufmann, H. Bünte, E. Gladtke, R. Tölle: Therapiehandbuch, 3. Aufl. Urban & Schwarzenberg, München 1989

Grasedyck, K., J. Heesemann: Diagnostische und prognostische Bedeutung serologischer Untersuchungen zur Yersinia-Arthritis. Z. Rheumatol. 46 (1987) 179

Keat, A., B. Thomas, I. Dixey, M. Osborn, C. Sonnex, D. Taylor-Robinson: Chlamydia trachomatis and reactive arthritis: the missing link. Lancet 1987/I, 72–74

Lahesmaa-Rantala, R., K. Granfors, A. Toivanen: Detection of circulating Yersinia-immunoglobulin complexes by enzyme immunoassay (EIA). J. immunol. Meth. 89 (1986) 191

Lauhio, A., M. Leirisalo-Repo, J. Lähdevirta, P. Saikku, H. Repo: Arthritis with special reference to chlamydia arthritis. Arthr. and Rheum. 34 (1991) 6–14

Müller, W., E. Hermann: Reaktive Arthritiden bei enteralen Infektionen. Z. Rheumatol. 46, Suppl. 1 (1987) 32

Toivanen, A., R. Lahesmaa-Rantala, R. Vuento, K. Granfors: Association of persisting IgA response with Yersinia triggered reactive arthritis: a study of 104 patients. Ann. rheum. Dis. 46 (1987) 898–906

Wollenhaupt, J., H. Zeidler: Die Chlamydien-induzierte Arthritis. Med. Welt 41 (1990) 346–353

Rheumatisches Fieber

Definition: Das rheumatische Fieber ist als akut-entzündliche Systemerkrankung des rheumatischen Formenkreises definiert, die sich reaktiv nach einer Streptokokken-A-Infektion des Nasen-Rachen-Raumes, wahrscheinlich auf dem Boden einer genetisch bedingten Prädisposition, entwickelt. Die Polyarthritis gilt als häufigste, die Karditis als folgenschwerste Manifestation der Erkrankung. Selten wird unter dem Bilde eines zentralnervösen Syndroms die Chorea minor beobachtet. Das Erythema anulare (Erythema marginatum – Lehndorff-Leiner) ist ein charakteristisches Symptom der Erkrankung an der Haut.

Häufigkeit und Epidemiologie

Zweifellos hat die Häufigkeit des rheumatischen Fiebers in den westlichen Industrienationen in den letzten Jahrzehnten erheblich abgenommen (verbesserte Hygiene, Antibiotikatherapie der Streptokokkenangina, veränderte Virulenzverhältnisse rheumatogener Streptokokken u. a. m.). Die Inzidenz, die in den USA in den Jahren 1950 bis 1970 noch bei 17–35 Neuerkrankungen pro 100 000 Einwohner pro Jahr lag, erreichte im Zeitraum von 1970 bis 1980 in jugendlichen Altersgruppen einen Tiefstand mit Werten zwischen 0,23 und 1,88/100 000/Jahr. Ein unerwartetes Wiederauftreten von rheumatischem Fieber (Inzidenz um 18/100 000/Jahr) wurde 1985 in Utah, Pennsylvania und Ohio beobachtet. In sozial schwachen Bevölkerungsschichten, insbesondere in den Ländern der dritten Welt, ist aufgrund der dort gegebenen epidemiologischen Verhältnisse die Erkrankung immer noch häufig anzutreffen. Entsprechende Daten zur Inzidenz lagen in den siebziger Jahren zwischen 100 und 150/100 000/Jahr. Die kardiovaskulären Manifestationen des rheumatischen Fiebers sind in diesen Gebieten auch heute noch wesentliche Faktoren für Morbidität und Mortalität.

Ätiologie, Pathogenese und pathologische Anatomie

Die ätiologische Bedeutung β-hämolysierender Streptokokken der Lancefield-Gruppe A ist nicht zuletzt durch die positiven Erfahrungen mit der Antibiotikatherapie eindeutig belegt. Der Streptokokkeninfekt, der dem rheumatischen Fieber zeitlich vorausgeht, ist im Nasen-Rachen-Raum lokalisiert (Streptokokkenpharyngitis, „rauher Hals"). Die Virulenz der Streptokokken ist an das an ihrer Oberfläche lokalisierte Protein M gebunden. Rheumatogen sind vor allem die Serotypen 18 sowie 15, 14 und 24. Kofaktoren, die zusammen mit dem Streptokokkeninfekt ein rheumatisches Fieber in Gang setzen (z. B. Viren), werden diskutiert.

Trotz der gesicherten Kenntnisse zur auslösenden Rolle der Streptokokkeninfektion bleibt die eigentliche Pathogenese des rheumatischen Fiebers vorerst unklar. Eine immunologische Grundlage konnte gesichert werden. So wurden zur Pathogenese der kardialen Läsionen immunologische Kreuzreaktionen auf humoraler und zellulärer Ebene nachgewiesen, und zwar zwischen Antigenen aus Streptokokkenmembranen einerseits sowie aus Herzmuskel- und -klappengewebe andererseits. Das im Hinblick auf die pathogene Immunantwort postulierte Konzept der „molekularen Mimikry" konnte z. B. für Polysaccharid-(N-Acetyl-Glucosamin-), Glykoproteinantigene aus Streptokokken der Gruppe A sowie für Antigensubstrate aus menschlichen Herzklappen und myokardialen Sarkolemm-Membranen wahrscheinlich gemacht werden. Antikörper gegen Protein-M-Serotyp 5 reagieren gleichzeitig mit Epitopen auf Sarkolemm und Myosin aus menschlichen Herzmuskelzellen. Bei Untersuchungen an Patienten mit Chorea minor wurden in Blut und Liquor Antikörper gefunden, die sowohl mit Gruppe-A-Streptokokken-Antigenen als auch mit neuronalen zytoplasmatischen Antigensubstraten (kreuz-)reagieren.

Die seit langem bekannte Erfahrung, daß von Patienten mit gesicherter Streptokokkenpharyngitis nur etwa 3% (bei milde verlaufender Angina bis zu 0,1%) an einem rheumatischen Fieber erkranken, ist sehr wahrscheinlich auf genetische Faktoren zurückzuführen. Während eine Assoziation des rheumatischen Fiebers mit Allelen des D-Locus (DR2, 3, 4, 5 wurden in einzelnen Fällen nachgewiesen) nicht zu sichern ist, sind rheumatisches Fieber und rheumatische Karditis in hohem Maße mit dem Ia-ähnlichen B-Zell-Alloantigen 883 assoziiert, das mit Hilfe von monoklonalen Antikörpern an B-Lymphozyten von Patienten mit rheumatischem Fieber in bis zu 90% der Fälle nachzuweisen ist (bei 15% der Kontrollen). Damit ist dieses Alloantigen ein genetischer Marker im Hinblick auf die Prädisposition seines Trägers, an einem rheumatischen Fieber zu erkranken.

Autoptisch beherrscht die *Karditis* den pathologisch-anatomischen Befund. Bei Todesfällen in der Frühphase der Erkrankung steht die Myokarditis im Vordergrund, bei Spätfällen die verruköse Endokarditis mit ihren Folgeerscheinungen an den Herzklappen (Stenosen bzw. Insuffizienzen der Mitral- bzw. Aortenklappe). Die für die floride rheumatische Karditis charakteristischen Aschoffschen Knötchen (Rundzellenansammlungen und Riesenzellen um fibrinoides Material, im weiteren Verlauf vernarbend) werden vor allem in der Hinterwand des linken Ventrikels sowie im Ventrikelseptum gefunden. Immunhistologisch sind im Bereich betroffener Myofibrillen und in der Wand von Gefäßen Immunglobulinablagerungen (IgG, IgM, IgA) sowie Komplementfaktoren nachgewiesen worden. Endokarditisch veränderte Herzklappen weisen eine vermehrte lymphozytäre Infiltration auf (vorherrschend sind CD4-positive Helferzellen) neben aktivierten (HLA-DR-positiven) Fibroblasten.

Die *Synoviitis* des rheumatischen Fiebers ist unspezifisch. Im Vordergrund stehen ödematöse Schwellung und zelluläre Infiltration der Membrana synovialis (Granulozyten, Lymphozyten und Monozyten). Fibrinniederschläge finden sich auf der Syno-

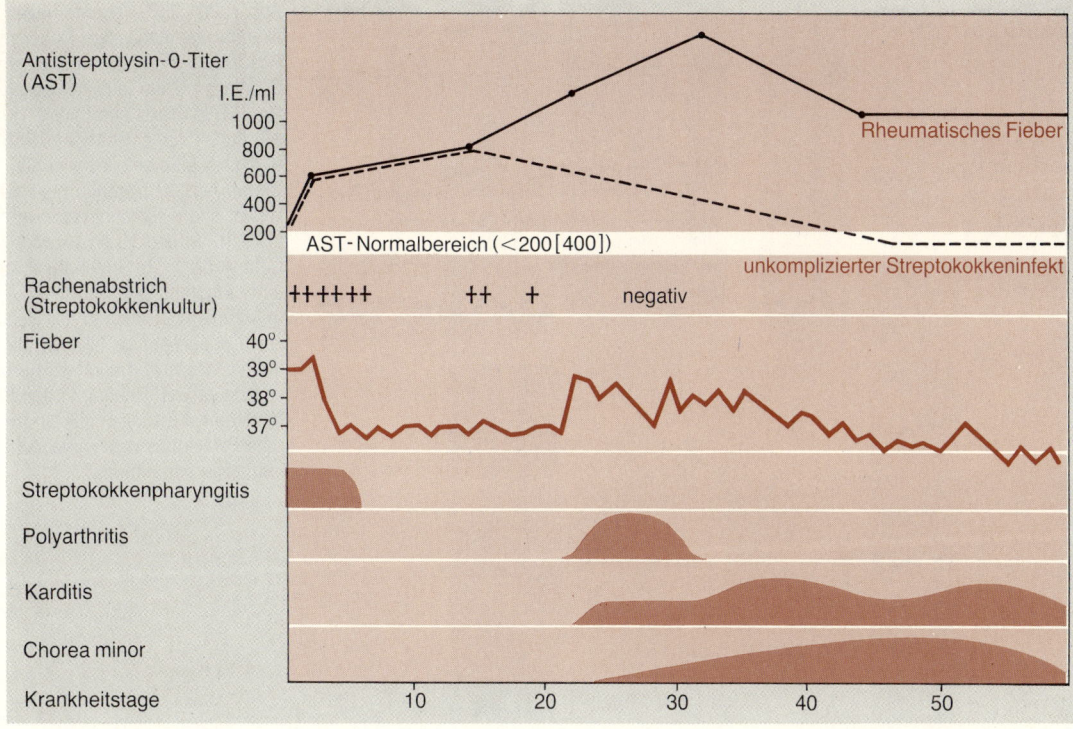

Abb. 8.**19** Krankheitsentwicklung und Titerverlauf der Antistreptolysin-0-Reaktion bei rheumatischem Fieber (nach Taranta)

vialdeckzellschicht. Als Hinweis auf im synovialen Milieu ablaufende Immunprozesse werden erniedrigte Werte von Komplementfaktoren (C3, C4, C1q) gewertet.

Bei der *Chorea minor* – aber offenbar auch bei Verläufen ohne diese Komplikation – hat man eine Arteriitis der Hirngefäße (selten Embolien, Infarkte) nachgewiesen, die nicht auf die Stammganglien beschränkt ist (Kortex, Kleinhirn, Substantia nigra u. a. m.).

Die *subkutanen Rheumaknoten* des rheumatischen Fiebers bestehen im wesentlichen aus Fibrinoid. Die für entsprechende subkutane Knotenbildungen bei der rheumatoiden Arthritis typische Granulombildung beobachtet man nicht.

Klinik

Anamnese: In der Regel geht dem rheumatischen Fieber ein Streptokokkeninfekt des Nasen-Rachen-Raumes (meist Pharyngitis) voraus. Etwa die Hälfte der Patienten gibt anamnestisch entsprechende Symptome, zumindest im Sinne von „Halsschmerzen", an. Je nach den epidemiologischen Gegebenheiten ist die Anamnese zwischen 5 und 30 (75)% der Fälle leer. Die Latenz vom Streptokokkeninfekt bis zum Auftreten erster klinischer Symptome des rheumatischen

Fiebers schwankt zwischen 6 und 35 Tagen, sie liegt im Mittel bei etwa 18 Tagen (Abb. 8.**19**).

Krankheitsbild: Die klinische Phänomenologie des rheumatischen Fiebers sowie die Ausprägung der einzelnen Manifestationen unterliegt erheblichen Schwankungen (z. B. durch das Alter des Patienten, Therapiemaßnahmen u. a. m.). Das rheumatische Fieber ist hierzulande zu einer Erkrankung des Kindesalters geworden mit einem Häufigkeitsgipfel zwischen dem 5. und 15. Lebensjahr. Beide Geschlechter sind gleich häufig betroffen.

Das klassische Krankheitsbild beginnt mit hohem Fieber (39–40 °C) und einer akuten **Polyarthritis,** die bei 50–65% der Patienten bevorzugt die großen Gelenke befällt. Alle Zeichen der akuten Gelenkentzündung – schmerzhafte Schwellung, Rötung, Überwärmung, eingeschränkte Funktion – sind bei voll ausgebildetem Krankheitsbild innerhalb von 12 bis 24 Stunden nachweisbar. Zwischen 2 und 16 Gelenke (im Mittel 7) sind betroffen, bevorzugt die Knie- und Sprunggelenke. Der Gelenkbefall ist springend (migratorisch) und im Verlauf einer entsprechenden medikamentösen Therapie (nichtsteroidale Antirheumatika, z. B. Acetylsalicylsäure, Indometacin, Diclofenac u. a.) innerhalb von 10–14 Tagen rückbildungsfähig. Persistierende Motilitätseinschränkungen ent-

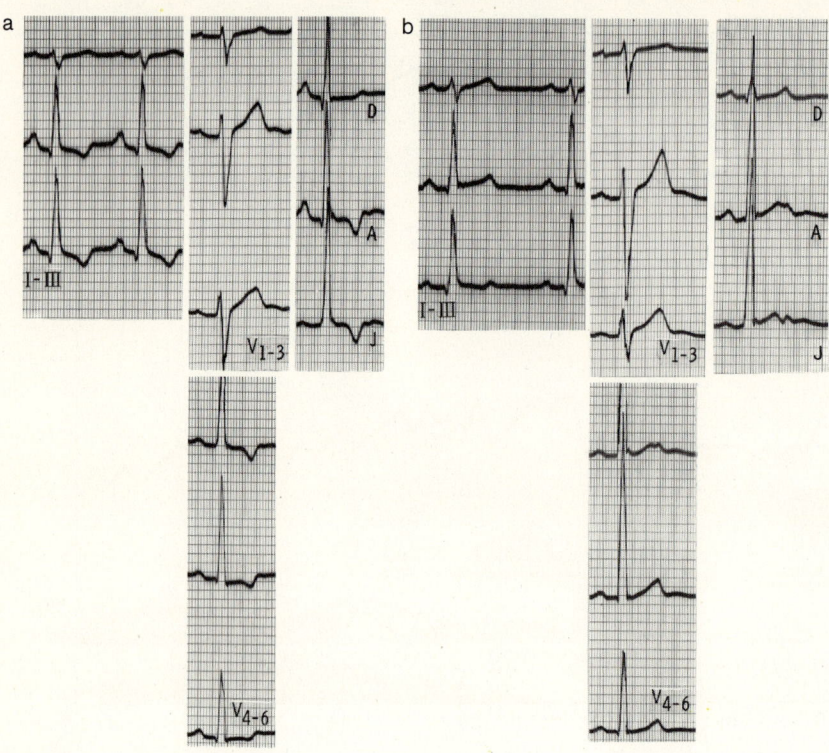

Abb. 8.**20** EKG-Veränderungen bei akutem rheumatischem Fieber mit Pancarditis rheumatica bei einem 30jährigen Mann (aus Heinecker, R.: EKG in Praxis und Klinik, 12. Aufl. Thieme, Stuttgart 1986 **a** Akutes Stadium: Tachykardie, P-dextroatriale, bogenförmiger ST-Verlauf und diskordant-negatives T in II, III, V4 und V5 (V6) sowie Nehb A bis J **b** 3 Monate später unter Entstehung eines Mitralvitiums: Nur noch in V4, Nehb A und J doppelgipflige T-Wellen (die frühere Negativität noch als Kerbe angedeutet). ST-Hebung in den Extremitätenableitungen läßt an frische Perikarditis denken, jedoch kein klinischer Hinweis

wickeln sich in der Regel nicht. Röntgenologisch findet man keine Erosionen. Bei atypischen Verläufen können äußerst schmerzhafte Polyarthralgien und -myalgien ohne klinisch ausgeprägtere Zeichen der Synoviitis im Vordergrund stehen.

Die **Karditis** (s. S. 43 ff.), meist mit der Polyarthritis synchron einsetzend, beherrscht bei Erkrankungen im Kindesalter in vielen Fällen das klinische Bild (75−90%). Hinsichtlich der Symptomatologie variiert der Herzbefall vom elektrokardiographischen Zufallsbefund bis hin zum Vollbild der Herzinsuffizienz mit Kardiomegalie (Röntgen, Echokardiographie), Tachykardie, Ödemen, schmerzhafter Leberschwellung und perikarditischen Schmerzen. Unter den Geräuschen am Herzen, die man im Frühstadium der rheumatischen Karditis auskultatorisch nachweisen kann, ist ein apikales Systolikum auf dem Boden einer relativen Mitralinsuffizienz am häufigsten. Aber auch ein apikal diastolisches („Carey-Coombs"-) Geräusch sowie ein Diastolikum über der Herzbasis (relative Aorteninsuffizienz) sind gelegentlich zu hören. Neben Galopprhythmen auskultiert man nicht selten auch Perikardgeräusche. Als häufiges elektrokardiographisches Symptom der rheumatischen Myokarditis findet man eine Verlängerung der PQ-(R-)Strecke (Abb. 8.**20**). Schwere Verläufe der rheumatischen Karditis scheinen in den letzten Jahren seltener geworden zu sein. Die Zahl der Todesfälle auf dem Boden der chronisch-rheumatischen Herzkrankheit ist ebenfalls rückläufig.

Zu den Frühmanifestationen des rheumatischen Fiebers gehört das **Erythema anulare** (Erythema marginatum − Lehndorff-Leiner), das bei 10−20% der Kinder und nur selten im Erwachsenenalter beobachtet wird: flüchtige, nicht juckende, rosa bis dunkelrot gefärbte, vor allem am Stamm (seltener an den Extremitäten, fast nie im Gesicht) auftretende ringförmig konfigurierte und nach außen hin scharf begrenzte Hauteffloreszenzen (Abb. 8.**21**). Die kleinen subkutanen **Rheumaknoten,** die an Stellen vermehrten Drucks über Knochen- und Sehnenansätzen bei etwa 2−20% der Kinder, insbesondere bei gleichzeitig bestehender Karditis, auftreten, sind bereits in der Frühphase des rheumatischen Fiebers nachweisbar.

Die **Chorea minor** (Sydenham), die vor allem bei Mädchen (selten vor dem 6. und nach dem 17. Lebensjahr) auftritt, gilt als Spätmanifestation des rheumatischen Fiebers, die früher häufig war (50%), jetzt aber seltener (30−5% der Kinder) zwei und mehr Monate nach dem Streptokokkeninfekt über einen Zeitraum von bis zu zwei Monaten beobachtet wird. Klinisch stehen unkontrollierte (choreatische) Bewegungen vor allem der Hände (Hyperflexion im Karpus, Hyperextension der Finger in den Grundgelenken, Abduktion des Daumens, Hyperpronation der Hände [„spooning"] bei Hochheben der Arme) und der Gesichtsmuskeln (Grimassieren) neben Muskelschwäche und emotionaler Labilität im Vordergrund. Die choreatischen Symptome verschwinden im Schlaf. Patienten mit Chorea minor sind erfahrungsgemäß im weiteren Krankheitsverlauf durch endokarditische Schübe (Mitralfehler) gefährdet.

Labordiagnostik

Rachenabstriche zum Nachweis β-hämolysierender Streptokokken sind nur im Anfangsstadium der Erkrankung erfolgversprechend. Serologisch ist für das rheumatische Fieber der mit dem Streptokokkeninfekt ansteigende und im weiteren Verlauf konstant auf über 400 E/ml erhöhte Antistreptolysin-O-Titer charakteristisch (kein Titerabfall nach Abklingen der Streptokokkenangina, Abb. 8.**19**). Dieser Befund ist bei ca. 80% der Patienten zu erheben. Der Rest, bei dem keine erhöhten Antistreptolysintiter gefunden werden, zeigt in der Mehrzahl der Fälle bei Seroreaktionen mit anderen Streptokokkenexoenzymen, z. B. mit Hyaluronidase, NADase, DNase-B bzw. Streptokinase, entsprechende Titeranstiege.

Der Antikörpernachweis bei diesen Tests beruht auf der Inhibition der spezifischen zytolytischen oder enzymatischen Reaktionen des entsprechenden Streptokokkenproduktes oder auf der Agglutination von Partikeln, die mit Streptokokkenexoenzymen beladen sind, durch das Serum des Patienten.

Die Höhe des Antistreptolysintiters steht in keinem strengen Bezug zur Schwere der rheumatischen Grunderkrankung.

Für die Verlaufsbeurteilung des rheumatischen Fiebers sind die labormedizinischen *Entzündungsparameter* wichtig, wie die in der akuten Phase stark beschleunigte Blutsenkungsreaktion, die Leukozytose, die Erhöhung des C-reaktiven Proteins im Serum sowie die CAF-Elektrophorese (erhöhter α_2-Globulinanteil der Serumproteine). Fehlende Veränderungen der Entzündungsparameter sind bei Fällen von Chorea minor möglich.

Sorgfältige labormedizinische Verlaufskontrollen sind nicht zuletzt im Hinblick auf mögliche Arzneimittelnebenwirkungen (z. B. Leber- bzw. Nierenschäden, Blutungsanämie unter Salicylatbehandlung u. a.) wichtig.

Diagnostisches Vorgehen

Die Polyarthritis des rheumatischen Fiebers imponiert durch migratorischen Befall unter Bevorzugung der großen Gelenke. Die Karditis kann man klinisch (Herzdilatation, kardiale Insuffizienz), auskultatorisch (funktionelle Herzgeräusche), elektrokardiographisch (verlängertes PQ-Intervall u. a. m., Abb. 8.**20**) sowie echokardiographisch nachweisen.

Zur labormedizinischen Diagnose gehört neben dem Persistieren der Antistreptolysin-O-Titererhöhung der pathologische Ausfall der Entzündungsparameter.

Aufgrund des bereits 1944 von Jones vorgeschlagenen und in der Folgezeit (1955, 1965) ergänzten Kriterienkatalogs ist die Diagnose des rheumatischen Fiebers wahrscheinlich, wenn zwei Hauptkriterien bzw. ein Haupt- und zwei Nebenkriterien erfüllt sind und der vorausgegangene Streptokokkeninfekt nachgewiesen ist (Tab. 8.**12**).

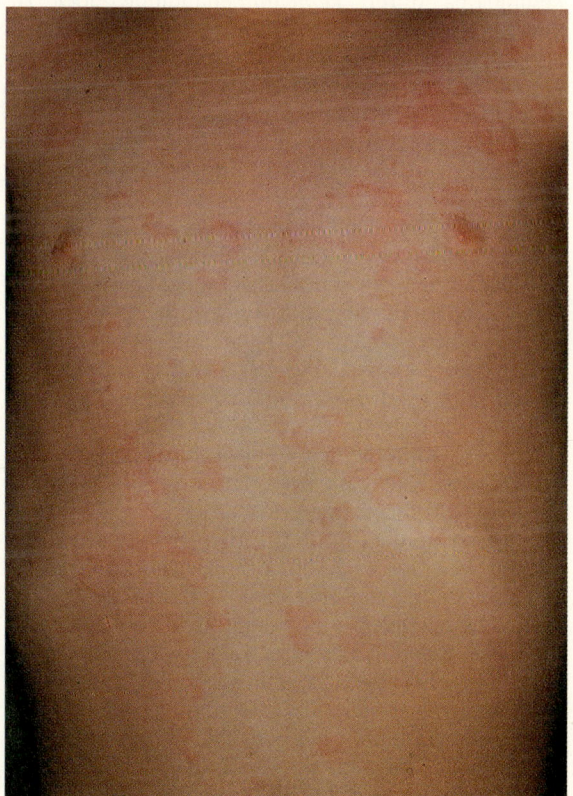

Abb. 8.**21** Erythema anulare bei rheumatischem Fieber (freundlicherweise überlassen von Prof. K. D. Bachmann, Universitäts-Kinderklinik Münster)

Tabelle 8.**12** Revidierte Jones-Kriterien zur Diagnose des rheumatischen Fiebers (nach Stollerman u. Mitarb. 1965)

Hauptkriterien	Nebenkriterien
Karditis Polyarthritis Chorea minor (Sydenham) Erythema anulare subkutane Knoten	*klinisch:* Fieber Arthralgien vorausgegangenes rheumatisches Fieber oder rheumatische Herzkrankheit *Labor:* Akute-Phase-Reaktionen erhöhte Blutsenkung erhöhter Wert des C-reaktiven Proteins Leukozytose *EKG:* verlängertes PQ-(R-)Intervall

und
Hinweis auf vorausgegangene Streptokokkeninfektion
Erhöhte Titer der Antistreptolysin-0-Reaktion oder anderer Streptokokken-Antikörper
Positiver Rachenabstrich (Kultur) mit Nachweis von Streptokokken der Lancefield Gruppe A
Vorausgegangener Scharlach

Rheumatisches Fieber sehr wahrscheinlich bei:
2 Hauptkriterien
   oder
1 Hauptkriterium und 2 Nebenkriterien, wenn vorausgegangener Streptokokkeninfekt gesichert

Differentialdiagnose

Für die Differentialdiagnose der Gelenkmanifestationen des rheumatischen Fiebers ist die Erfahrung wichtig, daß sich die akute Polyarthritis innerhalb einiger Wochen (unter antiphlogistischer Therapie) oder spontan (innerhalb von sechs Monaten) zurückbildet, ohne anatomische oder funktionelle Residuen zu hinterlassen („Das rheumatische Fieber leckt an den Gelenken, beißt aber das Herz"). Die entzündlichen Gelenkerscheinungen entsprechen nicht in jedem Fall dem beschriebenen arthrologischen Typ (migratorisch, große Gelenke) und können durch die Behandlung mit antientzündlichen Medikamenten (Glucocorticosteroide) in Klinik und Verlauf modifiziert werden. Atypische Verläufe beim Erwachsenen sind häufig (s. S. 641).

Bei jeder Arthritis, die länger als sechs Monate floride ist, sollte man die Diagnose rheumatisches Fieber in Frage stellen.

Die *rheumatoide Arthritis* verläuft chronisch-progredient und destruierend. Sie ist in Schubsituationen anhand des typischen Gelenkbefallsmusters in der Regel vom rheumatischen Fieber differentialdiagnostisch einfach abzutrennen: symmetrischer Befall unter Bevorzugung der Fingergrund- und -mittelgelenke sowie der Zehengelenke, meist unter Aussparung der stammnahen großen Gelenke, Rheumafaktoren in der Mehrzahl der Fälle nachzuweisen. In Frühstadien Leitsymptom: Steife der Finger am Morgen. Die *juvenile chronische Arthritis* (jcA), insbesondere das Still-Syndrom mit systemischem Beginn, Fieber und Exanthemen, labormedizinisch mit ausgeprägter Leukozytose, ohne Nachweis von Rheumafaktoren, gelegentlich aber mit erhöhtem Antistreptolysin-Titer einhergehend, kann im Einzelfall erhebliche differentialdiagnostische Schwierigkeiten im Hinblick auf die Abgrenzung vom rheumatischen Fieber aufwerfen. Dies gilt auch für die juvenile ankylosierende Spondylitis, die mit einer fieberhaften Polyarthritis (ohne Sakroiliitis!) beginnen kann. Häufig sind die Patienten (Jungen) Träger des HLA-Antigens B27. Die *Kollagenosen im engeren Sinne* sind durch den extraartikulären Organbefall charakterisiert, der Lupus erythematodes disseminatus durch einen entsprechenden serologischen Befund (s. S. 807 ff.). Unter den *Infektionskrankheiten* sieht man fieberhafte Polyarthritiden (Polyarthralgien) gelegentlich bei Endocarditis lenta, bei Gonokokken- bzw. Meningokokkensepsis, bei Röteln (nach Rötelnvakzinierung) sowie im Initialstadium einer Virushepatitis. Bei fieberhafter Polyarthritis wird man differentialdiagnostisch auch an eine *Lyme-Borreliose* denken müssen. *Reaktive Polyarthritisformen*, z. B. nach febrilen Diarrhöen durch Infektion mit Yersinia enterocolitica, arthritogenen Shigellen-, Salmonellen- und Campylobacterstämmen, sowie venerische Krankheitsbilder durch Infektion mit Chlamydia trachomatis können anhand des arthrologischen Bildes sowie der extraartikulären Krankheitsmanifestationen erfaßt werden. In seltenen Fällen werden das *Still-Syndrom des Erwachsenen* (engl. **A**dult **O**nset **S**till's **S**yndrome =AOSD), die *akute Sarkoidose* (Löfgren-Syndrom), vaskulitische Krankheitsbilder beim Kind (*Kawasaki-Syndrom*) sowie ein *Behçet-Syndrom* differentialdiagnostisch zu diskutieren sein.

Therapie

Die optimale Therapie des rheumatischen Fiebers sollte präventiv erfolgen, d. h. mit der antibiotischen Behandlung der Streptokokkenpharyngitis beginnen. Bei begründetem Verdacht (Fieber, roter Rachenring, Schluckbeschwerden, schmerzhaft angeschwollene Halslymphknoten) oder dem positiven Nachweis β-hämolysierender Streptokokken aus dem Rachenabstrich (Umgebungsuntersuchungen) ist eine **Penicillin-Therapie** einzuleiten (1 Mill. I. E. Procain-Penicillin G, 1 bis 2mal täglich intramuskulär oder 1,0 Mega Depot-Penicillin [z. B. Depotpen oder Megacillin] jeden 2. Tag intramuskulär, ggf. 5×400 000 I. E. Propicillin oder Penicillin-V-Kalium pro Tag oral). Bei Penicillinallergie kann man einen Behandlungsversuch mit Erythromycin oder einem Sulfonamidpräparat (z. B. Bactrim) durchführen.

Im Initialstadium des rheumatischen Fiebers ist, insbesondere bei schweren Krankheitsverläufen, die Einhaltung von Bettruhe für zunächst drei Wochen sinnvoll. Dies gilt insbesondere für Fälle mit florider Karditis. Anschließend kann eine vorsichtige (kontrollierte) Remobilisierung verantwortet werden.

Unter den medikamentösen Therapiemaßnahmen ist die konsequente Beseitigung des Streptokokkeninfektes durch *Penicillin*behandlung über zunächst 10 Tage oberstes Gebot. Die Polyarthritis spricht in der Regel zufriedenstellend auf eine Behandlung mit **nichtsteroidalen Antirheumatika** (Acetylsalicylsäure, Indometacin, Diclofenac u. a. m.) an. Acetylsalicylsäure wird man beim Kind in einer Dosierung von 100 mg pro kg Körpergewicht pro Tag verabreichen, beim Erwachsenen Dosen zwischen 4–8 g pro Tag. Therapeutisch wirksame Salicylatspiegel im Blut liegen bei 20–30 mg %. Bei schwerer Karditis ist man zur vorübergehenden Verabreichung von **Glucocorticosteroiden** gezwungen (40–60 mg Prednisolonäquivalent pro Tag in fallender Dosierung – „Steroid-Treppe"). Die Herzinsuffizienz auf dem Boden einer rheumatischen Karditis verlangt eine gezielte kardiologische Therapie (s. S. 43 ff.).

Die Symptome der Chorea minor sprechen in den meisten Fällen auf Tranquilizer an. Glucocorticosteroide sind nur selten erforderlich.

Die sekundäre **Penicillinprophylaxe** des karditischen Rezidivs (1,2 Mill. I. E. Benzathin-Penicillin pro Monat i. m.) muß mit dem Zeitpunkt der Diagnosestellung eingeleitet und langfristig, bei Risikopatienten – jugendliches Alter, enges Zusammenleben zu Hause, chronisch-rheumatische Herzkrankheit – ggf. jahrelang, weitergeführt werden. Ob es mit Hilfe von Vakzinationen (synthetische Protein-M-homologe Peptide) möglich sein wird, in Zukunft Streptokokkeninfekte mit rheumatogenen Stämmen zu verhindern, bleibt abzuwarten.

Prognose und Verlauf

Die Polyarthritis des rheumatischen Fiebers bildet sich in der Regel nach Abklingen der akut-entzündlichen Gelenksymptome innerhalb von 4–6 Monaten völlig zurück. Hinsichtlich der Herzmanifestationen besteht eine ausgeprägte Tendenz zum endokarditischen Rezidiv unter bevorzugtem Befall der Mitral- und Aortenklappe. Dies gilt insbesondere, wenn die Karditis bereits im Initialstadium des rheumatischen Fiebers auftritt. Die Prognose des rheumatischen Fiebers wird weitgehend durch die rheumatische Herzkrankheit und ihre Folgen bestimmt.

Rheumatisches Fieber des Erwachsenen

(engl.: Acute rheumatic fever in adults)

Dem Bild des rheumatischen Fiebers, wie es beim Jugendlichen beobachtet wird, stellt man neuerdings als Variante das rheumatische Fieber des Erwachsenen gegenüber. Im Rahmen der klinischen Phänomenologie dominiert die akute Polyarthritis („Post-Streptokokken-Polyarthritis"), kardiale Manifestationen sind weniger ausgeprägt oder fehlen, wie z. B. auch die Hauterscheinungen sowie die Chorea. Pathologische Laborbefunde von seiten der Leber und Nieren sind dagegen relativ häufig.

Merke: Nicht jede *akute Polyarthritis mit Fieber* bedeutet *rheumatisches Fieber.* Subakut-chronische Arthritiden nach fieberhaftem Beginn sind differentialdiagnostisch eher als Kollagenosen im engeren Sinne (Lupus erythematodes disseminatus, Vaskulitis-Syndrome), als atypische Verläufe der rheumatoiden Arthritis, als juvenile chronische Arthritis (Still-Syndrom), juvenile ankylosierende Spondylitis oder als reaktive Arthritis, z. B. nach Darm- oder venerischen Infekten, zu interpretieren. Das rheumatische Fieber ist hierzulande auch im jugendlichen Alter selten.

Weiterführende Literatur

Bisno, A. L., St. T. Shulman, A. S. Dajani: The Rise and Fall (and Rise?) of Rheumatic Fever. J. Amer. med. Ass. 259 (1988) 728–29

Genth, E.: Rheumatisches Fieber. Erkrankungen des Bewegungsapparates. In Krück, F., W. Kaufmann, H. Bünte, E. Gladtke, R. Tölle: Therapiehandbuch, 3. Aufl. Urban & Schwarzenberg, München 1989

Hart, F. D.: Acute rheumatic fever in adults – The disease. J. Rheumat. 12 (1985) 193–199

Masi, A. T., Medsger, T. A.: Epidemiology of the rheumatic diseases. In McCarty, D. J.: Arthritis and Allied Conditions, 11th ed. Lea & Febinger Philadelphia, 1989 (pp. 16–54)

Massel, B. F., C. G. Chute, A. M. Walker, G. S. Kurland: Penicillin and the marked decrease in morbidity and mortality from rheumatic fever in the United States. New Engl. J. Med. 318 (1988) 280–286

Pope, R. M.: Rheumatic Fever in the 1980s. Bull. rheum. Dis. 38 (1989) 1–12

Stollerman, G. H.: Rheumatic fever. In Kelley, W. N., E. D. Harris, S. Ruddy, C. B. Sledge: Textbook of Rheumatology. 3rd ed. Saunders, Philadelphia 1989

Taranta, A.: Rheumatic fever. In. McCarty, D. J.: Arthritis and Allied Conditions, 11th ed. Lea & Febinger, Philadelphia 1989 (pp. 1214–1226)

Veasy, L. G., S. E. Wiedmeier, G. S. Orsmond, V. F. Tait, J. A. Thompson, J. A. Daly, E. L. Kaplan, H. R. Hill: Resurgence of acute rheumatic fever in the intermountain area of the United States. New Engl. J. Med 316 (1987) 421–427

Williams, R. C.: The conquest of rheumatic fever – an ongoing battle. In McCarty, D. J.: Landmark Advances in Rheumatology (50th anniversary of the ARA). Contact Associates International, Atlanta 1985

Williams, R. C.: Rheumatic fever and the streptococcus. Another look at molecular mimicry. Amer. J. Med. 75 (1983) 727–734

Zabriskie, J. B., D. Lavenchy, R. W. Williams jr., S. M. Fu, C. A. Yeadon, M. Fotino, D. G. Braun: Rheumatic fever-associated B cell alloantigens as identified by monoclonal antibodies. Arthr. Rheum. 28 (1985) 1047–1053

Durch Infektionserreger verursachte Spondarthritiden

Definition: Die mikrobiell verursachte Arthritis (Synonyma: septische, pyogene, suppurative Arthritis, Infektarthritis, Pyarthros) ist als entzündliche Gelenkerkrankung definiert, die durch Eindringen pathogener Erreger in die Gelenkhöhle und deren intraartikuläre Vermehrung ausgelöst und unterhalten wird.

Bakterielle Arthritis

Häufigkeit

Die epidemiologischen Angaben zur Prävalenz mikrobiell verursachter Arthritiden schwanken je nach untersuchtem Krankengut. Die Häufigkeit der klinisch wichtigsten Erreger ist vom Lebensalter der Betroffenen abhängig (Tab. 8.**13**).

Klinik

Das *klinische* Bild ist durch akut-synoviitische Gelenksymptome mit Schwellung, Überwärmung und schmerzhafter Bewegungseinschränkung sowie durch wechselnd ausgeprägte Allgemeinerscheinungen gekennzeichnet. Bei hämatogenen Arthritisformen beherrschen die Symptome der Sepsis das klinische Bild. Neben Fieber und ausgeprägten Allgemeinsymptomen beobachtet man gelegentlich (z. B. bei Gonokokken- oder Meningokokkensepsis) typische Hauterscheinungen im Sinne embolisch entstandener hämorrhagischer bzw. nekrotisierender Effloreszenzen.

Arthrologisch überwiegt hinsichtlich des Gelenkverteilungsmusters die Olig- bzw. die Monarthritis. Initial kommt es häufig zunächst zu einer migratorischen Polyarthritis. Dabei werden insbesondere die großen Gelenke betroffen. Im weiteren Verlauf kon-

Tabelle 8.13 Erregerspektrum bakterieller Arthritiden in Abhängigkeit vom Lebensalter (nach Schmid u. Ho 1989)

	Kinder (0−15 Jahre)	Erwachsene (15−60 Jahre)	Senioren (über 60 Jahre)
Grampositive Kokken:			
− Staphylococcus aureus	27%	35%	75%
− Streptococcus pyogenes (S. pneumoniae, S. viridans)	16%	10%	−
Gramnegative Kokken:			
− Neisseria gonorrhoeae	8%	50%	−
− Haemophilus influenzae	50%	< 1%	−
Gramnegative Bakterien:			
− Escherichia coli	9%	5%	25%
− Pseudomonas aeruginosa			
− Salmonellen			

zentriert sich der synoviitische Prozeß schließlich auf ein Gelenk. Die Einbeziehung paraartikulärer Strukturen (Tenosynoviitis) ist relativ häufig.

Gewisse Abweichungen vom typischen Bild der septischen Arthritis sieht man bei der **Gonokokkenarthritis,** die bei 0,1−5% der infizierten Fälle auftritt. Im septischen Initialstadium stehen ausgeprägte Allgemeinerscheinungen mit intermittierenden Fieberschüben im Vordergrund. Polyarthritis und Hautveränderungen charakterisieren dieses „Arthritis-Dermatitis-Syndrom". Während sich im weiteren Verlauf die extraartikulären Symptome zurückbilden, entwikkelt sich in ca. 30−40% der Fälle eine purulente Oligarthritis, von der insbesondere die Knie- und Handgelenke betroffen sind. Gleichzeitig kommt es zu Tendosynoviitiden, die bevorzugt im Bereich der Handwurzeln, der Sprunggelenke sowie einzelner Finger und Zehen lokalisiert sind. Nur in 25−50% der Fälle läßt sich Neisseria gonorrhoeae direkt durch Ausstrich oder kulturell in der Synovialflüssigkeit nachweisen (bei 50% der Fälle aus urogenitalem Sekret).

Die **Meningokokken-Arthritis** wird bei etwa 5 (−20%) der Fälle von Meningokokken-Infektionen beobachtet. Der klinische Verlauf ist ähnlich wie bei der Gonokokkenarthritis, beginnend mit einer Polyarthritis und weiteren Organprojektionen der Meningokokkensepsis. Im weiteren Verlauf entwickelt sich eine Olig-(Mon-)Arthritis, bei der man nur noch bei weniger als der Hälfte der Fälle vermehrungsfähige Meningokokken aus der Synovialflüssigkeit isolieren und

anzüchten kann. Der Übergang in eine reaktive Arthritis mit lokaler Ablagerung pathogener Immunkomplexe ist (neben dem Auftreten einer vaskulitischen Purpura) möglich.

Bei septischen Erkrankungen von Kindern unter 6 Monaten ist die Koxitis häufig und prognostisch mit Vorsicht zu beurteilen. Einen bevorzugten (gelegentlich monarthritischen) Befall der Sternoklavikulargelenke beobachtet man bei intravenösem Drogenabusus.

Labormedizinisch beherrscht die entzündliche Konstellation den Befund mit beschleunigter Blutsenkung und Leukozytose.

Diagnostisches Vorgehen

Die Diagnose der bakteriellen Arthritis ist in der Regel einfach und durch gezielte mikrobiologische Untersuchungen zu sichern (Synovialflüssigkeit, Blut, Abstrichmaterial).

Die Gelenkflüssigkeit bei bakterieller Synoviitis ist trübe, oft eitrig. Die Gesamtzellzahl liegt in der Mehrzahl der Fälle über 100 000/µl. Im Ausstrich dominieren neutrophile Granulozyten (s. Tab. 8.4, S. 609). Die bakteriologische Diagnose basiert auf der Auswertung des (nach Gram gefärbten) Ausstrichpräparates, den Ergebnissen der aerob und anaerob durchgeführten Kultur und − bei Tuberkuloseverdacht − des zusätzlich durchgeführten Tierversuches.

Therapie

Für die Therapie der bakteriellen Arthritis sind zwei Prinzipien wichtig:

− Rascher und gezielter Einsatz von parenteral verabfolgten Antibiotika. Die Wahl des Antibiotikums orientiert sich am Erregernachweis und Antibiogramm (bei Gonokokkenarthritis Penicillin, 20−50 Mio. I. E. pro Tag für 7−10 Tage).
− Die regelmäßig und täglich durchzuführende Gelenkpunktion (Spülung) mit Entfernung des entzündlichen Exsudates.

Führt diese Therapie, gegebenenfalls auch nach Wechsel des Antibiotikums, nach 7 Tagen nicht zum Erfolg, so ist die offene (chirurgische) Gelenkdrainage (gegebenenfalls die Synovektomie) unumgänglich. Wichtig für die funktionelle Prognose ist die dem aktuellen Entzündungsstadium am Gelenk angepaßte physikalische Therapie, zunächst mit dosierter Ruhigstellung und im weiteren Heilungsverlauf mit einer gezielt aufbauenden Krankengymnastik.

Prognose

Die Prognose der bakteriellen Arthritis ist bei unverzüglich eingeleiteter Therapie günstig. Zu bleibenden Gelenkschäden führen vor allem Staphylokokkeninfekte, seltener Infektionen durch Streptokokken und Pneumokokken. Wegen der hohen Mortalität durch septische Komplikationen sind Gelenkinfektionen durch gramnegative Erreger gefürchtet. Solche Keime gelangen meist iatrogen durch nicht lege artis durchgeführte Punktionen in das Gelenk. Bei rheumachirurgischen Eingriffen an der Hüfte (prothetischem Gelenkersatz) kommt es bei rückläufigem Trend in 1% (−3%) der Fälle zu Infektionen.

> **Merke:** Bei ausgeprägten lokalen Entzündungssymptomen am Gelenk, septischen Allgemeinerscheinungen (Fieber) und Organmanifestationen (Hauteffloreszenzen) ist differentialdiagnostisch immer auch an eine bakterielle Arthritis zu denken. Im Zweifelsfall diagnostische Gelenkpunktion!

Weiterführende Literatur

Blackburn, W. D., G. S. Alarcon: Prosthetic joint infections: a role for prophylaxis. Arthr. Rheum. 34 (1991) 110−117
Editorial: One infection agent − many syndroms. J. Rheumatol. 14 (1987) 653
Genth, E.: Infektionsbedingte Arthritiden. Internist 30 (1989) 664−672
Ho. G.: Bacterial arthritis. In McCarty, D. J.: Arthritis and Allied Conditions, 11th ed. Lea & Febiger, Philadelphia 1989
Peterson, S.: Acute hematogenous osteomyelitis and septic arthritis in childhood: A 10 year review and follow-up. Acta orthop. Scand. 51 (1980) 451

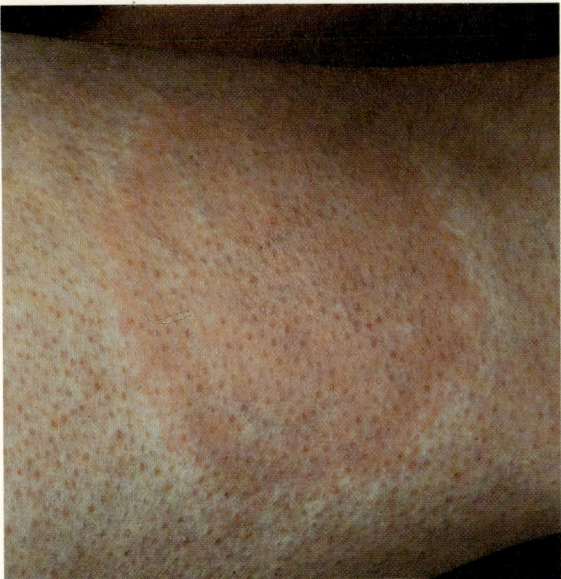

Abb. 8.**22** Erythema chronicum migrans (freundlicherweise überlassen von Prof. Fischer, Universitäts-Hautklinik Tübingen)

Lyme-Krankheit
(Lyme-Borreliose)

> **Definition:** Die 1975 erstmals in Lyme, Connecticut (USA), bei Jugendlichen beobachtete Erkrankung wird durch den Biß von Zecken (Ixodes dammini in den USA, I. ricinus [Holzbock] in Europa) übertragen. Als Erreger wurde die Spirochäte Borrelia burgdorferi aus Zecken sowie bei Patienten aus Hautefloreszenzen, Blut, Liquor cerebrospinalis und schließlich auch aus der Synovia isoliert und in Kulturen angezüchtet.

Klinik

Die Erkrankung ist hinsichtlich ihrer klinischen Manifestationen pleomorph. Den Verlauf kann man in 3 Stadien einteilen (Abb. 8.**23**). Die Erkrankung beginnt (*Stadium I*) innerhalb eines Monats mit typischen Hauterscheinungen (Erythema chronicum migrans, Abb. 8.**22**) und verläuft klinisch häufig zunächst asymptomatisch. Die Hautefloreszenz breitet sich, meist ausgehend von der Hals- oder Axillarregion, langsam nach peripher hin aus, während sich die Veränderungen im Zentrum der Läsion allmählich zurückbilden. Bei etwa 80% der Fälle kommt es zu Allgemeinerscheinungen wie bei einer „Sommergrippe" mit Fieber, Abgeschlagenheit, Arthralgien, Myalgien, Nackenschmerzen, Schluckbeschwerden und Kopfschmerzen. Bei Sonnenexposition können die Beschwerden zunehmen. Klinisch findet man eine generalisierte Lymphadenopathie (Lymphadenosis benigna cutis). Weitere fakultative Symptome sind Kon-

junktivitis, Pharyngitis, Bewegungsschmerzen, z. B. im Kiefergelenk beim Kauen. Eine Hepatosplenomegalie ist möglich. Labormedizinisch besteht eine nur mäßig im pathologischen Sinne veränderte Entzündungssymptomatik mit erhöhter Blutsenkung, pathologischer Serumelektrophorese und erhöhten CRP-Werten im Serum. Bei einem Drittel der Fälle ist der IgM-Globulinspiegel im Serum erhöht.

Während die Hauterscheinungen in der Regel nach etwa einem Monat abgeklungen sind, kommt es im Rahmen des *Stadiums II* bei 10−15% der Patienten zu neurologischen Symptomen im Sinne von Meningitis, Hirnnervenparesen (z. B. des N. facialis) oder peripheren Neuropathien, zusammen mit ausgeprägtem Krankheitsgefühl, Kopfschmerzen und Photophobie. Beim *Garin-Bujadoux-Bannwarth-Syndrom* entwickeln sich gleichzeitig eine lymphozytäre Meningitis, eine schmerzhafte Radikulitis sowie Hirnnervenparesen.

Herzmanifestationen treten im Stadium II bei 8−10% der Patienten mit Lyme-Krankheit auf, und zwar häufig simultan mit den neurologischen Symptomen. Die am Herzen nachzuweisenden Befunde betreffen EKG-Veränderungen im Sinne der Myoperikarditis sowie Überleitungsstörungen. Tödliche Verläufe durch Herzversagen sind selten.

Im *dritten Stadium* beherrschen neben persistierenden neurologischen Ausfallserscheinungen (tertiäre Neuroborreliose, progressive Enzephalomyelitis) und chronischen Hautveränderungen (Acrodermatitis chronica atrophicans) die Gelenkmanifestationen das klinische Bild (chronische *Lyme-Arthritis*). Zugrunde liegt eine Synoviitis, gekennzeichnet durch lymphozytäre Infiltration, fokale Nekrosen und vaskulitische Veränderungen. Unter den

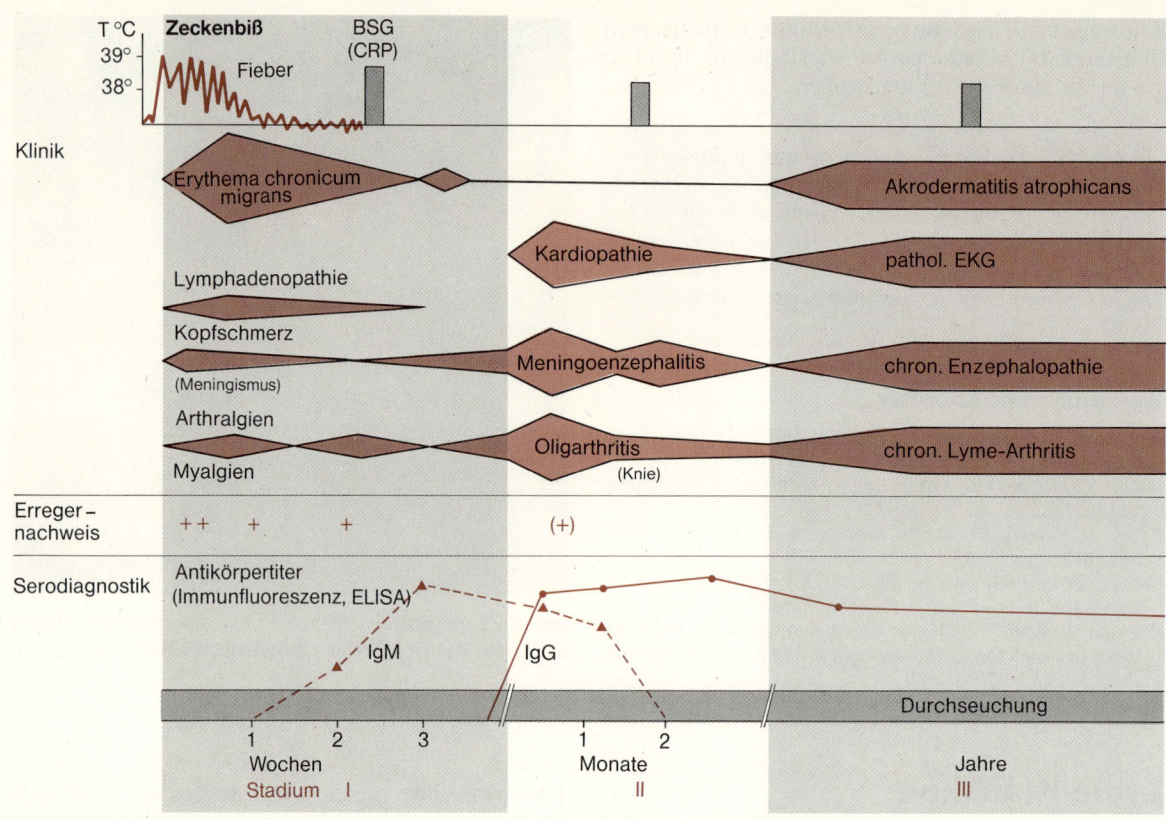

Abb. 8.23 Lyme-Krankheit. Verlauf und zeitliche Zuordnung der klinischen Symptome und Laborbefunde (nach Steere u. Mitarb.)

Lymphozyten beherrschen T-Lymphozyten (CD4+ und CD8+) neben B-Lymphozyten und Makrophagen das Bild. Immunkompetente Zellen und Synoviozyten exprimieren an ihrer Oberfläche vermehrt I a-Antigene als Hinweis auf ihre Aktivierung.

Klinisch-arthrologisch ist der Gelenkbefall mon- bzw. oligartikulär und asymmetrisch unter Bevorzugung der unteren Extremitäten. Die Arthritis klingt in der Mehrzahl der Fälle nach einigen Wochen, ohne anatomische oder funktionelle Residuen zu hinterlassen, wieder ab. Über Jahre hinaus rezidivierend verlaufende arthritische Schübe sind möglich. In seltenen Fällen werden im Rahmen eines protrahierten Verlaufes chronisch destruierende Gelenkveränderungen (röntgenologisch: Erosionen) beobachtet.

Diagnostisches Vorgehen

Die Diagnose erfolgt klinisch anhand der Anamnese (Angaben über vorausgegangenen Zeckenbiß können fehlen), dem Nachweis der typischen Hauterscheinungen (Erythema chronicum migrans kann fehlen) sowie anhand des arthrologischen Befundes.

Spezifische Antikörper gegen Borrelia Burgdorferi werden mit Hilfe der indirekten Immunfluoreszenztechnik oder durch das ELISA-Verfahren nachgewiesen. Der Titeranstieg spezifischer Antikörper der IgM-Globulin-Klasse signalisiert die vorausgegangene Borrelieninfektion. Die Titer erreichen ihren Gipfel in

der Regel 4–6 Wochen nach Krankheitsbeginn und können je nach klinischem Krankheitsverlauf über längere Zeit erhöht bleiben. Die Titer spezifischer Antikörper der Immunglobulin-Klasse IgG steigen meistens erst 2–3 Wochen nach Beginn der Infektion an. Sie können in der Initialphase noch fehlen. Sie persistieren häufig bis ins Stadium II und III hinein. Alle serologischen Befunde bedürfen der kritischen Bewertung. Die Titerhöhe unterliegt therapeutischen Einflüssen (Antibiotika). Falsch positive Antikörperbefunde sind bei rheumatoider Arthritis, systemischem Lupus erythematodes, infektiöser Mononukleose, insbesondere aber auch bei anderen Spirochätosen möglich (Patienten mit Lyme-Krankheit sind in der Regel im VDRL-Test negativ). In Regionen, in denen die Lyme-Krankheit endemisch ist, muß man davon ausgehen, daß etwa 1% der Bevölkerung (bei Risikoberufen bis zu 30%) seropositiv ist, und zwar ohne anamnestische Hinweise auf eine durchgemachte Lyme-Borreliose (klinisch latente Infektionen, u. a. auch durch nicht pathogene Borrelien usw.). Lymphozyten von Patienten mit Lyme-Krankheit können in Kultur mit Borrelia Burgdorferi stimuliert werden (auch Lymphozyten aus Liquor). Dies gilt auch für Fälle, die keine Serumantikörper, z. B. als Folge einer antibiotischen Therapie, aufweisen.

Der Befund zirkulierender Immunkomplexe, die z. T. in Kälte ausfällbar sind (Kryoglobuline), weist darauf hin, daß bei der Lyme-Borreliose neben den toxischen Eigenschaften der Borrelie im Rahmen der Sepsis auch (Auto-)Immunprozesse für die Manifestationen dieser Multiorganerkrankung verantwortlich sein können.

Differentialdiagnose

Differentialdiagnostisch wird man bei Verdacht auf Lyme-Arthritis, insbesondere bei Patienten in jugendlichem Alter, das rheumatische Fieber, die juvenile chronische Arthritis einschließlich ihrer verschiedenen Varianten sowie septische Arthritiden abgrenzen müssen. Beim Erwachsenen sind u. U. reaktive Arthritiden, Kollagenosen im engeren Sinne sowie die Sarkoidose differentialdiagnostisch zu diskutieren. Dies gilt bei entsprechender neurologischer Symptomatik weiterhin für das Guillain-Barré-Syndrom, die multiple Sklerose sowie die Neurosyphilis.

Therapie

Therapeutisch sprechen die Hauterscheinungen der Lyme-Krankheit auf Penicillin und Tetracycline an. Neurologische Symptome und Polyarthritis sind in der Mehrzahl der Fälle nur mit Hilfe einer parenteralen Penicillinbehandlung oder durch ein Cephalosporin (Ceftriaxone) unter Kontrolle zu bringen (Penicillin G 20 Mill. I. E. pro Tag über mindestens 10 Tage intravenös oder Ceftriaxone [Rozephine, 1−2 g pro Tag]).

Die frühe antibiotische Therapie vermag in den meisten Fällen, folgenschwere Manifestationen der Lyme-Borreliose, vor allem am zentralen Nervensystem und an den Gelenken, zu verhindern, so daß diese Erkrankung eine insgesamt gute Prognose hat.

> **Merke:** Bei jeder flüchtigen Arthritis − vor allem am Knie, beim Jugendlichen und in der warmen Jahreszeit − sollte man differentialdiagnostisch an eine Lyme-Arthritis denken, auch wenn Hauterscheinungen fehlen. Der Erregernachweis sollte versucht, die Ergebnisse der Serodiagnostik hinsichtlich ihrer diagnostischen Relevanz mit entsprechender Kritik und mit Vorsicht bewertet werden.

Weiterführende Literatur

Burgdorfer, W.: Lyme-Krankheit. In Warrel, D. A.: Infektionserkrankungen. Edition Medizin, Weinheim 1990 (S. 401−404)
Herzer, P.: Lyme-Borreliose, 2. Aufl. Steinkopff, Darmstadt 1990
Sigal, L. H., R. S. Pinals: Lyme disease. Forum Medicum, IV−V (1989) 1−15
Sigal, L. H.: Summary of the Fourth International Symposium on Lyme Borreliosis. Arthr. Rheum. 34 (1991) 367−370
Steere, A. C., S. E. Malawista, J. A. Hardin, S. Ruddy, P. W. Askenase, W. A. Audimann: Erythema chronicum migrans and Lyme arthritis. The enlarging clinical spectrum. Ann. int. Med. 86 (1977) 685

Virale Arthritis

Klinik

Im Rahmen zahlreicher Viruserkrankungen können Gelenksymptome (Arthralgien, Arthritiden) auftreten. Vom arthrologischen Befund her entwickeln sich die entzündlichen Gelenkmanifestationen relativ rasch, um sich in der Regel innerhalb von 3−10 (−21) Tagen wieder folgenlos zurückzubilden. Häufig ist die Synoviitis klinisch nicht sehr ausgeprägt. Arthralgien stehen im Vordergrund. Allgemeinerscheinungen wie Fieber, Krankheitsgefühl, Kopfschmerzen, Exantheme und Lymphknotenschwellungen können das Krankheitsbild beherrschen.

Bei **Hepatitis-B-Infektionen** entwickelt sich bei etwa 10−30% der Fälle, meist in der Prodomalphase und vor Auftreten des Ikterus, eine symmetrisch angelegte, häufig migratorische Polyarthritis mit Morgensteifigkeit der Fingergelenke (NB: Differentialdiagnose rheumatoide Arthritis). Das Hepatitis-B-Oberflächen-Antigen ist zum Zeitpunkt der Gelenkerscheinungen in der Regel nachweisbar, anti-HBs-AG-Antikörper fehlen jedoch meistens zu diesem Zeitpunkt. Mit Auftreten des Ikterus bildet sich die Arthritis innerhalb von 2−3 Wochen wieder zurück. Bei Persistenz des Virusantigens kann es zu vaskulitischen Krankheitsbildern (Pan[Poly]arteriitis nodosa, Glomerulonephritis) oder einer gemischten essentiellen Kryoglobulinämie kommen (S. 412 ff.)

Die **Röteln-Arthritis** tritt insbesondere bei jungen Frauen auf. Betroffen sind vor allem die Finger-, Knie-, Sprung- und Ellenbogengelenke. Tendosynovitiden und flüchtige Karpaltunnel-Syndrome können vorkommen. Die Gelenksymptome entwickeln sich in der Regel 4−6 Tage nach Auftreten des Exanthems und klingen relativ rasch (innerhalb von 1−7 Tagen) wieder ab. Die Diagnose erfolgt klinisch anhand der typischen Befunde (Krankheitsgefühl, Lymphadenopathie, makulopapulöses Exanthem), durch Virusnachweis (Isolation aus dem Nasen-Rachen-Raum) sowie anhand serologischer Parameter. Gelenksymptome insbesondere an den Knien können auch nach Rötelnvakzination auftreten.

Das **humane Parvovirus** HPV B19 führt als Erreger des epidemischen Erythema infectiosum beim Erwachsenen zu Arthralgien und Polyarthritis, insbesondere im Bereich von Händen, Knien, aber auch an Füßen, Ellenbogen und Schultergelenken. Das Krankheitsbild ist beim Erwachsenen durch Allgemeinerscheinungen (Fieber) gekennzeichnet, das beim Kind häufig nachweisbare Exanthem kann fehlen. Die Diagnose erfolgt anhand der klinischen Befunde sowie durch Nachweis HPV-spezifischer IgM- bzw. IgG-Antikörper im Serum.

Die **erworbene Immunschwäche (AIDS,** S. 966 ff.) durch HIV-Infektion hat in den letzten Jahren zunehmend an Bedeutung gewonnen. Bei diesem Krankheitsbild stehen die Manifestationen an den inneren Organen (Lunge, Nieren, Herz), am peripheren und zentralen Nervensystem sowie an der Haut in der Regel im Vordergrund. Etwa ein Viertel der Infizierten machen im Laufe der Erkrankung eine Arthritis durch, etwa 10% ein Reiter-Syndrom.

Die Pathogenese der Gelenkmanifestationen ist vielschichtig und im einzelnen nicht bekannt. Eine septische Genese ist nicht wahrscheinlich. Unter den opportunistischen Keimen, die in fortgeschrittenen Stadien aus infizierten Gelenken isoliert werden konnten, sind Cryptococcus neoformans und Sporothrix Schenckii zu nennen. Vieles spricht für einen immunologischen Hintergrund im Sinne einer reaktiven Arthritis mit pathogener Immunreaktion gegen HIV-Virus selbst oder andere (arthritogene) Keime, die im Magen-Darm-Trakt, aber auch extraintestinal in fortgeschrittenen Stadien vorkommen.

Klinisch-arthrologisch ist die AIDS-assoziierte Arthritis in der Mehrzahl der Fälle eine subakut chronische Oligarthritis mit bevorzugtem Befall der unteren Extremität. Insbesondere bei HLA-B27-positiven Merkmalsträgern kann sich ein Reiter-Syndrom entwickeln. Eine Psoriasis-Arthritis kann durch HIV-Infektion ausgelöst werden oder exazerbieren. Auf dem Boden einer systemischen Vaskulitis entstehen Lupus-erythematodes-ähnliche oder Sjögren-Syndrome. Ein breites Spektrum von Autoantikörpern ist beschrieben worden. In Frühstadien werden schmerzhafte polymyositische Krankheitsbilder beobachtet.

Kurz dauernde, mit ausgeprägten Gelenkschmerzen und Allgemeinerscheinungen einhergehende Zustände, ohne daß sich an den Gelenken ausgeprägte Entzündungszeichen klinisch oder durch Punktion nachweisen ließen, sind im Verlauf einer HIV-Infektion relativ häufig.

Therapie

Eine Behandlung virusinduzierter Gelenkerscheinungen erübrigt sich in den meisten Fällen im Hinblick auf die Tatsache, daß die Gelenksymptome in der Regel flüchtig sind und innerhalb weniger Tage, ohne Folgen zu hinterlassen, zur Rückbildung kommen.

Bei der *AIDS-assoziierten Arthritis* richtet sich die Therapie nach den Erfordernissen der Grundkrankheit. Aus rheumatologischer Sicht ist im Hinblick auf sich abzeichnende funktionelle Ausfälle eine gezielte Physiotherapie wichtig. Nichtsteroidale Antirheumatika können, ausdosiert und unter Beachtung möglicher Nebenwirkungen bei entsprechenden Organmanifestationen der Grundkrankheit, eingesetzt werden. Vorsicht ist bei Verabreichung von Glucocorticosteroiden im Hinblick auf mögliche Exazerbationen opportunistischer Infektionen sowie unter dem Aspekt der möglichen Induktion eines Kaposi-Sarkoms geboten. Methotrexat kann den Verlauf einer AIDS-Erkrankung akut verschlechtern.

Merke: Virusinduzierte Polyarthritisformen sind in der Regel flüchtig und haben eine gute Prognose. Bei diagnostisch unklaren Fällen mit Oligarthritis oder Reiter-Syndrom sollte man immer auch an die Möglichkeit einer AIDS-assoziierten Arthropathie denken. In diesem Zusammenhang gilt die besondere Aufmerksamkeit den Risikogruppen (S. 966).

Weiterführende Literatur

Gall, E. P.: Viral arthritis. Postgrad. Advanc. Rheumatol. IV–I (1989) 1–11

Hartl, P. W.: Rheumatische Manifestationen bei HIV-Infektionen. In Hornbostel, H., W. Kaufmann, W. Siegenthaler: Innere Medizin in Praxis und Klinik, Band II, 4. Aufl. Thieme, Stuttgart 1992 (S. 10.122–10.123)

Naides, St. J., L. L. Scharosch, F. Foto, E. J. Howard: Rheumatologic manifestations of human parvovirus B19 infections in adults. Arthr. and Rheum. 33 (1990) 1297–1309

Rynes, R. I.: Acquired immunodeficiency syndrome and rheumatology. Postgrad. Advanc. Rheumatol. III–VII (1988) 1–10

Steere, A.: Viral arthritis. In McCarty, D. J.: Arthritis and Allied Conditions, 11th ed. Philadelphia, London 1989 (pp. 1938–1954)

Kristallinduzierte Synoviitiden

Gichtarthropathie (Arthritis urica)*

Definition: Die Gichtarthropathie entsteht bei erhöhtem Harnsäuregehalt des Blutes (Hyperurikämie) durch Auskristallisation von Mononatriumurat im Gewebe. Durch Phagozytose der Kristalle in der Gelenkhöhle kommt es zur Freisetzung von entzündlichen Mediatorstoffen, chemotaktischen Faktoren sowie von proteolytisch wirksamen Enzymen und damit zum klinischen Bild der Kristallsynoviitis. Die Anreicherung von Mononatriumurat im Gewebe führt zur Tophusbildung in der Synovia sowie in den gelenknahen Strukturen und damit klinisch zur chronischen Gichtarthropathie.

Klinik

Die Harnsäuregicht verläuft aus rheumatologischer Sicht in vier Phasen, und zwar als asymptomatische Hyperurikämie, akute Gichtarthritis, intermediäre (interkritische) Gicht und chronisch-tophöse Gicht.

Unter den arthrologischen Manifestationen der Urikopathie ist die *akute Gichtarthritis* das häufigste Symptom. Beim Gichtanfall kommt es, nicht selten nachts, zu einer äußerst schmerzhaften Mon- bzw. Oligarthritis mit Gelenkschwellung, -rötung, -überwärmung und einer sehr typischen Berührungsempfindlichkeit der Haut über dem betroffenen Gelenk. Prädilektionsgelenke für den Gichtanfall sind das Großzehengrund- bzw. -endgelenk (Podagra, in 75% der Fälle betroffen, s. Abb. 8.24) sowie das Daumengrundgelenk (Chiragra). Der Gichtanfall manifestiert sich aber nicht nur an den Prädilektionsgelenken, sondern z. B. auch an den Sprung-, Knie- und Ellenbogengelenken sowie am Tarsus. Polyartikulärer Gelenkbefall ist selten und wird gelegentlich bei Frauen in der Postmenopause beobachtet. Anfallsauslösend wirken Streß, exzessive Nahrungsaufnahme, Alkoholabusus, chirurgische Eingriffe, Traumen u. a. m.

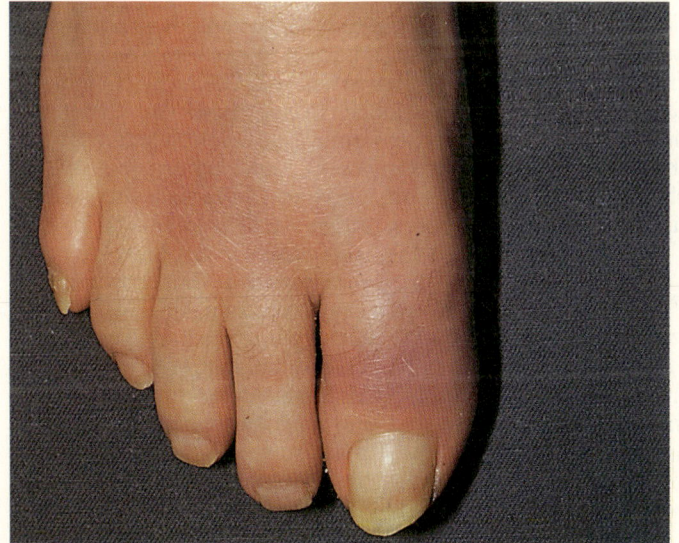
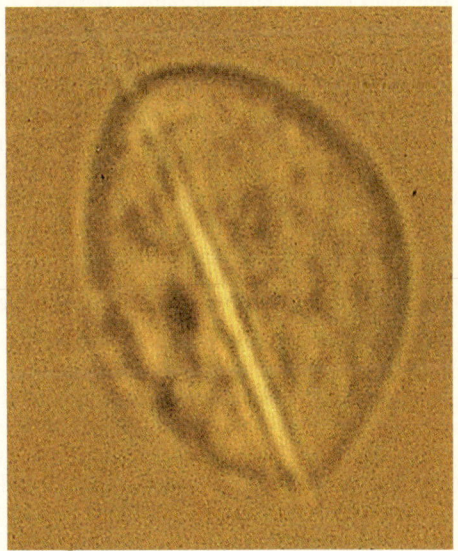

Abb. 8.**24**   Akute Harnsäuregicht.
a Podagra mit entzündlicher Schwellung der Großzehe
b Granulozyt mit phagozytiertem Natriummonouratkristall (polarisationsoptischer Befund bei negativer Doppelbrechung)

---

* In diesem Abschnitt wird die Harnsäuregicht aus rheumatologischer Sicht abgehandelt. Hauptkapitel: s. Abschnitt Stoffwechselerkrankungen, S. 1270 ff.

a

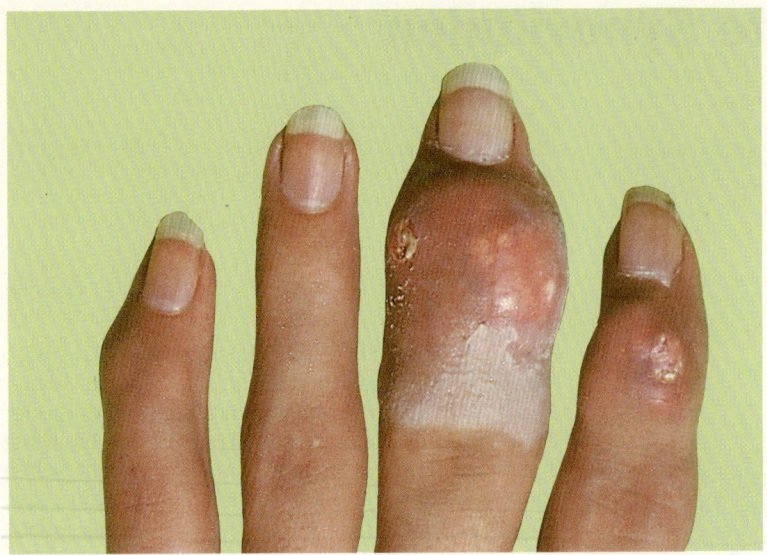

b

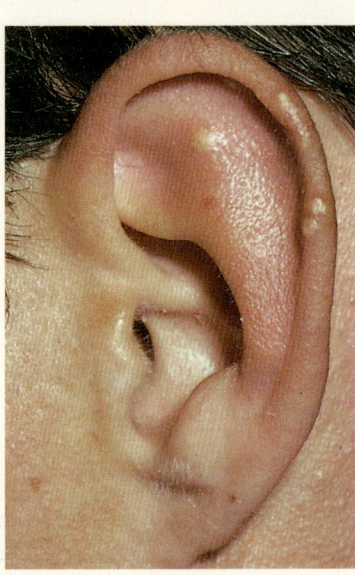

Abb. 8.**25** Chronische Harnsäuregicht   **a** Tophi im Bereich einzelner Fingergelenke   **b** Tophi an der Ohrmuschel

Bei geeigneter Medikation (Colchicin, Indometacin) bilden sich die synoviitischen Erscheinungen des Gichtanfalls innerhalb von 1–3 Tagen zurück (spontane Rückbildung innerhalb 7 Tagen). Bei Abschwellen des betroffenen Gelenkes weist die darüberliegende Haut eine typische feinlamelläre Schuppung auf.

Bei ungenügender Behandlung der Hyperurikämie kommt es im Rahmen rezidivierender Gichtanfälle und wechselnd langer Remissionsphasen schließlich zur Entwicklung der *chronischen Gicht*. Die Anreicherung von urathaltigem Material in Tophi, die in ihrer Ausprägung von der Höhe der Hyperurikämie und deren Dauer abhängt, bewirkt an den Gelenken erhebliche Zerstörungen mit entsprechenden Funktionseinbußen (Abb. 8.**25 a**). Tophi entwickeln sich nicht nur in der Synovia, sondern auch im subchondralen Knochen sowie in den Bursen und Sehnenscheiden. Ein „schnellender Finger" oder ein Karpaltunnelsyndrom durch Ablagerung von tophösem Material werden gelegentlich beobachtet. Als charakteristisches klinisches Symptom gelten Tophi im Bereich der Ohrmuscheln (Abb. 8.**25 b**).

Diagnostisches Vorgehen, Differentialdiagnose

Der akute Gichtanfall ist leicht zu *diagnostizieren*. Es gibt keine andere akute Arthritis, die von so ausgeprägten lokalen Entzündungszeichen begleitet und so schmerzhaft (Berührung) ist. Der polarisationsoptische Nachweis von Mononatriumuratkristallen im Gelenkpunktat (spitze, nadelförmige, stark negativ doppelbrechende Kristalle, s. Abb. 8.**24 b**) beweist die Diagnose Arthritis urica. Die Hyperurikämie ist hinsichtlich ihrer diagnostischen Relevanz mit Vorsicht zu interpretieren. Sie ist inkonstant und durch Medikamente beeinflußbar. Die Normwerte der Serumharnsäure sind abhängig vom angewandten Nachweisverfahren. Die Obergrenze liegt bei Frauen bei 6,6 mg/100 ml (380 µmol/l), für Männer bei 7,0 mg/100 ml (415 µmol/l). Der Röntgenbefund der

chronisch-tophösen Gicht weist einige Besonderheiten auf (Abb. 8.**26 a**), die für fortgeschrittene Stadien charakteristisch sind.

Die bei Schmerzen in der Großzehe *differentialdiagnostisch* von der Podraga abzugrenzende aktivierte Großzehengrundgelenkarthrose imponiert klinisch mit harter Schwellung des Gelenkes ohne ausgeprägte lokale Entzündungszeichen und Beschwerden im Sinne eines chronischen belastungsabhängigen Schmerzsyndroms. Labormedizinisch fehlen Hyperurikämie und pathologisch veränderte Entzündungsparameter.

Therapie

Die bereits im Altertum angewandte Behandlung des akuten Gichtanfalls besteht in der Verabreichung des Alkaloids der Herbstzeitlose. Colchicin (Colchicum dispert) wird stündlich in einer Dosis von 0,5 mg, und zwar bis zur Besserung des Gelenkschmerzes oder bis zum Auftreten von Nebenwirkungen (Nausea, Erbrechen, Diarrhö), gegeben. Die Tagesdosis von 6 mg darf nicht überschritten werden. Indometacin, z. B. 4×50 mg pro Tag, ist ebenfalls in der Lage, den akuten Gichtanfall zu unterbrechen. Glucocorticosteroide sind deutlich weniger wirksam.

Mindestens nach dem zweiten gesicherten Gichtanfall, sicherlich aber bei Auftreten von Komplikationen durch die Hyperurikämie (Urolithiasis, Uratnephropathie) ist eine langfristig konzipierte Behandlung der Stoffwechselstörung geboten. Die medikamentöse Senkung des Serumharnsäurespiegels wird durch eine urikostatische Medikation (Allopurinol, 100–300 mg pro Tag) oder mit Hilfe Urikosurika (Benzbromaron, 100 mg pro Tag bei Alkalisierung des Harns, z. B. mit Uralyt U) erreicht.

Merke: Bei akut – anfallsweise – auftretenden Mon- bzw. Oligarthritiden, die klinisch-arthrologisch mit starken Entzündungssymptomen (Be-

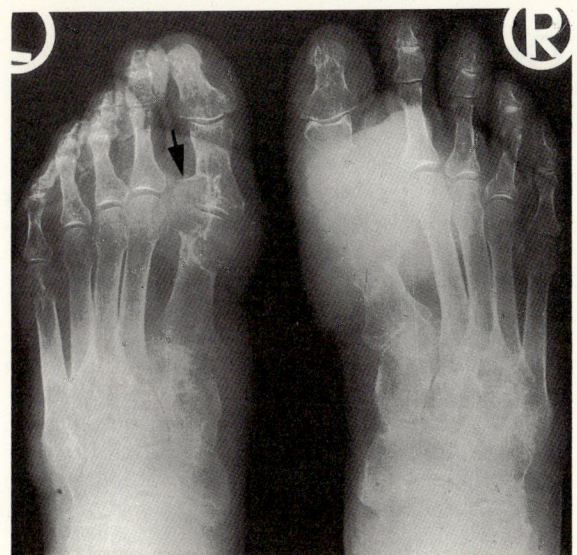

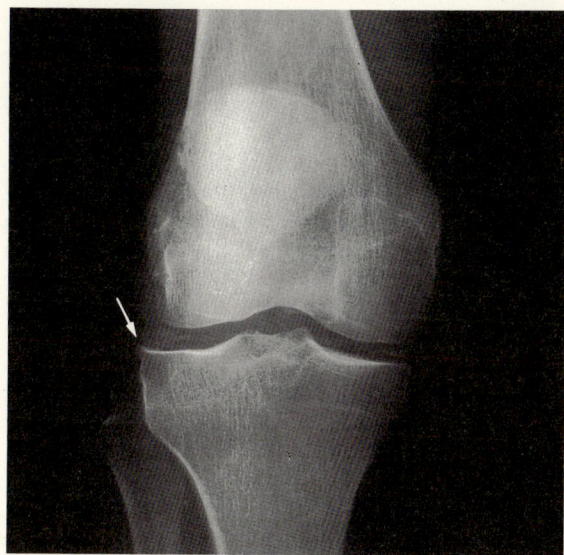

Abb. 8.**26** Röntgenbefunde bei Kristallarthropathien
a Tophöse Gicht, Vorfüße. Lochstanzdefekt im Bereich des linken Großzehengrundgelenkes, typische Spicula (Pfeil)

b Chrondrokalzinose, Kniegelenk. Meniskusverkalkung (Pfeil)

rührungsempfindlichkeit) einhergehen, sollte man an die Harnsäuregicht denken, insbesondere auch dann, wenn nicht die Großzehe (Podagra) betroffen ist. Keine schematische „antirheumatische Therapie" (Cortison) einleiten, sondern eine gezielte Anfallsbehandlung durchführen. Im anfallsfreien Intervall ist die wirksame medikamentöse Therapie der Hyperurikämie eine unabdingbare Forderung, um der Entwicklung der chronischen Harnsäuregicht vorzubeugen.

Die Gichtarthropathie ist bei Frauen im fortpflanzungsfähigen Alter extrem selten.

Das Zusammentreffen von entzündlichen Gelenkmanifestationen und Hyperurikämie bedeutet nicht a priori Harnsäuregicht. Entsprechende Konstellationen sind insbesondere bei der Psoriasis-Spondarthropathie nicht selten.

Weiterführende Literatur

Dieppe, P., P. Calvert: Crystals and joint disease. Chapman & Hall, London 1983

Kelley, W. N., I. H. Fox, T. D. Palella: Crystal-asociated, synoviitis. Gout and related disorders of purine metabolism. In Kelley, W. N., E. D. Harris, S. Ruddy, C. B. Sledge: Textbook of Rheumatology, 3rd ed. Saunders, Philadelphia 1989

Levinson, D. J.: Clinical gout and the pathogenesis of hyperuricemia. In McCarty, D. J.: Arthritis and Allied Conditions, 11th ed. Lea & Febiger, Philadelphia 1989 (pp. 1645–1676)

Mertz, D. P.: Gicht, Störungen des Purin- und Pyrimidinstoffwechsels. Grundlagen, Klinik und Therapie. Thieme, Stuttgart 1987

Moreland, L. W., G. V. Ball: Colchicine and gout. Arthr. and Rheum. 34 (1991) 781–786

Chondrokalzinose, Calciumpyrophosphatgicht

(Calciumpyrophosphatdihydrat-ablagerungskrankheit, engl.: calciumpyrophosphate deposition disease [CPDD], Pyrophosphatgicht)

Bei dieser Kristallarthropathie überlagern sich entzündliche und degenerative Gelenkmanifestationen, so daß klinisch komplexe Syndrome entstehen.

Weniger akut als bei der Harnsäuregicht und unter einem unterschiedlichen arthrologischen Bild tritt die Chondrokalzinose als „Pseudogicht" in Erscheinung. Sie wird häufig im Bereich der Kniegelenke beobachtet, hier vorwiegend bei der Gonarthrosis deformans des älteren Menschen. Anfallsauslösend wirken chirurgische Eingriffe und internistische Erkrankungen, wie apoplektischer Insult oder Myokardinfarkt. Eine Chondrokalzinose kann bei einer Reihe metabolischer (Hämochromatose, Harnsäuregicht, Hypomagnesiämie) sowie endokrinologischer Erkrankungen (primärer Hyperparathyreoidismus, Hypothyreose) zur Entwicklung kommen oder unter dem Bild einer rheumatoiden Arthritis klinisch in Erscheinung treten. Zahlreiche Fälle sind asymptomatisch.

Die **Diagnose** ergibt sich aus dem polarisationsoptischen Nachweis der stabförmig oder rhomboid erscheinenden und schwach positiv doppelbrechenden Calciumpyrophosphatkristalle. Neben diesen können auch weitere Kristalle wie Calciumhydroxyapatit bzw. Calciumorthophosphat im Gelenk abgelagert werden und zur Kristallsynoviitis führen.

Röntgenologisch sieht man als Hinweis auf die Chondrokalzinose typische Verkalkungen im Gelenkknorpel, insbesondere in den Menisken (s. Abb. 8.26b), den Bandscheiben sowie im Bereich der Symphyse.

Therapeutisch steht die medikamentöse Behandlung der Grundkrankheit im Vordergrund. Die Gelenksymptome der Chondrokalzinose sprechen in der Regel auf ein nichtsteroidales Antirheumatikum an. Bei rezidivierendem Gelenkhydrops kann eine intraartikuläre Glucocorticosteroidinjektion versucht werden.

Weiterführende Literatur

Bachmann, F.: Metabolische Arthritiden. In Hornbostel H., W. Kaufmann, W. Siegenthaler: Innere Medizin in Praxis und Klinik. Bd. II, 4. Aufl. Thieme, Stuttgart 1991 (S. 10.131–10.137)

Bjelle, A., K. Edvinsson, A. Hagstam: Pyrophosphate arthropathy in two Swedish families. Arthr. and Rheum. 25 (1982) 66–74

Kaufmann, S.: Rheumatische Manifestationen bei Endokrinopathien. In Hornbostel, H., W. Kaufmann, W. Siegenthaler: Innere Medizin in Praxis und Klinik. Bd. II, 4. Aufl. Thieme, Stuttgart 1991 (S. 10.145–10.149)

Ryan, L. M., D. J. McCarty: Calcium pyrophosphate crystal deposition disease, pseudogout, articular chondrocalcinosis. In McCarty, D. J.: Arthritis and Allied conditions, 11th ed. Lea & Febiger, Philadelphia 1989 (pp. 1711–1736)

„Milwaukee-Schulter"

Bei diesem Krankheitsbild handelt es sich um eine meist bei älteren Menschen auftretende destruktive Kristallsynoviitis des Schultergelenkes, die klinisch mit starken Schmerzen, Steife oder Hypermotilität einhergeht. Gleichzeitig besteht eine ausgeprägte Arthrose des glenohumoralen Gelenkanteils mit degenerativen Veränderungen der Außenrotatorensehnenmanschette. Im Gelenkpunktat findet man neben der erhöhten Zellzahl basische Calciumpyrophosphatkristalle. Die Aktivität von Kollagenase und anderen neutralen Proteasen in der Synovialflüssigkeit ist erhöht.

Weiterführende Literatur

Halverson, P. B., D. J. McCarty: Basic calcium phosphate (apatite, octacalcium phosphate, tricalcium phosphate) crystal deposition diseases. In McCarty, D. J.: Arthritis and Allied Conditions, 11th ed. Lea & Febiger, Philadelphia 1989 (pp. 1737–1755)

Gelenktumoren

Die **villonoduläre Synoviitis** als häufigster *gutartiger* Gelenktumor bietet klinisch das Bild einer schmerzhaften Gelenkschwellung. Die Verdachtsdiagnose muß bei (wiederholter) Aspiration blutigen Gelenkinhaltes gestellt werden, die diagnostische Sicherung erfolgt durch histologische Untersuchung (Probebiopsie). Therapie: Synovektomie.

Die **Chondromatose** entsteht auf dem Boden einer Knorpelmetaplasie und führt über Ossifikationsprozesse schließlich zur Osteochondromatose. Häufigste Lokalisation: Kniegelenke.

Primär *maligne* Gelenktumoren (fibroblastische Sarkome, Chondrosarkome usw.) sind selten.

Weiterführende Literatur

Wagenhäuser, F. I.: Die Arthritis villonodularis pigmentosa. In Mathies, H.: Handbuch der inneren Medizin. Rheumatologie B, Spezieller Teil I, Gelenke. Springer, Berlin 1984

Weichteilrheumatismus*

Definition: Unter diesem nosologisch bislang schlecht definierten Sammelbegriff werden Krankheitsbilder und Syndrome verstanden, die sich vorwiegend extraartikulär (außerhalb der Gelenkhöhle) mit Schmerzen und Funktionsausfällen verschiedener Schwere und Lokalisation am Bewegungsorgan manifestieren. Solche Schmerzzustände können von periartikulären Strukturen, Knochenvorsprüngen, Sehnenansätzen, Sehnen und Sehnenscheiden, Ligamenten, Muskeln oder vom subkutanen Fettgewebe ausgehen. Weichteilrheumatische Beschwerden werden häufig durch Wettereinflüsse, psychische Spannungen u. a. m. verstärkt, durch Wärme, psychische Entspannung und gezielte körperliche Aktivität dagegen eher gemildert („Schmerzmodulatoren").

Aus der Vielzahl extraartikulärer Krankheitsbilder werden im folgenden beispielhaft 3 Syndrome dargestellt, die aus der Sicht der rheumatologischen Praxis besonders wichtig sind.

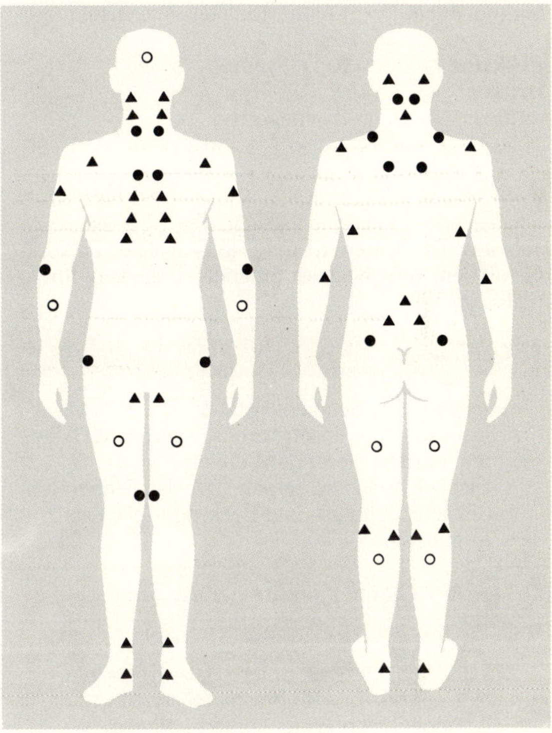

Fibromyalgie-Syndrome

Das in den letzten Jahren zunehmend präzisierte Krankheitsbild der Fibromyalgie ist in der rheumatologischen Praxis ungemein verbreitet. Fibromyalgische Syndrome sind klinisch durch einen lokal umschriebenen Weichteilschmerz charakterisiert, der ohne sichtbaren Lokalbefund mit Steife und Funktionsbeeinträchtigung des betroffenen Bewegungssegmentes einhergeht.

Klinisches Leitsymptom sind Schmerzpunkte definierter Lokalisation („*Tender points*", s. Abb. 8.27), die der Patient spontan beschreibt und die vom Arzt durch Palpation gesichert werden können. Der Befund kann mit Hilfe eines Dolorimeters objektiviert werden. Zur Diagnosesicherung werden die Tender points dokumentiert und gezählt. Typisch für den Formenkreis sind neurovegetative Begleitsymptome wie

● Tender points (Referenzpunkte)
Multicenter Fibromyalgia Criteria Committee 1990
▲ andere häufige Tender points
○ Kontrollpunkte

Abb. 8.**27** Verteilung von druckschmerzhaften Punkten und Kontrollpunkten bei Fibromyalgie (nach Genth)

Krankheitsgefühl, Schlafstörungen, Abgeschlagenheit, Müdigkeit und funktionelle Beschwerden im Sinne von Kopfschmerzen, Colon irritabile und Wetterfühligkeit (Tab. 8.**14**). Schmerzmodulierend wirken klimatische Einflüsse, psychischer Streß sowie körperliche Aktivität (bzw. Inaktivität). Fibromyalgie-Syndrome können primär, d. h. ohne erkennbare Ursachen, oder sekundär, z. B. als Folge von Traumen, beruflicher oder sportlicher Überbeanspruchung, bei entzündlichen oder degenerativen rheumatischen Erkrankungen, bei einer Reihe von nicht rheumatischen

---

* Die Terminologie dieses heterogenen und nosologisch zum Teil nur unzureichend definierten Formenkreises ist uneinheitlich und wenig befriedigend.

Tabelle 8.14   Häufige neurovegetative Begleit-symptome bei Fibromyalgie

Kopf	Migräne, Spannungskopf-schmerz
Haut	verstärkter Dermographismus Schwellungs- und Taubheitsge-fühl Raynaud-Syndrom kalte (feuchte) Hände/Füße
Herz	hyperkinetisches Herz-Syndrom
Atemwege	funktionelle Atembeschwerden
Magen-Darm	Colon irritabile, „Magenschmer-zen"
exokrine Drüsen	Sicca-Syndrom
andere	Dysmenorrhö

Tabelle 8.15   Kriterien der Fibromyalgie entspre-chend dem Vorschlag des American College of Rheu-matology 1990

1. Anamnese

Generalisierter Schmerzzustand
insbesondere: linke/rechte Körperhälfte, Taille und darunterliegender Bereich
zusätzlich: Schmerzen im Wirbelsäulenbereich (einschl. Schulter- und Beckengürtel), Kreuz-schmerzen

2. 11 von 18 Tender points bei digitaler Palpation

Lokalisation: Okziput, untere Halswirbelsäule, M. trapezius bzw. Supraspinatusregion, 2. Rippe, Epicondylus humeri lateralis, Glutäalregion, Trochanter major, Knie.

Diagnose der Fibromyalgie gesichert:
bei generalisiertem Schmerzsyndrom in Kombina-tion mit dem Nachweis von 11 der 18 spezifischen Tender points

Tabelle 8.16   Therapie der primären Fibromyalgie (nach Yunus u. Mitarb. sowie Simons u. Travell)

Allgemeinmaßnahmen

Aufklärung des Patienten
Ruhe, Entspannung, Haltungshygiene
Therapie von Schlafstörungen

nichtsteroidale Antirheumatika
Myotonolytika
Psychopharmaka

Lokaltherapie

Physikalische Behandlungsmaßnahmen
Krankengymnastik (Streckübungen)
Thermalbewegungsbad, Diathermie, Ultraschall, Massage

„Stretch and Spray"
(Kältespray auf Tender points in passiv gestreck-ten Muskelbereichen)

Injektionsbehandlung
Lokalanästhetika (z. B. Procain)
Glucocorticoide (gezielt in Trigger points)

Akupunktur
Transkutane Elektroneurostimulation (TENS)
Biofeedback-Verfahren

Diese kann von Parästhesien und Symptomen des au-tonomen Nervensystems begleitet sein. Häufig sind solche myofaszialen Schmerzsyndrome im Bereich des Rückens lokalisiert. Sie gehen mit Kreuzschmer-zen beim Gehen, Treppensteigen, Husten oder Niesen einher und können mit einer erheblichen Schonhal-tung der Wirbelsäule verbunden sein. Nicht selten führen sie zu differentialdiagnostischen Problemen (Abgrenzung der ankylosierenden Spondylitis mit nächtlicher Persistenz des Beschwerdekomplexes und Steife des Achsenskeletts am Morgen).

Hinsichtlich der *Therapie* (Tab. 8.16) können allgemeine und lokale sowie medikamentöse und physikalisch-krankengymnastische Behandlungsver-fahren eingesetzt werden. Für das therapeutische Konzept und dessen Erfolgschancen ist es wichtig, daß der Arzt die Beschwerden seines Patienten ernst nimmt und ihn über Natur und Prognose seines Schmerzzustandes aufklärt.

Bleibt der Therapieerfolg aus oder verschlim-mern sich die Beschwerden unter der Behandlung, so muß man im Rahmen differentialdiagnostischer Maß-nahmen die gesamte Palette des sekundären Fibro-myalgiesyndromes und dessen Verursachungen ab-klären.

Krankheitsbildern (z. B. Hypothyreose, Neoplasien etc.) sowie auf psychosomatischer Grundlage auftre-ten.

Die Diagnose wird anhand der Kriterien des Multicenter Fibromyalgia Criteria Committee von 1990 gesichert. Die Sensitivität des Kriterienkatalogs liegt bei 88%, die Spezifität bei 81% (Tab. 8.15).

Differentialdiagnostisch sind vor allem myo-fasziale Schmerzzustände abzugrenzen, die spontan und häufig nach sportlicher oder beruflicher Überfor-derung auftreten. Typisch für dieses Syndrom sind „Trigger points", die als lokale Muskelverhärtungen palpabel sind und spontan oder bei Palpation eine charakteristische Schmerzausstrahlung aufweisen.

Merke: Weichteilrheumatische Schmerzzustände auf dem Boden von Fibromyalgie-Syndromen, die sich eigenständig oder im Rahmen rheumatischer und nicht rheumatischer Erkrankungen entwickeln können, sind ungemein häufig. Für die Behandlung steht eine Vielzahl verschiedenster Therapiemaßnahmen (physikalische Behandlung, Kältespray, lokale Injektionen, Akupunktur usw.) zur Verfügung. Wichtig ist die differentialdiagnostische Abklärung, insbesondere unter dem Aspekt des sekundären Fibromyalgie-Syndroms.

Weiterführende Literatur

Genth, E.: Fibromyalgie und Rückenschmerz. Med. Welt 41 (1990) 1026–1033

Gschwend, N., E. Genth, H. Baumgartner, E. Oimann: Extraartikulärer Rheumatismus (Weichteilrheumatismus). Erkrankungen des Bewegungsapparates. In Krück, F., W. Kaufmann, H. Bünte, E. Gladtke, R. Tölle: Therapiehandbuch, 3. Aufl. Urban & Schwarzenberg, München 1989

Menninger, H., K. Kiemeyer: Pathogenese von Sehnen-/Muskelschmerzen unter besonderer Berücksichtigung der Körperhaltung. – Ein konzeptioneller Beitrag zum Verständnis der generalisierten Tendomyopathie (GTMP). Z. Rheumatol. 48 (1989) 281–287

Müller, W.: Muskelschmerzen bei lokalisierten und generalisierten Tendomyopathien. Internist 28 (1987) 659–667

Neeck, G., K. L. Schmidt: Das generalisierte tendomyotische Syndrom. Med. Welt 41 (1990) 341–345

Peter, E.: Tendomyosen und Tendinosen. In Mathies, H.: Colloquia rheumatologica. Banaschewski, München 1981

Travell, J. G., D. G. Simons: Myofascial Pain and Dysfunction. The Trigger Point Manual. Williams & Wilkins, Baltimore 1983

Wolfe, F. et al.: Report of the Multicenter Criteria Committee: The American College of Rheumatology 1990. Criteria for the classification of fibromyalgia. Arthr. and Rheum. 33 (1990) 160–172

Yunus, M. B.: Primary fibromyalgia syndrome. Current concepts. Comprehens. Ther. 10 (1984) 21–28

Zeidler, H.: Psychosomatik des Weichteilrheumatismus. In Fricke. R.: Colloquia rheumatologica, Bd. 14. Banaschewski, München 1983

Polymyalgia rheumatica*

Definition: Das Krankheitsbild ist klinisch durch eine schmerzhafte Steife der Schulter- und Beckengürtelmuskulatur gekennzeichnet. Typisch sind die stark beschleunigte Blutsenkung sowie das gute Ansprechen der klinischen und labormedizinischen Befunde (BSG) auf eine Glucocorticosteroidmedikation. Eine Riesenzellarteriitis, bevorzugt im Bereich des Kopfes lokalisiert, begleitet in einer kleineren Zahl der Fälle die Manifestationen am Bewegungsapparat.

Verbreitung und Ätiologie

Die Polymyalgia rheumatica ist eine Erkrankung des fortgeschrittenen Lebensalters. Frauen sind bevorzugt betroffen, das Geschlechtsverhältnis liegt bei 2:1 = weiblich:männlich. Die Prävalenz wird mit 500 auf 100000, die jährliche Inzidenz beim Menschen über 50 Jahren mit 54 auf 100000 angegeben.

Die Ätiologie ist bislang unbekannt. Die (allerdings lockere) Assoziation zwischen den HLA-Antigenen DR4 und Cw3 legt eine genetische Erkrankungsbereitschaft nahe. Aus immunhistologischen Befunden bei der Riesenzellarteriitis (Nachweis von Immunglobulinablagerungen in der Gefäßwand, Überwiegen von T-Zell-Lymphozyten in den vaskulitischen Veränderungen) hat man auf eine Immunpathogenese geschlossen.

Klinik

Klinisch stehen Myalgien und Arthralgien mit bevorzugter Lokalisation in der Schulter- und Beckengürtelregion im Vordergrund. Die Beschwerden können akut einsetzen, entwickeln sich aber in der Regel eher langsam fortschreitend. Die schmerzhafte Steife der betroffenen Muskelbereiche (engl.: gelling) ist am Morgen besonders ausgeprägt und wird häufig nach Phasen längerer körperlicher Inaktivität vom Patienten registriert. In die Gelenke lokalisierte Schmerzen, gelegentlich verbunden mit einer meist nicht sehr ausgeprägten Schwellung, z. B. der Schultergelenke, sind häufig. Betroffen von der histologisch nachweisbaren, szintigraphisch zu dokumentierenden, klinisch aber eher milden Synoviitis sind insbesondere die Schulter-(und Hüft-)gelenke. Die Röntgendiagnostik bleibt in den meisten Fällen stumm. Allgemeinsymptome wie Krankheitsgefühl, Gewichtsverlust und subfebrile Temperaturen werden von einzelnen Patienten angegeben. Bei etwa 15% der Fälle mit Polymyalgia rheumatica kommt es zu einer Vaskulitis im Verbreitungsgebiet der vom Aortenbogen ausgehenden Gefäße, und zwar insbesondere zu einer Arteriitis

---

* s. auch Kap. „**Vaskulitiden**", S. 807 ff.

Tabelle 8.**17** Definition der Polymyalgia rheumatica (nach Healey 1979)

Schmerzen	im Nacken-, Schultergürtel- und Beckenbereich für mindestens 1 Monat muskuläre Morgensteife („gelling") ausgeprägt keine Muskelatrophie oder Muskelschwäche
Alter	55 Jahre oder älter
Blutsenkung	1. Wert mindestens 50 mm, 2. Wert mindestens 100 mm pro Stunde
Therapeutische Ansprechbarkeit	auf höchstens 10 mg Prednisolon-Äquivalent pro Tag innerhalb von 4 Tagen

temporalis (s. S. 817 f.). Solche Patienten klagen im Rahmen meist ausgeprägter Allgemeinsymptome über Kopfschmerzen im temporalen und okzipitalen Bereich. Gefürchtet ist das Auftreten von Augensymptomen mit Beeinträchtigung des Visus (8–15% der Fälle) bis hin zur Erblindung.

Aus *labormedizinischer* Sicht ist für das Krankheitsbild eine meist stark beschleunigte Blutsenkungsreaktion (Werte in der 1. Stunde über 100 mm nach Westergren) charakteristisch. Die Akute-Phase-Proteine im Serum können erhöht sein. Die Bestimmung der Muskelenzyme im Serum (CPK) ergibt normale Werte. Gelegentlich findet man eine leichtgradige Anämie.

Diagnostisches Vorgehen

Die Diagnose ist in der Regel nicht einfach und häufig nur per exclusionem zu stellen. Ohne Zweifel wird das Krankheitsbild in der Praxis zu häufig diagnostiziert.

Hilfreich für die diagnostische Zuordnung und Sicherung ist die Anwendung von Diagnosekriterien (s. Tab. 8.**17**).

Differentialdiagnose

Aus differentialdiagnostischer Sicht muß betont werden, daß neben entzündlichen und degenerativen Manifestationen an den Schulter- bzw. Hüftgelenken zahlreiche Infektionskrankheiten, Neoplasien sowie Erkrankungen aus dem Formenkreis der Kollagenosen im engeren Sinne ein der Polymyalgia rheumatica ähnliches Beschwerdebild aufweisen können. Erfahrungsgemäß entwickelt ein Teil der Patienten mit Polymyalgia rheumatica im weiteren Krankheitsverlauf eine rheumatoide Arthritis, die hinsichtlich der klinisch-arthrologischen Phänomenologie der „Late onset rheumatoid arthritis" (LORA) entspricht (s. S. 602). Da im Verlauf einer Polymyalgia rheumatica eher selten eine Arteriitis temporalis auftritt (das umgekehrte Zusammentreffen ist mit etwa 50% der Fälle ungleich häufiger), kann man ohne entspre-

chende klinische Symptomatologie von seiten der Gefäße aus rheumatologischer Sicht in der Mehrzahl der Fälle von Polymyalgia rheumatica auf die Arteriatemporalis-Biopsie verzichten.

Therapie

Im Hinblick auf die Therapie ist das prompte Ansprechen der Muskel- und Gelenkbeschwerden sowie der stark beschleunigten Blutsenkung auf eine Glucocorticosteroidmedikation bereits in kleinen Dosen (zwischen 7,5 und 10 mg pro Tag) typisch für das Krankheitsbild. Nichtsteroidale Antirheumatica und physikalische Behandlungsmaßnahmen tragen zur Schmerzlinderung bei und erlauben in vielen Fällen eine Verminderung der Steroiddosierung im Verlauf der Erkrankung. Vaskulitische Augenmanifestationen erfordern aggressive Therapiekonzepte in enger Absprache mit dem Ophthalmologen.

Verlauf und Prognose

In der Regel ist der Verlauf der Polymyalgia rheumatica selbstlimitierend, die Prognose somit günstig. Die prompte Besserung des Beschwerdebildes sowie die Rückbildung der Motilitätseinbußen unter Glucocorticoidmedikation sind meist eindrücklich. Protrahierte Verläufe erfordern im Einzelfall eine längerfristige Steroidbehandlung (ggf. über Jahre).

Merke: Nicht jeder Schmerzzustand im Nacken-Schultergürtel-Bereich eines älteren Menschen beruht auf einer Polymyalgia rheumatica. Vielfach verbergen sich hinter diesem Beschwerdekomplex entzündliche oder degenerative Gelenkaffektionen, z. B. im Schulterbereich eine Periarthritis humeroscapularis, im Beckengürtel eine Coxarthrosis deformans. Entgegen früheren Auffassungen ist die Polymyalgia rheumatica nur in einem kleineren Prozentsatz der Fälle mit einer Arteriitis temporalis assoziiert. Hochdosierte Glucocorticosteroidmedikationen über längere Zeiträume sind deshalb bei unkomplizierter Polymyalgia rheumatica in der Regel nicht erforderlich und wegen möglicher Nebenwirkungen kontraindiziert.

Bei unklaren Schmerzen im Schultergelenkbereich ist allein das Ansprechen der Beschwerden und der Blutsenkung auf höhere Glucocorticosteroiddosierung noch kein Beweis für das Vorliegen einer Polymyalgia rheumatica.

Weiterführende Literatur

Gerber, N.: Giant cell arteriitis and its variants. Europ. Neurol. 23 (1984) 410–420

Healey, L. A.: Polymyalgia rheumatica and giant cell arteriitis. In McCarty, D. J.: Arthritis and Allied Conditions, 11th ed. Lea & Febiger, Philadelphia 1989 (pp. 1234–1238)

Kaiser, H.: Polymyalgia rheumatica – eine immer noch zu wenig bekannte Krankheit. Internistische Welt 10 (1987) 13–23

Periarthropathia (Periarthritis) humeroscapularis (PHS)

Das *klinische Bild* der PHS ist durch eine schmerzhafte Bewegungseinschränkung des Schultergelenks gekennzeichnet, die einmal von Irritationen bestimmter Sehnen, z. B. des M. supraspinatus, der Außenrotatorensehnenmanschette und der Sehne des langen Bizepskopfes sowie des gelenkzugehörigen Schleimbeutelkomplexes (Bursa subacromialis, Bursa subdeltoidea) ausgeht und die zum anderen durch entzündliche Schrumpfungsvorgänge der Gelenkkapsel hervorgerufen wird.

Unter den verschiedenen klinischen Varianten entsteht die **Periarthropathia tendopathica (tendinotica)** durch chronisch entzündliche, mit Kalksalzeinlagerungen einhergehende Prozesse der Sehnenscheiden, der Supraspinatus- oder langen Bizepssehne (Abb. 8.**28**). Das Beschwerdebild entwickelt sich subakut schleichend und häufig als Folge ungewohnter funktionsmechanischer Beanspruchungen des Schultergelenks. Typisch ist der bewegungsabhängige Schulterschmerz sowie das Persistieren der Beschwerden während der Nacht. Bei der klinischen Untersuchung ist die Region unterhalb des Akromions am Ansatz der Supraspinatussehne palpatorisch schmerzhaft. Der entsprechende Druckpunkt liegt bei Affektion der langen Bizepssehne im Sulcus intertubercularis humeri. Unter passiver Bewegung des Armes in der Schulter ist der Schmerz am stärksten bei Abduktion zwischen 60° und 10° („schmerzhafter Bogen"), und zwar durch mechanische Reizung der Supraspinatussehne zwischen Humeruskopf und Akromion.

Kommt es zum Durchbruch von Gelenkexsudat in den benachbarten Schleimbeutelkomplex (Bursa subacromialis), so entsteht die **Periarthritis acuta,** ein äußerst schmerzhaftes Krankheitsbild auf dem Boden einer kristallinduzierten Bursitis. Eindrücklich bei der Untersuchung des Patienten ist die reflektorische Schonhaltung mit hochgezogener Schulter und adduziertem Arm. Klinisch können die lokalen Entzündungszeichen an der betroffenen Schulter ausgeprägt sein. Entwickelt sich im Krankheitsverlauf ein kompletter Riß der Supraspinatussehne, so kommt es zum Bild der **Periarthropathia pseudoparalytica** (pseudoparetica). Der Patient ist dann nicht mehr in der Lage, den Arm im Schultergelenk aktiv zu abduzieren. Röntgenologisch (Arthrogramm) ist die Supraspinatus-(Außenrotatoren-)Sehnenruptur u. a. durch Übertritt intraartikulär injizierten Kontrastmittels in die Bursa subacromialis zu dokumentieren. Die sonographische Untersuchung des Schultergelenkes erlaubt die Diagnosefindung auf nicht invasivem Weg. Im weiteren Krankheitsverlauf atrophiert der M. supraspinatus. Die Ruptur der langen Bizepssehne ist bereits bei der Inspektion durch das Herabrutschen des Bizepskopfes augenfällig.

Bei Schrumpfung (Retraktion) der Gelenkkapsel steht die Motilitätseinschränkung der Schulter ganz im Vordergrund („frozen shoulder"). Röntgenolo-

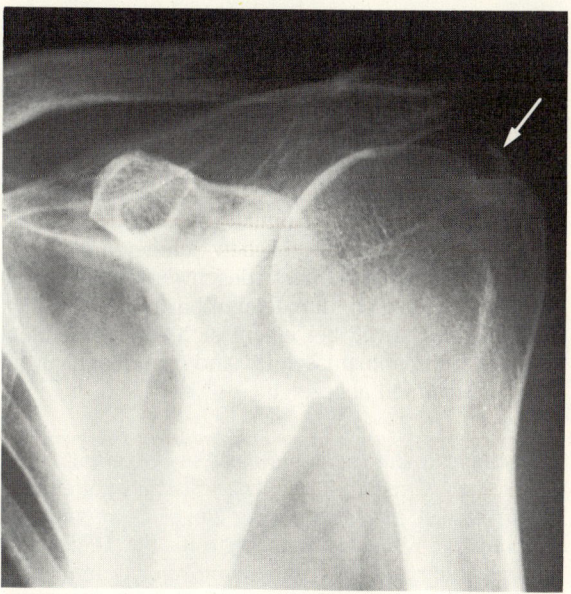

Abb. 8.**28**   Periarthropathia humeroscapularis, Typ tendopathica. Verkalkung der Supraspinatussehne (Pfeil)

gisch fehlen pathologische Verkalkungen im Sehnenbereich, arthrographisch und sonographisch steht die Verkleinerung des Gelenkraumes bei fehlendem Kapselfaltenrelief im Vordergrund. Das Krankheitsbild kann sich als Folge von Traumen des Schultergelenkes, aber auch als Endzustand einer tendopathischen Verlaufsform der PHS entwickeln.

Die *Differentialdiagnose* der PHS umfaßt das gesamte breitgefächerte Spektrum schmerzhafter Affektionen des Schultergelenkes. Dies gilt für Arthritiden bei entzündlich-rheumatischen Erkrankungen des Erwachsenen und des Kindes (rheumatoide Arthritis, Psoriasis-Arthritis bzw. juvenile chronische Arthritis). Kristallinduzierte Synoviitiden des Schultergelenks (Chondrokalzinose, „Milwaukee-Schulter") sind durch den polarisationsoptischen Kristallnachweis im Gelenkpunktat zu identifizieren. Beim Schulter-Hand-Syndrom findet man neben der schmerzhaften Bewegungseinschränkung der Schulter in der Regel reflexdystrophische Symptome an der Hand im Sinne der Sudeckschen Algodystrophie.

Bei der Polymyalgia rheumatica stehen die weichteilbezogenen Schmerzen im Schulter- und Beckengürtelbereich im Vordergrund. In die Schulterregion ausstrahlende (fortgeleitete) Schmerzen können vom Herzen, Zwerchfell und Mediastinum, von den Leber- und Gallenwegen sowie von der Halswirbelsäule oder vom Rückenmark ausgehen (C4−7).

Hinsichtlich der *Therapie* wird man zunächst analgetisch-antiphlogistisch wirksame Antirheumatika (z. B. Indometacin, Diclofenac, Piroxicam) in einer ausreichenden Dosierung sowie analgesierende physikalische Therapieverfahren (Kryotherapie, diadynamische oder Interferenzströme usw.) einsetzen. Unmittelbar nach Sicherung der Diagnose sollte die Remobilisierung des betroffenen Schultergelenkes eingeleitet werden (aktive und passive Kontraktur-

prophylaxe, Abduktionslagerung des Armes u. a. m.).
Die lokale Injektion einer Glucocorticosteroid-Kristallsuspension mit protrahierter Wirkung in den subakromialen Raum (z. B. Triamcinolon-Hexacetonid, Volon A40) oder die Infiltration der Gelenkkapsel mit einem Lokalanästhetikum (Impletol) kann im Einzelfall weiterhelfen. Die Röntgentiefenbestrahlung der Schultergelenke führt in einem wechselnd hohen Prozentsatz zu einer eindrücklichen Schmerzlinderung. Bei Therapieresistenz des Beschwerdebildes, bei krankengymnastisch unbeeinflußbarer Einsteifung des Gelenkes sowie bei einem sich abzeichnenden Riß der Supraspinatussehne sind rheumachirurgische Maßnahmen angezeigt.

> **Merke:** Für die rheumatologische Praxis gilt die Erfahrung: Vom Schultergelenk selbst ausgehende Schmerzzustände sind in der Regel Bewegungsschmerzen. Ein sicheres Zeichen für die Affektion des Schultergelenkes (glenohumoraler Gelenkanteil) ist die Einschränkung der Außenrotation des Armes. Konstant, d. h. auch unter Ruhebedingungen im Schulterbereich wahrgenommene Schmerzen sind verdächtig auf extraartikuläre Genese (Ausstrahlungsschmerzen).

Weiterführende Literatur

Peter, E.: Periarthropathien. In Hornbostel, H., W. Kaufmann, W. Siegenthaler: Innere Medizin in Praxis und Klinik. Bd. II, 4. Aufl. Thieme, Stuttgart 1991 (S. 10.173–10.176)

Degenerative Gelenk- und Wirbelsäulen-erkrankungen

Arthrosis deformans, Osteochondrosis, Spondyl-arthrosis, Spondylosis deformans

Definition: Die Arthrosis deformans der Extremitätengelenke entsteht auf dem Boden eines unphysiologischen Abbaus von Gelenkknorpel, der zu Schmerzen und Bewegungseinschränkungen am betroffenen Gelenk führt. Durch reaktive Entzündungsprozesse in der Synovialis treten Reizerscheinungen am Gelenk mit Schwellung und Ergußbildung auf („aktivierte Arthrose"). Biomechanische Fehlbeanspruchung und degenerative Veränderungen an Bandscheiben, Wirbelkörperdeckplatten (Osteochondrose) und Wirbelbogengelenken (Spondylarthrose) verursachen Schmerzsyndrome am Achsenskelett (Zerviko-Dorso-Lumbalgien) sowie Reizerscheinungen an den neuroanatomisch zugeordneten Nervenwurzeln (z. B. Ischiassyndrom).

Häufigkeit

Obwohl bereits aufgrund physiologischer Alterungsprozesse an den Gelenken und an der Wirbelsäule bei vielen älteren Menschen Röntgensymptome im Sinne der Arthrose bzw. Spondylarthrose und Spondylosis deformans nachzuweisen sind, hat nur ein Bruchteil der Betroffenen entsprechende Beschwerden und Ausfallserscheinungen (Arthralgien, Motilitätseinbußen, Lumboischialgien, Paresen).

In der Gesamtbevölkerung ist der Anteil Kranker mit Beschwerden durch degenerative Rheumaprozesse erheblich, so daß die sozialmedizinische Bedeutung der Arthrosen im weitesten Sinne sehr hoch einzuschätzen ist.

Ätiologie und Pathogenese

Bei starker mechanischer Beanspruchung und Abnutzung des Gelenkknorpels innerhalb der Spanne eines Lebens sind die reparativen Möglichkeiten begrenzt. Die klinisch und röntgenologisch imponierenden Veränderungen am arthrotischen Gelenk sind pathophysiologisch (biochemisch, biomechanisch) bislang nur unzureichend erforscht. Mechanische Fehlbeanspruchung, metabolische (z. B Ochronose) oder endokrinologische Störungen (z. B. Hyperparathyreoidismus, Akromegalie) sowie eine entsprechende familiäre Belastung werden neben bislang unbekannten (idiopathischen) Faktoren für Entstehung und Fortschreiten degenerativer Gelenk- und Wirbelsäulenveränderungen verantwortlich gemacht.

Pathologisch-anatomisch fällt am arthrotischen Gelenkknorpel vor allem die Unregelmäßigkeit der Gelenkoberfläche mit Knorpelrissen, -usuren und -defekten auf. Histologisch findet man sowohl Veränderungen an der Knorpelmatrix als auch an den Chondrozyten. Als Versuch einer reparativen Kompensation des Knorpelschwundes ist die paraartikuläre Neubildung von Knochensubstanz zu werten, die man klinisch (harte Schwellung) und röntgenologisch (Osteophytose, Spondylose) nachweisen kann. Bei der aktivierten Arthrose findet man histologisch neben einer meist nicht sehr ausgeprägten zellulären Infiltration des Synovialstromas eine mehr oder weniger deutliche Fibrose.

Klinik

Dominierendes klinisches Symptom der Arthrosis deformans ist der Gelenkschmerz. Dieser kann nach längerer Ruhe des Gelenkes auftreten (z. B. als Anlaufschmerz im Hüftgelenk beim Aufstehen aus sitzender Haltung) oder bei stärkerer Belastung (z. B. als Schmerz in den Kniegelenken bei längerer Gehstrecke). Schwere Arthrosen schmerzen auch in Ruhe (nachts). Bei fortgeschrittenen arthrotischen Prozessen kommt es zur Funktionseinschränkung betroffener Gelenke mit wechselnd ausgeprägten Motilitätseinbußen. Bei der klinischen Untersuchung findet man als Folge des nach Knorpelschwund einsetzenden kompensatorischen Knochenanbaues eine harte Schwellung (z. B. des Kniegelenkes), gelegentlich mit begleitender Ergußbildung im Sinne der aktivierten Arthrose. Als typischer Untersuchungsbefund bei Arthrosis deformans der großen Gelenke gilt das mit der aufgelegten Hand wahrnehmbare arthrotische Reiben (Krepitation).

Im Bereich der Hände imponiert die **Fingerpolyarthrose** durch Anschwellung der distalen (Typ Heberden) und proximalen (Typ Bouchard) Interphalangealgelenke (Abb. 8.**29**). Die Schwellung ist palpatorisch zunächst weich (zystisch), im weiteren Verlauf dann aber zunehmend hart. Fehlstellungen vor allem der Endphalangen einzelner Finger sind häufig, zu erheblichen Einschränkungen der Gebrauchfähig-

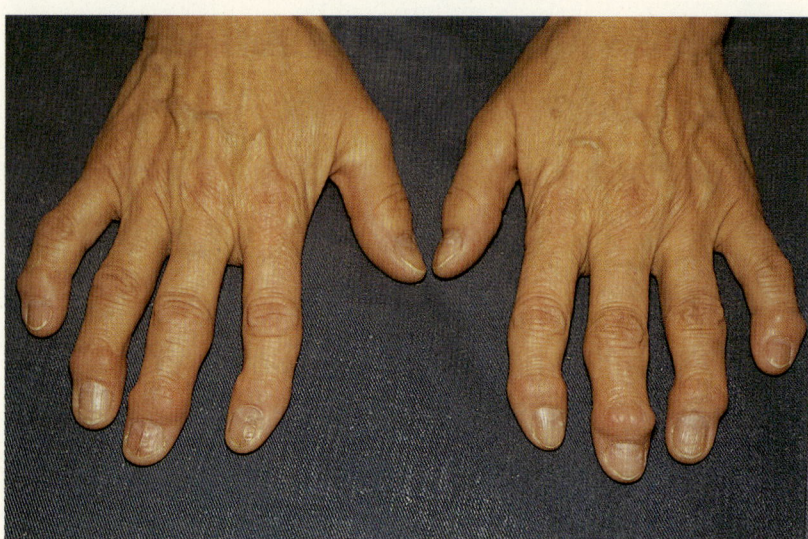

Abb. 8.**29**   Fingerpolyarthrose
(Heberden-Bouchard-Arthrose)

keit der Hände (etwa wie bei der rheumatoiden Arthritis) kommt es aber in der Regel nicht. Sehr schmerzhaft kann die meist mit einer Fingerpolyarthrose gemeinsam auftretende **Rhizarthrosis deformans** (Daumensattelgelenkarthrose) sein.

Häufigste Ursache der Arthrosis deformans am Kniegelenk **(Gonarthrose)** sind Fehlstatik (Genua vara bzw. valga) und mechanische Überbelastung (Adipositas). Die **Koxarthrose** entwickelt sich unter anderem auf dem Boden prädisponierender Gelenkfehlbelastungen. Als „Präarthrosen" in diesem Sinne gelten Hüftkopf- und Pfannendysplasien, Zustände nach Epiphysenlösung, Perthessche Krankheit sowie Hüftkopfnekrosen.

Im Bereich der **Wirbelsäule** kann es aufgrund degenerativer Veränderungen der Bandscheiben, insbesondere durch Prolaps von Bandscheibenmaterial in den Spinalkanal, zu Schmerzzuständen (Lumboischialgien) kommen, die nicht selten zu neurologischen Ausfällen im sensomotorischen Bereich (Wurzelirritationen bzw. -kompressionen sowie Paresen, am häufigsten bei L4/L5 bzw. L5/S1) führen. Degenerative Veränderungen an den Wirbelbogengelenken mit osteophytären Neubildungen können mechanische Irritationen austretender Nervenwurzeln und damit neurogene Rückenbeschwerden mit entsprechenden Schmerzausstrahlungen (enger Spinalkanal, Facettensyndrom) zur Folge haben.

Röntgendiagnostik

Unter den röntgenologischen Leitsymptomen der Arthrosis deformans sind Verschmälerung des Gelenkspaltes, subchondrale Spongiosasklerose sowie osteophytäre Knochenneubildung am Gelenkrand zu erwähnen (Abb. 8.**30 a**). Entsprechende Veränderungen an der Wirbelsäule sind Osteochondrose mit erniedrigtem Intervertebralraum, Arthrose der Wirbelbogengelenke und Spondylosis deformans mit Ausbildung horizontal orientierter Knochenspangen (Spondylophyten, Abb. 8.**30 b**).

Bei klinischem Verdacht auf Diskusprolaps sind zusätzliche Untersuchungen (neurologischer Status, Myelographie, Elektromyographie, Computertomographie [Abb. 8.**30 c**], Magnetresonanztomographie u. a.) erforderlich.

Labordiagnostik

Labormedizinisch fehlen bei degenerativen Rheumaformen die für den entzündlichen Rheumatismus charakteristischen Veränderungen der Entzündungsparameter im Blut (Blutsenkung, Serumelektrophorese, Akute-Phase-Proteine im Serum normal). Es fehlen auch serologische Befunde (keine Rheumafaktoren, keine antinukleären Antikörper), die Serumharnsäure liegt im Normbereich.

Diagnostisches Vorgehen und Differentialdiagnose

Eine fortgeschrittene Arthrose der großen Extremitätengelenke ist an der schmerzhaften Motilitätseinschränkung sowie an der „trockenen" Schwellung des betroffenen Gelenkes (z. B. Knie) zu erkennen. Der Röntgenbefund weist auf die Diagnose hin, labormedizinisch sind die Entzündungsparameter normal.

Im Bereich der Hände können sich differentialdiagnostische Schwierigkeiten hinsichtlich der Abgrenzung der Heberden-Bouchard-Arthrose von der rheumatoiden Arthritis ergeben (s. S. 599), wenn bei der Fingerpolyarthrose neben den Fingerendgelenken die proximalen Interphalangealgelenke bevorzugt betroffen sind (Bouchard-Typ). Neben dem Fehlen des für die rheumatoide Arthritis typischen entzündlichen Charakters der Erkrankung weist das Freibleiben der Fingergrundgelenke und der Handwurzelregion (sowie der Vorfüße) auf eine degenerative Erkrankung im Sinne der Fingerpolyarthrose hin. Bei einer zunächst klinisch eindeutigen Fingerpolyarthrose sind aufgepfropfte synoviitische Entzündungsprozesse möglich („Pfropf-Arthritis").

a

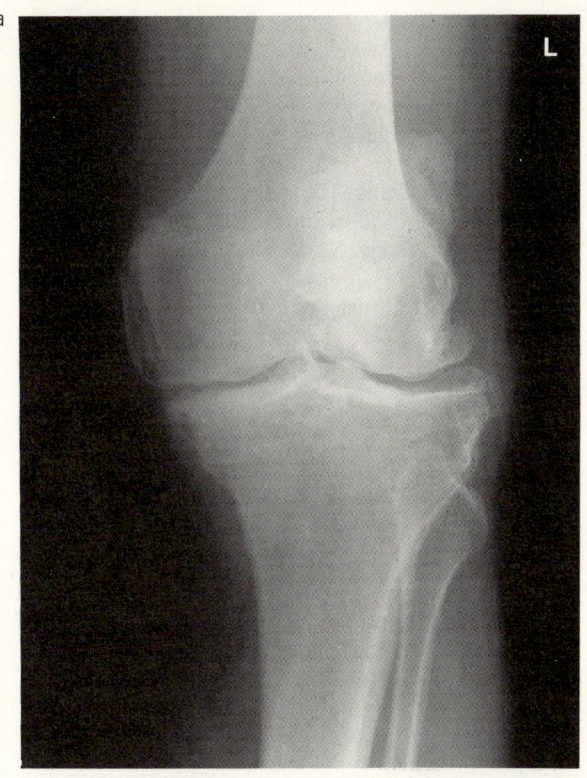

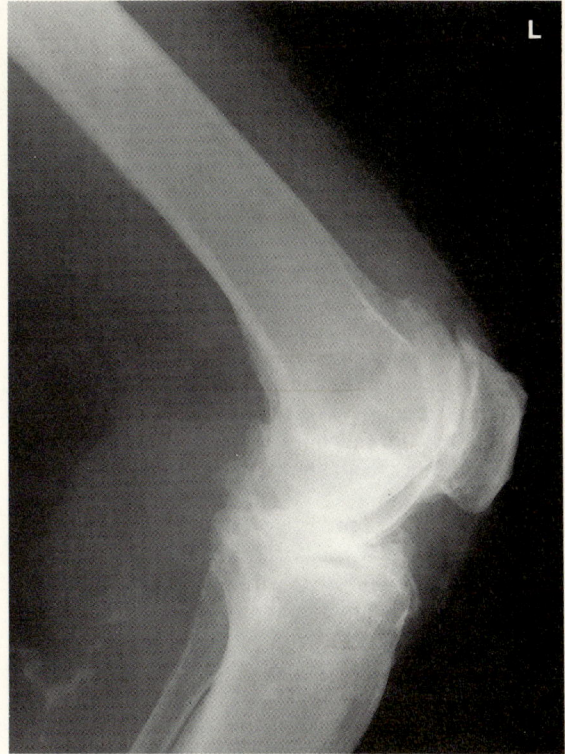

b

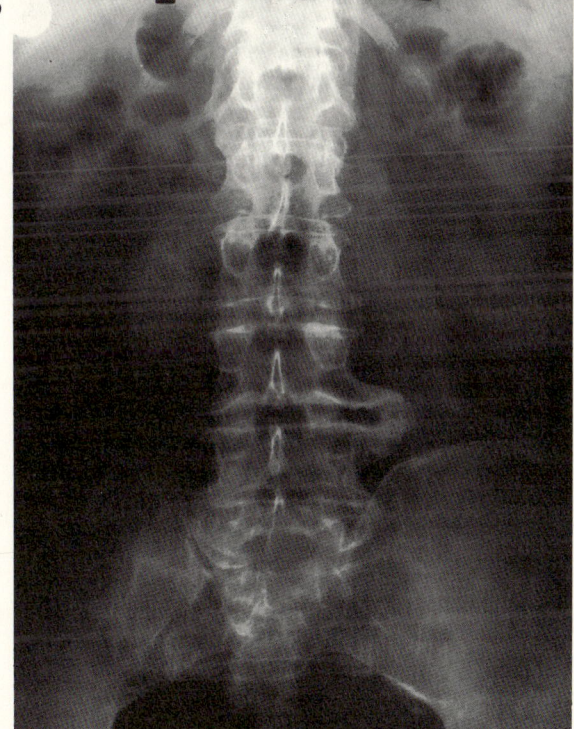

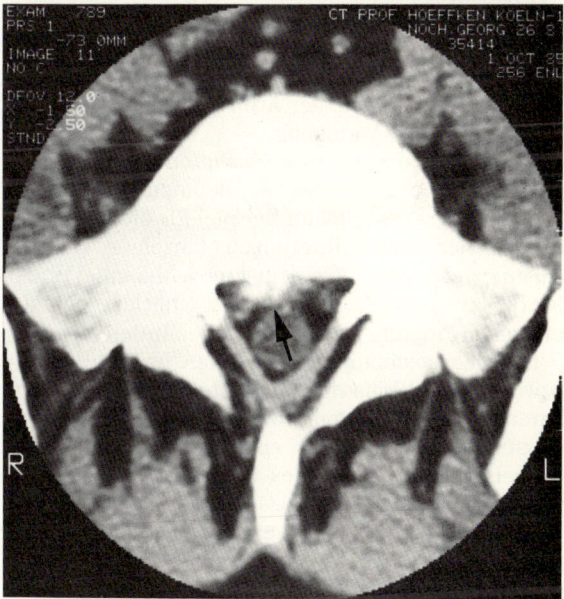

c

Abb. 8.30 Röntgenbefunde bei degenerativen Gelenk- und Wirbelsäulenerkrankungen

a Fortgeschrittene Arthrose des Kniegelenks (linkes Knie a. p. und seitlich): Verschmälerung des Gelenkspaltes einschließlich des femoropatellaren Gelenkanteils, Ausziehung der Interkondylenhökker, deutliche Spongiosareaktion

b Spondylitis hyperostotica (50jähriger Diabetiker, HLA-B27 negativ). Grobe Spondylophten, „zuckergußartige" Verknöcherung der Ligamente im thorakolumbalen Übergang der Wirbelsäule

c Computertomogramm: paramedianer Bandscheibenprolaps L5/S1 (Pfeil)

Bei der Psoriasis-Arthritis (s. S. 629) kann der bevorzugte Befall der Fingerendgelenke (Typ I nach Wright) im Hinblick auf die Heberden-Arthrose zu differentialdiagnostischen Unsicherheiten führen (Psoriasis suchen! Nägel, Rima ani, Nabel).

Die *Differentialdiagnose* zwischen Lumboischialgien bei Diskopathie und ankylosierender Spondylitis ist meist bereits aufgrund des unterschiedlichen Schmerztyps möglich (neurogener Rückenschmerz bei Diskusprolaps in Ruhestellung [nachts] besser, Bechterew-typischer Schmerz mit nächtlicher Exazerbation und Besserung während des Tages). Klärung bringt das Röntgenbild der Kreuzdarmbeingelenke (s. S. 624). Im Einzelfall können labormedizinische Parameter wie Blutsenkung und die Bestimmung des mit der ankylosierenden Spondylitis assoziierten HLA-B27-Antigens weitere diagnostische Hilfe leisten.

Grobe (zuckergußartige) spondylotische Auflagerungen auf die Wirbelkörper, röntgenologisch am deutlichsten an der Brustwirbelsäule in seitlichem Strahlengang erkennbar, sind charakteristisch für die Spondylosis hyperostotica (Morbus Forestier-Ott), die man zusammen mit Verkalkungen von Sehnen und Ligamentansätzen, zum Teil mit typischen Spornbildungen (Olekranon, Kalkaneus), als DISH-Syndrom (**d**isseminierte **i**diopathische **S**kelett**h**yperostose) vor allem beim Diabetiker beobachten kann (Abb. 8.**30 b**).

Therapie

Eine kausale Therapie der Arthrosis deformans steht bislang nicht zur Verfügung.

Im Sinne der *Arthroseprävention* ist die gezielte Behandlung präarthrotischer Bedingungen besonders wichtig. Dies gilt zum Beispiel für die Verhütung chronischer Traumatisierungen einzelner Gelenke (Ellenbogen: Arbeit mit dem Preßlufthammer) oder für die Forderung nach rechtzeitig eingeleiteten chirurgischen Eingriffen am Arthrose-gefährdeten Gelenk (Umstellungsosteotomie der Hüften bei Coxa valga bzw. vara). Mit Hilfe der zahlreichen zur Zeit verfügbaren *nichtsteroidalen Antirheumatika,* die bei zufriedenstellender Effektivität eine gute Verträglichkeit aufweisen (s. S. 612), ist es möglich, bei vielen Arthrosepatienten den Gelenkschmerz zu lindern. Die therapeutische Stellung der sogenannten „Chondroprotektiva" (Dona, Arumalon, Arteparon u. a.), die unter der Zielvorstellung, dem gesteigerten Knorpelabbau Einhalt zu gebieten, eingesetzt werden, wird widersprüchlich beurteilt.

Die *physikalische Therapie* hat mit ihrem breiten Spektrum von Behandlungsmöglichkeiten neben dem analgetischen Effekt (Wärme, Elektrotherapie) die Remobilisierung bewegungseingeschränkter Gelenke sowie die Kräftigung der Muskulatur durch krankengymnastische Maßnahmen zum Ziel. Im Rahmen der therapeutischen Führung ist es wichtig, den Patienten von einer vernünftigen Lebensweise zu überzeugen (Gewichtsreduktion, Vermeidung stärkerer mechanischer Belastung betroffener Gelenke). Bei rezidivierenden Ergüssen auf dem Boden einer

aktivierten Arthrose, z. B. am Knie, kann man eine lokale Glucocorticosteroidtherapie zeitlich limitiert (möglichst nur eine intraartikuläre Injektion pro 6 Monate!) versuchen. Eine systemische Glucocorticoidmedikation ist bei der Arthrosis deformans in der Regel nicht indiziert. Arthrotisch weitgehend zerstörte Gelenke (z. B. Hüften, Kniegelenke) können *operativ* durch *Endoprothesen* ersetzt werden. Operative Eingriffe an der Wirbelsäule sind vor allem bei neurologischen Komplikationen (Wurzelkompressionssyndrome, Paresen) angezeigt.

Merke: Degenerative (arthrotische, spondylarthrotische) Veränderungen an den peripheren Gelenken bzw. an der Wirbelsäule sind mit zunehmendem Alter röntgenologisch sehr häufig nachzuweisen. Krankheitswert erhalten diese Befunde aber nur bei entsprechendem klinischen Substrat (typische Schmerzangabe, Motiltätseinschränkung) sowie sekundären Auswirkungen, z. B. bei Nervenwurzelirritation oder -kompression an der Wirbelsäule. Die häufig als „Gicht" fehlgedeutete Fingerpolyarthrose der älteren Frauen hat mit der Arthritis urica nichts zu tun (normale Serumharnsäurewerte). Von der rheumatoiden Arthritis ist die Heberden-Bouchard-Arthrose arthrologisch (Verteilungstyp) und auch labormedizinisch (normale Blutsenkung, keine IgM-Typ-Rheumafaktoren) ohne Schwierigkeiten abzugrenzen.

Der arthrotische Schmerz ist durch physikalische Therapiemaßnahmen, aber auch durch den gezielten Einsatz nichtsteroidaler Antirheumatika in der Regel gut zu beeinflussen. Fortgeschrittene Stadien erfordern ggf. operative Maßnahmen.

Weiterführende Literatur

Brackertz, D.: Die Klinik der Arthrosen. Colloquia rheumatologica, München 1984 (S. 21–37)

Consensus Conferences: Total hip-joint replacement in the United States. J. Amer. med. Ass. 248 (1982) 1817–1821

Dörr, W. M.: Degenerative Veränderungen der Gelenke und der Wirbelsäule. In Hornbostel, H., W. Kaufmann, W. Siegenthaler: Innere Medizin in Praxis und Klinik, Band II, 4. Aufl. Thieme, Stuttgart 1991 (S. 10.150–10.165)

Hartl, P. W.: Rückenschmerzen im interdisziplinären Blickfeld. Med. Welt 41 (1990) 1003–1006

Hochberg, M. C.: Osteoarthritis. Postgrad. Advanc. Rheumatol. III–III: (1988) 1–10

Kaufmann, S.: Rheumatische Manifestationen bei Endokrinopathien. In Hornbostel, H., W. Kaufmann, W. Siegenthaler: Innere Medizin in Praxis und Klinik, Bd.II, 4. Aufl. Thieme, Stuttgart 1991 (S. 10.145–10.149)

Krämer, J.: Bandscheibenschaden. Vorbeugen durch Rückenschule. Heyne, München 1986

Lequesne, M., C. Mery, M. Samson, P. Gerard: Indexes of severity for osteoarthritis of the hip and knee. Scand. J. Rheum. Suppl. 65 (1987) 85–89

Otte, P.: Die aktivierte Arthrose. In Dihlmann, W., H. Mathies: Das rheumatische Gelenk. Sharp & Dohme, München 1976

Peter, E., N. Gschwend: Arthrosis deformans. Erkrankungen des Bewegungsapparates. In Krück, F., W. Kaufmann, H. Bünte, E. Gladtke, R. Tölle: Therapiehandbuch, 3. Aufl. Urban & Schwarzenberg, München 1989

Wagenhäuser, F. J.: Idiopathische Arthrose. In Mathies, H.: Handbuch der Inneren Medizin. Rheumatologie. Springer, Berlin 1983

9 Krankheiten des Blutes und der blutbildenden Organe

H. Chr. Benöhr

C. A. Müller

P. Ostendorf

H. D. Waller

K. Wilms

Störungen der Erythropoese

Anämien

H.D. Waller, H.Chr. Benöhr und C.A. Müller

Eisenmangelanämien

(Hypochrome Anämien)

Definition: Von einer Anämie sollte man nur sprechen, wenn die Hämoglobinkonzentration bei Männern unter 14,0 g/dl (140 g/l), bei Frauen unter 12,0 g/dl (120 g/l) abgesunken ist.
Eisenmangelanämien sind charakterisiert durch eine vorwiegende Störung der Hämoglobinbildung, weniger auch der Erythrozytenproduktion, verursacht vor allem durch eine Erniedrigung der Hämsynthese bei Eisenmangel. Folge ist eine verminderte Hämoglobinbeladung des einzelnen Erythrozyten (MCH <27 pg; MCHC <31 g/dl [<310 g/l]). Eisenmangelanämien sind daher hypochrome Anämien. Die Eisenkonzentration im Serum ist immer herabgesetzt, die Erythrozyten sind mikrozytär (MCV <80 µm³ [fl]).

Häufigkeit

Eisenmangelanämien stellen vor allem in tropischen und unterentwickelten Ländern die häufigste Form der Blutarmut dar. Der Anteil der Weltbevölkerung mit Eisenmangel beträgt je nach Lebensgewohnheit und sozialer Situation zwischen 10 und 50%, darunter 80% Frauen im gebärfähigen Alter. Der Geschlechtsunterschied gleicht sich im Alter aus.

Ätiologie

Ursachen von Eisenmangel- (hypochromen) Anämien (Tab. 9.1) können sein:

Eisenmangel (negative Eisenbilanz) durch
– ungenügende Eisenzufuhr,
– Eisenabsorptionsstörungen,
– erhöhten Eisenbedarf,
– Eisenverluste (Blutungen),
Eisentransportstörung,
Eisenverwertungsstörung.

Eisenverteilungsstörungen führen in der Regel zu normochromen Anämien.

Häufigste Ursache von Eisenmangelanämien sind akute oder chronische Blutverluste vor allem aus dem Magen-Darm-Trakt und während der Menstruation sowie der Schwangerschaft.

Pathophysiologie und Klinik

Anamnese

Bei Eisenmangelanämie werden oft Müdigkeit, Schwindel und allgemeine Schwäche angegeben. Ein Zusammenhang mit dem Eisenmangel selbst ist umstritten. Höhergradige Anämie (Hämoglobin <8 g/dl [<80 g/l]) ist mit **mangelhafter Sauerstoffversorgung** der Organe verbunden und kann zu

– Konzentrationsschwäche,
– Ohnmachtsanfällen,
– Schlaflosigkeit,
– Atemnot,
– zum Teil Angina pectoris und vor allem
– Herzklopfen führen.

Störungen von seiten des **Magen-Darm-Traktes** sind:

– Appetitlosigkeit,
– Durchfälle,
– Obstipation,
– epigastrischer Schmerz,
– Zungenbrennen,
– Schluckbeschwerden sowie
– Flatulenz.

Brüchigkeit von Haaren und Nägeln, selten Parästhesien in kalten und blassen Extremitäten, Menorrhagie, Libido- und Potenzverlust werden ebenfalls beobachtet.

Klinische Befunde

In Abhängigkeit vom Grad der Anämie treten folgende Befunde auf:

– Blässe, Glossitis mit Papillenatrophie,
– sehr selten Dysphagie mit Ösophagusstriktur (Plummer-Vinson-Syndrom),
– Mundwinkelrhagaden, trockene und rissige Haut,
– geringe Vitiligo, zum Teil Unterschenkelödeme,
– Atrophie der Nasenschleimhaut,
– atrophische Gastritis mit Achlorhydrie,
– selten Koilonychie, Querrillen der Nägel.

In der Mundschleimhaut konnte histochemisch ein Mangel an Zytochromoxydase nachgewiesen werden.

Die Nagelveränderungen sind vielleicht Folge eines Zink- und Zystinmangels. Geringe Milzvergrößerung stellt eine Seltenheit dar.

Ebenso kann man eine Zunahme der *Herzgröße* und *EKG-Veränderungen* feststellen. Ursache der Herzstörungen können Mangel an Funktionseisen, erniedrigtes Sauerstoffangebot und auch erhöhtes Herzminutenvolumen (überhöhtes Plasmavolumen) sein. Abnahme der Blutviskosität mit turbulenter Blutströmung kann ein Systolikum über dem Herzen auslösen.

Die Störungen in Blutbildung, Haut, Schleimhäuten und Organen stehen pathophysiologisch vor allem in Zusammenhang mit einer *negativen Bilanz des Eisenstoffwechsels*.

Eisenverteilung: Sie ist abhängig von Geschlecht und Körpergewicht. Unter Zugrundelegung einer 70 kg schweren und 177 cm großen Person ist von einem Eisengehalt von 3–4 g auszugehen. Hiervon entfallen etwa 67% auf Hämoglobineisen, 27% auf Speichereisen, 3,5% auf Myoglobin, 2,2% auf den labilen Eisenpool, 0,2% auf anderes Gewebseisen und 0,08% auf das Transporteisen. Die Konstanterhaltung der Eisenbilanz erfolgt vor allem über die Eisenabsorption, nicht über die Ausscheidung. Im Blutumsatz freigesetztes Eisen wird quantitativ wiederverwendet.

Täglicher Eisenverlust: Er beträgt beim Erwachsenen 0,5–1,0 mg (Stuhl, Urin, Galle, Schweiß, Haut, Haare und Nägel). Eisenverluste durch die Menstruation liegen zwischen 10 und 30 mg, der Eisenbedarf während einer Gravidität beträgt einschließlich der Laktation etwa 700 mg.

Absorption: Normale mitteleuropäische Kost enthält 10–20 mg Eisen, von dem 5–10% absorbiert werden. Die Absorptionsrate kann bei Eisenmangel auf über 25% ansteigen.

Wichtige Voraussetzung für die Eisenabsorption aus der Nahrung sind die Aufschließung der Speisen im Magen und die Reduktion des 3wertigen Nahrungseisens durch Salzsäure, Ascorbinsäure, Cystein oder andere reduzierende Substanzen. Die Eisenaufnahme erfolgt vorwiegend im oberen Dünndarm (Duodenum). Hämgebundenes Eisen kann bei Säugetieren direkt durch die Mukosazellen absorbiert und an das Plasma weitergegeben werden. Beim Menschen gilt dies nur für einen kleinen Teil des Hämeisens, der größte Teil wird über eine mikrosomale Hämoxidase in der Mukosazelle in freies Eisen und Tetrapyrrole gespalten.

Im Gegensatz hierzu wird freies Eisen aus dem Darmlumen in 2wertiger Form (oder als Chelat?) über Endozytose durch die Mukosazellen aufgenommen und in der Zelle in 3wertiger Form an Apotransferrin gebunden. Nach dem Transport zur gefäßnahen Mukosamembran wird das Eisen nach reduktiver Spaltung freigesetzt und im Plasma nach erneuter Oxidation durch das als Plasmaferroxidase wirkende Coeruloplasmin an das Plasmaapotransferrin gebunden. Transferringebundenes Eisen wird nun ins hämatopoetische System transportiert und durch Endozytose in die Erythroblasten aufgenommen. In den Erythroblasten wird das Eisen wahrscheinlich am Trans-

ferrin im Zytosol zu den Mitochondrien weitertransportiert und dort mit Hilfe einer Häm-Synthetase in das Häm eingebaut. Das freigesetzte Apoferritin gelangt aus den Erythroblasten wieder ins Plasma.

Die Regulation der Eisenaufnahme ist vor allem vom Sättigungsgrad der Eisenspeicher abhängig. Bei gefüllten Eisenspeichern wird das Eisen in der Mukosazelle am Transferrin und Ferritin gebunden und

---

Tabelle 9.**1** Ätiologie u. Pathogenese von Eisenstoffwechselstörungen

Hypochrome Anämien

Eisenmangel (negative Eisenbilanz)

Ungenügende Eisenzufuhr

eisenarme Kost
beim Neugeborenen mangelnde Eisenübertragung von der Mutter

Eisenabsorptionsstörungen

Achlorhydrie (atrophische Gastritis)
Gastrektomie und Teilresektion des Magens
Darmanastomosen und Resektionen
Malabsorptionssyndrome
Diarrhoe
absorptionshemmende Faktoren: Phytate, Phosphate, Pankreatin, Erde (Geophagie), Desferrioxamin, Schleime
Fehlen absorptionsfördernder Faktoren: Ascorbinsäure, bestimmte Aminosäuren, Calcium

Erhöhter Eisenbedarf

Gravidität, Laktation
Wachstum
gesteigerter Blutumsatz
(Hypochromie bei Polyglobulie, Polyzythämie)

Eisenverluste

physiologisch: Menstruation
pathologisch: Blutungen aus dem Magen-Darm-Trakt (Hiatushernie, Ösophagus- und Fundusvarizen, Magen-Darm-Ulzera und Tumoren, Divertikel, Colitis ulcerosa, Ileitis terminalis, Hämorrhoiden), Blutungen aus Lunge und Urogenitaltrakt, Morbus Osler, Darmparasiten (Ankylostoma)
medikamentös: Dicumarole, Heparin, Antiphlogistika, Antirheumatika
Blutspender

Eisentransportstörung

Atransferrinämie

Eisenverwertungsstörung

sideroachrestische Anämien (Thalassämie)

Normochrome Anämien

Verteilungsstörung (mangelnde Verfügbarkeit)

chronische Infekte
rheumatoide Arthritis
Tumoren
(Lungenhämosiderose)

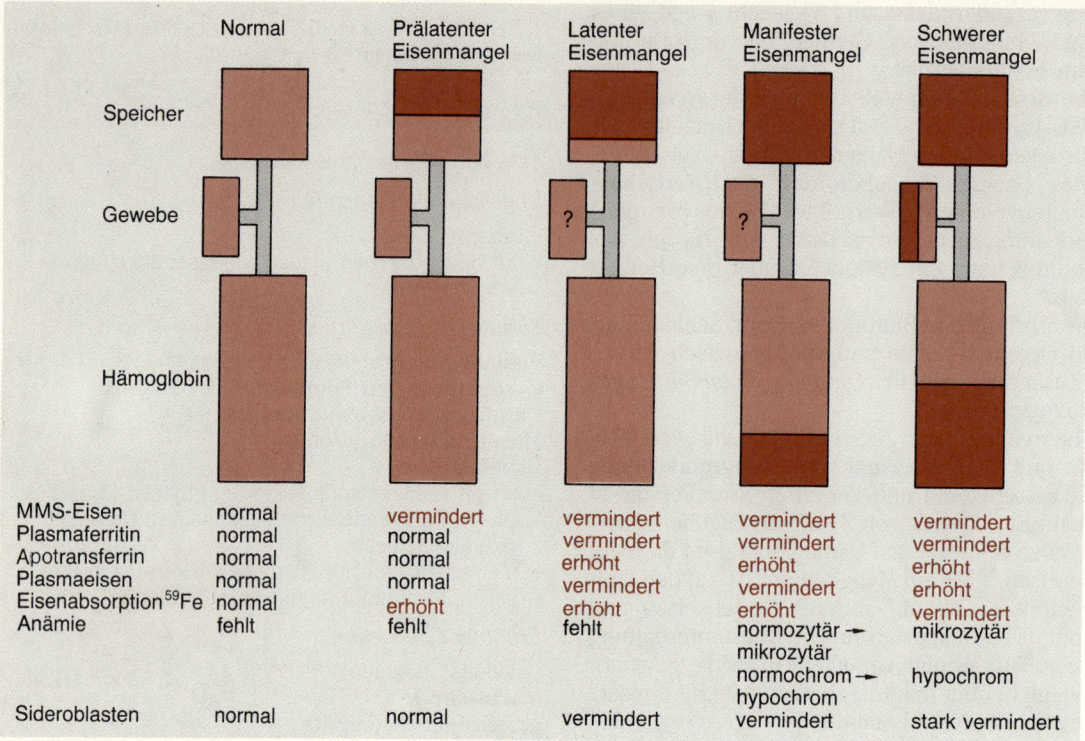

	Normal	Prälatenter Eisenmangel	Latenter Eisenmangel	Manifester Eisenmangel	Schwerer Eisenmangel
MMS-Eisen	normal	vermindert	vermindert	vermindert	vermindert
Plasmaferritin	normal	normal	vermindert	vermindert	vermindert
Apotransferrin	normal	normal	erhöht	erhöht	erhöht
Plasmaeisen	normal	normal	vermindert	vermindert	erhöht
Eisenabsorption⁵⁹Fe	normal	erhöht	erhöht	erhöht	vermindert
Anämie	fehlt	fehlt	fehlt	normozytär → mikrozytär normochrom → hypochrom	mikrozytär hypochrom
Sideroblasten	normal	normal	vermindert	vermindert	stark vermindert

Abb. 9.1 Änderungen der Zusammensetzung der Eisenkompartimente im Organismus und hämatologischer Befunde mit zunehmendem Eisenmangel (nach Moore u. Brown)

nach einigen Tagen mit der Desquamation der Zellen in das Darmlumen abgestoßen. Auch eisenbeladene Makrophagen können in das Intestinum abgegeben werden. Als humorale Messenger für die Regulation der Eisenabsorption werden die Plasmaeisenkonzentration, der Sättigungsgrad des Transferrins (normal ein Drittel) und auch der Erythropoetingehalt des Plasmas diskutiert.

Im normalen und gesteigerten Blutumsatz werden alte Erythrozyten und Hämoglobin im Monozyten-Makrophagen-System (MMS)[1] vor allem von Leber und Milz phagozytiert und abgebaut. Ein Teil des Hämoglobineisens wird hierbei freigesetzt und als Transferrin den Erythroblasten erneut zugeführt. Der Rest des Eisens wird im MM—System als Ferritin und Hämosiderin gespeichert.

Stadien der Eisenmangelzustände: Eisenmangelzustände durchlaufen bis zur Entwicklung einer hypochromen Anämie verschiedene Stadien (Abb. 9.1):

- *Prälatenter Eisenmangel.* Nachweis gesteigerter Eisenabsorption (whole body counter).
- *Latenter Eisenmangel.* Blutbild normal, im Plasma Eisen und Ferritin vermindert, Transferrin erhöht. Sideroblasten im Knochenmark herabgesetzt (Berliner-Blau-Reaktion).
- *Manifester Eisenmangel.* Zusätzlich hypochrome mikrozytäre Anämie. Erythropoese gesteigert, Retikulozyten nicht erhöht.

- *Schwerer Eisenmangel.* Neben der Anämie auch Funktionseisen vermindert mit Störungen an Haut, Schleimhäuten und Organen.

Bisher ist unbekannt, ob die Gewebeveränderungen allein Folge des Eisenmangels sind.

Ursache hypochromer, meistens jedoch normochromer Anämien bei rheumatoider Arthritis und chronischen Infektionen ist eine Eisenverteilungsstörung mit vorwiegender Eisenspeicherung im MMS von Leber, Milz und Knochenmark. Das Eisen wird kaum für die Hämsynthese reutilisiert. Auch bei der polyätiologischen Genese von Tumoranämien können diese Faktoren von Bedeutung sein.

Diagnostisches Vorgehen

Die Diagnose gründet sich auf den Nachweis von

- mikrozytärer, hypochromer Anämie,
- Aniso-, Poikilo- und Anulozytose im Blutausstrich,
- MCH <27 pg, MCV <80 μm^3 (fl),
- Steigerung der Erythropoese (Normoblasten),
- Verminderung der Sideroblasten im Mark,
- Verminderung von Ferritin (<1 $\mu g/dl \triangleq < 10$ $\mu g/l$) und Eisen (<40 $\mu g/dl \triangleq <7,2$ $\mu mol/l$) im Plasma und Erhöhung von Apotransferrin (>400 mg/dl $\triangleq >4$ g/l).

[1] Der Terminus Monozyten-Makrophagen-System (MMS) ersetzt die früheren Bezeichnungen retikuloendotheliales System (RES) bzw. mononukleär-phagozytäres System (MPS).

Die Retikulozytenzahl ist wenig oder nicht erhöht und steigt nur nach akutem Blutverlust mit Auftreten einer Makrozytose an. Die Granulopoese ist meistens nicht betroffen. Die Thrombozytenzahl ist oft erhöht, selten einmal vermindert. Eine Achlorhydrie (bei 40%) kann auch die Folge des Eisenmangels sein.

Differentialdiagnose

Differentialdiagnostisch ist die Abgrenzung der seltenen „essentiellen hypochromen Anämie" von Blutungsanämien notwendig. Bei 40% aller Kranken mit Eisenmangelanämie besteht eine histaminrefraktäre Anazidität, bei 80% dieser Patienten kann eine unterschiedlich ausgeprägte Gastritis, meistens ohne Atrophie der Schleimhaut nachgewiesen werden. Ob die Eisenabsorptionsstörung Ursache oder Folge der Gastritis und Achlorhydrie ist, ist bis heute umstritten. Häufig bessert sich die Anazidität unter der Eisentherapie. Blutungsquellen befinden sich vor allem im Gastrointestinaltrakt und Urogenitaltrakt. Wichtig sind hier anamnestische Angaben, Stuhl- und Urinuntersuchungen auf Blut bzw. Eisen, endoskopische und röntgenologische Untersuchungen, eventuell Hinzuziehung des Gynäkologen oder Urologen. Zur Abgrenzung einer *Malabsorption* als Ursache des Eisenmangels sind Absorptionstests (markiertes Eisen, Vitamin B_{12} und Xylose) und die histologische Untersuchung endoskopisch entnommener Magen- und Darmschleimhaut notwendig. Bei *normo- und hypochromen Anämien* im Verlaufe *chronischer Infekte, rheumatoider Arthritis* und weniger auch bei *Tumoranämien* sind sowohl Serumeisen als auch Apotransferrin niedrig. Der Sideroblastenindex im Knochenmark ist zwar herabgesetzt, Eisen in Histiozyten und Makrophagen des Markes und der Eisengehalt der Leber sind ebenso wie das Ferritin im Plasma erhöht.

Die *Thalassämie* ist durch die Hämoglobinelektrophorese, die *Atransferrinämie* durch immunologische Apotransferrinbestimmung und die *sideroachrestische Anämie* durch die Diskrepanz zwischen hypochromer Anämie und hoher Serumeisenkonzentration mit Nachweis von Ringsideroblasten (s. Farbtafel 4, Abb. **17**, S. 733) im Knochenmark auszuschließen.

Für *Spezialuntersuchungen* des Eisenstoffwechsels bedient man sich der Isotopen ^{59}Fe, ^{55}Fe und ^{52}Fe. Sie eignen sich für kinetische und Bilanzuntersuchungen. Die sicherste Methode ist der ^{59}Fe-Absorptions-Gesamtkörperretentions-Test mit Hilfe des „whole body counter".

Therapie

Bluttransfusionen sind nur selten bei schweren hypochromen Anämien − meist als Folge von Blutungen − erforderlich. Die Eisentherapie sollte möglichst oral durchgeführt werden. Die Tagesdosen betragen 100−200 mg zweiwertiges Eisen (Sulfat, Glucon- oder Bernsteinsäureverbindungen) über 2−3 Monate per os. Der tägliche Hämoglobinanstieg beträgt zwischen 0,1 bis 0,3 g/dl (1−3 g/l). Die Effektivität der Eisentherapie ist auch am Retikulozytenanstieg sichtbar. Die parenterale Eisentherapie mit dreiwertigen Eisenverbindungen kann intravenös (Ferrihydroxid-Dextran-Komplex, Gluconat- oder Saccharat-Komplexe) in Einzeldosen von 100 mg oder als Infusion von 1−3 g sowie intramuskulär mit Sorbitol-Zitrat- oder Dextrin-Komplexen erfolgen. Sie sollte unbedingte Ausnahme bleiben. Cave: Nebenwirkungen!

Prognose und Verlauf

Diese richten sich bei Eisenmangel-(hypochromen) Anämien nach dem Grundleiden. Bei Absorptionsstörungen, nach sistierten Blutungen, im Wachstumsalter und nach Graviditäten sind sie bei konsequenter Eisentherapie im allgemeinen *günstig*. Bei Infektanämie, rheumatischen Erkrankungen und Tumoranämien sind die Behandlungsergebnisse meistens *unbefriedigend* oder schlecht. Hier steht die Behandlung des Grundleidens im Vordergrund. Bei Ansprechen auf die Eisentherapie sollte die Anämie nach etwa 8 Wochen ausgeglichen sein. Die orale Eisentherapie sollte jedoch nach Normalisierung der Hämoglobinkonzentration für 2−3 Monate zum Auffüllen der Speicher fortgeführt werden.

Merke: Eisenmangelanämien sind hypochrome Anämien mit erniedrigtem MCH, MCHC und MCV. Ursache ist eine Bilanzstörung im Eisenstoffwechsel, meistens als Folge von Blutungen. Plasmaeisen und Ferritin sowie Sideroblasten im Knochenmark sind stark erniedrigt. Apotransferrin dagegen erhöht. Anämien bei Infekten, rheumatoider Arthritis und zum Teil auch Tumorleiden sind meistens normochrom und zeigen eine Verminderung von Plasmaeisen und Apotransferrin, während Ferritin im Plasma und MMS-Eisen in Knochenmark und Leber erhöht oder normal sind. Die Eisentherapie bei Eisenmangelanämien sollte möglichst oral erfolgen.

Weiterführende Literatur

Aisen, Ph.: Current concepts in iron metabolism. Clin. Haematol. 11 (1982) 241

Bothwell, T.H., R.W. Charlton, J.D. Cook, C.A. Finch: Iron Metabolism in Man. Blackwell, Oxford 1979

Charlton, R.W., Th.H. Bothwell: Definition, prevalence and prevention of iron deficiency. Clin. Haematol. 11 (1982) 309

Ganzoni, A.M.: Eisenmangel: Altes und Neues kritisch beleuchtet. Dtsch. med. Wschr. 101 (1976) 713

Hausmann, K., R. Kruse, K.H. Meinecke, H. Bartels, H.C. Heinrich: Diagnostische Kriterien des prälatenten, latenten und manifesten Eisenmangels. Klin. Wschr. 49 (1971) 1104

Israels, M.C.G., Delamore: Haematological Aspects of Systemic Disease. Saunders, Philadelphia 1976

Jacobs, A.: Iron metabolism: Deficiency and overload. In Weatherall, D.J., J.G. Ledingham, D.A. Warrell: Oxford Textbook of Medicine. Oxford University Press, London 1984 (p. 19.17)

Kief, H.: Iron metabolism and its disorders. Excerpta Medica, Amsterdam 1975

Williams, W.J., E. Beutler, A.J. Erslev, R.W. Rundles: Hematology, 3rd ed. McGraw-Hill, New York 1986

Blutungsanämien

Definition: Unter Blutungsanämien versteht man eine Form der Blutarmut, die durch akute oder chronische Blutverluste verursacht wird.

Klinische und hämatologische Befunde richten sich nach Stärke und Dauer der Blutung. Chronische Blutverluste führen über einen Eisenmangel zur typischen mikrozytären hypochromen Anämie, während starke akute Blutungen zunächst mit einer makrozytären normochromen Anämie verbunden sind.

Häufigkeit

Die häufigste Anämie überhaupt stellt die mikrozytäre hypochrome Anämie bei Frauen im gebärfähigen Alter dar. Im höheren Alter gleichen sich die Geschlechtsunterschiede aus.

Ätiologie

Wichtigste Ursachen für schwere **akute Blutungen** sind:

- *Unfälle* (besonders gefährlich nach Milz- und Leberruptur),
- *gynäkologische Erkrankungen* (Menorrhagien, Metrorrhagien, Extrauteringravidität),
- *Erkrankungen des Magen-Darm-Traktes* (Ösophagus- und Fundusvarizen, hämorrhagische Gastritis, Ulzera an Magen und Duodenum),
- *hämorrhagische Diathesen* (Thrombozytopenie, plasmatische Gerinnungsstörungen).

Für **chronische Blutverluste** kommen grundsätzlich dieselben kausalen Faktoren (Ausnahme Unfälle) in Frage. Neben *genitalen Blutungen* stehen auch hier Störungen am *Magen-Darm-Trakt* im Vordergrund. Zu den oben erwähnten Blutungsquellen ist auch an das Vorliegen von Tumoren, Polypen, Hämorrhoiden, Meckelschem Divertikel und eines Mallory-Weiss-Syndroms zu denken. *Parasiten* (Ankylostoma) und *Medikamente* (Glucokortikoide, Salizylate und andere Antirheumatika, Antikoagulantien) können ebenfalls chronische Blutverluste vor allem aus dem Magen-Darm-Trakt auslösen. Zu den seltenen Ursachen gehören auch die Morbi Osler und Schönlein-Henoch.

Pathophysiologie und Klinik

Anamnese

Bei schwerer **akuter Blutung** bestimmt die starke *Verminderung des Blutvolumens* durch *Störungen im Herz-Kreislauf-System* das klinische Bild. Die Kranken klagen über Schwindel, Ohnmacht, Herzklopfen, Atemnot, Müdigkeit und Schwäche, Unruhe sowie Durst.

Klinische Befunde

Bei akuter starker Blutung sind Haut und Schleimhäute fahlblaß, Zunge und Lippen trocken, die Augen haloniert und die Wangen eingefallen. Der Körper ist kühl und von kaltem Schweiß bedeckt, die Atemfrequenz ist erhöht. Der Blutdruck zeigt zunächst eine Zunahme der Amplitude mit Anstieg der Pulsfrequenz, später — je nach Ausmaß des Blutverlustes — kommt es zum Schock, häufig mit akutem Nierenversagen und Anstieg harnpflichtiger Substanzen im Blut. Im Gegensatz hierzu ist anfangs der *hämatologische Status* kaum verändert. Während der akuten Blutung gehen Plasma und zelluläre Blutbestandteile in gleicher Menge verloren. Konzentration von Hämoglobin und Erythrozyten sowie Hämatokrit können erst abfallen, wenn zum Volumenausgleich interstitielle Flüssigkeit ins Blut einströmt. Die Änderung dieser Parameter tritt erst nach Stunden ein, das *ganze Ausmaß des Blutverlustes wird nach 3 Tagen erkennbar*. Weitere Befunde bei starker Blutung können sein: Leukozytose mit Linksverschiebung im Blutausstrich, Thrombozytose und Temperaturanstieg. Die Anämie ist zunächst makrozytär und normochrom, bei gesteigerter Erythropoese im Mark steigt die Retikulozytenzahl im Blut an. Nach Erschöpfung der Eisenspeicher wird die Anämie mikrozytär und hypochrom. Auch die Proteinkonzentration des Plasmas kann auch abnehmen.

Die Beschwerden der Patienten mit **chronischer Blutung** sind — je nach dem Grad der Anämie — Müdigkeit, Schwäche, Schwindel, zum Teil Ohnmachtsanfälle, Atemnot, Herzklopfen, Ohrensausen und trockener Mund. Haut und Schleimhäute sind blaß, die *Anämie ist mikrozytär und hypochrom*, trotz gesteigerter Erythropoese im Mark sind die Retikulozyten im Blut nicht oder nur gering vermehrt (Einzelheiten s. unter Eisenmangelanämien).

Diagnostisches Vorgehen und Differentialdiagnose

Grundlage für die Abgrenzung zwischen akuter und chronischer Blutungsanämie bilden die genannten klinischen und hämatologischen Befunde. *Wichtige anamnestische Fragen* richten sich auf: Bluthusten, Bluterbrechen, Teerstuhl, Hämaturie, Stärke von Menstruationsblutungen sowie familiäre Blutungsübel. Die Mehrzahl der Blutungen aus dem Magen-Darm-Trakt läßt sich *endoskopisch* lokalisieren, manchmal ist die Anwendung ^{51}Cr-markierter Erythrozyten hilfreich. Blutungen aus dem Urogenitaltrakt erfordern das Hinzuziehen des Urologen bzw. Gynäkologen. Bei schwer zu lokalisierenden Blutungen mit abdominellen Beschwerden nach Bauchtrauma oder bei Hämophilie ist immer an *intra- oder retroperitoneale Blutungen* zu denken. Leukozytose, Fieber und Abwehrspannung machen die Abgrenzung eines akuten Abdomens oft schwierig. Auch bei Frakturen und Weichteilblutungen können Blutverluste von über 1 Liter auftreten. Bei allen schweren Blutungen sind daher 1- bis 2stündliche Kontrollen von Hämoglobin oder Hämatokrit erforderlich.

Zu beachten ist die differentialdiagnostische Abgrenzung von Schock- und Kollapszuständen anderer Ursachen.

Diagnostisches Vorgehen bei chronischen Blutverlusten s. Abschnitt über Eisenmangelanämien. Retikulozytenanstieg bei geringen chronischen Blutungen spricht für stärkere Zwischenblutung.

Therapie

Akute starke Blutverluste erfordern die *sofortige Infusion von Blut*, im Notfall auch von Plasmaexpandern. Bei schwer beherrschbaren Blutungen aus dem Magen-Darm-Trakt oder dem Genitale ist oft *frühzeitiges operatives Eingreifen* notwendig. Indikation für die Bluttransfusion ist die Kreislaufsituation und nicht der Abfall der Hämoglobinkonzentration. Normochrome Anämien nach begrenzten Blutungen erfordern meistens keine zusätzliche Eisenmedikation. Bei manifesten *hypochromen Anämien* sollte man täglich 200 mg zweiwertiges Eisen per os geben. Die Therapie ist 2 Monate nach Normalisierung des roten Blutbildes fortzusetzen. Auch bei chronischen Blutungsanämien steht die Beseitigung der Blutungsquelle im Vordergrund.

Prognose und Verlauf

Diese sind abhängig vom Grundleiden. Sistierte Blutungen bei gutartigen Erkrankungen werden im allgemeinen nach zweimonatiger Eisenmedikation ausgeglichen.

Merke: Bei akuten schweren Blutungen bestimmen Herz- und Kreislaufstörungen das klinische Bild. Änderungen von Hämoglobinkonzentration und Hämatokrit treten erst nach Stunden ein. Das Ausmaß der Blutung wird frühestens nach 3 Tagen erfaßt. Die akute Blutungsanämie ist zunächst normochrom und makrozytär und wird erst später hypochrom und mikrozytär. Die chronische Blutungsanämie ist hypochrom und mikrozytär. Häufigste Blutungsursachen liegen im Magen-Darm-Trakt, im Genitale und in hämorrhagischen Diathesen.

Weiterführende Literatur

Hillmann, R. S.: Acute blood loss anemia in: Williams, W. J., E. Beutler, A. J. Erslev, M. A. Lichtman: Hematology, 3rd ed., McGraw Hill, New York 1986

Sideroblastische Anämien

Definition: Die ätiologisch heterogene Gruppe sideroblastischer Anämien ist charakterisiert durch Ringsideroblasten im Knochenmark, wechselnden Anteil hypochromer, normo- oder gering makrozytärer Erythrozyten im Blut sowie durch normales oder erhöhtes Serumeisen bei gesteigertem Eisengehalt des Gewebes und ineffektiver Erythropoese.

Häufigkeit

Sideroblastische Anämien im strengen Sinne gehören zu den seltenen Anämien. Frauen und Männer sind etwa gleich betroffen.

Ätiologie

Sideroblastische Anämien können erworben und angeboren sein. Unabhängig hiervon beobachtet man ein wechselndes Ansprechen auf Pyridoxin.

Man unterscheidet

erworbene sideroblastische Anämien
- primäre idiopathische sideroblastische Anämien,
- sekundäre sideroblastische Anämien durch
  - Medikamente,
  - Alkohol,
  - Blei,
  - Tumorleiden,

hereditäre sideroblastische Anämien
Pyridoxin-responsive sideroblastische Anämien (als eigene Gruppe heute umstritten).

Pathophysiologie und Klinik

Anamnese

Hereditäre sideroblastische Anämien werden im frühen Alter und oft familiär gehäuft manifest, die erworbene idiopathische sideroblastische Anämie tritt meistens nach dem 50. Lebensjahr auf. Die Arzneimittelanamnese sollte vor allem die Einnahme von INH, Pyrazinamid, Cycloserin und Chloramphenicol berücksichtigen. Alkoholabusus und Exposition gegen Blei sowie neoplastische Erkrankungen sind ebenfalls wichtig. Beschwerden als Folge der Anämie entsprechen den unter Eisenmangelanämien angegebenen.

Klinische Befunde

- Blässe von Haut und Schleimhäuten,
- zum Teil leichter Ikterus,
- Hepatosplenomegalie,
- Lymphknotenstatus normal,
- Purpura sehr selten.

Für die meisten **erworbenen idiopathischen sideroblastischen Anämien** ist die Ursache unbekannt. Pathophysiologisch steht die ineffektive Erythropoese vermutlich in Zusammenhang mit einer Eiseneinbaustörung in das Häm bei

- verminderter Porphyrinsynthese,
- Mangel an Hämsynthetase oder
- defekter Globinsynthese (z. B. Thalassämien).

In den Ringsideroblasten (s. Farbtafel 4, Abb. **17**, S. 643) (Berliner Blau-Färbung) ist das Eisen perinukleär zwischen den Cristae der Mitochondrien abgelagert und führt dadurch vermutlich zu vorzeitigem Abbau der roten Vorstufen. Der Defekt in der Porphyrin- und Hämsynthese kann Folge eines Enzymmangels oder der Erniedrigung von Pyridoxal-Phosphat sein. Bei Hämsynthetasemangel ist das freie Protoporphyrin in den Erythrozyten erhöht.

Sekundär erworbene sideroblastische Anämien können im Gefolge neoplastischer Erkrankungen (z.B. Leukämien, Plasmozytom, myelodysplastische Syndrome) auftreten. INH, Cycloserin und Pyrazinamid sollen Pyridoxal-Phosphat-katalysierte Reaktionen, Chloramphenicol die mitochondriale Proteinsynthese hemmen. Für die Wirkung des Äthanols wird ein direkter toxischer Einfluß oder eine Hemmung der Pyridoxinkinase, oft verbunden mit einem Folsäuremangel, angenommen. Blei blockiert wahrscheinlich die δ-Amino-Lävulinsäure- und Hämsynthetase. Bei der Bleiintoxikation ist die Ausscheidung von δ-Amino-Lävulinsäure im Urin erhöht.

Hereditäre sideroblastische Anämien können X-chromosomal und auch autosomal vererbt werden. Es handelt sich pathophysiologisch wahrscheinlich um Enzymdefekte in der Porphyrinsynthese. Nur ein Teil spricht auf Pyridoxingaben an.

Die Abgrenzung einer Pyridoxin-responsive sideroblastischen Anämie, die auf hohe Dosen von Pyridoxin ansprechen soll, ist umstritten. Als Folge der Eiseneinbaustörung tritt bei den meisten sideroblastischen Anämien später eine Hämosiderose von Knochenmark, Milz, Pankreas und Herz auf, die selten mit Funktionsstörungen verbunden ist. Hepatosplenomegalien sind dagegen häufig.

Ferrokinetische Untersuchungen zeigen eine hohe Eisenschwundrate und einen erhöhten Eisenturnover bei niedrigem Eiseneinbau in das Hämoglobin. Die Erythrozytenlebensdauer ist normal oder gering verkürzt, im Blut findet man zum Teil Siderozyten.

Diagnostisches Vorgehen

Die Diagnose gründet sich auf den Nachweis von

- hypochromer, normozytärer Anämie (Hb 7–8 g/dl ≙ 70–80 g/l),
- zwei Erythrozytenpopulationen (normo- und hypochrom),
- Siderozyten und vereinzelt Normoblasten im Blut,
- normaler oder erhöhter Serumeisenkonzentration,
- gesteigerter ineffektiver Erythropoese,
- Ringsideroblasten und zum Teil Megaloblasten im Knochenmark,
- normaler PAS-Reaktion der Normoblasten,
- ferrokinetischen Abweichungen.

Die Leukozytenzahl kann bis 2000/µl (2×10^9/l) erniedrigt sein (Granulozytopenie), Thrombozytenzahlen sind normal. Die Folsäurekonzentration im Serum ist zum Teil erniedrigt.

Differentialdiagnose

Die differentialdiagnostische Abgrenzung primärer und sekundär erworbener sideroblastischer Anämien ergibt sich aus der Anamnese (Arzneimittel, andere Erkrankungen usw.). Hereditäre Formen zeigen familiäre Häufung und Manifestation im Kindesalter. Die Unterscheidung von Hämoblastosen und myelodysplastischen Syndromen setzt die Knochenmarkuntersuchung voraus. Bei Eisenmangelanämien fehlen Sideroblasten, der Serumeisengehalt ist erniedrigt. Die

Thalassämien lassen sich durch die Hämoglobinelektrophorese ausschließen.

Therapie

Bei Erniedrigung der Hämoglobinkonzentration unter 7 g/dl (70 g/l) Transfusion von Erythrozytenkonzentraten. Versuch einer Pyridoxinbehandlung p.o. mit täglich 100–200 mg mindestens über 3 Monate. Bei niedriger Serumfolsäure 1–3 mg Folsäure täglich p.o. Wenn kein Therapieerfolg, Versuch mit 50–150 mg Oxymetholon oder Methonolon p.o. täglich, eventuell kombiniert mit täglich 25 mg Prednisolon über 3 Monate.

Fortlassen von Medikamenten, die als Ursache in Frage kommen. Notwendige Tuberkulostatika sollten zusammen mit Pyridoxin gegeben werden. Bei Alkoholikern völlige Äthanolkarenz, vitaminreiche Nahrung und eventuell Applikation von Folsäure und Pyridoxal. Bei Bleiintoxikation Beseitigung der Exposition und eventuell Gabe von EDTA und Penicillamin.

Die Splenektomie bringt keinen Erfolg.

Prognose und Verlauf

Die Lebenserwartung liegt zwischen 1 und mehr als 10 Jahren je nach Form der sideroblastischen Anämie. Die Organhämosiderose kann selten zu Leberzirrhose, Diabetes mellitus sowie Pankreas- und Herzinsuffizienz führen. Es bestehen enge Beziehungen zum myelodysplastischen Syndrom. Pneumonien werden gehäuft beobachtet.

Merke: Sideroblastische Anämien sind hypochrome Anämien mit erniedrigtem MCH und MCHC bei normalem MCV. Im Knochenmark findet man Ringsideroblasten (s. Farbtaf. 4, Abb. **17**, S. 733) und zum Teil Megaloblasten, der Serumeisengehalt ist normal oder erhöht, im Gewebe besteht eine Hämosiderose. Ursache der Anämie ist eine Eiseneinbaustörung, die Folge eines Defektes in der Porphyrinsynthese, der Globinsynthese oder eines Mangels an Hämsynthetase sein kann. Hierbei ist zum Teil ursächlich eine Verminderung des Pyridoxal-Phosphates im Blut zu diskutieren. Man unterscheidet zwischen erworbenen idiopathischen, sekundären und hereditären sideroblastischen Anämien. Ein myelodysplastisches Syndrom muß ausgeschlossen werden. Hochdosierte Gaben von Pyridoxin können eine Besserung bringen, andere Patienten sprechen zum Teil auf Gaben von Folsäure, Anabolika und Prednisolon an. Oft ist die Anämie therapierefraktär, so daß Transfusionen notwendig sind.

Weiterführende Literatur

Bottomley, S.S.: Sideroblastic anaemia. Clin. Haematol. 11 (1982) 389

Cartwright, G.E., A. Deiss: Sideroblasts, siderocytes, and sideroblastic anemia. New Engl. J. Med. 292 (1975) 185

Kuschner, J.P., G.R. Lee, M.M. Wintrobe, G.E. Cartwight: Idiopathic refractory sideroblastic anemia: Clinical and laboratory investigations of 17 patients and review of the literature. Medicine 50 (1971) 139

Mason, D. Y., P. M. Emerson: *Primary acquired sideroblastic anaemia: Response to treatment with pyridoxal-5-phosphate.* Brit. med. J. 1 (1973) 389

Singh, A. K., N. K. Shinton, J. D. E. Williams: *Ferrokinetic abnormalities and their significance in patients with sideroblastic anaemia.* Brit. J. Haemat. 18 (1970) 67

Valentine, W. N., P. N. Konrad, D. E. Paglia: *Dyserythropoiesis, refractory anemia, and „preleukemia". Metabolic features of the erythrocytes.* Blood 41 (1973) 857

Waller, H. D., H. Chr. Benöhr: *Störungen der Hämatopoiese bei Alkoholikern.* Klin. Wschr. 56 (1978) 259

White, J. M., D. C. Nicholson: *Haem and pyridoxine metabolism: the sideroblastic and related refractory anaemias.* In: Hardisty, R. H., D. J. Weatherall: *Blood and its Disorders*, 2nd ed. Blackwell, Oxford 1982 (p. 557)

Anämie bei chronischen Erkrankungen

Bei längerem Verlauf chronischer Erkrankungen tritt häufig eine Anämie auf, deren Ätiologie vom jeweiligen Grundleiden abhängig ist. Meistens sind mehrere ätiologische Faktoren von Bedeutung.

Chronische Entzündungen und **rheumatische Erkrankungen** (rheumatoide Arthritis, Morbus Bechterew) führen durch verstärkte Eisenspeicherung im MMS zu einer Eisenverteilungsstörung. Der erhöhte Eisenbedarf wird nicht durch vermehrte Eisenabsorption gedeckt, so daß die Hämoglobinsynthese vermindert ist. Charakteristisch für Infektanämien sind Verminderung von Serumeisen und Apotransferrin bei gleichzeitiger Erhöhung des Ferritingehaltes in Serum, Knochenmark und Leber. Im einzelnen werden die folgenden hämatologischen Befunde erhoben:

– normochrome, seltener hypochrome Anämie (Hb 9–11 g/dl ≙ 90–110 g/l),
– MCV normal,
– Serumeisen vermindert,
  Apotransferrin normal oder vermindert,
– Ferritin im Serum erhöht,
– Erythropoese normal oder leicht gesteigert,
– Retikulozytenzahl normal oder gering erhöht.

Bei stärkerer Anämie ist nach anderen Ursachen, vor allem Blutungen, zu suchen. Differentialdiagnostisch sind Eisenmangelanämien abzugrenzen, die jedoch hypochrom sind und erhöhte Apotransferrinwerte im Serum aufweisen. Therapeutisch bringt die Medikation von Eisenpräparaten meistens keinen Erfolg, wenn die Grunderkrankung weiterbesteht. *Tumoranämien* sind ebenfalls in der Regel normochrom. Die Ätiologie ist oft komplex und von Lokalisation und Ausdehnung des Tumors abhängig. Neben Blutverlusten (Magen-Darm-Tumoren) ist an Hämolyse, Hypoplasie des Knochenmarkes, Knochenmarkinfiltration durch Tumorzellen, Vitaminmangel (Folsäure), Eisenverteilungsstörungen wie bei Infektanämien und an Nebenwirkungen von Medikamenten (Zytostatika) zu denken.

Die **Anämie bei chronischer Niereninsuffizienz** ist in der Regel normochrom und normozytär.

Die Hämoglobinkonzentration ist meistens auf 7–10 g/dl (70–100 g/l) erniedrigt, die Erythropoese im Mark und Retikulozytenzahl im Blut sind nur gering erhöht. Ursächliche Faktoren sind eine Verdünnung durch vermehrtes Plasmavolumen, verminderte Eisenutilisation, relative Markinsuffizienz durch toxischen Einfluß von Phenolkörpern, verminderte Bildung und Ansprechbarkeit auf Erythropoetin, verkürzte Erythrozytenlebensdauer, Blutungsneigung und selten stärkere Hämolyse. Beim *hämolytischurämischen Syndrom* werden die Erythrozyten durch die Einengung der Nierenstrombahn (Mikroangiopathie bei intravasaler Gerinnung) mechanisch geschädigt (Fragmentozyten, Schistozyten), so daß eine schwere Hämolyse auftritt. Therapeutisch kann die Hämodialyse die Nierenanämien bessern. Gelegentlich soll die zusätzliche Gabe von Eisen und Androgenen günstig sein. Neuerdings wird Erythropoetin gegeben.

Die **Anämie bei chronischen Lebererkrankungen** ist meistens leicht hyperchrom und makrozytär. Bei alkoholischer Leberzirrhose werden auch Megaloblasten beobachtet. Die herabgesetzte Speicherung von Vitamin B_{12} und Folsäure kann ätiologisch von Bedeutung sein. Bei gleichzeitig auftretender Blutung aus Ösophagusvarizen und Magen-Darm-Ulzera, die durch mangelnde Synthese von Gerinnungsfaktoren und Thrombozytopenie als Ausdruck eines Hyperspleniesyndroms kompliziert sein kann, ist die Änderung in eine hypochrome mikrozytäre Anämie möglich. Die bei Lebererkrankungen meistens erhöhten Serumeisenwerte sind nach stärkeren Blutungen ebenfalls niedrig. Selten beobachtet man eine schwere Hämolyse (Zieve-Syndrom bei Alkoholikern mit Fettleber und Hyperlipidämie). Formvarianten der Erythrozyten und unterschiedlich ausgeprägte Hämolyse stellen bei alkoholischer Leberzirrhose Echinozyten und Akanthozyten dar. Eine wirksame Therapie der Anämie bei chronischen Lebererkrankungen gibt es nicht.

Anämien bei **endokrinen Erkrankungen** werden bei Unterfunktion von Schilddrüse, Nebennieren, Gonaden und Hypophyse beobachtet. Sie bessern sich in der Regel unter entsprechender Hormonsubstitution.

Schwangerschaftsanämie

Während der Gravidität werden Anämien häufig beobachtet. Sie sind meistens Eisenmangelanämien. Selten liegt ätiologisch ein Mangel an Vitamin B_{12} oder Folsäure zugrunde. Hämatologisch ist daher während der Gravidität zwischen hypochromen Eisenmangelanämien und megaloblastären Anämien zu unterscheiden. Sehr selten sind aplastische Anämien und immunhämolytische Anämien, die in der Gravidität auftreten. Wichtig für die Beurteilung der Anämie ist die Berücksichtigung des Verdünnungseffektes durch den vor allem im 4.–9. Schwangerschaftsmonat auftretenden Anstieg des Plasmavolumens, der sich nach der Entbindung schnell zurückbildet (Pseudoanämie). Die Schwangerschaftsanämien bessern sich meistens unter entsprechender Substitution von Eisen oder Vitamin B_{12} bzw. Folsäure. Heute wird vielfach prophylaktisch eine Eisensubstitution durchgeführt.

Weiterführende Literatur

Benjamin, F., F. A. Bassin, L. M. Meyer: Serum levels of folic acid, vitamin B_{12} and iron in anemia of pregnancy. Amer. J. Obstet. Gynec. 96 (1966) 310

Bentley, D.P.: Anaemia and chronic disease. Clin. Haematol. 11 (1982) 465

Douglas, S. W., J. W. Adamson: The anemia of chronic disorders: Studies of marrow regulation and iron metabolism. Blood 45 (1975) 55

Magid, E., M. Hilden: Ferrokinetics in patients suffering from chronic renal disease and anemia. Scand. J. Haemat. 4 (1967) 33

Sacks, D. A., L. D. Platt, C. S. Johnson: Autoimmun hemolytic disease during pregnancy. Amer. J. Obstet. Gynec. 140 (1980) 942

Zucker, S., S. Friedmann, R. M. Lyseck: Bone marrow erythropoiesis in the anemia of infection, inflammation and malignancy. J. clin. Invest. 53 (1974) 1131

Anämien durch Mangelernährung

Normozytäre, normochrome Anämien (Hb $7-11$ g/dl$\triangleq$$70-110$ g/l) mit niedrigen Plasmaeisen- und Erythropoetinwerten werden bei schweren Proteinmangelzuständen *(Kwashiorkor)* beobachtet. Normochrome Anämien nach mehrmonatigen Hungerzuständen sind vor allem Folge einer Verdünnung durch erhöhtes Plasmavolumen. Seltene Anämien werden bei Vitamin-C-, -B_6-, -E- und Riboflavinmangel sowie Kupfer-, Kobalt- und Zinkmangel beobachtet.

Megaloblastäre Anämien

Definition: Megaloblastäre Anämien stellen eine Gruppe pathogenetisch unterschiedlicher makrozytärer normo- oder hyperchromer Anämien (MCV >100 μm^3 [fl], MCH >35 pg) dar, bei denen das zellreiche Knochenmark u. a. durch Promegaloblasten, Megaloblasten (Farbtafel 1, Abb. **1**, S. 640) und Riesenstabkernige charakterisiert ist. Den megaloblastären Veränderungen liegt — meistens als Folge eines Vitamin-B_{12}- oder Folsäuremangels — eine Störung der DNA-Synthese zugrunde, die zu Alterationen in Proliferation und Reifung der Erythropoese, Granulopoese, Thrombopoese und anderer Organe mit hohem Zellumsatz (z.B. Schleimhäute des Gastrointestinaltraktes) führt. Die Hämoglobinsynthese ist nicht beeinträchtigt. Die megaloblastäre Anämie als Folge einer atrophischen Gastritis mit pentagastrin-refraktärer Achlorhydrie bezeichnet man als perniziöse Anämie.

Häufigkeit

Die Inzidenz der perniziösen Anämie beträgt 120/100 000, der Altersgipfel liegt bei 60 Jahren.

Ätiologie

Die wichtigsten Ursachen einer megaloblastären Anämie sind der Mangel an Vitamin B_{12} und Folsäure. Ätiologisch kommen für einen *Vitamin-B_{12}-Mangel* in Frage:

Absorptionsstörungen durch
– Mangel an Intrinsic factor bei
  – Atrophie der Magenschleimhaut,
  – Magenkarzinom,
  – totaler, seltener partieller Gastrektomie,
– Malabsorption bei
  – Morbus Crohn, Ileumresektion,
  – Sprue,
  – Zöliakie,
  – Amyloidose,
  – Darmfisteln,
  – exokriner Pankreasinsuffizienz.

Pathologische Darmbesiedlung bei
– Blindschlingensyndrom,
– Darmdivertikulose- und Strikturen,
– Fischbandwurm.

Mangelernährung, erhöhten Verbrauch bei
– Gravidität,
– malignen Erkrankungen (Leukämie),
– Hyperthyreose.

Unzureichende Speicherung bei
– schweren chronischen Lebererkrankungen.

Genetische Ursachen der perniziösen Anämie sind umstritten. Die ätiologischen Faktoren für den *Folsäuremangel* sind sehr ähnlich. Der Mangel an Intrinsic factor hat hier keine Bedeutung. Im Vordergrund stehen Mangelernährung (Alkoholismus), Malabsorption, erhöhter Bedarf, Lebererkrankungen und die Einwirkung von Medikamenten (Antikonvulsiva, einzelne Barbiturate, Cycloserin, orale Kontrazeptiva). Auch unter der Einwirkung von Folsäureantagonisten entstehen megaloblastäre Umwandlungen in der Hämatopoese. Hämodialyse bei Nierenkranken kann ebenfalls zu Folsäuremangel führen.

Pathophysiologie und Klinik

Anamnese

Die Beschwerden werden vor allem durch Veränderungen am blutbildenden System, am Magen-Darm-Trakt und Zentralnervensystem ausgelöst. Die Anämie führt zu Schwindel, Müdigkeit, Angina pectoris und Zeichen der Herzinsuffizienz. Appetitlosigkeit, Widerwille gegen Fleisch, Völlegefühl, Durchfälle und Zungenbrennen sind Folge trophischer Störungen am Magen-Darm-Trakt. Besonders bei Vitamin-B_{12}-Mangel werden Parästhesien, Gangunsicherheit, Schwäche der Extremitätenmuskulatur, selten Lähmungen geklagt. Die neurologischen Beschwerden bestehen unabhängig von der Anämie.

Klinische Befunde

Blässe und strohgelber Ikterus hängen vom Grad der Anämie ab. Die Zunge ist atrophisch und lackfarben (Huntersche Glossitis), Leber und Milz können leicht vergrößert sein. Herzinsuffizienz und EKG-Veränderungen sind nicht nur Anämiefolge, sondern auch gleichzeitige Folge der Vermehrung des Blutvolumens (plasmatische Hypervolämie). Bei perniziöser Anämie ist die atrophische Gastritis Ursache einer histamin- und pentagastrin-refraktären Achlorhydrie.

Neurologisch werden bei Vitamin-B_{12}-Mangel Parästhesien, Störungen der Vibrationsempfindung, seltener motorische Lähmung und spastische Ataxie als Folge einer funikulären Spinalerkrankung mit Degenerationsherden an den Seiten- und Hintersträngen beobachtet. Somnolenz, Störungen des Geschmack- und Tastsinnes, Optikusatrophie mit Erblindung und EEG-Veränderungen werden seltener festgestellt. Bei reinem Folsäuremangel fehlen neurologische Symptome. Zeichen hämorrhagischer Diathese sind ungewöhnlich.

Laborbefunde

Teilungs- und Reifungsstörungen äußern sich im Nachweis von Promegaloblasten, Megaloblasten (s. Farbtafel 1, Abb. **1**, S. 730 und Riesenformen (Riesenstabkernige) der Granulozytopoese im zellreichen Knochenmark. Die Erythropoese ist ineffektiv, so daß die Retikulozytenzahl im Blut niedrig ist. Früher Untergang der Megaloblasten im Mark und verkürzte Erythrozytenlebensdauer (Hämolyse) führen zur Erhöhung von Bilirubin, Eisen, LDH-Aktivität (Isoenzym I>II) im Serum und Urobilinogen im Urin, während Haptoglobin- und Harnsäuregehalt im Serum niedrig sind. Auch die BSG ist stark beschleunigt. Der Plasmaeisenturnover ist hoch bei normalem Eiseneinbau in die roten Vorstufen. Hämoglobinkonzentration und Erythrozytenzahl sind stark herabgesetzt. Im Blutausstrich findet man eine Megalozytose mit erheblicher Anisozytose, erhöhtem Hämoglobingehalt der ovalen Erythrozyten, basophiler Tüpfelung, Jolly-Körpern und zum Teil kernhaltigen Vorstufen. Die früh auftretende Übersegmentierung der Granulozyten ist nicht spezifisch, da sie auch bei schwerem Eisenmangel vorkommen kann (s. Farbtafel 1, Abb. **2**, S. 730). Im fortgeschrittenen Stadium tritt eine Leukopenie hinzu. Die ineffektive Thrombopoese äußert sich in morphologischen Veränderungen der Megakariozyten (zum Teil klein und übersegmentiert) im Knochenmark und in einer Thrombopenie im Blut. Die Plättchen können Funktionsstörungen aufweisen.

Der Organismus enthält etwa 2−5 mg (1,5 bis 3,7 μmol) Vitamin B_{12}, vorwiegend in Leber und z. T. in den Nieren, im Serum liegt die Konzentration zwischen 200−600 ng/l (148−443 pmol/l). Der tägliche Vitamin-B_{12}-Verlust wird mit 0,1% des Gesamtkörperpools angenommen. Die Bestimmung erfolgt mit radioimmunologischen Methoden. Mangelsymptome treten erst bei Erniedrigung des Gesamtkörperpools unter 5% und der Serumkonzentration unter 100 ng/l (74 pmol/l) auf. Eine gemischte Kost enthält 5−30 μg

(3,7−22 nmol) Vitamin B_{12}, wovon 2−5 μg (1,5−3,7 nmol) täglich benötigt werden.

Vitamin B_{12} (Cyanocobalamin) ist reich in tierischem Eiweiß enthalten. Seine Absorption im terminalen Ileum ist von der Bindung an ein in den Parietalzellen der Fundus- und Korpusschleimhaut des Magens gebildetes Glykoprotein (intrinsic factor) und der Anwesenheit von Ca^{2+} abhängig. Das über spezifische Rezeptoren in die Darmwandzellen aufgenommene Vitamin B_{12} wird zum Transport im Blut an Transcobalamine, zum Teil an andere Plasmaproteine gebunden. Bei mangelnder Bildung von Intrinsic factor, Fehlen von Ca^{2+} oder gestörter Absorption im terminalen Ileum kann ein Vitamin-B_{12}-Mangel entstehen. Bei totaler Gastrektomie kann nach 3−7 Jahren eine megaloblastäre Anämie auftreten. Welche pathogenetische Bedeutung dem Nachweis von Autoantikörpern gegen Parietalzellen und gegen Intrinsic factor im Serum und Magensaft zukommt, ist noch umstritten. Häufig werden gleichzeitig Antikörper gegen Schilddrüsengewebe gefunden.

Vitamin B_{12} ist essentiell für Adenosylcobalamin-abhängige Reaktionen (Umwandlung von Methylmalonyl-CoA in Succinyl-CoA) und für Methylcobalamin-abhängige Stoffwechselwege (Methioninsynthese, Umsatz von N^5-methyltetrahydrofolat in Tetrahydrofolat) im menschlichen und tierischen Organismus. Auch für den Cyanidmetabolismus, die Biosynthese von Folylpolyglutamat und die Thymidilatsynthetase (Folat-Coenzym-abhängige Reaktion) ist Cobalamin wichtig. Mangel an Vitamin B_{12} führt zur Störung der DNA-Synthese bei normaler RNA-Synthese mit der Folge megaloblastärer Veränderungen. Die Demyelinisation im Nervensystem soll durch eine Hemmung der Synthese von Myelinlipiden durch Anreicherung von Methylmalonyl-CoA oder Propionyl-CoA bzw. eine okkulte chronische Cyanidintoxikation (Tabak-Amblyopie) entstehen.

Der Nachweis einer Vitamin-B_{12}-Absorptionsstörung wird mit dem Schilling-Test durch orale Gabe von ^{57}Co- oder ^{60}Co-markiertem Vitamin B_{12} geführt. Zur Absättigung der Speicher werden 2 Stunden nach Gabe des markierten Vitamins 1000 μg unmarkiertes Vitamin B_{12} i.m. gegeben. Bei normaler Absorption werden in 24 Stunden 7−35% der Radioaktivität im Urin wiedergefunden. Liegt ein Mangel an Intrinsic factor vor, normalisiert sich der Test bei gleichzeitiger Gabe von Intrinsic factor. Bei einer Absorptionsstörung tritt keine Normalisierung ein. Bei Vitamin-B_{12}-Mangel ist die Methylmalonat-Ausscheidung im Urin stark erhöht (>3,5 mg/Tag$\cong$30 μmol/d).

Folsäure (Pteroylmonoglutaminsäure) kommt vor allem in pflanzlichen, aber auch tierischen Nahrungsmitteln vor. Der Körper des Erwachsenen enthält etwa 5 mg (11,3 μmol) Folsäure, der tägliche Bedarf beträgt mindestens 50 μg (0,11 μmol). 4 Monate folsäurefreie Ernährung kann zur megaloblastären Anämie führen. Folsäure liegt vor allem in konjugierter Form vor (Folylpolyglutamat) und wird nach Hydrolyse zu Monoglutamat im proximalen Jejunum absorbiert. Der Transport im Blut erfolgt wahrscheinlich nach Bindung an 2 Plasmaproteinfraktionen. Die hohe Clearancerate ist durch schnelle intrazelluläre

Fixierung und Ausscheidung durch die Nieren bedingt. Wichtigste Folsäurederivate in Plasma, Blutzellen und Leber sind N^5-methyltetrahydrofolat und N^5-methyldihydrofolat. Der Mangel an Folsäure führt zu einer Störung der Thymidylatsynthese und damit der DNA-Synthese. Die Folge sind wiederum megaloblastäre Umwandlungen. Die Folsäurebestimmung in Blut und Erythrozyten erfolgt mit mikrobiologischen Methoden und Radioassays. Normalwerte 200–1300 ng/dl Serum (4,5–29,5 nmol/l).

Diagnostisches Vorgehen

Die Diagnose megaloblastärer Anämien gründet sich auf den Nachweis von:

– makrozytärer, normo- oder hyperchromer Anämie (MCV >100 μm^3 (fl), MCH>35 pg),
– Leuko-, Thrombo- und Retikulozytopenie,
– Hämolysezeichen (Erhöhung von Bilirubin, Eisen und LDH im Serum),
– Promegalo- und Megaloblasten sowie Riesenstabkernigen im Knochenmark,
– vermehrten Sideroblasten im Knochenmark,
– erniedrigtem Vitamin-B_{12}- oder Folsäuregehalt im Serum mit mikrobiologischen Tests und Radio-Assays sowie pathologischem Schilling-Test bei Vitaminmangel.

Differentialdiagnose

Die Differentialdiagnose megaloblastärer Anämien sollte vor allem die im Abschnitt Ätiologie angeführten Erkrankungen und Faktoren sowie die Abgrenzung zwischen Vitamin-B_{12}- und Folsäuremangel berücksichtigen. Wichtig ist auch der Ausschluß medikamentös bedingter megaloblastärer Veränderungen, die ebenfalls Folge von Störungen im DNA-Stoffwechsel sind. So werden der Folsäurestoffwechsel durch Methotrexat, Triamteren, Trimethoprim und Diphenylhydantoin, die Aufnahme von Vitamin B_{12} durch Neomycin, Colchizin und p-Amino-Salicylsäure beeinflußt. Der DNA-Stoffwechsel wird weiter durch Purinantagonisten (6-Mercaptopurin, Thioguanin, Azathioprin), Pyrimidinantagonisten (5-Fluorouracil, 6-Azauracil) und Desoxyribonucleotidantagonisten (Cytosin-Arabinosid, Hydroxyurea) gestört. Die megaloblastären Veränderungen im Knochenmark sind resistent gegen Folsäure und Vitamin B_{12}, sie bessern sich jedoch nach Absetzen der genannten Verbindungen. Seltenere Formen megaloblastärer Anämien sind als Folge kongenitaler Defekte in der Intrinsic-factor-Bildung, selektiver Malabsorption für Vitamin B_{12} (Imerslund-Syndrom) und angeborener Enzymdefekte im Folsäurestoffwechsel beschrieben worden. Letztere verlaufen meistens mit neurologischen Störungen und Oligophrenie. Auch Vitamin-C-Mangel kann mit megaloblastärer Anämie verbunden sein. Ascorbinsäure soll für die Dihydrofolsäurereduktion von Bedeutung sein.

Zu erwähnen ist noch die *hereditäre Orotazidurie*, die mit megaloblastärer Anämie und Wachstumsstörungen verbunden ist. Dem Krankheitsbild liegt eine Pyrimidinstoffwechselstörung mit Mangel an Orotidyl-Decarboxylase und zum Teil zusätzlich an Orotidyl-Pyrophosphorylase zugrunde. Neuerdings wurden auch seltene angeborene megaloblastische Anämien bei Mangel an Transcobalamin II sowie Methylfolat-Transferase beschrieben.

Therapie

Bei **Vitamin-B_{12}-Mangel** sollte man möglichst Hydroxocobalamin und nicht Cyanocobalamin geben. Die Dosierung liegt in den ersten 2 Wochen bei täglich 500 µg i.m. (bei Thrombopenie i.v.), anschließend für 4 Wochen bei 500 µg 2mal wöchentlich und als Dauertherapie bei 500 µg alle 2–3 Monate. Die Retikulozyten steigen nach 3–5 Tagen mit einem Maximum nach etwa 10–12 Tagen an, die Normalisierung des Megaloblastenmarkes setzt schon nach 8–12 Stunden ein. Das Serumeisen bedarf regelmäßiger Kontrolle und sollte bei Absinken der Eisenkonzentration und Ausschüttung hypochromer Erythrozyten substituiert werden. Transfusion von Erythrozytenkonzentraten (kleineres Volumen) sollte nur bei Absinken der Hämoglobinkonzentration unter 5 g/dl (50 g/l) erfolgen.

Bei reinem **Folsäuremangel** hat sich die orale Gabe von täglich 1–5 mg Folsäure bewährt. Hämatologische und gastroenterologische Störungen bessern sich schnell. Hohe Folsäuredosen sind auch bei Vitamin-B_{12}-Mangel effektiv. Bei Vorliegen einer funikulären Spinalerkrankung sollte man Folsäure nur gleichzeitig mit Vitamin B_{12} zur Vermeidung einer Verschlimmerung der neurologischen Störungen verabfolgen.

Wichtig für die Beseitigung zahlreicher symptomatischer megaloblastärer Anämien ist die erfolgreiche Behandlung des Grundleidens.

Prognose und Verlauf

Bei effektiver Vitaminsubstitution ist die Lebenserwartung der Patienten normal. Die Prognose symptomatischer megaloblastärer Anämien wird durch den Verlauf des Grundleidens bestimmt. Megaloblastäre Anämien bei Atrophie der Magenschleimhaut sind durch eine höhere Inzidenz für die Entstehung eines Magenkarzinoms belastet und bedürfen daher regelmäßiger gastroskopischer Kontrollen. Die funikuläre Spinalerkrankung ist leider meistens nicht rückbildungsfähig. Hohe Dosen von Vitamin B_{12} verhindern jedoch oft eine Verschlimmerung.

Merke: Megaloblastäre Anämien stellen eine Gruppe pathogenetisch unterschiedlicher makrozytärer normo- oder hyperchromer Anämien dar. Im Knochenmark findet man Megaloblasten, Promegaloblasten (s. Farbtafel 1, Abb. **1**, S. 730) und Riesenstabkernige. Die Proliferations- und Reifungsstörung der Hämatopoese ist Folge einer DNA-Synthese-Störung, die meistens durch einen Vitamin-B_{12}- oder Folsäuremangel ausgelöst wird. Neben der Erythropoese sind auch die Granulopoese (Leukopenie, übersegmentierte Granulozyten, s. Farbtafel 1, Abb. **2** S. 730), (Riesenformen der Granulozytopoese) und Thrombopoese sowie die Schleimhäute des Magen-Darm-Traktes und das Zentralnervensystem (funikuläre Spinaler-krankung) betroffen. Ätiologische Bedeutung für den Vitaminmangel haben Absorptionsstörungen, Mangelernährung, pathologische Darmbesiedelung, erhöhter Verbrauch und unzureichende Speicherung in der Leber. Auch zahlreiche Medikamente können über eine Beeinträchtigung des DNA-Stoffwechsels megaloblastäre Veränderungen auslösen. Bei effektiver Vitaminsubstitution ist die Prognose der megaloblastären Anämien gut, symptomatische Formen sind vom Verlauf des Grundleidens abhängig.

Weiterführende Literatur

Babior, B.M.: Cobalamin: Biochemistry and Pathophysiology. Wiley-Interscience, New York 1975

Chanarin, I.: Megaloblastic anaemia, cobalamin, and folate J. clin. Pathol. 40 (1987) 978

Erbe, R.W.: Inborn errors of folate metabolism. New Engl. J. Med. 293 (1975) 753, 807

Frenkel, E.P.: Abnormal fatty acid metabolism in peripheral nerves of patients with pernicious anemia. J. clin. Invest. 52 (1973) 1237

Fox, R.M., M.H. Wood, D. Royse-Smith, W.J. O'Sullivan: Hereditary orotic aciduria: Types I and II. Amer. J. Med. 55 (1973) 791

Hoffbrand, A.V., R.G. Wickremasúighe: Megaloblastic anaemia. In Hoffbrand, A.V.: Recent advances in Haematology, vol. 3. Churchill Livingstone, Edinburgh 1982

Hoffbrand, A.V.: Megaloblastic Anaemia. In Weatherall, D.J., J.G.G. Ledingham, D.A. Warrell: Oxford Textbook of Medicine. Oxford University Press, London 1984

Parry, T.E.: Megaloblastic anaemia in the elderly. Baillière's Clin. Haematol. 1 (1987) 315

Scott, J.M., D.G. Weir: Drug-induced megaloblastic change. Clin. Haematol. 9 (1980) 587

Wilms, K.: Megaloblastäre Anämien. In Hornbostel, H., W. Kaufmann, W. Siegenthaler: Innere Medizin in Praxis und Klinik, 4. Aufl. Thieme, Stuttgart 1991

Hämolytische Anämien

Definition: Bei hämolytischen Anämien ist die Blutarmut durch eine Verkürzung der Erythrozytenlebensdauer bedingt. Ursächlich kann die Hämolyse mit angeborenen oder erworbenen korpuskulären Störungen an der Zellmembran, im Zellstoffwechsel und am Hämoglobinmolekül in Zusammenhang stehen. Nichtkorpuskuläre hämolytische Anämien können durch Antikörper, mechanische oder auch chemische Faktoren verursacht werden. Die Auflösung der Erythrozyten erfolgt meistens nach deren Sequestration im MMS (Milz), seltener intravasal.

Klinische Befunde

Die klinischen Zeichen der Hämolyse äußern sich in normochromer Anämie, Ikterus und meistens Splenomegalie. Wird der Erythrozytenzerfall durch starke Steigerung der Erythropoese ausgeglichen, so spricht man bei fehlender Anämie von kompensierter Hämolyse. Schwere, akute hämolytische Krisen verlaufen mit hohem Fieber, Schüttelfrost, Kopfschmerzen und abdominellen, zum Teil kolikartigen Beschwerden und können zu einer Schocksymptomatik mit akutem Nierenversagen führen. Bei lange bestehenden Hämolysen treten häufig Gallensteine auf. Leichte Hämolysen bestehen oft ohne klinische Symptomatik und werden nur aus den Labordaten erkennbar.

Laborbefunde

Die allgemeinen Laborbefunde bei Vorliegen einer hämolytischen Anämie sind:

- normochrome Anämie,
- hohe Retikulozytenzahl im Blut,
- gesteigerte Erythropoese im Knochenmark,
- Verkürzung der Erythrozytenlebensdauer ($1/2$ mit $^{51}Cr < 26$ Tage),
- Erhöhung der Serumkonzentrationen für
  - Bilirubin (vorwiegend indirektes),
  - Eisen,
  - LDH,
  - Hämoglobin,
- Verminderung der Serumkonzentrationen für
  - Haptoglobin,
  - Hämopexin,
- erhöhte bis normale Ausscheidung von Urobilinogen bei verminderter Bilirubinausscheidung.

Korpuskuläre hämolytische Anämien

Hereditäre Sphärozytose, Kugelzellenanämie

Definition: Die hereditäre Sphärozytose ist eine korpuskuläre hämolytische Anämie, bei der wegen eines Zellmembrandefektes eine vorzeitige Sequestration der Erythrozyten im MMS, vorwiegend in der Milz, erfolgt. Die Erythrozyten besitzen eine annähernd kugelförmige Gestalt (Sphärozytose) (s. Farbtafel 4, Abb. **15**, S. 733) und haben eine verminderte osmotische Resistenz. Die Splenektomie führt in der Regel zur Beseitigung der Anämie.

Häufigkeit

Die Sphärozytose ist die häufigste korpuskuläre hämolytische Anämie in Mitteleuropa. In Deutschland ist die Prävalenz 1:5000, in den USA schätzt man etwa 200−300 Krankheitsträger auf 1 Million Einwohner. Das Leiden wird autosomal dominant vererbt, die Penetranz bei Blutsverwandten beträgt 50%. Bei einem selteneren Typ der hereditären Sphärozytose ist der Erbgang autosomal rezessiv. Sporadische Fälle sind selten, das Geschlechtsverhältnis beträgt 1:1.

Ätiologie und Pathophysiologie

Ätiologisch liegt der hereditären Sphärozytose ein bisher noch unbekannter Membrandefekt zugrunde. Als primäre Störung wird ein Defekt in den Membranproteinen (u. a. Spectrinmangel?) diskutiert, der zu erhöhtem Na^+-Influx und K^+-Verlust der Zellen, kompensatorisch gesteigerter Glykolyse und Na^+,K^+-ATPase-Aktivität sowie Lipidinstabilität in der Zellmembran führt. Die Permeabilitätsstörung hat eine Schwellung der Erythrozyten mit Umwandlung der bikonkaven Scheibenform zur Kugelform zur Folge. Die Kugelzellen sind weniger deformierbar und bleiben daher im MMS, vor allem in der Milz, an der engen Barriere zwischen roter Pulpa und Sinusoiden hängen. Die verlängerte Stase in der Pulpa mit Glucosemangel und Hypoxie schädigt und zerstört die Sphärozyten. Nach Splenektomie wird die Lebensdauer der Sphärozyten annähernd normal, obgleich der primäre Membrandefekt weiter besteht.

Klinik

Anamnese

Die eingangs beschriebenen Beschwerden bei Kranken mit hämolytischer Anämie bestehen meistens seit früher Kindheit. Es gibt milde, gemäßigte und schwere Verlaufsformen der Sphärozytose. Gelegentlich wird die Diagnose anläßlich eines Gallensteinleidens gestellt. Die hämolytischen Schübe treten oft in Zusammenhang mit interkurrenten Infekten oder auch Streßsituationen auf. Sie können zu einer aplastischen Krise führen.

Klinische Befunde

Klinisch besteht in der Regel die typische Trias von Anämie, Ikterus und Splenomegalie. Häufig finden sich gleichzeitig Skelettveränderungen (Turmschädel, Spitzgaumen, breite Nasenwurzel, Bißfehler, Syn-, Brachy- und Polydaktylie), seltener Mißbildungen von Augen, Ohren und Herz sowie Ulcera cruris.

Hämatologische Befunde:
- normochrome Anämie,
- Nachweis von Kugelzellen (Ø <7 µm, sphärischer Index >0,35, MCV normal) (s. Farbtafel 4, Abb. **15**, S. 643),
- hohe Retikulozytenzahl im Blut,
- stark gesteigerte Erythropoese im Knochenmark,
- herabgesetzte osmotische Resistenz der Erythrozyten,
- normale Leukozyten- und Thrombozytenzahl im Blut.
- erhöhte LDH-Aktivität im Serum
- erhöhtes indirektes Bilirubin im Serum

Der Anteil der Kugelzellen ist unterschiedlich. Wichtig sind der Nachweis einer verkürzten Lebensdauer [51]-Cr-markierter Erythrozyten und die vergleichende Messung der Radioaktivität über Leber und Milz. Liegt der Milz-Leber-Quotient über 1,5, ist bei stärkerer Hämolyse und Anämie die Milzexstirpation indiziert.

Diagnostisches Vorgehen

Bei Vorliegen von normochromer Anämie, Ikterus und Splenomegalie sollte zunächst die Retikulozytenzahl bestimmt werden. Erhöhte Retikulozytenzahlen sollten Veranlassung zur Durchführung der angegebenen Laboruntersuchungen sein.

Differentialdiagnose

Differentialdiagnostisch sind alle anderen Formen hämolytischer Anämien und auch bei Tumorleiden (lymphatische Systemerkrankungen) auftretende Hämolysen auszuschließen. Bei der klinisch einem hämolytischen Schub ähnlichen akuten Cholangitis fehlt die Retikulozytenvermehrung und die Cholestaseenzyme und das direkte Bilirubin sind im Serum erhöht.

Ebenso sind differentialdiagnostisch der Icterus intermittens juvenilis und eine posthepatitische Hyperbilirubinämie auszuschließen.

Therapie

Bei gehäuften hämolytischen Krisen, Anämie, Splenomegalie und auch Cholelithiasis ist die Splenektomie Therapie der Wahl. Der Therapieerfolg ist um so besser, je stärker die Sequestration der Erythrozyten in der Milz erfolgt. Bei der meistens nach der Splenektomie auftretenden Thrombozytose mit erhöhter Thrombosegefährdung ist eine Therapie mit Aggregationshemmern indiziert. Außerdem sollte wegen der Gefährdung von Splenektomierten besonders durch Pneumokokkeninfektionen eine Impfung mit Pneumokokkenvakzinen durchgeführt werden.

Prognose und Verlauf

Bei leichteren Formen ist die Prognose auch ohne Splenektomie in der Regel sehr günstig. Bei schwereren Erkrankungen ist die Lebenserwartung nach Splenektomie meistens normal. Rezidive oder ausbleibende Besserung nach Splenektomie sprechen für das Vorliegen von Nebenmilzen oder eine stärkere Erythrozytensequestration im übrigen MMS. An Nebenmilzen ist vor allem zu denken, wenn nach Splenektomie in den Erythrozyten keine Jolly-Körper nachweisbar sind. Seltene, besonders nach Infektionen auftretende aplastische Krisen verschlechtern die Prognose erheblich.

Merke: Die hereditäre Sphärozytose gehört zu den korpuskulären hämolytischen Anämien, bei denen ein Membrandefekt zur kugelförmigen Umwandlung der Erythrozyten und damit zur verstärkten Sequestration der Zellen im MMS, vor allem in der Milz, führt. Anämie, Ikterus, Splenomegalie, verminderte osmotische Resistenz der Erythrozyten, starke Erhöhung der Retikulozytenzahl bei gesteigerter Erythropoese charakterisieren das Krankheitsbild. Der Erbgang ist autosomal dominant. Die Splenektomie führt meistens zur Beseitigung der hämolytischen Anämie.

Weiterführende Literatur

Agre, P., W.H. Zinkham, J.F. Casella, V. Bennet: Spectrin deficiency is common to all forms of hereditary spherocytosis (HS); the degree of deficiency correlates with osmotic fragility Blood 62, (Suppl. 1) (1982) 42a

Becker, P.S., S.E. Lux: Hereditary spherocytosis and related disorders. Clin. Haematol. 14 (1985) 15

Braín, M.C.: The red cell membrane; disorders of membrane structure and function. In Hardisty, R.M., D.J. Weatherall: Blood and its Disorders, 2nd. ed. Blackwell, Oxford 1982

Waugh, R.E., P. Agre: Reductions of erythrocyte membrane viscoelastic coefficients reflect spectrin deficiencies in hereditary spherocytosis. J. clin. Invest. 81 (1988) 133

Hereditäre Elliptozytose

Bei dieser seltenen, autosomal dominant vererblichen Anomalie nehmen die Erythrozyten durch einen Membrandefekt im Proteinanteil (Spektrinvarianten) eine ovale bis elliptische Form (Ovalozyten) an. Die klinische Manifestation kann sehr heterogen sein. Klinische Symptome fehlen meistens, nur bei der Majorform ist eine stärkere Hämolyse Anlaß zur Splenektomie.

Weiterführende Literatur

Palek, J.: Hereditary elliptocytosis and related disorders. Clin. Haematol. 14 (1985) 45

Hereditäre Stomatozytose

Bei dieser seltenen erblichen Störung weisen die Erythrozyten eine zentrale, spaltförmige Hämoglobinaussparung auf und nehmen eine maulartige Form an. Als Ursache wird ein Membrandefekt diskutiert. Bei einem Teil der Patienten fehlt ein Membranprotein in den Erythrozyten. Klinisch manifestiert sich im Kindesalter eine hämolytische Anämie mit deutlicher Erniedrigung der osmotischen Resistenz der Erythrozyten. Die Splenektomie bringt nur eine partielle Besserung.

Akanthozytose und Echinozytose

Akanthozyten zeigen stechapfelförmige Veränderungen der Erythrozytengestalt. Sie wurden erstmals bei Kleinkindern mit einem autosomal rezessiv vererblichen Syndrom mit A-Betalipoproteinämie, Malabsorption, Retinitis pigmentosa und neurologischen Veränderungen (Ataxie, Intentionstremor, Nystagmus, Hyporeflexie) beschrieben. Akanthozyten werden auch bei alkoholischer Leberzirrhose mit Hämolyse beobachtet. Die Akanthozytose hängt ursächlich wahrscheinlich mit der veränderten Plasmalipidzusammensetzung zusammen.

Als Echinozyten bezeichnet man kugelförmige Erythrozyten mit Spiculae. Sie treten häufig bei alkoholischer Leberzirrhose durch Bindung von atypischer HDL (high density lipoprotein) an Rezeptoren der Erythrozytenmembran auf und können Ursache unterschiedlicher Hämolyse sein. Sie sind im getrockneten Blutausstrich schlecht, in der Zählkammer und mit dem Rasterelektronenmikroskop jedoch gut nachweisbar. Echinozyten und Akanthozyten können gleichzeitig vorkommen.

Weiterführende Literatur

Brecher, G., M. Bessis: Present status of spiculated red cells and their relationship to the discocyte-echinocyte transformation: a critical review. Blood 40 (1972) 333

Gracey, M., H.B. Hilton: Acanthocytosis and hypobetalipoproteinemia. Lancet 1973/I, 679

Owen, J.S., et al: Erythrocyte echinocytosis in liver disease. Role of abnormal plasma high density lipoprotein. J. clin. Jnvest. 76 (1985) 2275

Hämolytische Anämien infolge Enzymdefekten

Definition: Unter hämolytischen Anämien infolge Enzymdefekten versteht man korpuskuläre hämolytische Anämien, die durch hereditäre Enzymopathien in Gluthathionsynthese und -reduktion oder in der Glykolyse verursacht werden. Störungen in der Glykolyse führen zu spontanen nichtsphärozytären hämolytischen Anämien. Defekte im Glutathionsstoffwechsel lösen meistens erst unter zusätzlicher Einwirkung von Medikamenten und Vegetabilien eine Hämolyse aus, spontane nichtsphärozytäre hämolytische Anämien (NSHA) sind dagegen selten. Die häufigsten Enzymdefekte sind Glucose-6-Phosphat-Dehydrogenase-Mangel und Pyruvatkinasemangel.

Enzymdefekte in Glutathionreduktion, -synthese und -metabolismus

Enzymdefekte in roten Blutzellen, die die Glutathionreduktion, Glutathionsynthese sowie den Glutathionmetabolismus betreffen, sind mit ihren klinischen Manifestationen in Tab. 9.2 zusammengesestellt. Die Hämolyse tritt in der Regel nicht als spontane nichtsphärozytäre hämolytische Anämie, sondern erst nach Exposition der Defektträger gegen Medikamente auf. Als Gruppensuchtest haben sich der Heinz-Körper-Test und der GSH-Stabilitätstest nach Beutler bewährt, sie lassen jedoch eine Zuordnung zu einem spezifischen Enzymdefekt nicht zu. Bei positivem Suchtest sollten spezielle Enzymbestimmungen vor allem der Glucose-6-P-Dehydrogenase durchgeführt werden. Von den genannten Enzymdefekten soll hier nur der besonders häufige Glucose-6-P-Dehydrogenase-Mangel eingehender besprochen werden.

Glucose-6-Phosphat-Dehydrogenase-Mangel

Häufigkeit und Genetik

Der Enzymdefekt wird inkomplett dominant X-chromosomal vererbt. Hämolytische Anämien werden fast

Tabelle 9.**2**   Enzymdefekte in Glutathionreduktion, -synthese und -metabolismus

Enzym	Klinische Symptomatik	Erbgang
Glucose-6-P-Dehydrogenase	durch Medikamente und Vegetabilien ausgelöste Hämolyse (NSHA)	inkomplett dominant an das X-Chromosom gebunden
6-P-Gluconat-Dehydrogenase	NSHA	autosomal dominant (?)
γ-Glutamylcystein-Synthetase	NSHA, neurologische Störungen	autosomal rezessiv (?)
Glutathionsynthetase	NSHA	autosomal rezessiv
Glutathionreduktase	NSHA, Panzytopenie	autosomal dominant (?)
Glutathion-S-Transferase	leichte Hämolyse	–
Glutathion-Peroxidase	meist asymptomatisch	–
γ-Glutamyl-Transpeptidase	Glutathionurie	–

(NSHA) = nichtsphärozytäre hämolytische Anämie)

Tabelle 9.**3**   Die wichtigsten Verbindungen und Vegetabilien, die bei Glucose-6-P-Dehydrogenase-Mangel als hämolyseauslösend beschrieben wurden (nach Waller u. Löhr, Beutler)

Acetanilid	Nitrofurantoin
N-Acetylphenylhydrazin	p-Aminophenol
o-Acetylsalicylsäure	p-Aminosalicylsäure
Anilinderivate	Phenacetin
Antipyrin	Primaquin, Pamaquin
Atebrin	Pentaquin
Azulfidine	Pyramidon
Chloramphenicol	Sulfanilamid
Chloroquin	Sulfoxon
Diasone	Vitamin K
Dimercaprol	Fababohnen
Methylenblau	grüne Bohnen
Naphthalin und Derivate	Johannisbeeren

nur bei Männern beobachtet. Frauen sind Konduktorinnen (Ausnahme homozygote Defektträgerinnen). Während der Enzymdefekt in Mitteleuropa selten ist, wird er in den Mittelmeerländern häufig beobachtet (Anteil an der Bevölkerung z. B. Sizilien 4%, Sardinien 14% und Israel bis 60%). Unter der Weltbevölkerung ist mit über 100 Millionen Merkmalsträgern zu rechnen. Man unterscheidet heute weit über 100 biochemische Varianten. Mit Hilfe molekularbiologischer Methoden konnte für die G-6-PD-A-Variante der Austausch von drei Basen nachgewiesen werden. Sie ist sehr inhomogen, während die Variante B (mediterraner Typ) recht uniform ist.

Ätiologie und Pathogenese

Die Glucose-6-Phosphat-Dehydrogenase reduziert im Hexosemonophosphat-Zyklus NADP zu NADPH und ist damit von zentraler Bedeutung für die Glutathionreduktion in den Erythrozyten. Reduziertes Glutathion (GSH) schützt mit seinen SH-Gruppen Hämoglobin, Enzyme und Membranbestandteile gegen Oxidationsprozesse (Peroxide) und ist damit essentiell für die Zellintegrität. NSHA werden nur bei Enzymaktivitätsverminderung unter 1% der Normalwerte beobachtet. Meistens tritt die hämolytische Anämie in

Zusammenhang mit der Einnahme bestimmter Medikamente oder Vegetabilien (Tab. 9.**3**) ein, die H_2O_2 oder freie chemische Radikale bilden, die in den defekten Zellen nicht entgiftet werden können. Typisch hierfür ist die Bildung von Heinzschen Innenkörpern, die oxidative Denaturierungsprodukte des Hämoglobins darstellen (Nilblaufärbung). Je nach Grad der Hämolyse erfolgt diese intravasal oder nach Sequestration der Erythrozyten im MMS. Alte Erythrozyten werden bevorzugt sequestriert, da in ihnen auch die restliche Enzymaktivität noch vermindert ist.

Klinik

Anamnese

Die Patienten klagen 1–3 Tage nach Einnahme von Medikamenten (z. B. Primaquin) oder Leguminosen (z. B. Vicia-fava-Bohnen) über Oberbauchbeschwerden, Müdigkeit und Abgeschlagenheit. Beim Favismus kann die Beschwerdesymptomatik bereits nach sehr kurzer Zeit auftreten. Schüttelfrost, Fieber, Gelbsucht und bei schwerem Verlauf auch Anurie folgen. Die Zeichen der Hämolyse normalisieren sich trotz Weitergabe der Medikamente in wenigen Wochen. Erst 6–8 Wochen später kann bei weiterer Exposition eine erneute Hämolyse auftreten. Hämolysebegünstigende Faktoren können auch Infekte und Streßsituationen sein. Glucose-6-P-Dehydrogenase-Mangel kann auch Icterus neonatorum verursachen.

Klinische Befunde

Klinische Befunde und Laborergebnisse entsprechen denen eingangs unter hämolytischen Anämien angegeben. Die trotz weiterer Medikamentenexposition bestehende Selbstlimitierung der Hämolyse ist damit zu erklären, daß in der hämolytischen Krise junge Erythrozyten mit höherer Restenzymaktivität ausgeworfen werden, die gegen Oxydationsprozesse resistenter sind.

Diagnostisches Vorgehen

Die Diagnose ergibt sich aus der typischen Anamnese mit Einnahme bestimmter Medikamente oder Vegetabilien und der folgenden Hämolyse. Die Sicherung der Diagnose erfolgt aus der quantitativen Bestimmung der Glucose-6-P-Dehydrogenase-Aktivität. Bei Heterozygoten liegt die Aktivität etwa bei der Hälfte der Normalwerte, bei Hemi- und Homozygoten meistens unter 1%. Zytochemisch läßt sich der G-6-PD-Mangel auch mit einem Fluoreszenz-Spot-Test nachweisen.

Im Blutausstrich finden sich während der Hämolyse Heinzsche Innenkörper.

Differentialdiagnose

Differentialdiagnostisch müssen alle anderen Formen hämolytischer Anämien (auch serogene hämolytische Anämien und Hämoglobinanomalien) ausgeschlossen werden. Zur engeren Differentialdiagnose gehören Enzymdefekte in der Glutathionsynthese sowie der Glutathionreduktase-, Glutathionperoxidase- und 6-P-Gluconatdehydrogenase-Mangel.

Therapie, Prognose und Verlauf

Eine spezifische Therapie gibt es nicht. Meistens ist die Hämolyse nicht behandlungsbedürftig – Ausnahmen bilden schwere Hämolysen mit akutem Nierenversagen, die vor allem beim Favismus beobachtet werden. Die Aufklärung der Patienten und ihrer Angehörigen über den vorliegenden genetischen Defekt und die gefährdenden Medikamente und Vegetabilien ist nötig. Potentiell auslösende Substanzen müssen sofort abgesetzt werden.

Enzymdefekte in der Glykolyse

Hereditäre Enzymdefekte in der Glykolyse roter Blutzellen wurden bisher für sieben der insgesamt 13 Haupt- und Nebenkettenenzyme beschrieben. Sie sind häufig Ursache für nichtsphärozytäre hämolytische Anämien. Der Erbgang ist für die Mehrzahl der Defekte autosomal rezessiv. Tab. 9.4 gibt für die einzelnen Enzymdefekte die klinischen Leitsymptome, charakteristische Veränderungen an den Erythrozyten, die wegweisende Diagnostik, den Vererbungsmodus und den Erfolg der Splenektomie wieder. Bei Vorliegen einer nichtsphärozytären hämolytischen Anämie sollte die Aktivität der genannten Enzyme im optischen Test bestimmt werden. Hierbei ist am ehesten der Pyruvatkinase-Mangel auszuschließen, der als häufigster Defekt im einzelnen besprochen werden soll.

Für die meisten Defekte wurde inzwischen eine cDNA-Klonierung und -Sequenzierung durchgeführt.

Pyruvatkinasemangel

Häufigkeit und Genetik

Der Pyruvatkinasemangel ist die häufigste hereditäre Stoffwechselstörung unter den Glykolysedefekten als Ursache nichtsphärozytärer hämolytischer Anämien. Bisher wurden einige Hundert Defektträger mit zum Teil unterschiedlichen Varianten des Enzymproteins beschrieben. Der Pyruvatkinasemangel ist autosomal rezessiv vererblich.

Ätiologie und Pathogenese

Der Mangel an Pyruvatkinase führt zur Glykolysestörung und damit zu einer verminderten Bereitstellung energiereicher Phosphate (ATP). Nichtsphärozytäre hämolytische Anämien werden bei Homozygoten beobachtet, während Heterozygote meistens klinisch unauffällig sind.

Klinik

Anamnese

Durch die hämolytische Anämie bedingte Beschwerden werden im frühen Kindesalter, zum Teil erst im Erwachsenenalter manifest. Ihr Ausmaß richtet sich nach dem Grad der Anämie, sie können sich bei Infekten und Streßsituationen verstärken. Meistens sind die Patienten an die Anämie adaptiert.

Klinische Befunde

Normochrome, meistens makrozytäre Anämie, Ikterus und Splenomegalie sind die typischen Befunde. Die Hämoglobinkonzentration liegt zwischen 7 und 10 g/dl (70–100 g/l). Die osmotische Resistenz der Erythrozyten ist normal, die Autohämolyse gesteigert. Die übrigen hämatologischen Befunde entsprechen denen anderer hämolytischer Anämien.

Diagnostisches Vorgehen

Bei Nachweis einer NSHA wird die Diagnose durch die Bestimmung der Pyruvatkinaseaktivität gesichert. Häufig ist die Enzymaktivität im Standardtest nicht sicher vermindert, so daß die biochemischen Eigenschaften des Enzyms charakterisiert werden müssen. Die Bestimmung der Lebensdauer ^{51}Cr markierter Erythrozyten und des Milz-Leber-Quotienten der gespeicherten Radioaktivität ist für die Entscheidung zur Splenektomie wichtig.

Differentialdiagnose

Differentialdiagnostisch müssen alle anderen Formen hämolytischer Anämien ausgeschlossen werden. Bei normaler Pyruvatkinaseaktivität sind andere Glykolysedefekte (Hexokinase-, Glucose-P-Isomerase, Phosphofructoaldolase-, Triose-P-Isomerase-, Di-P-Glyceratmutase- und Phosphoglyceratkinase-Mangel) zu diskutieren.

Therapie, Prognose und Verlauf

Eine Kausaltherapie gibt es nicht. Die Splenektomie bringt nur bei einem Teil der Kranken Besserung. Abgesehen von seltenen schweren Verlaufsformen sind die Patienten an ihre Anämie angepaßt, und die Prognose ist günstig.

Hämolytische Anämien bei Enzymdefekten im Nucleotidstoffwechsel und der ATP-Spaltung

Über hämolytische Anämien bei Defekten der Adenylatkinase, Adenosin-Deaminase (Überschuß) und der Pyrimidin-Nucleotidase wurde in einzelnen Fällen be-

Tabelle 9.4   Glykolysedefekte als Ursache nichtsphärozytärer hämolytischer Anämien (NSHA)

Enzymdefekt	Klinische Befunde	Erythrozyten-charakteristika	Wegweisende Diagnostik	Erbgang/Häufigkeit	Erfolg der Splenektomie
Hexokinase	NSHA, milde bis schwere Anämie, z. T. Splenomegalie, Panzytopenie mit Organfehlbildungen	oft Makrozytose, Erythrozytenform normal, osmotische Resistenz normal	Enzymaktivität, ATP vermindert, 2,3-DPG niedrig oder normal	autosomal rezessiv/selten	gut
Glucose-P-Isomerase	NSHA, mäßige Anämie u. Hyperbilirubinämie, selten Splenomegalie	Anisozytose, Poikilozytose, Polychromasie, hohe Retikulozytose, Verformbarkeit der Erythrozyten vermindert, Sequestration in der Milz	Enzymaktivität, ATP- u. 2,3-DPG-Mangel	autosomal rezessiv/selten	sehr gut
Phosphofructokinase	NSHA, z. T. kombiniert mit Glykogenose Typ VII und Myopathie, milde Anämie, selten Ikterus u. Splenomegalie	mäßige Retikulozytose, Erythrozytenform normal	Enzymaktivität	autosomal rezessiv (?)/selten	schlecht
Triose-P-Isomerase	NSHA, milde bis schwere Anämie, bei Homozygotie früher Tod, Heterozygotie klinisch unauffällig	Erythrozytenform normal, starke Autohämolyse	Enzymaktivität, Autohämolysetest	autosomal rezessiv/selten	schlecht
P-Glyceratkinase	NSHA, milde bis schwere Anämie, Granulozytenfunktion gestört, neurologische Störungen	Erythrozytenform normal, mäßige Retikulozytose, osmotische Resistenz normal	Enzymaktivität, ATP vermindert	X-chromosomal/selten	gut
2,3-Di-P-Glyceromutase	NSHA	z. T. Sphärozyten, 2,3-DPG vermindert, Autohämolyse durch ATP u. Glucose korrigierbar	Enzymaktivität	autosomal rezessiv/selten	schlecht
Pyruvatkinase	NSHA, mäßige bis schwere Anämie, Splenomegalie, aplastische Krisen möglich	normochrome, normozytäre Anämie, Anisozytose, Polychromasie, Poikilozytose, Akanthozyten, mäßige Retikulozytose	Enzymaktivität, ATP vermindert, 2,3 DPG erhöht	autosomal rezessiv, häufig	gut/mäßig

richtet. Auch beim autosomal dominant vererbten Membran-ATPase-Mangel wurden milde nichtsphärozytäre hämolytische Anämien beschrieben, die sich nach Splenektomie besserten.

Merke: Nichtsphärozytäre hämolytische Anämien können die Folge von Enzymdefekten in den Glutathion synthetisierenden und reduzierenden Reaktionen oder der Glykolyse sein. Häufigster, inkomplett dominant X-chromosomal vererbter Enzymdefekt ist der Glucose-6-P-Dehydrogenase-Mangel, der meistens unter zusätzlichem Einfluß bestimmter Medikamente und Vegetabilien (Favismus) zur Hämolyse führt. Die Erythrozyten tragen Heinzsche Innenkörper. Spontane normochrome, makrozytäre hämolytische Anämien treten bei Glucose-6-P-Dehydrogenase-Mangel selten auf, häufiger dagegen bei Glykolysedefekten. Häufigster Glykolysedefekt ist der autosomal rezessiv vererbliche Pyruvatkinasemangel. Splenektomie bringt nur selten eine Besserung.

Weiterführende Literatur

Benöhr, H.Chr., H.D. Waller: Glutathion (Bedeutung in Medizin und Biologie). Klin. Wschr. 53 (1975) 789

Beutler, E.: The Genetics of Glucose-6-Phosphate Dehydrogenase Deficiency Sem. Hematol. 37 (1990) 137

Clemens, M.R., H.D. Waller: Genetische Defekte als Ursachen von Anämien. Internist 30 (1989) 556

Gordon-Smith: Drug-induced oxidative haemolysis. Clin. Haematol. 9 (1980) 557

Keitt, A.S.: Diagnostic strategy in a suspected red cell enzymopathy. Clin. Haematol. 10 (1981) 3

Löhr, G.W., H.D. Waller: Biochemie und Pathogenese der enzymopenischen hämolytischen Anämien. Dtsch. med. Wschr. 86 (1961) 897 u. 946

Miwa, S.: Pyruvate kinase deficiency and other enzymopathies of the Embden-Meyerhof pathway. Clin. Haematol. 10 (1981) 57

Yoshida, A., E. Beutler: Human glucose-6-phosphate dehydrogenase variants: a supplementary tabulation. Ann. Hum. Genet. 41 (1978) 347

Paroxysmale nächtliche Hämoglobinurie (PNH) (Marchiafava-Anämie)

Definition: Die PNH ist eine seltene, erworbene korpuskuläre hämolytische Anämie, die sich zum Teil als hypo- oder aplastisches Syndrom manifestiert. Intravaskuläre Hämolyse, Hämoglobinurie und erhöhte Thromboseneigung sind die wichtigsten klinischen Befunde. Pathogenetisch sind die Verminderung oder das Fehlen von Membranproteinen der Blutzellen als Folge eines Defektes an der pluripotenten Stammzelle von Bedeutung. Granulo- und Thrombozytopoese sind daher ebenfalls gestört.

Häufigkeit

Die Prävalenz der PNH wird mit 1:500 000 angenommen, Frauen sind häufiger als Männer betroffen.

Ätiologie und Pathogenese

Die Ursache der Hämolyse vorwiegend im Schlaf ist bisher unbekannt. Es wird ein Defekt an der pluripotenten Stammzelle angenommen, der wahrscheinlich an einem Gen manifestiert ist, das für eine gemeinsame Membranstruktur kodiert, die Proteine in der Zellmembran verankert. In vitro konnten bei Patienten mit PNH neben normalen Erythrozyten mindestens drei verschiedene Zellklone mit unterschiedlicher säure- oder komplementabhängiger Zelllyse nachgewiesen werden. Die Veränderungen in der Membranstruktur betreffen vor allem Proteine, die die Zellen vor der komplementaktivierten Zelllyse schützen. Die veränderte Komplementsensitivität betrifft sowohl die Erythrozyten, wie auch die Thrombozyten und weißen Blutzellen. Die verstärkte Lyse läßt

sich nach Komplementaktivierung durch Ansäuern des Serums (Ham-Test), durch verminderte Ionenstärke (Sucrose-Test) und Antikörperzusatz messen. Die Überlebenskurven ^{51}Cr-markierter Erythrozyten zeigen wegen der unterschiedlichen Zellpopulationen mehrstufigen Abfall. Die Acetylcholinesteraseaktivität ist in der Zellmembran vermindert. Die Erkrankung wird nicht vererbt und kann in jedem Lebensalter auftreten.

Klinik

Klinischer Befund und Verlauf sind unterschiedlich. Unregelmäßige nächtliche Hämoglobinurie haben weniger als ein Viertel der Kranken. Meistens besteht eine chronische hämolytische Anämie mit unregelmäßigen Schüben, die mit Infektionen, Streß, Bluttransfusionen und auch Medikamenten in Zusammenhang stehen können. Thrombo- und Leukozytopenie sowie ein oft jahrelanges aplastisches Vorstadium werden ebenfalls beobachtet.

Gefürchtete Komplikationen sind Thrombosen von Lebervenen, Pfortader, mesenterialen (Ileus) und zerebralen Venen sowie Niereninsuffizienz und schwere Allgemeininfektionen. Die PNH kann in eine akute Leukämie übergehen.

Diagnostisches Vorgehen

Die Diagnose gründet sich auf den Nachweis makrozytärer, normochromer oder – bei Eisenmangel – mikrozytärer, hypochromer Anämie mit Hämolysezeichen, Thrombo- und Leukozytopenie. Bei fehlendem Antikörpernachweis sind der Säureresistenztest (Ham) und Sucrotest positiv. Im Urin findet man reichlich Hämosiderin.

Differentialdiagnose

Differentialdiagnostisch müssen alle anderen Formen hämolytischer Anämien ausgeschlossen werden. Zerebrale Venenthrombosen, Budd-Chiari-Syndrom, Pfortaderthrombose, aplastische Syndrome und unklarer Eisenmangel mit Hämolyse sollten immer an eine PNH denken lassen.

Therapie, Prognose und Verlauf

Bei schwerer Anämie werden Transfusionen gewaschener Erythrozyten, zur Thromboseprophylaxe Dicumarole und bei Eisenmangel vorsichtig Eisenpräparate gegeben. Manchmal ist die Applikation von Androgenen, und NNR-Steroiden nützlich. Von der Splenektomie ist abzuraten. Die Prognose und der Verlauf sind abhängig von der Schwere der Krankheit. Etwa die Hälfte der Patienten hat eine annähernd normale Lebenserwartung und zeigt mit zunehmendem Alter eine Besserung der Hämolyse.

Bei Patienten unter 50 Jahren mit Aplasie des Knochenmarkes wurde über kurative Erfolge mit der allogenen oder syngenen Knochenmarktransplantation berichtet.

Merke: Die paroxysmale nächtliche Hämoglobinurie (PNH) ist eine erworbene korpuskuläre hämolytische Anämie, die makrozytär und normochrom, bei Eisenmangel mikrozytär und hypochrom sein kann. Durch Stammzelldefekte werden verschiedene, membrangestörte Erythrozytenpopulationen mit erhöhter Sensitivität gegen Komplementlyse gebildet. Thrombo- und Leukozytopenie, aplastische Vorstadien und Übergang in akute Leukämie können ebenso wie schwere Venenthrombosen zum Krankheitsbild gehören. Der Nachweis der PNH erfolgt mit dem Säureresistenztest und Sucrosetest. Therapeutisch werden gewaschene Erythrozyten, Dicumarole, Androgene und NNR-Steroide eingesetzt.

Weiterführende Literatur

Clemens, M.R., H.D. Waller: Paroxysmale nächtliche Hämoglobinurie. In Hornbostel, H., W. Kaufmann, W. Siegenthaler: Innere Medizin in Praxis und Klinik, Band III, 4. Aufl. Thieme, Stuttgart 1991

Dacie, J.V., S.M. Lewis: Paroxysmal nocturnal haemoglobinuria: Clinical manifestations, haematology, and nature of the disease. Ser. Haematol. 5 (1972) 3

Rotoli, B., L. Luzzatto: Paroxysmal nocturnal haemoglobinuria. Baillière's Clin. Haematol. 2 (1989) 113

Hämoglobinopathien

Hämoglobinopathien können mit einer genetischen Störung der Globinkettensynthese (Thalassämien) oder als Hämoglobinanomalien mit hereditären Veränderungen der Aminosäurenzusammensetzung der Ketten verbunden sein. Synthesestörungen der Ketten führen zu hypochromen Anämien, Defekte in der Aminosäuresequenz der Ketten gelegentlich zu instabilen Hämoglobinen, Hämolyse, erhöhter Oxidierbarkeit des Hämoglobins oder auch Polyglobulie. Oft finden sich bei letzteren auch keine klinischen Symptome. Klinische Befunde liegen bei α-Kettendefekten bereits bei der Geburt vor, während sie bei β-Kettendefekten erst in den folgenden Monaten manifest werden.

Thalassämien

Definition: Unter Thalassämien versteht man hypochrome Anämien als Folge einer genetisch bedingten Repression der Polypeptidkettensynthese am Globin. Bei α-Thalassämie ist die α-Kettensynthese, bei β-Thalassämie die β-Kettensynthese eingeschränkt.

Häufigkeit

Thalassämien sind weit verbreitet im Mittelmeerraum, im mittleren Osten, in Teilen Pakistans und Indiens sowie Südostasiens. Die Genfrequenz kann bis zu 20% betragen. Einzelne Krankheitsträger werden in allen Rassen beobachtet.

Ätiologie und Pathogenese

Bei Thalassämien ist als Folge der Globinsynthesestörung das normale Hämoglobin HbA$_1$ (α_2 und β_2) vermindert. Erniedrigte α-Kettensynthese (α-Thalassämie) führt zu vermehrter Bildung von Tetrameren der β- oder γ-Ketten (β_4 = HbH bzw. γ_4 = Hb Barts). Hierdurch ändert sich die Sauerstoffaffinität des Hämoglobins und tritt eine starke Neigung zu seiner Präzipitation in den Erythroblasten auf. Ineffektive Erythropoese und Hämolyse der Erythrozyten sind die Folge. Eingeschränkte β-Kettensynthese wird durch verstärkte γ- oder δ-Kettensynthese kompensiert, so daß erhöhte Konzentrationen für HbF ($\alpha_2\,\gamma_2$) und HbA$_2$ (α_2-δ_2) entstehen. Auch bei der β-Thalassämie tritt eine stärkere Destruktion von Erythroblasten und Erythrozyten auf, die als Folge einer Tetramerbildung von α-Ketten erklärt wird. In der Erythrozytenmembran wurden schwere Veränderungen an den Lipiden, Proteinen, Sialoglykoproteinen und Glykoliden nachgewiesen, die zu einer erhöhten Phagozytose der Zellen im MMS führen. Selten sind γ- und δ-Thalassämien oder Hb-Lepore-Anomalien mit δ-β-Hybrid-Polypeptidketten.

Die Störung der Polypeptidkettensynthese kann durch mehrere genetische Defekte ausgelöst werden. Die Schwere der α-Thalassämie hängt z.B. von der Zahl der funktionsgestörten Gene (normal vier Strukturgene) ab. Das Fehlen aller vier Strukturgene mit völligem Ausfall der α-Kettensynthese ist nicht mit dem Leben vereinbar. Bei β-Thalassämien liegen unterschiedliche Deletionen vor, von denen das ganze oder Teile des Strukturgens betroffen sein können. Außerdem sind Punktmutationen im Codierbereich oder am Intron der β-Globingene bekannt. Die β-Thalassämie stellt in der homozygoten Form ein schweres Krankheitsbild dar, die homozygote α-Thalassämie ist nicht mit dem Leben vereinbar, heterozygote Thalassämieformen hängen in ihrem klinischen Bild von der Expression des Gendefektes ab.

Klinik

Anamnese

Beschwerden wie Müdigkeit, Schwindel, Leistungsschwäche und Infektlabilität richten sich nach dem Grad der Anämie.

Klinische Befunde

Man unterscheidet die homozygote Thalassaemia major (Cooley-Anämie) und die heterozygote Thalassaemia minor oder minima.

Das klinische Bild der *Thalassaemia major* wird bestimmt durch:

– hypochrome Anämie,
– Ikterus,
– Hepatosplenomegalie,
– Entwicklungs- und Wachstumsstörungen,
– Hämosiderose der Organe,
– Bürstenschädel,

– Osteoporose,
– weite Markräume der Röhrenknochen.

Die klinischen Befunde sind bei der *Thalassaemia intermedia* leichter, die Kinder entwickeln sich meistens auch ohne Bluttransfusionen fast normal. Genotypisch können dieser Form eine homozygote β-Thalassämie mit mildem Verlauf, heterozygote β- oder α-Thalassämie, heterozygote β-/α-Thalassämie oder β-Thalassämie kombiniert mit zusätzlichen Hämoglobinanomalien (z. B. Hb-S) zugrunde liegen. Bei der *Thalassaemia minor* treten zwischen dem 2. und 10. Lebensjahr die hämolytische Anämie mit Hepatosplenomegalie und Organhämosiderose oder nur eine mäßige Anämie auf. Die *Thalassaemia minima* ist wegen meistens fehlender klinischer Befunde ein zufälliges Untersuchungsergebnis. Geringe Steigerung der Erythropoese bei fehlender Anämie und erhöhte Gallensteininzidenz können vorliegen. Bei Gravidität und Mangelzuständen für Folsäure, Vitamin B_{12} und Eisen können Verschlimmerungen der Thalassämie auftreten.

Diagnostisches Vorgehen

Neben den genannten klinischen Befunden führen die folgenden hämatologischen und biochemischen Nachweise zur Diagnose:

– hypochrome Anämie (MCH <25 pg),
– im Blutausstrich Target-Zellen, Polychromasie, Poikilozytose, basophile Tüpfelung, zum Teil Normoblasten,
– stark gesteigerte Erythropoese im Knochenmark,
– Retikulozyten normal bis leicht erhöht,
– Serumeisen normal oder erhöht,
– Hämolysezeichen.

Wichtig ist die Durchführung einer Hämoglobinelektrophorese. Bei der β-Thalassaemia major sind der HbF-Anteil auf 15–90% und auch das HbA_2 leicht erhöht. Die heterozygote β-Thalassaemia minor zeigt geringe Erhöhung von HbF und HbA_2, bei sehr geringer Penetranz des Defektes nur HbA_2-Vermehrung. Die α-Thalassämien weisen HbH und Hb Barts auf.

Differentialdiagnose

Differentialdiagnostisch sind andere hämolytische Anämien, vor allem der Mangel an Glucose-6-P-Dehydrogenase, sowie Eisenmangelanämien und sideroachrestische Anämien auszuschließen.

Therapie, Prognose und Verlauf

Eine kausale Behandlung der Thalassämien gibt es nicht. Bluttransfusionen können schon im frühen Kindesalter notwendig sein. Bei starker Hämolyse mit Organhämosiderose wird zur Entfernung des Eisens Deferoxamin – heute zum Teil über eine Dauerinfusionspumpe – gegeben, erhebliche Splenomegalie und schwere Anämie können eine Splenektomie erforderlich machen. Wegen der starken Zellproliferation ist die Folsäuresubstitution indiziert. Die Thalassaemia major führt im Kindesalter oder in früher Jugend meistens zum Tode, während die anderen Formen prognostisch günstiger sind. Bei der Minor-

und Minima-Form ist die Lebenserwartung nicht eingeschränkt.

Merke: Bei Thalassämien besteht eine hypochrome Anämie mit Target-Zellen, basophiler Tüpfelung und Polychromasie der Erythrozyten. Gleichzeitig finden sich die Zeichen einer Hämolyse mit normalen oder erhöhten Serumeisenwerten. Ursache ist eine Synthesestörung der α-Ketten (α-Thalassämie) oder β-Ketten (β-Thalassämie) u.a. durch Deletionen an Strukturgenen oder Punktmutationen im Codierbereich bzw. Intron der β-Globingene. Die Hämoglobinelektrophorese zeigt bei der homozygoten β-Thalassaemia major 15–90% HbF und eine leichte Erhöhung von HbA_2, während die heterozygoten Formen je nach Penetranz des Defektes geringe Erhöhungen von HbF und/oder nur HbA_2 (>2,5%) aufweisen. Bei α-Thalassämie sind HbH- und Hb-Barts nachweisbar. Die Thalassämien gehen mit Blässe, Ikterus sowie Hepatosplenomegalie – je nach Schwere der Erkrankung – einher. Homozygote Formen weisen zusätzlich Wachstumsstörungen sowie Bürstenschädel auf. Homozygote α-Thalassämie ist nicht mit dem Leben vereinbar, homozygote β-Thalassämie führt in der Kindheit oft zum Tode. Heterozygote Thalassämien haben eine günstige Prognose. Therapeutisch werden bei Bedarf Bluttransfusionen, Folsäure und Deferoxamin eingesetzt. Auch die Splenektomie kann Besserung bringen.

Abnormale Hämoglobine

Definition: Bei abnormalen Hämoglobinen liegt eine angeborene Störung der Aminosäuresequenz in den Polypeptidketten des Globins vor. Je nach Art und Position der ausgetauschten oder fehlenden Aminosäuren können Funktionsstörungen des Hämoglobins auftreten. Die meisten der mehr als 250 Varianten sind klinisch unauffällig und stellen nur Hämoglobinanomalien dar. Bei manifesten klinischen Befunden spricht man von Hämoglobinopathien.

Häufigkeit

Die meisten Hämoglobinopathien sind selten und nur als Einzelfälle beschrieben. Eine Ausnahme bilden die Hämoglobine S, C, D und E. Besonders verbreitet ist die Sichelzellkrankheit durch HbS mit 20–40% bei der Bevölkerung im tropischen Afrika und 5–10% bei amerikanischen Negern. Die weiße Rasse ist ganz selten betroffen. Der Erbgang ist autosomal dominant, zum Teil bestehen Spontanmutationen.

Sichelzellkrankheit

Ätiologie und Pathogenese

Die Sichelzellkrankheit tritt bei homozygoten HbS-Trägern auf, bei denen an der β-Kette in Stellung 6 Glutaminsäure durch Valin ersetzt ist. Im desoxygenierten Zustand präzipitiert das HbS unter Bildung nadelförmiger Kristalle. Die Erythrozyten nehmen eine sichelartige Form an (s. Farbtafel 4, Abb. **16**, S. 733) und werden im MMS sequestriert. In den Kapillaren entstehen Thromben mit lokalen Gefäßverschlüssen, die mit einer erhöhten Adhärenz der Sichelzellen an Endothelzellen, Monozyten und Makrophagen zusammenhängen können.

Klinik

Das Krankheitsbild wird im Säuglingsalter manifest und kann zu Wachstumsstörungen führen. An klinischen Befunden sind zu nennen: Anämie, Ikterus, Hepatosplenomegalie, Milzinfarkte, Thrombosen in abdominellen und zerebralen Gefäßen, Nieren- und Lungeninfarkte, Amaurose. Hämolytische Krisen treten gehäuft bei Infektionen auf, die Anfälligkeit von HbS-Trägern gegen Malaria ist vermindert. Die Diagnose wird gesichert durch den Sichelzelltest und die Hämoglobinelektrophorese.

Therapie, Prognose und Verlauf

Eine kausale Therapie gibt es nicht. Symptomatisch werden Bluttransfusionen, Folsäure und Antikoagulantien gegeben. Der Verlauf hängt von den Komplikationen ab, die oft zum Tode führen. Neben zerebralen und abdominellen Thrombosen werden vor allem aplastische Krisen gefürchtet.

Andere Hämoglobinopathien

Die anderen Hämoglobinopathien können, je nach Art und Lokalisation der Aminosäurendeletion, unterschiedliche Krankheitsbilder hervorrufen. Die klinischen Symptome können als spontane oder medikamenteninduzierte hämolytische Anämien, zum Teil mit Heinz-Körper- und Methämoglobinbildung (instabile Hämoglobine, Hb-Zürich, Hb-Köln usw.), mit Zyanose infolge herabgesetzter Sauerstoffaffinität der Hämoglobinvariante oder in Verbindung mit einer Polyglobulie auftreten. Von den dominant vererblichen HbM-Varianten, bei denen eine erhöhte Spontanoxidation des Hämoglobins zu Methämoglobin besteht, sind autosomal rezessiv vererbliche Methämoglobinämien mit Methämoglobinreduktase-Mangel abzugrenzen.

Merke: Abnormale Hämoglobine entstehen durch Austausch oder Fehlen einer oder mehrerer Aminosäuren an den Polypeptidketten des Globins. Bisher sind mehr als 250 Varianten bekannt, von denen nur wenige zu klinischen Symptomen (Hämoglobinopathien) führen. Am verbreitetsten ist die Hb-Sichelzellkrankheit (HbS) (s. Farbtafel 4, Abb. **16**, S. 733). Andere Hämoglobinopathien können zur Instabilität des Blutfarbstoffs, Methämoglobinämie, Zyanose bei herabgesetzter Sauerstoffaffinität oder Polyglobulie führen. Der Erbgang der Defekte ist autosomal dominant, zum Teil bestehen Spontanmutationen. Eine Kausaltherapie gibt es nicht.

Weiterführende Literatur

Brewer, G.J.: A view of current status of antisickling therapy. Amer. J. Haemat. 1 (1976) 121

Fairbanks, V.F.: Hemoglobinopathies and Thalassemias. Laboratory Methods and Case Studies. Stratton, New York 1980

Hebbel, R.P., R.S. Schwartz, N. Mochandas: The adhesive sickle erythrocyte: Cause and consequence of abnormal integrations with endothelium monocytes macrophages and model membranes. Clin. Haematol. 14 (1985) 141

Nienhues, A.W., N.P. Anaguoň, F.J. Ley: Advance in thalassemia research. Blood 63 (1984) 738

Ohene-Frempong, K., E. Rappaport, E. Schwartz: Thalassemia syndrome, recent advances. Hematol. Oncol. Clin. North Amer. 1 (1987) 503

Rachmilewitz, E.A., E. Shinar, O. Shalev, U. Galili, St.L. Schrier: Erythrocyte Membrane Alterations in β-Thalassaemia. Clin. Haematol. 14 (1985) 163

Weatherall, D.J., J.B. Clegg: The Thalassaemia Syndromes, 3rd ed. Blackwell, Oxford 1981

White, J.M.: The unstable haemoglobin disorders. Clin. Haemat. 3 (1974) 333

Wintrobe, M.M.: Clinical Hematology 8td ed. Lea & Febiger, Philadelphia 1981

Extrakorpuskuläre hämolytische Anämien

Bei dieser Gruppe hämolytischer Anämien werden normal strukturierte Erythrozyten durch exogene Faktoren geschädigt und im MMS sequestriert, seltener intravasal hämolysiert. Zu den exogenen Faktoren gehören chemische und physikalische Noxen, Mikroorganismen und am häufigsten Antikörper, die oft symptomatisch bei anderen Grundleiden gebildet werden. Durch Antikörper verursachte hämolytische Anämien werden auch immunhämolytische Anämien genannt. Die zur Hämolyse führenden Antikörper werden unterteilt in:

— inkomplette Wärmeautoantikörper,
— Kälteagglutinine,
— bithermische Hämolysine,
— Isoantikörper.

Hämolytische Anämie durch inkomplette Wärmeautoantikörper

Definition: Die immunhämolytischen Anämien dieser Gruppe werden durch inkomplette Wärmeautoantikörper vom IgG-Typ ausgelöst. Die Antikörper entstehen idiopathisch oder symptomatisch bei verschiedenen, vor allem das ·lymphatische System betreffenden Erkrankungen. Eine besondere Gruppe stellen die durch Medikamente induzierten immunhämolytischen Anämien dar.

Ätiologie und Pathophysiologie

Pathophysiologisch werden sowohl eine Änderung der Antigenstruktur (Blutgruppenantigene) der Erythrozytenmembran, mit gegen diese gerichteter Antikörperbildung, als auch ein Toleranzverlust des Immunsystems gegen normale Membranantigene diskutiert. Die IgG-Immunglobuline und z.T. der Komplementfaktor C_{3b} werden an die Erythrozytenmembran fixiert. Hierdurch werden die Erythrozyten opsoniert und ihre Rigidität vermindert. Die antikörperbeladenen Erythrozyten werden durch Makrophagen phagozytiert oder durch Internalisierung ein Teil ihrer Membran zerstört, so daß sie die sphärische Form annehmen. Die wenig flexiblen Sphärozyten werden nach Fragmentation im MM-System, vor allem der Milz sequestriert. Der Hämolysegrad hängt vom Antikörpertiter im Serum ab. Frauen sind häufiger als Männer betroffen, mit einer Häufung nach dem 40. Lebensjahr. Für durch Medikamente ausgelöste immunhämolytische Anämien sind verschiedene Mechanismen zu unterscheiden. Am bekanntesten ist die *Induktion der Autoantikörperbildung* durch α-Methyldopa, die dosisabhängig ist und nach 3- bis 6monatiger Behandlung auftritt. Die vorwiegend gegen Rh-Antigene gerichteten IgG-Antikörper lassen sich mit dem Coombs-Test nachweisen. Nur 1% der Patienten mit Autoantikörpernachweis zeigen eine hämolytische Anämie.

Im Gegensatz hierzu ist die durch Medikamente induzierte *Immunkomplexbildung* nicht dosisabhängig. Prototyp der Medikamente für diesen Hämolysemechanismus ist Chinidin. Chinidin bildet mit IgM-Antikörpern im Plasma Immunkomplexe, die sich reversibel an die Erythrozytenmembran anlagern und hierbei Komplementfaktoren fixieren. Die Sequestration der Erythrozyten erfolgt nur z.T. im MM-System, die Hämolyse ist vorwiegend intravasal. Beim dritten Wirkungsmechanismus wirkt das Medikament als *Hapten*. Beispiel ist die durch Penicillin induzierte Immunhämolyse. In hohen Dosen bindet das Penicillin als Hapten an die Erythrozytenmembran und bildet mit den Erythrozyten das Vollantigen, gegen das IgG-Antikörper gebildet werden. Sie lassen sich mit dem Coombs-Test nachweisen. Die Sequestration erfolgt im MM-System der Milz. Nach Absetzen des Medikamentes normalisiert sich schnell der Coombs-Test.

Ätiologisch kommen für die Wärmeautoantikörperbildung im einzelnen folgende Ursachen in Frage:

- idiopathisch,
- symptomatisch bei
  - Infektionen (Mykoplasma, Virusinfektionen, z.B. infektiöse Mononukleose, bakteriell),
  - Neoplasien (besonders im lymphatischen System),
  - Autoimmunerkrankungen (Kollagenosen),
  - Medikamente (α-Methyldopa, Chinin, Chinidin, Penicillin G, Streptomycin, Cephalosporine, PAS, INH, Phenacetin, Phenylbutazon, Chlorpromazin, Indomethazin usw.).

Klinik

Die klinischen Befunde können sich akut mit allen Zeichen der hämolytischen Krise wie schlechter Allgemeinzustand, Fieber, Schüttelfrost, Blässe, Ikterus und Splenomegalie manifestieren. Häufiger entwickelt sich die hämolytische Anämie schleichend. Die Anämie ist normochrom und normo- bis makrozytär, die Retikulozytenzahl im Blut ist bei erheblicher Steigerung der Erythropoese stark erhöht. Thrombozyten- und Leukozytenzahl sind normal, Leukozytose kann vorkommen. Alle für eine Hämolyse typischen Laborbefunde und starke BSG-Beschleunigung bestehen ebenfalls.

Diagnostisches Vorgehen und Differentialdiagnose

Bei Nachweis einer normochromen, normozytär-makrozytären hämolytischen Anämie müssen der indirekte und direkte Coombs-Test zum Nachweis freier bzw. gebundener Autoantikörper durchgeführt werden. Die Diagnose idiopathische autoimmunhämolytische Anämie setzt den Ausschluß aller symptomatischen immunhämolytischen Anämien und durch Enzymdefekte bedingten hämolytischen Anämien voraus. Bei einem Teil der Kranken mit symptomatischer immunhämolytischer Anämie ist der Coombs-Test negativ.

Therapie, Prognose und Verlauf

Nur bei starker Anämie (Hb<7 g/dl≙<70 g/l) sollten gewaschene Erythrozytenkonzentrate HLA-identischer Spender gegeben werden. Die hämolytische Krise erfordert i.v. Gabe hoher NNR-Steroid-Dosen, während sonst mittlere Dosen p.o. verordnet werden. Bei ausbleibendem Erfolg kann man eine immunsuppressive Therapie mit Azathioprin, Chlorambucil oder Cyclophosphamid versuchen. Die Splenektomie führt bei etwa der Hälfte der Kranken zu einer Besserung, wenn ^{51}Cr-markierte Erythrozyten vorwiegend in der Milz sequestriert werden. Bei starkem Blutumsatz ist die Folsäuresubstitution günstig. Der Krankheitsverlauf ist chronisch und in Schüben. Bei der idiopathischen Form führt die Krankheit bei 10–40% in Monaten bis Jahren zum Tode, etwa ein Viertel zeigt spontane Remissionen. Die Prognose der symptomatischen Formen richtet sich nach dem Verlauf der Grunderkrankung. Thrombosen und Lungenembolien sind nicht selten.

Die durch Medikamente induzierten immunhämolytischen Anämien normalisieren sich in der Regel Tage bis Wochen nach Absetzen der Medikamente.

Kälteagglutininkrankheit

Definition: Die Kälteagglutininkrankheit ist gekennzeichnet durch hämolytische Anämie und Akrozyanose als Folge peripherer Zirkulationsstörungen. Ursache dieser Störungen ist die Bildung von Autoantikörpern mit großer Temperaturamplitude vom IgM-Typ (Kälteagglutinine), die gegen das I-Antigen der Erythrozyten gerichtet sind. Das Krankheitsbild kann idiopathisch und − vor allem bei lymphatischen Systemerkrankungen − symptomatisch auftreten.

Ätiologie

Die krankhafte Bildung von Kälteagglutininen vom IgM-Typ kann durch Virusinfektionen (Influenza, infektiöse Mononukleose) und die akute Mykoplasmenpneumonie ausgelöst werden. Außerdem tritt das Krankheitsbild − neben der idiopathischen Form − bei lymphatischen Neoplasien auf. Niedrige Titer von Kälteagglutininen liegen auch bei Gesunden vor. Sie reagieren bei etwa 4 °C, während bei der Kälteagglutininkrankheit die Agglutination der Erythrozyten bereits bei Zimmertemperatur (Maximum bei 31 °C) erfolgt. Hämolyse wird erst bei Titern >1 : 1000 beobachtet. Bei Infektionen tritt der Titeranstieg etwa 2−3 Wochen nach Krankheitsbeginn auf, die Antikörper sind hier polyklonal.

Pathophysiologie und Klinik

Akute Formen der Kälteagglutininkrankheit treten meistens bei Infektionen auf. Das Krankheitsbild mit Hämolyse, Akrozyanose und Raynaud-Symptomatik durch Stase der agglutinierten Erythrozyten in den kleineren Gefäßen sowie Splenomegalie ist selten und meistens selbstlimitiert. In der Regel verlaufen die Titeranstiege bei Infektionen ohne klinische Symptomatik. Idiopathische und andere symptomatische Formen zeigen monoklonale Autoantikörper und verlaufen chronisch. Trophische Störungen an den Akren mit Gangrän können hierzu zusätzlich manifest werden. Das Erkrankungsalter liegt meistens über 50 Jahre. Die Bindung von Kälteagglutininen und über diese auch der Komplementfaktoren C_3 und C_4 führt zur direkten Phagozytose durch Makrophagen oder Sphärozytenbildung und Fragmentation und späteren Phagozytose der Erythrozyten, zum Teil kann auch eine intravasale Lyse auftreten. Die Anämie ist normochrom und normozytär, Leukozyten- und Thrombozytenzahl sind normal.

Diagnostisches Vorgehen und Differentialdiagnose

Bei Vorliegen einer normochromen, normozytären hämolytischen Anämie mit Akrozyanose sollte neben dem Coombs-Test immer nach Kälteagglutininen gesucht werden, besonders, wenn die BSG in Kälte sehr viel höher als bei 37 °C ist. Differentialdiagnostisch sind, neben anderen hämolytischen Anämien, lymphatische Neoplasien (Morbus Waldenström), Kollagenosen und der Morbus Raynaud auszuschließen.

Therapie, Prognose und Verlauf

Bei erheblicher Anämie sollten gewaschene Erythrozyten transfundiert werden. Der Erfolg der Behandlung mit NNR-Steroiden, Alkylantien und Penicillamin ist fraglich. Wichtig ist, daß die Akren warmgehalten werden. Akute postinfektiöse Kälteagglutininkrankheit klingt nach Wochen und Monaten ab, die Prognose der symptomatischen Formen hängt vom Verlauf der Grundkrankheit ab.

Hämolytische Anämie durch bithermische Hämolysine

Bei diesem heute seltenen Krankheitsbild besteht eine meistens akute Hämolyse, die als unspezifische Immunreaktion auf verschiedene Infektionen (Lues, Masern, Mumps, Windpocken, Influenza, infektiöse Mononukleose) durch Bildung bithermischer Hämolysine entsteht. Die Immunglobuline sind vom IgG-Typ und gegen P-Blutgruppenantigen gerichtet. Sie werden bei Temperaturen unter 20 °C zusammen mit Komplement an die Erythrozytenmembran fixiert und führen bei Erwärmung zur Hämolyse (Donath-Landsteiner-Test). Klinisch finden sich alle Zeichen einer akuten intravasalen Hämolyse, die in der Regel von selbst wieder abklingt. Eine kausale Therapie gibt es nicht. Bei chronischem Verlauf ist Schutz vor Abkühlung ständig nötig. Bei der Lues schwindet die Hämolyse mit der erfolgreichen antiluetischen Behandlung.

Hämolytische Anämie durch Isoagglutinine

Hämolysen durch Isoagglutinine treten bei Erwachsenen fast nur in Zusammenhang mit Bluttransfusionen und Unstimmigkeiten im ABO−System auf. Bei ABO-Unverträglichkeit entsteht der Transfusionszwischenfall bei der ersten Transfusion. Bei fehlender Übereinstimmung des Rhesus-Systems oder anderer Blutgruppensubstanzen bedarf es erst der Sensibilisierung durch vorhergehende Transfusionen inkompatiblen Blutes. Die Antikörper im ABO-System oder Rhesus-System reagieren mit den Blutgruppenantigenen der transfundierten Erythrozyten und lösen deren intravasale Agglutination und Hämolyse aus.

Auf Unverträglichkeit im Rh-System beruht die *fetale Erythroblastose*. Hier bildet eine rh-negative Mutter, die durch frühere Schwangerschaften bei Rh-positivem Vater oder Transfusionen von Rh-positiven

Erythrozyten sensibilisiert wurde, Isoantikörper gegen das Rh-positive Kind. Die fetale Erythroblastose ist abhängig vom Grad der Antikörperbildung und kann als leichte Hämolyse oder schwere hämolytische Anämie mit Kernikterus, zentralnervösen Störungen, Hydrops congenitus universalis verlaufen. Der Tod kann vor (Abort) oder kurz nach der Entbindung eintreten. Starker Antikörpertiteranstieg in der letzten Schwangerschaftsphase ist Indikation zu vorzeitiger Entbindung, schwere Hämolyse Anlaß zur Austauschtransfusion. Prophylaktisch gibt man heute bei rh-negativen Müttern, die noch nicht sensibilisiert sind, kurz nach der 1. Entbindung Anti-Rh(D)-Seren.

Merke: Immunhämolytische Anämien können durch die krankhafte Bildung von inkompletten Wärmeautoantikörpern, Kälteagglutininen, bithermischen Hämolysen und Iso-Antikörpern ausgelöst werden. Die Hämolyse kann dabei mit allen Zeichen der hämolytischen Anämie akut und chronisch verlaufen. Die Anämie ist normochrom und normo- bis makrozytär. Inkomplette Wärmeautoantikörper werden mit dem Coombs-Test nachgewiesen. Sie treten idiopathisch und symptomatisch bei Infektionen, Autoimmunerkrankungen, Neoplasien und unter Medikamenten auf. Therapeutisch werden mit wechselndem Erfolg NNR-Steroide, immunsuppressiv wirkende Zytostatika und die Splenektomie eingesetzt. Die Kälteagglutininkrankheit mit Hämolyse und Akrozyanose durch periphere Erythrozytenstase entsteht ebenfalls nach Infektionen, bei lymphatischen Neoplasien und idiopathisch. Bithermische Hämolysine beobachtet man bei Infektionen (Lues) — sie führen zu akuter, passagerer Hämolyse. Durch Isoantikörper bedingte Hämolysen treten bei Blutgruppenunverträglichkeit im ABO- und Rh-System nach Transfusionen auf. Die wichtigste Rh-Faktor-Inkompatibilität besteht bei der fetalen Erythroblastose.

Weiterführende Literatur

Dacie, J.V.: Autoimmune hemolytic anemia. Arch. Intern. Med. 135 (1975) 1293

Hughes-Jones, N., B. Bain: Immune haemolytic anaemia. In Hardisty, R.M., D.J. Weatherall: Blood and its Disorders, 2nd ed. Blackwell, Oxford 1982

Müller, C.A., H.D. Waller: Extrakorpuskuläre hämolytische Anämien. In Hornbostel, H.W. Kaufmann, W. Siegenthaler: Innere Medizin in Praxis und Klinik, Band III. 4. Aufl. Thieme, Stuttgart 1991

Petz, L.D.: Drug-induced immune haemolytic anaemia. Clinics in Haematology 9 (1980) 455

Petz, L.D., G. Garratty: Acquired Immune Hemolytic Anemias. Churchill Livingstone, Edinburgh 1980

Pirofsky, B.: Immune haemolytic disease: The autoimmune hemolytic anemias. Clin. Haemat. 4 (1975) 167

Rollke, D.: Cold agglutination: Antibodies and antigens. Clin. Immunol. Immunopathol. 2 (1974) 266

Mechanisch bedingte Hämolysen

Mechanisch bedingte hämolytische Anämien bei *Herzkrankheiten* treten vor allem nach Herzklappenersatz (Aortenklappe) und Septumersatz durch künstliche Protheses auf. Die durch mechanische Rupturierung der Erythrozyten ausgelöste Hämolyse ist meistens kompensiert, seltener tritt eine normochrome Anämie auf. Bei Bioprothesen ist die Hämolyse geringer.

Eine seltene Störung ist die *Marsch-Hämoglobinurie*, bei der nach langen Fußmärschen und Läufen eine Hämoglobinurie auftritt. Ursache ist wahrscheinlich eine traumatische Zerstörung der Erythrozyten durch den Druck auf die Fußsohlen. Eine Therapie ist nicht notwendig.

Die *mikroangiopathische hämolytische Anämie* ist charakterisiert durch intravasale Fragmentation der Erythrozyten mit Auftreten von Fragmentozyten (Schistozyten) und Hämolyse sowie häufig Thrombozytopenie und Verminderung von Gerinnungsfaktoren. Sie tritt im Gefolge anderer Grunderkrankungen auf, die mit einer Verengung der peripheren Blutgefäße durch Vaskuliditen oder disseminierte intravasale Gerinnung verbunden sind. Einzelheiten sind bei den jeweiligen Erkrankungen nachzulesen.

Durch Mikroorganismen ausgelöste hämolytische Anämien

Anämien bei Infektionen bei Mikroorganismen sind nicht nur Folge der Entzündung oder eines Hypersplenie-Syndroms, sondern können auch durch direkte Einwirkung der Erreger auf die Erythrozyten ausgelöst werden.

Bei der **Trypanosomiasis** (Schlafkrankheit) ist Ursache der hämolytischen Anämie die Freisetzung von Hämolysinen durch die Trypanosomen. Zusätzlich erfolgt eine erhöhte Sequestration von IgM-Antikörper-beladenen Erythrozyten im MM-System, vor allem in der vergrößerten Milz.

Bei der **Leishmaniase** (Kala-Azar) werden unter Auftreten von Splenomegalie und generalisierter Lymphknotenschwellung IgG-Antikörper produziert, verbunden mit einer erhöhten Komplementsensitivität der Erythrozyten, die eine hämolytische Anämie verursachen können.

Bei der **Bartonellose** (Oroya-Fieber) werden die Bartonellen an die Erythrozytenmembran adsorbiert und hierdurch die Sequestration der Erythrozyten in Leber und Milz ausgelöst.

Die **Clostridium-welchii-Sepsis** gehört zu den gefürchtetsten Komplikationen bei Aborten. Sie verläuft mit einer schweren Hämolyse, Hämoglobinurie, Thrombozytopenie und akutem Leber- und Nierenversagen. Die Hämolyse wird durch das α-Toxin der Clostridien, das die Eigenschaften einer Lecithinase besitzt, ausgelöst.

Bei **bakteriellen Infektionen** (z.B.) E. coli, Salmonellen oder Haemophilus influenzae) können durch Adsorption von Polysacchariden der Bakterien an die Erythrozytenmembran ebenfalls Hämolysen ausgelöst werden. Hierbei werden Antikörper gegen die antigenbeladenen Erythrozyten gebildet.

Die **Hämolyse bei Malariainfektionen** ist multikausal. Die akute intravasale Hämolyse wird durch Disruption der Erythrozyten bei der Freisetzung von Merozoiten erklärt. Die chronischen Hämolysen auch nach erfolgreicher Malariatherapie haben wahrscheinlich immunologische Ursachen. So konnten z.B. auf der Erythrozytenmembran IgG-Antikörper gegen Antigene von Plasmodium falciparum und C_{3d}-Komplement nachgewiesen werden. Die Sequestration der Erythrozyten erfolgt im MM-System. Kürzlich wurden auch gegen Spektrin der Erythrozytenmembran gerichtete Autoantikörper bei Infektion mit verschiedenen Malariaplasmodien nachgewiesen. Die intravasale schwere, akute Hämolyse bei Malaria tropica (Schwarzwasserfieber) wird vor allem bei Europäern in Afrika und Indien unter Chininmedikation beobachtet. Der Hämolysemechanismus ist unbekannt, ein Mangel an Glucose-6-P-Dehydrogenase muß ausgeschlossen werden.

Hämolytische Anämien durch chemische und physikalische Noxen

Hämolysen können durch Arsenverbindungen (AsH_3) sowie Kupfer ($CuSO_4$, Hämolyse bei Morbus Wilson) und Blei ausgelöst werden. Bei Bleivergiftungen steht die Hämolyse nicht im Vordergrund. Hier liegt vor allem eine Störung im Porphyrinstoffwechsel (Blockierung mehrerer Enzyme der Porphyrin-Synthese) mit Ausscheidung größerer Mengen von δ-Amino-Lävulinsäure und Coproporphyrin im Urin vor. Die Anämie ist normozytär und gering hypochrom, die Erythrozyten zeigen starke basophile Tüpfelung. Schwere Hämolysen mit Heinzkörper- und Methämoglobinbildung können durch Vergiftungen mit Anilin, Resorcin, Phenylhydrazin und Perchloraten verursacht werden. Längere Exposition gegen Sauerstoffüberdruck und Temperaturerhöhung über 47 °C (überwärmte Blutkonserven, Verbrennungen) können ebenfalls Hämolysen auslösen. Ursache von Hämolysen bei hyperbarer Sauerstoffbeatmung (Astronauten) soll die erhöhte Peroxidation ungesättigter Fettsäuren in der Erythrozytenmembran sein.

Hyperspleniesyndrom

Definition: Unter Hyperspleniesyndrom versteht man die isolierte oder kombinierte Erniedrigung von Erythrozyten, Leukozyten oder Thrombozyten im Blut bei Vorliegen einer Splenomegalie, normaler oder gesteigerter Hämatopoese und Fehlen anderer zur Zytopenie führender Ursachen. Oft wird sich die zusätzliche Bedeutung des Hypersplenismus bei anderen Erkrankungen mit erhöhtem Blutumsatz (z.B. Hämoblastosen, myeloproliferative Syndrome) nicht abgrenzen lassen.

Ätiologie und Pathophysiologie

Ursache der Milzvergrößerung können Infektionskrankheiten, rheumatische Erkrankungen (Felty-Syndrom) und Kollagenosen, hämolytische Anämien, Lebererkrankungen (portale Hypertension), Speicherkrankheiten, Neoplasien und isolierte Milzerkrankungen sein. Im vergrößerten Organ erfolgt verstärkte Speicherung mit Verteilungsstörung, Filtration und Phagozytose der zellulären Elemente. Bei Autoimmunerkrankungen (z.B. autoimmunhämolytischen Anämien, idiopathischer thrombozytopenischer Purpura) werden in der Milz Antikörper gebildet. Die splenopathische Markhemmung ist umstritten.

Klinik

Das klinische Bild wird von der Grunderkrankung bestimmt. Die Zytopenien sind oft asymptomatisch. Granulozytopenien können zu Episoden schwerer Infektionen führen. Bei reinem Hyperspleniesyndrom treten kaum bedrohliche Anämien und Thrombozytopenien auf. Bei anderen Erkrankungen mit Zytopenien kann der Hypersplenismus zu kritischer Verschlechterung führen. Die Indikation zur Splenektomie setzt ferrokinetische Untersuchungen und die Messung der Sequestration ^{51}Cr markierter Blutzellen voraus.

Therapie

Die Splenektomie sollte nur bei vorwiegender Sequestration der Blutzellen und − bei myeloproliferativen Erkrankungen − unwesentlicher extramedullärer Blutbildung in der Milz durchgeführt werden. In die Indikation sollten das Grundleiden, das Alter und der Zustand des Patienten einbezogen werden. Der Erfolg der Milzentfernung ist wechselnd. Komplikationen nach Splenektomie sind Thrombozytose mit Thromboembolien sowie − vor allem im Kindesalter − schwere Pneumokokkeninfektionen.

Weiterführende Literatur

Bowoller, A.J.: Splenomegaly and Hypersplenism. Clin. Haematol. 12 (1983) 467

Crosby, W.H.: Structure and function of the spleen. In Williams, W.J., E. Beutler, A.J. Erslev, R.W. Rundles: Hematology, 2nd ed. McGraw-Hill, New York 1977

Waller, H.D., K. Wilms; Erkrankungen der Milz. In Hornbostel,H., W. Kaufmann, W. Siegenthaler: Innere Medizin in Praxis und Klinik, 4. Aufl. Thieme, Stuttgart 1991

Aplastische Anämie

Definition: Aplastische Anämien (Panzytopenie, Panmyelophthise, Panmyelopathie) sind gekennzeichnet durch eine Knochenmarkinsuffizienz mit Ersatz des blutbildenden Markes durch Fettmark und durch eine Panzytopenie im Blut. Die Erythropoese ist immer gleich betroffen, auch die Thrombozytopenie tritt relativ früh ein, während die Granulopoese häufiger erst später gestört ist. Die Erythropoese kann hypo- oder hyperplastisch sein und ist immer ineffektiv.

Häufigkeit

Als Inzidenz wird 1 aplastische Anämie auf 3−6 Millionen Einwohner und Jahr angenommen. Bei Chloramphenicolexposition soll die Inzidenz 1:20 000−30 000 und für Phenylbutazon und seine Derivate 1:1 Million betragen.

Ätiologie

Für die Entstehung aplastischer Anämien kommt eine Reihe von Faktoren in Frage. Bei etwa der Hälfte der Patienten bleibt die Ätiologie unbekannt. Die aplastischen Anämien lassen sich wie folgt klassifizieren:

idiopathische Formen
− angeboren
    − Fanconi-Anämie
    − familiäre aplastische Anämie
    − amegakariozytäre Thrombozytopenie
    − Dyskeratosis congenita
    − Shwachman-Diamond-Syndrom (mit Pankreasinsuffizienz)
− erworben

sekundäre Formen, ausgelöst durch
− Medikamente
− Chemikalien
− physikalische Noxen (ionisierende Strahlen)
− Infektionen (Hepatitis A u. B, Epstein-Barr-Virus, Zytomegalievirus)
− Schwangerschaft
− Thymom
− Graft-versus-host-Krankheit
− Lupus erythematodes disseminatus
− paroxysmale nächtliche Hämoglobinurie

Pathophysiologie und Klinik

Anamnese

Die Patienten klagen über Müdigkeit, Leistungsschwäche, Fieber als Folge von Infektionen, petechiale Blutungen, Nasen- und Zahnfleischblutungen, Blutungen aus dem Magen-Darm-Trakt. Die Beschwerden sind Folge der Panzytopenie. Anamnestisch sollte sorgfältig nach Medikamentenexposition (z.B. Chloramphenicol, Acetylsalicylsäure, Penicillin, Phenylbutazon, Sulfonamide, Schlafmittel, Thyreostatika, Goldpräparate), Exposition gegen Insektizide (DDT) und Benzol, Infektionskrankheiten sowie Exposition gegen ionisierende Strahlen gefragt werden. Auch bei Thymom, Graft-versus-host-Krankheit, Lupus erythematodes disseminatus und paroxysmaler nächtlicher Hämoglobinurie kann es zu aplastischen Syndromen kommen. Bei der Hälfte der Kranken ist die Anamnese leer.

Klinische Befunde

Die klinischen Befunde sind vor allem durch die Panzytopenie geprägt:

− Blässe der Haut und Schleimhäute,
− hämorrhagische Diathese (Retinablutungen!),
− lokale und septische Infektionen,
− Splenomegalie selten (durch Infektionen und Transfusionshämosiderose),
− Lymphknotenschwellungen und Hepatomegalie sind zu Beginn der Erkrankung die Ausnahme.

Das blutbildende Knochenmark ist in der Regel zellarm und durch Fettmark mit einzelnen phagozytierenden Retikulumzellen, lymphoiden Zellen, Makrophagen, Fibroblasten und Mastzellen ersetzt (s. Farbtafel 5, Abb. **18** u. **19**, S. 734). Die Erythropoese kann hyperplastisch mit einzelnen Megaloblasten umgewandelt sein. Sie ist immer ineffektiv, Retikulozyten sind im Blut kaum nachweisbar. Die Granulopoese ist weitgehend verdrängt, Megakariozyten können völlig fehlen.

Die Erythrozyten sind makrozytär und normochrom, die Lebensdauer ^{51}Cr-markierter Erythrozyten ist verkürzt, der Eisenturnover nach Injektion von ^{59}Fe herabgesetzt, die Utilisation des Eisens stark vermindert, die Hauptaktivität wird in der Leber gespeichert. Bei hyperplastischer Erythropoese ist der Eisenumsatz erhöht, der Einbau von Eisen in Erythrozyten jedoch erniedrigt. Die Leukozytenzahlen sind vor allem durch eine Granulozytopenie stark vermindert, eine erhebliche Thrombozytopenie ist oft schon frühzeitig nachweisbar.

Pathogenetisch wird heute ein primärer Defekt der pluripotenten Stammzelle (CFU-GEMM) mit sekundärer Depletion der hämatopoetischen Vorläuferzellen BFU-E und CFU-GM angenommen. Der Defekt wird wahrscheinlich durch Repairmechanismen lange Zeit klinisch nicht manifest und löst Autoreaktivität des Immunsystems aus. Medikamente, Chemikalien oder Viren wirken dabei als unspezifische Trigger oder Amplifier. Zytogenetische Aberrationen in Vorläuferzellen sowie gehäuftes Auftreten von Leukämien bei Patienten mit aplastischer Anämie in Remission sprechen für eine klonale Stammzellerkrankung. Knochenmarkkulturen zeigen eine geringe Proliferation und reagieren kaum auf Wachstumsfaktoren (IL−3, GM−CSF). Der Erythropoetingehalt von Serum und Urin ist stark erhöht. Erythrozyten bei aplastischer Anämie weisen oft Enzymdefekte und einen erhöhten HbF-Gehalt auf − vielleicht als Ausdruck einer partiellen Derepression fetaler Gene oder von Störungen genetischer Expression.

Bei der angeborenen *Fanconi-Anämie* bestehen eine aplastische Anämie mit Panzytopenie, Oligophrenie, Mikrozephalie, hypoplastischen Störungen von Urogenitalsystem und Knochen sowie Chromosomen- und Pigmentanomalien.

Diagnostisches Vorgehen

Die Diagnose der aplastischen Anämie gründet sich auf den Nachweis von

- Panzytopenie mit normochromen, makrozytären Erythrozyten,
- niedriger Retikulozytenzahl im Blut,
- Fettmark mit wenigen Rundzellen in Sternalmark und Beckenkammstanze (Jamshidi-Nadel) (s. Farbtafel 5, Abb. **18** u. **19**, S. 734),
- selten gesteigerter, ineffektiver Erythropoese (Ferrokinetik),
- hohem Serumeisen und Ferritin,
- quantitative Erfassung der Hämatopoese mit Indiumchlorid (Bindung an Transferrin).

Aus prognostischen und therapeutischen Gründen wurden von der International Aplastic Anemia Study Group für die Diagnose der schweren und milden Formen der aplastischen Anämie die folgenden Kriterien festgelegt.

Schwere Form:
- im Knochenmark Verminderung des Zellgehaltes auf <25% oder <50% mit Reduktion der hämatopoetischen Zellen <30%,
- im Blut wenigstens 2 der folgenden 3 Parameter
  Granulozyten <500/µl ($<0,5\times10^9$/l)
  Thrombozyten <20 000/µl ($<20\times20^9$/l)
  Anämie mit <1% Retikulozyten (korrigiert für den Hämatokrit).

Milde Form:
- Hypoplasie des Knochenmarks und Panzytopenie im Blut, die die Kriterien der schweren Form nicht erfüllen.

Differentialdiagnose

Bei Vorliegen einer Panzytopenie sind neben der aplastischen Anämie eine Reihe von Krankheiten zu erwägen. Zu ihnen gehören die Osteomyelofibrose, akute Leukämien, Plasmozytom, metastasierende Tumoren, Speicherkrankheiten, Hypersplieniesyndrom, Infektionen, megaloblastäre Anämien und die paroxysmale nächtliche Hämoglobinurie. Die meisten Krankheitsbilder lassen sich durch die Sternalmark- und Beckenkammuntersuchung ausschließen.

Therapie

Wichtig ist die Vermeidung jeglicher Exposition gegen in Frage kommende Ursachen. Die Stimulierung der Blutbildung mit Testosteronderivaten und Prednisolon sollte über einen Zeitraum von mindestens 4 Monaten versucht werden. Am besten hat sich hierbei die Applikation von 3–5 mg Oxymetholon/kg und Tag bewährt. Prednisolon in niedrigen Dosen sollte nur bei Erfolg länger als 4 Wochen gegeben werden. Bei fieberhaften Infektionen sollten frühzeitig Antibiotika, eventuell auch Mykostatika verabreicht werden. Bei schwerer Panzytopenie kann die Substitution von Erythrozytensedimenten, Thrombozytenkonzentraten und Granulozyten notwendig werden. Hierbei sollten möglichst HLA-identische Spender verwendet werden. Die Isolierung in sterilen Einheiten wird nur selten möglich sein. Bei Patienten, die die Kriterien der schweren aplastischen Anämie erfüllen und unter 40 Jahre alt sind, sollte bei Vorhandensein eines HLA-identischen Spenders möglichst frühzeitig eine Knochenmarktransplantation durchgeführt werden, um durch das Vermeiden zahlreicher Bluttransfusionen einen besseren Transplantationserfolg sicherzustellen. Bei Patienten über 40 Jahre und Fehlen eines Spenders ist ein Behandlungsversuch mit Antithymozytenglobulin (ATG) kombiniert mit Androgenen oder Cyclosporin A zu machen. Die Heilungschancen liegen für die Patienten nach Knochenmarktransplantation bei 70%, nach ATG-Behandlung bei 60–70%. Die schlechteste Prognose besteht bei aplastischer Anämie in Zusammenhang mit einer Hepatitis (Letalität 90%). Die Therapie mit Wachstumsfaktoren ist noch in der Erprobung, die Milzexstirpation kommt kaum in Frage.

Prognose und Verlauf

Die Prognose wird wesentlich von den Komplikationen (Infektionen, Blutungen, Anämie) bestimmt. Es kann zu Spontanremissionen kommen. Maligne Verlaufsformen der aplastischen Anämie mit schwerer Panzytopenie führen ohne Therapie im Mittel in 3 Monaten zum Tode, andere günstige Verläufe können unter entsprechender Therapie über mehrere Jahre gehen. Die schlechteste Prognose besteht bei aplastischer Anämie in Zusammenhang mit einer Hepatitis (Letalität 90%). Der Übergang in eine akute Leukämie ist möglich.

> **Merke:** Aplastische Anämien sind gekennzeichnet durch Panzytopenie im Blut und Ersatz des blutbildenden Markes durch Fettmark mit einzelnen Rundzellen (s. Farbtafel 5, Abb. **19**, S. 734). Ätiologisch sind zu unterscheiden idiopathische und sekundäre Formen nach Exposition gegen Medikamente, Chemikalien, ionisierende Strahlen, nach Infektionskrankheiten und bei neoplastischen bzw. immunologischen Erkrankungen. Der Verlauf wird bestimmt durch die Anämie, Blutungen und Infektionen. Therapeutisch werden Testosteronderivate und Prednisolon, Antibiotika und Mykostatika eingesetzt. Bei schwerer Panzytopenie ist die Substitution HLA-identischer Erythrozytensedimente, Thrombozytenkonzentrate und Granulozyten erforderlich. Heute gehören bei der schweren aplastischen Anämie die frühzeitige Knochenmarktransplantation oder die Gabe von Antithymozytenglobulin zu den erfolgreichsten therapeutischen Maßnahmen.

Weiterführende Literatur

Alter, B.P., N.U. Potter, F.P. Li: Classification and aetiology of aplastic anaemia. Clin. Haematol. 7 (1978) 431

Bacigalupo, A.: Treatment of severe aplastic anemia. Ballière's Clin. Haematol. 2 (1989) 19

Camitta, B.M., R. Storb, E.D. Thomas: Aplastic anemia. New Engl. J. Med. 306 (1982) 645, 712

Evans, D.J.K.: Congenital defects of marrow stem cell. Ballière's Clin. Haematol. 2 (1989) 163

Frickhofen, N., W. Heit, A. Raghavachar, F. Porzelt, H. Heimpel: Treatment of aplastic anemia with cyclosporin A, methyl prednisolone and antithymocyte globulin. Klin. Wschr. 64 (1986) 1165

Heimpel, H., W. Heit: Drug induced aplastic anaemia: clinical aspects. Clin. Haematol. 9 (1980) 641

Müller, C.A., H.D. Waller: Hypoplastische Anämien. In Hornbostel, H., W. Kaufmann, W. Siegenthaler: Innere Medizin in Praxis und Klinik, Band III, 4. Aufl. Thieme, Stuttgart 1991

Nissen-Drucy, C.: Pathophysiology of aplastic anaemia. Clin. Haematol. 2 (1989) 37

Waller, H.D., H.Chr. Benöhr: Enzymdefekte in Blutzellen bei Knochenmarkinsuffizienz. Klin. Wschr. 56 (1978) 483

Aplasie der Erythropoese (Pure Red Cell Aplasia)

Von den aplastischen Anämien ist eine Gruppe mit reiner Aplasie der Erythropoese abzugrenzen. Hypoplasie der Erythropoese, absolute Retikulozytopenie, normochrome und normozytäre (z.T. makrozytäre) Anämie bei normalen Leukozyten- und Thrombozytenzahlen im Blut (selten gering vermindert) kennzeichnen die Blutbefunde. Akut eintretende Aplasien beobachtet man bei Infektionskrankheiten (vor allem Virusinfektionen), Spärozytose, paroxysmaler nächtlicher Hämoglobinurie und erworbenen hämolytischen Anämien. Sie limitieren sich vor allem bei Infektionen meistens selbst. Chronische Formen können konstitutionell (Blackfan-Diamond-Syndrom mit Störung des Tryptophanstoffwechsels und Megaloblasten im Mark) und erworben bei Neoplasien (Thymustumoren) auftreten. Bei letzteren besteht vielleicht eine Immungenese (Nachweis von Antikörpern gegen Erythroblasten und Erythropoetin). Therapeutisch werden Bluttransfusionen, NNR-Steroide, bei letzteren zusätzlich Immunsuppressiva und die Thymektomie eingesetzt.

Neuerdings wurde auch bei den chronischen Formen über Erfolge mit der Behandlung durch Antilymphozytenserum und Knochenmarktransplantation berichtet.

Kongenitale dyserythropoetische Anämien

Definition: Unter kongenitalen dyserythropoetischen Anämien (CDA) versteht man seltene hereditäre therapierefraktäre Anämien mit ausgeprägten Kernanomalien der roten Vorstufen im Knochenmark, ineffektiver Erythropoese und sekundärer Hämosiderose der Organe. Über die Ätiologie der CDA ist nichts bekannt.

Pathophysiologie und Klinik

Anamnese

Die Patienten klagen, je nach Grad der Anämie, über Müdigkeit und Leistungsschwäche, ein Teil der Kranken ist beschwerdefrei. Unter den drei Formen von CDA werden Typ I und II autosomal rezessiv, Typ III dominant vererbt. Am häufigsten wurde Typ II beschrieben.

Klinische Befunde

Bei CDA Typ I und II werden eine mäßige bis stärkere Anämie, leichte Hyperbilirubinämie und Splenomegalie beobachtet, während Kranke mit CDA Typ III klinisch meistens unauffällig sind.

Bei **CDA Typ I** steht neben der ineffektiven Erythropoese im Knochenmark der Nachweis von Megaloblasten, Kernteilungsstörungen mit zweikernigen Normoblasten und Chromatinbrücken sowie Sideroblasten im Vordergrund. Der DNA-Gehalt der Normoblasten ist hypertetraploid, die RNA-Synthese herabgesetzt, so daß wahrscheinlich die Koordination zwischen DNA-Synthese und Zellzyklus gestört ist. Bei **CDA Typ II** findet man Vielkernigkeit und gelappte Kerne bei einem Teil der Normoblasten, serologisch tritt eine Lyse der Erythrozyten bei Zugabe kompatiblen Serums von pH 6,8 auf. **CDA Typ III** weist im Knochenmark Riesennormoblasten mit zahlreichen Kernen und im Blut Riesenerythrozyten mit basophiler Tüpfelung auf. Pathogenetisch entsteht die Anämie durch die Dyserythropoese, die bereits im Knochenmark zu einem Zellzerfall führt. Die Lebensdauer der Erythrozyten ist verkürzt.

Diagnostisches Vorgehen

Grundlage der Diagnose sind der Nachweis von

- normochromer Anämie bei Aniso- und Poikilozytose im Blut,
  Kernteilungsstörungen mit Mehrkernigkeit und zum Teil Megaloblasten im Knochenmark,
- leichter Hyperbilirubinämie,
- kaum erhöhter Retikulozytenzahl im Blut,
- normalen oder erhöhten Serumeisenwerten,
- ineffektiver Erythropoese (Ferrokinetik),
- pathologischem Säureresistenztest (kompatible Fremdseren) bei CDA Typ II.

Differentialdiagnose

Abgegrenzt werden müssen Thalassämie (Hb-Elektrophorese), bei Typ I der CDA andere megaloblastäre Anämien, bei CDA Typ II die paroxysmale nächtliche Hämoglobinurie (PNH).

Therapie

Die CDA ist therapieresistent, geringe Besserungen der Anämie wurden nach Splenektomie bei CDA Typ II beschrieben. Bei Anämien unter 7 g/dl (<70 g/l) können Bluttransfusionen nötig sein. Vor allem bei CDA Typ II hat sich die Behandlung der Eisenüberladung mit Desferrioxamin als günstig erwiesen.

Merke: Kongenitale dyserythropoetische Anämien sind therapieresistente Anämien mit ineffektiver Erythropoese, erheblichen Kernanomalien der Normoblasten, zum Teil Megaloblasten und Aniso- und Poikilozytose im Blut. Retikulozyten sind kaum, Bilirubin im Serum wenig erhöht. Oft besteht eine Splenomegalie, die parenchymatösen Organe zeigen eine Hämosiderose. Die CDA Typ II weist zusätzlich serologische Abweichungen (Säureresistenztest) auf.

Weiterführende Literatur

Crookston, M., C. Hempas: Congenital dyserythropoietic anaemia (Type II). Quart. J. Med. 166 (1973) 257

Heimpel, H.: Congenital dyserythropoietic anaemia type I: Clinical and experimental aspects. In: Congenital disorders of erythropoiesis. Ciba Found Symp. 37 (1976) 135

Heimpel, H., J. Forteza-Vila, W. Queisser, E. Spiertz: Electron and light microscopic study of the erythroblasts of patients with congenital dyserythropoietic anemia. Blood 37 (1971) 299

Meuret, G., P. Tschan, G. Schlüter, D. G. Graf Keyserlingk, I. Boll: DNA-, Histone-, RNA-, Hemoglobin-content and DNA-synthesis in erythroblasts in a case of congenital dyserythropoietic anemia Typ I. Blut 24 (1972) 32

Störungen der Hämatopoese bei chronischem Alkoholabusus

Alkoholtoxische Störungen an Leber, Pankreas, Herz, Nervensystem und Hämatopoese haben bei steigendem Alkoholkonsum in der Bevölkerung eine erhebliche klinische und sozialpolitische Bedeutung erlangt.

Im Blut beobachtet man bei mehrwöchigem Alkoholabusus von mehr als 100 g täglich eine Makrozytose der Erythrozyten (MCV >90 μm^3 [fl]), seltener eine Hyperchromie (MCH >34 pg) und Anämie. Zu den Formveränderungen der Erythrozyten gehören Stomatozyten und Triangulozyten. Besonders häufig tritt eine Thrombopenie auf, während Veränderungen des weißen Blutbildes (Lymphopenie, Monozytose) uncharakteristisch sind. Thrombozyten, Granulozyten und Lymphozyten können Funktionsstörungen aufweisen (erhöhte Infektlabilität der Alkoholiker!).

Typische Veränderungen im Knochenmark sind Megaloblasten (s. Farbtafel 1, Abb. **1**, S. 730) mit Kernanomalien, vermehrtes Auftreten von Sideroblasten (Ringsideroblasten; s. Farbtafel 4, Abb. **17**, S. 733) sowie Vakuolen in den Vorläuferzellen von Erythro- und Granulopoese. Bei extremem Alkoholkonsum (>400 g täglich) können die genannten Störungen bereits nach 4−10 Tagen manifest werden.

Pathophysiologisch werden als Ursachen der Megaloblastenbildung eine Störung des Folsäurestoffwechsels (zum Teil erniedrigte Folsäurekonzentration im Blut), für die Sideroblastenbildung eine Beeinträchtigung der Hämsynthese durch Mangel an Pyridoxal-Phosphat oder direkte Alkoholwirkung auf die Mitochondrien bei erhöhtem Eisen- und Ferritingehalt im Plasma diskutiert. Die Vakuolenbildung in den Vorläuferzellen und die Thrombopenie sollen direkte alkoholtoxische Folge sein. Bei Alkoholikern mit Leberzirrhose sind der Anteil der ungesättigten Arachidonsäure in Plasma und Erythrozytenmembran vermindert und der Cholesteringehalt erhöht. Die Fluidität der Membran ist herabgesetzt. Vielleicht ist dieses unter anderem die Ursache einer vermehrten Sequestration der Erythrozyten in der Milz. Ein wichtiger pathogenetischer Faktor ist zusätzlich in der Mangelernährung (Proteinmangel) zu sehen.

Die Veränderungen in der Hämatopoese von Alkoholikern sind unabhängig vom Vorliegen einer Leberzirrhose mit Hyperspleniesyndrom und bilden sich im Gegensatz zu anderen alkoholbedingten Organschäden wegen des hohen Zellumsatzes unter Alkoholkarenz bei normaler Ernährung in wenigen Wochen zurück. Hypochrome Anämie spricht für Blutungen aus Ösophagus oder Magen, verzögerte oder fehlende Rückbildung der genannten Störungen bei Alkoholkarenz für Leberzirrhose.

Hämolytische Anämien bei Alkoholikern stehen meistens in Zusammenhang mit alkoholbedingten Lebererkrankungen. Es kann sich um leichte kompensierte Hämolysen, um die Akanthozytose, Echinozytose und Stomatozytose bei Alkoholikern und um das sogenannte Zieve-Syndrom mit vorübergehender Hämolyse, Gelbsucht, Hyperlipämie und alkoholischer Fettleber ohne Zirrhose handeln.

Weiterführende Literatur

Clemens, M. R., H. D. Waller: Alkoholtoxische Störungen der Hämatopoese. In Hornbostel, H., W. Kaufmann, W. Siegenthaler: Innere Medizin in Praxis und Klinik, Band III, 4. Aufl. Thieme, Stuttgart 1991

Clemens, M. R., W. Kessler, H. W. Schied, A. Schupmann, H. D. Waller: Plasma and red cell lipids in alcoholics with macrocytosis. Clin. chim. Acta 156 (1986) 321

Colman, N., V. Herbert: Hematologic complications of alcoholism. Overview Sem. Hematol. 17 (1980) 164

Polyzythämie und Polyglobulie

H. D. Waller

Definition: In dieser Krankheitsgruppe sind Bluterkrankungen verschiedener Ätiologie zusammengefaßt, denen eine erhebliche Vermehrung des roten Zellvolumens und des Hämatokrits gemeinsam sind. Die Polyzythaemia vera ist ein Krankheitsbild sui generis und gehört zu den myeloproliferativen Syndromen, während bei den Polyglobulien die Vermehrung des roten Zellvolumens symptomatisch bei anderen Erkrankungen und bei der Pseudopolyglobulie durch Eindickung auftritt.

Polycythaemia vera

Ätiologie und Pathogenese

Die Polycythaemia vera wird heute als erworbene klonale Erkrankung der pluripotenten Stammzellen aufgefaßt. Es sind alle drei Zellsysteme der Hämatopoese mit vorwiegender Vermehrung des Pools der „committed stem cells" der Erythropoese betroffen. Die Regulation der Erythropoese erfolgt auch bei der Polyzythämie über Erythropoetin, obgleich dieses in Serum und Urin normal oder vermindert ist. Die determinierten Stammzellen sind offenbar gegen Erythropoetin empfindlicher. Neben Erythrozyten sind Granulozyten und Thrombozyten im Blut vermehrt. Wahrscheinlich kommt myelostimulierenden Faktoren (Glykoproteine) für alle 3 Zellsysteme eine zusätzliche Bedeutung zu.

Pathophysiologie und Klinik

Anamnese

Die Manifestation der Zyanose erfolgt bei der Polyzythämie vorwiegend im 4.−7. Lebensjahrzehnt. Die Patienten klagen über Kopfschmerzen, Schwindel, Ohrensausen, Schlaflosigkeit, Müdigkeit und Herzdruck als Folge vermehrter Gefäßfüllung und Viskositätszunahme des Blutes. Dieselben Ursachen und vermehrte Histaminfreisetzung können zur Erythromelalgie mit unerträglichem Hautbrennen führen.

Klinische Befunde

Hochrote Zyanose von Haut und Schleimhäuten, Pruritus, Weitstellung der Gefäße mit Eppingerschen Gefäßspinnen und vermehrter Lungengefäßzeichnung, zum Teil mäßiger Volumenhochdruck, Splenomegalie, seltener Hepatomegalie, Uhrglasnägel und Trommelschlegelfinger kennzeichnen das Krankheitsbild. Häufig beobachtet man Herzinfarkte und thromboembolische Komplikationen. Die hämatologischen Befunde sind:

- Hämoglobinanstieg auf 18−23 g/dl (180−230 g/l),
- Erythrozytenanstieg auf $6{,}5−9 \times 10^6/mm^3$ ($6{,}5−9{,}0 \times 10^{12}/l$),
- Hämatokrit >60% (>0,60), Blutvolumen 2- bis 3fach erhöht,
- Erythrozyten normozytär und hypochrom, Poikilo- und Anisozytose,
- mäßige Retikulozytose,
- stark gesteigerte Erythropoese im Mark,
- niedriges Serumeisen,
- hoher Eisenturnover und verstärkte Eisenabsorption,
- BSG 0/1 mm,
- Bilirubin und Harnsäure im Serum erhöht,
- Leukozytose und Thrombozytose >500 000/mm³ (>$500 \times 10^9/l$). Im Knochenmark Vermehrung der Megakariozyten,
- im Blutausstrich Linksverschiebung, Eosinophilie, Basophilie,
- zytogenetische Störungen (Deletion langer Arm Chromosom 20, Aberrationen der Chromosomen, Aneu- und Polyploidie),

- Störungen von Aggregation und Retraktion der Thrombozyten,
- erhöhter Index der alkalischen Leukozytenphosphatase.

Polyglobulie

Im Gegensatz zur Polyzythaemia vera steht bei den Polyglobulien fast nur die Vermehrung des roten Zellvolumens im Vordergrund. Ursache der gesteigerten Erythropoese ist die vermehrte Ausschüttung von Erythropoetin. Ätiologisch kommen für die erhöhte Erythropoetinbildung bei symptomatischen Polyglobulien in Frage:

- Sauerstoffmangel bei
  - Höhenbewohnern, fetaler Lebensphase,
  - chronischen Lungenerkrankungen,
  - kardiovaskulären Störungen mit Rechts-links-Shunt,
  - Pickwick-Syndrom,
  - Hämoglobinopathien,
  - Nierenarterienstenose.
- Paraneoplastische Syndrome (Nieren- und Ovarialkarzinome, Hepatom, zerebellares Hämangioblastom, NNR-Adenom, Fibromyom des Uterus).
- Nierenerkrankungen:
  - Zystennieren, Hydronephrose,
  - Bartter-Syndrom,
  - Zustand nach Nierentransplantation.

Pathophysiologie und Klinik

Bei Patienten mit symptomatischer Polyglobulie entsteht die Zyanose parallel zur Grundkrankheit, die die Beschwerden und klinischen Befunde bestimmt. Kranke mit Pseudopolyglobulie klagen oft über Durchfälle, die zur Eindickung des Blutes führen.

Der starken Vermehrung des roten Zellvolumens entsprechend ist die Erythropoese gesteigert. Leukozytenzahl und Thrombozyten sind nicht oder selten gering vermehrt. Es fehlen Linksverschiebung, Eosinophilie und Basophilie im Ausstrich, zytogenetische Befunde sind normal, die alkalische Leukozytenphosphatase ist nicht erhöht.

Diagnostisches Vorgehen und Differentialdiagnose

Bei Nachweis einer starken Vermehrung von Erythrozyten und Hämoglobin im Blut ist zunächst zu klären, ob eine Polyglobulie oder Polyzythämie vorliegt. Neben den oben angegebenen Laboruntersuchungen sind hierbei vor allem die Bestimmung der alkalischen Leukozytenphosphatase, des Erythropoetins und zytogenetische Untersuchungen notwendig. Die systematische Abgrenzung aller ätiologisch für eine symptomatische Polyglobulie in Frage kommenden Krankheitsbilder ist vordringlich. Ebenso müssen andere myeloproliferative Erkrankungen wie Osteomyelofibrose und chronische Myelose, die mit einem polyzythämischen Vorstadium beginnen können, ausgeschlossen werden.

Therapie, Prognose und Verlauf

Die Therapie der Polyzythämie wird zunächst mit Aderlässen von 350–500 ml zur Senkung des Hämatokrits auf etwa 45% (0,45) durchgeführt. Hiermit kann über Jahre eine Besserung der Beschwerden erreicht werden. Die Indikation für eine myelosuppressive Behandlung mit ^{32}P ist bei starker Größenzunahme von Leber und Milz, Thrombozytose über 800000/mm^3 (>800×10^9/l) und mangelhaftem Erfolg der Aderlaßtherapie gegeben. Chemotherapeutisch werden mit Vorbehalt auch Busulphan, Chlorambucil, Hydroxycarbamid und Cyclophosphamid eingesetzt. Die myelosuppressive Therapie wird weiter mit Aderlässen unterstützt. Die Hyperurikämie erfordert die Gaben von Allopurinol, die Thromboseneigung bei Thrombozytose die Medikation von Aggregationshemmern. Da die Thrombozytenfunktion bei Polyzythämie oft gestört ist, kann es hierdurch zu Blutungen kommen, die therapeutisch schwer anzugehen sind.

Die Lebenserwartung bei Polyzythaemia vera ist durch die ^{32}P-Therapie wesentlich besser geworden (11–16 Jahre). Sie ist abhängig vor allem von thromboembolischen Komplikationen und der gleichzeitig bestehenden Blutungsneigung (Hirnblutung, Herzinfarkt, Lungenembolie, Budd-Chiari-Syndrom). Die Gefahr des Übergangs in eine akute Leukämie ist durch die ^{32}-P-Behandlung größer geworden, Osteomyelofibrose und chronische Myelose können ebenfalls entstehen. Bei symptomatischen Polyglobulien hängt die Prognose vom Grundleiden ab. Aderlässe können erforderlich sein, eine myelosuppressive Therapie ist kontraindiziert.

Merke: Die Polycythaemia vera ist eine erworbene klonale Erkrankung der pluripotenten Stammzelle mit stark gesteigerter Erythropoese, Granulopoese und Thrombopoese. Sie gehört zu den myeloproliferativen Erkrankungen. Klinisch fallen hochrote Zyanose, starke Gefäßzeichnung, zum Teil Volumenhochdruck und Hepatosplenomegalie auf. Erythropoetin im Serum ist niedrig, die alkalische Leukozytenphosphatase ist erhöht. Bei symptomatischen Polyglobulien ist nur die Erythropoese durch vermehrte Erythropoetinausschüttung gesteigert. Ätiologisch kommen Herz-, Lungen-, Blutfarbstoff- und Nierenerkrankungen sowie paraneoplastische Syndrome mit erhöhter Erythropoetinbildung in Frage. Die Therapie der Polyzythämie besteht in Aderlässen, myelosuppressiver Behandlung (^{32}P) sowie Gaben von Allopurinol und wegen der Thrombozytose von Aggregationshemmern. Bei Polyglobulie ist die myelosuppressive Therapie kontraindiziert. Die Polyzythämie kann in akute Leukämie, Osteomyelofibrose und chronische Myelose übergehen.

Weiterführende Literatur

Murphy, S.: Polycythemia vera. In Williams, W.J., E. Beutler, A.J. Erslev, M.A. Lichtman: Hematology 3rd ed McGraw Hill, New York 1986 (p. 185)

Najean, Y., C. Dresch: Myelosuppression in polycythemia vera: chemotherapy or radiology? Blut 44 (1982) 1

Silverstein, M.N.: The evolution into and the treatment of late stage polycythemia vera. Semin. Hematol. 13 (1976) 79

Wetherley-Mein, G., T.C. Pearson: Myeloproliferative disorders. In Hardisty, R.M., D.J. Wheatherall: Blood and its Disorders, 2nd ed. Blackwell, Oxford 1982

Woodson, R.D.: Erythrocytosis and polycythemia. In Lichtman, M.A.: Hematology and Oncology. Grune & Stratton, New York 1980

Erkrankungen der Leukopoese

K. Wilms

Leukozytopenien – Leukozytosen

Definition: Bei einer Erhöhung der Leukozytenzahl im peripheren Blut über 10 000 µl ($> 10 \times 10^9$/l) spricht man von einer Leukozytose, bei einer Erniedrigung unter 4000/µl ($< 4 \times 10^9$/l) von einer Leukozytopenie. Erst die zusätzliche Kenntnis der Verteilung im *Differentialblutbild* erlaubt die diagnostisch wichtige Erweiterung durch die Begriffe Granulozytose (Polynukleose) und Granulozytopenie bzw. Lymphozytose und Lymphozytopenie.

Bei der Beurteilung der Zellzahlen muß die Altersabhängigkeit der Normalwerte berücksichtigt werden. Bei Kindern bis etwa zum 4. Lebensjahr überwiegt der Lymphozytenanteil, die obere Normgrenze der Leukozytenzahl liegt bei 14 000/µl (14×10^9/l). Im höheren Lebensalter kommt es zum mäßigen Abfall der Leukozytenzahl, bedingt durch die Verminderung der Lymphozyten.

Häufigkeit

Quantitative Veränderungen der Leukozytenzahl sind außerordentlich häufig. Als charakteristische Reaktionsformen des Organismus bei zahlreichen Erkrankungen oder exogenen Noxen sind sie ein wichtiges diagnostisches Kriterium.

Ätiologie

Am häufigsten ist eine **Leukozytose** durch bakterielle Infektionen verursacht. Infektionskrankheiten, Septikämien, Organinfektionen durch unspezifische Erreger, z. B. Pneumonien, lokale Infektionen wie Abszesse oder eine Peritonitis manifestieren sich im Blutbild durch eine ausgeprägte Vermehrung der Granulozyten mit einer Linksverschiebung (Vermehrung der Stabkernigen und Metamyelozyten). Bei einer exzessiven Vermehrung der Granulozyten ($> 30\,000$/µl $\triangleq > 30 \times 10^9$/l) mit Ausschwemmung noch unreiferer granulopoetischer Vorstufen (Myelozyten und Promyelozyten) spricht man von einer „**leukämoiden Reaktion**".

Auch abakterielle Entzündungen, wie die akute tryptische Pankreatitis, Schockzustände, Myokardinfarkt und Lungenembolie, sowie schwere Stoffwechselentgleisungen (Coma diabeticum, Coma uraemicum) führen regelmäßig zu einer Leukozytose. Zentral ausgelöste Leukozytosen werden nach zerebraler Massenblutung, Schädelfrakturen, nach einem epileptischen Anfall oder nach Luftenzephalographien beobachtet.

Eine Erhöhung der Leukozytenzahl durch eine Lymphozytose ist ein wichtiges differentialdiagnostisches Kriterium bei Infektionen mit sogenannten lymphotropen Viren (Mononucleosis infectiosa (s. Farbtafel 4, Abb. **13**, S. 733), Rubeolen, Lymphocytosis infectiosa). Bei bakteriell bedingten Infektionskrankheiten ist eine ausgeprägte Lymphozytose für den Keuchhusten typisch.

Leukozytopenien treten als diagnostisch wichtiger Befund bei

- Typhus, Brucellosen und Kala-Azar auf. Auch andere bakterielle Infektionen können bei sehr schweren Verlaufsformen mit einer Leukozytopenie einhergehen wie Septikämien, Endocarditis lenta und die Miliartuberkulose. Mäßig ausgeprägte Granulozytopenien sind bei vielen Viruserkrankungen zu finden.
- Der Lupus erythematodes disseminatus und andere Kollagenkrankheiten weisen häufig eine Leukozytopenie auf. Als Felty-Syndrom wird eine besondere Verlaufsform der chronischen Polyarthritis mit Granulozytopenie und Splenomegalie bezeichnet.
- Milzvergrößerungen aus ganz verschiedener Ursache (s. Kapitel „Erkrankungen der Milz") weisen sehr häufig eine Leukozytopenie im Rahmen des sogenannten Hyperspleniesyndroms auf.
- Zahlreiche Knochenmarkerkrankungen führen durch eine Knochenmarkinsuffizienz zu einer Granulozytopenie. In erster Linie sind die akuten Leukämien und die aplastische Anämie zu nennen. Plasmozytome, maligne Non-Hodgkin-Lymphome und Knochenmarkkarzinosen führen bei diffuser Knochenmarkinfiltration zur Leukopenie.
- Megaloblastäre Anämien, bedingt durch Mangel an Vitamin B_{12} oder Folsäure, hochgradiger Eiweißmangel und chronischer Alkoholismus können weiterhin Ursache einer Leukozytopenie sein.
- Toxische Schädigungen des Knochenmarkes führen wegen der kurzen Lebenszeit der Granulozyten zuerst zu einer Granulozytopenie, bevor Thrombo- und Erythrozyten abfallen. Dies ist regelmäßig unter einer zytostatischen Chemotherapie oder einer Strahlentherapie zu beobachten. Die isolierten

Tabelle 9.5 Möglichkeiten zur Infektionsprophylaxe bei Patienten mit schwerer Granulozytopenie

Maßnahmen zur Verminderung der Exposition

- hygienische Belehrung und Überwachung des ärztlichen und Pflegepersonals
- Verlagerung der Behandlung in den ambulanten Bereich
- kritische Indikationsstellung bei invasiven Maßnahmen
- bakteriologische Kontrolle von Infusionslösungen, sorgfältige Auswahl der Blutspender
- Umkehrisolierung in Sterileinheiten
- topische und intestinale Dekontamination

Maßnahmen zur Verbesserung der Infektionsabwehr

- Behandlung der Grundkrankheit
- Behandlung disponierender Begleiterkrankungen (z. B. chronische Bronchitis, Diabetes mellitus)

Schädigungen der Granulopoese sind im folgenden Kapitel dargestellt.

Pathophysiologie und Klinik

Das klinische Bild bei **Leukozytosen** ist durch die Grunderkrankung bestimmt. Die Verteilung der verschiedenen Zelltypen im Differentialblutbild zeigt einen zeitlichen Ablauf, der nach Schilling durch die „neutrophile Kampfphase", die „monozytäre Überwindungsphase", die „lymphozytäre Heilphase" und die „postinfektiöse Eosinophilie" charakterisiert werden kann. Diese gesetzmäßige Reaktionsfolge der Leukozyten ist als wesentlicher unspezifischer Abwehrmechanismus des Organismus gegen bakterielle Erreger aufzufassen. Ein gleicher Reaktionsablauf wird auch nach der Injektion von Bakterientoxinen (Pyrifer), bei Schockzuständen, nach einem Herzinfarkt oder starker körperlicher Belastung ausgelöst.

Leukozytopenien mit Werten über 2000/µl ($> 2 \times 10^9$/l) bleiben im allgemeinen ohne klinische Konsequenzen, wenn der absolute Granulozytenanteil über 1000/µl ($> 1 \times 10^9$/l) liegt. Bei länger bestehenden Granulozytopenien dieser Größenordnung, wie z. B. bei Patienten mit Felty-Syndrom, kommt es allerdings häufiger zu bakteriellen Infektionen. Unterschreitungen dieses Grenzwertes bedeuten für den Patienten eine akute Gefährdung, da die unspezifische Abwehr des Organismus nicht mehr in der Lage ist, eine Keiminvasion der saprophytären Bakterien- und Pilzflora zu verhindern. An den Schleimhäuten des Oropharynx, der Anal- und Vulvovaginalregion kommt es zur Bildung von Nekrosen und charakteristischen Ulzera ohne stärkere Umgebungsreaktion. Von dort aus erfolgt dann die Keimausschwemmung über die Blutbahn und Absiedlung z. B. in der Lunge oder Niere. Bei Granulozytenzahlen unter 500/µl ($< 0,5 \times 10^9$/l) sind invasive Infektionen oder Septikämien immer als lebensbedrohliche Komplikationen

zu bewerten. Die Prognose ist vor allem von der Dauer der schweren Granulozytopenie, weniger von der Art der Infektion abhängig. Für die klinische Diagnostik ist zu berücksichtigen, daß durch den Mangel an Granulozyten übliche Infektionszeichen ausbleiben können: Bei einer Pyelonephritis kann die Leukozyturie fehlen, bei einer Pneumonie die röntgenologische Konsolidierung und Abgrenzung, bei einer Meningitis die Pleozytose. Fieber bei Patienten mit einer Granulozytopenie sollte immer zur Anlage von Blut- und Urinkulturen sowie zur bakteriologischen und mykologischen Untersuchung des Sputums und von Schleimhautabstrichen Anlaß geben. Auch bei afebrilen Patienten ist die tägliche Inspektion der Mundhöhle unbedingt erforderlich.

Therapie

Bei **Leukozytosen** erfolgt die Behandlung der Grunderkrankung. Es ist zu bedenken, daß der Anstieg der Leukozytenzahl nicht unbedingt eine infektiöse Ursache haben muß, sondern daß reaktive Veränderungen im Rahmen der „vegetativen Gesamtumschaltung" des Organismus vorliegen können.

Bei Nachweis einer **Leukozytopenie** sind prophylaktische Maßnahmen angezeigt, wie sie in der Tab. 9.5 aufgeführt sind. Es ist vor allem darauf hinzuweisen, daß bei Granulozytenzahlen unter 1000/µl ($< 1 \times 10^9$/l) invasive Maßnahmen (z. B. Katheterismus) zu vermeiden sind und eine sorgfältige Pflege der Schleimhäute (Mundspülungen mit Chlorhexidin und Antimykotika) zur Infektionsprophylaxe erfolgen muß. Der Wert einer oralen prophylaktischen Gabe nichtresorbierbarer Antibiotika (Neomycin, Bacitracin, Polymyxin B) zur Verhütung einer Infektion durch Keime aus dem Gastrointestinaltrakt ohne gleichzeitige Isolierung in Sterileinheiten ist nicht eindeutig gesichert. Die sogenannte partielle enterale Dekontamination mit bewußter Belassung einer resistenten Anaerobierflora wird in den letzten Jahren positiver beurteilt. Die Isolierung der Patienten in Einzelzimmern kann nur begrenzt wirksam sein, wenn nicht zugleich z. B. auch eine Sterilkost gegeben wird. Die vollständige Isolierung von Patienten in Sterileinheiten unter gnotobiotischen Bedingungen („Life Island", „Laminar-airflow"-Einheiten) kann eindeutig das Risiko bedrohlicher Infektionen bei Patienten mit Granulozytenzahlen unter 500/µl ($< 0,5 \times 10^9$/l) vermindern.

Tritt bei Patienten mit einer absoluten Granulozytenzahl unter 1000/µl Fieber über 38°C auf, so ist — unabhängig von der Grunderkrankung — von einer infektiösen Ursache auszugehen. Am häufigsten sind bakterielle Infektionen, vor allem durch gramnegative Stäbchen (Pseudomonas, Klebsiella, E. coli, Proteus). In den letzten Jahren werden auch zunehmend infektiöse Komplikationen durch andere Erreger, vor allem Staphylokokken, beobachtet. In zweiter Linie ist dann, besonders bei Vorliegen pulmonaler Infiltrate, an invasive Pilzinfektionen, vor allem Candida sp. und Aspergillus, zu denken. Vom behandelnden Arzt muß die klinische Situation als potentiell bedrohlich richtig eingeschätzt werden. Durch eine sorgfältige klinische Untersuchung muß versucht werden, Infektionsherde zu lokalisieren. Dabei ist der Mundhöhle, der Lunge, der Perianalregion und Katheter-Einstichstellen besondere Aufmerksamkeit zu schenken. Eine Röntgenuntersuchung der Thoraxorgane mit der Suche nach pulmonalen Infiltraten ist obligat. Zentrale Venenkatheter sind immer als Ausgangsherde septischer Infektionen verdächtig. Zur Isolierung der Erreger müssen Blutkulturen angelegt werden, da bei Patienten mit schwerer Granulozytopenie auch bei lokalisierten Infektionen eine systemische Keimausschwemmung erfolgt. Weiterhin sollte Material aus der Mundhöhle, Urin und Stuhl zur bakteriologischen Untersuchung entnommen werden.

Auch ohne dokumentierte Infektion muß bei Patienten mit Fieber und Granulozytopenie unverzüglich nach Asservierung des Untersuchungsmaterials für die mikrobiologischen Untersuchungen eine sog. „empirische" antibiotische Therapie eingeleitet werden. Nach den Erfahrungen großer klinischer Studien ist primär eine Kombination zwischen einem Pseudomonas-wirksamen Penicillin oder einem Cephalosporin-Präparat der neueren Generation mit einem Aminoglykosid-Antibiotikum zu wählen. Bei dem Verdacht auf eine durch Venenkatheter ausgelöste Infektion ist gleichzeitig mit Vancomycin zu kombinieren. Die Behandlung muß auch nach der Entfieberung fortgesetzt werden, bis ein Anstieg der Granulozyten absolut über 500/μl erfolgt ist. Bei Identifikation des Erregers wird die antibiotische Therapie dem Resistenzspektrum entsprechend modifiziert. Ist es nach 72 Stunden nicht zu einer Entfieberung gekommen, wird in einer zweiten Stufe mit einer antimykotischen Therapie kombiniert. Die Standardbehandlung systemischer Pilzinfektionen mit Amphotericin B und 5-Fluorcytosin ist in den letzten Jahren durch die neuen Imidazol-Derivate Fluconazol und Itraconazol erweitert worden. Bei diesem stufenweisen Vorgehen, das in einer weiteren Stufe auch einen Wechsel der antibiotischen Therapie auf Imipenem einschließt, ist eine Kontrolle der bedrohlichen Infektionen in 80% zu erwarten. Für die Prognose der Patienten entscheidend ist die Zeitdauer bis zum Wiederanstieg der Granulozyten über 500/μl in Abhängigkeit von der Grunderkrankung.

Die Anwendung von Granulozytentransfusionen wird in den letzten Jahren wegen beobachteter schwerer Nebenwirkungen beim Empfänger und eines erheblichen logistischen Aufwandes zunehmend zurückhaltend beurteilt. Eine steigende Bedeutung werden wahrscheinlich für die Behandlung und Prophylaxe der Granulozytopenie hämatopoetische Wachstumsfaktoren, vor allem Granulozyten-Makrophagen-Kolonie-stimulierender Faktor (GM-CSF), Granulozyten-CSF (G-CSF) und Interleukin 3 (IL 3) gewinnen. Vielversprechende erste klinische Erfahrungen mit diesen hämatopoetischen Wachstumsfaktoren liegen vor.

> **Merke:** Bei Nachweis einer erhöhten Leukozytenzahl muß ein Differentialblutbild angefertigt werden. Eine Granulozytose (Polynukleose) findet sich bei bakteriellen Infektionen, bei abakteriellen Entzündungen, nach Myokardinfarkt und Schockzuständen, bei Stoffwechselkoma und bei akuten zerebralen Erkrankungen als gesetzmäßige Reaktionsfolge. Eine Lymphozytose wird vor allem bei Infektionen mit lymphotropen Viren, Pertussis und Immunreaktionen beobachtet. Eine Granulozytopenie mit Werten unter 500/μl ($< 0,5 \times 10^9$/l) bedeutet eine bedrohliche Gefährdung des Organismus durch pathogene und opportunistische Infektionserreger.

Weiterführende Literatur s. S. 699

Agranulozytose

> **Definition:** Unter Agranulozytose versteht man ein bedrohliches Krankheitsbild, das durch das vollständige Fehlen der Granulozyten im peripheren Blut gekennzeichnet ist. Die Auslösung erfolgt durch Medikamente; im Unterschied zu den toxisch bedingten Granulozytopenien, z. B. nach Zytostatika, ist das Auftreten jedoch nicht vorhersehbar und häufig dosisunabhängig, so daß eine individuelle Disposition angenommen werden muß.

Häufigkeit

Es ist schwierig, zuverlässige Inzidenzangaben zu erhalten. Von Müller u. Zäch wurde aufgrund einer Sammelstatistik eine Häufigkeit von 0,054% jährlich errechnet. Frauen sind bevorzugt betroffen.

Ätiologie

Mehr als 10 Jahre nach der Beschreibung der Angina agranulocytotica durch W. Schultz wurde erstmals auf den Zusammenhang der Erkrankung mit der Einnahme von Pyramidon (Aminopyrin) hingewiesen und ein allergischer Mechanismus postuliert (H. E. Bock). Heute ist der Kausalzusammenhang mit der Einnahme bestimmter Medikamente unbestritten. Zahlreiche Substanzen – Analgetika, Antirheumatika, Psychopharmaka, Antibiotika, Sulfonamide, Thyreostatika, Antidiabetika, Antihistaminika – können eine Agranulozytose auslösen, wie sich aus kasuistischen Beobachtungen und Sammelstatistiken ergab. In der Tab. 9.**6** sind die wichtigsten Medikamente aufgeführt, die eine Agranulozytose hervorrufen können.

Pathophysiologie und Klinik

Wir unterscheiden heute nach dem klinischen Verlauf zwei Formen:

Tabelle 9.6   Zusammenstellung der Agranulozytose-auslösenden Medikamente (nach Müller u. Zäch)

Analgetika, Antirheumatika	Tuberkulostatika	Antihistaminika, Sedativa, Hypnotika, Psychopharmaka, Antikonvulsiva	Diuretika
Amidopyrin (Aminophenazon, Pyramidon) Novalgin Phenylbutazon Phenacetin Goldsalze	Thiosemicarbazon INH Streptomycin PAS	Phenothiazine Pyribenzamine Tripelenamine Metaphenylen Antistin Bromazin Barbiturate Pyrithyldion Chlorpromazin Meprobamate Hydantoinderivate Trimethadion Paramethadion	Chlorothiazid Acetazolamid Quecksilberdiuretika
Antibiotika, Chemotherapeutika	**Malariamittel**		**Antikoagulantien**
Penicillin Streptomycin Chloramphenicol Tetracycline Sulfonamide org. Arsenverbindungen Stilbamidin Neostibosan Jodochlorhydroxychinolin	Chinin Primaquin Plasmochin		Dicumarol
	Thyreostatika		**Verschiedene**
	Kaliumperchlorat Thiouracile Thiamazol Carbimazol		DDT-Pyrethrum-Aerosol Procainamid Hydralazin D-Penicillamin u. andere
	Antidiabetika		
	Tolbutamid Carbutamid Chlorpropamid Biguanide		

– Bei der akuten Agranulozytose (sogenannter **Amidopyrintyp**) kommt es bei Exposition wenige Stunden nach Medikamenteneinnahme zu Gliederschmerzen, Fieberanstieg mit Schüttelfrost und Verschwinden der Granulozyten im Blut. Die Gesamtleukozytenzahl fällt auf Werte zwischen 2000/µl bis 500/µl ($2,0-0,5 \times 10^9$/l) ab, da sehr häufig auch die Zahl der Lymphozyten vermindert ist. 24–48 Stunden später manifestiert sich das Fehlen der Granulozyten durch ulzerierende Nekrosen der Mundschleimhaut, der Tonsillen („Angina necroticans agranulocytotica"), der Perianal- und Vulvovaginalregion. Es besteht dabei hohes Fieber und schweres Krankheitsgefühl, das in den folgenden Tagen durch die von den Schleimhautnekrosen ausgehenden septischen Komplikationen verstärkt wird. Die Zahl der Erythrozyten ist stets, die der Thrombozyten ist meistens normal. Wird das auslösende Medikament nicht weiter gegeben, kommt es nach 8–14 Tagen zu einer Regeneration der Granulozytopoese. Sehr eindrucksvoll sind der damit verbundene Fieberabfall und die rasche Abheilung der Ulzerationen.

– Beim schleichenden, sogenannten **Phenothiazintyp** der Agranulozytose erfolgt der Abfall der Granulozyten allmählich über einen längeren Zeitraum. Das klinische Krankheitsbild entwickelt sich weniger dramatisch mit zunehmenden Zeichen der granulozytären Insuffizienz, so daß die Diagnose meist relativ spät gestellt wird, wenn nicht regelmäßige Kontrollen der Leukozytenzahl und des Differentialblutbildes durchgeführt werden. Diese schleichende Verlaufsform wird unter der Einnahme von Phenothiazinen, Thyreostatika, Phenylbutazon, Goldsalzen, Hydantoinen und Sulfonamiden beobachtet.

Die fehlende Dosisabhängigkeit, die erneute Auslö-

sung eines Agranulozytoseschubes durch Reexposition sowie der Nachweis leukozytenspezifischer Agglutinine bei einzelnen Patienten stützen die Annahme einer allergischen Reaktion bei der Pathogenese der akuten Agranulozytose vom Amidopyrintyp. Es wird postuliert, daß das auslösende Medikament als Hapten nach seiner Bindung an Plasmaproteine die Bildung von Antikörpern induziert. Bei erneuter Medikamenteneinnahme nach erfolgter Sensibilisierung kommt es zur Reaktion des Antikörpers mit dem Vollantigen, Fixierung des Komplexes an die Granulozyten und wahrscheinlich unter der Beteiligung von Komplement zur Zytolyse.

Beim Phenothiazintyp der Agranulozytose ist eine längerfristige Medikation und auch bei Reexposition eine gewisse Schwellendosis erforderlich, um bei entsprechend disponierten Individuen einen Abfall der Granulozyten zu bewirken. Häufiger finden sich auch Hinweise für eine Mitbeteiligung der Erythro- und Thrombozytopoese. Als pathogenetische Mechanismen werden genetisch bedingte Unterschiede im Zellstoffwechsel (Enzympolymorphismen) diskutiert, die für die besondere individuelle Sensibilität gegenüber den einzelnen Medikamenten verantwortlich sind.

Diagnostisches Vorgehen

Ein fieberhaftes Krankheitsbild mit dem klinischen Befund einer nekrotisierenden Angina und Ulzera an den der Inspektion zugänglichen Schleimhäuten sollte immer zur Zählung der Leukozyten und Anfertigung eines Differentialblutbildes Anlaß geben. Bei Verminderung der Leukozytenzahl und dem Fehlen von Granulozyten im Ausstrich muß eine Knochenmarkpunktion erfolgen, um vor allem eine aleukämische akute Leukose oder eine aplastische Anämie auszuschließen. Im Knochenmark findet sich bei der

Agranulozytose in Abhängigkeit vom Zeitpunkt der Punktion im Verlauf der Erkrankung ein vollständiger Schwund der granulopoetischen Reihe bei unauffälliger Erythro- und Thrombopoese. Häufig ist eine erhebliche Vermehrung von Plasmazellen zu beobachten. Die beginnende Regeneration zeigt sich in einer Vermehrung der Promyelozyten, die so ausgeprägt sein kann, daß zunächst eine akute Leukämie vermutet werden kann. Eine kurzfristig wiederholte Kontrollpunktion wird dann jedoch eine zunehmende Ausreifung des „Promyelozytenmarkes" ergeben, der dann auch kurzfristig der Anstieg der Granulozyten im peripheren Blut folgt.

Von außerordentlicher Bedeutung ist die sorgfältige Erhebung einer exakten *Medikamentenanamnese*. Diese ist häufig erschwert durch chronischen Medikamentenabusus (z. T. ohne Rezeptur) und die Einnahme von Kombinationspräparaten aus banalen Ursachen. In vielen Fällen wird die Auskunft des behandelnden Hausarztes notwendig sein. Der serologische Nachweis von Leukozytenagglutininen ist leider sehr störanfällig und fällt bei der Mehrzahl der Agranulozytosepatienten negativ aus. Die besten Chancen für den Nachweis bestehen in den ersten Tagen des Agranulozytoseschubes. In einzelnen Fällen läßt sich das auslösende Allergen durch den Makrophagenmigrationshemmtest oder den Lymphozytentransformationstest nachweisen.

Ein sicherer Nachweis der allergischen Reaktion auf bestimmte Substanzen läßt sich durch den Reexpositionsversuch unter klinischen Bedingungen führen. Dieser ist jedoch wegen der erheblichen Gefährdung des Patienten nur in den Fällen angezeigt, wo die Gabe eines potentiell auslösenden Medikamentes aus vitaler Indikation erforderlich ist.

Differentialdiagnose

Neben den akuten Leukämien und aplastischen Anämien (Panmyelopathie) ist vor allem eine Knochenmarkschädigung durch obligat myelotoxische Noxen auszuschließen. Bei diesen Krankheitsbildern liegt jedoch meist eine Panzytopenie vor. Eine Vorbehandlung mit Zytostatika, Immunsuppressiva oder eine vorhergegangene Strahlentherapie läßt sich anamnestisch eruieren. Die zyklische Agranulozytose ist eine oft bereits im Kindesalter auftretende, seltene Erkrankung. Weitere familiäre Leukozytopenien sind im folgenden Kapitel dargestellt.

Autoimmungranulozytopenien werden bei Kollagenerkrankungen, bei Viruserkrankungen (Mononucleosis infectiosa, Hepatitis epidemica) und malignen Lymphomen vereinzelt beobachtet.

Therapie

Die kausale Therapie besteht im Absetzen des auslösenden Medikaments. Dies unterstreicht die Notwendigkeit einer sorgfältigen Medikamentenanamnese. Es kommt immer wieder vor, daß zur Fiebersenkung bei Patienten mit einer allergischen Agranulozytose das auslösende Antipyretikum verwandt und damit der lebensbedrohliche Mechanismus unterhalten wird. Die wichtigste Regel für Patienten mit einer

Agranulozytose ist deshalb, daß Medikamente nur bei dringlichster Indikation verabreicht werden dürfen. Zur Schmerzbekämpfung ist auf Opiate auszuweichen, zur Fiebersenkung auf physikalische Maßnahmen.

Bei der akuten allergischen Agranulozytose vom Amidopyrintyp ist nach Absetzen des auslösenden Medikamentes mit einer Erholung der Granulopoese in 8–14 Tagen zu rechnen. In der Zwischenzeit muß das schwere, durch Infektion das Leben bedrohende Krankheitsbild durch eine adäquate antibiotische Therapie nach den im vorhergehenden Kapitel dargestellten Richtlinien symptomatisch behandelt werden. Der Pflege der Schleimhäute, insbesondere der Mundhöhle, ist besondere Aufmerksamkeit zu schenken.

Bei bedrohlichen Krankheitsverläufen ist die Gabe von hämatopoetischen Wachstumsfaktoren (G-CSF, GM-CSF) zu erwägen. Für die Gabe von Corticosteroiden besteht keine Indikation. Eine Beschleunigung der granulopoetischen Regeneration ist nicht zu erwarten, eine gefährliche weitere Resistenzminderung eher zu befürchten. Nur bei den seltenen Autoimmun-Granulozytopenien ist mit einer Wirksamkeit zu rechnen.

Rezidivierende bedrohliche Agranulozytosen sind nicht selten, wenn verschiedene, aber die gleiche auslösende Substanz enthaltende Kombinationspräparate zu verschiedenen Zeiten verabreicht wurden. Die Patienten müssen deshalb nach durchgemachter Agranulozytose einen entsprechenden Ausweis erhalten.

Prognose und Verlauf

Die Prognose der **akuten allergischen Agranulozytose**, die früher mit einer Letalität von 50–90% infolge septischer Komplikationen belastet war, ist heute bei rechtzeitiger Diagnosestellung, Absetzen des auslösenden Medikamentes und Einleiten einer empirischen Therapie mit modernen Antibiotika und eventueller Substitution von Granulozyten wesentlich günstiger. Die Ausheilung erfolgt nach Überwinden der agranulozytotischen Phase folgenlos.

Die Prognose der **schleichenden Agranulozytose vom Phenothiazintyp** ist ungünstiger. Dies ist dadurch bedingt, daß das Krankheitsbild zunächst verkannt und dadurch die Diagnose häufig erst sehr spät gestellt wird. Es muß deshalb betont werden, daß bei einer Langzeittherapie mit Medikamenten aus allen Substanzgruppen regelmäßig Blutbildkontrollen erforderlich sind.

Merke: Die Agranulozytose ist eine bedrohliche Erkrankung, die durch Medikamente bei entsprechend disponierten Individuen ausgelöst wird. Klinisch besteht bei ihr die Trias: Granulozytopenie mit Verminderung granulopoetischer Vorstufen im Knochenmark, Schleimhautnekrosen und Allgemeinsymptome. Wichtigste Maßnahme ist nach einer sorgfältigen Medikamentenanamnese das Absetzen aller potentiell auslösenden Arzneimittel.

Familiäre Granulozytopenien, Granulozytenfunktionsstörungen und Granulozytenanomalien

Zyklische Agranulozytose

Bei diesem seltenen Krankheitsbild kommt es periodisch in regelmäßigen Abständen von 14−40 Tagen zu ausgeprägten Granulozytopenien bis zu vollständigem Verschwinden der Granulozyten mit Absinken der Leukozytenzahl auf 2000−4000/μl (2,0−4,0×10^9/l).

In der 3−7 Tage dauernden agranulozytotischen Phase können Schleimhautnekrosen, Fieberanstieg sowie septische Komplikationen auftreten, es kann jedoch auch lediglich eine vorübergehende Leistungsminderung vorliegen.

Die erste Manifestation wird meist bereits in der Kindheit beobachtet. Wegen eines sehr häufig familiären Auftretens wird eine genetische Disposition angenommen. Jahrzehntelange Verlaufsbeobachtungen sprechen für eine relativ günstige Prognose.

Die erste Manifestation wird meist in der Kindheit beobachtet. Pathophysiologische Untersuchungen weisen darauf hin, daß der zyklische Abfall der Granulozytenzahl auf einem Defekt in der Regulation der hämatopoetischen Stammzellen beruht. Wegen eines häufig familiären Auftretens wird eine genetische Disposition angenommen.

Die Therapie erfolgt symptomatisch mit Antibiotika bei infektiösen Komplikationen in der agranulozytotischen Phase. In den letzten Jahren konnte gezeigt werden, daß durch die Gabe von rekombinantem Granulozyten-Kolonie-stimulierendem Faktor (G-CSF) die zyklische Reduktion der Granulopoese verhindert werden kann.

Infantile hereditäre Agranulozytose (Kostmann)

Dieses 1956 erstmals von Kostmann beschriebene Krankheitsbild ist gekennzeichnet durch schwere Infektionen, die bereits kurz nach der Geburt auftreten, und das fast vollständige Fehlen der Granulozyten im Blut bei hyperplastischer, linksverschobener Granulopoese im Knochenmark. Es wird eine Ausreifungshemmung der Vorstufen angenommen. Die Prognose ist schlecht; die meisten Patienten sterben bereits im Säuglingsalter.

Abzugrenzen sind prognostisch wesentlich günstigere *familiäre Granulozytopenien*, bei denen die Granulozytenzahl im allgemeinen über 500/μl (> 0,5×10^9/l) liegt. Rezidivierende bakterielle Infektionen führen zur Diagnose im Kindes- oder Adoleszentenalter. Bei nur mäßiger Verminderung der Granulozyten verlaufen jedoch zahlreiche Fälle klinisch inapparent.

Granulozytopathien

Erst nachdem Untersuchungsverfahren zur Prüfung verschiedener Granulozytenfunktionen (Migration, Chemotaxis, Endozytose, Mikrobiolyse) entwickelt wurden, gelingt es, konstitutionelle und erworbene Granulozytopathien in ihrer Beziehung zu klinischen Krankheitsbildern zu definieren. Gehäufte bakterielle Infektionen und Schleimhautulzerationen bereits im Kleinkindesalter finden sich beim **„Lazy-leukocyte"-Syndrom**, bei dem ein primärer Defekt der Granulozytenmobilität und Chemotaxis vorliegt.

Bei der **progressiven septischen Granulomatose** (chronic granulomatous disease) kommt es zu schweren chronisch-rezidivierenden Infektionen mit Ausbildung multipler granulomatöser Entzündungsherde in Lymphknoten, Haut und parenchymatösen Organen. Bei intakter Chemotaxis und Endozytose konnten verschiedene Enzymdefekte in den Granulozyten erkrankter Patienten nachgewiesen werden, die zu einer Störung der intrazellulären Bakterizidie führen. Der Nachweis gelingt mit dem Nitroblautetrazolium-(NBT-)Test oder einem Bakterienabtötungstest. Die Prognose ist ungünstig.

Beim **Chédiak-Higashi-Syndrom,** einem seltenen autosomal rezessiven Erbleiden, finden sich große amorphe Granula und zytoplasmatische Einschlußkörperchen in den Granulozyten, Monozyten und Lymphozyten. Funktionell sind Chemotaxis, Degranulation und Bakterizidie der Granulozyten gestört. Als Ausdruck generalisierter Defekte finden sich neben einer Granulozyto- und Thrombozytopenie Albinismus und periphere Neuropathien. Klinisch ist das Krankheitsbild gekennzeichnet durch gehäufte Infektionen mit septischen Komplikationen, Hepatosplenomegalie und Lymphome.

Erworbene Granulozytenfunktionsstörungen können bei Hämoblastosen, unter der Behandlung mit Zytostatika und ionisierenden Strahlen, bei Diabetes mellitus, Kollagenosen, Niereninsuffizienz und Mangelernährung vorkommen.

Granulozytenanomalien

Bei der **Pelger-Huet-Kernanomalie** liegt eine genetisch bedingte Störung der Granulozytensegmentierung vor. Die Kerne sind unsegmentiert oder weisen nur zwei Segmente mit abnormer Chromatinstruktur auf. Bei der häufigeren heterozygoten Form liegen 20−80% der Segmentkernigen als sogenannte Zwicker-, Hantel- oder Brillenformen vor. Die Anomalie ist ohne Bedeutung für die Funktion der Granulozyten, bei fehlender Kenntnis kann jedoch fälschlicherweise eine Linksverschiebung angenommen werden. Homozygote Merkmalsträger sind sehr selten, möglicherweise durch Assoziation mit einem Letalfaktor bedingt.

Bei der **Alder-Granulationsanomalie** findet sich eine sehr grobe, dichte Granulation in den Granulozyten, die das Zytoplasma ausfüllt. Es besteht eine enge Beziehung zur Dysostosis multiplex (Pfaundler-Hurler-Erkrankung).

Die **May-Hegglin-Anomalie** (polyphyle Reifungsstörung) ist durch spindelförmige blaue Einschlüsse im Zytoplasma der neutrophilen Granulozyten gekennzeichnet. Weiterhin ist das Auftreten von Riesenthrombozyten charakteristisch.

Erworbene Anomalien der Granulozytenmorphologie sind wesentlich häufiger. Sie können oft wichtige diagnostische Hinweise geben: Übersegmentierte und Riesenstabkernige finden sich bei den megaloblastären Anämien.

Die sogenannte toxische Granulation und das Auftreten von Plasmavakuolen in den Granulozyten werden bei schweren Infektionen und toxischen Knochenmarkschädigungen beobachtet. Die **Döhle-Körperchen** sind große basophile Einschlüsse, die ebenfalls bei schweren septischen Krankheitsbildern, Verbrennungen, Tumoren oder nach Gabe myelotoxischer Substanzen gefunden werden.

Weiterführende Literatur

Begemann, H.: Reaktive Veränderungen der weißen Blutkörperchen und des lymphoretikulären Systems. In Begemann, H.: Klinische Hämatologie, 3. Aufl. Thieme, Stuttgart 1986

Dale, D. C.: Neutrophil disorders: Benign, quantitative abnormalities of neutrophils. In Williams W. J., E. Beutler, A. J. Erslev, M. A. Lichtman: Hematology, 4th edition. Mc Graw-Hill, New York 1990 Company

Maschmeyer, G., H. Link, W. Hiddemann, P. Meyer, M. Helmerking, D. Adam: Interventional antimicrobial strategy in febrile neutropenic patients. Onkologie 13 (1990) 38

Schimpf, S. C.: Empirical antibiotic therapy for granulocytopenic cancer patients. Amer. J. Med. 80, Suppl. 5C (1986) 13

Wilms, K., W. Stille: Infektionen bei Abwehrschwäche. Fortschr. Antimikrob. Antineopl. Chemoth. 3–6 (1984)

Young, G. A. R., P. C. Vincent: Drug induced agranulocytosis. Clin. Haematol. 9 (1980) 483

Welte, K., M. A. Bonilla, A. P. Gillio: Recombinant human granulocyte colony-stimulating factor. J. exp. Med. 165 (1987) 941

Akute Leukämien

Definition: Leukämien sind definiert als maligne Neoplasien der hämatopoetischen Zellen. Sie werden heute als klonale Erkrankungen aufgefaßt. Nach einer klinisch inapparenten Phase der Proliferation kommt es zu einer Expansion des malignen Zellklons mit generalisierter Ausbreitung im gesamten hämatopoetischen Gewebe, Übergreifen auf extramedulläre Organe und Ausschwemmung leukämischer Zellen in das periphere Blut.

Der Begriff Leukämie geht auf R. Virchow 1845 zurück. Synonym wird heute auch vielfach der Begriff Leukose benutzt, da nicht unbedingt eine Vermehrung von weißen Blutzellen im Blut vorliegen muß. Die Unterteilung der verschiedenen Leukämieformen, die von wesentlicher Bedeutung für das therapeutische Vorgehen und die prognostische Beurtei-

Tabelle 9.**7** Einteilung der Leukämien

Akut	Chronisch
Myeloisches System	
akute myeloische Leukämie (AML) (s. Farbtafel 1, Abb. **3** u. **4**, S. 730)	chronische myeloische Leukämie (CML) (s. Farbtafel 3, Abb. **9**, S. 732)
akute promyelozytäre Leukämie (Aprom. L) (s. Farbtafel 2, Abb. **5**, S. 731)	
akute myelomonozytäre Leukämie (AMML) (s. Farbtafel 2, Abb. **6**, S. 731)	
akute Monozytenleukämie (AMoL)	
akute Erythroleukämie (AEL)	chronische Erythroleukämie
Lymphatisches System	
akute lymphatische Leukämie (ALL) (s. Farbtafel 3, Abb. **7** u. **8**, S. 732)	chronische lymphatische Leukämie (CLL) (s. Farbtafel 3, Abb. **10**, S. 732)
Nicht klassifizierbar	
akute undifferenzierte Leukämie (AUL)	

lung ist, erfolgt aufgrund klinischer, morphologischer, zytochemischer und in den letzten Jahren auch zunehmend immunologischer und molekularbiologischer Kriterien.

Als Hauptgruppen wird zwischen den myeloischen und den lymphatischen Leukämien unterschieden. Dabei werden wieder chronische Formen den akuten gegenübergestellt. Die Unterteilung erfolgt auf der Grundlage des Knochenmarkbefundes. Bei den akuten Leukämien ist die neoplastische Zellpopulation durch eine unreife „Blasten"-Population (s. Farbtafel 1 u. 2, Abb. **3–8**, S. 640 u. 641) repräsentiert. Bei den chronischen Leukämien findet eine Ausreifung statt (s. Farbtafel 3, Abb. **9** u. **10**, S. 642), wobei z. B. bei der chronischen myeloischen Leukämie ein buntes Bild durch Vorliegen der verschiedenen Differenzierungsstufen der Granulopoese charakteristisch ist. Man spricht deshalb auch von unreifzelligen (= akuten) und reifzelligen (= chronischen) Leukosen. Die Einteilung der verschiedenen Leukämieformen findet sich in Tab. 9.**7**. In der nosologischen Systematik werden die chronischen Leukämien anderen Krankheitsgruppen zugeordnet, die chronische myeloische Leukämie (chronische Myelose) den myeloproliferativen Syndromen, die chronische lymphatische Leukämie (chronische Lymphadenose) den malignen Lymphomen.

Häufigkeit

Es wird mit 40–50 Neuerkrankungen an Leukämien jährlich auf eine Population von 1 Million gerechnet. Davon sind 50% akute Leukosen. In der Altersverteilung findet sich ein erster Morbiditätsgipfel zwischen dem 2. und 5. Lebensjahr. Nach einem Erkrankungsminimum zwischen dem 20. und 29. Lebensjahr folgt wieder ein steiler Anstieg mit zunehmendem Lebensalter. Die Verteilungshäufigkeit der einzelnen Leukämieformen stellt sich jedoch ganz anders dar als die allgemeine Morbiditätskurve. Im Kindesalter überwiegen ganz ausgeprägt die akuten Leukämien, insbesondere die akute lymphatische Leukämie. Die chronische myeloische Leukämie ist sehr selten, die chronische Lymphadenose kommt praktisch nicht vor. Im Erwachsenenalter überwiegt zunächst die akute myeloische Leukämie. Die chronische myeloische Leukämie weist einen Erkrankungsgipfel um das 45. Lebensjahr auf, die chronische lymphatische Leukämie um das 65. Lebensjahr. Nach dem 60. Lebensjahr besteht ein erneuter Morbiditätsgipfel für die aktue myeloische Leukämie.

Ätiologie und Pathophysiologie

Die Pathogenese der akuten Leukämien wird heute als neoplastische Transformation auf der Ebene der hämatopoetischen Stammzellen und anschließende Expansion des malignen Zellklons auf Kosten der normalen Hämatopoese aufgefaßt. Die leukämische Evolution ist gekennzeichnet durch eine fehlende Differenzierung und Ausreifung der neoplastischen Zellen, eine Zellproliferation unabhängig von physiologischen Regulationsfaktoren, eine Ausdehnung auf extramedulläre Organe sowie eine Suppression der normalen Hämatopoese. Daraus resultiert die klinische Symptomatik einer progredienten Knochenmarkinsuffizienz. Verschiedene ätiologische Faktoren können als mögliche Ursachen für die Entstehung einer Leukämie angeführt werden:

– Eine **genetische Disposition** konnte epidemiologisch nicht eindeutig gesichert werden. Die Konkordanzrate bei identischen Zwillingen ist jedoch signifikant. Für mongoloide Kinder (Down-Syndrom, Translokationstrisomie 21) besteht ein eindeutig erhöhtes Erkrankungsrisiko.
– An der **Virusätiologie** zahlreicher, bei verschiedenen Spezies auftretender Tierleukämien besteht kein Zweifel. Nachdem Ellerman u. Bang 1908 die Übertragbarkeit einer Leukämie bei Hühnern durch ein Ultrafiltrat leukämischer Zellen gezeigt hatten, wies L. Gros aufgrund experimenteller Befunde an der Maus die Möglichkeit einer vertikalen Übertragung leukämogener Viren durch die Keimzellen nach und zeigte, daß die onkogene Information in das Genom integriert wird und dort latent bleibt, bis ein exogener Reiz zur klinischen Manifestation führt. Als erste und bisher einzige Leukämie-Sonderform mit fester Assoziation zu einem Retrovirus wurde die in Japan, der Karibik und im Südosten der Vereinigten Staaten vorkommende adulte T-Zell-Leukämie/-Lymphom identifiziert.

Das Humane T-lymphozytotrophe Virus I (HTLV-I) wurde aus leukämischen T-Zellen erkrankter Patienten isoliert, das Pro-Virus des HTLV-I wurde in der DNA der leukämischen Zellen bei allen untersuchten Patienten identifiziert und Antiköper gegen das Virus im Serum der Erkrankten nachgewiesen.

– Die Diskussion über die Ätiologie humaner Leukämien und Lymphome wurde in den letzten Jahren wesentlich bereichert durch neuere Erkenntnisse der Tumorvirologie und Molekularbiologie. Es konnte gezeigt werden, daß definierte Bereiche des Virus-Genoms von Leukämie- und Tumorviren für die Transformation normaler Zellen zu neoplastischen Zellen verantwortlich sind. Für diese als virale Onkogene (v-Onkogen) bezeichneten Nukleotidsequenzen konnten homologe Abschnitte im Genom normaler eukaryonter Zellen nachgewiesen werden. Diese werden als zelluläres Onkogen (c-Onkogen) bzw. Protoonkogen bezeichnet. Es ist anzunehmen, daß diese DNA-Sequenzen des normalen Genoms eine physiologische Rolle in der Regulation von Zellproliferation und -differenzierung besitzen. Eine Aktivierung bzw. Amplifikation dieser Gene, z. B. durch Translokation in chromosomale Bereiche hoher Transkriptionsfrequenz, wird für die neoplastische Transformation verantwortlich gemacht. Die Mechanismen, über die virale Onkogene und zelluläre Protoonkogene bzw. ihre Genprodukte zur neoplastischen Transformation normaler Stammzellen führen, sind noch unklar.
– An der leukämogenen Wirkung **ionisierender Strahlen** kann aufgrund der Leukämieinzidenz nach der Atombombenexplosion von Hiroshima und Nagasaki, nach Strahlentherapie bei Patienten mit Morbus Bechterew und bei Röntgenologen vor Einführung heute üblicher Strahlenschutzmaßnahmen nicht gezweifelt werden.
– Unter den **chemischen Noxen** als ätiologischer Faktor für die Entstehung von Leukämien ist auf das *Benzol* hinzuweisen. In den letzten Jahren zeigt sich zunehmend das Problem der Sekundärleukämien nach primär erfolgreicher Therapie bei Patienten mit Morbus Hodgkin, Plasmozytomen oder soliden Tumoren mit zytostatischen Substanzen, vor allem *Alkylantien*. Im allgemeinen handelt es sich dabei um akute meyloische Leukämien, die sich durch charakteristische, z. B. zytogenetische Merkmale von den De-novo-Leukämien unterscheiden. Es ist anzunehmen, daß zahlreiche chemische Substanzen unserer Umwelt als auslösende Faktoren für das Auftreten von Leukämien verantwortlich sind.

Klinik

Im Unterschied zu den chronischen Leukämien, bei denen ausgeprägte Vergößerungen von Milz, Leber oder Lymphknoten und exzessive Erhöhungen der Leukozytenzahl im Vordergrund stehen, ist die klinische Symptomatik der akuten Leukosen durch die progrediente Knochenmarkinsuffizienz bestimmt.

Anamnese

Die Anamnese ist meist kurz. Sehr häufig ist die Angabe, daß ein fieberhafter Infekt, der als „Grippe" oder Angina gedeutet wurde, nicht nach der üblichen Zeit abgeheilt sei. Dann treten Symptome einer verstärkten Blutungsneigung, zunächst mit Nasen- und Zahnfleischbluten, hinzu. In relativ kurzer Zeit entwickelt sich ein schweres Krankheitsbild mit den Zeichen einer granulozytären Insuffizienz und dadurch bedingter Abwehrschwäche, thrombozytopenisch bedingter hämorrhagischer Diathese und hochgradiger Anämie.

Klinische Befunde

Bei der klinischen Untersuchung finden sich Nekrosen und Ulzerationen, sehr häufig Soorbeläge an den Schleimhäuten sowie Petechien und größere Hämatome ohne Angabe eines adäquaten Traumas. Die Patienten sind blaß und meist febril. Generalisierte Lymphknotenvergrößerungen sind bei Kindern häufig, bei Erwachsenen seltener nachzuweisen. Das gleiche gilt für die Vergrößerung von Leber und Milz. Eine Gingivahyperplasie ist besonders bei der akuten myelomonozytären und monozytären Leukämie anzutreffen. Bei diesen Formen finden sich auch häufiger kutane Manifestationen durch leukämische Infiltrate. Zephalgien oder neurologische Herdsymptome können sowohl durch thrombozytopenisch bedingte Blutungen wie durch eine Meningeosis leucaemica oder durch Infiltrate bedingt sein. Die obligate Spiegeluntersuchung des Augenhintergrundes zeigt petechiale oder flächenhafte Blutungen oder leukämische Infiltrate. Ein symptomatischer Diabetes mellitus insipidus und andere dienzephale Symptome sind durch die gleichen Ursachen bedingt. Häufiger werden vom Patienten starke Knochenschmerzen angegeben. Die radiologische Untersuchung der Thoraxorgane ergibt häufig das Vorliegen pneumonischer Infiltrate. Spezifische Manifestationen, wie sie im Kindesalter gefunden werden, sind bei Erwachsenen selten. Eine Verbreiterung des oberen Mediastinums durch Vergrößerung des Thymus wird bei der T-Zell-Variante der akuten lymphatischen Leukämie gefunden. Auf die mögliche Exazerbation einer alten Tuberkulose sollte sorgfältig geachtet werden. Röntgenologische Skelettmanifestationen sind im Erwachsenenalter selten. Von den unspezifischen Laborbefunden ist neben der Erhöhung der Transaminasen auf das mögliche Vorliegen einer Uratnephropathie hinzuweisen.

Diagnostisches Vorgehen und Differentialdiagnose

Wenn auch die Diagnose einer akuten Leukämie häufig bereits durch die Untersuchung eines Blutausstriches gestellt werden kann, so ist doch die Durchführung einer Knochenmarkpunktion am Beckenkamm oder Sternum unerläßlich. Im typischen Fall findet sich ein monotoner Ausstrich mit Überwiegen unreifer *Blasten*, die durch Basophilie des Zytoplasmas und einen Kern mit Nukleoli gekennzeichnet sind (s. Farbtafeln 1 u. 2, Abb. **3−7**, S. 730 u. 731). Das übliche Bild der verschiedenen Reifungsstufen fehlt (Hiatus

leucaemicus). Die erythropoetischen Vorstufen und Megakaryozyten sind reduziert. Je nach dem Stadium der Erkrankung können alle Verteilungsgrade bis zum vollen „Blastenmark" vorliegen.

Im peripheren Blut finden sich eine Anämie mit Verminderung der Retikulozyten und eine Thrombozytopenie. Die Leukozytenzahl kann erhöht oder − im Erwachsenenalter häufiger − normal oder erniedrigt sein. Im Differentialblutbild finden sich bei erniedrigter Zahl der reifen Granulozyten leukämische Blasten, die der malignen Zellpopulation im Knochenmark entsprechen. Die **zytologische** Beurteilung der Blasten erlaubt in den meisten Fällen bereits eine Klassifizierung des Typs der akuten Leukämie. Bei der akuten myeloischen Leukämie ist der vorherrschende Zelltyp dem normalen Myeloblasten (s. Farbtafel 1, Abb. **3** u. **4**, S. 730) ähnlich, vereinzelt finden sich unreife Zellen mit Granula, die der üblichen Promyelozytengranulation entsprechen. Pathognomonisch für die akuten myeloischen Leukämien sind stäbchenförmige, wie Kristalle imponierende Zytoplasmaeinschlüsse, die als Auer-Stäbchen (s. Farbtafel 1, Abb. **4**, S. 733) bezeichnet werden. In der **zytochemischen** Differenzierung sind die akuten myeloischen Leukämien durch eine positive Peroxidase-Reaktion gekennzeichnet.

Die Klassifizierung der akuten myeloischen Leukämien erfolgt heute allgemein nach den Vorschlägen der „French-American-British Cooperative Group (FAB-Klassifikation; Bennett u. Mitarb. 1976 und 1985) in die Gruppen M_1 bis M_7 aufgrund zytomorphologischer und immunzytochemischer Kriterien (Tab. 9.**8**).

In den letzten Jahren werden zunehmend auch für die Klassifizierung der akuten myeloischen Leukämien immunologische und zytogenetische Marker herangezogen. Der Karyotyp mit der Translokation t (15:17) wird bei mindestens 90% der Patienten mit Promyelozyten-Leukämie (M_3) gefunden. Die Translokation t(8:21) ist typischerweise assoziiert mit einer M_2-Morphologie bei Patienten unter 50 Jahren. Die Immun-Phänotypisierung mit Nachweis von spezifischen Oberflächenantigenen kann in einzelnen Fällen hilfreich sein, die Diagnose einer akuten myeloischen Leukämie zu etablieren oder zu bestätigen.

Für die akute lymphatische Leukämie (s. Farbtafel 2, Abb. **7**, S. 731) können, neben dem Fehlen von Auer-Stäbchen und einer promyelozytären Differenzierung zytochemische Charakteristika herangezogen werden: Eine grob-granuläre PAS-Reaktion (s. Farbtafel 2, Abb. **8**, S. 731) bei negativem Ausfall der Peroxidase und unspezifischen Esterase ist charakteristisch für die akute lymphatische Leukämie. Von der FAB-Gruppe wird ebenfalls eine Einteilung in drei Subtypen (L_1 bis L_3) vorgeschlagen. Eine besondere Bedeutung hat jedoch in den letzten Jahren die immunologische Typisierung der Blasten durch monoklonale Antikörper erlangt. Neben der Differenzierung in die T- und B-Zell-Reihe läßt sich durch die Kombination der Oberflächenmarker der Differenzierungsgrad der leukämischen Blasten festlegen.

Die meisten akuten lymphatischen Leukämien

Tabelle 9.**8** FAB-Klassifikation der akuten mye-loischen Leukämien (French-American-British Co-operative Group; nach Bennett u. Mitarb., 1976 u. 1985)

M_1	Myeloblastische Leukämien ohne wei-tere Reifung. Myeloblasten ohne oder mit nur wenigen Azur-Granula und/ oder einzelnen Auer-Stäbchen. Mindes-tens 30% der Blasten sind Peroxida-se- oder Sudan-Schwarz-positiv.
M_2	Myeloblastische Leukämien mit Zei-chen der Reifung. Der Anteil der Pro-myelozyten und reiferen Formen be-trägt über 10%.
M_3	Promyelozytenleukämie. Hypergranu-läre promyelozytäre Leukämie mit aty-pischen Promyelozyten, die zahlreiche dicht gepackte Granula oder Auer-Stäbchen in Bündeln enthalten.
M_4	Myelomonozytäre Leukämie mit gra-nulozytärer und monozytärer Differen-zierung. Monozyten und Promonozy-ten mehr als 20% der Zellen im Kno-chenmark. Die monozytären Reifungs-formen können durch die unspezifi-sche Esterase nachgewiesen werden. Eine Untergruppe „M_4 mit Eosino-philie" ist durch einen Anteil der Eosinophilen über 5% charakterisiert.
M_5	Monozytenleukämie. 80% oder mehr der Zellen im Knochenmark sind Mo-noblasten, Promonozyten oder Mono-zyten. Es wird noch unterteilt in eine monoblastische (M_{5a}) und eine mo-nozytische (M_{5b}) Variante.
M_6	Erythroleukämie. Der Anteil der Ery-throblasten beträgt 50% oder mehr; der Anteil der nichterythropoetischen Zel-len an Blasten liegt über 30% (Abgren-zung von den myelodysplastischen Syndromen).
M_7	Megakaryoblastenleukämie. Rein mor-phologisch keine Abgrenzung möglich, jedoch immunzytochemisch Identifizie-rung der Megakaryoblasten durch den v. Willebrand-Faktor bzw. die Glyko-proteine Ib, IIb/IIIa.

entsprechen dem sog. C-All-Typ, bei dem sich das „Common-ALL-Antigen" (CALLA, CD10) nachweisen läßt. Sowohl die T- wie die B-lymphoblastischen Leukämien lassen sich durch die Immunphänotypi-sierung in verschiedene Gruppen unterteilen, die der normalen Zelldifferenzierung entsprechen. Die Defi-nition der zellulären Herkunft und des Differenzie-rungsgrades bei akuten lymphatischen Leukämien hat zu einer weitgehenden Ablösung der rein mor-phologischen Klassifizierung geführt.

Eine weitere Charakterisierung ist in den letzten Jahren durch die Entwicklung molekulargenetischer Methoden durch den Nachweis eines „Gen-Rearran-gements" für den T-Zell-Rezeptor bzw. für die Gene der Immunglobulin-Ketten möglich geworden.

Therapie

Im Mittelpunkt der Behandlung akuter Leukosen steht heute die Therapie mit zytotoxischen Substan-zen, nachdem erstmals von S. Farber 1947 gezeigt worden war, daß durch Folsäureantagonisten Remis-sionen induziert werden können. Besonders beein-druckend ist die Verbesserung der Behandlungser-gebnisse bei der akuten lymphatischen Leukämie im Kindesalter. Bei der akuten myeloischen Leukämie, der häufigsten Form im Erwachsenen-Alter, konnte die Langzeitprognose bisher leider noch nicht in glei-chem Maße verbessert werden, auch wenn durch die Einführung wichtiger antileukämischer Medikamente (vor allem Cytosin-Arabinosid und die Anthracyclin-Antibiotika Dauno-Rubidomycin und Adriamycin), die Kombination verschiedener antileukämisch wirk-samer Substanzen und die wesentliche Verbesserung der supportiven Maßnahmen die Rate kompletter Re-missionen von 30% auf 60 bis 80% gesteigert werden konnte.

Die komplette oder **Vollremission** ist zunächst das Nahziel der spezifischen Therapiemaßnahmen im Rahmen der sog. **Induktions-Therapie.** Nach inter-nationaler Konvention ist eine Vollremission durch die Normalisierung der klinischen und hämatologi-schen Parameter sowie durch eine Reduktion des Blastenanteiles im Knochenmark unter 5% definiert. In der **Remissions-Induktions-Phase** wird mit ei-ner sehr intensiven zytotoxischen Chemotherapie eine möglichst weitgehende Reduktion der leukämi-schen Zellpopulation angestrebt. Es wird dabei eine Periode der Knochenmarkaplasie durchlaufen, aus der dann die Repopulation durch Regeneration der normalen Hämatopoese erfolgt.

In der Tab. 9.**9** sind die Medikamente aufgeführt, die heute in simultaner oder sequentieller Kombina-tion für die Chemotherapie akuter Leukosen einge-setzt werden. Im Ansprechen auf die verschiedenen Substanzen bestehen wichtige Unterschiede zwi-schen den Leukämieformen: Bei der akuten lymphati-schen Leukämie ist die nicht-myelotoxische Kombi-nation Vincristin/Prednison sehr effektiv. Bei der akuten myeloischen Leukämie ist die Kombination von Cytosin-Arabinosid mit einem Anthracyclin-Anti-biotikum wichtigste Grundlage der verschiedenen In-duktions-Protokolle.

Der Begriff Vollremission impliziert, daß auf-grund hämatologischer und klinischer Parameter ein Normalzustand erzielt wurde, der jedoch keineswegs mit einer definitiven Heilung gleichgesetzt werden darf. In einer Vollremission wird eine Reduktion der initialen Tumorzellzahl von 10^{12} Zellen auf etwa 10^8 Zellen erzielt. Die persistierenden Leukämiezellen unterhalb dieses Grenzbereiches entziehen sich dem Nachweis, aus ihnen erfolgt jedoch nach erneuter Proliferation das **Rezidiv.** Um dieses zu verhindern bzw. auch nur hinauszuschieben, ist eine Fortführung der Behandlung nach Induktion einer Vollremission unerläßlich. Zunächst wird nach Erreichen der Vollremission an die Induktionstherapie eine ähnlich intensive sog. **Konsolidierungstherapie** angeschlossen, die eine weitere Reduktion der Leukämiezellzahl um zwei bis drei Zehnerpotenzen zum Ziel hat. Eine anschließende **Erhaltungstherapie** wird dann über einen Zeitraum von zwei Jahren durchgeführt.

Die Zunahme der Überlebenszeiten bei Patienten mit akuten Leukämien hat erst das Problem des ZNS-Befalls, vor allem in Form einer Meningiosis leucaemica, die initial bei der Primärdiagnose nur bei 2% der Patienten nachweisbar ist, manifest werden lassen. Dies betrifft vor allem die akute lymphatische Leukämie. Da die antileukämischen Substanzen bei intravenöser Anwendung wegen der Blut-Liquor-Schranke nicht in ausreichender Konzentration in das ZNS gelangen, können hier neoplastische Zellen persistieren und zum Ausgangsherd eines Rezidivs werden. Eine Meningiosisprophylaxe und -therapie erfolgt durch intrathekale Injektionen von Methotrexat und Cytosinarabinosid und eine Schädelbestrahlung mit einer Dosis von 24 Gy.

Eine neue therapeutische Option in Erweiterung der bisherigen konventionellen Therapie stellt die allogene oder autologe **Knochenmark-Transplantation** dar. Während diese zunächst nur bei Patienten in Terminalstadien durchgeführt wurde, konnte in den letzten Jahren gezeigt werden, daß bei frühzeitiger Transplantation in der Vollremission, vor allem bei der sonst therapeutisch noch unbefriedigenden akuten myeloischen Leukämie, eine langfristige Rezidivfreiheit und definitive Heilung bei etwa der Hälfte der Patienten erreicht werden kann. Voraussetzung für die allogene Knochenmarktransplantation ist jedoch das Vorhandensein eines histokompatiblen Knochenmarkspenders (im allgemeinen Geschwister). Für die sog. Konditionierung vor der Knochenmarktransplantation wird eine intensive zytostatische Therapie mit einer Ganzkörperbestrahlung kombiniert, um einerseits eine vollständige Reduktion der leukämischen Zellpopulation und andererseits eine maximale Immunsuppression zur Toleranzerzeugung für die Repopulation des Knochenmarkes durch die hämatopoetischen Stammzellen des Spenders zu erzielen.

Die Wirksamkeit einer **Immuntherapie** durch unspezifische (z. B. BCG-Vakzine) oder spezifische (Injektion letal bestrahlter leukämischer Blasten) Maßnahmen konnte in zahlreichen klinischen Studien nicht bestätigt werden.

Symptomatische Therapie

Die Verbesserung der Behandlungsergebnisse bei Patienten mit akuten Leukämien ist auch entscheidend durch die verbesserten Möglichkeiten der symptomatischen Therapie, vor allem der supportiven Maßnahmen in der schweren Knochenmarkinsuffizienz, bedingt. Infektiöse Komplikationen aufgrund des Mangels an funktionsfähigen Granulozyten sind entsprechend den auf S. 694 ausführlich dargestellten Richtlinien zu behandeln. Ein effektiver Thrombozytenersatz ist heute durch die Gewinnung ausreichender

Tabelle 9.9 Die wichtigsten zur Therapie akuter Leukämien verwendeten Medikamente

Chemische Kurzbezeichnung	Handelsname
Antimetabolite	
Cytosin-Arabinosid	Alexan, Udicil
Amethopterin	Methotrexat
6-Mercaptopurin	Puri-Nethol
6-Thioguanin	Thioguanin
Antibiotika	
Dauno-Rubidomycin	Daunoblastin
Adriamycin	Adriblastin
Aclarubicin	Aclaplastin
Vinca-Alkaloide	
Vincristin	Vincristin (Oncovin im Ausland)
Corticosteroide	
Prednison, Prednisolon	verschiedene Präparate
Enzyme	
L-Asparaginase	Crasnitin
Andere	
Etoposid	Vepesid
Mitoxantron	Novantron
Amsacrin	Amsidyl

Thrombozyten-Präparate vom Einzelspender durch Zellseparatoren möglich. Probleme treten dann auf, wenn durch die vorherige Gabe von Blutprodukten eine Allosensibilisierung des Patienten vorliegt und nach Substitution kein adäquater Anstieg der Thrombozyten mehr erfolgt. Zu differenzieren ist auch, ob eine Verbrauchskoagulopathie vorliegt, die neben der Thrombozytensubstitution die Heparin-Gabe und den Ersatz von Gerinnungsfaktoren erforderlich macht. Diese z. B. bei gramnegativer Sepsis auftretende Komplikation wird initial bei der akuten myeloischen Leukämie vom FAB-Typ M_3 gefürchtet.

Die Möglichkeit einer Urat-Nephropathie oder symptomatischen Gicht muß immer bedacht werden, da, bedingt durch den hohen Zellumsatz der leukämischen Blasten und verstärkt durch die antileukämische Therapie, kritische Harnsäure-Erhöhungen zu erwarten sind. Eine Prophylaxe mit ausreichender Flüssigkeitszufuhr und der Gabe von Allopurinol ist erforderlich.

Die intensiven, sehr differenten Maßnahmen der spezifischen Therapie und die aufwendigen logistischen Voraussetzungen für eine adäquate supportive Therapie bedingen heute, daß Patienten mit akuten

Tabelle 9.10 Klassifikation der myelodysplastischen Syndrome nach den Vorschlägen der „French-American-British (FAB) Cooperative Group" (nach Bennett u. Mitarb.)

Refraktäre Anämie
  Blasten im Knochenmark unter 5% und im peripheren Blut unter 1%

Refraktäre Anämie mit Ringsideroblasten
  Ringsideroblasten mehr als 15% der kernhaltigen Zellen im Knochenmark

Refraktäre Anämie mit Blastenvermehrung
  Blasten im Knochenmark zwischen 5% und 20%, im peripheren Blut unter 5%

Chronische myelomonozytäre Leukämie
  Monozytose über 1000/μl (1×10^9/l). Blasten im peripheren Blut unter 5%, im Knochenmark bis 20%

Refraktäre Anämie mit Blastenvermehrung in Transformation
  Mehr als 5% Blasten im peripheren Blut *oder* 20% bis 30% Blasten im Knochenmark *oder* Vorkommen von Auer-Stäbchen

---

Leukämien in Zentren mit entsprechender Erfahrung und Infrastruktur behandelt werden sollten.

Verlauf und Prognose

Unbehandelt verlaufen akute Leukämien innerhalb weniger Monate durch eine progrediente Knochenmarkinsuffizienz tödlich. Die wichtigsten Todesursachen sind Infektionen und thrombozytopenisch bedingte Blutungen. Subakute Verlaufsformen, die sich über längere Zeit hinziehen können („smoldering leukemia") sind selten. Durch die Induktion einer Vollremission kann die Überlebenszeit eindeutig verlängert werden. Bei der akuten lymphatischen Leukämie im Kindesalter gelingt dies heute mit einer Wahrscheinlichkeit von über 90%. Durch intensive Initialbehandlung, konsequente Fortführung der Behandlung in der Remission und Meningiosis-Prophylaxe wird heute eine definitive Heilung bei ca. 70% der Patienten erwartet. Bei der akuten myeloischen Leukämie des Erwachsenenalters konnte in den letzten Jahren die Rate der Vollremissionen auf 60 bis 80% gesteigert werden; die mediane Dauer der Remissionen beträgt jedoch in größeren Patientenkollektiven nur 7 bis 22 Monate. Eine erneute Remission läßt sich nach einem Rezidiv wieder bei einem allerdings kleineren Teil der Patienten induzieren, diese ist im allgemeinen jedoch nur von kürzerer Dauer. Der Anteil langfristig rezidivfrei bleibender Patienten von derzeit 20 bis 25% nach intensiver, konventioneller Chemotherapie zeigt jedoch, daß auch bei der akuten myeloischen Leukämie im Erwachsenenalter definitive Heilungen möglich sind.

Merke: Die akuten Leukämien sind klinisch durch die progrediente Symptomatik einer schweren Knochenmarkinsuffizienz (thrombozytopenische Purpura, granulozytopenisch bedingte Infektionen, Anämiesymptome), hämatologisch-zytologisch durch eine unreifzellige „Blasten"-Population im Knochenmark und peripheren Blut gekennzeichnet. Mit der spezifischen Therapie wird durch zytotoxische Medikamente eine Reduktion der leukämischen Zellpopulation mit nachfolgender Regeneration der normalen Hämatopoese angestrebt. Eine optimale supportive Therapie (Blutzellersatz, Infektionsbekämpfung) ist dabei unabdingbare Voraussetzung.

Myelodysplastische Syndrome

Bei der retrospektiven Analyse von Patienten mit akuten Leukämien wurde gefunden, daß bei 5–10% vor Stellung der Diagnose unklare Störungen der Hämatopoese bestanden, die sich durch eine therapiefraktäre Anämie, Bi- oder Panzytopenie manifestierten. Der Begriff *Präleukämie* oder weniger präjudizierend *myelodysplastisches Syndrom* umfaßt eine noch unzureichend definierte Konstellation von morphologischen und funktionellen Anomalien der Hämatopoese, bei denen die Wahrscheinlichkeit zum Übergang in eine akute Leukämie nach Monaten bis Jahren besteht (Tab. 9.10). Ein wichtiges Charakteristikum des myelodysplastischen Syndroms ist eine Panzytopenie bei normozellulärem oder hyperplastischem Knochenmark, das häufig morphologische Anomalien aller drei Zellreihen aufweist. Die Erythropoese zeigt Kernreifungsstörungen mit megaloblastären Veränderungen und Zeichen der Dyserythropoese (mehrkernige Erythroblasten, Brückenbildungen). In der Eisenfärbung finden sich Ringsideroblasten (s. Farbtafel 4, Abb. **17**, S. 733) als Ausdruck einer sideroachrestischen Störung. Vitamin B_{12}, Folsäure oder Vitamin B_6 führen nicht zu einer Besserung der Anämie oder Änderung der zytologischen Befunde. In der Granulozytopoese finden sich häufig eine Linksverschiebung, Pseudo-Pelgerformen und abnormale, zum Teil fehlende Granulation.

In der Megakaryopoese ist das Auftreten von sogenannten Mikromegakaryozyten, d. h. abnorm kleinen Megakaryozyten mit 1–2 runden Kernen bei reifem Zytoplasma, ein recht charakteristischer Befund. Funktionell besteht eine ineffektive Hämatopoese. Eine paroxysmale nächtliche Hämoglobinurie (Marchiafava) wird ebenfalls zu den myelodysplastischen Syndromen gerechnet.

Bei der Mehrzahl der Patienten sind Erythrozytentransfusionen in regelmäßigen Abständen erforderlich. Bei stärkerer Verminderung der beiden anderen Zellreihen der Hämatopoese sind als Komplikationen Blutungen und Infektionen zu befürchten. Etwa 30% der Patienten mit myelodysplastischen Syndromen entwickeln eine manifeste akute Leukämie.

Eine gesicherte spezifische Therapie dieser Krankheitsgruppe, die ebenfalls eine klonale Erkrankung der hämatopoetischen Stammzellen darstellt, kann derzeit noch nicht angegeben werden. Zytostatika in niedriger Dosierung (vor allem niedrigdosiertes Cytosinarabinosid) oder cis-Retinolsäure oder Vitamin-D-Analoge werden eingesetzt, um eine Differenzierung und Ausreifung zu induzieren. In den letzten Jahren wird der Einsatz von rekombinanten hämatopoetischen Wachstumsfaktoren, vor allem GM-CSF, intensiv geprüft. Dabei besteht allerdings die Problematik, daß der Übergang in eine akute Leukämie beschleunigt werden könnte. Corticosteroide, Androgene, Vitamin B_{12} oder Folsäure sind unwirksam. Eine sorgfältige ärztliche Überwachung der Patienten und konsequente symptomatische Therapie bei Auftreten von Komplikationen sind derzeit die wichtigsten Maßnahmen.

In der Differentialdiagnose findet sich bei einem Hypersplenie-Syndrom ebenfalls eine Panzytopenie bei vollem Mark, es fehlen jedoch die beschriebenen zytologischen Anomalien. Bei der aplastischen Anämie zeigt die Knochenmarkhistologie ein „leeres" Mark (s. Farbtafel 5, Abb. **19**, S. 734) mit Verminderung der Hämatopoese. Die megaloblastären Anämien durch Mangel an Vitamin B_{12} oder Folsäure sind durch den morphologischen Befund, die Vitaminbestimmungen und durch Ansprechen auf eine adäquate Therapie zu unterscheiden.

Weiterführende Literatur

Bennett, J. M., D. Catovsky, M. T. Daniel, G. Flandrin, D. A. G. Galton, H. R. Gralnick, C. Sultan: Proposals for the classification of the acute leukemias, French-American-British (FAB) cooperative group. Brit. J. Haematol. 33 (1976) 451

Bennett, J. M., D. Catovsky, M. T. Daniel, G. Flandrin u. Mitarb.: Proposed revised criteria for the classification of acute myeloid leukemia. Ann. intern. Med. 103 (1985) 626

Bennett, J. M., D. Catovsky, M. T. Daniel, G. Flandrin, D. A. G. Galton, H. R. Gralnick, C. Sultan: Proposals for the classification of the myelodysplastic syndromes. Brit. J. Haematol. 51 (1982) 189

Büchner, T., W. Hiddemann: Treatment strategies in acute myeloid leukemia (AML) A. Blut 60 (1990) 61

Büchner, T., G. Schellong, W. Hiddemann, J. Ritter: Acute Leukemias II. Springer, Berlin (1990)

Hoelzer, D., E. Thiel, H. Löffler u. Mitarb.: Prognostic factors in a multicenter trial for treatment of acute lymphoblastic, leukemia in adults. Blood 71 (1988) 123

Griffin, J. D.: Myelodysplastic syndromes. Clin. Haematol. 15 (1986) Second Mic Cooperative Study Group: Morphologic, immunologic and cytogenetic (MIC) working classification for the acute myeloid leukaemias, Brit. J. Haematol. 68 (1988) 487

Myeloproliferative Syndrome

Chronische myeloische Leukämie

Definition: Unter dem Begriff der myeloproliferativen Syndrome wurde 1951 von *Dameshek* eine Gruppe von definierten Erkrankungen zusammengefaßt, die in ihrer klinischen Symptomatik, den hämatologischen und pathophysiologischen Befunden zahlreiche Ähnlichkeiten aufweisen und zwischen denen Übergänge möglich sind (Tab. 9.**11**)

Die *chronische myeloische Leukämie* (chronische Myelose ist gekennzeichnet durch eine abnorm gesteigerte Proliferation der granulopoetischen Reihe, eine myeloische Metaplasie der fetalen Blutbildungsorgane Milz und Leber, eine starke Vermehrung der Leukozytenzahl im peripheren Blut mit Ausschwemmung aller Reifungsstufen der Granulozytopoese (s. Farbtafel 3, Abb. **9**, S. 732). Als charakteristischer Befund findet sich bei der zytogenetischen Untersuchung das Philadelphia-Chromosom, Bei der überwiegenden Mehrzahl der Patienten erfolgt nach einer mehrjährigen chronischen Phase eine Transformation der Erkrankung in eine akute Phase, den meist terminalen Blastenschub.

Häufigkeit

Die Inzidenz der chronischen Myelose wird mit 10 Erkrankungen pro Jahr auf 1 Million Einwohner angegeben. Bevorzugt erkranken Personen in mittlerem und hoherem Lebensalter. In seltenen Fällen tritt die Krankheit bereits bei Kindern auf.

Ätiologie

Als charakteristischer zytogenetischer Befund wird bei 90% der Patienten mit einer chronischen myeloischen Leukämie in der Chromosomenanalyse von Knochenmark-Direktpräparationen ein sog. Philadelphia-Chromosom (Ph^1-Chromosom) gefunden. Dieser pathognomonischen Chromosomenanomalie liegt keine Deletion zugrunde, wie anfänglich vermutet wurde. Durch die modernen Bänderungstechniken konnte gezeigt werden, daß eine Translokation von genetischem Material vorliegt, bei der die Chromosomen 9 und 22 involviert sind. Die molekulare Analyse dieser Translokation t(9; 22; q34; q11) ergab, daß das Gen c-abl ein menschliches zelluläres Homologes der transformierenden Sequenz des Ablesonmurinen Leukämie-Virus (A-MuLV), normalerweise auf der Position q34 des Chromosoms 9, in die Nachbarschaft des Gens BCR auf dem Chromosom 22, dessen Funktion bisher noch unbekannt ist, transloziert ist. In Zellinien von Patienten mit chronischer myelo-

Tabelle 9.11   Chronische myeloproliferative Syndrome

	Chron. myeloische Leukämie	Polycythaemia vera	Megakaryozytäre Myelose	Osteomyelosklerose
Klinik				
Splenomegalie	+	±	+	+ +
Laborbefunde				
Granulozytose	+ +	+	+	±
Erythrozytose	−	+ +	−	±
Thrombozytose	±	+	+ +	±
alkalische Leukozytenphosphatase	↓	↑	↑	↑
Ph_1-Chromosom	+	−	−	−

ischer Leukämie ist das c-abl-Gen rearrangiert und amplifiziert. Es wird derzeit die Hypothese vertreten, daß die abl-bcr-Gen-Fusion bei der Translokation t(9; 22) zur malignen Transformation hämatopoetischer Stammzellen mit abnorm regulierter Bildung einer Tyrosin-Kinase führt. Auch bei einigen Patienten, die bei der zytogenetischen Untersuchung kein Ph_1-Chromosom aufwiesen, ließ sich molekulargenetisch eine bcr-abl-Fusion nachweisen, so daß wahrscheinlich in der Zukunft neben der zytogenetischen Untersuchung die molekulargenetische Analyse für die Diagnose und Verlaufsbeobachtung bei der chronischen myeloischen Leukämie stehen wird.

Als ätiologischer Faktor für die Entstehung einer chronischen myeloischen Leukämie konnte bisher nur eine Exposition gegen ionisierende Strahlen identifiziert werden. Die Zunahme der Leukämie-Inzidenz nach der Atombombenexplosion in Hiroshima und Nagasaki ist für die chronische Myelose am eindrucksvollsten belegt. Bei Patienten, die wegen eines Morbus Bechterew bestrahlt worden waren, war nach einer durchschnittlichen Latenz von sechs Jahren die Leukämierate 13mal höher als in der übrigen Population. Fast ausschließlich wurden in dieser Gruppe chronische Myelosen beobachtet.

Pathophysiologie und Klinik

Anamnese

Chronische Phase. Der klinische Beginn ist schleichend. Nicht selten wird die Erkrankung im Rahmen einer Routineuntersuchung durch Nachweis eines Milztumors oder einer Leukozytose erstmals diagnostiziert. Die Patienten klagten über zunehmende Leistungsminderung, Gewichtsabnahme und Nachtschweiß. Knochenschmerzen, vor allem in den Schienbeinen und dem Sternum, sind durch die Expansion des Knochenmarkes bedingt. Der zunehmende Milztumor kann zu Völlegefühl im Abdomen oder auch zur akuten Symptomatik eines Milzinfarktes führen. Rezidivierende Gelenkschmerzen können, bedingt duch eine sekundäre Arthritis urica infolge des gesteigerten Zellumsatzes, auftreten. Der oft zitierte Priapismus ist ein seltenes Ereignis.

Klinische Befunde

Bei der klinischen Untersuchung steht der Milztumor im Vordergrund. Die Leber ist meist ebenfalls vergrößert. Perisplenitisches Reiben nach einem akuten Schmerzereignis weist auf einen abgelaufenen Milzinfarkt hin. Zeichen einer hämorrhagischen Diathese an der Haut, an den Schleimhäuten und am Augenhintergrund werden in fortgeschritteneren Stadien gefunden. Dies gilt auch für Lymphknotenvergrößerungen und kutane Manifestationen durch myeloische Infiltrate.

Die langsam progrediente klinische Symptomatik nach einer jahrelangen „präleukämischen" Latenzphase ist durch die Expansion des neoplastischen Ph_1-positiven Zellklons in Knochenmark und extramedullären Organen zu erklären. Die Gesamtmasse der Granulozyten und der granulopoetischen Vorstufen ist im Organismus extrem vergrößert. Dies ist durch eine erhebliche Vermehrung der granulopoetisch determinierten Stammzellen bedingt. Die Generationszeiten der leukämischen Granulopoese sind dagegen im Vergleich zur normalen Granulopoese verlängert, die Proliferationsrate ist eher vermindert. Durch die Expansion des Stammzellkompartments wird jedoch die tägliche Produktionsrate der Granulozyten bei erheblichen individuellen Variationen extrem erhöht.

Bei der überwiegenden Mehrzahl der Patienten mit einer chronischen Myelose erfolgt nach der therapeutisch gut zu beeinflussenden chronischen Phase von 1−4 oder mehr Jahren ein Umschlag des Krankheitsbildes in eine akute Phase, den **Blastenschub**, der meist innerhalb weniger Monate zum Tode führt. Diese krisenhafte Progression der Krankheit − bei langsamerer Entwicklung kann man eine vorhergehende sogenannte Akzelerationsphase abgrenzen − ist klinisch durch Fieber nichtinfektiöser Ursache, rasche Zunahme der Milzvergrößerung, Verschlechterung des Allgemeinzustandes, Resistenz gegenüber der bisher effektiven Therapie mit Busulfan und progrediente Symptomatik einer Knochenmarkinsuffizienz (hämorrhagische Diathese, Anämiesymptome) gekennzeichnet. Im peripheren Blut und Knochenmark finden sich statt des bisherigen „bunten Blutbildes" mit Vorliegen aller Reifungsstufen der Granulopoese ein zunehmend monotones Bild durch eine Blastenvermehrung und ein Hiatus leucaemicus wie bei den akuten Leukosen.

Diagnostisches Vorgehen und Differentialdiagnose

Die Diagnose einer chronischen myeloischen Leukämie erfolgt aufgrund einer Milzvergrößerung, einer Leukozytose mit Ausschwemmung granulopoetischer Vorstufen aller Reifungsgrade in das periphere Blut und des Nachweises des Philadelphia-Chromosoms. Die Aktivität der alkalischen Leukozytenphosphatase ist bei der zytochemischen Untersuchung der Granulozyten stark vermindert. Die Leukozytenzahlen liegen bei Diagnosestellung meist zwischen 100 000 bis 300 000/µl ($100-300 \times 10^9$/l). Der periphere Blutausstrich zeigt ein buntes Bild mit granulopoetischen Vorstufen verschiedener Reifungsgrade (Metamyelozyten, Myelozyten, Promyelozyten und vereinzelt auch Myeloblasten) sowie eine Vermehrung der Basophilen (s. Farbtafel 3, Abb. **9**, S. 732).

Im Knochenmark findet sich eine ausgeprägte Vermehrung der Granulozytopoese mit Linksverschiebung bei relativ verminderter Erythropoese. Die histologische oder zytologische Untersuchung von Milz oder Leber ergibt eine myeloische Metaplasie mit Überwiegen der Granulozytopoese.

Infolge des gesteigerten Zellumsatzes findet sich eine Erhöhung der Serumharnsäure und der Lactatdehydrogenase. Differentialdiagnostisch abzugrenzen sind reaktive Leukozytosen unter dem Bild einer „leukämoiden Reaktion" und andere Erkrankungen aus der Gruppe der chronischen myeloproliferativen Syndrome, vor allem eine Osteomyelosklerose. Die alkalische Leukozytenphosphatase ist in beiden Fällen normal bis stark erhöht. Zum Ausschluß einer Osteomyelosklerose, die bei der Knochenmarkpunktion bereits aufgrund einer „Punctio sicca" vermutet werden kann, sollte immer die histologische Untersuchung eines Knochenmarkzylinders durchgeführt werden (s. Farbtafel 5, Abb. **20**, S. 734). Es ist dabei darauf hinzuweisen, daß bei der chronischen Myelose die Tendenz zur Entwicklung einer sekundären Markfibrose im Verlauf der Erkrankung besteht. Die Knochenmarkhistologie erlaubt auch die Abgrenzung gegenüber einer megakaryozytären Myelose, wenn eine stärker ausgeprägte Thrombozytose vorliegt.

Der **Blastenschub** (Blastenkrise) ist definiert durch einen Anstieg der Blasten und Promyelozyten auf mindestens 30% im Differentialblutbild bei einer Leukozytose über 30 000/µl ($> 30 \times 10^9$/l), eine Anämie unter 10 g/dl (< 100 g/l) Hämoglobin und eine Thrombozytopenie unter 100 000/µl ($< 100 \times 10^9$/l). Zusatzkriterien sind nichtinfektiöses Fieber über 38°C, rasch progrediente Milzvergrößerung, eine kurze Verdoppelungszeit der Leukozytenzahlen und das Vorliegen einer Resistenz gegen Busulfan.

Zytochemische (positive grob-granuläre PAS-Reaktion), immunologische und biochemische (Nachweis der terminalen Desoxynucleotidyltransferase) Marker zeigen, daß in etwa 30% der Blastenschübe unreife Zellen mit Charakteristika der lymphatischen Differenzierungsreihe vorliegen. Differentialdiagnostisch muß eine Abgrenzung gegenüber den akuten Leukämien erfolgen. In seltenen Fällen kann sich eine chronische Myelose erstmals durch einen sogenannten primären Blastenschub manifestieren. Hier kann der Nachweis eines Philadelphia-Chromosoms hilfreich sein.

Therapie

Das Behandlungsziel ist zunächst in einer Normalisierung des Allgemeinzustandes und der körperlichen Leistungsfähigkeit, Rückbildung des Milztumors und Besserung einer etwaigen Anämie zu sehen. Das Fernziel besteht in einer Verhinderung oder mindestens Verzögerung des terminalen Blastenschubes.

Die spezifische Therapie der chronischen Myelose kann durch zytostatische Medikamente oder Bestrahlung der Milz erfolgen. Als Standardtherapie ist die Behandlung mit dem Alkylans Busulfan (Myleran) anzusehen. Die Initialdosis von 0,1–0,15 mg/kg Körpergewicht täglich wird bis zum beginnenden Abfall der Leukozyten gegeben, der nach 10–20 Tagen eintritt. Entsprechend der Geschwindigkeit des Abfalls wird die Dosis individuell reduziert. Neben der Leukozytenzahl wird der Rückgang des Milztumors, der Abfall der erhöhten Lactatdehydrogenase, die Besserung einer Anämie und des Allgemeinzustandes für die weitere Dosierung mit berücksichtigt. Eine Einstellung der Leukozytenzahl auf Werte zwischen 10 000 und 20 000/µl ($10-20 \times 10^9$/l) wird angestrebt. Es ist unentschieden, ob es für den Patienten besser ist, diesen Bereich mit einer niedrig dosierten Busulfan-Erhaltungstherapie (z. B. 1- bis 2mal wöchentlich 2 mg) einzustellen oder intermittierend zu behandeln und erst einen Anstieg auf Werte über 50 000/µl ($> 50 \times 10^9$/l) für einen erneuten Behandlungsbeginn abzuwarten. Wichtigste Nebenwirkungen der Busulfan-Therapie sind, neben einer zu hohen und unkontrollierten Behandlung mit toxischer, meist sehr lang anhaltender Knochenmarkschädigung, nach langfristiger Therapie interstitielle Lungenfibrosen, Hautpigmentierungen und Hypogonadismus.

Die Therapie muß sorgfältig überwacht werden; zunächst sind Blutbildkontrollen zweimal wöchentlich, dann wöchentlich und später mindestens monatlich erforderlich.

In den letzten Jahren hat das Medikament Hydroxyurea (Litalir) zunehmende Bedeutung erlangt. Es hat den Vorteil eines raschen Wirkungseintritts und ist auch in der akzelerierten Phase effektiv, erfordert jedoch meistens eine Dauertherapie. Die Anfangsdosis beträgt 40 mg/kg/Tag p. o. Nach Abfall der Leukozytenzahlen auf 20 000/µl ist die Dosis individuell einzustellen. In einer großen multizentrischen Studie ließen sich bisher keine signifikanten Unterschiede in Wirksamkeit und Nebenwirkungen zwischen Busulfan und Hydroxyurea erkennen.

Ein neuer Ansatz für die Therapie der chronischen myeloischen Leukämie ergab sich durch den Einsatz von Interferon-α, nachdem die Wirksamkeit dieses Zytokins bei der Erkrankung gezeigt werden konnte. Besonders bemerkenswert war dabei die Beobachtung von zytogenetischen Remissionen mit Verschwinden des Ph[1]-Chromosoms und auch des bcr-abl-Rearrangements. Diese Beobachtung konnte jedoch bisher in anderen Studien noch nicht in gleichem Umfang bestätigt werden.

Die allogene Knochenmarktransplantation wird in den letzten Jahren zunehmend – vor allem bei jüngeren Patienten – in Anbetracht der ungünstigen Langzeitprognose der Erkrankung unter kurativem Aspekt in der frühen chronischen Phase der Erkrankung eingesetzt, da die Ergebnisse in der akzelerierten Phase und in der Blastenkrise enttäuschend waren.

Die gegenwärtigen therapeutischen Möglichkeiten beim manifesten Blastenschub sind unbefriedigend. In der Akzelerationsphase kann durch Hydroxyurea oder 6-Mercaptopurin (Puri-Nethol) meist noch eine kurzfristige Verzögerung der krisenhaften Entwicklung erreicht werden. Therapieversuche mit Induktionsprotokollen für die akute Leukämie führen eher zu einer Verkürzung der Überlebenszeit. Etwa 25% der Blastenschübe sprechen für wenige Monate auf eine kombinierte Therapie mit Prednisolon/Vincristin mit Abfall der Temperatur, Abfall der Leukozytenzahlen und Besserung der Knochenmarkinsuffizienz an.

Prognose und Verlauf

Nach mehrjährigem chronischem Verlauf kommt es bei 80% der Patienten zum akuten Blastenschub als terminalem Ereignis. Die medianen Überlebenszeiten liegen bei 40–50 Monaten nach Diagnosestellung. Die gegenwärtig übliche Therapie kann zwar für längere Zeit Beschwerdefreiheit erreichen, jedoch keine entscheidende Lebensverlängerung bewirken. Eine individuelle Prognose zu stellen ist schwierig, da 5–10% der Patienten bereits in den ersten 12 Monaten versterben, andererseits 15% mehr als 5 Jahre überleben.

Die Philadelphia-Chromosom-negative Variante der chronischen Myelose spricht wesentlich schlechter auf die Therapie an. Die medianen Überlebenszeiten liegen zwischen 8 und 15 Monaten.

Merke: Die chronische myeloische Leukämie ist durch eine Leukozytose mit unreifen granulopoetischen Vorstufen im peripheren Blut, Splenomegalie und Nachweis eines Philadelphia-Chromosoms in den Vorstufen der Hämatopoese gekennzeichnet. Im Verlauf der Erkrankung kommt es zu einer Transformation zum meist terminalen Blastenschub.

Weiterführende Literatur

Bartram, C. R.: Molekulargenetische Untersuchungen zur Pathogenese und Klassifizierung der CML. Onkologie 10 (1987) 127

Le Beau, M. M.: Chromosomal fragile sites and cancer specific rearrangement. Blood 67 (1986) 849

Koeffler, M. D.: Chronic myeloic leukemia – new concepts. New Engl. J. Med. 304 (1981) 1201

Griffin, J. D.: Management of CML. Sem. Hematol. 13, Suppl. 1 (1986)

Talpaz, M., et al.: Hematologic remission and cytogenetic improvement induced by recombinant human interferon alpha in CML. New Engl. J. Med. 314 (1986) 1065

Thomas, E. D., R. A. Clift, A. Fefer: Marrow transplantation for the treatment of CML. Ann. Int. Med 104 (1986) 155

Polycythaemia vera

Siehe S. 691.

Osteomyelosklerose – Osteomyelofibrose

Definition: Das Krankheitsbild ist durch eine progrediente Verödung des Knochenmarkraumes infolge einer zunehmenden Markfibrose (s. Farbtafel 5, Abb. **20**, S. 734) und Osteosklerose, extramedulläre Hämatopoese in Milz und Leber sowie Ausschwemmung unreifer Vorstufen der Granulo- und Erythrozytopoese ins Blut gekennzeichnet. Die myeloische Metaplasie der fetalen Blutbildungsorgane wird heute nicht mehr als Kompensationsvorgang, sondern als Manifestation eines neoplastischen chronischen myeloproliferativen Syndroms angesehen, bei dem neben einer Expansion der Hämatopoese eine Aktivierung des Knochenmarkstromas mit vermehrter Fibroblastenproliferation erfolgt.

Ätiologie

Ätiologisch sind reaktive Myelofibrosen von der idiopathischen Osteomyelofibrose abzugrenzen. Diese sind durch toxische oder entzündliche Knochenmarkschädigungen bedingt. Ionisierende Strahlen, Intoxikationen mit Kohlenwasserstoffen, Fluor, Phosphor, Anilinfarbstoffen und chronische Infektionen, vor allem die Tuberkulose können zu einer sekundären Markfibrose führen. Die primäre idiopathische Osteomyelofibrose ist ätiologisch und pathogenetisch ungeklärt.

Pathophysiologie und Klinik

Die Erkrankung beginnt im allgemeinen schleichend bei Patienten nach dem 40. Lebensjahr. Ein polyzythämisches Vorstadium kann ebenso vorhergehen wie die zunehmende Symptomatik einer Anämie. Bei der **klinischen Untersuchung** steht der Milztumor im Vordergrund. Die Milz ist im allgemeinen sehr groß und derb mit deutlichen Crenae, sie reicht nicht selten über die Mittellinie und bis ins kleine Becken. Sehr häufig besteht auch eine Vergrößerung der Leber. Durch den vermehrten Blutzufluß aus der vergrößerten Milz und durch einen zusätzlichen intrahepatischen Block kann eine portale Hypertension entstehen, die zu Blutungen aus Ösophagusvarizen führen kann.

Mit zunehmender Progression der Erkrankung kommt es zur Reduktion des körperlichen Allgemeinzustandes, Blässe und Zeichen einer hämorrhagischen Diathese.

Röntgenuntersuchungen des Skeletts sind zunächst unauffällig, obwohl viele Patienten über rheumatoide Beschwerden klagen. In späteren Stadien findet sich eine Verdickung der Kortikalis und eine meist herdförmige Sklerosierung der Spongiosa mit besonderer Ausprägung in den Wirbelkörpern, Becken und langen Röhrenknochen. Es kann aber auch das Bild einer Osteoporose vorliegen.

Bei den **Laborbefunden** findet sich in frühen Stadien nicht selten eine Erhöhung der Erythrozytenzahl, später kommt es regelmäßig zu einer Anämie. Die Leukozytenzahl liegt meist zwischen 10 000 und 20 000/µl ($10-20 \times 10^9$/l). Im Differentialblutbild finden sich neben reifen Granulozyten unreife Vorstufen der Granulozytopoese bis zum Myeloblasten in bunter Verteilung. Charakteristisch ist eine Ausschwemmung von Vorstufen der Erythropoese. Der Index der alkalischen Leukozytenphosphatase ist erhöht. Die Thrombozytenzahlen können anfänglich erhöht sein, so daß thrombotische Komplikationen wie bei der Polycythaemia vera auftreten können, später kommt es jedoch regelmäßig zu einer Thrombozytopenie.

Bei der Knochenmarkpunktion kann sehr häufig kein Mark aspiriert werden (Punctio sicca). Die Kortikalis imponiert als auffallend hart. Für die Stellung der Diagnose entscheidend ist die histologische Untersuchung eines durch Myelotomie nach Burkhard oder mit der Jamshidi-Nadel gewonnenen Knochenzylinders vom Beckenkamm (s. Farbtafel 5, Abb. **20**, S. 734). Zwischen den Spongiosabälkchen findet sich zunächst herdförmig, später diffus ein Ersatz des blutbildenden zellreichen Gewebes durch ein faserreiches Bindegewebe, das anfänglich noch vorhandene hämatopoetische Inseln umschließt. Die Spongiosastruktur wird durch Osteoklastenaktivierung rarefiziert, später kommt es zur Bildung von Osteoid, das in Faserknochen umgewandelt wird. Die im Krankheitsverlauf zunehmende Anämie, die schließlich neben dem Milztumor im Vordergrund des Krankheitsbildes steht, kann durch die fortschreitende Verödung des Knochenmarkraumes und unzureichende Kompensation durch die extramedulläre Blutbildung, durch eine häufig hochgradig ineffektive Erythropoese, eine verkürzte Lebenszeit defekter Erythrozyten und die Sequestration in der vergrößerten Milz bedingt sein. Eine Differenzierung der verschiedenen pathogenetischen Faktoren kann durch die erythro- und ferrokinetische Untersuchung mit ^{59}Fe und autologen, mit ^{51}Cr markierten Erythrozyten erfolgen.

Diagnostisches Vorgehen und Differentialdiagnose

Splenomegalie, extramedulläre Hämatopoese mit Ausschwemmung unreifer Vorstufen und histologisch nachgewiesene Fibrosierung des Knochenmarkraumes (s. Farbtafel 5, Abb. **20**, S. 734) sind die pathognomonischen Kriterien der Osteomyelofibrose bzw.

-sklerose. Differentialdiagnostische Probleme ergeben sich durch häufige Übergänge zu anderen myeloproliferativen Syndromen. Die Abgrenzung zur Polycythaemia vera ist im polyzythämischen Vorstadium nur durch die Knochenmarkbiopsie möglich. Die Abgrenzung zur chronischen Myelose kann durch die zytochemische Untersuchung der alkalischen Leukozytenphosphatase und vor allem durch das Fehlen eines Philadelphia-Chromosoms erfolgen.

Therapie

Die therapeutischen Möglichkeiten bei der Osteomyelosklerose sind begrenzt. Eine zytostatische Therapie mit niedrigen Busulfandosen ist im allgemeinen nur bei einer exzessiven Thrombozytose indiziert. Eine Stimulation der Erythropoese kann mit anabolen Steroiden versucht werden. Die zunehmende Anämie erfordert in fortgeschrittenen Stadien Erythrozytentransfusionen. Dabei ist darauf zu achten, daß bei zu großer Transfusionsgeschwindigkeit Milzinfarkte auftreten können. Bei schmerzhafter, belastender Milzvergrößerung kann eine niedrig dosierte Strahlenbehandlung zur Verkleinerung des Organes führen. Der Zellabfall ist jedoch wesentlich stärker ausgeprägt als bei der chronischen Myelose.

Verlauf und Prognose

Die Osteomyelosklerose kann über Jahre beschwerdefrei verlaufen. In fortgeschrittenen Krankheitsstadien steht die Anämie ganz im Vordergrund, die wegen der ausgeprägten Splenomegalie auch durch regelmäßige Bluttransfusionen nur schwer zu beeinflussen ist. Es kommt zur zunehmenden Reduktion des Allgemeinzustandes bis zum Bild einer Kachexie. Die Nahrungsaufnahme wird durch den exzessiven Milztumor stark behindert. Die mediane Überlebenszeit wird mit 5 Jahren nach Diagnosestellung angegeben.

Bei etwa 20% der Patienten kommt es zum Auftreten eines terminalen Blastenschubes.

Merke: Die Osteomyelosklerose ist differentialdiagnostisch von der chronischen Myelose abzugrenzen. Histologisch findet sich eine Verödung des Knochenmarkes durch progrediente Fibrose und Osteosklerose. Durch myeloische Metaplasie kommt es zur häufig exzessiven Milzvergrößerung.

Weiterführende Literatur

Begemann, H.: Osteomyelosklerose. In Begemann, H.: Klinische Hämatologie. Thieme, Stuttgart 1986

Bartl, R., B. Frisch, R. Burkhardt: Myelofibrose / Osteomyelosklerose. In Bartl, R., B. Frisch, R. Burkhardt: Die Knochenmarkbiopsie. Karger, Basel 1984

Burkhardt, R., S. S. Adler, C. L. Conley, T. Pincus, K. Lennert, J. E. Till: Dahlem workshop on myelofibrosis-osteosclerosis syndrome. Advances in the Biosciences 16. Pergamon Press, Braunschweig 1975

Essentielle Thrombozythämie (Primäre Thrombozythämie)

Bei dieser myeloproliferativen Erkrankung steht die Hyperplasie der Thrombozytopoese im Vordergrund. Die beiden anderen Zellreihen der Hämatopoese sind in unterschiedlichem Ausmaß ebenfalls an der neoplastischen klonalen Proliferation beteiligt.

Im Unterschied zu den sekundären (symptomatischen) Thrombozytosen liegt meist eine konstante Erhöhung der Thrombozytenzahl über 1 000 000/µl ($> 10^{12}$/l) vor. Die **klinische Symptomatik** ist sowohl durch thromboembolische Komplikationen und Mikrozirkulationsstörungen als auch durch eine hämorrhagische Diathese gekennzeichnet. Nicht selten ist ein gleichzeitiges Auftreten von thromboembolischen und hämorrhagischen Ereignissen. Die Milz ist bei der Mehrzahl der Patienten vergrößert.

Bei den **Laboruntersuchungen** findet sich neben der konstant erhöhten Thrombozytenzahl regelmäßig eine Leukozytose zwischen 10 000 und 40 000/µl, die alkalische Leukozytenphosphatase zeigt eine normale Aktivität. Das Ph[1]-Chromosom läßt sich nicht nachweisen. Die Knochenmarkuntersuchung ergibt ein hyperplastisches Knochenmark mit Vermehrung von Megakaryozyten, die zum Teil in Nestern zusammenliegen.

Die Ursache der verstärkten Blutungsneigung bei der Thromozythämie ist unklar, wenn auch verschiedene Störungen der Plättchenfunktion nachgewiesen werden konnten.

Bei symptomatischen Patienten mit thrombohämorrhagischen Komplikationen sollte eine myelosuppressive **Therapie** mit Hydroxyurea oder Busulfan eingeleitet werden, die eine Senkung der Thrombozytenzahl durch Verminderung der exzessiv gesteigerten Produktionsrate zum Ziel hat. Es konnte gezeigt werden, daß auch mit Interferon-α eine Verminderung der Thrombozyten erreicht werden kann. Bei Patienten mit arteriellen Thromboembolien oder Mikrozirkulationsstörungen wird zusätzlich Acetylsalicylsäure gegeben. Mit der Normalisierung der Plättchenzahl wird auch eine Abnahme der Blutungsneigung beobachtet. Eine Splenektomie ist kontraindiziert.

Weiterführende Literatur

Baumann, B., I. Hillmar, R. Hehlmann: Untersuchungen zur Thrombozytenfunktion bei essentieller Thrombozythämie und reaktiver Thrombozytose. Klin. Wschr. 66 (1988) 199
Murphy, S.: Primary thrombocythemia. In Williams, W. J., E. Beutler, A. J. Erslev, M. A. Lichtman: Hematology, 4th ed. McGraw-Hill, New York 1990
Schafer, A. I.: Bleeding and thrombosis in the myeloproliferative disorders. Blood 64 (1984) 1

Erythroleukämie

Definition: Das Krankheitsbild der *Erythroleukämie* (erythrämische Myelose) wurde zuerst von *Di Guglielmo* beschrieben, der es bereits in eine akute und eine chronische Form unterteilte. Wir verstehen heute unter dem Begriff des Di-Guglielmo-Syndroms alle Leukämieformen, bei denen sich neben der leukämischen myeloischen Zellpopulation eine ausgeprägte Vermehrung pathologischer Vorstufen der Erythropoese findet. Man hat deshalb auch den Begriff „Leukämie mit Beteiligung der Erythropoese" gewählt.

Häufigkeit

Erythroleukämien sind seltene Erkrankungen, die etwa 1% aller Leukämieformen ausmachen. Sie werden fast ausschließlich bei Erwachsenen beobachtet.

Klinik

Anamnese und **klinischer Befund** entsprechen den myeloischen Leukämien. Bei den akuten Verlaufsformen steht die Knochenmarkinsuffizienz, bei den mehr chronischen Verläufen die Vergrößerung von Milz und Leber im Vordergrund.

Die Diagnose einer Erythroleukämie wird man stellen, wenn in einem zellreichen Mark mit eindeutiger Blastenpopulation der Erythroblastenanteil der kernhaltigen Zellen mehr als 50% beträgt und die Vorstufen der Erythropoese ausgeprägte zytologische Atypien (megaloblastäre Veränderungen, mehrkernige Erythroblasten, pathologische Mitosen, Karyorhexis) aufweisen. Diese Zellen werden auch in das periphere Blut ausgeschwemmt. Als charakteristischer **zytochemischer** Befund findet sich eine grobgranuläre PAS-Reaktion im Zytoplasma der Erythroblasten. Kinetische Untersuchungen zeigen eine hochgradig ineffektive Erythropoese und eine verkürzte Halbwertszeit der Erythrozytenlebensdauer im Blut.

Laborbefunde

Die Leukozytenzahl kann erhöht, häufiger aber auch normal oder erniedrigt sein. Im Differentialblutbild finden sich neben den roten Vorstufen Blasten und in unterschiedlichem Ausmaß weiter differenzierte myeloische Vorläuferzellen. Die Thrombozytenzahl ist erniedrigt.

Differentialdiagnose

Für die Diagnose einer Erythroleukose ist der sichere Ausschluß einer megaloblastären Anämie durch Mangel an Vitamin B_{12} oder Folsäure sowie durch toxische Ursachen erforderlich. Bei chronischem Alkoholabusus mit Mangelernährung können ausgeprägte Veränderungen der Knochenmarkmorphologie das Bild einer Erythroleukämie vortäuschen, die durch das Fehlen einer Blastenpopulation und die negative PAS-Reaktion in den Erythroblasten ausgeschlossen werden kann.

Hämolytische Anämien, bei denen es zu einer megaloblastären Transformation der Erythropoese kommen kann, müssen ebenso in die Differentialdiagnose einbezogen werden wie sideroachrestische Anämien. Eine stärkere Ausschwemmung von Erythroblasten ins periphere Blut wird bei der Osteomyelofibrose und bei Knochenmarkkarzinosen beobachtet.

Therapie

Die spezifische Therapie erfolgt nach den bei der akuten myeloischen Leukämie üblichen Richtlinien mit Kombinationen von Cytosin-Arabinosid, Anthrazyklinen (Dauno-Rubidomycin oder Adriamycin) und eventuell 6-Thioguanin. Die symptomatische Therapie setzt den optimalen Einsatz supportiver Maßnahmen (Blutzellersatz, Infektionsprophylaxe und -therapie) voraus. Durch eine massive Transfusionstherapie mit Ausgleich der Anämie in kurzer Zeit kann die gesteigerte, ineffektive Proliferation der Erythropoese supprimiert werden und die Erythroblastenausschwemmung ins periphere Blut aufgehoben werden.

Verlauf und Prognose

Sehr akuten Verläufen mit rasch progredienter Knochenmarkinsuffizienz, die innerhalb weniger Wochen zum Tode führen, steht der häufigere Verlauf mit zunächst im Vordergrund erscheinender hyperplastischer Erythropoese, einer Übergangsphase mit gemischter erythropoetischer und myeloischer Proliferation und schließlich Übergang in das Bild einer reinen akuten myeloischen Leukämie gegenüber.

Die Überlebenszeiten liegen zwischen 2 und 23 Monaten. Es gibt jedoch Berichte über Langzeitüberlebende bis zu 10 Jahren nach Diagnosestellung.

Weiterführende Literatur

Begemann, H.: Di Guglielmo-Syndrom. In Begemann, H.: Klinische Hämatologie, 3. Aufl. Thieme, Stuttgart 1986
Dameshek, W.: The Die Guglielmo syndrome revisited. Blood 34 (1969) 657
Henderson, E. S.: Erythroleukemia. In Williams, J. W., et al.: Hematology, 3rd ed. McGraw-Hill, New York 1983

Chronische lymphatische Leukämie (chronische Lymphadenose)

Definition: Bei der chronischen lymphatischen Leukämie liegt eine neoplastische, monoklonale Erkrankung vor, die durch eine Infiltration des Knochenmarkes und der lymphatischen Organe mit einer morphologisch reifzellig erscheinenden Lymphozytenpopulation und eine ausgeprägte Lymphozytose im peripheren Blut gekennzeichnet ist (s. Farbtafel 3, Abb. **10**, S. 642). Die generalisierte Manifestation bei Diagnosestellung sowie die primäre Expansion im Knochenmark und die Ausschwemmung pathologischer Zellen ins Blut bedingen die Zuordnung zu den chronischen Leukämien, während andererseits der neoplastische Zelltyp und die ausgeprägte Beteiligung extramedullärer lymphatischer Organe eine Einordnung in die Gruppe der malignen Non-Hodgkin-Lymphome rechtfertigen.

Häufigkeit, Vorkommen

Die Inzidenz der chronischen Lymphadenose wird mit etwa 10 Erkrankungen jährlich auf 1 Million Einwohner angegeben. Das männliche Geschlecht überwiegt mit dem Faktor 2:1. 90% der Patienten sind bei Stellung der Diagnose über 50 Jahre alt, nahezu 75% über 60 Jahre. In Ostasien und im Orient ist die Erkrankung sehr selten.

Ätiologie

Die Ätiologie der chronischen lymphatischen Leukämie ist unbekannt. Im Unterschied zur chronischen myeloischen Leukämie scheinen ionisierende Strahlen keine Bedeutung für die Entstehung zu haben. Zahlreiche Beobachtungen geben Hinweise für ein familiär gehäuftes Auftreten.

Pathophysiologie und Klinik

Anamnese

Wegen des nur langsam progredienten Verlaufs ist der Erkrankungsbeginn nicht festzulegen. Die Patienten klagen über leichte Ermüdbarkeit und zunehmende Leistungsminderung. Gehäufte, vor allem pulmonale Infektionen können zur Diagnosestellung führen. Ein Herpes zoster kann der vollen Manifestation um Jahre vorhergehen. Vergrößerte Lymphknoten werden wegen ihrer Indolenz häufig erst zufällig bei einer Routineuntersuchung entdeckt.

Klinische Befunde

Bei der klinischen Untersuchung steht eine generalisierte Vergrößerung der Lymphknoten im Vordergrund. Diese sind derb, nicht druckschmerzhaft und gut verschieblich. Mit Fortschreiten der Erkrankung können die Lymphknotenvergrößerungen ein monströses Ausmaß annehmen, so daß sie kosmetisch stören oder zu Funktionsbehinderungen führen können. Eine Vergrößerung der intrathorakalen Lymphknoten wird durch die Röntgenaufnahme der Thoraxorgane, der abdominellen Lymphknoten durch die Sonographie oder die Computertomographie dokumentiert.

Bei der Mehrzahl der Patienten liegt bei Stellung der Diagnose eine Milzvergrößerung vor, die aber kein so ausgeprägtes Ausmaß wie bei der chronischen Myelose annimmt. Eine Hepatomegalie ist in fortgeschrittenen Stadien regelmäßig vorhanden.

Hautinfiltrate können unter dem Bild konfluierender Knotenbildungen auftreten und im Gesicht bei stärkerer Ausprägung das Bild einer Facies leontina verursachen. Leukämische Infiltrate in den Schleim-

Tabelle 9.12 Krankheitsspezifische Komplikationen bei der chronischen lymphatischen Leukämie

Knochenmarkinsuffizienz	
Immundefizienz	Antikörpermangelsyndrom, gestörte zelluläre Immunität
Autoimmunerkrankungen	hämolytische Anämie, Autoimmunthrombozytopenie, Vaskulitis, Thyreoiditis
Organinfiltrationen	Osteoporose, Lunge, Pleura, Niere, Gastrointestinaltrakt, ZNS
Höhere Inzidenz von Zweittumoren	

Tabelle 9.13 Klinische Stadieneinteilung der chronischen lymphatischen Leukämie (nach Rai u. Mitarb.)

Stadium	
0	Lymphozytose im peripheren Blut ($\geq 15\,000/\mu l \triangleq \geq 15 \times 10^9/l$) und Knochenmark ($\geq 40\%$)
I	Lymphozytose + Lymphknotenvergrößerungen
II	Lymphozytose + Vergrößerung von Leber, Milz oder beiden
III	Lymphozytose + Anämie
IV	Lymphozytose + Thrombozytopenie

häuten des Gastrointestinaltraktes, in Speichel- und Tränendrüsen (Mikulicz-Syndrom), im retroorbitalen Gewebe und im Zentralnervensystem können unterschiedliche Symptome bedingen.

Laborbefunde

Die Leukozytenzahlen sind erhöht und können zwischen 15 000/µl und über 500 000/µl ($15-500 \times 10^9/l$) betragen. Im Differentialblutbild findet sich eine reifzellig erscheinende Lymphozytenpopulation, die über 90% ausmachen kann (s. Farbtafel 3, Abb. **10**, S. 642). Im Unterschied zu normalen kleinen Lymphozyten fällt eine große Variationsbreite der Zellgröße sowie der Kernstruktur auf. Da die Zellen leicht lädierbar sind, finden sich häufig sogenannte Gumprechtsche Kernschatten als Ausstrichartefakte. Aufgrund immunologischer Marker gehören > 90% der chronischen Lymphadenosen zum B-Zell-Typ und < 10% zum T-Zell-Typ. Die Granulozytenzahl ist zunächst nur anteilmäßig, später auch absolut vermindert. Im Verlauf kommt es zunehmend zu einer Anämie und Thrombozytopenie. Diese Befunde sind als prognostisch ungünstige Zeichen einer Progression der Erkrankung zu werten. Die Anämie kann sowohl durch eine verminderte Produktionsrate im Knochenmark — erkennbar durch eine Erniedrigung der Retikulozytenzahl — als auch durch eine Autoimmunhämolyse bedingt sein. Als Hämolyseparameter finden

sich dann Erhöhungen des Bilirubins, der Lactatdehydrogenase und der Retikulozyten bei Erniedrigung des Haptoglobins. Der Coombs-Test kann positiv sein. Charakteristisch für ein fortgeschrittenes Krankheitsstadium findet sich eine Verminderung der γ-Globulinfraktion in der Serumelektrophorese als Ausdruck einer verminderten Immunglobulinsynthese, die klinisch zum Bild eines Antikörpermangelsyndroms führt.

Klinische Stadieneinteilung

Die progredient zunehmende Tumorzellmasse führt nach initial blandem Verlauf zu klinischer Symptomatik und Auftreten von krankheitsspezifischen Komplikationen. Die typischen Komplikationen sind in der Tab. 9.**12** aufgeführt.

Von Rai u. Mitarb. wurde 1975 eine Stadieneinteilung für die prognostische Beurteilung im Einzelfall und die Definition vergleichbarer Patientenkollektive bei therapeutischen Studien vorgeschlagen (Tab. 9.**13**).

Bei der typischen Lymphadenose liegt eine Vermehrung von Zellen einer bestimmten Differenzierungsstufe der B-Zellreihe (B_1-Lymphozyten) vor, die auf eine monoklonale maligne Transformation zurückgeführt werden kann. Die systematische immunologische Klassifizierung der leukämischen Lymphozyten hat auch zur Abgrenzung der wesentlich selteneren T-Zellvariante der chronischen Lymphadenose geführt. Diese ist klinisch meist durch eine ausgeprägte Splenomegalie und schlechte therapeutische Beeinflußbarkeit gekennzeichnet.

Kinetische Untersuchungen haben gezeigt, daß die Expansion des malignen Zellklons bei der chronischen Lymphadenose einerseits durch die Akkumulation einer langlebigen Lymphozytenpopulation bedingt ist, andererseits aber auch trotz einer verminderten proliferativen Aktivität der Einzelzelle absolut eine erhöhte Zellneubildung der Gesamtpopulation vorliegt. Die zunehmende intravasale Akkumulation wird zusätzlich durch eine verzögerte Zirkulationskinetik und eine verminderte Rezirkulation der Leukozyten zwischen Blut und Lymphknoten verstärkt.

Diagnostisches Vorgehen und Differentialdiagnose

Die Diagnose einer chronischen lymphatischen Leukämie erfolgt aufgrund einer Lymphozytose im peripheren Blut, einer generalisierten Lymphadenopathie, einer Infiltration des Knochenmarkes mit einer relativ reifzelligen Lymphozytenpopulation, die mehr als 40% der kernhaltigen Zellen ausmacht.

Benigne Lymphozytosen und Lymphknotenvergrößerungen, die im Rahmen einer infektiösen Mononukleose, einer Zytomegalovirus-Infektion oder einer infektiösen Lymphozytose auftreten, sind durch die Zellmorphologie und den klinischen Verlauf auszuschließen. Mäßig ausgeprägte Lymphozytosen finden sich bei Hepatitis, Masern, Mumps, Varizellen, Exanthema subitum und bei einer Toxoplasmose.

Die **differentialdiagnostische** Abgrenzung muß weiterhin gegen andere lymphatische Systemerkrankungen aus der Gruppe der Non-Hodgkin-Lymphome erfolgen, die sekundär häufig einen leukämischen Verlauf nehmen können. In unklaren Fällen kann die Sicherung der Diagnose durch die immunologische Charakterisierung der leukämischen Zellpopulation und die histologische Untersuchung eines exstirpierten Lymphknotens erfolgen. Dies betrifft z. B. Krankheitsbilder mit Nachweis eines monoklonalen Immunglobulins im Serum, die den lymphoplasmozytoiden Lymphomen zuzurechnen sind.

Therapie

Es gilt die Regel, eine spezifische Therapie so zurückhaltend wie möglich einzusetzen. Eine hohe Leukozytenzahl allein ist noch keine Therapieindikation. Im allgemeinen wird man eine Behandlung erst einleiten, wenn eine Anämie, Thrombozytopenie oder wesentliche Beeinträchtigung des Allgemeinzustandes vorliegen.

In der Tab. 9.**14** sind die heute wesentlichen Therapiemodalitäten bei der chronischen Lymphadenose aufgeführt.

Die Standardtherapie besteht in der Anwendung des gut steuerbaren Alkylans Chlorambucil (Leukeran), bei Vorliegen einer Anämie und/oder Thrombozytopenie kombiniert mit Glucocorticosteroiden. Chlorambucil wird entweder kontinuierlich bis zum Auftreten einer Remission in einer Dosis von 0,1–0,2 mg/kg Körpergewicht oder intermittierend in einer Dosis von 0,4–1 mg/kg Körpergewicht alle 2–4 Wochen (Knospe-Schema) verabreicht.

– Die rasche Rückbildung von Lymphomen bereits durch niedrige Strahlendosen kann zur lokalen Behandlung von kosmetisch oder funktionell störenden Lymphknotentumoren ausgenützt werden.
– Über eine Ganzkörperbestrahlung liegen neuere Erfahrungen mit einer Gesamtdosis von 1–1,5 Gy bei Einzeldosen von 0,1–0,15 Gy vor. Größere kontrollierte Studien sind noch zur Beurteilung erforderlich.
– Als besonderer Vorzug einer extrakorporalen Blutbestrahlung (ECIB) ist die fehlende Myelotoxizität bei effektiver depletorischer Wirkung auf die leukämische Zellpopulation anzusehen. Die klinische Bedeutung ist bisher allerdings, nicht zuletzt wegen des erheblichen technischen Aufwandes, als begrenzt anzusehen. Dies gilt auch für das ebenfalls depletorische Verfahren der Leukapherese mit einem Zellseparator.
– Bei den symptomatischen Maßnahmen ist neben dem in fortgeschrittenen Stadien notwendig werdenden Blutzellersatz auf die frühzeitige intensive Behandlung infektiöser Komplikationen mit Antibiotika und Substitution von Immunglobulinen hinzuweisen.

Verlauf und Prognose

In der Abb. 9.**2** (Seite 714) ist der Krankheitsverlauf einer Patientin mit chronischer Lymphadenose über einen Zeitraum von 11 Jahren exemplarisch dargestellt. Der nur langsam progrediente Verlauf bei der

Tabelle 9.14 Spezifische Therapiemodalitäten bei der chronischen lymphatischen Leukämie

Zytotoxische Chemotherapie	Chlorambucil Cyclophosphamid Vinblastin COP, COPP
Glucocorticosteroide	
Strahlentherapie	lokale Bestrahlung Ganzkörperbestrahlung extrakorporale Blutbestrahlung (ECIB)
Zellseparator-Leukapherese	

Mehrzahl der Patienten begründet die allgemein geübte Zurückhaltung vor zu intensiven therapeutischen Maßnahmen.

Die mit zunehmender Progression der Erkrankung, bedingt durch langsame Expansion der malignen Lymphozyten, auftretenden Komplikationen führen zum Tode der Patienten an Infektionen, Blutungen und in einer allgemeinen Kachexie. Von Rai u. Mitarb. wurde eine prognostisch wichtige Beziehung zwischen den von ihnen vorgeschlagenen Krankheitsstadien und den medianen Überlebenszeiten gezeigt. Im Stadium I lag der Medianwert bei 101 Monaten, im Stadium II bei 71 Monaten, in den Stadien III und IV nur bei 10 Monaten.

Merke: Die chronische lymphatische Leukämie ist durch eine neoplastische Infiltration des Knochenmarkes mit kleinen Lymphozyten, eine ausgeprägte Lymphozytose im peripheren Blut und eine Vergrößerung von Lymphknoten und Milz charakterisiert. Die relativ gutartige Prognose bedingt eine Zurückhaltung bei intensiven therapeutischen Maßnahmen. Die klinische Stadieneinteilung erlaubt eine Aussage über die Prognose, die sich aus typischen Komplikationen (Anämie, Thrombozytopenie, Antikörpermangelsyndrom) mit progredienter Tumorzellmasse ergibt.

Weiterführende Literatur

Brittinger, G., et al. (Kieler Lymphomgruppe): Klinische und prognostische Relevanz der Kiel-Klassifikation der NHL. Onkologie 9 (1986) 118
Dameshek, W.: Chronic lymphocytic leukemia. An accumulative disease of immunological incompetent lymphocytes. Blood 29 (1967) 566
Gale, R. P., K. A. Foon: Chronic lymphocytic leukemia – Recent advances in biology and treatment. Ann. Int. Med. 103 (1985) 101
Rai, K. R., A. Sawitzky, E. P. Cronkite, A. D. Chanana, R. N. Levy, B. S. Pasternack: Clinical staging of chronic lymphocytic leukemia. Blood 46 (1975) 219
Silber, R., R. Stahl: Chronic lymphocytic leukemia and related diseases. In Williams, W. J., E. Beutler, A. J. Erslev, M. A. Lichtman: Hematology, 4th ed. Mc Graw-Hill; New York 1990

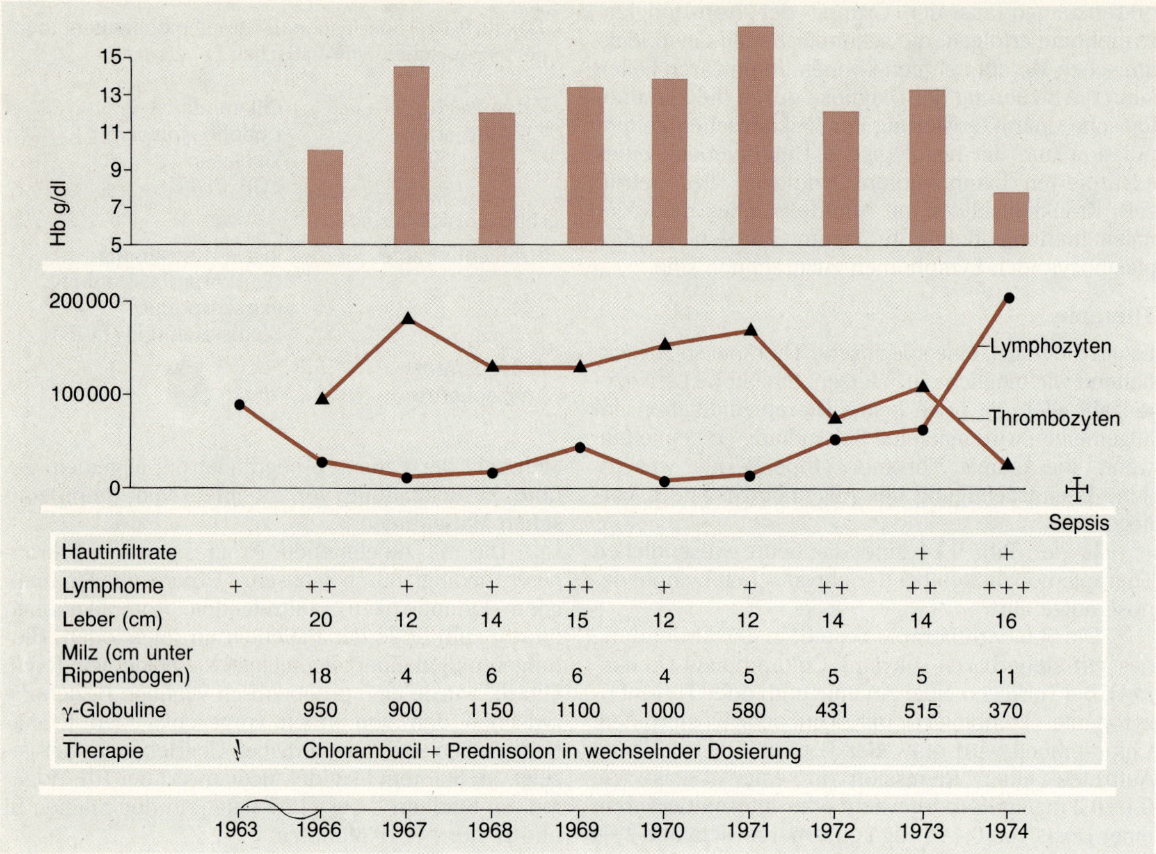
Hb g/dl
15
13
11
9
7
5
200000
100000
0
Lymphozyten
Thrombozyten
Sepsis
Hautinfiltrate + +
Lymphome + ++ + + ++ + + ++ ++ +++
Leber (cm) 20 12 14 15 12 12 14 14 16
Milz (cm unter Rippenbogen) 18 4 6 6 4 5 5 5 11
γ-Globuline 950 900 1150 1100 1000 580 431 515 370
Therapie
Chlorambucil + Prednisolon in wechselnder Dosierung
1963 1966 1967 1968 1969 1970 1971 1972 1973 1974

Abb. 9.**2** Krankheitsverlauf einer Patientin mit chronisch lymphatischer Leukämie

Erkrankungen des lymphoretikulären Systems

K. Wilms

Einleitung

Das lymphoretikuläre System umfaßt die Gesamtheit der ortsständigen und mobilen Zellelemente des Monozyten-Makrophagen-Systems (MMS) und der lymphatischen Gewebe als funktionell definierte Einheit für die Abwehrmaßnahmen des Organismus zum Beispiel gegen Mikroorganismen oder Fremdproteine. In Abhängigkeit von der Art eines die Integrität des Organismus bedrohenden Stimulus kommt es sehr häufig zu einer Reaktion des gesamten Systems, die in einer Proliferation meist mehrerer kooperierender Zellreihen (T- und B-Lymphozyten, Makrophagen) besteht. Diese Zellproliferation tritt zum Beispiel als Reaktion bei lokalen oder systemischen Infektionen, bei Autoimmunerkrankungen, hyperergischen Reaktionen und Kollagenerkrankungen auf. Über die Pathophysiologie und Nosologie dieser Krankheitsgruppen s. in den entsprechenden Kapiteln.

Den reaktiv bedingten, physiologischen Regulationsfaktoren unterliegenden und zeitlich limitierten Proliferationen stehen maligne Neoplasien des lymphoretikulären Systems gegenüber. Für die neoplastischen Proliferationen ist charakteristisch, daß mit Fortschreiten der Erkrankung bei primär unilokulärem Beginn eine Generalisation im gesamten System erfolgt. Die Tatsache, daß maligne lymphoretikuläre Erkrankungen im Unterschied zu den sogenannten soliden Tumoren als Systemerkrankungen aufzufassen sind, hat für das therapeutische Vorgehen Konsequenzen.

Ein wichtiges Unterscheidungsmerkmal der neoplastischen zu den reaktiv bedingten Proliferationen des lymphoretikulären Systems ist die Monoklonalität, die zuerst für das Plasmozytom durch das Aufzeigen eines einheitlichen Sekretionsproduktes der Tumorzellen beschrieben wurde und heute auch für die anderen lymphoproliferativen Erkrankungen durch immunologische Charakterisierung gezeigt werden kann. Ein weiteres Merkmal ist die Arretierung der neoplastischen Zellen auf einer bestimmten Differenzierungsstufe („frozen state"). Das bunte Spektrum der malignen lymphoretikulären Erkrankungen wird heute zunehmend anstelle der früher üblichen, vorwiegend morphologischen Charakterisierung durch eine Klassifizierung aufgrund funktioneller Zuordnung zu den verschiedenen physiologischen Entwicklungsstufen unterteilt. Dies gilt in besonderem Maße für die Gruppe der Non-Hodgkin-Lymphome.

Lymphogranulomatose (Morbus Hodgkin)

Definition: Die Lymphogranulomatose ist eine maligne Erkrankung des lymphoretikulären Systems, die histologisch durch einkernige (Hodgkin-Zellen) (s. Farbtafel 3, Abb. **12**, S. 732) oder mehrkernige (Sternberg-Reed-Zellen) atypische Zellen in einem granulomatösen Gewebe gekennzeichnet ist. Der klinische Verlauf ist durch unilokulären Beginn in einem Lymphknoten, Ausbreitung über benachbarte Lymphknotengruppen und schließlich hämatogenen Befall parenchymatöser Organe charakterisiert.

Häufigkeit und Vorkommen

Die Erkrankung ist im Kindesalter selten. Bei Erwachsenen beträgt die Inzidenz etwa 20 Neuerkrankungen jährlich auf 1 Million Einwohner. Bezogen auf einzelne Altersgruppen besteht eine Plateaubildung zwischen dem 20. und 50. Lebensjahr; danach kommt es mit zunehmendem Lebensalter zu einem Anstieg der relativen Erkrankungshäufigkeit. Wegen der Altersverteilung der Gesamtbevölkerung wird die Erkrankung am häufigsten zwischen dem 3. und 4. Lebensjahrzehnt beobachtet. Männer sind etwas häufiger als Frauen betroffen (6:4).

Ätiologie

Die Ätiologie der Lymphogranulomatose ist noch unbekannt. Wegen der früher häufig beobachteten Koinzidenz mit einer Tuberkulose vertrat Sternberg 1898 die Ansicht, daß eine Sonderform der Tuberkulose vorläge. Heute läßt sich die Assoziation durch den zellulären Immundefekt bei der Lymphogranulomatose erklären, der zur Resistenzverminderung führt. Trotz einzelner Berichte über „Cluster"-Bildungen von Lymphogranulomatoseerkrankungen gibt es aufgrund ausgedehnter epidemiologischer Untersuchungen keinen Anhalt dafür, daß die Erkrankung durch ein infektiöses Agens übertragen wird.

Die Lymphogranulomatose wird heute nicht mehr als entzündliche Reaktion, sondern als neoplastische Erkrankung des lymphoretikulären Systems angesehen.

Tabelle 9.15   Histologische Klassifizierung der Lymphogranulomatose nach der Konferenz von RYE
Lymphozytenreiche Form
Noduläre Sklerose
Mischtyp („mixed cellularity")
Lymphozytenarme Form

Histopathologie

Das histopathologische Bild der Lymphogranulomatose ist durch ein Granulomgewebe bestimmt, das neben Lymphozyten, eosinophilen Granulozyten, Histiozyten und Plasmazellen sogenannte Hodgkin-Zellen (s. Farbtafel 3, Abb. **12**, S. 642) und mehrkernige Sternberg-Reed-Riesenzellen enthält. Diese im Durchmesser zwischen 15 und 45 μm messenden Zellen enthalten bis zu acht häufig zentral gelegene Kerne. Typisch sind große, sehr auffällige Nukleoli, die aus dem wenig tingierten Kernchromatin durch ihre Basophilie hervortreten.

1971 erfolgte auf der RYE-Konferenz eine Unterteilung in 4 histologische Typen, die heute allgemein verbindlich ist (Tab. 9.**15**). Grundlage dieser Klassifizierung waren die Vorstellungen von Lukes, daß eine inverse Beziehung zwischen dem Reichtum an Lymphozyten und Sternberg-Reed-Zellen besteht, die jeweils die immunologische Lage der Tumor-Wirt-Beziehung widerspiegelt, daß eine Faservermehrung als noduläre Sklerose oder als diffuse Sklerose vorliegen kann und daß eine Beziehung zwischen der diffusen Sklerose und der Lymphozytenverarmung bei den prognostisch ungünstigen Formen besteht.

Aus der histologischen Unterteilung der Lymphogranulomatose ergeben sich wichtige Beziehungen zu bestimmten klinischen Verlaufsformen. Der nodulärsklerosierende Typ findet sich besonders häufig bei jungen Frauen mit Primärlokalisation im Mediastinum und der Tendenz zur Ausbreitung per continuitatem in das angrenzende Lungenparenchym. Der lymphozytenreiche Typ ist die prognostisch günstigste Form, während der lymphozytenarme Typ die schlechteste Prognose besitzt und im allgemeinen in bereits generalisierten Stadien gefunden wird.

Klinik

Anamnese

Die nicht schmerzhafte Vergrößerung eines Lymphknotens oder einer Lymphknotengruppe ist die häufigste Primärmanifestation der Erkrankung, die vom Patienten festgestellt wird und ihn zum Arzt führt. Mit 60-80% sind die Lymphknoten im Zervikalbereich am häufigsten primär betroffen, inguinale Lymphknoten nur mit 5–12%. Die Patienten geben an, daß sie die Lymphknotenschwellung zufällig festgestellt hätten, dann aber durch die Größenzunahme im Verlauf von Wochen oder Monaten beunruhigt worden seien. Intrathorakale Primärmanifestationen mediastinaler oder hilärer Lymphknoten werden gelegentlich durch Routine-Röntgenuntersuchung der Thoraxorgane festgestellt. Relativ selten ist der sogenannte „Alkoholschmerz" in den vergrößerten Lymphknoten.

Ein allgemeines Krankheitsgefühl entwickelt sich erst mit Progression der Krankheit. Als charakteristische Allgemeinsymptome sind Fieber ohne infektiöse Ursache, Nachtschweiße und Gewichtsverlust zu werten. Bei einem Teil der Patienten kann das Fieber periodisch im Abstand von wenigen Tagen bis Wochen auftreten (Pel-Ebstein-Typ); alle anderen Fiebertypen von wechselnden subfebrilen Temperaturen bis zu remittierenden Fieberschüben oder einer Kontinua werden beobachtet. Schüttelfröste bei Fieberanstieg sind aber ungewöhnlich.

Juckreiz wird bei einem Drittel der Patienten als recht charakteristisches Symptom angegeben.

Klinische Befunde

Der klinische Befund ist vom Stadium der Erkrankung abhängig (s. unten). Vergrößerungen einzelner Lymphknoten oder Lymphknotengruppen an den der Palpation zugänglichen Stellen müssen sorgfältig registriert werden, ebenso die Größe von Leber und Milz.

Die Röntgenuntersuchung der Thoraxorgane zeigt bei Vergrößerung mediastinaler Lymphknoten eine typische „Schornsteinform" des Mediastinums, hiläre Lymphome sind polyzyklisch abgegrenzt. Eine pulmonale Manifestation kann per continuitatem von Lymphknoten ausgehen oder hämatogen per disseminationem auftreten. Entsprechend vielfältig ist das Erscheinungsbild der Infiltrationen. Pleuramanifestationen sind nicht selten.

Befallene Lymphknoten im Abdomen werden durch Computertomographie und Sonographie nachgewiesen. Bei negativem Ausfall wird eine Lymphographie angeschlossen, bei der Änderungen des Speichermusters einen Hinweis auf einen Befall geben können, auch wenn noch keine Lymphknotenvergrößerung vorliegt.

Bei entsprechenden klinischen Hinweisen wird der Befall des Skelettsystems ebenfalls röntgenologisch nachgewiesen.

Laborbefunde

Beschleunigte Blutsenkungsreaktion, Vermehrung der α_2-Globuline in der Serumelektrophorese, Fibrinogenerhöhung, Verminderung des Serumeisens und Anämie sind wichtige Laborparameter der Lymphogranulomatose. Im Differentialblutbild finden sich eine Lymphozytopenie und zum Teil eine Eosinophilie.

Eine Erhöhung der alkalischen Phosphatase und der Transaminasen im Serum kann einen Hinweis auf einen Leberbefall geben.

Immunsystem

Kranke mit einer Lymphogranulomatose weisen auch bereits in frühen Stadien einen schweren Defekt der zellulären Immunreaktionen auf. Dieser kann in vivo durch Hauttestungen mit natürlich vorkommenden Antigenen (Tuberkulin, Streptokinase, -dornase) oder chemisch definierten Antigenen wie Dinitrochlorobenzol (DNCB) durch negativen Ausfall der Reaktionen vom verzögerten Typ, in vitro durch verminderte Blastentransformation durch Phytohämagglutinin oder verschiedene Antigene nachgewiesen werden. Die humoralen Immunreaktionen sind dagegen im allgemeinen nicht beeinflußt. Klinisch manifestiert sich die schwere Defizienz der zellulären Immunität durch Häufung bestimmter bakterieller, viraler und Pilzinfektionen.

In unserem Krankengut betrug die Erkrankungshäufigkeit des Herpes zoster, zum Teil mit schweren Verlaufsformen, bis 10% der Patienten.

Diagnostisches Vorgehen und Differentialdiagnose

Die Diagnose eines Morbus Hodgkin kann nur durch die histologische Beurteilung eines exstirpierten Lymphknotens oder durch die histologische Untersuchung einer Biopsie aus anderen Geweben erfolgen. Klinisch kann eine Vermutungsdiagnose aus der Syntropie von Lymphknotenvergrößerungen und Allgemeinsymptomen geäußert werden. Eine zytologische Untersuchung von Punktionsmaterial ist nicht ausreichend.

Differentialdiagnostisch sind bei einer Lymphadenopathie alle zur Vergrößerung von Lymphknoten führenden entzündlichen, immunpathologisch bedingten und metastatischen Erkrankungen sowie Non-Hodgkin-Lymphone auszuschließen.

Besonders schwierig ist die Diagnose bei primär intraabdominellem Befall. Bei Fieber unklarer Ursache führt nicht selten erst die Laparotomie zur Diagnose eines Morbus Hodgkin.

Stadieneinteilung

Vor Einleitung der Therapie muß die möglichst exakte Festlegung des Generalisationsstadiums erfolgen, da sie die Grundlage für die Therapieplanung bildet. Der gesetzmäßige Ablauf der Erkrankung mit unilokulärem Beginn, lymphogener Ausbreitung über die benachbarten Lymphknotenstationen und späterer hämatogener Generalisation mit Befall parenchymatöser Organe erlaubt eine klinisch relevante Stadieneinteilung. International akzeptiert ist heute die Klassifikation der Konferenz von Ann Arbor (1971) in die Stadien I–IV (Tab. 9.**16**) zunächst aufgrund klinischer und radiologischer Maßnahmen. Die klinische Festlegung des Stadiums erfolgt durch die Untersuchung der Lymphknotenstationen, die der Palpation zugänglich sind, die klinische und sonographische Größenbestimmung von Leber und Milz, die Röntgenuntersuchung der Thoraxorgane sowie bipedale Lymphographie. Eine wesentliche Erweiterung bedeutet die routinemäßige Durchführung der axialen Computertomographie sowohl für die Untersuchung der bei der Lymphographie nicht darstellbaren Lymphknotengruppen, wie für die Beurteilung einer etwaigen Manifestation in der Leber.

Die Leberblindpunktion nach Menghini ist nicht geeignet, einen Leberbefall mit genügender Sicherheit auszuschließen. Eine wesentlich höhere Aus-

Tabelle 9.16 Stadieneinteilung der Lymphogranulomatose nach der Konferenz in Ann Arbor

Stadium	
I	Befall einer Lymphknotenregion oder eines einzelnen extranodalen Herdes (I_E).
II	Befall von 2 oder mehr Lymphknotenregionen auf der gleichen Seite vom Zwerchfell oder lokalisierte extranodale Manifestation und Befall einer oder mehrerer Lymphknotengruppen auf der gleichen Seite vom Zwerchfell (II_E).
III	Befall von Lymphknotenregionen beiderseits des Zwerchfells. Die Beteiligung der Milz wird durch III_S, der Befall extralymphatischer Herde durch III_E gekennzeichnet.
IV	Diffuser oder disseminierter Befall eines oder mehrerer Organe oder Gewebe mit oder ohne gleichzeitigen Lymphknotenbefall. Weitere Beschreibungen durch Angabe des Organbefalles (H = Leber, L = Lunge, M = Knochenmark, O = Skelett, P = Pleura, D = Haut).

Allgemeinsymptome:

Jedes Stadium wird unterteilt in *A* und *B*. Dabei steht B für das Vorliegen von Allgemeinsymptomen, A für Fehlen.

Bewertet werden:
1. Gewichtsabnahme von mehr als 10% des Körpergewichtes in den letzten 6 Monaten
2. Fieber nichtinfektiöser Ursache über 38 °C
3. Nachtschweiß

beute positiver Ergebnisse wird durch die Laparoskopie mit gezielter Punktion verdächtiger Veränderungen erhalten.

Eine wichtige Stellung im Rahmen der prätherapeutischen Stadieneinteilung hat die *explorative Laparotomie* mit Splenektomie. Die Milz ist die entscheidende Zwischenstation zwischen den abdominellen Lymphknoten und der Leber. Eine Beteiligung der Milz läßt sich mit Sicherheit nur durch die sorgfältige histologische Untersuchung des in toto entfernten Organs ausschließen. Außerdem erlaubt die explorative Laparotomie eine Exstirpation und histologische Untersuchung von Lymphknotengruppen, die sich bei der Lymphographie nicht darstellen lassen, z. B. die mesenterialen, die im Bereich des Truncus coeliacus, des Milzhilus und der Leberpforte gelegenen Lymphknoten. Die sogenannte klinische Stadieneinteilung, die nur aufgrund der klinischen und radiologischen Untersuchungen erfolgt, muß in etwa 30% der Fälle durch den Befund der explorativen La-

Tabelle 9.17   Standardprotokolle für die Chemotherapie der Lymphogranulomatose

A. COPP-Schema (nach De Vita)

Cyclophosphamid (C)	650 mg/m^2 i.v.	Tag 1 + 8
Vincristin (O)	1 mg/m^2 i.v.	1 + 8
Procarbazin (P)	100 mg/m^2 p.o.	1 − 14
Prednis(ol)on (P)	40 mg/m^2 p.o.	1 − 14

Tag 14−28 therapiefreies Intervall. Prednison nur in den Zyklen 1 und 4. Im allgemeinen werden 6 Zyklen verabreicht. (Im originalen **MOPP-Schema** von De Vita statt Cyclophosphamid Mustargen = Stickstoff-Lost 6 mg/m^2)

B. ABVD-Schema (nach Bonadonna)

Adriamycin (A)	25 mg/m^2 i.v.	Tag 1 + 14
Bleomycin (B)	10 mg/m^2 i.v.	1 + 14
Vinblastin (V)	6 mg/m^2 i.v.	1 + 14
DTIC (D)	375 mg/m^2 i.v.	1 + 14

Tag 14−28 therapiefreies Intervall

parotomie revidiert werden. Routinemäßig werden bei der Operation Biopsien aus beiden Leberlappen entnommen. Bei jungen Frauen erfolgt die Verlagerung der Ovarien aus dem kleinen Becken, um bei einer anschließenden Strahlentherapie einen besseren Strahlenschutz zu ermöglichen.

Wurde bereits klinisch oder bioptisch ein Stadium III oder IV diagnostiziert, ergibt sich keine Indikation mehr für die Laparotomie.

In einer Zusammenstellung Kaplans von 1225 Patienten mit einer Lymphogranulomatose, bei denen eine prätherapeutische Stadieneinteilung mit Einschluß der explorativen Laparotomie und Splenektomie erfolgte, lag bei 12,2% ein Stadium I vor, 77% befanden sich in den Stadien II und III, 10,8% im Stadium IV.

Eine weitere prognostisch und für das therapeutische Vorgehen wichtige Unterteilung der einzelnen Stadien der Ann-Arbor-Klassifikation ergibt sich aus dem Vorliegen oder Fehlen von Allgemeinsymptomen. Das Vorliegen von Fieber, Nachtschweiß oder Gewichtsverlust wird mit dem Suffix B gekennzeichnet, das Fehlen dieser Symptome mit A.

Therapie

Die Behandlungsergebnisse bei Patienten mit einer Lymphogranulomatose wurden in den letzten 20 Jahren entscheidend verbessert. Diese Ergebnisse wurden durch Fortschritte in den radiotherapeutischen Verfahren, die Entwicklung neuer chemotherapeutischer Möglichkeiten und durch die bessere Kenntnis des Krankheitsverlaufes und ihre Berücksichtigung bei der Therapieplanung erreicht. Für die Behandlung des Morbus Hodgkin stehen zwei Therapiemodalitäten zur Verfügung: Die Strahlentherapie und die Chemotherapie mit zytostatischen Substanzen. Beide Verfahren haben ihre Indikation auf der Grundlage der prätherapeutischen Stadieneinteilung.

Die **Strahlentherapie** hat den Vorrang in den lokalisierten Stadien I-III A. Sie erfolgt heute mit Hochvolttechniken am besten durch einen Linearbeschleuniger nach international standardisierten Verfahren. Die Kenntnis des Ausbreitungsmodus der Erkrankung erfordert, daß auch benachbarte, klinisch nicht befallene Lymphknotengruppen mitbestrahlt werden müssen, um Rezidive zu verhindern. Für die oberhalb des Zwerchfelles gelegenen Lymphknotengruppen wird dazu das sogenannte Mantelfeld angewandt, für die infradiaphragmal gelegenen Gruppen das sogenannte umgekehrte Y-Feld. Bei der total nodalen Bestrahlung werden beide Felder aneinandergesetzt. Die Strahlendosis beträgt im allgemeinen 45 Gy für befallene und 40 Gy für nicht befallene Regionen.

Die **Chemotherapie** hat ihre primäre Indikation in den generalisierten Stadien III B und IV. Sie führt zu einer raschen Besserung der Allgemeinsymptome, meist eindrucksvoller Rückbildung von Lymphknotentumoren und Organmanifestationen in kurzer Zeit und kann auch klinisch noch nicht manifeste disseminierte Herde erreichen. Die Einführung der kombinierten Chemotherapie mit dem sogenannten MOPP-Schema durch De Vita u. Mitarb. markiert einen entscheidenden Wendepunkt für die Behandlung von Patienten mit einer Lymphogranulomatose. Durch eine Polychemotherapie mit Stickstoff-Lost, Vincristin, Procarbazin und Prednisolon in jeweils 14tägigen Therapiezyklen konnte die Gruppe am National Cancer Institute der USA bei fortgeschrittenen Stadien eine Remissionsrate von 80% erzielen. Von diesen Patienen lebten 66% rezidivfrei nach 5 und 10 Jahren. Diese Ergebnisse konnten inzwischen weltweit bestätigt werden. In Europa wird dabei anstelle des sehr toxischen N-Lost Cyclophosphamid in der Kombination angewandt (sogenanntes COPP-Schema, Tab. 9.17). Als alternatives Behandlungsschema wurde von Bonadonna ein nicht kreuzresistentes Protokoll entwickelt, das eine Kombination von Adriamycin, Bleomycin, Vinblastin und DTIC (ABVD-Schema) vorsieht. Vielfach werden heute alternierend COPP- mit ABDV-Zyklen im Wechsel angewandt.

Die hohe Effizienz der modernen Hochvolttherapie in lokalisierten Stadien und die dramatische Verbesserung der Behandlungsergebnisse in generalisierten Stadien durch die Polychemotherapie haben zu Überlegungen geführt, durch Kombination beider Therapiemodalitäten bei Patienten mit hohem Rezidivrisiko (B-Symptomatik) eine höhere Heilungsrate zu erreichen. Mit zunehmend längerer Überlebenszeit von Patienten mit Morbus Hodkin bekommt jedoch das Problem der Sekundärneoplasien Bedeutung. Die Erfahrungen der letzten Jahre haben gezeigt, daß das Risiko für das Auftreten einer akuten Leukämie nach kombinierter Behandlung deutlich höher ist. Wir haben in unserem Krankengut von 364 Patienten 13 Sekundärmalignome gesehen, davon 3 akute Leukämien.

Verlauf und Prognose

Nach früheren Sammelstatistiken beträgt die Überlebenszeit von Patienten mit einer Lymphogranulomatose ohne spezifische Behandlung im Median 18 Monate. Heute kann bei Berücksichtigung aller Krankheitsstadien mit einer Überlebensrate von 60% nach 10 Jahren gerechnet werden. Nach den Erfahrungen der letzten Jahre sind langjährige rezidivfreie Überlebenszeiten auch in fortgeschrittenen Stadien möglich, die eine definitive Heilung erwarten lassen. Auch nach Auftreten eines Rezidivs, z. B. nach primärer Strahlentherapie, ist eine erfolgreiche Behandlung möglich. Um die möglichst frühzeitige Erfassung eines Rezidivs zu gewährleisten, ist eine regelmäßige Nachsorge erforderlich. Als prognostisch ungünstige Faktoren sind das Stadium IV, der lymphozytenarme Typ der histologischen Untergruppen, Vorliegen einer B-Symptomatik und höheres Lebensalter geblieben, während sich die Unterschiede in der Prognose durch die Verbesserung der therapeutischen Möglichkeiten für die anderen Stadien und histologischen Formen angeglichen haben.

Merke: Die Lymphogranulomatose ist eine maligne lymphoretikuläre Systemerkrankung, die durch unilokulären Beginn, Ausbreitung über die benachbarten Lymphknotenstationen und spätere hämatogene Dissemination gekennzeichnet ist. Für die Therapieplanung ist die möglichst genaue Festlegung des Stadiums erforderlich. Bei der Mehrzahl der Patienten kann heute eine Heilung erwartet werden.

Weiterführende Literatur

Bonadonna, G., R. Zcali, M. de Lena, P. Valagussa: Combined chemotherapy (MOPP or ABVD) − radiotherapy approach in advanced Hodgkin's disease. Cancer Treatm. Rep. 61 (1977) 769

Kaplan, H. S.: Hodgkin's Disease, 2nd ed. Harvard University Press, Cambridge 1980

Kaplan, H. S.: Hodgkin's disease: Unfolding concepts concerning its nature, management and prognosis. Cancer 45 (1980) 2439

De Vita, V. T., R. M. Simon, S. M. Hubbard, R. C. Young, C. W. Berrard, J. H. Moxley, E. Frei, P. P. Carbone, G. P. Canellos: Curability of advanced Hodgkin's Disease with chemotherapy. (Long term follow-up of MOPP-treated patients at the National Cancer Institute.) Ann. intern. Med. 92 (1980) 587

Waller, H. D.: Morbus Hodgkin − Aktuelle Probleme in Ätiologie und Klinik. Strahlentherapie 161 (1985) 191

Non-Hodgkin-Lymphome

Definition: Die Non-Hodgkin-Lymphome umfassen alle malignen Neoplasien des lymphatischen Systems, die histologisch nicht der Lymphogranulomatose zuzurechnen sind. Im Sinne dieser Definition umfassen sie auch Erkrankungen, die aus klinischer Sicht den Hämoblastosen zugerechnet werden, wie die akute und die chronische lymphatische Leukämie. Diese bei Stellung der Diagnose im Knochenmark diffus generalisierten Erkrankungen sind in den entsprechenden Kapiteln dargestellt. Hier sollen im folgenden die malignen Lymphome im engeren Sinne abgehandelt werden.

Häufigkeit und Vorkommen

Von Lennert wird aufgrund seines Untersuchungsmaterials die Inzidenz der Non-Hodgkin-Lymphome unter Ausschluß der chronischen Lymphadenose mit 1,2 Neuerkrankungen jährlich auf eine Population von 100 000 Einwohnern gegenüber 2,0 Neuerkrankungen an Morbus Hodgkin angegeben. Die Altersverteilung zeigt für die Lymphome von niedrigem Malignitätsgrad (s. unten) einen Häufigkeitsgipfel um das 60. Lebensjahr; im Alter unter 20 Jahren werden diese Formen nicht beobachtet. Maligne Lymphome von hohem Malignitätsgrad, vor allem die lymphoblastischen Lymphome, können dagegen auch im Jugend- und Kindesalter auftreten.

Ätiologie

Die Ätiologie der Non-Hodgkin-Lymphome ist noch unklar. Bei verschiedenen Tierspezies konnte für spontan auftretende oder durch ionisierende Bestrahlung induzierte maligne Lymphome eine Virusätiologie nachgewiesen werden. 1958 beschrieb Burkitt die Sonderform eines malignen Lymphoms, das er bei Kindern und Jugendlichen in Uganda beobachtet hatte. In Zellkulturen von Biopsiematerial dieses Tumors wurde 1964 das Epstein-Barr-Virus gefunden. Das typische Burkitt-Lymphom tritt in den Regionen des Äquatorialgürtels mit hoher Luftfeuchtigkeit in Ostafrika, Südamerika, Neuguinea auf. Sporadische Fälle dieses Lymphomtyps werden auch in Europa und den USA beobachtet. Während sich jedoch in allen Fällen beim „afrikanischen Lymphom" Epstein-Barr-Virus nachweisen ließ, gelang dies bei den außerafrikanischen Patienten nur in einzelnen Fällen.

Das Epstein-Barr-Virus (EBV), ein DNA-Virus vom Herpestyp, infiziert und transformiert spezifisch B-Lymphozyten. Einerseits wurde es als Erreger der infektiösen Mononukleose (s. Farbtafel 4, Abb. **13**, S. 733), einer gutartigen lymphoproliferativen Erkrankung, identifiziert, andererseits gibt es zahlreiche Hinweise, daß das EBV in Lymphozyten persistieren kann und bei ungenügender Kontrolle durch das T-Zell-System (z. B. Immunsuppression nach Organtransplantationen, AIDS) über eine polyklonale Im-

Tabelle 9.**18** Histopathologische Einteilung der Non-Hodgkin-Lymphome („Kiel-Klassifikation")

Maligne Lymphome mit niedrigem Malignitätsgrad

Lymphozytische maligne Lymphome
– CLL-Typ
– Haarzelleukämie
– Sézary-Syndrom, Mycosis fungoides (s. Farbtafel 4, Abb. **14**, S. 643)
– T-Zonen-Lymphom
Immunozytische maligne Lymphome
– lymphoplasmozytoides Immunozytom
– lymphoplasmazelluläres Immunozytom
– polymorphzelliges Immunozytom
Zentrozytisches malignes Lymphom
Zentroblastisch-zentrozytisches malignes Lymphom

Maligne Lymphome mit hohem Malignitätsgrad

Zentroblastisches malignes Lymphom
Lymphoblastisches malignes Lymphom
– B-lymphoblastisches Lymphom Burkitt Typ
andere
– T-lymphoblastisches Lymphom
„convoluted cell type"
andere
– unklassifizierbar
Immunoblastisches malignes Lymphom

munproliferation zu monoklonalen, neoplastischen B-Zell-Proliferationen, d. h. malignen Lymphomen, führen kann.

Beim Burkitt-Lymphom wurde als charakteristischer zytogenetischer Befund eine Translokation genetischen Materials vom Chromosom 8 auf das Chromosom 14 beobachtet. Dabei erfolgt eine Verlagerung des zellulären Protoonkogens c-myc in die Region der für die H-Ketten der Immunglobuline kodierenden Gene, d. h. von Genabschnitten, die in B-Lymphozyten eine besondere Transkriptionsaktivität aufweisen.

Für die Betrachtung der Ätio-Pathogenese der malignen Lymphome sind die extranodalen Primärmanifestationen von Bedeutung. Das mukosaassoziierte lymphatische Gewebe des Dünn- und Dickdarms sowie die fakultativ im Magen auftretenden Lymphoproliferationen können als Modell für die Lymphompathogenese herangezogen werden (MALT-Lymphome), da sie bioptischen Entnahmen und damit der Verlaufsbeobachtung leicht zugänglich sind. Ausgehend von einer fokalen lymphatischen Hyperplasie, wurde ein Stufenschema für die Evolution maligner Lymphome postuliert. Zahlreiche Evidenzen sprechen dafür, daß maligne Non-Hodgkin-Lymphome auf dem Boden primär benigner Lymphoproliferationen entstehen können.

Beim Sjögren-Syndrom, der Autoimmunthyreoiditis vom Typ Hashimoto, der Zöliakie sowie bei lymphatischen Hyperplasien des Gastrointestinaltraktes im südlichen Mittelmeerraum konnte ein Übergang einer primär benignen Lymphoproliferation in ein malignes Lymphom wahrscheinlich gemacht werden.

Vor wenigen Jahren konnte von der Arbeitsgruppe von Gallo ein RNA-(Retro-)Virus mit einem in Südwest-Japan und in der Karibik endemischen, meist leukämisch verlaufenden T-Zell-Lymphom assoziiert werden. Es wurde als HTLV-I (Human-T-Cell-Lymphotrophic-Virus) bezeichnet. Eine Variante, das HTLV-II; wurde bei der Haarzelleukämie isoliert.

Histopathologie und Pathophysiologie

Die für Jahrzehnte gültige klassische Einteilung der malignen Lymphome erfolgte aufgrund rein morphologischer Kriterien in die Hauptgruppen Lymphosarkom, Retikulumzellsarkom (Retothelsarkom) und großfollikuläres Lymphoblastom (Morbus Brill-Symmers). Mit zunehmendem Verständnis der Differenzierung und Funktion des lymphatischen Systems durch die moderne Immunologie unter Einschluß monoklonaler Antikörper hat sich ein Ansatz für eine neue Klassifizierung und Definition klinisch relevanter Entitäten in der außerordentlichen Vielfalt der malignen Lymphome ergeben.

Diese Entwicklung hat allerdings in den letzten Jahren dazu geführt, daß gegenwärtig mindestens 6 Klassifikationsschemata international im Gebrauch sind (Rappaport, Lennert, Dorfman, Lukes u. Collins, Bennet, WHO).

Die Klassifikation von Rappaport ist in den USA allgemein üblich. Sie unterscheidet beim morphologischen Aufbau eines Lymphknotentumors zwischen diffusem und nodulärem Wachstum sowie aufgrund zytologischer Kriterien zwischen lymphozytären und histiozytären Lymphomen. Weiterhin wird zwischen gut differenzierten und undifferenzierten Formen unterschieden.

In Europa wird zunehmend die sogenannte Kiel-Klassifikation angewendet, die auf Lennert zurückgeht (Tab. 9.**18**). Die Kiel-Klassifikation unterscheidet zwischen Lymphomen mit niedrigem und hohem Malignitätsgrad und versucht durch immunhistologische und zytologische Kriterien eine Zuordnung der malignen Neubildung zu physiologischen Strukturen oder Differenzierungsstufen des lymphatischen Systems:

Bei den **niedrig-malignen Lymphomen** wird die chronische lymphatische Leukämie unter den lymphozytischen Lymphomen aufgeführt. Beim Sézary-Syndrom (s. Farbtafel 4, Abb. **14**, S. 733), das auch in diese Gruppe gehört, liegt eine T-Zell-Neoplasie vor, während es sich sonst bei der überwiegenden Mehrzahl der übrigen Lymphome um Tumorbildungen der B-Zell-Reihe handelt. Das Differenzierungspotential der B-Zellen von nichtsekretorischen lymphozytoiden Zellen bis zu den Immunglobuline sezernierenden Plasmazellen zeigt sich am eindrucksvollsten bei den lymphoplasmozytoiden bzw. lymphoplasmozytischen Immunozytomen, die im Unterschied zu den reifzelligen Plasmozytomen ein buntes Bild von kleinen lymphoiden Zellen, Blasten und Plasmazellen aufweisen. In diese Gruppe gehören einerseits Lymphome, die als chronische Lymphadenose fehlgedeutet werden können, wie andererseits die klinische Konstellation einer Waldenströmschen Erkrankung (Makroglobulinämie) vorliegen kann, bei der im Serum ein monoklonales Immunglobulin vom Typ IgM nachgewiesen wird.

Die zentrozytischen und zentrozytisch-zentroblastischen Lymphome werden als Neoplasien der Keimzentren angesehen. Die letzteren entsprechen dem follikulären Lymphom Brill-Symmers der klassichen Einteilung.

Die malignen **Lymphome mit hohem Malignitätsgrad** zeichnen sich histopathologisch durch eine einheitliche Tumorzellpopulation von Blasten ohne Tendenz zur Differenzierung oder morphologischen Transformation aus. Der größte Teil der früher als Retikulumzellsarkom klassifizierten Tumoren entspricht den immunoblastischen Lymphomen. Es wird damit der Erkenntnis Rechnung getragen, daß die neoplastischen Zellen bezeichnende Marker transformierter lymphatischer Zellen aufweisen, dagegen Neoplasien der Retikulumzellen (Histiozyten) selten sind. Während die zentroblastischen Lymphome als B-Zell-Neoplasien anzusehen sind, lassen sich bei den lymphoblastischen und immunoblastischen Lymphomen Tumoren sowohl der B- wie der T-Zell-Reihe oder noch undifferenzierten „Stammzellen" zuordnen.

Wie bei den akuten Leukämien, hat in den letzten Jahren die immunologische. zytogenetische und molekulargenetische Diagnostik bei der Diagnose und Klassifikation von malignen Lymphomen zunehmende Bedeutung erlangt. Von besonderer Bedeutung ist die Differenzierung zwischen reaktiven und neoplastischen Lymphoproliferationen. Dabei ist der Nachweis einer klonalen Proliferation ein wichtiges Kriterium. Neben der Zuordnung zur B- oder T-Zell-Reihc kann durch die Subtypisierung mit monoklonalen Antikörpern eine exakte Zuordnung zu den verschiedenen Reifungsstufen von Vorläuferzellen bis zu den reifen lymphatischen Zellen erfolgen. Klare zytogenetische Anomalien lassen ebenfalls zwischen reaktiver und neoplastischer Lymphoprolifcration entscheiden. Die für das Burkitt-Lymphom charakteristische Translokation t (8;14) konnte auch in anderen Lymphomen, besonders immunoblastischen Lymphomen, nachgewiesen werden. Der zytogenetische Befund weiterer, häufiger Translokationen bei Non-Hodgkin-Lymphomen sowie der molekulargenetische Nachweis eines Gen-Rearrangements für die Immunglobulin-Ketten bzw. den T-Zell-Rezeptor werden in Zukunft zunehmende Bedeutung für die Diagnostik und eine prognostische Aussage gewinnen.

Klinik

Im Gegensatz zur Lymphogranulomatose folgt der klinische Verlauf bei den Non-Hodgkin-Lymphomen nicht der gleichen gesetzmäßigen Entwicklung. Ein unilokulärer Beginn ist ebenfalls anzunehmen. Es erfolgt jedoch frühzeitig eine Ausbreitung in extranodale Gewebe und sehr häufig eine Generalisation im Knochenmark mit leukämischer Ausschwemmung von Lymphomzellen in das Blut.

Die klinische Symptomatik der Non-Hodgkin-Lymphome, die den Patienten zum Arzt führt, ist der Heterogenität der Krankheitsgruppe entsprechend sehr vielfältig. Sie ist abhängig vom Typ des Lymphoms, der Primärlokalisation und dem Ausmaß der Generalisation. Lymphknotenvergrößerungen wie beim Morbus Hodgkin können im Vordergrund stehen. Eine isolierte Splenomegalie kann zufällig bei einer Routineuntersuchung zur Diagnose führen.

Häufige extranodale Primärlokalisationen im Waldeyerschen Ring, im Gastrointestinaltrakt oder im Zentralnervensystem verursachen entsprechende Symptome. Die Artdiagnose eines malignen Lymphoms wird dann häufig erst durch die histologische Untersuchung des bei einer Operation entnommenen Materials gestellt, nachdem zunächst ein Karzinom oder eine andere maligne Neubildung vermutet wurde.

Eine Hautbeteiligung bei Non-Hodgkin-Lymphomen manifestiert sich durch bräunliche, zum Teil auch bläulich durchscheinende, häufig konfluierende Indurationen und Knotenbildung. Das Sézary-Syndrom ist durch die Trias einer Erythrodermie, generalisierter Lymphknotenvergrößerungen und Nachweis atypischer lymphoider Zellen (s. Farbtafel 4, Abb. **14**, S. 733) im peripheren Blut gekennzeichnet. Die pathognomonischen Sézary-Zellen imponieren im Blutausstrich durch an Hirnwindungen erinnernde Einbuchtungen („zerebriform") des Kernes.

Diagnostisches Vorgehen und Differentialdignose

Die Diagnose eines Non-Hodgkin-Lymphoms erfolgt durch die histologische Untersuchung exstirpierter Lymphknoten oder von Biopsiematerial aus befallenen extranodalen Herden oder Organen. Die histologische Klassifizierung sollte durch einen auf dem Gebiet der Hämatopathologie erfahrenen Pathologen erfolgen, da sich wichtige Hinweise für das therapeutische Vorgehen und die prognostische Beurtcilung ergeben.

Voraussetzung für die Einleitung einer adäquaten Therapie ist dann die sorgfältige Festlegung des Generalisationsstadiums. Diese erfolgt nach den für die Lymphogranulomatose geschilderten Richtlinien. Da jedoch die Progression der Erkrankung bei den Non-Hodgkin-Lymphomen nicht dem gleichen, streng gesetzmäßigen Ablauf wie beim Morbus Hodgkin folgt, ergeben sich einige Besonderheiten bei der prätherapeutischen Stadieneinteilung:

Die nicht seltene primär extranodale Manifestation zum Beispiel im Gastrointestinaltrakt oder ZNS ist anders für die Prognose zu bewerten als der Organbefall im Stadium IV einer generalisierten Lymphogranulomatose.

Die häufige, frühzeitige leukämische Generalisation der verschiedenen Non-Hodgkin-Lymphome bedingt die Notwendigkeit von mindestens zwei Knochenmarkbiopsien, auch wenn sich im Blutausstrich oder im Knochenmarkaspirat atypische-Zellen nicht nachweisen lassen.

Bestimmte Formen der hochmalignen Non-Hodgkin-Lymphome prädisponieren zum ZNS-Befall

Tabelle 9.**19**   Standardprotokolle für die Chemotherapie von Non-Hodgkin-Lymphomen

COP-Schema (n. Bagley)

Cyclophosphamid (C)	400 mg/m^2 i. v. oder p. o.	Tag 1 – 5
Vincristin (O)	1,4 mg/m^2 i. v. (max. 2 mg)	1
Prednis(ol)on (P)	100 mg/m^2 p. o.	1 – 5

CHOP-Schema (n. McKelvey)

Cyclophosphamid (C)	750 mg/m^2 i. v.	Tag 1
Adriamycin (H)	50 mg/m^2 i. v.	1
Vincristin (O)	1,4 mg/m^2 i. v.	1
Prednis(ol)on (P)	25 mg/m^2 p. o.	1–5

Wiederholung alle 2–3 Wochen

MACOP-B-Schema (n. Klimo u. Connors)

Methotrexat (M)	400 mg/m^2 i. v.	Tag 8, 36, 64
Leucovorin	15 mg alle 6 h (6×)	9, 37, 65
Adriamycin (A)	50 mg/m^2 i. v.	1, 15, 29, 43, 57, 71
Cyclophosphamid (C)	350 mg/m^2 i. v.	1, 15, 29, 43, 57, 71
Vincristin (O)	1,4 mg/m^2 i. v.	8, 22, 36, 50, 64, 78
Bleomycin (B)	10 E/m^2 i. v.	22, 50, 78

Abschluß der Therapie nach 12 Wochen

in Form einer Meningeosis (vor allem die lymphoblastischen Lymphome).

Wegen der frühzeitigen Generalisation der Non-Hodgkin-Lymphome im Unterschied zur Lymphogranulomatose und des meist höheren Lebensalters der Patienten ist der Stellenwert der explorativen Laparotomie mit Splenektomie zurückhaltender zu beurteilen und im allgemeinen der Laparoskopie mit gezielter Biopsie der Vorzug zu geben.

Bei den Laboruntersuchungen können ein leukämisches Blutbild, eine Anämie oder Thrombozytopenie Hinweise für eine Generalisation im Knochenmark ergeben. Als unspezifische Aktivitätszeichen sind eine BSG-Beschleunigung, Vermehrung der α_2-Globuline in der Serumelektrophorese und des Fibrinogens zu werten. Erhöhungen der Transaminasen und der alkalischen Phosphatase können als Parameter für einen Leberbefall vorliegen.

Als Morbus Waldenström wurde früher eine Erkrankung abgegrenzt, die durch ein monoklonales Immunglobulin vom Typ IgM, Infiltration des Knochenmarkes mit lymphoiden Zellen und häufig generalisierte Lymphknotenvergrößerungen sowie Splenomegalie gekennzeichnet ist. Heute wird die Makroglobulinämie Waldenström als klinische Variante der lymphoplasmozytoiden Immunozytome eingeordnet.

Therapie

Im Unterschied zu den eindrucksvollen Ergebnissen bei der Behandlung der Lymphogranulomatose sind die therapeutischen Erfolge bei den Non-Hodgkin-Lymphomen, vor allem den Entitäten mit hohem Malignitätsgrad, noch unbefriedigend. Trotz vergleichbarer primärer Remissionsraten der Strahlentherapie und der Kombinationschemotherapie sind die Langzeitresultate im Hinblick auf ein kuratives Therapieziel deutlich ungünstiger. Die Rezidive nach der Strahlentherapie in den Früh- und Mittelstadien sind auf die Tendenz zur frühzeitigen, klinisch noch okkulten Generalisation zurückzuführen. Die Rezidive nach primär erfolgreicher Chemotherapie sind durch Resistenzentwicklung der Tumorzellen, häufigen Knochenmarkbefall, der eine intensive Chemotherapie mit myelotoxischen Medikamenten nicht selten limitiert, und die Dissemination in das Zentralnervensystem zu erklären. Das grundsätzliche therapeutische Vorgehen entspricht dem im vorhergehenden Kapitel für den Morbus Hodgkin dargestellten:

Auf der Grundlage einer sorgfältigen prätherapeutischen Stadieneinteilung steht in den Frühstadien die Strahlentherapie im Vordergrund, in den generalisierten Stadien, die bei den Non-Hodgin-Lymphomen bereits im Stadium II mit mehr als zwei Lymphknotenmanifestationen angenommen werden müssen, die Polychemotherapie. Bei verschiedenen Lymphomentitäten von niedrigem Malignitätsgrad ist unter Berücksichtigung des häufig höheren Lebensalters der Patienten nicht selten eine abwartende Haltung berechtigt, da auch bei disseminierter Ausbreitung der Erkrankung ein relativ benigner Spontanverlauf erwartet werden kann. Bei Auftreten von Komplikationen oder Zeichen der Progression lassen sich durch eine relativ milde Chemotherapie mit Leukeran und Prednisolon oder dem COP-Schema (Tab. 9.**19**) häufig langfristige Remissionen erzielen.

Bei den Lymphomen mit hohem Malignitätsgrad in disseminierten Stadien ist dagegen nur durch eine intensive und konsequent durchgeführte Polychemotherapie eine Verbesserung der Prognose zu erwarten. In der Tab. 9.**19** sind Standardschemata für die Chemotherapie von Non-Hodgkin-Lymphomen angegeben. In Abhängigkeit vom histologischen Subtyp werden komplette Remissionen mit einer Wahrscheinlichkeit zwischen 40% und über 80% erzielt. Das Problem liegt in dem häufigen, zum Teil frühzeitigen Auftreten von Rezidiven, gelegentlich bereits im Intervall zwischen zwei Behandlungszyklen. Die gegenwärtigen Intentionen bei der Entwicklung neuer Therapieprotokolle gehen dahin, entweder durch eine Intensivierung der Induktionstherapie die Qualität der Remissionen zu verbessern oder durch einen raschen Wechsel von mehreren Schemata oder Wirkprinzipien einer Resistenzentwicklung der Lymhomzellen zuvorzukommen (z. B. Protokolle ProMACE/MOPP; COP/BLAM/IMVP-16).

Von besonderer Bedeutung für die Wirksamkeit der Chemotherapie ist die Knochenmarkreserve, da nicht selten die notwendige Intensität der Chemotherapie durch eine ausgedehnte Knochenmarkinfiltration mit Lymphomzellen begrenzt wird. Gegenwärtig wird sehr intensiv daran gearbeitet, die dosislimitierende Knochenmarktoxizität der notwendigen intensiven Induktionschemotherapie durch den Einsatz von hämatopoetischen Wachstumsfaktoren zu vermindern. Der Stellenwert der allogenen oder autologen Knochenmarktransplantation für die Behandlung von hoch-malignen Non-Hodgkin-Lymphomen läßt sich derzeit noch nicht abschätzen.

Bei der symptomatischen Therapie der malignen Non-Hodgkin-Lymphome sind die Notwendigkeit der Blutzellsubstitution bei einer Knochenmarkinsuffizienz, der Substitution von Immunglobulinen bei Vorliegen eines Antikörpermangelsyndroms sowie die Möglichkeit eines Tumorzerfallsyndroms mit Hyperurikämie, vor allem nach Einleitung einer spezifischen Therapie, zu bedenken. Notfallsituationen durch Tumorkompression zum Beispiel im Bereich des Mediastinums oder des Spinalkanals erfordern eine strahlentherapeutische Intervention unter der Gabe von Kortikosteroiden.

Verlauf und Prognose

Non-Hodgkin-Lymphome von niedrigem Malignitätsgrad können auch ohne spezifische Therapie in disseminierten Stadien nicht selten einen stationären Verlauf über mehrere Jahre zeigen. Komplikationen ergeben sich, wie bei der chronischen Lymphadenose dargestellt, mit progredienter Tumorzellmasse durch eine zunehmende Knochenmarkinsuffizienz oder durch die Defizienz des Immunsystems. Intensive chemotherapeutische Maßnahmen haben häufig eher einen negativen Effekt.

Die malignen Non-Hodgkin-Lymphome von hohem Malignitätsgrad zeigen dagegen eine rasche Progredienz, die ohne Behandlung in wenigen Monaten zum Tode führen kann. Durch die Ausschöpfung der heute vorhandenen Möglichkeiten der aggressiven Polychemotherapie konnten die Behandlungsergebnisse so verbessert werden, daß Vollremissionen heute bei der Mehrzahl der Patienten erreicht werden können. Endgültige Heilungen sind aber wegen der im Vergleich zum Morbus Hodgkin wesentlich höheren Rezidivrate nur bei etwa 50% der Patienten zu erwarten. Prognostisch besonders ungünstig sind Lymphome mit initial sehr großer Tumormasse, hoher initialer LDH, Knochenmarkinfiltration, Histologie vom Burkitt-Typ sowie die bei AIDS-Patienten auftretenden Lymphome.

Merke: Die Non-Hodgkin-Lymphome umfassen eine heterogene Gruppe maligner lymphatischer Systemerkrankungen, die aufgrund histopathologischer, immunologischer und klinischer Kriterien in Entitäten mit hohem und niedrigem Malignitätsgrad eingeteilt werden. Im Unterschied zum Morbus Hodgkin kommt es sehr häufig zur Knochenmarkmanifestation und extranodalen Generalisation.

Die Therapieergebnisse sind wesentlich schlechter als beim Morbus Hodgkin.

Weiterführende Literatur

Brittinger, G.: Histopathology and clinical problems in Non-Hodgkin lymphomas. Blut 43 (1981) 139

Lennert, K.: Malignant lymphomas other than Hodgkin's disease. Handbuch der speziellen pathologischen Anatomie und Histologie, Bd. I/3, Bandteil B. Springer, Berlin 1978

Stein, H.: Systematik der Non-Hodgkin-Lymphome. In: Handb. der Inneren Medizin Bd. II, Teil 7 (S. 1–79). Springer, Berlin 1982

Foon, K. A., R. F. Todd, III: Immunologic classification of leukemia and lymphoma. Blood 68 (1986) 1

Pfreundschuh, M., M. Schaadt, V. Diehl: Chemotherapie der Non-Hodgkin-Lymphome (NHL). Internist 27 (1986) 506

Isaacson, P. G., J. Spencer: Malignant lymphoma of mucosa-associated lymphoid tissue. Histopathology 11 (1987) 445

Plasmozytom (multiples Myelom)

Definition: Das Plasmozytom ist eine neoplastische Erkrankung der Plasmazellen, die meist vom Knochenmarkraum ausgehend zu osteolytischen Destruktionen des Skelettsystems und zu einer Verdrängung der normalen Hämatopoese durch Expansion der Tumormasse führt. Da die Plasmazellen als letzte Differenzierungsstufe der lymphozytären B-Zellreihe funktionell durch die Immunglobulinsynthese und -sekretion gekennzeichnet sind, kann die unkontrollierte Proliferation eines maligne entarteten Plasmazellklons durch den Nachweis eines M(onoklonalen)-Gradienten in der Serumelektrophorese erfaßt werden.

Häufigkeit und Vorkommen

Das Plasmozytom ist mit einer Inzidenz von 2–4 Neuerkrankungen jährlich auf 100 000 Einwohner keine seltene Erkrankung. Während ein Auftreten der Krankheit vor dem 30. Lebensjahr nicht beobachtet wird, kommt es nach dem 40. Lebensjahr zu einer mit höherem Lebensalter zunehmenden Inzidenz. Das Durchschnittsalter bei Diagnosestellung liegt bei 62 Jahren.

Ätiologie und Pathophysiologie

Die Ätiologie des Plasmozytoms ist noch unbekannt. Weder genetische noch Umweltfaktoren konnten bisher als auslösend identifiziert werden. Als pathogenetischer Faktor wird eine chronische antigene Stimulation zum Beispiel durch chronische Entzündungsherde diskutiert, die zu einer neoplastischen Entartung führen könnte.

Der charakteristische „Marker" der Plasmozytomkrankheit ist die häufig exzessive Vermehrung eines meist in der γ-Globulinfraktion der Serumeiweißkörper wandernden Proteins. Während früher von Paraproteinen, d. h. abnormen, pathologisch strukturierten Proteinen, gesprochen wurde, wird heute der Begriff des M-Proteins (M-Gradienten) bevorzugt, da die physikalische und chemische Analyse gezeigt hat, daß es sich um strukturell normale Immunglobuline handelt, die wegen ihrer Homogenität auf einen einzelnen Zellklon von Plasmazellen zurückzuführen sind. Den normalen Immunglobulinen entsprechend können die M-Proteine den Immunglobulinklassen IgG, IgA, IgD und IgE durch die immunelektrophoretische Untersuchung zugeordnet werden. Es konnte gezeigt werden, daß bei normaler Syntheseleistung der einzelnen Plasmazelle und normaler Halbwertszeit der sezernierten Proteine die Menge des M-Proteins im Serum ein gutes Maß für die Zellmasse des expandierten Plasmazellklons darstellt. Der Nachweis eines einzelnen Plasmazellklons kann in der Serumelektrophorese erfolgen, wenn etwa 2×10^{11} Zellen vorliegen. Bei klinischer Manifestation eines Plasmozytoms mit multiplen Osteolysen ist bereits eine Tumormasse von mehr als 10^{12} Tumorzellen anzunehmen. Bei einem Teil der Patienten wird neben den kompletten Immunglobulinen ein sogenanntes *Bence-Jones-Protein* von den malignen Plasmazellen sezerniert, das als struktureller Anteil des Immunglobulinmoleküls den sogenannten leichten (L-)Ketten entspricht. Wegen des kleinen Moleküls werden die Bence-Jones-Proteine zum Teil in großer Menge im Urin ausgeschieden. Der Nachweis eines monoklonalen Immunglobulins in der Serumelektrophorese allein ist nicht ausreichend für die Diagnose eines Plasmozytoms. Bei der mit steigender Frequenz im höheren Lebensalter auftretenden *benignen monoklonalen Gammopathie* liegt zwar ebenfalls die Vermehrung eines einheitlichen Klons von Plasmazellen vor. Der meist niedrige M-Gradient bleibt jedoch über längere Beobachtungszeiten konstant, so daß von einer kontrollierten Zellvermehrung auszugehen ist.

Klinik

Das klinische Bild des Plasmozytoms ist gekennzeichnet durch einen schleichenden Beginn mit zunehmenden Knochenschmerzen, vor allem im Bereich der Wirbelsäule und der Rippen, Auftreten einer Anämie mit entsprechender Symptomatik und im weiteren Verlauf einer Niereninsuffizienz. Die Skelettbeschwerden werden häufig zum Teil über Jahre fehlgedeutet und als „Rheuma", Spondylosis deformans oder Altersosteoporose behandelt. Lumbago und Interkostalneuralgie sind häufige Diagnosen, die sich in der Anamnese ergeben. Badekuren, Therapie mit Antirheumatika und orthopädische Behandlungsmaßnahmen sind oft der endgültigen Diagnosestellung vorangegangen.

Man muß davon ausgehen, daß bei Beginn der klinischen Symptomatik das Plasmozytom − von den seltenen Ausnahmen eines solitären Plasmozytoms abgesehen − als generalisierte Erkrankung vorliegt. Die multiplen Destruktionen des Skelettsystems manifestieren sich vor allem an den sogenannten platten Knochen (Wirbelkörper, Rippen, Sternum, Becken, Schädel); die Extremitäten sind erst im weiteren Verlauf der Erkrankung mit Expansion der Tumormasse

betroffen. Durch die verminderte Stabilität infolge der Osteolysen können pathologische Frakturen auftreten und sich durch ein akutes Schmerzereignis oder bei Wirbelfrakturen durch eine neurologische Symptomatik manifestieren. Gelegentlich kommt es auch zu tumorartigen Auftreibungen zum Beispiel am Sternum, dem Schädel oder den Rippen. Lymphknoten und Milz sind in der Regel nicht vergrößert.

Bei der **Röntgenuntersuchung** des Skelettsystems finden sich charakteristische osteolytische, wie ausgestanzt erscheinende Defekte der Knochenstruktur, die im Unterschied zu generalisierten Metastasen solider Tumoren keine Randreaktionen und keine osteoblastischen Veränderungen aufweisen. Diese Veränderungen lassen sich beim generalisierten Plasmozytom am besten am Schädel (Schrotschuß-Schädel), am Becken und an der Wirbelsäule nachweisen. Neben diesen sehr charakteristischen Veränderungen kann sich das Plasmozytom radiologisch aber auch unter dem Bild einer schweren diffusen Osteoporose manifestieren.

Die Allgemeinsymptomatik des Plasmozytoms ist durch eine zunehmende Leistungsminderung, Gewichtsabnahme, Nachtschweiß und Anämiebeschwerden gekennzeichnet. Eine gesteigerte Infektanfälligkeit führt zu einer weiteren Reduktion des Allgemeinzustandes. Bei Vorliegen einer Hyperkalzämie kommt es zu starkem Durst, Polyurie, Exsikkose, Obstipation, Psychosen und Ermüdbarkeit bis zur Bewußtseinstrübung. Mit dem Fortschreiten der Erkrankung treten die Symptome der Niereninsuffizienz und, durch die progrediente Knochenmarkinsuffizienz bedingt, eine thrombozytopenische Purpura hinzu.

Laborbefunde

Ein wichtiger diagnostischer Hinweis für das Vorliegen eines Plasmozytoms ergibt sich bei den orientierenden Laboruntersuchungen durch die ausgeprägte Beschleunigung der Blutsenkungsreaktion. Typisch ist eine sogenannte Sturzsenkung mit einem Wert über 100 mm in der ersten Stunde. Eine normale oder nur mäßig erhöhte Blutsenkungsreaktion findet sich nur bei den Bence-Jones-Plasmozytomen. Die weitere diagnostische Klärung durch die Serumelektrophorese ergibt den Befund eines spitzgipfligen M-Gradienten meist in der γ-Globulinfraktion, wesentlich seltener im β- oder noch seltener im α-Bereich. Im Unterschied zur breitbasigen polyklonalen γ-Globulinvermehrung zum Beispiel bei der Leberzirrhose, Kollagenerkrankungen oder chronischen Infektionen findet sich bei der monoklonalen Immunglobulinvermehrung, der Homogenität des von einem exzessiv vermehrten Plasmazellklon gebildeten Proteins entsprechend, eine schmale hohe Zacke. Durch die Vermehrung dieses Immunglobulins kommt es in Abhängigkeit von der Tumorzellmasse zu einer Vermehrung des Gesamteiweißwertes im Serum.

Die exakte Differenzierung des M-Proteins erfolgt durch die Immunelektrophorese, in der nach elektrophoretischer Trennung der Serumeiweißkörper eine Präzipitation mit Hilfe spezifischer Antiseren erfolgt. Diese erlaubt neben der sicheren Identifizierung der Monoklonalität eine Differenzierung der verschiedenen Immunglobulinklassen und damit eine Unterteilung der Plasmozytome. Weitaus am häufigsten ist das Plasmozytom vom Typ IgG (52%), es folgen die IgA-Plasmozytome mit etwa 20%. Selten ist das IgD-Plasmozytom, von IgE-Plasmozytomen liegen bisher nur einzelne Fallbeschreibungen vor.

Nur L-Ketten, d. h. inkomplette Immunglobulinmoleküle, werden bei den Bence-Jones-Plasmozytomen gebildet, die in einer Häufigkeit von etwa 10% gefunden werden. Die Menge des monoklonalen Immunglobulins kann aus dem Elektrophoresediagramm errechnet oder durch die quantitative Immunglobulinbestimmung gemessen werden. Nicht nur beim Bence-Jones-Plasmozytom, sondern auch bei etwa 60% aller Plasmozytomkrankheiten werden Bence-Jones-Proteine gebildet und wegen ihrer niedrigen Molekülmasse im Urin in zum Teil hoher Konzentration ausgeschieden. Sie können durch die einfache Kochprobe (Ausfällung bei 50–60 °C und Löslichkeit bei weiterem Erhitzen auf 100 °C) oder durch die Immunelektrophorese des eingeengten Urins nachgewiesen werden.

Im Blutbild der Patienten findet sich als typischer Befund eine normozytäre Anämie. In weiter fortgeschrittenen Stadien besteht zusätzlich eine Leuko- und Thrombozythopenie. Die obligate Knochenmarkuntersuchung zeigt eine diffuse oder herdförmige Durchsetzung mit Plasmazellen verschiedener Reifungsgrade. Diese weisen im wechselnden Ausmaß zytologische Atypien auf (s. Farbtafel 3, S. 732) (mehrere Zellkerne, vergrößerte Nukleoli, flammende Plasmazellen, Russell-Körperchen, kristalline Plasmaeinschlüsse, Mott-Zellen), die allein noch keine Unterscheidung zu den reaktiv bedingten Plasmozytosen erlauben. Die normale Hämatopoese wird mit der Überwucherung des Knochenmarkraumes durch die neoplastischen Plasmazellen zunehmend verdrängt. In Endstadien kann es zu einer massiven Ausschwemmung der atypischen Plasmazellen in das periphere Blut unter dem Bild einer Plasmazelleukämie kommen.

Eine Erhöhung der harnpflichtigen Substanzen zeigt das Vorliegen einer Nierenkomplikation des Plasmozytomleidens (s. unten) an und ist als prognostisch ungünstiges Zeichen zu werten.

Bei den Elektrolytwerten ist besonders auf das Serumcalcium zu achten, das bei ausgedehnter osteolytischer Aktivität auf bedrohliche Werte ansteigen kann, die eine sofortige Intervention erfordern.

Diagnostisches Vorgehen und Differentialdiagnose

Unspezifische Hinweiszeichen, die den Verdacht auf das Vorliegen eines Plasmozytoms wecken müssen, sind Knochenschmerzen oder „rheumatoide" Beschwerden vor allem im Bereich des Stammskeletts, eine stark beschleunigte Blutsenkungsreaktion und eine normochrome Anämie. Sie bedürfen der differentialdiagnostischen Abgrenzung von der Polymyalgia rheumatica. Die Diagnosestellung erfolgt auf

Tabelle 9.20 Diagnostische Kriterien des Plasmozytoms

Monoklonale Immunglobulinvermehrung und/oder Bence-Jones-Protein (Serum/Urin)

> 10% Plasmazellen im Knochenmark (mehrkernige Plasmazellen [s. Farbtafel 3, Abb. **11**, S. 732], Plasmazellnester)

Osteolytische Herde bzw. schwere Osteoporose

grund der in der Tab. 9.20 genannten drei Kriterien, die für die sichere Annahme eines generalisierten Plasmozytoms alle erfüllt sein müssen. Der Nachweis eines monoklonal vermehrten Immunglobulins allein erlaubt noch nicht die Diagnose eines Plasmozytoms: Eine benigne monoklonale Gammopathie muß ausgeschlossen werden. Eine Plasmazellvermehrung im Knochenmark kann reaktiv bei Infektionen, chronischen Lebererkrankungen und Tumoren auftreten. Die radiologisch nachweisbaren Skelettveränderungen erfordern die Abgrenzung von osteolytischen Metastasen bzw. einer Osteoporose.

Andererseits gibt es – allerdings seltene – Sonderformen des Plasmozytoms, bei denen nicht alle diagnostischen Kriterien erfüllt sind: solitäre Plasmozytome manifestieren sich durch lokalisierte Tumorbildungen. Die Diagnose erfolgt durch die histologische Untersuchung; die sorgfältige Suche nach Hinweisen für eine Generalisation ist unbedingt erforderlich. Mit einer Häufigkeit von etwa 1% liegt ein sogenanntes nichtsezernierendes Plasmozytom vor, bei dem kein monoklonales Immunglobulin nachgewiesen werden kann.

Diagnostische Probleme werfen häufiger auch die Bence-Jones-Plasmozytome auf, da die Blutsenkung normal oder nur mäßig beschleunigt ist und bei der Serumelektrophorese eine spitzgipflige Zacke häufig fehlt. Die Immunelektrophorese des Serums oder Urins ermöglicht den Nachweis der L-Ketten.

Die typischen **Komplikationen** des Plasmozytoms sind in der Tab. 9.21 aufgeführt: Die zunehmende Instabilität des Skelettsystems führt durch starke Schmerzhaftigkeit und das Auftreten von pathologischen Frakturen zur fortschreitenden Immobilisierung der Patienten. Besonders gefürchtet ist das Auftreten eines Querschnittsyndroms durch Kompressionsfrakturen der Wirbelkörper. Eine klinisch relevante Knochenmarkinsuffizienz wird in fortgeschrittenen Stadien regelmäßig beobachtet. Die Niereninsuffizienz ist eine typische Komplikation des Plasmozytoms, die sich bei mehr als der Hälfte der Patienten im Krankheitsverlauf entwickelt. Dem pathologisch-anatomischen Begriff der Myelomniere liegen verschiedene pathogenetische Mechanismen zugrunde.

Das gehäufte Auftreten und die häufig schweren Verläufe von Infektionen mit vor allem gramnegativen Keimen und Viren sind durch einen schweren Defekt der humoralen Abwehr bedingt: Die Suppression der normalen Immunglobulin-produzierenden Zellen

Tabelle 9.21   Typische Komplikationen des Plasmozytoms

Skelettsystem	Schmerzen, pathologische Frakturen, Hyperkalzämie
Knochenmark	Anämie, Thrombozytopenie, Granulozytopenie
Niere	Urämie
Immunsystem	Gehäufte Infektionen
Weitere Komplikationen	Hyperviskositätssyndrom Polyneuropathie Gerinnungsstörungen Amyloidose

Tabelle 9.22   Standardprotokolle für die Chemotherapie des Plasmozytoms

Initialtherapie		
Melphalan	0,25 mg/kg p. o.	Tag 1– 4
Prednison	2 mg/kg p. o.	1– 4
VCAP-Protokoll (n. Alexanian)		
Vincristin	1 mg i. v.	Tag 1
Cyclophosphamid	100 mg/m² p. o.	1– 4
Adriamycin	25 mg/m² i. v.	2
Prednison	60 mg/m² p. o.	1– 4
VAD-Protokoll (n. Barlogie)		
Vincristin	0,4 mg/24 h als Dauerinf.	Tag 1– 4
Adriamycin	10 mg/24 h als Dauerinfus.	1– 4
Dexamethason	40 mg i. v. oder p. o.	1– 4 9–12 17–20
Wiederholung des Zyklus am Tag 25		

durch den neoplastischen Plasmazellklon führt trotz erhöhter γ-Globulinfraktion zu einem Antikörpermangelsyndrom.

Bei sehr hohen Serumeiweißwerten besteht die Gefahr von Zirkulationsstörungen durch ein Hyperviskositätssyndrom, das zum Auftreten eines Coma paraproteinaemicum führen kann.

Klinische Zeichen einer hämorrhagischen Diathese finden sich bei etwa 25% der Patienten, die durch eine Thrombozytopenie, Funktionsstörungen der Thrombozyten, durch Komplexbildung oder verminderte Bildung plasmatischer Gerinnungsfaktoren sowie vaskulär bedingt sein kann. Gelegentliches Aufleben von Polyneuropathien soll in Zusammenhang mit der Bildung von Immunkomplexen stehen.

Ein gehäuftes Zusammentreffen von Plasmozytomen mit einer Amyloidose ist seit längerem bekannt. Die bei diesen Amyloidosen vorliegenden Amyloidproteine enthalten im Unterschied zu den sekundären, bei chronischen Infektionen auftretenden Amyloidosen, Strukturen von L-Ketten der Immunglobuline. Klinisch kann sich diese Komplikation, die durch eine Rektumbiopsie zu sichern ist, durch Polyneuropathien, ein Karpaltunnel-Syndrom, kardiale Symptome und im weiteren Verlauf durch eine Nierenbeteiligung manifestieren.

Therapie

Als Standardtherapie ist die intermittierende Behandlung mit der Kombination Melphalan+Prednisolon in 6wöchigen Abständen anzusehen (Tab. 9.22). Die subjektive Besserung der Knochenschmerzen und der Allgemeinsymptome ist ein Hinweis für die Wirksamkeit der eingeleiteten Therapie. Diese muß jedoch für die Fortführung der Therapie durch objektive Parameter bestätigt werden: Am wichtigsten sind ein Rückgang des monoklonalen Immunglobulins bzw. einer Bence-Jones-Proteinurie, Anstieg des Hämoglobinwertes und der Abfall eines erhöhten Serumcalciumwertes. Der Rückgang der Plasmazellinfiltration im Knochenmark ist nur bedingt verwertbar, da in Abhängigkeit vom Ort der Punktion große Unterschiede vorkommen können. Eine radiologisch nachweisbare Rekalzifizierung von Osteolysen ist fast nie zu beobachten. Hier ist der Nachweis einer Progression durch Auftreten neuer Osteolysen von größerer Bedeutung.

Bei Primärversagen oder Progression unter der Alkeran-Prednisolon-Therapie nach initialem Ansprechen stehen alternative Kombinations-Chemotherapieprotokolle (B und C) zur Verfügung, die als Therapie der zweiten Wahl (Tab. 9.20) erneut Remissionen induzieren können. Neben der Chemotherapie hat auch die Strahlentherapie eine begrenzte Indikation beim Plasmozytom. Bei lokalisierten, sehr starken Schmerzzuständen oder einer akuten Statikgefährdung kann meist eine gute palliative Wirkung erreicht werden; die generalisierte Natur der Erkrankung begrenzt jedoch die Anwendung.

Unter den symptomatischen Maßnahmen ist neben der analgetischen Therapie die orthopädische Versorgung in erster Linie zu nennen. Ein Stützkorset ist häufig erforderlich. Die krankengymnastische und physikalische Therapie sollte auch ambulant fortgeführt werden.

In fortgeschrittenen Stadien sind Bluttransfusionen notwendig. Infektionen sind rechtzeitig mit Antibiotika und eventuell Immunglobulingaben zu behandeln.

Bei Vorliegen eines Hyperviskositätssyndroms mit akuter Symptomatik sollten Plasmapheresen neben der spezifischen Chemotherapie durchgeführt werden, bei bedrohlicher Hyperkalzämie sind reichliche parenterale Flüssigkeitszufuhr und Kortikosteroide in hoher Dosierung erforderlich.

Verlauf und Prognose

Das Plasmozytom ist eine maligne, unheilbare Erkrankung. Durch die heute gegebenen Therapiemöglichkeiten können nur eine palliative Wirkung und

Tabelle 9.**23**   Stadieneinteilung des Plasmozytoms (nach Durie u. Salmon)

Stadium	Geschätzte Tumorzellzahl $\times 10^{12}/m^2$ KO	Kriterien	
I	< 0,6	alle Kriterien erfüllt	
		Hämoglobin	> 10 g/dl
		Serumcalcium	normal
		Knochen	keine Osteolysen
		IgG	< 50 g/l
		IgA	< 30 g/l
		Leichtketten im Urin	< 4 g/24 h
II	0,6−1,2	Das Stadium II ist ein Ausschlußstadium; es liegt vor, wenn weder Kriterien für das Stadium I noch für das Stadium III gegeben sind	
III	>1,2	eines oder mehrere Kriterien erfüllt	
		Hämoglobin	< 8,5 g/dl
		Serumcalcium	erhöht
		Knochen	multiple Osteolysen
		IgG	> 70 g/l
		IgA	> 30 g/l
		Leichtketten im Urin	> 12 g/24 h

Die Subklassifikation A und B erfaßt die Nierenfunktion als besonderen Prognosefaktor
− Stadium A: normale Nierenfunktion (Serumkreatinin < 2 mg/dl)
− Stadium B: auf mehr als die Hälfte eingeschränkte Nierenfunktion mit Erhöhung des Serumkreatinins (> 2 mg/dl)

---

eine Lebensverlängerung erzielt werden. Etwa 60% der Patienten sprechen auf die spezifische Therapie an. Nach einer stabilen, relativ beschwerdefreien Phase kommt es zur Resistenzentwicklung und erneuten Progression, die sich häufig durch die Alternativtherapie der zweiten Wahl noch aufhalten läßt, bis dann eine akute terminale Phase mit rascher Zunahme der Tumormasse einsetzt. Prognostisch ungünstige Faktoren, die diese Entwicklung anzeigen, sind ein Anstieg von Kreatinin und Calcium im Serum und der Abfall der Leukozyten und Thrombozyten. Der Medianwert der Überlebenszeit der Plasmozytompatienten liegt heute bei 36 Monaten gegenüber 7 Monaten ohne Therapie. Ein Abschätzen der Prognose kann nach der Stadieneinteilung von Durie u. Salmon erfolgen (Tab. 9.**23**).

Weitere monoklonale Gammopathien

In der Tab. 9.**24** sind weitere Erkrankungen aufgeführt, bei denen eine monoklonale Vermehrung von Immunglobulinen auftritt. Am häufigsten ist die benigne monoklonale Gammopathie, die in höherem Lebensalter nicht selten gefunden wird. Bei Fehlen von Osteolysen ist die Differentialdiagnose zu einem beginnenden Plasmozytom vor allem durch die konstante Menge des M-Proteins bei der Verlaufsbeob-

Tabelle 9.**24**   Monoklonale Gammopathien

Plasmozytom
 (multiples Myelom)

Makroglobulinämie Waldenström
 (lymphoplasmozytoides Immunozytom)

Schwerkettenkrankheit
 γ-(Franklin-)Heavy-chain-disease
 α-Heavy-chain-disease
 μ-Heavy-chain-disease

Benigne („essentielle") monoklonale Gammopathie

achtung zu stellen. Bei der von Waldenström erstmals beschriebenen Makroglobulinämie liegt eine monoklonale Vermehrung von IgM vor. Diese Erkrankung wird heute zu den lymphoplasmozytoiden malignen Lymphomen (Immunozytomen) gerechnet und ist im Kapitel der Non-Hodgkin-Lymphome dargestellt.

Bei den Schwerkettenkrankheiten handelt es sich um sehr seltene Erkrankungen, bei denen monoklonale H-Ketten der Immunglobuline IgG, IgA oder IgM vermehrt gebildet werden, die in der Immunelektrophorese nachgewiesen werden können. Die am häufigsten auftretende γ-H-Kettenkrankheit verläuft unter dem Bild einer lymphoproliferativen Erkrankung.

Merke: Das Plasmozytom (multiples Myelom) ist durch die charakteristische Trias — osteolytische Destruktionen bzw. schwere Osteoporose, Plasmazellvermehrung im Knochenmark und Nachweis eines monoklonalen Immunglobulins bzw. eines Bence-Jones-Proteins — gekennzeichnet. Die Therapie kann bei der Mehrzahl der Patienten eine symptomatische Besserung und Lebensverlängerung, jedoch keine endgültige Heilung erzielen.

Weiterführende Literatur

Barlogie, B., J. Epstein, P. Selvanayagam, R. Alexanian: Plasma cell myeloma — new biological insights and advances in therapy. Blood 73 (1989) 865

Durie, B. G. M., S. E. Salmon: The current status and future prospects of treatment for multiple myeloma. Clin. Haematol. 11 (1982) 181

Ludwig, H.: Die Klinik des multiplen Myeloms. Onkologie 9 (1986) 202

Seltenere Erkrankungen des lymphoretikulären Systems

Histiozytosis X

Unter dem Oberbegriff der Histiozytosis X werden drei nach ihrem klinischen Verlauf unterschiedliche Erkrankungen zusammengefaßt, bei denen eine in ihrer Ursache noch unbekannte pathologische Proliferation von Histiozyten vorliegt. Histopathologisch finden sich entweder eine diffuse Infiltration oder eine fokale granulomartige Anhäufung von Histiozyten, zum Teil vakuolisiert („Schaumzellen"), zahlreichen Eosinophilen und vereinzelt mehrkernigen Riesenzellen.

Eosinophiles Granulom

Diese Erkrankung ist durch eine, gelegentlich auch mehrere osteolytische Läsionen des Skelettsystems charakterisiert. Die Prognose ist gut, nach lokaler Ausräumung und/oder Bestrahlung. Gelegentlich kommt es zu einem erneuten Auftreten in anderen Skelettanteilen.

Hand-Schüller-Christian-Krankheit

Als charakteristische Symptomatik wurde die Trias von osteolytischen Knochenläsionen, Exophthalmus und Diabetes insipidus beschrieben. Im Rahmen der systemischen Histiozytose kommt es jedoch auch zu multiplen Manifestationen in parenchymatösen Organen. Besonders häufig ist ein Befall des Lungeninterstitiums, der über die akute Symptomatik eines Spontanpneumothorax zur ersten Feststellung der Erkrankung führen kann.

Abt-Letterer-Siwe-Krankheit

Im Gegensatz zum meist nur langsam progredienten Verlauf der Hand-Schüller-Christian-Krankheit ist die Progredienz dieser Form der generalisierten Histiozytose sehr rasch und führt besonders bei Säuglingen innerhalb weniger Monate zum Tode. Das Hauptmanifestationsalter liegt zwischen dem 1. und 4. Lebensjahr. Histiozytäre Granulome finden sich disseminiert in Lungen, Knochenmark, Leber, Milz und Lymphknoten. Im Vordergrund des klinischen Bildes stehen Organvergrößerungen, Zeichen der hämorrhagischen Diathese, Hämoptysen und eine respiratorische Insuffizienz.

Die *Therapie* der generalisierten Form der Histiozytosis X erfolgt — vor allem bei rascher Progredienz — im allgemeinen mit Zytostatika und Kortikosteroiden. Eine Strahlentherapie ist bei Statikgefährdung zur lokalen Sanierung osteolytischer Herde indiziert.

Maligne Histiozytose

Bei dieser Krankheit liegt eine generalisierte, fortschreitende und invasive Proliferation atypischer Histiozyten vor. Die histopathologische Charakterisierung und Abgrenzung von der Histiozytosis X, „histiozytären" Lymphomen, reaktiven Histiozytenproliferationen und der Haarzelleukämie erfolgt aufgrund zytologischer, zytochemischer und elektronenmikroskopischer Kriterien.

Die Erkrankung tritt bei Kindern und Erwachsenen auf. Neben Hautmanifestationen finden sich klinisch eine Vergrößerung von Lymphknoten, Leber und Milz sowie eine progrediente Knochenmarkinsuffizienz durch Tumorzellinfiltrationen. Die Prognose ist sehr ungünstig mit einem Medianwert der Überlebenszeiten von 6 Monaten. Der Wert einer intensiven zytostatischen Therapie (z. B. mit Anthracyclinantibiotika) ist noch nicht sicher zu beurteilen.

Haarzelleukämie

Die Abgrenzung dieser Erkrankung erfolgte 1958 durch Bouroncle unter dem Begriff der leukämischen Retikuloendotheliose.

Inzwischen hat sich die Bezeichnung Haarzelleukämie wegen der pathognomonischen mononukleären Zellen mit haarförmigen Zytoplasmaausläufern allgemein durchgesetzt. Die Haarzellen lassen sich im peripheren Blut, im Knochenmark und in Infiltraten der Milz, der Leber und anderer Organe nachweisen. Sie sind mit einem Durchmesser zwischen 10 und 20 µm größer als Lymphozyten und weisen einen meist gebuchteten zentral gelegenen Kern auf. Als charakteristischer Befund läßt sich in atypischen Zellen zytochemisch reichlich eine saure Phosphatase nachweisen, die nicht durch Tartrat hemmbar ist (Isoenzym 5).

Das Durchschnittsalter bei der Diagnosestellung liegt bei 50 Jahren; das männliche Geschlecht überwiegt. Führende klinische Zeichen sind eine häufig sehr ausgeprägte Splenomegalie und eine Panzytopenie im peripheren Blut. Eine Vergrößerung der Leber ist selten, eine Vergrößerung von Lymphknoten liegt bei der Mehrzahl der Patienten nicht vor. Als Komplikationen finden sich Anämiebeschwerden, gehäufte Infektionen und Zeichen einer hämorrhagischen Diathese.

Differentialdiagnostisch ist vor allem eine Abgrenzung gegenüber der Osteomyelofibrose und anderen Non-Hodgkin-Lymphomen von niedrigem Malignitätsgrad notwendig.

Der Verlauf ist chronisch und häufig für längere Zeit ohne besondere Beschwerden für den Patienten. Häufigste Todesursache sind Infektionen, vor allem durch gramnegative Keime und Pilze.

Bis 1984 war die Splenektomie, die zu einer Besserung der Panzytopenie und Verminderung der dadurch bedingten Komplikationen führt, die einzige gesicherte therapeutische Maßnahme. Inzwischen konnte die Behandlung mit rekombinantem Interferon-α, mit dem auch Remissionen im Knochenmark erzielt werden können, fest etabliert werden. Weiterhin konnte auch die therapeutische Wirksamkeit von Pentostatin, einem Strukturanalogen des Adenosins und spezifischem Inhibitor des Enzyms Adenosindesaminase, bei der Haarzelleukämie gezeigt werden. Pentostatin ist auch bei Versagen von Interferon-α sehr gut wirksam.

Die therapeutischen Möglichkeiten sind begrenzt. Einzelne Schübe lassen sich durch eine hochdosierte Kortikosteroidbehandlung abfangen. Eine Therapie mit Zytostatika scheint eher zu einer Verschlechterung zu führen.

Weiterführende Literatur

Golomb, H. M., J. W. Vardiman: Hairy-cell leukemia. In Williams, W. J., E. Beutler, A. J. Erslev, M. A. Lichtman.: Hematology, 4th ed. McGraw-Hill, New York 1990

Ho, A. D., A. Pezzutto, W. Hunstein: Therapie der Haarzell-Leukämie. Dtsch. med. Wschr. 115 (1990) 1556

Huhn, D., P. Meister: Malignant histiocytosis. Cancer 42 (1978) 1341

Lukes, R. J., B. H. Tindle: Immunoblastic lymphadenopathy. A hyperimmune entity resembling Hodgkin's Disease. New Engl. J. Med 292 (1975) 1

Radaszkiewicz, T., K. Lennert: Lymphogranulomatosis X. Dtsch. med. Wschr. 100 (1975) 1157

Lymphogranulomatosis X (angioimmunoblastische Lymphadenopathie)

Bei dieser Erkrankung liegt eine exzessiv gesteigerte Immunproliferation vor, die bisher als reaktive Hyperimmunreaktion aufgefaßt worden war. Nach neueren Erkenntnissen handelt es sich jedoch — zumindest bei einem Teil der Fälle — um primäre maligne T-Zell-Lymphome.

Das histologische Bild ist charakterisiert durch die Trias einer immunoblastischen Proliferation mit plasmazytoiden Immunoblasten und Plasmazellen, eine ausgeprägte Proliferation von postkapillären Venolen und die interstitielle Ablagerung von amorphem PAS-positiven Material.

Klinisch finden sich eine generalisierte Vergrößerung von Lymphknoten, eine Hepatosplenomegalie, Fieber, Gewichtsverlust, Juckreiz und wechselnde Exantheme. Eine Eosinophilie im peripheren Blut und eine ausgeprägte, meist polyklonale Vermehrung der γ-Globuline weisen auf eine hyperergische Reaktion hin. Häufig ist ein positiver Coombs-Test.

Der Verlauf der Erkrankung ist entweder protrahiert mit rezidivierenden Schüben, die sich meist durch Fieber, Exantheme und pulmonale Infiltrate ankündigen, oder sehr rasch progredient, innerhalb weniger Monate zum Tode führend. Der Übergang in ein immunoblastisches malignes Lymphom ist häufig.

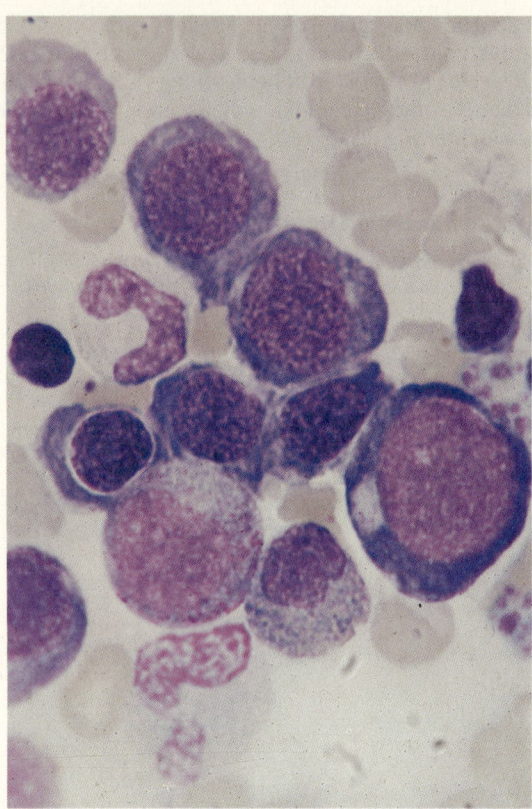

Abb. 1. Knochenmarkausstrich bei perniziöser Anämie (Megaloblasten verschiedener Reifungsstufen)

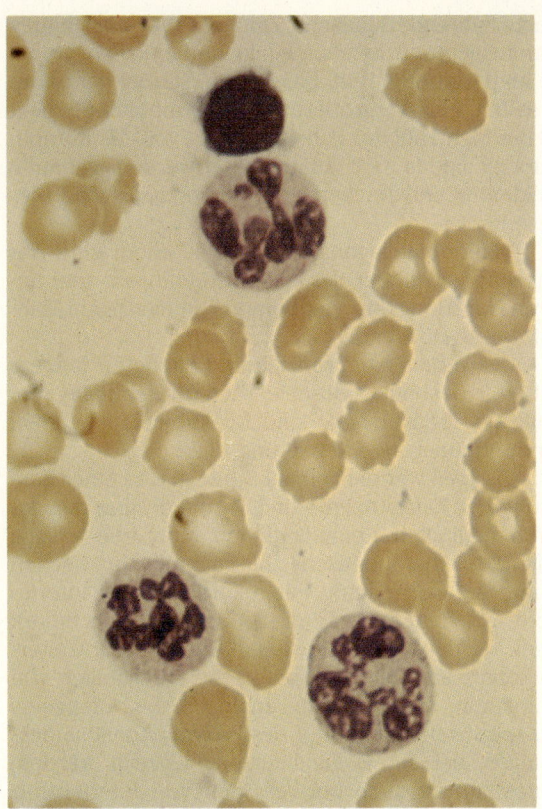

Abb. 2. Übersegmentierte Granulozyten bei perniziöser Anämie

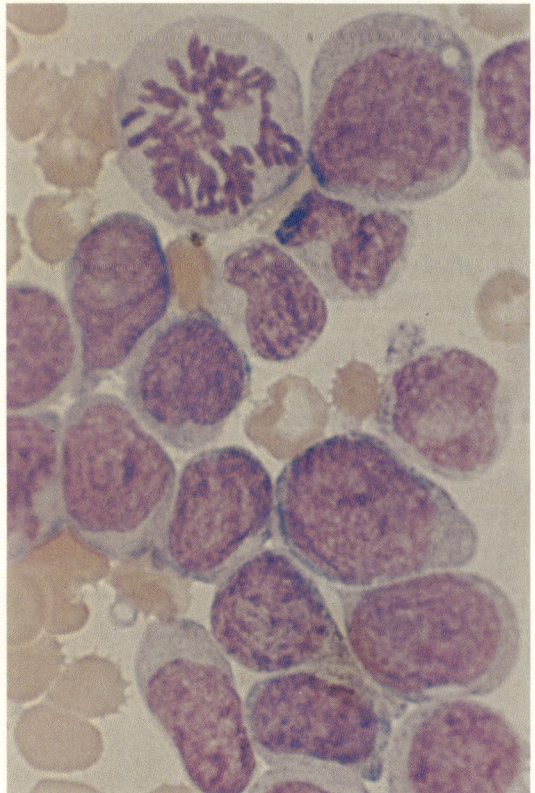

Abb. 3. Knochenmark bei akuter myeloischer Leukämie

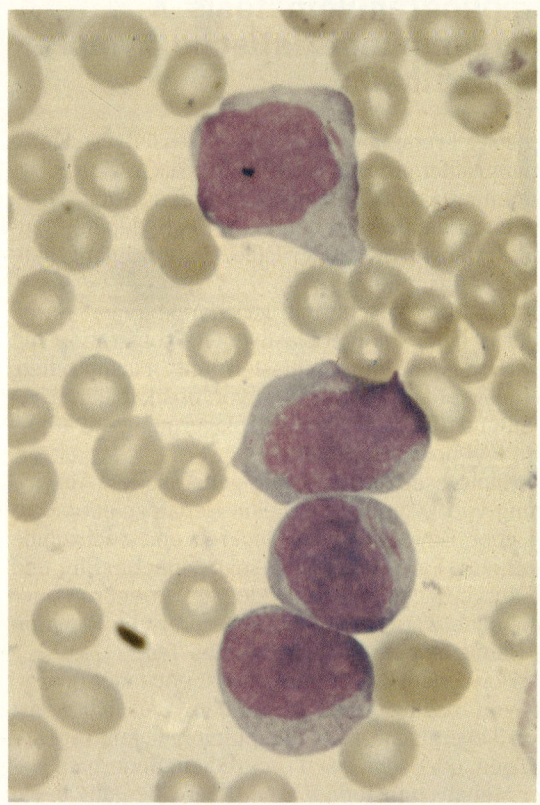

Abb. 4. Akute myeloische Leukämie mit Auer-Stäbchen

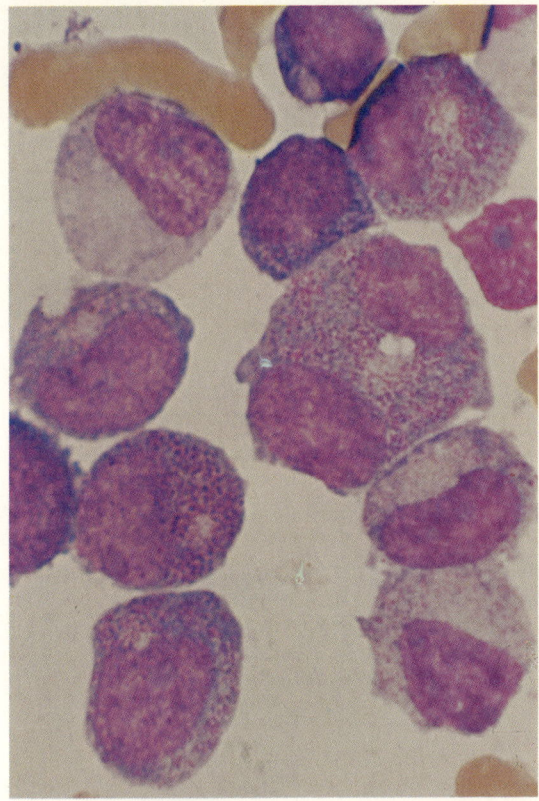

Abb. **5.** Knochenmarkausstrich bei akuter promyelozytärer Leukämie

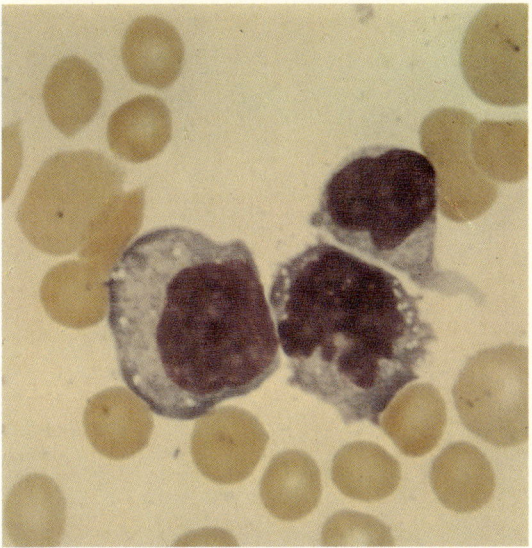

Abb. **6.** Blasten bei akuter myelomonozytärer Leukämie

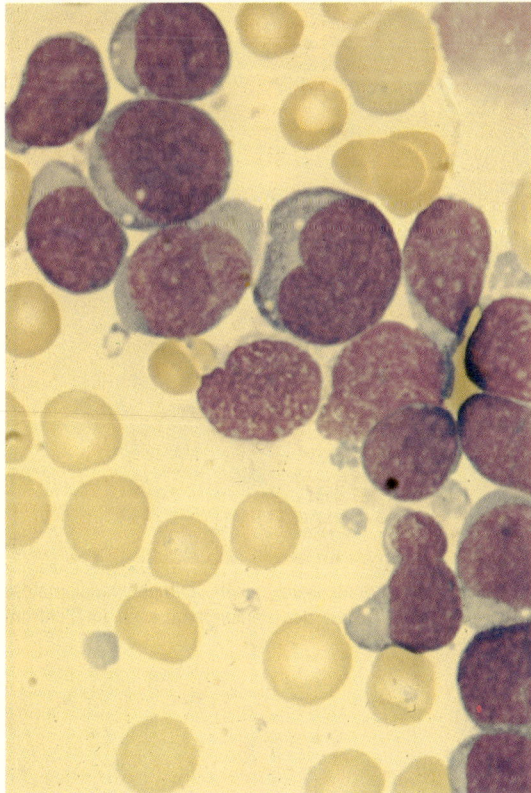

Abb. **7.** Knochenmarkausstrich bei akuter lymphatischer Leukämie

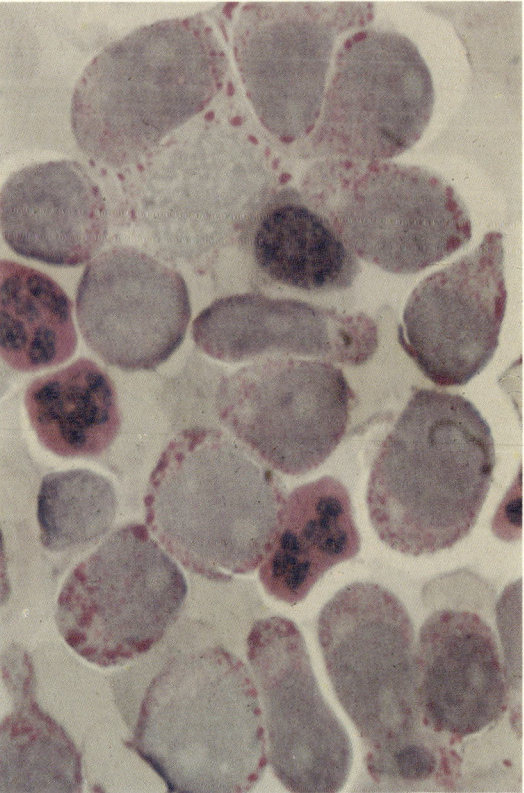

Abb. **8.** Grob-granuläre PAS-Reaktion in den Blasten bei akuter lymphatischer Leukämie

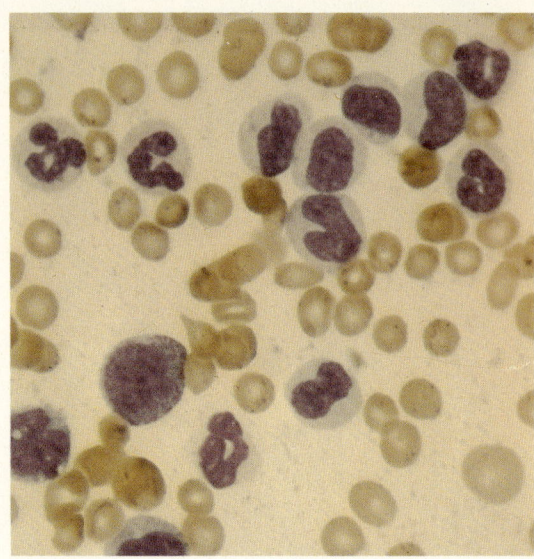

Abb. **9.**   Blutausstrich bei chronischer myeloischer Leukämie

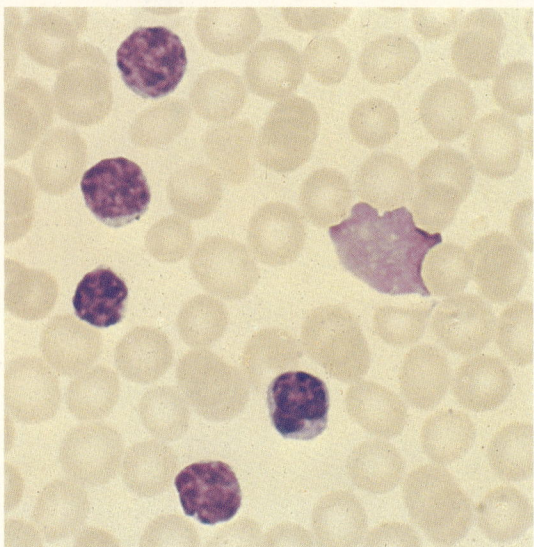

Abb. **10.**   Blutausstrich bei chronischer lymphatischer Leukämie

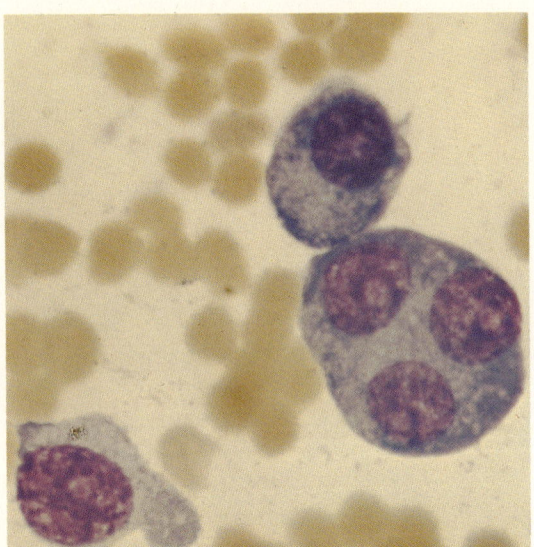

Abb. **11.**   Mehrkernige Plasmazelle im Knochenmark bei Plasmozytom

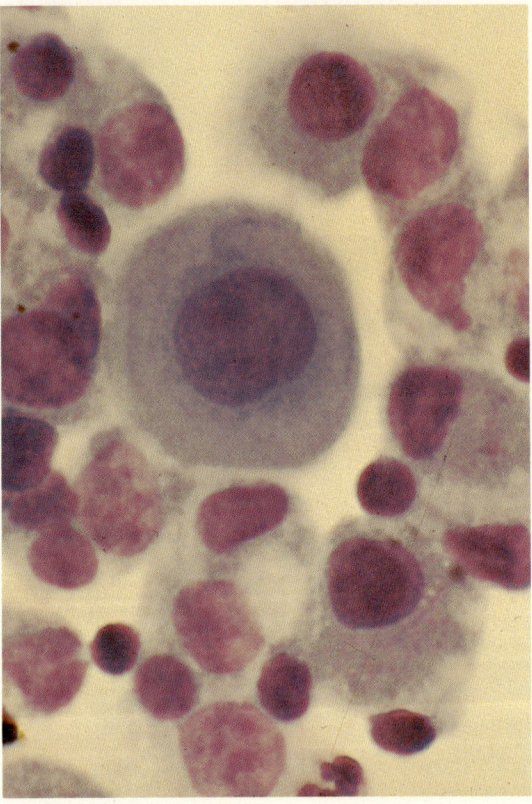

Abb. **12.**   Perikardbeteiligung bei Lymphogranulomatose (Zytozentrifugenpräparat des Perikardergusses). Im Zentrum Hodgkin-Zelle

13

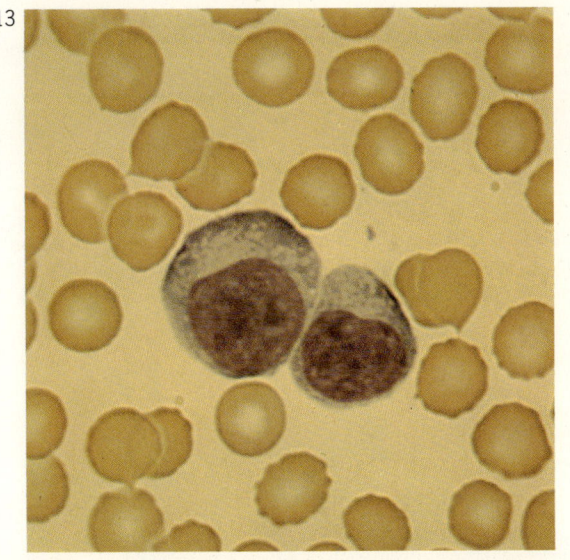

14

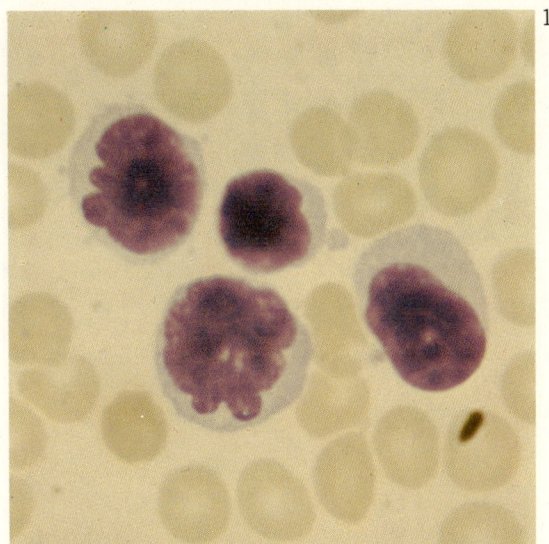

15

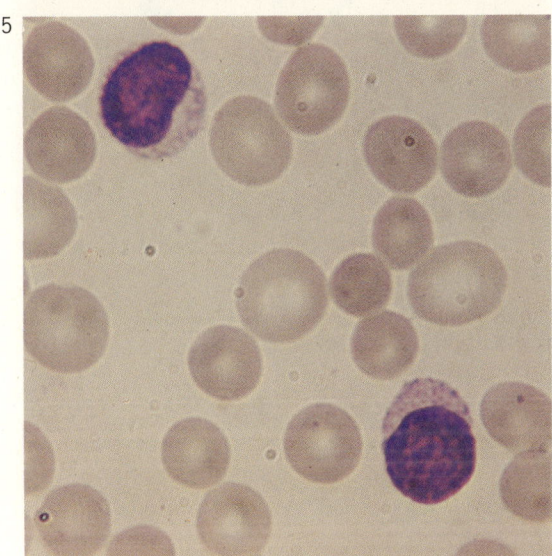

16

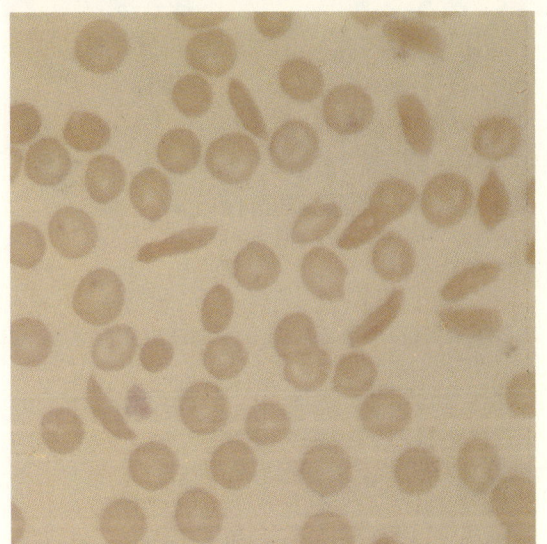

Abb. 13. Lymphoide Zellen (Virozyten) bei infektiöser Mononukleose

Abb. 14. Atypische mononukleäre Zellen mit „zerebriformen Kernen" (Sézary-Zellen) bei einer Patientin mit Sézary-Syndrom

Abb. 15. Kugelzellen bei hereditärer Sphärozytose (Kugelzellanämie)

Abb. 16. Sichelzellen und Schießscheibenzellen bei einem Patienten mit Sichelzellenanämie (Drepanozytose)

Abb. 17. Ringsideroblasten bei erworbener sideroachrestischer (sideroblastischer) Anämie. Beachte die ringförmig um den Kern angeordneten groben Eisengranula

17

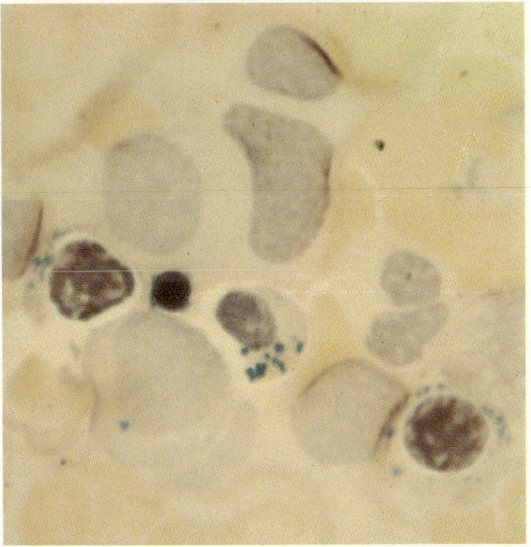

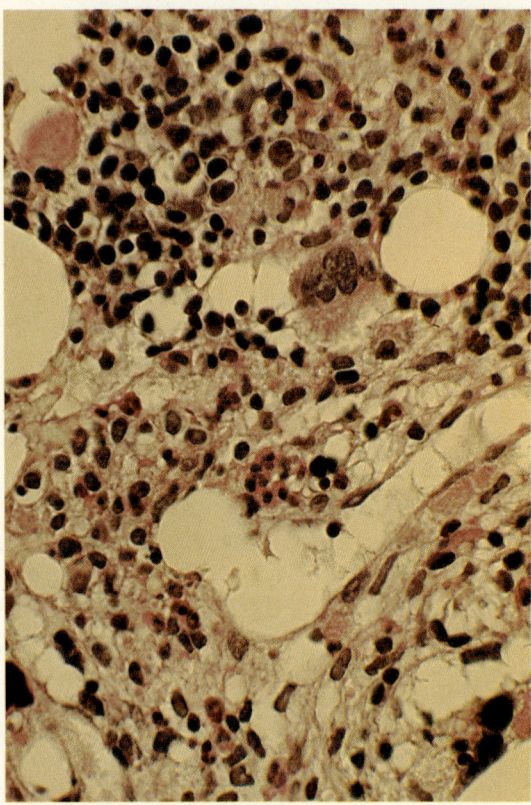

Abb. **18.** Histologisches Bild des normalen Knochenmarkes
(Jamshidi-Biopsie)

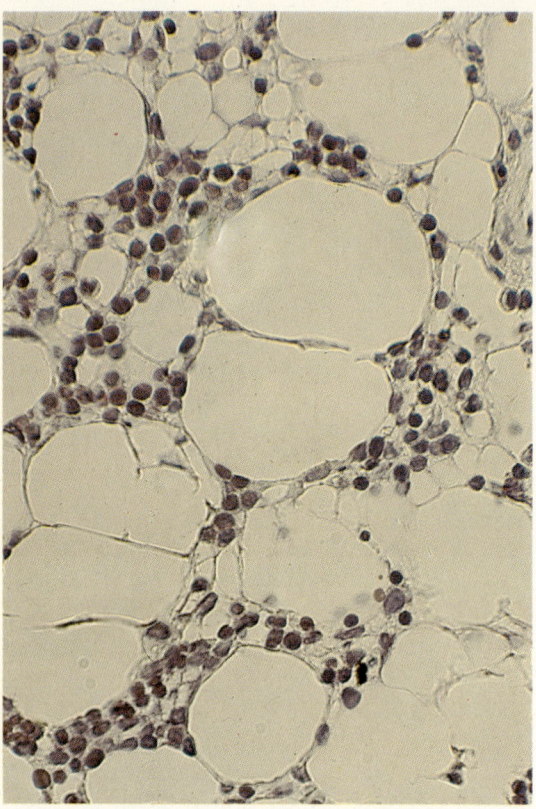

Abb. **19.** Histologisches Bild des Knochenmarkes bei aplastischer Anämie (Panmyelopathie)

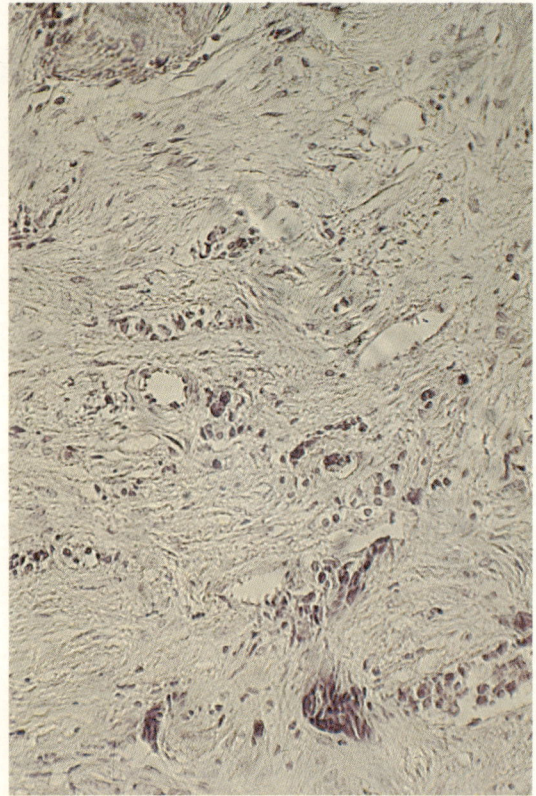

Abb. **20.** Histologisches Bild des Knochenmarkes bei Myelofibrose

Erkrankungen der Milz

H. D. Waller

Erkrankungen der Milz äußern sich meistens in einer Vergrößerung des Organs (Milztumor). Selten ist die Ursache eines Milztumors eine isolierte Erkrankung der Milz. In der Regel liegen Erkrankungen des hämatopoetischen oder Monozyten-Makrophagen-Systems, hepatolienale Störungen, Kollagenosen und rheumatische Erkrankungen oder Infektionskrankheiten zugrunde. Auch seltene Speichererkrankungen gehen oft mit einer Hepatosplenomegalie einher. Die differentialdiagnostische Abgrenzung der genannten Krankheitsgruppen ist daher für die Beurteilung einer Splenomegalie vordringlich.

Ätiologie und Pathophysiologie

Häufige Mitbeteiligung der Milz bei zahlreichen Erkrankungen ergibt sich aus ihrer Morphologie und Funktion. Sie besteht vor allem aus roter und weißer Pulpa sowie Gewebe des Monozyten-Makrophagen-Systems (MMS) und Bindegewebe. In der Fetalphase ist die Milz wichtiges Organ der Hämatopoese, später findet man in ihr eine Blutbildung nur bei myeloproliferativen Erkrankungen und Leukämien im Sinne einer myeloischen Metaplasie. Nach der Geburt liegt die Hauptaufgabe der Milz in einer Filterfunktion für gealterte oder pathologisch veränderte Blutzellelemente und Partikel.

Bei der immunologischen Infektabwehr hat die Milz ähnliche Aufgaben wie das übrige lymphatische Gewebe. Sie hat für die Antikörperbildung eine wichtige, jedoch nicht vitale Bedeutung. Nach Splenektomie werden die unspezifische Clearance-Funktion durch das übrige MMS, die Antikörperbildung und zelluläre Immunreaktionen durch das lymphatische System in Lymphknoten und Knochenmark übernommen. Nur im frühen Kindesalter hat die Milz eine zentrale Bedeutung für immunologische Abwehrreaktionen (Gefahr septischer Pneumokokkeninfektionen nach Splenektomie). In den letzten Jahren wurden auch bei Erwachsenen schwere septische Krankheitsbilder nach Splenektomie als Folge erworbener Immundefizienz beschrieben.

Die Filterfunktion für Zellelemente ist vorwiegend an die rote Pulpa gebunden. 98–99% des Blutes fließen in der normalen Milz direkt von den Arterien über die Sinus in die Venen (sogenanntes „schnelles Kompartiment") und nur 1–2% über dazwischengeschaltete Mantelplexus (sogenanntes „langsames Kompartiment"), in denen die engen Schlitze der Basalmembran zwischen Mantelplexus und Sinus ein starkes Passagehindernis darstellen. Hämolyse und Phagozytose roter Blutzellen erfolgen mit Hilfe von Retikulumzellen und Makrophagen in den Pulpasträngen. Bei vielen Formen von Splenomegalie tritt vor allem eine Vermehrung der roten Pulpa mit ihren Mantelplexus auf, so daß unter anderem die Zunahme des „langsamen Kompartimentes" als Ursache erhöhter Sequestration von Blutzellen, z. B. bei verschiedenen Formen hämolytischer Anämien sowie Thrombozytound Granulozytopenien, diskutiert wird. Unter physiologischen Bedingungen werden 80% der gealterten Erythrozyten im Knochenmark sequestriert. Die Splenektomie führt daher nicht zur Verlängerung der Erythrozytenlebensdauer. Neben der Blutmauserung werden in der Milz auch bestimmte Strukturelemente der Erythrozyten (z. B. Chromatinreste und Ferritin) entfernt.

Die normale Milz stellt für die roten Blutzellen und die Granulozyten kein Reservoir dar, während ein schnell austauschbarer Thrombozytenpool vorliegt. Erst bei Splenomegalie können größere Anteile aller drei Zellkompartimente aus dem arteriovenösen Hauptstrom in der Milz gespeichert werden.

Die Splenomegalie bei Lymphogranulomatose und malignen Non-Hodgkin-Lymphomen ist Folge vor allem einer malignen Proliferation im lymphoretikulären Gewebe der Milz. Die Splenomegalie bei Speichererkrankungen steht mit der Zunahme des MMS in Zusammenhang. Bei Lebererkrankungen steht die Milzvergrößerung in Verbindung mit der portalen Hypertension, die bei prä-, intra- oder posthepatischem Block auftreten kann. Durch die Druckerhöhung in der Milzvene kann ein Umbau des Milzgewebes im Sinne einer „Fibroadenie" entstehen. Ursache einer Splenomegalie kann auch eine Einflußstauung vor dem rechten Herzen sein.

Untersuchungsmethoden

Neben der klinischen Untersuchung bedient man sich heute zur Bestimmung von Größe, Form und Struktur der Milz der Röntgenaufnahme, Sonographie, Computertomographie, Kernspintomographie und Szintigraphie. Wichtige Untersuchungsmethoden sind weiterhin die Laparoskopie mit Punktion der Milz und Anfertigung eines Splenogramms. Bei Verdacht auf Tumoren und Gefäßprozesse sollte die Darstellung des Gefäßsystems mit gezielter Arteriographie und Splenoportographie durchgeführt werden.

Mit Hilfe von Isotopenmarkierung lassen sich Umsatz und Lebensdauer von Erythrozyten, Thrombozyten und Granulozyten unter Festlegung des

Tabelle 9.25 Splenomegalie bei akuten Infektionskrankheiten	
Typhus	Röteln
Paratyphus	Viruspneumonie
Morbus Bang	Rickettsiosen
Leptospirosen	Toxoplasmose
Virushepatitis	Kala Azar
Infektiöse Mononukleose	Bilharziose
Histoplasmose	Malaria

Hauptsequestrationsorgans sowie das Ausmaß extramedullärer Blutbildung in der Milz (unter Umständen wichtig für die Indikation zur Splenektomie bei myeloproliferativen Erkrankungen) bestimmen.

Isolierte Milzerkrankungen

Isolierte Erkrankungen der Milz sind sehr selten. Zu nennen sind die oft mit Mißbildungen des Herz- Gefäßsystems verbundene **Agenesie der Milz** und **Nebenmilzen**, die häufig erst bei Ausbleiben des Therapieerfolges nach Splenektomie am Fehlen der Howell-Jolly-Körperchen in den Erythrozyten erkannt werden. Unter den **Lageanomalien der Milz** ist vor allem die manchmal mit erheblichen abdominellen Beschwerden einhergehende stielgedrehte Wandermilz (Verlagerung bis ins linke Skrotum möglich) zu erwähnen.

Zu den **gutartigen Tumoren** gehören Fibrome, oft kavernöse Lymphangiome und zum Teil sehr große Hämangiome (Strömungsgeräusche!). Ein Aneurysma der Milzarterie äußert sich oft röntgenologisch in einer zwiebelschalenförmigen Ringverschalung im linken hinteren Oberbauch.

Bei den **Milzzysten** sind primäre Zysten mit Endothelauskleidung (Gefahr maligner Entartung) von sekundären Zysten und parasitären Zysten (Echinokokkus) zu unterscheiden. Beschwerden werden bei gutartigen Tumoren, außer als Folge von Verdrängung umliegender Organe oder Kapselspannung, nicht angegeben.

Bei **bösartigen Tumoren** können Gewichtsabnahme, unklares Fieber, Anämie, BSG-Beschleunigung und Erhöhung der LDH-Aktivität im Serum bestehen. Unter den Tumoren ist vor allem an lymphoblastische und immunoblastische maligne Lymphome sowie an Fibrosarkom und Angiosarkom zu denken. Differentialdiagnostisch sind alle Formen generalisierter maligner Lymphome, Metastasen von Bronchial- und Mammakarzinomen sowie Konglomerattumoren mit dem Pankreasschwanz und der linken Kolonflexur auszuschließen.

Splenomegalie als Symptom anderer Erkrankungen

Schmerzhafte Milztumoren können bei chronischen Leukämien, myeloproliferativen Syndromen und auch Endocarditis lenta Folge eines Milzinfarktes sein (perisplenitisches Reiben) oder durch Milzabszesse bei Infektionskrankheiten auftreten.

Über Splenomegalie bei Erkrankungen des hämatopoetischen und des MM-Systems s. S. 699 ff. und 715 ff. und bei hepatolienalen Erkrankungen s. dort.

Unter den **Kollagenosen** und **rheumatischen Erkrankungen** mit Splenomegalie sind vor allem das Felty-Syndrom, die Still-Chauffardsche Krankheit, der Lupus erythematodes disseminatus, seltener das Reiter-Syndrom und die rheumatoide Arthritis zu nennen.

Von den **Speichererkrankungen** gehen die Histiozytosis X, die Niemann-Picksche Krankheit, Morbus Gaucher, Hyperchylomikronämie, Glykogenose sowie Hämochromatose und die Wilsonsche Krankheit obligat mit einer Hepatosplenomegalie einher.

Splenomegalie bei **chronischen Infektionen** beobachtet man vor allem bei Endocarditis lenta, Morbus Boeck, Miliartuberkulose, Malaria und Lues II. **Akute Infektionskrankheiten** mit häufiger Splenomegalie sind in Tab. 9.25 zusammengestellt.

Hyperspleniesyndrom

Der Verdacht auf ein Hyperspleniesyndrom (s. a. S. 686) besteht immer, wenn bei vollem Knochenmark und Splenomegalie eine Panzytopenie oder Bizytopenie für Leukozyten und Thrombozyten besteht. Bei ständig transfusionsbedürftiger Anämie und Thrombozytopenie ist eine Splenektomie anzustreben. Auch die Granulozytopenie kann danach besser werden. Vorher sollte die lienale Sequestration der Blutzellen gesichert werden. Ursächlich liegt zum Teil eine Verteilungsstörung vor.

Die **Indikation zur Splenektomie** aus therapeutischen Gründen bei Erkrankungen des hämatopoetischen und MM-Systems ist den jeweiligen Kapiteln zu entnehmen.

Merke: Erkrankungen der Milz sind meistens mit einem Milztumor verbunden. Eine isolierte Erkrankung der Milz (Agenesie, Nebenmilzen, Wandermilz, gutartige und bösartige Tumoren) liegt selten vor. Meistens besteht der Milztumor in Zusammenhang mit Erkrankungen des hämatopoetischen oder MM-Systems, hepatolienalen Störungen, Kollagenosen und rheumatischen Erkrankungen sowie Infektions- oder Speicherkrankheiten.

Weiterführende Literatur

Bowdler, A. J.: Splenomegaly and Hypersplenism. Clin. Haematol. 12 (1983) 467

Ostendorf, P., M. Freund: Pneumokokkenvakzine nach Splenektomie? Zur Pathogenese und Prophylaxe der OPSI. (Overwhelming Post-Splenectomy-Infection.) Internist 22 (1981) 171

Waller, H. D., K. Wilms: Erkrankungen der Milz. In Hornbostel, H., W. Kaufmann, W. Siegenthaler: Innere Medizin in Praxis und Klinik, Bd. III, 4 Aufl. Thieme, Stuttgart 1991

Wintrobe, M. M.: Clinical Hematology, 8th ed. Lea & Febiger, Philadelphia 1981

Hämorrhagische Diathesen

P. C. Ostendorf

Definition: Normale Blutstillung und die Verhinderung intravasaler Fibrinbildung (System der Hämostase) beruhen auf einem komplexen Zusammenspiel von

- Gefäßwand,
- zellulären Komponenten (Thrombozyten, Makrophagen, Fibroblasten)
- plasmatischen Faktoren (Gerinnungsproteine).

Dieser komplexe Mechanismus ist Ergebnis der phylogenetischen Entwicklung von der Gefäßkonstriktion als primitiver Form, über die aggregationsfähige Blutzelle, den Thrombozyten (Vögel, Reptilien), zu den plasmatischen Gerinnungsproteinen als jüngster Entwicklungsstufe im System der Hämostase.

Störungen der Hämostase können einmal bedingt sein durch eine überschießende Aktivierung am falschen Ort. Die resultierende venöse bzw. arterielle Thrombose verlegt eine intakte Strombahn (= Pluskoagulopathie). Störungen der Hämostase werden zum anderen durch eine fehlende oder fehlerhafte Blutstillung ausgelöst. Spontan, nach banalen Belastungen, nach Verletzungen und postoperativ kommt es vermehrt und verlängert zu Blutungen (=Minuskoagulopathie).

Entsprechend den drei Komponenten der Blutstillung können folgende hämorrhagische Diathesen pathogenetisch unterschieden werden:

- vaskuläre hämorrhagische Diathesen,
- thrombozytäre hämorrhagische Diathesen,
- plasmatische hämorrhagische Diathesen.

Pathophysiologie der Blutstillung

Gefäßwand

Nach einer Verletzung mit Unterbrechung der Gefäßintegrität kommt es zu einer Konstriktion der Gefäße als erster Reaktion auf den Verletzungsreiz. Dieser lokale muskuläre Reflex mit einer durchschnittlichen Dauer von 15—60 Sekunden ist nur den Arterien und Arteriolen möglich, nicht aber den muskelfreien Gefäßen wie Kapillaren und bestimmten Venolen. Eine primäre Verzögerung des Blutflusses kann in diesen Gefäßprovinzen nur durch lokalen Gewebsdruck zustande kommen bzw. bei niedrigem intravasalem Druck durch Gefäßkollaps mit Verklebung der Endothelzellen. Indirekt hängt der Effekt der Vasokonstriktion zusätzlich von den allgemeinen Kreislaufbedingungen wie arterieller Mitteldruck, ZVD und intravasalen Volumenverschiebungen ab. Neuere Untersuchungen haben gezeigt, daß den Endothelzellen eine große Bedeutung in der Hämostase sowohl für die Gerinnungshemmung (Heparin-like Moleküle als Bindungsstellen für Antithrombin III, Synthese von Thrombomodulin, Prostaglandinsynthese, aktiviertes Protein C[APC] usw.) als auch für die Gerinnungsförderung (Propagierung der Faktor-X- und Prothrombinaktivierung, Induktion von Gewebefaktor, Bildung von Plättchenaktivierungsfaktor und Thromboxan) zukommt. Gerinnungsfördernde Aktivatoren des Endothels sind u. a. Endotoxin, Interleukin 1 (JL-1) und Tumor-Nekrose-Faktor (TNF).

Thrombozyten

Eine Gewebsverletzung führt neben der Vasokonstriktion zur Freilegung von Kollagen und subendothelialen Strukturen wie Basalmembran und Mikrofibrillen. Im Gegensatz zu intaktem Endothel ist die Änderung der Gefäßwandstruktur — insbesondere das Kollagen — ein adäquater Reiz für die Anhaftung von Thrombozyten an die Verletzungsstelle (Adhäsion). Die Adhäsion wird durch eine Reihe von Glykoproteinrezeptoren (GP) auf der Thrombozytenoberfläche vermittelt, die eine hohe Affinität für adhäsive Proteine des Subendothels aufweisen (z. B. GP Ib-IX, GP Ia-IIa, GP IIb-IIIa). Für diesen primären Vorgang der Thrombozytenadhäsion ist zusätzlich ein plasmatischer Faktor erforderlich, der sogenannte von Willebrand-Faktor.

An Kollagen adhärente Plättchen degranulieren in einem 2. Schritt und setzen aus den dichten Granula (dense bodies) ATP, ADP und vasoaktive Amine, insbesondere Serotonin, frei *(Freisetzungsreaktion)*. Durch das freigesetzte ADP kommt es in einem 3. Schritt zur Anlagerung von Plättchen untereinander *(Aggregation)*. Im Gegensatz zur Adhäsion wird die Aggregation ausschließlich durch den GP IIb-IIIa-Rezeptor vermittelt. Neben der Freisetzung von Plättcheninhaltsstoffen aktiviert Kollagen zusätzlich die Phospholipase A_2, die zur Bildung von labilen Prostaglandinperoxiden führt. Ein Endprodukt dieses Prostaglandinstoffwechsels in Thrombozyten ist Thromboxan A_2, eine Substanz, die stark aggregierend und vasokonstringierend wirkt. Dieses Endprodukt steht in einem biologischen Gleichgewicht mit Prostazyklin, einer desaggregierenden in der Gefäßwand synthetisierten Substanz, die ebenfalls aus den

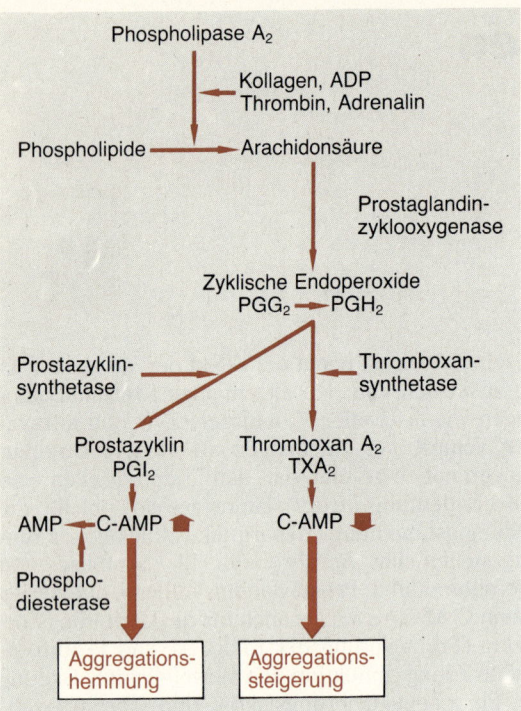

Abb. 9.**3**   Prostaglandinstoffwechsel und zyklisches Adenosinmonophosphat (C-AMP) in ihrer Beziehung zur Plättchenaggregation

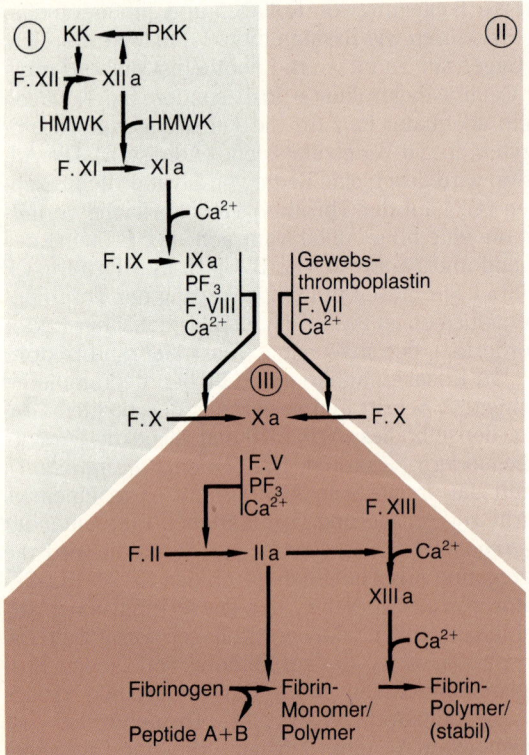

Abb. 9.**4**   Schema der Blutgerinnung. I endogenes System, II exogenes System, III gemeinsamer Reaktionsablauf, KK Kallikrein, PKK Präkallikrein, F Faktor, a aktivierter Faktor, HMWK hochmolekulares Kininogen, PF_3 Plättchenfaktor 3

labilen Peroxiden entsteht und physiologisch mit zunehmender Verletzungstiefe abnimmt (Abb. 9.**3**). Thrombin, zum Teil auf der Oberfläche aggregierender Plättchen gebildet, stimuliert die weitere Aggregation und unterhält die Freisetzungsreaktion. Unter der aggregationsstimulierenden Wirkung dieser drei Substanzen wird von den Thrombozyten ein Membran-Phospholipoprotein, der Plättchenfaktor (PF_3), auf der Oberfläche der Plättchen verfügbar, der für wichtige Teilschritte der folgenden plasmatischen Gerinnung erforderlich ist.

Plasmatische Gerinnung

Die Gefäßverletzung mit Freilegung subendothelialer Strukturen führt nicht nur zur primären Blutstillung. Freiliegendes Kollagen aktiviert auch die 3. Komponente der Blutstillung, das plasmatische Gerinnungssystem, mit der Bildung des endgültigen Gerinnungspfropfes. Einerseits aktiviert Kollagen den Faktor XII, andererseits können Thrombozyten, die mit Kollagen reagiert haben, das Gerinnungssystem über den Faktor XI anstoßen. Ein dritter Aktivierungsvorgang läuft über das Gewebsthromboplastin.

Diese drei Vorgänge greifen in das normalerweise inaktive, aber funktionsfähige System der plasmatischen Gerinnung ein, das durch ein Zusammenspiel potentiell gerinnungsaktiver Proteine und fibrinolytischer Faktoren bestimmt wird, die jeweils durch ein subtiles System von Inhibitoren im Gleichgewicht zwischen inaktiven Vorstufen und aktiven Enzymen gehalten werden.

Tab. 9.**26** faßt die bisher gesicherten plasmatischen Gerinnungsfaktoren und ihre wesentlichen Charakteristika (Molekulargewicht, Halbwertszeit, Lagerungseigenschaft, entsprechende Störung) zusammen.

Funktionell lassen sich vier Klassen unterscheiden:

— Zymogene (Faktor II, VII; IX, X, XI, XII), die zu Enzymen aktiviert werden, kenntlich durch das Suffix a,
— Cofaktoren (Faktor V, Faktor VIII), die die Umwandlung von Zymogenen akzelerieren,
— Fibrinogen,
— Inhibitoren (Antithrombin III, C_1-Inaktivator, α_2-Makroglobulin, α_1-Antitrypsin, Protein C, Protein S).

Entscheidende Reaktionen sind die Überführung von Fibrinogen in Fibrin durch Thrombin (Faktor II a) und die stabilisierende Funktion von Faktor XIII a, durch die ein unlösliches fibröses Proteinnetzwerk gebildet werden. Dieses Ziel des Gerinnungsablaufes wird über zwei Systeme erreicht:

— endogenes System und
— exogenes System.

Schematisch sind diese Vorgänge in Abb. 9.**4** dargestellt.

Das **endogene System** wird aktiviert (① in Abb. 9.**4**), wenn Blut mit einer benetzbaren, negativ geladenen Fremdoberfläche in Berührung kommt. Faktor XII wird in die aktive Form übergeführt, eine Reak-

Tabelle 9.**26** Die plasmatischen Gerinnungsfaktoren mit Molekulargewicht, Halbwertszeit und Lagerungseigenschaften sowie ihre Beziehungen zu Gerinnungsstörungen
(a) = aktivierte Form; DIC = disseminierte intravasale Gerinnung

Faktor/Molekulargewicht	Name	Gerinnungsstörung		Halbwertszeit in Stunden	Lagerungseigenschaft
		angeboren	erworben		
Faktor I 340000 → 330000 (a)	Fibrinogen	– Afibrinogenämie – Dysfibrinogenämie	– DIC – primäre Hyperfibrinolyse	96–112	gut
Faktor II 72000 → 38000 (a)	Prothrombin	– Faktor-II-Mangel – Dysprothrombinämie	– Neugeborene – Vitamin-K-Mangel – Leberparenchymschaden – orale Antikoagulantien	41–72	gut
Faktor III 220000	Gewebsthromboplastin	–	–	–	–
Faktor IV 220000	Calcium	–	–	–	–
Faktor V 330000 → 200000 (a)	Proakzelerin	– Faktor-V-Mangel (Parahämophilie)	– DIC – primäre Hyperfibrinolyse – Leberparenchymschaden	15–35	schlecht
Faktor VII 55000	Prokonvertin	– Faktor-VII-Mangel	– Neugeborene – Vitamin-K-Mangel – Leberparenchymschaden – orale Antikoagulantien	4–6	gut
Faktor VIII 1 (?) Mill. – F.VIII: COAG – F.VIII: RAG – F.VIII: RWF	antihämophiles Globulin	– Hämophile A – Angiohämophilie A (= Von-Willebrand-Jürgens-Syndrom)	– DIC – primäre Hyperfibrinolyse	6–18	schlecht
Faktor IX 57–70000 → 45000 (a)	Christmas-Faktor-PTC	– Hämophilie B – Angiohämophilie B	– Neugeborene – Vitamin-K-Mangel – Leberparenchymschaden – orale Antikoagulantien	18–30	gut
Faktor X 54000 → 44000 (a)	Stuart-Prower-Faktor	– Faktor-X-Mangel	– Neugeborene – Vitamin-K-Mangel – Leberparenchymschaden – orale Antikoagulantien	40–60	gut
Faktor XI 124000 → ? (a)	PTA	– Faktor-XI-Mangel	– Leberparenchymschaden	48–60	mäßig
Faktor XII 75000 → 28000 (a)	Hagemann-Faktor	– Faktor-XII-Mangel	– Leberparenchymschaden – Dengue-Fieber	50–70	mäßig
Faktor XIII 320000 → 140000 (a)	fibrinstabilisierender Faktor	– Faktor-XIII-Mangel	– Leberparenchymschaden – Leukämie – Karzinom	72–144	gut
Präkallikrein 107000	Fletcher-Faktor	– Fletcher-Faktor-Mangel	– Leberparenchymschaden – Dengue-Fieber	–	gut
HMW-Kininogen 120000	Fitzgerald-Faktor	– Fitzgerald-Faktor-Mangel	– Leberparenchymschaden – DIC – Dengue-Fieber	156	

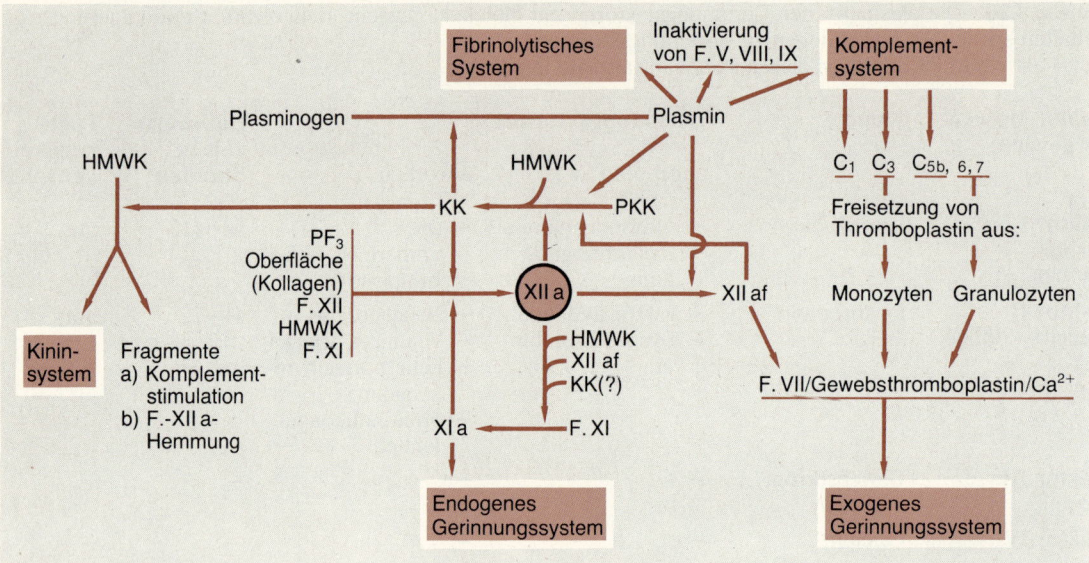

Abb. 9.**5**   Beziehungen zwischen Blutgerinnung, Fibrinolyse, Kinin- und Komplementsystem
F = Faktor, a = aktivierter Faktor, af = Fragmente eines aktivierten Faktors, KK = Kallikrein, PKK = Präkallikrein, HMWK = hochmolekulares Kininogen, PF$_3$ = Plättchenfaktor 3

tion, die durch Feedback-Mechanismen über das Prä-kallikrein-Kallikrein-System (Fletcher-Faktor) beschleunigt wird. Daneben existiert eine Fülle anderer Aktivierungswege (Endotoxin, Kollagen, Ellagicsäure, Trypsin, Plasmin, Basalmembran, Kaolin usw.). Die aktivierte Form (Faktor XII a) kann gleichzeitig über Kallikrein und Plasmin eine Fibrinolyse induzieren (Pathogenese der sekundären Hyperfibrinolyse). Da der Hagemann-Faktor neben diesen Systemen (Gerinnung, Fibrinolyse) auch indirekt in das Kinin- und Komplementsystem eingreift, kommt dem Faktor XII a eine zentrale Rolle im Beziehungsmuster verschiedener körpereigener Systeme zu. Die physiologische Bedeutung der Oberflächenaktivierung ist aber noch nicht voll aufgeklärt, da z. B. ein Mangel an F XII nicht zur Hämophilie führt. Niedrige F-XII-Spiegel korrelieren vielmehr mit einer erhöhten Thromboseneigung. Die Abb. 9.**5** verdeutlicht die genannten Interaktionen.

Für den Ablauf der plasmatischen Gerinnung triggert Faktor XII a eine Serie von enzymatischen Reaktionen, an denen C a, Plättchenfaktor 3 und initial das hochmolekulare Kininogen (HMWK) beteiligt sind. Entscheidendes Zwischenprodukt ist die aktivierte Form von Faktor X, die unter Komplexbildung mit Faktor V, PF$_3$+Ca^{2+} Prothrombin in Thrombin überführt. Unter Abspaltung der Fibrinpeptide A+B und gleichzeitiger Aktivierung von Faktor XIII wird nachfolgend Fibrinogen zu unlöslichen Fibrinpolymeren vernetzt.

Der enzymatische Ablauf von Faktor X a zur Fibrinbildung kann auch durch extravasale Aktivierung (**exogenes System**) ausgelöst werden (② in Abb. 9.**4**). Entscheidend ist der Kontakt von Plasma mit Gewebsverletzungen, wodurch Gewebsthromboplastin in einer stöchiometrischen Reaktion mit Faktor

VII und Ca^{2+} den Faktor X aktiviert. Zusätzlich kann das exogene System auch potent F IX aktivieren. Pathophysiologisch ist von Bedeutung, daß F X direkt von Cysteinproteasen aus Tumorzellen wie auch von Mac-1, das von ADP-stimulierten Monozyten exprimiert wird, aktiviert werden kann.

Der Ablauf jeweils nachfolgender Enzymaktivierung während der Gerinnung wird symbolisch als Kaskade bezeichnet. Grundvorgang ist die Sequenz von sukzessiven enzymatischen Schritten, wobei jede Protease − sobald aktiviert − das nachfolgende Proenzym im Ablauf aktiviert.

Abgeschlossen wird die plasmatische Gerinnung durch die Gerinnselretraktion. Thrombosthenin, eine Substanz aus funktionell intakten Thrombozyten, spielt für diesen Vorgang die entscheidende Rolle. Die mit hohem energetischem Aufwand verbundene Reaktion ist 2−3 Stunden nach Beginn der Gerinnung beendet.

Natürlich vorkommende Inhibitoren schützen das System der plasmatischen Gerinnung vor aktivierenden Vorgängen am falschen Ort (=Thrombosierung). Mehrere Hemmkörper sind gesichert; am wirkungsvollsten ist das Antithrombin III (AT III), das von einem progressiven zu einem sofort wirkenden Hemmkörper durch Heparin katalysiert wird und das Protein C. Zusätzlich wirken α_2-Makroglobulin, α_1-Antitrypsin, Protein S, Heparinkofaktor II, Protein-C-Inhibitor (=PAJ-3) und der C$_1$-Inaktivator als natürliche Inhibitoren.

Fibrinolytisches System

Das plasmatische Gerinnungssystem wird durch die Fibrinolyse ergänzt, die über eine körpereigene Aktivierung (Gewebsplasminogenaktivator (t-PA)) oder durch Therapie mit Urokinase bzw. Streptokinase

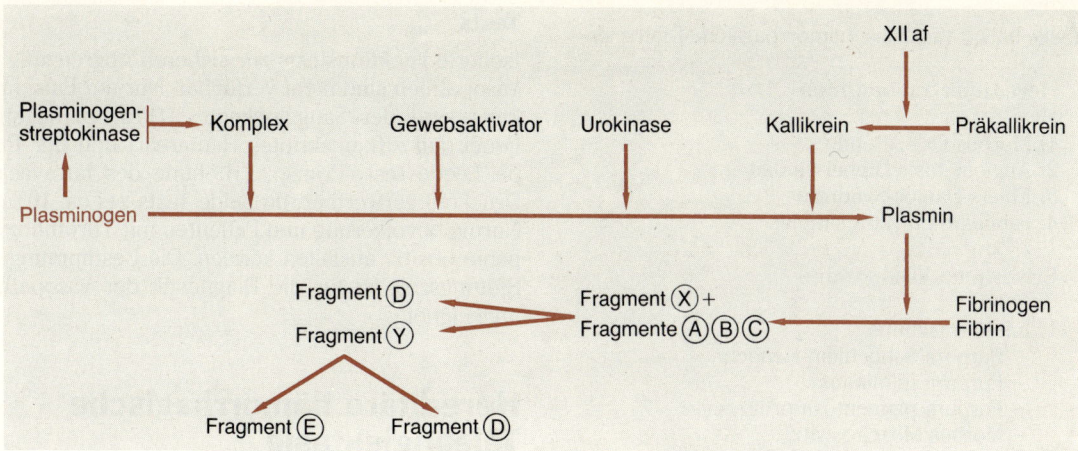

Abb. 9.**6** Fibrinolytisches System

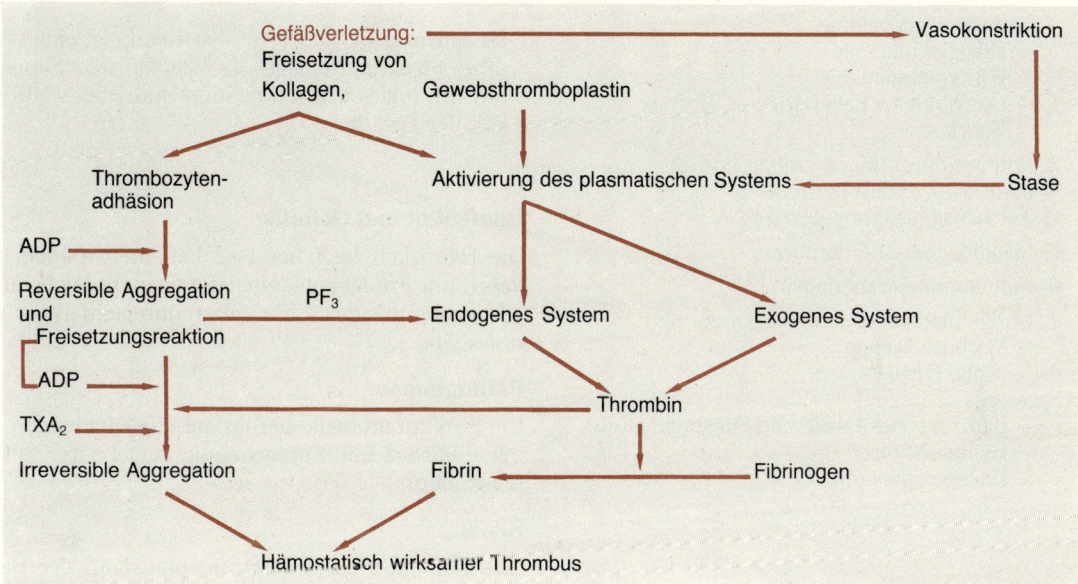

Abb. 9.**7** Schematische Darstellung der Blutstillung. PF_3 = Plättchenfaktor 3, ADP = Adenosindiphosphat, TXA_2 = Thromboxan A_2

Thromben auflösen kann. Wesentlicher Reaktionsschritt ist die Aktivierung von Plasminogen zu Plasmin durch verschiedene Aktivatoren (Abb. 9.**6**). Analog zum plasmatischen System wird auch die Fibrinolyse durch Inhibitoren − Antiaktivatoren und Antiplasmine − kontrolliert (z. B. α-Antiplasmin, α_2-Makroglobulin, Plasminogenaktivator-Inhibitor [PAJ-1]).

Hämorrhagische Diathesen durch Hyperfibrinolyse können sich pathogenetisch auf zwei Wegen entwickeln:

− Proteolyse gerinnungsaktiver Proteine (Faktor V, Faktor VIII, Fibrinogen),
− Gerinnungshemmende Funktion der entstehenden Fibrinogen-Fibrin-Spaltprodukte.

Die Beziehung der drei Komponenten − Thrombozyten, Gefäßwand und plasmatische Gerinnung − bei der Blutstillung ist in Abb. 9.**7** schematisch zusammengefaßt.

Weiterführende Literatur

Baugh, R. F., C. Hougie: Biochemistry of blood coagulation. In Poller, L.: Recent Advances in Blood Coagulation. Churchill Livingstone, Edinburgh 1977 (p.1)

Biggs, R., C. R. Rizza: Human Blood Coagulation. Haemostasis and Thrombosis, 3rd. ed. Blackwell, Oxford 1984

Bowie, E. J. W., C. A. Owen: The hemostatic mechanism. In Kwaan, H. C., E. J. W. Bowie: Thrombosis. Saunders, Philadelphia 1982 (p.7)

Nawroth, P.: Plasmatisches Gerinnungssystem und Fibrinolyse. In P. C. Ostendorf: Hämatologie. Urban & Schwarzenberg, München 1991 (S. 79−90)

Thomas, D. Th.: Haemostasis, Brit. med. Bull. 33, Nr. 3 (1977) 183

Tabelle 9.**27**   Vaskuläre hämorrhagische Diathesen

I. Hereditäre Vasopathien

1. Morbus Osler-Rendu
2. Angiomatosis Hippel-Lindau
3. Ehlers-Danlos-Syndrom
4. Familiäre Purpura simplex

II. Erworbene Vasopathien

1. Immunvaskulitis
   - Purpura Schoenlein-Henoch
   - Purpura fulminans
   - Purpura pigmentosa progressiva
   - Morbus Moschcowitz
2. Vitamin C-Mangel
3. Dysproteinämische Purpura
   - Morbus Waldenström
   - multiples Myelom
   - Kryoglobulinämie
   - Hyperglobulinämie
     (Amyloidose, Leberzirrhose, Morbus
     Boeck usw.)
4. Purpura durch Autosensibilisierung
   - autoerythrozytäre Purpura
   - Autosensibilisierung gegen DNA
5. Infektiös-toxische Purpura
6. Autoimmunerkrankungen
7. Übrige nichtallergische Purpuraformen
   - Morbus Cushing
   - senile Purpura
   - Kaposi-Sarkom
   - paroxysmales Hand- und Fingerhämatom
   - Hypertension
   - Diabetes mellitus

Vaskuläre hämorrhagische Diathesen

Definition: Hämorrhagische Diathesen sind vaskulär bedingt (Vasopathien), wenn die Störung der Blutstillung

- auf einer umschriebenen morphologischen Veränderung oder allgemein erhöhter Permeabilität bzw. Fragilität der Gefäßwand beruht und
- keine Thrombozytenstörung bzw. Koagulopathie als Ursache bzw. Teilursache besteht.

Gefäßbedingte Störungen (Tab. 9.**27**) der Hämostase sind seltener als Thrombozytopathien und plasmatische Gerinnungsstörungen. Sie lösen nur ausnahmsweise eine akute Blutungsgefahr aus. Ihre Ätiologie ist oft unklar.

Tests

Isolierte Funktionstests zur sicheren Abgrenzung der Vasopathien sind nicht verfügbar. Nur mit Einschränkung sind der Saugglockentest (Prinzip: negativer Druck auf zirkumskriptes Hautareal) und der Rumpel-Leede-Test (Prinzip: Erhöhung des intravasalen Druckes) verwertbar, da beide Tests bei ca. 10% der Normalbevölkerung und Patienten mit Thrombozytopenie positiv ausfallen können. Die Bestimmung der Blutungszeit ist für die Diagnostik der Vasopathien ungeeignet.

Hereditäre hämorrhagische Teleangiektasie (Morbus Osler-Rendu)

Definition: Der Morbus Osler-Rendu ist eine vererbte Strukturanomalie der Venolen und Kapillaren mit lokalisierter Dilatation und Dünnwandigkeit der Gefäße.

Häufigkeit und Genetik

Die Häufigkeit liegt bei 1–2 Patienten/100 000. Die Vererbung erfolgt autosomal dominant mit vollständiger Penetranz des Gens, aber unregelmäßiger Expressivität.

Pathogenese

Die Strukturanomalie beruht auf einer fehlenden Lamina elastica und unregelmäßig aufgebauter Gefäßmuskulatur.

Klinik

An Haut und Schleimhaut, bevorzugt an der Haut-Schleimhaut-Grenze, finden sich Gefäßerweiterungen, in der Regel 1–3 mm im Durchmesser, flach, nicht pulsierend, die auf Glasspateldruck abblassen. Die Fehlbildung kann in allen Organen angelegt sein und über arteriovenöse Aneurysmen und Rupturen zu organbezogenen Dysfunktionen führen (Leberzirrhose, Polyglobulie, zerebrale Blutungen, Organhämosiderosen). Häufigste Komplikation ist eine hypochrome Anämie durch rezidivierende Epistaxis.

Diagnostisches Vorgehen und Differentialdiagnose

Typisch ist die Trias von

- Teleangiektasie,
- Blutungsneigung,
- familiärem Vorkommen.

Plasmatische und thrombozytäre Gerinnung sind unauffällig. Abzugrenzen sind andere Purpuraformen, deren Effloreszenzen ebenfalls auf Druck abblassen, sowie die Spider naevi bei Leberzirrhose, die größer sind, zentral pulsieren und sich bevorzugt im Bereich der oberen Thoraxhälfte ausbilden.

Therapie

Falls möglich lokale Blutstillung. Orale Eisentherapie bei hypochromer Anämie. In Notfällen und bei rezidivierenden größeren Blutverlusten chirurgische Intervention (Resektion, Dermatoplastik).

Verlauf und Prognose

Trotz Zunahme der Blutungen im Alter weitgehend normale Lebenserwartung. Gefürchtete Komplikationen sind zerebrale Blutungen und ausgedehnte arteriovenöse Aneurysmen der Lungen mit konsekutiver Polyglobulie (ca. 20%).

Übrige hereditäre Formen

Weitere angeborene Krankheitsbilder mit umschriebenen morphologischen Veränderungen sind:

- Angiomatosis Hippel-Lindau,
- Pseudoxanthoma elasticum,
- Cystomeningeosis haemorrhagica interna,
- Klippel-Trénaunay-Syndrom,
- Sturge-Weber-Syndrom,
- Marfan-Syndrom,
- Ehlers-Danlos-Syndrom,
- familiäre Purpura simplex,
- Morbus Fabry,
- Osteogenesis imperfecta,
- homozygoter Protein-C-Mangel.

Allergisch bedingte Vasopathien

In dieser Gruppe werden die nicht-thrombozytopenischen erworbenen Diathesen mit petechialem Blutungstyp zusammengefaßt, die durch eine aseptische Vaskulitis bedingt sind.

Purpura Schoenlein-Henoch

Definition: Die Purpura Schoenlein-Henoch ist eine akute, entzündlich-allergische Vaskulitis im Bereich der Haut, des Gastrointestinaltraktes, der Gelenke und der Nieren.

Ätiologie und Pathogenese

Diskutiert werden allergische Reaktionen auf Infekte (Streptokokken, Viren, Rickettsien u. a.), Arzneimittel, Nahrungsmittel, Insektenstiche und Vakzinationen. Auf den Nachweis von IgA, Fibrin, C_3 und C_5 in der Kapillarwand stützt sich die Hypothese einer Immunkomplexgenese. Pathognomonisch ist die aseptische Vaskulitis mit Degeneration der Endothelzellen, Leukozytenaustritten aus den Gefäßen und dem resultierenden leukoklastischen Mikrobid.

Häufigkeit

Die Erkrankung befällt vornehmlich Kinder zwischen dem 2. und 7. Lebensjahr mit Bevorzugung des männlichen Geschlechtes. Eine Zunahme der Erkrankung bei Erwachsenen wird beobachtet.

Klinik

Häufig Beginn mit urtikariellen Hautveränderungen, bevorzugt an den Streckseiten der Extremitäten, die in makulopapulöse Effloreszenzen, zum Teil mit zentraler Nekrose, übergehen. In 40–70% findet man gastrointestinale Symptome (Koliken, Meläna, Ileus und Invagination) und Arthralgien ohne resultierende Deformierungen. Die Hauptkomplikation ist die Beteiligung der Nieren (Schoenlein-Nephritis) in Form einer fokalen oder diffusen Glomerulonephritis mit Hämaturie und Proteinurie. Seltener ist die Beteiligung des Herzens und des Zentralnervensystems.

Diagnostisches Vorgehen und Differentialdiagnose

Klinisch ist typisch die Trias: Hautveränderungen, Koliken, Arthralgien. Differentialdiagnostische Schwierigkeiten bereiten monosymptomatische Verläufe, insbesondere mit abdomineller Symptomatik. Typische Laborparameter fehlen. Bei einem Drittel der Patienten lassen sich erhöhte Kryoglobulintiter nachweisen. Differentialdiagnostisch kommen in Betracht: Vaskulitis allergica superficialis, kutane Form der Panarteriitis nodosa, Erythema exsudativum multiforme, Angiitis necroticans.

Therapie

Eine spezielle Therapie existiert nicht. Glucokortikoide mildern die Arthralgie und sind indiziert zur Ödembehandlung bei schweren abdominellen Verläufen. Die Indikation einer Glucocorticoidtherapie der Schönlein-Nephritis ist umstritten.

Verlauf und Prognose

Verläufe von 4–6 Wochen sind die Regel. Letalität im akuten Stadium unter 1%. Spättodesfälle in 3–4% sind fast ausschließlich durch eine diffuse Glomerulonephritis bedingt.

Purpura pigmentosa progressiva

Die Purpura pigmentosa progressiva ist die wichtigste Erkrankung einer Gruppe von pigmentierten Dermatosen. Pathogenetisch liegt der progressiven Entwicklung von petechialen Hautveränderungen mit nachfolgender Atrophie und brauner Pigmentierung höchstwahrscheinlich eine allergisch-hyperergische Entzündung der Kapillaren vom Tuberkulintyp zugrunde. Im Gegensatz zur anaphylaktisch-hyperergischen Entzündung des Morbus Schoenlein-Henoch ist das lymphohistiozytäre Infiltrat typisch. Diese Gruppe umfaßt die Purpura Schamberg, Purpura Gougerot-Blum, Purpura Majocchi und Purpura Touraine.

Therapie

Ausschaltung des Allergens (Kontakt-, Arznei- und Medikamentenallergene), Cortison.

Morbus Moschcowitz

(Thrombotisch-thrombozytopenische Purpura = TTP)

Der Morbus Moschcowitz ist eine thrombotische Mikroangiopathie, die mit Fieber, neurologischen Störungen, meistens kompensierter Niereninsuffizienz, mikroangiopathischer hämolytischer Anämie, Thrombozytopenie und hämorrhagischer Diathese verläuft.

Die seltene Erkrankung kann akut und fulminant, weniger häufig auch chronisch verlaufen. Man unterscheidet idiopathische und sekundäre Formen, die im Gefolge von Lupus erythematodes disseminatus, rheumatoider Arthritis, Sjögren-Syndrom, Tumorerkrankungen, nach Infekten und auch während der Gravidität auftreten können. Ein Zusammenhang mit Impfungen, Penicillin- und Sulfonamidtherapie wird ebenfalls vermutet. Bei einem Drittel der Patienten werden zusätzlich eine Pankreatitis, bei 20–25% eine Hepatosplenomegalie, seltener eine Herzinsuffizienz und Herzinfarkt beobachtet. Hämatologisch findet man einen Hämoglobinabfall auf 7–9 g/dl (70–90 g/l), Retikulozytose, Leukozytose, im Blutausstrich Fragmentozyten sowie im Serum die Erhöhung von Bilirubin und LDH-Aktivitäten.

Pathogenetisch wird die intravasale Aktivierung der Plättchenaggregation entweder durch Fehlen eines Inhibitors für den Plättchenaggregationsfaktor oder durch Endotheldefekte in den kleinen Blutgefäßen mit Freisetzung von Multimeren von Komponenten des Von-Willebrand-Faktors diskutiert. Hierdurch kommt es zur Bildung zahlreicher Thromben aus Plättchen und Fibrin. Auch wurde über einen Mangel an die Plättchenaggregation hemmendem Prostazyklin berichtet. Eine mehrfach beschriebene Assoziation mit der Einnahme von oralen Kontrazeptiva bzw. Schwangerschaft könnte durch eine hormonelle Beeinflussung der Endothelfunktion erklärt werden. Eine Verbrauchskoagulopathie wird nur selten beobachtet. Die vaskulären Störungen sind nicht mit einer zellulären Infiltration verbunden. Subendothelial finden sich Mukopolysaccharideinlagerungen, die zur Endothelruptur führen.

Bei der Hälfte der Patienten kann die **Diagnose** aus einer Gingiva- oder Hautbiopsie gestellt werden.

Differentialdiagnostisch muß die Erkrankung gegen das Evans-Syndrom, die disseminierte intravasale Gerinnung mit Fragmentozyten, das hämolytisch-urämische Syndrom, die Purpura fulminans und gegen Äquivalente des Shwartzman-Sanarelli-Phänomens abgegrenzt werden. Therapieversuche mit Prednisolon sowie Heparin sind bei Vorliegen einer disseminierten intravasalen Gerinnung angezeigt. Sehr gute Therapieerfolge werden mit der Plasmasubstitution oder Plasmapherese erreicht, neuere Arbeiten berichten über Heilungsraten um 80% unter dieser Therapie. Die Medikation von Aggregationshemmern (Dextran, Azetylsalizylsäure, Dipyridamol) steht seitdem nicht mehr im Vordergrund.

Hämolytisch-urämisches Syndrom

Das hämolytisch-urämische Syndrom (HUS) wurde erstmalig 1955 von Gasser beschrieben. Es ist definiert durch die Trias Nephropathie, Thrombozytopenie und hämolytische Anämie, in der Regel begleitet von Fieber.

Wie bei der TTP (s. o.) existiert keine einheitliche Erklärung des Krankheitsbildes. Der zeitliche Zusammenhang mit Infektionserkrankungen legt die Möglichkeit einer toxinbedingten mikroangiopathischen Schädigung nahe. Diskutiert wird auch die Inaktivierung eines die Prostazyklinsynthese stimulierenden Faktors. Das Syndrom kann sich als eine zwar seltene aber schwerwiegende Komplikation nach zytostatischer Therapie (insbesondere Mitomycin C) mit Nachweis zirkulierender Immunkomplexe entwickeln. Klinisch im Vordergrund stehen die Zeichen akuter Niereninsuffizienz. Spontanheilungen werden häufiger beobachtet. Symptomatische Therapie der Wahl ist die Hämodialyse, bei schwer verlaufenden Erkrankungen ist ein Plasmaaustausch indiziert.

Vitamin C-Mangel

Synonyma: Skorbut, Möller-Barlowsche Erkrankung. Siehe Kapitel Stoffwechselerkrankungen.

Dysproteinämische Purpura

Bei der dysproteinämisch bedingten Purpura sind zwei Gruppen ätiologisch und pathogenetisch zu unterscheiden:

- Nichtmaligne Erkrankungen mit einer Hypergammaglobulinämie (z. B. Leberzirrhose, Amyloidose, Lupus erythematodes, Tuberkulose). Histologisch ähnelt das Bild der Purpura den Hautbefunden bei Morbus Schönlein-Henoch (s. oben). Als pathophysiologisches Konzept wird diskutiert, daß Gammaglobulin-Antigammaglobulin-Komplexe nicht nur die Blutviskosität steigern, sondern durch Ablagerung in den Gefäßen auch zur Gefäßnekrose und zum Austritt von Erythrozyten führen. Das klinische Bild wird gekennzeichnet durch schubweise verlaufende Purpura mit Hämosiderineinlagerungen. Der Entwicklung eines Purpuraschubes geht häufig Hautbrennen und Jucken voraus.
- Eine zweite Gruppe umfaßt maligne Erkrankungen mit einer monoklonalen Gammopathie. Störungen der plasmatischen Gerinnung (Polymerisationshemmung, Bindung plasmatischer Gerinnungsfaktoren an monoklonale Globuline, Hyperfibrinolyse) addieren sich mit thrombozytären Dysfunktionen (Störungen der Plättchenadhäsion und -aggregation) und einer erhöhten Gefäßfragilität.

Purpura durch Autosensibilisierung

Die autoerythrozytäre Form (Synonyma: Gardner-Diamond-Purpura, painfull bruising syndrome, autoerythrocytic sensitivity, psychogene Purpura) zeigt klinisch insbesondere bei Frauen zu Beginn schmerzhafte Eckchymosen, die in der Regel nach körperlichem bzw. psychischem Streß auftreten. Therapieversuche mit Cortison und Antiphlogistika sind ineffektiv.

Eine zweite Form entwickelt sich ohne vorangegangenes Trauma und beruht auf einer Autosensibilisierung gegen DNA.

Infektiös-toxische Purpura

Die Purpura auf dem Boden von Infektionen oder einer Toxineinschwemmung ist in Ätiologie und Pathogenese uneinheitlich und wird bei den verschiedenen Infektionserkrankungen besprochen. Bakteriell ausgelöste Formen lassen sich in 3 verschiedene Typen unterteilen:

– infektiöser Typ (z. B. Meningokokkensepsis),
– infektiös-allergischer Typ (z. B. Purpura fulminans),
– Endotoxin-bedingter Typ (z. B. Diphtherie).

Die übrigen Purpuraformen nichtallergischer Genese beruhen auf einer zum Teil sehr unterschiedlichen Ätiologie und Pathogenese. Folgende Formen bzw. Grunderkrankungen kommen in Betracht: orthostatische Purpura, senile Purpura, mechanische Purpura, Nebennierenrindenüberfunktion, idiopathische Lungenhämosiderose, Diabetes mellitus, Hypertonie, Autoimmunerkrankungen.

> **Merke:** Vasopathien beruhen auf umschriebenen bzw. allgemeinen Veränderungen der Gefäßwand. Hereditären Formen stehen die erworbenen Varianten gegenüber. Besondere Bedeutung haben allergisch bedingte Vasopathien mit zum Teil bedrohlichem klinischem Verlauf.

Weiterführende Literatur

Aul, C., R. E. Scharf, Th. Königshausen, W. Schneider: Thrombotisch-thrombozytopenische Purpura. Klin. Wschr. 63 (1985) 123
Bick, R. L.: Vascular disorders associated with thrombohemorrhagic phenomena. Seminars in Thrombosis and Hemostasis. Vol. V, No. 3 (1979) 167
Forbes, C. D., C. R. M. Prentice: Vascular and non-thrombocytopenic purpuras. In Bloom, A. L., D. P. Thomas: Haemostasis and Thrombosis. Churchill Livingstone, Edinburgh 1981 (p. 268)
Kwaan, H. C.: The pathogenesis of thrombotic thrombocytopenic purpura. Seminars in Thrombosis and Hemostasis. Vol. V, No. 3 (1979) 184
Schimpf, K.: Vaskuläre hämorrhagische Diathesen. In Hornbostel, H., W. Kaufmann, W. Siegenthaler: Innere Medizin in Klinik und Praxis, Bd. III, 3. Aufl. Thieme, Stuttgart 1985 (S. 11.221)

Thrombozytäre hämorrhagische Diathesen

> **Definition:** Thrombozytäre hämorrhagische Diathesen beruhen
>
> – auf einer Erniedrigung der Thrombozytenzahl (Thrombozytopenie),
> – auf einer pathologischen Erhöhung der Thrombozytenzahl (primäre bzw. sekundäre Thrombozytose),
> – auf einem qualitativen Plättchendefekt (Thrombozytopathie i. e. S.).

Pathogenese

Die Thrombozyten sind verantwortlich für die primäre Blutstillung und Aufrechterhaltung der Gefäßintegrität (s. Pathophysiologie der Blutstillung). Wesentliche Charakteristika thrombozytär bedingter hämorrhagischer Diathesen sind

– eine verlängerte Blutungszeit,
– der petechiale Blutungstyp.

Bei intakten Plättchenfunktionen besteht eine lineare Korrelation zwischen Plättchenzahl und Blutungszeit (BZ). Diese lineare Beziehung gilt nicht für junge, sehr funktionsfähige Blutplättchen (z. B. Morbus Werlhof) mit relativer Verkürzung der Blutungszeit und andererseits nicht für thrombozytopathisch veränderte Blutplättchen (z. B. Von-Willebrand-Jürgens-Syndrom) mit disproportionaler Verlängerung der Blutungszeit (Abb. 9.**8**).

Tests

Die Untersuchung der verschiedenen Plättchenfunktionen erfolgt mit folgenden Tests:

– Blutungszeit (Duke, Ivy, Marx, Sutor),
– Thrombozytenzahl (Brecher und Cronkite, Coulter Counter),
– Adhäsion (Glasperlentest),
– Aggregation (photometrisch: spontan, nach Stimulation mit ADP, Adrenalin, Kollagen, Thrombin, Ristocetin),
– Retraktion,
– Lebenszeitbestimmung (^{51}Cr, ^{111}Ind),
– Thrombelastographie (indirekte Aussage über Plättchenzahl, Plättchenfaktor 3, Retraktion).

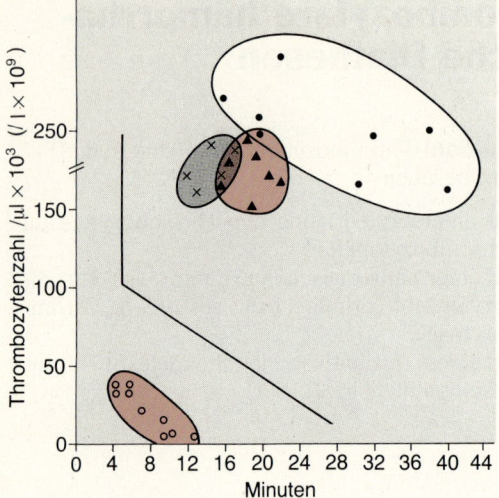

Abb. 9.**8** Korrelation zwischen Thromboyztenzahl und Blutungszeit (nach Harker). ○ = Patienten mit idiopathischer thrombozytopenischer Purpura, × = Patienten unter Therapie mit Acetylsalicylsäure, ● = Patienten mit Von-Willebrand-Jürgens-Syndrom,
▲ = Patienten mit Urämie

Thrombozytopenie

Definition: Eine Thrombozytopenie liegt vor,
wenn die Plättchenzahl im zirkulierenden Blut unter 130000/µl ($< 130 \times 10^9$/l) abfällt. Die Verminderung unter Werte von 40−50000/µl (40−
50×10^9/l) führt in der Regel zu einer hämorrhagischen Diathese mit petechialem Blutungstyp. Bei
extrem niedrigen Werten können auch Ekchymosen, Sugillationen und Hämatome beobachtet werden.

Häufigkeit

Mit 70−90% sind Thrombozytopenien die häufigste
Ursache einer hämorrhagischen Diathese.

Ätiologie und Pathogenese

Thrombozytopenien beruhen auf einer

− Bildungsstörung,
− Umsatzstörung,
− Verteilungsstörung oder
− Kombinationsform.

Abzugrenzen ist die sogenannte *Pseudothrombozyto-
penie*, die bei normaler Plättchenzahl in vivo auf einer fehlerhaften Bestimmung in vitro beruht. Auslösend sind Autoagglutinine oder eine Adhäsion von
Blutplättchen an Granulozyten (Rosettenbildung), die
bevorzugt in Gegenwart von EDTA zu einer scheinbaren Erniedrigung der Plättchenzahl führen.

Tabelle 9.**28** Bildungsstörungen als Ursache einer
Thrombozytopenie

I. Hereditäre Bildungsstörungen

1. Fanconi-Syndrom
2. Amegakaryozytäre Thrombozytopenie mit
   kongenitalen Fehlbildungen
3. Kongenitaler Thrombopoetinmangel
4. Übrige hereditäre Thrombozytopenien
   a) autosomal rezessive Thrombozytopenie
   b) autosomal dominante Thrombozytopenie
   c) Wiskott-Aldrich-Syndrom
   d) geschlechtsgebundene Thrombozytopenie
   e) familiäre thrombopathische Thrombozyto-
      penie

II. Erworbene Bildungsstörungen

1. Idiopathische megakaryozytische Aplasie
2. Aplastische Anämie
3. Zyklische Thrombozytopenie
4. Infektionen (Virushepatitis, Miliartuberkulose,
   Malaria, Coli-Sepsis, Dengue-Fieber usw.)
5. Chemikalien und Medikamente (u. a. Thiazide,
   Östrogene, Alkohol)
6. Tumorinfiltration
7. Thrombozytopenie nach zytostatischer und
   Strahlentherapie
8. Mangelzustände (Vitamin-B_{12}-, Folsäure-,
   Eisenmangel)
9. Paroxysmale nächtliche Hämoglobinurie
   (PNH)

Bildungsstörungen

Angeborene Bildungsstörungen der Thrombozytopoese sind seltene Erkrankungen (Tab. 9.**28**). Sie beruhen entweder auf einer Störung der Megakaryozyten (amegakaryozytäre Formen, Tab. 9.**28** I. 1−I.4a)
oder einer gestörten Produktion der Thrombozyten
bei normaler Megakaryozytenzahl im Knochenmark
(megakaryozytäre Formen, Tab. 9.**28** I. 4b−e). Häufig
sind die hereditären Thrombozytopenien mit einer
gestörten Thrombozytenfunktion verbunden. Wichtigste Erkrankung dieser Gruppe ist das Wiskott-Aldrich-Syndrom.

Häufiger als die angeborenen Bildungsstörungen sind erworbene Störungen der Thrombozyten-
produktion. Neben der aplastischen Anämie (alle drei
Systeme der Zellreifung betroffen) und der idiopathischen megakaryozytischen Aplasie (Ätiologie unbekannt) sind für diese Gruppe erworbener Bildungsstörungen Virusinfektionen von besonderer Bedeutung. Wichtig ist weiter, daß definierte Substanzen relativ spezifisch zu einer Störung der Thrombozyten-
produktion führen können:

− Thiazide: 1−4 Wochen nach Therapiebeginn mit
  Thiaziden langsamer Abfall der Thrombozyten bei
  verminderten bis fehlenden Megakaryozyten im
  Knochenmark.

Tabelle 9.**29** Umsatzstörungen als Ursache einer Thrombozytopenie

I. Kongenitale Thrombozytopenien

1. Erythroblastosis fetalis
2. Kasabach-Merritt-Syndrom
3. Nierenvenenthrombose
4. Frühgeburt
5. Thrombozytopenie bei mütterlicher ITP
6. Neonatale Isoimmunthrombozytopenie

II. Erworbene Thrombozytopenien

1. Immunthrombozytopenien
   - akute (postinfektiöse) Thrombozytopenie
   - chronische idiopathische Thrombozytopenie
   - medikamentös-allergisch bedingte Thrombozytopenie
   - symptomatische Thrombozytopenie (z. B. Lupus erythematodes, Evans-Syndrom, Morbus Boeck, maligne Lymphome)
   - Posttransfusionsthrombozytopenie
   - allergische Thrombozytopenie
2. Nichtimmunologische Thrombozytopenien
   - parainfektiöse Purpura
   - medikamentös-toxische Purpura (z. B. Heparin, Ristocetin)
   - Morbus Moschcowitz und hämolytisch-urämisches Syndrom
   - disseminierte intravasale Gerinnung
   - Thrombozytopenie bei Herzerkrankungen (z. B. Verbrauch bei künstlichen Herzklappen)

– Östrogene: Thrombozytopenie nach langdauernder Therapie mit Östrogenen bei normaler Megakaryozytenzahl im Knochenmark.
– Alkoholismus: Häufige Komplikation von chronischem Alkoholismus auch ohne begleitenden Vitaminmangel. Die Thrombozytopenie ist nach Alkoholentzug reversibel (5–21 Tage). Pathogenetisch ist eine Schädigung der Megakaryozyten am wahrscheinlichsten, wobei der Abfall bereits 5–10 Tage nach Zufuhr großer Alkoholmengen auftreten kann.

Andere Formen erworbener Bildungsstörungen sind in Tab. 9.**28** unter II. zusammengefaßt.

Umsatzstörungen

Den Umsatzstörungen liegt pathogenetisch eine beschleunigte intravasale Thrombozytendestruktion und -sequestration zugrunde (Tab. 9.29). Charakteristisch ist die verkürzte Thrombozytenlebenszeit, die bei Normalpersonen zwischen 9 und 11 Tagen liegt.

Akute (postinfektiöse) Thrombozytopenie

Definition: Die akute (postinfektiöse) Thrombozytopenie ist eine erworbene, akut auftretende hämorrhagische Diathese mit Thrombozytopenie, Linksverschiebung der Megakaryozyten im Knochenmark, stark verkürzter Plättchenlebenszeit (bis zu Stunden) sowie fehlendem Milztumor.

Synonyma

Postinfektiöse Thrombozytopenie, akuter passagerer Morbus Werlhof, idiopathische thrombozytopenische Purpura – akute Verlaufsform, Autoimmunthrombozytopenie.

Häufigkeit und Vorkommen

Die Erkrankung befällt bevorzugt das Kindes- und jugendliche Erwachsenenalter. Mit der chronischen idiopathischen thrombozytopenischen Purpura macht sie etwa 7–10% aller Fälle von Thrombozytopenie aus.

Ätiologie und Pathogenese

Ätiologie und Pathogenese sind weitgehend unklar. In 50–80% geht eine virale Erkrankung der akut einsetzenden Thrombozytopenie um 2 bis 21 Tage voraus. Möglicherweise lösen virusspezifische Proteine oder die Stimulation einer Autoantikörperproduktion bzw. viral bedingte zirkulierende Antigen-Antikörper-Komplexe eine intravasale Destruktion mit erhöhter Sequestration im MMS aus.

Klinik

Innerhalb weniger Stunden Auftreten von Petechien, Purpura mit Übergang in Sugillationen, gehäuft auch Blutungen aus den Schleimhäuten des Gastrointestinaltraktes und der harnableitenden Organe. In 1% ZNS-Blutungen.

Diagnostisches Vorgehen

– Thrombozytopenie in der Regel zwischen 5000 und 10 000/µl ($5-10 \times 10^9$/l),
– Megakaryozyten normal bis vermehrt im Knochenmark mit Linksverschiebung,
– extreme Verkürzung der Plättchenlebenszeit bis auf Stunden,
– Blutungszeitverlängerung,
– gelegentlich Eosinophilie im Differentialblutbild,
– Nachweis freier oder an Thrombozyten gebundener Autoantikörper (inkonstant), normal große Milz.

Differentialdiagnose

Abzugrenzen sind Meningokokkensepsis, Morbus Moschcowitz, hämolytisch-urämisches Syndrom, medikamenteninduzierte Immunthrombozytopenie, akute Leukämie.

Therapie und Prognose

In der Regel (ca. 80%) Spontanremission in 6 Wochen. Bei starken Blutungen und Thrombozyten unter 5000/µl (5×10^9/l) Prednisolon 1−2 mg/kg Körpergewicht. 15% der Patienten zeigen einen chronischen Verlauf mit seltenen Remissionen nach mehr als 6 Monaten. Splenektomie bei lebensbedrohlichen Blutungen.

Chronische idiopathische Thrombozytopenie

Definition: Chronische, zum Teil in Schüben verlaufende erworbene Thrombozytopenie mit großer klinischer Variabilität der hämorrhagischen Diathese, verursacht durch Autoantikörper (7S IgG-Globuline).

Synonyma

Morbus Werlhof, idiopathische thrombozytopenische Purpura (ITP), Morbus haemorrhagicus maculosus, Purpura haemorrhagica, essentielle Thrombozytopenie.

Vorkommen und Häufigkeit

Altersgipfel der chronischen Thrombozytopenie im Erwachsenenalter; Frauen 3mal häufiger betroffen.

Klinik

Die Entwicklung von Petechien und Schleimhautblutungen ist in der Regel langsamer als bei der akuten Form. Prädilektionsstellen sind die distalen Anteile der Extremitäten. Blutungen in die Gelenke, Retinablutungen und intrakranielle Blutungen sind selten. Eine geringe Milzvergrößerung findet sich in 10%, eine deutliche Milzvergrößerung spricht für eine symptomatische Form der Thrombozytopenie.

Diagnostisches Vorgehen

- Thrombozyten 10 000−60 000/µl ($10-60 \times 10^9$/l),
- chronisch (6 Monate) bzw. in Schüben verlaufend, sehr selten Spontanremissionen,
- normale bzw. erhöhte Megakaryozytenzahl im Knochenmark,
- keine tastbare Milzvergrößerung,
- Plättchenlebenszeit verkürzt,
- Ausschluß symptomatischer Thrombozytopenien,
- Nachweis freier oder an Thrombozyten gebundener Autoantikörper.

Differentialdiagnose

Die Diagnose einer idiopathischen thrombozytopenischen Purpura erfordert den Ausschluß aller anderen erworbenen Umsatzstörungen (s. Tab. 9.**29**). Besonders zu erwähnen sind die akute postinfektiöse Thrombozytopenie wie auch alle symptomatischen Thrombozytopenien (Lupus erythematodes, Evans-Syndrom, Hashimoto-Thyreoiditis, Sarkoidose, maligne Lymphome, Thyreotoxikose, Tuberkulose, Sklerodermie, Karzinomatose und Leukämien).

Therapie

Therapeutische Maßnahmen werden bei stärkeren Blutungen durch extrem niedrige Thrombozytenzahlen erforderlich. Ein schrittweises Vorgehen, das individuell adaptiert werden muß an Alter, andere Erkrankungen, z. B. Diabetes mellitus, hat sich für die Therapie der ITP herausgebildet:

- 1 mg/kg Prednisolon − 3 Wochen. Falls erfolgreich langsame Reduktion. Falls ohne Erfolg:
- 2 mg/kg Prednisolon − 3 Wochen. Falls Erfolg s. oben. Falls ineffektiv oder eine Erhaltungstherapie von mehr als 10 mg/die:
- Splenektomie nach 6monatiger Beobachtung,
- immunsuppressive Therapie mit Azathioprin, Cyclophosphamid, Actinomycin C,
- Megakaryozytenstimulation mit Vincristin (im Notfall),
- Infusion von vinblastinbeladenen Thrombozyten zur Immunparalyse bei therapieresistenten Patienten,
- passagerer Anstieg der Thrombozyten durch Therapie mit hochdosierten Immunglobulinen (im Notfall). Dosierung: 0,4 g/kg KG. Alternative: Blockade des MMS durch die Infusion von Anti-D-Antikörpern bei D-positiven Patienten.

Prognose

Der klinische Verlauf ist wechselnd mit allgemein guter Prognose. 10−20% zeigen Spontanremissionen. Die Letalität liegt bei etwa 4%.

HIV-assoziierte Thrombozytopenie

Patienten mit einer HIV-Infektion entwickeln nicht selten eine Thrombopenie, der pathophysiologisch eine Bildungsstörung und/oder eine Umsatzstörung zugrunde liegt mit dem Nachweis Thrombozyten-assoziierter Immunglobuline und Komplementfaktoren. Das therapeutische Vorgehen orientiert sich am Vorgehen bei ITP. Spontanremissionen werden beobachtet. Die HIV-assoziierte Thrombopenie ist kein unabhängiger Risikofaktor.

Medikamentös-allergische Thrombozytopenie

Definition: Medikamentös-induzierte Immunthrombozytopenien sind akut verlaufende Erkrankungen auf der Basis einer Medikamenten-Hapten-induzierten Thrombozytenagglutination oder Thrombozytolyse.

Ätiologie und Pathogenese

Medikamenten-Proteinkomplexe wirken als Antigen mit Stimulation von Antikörpern, die sich nach erneuter Exposition mit dem Medikament als Komplex am Thrombozyten anhaften und die irreversible Agglutination bzw. Lyse bewirken. Die wichtigsten Medikamente, die eine Thrombozytopenie provozieren können, sind in Tab. 9.30 aufgeführt.

Klinik

Plötzliche, zum Teil in Minuten nach Einnahme auftretende Purpura, oft begleitet von Fieber und Exanthem. Gelegentlich Auftreten schockähnlicher Zustände. Bei schneller Elimination des Medikamentes (z. B. Chinin) Sistieren der Blutungen nach 3–4 Tagen, bei langsamer Elimination (z. B. Gold) Persistenz der Symptome bis zu Monaten.

Diagnostisches Vorgehen

Vorliegen einer typischen Medikamentenanamnese. Zum Teil Nachweis spezieller Antikörper durch In-vivo- und In-vitro-Tests möglich.

Therapie

Absetzen aller Medikamente. Kortikosteroide bei starken Blutungen.

Nichtimmunologische Thrombozytopenien

Sowohl Infektionen (Typhus, Morbus Weil, Syphilis, Tularämie, Diphtherie, Brucellose usw.) wie auch Medikamente (Antibiotika, Diuretika, Analgetika, Heparin) können unmittelbar auf toxischem Weg die zirkulierenden Thrombozyten schädigen und eine Thrombozytopenie auslösen. Differentialdiagnostisch wichtig ist, eine heparininduzierte Thrombozytopenie von der Thrombozytopenie unter Heparintherapie bei disseminierter intravasaler Gerinnung zu unterscheiden. Unter primärer Therapie mit niedermolekularen Heparinpräparaten scheinen die z. T. ausgeprägten Thrombopenien wesentlich seltener, wenn überhaupt, aufzutreten.

Verteilungsstörungen

Verteilungsstörungen als Ursache einer Thrombozytopenie beruhen überwiegend auf einer Splenomegalie (s. S. 736). Physiologisch ist ca. ein Drittel der Blutplättchen in der Milz gespeichert, bei Splenomegalie kann dieser Wert bis zu 90% betragen. Alle Erkrankungen mit vergrößerter Milz führen deswegen zu einer Verteilungsstörung der Blutplättchen.

Tabelle 9.30 Die wichtigsten Stoffgruppen und Einzelsubstanzen als Ursache medikamentös-induzierter Thrombozytopenie

1. Analgetika
   Acetylsalicylsäure, Phenylbutazon
2. Antibiotika
   Rifampicin, Sulfonamide, Streptomycin
3. Chinconaalkaloide
   Chinin, Chinidin
4. Herzkreislaufmittel
   Digitoxin, Antazolin, α-Methyldopa
5. Metallverbindungen
   Arsen, Gold, Quecksilber
6. Sulfonamidderivate
   Chlorpropamid, Chlortalidon, Carbutamid, Azetazolamid, Diazoxid, Chlorothiazid
7. Sedativa
   Apronalid, Meprobamat, Barbiturate, Diphenylhydantoin
8. Verschiedene Substanzen
   Chloroquine, Insektizide, Isoniazid, Kaliumjodid, Stibophen, Thioharnstoff

Thrombozytose

Definition: Thrombozytenwerte über $450000/\mu l$ ($> 450 \times 10^9/l$) werden als Thrombozytose bezeichnet. Zu unterscheiden ist die in der Regel mäßig ausgeprägte transitorische Erhöhung der Thrombozyten als Symptom einer Grunderkrankung (sekundäre Thrombozytose, reaktive Thrombozytose) von der in der Regel kontinuierlichen und hochgradigen Erhöhung der Blutplättchen (> 1 Mill./$\mu l \triangleq > 10^{12}/l$) im Rahmen myeloproliferativer Erkrankungen (Thrombozythämie, autonome bzw. primäre Thrombozytose – s. S. 705 ff.).

Ätiologie und Pathogenese

Zahlreiche Grunderkrankungen können zu einer sekundären Thrombozytose führen: Infektionen, Malignome, rheumatische Erkrankungen, Colitis ulcerosa, Morbus Crohn usw. Sie tritt außerdem passager häufig nach Splenektomie auf.

Klinik

Geringe Thrombozytosen sind in der Regel asymptomatisch. Erhöhungen über 800000 bis 1 Mill./μl ($> 800–1000 \times 10^9/l$) führen sowohl zu vermehrter Thromboseneigung als auch zu hämorrhagischen Diathesen. Die letztgenannte Komplikation ist häufiger bei der Thrombozythämie anzutreffen (fragliche Funktionsstörung pathologischer Thrombozyten), während sekundäre Thrombozytosen fast ausschließlich eine vermehrte Thromboseneigung bedingen.

Tabelle 9.**31**   Hereditäre Thrombozytopathien

I. Defekte der Adhäsion

1. Defekte Adhäsion an Kollagen, z. B. Ehlers-Danlos-Syndrom
2. Defekte Adhäsion an subendotheliales Gewebe
   a) Plättchendefekt: Bernard-Soulier-Syndrom
   b) Plasmatischer Defekt:
      Von-Willebrand-Jürgens-Syndrom

II. Defekte der Freisetzungsreaktion

1. Speicherdefekte für ADP
   a) Hermansky-Pudlak-Syndrom
   b) Chediak-Higashi-Syndrom
   c) Wiskott-Aldrich-Syndrom
2. Störung der ADP-Freisetzung
3. Plättchenfaktor-3-Freisetzungsstörung

III. Defekte der Aggregation

1. Plättchendefekt:
   Thrombasthenie Glanzmann-Naegeli
2. Plasmatischer Defekt:
   kongenitale Afibrinogenämie

Therapie

Behandlung der Grunderkrankung. Bei Thrombozytosen über 800 000/µl ($> 800 \times 10^9$/l) kann die Therapie mit Plättchenaggregationshemmern erwogen werden, sofern keine Funktionsstörung vorliegt.

Thrombozytopathien

Definition: Thrombozytopathien sind Störungen der primären Blutstillung, die durch defekte Plättchenfunktionen bei normaler Plättchenzahl bedingt sind und in der Regel zu einer verlängerten Blutungszeit führen.

Hereditäre Thrombozytopathien

Angeborene Störungen der Plättchenfunktionen (Adhäsion, Aggregation, Freisetzung) beruhen entweder auf einer Funktionsanomalie der Plättchen selbst (Thrombozytopathie im engeren Sinne) oder auf pathologischen Gefäßstrukturen bzw. fehlenden Plasmatischen Faktoren (Thrombozytopathie im weiteren Sinne) (Tab. 9.**31**).

Defekte der Adhäsion

Bernard-Soulier-Syndrom

Dem Bernard-Soulier-Syndrom liegt eine autosomal rezessive Störung der Thrombozytenmembran durch einen Defekt des membranspezifischen Glykoprotein – Ib/IX-Komplexes und des Glykoproteins V. zugrunde.

Typisch ist eine Verlängerung der Blutungszeit bei wechselnd ausgeprägter Thrombozytopenie mit Riesenthrombozyten, eine gestörte Adhäsion und defekte Ristocetin-induzierte Aggregation sowie ein pathologischer Prothrombinverbrauchstest.

Die Differentialdiagnose ist nur durch Laboruntersuchungen möglich.

Andere Adhäsionsdefekte

Die übrigen Adhäsionsdefekte beruhen auf pathologischem Kollagen der Gefäßwand (Ehlers-Danlos-Syndrom) bzw. dem Fehlen eines plasmatischen Faktors (Von-Willebrand-Jürgens-Syndrom). Sie werden bei den Vasopathien bzw. Koagulopathien besprochen.

Defekte der Freisetzungsreaktion

Speicherdefekt für ADP

Bei dieser hereditären Störung ist der Gehalt von ADP in den dichten Granula der Thrombozyten herabgesetzt. Die zweite Phase der Aggregation ist deutlich gestört. Gleichzeitig ist der Gehalt an Serotonin und Calcium erniedrigt. Diese sogenannte „storage pool disease" umfaßt heterogene Krankheitsbilder (s. Tab. 9.**31** II.1 a–c).

Störung der ADP-Freisetzungsreaktion

Bei dieser Form der Plättchendysfunktion enthalten die dichten Granula der Thrombozyten zwar einen normalen Gehalt an ADP, die Freisetzung dieser Substanz ist aber gestört wie nach Aspirineinnahme. Daher stammt die Bezeichnung „aspirin-like-defect". Klinisch sind beide Formen charakterisiert durch frühzeitig auftretende diffuse Haut- und Schleimhautblutungen. Typisch sind häufige Menorrhagien.
Die Diagnose beider Defekte ist nur durch Aggregationstests möglich.

Defekte der Aggregation: Thrombasthenie Glanzmann-Naegeli

Definition: Die Thrombasthenie ist ein autosomal rezessiv vererbter Thrombozytendefekt mit stark variabler hämorrhagischer Diathese, gestörter Aggregation und Retraktion.

Ätiologie und Pathogenese

Abnormale Glykogenverteilung (Typ IIb und IIIa) in der Thrombozytenmembran, die zur defekten Aggre-

Tabelle 9.**32** Wirkungsmechanismus von Plättchenaggregationshemmern

	Acetylsalicylsäure	Dipyridamol	Sulfinpyrazon	Prostazyklin
Wirkung	irreversible Azetylie-rung der Zyklooxy-genase	Stimuliert PGI_2-Syn-these; hemmt Phos-phodiesterase	reversible Hemmung der Zyklooxygenase	stimuliert Adenyl-zyklase
Aggregation	Blockierung Ausn.: Thrombin Kollagen (konz.)	∅	Blockierung durch verdünntes Kollagen	Blockierung
Adhäsion	∅	vermindert	∅	Blockierung
Überlebenszeit	∅	verbessert	verbessert	verbessert
Blutungszeit	verlängert	∅	∅	verlängert

gation auf Kollagen, ADP, Adrenalin und Thrombin führt. Mangel an ATP bei verminderter Glyceralde-hyd-3-P-Dehydrogenase-Aktivität in den Plättchen.

Klinik

Petechiale Blutungen, Epistaxis, gefürchtet ist eine ausgedehnte postoperative Blutungsneigung.

Diagnostisches Vorgehen und Differential-diagnose

- Verlängerte Blutungszeit,
- pathologische Aggregation auf ADP, Kollagen, Adrenalin, Thrombin,
- pathologische Retraktion.

Differentialdiagnostisch muß dieser Defekt gegen das Von-Willebrand-Jürgens-Syndrom, das Bernard-Sou-lier-Syndrom sowie andere Plättchenfunktionsstö-rungen abgegrenzt werden.

Erworbene Funktionsstörungen

Erworbene Thrombozytopathien treten im Rahmen einer **Urämie** und **myeloproliferativer Erkrankun-gen** auf.

Verschiedene Funktionsstörungen werden auch im Verlauf von **Dysproteinämien** mit monoklonaler Gammopathie (z. B. Morbus Waldenström, Plasmozy-tom) beobachtet. Zunehmende Bedeutung gewinnen **medikamentös ausgelöste Funktionsdefekte**, die bei den Plättchenaggregationshemmern zum Teil the-rapeutisch beabsichtigt sind (Tab. 9.**32**), oft aber auch unerwünschte Folge analgetischer und antibio-tischer Therapie sind (Acetylsalicylsäure-haltige An-algetika, Carbenicillin, nicht steroidale Antirheuma-tika usw.). Besondere Bedeutung hat die Acetylsali-cylsäure, die in sehr vielen Kombinationspräparaten enthalten ist und bereits in einer Dosierung von etwa 300 mg die Thrombozytenpopulation bis zu 80% für 3−4 Tage irreversibel durch Azetylierung der Cyclo-oxygenase schädigen kann (s. Abb. 9.**3**, S. 738).

Merke: Thrombozytäre hämorrhagische Diathe-sen beruhen in der Regel auf einer Erniedrigung oder Funktionsstörung der Thrombozyten. Ein wichtiger Test ist die Bestimmung der Blutungs-zeit. Thrombozytopenien sind Folge von Bil-dungs-, Verteilungs- oder Umsatzstörungen. Sie sind die häufigste Ursache einer hämorrhagischen Diathese. Thrombozytopathien sind Störungen der Plättchenfunktionen Adhäsion, Aggregation und Freisetzungsreaktion.

Weiterführende Literatur

Colman, R. W., J. Hirsh, V. J. Marder, E. W. Salzman: Hemostasis and Thrombosis. Basic Principles and Clinical Practice. Lip-pincott, Philadelphia 1987
Gardner, F. H., J. D. Bessman: Thrombocytopenia due to defec-tive platelet production. Clin. Haematol. 12 (1983) 23
Gehrmann, G.: Thrombopenien. In Hornbostel, H., W. Kauf-mann, W. Siegenthaler: Innere Medizin in Klinik und Praxis, Bd. III, 3. Aufl. Thieme, Stuttgart 1985 (S. 11.194)
Hardisty, R. M.: Disorders of platelet function. Brit. med. Bull. 33/3 (1977) 207
Harker, L. A.: Platelets. In Hoffbrand, A. V., M. C. Brain, J. Hirsh: Recent Advances in Haematology. Churchill Livingstone, Edinburgh 1977 (p. 349)
Jackson, D. P.: Management of thrombocytopenia. In Colman, R. W., J. Hirsh, V. J. Marder, E. W. Salzman: Hemostasis and Thrombosis. Lippincott, Philadelphia 1987 (p. 530−536)
McMillan, R.: Immune thrombocytopenia. Clin. Haematol. 12 (1983) 69
Miescher, P. A., J. Graf: Drug-induced thrombocytopenia. Clin. Haematol. 9 (1980) 505
Riess, H.: Quantitative und qualitative Thrombozytenstörungen. In Ostendorf, P. C.: Hämatologie. Urban & Schwarzenberg, München 1991 (S. 516−529)
Weiss, H. J.: Inherited disorders of platelet secretion. In Colman, R. W., J. Hirsh, V. J. Marder, E. W. Saltman: Haemostasis and Thrombosis: Basic Principles and Clinical Practice. Lippin-cott, Philadelphia 1982 (p. 507)

Plasmatische hämorrhagische Diathesen

Definition: Plasmatische hämorrhagische Diathesen sind Defekte der Blutstillung durch Störungen der plasmatischen Gerinnung und/oder Fibrinolyse (Koagulopathien). Gemeinsam ist diesen Diathesen

- eine fehlende oder verzögerte Fibrinbildung bzw. eine beschleunigte unphysiologische Fibrinolyse,
- die Neigung zu Suffusionen, Sugillationen und Hämatomen,
- das Fehlen einer Thrombozytopathie im engeren Sinne und einer Vasopathie.

Test

Für die Diagnostik plasmatischer Gerinnungsstörungen existiert eine Fülle von Tests, die sich schematisch für die wichtigsten Bestimmungen in folgende Gruppen ordnen lassen:

- Globaltests: Thrombelastogramm, Gesamtblutgerinnungszeit, Gesamtblutlysezeit.
- Gruppentests: partielle Thromboplastinzeit (PTT – endogenes System), Thromboplastinzeit (Quick-Wert – exogenes System), Plasmathrombinzeit (PTZ – 2. Phase der Gerinnung).
- Einzelfaktorenbestimmung: Bestimmung der Aktivität der Einzelfaktoren I-XIII; Fibrinmonomere, Fibrin-Fibrinogen-Spaltprodukte, Antithrombin III und Plasminogen.

Angeborene Koagulopathien

Angeborene Koagulopathien beruhen auf einer isolierten oder kombinierten Defektbildung von plasmatischen Gerinnungsproteinen. Sie können autosomal-rezessiv oder X-chromosomal-rezessiv vererbt werden. Ihre Häufigkeit liegt bei etwa 1:7000–8000 Personen der Bevölkerung; 90% dieser Koagulopathien umfassen die Hämophilie A, Hämophilie B und das Von-Willebrand-Jürgens-Syndrom.

Defekte des endogenen Systems

In dieser Gruppe sind Defekte des endogenen plasmatischen Gerinnungssystems zusammengefaßt, die pathogenetisch zu einer unvollständigen oder fehlenden Aktivierung von Faktor X führen: Defektbildungen der Faktoren XII, XI, IX, VIII.

Hämophilie A

Definition: Die Hämophilie A ist eine angeborene, X-chromosomalrezessiv vererbte oder spontan auftretende hämorrhagische Diathese, die durch Fehlen bzw. Verminderung der biologischen Aktivität des Faktors VIII verursacht ist. Die Erkrankung ist charakterisiert durch

- den hämophilen Blutungstyp,
- die klassische Laborkonstellation von verlängerter PTT, normalem Quick-Wert, unauffälliger Blutungszeit.

Häufigkeit und Vorkommen

Die Häufigkeit beträgt etwa 1 Patient auf 10000 Personen bzw. 1 Patient auf etwa 4500 männliche Geburten. Durch den Vererbungsmodus erkranken nur Männer, während Frauen mit dem defekten X-Chromosom die Hämophilie A übertragen (Konduktorinnen). Bei etwa 30–40% der Patienten mit Hämophilie A fehlt eine typische Familienanamnese, es handelt sich um die sogenannte sporadische Hämophilie mit einer Mutationsrate von 4×10^{-5}.

Pathobiochemie

Der Faktor VIII besteht aus einer Anzahl von molekularen Komplexen. An diese unterschiedlichen Proteine sind die zwei entscheidenden biologischen Funktionen des Faktors VIII gebunden:

- Plättchenadhäsion an pathologische Oberflächen,
- die Gerinnungsaktivität im endogenen System.

Die drei funktionellen Hauptkomponenten des Moleküls – Faktor VIII: COAG, Faktor VIII: RAG sowie Faktor VIII: RWF – sind in Tab. 9.**33** und Abb. 9.**9** mit ihren wesentlichen charakteristischen Merkmalen gegenübergestellt.

Bei der Hämophilie A ist je nach Expressivität des Gens nur der gerinnungsaktive, niedermolekulare Anteil (Faktor VIII: COAG) unterschiedlich stark vermindert bis fehlend. Die beiden anderen Komponenten (Faktor VIII: RAG und Faktor VIII: RWF) sind im Gegensatz zum Von-Willebrand-Jürgens-Syndrom in normaler Konzentration vorhanden. Pathogenetisch resultiert aus dieser Konstellation zwar eine regelrechte primäre Blutstillung (ungestörte Plättchenfunktion), aber eine unterschiedlich starke plasmatische Gerinnungsstörung, deren Schwere mit der genetisch determinierten Restaktivität von Faktor VIII: COAG korreliert.

Weniger unmittelbare klinische Bedeutung hat die Tatsache, daß bei einigen Patienten (ca. 10%) mit homologen Antiseren gegen Faktor VIII: COAG ein Antigen nachgewiesen werden kann, das auf ein verändertes Protein des Faktors VIII: COAG-Anteils bei diesen Patienten hinweist (sogenannte Hämophilie A+).

Konduktorinnen der Hämophilie A haben eine normale Faktor VIII: RAG-Aktivität, durch das genetisch defekte X-Chromosom aber häufig eine Reduktion der Faktor VIII: COAG-Komponente auf durchschnittlich 50%. Diese Konstellation erlaubt wegen der hohen Variation von Faktor VIII: COAG in der Normalpopulation zwar keine sichere, wohl aber eine Wahrscheinlichkeitsdiagnose, ob eine Patientin Konduktorin der Hämophilie ist.

Klinik

Der Schweregrad der Blutungen bei einer Hämophilie A ist eng korreliert mit der genetischen Expression der Restaktivität. Tab. 9.**34** informiert über diese Beziehung.

Patienten mit einer Restaktivität < 1% sind nicht nur schwerer, sondern auch häufiger betroffen.

Typisch für den hämophilen Blutungstyp sind die Sekundärblutungen. Nach unauffälliger primärer Blutstillung kommt es 3−5 Stunden später zu schweren Nachblutungen. Besonders betroffen sind Patienten im Kleinkindes- und Schulalter.

Gefürchtet sind die häufigsten **Gelenkblutungen**, die zum Teil als sogenannte Serienblutungen auftreten und bleibende Körperbehinderungen hervorrufen (Synovitis mit schwerer ankylosierender Arthropathie, Muskeldystrophien und Beugekontrakturen, irreversible Knochendefekte, Osteoporose usw.).

Für Gelenkblutungen gelten zwei Besonderheiten:

− Bei den ersten Blutungen starke Schmerzhaftigkeit, die bei Rezidiven abnimmt (Gefahr der Bagatellisierung im weiteren Verlauf).
− Rückgang der Spontanblutungen im 2. bzw. 3. Jahrzehnt.

Die zweithäufigste Blutungskomplikation besteht in **Muskelblutungen**, die fast ausschließlich bei schwerer Hämophilie und ebenfalls bevorzugt in jugendlichem Alter als Spontanblutungen auftreten. Serienblutungen sind im Gegensatz zu Gelenkblutungen nicht üblich. Bevorzugte Lokalisationen sind der M. iliopsoas (Differentialdiagnose der Appendizitis bei rechtsseitigem Hämatom), die Unterarm- und Wadenmuskulatur. Bedrohlich können Mundboden- bzw. Zungengrundblutungen sein mit kompletter Verlegung der Atemwege. Gefürchtete Folgen intramuskulärer Blutungen sind Druckschädigung der Nerven und Ischämie mit nachfolgender Nekrose.

Die dritthäufigste Blutungskomplikation (ca. 20%) sind **Nierenblutungen**, die fast ausschließlich spontan auftreten und keine Korrelation zu Nierenerkrankungen zeigen. Fibringerinnsel der ableitenden Harnwege können zu Koliken und Aufstau führen.

Seltenere Blutungen sind Epistaxis, Blutung in die Knochen mit Entwicklung von Pseudotumoren sowie Magen-Darm-Blutungen, wobei den letzteren oft eine Blutungsquelle (z. B. Ulkus, Erosion) nicht sicher zugeordnet werden kann. Besonders gefürchtet sind intraabdominelle Blutungen nach Milz- und Leberruptur sowie ZNS-Blutungen, die in 10% der Patienten auftreten. Die letztgenannte Komplikation wird häufig nach leichten Schädeltraumen beobachtet.

Tabelle 9.**33** Charakteristika und Nomenklatur der Faktor-VIII-Komponenten

Faktor VIII: COAG	→ Faktor-VIII-Gerinnungsaktivität → niedrigmolekulare Komponente → X-chromosomale Kontrolle → Neutralisation durch Allo- oder Autoantikörper in Gerinnungstests → reduziert (Hämophilie A⁻) oder abnormal (Hämophilie A⁺) in Hämophilie A
Faktor VIII: RAG	→ Faktor-VIII-assoziiertes Protein (Antigen) → hochmolekulare Komponente → autosomale Kontrolle → Präzipitation durch Antiserum (Kaninchen) → reduziert (klassische Form) oder abnormal (Subentitäten) bei Von-Willebrand-Jürgens-Syndrom (Ausnahme: Typ II normal-subnormal)
Faktor VIII: RWF	→ Von-Willebrand-Faktor-Aktivität → korrigiert abnormale Blutungszeit (BT) → korrigiert abnormale Glasperlenretention (GBA) → korrigiert abnormale ristocetininduzierte Plättchenaggregation (RCoF) → reduziert bei Willebrand-Jürgens-Sydnrom

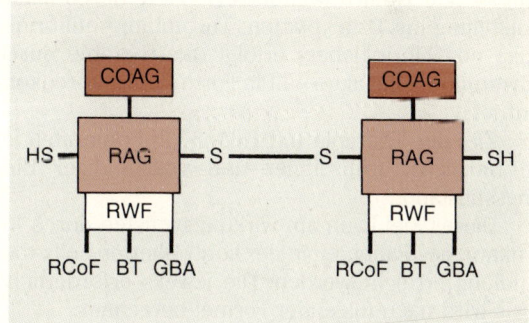

Abb. 9.**9** Schematische Darstellung des Faktor-VIII-Moleküls (als Dimer). S-S = Disulfidbrücke, COAG = F-VIII-Gerinnungsaktivität, RAG = F-VIII−assoziiertes Protein, RWF = Von-Willebrand-Faktor-Aktivität, RCoF = Ristocetin Cofaktor, BT = Blutungszeit, GBA = Adhäsion an Glasperlen

Diagnostisches Vorgehen und Differentialdiagnose

Klinisch kann die Diagnose einer Hämophilie mit großer Wahrscheinlichkeit bei typischer Familienanamnese und rezidivierenden Gelenkblutungen gestellt werden. Bewiesen wird die Erkrankung durch Verlängerung der PTT bei normaler Quick-Wert-Bestimmung, unauffällige Blutungszeit sowie die Einzelfaktorenbestimmung von Faktor VIII. Differentialdiagno-

Tabelle 9.**34**   Genetisch determinierte Schweregrade der Hämophilie und ihre Beziehung zu Blutungen

Restaktivität-Faktor VIII in E/100 ml	Bezeichnung	Beziehung zu Blutungsereignissen
0–1%	schwere Hämophilie	Spontanblutungen in Gelenke und Muskeln
1–5%	mittelschwere Hämophilie	schwere Blutungen nach kleineren chirurgischen Eingriffen. Mäßig häufige Spontanblutungen
5–15%	leichte Hämophilie	Blutungen nach chirurgischen Eingriffen. Selten Spontanblutungen in Muskeln oder Gewebe
15–50%	Subhämophilie	Blutungstendenz nach größeren Operationen und schweren Traumen
50–200%	Normalbereich	

stisch muß die Hämophilie A gegen die Hämophilie B und das von-Willebrand-Jürgens-Syndrom abgegrenzt werden. Zusätzlich muß an seltene Varianten einer Faktor VIII: COAG-Erniedrigung gedacht werden:

– autosomale Hämophilie,
– kombinierte Defekte der Faktoren V und VIII sowie der Faktoren VII und VIII,
– Heckathorn-Erkrankung (variabler Faktor-VIII: COAG-Anteil bei konstant pathologischem Prothrombinverbrauchstest).

Therapie

Bis auf kleinere Verletzungen, Nasenblutungen, Hämaturie und Zahnextraktionen (letztere durch lokale Blutstillung mit Druckplatten, Thrombin, Antifibrinolytika und Fibrinkleber) erfolgt die Therapie durch Substitution von Faktor VIII in Form der Faktorenkonzentrate.

Ziel der Therapie mit Faktor-VIII-Präparaten ist ein möglichst frühzeitiger und vollständiger Blutungsstillstand.

Dieses Ziel kann am wirkungsvollsten durch Instruktion des Patienten in der kontrollierten Selbstbehandlung erreicht werden. Die jeweils erforderliche Dosis wird nach folgender Formel berechnet:

Erforderliche Dosis in Einheiten F VIII
= KG in kg×gewünschter Anstieg in %.

Diese Formel geht von dem durchschnittlichen Faktor-VIII-Anstieg aus, der nach Transfusion zu erwarten ist: 1 E/kg KG führt zu einem Anstieg des Faktors VIII im zirkulierenden Blut um 1%. Variationen im Einzelfall sind aber nicht unerheblich. Unmittelbar postoperativ gilt:

Erforderliche Dosis in Einheiten F XIII
=KG in kg×gewünschter Anstieg in %×2.

Bei den meisten Indikationen, insbesondere postoperativ, ist eine Erhaltungstherapie erforderlich, da die Halbwertszeit des Faktors VIII zwischen 8 und 12 Stunden liegt. Über die Therapieunterschiede bei den einzelnen Indikationen unterrichtet Tab. 9.**35**. Seit

1985 kann postuliert werden, daß alle kommerziell angebotenen Gerinnungskonzentrate zur Therapie der Hämophilie A virusinaktiviert und somit Hepatitis- und AIDS-sicher sind.

Zusatztherapie

– Antifibrinolytika: indiziert bei Blutungen der Mundhöhle und nach Zahnextraktionen.
– Corticosteroide: indiziert bei Hämaturie, 1–2 mg Prednisolon/kg KG. Faktor-VIII-Substitution nur bei ineffektiver Corticosteroidtherapie.
– DDAVP (Deamino-D-Arginin-Vasopressin): Therapieversuch mit DDAVP bei leichter und mittelschwerer Hämophilie indiziert, wenn nicht-lebensbedrohliche Blutungen vorliegen. Abnehmender Stimulationseffekt nach 2–4 Tagen Therapiedauer.

Unter bestimmten strengen Indikationen muß eine Dauerbehandlung durchgeführt werden. Folgende Indikationskriterien sind zu beachten:

– Patienten mit einer Restaktivität unter 1%,
– Patienten zwischen dem 2. und 16. Lebensjahr,
– Patienten mit orthopädischer Rehabilitation,
– Patienten in besonderen Ausbildungssituationen,
– bei Serienblutungen,
– bei florider Synovitis.

Die niedrigste Dosierung liegt bei 3×12 E/kg/Woche. Mögliche Nebenwirkungen der Therapie mit Faktor-VIII-Konzentraten:

– Hepatitisinfektion (bis zu 100%),
– hämolytische Reaktionen,
– allergische Reaktionen,
– paradoxe Blutungen,
– Hemmkörperentwicklung,
– erworbenes Immundefektsyndrom (AIDS) (bei Verabreichung von hitzeinaktivierten Präparaten ausgeschlossen).

Hemmkörperhämophilie

Etwa 5–8% der Patienten mit Hämophilie A entwickeln einen plasmatischen Hemmkörper gegen Faktor

Tabelle 9.**35** Beziehung zwischen Blutungstyp, therapeutisch notwendiger Faktor-VIII-Konzentration und Therapiedauer

Blutungstyp	Therapeutisch notwendige Faktor-VIII-Konzentration	Therapiedauer
1. unkomplizierte Gelenkblutung	10–30%	bei frühzeitiger Therapie einmalige Transfusion ausreichend
2. schwere Gelenkblutung	20–40%	48–72 Stunden
3. Muskelblutungen (Ausn.: Nr. 4) Bißverletzungen leichte Verletzungen	10–30%	a) 12–24 Stunden bei frühzeitiger Therapie b) ansonsten 48–72 Stunden
4. Blutungen in – M. iliopsoas – Wadenmuskulatur – Unterarmmuskulatur – Zungengrundmuskulatur kleine Operationen	30–40%	a) 24 Stunden bei Blutung in die Zungengrundmuskulatur b) 72–96 Stunden übrige Blutungen
5. Magen-Darm-Blutungen (Ulkus, Erosionen)	20–30%	48 Stunden über dokumentierten Blutungsstillstand hinaus
6. intrakranielle und intrathorakale Blutungen	> 40% > 30% > 20%	4 Tage 4 Tage 6 Tage
7. große Operationen	80–100% > 50% > 30%	perioperativ 1. Woche postoperativ 2. Woche postoperativ

VIII: COAG, der eine Substitutionstherapie erschwert oder unmöglich macht. Der zugeführte Faktor VIII wird durch den polyklonalen Antikörper neutralisiert. Der Hemmkörpertiter fällt im Verlauf von Wochen bis Jahren kontinuierlich ab (durchschnittliche biologische Halbwertszeit: 30–40 Tage), steigt aber nach Reexposition, wenn auch unterschiedlich stark, wieder an (in der Regel innerhalb von 5–20 Tagen). Die Diagnose erfolgt klinisch durch Fortdauer der Blutung unter „adäquater" Substitution, fehlendem Faktor VIII; COAG-Anstieg und laborchemisch durch einen pathologischen Plasmatauschversuch (Bethesdamethode).

Therapie in folgender Reihenfolge

– Feiba   (*F*actor-*E*ight-*I*nhibitor-*B*ypassing-*A*ctivity) – 60 E/kg KG in 12stündlichem Abstand.
– Feiba – 100 E/kg KG, gefolgt von Faktor-VIII-Konzentrat – 40 E/kg KG.

Falls unter diesen Behandlungsmaßnahmen keine erfolgreiche Blutstillung:

– Versuch mit hochdosierter Faktor-VIII-Transfusion (20–50 000 E),
– Plasmapherese,
– tierisches antihämophiles Globulin – 10 000 E 2mal täglich,
– Endoxan in Verbindung mit Faktor-VIII-Konzentrat zur Antigenstimulation,

– Immunparalyse im Intervall bei High-Respondern durch kontinuierliche Gabe von Faktor VIII und Feiba bis zum Verschwinden des polyklonalen Antikörpers.

Von-Willebrand-Jürgens-Syndrom

Definition: Das von-Willebrand-Jürgens-Syndrom ist eine autosomal-dominant vererbte hämorrhagische Diathese, bei der ein defektes Faktor-VIII-Molekül zu einer verlängerten Blutungszeit und einer gestörten plasmatischen Gerinnung führt. Neben dieser klassischen Form zeigen molekularbiologische Varianten eine vielfältige klinische Symptomatik mit wechselnd ausgeprägtem petechialem oder hämophilem Blutungstyp.

Häufigkeit und Vorkommen

Beide Geschlechter sind gleichermaßen befallen, die Vererbung erfolgt mit stark unterschiedlicher Penetranz und Expressivität. Das von-Willebrand-Jürgens-Syndrom ist die häufigste angeborene hämorrhagische Diathese.

Pathobiochemie

Im Gegensatz zur Hämophilie A mit Verminderung des niedermolekularen Anteils, des Faktors VIII: COAG, ist bei dem von-Willebrand-Jürgens-Syndrom die hochmolekulare Komponente erniedrigt bzw. fehlend (Abb. 9.**9**). Dieser Anteil trägt die immunologische (antigene) Aktivität (F. VIII:RAG) wie auch die Von-Willebrand-Faktor-Aktivität (F. VIII:RWF), die eng korreliert ist mit

- der ristocetininduzierten Aggregation (F. VIII:R-CoF),
- der verlängerten Blutungszeit (BT),
- der Adhäsion an Glasperlen (GBA).

Da diese beiden funktionellen Anteile (F. VIII:RAG, F. VIII:RWF) für die Thrombozytenfunktion in der primären Blutstillung notwendig sind, wird die Klinik geprägt von einer verlängerten Blutungszeit, vermehrten Schleimhautblutungen und einer gesteigerten Kapillardurchlässigkeit. Zwar ist auch F. VIII:COAG, die gerinnungsaktive niedermolekulare Komponente, häufig erniedrigt, kann aber nach Transfusionsergebnissen wahrscheinlich gebildet werden. Ursache der Erniedrigung ist danach nicht eine Synthesestörung, sondern wegen des fehlenden Trägerproteins (F. VIII:RAG) eine extrem kurze Halbwertszeit.

Neben dieser klassischen Form (Erniedrigung von F. VIII:RAG, F. VIII:COAG, F: VIII:RWF) sind drei weitere Haupttypen zu unterscheiden, deren Verteilungsmuster sich aus der unterschiedlichen Höhe der Faktor-VIII-Komponenten ergibt.

Neben einer Synthesestörung des F. VIII:RAG existieren Polymerisationsstörungen dieses Molekülanteils wie auch Dysproteinämien. Klinisch ist die Erfassung dieser Variationen von großer Bedeutung, da es trotz fehlender spontaner hämorrhagischer Diathese postpartal und postoperativ zu schweren Nachblutungen kommen kann. Einer weiteren Subentität des von-Willebrand-Jürgens-Syndroms, dem sog. „platelet-type", liegt keine plasmatische Störung, sondern ein thrombozytärer Rezeptordefekt zugrunde.

Klinik

Klinisch im Vordergrund stehen Hautblutungen in Form von Suffusionen und Sugillationen sowie Schleimhautblutungen (Epistaxis, Gingivablutungen, Menorrhagien, Hypermenorrhöen). Relativ häufig sind Magen- und Darmblutungen, während Gelenkblutungen sehr selten sind im Gegensatz zur Hämophilie A. Auffallend ist die Störung der primären Blutstillung nach Polytrauma und Operation.

Diagnostisches Vorgehen und Differential-diagnose

Die Diagnostik stützt sich auf die Untersuchung der verschiedenen Faktor-VIII-Anteile: F. VIII:COAG, F. VIII:RAG, F. VIII:RWF in Form des Ristocetin-Cofaktors (RCoF), des Glasperlentests (GBA) und der Blutungszeit (BT). Bei der klassischen Form sind alle Tests pathologisch. Bei Heterozygoten ist die Diagnose gerechtfertigt, wenn entweder F. VIII:RAG oder F.

VIII:RWF (RCoF) unter 25% liegen und einer der sonstigen Tests (BT, GBA, F. VIII:COAG) pathologisch ausfällt.

Seltene Varianten dieses Syndroms sind ein geschlechtsgebundener Vererbungsmodus (Differentialdiagnose zur Hämophilie A) bzw. eine Kombination mit Faktor-XII-Mangel (San-Diego-Variante).

Therapie

Milde Formen benötigen lediglich bei Spontanblutungen und perioperativ eine Substitution. Grundlage der Behandlung ist wegen des quantitativen und/oder qualitativen Defektes die Transfusion von Faktor VIII.

Von den Plasmaderivaten eignen sich vornehmlich Cohn-Fraktion I und einfache Kryopräzipitate (z. B. Ristofakt 500), da hochgereinigte Präparate nur F. VIII:COAG enthalten und nicht die für das von-Willebrand-Jürgens-Syndrom entscheidenden Komponenten.

Eine Alternative ist die Therapie mit Desmopression (Minirin), wodurch F. VIII aus dem Endothel freigesetzt wird. Die Dosis beträgt 0,4 µg/kg KG als Kurzinfusion.

Verlauf und Prognose

Abhängig von der Expressivität, in der Regel günstiger als die schwere bzw. mittelschwere Hämophilie. Selten bleibende Gelenkdeformitäten.

Hämophilie B

Die Hämophilie B beruht auf einer Erniedrigung, Fehlen bzw. einer abnormen Bildung von Faktor IX. Der Erbgang ist wie bei der Hämophilie A X-chromosomal rezessiv. Die Häufigkeitsverteilung von Hämophilie A und B beträgt etwa 5:1. Wie bei der Hämophilie A zeigt ein Teil der Patienten eine fehlende Familienanamnese, die Mutationsrate beträgt $0,46 \times 10^{-5}$. Das klinische Bild ist völlig identisch mit dem der Hämophilie A. Auch bei dieser angeborenen Störung sind die Blutungstypen und das Ausmaß der Störungen eng korreliert mit der genetisch determinierten Restaktivität.

Die Therapie und Substitution mit Faktor-IX-haltigen Konzentraten folgt den gleichen Grundsätzen wie bei der Hämophilie A. Drei Unterschiede sind zu beachten:

- Die Recovery ist im Vergleich zur Faktor-VIII-Konzentration (70%) bei den Faktor-IX-Konzentraten in der Regel niedriger (30–50%).
- Die Halbwertszeit von Faktor IX ist länger als von Faktor VIII, so daß die Erhaltungstherapie, insbesondere bei länger dauernden Substitutionen, nur in 12- bis 24stündigem Abstand erfolgen muß.
- Durch die unterschiedliche Halbwertszeit kann auch eine Dauertherapie bei gleichen Voraussetzungen niedriger dosiert werden als bei der Hämophilie A-2×9 E/kg KG wöchentlich.

Faktor-XI-Mangel

Der Faktor-XI-Mangel ist eine seltene autosomal rezessiv vererbte hämorrhagische Diathese. Synonyma: Hämophilie C, Rosenthal-Mangel, PTA-Mangel. Die Klinik ist gekennzeichnet durch eine Blutungsneigung nach Operationen und Zahnextraktionen, Menorrhagien und Epistaxis. Die Therapie erfolgt mit Frischplasma.

Faktor-XII–Mangel

Der angeborene, autosomal rezessiv vererbte Faktor-XII-Mangel hat die typische Konstellation:

– deutlich verlängerte PTT,
– Fehlen einer hämorrhagischen Diathese.

Perioperativ ist keine Substitutionsbehandlung erforderlich. Weitgehend ähnlich sind in der Konstellation von Labor und Klinik der autosomal rezessiv vererbte Mangel an Fletcher- und Fitzgerald-Faktor.

Defekt des exogenen Systems

Faktor-VII-Mangel

Der Faktor-VII-Mangel ist eine autosomal rezessiv vererbte hämorrhagische Diathese. Charakteristisch ist eine normale PTT bei pathologischer Quick-Wert-Bestimmung.

Häufigkeit

1 auf 500 000.

Klinisch stehen Schleimhautblutungen und gastrointestinale Blutungen sowie Menorrhagien im Vordergrund. Gelenkblutungen sind selten. Die Therapie im Blutungsfall erfolgt mit F.-VII-haltigen F.-IX-Komplex-Präparaten.

Defekte des gemeinsamen Reaktionsablaufes

Mangel der Gerinnungsproteine II und X

Ein Mangel der Faktoren II und X wird autosomal rezessiv vererbt. Die Defekte sind sehr selten (bekannt 20 Patienten mit angeborenem Faktor-II-Mangel), zum Teil beruhen die Defekte auf strukturell abnormen Molekülvarianten. Beide Mangelzustände führen neben Nabelschnurblutungen zu einem hämophilieähnlichen klinischen Bild. Die Therapie erfolgt mit Faktor-IX-Komplex-Präparaten.

Faktor-V-Mangel

Der Faktor-V-Mangel (Parahämophilie) beruht auf der angeborenen Synthesestörung des plasmatischen Gerinnungsproteins V mit wahrscheinlich autosomal rezessivem Erbgang. Die Klinik wird bestimmt durch Zahnfleischbluten, gastrointestinale Blutungen und Hypermenorrhoe. Heterozygote Familienmitglieder haben oft nur eine latente Blutungsbereitschaft.

Da der Faktor V lagerunginstabil ist, kommen zur Therapie nur Frischplasma, frisch gefrorenes Plasma und lyophilisiertes Frischplasma in Betracht.

Fibrinogen

Störungen der Fibrinogensynthese können sich in einer Afibrinogenämie, Hypofibrinogenämie und Dysfibrinogenämie äußern.

Die **Hypo-bzw. Afibrinogenämie** ist eine sehr seltene (ca. 150 Patienten bekannt), autosomal rezessiv vererbte Erkrankung. Obwohl der primäre Blutstillungsvorgang bei Afibrinogenämie (gestörte Thrombozytenaggregation) defekt ist, kann die klinische Symptomatik mild sein, in der Regel entspricht die Symptomatologie einer mittelschweren Hämophilie.

Im Gegensatz zur Afibrinogenämie ist bei der autosomal dominant vererbten **Dysfibrinogenämie** immunologisch eine normale Titerhöhe des Proteins nachweisbar. Funktionell führt die abnormale Molekularstruktur zu einer ungewöhnlichen Fibrinmonomeraggregation. Das klinische Bild ist heterogen, da neben unauffälligen Verläufen sowohl hämophilieähnliche hämorrhagische Diathesen wie auch Thrombosen vorkommen.

Faktor-XIII-Mangel

Der angeborene Mangel an Faktor XIII ist eine sehr seltene Erkrankung mit autosomal rezessivem Erbgang. Pathobiochemisch beruht die Erkrankung auf einer völlig fehlenden Untereinheit A des Moleküls, wodurch es zu keiner oder nur mangelhafter Quervernetzung der Fibrinomonomere kommt. In der klinischen Symptomatologie sind neben Hämarthros und Hämaturie zerebrale Blutungen besonders gefürchtet. Typisch sind postoperative Nachblutungen mit Wundheilungsstörungen.

Erworbene Koagulopathien

Erworbene plasmatische Gerinnungsstörungen sind häufig Symptom einer komplexen Grunderkrankung. Sie lassen sich pathogenetisch durch eine Vielfalt von Faktoren (Bildungs-, Umsatz- und Verteilungsstörung) erklären. Verlauf und Prognose sind eng an die Entwicklung der Grunderkrankung gebunden.

Erworbene Koagulopathien beruhen auf

– Produktionsstörungen,
– erhöhtem Verbrauch bzw. verstärkter Fibrinolyse,
– Blockierung der gerinnungsaktiven Proteine durch Hemmstoffe.

Produktionsstörungen

Leberparenchymschädigung

Vorkommen und Pathogenese

Hämorrhagische Diathesen sind häufige Komplikationen akuter und chronischer Lebererkrankungen. Die Störungen der Blutgerinnung sind komplex:

- Synthesestörung fast aller Gerinnungsfaktoren,
- primäre Hyperfibrinolyse,
- Verbrauchskoagulopathie mit sekundärer Hyperfibrinolyse,
- Synthesestörung für Antithrombin III u. Protein C,
- fehlende Vitamin-K-Resorption bei extrahepatischem Verschluß mit Synthesestörung der Vitamin-K-abhängigen Faktoren,
- Dysfibrinogenämie mit Polymerisationsstörung,
- Thrombozytopenie durch
  - disseminierte intravasale Gerinnung (Verbrauchsstörung),
  - Splenomegalie (Verteilungsstörung),
  - Knochenmarkinsuffizienz bei Alkoholabusus (Bildungsstörung).

Klinik

Typisch sind Sugillationen und Suffusionen sowie bei fortschreitender portaler Hypertension Ösophagus- und Magenblutungen.

Therapie

Vitamin K oral, lokale Blutstillung. In Notfällen frisch gefrorenes Plasma. Faktor-IX-Komplex-Präparate nur bei lebensbedrohlichen Blutungen, wenn nach den Laborbefunden keine Verbrauchskoagulopathie vorliegt und andere konservative Maßnahmen ohne Erfolg sind.

Vitamin-K-Mangel und orale Antikoagulantien

Bei Vitamin-K-Mangel und unter Therapie mit oralen Antikoagulantien kommt es zu einem Aktivitätsabfall der Faktoren II, VII, IX und X. Beide Bedingungen führen zur Bildung biologisch inaktiver Gerinnungsproteine, „PIVKA" genannt (*P*rotein *I*nduced by *V*itamin *K Absence or Antagonism*). Zusätzlich besteht auch eine Synthesestörung für Protein C.

Klinisch können derartige Mangelzustände bei längerer parenteraler Ernährung, fehlender Vitamin-K-Synthese nach Antibiotikatherapie sowie bei Resorptionsstörungen wegen Durchfall, Malabsorption oder Gallengangsverschluß auftreten. Iatrogen führt eine Antikoagulantientherapie nur selten zu Blutungen, wenn der Quick-Wert zwischen 15 und 25% eingestellt wird. Bei Werten unter 10% − durch Überdosierung, häufiger durch Toleranzminderung infolge Arzneimittelinterferenz − kann es spontan nach Operationen und bei Verletzungen zu einer hämorrhagischen Diathese kommen.

Therapeutisch reicht in der Regel zur Behandlung der hämorrhagischen Diathese Vitamin K in einer Dosierung von 25−30 mg aus. Bei intakten Resorptionsverhältnissen sollte Vitamin K oral zugeführt werden. In lebensbedrohlichen Situationen kann eine Therapie mit Faktor-IX-Komplex-Präparaten notwendig sein.

Koagulopathien durch Hemmstoffe

Hyperheparinämien

Hyperheparinämien können endogen im Rahmen einer Urticaria pigmentosa und verschiedener chronischer Erkrankungen, iatrogen bei einer Heparintherapie auftreten. Labordiagnostisch ist typisch die Verlängerung aller Global- und Gruppentests bei normaler Reptilasezeit.

Therapie der Wahl ist bei bedrohlichen Blutungen Protaminchlorid. In der Regel genügt aber das Absetzen von Heparin.

Immunkoagulopathien

Definition: Immunkoagulopathien sind hämorrhagische Diathesen, die durch Immunglobuline (IgG, selten IgM) hervorgerufen werden. Die pathologischen Globuline neutralisieren entweder spezifische Gerinnungsproteine (neutralisierende Hemmkörper) oder interferieren mit ihrer Aktivierung im Verlauf der Gerinnungskaskade (interferierende Antikörper).

Vorkommen und Pathogenese

Neutralisierende, gegen spezielle Gerinnungsproteine gerichtete Hemmkörper treten nicht nur bei der Hämophilie (Hemmkörperhämophilie), sondern auch im Rahmen vielfältiger anderer Erkrankungen auf. Häufige auslösende Ursachen sind Penicillinallergie, Infektionen, Asthma bronchiale, Morbus Crohn, Colitis ulcerosa, die bullöse Dermatitis sowie während der Schwangerschaft und unmittelbar post partum.

Die klinische Symptomatologie variiert außerordentlich stark, Bilder mit hämophilieähnlichen Symptomen sind selten. Typisch für die Labordiagnostik ist in den Mischungstests, daß die Neutralisationskinetik zeit- und temperaturabhängig ist.

Interferierende Antikörper werden bevorzugt beim Lupus erythematodes gefunden. Eine hämorrhagische Diathese ist im Gegensatz zu den neutralisierenden Hemmkörpern selten. Gerinnungsphysiologisch interferieren diese Antikörper in der Regel mit der Aktivierung von Prothrombin zu Thrombin, seltener wird eine Hemmung der Plättchenfaktor-3-Aktivität diagnostiziert. Auch andere phospholipidvermittelte Reaktionen, wie die Protein-C-Aktivierung und der Prostazyklin-Metabolismus, sind beeinträchtigt. Im Gegensatz zu den neutralisierenden Hemmkörpern tritt die Wirkung der interferierenden Antikörper laborchemisch sofort ein und ist nicht zeit- und temperaturabhängig.

Verbrauchsstörungen

Disseminierte intravasale Gerinnung und Verbrauchskoagulopathie

Definition: Verbrauchskoagulopathien sind erworbene hämorrhagische Diathesen unterschiedlicher Ausprägung, die durch eine generalisierte Aktivierung der Gerinnung und/oder der Fibrinolyse typische Veränderungen auslösen:

– Verbrauch von Gerinnungsfaktoren und Thrombozyten sowie Bildung antihämostatisch wirkender Fibrinogen- und Fibrinspaltprodukte,
– Mikrothrombosierung in einzelnen oder allen Organen mit resultierenden typischen Organdysfunktionen (z. B. Schocklunge, Schockniere),
– intravasale Hämolyse bei inkompletter Verlegung der Endstrombahn mit Ausbildung von Fragmentozyten (sogenannte mikroangiopathische hämolytische Anämie).

Ätiologie und Pathogenese

Die disseminierte intravasale Gerinnung mit Verbrauchskoagulopathie ist keine selbständige Krankheitsentität. Sie repräsentiert einen intermediären pathophysiologischen Mechanismus, der in Verbindung mit einer großen Fülle verschiedener Erkrankungen auftritt (Tab. 9.**36**).

Abb. 9.**10** verdeutlicht den Ablauf einer Verbrauchskoagulopathie, der mit einer Aktivierung des Gerinnungssystems (Hyperkoagulabilität) durch direkte Mechanismen (z. B. Endotoxin) oder Gewebsthromboplastin (z. B. Polytrauma) beginnt und bis zu diffusen Organschädigungen führt. Letztere rufen organspezifische Dysfunktionen hervor, die im weiteren Verlauf zu einer Perpetuation des klinischen Geschehens beitragen können (z. B. globale Ateminsuffizienz bei Schocklunge). Neben der Mikrothrombosierung kann aus dem Verbrauch gerinnungsaktiver Substanzen (insbesondere Faktor V, Faktor VIII; Fibrinogen) eine ausgeprägte hämorrhagische Diathese resultieren, die durch die Stimulation der Fibrinolyse (sekundäre Hyperfibrinolyse) mit Ausbildung gerinnungshemmender Fibrin- und Fibrinogenspaltprodukte verstärkt wird.

Klinik

Die klinischen Befunde sind gekennzeichnet durch

– Symptome der Grunderkrankung,
– die Verbrauchskoagulopathie und
– die organbezogenen Dysfunktionen.

Die akute, oft dekompensierte Verlaufsform zeigt von petechialen Blutungen alle Übergänge bis zu Blutungen in die inneren Organe. Besonders gefürchtet sind unstillbare intraoperative hämorrhagische Diathesen. Die kompensierte bzw. überkompensierte Verlaufsform zeigt einen klinisch leichteren Blutungstyp.

Tabelle 9.**36**   Triggermechanismen für eine disseminierte intravasale Gerinnung (DIC)

Partikuläre bzw. kolloidale Substanzen

1. Fruchtwasserembolie
2. Fettembolie
3. Antigen-Antikörper-Komplexe

Einschwemmung von Gewebsthromboplastin

1. Polytrauma
2. Malignome
   (Leukämie, metastasierende Tumoren)
3. Abruptio placentae
4. Operative Eingriffe (Pankreas, Lunge, Herz)
5. Hämolyse

Pathologische Gefäßoberfläche

1. Riesenhämangiom
2. Ausgedehnte Vaskulitiden (z. B. Morbus Moschcowitz)
3. Körperfremde Oberfläche
   (Herz-Lungen-Maschine)

Infektionen

1. Gramnegative Sepsis
2. Virusinfektionen (Influenza A, Herpes)
3. Malaria (Plasmodium falciparum)

Verschiedenes

1. Alle Schockformen
2. Transfusion inkompatibler Konserven
3. Hypo- und Hyperthermie
4. Herzstillstand

Diagnostisches Vorgehen und Differentialdiagnose

Methoden zum Nachweis der Verbrauchskoagulopathie und ihre Interpretation sind in Tab. 9.37 zusammengefaßt. Die dekompensierte Verlaufsform zeigt eine klassische Konstellation mit Erniedrigung der Einzelfaktoren, pathologischem Ausfall der Global- und Gruppentests sowie einer starken Erhöhung der FSP. Schwieriger und oft nur durch Verlaufsbeobachtungen sind die kompensierte und überkompensierte Verlaufsform einer disseminierten intravasalen Gerinnung zu diagnostizieren.

Im Blutausstrich sind bei schweren Verlaufsformen zerstörte Erythrozyten (Fragmentozyten) typisch.

Differentialdiagnostisch ist die seltene primäre Hyperfibrinolyse abzugrenzen, die

– keine Thrombozytopenie verursacht,
– keine für die disseminierte intravasale Gerinnung typische Grunderkrankung hat,
– ohne Nachweis von Fibrinmonomeren abläuft,
– stark erhöhte fibrinolytische Aktivität in den Laborparametern zeigt.

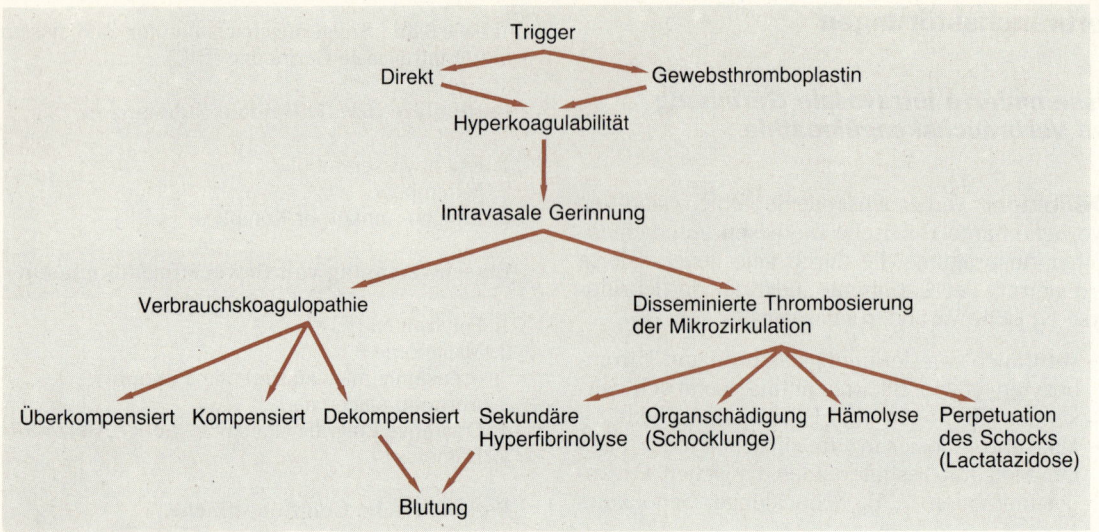

Abb. 9.**10**   Pathogenese der disseminierten intravasalen Gerinnung (DIC)

Tabelle 9.**37**   Labordiagnose der disseminierten intravasalen Gerinnung

	Dekompensiert	Kompensiert	Überkompensiert
Plättchenzahl	↓	n → ↓	n
PTZ	verlängert + +	verlängert ±	verlängert + → ±
Reptilase-Zeit	verlängert + +	verlängert ±	verlängert + → ±
Fibrinogen	↓	n	↑
FSP	+ +	+	+
Quick-Wert	verlängert	n	n
PTT	verlängert	n	verkürzt
Faktor VIII	↓	n	↑
Monomere	+	±	±

n   = Normalwert   FSP = Fibrinspaltprodukte
PTZ = Plasmathrombinzeit   PTT = partielle Thrombinzeit

Therapie

– Die Behandlung der Grunderkrankung ist Eckpfeiler jeder Therapie.
– Bei Operationen kann ein Blutersatz erforderlich sein, um einen zusätzlichen hämorrhagischen Schock mit begleitender bzw. resultierender Azidose zu verhindern.
– Die Behandlung mit Heparin, Plättchenaggregationshemmern und Fibrinolyseaktivatoren ist umstritten. Gesichert scheint die Therapie mit Heparin bei folgenden Einzelindikationen: schwere Bluttransfusionsreaktionen, Fruchtwasserembolie, septischer Abort, Purpura fulminans, hämolytisch-urämisches Syndrom sowie Promyelozytenleukämie unter zytostatischer Therapie.
Die Dosierung liegt bei 10 000–15 000 E/die intravenös. Prophylaktisch kann Heparin indiziert sein bei beginnenden kompensierten und überkompensierten Verlaufsformen sowie bei protrahiert verlaufenden disseminierten Mikrothrombosierungen.

Aktivatoren der Fibrinolyse (Streptokinase, Urokinase) sollten erwogen werden bei der Entwicklung einer Schocklunge, dem Waterhouse-Friderichsen-Syndrom sowie dem hämolytisch-urämischen Syndrom.
– Substitution verbrauchter Gerinnungsproteine bei akut bzw. bedrohlich verlaufender intravasaler Gerinnung mit schwerster hämorrhagischer Diathese sollte mit frisch gefrorenem Plasma unter Heparinschutz durchgeführt werden. Faktor-IX-Komplex-Präparate sind kontraindiziert.
– Therapie mit Fibrinolysehemmern (Epsilon-Aminocapronsäure – EACA, Tranexamsäure – AMCHA) nur bei Nachweis ausgeprägter sekundärer Hyperfibrinolyse und erfolgloser vorangegangener Heparintherapie, die aber begleitend fortgesetzt werden muß.

Merke: Plasmatische hämorrhagische Diathesen beruhen auf kongenitalen Defekten der Blutgerinnungsfaktoren (angeborene Koagulopathien) oder sind als erworbene Koagulopathien in der Regel Folge einer anderen Grunderkrankung.

Unter den angeborenen Koagulopathien sind die Hämophilie A und B sowie das von-Willebrand-Jürgens-Syndrom mit mehr als 90% die häufigsten Erkrankungen. Hämophilie A und das von-Willebrand-Jürgens-Syndrom beruhen auf einem unterschiedlichen Faktor-VII-Defekt, der bei dem von-Willebrand-Jürgens-Syndrom zusätzlich eine Störung der primären Blutstillung (Adhäsionsstörung der Thrombozyten) verursacht. Die Therapie erfolgt mit Plasma bzw. Plasmaderivaten.

Erworbene Koagulopathien werden sehr häufig durch komplexe Störungen verursacht. Häufigste Form sind die plasmatischen hämorrhagischen Diathesen bei Leberparenchymschädigungen und die Entwicklung einer Verbrauchskoagulopathie als Folge einer disponierenden Grunderkrankung. Seltener sind die Immunkoagulopathien durch neutralisierende Antikörper. Die Therapie richtet sich für die erworbenen Koagulopathien vornehmlich gegen die Grunderkrankung.

Weiterführende Literatur

Lämmle, B., J. H. Griffin: Formation of the fibrin clot: The balance of procoagulant and inhibitory factors. Clin. Haematol. 14 (1985) 281

Leomie, P. H.: Clinical manifestations and therapy of hemophilias A and B. In Colman R. W., J. Hirsh, C. V. Marder, E. W. Salzman: Hemostasis and Thrombosis. 2nd ed. Lippincott, Philadelphia 1987 (p. 97–111)

Mannucci, P. M.: Hemophilia diagnosis and management: Progress and problems. In Poller, L.: Recent Advances in Blood Coagulation No III. Churchill Livingstone, Edinburgh 1981 (p. 193)

Ostendorf, P., K. Jaschonek, W. Daiss: Disseminierte intravasale Gerinnung (DIC) und Verbrauchskoagulopathie. Hämostaseologie 5 (1985) 44

Ostendorf, P., K. Jaschonek: Hämotherapie plasmatischer Gerinnungsstörungen. In Schneider, W., R. Schorer: Klinische Transfusionsmedizin. Edition Medizin, Weinheim 1982 (S. 259)

Prentice, C. R. M.: Acquired coagulation disorders. Clin. Haematol. 14 (1985) 411

Sutor, A. H.: Minirin. DDAVP-Anwendung bei Blutern. Schattauer, Stuttgart 1980

10 Immunologische Krankheiten

P. A. Berg

und

C. A. Müller

Das Immunsystem unter normalen und pathologischen Bedingungen

C. A. Müller

Das Immunsystem des Menschen dient der Abwehr von pathogenen Mikroorganismen, wie Bakterien und Viren, von Parasiten und Tumorzellen. Es besitzt die Fähigkeit, körpereigene von körperfremden Strukturen (Antigenen) zu unterscheiden und mit der Bildung von spezifischen Antikörpern (humorale Immunantwort) und/oder sensibilisierten Zellen (zelluläre Immunantwort) zu reagieren. Antigenspezifische Immunreaktionen werden häufig durch die Auslösung unspezifischer Abwehrmechanismen verstärkt, von denen die Stimulation von Phagozyten, die Aktivierung des Komplementsystems und die Bildung von Entzündungsmediatoren (z. B. Lymphokinen, Interferonen) die wesentlichsten sind.

Die großen Fortschritte in den Kenntnissen über die Regulation und Genetik der normalen Immunantwort erlauben heute in der Medizin die Diagnostik unterschiedlicher Störungen des Immunsystems als Ursache oder Begleitphänomen vieler Erkrankungen. Verminderte oder ineffektive Immunreaktionen sind bei Infektionskrankheiten und Immundefekterkrankungen, eine erhöhte oder fehlgeleitete Immunantwort bei Hypersensitivitäts- bzw. Autoimmunerkrankungen bekannt. Auch der Erfolg von Organtransplantationen oder die Durchführung von Bluttransfusionen können durch Immunreaktionen beeinträchtigt werden.

Seit der von Jenner (1798) eingeführten prophylaktischen Pockenschutzimpfung wird eine gezielte Beeinflussung von Immunreaktionen zur Behandlung von Autoimmunerkrankungen, von Infektionen und Tumoren sowie zur Therapie von Abstoßungsreaktionen bei Transplantationen angestrebt. So können heute zahlreiche bakterielle oder virale Infektionen durch aktive oder passive Immunisierungen erfolgreich bekämpft werden. Auch bei Autoimmunerkrankungen und Neoplasien sind immuntherapeutische Ansätze heute erfolgreich. Hier ist vor allem in den letzten Jahren die Anwendung von in vitro produzierten Mediatoren, monoklonalen Antikörpern und T-Zell-Klonen zu nennen.

Zelluläre und molekulare Elemente des Immunsystems

Das Immunsystem besteht aus zellulären und humoralen Elementen, mit deren Hilfe Krankheitserreger antigenspezifisch und -unspezifisch eliminiert werden können. Zu den zellulären Bestandteilen des Immunsystems, die eine antigenspezifische, erworbene Immunität vermitteln, gehören T- und B-Zellen sowie verschiedene antigenpräsentierende Zellen, deren Aufgabe in der Wechselwirkung mit Lymphozyten zur Induktion der Immunantwort liegt. Humorale antigenspezifische Schutzfunktionen werden von Antikörpern ausgeübt. Akzessorische Zellen, wie z. B. Makrophagen, Mastzellen, neutrophile und eosinophile Granulozyten, sowie Lymphokine und Komplementfaktoren tragen im Gewebe zur antigenunspezifischen Abwehr von Mikroorganismen bei.

Zellen des Immunsystems

Bereits in den ersten Schwangerschaftsmonaten finden sich im menschlichen Embryo Stammzellen im Knochenmark, aus denen sich Vorläufer von T- und B-Zellen als den wichtigsten Subklassen der Lymphozyten durch Auswanderung in die fetale Leber, in den Thymus und in die Milz entwickeln (Abb. 10.**1**). Beim Kind erfolgen weitere wichtige Reifungs- und Differenzierungsvorgänge der T-Zellen im Thymus, während die B-Zellen im Knochenmark als dem Äquivalent der Bursa fabricii der Vögel ausreifen. Von hier aus kommt es zur Besiedlung der Milz und der Lymphknoten als sekundären lymphatischen Organen mit vorwiegender Lokalisation der B-Zellen in den Keimzentren und der T-Zellen in den parafollikulären T-Zonen.

Ein großer Anteil der Lymphozyten, insbesondere der T-Zellen, rezirkuliert über Blut- und Lymphgefäße durch lymphatische Organe. Im Blut gehören 80−90% der Lymphozyten den T-Zellen an, ca. 10−20% stellen B-Zellen dar. Weg und Ziel ihrer Wanderung werden durch spezifische Zelloberflächenrezeptoren auf den Lymphozyten („Homing-Rezeptoren") und auf den Gefäßendothelien („Adressine") beeinflußt.

T-Zellen sind die Träger der zellulären Immunantwort (Tab. 10.**1**). Sie besitzen auf ihrer Zellmembran zwei Typen von Rezeptoren, mit deren Hilfe sie Antigene auf der Oberfläche anderer Zellen spezifisch erkennen können. Diese T-Zell-Rezeptoren bestehen aus zwei Proteinketten ($\alpha\beta$ bzw. $\gamma\delta$) mit konstanten (C-) und variablen (V-) Domänen (Abb. 10.**2**). Ihre Vielfalt, die für die Antigenerkennung notwendig ist, wird durch eine große Anzahl von Familien von V-Region-Genen und deren somatische Rekombination mit Genen der C-Regionen in der T-Zell-Differenzie-

Abb. 10.1 Schematische Darstellung der Ontogenese von immunkompetenten T- und B-Zellen aus mesenchymalen pluripotenten Stammzellen sowie ihrer Verteilung in lymphatischen Organen

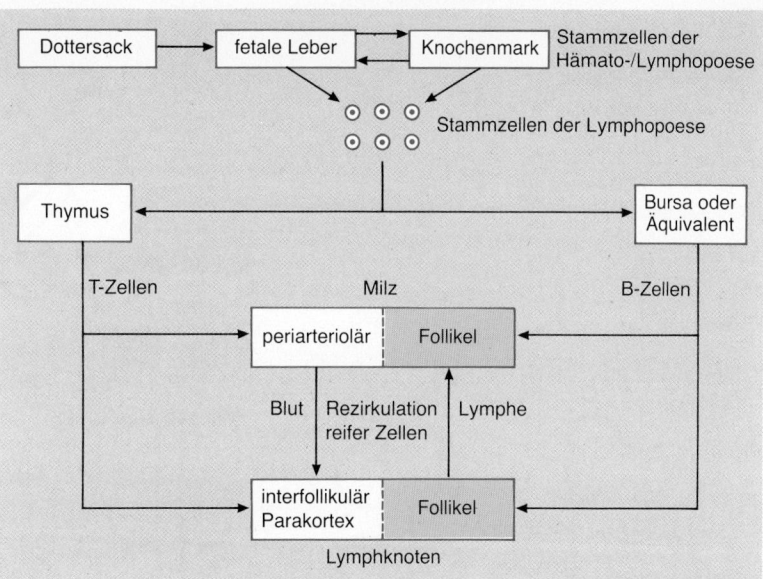

Tabelle 10.1   Charakteristische Eigenschaften von T- und B-Zellen

Eigenschaften	T-Zellen	B-Zellen
Membranantigene	T-Zell-spezifische Differenzierungsantigene (z. B. CD2, CD3, CD4, CD8), T-Zell-Rezeptoren für Antigen ($\alpha\beta$ oder $\gamma\delta$) Rezeptoren für Fc-Region der Immunglobuline (T_μ, T_γ)	B-Zell-spezifische Differenzierungsantigene (z. B. CD19, CD20) Oberflächenimmunglobulin als Antigenrezeptor (vorwiegend IgG und IgD) HLA-Klasse-II-Antigene Rezeptor für Komplementfaktor C3d (CD21) Rezeptoren für Fc-Region der Immunglobuline
Gewebeverteilung	ca. 80−90% der Lymphozyten im Blut, vorwiegend rezirkulierend, Parakortex im Lymphknoten periarterioläre Scheide in der Milz Differenzierung im Thymus	ca. 10−20% der Lymphozyten im Blut Follikel in sekundären lymphatischen Organen Differenzierung im Knochenmark
Funktion	zelluläre Immunreaktionen (Effektor- und Regulatorzellen) gegenüber Fremdantigenen, Abstoßungs- oder Graft-versus-Host-Reaktionen bei Transplantationen, Tumorabwehr	Effektorzellen der humoralen Immunantwort (Antikörperproduktion)
Heterogenität	zwei phänotypisch unterschiedliche Hauptpopulationen im Blut (CD4+ vorwiegend Helfer-/Inducer-Zellen, CD8+ vorwiegend zytotoxische/Supressor-Zellen) T-Gedächtniszellen	Plasmazellen B-Gedächtniszellen CD5+-B-Zellen (Autoantikörperbildung?)
Aktivierung	T-Zell-Rezeptor-abhängig: polyklonal durch PHA, ConA, antigenspezifisch durch HLA-Fremdpeptidkomplexe, durch HLA-Alloantigene, durch Antikörper gegen den T-Zell-Rezeptor T-Zell-Rezeptor-unabhängig: durch Antikörper gegen das Antigen CD2	T-Zell-unabhängig: polyklonal durch LPS, PWM, Staphylococcus aureus, Epstein-Barr-Virus, durch „cross-linking" von IG-Rezeptoren mit multivalenten Antigenen (z. B. Streptokokkenantigene) T-Zell-abhängig: antigenspezifisch nach intrazellulärer Aufnahme und Prozessierung von Fremdantigenen, Stimulation durch Lymphokine

PHA = Phytohämagglutinin, HLA = humane Leukozytenantigene, ConA = Concanavalin A, PWM = Pokeweed Mitogen, LPS = Lipopolysaccharide

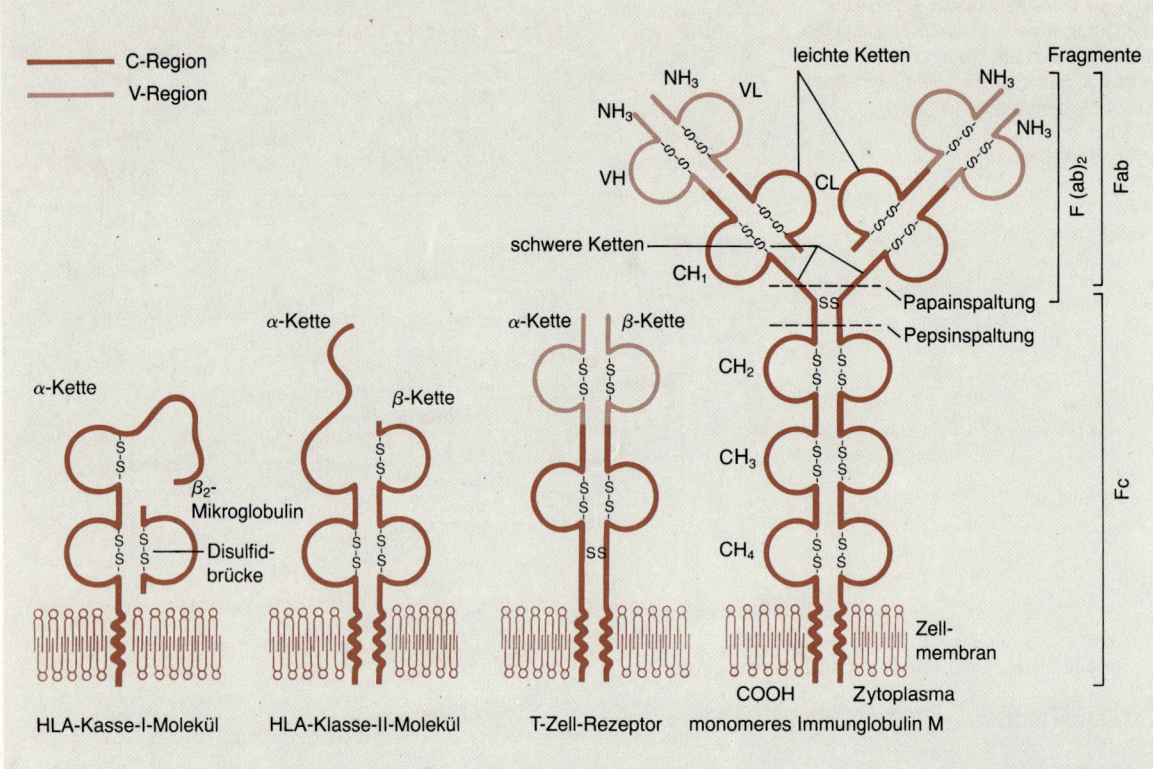

Abb. 10.**2**   Strukturvergleich der Erkennungsmoleküle des Immunsystems: HLA-Moleküle, T-Zell-Rezeptor und Immunglobuline zeigen Ähnlichkeiten in ihrer Aminosäurensequenz und bestehen aus jeweils einer leichten und schweren Proteinkette. Sie sind aus Untereinheiten, sogenannten Domänen, aufgebaut, die in der Proteinkette durch Schleifenbildung mit Hilfe von Disulfidbrücken gekennzeichnet sind. T-Zell-Rezeptor wie auch Immunglobulinmoleküle weisen konstante (C) sowie variable Domänen (V) auf, an denen die Antigenbindung erfolgt. Die polymorphen Determinanten der HLA-Antigene, die für die Ausprägung der Allospezifitäten verantwortlich sind, werden vorwiegend von den äußeren Domänen dieser Moleküle gebildet. Durch enzymatische Spaltung mit Papain oder Pepsin werden unterschiedliche Fragmente der Immunglobuline erhalten (VH bzw. VL = variable Region der schweren bzw. leichten Kette, CH bzw. CL = konstante Region der schweren bzw. leichten Kette)

rung bestimmt. Hier zeigen T-Zell-Rezeptoren sowohl in ihrer Struktur als auch in ihrer Genetik große Ähnlichkeit zu Immunglobulinen. Die Ausbildung der spezifischen T-Zell-Rezeptoren erfolgt während der Reifung der T-Lymphozyten zu immunkompetenten Zellen im Thymus. Die wichtigste Funktion des Thymus liegt in der positiven Selektion von T-Zellen, die Fremdantigene in Assoziation zu HLA-Molekülen erkennen, sowie in der Elimination von T-Zellen, deren Rezeptoren gegen Selbstantigene gerichtet sind. Eine ungenügende Entfernung autoreaktiver T-Zellen kann zur Entstehung von Autoimmunerkrankungen führen. Mit Hilfe einer Reihe von Zellmembranmerkmalen können verschiedene Reifungs- und Differenzierungsstufen in der Entwicklung der T-Zellen definiert werden. Diese Moleküle können heute als sog. CD-(„Cluster-defined"-)Antigene mit monoklonalen Antikörpern bestimmt werden, die in der Zellkultur mit Hilfe von Myelomzellhybridomen hergestellt werden. Zu diesen Antigenen zählt auch ein seit langem bekannter Rezeptor, der reife T-Zellen zur Bildung von Spontanrosetten mit Schaferythrozyten befähigt. Auch T-Zell-Subpopulationen, die aufgrund ihrer un-

terschiedlichen Funktion in der Immunantwort vor allem als Helfer-, Inducer-, zytotoxische oder Suppressor-T-Zellen durch zelluläre Klonierungsmethoden unterschieden werden, lassen sich an charakteristischen Oberflächenphänotypen zum Beispiel durch Expression der Antigene CD 4 oder CD 8 unterscheiden. So stellen im Blut 50−65% der T-Lymphozyten Helfer-/Inducer-T-Zellen vom Typ CD4[+], 10−20% Suppressor-/zytotoxische T-Zellen des Typs CD8[+] dar. Ferner besitzen T-Zellen zur antigenspezifischen Verstärkung oder Inhibition von Immunreaktionen Rezeptoren für die verschiedenen Immunglobulinklassen sowie für Mediatoren.

B-Zellen sind für die humorale Immunantwort verantwortlich (Tab. 10.**1**). Sie tragen zur Erkennung von Antigenen Immunglobuline als spezifische Rezeptoren an der Zellmembran. Bei ihrer Entwicklung aus immunglobulinnegativen Vorläuferzellen im Knochenmark kommt es zur somatischen Rekombination von Genen, die für die variablen bzw. konstanten Regionen der Immunglobuline kodieren (Abb. 10.**3**). Unterschiedliche Reifungsstadien der B- Zellen werden

Abb. 10.**3** Aufbau des Gens einer $\varkappa$-Kette eines Antikörpers während der Entwicklung einer B-Zelle: Zufällig ausgewählte V- und J-Gene (Gene für variable und verbindende Abschnitte der $\varkappa$-Kette) werden durch Elimination dazwischenliegender DNA-Stücke der Keimbahnzellen verbunden. Die verbleibenden DNA-Segmente für V-, J- und C-Region werden in RNA umgeschrieben. Bei enzymatischen Spaltungen dieser RNA werden V- und J-Segment an das C-Gen angereiht. Diese »gespleißte« RNA-Sequenz wird in Protein umgesetzt

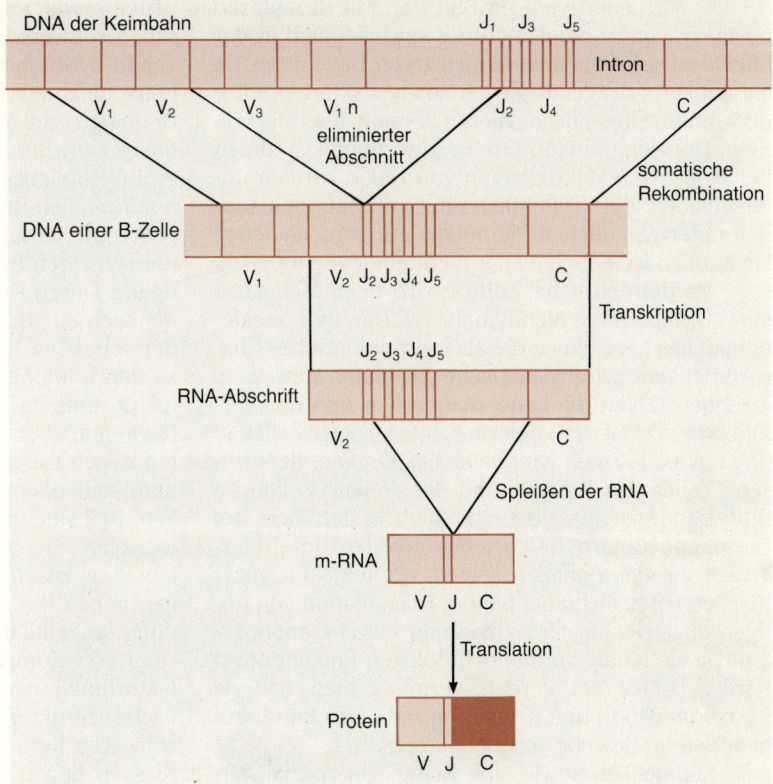

dabei durch eine sequentielle Expression von IgM und IgD markiert. Verschiedene Differenzierungsstadien der B-Zellen können auch durch Expression spezifischer CD-Antigene mit monoklonalen Antikörpern charakterisiert werden. Durch Expression des Antigens CD5 wurde innerhalb der B-Zellen eine Subpopulation definiert, die vor allem an der Bildung von Autoantikörpern beteiligt ist und vermehrt bei Autoimmunerkrankungen auftritt. B-Zellen tragen Rezeptoren für den Fc-Teil der Immunglobuline und für die aktivierte Form des Serumkomplements C3b. Nach Antigenkontakt und meist zusätzlicher Aktivierung durch T-Helfer-Zellen proliferieren und differenzieren sie zu antikörpersezernierenden Plasmazellen sowie zu B-Gedächtniszellen, die die Erinnerung an die Antigene speichern.

B- und T-Lymphozyten zeigen bei ihrer Reaktion auf viele Antigene Vermehrung und Differenzierung selektiver Zellpopulationen. Einzelne T- bzw. B-Lymphozyten und deren jeweilige Tochterzellen in dieser Immunreaktion werden als Zellklon bezeichnet. Im Unterschied dazu kommt es zur polyklonalen Aktivierung der T-Zellen durch Mitogene (z. B. Phytohämagglutinin, Concanavalin A) sowie der B-Zellen durch Lipopolysaccharide, Bestandteilen von Staphylococcus-aureus-Membranen, Mitogene (z. B. „Pokeweed-Mitogen") oder Viren (z. B. Epstein-Barr-Virus). Spezifität und Funktion von T-Zell-Klonen können heute durch In-vitro-Kulturverfahren (T-Zell-Klonierung) analysiert werden. Diese Methode eröffnete neue Möglichkeiten in der Differenzierung von Immunde-

fekten und Aufklärung von Autoimmunerkrankungen. In vitro propagierte T-Zellinien werden heute auch zur Immuntherapie von Tumoren eingesetzt.

Eine kleine Gruppe von Lymphozyten im Blut (2–10%) weist weder Charakteristika von T- noch von B-Zellen auf und wird daher als **„Null-Zellen"** bezeichnet. Dazu zählen die sog. Killerzellen, die wahrscheinlich eine nichtphagozytierende Zellpopulation der Monozyten-/Makrophagenreihe darstellen. Sie verfügen über Fc-Rezeptoren für IgG und üben antikörperinduzierte zellvermittelte Zytotoxizität aus. Ein Teil der Nullzellen scheint auch zu den natürlichen Killerzellen (NK-Zellen) zu gehören, die histologisch den Phänotyp von „large granular lymphocytes" (LGL) aufweisen und sich funktionell von obengenannten Killerzellen durch antikörperunabhängige Zytotoxizität unterscheiden. NK-Zellen üben ihre zytotoxischen Funktionen mit einem bisher nicht bekannten Rezeptor vor allem gegenüber Tumorzellen und virusinfizierten Zellen aus.

Zu den **antigenpräsentierenden Zellen**, die in der Induktionsphase der Immunantwort T-Zellen befähigen, Fremdantigene auf ihrer Oberfläche zu erkennen, gehören neben den B-Zellen Monozyten/Makrophagen sowie in verschiedenen Organen dendritische Zellen. Für die Antigenpräsentation ist die Expression von HLA-Klasse-II-Molekülen, die Sekretion von T-Zell-stimulierenden Faktoren, sowie von akzessorischen Oberflächenantigenen notwendig. **Monozyten/Makrophagen** entwickeln sich ebenfalls aus Vorläuferzellen des Knochenmarkes und stellen

5–10% der Leukozyten im Blut dar. Mit Rezeptoren für Ig (Fc) und Komplement C3 sind sie auch in der Effektorphase der Immunantwort von Bedeutung, da sie antikörpertragende Zellen sowie Bakterien, Pilze und Tumorzellen phagozytieren können. Mit Hilfe von monoklonalen Antikörpern werden heute Vorstufen der Monozyten/Makrophagen von reifen Formen unterschieden. Eine Differenzierung von Subpopulationen unterschiedlichen Phänotyps mit verschiedenen Funktionen ist jedoch bisher nicht eindeutig möglich.

Als **dendritische Zellen** wird beim Menschen eine Gruppe von nichtlymphozytären mononukleären Zellen bezeichnet, die als morphologisches Charakteristikum zytoplasmatische Ausläufer aufweisen. Zu ihnen zählen die Langerhansschen und undeterminierten Zellen der Epidermis, interdigitäre Zellen in Thymus u. T-Zonen lymphatischer Organe, dendritische Zellen des Follikels und die „Veiled"-Zellen im Blut. Dendritische Zellen sind auch in der Niere, im Darm und Gehirn beschrieben worden. Im Unterschied zu Makrophagen zeigen sie keine Phagozytose, erweisen sich aber bei der Präsentation von Antigen effektiver in der Aktivierung von T-Lymphozyten. Da sie häufig vermehrt in lokalen Entzündungsherden beobachtet werden, vermutet man, daß sie für die Induktion und Regulation zellulärer Immunreaktionen im Gewebe von Bedeutung sind.

Endothelien sowie eine Reihe von spezialisierten Epithelien und Fibroblasten können nach Aktivierung ebenfalls antigenpräsentierende Funktionen ausüben.

Antigene

Als Antigene werden alle Substanzen bezeichnet, an die Zellen des Immunsystems oder Antikörper binden können. Nicht alle Antigene stellen Immunogene dar, die nach Immunisierung in vivo zur Auslösung von Immunreaktionen führen. Haptene sind niedermolekulare Stoffe, die nur nach Komplexbildung mit einem größeren Trägermolekül (Vollantigen) das Immunsystem aktivieren. Antigene können aus verschiedenen antigenen Determinanten oder Epitopen bestehen, gegen die unterschiedliche Immunreaktionen erfolgen. Die normale Immunabwehr richtet sich vorwiegend gegen körperfremde Antigene, nicht gegen körpereigene sog. Autoantigene. Von ihnen sind Alloantigene zu unterscheiden, die differente Merkmale von Individuen einer Spezies kennzeichnen. Zu ihnen gehören z. B. Blutgruppen und die für Transplantationen wichtigen Histokompatibilitätsmerkmale.

Antikörper

Die bekanntesten Erkennungsmoleküle für Antigene sind Antikörper, die von Plasmazellen gebildet werden und als Immunglobuline (Abb. 10.**2**) im Serum nachweisbar sind. Sie bestehen aus vier Polypeptid-

ketten, zwei identischen leichten und zwei identischen schweren Ketten, die über Disulfidbrücken zu einem Y-förmigen Molekül verbunden sind. Jede Proteinkette ist aus Strukturuntereinheiten, sogenannten Domänen, aufgebaut, die in ihrer Aminosäurensequenz im Bereich der carboxylterminalen Enden große Ähnlichkeiten zeigen (C-Region), in den aminoterminalen Regionen jedoch stark variieren (V-Region). Die variablen Regionen einer leichten und einer schweren Kette bilden die Bindungsstelle für Antigene. Durch Unterschiede in den konstanten Regionen werden zwei Typen der leichten und fünf Formen der schweren Ketten definiert, die die Zugehörigkeit zu den Immunglobulinsubklassen IgG, IgD, IgM, IgA, IgE bestimmen. Antikörper mit identischen variablen Regionen, aber verschiedenen Klassen schwerer Ketten zeigen die gleiche Antigenspezifität, besitzen aber unterschiedliche Funktionen in der Immunantwort. In Tab. 10.**2** sind die wesentlichen strukturellen und biologischen Eigenschaften der verschiedenen Immunglobuline zusammengestellt. Immunglobuline vermögen neben ihrer Reaktion mit Antigenen durch Bindung an zelluläre Fc-Rezeptoren und durch Aktivierung von Komplement weitere immunologische Effektorfunktionen auszuüben. Sie werden durch spezifische Strukturen der konstanten Regionen der schweren Ketten vermittelt. Antikörper einzelner Ig-Klassen liegen in membrangebundener oder sezernierter Form mit unterschiedlicher Struktur vor. IgM findet sich dabei im Serum als Pentamer, IgM und IgD treten als Differenzierungsmerkmale und Rezeptor für Antigene auf B-Zellen in monomerer Form auf. IgA ist vorherrschendes Immunglobulin in allen exkretorischen Körpersekreten und im Kolostrum. Es besteht aus zwei oder drei Ig-Einheiten, die über Disulfidbrücken durch ein Protein, die sog. J-Kette, verbunden sind. Dadurch wird die Resistenz dieser Antikörper gegen proteolytische Enzyme in den Sekreten erhöht. In Darm und anderen sekretorischen Organen haften IgA-Moleküle an den jeweiligen Drüsenepithelien und schützen so den Organismus vor dem Eindringen von Mikroorganismen. IgG und IgE treten als monomere Antikörper auf. IgE liegt dabei meist gebunden an Fc-Rezeptoren basophiler Blutzellen und Gewebsmastzellen vor. Durch Reaktion dieser sog. Reaginantikörper mit Antigen kommt es zur Freisetzung spezifischer Mediatoren, die durch Vasodilatation, Erhöhung der Gefäßpermeabilität und Kontraktion glatter Muskulatur allergische Erkrankungen wie Asthma, Urtikaria oder Heuschnupfen auslösen können. Entsprechend der Anzahl seiner B-Lymphozyten soll der Mensch nach theoretischen Schätzungen zur Bildung von maximal 10^{10} Antikörpern mit unterschiedlicher Spezifität befähigt sein. Erst in den letzten Jahren erlaubten molekularbiologische Methoden die Lösung der Frage, wie hierbei die Immunantwort gegen eine unbegrenzte Anzahl von Antigenen erfolgen kann. Danach sind in den Keimzellen des Menschen Immunglobulingene in weitauseinanderliegende Gruppen von DNA-Segmenten aufgeteilt, die für die konstanten (C-Segment), variablen (V- u. D-Segmente) und verbindenden Anteile (J-Segment)

Tabelle 10.**2** Physikalische und biologische Eigenschaften der Immunglobuline

	IgG IgG$_1$	IgG$_2$	IgG$_3$	IgG$_4$	IgM	IgD	IgA IgA$_1$	IgA$_2$	IgE
Molekulargewicht	150000	150000	160000	150000	950000	180000	160000	160000	190000
mittlere Serum-konzentration (g/l)	8	3	1	0,5	1	0,03	3	0,5	0,0003
Halbwertszeit (Tage)	23	23	9	23	5	3	6	6	2
Komplement-aktivierung (klassischer Weg)	+	+	+	−	+	−	−	−	−
Bindung an Fc-Rezeptoren	+	−	+	−	+*	−	−	−	−
Plazentagängigkeit	+	+	+	+	−	−	−	−	−
Bindung an Mastzellen	−	−	−	−	−	−	−	−	+
Sekretion durch Mukosa	−	−	−	−	−	−	+	+	−

*Selektive T-Zellen

der schweren und leichten Proteinketten kodieren (Abb. 10.**3**). Während der B-Zell-Entwicklung kommt es durch somatische Rekombination zur Um- und Neuordnung dieser DNA-Abschnitte, so daß eine zusammenhängende genetische Information für ein Immunglobulinmolekül entsteht. Die große Anzahl der Antikörper ergibt sich aus den vielen Kombinationsmöglichkeiten beim Zusammenbau des Immunglobulingens aus jeweils einem DNA-Segment für die einzelnen Regionen. Die Variabilität der Antikörper wird nach Antigenkontakt zusätzlich durch Mutation der Immunglobulingene bei der Proliferation der reaktiven B-Zellen erhöht. Hierdurch wird eine Feinabstimmung der humoralen Immunantwort auf das spezifische Antigen erzielt. Einzelne aktivierte B-Zellen sezernieren nach Differenzierung zu Plasmazellen nur einen spezifischen Antikörper. Bei der humoralen Immunantwort kommt es jedoch meistens zur Aktivierung von mehreren B-Zellklonen mit Produktion von Antikörpern unterschiedlicher Spezifität. Das dabei entstehende polyklonale Antiserum zeigt in der Eiweiß-Elektrophorese eine breitbasige Bande in der γ-Globulin-Fraktion. **Monoklonale Antikörper**, die von einem B-Zell-Klon abstammen, werden in vivo bei benignen Gammopathien, multiplen Myelomen und anderen Tumoren des lymphatischen Systems beobachtet. Sie können vorübergehend auch bei Infektionen oder chronisch entzündlichen Erkrankungen auftreten. Sie fallen in der Serum-Elektrophorese als schmale Bande der β-oder γ-Globulin-Fraktion (M-Gradient) auf. Die für Diagnostik und Therapie wichtigen monoklonalen Antikörper werden in vitro durch Fusion von Zellen einer Plasmozytomzellinie (z. B. der Maus) mit B-Zellen nach der von Köhler und Milstein 1975 etablierten Hybridisierungstechnik hergestellt. Die Spezifität dieser Antikörper läßt sich durch Immunisierung mit dem entsprechenden Antigen und spezifischer Selektion der aktiven Hybridome vorherbestimmen. Ihre weit verbreitete In-vitro-Herstellung ermöglicht heute die Analyse komplexer Moleküle in unterschiedlichen biologischen Systemen, da sie wegen ihrer hohen Spezifität und nahezu unbegrenzten Verfügbarkeit in den verschiedensten Immunoassays zum Nachweis von spezifischen Antigenen eingesetzt werden können. In der Immunologie und Hämatologie konnten mit Hilfe dieser Reagenzien wesentliche Fortschritte in der Differenzierung lymphatischer und hämatopoetischer Zellen erzielt werden. Monoklonale Antikörper können erfolgreich zur Therapie von Abstoßungsreaktionen bei Transplantationen auch in vivo angewandt werden. Ebenso eröffneten sie in der Behandlung von Tumoren neue Therapieansätze. Durch die Herstellung humaner monoklonaler Antikörper können inzwischen unerwünschte immunologische Sekundärreaktionen gegen Speziesunterschiede der Antikörper vermieden werden.

Haupthistokompatibilitäts-antigene

Von großer Bedeutung für die Regulation von Immunreaktionen sind Produkte des Haupthistokompatibilitätskomplexes („major histokompatibility complex" MHC), der beim Menschen auf dem kurzen Arm des Chromosoms 6 liegt und für die Ausbildung von Zelloberflächenmerkmalen, den sog. HLA-Antigenen (human leucocyte antigen), verantwortlich ist (Abb. 10.**4**). Zu diesem System gehören die HLA-Klasse -I-Antigene A, B, C, die von drei unterschiedlichen Genorten kodiert werden, sowie die HLA-Klasse-II-Merkmale DQ, DR, DP, die Produkte von Genen der HLA-D-Region darstellen. Darüber hinaus konnten mit Hilfe molekularbiologischer Methoden noch weitere Klasse-I- (z. B. HLA-E, F, G) sowie mehrere Klasse-II-Gene identifiziert werden, deren Produkte bisher nur zum Teil bekannt sind. HLA-Klasse I Antigene kommen in unterschiedlicher Quantität auf nahezu allen kernhaltigen Zellen vor, während HLA-DQ-DR- und

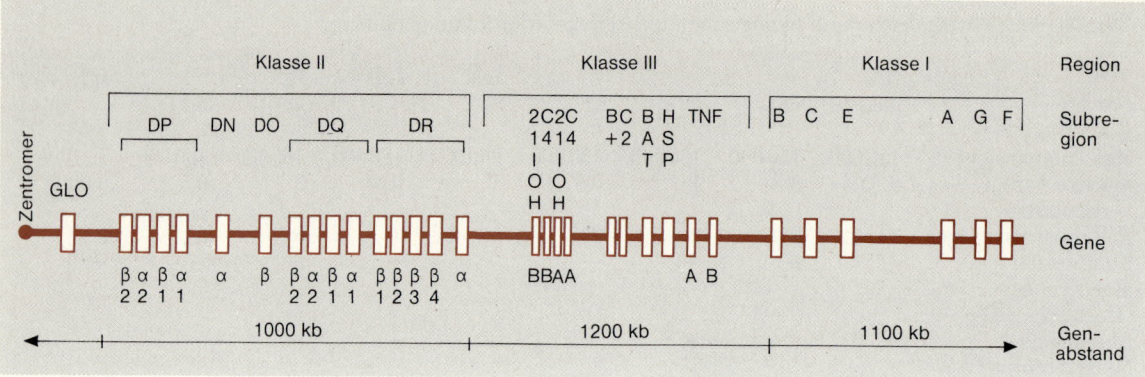

Abb. 10.4 Organisation des menschlichen Haupthistokompatibilitätskomplexes auf dem kurzen Arm des Chromosoms 6 mit drei wesentlichen Regionen (Klasse I, II, III) und ihren definierten Subregionen. Im Bereich der Klasse-III-Region, die für Komplementfaktoren (C4, C2, Bf) kodiert, finden sich auch Gene für den Tumornekrosefaktor, für die 21-Hydroxylase (21-OH), die beim adrenogenitalen Syndrom Strukturdefekte aufweist, für Hitze-Schock-Proteine (HSP) und Gene mit bisher unbekannten Funktionen (z. B. BAT-Gene)

DP-Merkmale nur auf B-Zellen, aktivierten T-Zellen, Subpopulationen von Monozyten/Makrophagen, Endothelien, hämatopoetischen Vorläuferzellen sowie bestimmten Epithelzellen zu finden sind. HLA-Klasse-I-Moleküle bestehen aus einer schweren Kette (MG: 44 kD) und einer leichten Kette, dem Beta-2-Mikroglobulin (MG: 11 kD). HLA-Klasse-II-Antigene sind dagegen aus einer schweren Polypeptidkette (α) von 33 kD und einer leichten (β) von 29 kD aufgebaut (Abb. 10.**2**). Ähnlich wie Immunglobuline zeigen HLA-Merkmale konstante sowie variable Domänen mit geringen bzw. starken Unterschieden. HLA-Antigene fallen gegenüber anderen genetischen Systemen durch einen extremen Polymorphismus auf. Mit Ausnahme der HLA-DP und -D-Allele können heute die Alloantigene der übrigen Loci mit Schwangerenseren oder monoklonalen Antikörpern serologisch erfaßt werden. HLA-D-Allele werden zellulär in der gemischten Lymphozytenkultur (MLC) definiert. Ebenso werden HLA-DP-Antigene unter Anwendung spezifischer, in der MLC sensibilisierter T-Zellen in einem sekundären Proliferationsassay (PLT) bestimmt. Ferner kann der genetische Polymorphismus der HLA-Antigene heute durch molekularbiologische DNA-Hybridisierungstechniken („Oligonucleotidtypisierung") genau erfaßt werden. Jedes Individuum ererbt als HLA-Phänotyp einen doppelten Satz von Merkmalen für die einzelnen HLA-Loci. Die jeweils auf einem Chromosom 6 von den Eltern gekoppelt weitergegebenen Allele werden als Haplotypen bezeichnet und definieren den Genotyp des Individuums.

Im Gegensatz zu den sog. „Minor-Histokompatibilitätsantigenen" (z. B. H-Y-Antigen) stellen HLA-Antigene starke Immunogene dar, die bei Organtransplantationen zwischen HLA-nicht-identischen Spendern und Empfängern fast immer zu Immunreaktionen führen (Tab. 10.**3**). HLA-Antigene sind darüber hinaus für nahezu alle zellulären Wechselwirkungen in der normalen Immunantwort von Bedeutung. T-Lymphozyten erkennen Fremdantigen nur in Assoziation zu diesen Haupthistokompatibilitätsmerkmalen.

Dieses Phänomen wird auch als HLA-Restriktion der T-Zell-Reaktion bezeichnet.

Durch die Kristallisation eines HLA-Klasse-I-Antigens konnte gezeigt werden, daß HLA-Moleküle mit ihren variablen Domänen eine Grube bilden, in die Peptide eingelagert sind. Diese Peptide können von Fremdproteinen abstammen, die in die Zelle aufgenommen und abgebaut, oder nach Infektion mit Mikroorganismen in der Zelle als Fremdproteine neu synthetisiert wurden. Sie können aber auch aus Eigenproteinen der Zelle entstehen. HLA-Moleküle selektionieren Peptide in der Zelle während ihrer Synthese und ihrer Wanderung an die Zelloberfläche entsprechend ihrem Polymorphismus. HLA-Antigen-Peptid-Komplexe beeinflussen die Selektion der T-Lymphozyten während ihrer Reifung im Thymus und bilden die molekulare Voraussetzung für die Erkennung von Fremdantigenen durch T-Zellen.

Zytokine

Neben den zu antigenspezifischen Reaktionen befähigten Zellen und Antikörpern verfügt das Immunsystem über eine Vielzahl von bisher nur unvollständig charakterisierten Substanzen, sog. Zytokinen, die zelluläre Aktivitäten in der Immunantwort antigenunspezifisch modulieren können (Tab. 10.**4**). Hier sind vor allem die Lymphokine zu nennen, die von aktivierten Lymphozyten synthetisiert und sezerniert werden. Sie verstärken oder inhibieren lokal und systemisch immunologische Reaktionen durch Einwirkung auf die Migration, Proliferation oder Differenzierung von Regulator- oder Effektorzellen in der afferenten oder efferenten Phase der Immunantwort. So können verschiedene Lymphokine im Blut (z. B. Tumor-Nekrose-Faktor, Interleukin 1, Interleukin 6) in Korrelation zum Schweregrad von Infektionen ansteigen. Tödliche Folgen einer bakteriellen Sepsis ließen sich bei Patienten durch Gabe von monoklonalen Antikörpern gegen den Tumor-Nekrose-Faktor verhindern. Darüber hinaus beeinflussen diese Lymphokine auch Wachstum oder Differenzierung nichtimmunologischer Zellen, wie z. B. von Endothelien und hämatopoetischen Stammzellen. Eine Reihe von Zytokinen, zu denen auch Interferone zählen, wird von Monozyten/Makrophagen produziert (sogenannte Monokine). Die bisher am besten in ihrer biologischen Funktion charakterisierten Zytokine und ihre bekannten Wirkungsorte sind in Tab. 10.4 aufgeführt. Für die Aktivierung von Lymphozyten ist häufig neben der direkten Wechselwirkung über Oberflächenstrukturen eine Bindung von spezifischen Zytokinen als zweitem Signal notwendig. Zytokine gelten somit als essentielle Immunmodulatoren im Gegensatz zu anderen chemischen (Levamisol) oder natürlichen Substanzen (z. B. Lipopolysaccharide von Bakterien), die ebenfalls auf verschiedene Zellpopulationen des Immunsystems einwirken können. Chemische und natürliche Immunmodulatoren sind in den letzten Jahren mit wechselndem Erfolg zur adjuvanten Therapie bei Tumoren eingesetzt worden. Mit zunehmender Verfügbarkeit gentechnologisch hergestellter Zytokine werden über eine bessere und gezieltere Beeinflussung der Feinregulation von Zellen des Immunsystems neue klinische Konzepte in der Therapie von Tumoren, Autoimmunerkrankungen und Immundefekten erprobt.

Komplementsystem

Zu den Molekülen mit antigenunspezifisch wirksamen Effektorfunktionen im Immunsystem zählt im Blut das Komplement mit einer Gruppe von Glykoproteinen, die nach Umwandlung von Proenzymen zu Enzymen in einer streng geordneten Abfolge von Proteolysen miteinander reagieren können (Abb. 10.5) und dabei Peptide mit unterschiedlichen biologischen Aktivitäten bilden. Komplementfaktoren spielen eine wichtige Rolle in der Regulation und Induktion entzündlicher Reaktionen im Gewebe, in der Vermittlung von zellulärer Adhärenz und Erleichterung der Phagozytose von antikörpertragenden Partikeln und Immunkomplexen sowie in der Auslösung von zytotoxischen Reaktionen gegenüber antikörperbeladenen Mikroorganismen oder Zellen. Die Bindung von Komplementfaktoren an Gewebsmastzellen und basophile Blutzellen führt bei Entzündungsreaktionen zur Freisetzung von Histaminen und Substanzen, die erhöhte Gefäßpermeabilität, Chemotaxis und Kontraktion der glatten Muskulatur bewirken. Das Komplementsystem kann über den sog. klassischen Weg durch Antigen-Antikörper-Komplexe, Protein A, Polyanione (z. B. DNA, Dextransulfat), Polyanion-Polykationen-Komplexe (z. B. Heparin-Protamin-Komplexe), C-reaktives Protein und Viren aktiviert werden. Der alternative Aktivierungsweg kann durch Lipopolysaccharide, bakterielle Endotoxine, aggregiertes IgA und den sog. Nephritisfaktor induziert werden. Beide Reaktionskaskaden führen zur enzymatischen Spaltung des Komplementfaktors C3 zu C3a und C3b mit nach-

Tabelle 10.3   Bedeutung der HLA-Antigene

Funktion	HLA-Klasse I	HLA-Klasse II
Transplantationsantigene	+	+
Selbst-Erkennungsmerkmale für T-Zellen	+	+
Determinanten von Immunantwort- bzw. Immunsuppressorgenen (IR- bzw. IS-Gene)	−	+
Stimulationsantigene in primären und sekundären gemischten Lymphozytenkulturen	±	+
Zielantigene für zytotoxische T-Zellen	+	±
Zellinteraktionsmoleküle für T-Helfer- und T-Suppressorzellen	−	+
Differenzierungsantigene	?	+
Rezeptormoleküle (z. B. für Viren)	?	?
Vermittlung von nicht-immunologischen Zellinteraktionen	+	−

Tabelle 10.4   Ausgewählte Zytokine des Immunsystems

Bezeichnung	Hauptwirkung
Lymphokine:	
Interleukin 2 (IL-2)	Aktivierung und Proliferation von T-Zellen, NK-Zellen, LAK-Zellen
Interleukin 3 (IL-3)	Stimulation der Granulo-, Thrombo- und (Erythro-) poese
Interleukin 4 (IL-4)	Stimulation von B-Lymphozyten und Mastzellen
Interleukin 5 (IL-5)	Stimulation von B-Lymphozyten und eosinophilen Granulozyten
Interleukin 6 (IL-6)	Stimulation von B-Zellen, Granulozyten und Monozyten
Interleukin 7 (IL-7)	Stimulation früher B- und T-Zellen
Tumornekrosefaktor (TNF-β)	hämorrhagische Tumornekrose, Stimulation von Zytokinen, Prostaglandinen, Hormonen
Interferon γ (IFN-γ)	zytotoxisch, immunmodulierend, myelosuppressiv
Monokine:	
Interleukin 1 (IL-1)	Induktion von Zytokinen (IL-2, IL-6, TNF, IFN usw.)
Tumornekrosefaktor (TNF-α)	s. o. TNF-β

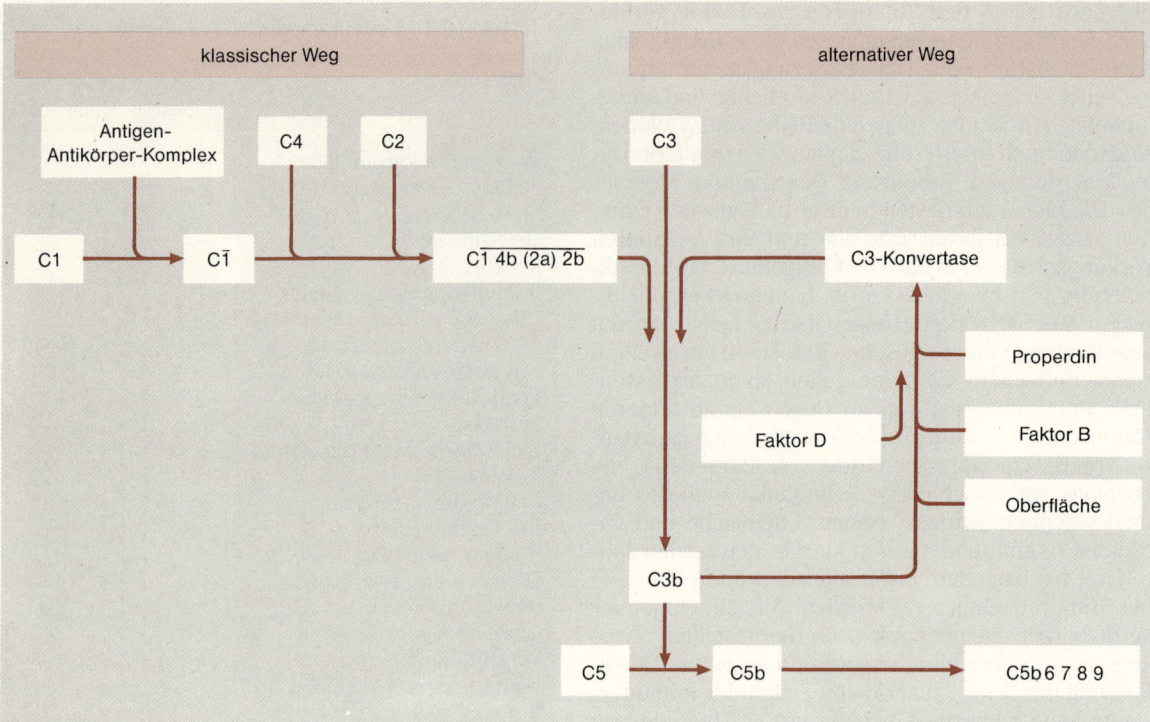

Abb. 10.5   Schematische Darstellung des Komplementsystems: Beziehungen zwischen Aktivierung über den klassischen und alternativen Weg und den an der Effektorphase bzw. Verstärkung beteiligten Komponenten im Hinblick auf den wichtigen Reaktionsschritt der Umwandlung von C3 zu C3b

folgender Anlagerung weiterer Komponenten und Bildung eines membrangebundenen Komplexes, der die Zellyse induziert. Eine Stabilisierung der C3-Konvertase über einzelne Aktivatoren und damit die Vermehrung von C3b im alternativen Weg ermöglicht rasche Amplifizierung im Komplementsystem. Seine Inaktivierung erfolgt entweder durch spontanen Zerfall, durch stöchiometrische Inhibition (C1q-Inaktivator, C4b-bindendes Protein, Faktor H) oder enzymatischen Abbau (C3b-Inaktivator). Aktiviertes Komplement kann fast überall an die Zellmembran binden. Darüber hinaus gibt es spezifische Komplementrezeptoren auf Lymphozyten, Monozyten/Makrophagen, Erythrozyten, Thrombozyten und glomerulären Epithelzellen, die nur mit einzelnen Faktoren reagieren. Durch Bindung an komplementbeladene Mikroorganismen oder Zellen erleichtern sie die Phagozytose sowie andere Effektorfunktionen. Die Gesamtmenge des im Serum vorhandenen Komplements wird durch Bestimmung seiner hämolytischen Aktivität an Schaferythrozyten erfaßt. Eine Verminderung von Komplement wird durch erhöhten Verbrauch oder defekte Synthese bei vielen Infektionskrankheiten und immunologischen Erkrankungen mit chronischen Entzündungsreaktionen (z. B. Autoimmunerkrankungen, Glomerulonephritiden) beobachtet. Der Grad der Komplementerniedrigung gibt Aufschluß über die Aktivität der Erkrankung. Angeborene Komplementdefekte, unter denen der C2-Defekt

am häufigsten vorkommt, können zu chronischen Infektionen mit eiterbildenden Bakterien, zu Lupuserythematodes-ähnlichen Syndromen sowie zum angioneurotischen Ödem (C1q-Inaktivator-Defekt) führen.

Regulation der Immunantwort

Eindringen von Antigen löst beim Menschen wie bei anderen Vertebraten in der spezifischen Immunantwort eine geordnete Abfolge von molekularen und zellulären Wechselwirkungen aus. Meistens werden beide Effektormechanismen des Immunsystems, die zellvermittelte und die humorale Immunantwort, aktiviert. Während die antikörpervermittelte Immunantwort häufig bei der Abwehr von Mikroorganismen wirksam ist, die sich extrazellulär vermehren, schützen zelluläre Reaktionen den Organismus vor allem vor Pilzen und Parasiten sowie vor intrazellulären Viren und Tumorzellen. Die zellvermittelte Immunantwort ist meistens auch für die Abstoßung von Organtransplantaten verantwortlich.

Bei jeder normalen Immunantwort kommt es in der Induktionsphase zur Fremdantigenerkennung durch T-Helfer- und B-Zellen, sowie in der Effektorphase zur Elimination der Fremdstrukturen durch zy-

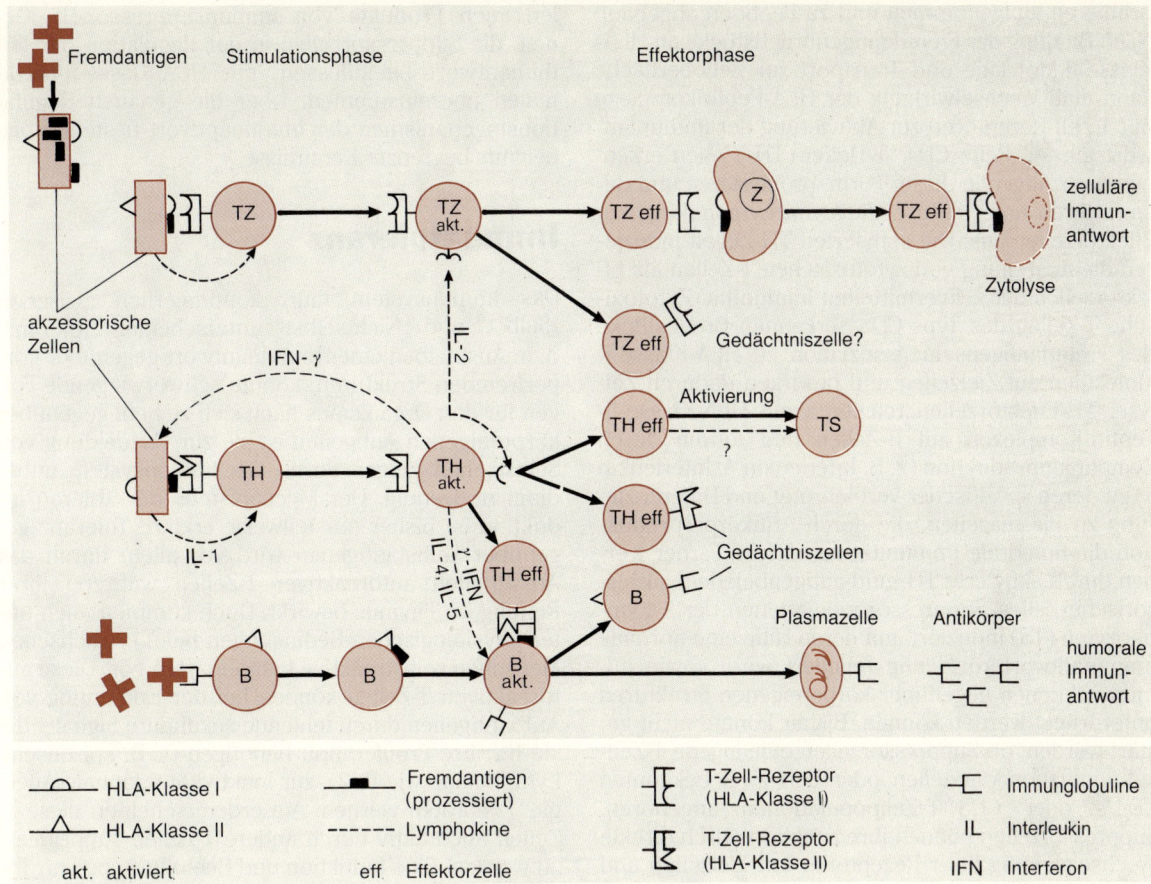

Abb. 10.6 Schematische Darstellung zellulärer Wechselwirkungen bei einer antigenspezifischen Immunantwort: Zytotoxische T-Zellen (TZ) als wesentliche Effektorzellen der zellulären Immunreaktion werden bei Erkennung von HLA-Klasse-I-Fremdpeptidkomplexen auf akzessorischen Zellen unter zusätzlicher Stimulierung durch Lymphokine von T-Helfer-Zellen (TH) aktiviert und lysieren Zielzellen (Z) durch Bindung an HLA-Klasse-I-Femdpeptid-Komplexe. Wichtige Funktion der T-Helfer-Zellen ist die Stimulation von antigenaktivierten B-Zellen zu vermehrter Teilung und Differenzierung zu Plasmazellen als wesentliche Träger der humoralen Immunantwort. Die Aktivierung der TH wie auch ihre Funktionsausübung erfordern die Erkennung von HLA-Klasse-II-Fremd-Peptid-Komplexen auf akzessorischen Zellen. Darüber hinaus stimulieren TH auch Regulatorzellen (z. B. T-Suppressor-Zellen [TS]).

totoxische T- und antikörperproduzierende B-Zellen (Abb. 10.**6**). Auslösung und Stärke der Immunreaktionen hängen dabei von komplexen Wechselwirkungen zwischen Helfer-, Regulator- und Effektorzellen mit ihren genetisch festgelegten Antigenrezeptoren und HLA-Molekülen sowie von modulierenden Lymphokinen ab.

Humorale Immunantwort

Beim ersten Kontakt mit einem Antigen erscheinen spezifische Antikörper und Effektorzellen des Immunsystems erst nach mehreren Tagen im Blut. Bei dieser primären Immunantwort werden zunächst Antikörper vom IgM-Typ mit einem Gipfel in der zweiten Woche gebildet. Später erfolgt bei Fortbestehen der Antigenexposition ein Wechsel der Immunglobulinklasse („Switch") mit Produktion von IgG-Antikörpern. Als weiteres Zeichen für die „Reifung" der Immunantwort

nimmt die Affinität der Antikörper zum Antigen zu. Im Gegensatz zu dieser primären Immunreaktion werden bei erneuter Zufuhr des Antigens (Boosterung) in einer sekundären Immunantwort mehr IgG- als IgM-Antikörper gebildet. Hierbei setzen humorale und zelluläre Immunreaktionen in der sekundären rascher als in der primären Immunantwort ein. Die Erklärung hierfür ist die Ausdifferenzierung von spezifischen Gedächtniszellen nach erstem Antigenkontakt.

Zelluläre Wechselwirkungen in der Immunantwort

Die wichtigsten Wechselwirkungen immunkompetenter Zellen während einer normalen Immunantwort sind in Abb. 10.**6** dargestellt. Fremdantigen, das in den Körper eindringt, wird zunächst von antigenpräsentierenden Zellen, die HLA-Klasse-II-Moleküle exprimieren, aufgenommen und zu Peptiden abgebaut. Nach Bindung der Fremdantigenbruchstücke an HLA-Klasse-II-Moleküle und Transport zur Zelloberfläche kann eine Wechselwirkung der HLA-Peptidkomplexe mit T-Zell-Rezeptoren zur Aktivierung der Immunantwort führen. Reife CD4+-T-Helfer-(TH-)Zellen erkennen das Antigen in dieser Form, proliferieren und differenzieren unter dem Einfluß von Lymphokinen zu Effektorzellen aus. Die aktivierten TH-Zellen induzieren die Ausreifung von zytotoxischen T-Zellen als Effektorzellen der zellvermittelten Immunität. Zytotoxische T-Zellen des Typs CD8+ erkennen Bruchstücke des Fremdantigens in Assoziation zu HLA-Klasse-I-Molekülen auf Zielzellen und bewirken dadurch Zellyse. TH-Effektorzellen reagieren mit HLA-Klasse-II-Peptid-Komplexen auf B-Zellen und führen durch Lymphokinproduktion (z. B. Interleukin 4, Interleukin 5) zu deren spezifischer Vermehrung und Differenzierung zu Plasmazellen, die durch Antikörperproduktion die humorale Immunität vermitteln. Ferner werden durch aktivierte TH- und antigenbeladene akzessorische Zellen Suppressorpopulationen der T-Lymphozyten (TS) induziert, mit deren Hilfe eine normale Immunantwort rückläufig reguliert wird, sowie Immunreaktionen gegenüber körpereigenen Strukturen unterdrückt werden können. Bisher konnte nicht geklärt werden, ob Suppressorzellen eine eigene T-Zellsubpopulation darstellen oder den zwei bekannten CD4+- oder CD8+-T-Zellpopulationen angehören. Suppressorzellen können ihre Funktion durch direkte Wechselwirkung ihrer Rezeptoren mit Zielzellen und durch Produktion suppressiver Faktoren ausüben.

Genetische Regulationsmechanismen der Immunantwort

Die verschiedenen Wechselwirkungen immunologischer Zellen in der Immunantwort unterliegen einer komplexen genetischen Steuerung. Daran beteiligt sind Gene, die die spezifischen Antigenrezeptoren (Immunglobuline, T-Zell-Rezeptor) auf Lymphozyten ausbilden oder für die antigenpräsentierenden HLA-Moleküle sowie für Lymphokine mit Verstärker- oder Inhibitionseffekt in der Immunantwort kodieren. Wichtig war vor allem die Aufklärung der genetischen und strukturellen Basis der antigenspezifischen T-Zell-Rezeptoren. Diese Moleküle, die in ihrem Aufbau und in ihrer Genetik Immunglobulinen ähnlich sind (s. Abb. 10.**2**), bestimmen die Reaktionsbreite der T-Zellen (T-Zell-Repertoire). Durch Interaktion der T-Zellrezeptoren mit HLA-Peptid-Komplexen im Thymus wird das T-Zell-Repertoire moduliert und zur Unterscheidung von fremden und körpereigenen Strukturen befähigt. T-Zell-abhängige schwache („low responder") oder starke („high responder") Immunreaktionen gegenüber spezifischen Antigenen werden durch Immunantwort-(IR-)Gene kontrolliert. Sie sind beim Menschen im Bereich der HLA-D-Region lokalisiert und wahrscheinlich mit den Genen identisch, die für HLA-Klasse-II-Antigene kodieren. Ebenso sollen auch Produkte von Immunsuppressor-(IS-)Genen, die Suppressorzellen in der Regulation der Immunantwort beeinflussen, mit HLA-Klasse-II-Merkmalen übereinstimmen. Über die genauen Regulationsmechanismen der Immunantwort bestehen bisher nur begrenzte Kenntnisse.

Immuntoleranz

Das Immunsystem muß kontinuierlich zwischen „Selbst" und „Nichtselbst" unterscheiden. Toleranz, d. h. Ausbleiben einer Immunantwort gegenüber körperfremden Strukturen, könnte schwerwiegende Folgen für den Organismus nach sich ziehen, gegenüber körpereigenen Antigenen ist sie zur Vermeidung von Selbstschädigungen durch das Immunsystem unbedingt notwendig. Der Mechanismus der Toleranzinduktion ist bisher nur teilweise erklärt. Toleranz gegenüber Selbstantigenen wird vor allem durch das Ausschalten autoreaktiver T-Zellen während ihrer Reifung im Thymus bewirkt. Doch kommen auch unter physiologischen Bedingungen beim erwachsenen Menschen selbstreaktive Lymphozyten vor. Diese autoreaktiven T-Zellen können bei der Erkennung von Autoantigenen durch fehlende sekundäre Signale, die sie für ihre Proliferation benötigen (z. B. spezifische Lymphokine wie IL-2), zur Inaktivität („klonale Anergie") gebracht werden. Außerdem scheinen diese T-Zellen auch aktiv durch andere T-Zellen supprimiert zu werden. Eine Induktion und Beeinflussung von Toleranzmechanismen wird insbesondere bei Organtransplantationen gegenüber Gewebsmerkmalen des Organspenders zur Verbesserung der Transplantatüberlebenszeit angestrebt.

Immunregulation durch idiotypische Antikörper

Nach der Vorstellung von Jerne sollen alle Zellen des Immunsystems, die in der Immunantwort miteinander in Wechselwirkung treten, durch Antikörper in ein komplexes Regulationsnetz eingebunden sein. Antikörper, die in der Immunantwort gegen Antigene gebildet werden, verfügen über einzigartige Determinanten im Bereich der Antigenbindungsstelle (sog. „Idiotypen"), gegen die der Körper nicht tolerant ist und wiederum Antikörper produzieren kann. Diese antiidiotypischen Antikörper stellen interne Spiegel- bzw. Abbilder von allen externen Antigenen dar. Da auch Zellen des Immunsystems über idiotypische Determinanten auf Rezeptoren verfügen, bietet dieses Netzwerk von Antikörpern bei Aktivierung durch Antigene enorme Möglichkeiten für positive bzw. negative Regulationseffekte auf verschiedene zelluläre Wechselwirkungen in der Immunantwort.

Effektormechanismen der Immunantwort

Zytolyse durch Lymphozyten

Zytotoxische Lymphozyten spielen in der Elimination von Virusinfektionen und in der Abwehr von Tumorzellen eine wesentliche Rolle. Bei Organtransplantationen können Unterschiede in Gewebsmerkmalen zwischen Spender und Empfänger zytotoxische Lymphozyten aktivieren, die zur Abstoßung des Transplantates führen. Zu den Lymphozyten mit zytotoxischen Funktionen zählen vor allem CD8+−T-Zellen, die Antigene auf Zielzellen häufig in Assoziation zu HLA-Klasse-I-Antigenen erkennen. Ein Teil der zytotoxischen T-Zellen des $CD8^+$-Typs reagiert unabhängig von der Wechselwirkung mit HLA-Molekülen, eine weitere Gruppe zeigt vorwiegend natürliche Killerzell-Funktionen durch Lyse der Zielzellen mit einem bisher nicht bekannten Rezeptor. Alle zytotoxischen T-Zellen können auch zur antikörperabhängigen Lyse von Zellen führen, wenn sie durch Expression von Fc-Rezeptoren an antikörperbeladene Zielzellen binden können.

Mit Hilfe des Lymphokins IL-2 können heute in Blutlymphozyten zytotoxische Zellen in vitro aktiviert werden, die als lymphokinaktivierte Killerzellen (LAK-Zellen) bezeichnet werden und vor allem gegenüber Tumorzellen lytische Aktivität besitzen. LAK-Zellen werden auch durch Injektion von IL-2 in vivo induziert. Sie werden heute nach In-Vitro- oder In-vivo-Aktivierung zur adjuvanten Therapie von verschiedenen Tumoren mit noch wechselndem Erfolg angewandt.

Phagozytose

Spezialisierte Zellen des Immunsystems, zu denen vor allem neutrophile und eosinophile Leukozyten, Monozyten und Makrophagen zählen, zerstören Fremdpartikel durch Phagozytose. So werden Mikroorganismen von diesen Zellen nach Bindung an spezifische Rezeptoren durch Endozytose aufgenommen und intrazellulär durch Aktivierung lysosomaler Enzyme und Sauerstoffradikale abgebaut. Während Granulozyten nach Auswanderung aus dem Blut im Gewebe nur für ein bis zwei Tage Phagozytosefähigkeit besitzen, können Makrophagen in Organen über Wochen und Monate für die Aufnahme von Mikroorganismen aktiv bleiben. Die Adhärenz von Fremdpartikeln an Phagozyten kann durch Rezeptoren für Immunglobuline (Fc-Rezeptoren) oder für Komplementfaktoren sowie durch Membranproteine mit Bindung an spezifische Oligosaccharide vermittelt werden. Während Fc-Rezeptoren für die Aufnahme und Zerstörung von Mikroorganismen konstitutionell aktiv sind, läßt sich die Phagozytose über Komplementrezeptoren nur durch weitere Signale (wie. z. B. Bildung spezifischer Lymphokine aus TH-Zellen oder zusätzliche Bindung an Fibrinoligomeren) auslösen. Mikroorganismen, die über Komplementrezeptoren aufgenommen werden (z. B. Mycobacterium tuberculosis), entgehen dadurch häufig der intrazellulären Zerstörung.

Überempfindlichkeitsreaktionen

Als Überempfindlichkeitsreaktionen werden veränderte antigen-spezifische humorale oder T-Zell-vermittelte Immunreaktionen bezeichnet, die sich nach erneuter Applikation eines Antigens sofort, nach Stunden oder Tagen als Entzündungsreaktionen manifestieren. Sie basieren auf physiologischen Immunreaktionen, die gegenüber Infektionen mit extra- und intrazellulären Mikroorganismen Resistenz im Gewebe vermitteln können. Man unterteilt sie in vier Hauptformen, deren Charakteristika Tab. 10.**5** zu entnehmen sind. Wegen des kurzen Zeitintervalls zwischen Antigenapplikation und Auftreten der Überempfindlichkeitsreaktion werden Typ I, II, III unter dem Begriff der Sofortreaktionen zusammengefaßt, während Typ IV als Spätreaktion (früher „Tuberkulintyp") oder „Überempfindlichkeitsreaktion vom verzögerten Typ" bekannt ist. Sofortreaktionen beruhen auf der Wechselwirkung von Antikörpern mit löslichen oder zellgebundenen Antigenen und der Aktivierung von Mastzellen (Typ I), Komplement (Typ II) oder Bildung von Immunkomplexen (Typ III). Überempfindlichkeitsreaktionen vom verzögerten Typ (Typ IV) werden durch antigenspezifische T-Zell-abhängige Immunreaktionen vermittelt. Hierbei stimulieren sensibilisierte CD4+-TH-Zellen durch Lymphokine zunächst Mastzellen zur Freisetzung von Mediatoren für die Erhöhung der Gefäßpermeabilität. Monozyten, die daraufhin aus dem Blut ins Gewebe einwandern, werden durch Lymphokine (z. B. IL-4) der TH-Zellen zur Bildung von Sauerstoffradikalen und Zytotoxizität gegenüber intrazellulären Mikroorganismen angeregt.

Entzündung

Die spezifische Elimination von Fremdantigenen durch Lymphozyten wird im Gewebe häufig durch akute oder chronische Formen der Entzündung als unspezifische Abwehrreaktionen unterstützt. Akute Entzündungsreaktionen werden innerhalb von Minuten durch Bindung von IgE-Antikörpern an entsprechende Fc-Rezeptoren von Mastzellen (Reaktion vom Reagin-Typ), innerhalb von Stunden durch Bindung von komplementaktivierenden Antikörpern an zellgebundene Antigene sowie durch Immunkomplexe mit Bindung von Antikörpern an lösliche Antigene und Aktivierung der Komplementkaskade (Arthus-Reaktion) im Gewebe ausgelöst. Chronische Formen der Entzündung resultieren aus normalen Überempfindlichkeitsreaktionen vom verzögerten Typ.

Entzündungsreaktionen sind charakterisiert durch Einströmen von Flüssigkeit (Ödembildung)

Tabelle 10.5   Einteilung und Charakteristika von Überempfindlichkeitsreaktionen

Typ	Subtyp	Antigen	Zeitinter-vall bis zur maximalen Reaktion	Immunolo-gische Ef-fektorme-chanismen	Lösliche Mediator-substanzen	Zelluläre Gewebsin-filtrate	Klinisches Korrelat
Sofort-reaktion	I = Ana-phylaxie	meist exo-gen (z. B. Pollen)	15–30 Mi-nuten	IgE + Mast-zellen	Histamin, Heparin ECFA, Leu-kotriene C 4, E 4, D 4	Mastzellen, Eosinophile	Asthma bron-chiale, Urti-karia, Heuschnup-fen
	II = humo-rale zytoto-xische Reak-tion	zellgebun-dene Anti-gene	Minuten	IgM, IgG ± Komplement	Komplement	–	Arzneimittel-allergie, hä-molytische Anämie
	III = Immun-komplexre-aktion	extrazellu-läre Anti-gene (meist gelöst)	6–18 Stun-den	Antigen-/An-tikörper-Komplexe ± Komplement	Anaphylato-xin (C 3a, C 5a) che-motaktische Faktoren (C 5b, C 6, C 7)	polymorph-kernige Leu-kozyten	Serumkrank-heit, Glome-rulonephritis, Immunkom-plexerkran-kung bei In-fektionen
Spätreaktion	IV = zellulär bedingte Re-aktion	extrazellu-läre oder zellgebun-dene Anti-gene	24–48 Stun-den	T-Lympho-zyten vom verzögerten Typ	Lymphokine Monokine	Lymphozy-ten, Makro-phagen	Kontaktder-matitis, Transplantat-abstoßung

ECFA = eosinophiler chemotaktischer Faktor der Anaphylaxie

und von Leukozyten (Eiterbildung) ins Gewebe. Sie werden durch spezifische Mediatoren ausgelöst, die zur Erhöhung der Gefäßpermeabilität oder zur Che-motaxis und Aktivierung der Phagozytose von Leuko-zyten führen. Hierzu zählen vor allem Komplement-faktoren, insbesondere die Faktoren C3a und C5a, Histamin, das nach Bindung von IgE von Mastzellen freigesetzt wird, Leukotriene, Serotonin aus Throm-bozyten, Endotoxine und Monokine sowie Prostacy-cline und Prostaglandine, die beim Abbau von Phos-pholipiden aus Membranen entstehen. Ins Gewebe einwandernde und aktivierte Leukozyten setzen als erste Effektorzellen der akuten Entzündungsreaktio-nen Proteasen und andere Enzyme wie Elastase, Kol-lagenase, Myeloperoxidase frei, die zur Zerstörung des Gewebes beitragen. T-Lymphozyten, die ursäch-lich oder in der Folge an diesen Entzündungsreaktio-nen beteiligt sind, können die Ansammlung und anti-mikrobielle Zytotoxizität der Leukozyten durch Se-kretion von Lymphokinen, wie z. B. hämatopoeti-schen Wachstumsfaktoren und Interferon γ, beein-flussen.

Immunpathologie

Die physiologischen Abwehrvorgänge des Organis-mus zeigen unter normalen Bedingungen keine Krankheitsfolgen. Verminderung bzw. Vermehrung oder Funktionsdefekte einzelner molekularer und zel-lulärer Elemente des Immunsystems und Störungen ihrer Kontrolle können zu verschiedenen Krankheits-bildern führen. Sie bestimmen zum Beispiel durch Mangel an Antikörpern oder immunkompetenten Zel-len Auftreten und Verlauf von Infektionserkrankun-gen. Als überschießende Immunantwort führen sie zu pathologischen Überempfindlichkeitsreaktionen, als fehlgeleitete Reaktivität zu Autoimmunerkrankungen. Auch eine Überproduktion einzelner Komponenten des Immunsystems bei malignen Erkrankungen geht meistens mit dem Ausfall spezifischer immunologi-scher Funktionen einher. Immunologische Erkran-kungen können nach dem Mechanismus der Organ-bzw. Gewebsschädigung oder nach dem jeweiligen zur Immunstörung führenden Antigen (z. B. Parasit, organische oder anorganische Stoffe) eingeteilt wer-den. Zur Analyse der Immunkompetenz bei den ver-schiedenen Erkrankungen stehen heute neben klini-schen Untersuchungsverfahren von Effektorfunktio-nen des Immunsystems auch direkte Bestimmungs-methoden einzelner immunologischer Zellpopulatio-nen und Mediatoren zur Verfügung. Die wichtigsten Tests zur Charakterisierung gestörter Immunfunktio-nen sind in Tab. 10.6 zusammengefaßt. Wesentliche Fortschritte in der Diagnostik von Störungen des Im-munsystems erbrachte der Einsatz monoklonaler An-tikörper zur phänotypischen Charakterisierung und Differenzierung normaler und maligner Zellen, sowie die Entwicklung molekularbiologischer Techniken zur Erfassung von normalen und pathologischen Genfunktionen. Damit konnte insbesondere eine genauere Diagnostik von Lymphomen, Leukämien und anderen Tumoren des lymphatischen Systems entsprechend dem Differenzierungsgrad der malignen Zellen erzielt werden. Auch bei angeborenen oder erworbenen Immundefekten sowie bei Autoimmunerkrankungen können durch Anwendung dieser Techniken für quantitative und qualitative Bestimmungen der verschiedenen Zellen des Immunsystems Aussagen über zugrundeliegende Immunregulationsstörungen getroffen werden. Ferner wurden durch zelluläre Klonierungsverfahren Korrelationen zwischen der Expression spezifischer Oberflächenphänotypen und funktioneller Eigenschaften insbesondere bei T-Lymphozyten aufgezeigt. Hieraus werden heute auch gezieltere Behandlungskonzepte für Erkrankungen des Immunsystems sowie für Tumoren entwickelt. Für die Tumortherapie bieten sich monoklonale Antikörper, die entweder direkt zytotoxisch wirken oder an Toxin bzw. mit Zytostatika beladene Träger (z. B. Liposomen) gekoppelt sind, sowie funktionell und phänotypisch charakterisierte klonierte Lymphozytenpopulationen mit zytotoxischer Aktivität (LAK−Zellen, lymphokinaktivierte Killerzellen) an. Zur Immuntherapie stehen heute neben monoklonalen Antikörpern vor allem auch molekularbiologisch hergestellte Zytokine zur Verfügung.

Immundefekte

Immundefekte beruhen auf dem Ausfall humoraler und/oder zellulärer, antigenspezifischer oder -unspezifischer Immunmechanismen durch Beeinträchtigung der Funktion unterschiedlicher Komponenten des Immunsystems (Tab. 10.**7**). Ätiologisch unterscheidet man **angeborene** („primäre") von **erworbenen** („sekundären") Immundefekten. Klinisch manifestieren sie sich durch erhöhte Infektanfälligkeit mit gleichzeitig vermehrtem Auftreten von Autoimmunerkrankungen und Neoplasien des lymphatischen Systems.

Angeborene humorale Immundefekte sind gekennzeichnet durch Mangel an zirkulierenden Antikörpern aufgrund fehlender reifer B-Zellen oder Plasmazellen in lymphatischen Organen, wobei meistens die zellvermittelten Immunreaktionen nicht beeinträchtigt sind. Patienten mit B-Zell-Defekten erwiesen sich als anfällig vor allem für bakterielle Infektionen und leiden häufig unter chronischen Darmentzündungen. Als erster B-Zell-Defekt wurde eine geschlechtsgebundene Agammaglobulinämie von Bruton 1952 beschrieben. Später wurde über weitere rezessiv vererbbare, zum Teil x-chromosomal gekoppelte Varianten der Agammaglobulinämie berichtet. Diesen Patienten fehlen reife B-Zellen, da deren Vorläufer in einer frühen Phase der Differenzierung im Stadium der Genumlagerung für Leichtketten arretiert sind. Im Unterschied hierzu zeigen Patienten mit „common variable immunodeficiency" reife B-Zellen, die nicht zur Ausreifung zu antikörpersezernierenden

Tabelle 10.6 Untersuchungen zur Diagnostik von Immunkompetenzstörungen

Einfache Untersuchungsmethoden der Immunabwehr

- anamnestische Angaben über Infektionen
- körperliche Untersuchung (Lymphknoten- und Milzschwellung, Veränderungen an Haut und Schleimhäuten)
- Bestimmung der Immunglobuline im Verhältnis zum Gesamteiweiß
- Differentialblutbild
- Röntgenübersicht des Thorax zur Beurteilung des Thymusschattens

Spezialuntersuchungen

1. Humorale Immunität
   - quantitative Bestimmung der Immunglobulinklassen
   - Bestimmung des $\varkappa$-/λ-Verhältnisses
   - Bestimmung der IgG-Subklassen
   - spezifische Antikörpertiter (z. B. Isoagglutinine, Antikörpertiter nach Impfungen oder Infektionen)
   - histologische Beurteilung der Plasmazellen in Knochenmark und lymphatischem Gewebe
   - Beurteilung von B-Vorläuferzellen sowie von Differenzierungsstadien und Subpopulationen durch Nachweis spezifischer Oberflächenmarker (z. B. IgM, IgD, mit MoAK definierte Antigene) in der Immunfluoreszenz oder -histologie in Knochenmark und lymphatischem Gewebe
   - Induktion der B-Zell-Differenzierung (in vitro, z. B. durch Stimulation mit Pokeweed-Mitogen)
   - Bestimmung abnormer Antikörperproduktion

2. Zelluläre Immunität
   - Oberflächenmarkeranalysen zur Bestimmung der T-Zellen (z. B. T4/T8-Verhältnis), der T-Subpopulationen und Differenzierungsstadien in Blut, Knochenmark und lymphatischem Gewebe
   - In-vivo-Testung zellvermittelter Immunität durch Hauttests mit mikrobiellen Antigenen (z. B. Tuberkuloprotein-[PPD-], Candida, Vaccinia-Antigen) oder durch Kontaktsensibilisierung mit Dinitrochlorbenzol (DCNB)
   - In-vitro-Stimulierbarkeit der T-Zellen durch spezifische Antigene (z. B. Phytohämagglutinin, PPD, Concanavalin A, Allogene in der gemischten Lymphozytenkultur)
   - natürliche Killerzellaktivität
   - Induktion spezifischer Effektor-T-Zellen in vitro (z. B. zytotoxische T-Zellen)
   - quantitative Bestimmung von Lymphokinen

3. Phagozytosefunktion
   - Aufnahme von Latexpartikeln oder Trypanblau
   - In-vitro-Chemotaxis
   - Bestimmung von Monozyten-Makrophagen-Populationen mit monoklonalen Antikörpern

4. Komplementaktivität
   - Bestimmung von Komplementeinzelkomponenten

Tabelle 10.**7** Angeborene oder erworbene Immundefektsyndrome

angeborene Immundefekte	
B-Zell-Defekte	geschlechtsgebundene Agammaglobulinämie (Typ Bruton) rezessiv vererbbare Agammaglobulinämie „common variable immunodeficiency" selektiver Immunglobulinmangel (häufig IgA, seltener IgM) geschlechtsgebundene Dysgammaglobulinämie mit IgM-Vermehrung transitorische Hypogammaglobulinämie (1.–3. Lebensjahr)
T-Zell-Defekte	Di-George-Syndrom (angeborene Thymusaplasie mit Hypoparathyreoidismus) Purinnucleosid-Phosphorylase-Mangel Netzelof-Syndrom (Lymphopenie mit variabler Beeinträchtigung der Immunglobulinproduktion durch Thymushypoplasie)
kombinierte T/ B-Zell-Defekte	Adenosindeaminase-Mangel Hypogammaglobulinämie vom Schweizer Typ Ataxia teleangiektasia retikuläre Dysgenesie HLA-Klasse II Defizienz
Defekte der Phagozytose	Chediak-Higashi-Syndrom rezessiv vererbbarer Leukozytenadhäsionsdefekt durch fehlende Expression von CD18
erworbene Immundefekte	
B-Zell-Defekte	Antikörpermangelsyndrome bei lymphoproliferativen Erkrankungen (chronische lymphatische Leukämie, Myelome) Antikörpermangelsyndrome bei nephrotischem Syndrom oder exsudativer Enteropathie über vermehrten Eiweißverlust
T-Zell-Defekte	bei Morbus Hodgkin bei Morbus Boeck „Acquired Immunodeficiency Syndrome" (AIDS)
kombinierte T/ B-Zell-Defekte	bei Autoimmunerkrankungen nach Traumata nach Transplantationen unter immunsuppressiver Therapie oder Zytostatikagabe

Plasmazellen befähigt sind. Diese Patienten weisen häufig normale IgM-, jedoch reduzierte IgG- und IgA-Konzentrationen im Serum auf. Transiente Hypogammaglobulinämien wurden im frühen Säuglingsalter infolge unreifer T-Helfer-Zellen beobachtet. Andere

weniger schwerwiegend verlaufene selektive Dysgammopathien gehen ebenfalls mit dem Fehlen einer spezifischen Immunglobulinklasse im Blut einher. Am häufigsten kommt der isolierte IgA-Mangel vor, bei dem klinisch Malabsorptionssyndrome im Vordergrund stehen. Als Ursache dieser Erkrankungen werden fehlende T-Zell-abhängige Lymphokine für die B-Zell-Differenzierung, sowie intrinsische Ausreifungsstörungen der B-Zellen angenommen.

Patienten mit **angeborenen T-Zell-abhängigen Immundefekten** sind äußerst anfällig für virale, Pilz- und Protozoen-Infektionen. Ursachen sind vorwiegend primäre oder sekundäre Thymushypoplasien im Rahmen von Embryopathien (z. B. Di-George-Syndrom). Zu selektiven T-Zell-Immundefekten zählt auch der angeborene Mangel an Purin-Nucleosid-Phosphorylase, bei dem toxische Nucleoside durch Hemmung der normalen T-Zell-Differenzierung zur selektiven Verminderung von T-Zellen bei unbeeinträchtigten B-Zellen führen.

Als **schwere kombinierte Immundefizienz-Erkrankungen** („severe combined immunodeficiency diseases", SCID) werden kongenitale Immundefekte bezeichnet, die durch erhebliche Störungen der humoralen und zellulären Immunität charakterisiert sind. Hierzu zählt die Agammaglobulinämie vom Schweizer-Typ, die auf einem Differenzierungsdefekt der lymphozytären Stammzellen beruht und mit schwerer Lymphopenie einhergeht. Weiteren Formen kombinierter Immundefekte liegt ein genetisch bedingter Mangel an Adenosindeaminase zugrunde. Patienten mit diesen Erkrankungen neigen zu Infekten mit Pilzen und Viren, zeigen ebenfalls schwere Lymphopenien mit fehlenden T- und B-Zell-Funktionen. Ferner wurden x-chromosomal vererbte SCID-Formen beobachtet, bei denen Störungen der T- und B-Zell-Differenzierung vorliegen. Vor einigen Jahren wurde über Patienten mit kombinierten Immundefekten berichtet, die durch eine fehlende Expression von HLA-Klasse-I- und/oder -II-Antigenen auf Lymphozyten und Gewebezellen charakterisiert sind („bare lymphocyte syndrome"). Diese Patienten zeigen keine Antikörperbildung gegen die meisten Antigene und sind nicht zur Entwicklung normaler Überempfindlichkeitsreaktionen vom verzögerten Typ befähigt. Sie leiden häufig unter schweren Darmentzündungen mit Malabsorptionssyndromen und vorwiegend viralen Infektionen.

Ferner wurden humorale und zelluläre Immundefekte als Begleitphänomen von Erbkrankheiten oder Mißbildungen beobachtet. Hierzu zählen vor allem die Ataxia teleangiectasia, eine Erkrankung mit gestörten Repairmechanismen der DNA-Synthese, das Wiskott-Aldrich-Syndrom, mit bisher ungeklärter Ätiologie, sowie das Di-George-Syndrom, bei dem durch die embryonale Thymushypoplasie T-Zellen fehlen und damit auch humorale Immunfunktionen stark beeinträchtigt sind.

Neben Immundefekten des lymphatischen Systems sind auch Krankheitsbilder mit isolierten Störungen phagozytierender Zellen (Chediak-Higashi-Syndrom, chronische familiäre Neutropenie) bekannt. Hereditäre Defekte in der Expression von Leukozytenadhäsionsmolekülen (CD18) gehen ebenfalls mit ineffektiver Phagozytose einher. Angeborene Komplementdefekte können schwere bakterielle Infektionen bedingen. Für die genaue Beschreibung der klinischen Symptomatik und weiterer seltener Formen von Immundefekterkrankungen wird auf Lehrbücher der Kinderheilkunde verwiesen. Viele der angeborenen Immundefekte verlaufen ohne symptomatische und Substitutionstherapie letal. Als kausale Behandlung wird bei einem Teil dieser Erkrankung die allogene Knochenmarktransplantation erfolgreich durchgeführt. In Zukunft ist als therapeutisches Prinzip auch die Transfusion genmanipulierter Stammzellen der Lympho-/Hämatopoese zu erwarten.

Sekundäre erworbene Immundefekte werden durch maligne Entartung einzelner zellulärer Komponenten des Immunsystems bedingt oder sind Folge von Autoimmunerkrankungen, von Therapien mit Zytostatika und Immunsuppressiva, von schweren Traumen (z. B. Verbrennungen), von Organ- und Knochenmarktransplantationen sowie von Infektionen mit Mikroorganismen. Sekundäre Immunmangelzustände beruhen auf variablen Störungen der B-/T-Zell-Funktionen und sind oft mit gehäuftem Auftreten bakterieller Infektionen verbunden. So werden Hypogammaglobulinämien vielfach als Begleitphänomen bei chronischen lymphatischen Leukämien und Myelomen beobachtet. Erworbene zellvermittelte Immundefekte sind bei der Lymphogranulomatose und dem Morbus Boeck bekannt.

Erworbene Immundefekte sind häufig auch Begleiterscheinung von Virusinfektionen. Störungen der Immunfunktionen sind dabei meistens Folge der direkten Infektion immunologisch relevanter Zellen. Zu den Viren, die zu Immunsuppression führen, zählen vor allem Masern-, Zytomegalieviren, sowie Retroviren. Eine erst seit 1981 beschriebene und sich inzwischen rasch ausbreitende Störung zellvermittelter Immunität stellt das sog. „**Acquired Immunodeficiency Syndrome**" (*AIDS*) dar. Es handelt sich hierbei um eine oft tödlich verlaufende Infektion mit Retroviren, den sog. „Human Immunodeficiency Viruses" (HIV-1 und HIV-2), die zum letalen Zusammenbruch des Abwehrsystems führen. Diese Viren werden durch sexuellen Kontakt oder auf dem Blutweg übertragen. AIDS tritt dabei vor allem in bestimmten Risikogruppen auf, zu denen homo- und bisexuelle Personen, Drogenabhängige, Empfänger von Bluttransfusionen und Kinder von AIDS-Kranken zählen. AIDS stellt dabei das Endstadium einer chronischen Erkrankung dar, die häufig mit uncharakteristischen Symptomen (z. B. Fieber, Schwächegefühl, asymptomatischen Infektionen) und Lymphknotenschwellungen beginnt („AIDS related Complex", ARC). Patienten mit AIDS leiden im Endstadium an Infektionen mit sog. opportunistischen Erregern, die nur bei immunsupprimierten Patienten Krankheiten verursachen (z. B. Pneumocystis carinii, Toxoplasmose). Auch treten häufig neurologische Störungen (z. B. HIV-induzierte Demens, periphere Neuropathien) sowie Malignome auf, zu denen vor allem das Kaposi-Sarkom

zählt. Im Blutbild der Patienten zeigt sich häufig frühzeitig neben einer Thrombozytopenie eine Lymphopenie mit pathologischer Verminderung der T-Helferzellen bei relativer Erhöhung der T-Suppressor-zytotoxischen Zellen (Umkehr des normalen CD4-CD8-Verhältnisses von 2:1). Dieser bei AIDS-Patienten typische Befund beruht auf einer Zerstörung der CD4+-T-Helferzellen durch HIV. T-Helfer-Zellen werden dabei durch Bindung von HIV an ihre CD4-Rezeptoren infiziert und nach Virusreplikation lysiert. Ein großer Teil der T-Helferzellen wird durch Verschmelzung zu Riesenzellen über Wechselwirkung von viralen Glykoproteinen an der Zelloberfläche, sowie durch Autoimmunphänomene zerstört. CD4-Antigene werden auch von Makrophagen und Monozyten sowie von dendritischen Zellen exprimiert. Hierdurch wird die Ausbreitung der Infektion in verschiedene Organe, vor allem ins Gehirn begünstigt. Durch die Abnahme der T-Helferzellen werden die Produktion virusspezifischer Antikörper und zytotoxischer T-Killerzellen sowie auch Regulationsfunktionen von Suppressorzellen im Immunsystem beeinträchtigt. Es kommt zur Bildung von Autoantikörpern und Paraproteinen. Fast alle AIDS-Patienten zeigen eine Hypergammaglobulinämie und zirkulierende Immunkomplexe. Sie können häufig jedoch gegenüber Neoantigenen keine primäre Immunantwort erzielen. Damit sind bei vielen AIDS-Patienten gezielte Impfungen schwierig. Bei Beginn der Erkrankung führen antivirale Antikörper und zytotoxische T-Zellen zu einer unterschiedlich lange anhaltenden Resistenz gegenüber HIV. Durch Veränderungen der HLA-Antigen- und T-Zell-Rezeptor-Expression können dabei infizierte Zellen der Erkennung durch das Immunsystem entgehen. Makrophagen, B-Zellen, Epithelzellen der Haut und Gliazellen des Nervensystems sollen als Virusreservoir dienen. Mit Übergang des ARC zu AIDS ist meistens ein schneller Abfall aller immunologischen Abwehrfunktionen zu beobachten.

Überempfindlichkeitsreaktionen mit Gewebsschädigung

Wie für die physiologischen Vorgänge der Immunantwort werden bei pathologischen Überempfindlichkeitsreaktionen Sofort- von Spätreaktionen bzw. humorale von zellvermittelten Mechanismen unterschieden (Tab. 10.**5**). Der Begriff Allergie wurde 1906 von Pirquet als veränderte immunologische Reaktionsfähigkeit im Gewebe nach erneuter Applikation von Antigen definiert. Heute versteht man darunter meistens Überempfindlichkeitsreaktionen, die durch IgE vermittelt werden.

Anaphylaktische Sofortreaktionen (Typ I)

Ursache anaphylaktischer Reaktionen vom Typ I ist die Produktion spezifischer Antikörper vorwiegend der IgE-Klasse, der sog. Reagine, die nach Bindung an Fc_E-I-Rezeptoren von Gewebsmastzellen oder Blutbasophilen mit dem entsprechenden Antigen reagieren und dadurch entzündungswirksame Mediatoren freisetzen. Antigene, die bevorzugt zur Bildung von IgE-Antikörpern führen, werden Allergene genannt. T-Helfer- und Suppressorzellen üben durch Synthese stimulierender (z. B. IL-4) oder inhibierender Faktoren regulierenden Einfluß auf die IgE Produktion aus. Ferner wird die Stärke allergischer Reaktionen durch Mechanismen kontrolliert, die die Freisetzung von entzündlichen Mediatoren aus Mastzellen bestimmen. Im Serum Gesunder liegt nur ein sehr niedriger IgE-Spiegel vor, während er bei atopischen Individuen erhöht sein kann. Der Begriff Atopie wurde 1923 von Cocca zur Beschreibung einer genetischen Prädisposition für bestimmte Überempfindlichkeitsreaktionen eingeführt. So konnte in Familien eine Prädisposition zu atopischen Erkrankungen in Assoziation zu spezifischen HLA-Haplotypen beobachtet werden. Außerdem wurde gezeigt, daß die bevorzugte Bildung von IgE-Antikörpern gegen spezifische Allergene aus Gräsern mit spezifischen HLA-Allelen assoziiert ist.

Die allergischen Reaktionen können generalisiert (anaphylaktischer Schock) oder lokal an einzelnen Organen ablaufen. Beim **anaphylaktischen Schock** treten schwere asthmatische Dyspnoe, Glottisödem, urtikarielle Exantheme mit Juckreiz, Diarrhoen sowie insbesondere der Kreislaufkollaps unmittelbar nach Gabe eines entsprechenden Antigens auf. Die Gefahr eines anaphylaktischen Schocks kann bei Applikation diagnostischer oder therapeutischer Medikamente (z. B. Antibiotika) auftreten. Hierzu müssen anamnestische Angaben über allergische Reaktionen durch direkte Hauttests geprüft werden. Unter den auslösenden Agenzien finden sich häufig auch heterologe Antiseren, Impfstoffe, Nahrungsmittel, Pollen und Polysaccharide (Dextrane). Zur Verhütung eines tödlichen Verlaufes bedarf es der sofortigen Behandlung mit adrenergen Substanzen sowie zusätzlichen Antihistaminika und Corticosteroiden. Der anaphylaktische Schock ist differentialdiagnostisch bei septischen Erkrankungen mit gramnegativen Keimen vor allem vom Endotoxinschock (Schwartzman-Phänomen) abzugrenzen, der keine immunologische Grundlage hat.

Zu den wichtigsten lokal verlaufenden anaphylaktischen Reaktionen zählen im Bereich des Respirationstraktes das **Asthma bronchiale** (s. Kap. 3) sowie die **allergische Rhinitis** bzw. der **Heuschnupfen**. Hier kommt es meistens seit früher Kindheit, seltener im späteren Alter durch Kontakt mit einem Inhalationsallergen (z. B. Pollen, Hausstaub) zur Wechselwirkung des Antigens mit spezifischen IgE-Antikörpern auf der Oberfläche von Gewebsmastzellen in der Submukosa der Nasenschleimhaut und damit zur Freisetzung von Entzündungsmediatoren. Die allergische Rhinitis kann häufig in Abhängigkeit vom Auftreten des Allergens in jahreszeitlichem Wechsel oder das gesamte Jahr hindurch beobachtet werden. Die klinischen Symptome der allergischen Rhinitis zeichnen sich durch Juckreiz in der Nase, häufiges Niesen, Sezernierung dünnflüssigen Sekretes und bei stärkerer Schwellung der Schleimhaut auch durch Obstruktion der nasalen Atmung aus. Weitere klinische Zeichen sind verstärkter Tränenfluß, Augenbrennen mit konjunktivaler Entzündung und Schwellung der Augenlider sowie auch Benommenheit und Appetitlosigkeit. Komplizierende sekundäre Infektionen können Ursache schmerzhafter Entzündungen der Nasennebenhöhlen sein. Differentialdiagnostisch sind nichtallergische Rhinitiden vor allem durch Virusinfektionen sowie durch Adenoide oder vergrößerte Tonsillen im Nasenrachenraum auszuschließen. Eine Sicherung der Diagnose durch den Nachweis spezifischer Allergene und IgE-Antikörper erfolgt am besten durch Hauttests oder sensitive In-vitro-Radioimmunoassays. Bei 30–40% der Patienten ist die IgE-Konzentration im Serum erhöht. Eine Erhöhung von Eosinophilen im Nasensekret hat häufig eine spezifischere Aussage als eine Bluteosinophilie. Bei der Therapie steht eine Vermeidung des Allergens im Vordergrund. In der symptomatischen Behandlung kommen Antihistaminika, sowie Corticosteroide (Dexamethasondepot i. m.) zur Anwendung. Prophylaktisch werden wiederholte Injektionen von zunehmenden Mengen an Allergenextrakten zur Desensibilisierung eingesetzt.

Die **allergische Konjunktivitis** stellt das klinische Äquivalent zur Rhinitis an der Bindehaut des Auges dar. Klinische Zeichen sind Juckreiz, Gefäßinjektion, meistens an beiden Augen, und ödematöse Schwellung der Bindehäute. Die allergische Konjunktivitis ist sehr häufig mit einer allergischen Rhinitis verbunden. Die diagnostischen Parameter entsprechen denen bei der allergischen Rhinitis. Differentialdiagnostisch müssen virale und bakterielle Konjunktivitiden, Kontaktdermatitis und Keratokonjunktivitis sicca ausgeschlossen werden.

An der Haut äußern sich Hypersensitivitätsreaktionen vom Typ I als **Urtikaria** (Tab. 10.**8**), die durch flüchtige, juckende, gerötete Schwellungen im oberen Korium charakterisiert ist. Mastzellen und basophile Leukozyten setzen nach Bindung von IgE-Antikörpern, die gegen exogene oder durch physikalischen oder chemischen Reiz aus der Haut freigesetzte Antigene gebildet wurden, Histamine und andere Mediatoren wie Kinine und Leukotriene frei, so daß es zur Vasodilatation und Transsudation kommt. Bei Beteiligung tieferer Hautschichten liegt ein Angioödem (Quincke-Ödem) vor. Das **Quincke-Ödem** kann an jeder Hautregion auftreten, bevorzugte Lokalisationen sind jedoch die perioralen und periorbitalen Bereiche, die Zunge, Genitalien und die Extremitäten.

Von der Urtikaria, die durch Reaginantikörper verursacht wird, müssen urtikarielle Hauterscheinungen, deren Auslösung von der Aktivierung des Komplementsystems abhängt, oder nicht immunologisch bedingte Formen unterschieden werden (Tab. 10.**7**). Zu den komplementabhängigen urtikariellen Erkrankungen gehört auch das **angioneurotische Ödem**, bei dem es durch Fehlen oder Inaktivität des C1q-Inaktivators zu anfallsartigem Auftreten von Schwellungen an Haut und Schleimhäuten – vor allem der oberen Luftwege und im Gastrointestinaltrakt –

durch erhöhte Gefäßpermeabilität kommt. Der C1q-Inaktivator ist ein Plasmaprotein, das die intravaskuläre Komplementaktivierung kontrolliert. Bei dem autosomal vererbten Defekt konnte für den häufigsten Typ I ein Mangel an Inaktivatorprotein als Folge eines Strukturgendefektes, sowie beim selteneren Typ II ein mutiertes Protein nachgewiesen werden. Eine erworbene Form des angioneurotischen Ödems wurde bei lymphoproliferativen Erkrankungen beschrieben. Zur Behandlung des hereditären angioneurotischen Ödems sind NNR-Steroide und Antihistaminika kaum oder nicht geeignet. Während des akuten Ödems kann man gereinigten C1q-Inaktivator einsetzen.

Überempfindlichkeitsreaktionen durch zytotoxische Antikörper (Typ II)

Hypersensitivitätsreaktionen vom Typ II werden durch zirkulierende IgG- und IgM-Antikörper hervorgerufen, die an Antigene auf Zelloberflächen oder Gewebsmembranen binden und dadurch zum Teil nach Komplementaktivierung zu Zellyse oder Membranschädigung mit nachfolgender Phagozytose führen. Typische Beispiele sind Reaktionen nach Bluttransfusionen sowie der Morbus häemolyticus neonatorum durch vorgebildete Antikörper gegen Blutgruppenmerkmale. Ferner bestehen Überempfindlichkeitsreaktionen vom Typ II bei hämolytischen Anämien durch Kälteagglutinine oder Wärmeautoantikörper.

Überempfindlichkeitsreaktionen durch Immunkomplexe (Typ III)

Überempfindlichkeitsreaktionen können auch durch frei zirkulierende Antigen-Antikörper-Komplexe ausgelöst werden (Tab. 10.**9**), wenn sie sich in Gefäßwänden und im Gewebe ablagern. Die Ablagerung hängt von physikalischen Eigenschaften, von der Fähigkeit zur Komplementanlagerung und -aktivierung der Immunkomplexe sowie von ihrem Transport auf Erythrozyten im Blut und ihrer Elimination durch Phagozyten im Gewebe ab. Bei Überschuß von Antikörpern gegenüber der Antigenmenge können unlösliche präzipitierende Immunkomplexe entstehen, die nach Komplementaktivierung durch lokale Vaskulitiden und Einwandern von phagozytierenden Leukozyten nach 3–8 Std. zu akuten hämorrhagischen und nekrotisierenden Gewebsschäden führen (Arthus-Reaktion). Bei Überwiegen der Antigenkonzentration kann dagegen durch Entstehen löslicher Immunkomplexe eine generalisierte Immunstörung vom Typ der **Serumkrankheit** induziert werden (Abb. 10.**7**). Diese Erkrankung, die früher bei passiver Impfung mit Xenoseren ausgelöst wurde, manifestiert sich im Unterschied zu allergischen Reaktionen vom Typ I und II bei primärem Antigenkontakt nach 10–12 Tagen mit Fieber, Hautexanthem, Diarrhoen, Lymphadenopathie, Arthritiden, Vaskulitiden, neuritischen Erscheinungen und glomerulären Nierenschäden. Bei der Serumkrankheit ist der Verlauf durch die Elimination der Immunkomplexe und Zunahme der Antikörperkonzentration selbstlimitiert. Bei ständiger Zufuhr

Tabelle 10.**8** Einteilung von Urtikaria/Angioödem
IgE-abhängige Urtikaria/Angioödem
– atopische Diathese – Sensitivität gegenüber spezifischen Allergenen (z. B. Pollen, Nahrungsmittel, Medikamente, Würmer) – physikalische Urtikaria (z. B. durch Licht, Druck, Kälte, Wärme)
Komplementvermittelte Urtikaria/Angioödem
– Serumkrankheit – nekrotisierende Vaskulitis – Bluttransfusionsreaktion – erworbenes Angioödem bei Lymphogranulomatose – Infektionen mit Mikroorganismen – hereditäres Angioödem
Pseudoallergische Urtikaria
– antigenunabhängige Mastzell-Degranulation (z. B. durch Opiate, Antibiotika) – Intoleranzreaktion vom Aspirintyp (z. B. auch durch Röntgenkontrastmittel)
Idiopathische Urtikaria

Tabelle 10.**9** Klinische Störungen durch zirkulierende Immunkomplexe
Vaskulitis Glomerulonephritis Arthritis Dermatitis (Purpura, Erythema nodosum, Erythema exsudativum multiforme, makulopapulöses Exanthem) Pannikulitis Pleuritis, Perikarditis, Peritonitis Neuritis Schock Disseminierte intravaskuläre Gerinnung Gewebsulzerationen Leukopenien, Thrombopenien Raynaud-Phänomen

von exogenen Antigenen (z. B. Medikamenten wie D-Penicillamin, Gold) kann sich eine chronische Serumkrankheit entwickeln. Als Folge systemischer Bildung von Immunkomplexen gegenüber endogenen und exogenen Antigenen werden häufig chronische Glomerulonephritiden beobachtet (Tab. 10.**10**). Nicht selten sind in diesen Immunkomplexen Immunglobuline selbst als Antigene beteiligt und deuten damit auf eine defekte Regulation der Immunglobulinsynthese hin. So bildet bei der rheumatoiden Arthritis IgG als Antigen mit Anti-IgG-Antikörpern der Subklassen IgG oder IgM (Rheumafaktor) Immunkomplexe, während beim Lupus erythematodes die generalisierte Vaskulitis durch Ablagerung von Antikörper-DNA-Komplexen bedingt wird. Lokalisierte Immunkomplexerkran-

Tabelle 10.**10**   Klinische Beispiele für Immunkomplexerkrankungen

beteiligte Antigene	Grunderkrankung	Organschäden durch Immunkomplexe
exogene Antigene		
bakterielle Antigene		
Plasmamembran von β-hämo-lysierenden Streptokokken	Infektion (z. B. Tonsillitis)	Post-Streptokokkenglomerulonephritis
Treponema pallidum	Syphilis	Glomerulonephritis
Streptokokken und andere	Endokarditis	Glomerulonephritis und Vaskulitis mit Beteiligung von Haut, Augen, Herz, Nervensystem
virale Antigene		
Hepatitis-B-Antigen	chronische B-Hepatitis	Glomerulonephritis, Vaskulitis, Arthritis
Epstein-Barr-Virus	Mononukleose	Arthritis
parasitäre Antigene		
Plasmodium malariae	Malaria quartana	Glomerulonephritis
andere Proteine		
heterologe Antikörper Medikamente Hormone	Serumkrankheit	Vaskulitis, Glomerulonephritis, Neuritis
Inhalationsallergene (z. B. Actinomyces)	allergische Alveolitiden	z. B. Farmers Lunge
endogene Antigene		
DNA, Nucleoproteine	Lupus erythematodes	Glomerulonephritis, Vaskulitis, Arthritis, Neuritis
IgG und andere	chronische Polyarthritis	Glomerulonephritis, Arthritis, selten Augen, Haut
Immunglobuline	Kryoglobulinämie	Glomerulonephritis, Neuritis, Darm, Haut, Arthritis
Thyreoglobulin	Thyreoiditis	Schilddrüse
Tumorantigen		
Tubulus	Hypernephrom	Glomerulonephritis
Lunge	Bronchialkarzinom	Glomerulonephritis

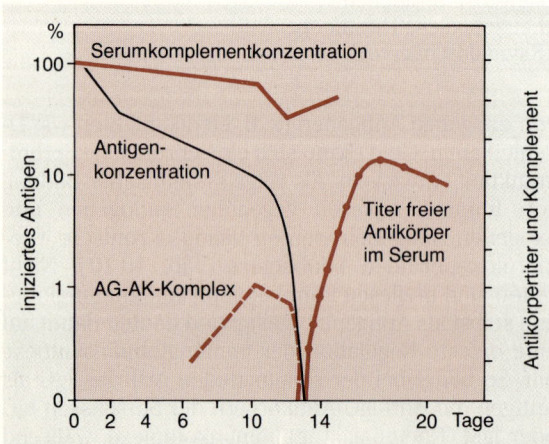

Abb. 10.**7**   Verlauf der Immunkomplex-, Antikörper- und Komplementtiter in Beziehung zum Auftreten der Serumkrankheit nach Antigeninjektion

kungen werden durch die Reaktion von Antikörpern mit spezifischen Gewebsantigenen bedingt (z. B. Goodpasture-Syndrom, Hashimoto-Thyreoiditis). Immunkomplexe können mit mehreren Methoden, wie z. B. durch Präzipitation mit radioaktiv markiertem C1q oder Bindung an C3-Komplementrezeptoren der B-Zell-Linie Rajii, nachgewiesen werden. Hierdurch werden jedoch unterschiedliche Arten von Immunkomplexen erfaßt, deren pathogenetische Bedeutung meistens nicht geklärt werden kann. Für die Diagnostik von Immunkomplexerkrankungen werden daher Untersuchungen in der Immunfluoreszenz oder Elektronenmikroskopie zum Nachweis von Immunglobulin- und Komplementablagerungen an Organbiopsien durchgeführt.

Zellulär bedingte Überempfindlichkeits-reaktionen (Typ IV, Tuberkulintyp)

Überempfindlichkeitsreaktionen vom Typ IV sind an das Vorhandensein von TH-Lymphozyten gebunden, die gegen ein Antigen vorsensibilisiert sind. Durch erneuten Kontakt mit dem Antigen bilden sie verschiedene Lymphokine und stimulieren zunächst Mastzellen zur Freisetzung vasoaktiver Mediatoren. Hierdurch wird eine Einwanderung von Monozyten und Makrophagen ins Gewebe ermöglicht, die wiederum durch spezifische Lymphokine zur Ausübung zytotoxischer Funktionen und Sekretion weiterer entzündungswirksamer Mediatoren angeregt werden. Als Folge der zellulären Infiltrate kann es zu schweren Gewebsnekrosen kommen. Im Gegensatz zu antikörpervermittelten Hypersensitivitätsreaktionen bildet sich die klinische Symptomatik typischerweise nach intradermaler Injektion eines Antigens, wie z. B. Tuberkulin, erst nach 24–48 Std. aus. Überempfindlichkeitsreaktionen vom verzögerten Typ IV sind an der Auslösung von Gewebsschäden z. B. bei Transplantatabstoßungs- oder Graft-versus-Host-Reaktionen, beim Erythema nodosum und der Kontaktdermatitis beteiligt.

Autoimmunerkrankungen

Autoimmunerkrankungen, zu denen sehr unterschiedliche Krankheitsentitäten, wie z. B. Diabetes mellitus Typ I, chronische Polyarthritis, Myasthenia gravis, Hashimoto-Thyreoiditis, Lupus erythematodes und Psoriasis zählen, führen bei 5–7% der Bevölkerung zu schwerer chronischer Morbidität. Diese Erkrankungen werden durch Immunreaktionen gegen Selbstantigene hervorgerufen, die entweder selektiv in einzelnen Organen exprimiert werden oder an der Oberfläche, im Kern oder Zytoplasma von Zellen ubiquitär verbreitet sind. Autoimmunreaktionen beruhen auf dem Zusammenbruch der Toleranz gegenüber körpereigenen Merkmalen durch defekte oder fehlende Kontrolle über selbst-reaktive Zellen des Immunsystems. Sie gehen mit der Produktion von Autoantikörpern und autoreaktiven Effektor-T-Zellen gegen Selbstantigene wahrscheinlich aufgrund von Funktionsstörungen spezifischer T-Suppressorzellen einher. Auch im Alter soll eine Abnahme der Kontrolle von Suppressorzellen für die erhöhte Inzidenz von Autoimmunerkrankungen verantwortlich sein. Maligne Tumoren, die bei Patienten mit Autoimmunerkrankungen häufig sekundär beobachtet werden, sprechen für zusätzliche Defekte immunologischer Mechanismen, die die Zelldifferenzierung kontrollieren.

Bei den meisten Autoimmunerkrankungen läßt sich eine genetische Prädisposition insbesondere in Assoziation zu Genen des Haupthistokompatibilitätskomplexes, aber auch zu anderen bisher nicht näher bestimmten Genen nachweisen. Ebenso scheinen Umweltfaktoren in der Auslösung von Autoimmunerkrankungen eine wichtige Rolle zu spielen, da bei Zwillingen nicht selten diskordantes Auftreten beobachtet werden kann. So gehen Infektionen häufiger dem Auftreten von Autoimmunerkrankungen voraus. Ähnlichkeiten zwischen Fremd- und Eigenantigenen könnten für die initiale Aktivierung von autoreaktiven T-Lymphozyten und für die Produktion von Autoantikörpern verantwortlich sein („molecular mimicry"). So sollen z. B. beim rheumatischen Fieber Kreuzreaktionen zwischen Streptokokken und Herzmuskelantigenen Myokardschäden hervorrufen. Ähnliche Zusammenhänge dürften auch bei anderen Autoimmunerkrankungen für Produkte von Mikroorganismen und Selbstantigenen (z. B. Rezeptoren für Hormone und Neurotransmitter) bestehen.

Assoziationen von Erkrankungen zum HLA-System

Bei verschiedenen Erkrankungen, zu denen vor allem Autoimmunkrankheiten gehören, konnte in den letzten Jahren ein gehäuftes Vorkommen bestimmter einzelner HLA-Klasse-I- oder -II-Allele oder Haplotypen, sog. „Supratypen", im Vergleich zur gesunden Bevölkerung aufgezeigt werden. Individuen mit diesen HLA-Phänotypen weisen ein erhöhtes genetisches Risiko für die Entwicklung dieser Erkrankungen auf (Tab. 10.**11**). Die HLA-Klasse-I-assoziierten Erkrankungen lassen sich im wesentlichen in zwei Gruppen einteilen, in die HLA-B27-assoziierten Spondyloarthropathien sowie in die HLA-B13-, B16- oder B17-assoziierten Formen der Psoriasis vulgaris. Unter den HLA-Klasse-II-assoziierten Erkrankungen finden sich organspezifische sowie systemische Autoimmunerkrankungen. Während HLA-Klasse-I-assoziierte Autoimmunerkrankungen häufiger bei Männern beobachtet werden, treten HLA-Klasse-II-assoziierte Autoimmunerkrankungen bevorzugt bei Frauen auf. Die Stärke der HLA-Assoziation wird üblicherweise mit der Berechnung des „relativen Risikos" beurteilt. Hiermit wird angegeben, um wieviel häufiger die Erkrankung in Individuen mit dem spezifischen HLA-Allel auftritt als in Personen ohne diesen HLA-Phänotyp. Obwohl ein relatives Risiko über 1 auf eine positive Korrelation der Erkrankung zum HLA-Allel hinweisen kann, gelten erst Werte über 10 als statistisch sichere Assoziationen.

Welche Bedeutung den HLA-Assoziationen in der Pathogenese der Erkrankungen zukommt, ist im einzelnen noch unbekannt. Ähnlich wie beim adrenogenitalen Syndrom, bei dem Deletionen oder Duplikationen der 21-Hydroxylase in Assoziation zu bestimmten HLA-Haplotypen pathogenetisch relevant sind, könnten auch bei anderen Erkrankungen Krankheitsgene in Kopplung zu HLA-Genen oder Haplotypen vererbt werden. Produkte von Mikroorganismen, die Ähnlichkeit zu spezifischen HLA-Antigenen besitzen („molecular mimicry") und zu Störungen der Immunregulation führen, könnten ebenfalls HLA-Assoziationen von Erkrankungen erklären (z. B. Ähnlichkeit von HLA-B27 zu Klebsiella pneumoniac). Ferner stellen HLA-Gene Immunantwort- bzw. -suppressorgene dar, die mit Hilfe ihrer Produkte die Stärke der

Tabelle 10.11 Beispiele für Erkrankungen mit Assoziation zu HLA-Antigenen

Erkrankung	HLA-Antigen	Relatives Risiko
Rheumatologie		
– Morbus Bechterew	B 27	100–200
– Yersinia-Arthritis	B 27	18
– Morbus Reiter	B 27	37
– primär chronische Polyarthritis	DR 4 DR 1	2–16 2–5
Endokrinologie		
– insulinpflichtiger Diabetes mellitus	DR 3 DR 4	2–42 1–8
– Morbus Addison	DR 3	3
– adrenogenitales Syndrom (21-Hydroxylase-Defekt)	B 47	15
– Thyreotoxikose	DR 3	4
– subakute Thyreoiditis de Quervain	B 35	17
Gastroenterologie		
– Zöliakie	DR 3	11
– idiopathische Hämochromatose	A 3 B 14	8 9
– chronisch-aggressive Hepatitis	DR 3	4
Dermatologie		
– Psoriasis vulgaris	Cw 6	13
– Dermatitis herpetiformis	DR 3	15
– Pemphigus vulgaris	DR 4 DRW 6	2–25 5
Neurologie		
– multiple Sklerose	DR 2	4
– Myasthenia gravis	DR 3	3
Verschiedenes		
– Goodpasture-Syndrom	DR 2	15
– Kaposi-Sarkom bei AIDS	DR 5	4

$$\text{Relatives Risiko} = \frac{\% \text{ antigenpositive Patienten} \times \% \text{ antigennegative Gesunde}}{\% \text{ antigennegative Patienten} \times \% \text{ antigenpositive Gesunde}}$$

Immunreaktionen durch Beeinflussung des T-Zell-Repertoires oder der Antigenpräsentation regulieren. So könnten bestimmte Produkte der HLA-Gene mit defekter Regulation der Immunantwort vor allem gegenüber Körpereigenstrukturen einhergehen. Sequenzvergleiche von HLA-Klasse-II-Antigenen zwischen Gesunden und Patienten mit Diabetes mellitus Typ I sowie mit Pemphigus vulgaris ergaben Unterschiede in einzelnen Aminosäuren von HLA-DQ Molekülen, die vielleicht für eine direkte Beteiligung dieser Antigene an der Auslösung abnormer Immunreaktionen bei diesen Erkrankungen sprechen.

Transplantationsimmunologie

In den letzten Jahren sind die Erfolgsaussichten für Organtransplantationen als Ersatz zerstörten Gewebes durch besseres Verständnis von immunologischen Abstoßungsreaktionen und durch effektive immunsuppressive Behandlungsmöglichkeiten deutlich gestiegen. Die Überlebenszeit der Transplantate hängt wesentlich vom Grad der Identität in Gewebsmerkmalen zwischen Spender und Empfänger ab. Bei Verpflanzung körpereigenen Gewebes (Autotransplantation) oder bei Organtransplantationen zwischen genetisch völlig identischen Individuen, wie eineiigen Zwillingen (Syn- oder Isotransplantation), tritt beim Empfänger meistens keine Aktivierung des Immunsystems auf, während Transplantationen zwischen genetisch unterschiedlichen Individuen der gleichen Spezies (Allotransplantation) oder Individuen verschiedener Spezies (Xenotransplantation) zu immunologischen Abwehrreaktionen führen. Die Immunantwort richtet sich dabei vor allem gegen differente HLA-Merkmale als starke Histokompatibilitätsantigene sowie gegen verschiedene schwach immunogene Gewebsmerkmale („Minor-Histokompatibilitätsantigene", z. B. geschlechtstypisches Antigen-H-Y), deren genaue Spezifität beim Menschen noch vielfach ungeklärt ist. Darüber hinaus wird die Stärke der Abstoßungsreaktion auch durch die Immunkompetenz des Empfängers bestimmt. An der Transplantatschädigung sind vor allem T-Lymphozyten im Sinne einer Überempfindlichkeitsreaktion vom verzögerten Typ beteiligt. Hyperakute Abstoßungsreaktionen können auch durch Antikörper gegen allogene Gewebsmerkmale ausgelöst werden. Die Immunabwehrreaktionen unterscheiden sich bei Transplantationen verschiedener Organe (Herz, Leber, Darm, Pankreas). Für die Abstoßung scheinen die Vaskularisierung sowie die Menge an HLA-Klasse-II-positiven dendritischen Zellen im Transplantat von Bedeutung zu sein. So kann avaskuläres Hornhautgewebe meistens ohne Berücksichtigung von Gewebsmerkmalen erfolgreich übertragen werden. Bei der Nierentransplantation wurde durch HLA-ABC- bzw. -DR-identische Spender-/Empfängerauswahl und durch geeignete immunsuppressive Maßnahmen eine 1-Jahres-Überlebensrate des Transplantates von mehr als 90% erzielt. Bei aplastischen Anämien, Leukämien und Immundefekten wird seit mehreren Jahren die Knochenmarktransplantation (KMT) zwischen HLA-identischen Familienmitgliedern oder Fremdspendern erfolgreich durchgeführt. Während hier Abstoßungsreaktionen (Host-versus-Graft-Reaktion) kaum noch beobachtet werden, stellt eine der häufigsten Komplikationen der KMT die akute oder chronische **Graft-**

versus-Host-Reaktion (GvHR) dar. Sie wird in dem durch Strahlen- oder Zytostatikakonditionierung völlig immunsupprimierten Empfänger durch die übertragenen, immunkompetenten T-Zellen ausgelöst. Die GvHR manifestiert sich vor allem an Haut, Leber, Darm und Lunge mit Zerstörung der entsprechenden Organe. In ihrem klinischen Bild zeigt sie Ähnlichkeiten zu Autoimmunerkrankungen. Zur Vermeidung der GvHR wird heute eine Immunsuppression mit Cyclosporin A oder Methotrexat und/oder Depletion reifer T-Zellen aus dem Transplantat mit monoklonalen Antikörpern durchgeführt. Bei Ausbruch der Erkrankung werden zusätzlich Glucocorticoide zur Behandlung eingesetzt.

Immunglobulinopathien

Störungen in der Antikörperproduktion können nicht nur als Hypoglobulinämien mit Immundefekten assoziiert, sondern auch als Hyperglobulinämien durch Produktion monoklonaler Immunglobuline, sog. Paraproteine, charakterisiert sein (Gammopathien). Paraproteine können in der Eiweißelektrophorese von Serum oder Urin als schmalbasiger M-Gradient nachgewiesen und in der Immunelektrophorese mit Hilfe von Immunglobulinsubklassen- und kettenspezifischen Antiseren definiert werden. Man unterscheidet primäre Paraproteinämien, bei denen eine maligne Entartung einzelner B-Zellklone Ursache der monoklonalen Antikörperproduktion ist, von sekundären Formen, die in Assoziation zu chronischen Entzündungen, Autoimmunerkrankungen oder nichtlymphatischen Tumoren beobachtet werden und wahrscheinlich durch begrenzte Expansion einzelner B-Zell-Klone bedingt sind (Tab. 10.**12**). Zu den primären Paraproteinämien gehören vor allem multiple Myelome, Waldenströms Makroglobulinamie und die Schwerkettenkrankheit, die ausführlicher auf S. 723 ff. beschrieben sind.

Amyloidose

Unter Amyloidose versteht man eine Gruppe von Erkrankungen, bei denen es durch extrazelluläre Ablagerungen von spezifischen, homogenen eosinophilen Proteinfibrillen in der Wand kleiner Gefäße oder in verschiedenen Organen zu Funktionsstörungen kommt. Die chemisch unterschiedlichen Proteinfibrillen zeichnen sich nach Kongorotfärbung im Polarisationsmikroskop durch Doppelbrechung aus. Elektronenoptisch stellen sie sich als unverzweigte Fibrillen mit einem Durchmesser von $70-100$ Å dar. Pathogenetisch ist für die Entstehung der Amyloidose eine Überproduktion oder ein defekter bzw. verminderter Abbau sowie eine reduzierte Elimination von normalen oder aberranten Serumvorläuferproteinen der Amyloidfibrillen von Bedeutung. Zum Teil sind auch genetische Varianten von Serumproteinen für die Ausbildung der Amyloidose verantwortlich. Zur Bildung von Amyloid kommt es durch Abbau der Vor-

Tabelle 10.12 Krankheitsbilder mit Paraproteinämien

Primäre Paraproteinämien

- multiples Myelom
- solitäres Plasmozytom
- Morbus Waldenström
- Amyloidose AL
- Schwerkettenkrankheit (α, γ, μ)
- Non-Hodgkin-Lymphome
- lymphatische Leukämien

Sekundäre Paraproteinämien

- Lebererkrankungen
- chronische Entzündungen
- Infektionen
- rheumatoide Arthritis
- Autoimmunerkrankungen
- Tumoren (nicht-lymphatisch, z. B. Kolon)

läuferproteine mit Hilfe extrazellulärer und lysosomaler Enzyme im Gewebe oder im Serum. Die Proteinfragmente polymerisieren und lagern sich nach Annahme einer β-Faltstruktur in Gefäßwänden und im Gewebe als Amyloidfibrillen ab. Mit Ausnahme intrazerebellarer Amyloidablagerungen enthalten alle anderen Amyloidformen auch einen nicht-fibrillären Glykoproteinanteil, die sog. P-Komponente.

Amyloid-Proteinfibrillen sind nichtimmunogen sowie resistent gegen Proteolyse und Phagozytose. Da durch die normalen Abwehrmechanismen des Organismus keine effektive Elimination möglich ist, verläuft die Erkrankung meistens irreversibel progredient. Gelegentlich kann bei bestimmten Formen der Amyloidose ein begrenzter Rückgang der Ablagerungen beobachtet werden. Amyloidosen treten vor allem systemisch, bei einigen Formen auch lokal auf. Amyloidablagerungen zerstören Organstrukturen insbesondere durch Kompression.

Nach einer älteren Einteilung der Amyloidose werden primäre Erkrankungen von sekundären Formen unterschieden, die in Assoziation zu Gammopathien, chronischen Infekten oder Entzündungen auftreten. Hereditäre Formen der Amyloidose sind selten. Im Alter kann es häufiger zu lokalisierten Amyloidablagerungen vor allem im Zentralnervensystem und im Herzen kommen.

Heute werden die Amyloidosen auf der Grundlage immunchemisch verschiedener Subtypen von Fibrillenproteinen unterschieden (Tab. 10.**13**).

Amyloid vom Leichtkettentyp (AL) besteht vorwiegend aus intakten Molekülen (Bence-Jones-Proteinen) oder Fragmenten mit variablen Domänen und unterschiedlichen Anteilen der konstanten Regionen von monoklonalen lambda-Leichtketten (L) der Immunglobuline (MG ca. 25 kD). Diese Proteine werden bei der primären, nicht vererbbaren und der mit Gammopathien einhergehenden Amyloidose beobachtet. Die Amyloidablagerungen finden sich vor allem an der Zunge, im Gastrointestinaltrakt, im Her-

Tabelle 10.13   Einteilung der Amyloidosen

Amyloidtyp	Vorläuferprotein	Assoziierte Erkrankung	Vorwiegende Organmanifestation
AL	Leichtketten der Immunglobuline	primäre Amyloidose, Gammopathien (Myelome, Makroglobulinämie Waldenström)	systemisch: Zunge, Gastrointestinaltrakt, Haut, periphere Nerven, Bänderapparat, Niere. lokalisiert: Niere, Nebenniere, Leber, Milz
AA	Serumvorläuferprotein	familiäres Mittelmeerfieber, chronische Entzündungen (z. B. rheumatoide Arthritis), Tumoren (z. B. Morbus Hodgkin)	generalisiert: Niere, Milz, Leber, Nebenniere
AE	Hormonpeptide	medulläres Schildrüsenkarzinom, Phäochromozytom, Diabetes mellitus, Karzinoid	lokalisiert: Einzelorgane, z. B. endokrine Drüsen, Lunge, Larynx, Haut
andere	genetische Varianten des Präalbumins	autosomal dominante Amyloidose, senile Amyloidose des Herzens	familiäre Polyneuropathien, Kardiomyopathien
	β_2-Mikroglobulin	chronische Hämodialyse	Karpaltunnelsyndrom, Ablagerung in Synovia und Knochen
β-A4-Protein-Amyloid	β-APP (Membranglykoprotein)	Alzheimersche Erkrankung, Down-Syndrome	Neuritis, senile degenerative Plaques, zerebrale Angiopathien

zen, an der Haut, im Bänderapparat und auch im peripheren Nervensystem. Es kann aber auch zu Ablagerungen in der Niere und Nebenniere, in Leber und Milz kommen, wie sie vor allem bei den sekundären systemischen Amyloidosen beobachtet werden.

Amyloid A (AA) wird bei der autosomal rezessiv vererbten Amyloidose (Mittelmeerfieber), bei chronischen Infekten (z. B. Tuberkulose, chronischer Osteomyelitits, Lepra) und chronischen Entzündungen (z. B. rheumatoider Arthritis) sowie bei einigen Tumoren (z. B. Morbus Hodgkin, Haarzell-Leukämie, Nierenzellkarzinom) gefunden. Für dieses Amyloid mit einem MG von ca. 8500 D gibt es im Serum heterogene Vorläuferproteine (SAA), die an Albumin oder an Lipoproteine gebunden sind und wie Akut-Phase-Reaktanten bei Neoplasien und entzündlichen Erkrankungen im Serum ansteigen. Für die Ablagerung von AA soll eine defekte Prozessierung von SAA in Monozyten und Makrophagen verantwortlich sein.

Im **Amyloid E (AE)** stellen bei lokalisierter Erkrankungsform mit bevorzugtem Befall endokriner Drüsen Hormonpeptide den wesentlichen Proteinanteil in den Fibrillen. So wurden beim medullären Schilddrüsenkarzinom Procalcitonin, bei Inselzelltumoren des Pankreas Insulin bzw. Proinsulin als Vorläuferproteine von AE identifiziert.

– Amyloid, das von genetischen Varianten des Thyroxin bindenden Präalbumins abstammt, wurde bei autosomal dominant vererbten Formen der Amyloidose, selten bei der senilen Amyloidose des Herzens beobachtet. Klinisch manifestieren sie sich als familiäre Polyneuropathien, als Kardiomyopathien oder Nierenamyloidose.

– Amyloid, das sich von Mono- oder Dimeren des β_2-Mikroglobulins ableitet, kann bei Patienten mit langjähriger Hämodialysebehandlung Karpaltunnel-Syndrome auslösen. Die Ablagerung dieses Amyloids in Synovia und Knochen wird durch die erhöhten Serumkonzentrationen von β_2-Mikroglobulin bei den Dialyse-Patienten bedingt.

– Eine weitere Amyloidform ist vor allem mit der Alzheimerschen Erkrankung und dem Down-Syndrom assoziiert. Sie beruht auf einer extrazellulären und zum Teil auch intrazellulären Ablagerung von β-A4-Proteinfibrillen, die von einem membranständigen Glykoprotein (βAPP) mit bisher ungeklärter Funktion abstammen. Gene, die für βAPP kodieren, finden sich auf dem Chromosom Nr. 21. Ablagerungen des β-A4-Protein-Amyloids führen zu neuritischen Störungen, senilen degenerativen Plaques mit Demenz als Folgeerscheinung sowie zu zerebralen Angiopathien mit Auslösung von häufigen Blutungen.

Die **klinischen Befunde** bei den verschiedenen Formen der Amyloidose werden im wesentlichen durch den Organbefall, bei der sekundären Amyloidose auch durch die Grundkrankheit bestimmt. So kann beim AL-Typ als Leitsymptom das nephrotische Syndrom oder die Bence-Jones-Proteinausscheidung beobachtet werden. Bei Befall des Herzens findet man häufig die Zeichen der Kardiomyopathie mit Herzrhythmusstörungen, bei Ablagerungen in den Gefäßen kann es zu Durchblutungsstörungen kommen. Gastrointestinale Amyloidose kann sich in Makroglossie, Motilitätsstörungen, Malabsorption, Blutungen und Perforation äußern. Leberamyloidose kann zu portaler Hepatomegalie führen. Manifestationen in der Milz können bei Ausfall der Milzfunktion den Nachweis von Jollykörpern in Erythrozyten erklären. Amyloidose des Knochens führt zu periartikulären Schwellungen, Befall der Haut und auch zu Lichen amyloidosis.

Die **Diagnose** der Amyloidose kann durch histologischen Nachweis doppelt brechender Substanzen nach Kongorotfärbung von Rektumbiopsien oder abdominalem Fettgewebe im Polarisationsmikroskop gesichert werden. Wichtig ist dabei, daß die Gewebeprobe aus dem Rektum Submukosa enthält. Die Punktion von anderen Organen mit Amyloidose (Leber, Milz, Niere) birgt die Gefahr schwerer Nachblutungen. Eine Kausaltherapie der Amyloidose gibt es bisher nicht. Die Behandlung mit Melphalan, Cyclophosphamid oder auch DMSO konnte in Einzelfällen die Erkrankung vorübergehend zum Stillstand bringen.

Tumorimmunologie

Entstehung und Proliferation maligner Zellen lösen im Organismus Abwehrreaktionen des Immunsystems aus, wenn die Tumorzellen sich in ihren Oberflächenantigenen von normalen Zellen unterscheiden. In Tierexperimenten konnte gezeigt werden, daß Tumoren Abstoßungsreaktionen ähnlich wie gewebeunverträgliche Transplantate hervorrufen können. Ob diesen Immunreaktionen in der Auseinandersetzung des menschlichen Körpers mit Tumorzellen eine klinische Bedeutung zukommt, ist bis heute umstritten.

Grundsätzlich werden tumorspezifische Antigene, die nicht auf normalen Zellen vorkommen, von tumorassoziierten Antigenen unterschieden. Tumorassoziierte Antigene finden sich auf normalen und malignen Zellen. Sie zeigen jedoch auf Tumorzellen quantitative oder qualitative Unterschiede. **Tumorspezifische Antigene** wurden in tierischen Tumoren identifiziert, die durch chemische Karzinogene oder Viren hervorgerufen wurden oder auch spontan auftraten. Während chemisch induzierte Tiertumoren einzigartige, sog. „private" Antigene aufweisen, gleichen sich alle Tumoren, die durch identische Viren hervorgerufen werden, in sog. „publiken" Antigenen, auch wenn sie histologisch unterschiedlich sind oder in verschiedenen Tierspezies auftreten. Diese Befunde lassen sich wahrscheinlich auch auf Tumoren beim Menschen übertragen, die durch onkogene Viren ausgelöst werden. Beispiele hierfür sind das Epstein-Barr-Virus-induzierte Burkitt-Lymphom, HTLV-I-assoziierte T-Zell-Lymphome oder Leukämien sowie Papillomvirus-assoziierte Zervixkarzinome.

Zu den **tumorassoziierten Antigenen** zählen Zellmerkmale, die nur in Gewebszellen des Feten, nicht aber des Erwachsenen zu finden sind. Zu den bekanntesten onkofetalen Antigenen gehört das α-Fetoprotein (AFP), ein Polypeptid von 70 kD, das in der fetalen Leber und im Gastrointestinaltrakt produziert und ins Serum abgegeben wird. Während dieses Antigen im Serum des gesunden Erwachsenen nur in Spuren vorliegt, finden sich erhöhte Serumspiegel bei Patienten mit Hepatomen oder embryonalen Tumoren sowie zum Teil auch bei Patienten mit Karzinom des Magens oder Pankreas. Als weiteres onkofetales Tumormerkmal hat das karzinoembryonale Antigen

(CEA) klinische Bedeutung erlangt. Es handelt sich hierbei um ein Glykoprotein mit einem hohen Kohlenhydratanteil, das im Schleim bestimmter Zellen vorkommt. Erhöhte Serumspiegel dieses Antigens finden sich insbesondere bei Patienten mit Tumoren des Gastrointestinaltraktes, seltener bei Patienten mit Brust- oder Lungenkrebs. Da diese onkofetalen Antigene auch bei entzündlichen Erkrankungen in höherer Konzentration im Serum nachgewiesen werden können, eignet sich ihre Bestimmung nicht zum Tumorscreening. Nach Entfernung des Primärtumors zeigt jedoch ihr erneuter Anstieg im Serum eine Resttumormasse bzw. Metastasierung an. Nach neueren Untersuchungen gibt es auf vielen Tumoren auch weitere onkofetale Antigene, die durch Modifikation der Glykosylierung an Glykosphingolipiden und Glykoproteinen auf Zellmembranen bedingt sind. Die Veränderung der Kohlenhydratstrukturen auf diesen Molekülen soll durch eine erhöhte Aktivität von Glykosyltransferasen in den Tumorzellen verursacht sein, die durch die Expression von Onkogenen stimuliert werden. Zu den tumorassoziierten Antigenen zählen ebenfalls **Differenzierungsantigene**, die verschiedene Reifungsstadien auch bei normalen Zellen charakterisieren und mit immunologischen Methoden, vor allem unter Verwendung von monoklonalen Antikörpern, heute erfaßt werden können. Der Nachweis von spezifischen Differenzierungsantigenen auf Tumorzellen erlaubt Aussagen über den Reifungsgrad und die Herkunft von neoplastischen Zellen.

Maligne Zellen, die von Zellen des Immunsystems erkannt werden, können humorale wie auch zelluläre Immunreaktionen aktivieren und zur Bildung spezifischer Antikörper und Killerzellen führen. Zellen mit zytotoxischer Aktivität gegenüber Tumorzellen werden heute unterschieden in natürliche Killerzellen, die ohne vorausgehende Sensibilisierung maligne Zellen abwehren, in thymusabhängige HLA-restringierte T-Lymphozyten (CTL), in lymphokinaktivierte Killerzellen (LAK-Zellen) aus dem Blut sowie in aktivierte Makrophagen. Während LAK-Zellen, die vor allem auch natürliche Killerzell-Funktionen besitzen, nur kurzzeitig invitro vermehrt werden können, wurden aus Tumorgewebe zytotoxische T-Lymphozyten (TIL) mit hoher Proliferationsrate und Spezifität für maligne Zellen isoliert. Heute versucht man durch Gabe solcher in vitro propagierter tumorspezifischer Killerzellen (adoptive Immuntherapie) eine Regression bzw. Kontrolle der Malignome zu erzielen. Als adjuvante Immuntherapie wird in der Behandlung von Tumoren auch eine Stimulation der Immunantwort, z. B. durch BCG-Impfung, erprobt.

Häufig verfügen Tumoren über verschiedene Mechanismen, um der immunologischen Überwachung zu entgehen. Hierzu zählen Modulationsvorgänge ihrer Oberflächenantigene, die dem Immunsystem als Erkennungsstrukturen dienen. Beispiele sind Veränderungen der Expression von HLA-Antigenen sowie Variationen von Differenzierungsantigenen auf Zellen von Metastasen im Vergleich zu denen des Primärtumors. Ferner scheinen sich Tumoren auch durch Abgabe immunsuppressiver Substanzen vor der Elimination durch das Immunsystem schützen zu können.

Weiterführende Literatur

Dupont, B.: Immunobiology of HLA, I and II. Springer, Berlin 1989

Klietmann, W.: Aids: Forschung, Klinik, Praxis, Soziokulturelle Aspekte. Schattauer, Stuttgart 1990

Male, D., B. Champion, A. Cooke: Advanced Immunology. Lippincott, Philadelphia 1987

Paul, W. E.: Fundamental Immunology, 2nd. ed., Raven, New York 1989

Roitt, I. M., J. Brostoff, D. K. Male: Kurzes Lehrbuch der Immunologie. Thieme, Stuttgart, 1987

Roth, K.: The Complement System. Springer, Berlin 1988

Shina, A. A., M. Th. Lopez, H. O. McDevitt: Autoimmune Diseases: The failure of self Tolerance. Science 248 (1990) 1380−1388

Stone, M. J.: Amyloidosis: A final common pathway for protein deposition in tissues. Blood 75 (1990) 531−545

Tiwar, J. L., P. I. Terasaki: HLA and Disease Associations. Springer Verlag, Berlin 1985

Whitton J. L., M. B. A. Oldstone: Virus-induced immune response interactions: Principles of immunity and immunopathology. In Chanock R. M., Hirsh M. S., Melmick J. L., Monate T. P., Roizman B.: Fields Virology, vol. 1, Raven New York, 1990 (Pp. 369−381)

Wilson J. D., E. Braunwald, K. J. Isselbacher, R. G. Petersdorf, J. B. Martin, A. J. Fauci, R. U. Root.: Harrison's Principles of Internal Medicine, 12th ed. McGraw-Hill Book Company New York, St. Louis etc. 1991

Kollagenerkrankungen und immunologisch bedingte Vaskulitiden

P. A. Berg

Kollagenerkrankungen

Definition: Unter Kollagenerkrankungen faßt man eine Gruppe von verschiedenen entzündlich-rheumatischen Prozessen zusammen, die mit uncharakteristischen Symptomen wie Fieber, Müdigkeit und Arthralgien einhergehen und sich ätiologisch nicht abklären lassen. Ein Befund ist jedoch diesen Krankheiten gemeinsam, nämlich der Nachweis von Autoantikörpern gegen nukleäre und zytoplasmatische Antigene.

In Tab. 10.**13** sind die wichtigsten Markerantigene zusammengefaßt, mit denen Seren von Patienten mit Kollagenosen reagieren können. Die unter I–III aufgeführten Antigensysteme erfassen vor allem den Lupus erythematodes, die „mixed connective tissue disease" – den Morbus Sharp – und den Morbus Sjögren (Sicca-Syndrom). Es ist interessant, daß gerade diese drei Krankheitsbilder klinisch häufig in einer überlappenden Form vorkommen. Dagegen treten die Sklerodermie und die Polymyositis wesentlich häufiger als eigenständige Entitäten auf. Die klinische Erfahrung lehrt allerdings, daß auch innerhalb dieser drei unterschiedlichen Formen einer Kollagenerkrankung fließende Übergänge möglich sind, und nicht selten sieht sich der Arzt dann gezwungen, die anfangs gestellte Diagnose eines LEs zu relativieren, da plötzlich die typischen Zeichen einer Sklerodermie oder einer Polymyositis in den Vordergrund des klinischen Krankheitsbildes treten.

Eine weitere Besonderheit dieser rheumatischen Krankheitsgruppe ist ihr schubförmiger Verlauf. Hierbei gilt es vor allem zu differenzieren, ob sich im Schub sozusagen eine Wiederholung der Symptome der Erstmanifestation ereignet oder ob Neumanifestationen hinzukommen. So weiß man, daß z. B. beim Lupus erythematodes die systemischen Zeichen der Entzündung wie Fieber, Arthralgien, Serositis im Schub abgelöst werden können durch eine spezifische Organmanifestation, wie z. B. eine Nephritis, Myokarditis oder Enzephalitis. Die Ursachen für diese Besonderheit im Krankheitsablauf eines LEs liegen noch völlig im Dunkeln.

Charakteristisch für Kollagenerkrankungen ist ferner, daß man fast immer krankheitsauslösende Faktoren in der Anamnese ausfindig machen kann. Eine zeitliche Beziehung zwischen emotionalem Streß (Tod eines Partners oder eines Elternteils), intensiver physischer Exposition (starke Sonneneinwirkung, z. B. beim Urlaub am Meer), aber auch starke

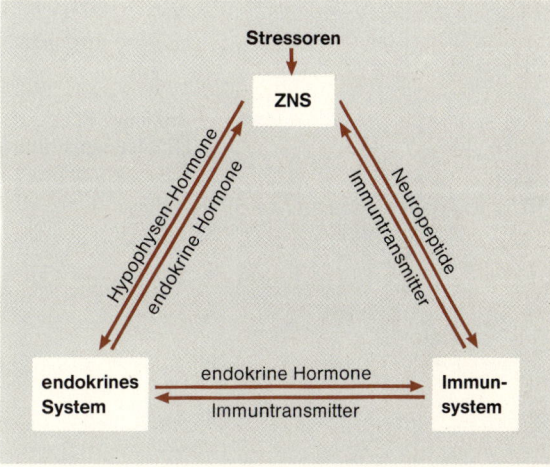

Abb. 10.**8** Interaktion zwischen Zentralnervensystem (ZNS), endokrinem System und Immunsystem. Kognitive Stimuli (Stressoren) können via Ausschüttung von Neuropeptiden oder Hormonen die Reaktivität des Immunsystems beeinflussen

Antigenexposition (Impfung, Medikamente) und Beginn der Erkrankung läßt sich häufig deutlich machen. Noch eindeutiger werden diese Zusammenhänge sichtbar, wenn man bei Patienten in den Phasen der Exazerbation nach den die Krankheit auslösenden Faktoren forscht.

Diese Beobachtungen werden heute auch als wichtiges Argument herangezogen, um Störungen der Immunregulation als eine der wichtigsten Ursachen für die Entstehung dieser Krankheitsbilder ins Feld zu führen. Es besteht kein Zweifel, daß das Immunsystem mit dem neuroendokrinen System eng verknüpft ist (Abb. 10.**8**), und insofern können z. B. kognitive Stimuli oder Änderungen der Hormonspiegel Einfluß nehmen auf die Immunabwehr. Bekannt ist das bevorzugte Auftreten eines LE z. B. in der Phase der Pubertät, und man weiß, daß Östrogene die T-Suppressor-Zellaktivität deutlich vermindern können. Auch Streßsituationen führen zu einer Abwehrschwäche und damit zu einer verstärkten Anfälligkeit gegenüber Virusinfektionen, z. B. Herpes-Infektionen. Latente Virusinfektionen könnten durchaus bei der Entstehung von Kollagenerkrankungen eine Rolle spielen. Ausführungsgänge der Parotis sind z. B. ein ideales Reservoir für Viren, und an Parotis-Biopsien von Patienten mit Morbus Sjögren konnte mittels der *in-situ*-Hybridisierungsmethode Epstein-Barr-Virus-DNA-haltiges Material nachgewiesen wer-

Tabelle 10.**13a**   Die wichtigsten zellulären Autoantigene und ihre Bedeutung für die Diagnose von Kollagenkrankungen (aus Tan, E. M.: Antinuclear antibodies: diagnostic markers for autoimmune diseases and probes for cell biology. Adv. Immunol. 44 [1989] 93–151)

	Antigensysteme	Immunologische Charakterisierung		Molekulare	Klinische Relevanz
I	assoziiert mit Nukleosomen	native DNA	dsDNA		LE
		denaturierte DNA	ssDNA		LE
		Histone	H1, H2A		LE, medikamentös
			H2B, H3, H4		induzierter LE
II	assoziiert mit sn-Ribonucleoprotein-Fragmenten	Non-Histon-Proteine:			
		– Sm (RNAse insensitiv)	Proteine	28 kD (B)	LE
				29 kD (B')	
				16 kD (D)	
				13 kD (E)	
		– nukleäre RNA (RNAse sensitiv; U1-Fragment)	Proteine	33 kD (A)	LE,
				22 kD (C)	MCTD (Morbus Sharp)
				68/70 kD	
III	assoziiert mit sc-Ribonucleoproteinen	SS-A (Ro)	Protein 55/61 kD		LE
		SS-B (La)	Phosphoprotein 46/48 kD		Morbus Sjögren
IV	assoziiert mit RNA-Synthetase	Jo-1	Protein 50 kD		
			Histidyl tRNA		Dermatomyositis
		PL-7	Protein 80 kD		Polymyositis
			Threonyl tRNA		
		PL-12	Protein 110 kD		
			Alanyl tRNA		
V	assoziiert mit DNA-Topoisomerase I	Scl-70	70 kD		diffuse Sklerodermie
			100 kD		
VI	assoziiert mit Zentromere/Kinetochore	Zentromere	Protein	19 kD	CREST-Syndrom
				80 kD	
				140 kD	
VII	assoziiert mit Nukleoli	Fibrillarin	Protein	34 kD	Sklerodermie
			Fragment aus U3-RNP		

den. Hinsichtlich der Ätiopathogenese dieser Erkrankungen könnte man also spekulieren, daß derartige Krankheitsbilder vor allem bei genetisch prädisponierten Individuen auftreten, deren immunologische Homöostase durch außergewöhnliche exogene Faktoren über einen längeren Zeitraum in Mitleidenschaft gezogen wurde, so daß es leichter zu einer Reaktivierung latenter infektiöser Prozesse kommen kann.

Lupus erythematodes

Definition: Beim systemischen Lupus erythematodes (SLE) handelt es sich um eine meist in Schüben verlaufende chronische Multisystemkrankheit, bei der Immunmechanismen eine entscheidende Rolle für die Entstehung der Gewebsläsionen zukommt. Genetische und hormonelle Faktoren sowie eine Störung der Immunregulation wirken wahrscheinlich prädisponierend bei der Entstehung dieser Erkrankung mit.

Häufigkeit

Eine deutliche Zunahme des Lupus erythematodes konnte in den letzten 20 Jahren beobachtet werden. In einer in New York 1965 durchgeführten Studie konnten pro 100 000 Einwohner 15 Fälle und 1973 in San Franzisko sogar 50 Fälle erfaßt werden. Noch häufiger scheint der LE in China vorzukommen.

Das Durchschnittsalter bei Erstdiagnose liegt bei 29 Jahren. Vor dem 5. Lebensjahr ist der LE allerdings selten. Etwa 90% aller Lupus-erythematodes-Kranken in Europa sind Frauen. In Südafrika tritt diese Krankheit bei Frauen, aber nicht bei Männern auf. Die Prädominanz des weiblichen Geschlechts gilt allerdings nicht für die Zeit vor der Pubertät und nach der Menopause. Bei Kindern ist das Verhältnis von weiblichem zu männlichem Geschlecht 2:1, und ähnliche Relationen finden sich auch bei LE-Patienten jenseits des 60. Lebensjahres.

Ätiologie und Pathogenese

Überzeugende Beweise für eine **infektiöse** Genese des LE fehlen bisher, obwohl in letzter Zeit eine Reihe von Beobachtungen gemacht werden konnten, die dafür sprechen, daß virale Infektionen bei der Entstehung dieser Erkrankung eine Rolle spielen können. Vor allem Retroviren scheinen dafür in Frage zu kommen. So wurde eine Homologie zwischen einer im Plasma von LE-Patienten zirkulierenden DNA und dem „human-immunodeficiency"-Virus Typ I (HIV-1) gefunden. Seren von Patienten mit LE oder einer T-Zell-Leukämie reagierten ferner mit Viren, die aus einem SLE-Mäusestamm isoliert wurden. Ähnlichkeiten in der klinischen Manifestation zwischen HTLV-1-Infektion und LE unterstreichen ferner das Konzept der viralen Genese des Lupus erythematodes.

Daneben werden vor allem **Störungen der Immunregulation** für das in Schüben verlaufende Krankheitsbild verantwortlich gemacht. Die Fülle der beim LE nachweisbaren Autoantikörperspezifitäten läßt vermuten, daß vor allem immunologische Mechanismen bei diesen Patienten vorübergehend oder ständig gestört sind. Jüngere Untersuchungen legen nahe, daß genetische Faktoren bei der LE-Disposition eine wesentliche Rolle spielen. So ließ sich z. B. bei monozygoten Zwillingen ein LE in über 65% der Geschwister beobachten. Auch gibt es Hinweise, daß beim LE bevorzugt bestimmte MHC-(„major histocompatibility complex"-)Gene vorkommen, die für die erhöhte Suszeptibilität verantwortlich sind. Bei Nachweis von HLA-DR2- oder HLA-DR3-Haplotypen konnte z. B. ein erhöhtes LE-Risiko beobachtet werden, und dieses war doppelt so groß, wenn beide Haplotypen gleichzeitig vererbt wurden. Bei Patienten mit zerebralem LE konnte eine Assoziation von HLA-B7 (in 40%) und BW61 (in 63%) nachgewiesen werden. In etwa 11% der LE-Patienten fand sich ein C4a-Mangel. Dieser Defekt war bevorzugt assoziiert mit den HLA-B8/DR3-Haplotypen. C4a spielt eine entscheidende Rolle bei der Elimination von Immunkomplexen. Das Fehlen dieses Phänotyps könnte die Persistenz dieser Komplexe im Blut der LE-Patienten begünstigen und die Gefahr immunkomplexbedingter Läsionen erhöhen.

Unklar bleibt, welche Rolle die beim LE nachweisbaren Autoantikörper für die Pathogenese dieser Erkrankung spielen. Bei systemischen Erkrankungen ist es bisher nicht gelungen, die Krankheit durch Immunisation mit den entsprechenden Autoantigenen zu induzieren. Viele beim LE auftretende Autoantikörper sind polyspezifisch aktiviert, d. h. sie können an verschiedene Epitope binden. Von den Anti-DNA-Antikörpern weiß man, daß sie mit Einzelstrang- und Doppelstrang-DNA, aber auch mit Phospholipiden und Zytoskeleton-Antigenen reagieren können. Diese Kreuzreaktionen erklären sich daraus, daß in ihrer Konformation identische Determinanten an unterschiedlichen Molekülen ausgeprägt sind. Im Einzelfall können Autoantikörper pathogenetisch wirken. Werden z. B. kälteagglutinierende Antikörper vom IgM-Typ gebildet, kann es bei Kälteexposition zu einer hämolytischen Anämie kommen. Auch die zur Aggregation neigenden Kryoglobuline vom IgM-Typ können durch ihre Anhaftung an Gefäßendothelzellen eine Vaskulitis auslösen. DNA-Antikörper bilden im Blut mit der aus alternden Zellen freiwerdenden DNA Immunkomplexe, lagern sich an der Basalmembran renaler Glomeruli, den dermalen/epidermalen Verbindungen der Haut, und im Plexus chorioideus ab und lösen über die Aktivierung des Komplementsystems eine Entzündung aus. Da es sich meist um lösliche Immunkomplexe handelt, d. h. Komplexe, die im Antigenüberschuß gebildet werden, ist ihre Elimination aus der Zirkulation erschwert.

Dieses Konzept würde die Vielfalt der klinischen Symptome bei LE erklären: Je nach Art des T-Zell-Toleranzverlustes und der sich daraus ergebenden polyklonalen Aktivierung präimmuner B-Zellen (unspezifisches Abwehrsystem) können individuell sehr unterschiedliche klinische Manifestationen resultieren.

Bedeutung von Umweltfaktoren

Beziehungen zu Umweltfaktoren lassen sich für rheumatische Erkrankungen im allgemeinen und für den LE im besonderen vielfach belegen. So können starke Einstrahlungen von ultraviolettem Licht einen Lupus erythematodes auslösen. Etwa 25–35% aller Lupus-erythematodes-Patienten sind photosensitiv, d. h. in der Anamnese besteht Hinweis auf Sonnenallergie. Eine Alteration der DNA in der Epidermis als Folge der Lichteinwirkung wäre vorstellbar, und die Immunreaktion gegen das neugebildete Antigen könnte zur Bildung von Anti-DNA-Antikörpern führen.

Auch durch **Medikamente** kann die DNA verändert werden, so daß sie nicht mehr toleriert wird. Procainamid, Hydralazin, Isoniazid, Phenytoin und Chlorpromazin können durch Bindung an DNA oder Nucleoproteine Antikörper gegen Kerne induzieren. Lupusähnliche Krankheitsbilder sind unter der Therapie mit diesen Medikamenten beobachtet worden, die Ak-Aktivität richtet sich aber nur gegen Histone und nicht gegen DNA. β-Blocker wurden neuerdings ebenfalls für die Entstehung des LE verantwortlich gemacht und scheinen immunstimulierend zu wirken.

Auch langdauernde **emotionale Belastungen** können bei einem prädisponierten Individuum den LE-spezifischen Prozeß auslösen. Eine Erklärung für diese empirische Beobachtung könnte die Tatsache sein, daß eine enge Verknüpfung zwischen dem neuroendokrinen System und dem Immunsystem besteht und sowohl Hormone wie auch Neuropeptide des Nervensystems die Reaktivität des Immunsystems beeinflussen (Abb. 10.**8**).

Klinik

Der Lupus erythematodes stellt ein äußerst vielschichtiges Krankheitsbild dar, dem eine Vielzahl unterschiedlicher Syndrome zugrunde liegen. Akute therapieresistente Verläufe mit letalem Ausgang stehen gutartigen Verlaufsformen gegenüber, die kaum therapiebedürftig sind und auf die Überlebenszeit keinen Einfluß haben. Typisch für den LE ist auch die Fluktuation der entzündlichen Prozesse. Lange Remissionsphasen können plötzlich, ohne ersichtlichen Grund, durch einen schweren Schub unterbrochen werden. Im Schub manifestieren sich entweder die gleichen Symptome wie bei Erstmanifestation, oder

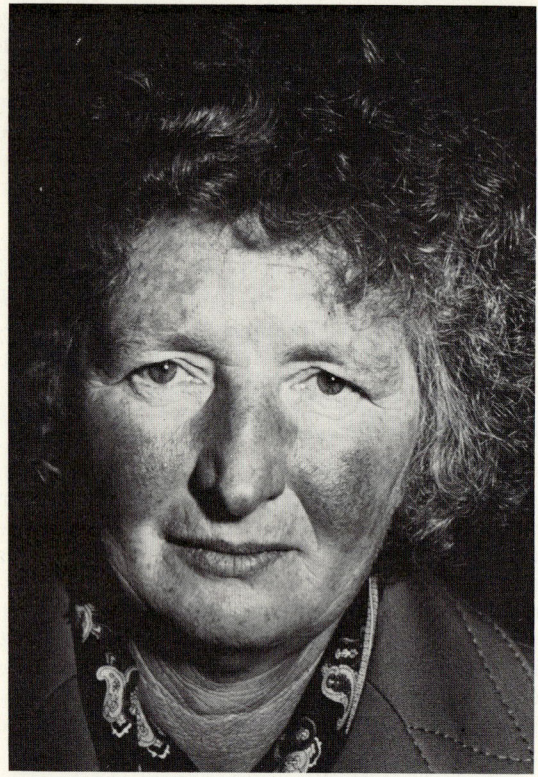

Abb. 10.9 Typisches Schmetterlingserythem bei einer Patientin mit akutem systemischem Lupus erythematodes

Tabelle 10.14 Kriterien der American Rheumatism Association (ARA) für die Diagnose des Lupus erythematodes (aus Tan et al.: The 1982 revised criteria for the classification of systemic lupus erythematosus. Arthr. u. Rheum. 25 [1982] 1271)

1. Schmetterlingserythem
2. Diskoide Hautläsionen
3. Photosensibilität
4. Orale Ulzerationen
5. Arthritis
6. Serositis
7. Nierenbefall (Proteinurie)
8. ZNS-Beteiligung (epileptische Anfälle, Psychosen, apoplektische Insulte)
9. Hämatologische Veränderungen (Hämolyse, Leukopenie, Lymphopenie, Thrombozytopenie)
10. Immunologische Zeichen (Anti-DNA-Antikörper, Anti-Sm-Antikörper, falsch positive Wassermannsche Reaktion)
11. Nachweis fluoreszierender Antikörper gegen Kerne

es kann sich ein ganz andersartiges Krankheitsbild entwickeln, z. B. mit Befall eines bis dahin gesunden Organs.

Anamnese

Frühmanifestationen sind häufig Fieberschübe unklarer Ätiologie, Arthralgien der großen und kleinen Gelenke, Exantheme und Lymphknotenschwellungen. Manchmal stehen auch hormonelle Störungen, wie eine plötzlich auftretende Amenorrhoe im Vordergrund, z. T. klagen die Patienten über unerklärbares Müdigkeitsgefühl, depressive Verstimmungen bzw. Antriebslosigkeit. Nicht selten finden sich in der Anamnese Hinweise auf eine Allergie oder eine allergische Disposition in den Familien dieser Patienten. Immer sollte auch eruiert werden, ob der Krankheit gehäufte Venenentzündungen oder wiederholte Aborte vorausgingen. Die Anamnese sollte sich ferner auch zum Ausschluß prädisponierender Faktoren sorgfältig mit den persönlichen, familiären und beruflichen Gegebenheiten des Patienten befassen.

Für die Diagnose des LE ist es hilfreich, sich an die 11 verschiedenen LE-Kriterien zu halten, die 1984 von der American Rheumatism Association zusammengestellt wurden. Diese Einteilung darf allerdings nicht darüber hinwegtäuschen, daß von Fall zu Fall große Unterschiede hinsichtlich der jeweiligen klinischen Manifestation bestehen können. Vier der 11 Kriterien sollten vorliegen, bevor man sich für die Diagnose eines LEs entscheidet (Tab. 10.14).

Klinische Befunde

Bei dem Schmetterlingserythem handelt es sich meist um ödematöse, nichtpapuläre Rötungen, die die Wangen und manchmal auch den Nasenrücken betreffen (Abb. 10.9). Bei Lichtexposition können sie exazerbieren. Makulopapulöse Erytheme können auch an den Handflächen und Fußsohlen auftreten und unterscheiden sich kaum von medikamentös induzierten Reaktionen. Sulfonamide und Penicilline können derartige Erytheme verstärken. Beim diskoiden LE handelt es sich bevorzugt um Hyperkeratosen oder atrophische Narbenbildungen, gleichzeitig können Hyper- oder Hypopigmentationen sowie Teleangiektasien bestehen. Der profunde Lupus kann sich in Form einer oberflächlichen Pannikulitis äußern oder zu Ulzerationen führen, die sich in tiefen Gewebsschichten, z. B. der Hüften oder im Gesäßbereich, abspielen. Diese Herde können später kalzifizieren.

Vaskulitische Läsionen treten bevorzugt an den Fingerkuppen, den Unterarmen, den Lippen und den Unterschenkeln auf. Zu achten ist auf Schleimhautulzerationen im Bereich des weichen und harten Gaumens, des Nasenseptums, des Respirationstrakts und der Vagina. Haarausfälle in Form einer diffusen oder nur begrenzten Alopezie lassen sich ebenfalls bei diesen Patienten beobachten. In der Remission können die Kopfhaare wieder vollständig nachwachsen.

Die **Hautbiopsie** kann zur Diagnosestellung beitragen. Histologisch finden sich hierbei meist ausgeprägte mononukleäre Zellinfiltrate der Dermis mit Aufsplitterung der Basalmembran sowie im Bereich der dermalen bis epidermalen Junktion immunfluoreszenzserologisch Ablagerungen von Immunglobulinen und Komplement. Obwohl diese Ablagerungen auch bei anderen Krankheiten wie dem diskoiden LE und dem Pemphigoid vorkommen können, ist der Nachweis einer linearen Immunfluoreszenz der Basalmembran vor allem dann verdächtig auf einen aktiven LE, wenn dieser Befund auch an einem nichtbetroffenen Hautabschnitt erhoben werden kann.

Die **Arthritis** ist in den meisten Fällen nicht deformierend, bei etwa 10% der Patienten können jedoch die Zeichen der klassischen rheumatoiden Arthritis bestehen. Die Arthralgien betreffen bevorzugt die proximalen Interphalangealgelenke der Hände, ferner die Metakarpophalangeal-, die Hand- sowie die Kniegelenke. Über Morgensteifigkeit wird häufig geklagt. Röntgenologisch fehlen jedoch bei diesen Patienten meist die typischen Zeichen der Erosion oder der Destruktion des Knorpels. Das synoviale Gewebe zeigt histologisch perivaskuläre Infiltrate. Im Punktat finden sich meist weniger als 3000 Leukozyten pro mm^3 ($3 \times 10^9/1$).

Bei etwa 10% der Patienten können aseptische Nekrosen vor allem im Bereich beider Hüftgelenke – auch als Folge der NNR-Steroidtherapie – auftreten.

Myalgien sind nicht selten beim Lupus erythematodes. Beschränken sich diese vorwiegend auf schmerzhafte Druckpunkte, sollte man an das Vorliegen eines Weichteilrheumatismus denken.

Die **Niere** wird nicht selten erst im Schub betroffen. Eine massive Proteinurie kann im Vordergrund der laborchemischen Befunde stehen. Das Spektrum der Nierenbeteiligung reicht von der rapid progressiven bis zur membranösen Glomerulonephritis. Im Frühstadium läßt sich häufig eine mesangiale Lupusglomerulonephritis beobachten, aus der sich entweder die fokale, diffus proliferative oder die membranöse Glomerulitis entwickeln können. Mesangiale Zellproliferationen und fluoreszenzserologisch nachweisbare Ablagerungen von Immunglobulinen der IgG-, IgM- und IgA-Klasse, einschließlich der Komplementkomponenten, finden sich in granulärer Form im Mesangium. Bei der fokalen und segmental zellulären Proliferation liegen die Ablagerungen oft subendothelial im Mesangium und gelegentlich in den glomerulären Kapillaren. Bei der diffus proliferativen Lupusglomerulonephritis dominieren diffuse mesangiale und endotheliale Zellproliferationen mit fokalen Nekrosen, „wire-lopes" und Nachweis von Hämatoxilinkörperchen. Die Immunglobulinablagerungen sind in den glomerulären Kapillaren besonders ausgedehnt. Für die Beurteilung der Aktivität der Erkrankung ist das Ausmaß der Nekrosen und der interstitiellen Veränderungen einschließlich Hyalinisierung wichtig.

Das **Zentralnervensystem** (ZNS) ist beim LE bevorzugt befallen, doch kann sich die Erkennung des zerebralen LE wesentlich schwieriger gestalten als die der Lupusnephritis. Am Beginn eines LE können ausschließlich neurologische Symptome im Vordergrund stehen. Das Spektrum der Symptome ist vielfältig: Depressionen, Psychosen, Grand-mal-Anfälle, schizophrene Zustände, Hemiplegien und Paraplegien, zerebrale Ataxie und Chorea wurden im Ablauf eines LE wiederholt beobachtet. Die Liquoruntersuchung ist meist unauffällig, das Gesamteiweiß kann jedoch erhöht sein. In solchen Fällen empfiehlt es sich, sowohl im Serum wie auch im Liquor nach LE-relevanten Antikörpern zu suchen. In jüngster Zeit ist es auch gelungen, bei diesen Patienten organspezifische Antikörper gegen ZNS als Marker einer LE-spezi-

fischen ZNS-Beteiligung zu erfassen. Auch die Kernspintomographie ermöglicht heute, LE-relevante Läsionen im Gehirn zu erkennen.

Zu den seltener betroffenen Organen gehören das *Herz* und die *Lunge*. Im Rahmen der Serositis können eine Perikarditis und ein Pleuraerguß auftreten. An die seltene Arteriitis der Koronararterien ist zu denken, wenn junge Patienten mit LE einen Myokardinfarkt erleiden. Die Diagnose der klassischen sog. Libman-Sacks-Endokarditis wird meist erst bei der Autopsie gestellt. Herzgeräusche beim LE sind meist Folge der bestehenden Anämie.

Eine Hepatomegalie wird bei Patienten mit LE immer wieder beobachtet, die Manifestation einer chronischen Hepatitis beim LE ist jedoch äußerst selten. Unspezifische portale lymphozytäre Infiltrate sprechen für eine Begleithepatitis im Sinne der portalen Hepatitis. Finden sich die histologischen Zeichen der chronisch aktiven Hepatitis, muß in erster Linie an eine Überlappung zwischen LE und einer autoimmunen Hepatitis gedacht werden.

Laborbefunde

Im Vordergrund steht eine normozytäre Anämie bei vermindertem Eisenspiegel und verminderter Eisenbindungskapazität. Dagegen läßt sich im Knochenmarkpunktat kein pathologischer Befund erheben. Eine autoimmune hämolytische Anämie kann manchmal der Erkrankung vorausgehen. Trotz des bei über 70% der Fälle positiven Coombs-Tests entwickeln nur etwa 10% dieser Patienten eine Hämolyse.

Etwa $^2/_3$ aller Lupus-erythematodes-Patienten haben eine Leukopenie mit Leukozytenzahlen unter 4500 mm^3 (unter $4,5 \times 10^9/1$). Granulozyten und Lymphozyten sind gleichermaßen betroffen. Das Ausmaß der Lymphozytopenie läßt sich nicht selten mit der Aktivität der Krankheit korrelieren. Es gibt aber auch Verlaufsformen, bei denen die Leukozytose, dann ohne Linksverschiebung, im Vordergrund steht. Bei diesen Patienten finden sich häufig Hinweise auf eine hypersensitive Vaskulitis.

Die Leukopenie kann durch zirkulierende Antikörper verursacht sein. Vor allem antilymphozytäre Antikörper kommen bei einem großen Teil der Patienten vor. Sie gehören zur IgM-Klasse, sind zytotoxisch und binden Komplement. Darüber hinaus kommt es zur Bildung von antilymphozytären Antikörpern vom IgG-Typ, die wahrscheinlich direkt mit T-Zellen reagieren.

Stärkere Thrombozytopenien sind eher selten beim LE. Antithrombozytäre Antikörper, die meist nur direkt, d. h. an Thrombozyten gebunden, nachweisbar sind, können jedoch zum Abfall der Blutplättchen führen. Über eine Beschichtung der Thrombozyten durch Immunkomplexe kann es ebenfalls zu einer verstärkten Eliminierung der Thrombozyten kommen.

Als Ausdruck der systemischen entzündlichen Reaktion findet sich bei den meisten LE-Patienten eine Erhöhung der Blutsenkungsgeschwindigkeit und der Akutphasen-Proteine. Auch die Immunglobuline vom IgG-Typ, manchmal auch die Immunglobuline

Tabelle 10.15 Die wichtigsten Antigen-Antikörper-Systeme beim Lupus erythematodes	
Antikörperreaktionen gegen	
Kernantigene	DNA
	DNA-Histon-Komplex
	Histon
	Non-Histon-Proteine
	Sm-Ribonucleoprotein
	RNP
Zytoplasmatische Antigene	Ribosomales
	Ribonucleoprotein
	Ro-Ribonucleoprotein
	La-Ribonucleoprotein
	Zytoskeleton-Proteine
Membrane	Erythrozyten
	Thrombozyten
	Granulozyten
	Lymphozyten
Andere Antigene	RNA
	Lupuskoagulans
	Cardiolipin
	Phospholipide
	IgG (Fc)

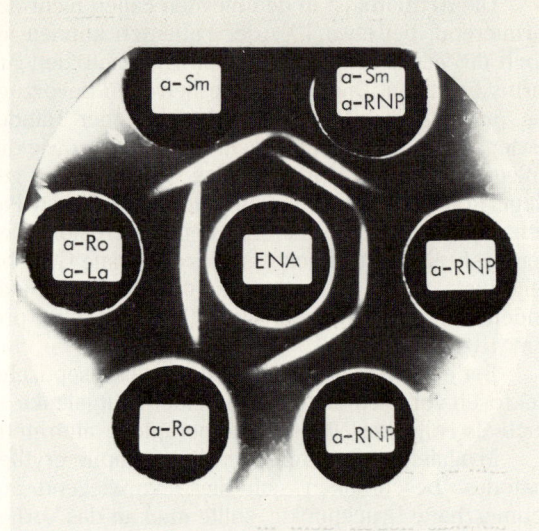

Abb. 10.**11** Nachweis von präzipitierenden Antikörpern gegen extrahierbare nukleäre Antigene aus Thymuskernen (ENA). Mit Hilfe von Marker-Seren (Anti-Sm, Anti-RNP und Anti-Ro/La) können die auftretenden Präzipitationslinien identifiziert werden. Anti-La reagiert mit Thymuskern-Antigenen, nicht dagegen Anti-Ro

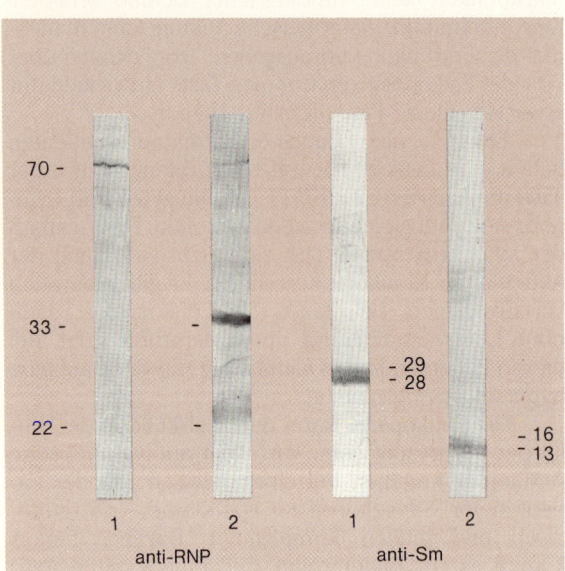

Abb. 10.**10** Nachweis von LE-spezifischen Determinanten mittels Western-Blot unter Verwendung von einem Kernextrakt aus menschlichen Zervix-Karzinom-Zellen (HELA). Mit Hilfe von zwei Anti-RNP- und zwei Anti-Sm-positiven Standardseren werden die RNP- und Sm-spezifischen Determinanten dargestellt. Das Anti-RNP-positive Serum 1 erkennt nur das 70-kD-spezifische Epitop, das Serum 2 dagegen nur die 33- und 22-kD-spezifischen Determinanten. Das Anti-Sm-positive Serum 1 reagiert mit den Sm-spezifischen Epitopen bei 29 und 28 kD, das Anti-Sm-positive Serum 2 reagiert mit den Sm-spezifischen Epitopen 16 und 13 kD

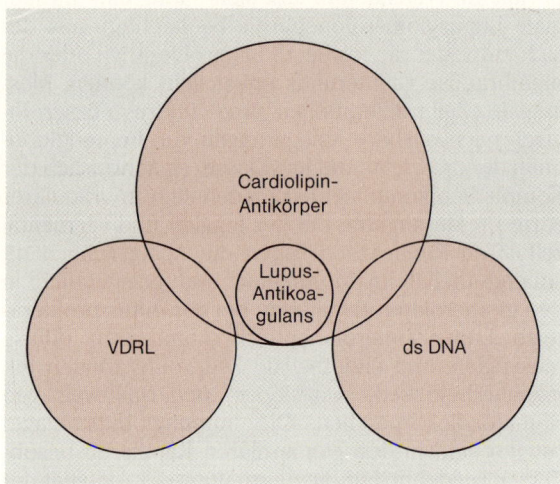

Abb. 10.**12** Beziehung zwischen Antikörpern gegen anionische Phospholipide (Cardiolipin, Doppelstrang-DNA) sowie gegen Lupus-Antikoagulans und VDRL (Veneral Disease Research Laboratory)

Lupus erythematodes und Schwangerschaft

Eine erhöhte Abortrate läßt sich bei Patientinnen mit LE häufig nachweisen, und zwar auch dann, wenn Antiphospholipid-Antikörper fehlen. Exazerbationen sind in den ersten Monaten der Gestation, aber auch postpartum zu befürchten. Trotzdem kann zu einer gewünschten Schwangerschaft geraten werden, wenn klinisch Hinweise auf Remission bestehen. Nach erfolgter Geburt empfiehlt es sich, die immunsuppressive Therapie über einige Monate in höherer Dosierung fortzuführen, um möglichen Exazerbationen vorzubeugen.

der IgA-Klasse, können mäßig pathologisch verändert sein. Pathologische harnpflichtige Substanzen weisen auf einen Nierenbefall hin, erhöhte CK-Werte auf eine gleichzeitig bestehende Myositis.

Die Übertragung eines LEs von der Mutter auf das Kind ist ein seltenes Ereignis. Eine typische Manifestation stellt der kongenitale Herzblock beim Neugeborenen dar, vor allem bei Anti-Ro-positiven Müttern.

Diagnostisches Vorgehen

Serologische Befunde beim systemischen Lupus erythematodes

Antikörper gegen Kerne finden sich bei etwa 95% aller Patienten mit Lupus erythematodes. Etwa 5% sind ANA-negativ, doch lassen sich dann andere Autoantikörperspezifitäten gegen eine Reihe von zytoplasmatischen Antigenen erfassen. Die Spezifität der nukleären und zytoplasmatischen Antigene konnte in den letzten Jahren auch molekularbiologisch geklärt werden, so daß neben dem Immunfluoreszenztest an Kryostatschnitten von tierischem Gewebe jetzt Methoden zur Verfügung stehen, die unter Verwendung aufgereinigten Antigenmaterials den Antikörpernachweis mittels ELISA oder Western-Blot erlauben (Abb. 10.**10**). Auch in der Immundiffusion können unter Verwendung von Thymus- und Milzextrakt diese Antikörper nachgewiesen werden (Abb. 10.**11**). Die Antikörper sind vor allem gegen drei verschiedene zelluläre Autoantigene gerichtet, die entweder mit den Nukleosomen, dem U1-Fragment der Ribonukleoproteine oder dem Ro-Antigen, einem zytoplasmatischen Antigen, das mit der Ribonukleinsäure assoziiert ist, reagieren (s. Tab. 10.**13**). Die wichtigsten Antigen-Antikörper-Systeme sind in Tab. 10.**15** zusammengefaßt.

Bedeutung der Antiphospholipid-Antikörper- das Antiphospholipid-Syndrom

Diese Antikörper sind gegen anionische Phospholipide gerichtet. Auch das Lupusantikoagulans und die Antikardiolipin-Antikörper gehören dazu (Abb. 10.**12**). Sie sind bei 60% der Patienten nachweisbar und signalisieren ein erhöhtes Risiko für thromboembolische Gefäßprozesse. Klinisch stehen häufig neuropsychiatrische Manifestationen oder aber auch Sehstörungen, wie die Amaurosis fugax, im Vordergrund. Auch bei Patienten mit Herzinfarkten unklarer Ätiologie oder einer pulmonalen Hypertonie sollte man an das Vorkommen dieser Antikörper denken.

Antiphospholipid-Antikörper blockieren den Phospholipidkomplex Prothrombinase, der für die Konversion von Prothrombin zu Thrombin notwendig ist. Laborchemisch findet sich eine verlängerte partielle Thromboplastinzeit ohne erhöhte Blutungsgefahr.

Abschließend sind in Tab. 10.**16** die wichtigsten klinischen Befunde und deren Häufigkeit zusammengestellt.

Überlappungssyndrome

Bei Patienten mit Lupus erythematodes sollte immer darauf geachtet werden, inwieweit es im Verlauf einer Erkrankung auch zu Manifestationen einer anderen autoimmunen Erkrankung kommt. Nicht selten kann

Tabelle 10.**16** Übersicht über die Häufigkeit der klinischen Befunde bei Patienten mit Lupus erythematodes (aus Klinmann, D. M., A. D. Steinberg: Systemic lupus erythematosus and overlap syndroms. In Sauter, M., D. W. Talmage, M. M. Frank, K. T. Anslin, H. N. Claman: Immunologic Diseases, 4th ed. Little, Brown, New York 1988 [P. 1335])

Allgemein	
Müdigkeit	90%
Fieber	80%
Gewichtsverlust und Anorexie	60%

Muskel- und Skelettsystem	
Arthritis, Arthralgie	90%
Myalgie, Myositis	30%

Haut- und Schleimhäute	
Schmetterlingserythem	60%
Photosensibilität	40%
Schleimhautulzerationen	30%
Alopezie	70%
Urtikaria	10%
Ödeme oder Blasenbildung der Haut	10%
diskoider Lupus	20%
Raynaud-Phänomen	20%
Augen (Konjunktivitis, Episkleritis, Sicca-Syndrom)	20%
gastrointestinale Beschwerden	30%
seröse Beteiligung (Pleuritis, Perikarditis, Peritonitis)	50%
Lymphoretikuläre Lymphadenopathie	70%
Splenomegalie	20%
Hepatomegalie	30%
Hypertonie	30%
bakterielle Infektionen	30%
Pneumonien	30%
renale Beteiligung	50%

Zentralnervensystem	
Anfälle	20%
Psychosen	20%
Persönlichkeitsveränderungen	50%
Schlaganfall	10%
Migräne	10%
periphere Neuropathie	10%

Herzbeteiligung	
Myokarditis	30%
Befall der Koronararterien	20%
Herzgeräusche	30%

Hämatologische Manifestationen	
Anämie	70%
hämolytische Anämie	10%
Purpura	50%
Thrombozytopenie	10%

Tabelle 10.**17**   Diagnostische Kriterien des Morbus Sharp

Klinische Leitbefunde

Raynaud-Phänomen
Geschwollene Finger oder Handgelenke

Serologische Leitbefunde

Antikörper gegen RNP

Überlappungsbefunde

LE-spezifisch
 Polyarthritis
 Lymphadenopathie
 fokale Erytheme
 Perikarditis und Pleuritis
 Leukozytopenie
 Thrombozytopenie
Sklerodermie-spezifisch
 Sklerodaktylie
 pulmonale Fibrose
 Hypomotilität des Ösophagus
Polymyositis-spezifisch
 Muskelschwäche
 erhöhte Muskelenzyme
 typische myogene Veränderungen im
 Elektromyogramm

sich ein Morbus Sjögren, eine Sklerodermie oder auch eine schwere Polymyositis entwickeln. Eine autoimmune Schilddrüsenerkrankung, eine hämolytische Anämie oder ein Diabetes mellitus wurden gehäuft beim LE beobachtet. Von dieser Gruppe von Patienten mit Überlappungsphänomenen läßt sich das *Sharp-Syndrom* bzw. die „mixed connective tissue disease" (MCTD) abgrenzen. Es liegt dann vor, wenn das Raynaudsche Phänomen oder Schwellung der Finger und Handgelenke bestehen, Antikörper gegen RNP nachweisbar sind und sich klinische Hinweise entweder auf LE, eine Sklerodermie oder eine Myositis finden (s. Tab. 10.**17**).

Nicht selten kommt es im Verlauf dieser Erkrankung auch zu einer zerebralen Beteiligung. Bei diesen Patienten lassen sich dann auch organspezifische Antikörper gegen ZNS nachweisen. Eine Assoziation zum Antiphospholipid-Syndrom scheint ebenfalls zu bestehen.

Patienten mit Anti-RNP-Antikörpern sollten im Verlauf engmaschig kontrolliert werden. Zu achten ist auf Organmanifestationen (Ösophagus und Darm, Muskulatur, Lunge, Zentralnervensystem und Gefäße). Oft bleibt die Krankheit über viele Jahre stationär. In anderen Fällen kann es zu einem schnellen Übergang in eine aktive progressive Sklerodermie oder andere rheumatische Erkrankungen, wie die rheumatoide Arthritis oder eine schwere Polymyositis, kommen.

Die Antikörper gegen RNP reagieren mit einem Nicht-Histon-Protein, das mit einem U1-RNAse-sensi-

tiven RNA-Fragment assoziiert ist (s. auch Abb. 10.**10**).

Das Sharp-Syndrom scheint auf hohe Dosen von Corticosteroiden gut anzusprechen, vor allem, wenn Sklerodermie-ähnliche Symptome fehlen. Mit Anfangsdosen von 1–2 mg/kg Körpergewicht sollte begonnen werden.

Differentialdiagnose

Differentialdiagnostische Probleme treten vor allem bei Krankheitsbildern auf, die in ihrer klinischen Symptomatologie große Ähnlichkeiten zum Lupus erythematodes zeigen, aber serologisch ANA-negativ sind. Ein klassisches Beispiel dafür ist die systemische *juvenile chronische Arthritis (Morbus Still)*, die bevorzugt bei Kindern, aber auch bei Erwachsenen vorkommen kann.

Weiter sind verschiedene Formen von *Vaskulitiden* abzugrenzen, die systemischen Charakter zeigen und ebenfalls mit Fieber, Leukozytose und Gewichtsverlust einhergehen. Infektiöse oder tumoröse Prozesse sollten ausgeschlossen sein, bevor man die Diagnose einer Vaskulitis oder eines ANA-negativen Lupus erythematodes stellt.

Differentialdiagnostisch ist bei den Symptomen, wie Fieberschübe, Leukozytose, Arthralgien und Myalgien, auch an die *subakute bakterielle Endokarditis*, die *Sarkoidose*, die *Serumkrankheit*, die *Lyme-Arthritis* und erworbene *Immunmangelkrankheiten* sowie die *Kawasaki-Krankheit*, das mukokutane Lymphknotensyndrom zu denken. Letztere Erkrankung betrifft Kinder bis zum 13. Lebensjahr und ist charakterisiert durch anhaltendes Fieber, eine Konjunktivitis, eine Beteiligung der Mundschleimhäute, kutane Veränderungen vor allem in den distalen Extremitäten, ein am Stamm bevorzugtes Exanthem und eine zervikale Lymphadenopathie.

Auch an die Möglichkeit des Vorliegens eines *medikamentös induzierten Lupus erythematodes* sollte gedacht werden, vor allem bei Patienten, die über viele Jahre Medikamente eingenommen haben. Klassische Krankheitsbilder sind vor allem der Hydralazin- und Procainamid-induzierte LE. Patienten mit Hydralazin-LE reagieren besonders mit dem Histon3- und Patienten mit Procainamid-induziertem LE bevorzugt mit dem H2B-Histon. Im Gegensatz dazu haben LE-Patienten häufig Antikörper gegen das Histon H1. Bei diesen Patienten fehlen meist die beim typischen LE zu beobachtenden entzündlichen Reaktionen an Niere und Zentralnervensystem. Nach Absetzen des Medikamentes kommt es zu einer dauerhaften Remission. Auch die Antikörperreaktionen werden wieder negativ. Leitsymptome beim medikamentös induzierten LE sind Arthralgien, eine Serositis, pulmonale Infiltrationen, Hautreaktionen und die Lymphadenopathie.

Neben diesen klassischen Substanzen gibt es noch eine Vielzahl anderer Medikamente, die LE-ähnliche Krankheitsbilder auslösen können, wie Chlorpromazine, Isoniazid, Antikonvulsiva (Phenytoin), Methyldopa, D-Penicillamin, Sulfonamide, Tetracycline, Methylthiouracil und Propylthiouracil, Phenopyrazon und β-Blocker.

Therapie

Es muß unterschieden werden zwischen der Therapie bei akuter Manifestation oder Exazerbation des LEs und der Langzeittherapie. Bei **akutem LE** mit Fieber und eindeutiger Organmanifestation sollte immer mit hohen Dosen von Prednisolon 100–150 mg/die behandelt werden. In lebensbedrohlichen Situationen, insbesondere auch bei Beteiligung des Zentralnervensystems, darf auch der Versuch mit einer Bolustherapie mit 1000 mg Methylprednisolon intravenös alternierend jeden zweiten Tag über einen kurzen Zeitraum gemacht werden. Bei Nierenbeteiligung kann auch Cyclophosphamid oral oder intravenös verabreicht werden. Auch eine Plasmapherese ist in schweren Fällen indiziert, da sie zu einer schnellen Entfernung von zirkulierenden Immunkomplexen führt.

Die Therapie des zerebralen LEs ist problematisch. Cyclophosphamid und hochdosierte Gaben von Steroiden sowie Plasmapherese wurden hier mit sehr unterschiedlichem Erfolg eingesetzt.

Nach erreichter Remission sollte eine **Langzeittherapie** mit Erhaltungsdosen zwischen 5 und 10 mg Prednisolon/die angestrebt werden. Die Therapie kann eventuell auch mit Azathioprin (50 mg/die) kombiniert werden. Neuerdings zeichnen sich auch Möglichkeiten einer Langzeittherapie mit Cyclosporin in niedriger Dosierung ab.

Handelt es sich um Patienten mit subklinischem Verlauf, so kann ein Versuch mit Antimalariamitteln (Chloroquin – regelmäßige Augenkontrollen), Sulfonen (Dapson), Thalidomid oder mit nichtsteroidalen Antiphlogistika gemacht werden.

Grundlage jeder LE-spezifischen Therapie sind **allgemeine Maßnahmen**, die von den Patienten strikt eingehalten werden sollten: An erster Stelle steht die Vermeidung von emotionalem Streß und die Einhaltung von konsequenten Ruhephasen. Die Nahrung sollte kohlenhydratreich unter Vermeidung von Süßigkeiten sein. Wichtig ist auch ein sorgfältiger Umgang mit Medikamenten, Schutz vor ultraviolettem Licht, aber auch das Vermeiden von physikalischem Streß (kein Jogging, kein Leistungssport). Schwangerschaften und Impfungen sollten in dieser Zeit vermieden werden.

Diese allgemein vorbeugenden Maßnahmen gelten auch für Patienten, die in der Remission sind und die ihre volle Leistungsfähigkeit zurückgewonnen haben, da auch nach Remissionsphasen von mehr als 5 Jahren erneut Schübe auftreten können.

Prognose und Verlauf

Man darf heute davon ausgehen, daß der LE eher eine gutartige Erkrankung ist, und die Prognose wesentlich von der aktiven Mitarbeit des Patienten mitbestimmt wird. Foudroyante oder auch therapieresistente, langsam fortschreitende Verläufe sind jedoch bekannt. Zu fürchten sind vor allem die Lupusnephritis und der zcrebrale LE. Entwickelt sich auf dem Boden eines systemischen LE eine Nephritis mit Nierenversagen, ist eine Nierentransplantation indiziert.

Insofern ist das Erfassen von frühen Zeichen eines Schubes, wie z. B. des Anstiegs der Anti-DNA-Antiköper oder des Abfalls des Komplementspiegels, wichtig und setzt regelmäßige ärztliche Kontrollen voraus. Auf die Erkennung von durch die Therapie bedingte Nebenwirkungen ist besonders zu achten.

> **Merke:** Beim Lupus erythematodes handelt es sich um eine in Schüben verlaufende, chronisch fortschreitende Multisystemkrankheit, deren Ursache unbekannt ist. Eine Störung der Immunregulation, insbesondere die Hyperreaktivität der antikörperproduzierenden B-Zellen, steht im Mittelpunkt der Pathogenese, und möglicherweise sind latente virale Infektionen mitverantwortlich für diese unkontrollierte Stimulation des Immunsystems.
>
> Hochtitrige Antikörper gegen Kernantigene und insbesondere Doppelstrang-DNA sind von hoher diagnostischer Signifikanz. Unter einer kombinierten immunsuppressiven Therapie mit Glucocorticosteroiden und Azathioprin sind oft langanhaltende Remissionsphasen zu erreichen.

Weiterführende Literatur

Asherson, R. A., M. A. Khamashta, E. Baguley, C. M. Oakley, N. R. Rowell, G. R. V. Hughes: Myocardial infarction and antiphospholipid antibodies in SLE and related disorders. Quart. J. Med. 272 (1989) 1103

Berg, P. A.: Diagnose der Kollagenkrankheiten. Klinische und immunologische Leitsymptome. Internist 25 (1984) 37

Cohen, S. B., E. R. Hurd: Neurological complications of connective tissue and other „collagen-vascular" diseases. Semin. Arthr. Rheum. 22 (1981) 190

Hanly, J. G., D. D. Gladman, T. H. Rose, C. A. Laskin, M. B. Urowitz: Lupus pregnancy. A prospective study of placental changes. Arthr. u. Rheum. 31 (1988) 358

Hardin, J. A.: The lupus autoantigens and the pathogenesis of systemic lupus erythematosus. Arthr. u. Rheum. 29 (1986) 457

Harris, E. N.: Maternal autoantibodies and pregnancy – I: The antiphospholipid antibody syndrome. Baillière's Clin. Rheumatol. 4 (1990) 53

Klein, R., Ch. Richter, P. A. Berg: Antibodies against central nervous system tissue (Anti-CNS) detected by ELISA and western-blotting: marker antibodies for neuropsychiatric manifestations in connective tissue disease. Autoimmunity 10 (1991) 133

Lahita, R. G.: Highlights of the second international conference on systemic lupus erythematosus. Arthr. u. Rheum. 33 (1990) 1857

Leak, A. M., D. A. Isenberg: Autoimmune rheumatic disorders in childhood – a comparison with adult-onset disease. Quart. J. Med. 73 (1989) 875

Lee, L. A.: Maternal autoantibodies and pregnancy – II: The neonatal lupus syndrome. Baillière's Clin. Rheumatol. 4 (1990) 69

McCue, C. M., M. E. Mantakas, J. B. Tingelstad, S. Ruddy: Congenital heart block in newborns of mothers with connective tissue disease. Circulation 56 (1977) 82

Muller, S., M. H. V. van Regenmortel: Specificity of anti-histone autoantibodies in systemic rheumatic disease. Int. J. Immunopathol. Pharm. 1 (1988) 139

Qamar, T., R. A. Levy, L. Sammaritano, A. E. Gharavi, M. D. Lockshin: Characteristics of high-titer IgG antiphospholipid antibody in systemic lupus erythematosus patients with and without fetal death. Arthr. u. Rheum. 33 (1990) 501

Schwartz, R. S., B. D. Stollar: Origins of anti-DNA autoantibo-
    dies. J. clin. Invest. 75 (1985) 321
Tan, E. M.: Antinuclear antibodies: diagnostic markers for auto-
    immune diseases and probes for cell biology. Adv. Immunol.
    44 (1989) 93

Progressive Sklerodermie

Definition: Die Sklerodermie, im amerikanischen
Schrifttum auch als progressive systemische Sklerose bezeichnet (PSS), ist eine generalisierte Erkrankung des Bindegewebes, die zu einer diffusen
Fibrose im Bereich der Haut, aber auch des Herzens, des Gastrointestinaltrakts, der Muskulatur
und der Nieren führen kann. Ultrastrukturelle Veränderungen der Kapillaren mit Verdickung der Basalmembran gehen diesen Manifestationen voraus. Bei alleinigem Hautbefall spricht man auch
von einer linearen Sklerodermie bzw. einer Morphea, die sich durch plaqueähnliche indurierte Effloreszenzen auszeichnet.

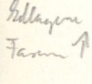

Häufigkeit

Die Sklerodermie ist weltweit verbreitet und kommt
bei allen Rassen vor. Sie ist eine seltene Krankheit.
Etwa 4–12 neue Fälle, bezogen auf 1 Million Einwohner, wurden pro Jahr in einer amerikanischen Studie
erfaßt. Frauen sind häufiger betroffen als Männer, das
Verhältnis liegt bei 4:1. Die Krankheit manifestiert
sich vor allem zwischen dem 3. und 5. Lebensjahrzehnt. Im jugendlichen Alter bzw. bei Kindern ist die
Sklerodermie extrem selten. Das gleiche gilt für die
Manifestation der Sklerodermie innerhalb einer Familie.

Ätiologie und Pathogenese

Die Ätiologie der entweder lokal oder systemisch sich
manifestierenden Sklerodermie ist nicht bekannt.
Man nimmt an, daß immunologische Mechanismen
für die gesteigerte Synthese von Bindegewebe verantwortlich sind. Postuliert wird, daß über die Ausschüttung von Zytokinen aus durch T-Zellen aktivierten
Makrophagen die gesteigerte Kollagensynthese in
Gang gesetzt wird. Hierbei scheint das Interleukin 1,
der „tumor necrosis factor β", aber auch der „platelet
derived growth factor" (PDGF) eine wesentliche Rolle
zu spielen. Vor allem können diese Faktoren später
auch von Fibroblasten, den Zellen der glatten Muskulatur und den Endothelzellen sezerniert werden, so
daß sich die fibrotische Aktivität im Ablauf der Entzündung ständig steigert.

In tierexperimentellen Untersuchungen ließ sich
zeigen, daß bei künstlich induzierter Fibrose im Serum hohe Spiegel von „platelet derived growth factor", „transforming growth factor β" und „tumor necrosis factor α" gefunden wurden. Steroide können
die Produktion solcher Faktoren vermindern, und
auch bei täglichen Injektionen von Interferon-γ ließ

sich im Mäusemodell zeigen, daß die durch Bleomycin induzierte Fibroseaktivität deutlich unterdrückt
werden konnte.

Die an Hautbiopsien beobachteten T-Zellen spezifischen lymphozytären Infiltrate und im Serum
nachweisbaren hochtitrigen Antikörper gegen Kern-
antigene dürfen als zusätzliche Argumente für die
Rolle immunologischer Faktoren bei der Entstehung
dieser Erkrankung herangezogen werden.

Klinik

Die Raynaud-Symptomatologie, d. h. das Weißwer-
den der Hände, ist ein Leitbefund und Frühsymptom
der Sklerodermie. Man darf davon ausgehen, daß
etwa 95% aller Patienten, die später eine klassische
systemische Sklerodermie entwickeln, in den Frühstadien über ein Absterben der Hände bei Kälte oder
bei emotionalem Streß klagen.

Typisch für die Frühmanifestation der Sklerodermie ist neben der Raynaud-Symptomatik die ödematöse Verdickung der Haut, die den Patienten vor allem
an den Fingern auffällt (Wurstfinger) (Abb. 10.**13a** u.
b). In späteren Stadien kommt es zur Induration und
nachfolgender Atrophie der Haut (Lederhaut). Diese
Veränderungen können von der Peripherie, d. h. den
Händen und Füßen, aufsteigen oder vorwiegend Gesicht und Thorax betreffen. Bei dem stammnahen Befall fühlen sich die Patienten wie eingeschnürt, das
Durchatmen ist erschwert und die Beweglichkeit insgesamt eingeschränkt.

Sehr charakteristisch sind ischämische Nekrosen an den Fingerspitzen und im Bereich des Nagel-
betts (Rattenbißnekrosen), die gelegentlich auch ul-
zerös aufbrechen und dann nur schwer heilen. Ein
weiterer typischer Hautbefund sind die Teleangiektasien, die besonders stark im Gesicht, am Hals und
über dem Sternum sowie in den Handflächen ausgeprägt sein können. Gelegentlich lassen sich besonders an der Außenseite der oberen Extremität oder
am Rücken Areale einer verstärkten Pigmentierung
beobachten. Kommt es zur Ausbildung einer subkutanen Kalzinose, muß an das **CREST-Syndrom** gedacht werden, das die Assoziation von Kalzinosis,
Raynaud-Phänomen, ösophagealer Hypermotilität,
Sklerodaktylie und Teleangiektasien beinhaltet. Die
Assoziation einer subkutanen Kalzinosis mit Sklerodermie beobachteten bereits 1910 Thibièrge u. Wei-
ßenbach.

Ähnlich wie beim Lupus erythematodes kann
bei der Sklerodermie nur die Haut befallen sein. Man
spricht dann von der **linearen Sklerodermie** (coup
de sabre), die sich z. B. als Narbe im Nasen-Stirn-
Sternum-Bereich oder als Morphea, das sind plaqueähnliche indurierte Effloreszenzen, die oft stark juk-
ken, darstellt.

Vom CREST-Syndrom abzugrenzen ist die subkutane Kalzinosis (Calcinosis circumscripta), die sich
bevorzugt über den Gelenken (Metakarpophalangeal-
gelenke, proximale Interphalangealgelenke und Ellenbogengelenke) manifestiert. Die Calciumablagerungen können zur Ulzeration der betroffenen Haut-
stellen führen.

Abb. 10.**13 a** u. **b** Hände und Gesicht einer Patientin (B.E. 14. 8. 36) mit progressiver systemischer Sklerodermie. Die Mundpartie (**a**) zeigt die typische Fältelung. Fleckige Rötung der Wangen mit vereinzelten Teleangiektasien. Die Finger (**b**) sind ödematös geschwollen

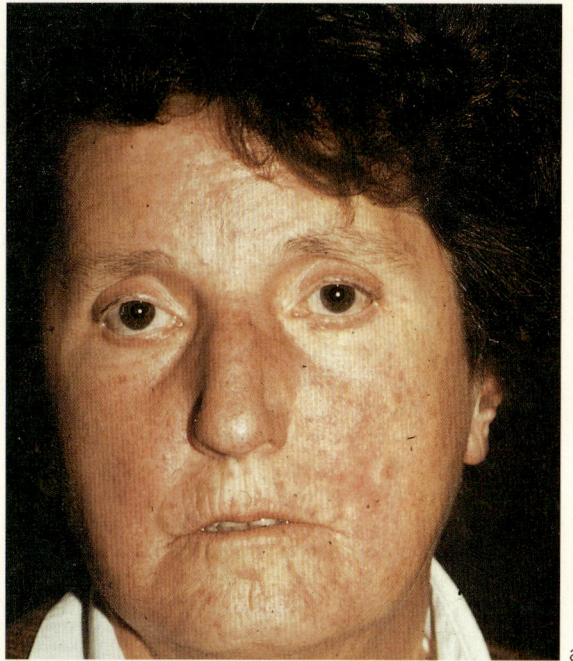

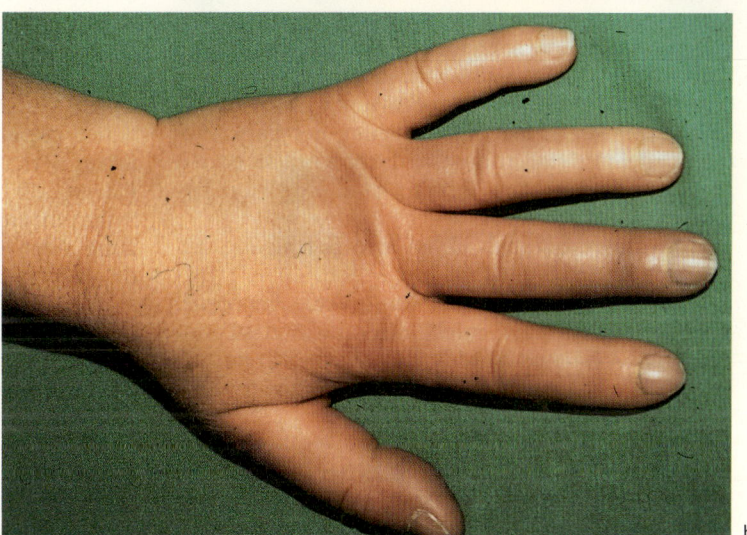

Arthralgien können vor allem im Frühstadium der Erkrankung bei 25% der Patienten so ausgeprägt sein, daß man zuerst an eine rheumatoide Arthritis denkt. Vor allem die kleinen Gelenke sind betroffen. Die Bewegungseinschränkung ist bedingt durch die Hautveränderungen und die Fibrosierungsvorgänge an den Muskelsehnen und gelenknahen Faszien. Osteolysen kommen vor allem am distalen Ende des Radius und der Ulna, im Akromioklavikulargelenk und im Femurkopf vor. Sie wurden auch an der Wirbelsäule und an den Rippen beobachtet. In etwa 40% der Fälle ist die Muskulatur betroffen. Histologisch zeigt sich eine Kollagenvermehrung des interstitiellen Gewebes mit perivaskulärer lymphozytärer Ansammlung und eine Atrophie der Muskelfasern. Vor allem die proximalen stammnahen Muskeln sind betroffen.

Unter den **viszeralen Manifestationen** ist der Befall des Magen-Darm-Traktes bei etwa 50% aller Patienten zu beobachten. Schluckbeschwerden (Dysphagie) stellen ein Leitsymptom dar. Eine Verengung oder Starre des Ösophagus vor allem im distalen Bereich kann bei diesen Patienten röntgenologisch nachgewiesen werden. Gelegentlich klagen die Patienten über substernale Schmerzen, abdominale Krämpfe, anfallsweise Diarrhoe oder Obstipation. Auch Symptome der Malabsorption mit erheblichem Gewichtsverlust sind gelegentlich zu beobachten. Dagegen ist die Leber – wie bei fast allen Kollagenerkrankungen – nicht betroffen.

Der **Lungenbefall** äußert sich in Kurzatmigkeit und trockenem Husten. Vor allem über den basalen Lungenfeldern hört man ein ohrnahes Knistern. Aus postmortem-Studien geht hervor, daß 80% aller Patienten mit Sklerodermie einen Lungenbefall hatten, dieser jedoch klinisch viel seltener diagnostiziert worden war. Im Frühstadium ist das Residualvolumen bei normaler Diffusionskapazität erhöht. Später stellen sich restriktive und obstruktive Funktionsstörungen ein. Röntgenologisch zeigt sich eine verstärkte retikuläre Zeichnung, oft lassen sich herdförmige Strukturen erfassen, die diffus das Lungenparenchym befallen und bis in die Peripherie reichen können.

Typische **Herzmanifestation** ist die Myokardfibrose, die bei etwa 50% der Patienten zu beobachten ist und mit Arrhythmien einhergehen kann. Etwa 15% der Patienten mit Sklerodermie sterben an Herzkomplikationen, vor allem an den Folgen des Links-, weniger des Rechtsherzversagens.

Im Gegensatz zum Magen-Darm-Trakt wird die **Niere** erst im Spätstadium der systemischen Sklerodermie befallen. Histologisch findet sich in solchen Fällen eine konzentrische, subendotheliale Intima-Proliferation interlobulärer Arterien. Eine sich entwickelnde Proteinurie − in etwa 36% aller Patienten − oder eine Hypertonie − in etwa 25% der Patienten − sind wichtige Indikatoren für die Progressivität der Erkrankung.

Selten sind die sekretorischen Drüsen betroffen. Etwa 30% der Patienten klagen jedoch über Trockenheit im Mund und Brennen der Augen. In solchen Fällen sollte auch an die Mitbeteiligung der Pankreasdrüse oder der Gallengänge gedacht werden. Ist die alkalische Phosphatase erhöht, kann eine Fibrosierung der Gallengänge vorliegen.

Im Gegensatz zum LE ist eine Beteiligung des **Zentralnervensystems** äußerst selten.

Andere Manifestationen wie erektile Impotenz, gehäufte Aborte und Schilddrüsenfunktionsstörungen sind beobachtet worden und lassen sich auf die organbezogenen entzündlichen Gefäßveränderungen beziehen.

Diagnostisches Vorgehen und Differentialdiagnose

Laborbefunde

Der diagnostisch entscheidende Laborbefund ist der Nachweis von krankheitsspezifischen Kernautoantikörpern. Die zwei wichtigsten Marker-Antikörper konnten in der Zwischenzeit auch molekularbiologisch definiert werden. Bei den präzipitierenden Antikörpern gegen das als Scl-70 bezeichnete Antigen handelt es sich um eine Reaktion mit einem Chromatin-assoziierten Nicht-Histon-Protein, der DNA-Topoisomerase I. Die Antikörper gegen Zentromere sind gegen verschiedene Epitope der inneren und äußeren Kinetochor-Platte gerichtet. Etwa 75% aller Patienten mit Sklerodermie reagieren mit einem dieser beiden Autoantikörper.

Bei den Antikörpern gegen Nukleoli, die sich auch in der Immunfluoreszenz an Kryostatschnitten oder an Zellkulturen eindeutig nachweisen lassen, handelt es sich meist um eine Reaktion mit Fibrillarin, einem 34 kD-Protein.

In einer Studie an 31 klinisch sicher diagnostizierten Sklerodermie-Patienten aus dem Raum Tübingen und Hamburg konnten die Antikörper gegen Nukleoli in 52%, die Antikörper gegen Zentromere in 32% und die Antikörper gegen Scl-70 in 39% nachgewiesen werden. In 16% waren die Reaktionen negativ.

Alle anderen serologischen Untersuchungen haben nur untergeordnete Bedeutung. Das trifft für die Bestimmung der Rheumafaktors, den Nachweis der Antikörper gegen Typ 1- und Typ 4-Kollagen (Basalmembran) oder die immunhistologischen Untersuchungen an Biopsiematerial zu.

Auch bei klinisch eindeutig manifester Sklerodermie können die verschiedenen Laborparameter (Blutbild, Blutsenkungsreaktion und die Immunglobuline) unauffällig sein. Das trifft vor allem für Patienten mit peripherer Sklerodermie zu. Bei Befall eines Organs, wie der Lunge, der Niere oder des Darms sollte auf die entsprechenden relevanten Untersuchungsmethoden zurückgegriffen werden. Regelmäßige Kontrollen des Blutbildes, des Urinbefundes, der harnpflichtigen Substanzen, der Muskelenzyme und auch die Prüfung der Lungenfunktion empfehlen sich bei diesen Patienten, um frühzeitig neuauftretende Organmanifestationen zu erkennen.

Differentialdiagnose

Es gibt klinisch klassische Fälle von Sklerodermie, bei denen die oben beschriebenen sklerodermiespezifischen Kernantikörper nicht auftreten. Wichtig ist die Klärung, ob nur eine kutane Sklerodermie, ein CREST-Syndrom, eine diffuse Sklerodermie mit Organbeteiligung oder ein Überlappungssyndrom (Sharp-Syndrom) vorliegt. Eindeutige diagnostische Wegweiser sind das Raynaud-Syndrom und die sklerodermatösen Veränderungen im Bereich der Finger.

Beim idiopathischen Raynaud-Syndrom fehlen die für Sklerodermie typischen Kernantikörper, und der Verlauf ist nicht systemisch.

Xerostomie und Keratokonjunctivitis sicca sind bei 70−75% aller Patienten mit Sklerodermie beschrieben worden. Aus zahlreichen Beobachtungen geht hervor, daß das Sjögren-Syndrom ein Begleitbefund vieler, vor allem organunspezifischer autoimmuner Erkrankungen sein kann.

Die Polymyositis gehört zwar nicht zum klassischen Bild der Sklerodermie, ist sie vorhanden, sollte man ebenfalls an das Vorliegen eines Sharp-Syndroms denken.

Bei der *eosinophilen Fasziitis* handelt es sich um ein ätiologisch unklares sklerodermieähnliches Krankheitsbild, das charakterisiert ist durch entzündliche Reaktionen im Bereich der Dermis, der Subkutis und der tiefliegenden Faszien. Nach anfänglichen Schmerzen und Schwellungen der Extremitäten kommt es zu starker Induration von Haut und Subkutis mit Ausbildung von Kontrakturen der Finger. Ein Karpaltunnelsyndrom ist oft im Frühstadium nachweisbar, das Raynaud-Syndrom und viszeraler Befall fehlen. Für die Diagnose entscheidend ist der Nachweis der Eosinophilie im Blut und im Gewebe. Histologisch finden sich in den betroffenen Faszien zahlreiche Lymphozyten, Plasmazellen und Eosinophile. Bestehen gleichzeitig Hinweise auf systemischen Befall (z. B. des Darms) oder leiden die Patienten an einem Asthma bronchiale, sollte differentialdiagnostisch auch an ein hypereosinophiles Syndrom oder an die granulomatöse Vaskulitis (Churg-Strauss) gedacht werden.

Auch bei einer Graft-versus-Host-Reaktion nach Knochenmarktransplantation können skerodermieähnliche Veränderungen auftreten. Von chemischen Substanzen, wie z. B. Bleomycin oder Vinylchlorid bzw. Trichloräthylen, weiß man, daß sie ebenfalls die genannten Läsionen induzieren können.

Therapie

Eine große Zahl von entzündungshemmenden und immunsuppressiven Substanzen wurde zur Behandlung der Sklerodermie ohne anhaltenden Erfolg eingesetzt. Zur Anwendung kamen das D-Penicillamin, Colchicin, Cyclophosphamid und Steroide und auch das Cyclosporin. Zur Verbesserung der Durchblutung wurden den Patienten mit Raynaud-Phänomen vor allem Substanzen verabreicht, die zu einer Gefäßerweiterung führen wie β-Blocker, Reserpin, Calciumantagonisten oder lokal Nitroglycerinsalben. Intravenöse Gaben von Ketanserin, einem Serotoninrezeptor-Antagonisten, verbesserten die periphere Durchblutung bei intravenöser und oraler Anwendung. Auch über eine Verminderung der Thrombozytenaggregation hat man versucht, das Raynaud-Phänomen zu bessern. Die anfänglich guten Resultate der intravenösen Prostacyclin-Therapie konnten an ausgedehnteren Studien nicht mehr bestätigt werden und wurden überschattet durch für den Patienten unangenehme Nebenwirkungen. Auch die Sympathektomie hat nicht den gewünschten Erfolg gebracht.

Wichtig sind daher allgemeine Maßnahmen, wie Schutz vor starker Kälteeinwirkung, Aufsuchen von warmen Klimazonen im Urlaub, Vermeidung von belastenden emotionalen Situationen (die Familie des Patienten ist hier gefordert), autogenes Training, leichte fleischarme und kohlehydratreiche Kost mit striktem Meiden von Süßigkeiten. Den relativ leicht einsetzenden Erschöpfungszuständen sollten die Patienten mit einem geregelten Tagesrhythmus begegnen, zu dem auch Ruhephasen von 30—60 Minuten gehören.

Prognose und Verlauf

Die Prognose ist schwer zu beurteilen. Die auf die Haut beschränkte lokalisierte bzw. fokale Form gehört zu den gutartigen Verlaufsformen.

Bei der systemischen Sklerodermie ist eine gewisse Hierarchie der Organmanifestation in Abhängigkeit von der Progression festzustellen. In der Frühphase steht die Beteiligung der kleinen Gefäße (Arteriolen) in Form des Raynaud-Syndroms im Vordergrund. Im weiteren Verlauf kommt es in etwa 50% der Fälle zuerst zu einer Beteiligung des Gastrointestinaltrakts (Refluxösophagitis) und der glatten Muskulatur. Erst dann werden häufig Symptome des Lungenbefalls klinisch erkennbar, gefolgt vom Befall des Herzens und der Niere. Nur in ganz seltenen Fällen treten später die Symptome eines ZNS-Befalls hinzu.

Merke: Der Sklerodermie liegt wahrscheinlich eine Überproduktion von Kollagen zugrunde, die zur Sklerosierung der Haut vor allem im Bereich der Hände, der Füße und des Gesichtes führt, aber auch den gesamten Gastrointestinaltrakt, die Lunge, das Herz und die Niere betreffen kann (systemische Form der Sklerodermie). Der Verlauf ist meist langsam progressiv und relativ gutartig, wenn Organmanifestationen ausbleiben. Eine geeignete Therapie gibt es nicht.

Weiterführende Literatur

Barnett, A., M. H. Miller, G. O. Littlejohn: A survival study of patients with scleroderma over 30 years (1953–1983): The value of a simple cutaneous classification in the early stages of disease. J. Rheumatol. 15 (1988) 276

Bernstein, R. M., J. C. Steigerwald, E. M. Tan: Association of antinuclear and antinucleolar antibodies in systemic sclerosis. Clin. exp. Immunol. 48 (1982) 43

Rocco, V., E. Hürd: Scleroderma and sclerodermalike disorders. Semin. Arthr. Rheum. 16 (1986) 22

Venrooij van, W. J., S. O. Stapel, H. Houben, W. J. Habets, C. G. M. Kallenberg, E. Penner, L. B. van de Putte: Scl-86, a marker antigen for diffuse scleroderma. J. clin. Invest. 75 (1985) 1053

Sjögren-Syndrom

Definition: Beim Sjögren-Syndrom handelt es sich um eine mit Lymphozyteninfiltraten einhergehende Zerstörung exokriner Drüsen, wobei es zur Verminderung und Aufhebung der glandulären Sekretion und dadurch bedingter Trockenheit der Schleimhäute kommt (Sicca-Syndrom). Keratokonjunctivitis sicca (Xerophthalmie), Trockenheit des Mundes (Xerostomie) sind charakteristische Befunde. Auch andere Drüsen von Schleimhäuten können betroffen sein wie die Bronchien, die Vagina oder die Haut und ihre Anhangsgebilde.

Histologischer Leitbefund ist die Infiltration der Drüsen vor allem mit B-Zellen, die Follikel mit Keimzentren bilden.

Das Sjögren-Syndrom kann als eigenständiges Krankheitsbild auftreten (primärer Morbus Sjögren) oder in Assoziation mit anderen, organunspezifischen oder organspezifischen Autoimmunerkrankungen (sekundäres Sjögren-Syndrom).

Häufigkeit

Nach orientierenden Untersuchungen leiden insgesamt etwa 2—3 Millionen Menschen in den USA an einem Morbus Sjögren. Frauen im mittleren Alter zwischen 40 und 60 Jahren sind besonders häufig betroffen, das Verhältnis zum männlichen Geschlecht beträgt etwa 9:1.

Eine entzündliche Mitreaktion der Tränen- und Speicheldrüsen läßt sich besonders bei Patienten mit Lupus erythematodes und systemischer Sklerodermie häufig beobachten.

Ätiologie und Pathogenese

Vor allem bei dieser Form der Kollagenerkrankung wird eine Virusgenese ernsthaft diskutiert. Man weiß, daß vor allem die Ausführungsgänge von Speicheldrüsen privilegierte topographische Regionen für Virusreplikationen sind. Auch die neuerdings beobachtete Assoziation zwischen HTLV-1-Infektion und Sjögren-Syndrom spricht für einen Drüsengang-spezifischen Tropismus von HTLV-1. Die viral induzierte Schädigung der Funktion der epithelialen Ausführungsgänge führt zu der beim Morbus Sjögren ausgeprägten lymphozytären Immunantwort.

Aus histologischen Untersuchungen der Speicheldrüse in Frühstadien geht hervor, daß diese sehr früh von B-Zellen infiltriert werden, die dann Follikel mit Keimzentren bilden. Diese Veränderungen werden auch als Pseudolymphome oder benigne lymphoepitheliale Läsionen beschrieben. Ähnliche lymphozytäre Infiltrate können auch in der Lunge, der Niere und den Skelettmuskeln auftreten. Die starke B-Zell-Aktivität bedingt die für den Morbus Sjögren typische polyklonale Immunglobulinsynthese. Der Morbus Sjögren gehört zu den wenigen Erkrankungen, bei denen ein klassischer autoimmuner Prozeß maligne entarten kann. Dies ist zu befürchten, wenn die polyklonale Aktivierung in eine monoklonale B-Zell-Proliferation übergeht.

Klinik

Der Beginn der Erkrankung ist meist schleichend. Die Keratokonjunktivitis kann ein Frühsymptom dieser Erkrankung sein. Die Patienten klagen anfangs über Fremdkörpergefühl in den Augen oder haben Schwierigkeiten, trockene oder klebrige Nahrungsmittel zu schlucken. Andere Patienten stört vor allem die Trockenheit der vaginalen Schleimhaut. Sind Drüsen des Nasen-Rachen-Raums und der Atemwege betroffen, stehen die Symptome der Heiserkeit und des Reizhustens im Vordergrund. Im weiteren Verlauf können Geschmacksstörungen, Ulzerationen in der Mundschleimhaut und auch Symptome von seiten des Gastrointestinaltrakts einschließlich rezidivierender Pankreatitiden auftreten. Häufiger wird über Brennen beim Wasserlassen und Pruritus im Genitalbereich geklagt.

Glanduläre Beteiligung: Die Zerstörung der Tränendrüsen führt zu Läsionen an Kornea und Bulbus sowie zum klinischen Bild der Keratokonjunctivitis sicca. Die Funktion der Tränendrüsen läßt sich mit einem Filterpapier prüfen, das innerhalb von 5 Minuten etwa 15 mm weit angefeuchtet sein muß (Schirmer-Test). Eine Spaltlampenuntersuchung nach Instillation einer 1%igen Bengalrosa-Lösung oder Anfärbung mit Fluorescein sollte ebenfalls durchgeführt werden, um das Ausmaß der Keratitis besser erfassen zu können (bei Normalpersonen nimmt die Bindehaut die Farbe nicht an). Die Funktion der Speichel-

drüsen läßt sich auch szintigraphisch prüfen. Sialographisch stellen sich Erweiterungen der Speicheldrüsengänge dar. Die Parotis kann bei einem Teil der Patienten vergrößert sein und ist in der Regel nicht schmerzempfindlich. Die Schwellung kann einseitig oder bilateral vorhanden sein, Exazerbationen können mit kurzfristigem Fieberanstieg einhergehen.

Extraglanduläre Manifestationen: Ein Viertel aller Sjögren-Patienten zeigt eine Organbeteiligung, wie interstitielle Nephritis, diffuse interstitielle Pneumonie oder Lungenfibrose, Myositis sowie starke Reaktionen des Monozyten-Makrophagen-Systems mit ausgeprägter Lymphadenopathie. Symptome einer Vaskulitis mit Purpura und Neuritis multiplex sind vor allem in den Spätstadien nicht selten. Das Raynaud-Phänomen gehört nicht zu den typischen Begleitsymptomen des Morbus Sjögren. In seltenen Fällen findet man eine autoimmune Thyreoiditis. Besteht eine Hepatosplenomegalie oder sind Cholestaseenzyme erhöht ist an eine Beteiligung der Gallengänge zu denken.

Der Abfall der Serumimmunglobuline, insbesondere der IgM-Globuline, ist ein prognostisch ungünstiges Zeichen und muß an die maligne Entartung mit Bildung monoklonaler Immunglobuline, häufig vom IgM-K-Typ, denken lassen. Bei diesen Patienten ist die Splenomegalie und Lymphadenopathie besonders ausgeprägt, Zeichen der Vaskulitis können gleichzeitig bestehen.

Die **Arthritis** des Patienten mit Morbus Sjögren ist von der klassischen rheumatoiden Arthritis nicht zu unterscheiden. 10−15% der Patienten mit klassischer Keratokonjunktivitis haben diese Gelenkbeteiligung. Die Arthritis kann sich unabhängig von der entzündlichen Reaktion am Drüsengewebe entwickeln.

Dank der modernen Methoden wie Computertomographie und Kernspintomographie konnte neuerdings auch die relativ häufige Beteiligung des **Zentralnervensystems** bei Patienten mit primärem Sjögren-Syndrom nachgewiesen werden. Psychiatrische und kognitive Dysfunktionen fanden sich besonders in den Frühstadien, aber auch andere neurologische Symptome wie Hemiparesen, zerebellare Ataxien, Doppelsehen und Myelitis vom Guillain-Barré-Typ wurden beschrieben. Die zerebralen Defekte betrafen vorwiegend die weiße Substanz des Gehirns mit Prädominanz der Läsionen im periventrikulären Bereich sowie im Frontal- und Parietalhirn.

Diagnostisches Vorgehen und Differentialdiagnose

Ein charakteristischer laborchemischer Befund ist die Erhöhung der Immunglobuline, insbesondere der IgG-Globuline. Exzessive Spiegel, nicht selten über 50 rel.%, lassen sich vor allem im Spätstadium dieser Erkrankung beobachten. Die quantitative Bestimmung aller Immunglobulin-Klassen sollte auch die Bestimmung monoklonaler Immunglobuline mittels Immunelektrophorese einschließen. Der Morbus Sjögren gehört zu den wenigen Erkrankungen, die fast immer mit einem positiven Rheumafaktor einhergehen. Die Patienten haben häufig eine normo-

Abb. 10.**14** Nachweis von LE-/M. Sjögren-spezifischen Determinanten im Western-Blot unter Verwendung von einem Kernextrakt aus menschlichen Zervix-Karzinom-Zellen (HELA). Mit Hilfe eines Anti-Ro- und zweier Anti-Ro/La-positiven Seren werden die Ro-spezifischen Determinanten bei 61 und 55 kD und die La-spezifischen Determinanten bei 46 kD dargestellt

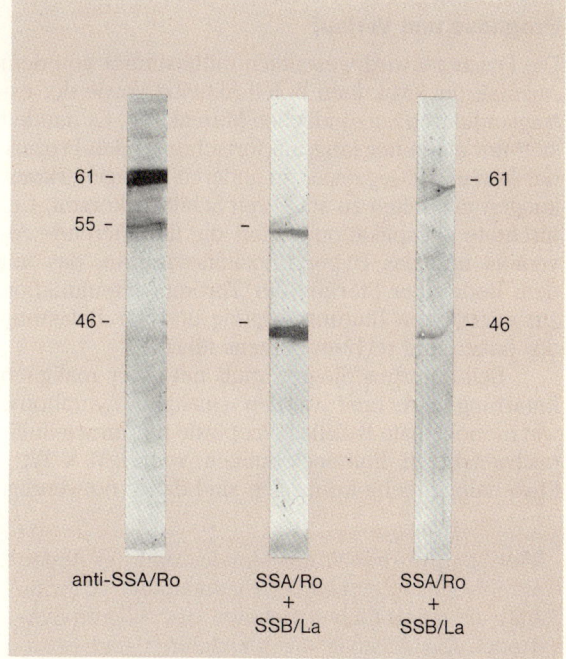

chrome Anämie und eine Leukopenie, die Blutsenkungsgeschwindigkeit ist meist deutlich erhöht.

Serologischer Leitbefund bei 40% der Patienten ist der Nachweis von präzipitierenden Antikörpern gegen La, einem 48-kD-Phosphoprotein, das mit einem RNA-Polymerase-3-Transkript verbunden ist. Gleichzeitig können Antikörper gegen das Ro-Antigen, das mit fünf verschiedenen zytoplasmatischen Ribonucleinsäuren verbunden ist, nachgewiesen werden. Die präzipitierenden Anti-La-Antikörper erkennen ein Antigen im Thymusextrakt, die präzipitierenden Anti-Ro-Antikörper reagieren mit einem wahrscheinlich zytoplasmatischen Antigen im Milzextrakt (Abb. 10.**14**). Im Hinblick auf die Abklärung zur Abgrenzung eines primären vom sekundären Sjögren-Syndrom sollte ein weites Spektrum verschiedener organunspezifischer und organspezifischer Autoantikörper getestet werden.

Da der Morbus Sjögren mit einer primär-biliären Zirrhose (PBC) assoziiert sein kann, empfiehlt sich auch die gleichzeitige Bestimmung der PBC-spezifischen Anti-M2-Antikörper.

Bei Patienten mit psychiatrischen oder neurologischen Symptomen (Angstzustände, Depressionen, Psychosen) ist zu prüfen, ob die Immunglobuline oder Lymphozyten im Liquor vermehrt sind. Fast immer sind bei diesen Patienten auch organspezifische Antikörper gegen ZNS-Gewebe im Serum und im Liquor positiv.

Patienten mit primärem Sjögren-Syndrom haben bevorzugt die HLA-Antigen-Konstellation B8/DR3, während sekundäre Formen eine bevorzugte Assoziation zu dem HLA-Antigen DRW4 aufweisen.

Im Rahmen von vegetativen Störungen können Sicca-Symptome ebenfalls auftreten. Auch Medikamente wie Antidepressiva führen zu Mundtrockenheit.

Bei der Assoziation von Splenomegalie, Leukopenie und Arthritis ist an das Felty-Syndrom zu denken.

Im Rahmen anderer Infektionskrankheiten kann das exokrine System betroffen werden, wie es bei Patienten mit HIV-Infektionen beobachtet wird, die ein klassisches Sicca-Syndrom zeigten. Bei unilateraler Parotisschwellung muß auch an einen Tumor gedacht werden.

Therapie

Die lokale Behandlung der Trockenheit der Augen steht im Vordergrund, da durch häufiges Reiben Infektionen ausgelöst werden können oder Ulzerationen auftreten. 0,5%ige Methylcellulose oder Liquifilm-Tropfen können vorübergehend Linderung bringen. Wegen der Gefahr der sekundären Augeninfektion sollten regelmäßig Kulturen auf Bakterien durchgeführt werden, um rechtzeitig antibiotisch behandeln zu können. Reichhaltige Flüssigkeitszufuhr bei der Nahrungsaufnahme erleichtert das Schlucken. Corticosteroide sollten nur eingesetzt werden, wenn die Zeichen der Vaskulitis oder einer Organmanifestation vorhanden sind. Eine Bestrahlung der Speicheldrüse ist wegen der Gefahr der Entstehung eines Retikulumzellsarkoms kontraindiziert. Cyclophosphamid in einer Dosierung zwischen 50 und 100 mg/die ist bei ausgeprägter Hypergammaglobulinämie (Hyperviskositätssyndrom) indiziert.

Sind zerebrale Manifestationen nachweisbar (Mikroinfarkte in der Kernspintomographie), sollte immunsuppressiv behandelt werden (Corticosteroide und Cyclophosphamid); bei psychiatrischen Manifestationen kann die Gabe von Antidepressiva indiziert sein.

Prognose und Verlauf

Die Prognose wird wesentlich mitbestimmt von dem Ausmaß der exokrinen B-Zell-Aktivität sowie der extraglandulären entzündlichen Mitreaktion. Es handelt sich um einen nur langsam fortschreitenden Prozeß, bei dem es im Gegensatz zu anderen Kollagenerkrankungen nur selten zu stärkeren Schüben kommt. Gefürchtete Komplikationen sind die fibrosierende Alveolitis und das Hyperviskositätssyndrom, das auf dem Boden der Störung der Thrombozytenfunktion zur verstärkten Blutungsneigung und zur Belastung des linken und rechten Herzens führt.

Beim Morbus Sjögren muß mit einer malignen Entartung gerechnet werden (maligne Lymphome wie monoklonale B-Zellen-Neoplasie mit intrazellulär nachweisbaren Immunglobulinen vom IgM-X-Typ). Etwa halbjährliche Kontrollen sind daher notwendig.

Merke: Trockenheit des Mundes und der Augen mit und ohne Zeichen der rheumatoiden Arthritis sind die wesentlichen Befunde des Sjögren-Syndroms. Das Ausmaß der glandulären und extraglandulären Beteiligung ist variabel, nicht selten sind andere Autoimmunerkrankungen, insbesondere aus dem Formenkreis der Kollagenerkrankungen, mit dem Sjögren-Syndrom assoziiert. Auch die primär-biliäre Zirrhose kann sich in ihren Frühstadien mit den Symptomen eines Morbus Sjögren präsentieren. Immunpathologisch steht die starke B-Zellen-Proliferation im Vordergrund. Diese äußert sich in der Peripherie in Form einer starken polyklonalen Immunglobulinsynthese. Diese polyklonale Aktivierung kann in eine monoklonale B-Zell-Proliferation übergehen und zur Entstehung eines malignen Lymphoms führen.

Weiterführende Literatur

Alexander, E. L., S. S. Beall, B. Gordon, O. A. Selnes, G. D. Yannakakis, N. Patronas, T. T. Provost, H. F. McFarland: Magnetic Resonance Imaging of cerebral lesions in patients with the Sjögren Syndrome. Ann. intern. Med. 108 (1988) 815

Baboonian, C., P. J. W. Venables, J. Booth, D. G. Williams, L. M. Roffe, R. N. Maini: Virus infection induces redistribution and membrane localization of the nuclear antigen La (SS-B): a possible mechanism for autoimmunity. Clin. exp. Immunol. 78 (1989) 454

Fox, R. I., F. V. Howell, R. C. Bone, P. Michelson: Primary Sjögren syndrome: clinical and immunopathologic features. Sem. Arthr. Rheum. 14 (1984) 77

Reichlin, M., M. Rader, J. B. Harley: Autoimmune response to the Ro/SSA particle is directed to the human antigen. Clin. exp. Immunol, 76 (1989) 373

Tsianos, E. V., J. H. Hoofnagle, P. C. Fox, M. Alspaugh, E. A. Jones, D. F. Schafer, H. M. Moutsopoulos: Sjögren's syndrome in patients with primary biliary cirrhosis. Hepatology 11 (1990) 730

Venables, P. J. W., C. G. Teo, C. Baboonian, B. E. Griffin, R. A. Hughes, R. N. Maini: Persistence of Epstein-Barr virus in salivary gland biopsies from healthy individuals and patients with Sjögren's syndrome. Clin. exp. Immunol. 75 (1989) 359

Zulman, J., R. Jaffe, N. Talal: Evidence that the malignant lymphoma of Sjögren's syndrome is a monoclonal B-cell neoplasm. New. Engl. J. Med. 299 (1978) 1215

Polymyositis und Dermatomyositis

Definition: Bei den entzündlichen Myopathien handelt es sich um eine Gruppe von Krankheiten, bei denen histologisch perivaskuläre und interstitielle Infiltrate von Lymphozyten im Vordergrund stehen. Sie gehen klinisch mit einer Schwäche meist der stammnahen Muskulatur und einer Erhöhung von spezifischen Muskelenzymen einher. Finden sich gleichzeitig typische Hautveränderungen, z. B. in Form eines lokalisierten oder diffusen Erythems oder einer ekzematoiden bzw. exfoliativen Dermatitis, spricht man von einer Dermatomyositis. Polymyositis wie Dermatomyositis können auch in Verbindung mit anderen Kollagenerkrankungen, wie der rheumatoiden Arthritis, dem Lupus erythematodes oder der Sklerodermie, auftreten. Myositiden finden sich nicht selten auch beim paraneoplastischen Syndrom.

Häufigkeit

Es handelt sich um ein sehr seltenes Krankheitsbild. Man darf davon ausgehen, daß etwa 5–7 Neuerkrankte auf 1 Million Einwohner und pro Jahr diagnostiziert werden. Die Polydermatomyositis kommt entweder im Kindesalter zwischen dem 5. und 15. Lebensjahr oder jenseits des 50. Lebensjahrs gehäuft vor. Das weibliche Geschlecht scheint zweimal so häufig betroffen zu sein wie das männliche. Eine familiäre Häufung der Krankheit wurde nicht beobachtet.

Klassifizierung

Überlappungssyndrome, d. h. das Auftreten dieser Muskelerkrankung in Assoziation mit anderen Kollagenkrankheiten, wird vor allem bei jüngeren Patienten um das 30. Lebensjahr beobachtet.

Eindeutige serologische Kriterien für eine Klassifizierung der verschiedenen Formen von Polydermatomyositis fehlen. Unter Zugrundelegung vor allem klinischer Kriterien werden 5 verschiedene Typen unterschieden:

Typ I   Primäre idiopathische Polymyositis,
Typ II   primäre idiopathische Dermatomyositis,
Typ III   Polydermatomyositis in Assoziation mit einer malignen Erkrankung,
Typ IV   Polydermatomyositis des Kindesalters in Assoziation mit einer Vaskulitis,
Typ V   Polydermatomyositis in Assoziation mit einer serologisch eindeutig zu definierenden Kollagenerkrankung.

Ätiologie und Pathogenese

Bakterielle, parasitäre und andere Infektiöse Prozesse wurden immer wieder als Ursache der entzündlichen Muskelerkrankung verantwortlich gemacht. Heute wird der Zusammenhang mit einer viralen Infektion bei entsprechender Prädisposition als eigentlicher Krankheitsauslöser diskutiert. Auf dem Boden dieser Infektion sollen sich sekundär induzierte autoimmune Prozesse entwickeln, die verantwortlich für die langsam einsetzende entzündliche Zerstörung der Muskulatur sind. Die histologisch im Vordergrund stehenden lymphozytären Infiltrate der Muskulatur sprechen für eine T-Zell-vermittelte Immunreaktion. Die Läsionen können fokaler oder segmentaler Natur sein und entsprechen damit den generell bei autoimmunen Erkrankungen zu beobachtenden histologischen Reaktionsformen.

Für das Vorliegen eines autoimmunen Prozesses spricht auch der Nachweis von Autoantikörpern, insbesondere die in etwa 25% aller Fälle nachweisbaren Anti-Jo1-Antikörper. Die relevanten Autoantigene konnten in der Zwischenzeit auch molekularbiologisch charakterisiert werden. Die Antikörper reagieren bevorzugt mit RNA-Synthetasen (s. Tab. 10.**13**).

Bei Kindern mit Poly-Dermatomyositis konnte in etwa 70% der HLA-Haplotyp B8 erfaßt werden. Darüber hinaus zeigten Autoantikörper-positive Patienten gehäuft das HLA-DR3-Antigen.

Klinik

Polydermatomyositis im Erwachsenenalter

Der Beginn ist immer schleichend und der Verlauf langsam progredient. Die ersten Symptome sind häufig eine schmerzlose Schwäche der proximalen Hüftmuskulatur. Den Patienten fällt es schwer, aus einer sitzenden oder knienden Haltung aufzustehen oder Treppen zu steigen. Bei manchen Patienten ist nur die Nacken- oder Schultermuskulatur oder der M. quadriceps betroffen. Ist die Larynxmuskulatur und der obere Anteil des Ösophagus mitbefallen, können die Symptome der Dysphagie und Dysphonie bestehen. Die Augenmuskulatur bleibt bei dieser Krankheit immer intakt. Bei stärkerer Atrophie der Muskulatur können auch die Schnenreflexe ausfallen.

Die Hautveränderungen manifestieren sich besonders im Gesicht. Die Augenlider zeigen in manchen Fällen eine bläulich-lila Verfärbung, die sich auf den Nasenrücken, die ganze Orbita, die Wangen und die Stirn ausdehnen kann. Ein periorbitales und periorales Ödem tritt vor allem bei fulminanten Formen auf. Hautläsionen (erythematöse Plaques) können auch am Ellenbogen, an Knie und Fingergelenken (proximale interphalangeale Gelenke) vorhanden sein. Arthralgien gehören nicht zum klassischen Bild der Dermato- oder Polymyositis. Dagegen findet sich häufig eine Lungenbeteiligung, z. B. in Form einer interstitiellen Alveolitis. Diese Patienten klagen über Reizhusten, später auch über Kurzatmigkeit. Röntgenologisch sind die interstitiellen Infiltrate vor allem basal beidseits zu beobachten. Das Herz scheint kaum betroffen zu sein, gelegentlich zeigen sich im EKG unspezifische ST-Senkungen. Eine Raynaud-Symptomatik gehört nicht zum Bild der Dermatomyositis.

Polydermatomyositis im Kindesalter

In etwa 8−20% aller Fälle tritt diese Erkrankung vor dem 16. Lebensjahr auf. Der Verlauf kann sich von dem bei Erwachsenen in wesentlichen Punkten unterscheiden. So ist in 25% der Fälle keine Progression zu beobachten. Histologisch fehlen die Zeichen einer Vaskulitis, die Patienten sprechen gut auf eine Corticosteroidtherapie an.

Bei etwa 30% der Kinder findet sich eine chronisch ulzerative Dermatomyositis. Nicht nur Haut und Muskulatur sind hierbei betroffen, sondern auch der Gastrointestinaltrakt, so daß abdominale Schmerzen und Teerstühle charakteristisch sind für diese Manifestation.

Bei 35% der Kinder ist der Verlauf nicht ulzerierend, perivaskuläre Entzündungen der Muskulatur mit Gewebskalzifikationen stehen im Vordergrund. Viszerale Manifestationen sind dagegen selten. Nur bei 10% ist die Polymyositis chronisch. Die generalisierte Muskelschwäche beherrscht das Krankheitsbild. Hautveränderungen sind hierbei selten.

Die Häufung der HLA-Antigene HLA-B8 und HLA-D3 spricht für eine genetische Disposition.

Polydermatomyositis in Assoziation mit einer malignen Erkrankung

Die Assoziation einer Myositis mit Tumoren wurde gehäuft beobachtet. Oft wird gleichzeitig die Diagnose des Tumors und der Dermato-bzw. Polymyositis gestellt, nicht selten tritt die Myositis erst im Anschluß an die Tumormanifestation auf. Am häufigsten wurden Mammakarzinome, aber auch Ovarial-, Magen- und Bronchialkarzinome beobachtet. Patienten mit Dermatomyositis scheinen häufiger an Tumoren zu erkranken als Patienten mit Polymyositis. Meist handelt es sich um Patienten jenseits des 40. Lebensjahrs. Geschlechtsunterschiede bestehen nicht.

Überlappungssyndrome mit einer Kollagenerkrankung

Im Hinblick auf den systemischen Charakter dieser Erkrankung sollte möglichst frühzeitig geklärt werden, ob ein genuines Krankheitsbild vorliegt oder ob es sich nur um die Manifestation einer Myositis im Rahmen einer Kollagenerkrankung handelt. Vor allem beim Lupus erythematodes, der Sklerodermie und gelegentlich auch bei der rheumatoiden Arthritis kann es gleichzeitig zu einer Polymyositis kommen. Entsprechende serologische Antikörperbestimmungen helfen in den meisten Fällen weiter und erlauben die Abgrenzung zu dem polydermatositischen Krankheitsbild.

Diagnostisches Vorgehen und Differentialdiagnose

Muskelenzyme wie die Kreatinphosphokinase (CPK), die Transaminasen (SGOT, SGPT), die Lactatdehydrogenase (LDH) und Aldolase sind in den meisten Fällen im Serum, wenn auch nicht in jeder Krankheitsphase, erhöht. Die CPK ist ein sensibler Indikator für eine Muskelschädigung. Erhöhungen dieser Muskelenzyme kommen auch bei anderen Muskelerkrankungen wie metabolischen und endokrinologischen Myopathien, der hereditären Muskeldystrophie sowie bei Infektionen vor.

Auch das Serummyoglobin kann erhöht sein, pathologische Werte finden sich ebenfalls bei der Myasthenia gravis und der muskulären Dystrophie. Immunglobuline und Blutsenkungsgeschwindigkeit können mäßig erhöht sein.

Kernantikörper sind bei der idiopathischen Polymyositis selten. Nach bisherigen Beobachtungen scheinen die in der Immundiffusion nachweisbaren Anti-PM1-Antikörper eine diagnostische Spezifität für die Polymyositis und die präzipitierenden Antikörper gegen Jo1 für die Dermatomyositis zu besitzen.

Da der Nachweis der Antikörper in vielen Fällen nicht gelingt bzw. seronegative Formen vorkommen, gehört nach wie vor die Muskelbiopsie zu den wichtigsten Stützen der Diagnose. Auf eine gleichzeitige Hautbiopsie, vor allem bei bestehender Dermatomyositis, sollte nicht verzichtet werden. Histologisch dominieren das dermale Ödem und die basale Vakuolisierung, während die Basalmembran im Gegensatz zum Lupus erythematodes nicht verdickt ist. Charakteristische Befunde dieser Erkrankung sind meist fokal nachweisbare Degenerationen der Muskelfasern sowie perivaskuläre und interstitielle lymphozytäre Infiltrate. In späteren Stadien prädominiert die interstitielle Fibrose.

Immunhistochemisch fehlen Ablagerungen von Immunglobulinen und Komplement. Typische elektromyographische Befunde sind vor allem die vorzeitige Rekrutierung motorischer Einheiten, die Herabsetzung der mittleren Potentialdauer und die Erniedrigung der mittleren Amplitude.

Die Diagnose der Polydermatomyositis sollte sich auf folgende fünf Kriterien stützen:

1. symmetrischer Befall der proximalen Muskulatur mit und ohne Dysphagie und Befall der Atemmuskulatur,
2. Erhöhung von Muskelenzymen im Serum,
3. typische Veränderungen in der Elektromyographie,
4. charakteristische Veränderungen in der Muskelbiopsie,
5. typische Hautmanifestationen.

Differentialdiagnostisch sind die Muskeldystrophie, die meist langsamer verläuft und die Nackenmuskulatur nicht betrifft, sowie die Myasthenia gravis, die sich durch entsprechende Autoantikörper-Untersuchungen von anderen Muskelerkrankungen meist abgrenzen läßt, auszuschließen. Muskelschwäche kommt ebenfalls bei Intoxikationen (z. B. bei chronischem Alkoholabusus) und hypokaliämischen Zuständen vor. Auch die Corticosteroid-induzierte Myopathie kann die proximalen Muskelgruppen vorwiegend betreffen und schleichend beginnen. Nach D-Penicillamin-Behandlung und Azathioprin wurden polymyositisartige Krankheitsbilder beobachtet. Bei Schilddrüsenüber- und -unterfunktion können schwere Myopathien auftreten. Histologisch finden sich jedoch keine entzündlichen Infiltrate in der Mus-

kulatur. Myalgien und Muskelschwäche wurden auch bei McArdle-Syndrom und bei der renalen tubulären Azidose beobachtet. Vor allem bei normalen Enzymbefunden kann das Krankheitsbild mit der Fibromyalgia rheumatica verwechselt werden.

Virusinfektionen und auch die Trichinose können Symptome einer akuten Myositis auslösen. Granulomatöse Myositiden wurden bei Sarkoidose, Thymomen und bei Kollagenerkrankungen beschrieben.

Therapie

Corticosteroide gelten als die Therapie der Wahl. In den meisten Fällen werden Dosen von 50—100 mg Prednisolon/die über mehrere Tage, notfalls auch Wochen gegeben mit anschließender schrittweiser Reduzierung um je 5 mg auf 20 mg. Die Initialdosis sollte so lange verabreicht werden, bis sich die klinischen und biochemischen Befunde weitgehend gebessert haben. Eine Erhaltungsdosis von 7,5—15 mg Prednisolon/die wird je nach Schwere des Krankheitsbildes über viele Jahre notwendig sein. Über 20% aller Patienten scheinen nicht auf diese Therapie anzusprechen. Hier kann ein Versuch mit Methotrexat, Cyclophosphamid oder Azathioprin kombiniert mit Prednisolon gemacht werden. Auch Plasmapheresen wurden bei diesen Patienten versucht. Erst nach Rückgang der entzündlichen Zeichen sollte eine vorsichtige physikalische Therapie in Form von aktiven und passiven Bewegungsübungen durchgeführt werden.

Prognose und Verlauf

In vielen Fällen kommt es unter der Therapie zu einer vollständigen Remission, die 5-Jahres-Überlebensrate beträgt bei der primären idiopathischen Form bis zu 80%. Zu fürchten sind pneumonische und kardiovaskuläre Komplikationen. Auf Immundefekte (isolierter IgA-Mangel usw.) ist besonders zu achten. Schübe können auch nach langen Remissionsphasen auftreten, so daß die Steroidtherapie in niedriger Dosierung lange beibehalten werden sollte.

> **Merke:** Bei der Polymyositis handelt es sich um entzündliche Reaktionen vor allem im Bereich der proximalen Muskulatur, während beim Krankheitsbild der Dermatomyositis auch entzündliche Reaktionen im Bereich der Gesichtshaut und der Hände vorhanden sein können. Eine systemische Reaktion ist selten. Ösophagus und Lunge können betroffen sein. An eine Überlappung zu anderen Kollagenerkrankungen ist ebenso zu denken wie an eine typische myositische Manifestation im Rahmen einer Kollagenerkrankung. Für die differentialdiagnostischen Erwägungen muß auch das paraneoplastische Syndrom als Ursache der Myositis miteinbezogen werden. Unter konsequenter Corticosteroidtherapie läßt sich in vielen Fällen eine Remission erzielen.

Weiterführende Literatur

Hochberg, M. C., D. Feldman, M. B. Stevens: Adult onset polymyositis/dermatomyositis: an analysis of clinical and laboratory features and survival in 76 patients with a review of the literature. Sem. Arthr. Rheum. 15 (1986) 168

Matheus, M. B., R. K. Bernstein: Myositis autoantibody inhibits histidyl-tRNA synthetase: a model for autoimmunity. Nature 304 (1983) 177

Reichlin, M.: Seroreactivity in myositis patients. J. Rheumatol. 11 (1984) 591

Tymms, K. E., J. Webb: Dermatomyositis and other connective tissue diseases: A review of 105 cases. J. Rheumatol. 12 (1985) 1140

Vaskulitiden

Definition: Es handelt sich um entzündliche Reaktionen an den Blutgefäßen, denen histopathologisch das Bild einer nekrotisierenden Vaskulitis entspricht. Im akuten Stadium überwiegen polymorphkernige Infiltrate, in späteren Stadien beherrschen Monozyten, Lymphozyten und Plasmazellen das Bild. Neben zellulären Infiltrationen finden sich Schwellungen, sowie eine entzündliche Reaktion des Endothels, so daß es über Thrombosierungen zu einem Gefäßverschluß kommen kann. In anderen Fällen dominieren granulomatöse Reaktionen unter Einbeziehung von Riesenzellen. Arterien unterschiedlicher Größe und unterschiedlicher Topographie können betroffen sein. Die systemischen Vaskulitiden umfassen eine Gruppe von zum Teil sehr unterschiedlichen Krankheitsbildern, deren Diagnose klinisch nicht immer einfach zu stellen ist. Abgesehen von den 7 klinisch abgrenzbaren Formen (Tab. 10.**18**) gibt es noch eine Reihe anderer, zum Teil nur schlecht definierter vaskulärer Prozesse sowie die sekundären Formen einer Vaskulitis, die in Assoziation mit anderen Grunderkrankungen auftreten. Letztere sind in der Tabelle aufgeführt, die eine Klassifizierung der Vaskulitiden nach histologischen Kriterien zeigt (Tab. 10.**19**).

Pathophysiologie

Die Pathogenese der systemischen Vaskulitiden (primäre Vaskulitiden) ist wenig aufgeklärt. Die Rolle von zirkulierenden löslichen Antigen/Antikörper-Komplexen wird nach wie vor als wichtiges pathogenetisches Prinzip bei diesen Erkrankungen herausgestellt. Dieses Konzept stützt sich wesentlich auf das Modell der Serumkrankheit, die mit einer generalisierten Vaskulitis mit Fieber, Myositis und Nephritis einhergehen kann.

Neuerdings werden Konzepte favorisiert, die der Interaktion von Endothelzellen mit Lymphozyten eine große Bedeutung zuschreiben. Endothelzellen können durch sensibilisierte Lymphozyten nicht nur zu antigenpräsentierenden Zellen werden, sondern können eine Reihe von hochentzündlichen Mediatoren (Zytokinen) freisetzen, die Granulozyten, Lymphozyten, Eosinophile oder Makrophagen (Riesenzellen) anlocken. Wie bei allen immunpathologischen Prozessen handelt es sich auch bei der Vaskulitis um vorwiegend fokale Prozesse.

Im folgenden werden die wichtigsten primären Vaskulitiden besprochen. In Tab. 10.**20** sind die jeweiligen klinisch-morphologischen Leitbefunde zusammengefaßt. In Tab. 10.**21** ist die differentialdiagnostische Bedeutung der kürzlich entdeckten Antikörper gegen Neutrophile herausgestellt.

Tabelle 10.18

Tabelle 10.**18** Die sieben wichtigsten Hauptformen einer Vaskulitis und ihre Altersverteilung (aus: Hunder et al.: The American College of Rheumatology 1980 Criteria of the classification of vasculitis. Arthritis Rheum. 33 [1990] 1065)

Vaskulitiden	Mittleres Alter der Patienten bei Beginn der Erkrankung (Jahre)
Periarteriitis nodosa	48,4
Wegenersche Granulomatose	45,2
Churg-Strauss-Syndrom	49,6
Riesenzellarteriitis	69,3
Takayasu-Arteriitis	26,4
Hypersensitive Vaskulitis	47,3
Purpura Schoenlein-Henoch	17,4

Periarteriitis nodosa (Panarteriitis nodosa)

Definition: Diese von Kußmaul u. Maier (1866) beschriebene Gefäßerkrankung befällt vorwiegend die kleineren und mittleren Arterien, dagegen nur selten die Arteriolen und Venolen. Charakteristisch ist der fokale und segmentale Befall der Gefäße. Das histologische Bild ist bunt und stellt eine Mischung aus lymphomononukleären Zellen, Neutrophilen und Eosinophilen dar. Nur selten finden sich Granulome.

Die Erkrankung kann die Gefäße der Niere, des Herzens, der Leber, der Haut, des Gastrointestinaltraktes, der Pleura und der peripheren Nerven betreffen. Steht die segmentale nekrotisierende Glomerulonephritis im Vordergrund, bei Fehlen einer Lungenbeteiligung, wird heute dieses Krankheitsbild als mikroskopische Polyarteriitis bezeichnet.

Häufigkeit

Es handelt sich um ein seltenes Krankheitsbild, das vor allem bei Erwachsenen vorkommt. Männer sind häufiger befallen als Frauen. Das Verhältnis liegt bei 3:1.

Tabelle 10.**19**   Nach histologischen Kriterien orientierte Einteilung der Vaskulitiden unter Einbeziehung verschiedener ätiologischer Mechanismen (primäre und sekundäre Vaskulitis)

Systemische nekrotisierende Vaskulitis
(mit und ohne granulomatöse Reaktion)

Periarteriitis nodosa
Churg-Strauss-Syndrom
Wegenersche Granulomatose

in Assoziation mit
– Kollagenerkrankungen und rheumatoider
  Arthritis
– Hepatitis B
– Zytomegalie-Virus-Infektion
– proliferative Neoplasien

Hypersensitive Vaskulitis

Purpura Schoenlein-Henoch
urtikarielle Vaskulitis (mit Hypokomplementämie)
Serumkrankheit

in Assoziation mit
– Kollagenerkrankungen und rheumatoider
  Arthritis
– Infektionen (viral, bakteriell, parasitär)
– Medikamenten
– durch exogene Noxen bedingten Allergien
  (Nahrungsmittel, Impfstoffe)
– Immundefekten (C-Mangel, IgA-Mangel)
– lymphoproliferativen Neoplasien

Riesenzellarteriitis

Arteriitis temporalis
Takayasu-Arteriitis

Andere Formen der Vaskulitiden

Mukokutanes Lymphknotensyndrom (Kawasaki-
  Krankheit; im Kindesalter zwischen 3 und 13
  Jahren)
Morbus Behçet (aphthöse Läsionen)
isoliert auftretende Vaskulitis des Zentralnervensy-
  stems
Thrombangiitis obliterans (Winiwarter-Buerger)*
Goodpasture-Syndrom
Vaskulitiden in Assoziation mit einer Polychondritis
  (Nekrosen der Knorpel)
Pannikulitis (Hand-Schüller-Christian-Krankheit)

* okklusive Erkrankung mittlerer und kleiner Arterien und Venen mit Thrombusbildung einhergehend, vorwiegend die untere Extremität und vor allem Männer mit Nikotinabusus betreffend

Die Ätiologie ist unbekannt. Histologisch hat die Panarteriitis nodosa Ähnlichkeit mit der chronischen Serumkrankheit, und zirkulierende Immunkomplexe werden für den chronisch-entzündlichen Gefäßprozeß verantwortlich gemacht. So wurde diese Erkrankung auch bei Patienten mit chronischer B-Hepatitis beobachtet, bei denen sich Hepatitis-B-spezifische Immunkomplexe in den Gefäßen nachweisen ließen. Immer wieder wird darauf hingewiesen, daß dieser Erkrankung rezidivierende Infekte vorausgehen können, wie z. B. eine seröse Otitis media oder Infektionen der Atemwege.

Klinik

Allgemeine Symptome sind Fieber, Gewichtsverlust, Arthralgien, Myalgien oder eine Anorexie. Vor allem rezidivierende Fieberschübe sind ein dominierendes Symptom. Hautmanifestationen in Form einer Livedo reticularis können vorhanden sein, der starke Gewichtsverlust läßt auch an eine maligne Erkrankung denken. Gelegentlich gelingt es, subkutan an den Gefäßen 5–10 mm kleine Knötchen zu tasten. Oft sind diese Bereiche schmerzhaft, können pulsieren und zu purpuraähnlichen Veränderungen an der Haut und zu Hämorrhagien führen. Je nach Ausmaß und Lokalisation der Vaskulitis können die Symptome einer Nephritis mit Hypertonie, einer Perikarditis und Pleuritis, eines Herzinfarktes, eines akuten Abdomens oder einer peripheren Neuropathie im Vordergrund stehen.

Die Nierenbeteiligung in Form einer Glomerulonephritis oder Glomerulitis ist häufig (75%). Es finden sich Proteinurie, Hämaturie und im Sediment Erythrozyten und granulierte Zylinder. Bei Niereninfarkten bestehen oft schmerzhafte Attacken. Hypertonie kann der klinischen Manifestation der Nephritis vorausgehen, sie begleiten oder erst später auftreten.

Gastrointestinale Symptome wie Erbrechen, kolikartige Schmerzen, Diarrhoen oder akutes Abdomen gehören ebenfalls zu den charakteristischen Manifestationen dieser Krankheit.

Hinsichtlich einer Lungenbeteiligung bei der Periarteriitis nodosa besteht keine einheitliche Auffassung. Sicher ist, daß die großen Pulmonalgefäße hierbei nicht betroffen sind; das gilt auch für die Aorta. Steht der Nierenbefall im Vordergrund, bei Aussparung des Lungenparenchyms, liegt eine Sonderform der Panarteriitis nodosa, die mikroskopische Polyarteriitis vor.

Ähnlich problematisch ist die Frage nach der **Hautbeteiligung**. Schmerzhafte subkutane erythematöse Knoten, die gelegentlich mit dem Erythema nodosum verwechselt werden können, kommen in etwa 20% der Patienten vor.

Zwei Drittel der Patienten leiden an einer Neuritis multiplex oder einer symmetrischen peripheren Neuritis. Parästhesien oder Paresen können erste Hinweise dafür sein. Eine Beteiligung der kranialen Nerven ist selten. Sind die Gefäße des Zentralnervensystems befallen, können langandauernde Kopfschmerzen, Anfälle, Retinablutung oder eine Subarachnoidalblutung auftreten.

Auch eine Skleritis, Uveitis, Chorioiditis und Keratitis kann mit dieser Krankheit assoziiert sein. Die Spiegelung des Augenhintergrundes, vor allem auch bei Patienten ohne Hypertonie, kann für die Diagnose von Bedeutung sein.

Eine Hepatitis mit massiven Leberzellnekrosen kann im Rahmen der Erkrankung vorkommen.

Tabelle 10.**20**   Klassifizierung der Vaskulitiden

Unterscheidungskriterien	Periarteriitis nodosa	Wegenersche Granulomatose	Churg-Strauss-Syndrom	Riesenzell-Arteriitis	Takayasu-Arteriitis	hypersens. Vaskulitis*
Größe der Gefäße	mittlere und kleine Gefäße, gelegentlich Arteriolen	vorwiegend kleine Arterien und Venen, gelegentlich auch größere Gefäße	kleine Arterien und Venen, öfter auch Arteriolen und Venolen	Gefäße aller Größe können betroffen sein, insbes. A. temporalis	vor allem große Arterien mit Elastika	Arteriolen und bes. die Venen (Venulitis)
Art der Vaskulitis und der zellulären Infiltrate	nekrotisierende Vaskulitis, Zellbild mit Eosinophilen, selten Granulome	nekrotisierende oder granulomatöse Vaskulitis	nekrotisierende oder granulomatöse Vaskulitis mit ausgeprägter Eosinophilie	granulomatöse oder lymphoplasmatische Entzündung, z. T. mit Riesenzellen	granulomatöse Entzündung mit Riesenzellen im Akutstadium. Später sklerosierende Fibrose	leukozytoklastische oder lymphozytäre entzündliche Reaktion, z. T. mit Eosinophileninfiltraten
Verteilungsmuster	viszerale und kutane Manifestation, Lunge fast immer mitbetroffen	oberer und unterer Respirationstrakt, häufig Nierenbeteiligung, selten Haut, Herz, Darm und Gehirn	oberer und unterer Respirationstrakt, Darm, Herz und Haut	vorwiegend die Temporalarterien, seltener größere, mittlere oder kleine Gefäße	Aorta, Aortenbogen und andere größere Gefäße (Koronarien, Nierengefäße, Darmgefäße)	vorwiegend Hautbefall, seltener Darm, Herz und Gelenkkapsel

* Untergruppe: Purpura Schoenlein-Henoch. Kinder und Jugendliche betroffen. Dominanter Befund: IgA-Ablagerung an Haut, Niere, Darm.

Ebenso wurden Verschlüsse der Leberarterien beobachtet. Zu achten ist auch auf Symptome im Bereich des Urogenitaltrakts. Die Patienten klagen dann über Hoden- und Nebenhodenschmerzen.

Diagnostisches Vorgehen

Die Diagnose der Periarteriitis nodosa sollte sich auf folgende 10 Kriterien stützen:

1. Gewichtsverlust über 4 kg in relativ kurzer Zeit mit Ausschluß anderer Ursachen,
2. Hautbeteiligung in Form der Livedo reticularis,
3. Hodenschmerzen oder Hypersensitivität,
4. Myalgien und insbesondere Schwäche in der Beinmuskulatur,
5. Mononeuropathie oder Polyneuropathie,
6. Erhöhung des diastolischen Blutdrucks über 90 mmHg,
7. Hinweis auf erhöhte harnpflichtige Substanzen (Kreatinin über 1,5 mg/dl),
8. Nachweis des Hepatitis-B-Antigens im Blut,
9. Arteriographie mit Hinweis auf aneurysmatische Erweiterungen oder Okklusionen viszeraler Gefäße, wobei eine Arteriosklerose, fibromuskuläre Dysplasien oder andere nichtentzündliche Prozesse ausgeschlossen sein sollten,
10. Biopsie von mittelgroßen Arterien mit Nachweis von granulozytären und mononukleären Zellinfiltraten.

Tabelle 10.**21**   Autoantikörper gegen zytoplasmatische Antigene von neutrophilen Granulozyten bei Patienten mit Vaskulitiden

Krankheit	Antikörperspezifität gegen	Fluoreszenzmuster
Wegenersche Granulomatose	Proteinase 3	zytoplasmatisch (c-ANCA)
rapid-progressive Glomerulonephritis	Myeloperoxidase	perinukleär (p-ANCA)
systemische nekrotisierende Vaskulitis	humane Leukozyten-Elastase	perinukleär (p-ANCA)

Die wichtigsten diagnostischen Kriterien sind sicher die typischen **angiographischen** und **histologischen Veränderungen**. Das Biopsiematerial sollte entweder aus der Skelettmuskulatur, dem Ischiadikusnerv, den Nieren, Testes, der Leber oder aus dem Rektum entnommen werden. Diese Organe sind der Hautbiopsie vorzuziehen. Die Trefferquote liegt allerdings nach Beobachtungen mancher Autoren unter 20% — wahrscheinlich wegen der fokalen und segmentalen Lokalisation der entzündlichen Gefäßprozesse.

Histologisch läßt sich nicht selten innerhalb einer Läsion die aktive nekrotisierende Vaskulitis mit fibrinoider Nekrose neben proliferativ-fibrotischen Heilungsprozessen nachweisen.

Mit der **Aniographie** können vor allem die für die Diagnose entscheidenden aneurysmatischen Gefäßerweiterungen und Kaliberschwankungen im Bereich der Niere, der Mesenterialgefäße, der Leber und des Pankreas erfaßt werden.

Laborchemische Parameter sind für die Diagnose meist unergiebig. Die Erhöhung der Akut-Phasen-Proteine, die Leukozytose und die Thrombozytose sind Ausdruck der entzündlichen Aktivität. Dementsprechend ist die Blutsenkungsgeschwindigkeit stark erhöht, und bei längerdauernden Prozessen manifestiert sich auch eine deutliche Anämie. Im peripheren Blutbild findet sich manchmal auch eine mäßige Eosinophilie.

Kernantikörper, ein Leitbefund für die Kollagenerkrankungen, sind im Serum der Patienten mit Periarteriitis nodosa nicht nachweisbar. Jedoch sollte immer nach Antikörpern gegen zytoplasmatische Antigene der Granulozyten gesucht werden, die vor allem bei Patienten mit einer nekrotisierenden Glomerulonephritis vorkommen können und eine charakteristische perinukleäre Immunfluoreszenz zeigen (p-ANCA positiv).

Differentialdiagnose

Mit den oben genannten Untersuchungen gelingt in den meisten Fällen die differentialdiagnostische Abgrenzung zu anderen Kollagenerkrankungen, die mit Vaskulitis einhergehen können. Zu denken ist an die rheumatoide Arthritis, den Lupus erythematodes, die Sklerodermie, aber auch an granulomatös-allergische Prozesse, die die Lunge bevorzugt befallen, wie das Churg-Strauss-Syndrom.

Im Rahmen der Periarteriitis nodosa kann es auch zur Manifestation des Cogan-Syndroms kommen. Es handelt sich hierbei um eine nichtsyphilitische Keratitis mit vestibulo-auditorischer Dysfunktion und gleichzeitig bestehenden Zeichen einer Systemerkrankung. Myalgien, Arthralgien und kardiovaskuläre Symptome stehen im Vordergrund.

Auch beim Morbus Behçet finden sich Manifestationen der nekrotisierenden Vaskulitis, vor allem im Bereich der Haut und des Zerebrums. Ein pathognomonischer Leitbefund sind aphthöse Ulzerationen in der Mundschleimhaut und zum Teil auch im Genitalbereich. Damit assoziiert finden sich nicht selten Thrombophlebitiden, eine Uveitis, eine Synovitis, eine kutane Vaskulitis der Venolen (Venulitis) oder auch eine Meningoenzephalitis.

Therapie

Die Therapie mit Corticosteroiden hat die 10-Jahres-Überlebensrate deutlich verlängert. Es sollten Anfangsdosen von 50–70 mg Prednisolon/die, bei fulminanten Verläufen Dosen bis zu 100 mg/die gegeben werden. Therapieresistente Fälle sind bekannt. In einzelnen Fällen wurde auch Cyclophosphamid in Dosen von 1–2 mg/kg mit und ohne Steroide mit gutem Erfolg gegeben. In akuten Fällen kann eine Plasmapherese versucht werden. Eine antihypertensive Therapie muß frühzeitig und konsequent erfolgen, auf Herzkomplikationen ist zu achten.

Prognose und Verlauf

Spontane Remissionen sollen vorkommen, doch verläuft die Krankheit in der Mehrzahl der Fälle schubförmig. Die Entwicklung einer Hypertonie mit Beteiligung der Nieren ist prognostisch ungünstig, in manchen Fällen kann der Verlauf foudroyant sein.

Merke: Bei der Periarteriitis nodosa handelt es sich um eine leukozytoklastische Vaskulitis, die vor allem mit einer Beteiligung der Niere, des Gastrointestinaltrakts und des Nervensystems einhergeht. Dagegen ist die Lunge häufig ausgespart. Fieberschübe, Gewichtsverlust, eine Leukozytose, nicht selten assoziiert mit einer Eosinophilie und Erhöhung der α_2-Globuline, sind charakteristische Kriterien dieser Erkrankung. Die Diagnose kann durch Biopsie und Angiographie in den meisten Fällen exakt gestellt werden. Charakteristisch ist ferner das gute Ansprechen auf eine Steroidtherapie, die vor allem bei Nierenbefall durch eine Cyclophosphamid-Behandlung ergänzt werden sollte.

Wegenersche Granulomatose

Definition: Es handelt sich um eine nekrotisierende granulomatöse Erkrankung, die den oberen oder unteren Respirationstrakt oder auch die gesamte Lunge befällt und häufig mit einer Glomerulonephritis einhergeht. Fehlt die Nierenbeteiligung, spricht man von einer „limitierten Form" der Wegenerschen Granulomatose. Systemisch können auch die kleinen Arterien und Venen, selektiv in manchen Fällen auch Organe befallen sein.

Häufigkeit

Die Krankheit galt ursprünglich als selten; dank neuer serologischer Marker (siehe unten) wird die Diagnose heute wesentlich häufiger gestellt. Männer scheinen häufiger befallen zu sein als Frauen. Der Beginn liegt etwa beim 40. Lebensjahr.

Ätiologie und Pathogenese

Die Ursache dieser Erkrankung ist nicht bekannt. Die im Vordergrund stehenden granulomatösen Läsionen lassen jedoch vermuten, daß vor allem zellvermittelte Immunreaktionen gegen exogene Antigene eine wesentliche Rolle spielen.

Neue Anhaltspunkte für die Rolle immunpathologischer Prozesse ergeben sich aus dem Nachweis der hierbei auftretenden Antikörper gegen Neutrophile. Etwa 90% aller Patienten mit Morbus Wegener haben Antikörper gegen ein zytoplasmatisches Antigen der Granulozyten im Blut (c-ANCA). Diese Antikörper sind nicht nur von diagnostischer Relevanz, sie können auch für die Verlaufsbeurteilung herangezogen werden. In der aktiven Phase sind sie fast immer positiv; kommt es zur Remission, lassen sie sich im Serum nicht mehr nachweisen.

Klinik

Anamnese und klinische Befunde

Als Leitbefund darf die entzündliche Reaktion im Nasen-Rachen-Bereich aufgefaßt werden, die mit schmerzhaften oder schmerzlosen oralen Ulzerationen, übelriechendem, eitrigem oder blutigem Nasensekret, aber auch Hämoptysen einhergehen kann. Röntgenologisch lassen sich charakteristische Infiltrate mit Knötchenbildung im Lungenparenchym darstellen. Besteht gleichzeitig ein pathologischer Urinbefund mit Mikrohämaturie und Erythrozytenzylindern, sollte serologisch nach den zytoplasmatischen Antikörpern gegen Granulozyten geforscht werden. Ist der Befund positiv, kann man damit den Patienten eine Organbiopsie ersparen. Typische histologische Manifestationen sind die nekrotisierende oder die granulomatöse Vaskulitis, die mit Hämorrhagien aufgrund der ausgeprägten Kapillaritis einhergehen können. Die Nierenbiopsie zeigt fast immer eine fokale oder eine segmentale nekrotisierende Glomerulonephritis.

Laborbefunde

Laborchemische Parameter sind für die Diagnosestellung wenig hilfreich. Die Blutsenkungsgeschwindigkeit ist häufig erhöht mit Werten über 100 mm n. W. in der ersten Stunde. Eine mäßige normochrome, normozytäre Anämie kann bestehen, ebenso eine mäßige Leukozytose. Dagegen findet sich keine Eosinophilie im peripheren Blutbild. Auch eine Hypergammaglobulinämie ist selten, jedoch können die Immunglobuline vom IgA-Typ erhöht sein. Die IgM-Globuline bleiben hierbei jedoch normal. Pathognomonisch ist der Nachweis von c-ANCA im Blut. Im Urin findet man Mikrohämaturie, Erythrozytenzylinder und Eiweiß; harnpflichtige Substanzen im Blut können erhöht sein.

Differentialdiagnose

Eine Abgrenzung sollte zum Churg-Strauss-Syndrom erfolgen, da auch bei dieser Erkrankung Veränderungen am Sinus maxillaris und in der Lunge vorkommen können und die Histologie ebenfalls Granulome zeigt. Auszuschließen sind ferner Infektionskrankheiten, die mit granulomatösen entzündlichen Reaktionen einhergehen, wie die Tuberkulose oder die Sarkoidose.

Beim Goodpasture-Syndrom hilft in der Differentialdiagnose der Nachweis von an die Basalmembran der Glomeruli gebundenen Antikörpern weiter. Auch maligne lymphatische Erkrankungen können Ähnlichkeiten zur Wegenerschen Granulomatose zeigen.

Therapie und Prognose

Die Gabe von Cyclophosphamid in Dosen von 2 mg/kg/die ist unerläßlich, um eine Remission zu erzielen. Eine Kombination mit Corticosteroiden empfiehlt sich, da sich darunter die entzündlichen Reaktionen schnell und nachhaltig beeinflussen lassen. Die Dosierung von Cyclophosphamid sollte sich nach der Leukozytenzahl richten. Eine langsame Reduktion von etwa 150 mg/die auf 50 mg/die ist anzustreben. Letztere Dosis sollte wenigstens ein Jahr, auch nach erfolgter Remission, beibehalten werden.

Die Prognose ist unter dieser Therapie günstig. Langanhaltende Remissionsphasen sind auch nach Absetzen der Therapie beobachtet worden.

> **Merke:** Bei der Wegenerschen Granulomatose handelt es sich um eine granulomatös-entzündliche Reaktion, die vor allem den oberen und unteren Respirationstrakt befällt und häufig mit einer nekrotisierenden Glomerulonephritis einhergeht. Die im Serum nachweisbaren Antikörper gegen ein zytoplasmatisches Antigen der Granulozyten (c-ANCA) sind pathognomonisch für diese Erkrankung, so daß auch bei Fehlen eindeutiger histologischer Kriterien die Diagnose gestellt werden darf. Eine frühe Diagnose ist anzustreben, da Patienten mit dieser Erkrankung sehr gut auf die Therapie mit Cyclophosphamid, mit und ohne Corticosteroide, ansprechen und darunter langanhaltende Remissionen, wenn nicht gar eine vollständige Heilung, erzielt werden können.

Churg-Strauss-Syndrom

> **Definition:** Es handelt sich um eine Erkrankung, die histologisch zwischen der Periarteriitis nodosa und dem Morbus Wegener angesiedelt werden kann. Der Befall der Lunge ist pathognomonisch. Bevorzugt betrifft die Krankheit Patienten mit Asthma bronchiale oder anderen allergischen Erkrankungen (Atopiker). Gleichzeitig können die Zeichen einer systemischen Vaskulitis bestehen, die kleine und mittlere Arterien und Venen betreffen.
>
> Neben der Lunge können auch der Gastrointestinaltrakt, die Milz und das Herz, seltener die Niere, betroffen sein.

Häufigkeit

Die Erstmanifestation dieser Erkrankung liegt im 50. Lebensjahr, jedoch kann die Erkrankung schon im jugendlichen Alter auftreten oder auch sehr spät jenseits des 70. Lebensjahres. Männer sind mit etwa 65% gegenüber den Frauen bevorzugt betroffen. Insgesamt handelt es sich um eine seltene Erkrankung.

Ätiologie und Pathogenese

Diese Erkrankung wurde von Churg u. Strauss 1951 erstmals beschrieben bei 13 Fällen mit schwerem Asthma, Fieber, Hypereosinophilie und granulomatös entzündlichen Zeichen in verschiedenen Organen. Die Ätiologie ist nicht bekannt. Da Atopiker bevorzugt betroffen sind und die Erkrankung mit einer Eosinophilie einhergeht, wird ein allergischer Prozeß, ausgelöst von einer Subpopulation von T-Zellen, diskutiert. Über die Freisetzung von Interleukin 5 soll es zur Ausschüttung der Eosinophilen aus dem Knochenmark kommen.

Klinik

Unspezifische Symptome der Entzündung stehen am Beginn der Erkrankung. Die Patienten leiden an Fieber, Übelkeit, Gewichtsverlust. Klinisch bestehen Hinweise auf Bronchospasmen oder Infiltrate der Lunge (Löffler-Syndrom/eosinophile Pneumonie). Hautmanifestationen in Form einer palpablen Purpura oder von makulopapulösen Ausschlägen lassen sich in etwa 40−50% der Patienten nachweisen. Die Hautinfiltrate treten bevorzugt an der Streckseite der beiden Unterarme, aber auch an der Kopfhaut auf. Auch Zeichen der peripheren Neuropathie oder Störungen des Gastrointestinaltrakts, in seltenen Fällen auch Arthralgien können im Rahmen dieser Erkrankung bestehen.

Laborchemische Parameter helfen in der Diagnose meist nicht weiter, mit Ausnahme einer im Blut nachweisbaren Eosinophilie (absolute Eosinophilie über 100 Zellen/µl). IgE-Spiegel können erhöht sein, ein Befund, der die atopische Konstellation des Patienten anzeigt. Histologisch stehen granulomatöse oder nichtgranulomatöse, entzündliche vaskuläre Reaktionen im Bereich der mittleren oder kleineren Arterien wie Venen im Vordergrund. Die Granulome können auch extravaskulär auftreten und gehen mit eosinophilen Infiltraten einher. Gastrointestinaltrakt, Milz und Herz sind bevorzugte Manifestationen dieser Erkrankung.

Diagnostisches Vorgehen und Differential-diagnose

An die allergische granulomatöse Vaskulitis sollte man immer denken, wenn bei Patienten mit Atopie und insbesondere Asthma bronchiale eine fieberhafte Erkrankung auftritt, die mit einer Eosinophilie bis über 10% und entzündlichen Lungeninfiltraten einhergeht. Gleichzeitig können eine Mononeuropathie oder Polyneuropathie bestehen, eine paranasale Sinusitis mit röntgenologisch nachweisbaren Verschattungen der Nasennebenhöhlen und in Biopsien eine deutliche extravaskuläre Eosinophilie neben den Zeichen der intra- und perivaskulären granulomatösen Entzündung. Diese charakteristischen Befunde erlauben in den meisten Fällen eine eindeutige Abgren-

zung zur Panarteriitis nodosa und zum Morbus Wegener, zumal beim Churg-Strauss-Syndrom auch die Antikörper gegen zytoplasmatische Antigene der Granulozyten (p-ANCA, c-ANCA) fehlen.

Therapie und Prognose

Die Patienten sprechen auf eine hochdosierte Steroidtherapie gut an, das therapeutische Vorgehen entspricht dem bei Patienten mit Panarteriitis nodosa. Nach erfolgter Remission sollte man über einen Zeitraum von 1−2 Jahren eine niedrig dosierte Corticosteroidmedikation beibehalten (10 mg ± 2,5 mg/die), da auch bei dieser Erkrankung, vor allem bei unerwarteter Streßexposition, ein Schub eintreten kann.

> **Merke:** Beim Churg-Strauss-Syndrom handelt es sich um eine systemische Vaskulitis, die vor allem Patienten mit atopischer Genese und insbesondere Asthma bronchiale betrifft. Der Lungenbefall steht im Vordergrund, histologisch imponieren neben den Zeichen der systemischen Vaskulitis die extravaskulären Granulome und eosinophilen Infiltrate. Unter den laborchemischen Parametern ist die Bluteosinophilie (mehr als 100 Zellen/µl) ein Leitbefund. Auf eine hochdosierte Glucocorticosteroid-Therapie sprechen die Patienten gut an, langanhaltende Remissionsphasen können erzielt werden.

Riesenzellarteriitis (Arteriitis temporalis)

> **Definition:** Das klassische Bild der granulomatösen Riesenzellarteriitis wird in etwa 50% der biopsierten Temporalarterien gefunden. Es handelt sich um eine entzündliche Erkrankung der mittleren und größeren Gefäße mit fokaler Infiltration entweder von Riesenzellen oder lymphogranulozytären Zellelementen. Vor allem die A. temporalis und Äste der Karotiden können betroffen sein. Schläfenschmerzen sind ein klinischer Leitbefund. Das hochentzündliche Krankheitsbild betrifft vor allem Patienten jenseits des 50. Lebensjahres. Es kann mit einer Polymyalgia rheumatica assoziiert sein.

Häufigkeit

Die Riesenzellarteriitis wurde von Hutchison 1890 und von Horton u. Mitarb. 1932 beschrieben. Epidemiologische Studien zeigten eine Häufigkeitsrate von 15−30 Fällen pro Jahr pro 100 000 Personen, die älter als 50 Jahre waren. Etwa 80% aller Frauen und Männer, die an dieser Krankheit litten, waren zwischen 60 und 80 Jahre alt. Beim weiblichen Geschlecht tritt diese Krankheit etwas häufiger auf als bei Männern auf.

Ätiologie und Pathogenese

Die Ätiologie ist unbekannt. Eine Assoziation von HLA-DR4 mit der Riesenzellarteriitis wurde beobachtet und könnte auf eine genetische Prädisposition hinweisen. Auch hormonelle Faktoren wurden im Hinblick auf das höhere Alter und die Bevorzugung des weiblichen Geschlechtes als ätiologische Kofaktoren diskutiert. Histologisch können in etwa der Hälfte der Fälle Granulome oder mehrkernige Riesenzellen nachgewiesen werden. Die entzündliche Reaktion betrifft vor allem die Media und die glatte Muskulatur und geht mit einer Fragmentierung der Elastica interna und mit Intimaproliferation einher. Meist sind die mittelgroßen extrakranialen Arterien, gelegentlich auch die Aorta und die Subklavia oder die A. brachialis befallen. Der Gefäßprozeß ist segmentaler Natur und kann längere Gefäßsegmente betreffen.

Klinik

Uncharakteristische Symptome wie Fieber, Müdigkeit, Übelkeit, Gewichtsverlust, Kopfschmerzen und Arthralgien können der Krankheit vorausgehen. Ist die A. temporalis betroffen, klagen die Patienten nicht selten über einen charakteristischen Schläfenschmerz, und dieses Gefäß kann deutlich druckempfindlich sein. Schmerzen beim Kauen sind ein charakteristisches Symptom, über das etwa ein Drittel aller Patienten klagt. Okuläre Komplikationen (Amaurosis fugax, Doppeltsehen) sind gefürchtet, und ein plötzlicher Sehverlust, wenn auch selten, kann am Beginn der Erkrankung stehen. Ursache dafür ist meist die ischämische Optikusneuritis. Stehen ausschließlich Augensymptome im Vordergrund, spricht man von der kraniellen Form der Riesenzellarteriitis. Bei generalisierter Gefäßbeteiligung kann es auch zu einem Schlaganfall, einem Myokardinfarkt oder zur Ausbildung eines Aortenaneurysmas kommen.

Im Gegensatz aber zu anderen Vaskulitisformen sind Haut, Niere und Lunge nur selten betroffen. Die Krankheit kann plötzlich beginnen oder entwickelt sich schleichend über Monate, bevor sie klinisch manifest wird.

Diagnostisches Vorgehen und Differentialdiagnose

Die Diagnose stellt sich relativ einfach, wenn es sich um Patienten jenseits des 50. Lebensjahres handelt, die an Kopfschmerzen oder Schläfenschmerzen leiden und deren Senkung in der ersten Stunde deutlich über 50 mm n. W. liegt. Läßt sich darüber hinaus laborchemisch noch eine Erhöhung der alkalischen Phosphatase nachweisen, sind die IgA-Globuline erhöht und fehlen im Serum die für leukozytoklastische Vaskulitiden oder Kollagenerkrankungen typischen Markerantikörper, darf die Diagnose auch ohne Biopsie gestellt werden. Entschließt man sich zu einer bioptischen Abklärung, sollten wegen des segmentalen Befalls der Gefäße größere Abschnitte (bis zu 2 cm) exzidiert werden.

Klinisch ist sicherzustellen, daß andere Organe, wie Lunge oder Niere, nicht befallen sind; chronische Infektionen und Neoplasien müssen ausgeschlossen sein.

Therapie und Prognose

Das gute Ansprechen der Riesenzellarteriitis auf Corticosteroide ist ein wichtiger Befund, der auch als differentialdiagnostisches Kriterium herangezogen werden darf. Eine Besserung stellt sich innerhalb von wenigen Tagen ein. Die anfänglich geklagten Schmerzen im Bereich der Schläfen, des Kiefergelenks oder die Schluckbeschwerden bilden sich vollständig zurück. Es scheint zwei verschiedene Verlaufsformen zu geben: eine Gruppe mit vollständiger Remission innerhalb von 2 Jahren, eine andere, die über einen Zeitraum von bis 4 oder 5 Jahren behandlungsbedürftig bleibt.

Merke: Die Riesenzellarteriitis ist eine Erkrankung, die vor allem Patienten zwischen dem 60. und 80. Lebensjahr befällt. Betroffen sind die größeren Gefäße und neben der A. temporalis vor allem auch andere extrakraniale mittelgroße Arterien. Granulome mit mehrkernigen Riesenzellen lassen sich in etwa der Hälfte der Patienten histologisch nachweisen. Sie kann mit einer Polymyalgia rheumatica verbunden sein.

Unter einer konsequenten Glucocorticosteroidtherapie kann es zu einer vollständigen Remission kommen. Die frühzeitige Diagnose ist wegen der Gefahr von Gefäßkomplikationen (plötzliche Erblindung!) anzustreben.

Takayasu-Arteriitis (pulseless disease)

Definition: Es handelt sich um einen entzündlichen Prozeß im Bereich der großen und mittleren Arterien mit bevorzugtem Befall der Aorta. Mononukleäre Infiltrate und Riesenzellen beherrschen das histologische Bild. Nach einem akut entzündlichen Stadium kommt es zu der chronischen okklusiven Phase und den klinischen Zeichen der „pulseless disease".

Häufigkeit

Bei der von dem japanischen Ophthalmologen M. Takayasu 1908 beschriebenen Krankheit handelt es sich um ein seltenes Krankheitsbild, das vor allem Frauen betrifft (etwa zu 90%) und zwischen dem 15. und 20. Lebensjahr beginnt. Die Krankheit ist nicht nur in Asien, sondern auch in Amerika und Europa bekannt.

Ätiologie und Pathogenese

Die Ursache ist unbekannt, immunologische Mechanismen hinsichtlich der Pathogenese der Erkrankung werden diskutiert. Eine gewisse Assoziation zu den HLA-Antigenen B5, A10, B52 scheint zu bestehen.

Die großen elastischen Arterien sind besonders betroffen. Histologisch kann man in den Frühstadien vor allem im Bereich der Adventitia und Media der Aorta lymphozytäre Infiltrate und Riesenzellen finden. Weitere charakteristische Befunde sind die fleckförmige Destruktion vor allem der muskulären elastischen Lamellen und die Intimafibrose. In späteren Stadien imponiert die starke Fibrose der Intima und der Adventitia, die zu Gefäßstenosen und Gefäßverschlüssen führt. Am häufigsten sind die A. subclavia, die Aorta descendens, die Nierengefäße und die Karotiden betroffen.

Klinik

Die Takayasu-Arteriitis hat einen biphasischen Verlauf. Der Beginn zeigt unspezifische Symptome wie Fieber, Nachtschweiß, allgemeine Übelkeit, Müdigkeit und Myalgien. Seltener sind Arthralgien oder Augenerkrankungen wie die Episkleritis oder Iritis.

Nach einem Intervall von Monaten oder Jahren – die Verläufe sind sehr unterschiedlich – entwickelt sich die okklusive Phase, und jetzt stehen die Symptome der Ischämie im Vordergrund. In den meisten Fällen kann man Pulsdifferenzen feststellen oder der Karotis- oder Radialispuls ist nicht mehr zu tasten. Bei Messen des Blutdrucks am rechten und linken Arm können größere Differenzen bestehen. Auch Strömungsgeräusche im Bereich der Subklavia oder der abdominalen Aorta können wichtige klinische Hinweise geben für diese Diagnose. Gesichtsfeldeinschränkungen, die lange Zeit dem Patienten nicht auffallen können, sind nicht selten und bei Verdacht auf Takayasu-Arteriitis sollte eine sorgfältige Augendiagnostik eingeleitet werden. Die laborchemischen Befunde sind uncharakteristisch: die Blutsenkungsreaktion kann mäßig beschleunigt sein; eine Erhöhung der IgA-Globuline kann man gelegentlich beobachten. Dagegen fehlen Autoantikörper und insbesondere Antikörper gegen Kerne. Die Diagnose läßt sich eindeutig mit der Arteriographie stellen.

Therapie und Prognose

Vor allen in den Frühstadien sollte konsequent mit Corticosteroiden behandelt werden. Bei Versagen der Therapie kann ein Versuch mit Cyclophosphamid gemacht werden. Chirurgische Eingriffe werden manchmal bei totalen Verschlüssen notwendig. Der Prozeß scheint langsam progressiv zu sein, die Patienten sind vor allem gefährdet, wenn Koronar- oder Nierengefäße beteiligt sind.

Merke: Die Takayasu-Arteriitis ist eine Erkrankung der großen und mittleren Gefäße. Sie befällt bevorzugt den Aortenbogen und die Äste der Aorta und führt über ein aktives entzündliches Anfangsstadium zu Gefäßstenosen (pulseless disease). In über 90% aller Fälle leiden Frauen an dieser Erkrankung. Die Angiographie ist hilfreich für die Diagnosestellung. Der Verlauf ist chronisch progressiv und scheint nur wenig auf eine immunsuppressive Therapie anzusprechen.

Hypersensitive Vaskulitis als Manifestation einer primären oder sekundären (Begleit-)Vaskulitis

Definition: Die hypersensitive Vaskulitis ist charakterisiert durch eine disseminierte nekrotisierende entzündliche Reaktion der Arteriolen, Kapillaren und Venolen, wobei letztere am häufigsten betroffen sind (Venulitis). Makulopapulöse Ausschläge oder eine palpable Purpura sind typische klinische Manifestationen. Infektionen, Medikamente, exogen zugeführte Proteine (Impfstoffe) können auslösende Faktoren sein. Auch im Rahmen von Kollagenerkrankungen kann die hypersensitive Vaskulitis auftreten und ist dann nicht selten systemischer Natur.

Klinisch kann sich die hypersensitive Vaskulitis in unterschiedlichen Verlaufsformen manifestieren. Eine der bestcharakterisierten klinischen Entitäten ist die Purpura Schoenlein-Henoch.

Vorkommen

Dieser vaskuläre Prozeß tritt nicht selten im Rahmen von chronisch-entzündlichen Prozessen wie den Kollagenerkrankungen auf oder wird präzipitiert durch Infektionen, Medikamente oder andere, oft nicht zu definierende Faktoren. Mit Ausnahme der Purpura Schoenlein-Henoch, die sich sehr früh zwischen dem 4. und 7. Lebensjahr manifestiert, kann jedes Lebensalter von dieser Erkrankung betroffen werden.

Ätiologie und Pathogenese

In vielen Fällen gelingt es nicht, die Ursache der sich als kutane nekrotisierende Venulitis manifestierenden Erkrankung aufzudecken. Histologisch finden sich fibrinoide Nekrosen, die durchsetzt sind von neutrophilen und mononukleären Zellen. Die Endothelzellen können geschwollen sein, die Basalmembran verdickt, oft bleiben die Arteriolen ausgespart. In manchen Fällen gelingt mit Hilfe des Immunfluoreszenztestes der Nachweis von Immunglobulinen und Komplement. Die Ablagerung von IgA-Globulinen ist vor allem bei der Purpura Schoenlein-Henoch an Haut-, Darm- und Nierenbiopsien dokumentiert. Sie ist ein wichtiges immunpathologisches Prinzip für diese Form der Vaskulitis. Aktivierte Lymphozyten können ferner über die Freisetzung von Lymphokinen die entzündliche Reaktion amplifizieren, wahrscheinlich spielen auch Mastzellen über die Freisetzung ihrer entzündlichen Mediatoren eine wesentliche Rolle.

Klinik

Oft im Anschluß an eine Infektion, z. B. des oberen Respirationstraktes, zeigen sich kutane vaskuläre Läsionen entweder in Form einer palpablen Purpura oder makulopapulösen Ausschlägen. Die entzündliche Hautmanifestation ist begleitet von Fieberschüben, Arthralgien und Myalgien. Das Auftreten der Purpura hat nicht selten episodischen Charakter, wobei die Intervalle sehr unterschiedlich lang sein können, von einigen Wochen bis zu Jahren. Die Purpura bildet sich in 1–4 Wochen langsam zurück und hinterläßt atrophische Narben und eine Hyperpigmention der Haut. Bevor es zum Auftreten der Purpura kommt, bemerken die Patienten eine brennende oder jukkende Sensation im Bereich der dann später befallenen Hautpartien. Bei systemischem Befall der kleinen Gefäße kommen dann Symptome von seiten des Gastrointestinaltraktes (Darmkoliken), der Nieren (Proteinurie, Erythrozyturie) und der peripheren Nerven hinzu.

Die laborchemischen Parameter sind insgesamt uncharakteristisch: Die Blutsenkungsreaktion ist meist erhöht, die Thrombozytenwerte liegen im Normbereich. Entsprechende Untersuchungen im Hinblick auf das Vorliegen von Kryoglobulinen oder Immunkomplexen sollten erfolgen. Am Biopsiematerial sollte auf Ablagerungen der verschiedenen Immunglobuline mittels Immunfluoreszenz geachtet werden.

Handelt es sich um charakteristische Hautläsionen und verfügt man darüber hinaus über die typische Histologie, steht die Abklärung der Ätiopathogenese im Vordergrund. Dominieren klinisch die Purpura, abdominale Schmerzen, Arthralgien und Darmstörungen, sind vor allem infektiöse Prozesse wie die Yersinien-Enterokolitis, virale Infektionen, ein rheumatisches Fieber oder Krankheiten aus dem rheumatischen Formenkreis auszuschließen.

Therapie

Therapeutische Maßnahmen hängen wesentlich von den auslösenden Ursachen ab. Gelingt es, die auslösende Ursache zu definieren, z. B. ein Medikament, ist der „Antigen"-Entzug die adäquate Maßnahme. Ist die kutane oder systemische nekrotisierende Venolitis oder hypersensitive Angiitis Ausdruck einer Kollagenerkrankung, muß diese spezifisch, z. B. in Form einer hochdosierten Corticosteroidtherapie, behandelt werden. Auch Antihistaminika, Antiphlogistika und Immunsuppressiva wurden wiederholt bei ätiologisch nicht eindeutig zu klassifizierenden Prozessen gegeben, wobei der therapeutische Effekt bisher noch umstritten ist.

Prognose

Die Purpura Schoenlein-Henoch kann sich nach Ablauf von einer oder mehreren Purpura-Episoden spontan zurückbilden; die Prognose ist selbst bei nichtbehandelten Patienten günstig.

Merke: Die hypersensitive Vaskulitis betrifft vor allem Arteriolen, Kapillaren und Venolen. Bei der kutanen Form steht die kutane nekrotisierende Venulitis im Vordergrund. Man nimmt an, daß sie durch exogene Noxen (Mikroorganismen, Nahrungsmittel, Impfstoffe, Medikamente) präzipitiert wird und die Immunkomplexe für die entzündliche Gefäßläsion verantwortlich sind.

Eine besondere Form stellt die Purpura Schönlein-Henoch dar, die sich im jugendlichen Alter unter der Trias Purpura, Arthritis und Abdominalschmerz klinisch manifestiert und spontan zurückbilden kann. Zeigt sich das Bild der kutanen Venulitis im Erwachsenenalter, muß geklärt werden, ob dieses Ausdruck entweder einer systemischen nekrotisierenden Vaskulitis oder einer Begleitreaktion im Rahmen einer systemischen Kollagenerkrankung ist.

Weiterführende Literatur

Bacon, P. A.: Evolving concepts in vasculitis. Quart. J. Med. 57 (1985) 609

Cohen Tervaert, J. W., R. Goldschmeding, J. D. Elema, P. C. Limburg, M. van der Giessen, M. G. Huitema, M. I. Koolen, R. J. Hené, T. H. The, G. K van der Hem, A. E. G. Kr. von dem Borne, C. G. M. Kallenberg: Association of autoantibodies to myeloperoxidase with different forms of vasculitis. Arthr. Rheum. 33 (1990) 1264

Cuppe, T. R., R. M. Springer, A. S. Fauci: Chronic recurrent smallvessel cutaneous vasculitis: clinical experience in 13 patients. J. Amer. med. Ass. 247 (1982) 1994

Fauci, A. S., B. F. Haynes, P. Katz: The spectrum of vasculitis: Clinical, pathologic, immunologic and therapeutic considerations. Ann. intern. Med. 89 (1978) 660

Gross, W. L.: Wegenersche Granulomatose: Immunologische Aspekte zur Diagnostik, Genese und Therapie. Immunität Infekt. 15 (1987) 15

Kadison, P., B. F. Haynes: Vasculitis: mechanisms of vessel damage. In: Gallin, J. I., I. M. Goldstein, R. Snyderman Inflammation: Basic Principles and Clinical Correlates. Raven, New York 1988 (p. 703)

Kauffman, R., N. Herrman, C. Meyer, M. Daha, L. van Es: Circulating IgA immune complexes in Henoch-Schoenlein purpura. Ann. J. Med. 69 (1978) 859

Lie, J. T.: Illustrated histopathologic classification criteria for selected vasculitis syndromes. Arthr. Rheum. 33 (1990) 1074

Venning, M. C., A. Quinn, V. Broomhead, A. G. Bird: Antibodies directed against neutrophils (C-ANCA and P-ANCA) are of distinct diagnostic value in systemic vasculitis. Quart. J. Med. 77 (1990) 1287

Van der Woude, F. J., M. R. Daha, L. A. van Es: The current status of neutrophil cytoplasmic antibodies. Clin. exp. Immunol. 78 (1989) 143

11 Infektions-krankheiten

M. Dietrich

R. Eckhardt

B. Hampel

T. H. Hütteroth

K. Janitschke

P. Kern

H. Lode

W. Matthiessen

K. H. Meyer zum Büschenfelde

P. Peller

H. Pichler

K. L. Radenbach †

R. Roos

P. M. Shah

W. Stille

Bakterielle Infektionen

Bakterielle Infektionen bestimmter Gewebe und anatomischer Regionen

Lokalisierte Infektionen und Abszesse

H. Lode

Definition: Lokalisierte Infektionen und Abszesse können als begrenzte, zumeist bakteriell bedingte Entzündungsvorgänge mit und ohne Gewebeeinschmelzung definiert werden. Die Symptomatik wird in der Regel bestimmt vom Ausmaß, vom Ort und vom Organ der Infektion, weniger von den unterschiedlichen Erregern. — Beispiele für derartige Krankheitsbilder sind die Appendizitis, die Mediastinitis, die Otitis, die Osteomyelitis, Abszesse der Lunge, des Gehirns, der Niere, aber auch Phlebitis, Furunkel und die lokalisierte Wundinfektion der Haut.

Ätiologie und Pathogenese

Eitrige (pyogene) Infektionen können sich in jeder Körperregion und in jedem Organ manifestieren. Ursächlich kommen in Betracht

- Traumen mit sekundärer bakterieller Kontamination,
- Veränderung des lokalen Organmilieus mit Infektion durch die übliche Standortflora,
- kontinuierliche Ausbreitung von einem nahegelegenen Entzündungsherd,
- metastatische Einbringung von Mikroorganismen aus Blut und Lymphe.

Weitere, vorwiegend lokale ätiologische Faktoren sind

- Obstruktion der normalen Abflußwege (Bronchialsystem, Gallen- und Harnwege u. a.),
- Ischämie/Hypoxie (Infarkte, Gangrän u. a.),
- Nekrosen (Tumoren u. a.),
- chemische Irritationen (Magensäure, Galle, Pharmaka u. a.),

- Hämatombildung (z. B. postoperativ, traumatisch),
- Flüssigkeitsansammlungen (Ödeme, Lymphe u. a.),
- Fremdkörper (Kunststoffprothesen, Nahtmaterialien u. a.)

Die Infektion in den Weichteilen beginnt zumeist als Zellulitis mit diffusen akuten Entzündungzeichen (Hyperämie, Ödem, leukozytäre Infiltration). Im Verlauf der Infektion kann es zur Ausbreitung, zur Abgrenzung, zu Nekrosen, zu Zellverflüssigungen, zu Anreicherung von Leukozyten und zur Eiterung kommen. Grenzt sich die Infektion bestehend aus Leukozyten, Bakterien und Gewebsnekrosen mit einer Randbegrenzung (Membran) ab, liegt ein Abszeß vor. Bei Eiteransammlung in präformierten Hohlräumen (z. B. Galle, Pleura u. a.) handelt es sich um ein Empyem.

Viele unterschiedliche Mikroorganismen können Lokalinfektionen verursachen. Einige Infektionslokalisationen stehen jedoch häufig mit bestimmten Keimspezies in Verbindung. So werden die meisten Hautinfektionen durch Staphylococcus aureus ausgelöst, der eine schnelle Nekrose und eine grüngelbliche Eiterung verursacht. β-hämolysierende Streptokokken der Gruppe A breiten sich schnell im Gewebe aus, verursachen ein intensives Ödem und Erythem, bilden jedoch nur ein dünnflüssiges Exsudat. Anaerobe Streptokokken und Bakteroidesspezies hingegen führen schnell zu Gewebsnekrosen und produzieren einen bräunlich-gelblichen, übelriechenden Eiter. Pseudomonasinfektionen sind häufig Sekundärinfektionen in nekrotischen Haut- oder Organregionen bei immungeschwächten Patienten und zeichnen sich durch ein dickflüssiges, grünbläuliches Exsudat aus. Pneumokokkeninfektionen sind charakterisiert durch zähen grünlichen Eiter mit hohem Fibrin- und Proteingehalt. Intraabdominelle Abszesse (z. B. postoperativ) sind zumeist als Mischinfektionen aus gramnegativen Keimen (zumeist Enterobakterien) und anaeroben Erregern (vorwiegend Bakteroidesgruppe) zu bewerten.

Breitet sich die Lokalinfektion über die Primärregion weiter aus, kann es zur Lymphangitis, Lymphadenitis oder auch zur Thrombophlebitis mit Bakteriämie, septischen Embolien und Septikämie kommen. Staphylokokken, Streptokokken und Bakteroidesspezies können vermehrt bei derartigen schweren Infektionsverläufen ätiologisch nachgewiesen werden.

Abb. 11.**1** Angina lacunaris mit leukozytären eitrigen Belägen der rechten Tonsille ·

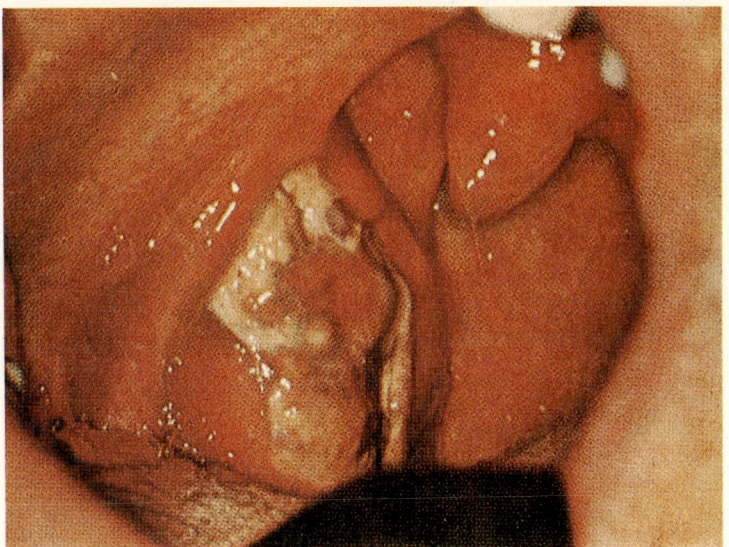

Klinik

Lokale Entzündungen sind klinisch gekennzeichnet durch

— Rötung,
— Wärme,
— Schwellung,
— Druckschmerz,
— Funktionseinschränkung.

Rötliche proximale Strangbildung in der Haut deutet auf eine Begleitlymphangitis, Schwellung des regionären, meistens schmerzhaften Lymphknotens auf eine Lymphadenitis hin. Systemische Symptome können fehlen oder nur in geringem Ausmaß auftreten mit Fieber, Krankheitsgefühl, Hinfälligkeit und Leukozytose.

Infektionen und Eiterungen in tiefen Korperorganen können mit lokalen oberflächlichen Schwellungen und Druckschmerzen einhergehen, gelegentlich können sie jedoch nur schwierig diagnostiziert und lokalisiert werden. Die Palpation eines raumfordernden, druckschmerzhaften Prozesses kann die Diagnose erleichtern, jedoch können Muskelverspannungen und Zwischengewebe gelegentlich eine Untersuchung unmöglich machen bzw. Anlaß für eine Sonographie, Computer- oder Kernspintomographie sein.

Auskultatorisch können Reibegeräusche an der Pleura, am Perikard oder über der Milz für eine fibrinöse entzündliche Reaktion sprechen. Die schnelle Entwicklung eines Pleura-, Perikard- oder Synovialergusses deutet auf eine Infektion hin; die Inspektion des Trommelfells sowie der röntgenologische Nachweis eines Nasennebenhöhlenspiegels können eine Infektion in dieser Region sichern. **Mediastinalabszesse** verursachen gelegentlich als erste Symptome das Bild der bronchialen Obstruktion. Eine Dysphagie kann auf einen **peritonsillären** oder **retropharyngealen Abszeß** hinweisen (Abb. 11.**1**). Neurologische, umschriebene Funktionsausfälle können erste Zeichen eines **Hirn-** oder **Spinalabszesses** sein.

Milz- und Leberabszesse zeigen zumeist einen akuten Beginn mit Schüttelfrost, Fieber und deutlichen Schmerzen im linken bzw. rechten oberen Abdomen; bei Befall der oberen Milz- oder Leberpartien kann gelegentlich eine Begleitpleuritis physikalisch und röntgenologisch nachgewiesen werden (Abb. 11.**2**).

Der **subphrenische Abszeß** im Gefolge einer Oberbauchoperation zum Beispiel verläuft mit Fieber, Abdominal- und Pleuraschmerzen, gelegentlich auch rechtsseitigen Schulterbeschwerden, Luftnot und bei Perforation in das Bronchialsystem mit fauligem eitrigem Sputum. Röntgenologisch kann manchmal eine Luftsichel unterhalb des Zwerchfells nachgewiesen werden.

Retroperitoneale Infektionen basieren zumeist auf Perforation der Appendix, des Dünndarms oder des Kolons sowie auf spinalen oder renalen Entzündungsvorgängen. Abdominelle und rektale Untersuchung decken häufig eine tastbare dolente Abszedierung auf; Verspannung und Druckschmerz der anliegenden Muskulatur sowie Schonstellung im Hüftgelenk können weitere diskrete Hinweise sein.

Nierenabszesse verursachen zumeist eine akute Symptomatik mit Schüttelfrost, Fieber, Nierenlagerklopfschmerz und Leukozytose. Kortikale renale Abszesse bieten keine Leukozyturie, medulläre Abszesse indes verlaufen mit einer Pyurie.

Perinephritische Abszesse beginnen langsamer mit häufig nach kranial, frontal und kaudal ausstrahlenden Flankenschmerzen, Muskelverspannungen, Schonhaltung des Hüftgelenkes, Übelkeit, Erbrechen, Fieber, Leukozytose. Bei der Untersuchung kann ein atembeweglicher, dolenter raumfordernder Prozeß getastet werden. Röntgenologisch sind häufig eine Verdrängung und unscharfe Abgrenzung der be-

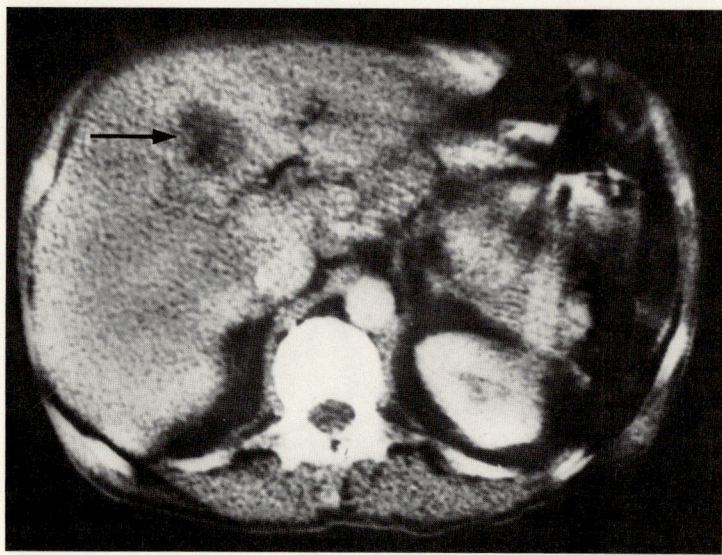

Abb. 11.**2**   Computertomographischer Nachweis eines Leberabszesses bei einem 34 Jahre alten Patienten

troffenen Niere sowie ein verwischter Psoasschatten nachweisbar, gelegentlich auch ein Hochstand und eine eingeschränkte Beweglichkeit des angrenzenden Zwerchfells. Bei einigen Patienten können die lokalen Untersuchungsbefunde so diskret sein, daß eine klare Diagnose unmöglich ist. Häufig dominieren allgemeine Symptome wie Fieber, Nachtschweiß, Krankheitsgefühl, Inappetenz, Gewichtsabnahme, Anämie, erhöhte Blutsenkungsreaktion und Leukozytose, was bei subphrenischen, perinephritischen und anderen, ungünstig tief gelegenen Abszessen nicht selten der Fall sein kann.

Diagnostisches Vorgehen

Im Vordergrund des diagnostischen Vorgehens steht die exakte klinische Symptomerhebung, die zumeist eine Organlokalisation der Infektion ermöglicht. Radiologische Untersuchungsmethoden einschließlich Computertomographie, NMR, Angiographie, Szintigraphie und Ultraschall müssen gezielt und abgewogen die Lokalisationsdiagnostik vervollständigen.

– Im Blutbild findet sich zumeist eine deutliche Leukozytose (über $15\,000/\mu l \triangleq 15 \times 10^9/l$) und in Abhängigkeit von der Schwere und Dauer der Erkrankung eine normozytäre, zumeist normochrome Anämie (sogenannte Infektanämie).

Die Blutsenkungsreaktion ist deutlich beschleunigt; im Urin besteht häufig eine geringe Albuminurie. Die diagnostische Punktion oder Inzision einer vermuteten Eiteransammlung kann schnell die Diagnose klären. Aus dem gewonnenen Material sollte sofort ein Gram-Präparat angefertigt werden, um eine erste mikrobiologische Keimdifferenzierung zu ermöglichen. Die exakte Keimbestimmung erfolgt in der mikrobiologischen Kultur. Mittels venöser Blutkulturen können bei fortschreitenden, lymphogen bzw. hämatogen streuenden Infektionen die ätiologischen Keime häufig, aber nicht immer nachgewiesen werden.

Therapie

Lokalisierte Infektionen und Abszesse sind fast ausschließlich durch chirurgische Maßnahmen (Inzision, Exzision, Drainagen) zu beherrschen. Diese sollten zu einem optimalen Zeitpunkt, d. h. nach Verflüssigung des Abszesses (Fluktuation), eingesetzt werden. Wärmeapplikationen auf die infizierte Region können häufig zur Schmerzlinderung und zu einer schnelleren Einschmelzung des abszedierenden Gewebes beitragen. Die Ruhigstellung und gegebenenfalls Hochlagerung der infizierten Bereiche ist ebenfalls eine bewährte therapeutische Maßnahme.

Antibiotische Therapie sollte nur in Kombination mit chirurgischen Maßnahmen und möglichst gezielt angewandt werden. Sie kann bei unkritischem Einsatz und schwierig zu lokalisierenden Infektionen durchaus zu einer ungünstigen Verschleierung des klinischen Bildes führen. Ungenügende Diffusion der Chemotherapeutika, verminderte Phagozytose und reduzierte Vermehrungsfähigkeit der Keime in Abszessen sind Faktoren, die eine Antibiotikawirkung ungünstig beeinflussen bzw. aufheben. Eine allgemeine Antibiotikabehandlung ist nur bei fortschreitender, invasiver oder streuender Infektion sinnvoll. Die Substanzwahl muß sich dabei an den häufigsten ötiologischen Keimen orientieren (z. B. Hautinfektionen → Staphylococcus aureus → penicillinasefestes Penicillin).

Eine Lokalbehandlung von Wundinfektionen ist nur bei oberflächlichen Hautinfektionen gerechtfertigt, weil die applizierten Chemotherapeutika nicht durch die intakte Haut diffundieren. Auf die lokale Applikation von Antibiotika sollte dabei gänzlich verzichtet werden. Statt dessen sollte die lokale Wundbehandlung mit gut verträglichen und breit wirksamen Desinfizientien (PVP-Jod, Chlorhexidin, Furacin, Rivanol, Sterosan, Vioform u. a.) erfolgen.

Merke: Lokalinfektionen werden gebahnt durch Traumen, Veränderungen des Organmilieus, Obstruktion normaler Abflußwege, Nekrosen, Fremdkörper, Flüssigkeitsansammlungen.

Vorwiegende Symptome der Lokalinfektion sind umschriebene Rötung, Wärme, Schwellung, Druckschmerz und Funktionseinschränkung. Tiefer gelegene Organabszesse (z. B. Leber, Nieren, Lunge) bieten häufig wenig Symptome und sollten mittels sonographischer oder computertomographischer Analysen diagnostiziert werden. – Die Infektionsausbreitung ist durch Lymphangitis, Lymphadenitis, hämatogene Streuung gekennzeichnet.

Therapeutisch stehen chirurgische Maßnahmen (Inzision, Drainage) absolut im Vordergrund, zumeist in Verbindung mit einer gezielten antibiotischen Behandlung.

Tabelle 11.1 Klinisch-ätiologische Klassifikation der akuten und subakuten bakteriellen Endokarditis

Befunde	Akute Form	Subakute Form
Krankheitsdauer	< 6 Wochen	> 6 Wochen
kardialer Status	normale Herzklappen oder Klappenprothesen	rheumatisches oder kongenitales Vitium; Klappenprothese
häufigster bakterieller Erreger	Staphylococcus aureus bzw. epidermidis, Pneumokokken, A-Streptokokken (β-hämolysierend), Gonokokken, Pseudomonas aeruginosa	Viridans-Streptokokken, Enterokokken, anaerobe oder mikroaerophile Streptokokken

Weiterführende Literatur

Mandell, G. L., R. G. Douglas, J. E. Bennett: Principles and Practice of Infectious Diseases, 3rd ed. Wiley, New York 1990
Hoeprich, P. D.: Infectious Diseases, 3 rd ed. Harper & Row, New York 1989
Janke, W. H., M. A. Block: Chronic retroperitoneal pelvic abscesses. Arch. Surg. 90 (1965) 389
Ozeran, R. S.: Subdiaphragmatic abscess. Amer. Surg. 33 (1967) 64
Youmans, G. P., P. Y. Paterson, H. M. Sumen: The Biological and Clinical Basis of Infectious Diseases. Saunders, Philadelphia 1975

Infektiöse Endokarditis*

H. Lode

Definition: Die infektiöse Endokarditis ist eine Erkrankung, die sich an den Herzklappen und seltener am parietalen Endokard manifestiert. Besonders an rheumatisch oder arteriosklerotisch vorgeschädigten Klappen oder bei kongenitalen Vitien kann es im Rahmen von Bakteriämien zu einer bakteriellen Besiedelung des Endokards kommen. Das charakteristische morphologische Substrat der Endokarditis sind im Anfangsstadium thrombotische Vegetationen an den Klappenrändern, denen schwere Klappendestruktionen folgen können. Hinsichtlich unterschiedlicher Erscheinungsformen werden die akute, häufig septisch verlaufende Endokarditis von der subakuten, bakteriellen oder infektiösen Endokarditis unterschieden.

* Aus kardiologischer Sicht wird die Endokarditis im Herzkapitel (S. 43 ff.) dargestellt.

Häufigkeit

Die exakte Häufigkeit der infektiösen Endokarditis ist nicht bekannt. Die international mitgeteilten Häufigkeitsfrequenzen bewegen sich zwischen 0,3–3,0 Erkrankungen pro 1000 Krankenhauseinweisungen einer internen Klinik. Bis zu 40% der Patienten mit bakterieller Endokarditis haben ein rheumatisches Vitium.

Ätiologie

Die **akute bakterielle Endokarditis** wird zumeist durch grampositive Kokken, insbesondere Staphylokokken, verursacht (Tab. 11.1). Staphylococcus aureus und Staphylococcus epidermidis sind für 10–20% aller Endokarditiden verantwortlich und finden sich besonders bei Rauschgiftsüchtigen und bei Prothesenendokarditiden; als Eintrittspforte für Staphylokokken kommen septische Thrombophlebitiden, Haut-, Kochen- und Lungeninfektionen in Betracht.

Die **subakute bakterielle Endokarditis** tritt vorwiegend bei erworbenen rheumatischen oder kongentialen Vitien auf. Haupterreger ist Streptococcus viridans, der sich im Rahmen einer Bakteriämie nach Zahnextraktionen oder Tonsilliden an den Klappen ansiedelt. Nach Schwangerschaften oder invasiven Eingriffen im Urogenitaltrakt ist vermehrt mit Enterokokken zu rechnen.

Neben den bakteriellen Endokarditiden müssen heute auch **Pilz-, Virus-** und **Rickettsienendokarditiden** berücksichtigt werden, die bei Klappenprothesen und bei immungeschwächten Patienten vermehrt auftreten können. – Das charakteristische morphologische Substrat der Endokarditis sind im Anfangsstadium thrombotische Vegetationen an den Klappenrändern, durchsetzt mit Fibrin, Thrombozyten, Leukozyten, Erythrozyten und Erregermassen, denen schwere Klappendestruktionen folgen können (Abb. 11.**3**).

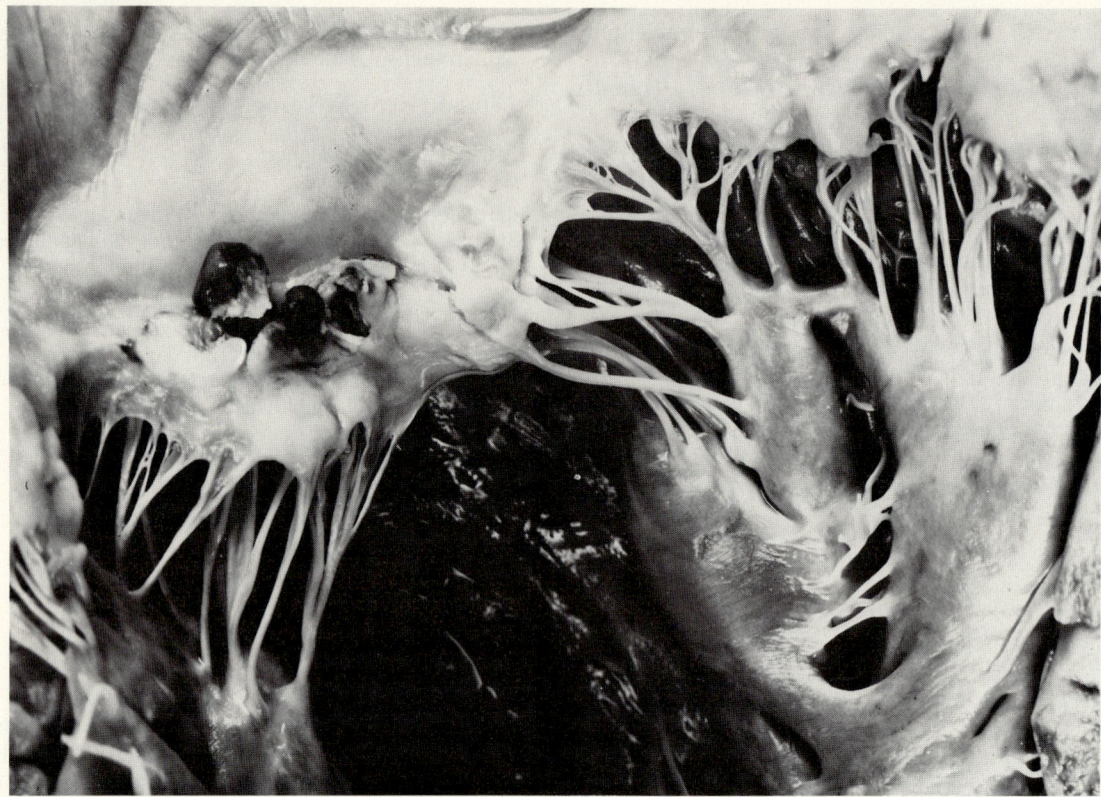

Abb. 11.**3**   Polypöse und ulzerierende Endokarditis der Mitralklappe (Freundlicherweise überlassen von Prof. Groß, Pathologisches Institut des FU-Klinikums Steglitz)

Klinik

Anamnese

Die Symptomatik der häufigeren **subakuten bakteriellen Endokarditis** beginnt langsam und uncharakteristisch. Bei manchen Patienten kann eine vorangegangene Zahnextraktion, eine gastroenterologische oder urologische Manipulation, eine Tonsillektomie, ein Abort oder eine Atemwegsinfektion erfragt werden. Gezielt sollte nach parenteralem Rauschmittelgebrauch, vorbestehender Herzklappenprothese und immunologischen Besonderheiten geforscht werden. Die allmählich sich verstärkenden Symptome sind:

- Krankheitsgefühl,
- Hinfälligkeit,
- Gewichtsabnahme,
- subfebrile Temperaturen,
- Nachtschweiße,
- Gelenkschmerzen,
- Luftnot (Belastung, Ruhe).

Die **akute bakterielle Endokarditis** hat hingegen eine kurze Anamnese mit plötzlichem heftigem Beginn, Schüttelfrost, hohem Fieber, embolischen Phänomenen und schneller Entwicklung einer Herzinsuffizienz.

Klinische Befunde

Bei der klinischen Untersuchung sind Infektionssymptome von kardialen und nichtkardialen Befunden bzw. Komplikationen zu unterscheiden. Als klassische Trias einer infektiösen Endokarditis gelten:

- Fieber,
- Herzgeräusche,
- Anämie.

Während Fieber und Anämie als Infektionssymptome sich im Verlauf einer subakuten Endokarditis allmählich entwickeln und verstärken, können bei einer akuten Endokarditis andere Symptome im Vordergrund stehen (Tab. 11.**2**). Kardiale Befunde sind zumeist Folge der endokarditischen Destruktion mit Entwicklung von vorwiegend Klappeninsuffizienzen, seltener Stenosen. Neben den typischen Auskultations-, phono- und echokardiographischen (Abb. 11.**4a–c**) Befunden können Symptome einer myogenen Herzinsuffizienz registriert werden, die als prognostisch ungünstiges Zeichen zu werten sind. Bei foudroyant verlaufenden Endokarditiden sind eine Myokarditis und/oder Perikarditis festzustellen. Gelegentlich entstehen Myokarddefekte (z. B. durch Abszesse), aus denen in seltenen Fällen Links-rechts-Shunts resultieren können. In 14% der Endokarditispatienten, insbesondere bei Aortenklappenbefall, werden kardiale

Leitungsstörungen, atrioventrikuläre Überleitungsstörungen und Schenkelblockbilder gesehen.

Nichtkardiale Komplikationen betreffen zahlreiche Organsysteme (Tab. 11.**2**).

Diagnostisches Vorgehen

Beweisend für eine bakterielle Endokarditis ist der mikrobiologische Keimnachweis, der zusammen mit den Symptomen Fieber, Anämie sowie dem Nachweis eines Vitium cordis bzw. dem echokardiographischen Nachweis (Ösophagusableitung!) die Diagnose sichert. Vorrangige diagnostische Maßnahme ist demnach die Gewinnung von 3 venösen Blutkulturen, bei antibiotischer Vorbehandlung von 4−6 Blutkulturen sowie die Anfertigung eines Echokardiogramms.

Blutkulturen sollten in anaeroben und aeroben Kulturmedien angelegt und möglichst unmittelbar vor oder während des Fieberanstiegs nach sorgfältiger Hautdesinfektion an unterschiedlichen Körperregionen abgenommen werden. Bis zu 20% der bakteriellen Endokarditiden haben negative Blutkulturen; als Ursache hierfür müssen unzureichende mikrobiologische Technik, langsam wachsende Bakterien und/oder eine antibiotische Vorbehandlung angenommen werden. Die exakte Untersuchung sämtlicher Organsysteme und der Haut sichert Emboliephänomene (Abb. 11.**5**), die häufig die ersten Symptome einer Endokarditis darstellen. Eine Splenomegalie ist heute seltener als früher, sie gilt aber bei ihrem Nachweis als harter diagnostischer Parameter.

Laboruntersuchungen können bei längerem Endokarditsverlauf eine zumeist normochrome Anämie aufdecken; die Leukozyten sind mit Ausnahme von Staphylokokken-Endokarditiden selten erhöht ($> 14\,000/\mu l \,\hat{=}\, > 14 \times 10^9/l$), im Differentialblutbild besteht häufig eine Linksverschiebung. Eine Leukopenie findet sich gelegentlich bei deutlicher Splenomegalie. Bei über 90% der Patienten besteht eine beschleunigte Blutsenkung (> 30 mm/1. Std.). Im Urin sind bei über der Hälfte der Patienten eine Proteinurie und eine Erythrozyturie nachweisbar.

Differentialdiagnose

Bestehen mehrere typische Symptome (Fieber, Petechien, Splenomegalie, Anämie, Erythrozyturie, Emboliephänomene usw.) bei Patienten mit einem pathologischen Herzgeräusch, ist die Diagnose weitgehend klar. Bei nur wenigen Symptomen ist die Abgrenzung zum rheumatischen Fieber mit Karditis problematisch, insbesondere bei sehr jungen Patienten und bei negativen Blutkulturen.

Die subakute bakterielle Endokarditis ist eine durchaus geläufige Ursache für „Fieber ungeklärter Herkunft". Die Endokarditis muß hierbei abgegrenzt werden gegen Tumorerkrankungen, Lupus erythematodes visceralis, Periateriitis nodosa, Poststreptokokken-Glomerulonephritis und intrakardiale Tumoren (Vorhofmyxom). Dissezierende Aortenaneurysmen mit akuter Aorteninsuffizienz können eine Endokarditis vortäuschen ebenso wie die Postkardiotomie- bzw. Postthorakotomie-Syndrome. Ein Medikamentenfieber kann ebenfalls zu der irrtümlichen Annahme einer Endokarditis führen.

Tabelle 11.**2** Klinische Symptome bei bakterieller Endokarditis

Befunde	Akute bakterielle Endokarditis (in %)	Subakute bakterielle Endokarditis (in %)
myogene Herzinsuffizienz	25− 65	25− 50
Allgemein-symptome*	95−100	95−100
Arthralgien	25	25
Fieber	92−100	85− 95
Roth-Flecken	2	2− 4
Herzgeräusche	60− 90	90− 99
neurologische Befunde	33	33
Trommelschlegel-finger	10	7− 50
Petechien	33− 60	29− 70
Osler-Knötchen	0− 10	23− 50
Janeway-Veränderungen	0− 5	5
Splinter-Blutungen	2−10	10
Splenomegalie	33	50
Anämie	40− 50	50− 80
Leukozytose	25− 50	74
positive Blutkulturen**	78− 98	60− 90
Hämaturie/ Erythrozyturie	25− 78	29− 80
echokardiograph. Nachweis von Vegetationen	70− 90	40− 80

* Abgeschlagenheit, Kopfschmerzen, Übelkeit, Myalgien
** Häufiger positiv ohne vorangehende Antibiotikatherapie

Therapie

Die morphologischen Besonderheiten der infektiösen Endokarditis mit häufig ausgeprägten amorphen Klappenauflagerungen und hohen Keimzahlen bis zu 10^9-10^{12} per g Gewebe haben zu einigen allgemein akzeptierten Basisüberlegungen hinsichtlich der optimalen Therapie geführt. Gefordert wird der Einsatz von bakterizid wirkenden Antibiotika, die exakte Bestimmung der In-vitro-Empfindlichkeit des ätiologischen Erregers, eine parenterale und ausreichend lange Therapie, die Überwachung einer bakteriziden Serumaktivität und eine ununterbrochene Antibiotikazufuhr über einen Mindestzeitraum von 2−6 Wochen. Mit dem Beginn der antibiotischen Behandlung bei der subakuten bakteriellen Endokarditis kann durchaus 2−3 Tage gewartet werden, während bei der akuten schweren Verlaufsform sofort behandelt werden muß. Bei der **Streptokokken**-Endokarditis sollten täglich 6−12−20 Mega E Penicillin G in 6- bis 8stündigem Abstand mittels Kurzinfusion appliziert

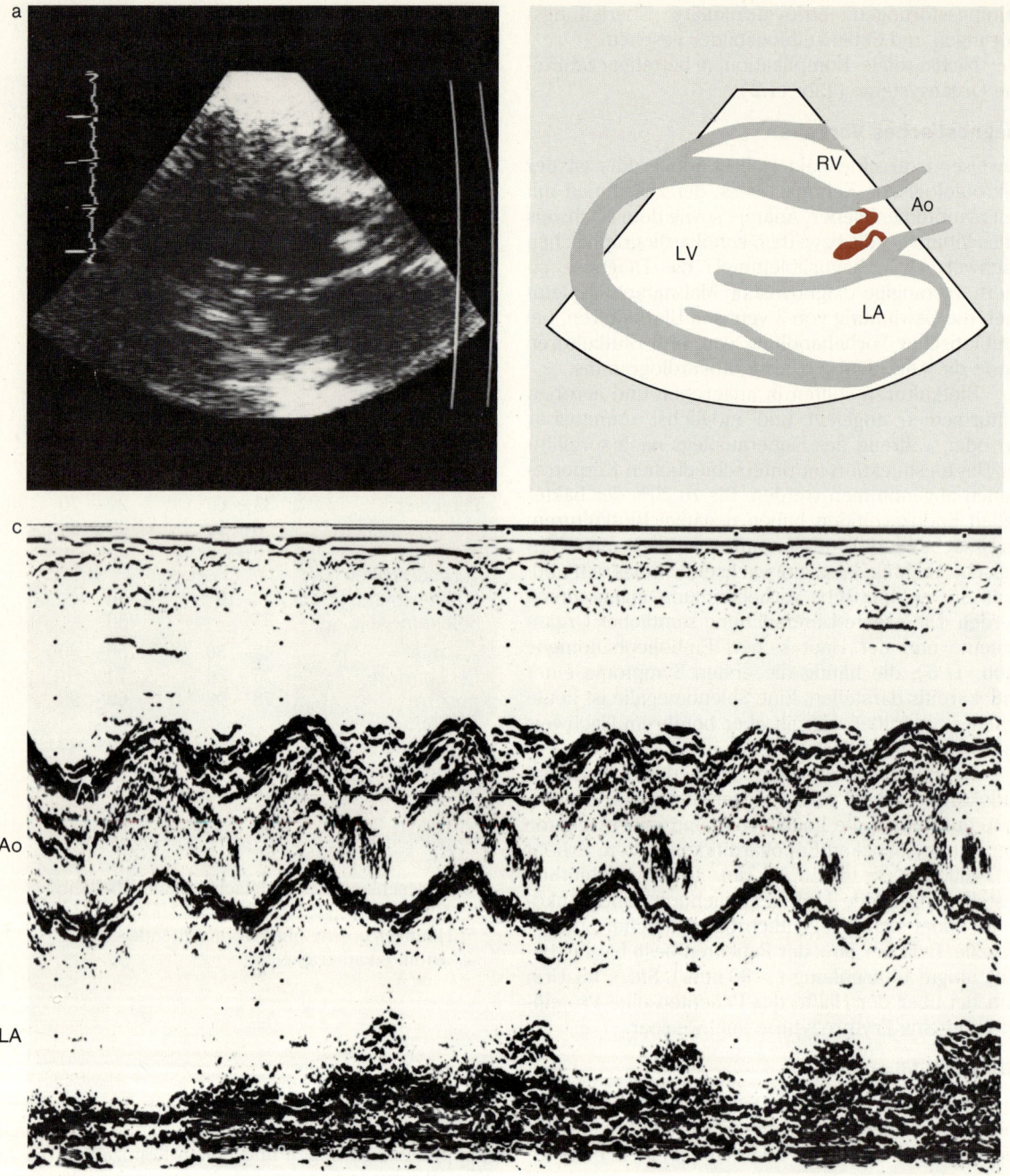

Abb. 11.**4a–c**   M-Mode und 2D-Echokardiogramm von einer Patientin mit frischer Aortenklappenendokarditis (Überlassung freundlicherweise von Prof. Biamino, Kardiologische Abteilung im FU-Klinikum Steglitz). LV = linker Ventrikel, RV = rechter Ventrikel, Ao = Aorta, LA = linker Vorhof

werden, zusätzlich täglich 1×15 mg/kg Streptomycin i. m. oder 3×1−1,5 mg/kg Gentamicin bzw. Tobramycin i. m. oder i. v. für mindestens 2−4 Wochen. Bei Streptokokken mit einer minimalen bakteriziden Konzentration (MBK) von < 0,2 mg/l Penicillin kann auf Aminoglykoside verzichtet werden.

Bei der **Enterokokkeninfektion** muß in jedem Fall eine Kombinationstherapie durchgeführt werden. Neben der Behandlung mit Penicillin G (20−40 Mega E täglich über 6 Wochen) plus Streptomycin (15,0 mg/kg alle 24 Stunden i. m. für 4 Wochen) wird heute vorwiegend Ampicillin oder Mezlocillin (3−4×3−4,0 g i. v. täglich über 6 Wochen) plus Gentamicin bzw. Tobramycin (3×1 mg/kg täglich i. v. oder i. m. über 4 Wochen) empfohlen.

Staphylokokken werden als Erreger in 10−20% der bakteriellen, zumeist akuten Endokarditis insbesondere bei Rauschgiftsüchtigen und nach Herzoperationen isoliert. Diese werden mit penicillinasefesten Penicillinen (Oxacillin, Flucloxacillin u. a.) in einer Dosierung von 12 g (3×4 g) täglich oder bei Penicillinunverträglichkeit mit Cephalotin oder Cefamandol (3×3−4,0 g täglich) über 4−6 Wochen behandelt. Bei schwersten, foudroyant verlaufenden Staphylokokken-Endokarditiden sollte eine Kombination mit Aminoglykosidantibiotika (vorzugsweise Tobramycin oder Gentamicin) eingesetzt werden. Die Therapiedauer sollte wegen der hohen Rezidivquote und Mikroabszeßbildung mindestens 6 Wochen betragen.

Pneumokokken-, Gonokokken- und Meningokokken-Endokarditiden werden mit 12−20 Mega E Penicillin G täglich über 4 Wochen behandelt.

Endokarditiden durch **gramnegative Bakterien** bedeuten zumeist Probleminfektionen. In diesen Fällen sollten auf der Basis der Resistenzbestimmung β-Lactamantibiotika zusammen mit Aminoglykosiden eingesetzt werden. **Anaerobier-Endokarditiden** sind sehr selten. Bei grampositiven anaeroben Erregern sollte Penicillin G verabreicht werden, bei Bacteroides-fragilis-Stämmen wird Latamoxef, Imipenem oder Metronidazol in hohen Dosierungen empfohlen.

Bei Endokarditiden *ohne* Keimnachweis sollte wie bei einer Enterokokkeninfektion (s. oben) behandelt werden.

Chirurgische Therapie

Eine therapierefraktäre Herzinsuffizienz, zunehmende Klappendysfunktion, echokardiographisch nachweisbare größere Klappenvegetationen (> 10 mm), rezidivierende Embolien und eine antibiotisch nicht zu beeinflussende Infektion (insbesondere bei Pilzinfektionen) stellen Indikationen für einen frühzeitigen Herzklappenersatz dar. Dies gilt insbesondere bei Befall der Aortenklappe, bei Prothesenendokarditis und bei Nachweis von Staphylokokken, Anaerobiern und gramnegativen Bakterien (insbesondere Pseudomonas aeruginosa).

Prognose und Verlauf

Vor der Ära der Antibiotikatherapie sind praktisch alle Endokarditis-Patienten verstorben. Heute ist die Infektion nur bei schwerem akutem septischem Verlauf (zumeist bei Staphylokokken) als Todesursache anzusehen. Die progrediente, nicht beherrschbare Herzinsuffizienz, Embolien, Ruptur eines mykotischen Aneurysmas und Prothesenendokarditiden sind heute die häufigsten Todesursachen. Die Ergebnisse der alleinigen antibiotischen Therapie bei Endokarditiden durch gramnegative Bakterien sind mäßig, bei Pilzen schlecht, so daß hier bessere Resultate nur durch einen frühzeitigen Klappenersatz erzielt werden. Die Langzeitprognose nach ausgeheilter infektiöser Endokarditis ist nicht ungünstig. Die häufigsten Rezidive treten in den ersten 2−6 Monaten auf. Die Überlebenszahlen für abgelaufene Streptokokken-Endokarditiden betragen nach 5 Jahren 75%, nach 10 Jahren 59% und nach 15 Jahren 48%.

Prophylaxe

Wie bei rheumatischen Vitien besteht auch für postendokarditische Herzen eine vermehrte Neigung zu bakteriellen Rezidiven. Deshalb sollte eine gezielte Prophylaxe (Tab. 11.3) durchgeführt werden bei:

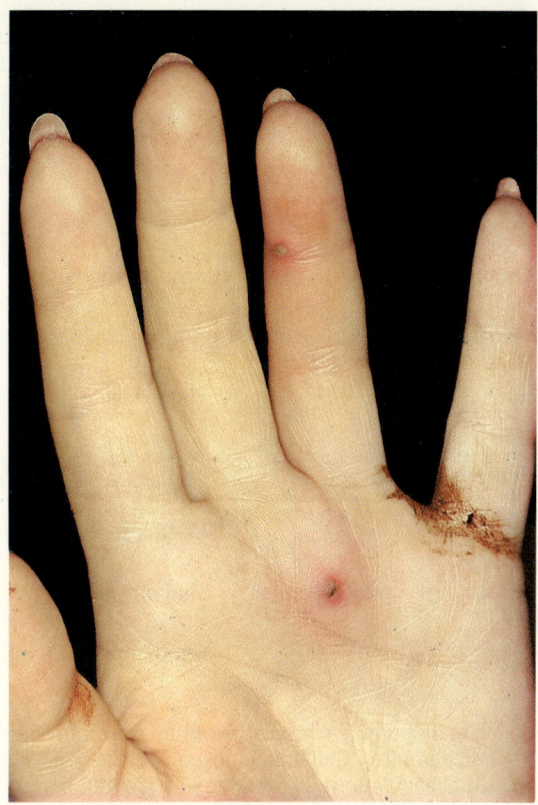

Abb. 11.**5** Septische Hautmetastasen bei einer Patientin mit Staphylokokken-Endokarditis der Aortenklappe

− zahnärztlichen Manipulationen,
− endoskopischen und chirurgischen Eingriffen am Respirations-, Urogenital- und unteren Gastrointestinaltrakt sowie bei der
− Herzchirurgie.

Hierbei ist eine Unterteilung des Endokarditisrisiko bei verschiedenen Herzvitien sinnvoll. Mäßiges Risiko: kongenitale Vitien (ohne Vorhofseptumdefekt), palliativ bzw. provisorisch operierte Vitien, rheumatische Klappenvitien, Mitralklappenprolaps mit Mitralinsuffizienz, hypertrophe obstruktive Kardiomyopathie; hohes Risiko: Klappenprothesen, Zustand nach bakterieller Endokarditis.

Merke: Fieber, Herzgeräusche und Anämie sowie Blutsenkungsbeschleunigung sind die führenden Symptome der infektiösen Endokarditis. An häufigen Komplikationen treten kardiale Insuffizienz und Emboliephänomene auf, seltener Milzvergrößerung und Hautveränderungen (Osler-Knoten, Trommelschlegelfinger). Beweisend für die Diagnose ist der Nachweis von Bakterien (zumeist Streptokokken) im Blut sowie der echokardiographische Nachweis von Klappenvegetationen. Die Therapie muß gezielt mit bakteriziden Antibiotika hochdosiert und ausreichend lange vorgenommen werden.

Tabelle 11.**3**   Antibiotikaprophylaxe der bakteriellen Endokarditis (Dosierungsschema für Erwachsene) (aus Schweiz. Arbeitsgruppe für Endokarditisprophylaxe: Schweiz. med. Wschr. 114 [1984] 1249)

Eingriffsort	Mäßiges Risiko (Einzeldosis 1 Stunde vor Eingriff)	Hohes Risiko△□ (multiple Dosen während insgesamt 48 Stunden)
Normalfall		
Oropharynx	Amoxycillin 3 g p. o.	Amoxycillin 3 g p. o.* 1 Std. vor Eingriff, dann 750 mg p. o. *alle 6 Std.* (7 Dosen)
Verdauungs- und Urogenital-trakt	Amoxycillin 3 g p. o.	Amoxycillin 3 g p. o.* 1 Std. vor Eingriff, dann 750 mg p. o. *alle 6 Std.* (7 Dosen)
Haut	Flucloxacillin 2 g p. o.	Flucloxacillin 2 g p. o.** 1 Std. vor Eingriff, dann 500 mg *alle 6 Std.* (7 Dosen)
Penicillinallergie		
Oropharynx	Clindamycin 600 mg p. o.	Clindamycin 600 mg p. o. 1 Std. vor Eingriff, dann 300 mg p. o. *alle 6 Std.* (7 Dosen)
Verdauungs- und Urogenital-trakt	Vancomycin 1 g i. v.	Vancomycin 1 g i. v. 1 Std. vor Eingriff, dann 1 g i. v. *alle 12 Std.* (3 Dosen)
Haut	Clindamycin 600 mg p. o.***	Vancomycin 1 g i. v. 1 Std. vor Eingriff, dann 1 g i. v. *alle 12 Std.* (3 Dosen)

△   Einen optimalen Schutz bieten im *Normalfall* die Kombinationen von Amoxycillin bzw. Flucloxacillin mit wiederholten Gentamicindosen, welche wie folgt verabreicht werden: Gentamicin 120 mg i. m. (i. v. bei Antikoagulation) 30 Minuten vor Eingriff, dann 80 mg i. m. (i. v.) *alle 8 Stunden* (5 Dosen). Diese Kombinationen sind jedoch praktisch nur bei hospitalisierten Patienten anwendbar.

□   Bei *Penicillinallergikern* bietet bei allen Eingriffen (im Oropharynx, Verdauungs- und Urogenitaltrakt, an der Haut) die Kombination Vancomycin + Gentamicin einen optimalen Schutz. Gentamicin wird wie folgt verabreicht: Gentamicin 120 mg i. m. (i. v. bei Antikoagulation) 30 Minuten vor Eingriff, dann 80 mg i. m. (i. v.) *alle 8 Stunden* (5 Dosen). Diese Kombination ist jedoch praktisch nur bei hospitalisierten Patienten anwendbar.

*   parenteral: Amoxycillin 1 g i. v. 30 Minuten vor Eingriff, dann 1 g i. v. *alle 8 Stunden* (5 Dosen)
**   parenteral: Flucloxacillin 1 g i. v. 30 Minuten vor Eingriff, dann 1 g i. v. *alle 8 Stunden* (5 Dosen)
*** Mit einer geringen Anzahl von clindamycinresistenten Staphylokokkenstämmen ist zu rechnen.

Weiterführende Literatur

Anschütz, F.: Endokarditis. Thieme, Stuttgart 1968
Bayliss, R., C. Clarke, C. M. Oakley, W. Somervile, A. G. W. Whitfield, S. E. J. Young: The microbiology and pathogenesis of infective endocarditis. Brit. Heart J. 50 (1983) 513
Bourgoult, A. M., W. R. Wilson, J. A. Washington: Antimicrobial succeptibilities of viridans streptococci. J. infect. Dis. 140 (1979) 316
Kaye, D.: Infective Endocarditis. University Park Press, Baltimore 1976
Lode, H., C. M. Harnoß, J. Wagner, G. Biamino, R. Schröder: Infektive Endokarditis − Klinik, Therapie und Verlauf bei 103 Erkrankungen. Dtsch. med. Wschr. 107 (1982) 967
Ralimitoola, S. H.: Infective Endocarditis. Grune & Stratton, New York 1978
Schweizerische Arbeitsgruppe für Endokarditisprophylaxe: Prophylaxe der bakteriellen Endokarditis. Schweiz. med. Wschr. 114 (1984) 1246
Siegenthaler, W.: Die Endokarditis als interdisziplinäres Problem, Verh. dtsch. Ges. inn. Med. 90 (1984) 99
Wilson, W. R., C. J. Wilkowske, A. J. Wright, M. A. Sande, J. E. Geraci: Treatment of Streptomycin-susceptible and Streptomycin-resistant enterococcal endocarditis. Ann. intern. Med. 100 (1984) 816
Working Party of the British Society for Antimicrobial Chemotherapy: Antibiotic treatment of streptococcal and staphylococcal endocarditis. Lancet 1985/II, 815

Septikämie

W. Stille

Definition: Nach der klassischen Definition stellen Septikämien (traditionelle Bezeichnung „Sepsis") eine Gruppe von heterogenen Erkrankungen dar, bei denen von einem Sepsisherd im Körper kontinuierlich oder schubweise Bakterien in die Blutbahn gelangen. Dabei können die Symptome von Absiedlungen, aber auch Allgemeinerscheinungen (septischer Schock) klinisch im Vordergrund stehen.

Septikämien sind der schwerste Fall einer Infektion durch fakultativ pathogene Erreger; die Regeln für die Behandlung septikämischer Infektionen gelten auch bei anderen schweren Infektionen.

Für das Zustandekommen und die klinische Manifestation einer Septikämie sind drei Faktoren wichtig:

Tabelle 11.4   Erregerspektrum bei den wichtigsten klinischen Formen der Sepsis

	Streptococcus pyogenes (A)	Streptococcus faecalis (D)	Steptococcus viridans	Pneumokokken	Staphylococcus aureus	Staphylococcus epidermidis	Escherichia coli	Klebsiella/Enterobacter	Proteus mirabilis	Proteus vulgaris	Pseudomonas aeruginosa	Salmonella sp.	Bacteroides sp.	Haemophilus influenzae	Meningokokken	Gonokokken	Sonstige
Urosepsis		△					●	△	▲	△	△						Serratia
cholangitische Sepsis		△	△				●	▲	△	△		△	▲				Clostridien
postoperative Sepsis	○	△			●		△	△	△	△	△						
dentogene/tonsillogene Sepsis	▲		△	△	▲		○	○						●	○		
hämatogene Osteomyelitis	○				●							○	○				Brucella
Infektion intravasaler Fremdkörper (Endoplastitis)			○		●	●					▲						Hefen
Sepsis bei myeloischer Insuffizienz	○	○			○	▲	△	▲	▲	△	●	○	○	○	○		Pilze
Sepsis bei AIDS	△	○		▲	●	△	△	△	△	△	▲	●	○	○	△	△	Pilze Mykobakterien
Sepsis bei Heroinsucht	○	○			●	△	○	○	○	○	▲						Pilze
Infusionsseptikämie					○	○	△	△	△	△	▲						Wasserkeime
subakute bakterielle Endokarditis (Endocarditis lenta)		▲	●		△												Haemophilus sp.
akute (septische) Endokarditis	△		△		●		○	○	○	○	○	○	○	○	○		
postoperative Endokarditis (Frühform)		○	○		●	▲	○	▲	○		○	▲					Serratia
postoperative Endokarditis (Spätform)		▲	●		▲	▲	○	○	○		○	○			○		Pilze
Sepsis mit Hautmetastasen	△				▲						△		△		●	▲	
Sepsis mit Lungenabsiedlungen	△				●								▲				
metastatische Herdenzephalitis	△		△		●	○							○				
hämatogene Meningitis	○			●	△		○	○			○	○		▲	●	○	Listerien
Sepsis bei Verbrennungen	△	△			▲		△	△	△	△	●						Pilze
septischer Schock						△	●	●	●	●	▲	○	△		△		
Sepsis post partum/post abortum	▲	△				△	●	▲	▲	▲	▲		△			○	

○ sehr selten   △ selten   ▲ mäßig oft   ● Haupterreger

1. Art der Erreger,
2. Eintrittspforte,
3. eine gegebenenfalls vorliegende Abwehrschwäche.

Septikämien sollten daher nach diesen drei Parametern, z. B. „Staphylokokken-Septikämie nach Panaritium bei Lymphogranulomatose", definiert werden. In die klinische Kurzbezeichnung kann auch die Entwicklung eines septischen Schocks bzw. von septischen Metastasen eingeschlossen werden. Wenn keine Eintrittspforte nachweisbar ist, liegt eine „kryptogene" Septikämie vor. Eine Einteilung nach Septikämien durch grampositive bzw. gramnegative Erreger ist sinnvoll; es gibt hierbei wichtige klinische Unterschiede. Darüber hinaus gibt es eine Reihe von Sonderformen wie:

– bakterielle Endokarditis,
– hämatogene Meningitis,
– hämatogene Osteomyelitis,
– Infusionsseptikämie,
– Infektion intravasaler Fremdkörper (Endoplastitis).

Septikämische Infektionskrankheiten (Typhus, Brucellose) fallen nicht in die strikte Definition einer Septikämie.

Mikrobiologie

Im Prinzip können fast alle Bakterien und Pilze gelegentlich in die Blutbahn einbrechen. Die Haupterreger septikämischer Infektionen sind in Tab. 11.4 und 11.5 zusammengestellt.

Tabelle 11.**5** Prozentuale Häufigkeit von Sepsiserregern in einer Studie der Paul-Ehrlich-Gesellschaft (PEG, Rosenthal, DMW 1986) und im Zentrum der inneren Medizin (ZIM) der Universität Frankfurt/M. (1986).

Erreger	PEG	ZIM
Staphylococcus aureus	19,9	25
Enterokokken	5,5	9
Staphylococcus epidermidis	10,4	6
Pneumokokken	2,5	3
Candida-Art	1,9	2
Escherichia coli	22,0	21
Pseudomonas aeruginosa	4,8	6
Klebsiella-Art	5,9	4
Enterobacter-Art	4,6	4
Andere	22,5	20

Das Erregerspektrum von Septikämien hat sich im Laufe der letzten 50 Jahre erheblich verschoben. Vor 1940 waren Streptokokken und Pneumokokken die Haupterreger. In den 60er Jahren spielten Staphylokokken eine ganz besondere Rolle. Zwischen 1970 bis 80 waren resistente gramnegative Stäbchen (Klebsiellen, Pseudomonas) die Haupterreger. Seit 1980 ist es zu einem deutlichen Wiederanstieg der Staphylokokken-Sepsis gekommen. Die Frequenz von Erregern hängt freilich im großen Umfang vom Patientengut einer Klinik ab. Je nach der Eintrittspforte und der klinischen Form einer Septikämie gibt es ein typisches Erregerspektrum (Tab. 11.**4**).

Klinik

Klinisches Hauptsymptom ist hohes Fieber; bei gramnegativen und anaeroben Keimen typischerweise mit intermittierenden Schüttelfrösten, bei Staphylokokken zum Teil jedoch als kontinuierliches Fieber; Fieber kann bei Schwerkranken und bei sehr alten Patienten gelegentlich auch fehlen. Bei längerem Verlauf findet sich meist eine große, weiche (septische) Milz, die nicht einfach zu palpieren ist (Sonografie!). Bei Ausgangsherden im Abdomen besteht oft eine schmerzhafte Leberschwellung, selten Ikterus. Hämorrhagische oder pustulöse Hautherde kommen bei Meningokokken, Gonokokken (Abb. 11.**6**), Staphylokokken (Abb. 11.**7**), A-Streptokokken (Abb. 11.**8**), nicht aber bei Enterobakterien vor. Pseudomonas-Absiedlungen bei myeloischer Insuffizienz können als große hämorrhagische Nekrose ein recht typisches klinisches Bild bieten (Abb. 11.**9**). Mikroembolien (Finger, Fingernägel, Augenhintergrund, Niere) sind ein Hinweis auf eine bakterielle Endokarditis, eventuell auch auf eine Candida-Septikämie. Der Ausgangsherd einer Septikämie kann sehr deutlich sein; oft entdeckt man ihn aber erst nach ausgiebiger Untersuchung. Häufige Eintrittspforten sind: Hauteiterungen, Venenkatheter, Lymphangitis, Lymphadenitis, Harnwegsinfektionen, Prostatitis, Adnexitis, Cholangitis, Divertikulitis, Kolonkarzinom, Abszesse im Mundbereich. Septische Absiedlungen erfolgen bevorzugt in Hirnhäute (Lumbalpunktion), Lunge (Röntgenbild), Leber (Transaminasen, Vergrößerung, Sonographie), Niere (Erythrozyturie, Klopfschmerz, Niereninsuffizienz, Sonographie, CT), Knochen und Gelenke (Schmerz, Röntgenbild, CT). Auch das Auftreten eines wechselnden Herzgeräusches (Endokarditis) sowie Augenveränderungen (septische Retinitis, Ophthalmitis) sollten beachtet werden. Das Auftreten eines septischen Schocks spricht für eine Infektion mit gramnegativen Stäbchen; es verschlechtert die Prognose einer Septikämie erheblich (Niereninsuffizienz, Schocklunge). Ein septischer Schock wird gelegentlich aber auch durch Pneumokokken, Streptokokken, Clostridien oder Meningokokken verursacht.

Epidemiologie

Genaue Zahlen über die Frequenz septikämischer Infektionen sind nicht bekannt. Eine Schätzung von 0,5−1,0 Fall pro Krankenbett und Jahr erscheint zumindest für internistische Situation mit gemischtem Krankengut realistisch.

Pathogenese

Der Eintritt in die Blutbahn erfolgt meist über eine septische Thrombophlebitis im Wundgebiet oder im Bereich eines regionären Lymphknotens. Von Hohlorganen ausgehend (Galle, Harnwege) kann es aber auch zu direkter Einschwemmung in die Blutbahn kommen. Septikämische Absiedlungen können ihrerseits zum erneuten Streuherd werden. Neue Eintrittspforten von zunehmender Bedeutung sind Venenkatheter und andere intravaskuläre Fremdkörper.

Diagnostisches Vorgehen

Bei der Anamnese müssen resistenzmindernde Grundkrankheiten (Leukämie, Leberzirrhose, Plasmozytom, Heroinsucht, AIDS u. a.) und typische Vorkrankheiten (Hauteiterungen, Abort, Operationen, urologische Manipulationen u. a.) erfragt werden. Meist besteht eine hohe Leukozytose mit Linksverschiebung und toxischer Granulation. Bei Pseudomonasinfektionen, aber auch bei foudroyanten Infektionen durch andere Erreger kann die Leukozytose, nicht aber die Linksverschiebung fehlen. Die Blutsenkungsgeschwindigkeit ist stark bis maximal erhöht. In der Elektrophorese findet sich eine Vermehrung der α_2-Globuline. Häufig bestehen geringe Transaminasenerhöhungen, bevorzugt der GOT. Bei septischem Schock (s. S. 724) findet sich ein therapieresistentes Kreislaufversagen mit Nierenversagen und Entwicklung einer Schocklunge. Die Röntgenaufnahme des Thorax ist wichtig (septische Metastasen, Lungenödem, Schocklunge).

Die wichtigste diagnostische Maßnahme sind **Blutkulturen** (Abb. 11.**10**). Generell sollten gleichzeitig eine aerobe und eine anaerobe Blutkulturflasche beimpft werden. Da Enterobakterien nur kurze Zeit im Blut zirkulieren, ist eine Entnahme von Blutkulturen im Schüttelfrost bzw. Fieberanstieg sinnvoll. Eine 3- bis 5malige Wiederholung von Blutkulturen erhöht die Trefferquote. Bei Staphylokokken-Septik-

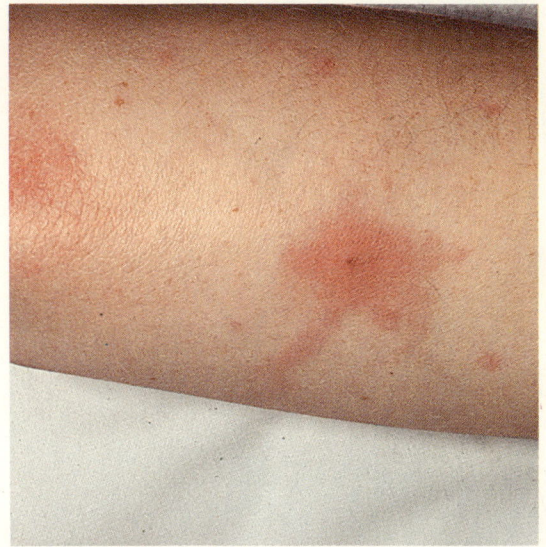

Abb. 11.**6**   Hautherde bei Gonokokken-Sepsis

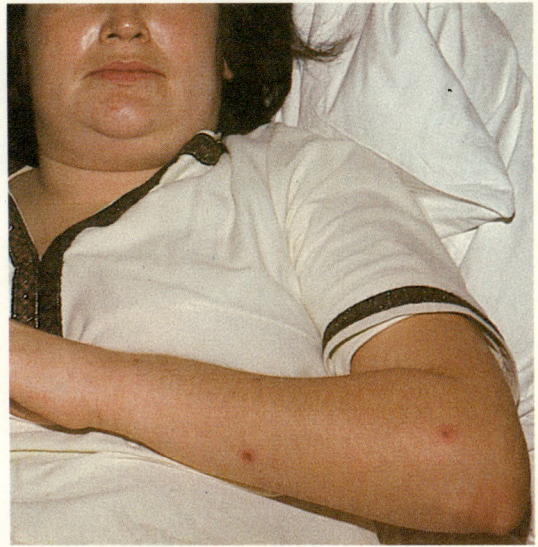

Abb. 11.**7**   Hautherde bei Staphylokokken-Sepsis

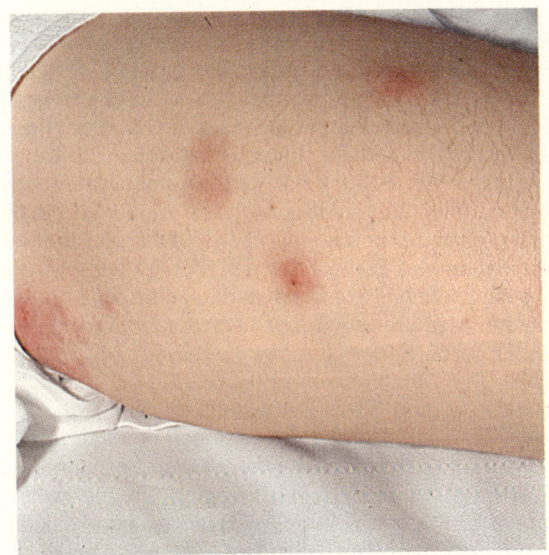

Abb. 11.**8**   Hautherde bei Streptokokken-Sepsis

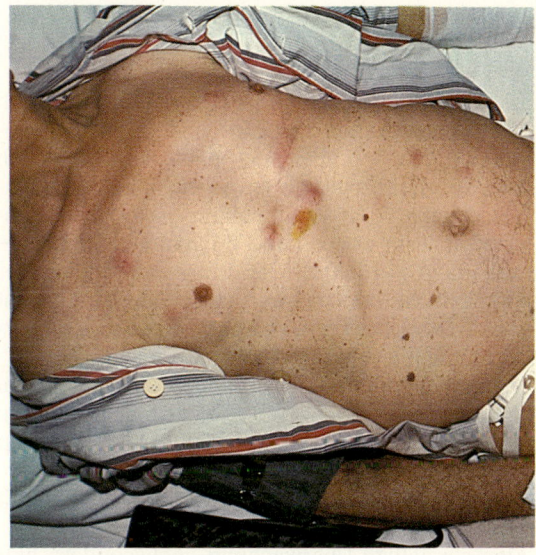

Abb. 11.**9**   Hautherde bei Pseudomonas-Sepsis

ämie, Endokarditis und Endoplastitis besteht meist eine Dauerbakteriämie, so daß auch eine Entnahme bei lange bestehendem Fieber sinnvoll ist. Der Nachweis fakultativ pathogener Bakterien bei klinisch typischem Krankheitsbild beweist recht weitgehend eine Septikämie. Schwierig wird die Interpretation, wenn typische Hautkeime (Staphylococcus epidermidis) oder typische Kontaminationen nachgewiesen werden (z. B. aerobe Sporenbildner). Nur ein wiederholter Nachweis des gleichen Stammes beweist eine Infektion durch derartige Keime. Wichtig ist dabei die sorgfältige und penible Hautdesinfektion, am besten mit Jodtinktur. Die Entnahme von Blutkulturen aus Venenkathetern muß wegen der Kontaminationsgefahr vermieden werden.

Ein Erregernachweis ist auch aus Ausgangsherden und Absiedlungen möglich; dabei kann jedoch die Aussagefähigkeit bei mischinfizierten Herden weniger gut sein. Erreichbare Herde sollten, wenn möglich, punktiert werden. Ein Erregernachweis aus Sputum, Bronchialsekret, Eiter, Urin, Wundsekret gelingt manchmal. Eine serologische Diagnostik septikämischer Erkrankungen ist nur sehr bedingt möglich (eventuell bei Staphylokokken- bzw. A-Streptokokken-Septikämien). Kontrollen unter der Therapie bestehen aus der Überwachung klinischer Parameter, wie Entfieberung, Rückgang der Leukozytose, Verschwinden von Metastasen, Rückgang des Milztumors.

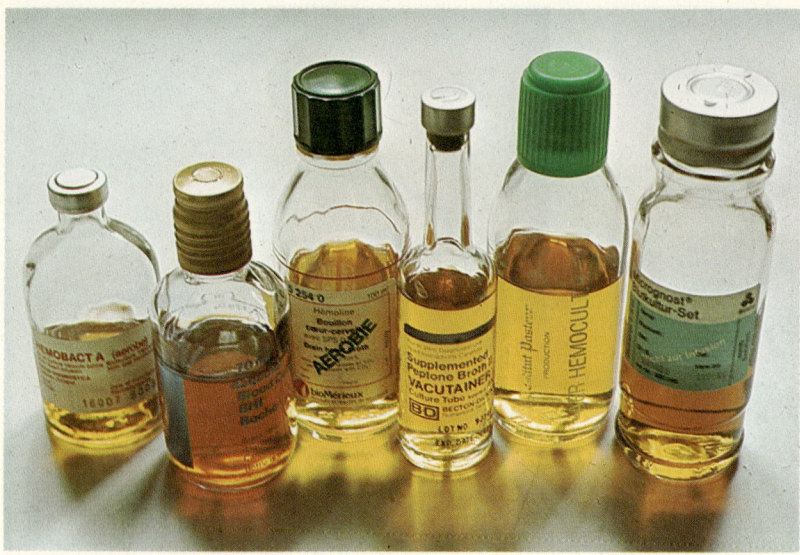

Abb. 11.**10**   Unterschiedliche Blutkulturflaschen

Therapie

Es gibt hierbei allgemeine Regeln:

1. Die Auswahl des Antibiotikums richtet sich nach den angezüchteten Erregern und ihrem Antibiogramm, daneben aber auch nach dem klinischen Bild, der Eintrittspforte sowie eventuellen Organbeteiligungen. Generell sollten bakterizide Substanzen − in erster Linie β-Lactamantibiotika − verwendet werden. Bei Infektionen durch weniger empfindliche oder schwer angreifbare Erreger ist eine synergistische Kombinationstherapie, in erster Linie mit Aminoglykosiden, notwendig.
2. Die Behandlung muß über längere Zeit parenteral in hoher Dosis durchgeführt werden. Insbesondere bei Formen, die zu Abszedierung führen, treten häufig Rezidive auf.
3. Größere Sepsisausgangsherde müssen durch Punktion oder Drainage saniert werden.
4. Eine sorgfältige Überwachung, insbesondere hinsichtlich Nebenwirkungen der Therapie, sowie unspezifische Behandlungsmaßnahmen wie Schocktherapie, Bluttransfusionen, Ausgleich von Elektrolytstörungen sind wichtig.

Die moderne Antibiotikatherapie septikämischer Infektionen stützt sich in erster Linie auf Penicilline und Cephalosporine. Als Kombinationspartner der β-Lactamantibiotika kommt ein Aminoglykosid in Frage, um ein möglichst lückenloses Wirkungsspektrum oder synergistische Effekte zu erzielen. Die Initialtherapie eines septischen Krankheitsbildes muß sich nach den klinischen Symptomen, anamnestischen Angaben, Eintrittspforten, Absiedlungen sowie der Initialsymptomatik orientieren.

Septischer Schock

Bei einer Gramnegativen-Septikämie entwickelt sich häufig ein septischer Schock. Eine Escherichia-coli-Sepsis ist häufiger (30−40%) von einem septischen Schock begleitet als Septikämien durch Klebsiellen, Proteus oder Pseudomonas. Selten kann ein septischer Schock auch als Folge einer Infektion mit Pneumokokken, Staphylokokken, Clostridien auftreten. Ein septischer Schock hat weitgehende Gemeinsamkeiten mit einem Endotoxinschock − einem tierexperimentellen Schockmodell nach Zufuhr von Endotoxin abgetöteter Enterobakterien. Bei der Pathogenese des septischen Schocks spielt die Freisetzung körpereigener Mediatoren (tumor necrosis factor, Interleukin I) durch Endotoxine der Bakterien eine zentrale Rolle. Der Ablauf eines septischen Schocks ist schematisch in Abb. 11.**11** dargestellt.

Ein septischer Schock läßt sich deutlich in eine Früh- und eine Spätphase unterteilen. Er beginnt als Ausdruck der bakteriellen Einschwemmung nahezu immer mit einem Schüttelfrost, der oft von Übelkeit, Erbrechen und Durchfall begleitet ist. Direkt anschließend kommt es meist zu einem steilen Fieberanstieg. Während des Schüttelfrostes und des Fieberanstiegs sind Bakterien im Blut kulturell nachweisbar. Nach einem unterschiedlich langen Intervall (2−18 Stunden) nach dem Schüttelfrost entwickelt sich ein Schockzustand mit zunächst warmer, dann kalter, schweißbedeckter Haut, schwerem Krankheitsgefühl, zum Teil Benommenheit und Koma. In dieser Phase bestehen meist eine Hypotonie, eine Thrombozytopenie, eine Leukozytose mit starker Linksverschiebung sowie eine Laktatazidose mit erniedrigtem $paCO_2$. Der klinisch wichtigste Mechanismus im septischen Schock ist eine langanhaltende Vasokonstriktion. Metabolische Veränderungen, zelluläre Schädigungen sowie eine Aktivierung der Komplementkaskade kommen hinzu. Warum nur ein Teil der Patienten mit einer gramnegativen Sepsis einen septischen Schock bekommt, ist letztlich unklar. Es erscheint naheliegend, daß quantitative Mechanismen eine Rolle spielen − so ist ein septischer Schock bei einer Bak-

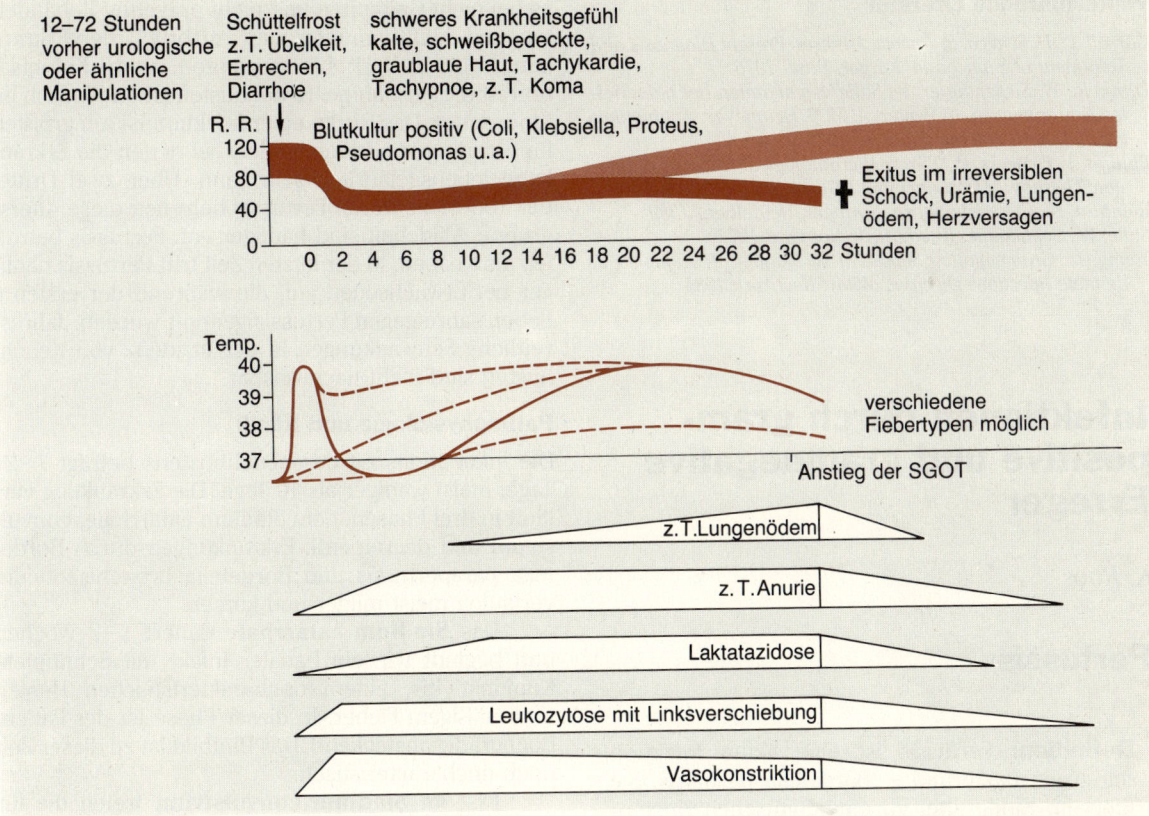

12–72 Stunden vorher urologische oder ähnliche Manipulationen

Schüttelfrost z.T. Übelkeit, Erbrechen, Diarrhoe

schweres Krankheitsgefühl kalte, schweißbedeckte, graublaue Haut, Tachykardie, Tachypnoe, z.T. Koma

Blutkultur positiv (Coli, Klebsiella, Proteus, Pseudomonas u.a.)

Exitus im irreversiblen Schock, Urämie, Lungenödem, Herzversagen

verschiedene Fiebertypen möglich

Anstieg der SGOT

z.T.Lungenödem

z.T.Anurie

Laktatazidose

Leukozytose mit Linksverschiebung

Vasokonstriktion

Abb. 11.**11**   Schema der Gramnegativen-Sepsis mit septischem Schock

teriämie mit geringen Keimzahlen kaum vorstellbar. Es gibt aber auch Hinweise auf unterschiedliche Entgiftung von Endotoxinen durch das RES. Klinisch ist auffällig, daß bevorzugt Patienten mit schweren Grundkrankheiten einen septischen Schock bekommen. Die Letalität eines septischen Schocks ist hoch, etwa zwei Drittel der Patienten mit septischem Schock sterben. Mit sorgfältiger Intensivmedizin läßt sich die Letalität etwas senken. Limitierende Komplikationen bleiben jedoch das Nierenversagen (Schockniere), die Entwicklung einer Schocklunge sowie einer sekundären Verbrauchskoagulopathie.

Therapie

Die Therapie des septischen Schocks wird entsprechend der zum Teil unklaren Pathogenese nicht einheitlich beurteilt.

Bewährte Maßnahmen bei septischem Schock:

1. Hochdosierte, massive, intravenöse Gabe von bakterizid wirkenden Antibiotika.
2. Digitalisierung bei Herzinsuffizienz.
3. Gabe von Sauerstoff.
4. Sorgfältige Allgemeinpflege und Überwachung mit Substitution von Elektrolytstörungen bzw. Bluttransfusion, wenn bereits vorher eine Anämie bestand. Behandlung von Spätmanifestationen wie Schockniere, Schocklunge, Lungenödem, Verbrauchskoagulopathie.

Von fraglichem Wert beim septischen Schock sind hochdosierte Glucocorticoide, Heparin, Dopamin, Dobutamin, Orciprenalin, Proteinasenhemmer, α-Rezeptorenblocker.

Die Vielzahl der empfohlenen Therapieformen zeigt, daß es bis jetzt keine überlegene Therapie des septischen Schocks gibt.

Merke: Septikämien sind schwere Infektionen, die durch kontinuierlichen oder schubweisen Bakterieneinbruch in die Blutbahn gekennzeichnet sind.

Wichtige Faktoren sind die Art der Erreger, deren Eintrittspforte und der Immunstatus des Organismus. Klinische Symptome sind vorwiegend Fieber, Milzvergrößerung, Mikroembolien, Hautveränderungen, schweres Krankheitsgefühl; die bedrohlichste Septikämieauswirkung ist der septische Schock. Diagnostisch ist der Erregernachweis vordringlich. Die Behandlung erfolgt hochdosiert mit bakterizid wirkenden Antibiotika; falls möglich, sollte der Sepsisausgangsherd saniert werden.

Weiterführende Literatur

Garrod, L., H. Seneca, E. Jawetz, J. Freres: Present Diagnosis and Treatment of Septicemia. Karger, Basel 1976

Lüthy, R., W. Siegenthaler, W. Stille: Septikämien bei bakteriellen Erkrankungen. In Walter, A. M., I. Heilmeyer: Antibiotika-Fibel, 4. Aufl. Thieme, Stuttgart 1975

Phillips, I., P. Meers, P. D'Arcy: Microbiological Hazards of Infusion Therapy. MTP, Lancaster 1976

Reinhart, K., K. Eyrich: Sepsis. Springer, Heidelberg 1989

Stille, W., Septikämie. Rheindruck, Boppard 1972

Young, L.: Gramnegative Sepsis. In G. Mandell, R. Douglas, J. Bennett: Infectious Diseases. Wiley, New York 1985

Infektionen durch grampositive und gramnegative Erreger

R. Roos

Pertussis

Definition: Pertussis ist eine akute Infektion durch ein Bakterium – Bordetella pertussis. Sie führt im Kindesalter zu einer typischen Hustenform mit Anfällen von stakkatoartigem Husten mit darauf folgendem inspiratorischem Stridor und häufig Erbrechen.

Häufigkeit

Der Keuchhusten hat zumindest in der Bundesrepublik parallel zur nachlassenden Durchimpfung wieder deutlich zugenommen. Genaue Zahlen über die Häufigkeit von Pertussis gibt es bei der fehlenden Meldepflicht nicht, doch sind lokale Epidemien häufig.

Ätiologie

Erreger des Keuchhustens ist Bordetella pertussis. Ein pertussisähnliches Krankheitsbild kann auch von Adenoviren, dem teilweise epidemisch auftretenden Erreger Bordetella parapertussis und selten auch Bordetella bronchisepticum hervorgerufen werden. Auch Mischinfektionen zwischen Bordetella pertussis und Adenoviren sind beschrieben.

Bordetella pertussis ist ein kleines, unbewegliches gramnegatives Stäbchen, das nur auf Spezialnährböden (Kohle-Pferdeblut-Agar) anzüchtbar ist. Wie Bordetella pertussis ist auch Bordetella parapertussis unbegeißelt und unterscheidet sich dadurch von begeißelten und damit beweglichen Bordetella bronchisepticum. Zwischen allen drei Erregern besteht keine Kreuzimmunität, es gibt für jeden Erreger spezifische Agglutinationsreaktionen.

Epidemiologie

Pertussis ist hoch kontagiös. Die Übertragung erfolgt durch eine Tröpfcheninfektion. Bei Exposition kommt es bei nicht Geimpften und nicht präventiv Behandelten und Nichtimmunen zum Ausbruch der Erkrankung in bis zu 100%. Eine asymptomatische Kolonisation ist die Ausnahme. Keuchhusten ist endemisch im Kindesalter. Das Risiko einer Infektion ist am größten für Säuglinge und Kleinkinder, bei denen die Erkrankung lebensgefährlich sein kann. Über zwei Drittel der Todesfälle durch Pertussis betreffen diese Altersgruppe. Mädchen sind häufiger von Pertussis betroffen als Knaben. In der letzten Zeit tritt Pertussis häufiger bei Erwachsenen auf, die während der ersten 6 Lebensjahre gegen Pertussis geimpft wurden. Jahreszeitliche Schwankungen in der Inzidenz von Keuchhusten sind nicht nachweisbar.

Pathophysiologie und Klinik

Die Inkubationszeit des Keuchhustens beträgt 7–21 Tage, meist weniger als 10 Tage. Die Erkrankung verläuft in drei Phasen, dem Stadium catarrhale, convulsivum und decrementi. Erkrankungen durch Bordetella parapertussis und Bordetella bronchisepticum verlaufen meist milder und kürzer.

Das **Stadium catarrhale** dauert 1–2 Wochen und beginnt wie ein banaler Infekt mit Schnupfen, Konjunktivitis, einem uncharakteristischen Husten und mäßigem Fieber. In dieser Phase ist der Patient hochgradig ansteckend. Das Blutbild ist zu dieser Zeit noch uncharakteristisch.

Erst im **Stadium convulsivum** treten die für den Keuchhusten charakteristischen, meist nächtlichen Hustenanfälle auf. Zum Hustenanfall kommt es, wenn sich in den Bronchien zähes glasiges Sekret angesammelt hat oder durch andere Reize wie Essen, Temperatur- oder Lagewechsel oder psychische Erregung. Hustenstoß folgt auf Hustenstoß, 15 bis 20mal kurz hintereinander. Das Gesicht des Kindes verfärbt sich unter den immer rascher aufeinander folgenden Hustenstößen erst rot, dann blau (Blauhusten). Zum Schluß wird oft etwas zäher glasiger Schleim hochgewürgt. Erbrechen am Ende des Hustens ist häufig. Der Hustenanfall wird von einer, mit hörbarem Stridor verbundenen, Inspiration beendet. Die Zunge wird beim Husten meist herausgestreckt; es entstehen nicht selten Ulzera am Frenulum des Zungengrundes. Die Hustenanfälle sind für den Patienten (und dessen Familie) oft sehr quälend. Das konvulsive Stadium dauert 2–4 Wochen oder auch länger.

Im **Stadium decrementi** werden die Hustenanfälle dann immer seltener und haben einen immer milderen Verlauf.

Diagnostisches Vorgehen

Wegleitend ist das typische klinische Bild mit den nächtlichen Hustenattacken und die Epidemiologie mit Gruppenerkrankungen in Wohngemeinschaften und Kindergärten. Das Röntgenthoraxbild hilft nicht zur Frühdiagnose. Aufwendig und deswegen selten praktiziert ist der mikrobiologische Nachweis auf Spezialnährböden. Tiefe Nasenabstriche sind ergiebiger als die Hustenplatten. Mit Hilfe eines direkten Immunfluoreszenztestes läßt sich der Erreger in wenigen Stunden nachweisen. Benötigt werden dazu luftgetrocknete Ausstriche von Nasopharyngealsekret. IgA- und IgM-Antikörperbestimmungen (indirekte Immunfluoreszenz, ELISA, KBR; Agglutination) sind erst ab der 2. Woche nach Krankheitsbeginn möglich und haben dementsprechend diagnostisch für den Patienten geringe Bedeutung. Typisch ist das Blutbild. Zu Ende des katarrhalischen und etwa 4–6 Wochen während des Konvulsivstadiums findet sich eine Lymphozytose. Der Gesamtleukozytenwert liegt meist über 15 000/mm³ (15×10^9/l) bis zu 50 000 mm³ (50×10^9/l), davon 60–70% Lymphozyten. Klinischchemische Untersuchungen ergeben keinen wesentlichen diagnostischen Beitrag.

Differentialdiagnose

Pertussisähnliche Hustenanfälle können auch bei Adenovirusinfektionen, Bronchiallymphknotentuberkulose, Mukoviszidose, bei einem Fremdkörper oder jedem anderen, die Trachea einengenden Prozeß hervorgerufen werden.

Komplikationen

Die häufigste Komplikation von Pertussis ist die Pneumonie. Die Pneumonie kann durch Bordetella pertussis selbst verursacht sein oder durch eine sekundäre bakterielle Superinfektion. Durch den zähen Schleim beim Keuchhusten kann es zu Atelektasen kommen. Häufig ist eine Otitis media. Durch die Hustenanfälle kann es zur Ruptur von Alveolen mit folgendem interstitiellen Emphysem und Pneumothorax kommen. Eine ernste Komplikation stellt die Pertussisenzephalopathie dar. Sie äußert sich in tonischklonischen Krampfanfällen oft mit Fieber und Bewußtlosigkeit. Im EEG finden sich Grundrhythmusveränderungen. Im Liquor gibt es kaum Veränderungen, höchstens eine mäßige Lymphozytose, Eiweiß- und Glucosevermehrung.

Seltenere Komplikationen sind ein Ulkus am Frenulum des Zungengrundes, Epistaxis, Meläna, subdurale Hamatome, Zwerchfellruptur und die Entstehung von Hernien.

Für junge Säuglinge unter 4 Monaten stellt der Keuchhusten eine lebensbedrohliche Erkrankung dar. Bei ihnen treten die Hustenattacken nicht auf. Statt dessen sind Apnoen typisch, die mit schweren Bradykardien einhergehen können und dabei zu schweren zerebralen Schädigungen und zum Tod führen können.

Therapie

Im katarrhalischen Stadium ist durch die Gabe von Antibiotika eine Abmilderung des schweren Verlaufes möglich. Im Stadium convulsivum haben Antibiotika keinen Einfluß mehr auf den Krankheitsverlauf, jedoch ist auch dann die Antibiotikatherapie zur Elimination des Erregers und damit zur Reduzierung der Gefahr einer Streuung der Erkrankung in einer Population angebracht. Es wurden mehrere Antibiotika verwendet, durchgesetzt hat sich allein Erythromycin. Nach 14 Tagen Behandlung gilt ein Patient als nicht mehr infektiös. Ampicillin wirkt ebenso wie Chloramphenicol nur in vitro und ist therapeutisch nicht brauchbar. Eine prophylaktische oder therapeutische Behandlung mit Hyperimmunserum ist obsolet.

Die Allgemeinbehandlung soll sich durch Vermeiden von Aufregung (Passiv-)Rauchen oder ähnlichem darauf beschränken, keine Hustenanfälle zu provozieren. Bei älteren Kindern sind Antitussiva und Sedativa insbesondere am Abend sinnvoll, um die Frequenz der nächtlichen Hustenanfälle zu reduzieren. Bei Säuglingen mit Apnoegefahr sind Sedativa kontraindiziert. Eine sorgfältige auf Beruhigung abzielende Pflege ist wichtig. Bei einem Hustenanfall ist es hilfreich, den Patienten aufzusetzen, abzulenken und bei Erbrechen die Atemwege frei zu halten.

Prophylaxe

Diaplazentar übertragene agglutinierende Antikörper schützen ein Neugeborenes nicht vor Erkrankung. Bei Kontakt mit einem Erkrankten, besonders im Stadium catarrhale, ist eine antibiotische Prophylaxe des Infektionsgefährdeten mit Erythromycin für 14 Tage durchzuführen. Früher bestand die Befürchtung, daß die derzeit verfügbaren Ganzzell-Vakzinen gegen Keuchhusten zu Komplikationen, mit Enzephalopathie, Fieber und neurologischen Spätschäden, führen können. Diese Befürchtungen haben sich bei Nachuntersuchungen nicht bestätigen lassen. Vielmehr werden die meisten neurologischen Erkrankungen erst mit oder nach dem 3. Lebensmonat manifest, zu einem Zeitpunk, an dem auch gegen Pertussis geimpft wird. Zerebrale Dauerschäden wurden deswegen fälschlicherweise der Pertussisimpfung angelastet. So wird die Impfung heute für alle Säuglinge empfohlen und in der Regel in Kombination mit der Impfung gegen Diphtherie und Tetanus (DPT) durchgeführt. Allerdings treten nach Pertussisimpfung lokale Rötungen, Fieber und schrilles Schreien der Säuglinge häufiger auf, als bei anderen Impfungen. Die Impfung schützt erst nach dreimaliger Applikation; bei Beginn im 3. Lebensmonat, also frühestens mit 7–8 Monaten vor einer Pertussiserkrankung. Möglicherweise weniger mit Nebenwirkungen aber auch geringerer Schutzwirkung behaftet sind azelluläre Impfstoffe, die derzeit in Erprobung sind. Die Effektivität der oralen Impfung ist nicht erwiesen.

Prognose und Verlauf

Nach 4 Wochen im Stadium decrementi werden die Hustenanfälle seltener und nehmen einen zunehmend leichteren Verlauf. Manchmal wird, oft Monate später, das Muster der Hustenanfälle bei weiteren Infekten der oberen Luftwege wieder aufgenommen, so daß ein dem Keuchhusten sehr ähnliches Bild entsteht. Die Keuchhustensterblichkeit ist gering.

Merke: Der Keuchhusten ist eine mit schweren, meist nächtlichen Hustenanfällen verlaufende Infektion. Er manifestiert sich meist im Kindesalter, ist für den Patienten und seine Umgebung außerordentlich belastend und kann mit ernsthaften Komplikationen einhergehen.

Weiterführende Literatur

Feigin, R. D., J. D. Cherry: Pertussis. In Feigin, R. D., H. D. Cherry: Textbook of Pediatric Infectious Diseases. Saunders, Philadelphia, 1987

Hoppe, J. E.: Einfache bakteriologische Methoden für die Praxis. Kulturelle Bordetellen-Diagnostik. Pädiatr. Prax. 37 (1988) 515–518

Ocklitz, H. W.: Bordetella-Infektionen (Keuchhusten). In Brüschke, G.: Handbuch der Inneren Erkrankungen, Bd. V, Infektionskrankheiten. VEB Gustav Fischer, Jena 1983

Diphtherie

Definition: Es handelt sich um eine akute Infektion durch Corynebacterium diphtheriae. Sie führt an den Schleimhäuten der Tonsillen, Pharynx und Larynx und der Nase zu membranösen Belägen. Die Toxinbildung des Erregers führt zu neuro-, kardio- und nephrotoxischen Symptomen.

Häufigkeit

Die Erkrankung ist selten, 1973 wurde auf 1 Million Einwohner nur ein gemeldeter Diphtheriefall registriert. In den letzten Jahren sind vereinzelt lokale epidemische Ausbrüche, vor allem bei Einwanderern aus Südostasien, registriert worden.

Ätiologie

Diphtherie wird durch ein grampositives, sporenloses, unbewegliches Stäbchen, Corynebacterium diphtheriae, hervorgerufen. Der Erreger weist im Präparat Granula und eine Y- bzw. V-förmige Lagerunge auf (Neißer- oder Albert-Färbung). Die Anzüchtung ist auf Clauberg- bzw. Löffler-Nährboden nicht schwierig. Man unterscheidet drei verschiedene, nicht mit der Krankheitsschwere korrelierende Typen: gravis, mitis, und intermedius.

Epidemiologie

Infektionsquelle ist der Mensch als Erkrankter oder asymptomatischer Keimträger. Gefunden werden die Erreger aber auch bei Tieren (Hunde, Pferde, Schafe, Kühe usw.). Die Übertragung erfolgt durch Tröpfchen beim Husten, Niesen und Sprechen, auch Schmierinfektionen von erkrankten Hautarealen sind möglich. Die Inkubationszeit beträgt 2–5 Tage.

Pathophysiologie und Klinik

Das hitzelabile Exotoxin ist bei fehlender antitoxischer Immunität des Patienten für die klinische Manifestation verantwortlich. Diphtheriebakterien kolonisieren im Nasopharynx von disponierten Personen. Die Schleimhaut wird unter dem Einfluß des Toxins nekrotisch. Es kommt zu einem lokalen, die Oberfläche destruierenden Krankheitsprozeß. Die Menge des Toxins in der Blutbahn ist von der Größe und Lokalisation der Membran abhängig. Es greift besonders Herz- und Nervengewebe an.

Bei der Erkrankung kommt es zur nasalen, tonsillären pharyngealen bzw. laryngotrachealen oder zu der nichtrespiratorischen Diphtherie (Wunden, Konjunktiva, Genitale u. a.), wobei auch kombinierte Lokalisationen vorkommen können.

Tonsillendiphtherie beginnt mit abrupt einsetzendem, unbestimmtem Krankheitsgefühl (Eßunlust, Mattigkeit, Kopfschmerzen, Schluckschmerz).

Die Temperatur ist meist nur mäßig erhöht. Der doppelseitige Befall der Tonsillen ist charakteristisch. Die entstehende Mebran ist dick, speckig, erhaben, scharf begrenzt, aber nicht unbedingt zusammenhängend. Im Verlauf der Erkrankung konfluieren bzw. vergrößern sich die membranösen gelblichen Beläge rasch. Der Belag läßt sich mit dem Spatel schlecht abstreifen, wobei es zur Blutung kommt. Nicht selten überschreitet der Belag die Grenzen der Tonsillen, um auf Gaumen oder sogar die Uvula überzugreifen (Abb. 11.**12**). Ein faulig-süßlicher Geruch ist typisch, aber nicht beweisend für Diphtherie. Die Kieferwinkelknoten sind stets geschwollen und mäßig druckschmerzhaft.

Nasendiphtherie: Von ihr sind häufiger Säuglinge betroffen. Sie macht sich wie ein gewöhnlicher Schnupfen durch erschwerte Nasenatmung und primär durch ein serös-eitriges Sekret bemerkbar. Der Verdacht auf Diphtherie ist begründet, wenn dem Sekret Blut und kleine Membranfetzen beigemischt sind.

Kehlkopfdiphtherie: Sie tritt hauptsächlich bei Kleinkindern auf. Der Rachenbefund gibt meist einen Hinweis. Es tritt rasch zunehmende Heiserkeit bis zur Aphonie und ein trockener „bellender" Husten auf. Darauf folgt die Entwicklung einer Stenose mit allen typischen Symptomen, wie inspiratorische Dyspnoe und inspiratorischer Stridor, die letztlich bei nicht sofort gesicherten Atemwegen (Intubation oder Tracheotomie) zum Ersticken führen. Es handelt sich dabei um den echten diphtherischen Krupp. Die Kehlkopfdiphtherie kann auch zur Trachealbeteiligung führen. Diese Form ist von der Lokalisation her und im Hinblick auf die Toxinämie als ein extrem schweres Krankheitsbild anzusehen.

Sehr selten ist die **Bindehautdiphtherie** oder **Ohrendiphtherie** bei Säuglingen mit eitriger, blutiger Sekretion und Membranbildung. Die regionären Lymphknoten sind geschwollen.

In den Tropen gibt es häufiger auch **Hautdiphtherie.**

Diagnostisches Vorgehen

Unabdingbar ist wegen der unverzüglich erforderlichen Antitoxinbildung eine frühzeitige Diagnose. Eine einwandfreie bakteriologische Diagnostik erfordert 15–20 Stunden. Ausstrichpräparate mit dem Nachweis der typischen Lagerung, Polkörperchenfärbung nach Neißer und der Immunfloreszenz können einen Verdacht ergeben, sind aber oft nicht zuverlässig. Deswegen ist die Initialdiagnose allein auf die klinische Symptomatik gestellt. An Diphtherie zu denken ist immer bei membranösen Tonstilitiden, insbesondere wenn sie auf die Umgebung übergreifen und mit Mundgeruch einhergehen. Erbrechen, Blässe und Tachykardie sind die ersten toxischen Zeichen. Eine Mononukleose kann auch mit einem Blutbild rasch ausgeschlossen werden.

Differentialdiagnose

Abzugrenzen ist die Diphtherie von der A-Streptokokken-Tonsillitis, der infektiösen Mononukleose, der Angina Plaut-Vincenti bzw. der Agranulozytose, die zum Beispiel im Rahmen der Chemotherapie einer Leukämie auftreten kann. Beim bellenden Husten mit inspiratorischem Stridor ist auch an eine stenosierende virale Laryngitis, bei inspiratorischem Stridor an eine Epiglottitis, die Laryngotracheitis, Fremdkörper bzw. pharyngeale und retropharyngeale Abszesse zu denken.

Komplikationen

Häufig kommt es bei schwerer Diphtherie zur toxischen Myokarditis. Sie tritt meist nach der 2. Woche der Erkrankung in Erscheinung, kann aber bis zur 6. Woche nach Auftreten der Erkrankung manifest werden: Der 1. Herzton wird leiser, oder es tritt eine Arrhythmie auf. Hebung der ST-Strecke oder Verlängerung des PR-Intervalles sind charakteristisch. Diesen Erscheinungen kann eine Herzinsuffizienz folgen.

Eine Neuritis erscheint nach einer wechselnd langen, symptomfreien Periode; sie ist meist symmetrisch mit motorischer und sensibler Beteiligung und gewöhnlich vollständig. Die häufigsten Manifestationen sind die Gaumensegellähmung (Nasalstimme, flüssige Nahrung kommt durch die Nase), Augenmuskellähmungen und Zwerchfellparese. Eine schwere, aber seltene Verlaufsform ist die aufsteigende Landry-Paralyse mit Blasen- und Mastdarmparalyse und Lähmung der Atmungsmuskulatur. Im Liquor findet sich eine Eiweißerhöhung ohne wesentliche Zellvermehrung.

Therapie

Es ist erwiesen, daß die Prognose im hohen Maße von der rechtzeitigen Anwendung des Antitoxinserums abhängt. Aber auch die spätere Anwendung von Antitoxin ist nicht wirkungslos, da noch Toxin in der Blutbahn erreicht werden kann. Bei der antitoxischen Serumtherapie ist es ratsam, eine mögliche Sensibilisierung gegenüber Pferdeserum vorher zu überprüfen (Intrakutanprobe 0,1 ml einer 1:1000-Verdünnung). Die üblichen Dosen bewegen sich zwischen 10 000 und 60 000 E, wobei die Dosierung bei den großflächigen Pharynx- und Larynxaffektionen in toxischen Formen am höchsten sein soll. Penicillin und Erythromycin führen zur Erregerelimination. Asymptomatische Keimträger sollten zur Unterbrechung der Infektionskette ebenfalls antibiotisch behandelt werden. Bei ausgeprägter Atemnot ist die Intubation und eventuelle Beatmung erforderlich.

Prophylaxe

Erstes Ziel muß die Verhinderung der Erkrankung durch einen ausreichenden Impfschutz sein. Eine dreimalige Grundimmunisierung im 1. Lebensmonat

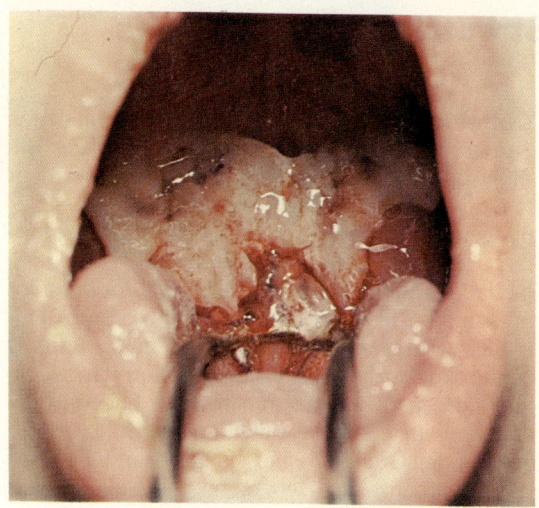

Abb. 11.**12** Charakteristischer Belag bei der Tonsillendiphtherie

im 3. Lebensmonat und mit 12 Monaten, gefolgt von einer Wiederauffrischimpfung im 6. Lebensjahr, führt zu einem ausreichenden Impfschutz.

Kontaktpersonen eines Erkrankten sollen, wenn im tiefen Rachenabstrich Corynebacterium diphtheriae nachgewiesen wurde, prophylaktisch behandelt werden. Geimpfte Personen erhalten eine einmalige Auffrischimpfung und prophylaktisch ein Depotpenicillin (z. B. Benzathinpenicillin 1,2 ME i. m. einmalig) oder für 8–10 Tage Erythromycin. Bei nicht geimpften Personen ist die aktive Impfung durchzuführen, prophylaktisch antibiotisch (s. oben) zu behandeln und die Antitoxingabe zu erwägen.

Prognose und Verlauf

Inapparente Infektionen sind möglich. Der Verlauf der Erkrankung hängt von der Virulenz des Erregers, der Lokalisation der Diphtherie und rechtzeitigem Therapiebeginn ab. Nach Antitoxingabe kommt es meist bald zu einer Besserung, nach 7–10 Tagen stoßen sich die Pseudomembranen ab. Die Letalität der Diphtherie ist schon innerhalb des letzten Jahrhunderts vor allem dank der Impfung stark zurückgegangen. Eine Myokarditis oder eine generalisierte Neuritis heilt meist vollständig aus. Gelegentlich kommt es jedoch zu einem bleibenden Herzmuskelschaden.

> **Merke:** Möglichst frühzeitige Gaben von Diphtherie-Antitoxin sind für die Prognose der Diphtherie ausschlaggebend. Die Patienten sind – abgesehen vom diphtherischen Krupp – besonders durch toxische Herzmuskelschäden gefährdet.

Weiterführende Literatur:

Brüschke, G.: Handbuch der Inneren Erkrankungen, Bd. V., Infektionskrankheiten. VEB Gustav Fischer, Jena 1983
Simon. C.: Diphtherie. In Bachmann, K.-D., H. Ewerbeck, E. Kleihauer, E. Rossie, G. Stalder: Pädiatrie in Praxis und Klinik. Fischer und Thieme, Stuttgart, 1989
Feigin, R. D., B. W. Stechenberg: Diphtheria. In Feigin, R. D., J. D. Cherry: Textbook of Pediatric Infectious Diseases. Saunders, Philadelphia 1981

Streptokokkeninfektionen

Definition: Streptokokken werden verschiedenen Serogruppen zugeordnet oder aufgrund ihrer Hämolysinbildung klassifiziert. Als Infektionserreger bedeutsam sind vor allem die Serogruppe A (S. pyogenes) als Erreger der Tonsillitis, des Scharlachs und des Erysipels. Die Serogruppe B (S. agalactiae) kann bei Schwangeren eine Chorioamnionitis und bei Neugeborenen eine Sepsis und Meningitis verursachen. Streptokokken der Gruppe D (Enterokokken) spielen als Erreger von Harnwegsinfektionen, Wundinfektionen und Endokarditis eine bedeutsame Rolle. Infektionen durch Streptokokken der Gruppe A sind als auslösender Faktor des rheumatischen Fiebers und der akuten hämorrhagischen Glomerulonephritis anzusehen.

Häufigkeit

A-Streptokokken-Infektionen der oberen Luftwege, insbesondere Tonsillitiden, stehen hinter den Virusinfektionen mit ca. 10% aller derartigen Erkrankungen an 2. Stelle. Den gleichen Stellenwert nehmen Hautinfektionen durch A-Streptokokken, hinter den Staphylokokken, ein. Auffallend ist der deutliche Rückgang der Folgeerkrankungen der A-Streptokokken-Infektionen, wie rheumatisches Fieber und Glomerulonephritis, in den letzten beiden Dekaden. Infektionen durch Streptokokken der Gruppe B haben bei Schwangeren und Neugeborenen in der Bundesrepublik vor ca. 15 Jahren deutlich an Häufigkeit zugenommen. Bei der in den ersten Tagen nach der Geburt beginnenden Sepsis des Neugeborenen stehen B-Streptokokken an erster Stelle und haben die früher dominierenden Escherichia coli abgelöst. Zirka 10% der Harnwegsinfektionen sind durch Streptokokken der Gruppe D (Enterokokken) verursacht. Sie können auch zur Endokarditis führen (Tab. 11.**6**).

Ätiologie

Bei Streptokokken handelt es sich um kugelförmige, paarig oder in Ketten wachsende grampositive Keime. In der Zellwand befinden sich die gruppenspezifischen Kohlenhydrate A, B, C, D, E, F, G, deren Antigenität routinemäßig zur Serotypisierung nutzbar gemacht werden. Weiter werden die durch sie induzierte (α-, β-, γ-)Hämolyse und andere biochemischen Methoden zur Differenzierung herangezogen.

Die Virulenz der A-Streptokokken ist an ein Zellwandantigen, das M-Antigen gebunden. Es gibt über 60 verschiedene M-Serotypen, die nach einer Infektion eine typenspezifische, möglicherweise lebenslange Immunität hinterlassen. Die antiphagozytäre Wirkung der M-Proteine wird dann durch opsonisierende Antikörper abgeblockt. Ein weiterer mit der Virulenz bzw. der Adhäsion in Zusammenhang stehender Faktor ist der sogenannte OF (serum opacity factor).

Andere antigene Substanzen der A-Streptokok-

ken sind das Streptolysin O, die Hyaluronidase und das erythrogene Toxin. Die vier Typen dieses Toxins, die das Krankheitsbild Scharlach auslösen, erzeugen eine isolierte, typenspezifische Immunität.

B-Streptokokken lassen sich aufgrund von Zellwandantigenen in insgesamt 4 Serogruppen und nicht typisierbare Spezies unterteilen. Bei der Neugeborenenmeningitis ist häufig der Serotyp III beteiligt.

An dieser Stelle werden nur Infektionen durch Streptokokken der Gruppe A und B besprochen. Andere Streptokokkeninfektionen werden bei den jeweiligen Organinfektionen erwähnt.

Streptokokken der Gruppe A

Epidemiologie

Die Übertragung der A-Streptokokken erfolgt über eine Tröpfcheninfektion. Es wird geschätzt, daß der Mensch im Verlaufe seines Lebens etwa 40–60 A-Streptokokken-Infektionen durchmacht. Der Höhepunkt der Inzidenz dürfte nach dem Ende des 1. Lebensjahrzehntes erreicht sein und langsam bis zum 3. Lebensjahrzehnt wieder abklingen. Erwiesen ist die erhöhte Inzidenz beim engen Zusammenleben auf kleinem Raum wie in Kinderheimen, Militärkasernen usw. Der Bettenabstand steht in direkter Korrelation zur Übertragungshäufigkeit. Der Standort pathogener Streptokokken sind die oberen Luftwege. Viele Personen sind asymptomatische Keimträger. Zwischen 15–20% der Schulkinder sind im Rachen mit Streptokokken der Gruppe A kolonisiert. Die Kolonisationsrate bei Erwachsenen liegt niedriger. Nahrungsmittel- und Wasserinfektionen sind möglich. Schmierinfektionen sind eher die Ausnahme.

Für die Epidemiologie des Scharlachs ist die typenspezifische immunogene Wirkung der M-Substanzen und der vier typenspezifischen, immunogenen erythrogenen Toxine bedeutsam. So kann es vorkommen, daß ein gegen alle vier Toxine immuner Patient lediglich eine Tonsillitis hat, während ein anderer durch den gleichen Erreger an Scharlach erkrankt.

Andererseits erkrankt ein Patient, der eine bestimmte Streptokokkentypinfektion überstanden hat und keine Immunität gegenüber den Toxinen besitzt, bei einem neuerlichen Kontakt durch denselben Streptokokkentyp nicht, auch wenn dieser Serotyp erythrogenes Toxin bildet. Erythrogenes Toxin ist nicht an bestimmte A-Streptokokkentypen gebunden.

Pathophysiologie und Klinik

Bis zum 6. Lebensmonat verlaufen alle Streptokokkeninfektionen bland in Form einer milden Pharyngitis und unterscheiden sich kaum von banalen Virusinfektionen. Bei älteren Säuglingen und Kleinkindern bis zum 3. Lebensjahr kommt es meist zu einem schleichenden Beginn mit relativ niedrigem Fieber, einer eitrigen Rhinopharyngitis mit Schwellung der zervikalen Lymphknoten und nicht selten einer Otitis media. Die Infektion kann sich über Wochen hinziehen. Ein positiver bakteriologischer Nachweis von A-Streptokokken und ein Anstieg des Antistreptolysin-

Titers sind beweisend. Nach dem 3. Lebensjahr, also in der Altersgruppe, die durch das rheumatische Fieber gefährdet ist, zeigt die A-Streptokokken-Infektion ein typisches Bild, mit einer akuten follikulären Tonsillitis, einer Pharyngitis oder einem ausgeprägten Scharlach. Bei älteren Kindern und Erwachsenen äußert sich die Erkrankung in einem abrupten Beginn von Halsschmerzen, begleitet von Abgeschlagenheit, Fieber, Kopfschmerzen; Übelkeit, Erbrechen, Gliederschmerzen und Bauchschmerzen sind im Kindesalter häufig. Es treten hierbei hohe Temperaturen auf.

Charakteristisch, aber nicht immer vorhanden sind eitrige Beläge auf den Tonsillen. Aus den Krypten der Tonsillen lassen sich Pfröpfe aus Detritus, Eiter und Bakterien ausdrücken. Die benachbarte Rachenschleimhaut zeigt eine follikuläre Schwellung. Die regionären Lymphknoten sind geschwollen.

Scharlach hat eine Inkubationszeit von 2−4 Tagen (1−7 Tage). Der Erkrankungsbeginn ist, abgesehen von einem Enanthem, weitgehend mit der Tonsillitis der nichterythrotoxinbildenden Streptokokken identisch. Innerhalb 12−48 Stunden nach Ausbruch der Erkrankung kommt es zu einem typischen Enanthem und Exanthem. Das Fieber steigt rasch bis zu 40 °C an und erreicht seinen Höhepunkt am 2. Tag, um dann meist lytisch über mehrere Tage hin abzufallen. Charakteristisch ist das Aussehen der Zunge, die anfangs einen weißlichen Belag aufweist, der sich von den Zungenrändern her abzustoßen beginnt, um dann zu einer auffallend geröteten Zunge mit verdickten Papillen (Abb. 11.**13**) zur „Himbeerzunge" zu werden (3.−4. Tag). Die eitrige Tonsillitis wird von ausgeprägten regionären Lymphknotenschwellungen, besonders im Kieferwinkel, begleitet. Der weiche Gaumen und die Uvula sind häufig ödematös geschwollen. Der harte Gaumen zeigt, neben einer düsterroten Verfärbung, intensiv rote Punkte und manchmal Blutungen. Gelegentlich kommt es auch zu pseudomembranösen Belägen auf den Tonsillen.

Das **Exanthem** ist kleinfleckig, d. h. höchstens stecknadelkopfgroß, dicht stehend und zeigt intensiv gerötete, oft erhabene Effloreszenzen. Manchmal kommt es zu kleinsten Bläschen mit weißgelblichem trüben Inhalt. Unter Druck mit dem Glasspatel hat die Haut einen blaßgelblichen Farbton. Auf dem Höhepunkt des Exanthems konfluieren die Einzeleffloreszenzen oft und führen zu einer intensiven Rötung der befallenen Hautareale. Manchmal besteht Juckreiz. Das Exanthem breitet sich in typischer Weise auf dem Körper aus. Es beginnt in der Subklavikulargegend am Hals und in der Leistenbeuge und überzieht von da an den ganzen Körper und die Extremitäten, wobei die Streckseiten und die distalen Partien bevorzugt sind. Die Wangen sind meist intensiv gerötet. Das Dreieck zwischen Kinn, Oberlippe und Nase bleibt frei (periorale Blässe). Charakteristisch für Scharlach ist die Hautschuppung. Sie steht in direkter Korrelation zum Ausmaß des Exanthems. Die Schuppung beginnt bereits nach 7 Tagen und verläuft im Gesicht und am Körper kleieförmig, an den Händen und Füßen grob lamellös. Der Höhepunkt der Schuppung liegt bei 3 Wochen nach Krankheitsbeginn und kann

bis zu 8 Wochen anhalten. Die Leber und die Milz können vergrößert sein. Eine toxische Nierenschädigung mit passagerer Proteinurie, Leukozyturie und Erythrozyturie während des Scharlachs ist möglich, heilt aber rasch aus.

Wundscharlach kann nach Verletzungen oder Verbrennungen auftreten. Das Exanthem erscheint dabei zunächst in der Umgebung der Wunde, eine Angina kann fehlen.

Das **Erysipel** ist eine meist akute, seltener auch chronische Hautinfektion durch Streptokokken der Gruppe A. Der Erreger wird durch eine Schmierinfektion oder Tröpfcheninfektion übertragen. Es befällt vorzugsweise Säuglinge, Kleinkinder und Erwachsene im fortgeschrittenen Alter. Begünstigend wirken kleine Verletzungen als Eintrittspforten und lokale Zirkulationsstörungen wie Ulcus cruris, Krampfadern, Lymphödem, Narben usw. Die Inkubationszeit beträgt 1 bis 3 Tage, manchmal nur Stunden. Es bestehen erhebliche Allgemeinstörungen, wie Abgeschlagenheit, Übelkeit, Erbrechen, Kopfschmerzen, Fieberanstiege mit heftigem Schüttelfrost.

Die Haut schwillt an, rötet sich intensiv, ist leicht überwärmt. Die befallene Haut ist durch einen

Tabelle 11.**6** Die häufigsten Streptokokkenarten und -erkrankungen

Serologische Gruppen	Spezies	Hämolyse auf Blutagar	Zahl der Typen	Infektion beim Menschen
A	Strep. pyogenes	β	ca. 80	Tonsillitis, Pharyngitis, Scharlach, Erysipel, Wundinfektionen
B	Strep. agalactiae	β (α)	7	Neugeborenensepsis, Meningitis, Chorioamnionitis, Harnwegsinfektion, Pneumonie, Osteomyelitis
C	Strep. faecalis	keine	ca. 40	Harnwegsinfektion, Endokarditis
D	Strep. viridans	α	ca. 10	subakute bakterielle Endokarditis
	Strep. pneumoniae	α	ca. 80	Pneumonie, Otitis media, Sepsis, Meningitis, Peritonitis

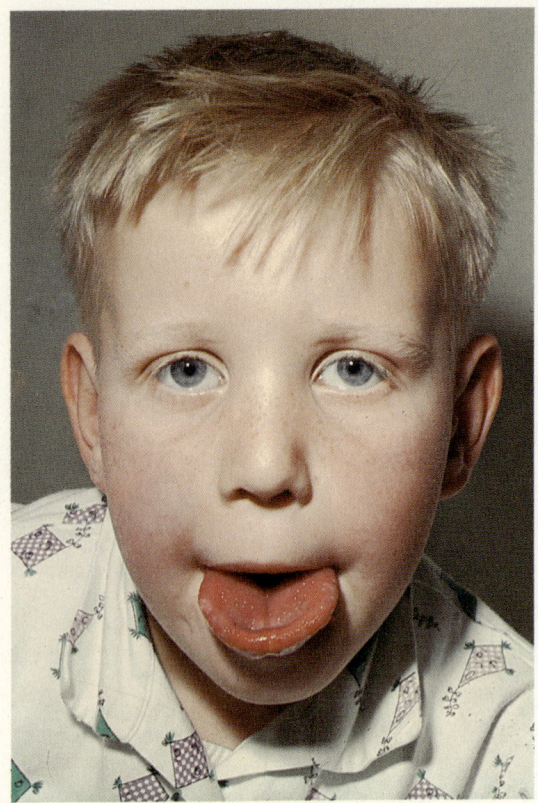

Abb. 11.13 Typische Scharlachzunge

scharfen, leicht erhabenen Rand von der gesunden, nicht befallenen Haut abgegrenzt.

Das Erysipel kann sich weiter ausbreiten und dann im Zentrum abblassen. Nach einigen Tagen tritt spontan ein Stillstand ein. Das Erysipel verfärbt sich dann feuerrot, später bläulich. Schwellungen der regionären Lympknoten sind immer nachweisbar. Manchmal bilden sich nichteitrige Blasen, die sich sekundär infizieren können. Nach Abheilung hinterläßt das Erysipel keine Immunität. Rezidivneigung ist häufig.

Die **Impetigo contagiosa** − eine oberflächliche, eitrige und verkrustete Hautinfektion − wird besonders bei älteren Kindern von A-Streptokokken, bei jüngeren von Staphylokokken hervorgerufen. Im ersteren Fall sind kleine Vesikel zu beobachten. Die Erreger werden durch Schmierinfektionen übertragen. Die Kontagiosität ist hoch. Oft sind mehrere Patienten in einer Familie von der Impetigo befallen.

Diagnostisches Vorgehen

Wichtigste Untersuchung ist der **bakteriologische Nachweis** von A-Streptokokken. Bei der A-Streptokokken-Tonsillitis oder Phyaryngitis sowie beim Scharlach erfolgt der kulturelle Nachweis aus dem Rachenabstrich. Beim Erysipel kann der kulturelle Nachweis im Punktionsmaterial aus der Grenzzone zwischen gesunder und befallener Haut erfolgen. Falls bei der Punktion kein Material zu gewinnen ist, kann auch etwas physiologische Kochsalzlösung in diesen Bezirk gespritzt und dann wieder aspiriert werden. In diesem Material lassen sich dann auch grampositive Kokken im Ausstrich nachweisen. Bei der Impetigo genügt ein einfacher Abstrich der befallenen Hautareale zum Nachweis der A-Streptokokken. Schwierig kann die Interpretation eines Nachweises von A-Streptokokken im Rachenabstrich sein, da bis zu 20% der normalen Bevölkerung mit A-Streptokokken kolonisiert sind. Bei negativem Kulturergebnis erübrigt sich eine auf A-Streptokokken abzielende antibiotische Therapie. Bei positivem Kulturergebnis und entsprechenden klinischen Symptomen sollte eine Penicillinbehandlung durchgeführt werden.

Auch modernere Schnellmethoden zum Nachweis von A-Streptokokken im Rachenabstrich, wie der Latexagglutinationstest, lösen dieses Problem der Unterscheidung einer Kolonisation mit A-Streptokokken von einer Infektion nicht. Der Latextest kann auch bei einfacher Kolonisation positiv sein.

Auch nach erfolgreicher Therapie einer A-Streptokokken-Tonsillitis kann der kulturelle Nachweis von A-Streptokokken noch positiv sein. Rachenabstriche zur Therapiekontrolle sind daher nicht erforderlich.

Serologische Nachweise von A-Streptokokken-Infektionen sind frühestens 8−14 Tage nach einer frischen Infektion möglich. Der Antistreptolysintiter steigt bei Racheninfektionen und Scharlach auf Titer über 400 ASL-Einheiten. Beim Erysipel und bei der Impetigo bleibt der ASL oft negativ. Der Antidesoxyribonuklease-B-Test und der Anti-Hyaluronidase-Test steigt dagegen immer an und ergibt positive Antikörpernachweise. Im Blutbild zeigt sich typischerweise eine Leukozytose und Linksverschiebung.

Differentialdiagnose

Die Unterscheidung einer A-Streptokokken-Tonsillitis von einer viralen zum Beispiel Adenovirus-Pharyngitis kann schwierig sein. Beide Infektionen können mit und ohne eitrige Exsudation auf den Tonsillen verlaufen. Auch der Rachenabstrich mit kulturellem oder serologischem Nachweis von A-Streptokokken ist nicht eindeutig, da sich eine Kolonisation nicht von einer Infektion unterscheiden läßt. Für A-Streptokokken können die Epidemiologie, eine Himbeerzunge und ein Scharlachexanthem sprechen. Zu berücksichtigen sind bei der Tonsillitis auch die Mononukleose und die (seltene) Diphtherie. Eine Konjunktivitis, Heiserkeit oder Husten sprechen mehr für eine virale Ursache. Bei Scharlachverdacht sind zahlreiche andere epidemische Exantheme differentialdiagnostisch zu beachten (Röteln, Masern, Exanthema subitum, infektiöse Mononukleose u. a.). Auch eine Medikamentenallergie und das Toxic-shock-Syndrom und, vor allem bei Kleinkindern, das Kawasaki-Syndrom sind zu erwägen.

Komplikationen

Eine Streptokokkentonsillitis kann sich bei verzögerter Therapie ausbreiten und zur Lymphadenitis, Otitis media oder zum Retropharyngealabszeß führen.

Tabelle 11.**7**   Therapie und Prophylaxe von Infektionen durch Streptokokken der Gruppe 4

	Therapie ja/nein Dauer oral/evtl. i. m.	Prophylaxe Familie a) Kleinkinder b) Kinder c) Erwachsene Dauer/Dosis	Prophylaxe Kindergarten Dauer/Dosis	Prophylaxe Schule
Scharlach Erkrankung Exanthem Fieber Strept.-A-Nachweis	ja, oral Penicillin V 10−14 Tage 50 000−100 000 E/kg/d*	a) u. b) ja, Penicillin oral, 5 Tage Dosis: 50 000 E/kg/d c) ∅	ja, Penicillin oral, wenn mehrere Erkrankungen; Kindergarten nicht schließen	wie Kindergarten
Streptokokken-A-Angina Fieber	ja, oral Penicillin V 10−14 Tage 50 000−100 000 E/kg/d*	a) u. b) ja, Penicillin oral, 5 Tage Dosis: 50 000 E/kg/d c) ∅	ja, Penicillin oral, wenn mehrere Erkrankungen; Kindergarten nicht schließen	wie Kindergarten, eher fakultativ
Streptokokken-A-Träger ohne Sypmptome gesund	keine Therapie	keine Therapie	keine Therapie. Ausnahme: Scharlachepidemie im Kindergarten Penicillin V oral 5 Tage 50 000 E/kg/d	entfällt
häufige Scharlachrezidive mit Strept.-A-Nachweis	ja, Penicillin V (oral) evtl. 100 000 E/kg/d 10 Tage evtl. i. m.*	*nur nach Abstrich* a)−c) Penicillin oral, 5 Tage +	entfällt	entfällt
häufige Anginarezidive mit Strept.-A-Nachweis	ja, Penicillin V (oral) evtl. 100 000 E/kg/d 10 Tage evtl. i. m.*	*nur nach Abstrich* a) − c) Penicillin oral, 5 Tage 50 000 E/kg/d +	enfällt	entfällt

* bei Penicillinallergie Erythromycin 60/mg/kg/d; + Kindergartenbesuch nach Abschluß der Therapie/Prophylaxe

Heute selten ist der lebensbedrohliche toxische Scharlach mit foudroyantem Verlauf, Hyperpyrexie, Delir sowie Krämpfen. Das Exanthem weist dann einen livriden Farbton auf und ist mit petechialen Blutungen durchsetzt. Der septische Scharlach kann mit intermittierenden hohen Temperaturen, einer nekrotisierenden Angina, Sinusitis, nekrotisierender Otitis media, Mastoiditis und septischer Sinusthrombose verlaufen.

Weitere Komplikationen sind das rheumatische Fieber und die postinfektiöse Glomerulonephritis. Diese Komplikationen sind nicht abhängig von der Schwere der vorausgehenden Streptokokkeninfektion. Die Glomerulonephritis tritt durchschnittlich 1−2 Wochen, das rheumatische Fieber 2−3 Wochen nach der Streptokokkeninfektion auf. Hautinfektionen können zwar eine Glomerulonephritis, nicht aber ein rheumatisches Fieber verursachen.

Therapie und Prophylaxe

Eine Streptokokkentonsillitis wird mit oralem Penicillin (z. B. Propicillin, Penicillin V) für 10 Tage behandelt (Tab. 11.**7**). Eine kürzere Dauer als 10 Tage führt gehäuft zu Rezidiven. Ziel der Therapie ist in erster Linie die Verhinderung der Ausbreitung der bakteriellen Infektion und die Verhinderung der Glomerulonephritis und des rheumatischen Fiebers und nicht die Eradikation des Erregers aus der Rachenflora. Eine Persistenz der A-Streptokokken im Rachenabstrich nach 10tägiger Therapie ohne klinische Symptomatik ist also kein Zeichen für ein Therapieversagen. Rachenabstriche nach Abschluß der Therapie sind deswegen obsolet. Problematisch sind häufig rezidivierende Tonsillitiden. Ein Teil dieser Fälle dürfte durch β-Lactamasen bildende Anaerobier zu erklären sein, die zur Inaktivierung des Penicillins führen. Bei diesen Patienten kommt eine Therapie mit Amoxycillin/Claculansäure (80 mg/kg/die) oder Erythromycin (50 mg/kg/die) oder u. U. mit Clindamycin oder einem oralen Cephalosporin in Frage.

Kleinkinder und Kinder aus der Familie eines Erkrankten sollten prophylaktisch behandelt werden. Über den zu behandelnden Personenkreis und die Dauer der Prophylaxe gibt es unterschiedliche Meinungen. Die Empfehlungen der Tab. 11.**7** stellen einen praktikablen Kompromiß dar.

Eine Applikation von oralem Penicillin (ca. 50 000 E/kg/die) oder eine monatliche i. m. Injektion eines Depotpenicillins ist zur Rezidivprophylaxe des rheumatischen Fiebers, nicht der akuten Poststreptokokken-Glomerulonephritis erforderlich.

Ein Erysipel sollte zu Beginn mit Penicillin G i. v. behandelt werden, später nach Entfieberung ist eine orale Therapie des Erysipels möglich. Die Dauer der Therapie beim Erysipel ist wesentlich länger als bei der Tonsillitis. Mitunter ist eine wochenlange Therapie erforderlich. Bei Penicillinallergie ist Erythromycin die Alternative.

Prognose und Verlauf

Bei rechtzeitigem Therapiebeginn ist eine Tonsillitis normalerweise nach 48 Stunden unter Kontrolle. Die Beschwerden durch die Tonsillitis lassen sich durch die Therapie deutlich mildern und verkürzen. Die Penicillintherapie verhindert Folgeerkrankungen wie das rheumatische Fieber, das nach Racheninfektionen, nicht aber nach Hautinfektionen durch A-Streptokokken auftritt. Das Erysipel hat oft einen wochenlangen Verlauf bis zur Ausheilung und zeigt große Rezidivneigung. Die Letalität durch Streptokokken ist durch die Penicillintherapie extrem niedrig.

Merke: A-Streptokokken sind für zahlreiche akute Infektionen der oberen Luftwege und Hautinfektionen verantwortlich. Die rechtzeitige Penicillinbehandlung verhindert Folgeerkrankungen, wie das akute rheumatische Fieber und die akute Glomerulonephritis.

Weiterführende Literatur

Marget, W.: Infektionskrankheiten. In Keller, W., A. Wiskott: Lehrbuch der Kinderheilkunde, 5. Aufl., hrsg. von A. Wiskott, K. Betke, W. Künzer. Thieme, Stuttgart 1991
Roos, R.: Rationaler Einsatz oraler Antibiotika in der kinderärztlichen Praxis. TW Pädiatrie 2 (1989) 397–410
Wannamaker, L. W.: Group A streptococcal infections. In Feigin, R. D., J. D. Cherry: Textbook of Pediatric Infectious Diseases. Saunders, Philadelphia 1987

Streptokokken der Gruppe B

Epidemiologie

Infektionsquelle ist ausschließlich der Mensch, natürlicher Standort der Intestinaltrakt. Frauen sind zu 5–20% vaginal mit B-Streptokokken kolonisiert. Bei der Geburt, insbesondere nach vorzeitigem Blasensprung, kann es zur Übertragung der B-Streptokokken auf das Neugeborene und zur Infektion kommen. Nach dem Zeitpunkt des Auftretens der Infektion unterscheidet man eine Frühform (early onset) von einer Spätform der Infektion (late onset). B-Streptokokken stehen bei den Erregern von Neugeboreneninfektionen heute an erster Stelle. Die nosokomiale Übertragung ist beschrieben.

Pathophysiologie und Klinik

Die Frühform beginnt meist unmittelbar nach der Geburt in den ersten Stunden und verläuft bei Neugeborenen als schwere Sepsis mit Schock, Zyanose und Atemnotsyndrom. Eine begleitende Meningitis ist häufig. Frühsymptome der Sepsis sind Apnoen. Die Spätform beginnt wesentlich später nach einem symptomfreien Intervall von bis zu 6 Wochen. Die Neugeborenen entwickeln eine Meningitis mit Fieber, Trinkschwäche, Unruhe, Berührungsempfindlichkeit und gespannter Fontanelle. Daneben sind beim Neugeborenen noch eine Vielzahl anderer Infektionen, wie Pneumonien, Nabelinfektionen, Osteomyelitis und Impetigo möglich. Bei Erwachsenen führen B-Streptokokken, insbesondere bei Schwangeren, zu Harnwegsinfektionen. Bei Geburt und vorzeitigem Blasensprung kann es unter Fieberanstieg und Leukozytose zur Chorioamnionitis kommen. In diesem Fall ist das Neugeborene hochgradig gefährdet. Auch Pneumonien und Osteomyelitiden durch B-Streptokokken sind bei Erwachsenen beschrieben.

Diagnostisches Vorgehen

Beim Neugeborenen können B-Streptokokken bei der Frühform in Blutkulturen, Nasopharyngeal- oder Trachealsekret nachgewiesen werden. Eine Kolonisation der Haut und Schleimhäute durch B-Streptokokken ohne nachfolgende Infektion ist möglich. Bei der Meningitis gelingt der mikroskopische Nachweis von grampositiven Kokken und der kulturelle Nachweis im Liquor. Bei Neugeborenen mit Sepsis ist eine Neutropenie prognostisch ungünstig. Ein Schnellnachweis von B-Streptokokken über den Antigennachweis in Urin, Serum, Liquor, z. B. mit der Latexagglutination, ist möglich.

Differentialdiagnose

Auch gramnegative Erreger wie Escherichia coli und Klebsiellen können bei Neugeborenen eine Sepsis oder Meningitis verursachen. Zu denken ist auch an ein idiopathisches Atemnotsyndrom.

Komplikationen

Neonatale B-Streptokokken-Infektionen führen besonders bei verzögertem Therapiebeginn häufig zum Tod bzw. bei Meningitis zu bleibenden zerebralen Schädigungen.

Therapie

Entscheidend für das Überleben der Neugeborenen ist die rechtzeitige Therapie mit Penicillin G in Kombination mit einem Aminoglykosid. Die Übertragung der B-Streptokokken von der Schwangeren auf ihr Kind kann durch intrapartale Ampicillingabe reduziert werden. Der prophylaktische oder therapeutische Wert von Immunglobulinen ist nicht erwiesen. Granulozytentransfusionen bei neutropenischen Neugeborenen scheinen die Letalität zu senken.

Prognose und Verlauf

Die Frühform weist auch bei früh einsetzender Therapie in Abhängigkeit von der Reife des Neugeborenen eine Letalität von 20–50% auf. Spätschäden in Form neurologischer Störungen sind häufig. Die Letalität der Spätform (Meningitis) liegt zwar niedriger, ist aber auch häufig mit Spätschäden verbunden.

Arthritiden und Osteomyelitiden und Pneumonien bei Erwachsenen heilen unter Penicillin-G-Therapie aus.

Merke: B-Streptokokken führen besonders bei Neu- und Frühgeborenen zur Sepsis und Meningitis. Der Erreger wird meist von der Mutter aufs Neugeborene übertragen. Begünstigend ist ein vorzeitiger Blasensprung, ein Warnhinweis Fieber der Mutter unter der Geburt. Rechtzeitige antibiotische Therapie senkt die Rate der Letalität und der Spätschäden.

Weiterführende Literatur

Baker, C. J., M. S. Edwards: Group B streptococcal infections. In Remington, J. S., J. O. Klein: Infectious Diseases of the Fetus and Newborn Infant, 2.ed. Saunders, Philadelphia 1983
Roos, R.: Infektionen durch B-Streptokokken in der Neonatalzeit. Mschr. Kinderheilk. 126 (1978) 540

Nosokomiale Infektionen

R. Roos

Definition: Eine nosokomiale Infektion entsteht in Zusammenhang mit einem Krankenhausaufenthalt eines Patienten. Weder das Inkubationsstadium noch die Erkrankung haben bei Aufnahme des Patienten begonnen. In der Regel manifestiert sie sich erst 72 Stunden nach der Krankenhausaufnahme. Sie kann, abhängig von der Inkubationszeit, auch nach der Entlassung des Patienten auftreten.

Häufigkeit

5–10% aller ins Krankenhaus aufgenommenen Patienten erkranken an einer nosokomialen Infektion. Die Rate der nosokomialen Infektionen ist im wesentlichen abhängig von der Grundkrankheit des Patienten, die zur Krankenhausaufnahme geführt hat. Sie liegt naturgemäß bei Patienten mit reduzierter Infektionsabwehr, wie zum Beispiel beatmeten Intensivpatienten nach Polytrauma oder Leukämiepatienten, höher als bei Patienten, bei denen keine invasiven Techniken zur Diagnose oder Pflege erforderlich sind.

Ätiologie

Die Entstehung nosokomialer Infektionen hängt ab von der Disposition und Exposition eines Patienten gegenüber Infektionen. Disponiert zu nosokomialen Infektionen sind alle Patienten mit reduzierter Abwehrlage, wie Patienten mit Neutropenie infolge einer Leukämie oder der zytostatischen Therapie onkologischer Erkrankungen. Exponiert und disponiert sind Patienten, bei denen eine invasive Diagnostik oder Therapie erforderlich ist, wie z. B. Blasenkatheter, intravenöse Dauerkatheter oder Beatmung. Exponiert sind alle Patienten gegenüber epidemisch auftretenden Erregern, wie z. B. Rotaviren auf Säuglingsstationen oder bei Mißachtung hygienischer Regeln auf einer Station.

Der Krankenhausaufenthalt eines Patienten mit nosokomialer Infektion verlängert sich dadurch durchschnittlich um 5–10 Tage. Die Letalität an nosokomialen Infektionen ist weitgehend von der Grundkrankheit des Patienten abhängig, die zur Krankenhausaufnahme geführt hat. Nicht nur für den einzelnen Patienten, sondern auch statistisch und volkswirtschaftlich kommt den nosokomialen Infektionen im Krankengut einer Klinik deswegen eine dominierende Stellung zu. Sie können das Gelingen erfolgversprechender Therapien nicht selten zunichte machen.

Erreger nosokomialer Infektionen sind häufig gramnegative Erreger wie Pseudomonas aeruginosa, Klebsiellen, Enterobakter oder Serratien. Auf chirurgischen Stationen spielen Staphylokokken eine wichtige Rolle. In der letzten Zeit nehmen nosokomiale Infektionen durch Pilze wie Candida, Aspergillen oder Mukor, durch Viren wie Rotaviren oder RS-Viren oder besonders bei Leukämiepatienten durch Pneumocystes carinii zu.

Ein besonderes Problem stellt die nosokomiale Ausbreitung von Antibiotikaresistenzen dar. Diese werden häufig durch Plasmide (R-Faktoren) von Zelle zu Zelle innerhalb einer Bakterienspezies aber auch auf Vertreter anderer Spezies übertragen. Plasmide enthalten extrachromosomale DNA, die Resistenzen gegenüber einer Vielzahl verschiedener Antibiotika induzieren können. Begünstigt wird die Selektion resistenter Erreger durch die oftmals unkritische und zu häufige Anwendung breit wirksamer Antibiotikakombinationen.

Pathophysiologie und Klinik

Wie sich bei Erhebungen verschiedener Länder herausgestellt hat, verteilen sich die Hospitalinfektionen prozentual relativ gleichmäßig. Am häufigsten finden sich Harnwegsinfektionen mit 30–40%. Es folgen postoperative Wundinfektionen mit ca. 20%, dann Lungeninfektionen mit ca. 15% und septische Erkrankungen mit 10–15%. Der Rest verteilt sich auf andere Lokalisationen.

Harnwegsinfektionen: Jeder 20.–40. Krankenhauspatient erkrankt an einer Harnwegsinfektion. Ein Großteil der Infektionen, etwa vier Fünftel, ist auf den therapeutisch manchmal notwendigen Blasenverweilkatheter zurückzuführen. Die Häufigkeit der Infektion läßt sich durch Verwendung eines geschlossenen Urinableitsystems reduzieren. Das Risiko der katheterinduzierten Harnwegsinfektion steigt aber dennoch auch bei sachgemäßer Handhabung mit der

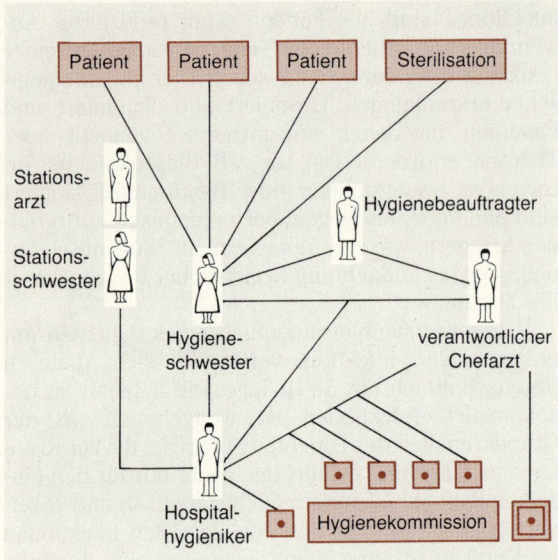

Abb. 11.**14** Richtlinie der Bundesgesundheitsämter zur Verhütung nosokomialer Infektionen in der Bundesrepublik Deutschland

Verweildauer und liegt nach 8 Tagen bei ca. 50%. Als Alternative mit geringerer Infektionsneigung gilt die Harnableitung über einen suprapubisch gelegten Katheter. Die Erreger der katheterinduzierten Harnwegsinfektion stammen überwiegend aus der Intestinalflora des Patienten. Doch kommen auch Keimübertragungen und Verbreitung hospitaleigener Erreger durch unzureichende Hygiene, z. B. durch kontaminierte Kathetergleitmittel oder antiseptische Lösungen oder durch Schmierinfektionen, vor. Die häufigsten Erreger der katheterinduzierten Harnwegsinfektionen sind Escherichia coli, Pseudomonaden, Proteus mirabilis, Klebsiellen, aber auch Pilze wie Candida albicans.

Bis zu 20% der beatmeten Patienten erleiden eine **Pneumonie.** Die Häufigkeit der Pneumonie steigt mit der Länge der Beatmung. Die Beatmung und damit der Hospitalaufenthalt wird dadurch deutlich verlängert. Die Prognose der Pneumonie durch gramnegative aerobe Keime, besonders Pseudomonas aeruginosa, ist besonders schlecht, die Letalität beträgt über 50%. Die nosokomiale Pneumonie bei Beatmungspatienten läßt sich nur schwer verhindern. Die Beseitigung der gramnegativen Rachenflora durch Desinfizienzien oder Antibiotika wie Polymyxin ist umstritten. So stehen sorgfältige Händedesinfektion bei der Pflege beatmeter Patienten, steriles Absaugen des Tubus, Isolierung von Patienten mit resistenten Keimen und stark infektionsgefährdeten Patienten und die strikte Überwachung im Vordergrund der präventiven Maßnahmen.

Eine weitere häufige nosokomiale Infektion stellt die **Virushepatitis,** insbesondere die Hepatitis B, dar. Vor allem Patienten und Personal auf Hämodialysestationen, Intensivstationen und Laborpersonal sind besonders gefährdet. Aus diesem Grunde sollen die Hochrisikogruppen, wie Patienten und Per-

sonal auf Hämodialysestationen, sowie auch das übrige Krankenhauspersonal durch Screening der Hepatitis-Marker (wie HBS-Ag) streng überwacht werden. Für Personal in Krankenhäusern und Patienten auf Dialysestationen wird die aktive Hepatitis-B-Impfung empfohlen. Die passive Impfung mit Hepatitis-B-Hyperimmunglobulin ist bis zu 12 Stunden nach z. B. Nadelstichokulation vom Blut eines Hepatitis-B-Trägers protektiv. In diesem Fall soll eine kombinierte aktiv-passive Schutzimpfung durchgeführt werden. Eher überschätzt wird die Gefahr der nosokomialen Übertragung von HIV 1 und 2, den Erregern von **AIDS.** HIV ist gegenüber den verschiedensten Umwelteinflüssen und Desinfizienzien extrem empfindlich und stirbt außerhalb des Körpers rasch ab. Dementsprechend sind weltweit nur ganz vereinzelt nosokomiale Übertragungen von HIV über Verletzungen durch akzidentelle Nadelstiche bekannt geworden. Das Risiko liegt bei etwa 1:200 (0,4%).

Quelle nosokomialer Infektionen sind auch intravenös liegende Dauerkatheter, die zur **Kathersepsis** führen können. Es ist nicht erwiesen, daß durch die Verwendung von Kathetern aus bestimmten Plastikmaterialien (z. B. Silastik) das Risiko der Katheterinfektionen gesenkt werden kann. Die bakterielle Kolonisation der Katheter und damit die Infektion wird durch eine schlechte Fixierung an der Eintrittsstelle und die Kombination der Verbindung zum Infusionssystem begünstigt. Der Katheter kann aber auch hämatogen durch eine Bakteriämie, die z. B. beim Absaugen intubierter Patienten häufig und normal ist, besiedelt werden. Reduzieren läßt sich die Gefahr der katheterinduzierten Sepsis einerseits durch eine Verkürzung der Verweildauer und regelmäßigen Wechsel. Die weitaus häufigsten Erreger der katheterinduzierten Infektion sind Staphylococcus epidermidis und Pseudomonas. Bei parenteraler Ernährung kann auch Candida albicans zur Katheterinfektion führen. Ein besonderes Problem stellen im Krankenhaus erworbene Infektionen bei abwehrgeschwächten Patienten dar. Granulozytopenien unter $500/\text{mm}^3$ $(0{,}5 \times 10^9/\text{l})$ vervielfachen das Infektionsrisiko. Diese Infektionen sind kaum zu verhindern, da es sich in aller Regel um endogene Infektionen handelt, d. h. die Erreger stammen aus der patienteneigenen Flora. Pseudomonas, Staphylococcus aureus, Escherichia coli, Klebsiellen und Candida albicans sind häufige Erreger.

Erfassung nosokomialer Infektionen

Voraussetzung zur Reduzierung der Häufigkeit nosokomialer Infektionen ist die kontinuierliche und systematische Erfassung nosokomialer Infektionen in einer Klinik. Sie ist die Basis einer effektiven Infektionsprävention. In der Bundesrepublik hat sich dieser Gedanke schon 1976 in Empfehlungen des Bundesgesundheitsamtes niedergelegt. Damals wurden die Richtlinien für die Erkennung, Verhütung und Bekämpfung von Krankenhausinfektionen verfaßt. Danach ist der ärztliche Leiter für die sachgerechte Hospitalhygiene in seinem Bereich verantwortlich. Die kontinuierliche Präsenz einer Hygienefachkraft (Hygieneschwester) in einer Klinik pro 300 Betten ist vorgesehen. Zu den wesentlichen Aufgaben der Hygienefachkraft gehört die Erfassung aller nosokomialen Infektionen nach vorgegebenen Kriterien und damit die Basis für die Erarbeitung von Vorschlägen zur effektiven Infektionsverhütung. Die Hygienefachkraft arbeitet zusammen mit dem Hygienebeauftragten (in der Regel ein erfahrener Kliniker) und wird fachlich beraten vom Hospitalhygieniker. Alle Beteiligten zusammen bilden die Hygienekommission (Abb. 11.**14**).

Es ist nachgewiesen, daß die Erfassung der Hospitalinfektionen durch die Hygienefachkraft und die dadurch induzierten Verbesserungen der Pflegebedingungen zu einer signifikanten Reduktion der Hospitalinfektionen führt. Die Dokumentation der Inzidenz und des Resistenzmusters der in einer Klinik isolierten Keime gibt wesentliche Informationen zur Wahl der Chemotherapie bei Hospitalinfektionen.

Prävention

Schon allein durch die ständige Präsenz der Hygienefachkraft wird immer wieder an das „hygienische" Gewissen des Krankenhauspersonals appelliert und darauf hingewiesen, daß es sich bei den Hospitalinfektionen um eine immer gegenwärtige Gefahr für Patienten handelt. Die wichtigste Maßnahme zur Vermeidung nosokomialer Infektionen ist regelmäßiges Händewaschen und die Händedesinfektion. Entscheidend sind weiter pflegerische Maßnahmen, z. B. bei der Pflege eines Dauerblasenkatheters, eines zentralen Venenkatheters oder eines beatmeten Patienten. Infizierte Patienten müssen isoliert werden. Dies erfolgt je nach Übertragungsweg des Erregers mit verschiedenen Techniken. So unterscheidet sich die Isolierung eines Patienten mit einer Darminfektion von der bei einer respiratorischen Infektion. Infektionsgefährdete neutropenische Patienten werden in protektiver (oder Umkehr-)Isolation gepflegt. Wichtig ist auch die Reduktion des Antibiotikaverbrauchs und sinnvolle Desinfektionsmaßnahmen.

Merke: 5–10% der in eine Klinik aufgenommenen Patienten erwerben eine nosokomiale Infektion. Etwa die Hälfte der Hospitalinfektionen sind endogen, also durch Invasion der körpereigenen Flora ausgelöst, und damit kaum zu verhindern. Die andere Hälfte wird durch Pflegefehler begünstigt und ist nur durch eine systematische Erfassung der Infektionsrate, Festlegung optimaler Pflegebedingungen und ständige Disziplin aller Angehörigen der Klinik zu reduzieren.

Weiterführende Literatur:

Krasemann, C., W. Marget: Bakterielle nosokomiale Infektionen. De Gruyter, Berlin 1986
Richtlinien für die Erkennung, Verhütung und Bekämpfung von Krankenhausinfektionen. Bundesgesundheitsblatt 19 (1976) 1
Steurer, W.: Krankenhaushygiene, 2. Aufl. Fischer, Stuttgart 1983
Wenzel, R. P.: Organization for infection control. In Mandell, G. L., R. G. Douglas, J. E. Bennett: Principles and Practice of Infectious Diseases. Wiley, New York 1990
Donowitz, L. G.: Hospital Acquired Infection in the Pediatric Patient. Williams & Wilkins, Baltimore, 1988

Chemotherapie von Infektionen

H. Lode

Definition: Seit *Paul Ehrlich* ist die antimikrobielle Chemotherapie definiert als eine monokausale, gegen den Erreger gerichtete Behandlung — und zwar mit Substanzen, die eine selektive und direkte Wirkung auf die Erregerzelle haben. Chemotherapeutika sind in der Natur nicht vorkommende, synthetisch gewonnene Substanzen mit antimikrobieller Wirkung; Antibiotika sind von Pilzen oder Bakterien gebildete Produkte, die das Wachstum von anderen Mikroorganismen hemmen oder diese abtöten. Zwischen beiden Substanzgruppen bestehen Übergänge, z. B. in Form von synthetisch hergestellten Antibiotika.

Das Wissen über den Wirkungsmechanismus und die Pharmakokinetik der Antibiotika bzw. Chemotherapeutika ist heute *die* Voraussetzung, die eine moderne Antibiotikatherapie über den Bereich bloßer Intuition und Empirie heraushebt. Hieraus resultiert die Verpflichtung, die antibakterielle Chemotherapie auch in der praktischen Anwendung an ihren naturwissenschaftlichen Grundlagen zu orientieren.

Empfehlungen für die praktische Chemotherapie

Vor dem Einsatz von Chemotherapeutika oder Antibiotika müssen folgende Fragen geklärt werden:

– Liegt eine Infektion vor?
– Welches ist der wahrscheinliche Erreger?
– Ist die Infektion behandelbar?
– Welches ist das optimale Chemotherapeutikum?

Zur Klärung dieser Fragen sind zunächst eine eingehende Anamneseerhebung (Beruf, Reisen, Kontakte, Symptombeginn usw.), die körperliche Untersuchung und einige diagnostische Laborparameter (Blutbild, Urinsediment usw.) notwendig. Nach der klinischen Infektionslokalisation (wichtig!) werden adäquate Untersuchungsmaterialien zur mikrobiologischen Diagnostik abgenommen und — falls möglich — sofort ein Grampräparat (von z. B. Liquor, Sekreten, Eiter, Urin, Sputum usw.) angefertigt und bewertet. Aus der Infektionslokalisation und den anderen genannten Parametern kann in vielen Fällen auf den wahrscheinlichsten Erreger rückgeschlossen werden, so daß mit einer sofortigen sinnvollen Antibiotikatherapie begonnen werden kann. Nach dem Vorliegen des mikrobiologischen kulturellen Ergebnisses und der Resistenzbestimmung muß anhand der klinischen Verlaufskriterien die Chemotherapie geprüft und eventuell gezielt geändert werden.

Bei dem Einsatz von Chemotherapeutika müssen deren **mikrobiologische Eigenschaften:**

– Spektrum,
– Wirkungsweise (molekularbiologisch),
– subinhibitorische bzw. postantibiotische Effekte,

– Bakteriostase, Bakterizidie,
– pH-Optimum,
– Resistenzentwicklung,
und **pharmakokinetisches Verhalten:**
– Resorption,
– intra-/extrazelluläre Verteilung,
– Proteinbindung (Serum/Gewebe),
– Metabolisierung,
– Exkretion,
– Diffusionseigenschaften,
berücksichtigt werden. Darüber hinaus sind Verträglichkeit (therapeutische Breite), klinische Wirksamkeit, Applikationsmodalitäten (Häufigkeit und Form der Verabreichung) und Kosten wichtige Beurteilungsparameter.

Für die rationale Antibiotikabehandlung in der Praxis hat sich die Unterteilung in zwei Hauptgruppen bewährt:
1. Substanzen* mit vorwiegender Aktivität gegen grampositive Bakterien und
2. Substanzen* mit vorwiegender Aktivität gegen gramnegative Bakterien.
Es muß hier angemerkt werden, daß grampositive Bakterien generell noch eine günstige chemotherapeutische Empfindlichkeit gegen viele Substanzen aufweisen; bei Staphylokokken, insbesondere Staphylococcus epidermidis, ist allerdings mit zunehmender Resistenzentwicklung gegen Oxacillin/Methicillin zu rechnen. Auch bei Pneumokokken muß demnächst mit einer beginnenden Resistenz bzw. Toleranz in Mitteleuropa gerechnet werden. Gramnegative Bakterien hingegen sollten möglichst immer hinsichtlich ihrer Sensibilität genau untersucht und definiert werden; ihre chemotherapeutische Empfindlichkeit kann von Krankenhaus zu Krankenhaus schwanken und beträchtliche therapeutische Probleme induzieren. Beim Nachweis bzw. beim Verdacht auf anaerobe Erreger sollte insbesondere bei Beteiligung der Bakteroidesgruppe deren spezielles Empfindlichkeitsmuster berücksichtigt werden.

Die **Dauer** einer Chemotherapie ist ausschließlich von dem zugrundeliegenden Krankheitsbild abhängig. Bei akuten bis subakuten bakteriellen Infektionen wird in der Regel 2–4 Tage über die Entfieberung hinaus behandelt, so daß zumeist Behandlungsperioden zwischen 8 und 14 Tagen resultieren. Speziellere Krankheitsbilder wie Osteomyelitis, Endokarditis, Staphylokokken-Sepsis oder auch Tuberkulose bedürfen jedoch einer längeren, zeitweilig mehrwöchigen bis mehrmonatigen kontinuierlichen Chemotherapie (s. entsprechende spätere Kapitel).

Merke: Vor dem Einsatz von Chemotherapeutika muß unbedingt geklärt werden, ob eine Infektion vorliegt. Fieber allein reicht niemals aus. Bei der Auswahl der einzelnen Substanzen müssen Patientenbefunde sowie mikrobiologische und pharmakologische Faktoren berücksichtigt werden.

---

* Informationen zu den einzelnen chemotherapeutischen Substanzen sind Pharmakologie-Lehrbüchern bzw. der Antibiotikafibel zu entnehmen.

Weiterführende Literatur

Mandell, G. L., R. G. Douglas, J. E. Bennett: Principles and Practice of Infectious Diseases, 3rd ed. Wiley, New York 1990
Hoeprich, P. D.: Infectious Diseases, 4th ed. Harper & Row, New York 1989

Toxisches Schocksyndrom

B. Hampel und *H. Lode*

Definition: Das toxische Schocksyndrom (TSS) ist eine hochfieberhafte, mehrere Organsysteme betreffende Erkrankung, die zum erstenmal 1978 beschrieben wurde. Das Krankheitsbild wird durch Staphylococcus-aureus-Stämme hervorgerufen, die Exotoxine produzieren. Es tritt in erster Linie bei jungen menstruierenden Frauen auf, die Tampons benutzen, aber auch bei anderen Patienten mit Staphylokokkeninfektionen. Die Klinik ist charakterisiert durch Fieber, Übelkeit, Erbrechen, wäßrige Diarrhöen bis zu Subileus und Peritonismuszeichen, Hypotension mit laborchemischen und klinischen Zeichen einer Multiorganinsuffizienz sowie einem diffusen Erythem oder makulösen Exanthem mit nachfolgender Desquamation, besonders an Händen und Füßen.

Häufigkeit

In den USA sind im „Center for Disease Control (CDC)" von 1980–1986 2960 Fälle von toxischem Schocksyndrom (TSS) registriert worden. Der Anteil der Frauen ist sehr hoch (93%), während Männer nur zu 7% betroffen sind. Von den bekannten Verläufen sind 5% der Patienten verstorben. Aus bisher unbekannten Gründen ist die Prognose für Männer besser. In den USA wird die Gesamtmorbidität auf 0,5 pro 100 000 Einwohner/Jahr geschätzt. In einer Statistik aus Minnesota (USA) wird die Inzidenz von TSS bei menstruierenden Frauen mit 8,9 Fällen pro 100 000 Frauen pro Jahr angegeben. Das entspricht etwa der Morbiditätsrate von Mumps oder Lues.

In der Bundesrepublik Deutschland liegt keine Statistik vor; es ist von einer geringeren Morbidität als in den USA auszugehen, da die speziellen Kunststofftampons in Deutschland nicht erhältlich waren.

Ätiologie und Pathogenese

Bei den meisten Patienten mit toxischem Schocksyndrom werden toxinproduzierende staphylococcus-aureus-Stämme nachgewiesen. Bei menstruierenden Frauen konnten diese Keime in Vaginalkulturen angezüchtet werden. Ein spezifisches Staphylokokken-Toxin, als TSS-Toxin-1 (TSST-1) bezeichnet, ist das vermeintliche Agens. TSST-1 ist ein Protein mit einem Molekulargewicht von 22 000 und ein potenter Stimulator der Freisetzung des pyrogenen Zytokins Interleukin-1 (IL-1).

In den letzten Jahren wurde jedoch nachgewiesen, daß TSST-1 nicht das einzige Toxin sein kann, das ein toxisches Schocksyndrom verursacht. In einer Reihe von Studien, insbesondere bei nicht menstruellem TSS wurden Staphylococcus-aureus-Stämme isoliert, die kein TSST-1 produzierten. Vermutlich sind noch andere Staphylokokken-Enterotoxine (Enterotoxin A bis E) für die Auslösung eines TSS verantwortlich.

Auch andere Mediatoren, wie IL-2 und der Tumor necrosis factor (TNF) werden postuliert. Einen Überblick über mögliche Mediatoren des TSS gibt die Tab. 11.**8**.

Darüber hinaus konnte von Mills und Mitarbeitern sowie Kass nachgewiesen werden, daß die TSST-1-Produktion in vitro durch die Konzentration von Mg^{2+}-Ionen kontrolliert wird. Dabei wurden verschiedene Tamponmaterialien auf ihren Einfluß auf die TSST-1-Produktion untersucht. Es zeigte sich, daß Polyacryltampons und Polyesterschaumtampons durch ihre Fähigkeit, Mg^{2+}-Ionen zu binden, die Magnesiumkonzentration erniedrigen; dies führt zu maximaler Toxinproduktion der Staphylococcus-aureus-Stämme.

Die ersten Fälle von TSS wurden bei menstruierenden Frauen beschrieben, die Tampons benutzten, insbesondere eine amerikanische Tamponmarke mit hohem Kunststoffanteil („Rely" der Firma Procter & Gamble — nicht mehr im Handel). Eine Begünstigung des Staphylococcus-aureus-Wachstums im Carboxymethylcellulose-(R-CMC-)Anteil des „Rely"-Tampons war nachzuweisen. Inzwischen gibt es eine Vielzahl von Berichten über TSS sowohl bei nichtmenstruierenden Frauen als auch bei Männern. Nach den bisher vorliegenden Untersuchungen muß jede — auch lokale — Staphylokokkeninfektion als Ausgangsherd für TSS in Betracht gezogen werden: Haut- und Weichteilinfektionen, postoperative Wundinfektionen (insbesondere im HNO-Bereich), Post-partum-Infektionen, Adenitiden, Bursitis, tiefe Abszesse und Bakteriämien.

Nach operativen Eingriffen treten die ersten Symptome des TSS nach im Mittel 2 Tagen auf, aber auch verzögerte Verläufe werden beschrieben. Dabei ist erwähnenswert, daß die lokalen Infektionszeichen meistens minimal sind oder fehlen.

Pathophysiologie und Klinik

Der typische Verlauf des TSS ist gekennzeichnet durch plötzlich auftretendes hohes Fieber ($> 38,9\ °C$) bei zuvor gesunden Patienten (Tab. 11.**9**). Dabei kommt es zu Myalgien und Arthralgien in einem oder mehreren Gelenken; Handgelenk, Knie-, Sprung- und Fingergelenke sind am häufigsten betroffen. Bei vielen Patienten treten wäßrige Diarrhöen, aber auch Subileussymptome bis hin zu Peritonismuszeichen auf. Die meisten Patienten haben eine arterielle Hypotension mit systolischen Drücken unter 80 mmHg bis zum Schock mit Oligurie und feuchter, kühler Haut, Synkopen sind eher selten. Die Mehrzahl der Patienten zeigt ein diffuses Erythem oder makulöses Exanthem, wobei zum Teil das Gesicht ausgespart

Tabelle 11.8 Mediatoren, die gesichert oder postuliert in die Pathogenese des toxischen Schocksyndroms (TSS) involviert sind (nach Parsonnet)

I. Mikrobielle Produkte mit pathogenem Effekt auf den Wirt

A. Staphylokokken-Toxine
1. TSST-1
2. Enterotoxin (A bis E)
3. Andere: Hämolysine (γ) nicht identifizierter TSS-Toxine, TSST-1-Vorstufen oder -Abbauprodukte

B. Produkte anderer Organismen
1. Endotoxin von gramnegativen Bakterien
2. Andere: Streptokokken-Exotoxine

II. Pathogene Mechanismen

A. Direkter Effekt von TSS auf Wirtszellen
B. Induktion endogener Mediatoren durch TSS Toxine
1. Monokine: Il-1, TNF, IFN-γ
2. Lymphokine: Lymphotoxin, Il-2
3. Arachidonsäuremetaboliten: Prostaglandine, Cysteinyl-Leukotriene
4. Andere systemisch aktive Mediatoren: Plättchenfaktoren, Serotonin, Histamin, Complement Komponenten
5. Organspezifische Mediatoren z. B. Calcitonin

Abkürzungen

TSST-1	=	Toxisches Schocksyndrom Toxin
Il-1	=	Interleukin-1
Il-2	=	Interleukin-2
TNF	=	Tumor necrosis factor
IFN-γ	=	γ-Interferon

wird. Bei fast allen Erkrankten kann 5–12 Tage nach Klinikeinweisung eine Desquamation der Haut, insbesondere an Händen und Füßen, beobachtet werden. Entzündungsreaktionen der Schleimhäute manifestieren sich an den Konjunktiven, im Oropharynx, hier besonders auffällig die „Erdbeerzunge", und im Vaginalbereich. Bei gynäkologischem Ausgangsherd steht eine ausgeprägte vaginale Entzündung im Vordergrund, während der Adnexbereich selten mitbetroffen ist. Häufig werden auch neurologische Veränderungen mit Verwirrtheitszuständen, Agitationen, Somnolenz und in einzelnen Fällen auch Parästhesien beobachtet.

Diagnostisches Vorgehen

Bei den Laborbefunden imponieren vor allem eine Leukozytose mit initialer Linksverschiebung, eine Anämie und im Rahmen des septischen Schocks schwere Gerinnungsstörungen im Sinne einer Verbrauchskoagulopathie mit Thrombozytopenie und Abfall des Quick-Wertes. Leber- und Nierenfunktionswerte sind häufig erhöht. Bei einer Reihe von Patienten treten Elektrolytstörungen wie Hypokaliämie und Hyponatriämie, gelegentlich auch Hypokalzämie und

Tabelle 11.9 Klinische Symptome des toxischen Schocksyndroms* (nach Tofte und Kasper)

Die sechs wichtigsten diagnostischen Kriterien:	Fieber ≧ 39 °C
	Erythem, Exanthem
	Desquamation
	Hypotension ≦ 90 mmHg
	klinischer und laborchemischer Nachweis
	einer Mitbeteiligung von mindestens drei Organsystemen:
	gastrointestinale
	hepatische
	muskuläre
	renale
	kardiovaskuläre
	neurologische Störungen,
	Schleimhautbefall
	Ausschluß anderer Erkrankungen, z. B. Sepsis
Weitere Symptome:	Pharyngitis, Erdbeerzunge
	Kopfschmerzen
	Konjunktivitis
	Vaginitis
	Ödeme
	Arthritiden

* bei fulminantem Verlauf häufig fehlend

Hypophosphatämie auf. Die Mehrzahl der Patienten hat pathologische Urinbefunde mit Proteinurie, Leukozyturie und Mikrohämaturie.

Die bakteriologischen und serologischen Befunde bringen bei den meisten Patienten den Nachweis von Staphylococcus aureus in Vaginal- oder Zervixkulturen, Wundabstrichen sowie in Abszessen, Urin, Stuhl, Liquor, Nase, Rachen, Synovia und Haut. Nur selten kann in Blutkulturen Staphylococcus aureus angezüchtet werden. Negative Blutkulturen sind die Regel. In den bisher vorliegenden Untersuchungen konnte etwa die Hälfte der Kulturen typisiert werden. Dabei erwiesen sich alle typisierten Staphylococcus-aureus-Stämme als Toxinbildner. Im Serum von TSS-Patienten kann die Antitoxinaktivität bestimmt werden. Bei schweren Verlaufsformen in der akuten Krankheitsphase werden keine oder nur schwach positive Aktivitäten gefunden.

Differentialdiagnose

Differentialdiagnostisch müssen vor allem Septikämien anderer Genese ausgeschlossen werden. Hierbei ist die Blutkultur wegweisend. Auch das Arzneimittelexanthem und der Scharlach sind abzugrenzen. Bei Kindern ist besonders das mukokutane Lymphknotensystem (Kawasaki-Syndrom) auszuschließen. Entscheidende Abweichungen zum TSS sind ein Erkrankungsalter unter 5 Jahren, große zervikale Lymphknoten und Beteiligung der Koronararterien (Aneurysma, Stenosen usw.).

Therapie

Im Vordergrund stehen die antibiotische und häufig die intensivmedizinische Behandlung (Schocktherapie). Staphylokokkenwirksame, β-lactamasefeste Penicilline − Isoxazolylpenicilline (Oxacillin, Flucloxacillin) − sind Mittel der Wahl, aber auch Clindamycin oder Vancomycin, insbesondere bei Penicillinallergie, sind wirksam. Die kurzzeitige Gabe von hochdosierten Corticosteroiden wird empfohlen, wenngleich ein Einfluß auf den Krankheitsverlauf umstritten ist. Trotz intensivmedizinischer Therapie bleibt eine Letalität von 5−10%. Insbesondere bei Frauen sind letale Ausgänge häufiger. Auch über Rezidive bei menstruierenden Frauen wird berichtet, zum Teil mit milderem Verlauf.

Merke: Das toxische Schocksyndrom ist eine akute, hochfieberhafte, bedrohliche Infektion, von der mehrere Organsysteme gleichzeitig befallen werden. Dieses Krankheitsbild wird vermehrt bei menstruierenden Frauen beobachtet. Hervorgerufen wird es durch Staphylococcus-aureus-Stämme, die Toxine produzieren.

Die wichtigsten Symptome sind Fieber (> 38,9 °C), diffuses Erythem oder makulöses Exanthem mit nachfolgender Desquamation, klinischer oder laborchemischer Nachweis einer Mitbeteiligung von mindestens drei Organsystemen.

Jede − auch lokale − Staphylokokkeninfektion muß als Ausgangsherd in Betracht gezogen werden.

Weiterführende Literatur

Azavedo de, J. C. S., R. N. Lucken, J. P. Arbuthnott: Effect of toxic shock syndrome toxin 1 on chicken embryos. Infect. Immun. 47 (1985) 710

Bartlett, P., A. L. Reingold, D. R. Graham, B. B. Dan, D. S. Selinger, G. W. Tank, K. A. Wichtermann: Toxic shock syndrome associated with surgical wound infections. J. Amer. med. Ass. 247 (1982) 1448

Bergdoll, M. S., P. M. Schlievert: Toxic shock syndrome toxin. Lancet 1984/I, 691

Broome, C. V.: Epidemiology of toxic' shock syndrome in the United States: Overview. Rev. infect. Dis. 11, Suppl. I (1989) S. 14

Chesney, P. J.: Chlinical aspects and spectrum of illness of toxic' shock syndrome: Overview. Rev. infect. Dis. 11, Suppl. I (1989) 1

Fisher, R. F., H. C. Goodpasture, J. D. Peterie, D. Voth: Toxic shock syndrome in menstruating women. Ann. intern. Med. 94 (1981) 156

Mills, J. T., J. Parsonnet, Y.-C. Tsai, M. Kendrick, R. K. Hickman, E. H. Kass: Control of production of toxic-shock-syndrome toxin-1 (TSST-1) by magnesium ion. J. Infect. Dis. 151 (1985) 1158

Parsonnet, J.: Mediators in the pathogenesis of toxic' shock syndrome: Overview. Rev. infect. Dis. 11, Suppl. I (1989) 263

Peterson, D. R.: Epidemiologic comparisons of incidence of toxic shock syndrome. Ann. intern. Med. 96 (1982) 891

Reingold, A. L., B. B. Dan, K. N. Shands, C. V. Broome: Toxic shock syndrome not associated with menstruation. Lancet 1982/I, 1

Reingold, A. L., N. T. Hargett, K. N. Shands, B. B. Dan, G. P. Schmid, B. Y. Strickland, C. V. Broome: Toxic shock syndrome: A review of 130 cases. Ann. intern. Med. 96 (1982) 871

Shands, K. N., G. P. Schmid, B. B. Dan, D. Blum, R. J. Guidotti, N. T. Hargett, R. L. Anderson, D. L. Hill, C. V. Broome, J. D. Band, D. W. Fraser: Toxic-shock syndrome in menstruating women. New Engl. J. Med. 303 (1980) 1436

Tierno jr., P. M., B. A. Hanna, M. B. Davies: Growth of toxic-shock-syndrome strain of staphylococcus aureus after enzymic degradation of „Rely" tampon component. Lancet 1983/I, 615

Todd, J., M. Fishaut: Toxic-shock syndrome associated with phage-group-I staphylococci. Lancet 1978/II, 1116

Tofte, R. W., D. N. Williams: Clinical and laboratory manifestations of toxic shock syndrome. Ann. intern. Med. 96 (1982) 843

Wulff, U. C., H. G. Hansen, W. Marg: Syndrom des toxischen Schocks. Dtsch. med. Wschr. 107 (1982) 1760

Pneumonien

H. Lode

Definition: Die Pneumonie ist definiert als eine Entzündung des Lungenparenchyms. Hierbei können allergische, chemische, physikalische sowie infektiöse Faktoren eine ursächliche Rolle spielen. Im Rahmen dieses Kapitels wird nur auf Häufigkeit, Ätiologie und Klinik der infektiösen Pneumonien eingegangen. Die klassische Einteilung der Pneumonien in lobäre, bronchopneumonische und interstitielle Formen (Rokitansky, 1842) ist weitgehend verlassen worden. Heute wird statt dessen die Angabe der Ätiologie, des Ortes der Infektion (ambulant erworben – nosokomial), der klinischen Symptome (akut, chronisch) sowie der gegebenenfalls vorhandenen Grunderkrankung und der Röntgenmorphologie bevorzugt.

Häufigkeit

In der Bundesrepublik Deutschland wird mit jährlich ca. 200 000 Pneumonien gerechnet, von denen ein Fünftel der Patienten stationär eingewiesen wird. Während Influenzaepidemien kommt es regelmäßig zu einem stärkeren Anstieg der Pneumonieerkrankungen.

Der Anteil an Pneumonien bei stationären Patienten großer deutscher Kliniken liegt bei 4–6%; 0,5–5% der im Krankenhaus erworbenen Infektionen sind Pneumonien; mehr als zwei Drittel der Todesfälle im Rahmen dieser nosokomialen Infektionen betreffen Pneumonien.

In der Todesursachenstatistik stehen die Pneumonien in den zivilisierten (westlichen) Ländern an 5. Stelle und damit an erster Position unter den Infektionserkrankungen. In der Bundesrepublik Deutschland muß auf der Basis fundierter Schätzungen mit 40 000–50 000 Todesfällen an ambulanten und nosokomialen Pneumonien gerechnet werden.

Tabelle 11.10 Unspezifische pulmonale Infektabwehrmechanismen

Mechanische Faktoren	Lokale Faktoren
– Hustenreflex – Schleimproduktion – Schleimfilm – Bronchuskonstriktion – Ziliarfunktion	– Immunglobuline (IgA, IgG) – Komplement/Properdin – Surfactant – Transferrin – Lysozym – alveoläre Makrophagen

Ätiologie und Pathogenese

Bakterielle Keime können prinzipiell die Lunge aerogen oder hämatogen erreichen. Die aerogene Infektion ist die häufigste und erfolgt auch mit nichtbakteriellen Erregern. Die aerogen in die Lunge gelangenden Mikroorganismen stammen aus zwei Bereichen:

1. aus der normalen mikrobiellen Flora des Oropharynx und der paranasalen Sinus sowie
2. aus Aerosolen oder Tröpfchen von anderen Erkrankten, die mittels Husten oder Niesen übertragen werden.

Im allgemeinen gelangen nur Teilchen mit einer Größe von 0,3–5 µm in die Alveolen und werden dort abgelagert; diese Ablagerung erfolgt in der Regel nur dann, wenn die zahlreichen mechanischen Abwehrmechanismen der Atemwege (Tab. 11.10) partiell oder total gestört sind. Die Manifestation einer Pneumonie wird letztlich bestimmt von der Kapazität des individuellen unspezifischen Abwehrsystems – insbesondere der alveolären Makrophagen – und von der Anzahl und Virulenz der Erreger (Tab. 11.11).

Zahlreiche respiratorische Virusinfektionen bahnen bakterielle Pneumonien. Die pathogenetischen Mechanismen laufen dabei über Störungen der mukoziliären Klärfunktionen, Depression der alveolären Makrophagenaktivität sowie muköse Hypersekretion und qualitative Veränderungen der pulmonalen Oberflächensubstanzen. Infektionen werden begünstigt durch Inhalation von erregerhaltigen Tröpfchen in Verbindung mit Aspiration anderer schädigender Materialien, wie Mageninhalt (HCl, Enzyme), Fremdkörper oder fetthaltiger Substanzen (z. B. Mineralöle). Inhalation von Gasen (z. B. Ozon, Phosgen, Halothan u. a.) kann zu einer akuten, meist vorübergehenden Schädigung der pulmonalen Abwehrmechanismen führen und damit zu einer Entzündung disponieren. Gleichartige Schädigungsmuster werden durch anhaltende Inhalation von trockener Luft, durch endotracheale Intubation und durch Tracheotomie verursacht.

Hämatogene Keiminokulation der Lunge ist selten. Ein klassisches Beispiel ist der infizierte Thrombus im Rahmen einer Lungenembolie bei septischer Thrombophlebitis in den abhängigen großen Körpervenen. Heroinsüchtige entwickeln eine Pneumonie infolge bakterieller Phlebitis oder Rechtsherzendokarditis.

Tabelle 11.11   Ätiologische Formen der infektiösen Pneumonien

Bakterielle Pneumonien	Nichtbakterielle Pneumonien	Pneumonien als Folge bei
– Pneumokokken – Staphylokokken – andere Kokken – Haemophilus influenzae – Klebsiellen – andere Enterobakterien – Legionella – Pseudomonas aeruginosa – Anaerobier – Mycobacterium tuberculosis – Rickettsien – Brucellen – Spirochäten – Aktinomyzeten **Chlamydien** **Mykoplasmen**	**Viren** – Picornavirus (Coxsachievirus, Echovirus u. a.) – Reovirus – Myxovirus – Paramyxovirus – Adenovirus **Pilze** – Candidiasis – Aspergillose – Geotrichose, Mucormykose – Kryptokokkose **Parasiten** – Askariden – Pneumocystis carinii	**Kreislaufstörungen** – Stauungspneumonie – Infarktpneumonie **Bronchusveränderungen** – Bronchiektasen – Bronchusstenosen – Bronchuskarzinom **Grunderkrankungen** wie – Pertussis – Grippe – Leptospirosen – Salmonellosen – Malaria – Leukosen – Immunopathien – Aspiration u. a.

Tabelle 11.12   Ätiologische Keimverteilung bei ambulant erworbenen Pneumonien (nach MacFarlane u. Mitarb.)

Erreger	Anzahl	Patienten (%)	Letalität (%)
Pneumokokken	96	76	18
Legionellen	19	15	0
Haemophilus influenzae	4	3	(75)
Staphylococcus aureus	3	2,4	(67)
E. coli	1	0,8	(100)
Chlamydia psittaci	7	5,5	0
Mycoplasma pneumoniae	3	2,4	0
Coxiella burneti	1	0,8	0
Influenzaviren	7	5,5	29
RS-Viren	2	1,5	0
Adenoviren	1	0,8	0
Varicellaviren	1	0,8	0

Ätiologisch muß hinsichtlich der Erreger eine klare Differenzierung zwischen Pneumonien **innerhalb** und **außerhalb** des Krankenhauses vorgenommen werden. **Außerhalb** des Hospitals dominieren unter den bakteriellen Erregern unverändert noch Pneumokokken bis 60–80%, gefolgt von Legionellen, Staphylokokken, Haemophilus influenzae und seltener Klebsiellen (Tab. 11.12). In beachtlicher Größenordnung und offensichtlich zunehmend treten jedoch bei **ambulanten** Patienten die atypischen Pneumonien auf, unter denen ätiologisch Infektionen durch Legionellen, Viren, Chlamydien (psittaci und pneumoniae – TWAR) und Mykoplasmen subsumiert werden (Tab. 11.12). **Im Krankenhaus** ist ätiologisch den Erregern von nosokomialen Infektionen (gram-negative Enterobakterien, Pseudomonas aeruginosa, Anaerobier, Pilze) eine besondere und zunehmende Bedeutung beizumessen. Darüber hinaus liegen im Kindes- und Greisenalter sowie auch bei immunsupprimierten Patienten besondere ätiologische Möglichkeiten vor. Bei AIDS-Patienten muß in über 80% bei pulmonalen Manifestationen mit einer Pneumocystis-carinii-Pneumonie gerechnet werden.

Pathophysiologie und Klinik

Anamnese

Das typische Bild der Pneumokokken-Pneumonie tritt während des Winters bei einem Patienten im mittleren Lebensalter auf, beginnt mit einem 30–60 Minuten dauernden Schüttelfrost, gefolgt von Fieber und Husten mit geringem, häufig rostig-braunem sowie später purulentem, gelblichem Auswurf (Tab. 11.13). Meistens geht einige Tage zuvor ein milder Infekt der oberen Luftwege voraus.

Im Kontrast hierzu ist der Beginn einer nichtbakteriellen Pneumonie verzögert, schleichend, meistens ohne Schüttelfrost, verbunden mit Cephalgien, Myalgien, mäßigem Krankheitsgefühl, und benötigt bis zur vollständigen Ausbildung mehrere Tage. Der Husten bei der atypischen Pneumonie ist zumeist unproduktiv, anhaltend und quälend; bei geringer bronchialer Sekretion ist das Sputum zumeist mukös und kaum purulent.

Die Fieberreaktion bei der Pneumokokken-Pneumonie ist heftig, abrupt und hoch (bis über 40,0 °C möglich), während die nichtbakteriellen Pneumonien einen langsameren Fieberanstieg aufweisen und meistens nicht über 38,5 °C ansteigen.

Klinische Befunde

Bei der körperlichen Untersuchung machen Patienten mit einer bakteriellen Pneumonie einen kranken bis schwerkranken Eindruck, die Haut ist gerötet; Patienten mit Pneumokokken-Pneumonie bieten häufig einen Herpes labialis (Herpes simplex I).

Parallel zu den pathologisch-anatomischen Veränderungen in den Lungen mit zunächst entzündlicher alveolärer Ödembildung, gefolgt von granulozytärer und erythrozytärer Zellanschoppung sowie im weiteren Verlauf wiederum exsudativer Lösung der Infiltrate, verlaufen die klinischen Befunde bei Pneumokokken-Pneumonien:

- zumeist oberflächliche hochfrequente Atmung,
- eingeschränkte Atemexkursionen der erkrankten Thoraxseite,
- Klopfschallabschwächung,
- ohrnahe klingende, inspiratorische Rasselgeräusche,
- verstärkte Bronchophonie und Stimmfremitus,
- Bronchialatmen,
- inspiratorisch verstärktes Pleurareiben mit Schmerzen,
- gelegentlich Nasenflügelbewegungen, atemsynchron,
- gelegentlich Zyanose der Lippen, Zunge, Akren bei ausgedehnten Infiltrationen bzw. respiratorischen oder kardialen Vorerkrankungen.

Im Kontrast zu diesen Befunden stehen die häufig nur spärlichen, diffusen, peribronchialen, gelegentlich auch interstitiellen entzündlichen Veränderungen bei den atypischen Pneumonien. Entsprechend ist der physikalische Befund häufig nicht sehr eindrucksvoll, zumeist nur umschrieben klingende, ohrnahe Rasselgeräusche; auch eine Pleurabeteiligung ist eher selten.

Zusätzliche differentialdiagnostische Hinweise können aus Labor- und Röntgenuntersuchungen gewonnen werden. Das Grampräparat des Sputums zeigt bei bakteriellen, insbesondere Pneumokokken-Pneumonien zahlreiche neutrophile Granulozyten und dominierend grampositive Kokken, während bei atypischen Pneumonien mehr mononukleäre Zellen und ein Gemisch aus wenigen gramnegativen und grampositiven Bakterien mikroskopisch nachweisbar sind.

Im peripheren Blutbild finden sich in der Regel hohe Leukozytenzahlen ($15\,000/\mu l \triangleq 15\times10^9/l$ und mehr) mit einer deutlichen Vermehrung der segmentkernigen Neutrophilen sowie häufiger Linksverschiebung im Differentialblutbild bei Pneumokokken-Pneumonien; es können allerdings auch auffällig niedrige Granulozytenzahlen von weniger als $3000/\mu l$ ($3\times10^9/l$) beobachtet werden − dieses vermehrt bei chronischem Alkoholismus und/oder Leberzirrhose. Bei nichtbakteriellen Pneumonien finden sich kaum Leukozytenvermehrungen, und das Differentialblutbild ist zumeist normal bzw. es besteht eine relative Vermehrung der Lymphozyten.

Geringe Veränderungen der Leberfunktionswerte (SGOT, SGPT, alkalische Phosphatase, Bilirubin) können Ausdruck der infektiösen Reaktion bzw. Zeichen der Mitreaktion einer vorgeschädigten Leber (Alkoholismus, Diabetes, Herzinsuffizienz) auf die In-

Tabelle 11.13 Symptome ambulant erworbener Pneumonien

	Typische	**Atypische**
Beginn	akut	langsam
Schüttelfrost	häufig	selten
Fieber	hoch	mäßig
Tachykardie (>120/min)	häufig	ungewöhnlich
Tachypnoe (>30/min)	häufig	ungewöhnlich
Thoraxschmerzen	häufig	selten
Sputum	purulent, reichlich	mukulent, spärlich
lobäre/segmentale Infiltration	häufig	ungewöhnlich
Pleuraexsudat	relativ häufig	ungewöhnlich
Leukozytose (polymorphkernige)	häufig	selten

fektionserkrankung sein. Hyponatriämie und Hypophosphatämie sind gelegentlich nachweisbar; im Urin finden sich nicht selten eine Zylindrurie, eine mäßige Proteinurie und gelegentlich auch eine Erythrozyturie.

Lungenfunktionell werden eine reduzierte Compliance, eine hohe Atemfrequenz, niedrige Zugvolumina sowie eine verminderte funktionelle Residualkapazität gemessen. Die Blutgase zeigen eine arterielle Hypoxämie unterschiedlichen Ausmaßes bei normalem bis erniedrigtem $paCO_2$.

Im Lungenröntgenbild stellen sich bei den Pneumokokken-Pneumonien zumeist umschriebene, gut abgegrenzte, homogene Infiltrationen dar, die üblicherweise eine segmentale, lobäre oder auch multilobulare Verteilung aufweisen (Abb. 11.15). Die Röntgenbefunde der atypischen Pneumonien sind hingegen diffus, wenig abgegrenzt und inhomogen bis retikulär, stehen allerdings in ihrem Ausmaß im Gegensatz zu den häufig sehr spärlichen physikalischen Thoraxbefunden.

Klinische Befunde bei Pneumonien im Krankenhaus

Pneumonien, die im Krankenhaus auftreten, sind durchweg sekundäre bzw. nosokomiale Infektionen. Diese werden gebahnt durch Grunderkrankungen wie Alkoholismus, Diabetes mellitus, chronische Bronchitis, Immunopathien, aber auch durch intensivmedizinische Maßnahmen, postoperative Situation, Antibiotikatherapie und die viel häufiger als bisher angenommene Aspiration bei Krankenhauspatienten (Tab. 11.14). Eine besondere Bedeutung in der Pathogenese dieser Pneumonien haben die vermehrte Adhärenz und Kolonisation der normalen physiologischen oropharyngealen Bakterienflora mit Enterobakterien und Pseudomonas aeruginosa bei Hospitalpatienten. Diese Dominanz von gramnegativen Keimen tritt innerhalb von wenigen Tagen nach Krankenhauseinweisung auf und ist zum Beispiel bei Diabetikern und Leberzirrhotikern ausgeprägter als bei Drogenabhän-

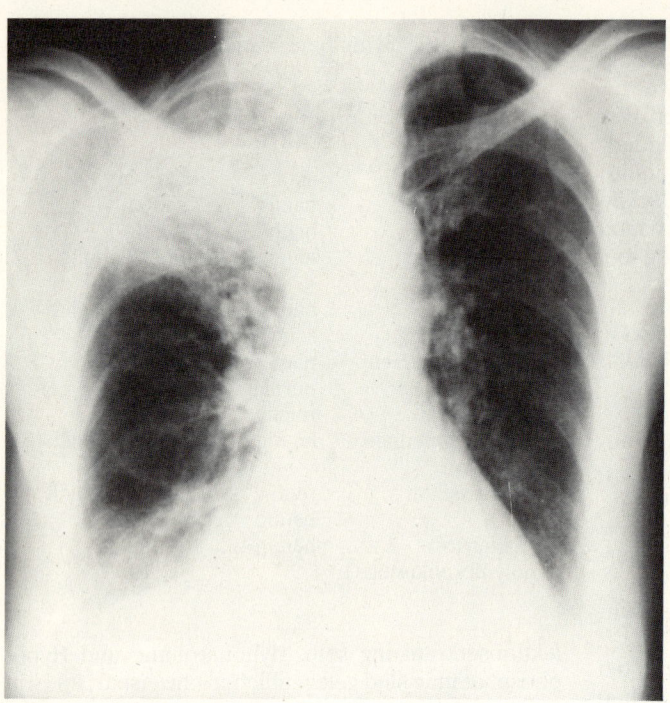

Abb. 11.**15** Pneumokokken-Pneumonie im rechten Ober- und Unterlappen bei einer 62jährigen Patientin mit einer Leberzirrhose

Tabelle 11.**14** Pneumonien als „Sekundärerkrankung" (nach Wegmann)

Nicht iatrogen:	Aspiration
	Alkoholismus
	Diabetes mellitus
	chronische Bronchitis/Emphysem
	Leberzirrhose
	Herzinsuffizienz
	Karzinom
	Immundefekte
	(angeboren/erworben)
	usw.
Iatrogen:	Immunsuppression
	Steroide
	Zytostatika
	Antibiotika
	Intensivpflege

gigen und Epileptikern. Bis zu 45% der Intensivpatienten weisen eine Kolonisation auf, von denen wiederum 23% an einer nosokomialen Pneumonie erkranken, hingegen nur 3,3% der nicht kolonisierten Patienten (Abb. 11.**16**). Die diagnostischen Schwierigkeiten bei der ätiologischen Klärung, die häufige Beteiligung von gramnegativen und anaeroben Keimen sowie die hohe Mortalität (60-80%) dieser Pneumonien haben erfahrene Arbeitsgruppen veranlaßt, häufige Zusammenhänge zwischen Grunderkrankung, Klinik und Erregern synoptisch zusammenzustellen (Tab. 11.**15**).

Insbesondere bei Patienten mit Abwehrschwäche (compromised host) sowie unter einer längeren Corticosteroid- bzw. Antibiotikatherapie sind in den letzten Jahren spezielle Pneumonieformen beobachtet worden. 1976 wurde die *Legionärskrankheit* erstmals in Philadelphia bei 182 amerikanischen Kriegsveteranen festgestellt, heute sollen 3–10% aller Pneumonien zu dieser Kategorie gehören. Diese Pneumonieform tritt vorwiegend in den Sommermonaten bei älteren Personen über 55 Jahre auf. Der Beginn ist uncharakteristisch mit gastrointestinalen Symptomen (Diarrhöen) und Myalgien, gefolgt von hohem, nicht remittierendem Fieber, Schüttelfrösten, relativer Bradykardie, toxischer Enzephalopathie und unproduktivem Husten. Röntgenologisch häufig multilobuläre Infiltrate (Abb. 11.**17a** u. **b**), bakteriologisch ist ein Keimnachweis im Sputum und im Bronchialaspirat nur mit speziellen Methoden möglich. Die Diagnosesicherung erfolgt serologisch (indirekte Fluoreszenzantikörper über 1:128) oder direkt über Antigennachweis (Bronchialsekret, Urin) oder kulturell in Bronchialsekret, Lungenbiopsiematerial bzw. Pleuraerguß.

Klinisch ähnliche Pneumonieformen, hervorgerufen durch andere von Legionella pneumophila zu differenzierende Legionellenspezies, wurden beschrieben. Insgesamt 36 verschiedene Subtypen können heute bei den Legionellaceae unterschieden werden, u. a. Legionella pneumophila, Legionella bozemanii, Legionella micdadei, Legionella dumoffii, Legionella gormanii, Legionella jordanis, Legionella wadsworthii, Legionella morrisii, Legionella longbeachae und Legionella oakridgensis.

Diagnostisches Vorgehen

Die Diagnose einer Pneumonie gründet sich auf die Symptome

Tabelle 11.**15**   Zusammenhang zwischen bakteriellen Erregern, Klinik, Röntgenmorphologie und Begleiterkrankungen bei Hospitalpneumonien

Bakterielle Erreger	Klinik	Begleiterkrankungen
Klebsiella pneumoniae	lobärer Befall mit Abszedierung (häufig OL)	Diabetes mellitus, Alkoholismus, Leberzirrhose, Leukämie
Escherichia coli	Bronchopneumonie mit Empyembildung (häufig UL)	Diabetes mellitus, Pyelonephritis, chirurgische Infektion
Proteus sp.	lobärer Befall mit multiplen Abszedierungen	COLD, Alkoholismus
Haemophilus influenzae	diffuse miliare Bronchopneumonien	COLD, Kindesalter
Pseudomonas aeruginosa	multiple Abszedierungen (vorwiegend UL)	Diabetes mellitus, zystische Fibrose, Beatmung, Leukämie
Anaerobier (Peptostreptokokken, Bacteroides)	abszedierende (nekrotisierende) Pneumonie, vorwiegend rechter UL, Empyembildung	Aspiration, Alkoholismus, Leukämie, Beatmung, neurologische Erkrankungen

COLD = chronisch obstruktive Lungenerkrankung

– Fieber,
– Husten,
– Auswurf,
– Pleuraschmerzen

und den klinischen und/oder röntgenologischen Nachweis eines

– pulmonalen Infiltrats.

Im Blutbild finden sich zumeist eine

– Leukozytose,
– Linksverschiebung.

Bei atypischen und gelegentlich auch gramnegativen Pneumonien können normale Leukozytenzahlen oder eine Leukopenie ($< 3000/\mu l \triangleq < 3 \times 10^9/l$) auftreten. Der Nachweis der ätiologischen Erreger erfolgt bei den bakteriellen Pneumonien mikrobiologisch. Aussagekräftige Materialien können sein:

– Sputum,
– Pleuraexsudat,
– Blutkulturen,
– bronchoskopische Absaugung, Lavage, Biopsie,
– transtracheale Aspiration,
– Lungenaspirat bzw. Biopsie.

Sputum ist ein problematisches Untersuchungsmedium mit hoher Kontaminationsgefahr durch die oropharyngeal Bakterienflora. Deshalb sollten bakteriologische Sputumanalysen nur bei optimalen Untersuchungsbedingungen (Transport, Waschung usw.) therapeutisch verwertet werden. Auch bei bronchoskopischer Materialgewinnung bestehen erhebliche Kontaminationsprobleme, die nur mit spezifischen Techniken zu vemeiden sind. Auf die besondere Aussagekraft von Pleuraexsudat und Blutkulturen (25–40% positiv) sei hingewiesen. Die transtracheale Aspiration gehört in die Hand des geübten Klinikers; diese Methode kann jedoch bei schwierigen Situationen, z. B. bewußtseinsgestörten oder mehrfach vorbehandelten Patienten, außerordentlich wertvoll sein. Viro-

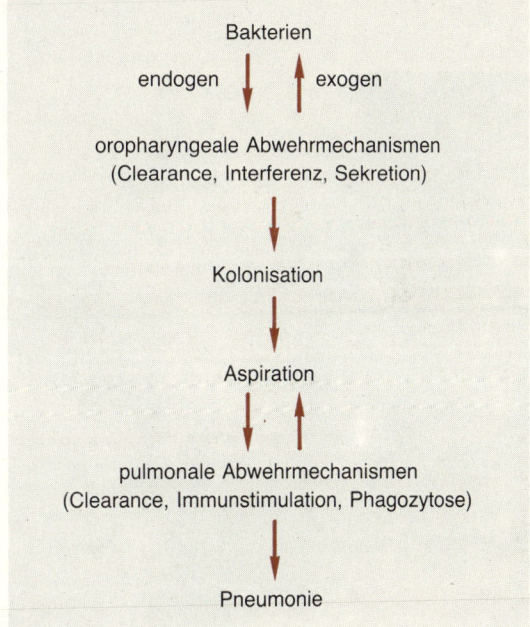

Abb. 11.**16**   Pathogenese nosokomialer Pneumonien (nach La Force)

logische und serologische Untersuchungen sollten insbesondere bei Verdacht auf nichtbakterielle Pneumonien vorgenommen werden.

Lungenfunktionelle Untersuchungen, insbesondere Analyse der arteriellen Blutgase, geben Hinweise über das Ausmaß der Störungen der Atemmechanik und des Gasaustausches.

Differentialdiagnose

Bei jedem Lungeninfiltrat müssen in erster Linie neben einer Pneumonie differentialdiagnostisch erwogen werden:

a

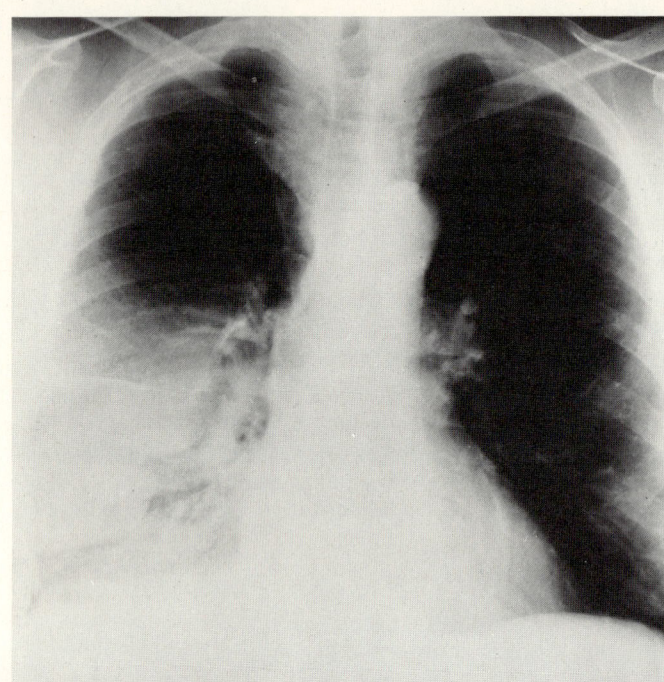

b

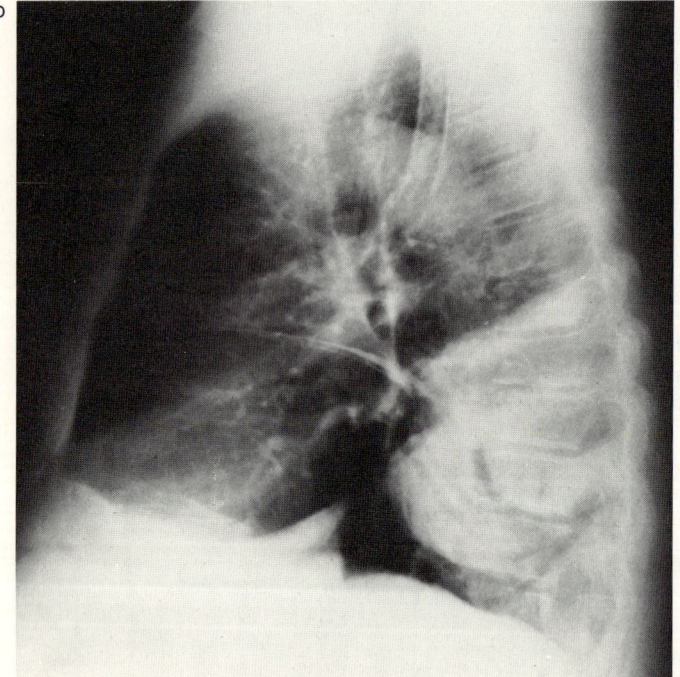

Abb. 11.**17a** u. **b**   67jähriger Patient mit Legionärspneumonie im rechten Lungenlappen

− Lungentuberkulose,
− Lungentumor,
− Lungeninfarkt,
− fibrosierende Alveolitis.

Die Diagnose einer Tuberkulose kann sehr schwierig sein. Oft ist die Klinik uncharakteristisch, und die Diagnose kann erst aus dem Verlauf gestellt werden. Ein sicherer Beweis für eine tuberkulöse Ätiologie ist nur der Nachweis von Tuberkelbakterien (Ausstrich und Kultur). Lungentumoren, vornehmlich das Bronchial-

karzinom, müssen besonders bei Männern über 40 Jahre mit Raucheranamnese erwogen werden. Auch bei rezidivierender oder chronischer, schlecht behandelbarer Pneumonie sollten ein Tumor oder ein Fremdkörper als Ursachen einer Bronchusstenose ausgeschlossen werden.

Alle weiteren Erkrankungen der Lunge, die differentialdiagnostisch in Betracht kommen, sind im Kapitel über Lungenerkrankungen dargestellt.

Therapie

In der Behandlung der Pneumonie können unspezifische und spezielle antibiotische Therapiemaßnahmen unterschieden werden.

Allgemeine Maßnahmen sind
- körperliche Schonung (feste Bettruhe nur bei jüngeren Patienten bis zur Entfieberung sinnvoll),
- Luftanfeuchtung, reichlich Flüssigkeit,
- Antitussiva bei unproduktivem Reizhusten, Bronchosekretolytika bei produktivem Husten,
- atemphysikalische Maßnahmen (Lagerung, Klopfmassagen usw.),
- Sauerstoff bei deutlicher Hypoxie,
- Digitalisierung bei Zeichen der Herzinsuffizienz,
- Kreislauf- bzw. Schockbehandlung bei schwerem septischem und fieberhaftem Verlauf,
- frühzeitige Beatmung bei ersten Anzeichen der Entwicklung einer Schocklunge.

Chemotherapie

Im ambulanten Bereich ist die bakterielle Pneumonie vorwiegend eine Pneumokokken-Pneumonie; Therapie der Wahl ist Penicillin (Tab. 11.**16**). Die atypische Pneumonie ist häufig eine Infektion durch Chlamydien, Mykoplasmen oder Legionellen und sollte mit Makrolidantibiotika behandelt werden.

Die Therapie von Pneumonien bei Hospitalpatienten sollte möglichst auf der Basis der Keimisolierung und des Antibiogramms erfolgen. Die Einleitung der Therapie kann ohne bakteriologische Ergebnisse erfolgen und orientiert sich – ebenso wie die Behandlung ohne Keimnachweis – an anamnestischen und klinischen Daten des Einzelpatienten und an der vorherrschenden Keimflora und deren Resistenz im jeweiligen Krankenhausbereich. Bei schweren, septisch verlaufenden Pneumonien mit unbekanntem Erreger wird in der Anfangsphase eine Kombinationstherapie empfohlen, z. B.:

1. Mezlocillin bzw. Piperacillin bzw. Apalcillin ($3 \times 2 - 5,0$ g/die i. v.) plus Flucloxacillin ($4 \times 1 - 3,0$ g/die i. v.) plus ein Aminoglykosidantibiotikum (Gentamicin, Sisomicin, Tobramycin, Netilmicin: $3 \times 1,5$ mg/kg/die i. v. oder i. m.); alternativ
2. modernes Cephalosporin (Cefamandol, Cefuroxim, Cefotiam; Cefotaximgruppe: $3 - 4 \times 1,0 - 2,0$ g i. v.) plus Aminoglykosidantibiotikum (Gentamicingruppe oder Amikacin: $2 \times 7,5$ mg/kg i. v. oder i. m.); die Aminoglykosidbehandlung sollte durch Serumspiegel-Monitoring begleitet werden und möglichst auf 6–10 Tage Dauer begrenzt werden.

Prognose und Verlauf

An der Wirksamkeit der Antibiotikatherapie der Pneumonien kann kaum gezweifelt werden, doch bleibt zum Beispiel die Letalität der Pneumokokkenpneumonie (insbesondere des Typs 3) unter Penicillin wie auch unter typenspezifischen Antiseren bzw. ohne antimikrobielle Chemotherapie weitgehend unverändert, d. h., in den ersten 5 Krankheitstagen sterben

bei jüngeren Patienten 5–10%, bei den über 50jährigen Patienten etwa 30%. Das Auftreten einer Bakteriämie, einer Leukopenie und eines multilobulären Befalls gilt bei der Pneumokokken-Pneumonie als prognostisch ungünstig. Diese hohe Letalität war der Grund für die Entwicklung von Pneumokokken-Vakzinen, die bei besonders gefährdeten Patientengruppen empfohlen werden und ermutigende Ergebnisse erbrachten.

Ohne Zweifel haben Sulfonamide und Antibiotika einen deutlichen Einfluß auf die Pneumonieletalitätsraten gehabt, doch ist eine wesentliche Senkung dieser Quote in den letzten 30 Jahren nicht mehr gelungen. Die Mortalitätsrate von Pneumoniepatienten einer großen medizinischen Universitätsklinik liegt um 15–20%. Auf medizinischen Intensivstationen sterben hingegen über 50% der Pneumoniepatienten, auf chirurgischen Intensivstationen liegt die Letalitätsrate zwischen 30 und 35%. Die Letalität der Legionärskrankheit wird mit 5–15% angegeben.

Mögliche pulmonale und extrapulmonale Komplikationen bei bakteriellen Pneumonien sind in der Tab. 11.**17** zusammengefaßt. Pleuraexsudate bzw. Empyeme bedürfen immer einer Punktion bzw. Drainage. Ein Pleuraempyem sollte täglich gespült werden mit 0,9%igem (154 mmol/l) NaCl plus Desinfizienten (z. B. Polyvinylpyrrolidon) neben einer mehrwöchigen, systemischen, gezielten Antibiotikatherapie; 20% der Empyeme müssen dennoch operiert werden. Lungenabszesse bedürfen ebenfalls einer 4- bis 6wöchigen gezielten Antibiotikatherapie, wobei die Wahl des Antibiotikums die häufigsten Erreger (Staphylococcus aureus, Klebsiellen, Anaerobier) berücksichtigen muß. Eine chirurgische Resektion ist heute nur noch selten bei rezidivierenden, schweren Hämoptoen, bei Abszeßrezidiven und bei Malignitätsverdacht indiziert.

Merke: Pneumonien sind Entzündungen der Lunge, die alveolär und/oder interstitiell lokalisiert sind und allergische, chemische, physikalische und infektiöse Ursachen haben können. Am häufigsten sind infektiöse Pneumonien, die sich in bakterielle und nichtbakterielle Formen unterscheiden lassen. Fieber, Husten, Auswurf, Pleuraschmerzen und eine pulmonale Infiltration sind die führenden Befunde bei einer Pneumonie. Unter den bakteriellen Erregern stehen außerhalb des Krankenhauses unverändert Pneumokokken mit 60–80% an der Spitze, im Hospital muß vermehrt mit gramnegativen und anaeroben Keimen gerechnet werden. Die Therapie in der Ambulanz ist vorwiegend eine Penicillin- oder Makrolidbehandlung, in der Klinik sollte unbedingt eine Erregerisolierung versucht und gezielt behandelt werden.

Tabelle 11.**16**   Chemotherapie der bakteriellen Pneumonien

Erreger	Medikament	Dosis
Pneumokokken	Penicillin G	$2-3 \times 600\,000$ E/d. i.v. oder i.m.
	Penicillin V	$4 \times 400\,000-800\,000$ E
	Makrolidantibiotikum	
	Cephalosphorine	
Staphylokokken	Flucloxacillin	$4 \times 1-2$ g/d. i.v. bis zur Entfieberung
	anschließend:	
	Flucloxacillin	$4 \times 0,5-0,75$ g/d. p. o.
	Dicloxacillin	
	Vancomycin	$4 \times 7,5$ mg/kg/d. i.v.
	Cephalotin/Cefamandol, Cefotiam	$3-4 \times 2-3$ g/d. i.v.
Heamophilus influenzae	Ampicillin	$4 \times 1-2$ g/d. i.v.
	Chloramphenicol	$3 \times 0,5-1$ g/d.
	Cefamandol/Cefuroxim, Cefotiam	$3 \times 1,5-2$ g/d. i.v.
Mycoplasma pneumoniae	Makrolidantibiotikum	$1 \times 0,3-4 \times 500$ mg/d. p. o.
	Tetracyclin	4×500 mg/d. p. o.
Klebsiella	Cefazolin/Cefazedon	$2-3 \times 2$ g/d. i.v.
	Gentamicin[+]	1×5 mg/kg/d. i.v. oder i.m.
	Cefotiam/Cefamandol/	$3-4 \times 2$ g/d. i.v.
	Cefuroxim/Cefotaximgruppe[++])	
Pseudomonas aeruginosa	Azlocillin, Apalcillin, Piperacillin[+]	$3-4 \times 3-5$ g/d. i.v.
	Tobramycin	1×5 mg/kg/d. i.v. oder i.m.
	Ceftazidim, Imipenem/Cilastatin	$3-4 \times 1,0-2,0$ g i.v.
	Chinolone[+++]	
Escherichia coli	Amoxicillin + Clavulansäure/	$3-4 \times 2-4$ g/d. i.v.
	Mezlocillin/Piperacillin/Apalcillin	
	Gentamicin[+]	1×5 mg/kg/d. i.v.
	Cefamandol/Cefuroxim/	$3-4 \times 1-2$ g/d. i.v.
	Cefotaximgruppe[++]	
Proteus mirabilis	Amoxicillin/Ampicillin/Mezlocillin/	$3-4 \times 2-4$ g/d. i.v.
	Piperacillin/Apalcillin	
	Cefamandol/Cefuroxim/	$3-4 \times 1-2$ g/d. i.v.
	Cefotaximgruppe[++]	
Proteus vulgaris, morganii, rettgeri	Ticarcillin/Clavulansäure, Mezlocillin, Piperacillin	$4 \times 3-5$ g/d. i.v.
	Gentamicin[+]	1×5 mg/kg/d. i.v.
	Cefoxitin, Cefotaximgruppe[++]	$3-4 \times 2$ g/d. i.v.
Serratia	Antibiogramm unerläßlich	
	Gentamicin[+]	$3 \times 1-1,5$ mg/kg/d. i.v. oder i.m.
	Cefotaximgruppe[++]	$3 \times 1-2$ g/d. i.v.
	Imipenem/Cilastatin	$3-4 \times 0,5-1,0$ g i.v.
Legionella pneumophila	Makrolidantibiotikum (Rifampicin)	$1 \times 0,3-4 \times 0,5-1$ g/d. p. o.
	Chinolone[+++]	
Anaerobier	Penicillin G	$4 \times 3-4 \times 6$ Mill. E/d. i.v.
	Clindamycin** (Cefotetan, Metronidazol, Ornidazol)	$3-4 \times 0,6$ g/d. i.v.
Pneumocystis carinii (bei AIDS-Patienten)	Trimethoprim/Sulfamethoxazol	$15-20$ mg/kg/d. $+ 100$ mg/kg/d. i.v.
	Pentamidine	4 mg/kg/d. i. m./i.v.

*   bei Penicillin-Allergie
+   bzw. Tobramycin oder Sisomicin oder Netilmicin in gleicher Dosierung. Bei Gentamicin- (bzw. Tobramy-
     cin- oder Sisomicin- oder Netilmicin-)Resistenz: Amikacin $2 \times 7,5$ mg/kg/die i.v. oder i. m.
**   bei Penicillin-Allergie oder Bacteroides fragilis
++   Cefotaximgruppe: Cefotaxim, Ceftriaxon, Cefmenoxim, Ceftizoxim, Ceftazidim, Latamoxef
+++ Chinolone: Ciprofloxacin, Ofloxacin u. a. (600 mg/d. per Infus.)

Tabelle 11.**17** Pulmonale und extrapulmonale Komplikationen bakterieller Pneumonien

Pulmonal	Extrapulmonal
Pleuraexsudate	Meningitis
Empyem	Hirnabszeß
Lungenabszeß	Endokarditis
Bronchiektasen	Perikarditis
pulmonale Fibrose	Arthritis
langsame Rückbildung	Osteomyelitis

Weiterführende Literatur

Bartlett, J. G., S. M. Finegold: Anaerobic infections of the lung and pleura. Amer. Rev. resp. Dis. 110 (1974) 56

Garb, J. L., R. B. Brown, J. R. Garb, R. W. Tuthill: Differences in etiology of pneumonias in nursing home and community patients. J. Amer. med. Ass. 240 (1978) 2169

Graybill, J. R., L. W. Marshall, P. Charache: Nosocomial pneumonia. Amer. Rev. resp. Dis. 108 (1973) 1130

Grayston, J. T., S.-P. Wang, C. C. Kuo, L. A. Campbell: Current knowledge of chlamydia pneumoniae, strain TWAR, an important cause of pneumonia and other acute respiratory diseases. Europ. J. clin. Microbiol. 8 (1989) 191–202

Gsell, O.: Die Geschichte der Pneumonien – Wandel vom 19. zum 21. Jahrhundert. Atemw. u. Lungenkrankh. 5 (1979) 311

Johanson, E. G., A. G. Pierce, J. P. Sanford: Nosocomial respiratory infections with gram-negative bacilli. The significance of colonization of the respiratory tract. Ann. intern. Med. 77 (1972) 701

Lerner, A. M., M. J. Federman: Gram-negative bacillary pneumonia. J. infect. Dis. 124 (1971) 425

Lode, H.: Therapie von unspezifischen Infektionen des Atemtraktes. Aesopus, Basel 1983

Lode, H., B. Kemmerich, J. Klastersky: Aktuelle Aspekte der bakteriellen und nichtbakteriellen Pneumonien. Thieme, Stuttgart 1984

Mac Farlane, J. T., R. G. Finch, M. J. Ward, A. D. Macrae: Hospital study of adult community-acquired pneumonia. Lancet 1982/II, 255

Pennington, J. E.: Respiratory Infections: Diagnosis and Management. Raven Press, New York 1988

Rokitansky, C.: Handbuch der pathologischen Anatomie, 3 Bände, 1842–1846

Siegenthaler, W., P. Fuchs, R. Lüthy: Die Chemotherapie der bakteriellen Pneumonien. Atemw. u. Lungenkrankh. 5 (1979) 386

Swartz, M. N.: Clinical aspects of Legionnaire's disease. Ann. intern. Med. 90 (1979) 491

Thornsberry, C., A. Balows, J. C. Feeley, W. Jahnbowski: Legionella – Proceedings of the 2nd International Symposium. Amer. Soc. Microbiol., Washington/D. C. 1984

Salmonellosen

H. Pichler

Definition: Salmonellen können 5 verschiedene Krankheitsbilder hervorrufen, die allein, gleichzeitig oder nacheinander auftreten können.

1. typhöse Salmonellose,
2. enteritische Salmonellose,
3. septikämische Salmonellose,
4. Lokalinfektion,
5. symptomlose Dauerausscheidung.

Es besteht Meldepflicht für Verdachtsfälle, Erkrankungen, Todesfälle und symptomlose Ausscheidung von Salmonellen.

Ätiologie

Das Genus Salmonella stellt eine Gruppe von gramnegativen, beweglichen, sporenlosen, aerob wachsenden Bakterien dar, die zur Familie Enterobacteriaceae gehören. Die Taxonomie der Salmonellen hat sich infolge neuer Erkenntnisse durch DNA-Hybridisierung geändert. Diese Studien haben gezeigt, daß Salmonellen und auch alle Arizonastämme genetisch einer einzigen Spezies angehören, die in 6 Subspezies unterteilt wird. Alle medizinisch wichtigen Salmonellen gehören zur Subspezies 1. In der klinischen Routine wird die alte Nomenklatur, die die Salmonellen in Gruppen und Serovare einteilt, in der nächsten Zukunft sicher beibehalten werden, so daß sie hier kurz besprochen werden soll.

Salmonellen besitzen somatische O-Antigene und Geißel-H-Antigene. Die verschiedenen O-Antigene werden durch Zahlen gekennzeichnet, die H-Antigene durch Zahlen und Kleinbuchstaben.

Im Kauffmann-White-Schema werden Salmonellen aufgrund ihrer Antigenformel in Gruppen von A–Z und Serovare unterteilt. Mehr als 2000 Serovare sind bis jetzt bekannt.

Typhöse Salmonellose (Typhus und Paratyphus)

Definition: Unter typhöser Salmonellose versteht man eine akute systemische Infektionskrankheit, verursacht durch Salmonella typhi oder Salmonelle paratyphi A, B oder C. Gelegentlich können auch andere Salmonellen, z. B. Salmonella typhi murium, dieses Krankheitsbild hervorrufen, das charakterisiert ist durch Fieber, Splenomegalie, relative Bradykardie, Leukopenie, Obstipation und/oder Diarrhö.

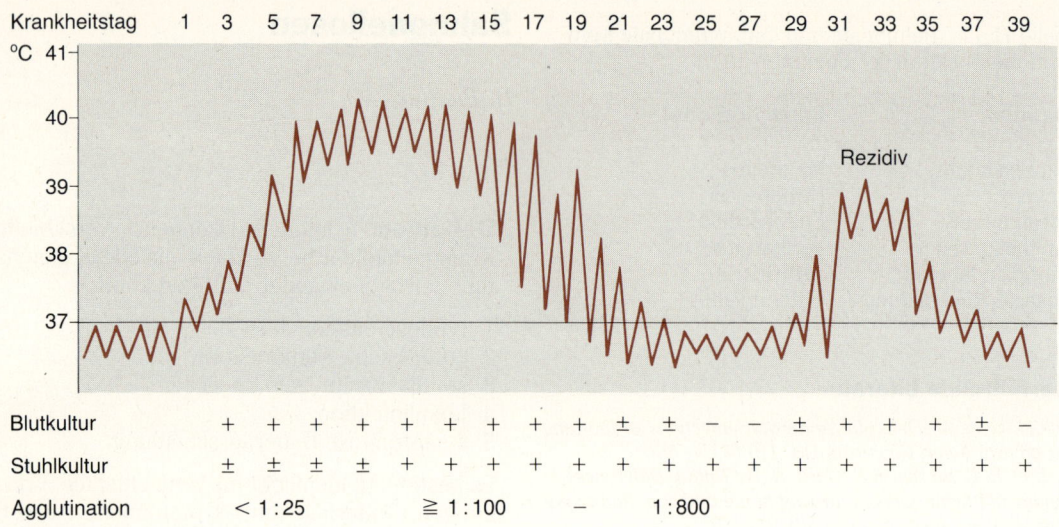

Abb. 11.**18**   Typhus abdominalis

Häufigkeit

Typhus und Paratyphus nehmen in ihrer Bedeutung in den zivilisierten Ländern mit einem hohen Niveau der sanitären Einrichtungen laufend ab. Am Gesundheitsamt der Stadt Wien wurden von 1985–1989 insgesamt 54 Typhus- bzw. Paratyphuserkrankungen angezeigt, das entspricht einer Morbidität von 0,7 auf 100 000 Einwohner. An dieser Inzidenz hat sich im Laufe der letzten 15 Jahre nichts geändert. Von diesen Erkrankungen wurden ³/₄ durch S. typhi verursacht, ¹/₄ durch S. paratyphi A, B. Typhus abdominalis und Paratyphus A, B wurden fast ausschließlich im tropischen bzw. subtropischen Ausland akquiriert. Bei den Typhusinfektionen, die nicht im Ausland erworben wurden, muß ein lokaler Ausscheider als Infektionsquelle angeschuldigt werden.

Epidemiologie

Das Reservoir für Salmonella typhi stellt ausschließlich der Mensch, als Erkrankter oder Ausscheider dar. S. paratyphi A, B und C haben neben dem humanen noch zusätzlich ein tierisches Reservoir z. B. Kühe, Hunde.

Die Übertragung geschieht vorwiegend indirekt durch fäkale Verunreinigung von Wasser, Milch, Milchprodukten, Muscheln und anderen Lebensmitteln. Der direkte Kontakt (Schmierinfektion) hat eine geringe Bedeutung. Fliegen spielen bei der Übertragung ebenfalls eine Rolle.

Pathophysiologie und Klinik

Die Infektion mit Salmonellen erfolgt ausschließlich oral: Freiwilligenversuche haben gezeigt, daß 10^7 Typhusbakterien aufgenommen werden müssen, um einen klinischen Typhus bei 50% der Personen hervorzurufen. Die Keimzahl der zugeführten Salmonellen hat auch Einfluß auf die Inkubationszeit, je größer die Infektionsdosis, desto kürzer die Inkubationszeit. Die eine Krankheit auslösende Infektionsdosis hängt im Einzelfall jedoch sehr entscheidend von der Azidität des Magensaftes und von der Disposition des Wirtes ab. Die Salmonellen durchdringen die Wand des Dünndarms und gelangen über den Lymph- und Blutstrom in das retikuloendotheliale System, wo sie sich vermehren. Um den 10.–14. Tag, also am Ende der Inkubationszeit, treten die Salmonellen wieder in die Blutbahn ein und führen zu einer über 1–3 Wochen anhaltenden Bakteriämie, die eine Dissemination der Erreger in alle Organe ermöglicht.

Die Erkrankung hinterläßt Immunität, die jedoch durch eine große Infektionsdosis (hohe Keimzahl) durchbrochen werden kann.

Nach einer Inkubationszeit von 10–14 Tagen beginnt die Krankheit, schleichend mit Kopfschmerzen, Husten, Übelkeit, Appetitlosigkeit, Obstipation, Frösteln und Fieber. Das Fieber steigt staffelförmig, bis es gegen Ende der 1. Krankheitswoche eine Kontinua zwischen 39 °C und 40 °C erreicht (Abb. 11.**18**). Beim unbehandelten Typhus besteht die Kontinua bis zum Ende der 3. Krankheitswoche. Sofern der Patient nicht in diesem Stadium an einem toxischen Kreislaufversagen verstirbt, fällt die Temperatur remittierend im Laufe einer Woche auf normale Werte ab. Die Milz wird bei der Hälfte der Patienten gegen Ende der 1. Woche palpabel. Häufig besteht eine Hepatomegalie. Bei etwa 40% der Patienten besteht eine relative Bradykardie. Ab der 2. Woche tritt bei etwa 10% der Patienten eine Wesensveränderung auf, die von Apathie über delirante Zustandsbilder bis zum Koma reicht. Manchmal besteht Meningismus bei normalem Liquorbefund. Das Abdomen ist gespannt. Die Druckschmerzhaftigkeit, besonders im Bereich des rechten Unterbauches, gibt nicht selten Anlaß zu Appendektomien. In einem Drittel der Fälle treten am unteren Thorax und Abdomen schubweise Typhusroseolen auf, 1–3 mm große Effloreszenzen, die auf Druck abblassen.

Ab der 3. Woche weicht in etwa 50% der Fälle

die hartnäckige Obstipation dünnbreiigen Durchfällen, den sog. „Erbsenbreistühlen". Der Typhus ist also keineswegs eine obligate Durchfallerkrankung. Jetzt können als Komplikation Perforation und Blutung auftreten. Mit dem Rückgang des Fiebers in der 4. Woche beginnt eine langdauernde Rekonvaleszenz, die abgesehen von einem Typhusrezidiv noch durch Thrombosen, Myokarditis und metastatische Abszesse in Knochen, Gelenken und Urogenitaltrakt kompliziert werden kann. Die Letalität lag in der vorantibiotischen Ära bei 10–15%, derzeit beträgt sie in unseren Breiten < 1%.

Infektionen durch **Salmonella paratyphi A** oder **B** verlaufen üblicherweise leichter, kürzer und zeigen weniger Komplikationen. Die Inkubationszeit ist kürzer. Infektionen durch Salmonella paratyphi B führen in der Hälfte der Fälle zu einer enteritischen Verlaufsform.

Laborbefunde: Typischerweise besteht eine Leukozytopenie mit Linksverschiebung, toxischer Granulation und Aneosinophilie im Differentialblutbild. Die Blutsenkungsreaktion steigt erst gegen Ende der 2. Woche an. Serumtransaminasen, alkalische Phosphatase und Lactatdehydrogenase sind bei den meisten Patienten mäßig erhöht.

Diagnostisches Vorgehen

1. **Blutkultur:** Während der ersten 3 Krankheitswochen besteht eine persistierende Bakteriämie, die bei wiederholter Blutabnahme in über 80% zum Nachweis des Erregers führt. Frühere Antibiotikatherapie verschlechtert die Ausbeute an positiven Blutkulturen. In so einem Fall kann eine Knochenmarkskultur versucht werden.
2. **Stuhlkultur:** Der Erregernachweis gelingt bereits in der ersten Woche in zumindest 50% der Fälle.
3. **Serologische Diagnostik** (Gruber-Widal-Reaktion): Diagnostisch verwertbar ist eine 0-Agglutination von > 1:100 oder ein Titeranstieg auf das zumindest Vierfache des Ausgangswertes. Serologische Untersuchungen haben in der Diagnostik des Typhus eine sehr untergeordnete Bedeutung, da die 0-Agglutinine nur bei der Hälfte der Patienten ansteigen, ferner signifikante Titerbewegungen erst gegen Ende der 2. Woche zu erwarten sind und außerdem noch frühzeitig gegebene Antibiotika die Immunantwort beeinflussen können.

Komplikationen

Darmblutung: Ende der 2. bis Anfang der 3. Krankheitswoche, im Stadium der Nekrose und Geschwürsbildung, kann es zur Arrosion von Blutgefäßen kommen. Die Darmblutung tritt heute in einer Häufigkeit von 1–2% auf und manifestiert sich klinisch durch Temperaturabfall, Schocksymptomatik und Leukozytose.

Darmperforation: Im gleichen Stadium wie die Blutung kommt es in < 1% zur Perforation eines Geschwürs im Ileum. Akuter Schmerz im Abdomen gefolgt von Abwehrspannung, Sistieren der Darmgeräusche, Erbrechen, Temperaturabfall, Tachykardie und Leukozytose müssen den Arzt an diese Komplikationen denken lassen.

Rezidiv: Bei 10–20% der Patienten tritt nach einem fieberfreien Intervall von 7–10 Tagen ein Rezidiv auf, das klinisch einem abgekürzten Typhus gleicht. Das Rezidiv wird verursacht durch intrazelluläre Persistenz von Salmonellen.

Pneumonie, Dekubitalulzera, Thrombosen, bakterielle Parotitis treten als Folgezustände der schweren Erkrankung vor allem bei alten Patienten auf.

Lokalinfektion: Als Folge der wochenlangen Bakteriämie können bakterielle Absiedelungen (< 1%) zu Osteomyelitis, Arthritis, Meningitis usw. führen.

Dauerausscheidung: 1–3% der Patienten werden nach überstandener Erkrankung Dauerausscheider (s. Dauerausscheidung).

Differentialdiagnose

Das klassische klinische Krankheitsbild zum Zeitpunkt der stationären Aufnahme, die durchschnittlich um den 8. Krankheitstag erfolgt, ist hohes Fieber, Fehlen eines charakteristischen Organbefundes bei relativ gutem Wohlbefinden. Die typische Reiseanamnese, das fehlende Ansprechen auf eine Antibiotikatherapie vor der Aufnahme und die Leukozytopenie, Linksverschiebung und normale Blutsenkungsreaktion sollten den Arzt immer an Typhus abdominalis denken lassen. Malaria, Septikämie durch gramnegative Erreger, Brucellosen, Miliartuberkulose, Endokarditis, Rickettsiosen, Yersiniose und chronisch entzündliche Darmerkrankungen müssen ausgeschlossen werden.

Therapie

Beim Erwachsenen stellen heute die Chinolone, Ciprofloxacin oder Ofloxacin die Mittel der Wahl dar, die auch in einer parenteralen Darreichungsform verfügbar sind. Therapeutische Alternativen sind Trimethoprim-Sulfonamid und Amoxicillin. Mit Cephalosporinen der 3. Generation besonders Cefoperazon und Ceftriaxon liegen ebenfalls gute Therapieergebnisse vor. Chloramphenicol sollte heute aufgrund seiner Hämatotoxizität und je nach Region häufigen Resistenzen von Salmonellen nicht mehr eingesetzt werden. Die Therapie wird zumindest 14 Tage oder besser 10 Tage über die Abfieberung hinaus durchgeführt. Die durchschnittliche Dauer der Abfieberung ist 5 Tage.

Tagesdosierung der Präparate:
Ciprofloxacin 2–3×500 mg (2–3×200 mg als Infusion), Trimethoprim-Sulfonamid (160 mg/800 mg) 2×1–2 Tabl. (5–10 mg TMP/kg), Amoxicillin 6 g (100–150 mg/kg), Cefoperazon 4 g (100 mg/kg) Ceftriaxon 2 g (50 mg/kg). Chloramphenicol 2–3 g (50 mg/kg). Bei schwerstkranken Typhuspatienten im Schock oder mit einem komatösen Zustandsbild konnte die Letalität von 55% auf 10% gesenkt werden durch die Gabe von Dexamethason 3 mg/kg initial und 1 mg/kg als Infusion in 2 ml/kg Ringer-Lösung alle 6 Stunden durch 2 Tage. Gute pflegerische Maßnahmen und leichte hochkalorische Nahrung sind wichtige Bestandteile der Therapie. Bei profusen Durchfällen müssen Wasser und Elektrolyte substituiert werden (s. Therapie der Cholera).

Prophylaxe

Die Vakzination kann sowohl mit einer inaktivierten Salmonellenvakzine subkutan durchgeführt werden als auch mit einer oralen Lebendvakzine von dem Ty-21a-Stamm von S. typhi. Wegen der lokalen und allgemeinen Nebenerscheinungen bei der subkutanen Vakzination wird der oralen Immunisierung heute der Vorzug gegeben. Der Impfschutz ist nur relativ, d. h. er kann durch eine hohe Infektionsdosis unterlaufen werden, hält bei der oralen Immunisierung 2 Jahre an und ist ausschließlich gegen eine Infektion mit Salmonella typhi gerichtet.

Enteritische Salmonellose

Definition: Unter enteritischer Salmonellose versteht man eine akute, vorwiegend lokale Infektionskrankheit, die durch Invasion der Schleimhaut des unteren Dünndarms und Dickdarms gekennzeichnet ist und durch die sog. „Enteritissalmonellen" hervorgerufen wird. Das Krankheitsbild ist charakterisiert durch Fieber, Erbrechen, Abdominalkoliken und Durchfälle.

Epidemiologie und Häufigkeit

Das Reservoir der „Enteritissalmonellen" stellt die Tierwelt dar. Geflügel, Rinder, Schweine und Schafe sowie Vögel und Nagetiere sind die wichtigsten Infektionsquellen. Geflügel, Eier, Eipulver, Fleisch, Milch und Milchprodukte sind häufig mit Salmonellen kontaminiert. Hühner können Salmonellen sowohl transovariell übertragen als auch durch fäkale Verunreinigung von Eiern. Das Vorherrschen von S. enteritidis Lysotyp 4, seit 1989 in den österreichischen Brut- und Mastbetrieben wird auf diesen Infektionsweg zurückgeführt. Auch tierische Nahrungsmittel wie Fischmehl oder Knochenmehl sind häufig mit Salmonellen verunreinigt. Menschen als Erkrankte oder Ausscheider treten epidemiologisch ganz in den Hintergrund. Schmierinfektion ist bei vereinzelten Ausbrüchen in Säuglingsstationen, Intensivstationen und Altersheimen der ursächliche Faktor, doch spielt die Aufnahme von mit Salmonellen kontaminierten Speisen die weitaus größere Rolle. Die Krankheit tritt meistens als Familien- oder Gruppenerkrankung auf bei Personen, die die gleichen Speisen gegessen haben.

Eine Übersicht über alle in Österreich gezüchteten Erstisolate von Salmonellen von humanen Infektionsquellen, die von 1980–1989 an der Salmonellazentrale in Graz typisiert wurden, gibt Abb. 11.**19**. Daraus geht hervor, daß 1989 um 74% mehr Salmonellen isoliert wurden als 1988. Betrachtet man nur die Salmonellenerkrankungen, so trat praktisch eine Verdoppelung der Salmonelleninfektionen von 1988 auf 1989 auf. Die Zunahme dieser Infektionen geht fast ausschließlich auf S. enteritidis Lysotyp 4 zurück, der bereits 71% aller S.-enteritidis-Isolate ausmacht.

S. enteritidis hat von den insgesamt 6047 Erstisolationen von Enteritissalmonellen bereits einen Anteil von 63%, gefolgt von S. typhi murium mit 18,5% und S. Heidelberg mit 2,6%. Die Einschleppung von Salmonelleninfektionen aus dem Ausland spielt quantitativ kaum eine Rolle.

Die Morbidität an Salmonellosen war 1989 in Österreich 60 auf 100 000 Einwohner. Die Inzidenz ist bei Kindern unter 5 Jahren 202, bei 5 bis 9jährigen 143, bei 10 bis 19jährigen 84, bei 20 bis 59jährigen 63. Besonders hoch ist die Infektionsrate während des ersten Lebensjahres. Die bakteriellen Diarrhöen, die 1989 am Gesundheitsamt der Stadt Wien angezeigt wurden, verteilen sich folgendermaßen: Salmonellosen 60%, Campylobakteriosen 23%, Shigellosen 12% und Yersinia. enterocolitica-Infektionen 5%.

Pathophysiologie und Klinik

Die Infektion mit Salmonellen erfolgt oral und führt in Abhängigkeit von der Infektionsdosis, dem Serovar, der individuellen Disposition und der Azidität des Magensaftes zu einem breiten Spektrum von Krankheitserscheinungen, das von einer explosionsartig beginnenden Enterokolitis bis zur symptomlosen Ausscheidung reicht. Salmonellen durchdringen die Epithelzellen des unteren Dünndarms, häufig auch des Kolon und führen in der Lamina propria zu einer entzündlichen polymorphkernigen Infiltration, die eine massive Exsudation von Wasser und Elektrolyten in das Darmlumen bewirkt. Die Erreger bleiben jedoch in dem befallenen Darmabschnitt lokalisiert. Einzelne Salmonellenstämme vermögen auch ein Enterotoxin zu produzieren. Bakteriämie tritt nur in etwa 5% der Fälle auf. Immunität wird durch die Erkrankung nicht erworben.

Nach einer Inkubationszeit von 12−48 Stunden, deren Dauer ganz wesentlich von der Infektionsdosis bestimmt wird, treten akut Fieber, Abdominalkoliken und wäßrige Durchfälle auf. Übelkeit und Erbrechen kennzeichnen vor allem den Beginn der Krankheit. Tenesmen sind selten. Gelegentlich sind die abdominellen Beschwerden und Abwehrspannung besonders im rechten Unterbauch so im Vordergrund, daß die Patienten appendektomiert werden. Die Fieberdauer ist durchschnittlich 2 Tage. Bestehen septische Temperaturen länger als 2 Tage, muß an eine Septikämie gedacht werden. Die Durchfallsdauer liegt bei 4 Tagen, bei alten Patienten gelegentlich länger. Die Salmonellenenterokolitis stellt im allgemeinen keine gefährliche Erkrankung dar, doch ist bei Säuglingen, sehr alten Menschen und immunsupprimierten Patienten die Letalität auch heute noch sehr hoch.

Nach 3 Monaten scheiden < 5% und nach 6 Monaten < 1% der Patienten Salmonellen mit dem Stuhl aus.

Laborbefunde: Das Blutbild zeigt eine mäßige Leukozytose mit Linksverschiebung. Bei starkem Flüssigkeitsverlust kommt es zu einem Anstieg von Harnstoff-N und Serumkreatinin sowie zur Oligurie bei konzentriertem Harn, Hypokaliämie und Azidose. Die mikroskopische Stuhluntersuchung zeigt Leukozyten als Ausdruck der invasiven Diarrhö.

Abb. 11.**19** Salmonellenisolationen von humanen Infektionsquellen in Österreich von 1980–1989

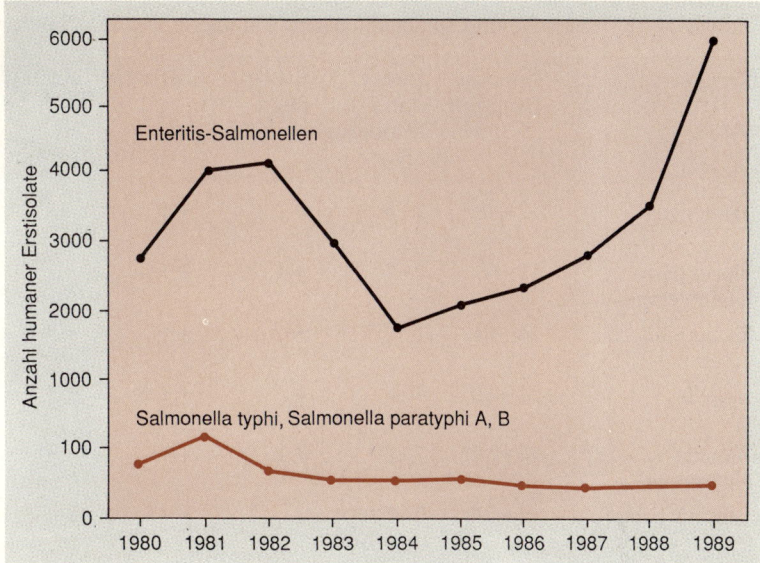

Diagnostisches Vorgehen

Die Stuhlkultur und eventuell die Kultur von Erbrochenem und übriggebliebenen Speisen sichern die Diagnose. Die serologische Diagnostik ist wertlos.

Komplikationen

1. **Hypovolämischer Schock** und **Exsikkose:** Besonders bei Säuglingen und sehr alten Menschen kann ein exzessiver Wasser- und Elektrolytverlust zur Schocksymptomatik, Nierenversagen und zum Tode führen.
2. **Bakteriämie** mit metastatischen Absiedelungen von Salmonellen an Endokard, Pleura, Meningen, Knochen und Gelenken.

Differentialdiagnose

Diarrhöen, verursacht durch virale und bakterielle Erreger, stehen im Vordergrund; Ausschluß von Diarrhöen durch Medikamente, Tumoren, endokrine Erkrankungen und intestinale Grunderkrankungen wie Colitis ulcerosa und Enteritis regionalis.

Die verschiedenen Erreger von Diarrhöen und deren Epidemiologie und Klinik sind in den Tab. 11.**18** und 11.**19** wiedergegeben.

Prinzipiell teilt man Diarrhöen nach der Fähigkeit der kausalen Erreger, die Darmschleimhaut zu invadieren, in invasive und nichtinvasive Diarrhöen ein.

1. **Invasive Diarrhöen** sind gekennzeichnet durch Fieber und Allgemeinsymptome wie Kopfschmerzen, Gelenkschmerzen sowie Leukozyten und Erythrozyten im mikroskopischen mit Methylenblau gefärbten Stuhlpräparat.
2. **Nichtinvasive Diarrhöen** entstehen durch Enterotoxinbildung der Erreger. Das klinische Bild ist charakterisiert durch Wasser- und Elektrolytverlust ohne Fieber. Allgemeinsymptome und Entzündungszellen im Stuhl.

Therapie

Ersatz des Wasser- und Elektrolytverlustes, Korrektur der Azidose (s. Therapie der Cholera) völlige Nahrungskarenz. Nach Besserung der Diarrhö kann mit einer Aufbaukost begonnen werden.

Der Einsatz von Chemotherapeutika sollte von der Schwere der klinischen Erscheinungen oder von der Grundkrankheit abhängen. Patienten mit septischen Temperaturen, die länger als 2 Tage andauern, oder mit fulminanten, wäßrigen oder schleimig-blutigen Durchfallstühlen, Patienten > 60 Jahre, Patienten mit Herzklappen oder Gefäßprothesen, Patienten mit immunsupprimierenden Krankheiten wie Lymphom, Leukämie, Malignome, AIDS, hämolytische Anämie oder Patienten unter Corticosteroid oder Zytostatikatherapie sollten eine Therapie erhalten.

Die Präparate der Wahl aufgrund ihres Spektrums, bakteriziden Wirkung und guten Verträglichkeit sind die Chinolone.

In einer plazebokontrollierten Studie konnte gezeigt werden, daß Ciprofloxacin in einer Dosierung von 2×500 mg/die durch 5 Tage einen signifikanten Einfluß auf die Dauer von Fieber und Diarrhö hat.

In rund einem Drittel der Patienten traten nach Therapieende wieder positive Stuhlkulturen auf. Bei allen rezidivierten Salmonellenstämmen konnte keine Resistenzentwicklung gegen Ciprofloxacin nachgewiesen werden. Die Dauer der Salmonellenausscheidung war nicht länger als in der mit Plazebobehandelten Vergleichsgruppe.

Therapeutische Alternativen s. Therapie der septikämischen Verlaufsform.

Prophylaxe

Bakteriologische Kontrollen von tierischen Nahrungsmitteln, adäquates Erhitzen von Fleisch und der sofortige Verzehr von Speisen nach der Zubereitung sowie persönliche Hygiene, wie Händewaschen, sind die wirkungsvollsten Maßnahmen. Die Schutzimpfung ist unwirksam.

Tabelle 11.18   Klinische und epidemiologische Parameter von Diarrhöen, verursacht durch invasive Bakterien

Erreger	Inkubationszeit (Stunden)	Dauer der Erkrankung (Tage)	Erbrechen	Diarrhö	Krämpfe	Erreger übertragen durch	Vorkommen
Salmonella	12−48	2−5	+	++	++	Geflügel, Milchprodukte, Fleisch	Tier, Mensch
Vibrio parahaemolyticus	12−48	2−3	++	++	++	Schalentiere, rohen Fisch	Meerwasser
Escherichia coli	24−48	1−3	+	++	+++	Wasser, Nahrung, direkten Kontakt	Mensch, Tier
Shigella	24−72	4−6	+	+++	+++	Wasser, Nahrung, direkten Kontakt	Mensch
Yersinia enterocolitica	24−240	7−21	++	++	++	Wasser? Nahrung? direkten Kontakt?	Tier
Campylobacter jejuni	48−120	2−7 (Wochen)	+	++	++	Wasser, Nahrung, direkten Kontakt	Tier

Tabelle 11.19   Klinische und epidemiologische Parameter von Diarrhöen, verursacht durch nichtinvasive Bakterien

Erreger	Inkubationszeit (Stunden)	Dauer der Erkrankung	Erbrechen	Diarrhö	Krämpfe	Toxinbildner übertragen durch	Vorkommen
Staphylococcus aureus	1−6	6−12 Std.	+++	+	++	Fleisch, Backwaren, Milchprodukte	ubiquitär, Mensch (Nase, Hände)
Clostridium perfringens Typ A	6−12	12−24 Std.	+	+++	+++	Fleisch, Fisch, Backwaren	Staub, Erde, Mensch, Tier
Bacillus cereus	2−18	12−24 Std.	++	++	++	Getreide, Reis	Staub, Erde, Pflanzen
Vibrio cholerae	12−72	2−5 Tage	+	+++	0	Wasser	Mensch
Escherichia coli	24−72	1−3 Tage	±	++	+	Wasser, Nahrung, direkten Kontakt	Mensch, Tier

Septikämische Salmonellose

Salmonellen treten entweder vom Darm in die Blutbahn ein, wobei eine Diarrhö keinesfalls vorhergehen muß, oder von einer bereits bestehenden Lokalinfektion aus. Ganz im Gegensatz zur typhösen Verlaufsform ist die Bakteriämie hier intermittierend. Wiederholte Blutkulturen sind notwendig, um die Diagnose zu sichern.

Salmonella cholera suis, Salmonella typhi murium und Salmonella enteritidis sind die häufigsten Erreger dieser Verlaufsform. Septische Temperaturen über längere Zeit, Schüttelfrost, Gewichtsverlust, Schwitzen, Leukozytose mit Linksverschiebung ohne nachweisbaren Organbefall sollten den Arzt an Salmonellenseptikämie denken lassen. Metastatische Absiedelungen der Erreger können zu Endokarditis, Meningitis, Pleuraempyem, Periakarditis, Pyelonephritis, Arthritis und Osteomyelitis führen. Die Diagnose wird aus der positiven Blutkultur gestellt. Die serologische Diagnostik kann im Einzelfall einen wichtigen Hinweis geben.

Die Chemotherapie ist prinzipiell die gleiche wie bei der typhösen Verlaufsform. Da jedoch die Patienten mit septikämischer Verlaufsform häufig an schweren Grundkrankheiten mit gestörter Infektabwehr leiden, sollten zur Therapie ausschließlich bakterizide Antibiotika in hoher Dosierung eingesetzt werden. Ein weiteres Therapieproblem stellen die häufigen Mehrfachresistenzen dieser Salmonellen dar, die gelegentlich nosokomiale Ausbrüche hervorrufen. Je nach Empfindlichkeit der Erreger werden Chinolone,

Cephalosporine der 3. Generation, Aztreonam oder Imipenem verabreicht. Chirurgische Sanierung von metastatischen Abszessen ist unerläßlich.

Lokalinfektion

Salmonellen können entweder als Komplikation einer Septikämie oder nach einer klinisch inapparenten Bakteriämie praktisch überall Abszeßbildung hervorrufen. Neben den angeführten Lokalisationen, wobei die Meningitis des Neugeborenen eine besondere Rolle spielt, werden vorwiegend Gewebe mit vorbestehenden Erkrankungen (z. B. Aneurysmen oder Tumoren) befallen. Die Diagnose wird fast immer zufällig durch den bakteriologischen Befund nach chirurgischer Sanierung gestellt. Die Therapie ist chirurgisch, unterstützt durch Chemotherapeutika.

Dauerausscheidung

Nach überstandener Typhus- oder Paratyphus-A, B-Infektion, wobei diese auch klinisch inapparent verlaufen kann, werden 1−3% der Patienten Dauerausscheider, d. h. sie scheiden mit dem Stuhl oder Urin Salmonellen länger als 6 Monate aus, ohne selbst krank zu sein. Ganz im Vordergrund stehen Stuhlausscheider, wobei der Herd praktisch immer die chronisch entzündete Gallenblase mit/ohne Steine ist. Die Geschlechtsverteilung ist 4:1 zugunsten der Frauen. Die Therapie der Wahl ist die Gabe von Ciprofloxacin 2×500 mg/die durch 4 Wochen evtl. kombiniert mit der Cholezystektomie. Therapeutische Alternativen sind TMP-Sulfonamid (160 mg/800 mg) 2×1 Tabl./die oder Amoxicillin 3−4 g/die (100−150 mg/kg) durch 4−6 Wochen. Mit dem kombinierten Vorgehen kann eine Sanierung in etwa 90% erreicht werden. Mit Ciprofloxacin erreichten wir eine Sanierung bei 13 von 15 Dauerausscheidern, mit TMP-Sulfonamid durch 3 Monate erzielten wir bei 95 Dauerausscheidern eine Sanierung in 60% ohne Operation.

Dauerausscheider von sogenannten Enteritissalmonellen sind eine Seltenheit (< 1%). Bei chronischen Gallensteinleiden werden sie genauso wie Typhusausscheider behandelt.

Merke: Salmonellosen sind ubiquitär auftretende Infektionskrankheiten, die sich in typhöser, enteritischer oder septikämischer Form sowie als Lokalinfektion und Dauerausscheidung manifestieren können. Der Typhus abdominalis ist durch kontinuierliches Fieber, relative Bradykardie, Hepatosplenomegalie, druckempfindliches Abdomen, Roseolen, Benommenheit, gelegentlich Meningismus gekennzeichnet; Diarrhöen treten erst im späteren Verlauf (ab 2.−3. Woche) auf, aber nicht bei allen Patienten. Die Diagnose wird durch den Keimnachweis im Blut und/oder Stuhl sowie serologische Untersuchungen gesichert. Die Therapie der Wahl sind Chinolone, bei Empfindlichkeit der Erreger auch Co-Trimoxazol, Aminopenicilline oder Cephalosporine der 3. Generation. Es besteht Meldepflicht für Verdachtsfälle, Erkrankungen, Todesfälle und symptomlose Ausscheidung von Salmonellen.

Weiterführende Literatur

Höring, F. D.: Die Salmonellosen. In Gsell, O., W. Mohr: Infektionskrankheiten, Bd. II/2. Springer, Berlin 1968 (S. 555)
Pichler, H., K. H. Spitzy, H. Knothe: Zur Sanierung von Salmonella-Dauerausscheidern mit Trimethoprim-Sulfonamid. Zbl. Bakteriol, I. Abt. Ref. 252 (1976) 129
Christie, A. B.: Typhoid and paratyphoid fevers. In Christie, A. B.: Infectious Diseases: Epidemiology and Clinical Practice, 4th ed. Churchill Livingstone, Edinburgh 1987 (p. 100)
Christie, A. B.: Food poisoning: salmonellosis. In Christie, A. B.: Infectious Diseases: Epidemiology and Clinical Practdice, 4th ed. Churchill Livingstone, Edinburgh 1987 (p. 43)
Hook, E. W.: Salmonella species (including typhoid fever). In Mandell, G. L., R. G. Douglas, J. E. Bennett: Principles and Practice of Infectious Diseases, 3rd ed. Churchill & Linvingstone, New York 1990 (p. 1700)
Pichler, H., G. Diridl, G. Seiberl, K. Stickler, D. Wolf: Ciprofloxacin in the treatment of gastrointestinal infection. Int. J. clin. Pract. 6, Suppl. 1 (1990) 37

Shigellosen

H. Pichler

Definition: Die bakterielle Ruhr ist eine durch das Genus Shigella hervorgerufene, akute Lokalinfektion des Dickdarmes, die mit Fieber, Abdominalkrämpfen und blutig-schleimigen Durchfällen einhergeht. Es besteht Meldepflicht für Verdachts-, Erkrankungs- und Todesfälle.

Häufigkeit

Die Verbreitung der bakteriellen Ruhr ist ubiquitär, sie kommt aber gehäuft in Ländern mit schlechten sanitären Verhältnissen vor. Am Gesundheitsamt der Stadt Wien wurden 1989 insgesamt 154 Fälle von Shigellenruhr angezeigt, das entspricht einer Morbidität von 9,6 auf 100 000. Ungefähr 2/3 dieser Infektionen wurden im Ausland akquiriert.

Shigellosen durch Shigella dysenteriae kommen vorwiegend in den Tropen vor, in den gemäßigten Zonen dominiert Shigella sonnei, gefolgt von Shigella flexneri. Im eigenen Krankengut hatten wir bei 154 Shigellenisolationen von 1987−1989 folgende Verteilung: Shigella sonnei 54%, Shigella flexneri 34%, Shigella boydii 9% und Shigella dysenteriae 4%.

Epidemiologie

Reservoir der Shigellen ist ausschließlich der Mensch, als Erkrankter oder Ausscheider. Wegen der kleinen, für eine Infektion ausreichenden Keimzahl, spielt der direkte Kontakt mit durch Shigellen kontaminierten Händen oder Gegenständen die entscheidende Rolle. Besonders in Säuglingsstationen, Kinderhorten, Altersheimen und psychiatrischen Krankenhäusern kommen immer wieder Kreuzinfektionen vor. Ausbrüche von Shigellosen durch indirekten Kontakt mit kontaminiertem Trinkwasser oder Nahrungsmitteln sind in Ländern mit guten Hygienebedingungen von untergeordneter Bedeutung. Fliegen können Shigellen ebenfalls weiterverbreiten. Shigellosen sind vorwiegend eine Erkrankung von Kindern zwischen 6 Monaten bis 10 Jahren. Erwachsene werden häufig erst sekundär infiziert. Wie alle Darminfektionen haben auch Shigellosen eine Häufung in der heißen Jahreszeit.

Ätiologie

Das Genus Shigella gehört zur Familie der Enterobacteriaceae. Shigellen sind gramnegative, unbewegliche, sporenlose, aerob wachsende Bakterien.

Man unterscheidet 4 Spezies: Shigella dysenteriae, Shigella flexneri, Shigella boydii, Shigella sonnei.

Die weitere Unterteilung der Spezies in Serovare beruht auf dem Vorkommen spezifischer O-Antigene und erfolgt durch serologische Differenzierung.

Shigella-dysenteriae-Stämme produzieren ein Exotoxin, das sowohl entero- als auch zytotoxische Aktivität besitzt. Auch S. flexneri und S. sonnei vermögen, wenn auch in deutlich kleineren Mengen, ein ähnliches Toxin zu produzieren. Shigellen sind gegen Austrocknung viel empfindlicher als Salmonellen. Der frisch abgesetzte Stuhl muß deshalb in einem flüssigen Transportmedium zur bakteriologischen Weiterverarbeitung versandt werden.

Pathophysiologie und Klinik

Die Infektion mit Shigellen erfolgt oral. Bereits 10 Keime der Species Shigella dysenteriae und 100 Keime der anderen Shigellenspezies genügen, um eine Shigellose hervorzurufen. Shigellen vermehren sich im unteren Teil des Dünndarms auf Keimzahlen von 10^7-10^9/ml und rufen in den ersten 2 Krankheitstagen Abdominalkrämpfe, Fieber und wäßrige Durchfälle hervor. Anschließend invadieren die Erreger die Schleimhaut des Dickdarms und führen zu einer fibrinös-ulzerösen Kolitis, die mit blutig-schleimig-eitrigen Durchfällen einhergeht. Die Krankheit ist von keiner Immunität gefolgt.

Die Krankheit beginnt abrupt nach einer Inkubationszeit von 1−3 Tagen mit abdominalen Krämpfen, Übelkeit, Erbrechen, Fieber und Kopfschmerzen. Wäßrige Durchfälle in den ersten 24−48 Stunden gehen in blutig-schleimige Stühle über. 10−40 Stühle werden täglich unter heftigen Tenesmen abgesetzt.

Anfangs enthalten die Stuhlentleerungen noch Stuhlpartikel, dann nur mehr glasigen Schleim, Blut und bei Ausbildung der Geschwüre Eiter. Das Abdomen ist druckschmerzhaft, besonders die beiden unteren Quadranten. Schwere Verläufe können mit Meningismus, Koma und Krämpfen einhergehen oder mit einem toxischen Erscheinungsbild mit hohem Fieber rasch zum Tode führen.

Neben dem oben geschilderten Vollbild der Shigellose, das unbehandelt bis zu 7 Tage, gelegentlich aber auch Wochen dauert, gibt es eine Fülle von klinischen Erscheinungsbildern, die von einigen wäßrigen Durchfällen ohne Fieber bis zum symptomlosen Ausscheider reichen. Die Letalität hängt von der Shigellenspezies und der Konstitution des Patienten ab. Besonders bei alten und hinfälligen Menschen sowie Kleinkindern kann die Letalität hoch sein.

Die Ausscheidung von Shigellen sistiert bei den meisten Patienten spontan innerhalb von 4 Wochen. Langzeitausscheidung kommt jedoch ebenfalls vor. Bei Ausscheidern persistieren die Erreger im Dickdarm.

Laborbefunde: Die Leukozyten variieren von normalen Werten bis zu mäßiger Leukozytose mit Linksverschiebung. Mikroskopische Stuhluntersuchung des Nativ- oder mit Methylenblau gefärbten Präparates zeigt massenhaft Leukozyten.

Diagnostisches Vorgehen

Der Shigellennachweis wird aus der Stuhlkultur geführt. Die serologische Diagnostik hat keine Bedeutung.

Komplikationen

1. **Schock** und **Exsikkose,** die besonders bei Säuglingen und alten Menschen durch den Wasser- und Elektrolytverlust auftreten können.
2. **Perforation von Geschwüren** mit nachfolgender Peritonitis.
3. **Bakteriämie** von Darmbakterien, doch praktisch nie Shigellen, von den Geschwüren ausgehend.
4. **Shigellen-Rheumatoid:** seröse asymmetrisch auftretende Arthritis der großen Gelenke häufig vergesellschaftet mit Urethritis und Konjunktivitis (Reiter-Syndrom) vorwiegend bei HLA-B27-positiven Patienten.

Differentialdiagnose

Diarrhöen durch andere invasive Bakterien, Amöbiasis, Balantidiosis, Malaria, Schistosomiasis, Colitis ulcerosa.

Therapie

Gute pflegerische Maßnahmen, Ersatz des Wasser- und Elektrolytverlustes (s. Therapie der Cholera).

Loperamid, Opiate und andere peristaltikhemmende Medikamente sind kontraindiziert. Antibiotika verkürzen die Dauer der Erkrankung und der Ausscheidung von Shigellen. Obwohl Shigellosen bei den meisten Patienten selbstlimitierende Ekrankungen sind, sollte jeder Patient mit einer Shigellose oder einer Shigellenausscheidung eine Chemotherapie erhalten, da die Krankheit vorwiegend von Person zu Person übertragen wird. Sekundärfälle in Familien treten bei Kindern < 1 Jahr in 60%, 1−4 Jahre in 40% und bei Personen > 4 Jahren in 20% auf, wenn ein Familienmitglied an einer Shigellose erkrankt. Wegen der Resistenz von Shigellen gegen Ampicillin (bis 50%) und Tetracycline (bis 70%) können diese Substanzen für die Initialtherapie ohne vorliegendes Antibiogramm heute nicht mehr empfohlen werden. Auch gegen Trimethoprim-Sulfonamid sind bis zu 20% der Shigellen resistent. Die neuen Chinolone Ciprofloxacin 2×500 mg/die, Norfloxacin 2×400 mg/die oder Ofloxacin 2×200 mg/die durch 5 Tage stellen heute die Therapie der Wahl dar. Kinder oder Patienten mit Kontraindikationen für Chinolone sollten TMP-Sulfonamid in einer Dosierung von TMP 10 mg/kg/die bzw. 2×160 mg TMP erhalten. Die Einmalgabe von

800 mg Norfloxacin ergab in einer randomisierten Studie gleich gute Ergebnisse wie die 5-Tage-Therapie mit TMP-Sulfamethoxazol.

Prophylaxe

Die Aufrechterhaltung regulärer sanitärer Verhältnisse, Isolierung von Erkrankten, Chemotherapie von Erkrankten und Ausscheidern stellen die wichtigsten Maßnahmen dar. Die Bedeutung der Händedesinfektion für die Verbreitung von Shigellen durch Pflege- und Küchenpersonal kann gar nicht genug betont werden.

Merke: Die bakterielle Ruhr ist eine durch Shigellen hervorgerufene, akute Lokalinfektion des Dickdarms, die mit Fieber, Abdominalkrämpfen und blutig-schleimigen Durchfällen einhergeht. Die Diagnose wird durch den Erregernachweis in der Stuhlkultur gestellt. Die Therapie besteht vorwiegend im Flüssigkeits- und Elektrolytersatz; Antibiotika der Wahl sind Chinolone, bei bekannter Empfindlichkeit der Erreger auch Co-Trimoxazol, Tetracycline oder Aminopenicilline. Die Erkrankung ist meldepflichtig.

Weiterführende Literatur

Walter, G.: Bazillenruhr. In Schwiegk, H.: Handbuch der Inneren Medizin, 4. Aufl., Bd. I/2. Springer, Berlin 1952 (S. 1)

DuPont, H. L.: Shigella species (bacillary dysentery). In Mandell, G. L., R. G. Douglas, J. E. Bennett: Principles and Practice of Infectious Diseases, 3 rd ed. Churchill & Livingstone, New York 1990 (p. 1716)

Christie, A. B.: Bacillary dysentery. In Christie, A. B.: Infectious Diseases: Epidemiology and Clinical Practice 4th ed. Churchill & Livingstone, Edinburgh 1987 (p. 165).

Campylobakteriosen

H. Pichler

Definition: Campylobacterstämme sind Erreger von Anthropozoonosen, Campylobacter jejuni bzw. coli sind nach den Salmonellen die häufigsten Erreger von invasiven Diarrhöen. Campylobacter fetus sind seltene Erreger von Septikämien mit oder ohne Lokalinfektion bei immunsupprimierten Patienten. Es besteht Meldepflicht für Verdachts-, Erkrankungs- und Todesfälle.

Epidemiologie und Häufigkeit

Campylobakteriosen sind weltweite Anthropozoonosen. Das Reservoir für Campylobacterspezies sind Wild- und Haustiere als Erkrankte oder Ausscheider. Campylobacter jejuni wurde aus den Exkrementen von Rindern, Schafen, Schweinen, Ziegen, Geflügel, Vögeln, Hunden, Katzen und Nagern gezüchtet. Campylobacter coli wurde vorwiegend von Schweinen, Campylobacter fetus vorwiegend von Schafen und Rindern isoliert. Erkrankte Tiere bleiben nach Überstehen der Erkrankung meist lebenslang Ausscheider. Die Infektion des Menschen erfolgt über kontaminiertes Wasser, Geflügel, Milch und Lebensmittel. Es besteht eine Häufung von Campylobacter-Enterokolitiden in der heißen Jahreszeit, wie bei allen bakteriellen Diarrhöen. Ebenso ist die Inzidenz am höchsten bei Kindern unter 1 Jahr. Die Prävalenz von asymptomatischen Ausscheidern in Westeuropa liegt unter 1%. Campylobacter jejuni bzw. coli ist ein häufiger Erreger der Reisediarrhö. Campylobacter fetus und Campylobacter upsaliensis sind Erreger von Septikämien und Lokalinfektionen bei Patienten mit schweren Grundkrankheiten. Campylobacter cinaedi und fennelliae sind Erreger von Proktokolitiden bei homosexuellen Männern.

Am Gesundheitsamt der Stadt Wien wurden in den Jahren 1985–1989 insgesamt 4227 bakterielle Diarrhöen angezeigt, die sich folgendermaßen verteilen: 2158 Salmonellosen (51%), 1374 Campylobakteriosen (33%), 466 Shigellosen (11%) und 229 Yersinia-enterocolitica-Infektionen (5%). Die Morbidität von Campylobacter-Enterokolitis lag im Jahre 1989 bei 17,6 auf 100 000 Einwohner. Campylobacter jejuni/coli nehmen als bakterielle Diarrhöerreger hinter den Salmonellen den 2. Platz ein. Durch die unproportionale Zunahme der Salmonellosen seit 1989 ging der Anteil der Campylobakteriosen an den bakteriellen Diarrhöen im Jahre 1989 auf 23% zurück.

Ätiologie

Das Genus Campylobacter besteht aus gramnegativen, beweglichen, nicht sporenbildenden Stäbchen. Aus klinischer Sicht kann man Campylobacterspezies in vorwiegend Dirrahö- und vorwiegend Septikämieerreger einteilen. Prototyp der Diarrhöerreger ist Campylobacter jejuni, dann folgen C. coli, C. laridis, C. fetus, C. fennelliae, C. cinaedi, C. upsaliensis.

Prototyp der Septikämieerreger ist Campylobacter fetus, aber alle oben angeführten Diarrhöerreger vermögen bei immunsupprimierten Patienten auch eine Septikämie oder Lokalinfektion hervorzurufen. Da Campylobacter jejuni und Campylobacter coli weitgehend identische biochemische Eigenschaften haben und das gleiche klinische Bild verursachen, werden sie im folgenden als Campylobacter jejuni besprochen. Alle Campylobacterspezies wachsen am besten unter mikroärophilen Bedingungen d. h. in einer Atmosphäre, die 5% O_2 und 10% CO_2 enthält. Campylobacter jejuni läßt sich aufgrund seiner verschiedenen O-Antigene 90 Serotypen und aufgrund seiner thermolabilen Kapsel- und Geißelantigene weiteren 50 Serotypen zuordnen. Neben der Serotypisierung kann man Campylobacterspezies auch aufgrund ihrer verschiedenen Eigenschaften hinsichtlich Antibiotikaresistenz, Wachstum bei verschiedenen Temperaturen und biochemischen Eigenschaften biotypisieren.

Die Zellwand von Campylobacterspezies enthält Endotoxin. Campylobacterstämme produzieren 2 Exotoxine, eines besitzt zytopathische Aktivität, das andere ist ein Enterotoxin. Campylobacter fetus ist von einem kapselähnlichen Oberflächenprotein umgeben, das den Erreger vor Serumbakterizidie und Phagozytose schützt und ihn dadurch zum Septikämieerreger prädestiniert.

Pathophysiologie und Klinik

Die Infektion mit Campylobacter jejuni erfolgt oral und führt abhängig von der Infektionsdosis ($\geq 10^4$ Keime), der individuellen Disposition und der Azidität des Magensaftes zu einem breiten Spektrum von Krankheitserscheinungen, das von der schweren Enterokolitis bis zur symptomlosen Ausscheidung reicht. Campylobacter jejuni vermehrt sich im oberen Dünndarm und führt dank seiner Fähigkeit, die Mukosa zu invadieren, zu einer Entzündung des Jejunums, Ileums und Kolons. Die Pathogenität läßt sich am ehesten durch die Produktion eines Enterotoxins und zytotoxischen Exotoxins erklären. Die sigmoidoskopische Untersuchung ergibt das Bild einer diffusen exsudativen Kolitis. Die histologische Untersuchung zeigt eine unspezifische Kolitis mit einem entzündlichen Infiltrat in der Lamina propria, bestehend aus Granulozyten, mononukleären Zellen und eosinophilen Leukozyten; daneben Atrophie der Schleimhaut, Kryptenabszesse und Ulzera des Schleimhautepithels. Das histologische Bild ist von einer Colitis ulcerosa oder Morbus Crohn nicht zu unterscheiden.

Campylobacter-jejuni-Infektion: Nach einer Inkubationszeit von 1–7 Tagen treten Übelkeit, Kopfschmerzen, Fieber, Myalgie, Abdominalkrämpfe und Diarrhöen auf, die von einigen flüssigen Stühlen über wäßrige bis zu blutigen Stühlen das ganze Spektrum der Enteritis bis zur Colitis umfassen. Tenesmen sind häufig. Die Symptome dauern 2–7 Tage. In 10–20% tritt ein protrahierter Verlauf und in 5–10% ein Rezidiv auf. Gelegentlich dominieren akute abdominelle Schmerzen, vorwiegend im rechten Unterbauch, das klinische Bild, so daß diese Patienten in der Annahme einer akuten Appendizitis operiert werden. Die richtige Diagnose wird erst in der postoperativen Phase gestellt, wenn Durchfälle auftreten. Die gleiche Problematik wird gelegentlich bei Infektionen mit Yersinia enterocolitica oder Enteritissalmonellen beobachtet. In Einzelfällen besteht nur persistierendes Fieber, so daß bis zum Eingang des positiven Blut- oder Stuhlkulturbefundes an Typhus abdominalis gedacht wird. Positive Blutkulturen werden in rund 1% der Patienten mit Enterokolitis nachgewiesen. Gelegentlich tritt eine Campylobacter-jejuni-Infektion nur unter dem Bild einer gastrointestinalen Blutung auf. Die Dauer der Ausscheidung bei unbehandelten Patienten beträgt durchschnittlich 3 Wochen, in Einzelfällen bis zu 3 Monaten.

Differentialdiagnose: Infektionen mit anderen bakteriellen Erregern, die eine invasive Diarrhö hervorrufen können, Amöbiasis, Colitis ulcerosa, Morbus Crohn.

Komplikationen: toxisches Megakolon, Darmblutung. Sehr selten treten bakterielle Absiedelungen bei resistenzgeschwächten Patienten, vor allem an den Meningen und am Endokard, auf. Vorwiegend bei HLA-B27-positiven Patienten kann genauso wie nach Salmonellen-, Shigellen-, Yersinien- und Clostridiumdifficile-Infektionen eine reaktive Arthritis, eventuell kombiniert mit Urethritis und Konjunktivitis, Iritis oder Uveitis (Reiter-Syndrom) auftreten. Guillain-Barre-Syndrom tritt gelegentlich im Anschluß an eine Campylobacter-jejuni-Infektion auf. Immerhin 10–30% aller Patienten mit Guillain-Barre-Syndrom können ätiologisch auf Campylobacterinfektionen zurückgeführt werden.

Campylobacter-fetus-Infektion: Betroffen sind vor allem Früh- und Neugeborene sowie immunsupprimierte Patienten, bei denen sich die Infektion vorwiegend als Septikämie manifestiert. Bakterielle Absiedelungen treten vor allem als Meningoenzephalitis oder als kardiovaskuläre Infektion auf; dazu gehören Endokarditis, Perikarditis, mykotische Aneurysmen und septische Thrombophlebitis. Daneben wurden andere Lokalisationen, wie septische Arthritis, vertebrale Osteomyelitis, Salpingitis, Peritonitis, Lungenabszesse, Empyem, Zellulitis und Cholezystitis beschrieben. Campylobakterinfektionen während der Schwangerschaft gehen mit Septikämie und respiratorischen Symptomen einher und führen im I. und II. Trimenon zum Absterben der Leibesfrucht. Die Übertragung der Infektion kann sowohl diaplazentar als auch in den Geburtswegen erfolgen. Campylobacter-fetus-Infektionen treten gelegentlich auch bei immunkompetenten Patienten auf und manifestieren sich dann wie eine Campylobacter-jejuni-Infektion mit einer abdominalen Symptomatik und guter Prognose.

Differentialdiagnose: Andere septikämische Infektionen bei immunsupprimierten Patienten.

Diagnostisches Vorgehen

Campylobacter-jejuni-Infektionen: Im gramgefärbten Stuhlpräparat gelingt der mikroskopische Nachweis von Vibrioformen in 50–75% der Fälle. Leukozyten und Erythrozyten können in 75% der Patienten im nativen Stuhlpräparat nachgewiesen werden.

Stuhl- eventuell Blutkultur.

Campylobacter-fetus-Infektionen werden durch die positive Kultur von Blut oder Untersuchungsmaterial von Lokalinfektionen nachgewiesen. Wegen des langsamen Wachstums des Erregers ist ein positiver Nachweis erst nach 4–14 Tagen zu erwarten.

Therapie

Campylobacter-jejuni-Enterocolitis verläuft bei den meisten Patienten als selbstlimitierende Infektion. Wasser- und Elektrolytsubstitution (s. Therapie der Cholera, S. 870) stehen ganz im Vordergrund. Trotzdem vertritt man heute die Ansicht, Patienten mit sehr schweren oder protrahierten Verläufen mit Antibiotika zu behandeln.

Erythromycin 4×250 mg (30–50 mg/kg) täglich durch 5–7 Tage wird als die Chemotherapie der Wahl angegeben. Erythromycin führt zwar zum Sistieren der Stuhlausscheidung binnen 72 Stunden, zeigt jedoch nur einen signifikanten Einfluß auf die Dauer der klinischen Symptome, wenn es frühzeitig gegeben wird. In einer plazebokontrollierten Studie konnte gezeigt werden, daß das Chinolon Ciprofloxacin in einer Dosierung von 2×500 mg/die durch 5 Tage auch in einem späteren Erkrankungsstadium einen signifikanten Einfluß auf die Krankheitssymptome und Dauer der Ausscheidung hat. Da bei Therapiebeginn praktisch nie Kulturergebnisse vorliegen und Erythromycin keine antibakterielle Aktivität auf die anderen Diarrhöerreger hat, ist die Soforttherapie von invasiven Diarrhöen sinnvoller mit einem Chinolon. Empfindlichkeit der Erreger besteht auch gegen Tetracycline, Aminoglykoside, Chloramphenicol und Clindamycin. Die sehr seltenen Fälle von Campylobacter-jejuni-Septikämien werden entweder mit Gentamicin oder Chloramphenicol behandelt.

Campylobacter-fetus-Septikämien werden 3–4 Wochen mit Gentamicin, eventuell mit Chloramphenicol, Cefotaxim oder Imipenem behandelt. Die Prognose dieser Patienten ist aufgrund ihrer schweren Grundkrankheit schlecht.

Prophylaxe

Bakteriologische Kontrollen von tierischen Nahrungsmitteln, adäquates Erhitzen von Fleisch und der sofortige Verzehr von Speisen nach der Zubereitung, ausschließlicher Genuß von pasteurisierter Milch, Chlorieren von Trinkwasser, sorgfältige Einhaltung der Maßnahmen der Standardisolierung bei Darminfektionen.

Merke: Campylobacterspezies, gramnegative, nicht sporenbildende Stäbchen, sind Erreger von Anthropozoonosen. Campylobacter jejuni und coli sind neben den Salmonellen die häufigsten Erreger von invasiven Diarrhöen. Campylobacter fetus ist ein seltener Erreger von Septikämien mit oder ohne Lokalinfektion bei immunsupprimierten Patienten. Die Diagnose wird durch den mikroskopischen und kulturellen Erregernachweis gestellt. Bei schwerer Campylobacter-Enterokolitis wird Erythromycin oder Ciprofloxacin eingesetzt, bei Campylobacter-Septikämien Gentamicin. Die Erkrankung ist meldepflichtig.

Weiterführende Literatur

Blaser, M. J.: Campylobacterspecies. In Mandell, G. L., R. G. Douglas, J. E. Bennett: Principles and Practice of Infectious Diseases, 3 rd ed. Churchill & Livingstone New York, 1990 (p. 1649)

Christie, A. B.: Campylobacterenteritis. In Christie, A. B.: Infectious Diseases: Epidemiology and Clinical practice, 4th ed. Churchill & Livingstone New York 1987 (p. 241)

Pichler, H., G. Diridl, G. Seiberl, K. Stickler, D. Wolf: Ciprofloxacin in the treatment of gastrointestinal infection. Int. J. clin. Pract. 6, Suppl. 1 (1990) 37

Clostridium-difficile-Enterokolitis

H. Pichler

Definition: Toxinproduzierende Clostridium-difficile-Stämme verursachen eine akute Lokalinfektion des Darms, die ein breites Spektrum an Krankheitserscheinungen aufweist, das von einigen wäßrigen selbstlimitierenden Durchfallstühlen bis zu profusen, schleimig-blutigen Durchfällen mit hohem Fieber und Abdominalkoliken reicht. Die Selektion und Toxinproduktion von Clostridium difficile ist vorwiegend mit der Gabe von Antibiotika assoziiert, darüber hinaus spielen wirtsspezifische Faktoren und abdominelle Operationen für die Entstehung der Erkrankung eine bedeutende Rolle. Die Erkrankung ist nicht meldepflichtig.

Epidemiologie und Häufigkeit

Etwa 20% aller antibiotikaassoziierten Diarrhöen werden durch Clostridium difficile verursacht. Bei Patienten mit antibiotikaassoziierter pseudomembranöser Kolitis können Clostridium difficile und/oder deren Toxine in bis zu 95% nachgewiesen werden. Das Krankheitsbild der pseudomembranösen Kolitis wurde jedoch schon in der vorantibiotischen Ära bei schwerstkranken, chirurgischen Patienten beschrieben. Auch ohne den Einfluß von Antibiotika vermögen diätetische Veränderungen, Anästhesie, Urämie und Zytostatika wie Methotrexat, Adriamycin, Cyclophosphamid und 5-Fluorouracil eine Clostridium-difficile-Enterokolitis (CDE) hervorzurufen. Neugeborene sind in 60–70% mit toxinbildendem Clostridium difficile kolonisiert, bei Säuglingen werden noch Trägerraten bis zu 40% angegeben.

Clostridium difficile kann aus der Darmflora von gesundenen Erwachsenen in 3% gezüchtet werden. Bei asymptomatischen Hospitalpatienten wurden Clostridium difficile in 20–30% nachgewiesen. Aus dem Stuhl von gesunden Haustieren wie Hunden, Katzen, Pferden, aber auch Meerschweinchen und Hamstern wurde Clostridium difficile ebenfalls isoliert.

CDE tritt in jedem Lebensalter auf, doch am häufigsten bei Patienten über 60 Jahren mit schweren Grundkrankheiten, Intensivpatienten und nach abdominellen Operationen. Frauen sind häufiger als Männer betroffen. Alle Antibiotika, unabhängig von ihrer Applikationsart und Dauer der Verabreichung, können eine CDE auslösen. Am häufigsten wurden Penicilline, Cephalosporine und Lincomycine mit der Entstehung einer CDE in Zusammenhang gebracht. In Relation zu ihrem Verbrauch waren Lincomycine 70mal und Cephalosporine 40mal häufiger als Penicilline mit der Entstehung einer CDE assoziiert. Dies wird mit der Inaktivierung der Penicilline im Darmtrakt durch β-Lactamasen vorwiegend von Bacteroides fragilis erklärt. Clostridium difficile ist ferner ein wichtiger Erreger von nosokomialen Diarrhöen. Die äußerst widerstandsfähigen Sporen von Clostridium difficile können auf Verbandsmaterial und auf Oberflächen in der Umgebung von an CDE-Erkrankten lange überleben und werden über die Hände des Pflegepersonals oder über Instrumente auf andere Patienten übertragen.

Ätiologie

Clostridium difficile ist ein grampositives, strikt anaerob wachsendes, sporenbildendes Stäbchen. Unter optimalen Wachstumsbedingungen, die vorwiegend durch die Verabreichung von Antibiotika geschaffen werden, produziert C. difficile zumindest 2 Enterotoxine. Toxin A ist ein Enterotoxin und verursacht eine hämorrhagische, sekretorische Diarrhö. Toxin B ist ein Zytotoxin, das für die Entstehung einer invasiven Diarrhö verantwortlich ist.

Pathophysiologie und Klinik

Unter dem Einfluß von Antibiotika können sich bei einem disponierten Wirt endogen in der Stuhlflora in kleinen Keimzahlen ($\leq 10^2$/g Stuhl) vorhandene Clostridium difficile oder durch nosokomiale Ingestion exogen zugeführte Sporen von Clostridium difficile vermehren ($10^4 - 10^7$ Keime g/Stuhl) und Toxine produzieren. Diese führen zu einer akuten Enterokolitis, im typischen Fall zu einer pseudomembranösen Kolitis (Abb. 11.**20**). In der Sigmoidoskopie findet man multiple, kleine gelbweißliche, leicht entfernbare Plaques oder Knötchen (Abb. 11.**21**). Die Histologie des Biopsiematerials zeigt die Charakteristika der akuten, entzündlichen Infiltration in der Lamina propria bedeckt von einer Pseudomembran, bestehend aus Fibrin, Schleim und nekrotischem epithelialen Material (Abb. 11.**22**). In schweren Fällen findet man ulzeröse Veränderungen, die die Lamina propria überschreiten und histologisch wie eine Colitis ulcerosa imponieren.

Das Spektrum der klinischen Erscheinungen reicht von einigen wäßrigen, selbstlimitierenden Durchfallstühlen bis zu einer schweren, häufig letalen Erkrankung mit Bauchkrämpfen, hohem Fieber und blutig-schleimigen Durchfällen. Typischerweise treten am 4.–9. Tag der Antibiotikagabe – vereinzelt wurden auch Fälle nach Einmalgabe von Antibiotika, z. B. als perioperative Antibiotikaprophylaxe, beschrieben – profuse wäßrige oder schleimige, faul riechende Durchfälle, hohes Fieber, geblähtes druckschmerzhaftes Abdomen mit Krämpfen auf. Vereinzelt ist die Diarrhö auch blutig. Hinzu gesellen sich die Symptome des Wasser- und Elektrolytverlustes. Leukozyten können im Stuhl in etwa 50% nachgewiesen werden. In bis zu einem Drittel der Patienten treten die Krankheitserscheinungen erst nach Absetzen der Antibiotika innerhalb von 6 Wochen auf. Bei alten unbehandelten Patienten mit Grundkrankheiten und schwerem Krankheitsverlauf wird eine Letalität bis zu 20% angegeben. In Einzelfällen manifestiert sich die Erkrankung ohne Diarrhö als akutes Abdomen, verursacht durch ein toxisches Megakolon. Komplikationen stellen das toxische Megakolon, Ileus, Kolonperforation mit Peritonitis und Darmblutung dar.

Laborbefunde: Leukozytose mit Werten bis zu 30000/mm³ (30×10^9/l) und Linksverschiebung, Hypalbuminämie, die Zeichen der Hämokonzentration, der metabolischen Azidose, des extrarenalen Nierenversagens und des Elektrolytverlustes (s. Cholera).

Diagnostisches Vorgehen

Sigmoidoskopie: Das Spektrum der Veränderungen reicht von einer normalen Schleimhaut über die akute hämorrhagische, zur pseudomembranösen bis zur ulzerösen Entzündung. Das typische Bild ist die pseudomembranöse Kolitis mit multiplen, kleinen, gelbweißlichen, leicht entfernbaren Plaques oder Knötchen. In vereinzelten Fällen sind die Pseudomembranen nur histologisch und nicht sigmoidoskopisch nachweisbar. In 5–10% der Fälle sind die charakteristischen Veränderungen nur im Colon ascendens oder transversum nachweisbar.

Toxinnachweis: Aus der Stuhlsuspension kann Toxin B in Zellkulturen durch seine zytotoxische Wirkung nachgewiesen werden. Das Testresultat liegt nach 24 Stunden vor. Bei antibiotikaassoziierter pseudomembranöser Kolitis ist ein positiver Toxinnachweis in über 95% zu führen. Unglücklicherweise stehen die Möglichkeiten der Zellkultur nur wenigen Laboratorien zur Verfügung. Deshalb bedeutete die Entwicklung eines Latex-Schnelltestes auf Toxin A, der in 30 Minuten verfügbar ist, einen Fortschritt in der klinischen Routine. Seit kurzem wissen wir jedoch, daß dieser Test nicht Toxin A nachweist, sondern ein nichttoxisches Protein, das auch von nicht toxinproduzierenden Clostridium-difficile-Stämmen und sogar von anderen Darmbakterien gebildet wird. Man findet häufig falsch positive Testergebnisse.

Nachweis von Clostridium difficile aus der **Stuhlkultur:** Bei Patienten mit antibiotikaassoziierter Kolitis mit positivem Zytotoxin ist die Stuhlkultur in 95% positiv. Man beachte, daß weder der positive Kultur- oder Toxinnachweis noch beide zusammen bei fehlenden klinischen Symptomen und endoskopischen Veränderungen eine Aussagekraft besitzen.

Differentialdiagnose

Das Auftreten von Diarrhöen unter bzw. nach Antibiotikagabe sollte immer den Verdacht auf Clostridium difficile als ätiologisches Agens lenken. Bakterielle invasive Diarrhöen (Salmonellen, Campylobacter, Shigellen, Yersinien, invasive Escherichia coli), Amöbiasis, Proktitis durch Gonokokken oder Chlamydien, Colitis ulcerosa, Morbus Crohn, ischämische Kolitis und Darmtuberkulose müssen ausgeschlossen werden.

Therapie

Absetzen des auslösenden Antibiotikums, Wasser- und Elektrolytersatz (s. Cholera) sowie Spasmolytika führen bei den meisten Patienten innerhalb von 48 Stunden zur klinischen Besserung und zum Sistieren der Durchfälle innerhalb von 7–10 Tagen. Loperamid, Opiate oder andere peristaltikhemmende Medikamente sind kontraindiziert. Patienten, die auf diese Maßnahmen nicht ansprechen sowie Patienten mit

Abb. 11.**20** Pseudomembranöse
Kolitis durch Clostridium difficile

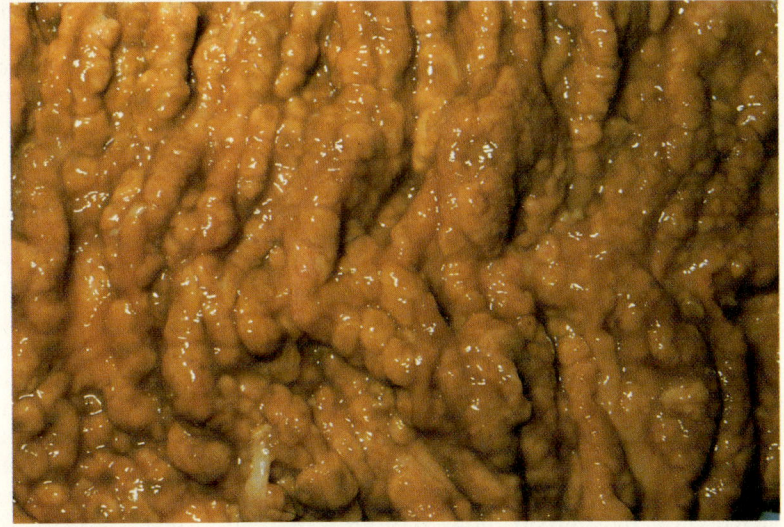

a

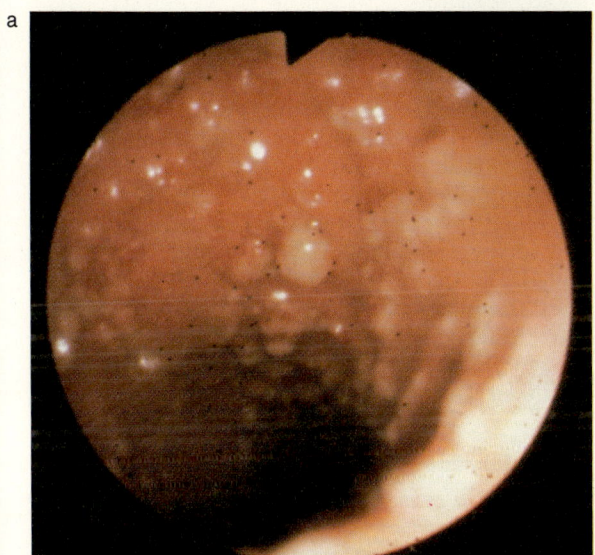

b

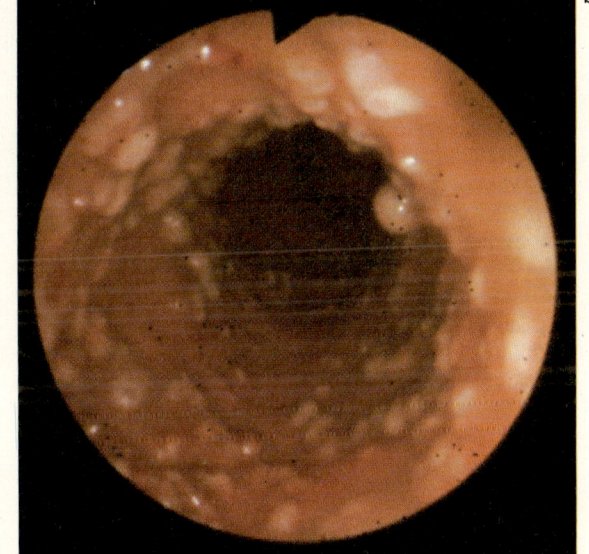

Abb. 11.**21** Sigmoidoskopie

Abb. 11.**22** Histologisches Bild der
Lamina propria

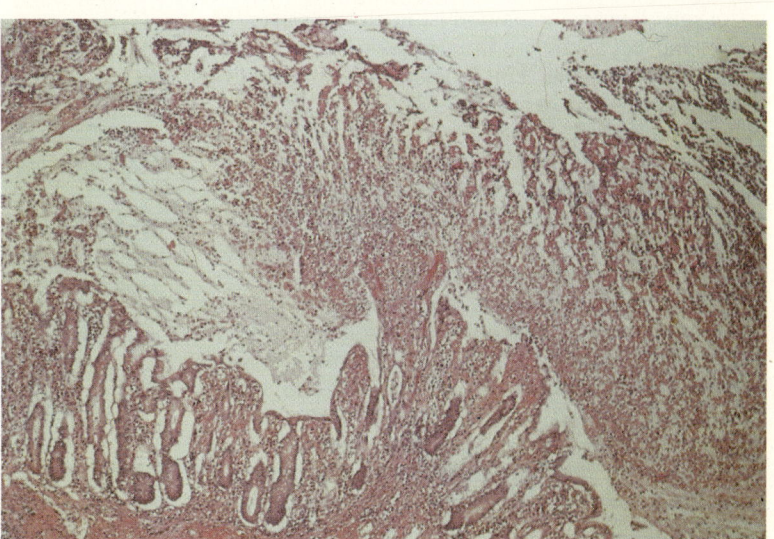

hohem Fieber, Abdominalkrämpfen und Leukozytose $> 20\,000\ \mathrm{mm}^3$ ($> 20 \times 10^9$/l) und Risikopatienten sollten unbedingt einer spezifischen antimikrobiellen Therapie zugeführt werden.

Orales Vancomycin in einer Dosierung von 125–500 mg 4mal täglich durch 7–10 (–14) Tage ist das Antibiotikum der Wahl. Vancomycin wird bei oraler Gabe nicht resorbiert und erreicht bei einer Gabe von 4×500 mg bzw. 125 mg täglich durchschnittliche Stuhlkonzentrationen von 2000 bzw. 300–1000 µg/ml. Die minimale Hemmkonzentration von Vancomycin bei C. difficile liegt bei < 5 µg/ml. Hohe Gewebskonzentrationen in der Darmwand scheinen für den therapeutischen Erfolg keine Rolle zu spielen, sondern ausschließlich die Beendigung der Toxinproduktion durch Abtötung der Clostridien. Bei klinischer Notwendigkeit, die angeschuldigten Antibiotika weiter zu verabreichen (Endokarditis, Peritonitis usw.), muß gleichzeitig Vancomycin oral verordnet werden. Wenn Vancomycin oral nicht zugeführt werden kann, sollte es über eine Nasensonde appliziert werden. Bei Patienten mit paralytischem Ileus, bei denen auf oralem Wege kaum ausreichende Konzentrationen im Kolonlumen erzielt werden können, wird neben einer oralen Gabe von Vancomycin noch die parenterale Gabe von Vancomycin 1 g/12 h (30 mg/kg/die) und Metronidazol 500 mg/6–8 h (30 mg/kg/die) empfohlen. Vancomycin kann zusätzlich noch als Einlauf oder via Kolostomie verabreicht werden. Abfieberung und Sistieren der Krämpfe sind unter Therapie nach 2–3 Tagen zu erreichen, die durchschnittliche Diarrhödauer liegt bei 4 Tagen. Die Toxintiter aus der Stuhlsuspension sinken rasch unter Therapie. In Einzelfällen kann die Diarrhö jedoch über einen längeren Zeitraum persistieren und erfordert dann eine längere Behandlung mit Vancomycin. Metronidazol 500 mg 3 bis 4mal täglich stellt eine therapeutische Alternative dar, die vor allem den Vorzug hat, deutlich billiger als Vancomycin zu sein. Metronidazol wird nach oraler Gabe sehr gut resorbiert und erreicht nur geringe Konzentrationen im Darmlumen. Die Entstehung einer CDE wurde durch Metronidazol in einigen Fällen induziert. Die Wirkung von Metronidazol setzt langsamer ein und ist unzuverlässiger, so daß es nur bei leichteren Krankheitsverläufen verabreicht werden sollte. Ein Problem stellen Rezidive dar, die in 10–20% der Fälle 4–21 Tage nach Therapieende auftreten. Rezidive entstehen nicht durch Resistenzentwicklung der Clostridien gegen das verabreichte Antibiotikum, sondern dadurch, daß Clostridien die Fähigkeit haben, sich dem Zugriff der Antibiotika durch Übergang in die Sporenform zu entziehen. Bei Persistenz der CDE-induzierenden Faktoren, wie Antibiotikagabe, weitere Operationen usw., können diese Sporen zu vegetativen Formen revertieren. Rezidive werden mit Vancomycin erfolgreich behandelt. Als Rezidivprophylaxe kann Colestyramin 4 g 3mal täglich durch 5 Tage nach Abschluß der Vancomycinbehandlung versucht werden. Bei mehreren Rezidiven kann anschließend an eine Vancomycinlangzeitbehandlung (4–6 Wochen) oder Vancomycin plus Rifampicingabe, noch ein Therapieversuch mit oralen Lactobacilluspräparaten oder mit einem nicht-toxinbildenden Stamm von Clostridium difficile unternommen werden. In Einzelfällen, wie dem toxischen Megakolon, Ileus oder Kolonperforation, müssen chirurgische Maßnahmen ergriffen werden.

Prophylaxe

Da CDE am häufigsten nach abdominellen Operationen auftritt, sollte die perioperative Antibiotikaprophylaxe nur bei richtiger Indikation und vor allem so kurz wie möglich verabreicht werden. Maßnahmen der Standardisolierung von Darminfektionen, besonders das Tragen von Einmalhandschuhen bei Kontakt mit infizierten Körperregionen und Exkreten, Desinfektion von Händen und kontaminierten Oberflächen müssen rigoros durchgeführt werden. Infektionsketten bei nosokomialen Ausbrüchen von CDE können mit Hilfe der Phagentypisierung nachgewiesen werden.

> **Merke:** Die Clostridium-difficile-Enterokolitis ist eine akute Lokalinfektion des Darmes, die durch toxinproduzierende Clostridiumstämme hervorgerufen wird. Die Symptome reichen von einigen wäßrigen selbstlimitierenden Durchfallstühlen bis zu profusen, schleimig-blutigen Durchfällen mit hohem Fieber und Abdominalkoliken. Die Selektion und Toxinproduktion von Clostridium difficile ist vorwiegend mit der Gabe von Antibiotika assoziiert. Die Diagnose wird durch das typische Bild der pseudomembranösen Kolitis in der Sigmoidoskopie sowie durch den Erreger und Toxinnachweis aus dem Stuhl gestellt. Therapie der Wahl ist Vancomycin oral.

Weiterführende Literatur

Aronsson, B., R. Mölby, C. E. Nord: Diagnosis and epidemiology of Clostridium difficile enterocolitis in Sweden. J. antimicrob. Chemother. 14 (1984) 85

Fekety, R.: Antibiotic-associated colitis. In Mandell, G. L., R. G. Douglas, J. E. Bennett: Principles and Practice of Infectious Diseases, 3rd ed. Churchill & Livingstone, New York 1990 (p. 863)

Cholera

H. Pichler

> **Definition:** Cholera ist eine durch Choleravibrionen hervorgerufene Lokalinfektion des Dünndarmes, die durch massive Diarrhöen, gefolgt von extrazellulärem Flüssigkeitsverlust, Azidose, Hypokaliämie und Schock gekennzeichnet ist. Es besteht Meldepflicht für Verdacht-, Erkrankungs- und Todesfälle.

Häufigkeit

Vom Gangesdelta, Bangladesh und Südostasien ausgehend, wo die Erkrankung endemisch ist, traten mehrere Pandemien auf, deren letzte von 1961−1975, durch den Biotyp El-Tor dieses Bakteriums hervorgerufen, ganz Afrika und Teile Südeuropas erfaßte. In der BRD wurde im Jahre 1989 ein Cholerafall angezeigt. In Wien diagnostizierten wir im Sommer 1990 zwei Fälle von akuten Diarrhöen, die durch Non-0:1-Choleravibrionen verursacht waren. Beide Erkrankungen waren von Indien eingeschleppt worden.

Epidemiologie

Reservoir der Choleravibrionen ist der Mensch als Erkrankter oder Ausscheider. Die Infektion erfolgt praktisch ausschließlich über indirekten Kontakt durch verunreinigtes Trinkwasser und Lebensmittel. Die Infektionsdosis liegt bei 10^{11} Keimen. Anazidität begünstigt die Infektion.

Ätiologie

Choleravibrionen sind gramnegative, kommaförmige, sporenlose, aerob wachsende Bakterien mit einer polaren Geißel, die ihnen eine lebhafte Beweglichkeit verschafft (Abb. 11.**23**). Die verschiedenen somatischen oder 0-Antigene erlauben mit Hilfe von Antisera eine Klassifizierung der Vibrionen in 6 Serovare von 0:I−0:VI. Vibrio cholerae, der Erreger der klassischen epidemischen Cholera, gehört zum Serovar 0:I, der in die Subserovare Ogawa, Inaba und Hikojima unterteilt wird. Choleravibrionen sind sehr empfindlich gegen Austrocknung. Choleravibrionen, die mit einem 0:1 Antiserum nicht agglutinieren, werden in der Gruppe der nicht-agglutinierbaren Vibrionen oder NAG-Vibrionen zusammengefaßt, die ebenfalls eine choleraähnliche Krankheit hervorrufen können. 0:1-Vibrionen werden aufgrund unterschiedlicher physiologischer Merkmale in die beiden Biovare „cholerae" und „El Tor" eingeteilt. Der Biovar „El Tor" ist viel widerstandsfähiger gegen Umwelteinflüsse als der klassische Biovar „cholerae". Stühle müssen deshalb in alkalischem Peptonwasser als Transportmedium versandt werden. Choleravibrionen besitzen ein thermostabiles somatisches Endotoxin und bilden ein Exotoxin, das für die Pathogenese verantwortlich ist.

Pathophysiologie und Klinik

Die Infektion erfolgt oral. Lebhafte Motilität der Choleravibrionen und die Bildung eines schleimlösenden Enzyms, um den Schleimmantel, der die Darmepithelzellen umgibt, zu durchdringen, sowie die Fähigkeit zur Adhärenz an Darmepithelien sind die Voraussetzung zur Pathogenität. Das Cholera-Enterotoxin besteht aus 2 Komponenten. Die L-Untereinheit befähigt zur Bindung an den Gangliosidrezeptor der Membran der Epithelzelle. Die H-Untereinheit bewirkt durch Aktivierung der Adenylcyclase der Epithelzellen die Bildung von AMP aus ATP. Der Anstieg des AMP führt zu einer Sekretion von Chloriden aus den Epithelzellen in das Darmlumen unter Mitnahme von Wasser, Natrium, Kalium und Bicarbonationen. Das Enterotoxin führt weder zu histologisch nachweisbaren Veränderungen der Epithelzellen noch zur Einschränkung der resorptiven Leistung der Epithelzellen. Die Krankheit hinterläßt nur eine passagere Immunität.

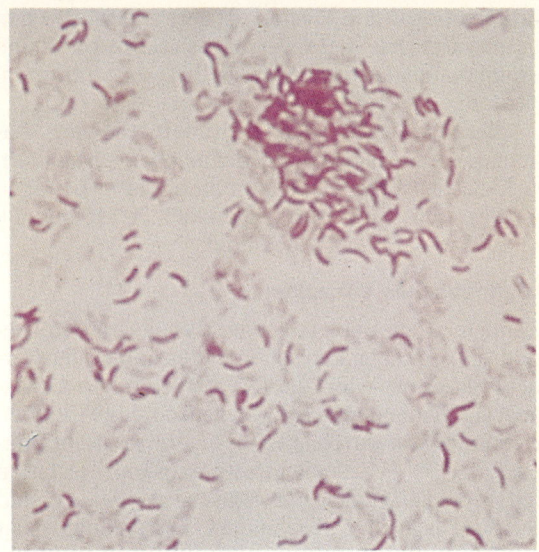
Abb. 11.**23**   *Vibrio cholerae*

Nach einer Inkubationszeit von 12−72 Stunden treten abrupt ohne abdominelle Beschwerden und ohne Fieber wäßrige Durchfälle auf, die zuerst noch Stuhlpartikel enthalten, doch bald die charakteristischen Eigenschaften des farblosen, geruchlosen Reiswasserstuhles annehmen. Im Anfang besteht häufig Erbrechen ohne Übelkeit. Die Wasser- und Elektrolytverluste von mehreren Litern innerhalb weniger Stunden führen zu Schock (Tachykardie, niedrigem oder nicht meßbarem Blutdruck, fadenförmigem oder nicht tastbarem Puls, Oligurie bis Anurie), Azidose (rasche, tiefe Atmung, Koma), Hypokaliämie (Muskelkrämpfe, Arrhythmie bis Herzstillstand, paralytischer Ileus) und Untertemperatur. Ohne Therapie versterben mehr als die Hälfte der Patienten an hypovolämischem Schock, metabolischer Azidose und extrarenalem Nierenversagen. Mit sofortigem Einsatz einer adäquaten Substitutionstherapie kann die Letalität bis auf 1% gesenkt werden. Die Cholera hat ein breites klinisches Spektrum, das vom geschilderten Vollbild über einige wäßrige Durchfälle bis zum symptomlosen Ausscheider reicht. Die Krankheitsdauer liegt zwischen 2 und 7 Tagen. Die Klinik der Erkrankung unterscheidet sich nicht, ob sie durch Vibrio El-Tor hervorgerufen wird. Die Anzahl symptomloser Ausscheider ist bei einer Infektion durch Vibrio El-Tor jedoch viel größer als durch Vibrio cholerae. Das Verhältnis von Erkrankten zu Ausscheidern liegt bei einer El-Tor-Epidemie bei 1:30−100 gegenüber 1:2−4 bei der klassischen Cholera. Die Ausscheidung von Vibrio cholerae dauert höchstens 3 Wochen, von Vibrio El-Tor kann sie hingegen viele Wochen dauern. Chronische Ausscheider beider Biovare kommen sehr selten vor. Die Erreger persistieren in der Gallenblase.

Laborbefunde: Zeichen der Hämokonzentration: Hämatokrit und Hb vermehrt, Plasmaosmolarität erhöht, Zeichen der metabolischen Azidose: Standardbicarbonat und Plasma-pH vermindert. Zeichen des extrarenalen Nierenversagens: Harnstoff-N und Serumkreatininanstieg, Oligurie bei konzentriertem Harn.

Veränderungen der **Serumelektrolyte:** Natrium, Kalium, Chlorid und Calciumionen vermindert. Die Elektrolytverluste pro Liter Stuhlwasser betragen beim Erwachsenen: Na^+ 135 mmol/l, K^+ 15 mmol/l, Cl^- 100 mmol/l, HCO_3^- 40 mmol/l.

Diagnostisches Vorgehen

In endemischen Gebieten sollte das gehäufte Auftreten des klassischen klinischen Bildes immer den Verdacht auf Cholera lenken. Die Stuhlkultur ist beweisend. Die Hemmung der Beweglichkeit von Vibrionen aus Stuhlwasser durch spezifische Antiseren im Dunkelfeld- oder Phasenkontrastmikroskop gestatten eine Schnelldiagnose. Serologische Methoden sind für die Diagnostik der akuten Erkrankung nicht brauchbar.

Differentialdiagnose

Diarrhöen durch nichtinvasive Erreger (Escherichia coli, Bacillus, cereus, Clostridium perfringens Typ A), virale Enteritiden. Sehr selten können Enterotoxinbildende Salmonellen choleraähnliche Durchfälle hervorrufen.

Therapie

Sofortiger Volumen- und Elektrolytersatz stellen lebensrettende Maßnahmen dar. Bei Patienten mit Schock (Flüssigkeitsverlust von 5–10% des Körpergewichtes) oder heftigem Erbrechen muß der Flüssigkeitsersatz parenteral erfolgen, bei Patienten in besserem Allgemeinzustand führt eine orale Rehydratation zu gleich guten Therapieergebnissen wie eine parenterale. Zusammensetzung der parenteralen Infusion (WHO): Natrium 120 mmol/l, Chlorid 80/mmol/l, Acetat oder Bicarbonat 50 mmol/l, Kalium 13 mmol/l, Glucose 55 mmol/l. 50–100 ml/min. werden infundiert, bis sich die Kreislaufverhältnisse normalisiert haben. Während des Flüssigkeitsersatzes kommt es häufig zu weiteren Durchfällen, die bis zu 24 l in 24 Stunden betragen können und sofort substituiert werden müssen. Die Durchfälle müssen deshalb quantitativ erfaßt werden. Die Gefahr der Überwässerung wird am besten durch Messung des zentralen Venendrucks, sonst durch Beobachtung des Füllungszustandes der Halsvenen und durch häufige Auskultation der Lunge gebannt.

Bei weniger ausgeprägter Exsikkose wird der Volumenersatz besser oral durchgeführt.

Zusammensetzung der oralen Lösung (WHO): NaCl 3,5 g/l, $NaHCO_3$ 2,5 g/l, KCl 1,5 g/l, Glucose 20 g/l (Na 90 mmol/l, Chlorid 80 mmol/l, Bicarbonat 30 mmol/l, Kalium 20 mmol/l, Glucose 110 mmol/l). Eine zusätzliche Chemotherapie führt zur Verkürzung der Diarrhö und der Dauer der Ausscheidung. Tetracycline 2 g/die (40 mg/kg) oder TMP-Sulfonamid (160 mg/800 mg) 2×1 Tbl./die (TMP 5 mg/kg) über 2–5 Tage sind die Mittel der Wahl. Eine Einmalgabe von 300 mg Doxycyclin ergab in einer Studie gleich gute Ergebnisse wie eine 3-Tage Therapie mit Tetracyclinen.

Wegen zunehmender Resistenz der Choleravibrionen gegen Tetracycline sind Bestimmungen der Antibiotikaempfindlichkeit unbedingt erforderlich. Aufgrund von in-vitro-Ergebnissen scheinen auch bei der Cholera die Gyrasehemmer indiziert.

Prophylaxe

Die subkutane Immunisierung mit abgetöteten Choleravibrionen 2mal im Abstand von 2–4 Wochen gibt einen relativen Impfschutz (4–6 Monate), der halbjährlich aufgefrischt werden muß. Mit einer oralen Cholera-Toxoid-Vakzine liegen bereits vielversprechende Ergebnisse vor. Der Impfschutz mit dieser Vakzine soll vor allem länger andauern. Die Entwicklung einer Lebend-Vakzine ist in Vorbereitung. Zur Zeit ist die sorgfältige Einhaltung einfacher hygienischer Maßnahmen, wie zum Beispiel das Trinken ausschließlich abgekochten Wassers, die bessere prophylaktische Maßnahme.

> **Merke:** Die Cholera ist eine durch Choleravibrionen hervorgerufene Infektionskrankheit, die durch massive Diarrhöen, gefolgt von schweren Flüssigkeitsverlusten, Azidose, Hypokaliämie und Schock gekennzeichnet ist. Die Diagnose wird durch die Stuhlkultur gesichert. Die Therapie besteht in sofortiger umfangreicher Volumen- und Elektrolytsubstitution; eine zusätzliche Chemotherapie (Tetracycline, Co-Trimoxazol) verkürzt die Dauer der Diarrhöe und der Erregerausscheidung. Ein zeitlich begrenzter Schutz ist durch Impfung mit abgetöteten Choleravibrionen möglich. Die Erkrankung ist meldepflichtig.

Weiterführende Literatur

Greenough, W. B.: Vibrio cholerae. In Mandell, G. L., R. G. Douglas, J. E. Bennett: Principles and Practice of Infectious Diseases, 3rd ed. Churchill & Livingstone New York, 1990 (p. 1636)

Christie, A. B.: Cholera in Christie, A. B.: Infectious Diseases: Epidemiology and Clinical Practice, 4th ed. Churchill & Livingstone, New York 1987 (p. 193)

Gonorrhö

B. Hampel und *H. Lode*

Definition: Die Gonorrhö, Synonym: Tripper, ist nach dem Herpes genitalis die häufigste Geschlechtskrankheit. Sie wird durch gramnegative Kokken – Neisseria gonorrhoeae – hervorgerufen. Es handelt sich überwiegend um eine Lokalinfektion der Schleimhäute von Urogenitaltrakt, Analregion, Rachen, seltener der Konjunktiven. Lokale Komplikationen umfassen Endometritis, Salpingitis, Peritonitis und Bartholinitis bei der Frau sowie periurethrale Abszesse und Epididymitis beim Mann. Systemische Manifestationen einer Gonokokkenbakteriämie sind Arthritis, Dermatitis, Endokarditis und Meningitis ebenso wie Myoperikarditis und Hepatitis.

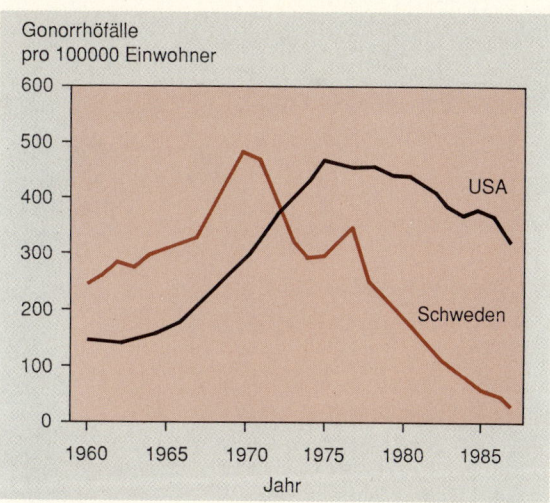

Abb. 11.**24**   Erfassung der Gonorrhöerkrankungen pro 100 000 Einwohner in den USA (nach Handfield) und Schweden

Häufigkeit

Die Gonorrhö ist nach dem Herpes genitalis die häufigste venerische Infektion. Nur wenige Länder betreiben eine systematische Erfassung der Erkrankungen, die eine Schätzung der Inzidenz der Gonorrhö erlauben, wobei es sich eher um eine Unterschätzung handelt, da eine Reihe von Erkrankungen nicht gemeldet wird. In den USA stiegen die Fallzahlen von 300 000 im Jahr 1965 auf 1 000 000 1975. Seit 1980 stagnieren die Erkrankungszahlen, und nach 1982 kam es zu einem mäßigen Abfall, bis 1987 um 13% auf 780 000, das entspricht 324 pro 100 000 Einwohner. Zu einem erheblichen Rückgang der Erkrankung kam es in Schweden (Abb. 11.**24**), nachdem seit 1970 umfassende Maßnahmen der Gesundheitsbehörden vorgenommen worden waren. 1987 wurden 31 Erkrankungen auf 100 000 Einwohner gemeldet. In Großbritannien ist die Inzidenz etwa gleichgeblieben. In der Bundesrepublik Deutschland gibt es aufgrund unzulänglicher Meldevorschriften keine verläßlichen Zahlen. Eine Annahme von ca. 50 Fällen pro 100 000 Einwohner im Jahr erscheint realistisch. Die Altersgruppe von 20–24 Jahren ist am meisten betroffen gefolgt von den 15- bis 19jährigen. Männer sind im Verhältnis 1,5:1 häufiger betroffen. Etwa 40% der Patienten erkrankten innerhalb von einem Jahr erneut, davon die Hälfte in den ersten 6 Wochen nach initialer Therapie. Die Zahl der Erkrankungen ist in Städten höher als im Durchschnitt der übrigen Regionen. Weitere demographische Risikofaktoren sind niedriger sozialer Status, Geschlechtsverkehr mit häufig wechselnden Partnern und männliche Homosexualität. Allerdings konnte in den USA die Inzidenz der Gonorrhö bei Homosexuellen durch geänderte Sexualpraktiken wegen der AIDS-Gefahr drastisch gesenkt werden.

Ätiologie und Pathogenese

Erreger der Gonorrhö ist Neisseria gonorrhoeae (Gonococcus), ein gramnegatives, immer paarig auftretendes Bakterium. Die Gonokokken sind gegenüber Umwelteinflüssen wenig resistent. Proben sollten direkt am Patientenbett in ein Nährmedium gebracht werden. Einziger Wirt für Neisseria gonorrhoeae ist der Mensch. Die Übertragung des Erregers beim Erwachsenen erfolgt fast ausschließlich durch Geschlechtsverkehr.

Pathophysiologie und Klinik

Gonorrhö beim Mann: Nach einer Inkubationszeit von 2–7 Tagen kommt es zu erst wäßrigem, dann schleimig-eitrigem Ausfluß aus der Urethra, häufig begleitet von dysurischen Beschwerden (Urethritis anterior). Etwa 50% der männlichen Patienten zeigen keine klinischen Symptome. Lokale Komplikationen wie Prostatitis, periurethrale Abszesse und Lymphangitis sind heute selten geworden. Bei jungen Männern kann auch eine Epididymitis auftreten, heute eine eher seltene Komplikation. Bei homosexuellen Männern treten anorektale (ca. 40%) und pharyngeale (10–25%) Infektionen auf. Symptome des anorektalen Befalls sind Proktitis, Pruritus, Tenesmen und selten auch eine rektale Blutung. Die pharyngealen Infektionen verlaufen meistens symptomlos, gelegentlich manifestiert sich eine Tonsillitis oder zervikale Adenitis.

Gonorrhö der Frau: Primär werden Cervix uteri und Urethra befallen, bei 40% der Frauen auch Vagina und Rektum. Symptome sind grünlich-gelblicher Ausfluß. Die Portio ist ödematös und gerötet, es kommt zu Dysurie und Pollakisurie. Häufig jedoch verläuft die Infektion symptomlos mit geringer Dysurie, abnormer menstrueller Blutung und uncharakteristischen Unterbauchbeschwerden. Bei 10–20% der erkrankten Frauen treten aszendierende genitale Infektionen wie Salpingitis, Tuben- oder Ovarabszesse, Unterbauchperitonitis oder andere lokale Komplikationen, z. B. Bartholonitischer Abszeß, auf. Auch hier ist die Symptomatik eher gering. Unterbauchschmerzen im Bereich der Adnexen, meist bilateral, abnormale menstruelle Blutung und nur selten

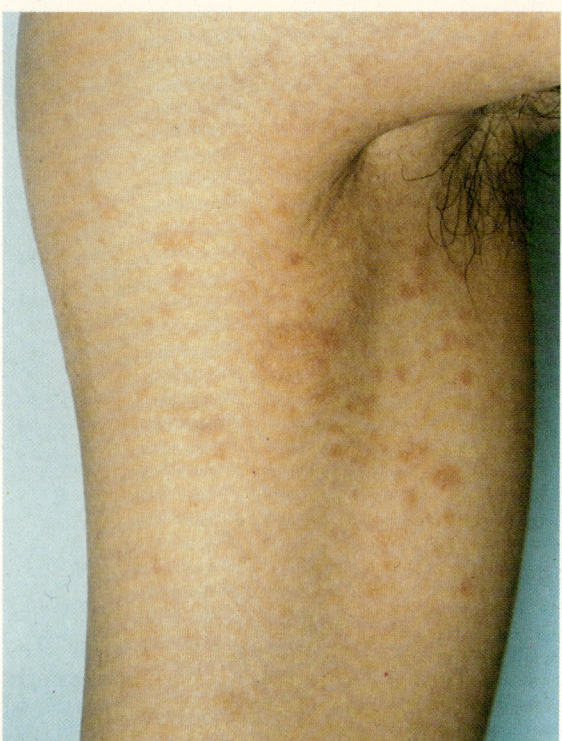

Abb. 11.**25**   Disseminierte Gonorrhö: septisches Exanthem (Bildarchiv für Medizin, München)

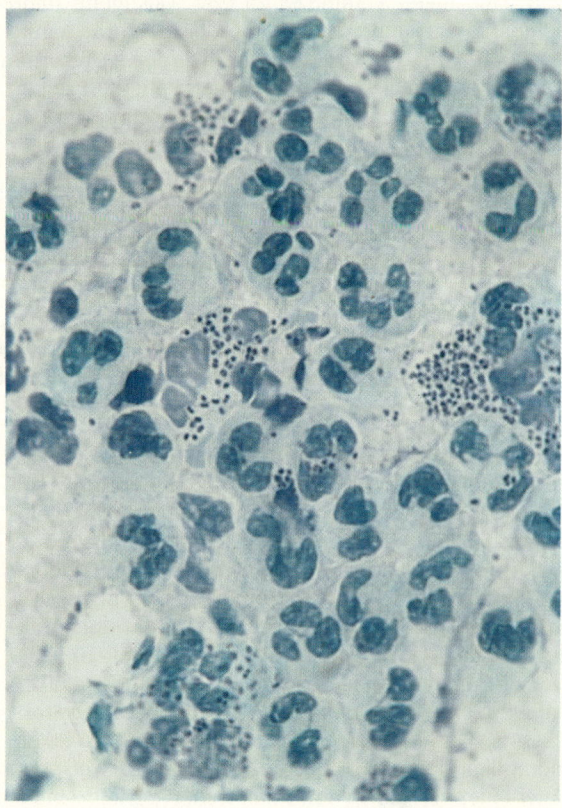

Abb. 11.**26**   Gonokokken, Vergr. 625:1 (Bildarchiv für Medizin, München)

akute Symptome wie Fieber, Schüttelfrost, Übelkeit und Erbrechen.

Bei Männern und Frauen kann es – sehr selten (0,5–3%) – auch zu einer disseminierten Gonokokkeninfektion, der Gonokokkenbakteriämie, kommen. Dabei treten z. B. septische Arthritiden (Monarthritis des Kniegelenks), Hautläsionen, Myoperikarditis, Endokarditis oder „toxische" Hepatitis auf (Abb. 11.**25**).

Extragenital kann die Gonorrhö beim Neugeborenen als Blenorrhoea neonatorum intra partum imponieren oder als Conjunctivitis gonorrhoica infolge von Schmierinfektionen beim Erwachsenen.

Diagnostisches Vorgehen

Die Diagnose der Gonorrhö kann durch mikroskopischen Nachweis von Gonokokken (Abb. 11.**26**) im eitrigen Sekret (Urethral-, Zervikal-, Konjunktival-, Rachenabstrich) sowie aus Synovialflüssigkeit und Hautläsionen gesichert werden. Typisch und beweisend ist das zahlreiche, intrazelluläre Auftreten von Diplokokken in Leukozyten. Zusätzlich sollte ein kultureller Nachweis auf Spezialnährböden (Schokoladenagar) erfolgen. Bei komplizierten und chronischen Verläufen kann die Komplementbindungsreaktion die Diagnose unterstützen. Weitere Methoden sind ein Enzymimmunoassay zum direkten Antigennachweis mit polyklonalen Antikörpern, der bei der gonorrhoischen Urethritis beim Mann gut mit der Kultur übereinstimmt, bei der Frau jedoch Probleme der Spezifität aufzeigt. Darüber hinaus gibt es noch einen Antigennachweis mit monoklonalen Antikörpern als Immunfluoreszenztest. Die genannten Tests bieten unter dem Aspekt beschleunigter Diagnostik einige Vorteile, insbesondere bei Probentransportproblemen, sind jedoch dem kulturellen Nachweis nicht vorzuziehen.

Serologische Untersuchungsmethoden mit ausreichender Spezifität und Sensitivität sind für den klinischen Gebrauch derzeit nicht verfügbar.

Differentialdiagnose

Die Gonorrhö ist gegenüber anderen venerischen Infektionen, insbesondere der Lues, abzugrenzen. Die wichtigste Differentialdiagnose ist die unspezifische Urethritis. Häufigster Erreger ist Chlamydia trachomatis (ca. 40%), aber auch Herpes simplex und Ureaplasma urealyticum (ein Mykoplasmenstamm) kommen vor. Etwa 30–50% der Gonorrhöen gehen mit einer unspezifischen Urethritis einher. Eine Epididymitis beim sexuell aktiven Mann ist etwa je zur Hälfte durch Chlamydia trachomatis oder Gonokokken verursacht. Bei der Vaginitis sollten Candidainfektionen (15–20%), Trichomonaden- (15–20%) und Gardnerella-vaginalis-Infektionen (ca. 30%) ausgeschlossen werden. Das akute **Arthritis-Dermatitis-Syndrom,** durch Gonokokken hervorgerufen, ist die häufigste Form der akuten Arthritis bei sexuell aktiven jungen Männern; das Reiter-Syndrom ist die zweithäufigste Erkrankung und muß daher ausgeschlossen werden. Das gleiche gilt für alle anderen Formen der infektiösen Arthritis, für Erkrankungen, die mit Immunkomplexablagerungen einhergehen sowie akute rheumatoide Arthritis und andere rheumatische Erkrankungen wie systemischer Lupus erythematodes und die Lues.

Therapie

Durch die Zunahme penicillinaseproduzierender Stämme von Neisseria gonorrhoeae (PPNG) kann Penicillin nur noch als initale Therapie bei der unkomplizierten Gonorrhö gegeben werden, wenn genaue Kenntnis über die regionale Resistenz von Gonokokken vorliegt.

Da das sehr selten der Fall sein wird, empfiehlt das CDC initial auf ein Cephalosporin der 3. Generation auszuweichen.

Die Therapie der unkomplizierten Gonorrhö besteht in:

1. einer einmaligen Gabe von Ceftriaxon 250 (−500) mg i. m./i. v. oder
2. 4×0,5 g Tetracyclin p. o./die für 5 Tage (insgesamt 10,0 g) oder
3. 2 g Spectinomycin i. m. plus nachfolgender Behandlung mit Doxycyclin 2×100 mg/die über 7 Tage
4. 3,5 Amoxicillin p. o. einmalig, plus 1,0 g Probenecid p. o.

Alternativ kann auch eines der neuen Fluorchinolone, z. B. Ciprofloxacin 1×250−500 mg oder Ofloxacin 1×200 (−400) mg gegeben werden.

5−10 Tage nach Behandlungsende sollte eine Kontrolle (mikroskopisch, eventuell kulturell) jedes Patienten erfolgen, um Mißerfolge bzw. eine unspezifische Begleiturethritis zu erfassen.

Die Blennorrhöprophylaxe bei Neugeborenen besteht im Einträufeln von 2%iger Silbernitratlösung in den Konjunktivalsack.

Merke: Die Gonorrhö ist nach Herpes genitales die häufigste Geschlechtskrankheit. Sie wird durch Neisseria gonorrhoeae hervorgerufen. Betroffen sind hauptsächlich Personen mit häufig wechselndem Intimpartner, Prostituierte und Homosexuelle. Die Erkrankung manifestiert sich überwiegend als Lokalinfektion der Schleimhäute von Urogenitaltrakt, Analregion, Rachen, seltener an den Konjunktiven. Schnelle Diagnose ist durch den mikroskopischen Nachweis von intrazellulären gramnegativen Diplokokken möglich. Lokale Komplikationen umfassen Endometritis, Salpingitis, Peritonitis und Bartholinitis bei der Frau sowie periurethrale Abszesse und Epididymitis beim Mann. Systemische Manifestationen einer Gonokokkenbakteriämie sind Arthritis, Dermatitis, Endokarditis und Meningitis ebenso wie Myoperikarditis und Hepatitis.

Weiterführende Literatur

Handsfield, H. H.: Neisseria gonorrhoeae. In Mandell, G. L., R. G. Douglas, J. E. Bennett: Principles and Practice of Infectious Diseases. Wiley, New York 1990 (p. 1613)

Hoeprich, P. D.: Infectious Diseases, 4th ed. Harper & Row, Philadelphia 1988
Hofmann, H.: Gonorrhoe-Diagnostik mit monoklonalen und polyklonalen Antikörpern. Zbl. Haut- u. Geschl.-Kr. 8 (1985) 610
Judson, F. N.: Management of antibiotic-resistant Neisseria gonorrhoeae Ann. intern. Med. 110 (1989) 5
Krause, W., W. Weidner: Die infektiöse Urethritis des Mannes. Rev. Zbl. Haut- u. Geschl.-Kr. 11 (1983) 1117
Lode, H., R. Stahlmann: Lexikalisches Kompendium der Medizin, Infektiologie. Aesopus, Zug 1984
Petersdorf, R. G., R. D. Adams, E. Braunwald, K. J. Isselbacher, J. B. Martin, J. D. Wilson: Harrison's Principles of Internal Medicine, 11th ed. McGraw Hill, New York 1987

Lues (Syphilis)

B. Hampel und *H. Lode*

Definition: Die Lues (Syphilis) ist eine chronische, systemische Allgemeinerkrankung, die durch Treponema pallidum hervorgerufen wird. Die Infektion wird gewöhnlich venerisch übertragen. Sie ist charakterisiert durch eine Inkubationszeit von etwa 3 Wochen, ein Primärstadium mit einer kutanen, nicht schmerzhaften Läsion, begleitet von einer regionalen Lymphadenopathie, einem 2. Stadium mit sekundärer Bakteriämie und disseminierten mukokutanen Läsionen sowie einer generalisierten Lymphadenopathie. Nach einer klinisch stummen Periode über Jahre kommt es bei etwa einem Drittel der unbehandelten Fälle zu einem 3. Stadium mit muskuloskelettalen, mukokutanen oder parenchymalen Destruktionen, Aortitis oder ZNS-Befall. Nahezu jedes Organ kann betroffen sein.

Häufigkeit

Nahezu alle Fälle von Lues werden durch sexuelle Kontakte übertragen. Auch Infektionen über Plazentapassage (kongenitale Syphilis), Bluttransfusion oder Kontakt mit infektiösem Material sind möglich. Die Zahl der gemeldeten Erkrankungen hatte ihren Höhepunkt währen des 2. Weltkrieges (600 000 pro Jahr in den USA) und den tiefsten Stand in den 50er Jahren (6000 pro Jahr). In den späten 70er Jahren kam es wieder zu einem Anstieg. 1984 wurden 29 000 Fälle mit primärer und sekundärer Lues gemeldet und 23 000 Fälle mit früher latenter Syphilis, wobei die Dunkelziffer sicher höher ist. In der Bundesrepublik Deutschland lagen die Syphiliserkrankungen nach einem Abfall in den 50er Jahren bis 1979 relativ konstant bei etwa 14 Fällen pro 100 000 pro Jahr, wobei auch hier die Dunkelziffer sicher um ca. 50% höher anzusetzen ist. In den USA sind etwa die Hälfte der betroffenen Personen homosexuell oder bisexuell. Den größten Anteil der Infektionen stellt die sexuell am meisten aktive Gruppe zwischen 15 und 30 Jahren. Die Lues ist in der Bundesrepublik meldepflichtig bei Erkrankung und Tod.

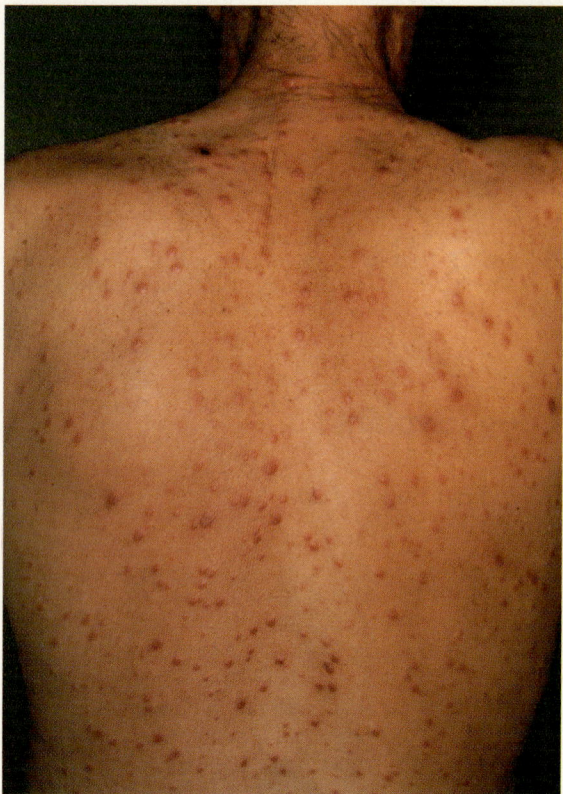

Abb. 11.**27**   Lues Sekundärstadium: Mukokutane Effloreszenzen
(Bildarchiv für Medizin, München)

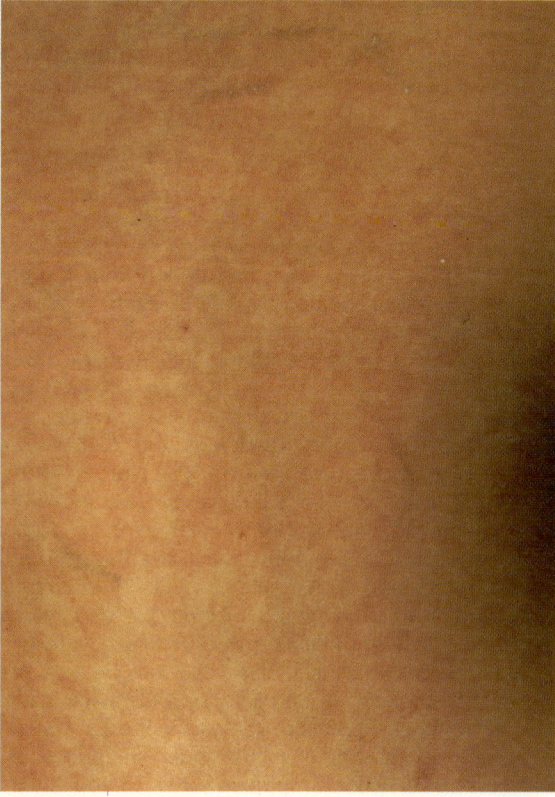

Abb. 11.**28**   Lues Sekundärstadium: Mukokutane Effloreszenzen
(Bildarchiv für Medizin, München)

Ätiologie und Pathogenese

Der Erreger der Lues ist Treponema pallidum aus der Familie der Spirochäten, ein etwa 6–15 μm langer, dünner, korkenzieherartig aufgewundener Mikroorgansimus. Er wurde 1905 von Schaudinn und Hoffmann erstmals im Sekret der Primär- und Sekundäreffloreszenzen nachgewiesen. In der Zellmembran, die von einer dünnen Hülle umgeben ist, liegen 6 Fibrillen, die es den Treponemen ermöglichen, sich um die eigene Längsachse zu drehen. Einziger natürlicher Wirt ist der Mensch. Die meisten Säuger können infiziert werden, aber nur der Mensch, höhere Affen und wenige Labortiere entwickeln syphilitische Läsionen. Nach Penetration des Mikroorganismus in die intakte Schleimhaut oder durch Abschürfungen der äußeren Haut erreicht er in wenigen Stunden die regionalen Lymphknoten oder breitet sich direkt über den Blutstrom aus. Klinische Läsionen treten bei einer Konzentration von ca. 10^7 Keimen/g Gewebe auf. Die Inkubationszeit, die von der Anzahl der eingedrungenen Treponemen abhängig ist, beträgt 9–90 Tage (im Mittel 21 Tage) bis zum Auftreten der Primäreffloreszenz. Histopathologisch entsteht in den Primäraffekten das Bild einer perivaskulären Infiltration (hauptsächlich Plasmazellen und Histiozyten) mit Kapillarproliferationen und Obliterationen kleiner Gefäße. Die Primärläsion heilt nach 2–6 Wochen spontan ab. Gewöhnlich 6 Wochen nach Verschwinden der Primäraffekte bildet sich das generalisierte parenchymale bzw. mukokutane Stadium mit Sekundärläsionen aus (Abb. 11.**27** und 11.**28**). Diese können aber auch noch vor dem Abheilen des Primäraffektes auftreten bzw. erst Monate später. Die makulopapulären Hautdefekte entstehen durch eine Hyperkeratose der Epidermis, durch Kapillarproliferation mit endothelialer Schwellung im Korium und einer perivaskulären Imigration polymorph-kerniger Leukozyten und Plasmazellen. Es bildet sich eine generalisierte Lymphadenopathie aus, und die Treponemen sind in vielen Geweben nachweisbar. Auch die Sekundärmanifestation verschwindet nach 2–6 Wochen wieder. Die Patienten kommen jetzt in das Stadium der latenten Syphilis, die nur noch serologisch diagnostiziert werden kann. Bis zu vier Jahren kann es zu Rückfällen in das Sekundärstadium kommen — bei etwa 75% der Fälle erfolgt dies im 1. Jahr — oder die Erkrankung geht bei einem Drittel der unbehandelten Fälle in ein Tertiärstadium oder Spätstadium über (Abb. 11.**29**). Vor der Antibiotikaära war die häufigste klinische Manifestation der Tertiärlues das Gumma. Dieser gutartige granulomatöse Affekt reagiert schon auf sehr niedrige Dosen von Antibiotika, so daß auch eine unzureichende Antibiotikatherapie das Gumma verhindert, nicht jedoch die Destruktion der Aorta und/oder des ZNS. Die heute auftretenden Tertiärläsionen entstehen durch obliterierende Endarteriitis der Vasa vasorum der Aorta und des ZNS.

Pathophysiologie und Klinik

Primäre Syphilis: Der Primäraffekt beginnt nach einer Inkubationszeit von etwa 3 Wochen an der Ein-

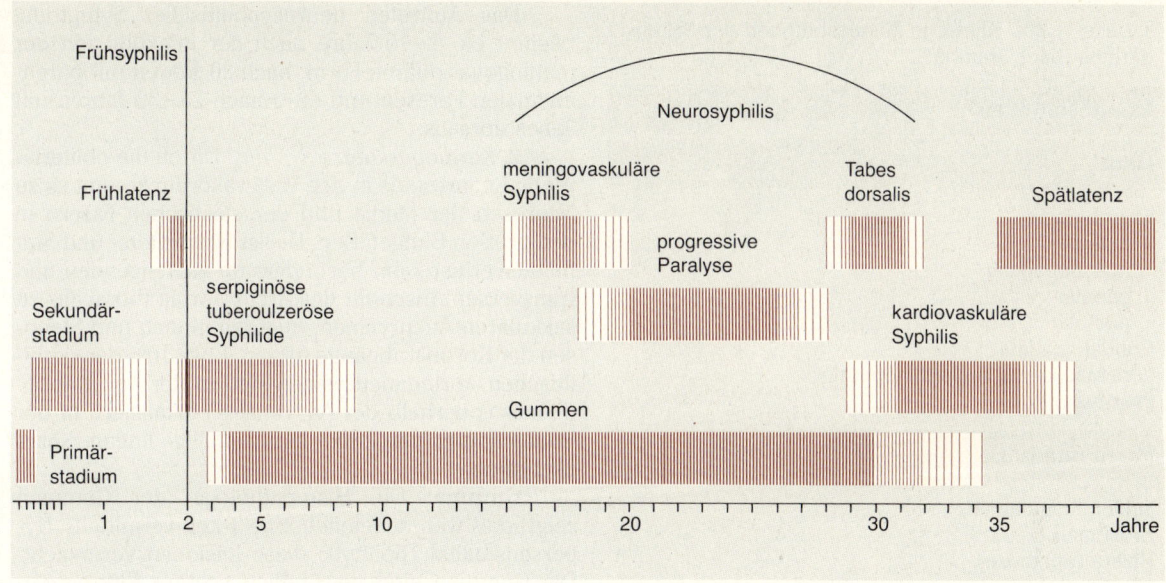

Abb. 11.**29** Manifestationen der Spätsyphilis (Bildarchiv für Medizin, München)

trittsstelle gewöhnlich als einzelne schmerzlose Papel, die schnell arrodiert und meist eine ringförmige Induration aufweist. Beim heterosexuellen Mann ist sie gewöhnlich am Penis lokalisiert, beim homosexuellen Mann auch im Analbereich, Mund oder im äußeren Genitalbereich. Bei der Frau sind häufige Lokalisationen an den Labia majores, und, wo sie leicht übersehen werden, an den Labia minores, in der Vagina oder im Zervixbereich. Atypische Läsionen oder auch Fehlen der Primäreffloreszenz kommen vor. Bei HIV-infizierten Personen kann es auch zu multiplen Läsionen kommen. Grundsätzlich kann der Primäraffekt an jeder Stelle des Körpers liegen. Innerhalb von einer Woche entwickelt sich eine regionale Lymphadenopathie. Der Primäreffekt heilt nach 2−6 Wochen spontan ab.

Sekundäre Syphilis: Die klinischen Manifestationen der sekundären Syphilis sind vielfältig (Tab. 11.**20**). Die Sekundärlues imponiert mit einer generalisierten Lymphadenopathie und lokalen oder diffusen symmetrischen mukokutanen Effloreszenzen, die aus makulären, papulären, papulosquamösen und/oder pustulären Eruptionen bestehen. Diese können sowohl allein oder auch simultan auftreten. Die Initialläsionen sind hellrote oder rosa, nicht eiternde, diskrete runde Flecken. In den folgenden Wochen entwickeln sich Papeln, die mit zunehmender Endarteriitis nekrotisch werden können. Befall der Kopfhaut kann zum Haarausfall führen, ebenso der Augenbrauen oder des Bartes. In den intertriginösen Regionen (Vulva, Skrotum, Innenseite der Oberschenkel, Achseln usw.) zerfallen die Papeln, und es entstehen rote oder grauweiße hoch infektiöse Erosionen, „Condyloma latum".

Oberflächliche Defekte können auf der Schleimhaut von Lippen, Zunge, Pharynx, Vulva, Vagina und Glans penis auftreten. Sie sind schmerzlos und grauweiß gefärbt mit roter Peripherie. Übliche klinische Allgemeinsymptome sind Fieber, Inappetenz, Kopfschmerzen und Meningismus; eine akute Meningitis tritt jedoch nur bei etwa 1% der Patienten auf. Seltene Komplikationen sind: Hepatitis, Nephropathie, Iridozyklitis, Arthritis und Periostitis.

Latente Syphilis: Die latente Syphilis ist per definitionem ein Stadium der Erkrankung, in der die serologischen Antikörpertests positiv ausfallen, aber keine klinischen Symptome nachweisbar sind. Dieses Stadium kann mehrere Jahre dauern. Die Treponemen sind weiterhin intermittierend im Blutstrom zu finden. Empfindliche Antikörper-Suchtests gegen Treponemen haben gezeigt, daß eine unbehandelte latente Lues so gut wie nie spontan abheilt, sondern entweder im infizierten Individuum zeitlebens persistiert oder in die Tertiär- oder Spätlues übergeht.

Tertiäre Syphilis: Man unterscheidet verschiedene Manifestationsformen:

1. *Symptomatische Neurosyphilis:* Die meisten Patienten mit symptomatischer Neurosyphilis zeigen eine gemischte klinische Symptomatik mit meningovaskulärem Syndrom und/oder parenchymatöser Neurosyphilis. Die meningovaskuläre Form ist charakterisiert durch eine Entzündung von Pia mater und Arachnoidea sowie Zeichen einer lokalen oder disseminierten zerebrovaskulären Beteiligung mit Papillen- und Reflexveränderungen. Ausgedehnte Paresen sind Symptome einer parenchymalen Destruktion, die auch zu mnestischen, intellektuellen und sensorischen Destruktionen führt. Die Tabes dorsalis, als letztes Stadium einer syphilitischen Erkrankung des ZNS, imponiert mit Demyelinisierungszeichen der Hinterstränge, der hinteren Wurzeln und Ganglien. Symptome sind Ataxie, Parästhesien, Inkontinenz, Impotenz, fahrige Bewegungen, Areflexie, Temperatur-, Schmerz-, Tiefensensibilitätsverluste usw. Ein typisches Symptom ist auch die „Argyll-Robertson-Pupille", die klein und irregulär ist und auf Akkommodation, jedoch nicht auf Lichtreiz reagiert.

Tabelle 11.**20**   Klinische Manifestationen der Sekundärlues (nach Tramont)

Manifestationen	% der Fälle
Haut	90
Exanthem	
makulär	
makulopapulär	
papulär	
pustulär	
Condyloma lata	
generalisierte Lymphadenopathie	
Pruritus	
Mund und Hals	35
Schleimhautpapeln	
Erosionen	
Ulzera (aphthöse)	
Genitale Läsionen	20
Schanker	
Condyloma lata	
Schleimhaut	
Allgemeinsymptome	70
Fieber	
Unwohlsein	
Pharyngitis, Laryngitis	
Anorexia, Gewichtsverlust	
Arthralgien	
ZNS	
asymptomatisch	8−40
symptomatisch	1−2
Kopfschmerzen	
Meningismus	
Meningitis	
Sehnerv	
Doppelbilder	
Visusverschlechterung	
Gehörnerv	
Ohrensausen	
Schwindel	
Hirnnerven (II−VIII)	
Niere	selten
Glomerulonephritis	
nephrotisches Syndrom	
Gastrointestinaltrakt	selten
Hepatitis	selten
Mukosabefall	selten
Arthritis, Ostitis und Periostitis	selten

Das Auftreten neurosyphilitischer Symptome beginnt ca. 5−10 Jahre nach der Infektion mit der meningovaskulären Form, nach 20 Jahren mit parenchymalen Paresen und etwa nach 25−30 Jahren mit Tabes dorsalis.

2. *Kardiovaskuläre Syphilis:* Durch die obliterierende Endarteriitis in den Vasa vasorum kommt es zu Nekrosen der Media und der elastischen Fasern in den großen Blutgefäßen. Dieser Elastizitäts- und Stabilitätsverlust kann besonders im aufsteigenden und transversen Abschnitt des Arcus aortae thoracalis zu sakkulären Aneurysmen, Regurgitationen und Stenosen der Koronarabgänge führen. Etwa 10% der syphilitischen Aortenaneurysmen sind in der Aorta abdominalis (oberhalb der Aa. renales) lokalisiert. In der Röntgenaufnahme findet man auffällige lineare Kalzifikationen.

Gumma: Die Histopathologie der Gummen zeigt, daß wahrscheinlich eine T-Zell-vermittelte Hypersensibilität (Spättyp) diese Läsionen verursacht. Die Gummen sind gewöhnlich solitäre Effloreszenzen, die aber auch diffus auftreten können. Die Größe schwankt von einigen Zentimetern Durchmesser bis zu mikroskopisch kleinen Defekten. Vornehmlich wird die äußere Haut, Skelett, oberer Respirationstrakt, Larynx und Leber befallen. Die Gummen der Haut sind schmerzlose, noduläre und papulosquamöse oder ulzerierende Defekte, die charakteristische ring- oder bogenförmige Indurationen mit peripherer Hyperpigmentation bilden.

Diagnostisches Vorgehen

Mikroskopisch können Erreger aus primär- oder sekundärsyphilitischen Effloreszenzen durch Dunkelfeldmikroskopie nachgewiesen werden.

Der serologische Nachweis von Antikörpern hat in der Luesdiagnostik die größere Bedeutung, da er technisch einfacher ist als der mikroskopische Nachweis und auch eine Sicherung der Diagnose erlaubt, wenn wegen fehlender klinischer infektiöser Manifestation keine Erregergewinnung möglich ist. Grundsätzlich induziert die Lues zwei verschiedene serologisch diagnostizierbare Antikörpertypen:

1. die unspezifischen Antikörper (Reagine) und
2. die spezifischen antitreponemalen Antikörper.

Die **unspezifischen Antikörper** der Klassen IgG und IgM sind gegen lipoidale Antigene gerichtet, die aus der Interaktion von Treponema pallidum und dem Patientengewebe und offensichtlich auch aus der Reaktion gegen ein Lipoidantigen der Treponemen entstehen. Die Kardiolipidantigene zur Suche nach diesen Antikörpern wurden früher aus einem Extrakt von Rinderherzen gewonnen, so daß viele falsch-positive Ergebnisse nicht überraschten. Das Kardio-Cholesterol-Lecithin, das heute eingesetzt wird, ist erheblich syphilisspezifischer („Wassermannsche Reaktion", KBR).

Am weitesten verbreitet ist heute der RPR-(Rapid-Plasma-Reagin) und der VDRL-(Veneral-disease-research-laboratory-)Test; dieser ist falsch-positiv bei Autoimmunerkrankungen, bestimmten akuten Infektionen und manchmal in der Schwangerschaft. Alle positiven Ergebnisse müssen durch einen spezifischen Test gesichert werden.

Die **spezifischen antitreponemen Antikörper** werden durch den TPI-Test (Treponema-pallidum-Immobilisation) nach Nelson, den FTA-ABS-(Fluorescent-treponemal-antibody-, absorbed-) und/oder den TPHA-(Treponema-pallidum-hemagglutination-)Test nachgewiesen. Diese spezifischen Tests sind jedoch nicht in der Lage, zwischen Syphilis und anderen Treponemeninfektionen zu unterscheiden.

Differentialdiagnose

Die Bezeichnung der Lues als „großer Imitator" weist auf die Schwierigkeiten der Differentialdiagnose hin.

Im Primärstadium sind bei Hautläsionen im Genitalbereich andere venerische Erkrankungen wie Herpes genitalis und vor allem das Lymphogranuloma inguinale, eine Chlamydieninfektion, die auch mit schmerzlosen Primärläsionen im Genitalbereich einhergeht und ebenfalls eine regionale Lymphadenopathie verursacht, auszuschließen. Ferner sind Candidamykosen und natürlich das Spektrum der dermatologischen Erkrankungen zu berücksichtigen.

Im Sekundärstadium ist differentialdiagnostisch vor allem das Lymphadenopathiesyndrom bei erworbenem Immundefektsyndrom − AIDS − abzugrenzen. Die Diagnose ist erschwert durch mögliche negative Testergebnisse bei bioptisch gesicherter Lues. Darüber hinaus Lymphomerkrankungen anderer Genese wie die Hodgkin- und Non-Hodgkin-Lymphome sowie andere Infektionen mit Lymphknotenbeteiligung. Bei dem vielfältigen möglichen Organbefall ist es durch den relativ leicht zu handhabenden Antikörper-Suchtest oft einfacher, eine Lues gegenüber anderen Erkrankungen auszuschließen als umgekehrt. In Zweifelsfällen sollte immer einer dieser Tests durchgeführt werden.

Therapie

Antibiotikum der Wahl ist Penicillin. Da die Treponomen eine Generationszeit von 30 Stunden haben, muß darauf geachtet werden, daß der Penicillinspiegel im Serum nie unter 0,03 mg/l abfällt.

Dosierungen: Procain-Penicillin G (600 000 E/die) für 14−20 Tage oder bei Patienten mit Penicillinallergie Erythromycin (2 g/die) für 15 Tage oder Tetracyclin ebenfalls 15 Tage lang 2 g/die. Der Therapieerfolg sollte durch monatliche (in den ersten 3 Monaten) bzw. 3monatliche (für die nächsten 1½ Jahre) klinische und serologische Untersuchungen kontrolliert werden. Nach 2 Jahren sollte eine Lumbalpunktion erfolgen, um eine asymptomatische Neurolues auszuschließen und den Therapieerfolg zu sichern.

Während der Therapie kann es kurz nach Beginn der Antibiotikamedikation zur sogenannten Jarisch-Herxheimer-Reaktion kommen. Durch den raschen Zerfall der Treponemen werden größere Mengen Endotoxins frei. Dies führt zu Fieber (bis 39 °C), Myalgien, Kopfschmerzen und zur Vasodilatation mit Hypotonie. Bei ca. 50% der Primärluetiker und 90% der Sekundärluetiker muß mit dieser Reaktion gerechnet werden. Bettruhe und Antipyretika, wie z. B. Acetylsalicylsäure, genügen in der Regel, um die Symptomatik zu lindern.

Merke: Die Lues ist eine chronische, systemische Allgemeinerkrankung, die durch Spirochäten − Treponema pallidum − hervorgerufen und venerisch übertragen wird. Nach einer Inkubationszeit von etwa 3 Wochen kommt es an der Eintrittsstelle zu einer kutanen, nicht schmerzhaften Läsion − Primäraffekt − begleitet von einer regionalen Lymphadenopathie. Unbehandelt folgt nach etwa 6 Wochen ein Sekundärstadium mit einer Bakteriämie, disseminierten mukokutanen Läsionen und einer generalisierten Lymphadenopathie: Nach einer klinisch stummen Periode (latente Syphilis) über Jahre kommt es bei etwa einem Drittel der unbehandelten Fälle zu einem 3. Stadium mit muskuloskelettalen, mukokutanen oder parenchymalen Destruktionen, Aortitis- oder ZNS-Befall. Nahezu jedes Organ kann betroffen sein. Für die Lues besteht Meldepflicht bei Erkrankungen und Tod.

Weiterführende Literatur

Hoeprich, P. D.: Infectious Diseases, 4th ed. Harper & Row, Philadelphia 1989

Krause, H.: Die Syphilis in heutiger Sicht. Fortschr. Med. 99 (1981) 227

Lode, H., R. Stahlmann: Lexikalisches Kompendium der Medizin, Infektiologie. Aesopus, Zug 1984

Petersdorf, R. G., R. D. Adams, E. Braunwald, K. J. Isselbacher, J. B. Martin, J. D. Wilson: Harrison's Principes of Internal Medicine, 11th. ed. McGraw-Hill, New York 1987

Tramont, E. C.: Treponema pallidum (Syphilis). In Mandell, G. L., R. G. Douglas, J. E. Bennett: Principles and Practice of Infectious Diseases. Wiley, New York 1990 (p. 1794)

Leptospirosen

W. Stille

Definition: Infektion durch Leptospiren mit Befall mehrerer Organe (Leber, Niere, ZNS u. a.).

Mikrobiologie

Erreger sind mehrere nahe verwandte, kleiderbügelartig gebogene, zarte Spirillen. Mehr als 60 Serotypen sind bekannt; nach klinischer Bedeutung sind Leptospira icterohaemorrhagiae, Leptospira grippotyphosa, Leptospira canicola am wichtigsten. Neuerdings werden alle pathogenen Leptospiren als eine Spezies, Leptospira interrogans, mit diversen Subtypen aufgefaßt.

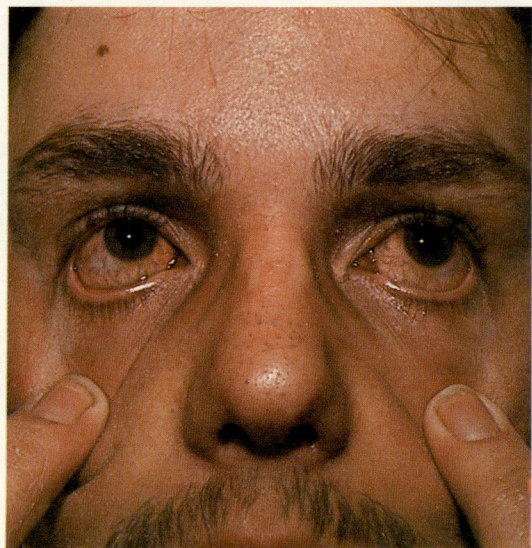

Abb. 11.**30**   Konjunktivitis bei Leptospirose

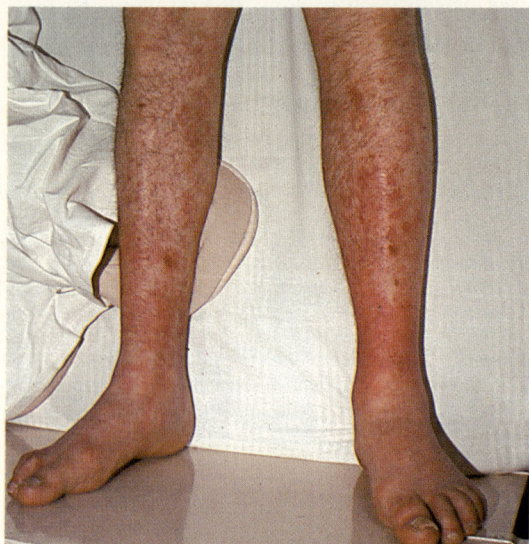

Abb. 11.**31**   Prätibiales Exanthem bei Leptospirose

Klinik

Eine Leptospirose verläuft meist biphasisch. Nach einer Inkubationszeit von 4–19 Tagen erkranken die Patienten zuerst an schnell einsetzendem, uncharakteristischem hohem Fieber, Kopfschmerzen, Muskelschmerzen, besonders Wadenschmerzen. Oft besteht in dieser Phase eine beidseitige Konjunktivitis (Abb. 11.**30**). Nach der etwa 5 Tage dauernden Initialphase kommt es meist zu temporärer Entfieberung, erneutem, weniger hohem Fieberanstieg in der sich anschließenden Organphase. Bei leichten Formen bleibt die sekundäre Organphase klinisch inapparent, so daß ein Krankheitsbild abgelaufen ist, das einer schweren Grippe ähnelt. Andere Formen führen zu einer gutartigen lymphozytären Meningitis, gegebenen-

falls auch zu Exanthem (Abb. 11.**31**), Iridozyklitis. Schwere Verlaufsformen – meist durch Leptospira icterohaemorrhagiae – verlaufen mit Ikterus, Nierenversagen und Schocksyndromen; sie werden traditionell als Morbus Weil bezeichnet (Letalität 10–40%).

Initial besteht oft eine Leukopenie mit Linksverschiebung, später findet sich meist eine Leukozytose. Bei Morbus Weil sind die Transaminasen normal oder nur gering erhöht, dagegen ist die alkalische Phosphatase häufig erhöht; nahezu immer besteht bei Leptospirosen eine stark erhöhte BSG.

Pathogenese

Im ersten Stadium lassen sich die Leptospiren in großer Anzahl im Blut nachweisen. In der Organphase findet man Leptospiren allenfalls nur noch im Urin. Die klinisch wichtigen Organschädigungen sind durch ein Zusammenwirken von direkter Zellschädigung und Abwehrmechanismen zu deuten.

Epidemiologie

Leptospirosen sind Anthropozoonosen. Haupterregerreservoir sind Ratten, kleine Nager, sekundär auch erkrankte Hunde und größere Haustiere. Latent infizierte Tiere scheiden Erreger zum Teil in hoher Zahl im Urin aus. Die Infektion erfolgt durch Kontakt mit kontaminiertem Wasser; dabei können Leptospiren die Haut an kleinen Läsionen penetrieren. Bauern, Kanalarbeiter, Fischändler, Bauarbeiter sind besonders gefährdet; dabei war jedoch die Leptospirose in den letzten Jahren in der Bundesrepublik Deutschland selten. Generell sind Erkrankungen im Sommer und Herbst am häufigsten.

Diagnostisches Vorgehen

Typische Fälle lassen sich nach dem klinischen Bild und der epidemiologischen Exposition recht eindeutig diagnostizieren. Der Beweis der Erkrankung ist jedoch nur durch Anzüchtung der Leptospiren (schwierig; Inokulation von Meerschweinchen) möglich. Die serologische Diagnose erfordert einen Titeranstieg, der erst nach weitgehender Abheilung erfaßt wird.

Differentialdiagnose

Typhus, Malaria, Pseudotuberkulose, Cholangitis, Sepsis; bei leichten Erkrankungsformen auch Grippe und Virusmeningitiden.

Therapie

Leptospirosen sind meldepflichtig. Selbst wenn eine Übertragung von Mensch zu Mensch praktisch nicht vorkommt, müssen dennoch Blut und Urin unbehandelter Patienten als infektiös angesehen werden. Eine Antibiotikatherapie ist wenig effektiv, wenn bereits das Organstadium vorliegt (d. h. ab dem 6. Krankheitstag). Ein klinischer Verdacht auf eine Leptospirose erfordert daher eine frühzeitige ungezielte Behandlung mit Penicillin G in hoher Dosierung. Auch Tetracycline sind wirksam. Leptospirosen hinterlassen nur eine kurz dauernde Immunität; Impfstoffe sind nicht vorhanden.

Merke: Hohes Fieber, Gliederschmerzen, Wadenschmerzen, Konjunktivitis sprechen bei exponierten Personen, die mit Schmutzwasser Kontakt haben, für eine Leptospirose. Nur eine frühzeitige Penicillintherapie bei Verdacht kann die schlechte Prognose einer schweren Leptospirose bessern.

Weiterführende Literatur

Alexander, A.: Leptospirosis. In Hoeprich, P., M. C. Jordan: Infectious Diseases. Lippincott, Philadelphia 1989

Farrar, E.: Leptospirosis. In Mandell, G., G. Douglas, J. Bennett: Infectious Disease. Wiley, New York 1985

Johnson, R. C.: The Biology of Parasitic Spirochetes. Academic Press, New York 1976

Zecken-Borreliose

(Erythema chronicum migrans, „Lyme disease", Meningopolyneuritis Bannwarth)

Definition: Altbekannte, aber erst seit 1982 ätiologisch abgeklärte, von Zecken übertragene Borrelieninfektion mit lokalem Erythema chronicum migrans, gelegentlichen Organbeteiligungen und späterer chronischer Meningopolyneuritis bzw. Akrodermatitis atrophicans.

Häufigkeit

Die durch Zecken übertragene Erkrankung ist in der Bundesrepublik und in Europa weitverbreitet. Entsprechend der Biologie der Zecken tritt ein Erythema chronicum migrans im Sommer und Herbst gehäuft auf. Die nahe verwandte Erkrankung in den USA kommt nur in einigen Staaten an der Ostküste vor.

Epidemiologie

Zecken sind in großem Umfang Träger von Borrelien. Die Übertragung erfolgt durch den Biß von Zecken (Ixodes ricinus, Holzbock). Dabei ist oft ein Zeckenbiß nicht erinnerlich.

Pathophysiologie und Klinik

Die Erkrankung beginnt mit einer lokalen Rötung, die sich ausbreitet, zentral abheilt und in typischem Fall als wandernder Ring über Monate bestehen kann. Hämatogen kommt es hieraus zu einem Befall unterschiedlicher Organe. Eine Beteiligung des regionalen Lymphknotens kann vorhanden sein.

Die typische primäre Manifestation ist das Erythema chronicum migrans, das wenige Tage nach dem Biß als lokale Rötung beginnt und über viele Wochen bestehen kann. Uncharakteristische Allgemeinbefunde können während der Erkrankung vorhanden sein. Die USA-Variante der Erkrankung („Lyme disease"), die auch von anderen Zecken übertragen wird, führt dabei offenbar zu einem wesentlich schwereren und akuteren Krankheitsbild mit höherer Frequenz von Allgemeinsymptomen, Gliederschmerzen, Karditis und Arthritis. Derartige Manifestationen sind bei der europäischen Form eher selten, können aber auftreten. Nach einem langen Intervall (Wochen bis Monate) kann es zu einem subakuten Befall des Zentralnervensystems kommen (Meningopolyneuritis Bannwarth). Wichtigste Symptome sind Kopfschmerzen, Lähmungen einzelner Nerven, diskreter Meningismus mit erheblicher Pleozytose. Die neurologischen Symptome können jedoch sehr vielfältig sein. Die kutane Spätmanifestation der Erkrankung ist als Acrodermatitis atrophicans Herxheimer ein bekanntes Bild in der Dermatologie. Eine massive Polyarthritis kann im Verlauf der Erkrankung auftreten.

Laborbefunde: Die Veränderungen sind unspezifisch. Am häufigsten sind eine geringfügige Erhöhung der BSG sowie der Transaminasen.

Diagnostisches Vorgehen

Der direkte oder kulturelle Erregernachweis der Borrelien aus Haut, Blut und Liquor ist möglich; er gelingt jedoch nur bei wenigen Patienten. Im Regelfall erfolgt die Diagnose durch Nachweis von Antikörpern; dabei treten initial IgM-Antikörper auf, erst später kommt es zu einem IgG-Anstieg. Die Untersuchung von Antikörpern wird bislang nur in wenigen Speziallaboratorien durchgeführt (z. B. Pettenkofer-Institut, Univ. München).

Differentialdiagnose

Nach der klinischen Manifestation muß eine Zecken-Borreliose von recht unterschiedlichen Krankheitsbildern unterschieden werden. Ein Erythema migrans kann ähnlich aussehen wie ein Erysipel bzw. Erysipeloid. Auch eine Phlegmone, Insektenstiche, allergische Reaktionen bzw. eine Mykose kommen differentialdiagnostisch in Betracht. Die häufig sehr vieldeutigen Neuroinfektionen müssen von anderen Formen einer chronischen Meningitis, eventuell auch von anderen Formen einer Myelitis abgetrennt werden. Die Erkrankung sollte nicht mit der klinisch doch erheblich anders verlaufenden, aber ebenfalls von Zecken übertragenen Frühsommer-Meningoenzephalitis verwechselt werden. Eine Untersuchung von Antikörpern gegen Borrelien ist auch sinnvoll bei der Differentialdiagnose einer akuten bis subakuten Arthritis.

Therapie

Borrelien sind sensibel gegen viele Antibiotika. Als Mittel der Wahl gilt Penicillin G/V, aber auch Tetracycline. Eine Behandlung zum Beispiel mit 200 mg Doxycyclin über 20 Tage ist ratsam; Rückfälle sind möglich. Bei Neuroinfektionen ist die Gabe von 20 Mill. E Penicillin G i. v./Tag für 10–30 Tage effektiv.

Auch eine Behandlung mit liquorgängigen Cefalosporinen (z. B. Ceftriaxon) kann notwendig sein. Eine Exposition zu vermeiden ist wegen der weiten Verbreitung von Zecken nicht praktikabel; man kann sich die Erkrankung sehr wohl auch in städtischen

Parks holen. Eine Impfung ist nicht möglich, da die Erkrankung keine Immunität hinterläßt. Die Kenntnis der keineswegs seltenen Infektion ermöglicht eine frühe Behandlung und verhindert so die potentiellen Spätformen.

> **Merke:** Die „Lyme-Erkrankung" ist eine lange bekannte, aber erst seit 1982 ätiologisch geklärte, von Zecken übertragene Borrelieninfektion, die mit lokalem Erythema chronicum migrans, gelegentlicher Organbeteiligung und späterer chronischer Meningopolyneuritis bzw. Acrodermatitis atrophicans einhergeht.

Weiterführende Literatur

Ackermann, R., U. Runne, W. Klenk, C. Dienst: Erythema chronicum migrans mit Arthritis. Dtsch. med. Wschr. 105 (1980) 1779

Barbour, A.: Lyme Borreliosis. In Hoeprich, P. C. Jordan: Infectious Diseases. Lippincott, Philadelphia 1989

Burgdorfer, W., A. Barbour, S. Hays: Lyme Disease, a tick-born spirochetosis. Science 216 (1982) 1317

Malawista, S.: Lyme Disease. In Mandell, G., G. Douglas, J. Bennett: Infectious Diseases, 2nd ed., Wiley, New York 1985

Rückfallfieber

W. Stille

> **Definition:** Seltene, aber klassische Infektionskrankheit, die nur noch in den Tropen eine Rolle spielt.

Mikrobiologie

Borrelia recurrentis und verwandte Borrelien; große Spirochäten.

Epidemiologie

Das früher in Europa aufgetretene Rückfallfieber (Borrelia recurrentis) wurde durch Kleiderläuse von Mensch zu Mensch übertragen. Die heute noch in Afrika und anderen tropischen Ländern vorkommenden endemischen Formen sind Anthropozoonosen; die Erreger (Borrelia duttoni) werden durch Zecken (Ornithodorus) übertragen.

Klinik

Nach einer Inkubationszeit von 3–10 Tagen brüsker Fieberanstieg (40–41°C) mit Schüttelfrost, Kopf- und Gliederschmerzen, Schwellung von Milz und Leber. Dabei besteht eine mäßige Leukozytose mit Linksverschiebung, Anämie, die BSG ist erhöht. Nach 3- bis 7tägigem hohem Fieber kritische Entfieberung mit erneutem Fieber nach 6–8 Tagen. Nach 2–5 (–10) Rückfällen kommt es meist zur Spontanheilung.

Schwere Verlaufsformen mit hämorrhagischer Diathese, Nierenversagen, Schock oder Erkrankungen bei geschwächten Personen in Notzeiten können häufig zum Tod führen.

Diagnostisches Vorgehen

Während des fieberhaften Stadiums besteht ein massiver Befall des Blutes mit Borrelien. Nachweis im Nativpräparat oder – wie bei Malaria – im nach Giemsa gefärbten Ausstrich. Kultur nicht praktikabel. Xenotests mit Läusen und Zecken sind im Prinzip möglich. Die Wassermann-Reaktion ist unspezifisch positiv. Ein serologischer Nachweis ist möglich.

Differentialdiagnose

Rückfallfieber kann weitgehend ähnlich verlaufen wie akute Malaria tropica, Fleckfieber, Typhus, Leptospirose; auch Denguefieber, Gelbfieber, afrikanische hämorrhagische Fieber (Lassa-, Marburg-, Ebola-Virus) müssen berücksichtigt werden.

Therapie

Mittel der Wahl sind Tetracycline. Auch Penicillin ist wirksam; resistente Stämme kommen jedoch vor. Rückfallfieber ist meldepflichtig. Nach Entlausung besteht keine Infektionsgefahr mehr. Nahe Kontaktpersonen können durch einmalige Prophylaxe mit Doxycyclin geschützt werden.

> **Merke:** Septikämische Infektionskrankheit durch Borrelien mit geringer Bedeutung für Europa.

Weiterführende Literatur

Southern, P.: Relapsing fever. In Hoeprich, P., C. Jordan: Infectious Diseases. Lippincott, Philadelphia 1989

Brucellose

W. Stille

> **Definition:** Subakute septikämische Infektionskrankheit mit rezidivierendem, undulierendem Fieber; klassische Anthropozoonose.

Mikrobiologie

Die Erreger sind vier nahe verwandte Brucellen (Brucella abortus, Brucella melitensis, Brucella suis, Brucella canis); kleine kokkoide gramnegative Stäbchen, nur auf Spezialmedien, zum Teil nur in CO_2-Atmosphäre anzüchtbar.

Epidemiologie

Erregerreservoir sind infizierte Rinder (Brucella abortus), Schafe und Ziegen (Brucella melitensis), Schweine (Brucella suis) und Hunde (Brucella canis).

Die Erreger werden im Urogenitaltrakt symptomlos ausgeschieden, können aber auch zu Tieraborten führen. Brucellosen sind weltweit verbreitet. Die früher weitverbreitete Rinderbrucellose (Morbus Bang) ist in Deutschland durch Abschlachten infizierter Rinder eliminiert; die früher typische Berufskrankheit der Tierärzte und Bauern ist so zur Rarität geworden. Infektionen werden heute bevorzugt im Ausland erworben, z. B. beim Heimaturlaub von Gastarbeitern. Die Infektion wird durch Kontakt mit infizierten Tieren, eventuell auch durch kontaminierte Milch und Käse übertragen. Auch Aerosolinfektionen in Schlachthöfen sind möglich. Mit einer Übertragung von Mensch zu Mensch ist nicht zu rechnen.

Klinik

Nach einer wechselnden Inkubationszeit von 10−21 (−100) Tagen kommt es zu einem uncharakteristischen Prodromalstadium mit Gliederschmerzen und Kopfschmerzen und einem anschließenden Fieberanstieg. Brucellosen können überaus vielfältig verlaufen. Bei einer rezidivierenden Form besteht typischerweise intermittierendes hohes Fieber (undulierendes Fieber). Dabei ist das Allgemeinbefinden des Patienten meist wenig beeinträchtigt; trotz 39,5 °C Fieber liest der Patient Zeitung. Der körperliche Untersuchungsbefund ist wenig charakteristisch. Es besteht eine erhebliche Leber- und Milzschwellung. Bei manchen Fällen stehen Symptome von seiten der Leber im Vordergrund. Es kann zu Ikterus und erheblichen Transaminasenanstiegen kommen. Histologisch findet sich dabei eine ausgeprägte granulomatöse Hepatitis. Während im Initialstadium auch eine Leukozytose vorhanden sein kann, entwickelt sich später eine Leukopenie. Die BSG ist initial normal, später nur mittelgradig erhöht. Relativ häufig kommt es zu chronischen Verlaufsformen mit immer wieder rezidivierenden Fieberschüben. Dabei kann es auch zu chronischen Organmanifestationen wie Osteomyelitis, Gelenkbefall, Pleuritis, Orchitis, Lymphadenitis, Beteiligung des ZNS und anderer Organe kommen; auch Endokarditiden durch Brucellen sind möglich. Bei chronischen Formen, die früher bei Metzgern und Tierärzten häufig waren, ist schwer zu entscheiden, welche Symptome durch persistierende Infektion verursacht werden und welche durch hyperergische Reaktionen zustande kommen. Eine neuartige Sonderform sind leichte Erkrankungen, die bei Tierärzten durch versehentliche Inokulation eines Lebendvakzinestamms entstehen können.

Diagnostisches Vorgehen

Die Anzüchtung von Brucellen aus dem Blut ist bei Brucella melitensis leichter als bei den anderen Formen (lange Bebrütung!). Meist muß eine Brucellose serologisch diagnostiziert werden. Agglutinintiter ≧ 1:80 sind hochgradig verdächtig. Blockierende Antikörper können vorkommen, so daß auch bei nachgewiesener Brucellose keine Agglutinine nachweisbar sein können. Bei Verdacht muß gegebenenfalls immer auch die KBR untersucht werden. Der Nachweis der Brucella-Spezies aus dem Antikörpertiter ist problematisch; Erkrankungen in Deutschland sind jedoch fast immer durch Brucella abortus bedingt. Serologische Mitreaktionen mit Tularämie, Choleraimpfung und Yersinia enterocolitica kommen vor. Ein Brucellosetiter bei unklarem fieberhaftem Krankheitsbild spricht in Deutschland viel mehr für die häufigere Yersiniainfektion als für Brucellose!

Differentialdiagnose

Die vieldeutigen Krankheitsbilder einer Brucellose können zu erheblichen diagnostischen Schwierigkeiten führen. Die meist dramatisch verlaufenden Brucella-melitensis-Infektionen müssen von Typhus, Miliartuberkulose, Mononukleose und Kala-Azar abgetrennt werden. Bei den mehr chronischen Brucella-abortus-Infektionen müssen daneben auch Endocarditis lenta, chronische Hepatitis, Kollagenosen, Lymphogranulomatose berücksichtigt werden. Bei einer Brucellen-Spondyilitis muß immer auch an einen Morbus Bechterew und an eine Wirbelsäulentuberkulose gedacht werden.

Therapie

Vor der Ära der Antibiotika bestand eine Letalität von ca. 1%, bei Brucella melitensis von ca. 3%. Todesursache war meist eine Endokarditis. Eine langdauernde Therapie mit Tetracyclinen (z. B. 200 mg Doxycyclin für 21−45 Tage) erscheint am günstigsten. Dennoch kommt es häufig zu Rezidiven. Bei Rezidiven, aber auch bei Osteomyelitis oder Endokarditis, sollte ein Tetracyclin mit Streptomycin kombiniert werden. Auch Co-Trimoxazol, Rifampicin und Gentamicin sind wirksam. Manche Fälle von chronischer Brucellose können durch Rezidivneigung, hyperergische Reaktionen, aber auch durch neurotische Fixierung des Patienten problematisch sein.

> **Merke:** Die Brucellose ist eine klassische septikämische Anthropozoonose, die meist als undulierendes Fieber verläuft.

Weiterführende Literatur

Salata, R., J. Rardin: Brucella species. In Mandell, G., G. Douglas, J. Bennett: Infectious Diseases. Wiley, New York 1985
Wund, W.: Krankheiten durch Brucellen. In Gsell, O., W. Mohr: Infektionskrankheiten. Springer, Berlin 1968
Young, E. J.: Human brucellosis. Rev. Infect. Dis. 5 (1983) 821

Pasteurelleninfektionen

W. Stille

Tularämie

> **Definition:** Heute seltene Anthropozoonose (Hasenpest) mit typischem Primärkomplex.

Mikrobiologie

Francisella tularensis, gramnegative, kokkoide, schwer anzüchtbare Stäbchen.

Epidemiologie

Erregerreservoir sind diverse Nager, besonders Feldhasen. Menschliche Infektionen gehen oft von infizierten Hasen aus; betroffen sind daher Jäger, Wildhändler, Hausfrauen. Aerosolinfektionen sind in Zuckerfabriken durch Waschen von kontaminierten Rüben vorgekommen. Auch eine Übertragung durch Zecken und Bremsen ist bekannt.

Klinik

Nach einer Inkubationszeit von 2–10 Tagen entwickelt sich ein typischer Primärkomplex mit einem tiefen Ulkus als Eintrittspforte und einem regionalen abszedierenden Lymphknoten. Dabei kommt es zu unregelmäßigem Fieberanstieg und erheblichem Krankheitsgefühl. Die Erreger brechen häufig aus den einschmelzenden Lymphknoten auch in die Blutbahn ein und können zu Absiedlungen, besonders in die Lunge, führen. Bei Infektion durch Inhalation kann die Erkrankung primär wie eine Pneumonie verlaufen. Auch okuloglanduläre, tonsilloglanduläre und abdominelle Formen sind möglich. Amerikanische Tularämiestämme haben dabei offenbar eine höhere Virulenz (Letalität 10–20%) als europäische Stämme (Letalität ca. 5%).

Diagnostisches Vorgehen

Anzüchtung aus Blut, Eiter, Ulkus relativ schwierig und nur mit Spezialnährmedien möglich. Mehr Erfolge bieten Tierversuche (Meerschweinchen; Vorsicht!). Meist muß die Erkrankung serologisch bewiesen werden. Agglutinine um 1:40 sind verdächtig; eine Titerhöhe von 1:80 nahezu beweisend. Mitreaktionen mit Brucellen sind jedoch häufig.

Differentialdiagnose

Andere Lymphadenitiden (Streptokokken, Staphylokokken), Pest, Katzenkratzkrankheit, Sporotrichose, Pasteurella-multocida-Infektionen. Die septikämischen bzw. intestinalen Formen können mit Typhus, Pseudotuberkulose, Mononukleose verwechselt werden. Pneumonische Formen müssen von abszedierenden Pneumonien, Mykoplasma-Pneumonien, Tuberkulose und Lungenmykosen abgetrennt werden.

Therapie

Als Mittel der Wahl gilt Streptomycin (30 mg/kg/die) für 3 Tage, dann die halbe Dosierung. Tetracycline sind ebenfalls wirksam, aber dem Streptomycin hinsichtlich der Keimelimination unterlegen. Der Effekt neuerer Antibiotika ist noch nicht eindeutig geklärt.

Merke: Klassische Anthropozoonose mit massiver Lymphadenitis, die zur Zeit in Mitteleuropa nur selten vorkommt.

Weiterführende Literatur

Boyce, J.: Francisella tularensis (Tularemia). In Mandell, G., G. Douglas, J. Bennett: Infectious Diseases. Wiley, New York 1985
Schulten, H., J. Zach: Tularämie. In Gsell, O., W. Mohr: Infektionskrankheiten. Springer, Berlin 1968

Pest

Definition: Historisch wichtige Anthropozoonose, die heute nur noch in isolierten Streufällen in Amerika, Südostasien, Zentralasien, Afrika und Madagaskar vorkommt. Immerhin werden in den USA 10–20 Erkrankungen/Jahr registriert.

Mikrobiologie

Yersinia pestis; gramnegative Stäbchen bipolar gefärbt, aerob, leicht anzüchtbar.

Epidemiologie

Erregerreservoir sind wildlebende Nager (Mäuse, Ratten, Ziesel, Erdhörnchen u. a.). Der Mensch wird meist infiziert durch Stich eines infizierten Tierflohs, seltener auch durch Hantieren mit infizierten Tierkörpern. Bei den klassischen Epidemien wurde die Infektion durch Ratten in Städte getragen und sekundär von Mensch zu Mensch durch Tröpfcheninfektion weitergegeben.

Betroffen sind überwiegend jüngere Männer, die sich beruflich oder als Hobby in endemischen Gebieten exponieren. In gemäßigten Zonen treten die meisten Fälle im Sommer bis Herbst auf.

Pathophysiologie und Klinik

Die Erkrankung verläuft in den meisten Fällen als Bubonen-Pest (ca. 90%), seltener als primäre Lungenpest oder septikämische Pest. Nach einer Inkubationszeit von 2–7 Tagen kommt es zu Fieber mit erheblicher Schwellung, Schmerzen und Rötung eines Lymphknotens; meist inguinal oder axillär. Die Lymphknoten schmelzen häufig eitrig ein.

Aus einer Bubonen-Pest kann sich in 5–10% eine septikämische Verlaufsform mit Schock, Verbrauchskoagulopathie, gegebenenfalls auch Meningitis und sekundäre Absiedlung in die Lunge entwickeln. Eine primäre Lungenpest entsteht durch die Inhalation von Pestbakterien, z. B. bei der Pflege eines Patienten mit Lungenabsiedlungen oder bei Laborarbeiten. Diese Patienten versterben nach 2–3 Tagen an einer foudroyanten hämorrhagischen Pneumonie.

Diagnostisches Vorgehen

Nur möglich durch Anzüchtung der Erreger (nur in Speziallaboratorium gestattet!).

Die Erreger lassen sich bei den meisten Patienten mit Bubonen-Pest und nahezu stets bei den anderen Formen in der Blutkultur nachweisen. Auch eine Anzüchtung aus Lymphknotenpunktat, gegebenen-

falls auch aus Leichenmaterial ist erfolgversprechend. Gegebenenfalls können die morphologisch
recht typischen Bakterien auch mikroskopisch oder
fluoreszenzimmunologisch nachgewiesen werden. In
der Heilungsphase bestehen auch erhöhte Antikörpertiter.

Differentialdiagnose

Lymphadenitis durch andere Erreger (Staphylokokken, Streptokokken, Anaerobier, Katzenkratzkrankheit, Tularämie); andere foudroyante Pneumonien.

Therapie

Tetracycline, Chloramphenicol, Streptomycin und
Co-Trimoxazol sind wirksam. Hierdurch läßt sich die
Letalität (ca. 50%) der Bubonen-Pest auf ca. 10% senken. Pestpneumonien sowie komplizierte Fälle haben
auch heute noch eine schlechte Prognose. Pest ist bei
Verdacht meldepflichtig. Pestkranke benötigen eine
strikte Isolierung in Einheiten für hoch gefährliche Infektionskrankheiten. Kontaktpersonen können durch
eine Prophylaxe mit Tetracyclin (z. B. 200 mg Doxycyclin) sicher geschützt werden.

Merke: Pest spielt zur Zeit in Europa keine Rolle
mehr. Die potentielle Gefahr von kleineren Epidemien verbleibt auch in Zukunft.

Weiterführende Literatur

Bahmanyar, M., D. Cavanaugh: Plague Manual. WHO 1976
Boyce, J.: Yersinia species. In Mandell, G., G. Douglas, J. Bennett:
Infectious Disease. Wiley, New York 1985
Krampitz, H. E.: Pest. In Gsell, O., W. Mohr. Infektionskrank-
heiten. Springer, Berlin 1968
Pollitzer, R.: Plague. WHO Man. Ser. No. 22 (1954)

Yersiniose

Definition: Weitverbreitete Anthropozoonose,
meist als Enteritis oder Lymphadenitis mesenterialis. Bis 1960 für eine exquisite Rarität beim Menschen gehalten − heute als weitverbreitete wichtige Infektion erkannt.

Mikrobiologie

Erreger sind Yersinia pseudotuberculosis und Yersinia enterocolitica. Die nahe verwandten, gramnegativen Stäbchen lassen sich relativ leicht anzüchten. Unterteilung in 5 Serotypen bei Yersinia pseudotuberculosis und eine große Zahl bei Yersinia enterocolitica
möglich.

Epidemiologie

Trotz verbreitetem Vorkommen bei warmblütigen
Tieren (Haustiere, Nager, Geflügel) bestehen erheb-

Tabelle 11.21 Klinisches Spektrum der Yersiniose

	Yersinia pseudotuberculosis	Yersinia enterocolitica
„Pseudoappendizitis"	Hauptmanifestation	häufig
Enterokolitis	selten	Hauptmanifestation
akute Ileitis	selten	gelegentlich
Arthritis	selten	häufig
Erythema nodosum	selten	häufig
Septikämie	selten	selten

liche Unklarheiten hinsichtlich der Übertragung. Offenbar verhalten sich die Erreger bei Tieren weitgehend wie fakultativ pathogene Keime. Nur selten läßt
sich bei menschlichen Infektionen ein eindeutiger
Übertragungsmechanismus nachweisen. Gelegentlich kommen Gruppeninfektionen durch infizierte
Speisen (Milch, Kartoffelsalat) vor. Kinder und jüngere männliche Erwachsene sind bevorzugt betroffen.

Klinik

Die Eintrittspforte der Infektion stellt offenbar immer
der Intestinaltrakt dar. Das klinische Spektrum bei
beiden Erregern ist nicht ganz identisch; selbst wenn
beide Erreger zu gleichartigen Manifestationen führen können, ist die Frequenz doch recht unterschiedlich (Tab. 11.21).

Yersinia pseudotuberculosis führt am häufigsten zu einer Lymphadenitis mesenterialis, die besonders bei Kindern eine Appendizitis perfekt imitieren kann. Bei der Operation ist der Wurmfortsatz unauffällig − die abdominellen Lymphknoten sind geschwollen; zum Teil besteht gleichzeitig eine Entzündung des terminalen Ileums.

Yersinia enterocolitica verläuft am häufigsten
als akute Enteritis mit Fieber, Diarrhöen und Bauchschmerzen. Gelegentlich steht eine akute Enterokolitis im Vordergrund, die von einer Enteritis regionalis
(Morbus Crohn) unterschieden werden muß.

Yersinia-Polyarthritis: Nach einer Yersinia-en-
terocolitica-Infektion können Patienten an einer relativ schweren, aber gutartigen reaktiven Polyarthritis
erkranken. 1−4 Wochen nach der Infektion kommt es
zu Schwellung mehrerer großer Gelenke mit Ergüssen, aber ohne Fieber und ohne Karditis. Diese Komplikation ist offenbar in Skandinavien häufiger als in
Mitteleuropa; das Auftreten ist offenbar mit bestimmten HLA-Antigenen (z. B. HLA-B27) korreliert. Eine
weitere typische Nachkrankheit stellt ein Erythema
nodosum dar. Bei Infektionen durch Yersinia pseudotuberculosis sind derartige hyperergische Komplikationen seltener.

Yersinia-Septikämie: Beide Yersinia-Spezies
können − relativ selten − zu schweren Septikämien

führen. Betroffen sind ältere Personen, fast ausschließlich mit schweren Grundkrankheiten (Leberzirrhose, Hämochromatose, Diabetes, myeloische Insuffizienz). Typischerweise treten multiple Absiedlungen in die Leber mit kleinen Abszessen auf. Die Prognose ist schlecht — im Gegensatz zu der weitgehenden Selbstheilungstendenz der anderen Formen.

Diagnostisches Vorgehen

Der Erregernachweis ist problematisch, da andere Darmbakterien die langsamer wachsenden Yersinien überwuchern können. Dabei läßt sich Yersinia enterocolitica relativ leicht im Stuhl anzüchten. Anreicherungsverfahren, Selektivmedien sowie genaue Kenntnis der Erreger erleichtern den kulturellen Nachweis. Das bakteriologische Laboratorium sollte freilich betont auf die Möglichkeit einer Yersiniainfektion hingewiesen werden, da bei den üblichen Kulturen auf Salmonellen und Shigellen die Erreger nicht erfaßt werden. Der Nachweis von Yersinia pseudotuberculosis im Stuhl gelingt nur ausnahmsweise. Bei Operationen einer „Pseudoappendizitis" sollten möglichst auch die vergrößerten Lymphknoten diagnostisch punktiert werden. Auch die Histologie derartiger Lymphknoten ergibt einen recht typischen Befund. Bei septikämischen Formen sind auch Blutkulturen sinnvoll. Meist muß jedoch die Diagnose serologisch gestellt werden (Agglutination). Dabei gibt es Kreuzreaktionen zwischen Yersinia pseudotuberculosis Typ II und Typ IV mit Salmonellen der Gruppe B bzw. D. Weitere Kreuzreaktionen bestehen zwischen Yersinia enterocolitica und Brucellen bzw. Escherichia coli. Durch Beobachtung der Titerbewegung lassen sich jedoch die meisten Erkrankungen recht sicher diagnostizieren.

Differentialdiagnose

Wegen der unterschiedlichen klinischen Manifestationen muß eine Vielzahl von Erkrankungen berücksichtigt werden.

Pseudoappendizitis: akute Appendizitis, Lymphadenitis mesenterialis anderer Genese (Tuberkulose, Streptokokken).

Enteritis: Infektionen durch Salmonellen, Shigellen, Campylobacter, invasive Escherichia coli, Amöben.

Akute Ileitis: Morbus Crohn, Amöbom, Appendizitis, Ileozäkaltuberkulose.

Septikämie: Staphylokokken-Sepsis, Listeriose, Pyelonephritis, abszedierende Cholangitis, Melioidose.

Yersinia-Polyarthritis: akutes rheumatisches Fieber, Gonokokken-Sepsis, Borreliose.

Erythema nodosum: analog zu Reaktionen im Rahmen von Morbus Boeck, Primärtuberkulose, Arzneimittelallergie, Morbus Crohn.

Therapie

Yersinia enterocolitica kann β-Lactamasen bilden und ist generell weniger sensibel als Yersinia pseudotuberculosis. Gegen beide Erreger sind Tetracycline, Co-Trimoxazol, Chinolone, Aminoglykoside wirksam.

Die üblichen Formen haben eine hohe Selbstheilungstendenz; wegen der Möglichkeit von Komplikationen und Nachkrankheiten ist jedoch eine Therapie mit Tetracyclinen ratsam. Septikämische Formen müssen energisch mit hochdosierten Antibiotikakombinationen (z. B. Tetracyclin + Gentamicin) behandelt werden. Isolierung von Yersinia-Infektionen ist nicht notwendig. Selbst wenn keine eindeutige Meldepflicht besteht, sollte man bei gehäuft auftretenden Infektionen das Gesundheitsamt verständigen.

> **Merke:** Relativ neu entdeckte, wichtige enterale Infektionen mit vielfältiger klinischer Symptomatik. Häufige Ursache von Lymphadenitis mesenterialis, Enteritis, Polyarthritis, Erythema nodosum und seltener Septikämie.

Weiterführende Literatur

Boyce, J.: Yersinia species. In Mandell, G., G. Douglas, J. Bennett: Infectious Diseases. Wiley, New York 1985
Knapp, W.: Pseudotuberkulose. In Gsell, O., W. Mohr: Infektionskrankheiten. Springer, Berlin 1968

Bakterielle Krankheiten des ZNS

W. Stille

Bakterielle Meningitis

> **Definition:** Eine eitrige Meningitis ist eine stets lebensbedrohliche Infektion des Liquorraums, wobei aber auch Meningen und Gehirn beteiligt sind. Grundsätzlich können alle Bakterien eine Meningitis hervorrufen. Meningitiden kann man nach dem Erreger, aber auch nach ihrer Entstehungsart in hämatogene und exogene (rhinogene, otogene, traumatische, postoperative Meningitis) Formen einteilen — z. B. als otogene Pneumokokken-Meningitis.

Mikrobiologie

Di Haupterreger bakterieller Meningitiden sind Meningokokken, Pneumokokken und Haemophilus influenzae. In Europa und in den USA werden etwa 85% aller Meningitisfälle jenseits des Säuglingsalters durch einen dieser 3 Erreger hervorgerufen. In Europa stehen Meningokokken und Pneumokokken, in den USA Haemophilus influenzae zahlenmäßig an erster Stelle. Escherichia coli und andere Enterobakterien sowie B-Streptokokken sind die häufigsten Meningitiserreger bei Früh- und Neugeborenen. Listeria monocytogenes kommt ebenfalls bevorzugt bei Neugeborenen, aber auch bei Erwachsenen mit schweren Grundleiden vor. Staphylokokken verursachen typischerweise eine metastatische Herdenzephalitis mit multiplen kleinen Abszessen; die Beteiligung des Liquorraumes stellt meist einen sekundären Prozeß dar. Pseudomonas aeruginosa ist der typische Erreger einer Meningitis, die durch unsterile iatrogene Maßnahmen inokuliert wurde. Eine Vielzahl von weiteren Erregern kann gelegentlich zu einer Meningitis führen.

Klinik

Jeder Mensch kann ohne eine manifeste Abwehrschwäche an einer bakteriellen Meningitis erkranken. Prädilektionsfaktoren sind jedoch Neugeborenen- und Säuglingsalter sowie schwere Grundkrankheiten, die die Abwehr schwächen. Die wichtigsten Symptome einer bakteriellen Meningitis sind

- hohes Fieber,
- starke Kopfschmerzen und
- Meningismus. Häufig besteht eine
- Bewußtseinsstörung; die Patienten können verwirrt, agitiert, aber auch somnolent bis tiefkomatös sein.

Weitere wichtige Symptome sind

- Erbrechen,
- Lichtscheu,
- allgemeine Hyperästhesie,
- Hyperreflexie,
- gelegentlich motorische Paresen und
- Hirnnervenlähmungen.

Im Augenhintergrund lassen sich oft Zeichen eines erhöhten Hirndrucks, gestaute Venen und ein Papillenödem nachweisen. Krampfanfälle sind bei schwerem Verlauf häufig.

Das klinische Vollbild kann bei jeder akuten bakteriellen Meningitis, unabhängig vom Erreger, vorliegen. Es gibt jedoch gewisse erregerspezifische Verlaufsformen.

Bei etwa zwei Drittel der Patienten mit Meningokokken-Meningitis finden sich Hauterscheinungen teils als makulöses Exanthem, hämorrhagische Pusteln oder auch Petechien, überwiegend an den Extremitäten (Abb. 11.**32**). Hautherde finden sich nicht bei anderen Meningitiserregern. Eine besonders schwere Verlaufsform mit flächenhaften Hautblutungen, Verbrauchskoagulopathie und Schock wird Waterhouse-Friderichsen-Syndrom genannt und kommt fast nur im Kindesalter vor.

Bei Pneumokokken-Meningitis sollte nach Entzündungen im HNO-Bereich, wie Otitis media und Sinusitis, gesucht werden. Ein Schädelbasisbruch ist häufig eruierbar. Einseitiger wäßriger „Schnupfen" kann ein Hinweis auf eine Liquorfistel sein; derartige Patienten erkranken in der Regel mehrmals an bakteriellen Meningitiden. Viele Pneumokokken-Meningitiden entstehen aber im Rahmen einer Pneumokokken-Pneumonie (Röntgen!).

Generell stellt eine Pneumokokken-Meningitis ein schwereres Krankheitsbild als eine Meningokokken-Meningitis dar. Verletzungen mit Eröffnung des Liquorraumes, vorausgegangene Hirnoperationen,

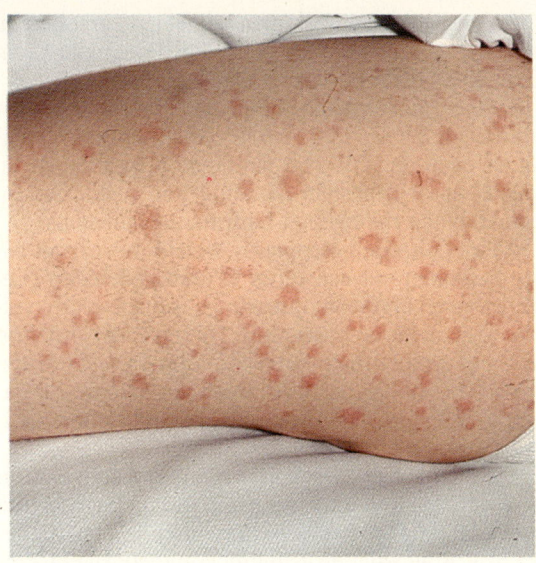

Abb. 11.**32**   Hautherde bei Meningokokken-Meningitis

Lumbalpunktionen bzw. Lumbalanästhesie können durch eine Meningitis kompliziert werden. Die Haupterreger sind hierbei Staphylokokken und Pseudomonas, aber auch anaerobe Bakterien sowie Enterobakterien.

Epidemiologie

Genaue Zahlen über die Häufigkeit von bakteriellen Meningitiden sind in Deutschland nur für die Meningokokken-Meningitis bekannt. Von 100 000 Einwohnern sind in den letzten Jahren zwischen 1,8—2,3 Personen/Jahr an einer derartigen Infektion erkrankt. Pro Jahr kommen damit etwa 1000—1500 Erkrankungen in der BRD vor. Meningitiden durch Meningokokken, Pneumokokken und Haemophilus influenzae haben in Mitteleuropa einen Häufigkeitsgipfel in der kalten und feuchten Jahreszeit. Anamnestisch bestehen oft Angaben über eine Erkältungskrankheit wie Bronchitis oder Pharyngitis. Meningokokken lassen sich in den Wintermonaten häufig (10—60%) bei gesunden Personen im Rachen-Nasen-Raum nachweisen. In Kinderheimen und Kasernen findet man besonders viele Keimträger. In derartigen Kollektiven kann es gelegentlich zu kleineren Meningitisepidemien kommen, wobei jedoch stets nur ein kleiner Prozentsatz erkrankt. Eine Übertragung der Meningokokken erfolgt offenbar durch Tröpfcheninfektion und führt in der Regel nur zu symptomlosem Keimträgertum. Immerhin erkranken Kontaktpersonen etwas häufiger als der Durchschnitt der Bevölkerung — was Anlaß für eine Antibiotikaprophylaxe war. Meningokokken verhalten sich — trotz ihrer Meldepflicht als Infektionskrankheit — weitgehend wie fakultativ pathogene Keime. Jenseits des 40. Lebensjahres sind Meningokokkeninfektionen relativ selten. Offenbar wird im Verlauf des Lebens eine partielle Immunität gegen Meningokokken erworben. Große Epidemien von Meningokokken-Meningitis treten in Afrika in der Sahelzone, aber auch in anderen tropischen Regionen auf.

Pneumokokken kommen bei vielen Personen im oberen Respirationstrakt vor. Eine Pneumokokken-Meningitis befällt bevorzugt ältere Menschen.

Eine Haemophilus-Meningitis kommt fast ausschließlich bei Kindern und Adoleszenten vor. Infektionen nach der Pubertät sind selten und haben im Gegensatz zu den stets hämatogenen pädiatrischen Formen einen rhinogenen Eintrittsmechanismus.

Eine Listerien-Meningitis befällt bevorzugt ältere Personen mit schweren Grundkrankheiten (Leberzirrhose, Immunsuppression), sie ist eine typische Sekundärinfektion bei Nierentransplantation bzw. bei lymphoretikulären Tumoren. Die Eintrittspforte ist offenbar der Intestinaltrakt; Listerien kommen in 0,5−5% aller Gesunden im Stuhl ohne klinische Symptomatik vor.

Zu gehäuften nosokomialen Meningitiden kann es durch Verwendung kontaminierter Instrumente und Nahtmaterial, durch verunreinigte Lokalanästhetika bzw. Röntgenkontrastmittel kommen; Haupterreger hierbei ist Pseudomonas aeruginosa.

Pathogenese

Die Erreger können auf drei unterschiedlichen Wegen den Liquorraum infizieren.

1. Die Erreger gelangen auf dem Blutweg in den Liquorraum. Für die Meningokokken-Meningitis gilt ausschließlich dieser Entstehungsmechanismus; auch ein großer Teil anderer Erreger gelangt hämatogen in den Liquorraum. Eintrittspforten sind dabei der Respirationstrakt, seltener das Intestinum.
2. Von Otitis und Sinusitis kann es durch Fortleitung zu einer rhinogenen/otogenen Meningitis kommen. Hierbei ist nicht ganz klar, ob die Infektion auf lymphogenem Wege durch direkte Überwanderung oder durch eine kleine septische Thrombophlebitis im Abflußbereich des Primärherdes entsteht. Die häufigsten Erreger sind Pneumokokken; es muß jedoch mit einem breiten Erregerspektrum gerechnet werden.
3. Bakterien können durch einen Unfall mit Schädel-Hirn-Trauma oder iatrogen durch unsachgemäße Operations- bzw. Punktionstechnik in den Liquorraum gelangen. Bei derartigen Meningitiden spielen Staphylokokken, Enterobakterien und Pseudomonas-Arten, gelegentlich auch Clostridien eine Rolle. Dabei können bereits minimale Keimzahlen von wenig pathogenen Bakterien bei intrathekaler Inokulation eine schwere Meningitis zur Folge haben.

Diagnostisches Vorgehen

Die klinische Diagnose Meningitis bereitet im allgemeinen wenig Schwierigkeiten. Das Krankheitsbild mit Fieber und Meningismus ist meist unverkennbar. Schwierigkeiten beginnen bei der Klärung der Ätiologie einer Meningitis.

Wichtige Vorkrankheiten bei Erwachsenen sind:

− Infektionen des Respirationstrakts in den letzten 2 Wochen,
− HNO-Infektionen,
− dentogene Abszesse,
− Enteritis,
− neurochirurgische Eingriffe,
− aktuelle, aber auch lang zurückliegende Schädel-Hirn-Verletzungen.

Da Meningitiden embolisch im Rahmen einer Endokarditis entstehen können, sollte auf vorbestehende Klappenfehler, Herzoperationen, Herzgeräusche und periphere Embolien geachtet werden.

Die zentrale diagnostische Maßnahme bei Meningitis ist die Liquorpunktion. Sie sollte bei Verdacht auf Meningitis möglichst umgehend vor Therapiebeginn durchgeführt werden.

Folgende Liquoruntersuchungen sollten möglichst rasch durchgeführt werden: Liquorzellzahl, Zellart, mikroskopischer Erregernachweis, Anlegen einer Kultur. Daneben sollen auch der Liquorzucker sowie Liquoreiweiß bestimmt werden.

Zellzahl: Bei bakterieller Meningitis können 500 bis mehr als 20 000 Zellen/mm^3 ($500 \times 10^6 - 20 \times 10^9$/l) gezählt werden. Bei unbehandelter bakterieller Meningitis sind nahezu immer mehr als 90% Granulozyten im Liquorsediment enthalten. Geringere Zellzahlen mit einem hohen Anteil von Lymphozyten finden sich bei Tbc-Meningitis, bei Pilz-Meningitis und meist auch bei einer Listerien-Meningitis. Differentialdiagnostisch kommen bei Zellzahlen von $200 - 1000$/mm^3 ($0,2 \times 10^6 - 1 \times 10^6$/l) auch Virus-Meningitiden (Enteroviren, Mumps, FSME, LCM) in Frage. Hierbei hat die Bestimmung des Liquorzuckers eine große differentialdiagnostische Bedeutung. Bei bakteriellen Meningitiden, besonders auch bei Meningitis tuberculosa, sind die Werte deutlich erniedrigt. Pathologisch sind niedrigere Werte als 50% des Blutzuckers; Werte von 10 mg/dl (0,55 mmol/l), ja sogar 0 mg/dl (0 mmol/l) können bei normalem Blutzucker vorkommen. Bei Virus-Meningitiden sind dagegen die Werte normal. Der Liquoreiweißgehalt geht normalerweise dem Zellanstieg parallel. Insbesondere bei anbehandelter Meningitis sind atypische Konstellationen häufig.

Erregernachweis: Der Liquor sollte umgehend mikroskopisch untersucht werden. Die wichtigsten Meningitiserreger haben dabei ein durchaus typisches Verhalten (Tab. 11.**22**).

Gleichzeitig sollten auch zwei handelsübliche Blutkulturflaschen mit Liquor beimpft werden. Eine neuartige Methode ist der Antigennachweis im Liquor. Stets sollten bei Meningitis auch Blutkulturen angelegt werden.

Therapie

Jeder Patient mit einer schweren bakteriellen Meningitis gehört in eine Intensivstation. Gefahren sind plötzlich auftretender Hirndruck, Atemstillstand, Aspiration, epileptiforme Krämpfe, Verbrauchskoagulopathie und Herzrhythmusstörungen. Für die Prognose entscheidend ist eine möglichst früh einsetzende, optimal wirksame antibakterielle Therapie; sie sollte unmittelbar nach der Lumbalpunktion und Entnahme einer Blutkultur, aber noch vor der mikrosko-

Tabelle 11.**22**   Mikroskopische Diagnose der wichtigsten bakteriellen Meningitiden

Morphologie	Lagerung	Gramfärbung	Anzahl	Erreger
lanzettförmige Diplokokken, z. T. mit Kapsel	extrazellulär	grampositiv	zahlreich	Pneumokokken
semmelförmige Diplokokken	intrazellulär	gramnegativ	selten – sehr selten	Meningokokken
große, plumpe Stäbchen	extrazellulär	gramnegativ	selten – zahlreich	Enterobakterien (Escherichia coli, Proteus)
zarte, z. T. polymorphe Stäbchen	extrazellulär	gramnegativ	selten – zahlreich	Haemophilus influenzae
Stäbchen, z. T. kurz	z. T. intrazellulär	grampositiv	selten	Listeria monocytogenes

pischen Untersuchung des Liquors begonnen werden. Die Wahl des Antibiotikums richtet sich nach der klinischen Konstellation, der Liquorgängigkeit und dem Wirkungsspektrum. Die **Liquorgängigkeit** der meisten Antibiotika ist bei Meningitis deutlich besser als bei nichtentzündeten Meningen. Folgende Antibiotika können nach i. v. Gabe ausreichend hohe Liquorspiegel bei Meningitis erreichen: Penicillin G, Ampicillin, Azlocillin, Cefuroxim, Cefotaxim, Chloramphenicol, Minocyclin.

Empfindlichkeit der zu erwartenden Erreger: Da ein kulturelles Ergebnis nicht abgewartet werden darf, richtet sich die initiale Chemotherapie zunächst nach klinischen Gesichtspunkten. Falls Erreger in mikroskopischen Präparaten nachzuweisen waren, muß die Therapie entsprechend modifiziert werden. Bei mikroskopischem Nachweis von grampositiven oder gramnegativen Kokken im Liquor und fehlenden Inokulationsmechanismen ist bei Erwachsenen ein ungezielter Einsatz von Penicillin G gerechtfertigt. Bei Meningitiden durch Enterobakterien bzw. Haemophilus influenzae ist eine Therapie mit Cefotaxim indiziert. Mittel der Wahl bei Listerien-Meningitis ist Ampicillin in hoher Dosis. Die Therapie einer Meningitis durch Staphylokokken bzw. Pseudomonas aeruginosa ist schwierig und richtet sich nach dem Antibiogramm.

Die riskante und pharmakokinetisch problematische intrathekale Gabe von Antibiotika ist heute nicht mehr indiziert. Die modernen Antibiotika zur Behandlung von Meningitiden haben eine zumindestens ausreichende Liquorgängigkeit.

Über die Dauer einer bakteriellen Behandlung bei Meningitis lassen sich folgende Regeln aufstellen: Meningokokken, Pneumokokken und Haemophilus 14 Tage bis 3 Wochen bzw. bis zu einer Liquorzellzahl von weniger als 100 Leukozyten/µl (100×10^6/l); otogene bzw. rhinogene Meningitiden mindestens 3 Wochen, aber auf jeden Fall bis zum Verschwinden der Entzündung im HNO-Bereich.

Der Erfolg der Chemotherapie einer Meningitis wird durch den klinischen Verlauf, die Sterilisierung des Liquors und den Rückgang der Pleozytose kontrolliert. Bei wirksamer antibakterieller Therapie soll-

ten die Liquorkulturen nach spätestens 48 Stunden steril sein. Die Zellzahl hinkt dabei hinter der Keimelimination her.

Die Prognose bakterieller Meningitiden war vor der Ära der Chemotherapie schlecht; nur ein kleiner Teil der Meningokokken-Meningitiden heilte meist mit schweren Defekten aus. Trotz der in vitro optimal wirksamen Antibiotika hat die Meningokokken-Meningitis immer noch eine Letalität von 7–10%. Die Therapieergebnisse bei Pneumokokken-Meningitis, Listerien-Meningitis sowie bei der Meningitis im Säuglingsalter sind nach wie vor wesentlich ungünstiger.

Prophylaxe

Die Häufigkeit von Meningokokkeninfektionen kann durch die Verwendung einer Meningokokken-Vakzine verringert werden. Allerdings ist es bislang nicht gelungen, gegen Meningokokken der Gruppe B einen wirksamen Impfstoff herzustellen. Eine weitere Möglichkeit der Prävention der Meningokokken ist die prophylaktische Anwendung von Antibiotika bei Kontaktpersonen. Hierzu wird Minocyclin, 5 Tage 200 mg/die, gegebenenfalls auch Rifampicin, 2 Tage 600 mg/die, beim Erwachsenen empfohlen. Neuerdings gibt es auch Vakzine gegen Pneumokokken (nicht alle Typen) sowie gegen Haemophilus influenza. Nosokomiale Meningitiden lassen sich weitgehend vermeiden. Bei Lumbalpunktionen ist auf optimale Dekontamination der Haut zu achten. Lokalanästhetika und andere Lösungen, die in den Liquorraum instilliert werden, sollten immer aus geschlossenen Ampullen und niemals aus mehrfach verwendeten Stechflaschen genommen werden. Die prophylaktische Antibiotikagabe bei Patienten mit offener Schädel-Hirn-Verletzung ist sinnvoll.

Merke: Eine eitrige Meningitis ist ein medizinischer Notfall, der umgehende Lumbalpunktion und frühzeitige Antibiotikatherapie erfordert.

Weiterführende Literatur

Hoeprich, P.: Infectious Diseases. Harper & Row, New York 1983
McGee, Z., A. Kaiser: Acute meningitis. In Mandell, G., G. Douglas, J. Bennett: Infectious Diseases. Wiley, New York 1985
Sande, M. A., A. Smith, R. Roos: Bacterial meningitis. Churchill Livingstone, New York 1984
Swartz, M., P. Dodge: Bacterial meningitis − A review of selected aspects. New Engl. J. Med. 272 (1965) 725, 779, 842, 898, 954, 1003

Lymphozytäre Meningitis

Definition: Meist gutartige Virusinfektion durch unterschiedliche Viren; Differenzierung wichtig, da auch eine Tbc-Meningitis ähnlich verlaufen kann.

Mikrobiologie

Erreger sind vorwiegend Enteroviren (ECHO, Coxsakkie) und Mumps, relativ selten Frühsommer-Meningoenzephalitis (FSME) und lymphozytäre Choriomeningitis (LCM). Raritäten sind eine aparalytisch verlaufende Poliomyelitis sowie Meningealbeteiligungen im Rahmen von Infektionen durch Herpes- oder Varizellen-Infektionen. Tuberkulose, Borrelien, Cryptococcus neoformans und Leptospiren sind die nicht viralen Erreger einer lymphozytären Meningitis.

Epidemiologie

Enteroviren und Mumps werden direkt von Mensch zu Mensch übertragen. Von den relativ häufigen Enterovirus-Meningitiden werden bevorzugt Kinder und Jugendliche im Sommer und Herbst betroffen. Eine Frühsommer-Meningoenzephalitis ist in Mitteleuropa relativ selten (Ausnahme: Österreich). Die Infektion wird durch einen Zeckenbiß übertragen. Die meisten Infektionen ereignen sich im Frühjahr oder Herbst. Die lymphozytäre Choriomeningitis (LCM) wird durch Kontakt mit Mäusen und Goldhamstern vorwiegend im Winter übertragen. Auch bei HIV-Infektionen kann es zu lymphozytärer Meningitis kommen.

Klinik

Bei Enteroviren meist plötzlicher Beginn mit fieberhaftem Prodrom, häufig mit Myalgien, Bauchschmerzen, geringen Durchfällen, gelegentlich können ein Enanthem und flüchtiges Exanthem bestehen. Das Auftreten einer Meningitis äußert sich mit Kopfschmerzen und mittelgradiger Nackensteifigkeit. Nach 2- bis 8tägiger Meningitis kommt es zu Spontanheilung ohne Residuen. Eine Frühsommer-Meningoenzephalitis verläuft deutlich biphasisch; 10 Tage nach dem Zeckenbiß kommt es zu uncharakteristischem Fieber für 1−3 Tage. Nach einem weiteren Intervall von ca. 8 Tagen kommt es zu erneutem Fieberanstieg, meist mit recht ausgeprägten meningitischen oder meningoenzephalitischen Symptomen. Eine lymphozytäre Choriomeningitis verläuft von allen Virus-Meningitiden am schwersten. Die Patienten können über 2−3 Wochen massive Kopfschmerzen und einen erheblichen Meningismus haben. Bei einer Mumps-Meningitis geht die Parotitis der Meningitis üblicherweise voraus; sie kann aber auch fehlen. In der Regel bestehen bei Virus-Meningitiden keine neurologischen Ausfälle; eine Augenmuskellähmung bei lymphozytärer Meningitis spricht für eine tuberkulöse Genese.

Diagnostisches Vorgehen

Das Blutbild ist meist uncharakteristisch; bei Enteroviren, Mumps, Frühsommer-Meningoenzephalitis, lymphozytärer Choriomeningitis, zum Teil Virus-Blutbild. Eine Leukozytose mit Linksverschiebung sowie eine stark erhöhte BSG sprechen gegen eine Virus-Meningitis und für eine Leptospirose. Mikroskopische und kulturelle Untersuchungen des Liquors sind insbesondere zur Abtrennung gegenüber einer tuberkulösen Meningitis wichtig. Die Zellzahl bei lymphozytärer Meningitis liegt meist zwischen 300/3 und 1000/3/µl ($100 \times 10^6 - 330 \times 10^6$/l) Zellen; höhere Zellzahlen kommen bei Mumps, einigen Coxsackie-Typen und lymphozytärer Choriomeningitis vor. Üblicherweise liegen fast ausschließlich Lymphozyten im Ausstrich vor. Gelegentlich können bei frischer Coxsackie-Meningitis Granulozyten in großer Anzahl vorhanden sein. Eine Erniedrigung des Liquorzuckers bei lymphozytärer Meningitis spricht stark für eine bakterielle Genese; in erster Linie für eine tuberkulöse Meningitis.

Erregernachweis: Bei Entwicklung eines Spinnwebgerinnsels muß die schwierige mikroskopische Suche nach säurefesten Stäbchen erfolgen. Der Virus-Nachweis (Gewebekultur) ist bei Enteroviren im Liquor, aber auch im Stuhl erfolgversprechend. Lymphozytäre Choriomeningitis, aber auch Leptospirose erfordern Tierversuche von Liquor und Blut. Das FSME-Virus läßt sich im Stadium der Meningitis praktisch nicht anzüchten. Serologisch sind bei lymphozytärer Meningitis folgende Untersuchungen sinnvoll: FSME, LCM, Polio, Leptospirose, Borreliose, Mumps, Herpes, HIV. Serologische Untersuchungen auf ECHO- und Coxsackie-Viren sind nur im Rahmen einer Epidemie sinnvoll; es gibt so viele Einzeltypen, daß eine Serologie praktisch nicht möglich ist.

Differentialdiagnose

Am wichtigsten ist die Abtrennung von Virus-Meningitiden gegen ähnlich verlaufende subakute Meningitiden anderer Genese. Die wichtigste Form hierbei ist die tuberkulöse Meningitis (Abb. 11.**33** und 11.**34**); auch eine Kryptokokkus-Meningitis, eine Leptospirose, aber auch eine metastatische Herdenzephalitis können gleichartig verlaufen. Auch im Rahmen einer Lues II kann eine lymphozytäre Meningitis bestehen.

Therapie

Die Behandlung beschränkt sich auf Allgemeinmaßnahmen wie Bettruhe und Analgetika. Die Prognose von Virus-Meningitiden ist nahezu immer günstig. Eine Isolierung der Patienten ist ratsam. Nur eine aparalytisch verlaufende Poliomyelitis ist melde-

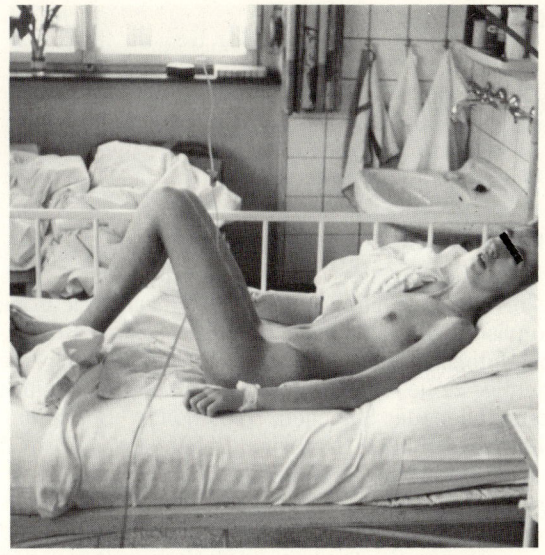

Abb. 11.**33** Typische Lage bei tuberkulöser Meningitis

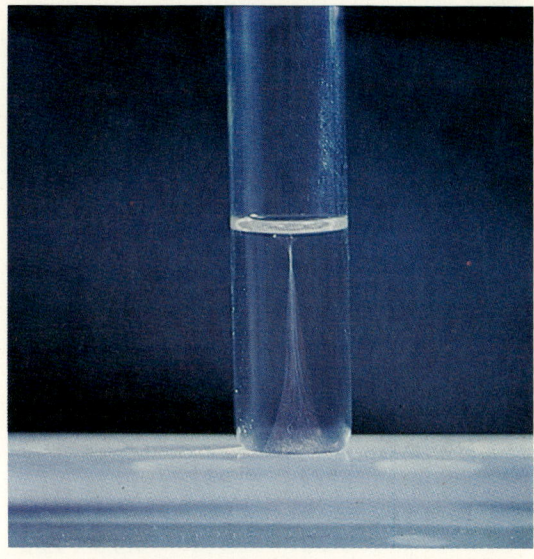

Abb. 11.**34** Spinnwebgerinnsel bei tuberkulöser Meningitis

pflichtig; bei gehäuften Virus-Meningitiden, aber auch beim Auftreten von Frühsommer-Meningoenzephalitis und lymphozytärer Choriomeningitis ist eine Kontaktierung des Gesundheitsamtes ratsam. Eine Prophylaxe durch Impfung ist gegen Poliomyelitis und FSME möglich; eine Expositionsprophylaxe ist schwer praktikabel (cave: Goldhamster, Baden in schmutzigen Gewässern, Sparziergänge in osteuropäischen Wäldern).

> **Merke:** Relativ häufige Erkrankung durch gutartige Viren; wichtig als Differentialdiagnose zur Tuberkulösen Meningitis.

Weiterführende Literatur

Doherty, R., C. Jordan: Viral Meningo-Encephalitis. In Hoeprich, P., C. Jordan: Infectious Diseases. Lippincott, Philadelphia 1989

Young, N.: Coxsackievirus and echovirus. In Mandell, G., G. Douglas, J. Bennett: Infectious Diseases. Wiley, New York 1985

Tetanus

> **Definition:** Gefährliche Wundinfektion durch toxinbildende Clostridien.

Mikrobiologie

Clostridium tetani, ein in der Umwelt weitverbreitetes anaerobes, grampositives, sporenbildendes Stäbchen mit starker Toxinbildung.

Epidemiologie

Durch Verletzungen gelangen Tetanussporen in tiefe Wunden und können sich in anaerobem Milieu ver-

mehren. Im Rahmen einer klinisch oft wenig eindrucksvollen Wundinfektion werden Toxine gebildet, die zur klinischen Symptomatik führen. Sonderformen gehen vom Nabel des Neugeborenen bzw. vom puerperalen Uterus aus. Heute in Mitteleuropa relativ selten geworden — jedoch nach wie vor ein großes Problem in Entwicklungsländern.

Klinik

Nach einer Inkubationszeit von 4−14 (−100) Tagen beginnt Tetanus mit lokalen Schmerzen am Kinn und am Hals, meist ohne Fieber. Eine kurze Inkubationszeit ist prognostisch ungünstig. Ein Krampf der Kaumuskulatur sowie der Gesichtsmuskulatur führt zum sogenannten „Risus sardonicus" (Abb. 11.**35**). Es kommt in der Folge zu multiplen schmerzhaften Muskelspasmen. Das Sensorium bleibt dabei intakt, so daß die Erkrankung für den Patienten äußerst qualvoll ist. Die Muskelkrämpfe werden typischerweise durch sensorische Reize (Berührung, Licht, Lärm) ausgelöst.

Diagnostisches Vorgehen

Genaue Anamnese von Verletzungen sowie einer vorausgegangenen Tetanusimpfung ist wichtig. Die Anzüchtung der Erreger aus der Wunde sowie ein Toxinnachweis aus dem Blut sind möglich (Speziallaboratorium!).

Differentialdiagnose

Strychninvergiftung, aber auch andere Vergiftungen können zu ähnlichen Bildern führen.

Therapie

Antibiotika spielen nur eine sekundäre Rolle; sie können allenfalls duch Abtötung der Keime eine weitere Toxinbildung verhindern (Penicillin G in hoher Dosierung). Zirkulierende Toxinmengen sollten unbedingt

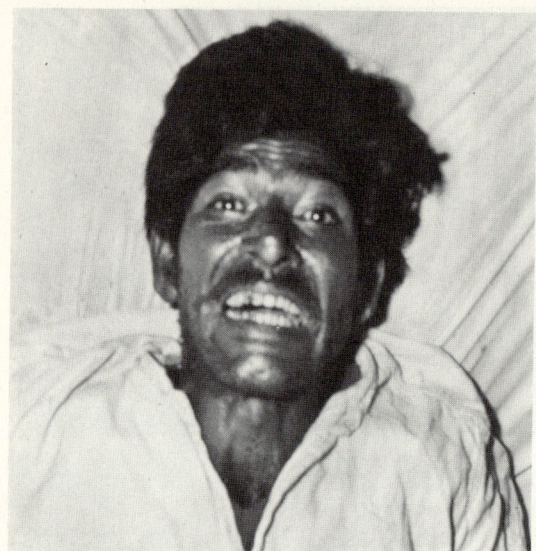

Abb. 11.**35**   Risus sardonicus bei Tetanus

durch Tetanus-Antiseren neutralisiert werden. Dazu verwendet man heute, wenn möglich, menschliches Tetanus-Hyperimmunglobulin i. m. Wegen der Gefahr eines Spätrezidivs sollte bei der Klinikentlassung eine aktive Impfung mit Tetanustoxoid angeschlossen werden. Unbehandelt führt Tetanus in 80−90% zum Tode. Mit moderner Intensivbehandlung gelingt es, die Letalität bis auf etwa 20−30% zu senken; wichtig für das Überleben sind dabei eine ausreichende Sedierung, z. B. durch Diazepam, die Gabe von Muskelrelaxantien, β-Blocker, eine frühzeitige Tracheotomie mit mechanischer Beatmung, das Freihalten der Atemwege, Kontrolle und Substitution des Wasser- und Elektrolythaushaltes, bei Hyperpyrexie medikamentöse und physikalische Fiebersenkung. Tetanus ist meldepflichtig. Eine Gefährdung für die Umwelt besteht jedoch nicht.

Prophylaxe

Dreimalige Injektionen von Tetanus-Toxoid (Tetanol) geben einen sicheren Impfschutz, der freilich in regelmäßigen Abständen (alle 6−10 Jahre) oder in Risikosituationen wieder aufgefrischt werden muß. Bei tiefen Verletzungen ist bei ungeimpften Personen die Gabe von Tetanus-Hyperimmunglobulin mit anschließender aktiver Impfung notwendig.

Merke: Gefährliche Erkrankung durch toxinbildende Clostridien − durch Impfung verhinderbar.

Weiterführende Literatur

Eckemann, L.: Tetanus. In Gsell, O., W. Mohr: Infektionskrankheiten. Springer, Berlin 1968
Martin, R.: Clostridium tetani (Tetanus). In Mandell, G., G. Douglas, J. Bennett: Infectious Diseases. Wiley, New York 1985

Botulismus

Definition: Nahrungsmittelvergiftung durch Speisen, in denen von Clostridium botulinum produzierte Neurotoxine vorliegen. Sehr selten auch Wundinfektionen.

Epidemiologie

Die Erkrankung ist weltweit verbreitet. Durch korrekte Nahrungsmitteltechnologie sind in Mitteleuropa Botulismus-Erkrankungen zur Zeit selten. Botulismus-Intoxikationen spielen auch bei Tieren eine wichtige Rolle. Erreger sind anaerobe, grampositive sporenbildende Stäbchen, Clostridium botulinum. Die Erreger bilden Exotoxine. Dabei ist das Toxin A extrem giftig. Oral wirkt bereits 0,1 µg tödlich. Die Erreger können sich in schlecht konservierten Räucherwaren, auf Schinken, Wurst aber auch in ungenügend konservierten Gemüsekonserven (Bohnen!) sowie in Milchprodukten vermehren. Dabei können die Speisen makroskopisch unauffällig aussehen.

Klinik

Nach einer Inkubationszeit von wenigen Stunden, maximal bis zu wenigen Tagen, beginnt die Erkrankung mit neurotoxischen Symptomen, Lähmungen, Trockenheit im Mund, Versiegen der Tränensekretion. Frühsymptom sind oft Augenmuskellähmungen. Das Sensorium bleibt dabei intakt. Im späteren Verlauf kommt es zu Tachykardie und Ateminsuffizienz. Schwer erkrankte Patienten sterben in allgemeinen in einem Zeitraum von 8−100 Stunden nach Beginn der ersten klinischen Symptome. Die Letalität ist hoch.

Der Wirkungsmechanismus des Botulismus-Toxins beruht auf einer Blockade an den neuromuskulären Endplatten; die Toxinwirkung ähnelt so einer Curare-Vergiftung.

Diagnostisches Vorgehen

Wichtig ist eine genaue Nahrungsmittelanamnese. Wenn mehrere Patienten gleichzeitig erkrankt sind, muß man nach den gemeinsam verzehrten Speisen suchen. Das Botulinus-Toxin läßt sich im Tierversuch im Patientenserum vor der Antitoxingabe, aber auch im Erbrochenen oder in Nahrungsmittelresten nachweisen. Die Anzüchtung von Clostridium botulinum aus Speiseresten oder im Stuhl ist möglich; die Aussagekraft ist begrenzt, weil Clostridium botulinum weit verbreitet ist. Die Trennung von anderen anaeroben Clostridien ist schwierig.

Differentialdiagnose

Andere Intoxikationen, Atropin, Pantherpilzvergiftung, Curare-Vergiftung, Vergiftung mit Pflanzenschutzmitteln, Diphtherie, Virus-Enzephalitis.

Therapie

Die wichtigste Maßnahme ist die Zufuhr von polyvalentem Botulinus-Antitoxin. Dabei müssen große Mengen, bis zu 400 ml im Laufe von 1−2 Tagen, parenteral gegeben werden.

Merke: Relativ seltene, gefährliche Nahrungsmittelvergiftung durch Neurotoxin von Clostridien.

Weiterführende Literatur

Arnon, S.: Infant Botulism. In Remingston, J., M. Swartz: Current Clinical Topics in Infectious Diseases. McGraw-Hill, New York 1980
Fey, H.: Botulismus. In Gsell, O., W. Mohr: Infektionskrankheiten. Springer, Berlin 1968
Schaffner, W.: Clostridium botulinum (Botulism). In Mandell, G., G. Douglas, J. Bennett: Infectious Diseases. Wiley, New York 1985

Katzenkratzkrankheit (Cat-Scratch Disease)

M. Dietrich und *P. Kern*

Definition: Es handelt sich um eine bakterielle nekrotisierende granulomatöse Hautinfektion mit regionaler Lymphadenitis. Der Erreger ist ein pleomorphes gramnegatives Bakterium (CSD-Bazillus), erstmals 1983 beschrieben.

Epidemiologie

Vor Jahren wurden mehrere Epidemien beschrieben, heute tritt die Erkrankung nur sporadisch auf. Kürzlich wurden allerdings CSD-Bazillen bei Patienten mit HIV-Infektion nachgewiesen. Die Erkrankten sind von einer Katze gebissen oder gekratzt worden.

Klinik und Pathophysiologie

Atypische Verlaufsformen mit einer breiten Palette klinischer Manifestationen einschließlich Konjunktivitis werden beschrieben. In der Regel tritt 1–3 Wochen nach Biß- oder Kratzverletzung ein kleines Bläschen mit Nekrose oder Granulombildung auf. Danach kommt es zum Befall der regionalen Lymphknoten. Die Knoten sind druckempfindlich und können perforieren. Frösteln, Kopfschmerzen, Abgeschlagenheit, Appetitlosigkeit und Bauchschmerzen sind häufig. Die Lymphknotenbiopsie zeigt lymphoide Hyperplasie mit zentraler Verkäsung. Durch geeignete Färbung können Bakterien nachgewiesen werden.

Differentialdiagnose

Isolierte Lymphknotenschwellungen anderer Ursache sind abzugrenzen.

Therapie

Die Erreger sind empfindlich gegenüber Penicillin, Erythromycin, Co-trimoxazol, Cephalotin und Clindamycin. Der Wert der antibiotischen Therapie ist ungeprüft. Die Lymphknotenpunktion kann die lokalen Beschwerden lindern.

Verlauf und Prognose

Die Prognose ist gut. Gelegentlich sollen jedoch Erythema nodosum sowie blande Enzephalitiden beobachtet worden sein. Das klassische und das atypische CSD heilen spontan über Wochen oder Monate aus.

Merke: Die Katzenkratzkrankheit ist eine Lymphknotenerkrankung mit milden Allgemeinsymptomen. Seltener treten atypische Verlaufsformen mit Beteiligung verschiedener Organe auf, besonders bei Assoziation mit HIV-Infektion und Immunschwäche.

Weiterführende Literatur

Cockerell C. J.: Epitheloid angiomatosis and cat scratch disease bacillus. Lancet 1988/I, 1334
Daniels, W. B., F. G. McMurray: Cat scratch disease: Report of one hundred sixty cases. J. Amer. med. Ass. 154 (1954) 1247
Margileth A. M., et al.: Systemic cat scratch disease. Report of 23 patients with prolonged or recurrent severe, bacterial infection. J. infect. Dis. 155 (1987) 390
Wear, D. J., et al.: Cat scratch disease: A bacterial infection. Science 221 (1983) 1403

Listeriose

H. Pichler

Definition: Listeriose ist eine durch Listeria monocytogenes hervorgerufene Infektionskrankheit, die vorwiegend bei Schwangeren, Neugeborenen oder Patienten mit schweren Grundkrankheiten auftritt. Häufigste klinische Manifestation ist die Meningitis.

Epidemiologie und Häufigkeit

Listeria monocytogenes kommt ubiquitär in Erde, Schlamm und Wasser vor. Haustiere und wilde Tiere sind häufig besiedelt. Rund 5% der Normalbevölkerung sind asymptomatische Stuhlausscheider von Listeria monocytogenes. Die Dauer der Ausscheidung beträgt bis zu einem Monat. Nicht pasteurisierte Milch und Milchprodukte (Käse) sowie kontaminiertes Fleisch und Gemüse sind die häufigsten Infektionsquellen. Bei Tierärzten führte Kontakt mit infizierten Kälbern zu Hautinfektionen. Listeriose ist eine Erkrankung der Schwangeren und deren Leibesfrucht und von Personen über 40 Jahren mit schweren Grunderkrankungen wie Neoplasmen, Alkoholismus, Diabetes oder Tuberkulose sowie von Patienten unter Cortison-, Radio- oder zytostatischer Therapie. Die Meningitis des Neugeborenen wird nach Escherichia coli und Streptokokken der Gruppe B am häufigsten durch Listeria monocytogenes verursacht.

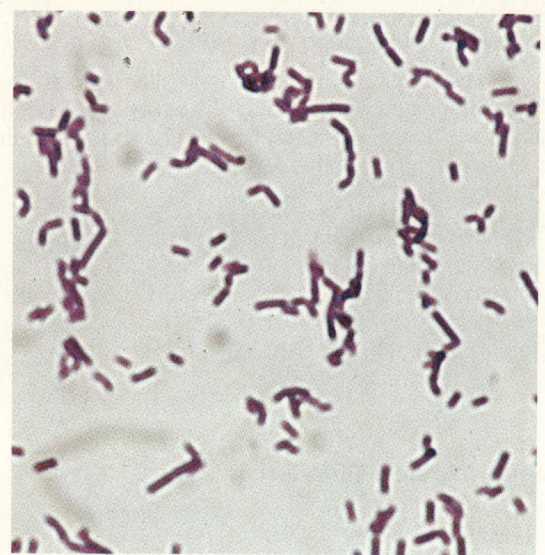

Abb. 11.**36**   Kulturpräparat von Listeria monocytogenes

Die Inzidenz der Neugeborenenlisteriose betrug 1989 in der BRD 6,1. Bei Patienten mit schweren Grundkrankheiten ist Listeria monocytogenes der häufigste Meningitiserreger.

Ätiologie

Listeria monocytogenes ist ein grampositives, sporenloses, aerobes, bewegliches Stäbchen, das somatische (O)-Antigene und Geißel-(H-)-Antigene besitzt (Abb. 11.**36**).

Pathophysiologie und Klinik

Der Infektionsweg ist nicht restlos geklärt. Von Laborinfektionen und Infektionen bei Tierärzten ist bekannt, daß Listeria monocytogenes bei direkter Exposition sowohl die Bindehaut des Auges als auch durch Mikrotraumen die Haut penetrieren kann. Die häufigste Eintrittspforte ist der Magen-Darm-Trakt, von wo die Listerien über eine symptomatische oder asymptomatische Bakteriämie in andere Organe gelangen können. Für die Invasion der Erreger in die Blutbahn sind in erster Linie Störungen der zellulären Abwehr wie Defizienz der T-Lymphozyten und der mononukleären Phagozyten verantwortlich. Humorale Faktoren wie Immunglobuline und Komplement spielen jedoch für die Opsonisation der Erreger ebenfalls eine Rolle. Gesichert ist die Übertragung von der Mutter auf den Fetus (ab dem 5. Schwangerschaftsmonat) diaplazentar oder durch Infektion des Neugeborenen in den Geburtswegen. Morphologisch ist die Listeriose entweder als eitrige Entzündung mit vielen Monozyten oder als granulomatöse Entzündung charakterisiert.

Listerien sind fakultativ intrazelluläre Erreger.

Neugeborenenlisteriose: Diaplazentare Infektion führt meist zu Tot- oder Frühgeburt. Mekoniumhaltiges Fruchtwasser, Zyanose, Diarrhö, Meningitis, Herdpneumonie und pustulöse Effloreszenzen an der Haut und Rachenhinterwand kennzeichnen die Neugeborenenlisteriose, die meistens innerhalb der ersten Lebenstage zum Tod führt. Bei der Autopsie findet man disseminierte Abszesse und/oder Granulome in vielen inneren Organen wie Leber, Milz, Lungen, Nieren und Gehirn. Listeriose durch Infektion während der Geburt manifestiert sich als Meningitis oder Septikämie ab dem 4. Lebenstag bis zu 4 Wochen post partum.

Schwangerenlisteriose: Verläuft entweder asymptomatisch oder geht mit unspezifischen Symptomen wie Fieber, Kopfschmerzen, Durchfall und Rückenschmerzen einher.

Listerienmeningoenzephalitis: Tritt nach hämatogener Infektion als granulomatöse Meningitis, selten auch als Hirnabszeß bei älteren, resistenzgeschwächten Personen auf.

Die Liquorzellzahlen sind nur in der Hälfte der Fälle charakteristisch für die bakterielle Meningitis (> 1000 Zellen/mm$^3 \triangleq 1 \times 10^9$/l). Auch das Vorherrschen der polymorphkernigen Leukozyten ist keinesfalls die Regel. Liquoreiweiß ist jedoch meistens zwischen 100−300 mg/100 ml (1−3 g/l), und der Liquorzucker ist erniedrigt.

Differentialdiagnose: Tuberkulose, Kryptokokkose, Toxoplasmose. Listeriensepтikämie kommt bei Neugeborenen und älteren immunsupprimierten Patienten vor. Im Rahmen der Septikämie, aber auch durch eine asymptomatische Bakteriämie, können bakterielle Absiedelungen zu Lokalinfektionen wie Meningitis, Hirnabszeß, Endokarditis, Arthritis, Osteomyelitis, Peritonitis und Hepatitis führen.

Okuloglanduläre Listeriose: Purulente Konjunktivitis, eventuell mit Geschwürsbildung der Kornea und Befall der regionären Lymphknoten.

Kutane Listeriose: Papulöse, exulzerierende Dermatitis nach direktem Kontakt mit Listerien.

Lymphknotenlisteriose tritt vorwiegend als zervikale Lymphadenopathie auf.

Diagnostisches Vorgehen

Nachweis von grampositiven Stäbchen im Grampräparat und in der Kultur von Mekonium (normalerweise steril!), Liquor, Blut, Augen-, Nasen- und Zervixabstrich, Plazenta und Lochialsekret. Die serologische Diagnostik (Agglutination, KBR) ist wegen des häufigen Vorkommens natürlicher Antikörper nur bei Titeranstieg verwertbar.

Therapie

Neugeborenenlisteriose: Ampicillin 200−400 mg/kg/die oder Penicillin G 0,5−1,0 Mega E/kg/die durch 3−4 Wochen;

Listeriose des Erwachsenen: Ampicillin 6−12 g/die oder Penicillin G 20 Mega E/die durch 3−4 Wochen.

Bei der septikämischen Verlaufsform wird eine Kombinationstherapie mit Gentamicin empfohlen. Bei Penicillinallergie Tetracycline, Erythromycin oder Trimethoprim-Sulfamethoxazol.

Prophylaxe

Bakterioskopische und bakteriologische Untersuchungen sowohl bei Verdacht auf Schwangerenlisteriose als auch bei mekoniumhaltigem, mißfarbigen Fruchtwasser, um sofort mit einer gezielten Therapie beginnen zu können.

Merke: Die Listeriose ist eine Erkrankung von Schwangeren, Feten, Neugeborenen sowie von immunsupprimierten Patienten. Erreger ist Listeria monocytogenes, der ubiquitär in der Erde und im Wasser vorkommt. Klinisch steht die Meningitis im Vordergrund; diagnostisch ist der kulturelle Nachweis anzustreben. Therapie mit Penicillin G bzw. Ampicillin.

Weiterführende Literatur

Armstrong, D.: Listeria monocytogenes. In Mandell, G. L., R. G. Douglas, J. E. Bennett: Principles and Practice of Infectious Diseases, 3rd ed. Churchill-Livingstone, New York 1990 (p. 1587)
Erdmann, G., H. P. R. Seeliger: Die Listeriose. In Gsell, O., W. Mohr: Infektionskrankheiten, Bd. II/1. Springer, Berlin 1968 (S. 280)

Milzbrand

H. Pichler

Definition: Milzbrand ist eine Anthropozoonose, die durch Bacillus anthracis hervorgerufen wird und zu Hautmilzbrand, seltener Lungen- oder Darmmilzbrand führt. Es besteht Meldepflicht für Verdachts-, Erkrankungs- und Todesfälle.

Epidemiologie und Häufigkeit

Das natürliche Reservoir von Bacillus anthracis ist die Erde, wo Sporen jahrelang überleben können. Rinder, Pferde, Schafe, Ziegen und Schweine infizieren sich bei der Futteraufnahme mit Anthraxsporen. Menschen infizieren sich entweder durch Kontakt mit erkrankten Tieren oder deren Produkten wie Tierhäute, Wolle, Knochenmehl etc. Übertragung der Erkrankung von Mensch zu Mensch kommt nicht vor. Milzbrand gilt als Berufserkrankung von Landwirten, Fleischern, Tierärzten und Personen, die mit Tierwolle oder -häuten zu tun haben. Bacillus anthracis kommt weltweit vor. Wiederholte Ausbrüche traten in Südeuropa, Ost- und Nordafrika sowie Mittel- und Südamerika auf.

Ätiologie

Bacillus anthracis ist ein grampositives, unbewegliches, aerobes sporenbildendes Stäbchen mit Kapselbildung im Wirt, nicht jedoch in der Kultur (Abb.

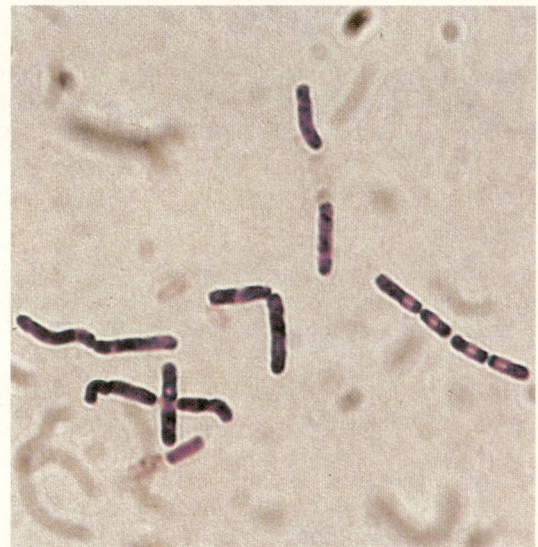

Abb. 11.**37** Kulturpräparat von Bacillus anthracis

11.**37**). Bacillus anthracis produziert ein Exotoxin, das für die Ödembildung und Nekroseentstehung verantwortlich ist sowie ein protektives Antigen, das den Erreger vor Phagozytose schützt.

Pathophysiologie und Klinik

Über kleine Hautverletzungen (Hautmilzbrand) oder durch Einatmen von Sporen (Lungenmilzbrand) oder durch Genuß von ungenügend erhitztem sporenhaltigen Fleisch (Darmmilzbrand, sehr selten!) kommt es zu einer hämorrhagischen Entzündung. Die Krankheit hinterläßt passagere Immunität.

Hautmilzbrand (> 95% aller Fälle): 2–3 Tage nach Infektion kommt es, eventuell begleitet von Fieber und Kopfschmerzen, zur Ausbildung eines schmerzlosen Bläschens mit starkem kollateralem Ödem, das zentral exulzeriert (Pustula maligna). Schwellung der regionären Lymphknoten, häufig Satellitenbläschen, Geschwürsheilung um den 5. Tag. Von den vergrößerten Lymphknoten kann die fast immer tödliche Milzbrandsepsis, gefolgt von Meningitis, eventuell Enzephalitis, ausgehen. **Lungenmilzbrand** manifestiert sich als hämorrhagische Pneumonie, **Darmmilzbrand** als hämorrhagische Enteritis. Die Letalität des Hautmilzbrandes unbehandelt beträgt etwa 20%, mit Antibiotikabehandlung < 1%, die Prognose von Lungen-, Darmmilzbrand und septikämischer Verlaufsform ist trotz Antibiotikatherapie sehr schlecht.

Diagnostisches Vorgehen

Nachweis des Erregers im Grampräparat und in der Kultur aus Exsudat, Blut, Sputum, Stuhl, Liquor (cave: Verwechslung mit dem apathogenen Bacillus cereus!). Die Erreger können auch durch direkten Immunfluoreszenztest aus Gewebsproben und Abstrichen identifiziert werden. Erregernachweis durch Tierversuch (Meerschweinchen). Serologische Diagnose möglich durch indirekte Hämagglutination.

Therapie

Hautmilzbrand: Penicillin G 8–10 Mega E/die 7–10 Tage. Lungenmilzbrand oder Sepsis: 20–40 Mega E Penicillin G/die. Bei Penicillinallergie Tetracycline oder Erythromycin. Chirurgische Therapie beim Hautmilzbrand ist kontraindiziert.

Prophylaxe

Vergraben oder Verbrennen erkrankter Tiere, prophylaktische Gabe von Antiserum an exponierte Haustiere. Vakzination von exponierten Menschen.

> **Merke:** Milzbrand ist eine Infektionserkrankung, die durch Bacillus anthracis hervorgerufen wird. Der Mensch infiziert sich vorwiegend über Kontakt zu Haustieren; klinisch stehen im Vordergrund hämorrhagische Entzündungen als Hautmilzbrand, Lungenmilzbrand oder Darmmilzbrand. Erregernachweis mikroskopisch und kulturell. Hohe Letalität ohne Therapie; Mittel der Wahl ist Penicillin G.

Weiterführende Literatur

La Force, F. M.: Bacillus anthracis (Anthrax). In Mandell, G. L., R. G. Douglas, J. E. Bennett: Principles and Practice of Infectious Diseases, 3rd ed. Churchill-Livingstone, New York 1990 (p. 1593)

Mohr, W.: Milzbrand. In Gsell, O., W. Mohr: Infektionskrankheiten, Bd. II/2. Springer, Berlin 1968 (S. 752)

Gasbrand – Gasödem

H. Pichler

> **Definition:** Gasbrand – Gasödem ist eine durch Exotoxine von Gasbranderregern hervorgerufene Infektion, die durch Gasbildung im Gewebe gekennzeichnet ist. Es besteht Meldepflicht für den Erkrankungs- und Todesfall.

Epidemiologie und Häufigkeit

Gasbrand-Clostridien kommen ubiquitär in der Erde und im Verdauungstrakt von Mensch und Tier vor. Gasbrandinfektionen treten vorwiegend posttraumatisch und postoperativ nach Eingriffen an den Gallenwegen, am Kolon, nach Amputation ischämischer Extremitäten und nach kriminellem Abort auf. Gelegentlich kommt der Gasbrand auch spontan vor.

1989 wurden in der BRD insgesamt 106 Fälle von Gasbrand – Gasödem angezeigt. Die Letalität lag bei 39%.

Ätiologie

Gasbranderreger sind strikt anaerobe, sporenbildende, grampositive Stäbchen (Abb. 11.**38**). Die wichtigsten Erreger sind:
Clostridium perfringens,
Clostridium novyi,
Clostridium septicum,
Clostridium histolyticum.

Meistens liegt eine Mischinfektion von mehreren Clostridienspezies mit aeroben Bakterien vor. 80% aller Gasbrandinfektionen werden durch Clostridium perfringens verursacht.

Pathophysiologie und Klinik

Voraussetzung für die Entwicklung eines Gasödems ist die Herabsetzung des lokalen Redoxpotentials. Ausgedehnte traumatische Gewebsnekrosen, arterielle Minderdurchblutung durch Gefäßtraumen, arteriosklerotische oder diabetische Gangrän, Mischinfektion mit O_2-verbrauchenden Bakterien sowie Fremdkörper in Wunden schaffen den Boden zur Bildung von vegetativen Formen aus Sporen. Lokal bewirken die Toxine Nekrose- und Gasbildung, in der Blutbahn Hämolyse, Niereninsuffizienz und Schock.

Die Infektion erfolgt, abgesehen von der posttraumatischen Infektion, endogen.

Man unterscheidet folgende klinische Manifestationen:

Clostridien-Zellulitis (Gasödem) ist eine Wundinfektion von bereits nekrotischem Gewebsmaterial ohne Befall der Muskulatur und geht mit Gasbildung und Sekretion eines hämorrhagischen, übelriechenden Exsudates einher. Wundschmerz, Ödem und Allgemeinerscheinungen fehlen.

Clostridien-Myonekrose (Gasbrand) entsteht nach traumatischen Gewebsnekrosen, Frakturen oder Fremdkörperverletzungen bei gestörter arterieller Durchblutung und befällt gesunde, nicht vorgeschädigte Muskulatur. Nach einer Inkubationszeit von wenigen Stunden bis 4 Tagen (bis 3 Wochen) treten akut heftige Wundschmerzen, Ödem und Sekretion eines sanguinolenten, übelriechenden Exsudats mit nur vereinzelten Leukozyten auf. Die Haut in der Umgebung ist anfangs unauffällig, wird blaß und gespannt und verfärbt sich rotbraun. An Allgemeinerscheinungen kommen Erbrechen, Durchfälle, ausgeprägte Tachykardie, geringe Temperatursteigerung und Schock hinzu. Die Letalität wird mit 25% angegeben.

Clostridieninfektion des Uterus: Tritt 1–3 Tage nach einem septischen Abort, gelegentlich aber auch nach einer normalen Entbindung auf und ist charakterisiert durch plötzlichen Beginn mit heftigem Wundschmerz, bräunlichen, übelriechenden vaginalen Fluor und Toxinämie bei vollem Bewußtsein.

Clostridien-Septikämie: Tritt vorwiegend nach septischem Abort, nach Operationen an den Gallenwegen oder am Kolon auf. Gelegentlich auch bei exulzerierendem Kolonkarzinom oder Darmschleimhautgeschwüren bei Patienten mit Leukämie oder zytostatikabedingter Granulozytopenie. Bei diesen schweren Grundkrankheiten wird die Clostridien-Septikämie vorwiegend durch C. septicum verursacht.

1–3 Tage nach dem Eingriff kommt es zu Fieber, Schüttelfrost, Kopfschmerzen, heftigen Myalgien, Erbrechen und gelegentlich auch Diarrhöen. Die Patienten entwickeln rasch einen Ikterus infolge intravasaler Hämolyse, Hämoglobinurie, Oligurie und Schocksymptomatik. Das Sensorium der Patienten ist für das schwere Krankheitsbild auffallend wenig getrübt. Die meisten Patienten versterben innerhalb von 12 Stunden.

Laborbefunde: Leukozytose mit Linksverschiebung, Hämoglobin- und Hämatokriterniedrigung proportional zur hämolytischen Anämie, Thrombozytopenie, Hämoglobinurie, Zeichen der disseminierten intravasalen Gerinnung, Zeichen des Nierenversagens, Zeichen des Schocks.

Diagnostisches Vorgehen

Der Verdacht auf die Erkrankung wird klinisch gestellt.

Erregernachweis: Grampräparat, anaerobe Kultur.

Röntgenbild: Gasblasen im Gewebe.

Therapie
Chirurgische Maßnahmen

Exzision devitalisierten Gewebes, Amputation, Uteruscurettage oder -exstirpation.

Chemotherapie

Penicillin 20 Mega E/die. Bei Penicillinallergie Imipenem, Tetracycline, Metronidazol.

Sauerstoffüberdruckbehandlung

Bei Patienten ohne arterielle Durchblutungsstörungen. Abgesehen davon, daß eine Überdruckkammer nur wenigen Zentren zur Verfügung steht, wird der Nutzen dieser Therapie sehr kontrovers diskutiert.

Prophylaxe

Frühzeitige Nekrosenabtragung, perioperative Penicillinprophylaxe bei Operationen an den Gallenwegen, am Kolon sowie bei Amputation wegen Durchblutungsstörungen.

> **Merke:** Gasbrand ist eine durch Clostridien − Exotoxine verursachte Erkrankung, die posttraumatisch und postoperativ nach Eingriffen an den Gallenwegen, am Kolon, nach Amputation ischämischer Extremitäten und nach kriminellem Abort auftritt. Die Toxine führen zu heftigen lokalen Schmerzen, Ödem- und Gasbildung sowie zu Schocksymptomatik. Mikroskopischer und kultureller Erregernachweis; schnelle chirurgische Maßnahmen, Sauerstoffüberdruckbehandlung und Chemotherapie mit Penicillin G sind erforderlich. Erkrankungs- und Todesfall sind meldepflichtig.

Weiterführende Literatur

Hentschel, M.: Gasbrand. In Hornbostel, H., W. Kaufmann, W. Siegenthaler: Innere Medizin in Praxis und Klinik, Bd. III, 4. Aufl., Thieme, Stuttgart 1992
Bartlett, J. G.: Gasgangrene (other clostridium associated diseases). In Mandell, G. L., R. G. Douglas, J. E. Bennett: Principle and Practice of Infectious Diseases 3rd ed. Churchill-Livingstone, New York 1990 (p. 1850)

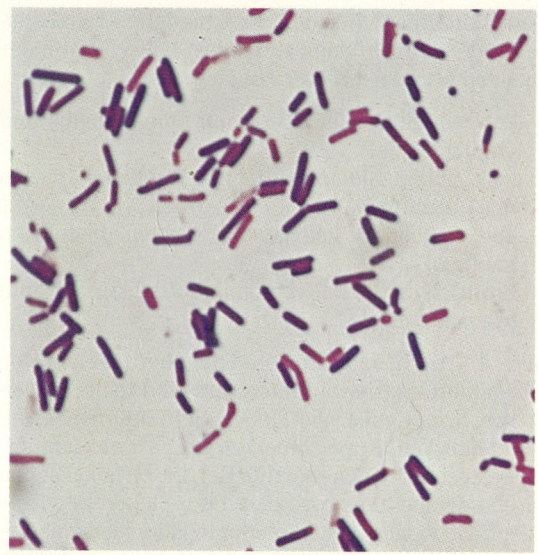

Abb. 11.**38**　Kulturpräparat von Clostridium perfringens

Rotz

H. Pichler

> **Definition:** Rotz ist eine Anthropozoonose, die durch Pseudomonas mallei hervorgerufen wird und mit eitriger Entzündung der Haut, der oberen Luftwege, Pneumonie und eventuell Septikämie einhergeht. Es besteht Meldepflicht für Verdacht-, Erkrankungs- und Todesfälle.

Epidemiologie und Häufigkeit

Rotz ist primär eine Erkrankung der Pferde, Esel und Maultiere. Durch Kontakt mit dem Nasenschleim erkrankter Tiere oder Inhalation von Tröpfchen oder Aerosolen (Laboratoriumsinfektionen) erfolgt die Infektion. Infektion von Mensch zu Mensch kommt vor. Gelegentliche Erkrankungen treten in Asien, Nordafrika und Südamerika auf.

Ätiologie

Pseudomonas mallei ist ein gramnegatives, unbewegliches Stäbchen.

Pathophysiologie und Klinik

Die Invasion der Erreger erfolgt entweder durch kleine Hautverletzungen oder durch die Schleimhäute von Augen, Nase und Mundhöhle oder durch Inhalation. Nach einer Inkubationszeit von 1−5 Tagen bzw. 10−14 Tagen nach Inhalation kommt es je nach Eintrittspforte entweder an der Haut zur Ausbildung eines Knötchens mit eitriger Einschmelzung und Lymphangitis oder an den Schleimhäuten zu eitriger Sekretion gefolgt von geschwürig zerfallenden Knötchen. Man unterscheidet 4 verschiedene Krankheitsbilder, deren Ausbildung zumindest teilweise von der Eintrittspforte der Erreger abhängt:

1. akute eitrige Lokalinfektion mit Lymphangitis und Lymphadenitis,
2. akute pulmonale Infektion mit Lungenabszessen oder Pneumonie,
3. akute Septikämie mit generalisiertem pustulösen Exanthem,
4. chronisch eitrige Infektion mit multiplen Haut- und Muskelabszessen.

Diese 4 Krankheitsbilder können isoliert, gleichzeitig oder hintereinander auftreten und sind meist begleitet von Symptomen wie Fieber, Schüttelfrost, Myalgien, Müdigkeit, Kopfschmerzen und Thoraxschmerzen gelegentlich auch Diarrhö. Bei der physikalischen Durchuntersuchung imponieren nur Fieber, zervikale Lymphadenopathie und Splenomegalie. Meistens besteht eine geringe Leukozytose vereinzelt auch Leukozytopenie.
      Die septikämische Verlaufsform führt innerhalb von 7−10 Tagen zum Tode.

Diagnostisches Vorgehen

Mikroskopischer und kultureller Erregernachweis aus Eiter, eventuell Blut oder Tierversuch (Meerschweinchen). Serologischer Nachweis durch Agglutination und Komplementbindungsreaktion.

Therapie

Sulfadiazin 4−6 g (100 mg/kg) durch 4 Wochen ist das einzige Präparat, dessen klinische Wirksamkeit dokumentiert ist. Auf Grund der guten klinischen Erfahrungen in der Therapie von Pseudomonas-pseudomallei-Infektionen werden Ceftazidim 6 g täglich (100 mg/kg), Tetracycline 2−3 g täglich (40 mg/kg), Chloramphenicol 3 g täglich (50 mg/kg) oder Trimethoprim-Sulfamethoxazol (4 mg/kg TMP, 20 mg/kg Sulfamethoxazol) empfohlen. Zusätzlich Inzision und Drainage der multiplen Abszesse bei der chronischen Verlaufsform.

Prophylaxe

Isolierung von Personen mit Rotzverdacht und Erkrankung. Die Krankheit ist sehr kontagiös. Rotzkranke Tiere müssen sofort getötet werden.

Merke: Rotz ist eine Infektionserkrankung, die durch Pseudomonas mallei hervorgerufen wird. Der Mensch infiziert sich vorwiegend durch den Kontakt mit erkrankten Pferden, Eseln und Maultieren. Klinisch können eitrige Lokalinfektionen, Pneumonie, Septikämie mit pustulösem Exanthem oder chronische eitrige Haut- und Muskelabszesse auftreten. Kulturelle oder serologische Diagnosesicherung; Therapie mit Sulfonamiden oder Ceftazidim. Rotzverdacht und Rotzerkrankung sind meldepflichtig.

Weiterführende Literatur

Sanford, J. P.: Pseudomonas Species (including melioidosis and glanders). In Mandell, G. L., R. G. Douglas, J. E. Bennett: Principles and Practice of Infectious Diseases, 3rd ed. Churchill-Livingstone, New York 1990 (p. 1692)
Mohr, W.: Rotz In Gsell, O., W. Mohr: Infektionskrankheiten, Bd. II/1. Springer, Berlin 1968 (S. 428)

Aktinomykose

H. Pichler

Definition: Aktinomykose ist eine vorwiegend durch Actinomyces israelii hervorgerufene chronische Entzündung mit schrankenlosem, tumorähnlichem Wachstum und Neigung zur Einschmelzung und Fistelbildung. Die Krankheit ist nicht kontagiös.

Epidemiologie und Häufigkeit

Aktinomyzeten gehören zur Normalflora der Schleimhäute der Mundhöhle und des Gastrointestinaltraktes. Nach einer Vorschädigung vorwiegend der Mundschleimhaut, z. B. bei schlechter Mundhygiene, Zahnextraktion, Zahnabszessen, Zahntaschen, können die Erreger in die Schleimhaut eindringen.
      Aktinomykosen kommen weltweit vor. Die Morbidität liegt bei 1:80 000 pro Jahr.

Ätiologie

Aktinomyzeten sind grampositive, pleomorphe, manchmal auch echte Verzweigungen aufweisende Bakterien, die am besten unter anaeroben oder mit CO_2 angereicherten Bedingungen wachsen. Mehr als 90% aller Infektionen beim Menschen werden durch Actinomyces israelii hervorgerufen (Abb. 11.**39**).

Pathophysiologie, Klinik und Verlaufsformen

Die Infektion erfolgt endogen. Die Penetration in vorgeschädigtes Gewebe wird erst durch die Begleitflora ermöglicht. Es kommt zur Ausbildung eines chronisch entzündlichen Granulationsgewebes mit schrankenlosem Wachstum, Abszedierung und Fistelbildung. Ausbreitung erfolgt per continuitatem und hämatogen.
      Zervikofaziale Aktinomykose: Harte, blaurote Infiltration mit Fistelbildung im Kieferbereich (häufigste Manifestation).
      Thorakale Aktinomykose: Nach Aspiration oder vom Ösophagus ausgehend kommt es zum Befall von Lungen, Pleuren, Mediastinum und Brustwand. Das chronische Krankheitsbild geht mit mäßigem Fieber, Gewichtsverlust, Husten, Pleuraschmerzen, Dyspnoe und eitrigem Auswurf einher. Höhlenbildung tritt in der Hälfte der Fälle von Lungenaktinomykose auf. Das Herz ist in 75% der Fälle von thorakaler Aktinomykose mitbefallen.

Differentialdiagnose: Tuberkulose, Malignom.

Abdominale Aktinomykose: Tritt nach Perforation meistens der Appendix, aber auch von Magen, Duodenum oder Kolondivertikel oder nach abdominellen Operationen auf. Intrauterinpessare können eine Aktinomykose des kleinen Beckens hervorrufen. Neben allgemeiner Prostration und Fieber treten Abdominalkoliken, Erbrechen und eine palpable Resistenz besonders im Ileozökalbereich auf. Meistens besteht eine Leukozytose mit Linksverschiebung, Anämie und stark erhöhter Blutsenkung. **Differentialdiagnose:** Ileozökalabszeß, Karzinom, Tuberkulose, Amöbom.

Hämatogene Aktinomykose: Nach Einbruch in die Blutbahn treten Metastasen vorwiegend in Knochen, Gehirn und Leber auf.

Diagnostisches Vorgehen

Der Erregernachweis gelingt aus Eiter, in dem schon makroskopisch 1−2 mm große, gelbliche Körnchen (Drusen) auffallen. Diese Drusen bestehen aus einem Konglomerat kleiner Actinomyceskolonien, die von einem Leukozytenwall umgeben sind. Sputum, Stuhl, Abstriche von Fistelsekreten, die fäkal verunreinigt sind, sind nicht verwertbar; Nachweis im Grampräparat, in der anaeroben Kultur (Differenzierung von Nocardia asteroides!) und histologisch aus Biopsiematerial.

Therapie

Penicillin 10−20 Mill. E/die für 6 Wochen, gefolgt von Penicillin V 2−4 g/die für 6−12 Monate, eventuell unterstützt durch chirurgische Maßnahmen. Bei Penicillinallergie Tetracycline 2 g/die oder Erythromycin 2 g/die.

> **Merke:** Die Aktinomykose ist eine durch Actinomyces israelii hervorgerufene Infektionserkrankung, die als chronische Entzündung mit Tendenz zur Einschmelzung und Fistelbildung verläuft. Zervikofaziale, thorakale, abdominale und hämatogene Formen können unterschieden werden. Kultureller, mikroskopischer und histologischer Nachweis möglich; Therapie mit Penicillin G und eventuell chirurgischer Exzision.

Weiterführende Literatur

Lerner, P. I.: Actinomyces and Arachniaspecies. In Mandell, G. L., R. G. Douglas, J. E. Bennett: Principles and Practice of Infectious Diseases, 3rd ed. Churchill-Livingstone, New York 1990 (p. 1932)
Wegmann, T.: Aktinomykose. In Hornbostel, H., W. Kaufmann, W. Siegenthaler: Innere Medizin in Praxis und Klinik, Bd. III, 4. Aufl. Thieme, Stuttgart 1992

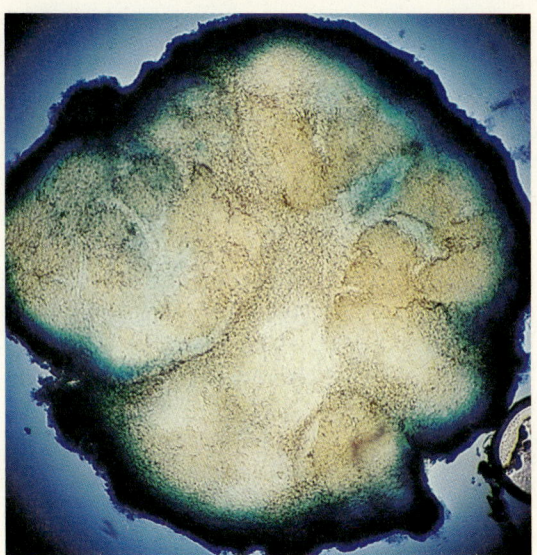

Abb. 11.**39** Druse von Actinomyces israelii

Rickettsiosen

H. Pichler

> **Definition:** Rickettsiosen sind eine Gruppe von Infektionskrankheiten, die mit Ausnahme des Q-Fiebers durch Arthropoden auf den Menschen übertragen werden. Das Spektrum der klinischen Erkrankung reicht von abortiven, ambulant durchgemachten bis zu fulminanten Verlaufsformen.

Epidemiologie

Rickettsien sind natürliche Bewohner von Nagern und auf diesen parasitierenden Arthropoden, d. h. sie sind primär Erreger von Zoonosen. Eine Ausnahmestellung unter den Rickettsien nehmen Rickettsia prowazekii und Rochalimaea quintana ein, da hier der Mensch das Erregerreservoir darstellt. Zecken und Milben können Rickettsien transovarial auf die nächste Generation übertragen und bilden so ebenfalls ein Erregerreservoir. Überträger der Erkrankung sind Läuse, Flöhe, Zecken und Milben.

Eine Übersicht über die wichtigsten epidemiologischen Daten und das Verhalten der Weil-Felix-Reaktion sowie der Primärläsion bei verschiedenen Rikkettsiosen gibt Tab. 11.**23**. Nach einem Laus- oder Flohbiß erfolgt die Infektion durch Einreiben von erregerhaltigem Kot in die Bißstelle. Zecken und Milben injizieren die Rickettsien mit infektiösem Speichel in die Bißwunde. Lediglich beim epidemischen Fleckfieber kann die Infektion auch durch Inhalation von Staub, der erregerhaltigen Kot von Kleiderläusen enthält, entstehen. Für das Q-Fieber ist die Inhalation von rickettsienhaltigem Staub aus getrockneten Aus-

Tabelle 11.**23**   Epidemiologische Daten und Verhalten der Weil-Felix-Reaktion und der Primärläsion bei Rickettsiosen

Krankheit	Erreger	Reservoir	Übertragung durch	Weil-Felix-Reaktion OX 19	OX 2	OX K	Primärläsion
Fleckfiebergruppe							
epidemisches Fleckfieber	Rickettsia prowazekii	Mensch Eichhörnchen	Läuse	+++	±	−	nein
endemisches Fleckfieber	Rickettsia typhi	Nager	Flöhe	+++	±	−	nein
Tsutsugamushi-Fieber	Rickettsia tsutsugamushi	Nager Milben	Milben	−	−	+++	ja
Zeckenbißfiebergruppe − der Neuen Welt							
rocky mountain spotted fever	Rickettsia rickettsii	Nager Zecken	Zecken	++	++	−	nein
− der Alten Welt							
fievre bouttonneuse	Rickettsia conori	Hunde Zecken	Zecken	++	++	−	ja
nordasiatisches Zeckenbißfieber	Rickettsia sibirica	Nager Zecken	Zecken	++	++	−	ja
Queensland Zeckenbißfieber	Rickettsia australis	Nager Zecken	Zecken	++	++	−	ja
Rickettsienpocken	Rickettsia acari	Nager Milben	Milben	−	−	−	ja
andere Rickettsiosen							
Q-Fieber	Coxiella burneti	Rinder Ziegen Schafe Nager	Inhalation von infektiösem Staub; infizierte Milch, Fleisch	−	−	−	nein
Wolhynisches Fieber	Rochalimaea quintana	Mensch	Läuse	−	−	−	nein

scheidungen von Rindern, Schafen und Ziegen die häufigste Infektionsart. Genuß infizierter Milch und Kontakt mit infizierten Tieren (Schlachthauspersonal, Tierärzte, Landwirte) stellen eine weitere Übertragungsart für das Q-Fieber dar. Durch die Zunahme des Reiseverkehrs in die Tropen sieht man bei Rückkehrern immer häufiger Fälle von Tsutsugamushifieber oder „fievre boutonneuse".

Ätiologie und Erregernachweis

Rickettsien sind gramnegative, pleomorphe, intrazellulär gelegene Erreger, deren Wachstum an das Vorhandensein von lebenden Zellen gebunden ist. Rickettsien nehmen eine Zwischenstellung zwischen Bakterien und Viren ein. Rochalimaea quintana ist der einzige Erreger dieser Gruppe, der auf künstlichem Nährboden wächst. Alle anderen Rickettsien lassen sich ausschließlich in der Gewebekultur, am besten im Dottersack des Hühnerembryos, züchten. Durch den Tierversuch, d. h. die intraperitoneale In-

okulation von Patientenblut in Meerschweinchen, Mäuse oder Ratten, können ebenfalls Rickettsien nachgewiesen werden. Der Erregernachweis ist sehr aufwendig und auch wegen der Gefahr von Laborinfektionen spezialisierten Laboratorien vorbehalten.

In der klinischen Routine wird der Rickettsiennachweis mittels serologischer Methoden vorwiegend der Weil-Felix- und der Komplementbindungsreaktion geführt. Die Antigengemeinschaft mit Proteus mirabilis (OX 19, OX 2, OX K) mehrerer Rickettsien (Tab. 11.**23**) dient dem Nachweis von unspezifischen Agglutininen (Weil-Felix-Reaktion) bei mehreren Rickettsiosen.

Indirekte Hämagglutination, Latexagglutination, indirekte Immunfloreszenz und Komplementbindungsreaktion mit spezifischen Rickettsienantigenen erlauben eine spezifische Diagnostik bei allen Rickettsiosen. Mit Hilfe der direkten Immunfluoreszenz ist der Rickettsiennachweis aus bioptisch gewonnenen Organmaterialien möglich.

Abb. 11.**40** Exanthem bei Fleckfieber (aus Denning, H.: Lehrbuch der Inneren Medizin, 7. Aufl. Thieme, Stuttgart 1966)

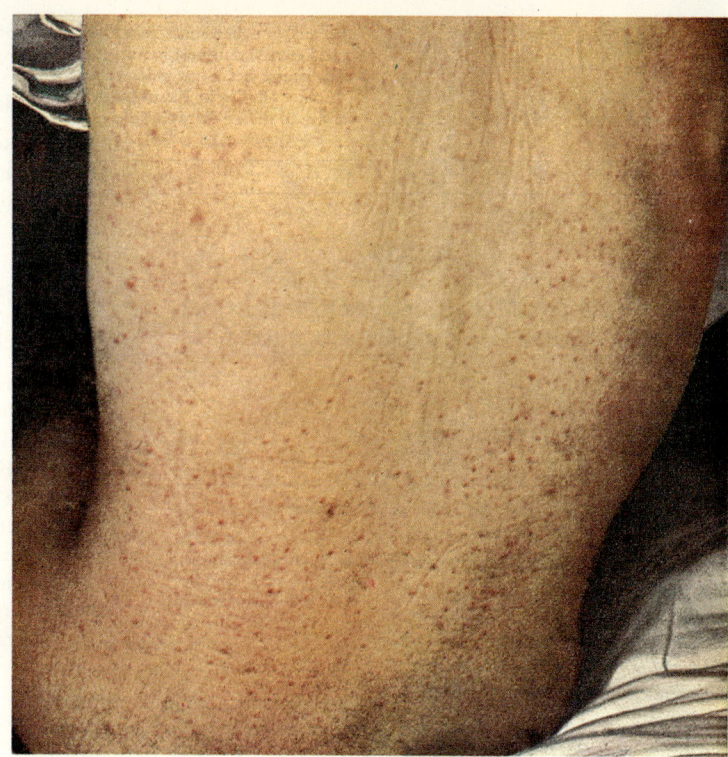

Pathophysiologie

Rickettsien vermehren sich nach Infektion durch die Haut oder über den Atemtrakt in den Endothelien von Arteriolen und Kapillargefäßen, von wo sie auf dem Blutweg in die Organe gelangen. Nach Ausbildung einer Vaskulitis (Schwellung der befallenen Endothelzellen, Nekrose und perivaskuläre Infiltration von mononukleären Zellen = Fränkelsche Knötchen) treten Thrombose, Hämorrhagien, Ödem, Hypovolämie, Hypotension und Hypalbuminämie auf. Diese Veränderungen rufen organspezifische Symptome und Manifestationen an Haut, ZNS, Herz, Lungen, Nieren und Muskeln hervor. An der Eintrittspforte der Rickettsien bei Zeckenbißfieber der Alten Welt, Tsutsugamushi-Fieber und Rickettsien-Pocken entsteht ein Knötchen, das zentral exulzeriert und von einer schwarzen Kruste bedeckt ist (Primärläsion). Die Bildung der Primärläsion geht mit regionärer Lymphknotenschwellung einher.

Epidemisches Fleckfieber

Das Auftreten von epidemischem Fleckfieber ist an die Zusammenballung vieler Menschen unter schlechten sanitären Verhältnissen und das Vorhandensein von Läusen gebunden, wie sie in Kriegsgefangenenlagern, aber auch in Entwicklungsländern (Äthiopien, Burundi, Andenhochtäler Südamerikas) vorkommen. Jede Erkrankung sowie jeder Sterbe- und Verdachtsfall sind anzeigepflichtig.

Klinik

Nach einer Inkubationszeit von 7–10 Tagen treten Frösteln, Kopf- und Muskelschmerzen sowie Fieber auf, das nach 2–3 Tagen eine Kontinua zwischen 39 und 40 °C bildet, das unbehandelt bis zum 14. Tag andauert. Um den 5. Tag tritt ein makulöses Exanthem zuerst an den Seitenpartien des Thorax, später an Brust, Bauch und Extremitäten auf.

Gesicht, Fußsohlen und Handflächen bleiben von dem Exanthem ausgespart. Im Anfang sind die bis linsengroßen Roseolen wegdrückbar, später werden sie petechial (Abb. 11.**40**).

Obstipation, Bronchitis, Konjunktivitis und gerötetes Gesicht begleiten das Zustandbild. Gegen Ende der 1. Krankheitswoche kommen enzephalitische Symptome mit meningealen Reizerscheinungen hinzu. Leber und Milz sind vergrößert. In der 2. Woche treten Zeichen der Myokarditis, wie Tachykardien, Arrhythmien, Hypotonie und EKG-Veränderungen, auf. Um den 14. Tag beginnt das Fieber lytisch zu fallen. Die Letalität betrug vor der Antibiotikaära 5–25% und stieg mit dem Alter des Patienten. Todesursachen sind Herz- oder Nierenversagen oder Pneumonie. Komplikationen sind Infektionen mit Eitererregern, Thrombophlebitis und Gangrän.

Das Überstehen der Krankheit hinterläßt Immunität. Persistenz der Erreger im RES und Auftreten von Spätrezidiven sogar nach Jahrzehnten sind jedoch möglich (Brill-Zinsser).

Laboratoriumsbefunde: Die Zahl der Leukozyten ist normal bis vermindert. Leukozytose zeigt eine bakterielle Superinfektion an. Geringe Eiweißvermehrung und geringe Pleozytose von mononukleären Zellen im Liquor cerebrospinalis bestehen häufig. Die Blutsenkungsreaktion steigt sehr stark an.

Differentialdiagnose

Lobärpneumonie, Typhus, Malaria, Tuberkulose, Leptospirose, infektiöse Mononukleose, andere Rickettsiosen, Virusgrippe, Masern, Scharlach, Meningokokken-Sepsis, Septikämie, Arzneimittelexanthem, sekundäre Syphilis, Tularämie.

Brill-Zinsser Krankheit

Viele Jahre nach Überstehen eines epidemischen Fleckfiebers kann ein Rezidiv von in Lymphknoten persistierenden Rickettsien entstehen. Der Krankheitsverlauf ist im allgemeinen kürzer und leichter als die Primärerkrankung. Die Weil-Felix-Reaktion bleibt meistens negativ.

Endemisches Fleckfieber

Die Krankheit tritt in den Tropen und Subtropen überall dort auf, wo Menschen unter schlechten sanitären Verhältnissen in nahem Kontakt mit Ratten und Flöhen leben.

Klinik

Die Inkubaktionszeit ist 8–14 Tage. Der Krankheitsverlauf ist kürzer und leichter als beim klassischen Fleckfieber. Die Mitbeteiligung von ZNS, Herz und Nieren ist geringer. Das Exanthem ist weniger dicht und wird selten hämorrhagisch. Todesfälle sind selten. Rezidive kommen nicht vor. Die Krankheit hinterläßt eine postinfektiöse Kreuzimmunität mit epidemischem Fleckfieber.

Differentialdiagnose

S. epidemisches Fleckfieber.

Tsutsugamushi-Fieber

Vorkommen:

Asien – von Pakistan bis Japan, Australien, pazifische Inseln.

Klinik

An der Eintrittspforte der Erreger findet man in den meisten Fällen die typische Primärläsion mit regionaler, schmerzloser Lymphknotenschwellung. Die Inkubationszeit ist durchschnittlich 10 Tage. Die Krankheit beginnt abrupt mit Schüttelfrost, Kopf- und Gliederschmerzen. Das Fieber steigt remittierend im Lauf einer Woche auf 40 °C an und fällt meist erst im Laufe der 3. Woche lytisch ab. Das Exanthem beginnt am 5. Tag am Stamm, befällt aber auch Gesicht, Hand und Fußsohlen. Es besteht eine generalisierte Lymphknotenschwellung. Die Schwere des Krankheitsbildes entspricht der des klassischen Fleckfiebers, doch be-

steht eine stärkere Myokardmitbeteiligung. Zweiterkrankungen sind möglich.

Differentialdiagnose

Andere Rickettsiosen, Denguefieber, Typhus, andere tropische Viruserkrankungen, Exanthemkrankheiten, Meningokokkeninfektionen, infektiöse Mononukleose.

Zeckenbißfieber

Man unterscheidet zwei Formen:

1. Zeckenbißfieber der Neuen Welt: „rocky mountain spotted fever" (Rickettsia rickettsii): Nord- und Südamerika
2. Zeckenbißfieber der Alten Welt: „fievre bouttoneuse" (Rickettsia conori): Mittelmeerländer, Afrika, Vorderer Orient bis Indien,
   nordasiatisches Zeckenbißfieber (Rickettsia sibirica): Sibirien, Mongolei
   Queensland-Zeckenbißfieber (Rickettsia australis): Australien.

Klinik

Zu 1. Nach einer Inkubationszeit von durchschnittlich 7 Tagen treten akut Fieber bis 40 °C, Schüttelfrost, heftige Kopf- und Muskelschmerzen auf. Das Exanthem beginnt im Gegensatz zum epidemischen Fleckfieber peripher an den Handgelenken und Knöcheln und befällt zentripetal fortschreitend Rumpf und Gesicht. Auch die Handflächen und Fußsohlen werden von dem Exanthem befallen. Schwere des Krankheitsbildes, Letalität und Komplikationen gleichen denen des epidemischen Fleckfiebers. Differentialdiagnostisch müssen die gleichen Krankheiten ausgeschlossen werden.

Zu 2. An der Eintrittspforte der Rickettsien entsteht eine Primärläsion mit Lymphknotenbefall. Das Exanthem beginnt peripher und erstreckt sich auch auf Gesicht, Handflächen und Fußsohlen und wird nur selten hämorrhagisch. Der Krankheitsverlauf ist kürzer und leichter als der des amerikanischen Zeckenbißfiebers. Todesfälle treten nur bei alten Menschen auf. Die Krankheit hinterläßt Immunität gegen die anderen Zeckenbißfieber.

Rickettsien-Pocken

Vorkommen:

Osten der Vereinigten Staaten, europäisches Rußland.

Klinik

An der Eintrittspforte entsteht 7–10 Tage nach dem Milbenbiß eine Primärläsion. Einige Tage später treten Fieber bis 40 °C, Schüttelfrost, Kopfschmerzen, Muskelschmerzen und ein generalisiertes vesikuläres Exanthem auf, das auch die Mundhöhle, nicht aber Handflächen und Fußsohlen befällt. Die Krankheit dauert etwa 1 Woche, verläuft ohne Komplikationen und hinterläßt Immunität.

Differentialdiagnose

Andere Rickettsiosen, Varizellen, Herpes zoster.

Wolhynisches Fieber

Vorkommen:

Mexiko, Osteuropa, Sowjetunion, Nordafrika.

Klinik

Nach einer Inkubationszeit von 10–30 Tagen beginnt die Krankheit mit hohem Fieber, heftigen Kopf-, Knochen- und Muskelschmerzen. Charakteristisch ist der symmetrische Schienbeinschmerz. Der Fieberverlauf kann kontinuierlich oder intermittierend durch 5–8 Tage oder rudimentär sein. 3–12 Fiebererrezidive von 1–2 Tagen Dauer mit einem fieberfreien Intervall von 5–6 Tagen sind die Regel. Während des Fiebers findet man meistens eine Splenomegalie. Flüchtige makulös-papulöse Exantheme von meist nur 24 Stunden Dauer bestehen häufig. Beim Wolhynischen Fieber findet sich im Gegensatz zum klassischen Fleckfieber auch in den fieberfreien Intervallen eine Rickettsiämie, die über viele Monate persistieren kann. Spätrezidive, die sogar nach mehr als 10 Jahren auftreten, werden durch Erregerpersistenz verursacht. Der Krankheitsverlauf ist gutartig.

Differentialdiagnose

Malaria, Rückfallfieber, Typhus, Grippe, andere Rickettsiosen, Denguefieber.

Q-Fieber

Vorkommen:

Weltweit.

Klinik

Durchschnittlich 20 Tage nach der Infektion treten akut Kopfschmerzen, Schüttelfrost, Fieber bis 40 °C und Muskelschmerzen auf. Um den 5. Tag kommen Husten und Brustschmerzen hinzu. Der physikalische Lungenbefund ist häufig unauffällig, doch radiologisch findet man ein oder mehrere dichte Infiltrationsareale. Das Sputum ist häufig blutig tingiert. In der Regel besteht eine normale Leukozytenzahl nur in einem Drittel der Fälle eine Leukozytose. Eine 2 bis 3fache Erhöhung der Transaminasen kann bei den meisten Patienten nachgewiesen werden. Einzige Rickettsiose ohne Exanthem. Die Fieberdauer variiert von 4–14 Tagen, doch kommen in etwa 20% chronische Verläufe mit Fieber von mehr als 4 Wochen vor. Bei etwa einem Drittel dieser Patienten mit chronischem Verlauf manifestiert sich die Erkrankung mit granulomatöser Hepatitis ohne Pneumonie. Enzephalitis, Osteomyelitis der Wirbelkörper, Myo- und Endokarditis stellen seltene Komplikationen des Q-Fiebers dar. Die Letalität liegt unter 1%.

Differentialdiagnose

Atypische Pneumonien, Grippe, Typhus abdominalis, Leptospirosen.

Therapie der Rickettsiosen

Tetracycline 2 g/die (25–50 mg) bis 3 Tage nach Abfieberung sind die Antibiotika der Wahl. Die Abfieberung erfolgt in der Regel binnen 48 Stunden. Chloramphenicol 2–3 g/die (50 mg/kg) ist ebenfalls wirksam. Rezidive infolge intrazellulärer Persistenz von Rickettsien sprechen gut auf Tetracycline an.

Bei Q-Fieber wird die Chemotherapie 14 Tage durchgeführt. Die Q-Fieber-Endokarditis erfordert eine Langzeittherapie entweder mit einer Kombination von Tetracyclinen mit TMP-Sulfonamid oder mit Rifampicin. Bei Verschlechterung der hämodynamischen Parameter ist ein Klappenersatz notwendig.

Bei intraktablen Kopfschmerzen oder enzephalitischen Symptomen bringt die Lumbalpunktion durch Druckentlastung rasche Besserung.

Sorgfältige Pflege mit häufigem Lagewechsel des Patienten, Mundpflege und Zufuhr hochkalorischer, eiweißreicher Nahrung stellen wichtige Bestandteile der Therapie dar. Symptomatische Behandlung von Komplikationen seitens des Herz- und Kreislaufsystems und der Nieren sowie spezifische Behandlung pyogener Komplikationen.

Prophylaxe

Bei Rickettsiosen, die durch Läuse übertragen werden, ist das Hauptziel die Entlausung des Patienten und seiner Kleider mit synthetischen Insektiziden (DMP-Dimethylphthalat). Die Eindämmung der Rattenplage mit Gift und die Vernichtung der Flöhe durch DDT stellen wirksame Maßnahmen gegen die Verbreitung von endemischem Fleckfieber dar. Der beste Schutz gegen Zecken und Milben ist das Tragen geeigneter Kleidung und undurchdringlichen Schuhwerks in endemischen Gebieten, bei Milben zusätzlich noch das Imprägnieren der Kleidung mit DMP. Weiterhin sind die sofortige Entfernung von Zecken und Säuberung der Wunde sowie die Inspektion von Hunden auf Zeckenbefall wichtig. Eine Vakzine mit abgetöteten Rickettsien gegen epidemisches Fleckfieber und Q-Fieber für beruflich besonders exponierte Personen ist erhältlich.

> **Merke:** Epidemisches und endemisches Fleckfieber, Zeckenbißfieber, Tsutsugamushi-Fieber, Wolhynisches Fieber sowie Q-Fieber sind Infektionserkrankungen, die durch Rickettsien hervorgerufen werden. Mit Ausnahme des Q-Fiebers werden alle Erreger durch Arthropoden auf den Menschen übertragen. Rickettsien vermehren sich in den Endothelien von Blutgefäßen und streuen hämatogen in viele Organe. Klinisch reicht das Spektrum von abortiven bis zu schweren septischen Verlaufsformen. Kultureller Nachweis schwierig; spezifische serologische Diagnostik ist möglich. Therapie mit Tetracyclinen.

Weiterführende Literatur

Mohr, W., F. Weyer, E. Aschauer: Rickettsiosen, klinischer und therapeutischer Teil. In Gsell, O., W. Mohr: Infektionskrankheiten, Bd. IV. Springer, Berlin 1972 (S. 23)

Marrie, T. J.: Coxiella burnetii (Q Fever). In Mandell, G. L., R. G. Douglas, J. E. Bennett: Principles and Practice of Infectious Diseases, 3rd ed. Churchill-Livingstone, New York, 1990 (p. 1472)

Raoult, D., D. H. Walker: Rickettsia rickettsii and other spotted fever group rickettsiae (rocky mountain spotted fever and other spotted fevers) In Mandell, G. L., R. G. Douglas, J. E. Bennett: Principles and Practice of Infectious Diseases, 3rd ed. Churchill-Livingstone, New York 1990 (p. 1465)

Saah, A. J.: Rickettsia akari (Rickettsialpox). In Mandell, G. L., R. G. Douglas, J. E. Bennett: Principles and Practice of Infectious Diseases, 3rd ed. Churchill-Livingstone, New York 1990 (p. 1471)

Saah, A. J.: Rickettsia prowazekii (epidemic or louseborne typhus). In Mandell, G. L., R. G. Douglas, J. E. Bennett: Principles and Practice of Infectious Diseases, 3rd ed. Churchill-Livingstone, New York 1990 (p. 1476)

Saah, A. J.: Rickettsia typhi (endemic or murine typhus). In Mandell, G. L., R. G. Douglas, J. E. Bennett: Principles and Practice of Infectious Diseases, 3rd ed. Churchill-Livingstone, New York 1990 (p. 1478)

Saah, A. J.: Rickettsia tsutsugamushi (scrub typhus). In Mandell, G. L., R. G. Douglas, J. E. Bennett: Principles and Practice of Infectious Diseases, 3rd ed. Churchill-Livingstone, New York 1990 (p. 1480)

Erkrankungen durch Chlamydien

H. Lode

Definition: Chlamydien sind obligat intrazelluläre, grammnegative Parasiten, die in ihren Eigenschaften mehr den Bakterien als den Viren ähneln.

Ornithose (Psittakose)

Definition: Die Ornithose ist eine akute Infektionserkrankung durch Chlamydia psittaci, die von Vögeln übertragen wird. Bei Ansteckung durch Papageien wird von Psittakose gesprochen, jedoch können auch andere Vogelarten die Chlamydia übertragen, so daß heute der allgemeinere und breitere Begriff der Ornithose bevorzugt wird.

Häufigkeit

Die Ornithose ist eine relativ weit verbreitete Erkrankung. Im Zusammenhang mit vermehrter Vogelhalterei und -züchterei war bis Mitte der 60er Jahre ein starker Anstieg der Ornithoseerkrankung zu registrieren. Ab 1963 wurden vermehrt Überwachungsmaßnahmen eingeleitet und auch Tetracycline im Futter prophylaktisch verabreicht, so daß die Zahl der registrierten Ornithosefälle wieder rückläufig war. In der Bundesrepublik Deutschland, einschließlich West-Berlin, wird von ca. 180–200 Fällen pro Jahr ausgegangen.

Ätiologie und Pathogenese

Chlamydien befinden sich in Sekreten der Nase, im Stuhl, in den Federn und im Gewebe infizierter Vögel, zumeist Tauben, Papageien, Enten, Truthähne und Hühner. Die chlamydien-tragenden Vögel brauchen

keineswegs Krankheitssymptome aufzuweisen. Der Infektionsweg von Tier zu Mensch verläuft in der Regel über die Luftwege mittels Tröpfcheninfektion, selten durch einen Vogelbiß. Der Kontakt zu den infizierten Vögeln braucht nicht sehr intensiv zu sein; eine Übertragung mittels gekochtem oder gegrilltem Vogelfleisch (z. B. Hühner) ist jedoch nicht bekannt. Ganz selten kommt es zur Übertragung von Mensch zu Mensch, wobei es sich offensichtlich um sehr virulente Chlamydienstämme handelt, die schwere und zum Teil letale Infektionsverläufe hervorrufen können.

Die Chlamydien erreichen den menschlichen Organismus über die Schleimhäute der oberen Luftwege. Danach werden die Erreger in das RES von Milz und Leber transportiert, wo sie sich vermehren. Anschließend erfolgt die bakteriämische Streuung erneut in die Lunge und in andere Organe. Morphologisch findet sich eine vorwiegend lymphozytäre entzündliche Reaktion mit Ödem und hämorrhagischem Exsudat in der Lunge (alveolär/interstitiell), selten auch im Herzen, im Gehirn und in den Nieren.

Klinik

Der klinische Ablauf der Ornithose kann wechselnd sein. Nach einer Inkubationszeit von 7–14 Tagen und länger beginnt die Erkrankung häufig abrupt mit

– Schüttelfrost,
– hohem Fieber,
– Kopfschmerzen,
– Übelkeit, Brechreiz,
– Lichtscheu,
– Husten,
– mäßig produktivem, gelegentlich hämorrhagischem Auswurf.

Manchmal kann der Beginn auch schleichend über 3–4 Tage mit zunehmendem Fieber und Krankheitsgefühl ablaufen. Bei schweren Infektionen können Verwirrtheiszustände, Delirien, Stupor, Zyanose und Hypoxie auftreten.

An klinischen Befunden stehen Fieber, relative Bradykardie, Hepatosplenomegalie und ein eher diskreter pulmonaler Befund mit vereinzelten, feinen, klingenden Rasselgeräuschen sowie mäßig erhöhter Atemfrequenz im Vordergrund. Gelegentlich können pleuritische oder perikarditische Auskultationsbefunde erhoben werden.

Im Röntgenbild der Thoraxorgane stellt sich häufig eine vorwiegend interstitielle Infiltration dar, die an Umfang den physikalischen und klinischen Befund deutlich übertrifft (Abb. 11.**41 a** und **b**). Im Verlauf der Erkrankung kann sich eine Thrombophlebitis manifestieren, die gelegentlich zur bedrohlichen Lungenembolie führen kann.

Diagnostisches Vorgehen

Bei Ornithoseverdacht ist die genaue Anamneseerhebung mit der Frage nach Vogelkontakten außerordentlich wichtig. Die üblichen Laboruntersuchungen sind für die Diagnostik nicht ergiebig. Die Leukozyten sind normal oder gering erniedrigt, die Blutsenkungs-

Abb. 11.**41 a** und **b**   28jährige Patientin mit Chlamydien-Pneumonie (Ornithose)

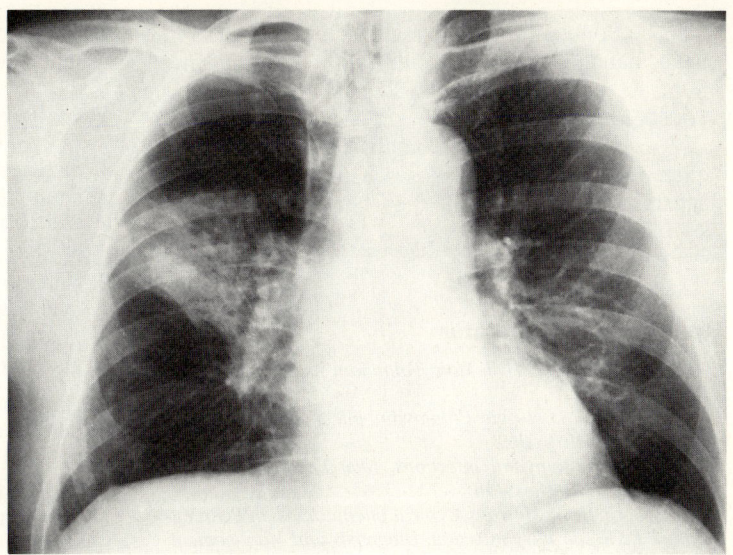

a

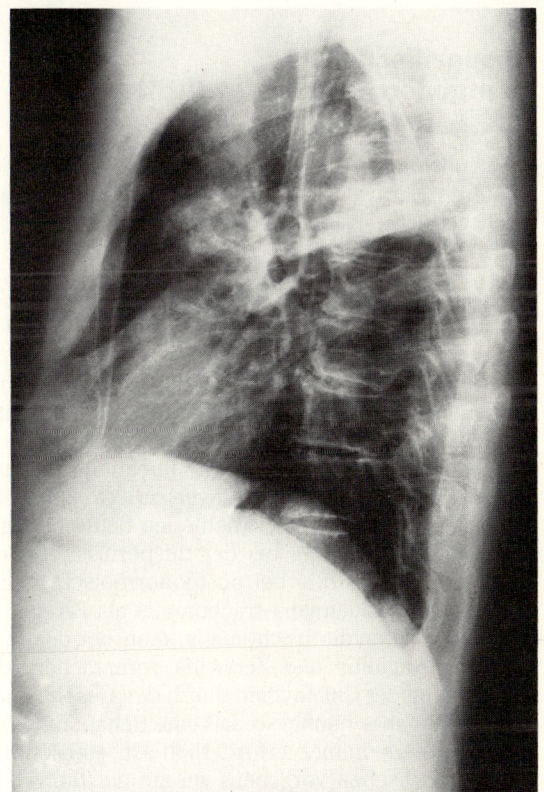

b

reaktion ist häufig nicht beschleunigt. Gelegentlich besteht eine geringe Proteinurie. Die Diagnose ist letztlich nur durch

- **direkten Erregernachweis** oder
- **spezifische serologische Untersuchungen**

zu sichern.

Die kulturelle Anzüchtung der Chlamydien ist schwierig, jedoch können diese aus Blut und Sputum durch intraperitoneale Beimpfung von Mäusen oder auch mittels Zellkulturen isoliert werden. Serologischer Nachweis eines vierfachen Titeranstiegs von komplementbindenden Antikörpern bzw., noch spezifischer, im Mikroimmunfluoreszenztest während des Krankheitsverlaufs sichert die Diagnose.

Differentialdiagnose

Im frühen Stadium der Erkrankung müssen differentialdiagnostisch zahlreiche Viruserkrankungen, aber auch Typhus, Tuberkulose und Rickettsiosen erwogen werden. Im röntgenologischen Thoraxbild müssen Krankheitsbilder mit Infiltrationen abgegrenzt werden, wie Legionellen-, Mykoplasmenpneumonie, Q-Fieber, Mykosen, Tuberkulose, Bronchialkarzinom und andere bakterielle Pneumonien.

Therapie

Tetracycline sind die Mittel der Wahl für die Therapie der Ornithose. Bei oraler Behandlung sollten täglich 1,5–2,0 g eines Tetracyclins über mindestens 7–10 Tage verabreicht werden; häufig ist schon nach 2–3 Tagen Entfieberung zu erreichen. Bei Tetracyclinunverträglichkeit wird Erythromycin (Dosierung: 2,0 g täglich) empfohlen. Bei schweren Verlaufsformen müssen zusätzliche unspezifische Maßnahmen wie O_2-Zufuhr und Fiebersenkung (Acetylsalicylsäure) eingesetzt werden.

Prognose und Verlauf

Patienten mit unkomplizierten, milden Erkrankungen entfiebern auch ohne Therapie nach 7–10 Tagen. Der klinische Verlauf bei schweren Erkrankungen dauert 3 und mehr Wochen; die Letalität vor dem Einsatz von Antibiotika lag bei 20%, heute beträgt sie 0,5–5%.

> **Merke:** Eine akute, fieberhafte Erkrankung mit Schüttelfrost, hohem Fieber, Kopfschmerzen, Husten, wenig, häufig hämorrhagischem Auswurf ist bei anamnestischen Angaben von Vogelkontakten verdächtig auf eine Ornithose.

Im Röntgenthoraxbild stellt sich eine interstitielle, häufig ausgedehnte Infiltration dar, die im Kontrast zu dem spärlichen klinischen Auskultationsbefund steht.

Zu sichern ist die Diagnose mittels vierfachem Anstieg von serologisch nachweisbaren spezifischen Antikörpern. Die Therapie der Wahl sind Tetracycline.

Weiterführende Literatur

Byrom, N. P., J. Walls, H. J. Mair: Fulminant psittacosis. Lancet 1979/I, 353

Lumicao, G. G., A. D. Heggie: Chlamydial infections. Pediat. Clin. N. Amer. 26 (1979) 269

Schachter, J.: Chlamydial infections. New Engl. J. Med. 298 (1978) 428 ff., 490 ff., 540 ff.

Tuazon, C. U., H. W. Murray: Atypical pneumonias. In Pennington, J. E.: Respiratory Infection: Diagnosis and Management, 2nd ed. Raven Press, New York 1988 (p. 341)

Unspezifische nichtgonorrhoische Urethritis

Definition: Die Urethritis ist eine Infektion der unteren Harnwege, die mit Dysurie, Pollakisurie und vermehrter Urethralsekretion einhergeht.

Die unspezifische Urethritis nimmt zahlenmäßig beträchtlich zu − insbesondere beim Mann; in den USA werden pro Jahr 400 000 Urethritiden diagnostiziert. Ätiologisch werden bei der nichtgonorrhoischen unspezifischen Urethritis Mykoplasmen, Chlamydien, Pilze, Viren, Trichomonaden und gramnegative Bakterien nachgewiesen. Die Infektion mit Chlamydia trachomatis wird durch verbesserte kulturelle und serologische Nachweismethoden heute häufiger festgestellt. In 30−50% bei der unspezifischen Urethritis und in 50−70% bei postgonorrhoischer Urethritis kommt Chlamydia trachomatis als Erreger in Betracht. Chlamydia trachomatis kann bei der Frau eine Vulvovaginitis und Zervizitis verursachen; die Übertragung der Chlamydien durch den Geschlechtsverkehr ist daher häufig, so daß eine Behandlung des Sexualpartners immer erforderlich ist. Hinsichtlich des diagnostischen Vorgehens sei auf die Tab. 11.**24** verwiesen. Die kulturelle Sicherung von Chlamydien ist langwierig und der Antikörperanstieg im Mikroimmunfluoreszenztest in der Regel erst innerhalb von 2 Wochen nachweisbar, so daß häufig eine Ausschlußdiagnose notwendig wird. Neuerdings ist eine schnelle und spezifische Diagnose mittels Fluoreszenzmikroskopie (monoklonale Antikörper) möglich.

Differentialdiagnostisch müssen die Gonorrhö und die anderen unspezifischen Ursachen einer Urethritis ausgeschlossen werden.

Therapie der Wahl sind Tetracycline; Alternativsubstanzen sind Erythromycin, Rifampicin und Chinolone. Die Tetracyclinbehandlung sollte ausrei-

chend hoch (1,5−2 g tägl.) und ausreichend lange (10−14 Tage) wegen des verlängerten Generationszyklus der Chlamydien angesetzt werden. Neben infektiologischen Ursachen müssen bei der unspezifischen Urethritis unbedingt morphologische Veränderungen und/oder psychogene Hintergründe ausgeschlossen werden.

Merke: Die unspezifische, nichtgonorrhoische Urethritis kann durch Mykoplasmen, Chlamydien, Pilze, Viren, Trichomonaden und gramnegative Bakterien ausgelöst werden. Chlamydia trachomatis wird zunehmend häufiger (30−70%) nachgewiesen. Klinische Symptome sind Dysurie, Pollakisurie und vermehrte Urethralsekretion. Behandlung mit Tetracyclinen.

Weiterführende Literatur

Holmes, K. K., H. H. Handsfield, S. P. Wang: Etiology of nongonococcal urethritis. New Engl. J. Med. 292 (1975) 1199

Rein, M. F.: Urethritis. In Mandell G. L., R. G. Douglas, J. E. Bennett: Principles and Practice of Infectious Diseases 3rd ed. Churchill-Livingstone, New York 1990 (p. 942)

Schachter, J.: Chlamydiae (Psittacosis-Lymphogranuloma Venereum-Trachoma-Group). In Lennette, E. H., A. Baltus, W. J. Hausler, H. J. Shadomy: Manual of Clinical Microbiology, 4th ed. Amer. Soc. J. Microbiol., Washington 1985 (p. 856)

Schachter, J.: Chlamydial infections. New Engl. J. Med. 298 (1978) 428 ff., 490 ff., 540 ff.

Tabelle 11.24 Diagnostik und Therapie der unspezifischen Urethritis

Vorgehen und Untersuchung

1. Sicherung der Diagnose durch Nachweis von Granulozyten im Urethralsekret/-abstrich, in erster Urinportion bzw. mittels Fluoreszenzmikroskopie

2. Untersuchung auf Gonorrhoe im Grampräparat; falls negativ − Anlage einer Kultur und

3. Behandlung mit Tetracyclinen, 4 × 250−500 mg täglich für 14−21 Tage

4. Untersuchung des Sexualpartners; bei mangelndem Nachweis von Gonokokken Tetracyclintherapie (4 × 250−500 mg tägl.) für 14−21 Tage

5. Verlaufskontrollen 2 und 4 Wochen nach Behandlungsende; Urethritissymptome sollten beseitigt sein, falls nicht −

6. Überprüfung, ob der Patient Antibiotika eingenommen hat oder ob andere Sexualkontakte bestanden. Falls notwendig, erneute Behandlung oder urologische Exploration

Lymphogranuloma inguinale (venereum)

Definition: Lymphogranuloma inguinale ist eine infektiöse Geschlechtskrankheit, die durch einen kleinen genitalen Primärdefekt mit regionärer inguinaler Lymphknotenschwellung und Allgemeinsymptomen charakterisiert ist.

Häufigkeit

Lymphogranuloma inguinale ist in der gesamten Welt verbreitet, mit besonderer Häufigkeit in tropischen und subtropischen Regionen. Die genaue Erkrankungsfrequenz ist unbekannt; Touristen aus südostasiatischen Ländern bringen vermehrt diese venerische Infektion nach Europa.

Ätiologie

Lymphogranuloma inguinale wird durch Chlamydia trachomatis verursacht. Die ätiologischen Serotypen (L_1, L_2, L_3) können unterschieden werden mit Kreuzreaktionen zu den Trachoma-Konjunktivitis-Erregern.

Klinik und Pathogenese

Die Inkubationszeit des Lymphogranuloma inguinale liegt zwischen 2 und 30 Tagen. Der initiale Defekt durch Chlamydia trachomatis am äußeren Genitale ist klein, uncharakteristisch und passager, so daß er häufig nicht bemerkt wird. Wird er registriert, handelt es sich um eine begrenzte, kleine, einzelne genitale Ulzeration. Kurze Zeit nach der lokalen Manifestation tritt eine kräftige inguinale oder femorale Lymphadenitis (Bubonen) auf, die zur Einschmelzung mit Fluktuation und Fistelbildung neigt. Gleichzeitig können Allgemeinsymptome wie Fieber, Schüttelfrost, schweres Krankheitsgefühl, Cephalgien und Brechreiz auftreten. Diese Verlaufsform manifestiert sich überwiegend bei Männern; bei Frauen können erste Symptome im lymphogenen posterioren Abflußgebiet der Vulva und der Vagina erscheinen in Form einer Proktitis sowie eines rektalen Defektes bis hin zur Striktur. Bei beiden Geschlechtern kann eine eigenständige Form des anorektalen Lymphogranuloma venereum auftreten.

Mögliche generalisierte Formen des Lymphogranuloma inguinale beinhalten Perikarditis, Meningitis, Konjunktivitis, Arthritis und Hauteruptionen.

Eine Spätmanifestation ist die Elephantiasis des externen Genitales, als deren Ursache gestörte Lymphabflußverhältnisse anzunehmen sind.

Diagnostisches Vorgehen

Die mikroskopische und kulturelle Sicherung der Diagnose ist heute prinzipiell möglich, doch ist sie technisch relativ aufwendig und kulturell langwierig. Deshalb wird bei typischem klinischem Bild vorwiegend der serologische Nachweis von Antikörpern zur Diagnosesicherung verwandt. Da auch andere Chlamydien häufig im Genitalbereich nachgewiesen werden können, sind nur hohe Titer (über 1:64) in der Komplementbindungsreaktion bzw. im empfindlicheren Mikroimmunfluoreszenztest beweisend. Der Frei-Test an der Haut wird heute kaum noch benötigt.

Gelegentlich kann erst die Biopsie eines Lymphknotens das typische histologische Bild mit nekrotisierenden Granulomen um ein Zentralgefäß und mit reichlich mononukleären Zellen erbringen.

Auffällig ist im Proteinspektrum des Patienten mit Lymphogranuloma inguinale eine starke Verschiebung des Albumin-Globulin-Verhältnisses. Die γ-Globuline können stark ansteigen, mit besonderer Vermehrung von IgA.

Differentialdiagnose

Differentialdiagnostisch muß an erster Stelle die Syphilis ausgeschlossen werden. Weiter sind die Gonorrhoe, die Lymphknotentuberkulose und andere lymphadenitische Infektionen (z. B. Katzenkratzkrankheit, Toxoplasmose u. a.) klinisch abzugrenzen. Mikrobiologische sowie serologische Untersuchungen sind hierbei hilfreich.

Therapie und Verlauf

Tetracycline sind die Mittel der Wahl bei der akuten Erkrankung. Ausreichend hohe Tagesdosierungen und eine Therapiedauer von 2−3 Wochen sind erforderlich. Alternativsubstanzen sind Erythromycin (4×500 mg täglich) oder Sulfamethoxazol (2×1,0 g täglich).

Die subakuten und insbesondere die chronischen Fälle von Lymphogranuloma inguinale sprechen kaum oder sehr verzögert auf die Therapie an, so daß häufig eine Spontanremission nicht ausgeschlossen werden kann. Wegen der unangenehmen Spätkomplikationen (rektale Strikturen, genitale Elephantiasis) ist eine Chemotherapie jedoch immer empfehlenswert. Bei einschmelzenden Lymphknoten sollte punktiert bzw. drainiert werden, Strikturen sollten operativ beseitigt werden.

Merke: Lymphogranuloma inguinale ist eine infektiöse Geschlechtskrankheit, die durch Chlamydia trachomatis verursacht wird. Klinisch ist der initiale Defekt am äußeren Genitale klein und uncharakteristisch, danach tritt eine kräftige inguinale oder femorale Lymphadenitis mit möglicher Einschmelzung und Fistelbildung auf. Allgemeinsymptome können beobachtet werden. Der kulturelle und mikroskopische Nachweis ist schwierig, serologische Diagnosesicherung möglich. Therapie mit Sulfonamiden oder Tetracyclinen.

Weiterführende Literatur

Abrams, A. J.: Lymphogranuloma venereum. J. Amer. med. Ass. 205 (1968) 199

Centers for Disease Control (DCD): Chlamydia Trachomatis Infections. Policy Guidelines for Prevention and Control. MMWR 34 (1985; Suppl. 3) p. 53

Schachter, J.: Chlamydial infections. New Engl. J. Med. 298 (1978) 428 ff., 490 ff., 540 ff.

Schachter, J.: Chlamydiae (Psittacosis-Lymphogranulome Venereum-Trachoma-Group). In Lenette, E. H., A. Baluts, W. J.
Hausler, H. J. Shadomy: Manual of Clinical Microbiology, 4th
ed. Amer. Soc. f. Microbiol., Washington 1985 (p. 856)
Wang, S. P., J. T. Grayston: Human serology in Chlamydia trachomatis infection with microimmunfluorescence. J. infect.
Dis. 130 (1974) 388–397

Erkrankungen durch Mykoplasmen – Mykoplasmen-Pneumonie

Definition: Mykoplasmen sind die kleinsten Organismen (150–250 nm groß), die auf zellfreien Medien zu kultivieren sind. Sie enthalten sowohl DNA als auch RNA, eine feste Zellwand fehlt ihnen jedoch. Mycoplasma pneumoniae verursacht eine Pneumonie mit Fieber, Pharyngitis, Husten und häufig multilobulären röntgenologischen Infiltrationen.

Häufigkeit und Ätiologie

Infektionen mit Mycoplasma pneumoniae treten gehäuft in unregelmäßigen Abständen auf und können in Epidemien ätiologisch zu 20–30% an respiratorischen Infektionen und zu 10–20% an sogenannten atypischen Pneumonien beteiligt sein. In den Intervallen sinkt die Beteiligung dieses Erregers auf 2–5% ab. Die Infektion erfolgt aerogen. Häufig sind Gruppenerkrankungen in Familien, Schulen, Kasernen. Am häufigsten befallen ist das mittlere Lebensalter. Pathogenetisch ergeben sich vermehrt Befunde, die auf die dominierende Rolle von Immunkomplexen bei der Krankheitsmanifestation hinweisen und weniger auf direkte Infektionabläufe. Diese Mechanismen würden auch die zahlreichen exstrapulmonalen Organmanifestationen erklären.

Klinik

Die Inkubation beträgt im Mittel 1–3 Wochen, ist also etwas länger als bei den Virus-Pneumonien. Die meisten Mykoplasmainfektionen des Respirationstraktes verlaufen inapparent, nur 3–10% der Infizierten entwickeln eine Pneumonie. Charakteristischerweise besteht während des Prodromalstadiums ein quälender Reizhusten mit nur wenig, manchmal hämorrhagisch tingiertem Auswurf. Allgemeinsymptome sind vorwiegend Kopf- und Muskelschmerzen, Temperaturanstieg sowie bei Kindern häufig eine Myringitis. Oft fällt eine Bradykardie auf, gelegentlich auch ein mäßiger Meningismus. Auffällig ist die Diskrepanz zwischen dem spärlichen physikalischen Lungenbefund und den oft deutlichen Röntgenveränderungen in Form von ein- oder doppelseitigen, häufig parahilär gelegenen Infiltraten. Pleuraexsudate sind eher selten und deuten auf andere ätiologische Möglichkeiten hin.

Diagnostisches Vorgehen

Diagnostisch beweisend ist der Nachweis von Mykoplasmen in Sputum, Pleuraexsudat, Liquor, was jedoch relativ aufwendig ist und mindestens 4–8 Tage dauert. Am besten bewährt hat sich die Bestimmung von komplementbindenden Antikörpern der IgM-Klasse im Serum, die wegen der relativ langen Inkubationszeit häufig schon zu Beginn der Erkrankung erhöht sind. Das Maximum der Serumtiter wird allerdings erst in der 3. Krankheitswoche erreicht; erst Serumtiter von 1:320 und darüber sind diagnostisch verwertbar. Kälteagglutinine sind ebenfalls häufig positiv; hinzuweisen ist auch auf die transitorische Tuberkulinanergie, die manchmal mehrere Monate dauert. Die Leukozytenzahl ist meist in den Anfangsphasen normal, später entwickelt sich eine mäßige Linksverschiebung.

Therapie

Tetracycline sind die Antibiotika der Wahl in üblicher Dosierung über 7–14 Tage, mindestens 3 Tage über die Entfieberung hinaus. Bei Kindern soll Erythromycin alternativ verabreicht werden.

Komplikationen

Zahlreiche unterschiedliche Komplikationen wurden den Mykoplasmen zugeschrieben: Erythema nodosum, Stevens-Johnson-Syndrom, Reiter-Syndrom, Perikarditis, Myokarditis, Arthritis, Meningoenzephalitis, Polyradikulitis und hämolytische Anämien.

Merke: Mykoplasmen-Pneumonien werden durch die kleinsten kultivierbaren Organismen, die Mykoplasmen, verursacht. Die klinischen Symptome entsprechen denen einer atypischen Pneumonie mit Fieber, Pharyngitis, Husten und häufig diffusen bzw. multilobulären röntgenologischen Infiltrationen. Kulturelle Anzüchtung ist schwierig und langwierig, serologische Diagnosesicherung ist möglich. In der Behandlung sind Tetracycline die Mittel der Wahl, bei Kindern Erythromycin.

Weiterführende Literatur

Denny, F. W., W. A. Clyde, W. P. Glezen: Mycoplasma pneumoniae disease: Clinical spectrum, pathophysiology, and control. J. infect. Dis. 123 (1971) 74
Gump, D. W., H. B. Hawley: Severe Mycoplasma pneumoniae. Respiration 33 (1976) 475
Lode, H.: Therapie von unspezifischen Infektionen des Atemtraktes. Aesopus. Basel 1983
Nastro, J. A., M. R. Littner, D. P. Tashkin, S. M. Cassan: Diffuse, pulmonary, interstitial infiltrate and mycoplasmal pneumoniae. Amer. Rev. resp. Dis. 110 (1974) 659
Tuazon, C. U., H. W. Murray: Atypical pneumonias. In Pennington J. E.: Respiratory Infections. Diagnosis and Management, 2nd ed. Raven Press, New York 1988 (p. 341)
Wegmann, T.: Das klinische Spektrum der Mykoplasmen-Pneumonien. Prax. Pneumol. 33 (1979) 825

Tuberkulose

W. Matthiessen, H. Lode und
K. L. Radenbach †

Definition: Bei der Tuberkulose handelt es sich um eine klassische, meldepflichtige Infektionskrankheit durch bestimmte Mykobakterien (Robert Koch, 1882): In Mitteleuropa entstehen 99% der Tuberkuloseerkrankungen durch *Mycobacterium tuberculosis;* Tuberkuloseerkrankungen durch *Mycobacterium bovis* (generell natürlich resistent gegen Pyrazinamid) sind nach Ausrottung der Rindertuberkulose sehr selten geworden; *Mycobacterium africanum* kommt nur bei Westafrikanern vor. Lungen, intrathorakale Lymphknoten, Bronchien und Pleura werden am häufigsten befallen. Seltener ist die Tuberkulose des Urogenitalsystems, der peripheren Lymphknoten, der Knochen und der Gelenke; aber auch andere Organe und Gewebe können erkranken. Die Tuberkulinhautreaktion fällt fast immer positiv aus. Histologisch sind Epitheloidzellgranulome typisch, beweisen allein aber nicht das Vorliegen einer Tuberkulose. *Gesichert* werden kann eine Tuberkulose nur durch den kulturellen Nachweis von Tuberkulosebakterien. Die Erkrankung an Tuberkulose kann hochakut, akut, subakut, chronisch oder auch symptomfrei beginnen. Unbehandelt verläuft die Tuberkulose meist schubweise.

Häufigkeit und Epidemiologie

Weltweit ist die Tuberkulose eine der häufigsten und die am häufigsten zum Tode führende Infektionskrankheit. Die jährliche Zahl der Erkrankungen an Tuberkulose wurde 1982 auf 7,7 Millionen, die Zahl der jährlichen Sterbefälle auf 3,3 Millionen geschätzt. In vielen Entwicklungsländern kann die Krankheit nur in einem kleinen Teil der Fälle erkannt werden, und häufig stehen bei deren Erkennung nicht die Mittel für eine erfolgreiche medikamentöse Behandlung zur Verfügung. Wegen der Explosion der Bevölkerungszahl in vielen Ländern ist die Tuberkulose weltweit wahrscheinlich noch im Zunehmen begriffen.

Demgegenüber sind Inzidenz und Sterblichkeit an Tuberkulose in Mitteleuropa kontinuierlich zurückgegangen, wobei dieser Rückgang in Deutschland jeweils für nur wenige Jahre am Ende beider Weltkriege unterbrochen wurde. Die geringere Inzidenz und Sterblichkeit an Tuberkulose beruht in erster Linie auf Verbesserungen der sozioökonomischen Bedingungen, der Wohnverhältnisse und der Hygiene, aber auch der Diagnose, Isolierung, Behandlung und Überwachung der Tuberkulosekranken; in den letzten 30 Jahren trug außerdem die Chemotherapie in besonderem Maße dazu bei.

Die Bundesrepublik Deutschland gehörte mit 13 400 Neuerkrankungen an Tuberkulose im Jahr 1988 (das entspricht 22 Neuerkrankungen auf je 100 000 Einwohner) zu den Ländern mit niedriger Tuberkuloseinzidenz. Eine fast dreimal so hohe Erkrankungshäufigkeit besteht bei aus dem Ausland kommenden Asylbewerbern, Gastarbeitern und deren Angehörigen (62 Neuerkrankungen/Jahr/100 000 Ausländer), wobei Unterschiede in der Inzidenz von der Tuberkulosedurchseuchung in den Heimatländern der Ausländer abhängen. Über 40% der Tuberkulosekranken waren ansteckungsfähig. Während die Neuerkrankungsrate an Tuberkulose im Kindesalter niedrig ist, steigt sie vom 20. bis 40. Lebensjahr steil an, zeigt einen weiteren mäßigen Anstieg bis etwa zum 60. Lebensjahr und weist schließlich die höchste Inzidenz bei den über 70jährigen auf. In den Altersgruppen ab 40 Jahre erkranken Männer etwa doppelt so häufig als Frauen an Tuberkulose.

Liegt bei bestimmten sozialen Gruppen gleichzeitig eine hohe Durchseuchung mit dem HI-Virus und mit Tuberkulosebakterien vor, ist mit einer zunehmenden Zahl von Tuberkuloseerkrankungen zu rechnen, die sich auch auf die gesamte Tuberkuloseepidemiologie einer größeren Region auswirken können. Dies trifft für bestimmte Gebiete in den USA, wie z. B. New York, Florida oder San Francisco, aber auch für große Regionen Afrikas oder Südostasiens zu, wo iv-Drogenabhängigkeit, hohe Promiskuität und schlechte soziale Verhältnisse die Grundlage für das gleichzeitige Vorkommen beider Erkrankungen bilden. Ein gleichartiger Anstieg der Gesamtzahl an Tuberkuloseerkrankungen ist in Mitteleuropa bisher nicht zu beobachten, eine ähnliche Entwicklung in der Zukunft aber denkbar. Die Zahl der Sterbefälle liegt in Deutschland derzeit jährlich bei etwa 1100 entsprechend 1,9 je 100 000 Einwohner. Der Tod durch Tuberkulose beruht heute in erster Linie auf einer zu Lebzeiten unerkannten Tuberkulose bei schwerer resistenzmindernder, andersartiger Grundkrankheit oder auf sehr ausgedehnter Tuberkulose in den ersten Behandlungswochen, bevor die Chemotherapie zur anatomischen Rückbildung geführt hat.

Außer Inzidenz und Sterblichkeit stellt die *Rate der tuberkulinpositiven Gesunden,* d. h. der Primärinfizierten in der Bevölkerung (nicht abgrenzbar von den noch tuberkulinpositiven BCG-Geimpften), einen weiteren Parameter für die Tuberkuloseepidemiologie dar: Auch deren Häufigkeit geht nach repräsentativen Stichproben kontinuierlich zurück. Nur noch schätzungsweise 30% der Gesamtbevölkerung sind Tuberkulinreagenten. Das letzte wichtige epidemiologische Kriterium, nämlich das Risiko, mit Tuberkulosebakterien primärinfiziert zu werden (*Infektionsrisiko*), geht in Deutschland jährlich um etwa 10% zurück. Die jährliche Infektionsrate anhand von Tuberkulin-Reihenuntersuchungen betrug bei der Bevölkerung von Bayern 1975 rund 0,06%; es dürfte 1980 auf ca. 0,04% zurückgegangen sein. Von 2500 bisher Tuberkulinnegativen wird nur einer pro Jahr positiv. Dieses aktuelle Infektionsrisiko ist also sehr gering.

Übertragung

Unter den vielen Übertragungsmöglichkeiten von Mensch zu Mensch sind aerogene **Aerosolinfektio-**

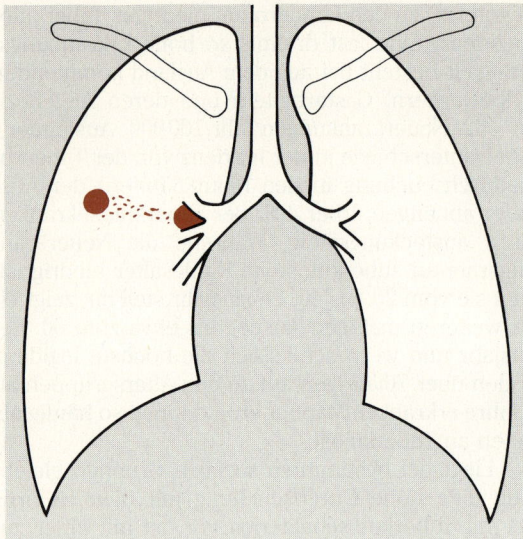

Abb. 11.**42** Voll ausgebildeter, rechtsseitiger tuberkulöser Primärkomplex mit lobulärem Primärherd in der Spitze des Unterlappens, Lymphangitis und bronchopulmonaler Lymphadenitis

nen bis dahin Nichtinfizierter durch Anhusten von färberisch Offen-Tuberkulösen *vor deren Behandlung* von weit überragender praktischer Bedeutung. Hier finden sich im Hustenaerosol massenhaft Tröpfchenkerne, die Tuberkulosebakterien enthalten. Deren Inhalation kann bei den Exponierten zur **Primärinfektion** führen. Ein Kranker mit Lungentuberkulose und mit färberischem Vorhandensein von Tuberkulosebakterien im Auswurf infiziert so unter unseren soziökonomischen Verhältnissen im Mittel drei Tuberkulinnegative seiner nächsten Umgebung. **Superinfektionen** bei bereits infizierten Gesunden können nur ausnahmsweise bei massiver und langer Exposition mit Anhusten aus nächster Nähe angenommen werden. Superinfektionen von Kranken durch Kranke sind nicht belegt. Die Hauptinfektionsquellen verlieren aber schnell und spätestens nach 4 Wochen ihre Infektiosität, wenn sie kombiniert medikamentös behandelt werden; das gilt auch für den Fall, daß sie färberisch noch Mykobakterien (ganz überwiegend abgestorbene Erreger) ausscheiden und kulturell noch positiv sind.

Kranke mit Lungentuberkulose, bei denen zu Behandlungsbeginn nur kulturell Tuberkulosebakterien im Auswurf nachweisbar sind, stellen demgegenüber keine Infektionsquellen von Bedeutung dar, da sich Primärinfektionen in ihrer Umgebung nur selten haben nachweisen lassen. Noch weniger infektiös sind Tuberkulosepatienten, bei denen sich nur im Harn oder im Fisteleiter Bakterien kulturell auffinden lassen. Können in den Ausscheidungen kulturell keine Tuberkuloseerreger nachgewiesen werden, ist eine Infektiosität praktisch auszuschließen. Das gilt auch für den Fall, daß im Punktions- oder Biopsiematerial Bakterien aufgefunden werden.

Mancherlei Ängste, infektiös zu sein oder infiziert zu werden, sind also unbegründet.

Andere potentielle Übertragungsmöglichkeiten sind von untergeordneter Bedeutung. Aufwirbeln von eingetrockneten bakterienhaltigen Ausscheidungen als Staub (Fußbodenpflege, Bettenmachen) kann grundsätzlich zu Ansteckungen führen. Solche aerogenen **Staubinfektionen** gehören aber wie **Laborinfektionen** zu den Ausnahmen. Das gleiche gilt heute für **Nahrungsmittelinfektionen** z. B. durch Milch, mit den Eintrittspforten Mundschleimhaut, Tonsillen oder Ileozäkalregion des Darms. Übertragungen dieser Art stellen heute Kuriositäten dar.

Pathogenese

Eine genetisch fixierte Disposition zum Angehen einer Infektion ist wahrscheinlich. Für eine Tuberkuloseanfälligkeit ist sie nicht erwiesen; wohl aber gibt es eine erbliche Disposition für bestimmte Ausbreitungswege der Tuberkulose im infizierten Organismus. Das Angehen einer Übertragung von Tuberkulosebakterien ist also von einer objektiv nicht faßbaren, individuell unterschiedlichen Resistenz des Organismus und von der Zahl der eingedrungenen Keime abhängig. An der Eintrittspforte bildet sich oft ein entzündlicher **Primärherd** aus; die Erreger wandern von hier aus über die Lymphbahnen zum regionären Lymphknoten (*lymphogene Streuung*). Lungenprimärherd, Lymphangitis und Lymphadenitis eines bronchopulmonalen Lymphknotens stellen den **tuberkulösen Primärkomplex** dar (Abb. 11.**42**). Der anfangs histologisch unspezifische, später mit tuberkulösem Granulationsgewebe einhergehende Lungenprimärherd entzieht sich meist der röntgenologischen Darstellbarkeit, kann aber auch als lobuläres Infiltrat (Abb. 11.**42**) erfaßbar sein. Da dieser Primärkomplex meist ohne klinische Symptomatik einhergeht, wird die ablaufende Primärinfektion nur ausnahmsweise bei zufälliger Röntgenuntersuchung entdeckt. Treten Krankheitserscheinungen mit Allgemeinsymptomen auf, so kann es sich um eine lymphogene oder hämatogene **Frühgeneralisation** handeln noch bevor eine relative Immunität eingetreten ist. Finden sich röntgenologisch größere Beherdungen als in Abb. 11.**42**, so handelt es sich nicht mehr um einen unkomplizierten Primärkomplex, sondern um eine **progrediente Primärtuberkulose** mit Krankheitswert. Frühgeneralisation und progrediente Primärtuberkulose sind Krankheitsbilder, die bei massiver Immunsuppression vorkommen (AIDS), und dann für die, vom üblichen Erscheinungsbild der Tuberkulose abweichenden Manifestationen verantwortlich sind.

Bei unbeeinträchtigter immunologischer Abwehrlage heilt der Primärkomplex in 96−98% der Fälle spontan aus. Lungen- und Lymphknotenherd resorbieren sich oder vernarben. Herde mit Verkäsung verkalken und sind dann später oft als verkalkter Primärkomplex röntgenologisch erkennbar. Da in den Narben und Kalkherden Jahrzehnte lang Tuberkulosebakterien persistieren, können diese Herde bei Resistenzminderung Ausgangspunkt für eine Reaktivierung der Tuberkulose sein.

a 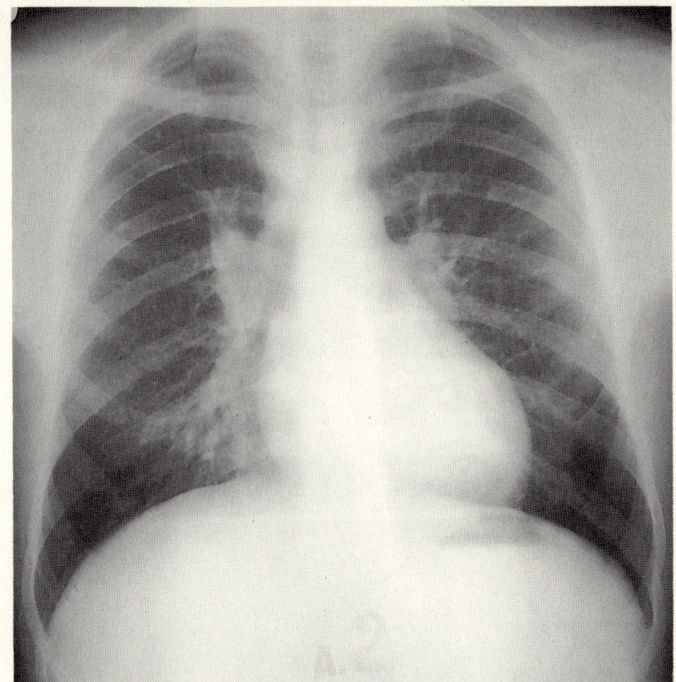 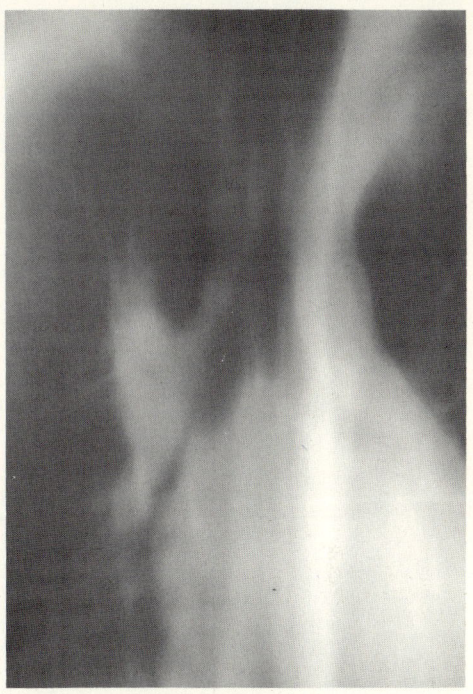 b

Abb. 11.**43 a** und **b**   Primär lymphogene Ausbreitung einer Erstinfektion im jugendlichen Erwachsenenalter mit frischem Primärherd im rechten Oberlappen, Hiluslymphknoten- und Mediastinallymphknotentuberkulose. Die Diagnose konnte bronchoskopisch-histologisch (epitheloidzellige Granulomatose mit Verkäsung) aus einem am Oberlappenabgang rechts in das Bronchiallumen vorgewölbten, vor der Perforation stehenden Lymphknoten gesichert werden

Voraussetzung zur Erkrankung sind Infektion *und* eine weit darüber hinausgehende Vermehrung und Ausbreitung der Tuberkulosebakterien im Organismus. Die Keimvermehrung kann auf massiver primärer Infektion oder sekundär auf schlechter allgemeiner Resistenzlage zu jedem Zeitpunkt nach der Infektion beruhen. Charakteristische Ausbreitungswege sind:

1. Die genannte **lymphogene Streuung.**
2. Die **hämatogene Aussaat** über den Angulus venosus nach vorheriger lymphogener Ausbreitung im Mediastinum oder nach direktem Einbruch in das Gefäßsystem. Die hämatogene Streuung kann als Miliartuberkulose ein schweres Krankheitsbild verursachen, kann aber auch klinisch völlig unbemerkt ablaufen. Die mit zeitlicher Latenz auftretende postprimäre Lungenoberlappentuberkulose oder eine extrapulmonale Organtuberkulose sind Folge einer solchen hämatogenen Streuung.
3. Die **örtliche Ausbreitung per continuitatem** ist bei jeder Tuberkuloselokalisation möglich.
4. Die **kanalikuläre Aussaat** spielt in Form der bronchogenen Streuung mit Aspirationsherden bei Einbruch von tuberkulösen Käseherden in das Bronchialsystem (Kavernisierung von Lungenherden oder Lymphknoteneinbruch) eine Rolle. Bei bestehender Nierentuberkulose ist eine Aussaat über den Harn verantwortlich für die Entstehung von Harnleiter- und Blasentuberkulose sowie die Beteiligung vor allem der männlichen Genitalien (Prostata, Nebenhoden, Hoden).

Der Zeitraum zwischen Infektion und Erkrankung bleibt beim einzelnen Patienten meist unbekannt. Klinisch hat sich die Unterscheidung zwischen progredienter Primärtuberkulose und postprimärer Tuberkulose bewährt. Eine Erkrankung im Kindesalter ist meist eine Primärtuberkulose und läuft dann als Hiluslymphknotentuberkulose ab. Mediastinale Lymphknotentuberkulosen bei Erwachsenen können ebenfalls meist als Primärtuberkulosen mit später Erstinfektion aufgefaßt werden (Abb. 11.**43 a** und **b**). Demgegenüber spricht man von postprimärer Tuberkulose, wenn die Krankheit mehr als zwei Jahre nach der Infektion auftritt oder wenn sie sich bei hämatogener Streuung erst nach einer Latenzzeit von mehr als einem Jahr manifestiert.

Immunreaktion vom verzögerten Typ

Für das Verständnis der Entstehung der Granulombildung, der Tuberkulinreaktion, der BCG-Impfung und der Phänomene bei immunkompromittierten Patienten ist die Kenntnis der immunologischen Vorgänge bei der Abwehr von Tuberkulosebakterien von besonderer Bedeutung. Die Vorgänge sind schematisch in Abb. 11.**44** dargestellt.

Nach Inhalation von Tuberkulosebakterien gelangen nur Tröpfchen einer Größe von 1–5 µm in die Alveolen. Hier werden die Bakterien von den Alveo-

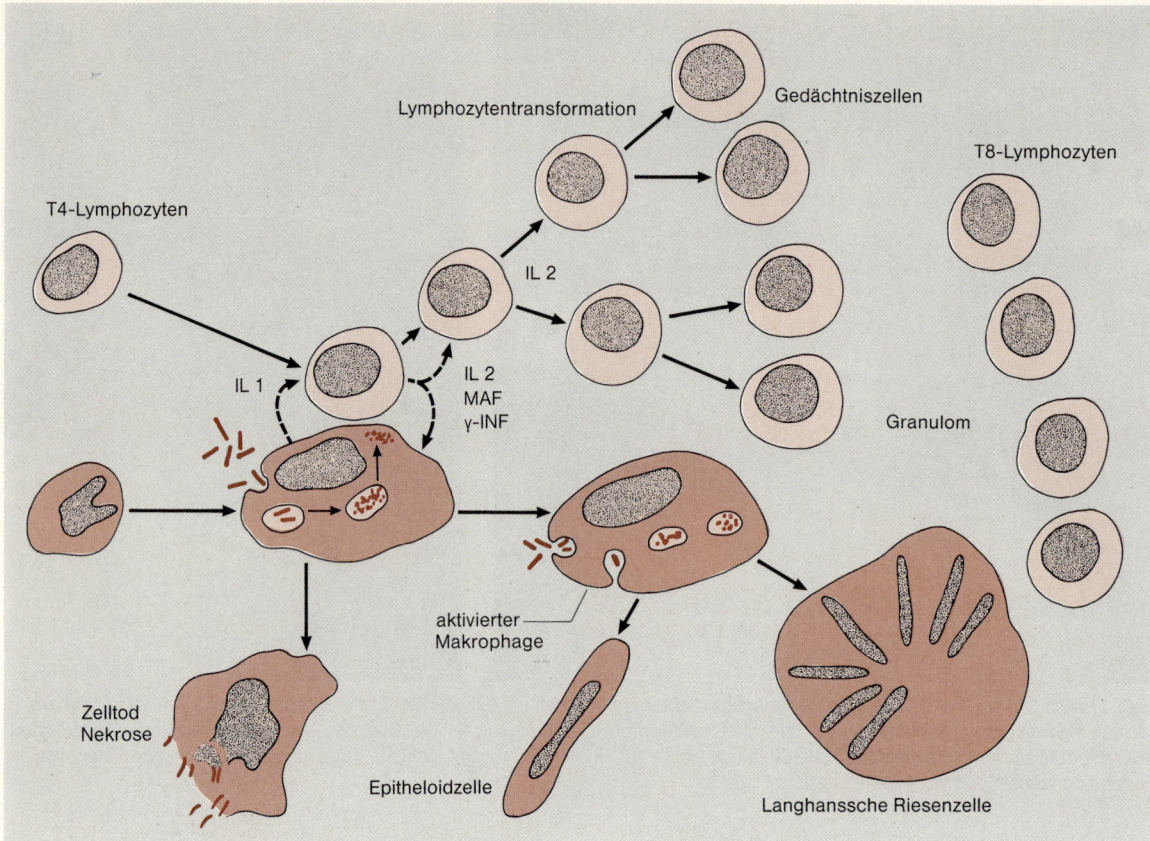

Abb. 11.44 Schematische Darstellung der zellulären Immunreaktion vom verzögerten Typ bei Infektionen mit Mykobakterien. Phagozytose der Mykobakterien durch die Alveolarmakrophagen, Antigenpräsentation, Lymphozytentransformation und Makrophagenaktivierung sind die wichtigsten Schritte der Auseinandersetzung mit den Mykobakterien. Epitheloidzellen, Langhanssche Riesenzellen, Makrophagen und Lymphozyten bilden unter Einschluß zentraler Nekrosen das typische tuberkulöse Granulom. Weitere Erklärungen im Text

larmakrophagen durch Phagozytose aufgenommen und in den Lysosomen in saurem Milieu abgetötet. Diese unspezifische Fähigkeit der Bakterienabtötung ist jedoch begrenzt. Sie kann überschritten werden; die Bakterien können sich dann intrazellulär vermehren und schließlich den Makrophagen abtöten.

Bei normaler Reaktionsfähigkeit des Immunsystems wird jedoch vom Makrophagen die typische zelluläre Immunreaktion induziert. Hierbei spielen die T-Lymphozyten die Hauptrolle. Der Makrophage zerlegt die Antigene der Tuberkulosebakterien, die vornehmlich aus der Zellwand stammen, bis zu Peptiden und präsentiert diese den T-Helferzellen. Die T_4-Lymphozyten reagieren auf die Antigenpräsentation jedoch nur, wenn gleichzeitig auf der Zelloberfläche der Makrophagen die Genprodukte der Klasse II des Haupt-Histokompatibilitäts-Komplexes (MHC) angeboten werden. Dieser Vorgang wird als genetische Restriktion bezeichnet.

Durch Sekretion von Interleukin 1 aus dem Makrophagen wird der T_4-Lymphozyt stimuliert, er produziert seinerseits Interleukin 2, das die Lymphozytentransformation induziert. Außerdem wird durch Produktion von γ-Interferon die Expression der MHC-Proteine der Klasse II angeregt und damit die Aktivität der antigenpräsentierenden Zellen gesteigert. Neue Blutmonozyten werden rekrutiert und in Makrophagen umgewandelt. Der makrophagenaktivierende Faktor (MAF) versetzt die Makrophagen in erhöhte Aktivität. Der Migration-inhibierende Faktor (MIF), der von aktivierten T-Lymphozyten gebildet wird, verhindert die Migration der Makrophagen vom Entzündungsort weg, erhöht deren Fähigkeit, Bakterien abzutöten, und induziert die Fusion von Makrophagen zu Riesenzellen. Epitheloidzellen und Langhanssche Riesenzellen stellen damit Funktionsformen der aktivierten Makrophagen dar.

Über die Lymphozytentransformation entwickeln sich spezifisch sensibilisierte Lymphozyten. Mit ihnen ist die zelluläre Immunität im Tierexperiment übertragbar und sie sind für das immunologische Gedächtnis verantwortlich. Makrophagen, Epitheloidzellen, Langhanssche Riesenzellen und Lymphozyten bilden das tuberkulosetypische Granulom.

Mit dem Auftreten von tuberkulösem Granulationsgewebe bildet sich eine zelluläre **relative Im-**

Abb. 11.**45** Abhängigkeit positiver Tuberkulintests (Tubergen-Test, 10 TE) vom Lebensalter und vom Impfstatus. n=2419 Testungen bei gesunden deutschen Probanden bezogen auf je 5 Geburtsjahrgänge, Testzeitraum 1982–1984

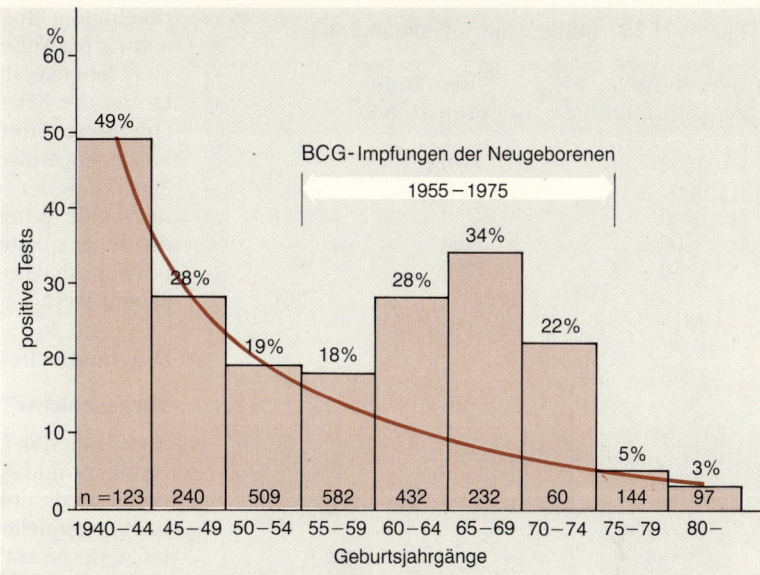

munität aus, die gegenüber Superinfektionen sehr weitgehend ist. Sie verhindert aber nicht, daß in Mitteleuropa rund 8% der Angesteckten entweder im direkten Anschluß an die Infektion (2–4%) an einer progredienten Primärtuberkulose oder im Laufe ihres späteren Lebens (6–4%) an einer postprimären Tuberkulose erkranken.

Parallel zur Entwicklung der relativen Immunität und zur Ausbildung sensibilisierter Lymphozyten entsteht eine **Allergie gegenüber Tuberkulin.** Sie entwickelt sich in 6–12 Wochen nach Angehen der Infektion. Der Übergang einer Normergie mit negativer Tuberkulinreaktion in eine Allergie (Hyperergie) mit positiver Reaktion wird als **Tuberkulinkonversion** bezeichnet. Jahrzehntelang bleibt der Infizierte **Tuberkulinreagent.**

Analog zur spontanen Infektion wird eine relative Immunität mit der aktiven **Tuberkuloseschutzimpfung** angestrebt. Als Impfstoff werden lebende Keime von Bacillus Calmette-Guérin (BCG), einem in seiner Pathogenität stark abgeschwächten Mycobacterium-bovis-Stamm, verwendet. Streng intrakutan werden 0,1 ml (100 000 bis 300 000 Keime je Dosis) der BCG-Vakzine injiziert. An der Vakzinationsstelle entsteht ein entzündlicher Impfherd ähnlich wie ein Primärherd bei Spontaninfektion, jedoch bleibt die zugehörige Lymphadenitis in der Regel unter der Schwelle der Erfaßbarkeit. Die zu überprüfende Tuberkulinkonversion tritt hierbei nach 6–12 Wochen und parallel dazu der weitgehende Impfschutz gegenüber Superinfektion mit Tuberkulosebakterien ein; er bleibt oft für mehr als 20 Jahre erhalten (Abb. 11.**45**). 75% der zu erwartenden Erkrankungen an Tuberkulose werden mit dieser Prophylaxe in Industrieländern (nicht in Entwicklungsländern) verhütet.

Die **Tuberkulinreaktion** stellt den Prototyp der Allergie vom Spättyp (Typ IV) dar. Die Tuberkuline (Tuberkuloproteine) werden aus Kulturfiltraten von Mycobacterium tuberculosis gewonnen. Wegen möglicher, unspezifisch positiver Reaktionen gilt Alt-Tu-

berkulin (AT) heute als obsolet; es wird statt dessen nur noch gereinigtes Tuberkulin (GT) oder Purified protein derivative (PPD) verwandt. Salben- und Pflasterproben sind durch die besseren Intrakutantests überholt worden. Die Dosierung nach Konzentrationen ist durch deren Definition nach internationalen Tuberkulineinheiten (TE) abgelöst worden (Tab. 11.**25**).

Technik: Die im Handel befindlichen Stempeltests (Tubergen-Test, Behringwerke, 10 TE GT; Tuberkulin Tine Test PPD, Lederle, 5 TE PPD; Tuberkulintest PPD, Mérieux, 5 TE PPD) führen ähnlich starke Reaktionen herbei. Der Stempel wird wenige Sekunden lang fest in die angespannte Haut an der Beugeseite eines Unterarms eingedrückt. Die Ablesung erfolgt zwischen dem 3. und 7. Tag. Der Test gilt als positiv, wenn sich wenigstens an einer von den vier Einstichstellen eine Papel ausgebildet hat. Die Stempeltests eigenen sich als Suchtests wegen ihrer einfachen Handhabung besonders für die Praxis. Für den **Mendel-Mantoux-Test** enthalten jeweils 0,1 ml Tuberkulinlösung die der deklarierten Stärke entsprechende Zahl von TE; diese Menge wird mit Tuberkulinspritze und 18er Kanüle (0,45 mm Durchmesser) an der Beugeseite eines Unterarms intrakutan injiziert. Die Reaktion wird nach 72 Stunden abgelesen. Als positiv gilt jede eindeutig tastbare Infiltration (nicht die Rötung!). Zweckmäßigerweise wird die Testung gleichzeitig mit zwei Stärken begonnen, und zwar mit 0,1 TE und 1 TE. Bei negativem Ausfall wird die Testung mit 10 und dann mit 100 TE fortgesetzt. Diese Mendel-Mantoux-Testung kommt in erster Linie für die Klinik zur **Reizschwellenbestimmung** in Betracht. Ist nur ein Stempeltest vorausgegangen und negativ ausgefallen, so sollte mit 100 TE weitergetestet werden, da Stempeltests aus technischen Gründen falsch negativ ausfallen können und außerdem die Tuberkulinreagenten, die erst bei 100 TE positiv sind, sonst nicht erfaßt werden.

Tabelle 11.25 Intrakutane Tuberkulinprobe	
Tuberkulin-konzentration	**Tuberkulin-einheiten** (TE)
1:100 000	0,1
1: 10 000	1
1: 1 000	10
1: 100	100
1: 10	1000

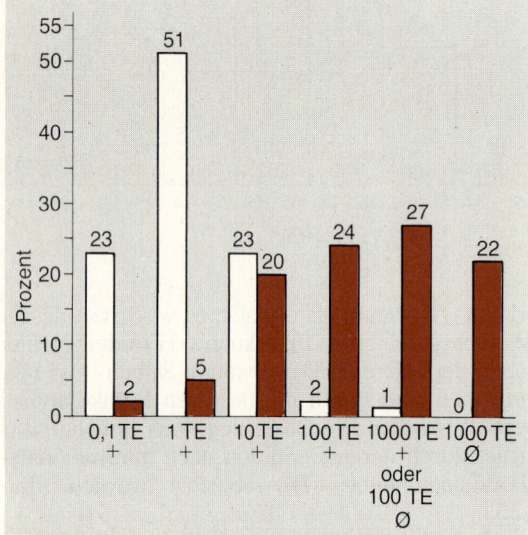

Abb. 11.46 Gegenüberstellung der Tuberkulinreizschwelle bei 213 Patienten mit unvorbehandelter, offener Lungentuberkulose (weiße Säulen) und bei 213 Kranken mit unvorbehandelter, histologisch bestätigter Sarkoidose (braune Säulen). Untersuchungen aus den Jahren 1967–1973

Beurteilung der Reizschwelle: Eine hohe Tuberkulinempfindlichkeit (=niedrige Reizschwelle) mit positiver Reaktion bereits bei 0,1 oder 1 TE oder mit stark positiver Reaktion beim Stempeltest spricht für eine aktuelle Auseinandersetzung des Organismus mit Tuberkulosebakterien, so bei frischer Tuberkulinkonversion, wiederholter Superinfektion oder Erkrankung an Tuberkulose (Abb. 11.46). Positiver Ausfall erst bei 10 oder 100 TE findet sich meist nach BCG-Schutzimpfung und bei lang zurückliegender Primärinfektion (s. Abb. 11.45). Abgeschwächt bis aufgehoben kann die Reaktion auch bei allen Zuständen mit gestörter zellulärer Immunreaktion (ACTH-, Kortikosteroidtherapie, Infektionen mit lymphotropen Viren, AIDS s. Abb. 11, maligne Lymphome u. a.) ausfallen.

Insgesamt beeinflussen die aktuelle Durchseuchung der Bevölkerung mit Tuberkulose und die BCG-Impfung den Ausfall der Tuberkulinreaktion (s. Abb. 11.45). Bei florider Sarkoidose wird die Mehrzahl der Kranken erst bei 100 TE positiv oder ist Tuberkulin-negativ (s. Abb. 11.45), da diese Krankheit

regelmäßig eine erworbene Tuberkulinreagibilität abschwächt. Außerdem kann bei Kranken mit schwerster, lebensbedrohlicher Tuberkulose in etwa einem Drittel der Fälle eine negative Reaktion vorkommen (**negative Anergie**). In der Regel kann aber davon ausgegangen werden, daß bei negativer Reaktion mit 100 TE weder eine Primärinfektion abgelaufen ist noch eine Tuberkuloseerkrankung vorliegt. Damit ist die Tuberkulintestung in verschiedener Hinsicht von hohem diagnostischem und differentialdiagnostischem Wert.

Diagnostisches Vorgehen

Vorgeschichte

Hinsichtlich der vorangegangenen Infektion kann die Familien- und Arbeitsanamnese Hinweise geben. Generell wird mit Umgebungsuntersuchungen nach der Infektionsquelle gesucht. (Umgekehrt werden damit Infizierte erfaßt.) Bei eruierbarer Infektionsquelle ist es wichtig, die Sensibilitätsverhältnisse ihrer Erreger zu erfahren; diese stimmen mit denjenigen beim Erkrankten meist überein.

Allgemeinsymptome

Kranke mit Minimaltuberkulose sind meist symptomfrei. Bei mäßig oder weit fortgeschrittener Tuberkulose finden sich neben relativ organspezifischen Erscheinungen oft unspezifische Allgemeinsymptome. Bei akutem Krankheitsbeginn sind meist Fieber, mäßig schweres Krankheitsgefühl, Schwäche, Bettlägerigkeit und plötzlicher Gewichtsverlust vorhanden; hierzu gehören die Laborbefunde wie Leukozytose mit Linksverschiebung, Infektanämie, stark beschleunigte BSG, Vermehrung der α_2-Globuline. Manifestiert sich die Tuberkulose in einer chronischen Phase, finden sich oft subfebrile Temperaturen, Abgeschlagenheit, Leistungsschwäche, Erschöpfbarkeit, Krankheitsgefühl, Magenbeschwerden, schlechter Appetit, Gewichtsabnahme und/oder Nachtschweiße gegen Morgen, begleitet von relativer Lymphozytose, beschleunigter BSG und Vermehrung der γ-Globuline. Pathognomonische Tuberkulosesymptome gibt es jedoch nicht.

Körperliche Untersuchung

Sie muß umfassend vorgenommen werden und darf sich auch bei intrathorakaler Tuberkulose nicht auf eine Lungenuntersuchung beschränken.

Röntgenuntersuchung

Die radiologische Diagnostik wird auf den jeweiligen Organbefall ausgerichtet. Stets erforderlich ist eine Thoraxübersichtsaufnahme. Bei intrathorakaler Tuberkulose gehören Aufnahmen in zwei Ebenen zum Standard; häufig werden ergänzende Schichtaufnahmen zur Erfassung von Lymphknotenvergrößerungen und Einschmelzungshöhlen (Kavernen) erforderlich.

Tuberkulinhauttestung

Sie ist aus differentialdiagnostischen Gründen unumgänglich, möglichst in Form einer Reizschwellenbestimmung. Bei dringendem Verdacht auf Tuberkulose sollte die Testung mit 0,1 und 1 TE beginnen, weil bei einem Testbeginn mit 5 oder 10 TE sehr starke, zur oberflächlichen Nekrose führende Reaktionen auftreten können.

Bakteriologische Untersuchung

Je nach Organbefall sind **färberische** und stets auch **kulturelle Untersuchungen** der zugehörigen Ausscheidungen erforderlich; ein zusätzlicher Tierversuch ist nur noch bei unwiederbringlichen Untersuchungsmaterialien mit voraussichtlich spärlichem Bakteriengehalt (Liquor, Gelenkpunktate oder ähnliches) angezeigt. Bei intrathorakaler Tuberkulose mit Auswurf ist das Tagessammelsputum am ergiebigsten, wenn nicht genügend eitriges Sputum als Einzelportion zur Verfügung steht. Bei färberisch wiederholt negativem Ausfall werden das Trachealspülwasser, das Sputum nach Provokationsinhalation von hypertonischer NaCl-Lösung, das bei der Bronchoskopie gezielt abgesaugte Bronchialspülwasser und das Tagessammelsputum nach der Bronchoskopie untersucht. Der alleinige Nachweis säurefester Stäbchenbakterien im Magensaft erlaubt noch keine sichere Diagnose einer Tuberkulose, da sich dann in der Kultur häufiger apathogene, nichttuberkulöse Mykobakterien (z. B. Mycobacterium gordonae) als Verursacher herausstellen. Bei positivem Ausfall der Kultur sind *Typenbestimmung* und *Sensibilitätstestungen* notwendig, um nach den Ergebnissen der Resistenzbestimmung gegebenenfalls die Behandlung korrigieren zu können. Diese Forderung ergibt sich aus der Häufigkeit einer primären Bakterienresistenz gegenüber antituberkulösen Mitteln (Abb. 11.**47**). Zur bakteriologischen Diagnostik der tuberkulösen Pleuritis wird eine größere Menge von Pleuraexsudat benötigt, bei der Nierentuberkulose der gesamte Morgenurin, bei der Genitaltuberkulose der Frau das abgesaugte Menstrualblut, bei der Prostatatuberkulose das Sekret nach Prostatamassage oder das Ejakulat, bei der Gelenktuberkulose der Gelenkerguß, von tuberkulösen Fisteln der Fisteleiter. Die Bakteriensuche muß vor Therapiebeginn vorgenommen werden, da später der kulturelle Nachweis erschwert sein kann oder unmöglich wird. Eine ungezielte Vorbehandlung mit Gyrasehemmern bei noch ungeklärter Diagnose kann die bakteriologische Diagnose behindern.

Histologische und zytologische Untersuchung

Bioptisch, durch Probeexzision oder auch operativ gewonnenes Material wird je zur Hälfte ohne Formalin der bakteriologischen Untersuchung und in Formalin der pathologisch-anatomischen Untersuchung zugeleitet. Der morphologisch erhebbare Befund einer epitheloidzelligen Granulomatose oder einer Mykobakteriose hat – wie der färberische Nachweis von Mykobakterien – den Vorteil, daß er in kürzester Zeit vorliegt. Er bedarf zur Diagnosestellung einer Tuberkulose aber der Ergänzung durch andere Befunde (s. Definition). Demgegenüber nimmt die für sich allein beweiskräftige Kultur 4–8 Wochen in Anspruch.

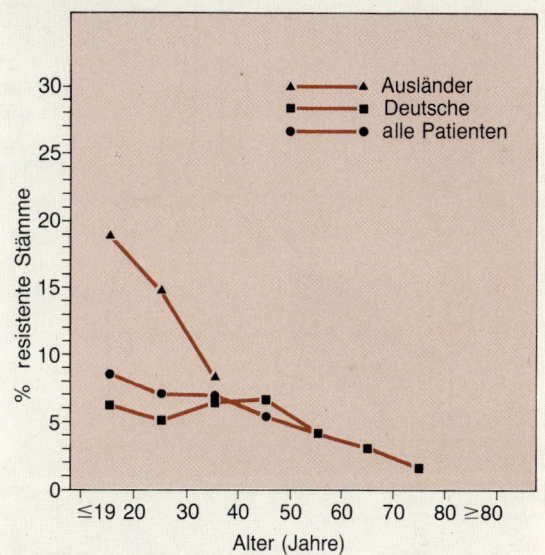

Abb. 11.**47** Primäre Resistenz von Tuberkulosebakterien bei Testung gegenüber Rifampicin, Isoniazid, Streptomycin, Ethambutol und PAS anhand einer Untersuchung von 1037 Stämmen im Beobachtungszeitraum 1972–1975 (Wissenschaftliche Arbeitsgemeinschaft für die Therapie von Lungenkrankheiten): Abhängigkeit der Resistenzraten vom Alter und von der Herkunft der Patienten

Klinisches Bild der intrathorakalen progredienten Primärtuberkulose

Intrathorakale Lymphknotentuberkulose

Im **Kindesalter** handelt es sich hierbei meist um eine Primärtuberkulose. Bronchopulmonale und tracheobronchiale Lymphknoten sind dabei oft asymmetrisch befallen (*Hiluslymphknotentuberkulose*). Seltener kommen dabei Atelektasen durch Kompression der noch weichen Bronchien vor.

Eine mediastinale Lymphknotentuberkulose im **Erwachsenenalter** tritt wie die Halslymphknotentuberkulose häufiger bei Zuwanderern aus dem indischen Subkontinent oder aus Südostasien auf. Als Folge der zellulären Immuninsuffizienz bei HIV-Infizierten entwickelt sich öfter eine progrediente Primärtuberkulose mit tuberkulöser Pneumonie in den mittleren und unteren Lungenabschnitten und einer mediastinalen Lymphknotenbeteiligung. Bei entsprechender Konstellation ist die Untersuchung auf HIV daher zwingend notwendig.

Die Abtrennung gegenüber einer Sarkoidose im röntgenologischen Lungenstadium I ist manchmal schwierig. Für eine Sarkoidose sprechen Erythema nodosum, negative oder geringe Tuberkulinreagibilität, ein bilateraler Lymphknotenbefall, der häufigere bronchoskopische Nachweis nichtverkäsender Epitheloidzellgranulome in der Bronchialschleimhaut sowie ein erhöhtes ACE. Die Differentialdiagnose gegenüber den meist einseitig betonten malignen Lymphomen mit thorakaler Ausbreitung gelingt nur durch eine sichere Morphologie, die eventuell durch Mediastinoskopie zu gewinnen ist.

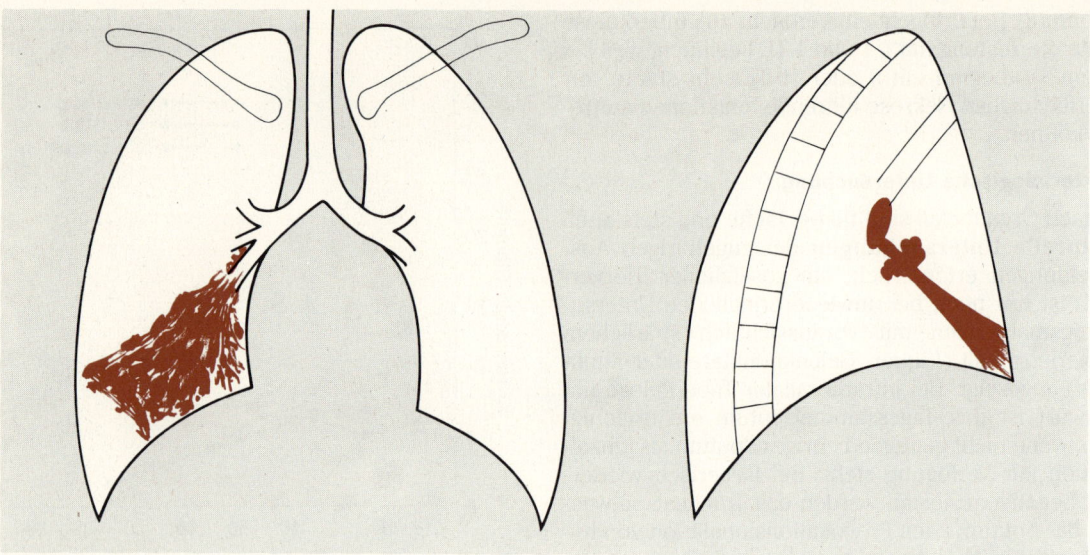

Abb. 11.**48**   Stenosierende Bronchustuberkulose des Mittellappenbronchus auf der Basis einer Hiluslymphknotentuberkulose mit Dystelektase und Pneumonie des Mittellappens

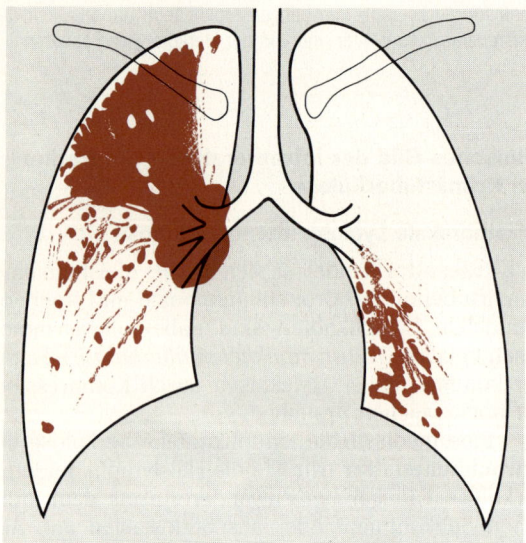

Abb. 11.**49**   Rechtsseitige, tumorige Hiluslymphknotentuberkulose mit Lymphknoteneinbruch in den Oberlappenbronchus, weit fortgeschrittener pneumonisch-kleinkavernöser Oberlappentuberkulose sowie kleinknotigen und sublobulären Streuherden in beiden Mittel-Unterfeldern

Stenosierende Bronchustuberkulose

Übergreifen einer Lymphknotentuberkulose auf die gesamte Wand großer Bronchien führt zur primären (oder auch postprimären), stenosierenden Tuberkulose großer Bronchien. Zerstörung der Bronchialwand, intrabronchiale Granulationen und entzündliche Schleimhautschwellung verursachen Segment- oder Lappenatelektasen (Abb. 11.**48**). Bronchogene Aussaat führt zu poststenotischen Streuherden und Streuherden in anderen Lungenanteilen. Da Mittellap-

pen- und Lingualbronchien in ihrer ganzen Zirkumferenz von Lymphknoten umgeben sind, ist diese Lokalisation häufig.

Lungentuberkulose durch Lymphknoteneinbruch in das Bronchialsystem

Verkäsende und einschmelzende Lymphknoten, die in das Lumen großer Bronchien einbrechen, können zu pneumonischer, bronchopneumonischer (infiltrativer) oder kleinknotiger Lungentuberkulose führen. Bestehen röntgenologisch eine Lymphknotenvergrößerung und ein pneumonischer Prozeß (Abb. 11.**49**), verbunden mit Bakterienausscheidung, liegt meist ein frischer Einbruch mit bronchoskopisch nachweisbarer Lymphknoten-Bronchus-Fistel vor.

Hämatogene Lungentuberkulose

Das extrem unterschiedliche klinische Bild der hämatogenen Tuberkulose hängt ab

1. von der Beziehung zwischen Zeitpunkt der Bakterienaussaat und Eintritt der relativen Immunität sowie
2. von der gestreuten Bakterienmenge.

Massenaussaat führt zur allgemeinen **Miliartuberkulose.** Die röntgenmorphologisch etwa hirsekorngroßen, disseminierten Herde in den Lungen, bevorzugt in den oberen und mittleren Partien, die gleichzeitig auch in vielen anderen Organen vorliegen, sind für die Miliartuberkulose typisch (Abb. 11.**50a** und **b**). Schwerstes Krankheitsgefühl, Fieber, Dyspnoe, typischer Röntgenbefund, gelegentlicher Nachweis von Tuberkeln am Augenhintergrund und/oder meningitische Symptomatik führen zur Diagnose. Gelegentlich sind die Patienten bei einer Miliartuberkulose aber anfänglich völlig beschwerdefrei. Eine **Hirnhauttuberkulose** kann im Zusammenhang damit, aber auch relativ isoliert in Erscheinung treten. Bei sehr

Abb. 11.**50 a** und **b** Ausgeprägte Miliartuberkulose mit Beteiligung der Lungen, der Nieren und der Leber. Färberischer und kultureller Tb-Nachweis im Magenspülwasser, kultureller Tb-Nachweis im Urin

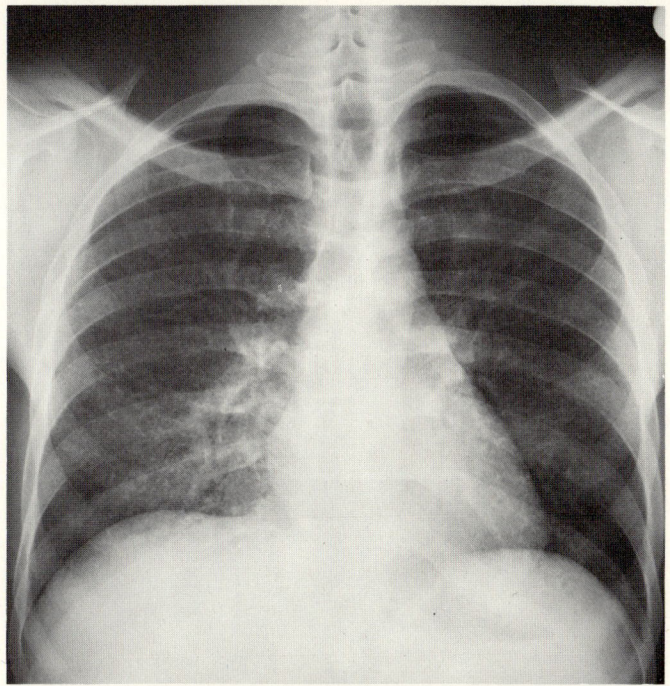

a

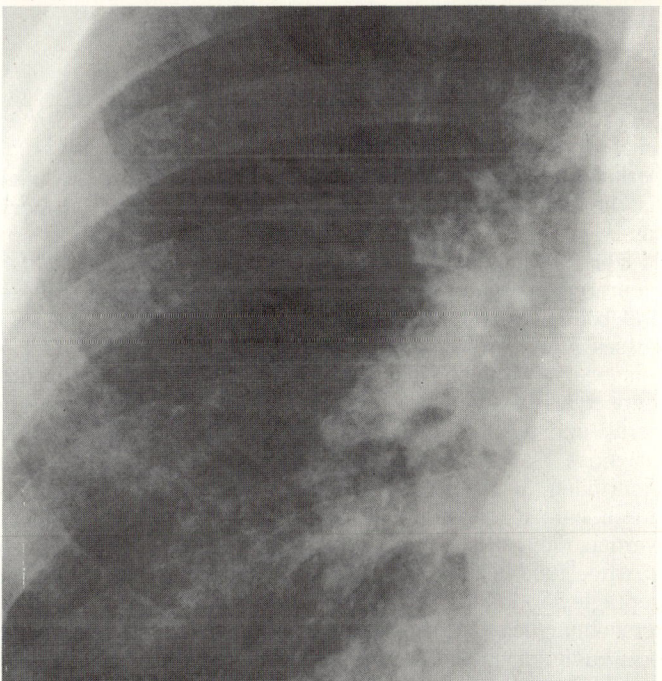

b

schlechter zellulärer Abwehr als Komplikation andersartiger schwerer Grundkrankheiten kann eine areaktive **Sepsis acutissima tuberculosa** auftreten. Sie verursacht ebenfalls eine erhebliche Allgemeinsymptomatik, aber nur ganz diskrete Organsymptome und geht – zusätzlich diagnoseerschwerend – oft mit negativer Anergie einher. Abzutrennen ist das klinische Bild der **Typhobazillose Landouzy** bei latenter, häufig abdominaler Lymphknotentuberkulose ohne oder mit gleichzeitiger hämatogener

Aussaat. Während die Miliar- und/oder Hirnhauttuberkulose meist eine Primärtuberkulose ist, treten Sepsis acutissima und Typhobazillose überwiegend postprimär auf. Hämatogene Streuung geringerer Bakterienmengen führt nach Latenzzeiten und Schüben postprimär zur disseminierten Streuungstuberkulose der Lungen, zur beiderseitigen Oberlappenspitzentuberkulose oder zur extrapulmonalen Organtuberkulose.

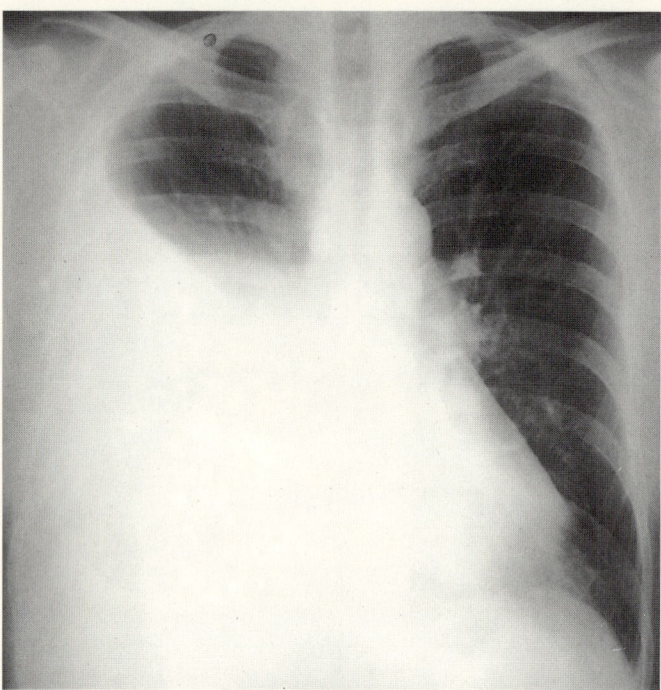

Abb. 11.**51** Rechtsseitige, frische Pleuritis exsudativa tuberculosa, histologisch und kulturell durch Thorakoskopie aus derben Pleurasegeln gesichert

Pleuritis exsudativa tuberculosa

Sie tritt überwiegend im Jugendlichen- und frühen Erwachsenenalter auf und gehört meist zur Primärtuberkulose. Sie beginnt als fibrinöse, trockene Pleuritis, die mehr oder weniger schnell in eine exsudative mit kleinem bis großem Exsudat übergeht (Abb. 11.**51**). Atmungssynchrone Brustschmerzen und Pleurareiben, später die klassischen physikalischen und röntgenologischen Zeichen eines Rippenfellergusses führen in Verbindung mit Allgemeinerscheinungen zur Verdachtsdiagnose. Gleichzeitige tuberkulosetypische Lymphknoten- oder Lungenminimalherde und positive Tuberkulinreaktion machen die Diagnose wahrscheinlich. Bei der Häufigkeit von Pleuritiden anderer Ätiologie sollte die Diagnose durch eine diagnostische Thorakoskopie gesichert werden; dabei lassen sich regelmäßig massenhaft sagoartige Tuberkel auf beiden Pleurablättern und ausgeprägte Segelbildungen erkennen. Die vorherige Untersuchung des Pleuraexsudates ist zwar regelmäßig notwendig, diagnostisch aber häufig unergiebig. Bei ungeklärter Ätiologie sollte ohne Zögern die Thorakoskopie eingesetzt werden. Gezielte Probeexzisionen aus der Pleura parietalis zeigen das Substrat von verkästen Epitheloidzellgranulomen; oft lassen sich aus den Bioptaten der Pleurasegel kulturell Tuberkulosebakterien nachweisen. Demgegenüber ist deren Menge im Pleuraexsudat immer gering. Pathogenetische Möglichkeiten sind subpleuraler hilärer Lymphknoten, subpleuraler pulmonaler Primärherd und schließlich hämatogene Lungenstreuherde. In der Regel hämatogen entsteht die *Polyserositis tuberculosa* mit beiderseitiger Pleuritis und Perikarditis, die ätiologisch in erster Linie vom Lupus erythematodes abzutrennen ist. Die tuberkulöse Polyserositis ist wie das *tuberkulöse Pleuraempyem* und eine konsekutive *Brustwandtuberkulose* extrem selten geworden.

Klinisches Bild der postprimären Lungentuberkulose

Oberlappenspitzentuberkulose

Die kleinsten, röntgenologisch erfaßbaren tuberkulösen Lungenherde sind kleinknotig (azinös-nodös) oder sublobulär. Finden sie sich typischerweise multizentrisch in beiden Oberlappenspitzen, so ist an eine hämatogene Streuherdbildung zu denken. Minimalherde dieser Art können spontan ausheilen und dann kleinknotig-streifig werden, aber sich auch im Laufe der Zeit schubweise vergrößern, so daß dann eine meist **beiderseitige knotige und infiltrative Oberlappenspitzentuberkulose** (Abb. 11.**52**) zu Allgemein- und Organsymptomen führt. Treten Herde dieser Art in größerer Ausdehnung in den Oberlappen und den Unterlappenspitzen auf, wird von **hämatogener Streuungstuberkulose** gesprochen.

Lobuläre Lungentuberkulose

Unizentrische Formen der postprimären Lungentuberkulose lassen ihre Pathogenese häufig nicht erkennen. Ausgangsbeherdungen können hämatogen oder lymphadenobronchogen entstanden sein. Ein charakteristischer Initialherd ist das **lobuläre Infiltrat;** es kann jedem Stadium der tuberkulösen Pneumonie eines Lungenlobulus entsprechen. Ein solitärer Herd oder auch multiple Herde dieser Art sind röntgenmorphologisch scharf begrenzt, homogen und nicht ganz rund, vielmehr polygonal oder birnenförmig. Von einem kleinen peripheren Bronchialkarzinom lassen sie sich röntgenoptisch nicht sicher

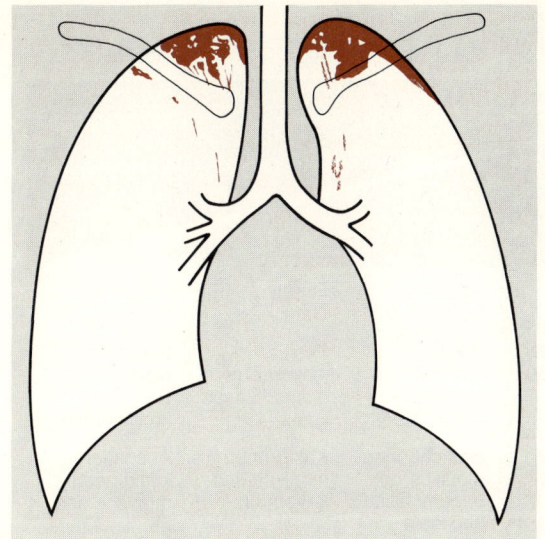

Abb. 11.**52**   Beiderseitige, knotig-infiltrative Oberlappenspitzentuberkulose unter Pleurakuppenschwielen

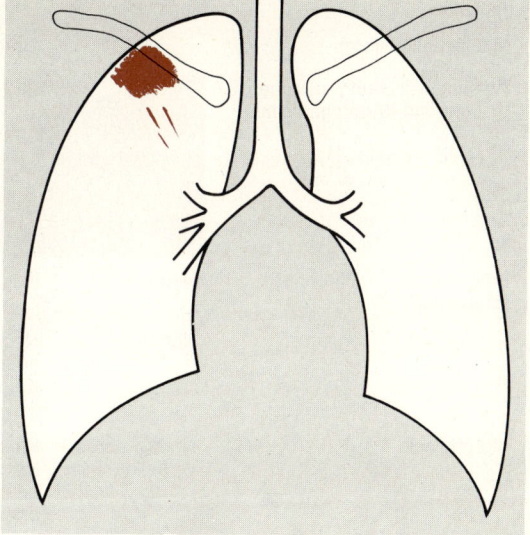

Abb. 11.**53**   Rechtsseitiges, infraklavikuläres tuberkulöses Infiltrat im rechten Lungenoberlappen

unterscheiden. Als Minimaltuberkulose verursachen
einzelne lobuläre Herde meist keine Symptomatik.

Infiltrative Lungentuberkulose

Ein weiterer typischer unizentrischer Herd ist das **in-
fraklavikuläre Infiltrat** (Abb. 11.**53**), ein inhomogener, unscharf begrenzter bronchopneumonischer
Herd. Bei dessen Pathogenese ist auch noch an die
Entstehungsmöglichkeit aus einer hämatogenen, isolierten, peripheren Bronchialtuberkulose zu denken.
Da das Infiltrat zu Husten und Auswurf, häufig auch
zur Hämoptyse führt, gilt es als eine der Frühmanifestationen der Tuberkulose (Frühinfiltrat). Bei der Hämoptyse handelt es sich um eine perifokale Diapede-
seblutung; zentral pflegt dieser Herd schnell zu verkäsen, einzuschmelzen und zu kavernisieren. Eine
Bakterienausscheidung im Auswurf ist dann immer
vorhanden, da dickwandige Kavernen in ihrer Wand
sehr bakterienreich sind. Stets am Prozeß beteiligt
sind periphere Bronchien, was gelegentlich als Schie-
nenstrangzeichnung zum Hilus hin röntgenologisch
zur Darstellung kommt. Wird das verkäste Infiltrat
ohne Einschmelzung im Rahmen eines Rückbildungs-
vorganges mit Granulationsgewebe abgegrenzt, tritt
es als tumorähnlicher **tuberkulöser Rundherd** in
Erscheinung. Erhält dieser Rundherd eine Bindege-
webskapsel, wird er als **Tuberkulom** bezeichnet. Unbehandelt können tuberkulöse Rundherde eine „Zeit-
bombe" mit Vergrößerung, Einschmelzung, Kavernisierung und Streuherdbildung darstellen.

Banale, mäßig bis weit fortgeschrittene Lungen-
tuberkulose

Die Ausbreitung aller genannten primären und postprimären Formen bis zur **doppelseitigen, bron-
chopneumonisch-konfluierenden und pneumonischen Tuberkulose** (Abb. 11.**54**) kann allmählich,

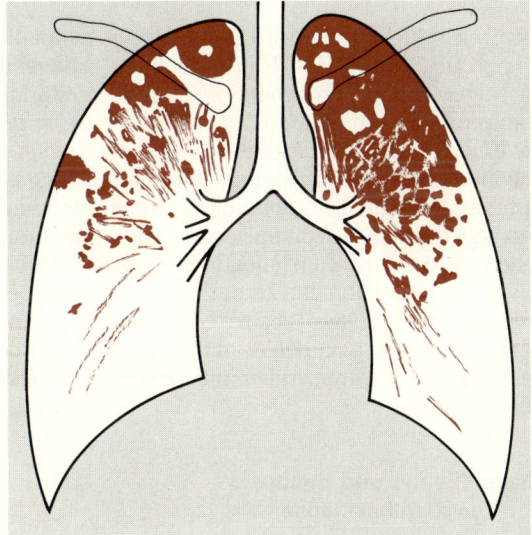

Abb. 11.**54**   Beiderseitige, vorwiegend linksseitige, weit fortgeschrittene, käsig-pneumonische, konfluierend-bronchopneumoni-
sche und knotige Lungentuberkulose in beiden Oberlappen und
Unterlappenspitzen mit multipler Kleinkavernisierung

schubweise, aber auch mit schneller Progredienz vor
sich gehen. Prozesse dieser Art bevorzugen die Oberlappen und die Unterlappenspitzen, kommen aber
auch in allen anderen Lungenanteilen vor. Gelatinös-
pneumonische Herde gehen in Verkäsung, Einschmelzung und Kavernisierung über. **Multipel
kleinkavernisierte** und **großkavernisierte Prozesse** führen zu schwerer Allgemein- und Organsymptomatik; starker Husten, große Mengen eitrigen
Auswurfs und Dyspnoe sind die Leitsymptome. Phy-

Aktivität		Inaktiv	Aktiv			
Manifestationsform			Chronisch	Subakut	Akut	Hochakut
Wechselbeziehung zwischen Erreger und Wirtsorganismus		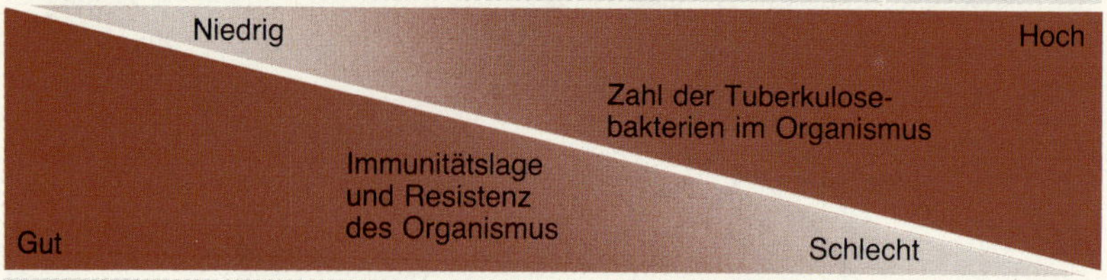 Niedrig → Hoch (Zahl der Tuberkulosebakterien im Organismus); Gut → Schlecht (Immunitätslage und Resistenz des Organismus)				
Bakterienausscheidung	Färberisch	Negativ	Negativ	Positiv, Gaffky 1–3	Positiv, Gaffky 2–8	Positiv, Gaffky 4–10
	Kulturell	Negativ	Negativ oder positiv, 0–50 Kolonien	Positiv, 50–100 Kolonien	Positiv, lockerer bis dichter Rasen	Positiv, dichter Rasen bis konfluierend
Morphologie		Narbig-fibrös, verkalkt	Kleinknotig, lobulär oder bronchopneumonisch	Bronchopneumonisch oder pneumonisch und kleinkavernös	Käsig-pneumonisch und kavernös	Ausgedehnt käsig-pneumonisch und großkavernös
Röntgenologische Ausdehnung			Minimal	Mäßig fortgeschritten	Weit fortgeschritten	

Abb. 11.55 Synopsis der Lungentuberkulose

sikalisch bestehen mäßige Dämpfung mit tympanitischem Beiklang, leises Bronchialatmen, klingende Rasselgeräusche, Bronchophonie und verstärkter Stimmfremitus. Im Sputum finden sich − wie in den Kavernen − massenhaft Tuberkulosebakterien. Unbehandelt schreitet die Krankheit mit Beteiligung peripherer Bronchien, kleinknotiger Streuherdbildung, frischen bronchopneumonischen und pneumonischen Herden fort. Zunehmende Einschmelzung und Kavernisierung kann zur Zerstörung ganzer Lappen, ja eines Lungenflügels (destroyed lung) führen. Sputogene Absiedlung an den Stimmbändern und in der Ileozäkalregion waren früher oft tödliche Komplikationen.

Klassifikation und Synopsis der Lungentuberkulose

Zur klinischen und seuchenhygienischen Beurteilung des Einzelfalles hat sich die Angabe bewährt, ob die Tuberkulose *geschlossen,* nur *kulturell offen* oder *färberisch und kulturell offen* ist. *Erkrankungen mit Erstbehandlung* sind von *Wiedererkrankungen* (Exazerbationen, Rezidiven, Reaktivierungen) mit Wiederholungsbehandlung und schlechterer Prognose zu unterscheiden. Von *chronischer Lungentuberkulose* wird gesprochen, wenn eine Bakterienausscheidung länger als 24 Monate vorhanden ist. Beim Ausdehnungsgrad kann man zwischen *Minimaltuberkulose, mäßig fortgeschrittener* und *weit fortgeschrittener Tuberkulose* unterscheiden. *Aktivität* der Krankheit besteht, wenn Bakterien ausgeschieden werden und/oder röntgenologisch Progression oder Regression besteht; praktisch geht Aktivität mit Behandlungsbedürftigkeit parallel. *Inaktivität* des jeweiligen Prozesses ist anzunehmen, wenn nach Aktivität und Be-

handlung eine stabile Sputumkonversion von positiv nach negativ eingetreten und/oder keine Röntgenfilmbewegung im Sinne einer weiteren Rückbildung mehr vorhanden ist. Besteht keine Bakterienausscheidung, ist die *Aktivitätsdiagnose* aufgrund einer einzigen Röntgenuntersuchung oft schwer zu stellen. Unerläßlich ist dann die Heranziehung früherer Röntgenbilder.

Die Beziehungen zwischen Aktivität, Manifestationsform, Immunologie, Bakterienmenge, morphologischem Aspekt und Ausdehung der Lungentuberkulose sind in Abb. 11.55 schematisch dargestellt.

Differentialdiagnose

Bei jeder Krankheit der Atmungsorgane ist an eine Tuberkulose zu denken. Länger als 3 Wochen andauernder Husten macht eine Thoraxübersichtsaufnahme notwendig. Wünschenswert ist stets die Tuberkulinprobe, auch z. B. bei gesicherter obstruktiver Lungenkrankheit, die vielleicht langfristig mit Kortikosteroiden behandelt werden muß. Bei jeder röntgenologisch unverdächtigen Lungenbeherdung, die mit Auswurf einhergeht, sollte wenigstens einmal das Sputum färberisch und kulturell auf Tuberkulosebakterien untersucht werden. Mit Tuberkulintest, Röntgen- und Auswurfuntersuchung werden nur wenige Fälle von aktiver Tuberkulose übersehen. Lungenbeherdungen, die für Bronchialkarzinom, Pneumonie, Bronchopneumonie, Brochiektasenkrankheit, Lungeninfarkt, Sarkoidose, Silikose usw. charakteristisch erscheinen, können tuberkulöser Natur sein. Auch an Kombinationen von nichttuberkulösen Lungenkrankheiten mit Tuberkulose sollte gedacht werden. Umgekehrt darf bei gesicherter Tuberkulose nicht übersehen werden, daß vielleicht gleichzeitig eine chronisch-obstruktive Bronchitis vorhanden ist, deren

Prognose unerkannt und unbehandelt schlechter als die der Tuberkulose sein kann. Die häufigste „Tuberkulosemaske" sind Magenbeschwerden; bei der röntgenologischen Magenuntersuchung ist deshalb eine gleichzeitige Thoraxuntersuchung empfehlenswert.

Klinisches Bild der extrapulmonalen (extrathorakalen) Tuberkulose

Hämatogene postprimäre extrapulmonale Organtuberkulose

Aussaaten geringeren Ausmaßes in den großen Kreislauf verursachen extrapulmonale Beherdungen, die spontan ausheilen können (so fast generell in der Leber); sie können sich aber auch schubweise allmählich lokal ausbreiten. Die Latenzzeiten von der Streuung bis zur klinischen Manifestation mit Allgemein- und Organsymptomatik dauern dann Monate, Jahre oder Jahrzehnte. Die längsten Latenzzeiten bestehen bei der Nierentuberkulose (bis zu 25 Jahren) und der Nebennierentuberkulose (bis zu 30 Jahren). Die häufigsten hämatogenen Organsystemtuberkulosen sind der Tab. 11.**26** zu entnehmen.

Tuberkulose nach extrapulmonaler Primärinfektion

Extrapulmonale Primärinfektionen an Tuberkulose sind selten geworden. Über eine Infektion in der Mundhöhle können Tonsillen- oder Halslymphknoten-Tuberkulosen entstehen. Die enterale Infektion führt zu einer Iliozökaltuberkulose und zu einer Beteiligung der Mesenteriallymphknoten; sie kann eine tuberkulöse Peritonitis zur Folge haben. Durch hämatogene Aussaat können auch bei extrapulmonalen Primärinfektionen Miliartuberkulose und alle anderen postprimären Verlaufsformen entstehen.

Tuberkulose und AIDS

Die Infektion von Makrophagen und T-Lymphozyten durch das HI-Virus führt durch fortschreitende Verminderung der Zahl der Lymphozyten und durch insuffiziente Makrophagenaktivierung zu einer wesentlichen Beeinträchtigung der körpereigenen Möglichkeiten der Abwehr von Mykobakterien (vergl. Abb. 11.**44**). Das Risiko an einer progredienten Primärtuberkulose zu erkranken oder eine Reaktivierung einer abgelaufenen Tuberkulose zu erleiden ist bei HIV-Positiven daher wesentlich erhöht.

Die Tbc-Erkrankung geht dabei der eigentlichen Erkrankung an AIDS bei etwa zwei Dritteln der Patienten voraus, während die Häufigkeit einer Erkrankung an sog. atypischen Mykobakterien, insbesondere Mycobacterium avium mit fortschreitender AIDS-Erkrankung zunimmt (Abb. 11.**56**). Ob der Tuberkulintest positiv ausfällt, hängt vom Zeitpunkt des Auftretens einer Tuberkulose in Beziehung zur AIDS-Erkrankung ab, ebenso wie das Ausmaß der Beeinträchtigung der Granulombildung (Abb. 11.**56**). Im Extremfall finden sich bei Infektion mit den hoch pathogenen Tuberkulosebakterien nur noch miliare Nekroseherde, während morphologisch bei den weniger pathogenen atypischen Mykobakterien eine generalisierte Histiozytose typisch ist.

Tabelle 11.26 Die häufigsten hämatogenen, postprimären, extrapulmonalen Organsystemtuberkulosen

Urogenitaltuberkulose (s. auch S. 468 f.)
Nierentuberkulose: Nieren → Ureteren → Harnblase → Prostata Genitaltuberkulose des Mannes: Nebenhoden → Samenblasen → Prostata Genitaltuberkulose der Frau: Tuben → Endometrium
Skelettuberkulose
Knochentuberkulose Gelenktuberkulose Sehnenscheidentuberkulose Schleimbeuteltuberkulose
Tuberkulose peripherer Lymphknoten Hauttuberkulose
Weichteiltuberkulose, Tuberculosis cutis colliquativa, Tuberculosis cutis luposa
Schleimhauttuberkulose der oberen Luftwege und Kehlkopftuberkulose am Kehlkopfeingang
Tuberkulöse Periproktitis mit Analfistel
Nebennierentuberkulose mit Morbus Addison
Grobknotige Milztuberkulose

Das klinische Bild der Tuberkulose bei AIDS-Erkrankung weicht häufig vom üblichen ab. Eine käsig-pneumonische Infiltration der mittleren oder unteren Lungenabschnitte bei Fehlen von Kavernen und ausgedehnter mediastinaler Lymphknotenbeteiligung als Ausdruck einer progredienten Primärtuberkulose, aber auch Bilder einer ausgedehnten extrathorakalen lymphogenen Ausbreitung oder einer frühzeitigen miliaren Streuung sind zumindest für spätere AIDS-Stadien charakteristisch. Ein Bakteriennachweis gelingt häufig nur kulturell, dann aber überraschend auch aus Materialien, die keine Granulome enthalten.

Prophylaxe

Primärprävention (Infektionsprophylaxe)

Zur Vermeidung von Infektionen in der engeren Umgebung Offen-Tuberkulöser gehören vorübergehende Isolierung und *Hustendisziplin* der Kranken, *Belichtung und Belüftung des Krankenzimmers* sowie *Desinfektionsmaßnahmen*. Wichtiger ist aber die *optimale Behandlung* dieser Kranken zur schnellen Beseitigung der Ansteckungsfähigkeit.

Impfprophylaxe: Unter Berücksichtigung des geringen allgemeinen Infektionsrisikos sowie von Nutzen und Schaden ist in Deutschland eine ungezielte BCG-Schutzimpfung aller Neugeborenen und/

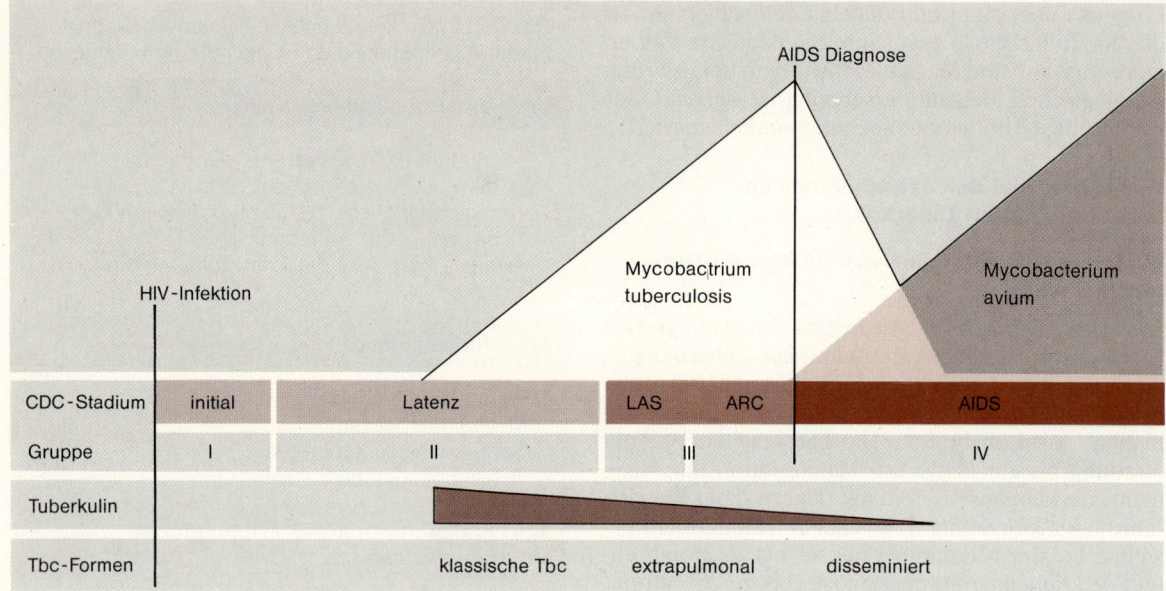

Abb. 11.56 Synopsis mykobakterieller Erkrankungen bei Infektionen mit HIV. Die Infektion mit Tuberkulosebakterien ist gewöhnlich im Gegensatz zur Infektion mit Mycobacterium avium auf die frühen Stadien der HIV-Infektion begrenzt. Beim einzelnen Patienten hängen die klinische Erscheinungsform der Tuberkulose und das Ausmaß der Reagibilität auf Tuberkulin vom Grad der Beeinträchtigung der Lymphozytenfunktion ab. LAS=Lymphadenopathie-Syndrom. ARC=AIDS-related-complex

oder Schulabgänger nicht mehr indiziert. Üblich ist die Impfung noch bei Risikogruppen zum Beispiel bei Neugeborenen im Milieu eines hohen Infektionsrisikos, bei ansteckungsgefährdetem, tuberkulinnegativem Pflege- und Laborpersonal sowie Ärzten und Zahnärzten. Bei HIV-infizierten, aber Tuberkulin-negativen Patienten, die noch nicht an AIDS erkrankt sind, ist eine BCG-Impfung nicht angezeigt, da die zu erwartende Lymphozytenstimulation den Krankheitsverlauf beschleunigen kann.

Chemoprophylaxe: Die Indikation zur individuellen Chemoprophylaxe besteht bei Tuberkulinnegativen, wenn diese vorangehend eine massive Exposition in der engeren Umgebung Offen-Tuberkulöser vor deren Behandlung hatten und sich, wahrscheinlich infiziert, in der präallergischen Phase befinden. Sie erhalten 3 Monate lang Isoniazid. Haben sie sich infiziert, fällt dann die Tuberkulinkontrolltestung positiv aus, und die Isoniazidverabreichung wird für weitere 6 Monate als präventive Chemotherapie fortgeführt.

Sekundärprävention (Erkrankungsprophylaxe)

Präventive Chemotherapie: Tuberkulinreagenten haben – wenn nicht BCG-geimpft – ein erhöhtes Erkrankungsrisiko. Eine Prävention mit Isoniazid (9 Monate lang in der einzelnen Tagesdosis von 5 mg/kg Gewicht bei Erwachsenen) ist in der Lage, 80% der zu erwartenden Erkrankungen zu verhüten. Mögliche Indikationen unter individueller Abwägung von Nutzen und möglichem Schaden sind: frische Infektion mit Tuberkulinkonversion und starker Hautreaktion; Feststellung inaktiver, fibröser oder verkalkter Lungen-

herde (gesunde Befundträger) bei gleichzeitig vorliegender erhöhter Gefahr einer Reaktivierung, z. B. durch medikamentöse Immunsuppression wie langfristige Corticosteroidtherapie oder bei Niereninsuffizienz oder HIV-Infektion. Wenn bei dieser Konstellation keine präventive Chemotherapie durchgeführt wird, sind regelmäßige Thoraxröntgenkontrollen in etwa sechsmonatigen Abständen notwendig.

Therapie

Therapierelevante Unterschiede im Tuberkuloseablauf

Tuberkulosebakterien wachsen langsam, wobei ihre Wachstumsgeschwindigkeit von dem sie umgebenden Milieu wesentlich mitbestimmt wird. Beste Wachstumsbedingungen bestehen bei neutralem pH-Wert und intensiver Sauerstoffzufuhr. Ihr Wachstum wird verlangsamt in saurem Milieu (pH 5–7) und bei O_2-Mangel. Sie können dann in Dauerformen, sog. Persister, übergehen, die nur noch einen Minimalstoffwechsel aufweisen. Bei Änderung des Milieus können Persister jederzeit wieder voll vermehrungsfähige Bakterien werden.

In den verschiedenartigen tuberkulösen Läsionen herrscht auch ein unterschiedliches Milieu. So finden sich im typischen tuberkulösen *Granulationsgewebe* der proliferierenden Herde die Erreger intrazellulär in den Makrophagen, Epitheloidzellen und Riesenzellen. Die *exsudativen Läsionen* mit Verkäsung und Kolliquation sind Folge der hyperergischen Reaktion bei Antigenüberschuß. Mittelgroße Bakte-

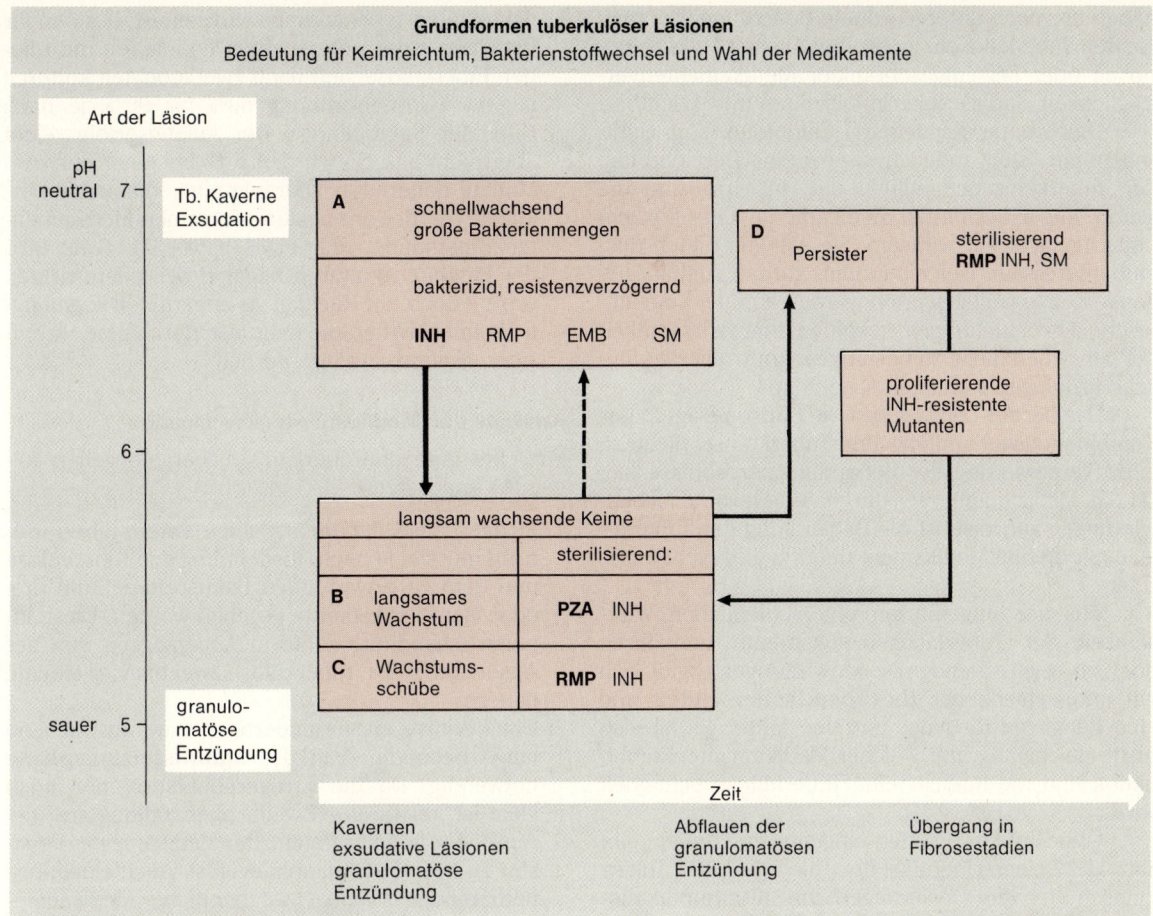

Grundformen tuberkulöser Läsionen
Bedeutung für Keimreichtum, Bakterienstoffwechsel und Wahl der Medikamente

Art der Läsion

pH
neutral 7

Tb. Kaverne
Exsudation

A schnellwachsend
große Bakterienmengen

bakterizid, resistenzverzögernd

INH RMP EMB SM

D Persister | sterilisierend
RMP INH, SM

proliferierende
INH-resistente
Mutanten

6

langsam wachsende Keime

sterilisierend:

B langsames
Wachstum | **PZA** INH

C Wachstums-
schübe | **RMP** INH

sauer 5

granulo-
matöse
Entzündung

Zeit

Kavernen
exsudative Läsionen
granulomatöse
Entzündung

Abflauen der
granulomatösen
Entzündung

Übergang in
Fibrosestadien

Abb. 11.**57** Bezug zwischen pH des Milieus und Grundformen tuberkulöser Läsionen und ihrer Bedeutung für Keimreichtum, Bakterienstoffwechsel und Auswahl der Medikamente. Im Kompartiment A befinden sich die schnellproliferierenden Keime kavernöser und exsudativer Prozesse. In den granulomatösen Herden liegen die Tuberkulosebakterien in saurem Milieu intrazellulär in den Makrophagen oder extrazellulär. Die Bakterien haben nur einen langsamen Stoffwechsel (B), können aber kurze Wachstumsschübe aufweisen (C). Die persistierenden Keime in Teilungsruhe (D) sind für die Tuberkuloserezidive verantwortlich und werden von den antituberkulösen Medikamenten nur erfaßt, wenn sie wieder Stoffwechselaktivität zeigen. Weitere Erklärungen siehe im Text (nach Mitchlson)

rienmengen liegen überwiegend extrazellulär in leicht saurem Milieu. Die *kavernösen Tuberkuloseherde* sind besonders bakterienreich, da die Bakterien in der Kavernenwand mit neutralem pH und hohem Sauerstoffgehalt optimale Lebensbedingungen haben. Die riesigen Bakterienpopulationen enthalten regelmäßig auch resistente Mutanten. *Fibrotische Herde* und *Kalkherde* enthalten stoffwechselinaktive, persistierende Keime in saurem Milieu.

Die Wirkungsmechanismen und Angriffspunkte der Tuberkulosemedikamente sind in experimentellen und klinischen Untersuchungen weitgehend aufgeklärt worden. Schnell wachsende Keime kavernöser und exsudativer Prozesse, Keime mit langsamem Wachstum, aber zeitweiligen Wachstumsschüben in den granulomatösen Herden und persistierende Keime müssen gleichermaßen bekämpft werden. Die drei wichtigsten **Erstrangmittel** Rifampicin (RMP), Isoniazid (INH) und Pyrazinamid (PZA) greifen in Kombination an allen diesen Bakterienpopulationen

gleichzeitig an (Abb. 11.**57**). INH wirkt vor allem bakterizid auf schnell wachsende Keime und führt schon nach wenigen Tagen zu drastischer Keimreduktion. PZA wirkt in saurem Milieu auf intra- und extrazelluläre Bakterien, während RMP wegen seines schnellen Wirkungseintritts am besten auf Keime mit langsamem Wachstum und Wachstumsschüben einwirkt. RMP und PZA wirken daher sterilisierend. Persister werden am schnellsten durch RMP beeinflußt, INH muß wesentlich länger gegeben werden.

Streptomycin (SM) wirkt bedingt bakterizid und resistenzverzögernd, aber auch sterilisierend auf Keime in neutralem Milieu. Ethambutol hat intra- und extrazellulär bedingt-bakterizide Wirkung , trägt aber nicht wesentlich zur Sterilisierung der Läsionen bei. Protionamid (PTH) wirkt bakteriostatisch und hat in der Kombination mit INH und RMP etwa die gleiche Wirksamkeit wie Ethambutol.

Die **Zweitrangmittel** PAS (Para-Aminosalicylsäure), Cycloserin, Capreomycin, Tetracyclin u. a.

haben nur noch untergeordnete Bedeutung. Bei resistenten Tuberkulosen, nichttuberkulösen Mykobakteriosen oder bei eingeschränkter Medikamentenverträglichkeit sind sie aber immer noch unverzichtbar.

Die Gruppe der neuen 4-Chinolone (sog. Gyrasehemmer) stellt möglicherweise eine Bereicherung der Tuberkulosebehandlung dar. In vitro sind die schon länger bekannten Medikamente Ciprofloxacin und Ofloxacin gut wirksam. Sie scheinen auch deshalb interessant, weil ein Einfluß auf intrazellulär liegende Keime nachgewiesen werden konnte. Erste klinische Untersuchungen scheinen ihre Wirksamkeit bei der Tuberkulose zu bestätigen, kontrollierte klinische Prüfungen stehen aber noch aus.

Das bei der Lepra wirksame Dapson trägt in der Kombinationsbehandlung der Tuberkulose nicht zu einer Verbesserung der Behandlungsergebnisse bei. Da das Medikament aber durchaus relevante Nebenwirkungen aufweist, ist die Behandlung der Tuberkulose mit diesem Medikament unnötig und nicht angezeigt.

Aus der aufgeführten unterschiedlichen Wirksamkeit der Tuberkulosemedikamente und ihren noch zu besprechenden Nebenwirkungen ergibt sich ein unterschiedlicher **therapeutischer Index** und eine Rangfolge für jedes einzelne Mittel. Es ist also nicht gleichgültig, mit welcher Medikamentenkombination und wie intensiv eine Tuberkulose behandelt wird.

Ohne auf Einzelheiten eingehen zu können, gibt Tab. 11.**27** einen Überblick über die führenden Tuberkulosemittel, ihre Dosierungen, ihre Kontraindikationen und Nebenwirkungen.

Wertmaßstäbe für die Tuberkulosetherapie

Die Effektivität verschiedener Behandlungsregime bei der Tuberkulosebehandlung hängt von folgenden Kriterien ab:

1. Wenn sich unter einer Tuberkulosetherapie der Befund nicht zurückbildet oder nach anfänglicher Besserung wieder verschlechtert wird dies als *Primärversagen* eingestuft. Aus der hohen Primärversagerrate unter Monotherapie oder Zweifachbehandlung und der Gefahr sekundärer Resistenzen ergibt sich die Notwendigkeit, in der *Intensiv-Anfangsbehandlung* wenigstens drei Medikamente zu verwenden.
Stellt sich trotz anfänglicher Dreifachbehandlung ein Primärversagen ein, lagen anfänglich regelmäßig primärresistente Keime vor. Daraus ergibt sich − weil dann in Wirklichkeit mit einer Monotherapie oder Zweifachtherapie behandelt wurde − häufig eine *therapieinduzierte Sekundärresistenz.*
2. Die Fähigkeit einer Kombinationsbehandlung die Läsionen zu sterilisieren (also von lebensfähigen Bakterien endgültig zu befreien) kann gemessen werden an der *Rate der kulturellen Sputumnegativierung* nach zwei Monaten Therapie (Sputumkonversion) und der Zahl der *Tuberkuloserezidive* nach Therapieende, also der Heilungsrate. Je besser eine Medikamentenkombination in der anfäng-

lichen Intensivbehandlung wirksam ist, desto mehr Patienten einer untersuchten Population mit offener Tuberkulose sind nach zwei Monaten kulturell negativ (Größenordnung 60% bis 90%, je nach Güte der Behandlung). Der Anfangserfolg reicht aber nicht aus. So würden z. B. bei einer nur zwei Monate dauernden Therapie einer offenen Tuberkulose mit der am besten wirksamen Medikamentenkombination RMP+INH+PZA+SM zwar 90% der Patienten kulturell negativ, bei jedem dritten wäre jedoch ein Rückfall zu erwarten. Die anfängliche Intensivtherapie muß also durch eine *Stabilisierungsphase* ergänzt werden.

Auswahl der Medikamentenkombination

Für eine gute antituberkulöse Therapie gelten folgende Grundsätze:

1. In der Phase der anfänglichen **Intensivbehandlung** müssen je nach Ausdehnung der Tuberkulose und dem zu erwartenden Bakterienreichtum drei oder vier Medikamente gegeben werden. Diese Intensivbehandlung sollte in Abhängigkeit von der Ausdehnung der Tuberkulose zwei bis vier Monate dauern.
2. Um Rezidive zu verhindern, ist eine ausreichend lange Behandlung in der **Stabilisierungsphase** notwendig. Da die Erregerpopulation nur noch klein ist, reicht eine Zweifachbehandlung aus, deren Dauer von der Potenz der Medikamente, Persister zu beeinflussen, abhängig ist. Auch eine intermittierende, zweimal wöchentliche Medikamentengabe ist in der Stabilisierungsphase möglich; allerdings müssen die Einzeldosen dann teilweise erhöht werden (Tab. 11.**27**).
3. Da die Tuberkulosebakterien einen langsamen Stoffwechsel haben, ergibt sich die auch klinisch belegte Forderung, daß alle Medikamente in **einer täglichen Einzeldosis gleichzeitig** eingenommen werden müssen. Dies gilt heute auch für Medikamente wie Pyrazinamid und Protionamid, für die manchmal noch zu hohe Tagesdosen und verteilte Medikamenteneinahme angegeben werden. Folgerichtig sollte dieses Prinzip der Einmalgabe auch auf die neuen 4-Chinolone angewandt werden.
4. Bei der **Auswahl der Medikamente** müssen berücksichtigt werden:
− Die **Chemotherapieanamnese:** mögliche sekundäre Resistenzen durch insuffiziente Vorbehandlung.
− Die **mögliche Infektionsquelle:** aquirierte Primärresistenz durch Ansteckung bei sekundär Resistenten.
− Die **Resistenzbestimmung:** Korrektur des Therapieregimes bei Bekanntwerden von Resistenzen.
− **Organfunktionsstörungen:** Krankheiten der Leber, Niere, Augen, Ohren (Vestibularis).
Individuell müssen die Medikamente mit dem besten therapeutischen Index verwandt werden (Tab. 11.**27**). Die möglichen Nebenwirkungen müssen frühzeitig erfaßt und die Therapie geändert wer-

Tabelle 11.**27** Dosierungsrichtlinien und Nebenwirkungen der Behandlung

Medikament	Dosierung für Erwachsene (13, 20)			Dosierung für Kinder (17)	Kontraindikationen	Unerwünschte Nebenwirkungen	
	Tägliche Behandlung (6 × wöchentlich)		Intermittierende Behandlung	Tägliche Behandlung (6 × wöchentlich)		Häufigste Nebenwirkungen	Wichtige Wechselwirkungen mit anderen Medikamenten
	Dosierung nach Körpergewicht	Dosisbereich	Dosis bei 2 Gaben/Woche (Stabilisierungsphase)				
Rifampicin (RMP)	10 mg/kg	0,45−0,6 g	10 mg/kg	bis 6 J.: 15 mg/kg ab 6 J.: 10 mg/kg	Schwere, vorbestehende Leberkrankheit	Cholestatische Hepatitis	Kontrazeptiva evtl. wirkungslos, Kortikosteroidabbau beschleunigt
Isoniazid (INH)	5 mg/kg	0,20−0,4 g	15 mg/kg	Säuglinge: 200 mg/m² Körperoberfläche	Schwere, vorbestehende Leberkrankheit	Hepatitis, Polyneuropathie	Krampfauslösung bei antiepileptischer Therapie (Hydantoine, Barbiturate)
Pyrazinamid (PZA)	30−35 mg/kg	1,50−2,5 g	60 mg/kg	30−35 mg/kg	Niereninsuffizienz, Gicht	Hyperurikämie, Gelenkbeschwerden, Exanthem, Hepatitis	
Streptomycin (SM)	15 mg/kg	0,60−1,0 g	15 mg/kg	20 mg/kg	Niereninsuffizienz, Gehör- Vestibularisschädigung	Allergie, Innenohrschädigung	Cave gleichzeitige Anwendung anderer Aminoglykoside
Ethambutol (EMB)	20−25 mg/kg	0,80−2,0 g	40−50 mg/kg	bis 10 J.: 35 mg/kg ab 10 J.: 25 mg/kg	Niereninsuffizienz, Sehschaden	Retrobulbäre Optikusneuritis	
Protionamid (PTH)	5−7,5 mg/kg	0,35−0,5 g	nicht üblich	7,5 mg/kg	Schwere, vorbestehende Leberkrankheit	Hepatitis	
Ciprofloxacin*	15 mg/kg	0,75−1,0 g	keine Erfahrung	keine Erfahrung	Kinder, Jugendliche; Therapiedauer länger als zwei Monate	Hautallergien, Störungen des ZNS, Gelenk- und Muskelbeschwerden, Magen-Darm-Erscheinungen, selten Schock	Wirkung von Chloramphenicol und RMP in vitro evtl. abgeschwächt (klin. Bedeutung unsicher)
Ofloxacin*	10 mg/kg	0,40−0,6 g	keine Erfahrung	keine Erfahrung	Kinder, Jugendliche; Therapie länger als 1 Monat		

* Auf In-vitro-Untersuchungen und begrenzten eigenen klinischen Erfahrungen basierender Vorschlag

den; daher ist eine sorgfältige Therapieüberwachung notwendig.

5. **Zuverlässigkeit der Medikamenteneinnahme** (Compliance): Durch unzuverlässige Medikamenteneinahme werden Rezidive, eventuell mit sekundär resistenten Keimen, begünstigt. Dies gilt besonders für unkooperative und uneinsichtige Patienten, Alkoholkranke und Dissoziale. Bei diesen Patienten muß die Behandlung strikt überwacht erfolgen (eventuell Einbestellung in die Praxis zur täglichen Medikamenteneinnahme). Es empfiehlt sich dann manchmal die Dreifachbehandlung für die gesamte Therapiezeit (keine sekundären Resistenzen bei Rezidiv zu erwarten).

6. Eine **Kurzzeitbehandlung** von 6−9 Monaten ist nur möglich, wenn Isoniazid und Rifampicin während der gesamten Behandlungsdauer gegeben werden können. In der anfänglichen Intensivbehandlung ist die zusätzliche Gabe von Pyrazinamid dringend erwünscht. Bei ausgedehnten Tuberkulosen kann als viertes Medikament EMB oder SM oder PTH oder an je drei Tagen der Woche SM/EMB eingesetzt werden. Nur bei den weniger ausgedehnten Tuberkulosen ist unter den Bedingungen der reichen, entwickelten Länder eine Begrenzung der Behandlungsdauer auf das Minimum von sechs Monaten vertretbar, während in den Entwicklungsländern unter dem Aspekt der vorrangigen Seuchenbekämpfung eine gewisse Rate von Rezidiven bewußt in Kauf genommen werden kann, wenn man aus Kostengründen die Behandlungsdauer verkürzen muß.

Können RMP oder INH+RMP nicht eingesetzt werden (Unverträglichkeit, Resistenzen), muß die Therapie auf 9−12 Monate, bei Einsatz von Zweitrangmitteln sogar auf 12−18 Monate verlängert werden.

Nebenwirkungen der Behandlung

Unter den Nebenwirkungen sind die **allergischen** Erscheinungen am häufigsten:

Exantheme sieht man besonders oft nach PZA, aber auch SM, INH, RMP, PTH oder EMB können sie verursachen. Nach INH tritt gelegentlich ein medikamentenbedingtes Fieber (drug fever) auf, oft verbunden mit gleichzeitiger allergischer Hepatitis. Ernste systemische Reaktionen wie anaphylaktischer Schock oder Stevens-Johnson-Syndrom wurden vereinzelt nach RMP und SM beobachtet. Ein symptomatischer Lupus erythematodes kann unter INH auftreten, eine Photosensibilisierung nach PTH, PZA, oder INH. Blutbildungsstörungen sind nach INH, RMP und SM am häufigsten.

Alle Erstrangmittel außer EMB können eine **toxische** Leberschädigung verursachen. Übelkeit, Appetitlosigkeit und Oberbauchbeschwerden sind dafür typische Symptome, werden manchmal aber als gastrointestinal bedingt verkannt.

Die Ototoxizität des Aminoglykosids Streptomycin hat seinen Gebrauch wesentlich eingeschränkt. Durch intermittierende dreimal wöchentliche Gabe abwechselnd mit EMB läßt sich die Häufigkeit des Auftretens dieser Nebenwirkung wesentlich verringern (von 4−8% bei täglicher Gabe auf 2−4% bei intermittierender Anwendung).

Ethambutol kann schlimmstenfalls zu einer retrobulbären Neuritis mit Erblindung führen. Augenärztliche Kontrollen vor Beginn der Therapie und in monatlichen Abständen unter Behandlung sind unerläßlich. Auch hier verringert die intermittierende Gabe die Nebenwirkungshäufigkeit. Für EMB und SM sind Nierenfunktionsstörungen eine Kontraindikation.

Pyrazinamid führt regelmäßig, aber reversibel zu Hyperurikämie und Arthralgien. Eine symptomatische Therapie mit Allopurinol oder einem Urikosurikum ist meist ausreichend.

Eine interstitielle Nephritis wird gelegentlich nach RMP beobachtet. Nierenschäden durch SM oder andere antituberkulös wirksame Aminoglykoside sind durch den eingeschränkten Gebrauch selten geworden.

Isoniazid kann bereits in normalen Dosen zu einer peripheren Neuropathie führen, gehäuft ist dies aber bei überhöhten Dosen der Fall. Bei vorbestehender Polyneuritis (Diabetes, Alkohol) können sich die Beschwerden verstärken.

Chirurgische Therapie

Operative Behandlungsmaßnahmen sind nur noch selten indiziert. Hat sich bei jungen Menschen im Anschluß an eine Pleuritis exsudativa tuberculosa eine erhebliche **Pleuraverschwartung** ausgebildet, kann aus funktionellen Gründen eventuell eine chriurgische Entfernung dieser Schwarte notwendig sein (sog. Dekortikation).

Eine durch Tuberkulose **zerstörte Lunge** muß manchmal im Anschluß an eine ausreichende medikamentöse Behandlung operativ reseziert oder teilreseziert werden, um Folgekrankheiten in Form von chronisch-eitrigen Bronchitiden oder Bronchiektaseneiterungen zu verhindern.

Ätiologisch **ungeklärte Rundherde** werden gelegentlich unter Tumorverdacht reseziert. Stellt sich eine Tuberkulose heraus, muß trotz der Resektion des Herdes immer eine, allerdings abgekürzte, medikamentöse Tuberkulosebehandlung vorgenommen werden, da regelmäßig von einer Streuung der Tuberkulose auszugehen ist.

Symptomatische Therapie

Alle Begleitkrankheiten, wie z. B. ein entgleister Diabetes mellitus, müssen konsequent behandelt werden.

Eine zusätzlich zur medikamentösen Tuberkulosetherapie durchgeführte Corticosteroidbehandlung ist kurzfristig bei schwersten, lebensbedrohlichen und hyperergisch-hochfieberhaften Tuberkuloseformen gerechtfertigt. Dies gilt auch für Schwerstkranke, die durch Kreislaufversagen infolge einer Nebennierenreninsuffizienz gefährdet sind.

Hustenunterdrückende Medikamente sind gewöhnlich überflüssig, da der Husten unter der antituberkulösen Therapie schnell nachläßt. Wichtig ist eine möglichst frühzeitige körperliche und geistige Mobilisation und Rehabilitation, da heute regelmäßig von einer Heilung der Tuberkulose auszugehen ist.

Verlauf der Tuberkulose und Residuen der klinisch ausgeheilten, inaktiven Lungentuberkulose

Hauptkriterium des Behandlungsergebnisses bei offener Lungentuberkulose ist die kulturelle Sputumkonversion. Mit den besten Regimen sind nach 2 Behandlungsmonaten 90% der Kranken, nach 3 Monaten alle Patienten kulturell negativ geworden. Die Ausbildung einer sekundären Bakterienresistenz kommt dabei nicht mehr vor. In dieser Zeit ist auch jede Allgemein- und Organsymptomatik von Bedeutung verschwunden. Röntgenologische Rückbildungsvorgänge können während und nach guter Chemotherapie schnell, aber auch erst allmählich eintreten und bis zu 18 Monate in Anspruch nehmen. Defektheilungen sind von der prätherapeutischen Morphologie und Ausdehnung abhängig.

Röntgenologisch verbleiben minimale bis ausgedehnte Residuen (Abb. 11.**58**).

In Abhängigkeit von der Ausdehnung der Residuen kann ein Funktionsverlust nicht nachweisbar sein, aber auch bis zur schweren Restriktion einschließlich entsprechender Durchblutungsminderung gehen. Pleurale Veränderungen sind eher stärker funktionsmindernd als Lungenresiduen. Zur Beurteilung sind Lungenfunktion und Lungenszintigraphie geeignet.

Sogenannte atypische Mykobakteriosen (nichttuberkulöse Mykobakteriosen)

Die sog. atypischen Mykobakterien können tuberkuloseähnliche Krankheiten mit praktisch fehlender Infektiosität hervorrufen. Sie sind im Vergleich zur Tuberkulose relativ selten (3 auf 1000 Tuberkulosen) und gehen gewöhnlich mit einer nur schwachen Tuberkulinreaktion einher. Bei der am häufigsten auftretenden pulmonalen Form besteht bei zwei Dritteln der Patienten schon vorher eine höhlenbildende pulmonale Grundkrankheit (posttuberkulöse Höhlen, Emyphsemblasen u. ä.), wobei die atypischen Mykobakterien über eine Besiedlung der Höhlen sekundär invasiv das Parenchym befallen. Bei einem weiteren Viertel der Patienten ähnelt die nichttuberkulöse Mykobakteriose mehr einer postprimären Lungentuberkulose. Generalisierte Krankheitsformen kommen bei immunkompromittierten Patienten, selten aber auch ohne erkennbaren Grund vor. Die häufigste Generalisation findet man für das Mykobacterium avium im Spätstadium der AIDS-Erkrankung (Abb. 11.**56**).

Diagnostisches Vorgehen

Wiederholter kultureller Nachweis, reichlich kulturelles Wachstum oder Nachweis der Mykobakterienspe-

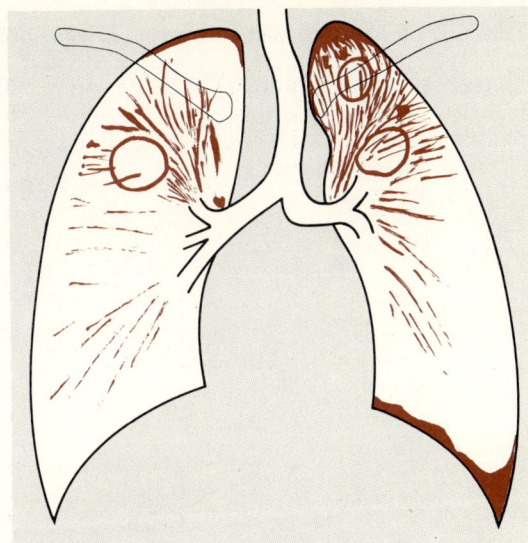

Abb. 11.**58**   Residuen einer weit fortgeschrittenen Lungentuberkulose nach Behandlungsabschluß: Beiderseitige fibröse und knotig-fibröse Herde in den Oberlappen mit zirrhotischer Schrumpfung des linken Oberlappens, Einengung der linken oberen Brustkorbseite und Verlagerung der Trachea nach links; mittelgroße zartwandige Höhlenbildungen als offen ausgeheilte Kavernen; Pleurakuppenschwielen und basale Pleura-Zwerchfell-Verwachsung links als Folgen abgelaufener Begleitpleuritiden

zies aus Punktions-, Biopsie- oder Operationsmaterial sind Voraussetzungen für die Diagnose von Krankheiten durch atypische Mykobakterien. Es muß in jedem Fall sorgfältig zwischen einer Kontamination (nicht behandlungsbedürftig), einer Kolonisation (Beobachtung notwendig) und einer Erkrankung (behandlungsbedürftig) unterschieden werden. Die Behandlung der Avium-Mykobakteriose bei AIDS ist wegen der Vielfachresistenz der Keime besonders problematisch. Eine konsequente Kombinationsbehandlung mit vier bis fünf Medikamenten unter Einschluß von Rifabutin, Clofazimin (Ansamycin) und auch teilsensiblen antimykobakteriell wirksamen Medikamenten kann häufig zumindest einen passsageren Rückgang der Mykobakteriose bewirken.

Die Klassifikation von Runyon (1952) hat nur bakteriologische Bedeutung, die von Bailey (1983) berücksichtigt dagegen die wichtigeren klinischen Belange der Behandelbarkeit (Tab. 11.**28**).

Behandlungsprinzipien

- Intensive Behandlung der allgemeinen und lokalen resistenzmindernden Grundkrankheiten.
- Antibakterielle Chemotherapie: nach Identifizierung der Erreger ungezielte 3- bis 5fach kombinierte Chemotherapie, die nach Eingang der Resistenzen korrigiert wird. Klinisch überwachte, hoch dosierte (Serumkonzentrationsbestimmungen) Langzeitchemotherapie (12–24 Monate).
- Zusätzliche Resektionsbehandlung erwägen.

Nur durch sachkundige Diagnostik und konsequente, gut überwachte (Nebenwirkungen!) Langzeittherapie lassen sich Erkrankungen durch atypische Mykobakterien beherrschen.

Tabelle 11.28   Synopsis der wichtigsten Erkrankungen durch atypische Mykobakterien

Bailey-Klassifikation	Häufiger vorkommende pathogene Mykobakterienspezies	Runyon-Gruppe	Befall von	Epidemiologie	Disposition	Regelmäßig resistente Medikamente	Behandlung meist möglich mit
1	Kansasii	I	Lunge, Niere, Lymphknoten	Industriegebiete, Stäube	obstruktive Lungenkrankheiten	INH PZA	RMP +PTH
	Xenopi	III	Lunge	warme Meeresküsten, Abwässer	Lungenkrankheiten	SM	+EMB
	Marinum	I	Haut Weichteile	Fischerei, Schwimmbäder	Verletzungen		
	Ulcerans	III	Weichteile Haut	Afrika: Buruli ulcus	Verletzungen		
2 a	Avium/Intrazellulare	III	Lunge, Knochen,	Hühner, Schweine, Rinder, Wasser, feuchte Wärme	AIDS, Lungenkrankheiten	PZA, SM plus verschiedene andere Medikamente	5fach-Therapie mit verbleibendem (auch teilresistenten) Medikamenten
	Scrophulaceum	II	Lymphknoten				
2 b	Fortuitum/Cholenei	IV	Weichteile, Lunge, Ösophagus, Abszesse	nosokominal, Teichwasser	Trauma Immunsuppression Megaösophagus	INH, PZA, SM, EMB	PTH + RMP, Chinolon + Sulfonamid

Merke: Die Tuberkulose ist eine der häufigsten meldepflichtigen Infektionskrankheiten. Unerkannt und unbehandelt ist sie lebensbedrohlich. Mit Früherfassung und guter Behandlung läßt sie sich rezidivlos ausheilen. Gute Kenntnisse in Ätiologie, Pathogenese, Prävention, Diagnostik, Klinik und Therapie der Tuberkulose sind für jeden Arzt unerläßlich.

Weiterführende Literatur

American Lung Association: Diagnostic Standards and Classification of Tuberculosis and Other Mycobacterial Diseases. American Lung Association, New York 1976

Bartmann, K., K. L. Radenbach, M. Zierski: Wandlungen in den Auffassungen und der Durchführung der antituberkulösen Therapie. Prax. klin. Pneumol. 39 (1985) 397

Cohn, D. L., B. J. Catlin, K. L. Peterson, F. N. Judson J. A. Sbarbo.: A 62-dose, 6-month therapy for pulmonary and extrapulmonary tuberculosis. A twice weekly, directly observed, and cost-effective regimen. Ann. intern. Med. 112 (1990) 407

Coms, D. L., R. J. O'Brien, L. J. Geiter.: USPHS tuberculosis shortcourse chemotherapy trial 21: Effectiveness, toxicity, and acceptability. Ann. intern. Med. 112 (1990) 397

Crowl, A. J., N. Elkins, M. H. May: Effectiveness of ofloxacin against mycobacterium tuberculosis and mycobacterium avium, and rifampin against m. tuberculosis in cultured human macrophages. Amer. Rev. resp. Dis. 137 (1988) 1141

Davidson P. T.: Treating tuberculosis: What drugs, for how long? Ann. intern. Med. 112 (1990) 393

Deutsches Zentralkomitee zur Bekämpfung der Tuberkulose: Informationsberichte, Merkblätter, Schriften, Expertisen. Eigenverlag, Hamburg/Mainz 1973—1990

Edwards, D., C. H. Kirkpatrick: The immunology of mycobacterial diseases. Amer. Rev. resp. Dis. 134 (1986) 1062

Heymer, B.: Histomorphologie und Immunpathologie der granulomatösen Entzündung. Dt. Ärztebl. 86 (1989) 2134

Hong Kong Chest Servive/British Medical Research Council: Fiveyear follow-up of controlled trial of five 6-month regimens of chemotherapy for pulmonary tuberculosis. Amer. Rev. resp. Dis. 136 (1987) 1339

Jentgens, H.: Lungentuberkulose. In Handbuch der Inneren Medizin, Bd. IV/3, 5. Aufl. Springer, Berlin 1981

Matthiessen, W., A. Matthiessen: Kann die Tuberkulintestung die Schirmbilduntersuchung ersetzen? Öff. Gesundh.-Wes. 47 (1985) 417

Matthiessen, W., R. Loddenkemper: Tuberkulose — Grundlagen einer rationalen Therapie. Intern. Welt 6 (1987) 150

Mitchison, D. A.: The action of antituberculosis drugs in short course chemotherapy. Tubercle 66 (1985) 219

Mitchison, D. A.: Infectivity of patients with pulmonary tuberculosis during chemotherapy. Europ. Resp. J. 3 (1990) 385

Prignot, J., S. Sonnet: AIDS, tuberculosis and mycobacterioses. Bull. Intern. Union Against Tuberc. Lung Dis. 62 (1987) 7

Radenbach, K. L.: Diagnostische und therapeutische Fortschritte bei nichttuberkulösen Mykobakteriosen. Prax. Klin. Pneumol. 39 (1985) 43

Riley, L. W., E. Arathoon, V. D. Loverde: The epidemiologic patterns of drug resistant mycobacterium tuberculosis infections: A community-based study. Amer. Rev. resp. Dis. 139 (1989) 1282

Slutkin, G., G. F. Schecter, P. H. Hopewell: The results of 9-month isoniazid-rifampin therapy for pulmonary tuberculosis under progamm conditions in San Francisco. Amer. Rev. resp. Dis. 138 (1989) 1622

Viruskrankheiten

Definition

H. Lode

Viren sind submikroskopische, subzelluläre, filtrierbare Partikel, bestehend aus einem Nucleinsäurekern mit innerer Proteinhülle und einer äußeren Lipoproteinmembran. Der Nucleinsäurekern besteht entweder aus DNA oder RNA. Energieliefernde oder biosynthetisierende Mechanismen sind nicht vorhanden, so daß Viren für ihre Replikation aktive Wirtszellen benötigen. Die einzelnen Spezies unterscheiden sich durch ihren Nucleinsäurekern, durch ihre Größe, ihre Form, ihre Lipoproteinmembran und ihre Ätherempfindlichkeit. Viren können Pflanzen, Rickettsien, Bakterien, Insekten oder andere Tiere sowie den Menschen infizieren. Die für den Menschen wichtigsten Viren sind in der Tab. 11.**29** dargestellt.

Viruserkrankungen des Respirationstraktes

H. Lode

Definition: Übertragbare Erkrankungen des Respirationstraktes stehen mit an der Spitze der Krankheits- und Todesursachen in der gesamten Welt. Symptome einer Rhinitis, Tonsillitis, Pharyngitis, Laryngitis und Tracheitis bestimmen zunächst das Krankheitsbild und können von Sinusitis, Otitis, Bronchitis, Pneumonie begleitet oder gefolgt sein. Mehr als 150 Serotypen von 12 verschiedenen Virusarten sind bisher bekannt.

Häufigkeit

Mitteilungen der WHO aus dem Jahre 1985 weisen auf 15 Mill. Todesfälle an akuten respiratorischen Infektionen insbesondere bei Kindern in den Entwicklungsländern hin (Tab. 11.**29 a**). Für die Entwicklungsländer in Afrika, Mittelamerika und Asien haben akute respiratorische Infektionen eine beträchtliche Bedeutung durch ihren hohen prozentualen Anteil (bis 13,9%) an der Gesamtletalität. Insbesondere bei Kleinkindern unter einem Jahr liegen die Mortalitätsquoten in einigen Ländern (Philippinen, Hongkong, Singapur u. a.) bei 200−1562 Todesfälle pro 100 000.

Aus den Industrieländern ist bekannt, daß akute respiratorische Erkrankungen 25−50% aller ärztlichen Konsultationen ausmachen. Etwa ein Drittel der Patienten klagt über einen Nasenkatarrh (Common cold), ein Drittel hat Symptome einer Pharyngitis, Laryngitis, Tonsillitis, und die übrigen Patienten leiden an einer Bronchitis, Pneumonie oder Influenzaerkrankung. Die ökonomische Bedeutung der respiratorischen Infekte ist beachtlich, da etwa ein Drittel der Arbeitsunfähigkeitstage in den Industrieländern durch diese Erkrankungen zu erklären ist mit einem weiteren Anstieg während Influenzaepidemien.

Ätiologie

95% sämtlicher akuter Infektionen des oberen Respirationstraktes werden durch nichtbakterielle Erreger verursacht. Die nachgewiesenen zahlreichen Virustypen können dabei sowohl obere als auch untere Respirationsinfekte auslösen, wobei eine recht typische Assoziation zu bestimmten Altersgruppen vorherrscht (Abb. 11.**59**).

Darüber hinaus haben saisonale, soziale, Ernährungs-, Alters- und Geschlechtsfaktoren Einfluß auf Erkrankung und Letalität der viralen Infektionen. Kühlere Jahreszeiten und feuchte klimatische Gegebenheiten disponieren zu Viruserkrankungen, gleichfalls auch Menschenansammlungen (z. B. kinderreiche Familien, Kasernen usw.) in beengten Wohnverhältnissen. Der virale Übertragungsweg verläuft in der Regel über Tröpfcheninhalationen.

Klinik

Nach einer Inkubationszeit von 1−7 Tagen können in Abhängigkeit von den jeweiligen Erregern unterschiedliche Symptome auftreten. Schnupfen, Niesen, verstopfte Nase, Halsschmerzen, gerötete und jukkende Augen, Krankheitsgefühl ohne Fieber sind typisch für den sogenannten „Common cold", der bei fast allen respiratorischen Viruserkrankungen der oberen Luftwege besteht.

Schluckbeschwerden, Heiserkeit, Kopfschmerzen, Reizhusten, retrosternale Schmerzen, Lymphknotenschwellungen und gelegentlich Fieber deuten auf Beteiligung des Pharynx, des Larynx, der Trachea

Tabelle 11.**29**   Wichtige, für den Menschen pathogene Virusgruppen

Familie	Genus	Häufige Spezies	Anzahl
Picornaviren (RNA)	Enterovirus	Polioviren	3
		Coxsackievirus, Gruppe A	23
		Coxsackievirus, Gruppe B	6
		Echoviren	31
		Enteroviren 68–71	4
		Enterovirus 72 (Hepatitis-A-Virus)	1
	Cardiovirus	Enzephalomyokarditisvirus	1
		Meningovirus	1
	Rhinovirus	Menschen infizierendes Rhinovirus	> 115
Reoviren (RNA)	Reovirus	Menschen infizierendes Reovirus	1
	Orbivirus	17 Subtypen, einschl. Colorado-Tickfieber und Kemerovo-Virus	> 90
	Rotavirus	Menschen infizierendes Rotavirus	> 4
Togaviren (RNA)	Alphavirus (Arbovirus Gr. A)	Sindbis-Virus u. a.	23
	Flavivirus (Arbovirus Gr. B)	Gelbfieber, Dengue, Virus der japanischen, Murray-Valley-, St.-Louis-Enzephalitis u. a.	54
	Rubivirus	Röteln	1
Orthomyxoviren (RNA)	Influenzavirus	Influenzavirus Typ A	viele
		Influenzavirus Typ B	einige
		Influenzavirus Typ C	1
Paramyxoviren (RNA)	Paramyxovirus	Parainfluenzavirus	4
		Mumps	1
	Morbillivirus	Masern	1
	Pneumovirus	respiratorisches Synzytialvirus	1
Rhabdoviren (RNA)	Lyssavirus	Rabies	1
Coronaviren (RNA)	Coronavirus	menschliches Coronavirus	1
Bunjaviren (RNA)	Bunjavirus	Bunjamwera-Virus, kalifornische Enzephalitis, La-Crosse-Virus u. a.	> 145
	Phlebovirus	Sandfliegen-Fieber-Virus u. a.	> 30
	Nairovirus	Crimean-Kongo hämorrhagisches Fieber	> 27
	Hantaanvirus	Hantaan-Virus (koreanisches hämorrhagisches Fieber)	1
Retroviren (RNA-Tumor-virusgruppe)	Retrovirus	menschliche T-lymphotrope Retroviren (HTLV),	
		HTLV I – T-Zell-Leukämie	1
		HTLV II – Haarzell-Leukämie	1
		HTLV III/LAV/HIV – AIDS	2
Arenaviren (RNA)	Arenvirus	Lassa-Fieber	1
		Viren des Tacaribe-Komplexes, des südamerikanischen hämorrhagischen Fiebers u. a.	> 8
Parvoviren (DNA)	Parvovirus	menschliche Parvoviren B 19, RA-1	> 2
	Dependovirus	adenoassoziierte Viren	> 8
Papovaviren (DNA)	Papillomavirus	menschliche Papillom-Viren	viele
	Polyomavirus	JC- und BK-Viren des Menschen	2
Adenoviren (DNA)	Mastadenovirus	menschliche Adenoviren	36
Herpesviren (DNA)			
1. α-Herpesviren	Simplexvirus	Herpes-simplex-Virus Typen 1 und 2	2
	Poikilovirus	Pseudorabies-Virus	2
	Varicellavirus	Varicella-Zoster-Virus	1
2. β-Herpesviren	Zytomegalovirus	Zytomegalievirus	1
3. γ-Herpesviren	Lymphokryptovirus	Epstein-Barr-Viren	1
	Rhadinovirus	Herpesvirus Saimin u. a.	> 2
Pockenviren (DNA)			
1. Chordo-pockenviren	Orthopockenvirus	Vaccinia-Virus	1
		Varicellen	1
2. Entomo-pockenviren	Parapockenvirus	Melkerknoten-Virus	1
Hepadnaviren (DNA)	Hepadnavirus	Hepatitis B Virus	1

Tabelle 11.**29 a**   Sterblichkeit an Erkrankungen des Respirationstraktes in der Welt (letzte verfügbare Bezugsjahre: 1970–1973) (aus Bulla, A., K. L. Hitze: Bulletin of the World Health Organization [1978] 56 481)

Kontinent und Zahl der untersuchten Länder	Population in Tausend	Akute respiratorische Erkrankungen (in %)				Chronische respiratorische Erkrankungen (in %)		
		Akute Infekte des oberen Respirationstraktes	Influenza	Virale und bakterielle Pneumonien	gesamt	Tuberkulose des Respirationstraktes	Chron. Bronchitis, Asthma, Emphysem	gesamt
Afrika (9)	77 420	64,0	0,4	35,6	100,0	11,4	88,6	100,0
Amerika (29)	401 573	7,3	12,1	80,6	100,0	28,4	71,6	100,0
Asien (14)	227 310	18,1	4,0	77,9	100,0	65,8	34,2	100,0
Europa (28)	469 360	5,8	11,5	82,7	100,0	16,7	83,3	100,0
Ozeanien (8)	16 895	6,1	5,3	88,6	100,0	54,1	45,9	100,0
Gesamt (88)	1 186 134	15,6	8,9	75,5	100,0	28,6	71,4	100,0

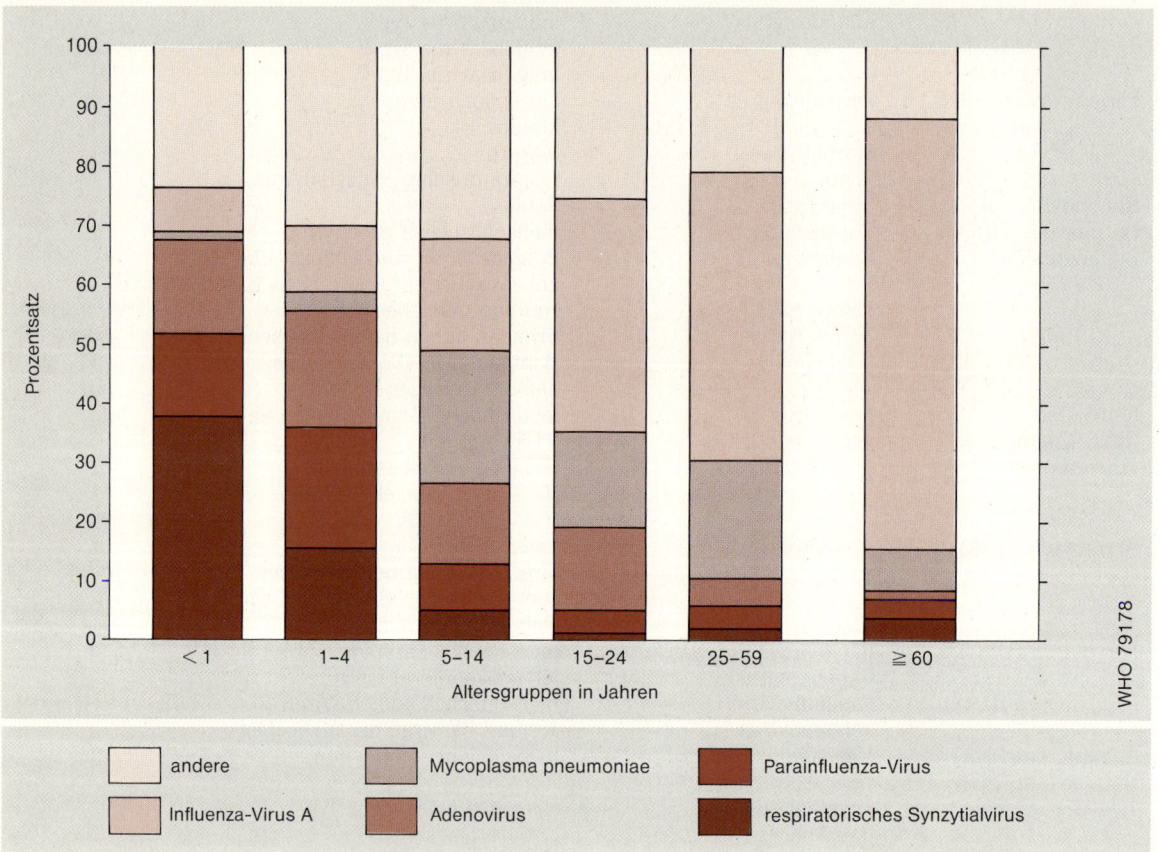

Abb. 11.**59**   Altersabhängigkeit der viralen Erreger von Atemwegsinfektionen (nach WHO 1980)

und des allgemeinen Organismus hin. Bei Befall der tiefen Luftwege können bronchitische und pneumonische Befunde registriert werden, die zwar primär viral, jedoch auch durch eine bakterielle Superinfektion verursacht sein können.

Diagnostisches Vorgehen

Aufwendige diagnostische Laboruntersuchungen sind bei typischer Anamnese und klinischen Befun-den (Racheninspektion) nicht notwendig, da sich selten therapeutische Konsequenzen ergeben. Aus epidemiologischen Gründen kann in speziellen Fällen die Virusisolierung aus dem Rachenspülwasser, aus Rachen-/Nasenabstrichen sowie mittels serologischer Sicherung durch Antikörperbestimmungen erfolgen. Im Blutbild finden sich zu Beginn von Virusinfektionen häufig eine Leukopenie oder normale Leukozytenzahlen, im weiteren Verlauf kann eine geringe neutrophile Leukozytose auftreten.

Differentialdiagnose

In der Differentialdiagnose der akuten respiratorischen Virusinfektionen müssen Mykoplasmen- und Streptokokkeninfektionen, Diphtherie, Mononukleose, Keuchhusten und Tuberkulose abgegrenzt werden. Bei klinisch dominierender Konjunktivitis sollen Masern, Einschlußkonjunktivitis, Leptospirosen erwogen werden. Die infektiöse Hepatitis kann mit Symptomen eines oberen Atemwegsinfektes einhergehen.

Therapie

Die überwiegende Mehrzahl der akuten respiratorischen Infektionen verläuft mild und zeitlich begrenzt. Eine Therapie ist daher nicht notwendig und in den meisten Fällen auch nicht möglich.

Amantadin besitzt therapeutische Eigenschaften gegen Influenza-A-Viren, jedoch nicht gegen Influenza-B- und andere RNA-Viren.

Rimantadin, eine Amantadin-Weiterentwicklung, ist aktiver gegen Influenza-A, und eine Monoalkylderivat dieser Substanz wirkt auch gegen Influenza-B-Viren.

Unspezifische Behandlungsmaßnahmen mit abschwellenden Nasentropfen, Analgetika (Acetylsalicylsäure), reichlich Flüssigkeit, gelegentlich bei quälendem Reizhusten Codeinderivate und körperliche Schonung können den Krankheitsverlauf erleichtern. Vitamin-C-Einnahme erbrachte in kontrollierten Studien keinen therapeutischen Effekt.

Häufige respiratorische Viruserkrankungen

Rhinoviren

Rhinoviren (aus der Gruppe der Picornaviren) sind ätiologisch in etwa 25−40% bei akuten respiratorischen Infektionen beteiligt. Sie verursachen milde, afebrile Erkältungskrankheiten im Sinne des „Common cold" vorwiegend bei Erwachsenen. Die Inkubationszeit beträgt 1−3 Tage; die akuten Symptome (Rhinitis, Halsschmerzen, Reizhusten, Krankheitsgefühl) verschwinden meistens innerhalb von 8 Tagen. Bei Kleinkindern können Rhinoviren gelegentlich eine Laryngo-Tracheobronchitis (Pseudokrupp), Bronchiolitis und Bronchopneumonie auslösen. Mehr als 110 unterschiedliche Serotypen sind bekannt. Die abgelaufene Rhinovirus-Infektion führt zu einer Immunität für ein bis mehrere Jahre.

Adenoviren

2−5% der akuten respiratorischen Infektionen werden durch Adenoviren verursacht. Insgesamt 48 verschiedene Adenoviren sind bekannt, davon 31 mit humanmedizinischer Bedeutung. Adenoviren können unterschiedliche Krankheitsbilder auslösen. Die unspezifische akute respiratorische Infektion (Hals-schmerzen, zervikale Lymphome, Husten, Schüttelfrost, Fieber, Kopfschmerzen und gelegentlich Hautexanthem) wird vorwiegend bei Infektionen mit den Serotypen 3, 4, 7, 14 und 21 gesehen. Weitere Krankheitsbilder sind Pharyngokonjunktivalfieber, Pharyngitis, Keratokonjunktivitis (Typ 8) und Pneumonien bei Kindern. Die Adenovirentypen 12 und 18 können bei Hamstern Tumoren verursachen.

Respiratorisches Synzytialvirus (RSV)

Das RSV wird zu den Paramyxoviren gerechnet. Beim Erwachsenen werden durch RSV in geringer Frequenz jährliche, epidemieartig im Winter oder Frühjahr auftretende, akute obere Respirationsinfekte ausgelöst. Beim Kind, insbesondere beim Kleinkind unter 6 Monaten, werden nach einer Inkubationszeit von 3−5 Tagen Pneumonien und Bronchiolitiden verursacht. Symptome einer RSV-Infektion sind Husten (97%), Fieber (93%), Rhinitis (57%), Pharyngitis (47%), Lymphadenopathie (22%), Otitis media (17%), Konjunktivitis (13%) und Abdominalschmerzen (7%).

Parainfluenza-Viren

Parainfluenza-Viren gehören zu den Paramyxoviren; insgesamt werden 4 verschiedene Typen unterschieden. Parainfluenza-Typen 1−3 sind in 40−60% die Erreger der akuten kindlichen Laryngotracheobronchitis (Pseudokrupp). Im Erwachsenenalter verursachen Parainfluenza-Typen 1−4 selten (1−5%) milde, zumeist afebril verlaufende akute respiratorische Infekte.

Coxsackie- und ECHO-Virus-Infektionen

Coxsackievirus A (24 Typen) und B (6 Typen) sowie ECHO-Viren (34 Typen) gehören zu den Enteroviren. Sie verursachen eine Vielzahl von Krankheitsbildern (Tab. 11.**30**). Akute Infektionen der oberen Luftwege können durch Coxsackie A-, Typ 1−10, 21, 22, 24, Coxsackie B-, Typ 1−5, und ECHO-Viren Typ 1, 3, 6, 9, 16, 19, 20, 28, ausgelöst werden. Ein Teil der genannten Virustypen kann auch ernstere Respirationserkrankungen wie Herpangina, Laryngotracheitis, Pleurodynie und Pneumonie verursachen. Klinisch sind diese Infektionen häufig durch Fieber sowie gastrointestinale und muskuläre Begleitsymptome charakterisiert.

Coronavirus

Coronavirus wurde erstmals 1962 in Chicago aus dem Nasenabstrich eines Patienten isoliert. In 3−4% der akuten respiratorischen Erkrankungen beim Menschen ist dieses Virus ätiologisch beteiligt. Die Inkubationszeit beträgt 3−5 Tage. Die klinische Symptomatik ist typisch wie bei einem „Common cold"; die Erkrankung manifestiert sich vorwiegend in den Wintermonaten und kann epidemisch auftreten.

Tabelle 11.**30**   Klinische Manifestation von Infektionen und relative Häufigkeit in Verbindung mit Coxsackie- und ECHO-Viren

Schwere der Erkrankung	Manifestation der Infektion	Coxsackieviren Häufige[1] Serotypen		Coxsackieviren Weniger häufige Serotypen		ECHO-Viren[3] Gewöhnl. Serotypen	Weniger gewöhnl. Serotypen
		Typ A	Typ B	Typ A	Typ B		
keine	inapparent	1–24	1–6	–	–	1–9, 11–27, 29–34[2]	–
gering oder mäßig	undifferenzierte febrile Erkrankung	+	+	–	–	+	–
	Herpangina	1–6, 8, 10	–	andere A-Typen	1–5	–	9, 17
	lymphonoduläre Pharyngitis	10	–	–	–	–	–
	vesikuläres Exanthem (Maul- und Klauenseuche)	16	–	5, 10	–	–	–
	Rhinopharyngitis (Common cold)	21[4]	–	–	2–5	–	6, 11, 20
	Konjunktivitis, akute	–	Entero-virus 70	–	–	–	–
	hämorrhagische Laryngotracheitis	–	–	0	5	–	11
	Exanthem (makulär, petechial, vesikulär)[5]	9, 16, 23	–	2, 4, 5, 10	1, 3–5	4, 6, 9, 16	1, 2, 11, 14, 18
	Hämangiome, akute	–	–	–	–	–	25, 32
	Pleurodynie	–	1–5	4, 6, 10	–	–	1, 6, 9
	Gastroenteritis	–	–	9	2–5	11, 18, 22	2, 3, 6–9, 12, 13, 19, 20, 23, 24
	Lymphadenitis	–	–	5, 6, 9	5	–	4, 9, 16, 20
	Orchitis und Epididymitis	–	–	–	1–5	–	9
schwer	allgem. Erkrankung bei Neugeborenen	–	1–5	16	–	–	–
	aseptische Meningitis und Enzephalitis	7, 9, 16, 23	1–6	2, 4, 6		3, 4, 6, 9, 11, 18, 30	1, 2, 5, 8, 12, 17, 19–23, 25, 31, 32
	akute zerebelläre Ataxie	3, 4	–	–		–	–
	Myokarditis und Perikarditis	4, 16	1–5	1, 2, 5, 8, 9	–	9, 22	1, 3, 4, 6, 14, 19, 25, 30
	Pneumonie	–	–	9	1–4	–	3, 8, 9, 19, 20
	Hepatitis	–	–	4, 9	5	–	4, 9, 11
	hämolytisch-urämisches Syndrom (Kinder)	–	–	4	4	–	–

[1]   Die Bezeichnung „häufig" bezieht sich auf die relative Häufigkeit, mit der ein Serotyp bei den Manifestationen auftritt
[2]   Verursacht durch alle Serotypen
[3]   ECHO-Virus Typ 10 und 28 gibt es nicht mehr. ECHO-Virus 10 wird klassifiziert als Reovirus; ECHO-Virus 28 als Rhinovirus Typ 1.
[4]   Coxsackievirus A, Typ 21, wurde ursprünglich als Coe-Virus bezeichnet
[5]   Für vesikuläres Exanthem, siehe Maul- und Klauenseuche

Abb. 11.**60** Influenza-Pneumonie bei einem
42jährigen Patienten

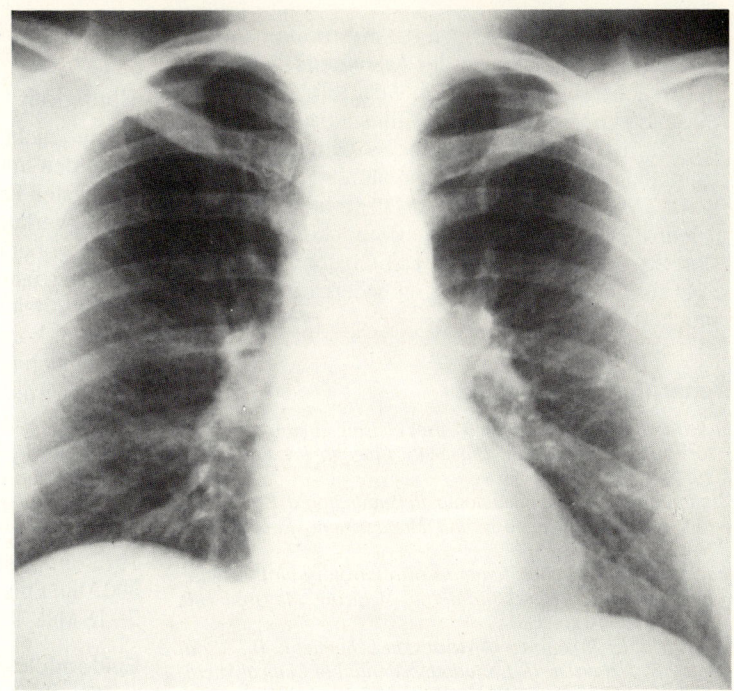

Influenzaerkrankungen

Die drei unterschiedlichen Influenza-Viren A, B, C gehören in die Gruppe der Orthomyxoviren. Influenza C
verursacht nur milde respiratorische Infekte, während Influenza B hinsichtlich der klinischen Symptomatik von den Influenza-A-Infektionen kaum zu unterscheiden ist. Influenza-A-Viren sind verantwortlich
für die großen Epidemien, die in Abständen von 2–4
Jahren in den Wintermonaten zu registrieren sind.
Die Ursachen für diese regelmäßigen Epidemien sind
die abnehmende Immunität der Bevölkerung im Intervall und die Antigendrift der Influenza-Viren.

Die Influenzainfektion befällt primär das respiratorische Epithel und wird von Mensch zu Mensch mittels Tröpfcheninhalation verbreitet. Die Inkubation
beträgt 18 Stunden bis 3 Tage. Der Erkrankungsbeginn ist in der Regel akut und geht zumeist mit heftigen Kopfschmerzen, Myalgien, abdominellen Beschwerden, Gelenkschmerzen, Fieber und gelegentlich Schüttelfrost einher. Der Fieberverlauf ist häufig
zweigipflig, die Herzfrequenz eher langsam. Respiratorische Symptome können zunächst völlig fehlen
und treten bei drei Viertel der Patienten erst im Verlauf der Erkrankung mit Husten und wenig mukolen-
tem, zähem und manchmal hämorrhagischem Auswurf auf. An Komplikationen können in seltenen Fällen Meningoenzephalitiden, Polyneuritiden, Aphasien, Hemiplegien, Psychosen als neurologische Veränderungen sowie Myokarditiden mit Überleitungsstörungen auftreten. Häufiger sind als Komplikationen Pneumonien, die sich als direkte Viruspneumonien (Abb. 11.**60**) bzw. als sekundäre bakterielle
Pneumonien manifestieren können. Influenzainfektio-
nen disponieren zur Pneumokokken-Pneumonie und
zu bakteriellen Infektionen der paranasalen Sinus und
des Mittelohrs. Gefürchtet sind die sekundären Sta-
phylokokken-Pneumonien mit hoher Letalität.

Die Influenzadiagnose kann durch direkte Virusisolierung oder durch serologische Untersuchungen
(Hämagglutinationshemmtest, KBR) gesichert werden. Die Leukozytenwerte sind normal oder leicht erhöht, Zahlen über $15\,000/\mu l$ $(15 \times 10^9/l)$ deuten auf
eine bakterielle Superinfektion hin. Das Röntgenbild
der Thoraxorgane ist wenig ergiebig, gelegentlich
werden umschriebene streifige Infiltrationen, Dystel-
ektasen oder Pleuraexsudate nachgewiesen.

Die Therapie und/oder Chemoprophylaxe mit
Amantadin hat bisher in klinischen Studien noch
nicht überzeugt, doch sind hier Weiterentwicklungen
in Zukunft möglich. Neuere therapeutische Möglichkeiten bietet auch die Anwendung von Ribavirin-
Aerosolen – einem synthetischen Triazol-Nucleosid-
analogon – bei der Behandlung von RSV- und Influ-
enzapneumonien.

Die inaktivierte Influenzavakzine kann 60–80%
der Geimpften gegen eine homologe Infektion schützen. Sie findet ihre Grenzen durch die ständige Antigendrift, durch den zeitlich begrenzten Schutz auf
1–2 Jahre und die nicht unbeträchtlichen Kosten. Die
Entwicklung neuer, besser verträglicher Vakzine
sollte jedoch Anlaß sein, besondere Risikopatienten
(Diabetes, Herzinsuffizienz, chronische Bronchitis
usw.) gezielt zu impfen.

Merke: Viruserkrankungen des Respirationstraktes stehen an der Spitze der Krankheits- und Todesursachen in der gesamten Welt. Klinisch treten diese Infektionen als Rhinitis, Tonsillitis, Pharyngitis, Laryngitis, Tracheitis, Sinusitis, Oititis, Bronchitis und Pneumonie auf. Mehr als 150 Serotypen von 12 verschiedenen Virusarten (häufig: Rhino-, Adeno-, RS-, Parainfluenza-, Coxsackie-, ECHO-, Corona- und Influenza-Viren) sind bisher bekannt. Spezifische Behandlung ist zur Zeit noch nicht möglich.

Weiterführende Literatur

Jackson, G. G., R. L. Muldoon: Viruses causing common respiratory infections in man. University Chicago Press, Chicago 1975

Kauffmann, R. S.: Viral pneumonia. In Pennington, J. E.: Respiratory Infections. Diagnosis and Management. Raven Press, New York 1988 (p. 427)

Knight, V.: General considerations of respiratory viral disease. In Harrisons: Principles of Internal Medicine. Mc Graw-Hill, New York 1976 (p. 928)

Mehnich, J. L.: Taxonomy of Viruses. In Lennette, E. H., A. Balows, W. J. Hausler, H. J. Shadomy: Manual of Clinical Microbiology, 4th ed. Amer. Society Med. Microbiol. 1985 (p. 694)

WHO: Technical report: Acute respiratory infections. Wld Hlth Org. techn. Rep. Ser. 253 (1980) 1

Winterbauer, R. W., W. R. Ludwig, S. P. Hammar: Clinical course, management, and long-term sequelae of respiratory failure due to influenza viral pneumonia. Johns Hopk. med. J. 141 (1977) 148

Wong-Staal, F., R. C. Gallo: Human T-lymphotropic tetroviruses – review article. Nature 317 (1985) 395

Virusinfektionen des Intestinaltraktes

R. Eckhardt und *K. H. Meyer zum Büschenfelde*

Definition: Virusinfektionen des Gastrointestinaltraktes führen in der Regel zu leichten, akuten Erkrankungen von kurzer Dauer, die mit wäßrigen Durchfällen und abdominellen Koliken, Übelkeit, Erbrechen, Schwindelgefühl, Myalgien und gelegentlich auch Fieber einhergehen. Respirationstrakt und Zentralnervensystem können mitbetroffen sein.

Die Erkrankungen treten sporadisch und epidemisch auf. Synonyme Bezeichungen sind Virusdysenterie, akute, infektiöse, nichtbakterielle Gastroenteritis, Darminfluenza, Winterbrechdurchfall, Sommerdurchfall u. a. Häufigste Erreger sind Rotaviren sowie noch nicht näher klassifizierte kleine Viruspartikel (parvovirusähnlich). Vergleichsweise selten sind Infektionen durch ECHO-, Coxsackie-, Adeno-, Minirota-, Astro-, Calici- und Coronaviren, die als weitere Erreger einer nichtbakteriellen Gastroenteritis angesehen werden.

Häufigkeit

Akute nichtbakterielle Gastroenteritiden gehören, nach den Infektionen des Respirationstraktes, zu den häufigsten Erkrankungen in der gesamten Welt. In Familien verlaufen 15% aller Infektionen als Virusdysenterie, wobei eine Anfallsrate von 1,2 pro Person und Jahr festzustellen ist. Während Erwachsene in der Regel nur leicht erkranken oder inapparent infiziert werden, können schwere Verläufe, insbesondere bei Säuglingen und Kleinkindern, auftreten. Todesfälle an akuter Virusdysenterie sind in den meisten Industrienationen selten. In Verbindung mit Mangelernährung und schlechter sozioökonomischer Struktur muß jedoch in den Entwicklungsländern bei 1–4% der Fälle mit schweren und tödlich verlaufenden Durchfallattacken gerechnet werden. Nach Schätzungen traten 1975 in Asien, Afrika und Lateinamerika etwa 500 Mill. Episoden akuter Durchfallerkrankungen und 5–18 Mill. Todesfälle bei Kindern unter 5 Jahren auf.

Epidemiologie

Die Erreger der Virusdysenterie sind weltweit verbreitet. Es wird angenommen, daß die Ansteckung von klinisch inapparent Infizierten und erkrankten Personen ausgeht, welche die Erreger durch Tröpfchen und auf fäkal-oralem Weg verbreiten. Durchfallerkrankungen durch Rotaviren und parvovirusähnliche Partikel werden vor allem zur kalten Jahreszeit, im Herbst und Winter, beobachtet, wobei sich über Wochen hinziehende Epidemien in Schulen, Familien und auch Krankenhäusern ausbilden können. Akute Gastroenteritiden im Rahmen von Enterovirusinfektionen (Coxsackie-, ECHO-Viren) treten vorzugsweise in den Sommermonaten auf.

Neuere seroepidemiologische Studien zeigen, daß etwa ein Drittel aller epidemisch auftretenden Virus-Gastroenteritiden durch parvovirusähnliche Partikel (Norwalk-Virus u. a) ausgelöst werden, wobei sowohl Kinder als auch Erwachsene erkranken können. Erwachsene weisen zu 75% Antikörper gegen diese Erreger im Serum auf. Meßbare Antikörpertiter werden in der Regel frühestens während der Adoleszentenperiode beobachtet.

Im Gegensatz hierzu ist die durch Rotaviren bedingte Gastroenteritis nahezu ausschließlich eine Erkrankung der Säuglinge und Kleinkinder. Das Hauptmanifestationsalter liegt zwischen 6 und 24 Monaten. Etwa 50% aller im Kleinkindesalter auftretenden infektiösen Gastroenteritiden werden durch diesen Erreger hervorgerufen. Nach neueren Berichten sind Rotavirusinfektionen auch jenseits dieser Altersgruppe häufig, verlaufen jedoch meist leicht oder klinisch inapparent. Personen über 2 Jahre besitzen zu 50–90% Antikörper gegen Rotaviren.

Ätiologie

Die meisten in den Fäzes nachweisbaren Viren lassen sich nur schwer oder gar nicht auf Zellkulturen anzüchten. Dies mag dazu beigetragen haben, daß die pathogene Bedeutung von Viren als Erreger von akuten Durchfallerkrankungen bis vor kurzem noch wenig erforscht war. Erst mit Hilfe der Elektronenmikroskopie konnten seit 1972 in Stuhlproben von Patienten verschiedene Viruspartikel dargestellt werden, deren Enteropathogenität jetzt teilweise geklärt ist. Da Viren auch in Stühlen von asymptomatischen Personen vorkommen, ist der Beweis für ihre kausale Bedeutung als Erreger einer Gastroenteritis erst dann erbracht, wenn durch Inokulation eines bakterienfreien Filtrates aus Stühlen bei empfänglichen Freiwilligen eine ähnliche Erkrankung ausgelöst bzw. das Auftreten einer spezifischen Immunantwort nachgewiesen werden kann.

Es gilt heute als gesichert, daß parvovirusähnliche Partikel und insbesondere Rotaviren die häufigsten Erreger einer akuten Gastroenteritis sind. Unter parvovirusähnlichen Partikeln wird eine Reihe von kleinen viralen Agenzien mit einem Durchmesser von 26–27 nm zusammengefaßt, die auch nach dem Ort ihrer Isolierung bezeichnet werden (Norwalk-, Montgomery County-, Hawaii-, „W"-, Ditchling-, Cockle-, Parramatta-Agens). Bisher konnten 4 unterschiedliche Serotypen abgegrenzt werden. Rotaviren haben einen Durchmesser von 66–70 nm und stellen sich elektronenoptisch als charakteristische radartig geformte Partikel dar (Abb. 11.**61 a–c**). Mindestens drei unterschiedliche Serotypen sind bisher bekannt.

Enteroviren (ECHO-, Coxsackie- und Polioviren) sowie Adenoviren rufen vergleichsweise nur selten eine Durchfallerkrankung hervor. Die Rolle weiterer Viren, wie Minirota-, Astro-, Calici- und Coronaviren, als Erreger von Gastroenteritiden, ist bisher ebenfalls erwiesen, ihre epidemiologische Bedeutung jedoch noch weitgehend unklar.

Pathogenese und Klinik

Infektionen mit **parvovirusähnlichen** Partikeln führen primär im proximalen Jejunum zu histopathologisch nachweisbaren Veränderungen, während Magen und Rektum normal erscheinen. Im Bereich der befallenen Schleimhautpartien zeigen sich verbreiterte und verkürzte Zotten, die Lamina propria ist von polymorphkernigen und mononukleären Zellen infiltriert. Die Epithelschicht bleibt intakt, zahlreiche Enterozyten enthalten Vakuolen, die jedoch keine Viruspartikel beherbergen. Während der akuten Krankheitsphase kann eine reduzierte Aktivität verschiedener Bürstensaumenzyme nachgewiesen werden, weiterhin besteht eine Malabsorption für Kohlenhydrate und Fette. Die beschriebenen histopathologischen Veränderungen sind bereits 24–48 Stunden nach der Infektion zu beobachten und bilden sich innerhalb von 2 Wochen spontan wieder zurück. Die Genese der Durchfälle ist bisher noch ungeklärt. Da die Adenylcyclase-Aktivität in den Schleimhautepithelien unverändert bleibt, erscheint ein enterotoxinähnlicher Mechanismus wenig wahrscheinlich.

Auch Infektionen durch **Rotaviren** führen zu histopathologischen Veränderungen, die in der Regel auf den Dünndarm beschränkt bleiben. Charakteristischerweise zeigen sich dabei Abschilferungen von reifen, resorptiven Enterozyten auf den Spitzen der Darmzotten, die durch rasch einwandernde unreife Epithelien aus den Krypten ersetzt werden. Die Schleimhautzotten erscheinen verbreitert und verkürzt, die Lamina propria zeigt vorwiegend lymphozytäre Zellinfiltrate. Die in den Epithelzellen nachweisbaren Vesikel enthalten Viruspartikel. In Abhängigkeit zur Schwere der Erkrankung finden sich die genannten Veränderungen nur im proximalen oder aber im gesamten Dünndarm. Mit dem vorwiegenden Ersatz reifer Enterozyten durch unreife Kryptenepithelien sind Störungen verbunden, die sich sowohl auf den Elektrolyttransport als auch auf die resorptive Kapazität der betroffenen Dünndarmschleimhaut auswirken. Folgen sind Malabsorption sowie Verlust von Natrium und Chlorid.

Die Erreger einer nichtbakteriellen Gastroenteritis werden in der Regel nur während der akuten Krankheitsphase über den Stuhl ausgeschieden.

Die Inkubationszeit beträgt in der Regel 1–2 (–4) Tage. Die Erkrankung beginnt meist plötzlich, wobei einzelne oder auch alle der folgenden Symptome auftreten können: Übelkeit, Erbrechen, Schwindel, abdominelle Koliken, wäßrige Durchfälle, Kopfschmerzen und Myalgien. Fieber bis 39 °C wird bei 50–60% der Fälle beobachtet. Der Schweregrad der Erkrankung reicht von inapparenten Infektionen bis zu schweren, mit profusen Durchfällen einhergehenden und mitunter auch zum Tode führenden Verläufen. Respirationstrakt und Zentralnervensystem können bei Infektionen durch Rotaviren mitbetroffen sein. Todesfälle treten meist als Folge einer schweren Dehydratation und Hyponatriämie auf. Besonders gefährdet sind Säuglinge und Kleinkinder (Alter zwischen 4 und 30 Monaten) sowie unterernährte Kinder, weiterhin entkräftete oder alte Patienten.

In unkomplizierten Fällen bilden sich die Symptome spontan nach 2–3 Tagen (parvovirusähnliche Partikel) bzw. 5–8 Tagen (Rotaviren), ohne Folgen zu hinterlassen, wieder zurück.

Laborbefunde

Blutbild und Blutsenkungsgeschwindigkeit sind in der Regel normal. Die reichlichen und wäßrigen Stühle enthalten meist keine oder nur wenige Leukozyten.

Parvovirusähnliche Partikel sowie die gegen sie gerichteten Antikörper können mit Hilfe der Immunelektronenmikroskopie nachgewiesen werden. Dieses aufwendige Verfahren ist jedoch für Routineuntersuchungen nicht geeignet. Die Erreger finden sich während der ersten 5 Tage der Erkrankung im Stuhl, die Antikörpertiter im Serum steigen 2 Wochen später an. Dagegen können Rotaviren während der ersten 8 Tage der Erkrankung, mitunter auch länger, in hoher Zahl und relativ leicht mit Hilfe von Enzymimmunoassays oder auch durch Immun-Elektronenmikroskopie in Stuhlproben nachgewiesen werden. Ansteigende Antikörpertiter werden mit der KBR, mit Enzymimmunoassays oder dem Immunfluoreszenztest erfaßt.

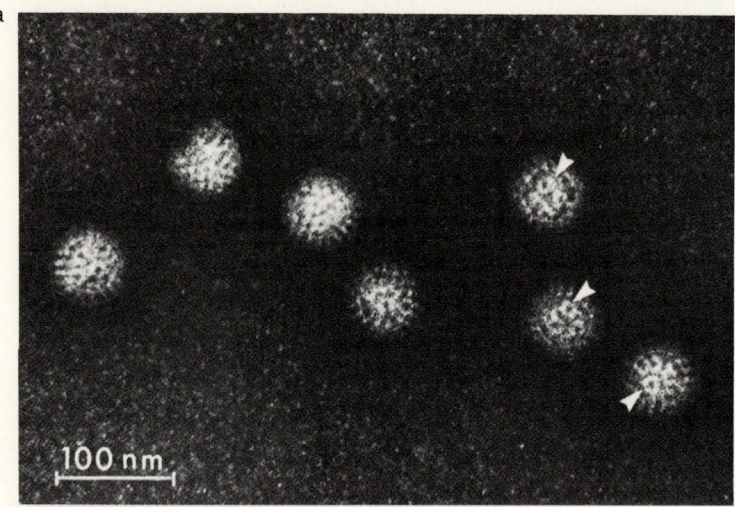

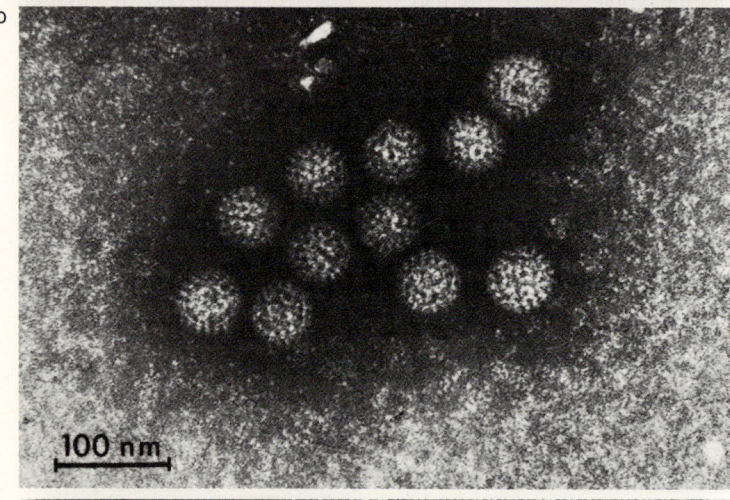

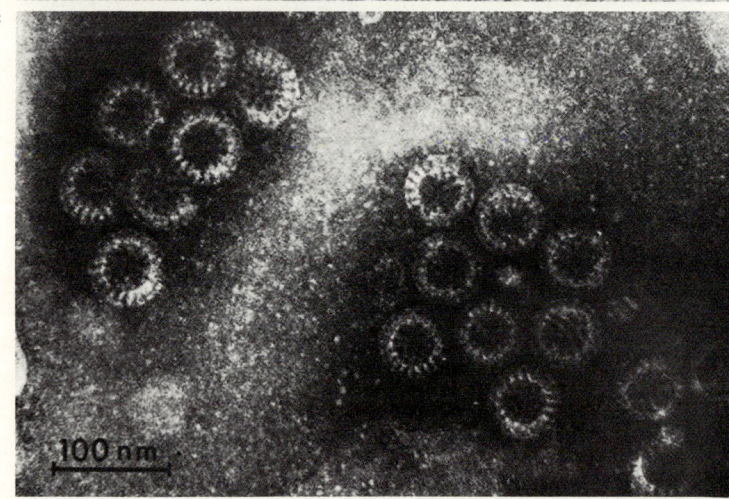

Abb. 11.**61a–c**   Drei unterschiedliche morphologische Erscheinungsformen von Rotaviren (rota, lateinisch=Rad). Elektronenoptische Aufnahme aus menschlichen Stuhlproben
a   Partikel mit größerem Durchmesser
Die Pfeile verweisen auf die relativ großen ringförmigen Kapsomeren
b   Partikel mit kleinerem Durchmesser
c   Partikel mit größerem Durchmesser und leerem Kern
(aus Middleton, P. J.: Rotavirus: Clinical observations and diagnosis of gastroenteritis. In Kurstak, E., C. Kurstak: Comparative Diagnosis of Viral Diseases, vol. I, part A. Academic Press, New York 1977)

Klinische Diagnose

Sporadische Erkrankungen oder erste Fälle einer Epidemie können anhand der klinischen Symptomatik allein nicht als Virusdysenterie erkannt und von anderen Durchfallerkrankungen unterschieden werden. Erst epidemiologische Charakteristika (Alter, Jahreszeit, weitere Ausbreitung) weisen auf die mögliche Virusgenese hin.

Differentialdiagnose

Abzugrenzen sind bakterielle Nahrungsmittelvergiftungen durch Salmonellen, Staphylokokken und

Tabelle 11.**31** Differentialdiagnose der Durchfallerkrankungen

Infektiöse Ursachen	Infektionskrankheiten mit häufigen „Begleitdurchfällen"	Nichtinfektöse Ursachen

1. Viren
   – parvovirusähnliche Partikel
     (Norwalk-Virus u. a.)
   – Rotavirus
 	
2. Bakterien
   – Salmonellen (Enteritis salmonellosa)
   – Staphylococcus aureus
   – Escherichia coli
   – Yersinia (enterocolitica, pseudotuberculosis)
   – Campylobacter fetus
   – Shigellen
   – Clostridium perfringens
   – Cholera
   – Clostridium difficile (antibiotika-assoziierte pseudomembranöse Enterokolitis)
   – Vibrio parahaemolyticus
   – Bacillus cereus
   – gonorrhoische Proktitis
 	
3. Parasiten
   – Entamoeba histolytica
   – Giardia lamblia
 	
4. Würmer
   – Askaris
   – Hakenwurm
   – Strongyloides stercoralis
   – Trichiuren
   – Schistosomiasis
   – Taenia
	– Malaria tropica
	– Botulismus
	– Trichinellose
	– Scharlach
	– Masern
	– Virushepatitis
	– Influenza
	– Bornholmer Krankheit
	– Typhus/Paratyphus
	– Brucellose
	– Tularämie
	– Morbus Weil
	– Darmtuberkulose
	– septische Erkrankungen
	– Gelbfieber
	– Denguefieber
	– Pappataci-Fieber
		1. Medikamente
		   – Antibiotika
		   – Abführmittel
		   – Cholinergika
		   – Schilddrüsenhormone
		   – Zytostatika
		
		2. Vergiftungen
		   – Fisch
		   – Pilze
		   – Schwermetalle (As, Hg)
		
		3. Verschiedenes
		   – funktionelle Darmstörungen (irritabler Darm)
		   – Colitis ulcerosa
		   – Morbus Crohn
		   – ischämische Kolitis
		   – Maldigestions- und Malabsorptionssyndrome
		   – Nahrungsmittelallergie
		   – Purpura Schönlein-Henoch
		   – Hyperthyreose
		   – Nebenniereninsuffizienz

Clostridium perfringens. Die Symptome treten hierbei wenige Stunden nach Genuß der kontaminierten Nahrungsmittel auf. Weiterhin ähneln leichte Formen einer Shigellen-Ruhr, Cholera oder enteralen Coliinfektion der Virusdysenterie. Schließlich müssen in unseren Breiten Infektionen mit Yersinien (Yersinia enterocolitica und pseudotuberculosis) und bei Reisen in südlichen Ländern auch die Reisediarrhö differentialdiagnostisch ausgeschlossen werden (Tab. 11.**31**).

Therapie

Viral bedingte Gastroenteritiden sind in der Regel gutartige, spontan ausheilende Erkrankungen, die keiner spezifischen Therapie bedürfen. In schweren Fällen, insbesondere bei Säuglingen und Kleinkindern, muß der mit den heftigen Durchfällen verbundene Flüssigkeits- und Elektrolytverlust durch orale oder parenterale Substitution frühzeitig ausgeglichen werden. Symptomatische Maßnahmen wegen Kopfschmerzen oder Übelkeit können notwendig werden. Opiumtinktur lindert Koliken und Durchfälle.

Immunität und Prophylaxe

Infektionen mit Norwalk-Viren hinterlassen nur einen kurzdauernden Schutz von wenigen Wochen. Infektionsstudien an Freiwilligen lassen erkennen, daß die im Serum und in der Darmschleimhaut gegen diese Erreger nachweisbaren Antikörper keine protektive Bedeutung besitzen, sondern lediglich eine abgelaufene Infektion anzeigen. Paradoxerweise werden erneute Erkrankungen nach Reexposition mit Norwalk-Viren sogar dann häufiger beobachtet, wenn erhöhte Antikörpertiter im Serum oder in der Darmschleimhaut nachweisbar sind. Dieses ungewöhnliche Verhalten läßt vermuten, daß nichtimmunologischen, genetisch determinierten Faktoren eine besondere Bedeutung bei der Abwehr dieser Infektion zukommt. Im Gegensatz hierzu ist der Schutz vor Infektionen mit Rotaviren eng mit der Konzentration von lokal in der Darmschleimhaut gebildeten Antikörpern korreliert. Im Serum nachweisbare spezifische Antikörper weisen keine protektive Wirkung auf. Rezidive sind möglich, sie beruhen in der Regel auf Neuinfektionen durch differente Serotypen.

Die Virusdysenterie kann weder durch Impfungen noch durch spezifische Medikamente verhütet werden. Isolierungsmaßnahmen sind wegen der kurzen Inkubationszeit sowie leichten Ansteckung unwirksam.

Merke: Virusinfektionen des Gastrointestinaltraktes sind häufige, zumeist leichte, akute Erkrankungen von kurzer Dauer, die mit wäßrigen Diarrhöen, abdominellen Koliken, Übelkeit, Erbrechen, Myalgien und gelegentlich auch Fieber verlaufen. Respirationstrakt und ZNS können ebenfalls betroffen sein. Häufigste Erreger sind Rotaviren sowie parvovirusähnliche Viruspartikel, seltener kommen ECHO-, Coxsackie-, Adeno-, Corona-, Astro-, Minirota- und Caliciviren ätiologisch in Frage.

Therapeutisch stehen Elektrolyt- und Flüssigkeitssubstitution im Vordergrund.

Weiterführende Literatur

Banatvala, J. E.: The role of viruses in acute diarrhoeal disease. Clin. Gastroent. 8 (1979) 569

Blacklow, N. R., G. Cukor: Viral gastroenteritis. New Engl. J. Med. 304 (1981) 397

Galasso, G. J., T. C. Merigan, R. A. Buchanan: Antiviral Agents and Viral Disease of Man. Raven Press, New York 1979

Habermehl, K.-O.: Virusenteritis. In Hornborstel, H., W. Kaufmann, W. Siegenthaler: Innere Medizin in Praxis und Klinik, Band III. Thieme, Stuttgart 1985 (S. 13.116) 4. Aufl. 1992

Rockstroh, T.: Virusbedingte Durchfallerkrankungen. In Brüschke, G.: Handbuch der Inneren Erkrankungen, Bd. 5, Infektionskrankheiten. Fischer, Stuttgart 1983 (S. 535)

Shulman, J. A., D. Schlossberg: Differentialdiagnose der Infektionskrankheiten. Fischer, Stuttgart 1982

Spratt, H. C., M. I. Marks: New concepts in viral gastroenteritis. Infection 8 (1980) 48

Viruserkrankungen der Leber

K.-H. Meyer zum Büschenfelde

Akute Virushepatitis

Definition: Die akute Virushepatitis im engeren Sinne wird durch verschiedene Viren hervorgerufen. Charakterisiert sind das Virus der Hepatitis A (Hepatitis epidemica oder hepatitis infectiosa), Hepatitis B (Serumhepatitis) und Hepatitis D (Delta-Hepatitis). Mit Hilfe molekularbiologischer Techniken ist das Virus der posttransfusionsbedingten Non-A-non-B-Hepatitis identifiziert worden, das die Bezeichnung Hepatitis-C-Virus erhalten hat. Mit immunelektronenmikroskopischen Techniken wurde das Virus der Waterborn- bzw. enterischen Hepatitis (Hepatitis E-Virus) charakterisiert. Das Krankheitsbild entspricht der Hepatitis A. Fulminante Verläufe in ca. 25 bis 40% der Fälle treten bei Schwangeren auf. Zur Virus-Hepatitis im weiteren Sinne gehören Erreger, bei denen die Hepatitis nicht regelmäßig auftritt oder klinisch nicht im Vordergrund steht. Hierzu gehören Zytomegalie-Virusinfektionen, Herpes-Virusinfektionen, die infektiöse Mononukleose, Mumps, Coxsackie-Virusinfektionen, Gelbfieber.

Virologie (Tab. 11.**32**)

Hepatitis-A-Viren

Das Hepatitis-A-Virus (HAV) ist ein RNA-Virus, das der Gruppe der Picorna-Viren angehört. Es hat einen Durchmesser von 27 nm. Der natürliche Wirt des Hepatitis-A-Virus ist der Mensch. Die Übertragung verläuft fäkal-oral. Die Ausscheidung des Virus im Stuhl ist in der Inkubationsphase vor Krankheitsausbruch am höchsten.

Für den Nachweis von Hepatitis-A-Viren und Antikörpern gegen HAV (Anti-HAV) stehen empfindliche Radioimmunoassays (RIA) zur Verfügung. Die Antikörpertiter steigen während der akuten Krankheitsphase auf hohe Werte (1:2000) an und sind in niedrigen Titern über Jahre nach durchgemachter Infektion nachweisbar. Erhöhte IgM-Titer (Anti-HAV-IgM) sind für eine frische Infektion beweisend.

Hepatitis-B-Virus

Das Hepatitis-B-Virus gehört zur Gruppe der Hepatitis-DNA-(Hepadna-)Viren, zu denen das Woodshock-Hepatitisvirus (WHV), das Ground-squirrel-Hepatitisvirus (GSHV) und das Duck-Hepatitisvirus (DHV) gerechnet werden. In Seren von Patienten, die akut oder chronisch mit dem Hepatitis-B-Virus infiziert sind, lassen sich morphologisch unterschiedliche Partikel elektronenmikroskopisch nachweisen: Sphärische 22 nm große HBsAg-Partikel, filamentöse HBsAg-Partikel von 22 nm Durchmesser und unterschiedlicher Länge und sphärische 42 nm große Dane-Partikel. Während die 22 nm-HBsAg-Partikel im Überschuß gebildetes Hüllenmaterial des HBV darstellen, werden die sphärischen 42 nm-Dane-Partikel als komplette HBV angesehen. Dane-Partikel haben einen komplexen Aufbau und bestehen aus einer HBsAg-Hülle und einem im Durchmesser 27 nm großern Kern (HBcAg). (Abb. 11.**62 a**). In Seren von Patienten läßt sich neben dem partikelgebundenen HBcAg freies, lösliches HBeAg nachweisen, das immunglobulin- oder nichtimmunglobulingebunden vorkommt und der sekretorischen Form des HBcAg entspricht. Während HBcAg eine einheitliche Antigendeterminante aufweist, lassen sich auf den HBsAg-Partikeln neben einer allen gemeinsamen Determinante HBsAg/A subtypenspezifische Determinanten abgrenzen, die die Subtypenpaare HBsAg/D, HBsAg/Y, HBsAg/W und BHsAg/R ergeben. Die subtypenspezifischen Determinanten vom HBsAg haben lediglich epidemiologische Bedeutung und sind z. B. nicht mit der Virulenz unterschiedlicher HBsAg-Stämme assoziiert. Innerhalb des HBcAg läßt sich eine zirkuläre doppelsträngige DNA lokalisieren, die einsträngige Abschnitte unterschiedlicher Länge aufweist, sowie eine endogene DNA-Polymerase, die die einsträngigen Abschnitte komplettieren kann.

Das Modell der HBV-DNA ist in Abb. 11.**62 b** dargestellt. Auf der HBV-DNA lassen sich vier Genabschnitte lokalisieren, die für verschiedene Proteine kodieren. Der Genabschnitt S kodiert für ein Polypeptid von 24 000 D. Die Prä-S-Region enthält zwei Starterkodons, so daß zwei weitere HBsAg-Polypeptide entstehen: Prä-S$_1$ und Prä-S$_2$. Die Prä-S$_2$-Region enthält eine Bindungsstelle für polymerisiertes humanes Albumin, jedoch nicht für Albumin anderer Spezies. Dieser Bindungsstelle wird eine Funktion für die Aufnahme des Hepatitis-B-Virus in die Leberzelle zugesprochen. Das Prä-S$_1$-kodierte Protein kommt überwiegend auf dem kompletten HBV vor und soll für die Virusreifung entscheidend sein. Dem HBc-Gen geht eine Prä-C-Region voraus. Prä-C- und C-Gen-kodierte Proteine weisen zwei Antigendeterminanten für HBeAg, jedoch nur eine für HBcAg auf. Schließlich konnte eine X-Region identifiziert werden, deren Bedeutung noch nicht vollständig bekannt ist. Weiterhin gibt es ein P-Gen, welches für die HBV-spezifische DNA-Polymerase kodiert. Mit Hilfe von empfindlichen Enzymradioimmunoassays ist der Nachweis von HBsAg, Prä-S$_1$ und Prä-S$_2$, HBeAg und von Antikörpern gegen HBsAg, HBeAg, und HBcAg möglich. Die HBV-DNA kann in freier Form im Serum mit Immunoblot-Verfahren (Dot-Blot-Test) und mit der Polymerase-Kettenreaktion (PCR) in sehr niedrigen Konzentrationen nachgewiesen werden. Der Nachweis freier HBV-DNA im Serum ist Ausdruck einer fortbestehenden Replikation des HBV. Im Verlauf der chronischen Hepatitis-B-Viruserkrankung kommt es zur Integration von HBV-Genomabschnitten in das Wirtsgenom. Der Nachweis integrierter HBV-DNA kann mit dem sog. Southernblot nachgewiesen werden. Mit dieser Methode ist es auch gelungen, HBV-DNA extrahepatisch in Lymphozyten- und Knochenmarkszellen, Pankreaszellen, Gallengangsepithelien und Gefäßendothelzellen nachzuweisen.

Hepatitis-D-Virus.

Das Hepatitis-D-Virus ist ein defektes RNA-Virus, das das HBV als Helfervirus benötigt. Die Helferfunktion des HBV besteht darin, daß das HDV das Oberflächenprotein des HBV (HBsAg) als Hüllsubstanz verwendet. Der Aufbau im Durchmesser des 34 bis 36 nm großen sphärischen HDV ist in Abb. 11.**62 c** dargestellt. Das Hepatitis-D-Antigen (δ-Antigen) ist das Kernprotein des HDV. Es besteht aus Polypeptiden, die von der Hepatitis-δ-Virus RNA kodiert werden. Die HBsAg-Hülle des HDV entspricht in der Zusammensetzung den HBsAg-Partikeln. Es konnte gezeigt werden, daß die HDV-RNA eine zirkuläre Struktur besitzt und den Pflanzenviren (Viroiden) ähnlich ist. Die Replikation des HDV ist noch nicht vollständig bekannt. Neuere Kulturuntersuchungen in vitro haben gezeigt, daß eine Replikation in Zellen ohne Hilfe anderer Viren stattfinden kann. Das Vorliegen einer HDV-Infektion gelingt durch den Nachweis von Anti-HDV im Serum mit Hilfe von Radio- oder Enzymimmunoassays. Der Nachweis von HDV in Gewebe ist mit Immunofluoreszenz oder immunhistologischen Techniken möglich. Die intrahepatische HDV-RNA kann mit der In-situ-Hybridisierung nachgewiesen werden. Der Nachweis von Hepatitis-D-Antigen im Serum ist mit Immunoblotverfahren möglich. Neuerdings wird zum Nachweis von HDV-RNA in Serum und Lebergewebe die Polymerase-Kettenreaktion (PCR) als hochsensible und spezifische Methode eingesetzt.

Tabelle 11.**32**	Nomenklatur der Hepatitisviren
HAV	Hepatitis-A-Virus
Anti-HAV	Antikörper gegen HAV
HBV	Hepatitis-B-Virus (Dane-Partikel)
HBsAg	Hepatitis-B-Oberflächenantigen
Prä-S$_1$-/und Prä-S$_2$-Ag	zwei weitere HBsAg-Polypeptide
HBcAg	Hepatitis-B-Kernantigen
Prä-C-Ag	ein weiteres HBcAg-Polypeptid
HBeAg	sekretorische Form des HBcAg
Anti-HBs	Antikörper gegen HBsAg
Anti-HBc	Antikörper gegen HBcAg
Anti-HBe	Antikörper gegen HBeAg
Anti-Prä-S	Antikörper gegen Prä-S$_1$- und Prä-S$_2$-Ag
HBV-DNA	Hepatitis-B-Virus-DNA
HDV	Hepatitis-δ-Virus
Anti-HDV	Antikörper gegen HDV
HCV	Erreger der Posttransfusions-Non-A-non-B-Hepatitis
Anti-HCV	Antikörper gegen das HCV
HEV	Erreger der Waterborn- bzw. enterischen Hepatitis
Anti-HEV	Antikörper gegen das HEV

Hepatitis-C-Virus

In den späten 70er Jahren machten Studien in den USA deutlich, daß ca. 7 bis 10% nach Transfusion von Blut und Blutprodukten eine Hepatitis entwickelten. In über 90% der Fälle wurde diese transfusionsassoziierte Hepatitis nicht durch das Hepatitis-A- bzw. -B-Virus verursacht. So entstand der Begriff der Non-A-non-B-Hepatitis. 1988 konnte mit Hilfe molekularer Hybridisierungstechniken ein für die Posttransfusionshepatitiden verantwortliches Agens isoliert und kloniert werden. Es handelt sich um ein RNA-Virus – jetzt Hepatitis-C Virus genannt –, welches Ähnlichkeiten mit den Flaviviren hat. Die lineare Einzelstrang-RNA des HCV ist etwa 10000 Nucleotide lang. Unter Verwendung von HCV-kodierten Fusionsproteinen werden Immunoassays zum Antikörpernachweis gegen das HCV entwickelt. Inzwischen stehen ELISA und Radioimmunoblotassays [RIBA] der 2. Generation zur Verfügung, die bei chronischen Trägern des HCV in über 90% der Fälle den Nachweis von Anti-HCV erbracht haben. Zur Frühdiagnose einer akuten HCV-Infektion ist dieser Test nicht geeignet. Anti-HCV können erst 1–3 Monate nach der akuten Infektion im Serum nachgewiesen werden. Diese diagnostische Lücke kann durch den Nachweis von HCV-RNA mit der Polimerase-Kettenreaktion (PCR) geschlossen werden.

Hepatitis-E-Virus

Das HEV wurde erstmalig mittels Immunelektronenmikroskopie im Stuhl eines Patienten in Taschkent/UDSSR als 27 bis 30 nm große Partikel nachgewiesen. Später konnten mit dieser Methode identische 27 bis 34 nm große Partikel im Stuhl von Patienten mit aku-

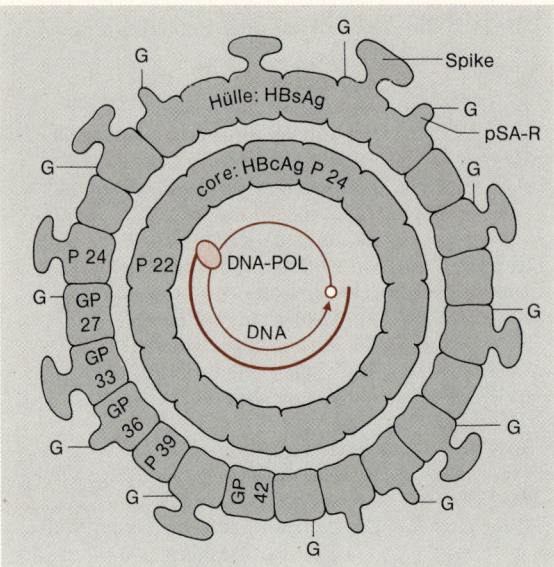

Abb. 11.**62 a** Schematischer Aufbau des Hepatitis-B-Virus (Dane-Partikel)

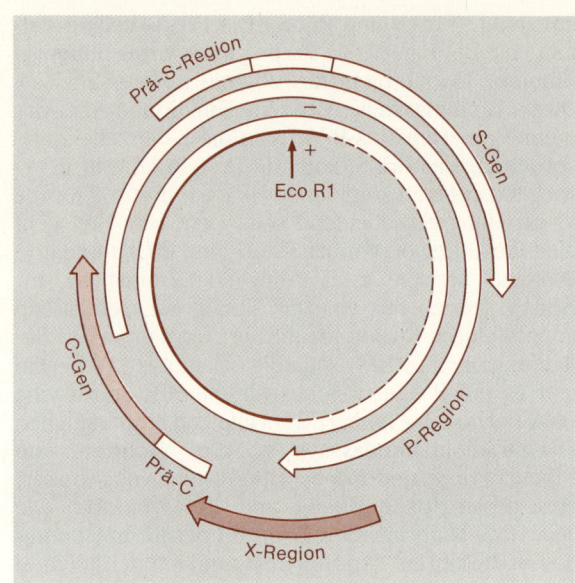

Abb. 11.**62 b** Aufbau einer Hepatitis-B-Virus-DNA

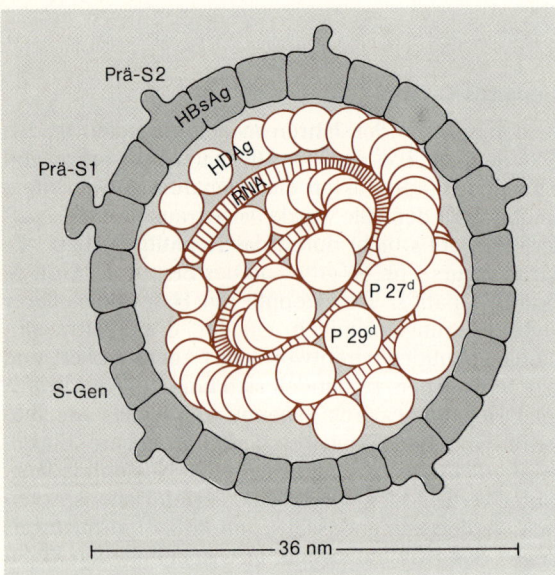

Abb. 11.**62 c** Schematische Struktur des HDV (nach Zyzik und Gerlich). Die Hülle besteht aus den 3 Genprodukten S, Prä-S und Prä-S_2 des HBV. Im Kern findet sich eine zirkuläre RNA und zwei Anti-HD-bindende Proteine p27 und p29.

ter Hepatitis-E in Nepal, Somalia, Sudan und Mexiko nachgewiesen werden. Es handelt sich um ein Einzelstrang-RNA-Virus. Die sphärischen Partikel besitzen kein Hüllenprotein. Es ist gelungen, das HEV-Antigen im Zytoplasma von Hepatozyten mit immunofluoreszenzmarkiertem Anti-HEV nachzuweisen. Ein serologischer Nachweis der HEV-Infektion ist noch nicht möglich.

Epidemiologie

Hepatitis A

Das Hepatitis-A-Virus ist weltweit verbreitet. Die Durchseuchung der Bevölkerung in den verschiedenen Erdteilen ist sehr unterschiedlich. In den tropischen und Mittelmeerländern findet sich bereits eine hohe Durchseuchung im Kindes- bzw. Jugendalter. In Deutschland beträgt die Durchseuchung der 20jährigen 5−10%. Die Erkrankung tritt überwiegend im Herbst und Winter auf, die meisten Neuerkrankungen in Deutschland werden bei Rückkehrern nach Urlaubsaufenthalten in den Mittelmeerländern beobachtet.

Die **Übertragung** erfolgt fäkal-oral, besonders durch verungreinigtes Trinkwasser und unzureichend gereinigte Nahrungsmittel. Gelegentlich wird eine Infektion nach Genuß von Muscheln und Austern beobachtet. Die Erkrankung kann sporadisch oder epidemisch, wie beispielsweise in Ferienlagern oder Kasernen, auftreten. Die Inkubationszeit beträgt 20−45 Tage. Bei der Hepatitis A werden keine chronischen Verläufe beobachtet. Die Erkrankung heilt ohne Folgen aus und hinterläßt eine Immunität, die wahrscheinlich lebenslang anhält.

Hepatitis B

Das Hepatitis-B-Virus ist weltweit verbreitet. Die Prävalenz des Hepatitis-B-Virus innerhalb verschiedener Bevölkerungsgruppen schwankt erheblich. Sie beträgt in Deutschland, den nordeuropäischen Ländern und Nordamerika etwa 0,1%. Dagegen ist sie in bestimmten Gegenden Afrikas, Südamerikas und Asiens 2−10%. Das Reservoir des Hepatitis-B-Virus ist der Mensch. Es wird geschätzt, daß auf der Erde 250 000 000 Menschen chronische Träger des Hepatitis-B-Virus sind. Die Inzidenz der akuten Hepatitis beträgt in Deutschland etwa 40 pro 100 000; die Dunkelziffer ist wahrscheinlich hoch. Aufgrund der Häufigkeit des Nachweises von Anti-HBc kann geschätzt werden, daß in der Gruppe der über 50jährigen etwa 10–20% der Bevölkerung Kontakt mit dem Hepatitis-B-Virus gehabt haben. Aus diesen Zahlen wird die epidemiologische Bedeutung des Hepatitis-B-Virus deutlich. **Übertragung:** Das Hepatitis-B-Virus wird überwiegend durch Blut oder Blutprodukte übertragen. Es ist bekannt, daß 0,001 ml bereits eine Hepatitis übertragen können. Außer im Blut wurde HBsAg auch im Speichel, Urin, Stuhl, Sperma, in der Muttermilch und im Schweiß nachgewiesen.

Das Auftreten der Hepatitis B nach Transfusion von Blut und Blutprodukten ist durch Screening der Spender und durch Verbesserung der Herstellung von Blutprodukten in den letzten Jahren deutlich rückläufig. In nordeuropäischen Ländern und den USA wird die Hepatitis B z. Z. vor allem durch Sexualkontakt und Injektion von Drogen übertragen. Sexualpartner von Personen mit akuter und chronischer Hepatitis B haben ein deutlich erhöhtes Risiko, eine Hepatitis B zu erwerben. Bei Drogenabhängigen und Homosexuellen wird eine deutlich erhöhte Hepatitisinzidenz gefunden. Kinder von HBsAg-positiven Müttern haben ein sehr hohes Risiko, eine chronische Hepatitis-B-Virusinfektion zu erwerben. Das Risiko ist besonders hoch, wenn die Mütter im Serum HBV-DNA positiv sind. Die Infektion erfolgt perinatal. Die vertikale Transmission der HBV ist der höheren Prävalenz entsprechend häufiger in asiatischen Ländern als in Europa.

Hepatitis D

Die Hepatitis D ist weltweit verbreitet, zeigt jedoch ein unterschiedliches Inzidenzmuster im Vergleich zur Hepatitis B. Die Hepatitis D ist in Asien selten, jedoch in Südeuropa, z. B. in Italien, Türkei und Griechenland, relativ häufig. Die **Übertragung** des HDV erfolgt auf dem gleichen Wege wie das HBV und kann grundsätzlich als Simultaninfektion von HBV und HDV oder als Superinfektion bei HBV-Trägern auftreten. In Deutschland und in Nordeuropa ist die Hepatitis D selten und bisher im wesentlichen auf Personen mit Herkunft aus dem Mittelmeerraum sowie auf Patienten mit Hämophilie und Drogenabhängige beschränkt. In Südeuropa ist das gehäufte Auftreten der Hepatitis D in Familien bekannt. Bei Homosexuellen ist die Hepatitis D eher selten, was darauf hinweist, daß diese entweder weniger häufig sexuell übertragen wird oder noch keinen Zugang zu dieser Personengruppe gefunden hat.

Hepatitis C

Epidemiologische Daten sprechen für unterschiedliche **Übertragungsformen** der Hepatitis C. In Europa und Nordamerika wird die Hepatitis C jedoch am häufigsten durch Transfusion von Blut übertragen. Die Inzidenz der Hepatitis C bei transfundierten Patienten wird in diesen Ländern auf 3 bis 10% geschätzt. Anti-HBc-positive Blutkonserven beinhalten ein besonders hohes Risiko. Daneben trat eine Hepa-

titis C sehr häufig nach Gabe von Faktorenkonzentraten auf, die in der Regel aus einer Vielzahl von Blutkonserven hergestellt werden. Die modernen Möglichkeiten der Inaktivierung konnten das Risiko erheblich reduzieren. Die Inzidenz von Hepatitis C beim Krankenpersonal ist deutlich geringer als die von Hepatitis B. Homosexuelle haben ein geringes Risiko, eine Hepatitis C zu erwerben, so daß die Hepatitis C wohl nicht zu den sexuell übertragbaren Krankheiten gerechnet werden sollte. Drogenabhängige, die häufig benutzte Spritzen oder Nadeln verwenden, haben hingegen ein hohes Risiko, sich mit Hepatitis C zu infizieren.

Der parenterale Übertragungsweg ist somit bei weitem am häufigsten. Neuere Beobachtungen weisen aber darauf hin, daß auch andere Übertragungswege in Betracht zu ziehen sind. Der Anteil sporadischer Fälle beträgt 10–40%.

Die Inzidenz von Anti-HCV-positiven Blutspendern beträgt in Afrika 6%, in Japan 1,5%, in USA 0,9 bis 1,4%, in Italien 1,1%, in Frankreich 0,57%, in Westdeutschland 0,4% und in Skandinavien 0,2%.

Hepatitis E

Die Hepatitis E ist als sog. Waterborn-Epidemien in Indien erstmalig beschrieben und später in Südost- und Zentralasien, Ost-, Nord- und Westafrika und kürzlich in Mexiko beobachtet worden. In den entwickelten Ländern sind bisher keine Epidemien aufgetreten, jedoch nehmen die sporadischen Fälle nach Rückkehr von Besuchern aus den eben genannten Ländern deutlich zu. Die **Übertragung** erfolgt fäkaloral, vor allem durch kontaminiertes Wasser. Die Krankheit tritt etwa 6 bis 7 Wochen nach Erregerkontakt auf. Ein sehr hoher Anteil von fulminanten Verläufen ist bei Schwangeren beobachtet worden.

Klinik

Klinisch lassen sich Hepatitis A, -B, -D, -C und -E nicht unterscheiden. Die Inkubationszeiten betragen bei der Hepatitis A 20 bis 45 Tage, der Hepatitis B 45 bis 160 Tage, der Hepatitis D 40 bis 60 Tage, der Hepatitis C 60 bis 90 Tage und der Hepatitis E 40 bis 50 Tage.

Zunächst wird ein Prodromalstadium mit unspezifischen Symptomen beobachtet. Es können subfebrile Temperaturen, allgemeine grippale Symptome, Juckreiz, Appetitlosigkeit, Übelkeit und Druckschmerz im rechten Oberbauch auftreten. Gelegentlich wird ein flüchtiges Exanthem beobachtet. Arthralgische Beschwerden treten in 5–20% der Fälle auf. Das Prodromalstadium dauert in der Regel 2–7 Tage. Mit Auftreten des Ikterus gehen die Prodromalsymptome zurück. Der Ikterus wird zuerst an den Konjunktiven sichtbar. Der Urin ist dunkel verfärbt, der Stuhl hell. Die akute Krankheitsphase dauert zwischen 4 und 8 Wochen. Bei der Untersuchung ist die Leber häufig vergrößert und druckempfindlich. Die rasche Abnahme der Lebergröße ist ein prognostisch schlechtes Zeichen, dies wird bei fulminanter Verlaufsform der akuten Hepatitis beobachtet. Die Milz kann vergrößert sein.

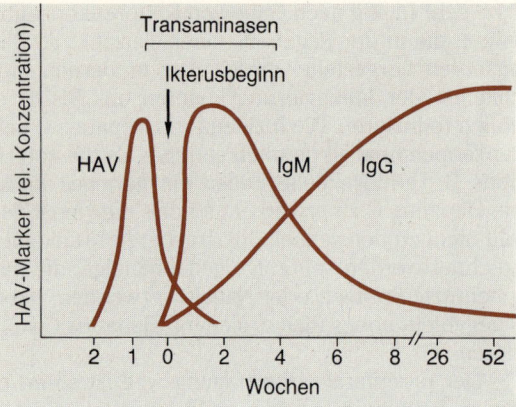

Abb. 11.**63** Schematische Darstellung des Verlaufs der virusdia-
gnostischen Parameter bei Hepatitis-A-Virusinfektion. HAV=Aus-
scheidung des HAV im Stuhl, IgM=Verlauf des Anti-HAV-IgM, IgG
=Verlauf des Anti-HAV-IgG

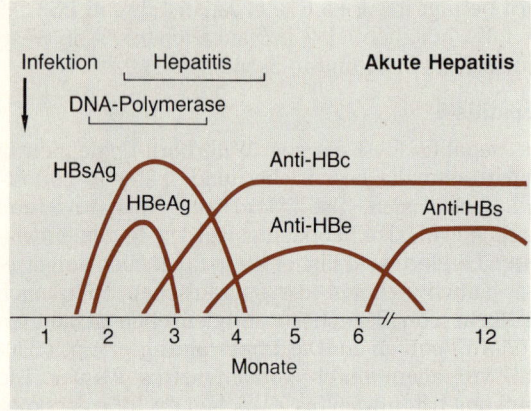

Abb. 11.**64**   Serologische Befundmuster bei HBV-Infektion

Laborbefunde: Das Bilirubin kann gering oder
stark (bis zu 20 mg/dl [340 µmol/l]) erhöht sein. Es
überwiegt das konjugierte Bilirubin. Im Urin sind Urobilinogen und Bilirubin nachweisbar. Bei kompletter
intrahepatischer Cholestase wird das Urobilinogen
negativ. Die Gallensäurekonzentration im Blut ist erhöht. Die Transaminasen sind stark erhöht (bis zu
3000 U/l), die GPT ist stärker erhöht als die GOT
(DeRitis-Quotient kleiner als 1). Die alkalische Phosphatase und γ-GT sind nur bei den cholostatischen
Verläufen stark erhöht, sonst nur gering erhöht. Die
Serumeisenkonzentration ist erhöht. Die Gerinnungsfaktoren sind bei den leichten und mittelschweren
Verläufen nicht wesentlich verändert. Bei schweren
Verläufen fallen zuerst die Faktoren VII und V ab, etwas später sinkt auch der Quick-Wert auf kritische
Spiegel < 20% ab. Im Differentialblutbild kann eine
relative Lymphozytose mit atypischen Lymphozyten
auftreten. Sehr selten sind Thrombopenie oder aplastische Anämie.

Besondere Verlaufsformen

Anikterische Hepatitis: Die akute Hepatitis kann
ohne Erhöhung des Bilirubins einhergehen. Diese
Verläufe werden häufig nicht diagnostiziert. Es gibt
Hinweise dafür, daß die anikterische Hepatitis häufiger einen chronischen Verlauf nimmt.

Cholostatische Hepatitis: Hierbei handelt es
sich häufig um schwer verlaufende Hepatitiden mit
starker Bilirubinerhöhung und Anstieg der cholostase-anzeigenden Enzyme, alkalische Phosphatase und
γ-GT. Die Differentialdiagnose zu Erkrankungen mit
intrahepatischer Cholostase aus anderer Ursache
und mechanischem Verschlußikterus kann schwierig
sein.

Protahiert verlaufende Hepatitis: Sind die
Transaminasen über einen Zeitraum von mehr als
3 Monaten erhöht, spricht man von einem protahier-
ten Verlauf. Auch die protahiert verlaufende akute
Hepatitis kann ausheilen. Die Übergänge zur chronisch persistierenden und chronisch aktiven Hepatitis sind fließend.

Subakute Hepatitis: Es handelt sich um eine
schwere Verlaufsform und einen über Wochen progredienten Verlauf mit Aszites, Leberversagen und letalem Ausgang.

Fulminante Hepatitis: Diese Verlaufsform ist
selten. Wenige Tage bis zu einer Woche nach Krankheitsbeginn kommt es zum Zeichen des Leberausfalls
und Leberkoma. Die Mortalität beträgt etwa 80%. Einzelheiten s. Kapitel Lebererkrankungen, S. 1000 ff.

Extrahepatische Manifestationen: Im Prodromalstadium der Hepatitis tritt bei einigen Patienten ein serumkrankheitsähnliches Bild auf. Wahrscheinlich handelt es sich hierbei um eine Immun-
komplexkrankheit. Diese Patienten haben Arthralgien
oder Arthritiden und ein makulöses oder urtikarielles
Hautexanthem. Selten ist das Bild einer membranösen Glomerulonephritis bei Hepatitis-B-Virusinfektion, die besonders im Kindesalter auftritt. Bei etwa
30−50% der Patienten mit Panarteriitis nodosa
(s. S. 705 f.) besteht eine Hepatitis-B-Virusinfektion.
Die Lebererkrankung steht dabei meistens nicht im
Vordergrund. Hauptmerkmale sind Polyarthritis,
Hochdruck, Polyneuropathie, Glomerulonephritis
und Gefäßverschlüsse. Dem Krankheitsbild liegt eine
generalisierte Vaskulitis zugrunde.

Beschrieben sind bei der akuten Hepatitis das
Auftreten einer Myokarditis, Meningitis, Pankreatitis,
Pleuraergüsse, Thrombopenie und aplastische An-
ämie. Diese Komplikationen sind selten.

Diagnostisches Vorgehen

Zur Diagnose sind anamnestische Angaben über Auslandsaufenthalte, Bluttransfusionen, Prodromalsymptome, Krankheitsbild, laborchemische und serologische Befunde heranzuziehen. In der Mehrzahl
der Fälle wird aus der Befundkonstellation die Diagnose zu stellen sein, wobei die Hepatitis-A- und -B-
Serologie für die Differenzierung entscheidend ist. Ein
ansteigender Anti-HAV-Titer bzw. der Nachweis von
Antikörpern der IgM-Klasse gegen HAV sprechen für
das Vorliegen einer akuten **Hepatitis A.** Bei der **Hepatitis B** kann neben dem HBsAg-Nachweis das Auftreten von IgM-Anti-HBc als Hinweis auf eine frische
Infektion gewertet werden. Die serologischen Befundmuster der HAV- und HBV-Infektion sind in den Abb.

11.**63** und 11.**64** dargestellt. − Die δ-**Hepatitis** kann durch den Nachweis von Anti-HDV geführt werden. Die serologischen Befundmuster bei Simultaninfektion von HDV und HBV bzw. Superinfektion von HBsAg-Trägern mit dem HDV sind in Abb. 11.**65** und 11.**66** dargestellt. − Die akute **Hepatitis C** läßt sich mit dem Anti-HCV-Test nicht nachweisen. Dieser wird erst 1−3 Monate nach akuter Infektion positiv. Die diagnostische Lücke kann durch den HLV-RNA-Nachweis mittels PCR geschlossen werden. − Die **Hepatis E** muß bei entsprechender Anamnese in Betracht gezogen werden. Ein serologischer Test ist in der Entwicklung, jedoch zur Zeit noch nicht verfügbar. − Infektiöse Mononukleose, Zytomegalie-Virusinfektion, Herpesinfektion können durch serologische Untersuchungen ausgeschlossen werden. Schwierig kann die Unterscheidung zwischen akuter Hepatitis B und dem entzündlichen Schub einer chronisch aktiven B-Hepatitis sein. Hier ist häufig die Differentialdiagnose nur histologisch möglich. Bei cholostatischer Virushepatitis stellt sich die Differentialdiagnose zu drogeninduzierter Hepatitis und mechanischem Verschlußikterus. Hierbei ist häufig eine weitergehende Diagnostik mit Sonographie, eventuell ERCP oder perkutaner Cholangiographie notwendig.

Therapie

Die Therapie der Virushepatitis ist symptomatisch, eine kausale Therapie ist nicht möglich. Da die Patienten sich häufig beeinträchtigt fühlen, ist Bettruhe angezeigt. Es ist nicht erwiesen, daß Bettruhe einen Einfluß auf den Krankheitsverlauf hat. Deswegen ist auch eine übermäßig strikte Einhaltung der Bettruhe nicht erforderlich, die Patienten dürfen zum Waschen und zu den Mahlzeiten aufstehen. Die Diät der Hepatiskranken soll ansprechend, leicht und ausgewogen sein. Spezielle Diätvorschriften, wie besonders eiweißreiche oder fettarme Diät, sind nicht erforderlich. Da die Patienten meist unter Appetitlosigkeit leiden, ist besonders wichtig, daß die Speisen leicht verdaulich sind. Nur bei Vorliegen einer fulminanten Hepatitis ist Eiweißverbot angezeigt. Diese Patienten müssen in jedem Fall parenteral ernährt werden. Infusionen mit Laevuloselösungen haben keinen gesicherten Wert. Ebenso sollte auf Medikamente, die als sogenannte Leberschutztherapie empfohlen werden, wegen ihrer nicht erwiesenen Wirksamkeit verzichtet werden. Corticosteroide sind bei der akuten Hepatitis nicht indiziert, da nach Gabe von Steroiden möglicherweise gehäuft chronische Verläufe auftreten. Auch bei der Behandlung der fulminanten Hepatitis sind Steroide ohne Wert. Lediglich bei schweren, protahiert verlaufenden cholostatischen Hepatitisformen mit Bilirubinerhöhung über 30 mg/dl (510 µmol/l) kann eine kurzfristige, hochdosierte Steroidtherapie erwogen werden. Man wird im Stadium der Hepatitis mit der Gabe von möglicherweise hepatotoxischen Medikamenten sehr zurückhaltend sein, Alkohol sollte auch gemieden werden.

Es ist üblich, Patienten mit akuter Hepatitis auf einer Isolierstation unterzubringen. Dabei muß berücksichtigt werden, daß die höchste Infektiosität der

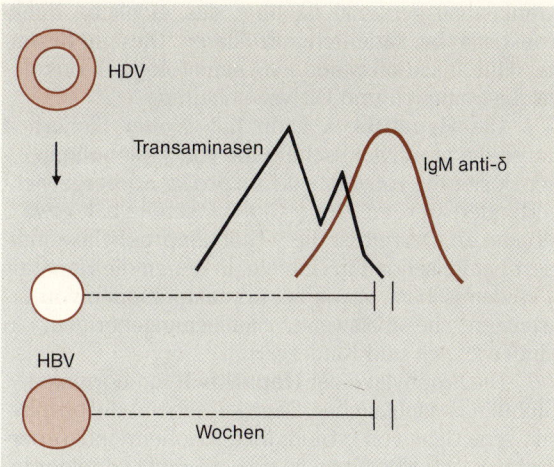

Abb. 11.**65** Simultaninfektion von HBV und HDV (nach Rizzetto)

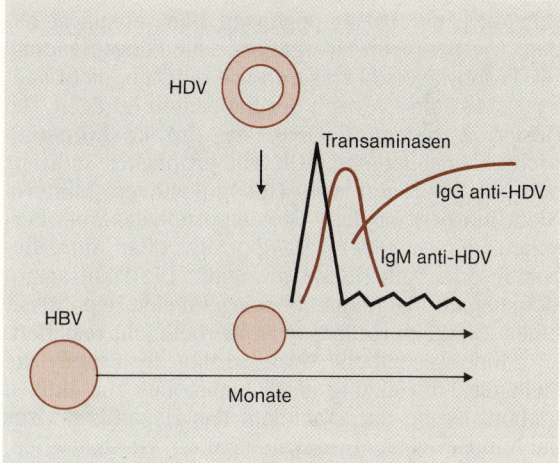

Abb. 11.**66** Superinfektion von HBV und HDV (nach Rizzetto)

Hepatitis vor Ausbruch der Erkrankung vorliegt. Die Virusausscheidung im Stuhl von Patienten mit Hepatitis A verschwindet bereits einige Tage nach Krankheitsausbruch, die Virämie bei Patienten mit Hepatitis B dauert möglicherweise etwas länger. Diese Erkenntnisse haben dazu geführt, die Isolierung großzügiger zu handhaben, zumal es nicht überall möglich ist, sämtliche Patienten auf Isolierstationen unterzubringen. Der Patient stellt für seine Mitpatienten im Krankenhaus kein wesentlich erhöhtes Infektionsrisiko dar. Das Pflegepersonal dagegen ist einem erhöhten Infektionsrisiko ausgesetzt. Vorsicht ist bei Blutentnahmen, Handhabung von Stuhl oder Urin geboten. Ein größeres Infektionsrisiko als die akute B-Hepatitis stellt der chronische B-, D- und C-Virusträger dar.

Prophylaxe

Zur Prophylaxe gehören allgemeine hygienische Maßnahmen und spezifisch die passive γ-Globulinprophylaxe. Bluttransfusionen, Gerinnungsfaktorenkonzentrate dürfen nur nach strenger Indikationsstellung gegeben werden. Soweit wie möglich sollen Einwegspritzen und -kanülen verwendet werden. Das

Krankenhauspersonal ist über das mögliche Infektionsrisiko bei Patienten aufzuklären. Dies gilt besonders für Infektionsstationen, hämatologisch-onkologische Stationen und Dialyseeinheiten.

Die **Hepatitis A** kann mit großer Sicherheit durch die prophylaktische Gabe von γ-Globulin in einer Dosierung von 0,02−0,1 ml pro kg Körpergewicht verhindert werden. Der γ-Globulinschutz hält etwa 3 Monate an. Derzeit ist die γ-Globulinprophylaxe indiziert bei Reisenden in Gebiete, in denen die Hepatitis A epidemisch ist, sowie bei Kontaktpersonen von Erkrankten, beispielsweise Familienangehörigen, in Kinderheimen und Kindergärten.

Die Prophylaxe der **Hepatitis B** mit normalen γ-Globulin ist nicht sicher. Dagegen scheint die prophylaktische Gabe von γ-Globulin mit hohem Antikörpertiter von Anti-HBs einen gewissen Schutz vor einer Infektion zu bieten. Gegewärtig wird die zweite Form der Prophylaxe empfohlen für Personen, die sich versehentlich mit HBsAg-positivem Blut inokuliert haben, wie beispielsweise Labor- oder Pflegepersonal. Die Prophylaxe soll so rasch wie möglich, nicht später als 48 Stunden nach der Exposition erfolgen. Die Dosierung beträgt 0,05−0,1 mg pro kg Körpergewicht. Ebenso ist eine γ-Globulinprophylaxe indiziert bei Neugeborenen von HBsAg-positiven Müttern. Nicht indiziert ist die γ-Globulinprophylaxe bei Personen, die entweder HBsAg-positiv oder Anti-HBc-positiv oder Anti-HBe-positiv sind. Die Posttransfusionshepatitis ist heute überwiegend eine Hepatitis C. Eine γ-Globulinprophylaxe ist hierbei nicht gesichert.

Eine wesentliche Verbesserung der Prophylaxe stellt die Entwicklung eines Impfstoffes zur aktiven Immunisierung dar. Nachdem das Hepatitis-A-Virus auch in Gewebekulturen züchtbar ist, ist abzusehen, daß in den nächsten Jahren ein Impfstoff gegen die Hepatitis A entwickelt werden wird. Zur Prophylaxe der Hepatitis B hat sich der Einsatz von Impfstoff bewährt, der aus gereinigten HBsAg-Partikeln oder gentechnologisch gewonnen wird. Sie werden inzwischen weltweit mit Erfolg zur Prophylaxe der Hepatitis B eingesetzt. Zur Prophylaxe der **Hepatitis D** hat sich der Impfstoff gegen Hepatitis B bewährt. Das Auftreten von Anti-HBs bedeutet somit Schutz vor HBV und HDV-Infektionen. Eine Prophylaxe der **Hepatitis C** und **E** ist zur Zeit noch nicht möglich.

Prognose

Die Prognose der akuten **Hepatitis A** ist gut. Diese Hepatitis heilt in der Regel innerhalb von 4−6 Wochen, gelegentlich erst nach 2−3 Monaten ohne Folgeschäden aus. Die akute **Hepatitis B** heilt in etwa 90% der Fälle mit Viruselimination und Normalisierung der laborchemischen und histologischen Veränderungen aus. Bei etwa 10% der Patienten persistiert die Virusinfektion, und es entwickelt sich eine chronisch persistierende oder chronisch aktive Hepatitis.

Simultan-Infektionen von HDV und HBV heilen in 98% der Fälle aus, nur in ca. 2% ist ein Übergang in eine chronische Hepatitis beobachtet worden. Fulminante Verläufe sind allerdings häufiger, als bei akuter

Hepatitis B. Superinfektionen von HBsAg-Trägern mit dem HDV führen in 70 bis 80% zu chronischen HDV-Infektionen. Darüberhinaus führt die Superinfektion häufig zu schweren, zum Teil fulminant verlaufenden Erkrankungen. Es kommt in der Regel ein bis zwei Jahrzehnte früher zur Entstehung einer Leberzirrhose als bei chronischer Hepatitis B und C. Die akute **Hepatitis C** geht in 30 bis 70% der Fälle in eine chronische Verlaufsform über. Die Prognose entspricht der bei chronischer Hepatitis B. Etwa die Hälfte der Patienten entwickelt eine persistierende Hepatitis, die selten spontan ausheilt und gering progredient verläuft. Ca. 30% bieten das Bild einer chronisch-aktiven Hepatitis, ca. 20% gehen schon früh innerhalb von Monaten bis Jahren in eine Leberzirrhose über. Die Prognose der akuten **Hepatitis E** ist gut. Es kommt in der Regel innerhalb von 4 bis 8 Wochen zur Ausheilung. Protrahierte Verläufe sind möglich. Fulminante Hepatitiden sind in 20−40% der Fälle bei Schwangeren beobachtet worden.

Merke: Die akute Virushepatitis im engeren Sinne wird durch 5 Viren verursacht: HAV, HBV, HDV, HCV und HEV. Darüber hinaus kann eine Hepatitis im Rahmen von Zytomegalie-, Herpes-, Coxsackie-Virusinfektionen sowie bei Mononukleose, Mumps und Gelbfieber beobachtet werden. Die akute Virushepatitis verläuft mit einem kurzzeitigen unspezifischen Prodromalstadium gefolgt von Ikterus. Die akute Krankheitsphase dauert in der Regel 4 bis 8, maximal 12 Wochen. An besonderen Verlaufsformen werden anikterische, cholostatische, subakute, fulminante und protrahiert verlaufende Hepatitiden unterschieden. Zur Diagnose sind anamnestische Angaben (Auslandsaufenthalte, Bluttransfusionen, Risikogruppen), Prodromalsymptome, Krankheitsbild, laborchemische und serologische Befunde heranzuziehen. Die Therapie ist symptomatisch, eine kausale Therapie ist nicht möglich. Die Prophylaxe kann mit γ-Globulinen (Hepatitis A) bzw. Hyperimmunserum (Hepatitis B) vorgenommen werden. Ein Impfstoff zur Prophylaxe der Hepatitis A ist in Kürze zu erwarten. Zur aktiven Immunisierung gegen Hepatitis B und D werden Impfstoffe, aus HBsAg-Partikeln bzw. gentechnologisch hergestellt, mit Erfolg eingesetzt. Eine Prophylaxe der Hepatitis C und E ist z. Z. noch nicht möglich.

Weiterführende Literatur

Bradley, D. V.: Etiologic agent of enterically transmitted non-A, non-B hepatitis. J. gen. Virol. 69 (1988) 731

Centers for Disease Control, Department of Health and Human Services: Recommendations for protection against viral hepatitis. Ann. Int. Med. 103 (1985) 401

Choo, Q.-L.: Isolation of a cDNA clone derived from a blood-borne non-A, non-B viral hepatitis genome. Science 244 (1989) 359−62

Deinhardt, F., W. Jilg: Passive and aktive Immunprophylaxe der Virushepatitis. Therapiewoche 36 (1986) 2947

Kuo, G.: An assay for circulating antibodies to a major etiologic virus of non-A, non-B hepatitis. Science 244 (1989) 362−4

Meyer zum Büschenfelde, K. H.: Hepatologie in Klinik und Praxis, Thieme, Stuttgart 1989
Sherlock, Sh.: Diseases of the liver und biliary system, 8th ed. Blackwell Oxford, 1989
Sherlock, S.: Viral hepatitis. Dig. Sci. 31 (1986) 122S

Viruserkrankungen des ZNS

W. Stille

Poliomyelitis

Definition: Schwere Virusinfektion, die zu bleibenden Lähmungen führt (Kinderlähmung).

Erreger

Poliomyelitisviren – zu den Enteroviren gehörend – drei Antigentypen. In Gewebekulturen leicht anzüchtbar.

Epidemiologie

Die Poliomyelitis ist weltweit verbreitet. Erkrankungen sind in Mitteleuropa seit 1963 dank der Impfung selten geworden. Früher waren bevorzugt Kinder und jugendliche Erwachsene betroffen – die Erkrankung kann aber auch Greise befallen. Das Virus wird im Stuhl in großer Anzahl ausgeschieden. Erkrankungen erfolgen durch Schmutz-, Schmier- bzw. Wasserinfektionen. Die meisten Infektionen werden durch Typ I verursacht. Unter schlechten hygienischen Verhältnissen erfolgt eine Durchseuchung im frühen Kindesalter, die nur selten zu Lähmungen führt. Die auffälligen Epidemien bei älteren Kindern und Erwachsenen kamen in Europa bevorzugt im Sommer vor. Länder mit relativ guten hygienischen Bedingungen waren besonders betroffen. Es gibt kein tierisches Reservoir für die Poliomyelitis. Als relativ neuartige Epidemiologie erkranken heute gelegentlich ungeimpfte jüngere Erwachsene, die in ein endemisches Land (Indien, Afrika) fahren.

Pathogenese und Klinik

Nach Eintritt und Vermehrung im Intestinaltrakt kommt es zur mehrtägigen Virämie. Dabei kann das Virus in einem kleinen Prozentsatz (1–5%) die Vorderhornzellen des Rückenmarks befallen und zu motorischen Lähmungen führen.

Nach einer Inkubationszeit von 7–14 Tagen kommt es zu einem uncharakteristischen, initial virämischen Stadium mit Fieber, Hals-, Kopf- und Gliederschmerzen, oft auch mit Durchfall und Erbrechen. Nach 2–4 Tagen entfiebern die Patienten spontan. Ein derartiges Poliomyelitisprodrom ist von anderen Enterovirus-Erkrankungen („Sommergrippe") klinisch nicht zu unterscheiden. Nur bei einem kleinen Prozentsatz schließt sich hieran nach einem 1- bis

3tägigen Intervall ein erneuter Fieberanstieg an. Es kommt zu den Symptomen einer Virusmeningitis mit diskretem Meningismus, Pleozytose (50 bis 500–800/3 Zellen/μl [17×10^6–170×10^6–280×10^6/l]): besonders in Epidemiezeiten verläuft eine Poliomyelitis oft nur als lymphozytäre Meningitis. Bei paralytischen Formen treten nach weiteren 2–4 Tagen schlaffe Lähmungen bei gleichzeitiger Entfieberung auf. Dabei können die neurologischen Ausfälle sehr unterschiedlich sein; meist sind jedoch die unteren Extremitäten besonders betroffen (spinaler Typ). Die Lähmungen können in Verlauf von einigen Tagen erheblich zunehmen. Bei Befall der Atemmuskulatur besteht akute Lebensgefahr, die die mechanische Beatmung erforderlich machen kann. Der bulbopontine Typ einer Poliomyelitis befällt die Medulla oblongata mit zentralen Atemlähmungen, Schlucklähmung und Kreislaufdysregulation. Initial sind die Lähmungen bei Poliomyelitis schlaff; die Sensibilität ist erhalten, selbst wenn Parästhesien und Schmerzen in den befallenen Muskeln häufig sind. Die Eigenreflexe sind erloschen. Selbst wenn sich manifeste Lähmungen erheblich zurückbilden können, bleiben in den meisten Fällen dauernde Lähmungen bestehen; schlimmstenfalls muß bei Atemlähmugnen auf Dauer beatmet werden.

Diagnostisches Vorgehen

Anzüchtung des Poliomyelitisvirus in Liquor, Stuhl und Gurgelwasser stellt eine virologische Routinetechnik dar. Auch eine serologische Diagnose durch Titeranstieg ist möglich.

Differentialdiagnose

Das klassische Vollbild einer Poliomyelitis ist klinisch sehr typisch: die Erregerdiagnostik dient dann nur zur Bestimmung des Virustyps. Aparalytische und oligosymptomatische Formen (z. B. nur Fazialislähmung) müssen von anderen lymphozytären Meningitiden und anderen Lähmungen abgetrennt werden. Bulbäre Formen können ähnlich wie eine Frühsommer-Meningoenzephalitis, wie Rabies- oder Herpesenzephalitis verlaufen. Auch eine Abtrennung gegen eine Polyradikuloneuritis (Guillain-Barré) kann wichtig sein, die jedoch ohne Meningitis und mit zumeist leichten sensiblen Ausfällen verläuft.

Therapie

Eine wirksame Therapie einer ausgebrochenen Poliomyelitis gibt es nicht. Die Behandlung muß sich auf eine sorgfältige Pflege, die Vermeidung von Kontrakturen und auf intensive Rehabilitationsmaßnahmen beschränken. Eine Atemlähmung macht eine Beatmung auf einer spezialisierten Intensivstation erforderlich. Poliomyelitis ist meldepflichtig. Eine Isolierung im Einzelzimmer ist ratsam. Ein Risiko für geimpfte Kontaktpersonen besteht jedoch nicht.

Prophylaxe

Die Lebendimpfung mit abgeschwächten Viren (Schluckimpfung) verleiht einen sicheren Schutz und hat nahezu kein Risiko. Bei Personen mit schweren

Immundefekten sollte die generell risikoärmere inaktivierte Poliovakzine bevorzugt werden. Bei der Seltenheit der Poliomyelitis besteht die Gefahr einer nachlässigen Durchimpfung. Kleinepidemien bei Impfgegnern oder in ungeimpften Sonderkollektiven (Türkenkinder) sind auch in den letzten Jahren in Westeuropa noch vorgekommen.

> **Merke:** Wichtige Enterovirusinfektion mit lymphozytärer Meningitis und motorischen Lähmungen. Durch sicheren Impfschutz heute selten.

Weiterführende Literatur

Mosley, J.: Poliomyelitis. In Hoeprich, P. D.: Infectious Diseases. Harper & Row, New York 1983

Modlin, J.: Poliovirus. In Mandell, G., G. Douglas, J. Bennett: Infectious Diseases. Wiley, New York 1985

Ray, G., V. Fulginity: Poliomyelitis. In Hoeprich, P. D., M. C. Jordan: Infectious Diseases 4th, ed. Lippingcott, Philadelphia 1989

Rabies (Tollwut)

> **Definition:** Klassische Anthropozoonose (Tollwut, Lyssa), die durch Speichel infizierter Tiere auf den Menschen übertragen wird und stets zum Tode führt.

Erreger

Rabiesviren, zur Gruppe der Rhabdoviren gehörend. Im Tierversuch relativ leicht anzüchtbar.

Epidemiologie

Haupterregerreservoir für Rabies in Europa stellen wildlebende Karnivoren (Füchse, Marder, Wölfe) dar. Von ihnen wird das Virus bevorzugt durch Biß auf andere Säugetiere, gelegentlich auch auf den Menschen übertragen. Die starke Ausbreitung der Tollwut nach dem 2. Weltkrieg in Mitteleuropa ist in erster Linie durch Füchse bedingt. Tiere erkranken stets manifest an Rabies. Symptomlose Träger gibt es allenfalls bei blutsaugenden Fledermäusen in Amerika.

Klinik

Nach einer Inkubationszeit von 20–100 (–300) Tagen nach einem Biß oder einer Kratzverletzung durch ein infiziertes Tier erkranken Menschen an Schmerzen und Hyperästhesien im Bereich der Verletzung. Innerhalb weniger Tage breiten sich die Schmerzen und Parästhesien aus; es kommt zu Lähmungen der betroffenen Extremitäten. Im Laufe weniger Tage entwickelt sich die Sonderform einer Enzephalitis mit Schlafstörungen, Angst, Muskelkrämpfen, Tremor und Atemstörungen. Ein wichtiges Symptom stellen dabei Schlundkrämpfe dar. Der Patient ist nicht imstande, Flüssigkeit zu schlucken (Hydrophobie). An ein derartiges Exzitationsstadium kann sich ein paralytisches Stadium anschließen; ohne Intensivbehandlung sterben Patienten meist zwischen dem 5. und 10. Tag der Erkrankung, mit moderner Intesivbehandlung um den 20. Tag (Abb. 11.**67**). Das Bewußtsein kann dabei bis in die Spätphase der Erkrankung erhalten bleiben. Die Letalität einer Erkrankung bei ungeimpften Patienten beträgt 100%; nur wenige Defektheilungen sind als Impfdurchbrüche beschrieben.

Diagnostisches Vorgehen

Das Virus läßt sich im Speichel- und Kornealabstrich des Patienten nachweisen. Bei der Autopsie finden sich typische Einschlußkörperchen (Negri-Körperchen) im Gehirn. Die Diagnose bei klinischem Vollbild und typischer Anamnese ist nicht schwierig. Isolierte Einzelfälle ohne auffällige Tierbißanamnese können jedoch für eine Tetraplegie anderer Genese, für Botulismus, Tetanus oder eine Vergiftung gehalten werden. Eine Therapie einer manifesten Tollwut ist bislang nicht möglich; immerhin sind ein versuchsweiser Einsatz von Virostatika, Hyperimmunglobulinen, Interferon sowie eine aktive Immunisierung gerechtfertigt.

Prophylaxe

Die Probleme für den Arzt bestehen in erster Linie in der Impfung. Hierbei ist eine korrekte Indikationsstellung zur Impfung besonders wichtig. Dabei müssen die Art des Kontakts und des Status des beißenden Tieres genau erfragt werden; häufig sind auch Rückfragen bei Amtstierarzt notwendig. Die Impfindikation sollte den internationalen Empfehlungen der WHO entsprechen. Die Impfregeln sind in Tab. 11.**33** vereinfacht zusammengestellt. Die heute weitgehend risikoarmen, wenn auch teuren Tollwutimpfstoffe ermöglichen jetzt auch eine Impfung beim niedergelassenen Arzt. Die früher üblichen regionalen Wutschutzstellen an Großkrankenhäusern sind daher weitgehend überholt. Ein akuter Nofall liegt vor bei Bissen durch freilebende Raubtiere (Füchse, Marder). Wichtig ist hierbei eine möglichst schnelle Desinfektion der Wunde mit quarternären Ammoniumbasen. Ein bloßer Kontakt mit einem möglicherweise infizierten Tier bei unversehrter Haut stellt keine Indikation zur Impfung dar. Das gleiche gilt für Bisse und Kratzwunden durch zahme Haustiere, Nager, Kaninchen, Vögel. Bisse durch bekannte Hunde oder Katzen, die sich unauffällig verhalten, sind ein Grund zur weiteren Beobachtung des Tieres. Bei Verdachtsmomenten kann eine Impfung eingeleitet werden, die später abgebrochen wird. Die Tötung eines verdächtigen Tieres sollte vermieden werden. Bereits getötete Tiere müssen unverzüglich in einem Veterinäruntersuchungsamt untersucht werden.

Impfung

Während bis 1975 Tollwutimpfstoffe wenig effektiv waren und häufig schwere Nebenwirkungen hatten, ist das Risiko moderner Vakzinen offenbar gering. Dabei gibt es z. Z. zwei unterschiedliche Impfstoffe. Die HDC-Vakzine wird aus menschlichen diploiden Zellen

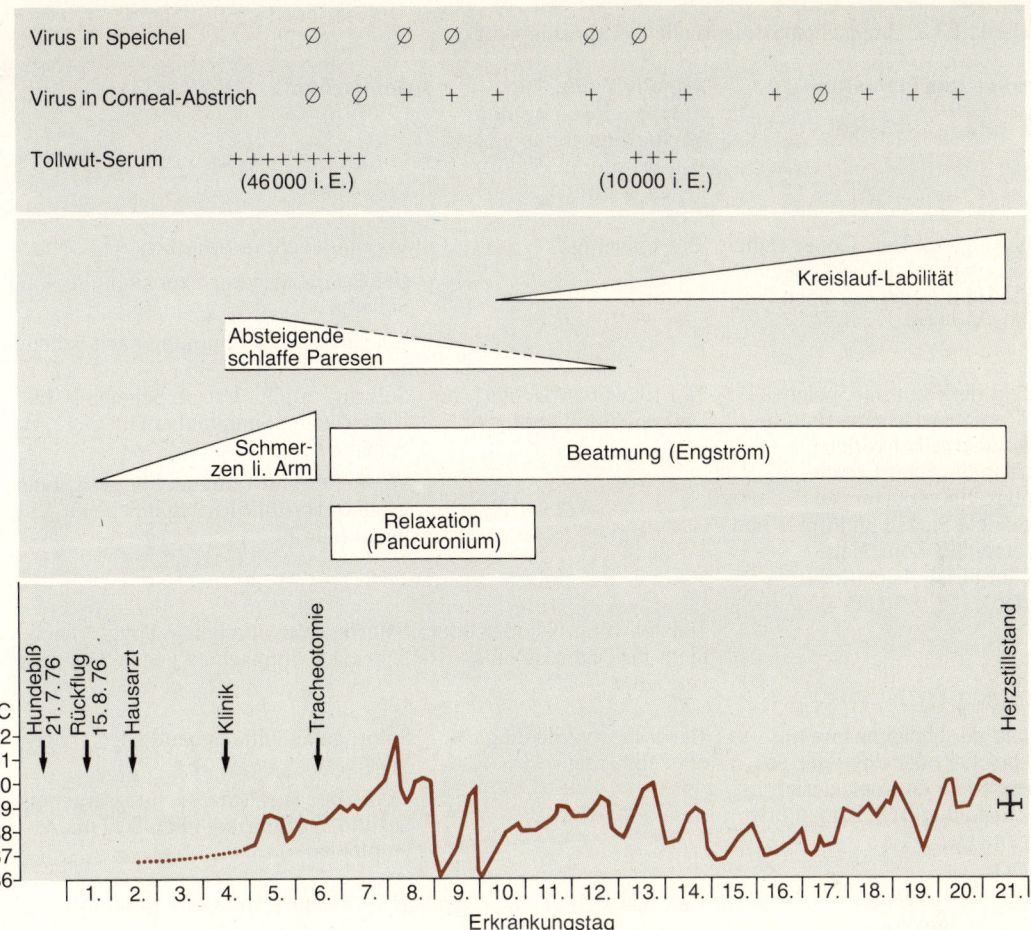

Abb. 11.**67**   Verlauf einer Tollwut nach einem Hundebiß beim Urlaub in der Südtürkei

erzeugt. Sie ist doppelt so teuer wie die routinemäßig zu bevorzugende TCEC-Vakzine, die aus Hühnerfibroblasten gezüchtet wird. Die Patienten erhalten zur therapeutischen Impfung je eine Ampulle Impfstoff am 1., 3., 7., 14. und 30. Tag. Bei schweren Bissen durch erkrankte Tiere ist eine gleichzeitige Gabe von Tollwut-Immunglobulin ratsam. Die gut verträglichen Impfstoffe gestatten heute auch eine prophylaktische Impfung besonders exponierter Personen (Tierärzte, Personal von Tullwutlaboratorien, Jäger, evtl. auch Abenteuer-Reisende in stark befallenen Ländern). Die beste Prophylaxe besteht aus einer Vermeidung jeglichen Kontakts mit verdächtigen Wild- und Haustieren. Erkrankungen an Tollwut, aber auch Tierkontakte, die zu Tollwutimpfungen führen, sind meldepflichtig.

Merke: Stets tödliche Sonderform einer Virusenzephalitis nach Biß durch erkrankte Tiere. Die Hauptprobleme für den Arzt stellen Impffragen dar.

Weiterführende Literatur

Bernard, K., M. Hattwick: Rabies Virus. In Mandell, G., G. Douglas, J. Bennett: Infectious Diseases. Wiley, New York 1985

Tabelle 11.**33 a**   Impfschema entsprechend Expositionsart

Angaben zur Exposition	Angaben zum Tier entsprechend seines Verhaltens (unabhängig von dessen Impfschutz gegen Tollwut!)	Impfschema
Berührung des Tieres, aber sicher kein Kontakt mit dessen Speichel. Eigene Haut weder vor noch bei Kontakt verletzt	Tier tollwütig	Impfung nicht erforderlich Bei Gefahr weiterer Exposition Impfung nach Schema A Bei Unklarheiten Impfung nach Schema B
Kontakt der Haut mit Speichel des Tieres oder eigene Haut bei Tierkontakt leicht verletzt, Kratzwunde, Schürfwunde, leichtere Bißverletzungen (bekleidete Stellen an Körper und Beinen außer Kopf, Hals, Schultergürtel, Armen oder Händen)	Tier tollwutverdächtig*, für Untersuchung verfügbar	Sofortige Impfung nach Schema B, bei Unklarheiten Simultanbehandlung** nach Schema C Wenn Tier laut Untersuchungsergebnis gesund, Fortführung nach Schema A empfohlen
	Tier tollwütig, Wildtier oder nicht für Untersuchung verfügbar	Sofortige Simultanbehandlung** nach Schema C. Impfschutz gegen Tetanus prüfen
Kontakt der Schleimhäute mit Tierspeichel oder Bißverletzung, insbesondere an Kopf, Gesicht, Hals, Schultergürtel, Armen oder Händen	Tier tollwutverdächtig* oder tollwütig	Sofortige Simultanbehandlung** nach Schema C Wenn Tier laut Untersuchungsergebnis gesund, Fortführung nach Schema A empfohlen

* Tollwutverdächtig ist u. a. jedes Tier, das sich in einem amtlich als gefährdeter Bezirk gekennzeichneten Gebiet auffällig verhält. Auch Kadaver tollwütiger Tiere können noch ansteckend sein.
** Gleichzeitige Gabe von Impfstoff und Immunglobulin

Tabelle 11.**33 b**   Durchführung der Impfung bei nicht oder unvollständig geimpften Personen

Bisherige Tollwut-Impfungen	Schema A präexpositionelle Impfung	Schema B postexpositionelle Impfbehandlung	Schema C postexpositionelle Simultanbehandlung
Keine vorausgegangene Tollwutimpfung	je 1 × an Tagen: 0, 28, 56 + 1 × 1 Jahr später	je 1 × an Tagen: 0, 3, 7, 14, 30 und 90	Impfbehandlung nach Schema B + 1 × 20 I. E./kg KG Tollwut-Immunglobulin vom Menschen* gleichzeitig mit der 1. Impfstoffgabe
oder begonnene, aber nicht zu Ende geführte Impfung	oder je 1 × an Tagen: 0, 7, 21 + 1 × 1 Jahr später		
	Auffrischimpfungen alle 2 bis 5 Jahre: 1 Impfung	Auffrischimpfungen alle 2 bis 5 Jahre: 1 Impfung	Auffrischimpfungen alle 2 bis 5 Jahre: 1 Impfung

* Vergleiche Herstellerinformation

Slow-Virus-Infektionen

Definition: Wichtige Gruppe ungewöhnlicher Virusinfektionen mit Modellcharakter.

Erreger

Slow-Virus-Infektionen sind als Erreger tierischer Erkrankungen schon relativ lange erkannt. Als erste Slow-Virus-Infektion des Menschen wurde Kuru erkannt.

Kuru: Betroffen sind ausschließlich Angehörige eines Eingeborenenstammes auf Neuguinea. Nach herrschender Auffassung wird die Erkrankung durch Kannibalismus übertragen; auch Kontaktinfektionen scheinen möglich. Nach einer Inkubationszeit von 5–15 Jahren kommt es zu einem chronischen, progressiven neurologischen Krankheitsbild mit Ataxie, Tremor, Muskelschwund und Lähmungen. Nach 6–9 Monaten tritt üblicherweise der Tod ein. Histologisch sieht man unspezifische Degenerationen von Gehirngewebe ohne Entzündungszeichen. Die Erkrankung wurde anfangs für eine genetische degenerative Erkrankung gehalten. Die Erreger von Kuru zeigen Eigenschaften, die von herkömmlichen Viren abweichen (Hitzeresistenz, Desinfektionsmittelresistenz). Sie lassen sich optisch nicht mit den virologisch gebräuchlichen Methoden darstellen.

Während Kuru eine exotische Rarität darstellt, war es überraschend, daß die weltweit verbreitete, aber seltene Creutzfeldt-Jakobsche Erkrankung ebenfalls durch ähnliche Erreger übertragen wird.

Creutzfeldt-Jakobsche Erkrankung: Relativ seltene, progressive Gehirnerkrankung mit zunehmender Demenz, Ataxie und Myoklonismus. In Frühstadien zeigen die Patienten Verhaltensstörungen sowie Sehstörungen. Die Symptome nehmen relativ schnell zu, der Tod erfolgt im allgemeinen binnen einem Jahr nach den ersten Symptomen; der Liquor ist üblicherweise normal. Die Creutzfeldt-Jakobsche Krankheit ist durch Hornhauttransplantation, aber auch durch kontaminierte, stereotaktische Gehirnelektroden von Patient zu Patient übertragen worden. Eine Übertragung durch aus Hypophysen hergestelltes Wachstumshormon ist vorgekommen. Kuru und Morbus Creutzfeldt-Jakob können auf Versuchstiere übertragen werden, die ebenfalls an spongiformen Enzephalopathien erkranken. Die Ende der 80er Jahre in Großbritannien ausgebrochene Tierseuche „bovine spongiforme enzephalitis" (BSE) gibt Grund zur Sorge. Eine Übertragung auf Menschen erscheint denkbar.

Auch bei der HIV-Infektion kommt es häufig, z. T. schon in der Frühphase zu einer progredienten Enzephalitis durch das HIV-Virus. Ähnlich wie bei Kuru und M. Creutzfeldt-Jakob fehlen auffällige entzündliche Reaktionen des stark atrophischen Gehirns.

Andere Typen einer Slow-Virus-Infektion können entstehen, wenn chronisch latente Infektionen aktiviert werden. So ist die progressive multifokale Leukenzephalopathie durch JCV- bzw. BKV-Stämme der weit verbreiteten Papova-Viren bedingt. Bei schwerer Abwehrschwäche (Leukämie, AIDS) kommt es zu einer Aktivierung dieser Viren im Gehirn mit einer kleinherdigen Enzephalitis. Die subakute sklerosierende Panenzephalitis (SSPE) ist offenbar durch Masernviren bedingt. Die Patienten erkranken viele Jahre nach ihrer Masernerkrankung an einer progressiven Enzephalitis.

Das Konzept einer Slow-Virus-Infektion ist ebenfalls anwendbar als Erklärung für die multiple Sklerose, evtl. für die Alzheimersche Erkrankung, aber auch für den Morbus Paget des Knochens. Eine Übertragung auf Versuchstiere sowie ein überzeugender Nachweis von Viren stehen freilich hier noch aus.

Merke: Slow-Virus-Infektionen sind primär tierische Erkrankungen; beim Menschen wurden Kuru und die Creutzfeldt-Jakobsche Erkrankung als derartige Infektionen identifiziert. Bei beiden Infektionen stehen zerebrale Defekte mit progredienten neurologischen Ausfallserscheinungen im Vordergrund.

Weiterführende Literatur

Lehrich, J.: Slow Virus Diseases. In Mandell, G., G. Douglas, J. Bennett: Infectious Diseases. Wiley, New York 1985

Viruserkrankungen mit Haut- und/oder Schleimhautbefall

P. Peller

Masern (Morbilli)

Definition: Die Masern sind eine hochkontagiöse, exanthematische Viruserkrankung, welche vor allem Kinder befällt und eine lebenslange Immunität hinterläßt.

Epidemiologie

Die Übertragung erfolgt durch Tröpfcheninfektion ausschließlich von Mensch zu Mensch. Eintrittspforten für das Virus sind die Konjunktiven und die Schleimhäute des Respirationstraktes. Die Durchseuchung begann vor der Einführung der Masernimpfung früh: Schon im Alter von 10 Jahren hatten etwa 90% der Kinder die Erkrankung durchgemacht. Für die Bundesrepublik Deutschland mußte man jährlich etwa mit 500 000 Masernerkrankungen, 500 Masernenzephalitiden und 80–100 Todesfällen rechnen.

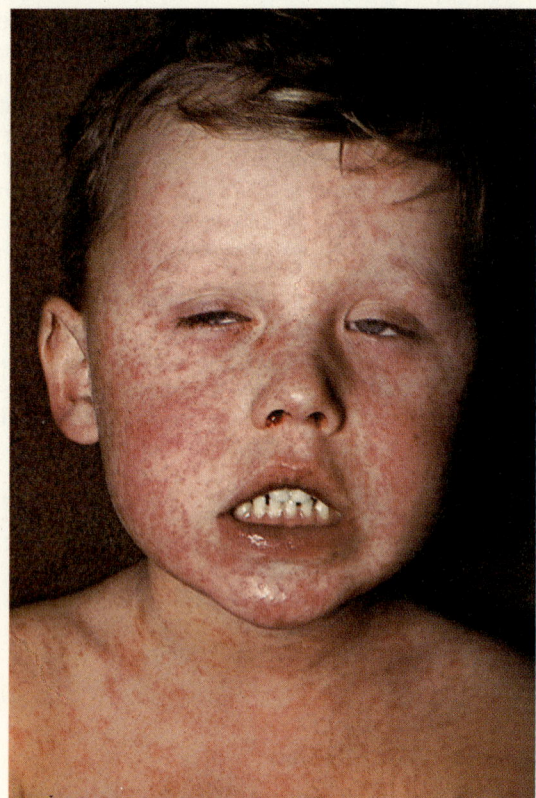

Abb. 11.**68**   Masernexanthem

Größere Epidemien traten alle 2–5 Jahre auf, wenn die Zahl der Empfänglichen unter 40% gesunken war.

Durch die Masernimpfung nahmen in den USA die Erkrankungsfälle zwischen 1970 und 1980 um ein 15faches ab; die Zahl der Maserntoten verringerte sich von jährlich 500 auf 18; an der epidemiologischen Situation hat sich seither kaum etwas geändert. Während früher überwiegend Kinder vor dem 9. Lebensjahr betroffen waren, kommt es unter dem Einfluß der Impfung zu einer Verschiebung des Erkrankungsgipfels in das höhere Lebensalter.

Da in der Bundesrepublik Deutschland nur die Maserntodesfälle meldepflichtig sind, gibt es keine sicheren Angaben über den Rückgang der Gesamterkrankungszahlen. Wegen der geringen Impfbeteiligung von nur etwa 50% ist der Abfall mit großer Wahrscheinlichkeit aber wesentlich geringer als in den USA; schwere Verläufe sind jedoch auch hier selten geworden: So nahmen von 1950–1984 die Maserntodesfälle von 373 auf 3 ab. 1988 wurden keine Todesfälle berichtet.

Die Masern hinterlassen eine lebenslange Immunität, neutralisierende Antikörper sind während des ganzen Lebens nachweisbar. Sie können von seropositiven Schwangeren diaplazentar übertragen werden und schützen Säuglinge während der ersten Lebensmonate vor der Erkrankung.

Ätiologie

Die Erkrankung wird durch das Masernvirus, ein 150 nm großes RNA-Virus, hervorgerufen, das in die Gruppe der Paramyxoviren gehört. Außerhalb des menschlichen Organismus wird es sehr rasch durch Licht und Luft inaktiviert.

Klinik

Nach einer Inkubationszeit von 10–12 Tagen erkranken die Patienten mit zunächst uncharakteristischen Prodromalerscheinungen, wie Fieber, katarrhalischen Symptomen und Konjunktivitis. Gelegentlich kann man ein flüchtiges makulöses Vorexanthem und ein Enanthem des Gaumens beobachten. Am Ende des Prodromalstadiums treten in der Wangenschleimhaut, meist gegenüber den unteren Molaren, die pathognomonisch bedeutsamen Koplikschen Flecken auf. Die kleinen, kalkspritzerartigen, von einem roten Hof umgebenen Fleckchen erlauben mit großer Sicherheit die Diagnose einer nachfolgenden Masernerkrankung. Nach vorübergehendem Fieberabfall erscheint am 14. Inkubationstag mit erneutem Temperaturanstieg (zweigipflige Fieberkurve) das Masernexanthem, das hinter den Ohren beginnt und sich im Laufe von 2–3 Tagen über Gesicht, Rumpf und Extremitäten ausbreitet. Es besteht aus hellroten, scharf begrenzten, klein- bis mittelfleckigen, zunächst makulösen Effloreszenzen, die rasch papulös werden und allmählich zu größeren, bräunlichen Flecken konfluieren (Abb. 11.**68**). Ausdehnung des Exanthems und Grad der Konfluenz gehen parallel zur Schwere der Erkrankung. Mit dem Auftreten des Ausschlages verstärken sich die katarrhalischen Zeichen. Besonders auffällig ist die Lichtscheu der Patienten. Nach 4–7 Tagen beginnt das Exanthem abzublassen, die Patienten werden fieberfrei.

Ansteckungsfähigkeit besteht von Beginn des Prodromalstadiums bis etwa 5 Tage nach Ausbruch des Exanthems.

Im Blutbild findet man eine Leukopenie mit relativer Lymphozytose.

Abortive Fälle (mitigierte Masern) sieht man bei jungen Säuglingen, die noch den Schutz der mütterlichen Antikörper besitzen, oder bei Personen, die γ-Globulin oder Bluttransfusionen erhalten haben.

Diagnostisches Vorgehen und Differentialdiagnose

Bei typischen Masern ist die Diagnose leicht zu stellen durch das charakteristische Exanthem, die katarrhalischen Symptome, den zweigipfligen Fieberverlauf, die Koplikschen Flecken und die Leukopenie mit Lymphozytose.

Bei mitigierten Masern sind andere exanthematische Infektionskrankheiten abzugrenzen, wie Exanthema subitum, Röteln, Scharlach, Entero-, Adeno- und Epstein-Barr-Virusinfektionen, sowie allergische Hautveränderungen. Im Zweifelsfalle muß die Diagnose durch einen signifikanten Titeranstieg spezifischer IgG-Masernantikörper oder den spezifischen IgM-Test gesichert werden.

Therapie

Die Therapie ist rein symptomatisch. Bei bakteriellen Sekundärinfektionen (Leukozytose mit Linksverschiebung!) sind frühzeitig Antibiotika zu verabreichen. Kortikosteroide haben im akuten Stadium der Masernenzephalitis keine Erfolge gebracht. Bei schwerem Enzephalitisverlauf ist der Einsatz von Interferon gerechtfertigt: 5tägige intravenöse Dauerinfusion von $0,5 \times 10^6$ I. E./kg KG Fiblaferon.

Prophylaxe

Eine wirksame Expositionsprophylaxe ist praktisch nicht möglich, da das Virus schon im untypischen Prodromalstadium verbreitet wird. Nach Masernexposition läßt sich durch γ-Globulin (0,2 ml/kg KG i. m.) die Erkrankung verhindern oder mitigieren. Der Schutzeffekt beträgt 80%, wenn die Injektion in den ersten 3 Tagen erfolgt. Die sicherste und wirksamste Maßnahme, vor der Erkrankung und ihren Komplikationen zu schützen, besteht in der Masernlebendimpfung. 97% der Geimpften entwickeln Antikörper, die wahrscheinlich lebenslang persistieren. 8 Tage nach der Impfung treten in 10−20% der Fälle sogenannte Impfmasern auf mit mäßig hohem Fieber und flüchtigem Exanthem, die aber nicht ansteckend sind. Die Impfung sollte erst nach dem 15. Lebensmonat erfolgen, da die passiv übertragenen, mütterlichen Antikörper das Angehen der Impfung bis zu diesem Zeitpunkt verhindern können. Auch zerebral geschädigte Kinder können geimpft werden.

Da die Erkrankung im Erwachsenenalter schwerer verläuft, sollten nichtimmune Erwachsene ebenfalls durch die Impfung geschützt werden. Schwangere und nicht immunkompetente Patienten müssen von der Impfung ausgeschlossen bleiben.

Ob die sog. Inkubationsimpfung innerhalb der ersten 2 Inkubationstage die Masernerkrankung verhindern kann ist umstritten; sie kann nicht mehr empfohlen werden.

Prognose und Verlauf

Diese sind abhängig von auftretenden Komplikationen, vom Alter und vom Immunstatus des Patienten. Mit zunehmendem Alter kommt es zu schwereren Verläufen; maligne Erkrankungen und zytostatische Therapie verschlechtern die Prognose erheblich.

Bei jedem 15. Masernpatienten treten ernstere

Komplikationen auf. Die wichtigsten sind:

− **Bakterielle Bronchopneumonien:** diagnostischer Hinweis: anhaltend hohes Fieber, Leukozytose, Linksverschiebung.
− **Otitis media.**
− **Enzephalitis:** Häufigkeit 1:2000; meist 2−5 Tage nach Exanthemausbruch hohes Fieber, Bewußtlosigkeit, Krampfanfälle. Häufig bleibende neurologische Ausfälle, Letalität 20−30%.
− **Aktivierung eines tuberkulösen Prozesses** durch die virusbedingte Immunsuppression, die sich in einer 6−7 Wochen anhaltenden Tuberkulinanergie äußert.
− **Interstitielle Riesenzellpneumonie** bei Patienten mit zellulären Immundefekten, malignen Grunderkrankungen und unter zytostatischer Therapie. Der Verlauf ist schwer, oft tödlich.

− **SSPE:** subakute, sklerosierende Panenzephalitis (Häufigkeit 1:100 000): degenerative Hirnerkrankung, die sich mehrere Jahre nach einer Masernerkrankung entwickelt und meist tödlich endet.

Merke: Jeder fieberhafte, katarrhalische Infekt mit Konjunktivitis ist verdächtig auf eine beginnende Masernerkrankung. In diesen Fällen ist sehr sorgfältig nach den Koplikschen Flecken in der Wangenschleimhaut zu suchen, deren Nachweis frühzeitig die Diagnose ermöglicht. Durch den Fortbestand der katarrhalischen Erscheinungen und der Konjunktivitis in das Exanthemstadium hinein lassen sich die Masern leicht von anderen exanthematischen Erkrankungen abgrenzen. Nur durch eine allgemeine Masernlebendimpfung sind die ernsten Komplikationen der Erkrankung zu verhindern.

Weiterführende Literatur

Amercian Academy of Pediatrics: Committee on Infectious Diseases. Measles: Reassessment of the Current Immunization Policy. Pediatrics 84 (1989) 1110
Committee on Infectious Diseases American Academy of Pediatrics Report of the Committee on Infectious Diseases 21st ed. Amer. Acad. Pediat, Elk Grove Village, Illinois 1988
Evans, A. S.: Viral Infections of Humans. Wiley, London 1976
Feigin, R. D., J. D. Cherry: Textbook of Pediatric Infectious Diseases. Saunders, Philadelphia 2nd ed. 1987
Krugmann, S., R. Ward, S. Katz: Infectious Diseases of Children. Mosby, St. Louis 1985
Statistik der übertragbaren Krankheiten. Bundesgesundheitsblatt 27. und 28. Jahrgang 1984/85
Statistik der übertragbaren Krankheiten. Bundesgesundheitsblatt 31 (1988)

Röteln (Rubeola)

Definition: Die Röteln sind eine kontagiöse Viruserkrankung, die durch einen milden Verlauf, ein feinfleckiges Exanthem und Lymphknotenschwellungen charakterisiert ist.

Durch die Entdeckung der Rötelnembryopathie hat die sonst so harmlose Erkrankung neue Bedeutung gewonnen.

Epidemiologie

Die Übertragung erfolgt direkt von Mensch zu Mensch durch Tröpfcheninfektion oder diaplanzentar bei den kongenitalen Infektionen. 40−50% der Infektionen verlaufen klinisch stumm. Die Mehrzahl der Erkrankungen ereignet sich im Alter von 5−14 Jahren; bis zum Erwachsenenalter haben sich etwa 80−90% der Bevölkerung mit dem Virus auseinandergesetzt. 10−20% der Frauen im gebährfähigen Alter sind noch seronegativ, d. h. vor einer Rötelninfektion nicht geschützt.

Ätiologie

Die Erkrankung wird durch ein 60 nm großes RNA-Virus aus der Familie der Togaviren ausgelöst. Für die Routinediagnostik spielt der Nachweis von hämagglutinationshemmenden Antikörpern (HAH−Test) und von spezifischen IgM-Antikörpern eine wichtige Rolle.

Klinik

Die Inkubationszeit beträgt 14−21 Tage. Einem wenig ausgeprägten katarrhalischen Prodromalstadium folgt das charakteristische Exanthem, das aus hellroten, fein- bis mittelfleckigen, makulopapulösen Effloreszenzen besteht, die selten konfluieren. Der Ausschlag beginnt hinter den Ohren und breitet sich rasch auf dem Gesicht, Hals, Rumpf und Extremitäten aus. Die Effloreszenzen sind heller und diskreter als bei den Masern und weniger dicht und größer als beim Scharlach. Diagnostisch hilfreich ist die Vergrößerung und Druckempfindlichkeit besonders der zervikalen und okzipitalen Lymphknoten. Die Temperatur bleibt meist subfebril, Fieber über 39 °C wird selten beobachtet.

Das recht typische Blutbild zeigt eine Leukopenie mit relativer Lymphozytose und Vermehrung der Plasmazellen.

Die Infektiosität der Patienten beginnt eine Woche vor Exanthemausbruch und endet etwa 10 Tage nach Auftreten des Ausschlages.

Rötelnembryopathie

Eine Rötelninfektion während der ersten Monate der Schwangerschaft kann bei einem großen Teil der Kinder zu schweren kongenitalen Defekten führen (Katarakt, Herzfehler, Innenohrschädigungen, Mikrozephalie). Im 1. Schwangerschaftsmonat muß man mit 30−50%, im 2. mit 25%, im 3. mit 10−15% und im 4. mit 5−10% Mißbildungen rechnen. Die Letalität beträgt je nach Schweregrad der Defekte bis zu 20%. Die intrauterine Infektion kann auch zu Aborten, Früh- und Mangelgeburten und schwersten generalisierten Embryopathien mit multiplen Defekten, Hepatosplenomegalie und allgemeiner Blutungsneigung führen. Auch jenseits des 4. Schwangerschaftsmonats können noch Schädigungen durch Ausreifungshemmungen auftreten (Mikrozephalie, Intelligenzdefekte, Hörstörungen). Neugeborene mit einem kongenitalen Rötelnsyndrom sind hochkontagiös, das Virus wird noch monatelang durch Urin und Speichel ausgeschieden.

Diagnostisches Vorgehen und Differentialdiagnose

Da die Röteln häufig atypisch verlaufen oder andere Viruserkrankungen ein rötelnähnliches Bild verursachen können, läßt sich die Diagnose mit Sicherheit nur virologisch klären. Hierfür ist neben dem HAH-Test der Nachweis spezifischer IgM-Antikörper besonders geeignet. Eine serologische Diagnostik fraglicher Rötelnfälle ist absolut notwendig, wenn Kontakt mit Schwangeren bestand, die keine Rötelnantikörper besitzen oder deren Immunstatus unbekannt ist.

Bei allen **intrauterin infizierten Kindern** ist neben dem direkten Virusnachweis die Bestimmung rötelnspezifischer IgM-Antikörper anzustreben, die schon bei der Geburt in hohen Titern vorliegen. Differentialdiagnostisch müssen neben anderen exanthematischen Infektionskrankheiten (Scharlach, Exanthema subitum, Epstein-Barr-Virusinfektionen) auch allergische Ausschläge in Betracht gezogen werden.

Therapie

Eine Therapie ist meist nicht erforderlich und rein symptomatisch.

Rötelnembryopathie: Neben operativen und konservativen Maßnahmen zur Beseitigung der konnatalen Defekte stehen Rehabilitationsmaßnahmen mit dem Ziel der sozialen Eingliederung ganz im Vordergrund.

Prophylaxe

Eine passive Immunprophylaxe mit Rötelnimmunglobulin kommt nur bei rötelnexponierten Schwangeren in der Frühgravidität in Frage, die entweder seronegativ sind oder deren Immunstatus nicht bekannt ist. Sie hat nur dann Aussicht auf Erfolg, wenn sie am 1. oder 2. Inkubationstag durchgeführt wird.

Die Rötelnschutzimpfung, die 99% der Geimpften einen ausreichenden Schutz verleiht, ist die wichtigste Maßnahme, um Embryopathien zu verhindern; sie muß in 2 Abschnitten erfolgen: im Alter von 15 Monaten als Kombinationsimpfung zusammen mit der Masern- und Mumpsvakzine bei Buben und Mädchen zur Unterbrechung der Infektionsketten und als Individualimpfung bei den Mädchen im Alter von 10−14 Jahren.

Eine Kontrolle der **Rötelnimmunität** über den HAH-Test sollte bei Frauen im gebärfähigen Alter vor einer geplanten Schwangerschaft durchgeführt werden. HAH-Titer von ≤ 1:32 sind durch andere Testverfahren (z. B. Elisa-Test) zu bestätigen, da der HAH-Test in niedrigen Titerbereichen unspezifisch ausfallen kann.

Impfungen während der Gravidität dürfen nicht vorgenommen werden, da Schädigungen durch das Impfviurs (Lebendimpfstoff!) nicht auszuschließen sind. Für seronegative Frauen empfiehlt sich daher für den Zeitraum 4 Wochen vor bis 12 Wochen nach der Impfung eine antikonzeptionelle Behandlung. Der günstigste Zeitraum für eine Impfung liegt zwischen dem 12. und 14. Lebensjahr.

Seronegativen Schwangeren und Graviden mit unbekanntem Immunstatus ist nach Rötelnkontakt sofort Rötelnimmunglobulin zu verabreichen. Falls 4−6 Wochen nach der Exposition ein vierfacher Titeranstieg und/oder spezifische IgM-Antikörper nachzuweisen sind, ist wegen des hohen Embryopathierisikos eine Interruptio zu befürworten. Wenn sich serologisch kein Hinweis auf eine stattgehabte Rötelninfektion ergibt, weiterhin strenge Expositionsprophylaxe, erneute Gabe von Immunglobulin alle 4 Wochen während der ersten 4 Schwangerschaftmonate und fortlaufende serologische Überwachung.

Prognose und Verlauf

Komplikationen sind im Kindesalter selten. Bei Erwachsenen, besonders bei jungen Frauen, scheint häufiger eine Arthritis der Knie- und Fingergelenke vorzukommen.

Bei der **Embryopathie** ist die Gefahr intrauteriner Schädigungen um so größer, je früher die Infektion erfolgt.

Merke: Die normalerweise harmlose Rötelninfektion kann in den ersten Monaten der Schwangerschaft zu schweren kindlichen Mißbildungen führen (Rötelnembryopathie). Da zur Zeit 10–20% der Frauen im gebärfähigen Alter vor einer Rötelninfektion nicht geschützt sind, ist es unerläßlich, *vor* Eintritt einer Schwangerschaft eine Rötelnantikörperbestimmung (HAH-Test) durchzuführen. Das Embryopathierisiko läßt sich nur durch die Rötelnimpfung aller Mädchen vor der Pubertät senken.

Weiterführende Literatur

Committee on Infectious Diseases American Academy of Pediatrics: Report of the Committee on Infections Diseases 21st ed. Amer. Acad. Pediat. Elk Grove Village, Illinois 1988
Evans, A. S.: Viral Infections of Humans. Wiley, London 1976
Feigin, R. D., J. D. Cherry: Textbook of Pediatric Infectious Diseases, 2nd ed. Saunders, Philadelphia 1987
Krugmann, S., R. Ward, S. Katz: Infectious Diseases of Children. Mosby, St. Louis 1985

Andere exanthematische Erkrankungen

Exanthema subitum (Dreitagefieber-Exanthem, Roseola infantum)

Das Exanthema subitum ist eine akute Infektionskrankheit, welche meist bei Kindern unter 3 Jahren auftritt. Sie wird durch das menschliche Herpesvirus 6 (HHV 6) ausgelöst. Die Erkrankung beginnt plötzlich mit hohem Fieber und katarrhalischen Erscheinungen. Während bei älteren Kindern der Allgemeinzustand kaum gestört ist, kommt es bei Säuglingen häufig zu Erbrechen, Durchfällen und überdurchschnittlich oft zu Krampfanfällen. Das Fieber bleibt etwa 3–4 Tage als Kontinua bestehen. Die unklare und beunruhigende Situation klärt sich erst, wenn nach kritischem Temperaturabfall plötzlich das typische rubeoliforme Exanthem ausbricht, das meist auf Rumpf, Arme und Halsbereich beschränkt bleibt. Gleichzeitig kommt es zu den charakteristischen, diagnostisch entscheidenden Blutbildveränderungen. Die zu Krankheitsbeginn bestehende Leukozytose weicht einer Leukopenie mit relativer Lymphozytose, welche Werte bis zu 90% erreichen kann. Der Ausschlag verschwindet nach 2–3 Tagen; die Prognose ist gut, Komplikationen werden kaum beobachtet. Auch die

Krampfanfälle hinterlassen in der Regel keine bleibenden Schäden. Die Therapie beschränkt sich auf fiebersenkende Maßnahmen; bei Infektkrämpfen ist eine antikonvulsive Behandlung notwendig. Differentialdiagnostisch sind andere exanthematische Infektionskrankheiten und allergische Hauterscheinungen in Betracht zu ziehen.

Erythema infectiosum (Ringelröteln, Megalerythema epidemicum)

Die Ringelröteln sind eine seltene, wenig kontagiöse, durch das Parvovirus B 19 hervorgerufene Infektionskrankheit, die hauptsächlich im Schulalter auftritt. Nach einer Inkubationszeit von 6–14 Tagen erscheint plötzlich, meist ohne Prodromalsymptome, eine leicht erhabene, erysipelartige, beidseitige Wangenrötung. Durch Aussparung von Mund und Nase kommt ein schmetterlingsförmiges Bild zustande. Am 2. Tag tritt am Stamm und bevorzugt an den Streckseiten der Extremitäten ein juckendes, makulopapulöses Exanthem auf, das innerhalb von 5 Tagen ein charakteristisches polymorphes, ring- bis girlandenförmiges Aussehen annimmt (Abb. 11.**69**). Besonders typisch ist ein periodisches Abblassen und Neuentstehen des Ausschlages. Die Exazerbation wird durch Sonnenbestrahlung, Kälte, Wärme und durch Druck auf die Haut begünstigt. Die Hauterscheinungen klingen meist nach 10–12 Tagen ab, in seltenen Fällen dauert die Erkrankung bis zu vier Wochen. Bei einem Viertel der Fälle läßt sich im sonst unauffälligen Blutbild eine Eosinophilie nachweisen. Komplikationen sind selten, bei Erwachsenen können Arthritiden auftreten.

Patienten mit chronischen hämolytischen Anämien können aplastische Krisen durchmachen. Infektionen mit dem Parvovirus B 19 können während der Schwangerschaft zu einem Hydrops fetalis mit nachfolgendem Fruchttod führen. Konnatale Anomalien wurden bisher nicht beobachtet.

Da eine Parvovirus-B-19-Infektion in seltenen Fällen zum Fruchttod führen kann, müssen schwangere Pflegepersonen von Ringelrötelnpatienten ferngehalten werden.

Merke: Das Exanthema subitum und die Ringelröteln sind fast ausschließlich Erkrankungen des Kindesalters mit ausgezeichneter Prognose. Die Diagnose ist meist durch den klinischen Verlauf bzw. durch die Morphologie des Exanthems zu stellen.

Weiterführende Literatur

Anand, A., E. S. Cray, T. Brown, J. P. Elewley, B. J. Cohen: Human parvovirus infection in pregnancy and hydrops fetalis. New Engl. J. Med. 316 (1987) 183–6
Anderson, L. J.: Role of parvovirus B 19 infection in human disease. Pediat. infect. Dis. J. 6 (1987) 711–8
Balfour jr., H. H.: Erythema infectiosum (Fifth disease). Clinical review and description of 91 cases seen in an epidemie. Clin. Pediat. 8 (1969) 721
Evans, A. S.: Viral Infections of Humans. Wiley, New York 1976

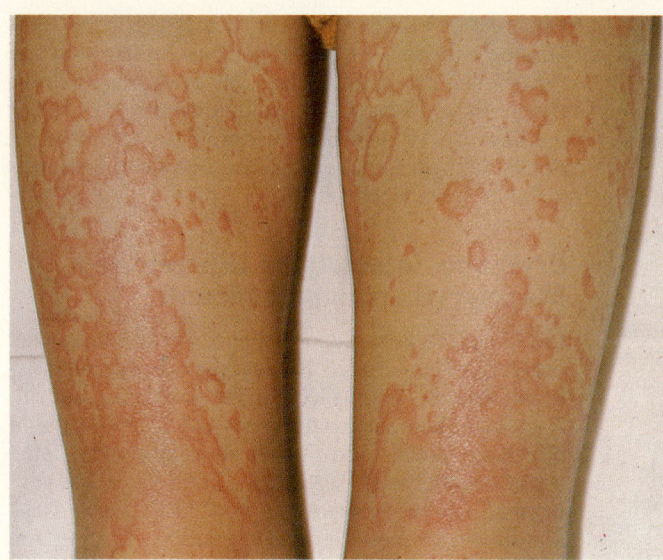

Abb. 11.**69**   Ringelröteln

Feigin, R. D., J. D. Cherry: Textbook of Pediatric Infectious Diseases of Children, 2nd ed. Saunders, Philadelphia 1987
Yoshiyama, H., E. Suzuki, T. Yoshida, T. Kajii, N. Yamamoto: Role of human herpes virus 6 infection in infants with exanthema subitum. Pediat. infect. Dis J. 9 (1990) 71

Varizellen, Herpes zoster

Definition: Bei den Windpocken und dem Herpes zoster handelt es sich nur um unterschiedliche klinische Erscheinungsformen einer einheitlichen Infektionskrankheit, welche durch das Varicella-zoster-Virus (VZV) hervorgerufen wird. Während die Windpocken Folge einer Erstinfektion sind, kommt der Zoster durch Reaktivierung bei meist älteren teilimmunen Personen zustande.

Epidemiologie

Varizellen (Windpocken): Die Windpocken sind hochkontagiös: nach der Exposition erkranken Empfängliche fast ausnahmslos klinisch manifest. Der Häufigkeitsgipfel der Erkrankung liegt zwischen dem 5. und 10. Lebensjahr. Über 90% der Erwachsenen besitzen Antikörper gegen das Virus. Die Übertragung erfolgt durch Tröpfcheninfektion und direkten Kontakt. Das Virus kann aber auch über kurze Entfernungen mit der Luft verbreitet werden (Windpocken). Es wird jedoch außerhalb des Körpers rasch inaktiviert.

Zoster (Gürtelrose): Zoster entsteht durch Reaktivierung einer latenten Varicella-zoster-Virusinfektion meist Jahre nach früher durchgemachten Windpocken. Da der Zoster fast immer auf ein Dermatom beschränkt bleibt, wird eine lokale Störung der zellulären Immunität in diesem Bereich diskutiert. Der Zoster ist bei Kindern unter 10 Jahren eine Seltenheit;

Häufigkeit und Schweregrad der Erkrankung nehmen mit steigendem Alter zu. Die Infektion tritt bei Immundefekten, unter zytostatischer und immunsuppressiver Therapie und bei malignen Erkrankungen in vermehrtem Maße auf. 15–35% der Hodgkin-Patienten sind von einem Zoster betroffen.

Ätiolgoie

Windpocken und Zoster werden durch das Varicella-zoster-Virus ausgelöst. Es gehört mit dem Herpessimplex-, dem Zytomegalie- und dem Epstein-Barr-Virus zur morphologisch einheitlichen Gruppe der Herpesviren.

Klinische Befunde

Varizellen: Nach einer Inkubationszeit von 2, seltener 3 Wochen kommt es plötzlich unter Fieberanstieg zum Auftreten des typischen, stark juckenden Exanthems: linsengroße, blaßrote Flecken werden rasch papulös und wandeln sich in wasserhelle Bläschen um, die leicht platzen. Der Ausschlag kann an beliebigen Stellen des Körpers auftreten, mit Bevorzugung des Rumpfes und des behaarten Kopfes. Einzelne, sehr schmerzhafte Bläschen können sich auch auf den Schleimhäuten ausbilden. Während 4–5 Tagen erscheinen schubweise neue Effloreszenzen, während die älteren Bläschen sich eintrüben, eintrocknen und schließlich verkrusten. Da sich immer neue Effloreszenzen entwickeln, findet man nach wenigen Tagen alle Entwicklungsstadien vor, von der Makula bis zur Kruste (Sternenhimmel) (Abb. 11.**70**). Nach 1–2 Wochen fallen die Krusten ohne Narbenbildung ab. Ansteckungsfähigkeit besteht schon 1–2 Tage vor Exanthemausbruch; sie erlischt 6–8 Tage nach dem Auftreten des Ausschlages, wenn alle Läsionen verkrustet sind und keine neuen Bläschen mehr auftreten.

Zoster: Der Zoster ist meist einseitig und auf ein oder mehrere Dermatome beschränkt. Am häufigsten

Abb. 11.**70**   Varizellen in verschiedenen Stadien

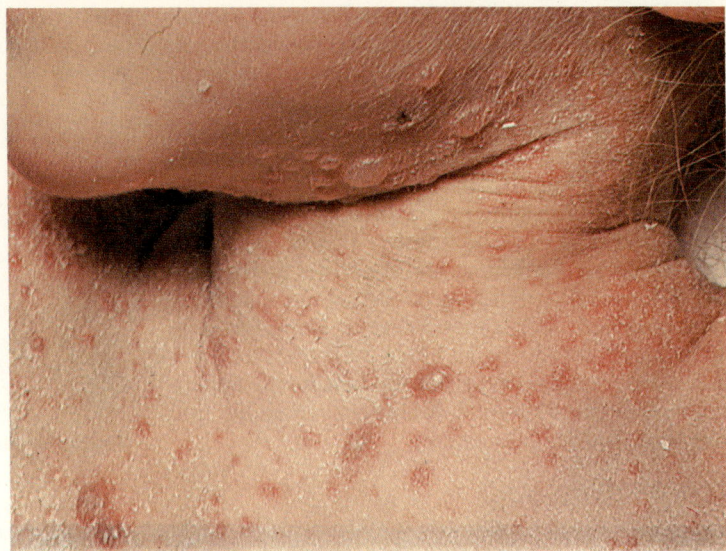

Abb. 11.**71**   Herpes zoster

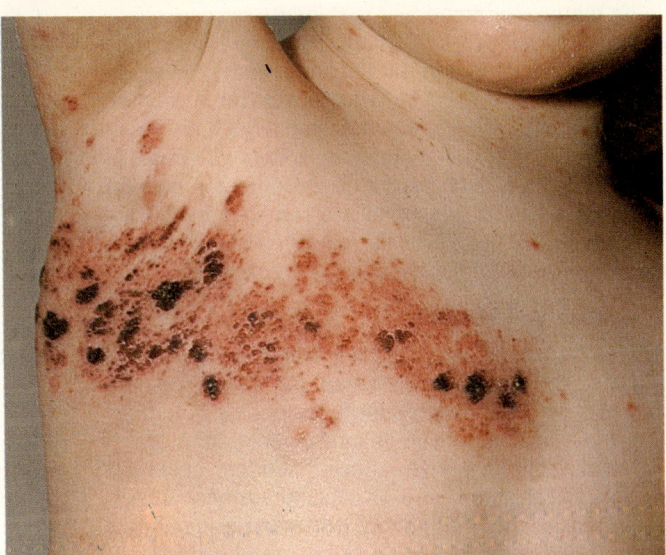

ist der Thorax befallen, danach das Trigeminusgebiet und die Lumbosakralregion. Beim Zoster ophthalmicus mit Läsionen im Bereich der Stirn, der Nase und der Kornea kommt es häufiger zu ophthalmoplegischen Störungen, beim Zoster oticus liegt meist eine Fazialisparese vor. Die Erkrankung beginnt mit Schmerzen und Sensibilitätsstörungen. Nach einigen Tagen bilden sich unter Temperaturanstieg gruppenförmig angeordnete Knötchen, welche sich schnell in stecknadelkopfgroße, zunächst wasserhelle, später eitrige Bläschen umwandeln. Der Ausschlag heilt innerhalb von 1−2 Wochen ab, doch sind Krankheitsverläufe bis zu 5 Wochen keine Seltenheit (Abb. 11.**71**). Auch Patienten mit Zoster sind ansteckend (Empfängliche entwickeln Windpocken!), wenn auch in einem geringeren Maße als Windpockenkranke.

Diagnostisches Vorgehen und Differentialdiagnose

Die klinische Diagnose bereitet in der Regel bei beiden Krankheiten keine Schwierigkeiten, virologische Untersuchungen erübrigen sich meistens.

Von großer Bedeutung war noch vor einigen Jahren die Abgrenzung der Windpocken von atypisch verlaufenden Pocken. Differentialdiagnostisch sind außerdem in Erwägung zu ziehen: Impetigo contagiosa, Dermatitis herpetiformis, Eczema herpeticatum et vaccinatum, Skabies und der Strophulus infantum (Variante der Urtikaria im Kindesalter).

Therapie

Varizellen: Die Behandlung der unkomplizierten Windpocken ist rein symptomatisch. Bei schwerem Verlauf, besonders beim immunsupprimierten Patienten, ist der frühzeitige Einsatz des Virostatikums Acyclovir (Zovirax) lebensrettend. Die Dosierung beträgt 10 mg/kg KG alle 8 Stunden in Form von Kurzinfusionen, mindestens 5 Tage lang. Das einzigartige an Acyclovir ist, daß dieser Wirkstoff praktisch nur vom Erreger selbst aktiviert werden kann und somit selektiv die Virus-DNA-Replikation hemmt. Die Substanz ist relativ untoxisch; gelegentlich werden Hautausschläge und kurzfristige reversible Anstiege von Harnstoff und Kreatinin beobachtet.

Zoster: In unkomplizierten Fällen Analgetika und lokale Verabreichung von Acyclovir in Form einer 5%igen Salbe. Bei Augenbefall ist ein Augenarzt hinzuzuziehen. Bei generalisierten Verlaufsformen sollte Acyclovir (30 mg/kg KG in 3 Einzeldosen über 5–10 Tage) eingesetzt werden. So behandelte Patienten weisen einen kürzeren Krankheitsverlauf auf und werden schneller schmerzfrei.

Prophylaxe

Bei Risikopatienten kann durch frühzeitige Gabe von Zoster-Immunglobulin (ZIG) eine Varizellenerkrankung mit großer Sicherheit verhindert werden. (Varicellon S 0,2 ml pro kg KG i. m., Varitect 1 ml pro kg KG i. v.). Für Patienten mit Leukämien steht eine aktive Immunisierung gegen Windpocken zur Verfügung (Varicella-RIT). Die Patienten sollten jedoch nur in einer vollständigen hämatologischen Remission geimpft werden. Zum Schutz dieser Patienten können auch nahe Kontaktpersonen wie Familienangehörige und medizinisches Personal, die noch keine Varizellen durchgemacht haben, geimpft werden.

Prognose und Verlauf

Varizellen: Bei Kindern ist der Verlauf in der Regel gutartig. Bei den Komplikationen, mit denen man bei etwa 5% der Fälle rechnen muß, handelt es sich in erster Linie um bakterielle Sekundärinfektionen durch Kratzen. Selten werden Enzephalitiden (Letalität 5–25%, Nephritiden und Myokarditiden beobachtet. Hämorrhagische Windpocken verlaufen in der Regel gutartig, können aber auch in die prognostisch ungünstige Purpura fulminans mit Grangrän und profusen Haut- und Schleimhautblutungen übergehen. Bei Erwachsenen verlaufen die Windpocken meist schwerer, besonders die Varizellenpneumonie kann hier eine ernste Bedrohung darstellen. Am stärksten gefährdet sind Patienten mit malignen Erkrankungen unter zytostatischer Therapie. Während die Letalität für Immunkompetente bei 0,01% liegt, beträgt sie für Leukämiepatienten ohne virostatische Therapie 7–30%. Erkranken Schwangere kurz vor dem Geburtstermin an Windpocken, können Kinder mit angeborenen Windpocken zur Welt kommen oder wenige Tage nach der Geburt an Windpocken erkranken. Die Sterblichkeit liegt ohne spezifische Therapie bei 10–20%. Diese Neugeborenen müssen stationär streng beobachtet werden; sie erhalten 2 ml Varitect i. m. und sind bei den geringsten Verdachtszeichen einer Varizelleninfektion mit Zovirax zu behandeln.

Zoster: Komplikationen sind bei Kindern selten. Eine Generalisation des Zosters kommt gehäuft bei malignen Erkrankungen vor. Etwa 30% der Hodkin-Patienten weisen eine Zoster-Allgemeininfektion auf.

Die Generalisation kann auf die Haut beschränkt bleiben, sich aber auch in einem multiplen Organbefall äußern.

> **Merke:** Windpocken und Zoster werden durch *ein* Virus, das Varicella-zoster-Virus, ausgelöst. Während die Windpocken (Erstinfektion) eine ausgesprochene Kinderkrankheit sind, tritt der Zoster durch Reaktivierung einer latenten Infektion in der Regel erst bei älteren Patienten auf. Beide Erkrankungen können bei Patienten mit malignen Erkrankungen unter zytostatischer Therapie einen bedrohlichen Verlauf nehmen.

Weiterführende Literatur

Balfour, H. H.: Intravenius-acyclovir therapy for varicella in immunocompromised children. J. Pediatr. 104 (1984) 134

Balfour, H. H., B. Bean, O. L. Laskin: Acyclovir halts progression of herpes zoster in immunocompromised patients. New Engl. J. Med. 308 (1983) 1448

Committee on Infectious Diseases, American Academy of Pediatrics: Report of the Committee on Infectious Diseases 21st ed. Amer. Acad. Pediat. Elk Grove Village, Illinois 1988

Evans, A. S.: Viral Infections of Humans. Wiley, London 1976

Feigin, R. D., J. D. Cherry: Textbook of Pediatric Infectious Diseases, 2nd ed. Saunders, Philadelphia 1987

Mills J., L. Corey: Antiviral Chemotherapy. New Directions for Clinical Application and Research. Elsevier, Amsterdam 1985

Wisnes, R.: Efficacy of zoster immunoglobulin in prophylaxis in high risk patients. Acta paediat. scand. 67 (1978) 77

Pocken (Variola)

Die Pocken waren seit dem Altertum eine gefürchtete Zivilisationsseuche, die noch in der zweiten Hälfte unseres Jahrhunderts, besonders in Asien und Afrika, zahlreiche Opfer forderte. 1966 wurde von der Weltgesundheitsorganisation (WHO) ein weltweites Programm zur Ausrottung der Pocken ins Leben gerufen, dem ein voller Erfolg beschieden war. 1977 trat der letzte Pockenfall in Somalia auf; am 26. Oktober 1979 verkündete die WHO die Ausrottung der Pocken! Seither sind keine neuen Erkrankungen mehr aufgetreten.

Der *Erreger* der klassischen Pocken (Variola major) gehört mit dem Vakziniavirus zur Gruppe der DNA-haltigen, quaderförmigen Pox-Viren. Die leicht verlaufenden Variola minor oder Alastrim (1% Letalität) werden durch eine weniger virulente Variante des Virus verursacht.

Nach der erfolgreichen Pockentilgung wurde am 20. Mai 1981 von der 34. Weltgesundheitsversammlung beschlossen, daß die Pocken nicht mehr zu den quarantänepflichtigen Krankheiten gehören und die internationalen Impfbescheinigungen der Pockenerst- und -wiederimpfung entfallen. Die Aufhebung des Gesetzes über die Pockenschutzimpfung vom Mai 1976 wurde am 17. März 1982 von der Bundesregierung, mit Zustimmung des Bundesrates, verordnet. Sollten wider Erwarten nochmals Pocken auftreten, so lassen sich diese wahrscheinlich gut beherrschen, da bei einer Inkubationszeit von durchschnittlich 12 Tagen eine explosionsartige Ausbreitung nicht zu erwarten ist. Die Bevölkerung kann noch rechtzeitig geschützt werden, da die Länder zur Einlagerung von Mindestreserven an geeigneten Impfstoffen verpflichtet sind.

Weiterführende Literatur

Evans, A. S.: Viral Infections of Humans. Wiley, London 1976
Feigin, R. D., J. D. Cherry: Textbook of Pediatric Infectious Diseases 2nd ed. Saunders, Philadelphia 1987
Steichung der Pocken aus den internationalen Gesundheitsvorschriften. Gesundheitsblatt 26 (1983) 225

Herpes-simplex-Infektionen

Definition: Erstinfektionen mit dem Herpes-simplex-Virus (HSV) äußern sich in einer bunten Vielfalt von klinischen Erscheinungen, die vom Haut- und Schleimhautbefall bis zur generalisierten Allgemeininfektion reichen. Ein besonderes Merkmal stellen die häufigen Rezidive dar, die durch Reaktivierung einer latent gebliebenen Infektion zustande kommen.

Ätiologie

Das HSV gehört in die Gruppe der DNA-haltigen Herpesviren. Es kommt in zwei serologisch unterscheidbaren Typen vor, welche unterschiedliche Lokalisationen aufweisen. Typ 1 (HSV-1) tritt vorwiegend im Kopf- und Gesichtsbereich auf, Typ 2 (HSV-2) in der Genitalregion.

Epidemiologie

Die Übertragung von HSV-1 findet durch Tröpfcheninfektion oder Kontakt über infizierte Gegenstände statt, Eintrittspforten sind der Nasen-Rachen-Raum und die Bindehaut des Auges. HSV-2 wird am häufigsten durch den Geschlechtsverkehr übertragen. Etwa 50% aller HSV-1-Infektionen finden schon im Kindesalter statt, im Erwachsenenalter besitzen 80–90% der Bevölkerung Antikörper gegen das Virus. Demgegenüber sind nur 10% der Erwachsenen mit Typ 2 in Berührung gekommen.

Die erste Auseinandersetzung mit dem Virus erfolgt in der Mehrzahl der Fälle symptomlos. Kommt es zur Erkrankung, bleibt die Infektion fast immer lokalisiert, nur selten ensteht eine Enzephalitis oder generalisierte Infektion des Neugeborenen. Während der Primärinfektion wandert das Virus entlang der Nervenbahnen in die Spinalganglinien ein, wo es lebenslang in latenter Form persistiert. Eine Reaktivierung ist möglich, wenn es zu einer bisher nicht völlig geklärten Störung der zellulären Immunität kommt. Auslösende Ursachen können sein Infektionen aller Art, Sonnenbestrahlung, Verletzungen und Umstimmungen im Hormonhaushalt wie bei Menses und Gravidität (Abb. 11.**72**).

Klinische Befunde

Primärinfektionen

Die häufigste Primärmanifestation der HSV-1-Infektion ist die **Gingivostomatitis** oder **Stomatitis aphthosa.** Sie betrifft vorwiegend Kinder im Alter von 1–4 Jahren. Die Erkrankung beginnt akut mit hohem Fieber; auf der geröteten Mundschleimhaut schießen innerhalb von wenigen Stunden schubweise Bläschen auf, die rasch aufplatzen und außerordentlich schmerzhaft sind. Eine Ausbreitung auf die Umgebung des Mundes ist keine Seltenheit (Abb. 11.**73**). Jede Nahrungs- und Flüssigkeitsaufnahme bereitet erhebliche Schmerzen und wird von Kleinkindern oft verweigert. Nach 8–10 Tagen heilen die Ulzera ab.

Die primäre Genitalinfektion (HSV-2) tritt am häufigsten beim Heranwachsenden und jungen Erwachsenen auf. Sie beginnt akut mit Fieber, Lymphknotenschwellungen und Dysurie. Bei der Frau entstehen an der Vulva und in der Vagina Blasen, die rasch in schmerzhafte Ulzerationen übergehen (**Vulvovaginitis herpetica**). Beim Mann finden sich die Läsionen vorwiegend an der Glans penis (**Herpes progenitalis**).

Vorwiegend beim männlichen Homosexuellen treten perianale und anale HSV-2-Infektionen auf.

Bei symptomatischen HIV-Patienten kann eine Generalisation der Herpes-simplex-Infektionen auf die gesamte Haut und innere Organe erfolgen.

Von der **herpetischen Keratokonjunktivitis** sind häufiger Erwachsene als Kinder betroffen. Die Keratitis kann oberflächlich bleiben oder seltener die ganze Kornea mit nachfolgender Erblindung befallen. Fast immer treten an den Lidern und periokulär charakteristische Herpesbläschen auf.

Die schwerste, oft lebensbedrohliche Herpesprimärinfektion der Haut ist das **Eczema herpeticatum** (Pustulosis varicelliformis Kaposi), das fast nur bei Säuglingen mit ekzematös veränderter Haut beobachtet wird. Die Haut ist mit zahllosen genabelten Bläschen übersät. In mehreren Schüben bilden sich unter hohem Fieber und schweren Allgemeinsymptomen neue Effloreszenzen aus, so daß ein varizellenähnliches Bild entsteht.

In jedem Lebensalter kann die **primäre Herpesenzephalitis** auftreten. Sie weist häufig einen Temporallappenbefall auf; die Abgrenzung von anderen Enzephalitiden kann im Einzelfall jedoch schwierig sein. Beim Neugeborenen wird hauptsächlich HSV-2, bei älteren Patienten HSV-1 als Erreger gefunden.

Die generalisierte **Herpesinfektion des Neugeborenen** ist fast immer durch HSV-2 ausgelöst. Erfolgt die Infektion wenige Wochen vor der Geburt, können Kinder mit einem kongenitalen Infektionssyndrom geboren werden, das sich nicht von anderen angeborenen Infektionen unterscheiden läßt. Wird das Kind wenige Tage vor oder während der Geburt infiziert, kommen die Kinder ohne Symptome zur Welt, erkranken aber im Laufe der ersten Lebenswoche mit Ikterus, einer progressiven Hepatosplenomegalie, Hautblutungen und Krampfanfällen. Die Letali-

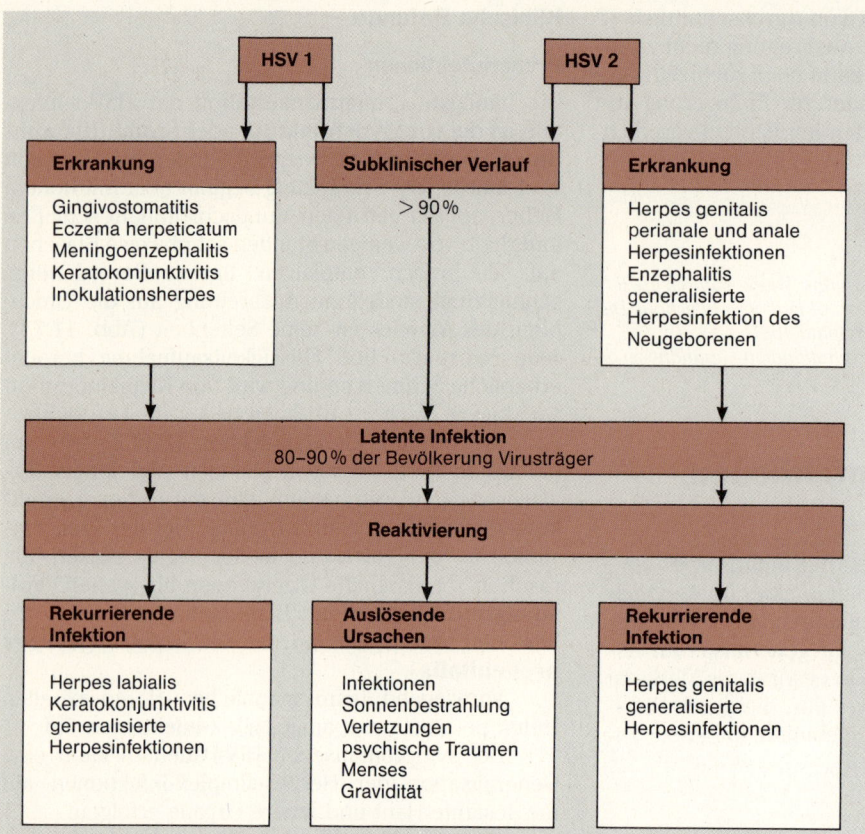

Abb. 11.**72**   Herpes-
simplex-Infektionen
des Menschen

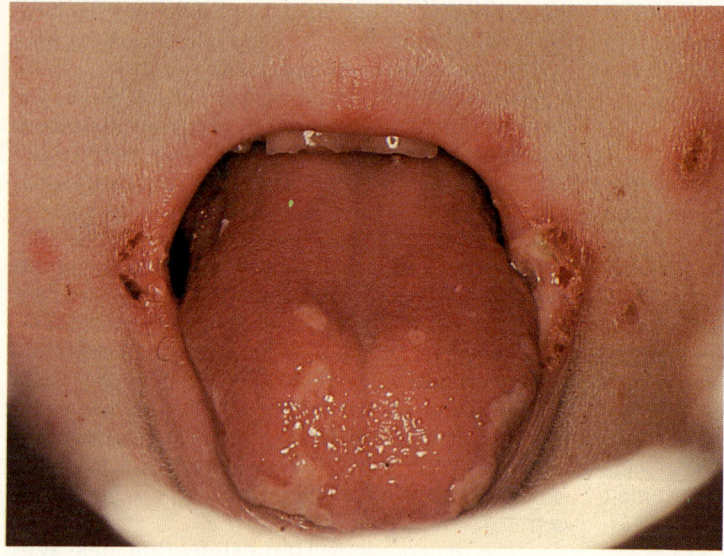

Abb. 11.**73**   Stomatitis aphthosa herpetica

tät ist hoch, die Kinder versterben innerhalb von 2−4 Tagen.

Rekurrierende Infektionen

Sehr verbreitet ist der Herpes labialis. Innerhalb von 1−2 Tagen entstehen entzündliche Infiltrate, welche in Papeln und dann in Bläschen übergehen (Abb. 11.**74**). Die Bläschen beginnen zu nässen und trocknen schließlich nach 10−14 Tagen ohne Narbenbildung ein. Das Allgemeinbefinden ist wenig beeinträchtigt.

Rekurrierende Infektionen spielen sich auch am Auge und im Genitalbereich ab.

Abb. 11.**74** Herpes labialis

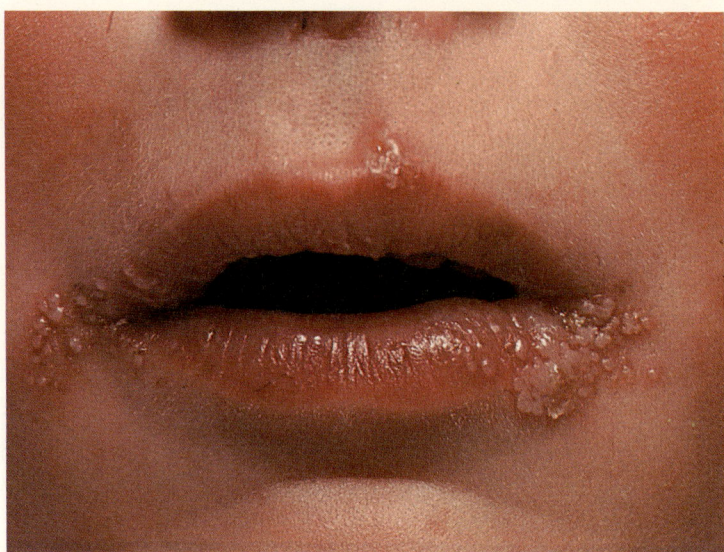

Diagnostisches Vorgehen und Differential-diagnose

Lokalisierte Infektionen im Mundbereich bereiten diagnostisch keine Schwierigkeiten. Bei der Stomatitis muß differentialdiagnostisch an eine durch Coxsackie-A-Viren ausgelöste Herpangina gedacht werden. Beim Genitalbefall sind venerische Erkrankungen und Candida-albicans-Infektionen abzugrenzen, bei der Keratokonjunktivitis Adenovirusinfektionen. Liegt eine generalisierte Erkrankung, eine Enzephalitis, eine Augen- oder Genitalbeteiligung vor, muß die Diagnose auf jeden Fall durch den Virusnachweis abgesichert werden.

Therapie

Die Therapie ist überwiegend symptomatisch. Hauteffloreszenzen scheinen jedoch durch lokale Behandlung mit Zovirax-Salbe schneller abzuheilen. Bei lebensbedrohlichen Primär- und Sekundärinfektionen ist der systematische Einsatz von Acyclovir notwendig. Dosierung: Bei Pateinten mit normalem Immunsystem bei primärem Herpes genitalis 15 mg/kg KG in 3 Einzeldosen in Form von Kurzinfusionen. Bei Patienten mit Immundefekten, bei generalisierter Herpes-simplex-Infektion des Neugeborenen und bei der Herpesenzephalitis 30 mg/kg KG in 3 Einzeldosen. Dauer der Behandlung: 5 Tage, in schweren Fällen bis zu 10 Tagen. In einer kontrollierten Studie konnte gezeigt werden, daß Acyclovir dem früher verwendeten Vidarabin bei der Herpes-simplex-Enzephalitis überlegen ist. Auch die Prognose der generalisierten Herpesinfektion des Neugeborenen und der schweren generalisierten Herpesinfektionen bei zytostatisch behandelten Patienten hat sich durch den Einsatz von Acyclovir entscheidend gebessert.

Bei Schwangeren mit einem primären floriden Herpes genitalis sollte die Schwangerschaft durch Sektio beendet werden, da durch diese Maßnahme das Risiko einer Neugeboreneninfektion erheblich vermindert wird. Neugeborene, deren Mütter an einer akuten primären oder rezidivierenden Herpes-genitalis-Infektion leiden oder in deren Vorgeschichte genitale Herpesinfektionen bekannt sind, müssen streng stationär überwacht werden und bei den geringsten Anzeichen einer Infektion antiviral mit Acyclovir therapiert werden.

Durch die prophylaktische Verabreichung von oralem Acyclovir (Zovirax-Tabletten) kann beim immunsupprimierten Patienten die Häufigkeit von schweren Herpes-simplex-Virusinfektionen entscheidend gesenkt werden. Auch der rezidivierende Herpes genitalis läßt sich durch diese Therapieform günstig beeinflussen. Die Behandlung der Keratokonjunktivitis gehört in die Hand des Augenarztes.

Eine wirksame Prophylaxe ist nicht bekannt.

Prognose und Verlauf

Die Prognose der lokalisierten Primär- und Rezidivinfektionen ist insgesamt gut, doch können Infektionen am Auge zur Beeinträchtigung der Sehleistung und zur Erblindung führen. Während früher die Letalität beim Eczema herpeticatum bei 50% lag, konnte sie durch Anwendung von Acyclovir und Verhütung von Superinfektionen entscheidend gesenkt werden. Dagegen ist die Prognose bei generalisierten Herpesinfektionen und bei der Enzephalitis sehr ernst.

Besonders schwer, nicht selten tödlich, können primäre und rekurrierende Herpesinfektionen bei Patienten verlaufen, die durch Zytostatika und Immunsuppressiva in ihrer Immunabwehr geschädigt sind (Abb. 11.**75**). In jedem Stadium kann eine Generalisation auf die gesamte Haut oder in innere Organe erfolgen.

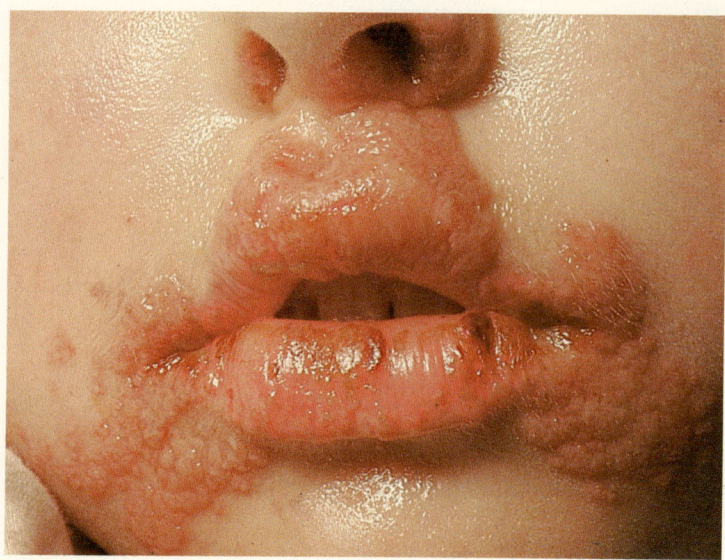

Abb. 11.75   Herpes labialis bei akuter
lymphoblastischer Leukämie

Merke: Das Herpes-simplex-Virus kommt in zwei
verschiedenen Typen vor, die unterschiedliche
Körperregionen befallen: Typ 1 den Gesichtsbereich, Typ 2 die Genitalregion. Primärinfektionen
mit dem Virus verlaufen in über 90% der Fälle klinisch stumm. Die wichtigsten manifesten Erkrankungen sind die Stomatitis aphthosa der Kleinkinder und der Herpes genitalis des Erwachsenen, die
beide zu häufigen Rezidiven neigen. Bei jedem
sepsisähnlichen Krankheitsbild des Neugeborenen ist unter anderem auch an eine generalisierte
Herpesinfektion zu denken.

Weiterführende Literatur

Anderson, H., et al.: Oral acyclovir prophylaxis against herpes
simplex virus in non-Hodgkin lymphoma and acute lymphoblastic leukaemia patients receiving remission induction
chemotherapy. A randomised double blind, placebo conrol-
led trial. Brit. J. Cancer 50 (1984) 45

Committee on Infectious Diseases, American Academy of Pediatrics: Report of the Committee on Infectious Diseases 21st
ed. Amer. Acad. Pediat. Elk Grove Viallge, Illinois 1988

Feigin, R. D., J. D. Cherry: Textbook of Pediatric Infectious Diseases. Saunders, Philadelphia 2nd ed. 1987

Koskiniemi M., J.-M. Happonen, A.-L. Järvenpää, O. Pettay, A.
Vaheri: Neonatal herpes simplex virus infection: a report of
43 patients. Pediat. infect. Dis. J. 8 (1989) 30–35

Mills J., L. Corey: Antiviral Chemotherapy. New Directions for
Clinical Application and Research. Elsevier, Amsterdam,
1985

Mitchell, C. D., B. Bean, S. R. Gentry: Acyclovir therapy for mu-
cocutaneous herpes simplex infections in immunocompromised patients. Lancet 1981/I, 1389

Sköldenberg, Birgit, et al.: Acyclovir versus vidarabine in herpes
simplex encephalitis. Lancet 1984/II, 707

Andere systemische Virus-
erkrankungen

Parotitis epidemica (Mumps)

P. Peller

Definition: Der Mumps ist eine akute, kontagiöse
Viruserkrankung, die sich in einer schmerzhaften
Schwellung der Speicheldrüsen äußert. Auch andere Organe wie Pankreas, Hoden und ZNS können betroffen sein. Die Erkrankung hinterläßt eine
lebenslange Immunität.

Epidemiologie

Die Übertragung erfolgt vorwiegend durch Tröpfcheninfektion direkt von Mensch zu Mensch, wobei
für das Zustandekommen der Infektion ein enger
Kontakt notwendig ist. Die Durchseuchung erfolgt im
wesentlichen zwischen dem 6. und 15. Lebensjahr,
wobei aber nur 60–70% der Infizierten klinisch manifest erkranken. 70–90% der Erwachsenen haben Antikörper gegen das Virus, sind also gegen die Infektion gefeit. Säuglinge erkranken wegen der passiv
übertragenen mütterlichen Antikörper äußerst selten. Mumpsinfektionen bei Schwangeren führen nur
ausnahmsweise zu Mißbildungen beim Kind, lösen
aber häufig einen Abort aus.

Ätiologie

Der Mumps wird durch das 150 nm große Mumpsvirus ausgelöst, das in die Gruppe der RNA-haltigen Paramyxoviren gehört.

Klinik

Nach einer Inkubationszeit von etwa 18 Tagen (seltener 14–24 Tagen) kommt es zu einer zunächst einseitigen, schmerzhaften Parotisschwellung, die nach weiteren 2–3 Tagen ihr Maximum erreicht und durch Abheben des Ohrläppchens dem Kranken das eigentümliche Aussehen verleiht. In über zwei Drittel der Fälle folgt nach 2–3 Tagen eine Beteiligung der anderen Seite. Die Haut über der Parotis ist straff gespannt, die Drüse deutlich vergrößert tastbar, ihre Umgebung zeigt eine ödematös-teigige Schwellung. Die regionalen Lymphknoten sind vergrößert, die Mündung des Ductus parotideus ist meist gerötet und geschwollen. In 10–15% der Fälle sind auch die anderen Speicheldrüsen befallen. Meist bestehen leicht remittierende Temperaturen, ein Fünftel der Erkrankten bleibt afebril. Im Blutbild findet sich zu Beginn der Erkrankung eine Leukopenie mit relativer Lymphozytose; im weiteren Verlauf wird meist ein deutlicher Anstieg der Eosinophilen beobachtet. Nach 1 Woche ist die Infektion in der Regel überstanden.

Diagnostisches Vorgehen und Differentialdiagnose

In typischen Fällen bereitet die Diagnose keine Schwierigkeiten. Dagegen lassen sich Mumpsinfektionen ohne Parotitis nur durch Virusnachweis oder Antikörperbestimmungen klären. Besonders geeignet ist hierfür der Nachweis spezifischer IgM-Antikörper gegen das Mumpsvirus mit Hilfe des Immunfluoreszenz- oder ELISA-Testes. Differentialdiagnostisch müssen entzündliche und nichtentzündliche Lymphknotenschwellungen, die eitrige Parotitis, Parotisschwellungen bei Sekretstauungen und Parotistumoren abgegrenzt werden.

Therapie

Die Therapie ist rein symptomatisch; Corticosteroide beeinflussen bei der Orchitis zwar die schmerzhafte Skrotalspannung, haben aber keinen Einfluß auf die Fertilitätsprognose.

Prophylaxe

Mumpsimmunglobulin zur Prophylaxe einer Orchitis wird zwar empfohlen, sichere Beweise für seine Wirksamkeit fehlen aber. Die wichtigste Maßnahme, vor dem Mumps und seinen Komplikationen zu schützen, besteht in der Mumpslebendimpfung. Die Impfung verläuft ohne Nebenwirkungen. 96% der Geimpften entwickeln Antikörper, die wahrscheinlich lebenslang persistieren. Die Vakzine kann mit dem Masern- und Rötelnimpfstoff kombiniert verabreicht werden. Die Impfung ist ab dem 15. Lebensmonat möglich, sie ist aber auch allen älteren Personen ohne Mumpsanamnese zu empfehlen.

Prognose und Verlauf

Der Mumps ist nicht auf die Speicheldrüsen beschränkt, sondern eine Allgemeininfektion. Durch frühzeitige Virämie kommt es zu einer Mitbeteiligung anderer Organsysteme. Ganz im Vordergrund steht die Menginoenzephalitis, wobei es fließende Übergänge von der symptomlosen Liquorpleozytose bis zur schweren Enzephalitis gibt. Eine subklinische Infektion der Meningen kann bei bis zu 65% der Mumpspatienten beobachtet werden; etwa ein Zehntel erkrankt manifest an einer meist gutartig verlaufenden, abakteriellen Meningitis, welche eine hohe, fast ausschließlich lymphozytäre Pleozytose von 1000–2000 Zellen/µl aufweist. Gelegentlich kann eine ZNS-Beteiligung auch ohne Parotitis auftreten.

Eine gefürchtete Komplikation ist die Orchitis, die nach der Pubertät bei 10–40% der Mumpspatienten meist einseitig auftritt. 30–40% der betroffenen Hoden atrophieren. Bei der nicht so häufigen Oophoritis kommt es in der Regel zu keiner Beeinträchtigung der Fertilität.

Im Gegensatz zur Orchitis verläuft die Mumpspankreatitis, welche etwa bei jedem 10. Kind beobachtet wird, meist gutartig. Eine seltene, oft erst spät diagnostizierte Komplikation ist die meist einseitige Innenohrschädigung (1:15000).

> **Merke:** Der Mumps ist nicht auf die Speicheldrüsen beschränkt, sondern eine Allgemeininfektion mit bevorzugter Mitbeteiligung von ZNS, Pankreas und Hoden. Im Verlauf einer Mumpsinfektion ist deshalb sorgfältig nach Zeichen einer Meningoenzephalitis, Pankreatitis und Orchitis zu fanden. Nur die Mumpslebendimpfung schützt vor der Erkrankung und ihren Komplikationen.

Weiterführende Literatur

Evans, A. S.: Viral Infections of Humans. Wiley, London 1976
Johnstone, J. A., et al.: Meningitis and encephalitis associated with mumps infection: A 10-year survey. Arch. Dis. Childh. 47 (1972) 647
Committee on Infectious Diseases, American Academy of Pediatrics: Report of the Committee on Infectious Diseases, 21th ed. Amer. Acad. Pediat, Elk Grove Village, Illinois 1988

Infektiöse Mononukleose (Pfeiffersches Drüsenfieber)

P. Peller

> **Definition:** Die infektiöse Mononukleose ist eine gutartige, virusbedingte Infektionskrankheit, welche vorwiegend das lymphatische System betrifft.

Epidemiologie

Der Erreger der Mononukleose ist weltweit verbreitet. Die meist inapparente Durchseuchung beginnt im frühen Kindesalter, nimmt um den Zeitpunkt der Pubertät rasch zu und erreicht im Erwachsenenalter

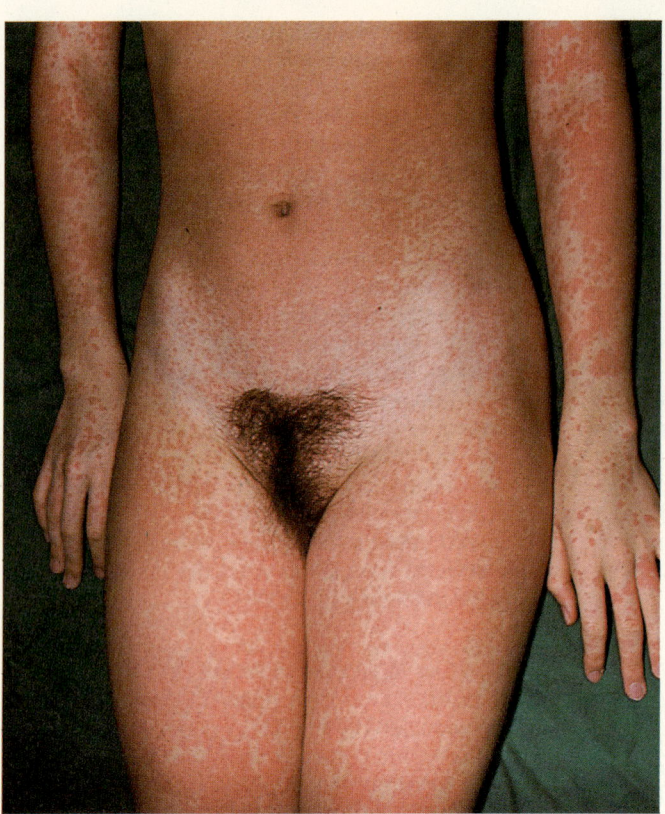

Abb. 11.**76** Exanthem bei infektiöser Mononukleose

Werte von 80−90%. Die klassische Mononukleose ist im Vergleich zu dieser hohen Durchseuchung eine seltene Erkrankung. Sie tritt am häufigsten zwischen dem 15. und 25. Lebensjahr auf, obwohl die Zahl der Empfänglichen in diesem Alter niedriger liegt als in der Gruppe der Kleinkinder. Eine mögliche Erklärung hierfür wäre, daß im Adoleszentenalter durch infizierten Speichel beim Küssen größere Virusmengen übertragen werden (Kissing disease).

Ätiologie

Die infektiöse Mononukleose wird durch das Epstein-Barr-Virus (EBV) verursacht, das der Gruppe der Herpesviren angehört. Es wurde 1964 in Zellkulturen eines malignen Oberkiefertumors, des Burkitt-Lymphoms entdeckt. Es besitzt im Tierversuch onkogene Eigenschaften; mit größter Wahrscheinlichkeit ist es ursächlich an der Entstehung des Burkitt-Lymphoms und des nasopharyngealen Karzinoms beteiligt.

Pathophysiologie und Klinik

Die Übertragung erfolgt vorwiegend durch direkten Kontakt, vor allem durch infizierten Speichel. Das Virus vermehrt sich zunächst im lymphatischen Gewebe des Rachenrings und befällt dann auf dem Blutweg selektiv Lymphozyten des B-Typs. Der größte Teil dieser Zellen wird dabei zu permanent wachsenden Lymphoblasten transformiert, die sich in der Gewebekultur und im Tierversuch wie Tumorzellen verhalten. Die transformierten Zellen, die alle die genetische Information des Virus enthalten, finden sich in den lymphatischen Organen, aber auch in der Leber und anderen Geweben und sind für die Lymphknotenschwellungen und Organvergrößerungen verantwortlich. Ein Teil der atypischen Lymphozyten sind infizierte B-Lymphozyten. Da die Erkrankung fast immer gutartig verläuft, muß ein hochspezialisiertes Abwehrsystem vorhanden sein, welches die transformierten Zellen an einer schrankenlosen Proliferation hindert. Hierfür scheinen spezifische T-Lymphozyten die wichtigste Rolle zu spielen. Diese Killerzellen sind wahrscheinlich mit dem größten Teil der atypischen Lymphozyten identisch, die sich im charakteristischen Blutbild der Mononukleose finden.

Klinische Befunde

Nach einer Inkubationszeit von 1−4 Wochen kommt es unter Fieberanstieg zu den charakteristischen, generalisierten Lymphknotenschwellungen, welche besonders deutlich im Halsbereich hervortreten. Sie sind druckschmerzhaft und von einem periglandulären Ödem umgeben. Bei Kindern kommt es gelegentlich zu Lidödemen und einem morbilliformen Exanthem (Abb. 11.**76**). Neben einer Pharyngitis findet man fast immer eine Tonsillenhypertrophie, oft mit diphterieartigen Belägen (Abb. 11.**77**). Während Splenomegalien fast regelmäßig zu beobachten sind, treten Lebervergrößerungen nur in 30−40% der Fälle auf; dagegen lassen sich sehr häufig erhöhte Leberenzyme nachweisen. Ikterische Verläufe sind selten.

Abb. 11.**77** Tonsillitis bei infektiöser Mononukleose

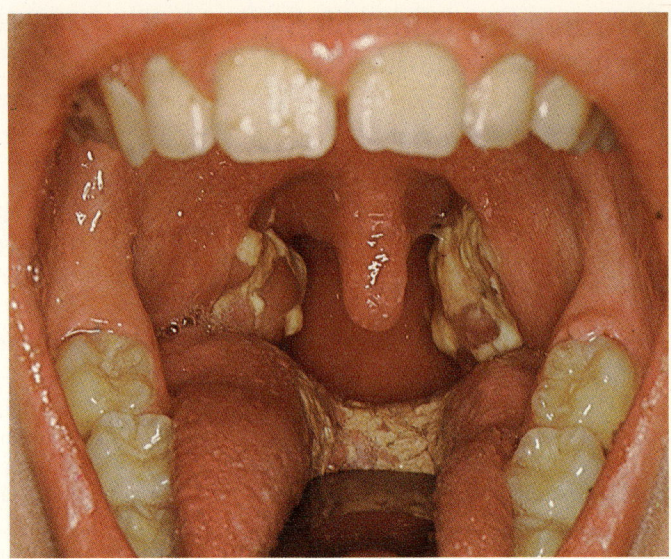

Im Blutbild findet man eine Leukozytose von 12000–30000 Zellen/µl selten bis zu 50000/µl. Typisch ist die Vermehrung der Lymphozyten, wobei der Anteil von atypischen Formen etwa 20–40% beträgt. Dies sind große Zellen mit unterschiedlich intensiv gefärbtem Plasma und verschieden geformten und strukturierten Kernen. Die Zahl aller mononukleären Zellen beträgt mindestens 60%. Nach 2–3 Wochen bilden sich alle Krankheitszeichen vollständig zurück.

Die infektiöse Mononukleose ist nur eine der Varianten einer EBV-Infektion, welche eine besonders charakteristische Symptomatik aufweist. Alle Erscheinungen der klassischen Erkrankung können auch als selbständige Krankheitsbilder auftreten. So reicht das Spektrum der EBV-Infektion vom subklinischen Verlauf über monosymptomatische Formen bis zum Vollbild der Mononukleose.

Diagnostisches Vorgehen und Differentialdiagnose

Neben dem pathognomonischen Blutbild kann der Nachweis heterophiler Agglutinine zur Sicherung der Diagnose beitragen (Paul-Bunnell-Test; Objektträgertests: Monospot, Monosticon). Leider fällt die Reaktion im Kindesalter häufig negativ aus. Die eigentliche Klärung muß durch Antikörperbestimmungen gegen das EBV erfolgen. Besonders geeignet ist der Nachweis virusspezifischer IgM-Antikörper.

Differentialdiagnostisch muß neben Zytomegalie vor allem an Hepatitis A und B, bakterielle Lymphadenitiden, Diphtherie, Morbus Hodgkin und Leukämien gedacht werden.

Therapie

Die Therapie ist rein symptomatisch, bei schweren Komplikationen können Corticosteroide versucht werden.

Prognose und Verlauf

Die Prognose ist gut. Die häufigsten Komplikationen umfassen Myokarditiden, Nephritiden und ZNS-Beteiligungen, die sich vor allem als Polyneuroradikulitis und Hirnnervenparesen äußern. Milzrupturen werden äußerst selten beobachtet.

> **Merke:** Die infektiöse Mononukleose ist nur eine der Varianten einer EBV-Infektion, die besonders charakteristische Symptome aufweist. Alle Erscheinungen der klassischen Erkrankung können auch als selbständige Krankheitsbilder auftreten. Das Spektrum der EBV-Infektion reicht vom subklinischen Verlauf über monosymptomatische Formen bis zum Vollbild der Mononukleose.

Weiterführende Literatur

Andiman, W. A.: The Epstein-Barr virus and EB virus infections in childhood. J. Pediat. 95 (1979) 171

Committee on Infectious Diseases American Academy of Pediatrics: Report of the Committee on Infectious Diseases, 21st ed. Amer. Acad. Pediat. Elk Grove Village, Illinois 1988

Feigin, R. D., J. D. Cherry: Textbook of Pediatric Infectious Diseases, 2nd ed. Saunders, Philadelphia 1987

Grose, Ch., et al.: Primary Epstein-Barr virus infections in acute neurologic disease. New Engl. J. Med. 292 (1975) 392

Zytomegalie (Einschluß-körperchenkrankheit)

M. Dietrich und *P. Kern*

Definition: Die Erkrankung wird durch Viren der Familie Herpesviridae verursacht. Bei immunkompetenten Personen tritt meist ein mononukleose-ähnliches Krankheitsbild auf, bei Immunge-schwächten Schädigungen von Augen, Lunge, Leber, Intestinaltrakt, Urogenitaltrakt und zentralem Nervensystem.

Epidemiologie

Die Zytomegalievirusinfektion ist weltweit verbreitet. Etwa 1–2% aller Lebendgeburten werden durch die Mutter infiziert (kongenitale Infektion). Im Schul- und Adoleszentenalter ist die Durchseuchung mit > 40% anzunehmen (in Entwicklungsländern bis nahezu 100%). Die Übertragung geschieht vorwiegend durch Spermasekrete aus dem Urogenitaltrakt oder durch Speichel, aber auch durch Frischbluttransfusionen oder Blutbestandteile (Thrombozyten, Granulozyten). Infektion besteht lebenslang.

Pathophysiologie und Klinik

Im Säuglingsalter und in der Kindheit verläuft die Erkrankung häufig unerkannt, bei Neuinfektionen im Erwachsenenalter besteht meist ein langwieriges fieberhaftes mononukleose-ähnliches Krankheitsbild. Bei diaplazentarer Übertragung kommt es häufiger zu Abort als zu Mißbildungen. Reaktivierungen treten auf. Bei immunsupprimierten Patienten ist der Anteil symptomatischer Infektionen sehr hoch (> 80%), er ist aber abhängig von der Art der Immunsuppression. Lebensbedrohlich ist die interstitielle Pneumonie. Hepatosplenomegalie, thrombozytopenische Purpura und Lymphknotenvergrößerungen sind schwere Krankheitszeichen. Bei der HIV-Infektion gilt die Zytomegalie mit Pneumonie, gastrointestinalen, retinalem oder ZNS-Befall als Indikatorerkrankung für AIDS. Die Virämie ist pathogenetisch entscheidend, virämische Patienten entwickeln schwere Organschäden.

Histopathologisch finden sich basophile intranukleäre Einschlußkörper und Granulationsgewebe mit Riesenzellen. Die granulomatöse Hepatitis ist häufig durch Zytomegalievirus verursacht. Erhöhung von GOT und GPT, Neopterin, CD8 Lymphozyten gelegentlich Thrombozytopenie.

Diagnostisches Vorgehen

Der Virusnachweis ist möglich im Speichel, Sperma, Konjunktivalabstrich, Liquor, Buffycoat oder Urin. IgM-spezifische Antikörperbestimmung dient zur Diagnose einer akuten Erkrankung bei Immunkompetenten. Die Serologie ist unzuverlässig bei HIV-Infizierten. Neuere Methoden erlauben den Nachweis im Untersuchungsmaterial durch molekulare Hybridisierung der Virus-DNA oder durch die Polymerase-Ketten-Reaktion.

Differentialdiagnose

Alle viralen Infekte mit Lymphozytose, ZNS-, Lungen-. Leber- und Nierenbeteiligung.

Therapie

Ganciclovir (DHPG, Cymeven) oder Phosphonoformat (Foscarnet). Wegen der Toxizität nur bei Immunschwäche anzuwenden.

Prognose und Verlauf

Die pränatale Infektion ist prognostisch ungünstig. Erwachsene können über Monate erkranken, vorwiegend mit granulomatösen Hepatitiden. Bei Immunschwäche kann die Zytomegalieviruspneumonie tödlich sein (nach Organtransplantation oder bei AIDS). Die schwere, zur Erblindung führende Chorioretinitis ist eine Manifestation bei AIDS, es sind auch andere Organe beteiligt, insbesondere die Lunge oder der Gastrointestinaltrakt.

Prophylaxe

Es gibt keine Impfung.

Merke: Die Erkrankung durch Zytomegalievirus ist eine Erkrankung vorwiegend des Säuglings- und Kindesalters. Gefährlich ist sie bei allen Formen der Immuninsuffizienz. Spezifische Behandlung durch Ganciclovir (Cymeven) oder Phosphonoformat (Foscarnet) bei Immunschwäche.

Weiterführende Literatur

Armstrong, D., et al.: Treatment of infections in patients with the acquired immunodeficiency syndrome. Ann. Int. Med. 103 (1985) 738

Cohen, J. J., R. Corey: Cytomegalovirus infection in the normal host. Medicine 64 (1985) 100

Dahm, H. H.: Zytomegalie des Neugeborenen und des Erwachsenen. Med. Welt 31 (1980) 64

McDongau, J. K.: Cytomegaloviruses in Cursi. Top. Microbiol. Immunol. 154 (1990) p. 1–279

Neumann-Haefelin, D.: Cytomegalievirus-Infektion. Pathogenese, Diagnose und Praävention. Dtsch. med. Wschr. 111 (1986) 1251

Rubin, R. H., et al.: Infectious disease syndromes attributable to cytomegalovirus and their significance among renal transplant recipients. Transplantation 24 (1977) 458

Pinching, A. J.: Cytomegalovirus Infection in the acquired immundeficiency syndrome J. antimicrob. Chemother. 23 (1989) E 31

Wetter, T. H.: The Cytomegalovirus. New Engl. J. Med. 285 (1971) 203, 267

Frühsommer-Meningo-enzephalitis (Central European Encephalitis)

M. Dietrich und *P. Kern*

Definition: Die Frühsommer-Meningoenzephalitis (FSME) wird durch Erreger aus der Familie der Flaviviridae verursacht. Überträger sind Zecken der Art Ixodes ricinus, die lebenslang infiziert bleiben.

Epidemiologie

Die Erkrankung tritt endemisch im süddeutschen Raum, in Österreich und Osteuropa auf. Für die Krankheit ist das typische, jahreszeitliche Auftreten von Juni bis September namensgebend. Gefährdet sind Angehörige der land- und forstwirtschaftlichen Berufe. Die Schildzecke Ixodes ricinus ist der Überträger, sie ist in Mischwaldbeständen mit Buschbereichen zu finden. Nur vereinzelt sind die Zecken Virusträger und damit Vektoren. Ixodes ricinus sind in Mischwaldbeständen mit Buschbestand zu finden. Reservoire sind u.a. Nagetiere, Rehwild und Haustiere. In der Bundesrepublik wurden in den Jahren 1978 bis 1984 insgesamt 299 Krankheitsfälle erfaßt.

Pathophysiologie und Klinik

Die Erreger vermehren sich im subkutanen Gewebe nach Zeckenstich. Inkubationszeit 4−14 Tage. Grippeähnliche Symptome mit subfebrilen Temperaturen, Abgeschlagenheit, Müdigkeit, Kopfschmerzen. Nach einem beschwerdefreien Intervall kann das zentrale Nervensystem in 10−20% der Fälle befallen werden in Form einer Meningitis (50−70%), einer Meningoenzephalitis (25−35%), oder einer Meningomyeloenzephalitis (5−15%).
Laborbefunde: Indirekte Entzündungszeichen, im Liquor Pleozytose (vorwiegend Lymphozyten).

Diagnostisches Vorgehen

Veränderungen des ZNS, Liquorbefund, Antikörperuntersuchung. Kultureller Virusnachweis gelingt nur selten.

Differentialdiagnose

Epidemiologisch und durch Liquor-Untersuchung sind andere Meningitiden abzugrenzen.

Therapie

Eine spezifische Therapie gibt es nicht. Die Postexpositionsprophylaxe mit FSME-Immunglobulin ist bis spätestens 96 Stunden nach dem Zeckenstich möglich. Eine strenge Indikationsstellung ist erforderlich. Außerhalb von Endemiegebieten und bei erfolgter aktiver Immunisierung ist die Gabe von Hyperimmunglobulin überflüssig.

Verlauf und Prognose

Bei unkomplizierten Fällen klingen die Beschwerden rasch ab. Die Letalität der meningoenzephalitischen Formen wird mit 1−2% angegeben. Restschäden werden bei etwa 7% der Fälle beobachtet. Bei älteren Menschen verläuft die Erkrankung schwerer als bei Jugendlichen.

Prophylaxe

Es gibt eine Vakzine zur aktiven Immunisierung (hochgereinigte, inaktivierte, FSME-Virus). Passagere Nebenwirkungen treten in den ersten Tagen nach Impfung gelegentlich auf.

Merke: Die Frühsommer-Meningoenzephalitis ist eine Viruserkrankung, die durch Zecken übertragen wird. Sie ist endemisch in Süddeutschland, Österreich und Osteuropa. Eine aktive Schutzimpfung ist für Personen mit hohem Expositionsrisiko (Förster, Waldarbeiter) empfehlenswert.

Weiterführende Literatur

Ackermann, R., B. Rehse-Küpper: Die zentraleuropäische Enzephalitis in der Bundesrepublik Deutschland. Fortschr. Neurol. Psychiat. 47 (1979) 103

Ackermann, R. K., Krüger, K., M. Roggendorf, B. Rehse-Küpper, M. Mörtter, M. Schneider J. Vukadmovic: Die Verbreitung der Frühsommer-Meningoenzephalitis in der Bundesrepublik Deutschland. Dtsch. med. Wschr. 111 (1986) 927

Heinz, F. X., et al.: Antigenic and immunogenic properties of defined physical forms of tick-borne Encephalitis virus structural proteins. Infect. Immun. 33 (1981) 250

Schorre, W.: Die Infektionskrankheiten des Nervensystems. Urban & Schwarzenberg, München 1979

Zoulec, G., M. Roggendorf: Immunprophylaxe der Frühsommer-Meningoenzephalitis. Dtsch. Ärztebl. 82 (1985) 2813

Vesikuläre Stomatitis

M. Dietrich und *P. Kern*

Definition: Die vesikuläre Stomatitis ist eine Zoonose, die durch Vesikulovirus (Rhabdoviridae) verursacht wird.

Epidemiologie

Nur direkter Kontakt mit erkrankten Tieren (Pferde, Rinder, Schweine) kann eine Infektion beim Menschen auslösen.

Klinik

Inkubationszeit von 3 Tagen. Grippeähnliches Erkrankungsbild mit Schleimhautläsionen und lokalen Lymphknotenschwellungen.

Differentialdiagnose

Andere Viruserkrankungen, insbesondere Herpesinfektionen.

Therapie

Keine spezifische Therapie möglich.

Verlauf und Prognose

Es handelt sich um eine gutartige, flüchtig verlaufende Erkrankung.

Merke: Die vesikuläre Stomatitis ist eine seltene Infektionserkrankung, die durch Ansteckung im Umgang mit erkrankten Tieren erfolgt.

Weiterführende Literatur

Fields, B. N., K. Hawkins: Human infection with the virus of vesicular stomatitis. New Engl. J. Med. 277 (1967) 989

Erworbenes Immundefekt-Syndrom (AIDS)

H. Lode

Definition: Das erworbene Immundefekt-Syndrom (AIDS) ist regelmäßig assoziiert mit lymphotropen und neurotropen Retroviren („human immunodeficiency virus" − HIV I/HIV II), die bei Menschen spezifische Antikörperbildungen stimulieren können (HIV-Antikörper). Diese Retroviren verursachen eine Reduktion und Zerstörung der sog. T-Helferzellen, woraus eine Verminderung des Quotienten der Helfer- zu den Suppressorzellen (OKT4/OKT8) von normalerweise über 1,5 auf weit unter 1 resultiert. Erhöhte Risiken für derartige Retrovirus-Infektionen bestehen für bestimmte Personengruppen (männliche Homo-/Bisexuelle, i. v. Drogenabhängige, Neugeborene von HIV-infizierten Müttern, Empfängern von HIV-haltigen Blutprodukten, heterosexuelle Intimpartner von Infizierten). Durch den typischen zellulären Immundefekt kommt es zu opportunistischen bakteriellen, parasitären, viralen und/oder mykotischen Infektionen, aber auch gehäuft zu bestimmten Tumorerkrankungen (Kaposi-Sarkom, B-Zell-Lymphom usw.).

Darüber hinaus sind auch eigenständige HIV-induzierte Enzephalitiden, interstitielle Pneumonien und andere Organinfektionen bekannt. Nach dem derzeitigen Kenntnisstand entwickeln sämtliche HIV-infizierten Patienten ein manifestes AIDS-Krankheitsbild, dem in der Regel ein sog. Lymphadenopathie-Syndrom (LAS/ARC) vorangeht.

Häufigkeit und Epidemiologie

Die ersten Mitteilungen über das erworbene Immundefektsyndrom erschienen im Jahre 1981 und berichteten über opportunistische Infektionen und Kaposi-Sarkomen bei jungen homosexuellen Männern und Rauschgiftsüchtigen in Los Angeles und New York. Während in den USA 1980 zunächst 35 Fälle entdeckt wurden, waren es 1981 schon 168 Fälle; insgesamt wurden in den USA bis Ende Dezember 1989 mehr als 100 000 AIDS-Erkrankungen gemeldet.

In Westeuropa stieg die Zahl bis zum Jahresende 1989 auf 31 497 Fälle an, unter denen besonders Frankreich, die Schweiz, Spanien, Dänemark und Italien betroffen waren. Die epidemiologische Entwicklung in Europa ist gekennzeichnet durch eine relative Abnahme der homo- bzw. bisexuellen Risikogruppen zugunsten der i. v. Drogenabhängigen und insbesondere auch der heterosexuellen Gruppen.

In Deutschland wurde AIDS erstmals im Jahre 1982 diagnoziiert; Mitte 1987 wurden mehr als 1200 AIDS-Fälle, Ende Dezember 1989 insgesamt 4220 Erkrankungen an AIDS vom Bundesgesundheitsamt in Berlin erfaßt. Hiervon sind bis zum 31. 12. 1989 1797 Patienten verstorben. Vermehrt betroffen von AIDS sind bestimmte Risikogruppen, zu denen männliche Homo- bzw. Bisexuelle, i. v. Drogenabhängige, Empfänger von Blut und/oder Blutprodukten, Kinder von erkrankten oder infizierten Müttern und heterosexuelle Intimpartner von AIDS-Patienten oder infizierten Personen zu rechnen sind (Tab. 11.**34**).

In den nichtindustrialisierten Ländern tritt AIDS hauptsächlich bei der heterosexuellen Bevölkerung auf. In Zaire und Rwanda sind heterosexuelle Männer und Prostituierte mit wechselnden Geschlechtspartner am stärksten gefährdet. Serologische Untersuchungen aus Zaire berichten von einer 54%igen Prävalenz von HIV-Antikörpern bei Prostituierten mit niedrigem Einkommen. Die Analyse eingefrorener Seren von Kindern aus Südafrika aus dem Jahre 1963 erbrachte positive HIV-Antikörper. Diese Befunde deuten darauf hin, daß AIDS in Zentralafrika endemisch ist und als sexuell übertragbare Erkrankung in der normalen Bevölkerung vorhanden ist.

Ätiologie

Regelmäßig mit AIDS assoziiert ist ein erstmals 1983 beschriebenes lymphotropes und neurotropes Retrovirus, das zunächst als „Lymphadenopathie"-assoziiertes Virus (LAV) bzw. als humanes T-Zellymphotropes Retrovirus Typ III (HTLV III) bezeichnet wurde; die neuere verbindliche Nomenklatur lautet HIV für „human immunodeviciency virus" (Abb. 11.**78**). Seroepidemiologische Untersuchungen aus Afrika zeigen, daß dieses Virus schon seit mindestens 1959 dort in geringem Umfang endemisch ist und enge genetische Beziehungen bestehen zu einem Retrovirus, das sich bei gesunden Affen (grüne Meerkatzen) in Zentralafrika isolieren läßt. Ein zweites Retrovirus HIV 2 wurde vor wenigen Jahren isoliert und steht ebenfalls mit der Entwicklung schwerer opportunistischer Infektionen in Verbindung. HIV 1 und HIV 2 sind

Tabelle 11.**34**   Gemeldete AIDS-Fälle in der Bundesrepublik Deutschland einschließlich Berlin (West). Verteilung des Infektionsrisiko nach Jahr der Diagnose. Stand: 30. 12. 89

Infektions-risiko	83 An-zahl	%	84 An-zahl	%	85 An-zahl	%	86 An-zahl	%	87 An-zahl	%	88 An-zahl	%	89 An-zahl	%	Gesamt An-zahl	An-teil
Homo/Bi	50	78,1%	89	68,5%	230	74,7%	414	73,5%	714	70,9%	829	70,2%	656	67,8%	2982	70,7%
IVDA/m	4	6,3%	3	2,3%	16	5,2%	35	6,2%	85	8,4%	110	9,3%	112	11,6%	365	8,6%
IVDA/w	0	0,0%	4	3,1%	6	1,9%	21	3,7%	41	4,1%	54	4,6%	33	3,4%	159	3,8%
Hämoph./m	4	6,3%	11	8,5%	21	6,8%	30	5,3%	54	5,4%	53	4,5%	36	3,7%	209	5,0%
Bluttr./m.	0	0,0%	0	0,0%	4	1,3%	5	,9%	18	1,8%	14	1,2%	6	,6%	47	1,1%
Bluttr./w.	1	1,6%	1	,8%	1	,3%	6	1,1%	14	1,4%	14	1,2%	9	,9%	46	1,1%
HRP/m	1	1,6%	5	3,8%	7	2,3%	10	1,8%	22	2,2%	20	1,7%	27	2,8%	92	2,2%
HRP/w	1	1,6%	1	,8%	3	1,0%	11	2,0%	6	,6%	9	,8%	18	1,9%	49	1,2%
PPI	0	0,0%	2	1,5%	7	2,3%	7	1,2%	7	,7%	3	,3%	1	,1%	27	,6%
Unbek./m	3	4,7%	13	10,0%	11	3,6%	20	3,6%	40	4,0%	60	5,1%	60	6,2%	207	4,9%
Unbek./w	0	0,0%	1	,8%	2	,6%	4	,7%	6	,6%	15	1,3%	9	,9%	37	,9%
Gesamt	64	100,0%	130	100,0%	308	100,0%	563	100,0%	1007	100,0%	1181	100,0%	967	100,0%	4220	100,0%

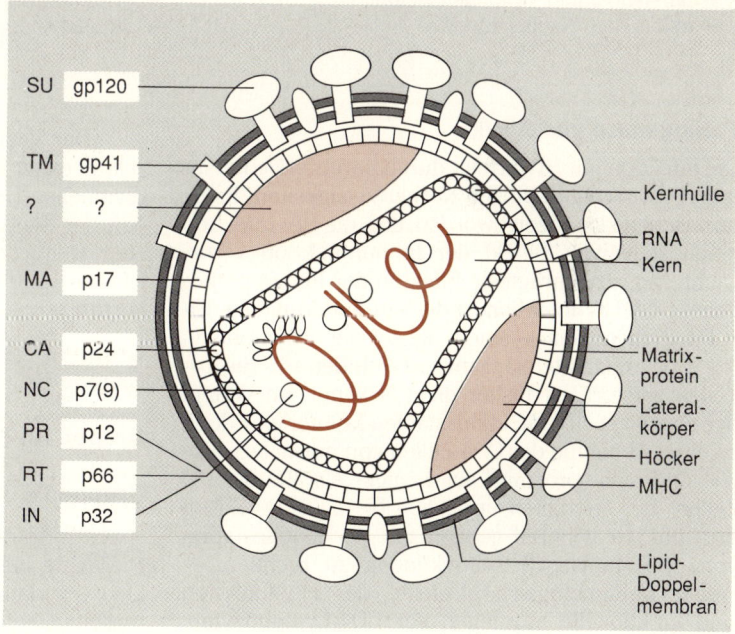

Abb. 11.**78**   Strukturschema des HIV (nach Gelderblom)

genetisch und immunologisch unterschiedlich. HIV 2 verfügt nur über 40% DNA-Homologie mit HIV 1. Die meisten Erkrankungen an HIV-2-Infektionen sind aus den Ländern Westafrikas gemeldet worden, aber einige gut dokumentierte Infektionen wurden auch bei Europäern und bei Westafrikanern in Europa und den Vereinigten Staaten registriert.

HIV wird praktisch ausschließlich übertragen durch Sexualkontakte, parenterale Exposition gegen Blut oder Blutprodukte sowie perinatal von infizierten Müttern auf ihre Kinder. – Die Übertragung beim Sexualverkehr ist zweifellos der häufigste Infektionsweg. Das Risiko, durch einen einmaligen Sexualkontakt, eine HIV-Infektion zu akquirieren, beruht auf zahlreichen Faktoren, wie spezifische Sexualpraktiken, der Infektiosität des individuellen Partners, der Empfindlichkeit des zu infizierenden Partners und der Zahl und Virulenz des Virus.

Die Prävention der Übertragung von HIV, insbesondere beim Sexualverkehr, ist das wesentliche epidemiologische Anliegen der jeweiligen Gesundheitsbehörden weltweit. Insbesondere der korrekte und kontinuierliche Gebrauch von Kondomen kann nachweislich die Übertragung von HIV vermindern.

Tabelle 11.**35**   CDC'-Klassifikation der HIV-Infektion

Gruppe I:	akute Infektion
Gruppe II:	asymptomatische Infektion
Gruppe III:	persistierende generalisierte Lymphadenopathie
Gruppe IV:	andere Erkrankungen
− Untergruppe A:	Allgemeinerkrankung (Fieber, Gewichtsverlust, Diarrhoen)
− Untergruppe B:	neurologische Erkrankung (Demenz, Myelopathie, periphere Neuropathie)
− Untergruppe C:	Sekundärinfektionen
Kategorie C_1:	für AIDS charakteristische Infektionen (s. Tab. 11.37)
Kategorie C_2:	andere spezifische Folgeinfektionen
− Untergruppe D:	sekundäre Tumorerkrankungen (Kaposi-Sarkom, Non-Hodgkin-Lymphom, primäres Lymphom des Gehirns)
− Untergruppe E:	andere Folgeerkrankungen der HIV-Infektion

Tabelle 11.**36**   Symptome und Laborbefunde bei LAS/ARC

Symptome (ungeklärt über ≥ 3 Monate)	Laborbefunde
− Lymphadenopathie ≥ 2 nicht-inguinale Regionen	− Anämie ohne Leukopenie, ohne Thrombozytopenie, ohne Lymphopenie
− Gewichtsverlust (≥ 7 kg/10% KG)	− verminderte T-Helferzellen (T_4)
− Fieber ≥ 38 °C (intermittierend, kontinuierlich)	− verminderter Quotient T_4/T_8
− anhaltende Durchfälle	− erhöhte Immunglobulinkonzentration
− persistierendes Krankheitsgefühl	− kutane Anergie auf Hautteste
− anhaltende Nachtschweiße	

Pathogenese und Klinik

Die Infektion mit HIV erfolgt durch parenterale Inokulation von erregerhaltigen Körperflüssigkeiten. Es ist inzwischen klar gezeigt worden, daß die HIV-Infektion einen selektiven Defekt der Immunfunktion verursacht. Der ausgeprägteste Effekt in der Immunpathogenese der HIV-Infektion ist die Verminderung der T4-(CD4-)Helferzellen − einem Subset der T-Lymphozyten. Der exakte Mechanismus, durch den HIV die T4-Zellen zerstört, ist bisher nicht bekannt. Im Verlauf der einzelnen HIV-Infektionsstadien kommt es jedoch zu einer Abnahme der CD4-Zellen von normalerweise 600 und mehr pro mm^3 auf weniger als 300 bis 100 Zellen. Bei Zellzahlen unter 300 bis 200 CD4-Zellen pro mm^3 ist generell gehäuft mit der Manifestation von opportunistischen Infektionen zu rechnen. − Weiter immunologische Defekte der HIV-Infektion sind funktionelle Störungen der CD4-Lymphozyten, Befall des Monozyten-Makrophagen-Systems, allerdings ohne primär zytopathische Effekte, jedoch mit direkter oder indirekter Beeinflussung der monozytären Sekretionsfunktionen (Interleukin I, Tumornekrosefaktor usw.); weitere Zelltypen mit Infektionen durch HIV umfassen Langhanssche-Zellen der Haut, epitheliale Zellen, kolorektale Zellen, Zervikal-Zellen, Retina-Zellen, pulmonale Makrophagen sowie auch transformierte B-Zellen. Die B-Zell-Funktion und die humorale Immunität ist im Verlauf der HIV-Infektion ebenfalls deutlich gestört. Bei symptomatischen Patienten sind die Serumkonzentrationen von IgG, IgA und IgD deutlich erhöht, während IgM unterschiedliche Veränderungen aufweist.

Der **Verlauf** der HIV-Infektion kann inzwischen relativ exakt beschrieben werden, wenn auch die individuellen Unterschiede beträchtlich sind. Hinsichtlich der Klassifikationssysteme hat sich das CDC-System weitgehend weltweit durchgesetzt (Tab. 11.**35**). HIV-infizierte Personen werden in vier Kategorien eingestuft:

Gruppe I   − akute Infektion,
Gruppe II   − asymptomatische seropositive Patienten,
Gruppe III   − persistierende generalisierte Lymphadenopathie und
Gruppe IV   − symptomatische HIV-infizierte Patienten.

Die akute Infektion kann ähnlich wie eine Mononukleose verlaufen, d. h. mit Fieber, akuter Lymphknotenschwellung und diskretem Stammexanthem. Der akute Nachweis des p24-Antigens und der Nachweis von HIV-spezifischen Antikörpern nach einigen Wochen sind Belege für eine abgelaufene Infektion. Monate bis Jahre nach der Infektion kann ein Stadium der Lymphadenopathie auftreten, welches auch als LAS bzw. AIDS-related complex (ARC) bezeichnet wird und eine Vielzahl von Symptomen aufweisen kann (Tab. 11.**36**). Dieses LAS kann jahrelang persistieren, es kann sich aber auch zu dem Stadium des manifesten erworbenen Immundefekt-Syndroms (AIDS) entwickeln. Klinisch voll entwickeltes AIDS kann aber auch die erste und einzige Manifestation der HIV-Infektion sein. Die Zeit von der Infektion bis zum Auftreten von AIDS umfaßt bei Erwachsenen einen Zeitraum zwischen 2 und 15 Jahre; aus mehreren

Studien bei homosexuellen infizierten Patienten lassen sich Progressionsraten errechnen mit 50% manifestem AIDS nach 6 Jahren, ein weiteres Viertel der Patienten hat ein ARC/LAS zu diesem Zeitpunkt. Bei prä- oder perinataler Infektion ist der Zeitraum von der Infektion bis zur AIDS-Manifestation deutlich kürzer und liegt zwischen Wochen, Monaten und wenigen Jahren.

Das manifeste erworbene Immundefektsyndrom ist charakterisiert durch Erkrankungen, die persistieren oder rezidivieren und auf Defekte im zellulären Immunsystem hinweisen.

Typische Erkrankungen sind vor allem rezidivierende oder persistierende Infekte mit opportunistischen, vorwiegend sich intrazellulär vermehrenden Erregern. Diese Erkrankungen sind den CDC-Falldefinitionen des AIDS-Syndroms zu entnehmen (Tab. 11.37).

Häufig werden mehrere opportunistische Infektionen gleichzeitig gefunden. Besonders häufig sind Pneumonien, verursacht durch Pneumocystis carinii, die bei 60% der manifesten unvorbehandelten AIDS-Patienten auftreten und für 80% der pulmonalen Komplikationen verantwortlich sind. In der letzten Zeit sind diese Pneumonien allerdings deutlich rückläufig, nachdem eine primäre Pneumozystis-Prophylaxe mit inhalativem Pentamidin vorgenommen wird.

Vermehrt werden auch neurologische Symptome nachgewiesen, die in Beziehungen mit dem HIV stehen. Unter den Tumoren dominiert das Kaposi-Sarkom, welches allerdings von früher 25% in den letzten Jahren rückläufig nur noch bei 15% der Patienten auftritt. Weiterhin werden Non-Hodgkin-Lymphome, B-Zell-Lymphome und andere maligne Neubildungen wie epitheliale Tumoren, z. B. Mammakarzinome und Analkarzinome, beobachtet. Hämatologisch werden Immunthrombozytopenien und thrombotische thrombozytopenische Purpura sowie auch eine zumeist normochrome normozytäre Anämie gefunden.

Hinsichtlich der klinischen Befunde ist relativ typisch, daß ein Mischbild aus Infektionen, neurologischen Symptomen und Tumorbefunden besteht.

Diagnostisches Vorgehen

Bei dem Verdacht auf ein Lymphadenopathie-Syndrom bzw. eine manifeste AIDS-Erkrankung sollte zunächst eine sehr sorgfältige Anamnese hinsichtlich der allgemeinen Symptome (Leistungsabfall, Fieber, Nachtschweiße, Gewichtsabnahme, Diarrhöen, Hautveränderungen usw.) sowie auch der Zugehörigkeit bzw. intensiver Kontakte zu den Risikogruppen ermittelt werden.

Bei der eingehenden **klinischen Untersuchung** sind neben der Palpation aller in Frage kommenden Lymphknotenregionen vor allem die Inspektion des Pharynx (Kandidiasis!), die exakte Erhebung der Atemfrequenz und der physikalischen Lungenbefunde (interstitielle Pneumonie), Milz- und Lebergröße, eingehender Hautinspektion (kutane Kaposi-Sarkome) sowie auch die Feststellung möglicher neurologischer Symptome notwendig.

Tabelle 11.37   CDC-Erfassungsdefinition für AIDS

Definitive Diagnosen bei Patienten ohne Sicherung einer HIV-Infektion und ohne anderweitige Immunstörung

Kandidiasis des Ösophagus, Trachea, Bronchien oder der Lunge
Kryptokokkosis, außerhalb der Lunge
Kryptosporidiosis > 1 Monat Dauer
Zytomegalvirus (CMV) Infektion anderer Organe, mit Ausnahme der Leber, der Milz, der Lymphknoten bei Patienten älter als 1 Monat
Herpes-simplex-Infektion, Schleimhautinfektion, Infektion der Bronchien, der Lunge, des Ösophagus (> 1 Monat Dauer)
Kaposi-Sarkom − Patient < 60 Jahre alt
Primäres ZNS-Lymphom − Patient < 60 Jahre alt
Lymphoide interstitielle Pneumonie und/oder lymphoide Hyperplasie der Lunge bei Patienten < 13 Jahre alt
Mycobacterium avium oder Mycobacterium kansasii (disseminiert)
Pneumocystis-carinii-Pneumonie
Progressive multifokale Leukoenzephalopathie
Toxoplasmose des Gehirns bei Patienten älter als 1 Monat

Definitive Diagnose bei Patienten mit gesicherter HIV-Infektion

Vielfältige oder wiederkehrende bakteriologische Infektionen bei Patienten < 13 Jahre alt
Kokzidioidomykose, disseminiert
Isosporiasis > Dauer 1 Monat
Kaposi-Sarkom − jedes Alter
Non-Hodgkin-Lymphom − jedes Alter
Mykobakterielle Erkrankung (nicht Mycobacterium tuberculosis) disseminiert
Mycobacterium tuberculosis, außerhalb der Lunge
Salmonellen-Sepsis, rezidivierend
Histoplasmose, disseminiert

Vermutliche Klassifikationsdiagnose bei Patienten mit gesicherter HIV-Infektion

Kandidiasis des Ösophagus
CMV-Retinitis
Kaposi-Sarkom
LIP/PLH bei Patienten < 13 Jahre alt
Disseminierte mykobakterielle Krankheiten (nicht kulturell gesichert)
Pneumocystis-carinii-Pneumonie
Toxoplasmose des Gehirns bei Patienten > 1 Monat alt
HIV-Enzephalitis
HIV-Wasting-Syndrom

Unter den **Laboruntersuchungen** sollte ein Blutbild mit Differentialblutbild einschließlich Thrombozytenzählung, Bestimmung der Leberfunktionswerte, Gesamteiweiß und Elektrophorese gegebenenfalls quantitative Immunglobulinbestimmung und bei entsprechendem klinischen Verdacht serolo-

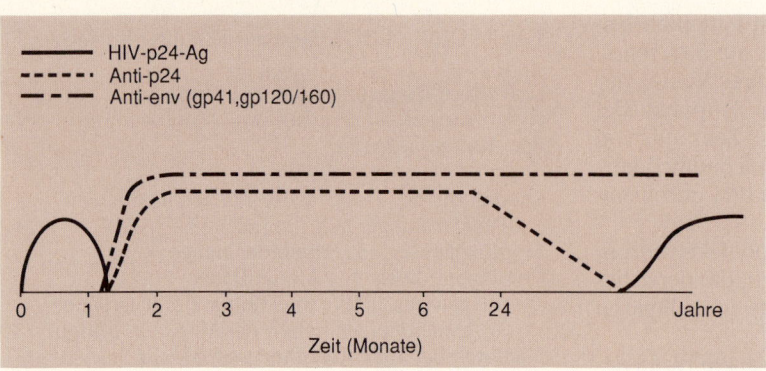

Abb. 11.**79**   Serologischer Verlauf einer HIV-Infektion

gische Untersuchung auf Antikörper gegen die häufigsten Erreger wie Hepatitis-B-Virus, Zytomegalievirus, Epstein-Barr-Virus, Toxoplasmose und Erreger venerischer Infektionen erstellt werden. Relativ einfach ist die orientierende Feststellung der zellvermittelten Immunität durch einen Intrakutan-Test mit mehreren sogenannten „Recall-Antigenen" wie Tuberkulin, Candida, Mumps, Streptokokken, Tetanus (z. B. als Multitest Merieux).

Untersuchungen zur Sicherung der Diagnose einer HIV-Infektion bestehen insbesondere im Nachweis spezifischer Antikörper gegen HIV mittels ELISA-Technik (Sensitivität: > 99%; Spezifität: 95 bis 99%). Da eine Reihe von Erkrankungen wie chronische Hepatitis, Malaria, bestimmte HLA-Phänotypen sowie auch kollagen-vaskuläre Erkrankungen mit falsch positiven ELISA-Ergebnissen einhergehen können, ist ein Bestätigungstest mittels Immunfluoreszenz bzw. Immunoblot in jedem Fall notwendig. Auch die exakte Bestimmung der absoluten T-Helfer-Zahl und des T-Helfer-/T-Supressorlymphozyten-Quotienten ist bei hochgradigen Verdachtsfällen sinnvoll, auch um den Beginn der Primärprophylaxe bei diesen Patienten korrekt festzulegen. Normalerweise beträgt die Zahl der T-Helferzellen deutlich über 600/mm^3 und der Quotient 1,4 bis 2,0; bei einer Persistenz des Quotienten von weniger als 0,6 über mehr als 3 Monate ist eine bedrohliche Störung des Immunsystems anzunehmen. Zu beachten ist dabei allerdings, daß im Verlauf von Virusinfektionen, z. B. durch Herpesviren, dieser Quotient ebenfalls unter Normwerte absinken und monatelang niedrig bleiben kann.

Der serologische Verlauf im Rahmen einer HIV-Infektion ist in der Abb. 11.**79** ersichtlich. Nach der stattgefundenen Virusinfektion folgt eine Periode der Virämie, die in Form der p24-Antigenämie nachweisbar ist. Diese Antigenämie tritt im allgemeinen innerhalb von 2 Wochen nach der Infektion auf und dauert mehrere Wochen. 1 bis 3 Monate nach der Infektion treten IgM- und IgG-Antikörper gegen Kern-(p24) und Hüll-(gp41-gp120)Antigene auf. Monate bis Jahre nach der Serokonversion beginnt eine bedeutsame Anzahl der HIV-infizierten Patienten p24-Antikörper zu verlieren, obwohl Antikörper gegen die Hüllantigene, die reverse Transkriptase und regulatorische Proteine persistieren. Die meisten dieser Patienten entwickeln dann wiederum eine Kernantigenämie.

Diese Befunde deuten zumeist auf eine vermehrte Virusreplikation hin und beinhalten in der Regel eine schlechte Prognose. – Hinzuweisen ist auf die notwendige Einverständniserklärung des jeweiligen Patienten vor Abnahme der HIV-Serologie und die unbedingt vertrauliche Behandlung der erhobenen Daten.

Therapie

In der Behandlung von HIV-infizierten Patienten muß zwischen der therapeutischen Beeinflussung der HIV-Infektion mit ihren beträchtlichen immunologischen Konsequenzen und der Therapie der zahlreichen opportunistischen Infektionen unterschieden werden.

Die möglichen Angriffspunkte **antiviraler Substanzen** bei HIV-Infektionen sind in der Abbildung 11.**80** dargestellt. Unter den zahlreichen Derivaten mit antiretroviralen bzw. immunmodulierenden Effekten (siehe Tabelle 11.**38**) hat sich seit Mai 1989 erfolgreich bisher nur das Zidovudin (früher Azido-Thymidin) durchgesetzt. Zidovudin unterdrückt die HIV-Replikation in vitro bei Konzentrationen von > als 0,1 μmol. Zidovudin wird durch eine zelluläre Thymidin-Kinase zu einer Monophosphatform konvertiert und wirkt letztlich als Triphosphat, welches die HIV-reverse Transkriptase mehr als 100mal stärker blockiert als die menschliche Polymerase. Studien in den letzten Jahren haben gezeigt, daß eine frühzeitige Therapie bei 500−400 CD4-Zellen pro mm^3 in eher niedrigen Dosierungen um 300−1000 mg täglich den Verlauf der HIV-Infektion positiv beeinflussen kann. Der Serum-p24-Antigenspiegel sinkt in der Regel während der ersten 2 bis 4 Wochen der Zidovudin-Behandlung bei den meisten antigenpositiven Patienten ab. Auch die peripheren CD4-positiven Lymphozyten steigen um im Mittel 90/mm^3 nach dem ersten Monat einer Zidovudin-Therapie an. Probleme der Zidovudin-Behandlung sind Unverträglichkeitsreaktionen, wie Übelkeit, Myalgien, Schlaflosigkeit, Zephalgien sowie auch hämatologische Auswirkungen wie Anämien, Leukopenien und Granulozytopenien. Auch Resistenzentwicklungen gegenüber Zidovudin wurden berichtet. Aus diesem Grunde werden zunehmend Kombinationen von Substanzen mit unterschiedlichen Angriffspunkten und differierenden Nebenwirkungen in den klinischen Studien erprobt und könnten in absehbarer Zeit zu neueren Therapiekonzepten führen.

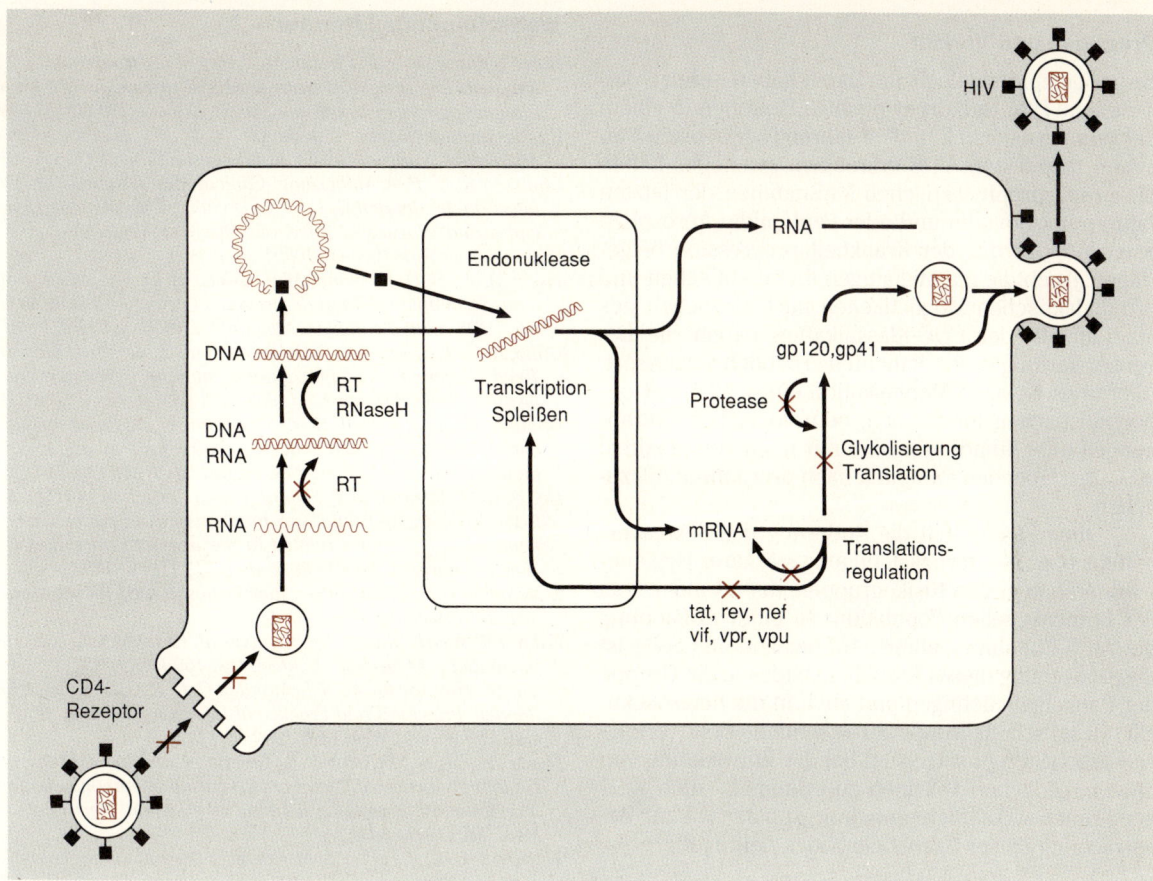

HIV

RNA

Endonuklease

gp120,gp41

DNA ᵔᵔᵔᵔᵔᵔ

RT
RNaseH

Transkription
Spleißen

Protease

Glykolisierung
Translation

DNA
RNA ᵔᵔᵔᵔᵔᵔ

RT

RNA ᵔᵔᵔᵔ

mRNA

Translations-
regulation

tat, rev, nef
vif, vpr, vpu

CD4-
Rezeptor

Abb. 11.**80**   Replikationszyklus des HIV. Die potentiell blockierbaren Schritte sind mit einem Kreuz gekennzeichnet (nach Müller, W. E. G., M. C. Schröder: Therapieansätze zur Bekämpfung der HIV-Infektion, Arzneimitteltherapie 8 [1990] 258)

Verschiedene Subklassen der Interferone werden teilweise mit Erfolg beim Kaposi-Sarkom angewandt, während die übliche zytostatische Therapie des Kaposi-Sarkoms bei diesen immunsupprimierten Patienten zu erheblichen Nebenwirkungen führen kann.

Die **opportunistischen Infektionen** werden erregerspezifisch behandelt (Einzelheiten siehe entsprechende Kapitel). Kurz erwähnt werden soll an dieser Stelle allerdings die Therapie der häufigsten opportunistischen Infektion, der Pneumonie durch Pneumocystis carinii. Gleichwertige Chemotherapeutika sind Sulfamethoxazol/Trimethoprim in einer Dosierung von täglich 15–20 mg pro kg Trimethoprim und 100 mg pro kg KG Sulfamethoxazol bzw. Pentamidin in einer Dosierung von 4 mg pro kg KG täglich im. oder in Kurzinfusionen über 1–2 Stunden parenteral. In leichteren Fällen wird heute auch alternativ mit Dapsone plus Trimethoprim bzw. mit Pentamidin-Inhalationen (600 mg täglich) behandelt. Die Behandlung der Pneumocystis-carinii-Pneumonie sollte mindestens 2–3 Wochen betragen, anschließend wird eine kontinuierliche Prophylaxe mit 300 mg Pentamidin in Inhalationsform alle 3–4 Wochen empfohlen.

Tabelle 11.**38**   Antiretrovirale und immunmodulierende Substanzen für die Behandlung von HIV-Infektionen

Antiretrovirale Substanzen	Immunmodulierende Substanzen
Zidovudine (AZT)	Interferon α
Dideoxycytidine (DDC)	Interferon γ
Dideoxyinosine (DDI)	Interleukin 2 (IL 2)
Dideoxyadenosine (DDA)	Interferon β
3'-Deoxy-2',3'-didehydrothymidine (D4T)	Isoprinosine
AL721	Ampligen
Interferon α	Granulozyten-Makrophagen-Kolonie – stimulierender Faktor
Dextran-Sulfate	Tumor-Nekrose-Faktor
Intravenöses Immunglobulin	Methionine-Enkephalin
Lösliches CD4	Imreg
Ribavirin	AS101

Prognose und Verlauf

Bisherige epidemiologische Daten haben gezeigt, daß sämtliche HIV-Antikörper-positive Personen in einem Zeitraum zwischen 2 und 15 Jahren (Erwachsene) an einem manifesten AIDS erkranken. Zweifellos haben die primärprophylaktischen Maßnahmen der letzten Jahre mit Zidovudin und/oder Pentamidin Aerosol zu einer Verzögerung der Krankheitsprogression beigetragen. Auch die mannigfaltigen therapeutischen und prophylaktischen Möglichkeiten nach Erreichen des Stadiums IV der CDC-Klassifikation haben die Lebenserwartung dieser Patienten erheblich verbessert. Allerdings ist nach Manifestation eines AIDS mit opportunistischen Infektionen, neurologischen Erkrankungen oder Tumoren jedoch nur noch von maximal 20% überlebenden Patienten nach drei Jahren auszugehen.

Ohne Zweifel hat die Änderung des Sexualverhaltens bzw. die Berücksichtigung stärkerer Hygienemaßnahmen in den Risikogruppen, insbesondere bei der homosexuellen Population, zu einer Abflachung der AIDS-Zunahme geführt. Auf der anderen Seite ist die Ausweitung dieses Krankheitsbildes in die Gruppe der Rauschgiftsüchtigen und auch in die heterosexuelle Gesellschaftsgruppe zu erkennen. Erste erfolgversprechende Ansätze sind bei der Entwicklung von unterschiedlichen Vakzinen zu erkennen, auch werden immer wirksamere antivirale Substanzen zur Beherrschung dieses Krankheitsbildes beitragen.

Merke: Bei anhaltenden unklaren Fieberzuständen, Leistungsabfall, ungeklärter Gewichtsabnahme, anhaltenden Diarrhöen, Mundsoor oder ungeklärten Hautveränderungen muß heute insbesondere bei Patienten aus Risikogruppen an ein erworbenes Immundefektsyndrom (AIDS) gedacht werden. Diagnostisch hilfreich sind zunächst einfach anamnestische Explorationen, klinische eingehende Untersuchung sowie Bestimmung der peripheren Lymphozyten und Durchführung eines Recall-Antigen-Hauttests. Zur Sicherung der Diagnose ist zusätzlich der Nachweis von Virus-Antigen bzw. HIV-Antikörpern sowie die Verminderung der peripheren T-Helferzellen auch mit Reduktion des Quotienten T-Helfer-/ T-Supressor-Lymphozyten notwendig. Frühzeitiger therapeutischer Einsatz von Zidovudin in verträglichen Dosierungen sowie die Primärprophylaxe mit Pentamidin verlängern den Krankheitsverlauf, gleichfalls kann die frühzeitige Diagnosestellung und gezielte Behandlung von opportunistischen Infektionen zur Lebensverlängerung beitragen.

Weiterführende Literatur

Barré-Sinoussi, F., J. C. Chermann, J. Rey et al.: Isolation of a T-lymphotropic retrovirus from a patient at risk for acquired immune deficiency syndrome (AIDS). Science 220 (1983) 868

Bundesgesundheitsamt — Merkblatt Nr. 43: Das erworbene Immundefekt-Syndrom (AIDS). Bundesgesundhbl. 28 (1985) 307

Chaisson R. E., P. A. Volberding: Clinical manifestations of HIV infection. In Mandell G. L., R. G. Douglas, J. E. Bennett: Principles and Practice of Infectious Diseases. Churchill-Livingstone, New York 1990 (p. 1059)

Fischl M. A., D. D. Richman, M.H. Grieco et al: The efficacy of azidothymidine (AZT) in the treatment of patients with AIDS and AIDS related complex. New Engl. J. Med. 317 (1987) 185

Gallo, R. C., P. S. Sarin, E. P. Gelmann et al.: Isolation of human T-cell leukemia virus in acquired immune deficiency syndrome (AIDS). Science 220 (1983) 862

Gottlieb, M. S., R. Schroff, H. M. Scheenher et al.: Pneumocystis carinii Pneumonia and mucosal Candidiasis in previously healthy homosexual men. New Engl. J. Med. 305 (1981) 1425

Ho, D. D., T. R. Rota, R. T. Schooley et al.: Isolation of HTLV-III from cerebrospinal fluid and mural tissues of patients with neurologic syndromes related to the acquired immunodeficiency syndrome. New Engl. J. Med. 313 (1985) 1493

Klatzmann, D., L. Montagnier: Approaches to AIDS therapy. Nature 319 (1986) 10

Kovacs J. A., H. Masur: Prophylaxis of Pneumocystis carinii pneumonia: An update. J. infect. Dis. 160 (1989) 882

Masur H.: Therapy for AIDS. In Mandell G. L., R. G. Douglas, J. E. Bennett: Principles and Practice of Infectious Diseases. Churchill-Livingstone, New York 1990 (p. 1102)

Masur, H., M. A. Michelis, J. B. Greene et al.: An outbreak of community-acquired Pneumocystis carinii pneumonia: Initial manifestation of cellular immune dysfunction. New Engl. J. Med. 305 (1981) 1431

Murray, J. E., C. P. Felton, S. M. Garay et al.: Pulmonary complications of the acquired immundeficiency syndrome. Report of an National Heart, Lung and Blood Institute workshop. New Engl. J. Med. 310 (1984) 1682

Wong-Staal, F., R. C. Gallo: Human T-lymphotropic retroviruses. Nature 317 (1985) 395

Krankheiten durch Protozoen

Toxoplasmose

W. Stille

Definition: Häufige systemische, aber meist gutartige parasitäre Infektion.

Erreger

Toxoplasma gondii, zu den Sporozoen gehörende Protozoen; überwiegend intrazellulär.

Epidemiologie

Die Erkrankung ist im Tierreich weit verbreitet. Toxoplasma-Zysten können im Muskelfleisch von unterschiedlichen Säugetieren gefunden werden. Bei der Epidemiologie spielen aber nicht nur der Genuß von infiziertem Fleisch, sondern auch Kontakt mit Katzen eine Rolle, die die Darmlumenform als kokzidienartige Zysten im Darm ausscheiden. Betroffene Personen zeigen keine auffällige Exposition. Etwa 70–80% aller älteren Erwachsenen haben früher einmal eine subklinische Toxoplasmose durchgemacht.

Klinik

Die Befunde sind je nach klinischer Form verschieden. Bei weitem am häufigsten liegt eine chronisch latente Toxoplasmose vor, bei der vereinzelte Toxoplasma-Zysten in der Muskulatur und im Gewebe nachgewiesen werden können. Isolierte Toxoplasma-Zysten in der Retina können zu einer Chorioretinitis führen. Die häufigste klinisch manifeste Form stellt die Lymphknotentoxoplasmose dar. Hierbei kommt es zu generalisierten Lymphknotenschwellungen, oft mit unklarem, mittelhohem Fieber, erheblichem Krankheitsgefühl, zum Teil erheblichen Kopf- und Muskelschmerzen. Dabei besteht eine mäßig erhöhte BSG sowie ein uncharakteristisches Blutbild. Eine Lymphknotentoxoplasmose ist ein selbstheilender Prozeß. Die **diagnostische Abklärung** erfolgt im allgemeinen, um andere, gefährlichere Erkrankungen auszuschließen. Selten und im akuten Zustand kaum zu diagnostizieren ist die akute septikämische Erwachsenentoxoplasmose mit hohem Fieber sowie uncharakteristischen Muskel- und Gelenkschmerzen. Granulomatöse Hepatitiden, Meningoenzephalitiden und Augeninfektionen kommen gelegentlich, wenn auch selten, vor. Eine Primärinfektion der Mutter in der Schwangerschaft kann gelegentlich zu einer Infektion des Fetus und zu einer konnatalen Toxoplasmose des Neugeborenen führen.

Bei AIDS kommt es relativ häufig zu einer Hirntoxoplasmose. Die latent vorhandenen Zysten wachsen zu großen Abszessen heran, die u. a. auch einen Hirntumor vortäuschen können. Das klinische Bild ist vieldeutig. Meist besteht dabei Fieber, oft auch Krämpfe, Verwirrtheitszustände und andere unspezifische ZNS-Symptome. Andere sekundäre Organ-Toxoplasmosen bei AIDS (Augen, Herz, Leber) sind dagegen wesentlich seltener. Eine Toxoplasmose bei AIDS hat keine Selbstheilungstendenz; sie spricht aber gut auf eine Behandlung mit Pyrimethamin plus Sulfonamiden an. Ohne eine Langzeitrezidiv-Prophylaxe mit Pyrimethamin oder Fansidar kommt es jedoch sehr häufig zum Rezidiv.

Diagnostisches Vorgehen

Ein Erregernachweis ist nur im Tierversuch möglich, spielt aber praktisch keine Rolle. Im Liquor von infizierten Neugeborenen, aber auch von Toxoplasma-Enzephalitiden des Erwachsenen lassen sich die Parasiten im Nativpräparat nachweisen.

Serologie: Mehrere Methoden kommen in Frage:

1. Sabin-Feldmann-Test. Er wird ca. 3 Wochen nach Toxoplasma-Infektion positiv, steigt binnen 3 Wochen auf hohe Werte (mehr als 1:1000), fällt langsam wieder ab und bleibt lebenslang positiv. Identisch hiermit ist der Toxoplasma-Immunfluoreszenz-Test.
2. KBR. Sie wird etwas später positiv als der Sabin-Feldmann-Test, steigt rasch an, bleibt in der akuten Phase positiv (Titer von 1–10 bis 1–160). Die KBR verschwindet nach Abklingen der akuten Toxoplasmose.
3. Nachweis von IgM-Antikörpern als Zeichen einer floriden Infektion.

Daneben gibt es weitere, weniger übliche serologische Tests.

Bei der Diagnostik der Toxoplasmose müssen immer mehrere Tests gleichzeitig durchgeführt werden. Eine sichere Diagnose der Toxoplasmose ist nur durch Kenntnis von Titeranstieg und Titerverlauf möglich. Im exzidierten Lymphknoten findet sich eine weitgehend typische Piringersche Lymphadenitis.

Serologische Nachweismethoden der Toxoplasmose sind bei AIDS und fortgeschrittener HIV-Infektion generell unzuverlässig. Die Diagnose muß daher histologisch oder wie bei der Hirntoxoplasmose klinisch erfolgen.

Therapie

Eine Behandlung mit Pyrimethamin und Sulfonamid ist am günstigsten; hiermit können freilich nur das akute Stadium, nicht chronische Toxoplasmaträger behandelt werden. Eine Isolierung von Toxoplasmosepatienten ist nicht notwendig. Die Erkrankung ist nicht meldepflichtig.

Merke: Weitverbreitete, aber weitgehend harmlose parasitäre Infektion, die gelegentlich zu Neugeboreneninfektionen und Fetopathien führen kann.

Weiterführende Literatur

McGabe, R., J. Remington: Toxoplasma gondii. In Mandell, G., G. Douglas, J. Bennett: Infectious Diseases. Wiley, New York 1985

Lambliasis

W. Stille

Definition: Dünndarmerkrankung durch einzellige Flagellaten, die mit Diarrhöen, Malabsorption und dyspeptischen Symptomen einhergehen kann.

Erreger

Giardia lamblia (auch Lamblia intestinalis genannt); einzellige Flagellaten von charakteristischer Morphologie. Im Stuhl meist als Zysten.

Epidemiologie

Weltweit verbreitet, besonders bei Kindern. In Mitteleuropa zur Zeit relativ selten; in südlichen Ländern und Osteuropa wesentlich häufiger. Übertragung durch fäkale Kontamination. Trinkwasserepidemien sind möglich.

Klinik

Meist nur subklinische Infektionen, besonders bei Kindern sowie bei Anazidität. Nur massive Infektionen führen zu einer klinischen Symptomatik. Die Lamblien sitzen dabei als dichter Rasen am Duodenalepithel und können zu Diarrhöen, zu Malabsorption und dyspeptischen Beschwerden führen.

Diagnostisches Vorgehen

Nachweis der lebhaft beweglichen Lamblien im Duodenalsaft bzw. der Zysten im Stuhl. Stets muß kritisch

geprüft werden, welche Bedeutung die nachgewiesenen Lamblien wirklich haben; sie werden oft als Erklärung für andere Erkrankungen herangezogen.

Therapie

Mittel der Wahl sind Nitroimidazole wie Metronidazol oder Ornidazol.

Merke: Massive Dünndarmbesiedelung von Giardia lamblia führt zu Diarrhöen, dyspeptischen Beschwerden und gelegentlich Malabsorption. Behandlung mit Nitroimidazolderivaten.

Weiterführende Literatur

Hill, D.: Giardia lamblia. In Mandell, G., G. Douglas, J. Bennett: Infectious Diseases. Wiley, New York 1985

Trichomoniasis

W. Stille

Definition: Weitverbreitete, durch Geschlechtsverkehr übertragene Protozoenerkrankung, die zu Kolpitiden bzw. Urethritiden führen kann.

Erreger

Nur Trichomonas vaginalis hat eine klinische Bedeutung; andere Trichomonadenarten im Stuhl bzw. in der Mundhöhle sind apathogen.

Epidemiologie

Die weitverbreitete Infektion wird durch Geschlechtsverkehr übertragen. Infektionen durch andere Mechanismen (Schmierinfektion, Schwimmbäder, intrapartale Infektionen) werden diskutiert, spielen aber offensichtlich keine bedeutende Rolle! Häufig Mischinfektionen mit Gardnerella.

Klinik

Bei Frauen kann eine akute Kolpitis mit Fluor, Fötor und Schmerzen zustande kommen. Subakute asymptomatische Formen sind häufig. Bei Männern führen Trichomonaden oft zu Urethritis, zum Teil mit eitrigem Ausfluß.

Diagnostisches Vorgehen

Nachweis der lebhaft beweglichen Flagellaten im Nativausstrich oder Giemsapräparat von Genitalsekreten. Oft auch im Urinsediment sichtbar.

Therapie

Mittel der Wahl ist das relativ schlecht verträgliche Metronidazol (Alkoholintoleranz, Übelkeit, Unklarheiten hinsichtlich der Karzinogenese). Stets ist eine gleichzeitige Behandlung der Sexualpartner notwendig.

Merke: Die Trichomoniasis ist eine verbreitete Infektionserkrankung, die durch Trichomonas vaginalis ausgelöst wird. Die Erreger werden mittels Geschlechtsverkehrs übertragen. Bei Frauen als akute Kolpitis, bei Männern als Urethritis. Mikroskopischer Nachweis im Genitalsekret; Therapie mit Metronidazol.

Weiterführende Literatur

Rein, M.: In Mandell, G.L., R.G. Douglas, J.E. Bennett: Infectious Diseases. Wiley, New York 1985

Kryptosporidiose

H. Pichler

Definition: Kryptosporidiose ist eine Anthropozoonose, die durch Protozoen hervorgerufen wird und mit wäßrigen Diarrhöen einhergeht. Nach der Immunlage des Wirtes unterscheidet man 2 Verlaufsformen:

1. akute selbstlimitierende Kryptosporidiose bei immunkompetenten Patienten und
2. chronische Kryptosporidiose bei immunsupprimierten, besonders AIDS-Patienten, die mit therapierefraktären Diarrhöen, Wasser- und Elektrolytverlusten sowie Malabsorption zum Tode führen kann.

Epidemiologie und Häufigkeit

Kryptosporidien kommen weltweit vor und sind wichtige Erreger von Zoonosen, die Wildtiere, Nutztiere und Haustiere befallen. Die Übertragung der Oozysten (infektiöse Stadien) geschieht entweder über indirekten Kontakt durch fäkal kontaminiertes Wasser, Lebensmittel oder infizierte Gegenstände oder direkten Kontakt, wofür Sekundärinfektionen bei Familienmitgliedern, in Kinderheimen, bei hospitalisierten Patienten sprechen. Die Infektion kann auch durch oral-anale Sexualpraktiken übertragen werden. Immunkompetente Patienten scheiden die Oozysten kaum länger als 14 Tage aus. Patienten mit AIDS oder anderen immunsupprimierenden Erkrankungen entwickeln eine chronische Kryptosporidiose, die mit einer Ausscheidung von Oozysten einhergeht, bis sich die Immunlage bessert. Dieser Personenkreis stellt epidemiologisch eine wichtige Infektionsquelle dar. Nach bisheriger Kenntnis scheinen Dauerausscheider nicht vorzukommen oder zumindest extrem selten zu sein. 1976 wurde die erste Fall-

beschreibung einer humanen Kryptosporidiose publiziert. Seit der Entdeckung von AIDS stieg die Anzahl der Veröffentlichungen sprunghaft an. Laut CDC haben 3–4% der AIDS-Patienten in den Vereinigten Staaten eine Kryptosporidiose. Manche US-Zentren berichten über eine Häufigkeit von 10–20%. In Haiti und Afrika erkranken hingegen mehr als 50% der AIDS-Patienten an Kryptosporidiose. Kryptosporidien sind aber auch häufige Erreger von Diarrhöen in der Normalbevölkerung. In Australien sind 4,1%, in den USA 2,5% in England 2,1%, in Brasilien 8% aller akuten Durchfallerkrankungen durch Kryptosporidien verursacht. Kinder erkranken viel häufiger als Erwachsene.

Ätiologie

Kryptosporidien sind Protozoen, die der Klasse der Sporozoen und der Ordnung Kokzidien angehören. Oozysten (4–5 μm) stellen das infektiöse Agens dar.

Pathophysiologie und Klinik

Man unterscheidet bei den Kryptosporidien einen ungeschlechtlichen und einen geschlechtlichen Entwicklungszyklus, die beide in einem Wirt stattfinden. Nach oraler Aufnahme von Oozysten, die 4 Sporozoiten enthalten, findet im oberen Verdauungstrakt die Exzystation statt, Sporozoiten werden frei und entwickeln sich an der Oberfläche von Darmepithelzellen zu Trophozoiten. Aus diesen entwickelt sich durch **asexuelle Vermehrung** nach mehreren Kernteilungen der Schizont erster Generation. Die nach Zerfall frei werdenden Merozoiten befallen neue Darmepithelien und wachsen zu Schizonten der 2. Generation heran. Die Merozoiten der 2. Generation reifen zu den **geschlechtlichen Formen,** den Mikro- bzw. Makrogametozyten. Nach Zellverschmelzung entsteht ein Zygot, der sich zu einer infektionstüchtigen Oozyste weiterentwickelt und damit den Entwicklungszyklus beschließt. Dieser Vorgang dauert etwa 14 Tage. Bei immungeschwächten Patienten scheint die Ursache für die chronische Diarrhö in einer permanenten Autoinfektion begründet zu sein. Die normale Funktion der Villi intestinales wird durch einen heftigen Befall mit Kryptosporidien gestört. Malabsorption, Maldigestion und wäßrige Diarrhöen sind die Folge. Ob ein Enterotoxin für die Entstehung der choleraähnlichen sekretorischen Diarrhö verantwortlich ist, ist nach wie vor unbekannt.

Histologisch findet man nur unspezifische Veränderungen wie Atrophie der Villi, Vergrößerung der Krypten und mäßige mononukleäre Infiltration der Lamina propria.

Bei Autopsien wurde Kryptosporidienbefall der Schleimhaut von Pharynx, Ösophagus, Magen bis zum Rektum nachgewiesen. Am heftigsten war immer das Jejunum befallen. Bei immunkompromittierten Patienten wurden Kryptosporidien sowohl in den Gallenwegen als auch in den Atemwegen nachgewiesen. Da es sich bei diesen Patienten immer sowohl um eine gastrointestinale Kryptosporidiose handelte als auch um eine gleichzeitige Infektion mit entweder pulmonalen oder biliären anderen Erregern, kann die

Frage der kausalen Pathogenität nicht eindeutig entschieden werden.

Man unterscheidet 2 Verlaufsformen:

1. **Akute selbstlimitierende Kryptosporidiose des immunkompetenten Wirtes:** Nach einer Inkubationszeit von 5–14 Tagen treten Übelkeit, Erbrechen, mäßige epigastrische Krämpfe und wäßrige Diarrhöen auf. Fieber ist selten und wenn es auftritt höher kaum als 38 °C. Wie bei den meisten Diarrhöen ist das Spektrum der klinischen Manifestationen sehr breit und reicht von 10–30% klinisch inapparenten Fällen mit kurzer Ausscheidung von Oozysten bis zu schweren Fällen mit mehr als 10 wäßrigen Stühlen täglich und erheblichen Wasser- und Elektrolytverlusten. Die Stühle sind grünlich, schleimig und übelriechend. Leukozyten oder Erythrozyten sind im mikroskopischen Stuhlpräparat nicht nachweisbar. Die Diarrhö dauert 5–12 (30) Tage. Die Ausscheidung der Oozysten überdauert die akute Krankheitsphase nur um wenige Tage.

2. **Chronische Kryptosporidiose bei immunsupprimierten Patienten:** Die Kryptosporidiose verläuft hier mit ganz massiven wäßrigen Durchfällen (10–20 Stühlen) und extremen Gewichtsverlusten, Elektrolytentgleisungen und Malabsorption als persistierende oder chronisch rekurrierende Diarrhö. Bei Patienten, die die Erkrankung unter einer immunsuppressiven Therapie entwickelten, bessert sich die Diarrhö mit Normalisierung der Immunlage. Von 57 Patienten mit AIDS und chronischer Kryptosporidiose verstarben 74%. Inwieweit die Kryptosporidiose für den Tod dieser Patienten verantwortlich zu machen ist, kann bei diesem multimorbiden Kollektiv nicht eindeutig bestimmt werden.

Diagnostisches Vorgehen

Nachweis von Oozysten im flüssigen jodgefärbten Stuhlpräparat (Oozysten sind jodnegativ) und Stuhlfärbung mit einer modifizierten Ziehl-Neelson-Färbung (Kinyoun). Oozysten färben sich rot und Hefen – mit denen man Oozysten leicht verwechseln kann – blaugrün an. Bei negativem Ausfall kann eventuell noch ein Anreicherungsverfahren angewandt werden. Seit kurzem steht noch ein Fluoreszenztest zur Verfügung mit monoklonalen Antikörpern der IgM-Klasse der Maus, die gegen die Wand von Oozysten gerichtet sind. Nachweis von Gewebsformen aus Darmschleimhautbiopsien mit licht- und elektronenmikroskopischen Verfahren sind aufgrund der guten Nachweismethoden von Oozysten aus dem Stuhl heute weitgehend überflüssig geworden. Serologische Nachweismethoden von Antikörpern mittels indirekter Immunfloreszenz und ELISA-Technik scheinen auch nach bisherigen Erfahrungen eher für epidemiologische Studien als für die Diagnostik eines spezifischen Patienten geeignet zu sein.

Therapie

Ersatz der Wasser- und Elektrolytverluste (s. Therapie der Cholera). Parenterale Ernährung bei extremer Malabsorption. Absetzen einer immunsuppressiven Therapie, da die Besserung der zellulären Immunität die Diarrhö beendet. Zur Zeit gibt es keine Chemotherapie, die zum Erfolg führt.

Prophylaxe

Sorgfältige Einhaltung von Hygienemaßnahmen in der Tierhaltung, vor allem im Umgang mit an Diarrhö erkrankten Jungtieren wie Kälbern, Lämmern und Ferkeln, aber auch Hunden und Katzen; Pasteurisieren der Milch, adäquates Erhitzen von Fleisch, Aufklärung von Risikopatienten über die Übertragungswege, Beachtung der Maßnahmen der Standardisolierung bei Darminfektion. Das Chlorieren von Trinkwasser hat keine abtötende Wirkung auf Oozysten von Kryptosporidien.

Merke: Die Kryptosporidiose ist eine Anthropozoonose, die durch Protozoen hervorgerufen wird und mit wäßrigen Diarrhöen einhergeht. Es gibt zwei Verlaufsformen:

1. die akute selbstlimitierende Kryptosporidiose bei Patienten mit intaktem Immunsystem und
2. die chronische Kryptosporidiose bei immunsupprimierten, insbesondere AIDS-Patienten, die mit therapierefraktären Diarrhöen, Wasser- und Elektrolytverlusten sowie Malabsorption zum Tode führt. Der Erreger wird durch eine modifizierte Ziehl-Neelson-Färbung im Stuhlpräparat nachgewiesen. Es gibt keine Chemotherapie.

Weiterführende Literatur

Soave, R., C. S. Weikel: Cryptosporidium and other Protozoa including Isospora, Sarcocystis, Balantidium coli, and Blastocystis. In Mandell, G. L., R. G. Douglas, I. E. Bennett. Principles and Practice of Infectious Diseases, 3rd ed. Churchill- 5 Livingstone, New York 1990 (p. 2122)

Christie, A. B.: Cryptosporidiosis. In Christie, A. E.: Infectious Diseases: Epidemiology and Clinical Practice, 4 th ed. Churchill-Livingstone Edinburgh 1987 (p. 256)

Andere Protozoenerkrankungen

s. unter Tropenkrankheiten

Tropenkrankheiten

M. Dietrich und *P. Kern*

Malaria

Definition: Man unterscheidet Malaria tropica durch Plasmodium falciparum (Abb. 11.**81**), Malaria tertiana durch Plasmodium vivax und Plasmodium ovale (Abb. 11.**82**) und Malaria quartana durch Plasmodium malariae (Abb. 11.**83**). Die Plasmodien werden nachts durch weibliche Mükken der Gattung Anopheles übertragen.

Entwicklungszyklus

In der Mücke findet eine geschlechtliche Vermehrung, im Menschen die ungeschlechtliche Vermehrung statt. Die Mücke nimmt beim Saugakt an einem infizierten Menschen Geschlechtsformen der Plasmodien auf. Nach der geschlechtlichen Entwicklung in der Mücke werden Sporozoiten durch die Mücke beim erneuten Saugakt auf einen Menschen übertragen. Sie siedeln sich in den Leberzellen an und reifen dort zum exoerythrozytären Schizonten heran. Daraus entwickeln sich Merozoiten. Nach Ruptur der Leberzelle gelangen sie ins Blut und befallen die Erythrozyten. Bei Plasmodium-vivax- und Plasmodium-ovale-Infektionen sind sogenannte Hypnozoiten Ursache für Rezidive.

Epidemiologie

Die Malaria ist in allen tropischen und auch subtropischen Gebieten der ganzen Welt mit wenigen Ausnahmen verbreitet. Malariaerkrankungen sind auch aus der Türkei und aus Bulgarien zu verzeichnen. Kontrollkampagnen mit Behandlung der malariaerkrankten Bevölkerung und gleichzeitiger Abtötung der Überträgermücken durch Insektizidprogramme haben nur zu Teilerfolgen geführt. Nach Kriegsende gab es auch noch in Deutschland Herde von autochthoner Malaria, als verschiedene Umstände zusammentrafen: Rückkehr zahlreicher Kriegsteilnehmer aus malariaendemischen Gebieten (Reservoir), starke Vermehrung von Mücken der Gattung Anopheles in Bombentrichtern der großen Städte (Überträger) und lange heiße Sommerperioden (klimatische Voraussetzung). Ähnliches wird heute gelegentlich aus der Umgebung internationaler Flughäfen, z. B. Genf oder Paris, berichtet. Die zunehmende Verflechtung der Industrieländer mit tropischen Ländern auf technologischen Gebieten, im Handel und auch im Tourismus hat dazu geführt, daß die Malaria auch in Mitteleuropa wieder eine häufig gesehene importierte Erkrankung ist. Die Zahlen der Malariaerkrankten haben sich innerhalb von 10 Jahren in Deutschland exponentiell entwickelt. Malaria kann auch durch Bluttransfusionen oder Nadelstichverletzung übertragen werden, bei transfusionsbedingter Malaria treten keine exoerythrozytären Formen auf.

Pathophysiologie und Klinik

Das klinische Bild der Malaria beginnt mit dem Befall der Erythrozyten und der Reifung der asexuellen erythrozytären Parasitenformen. Die Präpatenz ist die Zeit zwischen der Infektion durch Sporozoiten und dem ersten Erscheinen von Merozoiten im Blut. Diese Zeit beträgt 6 Tage bei Plasmodium falciparum, 8 Tage bei Plasmodium vivax, 9 Tage bei Plasmodium ovale und 13–16 Tage bei Plasmodium malariae. Die Inkubation ist die Zeit zwischen Infektion und erstem Auftreten von Fieber.

Periodik des Fiebers: Die Schizogonie (ungeschlechtliche Vermehrung in den Erythrozyten) von Plasmodium falciparum, Plasmodium vivax und Plasmodium ovale dauert 48 Stunden. Bei diesen Formen der Malaria tritt jeden 3. Tag Fieber auf (sogenannter Tertianatyp). Verschiedene Parasitenpopulationen können jedoch alternierend auftreten, so daß täglich Fieber auftreten kann (Quotidianatyp, häufig bei Plasmodium falciparum). Bei Plasmodium malariae dauert die Schizogonie 72 Stunden, so daß jeden 4. Tag Fieber auftritt (Quartanatyp). Bevor die Periodizität jedoch etabliert ist, vergehen einige Tage, in denen das Fieber unregelmäßig und intermittierend auftritt.

Vorwiegende Symptome bei der Malariaerkrankung sind plötzlich auftretendes Fieber, Schüttelfrost, starke Kreuz- und Kopfschmerzen, ausgeprägte Schlappheit. Im Verlauf der Parasitämie können Organe unterschiedlich befallen sein, so daß entweder die zerebrale Beteiligung oder die Nieren-, Leber- Gastrointestinaltraktbeteiligung im Vordergrund stehen können. An klinischen Befunden finden sich vor allem eine Hepatosplenomegalie, bei fortgeschrittener Erkrankung Ikterus, Zyanose, Hypoglykämie, zerebrale Erscheinungen bis zum Koma.

Wesentliche Laborbefunde: Anämie, Thrombozytopenie, Erhöhung der LDH, Erniedrigung des Haptoglobins, Anstieg von Kreatinin und Harnstoff, Anstieg des Gesamtbilirubins, mäßige Erhöhung der Transaminasen.

Die Anämie ist erklärt durch intravasale Hämo-

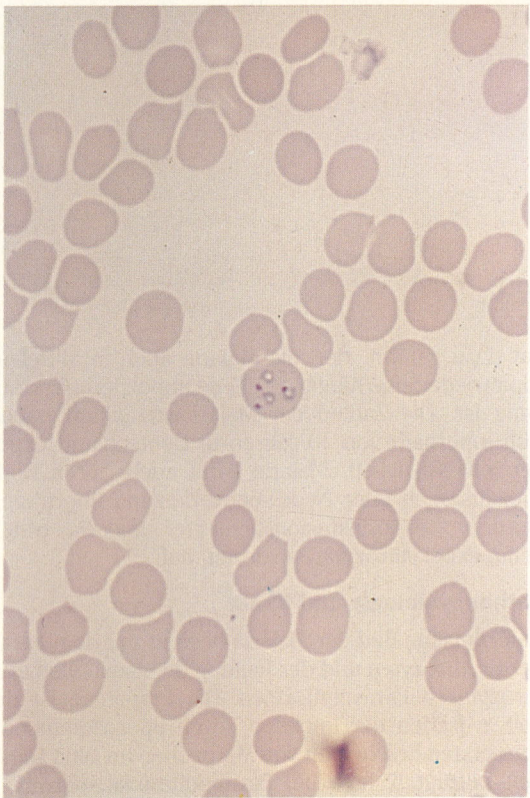

Abb. 11.**81**   Peripherer Blutausstrich: im Zentrum Erythrozyt mit Ringformen von Plasmodium falciparum

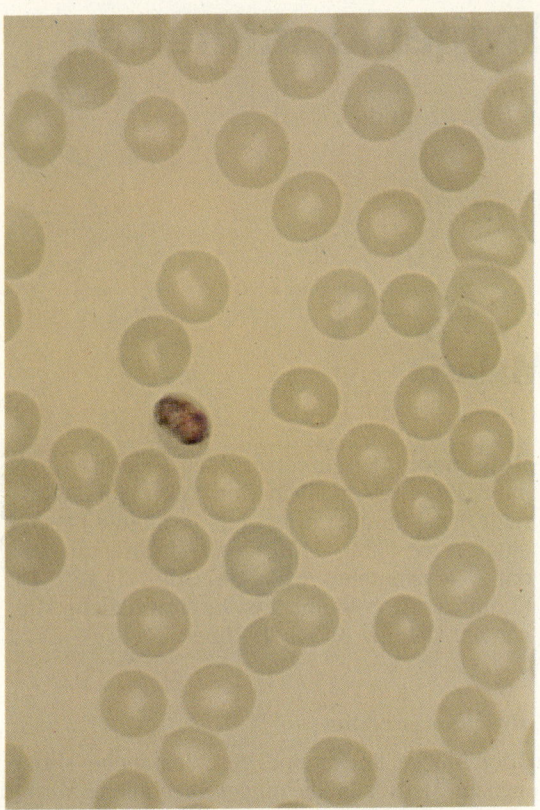

Abb. 11.**82**   Peripherer Blutausstrich: Trophozoit von Plasmodium ovale

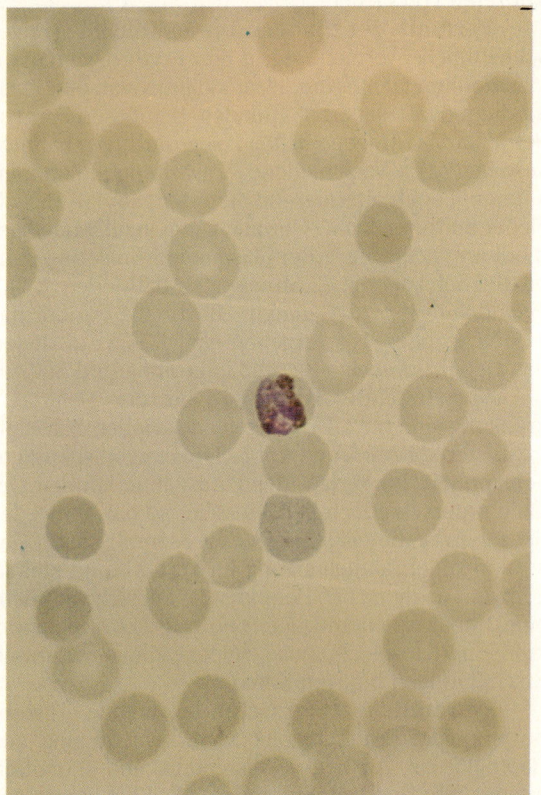

Abb. 11.**83**   Trophozoit von Plasmodium malariae, angedeutete Bandform

lyse, Erythrophagozytose und durch ineffektive Erythropoese. Die Thrombozytopenie ist abhängig von der Zahl der parasitierten Erythrozyten im Blut, der pathogenetische Mechanismus ist jedoch noch nicht eindeutig geklärt. Die Thrombozyten haben eine stark verkürzte Lebenszeit. Die bei der Malaria im Verlauf der Erkrankung auftretenden Organschädigungen sind eng korreliert mit dem Serumspiegel des Tumor-Nekrose-Faktors α (TNFα) und dem folgenden prokoagulanten Status des Gerinnungssystems sowie der Vermehrung der interstitiellen Flüssigkeit.

Beim **Schwarzwasserfieber** (Plasmodium-falciparum-Infektion) kommt es zu einer akuten intravaskulären Hämolyse mit Hämoglobinämie und Hämoglobinurie.

Nur in Einzelfällen sind disseminierte intravasale Gerinnungssyndrome mit Verbrauchskoagulopathie beschrieben worden.

Man unterscheidet einen nichtimmunen und semiimmunen Status. Semiimmune Patienten sind solche Personen, die wiederholte Infektionen in einem endemischen Malariagebiet durchgemacht haben. Semiimmune verlieren ihre Teilimmunität, wenn sie mehrere Jahre nicht mehr in einem endemischen Malariagebiet leben.

Diagnostisches Vorgehen

Die Diagnose einer Malaria erfolgt im sogenannten „dicken Tropfen", der nach Giemsa gefärbt wird. Zur Differenzierung dient der Ausstrich, gefärbt nach

Pappenheim. Die Diagnose nach der Beurteilung des Fiebertyps ist ein Kunstfehler. Immundiagnostische Untersuchungen dienen lediglich retrospektiven Analysen bzw. gutachterlichen Fragestellungen. Die Antikörper haben eine Halbwertszeit von ca. 6 Monaten nach der ersten Infektion.

Differentialdiagnose

Alle fiebrigen Erkrankungen, die in einem tropischen oder subtropischen Gebiet erworben werden können, sind von der Malaria abzugrenzen. Häufige Fehldiagnosen: Typhus adominalis, Hepatitis, Pyelonephritis, Gastroenteritis, psychiatrische Erkrankungen, Grippe.

Therapie

Das Ziel der antiparasitären Therapie der **Malaria tertiana** ist die Abtötung aller erythrozytären und exoerythrozytären Plasmodien, um Rückfälle zu vermeiden. Mittel der Wahl hierfür ist Chloroquin und zur Rezidivprophylaxe Primaquin.

Bei der **Malaria tropica** genügt in Europa die Abtötung aller erythrozytären Formen.

Wichtige Medikamente: Chinin, Chloroquin (Resochin), Chinidin, Proguanil, Pyrimethamin (Daraprim), Mefloquin (Lariam), Halofantrine (Halfan); Kombinationen von Wirkstoffen: Sulfadoxin und Pyrimethamin (Fansidar), Mefloquin und Fansidar (Fansimef).

Gegen Gewebsformen sind Biguanide und 8-Aminochinoline (Primaquine) wirksam, gegen Geschlechtsformen Chinin, 4-Aminochinoline bei Plasmodium vivax, ovale und malariae, die 8-Aminocholine (Primaquin) bei Plasmodium falciparum. Neben der antiparasitären Therapie ist die konsequente supportive Behandlung wichtig. Sie richtet sich nach dem Umfang der durch die Malaria ausgelösten Organschäden. Kontinuierliche Überwachung, Flüssigkeitsbilanzierung, antipyretische, antikonvulsive Therapie, Ausgleich der Hypoglykämie, Erythrozytensubstitution, ggf. Dialyse. Der Wert der Austauschtransfusion ist umstritten. Schädlich oder nicht empfehlenswert sind Corticosteroide, Adrenalin, Dextran, Heparin.

Resistenzen gegen Medikamente

Plasmodium falciparum ist in hohem Maße in vielen Gebieten resistent gegen gebräuchliche Medikamente:

4-Aminochinoline, z. B Chloroquin (Resochin), Sulfadoxin+Pyrimethamin (Fansidar), Pyrimethamin (Daraprim).

Halofantrin, Mefloquin: Einzelfälle bereits beschrieben.

Chinin: Zunehmende Resistenz in Thailand beschrieben.

Klinisch wird die Resistenz in verschiedene Schweregrade eingeteilt.

R I = Wiederauftreten von Plasmodium falciparum zwischen 7 und 21 Tagen nach erfolgreicher Therapie Rekrudeszenz,

R II = keine komplette Heilung erreichbar,

R III = Parasiten werden durch Therapie nicht beeinflußt oder steigen noch an.

Bei Resistenzgrad I gegen Fansidar kann die Rekrudeszenz auch nach 40 Tagen, bei R I gegen Mefloquin (Lariam) auch nach über 60 Tagen beobachtet werden.

Bei der multiresistenten Malaria tropica finden gegenwärtig folgende Medikamente Anwendung:

Mefloquin, Kombination aus Chinin und Tetracyclin, Kombination aus Pyrimethamin+Sulfadoxin und Chinin, Chinidin, Halofantrin.

Plasmodium-vivax-Resistenz gegen Pyrimethamin (Daraprim): weltweit, Sulfadoxin+Pyrimethamin: ca. 25% weltweit.

Verlauf und Prognose

Bei frühzeitiger Diagnose und Therapie kommt es zur völligen Ausheilung ohne Folgeschäden. Wird die Therapie einer Malaria tropica über eine Woche nach Beginn der Krankheitssymptome hinausgezögert, besteht Lebensgefahr. Todesursachen sind Leberversagen, Ateminsuffizienz, zerebrales Koma, Nierenversagen. Mit Rückfällen muß bei Malaria tertiana über Monate und Jahre gerechnet werden. Bei Malaria quartana gibt es Rückfälle noch bis zu 20 und mehr Jahren nach Ersterkrankung.

Prophylaxe

Die Prophylaxe einer Malaria ist nicht auf Medikamente allein beschränkt. Dazu gehören auch wirksame allgemeine Maßnahmen zum Schutz gegen Moskitostiche. Eine wirksame Impfung steht gegenwärtig noch nicht zur Verfügung. Für die medikamentöse Prophylaxeempfehlung müssen verschiedene Umstände bedacht werden: Reiseziel u. -dauer, Reiseumstände, Alter des Reisenden, bestehende Schwangerschaft, Unverträglichkeiten etc. Bei Kenntnis der Vorbedingungen und in Anlehnung an die jährlich aktualisierten Malariazonen (A-B-C) der Weltgesundheitsorganisation (WHO) gelten folgende Regeln.

Zone A: P.falciparum ist empfindlich auf Chloroquin. Gebiete mit P.-vivax- oder P.-malariae-Verbreitung. Hier wird Chloroquin empfohlen.

– Beginn: Bei Einreise in das Malariagebiet. In der ersten Woche doppelte Dosis.

– Ende der Prophylaxe: 6 Wochen nach Verlassen des Malariagebietes.

Zone B: Resistenzen gegen P. falciparum sind vorhanden. Chloroquin unterdrückt erfolgreich P.-vivax-, P.-ovale- oder P.-malariae-Infektionen. Die Chloroquinprophylaxe ist zu ergänzen durch Proguanil. Bei sehr niedrigem Risiko auch keine Prophylaxe. Auf jeden Fall Mitführen von Medikamenten für die Notfallbehandlung. Bei Fieber trotz Prophylaxe und bei mangelnder ärztlicher Untersuchungsmöglichkeit kurative Einnahme von 3 Tabletten einer Kombination von Pyrimethamin und Sulfadoxin (Fansidar). Auch die kurative Einnahme dieser Kombination schließt eine weiterbestehende Malaria in diesen Gebieten nicht aus, da Resistenzen auch dagegen bestehen können. Therapeutisch wirksam auch Chinin, Mefloquin (Lariam) oder Halofantrin (Halfan).

Zone C: Durchgehende Multiresistenz von P. falciparum. Unterschiedliches Risiko in den verschiedenen Ländern. Bei Kurzreisen bis zu 4 Wochen kann die Einnahme von Mefloquin oder Doxicyclin oder Chloroquin und Proguanil (wenn Mefloquin oder Doxicyclin kontraindiziert) empfohlen werden. Wenn keine Prophylaxe oder eine Prophylaxe mit Chlorquin und Proguanil durchgeführt wird, sollen die Medikamente Chinin oder Mefloquin oder Halofantrin zur Notfallbehandlung mitgeführt werden.

Merke: Man unterscheidet Malaria tropica (die schwerste Form der Malariaerkrankung), Malaria tertiana und Malaria quartana. Die Malaria wird durch die vier humanpathogenen Plasmodien: Plasmodium falciparum (tropica), Plasmodium vivax und Plasmodium ovale (tertiana) und Plasmodium malariae (quartana) verursacht. Überträger sind Mücken der Gattung Anopheles, die nachts stechen. Die Erkrankung wird durch den Nachweis von Parasiten im peripheren Blut diagnostiziert.

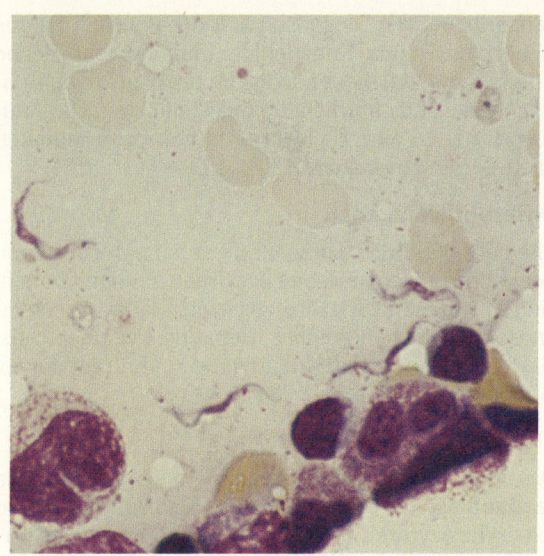

Abb. 11.**84**   Trypanosoma brucei rhodesiense im Knochenmark-Ausstrichpräparat

Weiterführende Literatur

Bruce-Chwatt, L. J. et al.: Chemotherapy of malaria. Wld Hlth Org. Monogr. Ser. 27 (1981)

Cohen, S.: Malaria. Brit. med. Bull. 38 (1982) 115

Dietrich, M., H. Schönfeld: Malaria: Diagnose – Klinik – Therapie, Hahnenklee Symposium 1979. Editiones Roche, Basel 1980

Dietrich, M., P. Kern: Malaria, Antibiotics. Chemother. 30 (1981) 224

Dietrich, M., et al.: Aktuelle Prophylaxe und Therapie der Malaria 1987 Münch. med. Wschr. 129 (1987) 102

Dietrich, M.: Malariaprophylaxe. Internist 31 (1990) 378

Phillips, R. E., D. A. Warrell: The pathophysiology of severe falciparum malaria. Parasitol. Today 2 (1986) 27

Warrell, D. A., M. E. Molynaux, P. F. Beates: Severe and complicated malaria. Trans. roy. soc. Trop. Med. 84 Suppl (1990) 2

Afrikanische Trypanosomiasis (Schlafkrankheit)

Definition: Die Schlafkrankheit wird durch Trypanosoma brucei rhodesiense (Abb. 11.**84**) oder Trypanosoma brucei gambiense verursacht und durch Fliegen („Tsetsefliege") übertragen. Beide genannten Erreger führen klinisch zu unterschiedlichen Verlaufsformen.

Epidemiologie

Die Schlafkrankheit kommt im tropischen Afrika vor. Das Erregerreservoir für Gambiense-Infektionen ist vorwiegend der Mensch, für Rhodesiense-Infektionen sind es Haus- und Wildtiere (Rind, Antilope, Büffel).

Trypanosoma brucei gambiense ist vorwiegend in Westafrika, Trypanosoma brucei rhodesiense vorwiegend in Ostafrika verbreitet.

Pathophysiologie und Klinik

Wenige Tage nach dem Stich der „Tsetsefliege" entwickelt sich ein sogenannter Trypanosomen-Schanker. Nach Abklingen der Primärläsion beginnt das 1. Stadium, in dem es zu einer Verbreitung der Trypanosomen über das Lymphgefäßsystem und die Blutbahn kommt. Mit der ständigen Antigenvariation (über 100 Varianten) unterlaufen die Trypanosomen die zunächst effektive immunologische Abwehr. Nach Wochen bis Monaten passieren die Trypanosomen die Blutliquorschranke (2. Stadium). Dieses Stadium ist gekennzeichnet durch meningoenzephalitische Veränderungen, Somnolenz, Apathie und fortschreitende Kachexie. Die Rhodesiense-Infektion hat einen raschen, mehr akuten, die Gambiense-Infektion einen langsameren, mehr chronischen Verlauf.

Diagnostisches Vorgehen

Der Nachweis der Trypanosomen erfolgt im Blut nativ oder nach Anreicherung (Lanham-Säule), im Lymphknotenaspirat und im Knochenmark oder durch Tierversuch. Im zerebralen Stadium werden die Trypanosomen im Liquor direkt nachgewiesen. Anämie, Granulozytopenie, Thrombozytopenie und IgM-Vermehrung sind die häufigsten Laborbefunde. Antikörper werden durch spezifische Tests nachgewiesen.

Differentialdiagnose

Alle Infektionskrankheiten mit Hepatosplenomegalie, Lymphknotenschwellung, ZNS-Symptomatik und Fieber in endemischen Gebieten. Lymphadenopathiesyndrom bei HIV-1 und HIV-2.

Therapie

Im Stadium 1 Behandlung mit Suramin (Bayer 205) und Pentamidin (Lomidine). Das Stadium 2 ist nur durch Arsenpräparate behandelbar (Mel B-Melarsoprol). Erhebliche toxische Nebenwirkungen sind zu beachten. Es ist immer eine stationäre Behandlung erforderlich. Neue Medikamente, z. B. Difluoromethylornithin (DFMO), sind klinisch im Einsatz.

Verlauf und Prognose

Unbehandelt führt die Schlafkrankheit zum Tode. Die Mel B-Behandlung führt in 90% zur parasitologischen Heilung, neurologische Folgeschäden sind nicht selten.

Prophylaxe

Pentamidin zur Chemoprophylaxe ist in Gambiensegebieten verwendet worden, heute wird es nicht mehr empfohlen. Eine Impfung gibt es gegenwärtig nicht.

Merke: Die Schlafkrankheit wird durch Trypanosomen verursacht, die durch Glossinen („Tse-tsefliege") im tropischen Gürtel Afrikas übertragen werden. Im Stadium 1 herrscht bei starker Abwehrlage eine generalisierte Lymphadenopathie vor, im Stadium 2 überwiegen zerebrale Krankheitssymptome.

Weiterführende Literatur

Englund, P. T., et al: The molecularbiology of trypanosomes Amer. Rev. Biochem. 51 (1982) 695

Frezil, J. L., J. Ceulm, J.-C. Alary, J.-R. Malonga: La trypanosomiase humaine au moment du dépistage en République Populaire du Congo. I. Distribution des cas et parasitologie. Cah. O. R. S. T. O. M, sér Ent. méd. et Parasitol. 16 (1978) 299

Molyneux, D. H., R. W. Asford: The Biology of Trypanosoma and Leishmania, Parasites of Man and Domestic Animals. Taylor & Francis, London 1983

WHO: The African trypanosomiasis. Wld. Hlth. Org. techn. Rep. Ser. 635 (1979) 1

Amerikanische Trypanosomiasis (Chagas-Krankheit)

Definition: Die Chagas-Krankheit wird durch Trypanosoma cruzi verursacht und tritt in Lateinamerika auf. Überträger sind Raubwanzen. Die infizierten Raubwanzen bevorzugen primitive menschliche Behausungen (Lehmhütten). Die Infektion erfolgt durch den infizierten Wanzenkot und durch Eindringen der Trypanosomen in die (verletzte) Haut. Die Manifestationen im chronischen Verlauf (Megaorgane) kennzeichnen die Chagas-Krankheit.

Epidemiologie

Die amerikanische Trypanosomiasis tritt ausschließlich in Südamerika auf. Man rechnet mit 7 Millionen Erkrankten. In ländlichen Gebieten Brasiliens sind bis zu 10% der Bevölkerung seropositiv. In den meisten Ländern besteht ein silvatischer Zyklus, Erregerreservoir sind Nagetiere und Haustiere.

Pathophysiologie und Klinik

Man unterscheidet ein akutes, latentes und chronisches Krankheitsstadium. In der akuten Phase entwickeln sich ein subkutanes, schmerzhaftes Knötchen (Chagom), Fieber, Ödeme, generalisierte Lymphknotenschwellungen, Hauterscheinungen, Hepatosplenomegalie und Myokarditis. In der latenten Phase sind keine Krankheitszeichen, jedoch Antikörper nachweisbar. Die chronische Chagas-Krankheit tritt Jahre bis Jahrzehnte nach der akuten Erkrankung oder inapparenten Erstinfektion auf. Vorwiegende Symptome sind Kardiomyopathie mit Erregungsleitungsstörungen, Arrhythmien und plötzlichem Herztod. Außerdem gibt es Innervationsstörungen des parasympathischen Nervensystems. Folgen sind Megaösophagus, Megakolon usw. Stuhlverhaltungen über mehrere Monate mit Petrifikation des Stuhls sind möglich.

Prädilektionsorgane sind das Myokard, die glatten Muskelfasern und die Glia. Bei der chronischen Verlaufsform sind es die autoimmunologischen Vorgänge, die zu Organschädigungen führen.

Diagnostisches Vorgehen

Im endemischen Gebiet ist bei fieberhafter Erkrankung mit Lymphknotenschwellungen, Hepatosplenomegalie und Zeichen der Myokarditis die Diagnose durch den Nachweis der Parasiten im Zitratblut, im gefärbten Blutausstrich oder im dicken Tropfen sowie im Lymphknotenpunktat gesichert. Bei der Xenodiagnose werden nichtinfizierte Raubwanzen zum Blutsaugen auf die Haut des Patienten aufgesetzt und die Ausscheidung von Trypanosomen im Wanzenkot geprüft. Anreicherung auf speziellen Nährböden und im Tierversuch ist möglich. Antikörper sind nachweisbar. Röntgenologisch finden sich die Zeichen der Kardiomegalie und der Megaformen des Gastrointestinaltraktes. Die EKG-Veränderungen zeigen die Ausprägungen der Kardiomyopathie.

Differentialdiagnose

Akute Infektionskrankheiten mit Hepatosplenomegalie. Im chronischen Stadium sind andere Kardiomyopathien abzugrenzen.

Therapie

Nifurtimox (Lampit) oder Benznidazol (Rochagan) im akuten und chronischen Stadium. Die gastrointestinalen Veränderungen im chronischen Stadium werden durch operative Eingriffe, die kardialen Veränderungen durch Digitalis, Diuretika, Antiarrhythmika und Schrittmacher behandelt.

Verlauf und Prognose

Etwa 90% der akut Erkrankten überstehen die erste Phase. Die Prognose des chronischen Stadiums ist ungünstig.

Prophylaxe

Schutz vor Raubwanzen, insbesondere durch den Bau fester Häuser. Verhinderung der Übertragung von Mensch zu Mensch durch Bluttransfusion (Zusatz von Gentiana-Violett zu Bluttransfusionen).

Merke: Die Chagas-Krankheit wird durch Trypanosoma cruzi verursacht, übertragen durch infizierten Wanzenkot. Die chronische Chagas-Erkrankung führt zur Kardiomyopathie und Veränderungen des Gastrointestinaltraktes mit Innervationsschädigungen. Die Prognose ist im chronischen Stadium ungünstig.

Weiterführende Literatur

Molyneux, D. H., R. H. Asford: The Biology of Trypanosoma and Leishmania, Parasites of Man and Domestic Animals. Taylor & Francis, London 1983
Rassi, A., H. de O. Ferreira: Tentativas de tratamento expedifico da fase aguda da doenca de Chagas com Nitrofuranos em exquemas de duracao prolongada. Rev. Soc. Bras. Med. Trop. 5 (1971) 235
Santos-Buch, C. A.: Amercian trypanosomiasis: Chagas' disease. Int. Rev. exp. Path. 19 (1979) 63

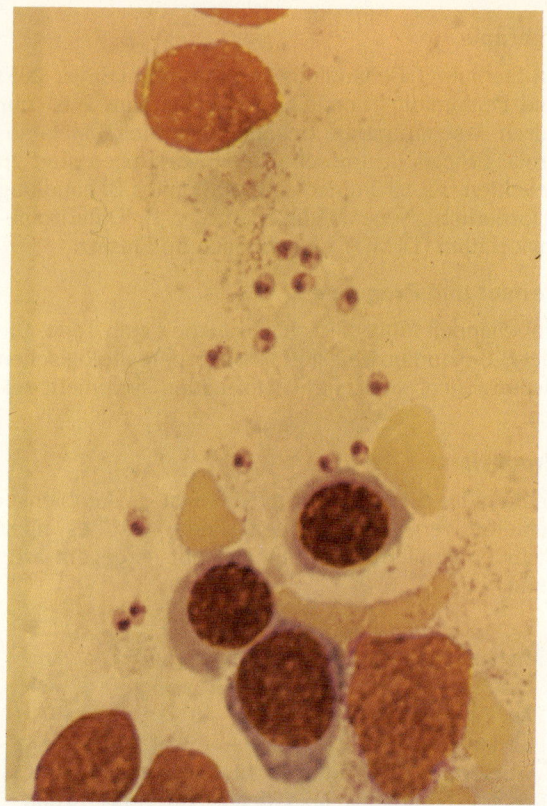

Abb. 11.**85** Leishmania donovani im Knochenmark-Ausstrichpräparat neben einem geplatzten Makrophagen

Leishmaniasen

Viszerale Leishmaniase (Kala-Azar)

Definition: Kala-Azar wird durch die Protozoen Leishmania donovani (Abb. 11.**85**) oder Subspezies verursacht, die durch Sandfliegen übertragen werden. Die Parasiten befallen die Makrophagen, in denen sie sich vermehren.

Epidemiologie

Die viszerale Leishmaniase tritt auf im Mittelmeerraum, im Vorderen Orient, in Indien, in China, in Ostafrika und in Lateinamerika. Die Verbreitung ist gebunden an das Vorkommen der Sandfliegen. Tierreservoir sind Hunde und Wildtiere.

Pathophysiologie und Klinik

Variable Inkubationszeit von 10 Tagen bis über ein Jahr. Fieber, Husten, Diarrhoe, Gewichtsabnahme, Hepatosplenomegalie, generalisierte Lymphknotenschwellung und Panzytopenie sind typisch. Die viszerale Leishmaniase findet sich häufiger bei Kindern. Neuerdings werden HIV-assoziierte Krankheitsfälle bei Erwachsenen berichtet. Die Erreger vermehren sich im RES und schädigen die Organe. Dies wird begünstigt durch den Ausfall spezialisierter T-Helfer-Lymphozyten.

Diagnostisches Vorgehen

Die Diagnose geschieht durch den Nachweis amastigoter Leishmanien in Retikulumzellen des Knochenmarks oder bei der bioptischen Leberuntersuchung. Milzpunktion wird in einigen Ländern durchgeführt, ist aber wegen Rupturgefahr nicht empfehlenswert. Bei Lymphknotenvergrößerungen werden die Erreger im Lymphknotenpunktat nachgewiesen. Weitere Untersuchungsmöglichkeiten: Leishmanienkultur. Immundiagnostik. Panzytopenie und Vermehrung der Immunglobuline (IgG und IgM) sind auffallend.

Differentialdiagnose

Infektionskrankheiten mit Hepatosplenomegalie und hämatologische Systemerkrankungen sind abzugrenzen.

Therapie

Fünfwertige Antimopräparate (Pentostam und Glucantime). Hohe Nebenwirkungsrate der Antimonpräparate ist zu beachten, stationäre Behandlung unter regelmäßiger EKG-Kontrolle ist erforderlich. Kombinationstherapie mit γ-Interferon erscheint zur Vermeidung von Rückfällen vorteilhaft.

Verlauf und Prognose

Unbehandelt führt die Erkrankung zum Tode. Gelegentlich treten bis zu 2 Jahre nach klinisch erfolgreicher Therapie Rückfälle mit überwiegender Hautmanifestation auf (Post-Kala-Azar-Leishmanoid). Hauptkomplikationen sind pulmonale oder intestinale Infektionen.

Prävention

Schutz vor dem Stich der Sandfliegen und Bekämpfung des Tierreservoirs.

> **Merke:** Die viszerale Leishmaniase wird durch Sandfliegen übertragen. Sie tritt endemisch-epidemisch im Mittelmeerraum, im Vorderen Orient, in Südasien, in Ostafrika und in Lateinamerika auf. Die Diagnose erfolgt durch den Nachweis von Leishmania donovani, insbesondere im Knochenmarkaspirat. Unbehandelt führt die viszerale Leishmaniase zum Tode.

Weiterführende Literatur

WHO. The Leishmaniases Wld. Hlth. Org. Techn. Rep. Ser. 701 (1984) 1

Annon: Molecular biology of Leishmania. Parasitol. Today 2 (1986) 45

Badaro, R. et al: Treatment of visceral leishmanians with pentavalent autimony and interferon gamma. New Engl. J. Med 322 (1990) 16

Chang, K. P., R. S. Bray: Leishmanians, Vol 1 Human Parasitic Diseases Elsevier, Amsterdam 1985

Ward, R. D.: New World Leishmaniasis: A Review of the Epidemiological Changes in the Last Three Years. Proc. 15th Int. Congr. Ent., Washington 1977 (p. 505)

Kutane und mukokutane Leishmaniase (Orientbeule, Aleppobeule, Uta, Chiclero's ulcer, Espundia)

> **Definition:** Die kutane Leishmaniase (Abb. 11.86) wird durch Protozoen des Genus Leishmania verursacht. Die mukokutane Manifestation beruht auf der Verschleppung der Parasiten auf dem Blutwege. Die Überträger sind Sandfliegen.

Epidemiologie

Die kutane Leishmaniase wird in die kutane Leishmaniase der Alten Welt, die kutane Leishmaniase der Neuen Welt und in die mukokutane Leishmaniase eingeteilt. Die Orientbeule ist im Mittelmeerraum, im Sudan und im Vorderen Orient endemisch. Erregerreservoir sind Menschen sowie Nager (Sandrennmäuse

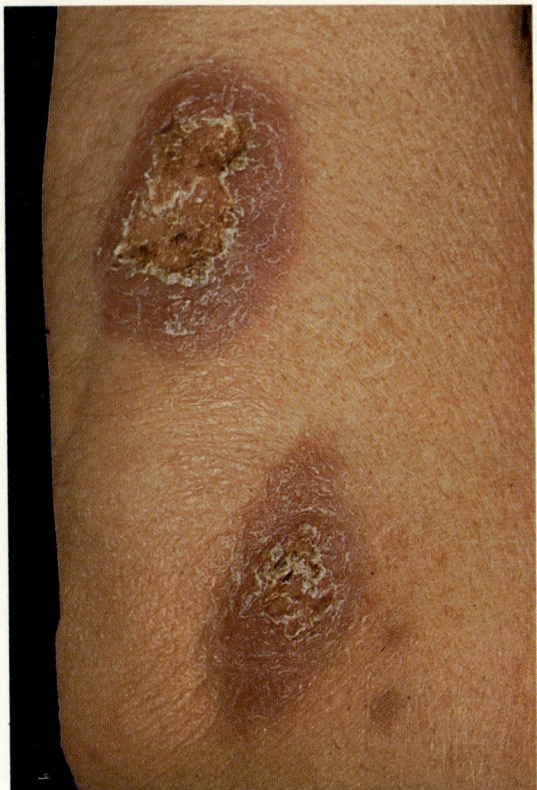

Abb. 11.**86** Kutane Leishmaniase am Oberarm („trockene Form", Orientbeule)

usw.). Die Hautleishmaniase der Neuen Welt ist in Mittel- und Südamerika in foci verbreitet. Errogerreservoir sind Waldnagetiere und Hunde.

Pathophysiologie und Klinik

An der Einstichstelle tritt im „klassischen" Infektionsverlauf die typische Läsion als juckende Papel oder derbes Knötchen auf, die sich zu einer Beule entwickeln kann und nachfolgend ulzeriert. Regionaler Lymphknotenbefall kommt vor. Eine ausgeprägte T-Zell-Immunität wird ausgebildet. Die mukokutane Leishmaniase beginnt offensichtlich zunächst mit einer Hautläsion, später nach jahre- bis jahrzehntelangem Intervall (bis zu 30 Jahren) kommt es zu Manifestationen an den Schleimhäuten des Nasen-Rachen-Raums, insbesondere in der Nase (Tapir-Nase).

Die Erkrankung ist auf Haut und Lymphwege beschränkt. Die intrazelluläre Vermehrung der Parasiten führt zur Zerstörung und zur Freisetzung von Antigenen.

Diagnostisches Vorgehen

Abstriche vom Geschwürsrand oder histologische Untersuchungen und Kulturen weisen die Erreger nach. Die Antikörperdiagnostik ist bei der kutanen Leishmaniase ungeeignet. Bei der mukokutanen Leishmaniase ist man meist auf den Antikörpernachweis und die Vorgeschichte angewiesen.

Differentialdiagnose

Lepra, andere bakterielle Hauterkrankungen, Pilzerkrankungen und „Midline"-Granulom.

Therapie

Spontane Ausheilung ist bei der kutanen Leishmaniase die Regel. Bei der mukokutanen Leishmaniase und bei therapiebedürftigen Fällen von kutaner Leishmaniase (Läsionen im Gesicht) werden fünfwertige Antimonpräparate angewandt (Glucantime, Pentostam). Eine stationäre Behandlung unter regelmäßiger EKG-Kontrolle ist erforderlich.

> **Merke:** Die Hautleishmaniase wird durch Sandfliegen übertragen. Sie ist endemisch im Mittelmeerraum, im Sudan und im Vorderen Orient. Auch in Südamerika gibt es eine Haut- und vor allem aber die Schleimhaut-Leishmaniase. Sie erfordert eine spezifische Behandlung.

Weiterführende Literatur

Bienzle, U., F. Ebert, M. Dietrich: Cutaneous leishmaniasis in Eastern Saudi Arabia. Epidemiological and clinical features in a nonimmune population living in an endemic area. Tropenmed. Parasit. 29 (1978) 188

Dowlati, J.: Cutaneous leishmaniasis. Int. J. Derm. 18 (1979) 362

Kern, P.: Leishmaniasis. Antibiotics Chemother. 30 (1981) 203

Krampitz, H. E.: Neuere Erkenntnisse über die geographische Verbreitung der Leishmaniasen in der Alten Welt. In Giese, E., G. Kohlhepp, A. Kolb, A. Leidlmeier, G. Pfeiffer, G. Sandner: Geomedizin in Forschung und Lehre. Steiner, Wiesbaden 1980 (S. 42)

Marsden, P. D.: Clinical presentations of Leishmania brasiliensis brasiliensis. Parasitol. Today 1 (1985) 129

Amöbiasis

> **Definition:** Der Befall mit dem Protozoon Entamoeba histolytica wird als Amöbiasis bezeichnet. Man unterscheidet den symptomlosen Befall (Darmlumeninfektion) von der invasiven Amöbiasis (intestinale Amöbiasis = Amöbenruhr und extraintestinale Amöbiasis, z. B. Leberabszeß).

Epidemiologie

Entamoeba histolytica ist ubiquitär verbreitet. Extraintestinale Amöbiasis wird vorwiegend in tropischen oder subtropischen Ländern beobachtet. Die Infektion geschieht durch die Aufnahme von infektiösen Zysten in der Nahrung oder im Wasser, analorale Transmission ist vor allem über sexuelle Kontakte möglich, aber auch eine Übertragung durch Irrigator auf mehrere Patienten ist beobachtet worden. Die Zysten entwickeln sich zu vegetativen Formen und verursachen Symptome. Pathogene Entamoeba histolytica lassen sich biochemisch durch Enzymmuster und genetisch durch DNA-Restriktionsanalyse von apathogenen Entamoeba histolytica unterscheiden.

Pathophysiologie und Klinik

Der Träger von Zysten ist nicht krank, jedoch potentieller Überträger. Die invasive Erkrankung entsteht wahrscheinlich durch virulente Stämme, die in ihrem Enzymmuster und durch DNA-Analyse unterscheidbar sind. Die invasive intestinale Amöbiasis zeigt das Bild einer ulzerativen Kolitis mit häufigen Stuhlabgängen, Schleimbeimengungen und blutiger Tingierung.

Die extraintestinale Amöbiasis wird vorwiegend durch den Amöbenleberabszeß bestimmt. Trophozoiten von Entamoeba histolytica werden in die Leber verschleppt und vermehren sich dort mit Höhlenbildung, die klinisch und sonographisch als Abszeß imponiert. Diese Abszesse werden bis zu faustgroß, treten meist einzeln, selten in mehreren Lokalisationen auf und liegen vorwiegend im rechten Leberlappen. Vergrößerung der Leber mit starker Schmerz- bzw. Klopfempfindlichkeit und Anhebung des rechten Zwerchfells sind führende klinische Zeichen.

Komplikationen

Bei Amöbenruhr sind Darmperforationen gefürchtet. Die Ruptur eines Leberabszesses kann intraabdominal erfolgen, aber auch Anschluß an das Bronchialsystem gewinnen. Das nekrotische Material wird dann abgehustet. Sehr selten können auch Hirnabszesse auftreten.

Diagnostisches Vorgehen

Nachweis von beweglichen Entamoeba-histolytica-Trophozoiten in frischen Stuhlproben. Wiederholte Untersuchungen in kurzen Abständen sind erforderlich. Antikörperuntersuchungen weisen auf invasive Form der Amöbiasis hin. Rektoskopisch findet sich bei der Amöbenruhr eine ulzeröse Kolitis, die Geschwüre bis Fünfmarkstückgröße aufweisen kann.

Bei der estraintestinalen Form erfolgt die Diagnose des Abszesses durch die Sonographie (Abb. 11.**87**) oder die Computertomographie (Abb. 11.**88**). Beweisend sind Antikörperuntersuchungen mit entsprechend hohen Titern. In der Leberbiopsie oder im Punktat werden in der Mehrzahl der Fälle die Amöben nicht direkt nachgewiesen.

Differentialdiagnose

Bei fieberhaften Erkrankungen nach Tropenaufenthalt muß an eine Amöbiasis gedacht werden. Die Amöbenruhr ist von einer Colitis ulcerosa oder einer Shigellen-Ruhr abzugrenzen.

Der Amöbenleberabszeß muß von Metastasen maligner Tumoren, und bakteriellen Abszessen unterschieden werden.

Therapie

Die Behandlung erfolgt konservativ durch amöbizide Mittel: (Diloxanidfuroate (Furamide), Tetracyclinhydrochlorid, Metronidazol [Clont, Flagyl], Ornidazol

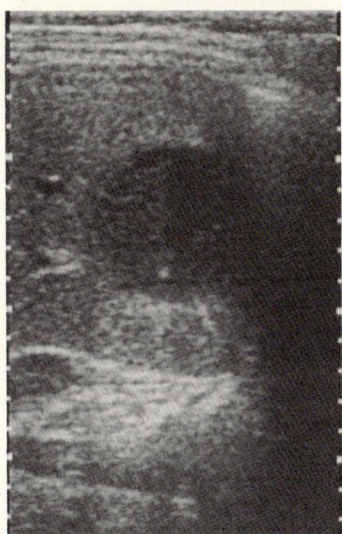

Abb. 11.**87** Sonographie der Leber: großer solitärer Amöbenleberabszeß

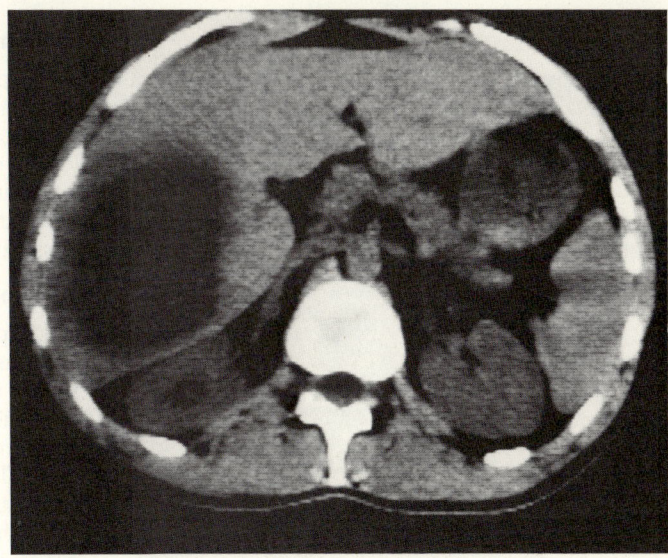

Abb. 11.**88** Großer solitärer Amöbenleberabszeß im computertomographischen Bild

[Tiberal] und andere). Im Gewebe wirksam sind Metronidazol, Ornidazol, Chloroquindiphosphat und Dihydroemetinhydrochlorid. Die Behandlung richtet sich nach der vorliegenden Manifestation. Diloxanidfuroat = Furamide u. Paromomycin sind nur im Darmlumen wirksam. In der Darmwand und im Gewebe wirksam sind Tetracycline, 5-Nitroimidazole (Clont, Tiberal), Chloroquin und Dehydroemetin. Bei invasiver Amöbiasis ist grundsätzlich eine Kombination eines gewebswirksamen mit einem luminal wirksamen Präparat erforderlich.

Verlauf und Prognose

Bei verzögerter Diagnostik können schwere Krankheitszustände auftreten, die zum Tode führen (Abb. 11.**89** u. **90**). Chirurgische Maßnahmen führen oft zu Komplikationen und zu einer Verlängerung des Heilverlaufs.

Prophylaxe

Hygienisches Verhalten, keine fäkal-oralen Kontakte. Vermeiden des Verzehrs von kopfgedüngtem Gemüse und Salat. Der Erfolg prophylaktischer Einnahme von amöbiziden Medikamenten ist nicht bewiesen.

Merke: Die Amöbiasis wird verursacht durch Entamoeba histolytica. Neben dem symptomlosen Befall mit Zysten gibt es schwere Amöbenruhr und extraintestinale Amöbiasis, vorwiegend in der Form des sogenannten Amöbenleberabszesses. Die Diagnostik erfolgt durch Nachweis von vegetativen Formen der Amöben in der Stuhlprobe und bei extraintestinaler Amöbiasis durch Antikörperdiagnostik, Ultraschall und Computertomogramm. Die Prognose hängt vom Zeitpunkt der Diagnosestellung ab.

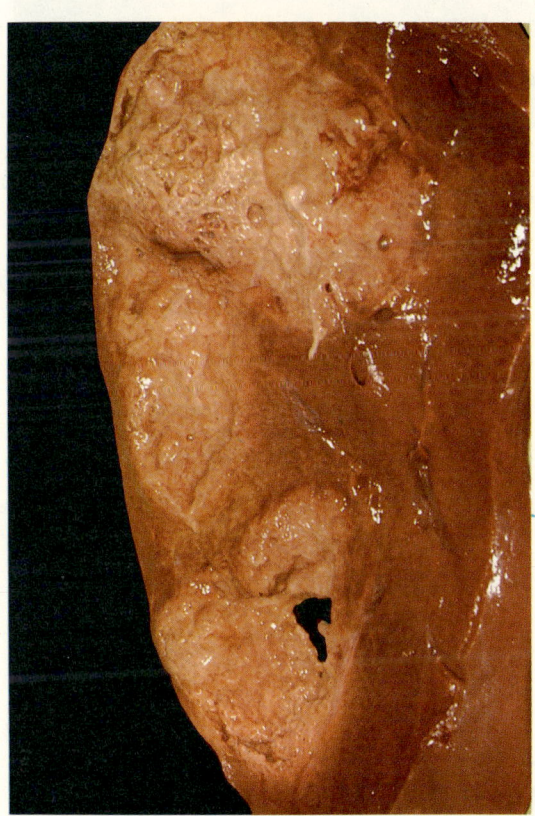

Abb. 11.**89** Multiple Amöbenleberabszesse post mortem

Weiterführende Literatur

Dietrich, M.: Amöbiasis. Dtsch. Ärztebl. 77 (1980) 309
Martinez-Palomo A.: Amoebiasis. Elsevier, Amsterdam 1986
Martinez-Palomo A.: The Pathogenesis of amoebiasis. Parasitol.
Today 3 (1987) 111

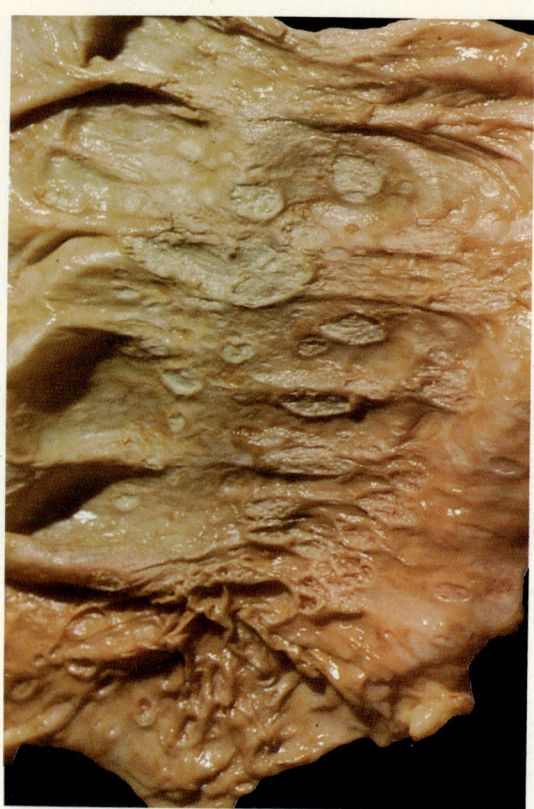

Abb. 11.**90** Zahlreiche große Ulzera des Kolons bei Amöbiasis post mortem (Abb. 11.**88** u. **89** stellen die Autopsiebefunde einer einbalsamierten Leiche dar, die aus den Tropen eingeflogen wurde)

Peters, M., M. Dietrich, U. Bienzle et al.: Amoebic liver abscess. A retrospective cinical study of 27 cases. Z. trop. Parasit. 30 (1979) 409

Ravdin, J. I.: Amebiasis: Human Infection by Entamoeba histolytica. Churchill-Livingstone, New York 1988

Tannich, E., G. D. Burchard: Differentiation of pathogenic from nonpathogenic Entamoeba histolytica by restriction fragment analysis of a single gene amplified in vitro. J. clin. Invest. (1990)

Thompson, J. E.: Amoebic liver abscess: A therapeutic approach. Rev. inf. Dis. 7 (1985) 171

Lepra (Morbus Hansen, Aussatz)

Definition: Die Lepra ist eine chronische Infektion, die durch das säurefeste Mycobacterium leprae verursacht wird. Die Erkrankung wird von Mensch zu Mensch, wahrscheinlich auch auf indirektem Wege, übertragen. Die Infektion manifestiert sich bevorzugt an Haut, Schleimhäuten und Nerven.

Epidemiologie

Die Lepra ist weltweit verbreitet und kommt auch in gemäßigten Zonen vor. Weltweit nimmt man eine Zahl von 15 Millionen Erkrankten an. Höchste Prävalenzen gibt es in Afrika und Indien. Die Kontagiosität ist gering. Enger jahrelanger zwischenmenschlicher Kontakt und mangelhafte Hygiene sind wichtige Voraussetzungen für die Infektion.

Pathophysiologie und Klinik

Die Lepra wird in verschiedenen Formen zwischen tuberkuloider (Abb. 11.**91**) und lepromatöser (Abb. 11.**92−96**) Form eingeteilt (Tab. 11.**38**).

Die Inkubation schwankt zwischen Monaten und mehreren Jahren. Hauterscheinungen: depigmentierte Flecken, erythematöse Hautveränderungen, Papeln und knotige Veränderungen. Bei der tuberkuloiden Lepra sind große flächenhafte Veränderungen mit asymmetrischer Verteilung, bei der lepromatösen Lepra symmetrische Verteilung von knotig papulösen Veränderungen vorwiegend. Die „Borderline"-Lepra zeigt Bilder zwischen tuberkuloider und lepromatöser Lepra.

Prädilektionsstellen: Finger, Unterarme, Zehen, Fußsohlen, Ohrläppchen, Augenbrauen, Wangen, später die ganze Haut. Sensorische und motorische Störungen treten insbesondere bei der tuberkuloiden Lepra früh auf. Die Nerven sind verdickt, hart und knotig tastbar. Schleimhautveränderungen gibt es in Form von chronischen Rhinitiden, Ulzerationen im Nasen-Rachen-Raum und Kehlkopfbeteiligung. Knochenläsionen gibt es in Form von aseptischen Nekrosen, spindelförmigen Auftreibungen, Zysten, Osteoporosen, Osteolysen und Knochenatrophie. Darüber hinaus sind vor allem bei der lepromatösen Lepra beteiligt: Augen (Iridozyklitis, Glaskörperveränderungen, Pannusbildung) mit den Folgen der Erblindung; Atrophie der Testikel mit den Folgen der Gynäkomastie, Osteoporose und Sterilität sowie in Leber, Milz, Knochenmark und Lymphknoten.

Mycobacterium leprae läßt sich in Haut und Unterhaut sowie in Nerven, Lymphknoten und Organen des RES nachweisen. Die Bakterien liegen in den Makrophagen. Histologisch finden sich auch Umwandlungen von Histiozyten in Epitheloidzellen. Die zelluläre Immunität ist bei lepromatöser Lepra deutlich gestört. In der Haut überwiegen T-Suppressor-Lymphozyten. Es handelt sich dabei offensichtlich um eine gezielte Suppression gegenüber Mycobacterium leprae.

Diagnostisches Vorgehen

Die Diagnose richtet sich nach den klinischen Untersuchungsbefunden und dem bakteriologischen Nachweis. Der Bakteriennachweis erfolgt durch Skarifikation der Haut oder in der histologischen Untersuchung einer Gewebsbiopsie. Übersicht der wesentlichen Befunde im Verlauf des Spektrums (Tab. 11.**30**).

Tabelle 11.**38 a**	Einteilung der Lepra nach Ridley und Jopling				
TT $\Longleftrightarrow$	BT $\Longleftrightarrow$	BB $\Longleftrightarrow$	BL $\Longleftrightarrow$	LL$_S$ $\Longleftrightarrow$	LL
tuberkuloide Form	tuberkuloide „Borderline" Form	„Borderline" Form	lepromatöse „Borderline" Form	subpolare lepromatöse Form	lepromatöse Form

Abb. 11.**91** Tuberkuloide Lepra bei einem Afrikaner

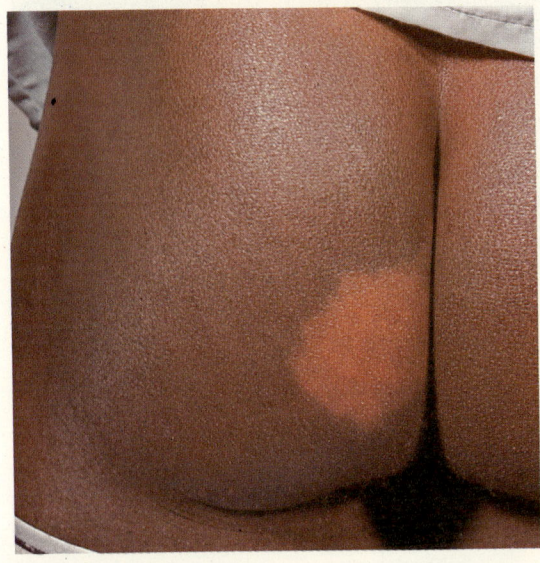

Abb. 12.**92** Lepromatöse Lepra bei einem Pakistani: Lepraherde auf der Wange, typische verdickte Ohren

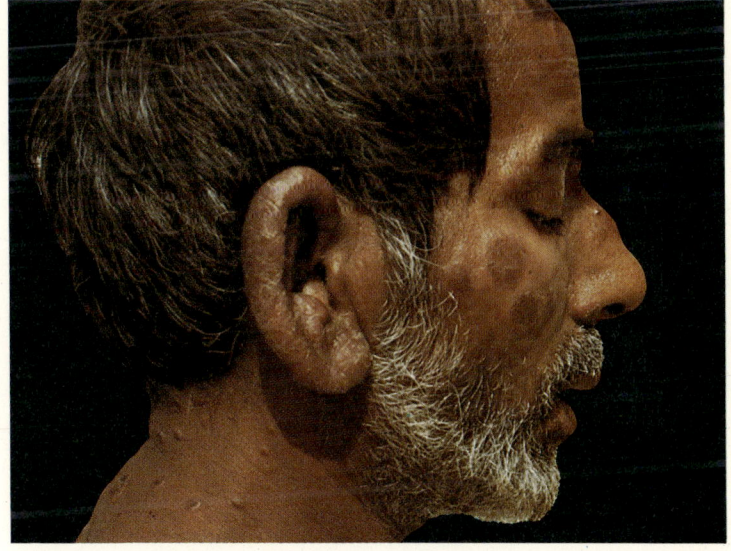

Differentialdiagnose

Hauterkrankungen anderer Art (Psoriasis, Tinea, Blastomykose, Syphilis usw.), neurologische Erkrankungen.

Komplikationen

Als Komplikation tritt häufig eine sogenannte Reaktion ein, die sowohl ohne Therapie als auch unter Therapie gesehen wird. Man nimmt an, daß Antigen frei wird, das zu lokalen immunologischen Reaktio-

nen führt. Die Reaktionen sind durch Erytheme, Schwellungen der Haut, Ulzerationen und starke Schmerzen sowie neuritische Veränderungen gekennzeichnet. Typ 1-Reaktion ist Ausdruck der T-Zell-Antwort und wird bei Patienten mit Bordeline- oder tuberkuloider Lepra gesehen, Typ 2-Reaktion (Erythema nodosum leprosum) ist humoral bedingt und findet sich bei Patienten mit lepromatoser Lepra. Die weiteren Komplikationen der Lepra sind auf die neurologischen Schädigungen zurückzuführen. Die Sen-

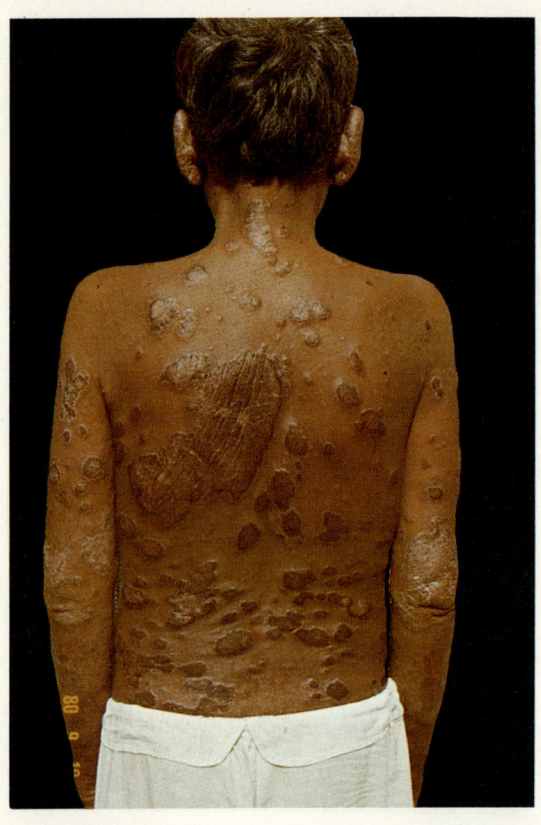

Abb. 11.**93**   Lepra lepromatosa bei einem Pakistani: zahlreiche papel- bis knotenartige Läsionen am Rücken

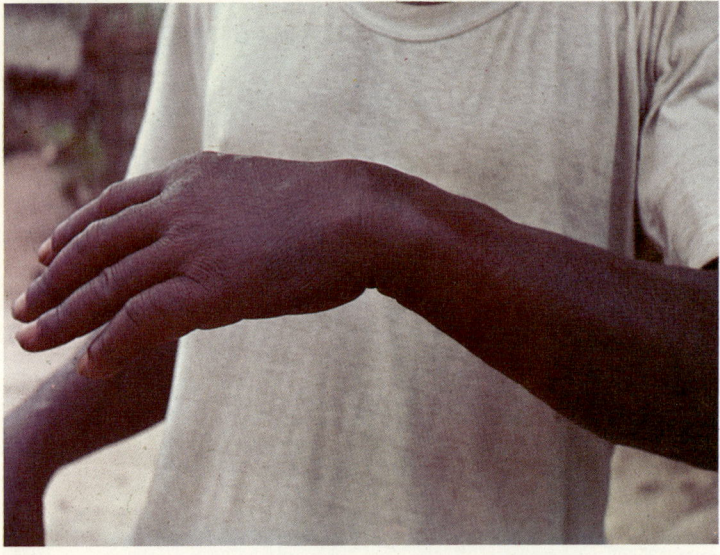

Abb. 11.**94**   Erythema nodosum leprae bei Lepra lepromatosa eines Afrikaners

sibilitätsstörungen führen zu schlecht heilenden Ulzerationen und tropischen Störungen.

Therapie

Die Therapie der verschiedenen Formen erfolgt durch Kombination zweier oder mehrerer Medikamente (Dapsone und Rifampicin; weitere Medikamente: Clofazimin [Lampren], Prothionamid). Die primäre Resistenz und zunehmend sekundäre Resistenz gegenüber Dapsone erreicht Werte bis zu 30%.

Daher wird die Kombinationstherapie für einen langen Zeitraum empfohlen. Die Reaktionen werden mit Kortikosteroiden, weiteren Antiphlogistika und Thalidomid (nicht bei gebärfähigen Frauen einzusetzen – Fruchtschädigung!) symptomatisch behandelt.

Rehabilitationsmaßnahmen

Die Rehabilitation von Leprakranken nach erfolgreicher medikamentöser Therapie hat zum Ziel, die körperlichen Beschwerden zu lindern und die Wieder-

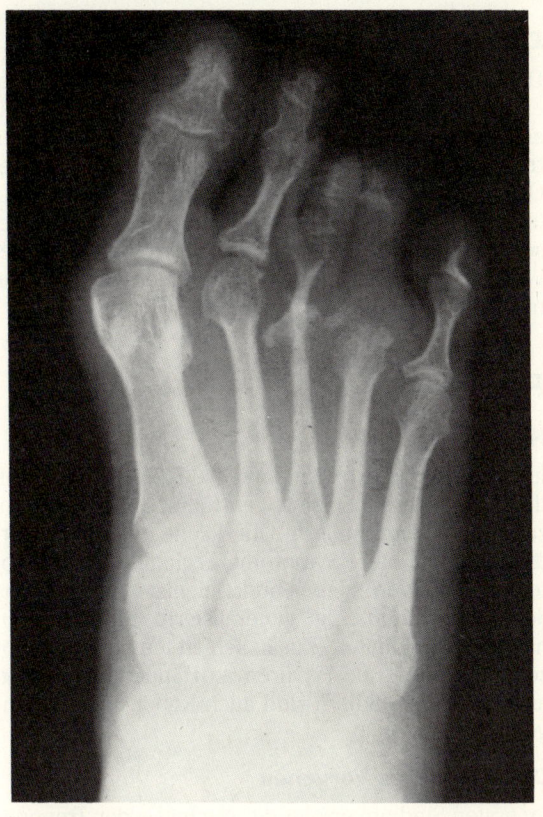

Abb. 11.**95** Lepra lepromatosa: ausgeprägte Veränderungen des Fußskelettes im Röntgenbild

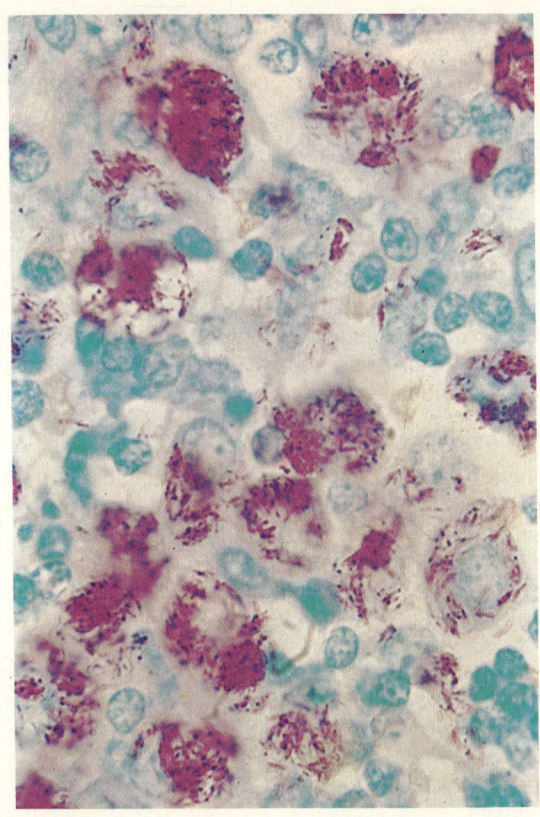

Abb. 11.**96** Lepra lepromatosa: histologischer Schnitt eines Lymphknotens mit zahlreichen Mycobacterium leprae. Färbung nach Fite-Faraco

Tabelle 11.**39**   Differentialdiagnostische Hinweise

Formen	Indeterminierte	Tuberkuloide	Borderline	Lepromatöse
Haut	Makula	Makula (m. Anästhesie)	Papula modulum	papulonoduläre Leprome
Schleimhaut	neg.	neg.	+ Rhinitis	++ Rhinitis/Laryngitis
Nerven	neg.	Neuritiden	Neuritiden	Neuritiden selten
Organe	neg.	neg.	+	+
Skarifikation	neg.	neg. oder + (wenige Bakt.)	+	++ (Globi)
Nasenabstrich	neg.	neg.	+	++ (Globi)
Histologie	unspezif. Infiltrat	tuberkuloides Infiltrat	gemischtes Infiltrat	lepromatöses Infiltrat
Leprominreaktion	neg. oder +	+	neg.	neg.
Verlauf:				
mit Therapie	Heilung	Heilung (mit Folgezuständen)	Heilung?	Leprareaktion
ohne Therapie	Übergang in T, B oder L	Heilung (?) Verschlechterung	Übergang in T oder L	Verkrüppelung

eingliederung des Leprapatienten in die Gesellschaft zu erreichen. Dazu gehört Physiotherapie, rekonstruktive Chirurgie (Nerven-, Sehnen- und Hautverpflanzung).

Verlauf und Prognose

Unbehandelt führt die lepromatöse Lepra im Laufe der Jahre und Jahrzehnte zu schweren Verstümmelungen und Verkrüppelungen. Die tuberkuloide Lepra führt zu irreversiblen Nervenlähmungen. Die Patienten können an Begleitinfektionen sterben. Die Qualität der medikamentösen Dauerbehandlung und der rehabilitativen Maßnahmen bestimmt den Verlauf beim individuellen Patienten.

Prophylaxe

Eine erfolgreiche Impfung gegen Lepra gibt es nicht. Der Rückgang der Lepra (ohne medikamentöse Behandlung) in Nordeuropa bis Anfang dieses Jahrhunderts läßt vermuten, daß Faktoren wie Hygiene, Wasserversorgung usw. bei der Verbreitung der Lepra eine große Rolle spielen.

> **Merke:** Die Lepra ist eine Erkrankung durch Mycobacterium leprae, die in Tropen und Subtropen vorkommt. Die Erkrankung manifestiert sich vorwiegend an der Haut und an den Nerven, bei der lepromatösen Lepra auch an anderen Organen. Die Infektiosität ist niedrig. Wichtig für die Leprapatienten ist die medikamentöse Behandlung und umfangreiche Rehabilitation.

Weiterführende Literatur

Dharmendra: Thickened nerves in diagnosis of leprosy. Leprosy in India 52 (1980) 1
Jopling, W. H.: Handbook of leprosy. Heinemann, London 1984
Ridley, D. S., W. H. Jopling: Classification of leprosy according to immunity. A five group system. Int. J. Leprosy 34 (1966) 355
Ridley, D. S.: Pathogenesis of Leprosy and Related Diseases. Wright, London 1988
WHO: Chemotherapy of leprosy for control programmes. Wld. Hlth. Org. techn. Rep. Ser. 675 (1982) 1
WHO: Epidemiology of leprosy in relation to control. Wld. Hlth. Org. techn. Rep. Ser. 716 (1985) 7

Nichtvenerische Treponematosen (Frambösie, Pinta, endemische Syphilis)

> **Definition:** Die endemische Syphilis (Bejel) die Frambösie (Yaws) und Pinta (Carate) sind nichtvenerische, durch Treponemen verursachte Infektionskrankheiten. Die Ansteckung und Ersterkrankung erfolgen meist im Kindesalter.

Epidemiologie

Die Frambösie bzw. Yaws tritt endemisch oder hypoendemisch in feuchten Gebieten des Tropengürtels auf. Die endemische Syphilis bzw. Bejel ist in heißen trockenen Gebieten anzutreffen (Afrika, Vorderer Orient, Nordaustralien). Die Pinta bzw. Carate ist auf feuchte Gebiete in Mittel- und Südamerika beschränkt. Nach den Eradikationsprogrammen der WHO schätzt man noch bis 2 Millionen Erkrankte an nichtvenerischen Treponematosen auf der Welt.

Frambösie

Klinik

Im Primärstadium treten papulöse Effloreszenzen auf, die zum Teil erhaben sind, zentral ulzerieren können, zum Teil eine granulierte Oberfläche erkennbar werden lassen. Weitere Symptome: regionale Lymphknotenschwellungen, Fieber und Gelenkschmerzen. Das Sekundärstadium zeigt generalisierte Effloreszenzen nach 3–12 Monaten. Zusätzlich treten Hyperkeratosen, Rhagaden und Fissuren an Händen und Füßen auf. Im Tertiärstadium sind auch Knochenbeteiligungen vorhanden.

Diagnostisches Vorgehen

Im ersten Stadium erfolgt der Nachweis der Treponemen aus dem Abstrich (Dunkelfeldmikroskopie), sonst durch serologische Diagnostik.

Differentialdiagnose

Die Primärerkrankung ist von anderen Hauterkrankungen abzugrenzen. Die bakteriologische und serologische Diagnostik läßt keine Abgrenzung zu anderen Treponematosen einschließlich der Syphilis zu.

Therapie

Penicillin ist das Mittel der Wahl.

Prävention

Hygiene, Meiden direkter Kontakte mit Kranken.

Pinta

Klinik

Etwa 2–6 Monate nach Infektion treten leicht erhabene Papeln auf, die zum Teil mit bräunlichen Schuppen bedeckt sind und einer Psoriasis ähneln können. Nach längerer Erkrankung bleiben vitiligoartige Depigmentierungen zurück.

Diagnostisches Vorgehen

Antikörperdiagnostik ist 5–6 Monate nach Auftreten der Primärläsion positiv (nicht von anderen Treponematosen unterscheidbar). Dunkelfeldmikroskopie von Material aus Läsionen ist möglich.

Differentialdiagnose

Hauterkrankungen wie tuberkuloide Lepra, Pityriasis versicolor, Syphilis, Vitiligo.

Therapie

Penicillin ist das Mittel der Wahl.

Endemische Syphilis

Klinik

Primärläsionen lassen sich ganz selten finden. Auffallend sind Schleimhautläsionen, die als Papeln auftreten. Im Tertiärstadium finden sich knötchenartige und gummatöse Veränderungen. Knochenbeteiligung ist selten. Die Übertragung erfolgt durch direkten Kontakt.

Diagnostisches Vorgehen

Etwa 15–18 Tage nach Auftreten der mukokutanen Läsion sind Antikörper gegen Treponemen nachweisbar. Dunkelfeldmikroskopie von Material aus Läsionen ist möglich.

Therapie

Penicillin ist das Mittel der Wahl.

Merke: Nichtvenerische Treponematosen sind: endemische Syphilis (Bejel), Frambösie (Yaws), Pinta (Carate). Die Erreger können im Dunkelfeld nachgewiesen werden. Antikörperdiagnostik ist möglich, unterscheidet sich von der Syphilisdiagnostik nicht. Die Behandlung erfolgt mit Penicillin.

Weiterführende Literatur

Dooley, J. R., C. H. Binford: Treponematoses. In Binford, C. H., D. H. Connor: Pathology of Tropical and Extraordinary Diseases. Armed Forces Institute of Pathology, Washington 1976 (p. 110)
Hackett, I. C., L. I. A. Lowenthal: Differential Diagnosis of Yaws. Wld. Hlth. Org. Monogr. Ser. 45 (1960)
Idse, O., K. Kiraly, G. Causse: Veneral disease and treponematoses – the epidemiological situation and WHO's control programme. WHO Chronicle 27 (1973) 410
Vegas, F. K.: In Canizares, O.: Clinical Tropical Dermatology. Blackwell, Oxford 1975
WHO: Treponemal infections. Wld. Hlth. Org. techn. Rep. Ser. 674 (1982) 1

Tropische Viruskrankheiten

Gelbfieber

Definition: Das Gelbfieber wird verursacht durch Flavivirus febricus (= Gelbfiebervirus). Das Gelbfiebervirus gehört zur Familie der Flaviviridae. Das Gelbfieber wird durch Mücken (vorwiegend Aedes aegypti) übertragen. Es tritt in zwei Formen auf, als klassisches Gelbfieber und als Dschungelfieber.

Epidemiologie

Das Gelbfieber tritt in den Tropen auf (Afrika, Zentral- und Südamerika, Karibik), nicht in Asien. Das Tierreservoir des Gelbfiebers sind Meerkatzen. Überträger sind Stechmücken. Lokale Epidemien sind möglich.

Pathophysiologie und Klinik

Inkubationszeit 3–6 Tage. Hohes Fieber, Übelkeit, Erbrechen, Kopf- und Muskelschmerzen sind gefolgt von Hepatomegalie, Skleren- und Hautikterus. Bei schweren Verlaufsformen kommt es in den ersten Krankheitstagen zu einer hämorrhagischen Diathese mit Hautblutungen und Gastrointestinalblutungen. Die Viren sind pantrop, jedoch ist die Leber das am meisten geschädigte Organ.

Laborbefunde: Hyperbilirubinämie, Transaminasenerhöhung, Anämie, Thrombozytopenie, Leukozytose oder Leukopenie, Proteinurie.

Diagnostisches Vorgehen

Die Diagnose erfolgt durch Antigen- oder Antikörpernachweis. Der direkte Virusnachweis im Blut oder im Lebergewebe erfolgt elektronenmikroskopisch, im Tierversuch oder in der Zellkultur. Bei der Antikörperdiagnostik sind Mitreaktionen anderer Flaviviren häufig.

Differentialdiagnose

In Einzelfällen und im Anfangsstadium ist die Erkrankung schwer gegenüber anderen akuten Infektionskrankheiten (Typhus, Malaria, Hepatitis, Leptospirosen, Denguefieber) und besonders gegenüber hämorrhagischen Fiebern (Dengue-hämorrhagisches Fieber, Lassa-, Marburg-Fieber usw.) abzugrenzen. Auch toxische Leberschäden können zu einer Verwechslung führen. Epidemiologische Hinweise sind wesentlich.

Therapie

Eine spezifische Therapie des Gelbfiebers gibt es nicht. Außer einer symptomatischen Therapie sind experimentelle Therapieversuche denkbar, z. B. mit Interferon bzw. Virostatika (z. B. Ribavirin).

Verlauf und Prognose

Es gibt milde Krankheitsverläufe und sehr schwere Krankheitsverläufe. Bei schweren Formen tritt vor allem eine hämorrhagische Symptomatik auf. Häufigste Todesursachen sind zerebrale Symptomatik, Leberversagen, Nierenversagen und Blutungen. Die Sterblichkeit wird zwischen 2 bis 20% angegeben.

Prophylaxe

Es gibt eine effektive Schutzimpfung mit dem attenuierten Impfstamm 17 D (autorisierte Impfstellen). Der Schutz der Impfung beginnt am 9. Tag und wird im internationalen Reiseverkehr bis zu 10 Jahren Dauer anerkannt. Blutentnahme und Organuntersuchungen sind bei Verdacht oder Diagnose der Erkrankung nur unter besonderen Sicherheitsbedingungen durchzuführen.

Merke: Das Gelbfieber ist eine Erkrankung durch Flaviviren, übertragen durch Stechmücken in tropischen Gebieten (Süd-, Zentralamerika, Karibik und tropisches Afrika). Die schwerste Verlaufsform geht mit einer hämorrhagischen Diathese einher. Es gibt eine wirksame Schutzimpfung, keine spezifische Therapie.

Weiterführende Literatur

Francis, T. J., D. L. Moore, G. M. Edington, J. A. Smith: A clinico-pathological study of human yellow fever. Bull. Wld. Hlth. Org. 46 (1972)

Jones, E. M. M., D. C. Wilson: Clinical features of yellow fever cases at Vom Christian Hospital during the 1969 epidemic on the Jos Plateau, Nigeria. Bull. Wld. Hlth. Org. 46 (1972) 653

Monath, T. P.: Yellowfever: A medically neglected disease Report on a seminar. Rev. infect. Dis. 90 (1987) 165

WHO: Viral haemorrhagic fevers. Wld. Hlth. Org. techn. Rep. Ser. 721 (1985) 24

Denguefieber (Siebentagefieber, Break Bone Fever)

Definition: Dengue ist eine Infektion, die durch Denguevirus (Familie Flaviviridae, Arboviren Gruppe B) verursacht und durch Mücken übertragen wird. Vier Serotypen (1–4) sind bekannt. Die Erkrankung wird nach Schweregraden eingeteilt: Grad I Klassisches Denguefieber, Grad II Dengue-hämorrhagisches Fieber, Grad III Dengue-hämorrhagisches Fieber mit Hypotension, Grad IV Dengue-Schocksyndrom.

Epidemiologie

Dengue ist endemisch in Südostasien, auf den Seychellen, den Pazifischen Inseln, in der Karibik und in afrikanischen Ländern. Ein Tierreservoir ist nicht bekannt.

Pathophysiologie und Klinik

Grad I: Nach einer Inkubationszeit von 5–8 Tagen tritt hohes Fieber auf mit Glieder- („Break Bone Fever"), Kopf- und Retroorbitalschmerzen. Nach kurzer Besserung gibt es einen Wiederanstieg der Temperaturen bis zur Entfieberung am 6.–8. Tag. Gelegentlich tritt ein flüchtiges Exanthem auf. Hepatomegalie, generalisierte Lymphknotenschwellungen und Milzvergrößerung. Positives Rumpel-Leede-Phänomen, Petechien. Im Blutbild findet sich eine Granulozytopenie, aktivierte Lymphozyten im Leukozytenkonzentrat (Virozyten) und Thrombozytopenie.

Grad II–IV (Dengue-hämorrhagisches Fieber und Dengue-Schocksyndrom): Neben den oben angeführten allgemeinen Erscheinungen stechen besonders hervor: Hepatomegalie, Lymphknotenvergröße-

rungen, Exantheme, Hautblutungen, Gastrointestinalblutungen, Hypotonie, Zirkulationsstörungen, Schocksymptomatik, neurologische Störungen mit Krampfzuständen (besonders bei Kindern): Die Symptome deuten auf eine schwere Gefäßschädigung. Die Schweregrade II–IV treten häufig nur dann auf, wenn die Betreffenden bereits früher klassisches Denguefieber hatten. Beim Dengue-Schocksyndrom gibt es Hinweise für eine disseminierte intravasale Gerinnung: Thrombopenie, Fibrinogenerniedrigung, erhöhte Fibrin-Abbauprodukte.

Diagnostisches Vorgehen

Die Diagnose erfolgt durch den direkten Virusnachweis im Blut oder in Organen. Antikörperdiagnostik der 4 Serotypen jedoch häufig Kreuzreaktionen mit anderen Flaviviren.

Differentialdiagnose

Andere Erkrankungen mit hämorrhagischer Diathese. Die Diagnose wird durch epidemische Hinweise und durch Antikörperbefunde gestellt.

Therapie

Eine spezifische Therapie ist nicht möglich. Aspirin soll wegen der Thrombozytopenie zur Fiebersenkung nicht eingesetzt werden. Schockbehandlung, Corticosteroidbehandlung, Blutersatz und Maßnahmen gegen disseminierte intravasale Gerinnung.

Verlauf und Prognose

Denguefieber heilt ohne weitere Komplikationen ab, die Prognose von Dengue-hämorrhagischem Fieber und Dengue-Schocksyndrom hängt von den Möglichkeiten der intensivmedizinischen Betreuung ab. Eine langwierige Rekonvaleszenz ist üblich.

Prophylaxe

Eine Impfung gibt es nicht. Schutz vor Mückenstichen wird empfohlen.

Merke: Dengue ist eine Viruserkrankung verschiedener Serotypen in den Tropen, wobei vorwiegend Kinder und Jugendliche erkranken. Neben dem klassischen Denguefieber gibt es Dengue-hämorrhagisches Fieber und Dengue-Schocksyndrom mit schweren Komplikationen. Es gibt nur unspezifische Maßnahmen. Eine Impfung existiert nicht.

Weiterführende Literatur

Burke, D. S. et al: A prospective study of dengue infections in Bangkok Amer. J. trop. Med. Hyg. 38 (1988) 172

Monath, T. P.: Pathology of flaviviruses. In Schlesinger, S., M. J. Schlesinger: The Togaviridae and Flaviviridae. Plenum, New York 1986

Pathogenic mechanisms in dengue haemorrhagic fever: Report of an international collaborative study. Bull. Wld Hlth Org. 48 (1973) 117

Pappataci-Fieber (Synonyma: Dreitagefieber, Phlebotomusfieber, Sand-fly-Fever)

Definition: Das Pappataci-Fieber wird durch Arboviren (Bungaviridae, Genus Phlebovirus) verursacht, die durch den Stich von Sandfliegen (vorwiegend Phlebotomus papatasii) übertragen werden.

Epidemiologie

Die Erkrankung ist im Nahen Osten und Zentralasien epidemisch. Im Mittelmeerraum nur vereinzelte Krankheitsfälle. Unterschiedliche Virustypen: Sizilien, Neapel, Karimabad, Salehabad.

Pathophysiologie und Klinik

Inkubationszeit 3 Tage. Fieber bis 40 °C, Kopfschmerzen, Muskelschmerzen, Kreuzschmerzen und Appetitlosigkeit. Häufig Konjunktivalinjektionen, gelegentlich flüchtige Exantheme.

Laborbefunde: Granulozytopenie, im Blut direkter Nachweis der Viren elektronenoptisch möglich. Antikörper nachweisbar.

Diagnostisches Vorgehen

Durch epidemiologische Hinweise und Antikörperuntersuchungen (zwei Serumproben im Abstand von 14 Tagen). Zur aktuellen Diagnostik nicht geeignet.

Differentialdiagnose

Die Erkrankung muß von anderen fieberhaften Infektionen abgegrenzt werden.

Therapie

Eine spezifische Therapie gibt es nicht.

Verlauf und Prognose

Die Erkrankung ist kurzdauernd und heilt folgenlos aus.

Prophylaxe

Es gibt keine Impfung. Die Vorsorge beschränkt sich auf Bekämpfung der Sandfliege und Schutz vor dem Stich.

Merke: Das Pappataci-Fieber ist eine Viruserkrankung, die durch den Stich von Sandfliegen im Mittelmeerraum, Nahen Osten und in Zentralasien übertragen wird. Eine Impfung gibt es nicht. Eine spezifische Therapie ist nicht bekannt.

Weiterführende Literatur

Bartelloni, P. J., H. B. Tesch: Clinical and serologic responses of volunteers infected with Phlebotomus fever virus (Sicilian type). Amer. J. trop. Med. Hyg. No. 25 (1976) 456

Lassa-Fieber

Definition: Lassa-Fieber gehört zu den hämorrhagischen Fiebern. Der Erreger ist das Lassa-Virus (Familie Arenaviridae). Übertragung von Mensch zu Mensch ist möglich.

Epidemiologie

Das Lassa-Fieber ist in Westafrika endemisch. Man rechnet mit jährlich bis zu 400 000 Neuinfektionen und 5000 Todesfällen. 1969 wurde es in Lassa/Nigeria zum ersten Mal identifiziert. Seither ist es kontinuierlich in Nigeria, Sierra Leone, Guinea und Liberia beobachtet worden. Antikörperuntersuchungen deuten auf eine weitere Verbreitung bis in den Gabun hin (Tab. 11.**40**) Reinfektionen sind häufig. Tierreservoir ist offensichtlich ein Nagetier (Mastomys natalensis).

Pathophysiologie und Klinik

Es finden sich die typischen Zeichen einer schweren Infektionskrankheit mit Fieber, Hals- und Kopfschmerzen, Erbrechen, Myalgien und Proteinurie. Hämorrhagische Konjunktivitis tritt häufig auf. Die akute Phase erstreckt sich über 1–4 Wochen. Im weiteren Verlauf sieht man bei schweren Fällen eine hämorrhagische Diathese mit Gastrointestinalblutung, Vasokonstriktion, Hypotension, Oligurie und Anurie. Wahrscheinlich handelt es sich um virusbedingte Kapillarschäden. Das klinische Bild nach Reinfektion ist meist nicht bis asymptomatisch.

Diagnostisches Vorgehen

Epidemische Hinweise, Antikörperuntersuchung. Der direkte Virusnachweis ist aus Sekreten, aus dem Blut sowie aus Biopsien elektronenoptisch, auf Zellkulturen und mit molekularen Methoden (Polymerase-Ketten-Reaktion) möglich.

Differentialdiagnose

Die anderen hämorrhagischen Fieber sind abzugrenzen. (Tab. 11.**41**).

Therapie

Therapieerfolge mit Ribavirin sind berichtet worden.

Verlauf und Prognose

Die Sterblichkeit liegt bei etwa 20%. Hohe zirkulierende Virustiter und erhöhte GPT sind prognostisch ungünstig.

Prophylaxe

Blut- oder Organmaterialien bei einem Lassa-Fieber-Patienten müssen unter besonderen Sicherheitsbedingungen untersucht werden. Patienten müssen streng isoliert werden. Die postexpositionelle Prophylaxe mit Ribavirin wird empfohlen.

Tabelle 11.**40**   Neue hämorrhagische Fieber seit 1967 in Afrika

Erkrankung	Jahr	Fälle	Todesfälle	Ort
Marburg-Virus-Krankheit Reservoir: Meerkatzen	1967	31	7 (23%)	Marburg*, Frankfurt*, Belgrad*
	1975	3	1	Johannesburg/Südafrika
Lassa-Fieber Reservoir: Baumwollratten	1969	3	2	Lassa/Jos/Nigeria
	1970	28	13 (46%)	Jos/Nigeria
	1972	11	4 (36%)	Zorzor/Liberia
	1970−72	63	24 (38%)	Panguma/Sierra Leone
	1973−76	156	?	Panguma/Sierra Leone
	1976−79	> 200	~20%	Kenema/Sierra Leone
	1978−79	19	3 (16%)	Nordostregion/Liberia u. Guinea
Ebola-(Maridi-) hämorrhagisches Fieber Reservoir: unbekannt	1976	238	124 (52%)	Maridi/Sudan
	1976	261	246 (94%)	Bumba/Zaire
	1979	?	?	Sudan

* Die Infektion entstand durch infizierte Affen aus Uganda (Cercopithecus aethiops)

Tabelle 11.**41**   Andere hämorrhagische Fieber von Bedeutung

in Ostafrika:	Rift-Valley-Fever (Bunyaviridae)
in Südamerika:	argentinisches hämorrhagisches Fieber durch Junin-Virus (Arenaviridae) und bolivianisches hämorrhagisches Fieber durch Machupo-Virus (Arenaviridae)
in Südostasien:	koreanisches hämorrhagisches Fieber durch Hantaan-Virus (Bunyaviridae)
weltweit:	Dengue-hämorrhagisches Fieber (Flaviviridae)

Merke: Lassa-Fieber ist eine Viruserkrankung, die von Mensch zu Mensch übertragen wird und in Westafrika endemisch ist. Die Mortalität beträgt etwa 20%. Eine Impfung gibt es nicht. Strenge Isolation der Patienten ist notwendig. Die spezifische Behandlung erfolgt durch Ribavirin.

Weiterführende Literatur

Buckley, S. M., J. Casals: Pathobiology of Lassa fever. Int. Rev. exp. Path. 18 (1978) 97

Johnson, K. M. et al: Clinical virology of Lassa Virus in hospitalized patients. J. infect. Dis. 155 (1987) 456

Knobloch, I., I. B. McCormick, P. A. Webb et al.: Clinical Observations in 42 Patients with Lassa Fever. Tropenmed. Parasit. 31 (1980) 389

McCormick, J. B., P. A. Webb, J. W. Krebs, K. M. Johnson E. S. Smith: A prospective study of the epidemiology and ecology of Lassa fever. J. infect. Dis. 155 (1987) 437

McCormick, J. B., et al.: Lassa fever. Effective therapy with Ribavirin. New Engl. J. Med. 314 (1986) 20

Marburg-Virus-Krankheit (Grüne Affenkrankheit)

Definition: Die Marburg-Virus-Krankheit gehört zu den hämorrhagischen Fiebern. Das Marburg-Virus zählt zu der neuen Familie der Filoviridae. Die Erkrankung wird von Mensch zu Mensch übertragen. Mögliches Tierreservoir sind Meerkatzen.

Epidemiologie

Die Marburg-Virus-Krankheit wurde 1967 zum ersten Mal in Marburg identifiziert. In der gleichen Zeit gab es Fälle in Frankfurt und in Belgrad. 1975 und 1980 wurden Einzelfälle aus Ostafrika bekannt. Bei den in Europa Erkrankten handelte es sich um Patienten, die mit Organen oder Blut von Meerkatzen in Berührung gekommen waren oder von anderen Erkrankten angesteckt wurden (Tab. 11.**40**).

Andere hämorrhagische Fieber sind in Tab. 11.**41** zusammengestellt.

Pathophysiologie und Klinik

Die Erkrankung beginnt 3−9 Tage nach Infektion mit den Zeichen einer schweren Infektion. Innerhalb weniger Tage treten in schweren Fällen hämorrhagische Symptome auf. Häufig ist ein kleinfleckiges Exanthem. Zahlreiche Organe werden befallen mit entsprechenden Veränderungen (Blut, Leber, Herz, Pankreas, Nieren, Gehirn).

Laborbefunde: Thrombozytopenie, aktivierte Lymphozyten (Virozyten), Transaminasenerhöhungen. Die Viren lassen sich im Blut oder in Organbiopsien elektronenoptisch nachweisen, außerdem im Kultur- oder Tierversuch. Antikörperdiagnostik.

Therapie

Eine spezifische Therapie gibt es nicht. Die Behandlung erfolgt durch supportive Maßnahmen. Interferon oder Virostatika sind denkbare Behandlungsmöglichkeiten.

Verlauf und Prognose

Die Sterblichkeit beträgt etwa 25%.

Prophylaxe

Eine Impfung gibt es nicht. Patienten sind streng zu isolieren (Isolierbettsysteme). Größte Vorsicht beim Umgang mit Blut oder Organmaterialien eines Patienten.

> **Merke:** Die Marburg-Virus-Krankheit ist in Afrika endemisch, sie wurde jedoch nach Marburg importiert und dort erstmals identifiziert. Eine spezifische Therapie oder Impfung ist nicht möglich. Die Behandlung von Patienten muß in strenger Isolation erfolgen.

Weiterführende Literatur

Gear, J. S. S., G. Cassel, A. J. Gear et al.: Outbreak of Marburg virus disease in Johannesburg. Brit. med. J. 1975/IV, 489

Martini, G. A., R. Siegert: Marburg Virus Disease. Springer Berlin 1971

WHO: Viral haemorrhagic fevers. Wld. Hlth. Org. Tech. Rep. Series 721 (1985) 78

Ebola-hämorrhagisches Fieber (Maridi-hämorrhagisches Fieber)

Definition: Das Ebola-hämorrhagische Fieber wird durch Ebola-Virus (Familie Filoviridae) verursacht, das morphologisch vom Marburg-Virus kaum zu unterscheiden ist. Übertragung erfolgt von Mensch zu Mensch.

Epidemiologie

Das Ebola-hämorrhagische Fieber trat 1976 zum ersten Mal im Süden des Sudan (Maridi) und in Zaire auf. 1979 trat erneut eine Epidemie im Sudan auf (s. Tab. 11.**40**).

Pathophysiologie und Klinik

Das Ebola-hämorrhagische Fieber beginnt mit den Zeichen einer schweren Infektion. Nach einer Inkubationszeit von etwa 7 Tagen treten Schüttelfrost, abdominelle Beschwerden, Durchfälle und ein flüchtiges makulopapulöses Exanthem auf, das auf dunkler Haut leicht übersehen werden kann. Innerhalb von wenigen Tagen können in schweren Fällen schwere hämorrhagische Diathesen eintreten. Offensichtlich sind zahlreiche Organe durch das Virus geschädigt (Leber, Pankreas, Herz, Gehirn). Pathophysiologisch ist die hämorrhagische Diathese wahrscheinlich durch direkte Schädigung der Kapillarwand bedingt.

Laborbefunde: Charakteristisch sind Blutbildveränderungen, vor allem aktivierte Lymphozyten, Transaminasenerhöhungen und Hinweise für die Leberbeteiligung.

Diagnostisches Vorgehen

Die Diagnose ist durch epidemiologische Hinweise, Differentialblutbildveränderungen, direkten Virusnachweis elektronenoptisch bzw. auf Zellkulturen und im Tierversuch möglich. Antikörper lassen sich nachweisen. Es gibt zwei Antigenvarietäten (Sudan und Zaire), so daß Maridi- und Ebola-hämorrhagisches Fieber getrennt werden müssen.

Therapie

Eine spezifische Therapie gibt es nicht. Die Behandlung erfolgt durch supportive Maßnahmen in strenger Isolation. Inferferon und Virostatika erscheinen als Behandlung möglich. Rekonvaleszentenserum wurde versucht.

Verlauf und Prognose

Die Krankheit verläuft über mehrere Wochen, kann jedoch in wenigen Tagen zum Tode führen (60−90%).

Prophylaxe

Eine Impfung gibt es nicht. Strenge Isolation von Patienten, äußerste Vorsicht im Umgang mit Blut und Organmaterialien.

> **Merke:** Das Ebola-hämorrhagische (Maridi-hämorrhagisches Fieber) Fieber ist in Afrika endemisch. Die Krankheit kann von Mensch zu Mensch übertragen werden. Eine spezifische Behandlung oder Impfung gibt es nicht. Die Patienten müssen unter strikter Isolation behandelt werden.

Weiterführende Literatur

Fisher-Hoch, S. P., et al.: Pathophysiology of shock and hemorrhage in a fulminating viral infection (Ebola). J. Infect. Dis. 152 (1985) 887

Gear, J. H. S.: Hemorrhagic fevers with special reference to recent outbreaks in Southern Africa. Rev. infect. Dis. 1 (1979) 571

Knobloch, J., M. Dietrich, D. Peters et al.: Maridi-hämorrhagisches Fieber. Dtsch. med. Wschr. 102 (1977) 1575

Pattyn, S. R.: Ebola Virus haemorrhagic Fever. Elsevier/North Holland, Amsterdam 1978

Tropische Wurmkrankheiten

Filariosen

Elephantiasis (lymphatische Filariasis)

Definition: Die Elephantiasis wird durch Befall des lymphatischen Gefäßsystems durch Filarien verursacht (Wuchereria bancrofti, Brugia malayi oder Brugia timori). Die Erkrankung wird durch Mücken übertragen.

Epidemiologie

Wuchereria bancrofti tritt in tropischen Gebieten auf, Brugia malayi im südasiatischen Raum, Brugia timori ausschließlich auf wenigen Inseln Indonesiens. Viele Millionen Menschen sind durch Filarien befallen, nur ein kleiner Teil hat Zeichen einer Elephantiasis. Weltweit rechnet man mit 90 Millionen Infizierten.

Entwicklungszyklus: Nach dem Stich der Mücken siedeln sich die Larven im lymphatischen System an und entwickeln sich zu erwachsenen Würmern beiderlei Geschlechts. Die adulten Filarien können 10 und mehr Jahre lang im Wirtsorganismus leben und produzieren Mikrofilarien. Diese zirkulieren tageszeitabhängig im Blut. Meist sind sie um Mitternacht nachzuweisen.

Pathophysiologie und Klinik

Inkubationszeiten sind schwer festzustellen, wenn Patienten ständig im endemischen Gebiet leben. Bei Primaten liegt die Präpatenzperiode für Wuchereria bancrofti bei 7−8 Monaten, für Brugia malayi bei 2 Monaten. Klinische Symptome sind Fieberepisoden, Juckreiz, Schmerzen und Spannung in der befallenen Körperregion. Rezidivierende Lymphangitiden und Lymphadenopathien sind häufig. Funikulitis, Epididymitis und Orchitis treten auf. Folgezustände sind Hydrozelen, Chylurie, Lymphödeme und ausgeprägte Elephantiasis. Die in Indien vorwiegend auftretende tropische pulmonale Eosinophilie wird im Verlauf der Filariasis beobachtet.

Pathogenese

Die adulten Würmer verursachen eine Erweiterung des lymphatischen Systems, wobei allergische und immunpathologische Mechanismen zu einer chronischen Erkrankung führen.

Diagnostisches Vorgehen

Die Epidemiologie, ausgeprägte Eosinophilie im peripheren Blut und die klinische Symptomatik weisen auf die Erkrankung. Der tageszeitabhängige Nachweis von Mikrofilarien im Blut sichert die Diagnose. Immundiagnostik ist nur beschränkt verläßlich.

Differentialdiagnose

Andere Erkrankungen mit Lymphödemen sind abzugrenzen.

Therapie

Diäthylcarbamazin (Hetrazan) supprimiert die adulten Würmer und tötet die Mikrofilarien ab. Die heftigen Nebenwirkungen unter Therapie sind auf allergische Reaktionen zurückzuführen und erfordern den Einsatz von Corticosteroiden. Neuerdings wird das semisynthetische Makrolidantibiotikum Ivermectin erfolgreich zur Abtötung der Mikrofilarien eingesetzt. Bei ausgeprägten Lymphödemen sind konservative und operative Maßnahmen möglich, die Elephantiasis ist irreversibel.

Verlauf und Prognose

Die Spätschäden können häufig nicht mehr wesentlich beeinflußt werden. Frühzeitige Diagnose und Behandlung können die Lymphödeme verhindern.

Prophylaxe

Schutz vor Mückenstichen und Bekämpfung der Überträgermücken. Die Diäthylcarbamazin-Prophylaxe wird in ausgewählten Bevölkerungsgruppen mit einigen Erfolg betrieben.

Merke: Die Elephantiasis ist eine in den Tropen bekannte Erkrankung durch die Filarien Brugia malayi, Brugia timori und Wuchereria bancrofti.

Weiterführende Literatur

Ciba Found. Symp.: Filariasis 127 (1987) 305

Neva, F. A., E. A. Ottesen: Tropical (filarial) eosinophilia. New Engl. J. Med. 298 (1978) 1129

Ottesen, E. A. et al.: A Controlled trial of Ivermectin and diethylcarbamazine in lymphatic filariasis. New Engl. J. Med. 322 (1990) 1113

Partono, F.: Diagnosis and treatment of lymphatic filariasis. Parasitol. Today 1 (1985) 52

Sasa, M.: Human filariasis: A global survey of epidemiology and control. University of Tokyo Press, Tokyo 1976

WHO Expert Committee on Filariasis. Wld Hlth. Org. techn. Rep. Ser. 542 (1974); 702 (1984)

Loiasis (Kamerunbeule, Calabarschwellung, afrikanischer Augenwurm)

Definition: Die Loiasis ist eine Filariose, die durch die Wanderfilarie Loa loa verursacht wird. Vektoren bzw. Zwischenwirte sind Bremsen der Gattung Chrysops.

Epidemiologie

Loa-loa-Infektionen treten in West- und Zentralafrika, besonders in den Küstenländern des Golfs von Guinea auf. Die übertragenden Insekten leben entlang von Flußläufen. Sie stechen tagsüber. Millionen Menschen sind befallen.

Entwicklungszyklus: Nach dem Stich der Bremse wachsen die Nematoden in etwa 6 Monaten zu geschlechtsreifen Würmern heran, die bis zu 6 cm lang werden. Sie wandern im Unterhautfettgewebe, unter anderem auch in der Augenbindehaut. Die adulten Filarien können über 10 Jahre im Wirtsorganismus leben und produzieren Mikrofilarien, die nur tagsüber im Blut nachweisbar sind.

Pathophysiologie und Klinik

Prall-elastische Schwellungen (Calabarschwellung) an den Extremitäten mit Spannungsgefühl, zum Teil Juckreiz und Hitzegefühl, treten flüchtig auf. Gelegentlich werden die wandernden Filarien im Unterhautfettgewebe erkennbar und können extrahiert werden.

Diagnostisches Vorgehen

Die Diagnose wird durch den tageszeitabhängigen Nachweis von Mikrofilarien im Blut gestellt. Bei fehlendem Mikrofilariennachweis sind ausgeprägte Eosinophilie, Antikörperbefunde und Epidemiologie diagnostisch hinweisend.

Differentialdiagnose

Angioneurotische Ödeme und andere vorübergehende Schwellungen sind abzugrenzen. Von eingeschränktem Wert ist der sogenannte Mazzotti-Test (Provokation klinischer Symptome durch Hetrazan).

Therapie

Medikament der Wahl ist Diäthylcarbamazin (Hetrazan). Allergische Erscheinungen sind nicht selten, die durch Corticosteroide behandelt werden müssen.

Verlauf und Prognose

Unbehandelt kommt es zu lästigen subjektiven Beschwerden, Hypereosinophilie mit Organschäden, bei Befall des Auges zu Irritationen.

Prophylaxe

Schutz vor Stichen. Der Wert der Diäthylcarbamazinprophylaxe (5 mg/kg KG pro Tag an drei aufeinanderfolgenden Tagen jeden Monat) ist umstritten.

Merke: Infektionen mit der Filarie Loa loa führen nach langer Inkubationszeit zu klinischen Erscheinungen mit wechselnden Schwellungen am Körper.

Weiterführende Literatur

Fain, A.: Les problèmes actuels de la loase. Bull. Wld Hlth Org. 56 (1978) 155

Kern, P.: Loiasis. Internist 25 (1984) 236

Nutman, T. B., et al.: Loa loa infection in temporary residents of endemic regions: Recognition of hyperresponsive syndrome with characteristic clinical manifestations J. infect. Dis 154 (1986) 10

Onchozerkose (Flußblindheit)

Definition: Es handelt sich um eine Erkrankung durch Bindegewebswürmer (Onchocerca volvulus). Die Erkrankung wird durch Kriebelmücken (Simulien) übertragen.

Epidemiologie

Die Überträgermücken finden ihre Brutplätze vor allem an fließenden Gewässern, Savannengebiete werden bevorzugt. Die Erkrankung tritt auf in Westafrika, Mittelamerika, arabische Halbinsel. Man rechnet mit 40 Millionen Infizierten.

Entwicklungszyklus: Nach dem Stich der Mücke entwickeln sich die Filarien zu geschlechtsreifen Würmern, die bis zu 15 Jahren im Körper leben können. Sie produzieren Mikrofilarien, die in der Haut nachweisbar sind.

Pathophysiologie und Klinik

Etwa 1–2 Jahre nach der Infektion treten Hautveränderungen auf (subkutane Knoten, juckende Papeln, fleckige Depigmentierungen an Tibiakanten, Fältelungen der Haut). Die schwerste Schädigung resultiert aus dem Mikrofilarienbefall der vorderen Augenkammer und nachfolgender Keratitis. Endstadium ist die Erblindung.

Diagnostisches Vorgehen

Die Diagnose wird aufgrund der Hautveränderungen, epidemiologischer Hinweise, Eosinophilie und Antikörperdiagnostik möglich. Der direkte Nachweis von Mikrofilarien im „skin snip" beweist die Diagnose. Mazzotti-Test falls Suche nach Mikrofilarien anderweitig erfolglos.

Differentialdiagnose

Subkutane und tiefe Knoten sind von anderen knotigen Erkrankungen wie Lipomen und Atheromen abzugrenzen. Die Augenerkrankung muß von anderen Erkrankungen mit Chorioretinitis abgegrenzt werden.

Therapie

Ivermectin ist heute das Mittel der Wahl. Wie Diäthylcarbamazin (Hetrazan) tötet es nur die Mikrofilarien. Die einmalige Applikation von Ivermectin in mehrmonatigen Abständen führt zu einer starken Reduktion der Mikrofilarendichte. Diäthylcarbamazin muß dagegen über mehrere Wochen verabreicht werden. Einschleichende Behandlung ist notwendig. Antihistaminika und Corticosteroide bei allergischen Reaktionen. Vor der Anwendung von Suramin, das auf die Adulten wirkt, ist zu warnen. Toxische Nebenwirkungen, zum Teil mit Todesfällen, sind beschrieben.

Verlauf und Prognose

Die Prognose ist günstig; in Savannengebieten gibt es jedoch häufige Augenschädigungen (bis zu 10%).

Prophylaxe

Bekämpfung der Überträger, Schutz vor Stichen.

> **Merke:** Die Onchozerkose wird durch Filarien verursacht, die durch Kriebelmücken übertragen werden. Hautveränderungen und subkutane Knochenbildung treten auf. Der Befall der Augenkammer führt langfristig zur Erblindung.

Weiterführende Literatur

Connor, D. H.: Onchocerciasis. New Engl. J. Med. 298 (1978) 379
Greene, B. M., et al.: Comparison of Ivermectin and Diethylcarbamazin in the treatment of onchocerciasis. New Engl. J. Med. 313 (1985) 133
WHO Expert Committee on Onchocerciasis: 3rd Report. Technical Report Series 752 (1987)

Bilharziose (Schistosomiasis)

> **Definition:** Die Bilharziose wird durch Trematoden der Familie Schistosomatidae verursacht. Humanpathogene Arten: Schistosoma haematobium, Schistosoma intercalatum, Schistosoma mansoni, Schistosoma japonicum und Schistosoma mekongi. Die klinische Erscheinung wird durch die Ablage der befruchteten Eier verursacht.

Epidemiologie

Schistosoma haematobium gibt es in großen Teilen Afrikas, auf Mauritius und Madagaskar. Schistosoma mansoni ist im tropischen Afrika vorhanden, auf Madagaskar, auf der arabischen Halbinsel, in Brasilien, Venezuela, auf den kleinen Antillen. Schistosoma intercalatum findet sich in Zentralafrika (Gabun, Kongo). Schistosoma japonicum und mekongi gibt es im südlichen Ostasien, China, Philippinen und Japan (Abb. 11.**97**).

Entwicklungszyklus: Die Schistosomen sind Pärchenegel, die im Mesenterialvenengeflecht oder im Portalvenensystem (Schistosoma mansoni, Schistosoma intercalatum, Schistosoma japonicum, Schistosoma mekongi) oder im Blasenvenengeflecht (Schistosoma haematobium) leben und befruchtete Eier ablegen, die durch die Gefäßwand in den Darm und die Blase gelangen. Aus den Eiern schlüpfen Mirazidien und können Schneckenarten als Zwischenwirt infizieren. Von den Schnecken werden infektionstüchtige Zerkarien ins Wasser ausgeschieden. Die Infektion des Menschen (durch die Haut oder durch die Schleimhaut) geschieht nach Süßwasserkontakt.

Pathophysiologie und Klinik

Man unterscheidet zwischen Blasen- und Darmbilharziose. Blasenbilharziose wird durch Schistosoma haematobium (Abb. 11.**98**), Darmbilharziose durch Schistosoma intercalatum (Abb. 11.**99**), Schistosoma japonicum und Schistosoma mansoni (Abb. 11.**100**) verursacht. Nach der Infektion können die Zeichen einer schweren Infektionskrankheit mit Fieber, Gewichtsverlust, Bauchschmerzen, Gelenkschmerzen, Durchfällen und ausgeprägter Eosinophilie auftreten (Katayama-Syndrom, besonders bei Schistosoma-japonicum-Infektionen). Die Präpatenzzeit ist für die einzelnen Arten unterschiedlich, meist sind Eier nach 6 bis 8 Wochen nachweisbar. Im Verlauf bleibt die Bilharziose bei einer leichten Infektion weitgehend symptomlos. Bei schwerer Infektion (Zahl der Würmer bzw. der abgelegten Eier ist maßgebend) treten bei der Blasenbilharziose Harnwegsinfektion und Hämaturie auf, bei der Darmbilharziose gelegentlich blutige Durchfälle. Ektopische Manifestationen: Nieren, Harnleiter, Genitalien, Leber, Lungen, Herz, Haut, Meningen, Rückenmark und Gehirn.

Die pathologischen Erscheinung treten durch die abgelegten Eier auf, die in den Organen granulomatöse Reaktionen auslösen und je nach Organbefall verschiedene Folgezustände bewirken: chronische Harnleiter- und Nierenerkrankungen bis Niereninsuffizienz, Leberfibrose mit Stauung im portalen Kreislauf (hepatolienale Schistosomiasis), Lungenfibrose, Herzrhythmusstörungen usw. In der Blase und im Darmtrakt treten papillomatöse Veränderungen auf; bei der Blasenbilharziose gilt das Karzinom als eine mögliche Folgekrankheit. Immunologisch tritt gegenüber den parasitären Würmern eine rasche Toleranz ein. Erstaunlicherweise kommt es nicht zu thrombotischen Veränderungen der befallenen Gefäße.

Diagnostisches Vorgehen

Die Diagnose in der akuten Phase gründet sich auf epidemiologische Hinweise, Eosinophilie, Zerkariendermatitis und fieberhaftes Krankheitsbild sowie Antikörperdiagnostik. In der Folge wird die Diagnose durch den direkten Einachweis gesichert. Dafür stehen Filtrationsmethoden und Konzentrationsmethoden von Urin und Stuhl zur Verfügung. Eine weitere Möglichkeit ist die Suche nach Eiern in der Rektum- oder in der Harnblasenbiopsie. Außerdem sind histologische Untersuchungen hilfreich. Der sogenannte Mirazidien-Schlüpfversuch dient dem Viabilitätsnachweis (sehr aufwendig).

Differentialdiagnose

Alle parasitären Erkrankungen mit Eosinophilie und alle Infektionen des Harn- und Intestinaltraktes.

Therapie

Praziquantel (Biltrizid) ist das Mittel der Wahl bei den verschiedenen humanpathogenen Schistosomenarten. Mittel der zweiten Wahl sind Oxamniquine für Schistosoma mansoni, Metrifonat für Schistosoma haematobium-Infektionen. Diese Medikamente sind unwirksam bei Schistosoma japonicum-/Schistosoma mekongi-Infektionen.

Verlauf und Prognose

Unbehandelt geht die schwere Infektion in ein chronisches Stadium über, mit den erwähnten Folgekrankheiten, an denen die Patienten versterben können (z. B. Ösophagusvarizenblutungen).

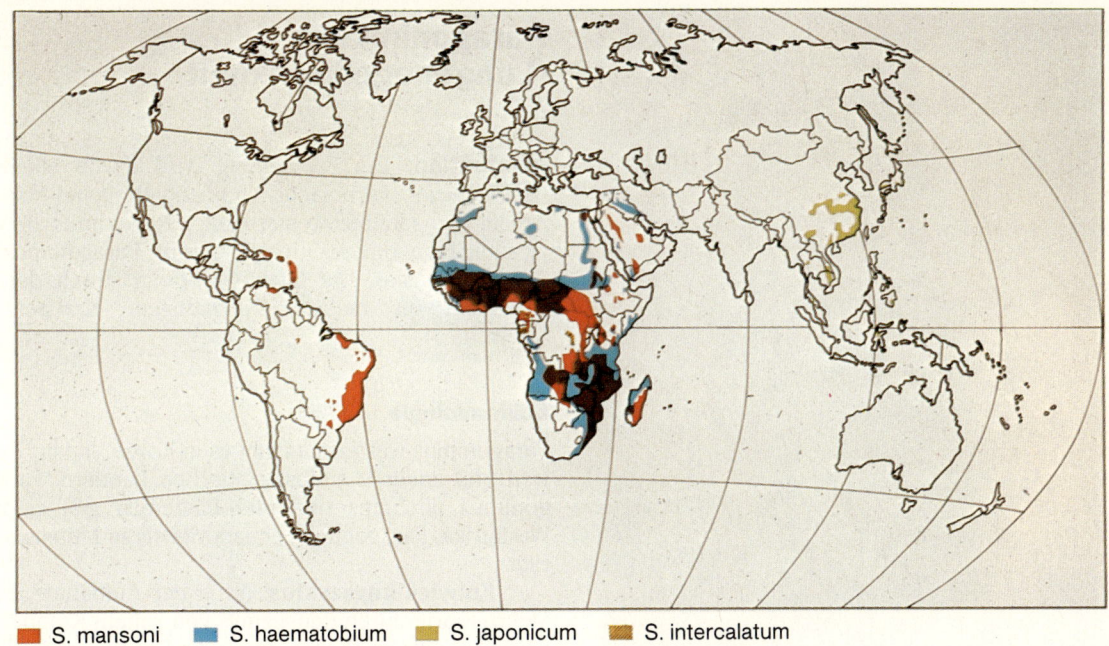

■ S. mansoni   ■ S. haematobium   ■ S. japonicum   ■ S. intercalatum

Abb. 11.**97**   Verbreitungsgebiete der Schistosomiasis

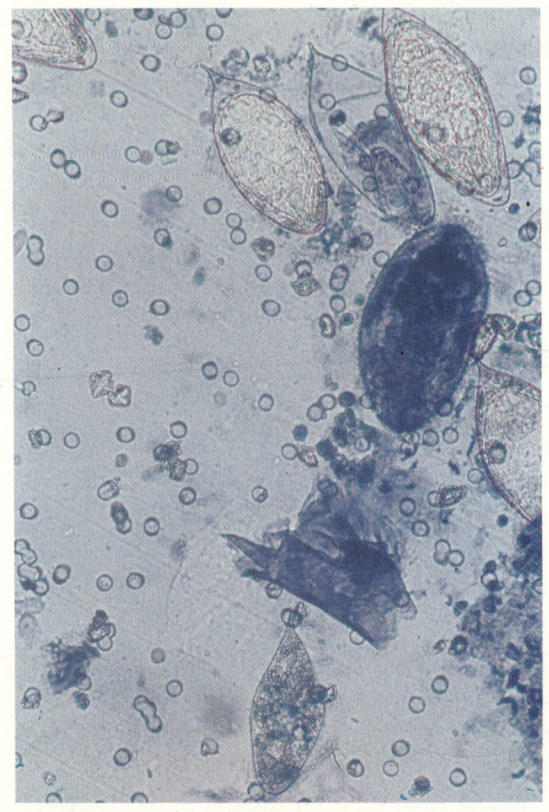

Abb. 11.**98** Schistosoma-haematobium-Eier nach Urinfiltration und Trypanblaufärbung

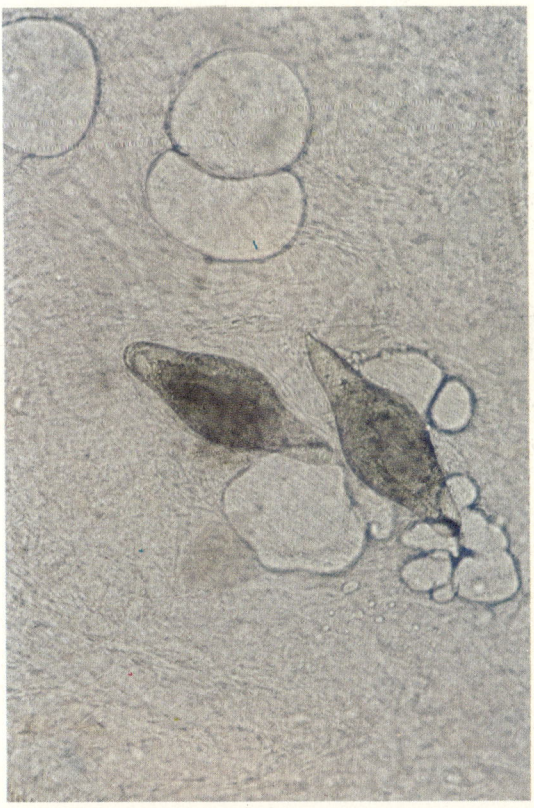

Abb. 11.**99** Eier von Schistosoma intercalatum im Rektum-schleimhaut-Quetschpräparat

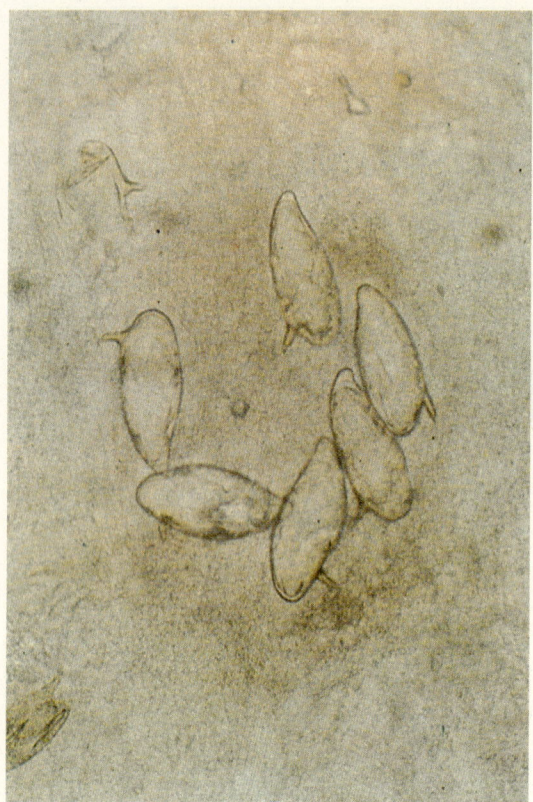

Abb. 11.**100**   Eier von Schistosoma mansoni im Rektumschleim-haut-Quetschpräparat

Paragonimiasis (Lungenegelkrankheit)

Definition: Die Erkrankung wird durch einen Lungenegel verursacht (humanpathogene Formen: Paragonimus westermani, Paragonimus africanus, Paragonimus uterobilateralis, Paragonimus ecuadoriensis). Die Infektion erfolgt durch den Genuß von metazerkarienhaltigem Krabbenfleisch.

Epidemiologie

Paragonimus westermani gibt es in Korea, Japan, Taiwan und anderen südostasiatischen Ländern. Paragonimus africanus und uterobilateralis gibt es in Westafrika, Paragonimus ecuadoriensis in Mittelamerika.

Entwicklungszyklus: Nach der Aufnahme der Metazerkarie durch den Genuß von rohem Krabbenfleisch dringt der Parasit durch die Darmwand in die Peritonealhöhle und die Muskulatur ein. Anschließend penetriert der Parasit durch das Zwerchfell in das Lungenparenchym. Nach Geschlechtsreife werden die Trematodeneier durch die Bronchien abgehustet oder verschluckt. Die Mirazidien befallen den ersten Zwischenwirt (Schnecke), die ausgeschiedenen Zerkarien befallen als zweiten Zwischenwirt Süßwasserkrabben. Endwirte sind Hunde oder wildlebende Raubtiere.

Klinik

Häufigste Symptome sind Husten, Auswurf, Hämoptysen. Röntgenologisch finden sich bilaterale Veränderungen mit Infiltraten, konfluierenden bronchopneumonischen Veränderungen und Aufhellungsbezirken.

Diagnostisches Vorgehen

Der Nachweis von Eiern des Lungenegels im Sputum oder im Stuhl sichert die Diagnose. Die Immundiagnostik ergibt wertvolle Anhaltspunkte.

Differentialdiagnose

Die Abgrenzung zur Tuberkulose ist wichtig.

Therapie

Praziquantel ist das Mittel der Wahl.

Prophylaxe

Der Genuß von rohen Süßwasserkrabben muß vermieden werden.

Merke: Die Paragonimiasis wird durch den Lungenegel hervorgerufen. Differentialdiagnostisch muß die Erkrankung von der Tuberkulose abgegrenzt werden.

Prophylaxe

Schneckenbekämpfung, Verhinderung der Ausbreitung von Mirazidien durch sanitäre Anlagen, Schutz vor Wasserkontakt, Behandlung der Bevölkerung in endemischen Gebieten.

Merke: Die Bilharziose wird durch fünf verschiedene humanpathogene Schistosomen verursacht. Schwerwiegende Folgeerscheinungen können zum Tode führen.

Weiterführende Literatur

Davis, A.: Recent advances in schistosomiasis. Quart. J. Med. Series 58, 226 (1986) 95
Dietrich, M.: Bilharziose. Internist (1984) 222
Mahmond, A. A. F.: Praziquantel for the treatment of helminthic infections. Advanc. intern. Med. 32 (1987) 193
Prata, A.: Schistosomiasis mansoni. Clin. Gastroent. 7 (1978) 49
Warren, K. S.: Schistosomiasis japonica. Clin. Gastroent. 7 (1978) 77
WHO: Epidemiology and control of schistosomiasis. Wld. Hlth. Org. techn. Rep. Ser. 643 (1980) 728 (1985)

Weiterführende Literatur

Chung, C. H.: Human paragonimiasis (pulmonary distomiasis; endemic hemoptysis). In Marcial-Rojas, R. A.: Pathology of Protozoal and Helminthic Diseases. Williams & Wilkins, Baltimore 1971 (p. 504)

Knobloch, J., I. Lederer: Immunodiagnosis of human paragonimiasis by an enzyme Immunoassay. Tropenmed. Parasit. 34 (1983) 21

Sachs, R., P. Kern, I. Voelker: Le Paragonimus uterobilateralis comme cause de trois cas de paragonimose humaine au Gabon. Tropenmed. Parasit. 34 (1983) 105

Volkmer, K.-J.: Diagnostic pattern of African paragonimiasis. Ann. Soc. belge Méd. trop. 55,5 (1975) 535

Clonorchiasis und Opisthorchiasis (Chinesischer Leberegel, Katzenleberegel)

Definition: Die Leberegel sind Gallengangsparasiten. Es werden drei Arten unterschieden, die je nach Infestation Gallenwegserkrankungen hervorrufen können, nämlich Clonorchis sinensins (chinesischer Leberegel), Opisthorchis viverrini und Opisthorchis felineus. Die Infektion erfolgt durch den Genuß von rohem Fisch.

Epidemiologie

Clonorchis sinensis ist häufig in China, Korea, Japan, Vietnam und Laos; Opisthorchis viverrini häufiger in Thailand, Laos und Südvietnam; Opisthorchis felineus (Katzenleberegel) findet sich in Osteuropa und Asien. Die Zahl der Patienten wird weltweit insgesamt auf über 20 Millionen geschätzt.

Entwicklungszyklus: Nach Aufnahme der Metazerkarien mit dem Genuß von rohem Fisch gelangt der Parasit in die Gallenwege. Nach Geschlechtsreife werden Eier ausgeschieden. Die Würmer leben weit über 10 Jahre. Im ersten Zwischenwirt (Schnecke) schlüpfen Mirazidien, entwickeln sich zu Zerkarien, die Fische befallen. Im zweiten Zwischenwirt (Fisch) entwickelt sich die Metazerkarie, die dann in den Endwirt gelangt. Parasitenreservoir ist vorwiegend die Hauskatze.

Pathophysiologie und Klinik

Das klinische Bild ist abhängig von der Zahl der Parasiten und Dauer der Infektion. Als Komplikationen, die die Krankheit anzeigen, treten auf: Hepatomegalie, Cholestase, Koliken und Verdauungsstörungen.

Die Infestation mit Leberegeln begünstigt eine chronisch rezidivierende Cholangitis. Die Folge sind fibrosierende Leberveränderungen, in einem Teil der Patienten auch Cholangiokarzinome.

Diagnostisches Vorgehen

Leberenzymwerte können erhöht sein, Eosinophilie ist oft nachweisbar. Die Diagnose erfolgt durch Einachweis in der Stuhlprobe bzw. im Duodenalsaft.

Differentialdiagnose

Differentialdiagnostisch müssen akute und chronische Gallenwegserkrankungen abgegrenzt werden.

Verlauf und Prognose

Bei den meisten Patienten verläuft die Krankheit über lange Zeit symptomlos. Chronische Cholangitis und Entwicklung eines Cholangiokarzinoms sind möglich.

Therapie

Das Mittel der Wahl ist Praziquantel (Biltrizid).

Merke: Die Clonorchiasis bzw. Opisthorchiasis wird durch Trematoden verursacht, die sich in den Gallenwegen aufhalten. Die Infektion erfolgt mit dem Genuß von rohem Fischfleisch.

Weiterführende Literatur

Dooley, J. R., R. C. Neafie: Clonorchiasis and opisthorchiasis. In Binford, C. H., D. H. Connor: Pathology of Tropical and Extraordinary Diseases. Armed Forces Institute of Pathology, Washington 1976 (p. 509)

Horstmann, R. D., et al.: High efficacy of Praziquantel in the treatment of 22 patients with Clonorchis/Opistorchis infections. Tropenmed. Parasit. 32 (1981) 157

Seah, S. K. K.: Digenetic trematodes. Clin. Gastroent. 7 (1978) 98

Sonakul, D., et al.: Hepatic carcinoma with opisthorchiasis. Southeast Asian J. trop. Med. Pub. Hlth. 9 (1978) 215

Sun, T.: Pathology and immunology of Clonorchis sinensis infection of the liver. Arm. Clin. Lab. Sci 14 (1984) 208

Prophylaxe von Tropenkrankheiten

In tropischen und subtropischen Ländern ist das Risiko, eine „Tropenkrankheit" zu bekommen, unterschiedlich hoch. Es richtet sich zunächst weitgehend nach dem Vorkommen verschiedener Erkrankungen, das für Kontinente und Regionen äußerst unterschiedlich ist. Das Risiko, an einer Tropenkrankheit zu erkranken, ist in Singapur äußerst gering, im Urwald eines Landes im Bereich des tropischen Afrika jedoch sehr groß.

Verminderung des Expositionsrisikos

Eine Kleidung, die möglichst große Teile des Körpers auch in großer Hitze bedeckt, schützt gegenüber Insektenstichen. Das Tragen von festen Schuhen verhindert das Eindringen von Hakenwürmern, Sandflöhen usw., die im Boden vorhanden sind. Der Aufenthalt in einem klimatisierten Haus, in dem durch Insektizide mögliche Übertragertiere ausgerottet sind, bietet einen weitreichenden Schutz im Gegensatz zum Aufenthalt im Freien, insbesondere nachts oder in der Dämmerung. Falls solche Räumlichkeiten nicht zur Verfügung stehen, ist bei einem Aufenthalt im Urwald immer noch zu einem Moskitonetz zu raten. Sogenannte Repellents, einschließlich Vitamin-B-Präparate, haben offensichtlich nur geringfügige Wirksamkeit. Wasserkontakte in Binnengewässern, in denen Bilharziose vorkommt, sind zu meiden.

Schutz vor klimatisch und durch mangelhafte Hygiene bedingtem Krankheitsrisiko

Wer in tropischen oder subtropischen Ländern Wasser aus Binnengewässern oder der allgemeinen Wasserversorgung trinkt, setzt sich dem Risiko einer bakteriellen oder Protozoeninfektion (Amöben, Lamblien) aus. Lebensmittel verderben in heißen Klimata rasch. Aus diesem Grunde sollte man bei kalten Büfets sehr vorsichtig sein und vorbereitete Salate, insbesondere wenn sie mit Mayonnaise angemacht sind, meiden. Alle Mahlzeiten mit gehacktem Fleisch sollten gemieden werden.

Impfungen

Eine wirksame Impfung gibt es gegen das Gelbfieber. Impfung gegen Cholera verhindert nicht die Erkrankung. Sie bietet jedoch offensichtlich bei regelmäßiger 6monatiger Wiederimpfung einen Teilschutz, der die Erkrankung leichter ablaufen läßt. Ein oraler Impfstoff gegen Typhus ist gut verträglich. Hepatitis-B-Impfung bei Risiko wird nach vorheriger Untersuchung des Antikörperstatus empfohlen. Die Pockenimpfung ist nicht mehr erforderlich, da Pockenerkrankungen seit Ende 1977 nicht mehr vorgekommen sind. Eine Aktivimpfung gegen Hepatitis A steht vor der Zulassung. Gegen die meisten Tropenkrankheiten gibt es keine Impfungen. Eine Tollwutimpfung kann unter bestimmten Bedingungen sinnvoll sein.

Prophylaxe durch Medikamente

In Ländern, in denen Malaria endemisch ist, ist eine Malariaprophylaxe immer anzuraten (s. Kapitel „Malaria"). Regelmäßige Medikamenteneinnahmen gegen Filariosen und gegen Schlafkrankheit sind umstritten. Prophylaktische Einnahmen von Medikamenten gegen Entamoeba histolytica können nicht empfohlen werden. Um die sogenannte Reisediarrhö zu vermeiden, ist teilweise eine Dauerprophylaxe mit Antibiotika, z. B. neomycinhaltigen Präparationen, Sulfonamiden oder Tetracyclinen empfohlen worden. Wegen der damit verbundenen Risiken, insbesondere den Einflüssen auf die bakterielle Flora des Darmtraktes und die mögliche Resistenzbildung ist davon dringend abzuraten. Die bisher vorgelegten Untersuchungen reichen für die Empfehlung keineswegs aus.

Prophylaxe mit γ-Globulin

γ-Globulinpräparationen, die in Deutschland hergestellt sind, haben einen hohen Antikörpergehalt gegen Hepatitis A. Für diejenigen Personen, die bisher keine Hepatitis A durchgemacht haben, ist die mindestens alle 2−3 Monate verabreichte Injektion von γ-Globulin sicher nützlich bis die Hepatitis-A-Impfung zugelassen ist. Gegen Hepatitis B oder Hepatitis C, E schützt die γ-Globulinprophylaxe nicht. Auch andere Erkrankungen in den Tropen werden damit nicht abgedeckt. Der Wert der γ-Globulinprophylaxe ist also begrenzt.

Merke: Eine Prophylaxe gegen Tropenkrankheiten ist durchaus möglich. Man kann sich schützen durch individuelle hygienische Maßnahmen und entsprechende Kleidung. Vermeiden von Wasserkontakten und leicht verderblichen Mahlzeiten, durch spezifische Impfungen, unspezifische Gammaglobulinprophylaxe (gegen Hepatitis A) und kontinuierlich eingenommene prophylaktische Medikamente.

Weiterführende Literatur

Steffen, R.: Reisemedizin. Epidemiologie der Gesundheitsstörungen bei Interkontinentalreisenden und präventivmedizinische Konsequenzen. Springer, Berlin 1984
Wolfe, M. S.: Health Hints for the Tropics. 10.ed, Amer. Soc. trop. Med. Hyg., Washington 1989

Krankheiten durch Pilze

P. M. Shah

Einführung

Mykosen lassen sich klinisch in vier gut abgegrenzte Gruppen einteilen (Tab. 11:**42**).

1. **Oberflächliche Mykosen** mit weltweiter Verbreitung. Sie führen zu lokalisierten Veränderungen an Haut oder Haaren.
2. **Subkutane Mykosen,** bei denen die Infektion nicht nur die Haut, sondern auch die Subkutis befällt. Diese kommen fast ausschließlich in den tropischen Regionen der Erde vor. Sie verursachen meist gutartige, chronisch verlaufende Erkrankungen.
3. **Systemische Mykosen** durch *obligat pathogene Erreger,* wie die Histoplasmose, Blastomykose, Parakokzidioidomykose, deren geographische Verbreitung genau bekannt ist, bzw.
4. **Systemische Mykosen** durch *fakultativ pathogene Pilze,* wie die Kryptokokkose, Aspergillose, Zygomykose bzw. Kandidose. Die fakultativ pathogenen Pilze sind normale Bewohner der Schleimhäute bzw. der Haut oder entstammen der normalen Umwelt und führen unter bestimmten Konditionen zu systemischen Infektionen.

Mit wenigen Ausnahmen sind Mykosen nicht von Mensch zu Mensch übertragbar. In vitro werden durch manche Pilzarten Exotoxine (z. B. Aflatoxin) gebildet; ob diese Pilze in der Lage sind, Endotoxine zu bilden, ist nicht bekannt. Ob eine Infektionskrankheit durch fakultativ pathogene Pilze verursacht wird oder nicht, hängt von der Abwehrlage des Patienten ab. Daher kommen Pilzinfektionen fast ausschließlich bei Patienten mit schlechtem Allgemeinzustand oder mit zur Abwehrschäche führenden Grundkrankheiten (z. B. immunsuppressive oder zytostatische Therapie, Infektion durch HIV) vor.

Oberflächliche Mykosen

Definition: Oberflächliche Mykosen der Haut, der Kopf-, Gesichts- und Schamhaare. Sie kommen ubiquitär vor.

Pityriasis versicolor und Piedra

Erreger und Epidemiologie

Pityriasis versicolor wird durch Malassezia furfur, Piedra alba durch Trichosporon beigelii und Piedra nigra durch Piedraia hortae hervorgerufen. Die Erreger kommen weltweit vor, überwiegend jedoch in heißen Klimazonen.

Klinik

Pityriasis versicolor ist bei jungen Erwachsenen häufiger als bei Kindern und älteren Personen. Die Hautherde sind rund oder oval, und, wenn sie zusammenfließen, polyzyklisch. Zu Beginn sind sie hellrosa und werden später milchkaffeefarbig.

Prädilektionsstellen sind talgdrüsenreiche Regionen der Haut, z. B. der Hals- und Brustbereich. Die Handflächen und Fußsohlen werden nicht befallen.

Die **Piedra** ist ein Pilzbefall der Haare. Man findet kleine, grauweiße, weiche (Piedra alba) oder harte, schwarze (Piedra nigra) Knötchen auf den Haaren. Die Haut wird nicht befallen.

Diagnostisches Vorgehen

Pityriasis versicolor wird durch mikroskopische und kulturelle Untersuchung der Hautschuppen und Untersuchung der befallenen Regionen im Wood-Licht (Quarzlampe mit Schwarz-UV-Filter) bestätigt. Die Piedra läßt sich sowohl mikroskopisch als auch kulturell nachweisen.

Differentialdiagnose

Piedra versicolor muß vom Erythrasma abgegrenzt werden, das eher in den Regionen mit großer Schweißbildung (Inguinal-, Axillar- und Submammärfalten) vorkommt. Die Piedra darf nicht mit Nissen der Pedikulose verwechselt werden.

Therapie

Piedra versicolor spricht gut auf topische Anwendung von Selensulfid oder Imidazolderivaten (z. B. Clotrimazol) an. Rezidive sind jedoch häufig. Eine systemische Behandlung mit Azolderivaten (z. B. Ketokonazol) ist meist nicht indiziert. Bei der Piedra stellt die Rasur die einfachste, billigste und effektivste Therapie dar.

Merke: Oberflächliche Haut- und Haarmykosen kommen weltweit vor. Sie sprechen gut auf lokale Behandlungsmaßnahmen an.

Tabelle 11.**42**   Einteilung der Mykosen

Typ	Erkrankung	Erreger	Geographische Verbreitung
Oberflächliche Mykosen	Pityriasis versicolor	Malassezia furfur	weltweit
	weiße Piedra	Piedra beigelii	weltweit
	schwarze Piedra	Piedra hortae	Südostasien, Afrika
Kutane Mykosen	Dermatophytose (Trichophytie des Kopfes, der Haut, Nägel)	*Dermatophyten:* Trichophyton Species Epidermophyton Species Microsporum Species	weltweit
	Dermatomykosen	*Dermatomyzeten:* Scytalidium Species Arthrographis Species Hendersonula Species u. a.	weltweit
	Kandidose (Soor)	Candida albicans u. a.	weltweit
Subkutane Mykosen	Chromoblastomykose noduläre Subkutanmykose	Fonsecaea pedrosoi u. a. Exophiala jeanselmei, Wangiella dermatitidis u. a.	tropische Regionen weltweit
	mykotisches Myzetom	Pseudoallescheria boydii, Madurella mycetomatis u. a.	tropische Regionen
	Sporotrichose	Sporothrix schenkii	weltweit
Systemische Mykosen 1. Obligat pathogene Infektionen	Histoplasmose	Histoplasma capsulatum	USA, Südamerika, Afrika
	Blastomykose	Blastomyces dermatitidis	Nordamerika, Afrika
	Parakokzidioidomykose	Paracoccidioides brasiliensis	Süd-USA, Südamerika
	Kokzidioidomykose	Coccidioides immitis	Süd-USA, Südamerika
2. Fakultativ pathogene Infektionen	Kryptokokkose	Cryptococcus neoformans	weltweit
	Aspergillose	Aspergillus fumigatus u. a.	weltweit
	Zygomykose	Mucor species	weltweit
	Kandidose (systemisch)	Candida albicans u. a.	weltweit

Weiterführende Literatur

Chetty, G. N., A., Kamalam, A. S. Thanbiaa: Pityriasis versicolor. A study of 200 cases in a tropical skin clinic. Mykosen 22 (1979) 246
Emmons, C. W., C. H. Binford, J. P. Utz, K. J. Kwon-Chung: Medical Mycology. Lea & Febiger, Philadelphia 1977
Gatz, H.: Die Pilzkrankheiten der Haut durch Dermatophyten. In. Jadassohn's Handbuch, Ergänzungsband. Springer, Berlin 1962

Kutane Mykosen

Dermatophytosen, Dermatomykosen

Definition: Infektion der Haut und Hautanhangsgebilde (Haare und Nägel) durch eine Vielzahl von Dermatophyten (Trichophyton- und Microsporum-Arten), sog. Dermatophytosen bzw. durch Dermatomyceten, sog. Dermatomykosen.

Erreger und Epidemiologie

Die Erreger kommen weltweit im Erdboden vor. Die Trichophytie (Mikrosporie des behaarten Kopfes), die Dermatophytosen der Extremitäten und der Nägel

(Onchomykosen) werden durch verschiedene Trichophyton- oder Microsporum-Arten verursacht. Die Dermatophyten befallen nur die toten Hautstrukturen, z. B. Stratum corneum, Haare und Nägel.

Klinik

Die meisten Dermatophytosen sind selbstlimitierende Infektionen und heilen ohne Behandlung in 3–4 Monaten ab. Sie können jedoch bei Abwehrschwäche (Steroidgabe, Unterernährung) chronifizieren.

Beim Befall der **Haare** brechen diese zwei oder drei Millimeter über dem Hautniveau ab. Daher ist die lokale Alopezie ein auffälliger Befund. Die Kopfhaut erscheint erythematös und ist leicht schuppend. Befallen werden fast ausschließlich Schädel- und Gesichtshaare. Die Dermatophytosen der **Hände** sind meist einseitig (überwiegend rechts). Bei der akuten dyshidrotischen (ekzematoiden) Form findet man Bläschen, die leicht platzen. Es können Juckreiz, Ameisenlaufen und leichtes Brennen auftreten. Die chronische Form ist durch hyperkeratotische, überwiegend plantar und/oder palmar verteilte Herde gekennzeichnet. Bei der *Onchomykose* fällt zunächst eine Farbänderung am distalen Ende des Nagels auf. Bei der Fortentwicklung verfärbt sich der Nagel gelb und wird brüchig. Klinische Symptome sind in der Regel nicht vorhanden. Die Dermatophytosen bleiben lokal begrenzt. Sie stellen jedoch als Eintrittspforte für andere Erreger (vor allem Bakterien) bei Patienten mit Grunderkrankung eine Gefahrenquelle dar.

Diagnostisches Vorgehen

Der Verdacht läßt sich durch mikroskopische und kulturelle Untersuchung in den meisten Fällen bestätigen. In vielen Fällen ist auch die Untersuchung mit Wood-Licht hilfreich.

Differentialdiagnose

Die Dermatophytose muß vor allem von der Psoriasis abgegrenzt werden.

Therapie

Die meisten Dermatophytosen sprechen gut auf die lokale Anwendung von Imidazol-Derivaten (Clotrimazol, Miconazol) an. Bei chronischem Verlauf und vor allem bei schwererer Onchomykose muß Griseofulvin p. o. (15–20 mg/kg/KG Tag) über einen längeren Zeitraum verabreicht werden.

> **Merke:** Chronische, meist gutartige Infektionen der Haut und Hautanhangsgebilde. Sie sprechen gut auf lokale Therapie an.

Weiterführende Literatur

Grigoriu, D., J. Delacrétaz, D. Borelli: Lehrbuch der Medizinischen Mykologie. Editiones Roche, Basel. Huber, Bern 1984
Emmonds, C. W., C. H. Binford: Medical Mycology. Lea & Febiger, Philadelphia 1977
Rippon, J. W.: Medical Mycology: The Pathogenic Fungi and the Pathogenic Actinomycetes. Saunders, Philadelphia 1988

Kandidose (Moniliose, Soor)

> **Definition:** Man unterscheidet oberflächliche, tiefe und systemische (generalisierte) Formen der Infektion durch Candida-Spezies. Am häufigsten wird Candida albicans nachgewiesen, aber auch andere Arten können eine Infektion verursachen.

Erreger und Epidemiologie

Zahlreiche Spezies sind bekannt. Klinisch wichtig sind Candida albicans (Typ A und B), glabrata, guilliermondi, kefyr, parapsilosis, tropicalis, catemulata und famata. Sie sind ubiquitär verbreitet und kommen in niedriger Keimzahl als Teil der Standortflora der Haut und Schleimhaut vor. Sie sind fakultativ pathogen. Krankheit verursachen sie beim abwehrgeschwächten Patienten, oder wenn sie sich bei Patienten mit antibakterieller Therapie stark vermehren können. Die Infektion wird nicht von Mensch zu Mensch übertragen.

Klinik

Bei **lokalisierter** (oberflächlicher) Kandidose handelt es sich um einen Befall der Hautfalten (interdigital, anogenital, submammär) oder des Nagels. Bei der Intertrigo (Hautfaltenbefall) bilden sich zunächst Rhagaden mit leichter Rötung der Haut und Schuppung. Gelegentlich kann eine leichte Nässung vorliegen. Die Herde sind im allgemeinen scharf begrenzt. Der Befall der Nagelplatte (Onchomykose) kann mit einer entzündlichen Schwellung des Nagelwalls (Peri- oder Paronychie) einhergehen. Zunächst wird der proximale Nagelfalz befallen. Die Infektion verbreitete sich allmählich und führt zur Schwellung des Nagelwalls. Bei der Peri- bzw. Paronychie liegen Juckreiz sowie anhaltende Schmerzen mit allen Zeichen einer lokalen Entzündung vor.

Die **tiefe** Kandidose (vor allem der Schleimhäute im Oropharynx, Ösophagus, Vagina) geht mit stärkeren klinischen Symptomen wie Juckreiz, Brennen, Schluckstörungen oder Ausfluß (bei Vaginalmykose) einher. Bei der klinischen Untersuchung fallen zu Beginn weiße Stippchen auf, die beim Fortschreiten konfluieren und zu ausgedehnten flächenhaften weißen, nicht abstreifbaren Belägen zusammenwachsen können.

Die **systemische** Kandidose ist ein lebensbedrohlicher Zustand. Sie kommt vor allem bei Patienten mit schwerer Granulozytopenie im Rahmen einer zytostatischen und antibakteriellen Breitspektrumtherapie vor. Die Infektion ist fast ausschließlich endogenen Ursprungs. Gefährdet sind auch Patienten mit Venenkatheter und ausgedehnter Verbrennung. Bei hämatogener Streuung werden u. a. Lungen, Endokard, Nieren und das zentrale Nervensystem befallen.

Diagnostisches Vorgehen

Da Candida-Spezies als Anteil der normalen Standortflora vorkommen, ist der mikroskopische oder kul turelle Nachweis im nicht steril entnommenem Material nicht gleichbedeutend mit dem Infekterreger. Die serologische Untersuchung zur Bestätigung einer Kandidose muß mehrmals wiederholt werden. Ein signifikanter Antikörperanstieg zusammen mit hohem Antigentiter kann eine systemische Mykose bestätigen. Beide Tests (Antikörper- und Antigennachweis) können derzeit nicht vorbehaltlos empfohlen werden. Hilfreich ist eine histologische Untersuchung von Gewebsproben.

Der intrakutane Hauttest mit Candidin (oder Levurin) hat nur einen sehr begrenzten diagnostischen Wert, da Candida saprophytär vorkommen. Der Test kann sogar bei manifester systemischer Kandidose negativ ausfallen, wenn der Patient nicht sensibilisiert ist.

Therapie

Oberflächliche Haut- und Schleimhautkandidosen sprechen auf die topische Anwendung von Antimykotika (z. B. Nystatin, Amphotericin B, Clotrimazol) gut an. Bei ausgedehntem Befall — vor allem bei gleichzeitig vorliegendem Immundefekt — muß eine systemische Therapie mit Azolderivaten (Ketokonazol, Fluconazol) durchgeführt werden. Bei generalisierter Kandidose (z. B. Endokarditis) ist Amphotericin B in Kombination mit 5-Fluorocytosin indiziert.

Merke: Candida-Spezies kommen ubiquitär vor. Sie verursachen meist lokale oberflächliche Haut- und Schleimhautmykosen, die auf topische Therapie gut ansprechen. Systemische Infektionen treten bei immunsupprimierten Patienten (Organtransplantation oder unter Zytostatikatherapie) auf. Diagnose durch Erregernachweis im steril entnommenen Material. Interpretation serologischer Befunde problematisch. Therapie bei systemischer Mykose mit Amphotericin B+5-Fluorocytosin.

Weiterführende Literatur

Grigoriu, D., J. Delacrétaz, D. Borelli: Lehrbuch der medizinischen Mykologie. Editiones Roche, Basel. Huber, Bern 1984
Odds, F. C.: Candida and Candidosis. Baillière Tindall, London 1988
Peterson, E. E.: Infektionen in Gynäkologie und Geburtshilfe. Thieme, Stuttgart 1988
Rippon, J. W.: Medical Mycology. Saunders, Philadelphia 1988

Subkutane Mykosen

Chromoblastomykose

Definition: Die Chromoblastomykose (auch Chromomykose genannt) ist eine chronische Infektion der Haut und der Subkutis durch verschiedene pigmentierte Pilze der Familie Dermatiaceae.

Erreger und Epidemiologie

Die Chromoblastomykose kommt überwiegend in den tropischen und subtropischen Regionen vor. Verschiedene Erreger, deren taxonomische Bezeichnung noch nicht endgültig feststeht, können die Krankheit hervorrufen. Es handelt sich um im Boden vorkommende, braunpigmentierte Pilze der Familie Dermatiaceae.

Klinik

Der Pilz dringt im Rahmen einer Verletzung in die Haut ein und vermehrt sich langsam in situ. Am häufigsten sind die Füße oder unteren Extremitäten betroffen. An der Eintrittspforte sieht man zunächst eine kleine Papel, die sich langsam proximal ausdehnt. Juckreiz kann fehlen, in Einzelfällen aber auch sehr stark vorhanden sein. Der Primärherd entwickelt sich nur sehr langsam, und im Laufe der Zeit können multiple verruköse Knoten entstehen. Im fortgeschrittenen Stadium liegt ein blumenkohlartiges Aussehen vor. Die Erkrankung besteht meist seit mehreren Jahren, bevor der Patient vorstellig wird, was meist durch eine sekundäre Infektion nötig wird. Rezidivierende Sekundärinfektionen führen zum Lymphstau mit anschließender Elephantiasis.

Diagnostisches Vorgehen

Die Diagnose Chromoblastomykose wird durch den Nachweis des pigmentierten Pilzes im Biopsiematerial oder im Hautkratzpräparat bestätigt.

Differentialdiagnose

Differentialdiagnostisch müssen eine nordamerikanische Blastomykose, Hauttuberkulose, Lepra, Sporotrichose, Framboesie oder tertiäre Syphilis in Erwägung gezogen werden.

Therapie

Im Frühstadium ist die chirurgische Exzision Therapie der Wahl. Auch lokale Wärmeapplikation (> 40 °C) ergibt gute Ergebnisse. Die Chemotherapie (Kombination von Amphotericin B mit 5-Fluorocytosin) hat bislang nicht zu befriedigenden Resultaten geführt. Es wird eine Kombination von Chemotherapie und Wärmeanwendung empfohlen.

Merke: Die Chromoblastomykose ist eine chronische Mykose der Haut und Subkutis, die überwiegend in tropischen und subtropischen Regionen vorkommt. Im frühen Stadium erzielt man durch chirurgisches Vorgehen die günstigsten Ergebnisse. Sie stellt als Eintrittspforte für bakterielle Superinfektionen eine Gefahrenquelle dar.

Weiterführende Literatur

Grigoriu, D., J. Delacrétaz, D. Borelli: Lehrbuch der medizinischen Mykologie. Editiones Roche, Basel. Huber, Bern 1984
Mohapatra, L. L., V. K. Sood, H. L. E. Grueber: Chromoblastomycosis in India and Nepal. Mykosen 10 (1968) 309
Rippon, J. W.: Medical Mycology. Saunders, Philadelphia 1988

Noduläre Subkutanmykose

Definition: Die noduläre Subkutanmykose (Synonym: Phaeohyphomykose) ist eine subkutane Pilzinfektion durch verschiedene braunpigmentierte Pilzspezies.

Erreger und Epidemiologie

Ungefähr 40 Spezies aus der Familie Dermatiaceae sind bei humanen Infektionen nachgewiesen worden. Sie kommen weltweit im Erdboden vor. Bei kleinsten Traumen kann der Erreger in die Subkutis eindringen, wo er sich vermehren kann.

Klinik

Überwiegend kommt der Hautbefall mit Beteiligung der Subkutis vor, daher der Name. Selten sind andere Organe, z. B. das zentrale Nervensystem, die Hornhaut u. a. betroffen. Meist liegt ein solitärer, indolenter, hartelastischer, am Anfang der Erkrankung gut verschieblicher, hautfarbener Knoten vor. Dieser kann mit dem Fortschreiten der Erkrankung ulzerieren, und es entleert sich Flüssigkeit, in der braunpigmentierte Pilzfäden nachgewiesen werden können. Lymphknotenschwellungen sind selten.

Diagnostisches Vorgehen

Die mikroskopische und kulturelle Untersuchung des Knoteninhalts bestätigt die Diagnose. Die beimpften Agarplatten müssen jedoch bei 25–30 °C für 4–6 Wochen bebrütet werden, da es sich um sehr langsam wachsende Pilze handelt.

Differentialdiagnose

Andere Hautmykosen – vor allem die Chromoblastomykose und verruköse Formen der Hauttuberkulose – kommen differentialdiagnostisch in Frage.

Therapie

Die chirurgische Exzision ist die Therapie der Wahl. Zusätzlich wird perioperativ ein Antimykotikum (Amphotericin B oder 5-Fluorocytosin oder ein Imidazolderivat) systemisch verabreicht.

Merke: Die noduläre Subkutanmykose kommt weltweit vor. Die Hautknoten sind meist solitär. Mikroskopisch können die Pilze im Knoteninhalt nachgewiesen werden. Die Exzision ist die Therapie der Wahl.

Weiterführende Literatur

Grigoriu, D., J. Delacrétaz, D. Borelli: Lehrbuch der medizinischen Mykologie. Editiones Roche, Basel. Huber, Bern 1984
Kempson, R. L., W. H. Sternberg: Chronic subcutaneous abscess caused by pigmented fungi, a lesion distinguishable from cutaneous chromoblastomycosis. Amer. J. clin. Pathol. 39 (1964) 598
Schwartz, J. S., C. W. Emmons: Subcutaneous cystic granuloma caused by fungus of wood pulp (Phialophora richardsiae). Amer. J. clin. Pathol. 49 (1968) 500

Mykotisches Myzetom (Maduramykose, Madurafuß)

Definition: Myzetome sind chronische, lokal begrenzte, progressive, mit Zerstörung der Haut, Subkutis, Muskeln und auch Knochen einhergehende Infektionen durch verschiedene Fadenpilzarten.

Erreger und Epidemiologie

Die Erreger der Myzetome kommen weltweit zwischen den Breitengraden 15° Süd und 30° Nord vor. Am häufigsten wird die Infektion in Afrika, Südasien und in den tropischen Regionen Amerikas beobachtet. Je nach Region werden echte Pilze (Eumyzeten), Actinomyzeten oder Nokardien (eine Bakterienart) als Erreger beschrieben.

Klinik

Die saprophytär im Erdboden lebenden Erreger dringen über kleine Traumen beim Barfußlaufen in die Haut ein und vermehren sich langsam unter Zerstörung der tiefer liegenden Gewebsteile. Die Läsionen können aber auch bei Lastenträgern am Rücken oder in der Schulterregion vorkommen. Zunächst liegt eine schmerzlose Schwellung – z. B. des Fußes – vor. Den ersten Papeln bzw. subkutanen Knoten folgen lokalisierte Abszesse, die allmählich abheilen, aber bald entstehen weitere Läsionen an anderen Stellen. Fieber und Schmerzen deuten auf eine bakterielle Superinfektion hin.

Diagnostisches Vorgehen

Die Trias induzierte Schwellung, multiple Abszesse, aus denen sich Eiter mit Granula entleert, und die Lokalisation am Fuß sind für ein Myzetom charakteristisch. Der Erreger läßt sich mikroskopisch und kulturell nachweisen.

Differentialdiagnose

Im fortgeschrittenen Stadium kann bei Knochenbefall eine Abgrenzung gegenüber einer Osteomyelitis erhebliche Schwierigkeiten bereiten. Die Botryomykose, eine bakterielle Infektion der Haut und Subkutis, kann einem Myzetom sehr ähnlich sehen.

Therapie

Myzetome durch echte Pilze sprechen auf antimykotische Therapie (z. B. mit Amphotericin B) nicht an. Die Nokardiosen sind demgegenüber empfindlich gegenüber Sulfonamiden. Bei ausgedehnter Maduramykose des Fußes bleibt nur eine Amputation übrig.

Merke: Myzetome werden überwiegend in Afrika, Südasien bzw. Südamerika beobachtet. Befallen ist meist der Fuß, der beim Barfußlaufen infiziert wird. Die Infektion durch Nokardien spricht auf Sulfonamide gut an. Bei den echten Pilzmyzetomen bleibt nur eine Amputation.

Weiterführende Literatur

Pettit, J. H. S.: Subcutaneous mycoses. In Manson-Bahr, P. E. C., D. R. Bell: Manson's Tropical Diseases. Baillière Tindall, London 1987

Sporotrichose

Definition: Eine durch Sporothrix schenckii verursachte chronische subkutane Mykose, die von kleinen Hauttraumen ausgehend, sich entlang der Lymphbahnen proximal ausdehnt.

Erreger und Epidemiologie

Sporothrix schenckii kommt weltweit im Erdboden und auf Pflanzen vor. Die Infektion wird meist durch Mikrotraumen bei Verletzung (z. B. durch Rosendornen) erworben. Größere Epidemien sind bei Wald- und Bergarbeitern aufgetreten.

Klinik

Die **kutane** Sporotrichose beginnt 1–12 Wochen nach Verletzung lokal an der Eintrittsstelle als kleine, indolente rote Papel, die sich langsam vergrößert und aus der sich gelegentlich sanguilentes Sekret entleert. Im Verlauf entstehen neue Läsionen proximal entlang der Lymphbahnen (**lymphokutane** Sporotrichose). Eine hämatogene Streuung ist extrem selten. Läsionen entwickeln sich langsam zu Geschwüren, bleiben jedoch auf die Subkutis begrenzt. Spontanheilungen treten auf. Die **extrakutane** Sporotrichose wird meist bei Patienten mit Diabetes mellitus, Lymphom oder Corticosteroidtherapie angetroffen. Betroffen können sein: Auge, Knochen, Gelenke usw. Eine Eintrittspforte ist meist nicht mehr eruierbar. Beim Befall der Lungen liegen subfebrile Temperaturen, Husten und Auswurf vor. Die Erkrankungen verlaufen meist chronisch schleichend.

Diagnose

Die Diagnose wird durch Anzucht aus Sekret oder Biopsiematerial bestätigt. Blut-, Knochenmark- und Urinkulturen bleiben meist negativ. Immunologische Methoden liegen nicht vor.

Therapie

Die kutane Form spricht gut auf die orale Gabe von Kaliumjodid an. Auch lokale Wärmeapplikation ist nützlich. In seltzenen Fällen kann Ketokonazol (400 mg/Tag) verabreicht werden. Die extrakutane Form erfordert die parenterale Gabe von Amphotericin B (0,5 mg/kg KG/Tag bis zur Gesamtdosierung von 1,5–2,5 g).

Differentialdiagnose

Die kutanen Läsionen sind von einer Leishmaniose oder einem Myzetom abzugrenzen. Größere Läsionen können einer verrukösen Tuberkulose ähneln.

Merke: Die Sporotrichose ist eine subkutane Infektion durch Sporothrix schenkii, der ubiquitär im Erdboden vorkommt. Die Infektion verläuft chronisch und schreitet entlang der Lymphbahnen proximal fort. Spricht gut auf orale Gabe von Kaliumjodid an. Bei extrakutanem Befall ist die intravenöse Gabe von Amphotericin B indiziert.

Weiterführende Literatur

Bowen, G. W., R. Brown, C. Berman, F. A. Brandt, A. F. Helm, M. W. Simpson, F. W. Simson, D. Weintroub: Sporotrichosis infection in mines of the Witwaterstrand. Transvaal Chamber of Mines, Johannesburg 1947

Powell, K. E., A. Taylor, B. J. Phillips, et. al.: Cutaneous sporotrichosis in forrestry workers. Endemic due to contaminated sphagnom moss. J. Amer. med. Ass. 240 (1978) 232

Travassos, L. R., K. O. Lloyd: Sporothrix schenkii and related species of keratocystis. Microbiol. Rev. 44 (1980) 683

Wilson, D. E., J. J. Mann, J. E. Bennett, et al.: Clinical features of extracutaneous sporotrichosis. Medicine 46 (1967) 265

Systemische Mykosen

Unterschieden werden obligat pathogene von fakultativ pathogenen Pilzarten. Erstere rufen Infektionen auch bei Patienten ohne Grunderkrankung hervor, während bei den letzteren stets eine schwere Grunderkrankung vorliegt. Einen Vergleich der wichtigsten systemischen Mykosen bezüglich Klinik und Diagnostik ermöglicht Abb. 11.**101**.

Obligat pathogene Infektionen

Histoplasmose

Definition: Eine in den mittleren und Südstaaten der USA vorkommende endemische Infektion durch Histoplasma capsulatum. Die Infektion erfolgt durch das Einatmen der Pilzsporen. Da normalerweise nur eine geringe Anzahl von Sporen eingeatmet wird, kommt es zu einer Primärinfektion, die in der Regel asymptomatisch verläuft und spontan abheilt. Die erworbene Immunität läßt mit der Zeit nach. Bei der Inhalation einer größeren Sporenzahl kommt es zur symptomatischen Infektion.

Erreger und Epidemiologie

Histoplasma capsulatum ist ein dimorpher Pilz, der im Erdboden, vor allem bei starker Kontamination durch Vogel- bzw. Fledermauskot, vorkommt. Die Histoplasmose kommt endemisch im mittleren Osten, im Süden sowie an der Westküste der USA, in Zentral- und Südamerika sowie in Afrika vor. In Zentralafrika

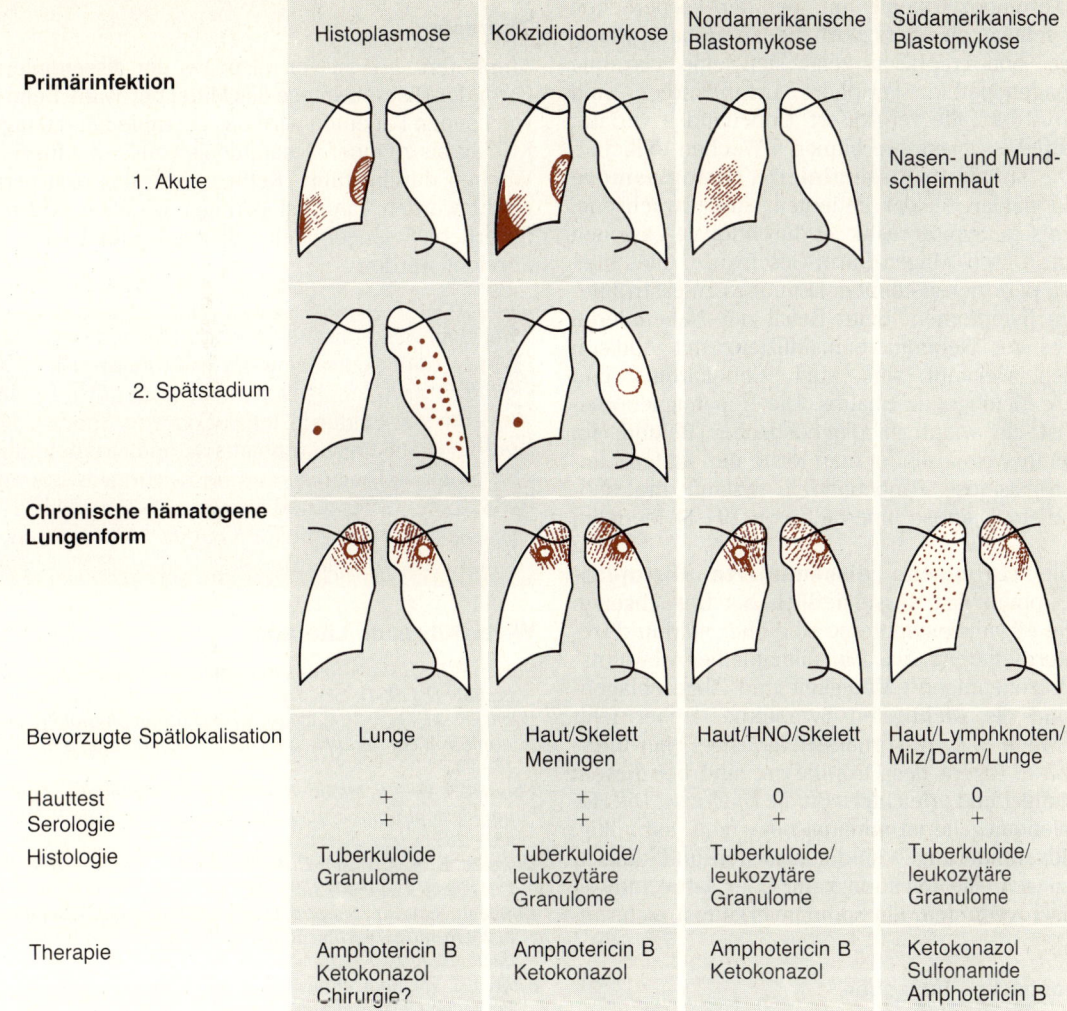

	Histoplasmose	Kokzidioidomykose	Nordamerikanische Blastomykose	Südamerikanische Blastomykose
Primärinfektion				
1. Akute				Nasen- und Mundschleimhaut
2. Spätstadium				
Chronische hämatogene Lungenform				
Bevorzugte Spätlokalisation	Lunge	Haut/Skelett Meningen	Haut/HNO/Skelett	Haut/Lymphknoten/ Milz/Darm/Lunge
Hauttest	+	+	0	0
Serologie	+	+	+	+
Histologie	Tuberkuloide Granulome	Tuberkuloide/ leukozytäre Granulome	Tuberkuloide/ leukozytäre Granulome	Tuberkuloide/ leukozytäre Granulome
Therapie	Amphotericin B Ketokonazol Chirurgie?	Amphotericin B Ketokonazol	Amphotericin B Ketokonazol	Ketokonazol Sulfonamide Amphotericin B

Abb. 11.**101**   Vergleich der klinischen und diagnostischen Merkmale und Therapie der wichtigsten systemischen Mykosen

kommt vor allem eine Unterform von Histoplasma capsulatum, nämlich Histoplasma duboisii, vor. Bei dieser Form findet man vor allem fokale Läsionen der Haut und Knochen und selten eine Lungenbeteiligung. Durch intrakutane Histoplasmin-Tests in endemischen Gebieten konnte gezeigt werden, daß über 80% der Bevölkerung durchseucht sind. Die Krankheit wird nicht von Mensch zu Mensch übertragen.

Klinik

Eintrittspforte ist die Lunge. Die Primärinfektion verläuft meist symptomlos oder mit leichten, unspezifischen Allgemeinsymptomen, wie Fieber und Kopfschmerzen. Bei 2/3 der Patienten geht die Infektion mit Schüttelfrost, Husten und Brustschmerzen einher. Selten findet man ein allgemeines Schwächegefühl, Gewichtsverlust, Myalgien und Müdigkeit. Die Brustschmerzen werden substernal lokalisiert und nehmen bei tiefer Inspiration zu. Gastrointestinale Symptome wie Übelkeit, Erbrechen oder Diarrhöen kommen gelegentlich bei Kindern vor. Bei ausgedehnter

Lungenbeteiligung kann Atemnot auftreten. Die Symptome dauern je nach Erkrankung 1–5 Tage (milde Verlaufsform), 5–7 Tage (mittelschwere Symptomatik) oder 10– > 21 Tage bei schwerem Verlauf. Im Röntgenthoraxbild findet man flaue Infiltrate in beiden Lungen mit Hilusadenopathie. Die Infiltrationen bilden sich zurück und hinterlassen Verkalkungen. Die körperliche Untersuchung verläuft meist unauffällig. Gelegentlich liegt eine Hepatosplenomegalie vor. Die **akute Primärhistoplasmose** hat eine günstige Prognose.

Bei der hämatogenen Streuung kommt es entweder im Anschluß an die Primärinfektion oder als Spätrezidiv (auch nach Jahren) zu einer disseminierten Histoplasmose, die je nach Organbeteiligung zu unterschiedlicher Klinik führen kann.

Die **akute disseminierte Histoplasmose,** die vor allem bei Kindern vorkommt, geht mit hohem Fieber, Übelkeit, Erbrechen und Diarrhöen einher. Husten sowie Tachypnoe zeigen die Lungenbeteiligung an. Im Blutbild fällt eine Anämie, Leukopenie und/

oder Thrombozytopenie auf, bei der körperlichen Untersuchung die stets vorhandene Hepatospleno-megalie. Sonographisch zeigt sich eine viszerale Lymphadenopathie. Periphere Lymphknoten sind nur in 1/3 der Fälle vergrößert. Unbehandelt verläuft die akute Histoplasmose binnen 5 Wochen tödlich.

Die **subakute disseminierte Histoplasmose** verläuft milder. 2/3 der Patienten sind Erwachsene. Die klinische Symptomatik ist durch lokale Läsionen bedingt. Durch Magen-Darm-Geschwüre, die gelegentlich perforieren können, kommt es zu gastrointestinalen Symptomen. Beim Befall der Nebennieren kann es zur Nebenniereninsuffizienz mit Addison kommen. Bekannt sind auch Endokarditis und schwere Meningoenzephalitis. Die Hepatospleno-galie ist ein wichtiger diagnostischer Befund. Im Röntgenthoraxbild findet man Reste der akuten Lungenhistoplasmose. Unbehandelt verläuft die subakute Histoplasmose innerhalb von 10–11 Monaten letal.

Die **chronische disseminierte Histoplasmose** kommt fast ausschließlich bei Erwachsenen vor. Die Allgemeinsymptome sind eher mild und treten intermittierend auf. Ein allmählicher Gewichtsverlust, zunehmende Müdigkeit und Abgeschlagenheit sind die wichtigsten Symptome. Fieber fehlt meist. Wenn es doch vorhanden ist, ist es eher intermittierend. Ulzera des Oropharynx sind bei diesem Typ häufiger und erleichtern oft die Diagnose. Die Hepatosplenomegalie ist minimal oder fehlt fast völlig. Blutbildveränderungen sind sehr selten und klinisch unspezifisch. Die Infektion kann über Jahre hinweg chronisch verlaufen. Ein Spontanverlauf ist nicht bekannt.

Diagnostisches Vorgehen

Histoplasma capsulatum läßt sich aus dem Sputum, Urin oder Blut kulturell anzüchten. Im Biopsiematerial findet man tuberkuloide Granulome mit Nekrosen.

Der Histoplasmin-Hauttest ist zwar für epidemiologische Studien wertvoll, jedoch wenig hilfreich für diagnostische Zwecke, und hat den Nachteil, daß er die serologischen Untersuchungen beeinflussen kann. Daher sollte er nach der Blutentnahme für die Komplementbindungsreaktion durchgeführt werden. Eine vierfache Titererhöhung in der Komplementbindungsreaktion zusammen mit dem anamnestischen Hinweis auf einen Aufenthalt in endemischen Gebieten und das klinische Bild erleichtern die Diagnose. Serumpräzipitine gegen Histoplasmin können ebenfalls nachgewiesen werden.

Differentialdiagnose

Differentialdiagnostisch müssen Tuberkulose, Blastomykose sowie Kokzidioidomykose berücksichtigt werden. Die akute disseminierte Histoplasmose kann das Bild einer bakteriellen Sepsis, eines Lymphomes, einer malignen Erkrankung oder einer hämatogenen Tuberkulose vortäuschen. Bei der subakuten oder chronischen disseminierten Histoplasmose muß vor allem an eine Tuberkulose gedacht werden.

Therapie

Amphotericin B ist vor allem bei der disseminierten Form der Histoplasmose das Mittel der Wahl. Beim erwachsenen Patienten wird die Therapie mit 0,6 mg/kg KG/Tag bis zu einer Gesamtdosis von 2–3 g für 6–10 Wochen durchgeführt. Ketokonazol, das oral verabreicht werden kann, ist geringer wirksam und muß für erheblich längere Zeit (400 mg/Tag für 1 Jahr) verabreicht werden.

> **Merke:** Systemische Mykose, die endemisch in Nord- und Zentralamerika vorkommt. Übertragung Mensch-zu-Mensch ist nicht möglich. Die Infektion erfolgt durch Inhalation von Sporen. Sie verläuft meist asymptomatisch. Spätreaktivierung ist möglich. Diagnose durch Erregernachweis, intrakutane Testung und Serologie ist möglich. Histologisch: tuberkuloide Granulome. Mittel der Wahl: Amphotericin B.

Weiterführende Literatur

Baker, R. D.: Histoplasmosis in routine autopsies. Amer. J. clin. Pathol. 41 (1964) 457–470

Boguslawski, G., D. A. Stegler: Aspects of the physiology of Histoplasma capsulatum (A review). Mycopathologia 67 (1979) 17–24

Connell, S. V., J. R. Muhm: Radiologic manifestations of pulmonary histoplasmosis: A ten-year review. Radiology 121 (1976) 281–285

Domir, J. E., S. A. Moser: Histoplasmosis – A review. Rev. Med. Vet. Mycol. 15 (1980) 159–182

Goodwin, R. A., J. L. Shapiro, G. H. Thurmal, et al.: Disseminated histoplasmosis – clinical and pathological correlations. Medicine 59 (1980) 1

Rippon, J. W.: Medical mycology, the pathogenic fungi and the pathogenic actinomycetes. Saunders. Philadelphia 1988

Blastomykose (Nordamerikanische Blastomykose)

> **Definition:** Chronische, primär in der Lunge beginnende, später hämatogen streuende Infektion. Betroffen sind meist die Haut, Knochen und das Urogenitalsystem.

Erreger und Epidemiologie

Erreger der Blastomykose ist Blastomyces dermatitidis, ein dimorpher Pilz, der vor allem in Nordamerika vorkommt. Sporadische Fälle sind aus anderen Regionen bekannt. Blastomyces dermatitidis findet sich im mit Vogelfäkalien angereicherten Erdboden. Keine Übertragung von Mensch zu Mensch.

Klinik

Nach der Inhalation von Sporen kommt es zu einer symptomatischen oder asymptomatischen (daher unerkannten) Infektion. Bei den symptomatischen Patienten liegt zunächst die pulmonale Manifestation mit den Symptomen einer subakuten Infektion mit mäßiger Dyspnoe, trockenem Husten und mäßigem Fieber vor. Beim Fortschreiten der Infektion kann der Husten produktiv werden. Es kommen nächtliche Fieberschübe mit Nachtschweiß hinzu. Im Röntgenbild sieht man z. T. ausgedehnte, dichte Verschattungen, die zunächst einseitig begrenzt sind. Spontanheilungen sind beobachtet worden. Auch Spätrezidive kommen vor.

Bei der Streuung ist die Haut am häufigsten betroffen (40−80% der Patienten). Der Lungenbefall ist entweder nicht nachweisbar, oder er ist asymptomatisch, der Hautbefund verrukös oder nekrotisierend. Weitere Herde findet man im Nasen-Rachen-Raum, in den Meningen (selten), Knochen (10−50%) oder im Urogenitaltrakt (30%). Auch andere Organe wie die Leber, Milz etc. können gelegentlich infiziert sein.

Diagnostisches Vorgehen

Die Diagnose läßt sich nur durch kulturellen Nachweis (auf Sabouraud-Agar bei 30 °C) bestätigen. Der Erreger kann auch aufgrund seiner Morphologie mikroskopisch im Bronchialsekret erkannt werden. Serologische Methoden (Komplementbindungsreaktion) sind unzuverlässig. Auch der Hauttest eignet sich wenig. In der Immundiffusion lassen sich Antikörper gegen Antigen A (aus der Hefezellwand) bei ca. 80% der Patienten mit Blastomykose nachweisen.

Differentialdiagnose

Kokzidioidomykose und Histoplasmose sind zu berücksichtigen. Bei primär pulmonaler Symptomatik muß an eine Lungentuberkulose gedacht werden.

Therapie

Durch die Anwendung von Amphotericin B (bis zu einer Gesamtdosierung von 1,5−2,5 g) konnte die Letalität von > 60% auf 10% gesenkt werden. Über Ketoconazol liegen ermutigende Berichte vor.

Merke: Geographische Verteilung: USA, Südkanada. Primärinfektion der Lunge mit pneumonischen Infiltraten. Bei Streuung ist die Haut am häufigsten betroffen. Chronischer Verlauf. Diagnose durch kulturellen Nachweis.

Weiterführende Literatur

Kaufman, L., D. W. McLaughlin, M. J. Clark: Specific immunodiffusion test for blastomycosis. Appl. Microbiol. 26 (1973) 244
Rippon, J. W.: Medical Mycology. Saunders, Philadelphia, 1988
Tenenbaum, M., J. Greenspan, T. M. Kerkering: Blastomycosis. Crit. Rev. Microbiol. 9 (1962) 139−163

Parakokzidioidomykose: (Südamerikanische oder brasilianische Blastomykose)

Definition: Die wichtigste systemische Mykose in Lateinamerika. Es handelt sich um eine chronisch-progrediente Infektion. Die Lunge ist der primäre Ort der Infektion. Streuung und Befall der Schleimhäute, Haut und Lymphknoten kommen vor.

Erreger und Epidemiologie

Paracoccidioides brasiliensis ist der Erreger. Er kommt hauptsächlich in Südamerika, insbesondere in Brasilien, im Erdboden vor. Keine Übertragung von Mensch zu Mensch.

Klinik

Die Parakokzidioidomykose ist eine schwere, progredient verlaufende Erkrankung, die zur Schwächung der zellulären Abwehrkräfte führt. Bei Kindern und Jugendlichen ist die Prognose ungünstiger als bei Erwachsenen. Obwohl die Lungen das primär betroffene Organsystem sind, werden selten pulmonale Symptome angegeben. Am häufigsten werden mit abnehmender Frequenz angegeben:

1. Schleimhautgeschwüre im Mund bzw. in der Nase,
2. Schluckbeschwerden, Stimmveränderungen,
3. Kutane Läsionen, bevorzugt im Gesicht,
4. Lymphknotenvergrößerung im Halsbereich und
5. Dyspnoe mit Husten und eitrigem, gelegentlich blutigtingiertem Auswurf.

Hinzu kommen Allgemeinsymptome wie Abgeschlagenheit, Fieber und Gewichtsverlust. Im Röntgenthoraxbild können ausgedehnte, zum Teil konfluierende bilateral symmetrisch verteilte, Läsionen vorliegen. Trotz des massiven Röntgenbefundes sind nur minimale auskultatorische und perkutorische Veränderungen zu erheben. Beim Befall der Mundschleimhaut findet man oft Ulzerationen am Gaumen, die sehr schmerzhaft sein können. Beim Befall der Milz und der Leber liegt eine Hepatosplenomegalie vor.

Diagnostisches Vorgehen

Der Erreger läßt sich mikroskopisch im Sputum, Exsudat oder im Eiter nachweisen. Geeignet ist auch der Antikörpernachweis im Agar-Immundiffusionstest bzw. durch Austitrierung in der Komplement-Bindungsreaktion. Letztere Methode ist vor allem zur Beurteilung des Therapieverlaufes geeignet. Antikörper können über mehrere Jahre persistieren. Der Hauttest mit Parakokzidioidin ist für die Diagnosestellung ungeeignet, da der Test bei bis zu 50% der floriden Erkrankungen negativ ausfällt.

Differentialdiagnose

Neben der Histoplasmose müssen vor allem die Hauttuberkulose, Leishmaniose, Lepra und Syphilis in Erwägung gezogen werden.

Therapie

Die Parakokzidioidomykose ist die einzige systemische Mykose, die auf Sulfonamide anspricht (Sulfadiazin in einer Tagesdosierung von 4–6 g). Die Therapie muß über mehrere Wochen bzw. Monate durchgeführt werden. Um Rezidive zu vermeiden, wird die Therapie nach klinischer Besserung in reduzierter Dosierung für 3–5 Jahre fortgeführt. Geeignet sind auch Amphotericin B bzw. Imidazol-Derivate (Ketoconazol in einer oralen Dosierung von 200 mg/Tag).

> **Merke:** Geographische Verbreitung: Südamerika. Primärinfektion der Lunge mit spärlicher klinischer Symptomatik. Mukokutane Ulzerationen liegen häufig vor. Chronischer Verlauf. Diagnose durch mikroskopischen oder kulturellen Nachweis oder Antikörpernachweis möglich.

Weiterführende Literatur

DelNegro, G.: Ketoconazole in Paracoccidioidomycosis. A long-term study with a long follow-up. Rev. Inst. Med. Trop. Sao Paulo 24 (1982) 27–32

Bouza, E., D. J. Winston, J. Rhodes: Paracoccidioidomycosis (South American Blastomycosis in the United States). Chest 52 (1977) 100–106

Stanisic, M., T. Wegmann, E. Kuhn: Südamerikanische Blastomykose (Parakokzidioidomykose) in der Schweiz. Schweiz. med. Wschr. 119 (1979) 693–696

Kokzidioidomykose (San Joaquintal-Fieber, Wüstenrheumatismus, Kokzidioidose)

> **Definition:** Eine systemische Mykose, die in Nord- und Südamerika endemisch vorkommt. Bei ca. 60% läuft die Infektion asymptomatisch ab.

Erreger und Epidemiologie

Der Erreger ist Coccidioides immitis, der im Erdboden vorkommt. Coccidioides immitis kommt in den südwestlichen Regionen der USA, Mittel- und Südamerika endemisch vor. Die Infektion erfolgt durch die Inhalation von Sporen. Eine Übertragung von Mensch zu Mensch ist in der Regel nicht möglich, da zunächst eine Umwandlung von der Gewebsform in die Sporenform (Arthrosporen) erfolgen muß. Vorsicht ist bei der Arbeit im Laboratorium und beim Umgang mit Sekret von erkrankten Personen geboten, da es hier zur Entwicklung von Arthrosporen kommt.

Klinik

Eintrittspforte ist die Lunge. Bei ca. 40% der Infizierten kommt es 1–3 Wochen nach der Exposition zur klinisch manifesten Erkrankung mit Husten, blutigem Auswurf, pleuritischen Schmerzen, Fieber, Abgeschlagenheit, Schüttelfrost, Nachtschweiß und Ar-

thralgien. Eine Hautbeteiligung in Form von Erythema nodosum oder auf den Oberkörper beschränktem Erythema multiforme kommt bei Frauen 2 bis 10mal häufiger vor. Im Röntgen-Thoraxbild können sowohl minimale Befunde als auch deutliche pneumonische Infiltrate oder ein Pleuraerguß zu sehen sein. Daneben kann eine Hiluslymphadenopathie vorliegen. Die primäre Infektion heilt meist spontan ab. Bei ca. 5% der Patienten sind nach ausgeheilter Erkrankung Residuen in Form von isolierten Rundherden oder dünnwandigen Kavernen sichtbar.

Circa 0,5% der Patienten entwickeln eine disseminierte Kokzidioidomykose mit Befall von Skelett, Muskeln, Meningen und Haut. Gastrointestinaltrakt oder Herz werden selten befallen. Bei Patienten mit Abwehrschwäche kann miliare Form vorliegen. Im Vergleich zu Weißen ist eine Dissemination bei Philippinos 175mal, bei Schwarzen 14mal und bei Mexikanern 2 bis 3mal häufiger. Außer bei der miliaren Form, die schnell letal endet, läuft die disseminierte Kokzidiose chronisch ab. Vor allem beim Befall der Meningen kann der Verlauf einer tuberkulösen Meningitis stark ähneln. Die chronische Lungenkokzidiose wird vor allem bei Patienten mit Diabetes häufiger beobachtet. Nach der primären akuten Pneumonie kommt es zu einer granulomatösen Entzündung, die vor allem in den Oberlappen lokalisiert ist und zur Kavernenbildung führt.

Diagnostisches Vorgehen

Der Nachweis von Coccidioides immitis im Sputum, Eiter, Liquor etc. bestätigt die Diagnose. In der Aktuphase können im Serum IgM-Antikörper im Latex-Agglutinationstest nachgewiesen werden. IgG-Antikörper sind bis zu 6–8 Monate nach der Infektion vorhanden. Die Komplement-Bindungsreaktion mit Titer ≧ 1:32 weist auf eine Dissemination hin. Der intrakutane Hauttest wird ab 10–45 Tage nach der Infektion positiv. Bei Patienten mit Erythema nodosum kann er sehr stark positiv ausfallen (Testung mit stark verdünntem Antigen). Eine negative Hautreaktion ist bei Dissemination häufig. Der Hauttest eignet sich eher für epidemiologische als für diagnostische Untersuchungen. Eine Kreuzreaktion ist vor allem mit Histoplasma capsulatum bzw. Blastomyces dermatitidis möglich.

Differentialdiagnose

An erster Stelle muß eine Tuberkulose ausgeschlossen werden. Bei Skelettbeteiligung kommen andere Formen von Ostitis in Frage. Da die Kokzidioidomykose nach Aufenthalt in endemischen Gebieten vorkommt, sind auch Histoplasmose bzw. Blastomykose in Betracht zu ziehen.

Therapie

Eine unkomplizierte, symptomlose Kokzidioidose bedarf keiner Behandlung. Bei schwerem, klinisch manifestem Verlauf verabreicht man Amphotericin B für 4–6 Wochen. Bei ausgedehnter Gewebsbeteiligung ist eine chirurgische Maßnahme (Entleerung) indiziert. Auch Ketokonazol (außer bei Meningitis) kann in einer oralen Dosierung von 200−400 mg/Tag für 10−12 Monate verabreicht werden. Rezidive sind nach Therapiebeendigung möglich.

> **Merke:** Geographische Verbreitung: Südwestregionen der USA, Mittel- und Südamerika. Erreger kommt im Erdboden vor. Infektion über die Lunge, begleitet von Gelenkbeteiligung. Spontanheilung bei ca. 60%. Bei Streuung werden vor allem Skelett, Muskeln, Haut und Meningen befallen. Diagnose durch Kultur oder Serologie. Therapie der Wahl: Amphotericin B.

Weiterführende Literatur

Huppert, M., S. H. Sun: Overview of mycology, in the mycology of Coccidioides immitis. In: Stevens, D. A.: Coccidioidomycosis. Peenum, New York 1980

Johnson, J. E., J. E. Perry, F. R. Fekety et al.: Laboratory-acquired coccidioidomycosis. A report of 210 cases. Ann. intern. Med. 60 (1964) 941

Werner, S. B., D. Pappagianis, I. Heindl, et al.: An epidemic of coccidioidomycosis among archology students in Northern California. New Engl. J. Med. 286 (1972) 507

Fakultativ pathogene Infektionen

Kryptokokkose (Torulosis)

> **Definition:** Die Kryptokokkose ist eine systemische Mykose, die weltweit vorkommt. Sie kann akut, subakut oder chronisch verlaufen. Der Erreger, Cryptocccus neoformans, befällt bevorzugt das Zentralnervensystem.

Erreger und Epidemiologie

Der alleinige Erreger der Kryptokokkose ist Cryptococcus neoformans, ein hefeähnlicher Pilz mit einer Polysaccharidkapsel. Der Erreger kommt weltweit im Erdboden und vor allem im Taubenmist vor. Man unterscheidet vier Serotypen (A, B, C und D).

Die Erkrankung kommt nur sporadisch vor. Sie ist bei Männern und Weißen häufiger. In den letzten Jahren wurde sie vor allem bei Patienten mit AIDS beobachtet.

Klinik

Die Infektion erfolgt offenbar durch Inhalation über die Lungen. Sie verläuft meist asymptomatisch oder verursacht milde pulmonale Symptome mit retrosternalen Schmerzen und gelegentlich blutig tingiertem Auswurf. Röntgenbefunde fehlen meist.

Die wichtigste Manifestation ist die Meningitis. Sie verläuft subakut bis chronisch schleichend. Die Symptome sind uncharakteristisch und oft mild: Kopfschmerzen, sinusitisartige Beschwerden, Übel-

keit, erhöhte Temperaturen bis 39 °C, Schwindel und Benommenheit. Meningismus ist oft nur angedeutet und kann fehlen. Die Diagnose wird oft dadurch erschwert, daß symptomarme Perioden durch symptomfreie abgelöst werden. Der Liquordruck ist erhöht, und im Liquor findet man einen erhöhten Eiweißgehalt und eine erhöhte Leukozytenzahl (mehr Lymphozyten als neutrophile Granulozyten). Unbehandelt beträgt die Letalität 100%.

Selten (bis 10%) findet man eine Hautbeteiligung in Form von kleinen indolenten Papeln, aus deren Inhalt Cryptococcus neoformans nachgewiesen werden kann.

Diagnostisches Vorgehen

Cryptococcus neoformans kann sowohl mikroskopisch (im Tuschepräparat) als auch kulturell leicht nachgewiesen werden. Daneben ist auch der Kapsel-Antigennachweis (Latex-Agglutination) in Liquor, Urin und Serum möglich. Die Bestimmung des Antigentiter-Verlaufs im Liquor erlaubt Aussagen zum Krankheitsverlauf. Falsch positive Reaktionen sind durch Rheumafaktor möglich. Im zerebralen CT-Bild können vereinzelt homogene fokale Läsionen nachgewiesen werden.

Differentialdiagnose

In der Frühphase kommt vor allem tuberkulöse Meningitis in Frage. Andere Erkrankungen mit ZNS-Beteiligung sind Toxoplasmose und Zerebrallymphome (bei Patienten mit AIDS), Histoplasmose, Kokzidioidomykose, Syphilis im Spätstadium, lymphozytäre Choriomeningitis und Sarkoidose.

Therapie

Amphotericin B (0,3−0,6 mg/kg KG/Tag) in Kombination mit Fluorocytosin (200 mg/kg KG/Tag) ist Therapie der Wahl. Sie muß über 4−6 Wochen durchgeführt werden. Bei Patienten mit AIDS ist eine vermutlich lebenslange Rezidivprophylaxe mit Fluconazol (ein neues orales Azolderivat) angezeigt.

Weiterführende Literatur

Dimond, R. D.: Cryptococcus neoformans. In Mandell, G. L., R. G. Douglas, J. E. Bennett: Principles and Practice of Infectious Diseases. Churchill-Livingstone, New York 1985 (pp. 1460−1468)

Ellner, J. J., J. E. Bennett: Chronic Meningitis. Medicine 53 (1976) 341

Kerkering, T. M., R. J. Duma, S. Shadomy: The evolution of pulmonary cryptococcosis: Clinical implications from a study of 41 patients with and without compromising host factors. Ann. intern. Med. 94 (1981) 611

Staib, F.: Mykotische Meningoenzephalitiden. Bundesgesundheitsblatt 25 (1982) 305

Staib, F.: Kryptokokkose bei AIDS. Aus mykologisch-diagnostischer und -epidemiologischer Sicht. AIDS-Forsch. 2 (1987) 363

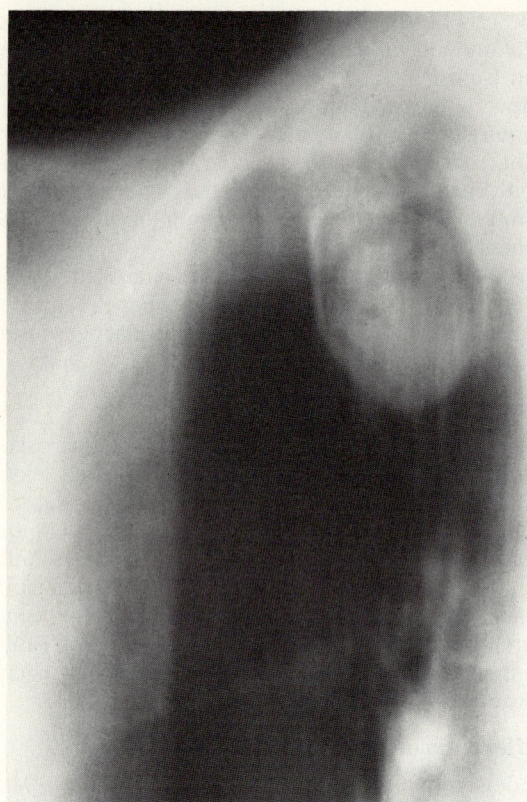

Abb. 11.**102** Aspergillom des rechten Lungenoberlappens. Tomographische Sicht

Aspergillose

Definition: Aspergillus ist ein ubiquitär vorkommender Schimmelpilz, der eine allergische, eine benigne saprophytäre (durch Besiedelung) oder eine invasive Erkrankung auslösen kann.

Erreger und Epidemiologie

Der wichtigste Krankheitserreger ist Aspergillus fumigatus, gefolgt von Aspergillus flavus und Aspergillus niger. Andere Spezies sind seltener nachgewiesen worden. Aspergillen bilden eine Reihe von Toxinen, von denen die Aflatoxine die wichtigsten sind. Für die Leber sind sie sowohl toxisch als auch karzinogen. Im Infizierten selbst werden jedoch keine Toxine gebildet. Die Aspergillen sind thermophile Erreger, die auch bei Temperaturen von 45 °C und darüber wachsen können.

Die Aspergillose wird meist per inhalationem erworben. Die Sporen (Größe 2,5–3,0 µm) sind ubiquitär in der Luft vorhanden, vor allem, wenn Baumaßnahmen durchgeführt werden.

Klinik

Allergische Aspergillose: Aspergillen können bei sensibilisierten Menschen Bronchialasthma verursachen. Die allergische Aspergillose geht mit Fieber,

Husten- und Dyspnoe-Anfällen einher. Im Blut fallen eine Eosinophilie und erhöhte IgE-Antikörper sowie erhöhte spezifische Anti-Aspergillus-IgG-Antikörper auf. Im Röntgen-Thoraxbild sieht man „wandernde" Verschattungen, die durch Verlegung eines Bronchus durch Myzelwucherung bedingt sind (Abb. 11.**102** u. **103**). Diese werden gelegentlich als Pfropfen ausgehustet. Mikroskopisch können in solchen Pfropfen Myzelen nachgewiesen werden.

Die **benigne saprophytäre** Form entwickelt sich sekundär in präformierten Höhlen, wie Lungenkavernen, Bronchiektasen und Nasennebenhöhlen. Die klinisch wichtigste Form ist das Lungenaspergillom (Abb. 11.**104**) in tuberkulösen Kavernen oder postoperativen Pleurahöhlen. Es handelt sich hierbei um einen „Pilzball", der aus Hyphen besteht. Die Patienten sind meist symptomlos oder klagen gelegentlich über Husten mit blutigtingiertem Auswurf. Massive Hämoptoe ist selten und dann meist letal. Im Sputum können gelegentlich Aspergillen nachgewiesen werden. Im Serum findet man stets IgG-Antikörper gegen Aspergillus. Radiologisch sieht man beim Lungenbefall über einer runden homogenen Verschattung eine Luftsichel.

Die **invasive** Aspergillose ist vor allem die oft finale Komplikation einer malignen Grunderkrankung (z. B. Leukämie oder AIDS) oder bei immunsupprimierten Patienten (z. B. nach Organtransplantation). Sie beginnt in der Lunge mit hohen Temperaturen und zunehmender Infiltration im Röntgen-Thoraxbild. Hämatogene Streuung in Gehirn, Herz, Leber, Milz usw. ist häufig. Die invasive Aspergillose hat eine sehr hohe Letalität. Die Diagnose wird meistens postmortal gestellt.

Diagnostisches Vorgehen

Kulturell können Aspergillen auf Sabouraud-Medium bei 20–45 °C leicht nachgewiesen werden. Der Nachweis einzelner Kolonien aus nicht steril entnommenem Material ist nicht beweisend. Bei Patienten mit entsprechenden Grunderkrankungen ist der mehrmalige kulturelle Nachweis im Sputum Hinweis auf eine Aspergillose. Dem mikroskopischen Nachweis von Myzelfäden im Sputum kommt eine größere Bedeutung zu. Bei der invasiven Aspergillose versagt die serologische Methode, die bei der allergischen bzw. benignen saprophytären Aspergillose stets positiv ausfällt.

Therapie

Bei der lokalisierten saprophytären Aspergillose (z. B. der Nasennebenhöhlen) ist die chirurgische Maßnahme Therapie der Wahl. Sie sollte unter antimykotischer Therapie mit Amphotericin B durchgeführt werden. Für gewöhnlich wird ein Aspergillom der Lunge nicht operativ angegangen. Die invasive Aspergillose wird mit parenteralem Amphotericin B in Kombination mit Fluorocytosin behandelt. Ketoconazol und Fluconazol haben keine Wirkung gegen Aspergillen. Intraconazol besitzt eine – zumindest in vitro – ausreichende Wirkung. Erste klinische Erfahrungen sind ermutigend.

Abb. 11.**103** Allergische bronchopulmonale Aspergillose mit beidseitigen Lungeninfiltraten und „Mucoid impaction"

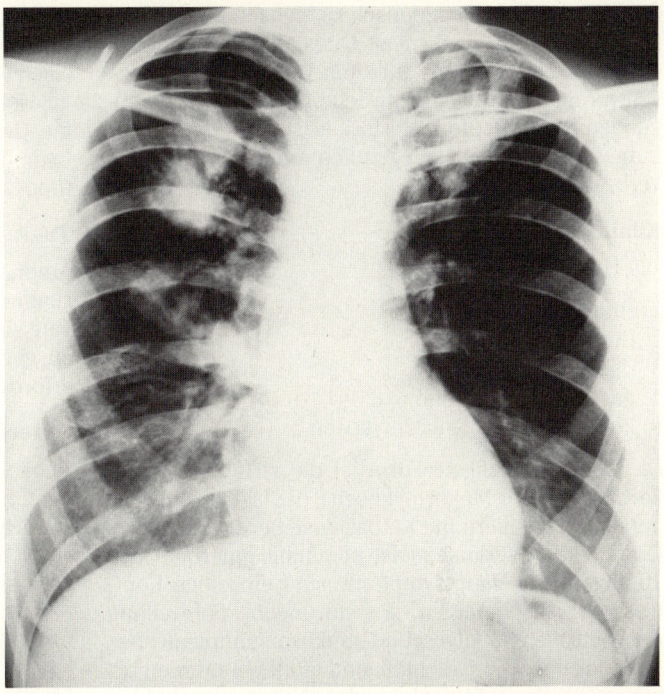

Differentialdiagnose

Röntgenologisch kann eine Aspergillose nicht von Tumoren, Tuberkulose, Aktinomykose, Blastomykose usw. unterschieden werden. Eine Hämoptoe kann im Rahmen einer Tuberkulose auftreten.

Weiterführende Literatur

Bennett, J. E.: Aspergillus species. In Mandell G. L., R. G. Douglas, J. E. Bennett: Principles and Practice of Infectious Diseases Churchill-Livingstone, New York 1985 (pp. 1447–1451)
Einstein, H. E.: Pulmonary aspergillosis in non-immunocompromised patients. In Holmberg, K., R. D. Meyer, Diagnosis and Therapy of Systemic Fungal Infections. Raven, New York 1989.
Faulkner, S. C., R. Vernon, P. B. Brown, et al.: Haemoptysis and pulmonary aspergilloma: Operative versus non-operative treatment. Ann. thorac. Surg. 25 (1978) 389

Mukormykose
(Zygomykose, Phykomykose)

Definition: Unter dem Begriff Mukormykose werden Pilzerkrankungen zusammengefaßt, die von einer Reihe von Pilzen der Ordnung Mucorales bzw. Entomophthorales verursacht werden. Betroffen sind überwiegend Patienten mit Diabetes, Knochenmarktransplantation oder anderen malignen Erkrankungen.

Erreger und Epidemiologie

Die Erreger der Mukormykose kommen ubiquitär im Erdboden vor. Sie wachsen auch auf Obst, Brot usw.

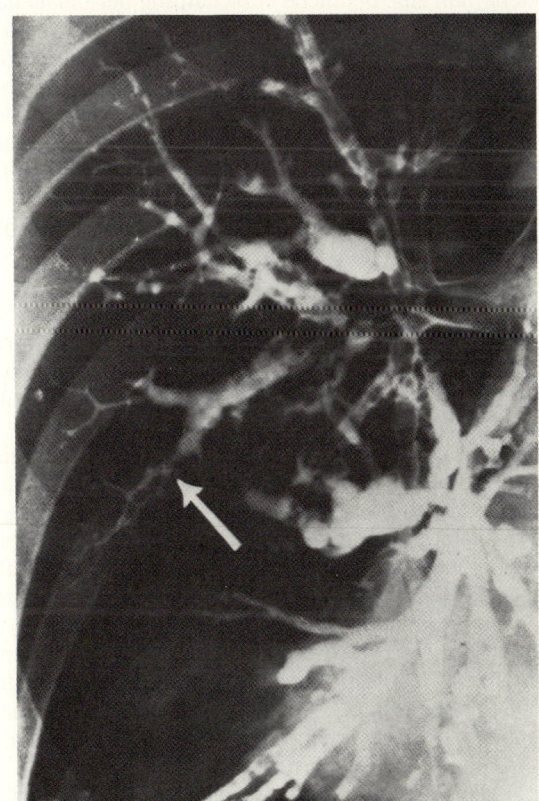

Abb. 11.**104** Allergische bronchopulmonale Aspergillose. Bronchographische Darstellung von typischen proximalen Bronchiektasen mit normalen Bronchien peripher dazu (Pfeil)

Eine Übertragung von Mensch zu Mensch ist nicht bekannt. Betroffen sind meist Diabetiker mit schlecht eingestelltem Diabetes mellitus oder Patienten mit schweren, zu Abwehrschwäche führenden Erkrankungen. Eintrittspforten sind Nasen-Rachen-Raum, Lungen, Darm oder gelegentlich auch die Haut (bei Verbrennungen).

Klinik

Die Hauptformen sind:

1. rhinozerebrale,
2. Lungen-,
3. disseminierte,
4. gastrointestinale und
5. kutane (Wund-)Mukormykosen.

Die klinisch häufigste Form ist die **rhinozerebrale** Form (75% aller Mukormykosen), die fast ausschließlich bei Diabetikern mit Ketoazidose beobachtet wird. Die Infektion verläuft meist fulminant innerhalb von 10 Tagen. Die Hauptsymptome sind einseitige Kopf- und Orbitalschmerzen, Sehstörungen, Schwellung des betroffenen Auges und mukosanguinolente Nasensekretion. Die Patienten sind stark benommen bis komatös. Im Röntgenbild der Nasennebenhöhlen sieht man eine deutliche Verschattung der befallenen Seite. Wenn der harte Gaumen mitbetroffen ist, zeigen sich schwarze, nekrotische Infiltrationen. Der Pilz wächst fast ausschließlich invasiv in die Tiefe; hierbei werden Gefäße perforiert und thrombosiert. In der Folge kommt es zu ausgedehnten Nekrosen. Unbehandelt greift die Infektion auf das Gehirn über und führt zum Hirnabszeß.

Die **Lungenmukormykose** kann entweder solitär oder im Rahmen einer Streuung auftreten. Sie wird häufiger bei Patienten mit Leukämie oder Lymphomen – vor allem unter einer antibakteriellen Therapie – beobachtet. Sie geht mit Fieber und progredienten Lungeninfiltraten einher. In seltenen Fällen liegen Symptome eines Lungeninfarktes mit pleuritischen Schmerzen und Hämoptoe vor.

Die **disseminierte** Mukormykose geht meist von den Lungen aus. Da hauptsächlich das Gehirn betroffen ist, stehen Symptome eines Hirninfarktes bzw. -abszesses im Vordergrund. Diese Form stellt eine lebensbedrohliche Erkrankung mit hoher Letalität dar. Bei I. v.-Drogensüchtigen kann eine Endokarditis vorkommen.

Die **gastrointestinale** Mukormykose geht mit erosiven Nekrosen, Tenesmen, Diarrhöen, Hämatemesis oder Meläna einher. Betroffen sind Personen mit schlechtem Ernährungszustand, Kwaschiorkor, Urämie oder unter Corticosteroidtherapie.

Die **kutane** Mukormykose wird postoperativ nach Abdominaloperationen oder bei ausgedehnten Verbrennungen angetroffen. Die Läsionen erscheinen als Follikulitiden, erythematöse Plaques, Erosionen oder Ulzerationen.

Diagnostisches Vorgehen

Die Diagnose erfordert den direkten Nachweis im Sekret oder Biopsiematerial. Der kulturelle Nachweis gelingt nur in 15% der Fälle. Trotz Befall der Meningen und erhöhter Liquorzellzahl gelingt kein kultureller Nachweis. Die Diagnose stützt sich auf die Klinik (Befall der Nasennebenhöhlen, rasche Progredienz) und die Grunderkrankung (Diabetes mellitus, Leukämie, Lymphom). Es gibt keine serologische Nachweismethode.

Therapie

Amphotericin B in maximaler Dosierung ist die einzige mögliche Therapie. Fluorocytosin und Azolderivate sind wirkungslos. Lokale Gaben sind nutzlos. Bei ausgedehnten Nekrosen ist chirurgisches Vorgehen erforderlich.

Differentialdiagnose

Je nach Form der Mukormykose kommt eine Vielzahl von Erkrankungen in Frage. Bei zerebraler Form müssen Hirnabszesse anderer Genese ausgeschlossen werden. Die disseminierte oder Lungenmukormykose sieht einer Aspergillose sehr ähnlich.

> **Merke:** Mukormykosen kommen weltweit vor. Betroffen sind meist Diabetiker mit Ketoazidose. Disseminierte und rhinozerebrale Formen verlaufen rasch tödlich. Diagnose durch Erregernachweis im Biopsiematerial histologisch und/oder kulturell. Einzige Therapie: hochdosiertes Amphotericin B parenteral.

Weiterführende Literatur

Bruck, H. E., G. Nash, F. D. Foley et al.: Opportunistic fungal infection of the bowel wound with phycomycetes and aspergillus. Arch. Surg. 102 (1971) 476

Grigoriu, D., J. Bambule, J. Delacrétaz, M. Savary: Pseudotumoral forms of fungal frontal sinusitis. J. Dermatol. 7 (1980) 285

Landau, J. W., V. D. Newcomer: Acute cerebral phycomycosis (mucormycosis). A report of a pediatric patient successfully treated with Amphotericin B and Cycloheximide and review of the pertinent literature. J. Pediat. 61 (1962) 363

Meyer, R. D.: Agents of mucormycosis and related species. In Mandell, G. L., R. G. Douglas, J. E. Bennett: Principles and Practice of Infectious Diseases. Churchill-Livingstone, New York 1985 (p. 1452)

Ravisse, P., P. Destombes, G. Le Gonidec: Dix nouvelles observations de mycosis par entoumophthorales au Cameroun. Bull. Soc. Path. exot. 69 (1976) 40

Virmani, R., D. H. Connor, H. A. McAllister: Cardiac mucormycosis: a report of five patients and review of 14 previously reported cases. Amer. J. clin. Pathol. 78 (1982) 42

Krankheiten durch Würmer

H. Lode und *K. Janitschke*

Einführung/Definition

Wurmerkrankungen gehören zu den häufigsten Krankheiten in der Welt. Insbesondere in den tropischen und unterentwickelten Ländern wird von 60–80% wurmbefallener Menschen ausgegangen. Auch in den industrialisierten Ländern ist mit hohen Erkrankungszahlen zu rechnen; so wurden im Jahre 1972 in den USA 54,2 Millionen Wurminfektionen angegeben (26,7% der Gesamtbevölkerung).

Wurmerkrankungen werden zu den Parasitosen gerechnet; dieses bedeutet, daß Würmer Lebewesen sind, die „in oder auf anderen Organismen leben und sich von deren Körpersubstanz, Körpersäften oder Darminhalt ernähren" (A. Loos, 1861–1923). Würmer sind Endoparasiten, die im Inneren ihres Wirtes existieren, wobei zwischen Endwirten (Entwicklung zur Geschlechtsreife) und Zwischenwirten (Ernährung, ungeschlechtliche Vermehrung, Transport) unterschieden werden kann. Im Gegensatz zu den üblichen Infektionsvorgängen mit Keimvermehrung im befallenen infizierten Wirt kommen in der Parasitologie in erheblichem Umfang sogenannte Invasionsvorgänge vor. Hierunter wird das begrenzte Wachstum der Würmer bis zu einem bestimmten Endstadium verstanden, das dann meistens zugleich auch ein Wartestadium ist: Der Parasit wartet, bis er durch einen Wirtswechsel in einen neuen Wirt gelangt. Dort kann dann meistens eine parasitäre Vermehrung stattfinden; Invasion ohne nachfolgende Individuenvermehrung hat somit eine andere Bedeutung für den Wirt als eine Infektion und wird deshalb als **Infestation** bezeichnet.

Beim Menschen gibt es mehr als 100 verschiedene schmarotzende Würmer. Sie gehören als Trematoden (Saugwürmer) und Zestoden (Bandwürmer) zu den Plattwürmern (Plathelminthen), als Nematoden (Fadenwürmer) zu den Rundwürmern (Nemathelminthen). Die Trematoden haben einen abgeflachten, ungegliederten, die Zestoden einen bandartigen, gegliederten Körper. Die Trematoden besitzen meistens zwei Saugnäpfe (Mund- und Bauchsaugnäpfe). Die Zestoden haben einen Kopf (Skolex) mit Haftorganen, einen dünnen ungegliederten Halsteil und eine Gliederkette (Strobila) aus einzelnen Proglottiden (Bandwurmglieder). Der Körper der Nematoden ist zylindrisch-fadenförmig und ungegliedert.

Die **Schädigung** des Menschen durch den Wurm oder seine Entwicklungsstadien kann – abhängig von Wurmart und -zahl – gering bis schwerwiegend sein; die Schädigungsmechanismen können mechanischer, metabolischer, toxischer oder allergischer Art sein. Die im Bereich des Magen-Darm-Kanals auftretenden Krankheitserscheinungen können individuell sehr schwanken und uncharakteristisch sein. Entscheidend ist bei der ärztlichen Exploration, eine mögliche Wurmerkrankung zu berücksichtigen und damit eine gezielte Anamnese hinsichtlich Aufenthalten in Gebieten mit Wurmarten und hinsichtlich der Eßgewohnheiten zu erheben.

Krankheiten durch Nematoden (Fadenwürmer)

Askariasis

Definition: Befall des Menschen durch Spulwürmer (Abb. 11.**105**) mit frühem kurzem pulmonalem Larvenstadium und späterer längerer Intestinalphase.

Ätiologie und Häufigkeit

Ascaris lumbricoides wird 25–30 cm lang und ist der größte menschliche Rundwurm, der als geschlechtsreifer Parasit im Dünndarm lebt, wo der weibliche Wurm bis zu 200 000 Eier legen kann. Diese Eier werden über die Fäzes ausgeschieden und benötigen dann 3–4 Wochen, um für den Menschen infektiös zu werden. Bei oraler Aufnahme über verunreinigte Nahrungsmittel (rohes Gemüse oder Schlachtfleisch) sowie bei fäkal-oraler Übertragung penetrieren die Larven die Darmschleimhaut und erreichen über Venen oder Lymphwege Leber, Herz und Lunge. In der Lunge wandern die Larven vom Kapillarsystem durch die Alveolen und das Bronchialsystem zum Pharynx, wo sie verschluckt werden und wiederum in den Dünndarm gelangen. Die Entwicklungsphase von der Larve bis zum geschlechtsreifen Wurm dauert 2 Monate. Askariasis ist eine häufige Erkrankung der gemäßigten und tropischen Länder; etwa 1 Milliarde Menschen, insbesondere Kinder, sollen Ascaris lumbricoides beherbergen.

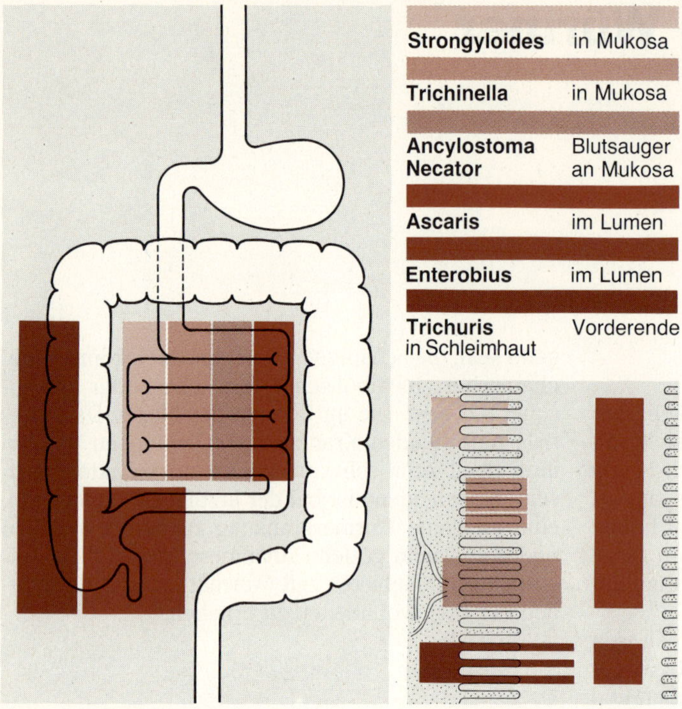

Strongyloides	in Mukosa
Trichinella	in Mukosa
Ancylostoma Necator	Blutsauger an Mukosa
Ascaris	im Lumen
Enterobius	im Lumen
Trichuris	Vorderende in Schleimhaut

Abb. 11.**105**   Darmnematoden des Menschen (Überlassung freundlicherweise von Dr. Thomas, Institut für Chemotherapie, Wuppertal)

Pathophyisiologie und Klinik

Das Ausmaß der klinischen Befunde hängt von der Menge der aufgenommenen Larven ab. Bei schweren Infektionen können pulmonale Reaktionen mit Ödem, Epithelzell-Desquamation und lokalen hämorrhagischen Pneumonien ablaufen.

Klinische Symptome können sein:

– Fieber,
– Husten,
– hämorrhagisches Sputum,
– Nachtschweiße,
– Luftnot,
– angioneurotisches Ödem,
– flüchtiges Lungeninfiltrat.

Abdominelle Beschwerden können auf obstruktive bzw. penetrierende Komplikationen wie Pankreatitis, Peritonitis, Ileus, Gallengangsstenosen oder Cholangitis hinweisen.

Diagnostisches Vorgehen

Bei Askariasis besteht eine ausgeprägte Eosinophilie bis zu 30–40% im Differentialblutbild. Diese tritt vor allem während der Larvenmigration auf und kann später völlig fehlen. Gesichert wird die Diagnose jedoch nur durch den mikroskopischen Nachweis von Ascaris-Eiern bzw. Würmern im Stuhl.

Therapie

Mittel der Wahl ist Mebendazol in einer Dosis von 2×100 mg täglich für 3 Tage. Alternativpräparate sind Thiabendazol zu 2×25 mg/kg täglich über 1–3 Tage oder Pyrantelpamoat (11 mg/kg) als einmalige Dosis (Tab. 11.**43**).

Prognose und Verlauf

Die Prognose der Askariasis ist günstig; neben der medikamentösen Therapie gilt es, durch hygienische Maßnahmen besonders den fäkal-oralen Übertragungsweg zu unterbinden.

Merke: Ascaris lumbricoides ist der längste menschliche Spulwurm, der zu abdominellen und pulmonalen Symptomen führen kann; ausgeprägte Eosinophilie kann diagnostisch richtungsweisend sein.

Oxyuriasis (Enterobiasis)

Definition: Befall des Menschen durch Madenwürmer mit intestinaler Infektion und charakteristischem perianalen Pruritus.

Ätiologie und Häufigkeit

Enterobius vermicularis lebt im Zäkum und im Colon ascendens des Menschen. Der weibliche Wurm wandert üblicherweise in der Nacht in die Perianalregion und legt dort bis zu 11 000 Eier. 4–6 Stunden danach sind die Eier infektiös und können durch fäkal-orale Übertragung wiederum aufgenommen werden. Der gesamte Zyklus dauert 1–2 Monate; ein anderer Wirt neben dem Menschen ist nicht bekannt. Die Oxyuriasis ist in den gemäßigten Ländern mit Abstand die

Tabelle 11.**43** Pathogene Darmparasiten: *Nematoden* (Fadenwürmer)

Parasitenart	Größe	Charakteristik	Sitz	Typische Symptome	Therapie
Ascaris lumbricoides	250–300 mm	Langer, glänzender Wurm; Mundöffnung mit 3 ovalen, höckrigen Lippen; männl. Wurm hat am gekrümmten hinteren Ende 2 Sporne; weiß	Dünndarm	unterschiedliche uncharakteristische Erscheinungen je nach Befallstärke	Mebendazol Thiabendazol Pyrantel Piperazinpräparate
Enterobius vermicularis	bis 12 mm	Männl. Wurm wird selten gesehen, mit gewundenem hinteren Ende; weibl. Wurm hat vorn kleine Hautflügel und langes gepunktetes Schwanzende; weiß	Dickdarm	Juckreiz, anal	Mebendazol Thiabendazol Pyrantel Pyriniumpamoat
Trichuris trichiura	bis 50 mm	Schmales, geißelähnliches Vorderteil ($^3/_5$ des Körpers), robusteres hinteres Ende ($^2/_5$); männl. Wurm hat gewundenes hinteres Teil mit Begattungssporn; grau-weiß	Dickdarm	unterschiedliche uncharakteristische Erscheinungen je nach Befallstärke	Mebendazol
Ancylostoma duodenale	bis 13 mm	Bukkale Kapsel hat 2 ventrale Zahnpaare; männl. Wurm hat Begattungsbeutel; weibl. Wurm hat Vulva im vorderen Körperteil; grauweiß	Dünndarm	Eisenmangelanämie, Kachexie, Bluteosinophilie oft stark erhöht	Pyrantel Mebendazol
Necator americanus	bis 12 mm	Bukkale Kapsel hat 2 semilunare Schneideplatten; männl. Wurm hat Begattungsbeutel; weibl. Wurm hat Vulva im hinteren Körperteil; grauweiß	Dünndarm	Eisenmangelanämie, Kachexie, Bluteosinophilie oft stark erhöht	Pyrantel Mebendazol
Strongyloides stercoralis	ca. 2,2 mm	Männl. Wurm wird selten gesehen; filaricnartiges Parasitenweibchen; farblos, transparent	Dünndarm	oft hohe Eosinophilie!	Thiabendazol Mebendazol

häufigste Wurmerkrankung. Kinder werden wesentlich häufiger von Oxyuren befallen als Erwachsene; ca. 20–30% aller Kinder sollen Enterobius vermicularis aufweisen.

Pathophysiologie und Klinik

Oxyuren penetrieren nicht die Darmschleimhaut, so daß anatomische Schädigungen fehlen. Eine mögliche ätiologische Bedeutung soll Enterobius vermicularis bei der Appendizitis haben; bei vaginalem Befall kann eine Vaginitis die Folge sein.

Das Hauptsymptom der Oxyuriasis ist
– nächtlicher perianaler Pruritus;

gelegentlich werden bei Kindern abdominelle Schmerzen, Enuresis, Konvulsionen, Gewichtsverluste und Entwicklungsstörungen mit einem Oxyurenbefall erklärt.

Diagnostisches Vorgehen

Nächtlicher perianaler Pruritus mit oberflächlichen Hautläsionen ist verdächtig auf Oxyureninfektion. Die Diagnose wird gesichert durch den morgendlichen perianalen Abstrich (Klebestreifenmethode) mit mikroskopischem Nachweis aus dem Stuhl sowie der Würmer.

Therapie

Zahlreiche Wurmmittel sind bei den Oxyuren wirksam (s. Tab. 11.**43**). Empfohlen wird heute vorwiegend Mebendazol in einer einmaligen oralen Dosis von 100 mg.

Prognose und Verlauf

Die Prognose ist sehr günstig; Reinfektionen sind jedoch häufig. Entscheidend ist die Körperhygiene mit strikter Unterbrechung des fäkal-oralen Übertragungsweges.

Merke: Madenwürmer verursachen in den westlichen Industrieländern die häufigsten Wurmerkrankungen. Nächtlicher perianaler Pruritus ist charakteristisch. Kinder sind vermehrt betroffen.

Trichuriasis

Definition: Befall des Menschen durch Peitschenwürmer mit charakteristischer Invasion in die Kolonschleimhaut.

Ätiologie und Häufigkeit

Geschlechtsreife Trichuris trichiura können bis 5 cm lang werden und leben im Zäkum und oberen Kolon. Der weibliche Parasit legt täglich 3000 bis 10 000 Eier, die über die Fäzes ausgeschieden werden und innerhalb von 2–4 Wochen sich zum infektiösen Stadium entwickeln. Nach fäkal-oraler Übertragung verbleiben die jungen Larven zunächst im Dünndarm. Später wandern sie in den Dickdarm, wo sie viele Jahre verbleiben können. Die Häufigkeit von Trichuriasisinfektionen ist besonders in tropischen Regionen beträchtlich; warmes Klima und kräftige Regenfälle begünstigen die Entwicklung der Eier.

Pathophysiologie und Klinik

Die Trichuris trichiura dringen zu über 60% ihres Körpers in die Kolonschleimhaut ein, dadurch können hämorrhagische Schädigungen verursacht werden. Bei zahlenmäßig großem Befall (über 500 Würmer) kann es zu Blutungen, Anämie, mechanischer Obstruktion, Kolitis, Diarrhöen, abdominellen Schmerzen, Rektumschleimhautprolaps und Gewichtsabnahme kommen. Im Blutbild besteht zumeist eine mäßige Eosinophilie (10–15%).

Diagnostisches Vorgehen

Da ein typisches klinisches Bild nicht existiert, muß die Diagnose durch den mikroskopischen Nachweis der Trichuris-Eier im Stuhl gesichert werden.

Therapie

Mebendazol in einer Dosis von 2×100 mg täglich für 3 Tage wird empfohlen; bei schweren Erkrankungen muß eine zweite Kur angeschlossen werden.

Prognose und Verlauf

Bei nicht zu massivem Wurmbefall ist die Prognose günstig; sorgfältige Stuhlbeseitigung und körperliche Hygiene sind notwendig.

Merke: Peitschenwürmer besiedeln das Kolon und können hämorrhagische und mechanische Komplikationen verursachen.

Hakenwurmkrankheit

Definition: Befall des Menschen durch Hakenwürmer mit Haut-, Lungen- und Darmveränderungen.

Ätiologie und Häufigkeit

Die Hakenwurmkrankheit wird entweder durch Ancylostoma duodenale oder Necator americanus ausgelöst. Die Unterschiede zwischen beiden Erregern sind so gering, daß die Hakenwurmkrankheit als klinisch ätiologische Einheit betrachtet werden kann.

Die geschlechtsreifen Hakenwürmer leben im Dünndarm. Die Eier werden mit den Fäzes ausgeschieden und erreichen innerhalb von 24–48 Stunden das Larvenstadium. Die Larven entwickeln sich zu filariformen Parasiten, die die Haut penetrieren und über die Blutbahn in die Lunge gelangen. Dort wandern sie über Alveolar- und Bronchialsystem zum Pharynx, wo sie verschluckt werden und den Dünndarm erreichen. Mindestens 5 Wochen benötigt die Larve bis zur Geschlechtsreife; die meisten der Würmer leben ein Jahr lang, manche jedoch werden bis zu 5 Jahre alt. Hakenwurminfektionen sind vorwiegend in tropischen und subtropischen Regionen verbreitet, Ancylostoma duodenale mehr in der östlichen, Necator americanus mehr in der westlichen Hemisphäre. Etwa 1 Milliarde Menschen sollen von Hakenwürmern infiziert sein.

Pathophysiologie und Klinik

Die klinische Symptomatik korreliert weitgehend mit den drei Stadien des Wurmzyklus. Bei Durchtritt durch die Haut entsteht eine lokalisierte makulopapuläre Rötung und Schwellung. Bei der Wanderung durch die Lungenkapillaren in die Alveolen kann eine hämorrhagische, umschriebene Pneumonie auftreten, die mit einer mäßigen Eosinophilie verbunden sein kann. Während der intestinalen Phase kann es je nach Menge der vorhandenen Würmer zu Abdominalschmerzen, Blutverlusten mit sekundärer Anämie, Übelkeit, Diarrhöen oder gelegentlich Obstipation sowie sehr selten zu Malabsorption kommen.

Diagnostisches Vorgehen

Der Nachweis einer mikrozytären, hypochromen Anämie bei einem Patienten aus tropischen oder subtropischen Gebieten soll an die Möglichkeit einer Hakenwurminfektion denken lassen. Die Diagnose wird gesichert durch den mikroskopischen Nachweis der charakteristischen Wurmeier bzw. -larven im Stuhl.

Therapie

Zur Therapie werden Pyrantel oder Mebendazol empfohlen (s. Tab. 11.**43**). Geringe Blutverluste können durch eine eisenhaltige Diät ausgeglichen werden.

Prognose und Verlauf

Auch ohne spezifische Behandlung sind der Verlauf und die Prognose günstig zu beurteilen. Reinfektionen sind trotz immunologischer Stimulation möglich.

Merke: Bei anämischen Patienten aus den Tropen sollte auch an einen Hakenwurmbefall gedacht werden, der mittels mikroskopischem Wurmnachweis im Stuhl bestätigt werden kann.

Trichinose

Definition: Befall des Menschen mit Trichinen, wobei während einer schweren Infektion Symptome wie Fieber, Muskelschmerzen, Gesichtsödem, Einschränkung der Atem-, Schluck- und Kaumuskulatur entstehen können.

Ätiologie und Häufigkeit

Trichinella spiralis ist ein 1−4 mm langer Wurm, der zumeist durch den Genuß von rohem oder mangelhaft gekochtem Schweinefleisch auf den Menschen übertragen wird. Im menschlichen Dünndarm werden die Trichinenlarven aus ihrer Kapsel freigesetzt und wachsen in der Darmschleimhaut zu geschlechtsreifen Tieren heran. Kopulation erfolgt im Darmlumen, wonach die Weibchen wieder in die Schleimhaut eindringen und innerhalb von 4−5 Tagen schubweise 1000−1500 lebende Larven absetzen. Die Trichinose tritt in Mitteleuropa selten auf. Verantwortlich hierfür ist die amtlich vorgeschriebene Fleischbeschau. Immerhin wurden im Jahre 1980 noch 130 Trichinosefälle in den USA gemeldet.

Pathophysiologie und Klinik

Die in der Darmschleimhaut abgesetzten Trichinenlarven gelangen über den Lymph- und Blutstrom in den gesamten Körper. Besonders befallen sind das Zwerchfell und die Muskulatur von Brust, Armen und Beinen, wo sich die Larven (Muskeltrichinellen) weiterentwickeln und abkapseln. Die abgekapselte Muskeltrichinelle lebt 20−30 Jahre und bleibt dabei infektionstüchtig. Nach einer Inkubationszeit von 5−31 Tagen hängen Krankheitserscheinungen von der Parasitenzahl und ihrer Lokalisation ab. Das Prodromalstadium (intestinale Phase) verläuft mit gastrointestinalen Symptomen wie Abdominalschmerzen, Spasmen, Diarrhöen und Fieber. Hauptsymptome folgen dann mit Muskelschmerzen und Schwellungen, Ödemen des Gesichts und der Augenlider, Heiserkeit, häufig Exanthemen, Eosinophilie und neurologischen Symptomen (extraintestinale Phase). Bei schwerstem Befall kann es zu Einschränkungen der Atem-, Schluck- und Kaumuskulatur kommen (Trismus) sowie zu Herz-Kreislauf-Versagen; sehr selten treten Komplikationen wie Meningitis und Enzephalitis auf.

Diagnostisches Vorgehen

Verdächtig auf eine Trichinose sind anamnestische Hinweise auf Genuß suspekten Fleisches und Grup-penerkrankungen. Das klinische Bild ist zumeist wenig eindeutig; bei den Laboruntersuchungen sind Eosinophilie, Kreatinurie, Erhöhung von LDH und CPK zu erwähnen. Gesichert wird die Diagnose aus typischen Biopsiematerialien der Muskulatur. Serologisch läßt sich eine Trichinose u. a. mittels Immunfluoreszenz-, Enzym- und Hämagglutinationstest feststellen.

Therapie

Eine spezifische Behandlung der Trichinose ist nicht bekannt. Mebendazol hat eine Wirkung auf intestinale und extraintestinale Stadien. Empfohlen werden 200 mg (2×tgl.) für 4 und dann 400−500 mg (3×tgl.) für 10 Tage. Bei schweren Trichinoseerkrankungen mit ZNS-Symptomen können Corticosteroide für maximal 5 Tage erfolgreich eingesetzt werden.

Prognose und Verlauf

Die Prognose der Trichinose ist im allgemeinen günstig. Die meisten Patienten gesunden spontan, nachdem die Larve in der Muskulatur abgekapselt wurde. Einige Befallene leiden für längere Zeit unter rheumatoiden Beschwerden. Die Verkalkung der Larve beginnt etwa ein Jahr nach der Infektion. In seltenen schweren Fällen kann es zu plötzlichem Herzversagen kommen.

Merke: Zu den Nematoden-(Fadenwurm-)Krankheiten wird der Befall des Menschen durch Spulwürmer (Askaridiasis), durch Madenwürmer (Oxyuriasis), durch Peitschenwürmer (Trichuriasis), durch Hakenwürmer (Ancylostoma bzw. Necator) und durch Trichinen gerechnet. Übertragung auf den Menschen ausgenommen Trichinen zumeist fäkal-oral, d. h. infolge mangelnder Stuhl- bzw. Körperhygiene. Klinische Symptome sehr vielfältig: abdominelle Beschwerden, perianaler Pruritus, Gewichtsabnahme, Anämie u. a. Diagnosesicherung durch Stuhluntersuchung, im Blutbild häufig Eosinophilie. Wirkungsvolle Therapie mit zahlreichen Wurmmitteln möglich.

Weiterführende Literatur

Vanden Bossche, H. D. Thienpont, P. G. Janssens: Chemotherapy of Gastrointestinal Helminths. Springer, Berlin 1985
Mathies, A. W.: Intestinal nematodiasis. In Hoeprich, P. D.: Infectious Diseases. Harper & Row, New York 1977 (p. 588)
Keusch, G. T.: The biology of parasitic infection (workshop). Rev. Infect. Dis. 4 (1982) 735

Krankheiten durch Trematoden (Saugwürmer)

Die verschiedenen Erkrankungen durch Trematoden (Tab. 11.44; Abb. 11.**106**) werden im Kapitel über tropische Wurmkrankheiten (S. 996 ff.) abgehandelt.

Tabelle 11.**44**   Pathogene Darmparasiten: *Trematoden* (Saugwürmer)

Parasitenart	Größe	Sitz	Typische Symptome	Extraintesti-nale Manife-station	Therapie
Heterophyes heterophyes	bis 1,7 mm	Dünn-darm	unterschiedliche uncharakteristische Erscheinungen je nach Befallstärke		Praziquantel
Metagonimus yokogawai	bis 2,5 mm	Dünn-darm	unterschiedliche uncharakteristische Erscheinungen je nach Befallstärke		Praziquantel
Fasciolopsis buski	bis 7,5 mm	Dünn-darm	unterschiedliche uncharakteristische Erscheinungen je nach Befallstärke		Praziquantel
Echinostoma ilocanum	bis 6 mm	Dünn-darm	unterschiedliche uncharakteristische Erscheinungen je nach Befallstärke		Praziquantel
Schistosoma mansoni	keine 14 mm	Mesenterialgefäße	Ulzeration Dysenterie blutige Stühle Hepatosplenomegalie		Praziquantel Oxamni-quine
Schistosoma haematobium	bis 20 mm	Gefäße des Urogenital-traktes	Hämaturie Ulzerationen		Praziquantel Metrifonat
Schistosoma japonicum	bis 22 mm	Mesenterialgefäße	Ulzeration Dysenterie blutige Stühle Hepatosplenomegalie	Lunge, ZNS	Praziquantel

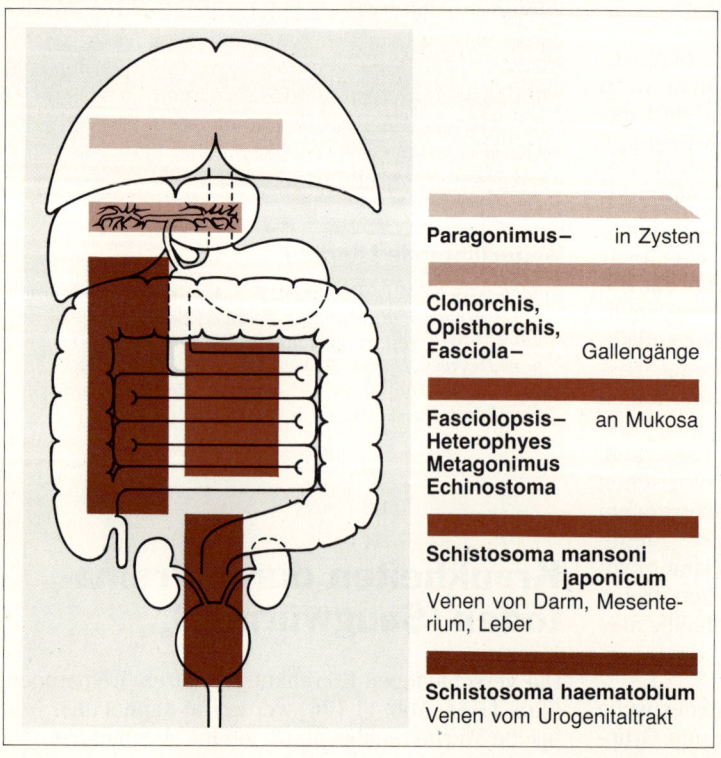

Paragonimus–   in Zysten

Clonorchis, Opisthorchis, Fasciola–   Gallengänge

Fasciolopsis– Heterophyes Metagonimus Echinostoma   an Mukosa

Schistosoma mansoni japonicum Venen von Darm, Mesenterium, Leber

Schistosoma haematobium Venen vom Urogenitaltrakt

Abb. 11.**106**   Trematoden des Menschen (nach einer Abb., die uns freundlicherweise von Dr. Thomas, Institut für Chemotherapie, Wuppertal überlassen wurde)

Tabelle 11.**45**   Pathogene Darmparasiten: *Zestoden* (Bandwürmer)

Para-sitenart	Größe	Charakteristik	Sitz	Typische Symptome	Extraintesti-nale Manife-station	Therapie
Taenia saginata	10 m und mehr	Bandwurmkopf hat 4 Saugnäpfe; 1000–2000 Bandwurmglieder; reife Bandwurmglieder haben diffuse Testes, getrennte, zweigelappte Ovarien; elfenbeinfarben	Dünndarm	uncharakteristische Erscheinungen; Abmagerung		Niclosamid Mebendazol Paromomyan Praziquantel
Taenia solium	3–4 m	Bandwurmkopt hat 4 Saugnäpfe, Häkchen; 800–1000; Bandwurmglieder haben diffuse Testes, getrennte dreigelappte Ovarien; elfenbeinfarben	Dünndarm	uncharakteristische Erscheinungen; Abmagerung	Zystizerkose	Niclosamid Mebendazol Paromomyan Praziquantel
Hymenolepis nana	bis 40 mm	Bandwurmkopf hat 4 Saugnäpfe, Häkchen, lichtbrechenden Stirnhaken; bis 200 Bandwurmglieder; reifes Bandwurmglied hat 3 runde Testes, getrennte, zweigelappte Ovarien, elfenbeinfarben	Dünndarm	unterschiedliche uncharakteristische Erscheinungen je nach Befallstärke	Zystizerkoid in Darmzotten	Niclosamid Mebendazol Praziquantel
Diphyllobothrium latum	10 m und mehr	Bandwurmkopf hat 2 verlängerte Saugfurchen; 3000–4000 Bandwurmglieder; reife Bandwurmglieder haben einen gewundenen, elfenbeinfarbenen, rosettenähnlichen Uterus; diffuse Testes und Ovarien	Dünndarm	perniziöse Anämie, Vitamin-B$_{12}$-Mangel		Niclosamid Mebendazol Praziquantel

Krankheiten durch Zestoden (Bandwürmer)

Die unterschiedlichen Parasitenarten, die zu den Zestoden gerechnet werden, sind in der Tab. 11.**45** aufgelistet und schematisch in der Abb. 11.**107** dargestellt.

Tänien-Befall

Definition: Intestinaler Befall des Menschen mit dem Rinderbandwurm (Taenia saginata) und mit dem Schweinebandwurm (Taenia solium).

Ätiologie und Häufigkeit

Taenia saginatus (Rinderbandwurm) wird 4–10 m lang. Die reifen Proglottiden sind 10–20 mm lang, 4–7 mm breit und aktiv beweglich. Der Skolex hat 4

Saugnäpfe ohne Haken und Rostellum. Taenia solium (Schweinebandwurm) wird 2–4 m lang. Die reifen Proglottiden sind 5–6 mm breit. Der Skolex hat 4 Saugnäpfe mit doppeltem Hakenkranz und Rostellum. Im Darm des Zwischenwirtes (Rind bzw. Schwein) wird aus der Embryophore die mit 3 Hakenpaaren ausgestattete Larve frei. Diese bohrt sich durch die Schleimhaut, kommt mit dem Blutstrom in alle Organe (vornehmlich Muskulatur) und bleibt dort abgekapselt als Finne liegen. Der Mensch nimmt die Finne mit roh genossenem Fleisch auf, und innerhalb von 5–12 Wochen entwickelt sich in seinem Dünndarm der Bandwurm zur Geschlechtsreife.

Der Befall mit Taenia saginata ist beim Menschen in Mitteleuropa weit verbreitet, während Taenia solium dort nur noch selten auftritt. In Ostafrika beträgt die Infektionsrate über 10%.

Pathophyisiologie und Klinik

Der ausgereifte Bandwurm sitzt vorwiegend im Jejunum; Darmveränderungen in Form von umschriebenen Entzündungen bestehen nur an der Anheftungs-

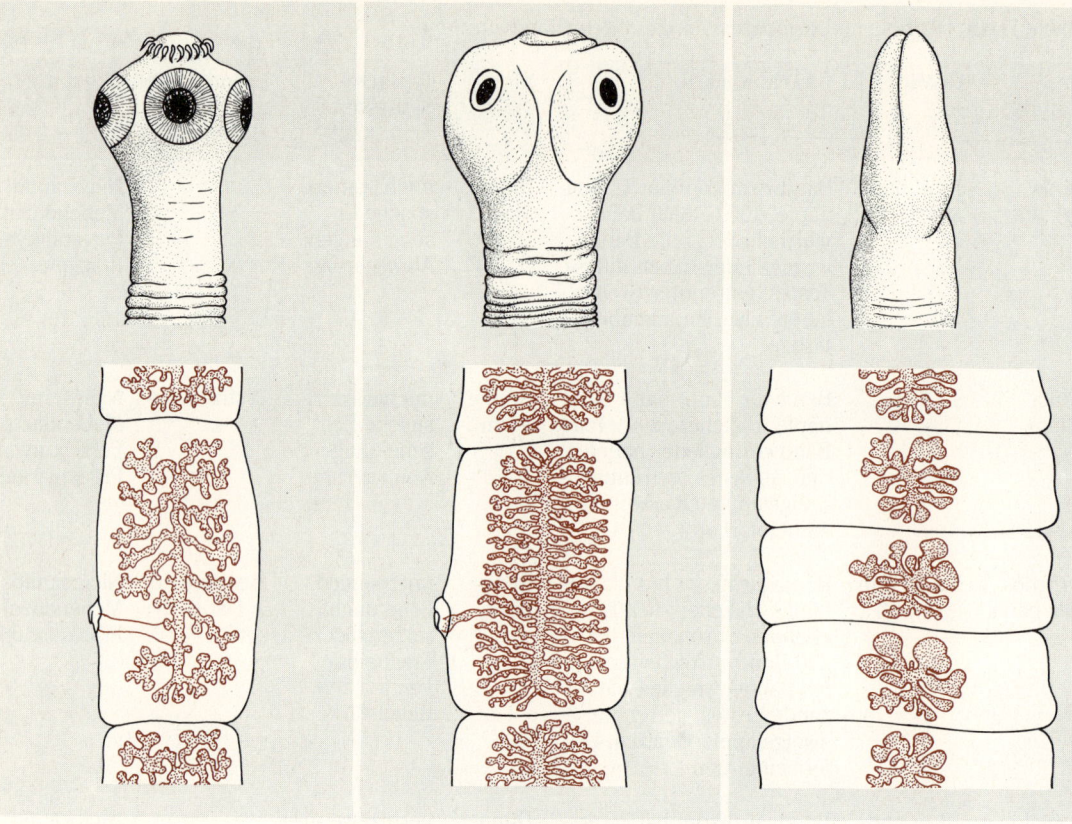

Abb. 11.**107**   Köpfe und reife Proglottiden von

Taenia solium mit 7–10 zum Teil verzweigten Seitenästen (Uterus)

Taenia saginata mit ca. 30 teils weiter verzweigten Seitenästen

Diphyllobothrium latum (Uterusschlingen); Mittelfeld mit ausgefüllt

stelle des Kopfes. In seltenen Fällen treten Störungen der Magensekretion und der intestinalen Motilität auf; selten sind Obstruktion (Verschlüsse) der Pankreas- oder Gallenwege. Die klinische Symptome sind uncharakteristisch:

– abdominelle Schmerzen,
– Übelkeit,
– Inappetenz oder Heißhunger,
– Gewichtsabnahme.

Diagnostisches Vorgehen

Die Diagnose wird gesichert durch die mikroskopische Stuhluntersuchung mit Nachweis von Proglottiden oder des Skolex. Der Patient berichtet in der Regel zuvor von „weißen" Abgängen beim Stuhl, wobei es sich entweder um einzelne oder in Ketten zusammenhängende Taenia-Glieder handelt. Bei manchen Patienten deutet der Anstieg von IgE und der Eosinophilenzahl auf eine immunologische Stimulation hin.

Therapie

Mittel der Wahl bei Tänien-Befall ist Niclosamid (Yomesan) in einer einmaligen Dosis von 2,0 g (Er-

wachsene) nüchtern. Auch Praziquantel (Cesol) kann angewandt werden. Die Erfolgsrate liegt bei über 90%; Nachkontrollen des Stuhls über mehrere Monate sind erforderlich. Nach der Wurmkur werden bei Taenia-solium-Befall Abführmittel empfohlen (kein Magnesiumsulfat!).

Prognose und Verlauf

Eine spontane Heilung ist sehr selten. Eine Behandlung ist deshalb immer sinnvoll, insbesondere bei Taenia solium wegen einer möglichen Zystizerkose. Korrekte Fleischbeschau, Vermeidung des Genusses von rohem Fleisch sowie adäquate Stuhl- und Abfallhygiene sind die wichtigsten vorbeugenden Maßnahmen.

Merke: Genuß rohen Fleisches vom Schwein oder Rind kann zu Bandwurmbefall beim Menschen führen. Uncharakteristische abdominelle Beschwerden und Eosinophilie können diagnostisch richtungsweisend sein.

Diphyllobothrium latum

Definition: Befall des Menschen durch den Fischbandwurm mit Störung des Vitamin-B$_{12}$-Stoffwechsels im Intestinallumen und daraus resultierender Anämie.

Ätiologie und Häufigkeit

Diphyllobothrium latum ist der größte menschliche Bandwurm mit bis zu 3000 Proglottiden und einer Länge bis zu 15 m. Der Endwirt (Mensch, andere Säugetiere) scheidet die Eier mit dem Stuhl aus; diese müssen ins Wasser gelangen, damit sich die Larven entwickeln. Als erster Zwischenwirt treten kleine Krebse, als zweiter Zwischenwirt Fische auf. Der Mensch infiziert sich durch Genuß rohen oder ungenügend erhitzten Fischfleisches, und aus den Larvenstadien entwickelt sich im Dünndarm des Endwirtes der Bandwurm. Drei Wochen nach der Infektion erscheinen die ersten Eier bereits im Stuhl; die Wurmlebensdauer im Menschen beträgt bis zu 20 Jahren.

Die hauptsächlichsten Verbreitungsgebiete des Fischbandwurmes sind Finnland, die Schweiz, das Bodenseegebiet, Japan, Chile, Argentinien, Australien und Alaska.

Pathophysiologie und Klinik

Diphyllobothrium latum lebt vorwiegend im oberen Dünndarm, wo er − ähnlich den anderen Bandwürmern − häufig nur uncharakteristische Symptome verursacht. Bei einer geringen Zahl von befallenen Menschen (0,1–2%) kommt es zu einer perniziösen Anämie, die offensichtlich aus einer beträchtlichen Vitamin-B$_{12}$-Absorption durch den im oberen Jejunum lokalisierten Wurm verursacht wird.

Diagnostisches Vorgehen

Die Diagnose wird durch den mikroskopischen Einachweis im Stuhl gesichert; Proglottiden werden selten ausgeschieden, da sie sich während der Darmpassage selbst auflösen.

Therapie

Niclosamid (Yomesan) und Praziquantel (Cesol) sind geeignet (s. auch S. 211). Bis zur 5. Woche nach Therapieabschluß soll der Stuhl auf Wurmeier kontrolliert werden.

Prognose und Verlauf

Die Behandlung führt praktisch immer zum Erfolg. Der Genuß von rohem Fisch sollte vermieden werden; adäquate Stuhlhygiene kann die Verbreitung verhindern.

Merke: Genuß rohen Fischfleisches kann zur Besiedlung mit dem längsten bekannten Bandwurm (bis zu 15 m Länge!) führen; Entwicklung einer perniziösen Anämie kann die Folge des Jejunumbefalls sein.

Zystizerkose

Definition: Die Zystizerkose ist eine Erkrankung durch den Befall mit Finnen des Schweinebandwurmes (Taenia solium) (s. auch Tab. 11.**46**).

Ätiologie und Häufigkeit

Die Zystizerkose des Menschen beruht auf einer Infektion mit Eiern von Taenia solium. Der Mensch fungiert als Zwischenwirt und kann sich auf mehreren Wegen infizieren: Kontakt mit Nahrungsmitteln oder Wasser, welche fäkal kontaminiert sind; Selbstinfektion anal-oral bei einem Wurmträger; sehr selten durch Selbstinfektion über Retroperistaltik und Einbringen der Proglottiden in den Magen. Vermehrt tritt die Zystizerkose noch in Regionen auf, wo finnenhaltiges rohes oder ungenügend gekochtes Schweinefleisch gegessen wird: Mexiko, Südamerika, Indien und Ostasien.

Pathophysiologie und Klinik

Nach der Aufnahme der Finnen oder der Eier in den Darm penetrieren die Onkosphären durch die Schleimhaut und werden vermehrt in Muskulatur, Leber, Gehirn und Unterhautfettgewebe verschleppt. Dort entwickelt sich innerhalb von 60−70 Tagen die Larve (Zystizerkus). Die Lebensdauer kann im Muskel bis zu 3 Jahren und im Gehirn bis zu 10 Jahren betragen. Auftreten und Art der Krankheitserscheinungen hängen von Zahl und Sitz der Zystizerken ab. Bei Befall von Haut und Muskulatur treten meist nur Symptome auf, wenn benachbarte Nerven irritiert werden. Der Befall von Augen und Gehirn hat wesentlich stärkere Bedeutung. Es können Sehstörungen, Erblindung, Krampfanfälle, neurologische Herdsymptome, Hirndruckerhöhung, chronische Meningitis auftreten. Eine akute entzündliche Reaktion tritt bei abgestorbener Zyste auf; die nekrotische Larve wird partiell resorbiert und verkalkt.

Diagnostisches Vorgehen

Bei Verdacht sollte eine Probeexzision (z. B. von Hautveränderungen) vorgenommen werden; die Röntgenuntersuchung kann Verkalkungen nachweisen; ein Schädel-CT ist sinnvoll bei vermutetem ZNS-Befall. Mit serologischen Methoden wie Enzymtest, indirektem Hämagglutinations- und Immunfluoreszenztest kann die Diagnose weitgehend gesichert werden. Bei einer Zystizerkose des ZNS können im Liquor Pleozytose (mit Eosinophilie), Proteinvermehrung und Glucoseerniedrigung gefunden werden. Differentialdiagnostisch müssen hierbei Hirntumor, Hirnabszeß, Tuberkulose und Hydatidenzysten beachtet werden.

Therapie

Als wirksam hat sich Praziquantel in Kombination mit Corticosteroiden erwiesen. Ggf. können Finnen auch operativ entfernt werden.

Tabelle 11.46   Larveninfektionen durch Zestoden und charakteristische Veränderungen beim Menschen

Erkrankung	Zestode	Dominierende Larvenlokalisation
Zystizerkose	Taenia solium	Muskulatur, ZNS, Augen; gelegentlich andere Organe
Zystische Echinokokkose	Echinococcus cysticus (granulosus)	Leber, Lunge; weniger häufig: Nieren, Milz, Knochen, ZNS
Alveoläre Echinokokkose	Echinococcus alveolaris (multilocularis)	Leber; andere Regionen, aber durch Expansion oder Metastasen
Zönurosis	Multiceps-Spezies	ZNS, Augen, subkutanes Gewebe
Sparganosis	Spirometra-Spezies	Augen, subkutanes Gewebe

Verlauf und Prognose

Die symptomatische zerebrale Zystizerkose hat unverändert eine ungünstige Prognose, insbesondere bei ausgeprägtem Herdbefund bzw. bei Entwicklung eines Hydrocephalus internus. Die Letalitätsraten liegen zwischen 25 und 65%. Intensive seuchenhygienische Maßnahmen und konsequente Behandlung von Bandwurmträgern tragen zur Bekämpfung und Prophylaxe der Zystizerkose bei.

Merke: Der Mensch dient als Zwischenwirt für die Infektion mit Larven von Taenia solium; neben dem Befall von Haut und Muskulatur ist eine Zystizerkose des Gehirns mit Herdsymptomen, Erblindung usw. möglich.

Echinokokkose

Definition: Die Echinokokkose ist eine Zoonose des Menschen mit Larveninfektion vorwiegend durch Echinococcus (granulosus), Echinococcus (multilocularis), (Tab. 11.46).

Ätiologie und Häufigkeit

Echinokokken sind die kleinsten tierischen Bandwürmer mit einer Länge zwischen 1–6 mm. Endwirte für Echinokokken sind Hund, Wolf (Echinococcus granulosus) sowie Fuchs und Katze (Echinococcus multilocularis); Zwischenwirte für Echinococcus granulosus sind Warmblüter, vor allem Pflanzenfresser, für Echinococcus multilocularis vor allem die Feldmaus. Infektionsquellen des Menschen sind die genannten infizierten Tiere, deren Kot und/oder Kot verunreinigte Nahrungsmittel. Die zystische Echinokokkose ist besonders im Mittelmeerraum und in Ost-Afrika, Mittel- und Südamerika sowie in Asien und Australien verbreitet. Die alveoläre Echinokokkose tritt in der nördlichen Halbkugel, in Europa vor allem in der Alpenregion und der Schwäbischen Alb auf.

Pathophysiologie und Klinik

Aus dem Kot von Wirtstieren stammende Embryophoren werden in den Darm des Menschen aufgenommen. Dort entwickeln sich Larven, die mit dem Blutstrom zur Leber, die Lunge, das ZNS und andere Organe gelangen. Die Finnen von granulosus stellen z. T. große flüssigkeitsgefüllte Blasen (Hydatiden) dar, während die von multilocularis kleinblasig, infiltrativ wachsen.

Klinische Symptome stehen im Zusammenhang mit Zahl, Sitz, Größe und Wachstum der Echinokokkus-Finnen. Bei Leberbefall kann es zu Oberbauchschmerzen, Übelkeit, Ikterus, Aszites, tastbarem Tumorbefund, bei Perforation zu Schock, Peritonitis kommen. Bei Lungenmanifestationen können Bronchitis, Atelektase, Hämoptysen, Pleuritis auftreten. Als Allgemeinerscheinungen werden allergische Reaktionen an Haut und Schleimhäuten sowie selten auch Asthma bronchiale beobachtet.

Diagnostisches Vorgehen

Radiologische Untersuchungen einschließlich Szintigraphie, Ultraschall und Computertomographie identifizieren den raumfordernden Prozeß z. B. in der Leber oder die Hydatidenblase in der Lunge. Die Laparoskopie kann bei Befall der Leberoberfläche typische Bilder ergeben.

Serologische Untersuchungen (Enzym-, Immunfluoreszenz-, Hämagglutinationstest) sind bei Leberbefall zumeist positiv, hingegen bei Lungenmanifestation nur zu 50%. Differentialdiagnostisch müssen bei einer Lungenhydatidenblase Tuberkulose, Mykose, Abszesse und Neoplasien ausgeschlossen werden.

Therapie

Operativ können Zysten durch Echinococcus granulosus beseitigt werden, bei Echinococcus multilocularis ist die Resektion problematisch. Gegebenenfalls kann zusätzlich eine Therapie mit Mebendazol vorgenommen werden (40–50 mg/kg KG/Tag über 6 Monate).

Verlauf und Prognose

Bei chrirurgischer Resektionsmöglichkeit der Hydatiden besteht eine günstige Prognose; Zysten von mul-

Tabelle 11.47 Therapie der wichtigsten Wurmerkrankungen

Parasitenart	Chemotherapeutikum	Dosierung (Erw.)
Nematoden		
1. Ascaris lumbricoides Enterobius vermicularis Trichuris trichiura	Mebendazol (Vermox) Pyrantel (Helmex)	2 × 100 mg täglich für 3 Tage je 3 g am Abend und am nächsten Morgen. Wiederholung nach 1 Woche
Strongyloides stercoralis	Thiabendazol (Minzolum)	2mal täglich 25 mg/kg KG für 3 Tage; Wiederholung nach 1 Woche. Tageshöchstdosis 3 g
	Mebendazol (Vermox)	2mal täglich 25 mg/kg KG für 3 Tage; Wiederholung nach 1 Woche. Tageshöchstdosis 3 g
2. Ancylostoma duodenale Necator americanus	Pyrantel (Helmex)	2mal täglich 25 mg/kg KG für 3 Tage; Wiederholung nach 1 Woche. Tageshöchstdosis 3 g
	Mebendazol (Vermox)	2mal täglich 25 mg/kg KG für 3 Tage; Wiederholung nach 1 Woche. Tageshöchstdosis 3 g
Zestoden Taenia saginata Taenia solium	Niclosamid (Yomesan)	2 g als einmalige Dosis (evtl. Wiederholung)
Hymenolepsis nana Diphyllobothrium latum	Praziquantel (Cesol)	10–25 mg/kg KG als einmalige Dosis

tilocularis sind zumeist inoperabel und haben eine Letalität von 50–75%. Verhindert werden kann die Echinokokkose durch seuchenhygienische Maßnahmen (u. a. Beseitigung sämtlicher Schlachthofabfälle), Behandlung befallener Hunde, bzw. Vermeidung des Genusses von Waldfrüchten.

Merke: Zestoden-(Bandwurm-)Krankheiten können durch Würmer (Taenia saginata bzw. solium, Hymenolepsis nana, Diphyllobothrium latum) oder durch Larveninfektionen (Zystizerkose, Echinococcus granulosus bzw. multilocularis u. a.) verursacht werden. Klinisch kann eine Bandwurmbesiedlung zu abdominellen Schmerzen, Inappetenz, Gewichtsabnahme, Pruritus ani führen. Diagnosesicherung durch mikroskopische Stuhluntersuchung. Therapie mit Niclosamid bzw. Praziquantel.

Bei Larvenbefall klinisch häufig uncharakteristisches Bild, da Larven in zahlreichen Organen (Leber, Muskel, Nerven usw.) lokalisiert sein können. Diagnose deshalb häufig schwierig; Therapie mit chirurgischer Exzision und neuerdings mit hochdosierter Mebendazol-Gabe möglich (Tab. 11.47).

Weiterführende Literatur

Amman, R., K. Tschudi, M. von Ziegler, F. Meister, J. Cotting, J. Eckert, F. Witassek, A. Freiburghaus: Langzeitverlauf bei 60 Patienten mit alveolärer Echinokokkose unter Dauertherapie mit Mebendazol (1976–1985) Klin Wschr. 66 (1988) 1060
Bahr, R.: Die Echinokokkose des Menschen Enke, Stuttgart 1981
Eckert, J., R. Ammann: Informationen zum sogenannten „Fuchsbandwurm". Schweiz. Arch. Tierheilk. 132 (1990) 92
FAO/UNEP/WHO: Guidelines for surveillance, prevention and control of echinococcosis/hydatidosis. Genf 1981

Meldepflichtige Krankheiten

Die Meldepflicht für bestimmte Erkrankungen wird durch zwei Gesetze, das „Bundesseuchengesetz" und das „Gesetz zur Bekämpfung von Geschlechtskrankheiten", geregelt. In diesen Gesetzen werden alle meldepflichtigen Krankheiten aufgeführt und die Durchführungsbestimmungen festgelegt.

Bundesseuchengesetz

Fassung vom 18. 12. 1979, BGBL. Teil I, S. 2262.
Die hierdurch erfaßten Krankheiten sind in Tab. 11.**48** zusammengestellt.
Zur Meldung verpflichtet sind

1. der behandelnde oder sonst hinzugezogene Arzt (bei Tollwut auch der Tierarzt),
2. jede Person, die berufsmäßig mit der Behandlung oder Pflege des Betroffenen befaßt ist,
3. eine hinzugezogene Hebamme,
4. auf Seeschiffen der Kapitän,
5. die Leiter von Pflegeanstalten, Justizvollzugsanstalten, Heimen, Lagern und ähnlichen Einrichtungen,
6. der Leichenbeschauer,
7. das Familienoberhaupt.

Die Meldung hat unverzüglich (binnen 24 Std.) an das zuständige Gesundheitsamt zu erfolgen.

Gesetz zur Bekämpfung von Geschlechtskrankheiten

23. Juli 1953 (BGBl, Teil 1, S. 700)
Die darin erfaßten Krankheiten wurden in Tab. 11.**49** zusammengestellt.

Gemeldet werden muß,
wenn der **Kranke**

- sich weigert, die vom Arzt verordnete Behandlung zu beginnen oder fortzusetzen, sie ohne triftigen Grund unterbricht oder sich der vom Arzt verordneten Nachuntersuchung entzieht,
- nach der Überzeugung des Arztes durch seine Lebensweise oder allgemeinen Lebensumstände eine ernste Gefahr der Übertragung auf andere bildet,
- offensichtlich falsche Angaben über die Ansteckungsquelle oder über die durch ihn gefährdeten Personen macht oder
- das 18. Lebensjahr noch nicht vollendet hat und sittlich gefährdet erscheint, es sei denn, daß der Arzt, nach Beratung mit den Eltern, Erziehungsberechtigten oder dem gesetzlichen Vertreter, die Überzeugung gewonnen hat, daß diese die Gewähr für eine ordnungsgemäße Behandlung und Betreuung übernehmen,
- bei Ablehnung der Übernahme der Untersuchung und Behandlung durch einen Arzt, den Nachweis, daß der Kranke sich anderweitig in Behandlung befindet, binnen einer Woche nicht erbringt,
- der ärztlichen Anordnung nicht Folge leistet, daß Geschlechtskranke, die wegen der Art ihrer Beschäftigung eine erhöhte Ansteckungsgefahr bilden, ihren Beruf bis zur Behebung der Ansteckungsgefahr nicht ausüben dürfen;

wenn der **Arzt** sich nicht bemüht, die mutmaßliche Ansteckungsquelle zu ermitteln.

Für eine genauere Information verweisen wir auf die entsprechenden Gesetzestexte, die hier nur auszugsweise zitiert wurden.

Tabelle 11.**48** Krankheiten, die nach dem Bundesseuchengesetz einer Meldepflicht unterliegen

(1) Zu melden ist der Krankheitsverdacht, die Erkrankung sowie der Tod an

1. Botulismus,
2. Cholera,
3. Enteritis infectiosa
   a) Salmonellose,
   b) übrige Formen, einschließlich mikrobiell bedingter Lebensmittelvergiftung,
4. Fleckfieber,
5. Lepra,
6. Milzbrand,
7. Ornithose,
8. Parathyphus A, B und C,
9. Pest,
10. Pocken,
11. Poliomyelitis,
12. Rückfallfieber,
13. Shigellenruhr,
14. Tollwut,
15. Tularämie,
16. Typhus abdominalis,
17. virusbedingtem hämorrhagischem Fieber.

(2) Zu melden ist die Erkrankung sowie der Tod an

1. angeborener
   a) Zytomegalie,
   b) Listeriose,
   c) Lues,
   d) Toxoplasmose,
   e) Rötelnembryopathie,
2. Brucellose,
3. Diphtherie,
4. Gelbfieber,
5. Leptospirose
   a) Weilsche Krankheit,
   b) übrige Formen,
6. Malaria,
7. Meningitis/Enzephalitis
   a) Meningokokken-Meningitis,
   b) andere bakterielle Meningitiden,
   c) Virus-Meningoenzephalitis,
   d) übrige Formen,
8. Q-Fieber,
9. Rotz,
10. Trachom,
11. Trichinose,
12. Tuberkulose (aktive Form)
    a) der Atmungsorgane,
    b) der übrigen Organe,
13. Virushepatitis
    a) Hepatitis A,
    b) Hepatitis B,
    c) nicht bestimmbare und übrige Formen,
14. anaerober Wundinfektion
    a) Gasbrand/Gasödem,
    b) Tetanus.

Tabelle 11.**48**   Fortsetzung

(3) Zu melden ist der Tod an

1. Influenza (Virusgrippe),
2. Keuchhusten,
3. Masern,
4. Puerperalsepsis,
5. Scharlach.

(4) Zu melden ist jeder Ausscheider von

1. Choleravibrionen,
2. Salmonellen
   a) S. typhi,
   b) S. paratyphi A, B und C,
   c) übrige,
3. Shigellen.

(5) Zu melden ist die Verletzung eines Menschen durch ein tollwutkrankes oder -verdächtiges Tier sowie die Berührung eines solchen Tieres oder Tierkörpers.

Tabelle 11.**49**   Meldepflicht an das Gesundheitsamt bei folgenden Geschlechtskrankheiten

Syphilis (Lues)

Tripper (Gonorrhö)

Weicher Schanker (Ulcus molle)

Venerische Lymphknotenentzündung (Lymphogranulomatosis inguinalis Nicolas und Favre, ohne Rücksicht darauf, an welchen Körperteilen die Krankheitserscheinungen auftreten)

12 Krankheiten des Verdauungstraktes

A. L. Blum

P. Brümmer

M. Büchler

W. Daiß

H. Hansen

H. Hornbostel

T. H. Hütteroth

H. R. Koelz

P. Malfertheiner

V. F. Mautner

K. H. Meyer zum Büschenfelde

W. Rösch

G. Strohmeyer

D. Wurbs

Ösophaguserkrankungen

Achalasie

H. Hornbostel

Definition: Die Achalasie des Ösophagus (Synonyme: Kardiospasmus, idiopathische Ösophagusdilatation, Aperistalsis, funktioneller Megaösophagus) ist eine neuromuskuläre Erkrankung. Bei fehlender propulsiver Peristaltik im unteren Ösophagus besteht gleichzeitig eine unvollkommene oder fehlende Erschlaffung des unteren Ösophagussphinkters.

Häufigkeit

Gleich häufig ist die Erkrankung von Mann und Frau, sie kommt ein- bis zweimal unter 100 000 Menschen vor; Manifestationsalter: 3.–5. Lebensjahrzehnt.

Die meisten Mitteilungen kommen aus Europa und Nordamerika. Endemische Beobachtungen von Megaösophagus im Rahmen der Chagas-Krankheit stammen aus Brasilien und Chile, dabei erfolgt zum Teil ein Nachweis von Ganglienzellzerstörung im Ösophagus. Fraglich ist der Neurotoxineinfluß zerfallener Leishmanien (Trypanosoma cruzi).

Ätiologie

Experimentell läßt sich durch Kälteeinwirkung auf den Ösophagus und durch Infektion mit Trypanosoma cruzi das Krankheitsbild hervorrufen. Beim Menschen ist die eigentliche Ätiologie insgesamt unbekannt. Für eine infektiöse Ätiologie könnte das Freisein im frühen Kindesalter sprechen.

Besonderheiten

Als hypermotile Achalasie (vigorous achalasia) wird eine Form mit besonders kräftigen und anhaltenden Kontraktionen bezeichnet.

Pathophysiologie und Klinik

Der tubuläre Ösophagus ist dilatiert, das terminale Segment ist verengt. Es zeigt sich unter Umständen eine Sklerose mit Muskelfaseratrophie. In den letzten zwei Dritteln des Ösophagus finden sich manchmal degenerative Veränderungen im Bereich des Auerbach-Plexus unter Verminderung der Ganglienzahl oder auch Fehlen des Plexus myentericus.

Manometriebefunde nach Siewert u. Mitarb. (Abb. 12.**1**): Die Kontraktionen in den distalen zwei Dritteln der Speiseröhre werden nicht propulsiv peristaltisch fortgeleitet, sie erfolgen simultan. Die Dauer der simultanen Wellen ist verlängert. Je nach Stadium der Achalasie ist der Druck der peristaltischen Wellen gering oder stark reduziert, oder eine Peristaltik läßt sich gar nicht mehr nachweisen. Der Ruhedruck in der Speiseröhre ist erhöht.

Die schluckreflektorische Erschlaffung des unteren Ösophagussphinkters ist unvollständig, d. h., die Relaxation erreicht nicht den Nullpunkt. Es verbleibt ein Residualdruck im unteren Ösophagussphinkter. Darüber hinaus erfolgt die inkomplette Erschlaffung häufig nicht zeitgerecht und dauert kürzer als normal. Der Ruhedruck ist im statistischen Mittel erhöht, unterliegt aber individuellen Schwankungen und ist abhängig vom Stadium der Erkrankung. Bei der „vigorous achalasia" (auch hypermotile Achalasie genannt) zeichnen sich die aperistaltischen Wellen durch besonders hohe Amplituden aus (Abb. 12.**1**). Diese Kontraktionen treten auch spontan auf und verursachen heftige krampfartige Retrosternalschmerzen.

Man unterscheidet zwischen kompensierten und dekompensierten Formen der Erkrankung. Es besteht eine überschießende Reaktion auf Cholinergika und Pentagastrin.

Anamnese

Es führt die Dysphagie. Fleischstücke, Äpfel und frisches Brot wirken unter anderem beschwerdeauslösend. Ein kalter Trunk kann ebenfalls Beschwerden provozieren oder Beschwerden verstärken. Der Kranke nimmt Zwangshaltung beim Essen ein, spült mit Flüssigkeit nach und meidet beim Essen die Gesellschaft anderer.

Befund

Deutlich ist meistens der Befund einer eingetretenen Gewichtsreduktion bei manchmal vorhandenen pellagroiden Zügen an Haut und Schleimhäuten.

Diagnostisches Vorgehen

Röntgenbefunde: Spindelförmig eingeengter terminaler Ösophagus, später erweitertes Ösophaguslumen insgesamt, aufgehobene Peristaltik, nicht-propulsive Kontraktionen. Die Höhe des Flüssigkeitsspiegels kann die Schwere der Achalasie charakterisieren.

Endoskopie: Schlaffe Speiseröhre mit segmentalen Kontraktionsringen, trichterförmige Einengung

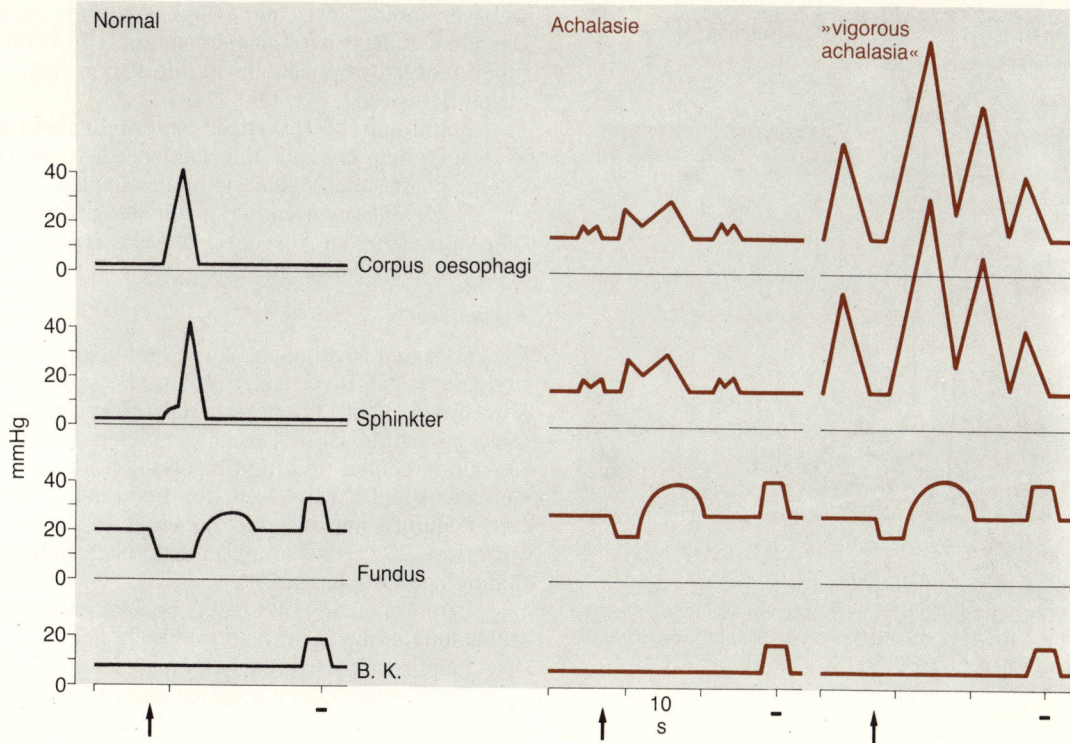

Abb. 12.1 Schematische Gegenüberstellung der typischen manometrischen Charakteristika der Achalasie und der hypermotilen Form der Achalasie („vigorous achalasia") im Vergleich zu einem normalen Ösophagus. Die beiden oberen Druckregistrierungen stammen aus dem Speiseröhrenkörper, die 3. von oben aus dem unteren Ösophagussphinkter und die unterste aus dem Magenfundus. Der Beginn eines Schluckaktes ist mit einem Pfeil (↑) gekennzeichnet, eine Erhöhung des Bauchinnendruckes durch Bauchkompression durch einen Strich (–) (aus Siewert, R., A. L. Blum, S. Waldeck: Funktionsstörung der Speiseröhre. Springer, Berlin 1976)

des distalen Endes, wobei das Instrument im allgemeinen gut passiert. Die Schleimhaut ist gerötet.

Differentialdiagnose

Vor allem ist eine Differentialdiagnose gegenüber einem tiefsitzenden Ösophaguskarzinom oder einem hochsitzenden Kardiakarzinom notwendig. Weiterhin ist eine Abgrenzung gegenüber der enteralen Form der diabetischen Neuropathie, der alkoholischen Polyneuropathie mit Ösophagusmanifestation erforderlich. Kollagenosen wie Sklerodermie sind zu bedenken.

Komplikationen

Lungenaspiration erfolgt häufig unbemerkt in der Nacht. Synkopale Anfälle in Abhängigkeit von Nahrungsaufnahme wurden beobachtet.

Therapie

Calciumantagonisten senken den Druck im Bereich des unteren Ösophagussphinkters. Nifedipin kann sublingual appliziert werden, Nitrate senken auch den Druck im unteren Ösophagussphinkter, haben aber die bekannten Nebenwirkungen, Psychotherapie ist zwecklos. Die Therapie der Wahl ist die mechanische Kardiadehnung: Heute überwiegt die Anwendung pneumatischer Dilatatoren gegenüber der früheren Anwendung des Metalldilatators nach Starck, auch flexibel erhältlich. Gemessen an der „Sprengung" mit Dilatatoren treten operative Maßnahmen (Myotomie) in den Hintergrund, zumal in 52% eine Refluxösophagitis droht.

Verlauf und Prognose

Pulmonale Komplikationen (10% der Kranken) trüben die Prognose. Die Achalasie scheint eine Präkanzerose zu sein: Entwicklung eines Ösophaguskarzinoms nach 20 Jahren ist möglich, daher ist eine regelmäßige Kontrolle von Achalasiepatienten erforderlich.

Merke: Zur Diagnose einer Achalasie gehören im allgemeinen Röntgenologie und Endoskopie, falls möglich auch Manometrie. Die Diagnose ist bei älteren Menschen mit hoher Vorsicht zu stellen und gegenüber bösartigen Tumoren der Speiseröhre abzugrenzen.

Weiterführende Literatur

Blum, A.L., I.R. Siewert: Refluxtherapie. Springer, Berlin 1981
Siewert, R., A.L. Blum, F. Waldeck: Funktionsstörungen der Speiseröhre, Springer, Berlin 1976
Wienbeck, M., G. Luz: Gastrointestinale Motilität. Edition Medizin, Weinheim 1983
Wienbeck, M. u. Mitarb.: Achalasie. In Hornbostel, H., W. Kaufmann, W. Siegenthaler: Innere Medizin in Praxis und Klinik, Bd. IV, 4. Aufl., Thieme, Stuttgart 1992

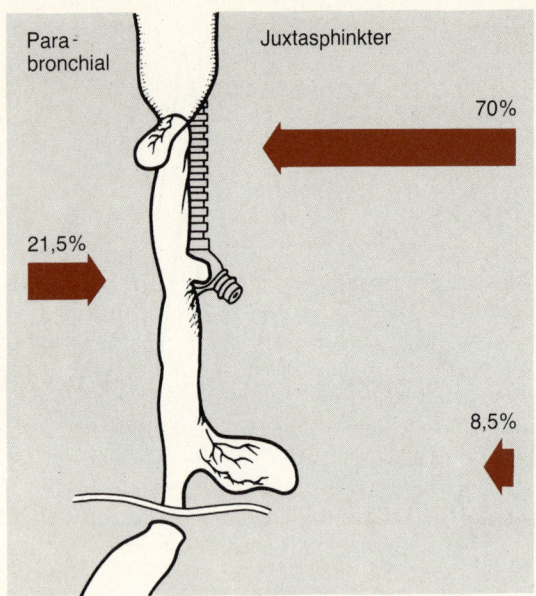

Abb. 12.**2**   Häufigkeit und Nomenklatur der Ösophagusdivertikel. Ansicht von hinten (aus Siewert, R., A. L. Blum, F. Waldeck: Funktionsstörungen der Speiseröhre. Springer, Berlin 1976)

Ösophagusdivertikel

H. Hornbostel

Definition: Es gibt echte (alle Muskelschichten enthaltende) Divertikel und falsche Divertikel.
– pharyngoösophageale Divertikel, auch zervikale Divertikel genannt (Zenker-Divertikel),
– parabronchiale Divertikel (Traktionsdivertikel),
– epiphrenale oder parahiatale Divertikel.
Zervikale und parahiatale Divertikel werden auch als juxtasphinktere aus topographischen und ätiologischen Gesichtspunkten bezeichnet.

Häufigkeit

Es sind überwiegend Männer Ösophagusdivertikel-Träger. Die Manifestation erfolgt meistens nach dem 60. Lebensjahr. Unter 800 Röntgenuntersuchungen des Ösophagus findet sich einmal ein Divertikel. Dysphagie führt nur in 1,8% zur Feststellung (Abb. 12.**2**).

Pathophysiologie und Klinik

Pulsionsdivertikel entstehen oberhalb funktioneller oder organischer Hindernisse, juxtasphinktere bilden sich an schwachen Muskulaturpunkten. Zervikale Divertikel liegen an der Pharynxhinterwand im Bereich der Killianschen Muskellücke.

Traktionsdivertikel: Sie sind wahrscheinlich eine angeborene Fehlbildung durch unvollkommene Trennung von Luft- und Speiseröhre mit bleibender Ge-

websverbindung zwischen Ösophagus und Trachea. Die ältere Auffassung: Entstehung durch Traktion bei tuberkulöser Lymphadenitis in Bifurkationsnähe verlor an Bedeutung.

Epiphrenische Divertikel: Sie kombinieren sich in zwei Dritteln der Fälle mit Hiatushernien, diffusem Ösophagospasmus, Achalasie und Ösophagitis.

Nach Manometrieuntersuchungen gibt es Funktionsstörungen der Speiseröhre bei zervikalen und epiphrenalen Divertikeln.

Anamnese

Bei zervikalen Divertikeln führen Fremdkörpergefühl und Dysphagie. Divertikelgröße und Beschwerdebild korrelieren nicht. Temporäre Halsschwellung, links mehr als rechts, ist möglich. Beim Schluckakt treten für den Patienten und die Umgebung hörbare, laute Geräusche auf. Auspressen des Divertikels erleichtert. Regurgitation im Schlaf bedeutet Aspirationsgefahr. Große Divertikel komprimieren nach Nahrungsfüllung den Ösophagus.

Parabronchiale Divertikel: Perforation und Fistelbildung in die Atemwege sind nicht selten.

Epiphrenale Divertikel: Dysphagie, oft kombiniert mit Erscheinungen nach Art einer Hiatushernie, ist möglich.

Befund

Zervikale Divertikel sind unter Umständen fühlbar.

Diagnostisches Vorgehen

Bei entsprechender Symptomatologie oder bei Zufallsbefunden wird im allgemeinen die Röntgenologie zur Diagnose führen: Neben einer a.-p.-Aufnahme sind seitliche und Schrägaufnahmen erforderlich.

Endoskopie ist insbesondere bei Divertikelkomplikationen unerläßlich.

Manometrie der Speiseröhre ist wünschenswert.

Differentialdiagnose

Eine breit angelegte Diagnostik bei dem Symptom „Dysphagie" ist immer vonnöten.

Komplikationen

Dekubitalulzera, Divertikulitis oder Blutungen sind selten.

Bei zervikalen Divertikeln ist eine Rekurrensparese möglich. Ein Einbruch in das respiratorische System mit Fistelbildung wurde bei Rückgang der Traktionsdivertikel in unserer Zeit selten.

Therapie

Ein chirurgisches Vorgehen ist bei zervikalen Divertikeln häufig notwendig und wird nicht selten mit einer Myotomie des oberen Ösophagussphinkters kombiniert.

Bei Traktionsdivertikeln ist operatives Vorgehen selten indiziert.

Epiphrenale Divertikel sind im chirurgischen Vorgehen vom Ausmaß der Beschwerde, Größe und Kombination mit anderen Befunden am unteren Ösophagus oder Magen abhängig zu machen.

Verlauf und Prognose

Fistelbildungen: pharyngokutane Fistel oder bronchiale Fisteln verschlechtern die Prognose.

> **Merke:** Jede Dysphagie, so auch die Schluckbeschwerden bei Ösophagusdivertikeln, bedarf einer klinischen, endoskopischen und röntgenologischen Abklärung.

Weiterführende Literatur

Wienbeck, M.: Ösophagusdivertikel. In Hornbostel, H., W. Kaufmann, W. Siegenthaler: Innere Medizin in Praxis und Klinik, 4. Aufl. Thieme, Stuttgart 1992

Refluxkrankheit der Speiseröhre

A.L. Blum und H.R. Koelz

Definition: Gastroösophagealer Reflux: Einströmen von Mageninhalt — Flüssigkeit mit oder ohne Luft — in den Ösophagus infolge eines Ausfalls der Verschlußmechanismen am gastroösophagealen Übergang.
Physiologischer Reflux: Reflux infolge spontaner, seltener und kurzdauernder Erschlaffungen der Druckbarriere beim Gesunden.
Pathologischer Reflux: Reflux infolge gehäufter spontaner Erschlaffungen der Druckbarriere oder langdauernder und irreversibler Schädigungen der Verschlußmechanismen. Der pathologische Reflux führt zu einem gegenüber dem Gesunden verlängerten Kontakt der Ösophagusschleimhaut mit den aggressiven Faktoren des Gastrointestinalhaltes und ist die Voraussetzung für die Entstehung der Refluxkrankheit.
Refluxkrankheit: Symptome und/oder eine morphologische Schädigung der Ösophagusschleimhaut (Abb. 12.**3**) infolge des pathologischen gastroösophagealen Refluxes.
 – **Primäre Refluxkrankheit:** Folge einer Funktionsstörung der Verschlußmechanismen am gastroösophagealen Übergang.
 – **Sekundäre Refluxkrankheit:** Folge einer anatomisch faßbaren Läsion in Ösophagus, Kardia oder Magen (z.B. Sklerodermie, Myotomie bei Achalasie, Magenausgangsstenose).
Refluxösophagitis: Die durch gastroösophagealen Reflux verursachte, mit makroskopisch erkennbaren Schleimhautdefekten einhergehende peptische Läsion der Speiseröhre. Die Primärläsion ist die Erosion. Mögliche, aber nicht obligate Konsequenzen oder Komplikationen sind die Vertiefung der Erosionen zu Ulzera, die Defektheilung mit Zylinderzellersatz des Plattenepithels sowie die Schrumpfung in der Querachse (peptische Stenose).

Häufigkeit

Die **Refluxkrankheit** ohne Refluxösophagitis ist eine der häufigsten gastroenterologischen Erkrankungen. Die **Refluxösophagitis** ist etwa gleich häufig wie das Ulcus ventriculi.

Vorkommen

Die Prävalenz von Refluxösophagitis und axialer Hiatushernie gehen parallel mit der westlich-zivilisierten Lebensweise; Hernie und Ösophagitis nehmen mit steigendem Lebensalter an Häufigkeit zu. Es ist nicht bekannt, über welchen Mechanismus die Lebensweise Hernie und Ösophagitis beeinflußt.

Fast alle Patienten mit Refluxösophagitis sind Träger von axialen Hiatushernien. Die Hiatushernie kann jedoch nicht die alleinige und direkte Ursache der Erkrankung sein. Hernien finden sich — je nach der Art der angewandten diagnostischen Kriterien — bei 20–50% der Bevölkerung. Nur ein Zehntel der Hernienträger leidet an einer Refluxkrankheit. Zudem tritt die Refluxösophagitis bei Männern häufiger auf als bei Frauen, während die Hernie bei beiden Geschlechtern gleich häufig vorkommt.

Ätiologie

Ätiologie und Pathophysiologie der primären Refluxkrankheit

Die Ätiologie der primären Refluxkrankheit ist unbekannt. Die Pathophysiologie wird in Abb. 12.**3** und 12.**4** illustriert.

Störung des unteren Ösophagussphinkters: Der im distalen Abschnitt des Ösophagus, an der Kardia, gelegene untere Ösophagussphinkter gilt als wichtigster Antirefluxmechanismus. Der Sphinkter ist morphologisch schwer faßbar, kann funktionell aber klar definiert werden. Er wirkt als Einwegventil, indem durch den Ruhetonus eine Druckbarriere zwischen Magen und Ösophagus aufrechterhalten wird, die nur während des Schluckaktes für die Passage des Nahrungsbolus kurzfristig verschwindet (reflektorische Erschlaffung). Gastroösophagealer Reflux wird in diesem kritischen Zeitpunkt durch eine nachfolgende peristaltische Welle des tubulären Ösophagus verhindert.

Drei verschiedene Funktionsstörungen des Sphinkters von zunehmendem Schweregrad können zu gastroösophagealem Reflux führen: ein plötzliches „spontanes", einige Sekunden dauerndes Zusammenbrechen eines sonst normalen Sphinkterdruckes, ein leicht erniedrigter Tonus, der intraabdominellen Druckerhöhungen (z.B. Husten, Bauchpresse) nicht standhält, und ein dauernd stark erniedrigter oder gar fehlender Druck des Sphinkters.

Die leichte Refluxkrankheit ohne Ösophagitis wird hauptsächlich durch spontane Relaxationen des Sphinkters verursacht. Diese Relaxationen sind aller Wahrscheinlichkeit nach neural bedingt. Eine hormonelle Fehlsteuerung durch die bekannten Gastrointestinalhormone ist unbewiesen und zum Teil widerlegt. Dies gilt insbesondere für das Gastrin.

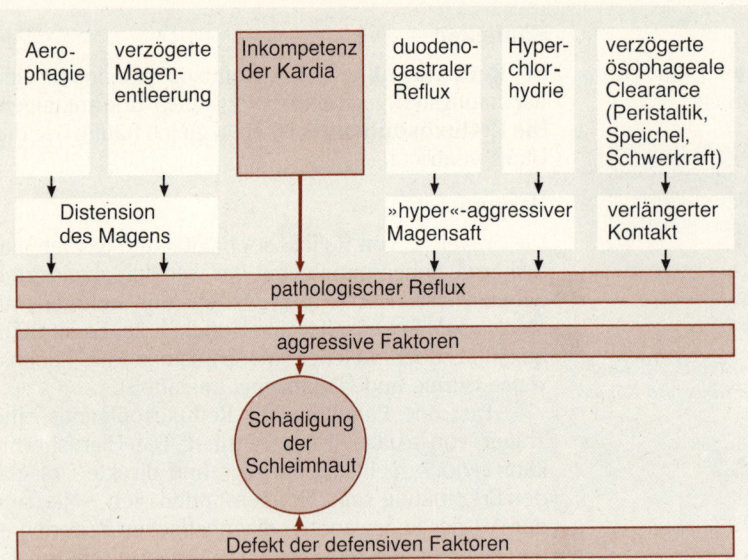

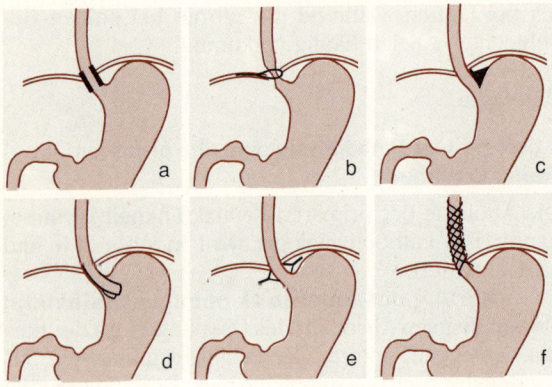

Abb. 12.**4 a–f** Auxilläre Antirefluxmechanismen (nach Stelzner u. Lierse)

a Kompression des intraabdominalen Ösophagus durch den Abdominaldruck
b Zwerchfellzwinge
c Hisscher Winkel
d Flatterklappen-Mechanismus des terminalen intraabdominalen Ösophagus
e Phrenoösophageale Membran
f Dehnverschluß

Bei Patienten mit leichter Refluxösophagitis ist der Ruhedruck im Sphinkter im Mittel geringgradig erniedrigt. Bei manchen dieser Patienten liegt der Druck im Normalbereich, und die Kraftreserven des Sphinkters sind normal.

Bei Patienten mit schwerer Refluxösophagitis ist der Sphinkter-Ruhedruck stark vermindert. Zudem findet sich ein verminderter oder gar fehlender Druckanstieg bei Stimulation mit exogenem Gastrin, einem Cholinergikum oder einer Proteinmahlzeit. Da die Rezeptoren für Gastrin direkt an der Muskelzelle des Sphinkters liegen, deutet dies auf eine myogene Störung hin.

Im Tierversuch führt eine durch Säureinstallation in den Ösophagus induzierte Ösophagitis zu Störungen der Motilität, wie sie bei primärer Refluxkrankheit beobachtet werden. Aus diesem Experiment wurde geschlossen, daß bei der Refluxösophagitis des Menschen ein Circulus vitiosus eine wichtige Rolle spielen könnte: Eine einmal entstandene Ösophagitis würde zu Motilitätsstörungen führen, welche die Ösophagitis unterhält oder gar verschlimmert. Es ist jedoch sicher, daß die Motilitätsstörungen nach Abheilen deiner leichten Refluxösophagitis unter medikamentöser Therapie persistieren.

Störung auxiliärer Antirefluxmechanismen (Abb. 12.**4 a–f**: Die im Bereich der Kardia gelegenen auxiliären Antirefluxmechanismen werden bei Vorhandensein einer axialen Hiatushernie teilweise oder ganz außer Funktion gesetzt. Damit wird die Assoziation von Hiatushernie und primärer Refluxkrankheit erklärt. Es handelt sich jedoch nicht um eine obligate Assoziation; das Fehlen der auxiliären Antirefluxmechanismen allein führt im allgemeinen nicht zu einer Refluxkrankheit.

Störung der Clearancefunktion des Ösophagus: Unter der Clearancefunktion versteht man die Fähigkeit der Speiseröhre, sich von refluiertem Material zu befreien.

Eine aufrechte Körperhaltung beschleunigt die Clearance durch die Wirkung der Schwerkraft. Eine plötzliche Dehnung des Ösophagus, beispielsweise durch Reflux, führt zu einer lokal induzierten peristaltischen Welle (sekundäre Peristaltik), die den Ösophagusinhalt in den Magen befördert. Noch effektiver ist die dem Schluckakt folgende, über den ganzen Ösophagus laufende primäre Peristaltik. Ihr Fehlen im Tiefschlaf trägt zu einer Verlängerung der einzelnen Refluxepisode bei. Bei Refluxkrankheiten finden sich gehäuft nicht-peristaltische (tertiäre) Kontraktionen nach Ansäuerung der Speiseröhre. Die „Feinreinigung" wird durch die spülende und säureneutralisierende Wirkung des Speichels bewirkt. Eine Ansäuerung der Speiseröhre führt zu einer Stimulation des Speichelflusses und damit auch zu einer erhöhten

Tabelle 12.1   Ursachen für sekundäre Refluxkrankheit und zugrundeliegende pathogenetische Mechanismen

Ursache für sekundäre Refluxkrankheit	Inkompetenz der Kardia	Gestörte Peristaltik des Ösophagus	Fehlende Wirkung der Schwerkraft	Verzögerte Magenentleerung	Erhöhte Magensekretion	Reflux aus Dünndarm
Schwangerschaft	++	+				
Kardiomyotomie bei Achalasie	+++	+++				
totale Gastrektomie mit Resektion des unteren Ösophagussphinkters	+++					+++
langdauernde Magensonde*	+		++			
Sklerodermie	++	+++				
Magenausgangsstenose				+'++		
Zollinger-Ellison-Syndrom					+++	
Medikamente**	+	+		+		+

*   bei bettlägerigen Patienten
** Anticholinergika und andere Hemmer der glatten Muskulatur

Schluckfrequenz. Im Alter nehmen Speichelsekretion und peristaltische Kraft ab, beides Faktoren, die zur Altersabhängigkeit der Refluxkrankheit beitragen.

Erhöhte Aggressivität des Refluats: Die Aggressivität des Refluats wird bestimmt durch den Gehalt an Säure, Pepsin sowie die aus dem Dünndarm zurückfließenden Gallensalze und Pankreasenzyme.

Eine gastrale Hypersekretion von Säure läßt sich bei primärer Refluxkrankheit nicht generell nachweisen. Offenbar genügt bei entsprechendem Reflux eine normale Säuresekretion zur Auslösung der Krankheit. Eine medikamentöse Hemmung der Säuresekretion beschleunigt die Heilung der Ösophagitis; bei der Refluxösophagitis ist aber eine stärkere Verminderung der Säuresekretion nötig als bei der Ulkuskrankheit.

Erhöhtes intragastrisches Volumen: Das intragastrische Volumen wird bestimmt durch die orale Zufuhr von Nahrung und Luft, die Magensekretion und die Magenentleerung. Eine Überfüllung des Magens wird durch habituelles Luftschlucken (Aerophagie) bewirkt. Bei der anschließenden Eruktation wird zusammen mit dem Gas meist auch saurer Mageninhalt mitgerissen. Manche Refluxpatienten, vor allem solche mit nächtlichem Reflux, zeigen zudem eine verzögerte Magenentleerung.

Störung der defensiven Faktoren der Ösophagusmukosa: Es besteht keine enge Beziehung zwischen Ausmaß des Refluxes und Schädigung der Ösophagusmukosa. Dies läßt darauf schließen, daß die noch nicht identifizierten defensiven Faktoren der Mukosa das Ausmaß des Schadens bestimmen.

Ätiologie der sekundären Refluxkrankheit

Im Gegensatz zur primären Refluxkrankheit sind hier die Ursachen leicht faßbar (Tab. 12.1). Die häufigste Ursache ist die Schwangerschaft. Die hohen Spiegel von Östrogenen und Gestagenen während der Schwangerschaft reduzieren den Sphinktertonus und fördern damit die Refluxneigung.

Pathophysiologie der Refluxösophagitis

Erosive Ösophagitis: Die primäre Läsion der Ösophagitis ist die Erosion innerhalb des Plattenepithels des distalen Ösophagus. Nach dem endoskopischen Aspekt unterscheidet man isolierte, längskonfluierende und schwerste, längs und zirkulär influierende Erosionen. Diese Einteilung besitzt einen prognostischen Wert, indem kleine Läsionen unter konservativer Therapie rascher abheilen als ausgedehnte. Die Erosionen können ohne Narbenbildung vollständig abheilen. Dabei werden die Defekte in der Regel wieder von Plattenepithel bedeckt. Aus unklarer Ursache werden die defekte gelegentlich von heterotopem Zylinderepithel bedeckt, wodurch die Zylinderzellnarbe entsteht. Bei zirkumferentiellem Ersatz des Plattenepithels spricht man von Endobrachyösophagus.

Endobrachyösophagus (englisch: „Barret's esophagus" oder „columnar cell-lined esophagus"): Der erworbene Endobrachyösophagus zeichnet sich durch eine meist irreversible zirkuläre Auskleidung des tubulären Ösophagus mit (heterotopem) Zylinderepithel aus. Histologisch findet sich Epithel vom Typ der Kardia-, der Korpus- oder der Dünndarmschleimhaut mit granulozytärer Infiltration. Der Endobrachyösophagus ist eine Voraussetzung für die Entwicklung von Ulzera. Er gilt ferner als Präkanzerose; nach jahrelangem Bestehen sind in etwa 10% der Patienten Adenokarzinome des distalen Ösophagus zu erwarten.

Ulzeröse Ösophagitis, Blutung, peptische Stenose: Bei der ulzerösen Ösophagitis dehnen sich die Epitheldefekte tief in die Mukosa bis unter die Muscularis mucosae aus.

Tabelle 12.2   Die Symptome der Refluxkrankheit

	Symptome	Kommentare
Pathognomonisches Syndrom	Regurgitation von Säure in den Mund	falls vorhanden, beweisend für Reflux
	Sodbrennen	charakteristisch und häufig bei Refluxkrankheit, aber nicht beweisend
Häufige, oft starke, für Refluxkrankheit jedoch nicht beweisende Zusatzsymptome:	epigastrischer Schmerz	häufig und oft stark, aber nicht beweisend
	retrosternale Schmerzen beim Schlucken (Odynophagie)	charakteristisch und häufig, speziell bei sauren Getränken
	Aufstoßen von Luft, postprandiales saures Aufstoßen	typisch bei Kombination von Refluxkrankheit und Aerophagie
	Brechreiz, Erbrechen	mögliche Folgen einer starken Säureregurgitation
	Heiserkeit, Husten, Atemnot	Folgen der nächtlichen Aspiration des Regurgitats
Auf Komplikation der Refluxösophagitis hinweisende Symptome:	Dysphagie (verzögerte Boluspassage, Speiseimpaktation mit oder ohne Schmerz)	typisch, aber nicht beweisend für peptische Stenose
	Blutung: Kaffeesatzerbrechen, sehr selten Hämatemesis, Meläna	blutende Barrett-Ulzera

Das Übergangsulkus liegt an der Grenze zwischen proximalem Ende eines Endobrachyösophagus und dem angrenzenden Plattenepithel. Es führt häufig zu peptischen Stenosen.

Die **peptische Stenose** führt zur Dysphagie. Bei einem freien Lumen von weniger als 15 mm Durchmesser besteht meist eine Dysphagie für feste, bei weniger als 5 mm auch für flüssige Speisen. Da die Stenose den Reflux in den proximalen Ösophagus verhindert, nehmen die Refluxbeschwerden mit zunehmender Dysphagie ab.

Das **Barrett-Ulkus** ist in einer von Zylinderepithel umgebenen Insel aus Plattenepithel gelegen. Es kann sich mit subakuten, gelegentlich auch akuten Blutungen manifestieren.

Klinik

Die charakteristischen Symptome der Refluxkrankheit werden in Tab. 12.2 dargestellt. Neun von zehn Refluxkranken klagen über Sodbrennen. Ein nur postprandiales, mit Aufstoßen von Luft einhergehendes Sodbrennen spricht für eine Refluxkrankheit ohne Ösophagitis oder für eine leichte Refluxösophagitis. Kommt es auch nachts zu Sodbrennen, besteht der Verdacht auf eine schwere Ösophagitis. Es finden sich jedoch keine engen Beziehungen zwischen der Intensität der Beschwerden und dem Schweregrad des endoskopischen Befundes.

Diagnostisches Vorgehen

Ein Abklärungsschema findet sich in Abb. 12.5. Bei anhaltenden Refluxbeschwerden von mehr als 14 Tagen Dauer empfiehlt sich eine Endoskopie. Bei Dysphagie ist, unabhängig von der Dauer, immer eine sofortige Abklärung indiziert.

Endoskopie

Die Methode der Wahl ist die Fiberendoskopie. Erosionen, Ulzera, peptische Stenosen, Endobrachyösophagus und Adenokarzinome werden endoskopisch diagnostiziert. Zusätzlich können endoskopisch folgende Befunde erhoben werden:

Hiatushernie: Sie findet sich fast regelmäßig bei der primären Refluxösophagitis und häufig bei beschwerdefreien Individuen ohne Reflux.

Rötung, Brüchigkeit und granulärer Aspekt der Schleimhaut: Solche Befunde lassen sich bei der Ösophagitis, aber auch bei manchen beschwerdefreien Individuen ohne Ösophagitis erheben.

Biopsie

Die endoskopische Biopsie eignet sich zur Diagnose des Endobrachyösophagus. Multiple Biopsien, vor allem aus Bereichen mit makroskopisch unregelmäßigem Epithel, dienen zur Erfassung von Frühkarzinomen und Dysplasien. Zytologische Untersuchungen unter Verwendung von Biopsiebürsten bringen gegenüber multiplen Biopsien keine zusätzliche Information. Es ist umstritten, ob sich aufgrund bioptischer Untersuchungen des Endobrachyösophagus eine erhöhte Gefahr zur Entwicklung von Adenokarzinomen voraussagen läßt. Eine schwere Dysplasie im Endobrachy-Ösophagus weist jedoch oft auf ein drohendes oder an anderer Stelle bereits vorhandenes Karzinom hin.

Abb. 12.**5** Diagnostik bei Patienten mit Refluxsymptomen

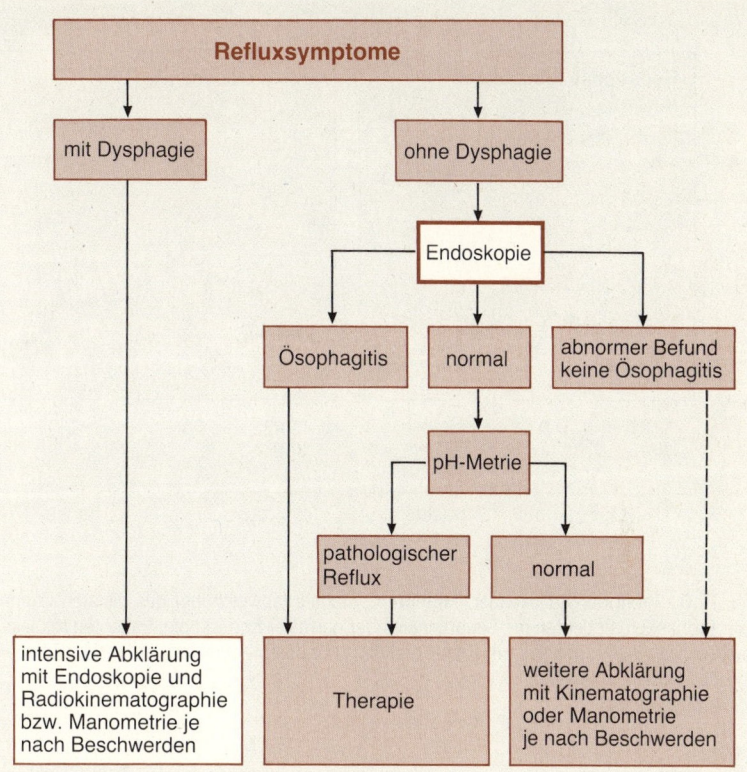

Bei Biopsien aus Bereichen mit Plattenepithel lassen sich drei wenig spezifische Befunde erkennen:
- eine hyperkeratotische Akanthose, bestehend aus einer Verlängerung der Stromapapillen und einer Verbreiterung der Basalzellschichten des Epithels,
- eine eosinophile Infiltration des Epithels,
- eine neutrophil-eosinophile Infiltration der Lamina propria.

Diese Zeichen finden sich häufig bei Patienten mit pathologischem Reflux, kommen aber auch bei beschwerdefreien Individuen ohne Reflux vor. Für die Beurteilung einer neutrophil-eosinophilen Infiltration der Lamina propria sind die endoskopisch entnommenen Ösophagusbiopsien oft zu wenig tief. Viele dieser Biopsien enthalten keine Lamina propria. Blinde, mit einer Saugbiopsiekapsel gewonnene Biopsien enthalten immer Lamina propria. Die geringe diagnostische Aussagekraft der Blindbiopsie bei normalem endoskopischem Aspekt steht jedoch in keinem Verhältnis zur Gefahr biopsiebedingter Blutungen.

pH-Metrie

Bei der Langzeit-pH-Metrie (Abb. 12.**6**) wird das luminale pH im tubulären Ösophagus mittels einer intraluminalen Elektrode gemessen. Sie ist vor allem indiziert bei Patienten mit Refluxbeschwerden, bei denen sich endoskopisch keine Ösophagitis findet. Weitere Indikationen sind die Therapieresistenz bei der Verabreichung von Sekretionshemmern und die Überprüfung des Ergebnisses einer chirurgischen Thera-

pie. Die pH-Metrie eignet sich weniger gut für die Erfassung von Alkalireflux. Die Untersuchung wird während 24 Stunden mit tragbaren Festkörperspeichersystemen am ambulanten Patienten durchgeführt. Gesunde Individuen zeigen im Tiefschlaf nach Mitternacht keinen Reflux; postprandial sinkt das pH im Mittel während 5 Minuten pro Stunde unter 4 ab. Refluxkranke ohne Ösophagitis zeigen im allgemeinen einen verstärkten postprandialen, aber keinen nächtlichen Reflux. Bei einer Refluxösophagitis findet sich nächtlicher Reflux, bei der schweren Refluxösophagitis ist er sogar oft stärker als der postprandiale.

Radiologie

Die radiologische Untersuchung ist die Methode der ersten Wahl bei Problemen nach chirurgischer Refluxtherapie. Sie eignet sich auch zur präoperativen Darstellung der topographischen Verhältnisse und zur Messung des Durchmessers von peptischen Stenosen. Eine weitere Indikation ist der Verdacht auf einen paraösophagealen Anteil einer Hiatushernie. Die radiologische Untersuchung eignet sich schlecht zur Diagnose der Ösophagitis und zur Quantifizierung des gastroösophagealen Refluxes. Die radiologische Diagnose einer axialen Hiatushernie ist wenig relevant.

Die Radiokinematographie eignet sich zur Diagnostik der ösophagealen Motilität. Die Untersuchung ist indiziert beim Verdacht auf einen sekundären Reflux, z. B. infolge einer Sklerodermie.

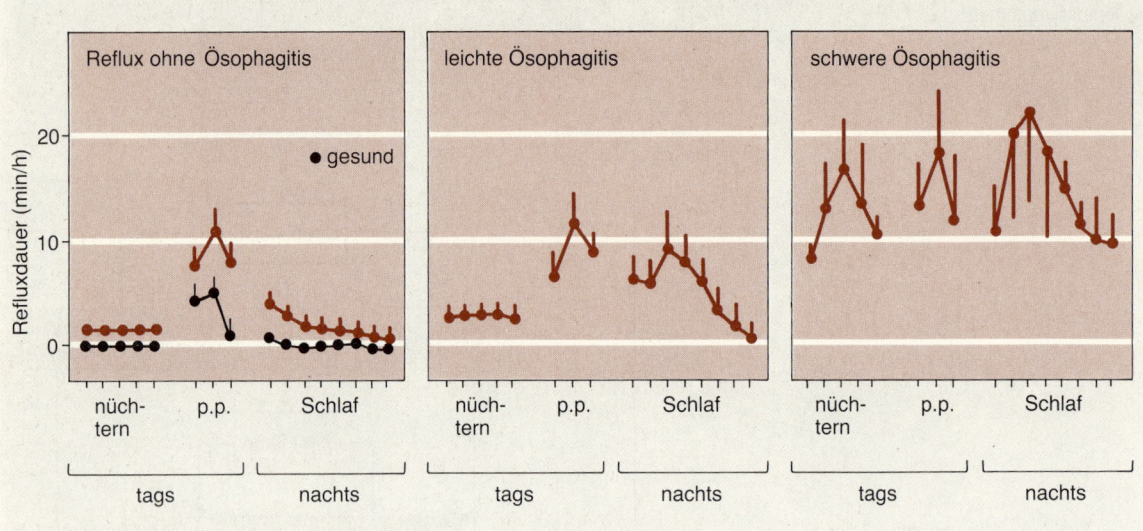

Abb. 12.**6**   Profil der Refluxdauer (Mittelwert, Standardabweichung) des distalen Ösophagus der 24-Stunden-pH-Metrie beschwerdefreier Probanden, Patienten mit Sodbrennen, aber normaler Endoskopie, Patienten mit leichter Ösophagitis oder schwerer Ösophagitis. In Abwesenheit von Ösophagitis tritt Reflux praktisch nur postprandial auf, während bei Patienten mit schwerer Ösophagitis der Reflux während des Schlafs überwiegt
p.p. = postprandial

Manometrie

Mit der Manometrie werden die Drücke im tubulären Ösophagus, im unteren Ösophagussphinkter und im Magen gemessen. Diese aufwendige Untersuchung ist bei der Refluxkrankheit nur selten indiziert. Sie eignet sich gelegentlich zur präoperativen Abklärung. In Fällen mit Endobrachyösophagus oder Brachyösophagus kann die Kardia lokalisiert werden. Schluckdrücke können die operative Verfahrenswahl beeinflussen. In Fällen mit gestörter Peristaltik im tubulären Ösophagus sollte wegen der Gefahr einer postoperativen ösophagealen Stase keine zirkuläre Valvuloplastik durchgeführt werden.

Weitere diagnostische Verfahren

Szintigraphische Refluxmessungen: Gemessen wird der Technetiumreflux in den Ösophagus. Vertretbare Indikationen sind ein Verdacht auf Alkalireflux und der Refluxverdacht bei Kleinkindern.

Säureperfusionstest (sogenannter Bernstein-Test): Gemessen wird die subjektive Reaktion auf eine Instillation von Säure in den Ösophagus. Der Test ist wegen seiner geringen Spezifität und Sensitivität nicht aussagekräftig. Indiziert sind Instillationstests mit Säure, Duodenalsaft und Säure-Duodenalsaft-Gemischen in Fällen mit Alkalireflux.

Magenentleerungstest: Der szintigraphische Nachweis einer stark verzögerten Magenentleerung kann die medikamentöse und chirurgische Verfahrenswahl beeinflussen.

Differentialdiagnose

Beim Vorliegen von Sodbrennen besteht mit größter Wahrscheinlichkeit eine Refluxkrankheit. Endoskopisch und anamnestisch auszuschließen sind andere Erkrankungen des Ösophagus wie Soor-Ösophagitis und Medikamentenulkus sowie extraösophageale Erkrankungen, die mit einer Refluxkrankheit assoziiert sein können, speziell peptische Ulzera und das Gallensteinleiden. Bei funktionellen Oberbauchbeschwerden (englisch: non-ulcer dyspepsia) finden sich neben dem Sodbrennen Oberbauchsymptome wie postprandiales Völlegefühl und Nausea. Aufgrund der anamnestischen Angaben kann entschieden werden, ob der Patient an einer primären oder sekundären Refluxkrankheit (vgl. Tab. 12.**1**) leidet. In seltenen Fällen ist das Sodbrennen das erste Symptom einer Sklerodermie oder einer Magenausgangsstenose.

Ein Zehntel der Patienten mit Refluxkrankheit klagt nicht über Sodbrennen, sondern ausschließlich über epigastrale und retrosternale Schmerzen oder respiratorische Symptome. In diesen Fällen wird die Diagnose einer Refluxkrankheit auf Umwegen nach Ausschluß von Erkrankungen des Herzens, der Atemwege und der Gallenwege, gestellt.

Die Kombination von Sodbrennen und Dysphagie erfordert eine besonders intensive Abklärung (s. Abb. 12.**5**). Auszuschließen sind hier Ösophaguskarzinom, Kardiakarzinom, Achalasie und, bei entsprechenden anamnestischen Angaben, Achalasierezidive nach Myotomie, Strikturen nach Verätzung und Bestrahlung. Im Rahmen der Refluxkrankheit spricht die Dysphagie für eine peptische Stenose, kann aber auch einmal vorübergehend ohne peptische Stenose auftreten.

Tabelle 12.**3** Wirksamkeit der medikamentösen Refluxtherapie (Beurteilung von Doppelblindstudien)

Wirkungsprinzip	Medikament	Wirksamkeit auf Refluxbeschwerden	Wirksamkeit auf Ösophagitis
Reduktion der Azidität und der Pepsinaktivität			
– Sekretionshemmung	substituierte Benzimidazole	sehr gut	sehr gut
	Histamin-H_2-Blocker,	günstig	günstig
– Neutralisation	Antazida	ungenügend nachgewiesen	nicht nachgewiesen
Verbesserung der Motilität*	Cisaprid	günstig	günstig
	Metoclopramid	günstig	nicht gesichert
	Domperidon	günstig	nicht gesichert
Schutzfilmbildung	Alginsäure-Antazida, Sucralfat	wahrscheinlich, mäßig günstig	nicht gesichert

* Tonuserhöhung des unteren Ösophagussphinkters, Stärkung der Ösophagusperistaltik, Beschleunigung der Magenentleerung

Therapie

Konservative Therapiemethoden

Die konservative Refluxtherapie besteht in der Verordnung von Medikamenten, allgemeinen Verhaltensregeln und, bei peptischer Stenose in der Bougierungsbehandlung.

Medikamente (Tab. 12.**3**): Im Regelfall wird bei der Refluxösophagitis Omeprazol, ein substituiertes Benzimidazol, in einer Dosis von 20–40 mg täglich eingesetzt. Dieses Medikament ist allen anderen Medikamenten hinsichtlich seiner Wirksamkeit überlegen. Bei leichter Ösophagitis kann ein Histamin-H_2-Blocker versucht werden. Eine vergleichbare Sekretionshemmung und klinische Wirkung wird mit Ranitidin 2×150 mg, Cimetidin 4×400 mg oder Famotidin 2×20 mg pro Tag erreicht. Eine Alternative stellt eine Behandlung mit einem Prokinetikum, z. B. Cisaprid 3×10 mg täglich, dar.

Der Vorteil einer Kombination eines H_2-Blockers mit einer motilitätswirksamen Substanz (z. B. Cisaprid, Metoclopramid oder Domperidon) gegenüber einer Monotherapie mit einem H_2-Blocker ist unsicher. Eine Antazidatherapie erscheint zwar logisch; vermutlich werden die meisten Antazida zur Behandlung von Refluxbeschwerden konsumiert. Dennoch ist es bisher nicht überzeugend gelungen, deren Überlegenheit gegenüber Plazebo zu sichern. Möglicherweise genügen Neutralitätskapazität und Verweildauer im Magen der meisten Antazida nicht, um das Magen-pH genügend wirkungsvoll anzuheben. Die Wirksamkeit von Sucralfat bei der Refluxösophagitis muß noch weiter gesichert werden.

Medikamentöse Rezidivprophylaxe: Besonders bei starkem Leidensdruck während der Schübe und verzögerter Heilung stellt sich die Frage nach einer prophylaktischen Langzeittherapie. Wir beobachteten unter Ranitidin 150 mg nocte oder 2mal täglich gleich häufig Rezidive wie unter Plazebos. Ein ähnlich negatives Ergebnis wurde mit Cimetidin und Famotidin erreicht. Eine Langzeittherapie mit 20 mg Cisaprid senkt die Rezidivrate; in Fällen mit schwerer chronischer Reflexösophagitis wird Omeprazol in einer Dosis von 20 mg pro Tag eingesetzt. Dabei sind mögliche Gefahren infolge einer langdauernden Hypergastrinämie und bakteriellen Besiedlung von Magen und Dünndarm gering, die Langzeitverträglichkeit des Omeprazols ist gut.

Allgemeine Verhaltensregeln: Die Empfehlungen in Tab. 12.**4** basieren auf pathophysiologischen Überlegungen. Die Wirksamkeit der allgemeinen Verhaltensregeln ist, mit Ausnahme der Erhöhung des Kopfendes des Bettes, nie kontrolliert geprüft worden. Man sollte sich auf diejenigen Maßnahmen beschränken, welche aufgrund der Anamnese besonders erfolgversprechend erscheinen.

Die **Bougierungstherapie** peptischer Stenosen wird in der Regel ambulant vorgenommen. Die Bougies werden über einen endoskopisch unter Durchleuchtungskontrolle eingelegten Führungsdraht eingeführt. Dabei sind die konischen Savary-Bougies und Ballon-Dilatatoren den spindelförmigen Oliven des Eder-Puestow-Gerätes vorzuziehen. Bei nicht floriden, rein narbigen Stenosen wird vor der Bougierungstherapie eine Behandlung mit Omeprazol begonnen, damit es beim Beheben der Stenose, die zu einem gewissen Grade refluxverhütend wirkt, nicht zu einem Wiederaufflammen der Ösophagitis kommt.

Operative Therapiemethoden

Fundoplikation: Eine Elimination des pathologischen Refluxes wird am sichersten durch die Fundoplikation in der Modifikation nach Rossetti erreicht. Die Fundusmanschette wirkt als mechanisches Ventil. Sie verhindert auch den physiologischen Reflux. Komplikationen dieser technisch recht anspruchsvol-

Tabelle 12.4   Allgemeine Maßnahmen bei der Therapie der Refluxkrankheit

	Eine „Überforderung" des Sphinkters infolge Erhöhung des intraabdominellen Drucks wird vermieden durch	Eine direkte Schwächung der Verschlußkraft des unteren Ösophagussphinkters wird vermieden durch	Eine „direkte Schädigung" des Ösophagusmukosa wird vermieden durch	Der Verschlußdruck im unteren Ösophagussphinkter wird erhöht durch
diätetische Maßnahmen	Gewichtsreduktion bei Adipositas	Nikotin- und Alkoholabstinenz	Nikotin- (und Alkohol-)abstinenz	eiweißhaltige Nahrungsmittel
	schlackenreiche Kost bei Obstipation	Vermeiden von fetthaltigen Nahrungsmitteln und Süßspeisen	Vermeiden von Zitrusfruchtsäften und anderen stark säurehaltigen Getränken und Speisen	
	Vermeiden großer Mahlzeiten, Zwischenmahlzeiten, Verzicht auf Abendessen	Vermeiden von pfefferminzhaltigen Bonbons, Vermeiden von koffeinhaltigen Getränken, speziell von Kaffee		
weitere Maßnahmen	Vermeiden enganliegender Kleider, Kopfende des Bettes anheben durch Keilkissen oder Unterstellen mit Klötzen, Vermeiden von refluxprovozierenden Körperhaltungen	Vermeiden von sphinkterdrucksenkenden Medikamenten Vermeiden von psychischem Streß?		

len Operation sind das Refluxrezidiv nach Auflösen der Manschette, das Umstülpen der Manschette nach proximal („Teleskop-Phänomen"), das Syndrom der zu engen Manschette mit der Unfähigkeit von Aufstoßen und Erbrechen sowie eine operative Schädigung des N. vagus mit Magenentleerungsstörung wegen Denervierung des distalen Magens. Schluckstörungen nach Fundoplikation sind vor allem bei Patienten mit gestörter Peristaltik des Ösophagus zu erwarten, beispielsweise bei Sklerodermie. In diesen Fällen bringt eine nichtzirkuläre Fundoplikation („Original-Nissen") in Kombination mit einer Vagotomie günstigere Ergebnisse als die Modifikation nach Rossetti.

Angelchik-Prothese: Es handelt sich dabei um einen mit Silikon gefüllten Schlauch, der um die Kardia gelegt wird. Postoperative Komplikationen durch Abwandern der Prothese sind nicht selten. Die technische Einfachheit, mit der die Angelchick-Prothese eingesetzt und notfalls wieder entfernt werden kann, sollte nicht zu einer Indikationserweiterung der Antirefluxchirurgie führen.

Vagotomie: Bei Fundoplikation kann auf eine operative Beeinflussung der Magensekretion durch eine zusätzliche Vagotomie verzichtet werden, sofern nicht gleichzeitig eine behandlungswürdige Ulkuskrankheit besteht.

Roux-Y-Anastomose: Die Kombination einer distalen Magenresektion mit Roux-Y-Anastomose reduziert die aggressiven Faktoren des Magens und eliminiert diejenigen aus dem Duodenum. Die Methode empfiehlt sich als Rezidiveingriff nach Antirefluxoperation. Auch die nach Magenoperationen auftretende alkalische Refluxösophagitis wird mit einer Roux-Y-Anastomose behandelt. Als Primäreingriff bei Refluxösophagitis ist die Methode nicht spruchreif.

Refluxkrankheit ohne Ösophagitis

Das einzige Therapieziel bei dieser Form der Krankheit ist die Beschwerdefreiheit. Verordnet werden Antazida oder die Kombination eines Antazidums mit einem Filmbildner wie Alginsäure (Gaviscon) bei Bedarf. Diese Medikamente sind in ihrer symptomatischen Wirkung den Histaminantagonisten unterlegen. Da sich die Histaminantagonisten über eine ausgezeichnete Verträglichkeit ausgewiesen haben, gibt es (außer dem Preis) kaum mehr stichhaltige Gründe, dem Patienten nach einem erfolglosen Versuch mit Antazida diese Therapie vorzuenthalten. Das Cisaprid ist etwas weniger gut wirksam. Eine Indikation zur chirurgischen Therapie ist bei diesen Patienten nicht gegeben.

Refluxkrankheit mit erosiv-ulzeröser Ösophagitis

Therapie des akuten Schubes: Es soll immer ein medikamentöser Behandlungsversuch durchgeführt werden. Das Medikament der Wahl ist Omeprazol bei allen Formen der Refluxösophagitis. Eine protrahierte Heilung ist bei ausgedehnten erosiven Veränderungen zu erwarten. Der symptomatische Verlauf unter der Therapie korreliert schlecht mit der Heilung der Epitheldefekte. Zur Beurteilung des Heilungsverlaufs ist deshalb eine endoskopische Kontrolle sinnvoll. Abhängig von der initialen Ausdehnung der Läsionen ist sie nach 4–8 Wochen angezeigt.

Eine Indikation zur chirurgischen Therapie wird gestellt bei persistierender schwerer Ösophagitis, häufig rezidivierender Ösophagitis oder Komplikation (v. a. Stenose) **plus** Versagen der konservativen Therapie **plus** Fehlen eines wesentlich erhöhten Operationsrisiko. Der Endobrachyösophagus ohne schwere Dysplasie oder gar Karzinom an sich ist keine Indikation zur Operation, es sei denn, er ginge mit einer schweren, therapiefraktären Ösophagitis einher. Eine peptische Stenose mit florider Ösophagitis läßt, vor allem bei jüngeren Patienten, eher an eine Operation denken als eine rein narbige Stenose ohne floride Epitheldefekte, wo oft besser mit regelmäßiger Bougierung ohne chirurgische Therapie geholfen werden kann.

Prognose

Mehr als ein Drittel der Patienten erleidet innerhalb von 2 Monaten nach Abheilung der Ösophagitis ein Rezidiv der Ösophagitis.

Der Endobrachyösophagus ist eine Präkanzerose. Innerhalb von 10–20 Jahren entwickelt sich schätzungsweise in jedem zehnten Endobrachyösophagus ein Adenokarzinom. Dies gilt wahrscheinlich auch für Patienten, die erfolgreich operativ behandelt wurden. Eine zunächst jährliche endoskopische Kontrolle zur Früherfassung von Adenokarzinomen ist deshalb empfehlenswert.

Merke:
– Die Refluxkrankheit kann mit und ohne Refluxösophagitis auftreten
– Refluxkrankheit mit und Refluxkrankheit ohne Ösophagitis verursachen ähnliche Beschwerden.
– Die Refluxösophagitis ist ein endoskopisch definiertes Krankheitsbild.
– Der Endobrachyösophagus, eine mögliche Folge der Refluxösophagitis, ist eine Präkanzerose.
– Die Dysphagie ist ein Gefahrensignal. Gleichzeitiges Auftreten von Refluxsymptomen und Dysphagie erfordert eine prompte Abklärung.

Weiterführende Literatur

Blum, A.L., J.R. Siewert: Refluxtherapie. Springer, Berlin 1981
Blum, A.L., J.R. Siewert: Refluxkrankheit. In Allgöwer, M., F. Harder, L.F. Hollender, H.J. Peiper, J.R. Siewert, A.L. Blum,
W. Creutzfeldt: Chirurgische Gastroenterologie. Springer, Berlin 1981
Blum, A.L., J.R. Siewert: Refluxkrankheit der Speiseröhre. In Demling, L., S. Domschke: Klinische Gastroenterologie. Thieme, Stuttgart 1984
Koelz, H.R.: Gastroösophageale Refluxkrankheit. In Koelz, H.R., P. Aeberhard: Gastroenterologische Pathophysiologie. Springer, Berlin 1987
Müller-Lissner, S., M. Starlinger, H.R. Koelz: Refluxfibel. Springer, Berlin 1989

Bösartige Ösophagustumoren

H. Hornbostel

Häufigkeit

Männer werden etwa 7mal häufiger als Frauen befallen. Vielleicht ist in Mitteleuropa eine Frequenzabnahme vorhanden. Bantuneger, Inder, Ostasiaten haben eine hohe Frequenz dieses Malignoms.

Ätiologie

Nikotin, Alkohol, Aufnahme heißer Getränke und Speisen, Zustand nach Laugenverätzungen mit Strikturen, Achalasie, Stadtleben sind mögliche ätiologische Momente. Die physiologischen Engstellen mit Passageverzögerungen stellen Prädispositionen dar.

Pathophysiologie und Klinik

Hauptmanifestationsalter ist das 7. Jahrzehnt. 10% aller gastrointestinalen Tumoren sind Malignome des Ösophagus. Etwa 90% davon sind Plattenepithelkarzinome, die restlichen Tumoren sind Adenokarzinome. 40% finden sich im distalen Abschnitt des Ösophagus, etwa 20% im proximalen Drittel, der Rest im mittleren Abschnitt.

Das Ösophagussarkom enthält maligne epitheliale und mesenchymale Anteile. Die Invasivtendenz ist geringer, ebenso die Metastasierung seltener.

Anamnese

Dysphagie, Retrosternalschmerz, Regurgitation, Erbrechen, Gewichtsabnahme, Blutung, Husten, Heiserkeit sind meistens Spätklagen. Eine Frühdiagnose bei Beschränkung des Tumors auf Mukosa und Submukosa gelingt selten.

Der Ort der Dysphagie wird vom Patienten meistens sehr genau lokalisiert.

Die Regurgitation ist seltener als bei der Achalasie. Heiserkeit bedeutet im allgemeinen Rekurrensparese. Bei zwei Dritteln aller Erkrankungen kommt es zur Fistelbildung in die Trachea oder in die Bronchien, mit entsprechender Anamnese.

Befund

Supraklavikulardrüsen sind bei Metastasierung früh tastbar. Eine vergrößerte Leber ist sonographisch, szintigraphisch und durch Laparoskopie als metastasenverdächtig abzuklären.

Diagnostisches Vorgehen

Als Suchmethode gilt die Röntgenuntersuchung. Auch die Beurteilung der Motilitätsstörung erfolgt durch diese Methode. Endoskopische Sicherung mit Biopsie ist unausweichlich. Nach Röntgenbefund und Ösophagoskopie unterscheidet man drei Wachstumsformen:
- multiple oder solitäre Füllungsdefekte unterschiedlicher Ausdehnung mit Oberflächenunregelmäßigkeit,
- zirkuläre Stenose mit Wandstarre und Unregelmäßigkeit der Wand, Verlust der Schleimhautstruktur,
- Wandrigidität mit schüsselförmigen Schleimhautdefekten.

Eine Röntgenuntersuchung mit wässrigem Röntgenkontrastmittel und Bronchoskopie klären Perforation oder Tumorinvasion in das Bronchialsystem ab.

Differentialdiagnose

Jede Dysphagie im fortgeschrittenen Lebensalter ist ösophaguskarzinomverdächtig. Besonders wichtig ist die Abgrenzung gegenüber „funktionellen Störungen" der Speiseröhre.

Komplikationen

Aspirationspneumonie, Lungenabszeß, Mediastinitis, Pleuraempyem, Einbruch in die thorakale Aorta, Phrenikusparese.

Therapie

Allgemeinzustand, Alter des Patienten, Metastasenfeststellung, Lokalisation und Ausdehnung des Tumors bestimmen das therapeutische Vorgehen.

Im Vordergrund therapeutischer Erwägung steht hier die Strahlentherapie (1300–1800 mCi/kg $\triangleq$ 5000 bis 7000 R).

Eine Resektion ist unter Umständen nach Strahlenbehandlung zu erwägen (etwa 20% Operationsrisiko).

Jede Chemotherapie ist unbefriedigend.

Aus Inanitionsgründen ist unter Umständen ein Celestintubus zu überlegen (endoskopisch oder operativ). Laserkoagulation beseitigt Stenosen.

Verlauf und Prognose

Mittlere Überlebenszeit: 4–5 Monate nach Stellung der Diagnose. Nur 1% hat eine Überlebenschance über 5 Jahre.

Merke: Jede Dysphagie bedarf der endoskopischen und histologischen Abklärung. 90% aller Tumoren des Ösophagus sind Plattenepithelkarzinome.

Weiterführende Literatur

Paul, F.: Ösophaguskarzinom. In Hornbostel, H., W. Kaufmann,
  W. Siegenthaler: Innere Medizin in Praxis und Klinik, Bd. IV,
  4. Aufl. Thieme, Stuttgart 1992

Gutartige Ösophagustumoren

H. Hornbostel

Gutartige Tumoren sind, gemessen am Ösophaguskarzinom, seltene Tumoren. Es überwiegt unter ihnen das Leiomyom. Weitere gutartige Tumoren sind u. a. Fibrome, Lipome, Angiome, Osteochondrome, Neurofibrome, Neurinome und Granulosazelltumoren.

Spontane Ösophagusperforation

H. Hornbostel

Definition: Die Ösophagus-Spontanruptur entspricht dem Boerhaave-Syndrom.

Häufigkeit

Es ist ein seltenes Krankheitsbild, das vorwiegend bei Männern zwischen dem 35. und 65. Lebensjahr beobachtet wird.

Ätiologie

Die häufigste Ätiologie ist ein unkoordiniertes Erbrechen bei Alkoholikern.

Pathophysiologie und Klinik

Ursache ist eine Druckerhöhung im unteren Ösophagusanteil bei anhaltender Muskelkontraktion im mittleren und oberen Ösophagusanteil. Dabei erfolgen Risse der Speiseröhre in der Längsrichtung am linkslateralen Wandabschnitt, dicht oberhalb des Diaphragmas. Durch Pleuraeinriß ist ein Übertritt von Speiseanteilen in den linken Pleuraraum möglich.

Grundsätzlich ist dieses Ereignis auch nach Erbrechen anderer Genese möglich, aber noch seltener.

Anamnese

Nach Erbrechen zeigt sich ein substernaler, epigastrischer Schmerz höchsten Ausmaßes, der in den Rücken ausstrahlt. Dabei fallen Atemnot und Zyanose und etwa bei der Hälfte der Fälle ein Hautemphysem am Halse auf, im weiteren Verlauf kommt es zur Ausbildung eines linksseitigen Pleuraergusses.

Befund

Es läßt sich ein Mediastinalemphysem oder ein Seropneumothorax nachweisen. Bei Pleurapunktion findet sich Magensaft.

Diagnostisches Vorgehen

Der Beweis ist durch Ösophagusfüllung mit wäßrigem Kontrastmittel möglich.

Komplikationen

Seropneumothorax ist eine mögliche Komplikation.

Differentialdiagnose

Es ist im weiten Sinne die Differentialdiagnose des „akuten Abdomens" gegeben. Pleurokardiale Erkrankungen (Herzinfarkt, Lungenembolie) sind zu erörtern.

Therapie

Selbstverständlich ist sie stets eine chirurgische Behandlung.

Verlauf und Prognose

Auch unter chirurgischem Vorgehen beträgt die Letalität 20%.

Merke: Bei Erbrechen nach Alkoholzufuhr mit auftretendem Vernichtungsgefühl und Schmerzen in der linken Thoraxseite sowie Schocksymptomatik und dem Befund eines „akuten Abdomens" und gleichzeitigem Nachweis eines Haut- oder Mediastinalemphysems ist eine Ösophagusperforation in Erwägung zu ziehen.

Weiterführende Literatur

Schwemmle, K.: Ösophagusperforationen. In Hornbostel, H., W. Kaufmann, W. Siegenthaler: Innere Medizin in Praxis und Klinik, 4. Aufl. Thieme, Stuttgart 1992

Erkrankungen des Magens

Wichtige Lageanomalien des Magens

H. Hornbostel

Hiatushernie

Definition: Eine Hiatushernie bedeutet eine Verlagerung von Magenanteilen in den Thoraxraum. *Formen:* Nach Magenlage und nach Ösophaguslänge werden unterschieden:
- Axiale Gleithernie (= ösophagogastrale Gleithernie): Durch den Hiatus oesophageus tritt ein Anteil des Magens mit dem Antrum cardiacum in den Thoraxraum (Abb. 12.7 a).
- Paraösophageale Hernie. Es ist eine echte Hernie mit Bruchsack: Neben dem Ösophagus liegt ein Teil des Magens bei subdiaphragmatischer Lage der Kardia (Abb. 12.7 b). Extrembild: „upside-down-stomach".
- Hiatushernie bei kurzem Ösophagus: Kongenital oder erworben (Ösophagitis, Refluxösophagitis), es liegt der obere Magenanteil im Thoraxraum (Abb. 12.7 c).
  Paraösophageale Hernie und Gleithernie können sich kombinieren.

Häufigkeit

Die Häufigkeit steigt ab dem 50. Lebensjahr an. Nach Sammelstatistiken ist der häufigste pathologische Röntgenbefund des Magens die Hiatushernie. Die Frequenz des Nachweises ist von der Technik des Untersuchers abhängig.

Pathophysiologie und Klinik

Normalerweise erfolgt der Verschluß von Thorax- und Bauchraum durch die Membrana oesophago-diaphragmatica. Atrophie der Zwerchfellmuskelfasern, Nachlassen der Bindegewebselastizität (Alter), intraabdominelle Druckerhöhungen (Adipositas, Gravidität, Obstipation) sind begünstigende Manifestationselemente.

Magenoperationen (Billroth I, Billroth II, Gastrektomie, Vagotomie) führen nicht selten zur Läsion der Membrana oesophago-diaphragmatica.

Anamnese

Häufig bestehen uncharakteristische Oberbauchbeschwerden: Druck im Epigastrium postprandial, Blähgefühl, erleichternder Ruktus, Mißempfindungen im Sinne einer Stenocardia spuria.

Eine Lageabhängigkeit der Beschwerde ist nicht selten vorhanden: Auftreten der Beschwerden in Horizontallage (Bettlage), insbesondere nach opulenten Mahlzeiten, bei Bückbewegungen (Schuheschließen, Skibindung anlegen), Erleichterung durch Aufstoßen, was durch Selterswasser forciert werden kann.

Dysphagie ist bei großen Hernien möglich.

Befund

Klinische Befunde sind für die Diagnose nicht wegweisend.

Diagnostisches Vorgehen

Röntgenuntersuchung und Endoskopie haben bei Sorgfalt und Erfahrung des Untersuchers etwa gleich große Trefferquoten (Tab. 12.5–12.7).

Die Röntgenmethode ist beim Nachweis der paraösophagealen Hernie überlegen.

Die Endoskopie ist unbedingt überlegen in dem Nachweis einer Refluxösophagitis. Da Horizontallage, Rücken-, Links-, Kopftieflage und Kompression in Bauchlage unter anderem röntgenologische Techniken sind, wird bei ambulanten Röntgenuntersuchungen die Hiatushernie leicht übersehen.

Große Hiatushernien fallen bereits bei der Röntgenaufnahme des Thorax ohne Kontrastmittelgabe auf.

Differentialdiagnose

In etwa 50% aller Untersuchten kombinieren sich Hiatushernien mit anderen Leiden.

Daher „Untersuchungstaktik": EKG anfertigen, den Ösophagus, den Magen, das Duodenum endoskopisch untersuchen, eine Ultraschalluntersuchung von Gallenblase und Pankreas durchführen.

Komplikationen

Die Refluxösophagitis ist die häufigste Komplikation und tritt als Folge der Insuffizienz des unteren Ösophagussphinkters auf.

Blutung: Bei der Abklärung einer Blutung bei Hiatushernie ist ebenfalls die Endoskopie vorrangig. Dabei erfolgt eine Umgebungsuntersuchung auf Erosionen, Ulzera und Tumoren. Der Röntgennachweis

Tabelle 12.**5**   Radiologische Kriterien der Hiatushernien (aus Seifert, E. In Hornbostel, H., W. Kaufmann, W. Siegenthaler: Innere Medizin in Praxis und Klinik, 4. Aufl. Thieme, Stuttgart 1992)

Axiale Hiatushernie

1. Der unterste Teil des Ösophagus und ein Teil des Magens liegen oberhalb des Zwerchfells
2. Ösophagogastrische Schleimhautgrenze oberhalb des Zwerchfells
3. Der Ösophagus mündet meist exzentrisch von oben in den Magen und verläuft im unteren Abschnitt etwas geschlängelt

Paraösophageale Hernie

1. Die Kardia liegt unterhalb des Zwerchfells und ein Teil des Magens neben dem Ösophagus im Thoraxraum
2. Der Ösophagus mündet meist gestreckt in den Magen

Tabelle 12.**6**   Endoskopische Kriterien der ösophagogastralen Gleithernie bei Untersuchung mit Vorausblickoptik (aus Seifert, E. In Hornbostel, H., W. Kaufmann, W. Siegenthaler: Innere Medizin in Praxis und Klinik, 4. Aufl. Thieme, Stuttgart 1992)

Direkte Zeichen

1. Zwei offenstehende Pforten (Hernienpforten und funktioneller Ösophagussphinkter) mit dazwischen befindlicher glockenartiger Dilatation
2. Ösophagogastrischer Schleimhautübergang in der glockenartigen Dilatation
3. Nachweis des ösophagogastrischen Überganges oberhalb des Diaphragmas
4. Inspiratorisches Hochgleiten der Magenschleimhaut durch den Hiatus

Indirekte Zeichen

1. Verkürzung des Abstandes des ösophagogastrischen Überganges von der Zahnreihe (< 38−40 cm)
2. Freier Reflux von Magensaft in den Ösophagus
3. Begleitende Ösophagitis

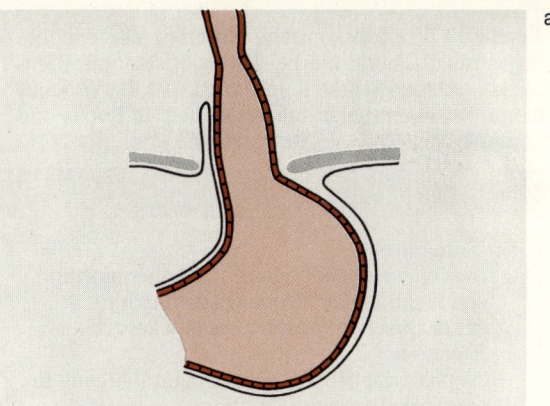

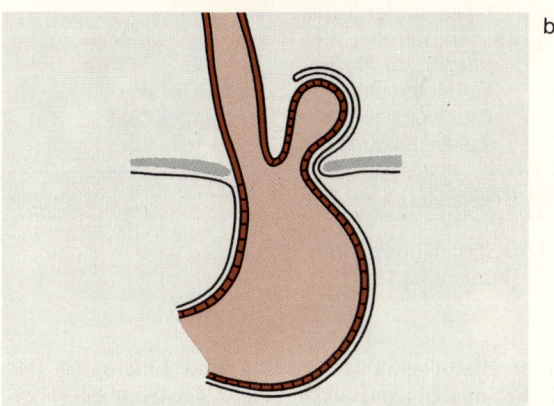

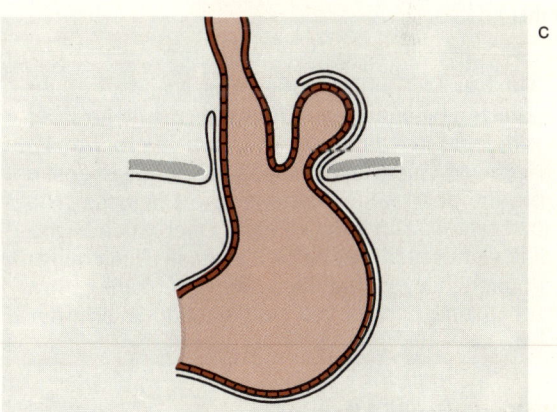

Abb. 12.**7**   Hiatushernien. **a** Ösophagogastrale Gleithernie (axiale Gleithernie), **b** paraösophageale Hernie, **c** Kombination von Gleithernie und paraösophagealer Hernie (aus Seifert, E. In: Hornbostel, H., W. Kaufmann, W. Siegenthaler: Innere Medizin in Praxis und Klinik, 4. Aufl. Thieme, Stuttgart 1992)

eines marginalen Ulkus (an der ösophagogastralen Übergangszone) erfolgt leichter endoskopisch als röntgenologisch.

Inkarzeration: Sie ist im allgemeinen nur bei paraösophagealen Hernien zu erwarten.

Therapie

Aufklärung muß an erster Stelle stehen, da häufig Karzinophobie besteht.

Die letzte knappe Abendmahlzeit ist spät einzunehmen. Schlafen mit erhöhtem Kopfende des Bettes kann vorteilhaft sein.

Metoclopramid wie auch Alginsäure (Gaviscon) unter der Vorstellung der Gelbildung im Hiatusring können medikamentös versucht werden.

Sehr oft muß die begleitende Refluxösophagitis behandelt werden.

Die axiale Hiatushernie als solche wird selber operiert. Die paraösophagale Hernie wird entweder

Tabelle 12.**7** Endoskopische Kriterien der ösophagogastralen Gleithernie bei Inversionstechnik (Seitblickoptik) (aus Seifert, E. In Hornbostel, H., W. Kaufmann, W. Siegenthaler: Innere Medizin in Praxis und Klinik, 4. Aufl. Thieme, Stuttgart 1992)

Direkte Zeichen

1. Größere Hernie
   – zwei offenstehende Pforten (Hernienpforten und funktioneller Ösophagussphinkter) mit dazwischen befindlicher glockenartiger Dilatation
   – ösophagogastrischer Schleimhautübergang in der glockenartigen Dilatation
   – krausenartige, gleitende Magenschleimhautfalten an der Kardia
2. Kleinere Hernie
   – offener Kardiaring
   – Farbunterschied der Schleimhaut des ösophagogastrischen Überganges (mit Taschenbildung)

Indirekte Zeichen

1. Deformität der Fornix (Kollaps)
2. Hernienring

einer Hiatoplastik (Reposition und Einengung des Hiatus oesophageus) oder einer Gastropexie (Fixation des Magens an der Bauchwand) operativ zugeführt.

Merke: Die Treffsicherheit des Nachweises des häufigen Befundes einer Hiatushernie ist für Röntgenologie und Endoskopie gleich hoch. Für den Nachweis einer Refluxösophagitis ist die Endoskopie die überlegene Methode. Die Diagnose „Hiatushernie" ist im Rahmen einer Oberbauchdiagnostik nicht selten eine Nebendiagnose. Umgebungsuntersuchungen mit EKG, Röntgenologie, Ultraschall und Endoskopie sind unbedingt erforderlich.

Weiterführende Literatur

Seifert, E.: Lageanomalien des Magens. In Hornbostel, H., W. Kaufmann, W. Siegenthaler: Innere Medizin in Praxis und Klinik. 4. Aufl. Thieme, Stuttgart 1992

Weitere Anomalien und Auffälligkeiten

Kaskadenmagen: Er ist ein häufiger, röntgenologisch erhobener Zufallsbefund.

Normallage des Magens: Der kardiale Teil liegt nach hinten, der pylorische nach vorn in einer schrägen Ebene.

Beim Kaskadenmagen befindet sich der mittlere Teil vorn, der Fornix-Korpus-Anteil hängt herab.

Volvulus des Magens (Magentorsion): Es ist eine Drehung des Magens um die Längsachse möglich: organoaxiale Form (Verbindungslinie Kardia-Pylorus), oder um eine Querachse: mesenterioaxiale Form (Verbindungslinie der Mitte von großer und kleiner Kurvatur).

Nach exzessiver Getränke- oder Nahrungszufuhr tritt ein anfängliches Erbrechen auf, das von heftigem, erfolglosem Würgreiz abgelöst wird und zu einer schnellen Blähung des Oberbauches führt.

Es ist die Differentialdiagnose des „akuten Abdomens" unter Umständen zu betreiben.

Magendivertikel: Es gibt echte und falsche Divertikel. Das Häufigkeitsverhältnis Frau zu Mann beträgt 2 : 1.

Nach Röntgenbefunden liegen drei Viertel aller Magendivertikel im Kardiabereich, meistens an der Hinterwand und an der kleinen Kurvatur.

Der Größendurchmesser beträgt 1−7 cm.

Die Endoskopie scheint die Häufigkeitsnachweise von Magendivertikeln zu erhöhen.

Das Krankheitsbild wird in 50% durch ulkusähnliche Beschwerden gekennzeichnet. In einem Teil der Fälle handelt es sich um röntgenologische Zufallsbefunde.

Röntgenologisch werden kleinere Divertikel der kleinen Kurvatur leicht übersehen.

Bezoare sind Fremdkörper aus Haaren oder pflanzlichen Fasern (aus dem Arabischen „badzehr" Bezeichnung abgeleitet).

Nach der Zusammensetzung unterscheidet man zwischen Tricho-, Myko-, Phytobezoaren.

70% lassen sich röntgenologisch nachweisen.

Es gibt endoskopische Verkleinerungsversuche mit Extraktion und enzymatische Auflösungsbemühungen auf endoskopischem Wege.

Ulkuskrankheit

W. Rösch

Definition: Unter dem Begriff „Ulkuskrankheit" sollen das chronische Magen- und Zwölffingerdarmgeschwür zusammengefaßt werden, die durch die Trias Singularität, Chronizität und Rezidivneigung gekennzeichnet sind. Im Gegensatz dazu steht das akute Ulkus (Streßulkus, akute Erosion), bei dem es sich um ein einmaliges Ereignis im Rahmen einer Schleimhautischämie handelt. Die Erosion ist dabei als Schleimhautdefekt definiert, der die Muscularis mucosae nicht überschreitet und der ohne Narbenbildung abheilt. Unter chronischen Erosionen mit bevorzugter Lokalisation im präpylorischen Antrum versteht man schließlich persistierende bis linsengroße Schleimhautoberflächendefekte mit einem Schwellungshof, deren klinische Bedeutung noch unklar ist. Alle genannten Veränderungen werden unter dem Oberbegriff der peptischen Läsion subsummiert.

Häufigkeit

Epidemiologische Daten über die Ulkuskrankheit lassen seit etwa 2 Jahrzehnten eine Abnahme der Ulkushäufigkeit, insbesondere beim Ulcus duodeni erkennen. Aus einer englischen Autopsiestudie geht hervor, daß 2,5% der männlichen Bevölkerung zwischen dem 25. und 44. Lebensjahr und 3,5% zwischen dem 45. und 75. Lebensjahr zum Zeitpunkt ihres Todes an einem Ulcus duodeni litten. Aufgrund klinischer und radiologischer Befunde wurde geschlossen, daß etwa 7% der arbeitenden männlichen Bevölkerung Ulcera duodeni aufwiesen.

Die größte Ulkusinzidenz wird zwischen dem 35. und 55. Lebensjahr beobachtet, wobei das Magengeschwür eine Erkrankung des höheren Alters zu sein scheint. Während das Ulcus duodeni 2- bis 3mal häufiger bei Männern als bei Frauen beobachtet wird, ist dieser geschlechtsspezifische Unterschied bei Patienten mit Ulcus ventriculi weniger ausgeprägt. Ein familiär gehäuftes Auftreten der Ulkuskrankheit spricht für Erbfaktoren bei der Pathogenese: so weisen Angehörige von Ulcus-duodeni-Patienten eine auf das 2- bis 3fache erhöhte Ulkusdisposition auf. Träger der Blutgruppe 0 haben ein wesentlich höheres Risiko, an einem Duodenalulkus zu erkranken, als Träger anderer Blutgruppenmerkmale, insbesondere, wenn sie keine Blutgruppenantigene in den Speichel oder in den Magensaft sezernieren („non-secretors"). Neben dem Non-secretor-Status scheint auch das Lymphozytenoberflächenantigen HLA-B 5 zum Ulcus duodeni zu prädisponieren.

Ein Drittel aller Personen, bei denen sich erhöhte Pepsinogen-I-Spiegel im Serum nachweisen lassen, entwickeln ein Ulcus duodeni. Ein erhöhter Pepsinogen-I-Spiegel dürfte somit eine Hyperchlorhydrie anzeigen. Ferner muß man vermuten, daß einer von acht Patienten, bei denen Helicobacter pylori nachgewiesen werden kann, im Laufe seines Lebens ein Ulkusleiden entwickelt.

Pathophysiologie und Klinik

Pathogenese

Während die Pathogenese der akuten gastroduodenalen Läsion („Streßulkus") als weitgehend gesichert gelten kann (Abb. 12.**8**), ist die Sequenz der Ereignisse, die zum chronischen Ulkus führen, noch ziemlich unklar. Unverändert besteht der Grundgedanke eines gestörten Gleichgewichts zwischen aggressiven und protektiven Faktoren der Magenschleimhaut, die letztlich das Auftreten eines peptischen Defektes zu-

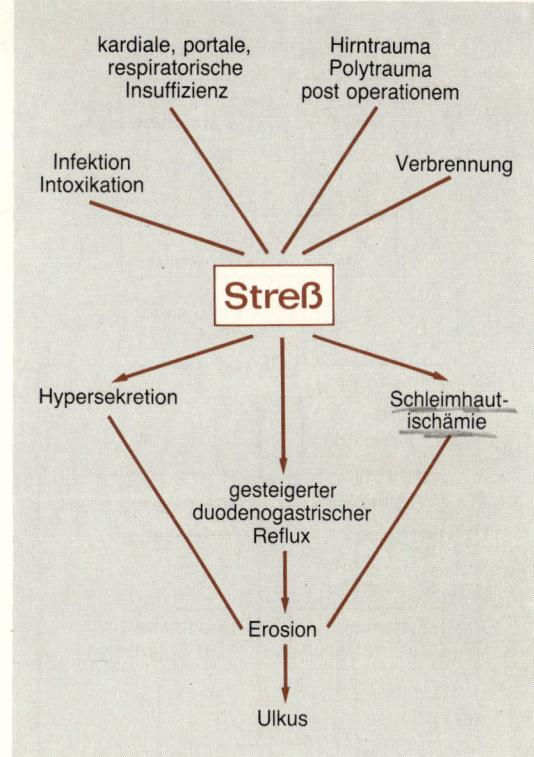

Abb. 12.**8** Pathogenese der Streßulkusentstehung

lassen. Die Tatsache, daß dieser Defekt begrenzt bleibt und schließlich spontan wieder abheilt, wird von Kirk (1977) durch Biofeedback-Mechanismen erklärt (Abb. 12.**9**). An dem 1910 von Schwarz aufgestellten Prinzip „ohne Säure kein Ulkus" kommt keine der zahlreichen Ulkustheorien vorbei, auch wenn wahrscheinlich die Gewichtung der einzelnen pathogenetischen Faktoren beim Magen- und Zwölffingerdarmgeschwür unterschiedlich erfolgen muß. So scheinen bei der Pathogenese des Ulcus ventriculi unter den aggressiven Faktoren weniger Salzsäure und Pepsin als vielmehr endogene zytotoxische Substanzen wie Gallensäuren und Lysolecithin (duodeno-gastrischer Reflux) und exogene Noxen (Acetylsalicylsäure, nichtsteroidale Antirheumatika) eine Rolle zu spielen, daneben dürfte einer Abnahme der Defensivmechanismen Durchblutung, Epithelregeneration, Schleimproduktion und Mukosabarriere eine wesentliche Bedeutung zukommen. Pyloroantrale Wandabnormalität und damit gestörte Magenentleerung tragen, insbesondere beim Dragstedtschen Staseulkus, zur Pathogenese mit bei (Abb. 12.**10**).

Bei der Pathogenese des Ulcus duodeni wirken drei Prinzipien zusammen: eine Säure- und Pepsinhypersekretion bei beschleunigter Magenentleerung, eine gestörte Säureneutralisation im Bulbus duodeni, möglicherweise infolge einer Resistenzschwäche der Schleimhaut, und Störungen des Zentralnervensystems (Vagotonus). Die Zahl der Belegzellen oder die Belegzelldichte ist erhöht, auf einen Nahrungsreiz

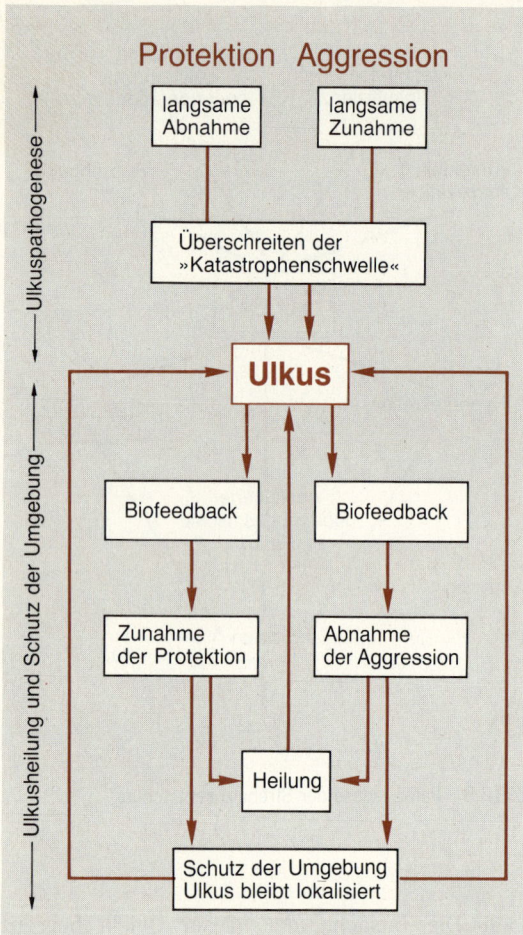

Abb. 12.**9**   Katastrophentheorie zur Ulkusgenese nach Kirk

Sanierung des Ulkusleidens, z. B. durch eine proximal selektive Vagotomie, nichts am Helicobacter-pylori-Status ändert.

Beim Ulcus ventriculi ist Helicobacter pylori nur in 80 bis 90% nachweisbar; offensichtlich sind doch nicht wenige Magengeschwüre medikamenteninduziert (nichtsteroidale Antirheumatika).

Über die Pathophysiologie der Rezidivauslösung ist so gut wie nichts bekannt. Ein Übergang akuter Schleimhautläsionen in ein chronisches Geschwür wird fast niemals beobachtet. Das klassische Geschwür scheint innerhalb weniger Tage zu seiner vollen Größe „aufzublühen"; die Abheilung erfolgt nach Untersuchungen von Scheurer u. Mitarb. (1977) mit einer Halbwertszeit von 1,7 Wochen für das Ulcus ventriculi und 1,9 Wochen für das Ulcus duodeni.

Pathologische Anatomie

Das chronische Geschwür ist durch die 1921 von Askanazy aufgestellte Schichtenfolge gekennzeichnet, nämlich

1. eine oberflächliche Exsudatschicht mit Schleim, Fibrin, Leukozyten und Erythrozyten,
2. eine Zone der fibrinoiden Nekrose,
3. eine Zone des kapillarreichen Granulationsgewebes und
4. dem bindegewebigen Narbenkallus.

Im Rahmen der Abheilung schiebt sich ein einreihiges Zylinderepithel über den durch Granulationsgewebe gefüllten Gewebsdefekt, das im Verlauf von mehreren Wochen zu einer Schleimhaut ausdifferenziert, die der umgebenden Mukosa entspricht, so daß am Ende nur noch die in den tieferen Wandschichten nachweisbaren Narbenfelder an das frühere Geschwür erinnern.

Beim Ulcus duodeni finden sich pathologisch anatomisch als Begleitphänomen eine größere Parietalzellmasse und entspeicherte Gastrinzellen im Antrum, beim Ulcus ventriculi eine chronische Gastritis, deren Ausmaß mit der Geschwürslokalisation recht eng korreliert. Bei bevorzugter Lokalisation im Bereich der kleinen Kurvatur liegt das Geschwür um so weiter proximal im Magen, je ausgeprägter die gastrischen Veränderungen sind. Daneben sind häufig Anteile der Pylorantralwand hypertrophiert bei gleichzeitiger Degeneration der Ganglienzellen („Maladie antrale").

Anamnese

Chronische Ulzera können ohne jede Beschwerdesymptomatik verlaufen und sich erst durch Komplikationen wie Blutung oder Perforation bemerkbar machen. In der Regel findet sich jedoch eine recht charakteristische Anamnese mit deutlicher zeitlicher Abhängigkeit der Beschwerden von der Nahrungsaufnahme. Beim Geschwür in der oberen Magenhälfte ist der Frühschmerz unmittelbar im Anschluß an die Nahrungsaufnahme relativ kennzeichnend, bei Geschwürslokalisation im Antrum und Bulbus steht der Spät- oder Nüchternschmerz 1–4 Stunden nach einer

wird vermehrt Gastrin freigesetzt. Im Rahmen der Therapie wird der gesteigerten nächtlichen Hypersekretion vermehrt Rechnung getragen (Abb. 12.**11**).

Die Hypothese, daß es sich beim Ulkusleiden um eine Infektionskrankheit handeln könnte, geht auf die Beobachtung zurück, daß sich beim Ulcus duodeni Leiden in fast 100% eine durch Helicobacter pylori induzierte chronische Antrumgastritis nachweisen läßt. Diese aktive, durch eine granulozytäre Infiltration gekennzeichnete Gastritis geht mit einer Hyperchlorhydrie einher, möglicherweise induziert durch eine vermehrte Gastrinfreisetzung, da sich der Keim mit einer Ammoniakwolke umgibt. Eine Übersäuerung des Bulbus induziert eine gastrale Metaplasie der Duodenalschleimhaut, so daß sich Helicobacter pylori auch im Bulbus ansiedeln kann. Eine keiminduzierte Minderung der Schleimqualität in Verbindung mit einer herabgesetzten Mukosaresistenz könnte für das Auftreten von Ulkusrezidiven verantwortlich gemacht werden, zumal gezeigt werden konnte, daß nach Eradikation von Helicobacter pylori die Rezidivneigung deutlich nachläßt. Auf der anderen Seite muß betont werden, daß eine chirurgische

Abb. 12.**10** Pathogenetische Faktoren beim Ulcus ventriculi (nach Arnold)

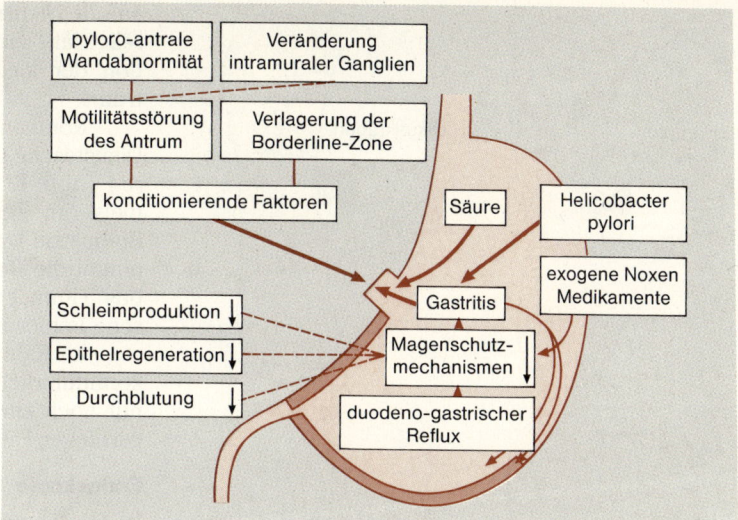

Abb. 12.**11** Pathogenetische Faktoren beim Ulcus duodeni (nach Arnold)

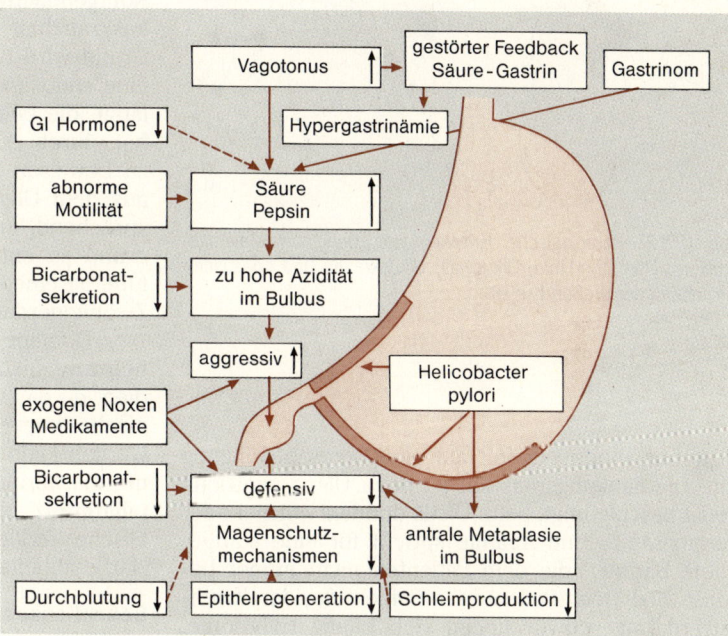

Mahlzeit im Vordergrund. Erneute Nahrungszufuhr, Trinken von Milch oder Einnahme eines Antazidums lassen diese Schmerzsensationen rasch abklingen („food relief"). Pathognomonisch ist die Periodizität der Beschwerden im Verlauf sogenannter Ulkusschübe, wobei der insbesondere für das Ulcus duodeni postulierte Frühjahrs- und Herbstgipfel in jüngster Zeit mehr und mehr in Frage gestellt wird. Die Lokalisation des Schmerzes erlaubt nur bedingt Rückschlüsse auf die Geschwürslokalisation, doch klagt der Ulcus-duodeni-Kranke häufig über Schmerzen rechts paraumbilikal, während beim Magengeschwür diese eher links im Epigastrium angegeben werden. Eine Änderung des Schmerzcharakters, insbesondere das Auftreten eines in den Rücken ausstrahlenden Dauerschmerzes, spricht für eine Ulkus-

penetration. Übelkeit, Erbrechen und Inappetenz weisen auf eine Stenosierung des Pylorus hin.

Häufige Begleiterscheinung des Zwölffingerdarmgeschwürs ist die Obstipation mit nur alle 2–3 Tage erfolgender Entleerung schafkotartigen Stuhls.

Befund

Der Allgemeinzustand ist beim Ulcus-duodeni-Kranken meist gut, beim Magengeschwür des älteren Patienten eher reduziert. Die „Facies gastrica" mit ausgeprägten Nasolabialfalten wird heute nur noch selten angetroffen; sie soll Ausdruck wiederholter Geschwüre sein. Meist findet sich bei der Palpation des Abdomens ein umschriebener epigastrischer Druckschmerz, der typischerweise die gleiche Lokalisation wie der Spontanschmerz aufweist. Eine muskuläre

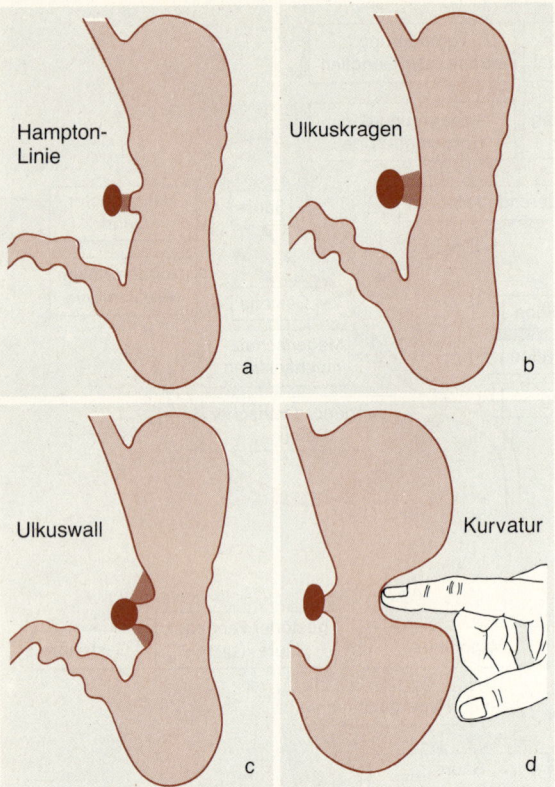

Abb. 12.**12** Radiologische Kriterien des benignen Magenge-schwürs: Hampton-Linie, Ulkuswall, Ulkuskragen und spastische Einziehung der großen Kurvatur

Abwehrspannung deutet auf eine Serosabeteiligung hin. Die Senkungsreaktion ist beim Ulcus ventriculi meist beschleunigt, beim Ulcus duodeni normal oder verlangsamt. Eine Anämie spricht für eine stattge-habte Blutung, die dem Patienten nicht immer be-wußt wird. Beim Patienten mit einem floriden Zwölf-fingerdarmgeschwür finden sich häufig Hypotonie, Bradykardie, Dermographismus, Neigung zu Schwit-zen und lebhafte Sehnenreflexe.

Diagnostisches Vorgehen

Anamnese und klinische Untersuchungen gestatten beim Ulkusleiden lediglich eine Vermutungsdiagnose. Gesichert wird die Diagnose durch Röntgenuntersu-chung und/oder Gastroskopie, während der Magen-sekretionsanalyse heute nur noch eine untergeord-nete Bedeutung beigemessen wird.

Radiologie

Röntgensymptom des Ulkus ist die Nische, der aus der Magenkontur ragende Defekt. Für das Magen-geschwür kennzeichnend sind die **Hampton-Linie**, über den Ulkusrand hängender Schleimhaut entspre-chend, Ulkuswall und Ulkuskragen (Abb. 12.**12 a−d**).

Häufig findet sich eine Einziehung an der gegen-überliegenden großen Kurvatur, die wie ein Finger

auf die Ulkusnische zeigt. Ein gestörtes Schleimhaut-relief läßt ein Ulkus vermuten, ebenso eine Retrak-tion der kleinen Kurvatur des präpylorischen An-trums.

Röntgensymptome des Ulcus duodeni sind die Ulkusnische und die Deformierung der Bulbuskontu-ren (Abb. 12.**13 a−I**). Die **Ulkusnische** kommt zu-meist im Zentrum des kleeblattförmig verformten Bulbus zur Darstellung, mit der Zahl der Ulkusschübe nimmt die **Deformierung des Bulbus** („Narbenbul-bus") immer mehr zu, so daß der Nachweis einer Ni-sche immer schwieriger wird.

Im Rahmen der Abheilung kommt es zu einem kontinuierlichen Abflachen der Nische, bis letztlich nur noch ein durch submuköse Narbenzüge hervor-gerufener Faltenstern auf das Geschwür hinweist.

Endoskopie

In der Routinediagnostik entgehen 10−20% der Ma-gengeschwüre und 8−23% der Ulcera duodeni dem Röntgennachweis, was früher zu der Bezeichnung Ul-kuskrankheit sine ulcere Anlaß gab. Aus diesem Grund wird heute bei entsprechender Symptomatik eine endoskopische Untersuchung (Abb. 12.**14**) ver-langt, die beim Magengeschwür zudem die Aufgabe hat, durch gezielte Gewebsentnahme die Benignität zu beweisen (s. S. 1072). Dabei sind 6−8 **Biopsien** aus dem Ulkusrand, der ganzen Zirkumferenz ent-sprechend, sowie einige Biopsien aus dem Ulkus-grund zu entnehmen. Bei eindeutigem Röntgenbe-fund ist eine duodenoskopische Untersuchung eines Zwölffingerdarmgeschwürs nicht erforderlich.

Domäne der Endoskopie ist die **Verlaufsbeob-achtung**, insbesondere im Rahmen von Therapiestu-dien, da das vollständige Verschwinden einer Ulkus-nische nur endoskopisch verläßlich dokumentiert werden kann. Im Rahmen der Abheilung bildet sich um die fibrinoide Nekrosezone ein ringförmiger Ka-pillarkranz, bis schließlich das Ulkus durch konzen-trische Verkleinerung oder in Form einer linearen Narbe abheilt.

Sekretionsanalyse

Die fraktionierte Magensaftuntersuchung, an die man lange Zeit Erwartungen einer „maßgeschneiderten" Ulkuschirurgie geknüpft hat, spielt heute nur noch eine untergeordnete Rolle. Zwar findet sich bei der überwiegenden Mehrzahl der Ulcus-duodeni-Patien-ten eine Hyperchlorhydrie (Basalsekretion über 5 mmol [mval] HCl/h; stimulierte Sekretion über 35 mmol [mval] HCl/h), beim Magengeschwür eher eine eingeschränkte sekretorische Leistung, doch er-laubt dieser Befund keine therapeutischen Rück-schlüsse. Lediglich beim Zusammentreffen einer Achlorhydrie mit einem Magenulkus muß der drin-gende Verdacht auf das Vorliegen eines exulzerierten Karzinoms ausgesprochen werden („no acid, no ul-cer").

Exzessiv hohe basale Säurewerte in Verbindung mit einem Zwölffingerdarmgeschwür, unter Umstän-den postbulbär lokalisiert, sollten an die Möglichkeit eines Zollinger-Ellison-Syndroms (s. S. 1063) oder ei-

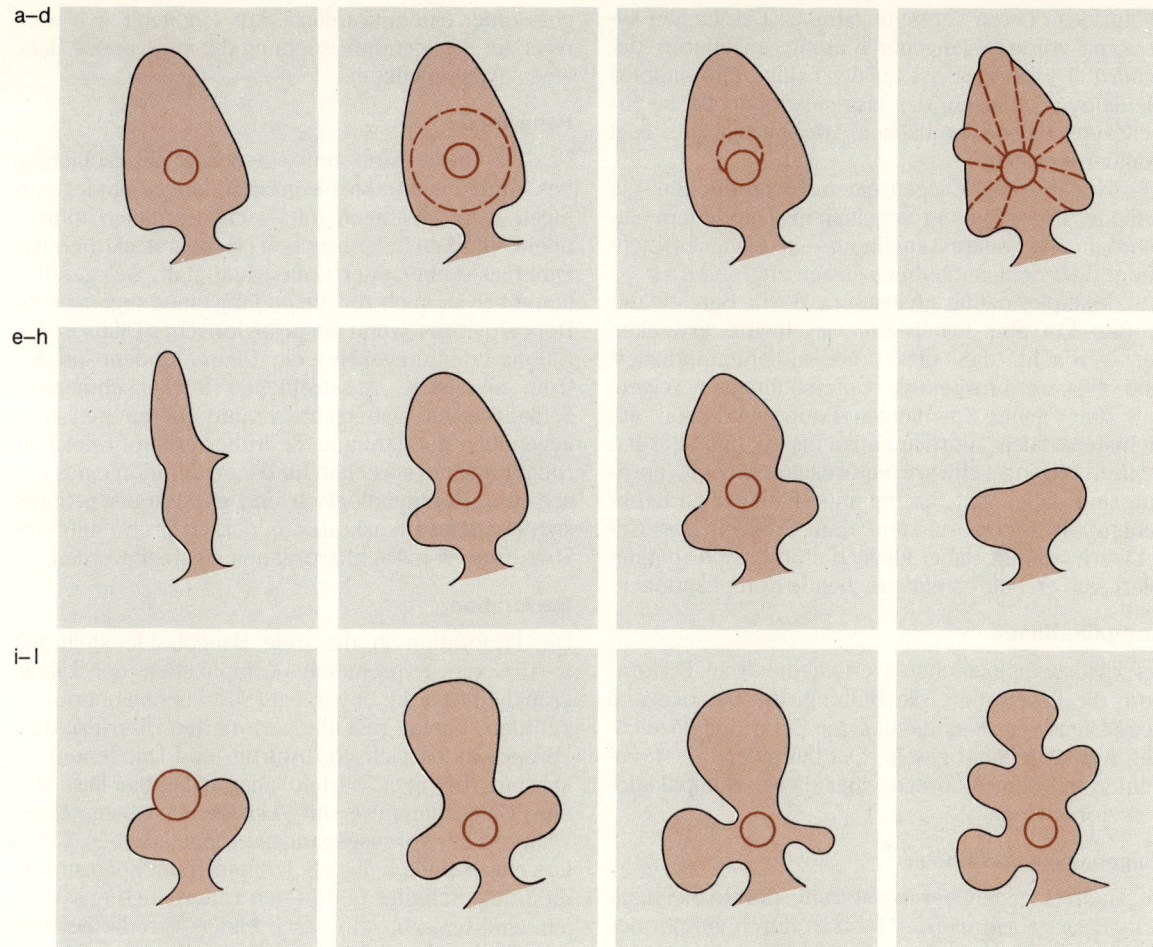

Abb. 12.**13** Röntgenaspekte des Ulcus duodeni (nach Hafter).
A.-p. Aufnahmen mit Ausnahme von **e** (Boxerstellung)

a zentrale Nische „en face",	**f** Einziehung der Majorseite,
b zentrale Nische mit „Halo",	**g** Einziehung beider Konturen,
c partieller Halo,	**h** Querschnürung,
d sternförmig konvergierende Schleimhautfalten,	**i** Querschnürung mit aufgelagerter Nische,
e Hinterwandulkus (Boxerstellung),	**j** Kleeblattform mit zentraler Nische,
	k asymmetrische Kleeblattform,
	l multiple Rezessusbildung

ner G-Zell-Hyperplasie des Antrums denken lassen. Eine Serumgastrinbestimmung, unter Umständen nach Sekretinstimulation, wird die Diagnose erhärten helfen.

Größere Bedeutung gewinnt möglicherweise die 24h-pH-Metrie, insbesondere bei der Analyse therapieresistenter Ulzera, da es mit einer Standardtherapie (s. S. 1057) nicht bei allen Patienten gelingt, die Säuresekretion ausreichend zu supprimieren. Umstritten ist derzeit noch, ob beim Ulkusleiden routinemäßig Biopsien aus Antrum und Korpus zum Ausschluß bzw. Nachweis einer Helicobacter-pylori-Infektion entnommen werden sollen. Urease-Schnelltest, histologischer und kultureller Keimnachweis konkurrieren dabei mit dem serologischen Nachweis von IgA- und IgG-Antikörpern (ELISA). Sinnvoll erscheint der Keimnachweis insbesondere dann, wenn eine Keimelimination durch Wismutpräparate und/

oder Antibiotika angestrebt wird, wobei dann die Gewebsentnahme 4 Wochen nach dem Ende der konservativen Therapie erfolgen sollte.

Differentialdiagnose

Atypische Lokalisation, Multiplizität und Falteninfiltration erwecken den Verdacht auf eine unter dem Bild des Magengeschwürs verlaufende Systemerkrankung, auch wenn aufgrund der endoskopischen Erfahrung betont werden muß, daß multiple chronische Ulzera bei jedem 10. Patienten angetroffen werden. Wegen der differentialdiagnostischen Kriterien zum Karzinom sei auf das entsprechende Kapitel (s. S. 1068) verwiesen. Als benignes Magenulkus imponieren können bei der Röntgendiagnostik das Magendivertikel, bei der radiologischen und endoskopischen Untersuchung das maligne Lymphom, Sarkoidose und Tuberkulose des Magens und der Morbus

Crohn des oberen Verdauungstrakts. Bei flachen Ulzera mit vorausgegangener Blutung, im oberen Magendrittel lokalisiert, ist an die Exulceratio simplex Dieulafoy zu denken, der eine aneurysmatische Erweiterung einer submukösen Arterie zugrunde liegt (Kaliberpersistenz).

Nur in 0,035% liegen einem Ulcus duodeni ein maligner Prozeß, in der Regel ein ins Duodenum eingebrochenes Pankreaskarzinom, ein malignes Lymphom oder Schleimhautmetastasen zugrunde.

Multiple, häufig atypisch, z. B. im Bereich der großen Kurvatur lokalisierte Geschwüre erwecken den Verdacht, daß diese medikamenten-induziert sind. Neuere prospektive Untersuchungen zeigen, daß unter einer 3monatigen Dauermedikation mit nichtsteroidalen Antirheumatika bis zu 45% aller Patienten Magengeschwüre entwickeln. Ulcera ventriculi sind dabei acht- bis zehnmal häufiger zu beobachten als Ulcera duodeni. Ein Großteil der Geschwüre verläuft dabei klinisch stumm und manifestiert sich erst durch entsprechende Komplikationen.

Komplikationen

Als Ulkuskomplikationen werden die freie Perforation, die Penetration, die Blutung, die Stenose und beim Ulcus ventriculi die maligne Entartung bezeichnet. Auf lange Sicht gesehen ist bei jedem 3.–4. Patienten mit dem Auftreten einer dieser Komplikationen zu rechnen.

Magenausgangsstenose

Zu einer Magenentleerungsstörung durch mechanische Passagebehinderung kann es durch ein florides Ulcus ad pylorum oder durch rezidivierende präpylorische Ulzera oder Zwölffingerdarmgeschwüre kommen. Die Patienten klagen über Völlegefühl, Übelkeit, Erbrechen und Gewichtsverlust, bei der Untersuchung des Abdomens läßt sich häufig ein Plätschergeräusch auslösen, gelegentlich sieht man sogar die gesteigerte Peristaltik. Die Überdehnung des Antrums führt zu einer vermehrten Gastrinfreisetzung, so daß bei einer ulkusbedingten Magenentleerungsstörung in der Regel eine exzessive Säuresekretion nachweisbar ist. Bei länger bestehender Pylorusstenose und anhaltendem Erbrechen kann sich eine metabolische Alkalose entwickeln, eine sekundäre Refluxösophagitis kann zu einer akuten Blutung führen. Differentialdiagnostisch ist eine maligne Magenausgangsstenose abzugrenzen.

Die Diagnose wird in der Regel röntgenologisch gestellt, die Therapie ist primär chirurgisch orientiert.

Sanduhrstenose

Gelegentlich kommt es, insbesondere bei sogenannten „kissing ulcers" im Vorder- und Hinterwandbereich des Magenkorpus, zur Ausbildung einer Sanduhrstenose, eines bilokulären Magens. Die Symptome entsprechen denen der Magenausgangsstenose, der Patient kann nur wenig zu sich nehmen, da bald Völlegefühl einsetzt. Zur differentialdiagnostischen Abgrenzung von einer funktionell bedingten Einziehung

gegenüber einem floriden Ulkus empfiehlt sich während der Röntgenuntersuchung die intravenöse Gabe eines Spasmolytikums.

Penetration

Das Geschwür kann zum einen alle Wandschichten des Verdauungstraktes ergreifen und zu bindegewebigen Verwachsungen mit Nachbarorganen führen, oder es findet ein Einbruch in Nachbarstrukturen wie Pankreas, Leber oder Gallengang statt. Gelegentlich kommt es so auch zur Ausbildung eines sogenannten Doppelpylorus, wenn ein präpylorisches Ulkus in den Bulbus oder umgekehrt ein Ulcus duodeni ins Antrum penetriert. Ausstrahlende Rückenschmerzen, Schlaflosigkeit, Dauerschmerz und Therapieresistenz gegenüber Maßnahmen, die früher prompt Erleichterung brachten, sprechen für die Penetration eines Geschwürs. Röntgenologisch und endoskopisch findet sich ein tiefer Ulkuskrater, in dessen Grund mitunter Strukturen von Nachbarorganen sichtbar werden.

Perforation

Die Perforation in die freie Bauchhöhle stellt mit 5–15% die gefürchtetste Komplikation der Ulkuskrankheit dar, die bevorzugt (90%) bei Männern aufzutreten scheint. Fast alle perforierten Ulzera sind im Vorderwandbereich von Antrum und Duodenum lokalisiert, bei drei Vierteln aller Patienten läßt sich eine Ulkusanamnese mit „klassischen" Symptomen während der vorausgegangenen Tage erheben. Plötzlich einsetzende heftigste Schmerzen im Epigastrium, die in die Schulter und in den Unterbauch ausstrahlen, sind typisch, sehr rasch bilden sich die Zeichen der diffusen Peritonitis aus („Facies Hippokratis") mit Tachykardie, Blässe und kaltem Schweiß bei Tachypnoe.

Die körperliche Untersuchung zeigt die brettharte Abwehrspannung, wie sie für die Magenperforation fast pathognomonisch ist, daneben ein Verschwinden der Leberdämpfung durch das sich ausbreitende Pneumoperitoneum. Auskultatorisch fehlen Darmgeräusche. Die Diagnose wird durch eine Röntgenaufnahme des Abdomens im Stehen (subphrenische Luftsicheln), in Rücken- und in Linksseitenlage gestellt. Die Therapie besteht in einer einfachen Übernähung oder einer endgültigen Versorgung des Ulkusleidens durch zusätzliche Vagotomie oder Resektion, die Letalität steigt innerhalb der ersten 24 Stunden um etwa 2% je Stunde auf über 50% an, so daß eine frühzeitige Diagnosestellung und entsprechende operative Versorgung von entscheidender Bedeutung sind.

Ulkusblutung

Das Blutungsrisiko steigt mit der Anamnesedauer linear an, eine Blutung in der Vorgeschichte erhöht das Risiko um ein Vielfaches. Mit zunehmendem Lebensalter nimmt zudem die Letalität der Ulkusblutung zu. Die Prognose der akuten Ulkusblutung, die sich durch Hämatemesis und/oder Meläna bemerkbar macht, wird in erster Linie von der Blutungsintensität bestimmt. Nach Stabilisierung der Kreislaufverhält-

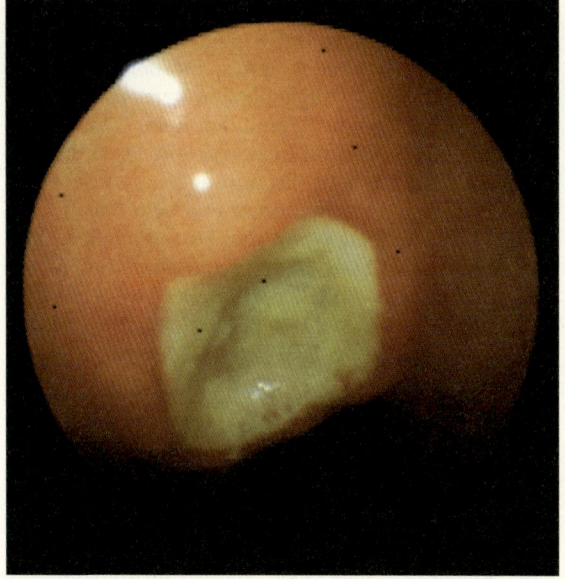

Abb. 12.**14** Ulcus ventriculi, endoskopische Darstellung

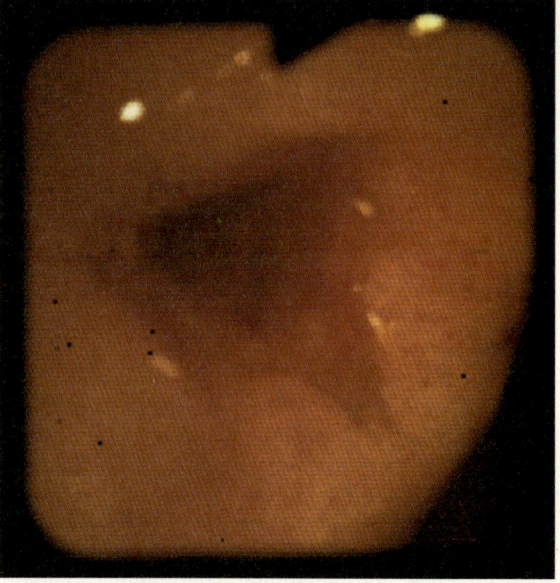

Abb. 12.**15** Blutendes Ulcus duodeni, endoskopische Darstellung

Tabelle 12.**8** Forrest-Klassifikation und Therapie der Ulkusblutung

Forrest I a:	arterielle Blutung	lokale Maßnahmen, dann Operation
Forrest I b:	Sickerblutung	lokale Maßnahmen oder Sekretin bzw. Somatostatin i. v. Omeprazol 3×80 mg/d
Forrest II a:	Gefäßstumpf	OP
Forrest II b:	Ulkus mit Koagulum bedeckt	Kontrolle nach 24 Stunden, Neuklassifikation
Forrest II c:	mit Hämatin bedecktes Ulkus	Blutungsrezidivprophylaxe mit H_2-Blockern + Pirenzepin
Forrest III:	Ulkus ohne Stigmata einer Blutung	konservative Ulkustherapie

nisse wird heute bei jeder akuten Magenblutung eine Notfallendoskopie durchgeführt, um die Blutungsquelle genau zu lokalisieren (Abb. 12.**15**) und je nach Befund durch lokale oder systemische Maßnahmen anhand der Forrest-Kriterien (Tab. 12.**8**) die Blutung zum Stillstand zu bringen. Durch Elektro- oder Photokoagulation bzw. Unterspritzung des blutenden Gefäßes gelingt eine Blutstillung in den meisten Fällen, bei einem Gefäßstumpf im Ulkusgrund empfiehlt sich ein operatives Vorgehen, da in über 50% mit einer Rezidivblutung zu rechnen ist.

Unter ausreichender Schocktherapie kann ein konservativer Therapieversuch mit H_2-Blockern, Omeprazol, Sekretin oder Somatostatin sowie Elektro- oder Photokoagulation unternommen werden; bei einem anläßlich einer Notfallendoskopie entdeckten arteriell blutenden Ulkus wird man möglichst umgehend operieren. Die Letalität der Ulkusblutung variiert in Abhängigkeit von der Blutungsintensität zwischen 5 und 20%, vor allem bei Rezidivblutungen sollte frühzeitig operiert werden.

Maligne Entartung

Die maligne Entartung des chronischen kallösen Magengeschwürs wird in der älteren Literatur mit 10–20% angegeben. Prospektive, vor allem in Japan durchgeführte Studien machen es wahrscheinlich, daß die Karzinominzidenz im Ulkusmagen nicht größer ist als bei Gesunden. Da auch pathologisch anatomisch die Abgrenzung zwischen einem maligne entarteten Ulkus und einem peptischen Geschwür innerhalb einer karzinomatös veränderten Schleimhaut (exulzeriertes Karzinom) nicht möglich ist, nimmt man heute an: Das Risiko einer malignen Entartung beim Ulcus ventriculi ist nicht größer als 1–2% anzusetzen. Letztlich ist die Frage der malignen Entartung, für die in Analogie zum Karzinom auf dem Boden einer Zirrhose oder einer chronischen Kolitis eine Persistenz des Geschwürs von mindestens 5 Jahren zu fordern ist, nicht mehr aktuell, da heute mit der Möglichkeit der gezielten Gewebsentnahme anläßlich einer Gastroskopie eine frühzeitige Entdeckung maligner Strukturen gegeben ist.

Tabelle 12.9 Diätempfehlungen der Ruder-Studie
1. Frühes Abendessen 2. kein später Snack 3. viele Ballaststoffe 4. viel Linolsäure 5. keine Milch 6. kein Tee (Kaffee) 7. ausgeglichene Kalorienbilanz

Therapie

Bei einer Prävalenz von 10/1000 Einwohner pro Jahr und 6 Todesfällen pro 100 000 pro Jahr hat die Ulkuskrankheit erhebliche sozioökonomische Auswirkungen. Ziele der Ulkustherapie sind Linderung der Beschwerden, Beschleunigung der Ulkusheilung, Verhinderung von Komplikationen und Vermeiden von Rezidiven, mit denen in etwa 80% zu rechnen ist. Allen im folgenden genannten Therapiemaßnahmen kommt zugute, daß die Ulkuskrankheit eine hohe Spontanheilungsrate erkennen läßt, die in einigen Ländern über 50% beträgt.

Allgemeine Maßnahmen

Die Therapie der Ulkuskrankheit erfolgt heute weitgehend unter ambulanten Bedingungen, obwohl in kontrollierten Studien gezeigt werden konnte, daß zumindest das Ulcus ventriculi durch Bettruhe beschleunigt zur Abheilung zu bringen ist. Trotz ihrer schwachen säurestimulierenden Eigenschaft scheinen Kaffee und Alkohol keinen Einfluß auf den Verlauf des Geschwürsleidens zu haben, hingegen wirkt sich Nikotinabstinenz günstig auf den Heilungsverlauf aus. Neuere Untersuchungen haben gezeigt, daß Nikotin die Wirkung vieler antisekretorisch aktiver Substanzen paralysiert. Da es häufig nicht gelingt, den Griff zur Zigarette ganz abzustellen, sollte der Patient zumindest davon überzeugt werden, daß vor dem Schlafengehen nicht mehr geraucht wird. Von den als ulzerogen angeschuldigten Medikamenten Salicylat, Indometacin, Phenylbutazon, Reserpin und Cortison liegen gesicherte Daten lediglich vom Aspirin und den nichtsteroidalen Antirheumatika vor. Trotzdem sollten die genannten Substanzen bei Ulkusdiathese oder floridem Ulkus abgesetzt oder reduziert werden. H_2-Blocker schützen bei floridem Ulkus nicht vor Komplikationen nichtsteroidaler Antirheumatika.

Diätetische Maßnahmen

Von der früher üblichen strikten Ulkusdiät ist man heute abgekommen, nachdem sich gezeigt hat, daß diätetische Maßnahmen keinen Einfluß auf die Ulkusheilung haben. Milch sollte in der Ulkustherapie keinen bevorzugten Platz einnehmen, da sie in der Pufferkapazität einer normalen Mahlzeit unterlegen ist und wegen des Calciumgehalts zu einer reaktiven Säurebildung führt. Blande Diät ohne Gewürze ist nicht erforderlich, normale Kost scheint dieser in der Ulkusheilung sogar überlegen zu sein. Zwischenmahlzeiten bei Auftreten von Nüchternschmerz spa-

ren Antazida ein, ein Einfluß auf den Ulkusverlauf ist nicht gesichert. Da viele Ulkuspatienten diätetische Restriktionen erwarten, wird man hierbei individuelle Nahrungsmittelunverträglichkeiten berücksichtigen.

Die Ruder-Studie (Ranitidin beim Ulcus duodeni, Epidemiologie und Rezidivprophylaxe), bei der auch eine ausführliche Ernährungsanamnese erhoben wurde, hat unter anderem ergeben, daß bei Patienten, die verglichen mit der körperlichen Betätigung eine relativ hohe Kalorienaufnahme haben, die Ulzera schlechter abheilen. Daneben sollten einige Ratschläge Berücksichtigung finden, wie sie in Tab. 12.9 zusammengefaßt sind.

Psychotherapie und Sedativa

Obwohl bislang keine Beweise vorliegen, daß psychische Konstellationen als ätiopathogenetische Faktoren wirksam sind, empfiehlt sich der Einsatz von Psychopharmaka zur Behandlung von Allgemeinstörungen oder psychischen Reaktionen auf das Ulkusleiden. Bewährt haben sich dabei Substanzen, die gleichzeitig eine säuredepressorische Wirkung aufweisen, wie Diazepam, Sulpirid und Trimipramin. Die Psychotherapie spielt in der Behandlung des peptischen Ulkus und seiner Prophylaxe keine nennenswerte Rolle.

Antazida

Antazida dienen der Neutralisation der Säureionen und stellen das älteste Therapieprinzip bei der Ulkuskrankheit dar. Erst in neuerer Zeit konnte jedoch gezeigt werden, daß durch hohe Antazidadosen auch eine Beschleunigung der Ulkusheilung und nicht nur eine symptomatische Behandlung möglich ist. Nach den Untersuchungen von Fordtran (1973) sollen Antazida 1 und 3 Stunden nach einer eiweißreichen Mahlzeit gegeben werden, um eine optimale Pufferwirkung zu erzielen. Als Richtzahl kann eine Neutralisationskapazität von 50 mmol (mval) HCl pro Einzeldosis genommen werden, wegen der längeren Wirkung wird heute den Gelen der Vorzug vor Tabletten gegeben. Je nach Beschwerden wird man 10–15 ml eines Antazidum-Gels bei Bedarf oder konsequent 1 Stunde nach jeder von 5–6 Mahlzeiten geben.

Die früher üblichen hohen Dosen von Antazida mit einer Neutralisationskapazität von über 1000 mval/die sind wieder verlassen worden, da mit erheblichen Nebenwirkungen gerechnet werden mußte. Heute werden Dosierungen zwischen 300 und 400 mmol Neutralisationskapazität, z. B. 4×1 Beutel Maalox 70, Trigastril usw., für ausreichend erachtet. Natriumbicarbonat ist bei Nieren- und Herzinsuffizienz, Calciumcarbonat, Magnesiumhydroxid und Magnesiumtrisilikat bei einer Niereninsuffizienz kontraindiziert.

Anticholinergika

Die früher übliche Vorstellung, durch zusätzliche Gabe von Anticholinergika die Verweildauer von Antazida im Magen zu verlängern, hat sich nicht bewährt. Die Entwicklung selektiver, an den Muscarin-Rezeptoren der Magenschleimhaut angreifender Substanzen wie des Pirenzepins (Gastrozepin) hat zu einer Renaissance dieser Substanzgruppe geführt. Allerdings ist unter der heute üblichen Dosierung von 2–3×50 mg/d bei etwa 15% der Patienten mit Nebenwirkungen wie Mundtrockenheit, Akkomodationsstörungen und Blasenentleerungsstörungen zu rechnen. Anticholinergika, die eine Acetylcholinfreisetzung aus dem N. vagus verhindern, spielen insbesondere auch in der Kombination mit H_2-Blockern bei der Streßulkusprophylaxe (neben Antazida) und zur Blutungsrezidivprophylaxe eine Rolle.

Histamin-H_2-Rezeptorantagonisten

Im Mittelpunkt der therapeutischen Bemühungen steht heute die Belegzelle (Abb. 12.**16**), von deren Rezeptoren der Histamin-H_2-Rezeptor effektiv blockiert werden kann. Die Standardtherapie des peptischen Ulkus (Ulcus duodeni und Ulcus ventriculi) erfolgt heute durch einen stark wirksamen H_2-Blocker in einer Einmaldosierung nach dem Abendessen eingenommen unter Nikotinabstinenz über 4 Wochen. Als Referenzsubstanz (Goldstandard) hat sich das Ranitidin erwiesen, die übrigen in Tab. 12.**10** zusammengefaßten Rezeptorantagonisten bieten keine signifikanten Vorteile, was die Heilungsraten anlangt, sieht man vom Mengenproblem (800 mg Cimetidin gegenüber 40 mg Famotidin) einmal ab. Die Ruder-Studie hat sowohl bei der Akuttherapie als auch bei der Langzeittherapie unter dem Aspekt der Ulkusrezidivprophylaxe eine Reihe von Faktoren erkennen lassen, die bei der Therapiedauer und bei der Indikation zur Rezidivprophylaxe Eingang in den Therapieplan finden sollten (Abb. 12.**17**). Wie die Abb. 12.**18** zeigt, erfolgt die Heilung um so langsamer, je mehr Risikofaktoren vorhanden sind.

Während unter Cimetidin Arzneimittelinteraktionen im Cytochrom-P450-vermittelten Lebermetabolismus zu berücksichtigen sind, so z. B. bei simultaner Gabe von Theophyllin, β-Blockern, Hydantoin, Diazepam und Warfarin, trifft dies für die H_2-Blocker der 2. Generation nicht zu. Auch die unter dem ersten H_2-Blocker beobachteten Nebenwirkungen, wie Transaminasen- und Kreatininanstieg, Gynäkomastie, Galaktorrhö und Impotenz, sind unter den neueren Substanzen praktisch nicht mehr beobachtet worden; im Vordergrund stehen heute Nebenwirkungen wie Kopfschmerz, allergisches Exanthem, Diarrhö und andere unspezifische Symptome in einer Größenordnung von 2 bis 3%.

Protonenpumpenhemmer

Das Benzimidazolderivat Omeprazol hemmt intrazellulär in der Belegzelle eine H^+-K^+-ATPase. Dieses Enzym wird nach Stimulation der Parietalzellen durch Histamin, Acetylcholin oder Gastrin aktiviert und schleust H^+-Ionen in das Magenlumen aus. In einer Dosierung von 20 bis 40 mg wird der Magen praktisch trocken gelegt, entsprechend kurz ist die Heilungsdauer, die Heilungsraten liegen bei 100%. Die durch den Protonenpumpenhemmer induzierte therapeutische Achlorhydrie bewirkt eine kompensatorische Hypergastrinämie, die im Rattenexperiment zu einer

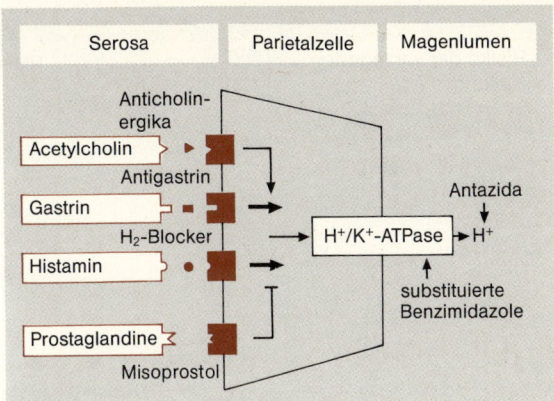

Abb. 12.**16** Angriffspunkte antisekretorisch wirksamer Ulkustherapeutika an der Belegzelle

Tabelle 12.**10** Ulkustherapie mit H_2-Blockern
Akutbehandlung
Standardtherapie über 4 Wochen mit
800 mg Cimetidin (Tagamet)nocte oder 300 mg Ranitidin (Sostril, Zantic)nocte oder   40 mg Famotidin (Pepdul, Ganor)nocte oder 300 mg Nizatidin (Nizax, Gastrax)nocte oder 150 mg Roxatidin (Roxit)nocte
bei Therapieresistenz Omeprazol (Antra) 20 mg–40 mg oder Wismutdicitrat (Telen) 4 × 1 Tbl. oder Dosisverdopplung des H_2-Blockers
Intermittierende Behandlung Einnahme eines H_2-Blockers bei Wiederauftreten von ulcustypischen Symptomen bis zur Beschwerdefreihcit
Langzeittherapie zur Rezidivprophylaxe
H_2-Blocker in halber Dosierung abends bei Rezidiv unter Erhaltungstherapie Dosisverdopplung oder OP obligat bei Ulcus jejuni pepticum und Zollinger-Ellison-Syndrom, hier eher Omeprazol 20–120 mg indiziert

Hyperplasie der endokrinen Zellen (ECL-Zellen = enterochromaffin-like cells) der Korpusschleimhaut bis hin zu Karzinoiden geführt hat. Unter äquipotenten Dosen scheint dieser Effekt, der beim Menschen bislang auch unter einer mehrjährigen Omeprazoldauertherapie nicht beobachtet wurde, auch unter einer Ranitidintherapie aufzutreten.

Mukosaprotektive Substanzen

Während die derzeit insbesondere von den Patienten bevorzugten antisekretorisch aktiven Substanzen, die eine rasche Beschwerdefreiheit garantieren, thera-

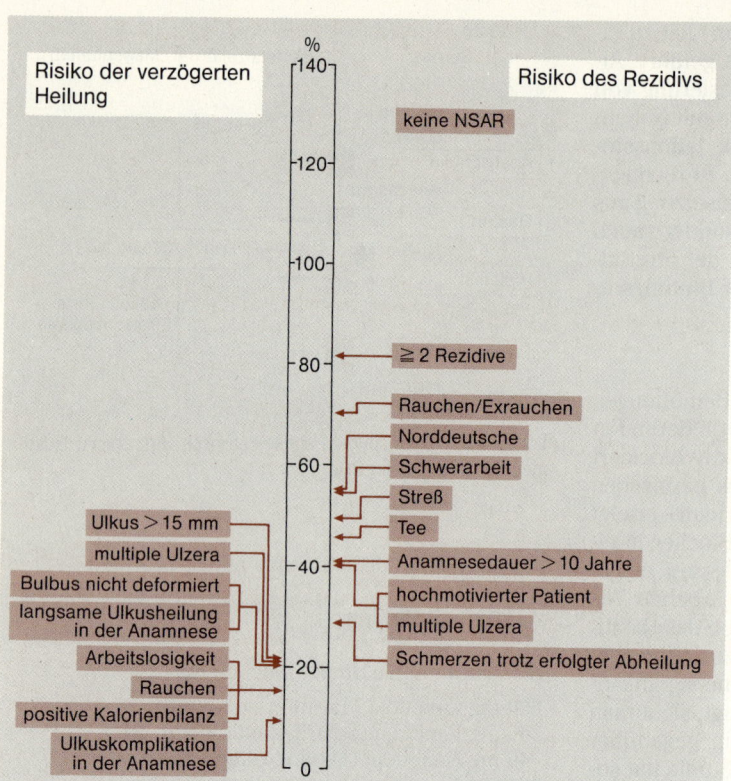

Abb. 12.17   Risikofaktoren für eine verzögerte Ulkusheilung und für das Ulkusrezidiv, Ergebnisse der Ruder-Studie

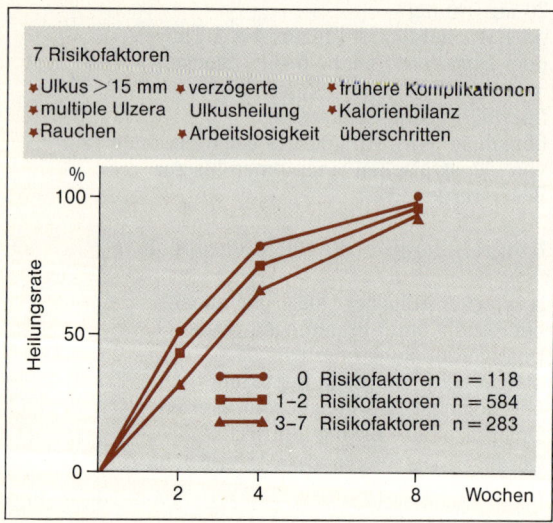

Abb. 12.18   Ulkusheilungsrate in Abhängigkeit von Risikofaktoren

peutisch im Vordergrund stehen, gilt die wissenschaftliche Aktivität eher der Verbesserung der Protektion. Aluminiumhydroxidhaltige Antazida wirken nicht nur säureneutralisierend, sondern setzen auch Prostaglandine frei, welche die Schleimhautbarriere verstärken. Ähnliches gilt für das in den Hintergrund getretene Carbenoxolon (Biogastrone), das wegen seiner mineralokortikoidähnlichen Nebenwirkungen weitgehend verlassen wurde. Eine Prostaglandinfrei-

setzung wird auch bei dem basischen Aluminiumsucrosesulfat (Ulcogant) gesehen, das in einer Dosierung von 4×1 g für die Akuttherapie oder 2×1 zur Rezidivprophylaxe eingesetzt wird. Die Entwicklung geht allerdings dahin, die Prostaglandine direkt einzusetzen. Erste Therapieergebnisse mit synthetischen Prostaglandinen zeigen, daß mit antisekretorisch aktiven Dosen, z. B. 2×400 µg Misoprostol (Cytotec), gearbeitet werden muß, während zytoprotektive Dosen keinen Einfluß auf die Ulkusheilung zeigen.

Da 10−15% aller Patienten unter einer oralen Prostaglandintherapie mit Durchfällen zu rechnen haben, insbesondere, wenn die Substanz auf nüchternen Magen eingenommen wird, und da Cytotec wegen seiner uterustonisierenden Wirkung nicht bei Frauen im gebärfähigen Alter eingesetzt werden soll, hat sich dieses Therapieprinzip nicht in der Therapie des banalen Ulkus durchsetzen können.

Nicht erst seit der Wiederentdeckung von Helicobacter pylori gelten Wismutpräparate als effektive Ulkustherapeutika. Vom Trikaliumdicitratbismutat konnte bereits in den siebziger Jahren gezeigt werden, daß unter einer Dosierung von 4×1 Tbl. ähnliche Heilungsraten wie unter einer H_2-Blockermedikation zu erzielen waren. Heute wissen wir, daß eine vollständige und dauerhafte Eradikation von Helicobacter pylori die Rezidivrate von etwa 80% auf 20% zu senken vermag. Wie lange dieser Effekt anhält, wissen wir nicht. Die Problematik besteht eigentlich darin, daß eine Keimeradikation nur durch eine umständliche und nebenwirkungsreiche Kombinationstherapie von einem Wismutpräparat mit einem oder zwei Antibiotika (Metronidazol, Ampicillin, Tetracyclin) gelingt, so daß allgemeingültige Therapieempfehlungen derzeit noch nicht gegeben werden können. Wismutpräparate färben Zunge und Stuhl schwarz und dürfen wegen der Gefahr einer Wismutenzephalopathie nicht länger als 4 bis 8 Wochen gegeben werden.

Therapieempfehlungen insgesamt: Für die peptischen Läsionen von Magen und Duodenum lassen sich heute eine Reihe von Therapieempfehlungen geben. Da Streßblutungen heute selten geworden sind, bedingt durch eine effektivere intensivmedizinische Therapie, muß der Nutzen einer medikamentösen Streßulkusprophylaxe gegen das Risiko einer durch die Alkalisierung des Magens begünstigten Aspirationspneumonie abgewogen werden. Bei Patienten mit hohem Blutungsrisiko ist möglicherweise die enterale Gabe von Antazida oder Sucralfat der parenteralen Medikation mit H_2-Blockern oder Pirenzepin überlegen. Die medikamentöse Streßulkusprophylaxe sollte solange fortgeführt werden, bis eine suffiziente enterale (gastrale) Ernährung gesichert ist (Abb. 12.**19**).

Obwohl alle vorgenannten Medikamente sich einer Plazebomedikation gegenüber als überlegen erwiesen haben und kein signifikanter Unterschied zwischen den einzelnen Präparaten zu verzeichnen ist, dominieren heute eindeutig die H_2-Blocker in der **Akuttherapie,** da sie den Patienten rasch beschwerdefrei machen. 80% aller Geschwüre heilen innerhalb von 4 Wochen, 95% innerhalb von 8 Wochen unter einer Einmaldosierung am Abend oder nocte ab. Die Standardtherapie beim Ulcus ventriculi bleibt Ranitidin in einer Dosierung von 2×150 mg. Liegen mehrere Risikofaktoren vor, die eine verzögerte Ulkusheilung wahrscheinlich machen, sollte die Behandlung beim Ulcus duodeni für 4 Wochen mit Omeprazol oder für 6 Wochen mit Ranitidin geplant werden. Bei Therapieresistenz erscheint ein Wechsel des Therapieprinzips angezeigt: Zu diskutieren ist insbesondere der Einsatz von Omeprazol und von Wismut bei einem therapieresistenten Ulcus duodeni, eventuell auch eine Dosisverdopplung des H_2-Blockers nach vorheriger Überprüfung der pH-Verhältnisse im Magen mittels 24h-Langzeit-pH-Metrie. Durch eine Serumgastrinbestimmung muß ein Zollinger-Ellison-Syndrom als Ursache der Therapieresistenz ausgeschlossen werden. Beim therapieresistenten Ulcus ventriculi ist insbesondere an ein nicht erkanntes Karzinom zu denken. Deshalb gilt, daß alle Magengeschwüre, die nicht innerhalb von 4 Wochen um 50%, innerhalb von 8 Wochen um 90% und innerhalb von 12 Wochen vollständig sich zurückgebildet haben, einer operativen Therapie zugeführt werden sollten.

Da mit einer Rezidivneigung von 60 bis 80% innerhalb eines Jahres zu rechnen ist, kommt der intermittierenden Behandlung, gesteuert durch den Patienten, und der Rezidivprophylaxe durch H_2-Blocker in halber Dosis eine wesentliche Rolle zu. Die Indikation zu einer medikamentösen Ulkusrezidivprophy-

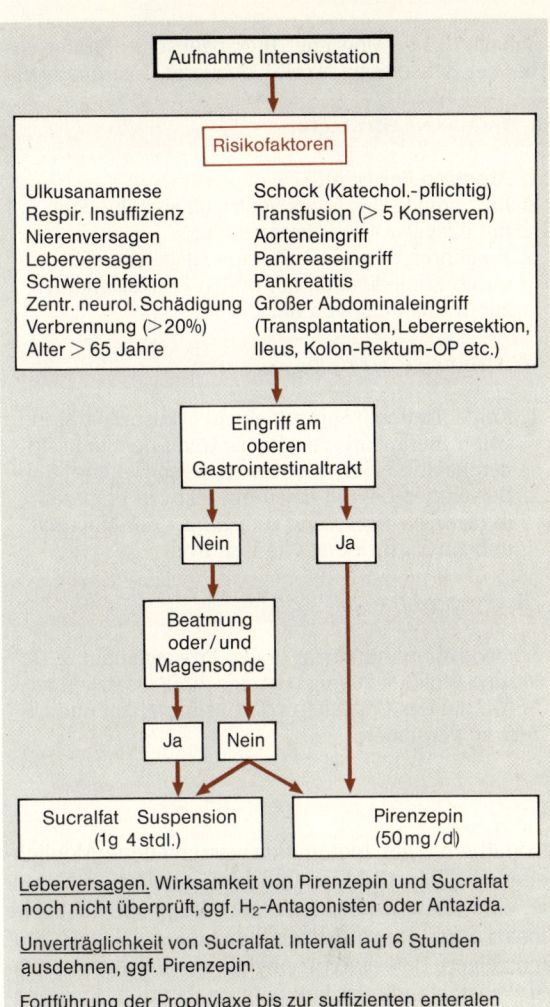

Abb. 12.**19** Differenzierter Einsatz von Medikamenten zur Streßblutungsprophylaxe

laxe ist bei einem aggressiven Ulkusleiden (mehr als zwei Rezidive pro Jahr) und beim Patienten mit kardialer, renaler, pulmonaler und hepatischer Insuffizienz gegeben, der das Risiko einer Ulkuskomplikation nicht eingehen darf, z. B. nach Nierentransplantation, bei Klappenersatz, unter Marcumar oder nach vorausgegangener Blutung. Eine relative Indikation ist bei Patienten gegeben, die zahlreiche Risikofaktoren aufweisen. Außer Zweifel steht, daß eine Dauermedikation praktiziert werden muß bei Patienten mit einem Ulcus jejuni pepticum und beim Zollinger-Ellison-Syndrom, im letztgenannten Fall zweckmäßigerweise mit Omeprazol. Durchbruchulzera trotz schwer zu überprüfender Compliance treten in einer Größenordnung von 15 bis 20% pro Jahr auf. Rezidivulzera sprechen dann, ähnlich wie Rezidivulzera nach proximal selektiver Vagotomie, auf eine Dosisverdopplung gut an (Tab. 12.**10**).

Abschließend soll noch auf ein Problem eingegangen werden, das zunehmend in das ärztliche Bewußtsein rückt, nämlich die NSAR-induzierten Ga-

Tabelle 12.**11** Mögliche therapeutische Strategien bei der Behandlung NSAR-induzierter Gastropathien

I. Defensive Strategie

1. Absetzen der NSAR
2. Behandlung des Ulcus ventriculi sive duodeni mit gängigen Ulkustherapeutika
3. Fortführen der NSAR-Therapie, gegebenenfalls durch Komedikation mit oralen Prostaglandinen zur Vermeidung von Rezidiven

II. Offensive Strategie

1. Komedikation NSAR mit einem Ulkuspräparat in voller therapeutischer Dosis, wenn bereits Läsionen nachweisbar sind, bis zu deren Heilung
2. Begleittherapie mit einem protektiven Präparat in niedriger Dosierung zum Schutz der Mucosa und zur Vermeidung von Rezidiven

III. Prophylaxe

Komedikation mit einem oralen Prostaglandin, z. B. Misoprostol 2×200 µg (Cytotec 200) zusätzlich zu NSAR, um das Entstehen von Gastropathien und Ulzera zu verhindern

stropathien. Hier bieten sich verschiedene Möglichkeiten an (Tab. 12.**11**), nämlich eine defensive Strategie, eine offensive Strategie und der prophylaktische Einsatz mukosaprotektiver Substanzen. Neuere Studien zeigen, daß eine prophylaktische Gabe von oralen Prostaglandinen bei entsprechenden Risikopatienten (Frauen, über 60jährige, positive Ulkusanamnese, hohe Dosis), die auf die kontinuierliche Einnahme nichtsteroidaler Antirheumatika angewiesen sind, Erosionen und Ulzera weitgehend zu verhindern vermag.

Operative Maßnahmen

Komplikationen der Geschwürskrankheit machen eine operative Intervention erforderlich. Daneben ist ein chirurgischer Eingriff zu diskutieren, wenn das Geschwür nicht innerhalb eines Zeitraums von 8−12 Wochen unter einer effizienten konservativen Therapie abheilt oder wenn es innerhalb eines Zeitraums von 2 Jahren zu mehreren Rezidiven kommt. Letztlich entscheidet dann der Leidensdruck über die Indikation zur Operation.

Unter den Operationsmethoden sind die resezierenden Verfahren (Billroth I, II) zugunsten der organerhaltenden Verfahren (proximal selektive Vagotomie mit und ohne Pyloroplastik) in den Hintergrund getreten, insbesondere bei der Ulcus-duodeni-Therapie. Lediglich beim Magengeschwür wird heute noch der Billroth-I-Resektion der Vorzug gegeben. Durch operative Maßnahmen läßt sich in 85% ein gutes Ergebnis erzielen, Rezidivulzera sind in etwa 2−3% (Resektion) bis 10% (proximale selektive Vagotomie) zu erwarten.

Prognose

Verlaufsbeobachtungen von Ulkuspatienten zeigen, daß 70% der Patienten mit einem Rezidivulkus innerhalb eines Beobachtungszeitraums von 5 Jahren zu rechnen haben, daß jedoch nach 10−15 Jahren zwei Drittel der konservativ behandelten Patienten beschwerdefrei sind. Komplikationen oder ein Versagen der medikamentösen Therapie machen bei jedem 4. Patienten einen operativen Eingriff erforderlich. Nach Untersuchungen von Bonnevie (1977) versterben 11% der Ulkuspatienten an diesem Leiden.

Merke: Vor Therapiebeginn ist beim Ulcus ventriculi eine endoskopisch-bioptische Untersuchung obligat. Bei röntgenologisch nachgewiesenem Ulcus duodeni kann auf die Endoskopie verzichtet werden. Die Therapie erfolgt ambulant. Eine Arbeitsunfähigkeit besteht nur in Ausnahmefällen und dann nur für einige Tage. Eine spezielle Ulkusdiät gibt es nicht, Nahrungsunverträglichkeiten sollten allerdings berücksichtigt werden. Auf Nikotinabstinenz ist Wert zu legen. Eine Beschwerdefreiheit ist mit den heute zur Verfügung stehenden Medikamenten wie Antazida, Pirenzepin, H_2-Blockern, Omeprazol, Wismut, Sucralfat und Misoprostol innerhalb weniger Tage, eine Heilung innerhalb von 4−6 Wochen zu erzielen. Eine Rezidivprophylaxe ist bei inoperablen Patienten, beim Anastomosenulkus und beim Zollinger-Ellison-Syndrom indiziert, in Frage kommen in erster Linie H_2-Blocker. Vor Durchführung eines operativen Eingriffs sollte ein Versuch einer medikamentösen Langzeitbehandlung unternommen werden.

Weiterführende Literatur

Anonymus: Was bringt die Rezidivprophylaxe? Münch. med. Wschr. Spezial 1989

Bauerfeind, P., Ph. Stadler, H.R. Koelz u. Mitarb.: Peptische Läsionen: Fortschrittsbericht des Jahres 1988. Therapiewoche 39 (1989) 917

Blum, A.L., J.R. Siewert: Ulcus-Therapie. Springer, Berlin 1978

Bonnevie, O.: Causes of death in duodenal and gastric ulcer. Gastroenterology 73 (1977) 1000

Demling, L., W. Rösch: Peptische Läsion im Lichte von Aggression und Protektion. Witzstrock, Baden-Baden 1978

Fordtran, J.S.: Reduction of acidity by diet, antacids and anticholinergic agents. In Sleisenger, M.H., J.S. Fordtran: Gastrointestinal Disease. Saunders, Philadelphia 1973

Hafter, E.: Praktische Gastroenterologie. Thieme, Stuttgart 1978

Holtermüller, K.H., E. Bohlen, M. Castro, H.J. Weis: Überlegungen zur Therapie mit Antazida. Med. Klin. 72 (1977) 1229

Kölsch, K.A., H. Kuntzen: Gastroenterologie. Fischer, Jena 1969

Kirk, R.M.: Can the singularity of chronic peptic ulcer be described by catastrophe theory and explained by biofeedback? Gastroenterology 73 (1977) 608

Peterson, W.L., R.A.L. Sturdevant, H.D. Frankl, C.T. Richardson, J.I. Isenberg, J.D. Elashoff, J.Q. Sones, R.A. Gross, R.W. McCallum, J.W. Fordtran: Healing of duodenal ulcer with an antacid regimen. New Engl. J. med. 297 (1977) 341

Rösch, W., W.B. Stelzel: Gastrophathie durch nichtsteroidale Antirheumatika. Therapie und Prophylaxe. Dt. Ärztebl. 86 (1989) 1664

Schepp, W., M. Classen: Was ist gesichert in der Langzeittherapie
  des peptischen Ulcus? Internist 29 (1988) 734
Scheurer, U., L. Witzel, F. Halter, H.M. Keller, R. Huber, R. Gale-
  azzi: Gastric and duodenal ulcer healing and placebo treatment. Gastroenterology 72 (1977) 838
Tryba, M.: Wirksamkeit und Risiken der Streßblutungsprophylaxe. Dt. Ärztebl. 85 (1988) 2361

Der operierte Magen

W. Rösch

Die Teilresektion des Magens und die Ausschaltung
der Duodenalpassage führt naturgemäß zu einer Beeinträchtigung der Nahrungsresorption. 20 Jahre
nach der Operation ist bei der Hälfte der Magenrese-
zierten eine Anämie nachweisbar, der in 60% ein
Eisenmangel, in 30% ein Vitamin-B_{12}-Mangel und bei
4% ein Folsäuredefizit zugrunde liegt.

Ein Gewichtsverlust zeigt sich bei bis zu 80% aller Patienten mit einer Billroth-II-Anastomose, wobei
hier verschiedene Faktoren wie ungenügende Nahrungszufuhr, reduzierte Säure- und Pepsinproduk-
tion, beschleunigte Dünndarmpassage und eine sogenannte pankreozibale Asynchronie (Entkoppelung
von Nahrungsaufnahme und Pankreassekretion) zusammenwirken.

Eine verminderte intestinale Calciumresorption
kann, insbesondere in Verbindung mit einer steator-
rhoe-induzierten Hypovitaminose D, zu Osteoporose
und Osteomalazie führen.

Ulcus jejuni pepticum, Rezidivulkus

Definition: Das Rezidivulkus zeigt ein Fortbestehen der Ulkuskrankheit trotz operativer Intervention an. Bevorzugte Lokalisation ist der Dünndarm
in unmittelbarer Nachbarschaft der Anastomose
nach vorausgegangener Billroth-II-Resektion (Ulcus jejuni pepticum).

Häufigkeit

Postoperative Rezidivulzera finden sich bei etwa 5%
der Patienten, die wegen eines Geschwürs operiert
wurden, in Abhängigkeit von der Grundkrankheit
(95% nach Ulcus-duodeni-Operationen) und der Art
des operativen Eingriffs. Die Rezidivhäufigkeit wird
bei alleiniger Gastroenterostomie mit 25–30%, nach
Magenresektion mit 0,5–15% und nach Vagotomie
mit 0–27% angegeben (Stabile u. Passaro 1976). Die
niedrigste Rückfallquote hat die Vagotomie mit
gleichzeitiger Resektion (0–3,3%).

Ätiologie

Ursache eines Ulkusrezidivs, das wenige Wochen bis
10 Jahre nach der Erstoperation auftreten kann, ist in

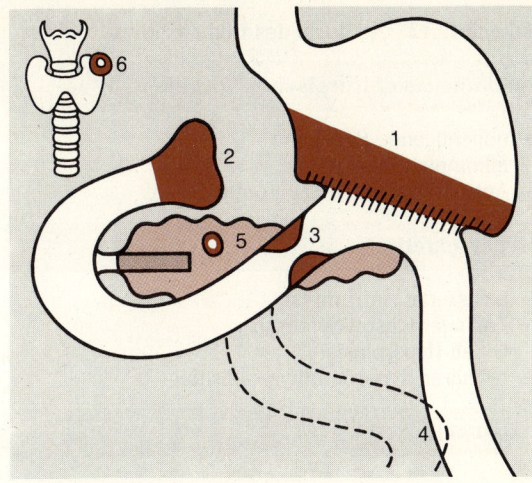

Abb. 12.**20**   Ursachen des Anastomosenulkus
1 ungenügende Resektion, persistierende Vagushypertonie,
2 belassener Antrumrest („excluded antrum"),
3 Stenose der zuführenden Schlinge,
4 Braunsche Enteroanastomose,
5 Zollinger-Ellison-Syndrom,
6 primärer Hyperparathyreoidismus

der überwiegenden Mehrzahl der Fälle ein inadäquates chirurgisches Vorgehen: eine ungenügende Resektion oder eine inkomplette Vagotomie.

In 5–10% ist ein belassener Antrumrest im Duodenalstumpf, der infolge fehlender „Säurebremse"
kontinuierlich Gastrin freisetzt, für rezidivierende
Anastomosenulzera verantwortlich zu machen. Seltene Ursachen einer anhaltenden Hypersekretion
sind das Zollinger-Ellison-Syndrom mit Gastrinomen
im Pankreas oder Duodenum (1,8%) und der primäre
Hyperparathyreoidismus. Die Bedeutung einer Ausschaltung des neutralisierenden Duodenalsafts durch
Stenosierung der zuführenden Schlinge oder Braunsche Enteroanastomose ist umstritten (Abb. 12.**20**).
Exogene Noxen wie Salizylate, Phenylbutazon, Indometacin oder Kortikosteroide spielen bei der Ulkus-
pathogenese nur eine untergeordnete Rolle. Die beim
postoperativen Rezidivulkus in Frage kommenden
Faktoren sind in Tab. 12.**12** zusammengefaßt.

Das makro- und mikroskopische Bild des Anastomosenulkus gleicht weitgehend den geschwürigen
Läsionen des Magens und Duodenums. Sie liegen entweder am Anastomosenring (marginales Geschwür)
oder an der der Anastomose gegenüberliegenden Je-
junalwand, seltener in der zuführenden Schlinge oder
im „Restmagen". Eine „glanduläre" (Belegzell-)Hy-
perplasie weist auf die Existenz einer hormonellen
Dauerstimulation (Gastrinom) hin.

Klinik

Anamnese

Fast alle Patienten mit einem Rezidivulkus empfinden
den Ulkusschmerz intensiver als vor der Operation.
Er wird als nagend, brennend, stechend oder boh-

Tabelle 12.**12**   Ätiologie des Ulkusrezidivs

Inadäquates chirurgisches Vorgehen

– ungenügende Resektion
– inkomplette Vagotomie
– Antrumstase nach Vagotomie

Hypersekretion

– belassener Antrumrest
– Zollinger-Ellison-Syndrom
– G-Zell-Hyperplasie
– primärer Hyperparathyreoidismus

Exogene Noxen

rend beschrieben und periumbilikal oder links lokalisiert. Nahrungsaufnahme oder Antazida bringen nur eine kurzfristige Erleichterung. Häufig wachen die Patienten nachts wegen in den Rücken ausstrahlender Schmerzen auf. Übelkeit und Erbrechen sind häufig.

Befund

Bei der Palpation des Abdomens findet sich eine Druckschmerzhaftigkeit des Epigastriums, mitunter bei leichter muskulärer Abwehrspannung. Gelegentlich tastet man sogar eine schwer abgrenzbare Resistenz, die auf eine entzündliche Induration von Verwachsungen bei penetrierendem Ulkus zurückzuführen sein dürfte.

Diagnostisches Vorgehen

Radiologie

Die Röntgenuntersuchung des operierten Magens stellt an den Untersucher hohe Anforderungen, da die Abgrenzung operationsbedingter Taschen von einer Ulkusnische nicht immer einfach ist. Der Nachweis eines Kontrastmitteldepots mit Schwellungshof im unmittelbaren Anastomosenbereich, der in 50–70% zu führen ist, beweist in Verbindung mit einer entsprechenden Symptomatik das Ulkusrezidiv.

Endoskopie

Bei jedem Patienten mit postoperativen Beschwerden und negativem Röntgenbefund sollte eine direkte Inspektion des Restmagens und der Anastomose erfolgen. Zusätzlich muß beim Ulcus pepticum jejuni eine Intubation der zuführenden Schlinge versucht werden, um Gewebsproben aus dem Duodenalstumpf (belassener Antrumrest) zu entnehmen und um nach Tumoren in der Duodenalschleimhaut (Gastrinom) zu suchen. Die Nahbetrachtung der Magenschleimhaut läßt in den seltenen Fällen eines Zollinger-Ellison-Syndroms, bei dem sich zusätzlich auch zahlreiche erosive Defekte auf einer längeren Distanz der Jejunalschleimhaut finden, Zeichen der Schleimhauthypertrophie erkennen, die durch eine „Schlingenbiopsie" gesichert werden kann.

Sekretionsanalyse

Beim Anastomosenulkus hat die quantitative Magensekretionsanalyse noch eine gewisse Berechtigung. Eine Basalsekretion von über 5 mmol (mval) HCl/h ist dringend verdächtig auf eine hormonelle Dauerstimulation („retained antrum", Gastrinom), eine hohe stimulierte Sekretion spricht für eine ungenügende Verkleinerung der Parietalzellfläche. Beträgt die Basalsekretion mehr als 60% der stimulierten Säure, so spricht dies für ein Zollinger-Ellison-Syndrom. Nach Vagotomie läßt der nur noch selten praktizierte Insulinhypoglykämietest (0,2 E/kg KG; Blutzuckerabfall innerhalb von 30–45 Min. unter 35 mg/dl $\triangleq$ < 1,94 mmol/l) nach Hollander eine Beurteilung darüber zu, ob die Vagotomie komplett war.

Serumgastrinbestimmung

Bei jedem postoperativen Ulkusrezidiv sollte eine Serumgastrinbestimmung durchgeführt werden, um einen belassenen Antrumrest, eine G-Zell-Hyperplasie des Antrums als Ursache von Rezidivulzera nach Vagotomie und ein Gastrinom ausschließen zu können. Zur Differenzierung dieser drei mit einer Hypergastrinämie einhergehenden Krankheitsbilder ist häufig zusätzlich eine Stimulation mit Sekretin, Calcium und Peptone erforderlich. Bei einer autonomen Hypergastrinämie (Gastrinom) kommt es zu einem paradoxen Gastrinanstieg, während bei den übrigen Erkrankungen, die einer hormonellen Gegenregulation unterliegen, innerhalb von 5 bis 10 Minuten ein Abfall des Serumgastrins zu verzeichnen ist.

Differentialdiagnose

Jedes im Restmagen nach einem längeren beschwerdefreien Intervall auftretende Rezidivulkus nach einem resezierenden Eingriff ist primär malignomverdächtig (s. S. 1066). Findet sich Nahtmaterial im Ulkusgrund, dürfte es sich um ein sogenanntes Fadenulkus handeln, bei dem es im Rahmen einer Fremdkörperreaktion zu einer Exulzeration der Schleimhaut auch ohne die Gegenwart von Säure kommt. Die Entfernung der nicht-resorbierbaren Fäden führt zur Ulkusheilung.

Komplikationen

Blutung

Eine Ulkusblutung wird bei 34–40% aller Patienten mit einem Anastomosenulkus beobachtet, zu 90% handelt es sich um Männer. Die Letalität dieser Komplikation ist mit mindestens 10% anzunehmen.

Gastrokolische Fistel

Eine gastro-jejuno-kolische Fistel tritt in etwa 6% der Ulkusrezidive nach Resektion auf, bevorzugt nach retrokolischer Gastrojenunostomie. Plötzlicher rapider Gewichtsverlust mit voluminösen postprandialen durchfälligen Stühlen, die Anteile unverdauter Nahrung enthalten, fäkulenter Mundgeruch oder fäkales Erbrechen sprechen für diese Komplikation, wobei die Ulkussymptome nach der Perforation des Anastomosenulkus ins Kolon ganz in den Hintergrund treten. Die Diagnose wird durch einen Bariumbreischluck oder einen Kontrasteinlauf gestellt, eine frühzeitige Operation verhindert die sonst obligate Malabsorption.

Stenose

Zu Stenoseerscheinungen im Anastomosenbereich kann es zum einen durch den entzündlichen Schwellungshof des Ulkus, zum anderen durch eine Invagination des Jejunums in den Magenstumpf kommen. Anhaltendes Erbrechen von blutigem Schleim ist die Folge.

Therapie

Konservative Therapie

Die konservative Therapie des Ulkusrezidivs nach Operation ist problematisch, da ihr in der Regel eine inadäquate chirurgische Maßnahme zugrunde liegt. Es gelingt in vielen Fällen, das Ulkus durch H_2-Blokker wie Cimetidin (800 mg), Ranitidin (300 mg) oder Famotidin (40 mg) zur Abheilung zu bringen, doch stellt sich zumeist nach Absetzen der Therapie sehr rasch wieder ein Rezidiv ein. Über eine Dauermedikation mit einem H_2-Blocker unter dem Blickwinkel der Rezidivprophylaxe liegen noch keine ausreichenden Erfahrungen vor, doch erscheint bei Inoperabilität des Patienten ein Therapieversuch sinnvoll.

Zu diskutieren ist auch der Einsatz von Omeprazol 20 mg bis 40 mg, während Wismutpräparate keine Berechtigung haben, auch wenn im teilresezierten Magen Helicobacter pylori häufig zu finden ist. Eine medikamentöse Therapie ist nur erfolgreich, wenn die Basalsekretion auf unter 5 mmol/l gesenkt werden kann.

Operative Therapie

Das Risiko eines Wiederholungseingriffs ist im allgemeinen größer als das der Erstoperation. Beim Nachweis eines operationstechnischen Mangels sollte die Nachresektion unter gleichzeitiger totaler Vagotomie erfolgen, wobei in jedem Fall eine Duodenalstumpfrevision durchgeführt werden muß. Bei einem Ulkusrezidiv nach Vagotomie ist neben einer Komplettierung der Vagotomie eine Billroth-I- oder Billroth-II-Resektion zu diskutieren.

Therapie bei Zollinger-Ellison-Syndrom

Liegt den therapieresistenten Ulzera ein duodenales Gastrinom zugrunde, sollte dieses exzidiert werden. In allen anderen Fällen eines gesicherten Zollinger-Ellison-Syndroms besteht die Therapie der Wahl in einer Entfernung des „Erfolgsorgans" für Gastrin, d. h. einer totalen Gastrektomie unter Mitnahme erkennbarer Pankreastumoren, die in 60% maligne sind. Etwa 40% der Patienten sprechen auf eine Therapie mit H_2-Blockern an, unter Umständen in Kombination mit Pirenzepin (2×50 mg) oder unter Steigerung der Dosis auf 2,4 g/d Cimetidin bzw. 600−900 mg Ranitidin. Mittel der Wahl beim Gastrinom ist heute Ome-

prazol in einer Dosierung von 20 mg bis 160 mg. Therapieziel ist ein Absenken der Basalsekretion unter 10 mmol/l. Gelegentlich ist die Verabreichung von zwei Dosen pro Tag nötig. Je ein Fall eines ECL-Zell-Karzinoids (enterochromaffin-like cells) wurde unter der Behandlung mit Omeprazol bzw. H_2-Blockern beschrieben. H_2-Blocker haben den Nachteil, daß sich offensichtlich ein Gewöhnungseffekt einstellt, der eine Dosiserhöhung erforderlich macht. Bei bereits metastasiertem Gastrinom kann nach Entfernung des Primärtumors eine zytostatische Therapie mit Streptozotocin (2−4 g alle 2−3 Wochen) oder 5-Fluorouracil (1 g/d i.v. für 12 Tage) versucht werden, allerdings mit zweifelhaftem Erfolg. Auch Somatostatin wurde empfohlen.

Prognose

Rezidiveingriffe nach Magenteilresektionen sind mit einer Letalität von 5−20% belastet, unter konservativer Therapie ist mit Rezidiven in 50% und einer ulkusbedingten Letalität von 11% zu rechnen. Die Überlebensrate liegt beim Zollinger-Ellison-Syndrom nach 1 Jahr bei 75%, nach 5 Jahren bei 55% und nach 10 Jahren bei 42%. Ohne Therapie wird die Letalität mit 78% angegeben.

> **Merke:** Ursache des Anastomosenulkus ist in der überwiegenden Mehrzahl der Fälle eine inadäquate chirurgische Therapie. Seltene Ursachen lassen sich durch eine Serumgastrinbestimmung, unter Umständen nach Sekretinstimulation erkennen. Die konservative Therapie ist mit Ausnahme des Rezidivulkus nach Vagotomie problematisch. Zu jeder Nachresektion gehört eine Revision des Duodenalstumpfs zum Ausschluß eines belassenen Antrumrests.

Dumping-Syndrom (Mageninkontinenz)

> **Definition:** Unter Dumping (to dump=stürzen) versteht man gastrointestinale Erscheinungen und vasomotorische Phänomene, die durch eine rasche Magenentleerung (Verlust der Pylorusfunktion) und ein vermehrtes Angebot einer hyperosmolaren Lösung im Dünndarm ausgelöst werden. Kurz nach der Nahrungsaufnahme einsetzende Symptome werden als Früh-Dumping von der als Spät-Dumping 2−3 Stunden nach einer Mahlzeit zu beobachtenden reaktiven Hypoglykämie abgegrenzt.

Häufigkeit

Das Dumping-Syndrom tritt in einer Häufigkeit von 5−16% nach Magenresektion vom Typ Billroth-II, seltener (in etwa 4%) nach einer Billroth-I-Resektion auf. Nach proximal selektiver Vagotomie wird eine Dumping-Symptomatik nur selten beobachtet, insbesondere bei Verzicht auf die Durchführung einer Pyloroplastik.

Pathophysiologie und Klinik

Beim Früh-Dumping kommt es infolge früher Entleerung der zugeführten Nahrung zu einer Distension der abführenden Schlinge, wodurch neurogene Reflexe ausgelöst werden. Der hohe osmotische Druck der Nahrung bedingt einen vermehrten Flüssigkeitseinstrom mit einer Abnahme des zirkulierenden Plasmas um etwa 30% und entsprechendem Hämatokritanstieg. Die vasomotorischen Phänomene werden wahrscheinlich durch freigesetztes Bradykinin ausgelöst.

Dem Spät-Dumping entspricht eine reaktive Hypoglykämie, nachdem infolge der während des Früh-Dumpings herrschenden Hyperglykämie vermehrt Insulin freigesetzt wurde.

Anamnese

Innerhalb von 15 Minuten nach Nahrungsaufnahme kommt es zu Borborygmen (Kollern und Rumoren im Bauchraum), Übelkeit, Brechneigung, Druck- und Völlegefühl, Stuhldrang oder plötzlich einsetzenden Durchfällen. Nach einer Phase von Schwindel und Blässe werden Hautrötung, Tachykardie, Schwitzen und Schwäche beobachtet, die von Herzpalpitationen begleitet sein können. Nur selten kommt es zu Bewußtseinsstörungen (Synkopen). Hungergefühl, Schwäche und Schweißausbruch kennzeichnen das Spätsyndrom, das 2–3 Stunden nach Nahrungsaufnahme beobachtet wird.

Befund

Die körperliche Untersuchung ist beim Dumping-Syndrom wenig ergiebig, die Blutdruckwerte sind deutlich hypoton. Als Ausdruck der Verminderung des Serumkaliums können entsprechende EKG-Veränderungen nachweisbar sein. Hormonbestimmungen (Bradykinin, Serotonin, Enteroglucagon) gehören nicht zur Routine, beim postalimentären Spätsyndrom lassen sich hypoglykämische Werte nachweisen.

Diagnostisches Vorgehen

Die Diagnose wird in der Regel aufgrund der klinischen Symptomatik gestellt, die Röntgenuntersuchung zeigt zumeist eine „Sturzentleerung" bei fehlender Reservoirfunktion des Restmagens. Nach einer oralen Glucosebelastung wird zunächst eine Hyperglykämie mit Blutzuckerwerten im diabetischen Bereich, gefolgt von einer Hypoglykämie, beobachtet. Spiegelbildlich dazu verläuft der Seruminsulinspiegel.

Therapie

Die Therapie des postalimentären Frühsyndroms besteht in erster Linie in diätetischen Richtlinien, da auch nach Jahren noch mit einem spontanen Verschwinden zu rechnen ist. Häufige „trockene" Mahlzeiten unter Vermeidung monomerer Kohlenhydrate, langsames Essen sowie Ruhe (Hinlegen) nach Nahrungsaufnahme und das Tragen einer Leibbinde erscheinen empfehlenswert, Anticholinergika, Sedativa, Serotoninantagonisten (Methysergid 2 mg, Cyproheptadin 4–6 mg vor dem Essen) und Sympathikomimetika erweisen sich im Einzelfall als hilfreich.

Günstige Ergebnisse werden neuerdings von Somatostatin berichtet, das dreimal täglich vor den Mahlzeiten subkutan appliziert werden muß (Sandostatin).

Beim Spät-Dumping hilft eine „versetzte" Mahlzeit 3–4 Stunden nach der Hauptmahlzeit, die hypoglykämische Phase zu unterlaufen. Diskutiert wird ferner die Gabe kleiner Insulindosen oder oraler Antidiabetika vor Einnahme der Hauptmahlzeit, um die vermehrte Insulinausschüttung postprandial zu kupieren. Durch die Gabe von Guarpräparaten (Glucotard) oder Acarbose (Glucobay) 3×50–100 mg läßt sich die Glucoseresorption nachhaltig verzögern. Etwa 1–2% der Patienten können ihre Beschwerden durch diätetische Maßnahmen nicht bessern. Bei ihnen ist eine Umwandlungsoperation, unter Umständen mit Interposition einer anisoperistaltisch anastomosierten Dünndarmschlinge, zu erwägen.

> **Merke:** Die gastrointestinalen und kardiovaskulären Symptome des Dumping-Syndroms sprechen auf diätetische Maßnahmen, insbesondere bei Vermeidung monomerer Kohlenhydrate, meist an.

Syndrom der zuführenden Schlinge

> **Definition:** Das seltene Syndrom der zuführenden Schlinge („afferent loop syndrome") äußert sich durch zunehmendes Völlegefühl 15 Minuten bis 1 Stunde nach Nahrungsaufnahme, gefolgt von schwallartigem Erbrechen von Galle und zugeführter Nahrung (Typ 1). Beim Typ II liegt eine Stenose der zuführenden Schlinge vor, hinter der sich Galle und Pankreassekret stauen, die in der Regel morgens in großen Mengen erbrochen werden (Abb. 12.**21a** u. **b**).

Pathophysiologie und Klinik

Beim akuten Syndrom der zuführenden Schlinge kommt es nach antekolischer Anastomose zu einer Invagination mit Obstruktion. Die klinische Symptomatik läßt an eine akute Pankreatitis denke, die als Komplikation der Duodenalstenose gelegentlich auch beobachtet wird. Der Aufstau von Pankreassekret und Galle führt zu einer erheblichen Distension mit Gefahr der Nekrose und Perforation.

Beim chronischen Syndrom bedingen ungünstige Anastomosennaht, eine Abknickung oder ulkusbedingte Narben, daß die zugeführte Nahrung bevorzugt in die zuführende Schlinge fließt. Beim Typ II (Abb. 12.**21 b**) mit Abflußbehinderung stauen sich bis zu 1,5 l Sekret innerhalb von 24 Stunden, bis der Sekretionsdruck die Stenose zu überwinden vermag. Eine anhaltende Stase in der zuführenden Schlinge kann zudem zu den Symptomen des „blind loop syndrome" führen (s. S. 1066).

Zunehmendes Völlegefühl und Schmerzen im rechten Oberbauch, verstärkt durch Nahrungsaufnahme, insbesondere fettreiche Mahlzeiten, kennzeichnen das Syndrom der zuführenden Schlinge. Schwallartiges Erbrechen bringt prompte Erleichterung. Beim Typ I besteht das Erbrochene aus Speiseresten und Galle, beim Typ II aus reiner Galle.

Diagnostisches Vorgehen

Die Röntgenuntersuchung zeigt beim Syndrom der zuführenden Schlinge, daß das Kontrastmittel bevorzugt ins Duodenum fließt. Endoskopisch findet sich in diesen Fällen ein sogenanntes „Doppelflintenstoma", bei dem zu- und abführende Schlinge ohne Schwierigkeiten intubiert werden können. Die Stenose der zuführenden Schlinge ist präoperativ nur schwierig zu beweisen.

Therapie

Die Therapie dieses seltenen Krankheitsbildes ist operativ. Dabei ist eine gastroduodenale Anastomose anzustreben, alternativ käme eine Braunsche Enteroanastomose in Betracht.

> **Merke:** Die Diagnose läßt sich zumeist aufgrund der anamnestischen Angaben des Patienten stellen, die Therapie ist primär operativ. Auf ein gleichzeitig vorliegendes Syndrom der blinden Schlinge sollte geachtet werden.

Syndrom des zu kleinen Magens

Völlegefühl und Druck im Oberbauch während oder nach Nahrungsaufnahme werden von bis zu 20−30% der Resezierten angegeben, 5% klagen darüber hinaus über Übelkeit, Regurgitation und Erbrechen. Häufig haben sich die Patienten nicht auf das Volumen des kleinen Restmagens umgestellt. Eine entsprechende diätetische Beratung und die Einnahme von 6 und mehr kleinen Mahlzeiten bessern die Symptome, eine chirurgische Intervention mit plastischer Vergrößerung des Reservoirs ist nur selten notwendig. Differentialdiagnostisch sollte bei diesen Patienten auch an die Bildung eines Phyto- oder Mykobezoars gedacht werden, das radiologisch oder endoskopisch leicht nachgewiesen und durch entsprechende zellulasehaltige Enzympräparate aufgelöst werden kann (Bezoare, s. S. 1066).

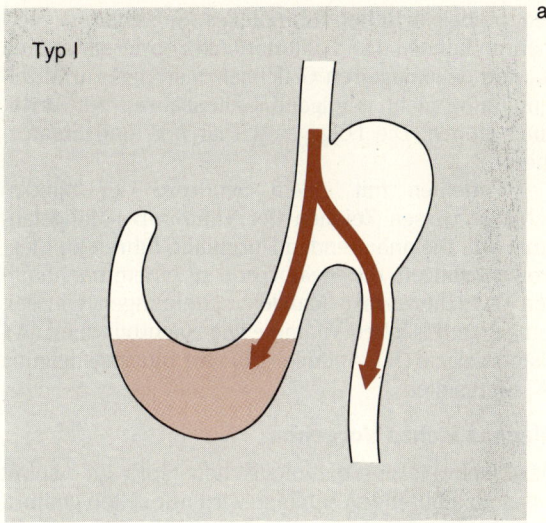

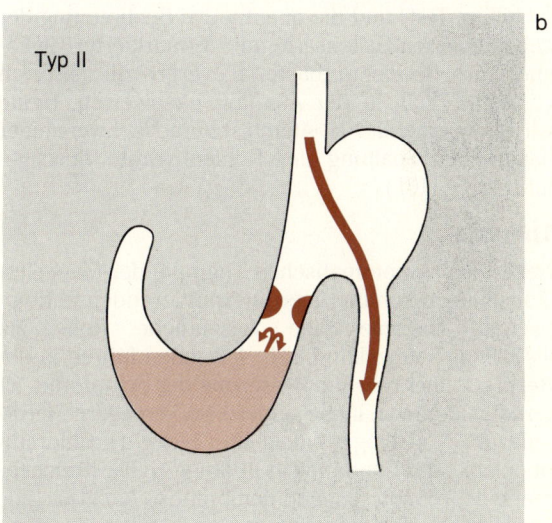

Abb. 12.**21a** u. **b** Syndrom der zuführenden Schlinge **a** Typ I mit oder ohne Stenose der abführenden Schlinge, **b** Typ II mit Stenose der zuführenden Schlinge

Syndrom der blinden Schlinge

> **Definition:** Unter dem Blind-loop-Syndrom versteht man Resorptionsstörungen als Folge einer bakteriellen Fehlbesiedlung des Dünndarms, bei Patienten nach Magenresektion vor allem im Bereich einer zu langen zuführenden Schlinge.

Pathophysiologie und Klinik

Dieser seltenen Komplikation liegt eine bakterielle Fehlbesiedlung des Dünndarms durch coliforme Bakterien zugrunde, die sich bei einem Passagehindernis (stagnant loop syndrome), unterstützt durch postoperative Achlorhydrie und Ausfall des interdigestiven myoelektrischen Komplexes, ungehemmt vermehren können. Die Bakterien inkorporieren Vitamin B_{12} und dekonjugieren Gallensalze, so daß zur Mizellenbildung nicht genügend Gallensäuren zur Verfügung stehen. Die Folge sind Diarrhoe und Steatorrhoe.

Patienten mit einem Syndrom der blinden Schlinge weisen Zeichen der Vitamin-B_{12}-Mangelanämie auf. Die anhaltenden Durchfälle führen zu Elektrolytstörungen, die Steatorrhoe zu einem nachhaltigen Gewichtsverlust. Mangelerscheinungen von seiten der fettlöslichen Vitamine wie Nachtblindheit (A), Osteomalazie (D), Anämie (E?) und Blutungsneigung (K) sind selten.

Diagnostisches Vorgehen

Der Nachweis der pathologischen Flora im Aspirat aus der zuführenden Schlinge wird nur selten geführt, zumeist beschränkt man sich auf Resorptionstests-(Schilling-Test) und die quantitative Bestimmung der dekonjugierten Gallensalze mit ^{14}C-markierter Glykocholsäure. Bei einem „bacterial overgrowth" läßt sich vermehrt $^{14}CO_2$ in der Atemluft nachweisen. Heute wird bevorzugt der H_2-Atemtest zum Nachweis einer bakteriellen Spaltung der Kohlenhydrate durchgeführt (s.S. 1101).

Therapie

Neben der symptomatischen Therapie der Mangelerscheinungen kommt einer intermittierenden antibiotischen Therapie eine wesentliche Rolle zu. 4×500 mg Tetrazyklin für $2-4$ Wochen führen in der Regel zu einer raschen Besserung der Symptome, alternativ kommen, insbesondere bei Versagern Metronidazol (2×400 mg), Ampicillin ($2-4$ g/d), Chloramphenicol oder Clindamycin in Frage (cave Knochenmarksdepression, pseudomembranöse Kolitis). Eine chirurgische Therapie wird nur noch selten durchgeführt, allenfalls bei einem wirklichen Blindsack.

Merke: Der Nachweis eines Syndroms der blinden Schlinge wird mittels ^{14}C-Glykochol-Atemtest oder H_2-Atemtest geführt. Eine Therapie mit Tetrazyklinen führt fast immer zu einer nachhaltigen Besserung.

Magenstumpfkarzinom

Definition: Von einem Magenstumpfkarzinom spricht man dann, wenn sich im Restmagen mindestens 5 Jahre nach einem resezierenden Eingriff wegen eines benignen Ulkus ein Magenkarzinom entwickelt.

Häufigkeit

Retrospektive Studien der letzten Jahre machen es wahrscheinlich, daß Karzinome im Magenstumpf 20 und mehr Jahre nach einer Resektion 6- bis 8mal häufiger auftreten als in einer Kontrollgruppe. Prospektive Daten liegen nur in begrenztem Umfang vor, das Risiko wird mit $1-4\%$ angegeben. Im allgemeinen geht man heute davon aus, daß das Krebsrisiko des teilresezierten Magens etwa doppelt so hoch ist wie beim Nichtoperierten.

Ätiologie

Eine postoperative alkalische Refluxgastritis wird in zunehmender Häufigkeit zum Intervall der Pylorusresektion angetroffen. Der Reflux von Gallensäuren, Lysolecithin und Pankreassekret wird für die Karzinogenese mit verantwortlich gemacht, hinzu kommen die chronisch-atrophische Gastritis mit intestinaler Metaplasie sowie eine bakterielle Besiedlung des achlorhydrischen Restmagens, die für eine Nitrosaminbildung verantwortlich gemacht wird. Bei Patienten mit Braunscher Enteroanastomose, bei der das alkalische Sekret abgeleitet wird, scheint die Stumpfkarzinomfrequenz eindeutig niedriger zu liegen. Gegen ein „Operationsfolgekarzinom" wird eingewandt, daß das Verhältnis Intestinalzellkrebs zu diffusem Karzinom sich im operierten Magen nicht ändert. Würde die Pathogenese über eine Refluxgastritis gehen, müßte das Intestinalzellkarzinom überwiegen. Ferner liegen die Altersgipfel beim Karzinom im operierten Magen und beim klassischen Magenkarzinom im gleichen Bereich. Würde eine Magenoperation die Karzinomentstehung begünstigen, müßte der Altersgipfel nach links verschoben sein. Ferner hat sich gezeigt, daß das Intervall zwischen dem operativen Eingriff und dem Auftreten des Krebses recht unterschiedlich ist. Je jünger der Patient zum Zeitpunkt der Operation, desto länger das Intervall.

Klinik

Oberbauchbeschwerden nach jahrelangem beschwerdefreiem Intervall sollten an die Möglichkeit eines Stumpfkarzinoms denken lassen. Je nach Lokalisation kommt es zu einem postprandialen Völlegefühl mit Erbrechen oder zu dysphagischen Erscheinungen. Nachhaltiger Gewichtsverlust ist die Regel. Bei 20% der Patienten kann der Tumor zum Zeitpunkt der Klinikaufnahme bereits palpiert werden.

Diagnostisches Vorgehen

Röntgenuntersuchung und endoskopisch-bioptische Diagnostik sichern die Diagnose, differentialdiagnostisch kommen gutartige Polypen, Nahtgranulome und Bezoare in Betracht. Entscheidend ist die Früherkennung, die nur durch Vorsorgeuntersuchungen, beginnend mit dem 15. Jahr nach Resektion möglich ist. Dabei erscheint ein Intervall von $2-3$ Jahren ausreichend.

Therapie

45% aller Stumpfkarzinome sind zum Zeitpunkt der Diagnosestellung inoperabel, 10—20% sind nur palliativ angehbar. In der Regel wird man einer Restgastrektomie vor einer subtotalen Resektion den Vorzug geben.

Prognose

Die Prognose des Magenstumpfkarzinoms ist schlecht, 5-Jahres-Heilungen stellen Ausnahmen dar. Die Restgastrektomie ist mit einer perioperativen Letalität von 40% belastet, 2 Jahre nach diesem Eingriff leben nur noch rund 20% der Patienten.

Merke: Magenresezierte sind 15—20 Jahre nach einer Billroth-II-Operation einem 2- bis 3fach höheren Magenkrebsrisiko ausgesetzt. Vorsorgeuntersuchungen ab dem 15. postoperativen Jahr in 2- bis 3jährigem Intervall durch Gastroskopie dienen der Früherkennung.

Postvagotomie-Syndrom

Definition: Diarrhöen, Gewichtsverlust und gelegentlich Steatorrhö kennzeichnen das Postvagotomie-Syndrom, beim Postvagotomie-Dumping stehen Völlegefühl, Übelkeit, Regurgitation, Schwäche und orthostatische Erscheinungen im Vordergrund.

Häufigkeit

Postvagotomie-Durchfälle werden nach trunkulärer Vagotomie in 25%, nach proximal selektiver Vagotomie in 2—5% beobachtet.

Pathophysiologie und Kinik

Beim Postvagotomie-Syndrom spielt eine Reihe pathophysiologischer Faktoren eine Rolle, die in Tab. 12.**13** wiedergegeben sind. Da die Durchfälle den von Ileumerkrankungen her bekannten chologenen Diarrhöen gleichen, scheint der Denervierung von Dünndarm und Gallenblase eine wesentliche Rolle unter dem Aspekt „zu viel Galle zur falschen Zeit" zuzukommen.

Hartnäckige Durchfälle (mehr als 3 Entleerungen dünnflüssigen Stuhls pro Tag) der primär eher obstipierten Patienten beeinträchtigen die Lebensfreude der Patienten erheblich. Die vor allem morgens auftretenden Durchfälle sprechen auf eine symptomatische Therapie mit Diphenoxylat nicht an, eine Steatorrhoe ist jedoch selten.

Diagnostisches Vorgehen

Die Diagnose wird in der Regel aufgrund der charakteristischen Anamnese gestellt, der Nachweis einer

Tabelle 12.**13** Pathophysiologie des Postvagotomie-Syndroms

Beschleunigte Magenentleerung nach Pyloroplastik
Beschleunigte Darmpassage nach Denervation
Störung des Gallensäurestoffwechsels,
    chologene Diarrhoe
Bakterielle Fehlbesiedlung,
    Insuffizienz der Ileozäkalklappe
Enterohormonale Dysregulation?

exzessiven Gallensäureausscheidung im Stuhl (Chenodesoxycholsäure) ist Speziallaboratorien vorbehalten.

Therapie

Die lästigen Postvagotomiedurchfälle lassen sich durch motilitätshemmende Substanzen wie Imodium meist günstig beeinflussen. Der laxierende Effekt der Gallensäuren auf die Kolonmukosa läßt sich durch Gabe eines Anionenaustauscherharzes, an das die Noxe adsorbiert wird, blockieren. Unter einer Dosierung von 3×4 g Cholestyramin kommt es zu einem raschen Sistieren der Durchfälle, nach wenigen Tagen ist nur noch eine Erhaltungstherapie von 4 g in den Morgenstunden erforderlich. Bei Steatorrhö empfiehlt sich die zusätzliche Gabe von MCT-Fetten. Die alternativ vorgeschlagene Cholezystektomie bleibt den Patienten vorbehalten, bei denen sich nach der Vagotomie Steine gebildet haben.

Merke: Postvagotomie-Durchfälle entsprechen den chologenen Diarrhöen und sprechen auf Colestyramin gut an.

Refluxgastritis

Definition: Reflux von Dünndarminhalt in den Magen ist die wichtigste Ursache für postoperatives Galleerbrechen, das gelegentlich von epigastrischen Schmerzen begleitet ist. Diese klinische Form einer Refluxgastritis, besser als postoperatives galliges Erbrechen gekennzeichnet, hat mit der histologisch nach einigen Jahren nachweisbaren Umbaugastritis nichts zu tun.

Häufigkeit

Galliges Erbrechen ist der unmittelbar postoperativen Phase wird relativ häufig beobachtet, insbesondere in den Morgenstunden. Andere Patienten klagen über Erbrechen nach Nahrungsaufnahme, entweder in Verbindung mit dem Syndrom des zu kleinen Magens oder als Teilsubstrat des Dumping-Phänomens 30—60 Minuten p. c.

Ätiologie

Die Ätiologie des „bilious vomiting" ist in vielen Fällen unklar oder so komplex, daß Einzelfaktoren nur schwer zu eruieren sind, zumal die Symptomatik durchaus wechseln kann. Eine wesentliche Rolle scheint die rasche Entleerung des Magens zu spielen, während die Quantifizierung des duodeno-oder jejunogastrischen Refluxes problematisch bleiben muß.

Klinik

Rezidivierendes galliges Erbrechen, mit oder ohne Nahrungsbeimengungen sowie mit oder ohne epigastrische Schmerzen, bei denen eine organische Ursache nicht gefunden werden kann, wird unter die funktionellen Störungen des Magenoperierten eingereiht. Ein nachhaltiger Gewichtsverlust muß damit nicht verbunden sein.

Diagnostisches Vorgehen

Ein Erythem der anastomosennahen Mukosa ist beim Billroth-II-Magen ein relativ häufiger Befund und wird häufig mit einer Stumpfgastritis gleichgesetzt. Histologisch ist die Refluxgastritis durch ein Schleimhautödem und eine Fibrose der Tunica propria charakterisiert. Das Ausmaß der galligen Verfärbung des Sekretsees sagt, wie beim nicht-operierten Magen, wenig über die Menge des Dünndarmrefluats aus. Im Laufe der Jahre breitet sich zunehmend eine atrophische Gastritis im Restmagen aus, wobei Lipidflecken auf resorptive Phänomene hinweisen.

Therapie

Gallensäurebindende Medikamente wie Cholestyramin scheinen bei der Refluxgastritis nur von untergeordnetem Wert, günstigere Ergebnisse werden unter aluminiumhaltigen Antazida gesehen. Auch Motilitätsregulatoren wie Metoclopramid, Bromoprid, Domperidon oder Cisaprid wirken günstig, nur selten ist eine operative Korrektur im Sinne einer Roux-Y-Anastomose erforderlich.

Merke: Galliges Erbrechen beim Billroth-II-Magen ist häufig, nicht immer einem spezifischen Krankheitsbild zuzuordnen und meist inkonstant. Nur selten ist eine Umwandlungsoperation erforderlich.

Weiterführende Literatur

Arnold, R., W. Creutzfeld: Pathogenese des Rezidivulkus im operierten Magen. Präoperative Untersuchung bei Rezidivulkus im operierten Magen. Dtsch. med. Wschr. 102 (1977) 1684, 1730

Bartelheimer, H., H.J. Maurer, H.W. Schreiber, K. Müller-Wieland: Magenoperation und Magenoperierter. de Gruyter, Berlin 1969

Becker, H.D.: Pathogenese, Diagnostik und Therapie des Dumping-Syndroms. Chirurg 48 (1977) 247

Blum, A.L., J.R. Siewert: Ulcustherapie. Springer, Berlin 1978

Bockus, H.L.: Gastroenterology. Saunders, Philadelphia 1976

Demling, L.: Der kranke Magen. Urban § Schwarzenberg, München 1970

Rattenhuber, U., F. Spelsberg: Das chronische Afferent-Loop-Syndrom. Münch. med. Wschr. 117 (1975) 803

Rösch, W., E. Prütting: Das Karzinom im operierten Magen. Klinikarzt 7 (1978) 386

Stabile, B.E., E. Passaro: Recurrent peptic ulcer. Gastroenterology 70 (1976) 124

Steinhagen, P., E.O. Riecken: Der Kranke mit operiertem Magen. Internist 16 (1975) 252

Stremmel, W.: Pathogenese des Postvagotomie-Syndroms. Therapie des Postvagotomie-Syndroms. Dtsch. med. Wschr. 101 (1976) 1496

Magenkarzinom

W. Rösch

Definition: Das Magenkarzinom ist der „klassische" maligne Tumor epithelialen Ursprungs. Von einem Magenfrühkarzinom spricht man dann, wenn das karzinomatöse Wachstum auf die Mukosa beschränkt ist (Oberflächenkarzinom) oder auch die Submukosa, nicht jedoch die Muscularis propria infiltriert hat, ohne Berücksichtigung vorhandener Lymphknotenmetastasen.

Häufigkeit

Weltweit ist eine kontinuierliche Abnahme des Magenkarzinoms zu verzeichnen, wobei der Rückgang in den letzten 20 Jahren in einigen Ländern bis zu 50% beträgt. Nach dem World Health Statistics Annual 1973–1976 der WHO liegt Deutschland hinter Japan und Österreich an 3. Stelle mit 35,5 Magenkarzinomtodesfällen pro 100 000 Einwohner. Das Magenkarzinom ist vor dem 30. Lebensjahr selten, der Altersgipfel liegt zwischen dem 50. und 70. Lebensjahr. Patienten der Blutgruppe A erkranken gehäuft an einem Magenkrebs.

Ätiologie

Bei der Ätiopathogenese des Magenkarzinoms scheinen Karzinogene in der Nahrung eine wichtige Rolle zu spielen. Epidemiologische Untersuchungen aus Japan machen es wahrscheinlich, daß der Genuß stark gesalzener Speisen eine besonders hohe Karzinomrate erwarten läßt und daß täglicher Milchgenuß und der Verzehr frischen Gemüses die Karzinomquote sinken läßt. Als Risikogruppen, bei denen gehäuft mit dem Auftreten eines Karzinoms gerechnet werden muß, gelten neben der Acanthosis nigricans und „Systemerkrankungen" wie der Dermatomyositis

– die perniziöse Anämie,
– der Morbus Ménétrier,
– der vor 15 und mehr Jahren teilresezierte Magen,
– der polypentragende Magen,
– die chronisch-atrophische Gastritis.

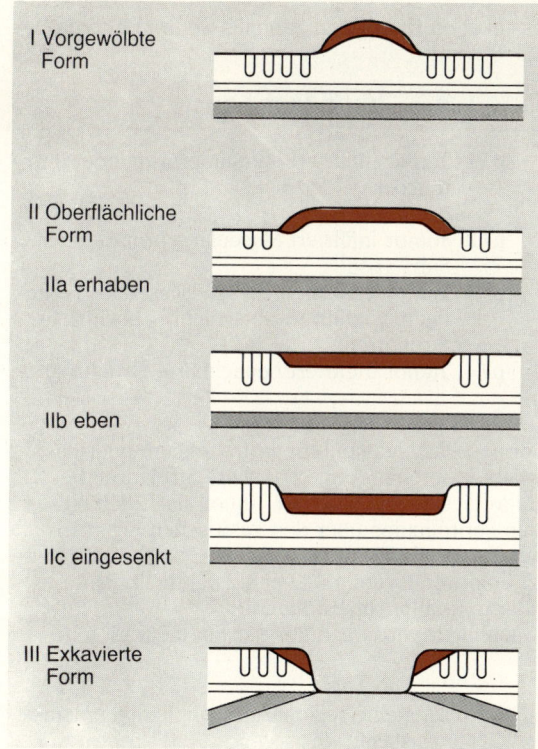

I Vorgewölbte Form

II Oberflächliche Form

IIa erhaben

IIb eben

IIc eingesenkt

III Exkavierte Form

Abb. 12.**22** Klassifikation der Magenfrühkarzinome nach einer Empfehlung der japanischen Gesellschaft für gastrointestinale Endoskopie 1962. Karzinomatöse Gewebe = braun ausgezogen

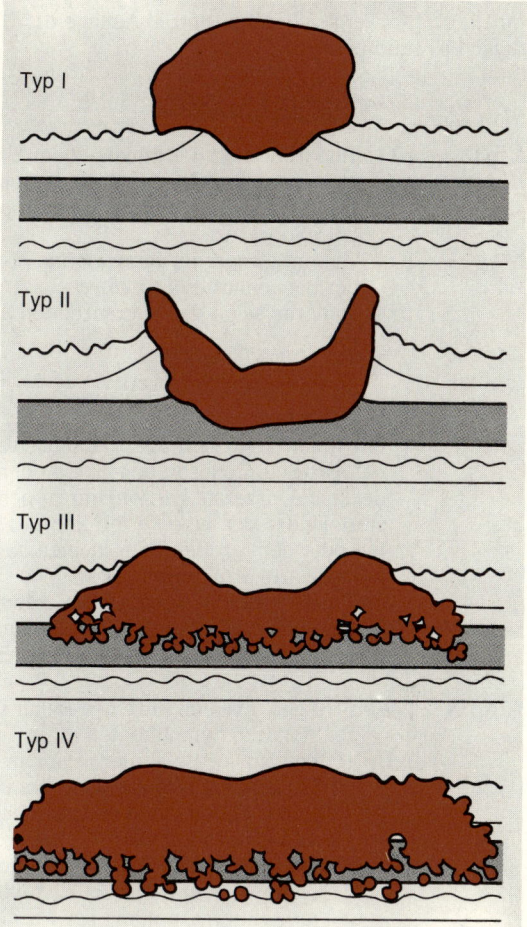

Typ I

Typ II

Typ III

Typ IV

Abb. 12.**23** Klassifikation des fortgeschrittenen Karzinoms nach Borrmann

Als mehr oder weniger obligate Präkanzerosen sind das echte Adenom und die sogenannte „borderline lesion", die sich vom Karzinom dadurch unterscheidet, daß ein infiltratives Wachstum noch nicht nachweisbar ist („Carcinoma in situ"), anzusehen. Für die letztgenannte Neoplasie hat sich der Begriff des „flachen Adenoms" durchgesetzt.

Magenfrühkarzinom

Das auf Mukosa oder Mukosa *und* Submukosa begrenzte Karzinom nimmt insofern eine Sonderstellung ein, als es eine Prognose aufweist, die nur wenig schlechter ist als die natürliche Absterbequote der Bevölkerung. Einem Vorschlag der Japanischen Gesellschaft für Gastrointestinale Endoskopie folgend wird seit 1962 der Magenfrühkrebs in drei Formen (Abb. 12.**22**) eingeteilt, die das Auffinden dieser kleinen Karzinome wesentlich erleichtern helfen.

Fortgeschrittenes Karzinom

Die Beurteilung der fortgeschrittenen Magenkarzinome erfolgt unter makroskopischen Gesichtspunkten nach einem Schema, das von Borrmann 1926 erarbeitet wurde (Abb. 12.**23**). Nach den Vorschlägen der UICC wird der Tumor ferner nach dem TNM-Schema klassifiziert und in entsprechenden Stadien eingeteilt Tab. 12.**14**. Die histologische Beurteilung erfolgt nach dem Tumortyp (Adenokarzinom, Carcinoma simplex, Carcinoma epidermoides, Adenoakanthom, Mischtyp) und dem Differenzierungsgrad („grading"), darüber hinaus hat es sich als günstig erwiesen, auch prognostische Aspekte bezüglich der Wachstumsrichtung in die Beurteilung mit einfließen zu lassen. Dabei findet die Laurèn-Klassifikation oder die Einteilung nach Ming Verwendung, die das biologische Verhalten des Tumors mitberücksichtigen (Tab. 12.**15**).

Magenstumpfkarzinom

Vom Primärkarzinom des operierten Magens (s. S. 1066) sollte das Karzinom im Restmagen als Rezidiv einer wegen Karzinom durchgeführten Erstoperation streng getrennt werden. Im allgemeinen kann man vermuten, daß es sich um ein metachrones Karzinom handelt, wenn der Zweittumor erst nach einem 5jährigen freien Intervall diagnostiziert wird, zumal die Häufigkeit multipler synchroner Magenkarzinome in einer Größenordnung zwischen 3,4 und 7,5% liegt.

Tabelle 12.**14** Vergleich der 3. und 4. Auflage der UICC-Klassifikation Unio Internationalis Contra Cancrum bezüglich pT- und pN-Klassifikation

3. Auflage (UICC 1978)		4. Auflage (UICC 1987 a, b)	
A. pT*	**pT1** Tumorinvasion der Mukosa oder Submukosa, jedoch nicht der Muscularis propria	**pT1** Tumor infiltriert Lamina propria oder Submukosa	
	pT2 Tumorinvasion der Muscularis propria oder Subserosa	**pT2** Tumor infiltriert Muscularis propria oder Subserosa[1]	
	pT3 Tumorinvasion der Serosa ohne Invasion der benachbarten Strukturen	**pT3** Tumor penetriert Serosa (viszerales Peritoneum), infiltriert aber nicht benachbarte Strukturen[1,2,3]	
	pT4 Tumorinvasion der angrenzenden Strukturen	**pT4** Tumor infiltriert benachbarte Strukturen[2,3]	

Anmerkungen:
1. Ein Tumor kann sich über die Muscularis propria in das Ligamentum gastrocolicum oder hepatogastricum oder in das große oder kleine Netz ausbreiten, ohne das diese Strukturen bedeckende viszerale Peritoneum zu penetrieren. In diesem Fall wird der Tumor als T2 klassifiziert. Findet sich eine Perforation des viszeralen Peritoneums über den gastrischen Ligamenten oder dem großen oder kleinen Netz, ist der Tumor als T3 zu klassifizieren.
2. Benachbarte Strukturen des Magens sind Milz, Colon transversum, Leber, Zwerchfell, Pankreas, Bauchwand, Nebennieren, Niere, Dünndarm, und Retroperitoneum.
3. Intramurale Ausbreitung in Duodenum oder Ösophagus wird nach der tiefsten Infiltration in diesen Organen oder im Magen klassifiziert.

B. N/pN	**N0/pN0** Keine Evidenz für einen Befall der regionären Lymphknoten	**N0/pN0** Keine regionären Lymphknotenmetastasen	
	N1/pN1 Evidenz für Befall der regionären Lymphknoten bis zu 3 cm vom Primärtumor entfernt und entlang der kleinen und großen Kurvatur	**N1/pN1** Metastasen in perigastrischen Lymphknoten innerhalb 3 cm vom Rand des Primärtumors	
	N2/pN2 Evidenz für Befall der regionären Lymphknoten mehr als 3 cm vom Tumor entfernt, entlang der Aa.gastrica sinistra, splenica, coeliaca und hepatica communis	**N2/pN2** Metastasen in perigastrischen Lymphknoten weiter als 3 cm vom Rand des Primärtumors oder in Lymphknoten entlang den Aa.gastrica sinistra, hepatica communis, lienalis oder coeliaca	
	N3/pN3 Evidenz für Befall der para-aortalen und hepatoduodenalen Lymphknoten und/oder anderer intraabdominaler Lymphknoten	– – – – gilt als Fernmetastasierung **M1/pM1**	

*) T-Klassifikation in der 3. Auflage nach anderen Kriterien, in der 4. Auflage in gleicher Weise wie pT definiert

Tabelle 12.**15** Klassifikation des Magenkarzinoms nach Laurèn und Ming

Alte Nomenklatur	Laurèn (1965)	Ming (1977)
Adenokarzinom	Intestinalzellkarzinom	expansives Karzinom
Szirrhus Siegelringzellkrebs	diffuses Karzinom	infiltratives Karzinom
	Typ nicht bestimmbar	–

Klinik

Das Magenkarzinom wächst lange Zeit ohne charakteristische Beschwerden, insbesondere Frühkarzinome werden in 10–20% zufällig anläßlich einer endoskopischen Untersuchung gefunden.

Anamnese

Eine Analyse der subjektiven Symptome bei über 1000 Patienten mit einem Magenkarzinom des Memorial Hospitals in New York ergibt folgende Symptomatik:

Gewichtsverlust	83,5%,
Schmerzen	69,1%,
Erbrechen	43,1%,
Appetitlosigkeit	30,2%,
allgemeine Symptome	27,6%,
Schluckstörungen	20,4%,
Brechreiz	20,2%,
Aufstoßen	17,2%,
Bluterbrechen	6,4%.

Tabelle 12.**16**   Röntgenkriterien des benignen und des malignen Ulkus

Benignes Ulkus	Malignes Ulkus
Nische außerhalb der Wandkontur	versenkte Nische
scharfe regelmäßige Nischenkontur	unregelmäßige Nischenkontur
symmetrischer glatter Randwall	asymmetrischer unregelmäßiger Randwall
Ulkuskragen (Profil des Randwalls)	abrupte Faltenabbrüche
Hampton-Linie	Deformierung der Faltenenden
kontralaterale Wandeinziehung	unregelmäßige Schleimhautoberfläche der Ulkusumgebung
glatte Schleimhautoberfläche der Ulkusumgebung	Höckerung, Unebenheiten des Ulkusgrundes

Im allgemeinen ist anzunehmen, daß kardianahe Tumoren sich verhältnismäßig früh durch dysphagische Beschwerden, pylorusnahe Karzinome durch Magenentleerungsstörungen bemerkbar machen. Persistierende Beschwerden, auch das Gefühl „einen Magen zu haben", sollten eine gezielte gastroenterologische Diagnostik nach sich ziehen, wenn sie länger als 2−3 Wochen bestehen. Auch das Magenfrühkarzinom macht Beschwerden, die in etwa denen des fortgeschrittenen Karzinoms entsprechen. Es sind dies in fallender Häufigkeit Gewichtsverlust, Oberbauchschmerzen, Übelkeit, Völlegefühl, postprandialer oder Nüchternschmerz, Erbrechen, Anorexie und akute Magenblutung, wobei dieses letztgenannte Symptom beim Frühkarzinom wesentlich häufiger aufzutreten scheint als beim fortgeschrittenen Karzinom.

Befund

Bei einem Frühkrebs wird die körperliche Untersuchung, von Zeichen des Gewichtsverlustes und einer Blutungsanämie abgesehen, unauffällig sein. Beim fortgeschrittenen Magenkarzinom finden sich:

ein palpabler Tumor in	45,4%,
eine Druckdolenz in	19,4%,
Lymphknotenmetastasen (Virchow-Drüse) in	5,4%,
Lebermetastasen in	3,0%,
Aszites in	2,2%.

Diagnostisches Vorgehen

Etwa die Hälfte aller Karzinome entsteht im präpylorischen Antrum, 20% entlang der kleinen Kurvatur, 10−20% im Kardiabereich, während im Magenfundus und dem Bereich der großen Kurvatur Karzinome eher selten sind. Eine gezielte radiologische oder endoskopische Diagnostik wird deshalb bestrebt sein, diese Prädilektionsstellen besonders sorgfältig darzustellen. Auch wenn sich bei 40% aller fortgeschrittenen Magenkarzinome eine Achlorhydrie nachweisen läßt, trägt die Magensekretionsanalyse nichts zur Diagnostik des Magenkarzinoms bei, selbst wenn man im allgemeinen vermuten darf, daß ein Ulkus bei fehlender Säure als maligne einzustufen ist. Die Bestimmung von Tumormarkern (CEA) ist ebenfalls diagnostisch wenig beweisend, auch wenn sich

bei etwa 50% aller fortgeschrittenen Karzinome erhöhte Werte finden.

Eine Eisenmangelanämie weist auf eine chronische Sickerblutung hin, eine makrozytäre Anämie macht eine Perniziosa als Grundkrankheit wahrscheinlich. Die BSG ist häufig erhöht, viele Patienten sind hypoproteinämisch. Eine erhöhte alkalische Phosphatase weist auf Lebermetastasen hin. Die Bestimmung der β-Glucuronidaseaktivität, des Lactat- oder Nitrosamingehalts des Magensafts gehört noch nicht zu den Routineuntersuchungen bei Magenkarzinompatienten; in der Regel finden sich bei fortgeschrittenem Tumor erhöhte Werte.

Radiologie

Zur Früherkennung des Magenkarzinoms wird eine subtile Röntgentechnik, in der Regel eine Kombination von Prallfüllung, Reliefdarstellung, dosierter Kompression und Doppelkontrastverfahren verlangt. Schwierigkeiten ergeben sich in erster Linie bei der Beurteilung ulzeröser Veränderungen hinsichtlich der Dignität der Läsion. als tumorverdächtig gelten Nischen im Schleimhautniveau, Faltenabbrücke, Wandversteifungen („schwimmendes Brett") und ein unregelmäßiger Randwall, die Röntgenkriterien des benignen und des malignen Ulkus sind in Tab. 12.**16** wiedergegeben. In jedem Fall eines radiologisch nachgewiesenen Magengeschwürs wird man jedoch heute nicht mehr auf eine endoskopisch bioptische Sicherung der Diagnose verzichten.

Endoskopie, Biopsie, Zytologie

Die Magenspiegelung (Abb. 12.**24**) stellt heute den wesentlichsten präoperativen Pfeiler der Diagnostik dar, wobei die Gewinnung bioptischen Materials im Vordergrund steht. Die „Trefferquote" der Biopsie liegt beim fortgeschrittenen Karzinom bei 88%, beim Frühkarzinom bei 98%. Durch gezielte Bürstenzytologie lassen sich die Zahlen noch weiter verbessern, während die Spülzytologie an Bedeutung verloren hat. Die „klassischen Kriterien" des malignen Ulkus sind in Abb. 12.**25** wiedergegeben, zur sicheren Unterscheidung vom gutartigen Geschwür sind 6−8 Gewebsentnahmen aus dem Ulkusrand und 2−3 aus dem Ulkusgrund erforderlich. Da auch exulzerierte kleine Karzinome passager abheilen können („malignant life cycle"), empfiehlt sich eine Wiederholung

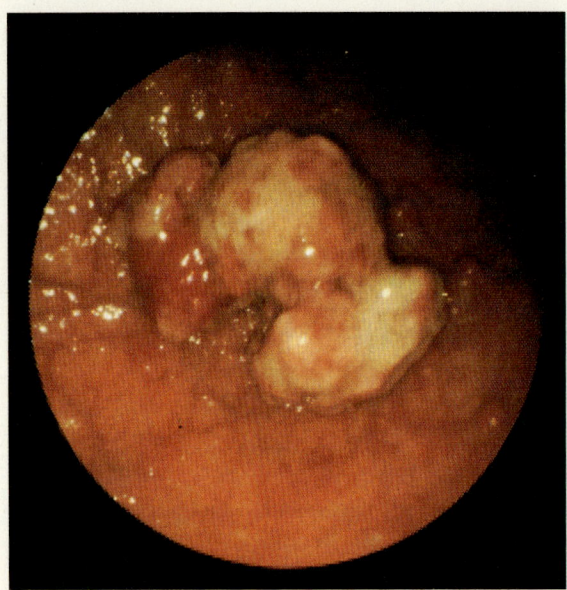

Abb. 12.**24**   Magenkarzinom, endoskopische Darstellung

der Gastroskopie mit erneuter Biopsie nach 4- bis 6wöchiger konservativer Therapie.

Die Endoskopie wird darüber hinaus zunehmend im Rahmen von Vorsorgeuntersuchungen bei Patienten eingesetzt, die unter die „Risikogruppen" einzuordnen sind. Dabei erscheinen Untersuchungen in 2- bis 3jährigem Intervall ausreichend, lediglich beim Morbus Ménétrier sollten sie in 6monatigem Abstand erfolgen.

Differentialdiagnose

Neuere Verlaufsbeobachtungen haben gezeigt, daß die Karzinominzidenz im Ulkusmagen nicht höher ist als in einer Kontrollgruppe. Eine maligne Entartung eines chronischen Magengeschwürs wird deshalb von den meisten Autoren heute abgelehnt, ähnliches gilt für den gutartigen Magenpolypen (s. S. 1074). Das szirrhös wachsende Karzinom (Linitis plastica), endoskopisch-bioptisch nicht selten schwer zu fassen, muß vom malignen Lymphom, am besten durch eine Schlingenbiopsie, differenziert werden. Für das Lymphom sprechen der Nachweis knotiger Infiltrate der Magenschleimhaut oder multiple Exulzerationen. Leiomyosarkome machen etwa 0,25−1,5% aller malignen Magentumoren aus, Plattenepithelkarzinome, Karzinosarkome und Metastasen in die Magenschleimhaut (Mamma-, Bronchialkarzinom; malignes Melanom) sind Raritäten.

Natürlich kann gelegentlich einmal ein Pankreas- oder Kolonkarzinom per continuitatem in den Magen einbrechen und dort als primäres Malignom imponieren.

Komplikationen

Zu lokalen Komplikationen kann es durch Verlegung der Passage, durch Blutung, durch Einwachsen in Nachbarorgane mit Fistelbildung oder Perforation kommen, Metastasen markieren in der Regel die Inoperabilität.

Metastasierung

Die Tumorausbreitung erfolgt über intramurale Lymphbahnen und die zahlreichen perigastrischen Lymphknotengruppen, die je nach Tumorlokalisation in unterschiedlicher Häufigkeit befallen sind. Das Karzinom breitet sich dann infiltrierend ins Pankreas, zur Leberpforte, ins Querkolon, zum Milzhilus, ins Netz und diffus über das Peritoneum aus, Fernmetastasen siedeln sich vor allem in der Leber, später in Lunge, Niere und Knochen ab.

Penetration und Perforation in Nachbarorgane

Ein Übergreifen des Tumors auf Ösophagus und Duodenum ist recht häufig, bei Tumorummauerung des Lig. hepatogastricum kann es zu einem Verschlußikterus oder einer Thrombose der Pfortader mit konsekutiver Aszitesbildung kommen. Ein Einbruch ins Querkolon schließlich führt zur Ausbildung einer gastrokolischen Fistel mit den Zeichen der Malabsorption. Eine Perforation in die freie Bauchhöhle ist selten.

Blutung

Eine massive Blutung ist beim fortgeschrittenen Karzinom eher selten, eigentümlicherweise beim Frühkarzinom jedoch eines der Leitsymptome in einer Häufigkeit von bis zu 25%. Aus diesem Grund empfiehlt es sich, bei atypisch gelegenen, anläßlich einer Notfallendoskopie als Blutungsquelle verifizierten Magengeschwüren Biopsien zu entnehmen, wenn eine operative Intervention zur Debatte steht.

Stenose

Völlegefühl, Inappetenz, Übelkeit und rezidivierendes Erbrechen kennzeichnen die maligne Magenausgangsstenose, bei der in der Regel eine Ulkusanamnese vermißt wird. Substernales Druckgefühl, Dysphagie und Regurgitation, Schwierigkeiten bei festen Bissen, dann bei breiiger Nahrung und schließlich bei flüssiger Kost weisen auf die kontinuierlich zunehmende Stenosierung des terminalen Ösophagus beim Kardiakarzinom hin.

Therapie

Nur fast die Hälfte aller diagnostizierten Magenkarzinome kann noch einer kurativen Therapie zugeführt werden, auch wenn der Anteil der Magenfrühkrebse deutlich zunimmt und an einigen Kliniken schon 15 und mehr Prozent beträgt. Da Adenokarzinome nicht strahlensensibel sind, kommt neben symptomatischen Maßnahmen beim inoperablen Patienten allenfalls eine Chemotherapie in Frage.

Chirurgie, kurativ-palliativ

Zumeist erlaubt erst der Operationssitus eine Entscheidung darüber, ob eine resezierende Therapie in Frage kommt. Auch bei laparoskopisch gesicherter Leber- oder Peritonealmetastasierung ist häufig eine Palliativresektion noch angebracht, um späteren

Komplikationen wie Blutung oder Stenosierung vorzubeugen.

Da sich der Tumor primär lymphogen ausbreitet, wird man lokal einen Sicherheitsabstand vom makroskopisch erkennbaren Tumor von 5 cm anstreben und die zahlreichen peri- und retrogastrischen Lymphknoten im Lymphabflußgebiet des Tumors mitresezieren. Je nach Lokalisation des Tumors wird eine Billroth-I-Resektion oder eine subtotale Resektion mit Billroth-II-Anastomose oder eine totale Gastrektomie erforderlich sein. Bei entsprechender Erfahrung des Operateurs ist die Gastrektomie en principe beim Magenkarzinom zu diskutieren, beim Frühkrebs kann man sich gegebenenfalls bei hohem Operationsrisiko auch mit einer lokalen Exzision oder einer endoskopischen Abtragung begnügen. Im allgemeinen wird heute beim diffusen Karzinom prinzipiell eine totale Gastrektomie durchgeführt, beim Intestinalzellkarzinom mit Lokalisation im Antrum eine subtotale Resektion nach Billroth II.

Chemotherapie

Alle hochdifferenzierten Karzinome wie die Adenokarzinome sind durch eine zytostatische Therapie nur wenig zu beeinflussen. Die günstigsten Ergebnisse werden unter einer Kombinationstherapie mit 5-Fluorouracil und Methyl-CCNU und einer Kombination von 5-Fluorouracil, Adriamycin und Mitomycin C gesehen. Mehr oder weniger in klinischer Erprobung befindet sich das FAMTX-Schema (5-FU, ADM und MTX) und das EAP-Protokoll (Etoposid, Adriamycin, Cisplatin). Damit lassen sich eine Tumorregression und eine subjektive Besserung des Allgemeinbefindens der Patienten erreichen, ein Einfluß auf die Überlebenszeit ist jedoch nicht eindeutig belegt.

Palliative Maßnahmen

Neben der palliativen Resektion oder dem Anlegen einer Gastroenterostomie kann die Passage durch Einlegen eines Tubus beim Kardiakarzinom wiederhergestellt werden. Bei inoperablen Patienten muß man sich häufig damit begnügen, durch symptomatische Therapie wie Spasmolytika, Analgetika, Anticholinergika oder Antiemetika Erleichterung zu schaffen. ACTH oder Cortison bessern die Stimmung, steigern den Appetit und tragen, unter Umständen in Kombination mit Vitamin B_{12}, zu einer vorübergehenden Besserung bei. Die Gefahr einer Abhängigkeit von Narkotika wird bei diesen inoperablen Patienten mit hochgradig eingeschränkter Lebenserwartung sicher überschätzt.

Prognose

Die Prognose des Magenkarzinoms hängt ausschließlich vom Ausbreitungsgrad des Tumors ab. Die 5-Jahres-Überlebensquote liegt um 5%, bei den operablen Patienten zwischen 20 und 25%. Am günstigsten sind die Ergebnisse beim Frühkarzinom, bei dem 5-Jahres-Überlebenszeiten zwischen 90 und 95% erreicht werden. In der Regel ist die Prognose beim Karzinom vom diffusen Typ, bei dem die Tumorgrenzen auch schwieriger zu erkennen sind, schlechter als beim

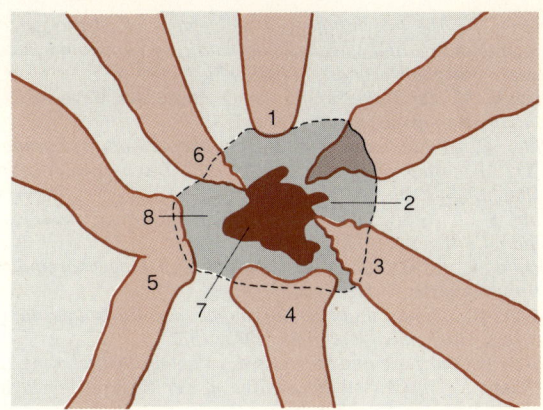

Abb. 12.**25** Kriterien des malignen Ulkus.
1 abrupter Faltenabbruch,
2 Diskoloration (Einsenkung),
3 „Mottenfraß" am Faltenende,
4 kolbige Verdickung,
5 Fusion von Falten,
6 Anspitzung der Falte,
7 Ulkus,
8 Mißverhältnis Ulkus-Faltenreaktion

hochdifferenzierten Adenokarzinom. Beim sogenannten Ulkuskarzinom wird eine 5-Jahres-Überlebensquote von 60% angegeben.

Zur Früherkennung des lokalen Rezidivs, bei dem durch eine Nachresektion noch Kurabilität erreicht werden kann, sollten postoperativ endoskopisch-bioptische Kontrolluntersuchungen in 3monatigem Intervall durchgeführt werden.

> **Merke:** Die Frühdiagnose des Magenkarzinoms entscheidet über die Prognose des Patienten. Im Stadium des Frühkarzinoms entspricht die 5-Jahres-Überlebensquote der Absterbekurve der Bevölkerung. Eine Früherkennung des Magenkarzinoms ist nur durch eine optimierte Individualdiagnostik und die Überwachung von Risikopatienten zu erreichen, da tumorspezifische Symptome häufig fehlen. Hierbei kommt der endoskopisch-bioptischen Kontrolle jedes Magengeschwürs eine besondere Rolle zu, da etwa zwei Drittel aller Frühkrebse unter dem Bild des „malignen Ulkus" verlaufen.

Weiterführende Literatur

Demling, L.: Klinische Gastroenterologie. Thieme, Stuttgart 1985
Graham, S., W. Schotz, P. Martino: Alimentary factors in the epidemiology of gastric cancer. Cancer 30 (1972) 927
Hartwich, G.: Fortschritte in der zytostatischen Therapie gastrointestinaler Karzinome. Dt. Ärztebl. 75 (1978) 2506
Heinkel, K.: Diagnostik der malignen Magentumoren. Chirurg 43 (1972) 537
Holz, J., H.-J. Meyer, H.-J. Schmoll: Gastric Carcinoma. Classification, Diagnosis and Therapy. Springer, Berlin 1989
La Due, J.S., P.J. Murison, G. McNeer, G.T. Park: Symptomatology and diagnosis of gastric cancer. Arch. Surg. 60 (1950) 305

Laurèn, P.: The two histological main types of gastric carcinoma: diffuse and so-called intestinal type carcinoma. Acta path. microbiol. scand. 64 (1965) 231

Masuda, M.: Zur Verbesserung der Prognose des Magenkarzinoms. Therapiewoche 20 (1970) 1753

Miller, G., M. Kaufmann: Das Magenfrühkarzinom in Europa. 1170 Fälle aus den Jahren 1968–1973. Dtsch. med. Wschr. 100 (1975) 1946

Ming, S.-Ch.: Gastric carcinoma: a pathobiological classification. Cancer 39 (1977) 2475

Pichlmayr, R., D. Bütner, H.J. Meyer: Das Magenkarzinom. Dtsch. Ärztebl. 74 (1977) 2505

Rösch, W.: Primär multiple Karzinome des Gastrointestinaltrakts. Dtsch. med. Wschr. 98 (1973) 1872

Rösch, W.: Diagnose und Prognose des Magenfrühkarzinoms. In Ritter, U., M. Classen: Fortschritte in der Gastroenterologie 1976. Demeter, München 1977

Schwemmle, K.: Chirurgische Behandlung des Magenkarzinoms. Münch. med. Wschr. 117 (1975) 281

Sleisenger, M.H., J.S. Fordtran: Gastrointestinal Disease, 3rd ed. Saunders, Philadelphia 1983

Epitheliale und mesenchymale Magenpolypen

W. Rösch

Definition: Unter einem Polypen wird rein deskriptiv eine sich mehr oder weniger kugelig ins Lumen vorwölbende Erhabenheit verstanden, ungeachtet der Matrix und der Dignität der Läsion. Häufig wird jedoch der Begriff Polyp gleichgesetzt mit gutartiger Neubildung epithelialen Ursprungs. Von einer Polyposis ventriculi sollte man erst sprechen, wenn mehr als 50–100 Polypen nachweisbar sind.

Häufigkeit

Epidemiologische Daten über die Häufigkeit von Magenpolypen variieren, je nach angewandter Untersuchungsmethode, nicht unbeträchtlich. Die Inzidenz in Autopsiestatistiken liegen zwischen 0,43 und 0,9%, die Häufigkeit bei Klinikpatienten einschließlich derer, die zu operativen Entfernung eines Magenpolypen aufgenommen wurden, liegt bei 0,6%. Im endoskopischen Krankengut werden Polypen bei 4–5% aller Untersuchten gefunden.

Pathologische Anatomie

Der Anteil der epithelialen Tumoren unter den Magenpolypen variiert in den verschiedenen Statistiken zwischen 11,3 und 59%. Im neueren Schrifttum, dem endoskopischen Untersuchungsgut zugrunde liegt, steigt der Anteil der epithelialen Tumoren sogar auf über 90% an; bevorzugte Lokalisation ist das Antrum.

Epitheliale Polypen

Eine einheitliche Nomenklatur für Polypen epithelialen Ursprungs liegt leider nicht vor. In Deutschland hat eine 1974 von Elster vorgeschlagene Nomenklatur weite Verbreitung gefunden, Morson u. Dawson empfehlen eine Unterteilung in Hamartome und Heterotopien, regenerative oder entzündliche Polypen und echte Neoplasien wie Adenom, Papillom und papilläres Adenom. Ming u. Goldman unterscheiden zwischen hyperplastischen und adenomatösen Polypen. Eine Gegenüberstellung der verschiedenen Nomenklaturen ist in Tab. 12.**17** wiedergegeben.

Polypen, die im Rahmen einer übergeordneten Erkrankung auch im Magen zu finden sind (Peutz-Jeghers-Syndrom, Cronkhite-Canada-Syndrom, Gardner-Syndrom), weisen ein spezifisches histologisches Korrelat auf. Ähnliches gilt für die sogenannten Drüsenkörperzysten, meist multipel auftretende, wenige Millimeter große Polypen der Korpusschleimhaut, die wahrscheinlich auf eine Funktionsstörung zurückzuführen sind.

Mesenchymale Polypen

Die gutartigen nichtepithelialen Magentumoren können ihren Ausgang von allen Bindegewebskomponenten nehmen, die häufigste Lokalisation ist in Abb. 12.**26** wiedergegeben. Mit Ausnahme des ektopen Pankreas handelt es sich um relativ seltene Tumoren, deren intraluminaler Anteil recht unterschiedlich ausgeprägt sein kann.

Polyposis ventriculi

Von der Polyposis ventriculi mit zahllosen Polypen sollte man multiple Polypen abgrenzen, deren Anzahl überschaubar ist. Pathologisch-anatomisch handelt es sich entweder um hyperplasiogene Polypen oder um sogenannte Drüsenkörperzysten, also keine echte Neoplasien, so daß eine maligne Entartung nicht zu befürchten ist.

Interessanterweise findet sich bei Patienten mit einer familiären Adenomatosis coli in über 50% eine Drüsenkörperzystenpolypose der Magenschleimhaut, die nicht zu dem Trugschluß verleiten darf, in Analogie zur indizierten Kolektomie, auch im Magen operativ vorzugehen. Auf der anderen Seite gibt es in 6% im Magen und in bis zu 80% im Duodenum Adenome bei diesen Patienten, die operativ angegangen werden müssen. Da heute mehr Patienten mit familiärer Adenomatosis coli an einem Karzinom des oberen Gastrointestinaltrakts versterben als an einem Kolonkarzinom, sind endoskopische Vorsorgeuntersuchungen mittels Ösophagogastroduodenoskopie in zwei- bis dreijährigem Intervall obligat.

Klinik

Die klinische Symptomatik hängt von Größe, Lokalisation, Wachstumsneigung und Komplikationen wie Blutung, Torsion oder Prolaps ab, in der Regel verursachen jedoch Magenpolypen keine Beschwerden. Auch wenn viele Patienten mit Magenpolypen über epigastrische Schmerzen, Völlegefühl, Übelkeit, Erbrechen, Sodbrennen oder Gewichtsverlust klagen, bleibt der Bezug zum Polypen fraglich. Eine atrophische Gastritis oder eine Achlorhydrie stellen keine Vorbedingung für die Entwicklung epithelialer Polypen dar.

Anamnese

Mit Symptomen ist dann zu rechnen, wenn der Polyp die Passage der Nahrung im Kardia- oder Pylorusbereich verlegt. Dysphagie oder Erbrechen weisen auf die mechanische Obstruktion hin, insbesondere wenn der Polyp in das Nachbarorgan prolabiert. Hämatemesis und Meläna sind die Leitsymptome mesenchymaler Tumoren, die ab einem Durchmesser von 4 cm häufig exulzieren.

Befund

Die körperliche Untersuchung ist bei Magenpolypen wenig ergiebig, nur gelegentlich kann ein größerer mesenchymaler Tumor getastet werden. Indirekte Hinweise kann allenfalls eine Blutungsanämie oder die periorale Pigmentation beim Peutz-Jeghers-Syndrom geben.

Diagnostisches Vorgehen

Die Diagnose von Magenpolypen wird radiologisch oder endoskopisch gestellt; sie ist in der Regel ein Zufallsbefund.

Radiologie

Polypen lassen sich am besten unter dosierter Kompression darstellen. Bei der Drüsenkörperzystenpolypose können sich, insbesondere bei Verwendung der Doppelkontrasttechnik, differentialdiagnostische Schwierigkeiten zu Luftbläschen ergeben. Für einen mesenchymalen Ursprung eines Polypen sprechen eine breite Basis bei halbkugeliger Vorwölbung und der Nachweis einer Exulzeration der Polypenkuppe.

Endoskopie

Aufgrund des makroskopischen Aspektes werden Polypen, einem Vorschlag von Yamada folgend, in vier Typen unterteilt (Abb. 12.27). Da die Zangenbiopsie häufig kein repräsentatives Material zu liefern vermag, wird heute aus primär diagnostischen Gründen eine Abtragung mit der Diathermieschlinge diskutiert. Für eine mesenchymale Genese sprechen die glatte Oberfläche, über den Tumor ziehende Brückenfalten, die sich mit der Zange abheben lassen, und das sogenannte Kissen-Zeichen, wenn sich der Tumor mit der Biopsiezange eindrücken läßt. Der Gewinnung eines morphologischen Substrats dient die Schlingen- oder Knopflochbiopsie, bei der zunächst die normale Schleimhaut abgetragen wird, um den mesenchymalen Tumor zu exponieren.

Differentialdiagnose

Von differentialdiagnostischer Bedeutung sind in erster Linie Veränderungen wie extragastrische Tumoren, Magenvarizen oder postoperative Pseudotumoren, die als Polypen imponieren. Wesentlich ist die Abgrenzung von polypoid wachsenden Präkanzero-

Tabelle 12.17 Klassifikation epithelialer Magenpolypen

Elster (1974)	Morson u. Dawson (1972)	Ming u. Goldman (1965)
fokale Hyperplasie	–	–
hyperplasiogener Polyp	regenerativer oder entzündlicher Polyp	hyperplastischer Polyp
Adenom	Adenom, Papillom	Adenom
Borderline lesion	–	flaches Adenom

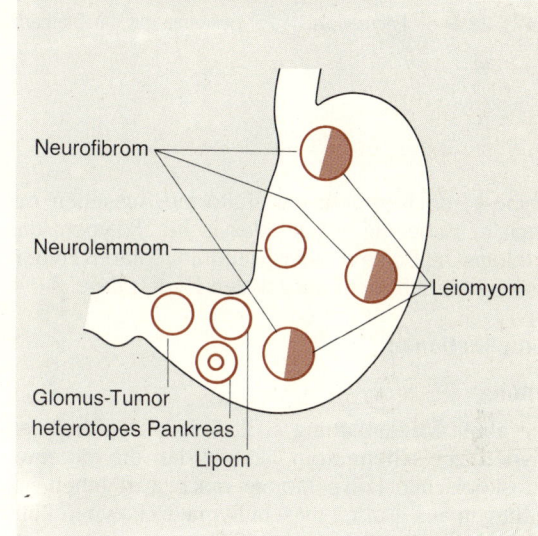

Abb. 12.26 Bevorzugte Lokalisation nichtepithelialer gutartiger Magentumoren

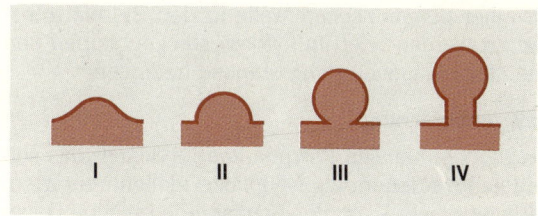

Abb. 12.27 Einteilung der Magenpolypen nach Yamada

sen („borderline-lesion") und Karzinomen, wobei insbesondere das Frühkarzinom Typ I und IIa (s. S. 1069) als benigner Polyp imponieren kann.

Bei multiplen Polypen oder der Polyposis ventriculi sui generis ist differentialdiagnostisch an den Morbus Ménétrier — die Riesenfaltengastritis — zu denken, der auch als Polypose imponieren kann. Multiple chronische Erosionen erinnern ebenfalls an eine

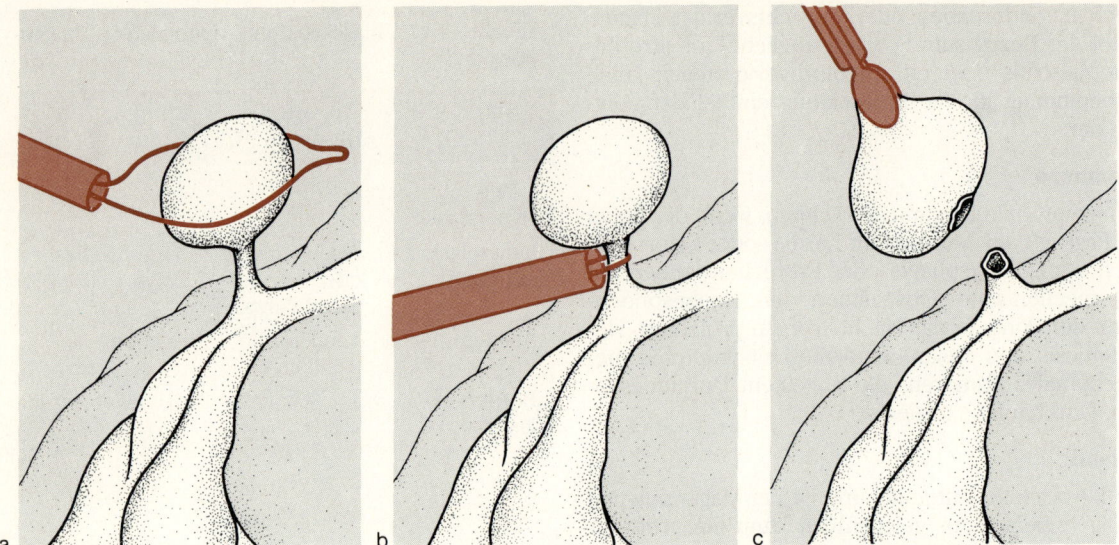

Abb. 12.28a—c Endoskopische Polypektomie mit der Diathermieschlinge (**a** u. **b**) und anschließende Bergung mit Zange (**c**)

Polypose, doch spricht das uniforme Aussehen mit zentraler Nabelung gegen „klassische" Polypen; das histologische Bild mit einer pseudofoveolären Hyperplasie entspricht dem der fokalen Hyperplasie.

Komplikationen

Blutung

Eine akute Magenblutung stellt bei den epithelialen Polypen eine seltene Komplikation dar, die mit einer endoskopischen Polypektomie rasch anzugehen ist. Blutungen aus großen mesenchymalen Polypen können lebensbedrohliche Ausmaße annehmen.

Obstruktion

Gestielte Antrumpolypen können gelegentlich einmal mit einer peristaltischen Welle in den Bulbus transportiert werden oder im Pylorus steckenbleiben und eine akute Magenausgangsstenose bedingen.

Maligne Entartung

Von den epithelialen Polypen kann lediglich das seltene echte Adenom als Neoplasie maligne entarten, bei hyperplasiogenen Polypen ist eine maligne Degeneration nicht zu erwarten, es sei denn über eine ständige mechanische Irritation mit rezidivierender oberflächlicher Exulzeration. Die maligne Potenz der häufig multipel auftretenden Karzinoide der Magenschleimhaut ist nicht exakt festzustellen, noch häufiger scheint eine Mikrokarzinoidose, vor allem bei Perniziosapatienten zu sein, die keiner Therapie bedarf. Bei den mesenchymalen Tumoren ist pathologisch anatomisch die Abgrenzung zwischen benigne und maligne schwierig, wenn nicht Metastasen vorliegen. Ab einem Durchmesser von 4 cm wird die Malignitätsrate mit 10—20% angegeben.

Therapie

Die Therapie der Wahl bei Polypen in einer Größenordnung bis 3 cm ist die endoskopische Polypektomie. Breitbasig aufsitzende Polypen werden chirurgisch exzidiert, mesenchymale Tumoren nach Möglichkeit ausgeschält.

Chirurgie

Eine chirurgische Exzision erscheint beim echten Adenom sowie bei mesenchymalen symptomatischen Tumoren indiziert. Läßt sich ein Tumor nicht enukleieren, wird er mit der angrenzenden Schleimhaut reseziert. Bei multiplen Karzinoiden ist eine Magenteilresektion ratsam, die früher häufig praktizierte prophylaktische Gastrektomie bei Polyposis ventriculi erscheint im Lichte neuer Erkenntnisse nicht mehr vertretbar, da es sich nie um neoplastische Polypen handelt.

Endoskopie

Die endoskopische Polypektomie gilt als Verfahren der Wahl bei epithelialen Polypen, wenn auch primär aus diagnostischen Gesichtspunkten. Die Komplikationsrate dieses Verfahrens liegt zwischen 1 und 2%, wobei als häufigste Komplikation die nur selten therapiebedürftige Blutung zu nennen ist (Abb. 12.**28a—c**).

Prognose

Verlaufsbeobachtungen nach endoskopischer Polypektomie zeigen, daß in etwa 7% mit dem Auftreten lokaler Rezidive (unvollständige Resektion) oder an anderer Stelle innerhalb eines Zeitraums von 5 Jahren zu rechnen ist. Noch nicht ausdiskutiert ist die Beobachtung, daß der polypentragende Magen möglicherweise zum Karzinom prädisponiert. Das Karzinom entsteht dabei an anderer Stelle in der Schleimhaut in einer Häufigkeit von 2–3%, so daß der hyperplasiogene Magenpolyp möglicherweise eine Indikatorstellung für ein sich später entwickelndes Magenkarzinom einnimmt. Dafür könnte auch sprechen, daß sich bei etwa 10% aller Magenkarzinome simultan ein oder mehrere Magenpolypen finden.

Merke: Magenpolypen werden zumeist zufällig entdeckt. Eine endoskopische Polypektomie läßt eine präzise Klassifizierung zu. Nur das seltene (2–3%) echte Adenom kann maligne entarten. Eine Polyposis ventriculi wird nur bei den nichtneoplastischen Polypen beobachtet, zumeist handelt es sich um sogenannte Drüsenkörperzysten der Korpusschleimhaut (80%). Mesenchymale Magenpolypen sollten ab einem Durchmesser von 3–4 cm chirurgisch entfernt werden.

Weiterführende Literatur

Elster, K.: Histological classification of gastric polyps. In Morson, B.C.: Pathology of the Gastrointestinal Tract. Current Topics in Pathology. Springer, Berlin 1976

Ming, S. C., H. Goldman: Gastric polyps. A histogenetic classification and its relation to carcinoma. Cancer 18 (1965) 721

Morson, B. C., I. M. P. Dawson: Gastrointestinal Pathology. Blackwell, Oxford 1972

Rösch, W.: Epidemiology, pathogenesis, diagnosis and treatment of benign gastric tumors. In van der Reis, L.: Frontiers of Gastrointestinal Research, vol. 6. Karger, Basel 1979

Yamada, T., H. Ichikawa: X-ray diagnosis of elevated lesions of the stomach. Radiology 110 (1974) 79

Reizmagen (nichtulzeröse Dyspepsie, NUD)

Wolfgang Rösch

Definition: Unter einem Reizmagen (nichtulzeröse Dyspepsie) versteht man eine Reihe von Oberbauchsymptomen wie Druckschmerz im Epigastrium, frühes Sättigungsgefühl, Aufstoßen, Übelkeit, Erbrechen, postprandiales Völlegefühl, Sodbrennen und/oder Nüchternschmerz, für die sich keine organische Ursache finden läßt, so daß von funktionellen Oberbauchbeschwerden ausgegangen werden kann.

Häufigkeit

Etwa ein Viertel der „gesunden" Bevölkerung erkrankt oder leidet im Laufe eines Jahres an einer Reizmagensymptomatik. Für die Bundesrepublik be-

deutet dies, daß von 30 Millionen Personen mit funktionellen Oberbauchbeschwerden auszugehen ist, von denen aber nur 5 bis 8 Millionen den Arzt aufsuchen, das heißt, die überwiegende Mehrzahl therapiert die Symptome selbst, wobei 90% der Bevölkerung zu einem Antazidum greifen.

Letztlich ist jedoch der Reizmagen eine Variante des Reizdarm-Syndroms, das nur unter therapeutischen Gesichtspunkten vom Reizkolon, bei dem zusätzlich noch Stuhlunregelmäßigkeiten bestehen, differenziert werden sollte.

Pathophysiologie und Klinik

Auf einer 1987/88 abgehaltenen Konsensus-Konferenz hat man versucht, anhand einer Symptombewertung den großen Bereich der Dyspepsie in fünf Kategorien aufzugliedern. So wird eine Dyspepsie vom Ulkustyp (5% der Patienten) mit dem Leitsymptom Nüchternschmerz von einer Dyspepsie vom Refluxtyp mit dem Leitsymptom Sodbrennen (Anteil 25%) als säureinduzierte Form unterschieden. Motilitätsstudien mit ^{99m}Tc-markierter Testmahlzeit machen es wahrscheinlich, daß bei 50–60% der Patienten eine verzögerte Magenentleerung für die Symptome frühes Sättigungsgefühl und postprandiales Völlegefühl verantwortlich gemacht werden kann. Man spricht von einer Dyspepsie vom Motilitätsstörungstyp (Abb. 12.**29**). Die Gruppe der als Aerophagen (Leitsymptom Aufstoßen) zu deklarierenden Patienten ist relativ klein. Schließlich gibt es noch eine Gruppe von Patienten, bei denen kein Leitsymptom dominiert und wo die Symptome mehr oder weniger gleichrangig nebeneinander stehen oder gar wechseln, so daß man von einer essentiellen Dyspepsie sprechen kann. Die Grenzen zwischen diesen Typen sind fließend, doch erscheint unter therapeutischen Aspekten eine Orientierung an den genannten Leitsymptomen sinnvoll.

Die Stellung der Helicobacter-induzierten, chronisch aktiven Gastritis in diesem Konzept ist nicht eindeutig festgelegt. Bei 50–60% aller Patienten mit einer Reizmagensymptomatik läßt sich Helicobacter pylori nachweisen, doch besteht offensichtlich keine enge Korrelation zwischen Keimbesiedlung und funktionellen Oberbauchbeschwerden. Man geht heute davon aus, daß zwar von sieben Helicobacter-pylori-positiven Patienten 3 über Dyspepsie klagen, daß aber nur bei einem Patienten die Symptome auf die Keimbesiedlung des Magens zurückzuführen sind.

Diagnostisches Vorgehen

Eigentlich ist die Diagnose einer nichtulzerösen Dyspepsie eine Ausschlußdiagnose: Erst nach Ausschluß einer organischen Erkrankung ist die Zuordnung zu einer Funktionsstörung möglich. Bei der Häufigkeit des Krankheitsbildes ist es jedoch unmöglich, in jedem Fall eine gastroenterologische Ausschlußdiagnostik zu betreiben. Man hat sich deshalb darauf geeinigt, dieser Diagnostik zunächst eine 2- bis 3wöchige probatorische Therapie, auf die später noch eingegangen wird, vorzuschalten. Wünschenswert ist sicher, zumindest bei der Erstkonsultation neben ei-

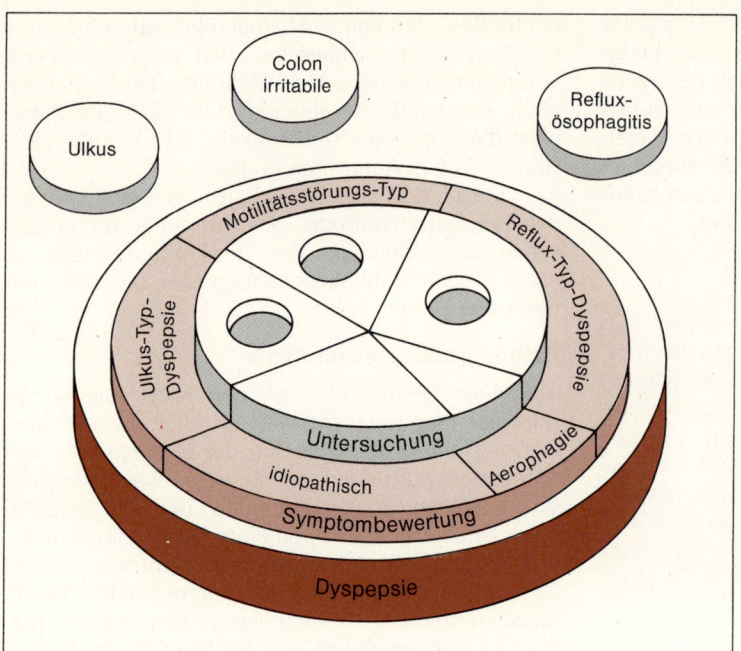

Abb. 12.**29** Klassifikation der nichtulzerösen Dyspepsie

nem kleinen Laborstatus eine Spiegelung des oberen Verdauungstrakts zum Ausschluß einer Refluxösophagitis und eines peptischen Geschwürs sowie eine Ultraschalluntersuchung des Abdomens zum Ausschluß einer Cholelithiasis oder einer chronischen Pankreatitis vorzunehmen. Die Tendenz geht heute dahin, anhand einer gezielten Anamnese Symptomscores zu erarbeiten, die bei ausreichender Sensitivität und Spezifität eine Differenzierung zwischen organischen und funktionellen Erkrankungen zulassen.

Eine gezielte Diagnostik, um z. B. mittels 24-h-pH-Metrie einen gesteigerten gastroösophagealen Reflux zu erfassen, oder gezielte Motilitätsmessungen zur Dokumentation einer verzögerten Magenentleerung sind nur ausnahmsweise erforderlich und eher von wissenschaftlichem Interesse.

Differentialdiagnose

Die Dyspepsie vom Refluxtyp kann natürlich genauso gut als Refluxösophagitis Stadium 0, also noch ohne endoskopisch nachweisbare Epitheldefekte deklariert werden. Ähnliches gilt für die chronische Typ-B-Gastritis (B=bakteriell): Es ist Anschauungssache, ob man die entzündliche Infiltration der Mukosa und die Helicobacter pylori Besiedlung der Magenschleimhaut in den Vordergrund stellt, oder die Beschwerden des Patienten. Letztlich gehört es zum Wesen einer funktionellen Erkrankung, daß eine organische Erkrankung mit Sicherheit ausgeschlossen werden kann.

Therapie

Der Reizmagen zeichnet sich durch eine Plazeboansprechrate von 35–50% aus. Alle zur Diskussion ste-

henden Pharmaka müssen sich deshalb im plazebokontrollierten Doppelblindversuch als überlegen erweisen. Da die Symptome einmalig, rezidivierend oder über Monate und Jahre persistierend in Erscheinung treten können, sind verbindliche Richtlinien nur mit Vorbehalt zu geben.

Im Vordergrund der therapeutischen Bemühungen sollte das Gespräch stehen, das den Patienten über die Häufigkeit und Harmlosigkeit seiner Symptome informiert und auf die engen Verbindungen zwischen Psyche und Verdauungstrakt hinweist. So steht eindeutig fest, daß Streß die Magenentleerung verzögert, das heißt, daß der Begriff des nervösen Reizmagens durchaus zu recht besteht. Der „kleinen Psychotherapie" kommt somit sicherlich eine ebensogroße Bedeutung zu wie der symptomatischen medikamentösen Behandlung.

Orientiert man sich bei der Therapie an den oben genannten Leitsymptomen und berücksichtigt man die unterschiedliche Häufigkeit der einzelnen Dyspepsie-Typen, so können Gastroprokinetika wie Metoclopramid, Bromoprid und Domperidon in einer Dosierung von 3×10 mg als Mittel der ersten Wahl gelten. Die überzeugendsten Daten liegen vom Cisaprid (Propulsin, Alimix) in einer Dosierung von 3×5–10 mg vor, wobei der Effekt auch nach dem Absetzen der Therapie noch einige Zeit anhält. Gastroprokinetika normalisieren nicht nur die gestörte Magenentleerung, sondern regen auch bei Refluxsymptomen die Ösophagusperistaltik an und tonisieren den unteren Ösophagussphinkter. Patienten mit Nüchternschmerz und Refluxbeschwerden profitieren vom Einsatz antisekretorisch aktiver Substanzen wie Antazida, Pirenzepin oder H_2-Blocker. Wann eine

Helicobacter-pylori-orientierte Therapie, z. B. mit Wismutsalzen, zum Einsatz kommen sollte, ist im Einzelfall zu entscheiden. Kann im Rahmen einer Ösophagogastroduodenoskopie als einziger „pathologischer" Befund eine Besiedlung der Magenmukosa, z. B. mittels Urease-Schnelltest nachgewiesen werden, erscheint dieser Schritt konsequent, doch kann sicher auch eine probatorische Therapie über 2 bis 3 Wochen mit einem Wismutpräparat diskutiert werden.

Verlauf und Prognose

Unter den genannten Therapiemodalitäten ist mit einer Ansprechrate um 70% zu rechnen, mitunter bringt auch ein Wechsel des Therapieprinzips einen günstigen Verlauf. Viele Patienten wissen, daß sie einen empfindlichen Magen haben und daß sie immer wieder, insbesondere in Streßsituation ihren Magen „spüren". Man hat allerdings den Eindruck, daß mit zunehmendem Lebensalter die Symptome weniger werden.

Langzeitbeobachtungen machen es wahrscheinlich, daß die Diagnose eines Reizmagens mit einer Treffsicherheit von 96 bis 98% gestellt wird und daß die Diagnose nur in wenigen Fällen revidiert werden muß. Follow-up-Studien zeigen darüber hinaus, daß ein Übergang in eine organische Erkrankung, z. B. ein Ulkusleiden, praktisch nicht vorkommt, so daß man den Patienten beruhigen sollte, besonders natürlich bezüglich der häufig vorhandenen Karzinophobie.

Merke: Reizmagensymptome werden außerordentlich häufig geklagt, nur 13% aller Arztbesuche wegen anhaltender Oberbauchbeschwerden gehen auf eine organische Erkrankung zurück. Eine 2- bis 3wöchige probatorische Therapie mit Gastroprokinetika, antisekretorisch wirkenden Medikamenten oder Wismutpräparaten erscheint gerechtfertigt, doch muß bei Persistenz der Symptome eine gezielte gastroenterologisch Diagnostik nachfolgen.

Weiterführende Literatur

Colin-Jones, D. G.: Dyspepsie-Behandlung: Bericht einer Arbeitsgruppe. Lancet 1988/II, 562

Dobrilla, G., M. Comberlato, A. Steele, P. Vallaperta: Drug treatment of functional dyspepsia. A meta-analysis of randomized controlled clinical trials. J. clin. Gastroenterol. 11 (1989) 169

Rösch, W.: Reizmagen-Reizdarm. Plädoyer für eine differenzierte Therapie. Med. Klin. 81 (1986) 316

Rösch, W.: Abdominelle Beschwerden – funktionell oder organisch? Programmed 13 (1988)

Entzündliche Magenerkrankungen

Akute Gastritis

H. Hornbostel

Definition: Unterschiedliche Ätiologien (Viren, Bakterien, Intoxikationen) führen in unterschiedlicher Ausdehnung zu entzündlichen Veränderungen der Magenschleimhaut, oft unter Einbeziehung anderer Bezirke des Magen-Darm-Kanals (Staphylokokken z. B. unter Mitbeteiligung des Dünndarms).

Häufigkeit

Die klinisch gestellte Diagnose ist häufig. Dagegen ist die pathologisch-anatomisch definierte Form mit neutrophilem granulozytärem Infiltrat selten.

Ätiologie

Exogene Ursachen: Alkohol, Salicylate, Phenylbutazon, Indometacin, Corticosteroide, Zytostatika, Aureomycin, Verbrennung führen zu Erosionen (curling ulcus) oder zur akuten Gastritis.

Endogene Ursachen: Staphylokokken, Salmonellen, zum Beispiel Candidiasis, Mukomykose und Viren.

Mechanische Läsionen: Trauma, Säure-, Laugenverätzung, Röntgenstrahlen.

Operative Ursachen: Schock mit Infekten.

Helicobacter pylori ist neuerdings auch bei akuter Gastritis nachgewiesen worden. „Nabelkollken" können bei Kindern durch diesen Erreger bedingt werden.

Nahrungsmittel und Gewürze als Verursacher sind unbewiesen.

Es gibt eine „Herpesgastropathie" mit Bläschen und Erosionen.

Klinik

Anamnese

Man muß in der Anamnese berücksichtigen: Medikamente, Alkohol und Infekt. Die Beschwerde kann gekennzeichnet sein durch: Übelkeit, Druckgefühl im Oberbauch, Nausea oder Erbrechen, Aufstoßen, Speichelfluß, gleichzeitige Durchfälle.

Die Schmerzskala liegt zwischen leichtem epigastrischem Schmerz und Bild des akuten Abdomen (z. B. Korrosionsgastritis).

Befund

Man findet einen mäßigen bis heftigen epigastrischen Druckschmerz, unter Umständen bis zur Abwehrspannung gehend.

Diagnostisches Vorgehen

Die Endoskopie ist die wichtigste Untersuchungsmethode: Schleimhautrötung, häufig gleichzeitiger Nachweis von Schleimhauterosionen mit oder ohne Blutreste(n), manchmal das Bild der „erosiven Gastritis", sind unter Umständen nachweisbar. Der Urease-Schnelltest und die Histologie sind bei dem Nachweis der Helicobacter-Ätiologie von Wert.

Hypokaliämie, extrarenale Harnstoff-N-Steigerung, unter Umständen Hämatokritabfall und Erhöhung der Blutsenkungsgeschwindigkeit können vorhanden sein.

Differentialdiagnose

Nicht selten ist die Taktik des „akuten Abdomens" anzuwenden.

Komplikationen

Es ist das Bild der Massenblutung des Magen-Darm-Kanals, insbesondere bei gleichzeitigem Nachweis von Erosionen, möglich, vor allem beim Vorliegen exogener Noxen.

Gastritis corrosiva. Es tritt eine Erweichung und Nekrotisierung der Magenschleimhaut nach Säure- oder Laugeneinwirkung mit Erbrechen von Blut- oder Schleimhautfetzen ein. Dabei finden sich an der Mundschleimhaut Ätzspuren. Bei Laugen zeigen sich endoskopisch Mazerationen, vor allem in der Speiseröhre. Bei der Säureverätzung lassen sich u. U. schwarze Nekrosen nachweisen.

Gastritis purulenta: (Magenwandphlegmone als Synonym): Septikämie oder ein zerfallendes Magenkarzinom führen zu diffusen oder fleckförmigen, eitrigen Durchsetzungen aller Schichten der Magenwand, mit Abszeßbildung, unter Umständen mit Durchbrüchen in den Peritonealraum oder in das Magenlumen. Grundkrankheiten sind: Magenkarzinom, Vasopressingaben oder Sklerotherapie.

Therapie

Die Grundkrankheit ist zu behandeln. Eine Belehrung über Medikamentenumgang (Salizylate z. B.) ist notwendig. Eiswasserspülungen wurden empfohlen, H_2-Blocker werden meistens angewendet. Wismutpräparate sind bei Helicobacter-pylori-Infektionen angezeigt.

Verlauf und Prognose

Die Prognose ist verständlicherweise durch die Grundkrankheit oder durch das Ausmaß der Schädigung und die Noxe gegeben.

Merke: Die akute Gastritis mit ihren endogenen und exogenen Formen wird überwiegend endoskopisch nachgewiesen

Weiterführende Literatur

Frommer, D. J., J. Larrick, A. Lee, S. L. Hazell: Acute Presentation of Helicobacter pylori gastritis Amer. J. Gastroenterol. 83 (1988) 1168
Jeffries, G. H. in Sleisinger, M. H., J. S. Fordtran: Gastrointestinal Disease. Saunders, Philadelphia 1978
Siurala, M., E. Kivilaasko, P. Sipponen: Akute Gastritis (akute gastrische Schleimhautläsionen). In L. Demling: Klinische Gastroenterologie, Bd. I, Thieme, Stuttgart 1984

Chronische Gastritis

H. Hornbostel

Definition: Die Diagnose ist heute unabdingbar eine endoskopische und histologische. Eine röntgenologische Diagnose sollte nicht mehr gestellt werden.

Häufigkeit

In der finnischen Bevölkerung haben bioptisch etwa 53% der Untersuchten eine Korpusgastritis, 25% von diesen eine Oberflächengastritis, etwa 28% eine atrophische Form. Die atrophische Gastritis nimmt anteilsmäßig im Alter zu. Untersuchungen für Deutschland: Bei einer Klinikuntersuchung von beschwerdefreien Probanden hatten nur etwa 23% bei Biopsie aus der Korpusschleimhaut eine normale Mukosa.

Pathologie, Pathophysiologie und Ätiologie

Es ist fraglich, ob es – angesichts der Frequenz histologischer Befunde und Zunahme parallel zur Alterskurve – ein Krankheitsbild der chronischen Gastritis überhaupt gibt.

Die atrophische Gastritis zeigt immunologische, epidemiologische und morphologische Beziehungen zum Magenkrebs.

Auch haben Träger von Magenpolypen meist eine atrophische Gastritis. Finnische Autoren sprechen von einer hohen Koinzidenz zwischen Antrumgastritis und Magenulkus.

Beim Duodenalulkus findet sich in großem Umfang eine Antrumgastritis.

Histologie der chronischen Gastritis

Es gibt, verkürzt dargestellte, zwei histologisch definierte Formen der chronischen Gastritis (Abb. 12.**30**):

1. die Oberflächengastritis,
2. die chronisch-atrophische Gastritis

Bei der Atrophie findet sich eine Reduktion der Fundusdrüsen, eine Infiltration von Plasmazellen und Lymphozyten.

Haupt- und Belegzellen können durch Dünndarm- und Mukosazellen ersetzt werden (intestinale Metaplasie).

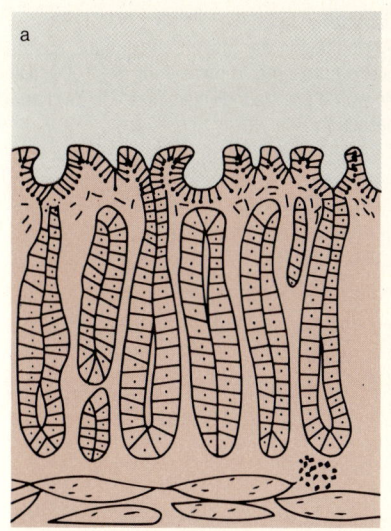 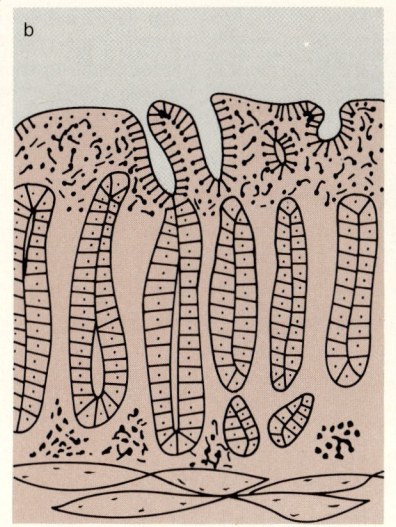 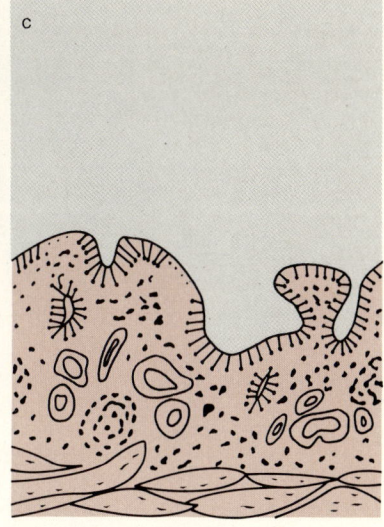

Abb. 12.**30**   Histologische Befunde der Magenbiopsie.
a Unauffällige Schleimhaut, **b** ausgeprägte Oberflächengastritis, **c** chronisch-atrophische Gastritis (nach Kommerell)

Formen der chronischen Gastritis

Typ-A-Gastritis: Sie ist vorwiegend auf Fundus und Korpus beschränkt, während das Antrum ausgespart ist.

Als endoskopische Kriterien gelten: Schleimhauterythem, reduziertes Schleimhautrelief, durchscheinende Schleimhautgefäße.

Begleitende Laborbefunde können sein: aufgehobene oder reduzierte Säuresekretion.

Antikörper gegen Parietalzellen finden sich bei dieser Form in 80−90% bei Patienten mit megaloblastärer Anämie.

Mögliche begleitende Befunde sind: erhöhte Serumgastrinwerte, erniedrigter Serumpepsinogen-I-Spiegel sowie intestinale Metaplasien.

Überwiegende Lehrmeinung ist: Die chronisch-atrophische Gastritis bedarf der Beobachtung, da sie den Magenkrebs begünstigt.

Typ-B-Gastritis: Sie ist die häufigste Form. Vorwiegend ist die Antrumregion befallen. Oberflächengastritis und Schleimhautatrophie sind möglich. Auch eine proximale Ausbreitung ist mit Befall der Korpusregion gegeben.

Im allgemeinen lassen sich Antikörper gegen Parietalzellen nicht nachweisen. Der Serumgastrinspiegel ist normal bis erniedrigt. Ein duodenogastraler Reflux wird für die Entstehung u. a. ätiologisch verantwortlich gemacht.

Konjetznys intensive Untersuchungen über das Ulkusleiden mit der Feststellung der Kopplung an die Gastroduodenitis (1921) erfährt eine Renaissance mit der Entdeckung von Helicobacter pylori (Abb. 12.**31**).

Helicobacter pylori (H.p.) ist ein spiralförmiger, gramnegativer Keim. Man findet ihn interzellulär in der Magenschleimhaut und an der luminalen Seite der Epithelzellen.

Besondere Nährböden eignen sich für seine Kultivierung, er ist ein Ureasebildner.

Der Keim wird gegen den sauren Magensaft durch die Bicarbonatsekretion der Epithelzellen und durch die Mukusschutzschicht geschützt.

Für die bakteriologische Beweiskraft von H.p. im Zusammenhang mit der chronischen Gastritis sind wichtig:

1. erfolgreiche Tierversuche mit H.p. zur Erzeugung einer chronischen Gastritis,
2. angehende Selbstinfektion mit H.p.,
3. eine Eradikation mit wirksamen therapeutischen Substanzen führte zur Rückbildung der B-Gastritis,
4. der Nachweis, daß H.p.-Besiedlung fast immer mit leukozytären Infiltrationen der Magenschleimhaut verbunden ist, wurde erbracht.

Die normale Duodenalschleimhaut wird von H.p. nicht befallen. Voraussetzung scheint die duodenale gastrische Metaplasie bei einem Nüchtern-pH des Magensaftes unter 2,5 zu sein. Eine solche Metaplasie wurde bei Probanden in 64% gefunden. Schweregrade und Dichte der Keimbesiedlung scheinen zu korrelieren.

H.p. läßt sich etwa in 40−90% bei bestehendem Ulcus duodeni in der Antrumschleimhaut nachweisen.

Bei Ulcus ventriculi fand sich H.p. in der Antrumschleimhaut in etwa 70%.

Insgesamt ist das Vorkommen von H.p. nicht nur als Epiphänomen beim Ulkusleiden anzusehen. H.p. ist **eine** Voraussetzung für das Ulkusleiden und vor allem wichtig für Rezidivneigung bei Ulcus duodeni (Persistenz der Erreger).

a

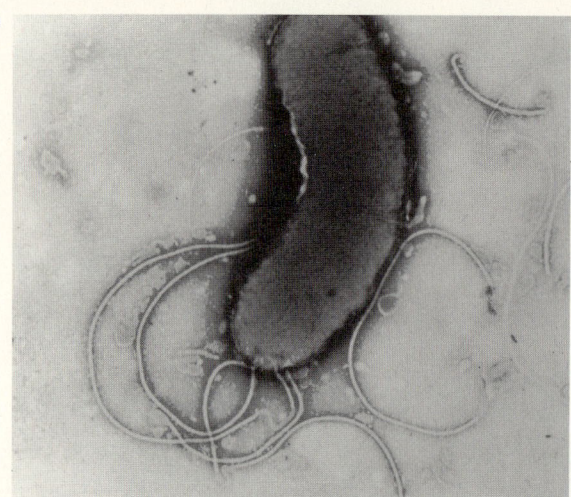

Abb. 12.**31 a**   Helicobacter pylori.
b Helicobater-pylori-Ansiedlung in der Magenschleimhaut. Raster-elektronenmikroskopische Aufnahme, Vergrößerung 1:19 000. (Die Vorlage zu diesen Abb. wurde uns freundlicherweise von der Firma Roehm-Pharma überlassen.)

b

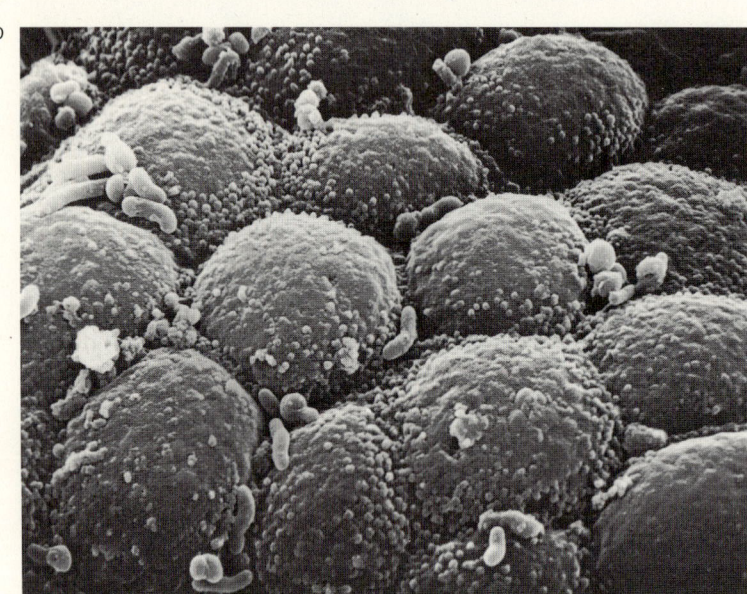

Therapie

Die adäquate Therapie ist Wismut, zum Beispiel als Wismutsalicylat. Die Keimeradikation gelingt mit der Kombination von Wismut und Antibiotika offenbar noch besser.

Auch eine Tripel-Therapie wurde angegeben: Wismut und Amoxycillin + Metronidazol.

Diese Therapieprinzipien werden von einem Teil der Autoren auch für die Therapie für das Ulcus duodeni angegeben, wenn bei ihm H.p. nachgewiesen wurde.

Verlauf und Prognose

Bei atrophischer Gastritis der perniziösen Anämie ist die Magenkarzinomrate auf das 3- bis 21fache erhöht.

Endoskopische Kontrollen bei solchen Patienten mit Perniziosa in 3- bis 5jährigen Abständen sind erforderlich.

Nach 10 Jahren findet sich im Billroth-II-Magen in 75% eine chronisch-atrophische Gastritis.

Bei über 20jährigen Beobachtungen wurde nach zahlreichen Studien bei chronisch-atrophischer Gastritis ein gehäuftes Auftreten von Magenkarzinomen beobachtet.

Merke: Die aktive chronische Gastritis hat durch den Nachweis von Helicobacter pylori (histologisch, Ureasetest) neue diagnostische und therapeutische Bedeutung (z. B. Wismuttherapie) gewonnen. Die in einem hohen Prozentsatz vorhandene Koinzidenz von Helicobacter-pylori-Besiedlung des Antrums mit Vorkommen eines peptischen Ulkus hat auch für die Therapie des Ulkus Konsequenzen.

Weiterführende Literatur

L. Börsch: Ist Helicobacter pylori der Erreger der Ulkuskrankheit? J. Gastroenterol 27 (1989) 121

Malfertheiner P., G. Bode, E. Vanek, A. Stanescu, E. Lutz: Campylobacter pylori — besteht ein Zusammenhang mit der peptischen Ulcuskrankheit? Dtsch. med. Wschr. 112 (1987) 493

Magenerosionen

D. Wurbs

Definition: Schleimhauterosionen sind unterschiedlich tiefe Defekte der Magenmukosa, die die Muscularis mucosae nicht durchdringen. Der einfache Defekt wird als inkomplette Erosion, der Defekt mit Umgebungsreaktion, also mit Randwall, als komplette Erosion bezeichnet.

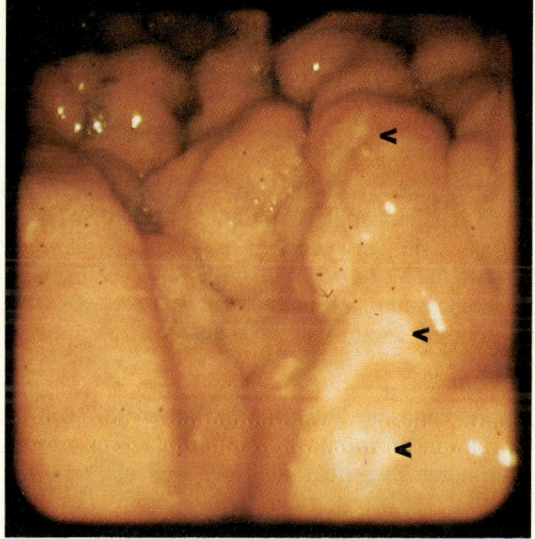

Abb. 12.**32** Flächige Streßerosion im Antrum im Verlauf einer schweren Virushepatitis

Häufigkeit

Erosionen werden in 3−4% der Gastroskopien gefunden. Besteht die Indikation zur Gastroskopie aufgrund einer Blutung, so findet man im Mittel in 10% der Fälle Erosionen. Wird die Endoskopie innerhalb weniger Stunden nach einer Blutung durchgeführt, so werden Prozentsätze bis 30 angegeben. Bei einer Endoskopie erst nach Tagen ist der Anteil deutlich geringer zugunsten des fehlenden Nachweises einer Blutungsquelle. Die Erosionen sind spontan sehr schnell abgeheilt.

Bei Kranken mit schweren Grundkrankheiten wurden Streßläsionen (Erosionen, erosive Gastritis Ulzera) in Abhänhigkeit von der Art und der Schwere der Erkrankung in 40% bis 80% gefunden.

Pathophysiologie und Klinik

Häufig findet man Erosionen ohne erkennbaren Grund. Toxische Substanzen wie Alkohol, Salicylate und nichtsteroidale Antirheumatika spielen eine wesentliche Rolle. Insbesondere die Kombination von Alkohol und Salicylaten ist sehr wirksam. Säure und Pepsin sind weitere wichtige Faktoren, obwohl komplette Erosionen auch bei Achlorhydrie beobachtet wurden. Schwerer Streß durch eine gravierende Grunderkrankung, durch septischen Schock, ausgedehnte Verbrennungen oder durch Polytraumen, insbesondere wenn das ZNS betroffen ist und schließlich neurochirurgische Eingriffe am Gehirn prädisponieren für akute Erosionen (Abb. 12.**32**).

Klinische Bedeutung haben akute Erosionen nur durch ihre Blutung, die bei ausgedehnten Veränderungen besonders im Rahmen von Streß sehr schwer sein können. Gelegentlich findet man die Symptome einer „Magenverstimmung", häufiger sind die Erosionen ein Zufallsbefund.

Die Letalität einer Blutung aus Streßerosionen ist hoch.

Abb. 12.**33** Multiple komplette Erosionen auf Faltenkämmen im Magenkorpus. die Kuppendefekte sind abgeheilt

Diagnostisches Vorgehen

Unsere Kenntnisse über Erosionen sind eng mit der Entwicklung der Endoskopie verbunden. Nur die direkte Betrachtung läßt Läsionen im Schleimhautniveau erkennen und eine Blutungsquelle zweifelsfrei sichern und lokalisieren. Rote oder schwarzbraune, nicht abspülbare Flecken entsprechen inkompletten Erosionen. Komplette Erosionen sind sessile polypöse Läsionen mit Kuppennekrosen oder mit zentraler Delle. Sie sind im Korpus häufig reihenförmig auf Faltenkämmen angeordnet (Abb. 12.**33**).

Viele dicht stehende Erosionen ergeben das Bild einer erosiven hämorrhagischen Gastritis (Abb. 12.**34**).

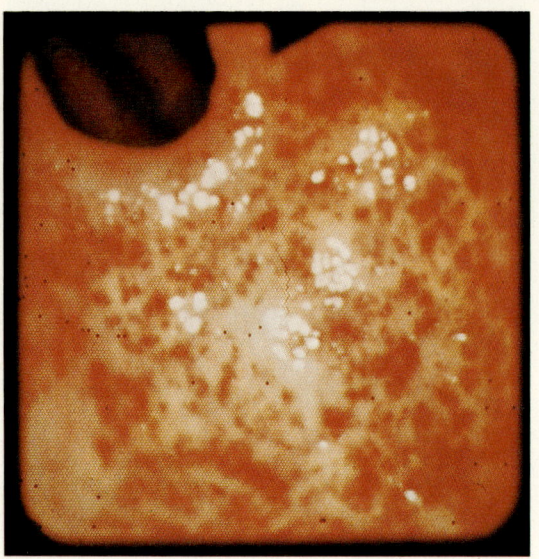

Abb. 12.**34**   Sehr viele frisch blutende inkomplette Erosionen im Antrum ergeben das Bild einer „hämorrhagischen Gastritis"

läsionen heilen mit der Grundkrankheit spontan und schnell ab.

Erosionsblutungen entstehen fast immer spontan, lediglich Streßerosionen können anhaltend und schwer bluten und dadurch das Leben des Patienten gefährden.

Die Prognose ist somit bis auf Ausnahmen gut.

> **Merke:** Erosionen sind häufig und meist harmlos. Lediglich Streßerosionen können gefährlich bluten. Risikosituationen für ihr Auftreten sind gut bekannt. Sie sind durch eine systematische Prophylaxe zu verhüten

Weiterführende Literatur

Robert, A., G.L. Kauffmann jr.: Stressulcers, Erosions, and gastric mucosal injury. In Sleisenger, M.H., A.S. Fordtran: Gastrointestinal Disease, 4th ed. Saunders, Philadelphia 1989

Differentialdiagnose

Nach Abheilung des zentralen Defektes bleibt oft eine polypöse Läsion mit zentraler Delle zurück. Es besteht dann die Verwechslungsmöglichkeit mit echten Polypen, mit Morbus Crohn, mit granulomatösen Entzündungen und gelegentlich auch mit Metastasen. Hier hilft im Zweifelsfall die Biopsie.

Therapie

Entsprechend der Tatsache, daß über 90% der Erosionsblutungen spontan stehen, ist eine Therapie nur selten nötig. Es genügt, die Noxe wegzulassen.

Bei stärkeren oder anhaltenden Blutungen scheint sich eine Therapie mit den Polypeptidhormonen Somatostatin und Sekretin zu bewähren.

Streßerosionen (Abb. 12.**32**) sind bei der oben genannten Risikogruppe durch die prophylaktische Gabe von Antazida von H_2-Blockern oder von Sucralfat weitgehend zu verhüten. Seitdem auf den Intensivstationen eine Prophylaxe durchgeführt wird, sind Probleme aus Streßläsionen selten geworden. Die hochgradige Suppression der Säuresekretion scheint durch eine bakterielle Besiedlung des Magens und via gastroösophagealen Reflux zu Bronchopneumonien bei beatmeten Patienten zu führen.

Verlauf und Prognose

Inkomplette Erosionen heilen spontan innerhalb von Stunden bis wenigen Tagen ab. Die Entwicklung eines Ulkus aus einer Erosion (Curling Ulcus bei Verbrennungen), möglich. Auch komplette Erosionen können innerhalb weniger Tage verschwinden, andererseits aber über Monate und Jahre bestehenbleiben. Streß-

Mallory-Weiss-Syndrom

H. Hornbostel

> **Definition:** Im gastroösophagalen Übergangsbereich kommt es zu einem Längsriß der Schleimhaut des Magens. Würgen oder Erbrechen, vor allem bei Alkoholikern, wird am häufigsten als auslösender Faktor beobachtet. Die Folgen sind Hämatemesis oder Meläna.

Häufigkeit

Vorwiegend sind Männer betroffen. Das Mallory-Weiss-Syndrom stellt nach Notfall-Endoskopie-Statistiken bis zu 15% die Ursache von Blutungen aus dem oberen Magen-Darm-Kanal dar.

Ätiologie

In mehr als 50% der Fälle tritt das Krankheitsbild bei akutem oder chronischem Alkoholkonsum auf. Fast alle anderen Ursachen eines Erbrechens können ebenso — nur selten — zu diesem Krankheitsbild führen.

Pathophysiologie und Klinik

Bei unkoordiniertem Erbrechen erfolgt keine Relaxation der kardioösophagealen Region, womit die Gefahr der Schleimhautläsion besteht. Vielleicht entsteht temporär eine Hiatushernie, die auch nicht selten präexistent vorhanden ist.

Nach Würgen und/oder Erbrechen, anfänglich oft blutfrei, tritt eine Hämatemesis mit Frischblut auf.

Diagnostisches Vorgehen

Die Diagnose wird durch Endoskopie gestellt: Zwei Drittel der Betroffenen weisen silitäre Rißbildung, längsverlaufend, auf: 50% im gastrokardialen Übergangsbereich, 40% im Kardiabezirk und 10% im Ösophagusanteil. Die Länge des Risses schwankt zwischen Millimetern bis Zentimetern.

Eine Röntgenuntersuchung ist im allgemeinen unergiebig und dient höchstens zum Ausschluß anderer Befunde.

Histologie

Gekennzeichnet ist diese durch einen Riß mit frischer oder hämorrhagischer Entzündung. Eine Kombination mit erosiver Gastritis ist möglich.

Differentialdiagnose

Die Erkrankung kann **eine** Ursache einer gastrointestinalen Blutung sein, endoskopisch sind andere Blutungsmöglichkeiten zu erfassen.

Therapie

Sedierung erfolgt zur Verhinderung von weiterem Brech- und Würgreiz. Maßnahmen wie bei der Behandlung der gastrointestinalen Blutung überhaupt sind erforderlich. Chirurgische Therapie mit Überernährung und Durchstechungsligatur ist nur bei Versagen interner Maßnahmen indiziert.

Verlauf und Prognose

Konservative Therapie ist in 80% der Fälle wirksam.

Merke: In einer alkoholfreudigen Zeit ist der Einriß der Schleimhaut in der Kardiaregion oder in ihrer Nähe häufiger geworden. Die Diagnose wird endoskopisch gestellt.

Weiterführende Literatur

Filippini, L.: Mallory-Weiss-Syndrom. In Hornbostel, H., W. Kaufmann, W. Siegenthaler: Innere Medizin in Praxis und Klinik, 4. Aufl. Thieme, Stuttgart 1992

Erkrankungen des Duodenums

H. Hornbostel

Duodenitis

Definition: Eine Duodenitis ist fast immer Teilmanifestation einer anderen Erkrankung. Sie läßt sich bioptisch sichern.

Häufigkeit

Bioptische Untersuchungen haben die frühere Annahme einer Koppelung von Gastritis und Duodenitis in Frage gestellt, aber jetzt durch Nachweis von Helicobakter pylori neu belebt.

Ätiologie

Sprue, Morbus Crohn, Zollinger-Elison-Syndrom, parasitäre Infektionen (Lamblia intestinalis, Ankylostoma duodenale, Strongyloides stercoralis, Ascaris lumbricoides), Viren können Ursachen einer Duodenitis sein.

„Flat mucosa" wird bei Sklerodermie beobachtet.

Zu diskutieren für die Entstehung sind auch Medikamente, Salizylate, Schwermetalle, Alkohol, „Breitband-Antibiotika", Zytostatika und Röntgenstrahlen.

Eine begleitende Duodenitis läßt sich unter Umständen bei Ulcus duodeni und bei akuter Pankreatitis nachweisen.

Pathophysiologie und Klinik

Bei Vorkommen von Helicobacter pylori in der Antrumschleimhaut kommt es zu einer absteigenden Besiedlung im Bulbus mit einer aktiven Duodenitis, ein Teil der Patienten entwickelt dabei ein Ulcus duodeni.

Voraussetzung für die Kolonisation des Bulbus duodeni ist eine gastrische Metaplasie bei einem Nüchtern-pH des Magensaftes unter 2,5.

Die duodenale gastrische Metaplasie ist bei asymptomatischen Patienten in 64% vorhanden.

Anamnese

Es gibt keine charakteristische Anamnese, Beschwerden im Sinne eines Ulcus duodeni sind möglich.

Befund

Die klinischen Befunde sind uncharakteristisch und können durch das Grundleiden (z. B. Morbus Crohn) bestimmt werden.

Diagnostisches Vorgehen

Eine röntgenologische Diagnose der Duodenitis sollte es nicht mehr geben. Dagegen ist die Röntgenuntersuchung für die Bestimmung des Grundleidens: Morbus Crohn, Obstruktion z. B., wichtig.

Zur Diagnose „Duodenitis" gehört heute eine bioptische Sicherung.

Endoskopie

Rötung, intramurale Blutung und Erosionen sind mögliche Befunde.

Komplikationen

Eine hämorrhagische Duodenitis, etwa bei Herzinfarkt, kann Meläna und/oder Hämatemesis verursachen.

Therapie

Sie besteht in der Behandlung des Grundleidens.

Verlauf

Es ist anzunehmen, daß unter der Therapie des Grundleidens eine Duodenitis ausheilt (Therapie der Enterocolitis Crohn, antiparasitäre Therapie).

Merke: Die Duodenitis ist häufig Teilmanifestation einer anderen Erkrankung.

Weiterführende Literatur

Koch, H., L. Demling, K. Elster: Die Duodenitis und ihre klinische Bedeutung. Aktuelle Gastroenterologie. Karger, Basel 1969
Lux, L., M. Stolte: Duodenitis. In Demling, L.: Klinische Gastroenterologie, Bd. I. Thieme, Stuttgart 1984
Wyatt, J. I., B. J. Rathbone, M. F. Dizon, R. V. Heatly: Campylobacter pyloridis and acid induced gastric metaplasie in the pathogenesis of duodenitis. J. clin. Pathol. 41 (1988) 393

Erkrankungen des Dünndarms

G. Strohmeyer

Dünndarmerkrankungen mit morphologischen Mukosaveränderungen

Einheimische, nichttropische Sprue (Zöliakie, glutensensitive Enteropathie)

Definition: Die einheimische Sprue ist eine chronische Dünndarmerkrankung, die durch Glutenunverträglichkeit, daraus folgende Zottenabflachung in der Dünndarmmukosa und Malabsorption mit massiven Fettstühlen gekennzeichnet ist. Unter einer glutenfreien Ernährung bessern sich die klinischen Symptome. Bei der Zöliakie des Kindes und der einheimischen Sprue des Erwachsenen handelt es sich klinisch und pathogenetisch um die gleiche Erkrankung.

Häufigkeit

In Europa rechnet man mit jährlichen Neuerkrankungen zwischen 1:300 (Irland) bis 1:2000 (England) pro Kopf der Bevölkerung. Systematische Untersuchungen zeigten für Berlin eine deutlich niedrigere Inzidenz von etwa 1:100 000. Die Erkrankungsrate ist in der weißen Bevölkerung am höchsten. 70% der Erkrankten sind Frauen. In $2/3$ der Fälle manifestiert sich die Erkrankung im Säuglingsalter, wenn erstmals Getreideprodukte in die Ernährung eingeführt werden. Ein zweiter Erkrankungsgipfel liegt um das 40. Lebensjahr.

Ätiologie

Die Ursache der einheimischen Sprue ist noch nicht vollständig geklärt. Das deutlich erhöhte Erkrankungsrisiko bei Familienmitgliedern und eine Assoziation mit Markern des HLA-Systems machen eine genetische Disposition wahrscheinlich. Die Krankheit ist überdurchschnittlich häufig mit den Histokompatibilitätsantigenen HLA-DR3 und HLA-DQw2 assoziiert. Möglicherweise haben die Enterozyten des Dünndarms membranständige Rezeptoren, welche von Genen kodiert werden, die mit HLA-Genen assoziiert sind. Der Gliadin-Enterozyten-Rezeptoren-Komplex könnte mit immunkompetenten Lymphozyten in Kontakt treten, wobei eine Immunantwort ausgelöst würde, die Enterozyten zerstört.

Die für die Sprue typische Zottenreduktion der Dünndarmmukosa wird durch eine toxische oder allergische Reaktion auf die hochmolekularen Glutenproteine aus Weizen-, Hafer-, Roggen- und Gerstenmehl in der Nahrung ausgelöst, die durch eine Schleimhaut mit erhöhter Permeabilität leichter aufgenommen werden. Die wasserunlöslichen Proteine des Glutens bestehen aus den Gliadinen und Gluteninen. Die Gliadine können aus Gluten extrahiert und elektrophoretisch in vier Fraktionen aufgeschlüsselt werden. Sie wirken auf nicht völlig geklärte Weise toxisch auf die Dünndarmschleimhaut und führen zur Zerstörung und Abstoßung der Enterozyten. Dabei ist der Verlust größer als die Neubildung (Abb. 12.**35**). Der genaue Schädigungsmechanismus ist aber im einzelnen noch unklar. Es werden insbesondere toxische, allergische, immunpathogenetische und enzymdefiziente Mechanismen diskutiert. Kürzlich wurde vermutet, daß Gluten als Lektin zytotoxisch wirken könnte, indem es sich an bestimmte Zuckerreste der Glykoproteine in den Enterozytenmembranen bei Sprue-Kranken binden könnte. Bisher konnte aber nicht bewiesen werden, daß Gluten- bzw. Gliadinfraktionen eine Lektinwirkung gegen Epithelzellen bei Sprue-Erkrankung haben.

Neben genetischen und diätetischen Einflüssen sowie Störung der humoralen und zellulären Immunität wird aufgrund von Aminosäurenanalysen und Kreuzreaktionen von Antikörpern gegen virale und Gliadinproteine eine Adenovirus-Infektion als auslösendes Prinzip für möglich gehalten.

Pathophysiologie und Klinik

Im Krankheitsverlauf entstehen schwere morphologische und funktionelle Veränderungen des Resorptionsepithels im Dünndarm. Makroskopisch verplumpen die Zotten; in fortgeschrittenen Stadien wirkt die Oberfläche völlig glatt. Mikroskopisch fällt neben der Zottenatrophie eine Verlängerung der Krypten und eine ausgeprägte Rundzellinfiltration der Lamina propria auf. Die Epithelzellen flachen ab und verlieren ihre typische zylindrische Gestalt (Abb. 12.**35**). Histochemische Untersuchungen zeigen einen Verlust der Bürstensaumenzyme, insbesondere der alkalischen Phosphatase, Glucosidasen, insbesondere der intestinalen Disaccharidase, die zur nachfolgenden Lactose-(Milch-)Intoleranz führen kann.

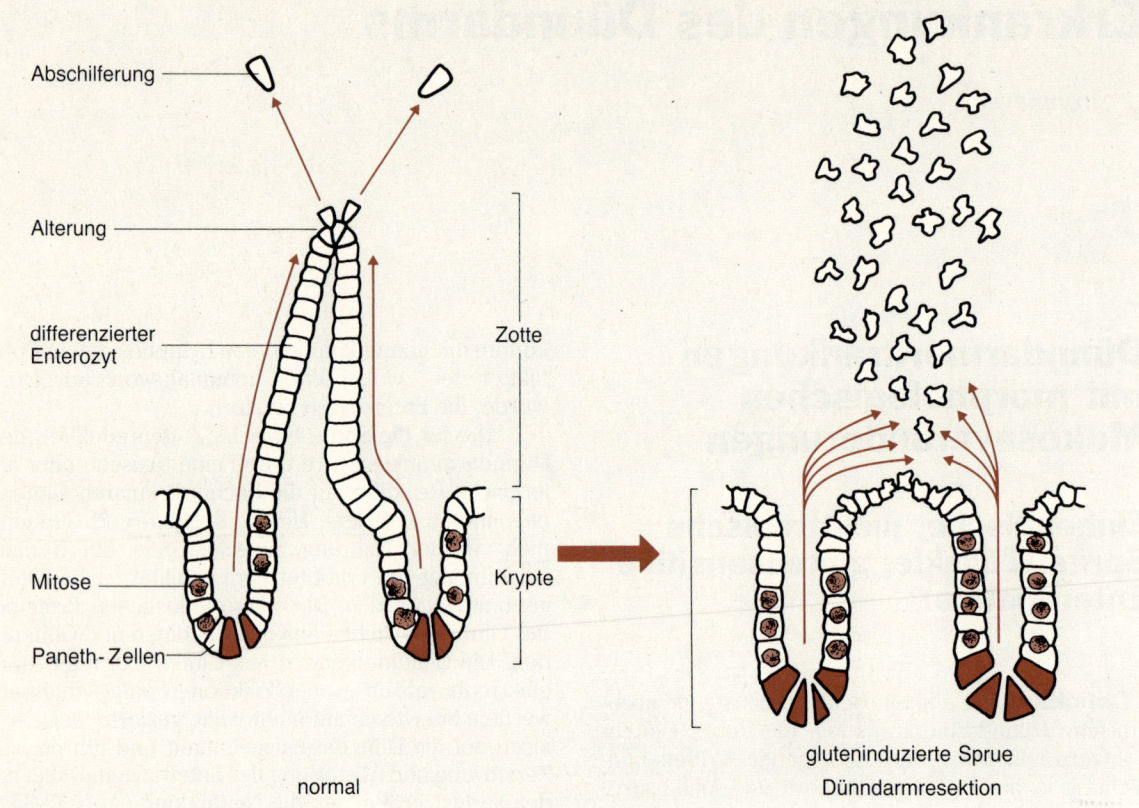

Abb. 12.**35** Schädigung des Resorptionsepithels im Dünndarm durch Gluten. Erhöhte Zellexfoliation mit nachfolgendem Zottenschwund (nach Riecken)

Tabelle 12.**18** Klinisch wichtige Symptome des Sprue-Syndroms

Klinik	Häufigkeit %	Pathophysiologie
Diarrhö	90	Steatorrhö
Gewichtsverlust	90	Steatorrhö
Schwäche	90	Steatorrhö und Anämie
Extraintestinal		
Anämie Ödeme	50–60	Eisen-Vitamin-Mangel Eiweißmangel
Osteomalazie Knochenschmerz Tetanie	20–30	Calcium-Vitamin-D-Mangel
hämorrhagische Diathese	25	Vitamin-K-Mangel
Glossitis, Aphthosis		Vitamin-B-Mangel (?)

Die starke Reduktion der Resorptionsfläche und die zusätzlichen Funktionsstörungen des verbliebenen Epithels führen zu einem Malabsorptionssyndrom. Durch eine Störung des Calciumstoffwechsels entsteht ein sekundärer Hyperparathyreoidismus und Mineralisationsstörungen des Skeletts in Form einer intestinalen Osteopathie mit Knochenschmerzen und erhöhtem Frakturrisiko. Als Folge von Eisen- und Folsäuremangel entwickelt sich eine Anämie. Die Folgen des Nährstoff-, Vitamin- oder Spurenelementdefizits führt zu einer Vielzahl weiterer Symptome.

Besonderheiten

Die extraintestinalen Manifestationen sind in Tab. 13.**16** dargestellt. Daneben sind Pankreas- und Milzatrophien sowie eine chronische mesenteriale Lymphadenitis beobachtet worden.

Anamnese

Die Symptome der Sprue können in allen Lebensabschnitten beginnen und werden in der Kindheit unter der Diagnose Zöliakie zusammengefaßt.

Die Leitsymptome der Sprue werden durch Malabsorption hervorgerufen: Durchfall mit massigem, fettglänzendem, übelriechendem Stuhl. Viele Patienten klagen außerdem über starke Blähungen, dumpfe Bauchschmerzen und allgemeine Leistungsschwäche. Durch die Resorptionsstörung treten Gewichtsverlust bzw. Gedeih- und Mangelerscheinungen auf, die bis zur Hypoproteinämie mit Ödemen gehen können (Tab. 12.**18**). Folgen des Calciummangels sind

Tabelle 12.**19**   Funktionsdiagnostik bei Dünndarmerkrankungen

Methode	Normalwert	Bewertung
Stuhlgewicht	< 250 g/24 h	bei Malassimilation ↑, orientierend
quantitative Stuhlfettbestimmung	< 7 g/24 h	erhöhte Ausscheidung, sicherer Hinweis auf Malassimilation
D-Xylose-Test (25 g)	> 5 g im oberen 5-Std.-Urin	↓ bei generalisierter Resorptionsstörung im oberen Dünndarm
Vitamin-B_{12}-Resorptionstest	> 7 % der Testdosis im 24-Std.-Urin	↓ bei Resorptionsstörung im Ileum
Cellobiose/Mannitol-Test	Verhältnis im 5-Std.-Urin < 0,10	bei Resorptionsstörung im oberen Dünndarm
Bei Verdacht auf Lactoseintoleranz:		
Lactosetoleranztest (100 g)	BZ-Anstieg > 20%	BZ-Anstieg fehlt, bei Lactasemangel zusätzlich Durchfall
H_2-Lactoseexhalationstest	nicht standardisiert	Gaschromatographie erforderlich
^{14}C-Lactoseexhalationstest	nicht standardisiert	große Streubreite!
^{14}C-Glykocholat-Test	nicht standardisiert	große Streubreite! Erhöhte $^{14}CO_2$-Ausatmung bei Gallensäurenverlustsyndrom und bakterieller Fehlbesiedlung des Dünndarms

Tetanie, Osteomalazie, Knochenverbiegungen und Minderwuchs.

Bei der Labordiagnostik sind Eisenmangelanämie, Hypoproteinämie, Hypokalzämie und eine Erniedrigung von Cholesterin und Triglyceriden wichtigste Befunde. Durch einen Vitamin-K-Mangel können Gerinnungsstörungen entstehen. Das Stuhlgewicht liegt über 250 g/Tag und die tägliche Stuhlfettausscheidung überschreitet 10 g. Resorptionsstörungen für Kohlenhydrate und Fett lassen sich durch den einfachen D-Xylose-Test und durch den Lactose-Toleranztest nachweisen, der entweder durch Bestimmung des Blutzuckerverlaufs oder als Wasserstoff-Exhalationstest durchgeführt werden kann (Tab. 12.**19** und 12.**20**).

Diagnostisches Vorgehen

Sowohl die körperliche Untersuchung als auch alle anderen diagnostischen Verfahren beweisen lediglich das Vorliegen eines ausgeprägten Malabsorptionssyndroms. Die Diagnose der einheimischen Sprue erfordert den lupenmikroskopischen Nachweis der Zottenatrophie und das typische histologische Bild mit abgeflachtem Epithel, Kryptenhyperplasie und dichter Rundzellinfiltration. Für die histologischen Untersuchungen werden endoskopisch Biopsien aus dem tiefen Duodenum entnommen. Besteht bei unauffälliger Duodenalbiopsie weiterhin der Verdacht auf eine Sprue, so werden Proben aus dem Jejunum zur pathologisch-anatomischen Beurteilung entnommen. Hierzu stehen unterschiedliche Saugbiopsiekapseln zur Verfügung, die eine gezielte Biopsie unter radiologischer Sicht ermöglichen.

Differentialdiagnose

Pankreaserkrankungen, die über eine Maldigestion zu einem ähnlichen klinischen Bild führen können, lassen sich durch Funktionsuntersuchungen (Tab. 12.**20**, Abb. 12.**36**) und morphologische Befunde bei der Abdomen-Leeraufnahme (Pankreasverkalkungen) durch Sonographie, Computertomographie und ERCP ausschließen. Durch die histologischen Befunde wird die Sprue von anderen Dünndarmerkrankungen mit ausgeprägtem Malabsorptionssyndrom wie dem Morbus Whipple, Morbus Crohn und Amyloidose abgegrenzt. Die Dermatitis herpetiformis kann mit einer intestinalen Beteiligung einhergehen, die von der Sprue nicht zu unterscheiden ist und ebenfalls auf eine glutenfreie Kost anspricht.

Komplikationen

Die Sprue geht mit extraintestinalen Manifestationen wie Osteopathie und neurologischen und psychiatrischen Symptomen einher, die meist Folge der ausgeprägten Resorptionsstörung sind. Die wichtigsten lokalen Komplikationen sind narbige Strikturen und Ulkusperforationen, die vor allem bei schweren und unbehandelten Verläufen vorkommen. In etwa 10% der Erkrankten entstehen Karzinome und primäre Lymphome des Dünndarms im späteren Krankheitsverlauf. Auch Malignome in anderen Organen sind im Vergleich zur Normalbevölkerung bei der Sprue häufiger.

Therapie

Da die Erkrankung durch eine Gluten-Unverträglichkeit ausgelöst wird, ist die glutenfreie Ernährung die

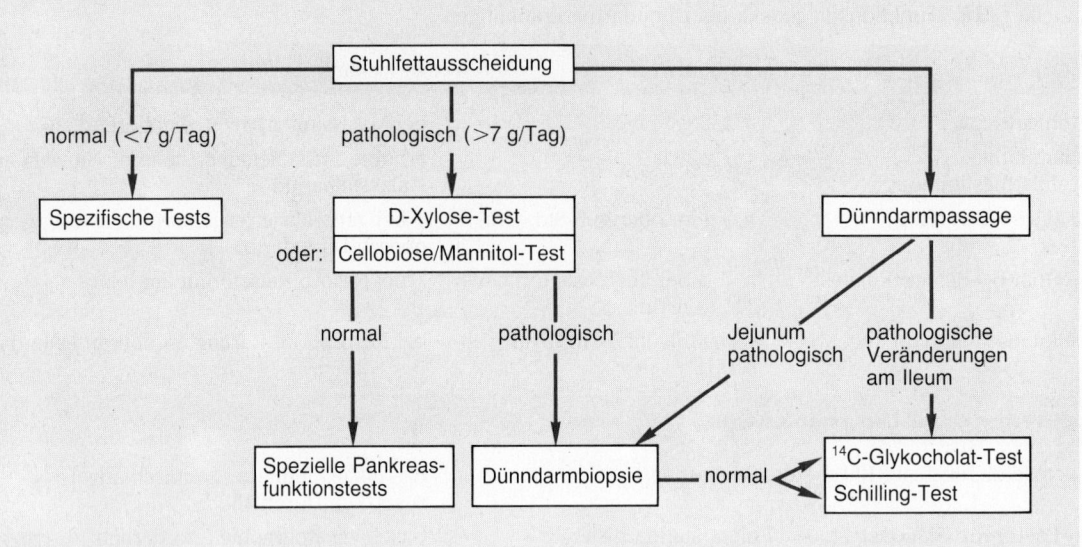

Abb. 12.36 Differentialdiagnose des Malabsorptionssyndroms bei Sprue und exokriner Pankreasinsuffizienz. Abklärung des Steatorrhoe durch Funktionstests, Röntgen und Histologie

Tabelle 12.20 Differentialdiagnostische Befunde und Symptome bei Sprue und Pankreasinsuffizienz

Symptome (nach Evans)

Symptom	Pankreas-insuffizienz %	Sprue %
Diarrhö und Steatorrhö	92	90
Gewichtsverlust	90	88
Nahrungsaufnahme erhöht	69	15
Anorexie	0	30
starke Schmerzen im Abdomen	64	0
Knochenschmerzen	0	19
Tetanie	0	40
Diabetes mellitus	36	2
Ödeme oder Aszites	12	50

Laborbefunde

Befund	Pankreas-insuffizienz %	Sprue %
schwere Anämie (Hb < 100 g/l)	0	21
Hb_E erhöht (Makrozytose)	6	62
Hypoproteinämie	14	71
Albumin vermindert	16	60
Glubuline vermindert	16	42
Hypokalzämie (< 2,2 mmol/l)	9	79
Prothrombinzeit verlängert	34	70

Tabelle 12.21 Diät bei gluteninduzierter Entero-pathie (einheimische Sprue)

Verboten:	da glutenhaltig Weizen Roggen Gerste Hafer	Brot, Kuchen, Kekse, Teigwaren (Nudeln, Spätzle), Grieß
	Zusammengesetzte Nahrungsmittel Fleisch und Gemüsekonserven Trockensuppen Pralinés	
Erlaubt:	Reis-, Mais-, Kartoffelstärke Sago, Maisgrieß Malzena, Mondamin, Damin	

Fett
Anfänglich begrenzen (20−30 g/Tag), möglichst MCT-Fette (Ceres-Öl, Ceres-Margarine), Milchpulver (Biosorbin)

Eiweiß
Anfänglich Vorsicht mit Milch oder Milchzucker, da Lactoseintoleranz möglich

Zusätzlich
Anfänglich intravenöse, dann orale Zufuhr von Calcium
Magnesium, Eisen, Vitamine, Folsäure

Manchmal erforderlich
Steroide

Grundlage der Behandlung (Tab. 12.21). Die Kost ist für den Patienten auf Dauer nicht leicht durchzuhalten und stellt eine erhebliche tägliche Belastung dar. Nicht immer sind die in Nahrungsmitteln versteckten Gluten-haltigen Anteile leicht zu erkennen, z. B. in

Speiseeis, Würsten, Gewürzen, Suppen u. a. Auch unter strikten Gluten-freier Diät bilden sich die Schleimhautveränderungen erst langsam nach Monaten zurück. Daher muß der Fettbedarf anfangs vorwiegend durch mittelkettige Triglyzeride gedeckt werden. MCT-Fette, z. B. Ceres-Margarine. Wegen des sekundären Laktase-Mangels müssen die Patienten außerdem Milchprodukte in den ersten Monaten nach Beginn der Therapie meiden. Die fettlöslichen Vitamine A, D, E und K müssen in regelmäßigen Abständen parenteral verabreicht werden. Bei einer ausbleibenden Remission können versuchsweise Kortikosteroide und Azathioprin eingesetzt werden.

Verlauf und Prognose

Die einheimische Sprue ist nicht heilbar und erfordert eine lebenslange Einhaltung der Diät. Damit läßt sich in über 80% der Fälle eine eindrucksvolle Besserung erreichen. Einzelne Patienten können im Rahmen einer klinischen Remission trotz glutenhaltiger Ernährung beschwerdefrei bleiben. Mikroskopisch findet man allerdings dann dennoch die typischen Veränderungen der Erkrankung. Da die histologisch nachweisbare chronische Entzündung einen pathogenetischen Faktor für die Entstehung von Malignomen (Lymphomen) darstellt, sollte auch in diesen Fällen die diätetische Therapie zuverlässig fortgeführt werden.

Merke: Bei genetisch prädisponierten Patienten führt das Getreideprotein Gluten zur Atrophie des Dünndarmepithels. Die Reduktion der Resorptionsfläche und die Funktionsstörung der Epithelzellen verursachen ein Malabsorptionssyndrom mit Durchfall, Fettstühlen, Gewichtsverlust und Leistungsschwäche. Die Diagnose wird durch Dünndarmbiopsie gestellt. Mit einer glutenfreien Kost bessern sich die klinischen Symptome und der histologische Befund. Die Sprue geht mit einem erhöhten Malignomrisiko, insbesondere mit intestinalen Lymphomen, einher.

Weiterführende Literatur

Blum, A.L., J.R. Siewert, R. Ottenjann, L. Lehr: Aktuelle gastroenterologische Diagnostik. Springer, Berlin 1985

Jewell, D.P., A. Ireland: Topics in Gastroenterology, vol. 14: Coeliac Disease. Blackwell, Oxford 1986

Köttgen, E.: Neue Aspekte zur Gluten-sensitiven Enteropathie. Internist 27 (1986) 656

Riecken, E.O.: Einheimische Sprue. In Schwiegk, H.: Handbuch der Inneren Medizin, Bd. III/3, 5. Aufl. Springer, Berlin 1983

Trier, J.S.: Celiac Sprue. New Engl. J. Med. 325 (1991) 1709

Tropische Sprue

Definition: Die tropische Sprue ist ein endemisch in den Tropen vorkommendes Malabsorptionssyndrom nicht völlig geklärter Ätiologie. Der Verlauf und die Symptome sind in den meisten Punkten mit der einheimischen Sprue identisch.

Häufigkeit

In Europa wird die Erkrankung nur einzeln bei Besuchern in und aus den Endemiegebieten beobachtet. In Indien, Ostasien, Afrika und in der Karabik tritt die Erkrankung epi- und endemisch auf. Bei Epidemien sind Mortalität und Letalität hoch. Die Erkrankung tritt bei Erwachsenen in allen Lebensaltern auf, ist aber bei Kindern selten.

Ätiologie

Die Ursache ist nicht völlig geklärt. Es werden Infektionen mit Bakterien (coliforme Bakterien?), Viren und Parasiten, Enterotoxine aus Mikroorganismen oder aus der Nahrung als Hauptursachen diskutiert.

Pathophysiologie und Klinik

Da auch bei der tropischen Sprue eine Malabsorption von Fett, Kohlenhydraten und Vitaminen der wichtigste pathologische Faktor ist, wird durch diese Störungen das klinische Bild geprägt. Das Krankheitsbild kann außerordentlich variabel verlaufen: Durchfälle, Anorexie, Gewichtsverlust, Müdigkeit, später Glossitis und Stomatitis mit Schluckstörungen, aufgetriebener Leib, Ödeme, Anämie als Folge von Eisen-, Folsäure- und Vitamin-B_{12}-Mangel und andere Folgen von Eiweiß-, Fett- sowie Vitaminmangel.

Diagnostisches Vorgehen

Es ergeben sich Zeichen einer makrozytären und megaloblastischen Anämie. Die Fettausscheidung im Stuhl ist stark erhöht. Die Jejunalbiopsie ergibt verkürzte und verplumpte Zotten, Kryptenverlängerung und Infiltrationen von Rundzellen in der Lamina propria. Die bioptischen Befunde sind aber nicht spezifisch.

Differentialdiagnose

Sie wird in Sprue-Gebieten bei entsprechender Symptomatik als Ausschlußdiagnose gestellt. Differentialdiagnostisch müssen neben der dort verbreiteten Fehl- und Mangelernährung insbesondere Darmparasiten (Lambliasis, Strongyloides-Infektionen, Amöbenruhr u. a.) und Darmtuberkulose bedacht werden.

Therapie

Obwohl kein sicherer Zusammenhang mit einer Glutenenteropathie vorliegt, wird bei schwerem Verlauf anfänglich eine glutenfreie Kost empfohlen. Die Mehrzahl der Patienten kommt durch Folsäure (5–20 mg i.m. oder oral täglich), Vitamin B_{12} (1–2 mg i.m.), Vitamin-B-Komplex, Eisen sowie bei schwerem Verlauf mit Antibiotika (Tetracycline 4×250 mg) in eine Remission.

Die Kombinationsbehandlung mit Folsäure und Tetracyclinen führt zur schnellen Besserung.

Merke: Die tropische Sprue gleicht klinisch der glutensensitiven Enteropathie. Die Ursache ist ungeklärt. Die Therapie ist symptomatisch und besteht in Zufuhr von Folsäure und bei schwerem Verlauf von Tetracyclinen.

Weiterführende Literatur

Booth, C.C., G. Neale: *Disorders of the Small Intestine.* Blackwell, Oxford 1985

Klipstein, F.A.: *Tropical Sprue. In Gitnick, G.: Principles and Practice of Gastroenterology and Hepatology.* Elsevier, New York 1988

Riecken, E.O.: *Tropische Sprue. In Schwiegk, H.: Handbuch der Inneren Medizin, Bd. III/3B, 5. Aufl. Springer, Berlin 1983*

Whipplesche Krankheit

Definition: Die erstmals von *Whipple* 1907 beschriebene Dünndarmerkrankung geht mit Arthralgien, Bauchschmerzen, Durchfall, neurologischen Symptomen, Lymphknotenvergrößerung und Gewichtsverlust durch Malabsorption einher und wird wahrscheinlich – bei einer Störung der zellvermittelten Immunabwehr mit Makrophagendefekten – durch noch nicht näher definierte Mikroorganismen verursacht.

Häufigkeit

Es handelt sich um eine sehr seltene, sporadisch auftretende Erkrankung, die häufiger bei Männern als bei Frauen überall in der Welt auftritt.

Ätiologie

Mikroskopisch und elektronenmikroskopisch wurden in und an den Makrophagen in der Lamina propria und im Epithel stäbchenförmige, grampositive bazilliforme Mikroorganismen nachgewiesen. Bei der Dünndarmbiopsie findet man in der Mukosa Makrophagen mit zytoplasmatischen Einschlüssen, die sich mit Perjod-Schiffsäure (PAS) rot anfärben lassen. Diese PAS-positive Bakterienmaterial findet sich auch in Lymphknoten, Milz und Leber, bei entsprechenden Untersuchungen auch im ZNS und im Herzen. Möglicherweise kommt es dadurch zu Störungen der Lymphzirkulation: Die Lymphgefäße der Schleimhaut sind zystisch erweitert. Die infektiöse Ursache des Morbus Whipple ist aber nicht gesichert. Möglicherweise handelt es sich ätiologisch um eine Störung der zellvermittelten Immunabwehr des Dünndarms, wodurch es sekundär zu einer vermehrten und pathologischen Dünndarmbesiedlung kommt. Die Gelenkreaktionen könnten als allergisch-immunologische Synoviareaktion wie bei den chronisch-entzündlichen Darmerkrankungen, bei der Sarkoidose oder Hepatitis B erklärt werden.

Klinik

Das Vollbild des Morbus Whipple ist durch die Symptome starker Gewichtsverlust (100%), Diarrhö (80%) mit Steatorrhö und Bauchschmerzen (60%) geprägt. Diesen Spätsymptomen der Erkrankung gehen häufig (65%) jahrelange Arthralgien („seronegative PCP") voran, die ohne Gelenkdeformierungen verlaufen.

Manchmal bestehen daneben anfänglich unbestimmte abdominelle Druckschmerzen, leichtes Fieber, Hautpigmentierung und Lymphknotenschwellungen (50%), aber auch zunehmend neurologische Störungen wie Psychosyndrome, Demenz, Myoklonus und Paresen.

Diagnostisches Vorgehen

Die morphologischen Mukosaveränderungen führen zum Malabsorptionssyndrom mit Fettstühlen. Die Störung der Lymphzirkulation mit Lymphzystenbildung zur exsudativen Enteropathie mit Eiweißverlust und Hypalbuminämie.

Röntgenologisch finden sich ähnliche Befunde wie bei der Sprue.

Erhöhte BSG und Leukozytose stehen am Anfang; später entwickeln sich die Folgen der Malabsorption und des Eiweißverlustes: Anämie, Hypalbuminämie, vermindertes Eisen, Calcium und Cholesterin. Die Funktionstests, wie Fettbilanz, Xylose-Test und ^{51}-Cr-Albumin-Test, sind pathologisch.

Differentialdiagnose

Die häufig lange bestehenden Gelenkbeschwerden müssen diagnostisch an die Whipplesche Erkrankung denken lassen, wenn Symptome der Malabsorption und unklare, oft schwer einzuordnende neurologische Symptome und Persönlichkeitsveränderungen einsetzen. Alle anderen Malabsorptionsursachen wie Dünndarm- und Pankreaserkrankungen, aber auch AIDS mit opportunistischen Darminfektionen, z.B. Mykobakterien u.a. müssen differentialdiagnostisch durch entsprechende Untersuchungen abgegrenzt werden.

Therapie

Die Therapie mit 3–6 g Ampicillin oder 1,2 Mill. E G-Penicillin mit 1 g Streptomycin über 10 Tage, gefolgt von einer einjährigen Therapie mit Trimethoprim u. Sulfamothoxazol pro Tag führt zu einer schnellen und sicheren Besserung der klinischen Symptome. Die Behandlung soll etwa 1 Jahr unter bioptischer Dünndarmkontrolle erfolgen, wobei eine Dauerremission die Regel ist. Die antibiotische Therapie führt zu einem Rückgang oder Verschwinden der stäbchenförmigen Bakterien und der PAS-positiven Makrophagen. Kortikoide verbessern die Therapieergebnisse nicht. Bei Mitbeteiligung des ZNS sind liquorgängige Antibiotika erforderlich.

Prognose

Unbehandelt endet die Erkrankung durch Kachexie. Therapie mit Antibiotika führt zur Ausheilung.

Merke: Die Whipplesche Krankheit ist selten. Den klinischen Symptomen Malabsorption, ZNS-Symptome und Gewichtsverlust gehen oft Polyarthralgien, subfebrile Temperaturen, Lymphknotenschwellungen und Bauchschmerzen voraus. Die Diagnose wird durch Dünndarmbiopsie mit typischer Histologie (PAS-positive Makrophagen) gestellt. Mit Antibiotika ist Ausheilung möglich.

Weiterführende Literatur

Feurle, G.E.: Morbus Whipple. In Schwiegk, H.: Handbuch der Inneren Medizin, Bd. III/3 B, 5. Aufl. Springer, Berlin 1983 und Therapiewoche 42 (1985) 4944

Herbay, A. von, H.F. Otto: Whipple's disease: a report of 22 patients. Klin. Wschr. 66 (1988) 533

Keinath, R.D., D.E. Merrell, R. Vlietstra et al.: Whipple's disease: Results of treatment. Gastroenterology 88 (1985) 1867

Intestinale Lymphome

Definition: Intestinale Lymphome können im ganzen Bereich des Gastrointestinaltraktes als primäre oder sekundäre, lokalisierte oder diffuse Erkrankung manifest werden. Sie gehören zu den häufigsten malignen Erkrankungen des Dünndarms.

Häufigkeit

Primäre intestinale Lymphome sind insgesamt selten, machen aber 40–50% aller malignen Tumoren im Dünndarm aus. Bei den primären intestinalen Lymphomen unterscheidet man das Lymphom der westlichen Länder, das mediterrane Lymphom, die α-Kettenkrankheit und das Lymphosarkom. Bei der Glutenenteropathie (Sprue) und AIDS treten intestinale Lymphome häufiger auf. Von dem hauptsächlich in Nordamerika und in Europa auftretenden Lymphom sind vorwiegend Männer (70%) im mittleren Alter von 50 Jahren betroffen. Die Erkrankung ist vorwiegend im Ileum lokalisiert. Im Gegensatz dazu ist bei der mediterranen Form (Israel, Ägypten, Türkei, Iran und Südafrika) das Erkrankungsalter früher, im Mittel bei 20 Jahren, wobei Männer und Frauen gleich häufig und der proximale Dünndarm häufiger betroffen sind. Zu den sekundären malignen intestinalen Lymphomen gehören die Lympho- und Retikulosarkome, das Plasmozytom und der Morbus Hodgkin.

Ätiologie

Die Ursachen sind unbekannt. Eine virale Genese wird diskutiert.

Bei der α-Kettenerkrankung, die klinisch ebenfalls unter den Zeichen eines schweren Malabsorptionssyndroms verläuft, bilden und sezernieren die proliferierenden Plasmazellen des Dünndarms ein Fragment der schweren Kette des IgA-Immunglobulins, das im Serum nachweisbar ist.

Klinik

Diagnostisch kommen intestinale Lymphome u. a. in Betracht, wenn bei einer Malabsorption mit den klinischen und histologischen Merkmalen einer Sprue die glutenfreie Kost wirkungslos bleibt. Klinisch stehen meistens die Symptome einer Obstruktion mit krampfartigen Schmerzen, Blähungen, Kollern, Steatorrhoe, intestinaler Blut- und Eiweißverlust sowie Fieber und Gewichtsverlust im Vordergrund. Häufig fehlen periphere Lymphome und eine Hepatosplenomegalie. Gelegentlich lassen sich abdominale Resistenzen tasten. Die Diagnose läßt sich in Einzelfällen durch Dünndarmbiopsie, in der Regel aber nur durch Laparotomie mit Lymphknotenuntersuchung und Darmwandhistologie sichern. Häufig geben auch die röntgenologische Untersuchung des Dünndarms, Lymphographie, Beckenkammbiopsie, Immunelektrophorese sowie Sonographie und Computertomographie wichtige diagnostische Hinweise.

Therapie

Vor Beginn der Therapie wird ein „Staging" (Stadieneinteilung) durch Laparotomie durchgeführt. Bei lokalisiertem Dünndarmbefall und Obstruktion wird eine Segmentresektion vorgenommen, bei diffuser oder mesenterialer Lokalisation wird mit Gammatron bestrahlt und/oder zytostatisch behandelt.

Prognose

Die Erkrankung verläuft progredient. Bei operablen Lymphknoten liegt die 5 Jahres-Überlebensrate bei 40–50%.

Merke: Bis zu 50% aller malignen Lymphome im Dünndarm sind primäre intestinale Lymphome. Vor Therapiebeginn, z. B. mit Zytostatika, muß eine Stadieneinteilung („staging") durch Laparotomie vorgenommen werden.

Weiterführende Literatur

Hamelmann, H., R. Engemann, P.H. Boll, M.L. Hansmann, K. Lennert: Differentialdiagnostische Abgrenzung von Lymphomen im Gastrointestinaltrakt. Chirurg 62 (1991) 445

Otto, H.F., J.O. Gebbers, J.A. Laissue: Zur funktionellen Bedeutung des intestinalen Immunsystems. Z. Gastroenterol. 20 (1982) 125 und 245

Weingrad, D.N., J.J. Decosse, P. Sherlock et al.: Primary gastrointestinal lymphoma: A 30-year review. Cancer 49 (1982) 1258

Dünndarmtumoren

Häufigkeit

Nur 5% der gastrointestinalen Tumoren sind im Dünndarm lokalisiert. Die Häufigkeit nimmt vom Duodenum zum Ileum zu. Das Verhältnis von benignen zu malignen Tumoren ist 70:30. Bei den benignen Tumoren überwiegen die mesenchymal differenzierten Geschwülste, bei den malignen die Karzinome und Karzinoide.

Gutartige Dünndarmtumoren

Zu 75% bestehen die gutartigen Tumoren aus Adenomen. Leiomyome, Fibrome, Lipome, Neurinome und Angiome sind seltener und vorwiegend im Ileum lokalisiert. Multiple intestinale polypoide Tumoren (histologisch Hamartome) finden sich beim Peutz-Jeghers-Syndrom, das mit perioralen und oralen Pigmenteinlagerungen einhergeht. Die Mehrzahl der intestinalen adenomatösen und harmatomatösen polypoiden Tumoren kommen sowohl im Dünn- als auch Dickdarm vor. Sie werden dort wegen ihrer hohen malignen Entartungstendenz im Kolon besprochen. Größere klinische Bedeutung haben die seltenen kavernösen Hämangiome bei der familiären Teleangiectasia hereditaria (Rendu-Osler), die zu schweren Darmblutungen führen können. Die gutartigen Dünndarmtumoren sind nur selten Ursache klinischer Symptome wie unklare abdominelle Krämpfe, Subileuszustände, Intussuszeption und Blutungen. Die **Diagnose** ist in der Regel sehr schwierig, bei blutenden Angiomen aber mit der Angiographie möglich.

Bösartige Dünndarmtumoren

Neben den malignen Lymphomen kommen Adenokarzinome vorwiegend im Duodenum, Dünndarmsarkome (Leiomyosarkome) und Karzinoide im Ileum vor. Beim lang verlaufenden Morbus Crohn ist mehrfach die Entwicklung von Adenokarzinomen und Lymphomen, bei der Sprue von Lymphomen und Karzinomen beschrieben worden. Im Gegensatz zu den gutartigen führen maligne Tumoren häufiger zu Fieber, Gewichtsverlust und Blutungen, jedoch sind bei der Mehrzahl die klinischen Symptome so vage, daß ihre **Diagnose** über lange Zeit verfehlt wird. Die wichtigste diagnostische Methode ist die fraktionierte Dünndarmpassage, mit der etwa 50% der Tumoren entdeckt werden können. Der diagnostische Wert der Sonographie und Computertomographie ist hierbei noch nicht klar. Die Angiographie ist bei Angiomen von großem diagnostischem Wert. Die **Therapie** der isolierten gut- und bösartigen Dünndarmtumoren ist chirurgisch.

Endokrine Dünndarmtumoren

Bisher wurden im Dünndarm nur endokrin wirksame Gastrinome und Karzinoide beschrieben, dagegen nicht Tumoren, die aus Enteroglucagon-, VIP-, Soma-tostatin-, Sekretin-, CCK- und anderen polypeptidproduzierenden Zellen bestehen.

Karzinoide gehören zu den wichtigsten epithelialen Dünndarmtumoren, die aus den enterochromaffinen Zellen der Lieberkühnschen Krypten entstehen und im Bereich vom mittleren Duodenum bis zum Colon transversum, am häufigsten aber in der Appendix lokalisiert sind. Die meisten Karzinoide sind asymptomatisch und von geringer Malignität. Wenn sie wachsen, kommt es schnell zur Metastasierung und klinisch zum Karzinoidsyndrom. In den Karzinoiden werden eine Reihe von endokrin wirksamen Substanzen, insbesondere, 5-Hydroxytryptophen Serotonin und verwandte Substanzen, Histamin, Kinine, Motilin, Substanz P und Prostaglandine gebildet. Serotonin wird metabolisiert und als Hydroxyindol-Essigsäure im Urin ausgeschieden. Die **klinischen Symptome**, wie explosionsartige Durchfälle, adominelle Krämpfe, die auf eine gesteigerte Motilität zurückgeführt werden, sowie fibröse endokardiale Veränderungen, Asthma bronchiale, Flush-Symptomatik gehen auf die gesteigerte Ausschüttung der aktiven endokrinen Substanzen zurück. Der Nachweis einer erhöhten 5-Hydroxyindol-Essigsäure-Ausscheidung von über 30 mg (160 μmol)/Tag mit dem Urin macht diese Diagnose wahrscheinlich. Der direkte Tumornachweis ist auch mit modernen Methoden meistens sehr schwierig.

Die **Therapie** besteht in Appendektomie und/oder chirurgischer intestinaler Segmentresektion. Sie wird auch dann durchgeführt, wenn bereits eine Metastasierung eingetreten ist. Serotonin-Antagonisten sind Methysergid und Cyproheptadin, die sich auch zur Behandlung der schweren Diarrhöen bewährt haben. Auch Somatostatin (Octreotide) vermag Durchfälle, die Flush-Symptomatik durch Serotoninreduzierung und andere Symptome der Karzinoide günstig zu beeinflussen. Bei bereits eingetretener Metastasierung und Inoperabilität ist eine zytostatische Behandlung (5-Fluorouracil, Streptozotozin, Doxorubicin, Interferon u. a.) möglich, aber prognostisch ungewiß.

Gastrinome liegen zu etwa 70% im Pankreas und 30% extrapankreatisch im Duodenum. Sie erzeugen das klinische Bild des Zollinger-Ellison-Syndroms (s. S. 946 ff.).

> **Merke:** Dünndarmtumoren sind selten und überwiegend gutartig. Die klinische Symptomatik ist bei gut- und bösartigen Tumoren vielgestaltig, wobei Blutungen im Vordergrund stehen. Die häufigsten endokrinen Dünndarmtumoren sind Karzinoide, deren klinischen Symptome und Urinausscheidung von endokrin aktiven Substanzen pathognomonisch sind. Der direkte Nachweis ist schwierig und am ehesten durch Angiographie möglich. Die Therapie ist chirurgisch.

Weiterführende Literatur

Bonfils, S.: Endocrine − Secreting Tumours of the GI-Tract. Clinics in Gastroenterology, voll. III/3. Saunders, Philadelphia 1974

Bresalier, R.S., Y.S. Kim: Malignant Neoplasing of the large and small intestine. In Sleisenger, M.H., J.S. Fordtran: Gastrointestinal Disease. 4th ed. Saunders, Philadelphia 1989

Buchanan, K.D.: Gastrointestinal Hormones. Clinics in Endocrinology, vol. VIII/2. Saunders, Philadelphia 1979

Caspary, W.F.: Handbuch der Inneren Medizin, Bd. III/3: Dünndarm, Springer, Berlin 1982

Darling, R.C., C.E. Welch: Tumors of the small intestine. New Engl. J. Med. 260 (1959) 397

O'Dorisio (Ed.): Sandostatin in the Treatment of GEP Endocrine Tumors. Springer, Berlin 1989

Morson, B.C.: Pathology of the Gastro-Intestinal Tract. Current Topics in Pathology 63. Springer, Berlin 1976

Wright, R.: Recent Advances in Gastrointestinal Pathology. Clinics in Gastroenterology, Suppl. 1. Saunders, Philadelphia 1980

Gefäßerkrankungen

Definition: Über eine Reduktion der arteriellen Durchblutung oder des venösen Rückstroms kommt es zur akuten oder chronischen Minderversorgung mit Gewebszerstörung, die bis zur ischämischen Nekrose großer Teile des Intestinaltraktes gehen kann.

Häufigkeit

Ischämische Darmerkrankungen werden zu etwa 90% durch Veränderungen der arteriellen Blutgefäße verursacht. Da sie meist bei arteriosklerotisch veränderten Gefäßen auftreten, handelt es sich um eine Erkrankung des höheren Lebensalters. Man unterscheidet akute Durchblutungsstörungen, die oft durch einen embolischen Verschluß (70%) verursacht sind, von den selteneren chronischen Durchblutungsstörungen. Nahezu immer sind hochgradige arteriosklerotische Gefäßveränderungen bei mindestens zwei der drei großen Arterien, die den Intestinaltrakt versorgen (Truncus coeliacus, A. mesenterica superior, A. mesenterica inferior), nachweisbar. Embolien betreffen aufgrund des größeren Lumens und des flacheren Abgangswinkels aus der Aorta fast immer die A.mesenterica superior.

Ätiologie

Die wichtigste Ursache ischämischer Darmerkrankungen ist die Arteriosklerose. Seltener liegen fibromuskuläre Hyperplasien der Gefäßwand, ein dissezierendes Aortenaneurysma oder Gefäßeinengungen durch extraluminale Kompression vor. Bei embolischen Verschlüssen findet man meist einen Herzklappenfehler oder eine absolute Arrhythmie bei Vorhofflimmern. Über eine Verringerung der Auswurfleistung und einen Rückstau prädisponiert eine dekompensierte Herzinsuffizienz zur Entstehung arterieller und venöser Durchblutungsstörungen. Weitere Risikofaktoren sind Tumorerkrankungen und Hämoblastosen, portale Hypertension, Hyperkoagulabilität und die Einnahme oraler Kontrazeptiva.

Pathophysiologie und Klinik

Schon wenige Minuten nach akutem Sistieren der Durchblutung kommt es zu strukturellen Epithelveränderungen, die nach etwa 30 bis 60 Minuten irreversibel sind. Mikroskopisch zeigt sich eine Lösung der Epithelschicht von der Unterlage. Durch eine vermehrte Fragilität der Gefäße entstehen Hämorrhagien und ein zunehmendes Ödem. Die Zerstörung der epithelialen Barriere führt zu einer zusätzlichen Schädigung der Darmwand durch Pankreasenzyme und die bakterielle Flora. Schließlich treten Perforationen auf. Bei langsam fortschreitenden Gefäßokklusionen findet man ähnliche Veränderung mit Schleimhautläsionen, Wandödem und intramuralen Hämorrhagien. Die widerstandsfähigere glatte Muskulatur des Darmes wird erst in fortgeschrittenen Stadien geschädigt. Hieraus resultieren typische Manifestationen der intestinalen Ischämie, die Perforation mit Peritonitis, die Blutung und bei Schädigung der Muskularis der Ileus.

Bei den chronisch nichtokklusiven Durchblutungsstörungen wird nach der Nahrungsaufnahme, der physiologischen Belastungssituation des Darms, eine kritische Durchblutungsgrenze unterschritten und es treten reversible Störungen auf, die jedoch aufgrund einer ausreichenden Restperfusion selten mit morphologischen Schäden einhergehen.

Leitsymptom der akuten arteriellen Durchblutungsstörung (Embolie) ist der heftige, kolikartige oder krampfartige Schmerz, der meist im Mittelbauch lokalisiert ist. Bei komplettem Gefäßverschluß bilden sich innerhalb kurzer Zeit schwere Allgemeinsymptome, wie Übelkeit und Erbrechen, aus. Vereinzelt kommt es zu anale Blutabgängen. Bei der chronischen nichtokklusiven Form reduzieren die Patienten aufgrund der ständig wiederkehrenden Schmerzen (Angina abdominalis) die Nahrungsaufnahme und nehmen deutlich an Gewicht ab.

Die **klinische Untersuchung** zeigt die allgemeinen Manifestationen einer Arteriosklerose. In einigen Fällen kann man ein arterielles Strömungsgeräusch über dem Ober- oder Mittelbauch auskultieren. Initial steht der weitgehend unauffällige Palpationsbefund des Abdomens im Kontrast zu den Beschwerden. Innerhalb weniger Stunden entwickelt sich jedoch bei vollständigem Gefäßverschluß das typische Bild eines akuten Abdomens mit paralytischem Ileus und druckschmerzhaften, gespannten Bauchdecken. Es bildet sich ein Kreislaufschock mit arterieller Hypotonie und Tachykardie aus.

Die **Labordiagnostik** zeigt keine charakteristischen Veränderungen; Im Rahmen der intestinalen Flüssigkeitssequestrierung steigt der Hämatokrit, man findet eine Leukozytose mit deutlicher Linksverschiebung im Differentialblutbild. Bei der **Sonographie** und der **Röntgenleeraufnahme** des Abdomens stellen sich dilatierte und wandverdickte Darmabschnitte mit Flüssigkeitsspiegeln als Zeichen des Ileus dar. Während chronisch fortschreitende Gefäßverschlüsse durch epitheliale Läsionen, Wandödeme und intramurale Blutungen ein verändertes Schleim-

hautrelief mit Verplumpung und unregelmäßigen Vorwölbungen verursachen, gehen die chronisch nichtokklusiven Formen nicht mit eindeutigen Veränderungen bei der Kontrastmitteldarstellung einher. Angiographisch stellt man bei der Mehrzahl der Patienten schwere Gefäßveränderungen mit komplettem
Verschluß oder mehreren hochgradigen Stenosen
fest.

Diagnostisches Vorgehen

Besteht aufgrund der Anamnese und des klinischen
Befundes der Verdacht auf einen akuten Mesenterialinfarkt, so sollte keine Zeit mit aufwendigen Spezialuntersuchungen vertan werden, weil sonst die irreversible Darmnekrose eintritt. Zeigt sich radiologisch
bzw. sonographisch das Bild eines Ileus mit gleichzeitig deutlicher Darmwandverdickung, so besteht eine
dringliche Operationsindikation.

    Die Diagnose der chronischen Formen einer in-
testinalen Durchblutungsstörung ist sehr problematisch. Vor allem bei nichtokklusiven Formen lassen
sich mit den konventionellen Untersuchungsmethoden oft keine Besonderheiten aufdecken. Angiographisch findet man häufig hochgradige Stenosen. Jedoch lassen sich derartige Gefäßveränderungen auch
bei asymptomatischen Patienten nachweisen. Somit
ist neben der Anamnese mit einer „Angina abdominalis" und dem angiographischen Befund vielfach der
Ausschluß anderer Ursachen der Symptomatik erforderlich.

Komplikationen

Die wichtigste und häufigste Komplikation der intesti-
nalen Durchblutungsstörungen ist die ischämische
Darmnekrose, die ausgedehnte Resektionen mit der
Folge eines Kurzdarmsyndroms erfordert.

Therapie

Bei akuten Durchblutungsstörungen muß sofort nach
Stabilisierung der Kreislaufsituation die Laparatomie
erfolgen. Zwar wird man stets eine Wiederherstellung
der Durchblutung mittels Bypass, Thrombektomie
oder Neuimplantation der betroffenen Arterie in die
Aorta anstreben, jedoch ist häufig schon ein Großteil
des Darmes nekrotisch, so daß nur die Resektion der
irreversibel geschädigten Anteile bleibt. Bei chronischen Durchblutungsstörungen ist neben der gefäßchirurgischen Rekonstruktion auch eine perkutane
transluminale Angioplastie möglich.

Prognose und Verlauf

Da der akute Mesenterialinfarkt meist alte und multi-
morbide Menschen betrifft, weist er unabhängig von
der durchgeführten Behandlung eine hohe Letalität
auf. Nach thrombotischen Gefäßverschlüssen treten
innerhalb weniger Monate bei etwa einem Viertel der
Patienten erneute Thrombosen auf. Daher sollte man
nach Ausschluß einer identifizierbaren Ursache für
die Gerinnungsneigung eine Dauerantikoagulation
durchführen. Überleben die Patienten, so wird die
weitere Prognose durch die Grundkrankheit und die
Komplikationen des meist entstandenen Kurzdarmsyndroms bestimmt.

Merke: Intestinale Durchblutungsstörungen treten vorwiegend im höheren Lebensalter bei arteriosklerotisch geschädigten Gefäßen auf. Leitsymptom ist der heftige, plötzlich einsetzende
Bauchschmerz. Die drohende ischämische Nekrose macht eine rasche Laparatomie zur Wiederherstellung der Durchblutung erforderlich. Meist
erfolgt die Diagnose zu spät, und es bleibt lediglich die Resektion der nekrotischen Darmabschnitte mit der Folge eines Kurzdarmsyndroms.

Weiterführende Literatur

Demling, L.: Klinische Gastroenterologie, 2. Aufl. Thieme Verlag,
   Stuttgart 1984
Marston, A.: Vascular Diseases of the Alimentary Tract. Clinics in
   Gastroenterology, Vol. I/3. Saunders, Philadelphia 1972

Enterales Eiweißverlustsyndrom (exsudative Enteropathie)

Definition: Beim Gesunden gehen etwa $10-20\%$
des täglich umgesetzten Albumins durch Ausscheidung über den Intestinaltrakt verloren. Beim
enteralen Eiweißverlustsyndrom besteht eine erhöhte Elimination von Proteinen in den Verdau-
ungskanal. Als Ursache dafür kommen intestinale
und extraintestinale Erkrankungen in Frage.

Häufigkeit

Primäre intestinale Eiweißverluste bei Erkrankungen
des intestinalen Lymphgefäßsystems sind selten und
machen wahrscheinlich nicht mehr als $1-15\%$ aller
schweren Hypoproteinämien mit klinischen Symptomen aus. Dagegen können im Verlauf von entzündlichen, tumorösen, kardialen und parasitären Darmerkrankungen relativ häufig mehr oder weniger
starke Eiweißverluste über den Darm vorkommen.

Ätiologie

In Tab. 12.**22** sind die häufigsten Krankheiten mit enteralem Eiweißverlustsyndrom zusammengestellt.

Pathophysiologie und Klinik

Normalerweise halten ausgeglichene anabole und katabole Vorgänge den Gesamtproteinbestand und
Plasmaproteinspiegel konstant. Eine Hypoproteinämie entsteht, wenn der intestinale Eiweißkatabolismus die Syntheserate übersteigt, d. h. mehr Eiweiß
über den Darm verlorengeht als neugebildet werden
kann (Abb. 12.**37**). Der Eiweißverlust betrifft alle Eiweißfraktionen. Obwohl die Proteinsyntheserate bis
auf das Doppelte gesteigert werden kann, reicht das
bei schweren Proteinverlusten nicht aus, um eine Hypoproteinämie mit Ödemen und anderen klinischen
Symptomen zu verhindern. Der Eiweißverlust kann

direkt über die entzündete Schleimhaut erfolgen (z. B. bei Colitis ulcerosa, Morbus Crohn), über eine erhöhte Diffusion zwischen den Zellen bei geschädigter Mukosa, z. B. Sprue, Morbus Ménétrier, bei erhöhtem Lymphdruck, bei granulomatösen oder malignen Darmerkrankungen oder bei schwerer Rechtsherzinsuffizienz und schließlich bei dilatierten Lymphgefäßen in der Mukosa bei primärer idiopathischer intestinaler Lymphangiektasie erfolgen. Die Ursache der Lymphgefäßerkrankung ist unbekannt.

Anamnese

Bei den häufigen, in allen Lebensaltern vorkommenden Eiweißverlustsyndromen stehen meistens die Symptome der Grundkrankheit wie Durchfälle, Steatorrhoe, Gewichtsverlust, Rechtsherzdekompensation u. a. zunächst klinisch im Vordergrund.

Befund

Bei schweren Formen des enteralen Eiweißverlustes kommt es zu einer generalisierten Ödemneigung mit Entstehung von Aszites und Pleuraergüssen. Die Ergüsse sind bei Anschluß an das Lymphgefäßsystem chylös. Als Folge des Proteinmangels findet man Haarausfall und eine Muskelatrophie. Zusätzliche Befunde bei der klinischen Untersuchung hängen von der Grundkrankheit ab.

Hypoproteinämie, Dysproteinämie mit Verschiebung und Verminderung aller Eiweißfraktionen, hypochrom-mikrozytäre Anämie bei Eisenmangel, Hypolipidämie und Hypokalzämie bestimmen die Laboratoriumsbefunde.

Der Nachweis des intestinalen Eiweißverlustes erfolgt durch die direkte Bestimmung der fäkalen Ausscheidung von α_1-Antitrypsin oder mit Hilfe von intravenös verabreichten, radioaktiv markierten Makromolekülen, z. B. ^{51}Cr-markiertes Albumin oder ^{131}J-markiertes Polyvinylpyrrolidon (Gordon-Test). Während Gesunde weniger als 1% der applizierten Dosis im Stuhl ausscheiden, werden bei intestinalem Eiweißverlust 2 bis 40% der verabreichten Menge im Stuhl gemessen. Röntgenologisch oder endoskopisch werden verbreiterte ödematöse Schleimhautfalten im Dünndarm oder Riesenfalten im Magen, wie beim Morbus Ménétrier, sichtbar. Die Lymphographie vermag in Einzelfällen hypoplastische oder ektatische Lymphgefäße nachzuweisen.

Diagnostisches Vorgehen

Die Diagnose wird durch den Nachweis eines vermehrten intestinalen Eiweißverlustes mit radioaktiv markierten Makromolekülen gestellt. Da die exsudative Enteropathie meist als Folge entzündlicher oder neoplastischer Darmerkrankungen auftritt, muß stets durch radiologische und endoskopische Untersuchungen des Magen-Darm-Traktes einschließlich Dünndarmbiopsie eine Krankheitsursache gesucht werden. Erreicht man durch die konventionellen Untersuchungsmethoden keine eindeutige Klärung, so sollte eine Lymphographie zum Nachweis von Erkrankungen des Lymphgefäßsystems durchgeführt werden.

Tabelle 12.**22** Die wichtigsten Ursachen der exsudativen Enteropathie

Erkrankungen mit Schleimhautveränderungen des Magens

- Polyadenomatose (Ménétrier)
- gutartige polypöse Tumoren
- Karzinome
- Lymphosarkome

Erkrankungen mit Schleimhautveränderungen des Darmes

- idiopathische Stearrhö (Zöliakie)
- Milchallergie und andere Allergien
- Morbus Whipple (intestinale Lipodystrophie)
- Morbus Crohn
- Colitis ulcerosa
- unspezifische Granulomatose
- Amyloidose
- polypöse oder villöse Tumoren (u. a. Cronkhite-Canada-Syndrom)
- maligne Tumoren (u. a. Melanommetastasen)
- Mißbrauch von Laxantien
- gastrokolische Fisteln
- akute infektiöse Enteritiden
- Bestrahlungskolitis, -enteritis
- Parasiten (Lambliasis, Amöbiasis, Ankylostoma duodenale, Bilharziose)

Lymphfisteln

Lymphstauungen im Bereich des Darmes

- intestinale Lymphangiektasie
- Lymphosarkomatose
- mechanische Verlegung der peripheren Lymphgefäße (Morbus Whipple, Sklerodermie)
- Karzinome, vor allem des Pankreas (mit Lymphknotenmetastasen)
- intestinale Lymphknotenerkrankungen (Tuberkulose, Sarkoidose, Mononukleose, Morbus Crohn)

Venöse Einflußstauungen

- Pericarditis constrictiva
- Endokardfibrose
- nach Bestrahlung von Mediastinaldrüsen
- bei Erhöhung des zentralen Venendruckes (Rechtsherzinsuffizienz wie bei trikuspidalem Stauungstyp)
- dilative Kardiomyopathie

Differentialdiagnose

Differentialdiagnostisch müssen alle anderen Eiweißverlustsyndrome, z. B. über Niere, Haut oder Hypoproteinämien anderer Genese, z. B. bei einer Lebererkrankung, überlegt werden.

Komplikationen

Als Folge der Hypoproteinämie können Anämie, Fettleber, Muskelatrophie, Polyneuropathie und andere

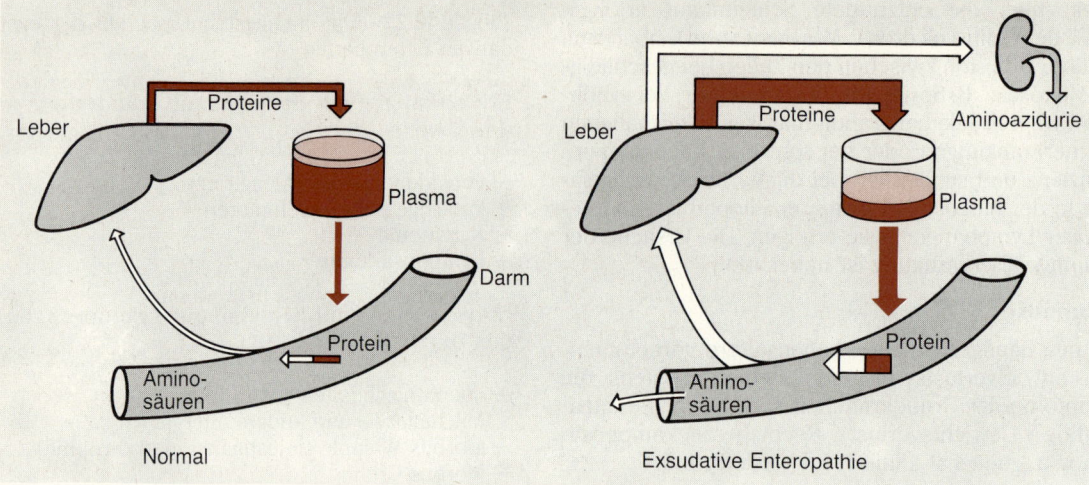

Abb. 12.37 Enterales Eiweißverlust-Syndrom (exsudative Enteropathie). Beim Gesunden (links) sind anabole und katabole Stoffwechselvorgänge im Gleichgewicht. Bei enteralem Eiweißverlust übersteigt der Verlust die Neusynthese (nach Märki u. Wührmann)

Organkomplikationen entstehen. Da der Eiweißverlust sämtliche Proteinfraktionen betrifft, kommt es zu einer sekundären Hypogammaglobulinämie mit Infektneigung.

Therapie

Bei sekundären Verlustsyndromen muß die meist im Vordergrund stehende Grundkrankheit behandelt werden: Sprue, Colitis ulcerosa, Morbus Crohn, Morbus Whipple, konstriktive Perikarditis, Morbus Ménétrier u. a. Symptomatisch können vorübergehend parenteral Eiweißlösungen verabreicht werden. Bei Infektanfälligkeit wird zusätzlich γ-Globulin injiziert.

Calcium und Eisen werden substituiert. Eine ursächliche Therapie der primären intestinalen Lymphangiektasie ist bisher nicht möglich. Bei umschriebenem Eiweißverlust im Dünndarm durch Lymphfisteln führt eine operative Therapie zur Heilung. Sonst ist nur die beschriebene symptomatische Therapie mit Eiweißersatz und Diuretika möglich. Eine fettbeschränkte Kost und die Verwendung mittelkettiger Triglyceride (MCT-Fette) führt zu einer Drucksenkung im Lymphgefäßsystem, da die MCT-Fette hauptsächlich über das Pfortadersystem und nicht über das Lymphgefäßsystem abtransportiert werden. Durch die Drucksenkung im mesenterialen Lymphgefäßsystem nimmt die Eiweißexsudation und Steatorrhoe ab.

Verlauf und Prognose

Die exsudative Enteropathie stellt in den meisten Fällen eine schwerwiegende Komplikation unterschiedlicher Darmerkrankungen dar. Verlauf und Prognose werden daher in erster Linie durch die Grunderkrankung bestimmt.

Merke: Ein gesteigerter Eiweißverlust über den Darm kann durch entzündliche oder tumoröse Dünndarmerkrankungen sowie durch im Darm lokalisierte Lymphgefäßerkrankungen zustande kommen. Klinisch steht eine Hypoproteinämie mit starker Ödemneigung im Vordergrund. Die Diagnose wird mit Hilfe radioaktiv markierter Makromoleküle gestellt. Die Therapie ist gegen die Grunderkrankung gerichtet und/oder symptomatisch.

Weiterführende Literatur

Bartelheimer, H., M. Classen, F. W. Ossenberg: Der kranke Dünndarm. Witzstrock, Baden-Baden 1978
Strohmeyer, G. W.: Exsudative Enteropathie. In Demling, L.: Klinische Gastroenterologie, 2. Aufl. Thieme, Stuttgart 1984
Waldmann, Th. A.: Protein-losing gastroenteropathies. In Bokkus, H. L.: Gastroenterology, vol. II. Saunders, Philadelphia 1976

Kurzdarmsyndrom

Definition: Nach Resektion von 50% oder mehr des Dünndarms treten komplexe Resorptionsstörungen auf, die unter dem Begriff „Kurzdarmsyndrom" zusammengefaßt werden.

Häufigkeit und Ätiologie

Das Kurzdarmsyndrom ist meist Folge einer ausgedehnten Dünndarmresektion, die zum Beispiel beim Mesenterialinfarkt oder bei kompliziertem Verlauf eines Morbus Crohn erforderlich wird.

Pathophysiologie und Klinik

Durch Verlust resorbierender Oberfläche, insbesondere bei ausgedehnter proximaler Jejunumresektion, bildet sich ein schweres Malabsorptionssyndrom aus, das zu den Leitsymptomen Diarrhö und Gewichtsverlust führt. Nach Resektion großer Teile des distalen Ileums wird der enterohepatische Kreislauf der Gallensäuren unterbrochen. Die Verringerung der intraluminalen Gallensäuren verursacht eine gestörte Mizellenbildung mit einer weiteren Verschlechterung der Fettaufnahme im Dünndarm. In das Kolon übertretende Gallensäuren regen eine zusätzliche Sekretion an (chologene Diarrhö), die schwere Wasser- und Elektrolytstörungen zur Folge haben kann. Der Verlust der Gallensäuren steigert die Lithogenität der Galle, so daß vermehrt Gallensteine gebildet werden. Vor allem nach Resektion der Ileozökalklappe läßt sich oft eine bakterielle Fehlbesiedlung des oberen Intestinaltraktes nachweisen, die wiederum durch Dekonjugation der Gallensäuren im proximalen Dünndarm die Symptomatik verschlimmern kann. Gleichzeitig wird der Vitamin-B$_{12}$-Instrinsic-Faktor-Komplex gebunden und die Vitamin-B$_{12}$-Resorption noch weiter gestört.

Es werden das trophisch wirkende Enteroglucagon sowie Gastrin, Cholecystokinin und Sekretin freigesetzt. Voraussichtlich wird über diese Mechanismen ein Adaptationsprozeß gefördert, der nach längerer Zeit zur Hyperplasie der Epithelzellen, Zunahme der Zottenhöhe und Kryptentiefe und Erweiterung des Dünndarmlumens führt. Die hohen Gastrinspiegel gehen jedoch mit einer erheblichen Hypersekretion von Säure im Magen und einer erhöhten Ulkusinzidenz einher.

Anamnese

Leitsymptome des Kurzdarmsyndroms sind massive Diarrhöen mit Gewichtsverlust und Leistungsschwäche. Als Folge eines Vitaminmangels, der besonders die fettlöslichen Vitamine A, D, E und K sowie das Vitamin-B$_{12}$ betrifft, treten Parästhesien, Muskelkrämpfe, Zungenbrennen und Nachtblindheit auf.

Befunde und diagnostisches Vorgehen

Die körperliche Untersuchung und die Laborwerte spiegeln das Ausmaß des Malabsorptionssyndroms wieder. Zusätzliche endoskopische und/oder radiologische Untersuchungen sind erforderlich, wenn Anamnese, Untersuchungsbefund oder Laborwerte auf ein Rezidiv der Grunderkrankung — z. B. einen akuten Schub eines Morbus Crohn — als Teilursache der Symptomatik hinweisen.

Therapie

Die Behandlung richtet sich gegen die Wasser- und Elektrolytverluste, Malabsorption von Fett und Vitaminen, Durchfall und schnelle Passagezeit sowie gegen den Gallensäureverlust.

Die Behandlung gliedert sich in drei Abschnitte:
- **Unmittelbar postoperativ:** Ersatz der schweren Wasser- und Elektrolytverluste mit parenteral ver-

Tabelle 12.23 Medikamentöse Therapie der wichtigsten Symptome und Folgen von Dünndarmresektionen

Durchfall:	Loperamid (Imodium) Diphenoxylat (Reasec) Cholestyramin (Quantalan, Cuemid) Opiate — Codeinphosphat
Anämie:	1000 mg Vitamin B$_{12}$/Monat 100 mg Eisensalz/Tag
Bakterielle Überwucherung:	Tetracycline, Metronidazol
Säurehypersekretion:	Antazida, H$_2$-Rezeptorenblocker

abreichten Lösungen über etwa 1–3 Wochen. Das Prinzip besteht darin, alle essentiellen Nahrungsstoffe in tolerablen Flüssigkeitsmengen mit 2,5–3,5 l pro Tag parenteral zuzuführen. Die Deckung des Kalorienbedarfs von ungefähr 2500 kcal (8000–10 000 kJ) erfolgt durch Infusion von 20–50%iger Glucose- und 10%iger Fettlösung. Der Eiweißbedarf wird durch Aminosäurelösungen gedeckt, wobei pro 1 g Stickstoff 150–250 kcal (630–1050 kJ) in Form von Glucose und Fett gegeben werden müssen.
- In der **Intermediärphase**, etwa 2–3 Wochen postoperativ, kann eine orale Ernährung mit Elementardiäten versucht werden. Der Übergang von parenteraler auf orale Ernährung muß langsam und überlappend erfolgen. Die synthetischen Formula-Diäten bestehen aus essentiellen Aminosäuren oder den besser schmeckenden und gut resorbierbaren Oligopeptiden mit Glucose und Elektrolyten.
- **Adaptationsphase:** Die Fettzufuhr muß auch in der Adaptationsphase weiterhin niedrig, d. h. mit etwa 40 g pro Tag, gehalten werden und erfolgt dann am besten mit mittelkettigen Triglyzeriden (Ceres-Öl/Margarine). Milch wird wegen des Lactosegehaltes häufig nicht gut vertragen und führt leicht zu Durchfällen.

Langfristig ist auch nach befriedigender Adaptation eine parenterale Substitution der fettlöslichen Vitamine (A, D, E, K), des Vitamins B$_{12}$ und gegebenenfalls eine Eisengabe erforderlich.

Die **medikamentöse Therapie** richtet sich gegen die verkürzte Passagezeit. Durch antiperistaltische Medikamente wird die Transit- und Kontaktzeit verlängert und die Nettoresorption erhöht. Dafür eignen sich Codeinphosphat, Loperamid oder Diphenoxylat und Anticholinergika. Gegen den Gallensäureverlust können gallensäurebindende Substanzen wie Cholestyramin 8–12 g pro Tag versucht werden. Bei bakterieller Überwucherung wirken Antibiotika wie insbesondere Tetracycline und Metronidazol. Pankreasferelemente zusammen mit H$_2$-Antagonisten können die Situation weiter verbessern (Tab. 12.**23**).

Nach weitgehendem Verlust der Resorptionsfläche reichen die Adaptationsvorgänge des Organismus, trotz optimaler diätetischer und medikamentöser Therapie, nicht aus, eine befriedigende Nährstoffversorgung zu gewährleisten. Hier ermöglicht die langfristig durchgeführte totale parenterale Ernährung, die nach adäquater Schulung vom Patienten zu Hause durchgeführt werden kann, eine Stabilisierung über viele Jahre.

Merke: Ein Kurzdarmsyndrom entwickelt sich nach ausgedehnten (etwa 50%) Dünndarmresektionen. Leitsymptom ist ein schweres Malabsorptionssyndrom, das als Folge der verringerten Resorptionsfläche entsteht. Durch chronische Adaptationsprozesse, diätetische und medikamentöse Maßnahmen läßt sich meist eine befriedigende Stabilisation erreichen. In schweren Fällen ist eine dauerhafte parenterale Ernährung erforderlich.

Weiterführende Literatur

Blackburn, G.L., B.R. Bistrian: Nutritional care of the injured and/or septic patient. Surg. Clin. N. Amer. 56 (1976)
Demling, L., G. Lux, W. Domschke: Therapie postoperativer Störungen des Gastrointestinaltraktes. Thieme, Stuttgart 1983
Herfarth, Ch., E.O. Riecken: Problematik des Kurzdarms. Z. Gastroenterol. 17 (1982)
Kolb, S.: Indikationen und Möglichkeiten der parenteralen Ernährung ambulanter Patienten. Dtsch. med. Wschr. 113 (1988) 1682

Strahlen- und Zytostatikaschäden

Nach hochdosierter abdomineller **Bestrahlung** treten bei etwa der Hälfte der Patienten akute Nebenwirkungen auf, die den Gastrointestinaltrakt betreffen. Sie manifestieren sich durch Übelkeit, Erbrechen, krampfartige Bauchschmerzen und meist blutigschleimige Durchfälle. Endoskopisch und radiologisch findet man eine gerötete, ödematöse Schleimhaut, die leicht verletzlich ist und größere Ulzerationen aufweist. Meist heilen diese Veränderungen spontan komplikationslos ab. Bei schwerer Symptomatik ist eine Behandlung mit Antiemetika, Flüssigkeitssubstitution und Antidiarrhoika wie Loperamid oder Diphenoxylat sinnvoll. Nach lokaler Gabe von Corticosteroiden oder Salazosulfapyridin sind in Einzelfällen deutliche Besserungen beschrieben worden. In etwa 1 bis 2% der Fälle bilden sich jedoch narbige Stenosen aus, die reseziert werden müssen.

Unter einer **zytostatischen** Therapie klagen etwa 5 bis 10% der Patienten über ausgeprägtere Nebenwirkungen, die den Magen-Darm-Trakt betreffen. Meist sind sie vorübergehend und selbstlimitierend und erfordern allenfalls eine symptomatische Behandlung. Bei systematischen Untersuchungen läßt sich regelmäßig eine Störung der intestinalen Resorption nachweisen, die jedoch nur in Ausnahmefällen zum klinischen Bild des Malabsorpitonssyndroms führt. Eine wichtige Nebenwirkung ist der paralytische Ileus, der über neurotoxische Wirkungen nach Gabe von Vinca-Alkaloiden und nach Cisplatin auftreten kann.

Weiterführende Literatur

DeVita V.T., S. Hellman, S.A. Rosenberg: Principles and Practice of Oncology, 2nd ed. Lippincott, Philadelphia 1985

Eosinophile Gastroenteritis

Diese seltene Erkrankung geht mit einer diffusen oder lokalisierten eosinophilen Infiltration der Mukosa und Darmwand des Gastrointestinaltraktes und einer Eosinophilie des peripheren Blutes einher. Häufig findet man gleichzeitig eine Erhöhung es IgE im Serum. Ätiologisch werden Nahrungsmittelallergien diskutiert. Das klinische Bild ist von Bauchschmerzen, Erbrechen, Speiseunverträglichkeiten, Durchfällen, Malabsorption, Aszites und Hypoproteinämie geprägt. Die Ursache ist unklar. Die Therapie ist unsicher und besteht im Weglassen unverträglicher Nahrungsmittel mit oder ohne Steroidgabe. Bei Obstruktion ist chirurgische Behandlung erforderlich.

Endokrine Erkrankungen und Stoffwechselstörungen

Bei einer Reihe von metabolischen und endokrinen Erkrankungen kommt es zu intestinalen Störungen. Seltener sind Tumoren oder Störungen des intestinalen diffusen Enterohormonsystems selbst Ursache von gastrointestinalen Symptomen.

Diabetes mellitus

Eine seltene Komplikation eines lang bestehenden Diabetes ist die diabetische Enteropathie, die durch krampfartige Leibschmerzen, nächtliche Durchfälle und Steatorrhoe gekennzeichnet ist. Meistens manifestiert sich diese Komplikation im Rahmen des diabetischen Spätsyndroms mit Retinopathie, Neuropathie und Nephropathie. Wahrscheinlich geht die intestinale Komplikation auf Störungen des autonomen Nervensystems mit degenerativen Veränderungen der sympathischen, parasympathischen und enterischen Nerven zurück. Es treten Störungen der Motilität und Sekretion auf. Häufig läßt sich eine bakterielle Besiedlung des Dünndarms nachweisen. Szintigraphisch, radiologisch und sonographisch stellt man eine verzögerte Magen- und Dünndarmpassage fest. Therapeutisch steht eine gute Einstellung des Diabetes im Vordergrund, die jedoch nur selten zu einer deutlichen Besserung führt. Zur symptomatischen Behandlung können je nach Leitsymptom motilitätswirksame Medikamente wie Loperamid oder Cisaprid und bei nachgewiesener bakterieller Fehlbesiedlung Tetracycline versucht werden.

Hyperthyreose und Hypothyreose

Bei etwa 10% aller **Hyperthyreosen** kommt es zu Durchfällen und leichter Steatorrhoe. Thyroxin stimuliert die propulsive gastrointestinale Motilität. Die Durchfälle werden aber wahrscheinlich nicht allein durch eine gesteigerte Motilität oder eine Veränderung der pankreatischen, biliären oder mukosalen Funktion, sondern durch Hyperalimentation mit Überlastung des Darmes durch Fett, das im Kolon zu Hydroxyfettsäuren umgewandelt wird, ausgelöst.

Bei der **Hypothyreose** kommt es durch eine stark herabgesetzte Motilität zur Obstipation.

Tumoren mit Überproduktion gastrointestinaler Hormone

Gastrinome = Zollinger-Ellison-Syndrom

(s. S. 1062 ff.)

Disaccharidase-Mangelsyndrom, Lactoseintoleranz

Definition: Durch einen genetisch determinierten oder erworbenen Lactasemangel in der Dünndarmschleimhaut kommt es zu einer spezifischen Malabsorption von Milchzucker.

Häufigkeit

Die Prävalenz der Lactosemalabsorption weist erhebliche rassische Unterschiede auf. Während bei etwa 90% der Schwarzafrikaner ein Lactasemangel besteht, findet man bei Europäern und weißen Amerikanern eine Lactosemalabsoption in 5 bis 15%.

Ätiologie

Beim häufigeren, genetisch determinierten Lactasemangel (primäre Lactoseintoleranz) verringert sich die Lactaseaktivität in den ersten Lebensjahren. Durch eine kleinere Resorptionsfläche und zelluläre Schäden tritt zum Beispiel im Rahmen von chronisch entzündlichen Darmerkrankungen eine sekundäre Lactosemalabsorption auf.

Pathophysiologie und Klinik

Das Disaccharid Lactose wird beim Gesunden durch membranständige Bürstensaumenzyme in Glucose und Galaktose gespalten, die über Transportproteine aufgenommen werden. Liegt ein Lactasemangel vor, gelangt die Lactose in den Dickdarm, wo sie bakteriell vergoren wird. Aufgrund der erhöhten Osmolarität des Darminhaltes entsteht eine Diarrhö. Die bei der bakteriellen Fermentierung entstehenden Gase gehen mit vermehrten Blähungen und krampfartigen Bauchschmerzen einher.

Leitsymptome sind die oft nur mäßigen abdominellen Beschwerden, wie postprandial auftretende Schmerzen, Diarrhö und vermehrte Blähungen. Einige Patienten stellen den Zusammenhang zwischen der Aufnahme von Milchprodukten und dem Auftreten der Symptomatik fest.

Befunde

Die körperlichen Befunde, die Routine-Laboruntersuchungen und endoskopische bzw. radiologische Untersuchungen sind unauffällig. Die Diagnose läßt sich durch die Gabe von 50 g Lactose mit anschließender Blutzuckerbestimmung stellen: Bei Patienten mit Lactosemalabsorption treten die typischen Beschwerden auf. Der Blutzucker steigt nicht über 25% des Ausgangswertes an (Lactose-Toleranz-Test). Sensitiver und spezifischer ist der Wasserstoffexhalationstest (H_2-Atemtest), bei dem der durch Vergärung im Dickdarm entstehende und über die Lunge abgeatmete Wasserstoff gemessen wird, und die sehr aufwendige Bestimmung der Lactase-Aktivität im Dünndarmbiopsat.

Diagnostisches Vorgehen

Besteht aufgrund der Symptomatik der Verdacht auf eine Lactosemalabsorption, so sollte eine sekundäre Form durch eine Kontrastmitteluntersuchung des Dünndarms ausgeschlossen werden. Die Sicherung der Diagnose erfolgt durch den Lactose-Toleranz-Test mit gleichzeitiger Blutzuckerbestimmung oder – besser – durch einen Wasserstoffexhalationstest.

Differentialdiagnose

Allergien gegen Milcheiweiß können eine ähnliche Symptomatik verursachen, sind jedoch äußerst selten und lassen sich durch den pathologischen Ausfall des Lactose-Toleranztests einfach ausschließen.

Therapie

Die Behandlung ist diätetisch durch lactosefreie Kost.

Merke: Der Lactasemangel ist eine häufige Ursache für ein spezifisches Kohlenhydrat-Malabsorptionssyndrom. Leitsymptome sind verstärkte Blähungen, abdominelle Schmerzen und Diarrhö. Die Diagnose erfolgt durch einen Lactose-Toleranztest. Die Therapie besteht in einer lactosefreien Diät.

Weiterführende Literatur

Enck P., W. E. Whitehead: Lactase deficiency and lactose malab-sorption. A review. Z. Gastroenterol. 24 (1986) 125

Hypogammaglobulinämie

Hypogammaglobulinämien sind selten mit Malabsorption und Diarrhöen kombiniert. Es werden verschiedene Hypo- und Agammaglobulinämien unterschieden. Sie können angeboren und erworben sein. Bei histologischen Untersuchungen werden Mukosaveränderungen wie bei der einheimischen Sprue beobachtet. Manchmal finden sich auch mononukleäre Infiltrationen im Sinne einer nodulären lymphoiden Hyperplasie. Damit geht ein Mangel an IgA- und IgM-Immunglobulinen einher. Es besteht dadurch eine erhöhte Infektanfälligkeit auch gegen Parasiten, insbesondere Giardia lamblia. Die Ursache und Beziehung zwischen Hypogammaglobulinämie und Malabsorption ist unklar. Einige Patienten sprechen auf glutenfreie Kost an. Durch die erhöhte Infektanfälligkeit und das erhöhte Malignomrisiko ist die Prognose unsicher.

Divertikulose des Dünndarms

Definition: Divertikel sind sackartige Ausstülpungen aller Wandschichten, die in sämtlichen Abschnitten des Dünndarms vorkommen können.

Häufigkeit und Ätiologie

Die echten Divertikel sind kongenitale Veränderungen, die meist im Duodenum und Jejunum sowie — als Meckelsches Divertikel — im Ileum lokalisiert sind. Ein Meckelsches Divertikel findet man bei etwa 2% aller Erwachsenen. Es stellt einen persistierenden Rest des Ductus omphaloentericus dar und liegt meist 60 bis 100 cm proximal der Bauhinschen Klappe.

Pathophysiologie und Klinik

Durch ektope Magenschleimhaut mit Säureproduktion in einem Meckelschen Divertikel können Ulzera entstehen, die akut bluten oder perforieren können. Bei einer Stase von Nahrungsresten kann eine bakterielle Besiedlung auftreten, die zu einer Dekonjugation von Gallensäuren mit Resorptionsstörungen führt. Eine Retention von Darminhalt kann bei peripapillären Duodenaldivertikeln den Abfluß von Galle- und Pankreassekret behindern und somit eine Cholangitis oder Pankreatitis auslösen.

Anamnese und Befunde

In den meisten Fällen stellen die Divertikel harmlose Anomalien dar, die asymptomatisch bleiben und nur zufällig entdeckt werden. Die Beschwerden und klinischen Befunde werden von den eingetretenen Komplikationen wie Blutung oder Perforation geprägt. Der Nachweis eines Divertikels erfolgt im Duodenum endoskopisch, in weiter distal gelegenen Abschnitten des Intestinaltraktes radiologisch. Der Beweis einer Blutung aus einem Dünndarmdivertikel ist problematisch und gelingt manchmal durch die Angiographie oder Szintigraphie, oft jedoch erst bei der Laparatomie.

Therapie

Symptomatische Divertikel erfordern die Resektion.

> **Merke:** Dünndarmdivertikel sind häufige, fast stets asymptomatische Aussackungen aller Schichten der Darmwand. Sie können sich durch Komplikationen wie Blutung, Perforation oder bakterielle Überwucherung manifestieren. Bei eindeutig divertikelbedingter Symptomatik ist eine chirurgische Therapie erforderlich.

Meckelsches Divertikel

Zu den angeborenen Divertikeln gehört das häufige Meckelsche Divertikel, das bei 2% der Erwachsenen vorkommt. Es handelt sich um den persistierenden Ductus omphalo-entericus und liegt meistens 60—100 cm proximal der Bauhinschen Klappe.

Bei der Mehrzahl der Menschen bleibt das Meckelsche Divertikel symptomlos und wird mehr zufällig entdeckt. Die anderen manifestieren sich klinisch durch Komplikationen: Ulkus in ektopischer Magenschleimhaut, das zur Blutung oder Perforation führt. Bei starker Blutung wird hellrotes Blut abgesetzt.

Die Diagnose erfolgt durch Röntgen, Angiographie und Szintigraphie mit Technetium (^{99m}Tc). Beim Erwachsenen kann es durch ein Meckelsches Divertikel durch Invagination oder Strangulation zum Ileus kommen. Die Therapie ist chirurgisch.

Duodenaldivertikel

Duodenaldivertikel liegen an der kleinen Kurvatur im unteren Teil des Duodenums in Nachbarschaft zur Papille.

Wahrscheinlich macht das Duodenaldivertikel selbst keine Beschwerden, obwohl es sich — selten — entzünden kann. Häufiger sind Oberbauchbeschwerden bei Divertikelträgern durch Gallenwegs- und Pankreaserkrankungen hervorgerufen. Sehr selten kann durch eine Duodenaldivertikulitis eine Cholangitis oder Pankreatitis mit ausgelöst werden.

Zufällig entdeckte oder symptomlose Divertikel werden nicht behandelt. Eine operative Behandlung von Duodenaldivertikeln kommt nur selten und nach Ausschluß aller anderen Oberbaucherkrankungen in Frage.

Jejunaldivertikel

Jejunaldivertikel – meistens multipel vorhanden – können klinisch zur Malabsorption führen, wenn sich ein Blindsack-Syndrom mit bakterieller Überwucherung des Dünndarms entwickelt.

Morbus Crohn

Definition: Der Morbus Crohn ist eine chronisch entzündliche Darmerkrankung unklarer Ätiologie, die im gesamten Intestinaltrakt auftreten kann. Meist sind der distale Dünndarm und/oder der Dickdarm diskontinuierlich betroffen. Die transmurale Entzündung führt zu Fistelbildung, Abszedierung und narbigen Stenosen. Der Verlauf ist durch einen unvorhersehbaren Wechsel von Remissionen und Rezidiven geprägt; eine Heilung ist nicht möglich.

Häufigkeit

Der Morbus Crohn ist weltweit unter allen Rassen verbreitet, kommt jedoch vermehrt in Nordeuropa, Australien und Nordamerika vor. In westlichen Ländern beträgt die Inzidenz etwa 2–4 und die Prävalenz etwa 20–40 Erkrankungen pro 100 000 Einwohner. Beide Geschlechter sind in gleichem Umfang betroffen. Meist manifestiert sich die Erkrankung zwischen dem 15.–30. Lebensjahr.

Ätiologie

Die Ursache des Morbus Crohn ist unbekannt. Wahrscheinlich wird die Erkrankung bei genetisch prädisponierten Menschen durch exogene Noxen ausgelöst.

Vererbung: Mehrfach ist eine familiäre Häufung chronisch entzündlicher Darmerkrankungen beschrieben worden. Auch die gegenüber Nichtjuden deutlich erhöhte Prävalenz des Morbus Crohn bei Juden weist auf eine genetische Prädisposition hin.

Mikroorganismen: Wegen der granulomatösen Reaktionen wurden schon von Crohn, Ginzburg und Oppenheimer Mikroorganismen als Auslöser der Erkrankung vermutet. Bisher konnten jedoch weder bakterielle noch virale Erreger mit Sicherheit als ätiologische Faktoren isoliert und identifiziert werden.

Immunologische Faktoren: Patienten mit Morbus Crohn weisen Veränderungen des zellulären und humoralen Immunsystems auf. Antikörper gegen Kolonzellen sprechen für eine Autoimmunerkrankung. Phagozytosedefekte der Makrophagen, verzögerte Reaktionen der Lymphozyten auf Mitogene und Veränderungen der Zahl und Funktion von Lymphozytensubpopulationen im peripheren Blut und in der Mukosa deuten auf eine Störung der Immunregulation bei dieser Erkrankung. Es ist jedoch noch unklar, ob es sich um Folgen der chronischen Entzündung oder die Ursache der Erkrankung handelt.

Umweltfaktoren: Aufgrund der hohen Prävalenz des Morbus Crohn in industrialisierten Ländern und urbanen Regionen werden exogenen Noxen eine besondere Bedeutung bei der Krankheitsentstehung zugeschrieben. Vor allem ein negativer Einfluß der schlackenarmen, zucker- und fetthaltigen Kost der westlichen Länder wird hierbei diskutiert. Schlüssige Beweise für diese Hypothese stehen jedoch noch aus.

Psychosomatische Faktoren: Abnorme Persönlichkeitsmerkmale oder vermehrte psychische Belastungen wurden für die Krankheits- oder Rezidiventstehung verantwortlich gemacht. In der psychischen Grundstruktur lassen sich vermehrt neurotische Züge und Zeichen der Hilfs- und Hoffnungslosigkeit nachweisen. Ähnliche Veränderungen findet man jedoch bei unterschiedlichen chronischen Erkrankungen, so daß es sich wahrscheinlich um eine Folge des oft schweren und unvorhersehbaren Krankheitsverlaufs handelt. Selbstverständlich können psychische Faktoren die Beschwerden des Patienten und seine Reaktion auf die chronische Erkrankung beeinflussen.

Pathophysiologie und Klinik

Die entzündlichen Veränderungen betreffen die gesamte Darmwand, die durch Ödem und/oder Fibrose verdickt ist. Fissurale Ulzera können alle Wandschichten penetrieren und zur Fistelbildung zu benachbarten Hohlorganen oder zur Haut führen. Man findet eine vorwiegend lymphozytäre Infiltration und – bevorzugt in Nachbarschaft zu Lymphgefäßen – nichtverkäsende Granulome. Der Befall ist diskontinuierlich und segmental, d. h. entzündlich veränderte Areale wechseln mit markoskopisch unauffälliger Schleimhaut ab. Durch narbige Schrumpfungsprozesse entwickeln sich Stenosen.

In den meisten Fällen ist das terminale Ileum entweder isoliert (etwa 30%) oder im Rahmen einer Ileokolitis (etwa 50%) betroffen. Ein ausschließlicher Dickdarmbefall liegt bei etwa einem Fünftel der Patienten vor. Weiter proximal gelegene Abschnitte des Gastrointestinaltraktes sind in 10 bis 15% mitbeteiligt. In der Hälfte der Fälle manifestiert sich der Morbus Crohn durch Fistelbildung, periproktische Abszesse oder chronische Analfissuren im Anorektum.

Die entzündliche Schleimhautzerstörung im Dünn- und Dickdarm verursacht eine Resorptionsstörung, die je nach Befallsmuster und Ausdehnung zum Malabsorptionssyndrom und zur Diarrhö führen kann. Dies kann durch enteroenterale oder enterokolische Fistelungen, durch die Teile des Magen-Darm-Traktes aus der Nahrungspassage ausgeschlossen werden, noch verstärkt werden. Durch Fistelbildungen in das Urogenitalsystem entstehen chronische Harnwegsentzündungen und Vulvovaginitiden. Narbige oder entzündliche Stenosen können hochgradige Passagebehinderungen darstellen, die bis zum Vollbild des mechanischen Ileus gehen.

Anamnese

Das Beschwerdebild entwickelt sich oft schleichend über längere Zeit. Im Vordergrund stehen Durchfälle und meist nahrungsabhängige krampfartige, im Mittelbauch lokalisierte Schmerzen. Hinzu kommen Allgemeinsymptome wie Abgeschlagenheit, Gewichtsverlust und Fieber. Die häufigen perianalen Manifestationen führen zu Stuhlschmieren oder zur analen Inkontinenz. Im Kindesalter treten Wachstumsstörungen und Verzögerungen der sexuellen Entwicklung auf.

Befund

In schweren Fällen fallen bei der Inspektion Fistelöffnungen im Perianalbereich und an der Bauchwand auf. Oft kann man eine druckschmerzhafte Resistenz im Abdomen tasten, die meist im rechten Unterbauch lokalisiert ist. Bei der sorgfältigen **Inspektion** und **Palpation** des Analkanals lassen sich chronische, typischerweise schmerzlose Fissuren nachweisen, die meist dicht an der dorsalen Kommissur lokalisiert sind.

Die **Labordiagnostik** ergibt keine spezifischen Resultate, sondern zeigt lediglich Veränderungen einer chronischen Entzündung, wie Blutsenkungsbeschleunigung, Leukozytose und Erhöhung des C-reaktiven Proteins. Außerdem spiegeln sich Defizite — zum Beispiel Hypoproteinämie, Anämie oder Eisenmangel — in den Befunden wider, die durch Mangelernährung, intestinalen Verlust oder Resorptionsstörungen entstanden sind.

Endoskopie: Endoskopisch erscheint die Schleimhaut stellenweise geschwollen und leicht gerötet. Man findet aphthoide Läsionen, bizarre, zum Teil längs- oder quergestellte Ulzera, Fissuren, Fisteln und Strikturen. Entzündliche Areale liegen in unmittelbarer Nachbarschaft zu normal erscheinender Schleimhaut.

Radiologie: Die länglichen Ulzera und die ödematöse Schwellung der Mukosainseln verursachen bei der Kontrastmitteluntersuchung das typische Pflastersteinrelief der Schleimhaut. Die Wand erscheint starr und ist zum Teil deutlich stenosiert. Durch die Wandverdickungen sind die Darmschlingen voneinander distanziert. Fistelungen zu anderen Darmabschnitten, zu anderen Hohlorganen oder zur Haut lassen sich radiologisch gut nachweisen.

Sonographie: Entzündlich oder narbig verdickte Darmschlingen können sonographisch häufig dargestellt werden. Viel bedeutsamer ist die Ultraschalldiagnostik jedoch beim Nachweis von Komplikationen, wie einer Abszedierung, der Bildung entzündlicher „Konglomerattumoren" oder einer Harnstauungsniere.

Diagnostisches Vorgehen

Die Diagnose wird durch das typische endoskopische und/oder radiologische Bild und den histologischen Nachweis einer granulomatösen Entzündung gestellt. Da der Morbus Crohn den gesamten Gastrointestinaltrakt befallen kann, sollte die Schwere und Ausdehnung der Erkrankung durch Endoskopie oder Kontrastmitteldarstellung von Ösophagus und Magen sowie Dickdarm und durch eine Röntgenuntersuchung des Dünndarms bestimmt werden. Mit einer Ultraschalluntersuchung werden u. U. Komplikationen im Abdomen und Retroperitonealbereich erfaßt.

Komplikationen

Im Laufe der Erkrankung entwickeln sich bei der Mehrzahl der Patienten Komplikationen, die entweder den Magen-Darm-Trakt (lokale Komplikationen) oder andere Organsysteme betreffen (extraintestinale bzw. systemische Komplikationen).

Lokale Komplikationen: Eine typische und oft diagnostisch wegweisende Komplikation des Morbus Crohn ist die Ausbildung von Fisteln, die in andere Hohlorgane oder an die Haut münden. Wenn derartige Fistelsysteme blind in Weichteilen enden, entwickeln sich Abszesse, die bei der Diagnosestellung oft keine Verbindung mehr zum Darm aufweisen. Wiederholte entzündliche Schübe führen zur narbigen Schrumpfung von Darmabschnitten, die die Nahrungspassage behindern. Einen ähnlichen Effekt über die zu „Konglomerattumoren" miteinander verbackenen, fibrotisch verdickten Darmschlingen aus. Spontane Perforationen oder massive Blutungen sind selten, können jedoch zur Notfalloperation zwingen.

Patienten mit Morbus Crohn erkranken im Vergleich zur Normalbevölkerung etwas häufiger an Karzinomen des Dünn- und Dickdarms. Das Malignomrisiko erscheint jedoch deutlich geringer als bei der Colitis ulcerosa, so daß regelmäßige endoskopische Verlaufsuntersuchungen mit Stufenbiopsien nicht erforderlich sind.

Extraintestinale Komplikationen: Durch die Nachbarschaft einzelner Darmabschnitte zu den Harnwegen kann es über Fistelungen zu rezidivierenden Infekten oder durch Kompression des Ureters zur Harnstauung kommen. Fettresorptionsstörungen verursachen eine vermehrte Entstehung von Oxalat, das im Dickdarm aufgenommen wird und zur Bildung von Nierensteinen beiträgt. Analog kommt es zur verringerten Gallensäurenaufnahme im terminalen Ileum, was mit einer vermehrten Lithogenität der Galle und einer chologenen Diarrhö einhergehen kann. Von diesen Komplikationen unterscheidet man die voraussichtlich immunologisch verursachten **extraintestinalen Manifestationen**, die die Haut, die Augen, die Leber und die Gelenke betreffen können (Tab. 12.24 a u. b).

Systemische Komplikationen: Die systemischen Manifestationen umfassen die Folgen der chronischen Entzündung und des zunehmenden Funktionsverlustes des Gastrointestinaltraktes. Es kommt zur Mangelernährung bzw. im Kindesalter zur Retardierung der körperlichen Entwicklung. Eine Vielzahl spezifischer Mangelerscheinungen kann im Laufe der Erkrankung auftreten, so etwa ein Vitamin-B_{12}-Mangel bei funktionellem oder postoperativem Verlust größerer Teile des Ileums. Der chronische Entzündungsprozeß kann zur Ausbildung einer sekundären Amyloidose führen.

Differentialdiagnose

Die Diagnose einer „unspezifischen" chronischen Darmentzündung setzt den Ausschluß einer infektiösen Genese voraus, der durch histologische, serologische und mikrobiologische Untersuchungen bzw. Beobachtung des Krankheitsverlaufs erfolgt. In westlichen Ländern ist die Darmtuberkulose eine Rarität, die sowohl makroskopisch als auch mikroskopisch dem Morbus Crohn ähnelt. Ein meist akuteres Krankheitsbild, das oft als Appendizitis verkannt wird, verursacht die Yersinien-Infektionen, die jedoch einen selbstlimitierenden Verlauf nimmt. Ein akuter Schub oder lokale Komplikationen sind bei Befall des terminalen Ileums von der Appendizitis in einzelnen Fällen nicht zu unterscheiden. Kriterien zur Abgrenzung von der Colitis ulcerosa bzw. von der Divertikulitis sind in Tab. 12.**25** angegeben. Bei etwa 10% der Patienten läßt sich das Krankheitsbild nicht sicher dem Morbus Crohn oder der Colitis ulcerosa zuordnen. Eine wichtige Differentialdiagnose sind maligne Tumoren, insbesondere ein intestinales Lymphom, das sich klinisch oft als Morbus Crohn präsentiert.

Therapie

Eine Heilung des Morbus Crohn ist weder durch eine medikamentöse noch durch eine chirurgische Behandlung möglich. Ob die Langzeitprognose der Erkrankung durch die unterschiedlichen Maßnahmen wesentlich verbessert wird, ist noch nicht gesichert. Rezidive lassen sich durch die bisherigen Therapieverfahren nicht verhindern. **Ernährungsbehandlung:** Bei vorwiegendem Dünndarmbefall lassen sich im akuten Schub durch eine totale parenterale Ernährung oder eine Sonderernährung mit chemisch definierten, voll resorbierbaren Lösungen Remissionen erreichen. Als adjuvante Therapie hat sich diese Ernährungsbehandlung bei schwerem Krankheitsverlauf oder bei Wachstumsverzögerung im Kindesalter zum Ausgleich von Defiziten, insbesondere zur Verbesserung der Energiebilanz bewährt. Eine Rezidivverhinderung mit einer speziellen „Crohn-Diät" ist nicht möglich. Falls nicht individuelle Unverträglichkeiten vorliegen, sollten die Patienten sich an den allgemeinen Empfehlungen für eine gesunde Ernährung mit ausgewogener, schlackenreicher Mischkost orientieren.

Medikamentöse Therapie: Die größten Erfahrungen zur medikamentösen Behandlung des Morbus Crohn liegen für Salazosulfapyridin und Corticosteroide vor. Während Salazosulfapyridin vorwiegend beim Dickdarmbefall wirksam sind, scheinen beim Dünndarmbefall Corticosteroide einer Therapie mit Salazosulfapyridin überlegen zu sein.

Salazosulfapyridin: Salazosulfapyridin wird im

Tabelle 12.24 a Extraintestinale Manifestationen chronisch entzündlicher Darmerkrankungen

Haut
Erythema nodosum Pyoderma gangraenosum Acrodermatitis enteropathica Uhrglasnägel, Trommelschlegelfinger
Augen
Iritidozyklitis Episkleritis
Gelenke
Arthritis ankylosierende Spondylitis
Leber
primär sklerosierende Cholangitis Pericholangitis

Tabelle 12.24 b Relative Häufigkeit hepatobiliärer Komplikationen bei chronisch entzündlichen Darmerkrankungen und Abhängigkeit von der Aktivität der Grunderkrankung (nach Walker und Bode)

	Morbus Crohn	Colitis ulcerosa	Abhängigkeit von Aktivität
Fettleber	+++	++	+
Amyloidose	+	(+)	(+)
Leberabszeß	+		+
Granulomatöse Hepatitis	+		+
Cholelithiasis	+++		+
Pericholangitis	+++	+++	
Primär sklerosierende Cholangitis	(+)	++	
Cholangiokarzinom		+	
Zirrhose	++	++	
Chronisch aktive Hepatitis		?	
Primär biliäre Zirrhose		?	

Dickdarm durch Bakterien in seine Sulfonamidkomponente und die wahrscheinlich wirksame Substanz, 5-Aminosalicylsäure, gespalten. Im akuten Schub werden 2 bis 4 g pro Tag in drei Einzeldosen eingenommen. Eine Fortführung der Behandlung nach Erreichen der Remission hat keinen positiven Einfluß auf den weiteren Krankheitsverlauf. Da der Sulfon-

Tabelle 12.25   Differentialdiagnose zwischen chronisch-entzündlichen Darmerkrankungen und Divertikulitis

	Morbus Crohn	Colitis ulcerosa	Divertikulitis
Erkrankungsalter	jugendliches Alter	jedes Alter	> 40 Jahre
Anamnese			
Schmerzen	häufig	seltener	lokalisiert
Durchfall	häufig	häufig	gelegentlich
Blutung	gelegentlich	stets vorhanden	episodisch
Klinische Befunde			
Trommelschlegelfinger	häufig	selten	keine
tastbarer Tumor	häufig (rechter Unterbauch)	keiner	relativ häufig (linker Unterbauch)
anale Läsionen	häufig	selten	keine
Rektoskopie	normal oder segmentale Veränderungen	kontinuierliche Veränderungen	normal, evtl. eitriges Sekret im Lumen
Strikturen	häufig	selten	in Region mit Divertikeln
Fissuren	häufig	keine	vorgetäuscht durch Divertikelhälse
Fisteln	relativ häufig	keine	können auftreten
Röntgenveränderungen			
Lokalisation	Dünndarm und/oder Kolon	Kolon	gewöhnlich Sigmoid
distales Ileum	häufig Ileitis terminalis	evtl. „Rückfluß-Ileitis"	normal
Ausbreitung	segmental, evtl. „skip lesion"	kontinuierlich	ein Segment

amidbestandteil für einen großen Teil der Nebenwirkungen verantwortlich gemacht wird, wurden unterschiedliche 5-Aminosalicylsäure-Präparationen entwickelt, die erst im distalen Dünndarm und Dickdarm freigesetzt werden. Sie scheinen eine dem Salazosulfapyridin vergleichbare Wirksamkeit zu besitzen. Es ist noch unklar, ob der theoretische Vorteil einer geringeren Nebenwirkungsrate die 5-Aminosalizylsäure zum überlegenen Präparat macht.

Corticosteroide: Glucocorticoide haben in der akuten Phase des Morbus Crohn durch ihre immunsuppressive Wirkung eine gesichert günstige Wirkung. Initial wird 40 bis 60 mg Prednisolon gegeben und die Dosis bei Einsetzen einer Besserung schrittweise — innerhalb von 4 bis 5 Wochen — auf 10 bis 15 mg pro Tag reduziert. Anschließend wird das Corticosteroid alternierend gegeben, um die Nebenwirkungen zu reduzieren und einer Nebennierenrindensuppression vorzubeugen.

Meistens werden Salazofulfapyridin und Corticosteroide gemeinsam eingesetzt. In diesen Fällen wird Salazosulfapyridin in gleicher Dosis gegeben, während die Steroiddosis langsam verringert wird.

Azathioprin und *6-Mercaptopurin:* Als Monotherapie sind diese Immunsuppressiva beim Morbus Crohn unwirksam. Läßt sich jedoch eine Remission nur mit Corticosteroiden aufrecht erhalten, so kann die Steroiddosis durch gleichzeitige Gabe von Azathioprin oder 6-Mercaptopurin reduziert werden. Eine Dosierung über 0,75 mg/kg KG sollte für die Dauertherapie mit Azathioprin möglichst nicht über-

schritten werden, um das Risiko von Nebenwirkungen, die besonders das hämatopoetische System betreffen, gering zu halten.

Metronidazol: Mit dem gegen Anaerobier wirksamen Antibiotikum Metronidazol lassen sich mit einer Dosis von 800 mg pro Tag vor allem bei Dickdarmbefall mit Fistelbildung ähnliche Ergebnisse wie bei einer Behandlung mit Salazosulfapyridin erreichen. Die häufigsten Nebenwirkungen schränken jedoch den Einsatz dieses Präparates ein.

Andere Medikamente haben sich entweder als unwirksam erwiesen oder sind noch im Stadium der klinischen Erprobung, z. B. Cylosporine, Omega-Fettsäuren u. a.

Chirurgische Therapie: Da eine Heilung der Erkrankung auch durch die Operation nicht möglich ist, wird die chirurgische Therapie vorwiegend bei Komplikationen oder beim Versagen der konservativen Therapie (Tab. 12.26) eingesetzt. Die meisten Patienten mit Morbus Crohn werden im Laufe ihres Lebens wegen der Darmerkrankung operiert; mehr als 50% der Patienten müssen mehrmals chirurgisch behandelt werden. Um nicht die Resorptionsleistung des Intestinaltraktes durch ausgedehnte Resektionen noch weiter zu verringern, hat sich eine „sparsame" Chirurgie bei der Behandlung des Morbus Crohn durchgesetzt.

Psychotherapie: Die chronische, in ihrem Verlauf unvorhersehbare Erkrankung stellt eine enorme Belastung für die meist jungen Patienten dar. Bei der Bewältigung der in diesem Zusammenhang auftretenden Konflikte kann eine begleitende Psychotherapie sehr hilfreich sein. Der Einfluß einer solchen Therapie auf den Krankheitsverlauf ist jedoch fraglich.

Morbus Crohn in der Schwangerschaft

Während akuter Schübe sollte bei jungen Frauen eine wirksame Antikonzeption gewährleistet sein. Kommt es während einer akuten Krankheitsphase zur Schwangerschaft oder tritt während der Schwangerschaft ein Rezidiv des Morbus Crohn auf, so kann die Behandlung mit Corticosteroiden und/oder Salazosulfapyridin in üblicher Weise erfolgen, ohne daß ein erhöhtes Mißbildungsrisiko besteht. Postpartal werden häufig Rezidive beobachtet.

Verlauf und Prognose

In den meisten Fällen nimmt der Morbus Crohn einen progredienten Verlauf mit Phasen wechselnder Aktivität. Nach Erreichen einer Remission tritt innerhalb von 2 Jahren bei über einem Drittel der Patienten ein Rezidiv auf. Auch nach operativer Entfernung aller makroskopisch befallener Darmabschnitte kommt es in etwa 90% zu einem erneuten Krankheitsschub. Patienten mit Ileokolitis weisen eine schlechtere Prognose auf als Patienten mit isoliertem Dünndarmbefall. Etwa 10 bis 20% der Patienten sterben an den Folgen der Darmerkrankung.

Merke: Der Morbus Crohn gehört zu den chronisch entzündlichen Darmerkrankungen ungeklärter Ätiologie. Histologisch findet man eine transmurale Entzündung mit nichtverkäsenden Granulomen. Die entzündlichen Veränderungen können den gesamten Gastrointestinaltrakt betreffen. Typisch ist ein segmentaler Befall mit lokalen Komplikationen wie Fisteln, Abszessen und narbigen Stenosierungen. Leitsymptome sind abdominelle Schmerzen, Fieber, Gewichtsverlust und Durchfall. Bei etwa einem Viertel der Patienten kommt es zu extraintestinalen Manifestationen. Die Diagnose wird durch Endoskopie mit Biopsie und Kontrastmitteluntersuchungen gestellt. Der Verlauf ist durch einen unvorhersehbaren Wechsel von Remissionen und Rezidiven gekennzeichnet. Eine Heilung ist nicht möglich. Salazosulfapyridin, Corticosteroide und Metronidazol können akute Schübe günstig beeinflussen. Bei schwerem Verlauf und Komplikationen ist eine chirurgische Behandlung erforderlich.

Weiterführende Literatur

Allgöwer, M., F. Harder, L.F. Hollender, H.J. Peiper, J.R. Siewert: Chirurgische Gastroenterologie, Bd. II. Springer, Berlin 1990

Herfarth, Ch., W. Caspary: Ergebnisse der Gastroenterologie. Z. Gastroenterol. 24 (1989)

Ewe, K., H. Fahrländer: Therapie chronisch entzündlicher Darmerkrankungen. Schattauer, Stuttgart 1986

Farmer, G.: Inflammatory Bowel Disease. Clinics in Gastroenterology, vol. IX. Saunders, Philadelphia 1983

Mayberry, F.: Recent epidemiology of ulcerative colitis and Crohn's disease Int. J. colorect. Dis. 4 (1989) 59

Sleisenger, M.H., J.S. Fordtran: Gastrointestinal Disease, 4th ed. Saunders, Philadelphia 1989

Tabelle 12.**26** Indikationen zur chirurgischen Therapie bei Morbus Crohn

Indikation zur chirurgischen Therapie
1. Ileus
2. Beteiligung des Urogenitaltraktes
3. Therapierefraktäre Fisteln und Abszesse
4. Versagen der konservativen Therapie

Dringlichkeitsstufen der Operationsindikation
Absolute Operationsindikation
a) *mit hoher Dringlichkeit* (Perforation, Peritonitis, toxisches Megakolon, therapieresistente Blutung)
b) *mit aufgeschobener Dringlichkeit* (septische Komplikation mit toxisch-infektiösen Erscheinungen, Fisteln zur Harnblase, Ureterkompression mit Aufstauung, kompletter Ileus)
Relative Operationsindikation
Bei Versagen der konservativen Therapie (chronischer Ileus, therapieresistente enterokutane, enterovaginale, enteroenterische Fisteln, Konglomerattumoren sowie ausgedehnte Analfisteln mit drohender Sphinkterinsuffizienz, ausgedehnte systematische Manifestationen von Haut, Augen und Gelenken, die auf konservative Therapie nicht ansprechen)

„Durchfall"

Diarrhöen können durch mehrere pathogenetische Mechanismen hervorgerufen werden, die einzeln oder kombiniert wirksam werden (Tab. 12.**27**).

Die Frequenz der Stuhlentleerung variiert normalerweise zwischen 3mal täglich und 3mal pro Woche. Das Stuhlgewicht beträgt bei normaler Ernährung in Mitteleuropa 100−200 g pro Tag, die Konsistenz ist breiig oder geformt. Bei Durchfall kommt es zu gehäuften ungeformten Entleerungen mit vermehrtem Stuhlvolumen.

Bei der initialen Diagnostik ist zu klären, ob es sich um akute, chronische oder rezidivierend auftretende Durchfälle handelt. Nächtliche Diarrhöen weisen auf organische Ursachen hin. Sistieren der Durchfälle nach Nahrungskarenz spricht für osmotische Diarrhöen, das Weiterbestehen nach Nahrungskarenz für eine sekretorische Diarrhö (Tab. 12.**28**).

Akuten Durchfällen liegt am häufigsten eine infektiöse Ursache zugrunde (s. Tab. 12.**29**). Daher geben Fragen nach Umgebungserkrankungen, Reisen, Genuß möglicherweise kontaminierter Nahrungsmittel erste diagnostische Anhaltspunkte. Grunduntersuchungen sind Kontrolle der Stuhlfrequenz, Stuhlbetrachtung, Untersuchung auf Blut, Bakterien und Parasiten. Halten Durchfälle länger als 2−3 Wochen an oder rezidivieren sie nach vorübergehender Besserung, handelt es sich definitionsgemäß um chronische oder chronisch-rezidivierende Durchfälle. Es

Tabelle 12.**27**   Einteilung der Diarrhö nach pathogenetischen Gesichtspunkten

Verminderung der Wasserresorption

osmotischer Effekt bei hochprozentigen Zucker- und Salzlösungen

Disaccharidasemangel

Quellmittel: Leinsamen, Normacol, Agiolax u. a.

Resorptionshemmung: Gallensäuren, Laxantien, Zytostatika u. a.

Vermehrung der Wasserzufuhr

exogen

Steigerung der Netto-Wasser-Elektrolyt-Sekretion durch Bakterientoxine, Hormone, Prostaglandine

Motilitätsstörungen

Karzinoide, irritables Kolon, diabetische Enteropathie, nach Vagotomien

Exsudative Enteropathien

Schleimhautenzündungen: Kolitis, Divertikulitis u. a.

Darmtumoren

Lymphabflußstörungen: Morbus Whipple, instestinale Lymphangiektasien, Lymphome u. a.

Tabelle 12.**28**   Sekretorische Diarrhöen

Pathogenese: *Endogene Substanzen* (z. B. Gallensäuren, gastrointestinale Hormone, Prostaglandine) wie auch *exogene Stoffe* (z. B. Bakterientoxine)

bewirken durch eine *Aktivierung* der membranständigen *Adenylzyklase* einen *Anstieg* von *cAMP* in der Mukosazelle → Auslösung einer aktiven Elektrolytsekretion

Vorkommen: *Bakterielle Diarrhöen*
— Cholera
— Escherichia coli (Reisediarrhöen)
— Salmonellen
— Shigellen
Hormonell
— VIP
— Prostaglandine

Tabelle 12.**29**   Infektiöse Ursachen von Diarrhöen

Virale Diarrhö

Rotavirus
Norwalk-Agens
Andere: Adenoviren, Echoviren 11, 14 und 18
Coxsackieviren

Bakterielle Diarrhö

Invasive Organismen
Shigellen-Stämme
Salmonellen der Gruppe B Kategorie (Salmonella typhi, Salmonella typhi murium, Salmonella paratyphi B)
Escherichia coli (enteropathogen)
Campylobacter

Toxinproduzierende Organismen (nichtinvasiv)
Escherichia coli   Salmonellen-Stämme
(enterotoxigen)
Vibrio cholerae   Vibrio parahaemolyticus
Staphylococcus aureus, Bacillus cereus
Clostridium perfringens, Staphylococcus dysenteriae

Parasitäre Diarrhö

Protozoen
Entamoeba histolytica
Giardia lamblia
Helminthen
Schistosoma mansoni

Antibiotikaassoziierte Diarrhö

Candida albicans
Staphylokokken-Enterokolitis
Pseudomembranöse Kolitis

---

muß nach Nahrungsabhängigkeiten (Zucker, Milch oder andere osmotisch wirksame Ursachen, z. B. Abführmittel) und pathologischen Stuhlbeimengungen (Blut, Schleim) gefahndet werden. Eine anhaltende Gewichtsabnahme, extraintestinale Begleitsymptome sowie der Ausschluß iatrogener Ursachen (Operationen, Anastomosen, Medikamente) grenzen die Ursachen weiter ein. Klinische Symptome wie bei einer Hyperthyreose (Tachykardie, warme Haut u. a.), Trommelschlegelfinger, Uhrglasnägel, Abmagerung, Spontanfrakturen, Tetanie bei Malabsorption u. a. weisen häufig den diagnostischen Weg und erfordern umfangreiche laborchemische, funktionsdiagnostische, endoskopische und röntgenologische Untersuchungen.

Akute infektiöse Enteritis

Definition: Infektiöse Enteritiden werden durch Viren, Bakterien oder Protozoen und deren Toxine hervorgerufen und verlaufen bei Erwachsenen ohne schwerwiegende Begleiterkrankungen selbstlimitierend.

Häufigkeit

Infektiöse Enteritiden sind die häufigste Ursache aller akuten Durchfallserkrankungen (Tab. 12.**29**). Sie treten bei ungünstigen hygienischen Bedingungen, in heißen Klimazonen, bei Reisen in klimatisch ungewohnte Länder ("Reisediarrhö") und in Krisenzeiten auf. Bei Kindern im Alter unter 2 Jahren spielen Viren, in Entwicklungsländern vor allem die Rota-Viren, eine wichtige ätiologische Rolle.

Prädisponierend für das Auftreten infektiöser Diarrhöen sind zelluläre und − in geringerem Umfang − humorale Immundefekte.

Ätiologie

Die akuten infektiösen Durchfallserkrankungen werden durch Bakterien, Viren und Protozoen hervorgerufen (Tab. 12.**30**). Die Infektion erfolgt meist über kontaminierte Lebensmittel oder verunreinigtes Wasser. In mehr als der Hälfte der Fälle gelingt die Identifikation des ursächlichen Keims nicht.

Pathophysiologie und Klinik

Man unterscheidet invasive und nichtinvasive Bakterien, die eine akute Diarrhö hervorrufen können. Die invasiven Keime, z. B. Shigellen, Salmonellen, Yersinien, wandern in das Epithel des Kolons und des terminalen Ileums ein und führen zu einer Zerstörung der Zellen und Zwischenzellverbindungen. Aufgrund der Schleimhautschäden treten blutig-schleimige Durchfälle auf. Im Gegensatz dazu bilden die nichtinvasiven Bakterien, z. B. Vibrio cholerae, Enterotoxine, die sich an Rezeptoren des Kolonepithels binden und die Bildung intrazellulärer Mediatoren wie des zyklischen AMPs stimulieren (Abb. 12.**38**). Hieraus resultiert eine verringerte Resorption von Natrium und eine gesteigerte Chlorid-, Bicarbonat- und Wassersekretion. Die Folge sind profuse wäßrige Durchfälle mit Elektrolytverlusten und metabolischer Azidose. Andere wichtige enterotoxinbildende Erreger sind Klebsiellen, Enterobacter und Escherichia-coli-Stämme. Stämme der E.-coli-Gruppe, die kein hitzelabiles Toxin bilden, können über Phagen bei Kontakt mit pathogenen Koligruppen die Fähigkeit zur Toxinbildung erlangen.

Eine Sonderform der infektiösen Durchfälle stellen die "Lebensmittelvergiftungen" dar, bei denen die in schlecht konservierter Nahrung enthaltenen Toxine aufgenommen werden. Daher treten die Beschwerden schon wenige Stunden nach Genuß der kontaminierten Speisen auf. Wichtigste Erreger sind Clostridum perfringens, Staphylococcus aureus und Bacillus cereus.

Tabelle 12.30 Ätiologie der infektiösen Enteritis in Zentraleuropa

Häufig kein Erreger nachweisbar

"Klassische Erreger"
Pathogene Koli-Stämme
Salmonellen
Shigellen

Seltene Erreger
Staphylococcus aureus
Viren (Entero-, Adeno-, Hepatitis-, Masernvirus)
Protozoen (Amöben, Lamblien)
Helminthen

Raritäten
Vibrio parahaemolyticus (Austern, Crevetten)
Vibrio heidelberg (Abwässer)
Vibrio cholerae (importiert aus Reiseländern)
Yersinia ("Pasteurella") pseudotuberculosis
Clostridium perfringens (Darmbrand)
Aktinomyzes (Zäkumaktinomykose)
Mykobakterien (Ileozäkaltuberkulose)

Umstritten
z. B. Candida albicans
Toxoplasma
Pseudomonas
Serratia
Proteus
Algen (Prototheca)

Anamnese

Leitsymptom ist der plötzlich einsetzende, wäßrige oder blutig-schleimige Durchfall, der meist von Übelkeit, Erbrechen, krampfartigen Bauchschmerzen und Allgemeinsymptomen wie Fieber, Kopf- oder Muskelschmerzen und Schwäche begleitet wird.

Befunde

Bei schweren Erkrankungen steht die Exsikkose mit arterieller Hypotonie und Tachykardie im Vordergrund. Meist lassen sich lebhafte Darmgeräusche auskultieren; der Leib erscheint oft eingefallen und ist allenfalls gering druckschmerzhaft.

Laborchemisch fallen Elektrolytentgleisungen mit Hypokaliämie, ein erhöhter Hämatokrit durch die Hämokonzentration und eine Leukozytose auf. Bei der mikroskopischen Nativuntersuchung des Stuhls findet man bei invasiven Erregern Erythro- und Leukozyten, Parasiten wie Amöben können am besten im frischen Stuhl identifiziert werden. Bei bakterieller Genese kann die Ätiologie meist nur durch Anzüchtung des Erregers aus Stuhlproben gesichert werden.

Tabelle 12.31   Infektiöse Enteritiden

Bakterien, die Enterotoxine bilden und zur Flüssigkeitssekretion führen	Substanzen, die zyklisches AMP und intestinale Flüssigkeits- und Elektrolytsekretion stimulieren
Choleravibrionen Escherichia coli Shigellen Campylobacter Staphylococcus aureus Clostridium perfringens Clostridium difficile Pseudomonas aeruginosa Yersinia enterocolitica Bacillus cereus Klebsiella pneumoniae	bakterielle Enterotoxine Choleravibrionen Escherichia coli (hitzelabil)
	Hormone
	vasoaktives intestinales Peptid (VIP) Prostaglandin E 1
	Detergentien
	Dihydroxy-Gallensäuren Hydroxyfettsäuren Dioctyl-Na-Sulphosuccinat

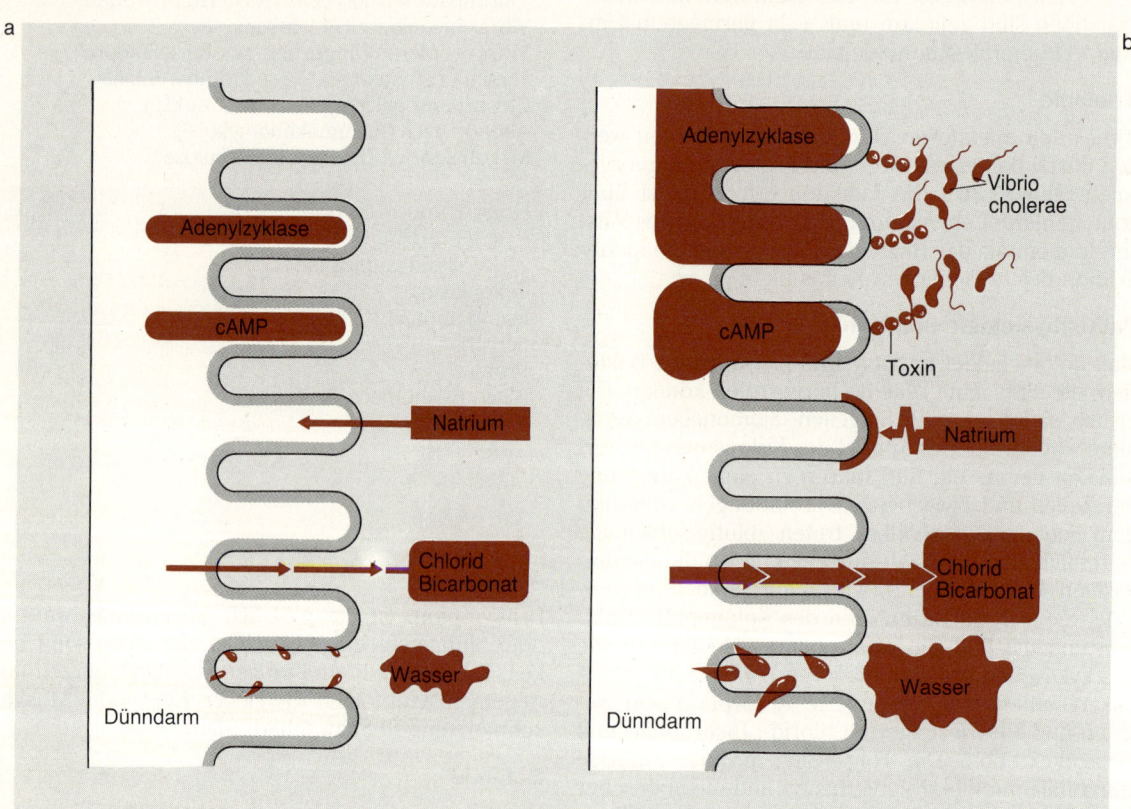

Abb. 12.38 a   Resorption von Natrium und Sekretion von Chlorid, Bicarbonat und Wasser im Dünndarm
b   Cholera-Vibrionen bilden zwei Enterotoxine: Ein Toxin bindet sich an Rezeptoren der Zelloberfläche und behindert den aktiven Na⁺-Transport. Das andere Toxin aktiviert die Adenylatzyklase. Sie führt zu erhöhter Chlorid-Bicarbonat-Wasser-Sekretion

Diagnostisches Vorgehen

Bei schweren Durchfallerkrankungen werden Serum-elektrolyte, der Säure-Basen-Haushalt und die Nierenfunktion überprüft. Es werden Stuhluntersuchungen möglichst unmittelbar mikroskopisch und bakteriologisch untersucht. Persistiert die Diarrhö über mehr als 2 Wochen und ist bei wiederholten Untersu-chungen kein Erreger identifizierbar, muß eine Koloskopie mit Biopsie durchgeführt werden.

Therapie

1. Bei den nichtinvasiven enterotoxigenen Erregern (Escherichia coli, Choleravibrionen) müssen in kurzer Zeit die Wasser- und Elektrolytverluste durch

orale Glucose- und Elektrolytlösungen ausgeglichen werden. Dabei ist die Zufuhr einfach zusammengesetzter Lösung zur oralen Rehydratations-Therapie (z. B. Elotrans) nach Regeln der WHO wirksamer, sicherer und leichter anzuwenden als die intravenöse Zufuhr. Eine dafür leicht herstellbare Lösung besteht aus 90 mmol/l Natrium, 20 mmol/l Kalium, 80 mmol/l Chlorid, 30 mmol/l Bicarbonat und 110 mmol/l Glucose und wird körperwarm oral zugeführt. Sie kann einfach hergestellt werden aus: 1/2 Teelöffel (3,5 g/l) Kochsalz, 1/4 Teelöffel (2,5 g/l) Natriumbicarbonat, 1/4 Teelöffel (1,5 g/l) Kaliumchlorid und 2 Eßlöffeln (20 g/l) Zucker auf 1 l Wasser. Bei schweren, anhaltenden Diarrhöen müssen wegen der unter Umständen lebensbedrohlichen Wasser- und Elektrolytverluste vorübergehend unter Umständen auch Opioide (z. B. Tinctura opii simplex 3×8−10 Tropfen pro Tag) eingesetzt werden. Die Infektion verschwindet spontan innerhalb von 24−72 Stunden ohne antibiotische Behandlung. Antidiarrhoika wirken nur unzuverlässig. Die Behandlung von „Lebensmittelvergiftungen" erfolgt nach den gleichen Prinzipien.

2. Bei den durch invasive, enteropathogene Erreger hervorgerufenen Durchfallerkrankungen muß differenziert werden:

− Bei schwer verlaufenden Shigellosen und Campylobacter mit massiven Diarrhöen und Darmblutungen behandelt man mit Flüssigkeits- und Elektrolytersatz. Antibiotisch werden verordnet: z. B. Cefoxitin bei Shigellen; Aminoglykoside, Tetracycline bei Yersinia enterocolitica und Erythromycin, Gentamycin und Tetracycline bei Campylobacter. Bei Durchfällen durch invasive Bakterien sollten antiperistaltisch wirkende Medikamente wie Opiate, Loperamid (Imodium), Diphenyloxylat (Reasec) und Atropin nur ausnahmsweise gegeben werden, da sich darunter der klinische Verlauf verschlechtern und verlängern kann.

− Infektionen durch Salmonellen werden nicht antibiotisch behandelt, weil es dadurch zur verlängerten Keimausscheidung kommen kann. Es kann Lactulose (Bifiteral u. a.) versucht werden.

− Durch Giardia lamblia verursachte Durchfälle werden mit Metronidazol (3×250 bis 4×500 mg pro Tag) behandelt. Patienten mit Entamoebahistolytica-Infektionen erhalten Metronidazol (Clont, Flagyl) oder Ornidazol (Tiberal), unter Umständen in Verbindung mit Tetracyclin (Hostacyclin z. B.). Bei Infektionen mit Schistosoma mansoni wird Praziquantel (Cesol) verabreicht.

− Gegen die „Reisediarrhoe" sind Trimethoprim/Sulfamethoxazol (Bactrim) und Tetracycline therapeutisch wie prophylaktisch wirksam.

Prognose und Verlauf

In westlichen Ländern verlaufen bei sonst gesunden Erwachsenen akute infektiöse Darmerkrankungen fast stets selbstlimitierend und erfordern selten eine spezifische Therapie. Es kann jedoch zu ausgeprägten Wasser- und Elektrolytverlusten kommen, die bis zum akuten Nierenversagen führen können. Dieses Risiko besteht besonders bei kleinen Kindern, multi-

morbiden alten Menschen und Patienten mit schweren Grunderkrankungen. Schwere Immundefekte, die nach Organtransplantation, bei Hämoblastosen oder im Rahmen einer HIV-Infektion auftreten, können atypische und bedrohliche Krankheitsverläufe verursachen.

Durchfälle durch Antibiotika

Bei langgehender Verabreichung von Antibiotika, insbesondere Lincomycin (Albiotic, Cillimycin), Clindamycin (Sobelin) und Ampicillin, seltener nach Aminoglykosiden und Tetracyclinen, entwickeln sich Durchfälle, die in der Regel nach Absetzen des Medikamentes rasch verschwinden. Kommt es jedoch zu einer Überwucherung der Kolonflora mit Clostridien, insbesondere Clostridium difficile und Clostridium sordelli, dann entstehen schwere Diarrhöen durch nekrotisierende, hämorrhagische, pseudomembranöse Kolitiden, die einen lebensbedrohlichen Verlauf nehmen können.

Diagnostisches Vorgehen

Diagnostisch wegweisend ist das endoskopische Bild mit einer ödematös verquollenen, geröteten und verletzlichen Schleimhaut, die schmierig-weißliche Belege und Ulzerationen aufweist (Pseudomembranöse Kolitis). Die Diagnose kann durch kulturelle Anzüchtung des Erregers und Toxinnachweis im Stuhl gesichert werden.

Therapie

Die Therapie besteht im Absetzen der Antibiotika und − bei schweren Fällen − der Verabreichung von Vankomycin und Metronidazol.

> **Merke:** Die häufigste Ursache für akuten Durchfall im Erwachsenenalter sind durch Escherichia coli, Salmonellen und Shigellen ausgelöste Infektionen. Bei invasiven Bakterien tritt durch die Schleimhautzerstörung eine blutig-schleimige Diarrhöe auf, während die nichtinvasiven Bakterien durch Enterotoxine einen wäßrigen Durchfall verursachen. Die Therapie ist in erster Linie symptomatisch und richtet sich gegen den zum Teil erheblichen Flüssigkeits- und Elektrolytverlust.

Weiterführende Literatur

Caspary,W. F.: Handbuch der Inneren Medizin, Bd. III/3: Dünndarm. Springer, Berlin 1982

Demling, L. Klinische Gastroenterologie, 2. Aufl. Thieme, Stuttgart 1984

Sleisenger, M. H., J. S. Fordtran Gastrointestinal Disease 4. Aufl. Saunders, Philadelphia 1989

Strohmeyer, G., H. Stalder, H. Thaler, M. Classen: Ergebnisse der Gastroenterologie 1981: Infektions-Krankheiten des Gastrointestinaltraktes. Z. Gastroenterol. 17 (1981)

Erkrankungen des Dickdarms

G. Strohmeyer

Colitis ulcerosa

Definition: Die Colitis ulcerosa ist eine chronisch entzündliche Darmerkrankung ungeklärter Ätiologie, die meist in Schüben verläuft. Sie betrifft primär die Mukosa und erfaßt nur in seltenen Fällen tiefere Wandschichten. Typisch ist die vom stets befallenen Rektum ausgehende kontinuierliche Ausbreitung nach proximal.

Häufigkeit

Die Colitis ulcerosa ist weltweit verbreitet. In westlichen Ländern wird die Inzidenz auf 6–12 und die Prävalenz auf 70–150 Krankheitsfälle pro 100 000 Einwohner geschätzt. Die Erkrankung kann in jedem Lebensalter auftreten, manifestiert sich jedoch meist zwischen dem 20. und 40. Lebensjahr. Frauen sind etwas häufiger betroffen als Männer (1,3–1,5:1).

Ätiologie

Die Ursache der Colitis ulcerosa ist nach wie vor unklar. Mehrfach beobachtete familiäre Häufungen und eine unterschiedliche Prävalenz bei Juden und Nichtjuden bzw. Weißen und Farbigen weisen auf eine genetische Prädisposition hin. Ähnlich wie beim Morbus Crohn werden infektiöse, allergische, autoimmunologische, ernährungsbedingte, toxische und psychosomatische Pathomechanismen diskutiert. Ein schlüssiger Beweis für eine ätiologische Bedeutung dieser Faktoren steht jedoch noch aus.

Pathophysiologie und Klinik

Die entzündlichen Veränderungen sind bei der Colitis ulcerosa meist auf die Mukosa beschränkt. Licht- und elektronenmikroskopisch findet man Schädigungen der Epithelzellen, die durch Verlust der Mikrovilli eine geringere resorptive Oberfläche aufweisen und zum Teil erhebliche degenerative Veränderungen bis hin zur Vakuolisierung erkennen lassen. Die Schleimhaut ist entzündlich infiltriert; es bilden sich Kryptenabszesse aus. Vielfach lassen sich Erosionen und oberflächliche Ulzera nachweisen.

Die entzündlichen Schleimhautveränderungen verursachen durch eine Verringerung der resorptiven Oberfläche einen Wasser- und Elektrolytverlust. Durch die Blutungen aus Erosionen und Ulzerationen entsteht das Leitsymptom der Erkrankung, der blu-tige Durchfall. Bei schweren Krankheitsformen greift die Entzündung auf alle Wandschichten über. Es kommt zu peritonitischen Erscheinungen und durch eine Zerstörung des enterischen Nervensystems und der glatten Muskulatur zu ausgeprägten Motilitätsstörungen mit Ausbildung eines paralytischen Dickdarmileus. Es entwickeln sich narbige Schrumpfungen, die zur Stenosierung führen können. Der Dickdarm wird in fortgeschrittenen Stadien zum starren, funktionslosen Rohr.

Anamnese

Leitsymptom der Colitis ulcerosa ist der blutig-eitrige Durchfall. Abhängig von der Ausdehnung und Schwere der Erkrankung kann dies von geringen analen Blutabgängen bis zur profusen blutigen Diarrhö gehen. Abdominelle Schmerzen weisen meist einen dumpfen Charakter auf und werden vorwiegend in den Unterbauch lokalisiert. Schwerere Verläufe gehen mit Fieber, Leistungsschwäche, Gewichtsverlust, Übelkeit und Erbrechen einher. Manifestiert sich die Erkrankung im Kindesalter, so treten oft Wachstumsstörungen und eine Verzögerung der körperlichen und sexuellen Entwicklung auf.

Befunde

Die körperliche Untersuchung ergibt nur selten wegweisende Befunde. Oft stellt man lediglich einen geringen Druckschmerz im linken Unterbauch fest. Starke Schmerzen bei der Palpation des Abdomens, eventuell in Kombination mit Abwehrspannung, Klopf- und Loslaßschmerzen, deuten auf gravierende lokale Komplikationen und erfordern stets eine rasche Klärung.

Die lebensbedrohliche Verlaufsform des toxischen Megakolons kann sich bei einer fulminant beginnenden Erstmanifestation oder bei einem Rezidiv entwickeln. Manchmal gehen endoskopische oder radiologische Untersuchungen oder eine Behandlung mit Abführmitteln oder Antidiarrhoika voraus. Innerhalb von Stunden oder wenigen Tagen entwickelt sich ein septisches Krankheitsbild mit hochfieberhaften Temperaturen, Schüttelfrost, Tachykardie, Kreislaufschock, Somnolenz und Verwirrtheitszuständen. Der Leib ist gebläht und aufgetrieben. Bei der Palpation des Abdomens imponiert eine diffuse Druck- und Klopfschmerzhaftigkeit sowie ein Loslaßschmerz als Zeichen einer peritonitischen Reaktion. Die Röntgenleeraufnahme des Abdomens zeigt einen paralytischen Dickdarmileus mit stark geblähten Dickdarmschlingen im Aszendens, Transversum, Deszendens und Sigma ohne nachweisbare Stenose.

Laborchemisch finden sich Entzündungszeichen: Beschleunigung der Blutsenkungsgeschwindigkeit, Leukozytose und Erhöhung des C-reaktiven Proteins sowie Zeichen des chronischen Blutverlustes mit mikrozytär-hypochromer Anämie bei Eisenmangel. In schweren Fällen lassen sich häufig eine Hypoproteinämie und Elektrolytverluste nachweisen.

Endoskopisch erscheint die Schleimhaut gerötet, ödematös verquollen und samtartig-granulär verändert. Die normale Gefäßzeichnung und der typische Lichtreflex fehlen. Bei Berührung mit dem Endoskop, der Biopsiezange oder einem Watteträger blutet die leicht verletzliche Schleimhaut. Flächenhafte Erosionen oder Ulzera findet man vorwiegend bei schweren Verlaufsformen. Bei fortgeschrittener Kolitis ist die Schleimhaut weitgehend zerstört. Die Inseln aus noch normaler Schleimhaut wirken wie Polypen (Pseudopolypen). Der Befall schließt immer das Rektum mit ein und schreitet oralwärts fort (Tab. 12.**32**). In Einzelfällen kann auch das terminale Ileum befallen sein (Backwash-Ileitis).

Röntgen: Das samtartig-granulöse Bild der Schleimhaut zeigt sich auch beim Kontrasteinlauf in Doppelkontrasttechnik. Es lassen sich kleine Ulzera, eine feine Zähnelung und Kryptenabszesse (Kragenknopfulzera) der Mukosa nachweisen. Pseudopolypen stellen sich als Kontrastmittelaussparungen dar. Bei schweren Formen und langem Verlauf der Colitis ulcerosa geht die typische Haustrierung verloren, das gesamte Kolon erscheint als narbig geschrumpftes, starres Rohr.

Diagnostisches Vorgehen

Die Diagnose der Colitis ulcerosa wird durch **Ultraschalluntersuchung, Endoskopie** und **histologische Untersuchung** der Schleimhautbiopsien sowie durch Ausschluß identifizierbarer Ursachen der Entzündung gestellt. Bei mildem und mittelschwerem Verlauf sollten die Schwere und Ausdehnung der entzündlichen Veränderungen entweder durch eine totale Koloskopie oder durch eine Sigmoideoskopie in Kombination mit einem Kontrasteinlauf des Kolons bestimmt werden. Da bei schweren Krankheitsbildern, insbesondere dem toxischen Megakolon, das Untersuchungsrisiko deutlich erhöht ist, sollte zunächst nur eine Rektoskopie mit Biospie zur Diagnosestellung durchgeführt werden.

Differentialdiagnose

Die klinischen und histologischen Befunde der Colitis ulcerosa sind unspezifisch und können auch bei infektiösen oder medikamentös-toxischen Kolitiden auftreten. Daher müssen bei akutem Beginn derartiger Symptome alle akuten Darminfektionen durch Stuhluntersuchungen, serologische Tests und histologische Aufarbeitung von Biopsiematerial ausgeschlossen werden. Besonders die im Rahmen der HIV-Infektion auftretenden Dickdarmentzündungen lassen sich weder klinisch noch endoskopisch oder radiologisch von einer Colitis ulcerosa abgrenzen.

Tabelle 12.**32** Rektoskopische Differentialdiagnose zwischen Colitis ulcerosa und Morbus Crohn

Colitis ulcerosa

Rektum stets befallen, Veränderungen distal am stärksten ausgeprägt
Schleimhautödem (Gefäße der Submukosa nicht sichtbar)
Oberfläche granulär statt glatt, Pseudopolypen, Hyperämie
Vermehrte Lädierbarkeit, diffuse Blutung
Multiple Ulzerationen ohne scharfe Abgrenzung einzelner Ulzera

Morbus Crohn

In 50% normaler rektoskopischer Befund
In 50% anale und/oder perianale Veränderungen
Analhaut düsterrot − livide, ödematös
Anale Ulzera, Fissuren
Perianale Fisteln, Abszesse
Ulzera unterschiedlicher Größe und Konfiguration (landkartenartig), oft von relativ normaler Schleimhaut umgeben
Pflastersteinrelief durch spaltförmige, lineare Ulzera, die normale Schleimhautinseln trennen
Zunahme der Veränderungen nach proximal

Amöbenkolitis

Rektum seltener befallen als das Zäkum
Ulzera klein, flach, wie ausgestanzt, mit unterminierten Rändern, von normaler Schleimhaut umgeben

Seltener kommen differentialdiagnostisch medikamentös ausgelöste Kolitiden in Betracht. Eine Sonderform ist die unter Antibiotikatherapie auftretende pseudomembranöse Kolitis, bei der es zum Überwuchern der Darmflora mit Clostridium difficile kommt. Beim älteren Menschen muß eine ischämische Kolitis und eine Divertikulitis erwogen werden (Tab. 12.**33**). Merkmale zur differentialdiagnostischen Abgrenzung gegen Morbus Crohn sind in Abb. 12.**39** und Tab. 12.**32** zusammengestellt.

Komplikationen

Die chronisch entzündlichen Darmerkrankungen weisen in ihrem Verlauf lokale (Tab. 12.**34**) und sytemische Komplikationen auf. Eine der schwersten lokalen Komplikationen ist die toxische Kolondilatation (toxisches Megakolon), die bei etwa 5−8% der Patienten mit Colitis ulcerosa auftritt. Sie erfordert eine internistische Intensivtherapie und bei ihrem Versagen eine frühzeitige Operation. Trotz der Fortschritte in Diagnostik und Therapie liegt die Letalität des toxischen Megakolons noch bei etwa 30%.

Bei der Colitis ulcerosa besteht ein erhöhtes Risiko für die Entwicklung eines Kolonkarzinoms. Bei Beschränkung der Kolitis auf das Rektosigmoid unterscheidet sich die Krebshäufigkeit nicht von der

Tabelle 12.33 Differentialdiagnose zwischen chronisch-entzündlichen Darmerkrankungen und ischämischer Kolitis

	Colitis ulcerosa	Morbus Crohn	Ischämische Kolitis
Beginn	allmählich, manchmal akut	allmählich	sehr akut
Erkrankungsalter > 50 J.	10 %	5 %	80 %
rektale Blutung	regelmäßig	relativ selten	einmalig
Stenosebildung	selten	häufig	häufig
kardiovaskuläre Erkrankung	selten	selten	sehr häufig
Verlauf	chronisch	chronisch	akut, rasche Veränderung
segmentale Lokalisation	sehr ungewöhnlich	häufig	häufig
häufigste Lokalisation	kontinuierliche Ausbreitung vom Rektum nach proximal	Ileokolitis, segmentale Kolitis jeder Lokalisation	linke Flexur, Deszendens, Transversum
Kontrasteinlauf: „thumbprinting"	selten	ungewöhnlich	häufig

Tabelle 12.34 Lokale Komplikationen bei Colitis ulcerosa und Morbus Crohn

	Colitis ulcerosa	Morbus Crohn
massive Blutung	3%	selten
toxische Kolondilatation	2–10%	2–4%
Perforation (ohne toxische Dilatation)	selten	2–3%
Stenosebildung	relativ selten	sehr häufig
Pseudopolyposis	15–30%	weniger häufig als bei Colitis ulcerosa
Karzinomrisiko	erhöht	gering
innere Fisteln	ungewöhnlich	häufig
anorektale Fisteln	relativ selten	sehr häufig
Komplikationen:		
perianale Fisteln	selten	häufig
perianale Abszesse	3–4%	20–25%
als Erstsymptom	sehr ungewöhnlich	25%

Normalbevölkerung. Bei totaler Kolitis steigt jedoch das Karzinomrisiko nach dem 10. Erkrankungsjahr mit jeder Dekade um 20% an (Abb. 12.**40**). Die Tumoren entstehen oft multizentrisch und lassen sich aufgrund ihres flächenhaften Wachstums in der entzündlich veränderten Mukosa nur schwer makroskopisch identifizieren. Bei totaler Kolitis sollte daher nach einem Krankheitsverlauf von über 10 Jahren jährlich eine Koloskopie mit Stufenbiopsien aus dem gesamten Dickdarm durchgeführt werden. Lassen sich wiederholt schwere Dysplasien nachweisen, so muß die prophylaktische Kolektomie in Erwägung gezogen werden.

Die systemischen Komplikationen umfassen extraintestinale Manifestationen und Folgen der chronisch entzündlichen Darmerkrankung. Wahrscheinlich treten immunologisch bedingt Erkrankungen der Leber und Gallenwege, der Gelenke, der Haut und des Auges auf. Über zum Teil nicht vollständig geklärte Mechanismen besteht ein erhöhtes Thromboserisiko sowie eine Häufung renaler Komplikationen wie der Nephrolithiasis. Exsikkose, Anämie bei chronischem Blutverlust und Hypoproteinämie führen zu Leistungsschwäche bzw. Wachstumsstörungen.

Colitis ulcerosa und Schwangerschaft

Durch die Colitis ulcerosa ist die Fertilität nicht wesentlich eingeschränkt. Die Erkrankung geht nicht mit einer erhöhten Abort- oder Fehlbildungsrate bei den Kindern einher. Da weder für die Behandlung mit Salazosulfapyridin noch für Corticosteroide ein erhöhtes fetales Risiko nachgewiesen ist, kann die medikamentöse Behandlung auch während der Schwangerschaft fortgeführt werden. Bei etwa einem Drittel der Erkrankten tritt zu Beginn der Schwangerschaft oder unmittelbar post partum ein Rezidiv auf, das jedoch auf die konventionelle Therapie in üblicher Weise anspricht.

Therapie

Die Behandlung richtet sich gegen die entzündlichen Darmveränderungen und die Folgen der chronischen Erkrankung wie Unterernährung, Flüssigkeits-, Elektrolyt- und Eiweißverluste.

	Colitis ulcerosa	–	Morbus Crohn
1. Lokalisation			
kontinuierliche Ausdehnung (Beginn im Rektum)	++		–
diskontinuierliche Ausdehnung (segmentaler Befall mit Aussparung des Rektums)	–		++
Beteiligung des Ileums	–		++
2. Weitere Merkmale			
asymmetrischer Darmwandbefall	–		+
befallenes Ileum	elastisch		stenotisch, Pflasterstein-relief
Verkürzung des Kolons	+		–
Strikturen	(+)		++
innere Fisteln	–		++

Abb. 12.**39** Röntgenologische Differentialdiagnose zwischen Colitis ulcerosa und Morbus Crohn

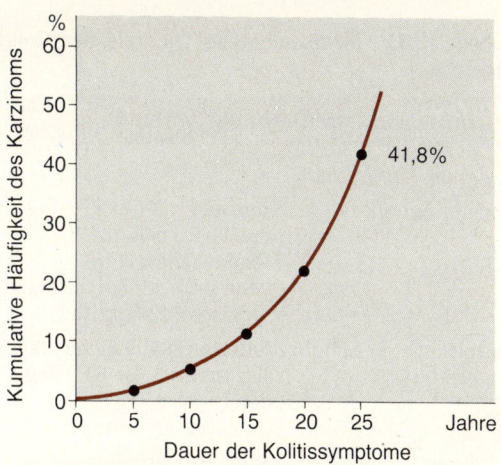

Abb. 12.**40** Kumulative Krebshäufigkeit in Abhängigkeit von der Dauer der Erkrankung

Ernährung

Bei schwerem Krankheitsverlauf hat sich die totale parenterale Ernährung bewährt, mit der die gestörte Ernährungsbilanz wiederhergestellt werden kann. Eine „Ruhigstellung" des Dickdarms durch eine längerfristige parenterale Ernährung oder durch Gabe voll resorbierbarer Elementardiäten hat keinen gesichert positiven Einfluß auf den Verlauf der Colitis ulcerosa. Eine spezielle „Kolitisdiät" gibt es nicht, da bisher weder für die Krankheitsentstehung noch für die Rezidivverhinderung eine Bedeutung von Ernährungsfaktoren nachgewiesen ist. Daher erhalten die Patienten eine normale, ausgewogene Mischkost, bei der individuelle Unverträglichkeiten berücksichtigt werden.

Medikamentöse Therapie

Eine Heilung durch die medikamentöse Therapie ist nicht möglich.

Salazosulfapyridin: Wie beim Morbus Crohn wird Salazosulfapyridin in einer Dosis von 3–4 g täglich in drei Einzeldosen gegeben. Bei höheren Dosen steigt das Risiko subjektiver und objektiver Nebenwirkungen, die vor allen Dingen die Haut, das periphere Nervensystem und den Gastrointestinaltrakt betreffen, deutlich an. Unter einer Behandlung mit Salazosulfapyridin kann bei Männern eine reversible Hemmung der Spermatogenese auftreten. Wenn die entzündlichen Veränderungen auf das distale Kolon beschränkt sind, kann Salazosulfapyridin auch in Form rektaler Klysmen gegeben werden. Tritt eine Remission der Erkrankung ein, so kann die Rezidivhäufigkeit der Colitis ulcerosa durch eine Erhaltungstherapie mit 2 g Salazosulfapyridin pro Tag verringert werden.

Die wahrscheinlich wirksame Substanz des Salazosulfapyridin, die 5-Aminosalicylsäure, steht als Tablette, Suppositorien und Klysma zur Verfügung. Während sich Rezidive mit 5-Aminosalicylsäure-Präparationen effektiv verhindern lassen, ist ihre Wirksamkeit bei der floriden Kolitis noch nicht einwandfrei belegt.

Corticosteroide: Bei mäßig aktiver oder schwerer Kolitis wird Prednisolon in einer Dosis von 40–60 mg pro Tag verabreicht. Abhängig von der Krankheitsaktivität erfolgt eine langsame und schrittweise Dosisreduktion über mehrere Wochen. Sobald eine Tagesdosis von 12,5–15 g unterschritten wird, sollte das Corticosteroid nur noch jeden zweiten Tag gegeben werden, um eine andauernde Suppression der Nebennierenrinde zu verhindern. Bei der isolierten Rektosigmoiditis kann die lokale Gabe von Corti-

Tabelle 12.35 Medikamentöse Therapie der Colitis ulcerosa

Chronisch-intermittierender Verlauf

1. Akuter Kolitisschub

leichter Schub:	Salazopyrin 3 (→ 5) g/Tag oder 1–1,5 g/Tag 5-Aminosalicylsäure (wenn erforderlich zusätzlich Prednisolon 20 mg/Tag)
mittelschwerer Schub:	Prednisolon 40–60 mg/Tag Salazopyrin 3 (→ 5) g/Tag oder 1–1,5 g/Tag 5-Aminosalicylsäure
schwerer Schub:	komplette parenterale Ernährung, parenterale Substitution von Flüssigkeit, Elektrolyten, Humanalbumin, Blut Prednisolon 50–100 mg/Tag i. v. Antibiotika Salazopyrin 3–5 g/Tag oder 1–1,5 g/Tag 5-Aminosalicylsäure

2. Rezidivprophylaxe

	Salazopyrin 2 g/Tag zeitlich unbegrenzt

Chronisch-kontinuierlicher Verlauf

Salazopyrin	2–5 g/Tag oder 750 mg–1,0 g/Tag 5-Aminosalicylsäure

bei unzureichendem Therapieeffekt *und* Kontraindikation gegen Proktokolektomie:

zusätzlich	Prednisolon 15–30 mg/2.Tag
evtl. kombiniert mit	Azathioprin 50–150 mg/Tag

costeroiden erwogen werden, die jedoch einer lokalen Therapie mit Salazosulfapyridin nicht überlegen ist.

Im akuten und schweren Krankheitsschub werden sowohl Corticosteroide als auch Salazosulfapyridin in der angegebenen Dosis und Breitbandantibiotika (z.B.: Ampicillin, Metronidazol und Tobramycin) verabreicht (Tab. 12.35).

Weder mit den Immunsuppressiva Azathioprin oder 6-Mercaptopurin noch mit Natriumdicromoglycat oder Clonidin konnte in kontrollierten Untersuchungen eine Wirksamkeit bei der Colitis ulcerosa nachgewiesen werden.

Psychotherapie

Der Kolitiskranke bedarf einer intensiven und geschulten psychischen Führung. Eine begleitende Psychotherapie kann bei der Bewältigung der chronischen Erkrankung helfen und den Krankheitsverlauf positiv beeinflussen. So scheint sich unter dieser Behandlung die Remissionsdauer zu verlängern.

Chirurgische Therapie

Die chirurgische Therapie der Colitis ulcerosa wird entweder bei Versagen der konservativen Behandlung, bei akuten lokalen Komplikationen oder bei der Entwicklung eines Kolonkarzinoms eingesetzt. Durch die Entfernung des gesamten Kolons ermöglicht die Operation eine Heilung, die mit dem Verlust des Dickdarms und in den meisten Fällen mit der Anlage eines Ileostomas erkauft wird.

Notfalloperation: Bei Perforationen, massiven Blutungen und fulminanter Kolitis mit nicht beherrschbarem toxischen Megakolon besteht eine absolute Operationsindikation. Bei diesen Notfalleingriffen wird der Dickdarm in der Regel bis auf einen proximal blind verschlossenen Rektumstumpf vollständig entfernt und ein terminales Ileostoma angelegt. Nach Besserung des Allgemeinzustandes erfolgt die definitive Versorgung; hierbei wird entweder der belassene Rektumstumpf komplett entfernt und das Ileostoma belassen oder eine ileoanale Anastomose – möglichst mit vorgeschalteter Reservoirbildung (Pouch-Analanastomose) – angelegt. Die Anlage eines „kontinenten" Ileostomas durch ein spezielles Reservoir (Kock-Pouch) und die ileorektale Anastomase haben sich wegen ihrer hohen perioperativen Komplikationsrate bzw. wegen der fortbestehenden Entzündung mit dem Risiko der Malignomentstehung im Rektumstumpf nicht durchgesetzt. Die Letalität der Notfalloperation steigt bis auf 20 bis 30%.

Elektivoperation: Bei relativer Operationsindikation (Tab. 12.36) wird der chirurgische Eingriff nach optimaler Vorbereitung des Patienten durchgeführt. Im Gegensatz zur Notoperation ist oft ein einzeitiges Vorgehen mit sofortiger Anlage einer ileoanalen Pouch-Anastomose oder definitiver Versorgung durch ein Ileostoma möglich. Die Letalität bei Elektiveingriffen liegt meist unter 4%.

Prognose und Verlauf

Die Colitis ulcerosa verläuft in den meisten Fällen schubweise. Spontane und dauerhafte Heilungen stellen eine Rarität dar und müssen Zweifel an der Richtigkeit der Diagnose wecken. Rezidive treten nach Erreichen einer Remission bei zwei Dritteln der Patienten innerhalb von drei Jahren auf.

Bei etwa 60% der Patienten findet man eine auf das distale Kolon beschränkte Erkrankung, die nur selten zu schweren Komplikationen führt. Die Lebenserwartung dieser Patienten unterscheidet sich nicht von der Normalbevölkerung. Ein Fortschreiten der Erkrankung bis zur totalen Kolitis kommt in etwa 5 bis 15% vor. In bis zu 15% entwickelt sich entweder initial oder im Krankheitsverlauf eine fulminante Kolitis, die mit einer Fünfjahresletalität von etwa 40% eine sehr schlechte Prognose hat. Eine begleitende Lebererkrankung oder eine Krankheitsmanifestation im Kindes- oder hohen Erwachsenenalter stellen unabhängige Faktoren mit negativem Einfluß auf die Prognose dar.

Nach Operation mit Anlage eines Ileum-Reservoirs (Pouch-Analanastomose) entwickeln bis zu 30%

der Patienten eine chronische Entzündung der Mukosa (Pouchitis), die möglicherweise Ausdruck eines Rezidivs der Grundkrankheit darstellt und mit lokaler Gabe von Salazosulfapyridin bzw. 5-Aminosalicylsäure behandelt wird.

Weder die medikamentöse noch die chirurgische Therapie der Colitis ulcerosa beeinflußt den Verlauf der extraintestinalen Manifestationen der chronisch entzündlichen Darmerkrankung.

> **Merke:** Die Colitis ulcerosa gehört zu den chronisch entzündlichen Darmerkrankungen ungeklärter Ätiologie. Sie ist durch einen unvorhersehbaren Wechsel von akuten Krankheitsschüben und Remissionen charakterisiert. Die Erkrankung befällt kontinuierlich den Dickdarm von distal nach proximal. Leitsymptom ist der meist blutige Durchfall. Da die endoskopischen und histologischen Befunde nicht krankheitsspezifisch sind, erfordert die Diagnose der Colitis ulcerosa stets den Ausschluß anderer Erkrankungen. Im akuten Schub werden Salazosulfapyridin und Corticosteroide zur medikamentösen Therapie eingesetzt; durch Salazosulfapyridin und 5-Aminosalicylsäure läßt sich die Rezidivneigung verhindern. Bei schweren lokalen Komplikationen oder einem Versagen der konservativen Therapie sollte eine totale Kolektomie durchgeführt werden. Die Colitis ulcerosa stellt eine Präkanzerose dar.

Weiterführende Literatur

Farmer, R. G.: Inflammatory Bowel Disease. Clinics in Gastroenterology, vol. IX,2. Saunders, Philadelphia 1980

Herfarth, Ch., W. Caspary: Ergebnisse der Gastroenterologie 1982: Chronisch entzündliche Darmerkrankungen. Z. Gastroenterol. 24 (1989)

Herfarth, C., J. Stern: Colitis ulcerosa — Adenomatosis coli. Funktionserhaltende Therapie. Springer, Berlin 1990

Janowitz, H.D.: The „natural history" of inflammatory bowel disease and therapeutic decisions. Amer. J. Gastroenterol. 82 (1987) 498

Kirsner J.B., R. G. Shorter: Recent developments in „nonspecific" inflammatory bowel disease. New. Engl. J. Med. 306 (1982) 775

Mayberry, J.F.: Recent epidemiology of ulcerative colitis and Crohn's disease. Int. J. colorect. Dis. 4 (1989) 59

Porschen, R., G. Strohmeyer: Dysplasie und Karzinomrisiko bei Colitis ulcerosa. Dtsch. med. Wschr. 116 (1991) 1682

Sleisenger, M.H., J.S. Fordtran: Gastrointestinal Disease, 4th ed. Saunders, Philadelphia 1989

Ischämische Kolitis

> **Definition:** Bei der ischämischen Kolitis kommt es meist durch funktionelle oder organische Gefäßstenosen zu einer lokalen Durchblutungsstörung, die bis zur kompletten Gangrän von Darmabschnitten führen kann.

Häufigkeit

Die ischämische Kolitis tritt vorwiegend im Alter von über 50 Jahren auf. Sie betrifft meist Patienten mit be-

Tabelle 12.36   Operationsindikationen bei Colitis ulcerosa

Perforationen Toxische Komplikationen („Toxisches Megakolon") Schwere Blutung (selten)	Notfalloperation
Therapieresistenter schwerer Kolitisschub Karzinomverdacht	dringliche Operation
Therapieresistenter chronisch-kontinuierlicher Verlauf Wachstums- und Entwicklungshemmung im Kindes- und Jugendalter Erhöhtes Karzinomrisiko Schwere extrakolische Manifestationen (Haut, Gelenke, Augen)	elektive Operation

kannten Erkrankungen der arteriellen Gefäße. Neben arteriosklerotischen Gefäßveränderungen stellen vorausgegangene gefäßchirurgische Eingriffe an der Aorta, Hyperkoagulabilität, Ergotaminmißbrauch und möglicherweise auch hormonale Kontrazeptiva Risikofaktoren für die ischämische Kolitis dar.

Pathophysiologie und Klinik

Da die Gefäßversorgung des Dickdarms über funktionelle Endarterien erfolgt, kann bei Obstruktionen einzelner Gefäßäste keine ausreichende Versorgung des betroffenen Darmabschnitts über Kollateralkreisläufe gewährleistet werden. Besonders gefährdet sind hierbei die linke Flexur und der rektosigmoidale Übergang, die zwischen den Versorgungsgebieten unterschiedlicher Arterien liegen. Bei den okklusiven Formen der ischämische Kolitis tritt durch eine Thrombosierung, eine Embolie oder einen Vasospasmus ein kompletter Gefäßverschluß auf. Die häufigeren nicht-okklusiven Formen entstehen meist, wenn die arterielle Durchblutung bei reduzierter kardialer Förderleistung und vorbestehenden Stenosen einen kritischen Wert unterschreitet. Die Minderperfusion führt zur Schädigung der Mukosa, die sich vor allem bei linksseitiger Lokalisation durch blutigen Durchfall manifestiert. Transmurale Nekrosen können im akuten Stadium Perforationen und als Spätkomplikation narbige Stenosen verursachen.

Anamnese

Die führenden Symptome der ischämischen Kolitis sind der heftige, schwer lokalisierbare Schmerz und blutige Durchfälle. Begleitend treten Allgemeinerscheinungen wie Fieber, Übelkeit und Erbrechen auf.

Klinische Befunde

Der körperliche Untersuchungsbefund zeigt keine typischen Befunde. Endoskopisch erscheint die Mukosa dunkelrot und ödematös verquollen. Durch Hämorrhagien in die Submukosa wölbt sich die Schleimhaut an einigen Stellen noch weiter in das Lumen vor. Die Mukosa ist leicht verletzlich. Beim Kontrastmitteleinlauf weisen segmentale Bewegungsstörungen und randständige, lakunäre Füllungsdefekte auf die ischämische Kolitis. Angiographisch findet man in der Mehrzahl der Fälle höhergradige, jedoch nicht lumenverschließende Stenosen.

Diagnostisches Vorgehen

Aufgrund der oft im Vordergrund stehenden labilen Kreislaufsituation wird die ischämische Kolitis häufig verkannt, und es werden erst die narbigen Schrumpfungen bei späteren Untersuchungen nachgewiesen. Bei Verdacht auf eine ischämische Kolitis sollte wegen des Perforationsrisikos lediglich eine Sigmoidoskopie oder ein Einlauf mit wasserlöslichem Kontrastmittel durchgeführt werden. Besonders bei schwerer Krankheit und vor operativen Eingriffen muß angiographisch das Ausmaß und die Lokalisation der Gefäßveränderungen überprüft werden.

Differentialdiagnose

Bei den meist alten und multimorbiden Patienten stellen die Divertikulitis, das Kolonkarzinom, die Colitis ulcerosa und infektiöse oder medikamentös-toxische Kolitiden die wichtigsten Differentialdiagnosen dar.

Therapie

Bei der nichtokklusiven Form der ischämischen Kolitis steht die konservative Therapie mit Stabilisierung der Kreislaufverhältnisse, Schmerzbekämpfung, parenteraler Ernährung und antibiotischer Therapie im Vordergrund. Ein kompletter Gefäßverschluß oder peritonitische Zeichen erfordern eine unmittelbare operative Behandlung, die meist in der Resektion des betroffenen Darmabschnittes liegt.

Prognose aund Verlauf

Unter einer konservativen Therapie heilt die ischämische Kolitis meist innerhalb von 2 bis 4 Wochen aus. Die Prognose wird bei diesen Patienten sehr stark von den zugrundeliegenden Erkrankungen geprägt. Die Notfalloperation hat aufgrund des Alters und der Multimorbidität der Betroffenen eine hohe Letalität.

Merke: Die ischämische Kolitis ist eine Krankheit des höheren Lebensalters. Als Folge labiler Kreislaufverhältnisse und vorbestehender Gefäßveränderungen kommt es zu einer Minderdurchblutung des Dickdarms. Meist sind die linke Flexur und der rektosigmoidale Übergang betroffen. Leitsymptome sind abdominelle Schmerzen und blutige, durchfällige Stühle. Die Diagnose wird durch den Befund der Endoskopie oder Kontrastmitteluntersuchung in Kombination mit der Angiographie gesichert. Die Therapie ist initial konservativ; lediglich schwere Verläufe, gesicherte komplette Gefäßverschlüsse, akute Komplikationen oder narbige Stenosen als Spätfolgen erfordern eine operative Behandlung.

Weiterführende Literatur

Marston, A.: Vascular Disease of the Alimentary Tract. Clinics in Gastroenterology, vol. I/3. Saunders, Philadelphia 1972
Siewert, J.R. et al.: Chirurgische Gastroenterologie, Bd. 2. Springer, Berlin, Heidelberg 1990
Sleisenger, M.H., J.S. Fordtran: Gastrointestinal Disease, 4th ed. Saunders, Philadelphia 1989

Kolondivertikel

Definition: Kolonvertikel sind erworbene, hernienartige Ausstülpungen der Mukosa durch die Muskularis der Darmwand. Da nicht sämtliche Schichten der Darmwand in das Divertikel einbezogen sind, handelt es sich um Pseudodivertikel. Bei der Divertikulose des Kolons unterscheidet man die häufig asymptomatischen Formen von der Divertikelkrankheit mit ihren zum Teil schwereren Verlaufsformen, der Divertikulitis und der Peridivertikulitis.

Häufigkeit

Die Divertikulose ist altersabhängig und nimmt mit höherem Lebensalter zu, so daß 40% der über 60jährigen Männer Divertikelträger sind. In nur 10 bis 20% dieser Patienten entwickeln sich Beschwerden und/oder Komplikationen im Sinne einer Divertikelkrankheit.

Ätiologie

In den Industrieländern findet man häufiger eine Kolondivertikulose als in Entwicklungsländern. Da sich die Prävalenz der Divertikulose bei Menschen, die aus diesen ärmeren Regionen in industrialisierte Länder eingewandert sind, den Verhältnissen der westlichen Welt angleicht, scheinen Umwelteinflüsse eine zentrale ätiologische Rolle zu spielen. Eine besondere Bedeutung kommt hierbei der schlackenarmen Kost zu, die zu einer verzögerten Darmpassage und zu intraluminalen Druckerhöhungen führen soll.

Pathophysiologie und Klinik

Intraluminale Druckerhöhungen und lokale Darmwandschwächen sollen zur Divertikelentstehung führen. An prädisponierten Stellen der Darmwand, den am Mesenterialansatz gelegenen Durchtrittsstellen der kleinen Arterien, kommt es als Folge der Druckerhöhung zur Schleimhautherniation. Meist ist das linksseitige Kolon, vorwiegend das Sigma, betroffen. Mit der Retention von Darminhalt bilden sich Fäkolithen, die Drucknekrosen, eine lokale Minderperfusion und eine Wandperforation verursachen können. Über entzündliche Reaktionen entsteht eine Divertikulitis, die bei Fortschreiten auf die Nachbarstrukturen übergreift (Peridivertikulitis) (Abb. 12.**41**).

Gefäßerosionen in den Divertikeln führen bei etwa einem Drittel der Patienten zu Blutungen, die je-

doch nur in seltenen Fällen klinisch manifest werden.
Eindeutige und bleibende Beschwerden entwickeln
sich meist erst im Rahmen der fortschreitenden Entzündung, die zur narbigen Stenosierung, zur Fistelbildung in Nachbarorgane oder zur Perforation in die
freie Bauchhöhle führen kann.

Anamnese

Die Mehrzahl der Divertikelträger bleibt beschwerdefrei; die Veränderungen werden nur zufällig entdeckt. Bei der umkomplizierten Divertikelkrankheit
sind die Symptome wechselhaft und oftmals schwer
vom Syndrom des irritablen Darms zu trennen. Im
Vordergrund stehen wechselnde Stuhlgewohnheiten
mit Verstopfung und Durchfallsepisoden, krampfartige Unterbauchschmerzen und starke Blähungen.
Bilden sich entzündliche Komplikationen aus, so treten zunehmend Schmerzen in den Vordergrund; es
treten Fieberschübe und in Einzelfällen ausgeprägte
anale Blutabgänge auf.

Befunde

Bei der unkomplizierten Divertikelkrankheit findet
man einen normalen Untersuchungsbefund und unauffällige Laborwerte. Die Peridivertikulitis manifestiert sich oft unter dem Bild der „Linksappendizitis".
Es besteht ein deutlicher Druckschmerz im linken
Unterbauch mit peritonitischen Zeichen wie Abwehrspannung, Klopf- und Loslaßschmerz. Bei weniger
ausgeprägter Symptomatik lassen sich vielfach Resistenzen tasten. Labordiagnostisch stehen Folgen der
Entzündung wie Leukozytose und eine beschleunigte
Blutsenkungsgeschwindigkeit im Vordergrund; vorausgegangene Blutungen führen zur mikrozytär-hy-
pochromen Anämie.
Die Diagnose der Kolondivertikulose wird durch
den Kolonkontrasteinlauf gesichert. Typischerweise
stellen sich multiple, vorwiegend an der mesenterla-
len Seite gelegene Ausstülpungen der Darmwand dar.
Entzündliche Komplikationen führen zur Zähnelung
der Schleimhaut mit Ausbildung längerstreckiger Stenosen und Fistelungen.

Diagnostisches Vorgehen

Bei Verdacht auf eine Divertikelerkrankung wird die
Diagnose durch einen Kolonkontrasteinlauf gestellt.
Da die Symptomatik in unkomplizierten Krankheitsstadien sehr unspezifisch ist, sollten andere Erkrankungen des Gastrointestinal- und Urogenitaltraktes
mit ausreichender Sicherheit ausgeschlossen werden. Akute Komplikationen fordern ein differenzier-
tes Vorgehen. Während eines Entzündungsschubs
sind Endoskopie und Röntgendarstellung mit barium-
haltigem Kontrastmittel wegen der Perforationsgefahr kontraindiziert. Hier wird die Diagnose durch einen Kontrasteinlauf mit wasserlöslichen Substanzen
(z.B. Gastrografin) gesichert.

Differentialdiagnose

Angesichts des Hauptmanifestationsalters, der Symptomatik und der radiologischen Befunde stellt das
Kolonkarzinom die wichtigste Differentialdiagnose

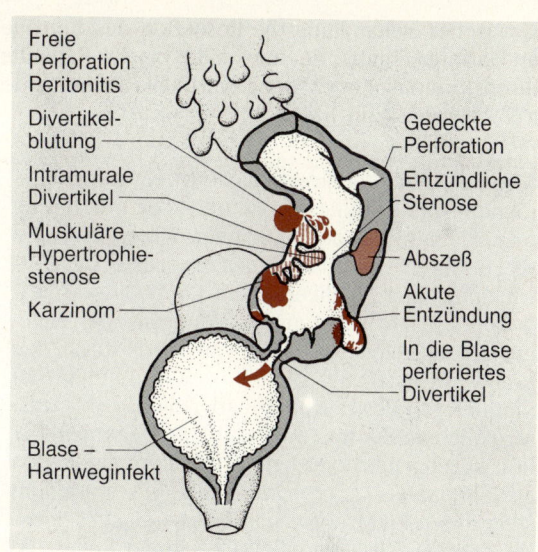

Abb. 12.**41**   Komplikationen der Divertikelkrankheit (nach Bünte)

dar. Daher ist stets auch eine Endoskopie mit Biopsie
erforderlich. Ein der komplizierten Divertikelkrankheit ähnelndes Bild verursachen auch die ischämische Kolitis, Morbus Crohn oder die Colitis ulcerosa
(Tab. 12.**25** und Tab. 12.**33**).

Komplikationen

Lokale Komplikationen können in jedem Stadium der
Erkrankung unabhängig vom vorausgegangenen Beschwerdebild auftreten. Im Vordergrund stehen hierbei Blutungen, die bei 10 bis 30% der Patienten mit
Kolondivertikulose auftreten, jedoch nur in 2 bis 6%
ein bedrohliches Ausmaß aufweisen. Entzündliche
Schwellungen und narbige Schrumpfungen führen
zur Stenosierung. Während Penetrationen in Nachbarorgane, insbesondere die Harnwege, mit Ausbildung von Fisteln oft beobachtet werden, sind Perforationen in die freie Bauchhöhle selten.

Therapie

Die unkomplizierte Kolondivertikulose wird durch
schlackenreiche Ernährung und Zugabe von Weizenkleie oder Leinsamen behandelt. Bei der akuten Divertikulitis erfolgt zunächst eine konservative Therapie mit Nahrungskarenz und Gabe von Breitbandantibiotika wie Ampicillin oder Cephalosporinen. Peritonitische Erscheinungen erfordern eine Notfalloperation mit Entfernung des entzündlich veränderten
Darmabschnitts. Zur Entlastung der Anastomose wird
meist passager ein Anus praeter angelegt. Bei lokalen
Komplikationen, wie Stenosen oder Fisteln, wird nach
Abklingen der akuten Entzündung und optimaler Vorbereitung des Patienten das betroffene Segment reseziert.

Prognose und Verlauf

Die konservative Therapie der Kolondivertikulose
führt bei nahezu der Hälfte der Patienten zur deutlichen Besserung. In ungefähr 40% der Fälle erfordern
Komplikationen oder persistierende Symptome trotz

diätetischer Behandlung die Resektion des betroffenen Darmabschnitts. Bei maximal 2 bis 4% Patienten führen Komplikationen der Divertikelkrankheit oder ihrer Therapie zum Tode.

> **Merke:** Die Kolondivertikulose ist ein mit zunehmenden Alter häufigerer Befund, der nur bei einem kleinen Teil der Patienten zu Beschwerden führt. Durch Entzündung der Divertikel mit Entwicklung einer Peridivertikulitis können Komplikationen wie Abszedierungen, Stenosen oder Fistelungen auftreten. Die Diagnose wird durch den Kolonkontrasteinlauf gestellt, der im akuten Stadium wegen des Perforationsrisikos nur mit wasserlöslichem Kontrastmittel und ohne Luftinsufflation durchgeführt werden darf. Bei entzündlichen Schleimhautveränderungen muß ein Karzinom stets durch Endoskopie und Biopsie ausgeschlossen werden. Die Therapie erfolgt in der Regel diätetisch mit schlackenreicher Kost; lediglich lokale Komplikationen erfordern die Resektion des betroffenen Darmabschnitts.

Weiterführende Literatur

Demling, L.: Klinische Gastroenterologie, 2. Aufl. Thieme, Stuttgart 1984
Smith, A.: Diverticular Disease. Clinics in Gastroenterology vol. IV. Saunders, Philadelphia 1975
Sleisenger, M.H., J.S. Fordtran: Gastrointestinal Disease, 4rd ed. Saunders, Philadelphia 1989

Colon irritabile – Reizdarm

> **Definition:** Eine akzeptierte Definition des Colon irritabile (Synonyme: Syndrom des irritablen Darms; Reizdarm;) existiert bisher nicht. Es handelt sich um funktionelle Störung der Darmmotilität ohne faßbare organische Veränderungen; Leitsymptome sind abdominelle Schmerzen und ein Wechsel von Obstipation und Diarrhö.

Häufigkeit

Etwa 15% der erwachsenen Bevölkerung geben Symptome an, die mit der Diagnose eines Colon irritabile vereinbar sind. Man rechnet damit, daß in bis zu 70% der Patienten, die sich wegen gastrointestinaler Beschwerden in einer Allgemeinarztpraxis vorstellen, ein Syndrom des irritablen Darms vorliegt. Im mittleren Lebensalter sind Frauen häufiger als Männer betroffen.

Pathophysiologie

Die Mechanismen, die zur Entwicklung eines Colon irritabile beitragen, sind noch nicht geklärt. Es werden Veränderungen der intestinalen Motilität, der Wahrnehmung und Verarbeitung intestinaler Stimuli und besondere Persönlichkeitsstrukturen als Ursache diskutiert.

Motilitätsstörung: Einige Befunde deuten auf eine Hyperreagibilität der glatten Muskulatur beim Syndrom des irritablen Darms, die nicht nur den Gastrointestinaltrakt, sondern den gesamten Organismus betreffen soll. Elektromyographische und manometrische Untersuchungen haben bei Patienten mit Colon irritabile Motilitätsstörungen mit vermehrter kontraktiler Aktivität aufgezeigt. Insgesamt sind jedoch die Befunde widersprüchlich, so daß der irritable Darm nicht ausschließlich als motorische Funktionsstörung betrachtet werden kann.

Störung der Perzeption und Reizverarbeitung: Bei Ballondistension des Dickdarms nehmen Patienten mit irritablem Darm im Vergleich zu Normalpersonen kleinere Volumina als schmerzhaft wahr, ohne daß eine verringerte Dehnbarkeit der Darmwand vorliegt. Epidemiologische Studien haben gezeigt, daß ein großer Teil der Bevölkerung Symptome eines irritablen Kolons aufweist. In den meisten Fällen suchen die Betroffenen jedoch wegen dieser Beschwerden nicht den Arzt auf. Dies weist darauf hin, daß nicht Veränderungen der intestinalen Rezeptoren oder der afferenten Innervation, sondern eine andere Bewertung intestinaler Stimuli im Zentralnervensystem Ursache der niedrigeren Schmerzschwelle sein kann. Als weiterer Hinweis auf derartige zentralnervöse Regulationsstörungen weisen Patienten mit einem Syndrom des irritablen Darms bei Streß verstärkt pathologische Motilitätsmuster im gesamten Intestinaltrakt auf.

Persönlichkeitsmerkmale: Bei Patienten mit einem Colon irritabile findet man oft psychoneurotische Züge mit einer Neigung zur Somatisierung und Symptomfixierung. Ähnliche Persönlichkeitszüge lassen sich jedoch auch bei Patienten mit entzündlichen Darmerkrankungen oder anderen organischen Krankheiten nachweisen und stellen möglicherweise lediglich Reaktionen auf dauerhafte Beschwerden dar. Durch Reaktionen der Umwelt auf die Beschwerden wird die Symptomatik verstärkt (erlerntes Krankheitsverhalten).

Anamnese

Im Vordergrund des meist langjährigen Beschwerdebildes stehen dumpfe oder kolikartige Schmerzen, die oft nur schwer lokalisierbar sind und das gesamte Abdomen betreffen können. Die Patienten geben eine stark wechselnde Stuhlkonsistenz mit Episoden von Durchfall und Obstipation, häufige Defäkation mit kleiner Stuhlmenge, Völlegefühl sowie verstärkte Blähungen an. Die Beschwerden gehen vielfach nach der Defäkation zurück. Manchmal werden Schleimauflagerungen im Stuhl beobachtet. Im Gegensatz zu organischen Darmerkrankungen treten die Durchfälle fast nie nachts auf (Tab. 12.**37**).

Befunde

Die körperliche Untersuchung weist keine Besonderheiten auf und steht somit in starkem Kontrast zu den oft erheblichen Beschwerden, die die Patienten schildern. Positive Befunde ergeben sich weder bei der Labordiagnostik noch bei den technischen Untersuchungen. In einigen Fällen stellt sich radiologisch oder endoskopisch ein spastisch kontrahiertes Kolon dar.

Diagnostisches Vorgehen

Eine langjährige Symptomatik bei unauffälligem körperlichen Untersuchungsbefund und normalen Laborwerten machen die Diagnose des irritablen Darms wahrscheinlich. Da alle Symptome jedoch auch bei prognostisch ungünstigen oder spezifisch behandelbaren Erkrankungen vorkommen können, sollte nahezu immer eine Diagnostik mit Endoskopie und/oder Kontrastmittelröntgen, Sonographie und Überprüfung der Resorptionsleistung erfolgen.

Differentialdiagnose

Das Spektrum der möglichen Differentialdiagnosen umfaßt vor allem Erkrankungen des Dickdarms, reicht jedoch aufgrund der diffusen Symptomatik von Krankheiten des Bewegungsapparates bis zu Veränderungen im Urogenitalsystem. Neben den organischen Erkrankungen müssen auch Funktionsstörungen, insbesondere Resorptionsstörungen des Dünndarms bedacht werden. Aufgrund ihrer hohen Prävalenz kommt hierbei der Lactosemalabsorption eine besondere Bedeutung zu.

Therapie

Die Beurteilung unterschiedlicher Therapiemaßnahmen wird durch die erheblichen spontanen Schwankungen der Beschwerden und die Besserung unter Plazebotherapie bei etwa 50% der Patienten erschwert.

Die Aufklärung des Patienten über die Harmlosigkeit seines Leidens steht zu Beginn jeder Behandlung, weil nicht selten Krebsangst die Beschwerden steigert. Ein positiver Einfluß auf den Krankheitsverlauf läßt sich durch eine alleinige Aufklärung über Ursache und Prognose nicht erreichen. In kontrollierten Studien haben sich weder eine schlackenreiche Ernährung noch motilitätswirksame Pharmaka, Spasmolytika, Analgetika oder Psychopharmaka allein als eindeutig wirksam erwiesen. Patienten mit Syndrom des irritablen Darms scheinen von einer supportiven Psychotherapie zu profitieren.

Wenn auch gesicherte Therapiekonzepte fehlen, so sollte dennoch zunächst eine diätetische Behandlung mit schlackenreicher Kost und Zugabe von Weizenkleie oder Leinsamen erfolgen. Bei persistierenden Beschwerden können je nach Leitsymptom Spasmolytika, synthetische Opioide oder Psychopharmaka − unterstützt durch eine Psychotherapie − eingesetzt werden.

Merke: Das Syndrom des irritablen Darms ist die häufigste Erkrankung des Gastrointestinaltraktes in der Praxis des niedergelassenen Arztes. Leitsymptome sind langjährige dumpfe Bauchschmer-

Tabelle 12.37 Die häufigsten und wichtigsten Symptome des irritablen Darmsyndroms (IDS)

Schmerzerleichterung nach Stuhlentleerung

Häufigere und weichere Stühle bei Schmerzbeginn

Auftreibung des Bauches: „Blähungen"

Schleim im Stuhl

Gefühl unvollständiger Defäkation

zen, verstärktes Völlegefühl und Wechsel von Obstipation und Diarrhö. Da eine positive Diagnose dieser Funktionsstörung bisher nicht möglich ist, erfordert sie den Ausschluß identifizierbarer Erkrankungen. Die Behandlung umfaßt eine Aufklärung des Patienten über die Harmlosigkeit seines Leidens, medikamentöse Therapieversuche und eine supportive Psychotherapie.

Weiterführende Literatur

Creed, F., E. Guthrie: Psychological factors in the irritable bowel syndrome. Gut 28 (1987) 1307

Klein, K.B.: Controlled treatment trials in the irritable bowel syndrome. Gastroenterology 95 (1988) 232

Kruis, W.: Das Reizdarmsyndrom. Therapiewoche 40 (1990) 790

Read, N.W.: Irritable Bowel Syndrome. Grune & Stratton, New York 1985

Habituelle Obstipation

Definition: Die habituelle oder primäre Obstipation tritt ohne erkennbare Grunderkrankung auf und wird durch seltene Darmentleerungen, harte Stühle und die Notwendigkeit verstärkten Pressens zur Defäkation charakterisiert.

Häufigkeit

Bis zu einem Fünftel der erwachsenen Bevölkerung klagen über Episoden von Verstopfung. Etwa 2 bis 5% nehmen wegen dieser Beschwerden regelmäßig Laxantien ein. Frauen sind hiervon häufiger betroffen als Männer.

Ätiologie

Mit konventionellen Untersuchungsmethoden bleibt in den meisten Fällen die Ursache der Obstipation unklar. Epidemiologische Studien weisen auf eine Bedeutung der schlackenarmen Kost bei der Entstehung der Verstopfung hin. Besonders bei älteren und multimorbiden Menschen spielen medikamentöse Nebenwirkungen eine bedeutsame Rolle bei der Genese der Obstipation. Ein sicherlich nicht unwesentlicher Teil der Patienten hat ein falsches Verständnis von Normalität und sucht lediglich wegen einer verringerten Stuhlfrequenz ohne weitere Beschwerden den Arzt auf.

Pathophysiologie und Klinik

Eine primäre Obstipation kann entweder Folge einer verzögerten Darmpassage oder einer Entleerungsstörung durch eine funktionelle Obstruktion im Anorektum sein. Entsprechend klagen die Patienten entweder über seltene Darmentleerungen bei meist hartem Stuhl oder über eine erschwerte Darmentleerung mit der Notwendigkeit starken Pressens und dem Gefühl einer unvollständigen Darmentleerung.

Anamnese

Die Veränderungen der Stuhlgewohnheiten sind zum Teil von erheblichen Mißempfindungen wie Völlegefühl, verstärkte Blähungen, abdominelle Schmerzen und allgemeiner Leistungsschwäche begleitet.

Befunde

Die körperliche Untersuchung erbringt nur selten richtungweisende Befunde. Stets sollte nach schmerzhaften Läsionen im Analbereich gesucht werden, da sie durch ein „Vermeidungsverhalten" eine Obstipation verursachen können. Endoskopisch und radiologisch fällt in einigen Fällen eine Dilatation des Rektums oder des distalen Kolons auf. Der makroskopische und mikroskopische Nachweis einer Pseudomelanose beweist bei den meisten Patienten den langjährigen Laxantienabusus.

Diagnostisches Vorgehen

Durch eine Funktionsdiagnostik mit Bestimmung der intestinalen Passagezeit, anorektaler Manometrie, Elektromyographie und Defäkographie lassen sich die Mechanismen der Verstopfung differenzieren.

Die körperliche Untersuchung, Labordiagnostik und Endoskopie oder Kontrastmitteluntersuchung des unteren Verdauungstraktes sollte sekundäre Formen der Obstipation ausschließen, die beispielsweise als Folge einer Hypothyreose oder eines Rektumkarzinoms auftreten können. Bei schwerem Leidensdruck und persistierenden Beschwerden trotz konsequenter Therapie mit Allgemeinmaßnahmen über mindestens drei Monate erfolgt eine weitere Abklärung durch Funktionsuntersuchungen.

Differentialdiagnose

Jede akute Änderung der Stuhlgewohnheiten ist auf das Vorliegen eines kolorektalen Karzinoms verdächtig und erfordert daher den Ausschluß dieser Erkrankung.

Therapie

Im Vordergrund der oft langwierigen Therapie der Obstipation stehen Allgemeinmaßnahmen. Eine detaillierte Aufklärung des Patienten ist besonders bei falschen Normalvorstellungen und Angst vor Vergiftung durch den Darminhalt wichtig. Stets sollte eine schlackenreiche Ernährung unter Zugabe von Ballaststoffen (Weizenkleie oder Leinsamen) durchgeführt werden. Die Patienten müssen ausreichend Flüssigkeit zu sich nehmen (Mindesttrinkmenge von 2 l pro Tag). Bewegungsarmut muß durch sportliche Betätigung ausgeglichen werden. Die meisten Laxantien, die auch in vielen Kombinationspräparaten zur Behandlung unterschiedlicher Erkrankungen des Magen-Darm-Traktes enthalten sind, eignen sich nicht zur Dauertherapie der chronischen Obstipation. Neuere Untersuchungen haben Erfolge mit verhaltensmedizinischen Therapieansätzen, wie dem Biofeedback oder einer Ritualisierung, gezeigt.

Entsteht die Obstipation durch eine funktionelle Obstruktion, wie etwa ein Prolabieren der Rektummukosa in den Analkanal, so sollte eine chirurgische Therapie erfolgen. Operative Behandlungen setzen eine differenzierte Funktionsdiagnostik voraus und sollten stets durch die angesprochenen Allgemeinmaßnahmen ergänzt werden.

> **Merke:** Die Verstopfung ist ein mit zunehmendem Alter häufigeres Symptom, dem unterschiedliche Erkrankungen zugrundeliegen können. Die Diagnose einer primären Obstipation erfordert den Ausschluß einer organischen Ursache. In den meisten Fällen läßt sich durch eine schlackenreiche Kost, Gabe von Quellmitteln, ausreichende Trinkmenge und Bewegung eine Besserung erreichen. Bei persistierender Symptomatik kann eine Funktionsdiagnostik Mechanismen der Obstipation identifizieren und eine gezieltere Behandlung ermöglichen.

Weiterführende Literatur

Bielefeldt, K., P. Enck, H. Lübke, M. Karaus, J.F. Erckenbrecht: Diagnostische Möglichkeiten bei chronischer Obstipation im Erwachsenenalter. Medwelt 40 (1989) 548
Demling, L.: Klinische Gastroenterologie, 2. Aufl. Thieme, Stuttgart 1984
Müller-Lissner, S.: Chronische Obstipation. Dtsch. med. Wschr. 112 (1987) 1223

Kolonpolypen – Adenome

> **Definition:** Kolonadenome sind umschriebene Vorwölbungen der Dickdarmschleimhaut. Sie sind meist epithelialen Ursprungs und werden nach ihrem histologischen Aufbau in neoplastische, hyperplastische und hamartomatöse Polypen eingeteilt. Bei Nachweis von mehr als 100 Polypen spricht man von einer Polyposis coli.

Häufigkeit

Kolonadenome findet man bei 2 bis 15% der erwachsenen Bevölkerung. Ihre Häufigkeit nimmt mit dem Alter zu. Das Hauptmanifestationsalter liegt im 5. Lebensjahrzehnt. Vor dem 30. Lebensjahr treten Polypen meist im Rahmen genetisch determinierter Erkrankungen, wie der familiären Adenomatose oder dem Peutz-Jeghers-Syndrom, oder als Pseudopolypen bei einer Colitis ulcerosa auf.

Tabelle 12.**38** Klassifikation polypoider Dickdarmläsionen

Polypenart	Singulär	Multipel (Polypose, Adenomatose)	Lokali-sation	Extraabdomi-nelle Lokalisa-tion	Maligne Entartung
neoplastische Polypen = Adenome	tubuläres Adenom villöses Adenom tubulovillöses Adenom	familiäre Adenomatosis coli	Kolon	–	100 %
		Gardner-Syndrom	Kolon	Osteome, Fibrome, Lipome, Epidermoidzysten Medulloblastom Glioblastom	100%
		Turcot-Syndrom	Kolon		
hamartomatöse Polypen	juvenile Polypen	juvenile Polyposis	Kolon, Dünndarm		selten
		Peutz-Jeghers-Syndrom	Kolon, Dünndarm	mukokutane Pigmentation	
unklassifizierbare Polypen	hyperplastische Polypen	hyperplastische Polyposis	Kolon	–	–
entzündliche Pseudopolypen	bei Colitis ulcerosa	bei Colitis ulcerosa Cronkhite-Canada-Syndrom	Kolon Kolon, Dünndarm, Magen	Hautpigment Alopezie	–

Hauptlokalisation ist das linke Hemikolon, wo etwa zwei Drittel der Polypen nachweisbar sind, während nur 10% bis 15% im Colon ascendens bzw. etwa 15 bis 20% im Colon transversum zu finden sind. Häufig treten neoplastische Polypen multipel auf.

Ätiologie

Da die neoplastischen Polypen eine Vorstufe in der Entwicklung kolorektaler Karzinome darstellen, werden bei ihrer Entstehung die gleichen Faktoren diskutiert. Eine besondere Bedeutung scheint aufgrund epidemiologischer Daten die schlackenarme, fett- und fleischreiche Ernährung zu spielen. Für die als obligate Präkanzerose geltende familiäre Adenomatosis coli ist ein autosomal dominanter Erbgang nachgewiesen.

Pathophysiologie und Klinik

Die Adenome werden aufgrund ihres makroskopischen und mikroskopischen Aufbaus in verschiedene Formen eingeteilt (Tab. 12.**38**). Nach dem Aspekt unterscheidet man die typischen gestielten Formen von den breitbasig aufsitzenden, zum Teil rasenartig imponierenden Polypen. Histologisch findet man meist adenomatöse Polypen, die entsprechend ihrem Bild als tubuläre (70%), villöse (10%) und tubulo-villöse (20%) Adenome klassifiziert werden.

Nekrosen oder Schleimhauterosionen führen zu Blutungen, die nur selten ein bedrohliches Ausmaß annehmen. Große Polypen oder Intussuszeptionen können eine Behinderung der Nahrungspassage verursachen. Durch eine ungehemmte Sekretion der drüsigen Strukturen treten vereinzelt schwere Diarrhöen auf.

Anamnese

Kolorektale Adenome bleiben meist asymptomatisch und werden entweder zufällig oder im Rahmen von Vorsorgeuntersuchungen mit Haemoccult-Tests nachgewiesen. Vereinzelt kommt es zu analen Blutungen, verstärktem Schleimabgang oder Durchfällen.

Befunde

Bei der körperlichen Untersuchung weisen periorale Pigmentierungen auf ein Peutz-Jeghers-Syndrom hin. Der Nachweis von okkultem Blut im Stuhl ist die wichtigste Laboruntersuchung zur Erkennung kolorektaler Polypen. Er weist zwar eine geringe Sensitivität und Spezifität auf, ist jedoch aufgrund seiner Einfachheit und seines niedrigen Preises als „Screening"-Test geeignet. Bei der Kontrastmitteldarstellung und Endoskopie stellen sich die Polypen als Schleimhautvorwölbung dar.

Diagnostisches Vorgehen

Eine makroskopische Unterscheidung benigner und maligner Polypen ist nicht möglich. Da Karzinome meist fokal entstehen, ist stets eine histologische Untersuchung des in toto abgetragenen Polypen erforderlich. Daher stellt die Endoskopie mit Polypektomie

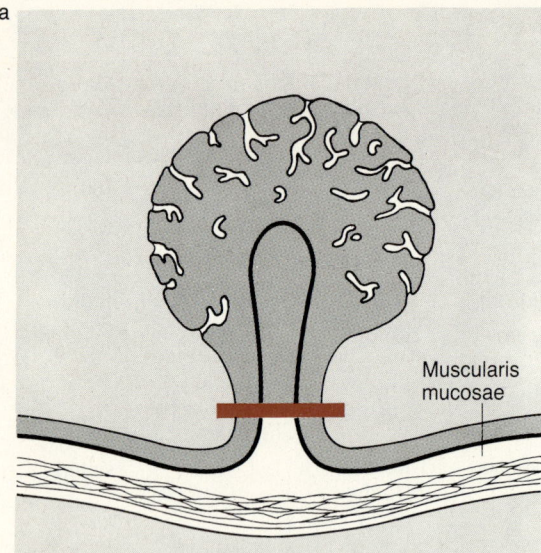

a

Muscularis mucosae

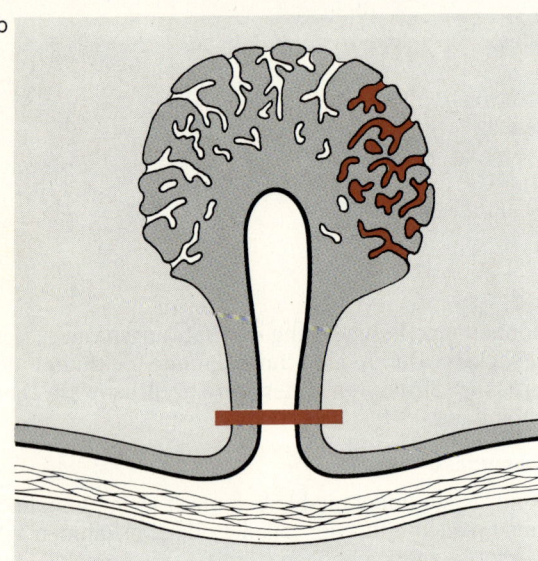

b

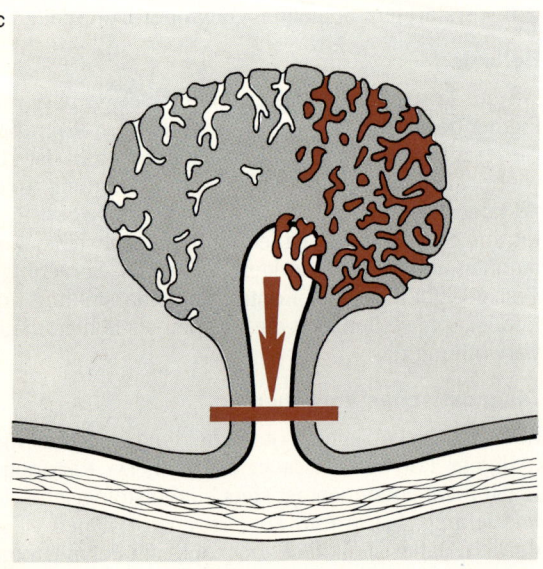

c

mittels Diathermieschlinge die wichtigste Untersuchungsmethode dar. Hierbei sollte aufgrund der oft multipel vorkommenden Polypen immer das gesamte Kolon untersucht werden.

Komplikationen

Die wichtigste Komplikation kolorektaler Adenome ist die Karzinomentstehung. Adenomatöse Polypen gelten als Vorstufe des Karzinoms (Adenom-Karzinom-Sequenz) (Abb. 12.**42**). Das Risiko der Malignomentstehung hängt hierbei von der Polypgröße und der Histologie ab: Bei einem Durchmesser über 2 cm liegt das statistische Risiko einer karzinomatösen Entartung zwischen 20 und 40%; mit 30 bis 60% treten Malignome bei villösen oder tubulo-villösen Adenomen häufiger auf als bei tubulären Adenomen.

Therapie

Alle Polypen über 1 cm Durchmesser werden endoskopisch komplett entfernt und histologisch aufgearbeitet. Ist aufgrund der Größe oder Anzahl der Polypen eine vollständige endoskopische Entfernung nicht möglich, so sollte eine operative Therapie mit Kolotomie und chirurgischer Entfernung oder Segmentresektion durchgeführt werden. Da die familiäre Adenomatose und das Gardner-Syndrom eine obligate Präkanzerose darstellen, wird nach Abschluß der körperlichen Entwicklung, in der Regel um das 20. Lebensjahr, eine totale Kolektomie mit Anlage einer ileonalen Anastomose oder eines terminalen Ileostomas durchgeführt.

Bei Nachweis eines gut oder mittelgradig differenzierten Karzinoms im Polyp, das weder die Muscularis propria der Mukosa überschritten hat (Abb. 14.**42 b**), noch in Lymph- oder Blutgefäße eingebrochen ist, reicht die endoskopische Polypektomie aus, wenn der Abtragungsrand sicher tumorfrei ist. Lassen sich Tumorzellen in der Submukosa (Abb. 12.**42 c**) oder Gefäßeinbrüche darstellen oder dominiert ein undifferenzierter Zelltyp, so muß eine Darmresektion nach den Prinzipien der Karzinomchirurgie durchgeführt werden.

Prognose und Verlauf

Nach vollständiger Polypektomie treten besonders bei multiplen Adenomen im weiteren Verlauf erneut neoplastische Schleimhautveränderungen auf. Daher sollten im Abstand von 1 Jahr endoskopische Kontrollen erfolgen.

◁ Abb. 12.**42 a–c**   Adenom-Karzinom-Sequenz
a Tubuläres Adenom,   **b** tubuläres Adenom mit schweren fokalen Epitheldysplasien („fokales Karzinom"),   **c** invasiv, in den Stiel wachsendes Karzinom in einem tubulären Adenom

Merke: Kolorektale Polypen werden meist zufällig im Rahmen von Screening-Untersuchungen entdeckt. Adenomatöse Polypen gelten als Präkanzerosen. Hierbei hängt das maligne Potential von der Größe und der Histologie ab. Die Diagnose erfolgt durch totale Koloskopie mit Polypektomie. Nach Polypentfernung sind regelmäßige Nachuntersuchungen erforderlich.

Weiterführende Literatur

Berges, W., F. Borchard, B. Miller, G. Strohmeyer: Neoplastische Colonpolypen. Ergeb. inn. Med. Kinderhlkd. 48 (1982)

Friedel, W., G. Möslein, K. Jaeger, Ch. Herfarth, P. Propping: Familiäre adenomatöse Polyposis. Dtsch. Ärztebl. 88 (1991) 851

Herfarth, Ch., J. Stern: Colitis ulcerosa – Adenomatosis coli. Springer, Berlin 1990

Rösch, W., R. Gnauck, J. Windeler, R. Köbberling: Haemoccult-Test-Screening – pro und contra. Z. Gastroenterol. 23 (1987) 185

Kolonkarzinom

Definition: Die kolorektalen Karzinome sind überwiegend Adenokarzinome, die sich wahrscheinlich in der Mehrzahl aus neoplastischen Adenomen (Adenom-Karzinom-Sequenz) entwickeln. Sie sind zu über zwei Dritteln im Rektum und distalen Kolon lokalisiert.

Häufigkeit

Die kolorektalen Karzinome gehören zu den häufigsten Malignomen in den westlichen Ländern. In der Rangfolge der Krebsmortalität stehen sie bei den Frauen an erster und bei den Männern an zweiter Stelle. Die Inzidenz liegt in der Bundesrepublik bei jährlich etwa 30 Erkrankungen pro 100 000 Einwohner. Beide Geschlechter sind in gleichem Umfang betroffen. Der Manifestationsgipfel liegt zwischen dem 60. und 80. Lebensjahr. In den letzten Jahren wird ein weiterer Anstieg der Karzinomhäufigkeit mit Zunahme der im proximalen Kolon lokalisierten Tumoren beobachtet.

Eine erhöhte Rate maligner Dickdarmtumoren findet man bei der Colitis ulcerosa, bei einem Vorkommen gynäkologischer oder kolorektaler Karzinome in der Familie und nach vorausgegangenen Behandlungen wegen gynäkologischer Malignome. Die Adenomatosis coli gilt als obligate Präkanzerose.

Ätiologie

Die Ursache der Karzinomentstehung im Dickdarm ist unbekannt. Die höhere Inzidenz in industrialisierten Ländern hat zu der Hypothese geführt, daß exogene Noxen und Ernährungsfaktoren eine pathogenetische Rolle spielen sollen. Durch die verzögerte intestinale Passage soll bei schlackenarmer Kost der Kontakt der Schleimhaut mit Karzinogenen verlängert werden. Gleichzeitig fehlt die Bindung dieser Karzinogene an Faserstoffe bzw. die Verdünnung durch das höhere Stuhlvolumen bei ballaststoffreicher Ernährung. Bei fettreicher Kost sollen durch bakterielle Zersetzung von Fetten im Dickdarm potentiell karzinogene Metabolite entstehen. Einen weiteren Faktor für die Karzinogenese soll ein Mangel an protektiven Substanzen darstellen; dieser Mechanismus wird durch eine erhöhte Tumorinzidenz in Selenmangelgebieten unterstützt.

Pathophysiologie und Klinik

Kolorektale Karzinome weisen alle Kriterien der Malignität auf: Durch ungehemmtes Wachstum kommt es zur Infiltration und Destruktion von Nachbargeweben und -organen. Es treten Metastasen auf, die sich lymphogen, hämatogen oder im Peritoneum per continuitatem ausbreiten. Mikroskopisch findet man ausschließlich unterschiedlich differenzierte Adenokarzinome.

Das klinische Bild wird von den lokalen und systemischen Komplikationen des Tumorwachstums geprägt. Durch zunehmende Verlegung des Darmlumens kommt es zur Passagebehinderung mit der Ausbildung eines mechanischen Ileus. Arrosionen von Gefäßen oder oberflächliche Tumornekrosen führen zum akuten oder chronischen intestinalen Blutverlust. Bei Infiltration in Nachbarorgane kann es zur Fistelbildung oder durch Ureterkompression zur Harnstauung kommen. Die im Krankheitsverlauf häufige Lebermetastasierung führt zu einem zunehmenden Verlust der Leberfunktion und Ikterus.

Anamnese

Die Beschwerden sind meist uncharakteristisch und werden von Patienten und Ärzten vielfach mißgedeutet. Sie führen daher oft erst in fortgeschrittenen Stadien zur Diagnose. Leitsymptome sind Änderungen der Stuhlgewohnheiten, rektale Blutungen, und dumpfe oder kolikartige Schmerzen, die im Mittelbauch oder linken Unterbauch lokalisiert sind. Vielfach werden Allgemeinsymptome wie Gewichtsverlust und Leistungsschwäche angegeben.

Befunde

In späten Krankheitsstadien lassen sich der Primärtumor und metastatische Absiedlungen in die Leber durch pathologische Resistenzen bzw. eine vergrößerte, derbe Leber mit sehr unregelmäßiger Oberfläche palpieren. Etwa ein Drittel der Rektumkarzinome erreicht man mit dem tastenden Finger bei sorgfältiger digitaler Untersuchung.

Laborchemisch findet sich eine Blutsenkungsbeschleunigung, eine mikrozytär-hypochrome Anämie durch den chronischen Blutverlust und Veränderung der Laborwerte, wenn eine hepatische Metastasierung eingetreten ist. Die Tumormarker wie das CEA (karzinoembryonale Antigen) sind bei etwa zwei Drittel der Patienten deutlich erhöht, jedoch aufgrund ihrer geringen Sensitivität und Spezifität für die Diagnosestellung nicht geeignet. Bei der Endoskopie oder Kontrastmitteldarstellung zeigen sich entweder große

Ulzerationen oder unregelmäßige, zum Teil zirkulär wachsende und das Lumen einengende Schleimhautvorwölbungen. Kleinere Tumoren sind makroskopisch nicht von benignen Polypen zu trennen.

Diagnostisches Vorgehen

Jede aktue Änderung der Stuhlgewohnheiten, die über mehr als 3 Wochen persistiert und jede sichtbare oder okkulte anale Blutung erfordert den Ausschluß eines kolorektalen Karzinoms. Die „Hämorrhoidalblutung" ist die häufigste, zur Diagnoseverzögerung führende Fehleinschätzung. Angesichts der hohen Prävalenz von Hämorrhoiden im höheren Lebensalter sollte daher auch bei nachgewiesenen Hämorrhoiden ein gleichzeitig bestehendes Karzinom als Blutungsquelle mit ausreichender Sicherheit ausgeschlossen werden. Untersuchungsmethode der Wahl ist hierbei die Endoskopie, die gleichzeitig die histologische Sicherung ermöglicht. Aufgrund der in 4 bis 8% synchron vorkommenden Doppelkarzinome sollte stets der gesamte Dickdarm untersucht werden. Durch Sonographie, Computertomographie des Abdomens und Röntgenaufnahmen des Thorax muß eine lokoregionale oder hämatogene Streuung festgestellt werden.

Differentialdiagnose

Ein klinisch ähnliches Bild können chronisch entzündliche Darmerkrankungen, die ischämische Kolitis, die Divertikulitis und benigne kolorektale Polypen machen. Der differentialdiagnostische Ausschluß dieser Erkrankungen gelingt durch die histologische Untersuchung des Biopsiematerials.

Komplikationen

Meist führen erst die durch den Primärtumor verursachten Komplikationen, wie Blutung, Passagebehinderung oder Perforation, zur Diagnosestellung. Neben diesen lokalen Veränderungen treten im Lauf der Tumorerkrankung systemische Komplikationen ein: Als Folgen einer Metastasierung in die Lunge oder Leber treten zum Beispiel Hämoptysen oder ein zunehmender Ikterus auf. Ein Teil der Komplikationen wird durch Mediatoren verursacht, die voraussichtlich von den Tumoren synthetisiert und sezerniert werden; so wird das „Kachektin" für einen Teil der Allgemeinsymptome einer Tumorerkrankung wie Gewichtsverlust und Leistungsschwäche verantwortlich gemacht.

Therapie

Eine Heilung ist nur durch Operation mit radikaler Entfernung des Tumors im Gesunden und Revision der Lymphknotenstationen möglich. Bei solitären Leber- oder Lungenmetastasen sollte stets eine chirurgische Behandlung erwogen werden, da auch in diesem Stadium noch Aussicht auf Besserung besteht.

Weder die Strahlentherapie noch die systemische Chemotherapie haben bisher allein die Prognose der Erkrankung wesentlich bessern können. Die Bestrahlung des kleinen Beckens kann zwar beim fortgeschrittenen Rektumkarzinom das Auftreten von Lokalrezidiven verzögern, die Überlebenszeit bleibt jedoch aufgrund der hämotogenen Metastasierung unbeeinflußt. Mit der systemischen Zytostatikatherapie lassen sich objektive Remissionen bei etwa 20 bis 25% der Patienten erreichen. Hierbei gilt die Monotherapie mit 5-Fluorouracil als Standard. Die Überlebenszeit der Patienten wird mit dieser Behandlung nicht verlängert. Eine Überlegenheit der zum Teil mit gravierenden Nebenwirkungen belasteten Polychemotherapie gegenüber der Monotherapie mit 5-Fluorouracil ist bisher nicht überzeugend bewiesen. Bei isolierten, nichtresezierbaren Lebermetastasen kann wahrscheinlich durch eine intraarterielle Zytostatikainfusion über operativ implantierte Katheter eine geringe Verlängerung der Überlebenszeit erreicht werden.

Verlauf und Prognose

Unbehandelt führt das kolorektale Karzinom innerhalb von meist einem Jahr zum Tode. Die Therapieerfolge hängen sehr stark vom Stadium der Erkrankung ab. Hat das Karzinom zum Operationszeitpunkt die Submukosa noch nicht überschritten und sind keine Metastasen nachweisbar (Stadium Dukes A), so liegt die 5-Jahres-Überlebensrate über 90%. Wenn die lokale Tumorinfiltration die Muskularis erfaßt hat (Stadium Dukes B) oder Lymphknotenmetastasen vorhanden sind (Stadium Dukes C), fällt die 5-Jahres-Überlebensrate auf 25 bis 57% ab. Bei solitären, resezierbaren Lebermetastasen kann man u. U. noch bei einem Fünftel der Patienten eine Heilung erreichen.

Da auch Lokalrezidive und solitäre Fernmetastasen kurativ behandelbar sind, müssen Patienten nach der operativen Tumorentfernung regelmäßig nachuntersucht werden. Neben sonographischen und endoskopischen Kontrollen, spielt die Bestimmung der Tumormarker eine wichtige Rolle bei der frühzeitigen Rezidiverkennung. Nach vollständiger Tumorentfernung fallen die erhöhten Werte in den Normbereich ab und zeigen häufig vor der klinischen Manifestation des Rezidivs einen erneuten Anstieg.

Durch die konsequente Anwendung der Haemoccult-Tests lassen sich die Tumoren in einem früheren, meist asymptomatischen und prognostisch günstigen Stadium entdecken.

> **Merke:** Die kolorektalen Karzinome gehören zu den häufigsten Karzinomen in der westlichen Welt. Sie manifestieren sich meist im Alter von über 60 Jahren. Leitsymptome sind rektale Blutungen und akut auftretende Änderungen der Stuhlgewohnheiten. Die Symptomatik ist jedoch unspezifisch und führt oft erst in späten Stadien zur Diagnosestellung. Untersuchungsmethode der Wahl ist die Endoskopie mit histologischer Aufarbeitung von Biopsien. Eine Heilung ist nur durch eine radikale chirurgische Entfernung des Tumors möglich. Die 5-Jahres-Überlebensrate liegt bei etwa 50%. Postoperativ sind regelmäßige Nachuntersuchungen zur frühzeitigen Erkennung eines Rezidivs erforderlich.

Weiterführende Literatur

Bünte, H., J. Meyer, P. Preusser: Gastrointestinle Malignome. Deutscher Ärzte-Verlag, Köln 1990

DeVita, V.T., S. Hellman, S.A. Rosenberg: Principles and Practice of Oncology, 2nd ed. Lippincott, Philadelphia 1985

Gall, F.P., P. Hermanek, J. Tonak: Chirurgische Onkologie. Histologie- und stadiengerechte Therapie maligner Tumoren. Springer, Berlin 1986

Queisser, W.: Chemotherapie der colorectalen Carcinome. Verh. dtsch. Krebs-Ges. 3 (1982) 291

Scheppach, W., H. Kaspar: Die Bedeutung von Ernährungsfaktoren für die Entstehung gastrointestinaler Tumoren. Dtsch. med. Wschr. 113 (1988) 306

Proktitis

W. Daiß

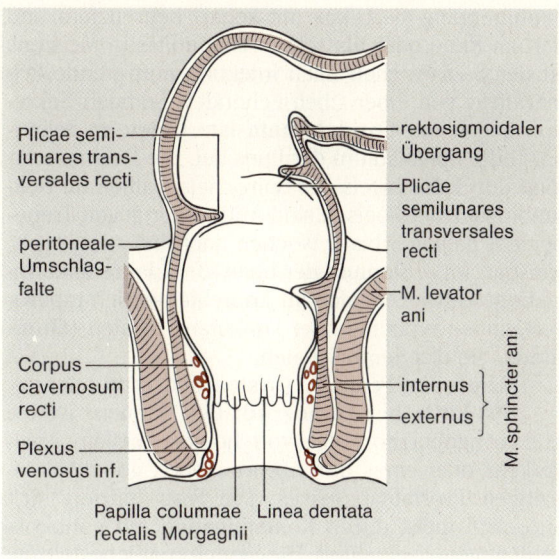

Abb. 12.**43**   Topographische Anatomie des Rektalbereiches

Definition: Als Proktitis bezeichnet man eine Entzündung der Rektumschleimhaut zwischen dem Analspinkter und der Ampulla recti. Bei einer entzündlichen Ausdehnung nach proximal spricht man von **Proktosigmoiditis** oder **Proktokolitis.**

Anatomische Grundlagen

Topographisch anatomisch (Abb. 12.**43**) folgt das Rektum – im proximalen Abschnitt retroperitoneal, im distalen extraperitoneal gelegen – der konvexen Biegung des Os sacrum. Der Plexus venosus inferior – **äußerer Hämorrhoidalplexus** – ist unterhalb des distalen Anoderms lokalisiert. Zwischen der Linea dentata und einer Übergangszone liegt das Corpus cavernosum recti **(Plexus haemorrhoidalis internus)**, welches einem arteriellen Schwellkörper entspricht

Ätiologie und Pathogenese

Die in Tab. 12.**39** aufgelisteten Krankheitsprozesse können zu einer Proktitis führen.

Krankheitsbild und Symptomatik

Im Vordergrund der Beschwerden stehen **rektale Blutungen** und/oder **Schmerzen im Analbereich.** Fakultative Symptome sind **Juckreiz, Brennen, Tenesmen** und Abgang von serösem eitrigen Sekret.

Spezifische infektiöse Entzündungen

Tuberkulöse Proktitis: Bei Patienten mit offener Lungentuberkulose kann sekundär eine Proktokolitis auftreten. Endoskopisch findet man scharf ausgestanzte, meist schmerzhafte Ulzera mit unterminierten Rändern auf livider Schleimhaut. Die Diagnose erfolgt durch Nachweis von **Mykobakterien** im Abstrich oder in der Rektumbiopsie. Histologisch sind verkäsende epitheloidzellige Granulome charakteri-

Tabelle 12.**39**   Ätiopathogenetische Möglichkeiten der Proktitis
Spezifische Entzündungen

Infektiöse Ursachen
Bakterien, Viren, Pilze
    Salmonellen, Shigellen, Yersinien, Campylobacter jejuni, Chlamydien, Mykobakterien, Neisseria gonorrhoeae, Haemophilus ducrey, Herpes simplex, Retroviren (HIV), Actinomyces hominis, Mykoplasmen
Parasiten
    Entamoeba histolytica, Schistosomen, Helminthen

Antibiotika-assoziierte Proktitis
Strahlenproktitis Radium-, Röntgen- und Kobaltstrahlen
Unspezifische Darmentzündungen
Colitis ulcerosa *Morbus Crohn*
Sonderformen und sekundäre Proktitiden
Prolapsproktitis *Proctalgia fugax* *Colitis cystica profunda* *Proktitis nach:* Digitalismedikation, Nierenleiden, Leber-, Pankreaserkrankungen

stisch. Therapeutisch werden Tuberkulostatika in Analogie zur Lungentuberkulose verabreicht.

Anorektale Syphilis: Bei der rektalen Lues findet sich der Primäraffekt am anorektalen Schleimhautübergang als Ulkus mit scharf begrenztem und hartem Rand oder als schmerzhafte Fissur. Meistens ist der 3–5 Wochen nach Infektion auftretende Primäraffekt von einer überlriechenden rektalen Sekretion begleitet. **Condylomata** lata treten im Sekundär- oder Spätstadium der Lues auf. Die Diagnose erfolgt durch Nachweis der Spirocheta pallida im Rektunbiopsat. Serologisch sind Antikörper gegen Treponemata pallida 3 bis 5 Wochen nach Infektion nachweisbar. Im 3. Stadium der Lues (3–5 Jahre nach Infektion) entwickeln sich im Anorektalbereich tuberovertiginöse Syphilide oder subkutane Knoten **(Gummen)**, die ulzerieren können.

Therapie: Penicillin (systemisch verabreicht).

Proktitis bei Gonorrhö: Bei Männern ist die Enddarmgonorrhö Folge von homosexuellem Analverkehr oder eines durchgebrochenen gonokokkenhaltigen Prostataabszesses. Die Frau infiziert sich anorektal meist durch Kontamination mit gonokokkenhaltigem Vaginalfluß. Die Symptomatik besteht in: Juckreiz, Schmerzen bei der Defäkation, eitrig serösem Schleimabgang, Ulzerationen, Fissuren und seltener Abszessen. Diagnostik: Nachweis von gramnegativen intra- und extrazellulär gelegenen Diplokokken im Rektumbiopsat/oder Abstrich.

Therapie: Penicillin (z. B.: 4 Mill. E Procainpenicillin über mindestes 4–6 Tage).

Herpesproktitis: Nach einer Inkubationszeit von 4–5 Tagen ruft die durch das Herpes-simplex-Virus hervorgerufene Erkrankung meist bei Defäkation auftretende Enddarmschmerzen und Tenesmen hervor. Die Übertragung erfolgt durch anogenitale Kontaktinfektion. Makroskopisch zeigen sich vesikuläre, ulzeröse Schleimhautläsionen mit blutig-eitrigen Auflagerungen. **Diagnose:** Nachweis des Herpes-simplex-Virus im Biopsat. **Therapie:** Acyclovir ist bei frühzeitiger Anwendung gut wirksam.

Ulcus molle (weicher Schanker): Seltene Erkrankung, die durch Analverkehr ausgelöst wird und mit 2 cm großen Ulzera an der Eintrittsstelle 2–4 Tage nach Infektion einhergeht. **Diagnose:** Nachweis von Haemophilus ducreyi aus Ulzeraabstrichen.

Therapie: Sulfonamide.

Chlamydien-Proktitis: Diese durch rezidivierende Rektumschleimhautentzündungen sich manifestierende Erkrankung kann serologisch durch den Nachweis von Chlamydia trachomatis gesichert werden. **Therapie:** Tetracycline (z. B.: 2 g/tg. über 2–3 Wochen).

Spezifische, nicht infektiöse Proktitiden

Antibiotikaassoziierte Proktokolitits: Die durch Clostridium – difficile – Toxine ausgelöste auch als pseudomembranöse Kolitis bezeichnete – Schleimhauterkrankung tritt meist bei Patienten unter antibiotischer oder zytostatischer Therapie auf. Obwohl auch höher gelegene Kolonabschnitte betroffen sein können, sind in 90% der Fälle das Sigma und Rektum entzündlich verändert. *Klinisch* äußert sich die antibiotikaassoziierte Proktitis mit wäßrig blutigen Durchfällen im Verbund mit Tenesmen oder wellenförmigen Bauchschmerzen. Fieber, Leukozytose An-

ämie, und intestinaler Eiweißverlust komplizieren bei länger bestehenden Diarrhöen das Krankheitsbild. **Endoskopisch** finden sich Pseudomembranen und ödematöse, vermehrt vulnerable Schleimhautareale. Die **Diagnose** wird durch Erreger-Nachweis und Exotoxin im Stuhl (möglichst: frische Stuhlprobe) gestellt. **Therapie:** Absetzen des auslösenden Antibiotikums oder Zytostatikums und orale Therapie mit Vancomycin (z. B.: 4 × 125 mg/Tag über 35 Tage).

Strahlenproktitis: Die Strahlenproktitis entsteht als Folge einer Strahlenschädigung der Darmmukosa nach Radiatio abdomineller Tumoren, Tumormetastasen und gynäkologischer Karzinome. Man unterscheidet eine Früh- und Spätreaktion. Das Frühstadium tritt Wochen bis wenige Monate nach Radiatio ein (in 11–62%) und ist durch Diarrhöen, rektale Blutverluste und spastische Schmerzen gekennzeichnet. Endoskopisch ist die Schleimhaut gerötet, vermehrt vulnerabel, zeigt feine Hämorrhagien und graues, fibrinöses Exsudat auf der Schleimhautoberfläche. Die Früherscheinungen können rasch abklingen und folgenlos abheilen.

In etwa 5–18% treten Spätreaktionen auf.

Diese Spätreaktionen, die 6–42 Monate und seltener auch bis zu 15 Jahre nach Radiatio auftreten können, sind klinisch durch intermittierende Bauchschmerzen, schleimig, blutige Diarrhöen und Gewichtsverlust gekennzeichnet, Obstruktionen, Perforationen und Fistelbildungen sind ernste Komplikationen.

Endoskopisch können Teleangiektasien und Ulzera mit scharfen Rändern gefunden werden.

Während die Früherscheinungen symptomatisch mit Spasmolytika und Sedativa behandelt werden, finden Sulfasalazin- oder 5-Aminosalicylsäure-haltige Klysmen und Steroidklysmen zur **Therapie** der Spätveränderungen Anwendung.

Unspezifische Rektumentzündungen

Colitis ulcerosa: Diese chronische oder chronisch rezidivierende, nichtinfektiöse Entzündung der Rektum- und Kolonschleimhaut manifestiert sich vorwiegend bei jugendlichen Erwachsenen (Häufigkeitsgipfel: 20–30. Lebensjahr). Die Genese ist nicht bekannt. Konflikte und Streßsituationen können Entzündungsschübe verstärken, Pathologisch anatomisch findet sich eine erythematöse, vermehrt vaskularisierte und ödematös aufgequollene Schleimhaut. Das Entzündungsmuster schreitet kontinuierlich mit flächenhaft konfluierenden Ulzera im Anorektalbereich beginnend nach kranial fort. Bei endoskopisch ausschließlich anorektalem Befall, wird der Begriff einer **Proctitis ulcero-haemorrhagica** verwendet.

Histologisch sind Kryptenabszesse, Lymphozyten- und Plasmazellinfiltrate begrenzt auf die Mukosaschicht anzutreffen.

Die **Diagnose** wird durch den klinischen Verlauf (mindestens über 6 Wo bestehende blutige Diarrhöen), die endoskopisch ulzerierende Schleimhautläsionen und die histologischen Veränderungen unter Ausschluß der Differentialdiagnose gestellt. Die **Therapie** der isolierten Proktitis (nach endoskopischem

Ausschluß eines Mitbefalls höherer Darmabschnitte) wird durch Instillation rektaler Klysmen (Salazosulfapyridin), Steroid oder 5-Aminosylicylsäure durchgeführt. Bei hartnäckigen Verläufen kann zusätzlich mit den oben genannten Medikamenten eine systemische Therapie erfolgen.

Proktitis bei Morbus Crohn: In 5,4−42% ist beim Morbus Crohn das Rektum mitbeteiligt. Eine isolierte Crohn-Proktitis ist sehr selten.

Besonders perianale Fisteln und Analfissuren können ein Frühsystem der Erkrankung darstellen. Erosive Defekte, Schleimhauteinrisse und Mazerationen kennzeichnen das Bild der entzündeten Perianalhaut. Komplizierend kann die entzündliche auf den Sphinkter übergreifende chronische Gewebsreaktion zu Inkontinenz führen.

Die **Diagnose** wird durch Anamnese, Untersuchungsbefund, endoskopische, histologische und radiologische Beurteilung gestellt. Differentialdiagnostisch müssen beim perianalen Befall venerische Infektionen, ein Morbus Behçet und eine Tuberkulose ausgeschlossen werden.

Auch bei rein perianalem und rektalem Befall sollte je nach Aktivität zusätzlich zu einer Lokalbehandlung (siehe Therapie der Colitis ulcerosa) eine systemische Therapie erfolgen. Ausgedehnte Fistelsysteme oder perianale Abszedierungen erfordern eine chirurgische Intervention.

Sonderformen und sekundäre Proktitiden

Die unspezifische Proktitis stellt die häufigste Proktitisform dar und setzt den Ausschluß aller anderen möglichen Ursachen voraus. Ursächlich können mechanische Reizungen, z.B. durch regelmäßige Abführmaßnahmen, psychische Faktoren, Klimawechsel, Fremdkörper, Alkohol- und Nahrungsmittelintoxikationen angeschuldigt werden. Die **Therapie** besteht im Ausschalten der schädigenden Noxe. Symptomatisch können Salazosulfapyridinklysmen angewendet werden.

Proctalgia fugax (anorektale Neuralgie, Proctalgia nocturna): Die Proctalgia fugax ist ein harmloses, jedoch subjektiv belästigendes Leiden mit anfallsartig auftretenden, meist nächtlichen tief im Rektum empfundenen Schmerzen. Die Schmerzen sind meist kurzdauernd und treten typischerweise gegen Morgen auf, gelegentlich von Nausea, Schwindelgefühl und Schweißausbrüchen begleitet. Bei Frauen zwischen dem 30. und 50. Lebensjahr ist die Erkrankung doppelt so häufig wie bei Männern. Therapeutisch können in Analogie zu Gefäßspasmen in Verbindung mit Migräne Spasmolytika, Calciumantagonisten und Neuroleptika versucht werden.

Hämorrhoiden

H. Hansen

Definition: Hämorrhoiden sind eine chronische Vergrößerung eines analen Schwellkörpers, der Corpus cavernosum recti genannt wird. Dieser arteriovenöse Blutschwamm ist ein wichtiges physiologisches Abschlußelement des anorektalen Kontinenzorgans. Unter krankhaften Bedingungen − meist funktionelle Störung der Darmentleerung − erweitern sich die kavernösen Gefäße und hyperplasieren. Die jahrhundertealte Vorstellung, Hämorrhoiden seien Krampfadern des Afters, ist durch zahlreiche Studien ebenso widerlegt, wie die Einteilung in innere und äußere Hämorroiden. Aufgrund der heutigen Kenntnis über die Pathogenese des Hämorrhoidalleidens werden die Hämorrhoiden in drei Schweregrade eingeteilt. Für die jeweiligen Stadien besteht eine kausale Behandlungsmethode.

Häufigkeit

Hämorrhoiden werden bevorzugt im mittleren Lebensalter beobachtet. Der Häufigkeitsgipfel liegt zwischen dem 4. und 5. Dezenium. Das männliche Geschlecht ist mit knapp über 60% etwas häufiger betroffen. Obwohl Hämorrhoiden eine sehr verbreitete Erkrankung sind, liegen exakte Daten über ihre Inzidenz in der Bevölkerung nicht vor. Die oft zitierte Angabe, daß 50% der über 50jährigen an Hämorrhoiden leiden, ist eine Schätzung und nie durch eine Studie exakt belegt worden. Korrekte Zahlen über die Erkrankungshäufigkeit des Hämorrhoidalleidens zu ermitteln, ist jedoch sehr schwierig, da zahlreiche Hämorrhoidenträger keine Beschwerden empfinden oder ihre Symptome negieren.

Ätiologie

Von allen ätiologischen Faktoren ist die chronisch gestörte Darmentleerung die wichtigste Ursache für die Ausbildung von Hämorrhoiden. **Anamnestisch** besteht oft eine jahrelange Obstipation oder Laxantienabusus. Verantwortlich für die behinderte Entleerungsfunktion ist meist eine einseitige, ballastarme Ernährung. Ausgiebige, fettreiche Nahrung und reichlicher Alkoholgenuß begünstigen die Vergrößerung der analen Schwellkörpergefäße.

Auch eine Schwangerschaft kann zur Ausbildung von Hämorrhoiden führen. Die vermehrte Gefäßdurchblutung ist hier jedoch hormonell bedingt und betrifft alle Beckenorgane. Die Hyperplasie des analen Schwellkörpergewebes bildet sich in vielen Fällen post partum wieder zurück.

Entgegen früherer Lehrbuchmeinung ist heute nachgewiesen, daß ein erhöhter Pfortaderdruck oder Tumoren im Becken keine Bedeutung für das Auftreten der Hämorrhoiden haben. Der venöse Rückstau

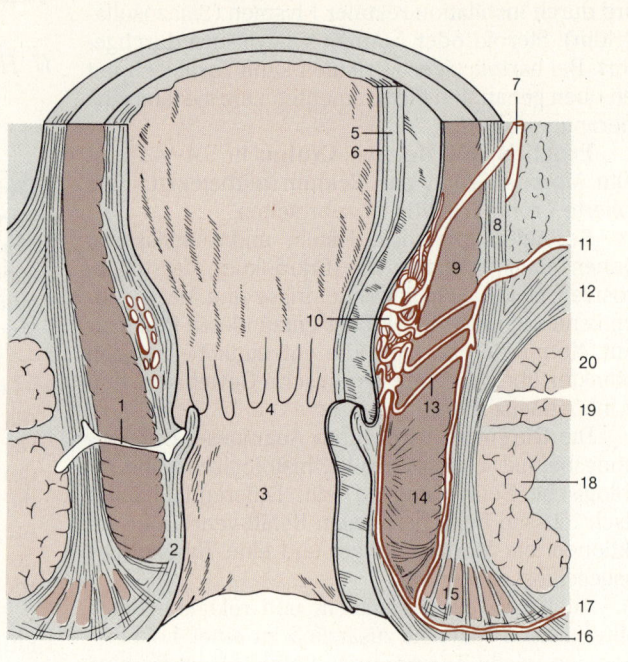

Abb. 12.**44** Frontalschnitt durch das Kontinenzorgan.
1 Proktodealdrüse
2 M. canalis ani
3 Analkanalhaut
4 Kryptenlinie
5 Muscularis mucosae
6 Mukosaepithel
7 Gefäßabfluß zur V. rectalis superior
8 Längsmuskulatur des Rektums
9 Ringmuskulatur des Rektums
10 Corpus cavernosum recti
11 Gefäßabfluß zur V. rectalis media
12 M. pubococcygeus
13 transsphinkter Blutabfluß aus dem
    Schwellkörpergewebe
14 M. sphincter ani internus
15 M. sphincter ani externus subcutaneus
16 M. corrugator ani
17 Gefäßabfluß der V. rectalis inferior
18 M. sphincter ani externus superficialis
19 M. sphincter ani externus profundus
20 M. puborectalis

im Pfortadergebiet erreicht niemals Druckwerte, wie sie im arteriellen Gefäßsystem und damit in den Gefäßen des analen Schwellkörpers bestehen.

Einseitige Körperhaltung, wie Sitzen, Stehen oder Gehen, begünstigt ebenfalls nicht die Ausbildung von Hämorrhoiden. Aus der täglichen Praxis ist eine familiäre Häufung der Hämorrhoiden bekannt. Allerdings scheinen erbliche Dispositionen für das Auftreten der Hämorrhoiden nur von untergeordneter Bedeutung zu sein. Es ist vielmehr anzunehmen, daß auch hier eher einseitige Eßgewohnheiten ein familiär gehäuftes Entstehen der Hämorrhoiden begünstigt.

Pathophysiologie und Klinik

Ist der Anus verschlossen, wird unter physiologischen Bedingungen der Blutabfluß aus dem Schwellkörper leicht gedrosselt, Abb. 12.**44**. Der aus der oberen Rektalarterie mit Blut gefüllte Gefäßschwamm bleibt aufgepumpt, wölbt sich in das Anallumen vor und vollendet so den Darmabschluß (Abb. 12.**48**). Bei der Defäkation wird der innere Schließmuskel geöffnet. Der Schwellkörper entleert sich hauptsächlich über Gefäßwege, die durch den inneren Schließmuskel verlaufen. Besonders bei Obstipation und Laxantienabusus erfolgt die Darmentleerung gegen einen nicht oder kaum geöffneten inneren Schließmuskel. Der transsphinktere Schwellkörperabfluß ist behindert. Die kavernösen Konvolute des Schwellkörpers werden chronisch überdehnt. Dies bewirkt die Hyperplasie des Corpus cavernosum. Es sind Hämorrhoiden entstanden.

Aufgrund histologischer, pathophysiologischer und auch klinischer Befunde unterteilen wir das Hämorrhoidalleiden in drei Stadien bzw. Schweregrade.

Stadium I

Zunächst entwickeln sich ein oder mehrere Knoten, die oberhalb der Kryptenlinie liegen und die dunkelrot verfärbte Schleimhaut vorwölben (Abb. 12.**45**). Die vergrößerten Konvolute liegen dicht unter dem Mukosaepithel. Verletzen dieser dünnen Epitheldecke eröffnet die kavernösen Gefäße. Die Hämorrhoiden bluten hellrot, gelegentlich sehr stark, aber immer ohne Schmerzen. Schmerzlose, hellrote Blutung ist deshalb das alleinige Symptom erstgradiger Hämorrhoiden.

Eine zunehmende Hypertrophie des M. canalis ani — ein längsverlaufender Muskel, der den Schwellkörper im Analkanal und vor allem am inneren Schließmuskel befestigt — verhindert zunächst ein Vorfallen des hyperplastischen Blutschwamms. Die anale Muskulatur ist im ersten Stadium funktionell noch nicht beeinträchtigt.

Stadium II

Die Hyperplasie des Schwellkörpers und ebenso die Hypertrophie des M. canalis ani ist nun fortgeschritten (Abb. 12.**46**). Stellenweise sind die Fasern des M. canalis ani auch schon eingerissen. In diesem Stadium ist der transsphinktere Schwellkörperabfluß permanent behindert. Der Analkanal ist rigide und verhärtet. Manometrisch kann eine Erhöhung des statischen Drucks und der Elastizität festgestellt wer-

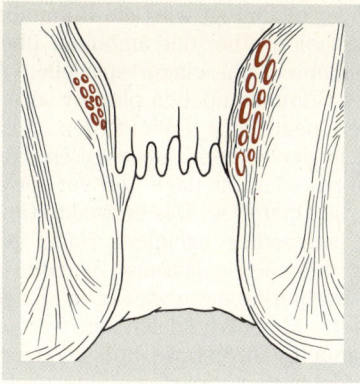

Abb. 12.**45**   Schematische Darstellung Hämorrhoiden 1. Grades

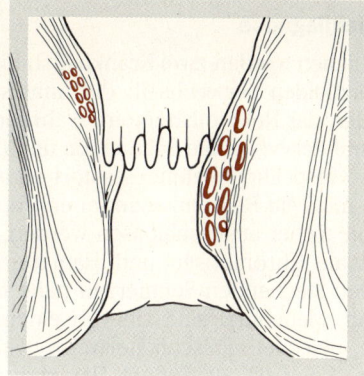

Abb. 12.**46**   Hämorrhoiden 2. Grades

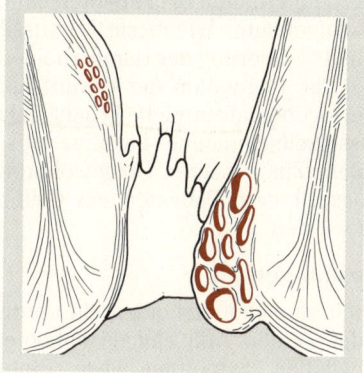

Abb. 12.**47**   Hämorrhoiden 3. Grades

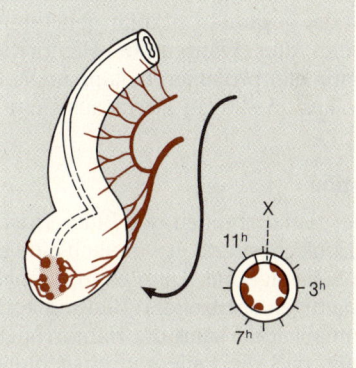

Abb. 12.**48**   Schema der arteriellen Zufuhr zum Corpus cavernosum recti. Die Endäste der A. rectalis superior ziehen bei 3, 7 und 11 Uhr (in Steinschnittlage) in den Analkanal

den. Der innere Schließmuskel hat seine Fähigkeit, locker zu erschlaffen, verloren; er ist kaum noch dehnbar. Eine schmerzhaft behinderte Darmentleerung ist daher das führende Symptom in diesem Stadium.

Stadium III

Die massiv erweiterten Schwellkörperkonvolute fallen nun ständig in das Anallumen vor (Abb. 12.**47**). Es besteht ein Analprolaps. Die Fasern des M. canalis ani sind auf den betroffenen Segmenten völlig zerrissen. Der Blutabfluß aus dem Schwellkörper ist in alle Richtungen erheblich behindert. Hämorrhoiden erscheinen daher in diesem Stadium meist bläulich-livide verfärbt. Der angiomuskuläre Abschlußmechanismus ist empfindlich beeinträchtigt. Oft ist der After vermehrt dehnbar. Neben dem Analprolaps leiden die Patienten aufgrund des beeinträchtigten Afterabschlusses unter ständigem Schleimfluß, Juckreiz sowie häufig unter einem Analekzem.

Diagnostisches Vorgehen

Die proktologische Untersuchung des Patienten umfaßt die Inspektion des Anus und der perianalen Re-

gion, die digitale Austastung des Analkanals und Mastdarms sowie die Rektosigmoido- und Proktoskopie.

Erstgradige Hämorrhoiden können nur proktoskopisch nachgewiesen werden. Als dunkelrote Knoten wölben sie sich oberhalb der Kryptenlinie in die Öffnung des Proktoskops. Man findet die Hauptknoten konstant entsprechend den Zutrittsstellen der A. rectalis superior zum Schwellkörper bei 3, 7 und 11 Uhr (in Steinschnittlage) (Abb. 12.**48**).

Im **zweiten Stadium** kann digital meist ein erhöhter Tonus im Analkanal festgestellt werden. Proktoskopisch findet man einen unterschiedlich ausgeprägten Prolaps der Hämorrhoidalknoten, der bis unter die sensible Analkanalhaut (Anoderm) reicht. Große **drittgradige** Hämorrhoiden werden bereits bei der Inspektion erkannt. Ein gleichzeitig bestehendes Analekzem deutet auf die bestehende Afterabschlußschwäche. Digital ist ein normaler oder erniedrigter Tonus im Analkanal zu palpieren.

Die Rektoskopie dient zum Ausschluß höher sitzender Erkrankungen, die sich hinter der Symptomatologie der Hämorrhoiden verbergen können, wie z.B. einem Rektum- oder Sigmakarzinom.

Differentialdiagnose

Im wesentlichen werden zwei Krankheitsbilder häufig mit Hämorrhoiden verwechselt: die Analfissur und, bedeutender, das Rektumkarzinom. Während die Fissur aufgrund der typischen Schmerzen und des meist eindeutigen Inspektionsbefundes sofort erkannt werden kann, muß ein Rektumkarzinom erst durch eine Rektoskopie sicher ausgeschlossen werden.

Perianale Thrombosen und Hämatome treten mit plötzlich stechenden Schmerzen nahe der Analöffnung auf. Manchmal sind sie von einem großen Hautödem begleitet. Fälschlicherweise werden sie auch heute noch oft als äußere Hämorrhoiden bezeichnet; zum Hämorrhoidalleiden haben sie jedoch keinerlei pathogenetische Beziehung. Der Mastdarmvorfall unterscheidet sich von dem rosettenförmigen Analprolaps, den drittgradigen Hämorrhoiden, durch den Vorfall der gesamten zirkulär gefalteten Rektumwand vor den After. Während bei Hämorrhoiden nur wenige Zentimeter prolabieren, kann im Vollbild beim Rektumprolaps 15−20 cm Darm aus dem After treten.

Komplikation

Obwohl bei Hämorrhoiden der Blutverlust im allgemeinen chronisch ist und gewöhnlich eine Eisenmangelanämie zur Folge hat, kann es in Ausnahmefällen zu einer massiven spritzenden Blutung kommen. Als seltene Komplikation kann die Hämorrhagie so ausgeprägt sein, daß die Patienten ausgeblutet und im Schockzustand eingeliefert werden.

Zweitgradige Hämorrhoiden können gelegentlich einklemmen. Dieses hochakute schmerzhafte Ereignis führt zu einer Thrombosierung und zu einer Inkarzeration der eingeklemmten Knoten. Gewöhnlich heilt diese Komplikation unter konservativer Behandlung folgenlos ab. Gelegentlich oder bei nicht sachgemäßer Behandlung kann es zu einer schweren phlegmonösen Entzündung der Analregion mit hohem Fieber, Schüttelfrost und Septikämie kommen.

Therapie

Blutende erstgradige Hämorrhoiden werden am besten durch eine submuköse Injektion eines Verödungsmittels behandelt. Zahlreiche Sklerosierungslösungen werden verwandt. Milde Sklerosierungslösung wie 5%iges Phenolmandelöl oder Phenolerdnußöl werden bevorzugt, da sie bei gutem Verödungserfolg in über 90% nicht mit dem Risiko einer Schleimhaut- oder Darmwandnekrose belastet sind.

Zweitgradige Hämorrhoiden können ebenfalls noch, vor allem wenn Blutungen im Vordergrund stehen, durch eine Verödung erfolgreich behandelt werden. Die Heilquote der Injektionsbehandlung beträgt in diesem Stadium aber nur noch etwa 25%. Aus pathophysiologischen Gründen ist eine kräftige maximale Analdehnung in tiefer Vollnarkose die kausale Therapie, besonders wenn eine schmerzhafte muskuläre Verspannung des Analkanals vorliegt. Trotz hohem Heilerfolg von knapp unter 90% hat dieses Verfahren keine große Verbreitung in Deutschland gefunden. Häufiger bevorzugt wird die Gummibandligatur der Hämorrhoiden, bei der ambulant über die Hämorrhoidalknoten mit einem speziellen Applikator ein dünnes Gummibändchen plaziert wird. Die Knoten werden nekrotisch und werden mitsamt dem Bändchen in der Folgezeit abgestoßen. Für drittgradige Hämorrhoiden ist nach wie vor die beste Behandlung die Operation. Das erkrankte Gewebe wird keilförmig segmentär excidiert. Nach feinnarbiger Verheilung der offen gelassenen Wunden stellt sich die volle Abschlußfunktion wieder ein. Eingeklemmte thrombosierte Hämorrhoidalknoten werden konservativ behandelt. Thrombose und Inkarzeration des Hämorrhoidalknotens führt zu einer Schrumpfung und damit zur Selbstheilung der Hämorrhoiden. Verordnet werden Bettruhe, Vorlage von feuchten Mullkompressen, die mit einem Antiseptikum getränkt sind. Außerdem erhalten die Patienten ein Gleitmittel und ein Analgetikum. Wichtigste Voraussetzung für die dauerhafte Sanierung der Hämorrhoiden in jedem Stadium ist die Regulation der Darmtätigkeit durch eine ausgewogene ballastreiche Ernährung mit reichlicher Flüssigkeitseinnahme. Laxativa müssen abgesetzt werden. Zur besseren Umgewöhnung kann in der Anfangszeit dem Patienten ein Gleitmittel verschrieben werden.

Prognose und Verlauf

Unbehandelt sind Hämorrhoiden ein chronisch fortschreitendes Leiden. Von einigen Patienten werden die anfänglichen Symptome, wie Blutung oder Schmerz, nicht registriert oder verdrängt. Erst mit Auftreten eines Prolapses oder gar einer Abschlußschwäche wird das Krankheitsleiden als störend empfunden. Je früher die Diagnose aber gestellt wird, desto weniger aufwendig ist die erforderliche Behandlung. In allen Stadien des Hämorrhoidalleidens steht uns jedoch ein kausales Therapieverfahren zur Verfügung, mit dem erfolgreich eine Heilung erzielt werden kann.

Weiterführende Literatur

Burkitt, D.P.: Epidemiology of large bowel diseases. Adv. Surg. 8 (1973) 257

Hansen, H.: Neue Aspekte zur Pathogenese und Therapie des Hämorrhoidalleidens. Dtsch. med. Wschr. 35 (1977) 1244

Hughes, E.S.R.: Cuthbertson AB Anorectal Surgery. Chapmann & Hall, London 1977

Staubesand, J.: Mikroskopische und funktionelle Anatomie des Corpus cavernosum recti. Phlebol. u. Proktol. 1 (1972) 55

Stelzner, F.: Die Hämorrhoiden und andere Krankheiten des Corpus cavernosum recti und des Analkanals. Dtsch. med. Wschr. 88 (1963) 689

Lebererkrankungen

K.H. Meyer zum Büschenfelde und *T.H. Hütteroth*

Funktionsstörungen der Leber

Gelbsucht

Definition: Das klinische Symptom Ikterus liegt vor, wenn das Bilirubin im Serum auf Werte von mehr als 2 mg/100 ml (35 μmol/l) erhöht ist.

Ätiologie

Einer Erhöhung des Bilirubins können eine vermehrte Produktion, Störungen des Transportes, der Konjugation und der Exkretion sowie eine Regurgitation bei extrahepatischem Verschluß zugrunde liegen. Entsprechend kann der Sitz der Störung prämikrosomal, mikrosomal oder postmikrosomal lokalisiert sein (Tab. 12.**40**). Bei vermehrter Produktion und Störungen der Konjugation wird eine Vermehrung des indirekten Bilirubins, bei Störungen der Exkretion und mechanischen Galleabflußstörungen vorwiegend eine Erhöhung des direkt reagierenden Bilirubins beobachtet. Der Mechanismus der Gallesekretionsstörung bei hepatozellulären Erkrankungen ist komplex. Hierbei spielen sowohl Konjugations- als auch Exkretionsstörungen eine Rolle. Daher sind bei fortgeschrittenen Leberparenchymerkrankungen in unterschiedlicher Weise direktes und indirektes Bilirubin erhöht und von geringem differentialdiagnostischem Wert. Cholestatische Syndrome können einen Ikterus hervorrufen, diese werden getrennt dargestellt.

Pathophysiologie

Der Ikterus ist ein Symptom, dem eine vermehrte Bilirubinproduktion, hepatische Enzymdefekte, hepatozelluläre Erkrankungen oder cholestatische Erkrankungen zugrunde liegen können (Abb. 12.**49**). Bilirubin ist ein Abbauprodukt des Häms (80%) und anderer hepatischer und nichthepatischer Enzymsysteme (20%). Pro Tag werden etwa 300 mg (0,5 mmol) Bilirubin gebildet. Das unkonjugierte Bilirubin ist bei normalem pH-Wert schlecht wasserlöslich. Es wird im Serum, in einer reversiblen Form an Albumin gekoppelt, transportiert. Die Aufnahme von Bilirubin in die Leberzelle ist ein Carrier-vermittelter Transport, der auch von anderen organischen Anionen geteilt wird (Bromthalein, Indozyanin). In der Leber wird Bilirubin an zwei verschiedene Transportproteine gebunden, Ligandin und das Z-Protein. Im rauhen und glatten endoplasmatischen Retikulum wird Bilirubin durch Esterifizierung mit Glucuronsäure in eine wasserlösliche Form übergeführt. Dieser Schritt wird durch das Enzym Uridindiphosphat-Glucuronyltransferase katalysiert und das Bilirubin als Mono- oder Diglucuronid in die Gallenkanalikuli sezerniert. Der Carrier-Mechanismus ist weitgehend unbekannt, es ist aber bekannt, daß Bilirubin und Gallensäuren unterschiedliche Transportsysteme benutzen. Im Darm wird das Bilirubin durch bakterielle Enzyme hydrolysiert und zu Urobilinogen reduziert. Etwa 80% werden im Stuhl ausgeschieden. 20% des Urobilinogens werden aus dem Darm resorbiert und 90% dieser Menge wiederum von der Leber in die Galle (enterohepatischer Kreislauf), die restlichen 10% über die Niere ausgeschieden.

Tabelle 12.**40**   Ursachen des Ikterus
Prämikrosomal   hämolytischer Ikterus   Shunt-Hyperbilirubinämie   Morbus Gilbert   (Synonym: Icterus juvenilis intermittens, Morbus Meulengracht)
Mikrosomal   Crigler-Najjar-Syndrom I und II   physiologischer Ikterus des Neugeborenen   familiäre neonatale Hyperbilirubinämie
Postmikrosomal   Dubin-Johnson, Rotor-Syndrom
Komplexe hepatozelluläre Ursachen   Virushepatitis, toxische Hepatitis, Drogenhepatitis, Leberzirrhose, postoperativer Ikterus
Intrahepatische Cholestase
Extrahepatische Cholestase

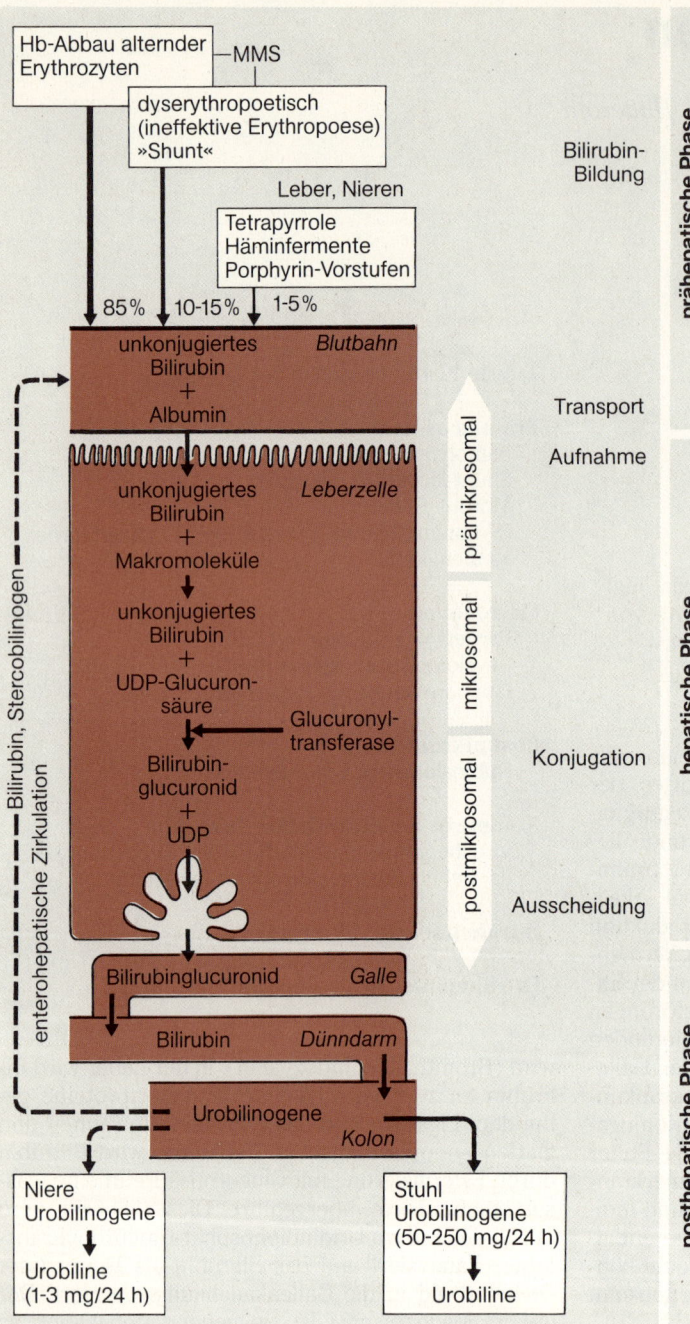

Abb. 12.**49**   Herkunft und Stoffwechsel des Bilirubins (nach Eisenburg). MMS = Monozyten-Makrophagen-System, UDP = Uridindiphosphat (aus Siegenthaler, W.: Differentialdiagnose innerer Krankheiten, 16. Aufl. Thieme, Stuttgart 1988)

Prämikrosomaler Ikterus

Hämolytischer Ikterus

Bei hämolytischen Erkrankungen wird häufig eine Erhöhung des Serumbilirubins beobachtet. Diese überschreitet meistens nicht 5 mg/dl (85 μmol/l). Es handelt sich überwiegend um nichtkonjugiertes Bilirubin. Die Differentialdiagnose zu anderen Ikterusformen ist in der Regel leicht. Als Zeichen der Hämolyse sind das Serumeisen, die Retikulozyten und die LDH erhöht, Serumhaptoglobin und Hämoglobin erniedrigt.

Ineffektive Erythropoese (Shunt-Hyperbilirubinämie)

Bei dieser seltenen Ursache eines Ikterus besteht ein vorzeitiger Abbau neugebildeter defekter Erythrozyten im Knochenmark. Dies kann bei megaloblastären Anämien, kongenitaler erythropoetischer Porphyrie und der sogenannten idiopathischen dyserythropoetischen Anämie vorkommen. Charakteristisch sind Ikterus, normale oder nur geringfügig erhöhte Retikulozytenzahl, erhöhte Werte von Stuhl- und Urinurobilinogen bei nicht wesentlich verkürzter Erythrozytenüberlebenszeit.

Morbus Gilbert (Synonym: Icterus juvenilis intermittens, Morbus Meulengracht)

Definition: Der Morbus Gilbert ist eine Bilirubinstoffwechselstörung, die auf einer kombinierten Störung der Bilirubinaufnahme in die Leberzelle und einer leichten Verminderung der Glucuronyltransferase beruht.

Häufigkeit

Diese harmlose Stoffwechselanomalie ist relativ verbreitet, sie wird in einer Prävalenz von 3–7% in der Bevölkerung beobachtet, wobei das männliche Geschlecht häufiger befallen ist. Die Vererbung ist autosomal dominant. Die Erstmanifestation liegt häufig zwischen dem 20. und 30. Lebensjahr.

Klinik

Es tritt ein leichter Skleren- und Hautikterus auf, das Serumbilirubin steigt selten über 4 mg/dl (70 μmol/l) an. Vermehrt ist das indirekte Bilirubin. Bei manchen Personen ist der Ikterus das einzige Symptom, gelegentlich werden unspezifische Symptome, wie Müdigkeit, verminderte Leistungsfähigkeit und uncharakteristische Oberbauchbeschwerden, angegeben. Die übrigen Laboruntersuchungen sind normal. Insbesondere sind Transaminasen, alkalische Phosphatase und γ-GT nicht erhöht. Lichtmikroskopisch ist das Lebergewebe unauffällig.

Diagnostisches Vorgehen

Die Diagnose des Morbus Gilbert kann häufig allein durch die klinischen Untersuchungen und die indirekte Hyperbilirubinämie mit hinreichender Sicherheit gestellt werden. Bei Unsicherheit über die Abgrenzung gegenüber toxischen und entzündlichen Leberkrankheiten bringt die Leberbiopsie eine eindeutige Klärung.

Therapie

Die Behandlung des Morbus Gilbert besteht in erster Linie in der Aufklärung des Patienten über die Harmlosigkeit der Stoffwechselanomalie. Obwohl durch Gaben von Phenobarbital die Hyperbilirubinämie gesenkt werden kann, ist die Anwendung dieser Medikamente bei der Harmlosigkeit der Erkrankung nicht indiziert.

Prognose

Die Prognose ist gut.

Mikrosomaler Ikterus

Crigler-Najjar-Syndrom

Diese sehr seltene Erkrankung wird in zwei Typen unterteilt. Beim Typ I besteht ein vollständiger Mangel der Glucuronyltransferase. Die Vererbung ist autosomal-rezessiv. Klinisch fällt ein hochgradiger Ikterus 1–3 Tage nach der Geburt auf, der zum Kernikterus führt. Die Erkrankung verläuft meistens tödlich. Beim Typ II besteht eine hochgradige Verminderung der Glucuronyltransferase. Die Manifestation ist meistens im 1. Lebensjahr. Die Prognose ist gewöhnlich gut, neurologische Schäden sind selten. Phenobarbital bewirkt über eine Enzyminduktion einen deutlichen Rückgang des erhöhten Bilirubins.

Physiologischer Ikterus des Neugeborenen

3–5 Tage nach der Geburt tritt bei den meisten Neugeborenen eine Erhöhung des nichtkonjugierten Bilirubins auf 3–5 mg/dl (50–85 μmol/l). Dieser Ikterus wird als physiologischer Ikterus des Neugeborenen bezeichnet. Die Pathogenese ist komplex. Vermehrter Erythrozytenabbau, verminderte Bilirubinaufnahme, Störung der Konjugation und Exkretion sind dabei entscheidende Faktoren. Bei Bilirubinwerten von mehr als 20 mg/dl (340 μmol/l), bei Frühgeborenen bereits bei niedrigeren Werten, besteht die Gefahr des Kernikterus.

Postmikrosomaler Ikterus

Dubin-Johnson-Syndrom

Definition: Bei dieser Erkrankung besteht eine Exkretionsstörung von Bilirubin in die Gallenkanalikuli. Die Bilirubinkonjugation ist nicht gestört.

Häufigkeit

Die Erkrankung wird autosomal-rezessiv vererbt. Sie ist selten.

Klinik

Die Krankheit verläuft chronisch oder rezidivierend. Dabei sind die meisten Patienten asymptomatisch, gelegentlich werden uncharakteristische rechtsseitige Oberbauchbeschwerden, Übelkeit oder Erbrechen angegeben.

Die Leber ist häufig vergrößert. Bei Frauen tritt der Ikterus nicht selten in der Schwangerschaft oder nach Gabe von oralen Ovulationshemmern verstärkt auf.

Im Serum ist das direkt reagierende Bilirubin auf Werte von meistens nicht mehr als 5 mg/dl (85 μmol/l) erhöht, selten werden Werte bis 20 mg/dl (340 μmol/l) erreicht. Im Urin werden Bilirubin und Urobilinogen vermehrt ausgeschieden. Charakteristisch und nahezu beweisend für das Dubin-Johnson-Syndrom ist der Ausfall der Bromthaleintests. Da die Aufnahme von Bromthalein in die Leberzelle normal, die Exkretion dagegen erheblich gestört ist, werden beim Bromthaleintest nach 34 Minuten oft Normalwerte gemessen, während nach 90 Minuten ein erneuter Anstieg des Bromthaleins beobachtet wird. Die übrigen Leberfunktionsproben sind normal. Bei der oralen Cholezystographie stellt sich die Gallenblase meistens nicht dar. Laparoskopisch weist die Leber ein braunschwarzes Pigment auf. Histologisch findet sich dieses Pigment vorwiegend zentroazinär.

Therapie

Eine spezifische Therapie ist nicht erforderlich.

Prognose

Die Prognose der Erkrankung ist gut.

Rotor-Syndrom

Das klinische Bild des Rotor-Syndroms entspricht weitgehend dem des Dubin-Johnson-Syndroms. Es unterscheidet sich von diesem dadurch, daß die Leber makroskopisch kein Pigment aufweist. Im Bromthaleintest finden sich nach 45 Minuten deutlich erhöhte Werte (30−50%), ein sekundärer Anstieg nach 90 Minuten wird nicht beobachtet. Bei der oralen Cholezystographie stellt sich die Gallenblase im Gegensatz zum Dubin-Johnson-Syndrom dar. Eine Therapie ist nicht erforderlich.

Die Prognose der Erkrankung ist gut.

Komplexe hepatozelluläre Ursachen des Ikterus

Ikterus ist häufig ein Leitsymptom akuter und chronisch-entzündlicher Lebererkrankungen und intra- und extrahepatischer Störungen des Gallenflusses (Cholestase). Der Ikterus ist abhängig von dem Ausmaß der Leberzellschädigung und der Leberzellmasse. Meistens ist die Bilirubinkonjugation normal, während die Bilirubinexkretion gestört ist. Daher findet sich neben einer Bilirubinurie im Serum überwiegend konjugiertes Bilirubin. Die Urobilinogenausscheidung ist meistens erhöht. Die hepatische und cholestatische Komponente kann beispielsweise bei der akuten B-Hepatitis unterschiedlich ausgeprägt sein, d.h., die Erkrankung kann entweder ikterisch oder anikterisch oder cholestatisch verlaufen. Das gleiche gilt für die Leberzirrhosen unterschiedlicher Ätiologie. Histologisch kann das Ausmaß der Cholestase unabhängig vom Ikterus stark variieren.

Merke: Dem Ikterus oder der Gelbsucht liegen zahlreiche unterschiedliche Ursachen zugrunde. Nach dem Sitz der Störung kann man einen prähepatischen, intrahepatischen und posthepatischen Ikterus unterscheiden. Die verschiedenen Formen der hämolytischen Anämien führen zu einer Erhöhung des indirekt reagierenden nichtkonjugierten Bilirubins im Serum. Die intrahepatischen Störungen der Bilirubinerhöhung sind komplex. Verschiedene isolierte Stoffwechselstörungen des Bilirubins sind bekannt. Es handelt sich dabei um Störungen der Bilirubinkonjugation (Morbus Meu-

lengracht, Morbus Crigler-Najjar) oder um Störungen der Bilirubinexkretion (Dubin-Johnson-Syndrom, Rotor-Syndrom). Die Diagnose dieser isolierten Stoffwechselstörungen stellt in der Regel keine großen Probleme. Dagegen ist die Abgrenzung der intrahepatischen cholestatischen Syndrome von den posthepatischen Verschlußsyndromen (Verschlußikterus) von praktischer Bedeutung, da die therapeutischen Konsequenzen unterschiedlich sind.

Weiterführende Literatur

Dölle, W.: Hyperbilirubinämie. Dtsch. Ärztebl. 79 (1982) 45
Fevery, J.: The bilirubin diglucuronide controversy, J. Hepatol. 1 (1985) 437
Fevery, J.N., N. Blanckaert: What can we learn from analysis of serum bilirubin? J. Hepatol. 2 (1986) 113
Fevery, J., F. VanStapel, N. Blanckaert: Bile pigment metablism. Bailliere's clin. Gastroenterol. 3 (1989) 283
Gollan, J., R. Schmid: Bilirubin metabolism and hyperbilirubin-aemic disorders. In Wright, R., G.H. Millward-Sadler et al.: Liver and Biliary Disease, 2nd ed. Bailliere-Tindal, London 1985
Neuberger, J.: Drug-induced jaundice. Bailliere's clin. Gastroenterol. 3 (1989) 447
Sorrentino, D., E.A. Jones, P.D. Berk: Familial hyperbilirubinemia syndromes: kinetic approaches. Bailliere's clin. Gastroenterol. 3 (1989) 313
Watson, K.J.R., J.L. Gollan: Gilbert's syndrome. Bailliere's clin. Gastroenterol. 3 (1989) 337
Wolkooff, A.: Bilirubin metabolism and hyperbilirubinemia. Sem. Liver Dis. 3 (1983) 1

Cholestase

Definition: Die Cholestase ist definiert als das Sistieren des Gallenflusses. Das morphologische Substrat der Cholestase ist der Nachweis von Gallenthromben in den Gallenkanalikuli und Hepatozyten. Klinisch spricht man von Cholestase, wenn im Serum gallenpflichtige Substanzen, also Bilirubin, Gallensäuren, unter Umständen Phospholipide und Cholesterin sowie Gallenenzyme erhöht sind. Meistens findet sich bei der Cholestase zwar ein Ikterus, er ist aber keine notwendige Folge.

Ätiologie

Man unterteilt die Cholestase in

- extrahepatische Gallengangsverschlüsse,
- intrahepatische mechanische Gallengangsverschlüsse,
- intrahepatische, nichtmechanische Verschlußsyndrome (Tab. 12.**41**).

Pathophysiologie und Klinik

Bei Cholestasen sind Störungen des Gallensäurestoffwechsels von zentraler Bedeutung.

Gallensäuren werden in der Leber aus Cholesterin gebildet. Die so entstandenen primären Gallensäuren werden im Darm unter der Einwirkung von Mikroorganismen in sekundäre Gallensäuren umgewandelt. Die biliäre Sekretion von Gallensäuren beträgt pro Tag etwa 15–17 g. Dies bedeutet, daß der Gallensäurepool von 2–5 g etwa 3- bis 8mal den enterohepatischen Kreislauf der Gallensäuren passiert. Die konjugierten, primären Gallensäuren werden im unteren Ileum durch aktiven Transport fast vollständig resorbiert und der Leber zugeführt. Nur ein kleiner Anteil von etwa 0,5 g/Tag wird im Kolon durch bakterielle Enzyme dekonjugiert und dehydroxyliert. Von diesen sekundären Gallensäuren wird die Desoxycholsäure durch passive Diffusion dem enterohepatischen Kreislauf zugeführt, die Lithocholsäure als nicht resorbierbar vollständig ausgeschieden. Der Gallensäureverlust mit dem Stuhl wird in einer Menge von etwa 0,5 g/Tag durch Neusynthese ausgeglichen. Die Neusynthese von Gallensäuren wird in Abhängigkeit vom Gallensäurerückfluß reguliert, wobei die 7-α-Hydroxylase als geschwindigkeitsbestimmendes Enzym seine Aktivität dem Gallensäurerückfluß anpaßt.

Die Gallensäuren besitzen eine große Bedeutung für die Aufrechterhaltung des Gallenflusses. Die Abgabe der Gallensäuren vom Hepatozyten in die Gallenkanälchen ist ein aktiver Transportvorgang. Der mit der Ausscheidung von Gallensäuren in die Gallenkanälchen aufgebaute osmotische Gradient bewirkt den Übertritt von Wasser aus den Leberzellen in die Gallenkanälchen. Proportional zur Zunahme der Gallensäureexkretion nimmt auch das Volumen der sezernierten Galle zu (gallensäureabhängige Fraktion der Galle). Von Gallensäuren unabhängig folgt die Flüssigkeitsausscheidung weiterhin einem Gradienten, der durch einen aktiven Natriumtransport aus dem Hepatozyten in die Gallenkanälchen entsteht. Gallensäureabhängige und -unabhängige Fraktionen werden in etwa zu gleichen Volumenanteilen ausgeschieden.

In der Galle sorgen die Gallensäuren in Verbindung mit Lecithin dafür, daß das mit der Galle ausgeschiedene freie Cholesterin durch Mizellenbildung in Lösung gehalten wird. Das Mischungsverhältnis der drei Komponenten von 8% Cholesterin, 72% Gallensäuren und 20% Lecithin verhindert bei Normalpersonen die Gallensteinbildung. Gallensteine, insbesondere Cholesterinsteine, treten auf, wenn das Cholesterin zu Lasten von Gallensäuren in der Galle zunimmt, so daß es nicht mehr mizellar in Lösung gehalten werden kann. Der Bildung von Cholesterinsteinen liegt überwiegend entweder eine Stoffwechselstörung der Leber oder ein gestörter enterohepatischer Kreislauf der Gallensäuren zugrunde.

Störungen des Gallensäurestoffwechsels treten bei vielen entzündlichen Lebererkrankungen, insbesondere aber bei Cholestasen auf. Obgleich bei entzündlichen Lebererkrankungen die Gallensäurekonzentration im Blut und die Gallensäureausscheidung über den Urin gesteigert sind, lassen sich keine krankheitsspezifischen Gallensäuremuster für diese

Tabelle 12.**41**   Ursachen der Cholestase

Extrahepatische Cholestase (Verschlußikterus)
Gallensteine
Tumoren
Pankreaserkrankungen
Gallengangsstrikturen

Intrahepatischer mechanischer Gallengangsverschluß
intrahepatische sklerosierende Cholangitis
Pericholangitis
Karzinom des Ductus hepaticus,
maligne Tumoren, Metastasen
Mukoviszidose

Intrahepatische Cholestase (nichtmechanisch)
Virushepatitis
Alkoholhepatitis
primäre biliäre Zirrhose
cholestatische chronisch-aktive Hepatitis oder Zirrhose
drogeninduzierte Hepatitis
Cholestase in der Schwangerschaft
α_1-Antitrypsinmangel
Cholestase bei Infektionen (Sepsis)
Morbus Hodgkin
idiopathische intrahepatische Cholestase

Krankheiten bestimmen. Erst mit intra- und extrahepatischen Verschlußsyndromen einhergehende Lebererkrankungen haben relativ typische Veränderungen im Gallensäurestoffwechsel. So fehlt bei komplettem Verschluß die Gallensäureausscheidung in den Darm, was zum vollständigen Fehlen von Desoxycholsäuren im Blut und Urin führt. Im Blut lassen sich jedoch sekundäre, monohydroxylierte Gallensäuren nachweisen, die in der Leber als sogenannte primäre Gallensäuren über einen wiedereröffneten fetalen Syntheseweg gebildet werden. Da die Monohydroxycholsäuren hepatotoxisch sind, kommt ihnen bei langdauernden Verschlußsyndromen eine zusätzliche pathogenetische Bedeutung zu.

Diagnostisches Vorgehen

Morphologisch können bei der intrahepatischen Cholestase charakteristische histologische und elektronenmikroskopische Befunde erhoben werden. Lichtmikroskopisch finden sich sichtbare Ablagerungen von Gallenpigment in den Hepatozyten und Gallenthromben in den Gallenkanalikuli. Elektronenoptisch werden eine Erweiterung der Kanalikuli, Rarifizierung der Mikrovilli, Verbreitung des perikanalikulären Ektoplasmas, Hyperplasie des Golgi-Apparates und Vermehrung des glatten endoplasmatischen Retikulums beobachtet. Sie treten vorwiegend im Zentrum des Leberläppchens auf. Beim mechanischen Verschlußikterus sind die portalen Felder besonders in der Nähe der Gallengänge mit Granulozyten infiltriert. Die

Gallengangsepithelien sind degeneriert. In den Gallenduktuli wird eingedickte Galle beobachtet.

Extrahepatische Cholestase (Verschlußikterus)

Ätiologie

Die häufigste Ursache des extrahepatischen Verschlußikterus sind Konkremente im Bereich des Ductus choledochus. Weitere Ursachen sind Gallengangskarzinome, ein Karzinom der Papilla Vateri, chronische Pankreatitis, Pankreaskarzinom. Nach vorausgegangenen Gallenoperationen oder chronisch entzündlichen Prozessen können Gallengangsstrikturen auftreten.

Klinik

Anamnese

Klinisch sind rechtsseitige, nahrungsabhängige Oberbauchkoliken charakteristisch für ein Gallensteinleiden. Gewichtsabnahme, Appetitlosigkeit finden sich häufig anamnestisch bei Patienten mit Pankreaskarzinom. Juckreiz ist häufiger beim extrahepatischen Verschlußikterus als bei hepatozellulären Erkrankungen. Intermittierende Temperaturen können ein Hinweis auf eine Cholangitis sein und sprechen für ein Gallensteinleiden.

Befund

Die Leber ist häufig geringfügig vergrößert, tastbare Knoten sprechen für Lebermetastasen. Bei einem extrahepatischen Verschluß auf dem Boden eines Karzinoms ist die Gallenblase vergrößert palpabel (Courvoisiersches Zeichen).

Diagnostisches Vorgehen

Beim kompletten Verschlußikterus steigt das Bilirubin auf 15−25 mg/dl (260−430 µmol/l) an, es besteht zu etwa 50% oder mehr aus direktem Bilirubin. Ebenso sind die Gallensäuren erhöht, sie sind für den Juckreiz des Patienten verantwortlich. Die Transaminasen sind normal oder nur geringfügig erhöht, sie betragen selten das 10fache der Norm. Die alkalische Phosphatase ist meistens stark erhöht. Bei lange bestehendem Verschlußikterus kann es zu Malabsorption von Fett, fettlöslichen Vitaminen und Calcium kommen. Das Cholesterin ist häufig erhöht. Bei komplettem Verschluß ist im Urin kein Urobilinogen, Bilirubin jedoch vermehrt nachweisbar.

Sonographisch stellen sich die intra- und extrahepatischen Gallenwege erweitert dar. Bei einer Bilirubinerhöhung von mehr als 3 mg/dl (50 µmol/l) stellen sich die Gallenwege röntgenologisch bei der intravenösen Cholangiographie nicht mehr dar. Zur weiteren Diagnostik sind häufig die perkutane transhepatische Cholangiographie (PTC) oder die endoskopische retrograde Cholangiographie (ERC) notwendig.

Therapie

Die Therapie des extrahepatischen Verschlußikterus ist in den meisten Fällen chirurgisch oder endoskopisch.

Intrahepatischer mechanischer Gallengangsverschluß

Die Ursachen des intrahepatischen mechanischen Gallengangsverschlusses sind häufig die gleichen wie beim extrahepatischen Gallengangsverschluß. Ursachen können ein Karzinom des Ductus hepaticus, entzündliche Strikturen des Ductus hepaticus, Lebermetastasen oder andere raumfordernde Prozesse sein. Eine chronische aszendierende bakterielle Cholangitis und fibrosierende Pericholangitis, meist im Zusammenhang mit einem Gallensteinleiden, können zu entzündlichen Strikturen der intrahepatischen Gallenwege mit Ikterus führen. Die sklerosierende Cholangitis kann extra- und intrahepatisch auftreten, sie kann mit Colitis ulcerosa und einer retroperitonealen Fibrose assoziiert sein.

Intrahepatische Cholestase (nichtmechanisch)

Ätiologie

Die intrahepatische Cholestase ist ätiologisch heterogen. Die Störung der Gallensekretion kann lokalisiert sein zwischen Mikrosomen und Gallenkanalikuli, in den Kanalikuli und den Duktuli.

Klinik

Klinisch geht die intrahepatische Cholestase meistens, aber nicht immer, mit Ikterus einher. Juckreiz ist ein Hinweis auf eine gleichzeitig bestehende Gallensäuresekretionsstörung.

Der Verlauf kann akut, chronisch oder chronisch-rezidivierend sein. Die Diagnose wird durch Anamnese, klinischen Befund, laborchemische Befunde in den meisten Fällen klar sein, sie wird endgültig durch Leberbiopsie gesichert.

Diagnostisches Vorgehen

Meistens besteht eine Erhöhung des direkt reagierenden Bilirubins und der cholestaseanzeigenden Enzyme wie alkalische Phosphatase, γ-GT und der 5-Nucleotidase.

Cholestatische Hepatitis

Cholestase ist häufig ein Begleitsymptom akuter und chronisch-entzündlicher Lebererkrankungen, die virusinduziert, alkoholinduziert oder drogeninduziert sein können. Hier sind die serologischen Befunde zum Ausschluß einer Virushepatitis wichtig; die Anamneseerhebung gibt häufig Hinweise auf das Vorliegen einer Drogenhepatitis. Häufige Ursachen einer medikamenteninduzierten Cholestase sind die [17]C-al-

Tabelle 12.**42** Typische Befundkonstellation bei extrahepatischem Verschlußikterus, intrahepatischer Cholestase und Hepatitis

	Extrahepatischer Verschlußikterus	Intrahepatische Cholestase	Hepatitis
Juckreiz	häufig	häufig	selten
Fieber	bei Steinverschluß häufig	±	±
Schmerzen	bei Steinverschluß häufig	diffus	diffus
Ikterusentwicklung	bei Tumor langsam progredient bei Stein wechselnd	rasch	rasch
tastbare Gallenblase	bei Tumor häufig (Courvoisiersches Zeichen)	±	±
Urobilinogenurie	bei komplettem Verschluß negativ	±	±
Transaminasen	< 400 U/l	< 400 U/l	> 400 U/l
alkalische Phosphatase	stark erhöht	stark erhöht	normal oder gering erhöht
Eisen	normal	normal	erhöht
Prothrombinzeit	häufig verlängert, Besserung nach Vitamin K	häufig verlängert, Besserung nach Vitamin K	häufig verlängert, keine Besserung nach Vitamin K
Sonographie	erweiterte Gallengänge	normal weite Gallengänge	normal weite Gallengänge
endoskopische retrograde Cholangiographie (ERC)	erweiterte Gallengänge (Stein oder Tumor)	normal weite Gallengänge	normal weite Gallengänge
perkutane Cholangiographie (PTC)	erweiterte Gallengänge (Stein oder Tumor)	normal weite Gallengänge	normal weite Gallengänge

kylierten Steroide und das Chlorpromazin (s. S. 1038). Die alkoholische Hepatitis verläuft ebenfalls häufig mit cholestatischer Komponente (s. S. 1166).

Schwangerschaftscholestase

Die intrahepatische Schwangerschaftscholestase tritt in einer Häufigkeit von 1:2000 bis 1:8000 Schwangerschaften auf. Die Erkrankung ist gutartig, rezidiviert aber bei einer erneuten Schwangerschaft. Leitsymptome sind Juckreiz, Ikterus, Erhöhung der alkalischen Phosphatase, der γ-GT und Erhöhung der Gallensäuren. Die Leberfunktionsproben sind normal, die Transaminasen entweder nicht oder nur geringfügig erhöht. Es ist wichtig, diese Erkrankung von der Schwangerschaftsfettleber und Virushepatitis in der Schwangerschaft zu unterscheiden.

Idiopathische rezidivierende intrahepatische Cholestase

Dies ist eine seltene, autosomal rezessiv vererbte Erkrankung, die sich meist in der Kindheit manifestiert. Die klinischen Symptome sind Juckreiz, Ikterus, Erhöhung der alkalischen Phosphatase und der Gallensäuren. Der Verlauf ist chronisch-rezidivierend, der Ikterus kann bis zu 3 Monaten andauern. Histologisch besteht eine zentrilobuläre Cholestase. Es sind Besserungen nach Gabe von Phenobarbital beschrieben.

Cholestyramin ist symptomatisch wirksam zur Behandlung des Juckreizes.

Postoperative Cholestase

Die Pathogenese ist komplex, die Ursachen sind Hämolyse, Bluttransfusionen, Hypoxie und Schock.

Weitere seltene Formen der intrahepatischen Cholestase

Seltenere Ursachen der Cholestase sind im Kindesalter der α₁-Antitrypsinmangel, Cholestase bei Amyloidose, Morbus Hodgkin. Komplexe Ursachen haben die Cholestase bei Infektionen, die postoperative Cholestase und die Cholestase bei Hyperalimentation. Die chronisch-destruierende, nichteitrige Cholangitis als Frühstadium der primären biliären Zirrhose verläuft mit einer Cholestase, die Pathogenese ist ungeklärt (s. S. 1177).

Differentialdiagnose der Cholestase

Die häufigsten Probleme der Differentialdiagnose des Ikterus sind:
- die Unterscheidung zwischen extra- und intrahepatischer Cholestase,
- die Unterscheidung zwischen akuter und chronischer Hepatitis,
- die Erkennung besonderer Formen und Verläufe.

Tabelle 12.**43** Empfehlungen zum diagnostischen Vorgehen bei Patienten mit Cholestase bzw. Ikterus (nach Poralla)

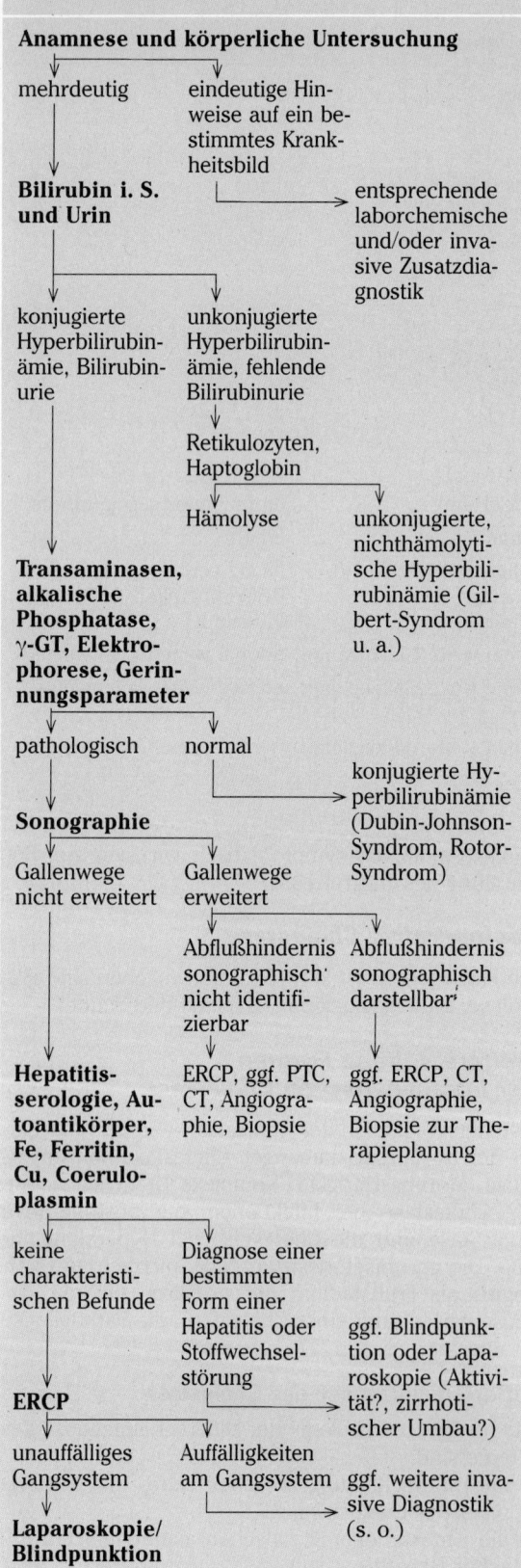

Anamnese und körperliche Untersuchung

mehrdeutig — eindeutige Hinweise auf ein bestimmtes Krankheitsbild → entsprechende laborchemische und/oder invasive Zusatzdiagnostik

Bilirubin i. S. und Urin

konjugierte Hyperbilirubinämie, Bilirubinurie — unkonjugierte Hyperbilirubinämie, fehlende Bilirubinurie

Retikulozyten, Haptoglobin

Hämolyse — unkonjugierte, nichthämolytische Hyperbilirubinämie (Gilbert-Syndrom u. a.)

Transaminasen, alkalische Phosphatase, γ-GT, Elektrophorese, Gerinnungsparameter

pathologisch — normal

konjugierte Hyperbilirubinämie (Dubin-Johnson-Syndrom, Rotor-Syndrom)

Sonographie

Gallenwege nicht erweitert — Gallenwege erweitert

Abflußhindernis sonographisch nicht identifizierbar — Abflußhindernis sonographisch darstellbar

Hepatitisserologie, Autoantikörper, Fe, Ferritin, Cu, Coeruloplasmin

ERCP, ggf. PTC, CT, Angiographie, Biopsie — ggf. ERCP, CT, Angiographie, Biopsie zur Therapieplanung

keine charakteristischen Befunde — Diagnose einer bestimmten Form einer Hapatitis oder Stoffwechselstörung

ggf. Blindpunktion oder Laparoskopie (Aktivität?, zirrhotischer Umbau?)

ERCP

unauffälliges Gangsystem — Auffälligkeiten am Gangsystem

ggf. weitere invasive Diagnostik (s. o.)

Laparoskopie/ Blindpunktion

Tabelle 12.**44** Stufendiagnostik bei Ikterus

Indirektes Bilirubin positiv:	Hämolysezeichen pos.	hämolytischer Ikterus
	Hämolysezeichen neg.	Morbus Gilbert usw.
Direktes Bilirubin positiv:	GOT, GPT, alk. Phosph. normal, antimitochondriale Antikörper negativ	Dubin-Johnson-Syndrom, Rotor-Syndrom
	GOT, GPT > 300 U/l alk. Phosph. normal	Hepatitis (Virus-, Alkohol-, Drogen-)
	GOT, GPT < 300 U/l alk. Phosph. > 700 U/l antimitochondriale Antikörper negativ	intra- oder extrahepatische Cholestase
	IgM/l erhöht antimitochondriale Antikörper nachweisbar	primäre biliäre Zirrhose

Eine sorgfältige Anamnese und Untersuchung sind unverändert die wesentlichen Bestandteile der Diagnostik. Die Untersuchung der Leberenzyme gibt zwar Aufschluß über die Aktivität einer Leberschädigung, erlaubt aber nicht immer die Unterscheidung zwischen intra- und extrahepatischer Cholestase. Immunserologische Untersuchungen gestatten den Nachweis einer Hepatitis-A- bzw. Hepatitis-B-Virusinfektion und sind mit dem Nachweis antimitochondrialer Antikörper nahezu beweisend für das Vorliegen einer primären biliären Zirrhose. Die Unterscheidung eines prähepatischen und einem hepatozellulären Ikterus ist mit der Erhöhung des indirekten Bilirubins, Erhöhung des Serumeisens, Erniedrigung des Haptoglobins und Erhöhung der Retikulozyten meistens einfach.

Die wesentlichen klinischen Befunde bei extrahepatischem Verschlußikterus, intrahepatischer Cholestase und Hepatitis sind in der Tab. 12.**42** zusammengefaßt.

Zur Diagnostik des ikterischen Patienten ist ein diagnostischer Stufenplan zu empfehlen, wie er in der Tab. 12.**43** zusammengefaßt ist. Meistens ist eine Diagnose aus Anamnese, Befund und Laboruntersuchungen mit einem hohen Wahrscheinlichkeitsgrad zu stellen. Als nächster Schritt ist die Sonographie indiziert, die als nichtinvasive Methode den Nachweis erweiterter Gallengänge ermöglicht. Bei nicht erweiterten Gallengängen ist ein extrahepatischer Verschluß unwahrscheinlich, unter Beachtung der üblichen Kontraindikationen besteht die Indikation zur Leberblindpunktion oder Laparoskopie. Sind sonographisch die Gallengänge erweitert, sind in der weiterführenden Diagnostik die endoskopische retrograde Cholangiographie oder die perkutane Cholangiographie indiziert. Meist wird als Erstuntersuchung die endoskopische retrograde Cholangiographie bevorzugt. Hiermit kann die Lokalisation des Verschlußikterus und häufig auch schon die Differentialdiagnose Stein oder Tumor geklärt werden.

In Tab. 12.44 ist ein Stufenplan für die Labordiagnostik bei Patienten mit Ikterus zusammengefaßt. Diese Tabelle ist eine Vereinfachung, sie berücksichtigt nicht komplizierende Faktoren wie Hämolyse bei chronisch-entzündlichen Lebererkrankungen, die Schwierigkeiten der Diagnostik bei Patienten mit dem Bild einer medikamentösen Cholestase und Hepatitis und die vielfältigen Lebermitbeteiligungen bei parasitären, infektiösen und anderen systemischen Erkrankungen.

Merke: Die Störungen des Gallenflusses werden als Cholestase bezeichnet. Man unterscheidet die extrahepatischen Gallengangsverschlüsse von den nicht-mechanischen intrahepatischen Cholestasen. Die häufigsten Ursachen der extrahepatischen Cholestase sind Gallensteine, Tumoren, Pankreaserkrankungen oder Gallengangsstrikturen. Die häufigsten Ursachen der intrahepatischen Cholestase sind die akute oder chronische Virushepatitis, Alkoholschädigungen sowie medikamentöse Ursachen. Die laborchemischen Veränderungen zeigen eine Erhöhung des Bilirubins sowie eine Erhöhung der cholestaseanzeigenden Enzyme, wie der alkalischen Phosphatase und γ-GT, und sind nur von begrenzter differentialdiagnostischer Bedeutung. Die Unterscheidung zwischen intrahepatischer und extrahepatischer Cholestase ist dagegen mit Hilfe der Sonographie, der ERCP und PTC sowie der Computertomographie in den meisten Fällen mit Sicherheit möglich.

Weiterführende Literatur

Desmet, V.J.: Cholestasis: a problem. In Csomos, G., H Thaler: Clinical Hepatology. Springer Berlin 1983
Erlinger, S.: What is cholestasis in 1985? J. Hepatol. 1 (1985) 687
Hayes, P.C., I.A.D. Bouchier: Postoperative jaundice. Bailliere's clin. Gastroenterol. 3 (1989) 485
Javitt, N.B.: Cholestatic liver disease and its management. Bailliere's clin. Gastroenterol. 3 (1989) 123
Kreek, M.J.: Female sex steroids and cholestasis Sem. Liver Dis. 7 (1987) 24
Schaftner, F.H., H. Popper: Classification and mechanism of cholestasis. In Wright, R., G.H. Millward-Salder et al.: Liver and Biliary Disease, 2nd ed. Bailliere-Tindall, London 1985

Zirkulationsstörungen

Pfortaderhochdruck (portale Hypertonie)

Definition: Als Pfortaderhochdruck wird eine Druckerhöhung in der Pfortader auf mehr als 5 bis 9 mmHg bezeichnet.

Tabelle 12.45 Lokalisation und Ursachen des Pfortaderhochdrucks (portale Hypertension)

Prähepatischer Block
Pfortaderthrombose
Arterioportale Fistel
Primärer idiopathischer Pfortaderhochdruck

Intrahepatischer Block
Präsinusoidaler Block
Schistosomiasis
primäre biliäre Zirrhose
Morbus Wilson
myeloproliferative Erkrankungen
Arsen- und Vinylchloridexposition
Sinusoidaler Block
Fettleber
chronisch-aktive Hepatitis
Postsinusoidaler Block
Zirrhose
venooklusive Erkrankung
Zytostatika

Posthepatischer Block
Thrombose der unteren Hohlvene bzw. V. hepatica (Budd-Chiari-Syndrom)
Kompression der unteren Hohlvene
Kongenitale Membran

Pathophysiologie und Klinik

Die Pfortader drainiert das Blut aus dem gesamten Splanchnikusgebiet, sie entsteht aus dem Zusammenfluß der V. mesenterica superior und der Milzvene. Die Leber hat eine doppelte Blutversorgung und erhält durch die A. hepatica etwa 0,5 l/min und durch die Pfortader etwa 1,5 l/min. Durch diese doppelte Blutversorgung ist die Leber weitgehend resistent gegenüber hypoxischen Schädigungen. Venöses Portalblut und arterielles Blut vereinigen sich in der Peripherie der Lebersinuoide, fließen in den Lebersinusoiden zur Zentralvene und von dort in die Lebervenen.

Die portale Hypertonie wird in eine prähepatische, eine intrahepatische und eine posthepatische Form eingeteilt (Tab. 12.45, Abb. 12.50 a–i).

Die prähepatische portale Hypertonie kann durch einen vermehrten Blutzufluß zur Leber, wie bei arteriovenösen Fisteln, bei massiver Splenomegalie und bei hämatologischen Systemerkrankungen, verursacht sein. Häufiger aber als die vorgenannten Ursachen mit einer Erhöhung der Gesamtdurchblutung sind Widerstandserhöhungen im portalen Kreislauf Ursache einer portalen Hypertonie. Eine häufige prähepatische Ursache ist die Thrombose der Pfortader, die meistens Folge septischer Prozesse, einer Perityphlitis oder einer erhöhten Thromboseneigung bei Polycythaemia vera ist. Weitere Ursachen sind chronische Pankreatitis, Pankreasabszesse, Leberzirrhose und Tumorleiden. Im Gefolge der Pfortaderthrom-

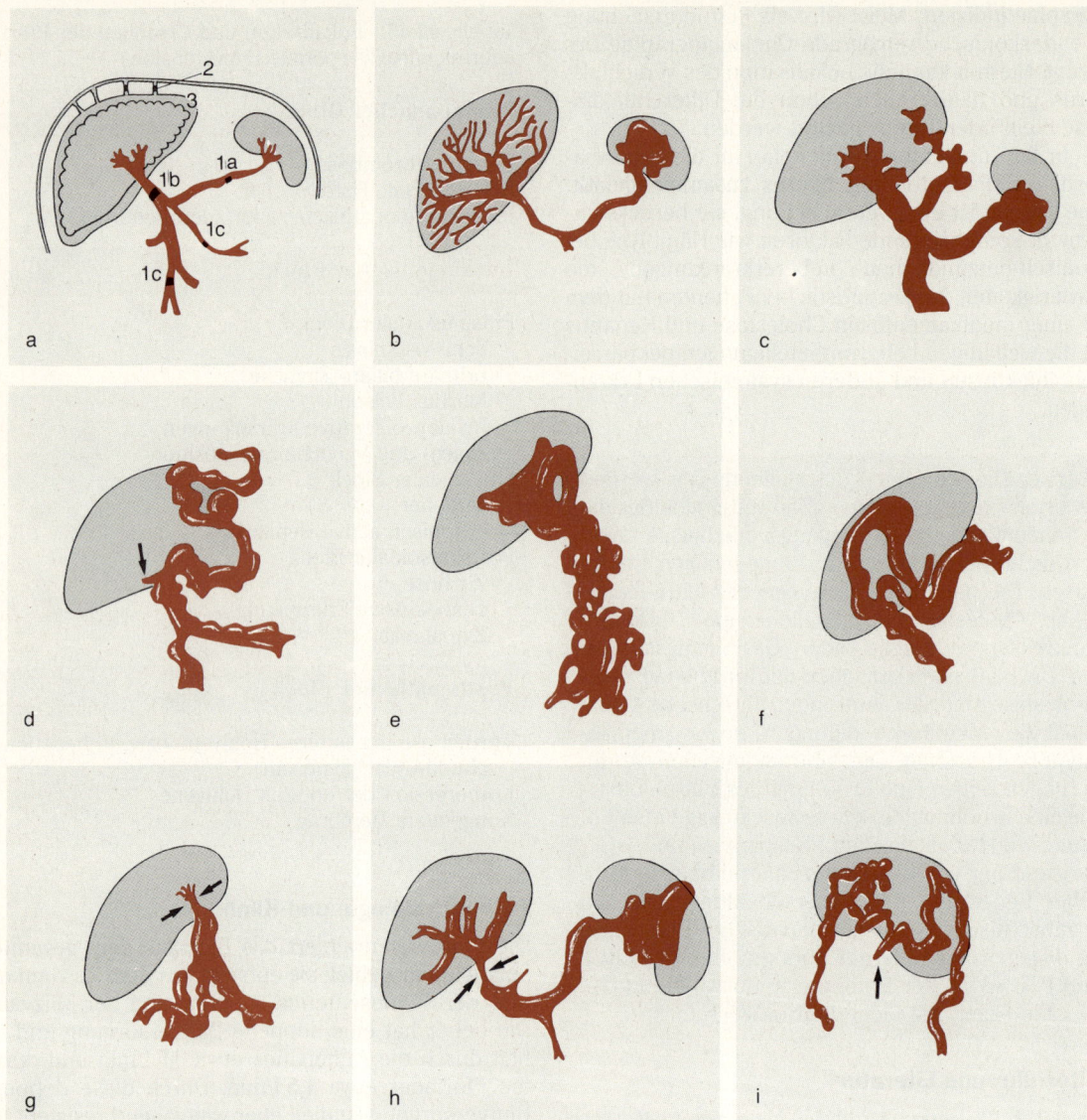

Abb. 12.50 a–i Splenoportographie bei portaler Blockbildung. a Schema der portalen Blockformen: 1 = extrahepatischer Block, 1 a = rein lienale Form, 1 b = portale Form, trunkulärer Typ (Pfortaderstammblock), 1 c = radikulärer Typ, 2 = posthepatischer Block (Budd-Chiari-Syndrom), 3 = intrahepatischer Block; **b** normales Splenoportogramm; **c** intrahepatischer Block bei Leberzirrhose; **d** kongenitale Pfortaderstenose (extra-hepatischer Block); **e** Kavernom der Pfortader (extrahepatischer Block); **f** Cruveilhier-Baumgartensches Syndrom; **g** Leberpforte-Kompressionssyndrom (proximaler Typ); **h** Leberpforte-Kompressionssyndrom (distaler Typ); **i** lienale Form des extrahepatischen Blocks bei Milzvenenstenose (aus Markoff, M., E. Kaiser: Krankheiten der Leber und der Gallenwege in der Praxis. Thieme, Stuttgart 1962)

bose kann sich eine kavernöse Pfortadertransformation entwickeln, bei der der Pfortadergefäßstamm durch ein schwammartiges, angiomähnliches Gefäßsystem ersetzt wird. Da bei diesen Patienten die Leberfunktion in der Regel normal ist, haben sie meist eine bessere Prognose als diejenigen mit einer portalen Hypertonie bei Leberzirrhose.

Bei einem Budd-Chiari-Syndrom besteht ein partieller oder vollständiger Verschluß der Lebervenen. Dieser thrombotische Verschluß kann entweder einen Teil oder das gesamte venöse Abflußsystem der Leber betreffen und kann akut oder chronisch auftreten. Zumeist liegt diesem Syndrom eine gesteigerte

Gerinnbarkeit des Blutes bei myeloproliferativen Erkrankungen, Polycythaemia rubra vera, eine Schwangerschaft, die Einnahme oraler Antikonzeptiva oder eine toxische Ursache zugrunde.

Eine Folge der portalen Hypertonie ist die Ausbildung portokavaler Anastomosen. Klinisch am bedeutsamsten sind Anastomosen zu den Ösophagusvenen mit der Ausbildung von Ösophagusvarizen. Diese bestimmen häufig das Schicksal von Patienten mit portaler Hypertonie bei Leberzirrhose und sind in nahezu 50% der Fälle Ursache einer tödlichen Ösophagusvarizenblutung. Die Bildung von Anastomosen über Paraumbilikalvenen wird klinisch sichtbar als

Caput medusae. Weitere Anastomosen verlaufen retroperitoneal, insbesondere über die linke Nierenvene. Hämorrhoiden sind bei Patienten mit portaler Hypertonie häufig, diagnostisch aber von geringem Wert.

Etwa 90% der Leberlymphe wird im Bereich der Sinusoide gebildet. Bei portaler Hypertonie auf dem Boden einer Zirrhose und anderen Ursachen der sinusoidalen oder postsinusoidalen Blockformen ist die Lymphproduktion erheblich gesteigert und kann 8−12 l/Tag betragen. Sie hat einen wesentlichen Anteil an der Ausbildung eines Aszites.

Als Folge eines Pfortaderhochdrucks kann sich bei Leberzirrhosen eine venöse Verbindung zwischen dem Versorgungsgebiet der V. umbilicalis und der V. portae ausbilden (Cruveilhier-von-Baumgarten-Syndrom).

Diagnostisches Vorgehen

Die portale Hypertonie kann lange Zeit klinisch asymptomatisch bleiben. Sie manifestiert sich gelegentlich erst durch Aszites oder Komplikationen im Gefolge einer Ösophagusvarizenblutung. Die portale Hypertonie kann dabei vielfach bereits im klinischen Zusammenhang anderer Hinweise auf eine Leberzirrhose vermutet werden. Mit Hilfe der Oberbauchsonographie kann eine Pfortaderthrombose, Milzvenenthrombose oder eine Leberzirrhose mit großer Wahrscheinlichkeit nachgewiesen werden. Ösophagusvarizen lassen sich endoskopisch oder radiologisch diagnostizieren. Zur weiteren exakten Lokalisationsdiagnostik der portalen Hypertonie stehen angiographische Methoden zur Verfügung. Mit Hilfe der indirekten Splenoportographie kann das portale Strombett dargestellt werden. Die Durchgängigkeit der Lebervenen kann über eine retrograde Darstellung erfolgen. Nur für bestimmte wissenschaftliche Fragestellungen ist die direkte oder indirekte Druckmessung in der Pfortader oder den Lebervenen erforderlich.

Therapie

Bei Patienten mit Pfortaderthrombose ohne Blutungskomplikationen sollte keine prophylaktische Shuntoperation vorgenommen werden. Nach einer Varizenblutung sind Varizensklerosierung oder in seltenen Fällen operative Maßnahmen indiziert. Die Komplikationen der portalen Hypertonie bei Leberzirrhose werden getrennt dargestellt: Aszites auf S. 1174, hepatische Enzephalopathie auf S. 1146, Leberinsuffizienz auf S. 1144, Behandlung der Ösophagusvarizenblutung auf S. 1176.

Verschluß der A. hepatica

Der spontane Verschluß der A. hepatica kommt meistens in Verbindung mit einer generalisierten Arteriosklerose vor. Er führt nicht immer zu einem Leberinfarkt und damit zu einer klinisch relevanten Leberfunktionsstörung. Bei ausgedehntem Infarkt klagen die Patienten über plötzlich auftretende Schmerzen im rechten Oberbauch, Kollapsneigung und Blut-

druckabfall. Fieber und die klinischen Zeichen von Leberfunktionsstörungen werden in unterschiedlichem Ausmaß beobachtet. Der Verlauf wird wesentlich von Begleitkrankheiten, dem Alter der Patienten und von eingeschränkten Vitalfunktionen anderer Organe mitbestimmt. Die Behandlung ist in der Regel konservativ.

Aneurysmen

Intra- und extrahepatische Aneurysmen sind selten und dann meistens asymptomatisch. Wegen des Risikos der Ruptur oder der Dissektion ist nach Diagnosestellung ein operatives Vorgehen indiziert.

Herz-Kreislauf-Störungen

Wegen der engen anatomischen Beziehung des rechten Ventrikels zur Leber ist es nicht erstaunlich, daß die Leber, besonders bei der Rechtsherzinsuffizienz, beteiligt ist. Beim akuten Schock mit begleitender Rechtsherzinsuffizienz läßt sich mikroskopisch eine Erweiterung der Sinusoide feststellen mit örtlichen Hämorrhagien, Nekrosen und Atrophie des Parenchyms. Die Nekrosen sind vorwiegend zentroazinär lokalisiert.

Häufig sind die Transaminasen stark erhöht, insbesondere auch die GLDH, das Bilirubin steigt meist nur mäßig an. Nach erfolgreicher Schockbehandlung bilden sich die Veränderungen rasch zurück, bleibende Schäden werden nicht beobachtet. Bei der chronischen Rechtsherzinsuffizienz ist die Leber vergrößert und konsistenzvermehrt. Histologisch wird eine progrediente Atrophie der Leberzellbalken mit Dilatation der Sinusoide und Sklerosierung der Zentralvenen beobachtet.

In einem geringen Prozentsatz von Patienten mit schwerer chronischer Rechtsherzinsuffizienz kann sich das Bild einer kardialen Leberzirrhose entwickeln (cirrhose cardiaque).

Merke: Die Leber weist eine doppelte Blutversorgung durch die A. hepatica und die V. portae auf. Der Pfortaderdruck beträgt beim Normalen 5−9 mm Hg, eine Erhöhung des Pfortaderdrucks kann prähepatisch, intrahepatisch oder posthepatisch lokalisiert sein. Die häufigste Ursache des Pfortaderhochdrucks ist die Leberzirrhose. Hierbei bilden sich Kollateralen zwischen dem Pfortader- und dem Kavastromgebiet. Diese manifestieren sich häufig als Ösophagusvarizen.
Aufgrund der engen topographischen Beziehung zwischen Lebervene und rechtem Ventrikel führt ein Versagen des rechten Herzens zur Leberstauung mit Ausbildung von läppchenzentralen Nekrosen und bei langandauernder Rechtsinsuffizienz zur kardialen Leberzirrhose.

Weiterführende Literatur

Grundmann, R.: Der Verschluß der Arteria hepatica. Dtsch. med. Wschr. 104 (1979) 848

Lautt, W. W.: Hepatic vasculature: a conceptual review. Gastroenterology 73 (1977) 1163

Murphy, F. B., H. V. Steinberg et al.: The Budd-Chiari-Syndrome, a review. Amer. J. Radiol. 147 (1986) 9

Parker, R. G. F.: Arterial infarction of the liver in man. J. Pathol. Bacterial. 73 (1955) 521

Parker, R. G. F.: Occlusion of the hepatic veins in man. Medicine 38 (1959) 369

Stanley, P.: Budd-Chiari-syndrome. Radiology 170 (1989) 625

Sherlock, S.: Classification and functional aspects of portal hypertension. Amer. J. Surg. 127 (1974) 121

Sherlock, S.: Portal circulation and portal hyertension. Gut 19 (1978) 70

Webb, L., J. Sherlock: The aetiology, presentation and natural history of extrahepatic portal venous obstruction. Quart. J. Med. 48 (1977) 627

Akute Leberinsuffizienz

Definition: Die akute Leberinsuffizienz (fulminantes Leberversagen, Leberzerfallskoma) wird definiert als eine akute, schwere Störung der Leberfunktion mit hepatozellulärem Versagen und Entwicklung einer hepatischen Enzephalopathie innerhalb von drei Wochen nach Auftreten der ersten Symptome. Ist das Zeitintervall zwischen Auftreten der ersten Symptome und der Entwicklung einer Enzephalopathie größer als 8 Wochen, spricht man von einem subakuten Leberversagen.

Häufigkeit

Das akute Leberversagen ist eine seltene Erkrankung, im Rahmen einer akuten Virushepatitis ist mit einem fulminanten Verlauf in etwa 0,2 bis 1% der Fälle zu rechnen.

Ätiologie

Die häufigsten Ursachen sind akute Virushepatitiden vom Typ A, B, C, D und E. Relativ häufig werden fulminante Verläufe bei einer Superinfektion einer chronischen Hepatitis-B-Infektion mit einer Hepatitis-D-Infektion und bei schwangeren Frauen mit einer Hepatitis-E-Infektion beobachtet. Bei der letztgenannten Erkrankung handelt es sich um eine hinsichtlich der Epidemiologie der Hepatitis A ähnliche Virushepatitis, die vorwiegend in Indien und Afrika beobachtet wird. Die viralen Erkrankungen haben einen Anteil von etwa 50% aller Fälle. Medikamentöse Ursachen sind eine weitere wichtige Gruppe, typische Vertreter sind Halothan, Paracetamol und Isoniacid. Eine geringere Rolle spielen direkte Lebertoxine, wie beispielsweise die Knollenblätterpilz- oder Tetrachlorkohlenstoffvergiftung, vaskuläre Prozesse, das Budd-Chiari-Syndrom oder Tumorleiden (Tab. 12.**46**).

Pathophysiologie und Klinik

Die pathophysiologischen Mechanismen sind bei den verschiedenen Ursachen des akuten Leberversagens unterschiedlich. Bei einem Teil der virusinduzierten Erkrankungen konnten Hinweise für eine immunologische Schädigung der Hepatozyten im Sinne einer überschießenden Immunreaktion wahrscheinlich gemacht werden. Auch für die Halothan-Hepatitis gibt es klinische und experimentelle Hinweise, daß Halothanmetaboliten die Antigenstrukturen der Leberzellmembran in einer Weise verändern, daß Neoantigene auf der Membran exprimiert werden, die als Zielantigene für immunologische Reaktionen dienen. Das akute Leberversagen durch Paracetamol ist ein Beispiel einer dosisabhängigen, indirekten, metabolischen Schädigung. Ab einer Dosis von 10 g werden die Entgiftungsmechanismen der Leber überfordert, so daß hochreaktive Metaboliten des Paracetamol mit Proteinen der Leberzelle reagieren und diese irreversibel schädigen.

Im wesentlichen ist die Pathophysiologie des akuten Leberversagens aber unabhängig von der auslösenden Noxe und bietet ein weitgehend einheitliches Bild mit Ausfall der lebenswichtigen Synthese-, Exkretions- und Entgiftungsmechanismen.

Wesentliches und charakteristisches Merkmal des akuten Leberversagens sind zentral-nervöse Störungen, die unter dem Begriff der hepatischen Enzephalopathie zusammengefaßt werden.

Anamnese

Eine akute Leberinsuffizienz kann sich zu jedem Zeitpunkt im Verlauf einer akuten Hepatitis entwickeln, am häufigsten aber in der 1. Woche nach Beginn der Symptomatik, selten gehen die ersten Erscheinungen der Leberinsuffizienz den Symptomen Ikterus und Fieber voraus.

Als weitere klinische Symptome treten bei der akuten Leberinsuffizienz die in Tab. 12.**47** zusammengefaßten Befunde auf.

Befund

Enzephalopathie: Das Syndrom der hepatischen Enzephalopathie besteht aus einem Spektrum neurologischer Symptome. Es wird in vier Stadien eingeteilt (Tab. 12.**48**). Die Stadieneinteilung ist für die Prognose der Erkrankung wichtig. Bei Patienten im Stadium IV beträgt die Mortalität 80–90%.

Foetor hepaticus: Dieser ist charakteristisch für die hepatische Enzephalopathie. Er hat einen süßlich-aromatischen Charakter.

Lebergröße: Die Lebergröße nimmt im Verlauf der Erkrankung oft rapide ab, dies ist ein schlechtes prognostisches Zeichen. Seltener wird eine plötzliche Volumenzunahme beobachtet (Budd-Chiari-Syndrom, Tumorleiden).

Blutungsneigung: Etwa 50% aller Patienten haben Blutungskomplikationen. Es sind in erster Linie Magen-Darm-Blutungen, die den klinischen Verlauf komplizieren. Häufig spielt eine gestörte Synthese von Gerinnungsfaktoren, selten eine Verbrauchskoagulopathie pathogenetisch eine Rolle.

Respiratorische Störungen und Störungen der zirkulatorischen Homöostase: Die Ursache kann in einer zerebralen Regulationsstörung liegen,

Tabelle 12.**46** Ursache der akuten Leberinsuffizienz

Ursache und Häufigkeit	%*
fulminante Virushepatitis	40–50
Medikamente (z. B. Halothan, Paracetamol usw.)	10–20
direkte Hepatotoxine	5–35
akute Fettleber (Schwangerschaft, Tetrazykline, Reye-Syndrom, Alkohol usw.)	10
andere Ursachen (z. B. Mangeldurchblutung, Tumoren usw.)	10

* Mittelwerte der Literatur

Tabelle 12.**47** Akute Leberinsuffizienz – klinische Befunde

Ikterus
Fieber
Foetor hepaticus
Lebergröße ↓ oder ↑
Apathie, Schläfrigkeit, Erregung
Hämorrhagische Diathese
Hypotonie
Aszites, Ödeme
Terminales Nierenversagen
Koma

Tabelle 12.**48** Stadien des Coma hepaticum

Komastadium	Bewußtseinslage	Flapping-Tremor	EEG-Veränderungen
Stadium I (Prodromalstadium)	Euphorie, geringe Verwirrtheit, Verlangsamung, verwaschene Sprache, Schlafstörungen	leicht	meist fehlend
Stadium II (drohendes Koma)	Symptome stärker ausgeprägt als Stadium I, schläfrig, inadäquates Verhalten	vorhanden	vorhanden
Stadium III (Stupor)	schläfrig, aber erweckbar, unzusammenhängende Sprache	vorhanden	vorhanden
Stadium IV (tiefes Koma)	Patient reagiert nicht mehr auf Schmerzreize	gewöhnlich fehlend	vorhanden

aber auch pulmonale, kardiale oder periphere vaskuläre Genese sind häufig. Zu Beginn besteht häufig eine respiratorische und metabolische Alkalose, in späteren Stadien weicht diese einer metabolischen Azidose mit Hyperlaktatämie. Zu diesem Zeitpunkt wird klinisch bereits eine Niereninsuffizienz sichtbar.

Hypoglykämien: Sie sind nicht selten und eine schwerwiegende Komplikation, die unerkannt irreversible Folgen hat.

Niereninsuffizienz: Die Mehrzahl der Patienten weist eine Störung der Nierenfunktion auf. Am häufigsten sind funktionelle oder prärenale Niereninsuffizienzen. Beim fulminanten Leberversagen muß genauso häufig eine akute tubuläre Nekrose in Betracht gezogen werden. Von untergeordneter Bedeutung sind primäre Nierenerkrankungen.

Diagnostisches Vorgehen

Das akute Leberversagen weist charakteristische laborchemische Veränderungen auf. Das Serumbilirubin ist stark erhöht, wobei die Konjugationsfähigkeit der Leber lange erhalten bleibt. Die Transaminasen sind initial ebenfalls sehr stark erhöht, eine Normalisierung im klinischen Verlauf ist nicht in jedem Falle mit einer Besserung gleichzusetzen, sondern kann auch Ausdruck einer weitgehenden Zerstörung des Leberparenchyms sein. Die Pseudocholinesterase sinkt im Verlauf der Erkrankung ab. Ein häufig anzutreffendes und prognostisches ungünstiges Zeichen

ist das Auftreten einer Hypoglykämie. Das Plasmaammoniak ist zu Beginn meist normal, später regelhaft erhöht. Die Korrelation zwischen Erhöhung des Serumammoniaks und hepatischer Enzephalopathie ist nur schwach. Die globalen Gerinnungstests sind pathologisch erniedrigt, auf die Bestimmung der Einzelfaktoren kann in der Regel verzichtet werden. Veränderungen im Säure-Basen-Haushalt sind komplex, in den frühen Krankheitsstadien wird meist eine respiratorische Alkalose beobachtet, die im weiteren Verlauf einer metabolischen Azidose weicht. Im Serum sind die aromatischen Aminosäuren stark erhöht.

Serologisch können heute die Virushepatitis A, B und D durch den Nachweis spezifischer Antikörper der IgM-Klasse eindeutig diagnostiziert werden. Die akute Hepatitis-C-Infektion kann mit den gegenwärtigen serologischen Tests meist nicht nachgewiesen werden.

Therapie

Grundlage der Therapie ist eine internistische Intensivmedizin mit engmaschiger Kontrolle der vitalen Parameter und der Laborbefunde. Ziel dieser therapeutischen Maßnahmen ist die frühzeitige Erkennung und Behandlung der im Rahmen der Leberinsuffizienz auftretenden vitalen Störungen. Ausreichende Glucosezufuhr, Elektrolyt- und Volumenbilanzierung unter Kontrolle des zentralen Venendrucks sind notwendig. Die hämorrhagische Diathese wird durch Gaben von Frischplasma und unter Umständen durch Thrombozytenkonzentrat substituiert. Zur Prophylaxe von Streßulzera und erosiver Gastritis haben sich H_2-Rezeptorenblocker als wirksam erwiesen. Die Gabe von Sedativa ist gefährlich. Die hepatische Enzephalopathie wird mit Eiweißrestriktion, Neomycin und Lactulose behandelt. Steroide sind nicht wirksam.

In den letzten Jahren sind zahlreiche sogenannte Leberassistenzverfahren entwickelt worden, mit dem Ziel, die Phase der Leberinsuffizienz bis zum Einsetzen der Leberregeneration zu überbrücken. Der Wert dieser Methoden ist nicht gesichert. Ermutigende Ergebnisse wurden mit der orthotopen Lebertransplantation erreicht.

Verlauf und Prognose

Die Prognose der fulminanten Virushepatitis ist schlecht. Die Mortalität liegt in größeren Untersuchungsreihen zwischen 70 und 90%. Sie ist abhängig von dem Komastadium und dem Alter der Patienten. Bei Patienten unter 15 Jahren liegt die Überlebensrate bei etwa 34%, bei über 45 Jahren bei nur 5%. Aufgrund der geringen Fallzahlen lassen sich verbindliche Aussagen über die Prognose der akuten Leberinsuffizienz aus anderer Ursache nicht machen.

Der Verlauf kann schließlich durch das Auftreten eines Hirnödems und Zeichen der Einklemmung bestimmt werden. Obduktionsstatistiken beschreiben diese Befunde bei etwa der Hälfte der Fälle. Vielfach fand sich noch keine Reduzierung des Lebervolumens auf weniger als 35% als kritische Grenze, so daß als Todesursache diese Komplikationen und nicht die Leberinsuffizienz gesehen werden muß.

> **Merke:** Das akute Leberversagen ist eine akute und schwere Störung der Leberfunktion bei massiver Leberzellnekrose, ohne Hinweis auf eine vorbestehende Lebererkrankung. Die fulminant verlaufende Virushepatitis, verschiedene Medikamente sowie Hepatotoxine sind die häufigsten Ursachen des akuten Leberversagens. Klinisch stehen im Vordergrund Ikterus, Synthesestörungen, Blutungsneigung, Nierenversagen und Bewußtseinsstörungen. Eine kausale Therapie ist nicht möglich. Die internistische Intensivmedizin dient dem Ziel, Organkomplikationen rechtzeitig zu erkennen und zu behandeln, bis die Phase der Leberregeneration eintritt.

Weiterführende Literatur

Brunner, G., Lösgen, J.: Artificial liver support 1985. Leber Magen Darm 15 (1985) 186

Hütteroth, T.H., K.H. Meyer zum Büschenfelde: Behandlung des akuten Leberversagens. Dtsch. med. Wschr. 48 (1979) 1417

Hütteroth, T.H., K.H. Meyer zum Büschenfelde: Akutes Leberversagen. In: Intensivmedizin. Hrsg. Schuster, H.P., Schölmerich, P., Schönborn, H., Baum, P.B. Thieme Stuttgart 1988

O'Grady, J.G., R. Williams: Management of acute liver failure. Schweiz. med. Wschr. 116 (1986) 541

O'Grady, J.G., R. Williams: Acute liver failure. Bailiere's Clin. Gastroenterol. 3 (1989) 75

Tygstrup, N., J. Ranek: Fulminant hepatic failure. Clin. Gastroenterol. 10 (1981) 191

Williams, R.: Fulminant hepatic failure. Postgrad. med. J. 59 Suppl. 4 (1983) 33

Hepatische Enzephalopathie

> **Definition:** Die hepatische Enzephalopathie ist ein Syndrom mit verschiedenen Funktionsstörungen des zentralen Nervensystems, das im Gefolge eines fulminanten Leberversagens oder einer fortgeschrittenen Leberzirrhose auftreten kann. Das klinische Krankheitsbild ist charakterisiert durch neurologische und psychiatrische Veränderungen, die zwar nicht krankheitsspezifisch, aber doch weitgehend typisch sind. Das Spektrum der Erkrankungen reicht von leichten Veränderungen der Persönlichkeit bis zum Leberkoma.

Häufigkeit

Die hepatische Enzephalopathie gehört regelhaft zum Krankheitsbild des fulminanten Leberversagens im Sinne des Leberzerfallskomas. Bei fortgeschrittener Leberzirrhose können Zeichen der hepatischen Enzephalopathie mit Hilfe psychometrischer Testmethoden bei etwa der Hälfte der Patienten nachgewiesen werden. Ein Leberausfallskoma ist Todesursache bei fortgeschrittener Leberzirrhose in etwa einem Drittel der Patienten.

Ätiologie

Die Ursache einer hepatischen Enzephalopathie ist eine akute oder chronische schwere Leberfunktionsstörung. Die Funktionsstörungen des zentralen Nervensystems können prinzipiell dadurch entstehen, daß in der Leber bestimmte Stoffe nicht synthetisiert werden, die für die Funktionen des ZNS unentbehrlich sind oder dadurch, daß in der Leber bestimmte toxische Substanzen nicht entgiftet werden, die die Funktionen des ZNS schädigen. Heute wird dem zweiten Mechanismus eine wesentliche Rolle für die Entstehung der hepatischen Enzephalopathie zugesprochen. Dabei werden die toxischen Substanzen im Darm gebildet und gelangen unter Umgehung der Leber bei protokavalen Anastomosen in das Gehirn. Die für die Entstehung einer hepatischen Enzephalopathie verantwortlichen Substanzen sind im wesentlichen stickstoffhaltige Verbindungen, die durch Eiweißkatabolismus, durch enzymatischen oder bakteriellen Abbau im Darm entstehen.

Pathophysiologie und Klinik

Tierexperimentelle Untersuchungen und klinische Beobachtungen beim Menschen haben es ermöglicht, verschiedene Toxine zu identifizieren, die bei der Pathogenese der hepatischen Enzephalopathie entweder einzeln oder synergistisch mit anderen Substanzen beteiligt sind. Die Bedeutung des Ammoniaks ist dabei am längsten bekannt und untersucht (Tab. 12.**49**). Der Ammoniakspiegel ist im Serum von Patienten mit hepatischer Enzephalopathie meistens erhöht und korreliert mit dem Schweregrad des Komas. Allerdings weisen etwa 10% der Patienten mit hepatischer Enzaphalopathie normale Ammoniakkonzentrationen auf. Ammoniak wird im Rahmen des Eiweißkatabolismus aus Aminosäuren freigesetzt. Größere Mengen Ammoniak entstehen bei kataboler Stoffwechsellage und durch bakteriellen Eiweißabbau im Darm. Ammoniak kann an Glutaminsäure mit der Bildung von Glutamin gebunden werden. Die endgültige Entgiftung des Ammoniaks erfolgt durch den Harnstoffzyklus und die renale Exkretion von Harnstoff. Ammonium wird rasch über die Blut-Liquor-Schranke vom Gehirn aufgenommen, wo es mit α-Ketoglutarsäure zu Glutaminsäure und in einem weiteren Schritt zu Glutamin reagiert. Für das Auftreten einer Enzephalopathie scheint die Interferenz von Ammonium mit dem Malat-Aspartat-Shuttle von Bedeutung zu sein. Darüber hinaus wird durch Ammonium der Transport von aromatischen Aminosäuren vom Blut in das Gehirn erhöht. Außerdem wird eine Änderung der Membranfluidität angenommen, die die Dichte von Serotoninrezeptoren vermindern soll.

Abbauprodukte des Methionins (Merkaptane) und kurz- und mittelkettige Fettsäuren, die aus Nahrungsfetten durch bakteriellen Abbau entstehen, sollen ebenfalls aufgrund ihrer neurotoxischen Eigenschaften zur Entstehung der hepatischen Enzephalopathie beitragen. Tierexperimentell kann mit diesen Substanzen ein Koma ausgelöst werden.

Bei der hepatischen Enzephalopathie finden sich charakteristische Verschiebungen des Aminosäuremusters im Plasma mit einer Erhöhung der aromatischen Aminosäuren Phenylalanin, Tyrosin, Methionin, Glutaminsäure und Asparaginsäure und einer Verminderung der verzweigtkettigen aliphatischen Aminosäuren Leucin, Isoleucin und Valin. Verschiedene der aromatischen Aminosäuren (Phenylalanin, Tyrosin) sind physiologische Vorstufen von agonistischen Neurotransmittern (Dopa, Dopamin, Noradrenalin). Die Erhöhung der aromatischen Aminosäuren ist auf eine verringerte Aufnahme in der Leber und eine vermehrte Freisetzung aus der Muskulatur zurückzuführen. Die verzweigtkettigen Aminosäuren werden vermehrt in Muskulatur und Fettgewebe aufgenommen. Sie werden darüber hinaus zur Deckung des Energiebedarfs in Gehirn, Herz und Niere verstoffwechselt. Eine Hypothese zur Entstehung der hepatischen Enzephalopathie geht davon aus, daß aufgrund des veränderten Aminosäurenmusters intrazerebral vermehrt inhibitorische Neurotransmitter wie Octopamin, Phenyläthanolamin u. a. gebildet werden (falsche Neurotransmitter) (Abb. 12.**51**). Die Synthese der agonistischen Neurotransmitter Dopamin und Noradrenalin ist vermindert. Durch die erhöhte Konzentration von Tryptophan wird die intrazerebrale Synthese von dem inhibitorischen Transmitter Serotonin gesteigert.

Tabelle 12.**49** Pathogenetische Mechanismen verschiedener Toxine bei hepatischer Enzephalopathie

Toxin	Wirkungsmechanismus
Ammoniak	Einfluß auf neuronale Membranfunktion Störung des zerebralen Energiestoffwechsels Verschiebung des NADH/NAD-Quotienten
Mercaptane	Störung der Na-, K-abhängigen ATPase Störung der Ammoniakentgiftung
Fettsäuren	Einfluß auf neuronale Membranen und Synapsen Störung der Ammoniakentgiftung
Aminosäuren	Bildung falscher Neurotransmitter (Octopamin u. a.) Ammoniakbildung Mercaptanbildung
γ-Aminobuttersäure	inhibitorischer Neurotransmitter

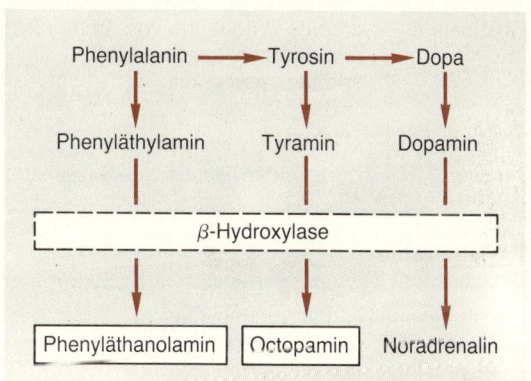

Abb. 12.**51** Entstehung physiologischer und „falscher" (eingerahmter) Neurotransmitter aus Phenylalanin und Tyrosin

Einer der physiologisch wichtigsten inhibitorischen Neurotransmitter ist die γ-Amino-Buttersäure (GABA). GABA wird bei der Leberzirrhose vermehrt von Darmbakterien gebildet und gelangt unter Umgehung der Leber in die systemische Zirkulation. Zwar ist normalerweise die Blut-Liquor-Schranke für GABA kaum permeabel, sie soll aber im Rahmen der hepatischen Enzephalopathie eine erhöhte Durchlässigkeit besitzen. GABA wirkt über eine postsynaptische Depolarisation. Der inhibitorische Effekt von GABA auf die Neurotransmission soll durch eine Hochregulation der GABA-Rezeptoren verstärkt werden. Allerdings konnte eine Erhöhung der Permeabilität der Blut-Liquor-Schranke experimentell nur in einzelnen Systemen nachgewiesen werden. Die Bedeutung der GABA bei der hepatischen Enzephalopathie ist daher heute weiter umstritten. Möglicherweise ist sie bei der hepatischen Enzephalopathie im Rahmen eines

Tabelle 12.**50**   Auslösende Faktoren der hepatischen Enzephalopathie

Ursachen	Mechanismus
Sedativa	erhöhte Empfindlichkeit des Gehirns Hypoxie verminderter Medikamentenmetabolismus
gastro-intestinale Blutung	Aminosäurenfreisetzung Ammoniakbildung Bildung falscher Neurotransmitter Hypovolämie
metabolische Alkalose	erleichterte Diffusion von nichtionisiertem Ammoniak ins Gehirn durch Blut-Gehirn-Schranke
Nieren-insuffizienz	erhöhte Ammoniakproduktion und verminderte Harnstoffausscheidung diuretikainduzierte Hypovolämie und metabolische Alkalose toxischer und zerebraler Effekt der Urämie
Infektionen	vermehrter Eiweißkatabolismus Dehydrierung Fieber
Obstipation	erhöhte Produktion von Ammoniak und anderen Toxinen durch erhöhte Passagezeit

Tabelle 12.**51**   Therapie der hepatischen Enzephalopathie

Basistherapie
Diagnose und Therapie der auslösenden Faktoren

Leichte hepatische Enzephalopathie:
  Eiweißreduktion auf 20–40 g/d, Steigerung um 20 g/d alle 3 Tage auf 60–80 g/d unter Überwachung der zerebralen Funktion (Schriftproben, EEG, psychometrische Verfahren und Ammoniakbestimmung)
  Neomycin 2–4 g/d oder
  Lactulose 3 × 20–3 × 50 ml/d
  Laxantien

Schwere hepatische Enzephalopathie:
  totale Eiweißkarenz, Laxantien
  Neomycin oder Lactulose, parenterale Ernährung, Kalorien-, Elektrolytsubstitution

Weitere Therapiemöglichkeiten (s. Text)
L-Dopa
Bromocriptin
Steroide
Kolon-Bypass
Infusion von speziellen Aminosäurelösungen
Passagerer Leberersatz

akuten Leberversagens beteiligt. Die Pathogenese der hepatischen Enzephalopathie ist wahrscheinlich nicht mit einem einzelnen Prinzip zu erklären, sondern auf das Zusammenwirken der oben beschriebenen Faktoren. Derartige synergistische Wirkungen

neurotoxischer Substanzen konnten experimentell eindeutig nachgewiesen werden.

Klinisch werden unterschiedliche Verlaufsformen der hepatischen Enzephalopathie unterschieden.

Bei der **latenten Form** handelt es sich um klinisch nicht auffällige Patienten, bei denen nur mit empfindlichen psychometrischen Tests eine zerebrale Funktionsstörung zu erkennen ist.

Die **akut episodische Form** ist die häufigste Form der episodischen Enzephalopathie, sie wird überwiegend durch exogene Ursachen ausgelöst (Tab. 12.**50**). Die Prävalenz beträgt etwa 5% bei Patienten mit Zirrhose ohne Varizen und Aszites und ca. 25% bei Patienten mit Zirrhose und Varizen und Aszites. Bei der Mehrzahl der Erkrankten spielen therapeutische Maßnahmen eine Rolle (Diuretika, Sedativa u. a.). Die Prognose nach der ersten Komaepisode ist außerordentlich schlecht, nach einem Jahr leben noch 50%, nach 5 Jahren noch 20%.

Die chronisch persistierende Form ist selten. Sie wird vorzugsweise bei Patienten mit Zustand nach porto-systemischen Shuntoperationen beobachtet. Im Vordergrund stehen schwere und permanente psychische und neurologische Störungen.

Diagnostisches Vorgehen

Die Diagnose der hepatischen Enzephalopathie ist in erster Linie eine klinische Diagnose bei Patienten mit akutem Leberversagen oder Leberzirrhose. Dabei ist auf Störungen der Bewußtseinslage, der motorischen Funktionen und auf den „Flapping"-Tremor zu achten. Klinisch charakteristisch sind Zeichen der Leberzirrhose. Vielfach finden sich Zeichen der Dekompensation mit Ikterus, Aszites, Ödemen, Muskelatrophie. Ein gewisser Wert kommt der Bestimmung des Ammoniaks zu, das bei der hepatischen Enzephalopathie meist erhöht ist. Allerdings finden sich auch eindeutige Fälle von hepatischer Enzephalopathie mit normalem Ammoniak. Insbesondere ist auf korrekte Abnahmetechnik und zügige Bestimmung im Labor zu achten. Im EEG finden sich charakteristische Veränderungen, die recht gut mit dem Schweregrad der hepatischen Enzephalopathie korrelieren.

Für praktische Belange ist die hepatische Enzephalopathie gut mit Schriftproben im Verlauf zu beurteilen. Ein weiterer einfacher Test ist der sog. Streichholz-Test, bei dem die Patienten mit Hilfe von Streichhölzern eine Sternfigur legen sollen (Abb. 12.**53**). Darüber hinaus sind komplexe psychometrische Testverfahren zur Diagnostik insbesondere der latenten hepatischen Enzephalopathie entwickelt worden.

Differentialdiagnose

Im Stadium des Coma hepaticum sind sämtliche anderen endogenen und exogenen Komaformen in die Differentialdiagnose der hepatischen Enzephalopathie einzubeziehen. Bei klinisch bekannter oder zu vermutender Leberzirrhose engen sich allerdings die differentialdiagnostischen Erwägungen ein. Besonders schwierig kann die Differentialdiagnose bei Patienten mit alkoholtoxischer Leberzirrhose sein, bei

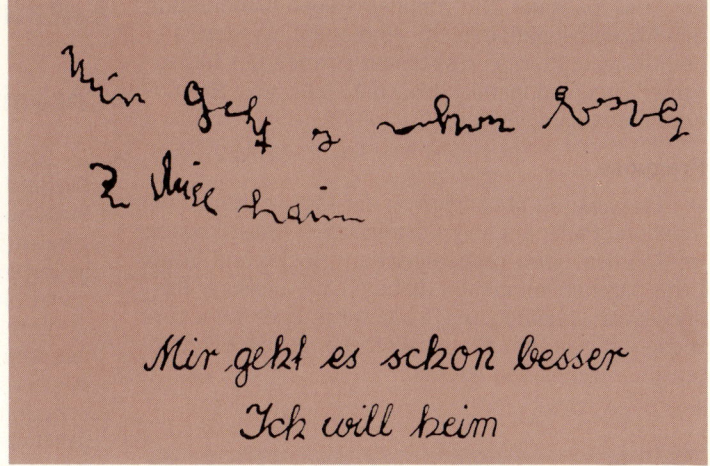

Abb. 12.**52** Schriftprobe (aus Eisenburg, J., in Hornbostel, H., W. Kaufmann, W. Siegenthaler: Innere Medizin in Praxis und Klinik, Bd. IV, 3. Aufl. Thieme, Stuttgart 1986)

denen die hepatische Enzephalopathie gegen das Alkoholentzugsdelir, die Wernicke-Enzephalopathie und ein subdurales Hämatom abzugrenzen ist. Hierbei ist besonders zu berücksichtigen, daß medikamentöse Einflüsse durch Sedativa und Schlafmittel die Symptomatik der hepatischen Enzephalopathie verstärken können. Insbesondere bei Patienten in jüngerem Lebensalter ist zu bedenken, daß die neurologischen und psychiatrischen Erscheinungen der hepatischen Enzephalopathie auch beim Morbus Wilson auftreten können.

Therapie

Grundlage der Therapie sind Überwachung der vitalen Funktionen, Überwachung der Ein- und Ausfuhr und der Laborparameter. Auslösende Ursachen, wie Infektionen, Blutungen, vermehrte Eiweißzufuhr, Analgetikaabusus, müssen erkannt und spezifisch behandelt werden (Tab. 12.**51**).

Reduktion der Eiweißzufuhr: Bei leichtgradiger Enzephalopathie genügt die Reduktion der oralen Eiweißzufuhr auf 40 g/Tag. Sie kann unter Überwachung der klinischen Befunde und des Ammoniakspiegels schrittweise auf 60–70 g/Tag gesteigert werden. Bei Patienten mit höhergradiger Bewußtseinsstörung wird zunächst eine eiweißfreie Diät durchgeführt. Die Bedeutung spezieller Aminosäurengemische mit hohem Anteil an verzweigtkettigen Aminosäuren zur Behandlung der hepatischen Enzephalopathie ist umstritten. Dagegen erlauben diese Präparate bei Patienten mit niedriger Eiweißtoleranz eine adäquate Eiweißzufuhr mit geringem Risiko des Auslösens einer hepatischen Enzephalopathie. Zur Reinigung des Darms von ammoniakbildenden Substanzen sind hohe Einläufe und orale salinische Laxantien empfehlenswert. Antibiotika, vor allem die Gabe schwer resorbierbarer Antibiotika, wie Neomycin oder Paromycin, unterdrücken das Wachstum der bakteriellen Darmflora und damit die enterale Ammoniakproduktion. Die tägliche Dosis beträgt 2–4 g/Tag. Gelegentliche Komplikationen sind toxische Schädigungen der Darmmukosa mit Diarrhöen (Malabsorptionssyndrom durch Zottenreduktion) und das Auftreten einer Nephro- oder Ototoxizität durch partielle Resorption dieser Antibiotika.

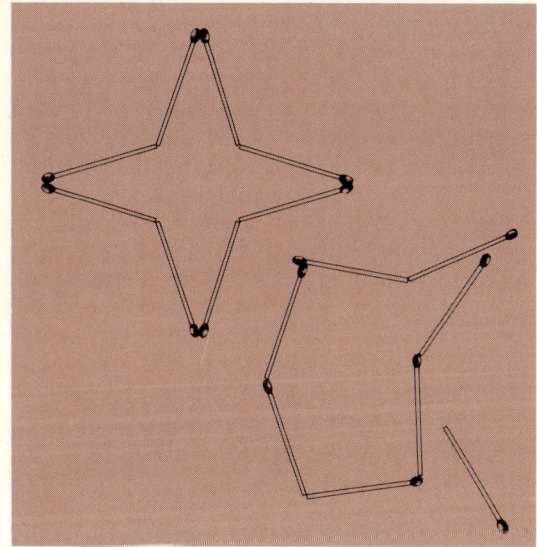

Abb. 12.**53** Ausfall des Streichholztests bei portosystemischer Enzephalopathie. Links: Vorlage, rechts: vom Patienten nachgelegte Figur (aus Beck, K., in Hornbostel, H., W. Kaufmann, W. Siegenthaler: Innere Medizin in Praxis und Klinik, Bd. IV, 3. Aufl. Thieme, Stutgart 1986)

Lactulose ist ein wirksames Medikament zur Behandlung der Enzephalopathie. Es ist ein synthetisches, nicht resorbierbares Disaccharid aus Galaktose und Fructose. Lactulose wird im Darm gespalten und so durch gesteigerte Milchsäureproduktion der Darm-pH gesenkt. Dadurch kommt es zu einer Vermehrung von Bifidumbakterien, die weder Ammoniak noch Phenol bilden. Außerdem wird die Diffusion von Ammoniak durch die Darmwand bei niedrigem pH vermindert. Lactulose wird einschleichend dosiert, beginnend mit 3 × 20 ml bis zu 3 × 50 ml täglich. Lactulose hat darüber hinaus einen erwünschten laxierenden Effekt. Die Substanz ist untoxisch. Lactulose und Antibiotika können kombiniert gegeben werden, für die Langzeittherapie ist Lactulose wegen der fehlenden Nebenwirkungen günstiger.

L-Dopa kann zur routinemäßigen Behandlung der Enzephalopathie nicht empfohlen werden. Bei den übrigen, therapieresistenten Formen der hepatischen Encephalopathie kann die Gabe von Bromocriptin erwogen werden.

Prognose

Die Prognose ist abhängig von der Leberparenchymfunktion. Patienten mit portokavalen Anastomosen im Rahmen eines prähepatischen Blocks und guter Leberparenchymfunktion haben eine bessere Prognose als Patienten mit fortgeschrittener Leberzirrhose mit gestörter Proteinsynthese, portaler Hypertension, Aszites und Ikterus.

Merke: Die chronische Leberinsuffizienz oder das Leberausfallskoma wird im Endstadium der Leberzirrhose beobachtet und ist durch schwere Störungen der Syntheseleistung, der Entgiftungsfunktion sowie der Exkretionsfunktion gekennzeichnet. Klinisches Hauptmerkmal der chronischen Leberinsuffizienz ist die hepatische Enzephalopathie, deren Pathogenese multifaktoriell ist. Verschiedene Toxine, insbesondere Ammoniak, sowie eine Verschiebung des Aminosäuremusters im Serum und sogenannte falsche Neurotransmitter sind bekannte pathogenetische Faktoren. Klinisch stehen im Vordergrund der hepatischen Enzephalopathie Bewußtseinsstörungen unterschiedlichen Ausmaßes bis hin zum Leberkoma. Die Therapie besteht in Eiweißkarenz, Einläufen, der Gabe schwer resorbierbarer Antibiotika sowie der Gabe des synthetischen Disaccharids Lactulose. Das Leberkoma wird häufig durch exogene Faktoren ausgelöst. Die Prognose ist im wesentlichen abhängig von der verbleibenden Leberparenchymfunktion.

Weiterführende Literatur

Crossley, I.R., R. Williams: Progress in the treatment of chronic portasystemic encephalopathy. Gut 25 (1984) 85

Egberts, E.H.: Therapie der hepatischen Enzephalopathie. Leber Magen Darm 17 (1987) 244

Fraser, C.L., A.I. Arieff: Hepatic encephalopathy. New Engl. J. Med. 313 (1985) 865

Gerok, W.: Metabolische Grundlagen der hepatischen Encephalopathie. Internist 26 (1985) 377

Jones, E.A. et al.: The gamma-aminobutyric acid A (GABA) receptor complex and hepatic encephalopathy. Ann. int. Med. 110 (1989) 532

Naylor, C.D., K. O'Rourke, A.S. Detsky et al.: Parenteral nutrition with branched-chain amino acids in hepatic encephalopathy. Gastroenterology 97 (1989) 1033

Schomerus, H.: Erscheinungsformen, Häufigkeit und Therapie der portokavalen Enzephalopathie. Therapiewoche 36 (1986) 1027

Szauter, K.M., K.D. Mullen: Management of hepatic encephalopathy. Pract. Gastroenterol. 13 (1989) 40

Entzündungen der Leber

Chronische Hepatitis

Definition: Die chronische Hepatitis ist eine Erkrankung unterschiedlicher Ätiologie und Pathogenese. Histologische Gewebeveränderungen sind in Verbindung mit laborchemischen und bestimmten virologischen und immunologischen Befunden während eines Zeitraumes von mindestens 6 Monaten für die Diagnose entscheidend. Klinisch ist die chronische Hepatitis durch eine wechselnde Symptomatologie und unterschiedlichen Verlauf gekennzeichnet. Drei Verlaufsformen werden unterschieden:
– eine chronisch lobuläre Hepatitis mit sehr guter Prognose;
– eine chronisch-persistierende Hepatitis mit einer grundsätzlich guten Prognose und
– eine chronisch-aktive Hepatitis mit ungewisser Prognose.

Die **chronisch-lobuläre Hepatitis** ist eine ungewöhnliche, aber charakteristische Form einer chronischen Hepatitis B. Histologisch finden sich Einzelzellnekrosen und entzündliche Infiltrate im Bereich der Leberläppchen. Klinisch entspricht das Bild einer protrahiert verlaufenden Hepatitis über einen Zeitraum von mehr als 6 Monaten mit mehreren Rezidiven und Remissionen.

Die **chronisch-persistierende Hepatitis** ist feingeweblich durch eine auf das Portalfeld begrenzte monunukleäre Zellinfiltration ohne Übergreifen auf das Leberparenchym charakterisiert.

Das histologische Korrelat der **chronisch-aktiven Hepatitis** ist die chronisch aggressive Hepatitis. Häufig werden diese Begriffe auch synonym verwendet. Charakteristisch sind Mottenfraßnekrosen (Piece-meal-Nekrosen) und vom Portalfeld ausgehende, über die Grenzlamelle hinaus in das Leberparenchym penetrierende Infiltrationen mit Lymphozyten und Plasmazellen.

Trotz einer weitgehenden klinischen und histologischen Uniformität ist die chronisch-aktive Hepatitis ein ätiologisch heterogenes Syndrom. Neben den virusinduzierten Formen durch das Hepatitis-B-Virus (HBV), das Hepatitis-D-Virus (HDV) und das Hepatitis-C-Virus (HCV) kann eine chronisch-aktive Hepatitis durch autoimmunologische Mechanismen verursacht werden. Schließlich können alkohol- und arzneimittelinduzierte Leberschäden, aber auch Stoffwechselerkrankungen wie das α_1-Antitrypsin-Mangelsyndrom, der Morbus Wilson und die Hämochromatose, unter dem histologischen Bild einer chronischen Hepatitis verlaufen.

Ätiologie

Die chronische Hepatitis ist ätiologisch heterogen (Tab. 12.**52**). Es werden unterschieden:

Tabelle 12.**52** Ursachen und Stadien akuter und chronischer Lebererkrankungen

Ursache	Stadien der Entzündung		
	Akut	Chronisch	Zirrhose
Hepatitis A, E	Hepatitis	–	–
Hepatitis B, D, C	Hepatitis	CPH oder CAH	posthepatitisch makronodulär
autoimmun	?	CAH	makronodulär
Drogen	Hepatitis	chronisch	makronodulär
kryptogen	Hepatitis	CPH/CAH	makronodulär
Alkohol	Hepatitis	Fibrose, Hepatitis, Fett	mikronodulär
autoimmun? unbekannt	Cholangitis (nicht eitrig)	Cholangitis (nicht eitrig)	primär biliär
chronischer Verschluß	Cholestase	Cholestase	sekundär biliär
Eisen	?	Fibrose + Eisen	Hämochromatose
Kupfer	?	Fibrose + Kupfer	Morbus Wilson

CPH = chronisch-persistierende Hepatitis, CAH = chronisch-aktive Hepatitis

1. Virusinduzierte chronische Hepatitiden als Folge von Infektionen mit dem Hepatitis-B-Virus (HBV), -D-Virus (HDV) und -C-Virus (HCV).
2. Autoimmune Hepatitiden, gekennzeichnet durch Subgruppenspezifische Autoantikörper und humorale und zelluläre Immunreaktionen gegen Antigene der hepatozellulären Plasmamembran.
3. Erkrankungen der Leber, die unter dem Bild einer chronischen Hepatitis verlaufen können: primäre biliäre Zirrhose, Morbus Wilson, α_1-Antitrypsinmangel, medikamenteninduzierte Hepatitiden.
4. Kryptogene chronische Hepatitiden. Die Ätiologie ist noch nicht bekannt.

Pathophysiologie und Klinik

Chronische Hepatitis B

Das HBV ist selbst nicht zytopathogen. Die Viruselimination erfolgt sehr wahrscheinlich über die Zerstörung HBV-infizierter Zellen.

Die Immunantwort gegen das HBV zeigt sich in Form von Antikörperbildungen gegen HBV-Genprodukte und zellulären Abwehrmechanismen in der Leber. Ob Antikörper bei der Zerstörung virusinfizierter Zellen beteiligt sind, ist bisher nicht nachgewiesen worden. Da auch Patienten mit Agammaglobulinämie das Vollbild einer akuten Hepatitis B entwickeln und vollständig ausheilen können, wird zellulären Immunmechanismen bei der Elimination von Virus und virusinfizierten Zellen die entscheidende Bedeutung beigemessen. Auch die Tatsache, daß Patienten mit zellulären Immundefekten besonders häufig asymptomatische HBsAg-Träger werden, stützt die Annahme, daß zellvermittelte Immunreaktionen eine Hauptrolle bei der Zellzerstörung im Rahmen einer HBV-Infektion einnehmen. In diesem Zusammenhang ist auch die Beobachtung von Bedeutung, daß die Unterbrechung einer Immunosuppression bei HBsAg-Trägern durch das Wiedereinsetzen der zellu-

lären Abwehrmechanismen fulminante hepatozelluläre Nekrosen hervorrufen kann.

Umfassende klinische und immunologische Studien haben eine enge Beziehung zwischen Stärke der Immunantwort und Expression von HBV-Genprodukten im Serum und Gewebe nachgewiesen. Danach bestimmt die Funktion des Immunsystems, welchen Verlauf eine akute oder chronische HBV-Infektion nimmt. Etwa zwei Drittel der Menschen machen offensichtlich nach HBV-Kontakt nur eine subklinische Infektion durch, die ausheilt und eine lebenslange Immunität erzeugt. Ein Drittel verläuft als akute Hepatitis B, etwa 90–95% davon heilen folgenlos aus. Ein kleiner Prozentsatz erkrankt an einer fulminanten Hepatitis mit ungünstiger Prognose, 5–10% werden HBV-Träger, die klinisch asymptomatisch oder als chronisch-persistierende Hepatitis B oder chronisch-aktive Hepatitis B verlaufen können (Abb. 12.**54**). Zwischen den drei klinischen Formen eines HBV-Trägerstatus sind fließende Übergänge in jeweils beide Richtungen möglich. Die Krankheitsaktivität scheint in enger Korrelation mit Virusreplikation und episomaler Expression der HBV-DNA zu stehen (Tab. 12.**53**). Im natürlichen Verlauf eines HBsAg-Trägers lassen sich vier Phasen unterscheiden (Abb. 12.**55**):

1. eine frühe replikative Phase mit freier HBV-DNA und mäßiger entzündlicher Aktivität,
2. eine intermediäre Phase mit teils freier, möglicherweise bereits integrierter HBV-DNA und deutlicher entzündlicher Aktivität,
3. eine späte, nicht replikative Phase mit integrierter HBV-DNA und geringer oder fehlender entzündlicher Aktivität und
4. eine sehr späte Phase mit integrierter HBV-DNA und geringer entzündlicher Aktivität. Meist liegt bereits eine Leberzirrhose oder ein hepatozelluläres Karzinom vor.

Virusbedingte und vom Wirt ausgehende Faktoren sind für den individuellen Verlauf der Erkrankung ent-

Tabelle 12.**53**   HBV-assoziierte Befunde in Serum und Lebergewebe sowie klinische Diagnosen

Serum	Lebergewebe		Lebererkrankung		Diagnose
	HBcAg	*HBV-DNA*	*aktiv*	*inaktiv*	
HBsAg⁺, HBeAg⁺, HBV-DNA⁺	+++	episomal	+++	−	CPH, CAH, Ci
HBsAg⁺, HBeAg⁻, Anti-HBe⁻, HBV-DNA⁺	+++	episomal	+++	−	CPH, CAH, Ci
HBsAg⁺, Anti-HBe⁺, HBV-DNA⁺	++	episomal u. integriert	++	−	CPH, CAH, Ci, PHC
HBsAg⁺, Anti-BHe⁺, HBV-DNA⁻	−	integriert	−	+++	lebergesunder Träger, inaktive CH oder Ci, PHC
HBsAg⁻, Anti-HBe⁺, HBV-DNA⁺	+	überwiegend integriert	+/−	+/−	CPH, CAH, Ci
HBsAg⁻, Anti-HBe⁺, HBV-DNA⁻	−	?	−	++	abhängig vom Zeitpunkt der Elimination (normale Leber − inaktive Ci)

CH = chronische Hepatitis; CPH = chronisch-persistierende Hepatitis; CAH = chronisch-aktive Hepatitis; Ci = Leberzirrhose; PHC = primäres hepatozelluläres Karzinom; HBcAg: +++ = alle Fälle positiv, ++ = häufig positiv, + = selten positiv, − = negativ; Lebererkrankung aktiv/inaktiv: +++ = alle Fälle, ++ = häufig, + = selten, − = nicht nachweisbar

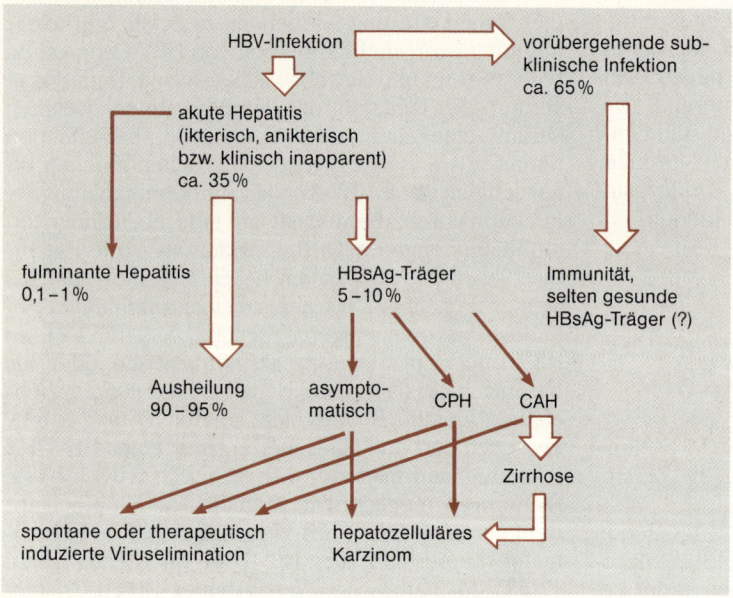

Abb. 12.**54**   Reaktionsformen nach Hepatitis-B-Viruskontakt

scheidend (Abb. 12.**56**). Später bestimmen Art, Schwere und Dauer der Entzündung, aber auch Superinfektionen und hepatotoxische Faktoren die zeitliche Entwicklung einer Leberzirrhose. Virusreplikation, Virusmenge im Gewebe und zelluläre Expression des Virus sind die wichtigsten viralen Faktoren. Funktion des Immunsystems, Geschlecht, Alter bei Infektion sowie Begleiterkrankungen sind die wesentlichsten wirtsbedingten Faktoren. Während eine HBV-Infektion im ersten Lebensjahr in etwa 90% HBsAg-Träger induziert, werden ab dem 6. Lebensjahr wie beim Erwachsenen, nur noch 5−10% HBsAg-Träger nach HBV-Kontakt beobachtet. Zwei Drittel der HBsAg-Träger sind männlichen Geschlechts, Serokonversionen von HBeAg nach anti-HBe und HBV-DNA-Elimination werden beim weiblichen Geschlecht dreimal häufiger beobachtet.

Trotz einer Fülle von Versuchen, die pathogenetisch wichtigen immunologischen Reaktionen der Leberzellzerstörung bei der chronischen Hepatitis B zu identifizieren, ist es bisher nicht gelungen, die für die unterschiedlichen Verläufe entscheidenden pathogenetischen Mechanismen eindeutig zu analysieren. Dennoch darf bereits als gesichert gelten, daß an der

Tabelle 12.**54**   Zelluläre Infiltrate bei entzündlichen Lebererkrankungen

Zell-Typ	NK	T4	T8*	B	Schädigungstyp
akute Hepatitis B akute Hepatitis Non-A-non-B	+ +	+ + + +	+ + + +	± ±	NK- und T-Zell-Zytotoxizität direkt zytopathisch + immunvermittelt
chronische Hepatitis B	−	+	+ + +	±	MHC-gebundene T-Zell-Zytotoxizität
chronische Hepatitis Non-A-non-B	−	+	+ + +	±	MHC-gebundene T-Zell-Zytotoxizität
autoimmune Hepatitis	−	+ + +	+ +	+ +	antikörpervermittelte Zytotoxizität (ADCC)
primäre biliäre Zirrhose	−	+ +	+ +	+	unklar, wahrscheinlich T-Zell-Zytotoxizität von Bedeutung

* zytotoxische T8-Lymphozyten; NK = natürliche Killerzellen, MHC = Major histocompatibility complex

Zellzerstörung HBV-infizierter Hepatozyten wohl überwiegend zytotoxische CD_8^+ T-Lymphozyten beteiligt sind. Charakterisierungen von Lymphozyten im peripheren Blut und im Lebergewebe bei chronisch-aktiver Hepatitis B zeigen eine deutliche Vermehrung der CD_8^+-positiven Zellen mit zytotoxischer oder Suppressorfunktion und eine relative Verminderung der CD_4^+-positiven Zellen mit Helfereigenschaften. Parallel durchgeführte immunhistologische Untersuchungen und klonale Analysen der gewebeinfiltrierenden mononukleären Zellen haben das Überwiegen von Lymphozyten des CD_8^+-positiven Typs im erkrankten Gewebe bestätigt (Tab. 12.**54**).

Da CD_8^+-positive Lymphozyten genetisch programmiert sind, bevorzugt MHC-Genprodukte der Klasse I zu erkennen, und bekannt ist, daß virale Genprodukte sich in der Regel mit Klasse-I-Molekülen der Membran virusinfizierter Parenchymzellen assoziieren, kann aus diesen Befunden geschlossen werden, daß die im Gewebe angereicherten CD_8^+-positiven Lymphozyten eine typische MHC-restringierte Reaktion gegen virusinfizierte Hepatozyten ausführen. Neben CD_8^+-positiven Zellen wurde auch im Infiltrat eine höhere Frequenz zytotoxischer Zellen des CD_4^+-positiven Typs gefunden. Auch solche Zellen können zur Gewebezerstörung beitragen. Dies könnte über eine verstärkte Expression von MHC-Genprodukten der Klasse II auf der Oberfläche parenchymatöser Zellen geschehen, für welche CD_4^+-positive Lymphozyten Spezifität besitzen. Ein solches Phänomen ist bei verschiedenen chronischen Organerkrankungen inzwischen beobachtet worden. Weiter ist bekannt, daß sich MHC-Genprodukte der Klasse II mit viralen Antigenen assoziieren und so zur immunologischen Elimination infizierter Zellen beitragen können. Der Nachweis von aktivierten Makrophagen und natürlichen Killerlymphozyten im entzündlichen Infiltrat kann schließlich darauf hinweisen, daß bei der chronischen Hepatitis B auch Zerstörungen virusinfizierter Zellen antigenunabhängig und ohne MHC-Restriktion vorkommen können.

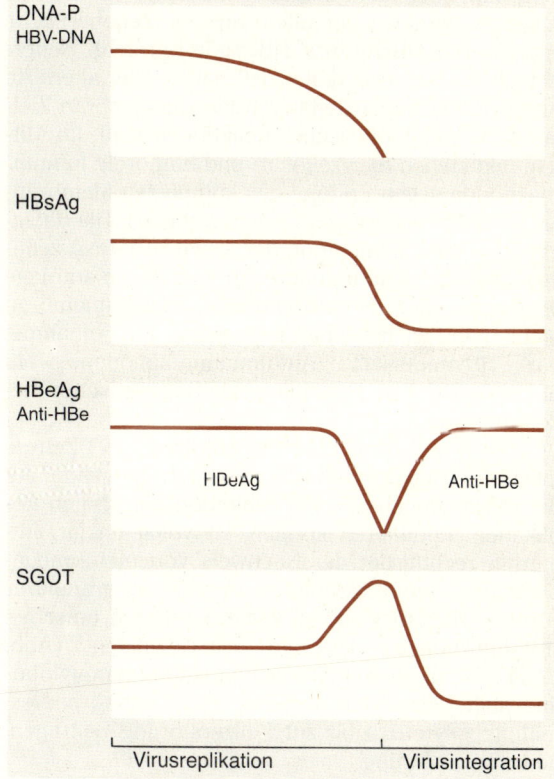

Abb. 12.**55**   Schematischer zeitlicher Ablauf der chronischen Hepatitis-B-Virusinfektion. DNA-P = DNA-Polymerase-Aktivität

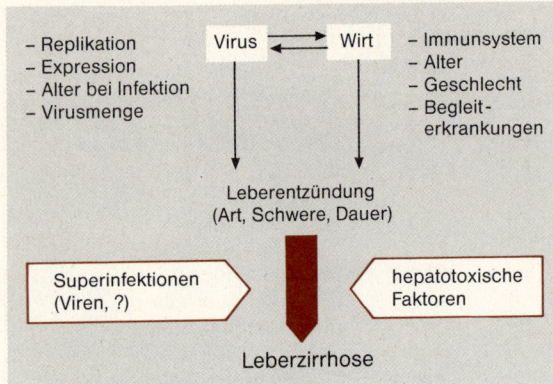

Abb. 12.**56** Pathogenetisch wichtige Faktoren bei chronischer Hepatitis B

Die für die Zellzerstörung relevanten Zielantigene sind noch nicht eindeutig identifiziert. Als virale Antigene kommen vor allem auf der Zelloberfläche exprimiertes HBcAg bzw. HBeAg in Betracht. Weiterhin gibt es Hinweise dafür, daß native oder alterierte Antigene der hepatozellulären Plasmamembran Zielantigene immunologischer Reaktionen sind. Im Mittelpunkt stehen hier zelluläre und humorale Immunreaktionen gegen Epitope des komplexen Membranantigens LSP (leberspezifisches Antigen). Die Tatsache, daß nach Elimination der freien HBV-DNA zelluläre und humorale Immunreaktionen gegen autologe Strukturen der hepatozellulären Plasmamembran nicht mehr nachweisbar sind, stützt die Annahme, daß HBV-induzierte Autoimmunreaktionen wohl überwiegend von sekundärer pathogenetischer Bedeutung sind.

Inwieweit Anti-HBc bzw. Anti-HBe die T-Zellyse infizierter Hepatozyten durch Antigenblockade auf der Plasmamembran oder Inhibition der viralen Replikation modulieren können, ist völlig unklar. Immerhin rechtfertigt der Nachweis von membrangebundenen Immunglobulinen in vivo in granulärer Form an Hepatozyten von Patienten mit chronischen HBV-Infektionen derartige Überlegungen (Abb. 12.**57**). Ob diese membrangebundenen Immunglobuline über Killerzellen im Sinne einer antikörpervermittelten Zytotoxizität zur Zellzerstörung beitragen, bedarf der Klärung.

Die Pathogenese der chronischen Hepatitis B ist somit sehr komplex und zur Zeit noch nicht gut genug aufgeklärt. So ist neben den dargestellten Mechanismen noch völlig unerforscht, ob oder auf welche Weise die Immunantwort des Wirts in vivo durch lokale Faktoren moduliert wird. Neben Zell-Zell-Interaktionen zwischen Hepatozyten, nichtparenchymatösen Leberzellen und Immunzellen können Immunmodulatoren wie Interferone und Interleukin I und II als pathogenetisch wichtige Faktoren in Betracht kommen. Die Tatsache, daß bei chronischer Hepatitis B die Serumspiegel von Interferon α erniedrigt sind, eine Substitution von Interferon α wahrscheinlich

über eine Induktion von Interferon γ immunmodulierend wirkt und zur Elimination von HBcAg, HBeAg bzw. HBV-DNA führen kann, deutet darauf hin, daß das Zusammenspiel von Zellen des Immunsystems und immunmodulatorisch wirksamen Gewebshormonen im Einzelfall mitverantwortlich dafür ist, welchen Verlauf eine chronische HBV-assoziierte Lebererkrankung nimmt.

Der häufige Wechsel im Verlauf der Erkrankung zwischen minimaler Entzündung, gering ausgeprägt entzündlicher Infiltration im Periportalfeld und chronisch fortschreitender Erkrankung ist das klinische und morphologische Korrelat einer hinsichtlich Art und Grad wechselnden Auseinandersetzung des Immunsystems mit einer chronischen Virusinfektion der Leber.

Klinisch und **morphologisch** kann einer chronischen Hepatitis B ein asymptomatischer HBsAg-Trägerstatus, eine chronisch lobuläre Hepatitis B, chronisch persistierende Hepatitis B, chronisch aktive Hepatitis B und schließlich eine Leberzirrhose als Endstadium der chronischen Hepatitis B zugrunde liegen. Asymptomatische HBsAG-Träger werden in der Regel zufällig entdeckt. Sie sind klinisch vollkommen beschwerdefrei. Leber und Milz sind nicht tastbar vergrößert, Hautzeichen für eine Lebererkrankung fehlen. Die Leberfunktionsproben sind normal. Serologisch sind HBsAg, Anti-HBe und Anti-ABc nachweisbar. Mit sehr sensiblen Techniken (Polymerasekettenreaktion = PCR) ist eine Virusreplikation, d.h. freie HBV-DNA im Serum, in ca. 50% der Fälle nachweisbar. Feingeweblich ist bei 70-80% die Architektur der Leber normal, entzündliche Reaktionen fehlen. 20–30% haben histologisch eine minimale Hepatitis oder persistierende Hepatitis, selten das Bild einer chronisch aktiven Hepatitis.

Die chronisch-lobuläre Hepatitis ähnelt klinisch und laborchemisch einer protrahiert verlaufenden Hepatitis B. Über einen Zeitraum von mehr als 6 Monaten treten wiederholt Rezidive und Remissionen auf. Das histologische Bild mit Einzelzellnekrosen und lobulärer Entzündung wird in ähnlicher Form bei chronisch-persistierender Hepatitis B und chronisch-aktiver Hepatitis B während einer Serokonversion von HBeAg nach Anti-HBe beobachtet. Patienten mit chronisch-persistierender Hepatitis B (Abb. 12.**58a**) bieten klinisch das Bild eines asymptomatischen HBsAg-Trägers. Die meisten Patienten werden zufällig im Rahmen klinischer Untersuchungen entdeckt. Der überwiegende Teil der Patienten ist entweder vollkommen beschwerdefrei oder gibt uncharakteristische Beschwerden an, wie verminderte Leistungsfähigkeit, Müdigkeit, Inappetenz und/oder untypische Oberbauchbeschwerden. Klinisch wird die Leber entweder als normal oder gering bis mäßig vergrößert getastet. Sie kann leicht konsistenzvermehrt, jedoch nicht druckschmerzhaft getastet werden. Die Milz ist meist nicht palpabel, Hautzeichen fehlen. Laborchemisch sind die entzündungsanzeigenden Enzyme GOT und GPT auffällig, jedoch selten über das Doppelte der Norm hinaus erhöht. Die Cholostaseanzeigenden Enzyme sind normal. Gesamteiweiß und

Abb. 12.**57** Nachweis von membrangebundenen Immunglobulinen in granulärer Form an isolierten Hepatozyten eines Patienten mit chronisch-aktiver Hepatitis B

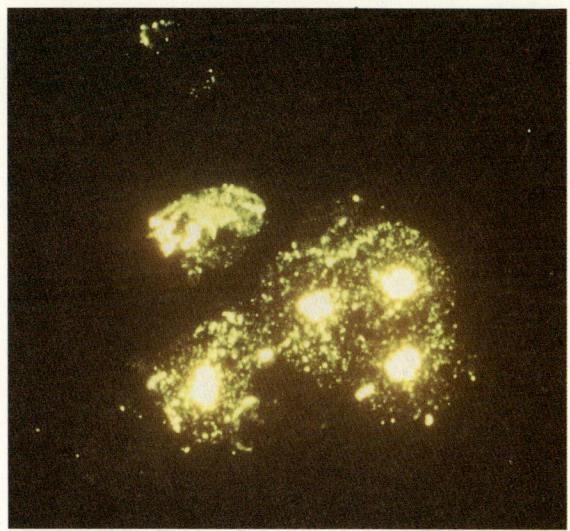

Elektrophoresediagramm sind ebenfalls normal. Im Serum ist neben HBsAg die freie HBV-DNA mit Immunoblot bzw. Polymerasekettenreaktion nachweisbar. Histologisch ist die Läppchenstruktur der Leber erhalten. Die Portalfelder sind mit monunukleären Zellen infiltriert. Ein Teil der Fälle (1–2% pro Jahr) eliminiert das HBV und heilt aus. 10–15% entwickeln jährlich eine Serokonversion von HBeAg nach Anti-HBe und eliminieren die freie HBV-DNA, heilen ebenfalls aus und entwickeln das Bild eines asymptomatischen HBsAg-Trägers. Übergänge in eine chronisch aktive Hepatitis sind ebenfalls möglich.

Das klinische Bild der chronisch-aktiven Hepatitis (Abb. 12.**58b**) kann von Fall zu Fall, aber auch im Verlauf stark variieren. Die meisten Patienten klagen über verminderte Leistungsfähigkeit, Druckschmerzhaftigkeit im rechten Oberbauch, Appetitlosigkeit. Im Schub der Erkrankung wird häufig ein leichter Ikterus und eine Dunkelfärbung des Urins beobachtet. Klinisch ist die Leber meist vergrößert und konsistenzvermehrt tastbar. Bei zwei Drittel der Patienten ist auch die Milz palpabel. Leberhautzeichen können bereits in diesem Stadium auftreten, sind jedoch erst im Stadium der Leberzirrhose regelmäßig nachweisbar. Die Transaminasen sind konstant erhöht. Das Elektrophoresediagramm kann eine leichte Hypergammaglobulinämie bei normalem Gesamteiweiß aufweisen. Im Schub der Erkrankung kann ein Ikterus auftreten. Serologisch sind HBsAg und HBV-DNA beweisend für die Diagnose. Histologisch findet man vom Portalfeld ins Leberparenchym sich ausbreitende mononukleäre Infiltration mit Mottenfraßnekrosen (Piece-meal-Nekrosen). Brückenbildungen und Brückennekrosen sowie eine zunehmende Bindegewebsbildung nehmen im Verlauf zu. Bei über 50% der Patienten mit chronisch aktiver Hepatitis B geht die Erkrankung innerhalb von 5–10 Jahren in eine Leberzirrhose über. Der individuelle Verlauf der Erkrankung kann klinisch stark variieren.

Chronische Hepatitis D

Zwei Infektionsweisen mit dem HDV (Abb. 11.**62c**, s. „akute Hepatitis", S. 938ff.) sind möglich:

– die simultane Infektion von Patienten mit HBV und HDV und
– die Superinfektion eines chronischen HBsAg-Trägers mit HDV.
Personen, die gegen eine HBV-Infektion immun sind, d. h. Anti-HBs besitzen, sind auch gegen eine HDV-Infektion geschützt (siehe auch Kap. **„akute Virushepatitis",** Abb. 11.**65** und Abb. 11.**66**, S. 943).

Im Falle einer simultanen Infektion mit HBV und HDV entspricht der Verlauf der akuten Hepatitis D weitgehend dem einer reinen Hepatitis B. Die Synthese des HDV folgt der HBs-Antigenämie und endet, wenn diese aufhört. Eine chronische Hepatitis B entsteht selten (in etwa 2%) aus akuten Simultaninfektionen von HBV und HDV, jedoch in ca. 90% nach HDV-Superinfektion von HBsAg-Trägern. Von einer Superinfektion können asymptomatische HBsAg-HDV-Träger, Patienten mit chronisch-persistierender Hepatitis B und chronisch-aktiver Hepatitis B betroffen sein. Asymptomatische HBsAg-Träger entwickeln nach HDV-Superinfektion in der Regel eine chronische Hepatitis D, die überwiegend aktiv verläuft. Bei Patienten mit bereits bestehender chronischer Hepatitis B ist nach HDV-Superinfektion eine deutliche Zunahme der entzündlichen Aktivität und ein beschleunigter Übergang in eine Leberzirrhose mit ungünstiger Prognose zu verzeichnen. Die Letalität der chronischen Hepatitis D ist dreimal höher als die der chronischen Hepatitis B. In einzelnen Fällen kann eine aufgepfropfte HDV-Infektion bei chronischen HBsAg-Trägern zur Elimination des HbsAg und damit zur Ausheilung der Erkrankung führen.

Der Pathomechanismus der chronischen Hepatitis D ist noch ungeklärt.

a

b

Abb. 12.58a u. b.   Histologie bei chronischer Hepatitis
a   Chronisch-persistierende Hepatitis (CPH). Portale Rundzellinfiltrate und leichte portale Faservermehrung. Weitgehend scharfe Grenze zwischen Portalfeld und Parenchym (Färbung HE, Vergr. 340fach),   **b** chronisch-aggressive Hepatitis (CAH Typ IIb). Verbreitertes Portalfeld mit deutlicher Fibrose, dichte und in breiter Front auf das Parenchym übergreifende Rundzellinfiltrate (Piece-meal-Nekrosen) (Färbung HE, Vergr. 340fach)

Chronische Hepatitis C

Die chronische Hepatitis C (früher Posttransfusions-Non-A-non-B-Hepatitis) läßt sich durch den Nachweis von Anti-HCV-Antikörpern in über 80% der Fälle nachweisen und somit von anderen viral bedingten und autoimmunen entzündlichen Lebererkrankungen abgrenzen (s. Kap. **Akute Virushepatitis**, S. 938 ff.). Die posttransfusionsbedingte akute Hepatitis C entwickelt häufiger eine chronische Hepatitis C als sporadische Fälle. Der Mechanismus der Leberzellzerstörung bei der chronischen Hepatitis C ist wegen der noch unzureichenden Kenntnisse über den Erreger der Hepatitis C noch weitgehend ungeklärt. Aus morphologischen Befunden ist abgeleitet worden, daß bei der chronischen Hepatitis C, ähnlich wie bei der akuten Hepatitis C, sowohl die Zeichen einer viralen zytopathischen Zellschädigung (eosinophiler Typ) vorkommen, als auch Hinweise bestehen für eine immunologisch vermittelte Zellzerstörung virusinfizierter Hepatozyten (ein der infektiösen Mononukleose ähnlicher Typ). Untersuchungen der gewebeinfiltrierenden mononukleären Zellen mit Hilfe von monoklonalen Antikörpern haben bei der akuten Hepatitis C

ein Überwiegen der natürlichen Killerzellen (NK-Zellen) ergeben. Bei der chronischen Form ist ein Vorherrschen einer MHC-gebundenen zytotoxischen Reaktion durch $CD_8{}^+$-positive Lymphozyten nachweisbar (Tab. 12.**54**).

Klinisch entspricht die chronische Hepatitis C in etwa 50–60% einer chronisch persistierenden Hepatitis B. Lediglich im Schub klagen die Patienten über Druckgefühl oder Schmerzen im rechten Oberbauch. Eine Gelbsucht ist sehr selten. Die Leber ist gering vergrößert und im Schub druckschmerzhaft. Die Milz ist selten tastbar. Im Serum sind die Transaminasen GOT und GPT erhöht. Sie können im Verlauf zwischen Phasen völliger Normalität und deutlicher entzündlicher Aktivität wechseln. Ca. 50% der Patienten haben erhöhte Werte der Cholostase-anzeigenden Enzyme (alkalische Phosphatase und γ-GT). In ca. 25–30% der Fälle entspricht das klinische Bild einer chronisch-aktiven Hepatitis. Ca. 20% gehen in eine Leberzirrhose über. Gut dokumentierte Einzelfallberichte zum natürlichen Verlauf belegen, daß eine chronische Hepatitis C in ca. 10–15 Jahren nach Infektion in eine chronisch-persistierende bzw. chronisch-aktive Hepatitis und nach weiteren 3–4 Jahren eine Leberzirrhose übergehen kann. Nach mehr als 20jährigem Verlauf sind – wie bei der chronischen Hepatitis B – hepatozelluläre Karzinome entstanden.

Autoimmune chronisch-aktive Hepatitis

Die autoimmunen chronisch-aktiven Hepatitiden sind ätiopathogenetisch heterogen. Allen gemeinsam sind zirkulierende Autoantikörper (Tab. 12.**55**), die insbesondere als diagnostische Marker zur Charakterisierung von Subgruppen Bedeutung erlangt haben, und eine Hypergammaglobulinämie.

Das Wissen über die Pathogenese ist noch sehr lückenhaft. Der erste Hinweis auf eine Autoantikörper-vermittelte Immunpathogenese war die Entdeckung von Lebermembran-Autoantikörpern (LMA). Sie sind in Form einer linearen Immunglobulinablagerung auf isolierten Hepatozyten aus Leberpunktaten gefunden worden (Abb. 12.**59**). In zahlreichen In-vitro-Experimenten ist später die Zytotoxizität peripherer Blutlymphozyten gegenüber autologen Hepatozyten aber auch Hepatozyten verschiedener Spezies nach Inkubation mit Patientenseren nachgewiesen worden. Neben Antikörper-vermittelter zellulärer Zytotoxizität (ADCC) erbrachte die phänotypische Analyse der T-Lymphozytensubpopulation im peripheren Blut und im Lebergewebe bei autoimmuner chronisch-aktiver Hepatitis ein Vorherrschen von CD_4-positiven Helferzellen, B-Zellen und Plasmazellen und eine relative Verminderung von CD_8-positiven Zellen mit zytotoxischen und Suppressoreigenschaften (Tab. 12.**54**). Damit besteht ein grundsätzlicher Unterschied zum mononukleären Infiltrat bei chronisch-aktiver Hepatitis B und C. Ein weiterer wichtiger Befund ist der Nachweis eines durch Prednison in vitro reversiblen Suppressor-T-Zell-Defektes bei der autoimmunen chronisch aktiven Hepatitis.

Neuerdings konnte bei der autoimmunen chronisch-aktiven Hepatitis in etwa 90% humorale und zelluläre Immunreaktionen gegen den humanen leberspezifischen Asialoglykoproteinrezeptor (ASGPR) der hepatozellulären Plasmamembran nachgewiesen werden. Der ASGPR ist Bestandteil des sogenannten leberspezifischen Membranproteins LSP. Viral induzierte chronisch-aktive Hepatitiden zeigen diesen Befund mit humanem ASGPR nur in ca. 10% der Fälle. Die Zielantigene der meisten anderen Autoantikörper sind zur Zeit weder strukturell noch funktionell hinreichend charakterisiert. Dies zeigen u. a. Reaktionsmuster von Autoantikörpern mit verschiedenen Polypeptiden und Glykolipiden der Plasmamembran. Unzureichend sind schließlich die Kenntnisse über die Membranexpression von zytoplasmatischen Antigenen. Autoantikörper gegen solche Antigene sind möglicherweise in die pathophysiologischen Überlegungen der autoimmunen chronisch-aktiven Hepatitis mit einzubeziehen. Gedacht wird hier vor allem an das mikrosomale Antigen aus Leber und Niere (LKM), das lösliche Leberantigen (SLA) sowie das Zytoskelettantigen (SMA). Das Verhalten dieser Antikörper im Krankheitsverlauf läßt keine Beziehungen zwischen Krankheitsaktivität und Antikörpertiter erkennen, wie dies für Anti-LSP-Antikörper und Antikörper gegen

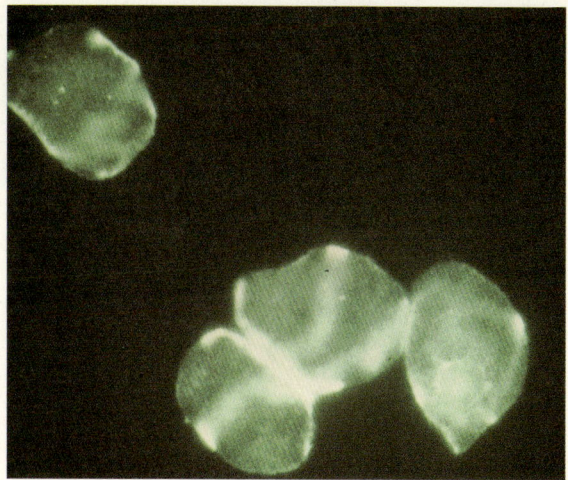

Abb. 12.**59** Nachweis von membrangebundenen Immunglobulinen in linearer Form an isolierten Hepatozyten eines Patienten mit autoimmuner chronisch-aktiver Hepatitis

den humanen ASGPR bei der autoimmunen chronisch-aktiven Hepatitis beschrieben worden ist.

Das **Krankheitsbild** beginnt meistens mit ausgeprägten Allgemeinsymptomen in Form von Übelkeit, Gelbsucht, diffusen Oberbauchbeschwerden, Juckreiz, Anorexie und Fieber. Darüber hinaus geben ein Drittel der Patienten Arthralgien und Myalgien an. 70–90% der Patienten sind Frauen. Bei der Hälfte der Patienten tritt das Krankheitsbild vor dem 30. Lebensjahr auf. Diese Patienten entwickeln bereits vor der klinischen Manifestation der Erkrankung Dysmenorrhö und später Amenorrhö. Daneben tritt das Krankheitsbild charakteristischerweise auch bei Frauen in der Menopause auf. Familiäre Häufungen sind vielfältig beschrieben worden. In über 40% der Fälle beginnt das Krankheitsbild als akute Hepatitis. Klinisch findet man in 70–100% eine Hepatomegalie und bei allen Patienten eine Splenomegalie. Leberhautzeichen entwickeln sich bereits im Frühstadium. Extrahepatische Autoimmunerkrankungen sind häufig, insbesondere Autoimmunthyreoiditis, rheumatoide Arthritis, Sjøgren-Syndrom, Kryoglobulinämie. Die Transaminasen GOT und GPT sind kontinuierlich erhöht. Typisch ist ein erhöhtes Gesamteiweiß und im Elektrophoresediagramm eine ausgeprägte Hypergammaglobulinämie. Bei bleibend erhöhten cholostaseanzeigenden Enzymen muß an eine primäre biliäre Zirrhose oder ein Überlappungssyndrom gedacht werden. Die autoimmune chronisch-aktive Hepatitis geht unbehandelt rasch in eine Leberzirrhose über. Viele Patienten werden erst im Stadium der Leberzirrhose diagnostiziert. Autoantikörper sind eine wichtige diagnostische Hilfe. Die so voneinander abgrenzbaren Subgruppen sind in Tab. 12.**55** zusammengefaßt. Genetische Untersuchungen haben bisher nur bei der klassischen lupoiden autoimmunen chronisch-aktiven Hepatitis eine Assoziation mit HLA B8

Tabelle 12.55   Heterogenität der HBsAg-negativen chronisch-aktiven Hepatitis

	ANA	LMA	LKM	SLA	SMA	AMA	HBsAg	Indikation zur immunsuppressiven Therapie
chronisch-aktive Non-A-non-B-Hepatitis	−	−	−	−	−	−	−	−
klassische, autoimmune (lupoide) chronisch-aktive Hepatitis	⊕	⊕	−	−	+	−	−	+
LKM positive chronisch-aktive Hepatitis	−	−	⊕	−	−	−	−	+
SLA positive chronisch-aktive Hepatitis	−	+/−	−	⊕	+/−	+/−	−	+
SMA positive chronisch-aktive Hepatitis	−	+/−	−	−	⊕	−	−	?
primäre biliäre Zirrhose	−	−	−	−	−	⊕	−	−

ANA = antinukleare Antikörper, LMA = Lebermembranautoantikörper, LKM = Antikörper gegen mikrosomales Antigen aus Leber und Niere, SLA = Autoantikörper gegen lösliches zytoplasmatisches Antigen der Leberzelle, SMA = Antikörper gegen glatte Muskulatur, AMA = antimitochondriale Antikörper

Tabelle 12.56   Autoimmune chronisch-aktive Hepatitis und primäre biliäre Zirrhose − genetische Faktoren

	erhöhtes Risiko	geringeres Risiko
Autoimmune CAH	HLA-AI, B8, B27, Cw1, HLA-DR, Dw3, DRw52	HLA-Bw 44 HLA-DR 7
PBC	HLA-DRw8	HLA-DR5

bzw. DR3 (Tab. 12.56) und den Nachweis eines C4-Defektes erbracht. Diese Befunde weisen auf Gemeinsamkeiten mit anderen systemischen und organlokalisierten Autoimmunpathien hin.

Medikamenteninduzierte chronisch-aktive Hepatitis

Die Medikamente Oxyphenisatin, Methyldopa und Isoniazid können in seltenen Fällen eine chronische Hepatitis induzieren. Über die Mechanismen ist nichts Sicheres bekannt. In einzelnen Fällen konnten zelluläre Immunreaktionen gegen Medikamentenmetaboliten nachgewiesen werden. Möglicherweise verändern diese Medikamente oder ihre Metaboliten die Antigenität bestimmter Membranstrukturen der Hepatozyten im Sinne eines Hapten-Carrier-Mechanismus.

Diagnostisches Vorgehen

Die Diagnose der chronischen Hepatitis kann klinisch allenfalls vermutet werden. Zur Absicherung sind laborchemische, serologische, immunologische und histologische Untersuchungen notwendig. Mit Hilfe serologischer Marker und von Autoantikörpern gelingt mit großer Sicherheit eine Zuordnung zu den ätiologisch unterschiedlichen Subgruppen der chronischen Hepatitis. Von besonderer Bedeutung für Therapie und Prognose ist die frühe Unterscheidung zwischen virusinduzierten und autoimmunen chronischen Leberentzündungen.

Virusinduzierte Hepatitiden können im klinischen und histomorphologischen Bild stark variieren. Asymptomatische Virusträger des HBV, HDV und HCV werden in der Regel zufällig im Rahmen von Routineuntersuchungen entdeckt. Patienten mit chronisch-persistierender Hepatitis können uncharakteristische Beschwerden wie Leistungsminderung, Müdigkeit, Inappetenz haben. Charakteristische klinische Befunde liegen aber nicht vor. Diagnostisch wegweisend sind bei normalen bis leicht erhöhten Transaminasen die virologischen Befunde einer Hepatitis B, Hepatitis D oder Hepatitis C. Von entscheidender diagnostischer Bedeutung ist die perkutane Leberbiopsie. Das histologische Bild kann zwischen normaler Leberarchitektur, minimaler Hepatitis und chronisch persistierender Hepatitis variieren.

Chronisch aktive Hepatitiden viraler Genese verlaufen häufiger symptomatisch. Neben uncharakteristischen Beschwerden in Form von Leistungsminderung, Druckschmerz im rechten Oberbauch, Appetitlosigkeit und Arthralgien wird im entzündlichen Schub meist ein schweres Krankheitsbild empfunden, welches die Patienten in der Regel zum Arzt führt. Im Schub der Erkrankung werden häufig dunkler Urin und Ikterus beobachtet. Klinisch fällt die vergrößerte, deutlich konsistenzvermehrte Leber, und in etwa zwei Drittel der Fälle eine Splenomegalie auf. Leberhautzeichen sind erst in fortgeschrittenen Stadien der Erkrankung nachweisbar. Erhöhte Transaminasen, eine meist geringgradig ausgeprägte Hypergammaglobulinämie, die virologischen Marker der Hepatitis B, Hepatitis D oder Hepatitis C sowie die Leberbiopsie sichern die Diagnose.

Autoimmune chronische Hepatitiden unterscheiden sich im klinischen Bild und Verlauf grundlegend von den viral induzierten chronischen Leberentzündungen. In 40% der Fälle beginnt das Krankheitsbild als akute Hepatitis. Autoimmunmarker sollten bei negativer Virologie auch bei akuten Hepatitiden diagnostisch berücksichtigt werden. Schwere Allgemeinsymptome, Hepatosplenomegalie, konstant erhöhte Transaminasen, Hyperproteinämie und Hypergammaglobulinämie prägen das Krankheitsbild. Leberbiopsie und Autoimmunmarker (Tab. 12.**55**) sichern die Diagnose.

Medikamenteninduzierte chronische Leberentzündungen sollten immer dann in Erwägung gezogen werden, wenn die Virusmarker fehlen. Autoantikörper können in niedrigen Titern, insbesondere antinukleäre Antikörper, als Begleitphänomene nachweisbar sein. Beim Nachweis von Autoantikörpern sollte grundsätzlich eine sehr sorgfältige Medikamentenanamnese erhoben werden.

Differentialdiagnose

Verschiedene Lebererkrankungen können mit dem histologischen Bild einer chronisch persistierenden oder chronisch aktiven Hepatitis einhergehen. Eine Differenzierung zwischen diesen beiden Verlaufsformen einer chronischen Hepatitis ist nicht aufgrund serologischer Marker, sondern nur biochemisch und histologisch möglich. Der seltene Übergang einer chronisch-persistierenden Hepatitis in eine chronisch-aktive Hepatitis und umgekehrt, ist vor allem bei virusinduzierten chronischen Lebererkrankungen beobachtet worden.

Für die differentialdiagnostische Abgrenzung der verschiedenen Verlaufsformen der chronisch-aktiven Hepatitis sind die Marker der Hepatitis B, D und C und die in Tab. 12.**55** dargestellten humoralen Immunphänomene eine entscheidende Hilfe. Autoimmune chronisch aktive Hepatitiden sind differentialdiagnostisch vor allem von medikamenteninduzierten Leberentzündungen abzugrenzen. Bei weniger progredient verlaufenden chronischen Hepatitiden mit Autoimmunphänomenen sollte trotz leerer Medikamentenanamnese vor Therapiebeginn eine mehrmonatige Verlaufsbeobachtung vorgeschaltet werden. Bisweilen kann die differentialdiagnostische Abgrenzung der autoimmunen chronisch-aktiven Hepatitis von der primären biliären Zirrhose schwierig sein. Überlappungen von Autoimmunmarkern, insbesondere von antinukleären Antikörpern (ANA) und antimitochondrialen Antikörpern vom M_2-Typ (AMA), treten in etwa 30% der Fälle auf. Wichtige Hinweise auf das Vorliegen einer primären biliären Zirrhose geben neben AMA konstant erhöhte cholestaseanzei-

gende Enzyme (alkalische Phosphatase und γ-GT) der histomorphologische Befund. Es ist noch unklar, ob es eine Mischform von primärer biliärer Zirrhose und autoimmuner chronisch aktiver Hepatitis als eigenständigem Krankheitsbild gibt.

In die Differentialdiagnose chronischer Leberentzündungen ist im Kindesalter der Morbus Wilson und das α_1-Antitrypsinmangelsyndrom einzubeziehen. Bei Männern oberhalb des 40. Lebensjahres sollte differentialdiagnostisch auch an eine Hämochromatose gedacht werden, wenn Virus- und Autoimmunmarker fehlen.

Therapie

Allgemeine Maßnahmen

Es ist nicht erwiesen, daß Bettruhe einen Einfluß auf den Krankheitsverlauf hat. Auch ist eine allgemeine körperliche Schonung nicht erforderlich, im Gegenteil, die Patienten sollen sich im Rahmen ihrer Leistungsfähigkeit und körperlichen Belastbarkeit betätigen und nach Möglichkeit auch ihrem Beruf nachgehen. Im Schub der Erkrankung fühlen sich die Patienten häufig beeinträchtigt. Hier können vorübergehend körperliche Schonung und Bettruhe und/oder ein Klinikaufenthalt notwendig sein.

Die Diät des chronisch Leberkranken sollte ansprechend, leicht und ausgewogen sein. Spezielle Diätvorschriften, insbesondere eiweißreich oder fettarm, sind nicht erforderlich.

Infusionen mit Zuckerlösungen haben keinen gesicherten Wert. Auch sollte auf Medikamente, die als sog. Leberschutztherapie empfohlen werden, wegen ihrer nicht erwiesenen Wirksamkeit verzichtet werden. Patienten mit chronischer Hepatitis, die wegen Zweit- oder Mehrfacherkrankungen medikamentös behandelt werden müssen, bedürfen einer besonderen Überwachung. Auf die Gabe von Medikamenten mit bekannter hepatotoxischer Wirkung sollte nach Möglichkeit verzichtet werden. Auch sollte Alkohol gemieden werden.

Spezielle Therapie

Chronische Hepatitis B: Die Prognose der chronisch-persistierenden Hepatitis ist gut. Es kann auf jegliche Form einer Therapie verzichtet werden. Zur Zeit ist noch offen, ob angesichts der günstigen Prognose eine Elimination der freien HBV-DNA, z.B. mit Immunmodulatoren (α-Interferon) sinnvoll ist. Die spontane Elimination der HBV-DNA beträgt pro Jahr ca. 10–15% der Fälle. Eine komplette Viruselimination wird bei etwa 1–2% der Fälle pro Jahr beobachtet.

Ermutigend ist die Therapie der chronisch aktiven Hepatitis mit α-Interferon. Bei 30–50% der Patienten konnte eine Elimination der HBV-DNA und in etwa 10% eine Elimination des HBV erreicht werden. Die erzielten Therapieerfolge liegen deutlich über der spontanen Serokonversionsrate. Der Therapieerfolg ist abhängig von der Interferondosis und der Zahl der Applikationen pro Woche. Derzeit kann die Gabe von 3mal wöchentlich 3–6 Mio. IE α-Interferon für 3–4

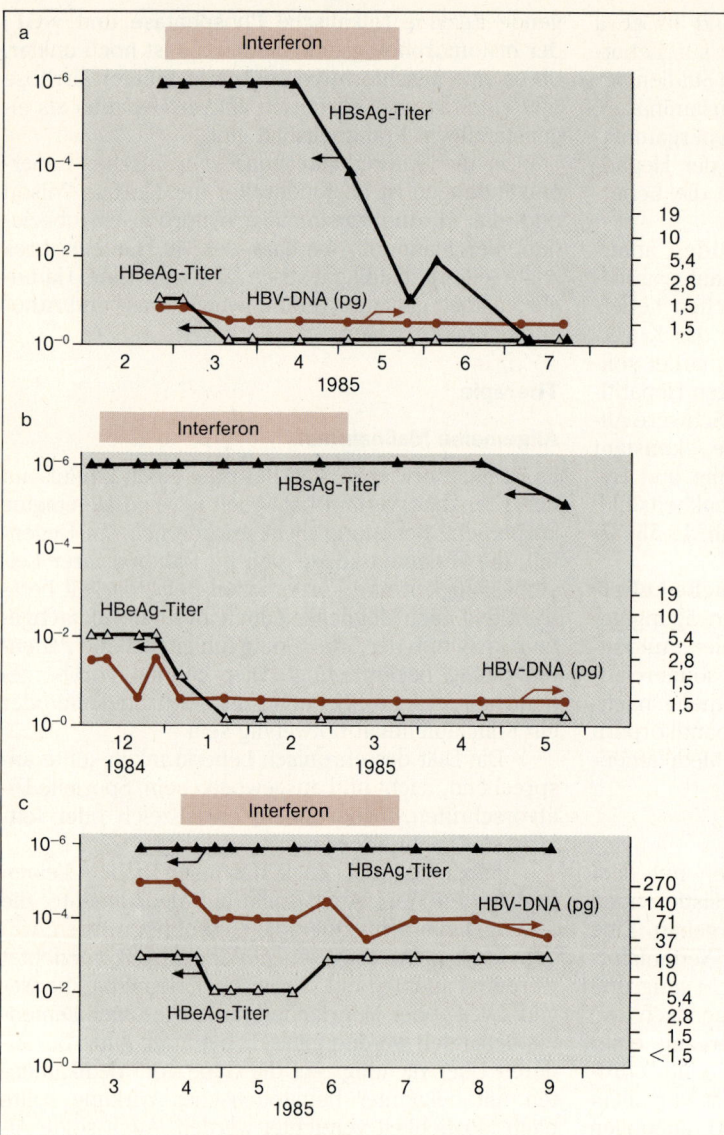

Abb. 12.**60** Quantitative Analyse der HBV-Antigene bei chronisch-aktiver Hepatitis B vor, während und nach Therapie mit α-Interferon.
a Komplette HBV-Elimination
b Elimination von HBeAg und HBV-DNA
c Keine HBV-Elimination

Monate als effektive, nebenwirkungsarme Therapie empfohlen werden. Bei Patienten mit chronischer Hepatitis B im Stadium der Leberzirrhose ist der Einsatz von α-Interferon risikoreich und noch nicht zu empfehlen (Abb. 12.**60**).

Chronische Hepatitis D: Für die chronische Hepatitis D gibt es noch keine etablierte Therapie. Immunosuppressiva haben keine Erfolge gebracht und sind kontraindiziert. Der Einsatz von Interferon konnte den Krankheitsverlauf bisher nicht in der erhofften Weise günstig beeinflussen.

Chronische Hepatitis C: Für die chronische Hepatitis C gelten derzeit ähnliche therapeutische Empfehlungen wie für die chronische Hepatitis B. Eine immunosuppressive Therapie läßt sich nicht mehr begründen. Der Einsatz von α-Interferon führt bei der chronischen Hepatitis C meist zu einer schnellen Normalisierung der Transaminasen in etwa 4–8 Wochen nach Therapiebeginn. α-Interferon in einer Dosierung von 3–5 Mio. IE 3mal wöchentlich sollte mindestens 12 Monate gegeben werden. Dennoch sind Rezidive in ca. 50% der Fälle aufgetreten. Die Behandlung der chronischen Hepatitis C mit α-Interferon ist noch keine etablierte Therapie. Die Ergebnisse weiterer kontrollierter Studien müssen abgewartet werden.

Autoimmune chronisch-aktive Hepatitis: Eine immunosuppressive Therapie mit Corticoiden allein oder in Kombination mit Azathioprin kann den Verlauf der autoimmunen chronisch-aktiven Hepatitis günstig beeinflussen. Die Sterblichkeit unbehandelter autoimmuner chronisch-aktiver Hepatitiden ist sehr hoch. Prednison allein oder in Kombination mit Azathioprin führt in über 70% der Fälle zur Remission des

Krankheitsbildes. Der Kombinationstherapie wird gegenüber der Monotherapie mit Prednison der Vorzug gegeben, zumal die Prednisondosis hierdurch reduziert und die Nebenwirkungsrate von 50–60% auf ca. 10% gesenkt werden kann. Begonnen wird mit einer Prednisondosis von 50 mg/Tag. Es folgt – in Abhängigkeit von der Aktivität – eine Reduktion der Dosis um 5 mg alle 5–10 Tage bis zu einer Erhaltungsdosis von 10–15 mg/Tag. Azathioprin wird in einer Dosierung von 1,5–2 mg/kg KG verabreicht. Bis zur Normalisierung von Transaminasen und γ-Globulinen darf die Dosis nicht weiter reduziert werden. Nach kompletter Remission sollte eine niedrig dosierte Kombinationstherapie noch mindestens 2–3 Jahre beibehalten werden.

Prognose

Chronische Hepatitis B: Auf der Grundlage sensibler Techniken zur Bestimmung von freier HBV-DNA im Serum haben sich zwei wichtige Bewertungskriterien für den Krankheitsverlauf bei HBsAg-Trägern ergeben:

1. eine fortschreitende Virusreplikation und
2. Begleiterkrankungen.

Die bisher allein auf der Grundlage morphologischer Kriterien getroffenen Aussagen zur Prognose treffen nicht mehr zu. Aus prognostischer Sicht ergibt sich die folgende Differenzierung von HBsAg-Trägern:

1. Chronische HBV-DNA-positive Träger mit zweifelhafter oder ungünstiger Prognose. Die 5-Jahres-Mortalität beträgt ca. 10%. Das Karzinomrisiko ist hoch.
2. Chronische HBV-DNA-negative Träger mit überwiegend günstiger Prognose. Die 5-Jahres-Mortalität ist sehr gering. Hepatozelluläre Karzinome treten selten auf.
3. Chronische, meist HBV-DNA-negative Träger, deren Verlauf durch Begleitkrankheiten kompliziert und bestimmt wird. Diese Verläufe werden überwiegend in Ländern mit hoher Trägerinzidenz beobachtet. Die wichtigsten Begleiterkrankungen sind Hepatitis D, hepatozelluläre Karzinome, transfusionsbedingte Hepatitis C, akute Hepatitis A oder aktue Hepatitis E. Schwerer beurteilbar ist der Einfluß von parasitären Erkrankungen, vor allem der Schistosomiasis, von Alkohol- und Drogenkonsum sowie von metabolischen Erkrankungen durch Fehl- oder Mangelernährung. Die Prognose ist überwiegend ungünstig. Die 5-Jahres-Mortalität beträgt in Abhängigkeit von Begleiterkrankungen 20–30%.

Spontane HBV-DNA-Eliminationen werden beim weiblichen Geschlecht und bei jüngeren Patienten häufiger beobachtet als bei Männern, bei Patienten oberhalb des 50. Lebensjahres sowie bei Kindern mit perinatal erworbener Infektion. Bei Vorliegen von Zweiterkrankungen (z.B. HIV-Infektionen), aber auch Erkrankungen, die mit einem sekundären Immundefekt aus anderer Ursache einhergehen, haben nur eine geringe Chance einer spontanen bzw. medikamenteninduzierten Viruselimination.

Chronische Hepatitis D: Die chronische Hepatitis D hat eine ungewisse Prognose und führt stets zu einer Verschlechterung der bestehenden Lebererkrankung.

Chronische Hepatitis C: Die Prognose ist ungewiß. Etwa 20% entwickeln innerhalb von 1–3 Jahren eine Leberzirrhose. 20–30% der Patienten entwickeln früh eine chronisch-aktive Hepatitis mit ungewisser Prognose. Ca. 50% verlaufen überwiegend asymptomatisch unter dem Bilde einer chronisch-persistierenden Hepatitis. Erste Langzeitverläufe sprechen dafür, daß – wie bei der chronischen Hepatitis B – auf dem Boden einer Leberzirrhose ein hepatozelluläres Karzinom entstehen kann.

Autoimmune chronisch-aktive Hepatitis: Der natürliche Verlauf der autoimmunen chronisch-aktiven Hepatitis ist ungünstig. Nach 3- bis 4jähriger Krankheitsdauer sind unbehandelt über 70% der Erkrankten verstorben. Die Prognose kann durch eine frühe Diagnose und den Einsatz einer immunosuppressiven Therapie entscheidend verbessert werden.

Medikamenteninduzierte chronische Hepatiden haben in der Regel nach Absetzen des auslösenden Medikamentes eine gute Prognose.

Merke: Die chronische Hepatitis ist definiert als Leberentzündung über einen Zeitraum von mindestens 6 Monaten. Ätiologisch können virusinduzierte und autoimmune Formen mit Hilfe viraler oder Autoimmunmarker voneinander abgegrenzt werden. Das klinische Bild der chronischen Hepatiden vom Typ B, C und D ist meist uncharakteristisch. Man unterscheidet **asymptomatische Virusträger, eine chronisch-lobuläre, chronisch persistierende und chronisch-aktive Hepatitis.** Die Diagnose wird durch Leberbiopsie gesichert. – Die autoimmune chronische Hepatitis kann als akute Entzündung beginnen und ist durch schwere Allgemeinsymptome sowie Hepatosplenomegalie charakterisiert. Die Krankheit schreitet rasch fort und bietet histologisch das Bild einer chronisch-aktiven Hepatitis. Differentialdiagnostisch muß an eine primäre biliäre Zirrhose, medikamenteninduzierte Lebererkrankung, den Morbus Wilson und auch an die Hämochromatose gedacht werden.
Nur die autoimmune chronische Hepatitis wird immunosuppressiv mit Prednison und Azathioprin behandelt. Die chronische Hepatitis B und C, nicht jedoch die chronische Hepatitis D können durch eine Therapie mit α-Interferon im Verlauf günstig beeinflußt werden. Medikamenteninduzierte chronische Hepatiden heilen nach Ausschaltung der Noxe in der Regel folgenlos aus.

Weiterführende Literatur

Choo, Q.-L. – Isolation of a cDNA clone derived from a blood-borne non-A, non-B viral hepatitis genome. Science 244 (1989) 359

Hoofnagle, J.H., K.D. Mullen, D.B. Jones et al.: Treatment of chronic Non A, Non B hepatitis with recombinant human alpha interferon. New Engl. J. Med. 315 (1986) 1575

Hoofnagle, J.H., M. Peters, K.D. Mullen et al.: Randomized, controlled trial of recombinant human alpha interferon in patients with chronic type B hepatitis. Gastroenterology 95 (1988) 1318

Kuo, G.: An assay for circulating antibodies to a major etiologic virus of non-A, non-B hepatitis. Science 244 (1989) 362

Manns, M.: Autoantibodies and antigens in liver diseases – updated. J. Hepatol. 9 (1989) 272

Meyer zum Büschenfelde, K.H.: Hepatologie in Klinik und Praxis. Thieme, Stuttgart 1989

Rizzetto, M.: The delta agent. Hepatology 3 (1983) 729

Rosina, F., M. Rizzetto: Treatment of chronic B hepatitis with alpha interferon. Sem. Liver Dis. 9 (1989) 264

Sherlock, Sh.: Diseases of the Liver and Biliary System, 8th ed. Blackwell Oxford 1989

Treichel, U., T. Poralla, M. Manns, G. Hess, K.-H. Meyer zum Büschenfelde: Autoantibodies to human asialoglycoprotein receptor in autoimmun-type chronic hepatitis. Hepatology 11 (1990) 606

Toxisch-metabolische Lebererkrankungen

Medikamenteninduzierte Leberschädigung

Definition: Nach Art der Schädigung werden voraussagbare und nicht voraussagbare Hepatotoxine unterschieden. Bei den voraussagbaren Hepatotoxinen ist das Zeitintervall zwischen Exposition und Manifestation einer Leberzellschädigung kurz. Die Leberschädigung ist dosisabhängig. Sie tritt mit großer Regelmäßigkeit bei exponierten Personen auf. Sie kann auch im Tierexperiment reproduziert werden. Im Gegensatz dazu ist die Leberschädigung bei den nicht voraussagbaren Hepatotoxinen in der Regel nicht vorhersehbar. Sie ist nicht dosisabhängig und tritt nach unterschiedlichem Intervall, meist 10 bis 14 Tage nach Exposition auf.

Häufigkeit

Medikamenteninduzierte Leberschädigungen sind am Gesamtkollektiv aller Leberkranken unterschiedlich beteiligt. Etwa 5% aller Ikterusformen sind durch Drogen verursacht („Drogenikterus"). Besonders häufig werden fulminante akute Hepatitiden durch Medikamente ausgelöst (etwa 20–30%).

Ätiologie

Von über 200 Medikamenten ist bekannt, daß sie Lebernekrosen, eine akute und chronische Hepatitis und/oder eine Cholestase hervorrufen können. Einige Substanzen erzeugen sogar eine Leberzirrhose. Diese Substanzen stammen aus fast allen Medikamentengruppen. Dies erschwert verständlicherweise die Beurteilung einer medikamentösen Leberschädigung im Einzelfall, besonders in der postoperativen Phase, wenn mehrere Medikamente verabreicht wurden und außerdem die Folgen des Eingriffs zu berücksichtigen sind. Eine Aufzählung der in Frage kommenden Medikamente findet sich in Tab. 12.**57**. Die häufigsten Medikamente bzw. Medikamentengruppen sind die folgenden: Halothan, Chlorpromazin, Methyldopa, Äthinylöstradiol, Ampicillin, Isoniazid, Rifampicin, Trimethoprim, Diazepam, Amitryptilin, Tetrazykline.

Pathophysiologie und Klinik

Die Leber hat die Aufgabe, den Organismus vor Vergiftungen zu schützen. Sie ist so in der Lage, eine Kumulation von schädlichen und unerwünschten Fremdstoffen und Medikamenten im Körper zu verhindern. Diese Fremdstoffe sind meist lipidlöslich und somit in der Lage, jede Zellmembran einem Konzentrationsgefälle folgend zu passieren. Da der menschliche Organismus Fremdstoffe nur in wasserlöslicher Form über die Niere ausscheiden kann, ist es notwendig, der Leber zugeführte Fremdstoffe, zu denen auch die Arzneimittel zu rechnen sind, aus einer lipidlöslichen Form in wasserlösliche Metabolite umzuwandeln. Dieser Vorgang, der im endoplasmatischen Retikulum der Leberzelle abläuft, wird Biotransformation genannt. Das endoplasmatische Retikulum besteht aus Hohlräumen, die von Membranen ausgekleidet sind. In der Lipidschicht dieser Membran befinden sich die für die Biotransformation notwendigen Enzymsysteme mit ihren Möglichkeiten zur Hydrolyse, Reduktion, Oxidation und Koppelung. Die transformierten wasserlöslichen Metabolite sammeln sich in den Hohlräumen des endoplasmatischen Retikulums an, gelangen dann zu anderen Zellorganellen, z. B. dem Golgi-Apparat, von wo sie zu den Gallenkapillaren und in die Galle oder den Disseschen Raum ins Blut abgegeben werden.

Der erste und wichtigste Schritt der Biotransformation von Fremdstoffen und Arzneimitteln ist eine Oxidation, welche mit Hilfe eines Monooxygenasesystems, dem Hämferment Cytochrom P450, ermöglicht wird. Im zweiten Schritt der Biotransformation wird der entstandene Metabolit mit Hilfe von Transferasen an Glucuronsäure und Schwefelsäure oder an andere organische Anionen sowie Aminosäuren gekoppelt. Eine vorrangige Rolle beim zweiten Schritt der Biotransformation besitzt die Glucuronyltransferase, die Glucuronsäure von UDP-Glucuronsäure auf das Substrat überträgt. Die Oxidation und Konjugation laufen in benachbarten subzellulären Bereichen ab.

Die Fähigkeit zur Biotransformation kann sehr stark variieren. Sie ist von äußeren Faktoren wie der Proteinzufuhr abhängig und wird darüber hinaus von

Tabelle 12.**57**   Leberschäden durch Arzneimittel (Auswahl)

Stoffklasse	Chemische Kurzbezeichnung	Nekrose	Hepatitis	Cholestase	Verfettung	Fibrose	Adenom	Zirrhose	Karzinom	Gefäßalteration
Analgetika	Paracetamol	+	+	+	+					
Antirheumatika	Acetylsalicylsäure		+	+	+					
	Naproxen		+		+					
	Penicillamin		+							
	Ibuprofen				+					
	Indometacin		+	+	+					
	Piroxicam		+	+						
Neuroleptika	Fluphenazin		+	+						
	Haloperidol		+	+						
Tranquilizer	Chlorpromazin		+	+						
	Diazepam	+	+							
	Trifluoperazin		+	+						
Antidepressiva	Amitriptylin	+	+	+						
	Desipramin	+								
	Imipramin	+	+	+						
	Tranylcypromin		+	+						
Antikonvulsiva	Carbamazepin	+	+	+						
	Phenytoin	+	+	+						
	Trimethadon		+							
	Valproinsäure	+	+	+	+					+
Narkotika	Enfluran	+	+							
	Halothan	+	+	+						
	Methoxyfluran	+	+							
Antibiotika	Carbenicillin		+							
	Cephalexin		+							
	Cefazolin		+	+						
	Erythromycin		+	+						
	Oxacillin		+	+	+					
	Penicillin		+	+						
	Tetrazyklin				+					
Chemotherapeutika	Nitrofurantoin	+	+	+		+				
	Salazosulfapyridin	+	+	+						
	Sulfadiazin	+								
	Trimethoprim		+	+						
Tuberkulostatika	p-Aminosalicylsäure		+	+						
	Isoniazid	+	+	+	+	+				
	Rifampicin	+	+	+						
	Protionamid	+	+		+					
Antimykotika	Griseofulvin		+	+						
	Ketoconazol	+	+	+						
Antiarrhythmika	Amiodaron	+	+	+		+				
	Ajmalin		+	+						
	Chinidin	+								
	Disopyramid		+	+						
Diuretika	Chlorothiazid		+	+						
	Chlorthalidon		+	+						
	Etacrynsäure	+								
	Spironolacton		+							
Immunsuppressiva	Azathioprin		+	+						
Antihypertensiva	α-Methyldopa	+	+	+		+		+		
	Hydralazin	+	+	+						
Antidiabetika	Chlorpropamid		+	+						
	Tolbutamid		+	+						
Thyreostatika	Propylthiouracil	+	+							
	Thiamazol		+							
Kontrazeptiva	alkylierte Steroide			+			+			+
Androgene	Fluoxymesteron			+			+		+	+
	Oxymetholon			+			+		+	+
	Methandrostenolon			+			+		+	+

den Eigenschaften der Fremdstoffe und ihren Interaktionen bestimmt. Schließlich können genetische Faktoren die Möglichkeit zur Biotransformation beeinflussen. So sind genetische Unterschiede des Cytochrom P450 und der Konjugationsenzymsysteme bekannt. Das Monooxygenasesystem (Cytochrom P450) besitzt nur eine geringe Substratspezifität. Diese Tatsache ist bei der gleichzeitigen Einwirkung verschiedener Fremdstoffe von Bedeutung, zumal der mit der größten Affinität zum Enzymsystem ausgestattete Fremdstoff den Abbau der übrigen Stoffe hemmen kann. Viele Arzneimittel und chemische Substanzen sind in der Lage, die Synthese des Monooxygenasesystems zu stimulieren. Dieser Vorgang wird als Enzyminduktion bezeichnet, bei der es wegen der fehlenden Substratspezifität in der Regel zu einer generellen Steigerung der Cytochrom-P450-Aktivität kommt. Bestimmte Stoffe und Medikamente, z.B. Phenobarbital, sind zu dieser Enzyminduktion in besonderer Weise fähig. Umgekehrt können Medikamente auch eine Hemmung der Biotransformation bewirken, wie z.B. Chloramphenicol. Bei intrahepatischen Cholestasen kann das Cytochrom P450 durch die detergierende Wirkung der Gallensäuren in seiner Fähigkeit, Fremdstoffe abzubauen, gehemmt werden. In Abhängigkeit vom Ausmaß der Cholestase kann der Zustand reversibel und kompetitiv sein. Versagt allerdings die Adaptation, kommt es zur Abnahme des Enzymsystems und zur toxischen Schädigung der Zelle. Nicht immer ist die Biotransformation von Fremdstoffen für den Körper von Nutzen. Dies gilt z.B. für Tetrachlorkohlenstoff, der unter dem Einfluß von Cytochrom P450 in das membrantoxische Radikal CCl_3 überführt wird. Ein weiteres Beispiel ist Paracetamol.

Bei den Substanzen, die eine indirekte Hepatotoxizität hervorrufen, handelt es sich nicht selten um eine Hypersensibilitätsreaktion. Dabei wird angenommen, daß sich das Medikament oder ein Metabolit an Strukturen der Leberzellmembran bindet und ein Neoantigen (Hapten-Carrier-Komplex) bildet, gegen das der Körper humorale und/oder zelluläre Immunreaktionen in Gang setzt. Für diese Hypothese sprechen das 8- bis 14tägige Zeitintervall bis zum Auftreten der Leberschädigung, die gelegentlich anzutreffende Eosinophilie, Erytheme, urtikarielle Exantheme und Arthralgien. Durch In-vitro-Untersuchungen konnten weiterhin in einzelnen Fällen Immunreaktionen gegen bestimmte Medikamente nachgewiesen werden. Diese Form der Leberschädigung wird vor allem nach wiederholtem Kontakt mit Halothan, Sulfonamiden und Chlorpromazin beobachtet. Genetische Faktoren spielen keine Rolle. Für den Arzneimittelmetabolismus sind weiterhin die unterschiedlichen, genetisch determinierten Azetylatoreigenschaften der Leber von Bedeutung. So wird die Isoniazid-Hepatitis überwiegend bei Patienten mit hoher Azetylierungsaktivität (schneller Azetylierer) gefunden.

Die Leberschädigung kann in drei verschiedenen Formen auftreten:

– hepatische Form, bei der eine direkte Schädigung der Leberzellen (zytotoxische Schädigung) mit einer Verfettung und/oder diffusen Nekrosen einhergeht,
– cholestatische Form, bei der eine intrahepatische Cholestase bei weitgehend intaktem Leberparenchym beobachtet wird,
– Mischform von hepatischer und cholestatischer Hepatitis häufig mit Übergang in eine chronische Hepatitis.

Alle drei Formen können, von der Dauer der Exposition und der Art der Noxe abhängig, eine Leberzirrhose verursachen.

Medikamentöse Leberschädigung vom hepatitischen Typ

Der Beginn ist meistens plötzlich, mit Ikterus, Fieber, stark erhöhten Transaminasen, bei gering oder gar nicht erhöhter alkalischer Phosphatase. Begleitend können Exanthem, Arthralgien, Anämie und Thrombopenie auftreten. Das klinische Bild kann häufig von einer Virushepatitis nicht unterschieden werden. Deswegen ist neben der Untersuchung der verfügbaren Marker der Hepatitis A und B eine besonders sorgfältige Medikamentenanamnese notwendig.

Eine sehr schwere Verlaufsform wird oft bei der **Halothan-Hepatitis** beobachtet. Bei wiederholten Anästhesien mit Halothan kommt es 1–10 Tage nach der Operation zu Fieberanstieg, Ikterus, Leukozytose und dem Bild einer fulminanten Hepatitis mit einer schlechten Prognose. Die Halothan-Hepatitis ist selten (1 Erkrankung/30 000 Expositionen). Dennoch ist sie wegen der ungünstigen Prognose und der Häufigkeit der klinischen Halothananwendung ein besonderes Problem.

Medikameneninduzierte intrahepatische Cholestase

Charakteristisch sind Ikterus, heller Stuhl, dunkler Urin, Juckreiz, gelegentlich Leber- und Milzvergrößerungen. Alkalische Phosphatase und γ-GT sind stark erhöht, ebenso das konjugierte Bilirubin. Cholesterin und Lipide können je nach Dauer der Cholestase erhöht sein. Die Transaminasen sind meist nur gering verändert. Typische Medikamente, die das Bild einer intrahepatischen Cholestase hervorrufen können, sind Chlorpromazin, Thyreostatika, Ajmalin und die 17-α-alkylierten Steroide.

Differentialdiagnostische Probleme können Virushepatitiden und jede Form von intra- und extrahepatischen Cholestasen bereiten. Daher darf auf Untersuchungen zum Ausschluß dieser Erkrankungen nicht verzichtet werden. Besonders schwierig kann die Differentialdiagnose sein, wenn sowohl Zeichen der Leberzellschädigung wie auch der Cholestase vorliegen. Von Patienten mit medikamentöser intrahepatischer Cholestase werden Operationen schlecht vertragen. Häufig kommt es zu einer Verstärkung der Cholestase mit ungünstiger Prognose.

Chronische Hepatitis nach Medikamenten-einnahme

Während die meisten Leberschädigungen durch Medikamente nach Absetzen des auslösenden Agens zu einer vollständigen Heilung führen, sind nach einzelnen Medikamenten chronisch aktive Hepatitiden mit Fortschreiten bis zur Zirrhose beschrieben worden. Hierbei ist besonders bemerkenswert, daß auch nach Absetzen der Medikamente der hepatitische Prozeß autonom fortschreiten kann. Das am besten bekannte Beispiel sind die Oxyphenisatin enthaltenden Laxantien, die früher zahlreiche chronisch-aktive Hepatitiden verursacht haben. Andere Substanzen, die eine chronisch-aktive Hepatitidis erzeugen können, sind das Chlorpromazin, α-Methyldopa, Sulfonamide, Methotrexat und Isoniazid.

Leberschädigung durch gewerbliche Gifte und Umweltgifte

Vinylchlorid-Krankheit

Arbeiter, die mit der Herstellung von Polyvinylchlorid aus dem Monomer Vinylchlorid beschäftigt sind, haben eine um 50% erhöhte Todesrate an verschiedenen Karzinomen. Die Leberveränderungen bestehen in Fibrose und vor allem in dem Auftreten von Angiosarkomen. Die toxische Substanz ist dabei das Monomer Vinylchlorid, das auch im Tierexperiment bei Ratten Angiosarkome hervorrufen kann. Neuerdings sind in den Herstellungsbetrieben Maßnahmen eingeleitet worden, die die Exposition gegen Vinylchlorid stark verringern. Das Polymer Polyvinylchlorid ist untoxisch.

Andere Hepatotoxine

Nitroverbindungen, Amine, aromatische Kohlenwasserstoffe, Halogenkohlenwasserstoffe, vor allem Tetrachlorkohlenstoff, sind direkte Hepatotoxine, die alle meist dosisabhängig schwere Leberschäden bis zur Leberzirrhose hervorrufen können.

Schwermetalle

Blei, Mangan, Eisen, Kupfer, Phosphor, gelegentlich in suizidaler Absicht eingenommen, sind lebertoxisch.

Knollenblätterpilzvergiftung

Die Knollenblätterpilzvergiftung ist in Deutschland nicht selten. Sie ist eine häufige Ursache der fulminant verlaufenden Hepatitis.

Die Knollenblätterpilze (Amanita phalloides) enthalten zwei Gruppen von Giften, die sogenannten Amatoxine und Phallotoxine. Die Amatoxine sind Inhibitoren der RNA-Polymerase und hemmen damit die Proteinsynthese aller Zellen. Die Giftwirkung der Phallotoxine ist weitgehend auf die Leber beschränkt. Sie binden sich an die Plasmamembran. Nachfolgend kommt es zum Verlust der Membranintegrität mit Kaliumverlust, Ruptur von Vakuolen und schließlich zur Zellnekrose.

Das klinische Bild ist biphasisch, in den ersten Stunden stehen gastroenteritische Erscheinungen im Vordergrund. Nach einem Intervall von 1−12 Tagen tritt die fulminante Hepatitis mit einer sehr schlechten Prognose auf. Neben der üblichen Intensivtherapie wird gegenwärtig die Hämoperfusion eingesetzt.

Alkohol

Fettleber

Pathologie

Bei einer Fettleber findet sich histologisch in mehr als 50% der Hepatozyten Fett. Hierbei ist besonders die grobtropfige Verfettung von Bedeutung. Die Fetteinlagerung kann in Extremfällen bis zu 50% des Leberfeuchtgewichts betragen. Von einigen Autoren wird für die Fettleber eine Stadieneinteilung benutzt. Stadium I ist durch reine Verfettung ohne entzündliche Infiltrate gekennzeichnet. Im Stadium II wird zusätzlich eine mesenchymale Reaktion mit entzündlicher Infiltration beobachtet. Stadium III der Fettleber bezeichnet den zirrhotischen Umbau.

Pathophysiologie und Klinik

Die Leber ist das zentrale Stoffwechselorgan für Alkohol. Es können dabei maximal 0,1 g (2,2 mmol)/kg/h metabolisiert werden, was bei einer 70 kg schweren Person 170 g (3,7 mol) Alkohol pro Tag entspricht bzw. 1200 kcal (5000 kJ). Alkohol wird in der Leber durch das Enzym Alkoholdehydrogenase oxidiert. Dabei wird NAD zu NADH reduziert. In einem zweiten Schritt wird das entstandene Acetaldehyd durch eine Acetyldehydrogenase zu Acetat oxidiert und überwiegend extrahepatisch weiter abgebaut. Es existieren noch zwei weitere Enzyme, die zum Alkoholabbau befähigt sind, deren physiologische Bedeutung wahrscheinlich gering ist, nämlich die Katalase und das mikrosomale äthanoloxidierende System (MEOS). Die Alterationen im Leberstoffwechsel durch Alkohol sind zum Teil aufgeklärt. Eine wesentliche Rolle scheint dabei die Produktion von NADH aus NAD zu spielen. Der Quotient NADH/NAD ist erhöht. Die Alkoholelimination ist durch das zur Verfügung stehende NAD limitiert. Mittelbare Folge dieses erhöhten Quotienten ist eine Hemmung des Zitronensäurezyklus. Daneben kommt es zu einer Erhöhung des Lactat-Pyruvat-Quotienten und zu einer verminderten Oxidierung von Fettsäuren. Die verminderte Oxidierung von Fettsäuren ist die wesentliche Ursache der Entstehung der Fettleber. Da Alkohol ein erheblicher Kalorienträger ist, spielt dies auch eine Rolle bei der Entwicklung der Fettleber. Bei Alkoholabusus können als Folgen verminderter Glykogenreserven und einer verminderten Glykoneogenese schwerste Hypoglykämien auftreten. Die Veränderungen im Fettstoffwechsel sind komplex, es wird eine Erhöhung der VLDL-Fraktion, die überwiegend Triglyceride enthalten, nach Alkoholgenuß beobachtet. Ursache ist eine vermehrte hepatische VLDL-Synthese. Bei zunehmender Leberfunktionsstörung im Gefolge eines chronischen Alkoholabusus sinken die Cholesterinester im Serum ab, während das freie Cholesterin ansteigt.

Die Entwicklung einer **Fettleber** ist eine regelmäßige Folge eines chronischen Alkoholabusus. Durch sorgfältig durchgeführte Untersuchungen am Menschen konnte gezeigt werden, daß der Alkohol selbst und nicht etwa eine bei vielen Alkoholikern anzutreffende Fehl- oder Mangelernährung ursächlich von Bedeutung ist. Bereits nach 3 Wochen findet sich bei einem täglichen Alkoholgenuß von 150 g eine Verfettung der Leber. Die alkoholische Fettleber ist nach Beendigung der Alkoholzufuhr innerhalb von 2−4 Wochen rückbildungsfähig. Bei männlichen Alkoholikern besteht häufig ein Hypogonadismus und Gynäkomastie. Die Ursachen sind komplex. Alkohol scheint einen direkten toxischen Effekt auf die Gonaden zu haben, außerdem ist der Katabolismus des Testosterons erhöht. Ebenso ist der Stoffwechsel der Östrogene bei alkoholtoxischen Leberschädigungen gestört.

Die Beschwerden sind uncharakteristisch: Völlegefühl, Druckschmerz im rechten Oberbauch, Appetitlosigkeit werden häufig angegeben. Viele Patienten sind völlig asymptomatisch. Bei der Untersuchung ist die Leber in etwa 80% der Fälle palpatorisch vergrößert.

Diagnostisches Vorgehen

Die laborchemischen Veränderungen sind diskret. Die Transaminasen und die BSG können normal oder gering verändert sein, ebenso kann die γ-GT gering bis mäßig erhöht sein. Seltene Komplikationen der Fettleber sind das Auftreten einer Cholestase oder einer portalen Hypertonie. Die Diagnose durch Leberpunktion und Histologie ist seltener notwendig geworden.

Mit einer Zuverlässigkeit von 90% kann die Diagnose einer Fettleber sonographisch gestellt werden. Man findet typischerweise eine erhöhte Echodichte der Leber.

Differentialdiagnose

Differentialdiagnostisch ist an Fettleber bei Übergewicht, Diabetes mellitus, Fehlernährung, Hyperlipidämie, Schwangerschaft und Reye-Syndrom zu denken.

Verlauf und Prognose

Die Prognose der Fettleber ist in der Regel gut. Nach Ausschalten der auslösenden Noxe ist die Fettleber vollständig reversibel.

Alkoholhepatitis (Fettleberhepatitis)

Ätiologie

Die Alkoholhepatitis tritt bei chronischen Alkoholikern in subakuter oder akuter Form auf.

Pathologie

Histologisch sind neben ausgeprägter Verfettung Leberzellnekrosen, leukozytäre Infiltrationen und alkoholisches Hyalin (Mallory-Körper) typisch.

Klinik

Die akute Verlaufsform ist gekennzeichnet durch Fieber, Appetitlosigkeit und Übelkeit, Erbrechen, Ikterus, Hepatomegalie, gelegentlich Aszites und Bewußtseinsstörungen. Die subakuten Fälle verlaufen schleichend und symptomarm.

Diagnostisches Vorgehen

Laborchemisch sind die Transaminasen häufig beträchtlich erhöht, ebenso die γ-GT. Bei cholestatischen Verläufen sind das Bilirubin und die alkalische Phosphatase mäßig bis stark erhöht. Das Gesamtalbumin ist erniedrigt, die γ-Globuline erhöht, häufig finden sich Gerinnungsstörungen.

Die Symptomtrias von alkoholtoxischer Leberschädigung, hämolytischer Anämie und Hyperlipämie wird als Zieve-Syndrom bezeichnet. Als Ursache der Anämie sind sowohl eine Schädigung der Erythropoese sowie eine verkürzte Erythrozytenüberlebenszeit zu nennen. Die Schädigung ist meist reversibel.

Die Alkoholhepatitis ist häufig das Bindeglied zwischen alkoholischer Fettleber und alkoholischer Zirrhose.

Differentialdiagnose

Differentialdiagnostisch kommen akute Virushepatitis, chronisch-persistierende oder chronisch-aktive Hepatitis in Betracht. Die Anamnese, laborchemische Befunde und schließlich die Leberbiopsie klären die Diagnose.

Therapie

Die Therapie ist unspezifisch, der Alkoholentzug ist die entscheidende Maßnahme. Bei den akuten Verlaufsformen muß häufig eine parenterale Ernährung mit ausreichender Kalorien-, Vitamin- und Aminosäurenzufuhr durchgeführt werden. Die Gabe von Steroiden ist umstritten. Die Prognose ist zweifelhaft. Bei etwa 50% entwickelt sich in einem Zeitraum von 3−10 Jahren eine Leberzirrhose. Leichtere Formen können unter dem Bild einer Leberfibrose ausheilen.

Merke: Medikamente aus nahezu sämtlichen Medikamentengruppen können in seltenen Fällen eine Leberschädigung vom hepatitischen oder cholestatischen Typ hervorrufen. Als Mechanismus ist in den meisten Fällen eine Sensibilisierungsreaktion anzusehen. Andere Medikamente, wie das Paracetamol, weisen eine dosisabhängige Schädigung auf. Einige Medikamente, wie Isoniazid, α-Methyldopa, Sulfonamide und Methotrexat, können ein Bild wie bei chronischer Hepatitis hervorrufen. Andere Substanzen, wie 17-α-alkylierte Steroide oder Chlorpromacin, weisen meist eine reine cholestatische Schädigung auf. Vom Halothan ist bekannt, daß es in sehr seltenen Fällen das Bild einer fulminant verlaufenden akuten Hepatitis auslösen kann. Das verbreitetste Lebertoxin ist der Alkohol. Die alkoholtoxische Leberschädigung kann sich als reversible Fettleber, als floride Alkoholhepatitis und deren Folgestadium, der alkoholtoxischen Zirrhose, manifestieren. Das Ausmaß der Leberschädigung durch Alkohol ist abhängig von der Dauer und der Menge des Alkoholabusus, dem Geschlecht sowie weiteren nicht bekannten Faktoren.

Tabelle 12.**58** Leberbeteiligung bei Infektionskrankheiten

Viren	Parasiten
Infektiöse Mononukleose	Amöbiasis
Herpes simplex	Malaria
Zytomegalie	Trypanosomiasis
Gelbfieber	Toxoplasmose
Röteln	u. a.
Varizellen	
Coxsackie-Vieren	**Helminthen**
Marburg-Virus	
	Echinokokkose
Bakterien	Askariden
	Fasciola hepatica
Pneumokokken	Schistosomiasis
Staphylokokken	
Streptokokken	**Pilze**
Gonokokken	
Clostridien	Aktinomykose
Escherichia coli	Histoplasmose
Salmonellosen	u. a.
Brucellosen	
Tuberkulose	
Leptospirosen	
Syphilis	

Weiterführende Literatur

Brunt, P.: The liver and alcohol. J. Hepatol. 7 (1988) 377

Carithers, R.L., H.F. Herlong et al.: Methylprednisolone therapy in patients with severe alcoholic hepatitis. Ann. int. Med. 110 (1989) 685

Ezell, J.H., R.F. Werkman, O. Dean: Treatment of alcoholic hepatitis, Amer. J. Gastroenterol. 84 (1989) 1217

French, S.W.: Biochemical basis for alcohol-induced liver injury Clon. Biochem. 22 (1989) 41

Kaplowitz, N.: Drug induced hepatotoxicity. Ann. int. Med. 104 (1986) 826

Lieber, C.S.: Biochemical and molecular basis of alcohol-induced injury to liver and other tissues. New Engl. J. Med. 319 (1988) 1639

Maddrey, W.C.: Alcoholic hepatitis: clinicopathologic features and therapy. Sem. Liver Dis. 8 (1988) 91

Neuberger, J., R. Williamjs: Halothane anaestesia and liver damage. Brit. J. Med. 289 (1984) 1136

Plaa, G.L., W.R. Hewitt: Toxicology of the liver. Raven, New York 1983

Raithel, H.J., A. Zober, H. Valentin: Berufsbedingte toxische Leberschäden. Inn. Med. 10 (1983) 16

Saunders, J.B.: Treatment of alcoholic liver disease. Bailliere's clin. Gastroenterol. 3 (1989) 39

Teschke, R., G.A. Martini, G. Strohmeyer: Was ist gesichert in der Therapie toxisch bedingter Lebererkrankungen? Internist 24 (1983) 690

Zimmermann, H.J.: Drug-induced liver disease: an overview. Sem. Liver Dis. 1 (1981) 93

Leberbeteiligung bei Infektionskrankheiten

Die Leber ist bei zahlreichen viralen, bakteriellen, parasitären und Wurmkrankheiten in unterschiedlicher Weise in den Krankheitsprozeß miteinbezogen (Tab.

12.**58**). Vielfach steht die Leberbeteiligung dabei nicht im Vordergrund und manifestiert sich lediglich durch diskrete Bilirubin- oder Transaminasenerhöhung. Nur selten ist die Leberbeteiligung entscheidend für den Verlauf der Erkrankung, wie beispielsweise bei dem durch Leptospiren hervorgerufenen Morbus Weil. Für die Leberbeteiligung kommen verschiedene Schädigungsmechanismen in Frage:

1. Schädigung der Leber durch zirkulierende Toxine (z.B. Endotoxin bei gramnegativer Sepsis),
2. hämatogene, lymphogene oder biliäre Absiedlung der Erreger im Leberparenchym mit entsprechenden lokalen Veränderungen,
3. mittelbare Leberschädigung, wie beispielsweise Lebernekrosen bei gramnegativer Sepsis oder Verbrauchskoagulopathie.

Pyogener Leberabszeß

Definition: Der pyogene Leberabszeß entsteht bei eitriger Einschmelzung des Leberparenchyms durch hämatogene oder biliäre Invasion von Bakterien. Leberabszesse können solitär oder multipel auftreten.

Ätiologie

Die häufigsten Erreger sind Escherichia coli, Klebsiellen, Salmonellen, Bacteroides. Ursachen sind Cholangitis, Sepsis, Traumata.

Klinik

Die klinische Symptomatik ist unterschiedlich. Subjektiv stehen Abgeschlagenheit, Schmerzen im rechten Oberbauch und febrile Temperaturen im Vordergrund. Die Leber kann vergrößert und druckschmerzhaft sein.

Diagnostisches Vorgehen

Die Senkung ist meist erheblich beschleunigt, Anämie und Leukozytose sind häufig. Die Transaminasen und die alkalische Phosphatase können normal oder erhöht sein.

Röntgenologisch kann ein Zwerchfellhochstand rechts, eventuell mit Pleuraerguß vorhanden sein. Diagnostisch wertvoll sind vor allem Oberbauchsonographie, Computertomographie und Angiographie, Blutkulturen sind häufig positiv.

Therapie

In der Therapie pyogener Leberabszesse hat sich in den letzten Jahren ein Wandel vollzogen. Neben der grundsätzlich durchzuführenden hochdosierten antibiotischen Therapie besitzen die perkutane Abszeßpunktion und -drainage den Vorrang vor der primär chirurgischen Therapie. Falls diese erfolglos bleibt, kommt nur noch die operative Therapie in Frage. In jedem Fall muß zusätzlich antibiotisch behandelt werden.

Prognose

Die Prognose des pyogenen Leberabszesses ist auch heute noch, mit einer Letalität von 30–50%, schlecht.

Amöbenabszeß der Leber

Definition: Der Erkrankung liegt eine Infektion mit Entamoeba histolytica zugrunde. Die Erreger können über den Darm und die Pfortader in die Leber gelangen und dort Leberabszesse hervorrufen. Die Abszesse sind steril, sie enthalten eine schokoladenbraune bis gelbgrüne Flüssigkeit.

Klinik

Beim akuten Verlauf ist die Leber vergrößert, druckschmerzhaft. Im Blutbild besteht fast immer eine Leukozytose mit Linksverschiebung und BSG-Beschleunigung. Ikterus und Transaminasenerhöhung sind meist nicht ausgeprägt.

Diagnostisches Vorgehen

Serologisch läßt sich die Infektion mit Hilfe der indirekten Hämagglutination und im Immunfluoreszenztest sichern. In der Rektumbiopsie können Amöben nachgewiesen werden. Die Diagnose wird durch Sonographie, Computertomographie, Feinnadelpunktion und Angiographie gesichert.

Differentialdiagnose

Der pyogene Leberabszeß, Leberzysten und Echinokokkosen sind differentialdiagnostisch in Erwägung zu ziehen.

Komplikationen

Komplikationen sind Ruptur, Infektion und Lungenabszeß.

Therapie

Die Behandlung ist in den meisten Fällen zunächst konservativ. Es wird Metronidazol, 750 mg dreimal täglich, über 10 Tage verabreicht. Nur in seltenen Fällen ist eine chirurgische Drainage notwendig.

Prognose

Bei rechtzeitiger Diagnosestellung und Therapie ist die Prognose gut.

Merke: Die Leber ist bei zahlreichen Infektionskrankheiten mitbeteiligt, ohne daß sie jedoch klinisch im Vordergrund oder für die Prognose entscheidend beteiligt wäre. Dabei kann die Leber sowohl durch direkte Erregerinvasion wie auch bei Lebernekrosen und Verbrauchskoagulopathien geschädigt werden. Der pyogene Leberabszeß tritt häufig als Folge abdomineller Infektionen oder einer Sepsis auf. Die Diagnose kann in der Regel aufgrund des klinischen Bildes, der Sonographie mit Feinnadelpunktion und der Computertomographie gestellt werden. Pyogene Leberabszesse werden, sofern technisch möglich, perkutan drainiert, sie bedürfen zusätzlich einer hochdosierten antibiotischen Behandlung. Der Amöbenabszeß in der Leber heilt meistens durch konservative Therapie aus.

Weiterführende Literatur

Allgeier, H., M. Härlin, M. Weinzierl: Nebendazolbehandlung der Echinokokkose. Dtsch. med. Wschr. 189 (1984) 1521

Eckhardt, R., K. H. Meyer zum Büschenfelde: Infektionskrankheiten. In Kühn, H. A., J. Schiermeister: Innere Medizin. Springer, Berlin 1988

Greenstein, A. H., D. B. Sachar: Pyogenic and amebic abscesses of the liver. Sem. liver Dis. 8 (1988) 210

Thaler, H.: Leberkrankheiten. Springer, Berlin 1987

Weinke, T., H. D. Pohle: Diagnostik und Therapie des Amöben-Leberabszesses. Dtsch. med. Wschr. 155 (1990) 422

Leberbeteiligung bei chronisch-entzündlichen Darmerkrankungen (Morbus Crohn und Colitis ulcerosa)

Definition: Eine Leberbeteiligung bei Colitis ulcerosa und Morbus Crohn ist nicht selten. In einem unausgewählten Krankengut sind bei etwa 15 bis 25% der Fälle die Transaminasen oder die alkalische Phosphatase erhöht.

Fettleber

Eine Fettleber ist häufig und wird bei bis zu 30% der Patienten gefunden. Sie ist wahrscheinlich auf den schlechten Ernährungsstatus, den verminderten Allgemeinzustand mit Hypoproteinämie dieser Patienten zurückzuführen. Die Leber kann gering vergrößert sein. Eine spezifische **Behandlung** ist nicht erforderlich, die Maßnahmen zielen vielmehr auf eine Behandlung der Grundkrankheit und eine Besserung des Allgemeinzustandes.

Primär sklerosierende Cholangitis

Hierbei handelt es sich um eine chronische fibrosierende Entzündung der intra- und extrahepatischen Gallenwege unter den klinischen Zeichen einer fortschreitenden Cholestase. Abzugrenzen von dieser primären Form sind sekundäre Formen als Folge einer Choledocholithiasis, kongenitaler Fehlbildungen und postoperativer Strikturen. Die primär sklerosierende Cholangitis wird vorwiegend bei jüngeren Patienten mit chronisch entzündlichen Darmerkrankungen beobachtet. Etwa 4% aller Patienten mit Colitis ulcerosa haben eine begleitende, primär sklerosierende Cholangitis. Umgekehrt wird bei Patienten mit primär sklerosierender Cholangitis in 50−70% eine chronisch entzündliche Darmerkrankung diagnostiziert. Dabei besteht keine Korrelation zwischen der entzündlichen Aktivität der Darmerkrankung und der Schwere der Cholangitis. Ätiologie und Pathogenese der Erkrankung sind weitgehend unklar, es wird vermutet, daß eine portale Bakteriämie pathogenetisch von Bedeutung ist. Auf die Rolle genetischer Faktoren weist die Häufung von HLA-B8 und HLA-DR3 hin.

Klinisch tritt die Erkrankung mit den Zeichen einer Cholestase mit Juckreiz, Ikterus, Oberbauchbeschwerden, Fieber und Gewichtsabnahme auf. Bei der Mehrzahl der Patienten findet sich eine chronisch entzündliche Darmerkrankung, häufiger eine Colitis ulcerosa, seltener ein Morbus Crohn. Die **Diagnose** wird mit Hilfe der endoskopischen retrograden Cholangiographie (ERC) gestellt. Die radiologischen Charakteristika bestehen in Kaliberunregelmäßigkeit der intra- und extrahepatischen Gallenwege mit multiplen Strikturen und Stenosen. Die früher als Perichol-angitis bezeichnete Erkrankung mit histologischem Nachweis von portaler Entzündung, Gallengangs-Proliferation und Cholestase ist wahrscheinlich keine eigenständige Entität, sondern eine Verlaufsvariante der primär sklerosierenden Cholangitis.

Chronisch-aktive Hepatitis

Eine chronisch-aktive Hepatitis ist bei Patienten mit Colitis ulcerosa und Morbus Crohn selten.

Granulomatöse Hepatitis

Eine granulomatöse Hepatitis wird gelegentlich beim Morbus Crohn, seltener bei Colitis ulcerosa beobachtet.

Die **Symptome** sind gewöhnlich subfebrile Temperaturen, Hepatomegalie oder unspezifische Veränderungen der Lebertests. Histologisch sind die nichtverkäsenden epitheloidzelligen Granulome innerhalb des Leberläppchens verteilt. Die Ursache dieser Veränderungen ist nicht bekannt.

Weiterführende Literatur

Altmann, H.H.: Die granulomatösen Reaktionen der Leber. Verhandl. dtsch. Ges. Pathol. 64 (1980) 152
Schrumpf, E., O. Fausa, K. Elgjo: Hepatobiliary complications of inflammatory bowel disease. Sem. Liver Dis. 8 (1988) 201
Wiesner, R.H., N.F. LaRusso: Clinicopathologic features of the syndrome of primary sclerosing cholangitis. Gastroenterol. 79 (1980) 200

Granulomatöse Hepatitis

Definition: Granulome sind definiert als fokale noduläre Ansammlungen von Makrophagen, Epitheloidzellen, Riesenzellen, Lymphozyten und Plasmazellen.

Ätiologie

Lebergranulome werden bei zahlreichen Erkrankungen unterschiedlicher Ätiologie beobachtet (Tab. 12.59). In unausgewählten Leberbiopsien werden sie in 2−7% aller Fälle beobachtet. Die häufigsten Ursachen sind Tuberkulose und Sarkoidose, in etwa 20−50% der Fälle ist die Ursache nicht zu klären.

Klinik

Die klinische Symptomatik ist unterschiedlich. Sie wird bestimmt durch die Grundkrankheit. Die Leber kann vergrößert sein, die Transaminasen und alkalische Phosphatase können normal oder erhöht sein. Verkäsende Granulome sind nahezu diagnostisch bezeichnend für Tuberkulose. Mykobakterien werden selten im Lebergewebe nachgewiesen. Ist die granulomatöse Hepatitis Folge einer Medikamentenexposi-

Tabelle 12.**59** Häufige Ursachen der granulomatösen Hepatitis

Infektionen	Verschiedene
Tuberkulose	Sarkoidose
Brucellose	Morbus Hodgkin
Histoplasmose	Morbus Crohn
Schistosomiasis	Primäre biliäre Zirrhose
	Kollagenosen
Medikamente	
Sulfonamide	
Phenylbutazon	
Chlorpropamid	

tion, sind häufig im peripheren Blut und im Lebergewebe eosinophile Zellen oder Infiltrate vorhanden. Beim zufälligen Nachweis von Lebergranulomen sind eine sorgfältige Medikamentenanamnese sowie serologische und bakteriologische Untersuchungen erforderlich.

Therapie

Die Therapie richtet sich nach der Grunderkrankung.

Merke: Die häufigsten Ursachen einer granulomatösen Lebererkrankung sind die Tuberkulose, die Sarkoidose, Brucellosen und verschiedene medikamtenöse Ursachen. In 20–50% der Fälle bleibt die Ursache der granulomatösen Hepatitis ungeklärt. Beim zufälligen Nachweis von Granulomen in der Leber sollten in jedem Fall eine Tuberkulose, eine Sarkoidose, Brucellose und ein Morbus Crohn und eine HIV-Infektion ausgeschlossen werden. Sarkoidähnliche Granulome können auch beim Morbus Hodgkin gefunden werden.

Weiterführende Literatur

Irani, S.K., W.O. Dobbins: Hepatic granulomas: a review of 73 patients from one hospital and survey of the literature. J. clin. Gastroenterol 1 (1979) 131

Leberzirrhose

Definition: Die Leberzirrhose ist morphologisch definiert als ein knotiger Umbau des Leberparenchyms, der mit Narbenbildung und Veränderungen sowie Umstrukturierung des Gefäßapparates einhergeht. Wesentliches Merkmal der Definition sind der diffuse Krankheitsprozeß, die Bindegewebsvermehrung, die Narbenbildung und die Veränderungen der Grundstruktur des Leberläppchens. Klinisch tritt die Zirrhose in Erscheinung

durch Ausfall der normalen Leberfunktion, durch Synthesestörungen, Exkretionsstörungen und Entgiftungsstörungen. Gelegentlich manifestiert sich die Leberzirrhose erst durch Komplikationen wie Ösophagusvarizenblutung, Leberkoma, Aszites und Ödeme.

Häufigkeit

Jährlich sterben etwa 20 000 Menschen in der Bundesrepublik Deutschland an den Folgen einer Leberzirrhose. Dabei hat die Sterberate in den Jahren zwischen 1950 und 1976 kontinuierlich zugenommen, seither ist sie etwa konstant. In der Mortalitätsstatistik besteht die Leberzirrhose als Einzelursache auf dem 5. Platz. Die Hälfte der Fälle mit Leberzirrhose sind auf chronischen Alkoholabusus zurückzuführen, seltenere Ursachen sind posthepatitische Leberzirrhosen und autoimmune chronische Hepatitiden.

Ätiologie

Die häufigste Ätiologie der Leberzirrhose in Deutschland ist der Alkohol. Der durchschnittliche Alkoholverbrauch pro Kopf der Bevölkerung in der Bundesrepublik Deutschland liegt bei 11–12 l pro Jahr. Alkoholbedingte Organerkrankungen sind in Kanada die fünfthäufigste Todesursache bei Männern zwischen dem 25. und 64. Lebensjahr.

Die Häufigkeit einer Leberschädigung ist abhängig von der Dauer des Alkoholgenusses und der zugeführten Menge. Unterhalb einer täglichen Alkoholaufnahme von 60 g bei Männern und 20 g bei Frauen besteht kein erhöhtes Zirrhoserisiko. Bei einem Alkoholgenuß von mehr als 180 g pro Tag über mehrere Jahre besteht ein hohes Zirrhoserisiko. Da auch bei dieser Menge nicht alle Personen eine Leberzirrhose entwickeln, ist es wahrscheinlich, daß andere Faktoren, wie Ernährungsgewohnheiten und mögliche genetische Faktoren, bei der Zirrhoseentwicklung eine Rolle spielen. Früher wurden die Leberzirrhosen in postnekrotische, portale und biliäre Zirrhosen eingeteilt. Heute hat sich überwiegend eine Einteilung nach ätiologischen (Tab. 12.**60**) oder nach morphologischen Kriterien (Tab. 12.**61**) durchgesetzt. Durch klinische, laparoskopische und histologische Diagnostik ist es in den meisten Fällen möglich, die Zirrhosen ätiologisch einzuteilen. Die Leber wird nach der Größe in hypertrophische, normotrophische und atrophische Formen unterteilt. Besonders die alkoholtoxische Zirrhose (in den frühen Stadien) und die Leberzirrhose auf dem Boden einer chronisch-aktiven Hepatitis sind in den frühen Stadien hypertrophisch, die meisten Zirrhosen sind in den Spätstadien atrophisch (Laennecsche Zirrhose).

Pathologie

Nach der Knotengröße können grobknollige (Kartoffelleber), grobknotige, feinknotige und gemischtknotige Formen unterschieden werden. Die grobknollige Leber findet sich bei Patienten mit ausgedehnten Parenchymnekrosen, beispielsweise nach fulminanter Hepatitis. Bei der makronodulären Zirrhose haben die Regenerationsknoten eine Größe von mehr als 3 mm. Ätiologisch sind diese Zirrhosen unterschiedlich, sie können als Endstadium einer virusinduzierten chronisch-aktiven Hepatitis, als kryptogene Zirrhose und als Endstadium einer Zirrhose jeglicher Ätiologie beobachtet werden. Mikroskopisch ist die Umbauform multilobulär oder pseudolobulär.

Bei der feinknotigen Zirrhose sind die Regenerationsknoten kleiner als 3 mm. Diese Form findet sich häufig als Folge einer Alkoholschädigung der Leber, bei Hämochromatose, Morbus Wilson, primären und sekundären biliären Zirrhosen und selten bei der Leberzirrhose nach chronisch-aktiver Hepatitis. Histologisch kann der Leberumbau monolobulär und pseudolobulär sein.

Pathophysiologie und Klinik

Die wichtigsten pathogenetischen Elemente des zirrhotischen Leberumbaus sind Entzündung, Nekrose und eine abnorme noduläre Regeneration des Leberparenchyms. Diese unterschiedlichen Grundmechanismen laufen bei der Entwicklung der Leberzirrhose parallel ab. Konfluierende Nekrosen führen zur Ausbildung von Kollapsstraßen und Umwandlung zu bindegewebigen Septen. Sie werden als passive Septen bezeichnet. Sie können zu portokavalen vaskulären Anastomosen führen. Von den passiven Septen zu unterscheiden sind aktive Septen als Folge eines Entzündungsprozesses mit entzündlicher Infiltration, Bindegewebsbildung und Ausbildung eines Granulationsgewebes. Besonders charakteristisch für die chronisch-aktive Hepatitis sind die Piece-meal-Nekrosen, die an der Grenze des Periportalfeldes und des Leberparenchyms anzutreffen sind. Die Folge der Septenbildung ist die Ausbildung von fibrotischen Strängen, in denen sich portokavale Shunt-Gefäße ausbilden können. Dies wiederum hat zur Folge, daß die Regeneratknoten schlechter durchblutet werden und die Entgiftungsfunktion der Leber beeinträchtigt wird. Darüber hinaus sind die Bindegewebssepten bei der Pathogenese der portalen Hypertonie beteiligt. Sie beeinflussen den sinusoidalen Durchfluß und tragen zur postsinusoidalen portalen Hypertonie bei. Diese pathogenetischen Zusammenhänge sind in der Abb. 12.**61** zusammengefaßt.

Als unmittelbare Folgen des zirrhotischen Umbaus der Leber kommen klinisch Zirkulationsstörungen mit Entwicklung einer portalen Hypertonie, Auftreten von Aszites und Störungen der Inaktivierung von biologisch wirksamen Steroidhormonen zum Tragen.

Anamnese

Die klinische Manifestation der Leberzirrhose ist unterschiedlich. Der Krankheitsprozeß, der zur Zirrhose führt, dauert meistens viele Jahre, als Folge beispielsweise eines chronischen Alkoholabusus oder einer chronisch-aktiven Hepatitis. Die Zirrhose kann dabei als Zufallsbefund entdeckt werden oder sich erst durch eine Komplikation, wie eine Ösophagusvari-

Tabelle 12.60   Ätiologische Einteilung der Zirrhosen

Toxisch-allergisch
Alkohol, Methyldopa, Isoniazid, Methotrexat
Infektiös
Hepatitis B, Hepatitis C, Hepatitis D
Autoimmun
Autoimmune chronisch-aktive Hepatitis, primäre biliäre Zirrhose, primär sklerosierende Cholangitis
Biliär
Sekundäre biliäre Zirrhose, Mukoviszidose, Gallengangsatresie, Striktur
Metabolisch
Morbus Wilson, Hämochromatose, α_1-Antitrypsinmangel, Galaktosämie, Glykogenose Typ IV
Vaskulär
Kardiale Zirrhose, Budd-Chiari-Syndrom
Kryptogen
Verschiedene

Tabelle 12.61   Morphologische Einteilung der Zirrhose

Größe:	hypertroph, normotroph, atroph
Knotenform:	grobknollig, grobknotig, feinknotig, gemischt
Histologisch:	multilobulär, monolobulär, pseudolobulär, gemischt

zenblutung, manifestieren. Die ersten Symptome sind uncharakteristisch. Rückblickend geben die meisten Patienten körperliche, dyspeptische oder Oberbauchbeschwerden an. Bei etwa einem Drittel der Patienten wiesen Hautzeichen, Ikterus, Aszites und Ödeme, intestinale Blutungen und Enzephalopathie auf eine Leberzirrhose hin. Libido- und Potenzverlust kommen bei Alkoholikern vor.

Befund

Bei der Untersuchung des Zirrhotikers fallen Merkmale auf, die häufig schon die Verdachtsdiagnose gestatten. Die Patienten haben eine reduzierte Muskelmasse, eine Muskelatrophie und Untergewichtigkeit. Unter den Hautveränderungen ist das Palmarerythem typisch, jedoch nicht spezifisch. Bei Männern findet sich in etwa 10% der Fälle eine Gynäkomastie, in einem Drittel der Fälle eine Hodenatrophie (Abb. 12.**62**). Häufig fällt eine spärliche Körperbehaarung, mit Ausfall der Axillarbehaarung und einer Bauchglatze, auf. Die Haut ist nicht selten atrophisch (Geldscheinhaut). Vor allem im Bereich der oberen Thoraxapertur und der lichtexponierten Haut lassen sich Teleangiektasien und Spider naevi nachweisen. Mit einem durchsichtigen Spatel läßt sich zeigen, daß die Spider naevi sich von zentral nach peripher füllen. Ein weiteres Symptom sind Lippen, die wie lackiert aussehen (Lacklippen). Ikterus wird bei entzündlichen Schüben der Zirrhose und im Spätstadium ge-

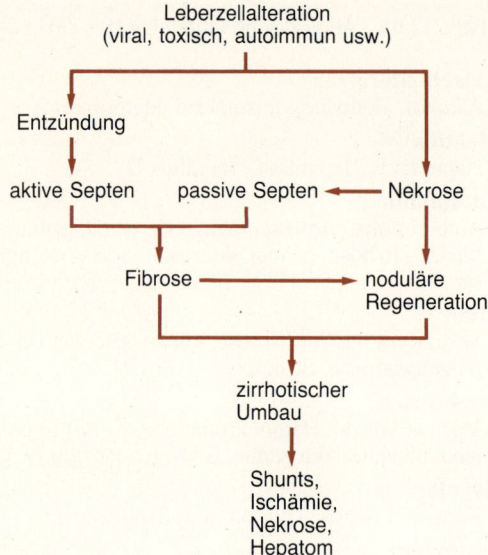

Leberzellalteration
(viral, toxisch, autoimmun usw.)

Entzündung

aktive Septen   passive Septen ← Nekrose

Fibrose → noduläre Regeneration

zirrhotischer Umbau

Shunts,
Ischämie,
Nekrose,
Hepatom

Abb. 12.**61** Pathogenese der Leberzirrhose

funden. Er gehört grundsätzlich zum Spätstadium der primären biliären Zirrhose. Bei den übrigen Zirrhoseformen ist er selten. Patienten mit Leberzirrhose weisen häufig eine vermehrte Hautpigmentation auf, besonders bei primärer biliärer Zirrhose und Hämochromatose sowie bei Patienten mit alkoholtoxischer Zirrhose. Dupuytrensche Kontrakturen werden, besonders bei Patienten mit alkoholischer Zirrhose, gesehen. Die zirrhotische Leber kann sowohl vergrößert wie verkleinert sein. Bei grobknotigem Umbau der Leber sind häufig Regeneratknoten palpabel. Bei der Hämochromatose und der alkoholischen Zirrhose ist eine vergrößerte Leber typisch. Ein weiteres Zeichen aller Leberzirrhosen ist eine deutliche Konsistenzvermehrung. Eine Milzvergrößerung ist klinisch in etwa 10−30% vorhanden. Als Ausdruck einer gestörten Blutgerinnung finden sich gelegentlich Petechien und Ekchymosen. Der Kayser-Fleischer-Kornealring ist nahezu beweisend für Morbus Wilson.

Diagnostisches Vorgehen

Es gibt keine **Laborbefunde,** die eine Leberzirrhose beweisen. Trotzdem finden sich einige typische Veränderungen. So ist das Bilirubin in Abhängigkeit von der Leberfunktion leicht bis deutlich (klinisch sichtbar) erhöht, und zwar sowohl das konjugierte wie das nichtkonjugierte Bilirubin. Zeichen der intrahepatischen Cholestase sind bei der alkoholischen, viralen und kryptogenen Zirrhose eher selten, bei den biliären Zirrhosen jedoch immer vorhanden. Das Blutbild ist häufig durch eine makrozytäre Anämie gekennzeichnet, wobei ein Vitamin-B$_{12}$- und Folsäuremangel als Ursache angenommen werden. Bei der alkoholischen Zirrhose wird daneben auch ein direkter toxischer Effekt auf das Knochenmark diskutiert. Als Ausdruck einer vermehrten Sequestration von Leukozyten und Thrombozyten in der vergrößerten Milz wird bei der fortgeschrittenen Leberzirrhose häufig

eine Leukopenie und Thrombopenie beobachtet. Die Transaminasen GOT und GPT können normal oder erhöht sein. Da bei der Leberzirrhose die Leberparenchymmasse vermindert ist, sind die Transaminasen in den späten Stadien nicht mehr als Maß für die entzündliche Aktivität verwertbar. Demgegenüber ist die verminderte Pseudocholinesterase-Aktivität Ausdruck einer schweren Synthesestörung und als prognostisch ungünstig zu werten. Häufiger als bei akuten und chronischen Leberentzündungen ist bei Leberzirrhose die GOT stärker erhöht als die GPT. Der Quotient GOT/GPT, der auch als De-Ritis-Quotient bezeichnet wird, ist größer als 1. Bei der alkoholtoxischen Leberzirrhose sind die γ-GT häufig stark, GOT und GPT nur mäßig erhöht. Die Serumelektrophorese zeigt in der Regel eine Verminderung der Albuminfraktion und eine breitbasige polyklonale Vermehrung der γ-Globuline. In erster Linie ist das IgG vermehrt. Das Serum-IgA ist bei allen fortgeschrittenen Zirrhosen, besonders aber bei der alkoholischen Zirrhose erhöht. Für die primär biliäre Zirrhose ist ein relativ hoher Anteil von IgM charakteristisch.

Die Blutgerinnung ist beeinträchtigt. Besonders die Vitamin-K-abhängigen Faktoren sind vermindert, diese Störung kann mit der Prothrombinzeit (Quick-Wert) erfaßt werden. Der Abfall einzelner Faktoren wird hier in der Reihenfolge VII, II, X, V und I beobachtet und kann als prognostischer Marker herangezogen werden. Die biliären Zirrhosen gehen in der Regel mit einer Störung der Resorption der fettlöslichen Vitamine A, D, E, K einher. Die Vitamin-K-abhängigen Gerinnungsstörungen sind durch parenterale Vitamin-K-Gabe ausgleichbar. Bei den übrigen Zirrhoseformen spielt ein Vitamin-K-Mangel als Ursache der Gerinnungsstörungen keine Rolle. Infolgedessen steigt der Quick-Wert bei diesen Formen auch nach Gabe von Vitamin K nicht an. Das Serumeisen, wenngleich häufig erhöht, ist ein schwer zu bewertender Parameter, da intestinale Blutungen erhebliche Schwankungen im Verlauf bedingen. Eine Erniedrigung des Serumkupfers legt den Verdacht auf einen Morbus Wilson nahe. Das Ammoniak ist in den terminalen Stadien der Leberzirrhose erhöht und korreliert in den meisten Fällen mit dem Ausmaß der Enzephalopathie.

Als empfindliches Maß für die Leberparenchymfunktion stehen verschiedene sog. Leberfunktionstests zur Verfügung, von denen am bekanntesten der Indocyaningrüntest, der Galaktoseeliminationstest, der Aminopyrinatemtest und der Coffeintest zu erwähnen sind. Für die klinische Routinediagnostik spielen sie nur eine untergeordnete Rolle.

Zur Charakterisierung der Leberzirrhose sind die serologischen Verfahren von großer Bedeutung. Heute können virale Hepatitiden A, B, C, D und E eindeutig identifiziert werden. Der Nachweis von antinukleären Faktoren, Rheumafaktoren mit Hypergammaglobulinämie und HLA-B8 wird charakteristischerweise bei der Leberzirrhose auf dem Boden einer autoimmunen chronischen Hepatitis gefunden. Antimitochondriale Antikörper in hohen Titern sprechen für eine primäre biliäre Zirrhose.

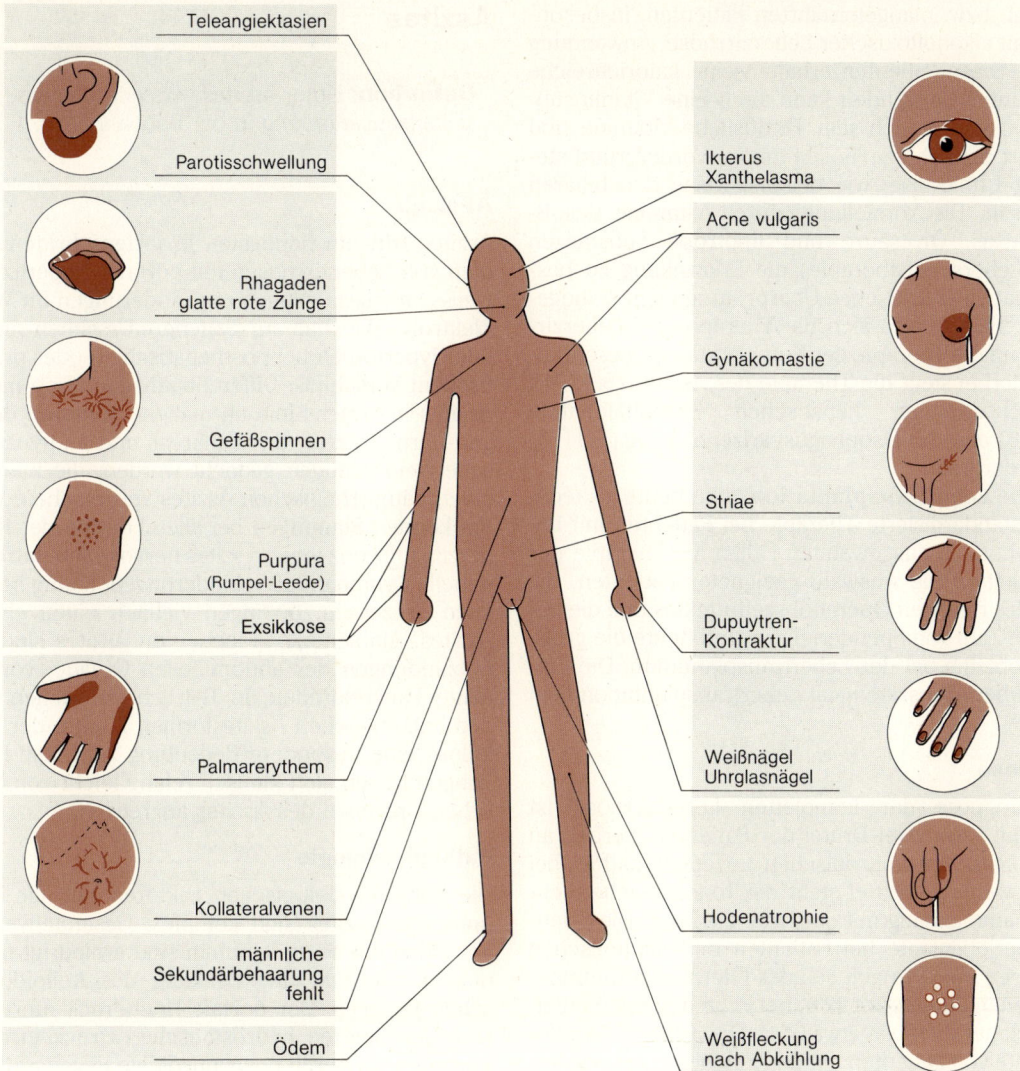

Teleangiektasien

Parotisschwellung

Rhagaden
glatte rote Zunge

Gefäßspinnen

Purpura
(Rumpel-Leede)

Exsikkose

Palmarerythem

Kollateralvenen

männliche
Sekundärbehaarung
fehlt

Ödem

Ikterus
Xanthelasma

Acne vulgaris

Gynäkomastie

Striae

Dupuytren-
Kontraktur

Weißnägel
Uhrglasnägel

Hodenatrophie

Weißfleckung
nach Abkühlung

Abb. 12.62 Hautveränderungen bei chronischen Lebererkrankungen (nach Martini, aus Siegenthaler, W.: Differentialdiagnose innerer Krankheiten. Thieme, Stuttgart 1984)

Die klinische Verdachtsdiagnose Leberzirrhose wird durch die **morphologische Diagnostik** gesichert. Hierbei ist der Laparoskopie in der Regel der Vorzug vor der Leberblindpunktion zu geben. Die Laparoskopie hat gegenüber der Leberblindpunktion mehrere Vorteile: Es sind Aussagen über die Größe der Regeneratknoten möglich. Aus der Farbe der Leberoberfläche können Rückschlüsse auf die entzündliche Aktivität, Pigmenteinlagerungen und Fettgehalt der Leber gezogen werden. Die portale Hypertonie wird durch Lymphzystchen auf der Leberoberfläche, gestaute Venen im Bereich des Lig. teres hepatis und der Bauchwand erkennbar. Schließlich ist das Risiko der Elektrokoagulation der Biopsiestelle geringer als bei der Leberblindpunktion. Ergänzt wird die makroskopische Diagnostik durch die histologische und unter Umständen immunhistologische Untersuchung des Leberpunktates. Die **Sonographie** hat einen hohen Stellenwert als nichtinvasive Diagnostik.

Komplikationen

Die Komplikationen der Leberzirrhose sind Aszites, Ösophagusvarizenblutungen, hepatische Enzephalopathie und funktionelles Nierenversagen in der terminalen Phase der Leberinsuffizienz.

Therapie

Die Therapie ist in den meisten Fällen symptomatisch. Nur bei wenigen Erkrankungen ist eine kausale Therapie möglich, wie bei der Hämochromatose durch Aderlaßbehandlung oder beim Morbus Wilson durch D-Penicillamin. Für Patienten mit alkoholtoxischer Leberzirrhose ist Alkoholabstinenz von größter Bedeutung. Die Überlebensrate nach Diagnosestellung ist eindeutig korreliert mit Alkoholabstinenz. Bettruhe und stationäre Behandlung sind nur im akuten Schub oder bei Zeichen der hepatischen Dekompensation angezeigt. Diätetische Maßnahmen sollten bei fehl- bzw. mangelernährten Patienten, insbesondere mit alkoholtoxischer Leberzirrhose, Anwendung finden. Diese Patienten erhalten eine kalorienreiche Kost, unter Umständen kann auch eine Vitaminsubstitution erforderlich sein. Fettlösliche Vitamine sind indiziert bei Leberzirrhosen mit im Vordergrund stehender Cholestase, wie beispielsweise den biliären Zirrhosen. Die Vorstellung, durch Vitamine des B-Komplexes, Orotsäure und lipotrope Substanzen (sog. Leberschutztherapie) die Erkrankung zu bessern, hat einer kritischen Überprüfung nicht standgehalten. Häufig muß sich die Therapie der Leberzirrhose auf die Therapie der Komplikationen beschränken. Hierbei steht die Therapie des Aszites (S. 1174), der chronischen hepatischen Enzephalopathie (S. 1146) und der Ösophagusvarizenblutung (S. 1176) im Vordergrund.

Die **Lebertransplantation** kann heute als technisch standardisierte Therapie bei Patienten mit Leberzirrhose in ausgewählten Fällen als Therapie der Wahl gelten. Die Auswahl geeigneter Patienten, die Wahl des richtigen Operationszeitpunktes und die begrenzte Zahl von Spenderlebern sind heute die größten Probleme bei der Lebertransplantation. Die Einjahresüberlebensrate nach Lebertransplantation liegt bei 80%.

Prognose

Die Prognose der kompletten Leberzirrhose ist schlecht. Etwa zwei Drittel der Patienten sterben an den Folgen einer chronischen Enzephalopathie, bei einem weiteren Drittel steht die Todesursache nicht im Zusammenhang mit der Leberzirrhose. Die 3-Jahres-Überlebensrate bei Patienten mit alkoholischen Zirrhosen beträgt nach aus der Literatur zusammengezogenen Daten etwa 42%, bei Patienten mit nichtalkoholischer Zirrhose etwa 34%. Die 3-Jahres-Überlebensrate von Patienten mit den Zeichen einer dekompensierten Zirrhose beträgt nur 24%.

Weiterführende Literatur

Anthony, P.P., K.G. Ishak, N.N. Nayak, H.E. Poulsen, P.J. Scheuer, L.H. Sobin: The morphology of cirrhosis, definition, nomenclature, and classification. Bull. WHO 55 (1977) 521
Bircher, J.: Quantitative assessment of deranged hepatic function: a missed opportunity. Semin. Liver Dis. (1983) 275
Gerok, W.: Neuere Aspekte aus der klinisch experimentellen Zirrhoseforschung. Z. Gastroenterol., Verh.-Bd. 18 (1983) 51
Hüppe, D., B. May: Zur Epidemiologie, Ätiologie und Prognose der Leberzirrhose Lebensversicher.-Med. 11 (1987) 11
Martini, G.A.: Leberzirrhose. Therapiewoche 36 (1986) 811
Paumgartner, G.: Therapie der Leberzirrhose. Z. Gastroenterol., Verh.-Bd. 18 (1983) 63
Schomerus, G., R. Heinrich: Systematische Manifestationen der Leberzirrhose: Herz, Kreislauf, Lunge. Z. Gastroenterol. 21 (1986), 51
Starzl, T.E., A.J. Demetris, D. van Thiel: Liver transplantation. New Engl. J. Med. 321 (1989) 1014

Aszites

> **Definition:** Unter Aszites versteht man eine Flüssigkeitsansammlung in der Bauchhöhle.

Ätiologie

Aszites tritt am häufigsten in fortgeschrittenen Stadien von Leberzirrhosen mit portaler Hypertonie, Eiweißsynthesestörungen und Änderungen im Wasser-Elektrolyt-Haushalt auf. Seltenere Ursachen sind portale Hypertonien bei posthepatischem oder prähepatischem Verschluß. Differentialdiagnostisch muß bei Aszites in erster Linie an maligne Tumoren des Magen-Darm-Traktes, des Pankreas und an gynäkologische Neubildungen gedacht werden, die manchmal einen hämorrhagischen Aszites verursachen. Weiterhin können Stauungen bei allen Formen der Rechtsherzinsuffizienz einen Aszites hervorrufen. Intraabdominelle Lymphabflußbehinderungen, häufig bei malignen Prozessen, bedingen vielfach einen chylösen Aszites. Als seltene Ursache von Aszites sind akute Entzündungen der abdominellen Organe, vor allem akute Pankreatitiden, in Betracht zu ziehen. Unter den entzündlichen Aszitesformen kommt der Tuberkulose eine besondere Bedeutung zu. Diese Erkrankungen lassen sich klinisch relativ leicht von hepatischen Ursachen des Aszites abgrenzen.

Pathophysiologie

Die pathophysiologischen Faktoren bei der Entstehung des Aszites sind komplex. Gesamteiweiß und vor allem das Serumalbumin sind erniedrigt und bedingen dadurch eine Senkung des kolloidosmotischen Druckes. Der portale Hochdruck führt zu einem gesteigerten hydrostatischen Druck in den Sinusoiden, da durch postsinusoidale Regeneratknoten die Lebervenen komprimiert werden. Hierdurch ist die Lymphbildung erheblich gesteigert und kann die Transportkapazität des Ductus thoracicus übersteigen, so daß Flüssigkeit in die freie Bauchhöhle abgesondert wird. Neben diesen genannten mechanischen Faktoren ist als ein zentraler Mechanismus in der Entstehung des Aszites die Retention von Natrium der wohl entscheidende Faktor. Die Natriumausscheidung im Urin beträgt weniger als 10 mval pro Tag. Nach der „Volumenmangel"-Hypothese soll durch die Sequestration von Flüssigkeit in die Bauchhöhle eine Verminderung des effektiven Plasmavolumens auftreten, die sekundär endokrine Mechanismen (Aktivierung des Renin-Angiotensin-Aldosteronsystems, Stimulierung des antidiuretischen Hormons) in Gang setzt und als Versuch der Kompensation gelten kann. Nach einer anderen Hypothese, der Überlaufhypothese, wird angenommen, daß primär auf dem Boden der Lebererkrankung eine gesteigerte Natrium-Rückresorption besteht, die zum Austritt von Flüssigkeit in die Bauchhöhle führt. Möglicherweise sind im Verlauf der Entstehung des Aszites beide Mechanismen in unterschiedlichen Stadien von Bedeutung. Es ist denkbar, daß die Überlaufhypothese in der Frühphase der Aszitesentwicklung, die Volumenmangelhypothese dagegen in den fortgeschrittenen Stadien eine Rolle spielt.

Differentialdiagnose

Beim klinischen oder sonographischen Nachweis von Aszites sollte aus diagnostischen Gründen eine Probepunktion vorgenommen werden, sofern keine Kontraindikation vorliegt. Die wesentlichen differentialdiagnostischen Überlegungen betreffen die Abgrenzung des portalen vom malignen und infektionsbedingten Aszites. Bei einem Eiweißgehalt von weniger als 3 g pro dl spricht man von einem Transsudat, bei einem Eiweißgehalt von mehr als 3 g pro dl von einem Exsudat. Ein Transsudat ist charakteristisch für die Leberzirrhose, diffuse Lebermetastasierung, Budd-Chiari-Syndrom, Herzinsuffizienz u. a., ein Exsudat für Peritonealkarzinose, Pankreatitis, Peritonitis und chylösen Aszites. In jedem Fall sollte die Aszitesprobe bakteriologisch und zytologisch untersucht werden. Zur Abgrenzung zwischen malignem und portalem Aszites hat sich die Bestimmung von Fibronektin, Cholestrin, α_1-Antitrypsin, Albumin, pH und LDH bewährt.

Therapie

Bettruhe und Diät sind die wichtigsten **Basismaßnahmen** bei der Behandlung des Aszites (Tab. 12.**62**). Die Natriumzufuhr sollte auf maximal 3 g Kochsalz pro Tag beschränkt werden, da durch jedes Gramm Natrium eine Wasserretention von 200 bis 300 ml erfolgt. Hinzuweisen ist besonders darauf, daß zahlreiche Mineralwässer, Wurstwaren und Konserven einen hohen Kochsalzgehalt haben. Durch Bettruhe nimmt die renale Durchblutung zu, die glomeruläre Filtrationsrate wird gesteigert. Bei einem Absinken der Natriumkonzentration auf weniger als 130 mval/l sollte zusätzlich eine Flüssigkeitsrestriktion auf 600 bis 1000 ml pro Tag empfohlen werden. Bei etwa 10 bis 20% der Patienten mit Aszites reichen alleine diese einfachen Maßnahmen zur Ausschwemmung des Aszites aus. Da die Therapie des Aszites auf dem Boden einer Leberzirrhose kaum jemals unter Zeitnot erfolgen muß, sollten in jedem Fall zunächst diese einfachen Basismaßnahmen ergriffen werden.

Bei mangelhaftem Ansprechen auf die Basistherapie sind die **Diuretika** indiziert. Hier sollte als Therapie der ersten Wahl dem Aldosteronantagonisten Spironolacton in einer Dosis von 100 bis 400 mg pro Tag der Vorzug gegeben werden. Langsamer Wirkungseintritt und lange Wirkungsdauer sind hierbei von Vorteil. Weiterhin kommen Schleifendiuretika vom Typ des Furosemids oder Xipamid in Kombination mit Aldosteronantagonisten in Betracht. Patienten mit Aszites, aber ohne Ödeme, sollten nicht mehr als 500 g Gewicht pro Tag abnehmen, da sich sonst eine Hypovolämie entwickelt. Bei Patienten mit Aszites und Ödemen kann ein Gewichtsverlust von 1 kg pro Tag durchaus toleriert werden. Eine aggressive Diuretikatherapie sollte vermieden werden. Hierunter können Hyponatriämie, Hypokaliämie, metabolische Alkalose, Nierenversagen und hepatische Enzephalopathie auftreten.

Tabelle 12.**62**   Therapie des Aszites
Bettruhe und Diät
Aszitespunktion (therapeutisch nur bei prall gespanntem Abdomen und Dyspnoe [1−3 l])
Flüssigkeitsrestriktion auf 1000−1500 ml/Tag, NaCl-Restriktion auf 3−5 g/Tag
Diuretische Therapie (100−400 mg Spironolactone, 20−100 mg Furosemid pro Tag oder Thiazid-Diuretikum). Angestrebter täglicher Gewichtsverlust 500−1000 g
Nur selten erforderlich: Le-Veen-Shunt

Bei etwa 10% der Patienten mit Aszites reichen die genannten therapeutischen Maßnahmen nicht aus, um den Aszites zu mobilisieren, man spricht von einem sog. therapierefraktären Aszites. Für diese Patienten kommen weitere therapeutische Maßnahmen in Betracht. Während man früher glaubte, daß durch die **Punktion** größerer Mengen von Aszites (ca. 5 l) eine Nierenfunktionsverschlechterung und Enzephalopathie ausgelöst wird, konnte nun gezeigt werden, daß bei gleichzeitiger Volumenexpansion durch Albuminsubstitution oder Infusion mit kolloiden Volumenexpandern diese Komplikation vermieden werden kann. Möglicherweise wird dieses therapeutische Verfahren eine größere Bedeutung erlangen. Bei ausgewählten Patienten mit therapiefraktärem Aszites kann versucht werden, diesen über einen peritonealvenösen Shunt intravenös abzuleiten. Für dieses Verfahren sind verschiedene Ventile entwickelt worden (Le-Veen und Denver-Shunt). Diese Shunt-Verfahren sind aber nur bei sorgfältiger Patientenauswahl und optimaler perioperativer Überwachung vertretbar. Die wichtigsten Komplikationen des Verfahrens sind Gerinnungsstörungen, Verbrauchskoagulopathie, Infektionen und Ösophagusvarizenblutung.

Hepatorenales Syndrom

Unter dem Begriff des hepatorenalen Syndroms wird eine funktionelle Niereninsuffizienz bei schwerer Leberfunktionseinschränkung, meistens im Rahmen einer Leberzirrhose, verstanden, wenn keine anderen Ursachen für eine Niereninsuffizienz vorliegen. Das hepato-renale Syndrom ist im Prinzip reversibel und funktioneller Natur, histologisch sind keine Veränderungen an der Niere nachweisbar. Hiermit unterscheidet es sich vom akuten Nierenversagen. Charakteristisch sind eine erniedrigte Natriumausscheidung im Urin (weniger als 10 mmol/24 h), eine höhere Harn- als Plasmaosmolalität, ein normales Harnsediment und das Fehlen einer Proteinurie. Das Creatinin ist in der Regel auf mehr als 200 µmol/l erhöht, regelmäßig liegt eine Hyponatriämie vor. Auslösende Faktoren des hepatorenalen Syndroms sind gastrointestinale Blutungen, zunehmende Leberfunktionsein-

Tabelle 12.**63** Maßnahmen bei Ösophagusvarizenblutungen

Sofortmaßnahmen

Zentral-venöser und peripherer Zugang
Labor:
Blutgruppe, Kreuzblut, Blutbild, Quick, Elektrolyte
Schockbekämpfung, Erythrozytenkonzentrat
  Frischplasma
Ösophago-Gastro-Duodeno-Skopie

Blutstillung

Ballontamponade (Senkstaken-Sonde,
  Linton-Nachlaß-Sonde)
Medikamentöse Maßnahmen:
  Glycylpressin zusammen mit Nitroglycerin
  Somatostatin
  Varizensklerosierung
Operative Verfahren:
  Ösophagussperroperationen
  Notfall-Shunt

Weitere Maßnahmen

Darmsterilisation
Neomycin oder Paromomycin, Lactulose

schränkung, aggressive Diuretikatherapie oder Aszi-
tespunktionen ohne Volumensubstitution. Angiographisch kann bei diesen Patienten eine hochgradige
Vasokonstriktion und Einschränkung der Nierendurchblutung nachgewiesen werden.

Die Therapie des hepato-renalen Syndroms ist
unbefriedigend, solange die zugrundeliegende Leberinsuffizienz nicht gebessert werden kann. Daher bedeutet das Auftreten dieses Syndroms auch eine in
der Regel schlechte Prognose, die Letalität beträgt
etwa 90%.

Spontane bakterielle Peritonitis

Die bakterielle Infektion der Aszitesflüssigkeit ist eine
häufig tödliche Komplikation der Leberzirrhose.
Nach amerikanischen Untersuchungen liegt die Häufigkeit bis 8 bis 25%, sie scheint in Westeuropa aber
wesentlich niedriger zu liegen. Erreger sind Escherichia coli, Pneumokokken, Streptokokken und selten
Anaerobier. Der Infektionsweg ist in den meisten Fällen unklar, wahrscheinlich handelt es sich um Infektionen aus dem Magen-Darm-Trakt. Die Diagnose
wird häufig zu spät gestellt, da die Erkrankung in 50%
der Fälle oligo- oder asymptomatisch erfolgt. Fieber,
abdominelle Schmerzen und Druckschmerz sind charakteristische Symptome. Indirekte Hinweise können
Verschlechterung der Leberfunktion, Verschlechterung der Nierenfunktion oder das Auftreten einer hepatischen Enzephalopathie sein. Diagnostisch entscheidend ist die Aszitespunktion mit mikrobiologi-

scher Untersuchung, einer Granulozytenkonzentra-
tion von mehr als 250 pro µl, Erniedrigung des pH auf
unter 7,31 und des Lactats auf mehr als 4,5 mmol/l.

Weiterführende Literatur

*Arroyo, V., P. Gines, J. Rodes: Treatment of ascites in patients
  with cirrhosis of the liver. J. Hepatol. 2 (1986) 504*
*Arroyo, V., M. Bernardi et al.: Pathophysiology of ascites and
  functional renal failure in cirrhosis. J. Hepatol. 6 (1988) 239*
*Runyon, B.A., H.N. Canatawi et al.: Optimization of ascitic fluid
  culture technique. Gastroenterology 95 (1988) 1351*
*Schölmerich, J.: Diagnostik und Therapie des Aszites. Internist
  28 (1987) 448*
*Stassen, W.N., A.J. McCullough: Management of ascites. Sem.
  Liver Dis. 5 (1985) 291*
*Wilcox, C.M., W.E. Dismukes: Spontaneous bacterial peritonitis:
  a review of pathogenesis, diagnosis and management. Medicine 66 (1987) 447*

Ösophagusvarizenblutung

Etwa ein Drittel der Patienten mit Leberzirrhose verstirbt an den Folgen einer Ösophagusvarizenblutung.
Die Varizenblutung kann konservativ oder operativ
behandelt werden. Die wesentlichen konservativen
Behandlungsmaßnahmen sind Schocktherapie, Volumenersatz, Bilanzierung des Wasser- und Elektrolyt-
haushalts, Koma-Prophylaxe, medikamentöse oder
endoskopische Blutstillung.

Sobald eine Stabilisierung des Patienten hinsichtlich der Kreislaufverhältnisse gelungen ist, sollte
eine endoskopische Lokalisierung der Blutungsquelle
erfolgen. Bei Patienten mit oberer intestinaler Blutung und Leberzirrhose sind Blutungen aus erosiven
Magenwandveränderungen und peptischen Ulzera
häufig und haben andere therapeutische Konsequenzen als die Ösophagusvarizenblutung.

Für die passagere Blutstillung stehen mechanische (Ballontamponade) und medikamentöse Verfahren zur Verfügung (Tab. 12.**63**).

Die Kompression von blutenden Ösophagusvarizen ist durch eine **Ballontamponade** möglich, mit
der bei 70 bis 90% der Patienten eine passagere Blutstillung erreicht werden kann. Hierfür stehen die
Senkstaken-Blakemore-Sonde und die Linton-Nachlaß-Sonde zur Verfügung, wobei die Senkstaken-
Sonde in erster Linie für Ösophagusvarizenblutungen
und die Linton-Nachlaß-Sonde für Fundusvarizenblu-
tungen angewandt wird. Diese Sonden dürfen nur unter engmaschiger Überwachung auf einer Intensivstation benutzt werden, da Komplikationen durch
Druckläsionen und Dislokation in den Pharynx unmittelbar bedrohliche Situationen darstellen. Zur **medikamentösen** Drucksenkung stehen Glycylpressin
und Somatostatin zur Verfügung, die beide den Druck
im Splanchnikusgebiet senken. Beim Glycylpressin ist
besonders auf die Kontraindikationen (arterielle Hypotonie, koronare Herzkrankheit) zu achten. Mit beiden Verfahren kann meist zumindest kurzfristig eine
Blutstillung erreicht werden, die Rezidivblutungsrate
ist hoch.

Die **endoskopische** Blutstillung (Ösophagusvarizensklerosierung) stellt sowohl eine Maßnahme zur akuten Blutstillung als auch zur Verminderung der Rezidivblutungsrate dar. Als Sklerosierungsmittel wird in der Regel 10–20 ml 1%iges Polydocanol verwandt, das entweder intravariös oder paravariös injiziert wird. Durch die lokale Entzündung und Thrombose kommt es zur lokalen Fibrosierung der Ösophaguswand und damit zur Minderung des Blutungsrisikos. Mit der Akutsklerosierung kann etwa in 80% der Fälle eine Blutstillung erreicht werden. Zur definitiven Blutstillung sind allerdings in der Regel 4 bis 6 Sitzungen innerhalb eines Zeitraumes von 6 bis 8 Wochen nach Ösophagusvarizenblutung erforderlich, um eine vollständige Obliteration der Ösophagusvarizen und Fibrosierung der Ösophaguswand zu erreichen. Diese Patienten müssen regelmäßig nachkontrolliert werden. Bei Patienten mit guter Leberfunktion kann durch die Sklerosierungstherapie die Überlebensrate deutlich verbessert werden, bei Patienten mit schlechter Leberfunktion ist der Nutzen der Sklerosierungstherapie fraglich. Die Ösophagusvarizensklerosierung sollte heute nur als therapeutische Maßnahme, aber nicht als prophylaktische Maßnahme bei Patienten mit Varizen ohne Blutung angewandt werden.

Der Nutzen von β-Blockern zur Prophylaxe von Rezidivblutungen ist weiterhin umstritten.

Operative Verfahren zur Behandlung der Ösophagusvarizenblutung sind erst nach Versagen der medikamentösen Therapieformen und der Varizensklerosierung sowie bei Fundusvarizenblutung in Erwägung zu ziehen. Die Notfall-Shunt-Operation ist mit einem hohen Operationsrisiko (Letalität 50–70%) behaftet. Alternativ bieten sich die sog. Sperr- oder Diskonnektionsoperationen an, bei denen mit Hilfe eines Nähapparates der Ösophagus durchtrennt wird. Durch eine therapeutische Shunt-Operation nach überstandener Blutung kann eine sichere Drucksenkung im Pfortaderbereich erreicht werden. Das Risiko einer erneuten Blutung kann wirksam gesenkt werden. Auch bei sog. selektiven Shunt-Operationen muß allerdings langfristig mit erhöhtem Risiko einer hepatischen Enzephalopathie gerechnet werden. Insgesamt ist nicht gesichert, daß die mittlere Überlebensrate von Patienten nach einer Shunt-Operation verbessert wird.

Weiterführende Literatur

Burroughs, A.K., A. McCornick: Randomisierte, kontrollierte Studien zur Therapie der akuten Ösophagusvarizenblutung. Z. Gastroenterol. 26 Suppl. 2 (1988) 24

Fleig, W.E.: Primär- und Rezidivprophylaxe der Ösophagusvarizenblutung: Pharmakologische Methoden. Z. Gastroenterol. 26 Suppl. 2 (1988) 40

Sauerbruch, T., G. Paumgartner: Prophylaxe der Ösophagusvarizenblutung. Internist 28 (1987) 459

Scheurlen, M., E.H. Egberts, W. Dölle: Operationsindikationen bei portaler Hypertension aus internistischer Sicht. Chirurg 56 (1985) 421

Staritz, M.: Ösophagusvarizenblutung: Ist die Katastrophe vorhersehbar? Dtsch. med. Wschr. 114 (1989) 1673

Stegmüller, K.W., T. Böttger, T. Junginger: Stellenwert drucksenkender Operationen bei der portalen Hypertonie. Dtsch. med. Wschr. 115 (1990) 589

Terblanche, J., A.K. Burroughs et al.: Controversies in the management of bleeding esophageal varices. New Engl. J. Med. 320 (1989) 1469

Walker, S.: Behandlung der Ösophagusvarizenblutung mit vasoaktiven Substanzen. Dtsch. med. Wschr. 113 (1988) 26

Biliäre Zirrhosen

Primäre biliäre Zirrhose

Definition: Die primäre biliäre Zirrhose ist eine chronisch fortschreitende und oft tödliche cholestatisch verlaufende Lebererkrankung, die durch eine Zerstörung der intrahepatischen Gallenwege, eine entzündliche Infiltration des Portalfeldes, Gallengangsproliferation und -destruktion mit der Entwicklung einer Leberzirrhose gekennzeichnet ist.

Ätiologie und Pathologie

Die Ätiologie der primär biliären Zirrhose ist bislang ungeklärt. Zahlreiche indirekte Hinweise sprechen dafür, daß es sich um eine Autoimmunerkrankung handelt. Charakteristisch sind bei dieser Erkrankung extrahepatische Symptome, die sich auch bei anderen Autoimmunerkrankungen finden, wie Sicca-Syndrom, Sklerodermie, Immunthyreoiditis oder membranöse Glomerulonephritis. Für einen immungenetischen Hintergrund sprechen Befunde, die eine enge Assoziation der primär biliären Zirrhose mit einem bestimmten Allel des Komplementsystems, dem C4A-Q0-Allel gezeigt haben. Dies ist verbunden mit einem partiellen C4-Defekt. Die pathogenetische Bedeutung von antimitochondrialen Antikörpern ist bislang unklar, diese sind für die Diagnostik der Erkrankung von Bedeutung. Antikörper gegen das sogenannte M2-Antigen sind für die Erkrankung pathognomonisch, die Autoantigene konnten auf molekularer Ebene charakterisiert werden. Es handelt sich um Antigene, die in dem Pyruvat-Dehydrogenase-Komplex der Mitochondrien lokalisiert sind. Da diese Antigene auch auf der Zellmembran exprimiert werden können, spielen sie möglicherweise auch eine pathogenetische Rolle. Darüber hinaus konnten bei der Erkrankung Störungen der T-Lymphozytenfunktion, eine erhöhte Konzentration von zirkulierenden Immunkomplexen und eine verminderte Suppressorzellfunktion nachgewiesen werden.

Pathologie

Histologisch können vier Stadien der primär biliären Zirrhose unterschieden werden (Abb. 12.**63**).

Im **Frühstadium** (Abb. 12.**64**) findet man entzündliche Infiltrate in den Periportalfeldern, besonders im Bereich der septalen und interlobulären Gallengänge. Diese Veränderungen gelten als pathognomonisch. Häufig finden sich in diesem Stadium auch granulomatöse Veränderungen.

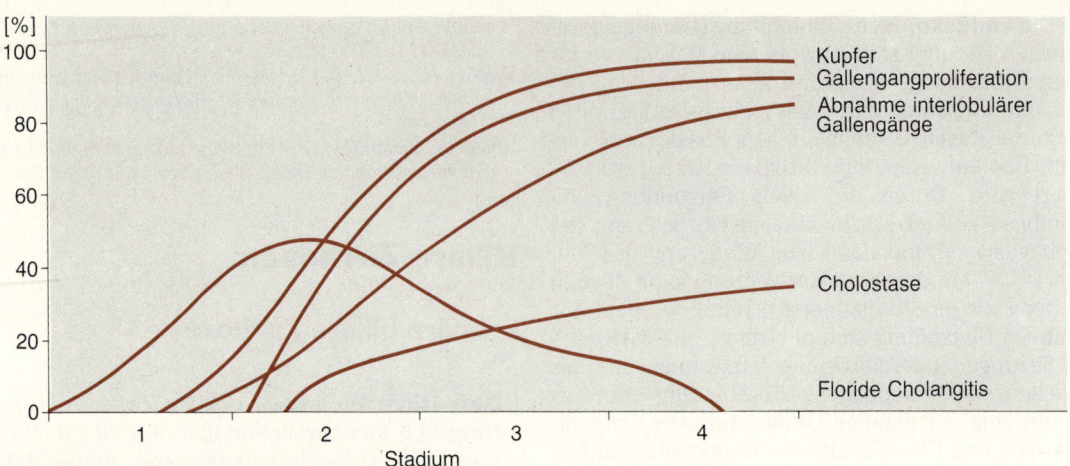

Abb. 12.**63**   Stadien der primären biliären Zirrhose

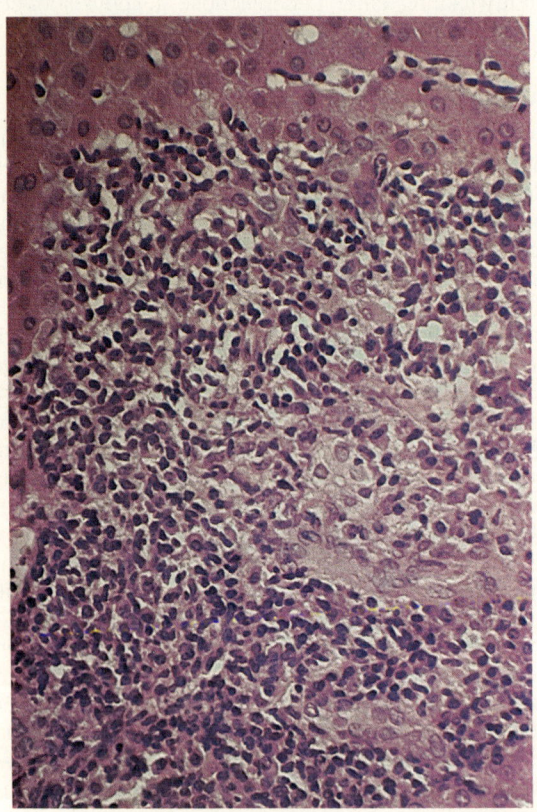

Abb. 12.**64**   Stadium I der primären biliären Zirrhose (PBC). Dichte portale Rundzellinfiltrate, Zerstörung der Gallengänge umgeben von mononukleären Infiltraten (Färbung HE, Vergr. 120fach)

Im **2. Stadium** steht eine duktuläre Proliferation im Vordergrund. Die histologischen Läsionen sind durch entzündliche Infiltrate, Gallengangsproliferation und Fibrose gekennzeichnet. Es kommt hierdurch zu Störungen der kleinen Gallengänge.

Das **3. Stadium** zeichnet sich durch eine zunehmende Bindegewebsbildung in den verbreiterten Periportalfeldern aus. Diese Veränderungen bereiten den Weg zum **Stadium 4,** der kompletten Leberzirrhose. Makroskopisch ist die Leber vergrößert und zeigt Zeichen der Cholestase mit deutlicher Grünverfärbung der Leberoberfläche. Zunächst ist die Leber glatt, später zeigt sie fein- bis mittelknotige Veränderungen.

Pathophysiologie und Klinik

Etwa 90% der Patienten sind Frauen, das mittlere Manifestationsalter liegt zwischen 30 und 65 Jahren. Man unterscheidet eine asymptomatische und eine symptomatische primäre biliäre Zirrhose. Langzeituntersuchungen zum natürlichen Verlauf der Erkrankung ergaben, daß sie über mehrere Jahre **asymptomatisch** verlaufen kann und eine gute Prognose hat. Die Diagnose kann dann durch den Nachweis einer Hepatomegalie, einer Erhöhung der alkalischen Phosphatase, dem Nachweis von anitmitochondrialen Antikörpern und durch die charakteristischen histologischen Veränderungen gestellt werden. Die asymptomatische primär biliäre Zirrhose scheint nicht in allen Fällen das Vorstadium der symptomatischen Verlaufsform zu sein, sondern eine Erkrankung mit primär günstigerer Prognose.

Die **symptomatische** primäre biliäre Zirrhose unterscheidet sich durch die klinische Symptomatik und histologischen Befund. Die charakteristischen Symptome der symptomatischen Form sind Hepatomegalie, zunehmender Ikterus, Splenomegalie, Auftreten von Aszites, eine Erhöhung der Immunglobuline mit einem hohen IgM-Anteil und einer relativen Verminderung des Albuminanteils. Häufig werden diese Patienten durch einen generalisierenden Pruritus geplagt, daneben finden sich die für die primär biliäre Zirrhose typischen Hautveränderungen mit Hyperpigmentation und Xanthomen. Bei manchen Patienten sind extrahepatische Symptome wie Sklerodermie, Sicca-Syndrom, Arthritis bzw. Arthralgien zu erkennen.

In den Spätstadien wird eine Störung der Resorption von Fetten und von fettlöslichen Vitaminen beobachtet. Diese werden durch eine gestörte Sekretion von Gallensäuren hervorgerufen. Folgezustände dieser chronischen Cholestase sind Steatorrhö, hepatische Osteodystrophie auf dem Boden eines Vitamin-D-Mangels und Calciumresorptionsstörung.

Diagnostisches Vorgehen

Klinische oder laborchemische Zeichen einer Cholestase sollten bei Frauen in mittlerem Lebensalter immer an die Verdachtsdiagnose einer primär biliären Zirrhose denken lassen. Mit dem Nachweis von antimitochondrialen Antikörpern steht für diese Erkrankung ein hochsensibler und hochsensitiver Marker zur Verfügung. Antimitochondriale Antikörper kommen bei nahezu 100% der Patienten mit primär biliärer Zirrhose vor. Sie können entweder immunhistologisch oder, spezifischer, mit Immuno-Blot-Verfahren nachgewiesen werden. Antikörper gegen das M2-Antigen sind spezifisch für die primär biliäre Zirrhose.

Laborchemisch finden sich Zeichen der Cholestase mit Erhöhung der alkalischen Phosphatase, der γ-GT, des Bilirubins und der Gallensäuren. Die Transaminasen sind normal oder mäßig erhöht. In den fortgeschrittenen Krankheitsstadien findet sich eine Erhöhung des Serumcholesterins und der IgM-Immunglobuline. Da bei der primär biliären Zirrhose in bis zu 30% der Fälle auch Gallensteine auftreten können, sind eine sonographische Untersuchung und ggf. ERCP indiziert.

Differentialdiagnose

Die Differentialdiagnose betrifft zahlreiche cholestatisch verlaufende, chronische Lebererkrankungen, insbesondere auch die medikamenteninduzierten und gewerblich-toxischen und alkoholtoxischen Leberschäden. In Einzelfällen kann die Abgrenzung gegenüber einer autoimmun und chronisch aktiven Hepatitis schwierig sein. Die Diagnose ist mit dem Nachweis von antimitochondrialen Antikörpern in der Regel eindeutig zu stellen.

Therapie

Eine kausale Therapie ist nicht bekannt. Zahlreiche antiinflammatorischen oder immunsuppressiven Substanzen wurden bei dieser Erkrankung geprüft. Hierbei ergaben sich für Steroide, Azathioprin, D-Penicillamin und Cyclosporin A widersprüchliche oder negative Ergebnisse. Durch die Gabe von Ursodesoxycholsäure können die laborchemischen Veränderungen eindeutig gebessert werden, unklar ist aber, ob die Lebenserwartung durch diese Therapie verbessert werden kann.

Zur symptomatischen Behandlung des Juckreizes ist die Gabe von Cholestyramin wirksam. Zur Therapie der Maldigestion ist die Substitution fettlöslicher Vitamine erforderlich. Die Kost sollte reich an Calcium sein.

Beim Versagen der konservativen Therapiemaßnahmen steht für die Endstadien die orthotope Lebertransplantation zur Diskussion.

Sekundäre biliäre Zirrhose

Die sekundäre biliäre Zirrhose entwickelt sich als Folge eines extrahepatischen mechanischen Gallengangsverschlusses und/oder einer chronischen eitrigen Cholangitis, wenn die Behinderung des Galleabflusses durch Steine, Strikturen oder Tumoren mit den begleitenden bakteriellen Entzündungen nicht innerhalb von 3 bis 6 Monaten beseitigt werden können. Während der Ikterus bei Tumorverschluß meist asymptomatisch verläuft, sind bei Steinverschluß Koliken und Fieber charakteristisch.

Die laborchemischen Veränderungen sind differentialdiagnostisch zur primär biliären Zirrhose mit Ausnahme des Nachweises antimitochondrialer Antikörper nicht entscheidend. Die sekundäre biliäre Zirrhose wird mit Hilfe der bildgebenden Verfahren, insbesondere der Sonographie, Computertomographie und der endoskopischen retrograden Cholangiographie gesichert. Die Therapie richtet sich nach dem Grundleiden.

Merke: Die Leberzirrhose ist durch einen diffusen Umbau des Leberparenchyms in Ausbildung von Pseudoläppchen, Bindegewebsvermehrung und Narbenbildung charakterisiert.
Funktionell stehen Synthese-, Exkretions- und Entgiftungsstörungen im Vordergrund. Chronischer Alkoholabusus, chronische Virusinfektionen vom Typ der Virushepatitis B, C oder D oder die autoimmune chronische Hepatitis sind die häufigsten Ursachen einer Leberzirrhose. Die wichtigsten Komplikationen der Leberzirrhose sind Ösophagusvarizenblutung, hepatische Enzephalopathie, hepatorenales Syndrom, Gerinnungsstörungen und Aszites. Die Therapie der Komplikationen der Leberzirrhose ist meist symptomatisch.

Weiterführende Literatur

Gerok, W.: Natürlicher Verlauf der primär biliären Zirrhose. Z. Gastroenterol., Verh.-Bd. 24 (1989) 131

Manns, M.: Immunologie der primär biliären Zirrhose. Z. Gastroenterol., Verh.-Bd. 24 (1989) 128

Markus, B.H., E.R. Dickson et al.: Efficacy of liver transplantation in patients with primary biliary cirrhosis. New Engl. Med. 320 (1989) 1709

MacKay, I.R., M.E. Gershwin: Primary biliary cirrhosis: current knowledge, perspectives and future directions. Sem. Liver Dis. 9 (1989) 149

Wiedmann, K.H., P. Weber. W. Lauchart: Was ist gesichert in der Therapie der primär biliären Zirrhose? Internist 29 (1988) 765

Speicherkrankheiten

Hämochromatose

> **Definition:** Die primäre (idiopathische, geneti-
> sche) Hämochromatose ist eine Eisenspeicher-
> krankheit mit autosomal-rezessivem Erbgang, bei
> der aufgrund eines bisher nicht definierten Stoff-
> wechseldefektes die Speicherung von Eisen in ver-
> schiedenen parenchymatösen Organen stattfin-
> det. Das klinische Vollbild ist durch die Trias Le-
> berzirrhose, Diabetes mellitus und vermehrte
> Hautpigmentation gekennzeichnet.

Häufigkeit

Die manifeste Hämochromatose hat in der Bevölkerung eine Prävalenz von etwa 1:10 000. Sie ist damit
eine der häufigsten genetischen Stoffwechselerkrankungen.

Ätiologie

Der Hämochromatose liegt eine genetisch determinierte vermehrte Resorption von Eisen zugrunde. Es
besteht eine deutliche Assoziation mit dem Histokompatibilitätsantigen HLA A3, eine schwächere Assoziation mit den Antigenen HLA B7 und HLA B14.
Der primäre Gendefekt, der für die vermehrte Eisenresorption verantwortlich ist, konnte bisher nicht geklärt werden.

Pathophysiologie und Klinik

Der Körper eines Erwachsenen enthält etwa 5 g Eisen
(90 mmol). Bei der Hämochromatose beträgt die Ei-
senmenge 20 bis 40 g (360–720 mmol). 80% des Eisens sind beim normalen Erwachsenen in Hämoglobin, Myoglobin und anderen Häm-Proteinen gebunden, 20% liegen als Speichereisen vor, ein Drittel dieser Menge in der Leber. In der Leber wird Eisen in der
Form von Ferritin oder Hämosiderin gespeichert. Der
Eisenbestand des Körpers wird über die Resorptions-
rate in den Mukosazellen des Darmes reguliert, da es
keinen physiologischen Ausscheidungsmechanismus
für Eisen gibt. Die tägliche Eisenresorption beträgt
beim Mann etwa 1 mg pro Tag, bei der Frau, bedingt
durch erhöhte Verluste durch die Menstruation oder
Schwangerschaft, 1,5 mg pro Tag. Bei Patienten mit
Hämochromatose ist die tägliche Eisenresorption auf
2 bis 4 mg erhöht, dies entspricht einer positiven Eisenbilanz von 0,5 bis 1 g pro Jahr.

Die **klinischen Symptome** sind zunächst meist
uncharakteristisch, Beschwerden sind Schwäche,
Müdigkeit, Entwicklung eines Diabetes mellitus, Hautpigmentation oder Hepatomegalie. Männer erkranken
10mal häufiger als Frauen, das Manifestationsalter
liegt in der Regel oberhalb des 40. Lebensjahres. Das
Manifestationsalter bei Frauen liegt jenseits der Menopause, wahrscheinlich bedingt durch erhöhte Eisenverluste durch Menstruation und Schwanger-

schaften, die, bezogen auf die Reproduktionsphase,
auf 5 bis 15 g geschätzt werden. Die Leber ist bei fast
allen Patienten vergrößert, etwa ein Drittel der Patienten gibt Schmerzen im Bereich des rechten Oberbauches an. Die klassischen Leberhautzeichen,
Palmarerythem, Spider naevi und Gynäkomastie treten bei der Hämochromatose seltener als bei anderen
Formen der Zirrhose auf. 30 bis 60% der Patienten mit
Hämochromatose entwickeln einen Diabetes mellitus. Es liegt eine partielle Insulinresistenz vor, die
wahrscheinlich auf einen gestörten Insulinabbau in
der Leber zurückzuführen ist. Endokrine Störungen
werden meist erst in den Spätstadien der Erkrankung
beobachtet, Impotenz und Verlust der Libido treten
bei 20% der männlichen Patienten auf. Ursache hierfür kann eine Schädigung der hormonproduzieren-
den Zellen im Hoden oder eine hypophysäre Schädigung sein. Etwa ein Drittel der Patienten entwickelt
eine Kardiomyopathie mit Herzrhythmusstörungen
und Zeichen der Linksherzinsuffizienz. Histologisch
finden sich hierbei Ablagerungen von Eisen im Herzmuskel und im Reizleitungssystem. Eine charakteristische Gelenkveränderung bei Hämochromatose ist
die Chondrokalzinose. Die vermehrte Hautpigmentation beruht auf einer Ablagerung von Melanin, sie
wird vorwiegend in Axillen, Gesicht, Nacken und Genitalregion beobachtet.

Diagnostisches Vorgehen

Beim Vollbild der Erkrankung mit Leberzirrhose, Diabetes mellitus und Hautpigmentation bestehen keine
diagnostischen Schwierigkeiten. Wichtig ist heute die
Früherkennung der Patienten, um irreversiblen Organschädigungen frühzeitig vorzubeugen. Bei allen
männlichen Patienten mit chronischer Lebererkrankung, Hautpigmentation und Diabetes mellitus muß
eine Hämochromatose ausgeschlossen werden. Als
Screening-Untersuchungen eignen sich die Bestimmung des Serumeisens, der Transferrinsättigung und
des Serumferritins. Die Kombination dieser Untersuchungen steigert die diagnostische Sensitivität. Bei
Verdacht auf das Vorliegen einer Hämochromatose ist
die Diagnose durch eine Leberpunktion zu sichern.
Eine HLA-Typisierung ist weniger für die Diagnosestellung als vielmehr für die Abschätzung des Krankheitsrisikos von Verwandten I. Grades wertvoll. Alle
Verwandten I. Grades von Patienten mit Hämochromatose sollten sich einer Screening-Untersuchung
unterziehen. Hierzu gehören die Bestimmung des Serumeisens, der Transferrinsättigung und des Ferritins. Die HLA-Typisierung erlaubt eine zusätzliche
Aussage zum Krankheitsrisiko. Angehörige mit gleichen HLA-Haplotypen sind wahrscheinich homozygot und besitzen ein hohes Krankheitsrisiko, eine Hämochromatose zu entwickeln.

Differentialdiagnose

Die Unterscheidung der primären Hämochromatose
zur Leberzirrhose mit Siderose kann schwierig und in
Einzelfällen sogar unmöglich sein. Muster und Ausmaß der Eisenablagerung in RES- und Leberparenchym können differentialdiagnostisch zur Unter-

scheidung herangezogen werden. Die sekundären Hämosiderosen weisen eine andere Alters- und Geschlechtsverteilung auf und zeigen keine familiäre Häufung. Die Ursachen der sekundären Hämosiderose sind darüber hinaus meist leicht erkennbar.

Therapie

Therapieziele sind die Entfernung von Eisen aus dem Körper durch Aderlaßtherapie und die symptomatische Therapie der Komplikationen (Diabetes mellitus, Herzversagen, Komplikationen der Leberzirrhose). Die wirksamste Therapie ist die Aderlaßtherapie. Mit einem Aderlaß von 500 ml werden etwa 250 mg Eisen aus dem Körper entfernt. Bei einer geschätzten Eisenbeladung von 20 bis 40 g sind wöchentliche Aderlässe über einen Zeitraum von 2 bis 3 Jahren erforderlich. Die Reduktion der Eisenspeicher kann durch die Bestimmung des Ferritins abgeschätzt werden. Bei Erreichen einer Serumferritinkonzentration von 10 ng/ml können die wöchentlichen Aderlässe beendet werden.

Prognose

Prognose und Verlauf sind abhängig von frühzeitiger Diagnose und Therapie. Durch die Aderlaßtherapie kann die Überlebensrate der Patienten deutlich verbessert werden. Ohne Zirrhose haben Patienten mit Hämochromatose unter einer Aderlaßtherapie eine normale Lebenserwartung, während Patienten mit bereits bestehender Zirrhose eine signifikant verkürzte Überlebensrate haben. Die Entwicklung eines primären Leberzellkarzinoms ist bei Patienten mit bereits bestehender Leberzirrhose häufig, etwa ein Drittel dieser Patienten entwickelt ein Leberzellkarzinom.

Weiterführende Literatur

Bassett, M., J. W. Halliday, L. W. Powell: Genetic hemochromatosis. Sem. Liver Dis. 4 (1984) 217

Bassett, M. L., J. W. Halliday et al.: Diagnosis of hemochromatosis in young subjects: predictive accuracy of biochemical screening tests. Gastroenterology 87 (1984) 628

Cohen, A., C. Withleben, E. Schwartz: Treatment of iron overload. Sem. Liver Dis. 4 (1984) 228

Nichols, G. M., B. R. Bacon: Hereditary hemochromatosis: pathogenesis and clinical features of a common disease. Amer. J. Gastroenterol. 84 (1989) 851

Niederau, C., R. Fischer, A. Sonnenberg et al.: Survival and causes of death in cirrhotic and noncirrhotic patients with primary hemochromatosis. New Engl. J. Med. 313 (1986) 1256

Valberg, L. S., C. M. Ghen: Diagnosis and management of hereditary hemochromatosis. Ann. Rev. Med. 36 (1985) 27

Morbus Wilson (hepatozerebrale Degeneration)

Definition: Der Morbus Wilson ist eine autosomale, rezessiv vererbte Störung des Kupferstoffwechsels mit Manifestationen an Leber, Niere, Gehirn, Auge und anderen Geweben.

Häufigkeit

Die Prävalenz in der Bevölkerung wird auf 1:200 000 geschätzt. Dabei bestehen deutliche geographische Unterschiede.

Pathophysiologie und Klinik

Das abnorme Gen des Morbus Wilson konnte auf dem Chromosom 13 lokalisiert werden. Ursache der Erkrankung ist eine Störung im Kupferstoffwechsel mit vermehrter Speicherung des Metalls in der Leber und anderen Organen. Die Auscheidung von Kupfer in die Galle ist deutlich vermindert. Der molekulare Defekt scheint an einer gestörten Exkretion von Kupfer von den hepatischen Lysosomen in die Galle zu liegen. Die Erniedrigung des Serumglykoproteins Coeruloplasmin, die bei manchen, aber nicht allen Patienten mit Morbus Wilson gefunden wird, hat wahrscheinlich keine wesentliche pathogenetische Bedeutung. Man unterscheidet eine hepatische, eine hepatisch-neurologische, eine neurologische und eine asymptomatische Form. Im Kindesalter wird fast ausschließlich die hepatische Form beobachtet, während im Erwachsenenalter häufiger die neurologische Form in Erscheinung tritt. Die Erstsymptome sind bei 40% hepatisch, bei 33% neurologisch, bei 10% psychiatrisch und bei 25% der Patienten finden sich gleichzeitig Störungen in mehreren Organsystemen. Typisch, wenn auch nicht pathognomonisch für den Morbus Wilson, ist der Kayser-Fleischer-Kornealring, der bevorzugt bei der neurologischen Form auftritt.

Befund

Die hepatischen Manifestationen können unter dem Bild einer fulminanten oder akuten Hepatitis, einer chronischen Hepatitis oder unter den Zeichen einer Zirrhose auftreten. Im Kindesalter wird ein Krankheitsbild mit rasch zunehmendem Ikterus, Aszites und Leberinsuffizienz beobachtet, das unter dem Bild einer fulminanten Hepatitis verläuft. Es wird angenommen, daß das in der Leber abgelagerte Kupfer zur Nekrose der Hepatozyten führt. Immer wieder werden im Kindesalter Fälle von Morbus Wilson entdeckt, die fälschlicherweise als virusindizierte chronische Hepatitis zugeordnet wurden. Daher ist es besonders wichtig, bei allen unklaren chronisch-entzündlichen Lebererkrankungen, besonders im Kindesalter, einen Morbus Wilson auszuschließen. Die Zirrhose bei Morbus Wilson entwickelt sich schleichend mit Müdigkeit, Leistungsminderung, Konzentrationsstörungen, Gelbsucht, Milzvergrößerung und anderen Zeichen der Leberinsuffizienz. Die Leber ist meist klein. Bei diesen Fällen ist der Kayser-Fleischer-Kornealring häufig nicht nachweisbar. Neurologische Störungen erscheinen meist zwischen dem 12. und 30. Lebensjahr. Sie beginnen mit Koordinationsstörungen, Ruhe- und Intentionstremor, Dysarthrie, Speichelfluß und Dysphagie. Besonders zu beachten ist, daß leichte psychiatrische Störungen mit Wesensveränderungen bei fast 2/3 der Fälle auftreten. Gelegentlich können sogar eindeutig psychotische Symptome auftreten.

Der Kayser-Fleischer-Ring zeigt sich durch eine goldbraun-grüne Verfärbung Descemet-Membran an der Kornea, verursacht durch Kupferablagerung. Mit bloßem Auge ist er häufig nicht sichtbar, sondern kann erst mit der Spaltlampe nachgewiesen werden. Er ist nicht pathognomonisch, aber charakteristisch für den Morbus Wilson. Hämolytische Schübe werden vorwiegend im Kindesalter beobachtet.

Diagnostisches Vorgehen

Der Serumspiegel von Coeruloplasmin ist erniedrigt (unter 20 mg/dl), das Serumkupfer ist erhöht (bis 50 µg/dl). Der Gesamtkupferspiegel ist erniedrigt (weniger als 70 µg/dl), die Kupferausscheidung im Urin dagegen erhöht (mehr als 100 µg/24 h). Die Kupferkonzentration im Lebergewebe ist erhöht und wichtiges diagnostisches Merkmal. Mit Hilfe von Isotopenmethoden können sowohl homozygot Erkrankte wie auch heterozygote Merkmalsträger diagnostiziert werden. Durch den sog. d-Penicillinamin-Belastungstest können weitere Hinweise auf das Vorliegen der Erkrankung gewonnen werden. Histologisch finden sich in der Leber Verfettung, Fibrose, entzündliche Infiltrate, später Kollapszonen bis hin zum zirrhotischen Umbau. Das Bild kann histologisch mit einer chronisch-aktiven Hepatitis verwechselt werden.

Differentialdiagnose

Eine erhöhte Kupferspeicherung findet sich in der Leber auch bei der primär biliären Zirrhose, schwierig kann die Differentialdiagnose im Fall einer fulminanten Hepatitis sein. Der Kayser-Fleischer-Kornealring findet sich auch bei cholestatischen Lebererkrankungen anderer Ursache.

Therapie

Die Gabe des Chelatbildners D-Penicillamin hat die Prognose dieser Erkrankung wesentlich verbessert. Die Substanz wird in einer Dosis von 1 bis 2 g pro Tag in vier Tagesdosen verabreicht. Sie führt zu einer massiven Kupferausscheidung im Urin (1000 bis 3000 µg/dl). Allerdings tritt diese Wirkung langsam ein und ist erst etwa 1/2 Jahr nach Beginn der Therapie zu erwarten. Die Therapie muß lebenslang durchgeführt werden. Nebenwirkungen sind allergische Reaktionen, Exanthem, Anosmie, nephrotisches Syndrom und Optikusatrophie. Unter der Therapie wird eine Verbesserung der Leberfunktionsproben, der motorischen Störungen und ein Rückgang des Kornealrings beobachtet. Als Alternative zur Therapie mit d-Penicillamin kann die orale Verabreichung von Zinksulfat oder Zinkacetat versucht werden. Diese Substanzen bewirken eine Verminderung der Kupferresorption und einen Anstieg des Kupferverlustes im Stuhl.

Bei einem Viertel der Geschwister von Patienten mit Morbus Wilson ist ebenfalls mit dem Stoffwechseldefekt zu rechnen, da die Erkrankung autosomal rezessiv vererbt wird. Ist in einer Familie ein Fall von Morbus Wilson aufgetreten, sind bei den Geschwistern folgende Untersuchungen vorzunehmen: Kupferbestimmung im Serum und Urin, Bestimmung des Coeruloplasmins, Spaltlampenuntersuchung zum Ausschluß eines Kayser-Fleischer-Rings und eventuelle Leberbiopsie mit quantitativer Kupferbestimmung.

Weiterführende Literatur

Gollan, J.L.: Copper metabolism, Wilson's disease, and hepatic copper toxicosis. In Zakim, D., Th. Boyer: Hepatology. A Textbook of Liver Disease. Saunders, Philadelphia 1982

Hill, G.H., G.J. Brewer, A.S. Prasad, C.R. Hydrick, D.E. Hartmann: Treatment of Wilson's disease with zinc. I. Oral zinc therapy regimes. Hepatology 7 (1987) 522

McCullogh, A.J., C.R. Fleming, J.L. Thistle, W.P. Baldus, J. Ludwig, J.T. McCall, E.R. Dickson: Diagnosis of Wilson's disease presenting as fulminant hepatic failure. Gastroenterology 84 (1983) 161

Sherlock, S.: Wilsons's Disease. Blackwell, Oxford 1985

Primäre Lebertumoren

Primäres Leberzellkarzinom

Häufigkeit

Das primäre Leberzellkarzinom ist in unseren Breiten mit einer Inszidenz von 2:100 000 selten. In anderen Ländern, besonders im südlichen Afrika, Mittelmeerraum und in Ostasien ist das primäre Leberzellkarzinom einer der häufigsten soliden Tumoren. Männer erkranken etwa dreimal häufiger als Frauen. Das primäre Leberzellkarzinom auf dem Boden einer Leberzirrhose manifestiert sich meist zwischen dem 50. und 70. Lebensjahr.

Ätiologie

Da die Mehrzahl der primären Leberzellkarzinome auf dem Boden einer Zirrhose entstehen, wird angenommen, daß die Leberzellregeneration bei chronisch-entzündlichen Lebererkrankungen ein karzinomfördernder Faktor ist. Allerdings kann die Zirrhose nur einer der für die maligne Transformation erforderlichen Faktoren sein. Weitere Kofaktoren müssen eine zusätzliche Rolle spielen. Bei dem häufigen Auftreten von primärem Leberzellkarzinom in Afrika kann die Bedeutung von Aflatoxinen, die als toxische Metabolite von bestimmten Pilzen gebildet werden, als gesichert angesehen werden. Dieser Pilz ist eine häufige Verunreinigung von Getreide, Reis und Sojabohnen. Auch anorganische Toxine wie Thorotrast, Arsen oder organische Verbindungen wie Vinylchlorid spielen bei der Entwicklung von Lebertumoren eine Rolle.

Als gesichert kann die Beziehung zwischen einer chronischen Hepatitis-B-Virusinfektion und dem Auftreten eines primären Leberzellkarzinomes gelten. Etwa 20% der Patienten mit einer Leberzirrhose auf dem Boden einer chronischen Hepatitis-B-Virusinfektion entwickeln ein primäres Leberzellkarzinom. Die exakte Rolle des Hepatitis-B-Virus als „onkogenem" Virus bei der Tumorentstehung ist aber noch unklar.

Pathophysiologie und Klinik

Das Leberzellkarzinom entwickelt sich unglücklicherweise meistens schleichend und wird erst erkannt, nachdem es eine gewisse Größe erreicht hat. Die klinischen Symptome sind daher Ausdruck eines bereits fortgeschrittenen Tumorleidens. Eine Verschlechterung des Allgemeinzustandes, Gewichtsabnahme, Fieber, Verschlechterung der Leberfunktion, Aszites und zunehmende Lebervergrößerung können Ausdruck eines Leberzellkarzinoms sein.

Diagnostisches Vorgehen

Anamnese und klinischer Befund lassen allenfalls eine Verdachtsdiagnose zu. Auch die laborchemischen Befunde sind meist uncharakteristisch, eine Erhöhung der Transaminasen, zunehmende Zeichen der Cholestase und Verschlechterung der Leberfunktion können Ausdruck der Tumorinfiltration sein. Ein wichtiger diagnostischer Marker ist das α_1-Fetoprotein, das bei 60 bis 80% der Fälle deutlich erhöht ist. Erhöhungen werden aber auch vorübergehend bei akuter und chronischer Hepatitis und toxischen Leberschädigungen gesehen.

Entscheidend für die Diagnostik sind die bildgebenden Verfahren der Sonographie, Computertomographie, u.U. ergänzt durch die Angiographie. Die Diagnosesicherung kann laparoskopisch und mit Biopsie oder durch sonographisch gesteuerte Feinnadelpunktion erfolgen.

Bei Patienten mit hohem Risiko des Auftretens eines primären Leberzellkarzinoms, beispielsweise bei chronischer Hepatitis-B-Virusinfektion oder Hämochromatose, sind regelmäßige sonographische Kontrollen und Bestimmungen des α_1-Fetoproteins sinnvoll, um die Entwicklung eines primären Leberzellkarzinoms rechtzeitig zu erfassen.

Therapie

Eine Heilung ist nur durch operative Resektion zu erwarten. Die zytostatische Therapie hat sich als wenig wirksam erwiesen, palliativ ist die Injektion von Alkohol in das Karzinom versucht worden.

Prognose

Bei Diagnosestellung ist das hepatozelluläre Karzinom meist durch Metastasierung oder durch seine lokale Ausdehnung inoperabel. Die mittlere Überlebenszeit beträgt etwa 6 Monate nach Diagnosestellung.

Leberzelladenom

Häufigkeit

Das Leberzelladenom kommt fast ausschließlich bei Frauen im gebärfähigen Alter vor.

Ätiologie

Das Auftreten von Leberzelladenomen ist eindeutig korreliert mit hormonellen Faktoren, insbesondere mit der Einnahme von oralen Kontrazeptiva.

Klinik

Leberzelladenome machen meist keine Beschwerden und können lange Zeit symptomlos bleiben, gelegentlich aber auch diskreten Druckschmerz im rechten Oberbauch hervorrufen. Eine gefürchtete Komplikation größerer Adenome ist die Ruptur mit massiver intraperitonealer Blutung. Die Tumoren können einzeln oder multipel auftreten und eine erhebliche Größe entwickeln. Makroskopisch weisen sie eine Kapsel auf und sind histologisch aus normalen Leberzellen aufgebaut. Das Leberzelladenom unterscheidet sich von der fokalen nodulären Hyperplasie durch das Fehlen von Gallengängen, das Fehlen von zentralen Vernarbungen und durch die Größe.

Therapie

Bei Adenomen, die während der Einnahme oraler Kontrazeptiva auftreten, wird, wenn die Kontrazeptiva abgesetzt werden, in den meisten Fällen eine Größenabnahme der Adenome beobachtet. Bei größeren oder subkapsulär gelegenen Adenomen wird meist die operative Entfernung empfohlen.

Fokale noduläre Hyperplasie

Es handelt sich um einen gutartigen seltenen Lebertumor, der im Gegensatz zum Leberzelladenom keine Hormonabhängigkeit aufweist. Makroskopisch finden sich diskrete, subkapsulär gelegene Knoten innerhalb einer sonst normalen Leber, die einzeln oder multipel auftreten. Histologisch sind die Tumoren gut abgegrenzt, auffällig sind die reichliche Vaskularisation, Fibrosierung und Proliferation von Gallengängen. Für die Diagnosestellung sind Sonographie, Computertomographie und Funktionsszintigraphie hilfreich.

Hämangiome

Kavernöse Hämangiome gehören zu den häufigsten gutartigen Tumoren der Leber. Es wird geschätzt, daß Hämangiome bei bis zu 1% der Bevölkerung auftreten. Sie werden meist zufällig anläßlich einer Sonographie gefunden. Klinisch sind sie überwiegend symptomlos. Sie können aufgrund des charakteristischen Ultraschallbildes sowie der starken Vaskularisation mit Computertomographie und Boluskontrastmittelgabe diagnostiziert werden. Eine Therapie ist in den meisten Fällen nicht erforderlich. Nur bei sehr großen, an der Leberoberfläche gelegenen Hämangiomen ist eine operative Therapie in Erwägung zu ziehen. Obwohl es sich um gut vaskularisierte Tumoren handelt, sind Blutungskomplikationen eine Seltenheit.

Malignes Hämangioendotheliom

Es handelt sich um einen seltenen malignen Tumor, der gehäuft bei Patienten nach Thorotrastexposition beobachtet wird und bei Patienten, die über längere Zeit Vinylchlorid-Monomergasen ausgesetzt waren.

Sekundäre Lebertumoren

Adenokarzinome aus Magen, Pankreas und Dickdarm metastasieren bevorzugt in die Leber. Andere extraabdominelle Tumoren wie Bronchialkarzinom, Schilddrüsenkarzinom und Mammakarzinom siedeln sich ebenfalls gehäuft in der Leber an. Lebermetastasen sind wesentlich häufiger als primäre Lebertumoren. Die Symptomatologie hängt von dem Ausmaß der Leberzellinfiltration und der Lokalisation der Metastasen ab. Sie bleiben häufig erstaunlich lange symptomlos, können aber bei hilusnaher Lokalisation früh eine portale Hypertonie oder einen mechanischen Verschlußikterus hervorrufen. Die Patienten klagen über gelegentliche diffuse, rechtsseitige Oberbauchbeschwerden, teils aber auch über kolikartige Schmerzen. Bei der Palpation lassen sich knotige Resistenzen tasten. Die laborchemischen Veränderungen sind unspezifisch. Die Diagnose von Lebermetastasen kann mit den bildgebenden Verfahren heute frühzeitig gestellt werden. Die größte Bedeutung hat die Sonographie, mit der echoarme oder echoreiche Rundherde ab einer Größe von 1 cm erkannt werden können. Die weitere Diagnostik wird bei der Mehrzahl der Fälle einen Primärtumor im Magen-Darm-Trakt erkennen lassen. Die Prognose bei der Lebermetastasierung ist meist ungünstig. Bei solitären Lebermetastasen kann eine operative Entfernung in Erwägung gezogen werden.

Merke: Lebermetastasen sind häufig, primäre Lebertumoren dagegen selten. Das primäre Leberzellkarzinom ist der häufigste maligne Lebertumor, der vermehrt bei Leberzirrhose unterschiedlicher Genese auftritt. Besonders verbreitet ist das primäre Leberzellkarzinom auf dem Boden einer chronischen Hepatitis-B-Virusinfektion. Mit dem Nachweis eines erhöhten α_1-Fetoproteins steht ein relativ sensibler und sensitiver Marker für die Diagnostik zur Verfügung. Zur Diagnose einer Raumforderung der Leber haben sich die bildgebenden Verfahren der Sonographie, Computertomographie und ggf. der Angiographie bewährt. Die Artdiagnose kann bei der Mehrzahl der Fälle durch eine sonographisch gesteuerte Feinnadelpunktion gesichert werden.

Weiterführende Literatur

Beasley, R.P., L. Hwang: Hepatocellular carcinoma and hepatitis B virus. Sem. Liver Dis. 4 (1984) 113

Creutzig, H., C. Brölsch, K. Gratz et al.: Nuklearmedizinische Differentialdiagnostik intrehepatischer Raumforderungen. Dtsch. med. Wschr. 109 (1984) 861

Hütteroth, T.H., T. Poralla: Leberschäden durch orale Kontrazeptiva und Anabolica. Verdauungskrankheiten 3 (1985) 66

Ishak, K.G.: Hepatic lesions caused by anabolic and contraceptive steroids. Sem. Liver Dis. 1 (1981) 116

Kassianides, C., M.C. Kew: The clinical manifestations and natural history of hepatocellular carcinoma. Gastroenterol. Clin. N. Amer. 16 (1987) 553

Okuda, K.: Primary liver cancer. Dig. Dis. Sci. 31 (1986) 133S

Leber in der Schwangerschaft

Definition: Man unterscheidet Lebererkrankungen während der Schwangerschaft (in graviditate) von Lebererkrankungen mit oder ohne Ikterus als Folge der Schwangerschaft (e graviditate).

Sämtliche Lebererkrankungen, die außerhalb der Schwangerschaft auftreten, können selbstverständlich auch während einer Schwangerschaft auftreten (Tab. 12.**64**). Die akute Virushepatitis tritt während der Schwangerschaft nicht häufiger auf als außerhalb der Schwangerschaft. Fehlbildungen werden beim Fetus nicht beobachtet. Möglicherweise ist die Abortrate erhöht. Die Virushepatitis kann im letzten Schwangerschaftsdrittel eine schwere Verlaufsform zeigen. Gehäufte fulminante Verlaufsformen sind bei der sog. epidemischen Non-A-non-B-Hepatitis (Hepatitis E) während der Schwangerschaft beschrieben worden. Auch scheint eine erhöhte Neigung zu Frühgeburten zu bestehen. Wichtig ist die Immunprophylaxe der Neugeborenen HBs-AG-positiver Mütter.

Beim Ikterus als Folge einer Schwangerschaft werden im wesentlichen drei verschiedene Krankheitsbilder unterschieden:

— intrahepatische Schwangerschaftscholestase,
— akute Schwangerschaftsfettleber,
— EPH-Gestosen.

Intrahepatische Schwangerschaftscholestase

Diese Erkrankung tritt bei 1:2000 bis 1:8000 Schwangerschaften auf. Auffällig ist eine familiäre Häufung, für die genetische Faktoren verantwortlich gemacht werden. Es scheint eine erhöhte Östrogenempfindlichkeit vorzuliegen, die eine reversible Hemmung der gallensäurenunabhängigen, kanalikulären Gallesekretion bewirkt. **Klinisch** steht ein intensiver Juckreiz im Vordergrund der Symptomatik, später kann auch ein Ikterus auftreten. Das klinische Allgemeinbefinden ist in der Regel wenig beeinträchtigt. **Laborchemisch** zeigen sich Zeichen der Cholestase mit Erhöhung der alkalischen Phosphatase, der γ-GT und der Gallensäuren. Das Bilirubin kann normal oder erhöht sein. Die Transaminasen sind in der Regel normal oder nur leicht erhöht. Die **Diagnose** kann aufgrund des klinischen Bildes, der laborchemischen Befunde und nach Ausschluß anderer Ursachen einer intrehepatischen gestellt werden. Nach der Entbindung bilden sich Juckreiz und Cholestase rasch zurück. Bei erneuten Schwangerschaften kann die Erkrankung wiederum auftreten. Die Frühgeburtenrate und perinatale Sterblichkeit sind erhöht. Eine spezifische **Therapie** ist nicht bekannt.

Akute Schwangerschaftsfettleber

Hierbei handelt es sich um eine selten auftretende Lebererkrankung in der späten Schwangerschaft zwischen der 30. und 40. Schwangerschaftswoche, die mit einer mikrovesikulären Verfettung und Zeichen des Leberversagens einhergeht.

Die **Ursache** in unklar, in einzelnen Fällen konnte die Erkrankung auf eine Tetracyclintherapie zurückgeführt werden. Die histologischen Veränderungen mit einer mikrovesikulären Verfettung ähneln denjenigen, die beim Reye-Syndrom auftreten und legen daher eine gemeinsame Pathogenese nahe. Nach anderen Beobachtungen werden in der Leber übermäßig freie Fettsäuren abgelagert, die hepatotoxisch wirken. Überdurchschnittlich häufig beobachtet man bei dieser Erkrankung eine EPH-Gestose.

Die **Symptome** bestehen in Oberbauchbeschwerden, Appetitlosigkeit, Übelkeit, Erbrechen, Müdigkeit, Kopfschmerzen und Fieber. Vielfach entwickelt sich das Vollbild der Erkrankung innerhalb von wenigen Tagen mit Zeichen des Leberversagens, Blutungsneigung, hepatischer Enzephalopathie und Nierenversagen. Die **laborchemischen** Veränderungen sind weitgehend unspezifisch, **sonographisch** zeigt sich eine echodichte Leber als Ausdruck des gesteigerten Fettgehaltes. **Histologisch** besteht eine mikrovesikuläre läppchenzentrale Verfettung, die allerdings leicht übersehen werden kann.

Die akute Fettleber stellt ein hohes Risiko für Mutter und Fetus dar. Durch intensivmedizinische supportive Maßnahmen kann die Erkrankung zumindest vorübergehend stabilisiert werden. Die wichtigste **therapeutische** Maßnahme bleibt jedoch für die meisten Fälle die sofortige Entbindung. Die mütterliche **Prognose** ist belastet durch die Risiken postnataler Blutungen. Während noch zu Beginn der 70iger Jahre die mütterliche und kindliche Letalität bis zu 80% betrug, konnte durch die verbesserte Intensivtherapie und frühzeitige Einleitung der Geburt die Letalität deutlich gesenkt werden.

EPH-Gestose

Im Rahmen einer EPH-Gestose ist die Leber häufig mitbeteiligt und bei 10 bis 15% der erkrankten Patientinnen Todesursache. Ursache der Leberschädigung ist eine Durchblutungsstörung der Leber durch Vasospasmen mit Verbrauchskoagulopathie und Fibrin- und Plättchenablagerungen und ischämischen Leberzellnekrosen. Sekundär sind Blutungen aus den Lebernekrosen die häufigste Todesursache. Eine Sonderform der EPH-Gestose ist das sog. HELLP-Syndrom (H für Hämolyse, EL für erhöhte Leberenzymwerte, LP für niedrige Thrombozytenzahlen).

Die Leberbeteiligung äußert sich in der Regel in Form von Oberbauchbeschwerden, Erbrechen und Ikterus. Laborchemisch sind die Transaminasen mäßig bis stark erhöht.

Die **Therapie** ist zunächst auf die Beherrschung der EPH-Gestose gerichtet. Bei Verdacht auf das Vorliegen einer subkapsulären Blutung mit Verletzung

Tabelle 12.**64** Ikterus während der Schwangerschaft

1. Icterus in graviditate

akut und chronisch entzündlich virogene Lebererkrankungen (Virushepatitis, Leberzirrhose usw.)
toxische Lebererkrankungen:
– Pharmaka, Alkohol usw.
– infektiös-toxische Schäden (septischer Abort, schwere Pyelonephritis)
Verschlußikterus (Stein, Tumor usw.)
funktionelle Hyperbilirubinämien (Gilbert-Syndrom, Rotor-Syndrom usw.)
hämolytischer Ikterus (angeboren, erworben)
Ikterus bei hepatischen Porphyrien und Morbus Wilson

2. Icterus e graviditate

Intrahepatische Schwangerschaftscholestase
akute Schwangerschaftsfettleber
Ikterus bei EPH-Syndrom (Spätgestose)
Ikterus bei Hyperemesis gravidarum
Ikterus bei Schwangerschaftshämolyse und Schwangerschaftsperniziosa

der Glisson'schen Kapsel ist eine Notfallaparotomie erforderlich.

Weiterführende Literatur

Alexander, J., R.E. Cuellar et al.: Toxemia of pregnancy and the liver. Sem. Liver Dis. 7 (1987) 55
Gerken, G., L.S. Weilemann: Akute Schwangerschaftsfettleber. Z. Gastroenterol. 24 (1986) 738
Rath, W., W. Loos, W. Kuhn et al.: Das HELLP-Syndrom – eine schwere Komplikation der Gestose. Dtsch. Ärztebl. 86 (1989) B-354
Riely, C.A.: Case studies in jaundice of pregnancy. Sem. Liver Dis. 8 (1988) 191
Riely, C.A.: Acute fatty liver of pregnancy. Sem. Liver Dis. 7 (1987) 40
Rustgi, V.K., J.A. Hoofnagle: Viral hepatitis during pregnancy. Sem. Liver Dis. 7 (1987) 40
Snydman, D.R.: Current concepts: hepatitis in pregnancy. New Engl. J. Med. 313 (1985) 1398
Steven, M.M.: Pregnancy and liver disease. Gut 22 (1981) 592

Erkrankungen der Gallenblase und der Gallenwege

Cholelithiasis

H. Hornbostel und *D. Wurbs*

Häufigkeit

80—90% aller kolikartigen Oberbauchschmerzen liegt ein Gallensteinleiden zugrunde.

Die Bevölkerung zivilisierter Staaten ist in 5—10% entweder Gallensteinträger oder ist gallensteinkrank. In der Bundesrepublik Deutschland rechnet man mit 12% Steinträgern, also 5,2 Millionen der Bevölkerung.

Das Verhältnis der Steinträger von Mann zu Frau beträgt 1:2 bis 1:5. Experimentelle Untersuchungen sprechen für eine Zunahme des Gallensteinleidens unter Kontrazeptiva.

Die verbesserte Diagnostik bei Gallensteinen und bei dem Ulkusleiden macht eine Koinzidenz dieser Leiden heute häufiger nachweisbar, so daß das frühere aut-aut-Denken durch et-et-Denken im Einzelfall ersetzt werden muß.

Bereits Kinder können Gallensteine haben, insbesondere unter Hämolysebedingungen. In etwa 10% der Fälle lassen sich bei Gallenblasenkonkrementen auch Steine der Gallenwege nachweisen, wobei die Häufigkeit bei 80jährigen Menschen 45% beträgt.

Der Häufigkeitsgipfel einer Manifestation der Cholelithiasis liegt bei der Frau zwischen dem 50. und 60. Lebensjahr, beim Mann zwischen dem 65. und 70. Lebensjahr. Bei Frauen überwiegt der Anteil mit durchgemachten Geburten: steigende Krankheitszahlen mit steigender Geburtenzahl. Mnemotechnisch mögen die „5f" von Wert sein: fat, female, fair, forty, fecund.

Die Korrelation der Cholelithiasis mit erhöhten HDL- und Triglyceridwerten scheint enger zu sein als der Zusammenhang mit Übergewicht.

Mit Fett- und Eiweißmangel unter den Bedingungen der Unterernährung sank im Kriegs- und Nachkriegs-Deutschland die Häufigkeit des Leidens ab („Panoramawandel" — H. H. Berg).

Die kaukasische Rasse hat vorwiegend gemischte Steine, es überwiegen offenbar bei Asiaten Pigmentsteine.

30% aller Diabetikerinnen haben Gallensteine, eine Cholezystitis verläuft beim Diabetiker schwerer.

Die Enterocolitis Crohn stellt einen Prädispositionsfaktor dar ebenso wie hämolytische Anämien. Bei Leberzirrhosen lassen sich in 29,4% der Fälle Gallensteine nachweisen, bei primär biliärer Zirrhose ist die Frequenz noch höher (39%).

Ätiologie

Änderung des Enzymbesatzes der Leberzellen, verminderte Umwandlung des Cholesterins in Gallensalze, erhöhte Cholesterinsynthese, Übergewicht, diätetische Faktoren, Schwangerschaft, Ovulationshemmer, Clofibrat, Stase, bakterielle Entzündungen sowie Änderungen des enterohepatischen Kreislaufes mit Resorptionsstörungen haben als Ursache einer Steinbildung insgesamt zu gelten. Ferner spielen bakterielle Dekonjugation und Dehydroxylierung durch Darmkeime eine Rolle (Abb. 12.**65**).

Pathophysiologie und Klinik

Die primär sezernierte Lebergalle setzt sich aus Wasser, Salzen und einer Vielzahl anderer Substanzen, u. a. Gallensalzen, Lecithin und Cholesterin zusammen, die zum Teil schwer wasserlöslich sind. Diese Substanzen stellen als Agglomerate Mizellen mit einem lipophilen Kern und einer hydrophilen Oberfläche dar, die sehr gut wasserlöslich sind (Abb. 12.**66a**). Die Mizellenbildung setzt ein bestimmtes Mischungsverhältnis der genannten Substanzen voraus mit nur geringen Abweichungsmöglichkeiten (Abb. 12.**67**).

Die zweite wichtige Transportform für Cholesterin besteht aus Lecithinvesikeln (Abb. 12.**66b**).

Wird die kritische Grenze einer Substanz, z. B. von Cholesterin, überschritten, entsteht lithogene Galle, es fällt Cholesterin aus. Der Vorgang heißt Nukleation. Über die Zwischenstufe flüssiger Kristalle entsteht der unlösliche Cholesterinmomhydratkristall. Die Nukleation dauert Stunden bis Tage.

$$\text{Lithogener Index} = \frac{\text{Cholesterin}}{\text{Gallensalze} + \text{Phospholipoide}}$$

In der Leber wird durch das Enzym 7-α-Hydrolase das Verhältnis von Cholesterin zu Gallensalzen bestimmt.

Auch bei Gesunden ist die Lebergalle nicht selten ohne Gallensteinbefund mit Cholesterin übersättigt, z. B. unter Fastenbedingungen und während der Nachtruhe.

Aus der primären Lebergalle entsteht durch Sekretion und Absorption in den kleinen Gallengängen die duktuläre Galle. In der Gallenblase wird durch Sekretion und Absorption die Gallenflüssigkeit modifiziert und auf ein Zehntel des Volumens eingedickt.

Begünstigende Faktoren für die Nukleation des Cholesterins sind Stase der Galle in der Blase und Glykoproteine im Gallenblasenschleim während Apolipoproteine sie behindern. Ein Kofaktor ist unter Umständen die bestehende, bakterielle Entzündung mit Bildung von Kristallisationspunkten.

Bei Calciumbilirubinatsteinen in der Gallenblase und in den Gallenwegen spielt möglicherweise die Bildung von β-Glucuronidase eine Rolle. Dazu ist besonders Escherichia coli befähigt.

Bei Hämolysen entstehen Bilirubinsteine ohne Entzündung.

Die Galle unterliegt dem enterohepatischen Kreislauf: Nach Entleerung in den Darm und bei Passage durch Jejunum und Ileum wird sie überwiegend rückresorbiert und kommt über die Pfortader und über die Leber zurück in die Gallenblase. Gallensalze werden von Bakterien dekonjugiert und in sekundäre Gallensalze vewandelt.

Gallensalze werden zum Teil im Stuhl ausgeschieden.

Dünndarmresektionen oder Minderung der Resorption im Dünndarm bedingen Gallensalzverlust, so daß die Lithogenität der Galle erhöht wird.

„Geschichtete Gallensteine": Der Kern ensteht unter aseptischen Bedingungen aus Cholesterin, Calciumpigmentschichten werden bei Entzündungsprozessen angelagert. Mehrere Gallensteingenerationen sind in der Gallenblase nebeneinander zu finden.

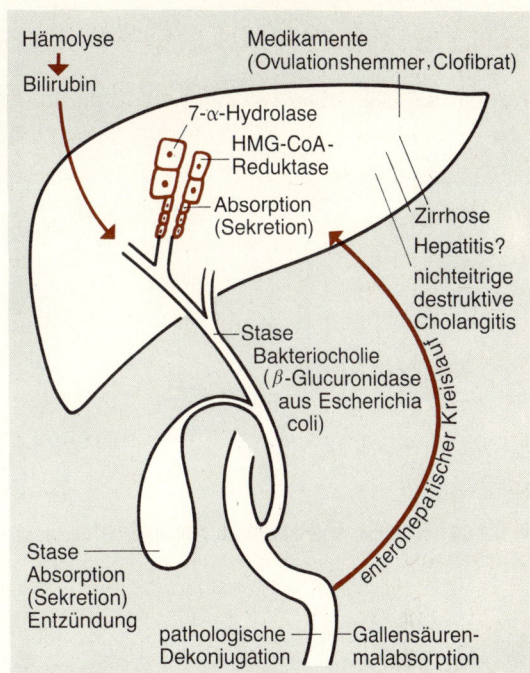

Abb. 12.**65** Synopsis ätiologischer und pathogenetischer Faktoren der Cholelithiasis

Anamnese

Im Unterschied zu dem im allgemeinen periodisch-rhythmischen Verlauf beim Ulkusleiden sind die Beschwerden beim Gallensteinleiden (zwei Drittel aller Fälle) durch einen episodischen Verlauf gekennzeichnet.

Unter bestimmten Nahrungsschädlichkeiten – Fett, Hülsenfrüchte, Bohnenkaffee, Hefekuchen z. B. – bei Freibleiben von Beschwerden über Monate oder Jahre – tritt ein unter dem rechten Rippenbogen oder in das Epigastrium lokalisierter heftiger Schmerz von Kolikcharakter auf. Ausstrahlen des epigastrischen Schmerzes nach links zeigt unter Umständen eine akute begleitende Pankreatitis an.

Nausea und Vomitus sind meistens bei einer Kolik vorhanden. Nicht selten wird ein isolierter rechtsseitiger Rückenschmerz geklagt.

Eine „Dyspepsie" oder „Magenverstimmung" mit Aufstoßen und Sodbrennen kann eine Kolik einleiten.

Die Frage nach Gelbsucht, Stuhl- und Urinverfärbung darf nicht fehlen.

Ein Drittel der Steinkranken bietet das Bild einer „larvierten Galle": nur postprandialer Druck mit Blähgefühl, Übelkeit und Intoleranz gegenüber bestimmten Nahrungsmitteln. Nach dem Essen werden Hosenbund oder Hüftgürtel geöffnet.

30–60% aller Solitärsteine bleiben im Leben nach Sektionsberichten „stumm".

In die Vorgeschichte gehen selbstverständlich eigene andere Steinleiden sowie die mögliche familiäre Häufung sowie Fragen über Lebensweise und Gewichtsverlust ein.

Befund

Liegt eine episodische Kolikanamnese vor oder besteht eine atypische Anamnese („larvierte Galle"), so sind diese Angaben oft wichtiger als der klinische Befund. Leberrand, Gallenblasenregion sind im typischen Fall druckschmerzhaft.

Eine Bauchdeckenspannung im rechten Oberbauch spricht für eine lokale Peritonitis bei hochgradiger begleitender Cholezystitis. Ein Gallenblasenhydrops, als Folge einer Steineinklemmung im Infundibulum, ist als pralle Resistenz unter dem rechten Rippenbogen tastbar ebenso wie ein Empyem der Gallenblase. Das Murphy-Zeichen: Durch schnelle, tiefe Inspiration läßt sich ein Schmerz bei Druck auf die Gallenblasenregion auslösen. Der Schmerzcharakter entspricht häufig dem des Spontanschmerzes.

Meistens muß bei einer Kolik die „Untersuchungstaktik" des akuten Abdomens vollständig ablaufen.

Diagnostisches Vorgehen

Eine erstmalige Cholelithiasis ohne begleitende stärkere Cholezystitis kann normale **Laborbefunde** aufweisen. Die Cholezystitis erst führt zu Senkungsbeschleunigung, Leukozytose und zu Erhöhungen der Cholestaseparameter (γ-GT, Bilirubin, alkalische Phosphatase).

Bei einer als Komplikation zu betrachtenden Choledocholithiasis können bei inkompletter Gangverlegung Laborbefunde fehlen, wenngleich Cholestasezeichen früher als bei der einfachen Cholelithiasis nachweisbar sind.

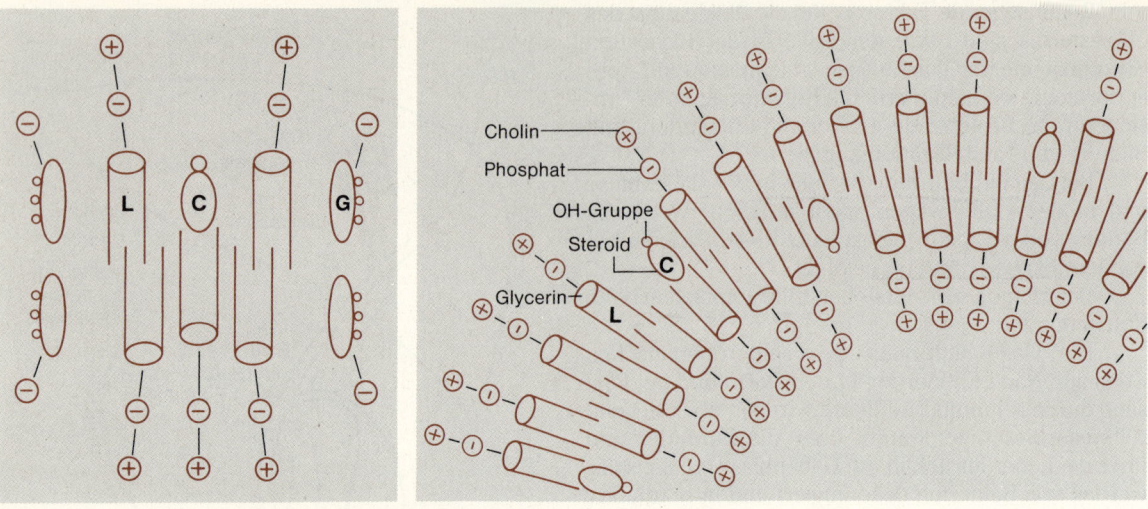

Abb. 12.**66** **a** Aufbau einer Mizelle, **b** Aufbau einer Lecithinvesikel, C = Cholesterin, L = Lecithin, G = Gallensäure.

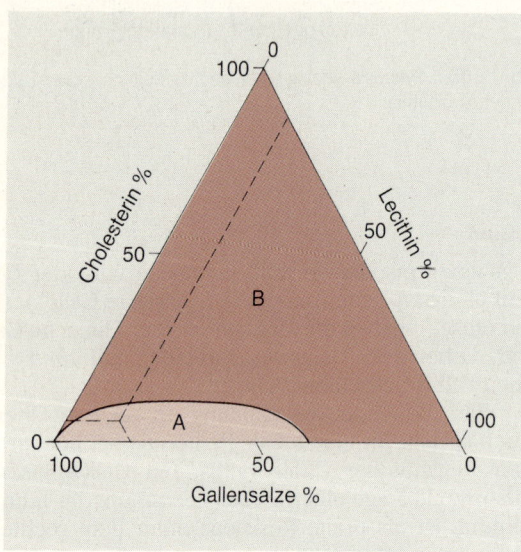

Abb. 12.**67** Schema zur Löslichkeit von Cholesterin, Lecithin und Gallensalzen in Galle bei einem Wassergehalt von 90%. Die Zone A stellt den Bereich der vollständigen mizellaren Lösung der drei Komponenten dar. In der Zone B treten zusätzlich Kristalle auf (nach Admirand u. Small)

Veränderungen im Bereich von GOT und GPT sind dabei als Zeichen einer auf das Leberparenchym übergreifenden Entzündung anzusehen.

Die **Sonographie** (Abb. 12.**68**) ist eine billige, risikofreie, immer wiederholbare Methode und sollte am Anfang der Untersuchung stehen. Sie ist in der Darstellbarkeit von kleinen Steinen der Treffsicherheit der Röntgenologie überlegen: Sie weist Steine von 2–3 mm nach. Ihre mittlere Treffsicherheit liegt bei 97%. Die Trefferquote der oralen Cholezystographie beträgt dagegen 80–90%. Das gilt nicht für den Nachweis der Choledocholithiasis: Luftüberlagerung vom Duodenum ist dabei hinderlich. In jüngster Zeit ist die Treffsicherheit des sonographischen Nachweises auch von Gallengangsteinen auf 75% gestiegen.

Das **Röntgenbild** des rechten Oberbauches ist für die Feststellung einer Porzellangallenblase, Kalkmilchgallenblase und für den Nachweis von Aerobilie von Wert.

Die orale Darstellung der Gallenblase, die Cholezystographie, ist „à froid" vorzunehmen. Insbesondere bei unklarem Sonographiebefund ist sie unter Umständen von Wert. Das oral verabreichte Kontrastmittel unterliegt dem enterohepatischen Kreislauf, so daß das Mittel, am Abend oral genommen, am Vormittag in der Gallenblase gut konzentriert erscheint. Fehlerquellen: Nichteinnahme des Kontrastmittels, Resorptionsstörungen, Störung der Leberfunktion sowie ein Zystikusverschluß.

Die Darstellung der Gallenwege kann durch die intravenöse **Cholangiographie** erfolgen, wobei die distale Darstellung des Choledochus durch Duodenalluft in der Aussagekraft eingeschränkt wird. Tomographie und Kontraktionsreize pharmakologischer Art auf Gallenblase und Gallenwege verbessern die Diagnostik. Bei einem Bilirubinwert über 3 mg% als Ausdruck gestörter Exkretionsfähigkeit der Leber kann eine Langzeit-Infusionscholangiographie weiterführen.

Unter den direkten Methoden der Cholangiographie steht die Methode der **e**ndoskopischen **r**etrograden **C**holangio-**P**ankreatographie (**ERCP**) an erster Stelle, wenngleich sie schwieriger erlernbar ist als die **PTC** (**p**erkutane **t**ranshepatische **C**holangiographie). Nach Durchführung der ERCP ist die intraoperative Cholangiographie oft nicht mehr erforderlich.

Der Vorteil der ERCP liegt in der Beurteilung auch der Papille.

Die Cholangiographie mit ERCP und PTC ergibt für jede Methode eine Trefferquote von über 80%, zusammen ist die Darstellungsrate 95%.

Abb. 12.**68**   Gallenblasenhydrops bei Cholezystolithiasis. Taubeneigroßes Konkrement im Fundus mit Schallschatten. Zusätzlich im Infundibulum multiple kleine Steine, Gallengries, Detritus. Erheblicher Durckschmerz der Gallenblase, bei Leukozytose und Blutsenkungsbeschleunigung als Hinweis auf Cholezystitis zu werten. Röntgenologisch: negatives Cholezystogramm, positives Cholangiogramm (Überlassung freundlicherweise von Dr. J. Gebhardt, Medizinische Abteilung mit Gastroenterologie, Allgemeines Krankenhaus Barmbek, Hamburg)

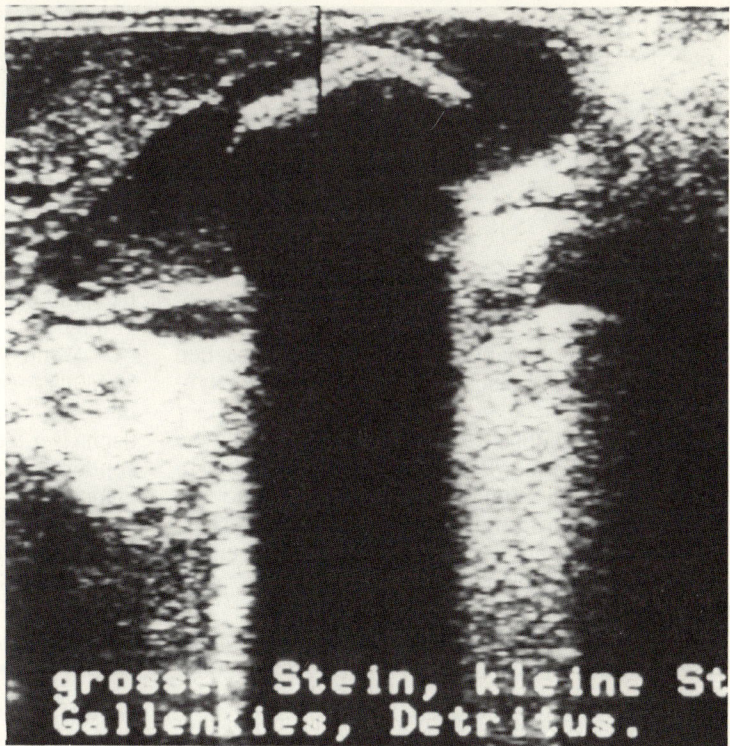

Die PTC und ERCP können cholangitische Schübe auslösen. Die ERCP kann eine Pankreatitis auslösen. Urinamylasebestimmungen sind nach dem Eingriff sinnvoll.

Die **Computertomographie** ist zur systematischen Suche von Steinen nicht geeignet: Steine entgehen dem Nachweis, wenn sie zwischen den Schichten liegen. Die CT mit Dichtemessung ist jedoch geeignet, die Zusammensetzung bekannter Steine zu ermitteln: Kalkgehalt? DD: Cholesterin − Pigment.

Die früher übliche Duodenalsondierung zur Gewinnung von A-, B- oder C-Galle zur Suche nach Cholesterinkristallen oder zur bakteriologischen Untersuchung ist ohne Wert.

Differentialdiagnose

Zu einer ausreichenden Diagnostik bei „Oberbauchbeschwerden" sollte stets die vollständige Untersuchung *aller* Oberbauchorgane gehören. Nach „detaillierter" und „ziselierter" Anamnese erfolgt die Untersuchung von Magen/Duodenum, Pankreas und Gallenblase.

Während einer Gallensteinkolik und bei Komplikationen des Steinleidens ist unter Umständen die „Untersuchungstaktik" des „akuten Abdomens" erforderlich.

Komplikationen

1. Nach einer Kolik fällt der Stein unter Umständen in den Fundus der Gallenblase zurück. Die Kolik ist eine sich selbst begrenzende Beschwerde, oft nur eine „episodische Beschwerde" (einmaliges Auftreten, Rezidivkoliken nach Tagen, Wochen oder Jahren).

Bleibt der Stein nach einer Kolik im Zystikus, wird die Funktion der Gallenblase aufgehoben: **Zystikusverschluß.** Koliken fehlen dann im weiteren Ablauf. Vielmehr bestimmen Stase und bakterielle Besiedlung unter Umständen den weiteren Verlauf: **Hydrops** und **Empyem** (unter Cholezystitis, S. 1196 f.).

2. Die Steinwanderung durch den Ductus cysticus führt zur Choledocholithiasis. Die Häufigkeit nimmt mit dem Alter zu (Tab. 12.**65**).

Choledochussteine können unter Umständen lange Zeit symptomlos sein. Obstruktion führt episodisch zu Schmerz und Cholestase.

Auch ein progredienter schmerzloser Ikterus ist möglich. In zwei Dritteln der Fälle besteht bei Choledocholithiasis eine Bakteriocholie.

Die Bakteriocholie kann symptomlos sein.

Aus der symptomlosen Bakteriocholie entwikkelt sich bei stärkerem Gallenstau das Krankheitsbild der **Cholangitis** (S. 1198 ff.).

3. Eine Choledocholithiasis kann zu einer präpapillären Steineinklemmung oder zur Steinpassage führen und eine **akute Pankreatitis** verursachen, falls eine gemeinsame Mündung von Ductus choledochus und Ductus Wirsungianus besteht. Nach Papillenpassage und Eintritt in das Duodenum bilden sich Schmerz, Ikterus und Symptomatologie der Pankreatitis schnell zurück. Beim Sieben des Stuhls werden dann Steine mit einem Durchmesser bis zu 17 mm gefunden.

Choledochussteine sind häufige Ursachen einer **Papillitis** und einer **Papillenstenose** (S. 1200 f.).

4. Große Konkremente, Pericholezystitis und Schrumpfung der Gallenblase führen zur Kompres

Tabelle 12.**65** Koinzidenz von Gallenblasen- und Gallengangsteinen (nach Markoff)

Alter	Häufigkeit
30 Jahre	5%
60 Jahre	15%
80 Jahre	45%

sion des Ductus hepaticus communis, verursachen Cholestase und chronische Cholangitis: **Mirizzi-Syndrom.**

5. Die Gallenblase kann frei in das Abdomen **perforieren,** zu einer Peritonitis führen mit schlechter Prognose. Die häufigste gedeckte Perforation ist die **cholezystoduodenale Fistel.** Die durch diese Fistel in den Darm entleerten Steine können zu einem Gallensteinileus in allen Abschnitten des Darmtraktes führen, am häufigsten im unteren Ileum.

6. An einen **Gallensteinileus** sollten denken lassen: bekannte Cholelithiasis, Aerobilie bei Leeraufnahmen des Abdomens, unter Umständen Nachweis des schattengebenden Konkrementes an atypischer Stelle.

7. Die zweithäufigste **Perforation** findet im Bereich der rechten **Flexur des Kolons** statt. Nach plötzlichem Verschwinden der Schmerzen treten dann chologene Diarrhöen auf. Raritäten sind Perforationen in das rechte Nierenbecken, in die Pleurahöhle oder in die Bauchdecken.

8. Das Gallenblasenkarzinom als mögliche Folge einer Cholelithiasis; S. 1194 f.

Abb. 12.**69** zeigt die Verlaufsmöglichkeiten der Cholelithiasis schematisch.

Therapie

Bei der Therapie der Cholelithiasis ist zwischen Steinen in der Gallenblase und Steinen in den Gallenwegen zu unterscheiden. Erstere werden im Zeitalter der Sonographie zunehmend häufiger als zufällige Nebenbefunde in Form stummer Steine gefunden. Etwa zwei Drittel dieser Steine bleiben asymptomatisch und bedürfen nicht unbedingt einer Therapie. Der Verusch einer medikamentösen Cholelitholyse kann in diesen Fällen diskutiert werden. Symptomatische Steine oder Steine, die Komplikationen verursachen, bedürfen der Therapie. Diese Therapie hat eine konservative und eine operative Seite. Die Choledocholithiasis bedarf wegen ihrer sehr hohen Komplikationsrate der operativen Therapie.

Konservative Therapie

Die Cholezystolithiasis äußert sich am häufigsten durch die Gallensteinkolik. Die Kolik ensteht durch eine Steineinklemmung im Infundibulum der Gallenblase. Die Gallenblase kontrahiert sich, ohne daß die Galle ablaufen kann. Dadurch entstehen Schmerzen. Die Therapie dieser Kolik besteht in der Gabe eines Spasmolytikums und eines Analgetikums (z. B. N-Butyl-Hyoscyamin+Pyrazolon) rektal oder i. v. Nahrungskarenz wird passager wegen der begleitenden Übelkeit meistens spontan geübt. Auch Wärmeapplikation auf den rechten Oberbauch lindert den Schmerz. Läßt der Krampf durch Analgesie und Spasmolyse nach, so fällt der Stein in den Fundus zurück. Danach tritt prompte Besserung der Beschwerden ein.

Morphinpräparate erhöhen den Tonus der Sphinkter Oddi. Sie sind nicht indiziert. Auch Antibiotika sind bei der unkomplizierten Steinkolik nicht angezeigt.

Wenn auch häufig ein opulentes, fettreiches Mahl als Auslöser einer Kolik zu erfragen ist, so bleiben wesentliche Diätrestriktionen doch problematisch. Der Zusammenhang ist keineswegs konstant, sondern unkalkulierbar „episodisch", so daß nur allgemeine Hinweise möglich sind.

Orale Cholelitholyse: Oral verabreichte Gallensalze werden über den enterohepatischen Kreislauf in die Galle ausgeschieden und reduzieren dadurch ihre Lithogenität. Die verbesserte Lösungskapazität der Galle für Cholesterin kann dann zur Auflösung von Cholesterinsteinen führen.

Voraussetzungen für den Versuch einer Chemolitholyse sind:
– die a- oder oligosymptomatische Cholezystolithiasis mit Fehlen von Gallengangsteinen,
– das Lumen der Gallenblase darf höchstens bis zu einem Drittel mit Steinen gefüllt sein,
– die Gallenblase muß funktionstüchtig sein,
– es müssen Röntgenhinweise auf das Vorliegen von Cholesterinen vorhanden sein (runde Steine mit glatter Oberfläche, kein oder nur wenig Kalk an der Oberfläche, schwebende Steine),
– die Leber muß gesund sein,
– der enterohepatische Kreislauf soll intakt sein.

Es werden Ursodesoxycholsäure (10 mg/kg KG) oder eine Mischung aus Ursodesoxycholsäure und Chenodesoxycholsäure jeweils zur Nacht verabreicht. Mit einer Steinauflösung ist in zwei Dritteln der Fälle innerhalb von 6 bis 24 Monaten zu rechnen. Innerhalb von 12 Jahren treten in etwa 60% Rezidivsteine auf, wobei die Rezidivrate bei Vorliegen vieler kleiner Steine bei Therapiebeginn höher liegt, bei Solitärsteinen dagegen niedriger. Sie können wieder aufgelöst werden.

Die direkte Auflösung von Cholesteringallensteinen mit **M**ethyl-**t**ertiär-**B**utyl-**E**ther (**MTBE**) durch perkutan transhepatisch oder endoskopisch retrograd in die Gallenblase eingelegte Katheter ist effektiv, dauert nur wenige Tage, ist aber bereits eine invasive Methode.

Die extrakorperale Stoßwellentherapie verbessert die Lyserate und verkürzt die Lysezeit. Ein Teil der kleinen Steintrümmer geht auf natürlichem Weg ab.

Operative Therapie: Chirurgie

Liegen Beschwerden vor, die auf das Steinleiden zu beziehen sind, so ist die Operation indiziert.

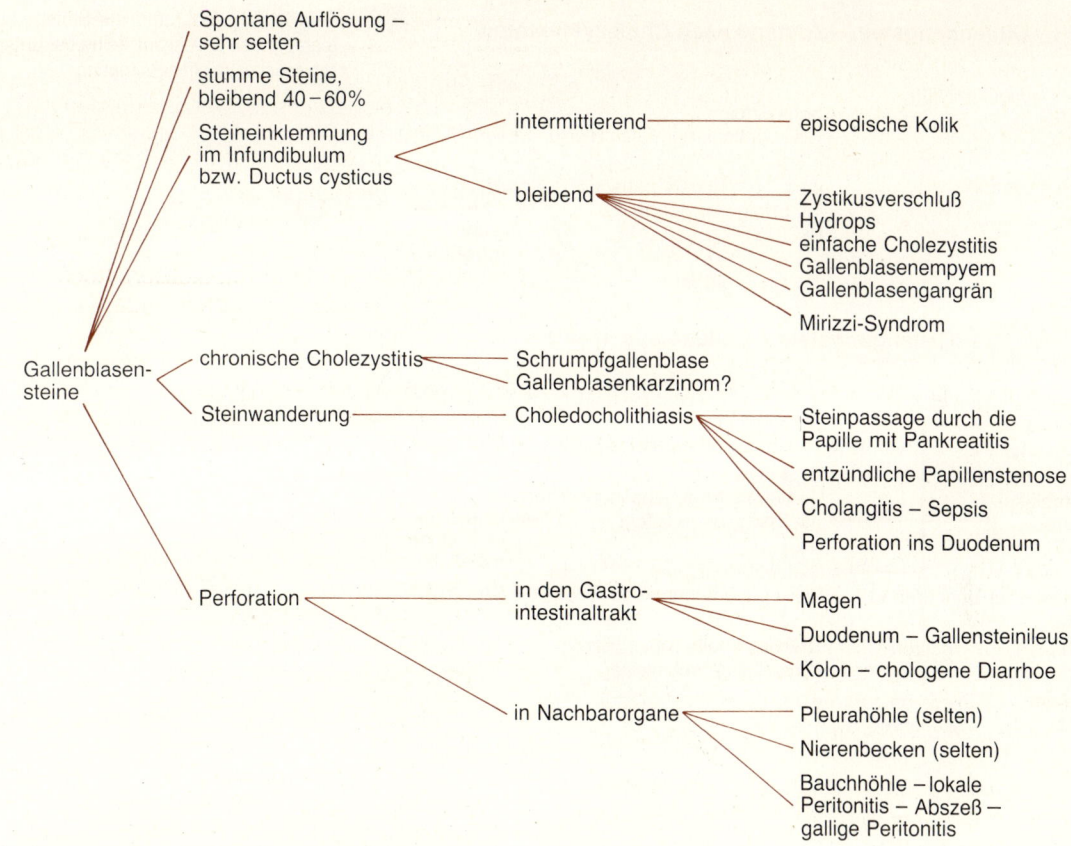

Abb. 12.**69**   Verlaufsmöglichkeiten der Cholelithiasis

Die Cholezystektomie ist die zweithäufigste Operation im Abdominalbereich mit einer Sterblichkeit von insgesamt unter 0,5% und bei jungen Frauen unter 0,15%. Mit der Cholezystektomie werden eingetretene Komplikationen behandelt oder es wird das Eintreten von Komplikationen einschließlich des Gallenblasenkarzinoms verhindert. Es ist bisher offen, ob die Operation beim Vorliegen asymptomatischer Steine Vorteile gegenüber einer abwartenden Haltung hat. Deshalb bestimmen das Vorliegen von Zweitkrankheiten sowie die Einstellung von Patient und Arzt die Indikation zur Cholezystektomie bei diesen Patienten.

Die Dauerausscheidung von Salmonellen aus einer steinhaltigen Gallenblase ist meistens nur durch die Cholezystektomie zu beheben. Der Grundsatz der Operation im symptomfreien Intervall (à froid) wurde in neuerer Zeit von einigen Chirurgen mit der Frühoperation mit guten Argumenten durchbrochen.

Die hohe Koinzidenz von Cholezystolithiasis und Choledocholithiasis sowie die häufigen Normvarianten im Bereich der Gallenwege erfordern eine aussagekräftige präoperative oder eine frühe intraoperative Cholangiographie. Das Risiko von unbeabsichtigten Gallengangsverletzungen oder von übersehenen Steinen wird dadurch vermindert.

Im Rahmen der Choledocholithiasis liegt häufig eine asymptomatisch Bakteriocholie vor. Prädisponierende Faktoren dafür sind: hohes Alter, Diabetes mellitus, vorangegangene Eingriffe an den Gallenwegen, das Vorliegen eines peripapillären Duodenaldivertikels. Bei diesen Kranken wird eine perioperative Kurzzeittherapie mit Antibiotika empfohlen − z. B. mit maximal 3 Dosen, 8−12 Stunden vor, mit Beginn der Narkose und 6−8 Stunden danach. Das Sterblichkeitsrisiko bei einer Choledochusrevision hängt von bereits eingetretenen Komplikationen und vom Alter ab (Tab. 12.**66**)

Die laparoskopische Cholezystektomie mit Steinentfernung und die endoskopische Cholezystektomie ergänzen neuerdings die chirurgischen Therapiemöglichkeiten.

Operative Therapie: Endoskopie

Die endoskopische Elektropapillotomie (EPT) mit Steinextraktion aus den Gallenwegen hat sich zu einer risikoarmen Alternative der chirurgischen Gangrevision bei der Behandlung der Choledocholithiasis entwickelt. Anfangs war ihre Anwendung auf Risikopatienten im Alter von über 50 Jahren mit Residual- oder Rezidivsteinen beschränkt. Da das Risiko des endoskopischen Eingriffs im Vergleich zur Choledochotomie (1,2%:6%) wesentlich geringer ist, da die EPT maßgeschneidert sein kann mit inkompletter Sphinkterotomie (so groß wie nötig − so klein wie möglich) und da die Extraktion kleiner Steine nach

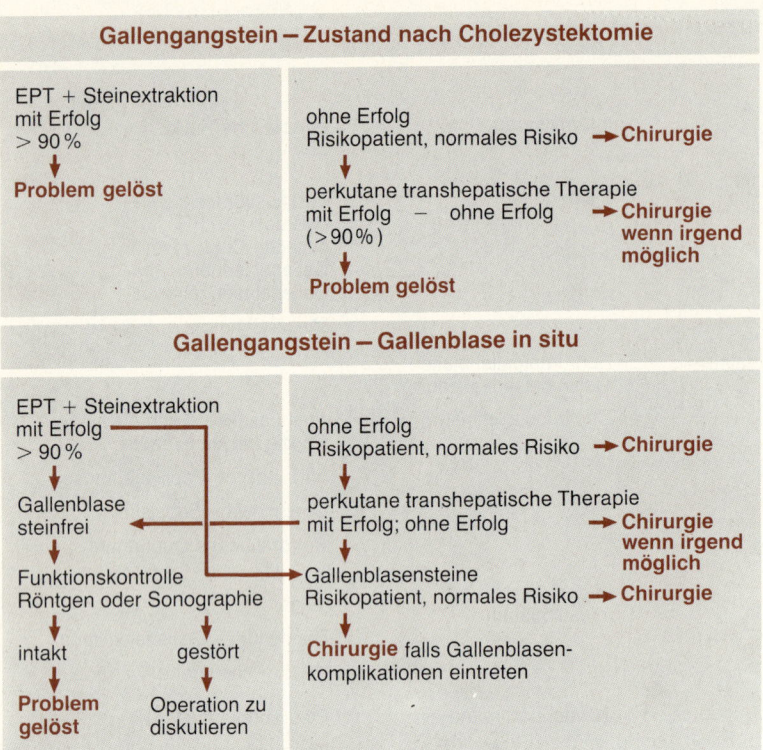

Abb. 12.**70**   Diagramm zur Stufentherapie der Gallengangsteine bei unterschiedlicher Ausgangssituation

Tabelle 12.**66**   Letalität von Gallenwegseingriffen in
Abhängigkeit vom Alter (nach Kienzle und Spohn)

Alter Jahre	Zahl der operierten Patienten	Letalität (%)
10–19	16	–
20–29	75	–
30–39	165	0,6
40–49	271	1,9
50–59	331	3,3
60–69	419	8,6
70–79	189	14,3
80–	43	37,2
insgesamt	**1509**	**6,4**

die perkutane transhepatische Therapie in Form der
Steinextraktion ggf. nach mechanischer Lithotripsie
oder als Cholangioskopie mit elektrohydraulischer
Lithotripsie bewährt.

Den Chirurgen wird mit den endoskopisch nicht
behandelbaren Patienten sicher ein Kollektiv über-
wiesen, das ein erheblich hohes Operationsrisiko hat.
Das Gesamtrisiko wird durch dieses Vorgehen jedoch
reduziert.

Besonders in Notfällen hat die therapeutische
ERCP einen festen Platz erhalten: Die Steineinklemmung mit akuter, eitriger Cholangitis (S. 1198) oder
mit Pankreatitis ist mit einem kleinen Eingriff prompt
zu bessern oder zu heilen.

Es bietet sich demnach die in Abb. 12.**70** aufge-
zeigte Arbeitsteilung zwischen Chirurgen und endo-
skopierenden Ärzten an.

Prognose

Die Prognose der Cholelithiasis ist fast immer gut. Die
Cholezystektomie hat eine sehr geringe Sterblichkeit.
Hohes Alter und das Eintreten von Komplikationen
treffen allerdings häufig zusammen und erhöhen
dann das Risiko. Gleiches gilt für die Choledocholithiasis (Tab. 12.**66**).

Die endoskopische Therapie ist im Vergleich zur
chirurgischen Operation der kleinere und risikoärmere Eingriff. Nach der Steinentfernung aus dem Gallengang ist – unabhängig von der Art des Eingriffs –
in bis zu 10% der Fälle mit Rezidivsteinen zu rechnen.
In seltenen Fällen sind intrahepatische Gallensteine
nicht komplett zu entfernen, oder eine Striktur des

Relaxierung des Sphinkters und unter Umständen
nach einer Ballondilatation möglich ist, ist die endoskopische Gallengangsrevision in entsprechend aus-
gestatteten Zentren die Methode der ersten Wahl zur
Behandlung der Choledocholithiasis geworden. Die
Gallenblase kann unter Umständen in einem zweiten
Eingriff elektiv im Intervall mit dem entsprechend geringen Risiko entfernt werden. In etwa 6% der Fälle ist
die endoskopische Therapie aus anatomischen Gründen nicht möglich (Zustand nach Billroth-II-Resektion des Magens, peripapilläres Duodenaldivertikel,
intrahepatisch oder oberhalb von Strikturen gelegene
Steine usw.). Hier hat sich während der letzten Jahre

Ductus hepatocholedochus ist nicht nachhaltig zu erweitern. Dann ist mit einer chronischen Cholangitis und der Entwicklung einer sekundären biliären Leberzirrhose mit deutlich eingeschränkter Lebenserwartung zu rechnen.

Merke: Das Gallensteinleiden ist eines der häufigsten organischen Substrate digestiver Beschwerden. Es besteht eine Prävalenz der Frau. Neben „episodischen" Beschwerden gibt es „larvierte" Formen. Bei Abklärung von „Oberbauchbeschwerden" ist bei der Suche nach Gallensteinen eine Sonographie heute unerläßlich. Man unterscheidet zwischen „Gallensteinkranken" und „Gallensteinträgern". Bei hoher Koinzidenz von Cholelithiasis und Choledocholithiasis ist eine Gallengangdarstellung meistens ratsam. Die Feststellung von Gallensteinen läßt im allgemeinen den Operationsrat geben, wenngleich heute bei Gegenindikationen und dazu geeignetem Steinleiden der Versuch einer Chemolitholyse gemacht werden kann. Die operativ-endoskopische Therapie in erfahrenen Zentren eröffnet neue Perspektiven.

Neue Verfahren wie die MTBE-Lyse von Gallenblasensteinen, die laparoskopische Cholezystektomie und die perkutane transhepatische Endoskopie mit Lithotripsie erweitern die Therapiemöglichkeiten bei der Cholelythiasis.

Weiterführende Literatur

Hornbostel, H., D. Wurbs: Erkrankungen der Gallenblase und der Gallenwege. In Hornbostel, H., W. Kaufmann, W. Siegenthaler: Innere Medizin in Praxis und Klinik, 4. Aufl., Thieme, Stuttgart 1992
Kienzle, H. F., K. Spohn: Chirurgie des Gallengangsystems. Indikation und Ergebnisse. Therapiewoche 32 (1982) 965
von Klinggräff, G., J. Gebhardt, D. Wurbs: Moderne Diagnostik der Cholezystolithiasis. Dtsch. med. Wschr. 109 (1984) 429
Markoff, N.: Erkrankungen der Gallenblase und Gallenwege. In Hornbostel, H., W. Kaufmann, W. Siegenthaler: Innere Medizin in Praxis und Klinik, 2. Aufl. Thieme, Stuttgart 1977
Seitz, K.: Ultraschalldiagnostik bei Erkrankungen der Gallenwege. Dtsch. med. Wschr. 110 (1985) 1539
Villanova, N. et al.: Gallstone recurrence after successful oral bile acid treatment. Gastroenterology 97 (1989) 726
Wurbs, D.: Calculous disease of the bile ducts. In Sivak, M.: Gastrointestinal Endoscopy. Saunders, Philadelphia 1987

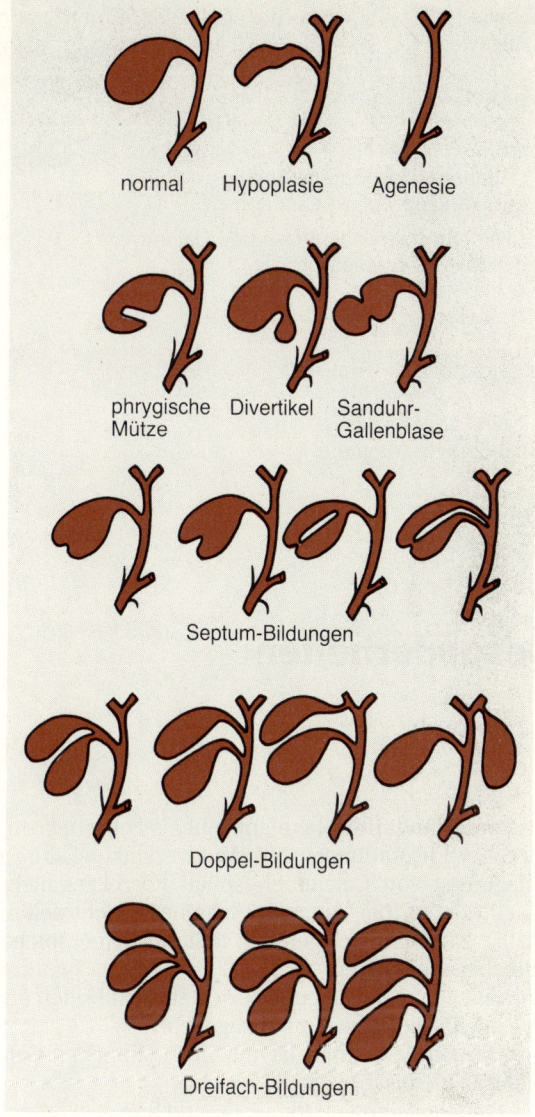

normal   Hypoplasie   Agenesie

phrygische   Divertikel   Sanduhr-
Mütze   Gallenblase

Septum-Bildungen

Doppel-Bildungen

Dreifach-Bildungen

Abb. 12.**71**   Anomalien der Gallenblase (nach Stolte)

Anomalien der Gallenblase

H. Hornbostel

Abb. 12.**71** zeigt Möglichkeiten von Gallenblasenanomalien.

Gallenblasensepten finden sich in 5% aller Cholezystektomien. Septen dokumentieren sich im Röntgenbild als Verengung der Gallenblase mit mangelhafter Kontraktion, vielleicht prädisponieren Septenbildungen der Gallenblase zur Steinbildung.

Die Entscheidung, ob rechtsseitige episodische Oberbauchbeschwerden und Fettintoleranz auf Anomalien der Gallenblase/Gallenwege zurückzuführen sind, ist mit Kritik zu sehen. Nachbarschaftsuntersuchungen sind bei einer solchen Beschwerde dringend erforderlich.

Domänen der Entdeckung von Variationen der Gallenblase sind Sonographie und Röntgenologie.

Tabelle 12.**67** Tumoren der Gallenblase und der Gallenwege

Epitheliale Tumoren

Intrahepatisch:
  Adenome der Gallenwege
  Cholangiozelluläre Karzinome

Extrahepatisch (Gallenblase und Gallenwege)
Adenome (z. T. villöse)
Karzinome
Karzinoide

Mesenchymale Tumoren

Lipome
Rhabdomyosarkome u. a.

Besonderheiten

H. Hornbostel

Die **Porzellangallenblase** entsteht als Folge nekrotisierender Entzündungen mit Wandverkalkung durch Einlagerung von Calciumphosphat. Porzellangallenblasen werden bei stummer Anamnese nicht selten zufällig entdeckt. Gelegentlich läßt sich eine solche Gallenblase palpieren.

Eine Porzellangallenblase scheint den Boden für ein Gallenblasenkarzinom abzugeben.

Die **Cholesterose** ist mit der „Stippchen-Gallenblase" identisch.

Pathologische Anatomie: Es sind Speicherzellen, histiozytäre Makrophagen, die im Stroma der Gallenblasenmukosa liegen. Hoher Gehalt an Cholesterinestern.

Im Operationsmaterial besteht eine Koinzidenz zwischen Cholesterose und Cholelithiasis in 50%. Die einfache Cholesterose ist röntgenologisch nicht oder schwer diagnostizierbar.

Ein sicheres Krankheitsbild ist der Cholesterose nicht zuzuordnen.

Es gibt nach bestimmten Meinungen „funktionelle Störungen" im Gallenblasen-, Gallenwegsbereich, als „Dyskinesie" vor allem im französischen Sprachbereich bezeichnet. Große Zurückhaltung gegenüber dieser Diagnose ist notwendig.

Tumoren der Gallenblase und der Gallenwege

H. Hornbostel

> **Definition:** Die Tumoren der Gallenblase und Gallenwege werden nach Ursprungsgewebe (epithelial, mesenchymal) und Dignität (benigne, maligne) unterteilt (Tab. 12.**67**).

Benigne Tumoren der Gallenwege und der Gallenblase sind häufig Zufallsbefunde bei operativen Eingriffen, heute auch sonographisch erfaßbar (Abb. 12.**72**).

Häufigkeit

Gallenblasenkarzinome werden in 0,5–1,2% bei Gallenblasenoperationen gefunden. 80% lassen sich bei über 60jährigen Patienten nachweisen. Gallenblasenkarzinome sind doppelt so häufig wie Gallengangskarzinome, das weibliche Geschlecht prävaliert.

Lokalisation, relative Häufigkeit, Manifestationsalter und Geschlechtsverteilung beim Gallenblasen- und Gallengangskarzinom werden in Abb. 12.**73** wiedergegeben.

Ätiologie

Die Cholelithiasis scheint ein Realisationsfaktor bei der Entstehung eines Gallenblasenkarzinoms. Das Gallenblasenkarzinom ist in durchschnittlich 70% von einer Cholelithiasis begleitet.

Etwa 2% der Gallensteinträger erkranken an einem Gallenblasenkarzinom im Unterschied zu Befunden von 0,3% Karzinomen bei steinfreier Gallenblase. Andererseits nimmt die Häufigkeit von Karzinomen mit dem Alter schneller zu als die der Cholelithiasis. Überwiegend wird die chronische Entzündung der Gallenblase als Ursache für die Entstehung dieses Narbenkarzinoms betrachtet. Dazu paßt der hohe Anteil von Gallenblasenkarzinomen bei Vorliegen einer Porzellangallenblase.

Klinik

Bei einem **Gallenblasenkarzinom** werden Schmerzen im rechten Oberbauch, aber auch uncharakteristische Oberbauchbeschwerden bei gleichzeitiger Gewichtsabnahme geklagt.

Man tastet einen Tumor im Bereich der Gallenblase. Ikterus tritt im Gegensatz zum Gallengangskarzinom spät auf. Die Diagnose des Gallenblasenkarzinoms ist fast immer eine späte. Gründe dafür sind: das frühe Einwachsen in die Leber, besonders der im Fundus lokalisierten Tumoren. Die Laparoskopie ist noch am ehesten geeignet für eine relativ frühe Diagnose.

Die Differentialdiagnose des Gallenblasenkarzinoms ist die der Cholezystolithiasis mit Cholezystitis. Rezidivierende „Cholezystitis" in kurzer Zeit ist für ein Gallenblasenkarzinom nicht unverdächtig.

Das Krankheitsbild des **Gallengangskarzinoms** ist durch Ikterus, Pruritus, Stuhlentfärbung und Dunkelfärbung des Urins gekennzeichnet. Schmerzen und Tumorsymptome folgen im späteren Verlauf.

Die Laborkonstellation ist die eines extrahepatischen Verschlusses.

ERCP und PTC geben Auskunft über Lokalisation, Ausdehnung und in gewissen Umfang auch über die Art der Erkrankung.

Eine präoperative Cholangiographie ist notwendig, um die Entfernung des Verschlusses vom Leberhilus und damit die Operabilität zu beurteilen. Die körperliche Untersuchung ist beim Gallengangskarzinom nicht wegweisend. Am Anfang läßt sich unter Umständen ein Courvoisier-Zeichen finden: schmerzloser Ikterus, palpable, stark vergrößerte Gallenblase.

Differentialdiagnose

Postoperative Narbenstrikturen können im mittleren Drittel des Gallenganges ein Gallenblasenkarzinom vortäuschen, im unteren Drittel ist vor allem das Pankreaskarzinom abzugrenzen.

Therapie

Das frühe Einwachsen in die Leber und die frühe regionale Lymphknotenmetastasierung machen eine Operation meistens zu einem Versuch eine kurativen Operation. Palliative biliodigestive Anastomosen oder Drainagen sind Alternativen.

Verlauf und Prognose

Nur 10–20% der operierten Patienten mit einem Gallenblasenkarzinom erreichen die Einjahresgrenze.

Beim Gallengangskarzinom ist die Überlebenszeit nach scheinbar radikaler Operation 2–3 Jahre.

> **Merke:** Die Cholelithiasis ist ein möglicher Realisationsfaktor für die Entstehung eines Gallenblasenkarzinoms. Die Laborkonstellation eines solchen Karzinoms ist die eines extrahepatischen Verschlusses.
>
> ERCP und PTC können für Lokalisation und Ausdehnung eines Gallengangskarzinoms Hinweise geben.

Weiterführende Literatur

Hornbostel, H., D. Wurbs: Erkrankungen der Gallenblase und der Gallenwege. In Hornbostel, H., W. Kaufmann, W. Siegenthaler: Innere Medizin in Praxis und Klinik, Bd. IV, 4. Aufl. Thieme, Stuttgart 1992

Klöppel, G.: In Barthelheimer, H., F.-W. Ossenberg, H. W. Schreiber: Die kranken Gallenwege. Witzstrock, Baden-Baden 1980

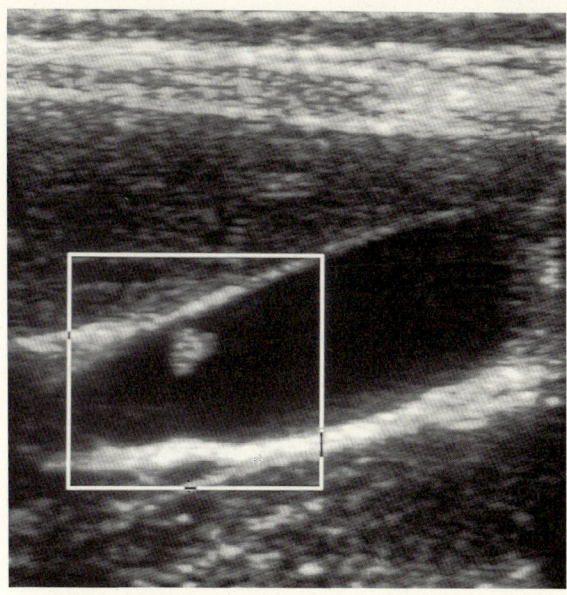

Abb. 12.**72**   Gallenblasenpolyp, ca. 7 mm groß

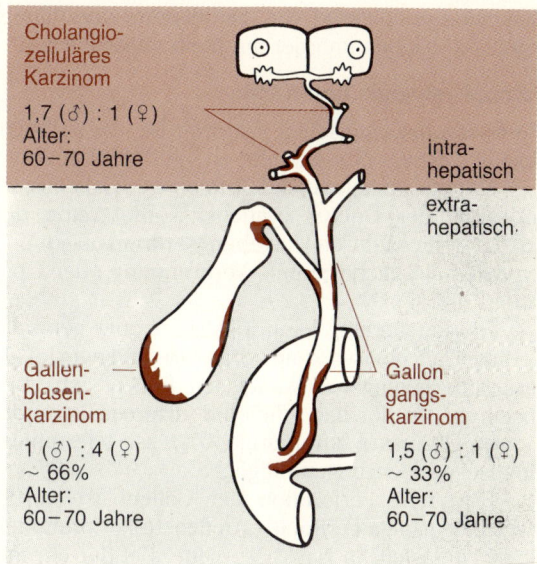

Abb. 12.**73**   Gallenblasen- und Gallengangskarzinome. Lokalisation, relative Häufigkeit, Manifestationsalter und Geschlechtsverteilung (nach Klöppel)

Cholezystitis

D. Wurbs

Definition: Die häufigste Ursache einer Cholezystitis ist eine Steinerkrankung der Gallenblase.

Eine scharfe Trennung zwischen akuter und chronischer Cholezystitis ist nicht möglich: Eine akute Cholezystitis geht nicht ausgeheilt in eine chronische Cholezystitis über. Eine chronische Cholezystitis kann einen akuten Schub in ihrem Verlauf aufweisen.

Die Erkrankung ist bei beiden Geschlechtern gleich häufig, obwohl die Frau dreimal häufiger Gallensteine hat.

Ätiologie

Steinleiden, Bakteriocholie und Stase sind die wichtigsten ätiologischen Faktoren.

In etwa 95% der Erkrankung lassen sich Steine nachweisen. Die Keime erreichen die Gallenblase kanalikulär-aszendierend vom Duodenum, oder hämatogen. Sie bleiben im oder am Stein angesiedelt.

Pathophysiologie und Klinik

Die pathophysiologischen Faktoren für die pathogenese der akuten Cholezystitis erläutert Abb. 12.**74**.

Seltene Ursachen sind Torsion der Gallenblase, Verlegung des Ductus cysticus, Kompression des Ductus cysticus durch Umgebungserkrankungen und Hypovolämie nach Trauma, Verbrennung oder Operation.

Die Entzündung kann lokalisiert oder generalisiert die Gallenblasenwand verändern und eine lokale Peritonitis bedingen. Histologisch finden sich fibrinöseitrige, hämorrhagische und ulzeröse Veränderungen. Dazu sind intramurale Abszesse oder phlegmonöse Veränderungen möglich.

Eine freie Perforation der Gallenblase verursacht eine gallige Peritonitis. Gedeckte Perforationen führen zu Fisteln in Nachbarorgane. Bei der chronischen Cholezystitis rufen rezidivierende Entzündungen eine Vernarbung und Organschrumpfung mit Lumenobliteration hervor. Die Gallenblase verklebt mit den Nachbarorganen.

Durch einen Zystikusverschluß entsteht der **Hydrops** der Gallenblase mit flüssigem, sterilem Inhalt.

Eine chronische Cholezystitis ohne Steinnachweis ist in 9,6% der Fälle möglich: Vaskuläre, infektiöse, chemisch-toxische Ursachen werden verantwortlich gemacht.

Bei der Salmonellen-Cholezystitis ist die Gallenblase das Reservoir für Dauerausscheider.

Anamnese

Häufig manifestiert sich die *akute Cholezystitis* im Rahmen einer Steinkolik mit Schmerzen im mittleren Epigastrium oder rechten Hypochondrium. Nicht selten wird über einen rechtsseitigen Rücken- oder Schulterschmerz geklagt. Nausea und/oder Vomitus begleiten das Krankheitsbild.

Fieber, auch Schüttelfrost, Ausmaß sowie Dauer der Beschwerden unterscheiden die akute Cholezystitis von der unkomplizierten Steinkolik.

Die akute Cholezystitis kann die Erstmanifestation einer Cholelithiasis sein.

Akute Schübe können auch im Rahmen einer chronischen Cholezystitis ablaufen.

Die **chronische Cholezystitis** verläuft häufiger symptomenarm, so daß eine Schrumpfgallenblase auch unerwartet entdeckt werden kann.

Befund

Der Druckschmerz im rechten Hypochondrium ist ein wichtiger Befund bei einer akuten Cholezystitis. Eine lokale Peritonitis macht eine Abwehrspannung im rechten Oberbauch.

Nicht selten läßt sich die entzündete Gallenblase als eine mit der Atmung verschiebliche Resistenz tasten. Ein Empyem ist oft druckdolent tastbar. Der nachweisbare Ikterus ist meistens geringgradig.

Bei der chronischen Cholezystitis ist der Untersuchungsbefund häufiger spärlich, so daß der Nachweis nicht selten zufällig im Rahmen einer Oberbauchuntersuchung erfolgt.

Diagnostisches Vorgehen

Eine chronische Cholezystitis ist manchmal die Erklärung für eine bis dahin unerklärte, mäßig erhöhte BSG.

Eine Leukozytose mit Linksverschiebung, eine erhöhte BSG sind bei der akuten Cholezystitis fast regelmäßig nachweisbar.

Hohe Werte der Leukozyten und der Blutsenkungsgeschwindigkeit sprechen für Empyem oder eitrige Cholangitis.

Erhöhte Werte für Bilirubin, alkalische Phosphatase und Transaminasen im Serum weisen auf eine begleitende Cholangitis hin.

Blutkulturen sind zu empfehlen.

Die Sonographie steht im Zentrum der apparativen Diagnostik: Steine lassen sich sicher nachweisen, Form und Größe der Gallenblase sind ebenso wie die Wanddicke und der eingedickte Inhalt (Sludge) zu beurteilen. Auch perivesikuläres Exsudat, die Penetration in die Leber und die Perforation sind zu erkennen (Abb. 12.**75** – 12.**76**). Die Druckschmerzhaftigkeit der Gallenblase ist mit dem Schallkopf zu sichern.

Gallenwege und der Pankreas sind im gleichen Untersuchungsgang zu beurteilen.

Eine Röntgenuntersuchung als Leeraufnahme kann im Einzelfall kalkhaltige Steine nachweisen oder durch den Nachweis von Luft in der Gallenblase oder den Gallenwegen einen Hinweis auf eine Perforation in den Darm geben. Durch die orale Gabe von Kontrastmittel ist eine biliodigestive Fistel zum Duodem nachzuweisen.

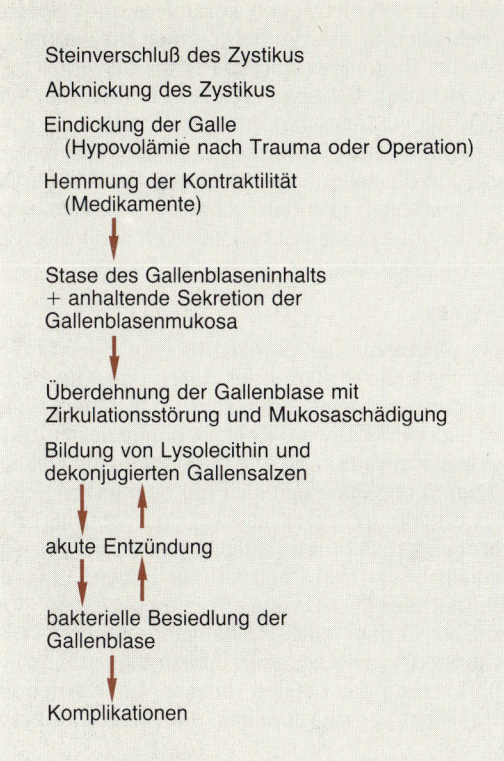

Steinverschluß des Zystikus

Abknickung des Zystikus

Eindickung der Galle
(Hypovolämie nach Trauma oder Operation)

Hemmung der Kontraktilität
(Medikamente)

↓

Stase des Gallenblaseninhalts
+ anhaltende Sekretion der
Gallenblasenmukosa

↓

Überdehnung der Gallenblase mit
Zirkulationsstörung und Mukosaschädigung

Bildung von Lysolecithin und
dekonjugierten Gallensalzen

↓ ↑

akute Entzündung

↓

bakterielle Besiedlung der
Gallenblase

↓

Komplikationen

Abb. 12.**74**   Pathogenese der akuten Cholezystitis

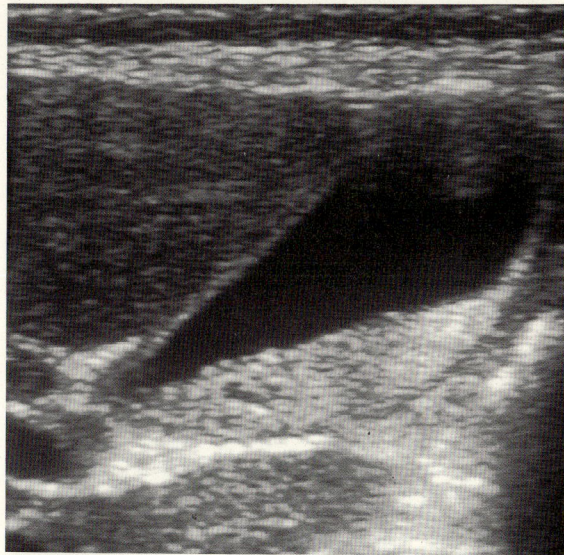

Abb. 12.**75**   Gallenblasenhydrops mit sedimentierendem Sludge und feinsten Konkrementen

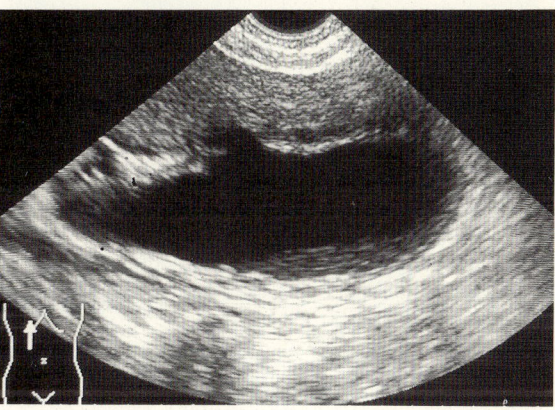

Abb. 12.**76**   Gallenblasenhydrops bei Zystikuskonkrement mit schwerer Cholezystitis und Pericholezystitis mit gedeckter Perforation in die Leber hinein. Etwas sedimentierender Sludge

Komplikationen

Ausbildung eines Empyems, freie oder gedeckte Perforation, Leberabszeß, subphrenischer Abszeß mit Sepsis sind mögliche Komplikationen ebenso wie cholezystoduodenale oder cholezystokolische Fisteln (s. auch Cholelithiasis).

Ein bestehender Diabetes mellitus beeinträchtigt die Prognose, zumal es dabei nicht selten zu symptomarmer Perforation kommen kann (diabetische Neuropathie als mögliche Ursache). Operationspflichtige Komplikationen sind beim Diabetiker viermal häufiger als beim Gesunden.

Differentialdiagnose

Bei der akuten Cholezystitis ist vielfach die Differentialdiagnose des „akuten Abdomens" abzuhandeln: akute Pankreatitis, akute Pyelonephritis, Ulkuspenetration und akute Appendizitis. Außerdem sind die rechtsseitige Unterlappenpneumonie, die akute Virushepatitis und der Herzinfarkt differentialdiagnostisch zu bedenken.

Therapie

Die häufigste Ursache einer Cholezystitis: Das Steinleiden steht im Vordergrund therapeutischer Überlegungen.

Die zunächst konservative Therapie einer akuten Cholezystitis besteht in Bettruhe, Schmerzlinderung, Thromboseprophylaxe und der Gabe eines Antibiotikums. Escherichia coli ist der Leitkeim. Mit Klebsiellen, Enterokokken und Proteus sowie Pseudomonas ist zu rechnen. Ziel der Behandlung ist, einen Antibiotikumspiegel mit guter Konzentration und Wirksamkeit im Gewebe der Gallenblase und im Lumen der Gallenwege zu erreichen.

Moderne β-Lactamantibiotika wie Mezlocillin oder Piperacillin oder Cefotaxim sind wirksam. Tetracycline wirken nur bakteriostatisch und werden durch die alkalische Galle inaktiviert.

Verlauf und Prognose

Die Mortalität bei akuter Cholezystitis liegt unter 5%. Diabetes mellitus, Lebensalter sowie Komplikationen des Steinleidens trüben die Prognose.

Merke: Eine Cholezystitis ohne Steinnachweis ist eine seltene Diagnose, vielmehr gehören im Häufigkeitsdenken Cholelithiasis und Cholezystitis zusammen.

Weiterführende Literatur

Wurbs, D. in Hornbostel, H., W. Kaufmann, W. Siegenthaler: Innere Medizin in Praxis und Klinik, Bd. IV, 4. Aufl. Thieme, Stuttgart 1992

Cholangitis

D. Wurbs

Definition: Die Cholangitis ist eine Entzündung der Gallenwege. Dabei ist zwischen der bakteriellen sekundären, auf der Grundlage einer meistens steinbedingten Obstruktion entstehenden Cholangitis und den nichtbakteriellen primären Cholangitiden zu unterscheiden.

Häufigkeit

Etwa 10% der Patienten mit Gallenblasensteinen haben auch Gallengangssteine. Diese Steine manifestieren sich in etwa drei Viertel der Fälle mit Schmerzen und Ikterus, etwa ein Drittel der Patienten entwickelt auch Fieber und Schüttelfrost. Die Häufigkeit der bakteriellen Besiedlung der Gallenwege und des damit verbundenen Risikos einer Cholangitis steigt mit der Dauer der Obstruktion.

Die primären Cholangitiden wie primär sklerosierende Cholangitis und die nichteitrige destruierende Cholangitis (Synonym: primäre biliäre Zirrhose) sind seltene Krankheiten, so daß Kollektive besonders interessierter Zentren die Zahl 100 nicht übersteigen.

Ätiologie

Obstruktion und bakterielle Besiedlung der Gallengänge sind die ätiologisch und pathophysiologisch bestimmenden Faktoren der Cholangitis. Die Obstruktion wird meistens durch Steine hervorgerufen, seltener sind andere Ursachen (Tab. 12.**68**).

Die bakterielle Besiedlung erfolgt meistens aszendierend vom Duodenum her. Leitkeim ist Escherichia coli mit Abstand vor Klebsiella-Spezies und Enterokokken. Daneben besteht die Möglichkeit der hämatogenen Infektion der Gallenwege. Eine Besiedlung ohne Obstruktion führt lediglich zu einer asymptomatischen Bakteriocholie.

Pathophysiologie und Klinik

Abhängig vom Grad der Obstruktion geht eine asymptomatische bakterielle Besiedlung der Gallenwege in die bakterielle Cholangitis über, wobei zwischen der häufig nicht eitrigen und der in etwa 15% der Fälle auftretenden eitrigen Cholangitis zu unterscheiden ist (Gallenwegsempyem). Bei steigendem Druck in den Gallenwegen kommt es zum Übertritt von Bakterien in die Blutbahn, zunächst lymphogen via Ductus thoracicus und später als bilivenöser Reflux direkt in die Lebervenen. Per continuitatem, lymphogen oder hämatogen entwickeln sich eine Cholangiohepatitis, Leberabszesse, perihepatische Abszesse und die seltene Pylephlebitis. Aus der Cholangitis direkt oder aus den genannten lokalen septischen Komplikationen entwickelt sich schließlich die allgemeine Sepsis.

Anamnese

Die Vorgeschichte der Cholangitis ist die der Cholelithiasis. Sie kann stumm oder durch episodische Beschwerden gekennzeichnet sein. Eine längere und/oder besonders schwere Kolik ist häufig der Indikator für eine Steinwanderung, die die Cholangitis einleitet. Der Beginn der Cholangitis ist mit Schmerzen, Fieber und Schüttelfrost sowie Ikterus (Charcot-Trias) häufig dramatisch. Sehr sorgfältig ist dann nach vorangegangenen operativen Eingriffen zu fragen (Choledocho-Lithotomie?, T-Drainage?, komplizierter postoperativer Verlauf eines Gallengangseingriffes?, Reoperationen?, biliodigestive Anastomosen?), deren Art und Verlauf nicht selten Hinweise auf die der akuten Erkrankung zugrundeliegende Obstruktion geben.

Befund

Fieber, Ikterus und Schmerzen sind leicht zu erkennen. Dazu kommt sehr schnell die Angabe von Dunkelfärbung des Urins. Bei der Palpation des Abdomens ist die Leber druckempfindlich. Treten zusätzlich Verwirrtheit und Zeichen der Verbrauchskoagulopathie auf, so liegt bereits das septische Bild der akuten eitrigen obstruktiven Cholangitis vor.

Die chronische Cholangitis hat eine vergleichsweise blande Symptomatik mit rezidivierendem Druckgefühl und dumpfem Schmerz im rechten Oberbauch. Sie ist häufig durch subfebrile Temperaturen oder auch durch rezidivierende Fieberschübe bis über 40 °C gekennzeichnet. Diese Beschwerden können über Jahre bestehen.

Diagnostisches Vorgehen

Die pathologisch veränderten Labordaten sind zum Teil Ausdruck der Obstruktion mit Erhöhung von Bilirubin im Serum, alkalischer Phosphatase im Serum, zum Teil Zeichen der bakteriellen Entzündung mit Leukozytose, Linksverschiebung im Blutausstrich und mit starker Senkungsbeschleunigung. Erhöhte Werte von GOT und GPT zeigen ein Übergreifen auf das Leberparenchym im Rahmen einer Cholangiohepatitis an. Die Amylase wird zur Frage einer Pankreasbeteiligung bestimmt. Thrombopenie, niedrige Werte von Quick-Wert (PZ) und Fibrinogen im Serum sind die Indikatoren der Verbrauchskoagulopathie. Blutkulturen sind auch bei der „einfachen" bakteriellen Cholangitis häufig positiv.

Die spezielle apparative Diagnostik wird mit dem Ziel, Ort und Art der Obstruktion zu bestimmen, durchgeführt. Die Sonographie deckt mit dem Dilatationsmuster von intrahepatischen Gallenwegen, dem Gallengang und der Gallenblase den Ort der Obstruktion auf und gibt wichtige Hinweise auf die Nachbarschaft, wie z. B. auf das Vorliegen einer Raumforderung im Pankreaskopf, auf eine Pericholezystitis oder auf Leberabszesse. Bei subtiler Untersuchungstechnik sind auch Gallengangssteine in bis zu 75% sonographisch nachzuweisen.

Das intravenöse Cholangiogramm führt bei Vorliegen einer Cholangitis nicht weiter, da das Kontrastmittel nicht oder nur unzureichend ausgeschieden wird. Die entscheidende morphologische Untersuchung ist das direkte Cholangiogramm als endoskopisch retrograde Cholangiographie (ERC) oder als perkutane transhepatische Cholangiographie (PTC). Die ERC hat den wesentlichen Vorteil, daß sie mit der Papillotomie und der Steinextraktion unmittelbar zu einem therapeutischen Eingriff erweitert werden kann. Sowohl bei der PTC als auch bei der ERC müssen Druckerhöhungen mit konsekutiver Reaktivierung einer Cholangitis in Rechnung gestellt werden. Das Computertomogramm, die Leberszintigraphie und die Sequenzszintigraphie der Gallenwege können nur ausnahmsweise mehr Informationen bieten, so daß sie nur selten indiziert sind.

Differentialdiagnose

Bei typischer Symptomatik ist die Diagnose relativ einfach. Differentialdiagnostisch zu bedenken ist die akute rechtsseitige Pyelonephritis, auch wenn die Schmerzen mehr dorsal liegen und nach kaudal ausstrahlen. Ein Leberabszeß, pyogen oder als Amöbenabszeß, kann eine steinbedingte Cholangitis simulieren. Auch die akute virale oder toxische Hepatitis ist mit einer Cholangitis zu verwechseln. Die Analyse der einzelnen Komponenten einer Pankreatitis mit Gallengangskompression und konsekutiver Cholangitis ist schwierig. Bei den seltenen primären Cholangitiden fehlen die Zeichen der akuten bakteriellen Entzündung.

Komplikationen

Die häufigsten Komplikationen der Cholangitis sind septische Veränderungen wie Leberabszeß, perihepatischer Abszeß, Pylephlebitis und schließlich die allgemeine Sepsis. Lediglich die perihepatischen Abszesse sind einer operativen Therapie mit dann guter Prognose zugänglich. Patienten mit Ikterus und Cholangitis sind besonders empfindlich für das Auftreten eines akuten Nierenversagens. Die chronische Cholangitis führt nach Monaten bis vielen Jahren zu einer sekundären biliären Zirrhose.

Therapie

Der wesentliche Teil der konservativen Therapie ist die Gabe eines Antibiotikums. Es muß gegen das erwartete Erregerspektrum wirksam sein und eine ausreichende Konzentration am Ort der Entzündung, d. h. im Gewebe und möglichst auch im Gallengang, haben. In erster Linie sind das die modernen β-Lactamantibiotika wie Mezlocillin und Piperazillin unter den Penicllinen oder Cefotaxim und Ceftizoxim unter

Tabelle 12.**68**　Ursachen einer Gallenwegsobstruktion mit Cholangitis
Endoluminäres Material
Gallensteine Nahtmaterial, Clips, Tupfer, Drains Würmer (Ascaris lumbricoides, Clonorchis sinensis) Blutkoagula
Benigne Stenosen
Mirizzi-Syndrom Papillitis stenosans chronische Pankreatitis postoperative Strikturen juxtapapilläres Divertikel? primär sklerosierende Cholangitis
Maligne Stenosen
Pankreaskopfkarzinom Gallengangskarzinom Papillenkarzinom Lymphome im Leberhilus

den Cephalosporinen. Die Therapie mit diesen Antibiotika wird „ungezielt" begonnen. Sie muß nur gelegentlich nach dem Vorliegen der Kulturergebnisse und der Resistenzbestimmung korrigiert werden, wenn z. B. Enterokokken mit unzureichender Empfindlichkeit gegen Cephalosporine oder wenn Pseudomonas species gefunden werden.

Unter dieser Therapie klingt die Cholangitis meistens innerhalb weniger Tage ab. Die Diagnostik und die operative Therapie der Obstruktion sollen dann zügig erfolgen, da das Risiko eines Rezidivs bestehen bleibt. Die Beseitigung der Obstruktion ist die kausale Therapie, neben der alle anderen Maßnahmen die adjuvante Behandlung sind. Ist die Cholangitis unter der konservativen Therapie progredient oder liegt eine akute eitrige Cholangitis vor, ist die Dekompression der Gallenwege notfallmäßig nötig, da der kritische Zeitpunkt der Sepsis, nachdem die operative und die antibiotische Therapie nicht mehr wirksam sind, schnell erreicht wird. Die Beseitigung der Obstruktion erfolgte früher ausschließlich chirurgisch. Das häufigste Wegehindernis ist der Gallengangsstein. Er wird seit 1974 mit viel Erfolg und deutlich geringerem Risiko durch die endoskopische Papillotomie mit Steinextraktion entfernt (S. 1051).

Eine effektive Dekompression ist auch durch die perkutane transhepatische Einlage eines Drains in den Gallengang möglich.

Verlauf und Prognose

Die übliche Form der bakteriellen, aber nichteitrigen Cholangitis klingt unter der konservativen Therapie fast immer innerhalb weniger Tage ab. Wird eine Obstruktion aus benigner Ursache einwandfrei und nachhaltig aufgehoben, so ist die Prognose gut. Bleibt der Gallefluß behindert oder rezidiviert die Obstruktion, so ist mit einer chronischen Cholangitis mit dem Risiko der Entwicklung einer sekundären biliären Zirrhose zu rechnen.

Die akute eitrige obstruktive Cholangitis auf der Grundlage einer Choledocholithiasis hat bei alleiniger konservativer Therapie eine Sterblichkeit von nahe 100%, bei chirurgischer Therapie von etwa 40% und bei endoskopischer Behandlung trotz deutlich höheren Alters von etwa 20%.

Sonderformen der Cholangitis

Die primär sklerosierende Cholangitis ist eine seltene Krankheit unbekannter Ätiologie, die zu Stenosen der extra- und intrahepatischen Gallenwege führt. Bei über 50% dieser Patienten liegt eine Colitis ulcerosa vor. Das klinische Bild ist durch Ikterus, Juckreiz und gelegentlich Fieber gekennzeichnet. Laborchemisches Leitsymptom ist eine starke Erhöhung der alkalischen Phosphatase im Serum bei nur mäßiger Transaminasenaktivität. Die Diagnose wird durch eine direkte Cholangiographie gesichert. Seit kurzem ist auch die immunologische Sicherung möglich. Die Krankheit ist meistens schubweise progredient mit einer Sterblichkeit von etwa einem Drittel der Patienten innerhalb von 5 Jahren nach Diagnosestellung. Eine wirksame Therapie ist nicht bekannt. Bei weit fortgeschrittener Erkrankung ist die Lebertransplantation zu diskutieren. Die Erfolge dieses schweren Eingriffes sind noch nicht abschließend zu beurteilen.

Bei der orientalischen Cholangiohepatitis handelt es sich um eine chronisch-rezidivierende eitrige Cholangitis, die im wesentlichen auf Südostasien beschränkt ist. Von dieser Form der Cholangitis sind vorwiegend mangelernährte Patienten betroffen. Die Therapie besteht in der Gabe von Antibiotika und in der Gallengangsrevision. Akute Schübe der orientalischen Cholangiohepatitis sind z. B. in Hongkong die häufigste Ursache für die Operation eines akuten Abdomens.

Die virale Cholangitis in utero wird als mögliche Ursache intrahepatischer Gallengangsatresie angesehen. Beim Erwachsenen spielt sie keine Rolle.

Eine toxisch-chemische Cholangitis (und Cholezystitis), die morphologisch als sklerosierende Cholangitis zu klassifizieren ist, kann durch die regionale Chemotherapie via arterieller Perfusion der Leber mit Zytostatika ausgelöst werden.

Ascaris lumbricoides wird in Mitteleuropa gelegentlich als Ursache einer Cholangitis gefunden. In Ostasien spielt Chlonorchis sinensis eine größere Rolle. Im Vorderen Orient ist der Einbruch von Echinokokkenzysten in die Gallenwege ein relativ häufiges Ereignis. Die Entstehung der Cholangitis beruht anscheinend auf der Obstruktion. Die Therapie besteht in der Entfernung der Parasiten.

Merke: Eine Obstruktion der Gallenwege führt nicht immer zu einer Cholangitis. Das Auftreten einer Cholangitis erfordert jedoch immer zumindest einen gewissen Grad an Obstruktion.

Beim Vorliegen einer Cholangitis darf die Diagnostik erst abgeschlossen werden, wenn die Ursache gefunden ist.

Die vollständige Aufhebung der Obstruktion ist Voraussetzung für eine Heilung.

Die schwere eitrige Cholangitis bedarf der sofortigen Dekompression der Gallenwege, um das sehr hohe Todesrisiko zu mindern.

Weiterführende Literatur

Classen, M., D. Wurbs, U. Mairose: Duodenoskopie, retrograde Cholangio-Pankreatographie. In Ottenjann, R., M. Classen: Gastroenterologische Endoskopie. Enke, Stuttgart 1979

Gebhardt, J., H. Hornbostel, G. Klöppel: Primär biliäre Zirrhose. In Hornbostel, H., W. Kaufmann, W. Siegenthaler: Innere Medizin in Praxis und Klinik, Bd. IV, 4. Aufl. Thieme, Stuttgart 1990

Li, A. K., S. C. Chung, J. W. Leung, S. D. Mok: Recurrent pyogenic cholangitis: an update. Trop. Gastroenterol. 6 (1985) 119

Seitz, K.: Ultraschalldiagnostik bei Erkrankungen der Gallenwege. Dtsch. med. Wschr. 110 (1985) 1539

Way, L. W., M. H. Sleisenger: Choledocholithiasis, cholangitis and biliary obstruction. In Sleisenger, M. H., J. S. Fordtran: Gastrointestinal Disease, vol. II. Saunders, Philadelphia 1978

Wiesner, R. H., J. Ludwig, N. F. La Russo, R. L. MacCarty: Diagnosis and treatment of primary sclerosing cholangitis. Semin. Liver Dis. 5 (1985) 241

Wurbs, D.: Endoscopic Papillotomy. Scand. J. Gastroenterol., Suppl. 77 (1982)

Wurbs, D.: Cholangitis. In Hornbostel, H., W. Kaufmann, W. Siegenthaler (Hrsg.): Innere Medizin in Praxis und Klinik, Bd. IV, 4. Aufl. Thieme, Stuttgart 1992

Wurbs, D.: Calculous disease of the bile ducts. In Sivack, M. U.: Gastrointestinal Endoscopy. Saunders, Philadelphia 1985

Papillenstenose

D. Wurbs

Definition: Eine Papillenstenose liegt vor, wenn das Lumen der Mündungen von Ductus choledochus und/oder Ductus Wirsungianus so weit eingeengt ist, daß die von Leber und Pankreas produzierten Sekrete nur mit erhöhtem Druck abfließen können. Die Druckerhöhung in den abhängigen Gangsystemen führt zu einer Erweiterung der Gangsysteme und zu laborchemischen Veränderungen im Serum.

Häufigkeit

Die entzündliche Papillenstenose tritt bei 5–10% der Patienten mit Choledocholithiasis auf und ist dabei in neun Zehntel der Fälle reversibel. Die zweite große Gruppe betrifft maligne Erkrankungen der Papille, während alle anderen Ursachen selten sind (Tab. 12.**69**).

Tabelle 12.**69** Ursachen der Papillenstenose bei 363 Patienten an 5 deutschen Zentren (nach Classen)

	n	%
Gallensteine	233	61
vorangegangener chirurgischer Eingriff	27	7
Adenomyose	20	6
Karzinom	49	14
juxtapapilläres Divertikel	4	1
Verschiedenes	22	6
Ursache unklar	18	5

Pathophysiologie und Klinik

Rezidivierende akute Entzündungen führen zu einer chronischen Papillitis. Mukosahyperplasie, eine sekundäre Adenomyose und Narbenbildungen führen dann zu einer Sklerose und Stenose des Organs. Der Gallestau bewirkt eine intra- und extrahepatische Dilatation der Gallenwege und eine Erhöhung der cholestaseanzeigenden Laborparameter. Der Sekretstau im Pankreasgangsystem hat ein Speichelödem mit Fermententgleisung und eine Dilatation der Gänge zur Folge.

Der Patient ist subjektiv beschwerdefrei oder klagt über unbestimmten Druck oder Schmerz im Oberbauch. Gelegentlich werden anfallsartig auftretende, krampfartige Schmerzen im rechten Oberbauch geklagt, so daß zunächst eine Cholelithiasis vermutet wird. Ikterus ist bei der malignen Stenose typisch, bei der benignen eher selten. Bei längerem Verlauf können Zeichen der biliären oder der pankreatischen Maldigestion hinzukommen.

Diagnostisches Vorgehen

Nach der Labordiagnostik zur Frage der Cholestase und der Enzymentgleisung des Pankreas ist die subtile morphologische Diagnostik der Papille das zentrale Problem. Die Endoskopie mit Biopsie, im Zweifelsfall auch aus der eröffneten Pars ampullaris der Papille, und die kontrastreiche Röntgendarstellung der Papille einschließlich der Papillenperistaltik ermöglichen seit einigen Jahren eine sehr differenzierte Diagnostik auch ohne Laparotomie.

Die gering ausgeprägte Papillenstenose macht häufig nur intermittierend Symptome, die dann schwer zu objektivieren sind.

Therapie

Die Therapie der fixierten benignen Papillenstenose besteht in der Operation, meistens als Papillotomie oder Papillenplastik, endoskopisch oder chirurgisch. Tumoren werden möglichst reseziert. Meistens ist jedoch nur eine palliative Therapie in Form einer endoskopischen Papillenspaltung, gegebenenfalls mit Drainage, oder die Anlage einer chirurgischen biliodigestiven Anastomose möglich.

Verlauf und Prognose

Bei der benignen Papillenstenose führt die Wiederherstellung des freien Gallenflusses zur Heilung.

Die Prognose hängt von der Grundkrankheit ab.

Merke: Eine Papillenstenose kann viele Ursachen haben, die im Einzelfall genau zu differenzieren sind.

Weiterführende Literatur

Classen, M.: Endoscopic approach to papillary stenosis. Endoscopy 13 (1981) 154
Mättig, H.: Papilla Vateri. Barth, Leipzig 1977
Wurbs, D.: Cholangitis. In Hornbostel, H., W. Kaufmann, W. Siegenthaler: Innere Medizin in Praxis und Klinik, Bd. IV, 4. Aufl. Thieme, Stuttgart 1992

Postcholezystektomie-syndrom

D. Wurbs

Definition: Der Begriff wurde für funktionelle Beschwerden geprägt, die als Folge einer Cholezystektomie vermutet wurden. Eine genauere Definition dieser Funktionsstörungen ist nicht gelungen, so daß er jetzt für viele Beschwerden bei Zustand nach Cholezystektomie benutzt wird.

Die Analyse der Beschwerden mit einer Untersuchung der Gallenwege und der weiteren Umgebung kann die verschiedensten Ursachen aufdecken:

– biliäre Ursachen wie Residualsteine oder Rezidivsteine, Papillenstenose, Gallenwegsstrikturen und anderes;
– extrabiliäre Ursachen wie Ulcus ventriculi oder duodeni, Pankreatitis, Lebererkrankungen, Erkrankungen der ableitenden Harnwege und anderes;
– nichtorganische Ursachen mit dem bekannten Problem, daß sie meistens Ausschlußdiagnosen sind.

Die Erkennung der biliären Ursache erfolgt durch die Suche nach Cholestasezeichen und durch ein komplettes und kontrastreiches Cholangiogramm. Die Analyse einer extrabiliären Ursache berührt die gesamte Diagnostik abdomineller Erkrankungen. Das Wissen um die funktionelle Art einer Beschwerde erleichtert dem Patienten häufig den Umgang mit ihr.

Merke: Das „Postcholezystektomiesyndrom" ist eine „Cavete-Diagnose".

Weiterführende Literatur

Tondelli, P., K. Gyr, G. A. Stalder, M. Allgöwer: The biliary tract, part I: Cholecystectomy. In Blum, A. L., J. R. Siewert: Clinics in Gastroenterology: Post-surgical Syndroms. Saunders, Philadelphia 1979

Erkrankungen des Pankreas

P. Malfertheiner und *M. Büchler*

Entzündliche Pankreaserkrankungen

Akute Pankreatitis

Definition: Die Definition der akuten Pankreatitis geht auf eine Formulierung zurück, die anläßlich des zweiten Internationalen Symposiums zur Klassifikation der Pankreatitis in Marseille (1984) verabschiedet wurde.

Die neue Definition berücksichtigt drei Aspekte der Erkrankung: klinische, morphologische und funktionelle. **Klinisch** ist die akute Pankreatitis durch akute abdominelle Schmerzen in Verbindung mit einem Anstieg pankreasspezifischer Enzyme in Blut und Urin charakterisiert.

Die akute Pankreatitis kann als einzelnes Ereignis auftreten oder rezidivierenden Charakter haben.

Morphologisch wird die akute Pankreatitis in zwei Schweregrade unterteilt. Die *milde* Form ist gekennzeichnet durch peripankreatische Fettgewebsnekrosen und ein interstielles Ödem. Die *schwere* Form geht mit ausgedehnten peri- und intrapankreatischen Fettgewebsnekrosen, Parenchymnekrosen und einer Hämorrhagie einher. Die Schädigung kann begrenzt oder diffus sein. Gelegentlich ist der Schweregrad des klinischen Erscheinungsbildes nicht mit dem morphologischen Schädigungsgrad korreliert.

Sowohl *exokrine* als auch *endokrine* **Funktion** des Pankreas sind während des akuten Krankheitsschubes für eine begrenzte Zeit anschließend gestört.

Wenn die primäre Ursache und Komplikationen (z. B. Pseudozyste) eliminiert werden, kommt es in aller Regel zu einer klinischen, morphologischen und funktionellen Restitutio ad integrum. In einzelnen Fällen existieren Narben und Pseudozysten. Nur selten geht die akute Pankreatitis in eine chronische Pankreatitis über.

Häufigkeit

Die jährliche Inzidenz der akuten Pankreatitis liegt bei 110 bis 238 Fällen pro einer Million Einwohner. Aufgrund mehrerer epidemiologischen Studien in USA, England und Dänemark darf man annehmen, daß die akute Pankreatitis in den letzten 15 Jahren zugenommen hat. Vermehrter Alkoholkonsum sowie eine hyperkalorische Ernährung mit assoziiertem Gallensteinleiden mögen dafür verantwortlich sein. Über 80% aller akuten Pankreatitisfälle sind auf die beiden Hauptursachen − Alkohol und Gallensteinleiden − zurückzuführen. Die relative Häufigkeit dieser beiden Ursachen wird in verschiedenen Ländern unterschiedlich beurteilt. In Deutschland und den USA ist Alkohol die häufigste Ursache, während in Großbritannien das Gallensteinleiden als häufigste Ursache genannt wird.

Frauen sind häufiger von einer akuten Pankreatitis biliärer Genese betroffen, Männer hingegen infolge des chronischen Alkoholkonsums. Die am häufigsten betroffene Altersgruppe ist die zwischen 50 und 70 Jahren, und die höchste Letalität wird in der Altersgruppe über 60 Jahren beobachtet. Bei akuter Pankreatitis alkoholischer Genese stellen Männer zwischen dem 3. und 5. Lebensjahrzehnt den Hauptanteil.

Ätiologie

Verschiedene Ursachen sind als auslösende Faktoren der akuten Pankreatitis bekannt (Tab. 12.**70**). Die beiden häufigsten Ursachen sind der Alkoholismus und das Gallensteinleiden, die allein für 80−90% der Fälle verantwortlich sind.

Eine Reihe weiterer auslösender Faktoren werden in verschiedenen Untersuchungen unterschiedlich beurteilt.

Infektionskrankheiten wie Parotitis, Mononukleose, Coxsackie-B-Viren, ECHO-Viren und Mykoplasmen sind relativ häufig, das Virus der B-Hepatitis selten Ursache der akuten Pankreatitis.

Unter den endokrinologischen Ursachen ist der Hyperparathyreoidismus die wichtigste, wenngleich insgesamt als seltenere Ursache anzusehen. In einer Untersuchung in der Mayo-Klinik an 1153 Patienten mit Hyperparathyreoidismus lag die Prävalenz der akuten Pankreatitis bei 1,5% und ist somit höher als in der restlichen Bevölkerung. Allerdings hatten 654 dieser Patienten einen anderen möglichen Grund für die akute Pankreatitis. Es bleibt die Hyperkalzämie, insbesondere wenn sie ausgeprägt ist, als mögliche Ursache der akuten Pankreatitis zu berücksichtigen.

Hyperlipidämien unterschiedlicher Ausprägung werden häufig mit der akuten Pankreatitis assoziiert gefunden. Hyperlipidämien vom Typ IV und V sind

Tabelle 12.**70** Ätiologische Faktoren der akuten Pankreatitis

metabolisch	mechanisch	vaskulär	Infektion
Alkohol	Gallensteine	postoperativ (Herz, Thorax)	Mumps
Hyperlipoproteinämie	postoperativ (Magen,	Periarteriitis nodosa	Coxsackie-Virus
Hyperkalzämie	Gallenwege)	Arteriosklerose	
Medikamente	posttraumatisch		
Skorpiongift	retrograde Pankreatikographie		
Genetisch	Pankreasgangobstruktion		
	Pankreastumor		
	Ascaris-Infestation		
	Duodenalobstruktion		

häufiger Folge des Alkoholexzesses und der akuten Pankreatitis selbst als deren primäre Ursache. Es gilt als gesichert, daß die Hyperlipoproteinämie vom Typ I eine seltene, jedoch primäre Ursache der akuten Pankreatitis ist.

Maligne Erkrankungen, darunter vorwiegend das Pankreaskarzinom, das maligne Lymphom und gelegentlich auch Metastasen fernliegender Tumoren (z. B. Bronchialkarzinom), müssen als Ursache für die akute Pankreatitis berücksichtigt werden. Bei etwa 3% der Patienten mit einem Pankreastumor ist die akute Pankreatitis sogar Erstmanifestation der primären Erkrankung.

Von verschiedenen Medikamenten ist bekannt, daß sie in Einzelfällen eine akute Pankreatitis induzieren können. Zu nennen sind Furosemid, Östrogene, Sulfonamide, Azathioprin, Tetracycline, L-Asparaginase und Salazosulfapyridin. Corticosteroide und H_2-Rezeptorenblocker, verschiedentlich als Ursachen der akuten Pankreatitis angeschuldigt, scheiden bei kritischer Betrachtung eher aus.

Das stumpfe Bauchtrauma und operative Eingriffe in der Bauchhöhle, insbesondere an Nachbarorganen des Pankreas (Magenresektion, Gallenwegsoperationen) werden für 1 bis 2% der Fälle mit akuter Pankreatitis verantwortlich gemacht. Nach kardiochirurgischen Eingriffen wird die Prävalenz der akuten Pankreatitis mit 4–5% angegeben. In diesen Fällen ist die akute Pankreatitis besonders schwerwiegend.

Immunologische Ursachen für das Entstehen der akuten Pankreatitis werden diskutiert, da Antikörper gegen Azinuszellen und antinukleäre Faktoren (ANF) bei Patienten mit akuter Pankreatitis ungeklärter Genese häufiger als bei solchen mit bekannter Genese gefunden werden. Trotzdem sind diese Befunde nach gegenwärtigem Kenntnisstand eher als Epiphänomene einzuordnen.

Hypothermie und vaskuläre Erkrankungen werden auch als Ursachen für die akute Pankreatitis genannt. Hierbei wird die Ischämie der Bauchspeicheldrüse als auslösendes Moment vermutet.

Die hereditäre Form der Pankreatitis ist sehr selten. Meist beginnt die Erkrankung in früher Kindheit und tritt mit spätestens 10 bis 12 Jahren klinisch in Erscheinung.

Eine Reihe von Erkrankungen, die zur Obstruktion des Pankreasgangs oder zumindest zu einer Störung des Sekretabflusses führen, können gelegentlich eine akute Pankreatitis induzieren. Hierzu zählen u. a. peripapilläre Duodenaldivertikel, benigne und maligne Papillenstenosen. Eine seltene obstruktive Ursache, die zur akuten Pankreatitis führt, ist die Infestation mit Ascaris lumbricoides.

Eine anatomische Normvariante, das Pancreas divisum, ist als Ursache der akuten Pankreatitis umstritten.

Nach ERCP kommt es bei 1 bis 3% der Fälle zur akuten Pankreatitis. Hierbei muß berücksichtigt werden, daß ein Anstieg der Pankreasenzyme im Blut nach ERCP ein konstanter Befund ist. Nur bei entsprechender Klinik darf ein Anstieg der Pankreasenzyme im Serum als verwertbares Indiz für einen akuten Pankreatitisschub gelten.

Eine auf Trinidad häufig beobachtete Form der akuten Pankreatitis wird durch ein Toxin aus Skorpiongift ausgelöst.

Wenn keine Ursache nachweisbar ist, die für die Entstehung der akuten Pankreatitis angesehen werden kann, spricht man von „idiopathischer" Pankreatitis.

Alkoholische Pankreatitis

In der Mehrzahl der Fälle mit akuter Pankreatitis alkoholischer Genese liegt eine chronische Pankreatitis vor, oder eine solche kann bei längerer Nachbeobachtung festgestellt werden. Allerdings bleibt die klinische Erfahrung, daß gelegentlich auch nach Alkoholexzeß ohne langjährigen Abusus eine akute Pankreatitis entstehen kann. Folgende Mechanismen wurden für die akute Alkoholschädigung angeschuldigt:

– Zytotoxisch-metabolische,
– Sekretveränderung mit Obstruktion der Pankreasgänge infolge Eiweißniederschlag und Steinbildung,
– Störungen des Sphinktermechanismus mit pathologischem Reflux von Duodenalinhalt.

Das Zusammenwirken dieser Faktoren und ihre Gewichtung müssen erst noch eingehend untersucht werden.

Gallenstein-Pankreatitis

Trotz der hohen Inzidenz von Gallensteinen in der Normalbevölkerung ist die akute Pankreatitis als Folge des Gallensteinleidens eher selten. Nur 1 bis

1,4% der Gallensteinträger werden pro Jahr von einer akuten Pankreatitis betroffen. Trotzdem ist das Risiko der Gallensteinträger, eine akute Pankreatitis zu entwickeln, beträchtlich höher als das von Nicht-Gallenstein-Trägern. Der Entstehungsmechanismus der biliären Pankreatitis geht von einer vorübergehenden, in seltenen Fällen persistierenden Obstruktion im Bereich der Papille aus. Infolge der Obstruktion kommt es zu

- pathologischem Reflux,
- Hypertension im Bereich des Pankreasgangsystems und
- Ruptur der Gangbarriere mit Enzymaktivierung innerhalb des Pankreasparenchyms.

Besondere Risikofaktoren für die Entwicklung der akuten biliären Pankreatitis sind zahlreiche und kleine Gallensteine, ein langes gemeinsames Endstück zwischen Pankreasgang und Choledochus und ein weiter Winkel in der Einmündung der beiden Gangsysteme.

Pathogenese

Der akute Entzündungsprozeß des Pankreas wird von den Pankreasenzymen (Proteasen, Phospholipase) ausgelöst und unterhalten. Unter normalen physiologischen Bedingungen wird das Pankreas gegen die „Autodigestion" seitens der eigenen Enzyme durch eine Reihe von Schutzmechanismen abgeschirmt:

- Synthese der Enzyme in Form inaktiver Zymogene,
- Neutralisation aktivierter Enzyme durch Proteaseninhibitoren,
- Separation der Verdauungsenzyme durch spezielle zelluläre Strukturen (Kompartimente) vom restlichen Zytoplasma.

Bei der akuten Pankreatitis werden diese Enzyme innerhalb des Pankreasparenchyms aktiviert vorgefunden und für die Gewebsschädigung verantwortlich gemacht.

Die Aktivierung der Pankreasenzyme (Proteasen, Phospholipase A) im Pankreasparenchym erfolgt wesentlich durch:

- *Reflux von Duodenalinhalt*
oder
- *intrazelluläre Aktivierung* der Enzymvorstufen (Zymogene).

Die Refluxtheorie, in vielen tierexperimentellen Studien untersucht, geht davon aus, daß aktivierte Enzyme aus dem Duodenum in das Pankreasgangsystem zurückfließen. Dieser duodenale Reflux kann zu einer Schädigung der Gangpermeabilität führen und ein Eindringen der aktivierten Enzyme in das Parenchym ermöglichen. Ein pathologischer bilio-pankreatischer Reflux mit oder ohne duktale Hypertension wird als auslösendes Moment bei der biliären Genese der akuten Pankreatitis angenommen.

Untersuchungen neueren Datums eröffnen eine weitere Möglichkeit für die Auslösung des akuten Entzündungsgeschehens. Durch Induktion einer experimentellen Pankreatitis im Tierversuch wurden zellu-läre Veränderungen beobachtet, die durch Fusion der üblicherweise voneinander getrennten Kompartimente der Verdauungsenzyme mit lysosomalen Hydrolasen charakterisiert sind. Durch Fusion von lysosomalen Hydrolasen mit Verdauungsenzymen kommt es zu einer *intrazellulären Aktivierung* der Proteasen, wodurch die Kaskade der akuten Schädigungsvorgänge induziert wird.

Klinik

Anamnese

Das Krankheitsbild der akuten Pankreatitis ist durch plötzlich auftretende heftige abdominelle Schmerzen gekennzeichnet. Das Schmerzereignis beginnt in der Regel im Epigastrium mit Ausstrahlung der Schmerzen in den linken oder rechten Oberbauch. Bei etwa der Hälfte der Patienten kommt es zu einer Schmerzausstrahlung in den Rücken, und meist ist auch das gesamte Abdomen mit einbezogen. Der Schmerz setzt in der Regel aus vollem Wohlbefinden ein, warnende Vorzeichen fehlen. Die Intensität des Schmerzes nimmt in den ersten Stunden zu, und im Gegensatz zur Gallenkolik, die meist nach einigen Stunden abklingt, bleibt der Schmerz über viele Stunden bis zu mehreren Tagen bestehen. Eine von vielen Patienten angenommene Haltung zur Schmerzlinderung ist das seitliche Liegen mit angezogenen Knien und vorgebeugtem Oberkörper. Diese Haltung reduziert offensichtlich die Irritation der retroperitonealen Strukturen durch den Entzündungsprozeß am Pankreas. Die Mehrzahl der Patienten klagt über ausgeprägte Übelkeit, und oft kommt es zu schwallartigem Erbrechen.

Befunde

Abhängig vom Schweregrad der Episode variiert das klinische Bild. Neben starken abdominellen Schmerzen liegt in der Regel eine Tachykardie vor, die durch den heftigen Schmerzzustand allein oder durch den Volumenmangel bedingt sein kann. Die Atmung der Patienten ist meist infolge der starken Schmerzen flach.

Das Abdomen ist in der Regel gebläht. Bei Palpation wird das Gefühl eines Gummibauches vermittelt, im Gegensatz zum brettharten Abdomen, wie man es bei einer Peritonitis vorfindet. Die Palpation ist schmerzhaft. Häufig liegt ein Ileus vor. Erhöhte Temperatur ist ein sehr häufiger Befund, wobei als Ursache die metabolische Entgleisung im Rahmen des Entzündungsprozesses anzusehen ist. Temperaturen über 39 °C sind als Zeichen eines Infektionsherdes zu werten. In Tab. 12.71 sind die unterschiedlichen Symptome bei Aufnahme der Patienten in Abhängigkeit vom Schweregrad der anatomisch-pathologischen Läsion zusammengestellt.

Schwerwiegende systemische Komplikationen, wie pulmonale, renale und kardiozirkulatorische Insuffizienz finden sich signifikant häufiger bei Patienten mit hämorrhagisch-nekrotisierender Pankreatitis. Neurologische Veränderungen, durch die akute Pankreatitis selbst bedingt, sind selten. Bei akuter alko-

Tabelle 12.**71** Symptome bei akuter Pankreatitis, abhängig vom morphologischen Befund

Nekrotisierende Pankreatitis		Symptom	Ödematöse Pankreatitis	
n=33	94	Schmerzen	96	n=48
n=31	89	Meteorismus	84	n=42
n=28	80	Abwehrspannung	78	n=39
n=32	91	Temperatur	70	n=35
n=27	77	Erbrechen, Übelkeit	70	n=35
n=26	74	Ileus, Subileus	66	n=33
n=25	71	Hyperglykämie	28	n=14
n=15	43	Ikterus	38	n=21
n=23	68	pulmonale Insuffizienz	10	n= 5
n=17	50	renale Insuffizienz	16	n= 8
n=17	50	Hypokalzämie	6	n= 3
n=13	38	Schock	4	n= 2
n=11	31	Sepsis	4	n= 2
n= 4	11	Enzephalopathie		n= 0
n= 3	9	Gastrointestinale Blutung		n= 0
10 20 30 40 50 60 70 80 90 100%			%100 90 80 70 60 50 40 30 20 10	

holischer Pankreatitis treten neurologische Erscheinungen häufig infolge des Alkoholentzugs auf.

Klinische Zeichen, wie Ecchymosen in der Nabelregion (Cullens-Zeichen), Einbluten in die Leistenregion (Fox-Zeichen) oder in die Seitenflanken (Grey-Turner-Zeichen), sind selten bei schweren Formen der akuten Pankreatitis zu finden, haben jedoch keine Bedeutung als prognostische Indikatoren.

Metabolische Entgleisungen, wie Hyperglycämie, Hypokalzämie und eine metabolische Acidose werden primär blutchemisch erfaßt. Nur in seltenen Fällen ausgeprägter Hypokalzämie finden sich entsprechende klinische Zeichen sowie elektrokardiographische Veränderungen.

Diagnostik

Die Gesamtamylasebestimmung ist aufgrund der generellen Verfügbarkeit in jedem Notfallabor, bei hoher diagnostischer Sensitivität, nach wie vor an die erste Stelle der Nachweisverfahren zu setzen. Der Nachweis pankreasspezifischer Enzyme, wie der Elastase, Pankreaslipase, Pankreasamylase und des immunreaktiven Trypsins hat die diagnostische Wertigkeit der laborchemischen Bestimmung weiter verbessert. Durch die gleichzeitige Bestimmung der Pankreasamylase und -lipase wird die beste diagnostische Treffsicherheit gewährleistet, und dieses Verfahren wird derzeit aufgrund der einfachen methodischen Handhabung für die klinische Routine bevorzugt. Die Pankreasamylase kehrt häufig innerhalb von kurzer Zeit (24−48 h) zu normaler Serumkonzentration zurück, während die Serumlipase und Serumelastase über mehrere Tage erhöht bleiben. Die Bestimmung der Urin-Amylase bietet aufgrund der deutlich verbesserten Serumdiagnostik keinen Vorteil mehr.

Laborchemische Methoden leisten auch in der Abgrenzung des ätiologischen Faktors einen hilfreichen Beitrag. Neben der Bestimmung von Bilirubin, alkalischer Phosphatase, γ-Glutamyl-Transferase (γ-GT) eignet sich zum Nachweis der biliären Genese der Pankreatitis vor allem die Bestimmung der Aspartataminotransferase (GOT). Im direkten Vergleich mit den erwähnten Cholestaseparametern erwies sich die Bestimmung der GOT frühzeitig nach Einsetzen der Symptome als bestes Screeningverfahren zum Nachweis der biliären Genese.

Bildgebende Verfahren

Die bildgebenden Verfahren Sonographie und Computertomographie stellen einen diagnostischen Fortschritt für die Erkennung und Beurteilung des Schweregrades der akuten Pankreatitis dar.

Sonographische Veränderungen sind in etwa 70% der Patienten mit akuter Pankreatitis nachzuweisen. Das Pankreas erscheint sonographisch bei 20−30% der Fälle als unauffällig. Häufig ist das interstitielle Ödem durch eine diffus vergrößerte, echoarme Bauchspeicheldrüse gekennzeichnet. Eine solche Charakteristik wird bei etwa einem Drittel der Patienten angetroffen.

Die Echogenität des Pankreas bei akuter Pankreatitis hängt von einer Reihe von Faktoren ab. Dazu zählen das Entwicklungsstadium, das Vorliegen einer peripankreatischen Fettgewebsnekrose oder einer intraparenchymalen Nekrose, die Ausdehnung der Flüssigkeits-Nekrose-Straße einer zugrundeliegenden chronischen Pankreatitis.

Der höchste Grad an Echominderung der Bauchspeicheldrüse wird 2−5 Tage nach Einsetzen der klinischen Symptomatik beobachtet. Pankreasgangstrukturen sind in der akuten Phase häufig nicht darstellbar und in der Initialphase aufgrund der Parenchymschwellung eher komprimiert. Ein wichtiges Kriterium in der sonographischen Diagnostik der akuten Pankreatitis ist die Ausdehnung der peripankreatischen Entzündung in den pararenalen Raum.

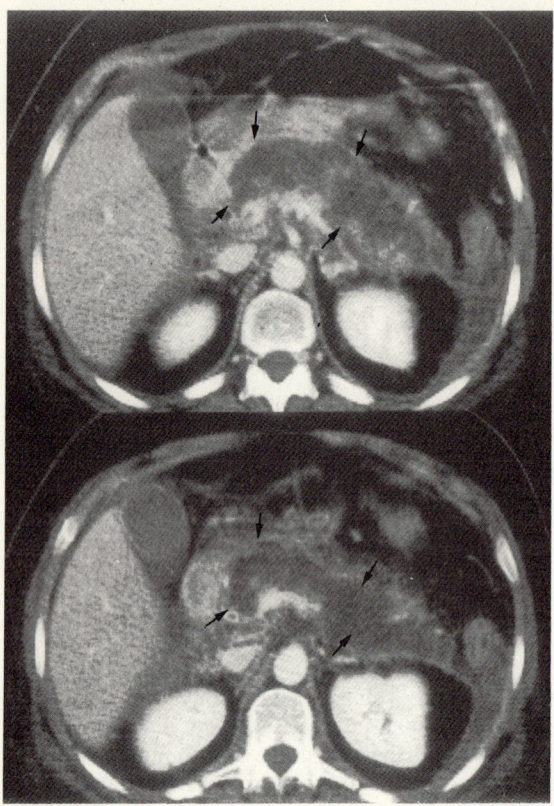

Abb. 12.**77** Computertomographie mit oraler und intravenöser Kontrastmittelverstärkung bei einem Patienten mit akuter nekrotisierender Pankreatitis. Fehlende Perfusion durch Pfeile angezeigt

Bei Verdacht auf eine infizierte Nekrose oder Abszeßbildung ist es sinnvoll eine Feinnadelpunktion mit anschließendem Antibiogramm durchzuführen, um eine gezielte antibiotische Therapie des Infektionsherdes vornehmen zu können.

Das Sonogramm ist auch für die Bestimmung der Ursache der akuten Pankreatitis hilfreich. Der Nachweis von Konkrementen in der Gallenblase macht eine biliäre Genese der akuten Pankreatitis wahrscheinlich. Pathognomische Veränderungen der chronischen Pankreatitis erlauben, die alkoholische Genese des akuten Schubs zu erkennen.

Das **Computertomogramm** ist für die Primärdiagnostik der akuten Pankreatitis nicht erforderlich. Sein Einsatz ist gerechtfertigt, wenn die Sonographie eine unzureichende Beurteilung des Pankreas und seiner umgebenden Strukturen gewährleistet. Ähnlich wie für die Sonographie ist auch für das Computertomogramm (CT) beschrieben, daß bis zu 30% der Patienten mit akuter Pankreatitis, insbesondere bei klinisch mildem Verlauf, keine morphologischen Veränderungen im CT erkennen lassen.

Die Stärke der Computertomographie liegt in der Erkennung von Komplikationen, Pseudozysten, Pankreasabszeß und Hämorrhagie. Von entscheidendem Vorteil ist die Computertomographie im Nachweis von Nekrosen innerhalb des Pankreasparenchyms (Abb. 12.**77**), der exakten Ausdehnung und

Lokalisation der extrapankreatischen Nekrose-Straßen. Durch Einsatz der Kontrastmittelverstärkten Computertomographie (nach intravenöser und intestinaler Kontrastmittelgabe) wird eine korrekte Graduierung und Stadieneinteilung der akuten Pankreatitis möglich. Die Durchführung der Computertomographie ist die entscheidende Grundlage für die Unterscheidung zwischen ödematöser und nekrotisierender Pankreatitis. Die Sonographie ist für diese Untersuchung häufig überfordert.

Laborchemische Untersuchungen

Auch mit laboranalytischen Methoden gelingt die Unterscheidung zwischen leichter und schwerer akuter Pankreatitis mit hoher Treffsicherheit. Hier haben sich das C-reaktive Protein (Diskriminierungsschwelle > 120 mg/l), die Leukozyten-Elastase, die Lactat-Dehydrogenase (Schwelle > 270 U/l), das α_1-Antitrypsin (Schwelle > 4,5 g/l) und α_2-Makroglobulin (Schwelle < 1,3 g/l) bewährt.

Prognostische Indikatoren bei akuter Pankreatitis

Verschiedene Score-Systeme zur Einschätzung der Prognose bei akuter Pankreatitis wurden in den vergangenen 20 Jahren entwickelt. Zu nennen sind in erster Linie das Punkteschema nach Ranson sowie die Staging-Systeme nach Imrie und Bank. Alle diese Systeme zur Einteilung des Schweregrades und Vorhersage des Krankheitsverlaufs erreichen jedoch nur eine Treffsicherheit von 70 bis max. 80%. Ein weiterer Nachteil ist die Aufwendigkeit dieser Systeme. Das Ranson-System besteht beispielsweise aus 11 verschiedenen Einzelparametern.

Für die Klinik hat sich die Schweregradeinteilung der akuten Pankreatitis, orientiert an der Morphologie, als wertvoll erwiesen. Die Unterscheidung zwischen ödematös interstitieller und nekrotisierender Pankreatitis wird mittels bildgebender Verfahren (kontrastmittelverstärkter Computertomographie) bzw. mit Hilfe der Nekroseparameter im Serum vorgenommen (Abb. 12.**78**).

Komplikationen

Wir unterscheiden *lokale* und *systemische* Komplikationen der akuten Pankreatitis (Tab. 12.**72**). Schweregrad und Ausdehnung der Entzündung bestimmen die Läsionen am Pankreas selbst bzw. in der näheren Umgebung. Eine Nekrose des peripankreatischen Fettgewebes findet immer statt, während die Nekrose des Pankreasparenchyms seltener, aber viel gravierender ist. Vom Nekrotisierungsprozeß betroffen können auch in der Umgebung des Pankreas liegende Hohlorgane wie Dünn- und Dickdarm sein. Etwa 20% aller Patienten mit akuter Pankreatitis entwickeln eine nekrotisierende Verlaufsform (d. h. Pankreasparenchymnekrosen).

Eine schwerwiegende und potentiell letale Komplikation ist die Infektion der Pankreasnekrosen. 40−70% der Patienten mit nekrotisierender Pankreatitis erleiden innerhalb von 4 Wochen nach Beginn der Erkrankung eine Infektion der Pankreasnekrosen. Kommt es im Verlauf der schweren akuten Pankreati-

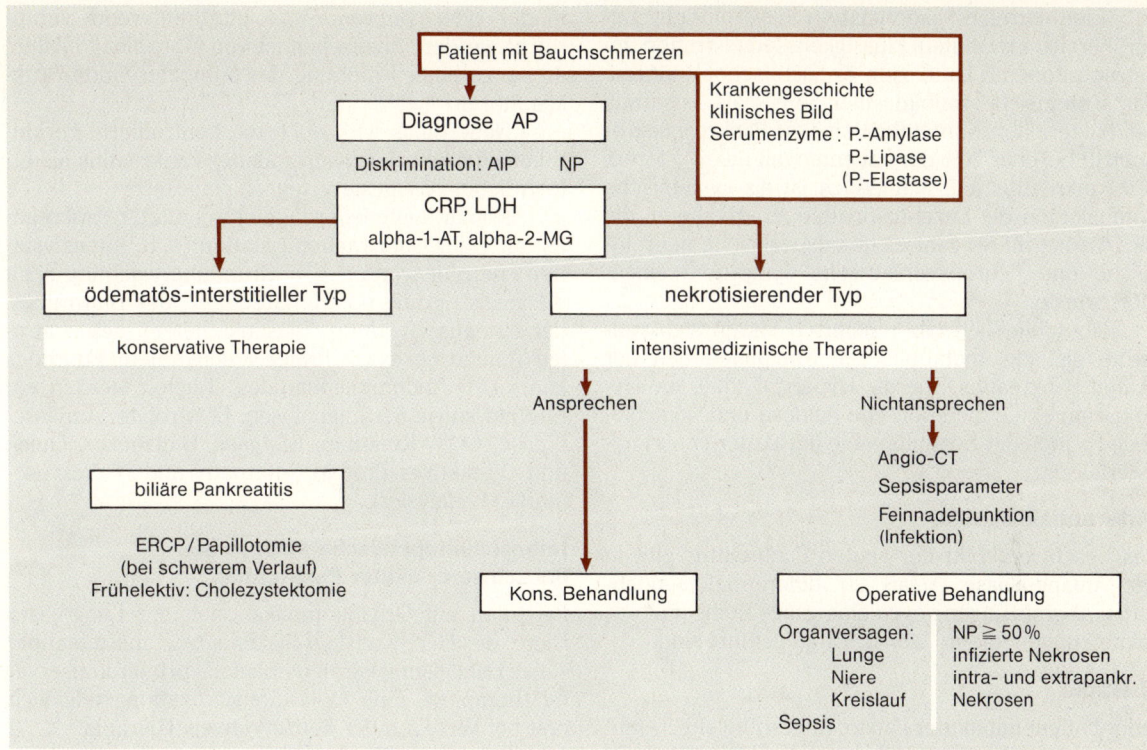

Abb. 12.**78** Diagnostisches Vorgehen bei akuter Pankreatitis. AP = akute Pankreatitis, AIP = akute interstitielle Pankreatitis, NP = nekrotisierende Pankreatitis

tis erst spät, d. h. jenseits der 4.−6. Krankheitswoche zur bakteriellen Kontamination, so stellt sich dies in der Regel als Pankreasabszeß, d. h. als abgekapselte lokale Eiterhöhle in der Pankreasregion dar.

Eine andere lebensbedrohliche Komplikation ist die Hämorrhagie der nekrotisch veränderten Bauchspeicheldrüse bzw. die Blutung in das Retroperitoneum oder in die freie Bauchhöhle.

Eine Spätkomplikation der akuten Pankreatitis (nach frühestens 4−6 Wochen) stellt die postakute Pankreaspseudozyste dar. Sie entsteht entweder auf dem Boden von kolliquierten, verflüssigten Nekroseräumen oder im Gefolge einer Läsion des duktalen Apparates mit Austritt von Bauchspeicheldrüsensekret und Ausbildung einer flüssigkeitsgefüllten Höhle mit Pseudokapsel.

Die häufigste lokale Komplikation der akuten Pankreatitis ist der paralytische Ileus.

Ein pankreatogener Aszites kann auftreten auf dem Boden einer Pankreasgangruptur mit Ansammlung von enzymreichem Bauchspeichel in der Bursa omentalis oder in der freien Bauchhöhle. Pleuraergüsse beidseits zeigen sich häufig als sympathische Reaktion auf den intraabdominellen Entzündungsvorgang. Selten tritt ein massiver Pleuraerguß im Gefolge einer Pankreasgangruptur mit Freiwerden von Bauchspeichel in die Pleurahöhle auf.

Der Ikterus im Rahmen einer akuten Pankreatitis ist entweder durch eine Choledocholithiasis oder seltener durch die Pankreaskopfschwellung im Rahmen der akuten Pankreatitis bedingt.

Systemische Komplikationen der akuten Pan-

kreatitis werden hervorgerufen durch die Freisetzung von vasoaktiven und toxischen Mediatoren, welche über Lymph- und Blutwege pulmonale und renale Schädigungen verursachen. Bei schweren Formen kommt es klinisch zu pulmonalem und renalem Versagen.

Tabelle 12.**72** Komplikationen der akuten Pankreatitis

lokal	systemisch
Nekrose	pulmonales Versagen
Hämorrhagie	renales Versagen
Abszeß	Schock
Darmparalyse	Sepsis
Pseudozyste	Enzephalopathie
Aszites	Hyperglykämie
Pleuraerguß	Hypokalzämie
Ikterus	metabolische Azidose

Tabelle 12.**73** Differentialdiagnose bei akuter Pankreatitis

Komplikationen der peptischen Ulkuskrankheit
Akute Cholezystitis/Gallenkolik
Darmverschluß
Mesenteriale Gefäßthrombose
Peritonitis
Kolondivertikulitis/Perforation
Basale Pleuritis/Pneumonie
Myokardinfarkt

Eine extreme Vasodilatation in Verbindung mit der bereits erwähnten Flüssigkeitssequestration im Retroperitoneum kann zum Kreislaufschock führen. Das systemische Vollbild einer Sepsis als Ausdruck der bakteriellen Kontamination von Pankreasnekrosen tritt bei etwa 20% der Patienten mit nekrotisierender Pankreatitis auf. Schließlich ist als systemische Komplikation die Enzephalopathie zu erwähnen, die als Oberbegriff für zahlreiche unspezifische neurologische und neuropsychiatrische Symptome eingeführt wurde.

Ausschließlich laborchemisch lassen sich weiterhin die sog. metabolischen Komplikationen der akuten Pankreatitis, wie die Hyperglykämie, die Hypokalzämie, die metabolische Azidose und verschiedene Formen der Koagulopathie bei akuter Pankreatitis erfassen.

Differentialdiagnose

Das Beschwerdebild der akuten Pankreatitis gibt in der Anfangsphase Anlaß zu differentialdiagnostischen Abgrenzungen gegen eine ganze Reihe anderer Erkrankungen, die in Tab. 12.**73** aufgeführt sind.

Therapie

Jeder Patient mit akuter Pankreatitis sollte einer klinischen Behandlung zugeführt werden. Die Therapie der akuten Pankreatitis ist primär eine Domäne der Inneren Medizin, d. h. jeder Patient mit akuter Pankreatitis auch derjenige mit nekrotisierender Verlaufsform wird primär konservativ therapiert.

Konservative Basistherapie

Grundlage der konservativen Behandlung ist die Nahrungskarenz. Sie sollte für mindestens 3 Tage (bei leichteren Fällen) eingehalten werden. Die Ableitung des Magensekretes über die Sonde ist nur sinnvoll und notwendig bei Patienten mit mittelschwerer und schwerer akuter Pankreatitis, bei denen eine Darmparalyse besteht.

Ein ganz wesentliches Therapieprinzip ist die frühzeitige Infusionstherapie (unter Kontrolle des zentralvenösen Druckes [ZVD]) zur Wiederauffüllung des intravasalen Volumens. Dies geschieht am besten mit Kristalloiden und Elektrolytlösungen und falls notwendig auch mit Frischplasma, selten mit Blutkonserven (Erythrozytenkonzentrate). Die minimale Infusionsmenge pro 24 Std. sollte 3 l nicht unterschreiten.

Mit einer parenteralen zentralvenösen Ernährung kann 48 Std. nach Klinikaufnahme begonnen werden, falls der Spontanverlauf eine Wiederaufnahme der enteralen Nahrungszufuhr für den 4.−6. Tag nicht erhoffen läßt. Es besteht keine Kontraindikation bei akuter Pankreatitis für eine gemischte parenterale Ernährung in Form von Aminosäuren (bis 10%ig), Kohlehydratlösungen (Cave: Blutzuckerentgleisung) und Fettemulsionen (bis 10%ig).

Für die analgetische Behandlung hat sich die kontinuierliche intravenöse Applikation von Lokalanästhetika (z. B. Procainhydrochlorid bis zu 2 g in 24 Std.) bewährt. Alternativ sollten Pentazocin, Tra-

madol oder Buprenorphin intermittierend verabreicht werden. Abzusehen ist von Morphinagonisten, da sie zu einer Erhöhung des Sphincter-Oddii-Druckes führen.

Neuerdings wird auch die kontrollierte Periduralanästhesie bei schwerer akuter Pankreatitis als erfolgreiches Analgesieverfahren eingesetzt.

Primär sollte jeder Patient mit akuter Pankreatitis auf einer Überwachungsstation (z. B. Intensivstation) betreut werden. Zur Grundüberwachung zählt die Registrierung der Herzfrequenz, des Blutdrucks, der Urinausscheidung (Blasenkatheter), des zentralen Venendruckes (zentraler Venenkatheter) und des klinischen Abdominalbefundes. Täglich werden ein Blutbild sowie Serumanalysen, Elektrolyte, Amylase/Lipase, GOT, Kreatinin, Blutgase, Blutzucker, Quick und C-reaktives Protein (alternativ andere Nekrosemarker) analysiert.

Intensivtherapeutische Maßnahmen bei schwerer akuter Pankreatitis

Patienten mit Organkomplikationen der Lunge, der Niere, des Herz-Kreislauf-Systems bzw. mit metabolischer Entgleisung werden ebenfalls primär konservativ therapiert. Eine Operationsindikation stellt sich erst bei Versagen der konservativen Therapie.

Bei pulmonaler Insuffizienz kommt als Erstmaßnahme die Sauerstoffzufuhr über Nasensonde in Betracht. Läßt sich der arterielle pO_2 hiermit nicht über 60 mmHg anheben, so ist die Indikation für eine maschinelle Beatmungstherapie zu stellen. Bei renaler Insuffizienz (Serumkreatinin über 120 mmol/l) wird ebenfalls schrittweise vorgegangen, beginnend mit einer ausreichenden Volumenzufuhr und Applikation von Schleifendiuretika (z. B. Furosemid). Darüber hinaus besteht bei anhaltender Niereninsuffizienz die Indikation für eine Dopamin-Dauerinfusion (2−5 µg/kgKG/min). Bei terminalem Nierenversagen kommt eine Hämofiltration in Frage.

Bei Vorliegen eines Kreislaufschocks (arterieller Blutdruck unter 80 mmHg länger als 10 min.) muß primär ausreichend Volumen angeboten werden. Bei fortbestehender Symptomatik erfolgt die Applikation von Kathecholaminen (Dopamin in kreislaufwirksamer Dosis, Dobutamin, Noradrenalin).

Bei klinischen Zeichen der Sepsis (rektale Temperatur über 38,5 °C, metabolische Azidose, Thrombozyten unter 100 000, Leukozyten über 12 000 oder unter 3000 und/oder positive Blutkultur) muß antibiotisch behandelt werden. Bei Vorliegen einer nekrotisierenden Pankreatitis ergibt sich aus dem klinischen Bild der Sepsis eine Operationsindikation.

Metabolische Entgleisungen werden entsprechend den Standards der Intensivtherapie behandelt.

Eine medikamentöse sog. kausale Therapie der akuten Pankreatitis mit antisekretorischen Hormonen, wie beispielsweise Somatostatin, Glukagon oder Calcitonin, ist nicht gerechtfertigt, da alle kontrollierten klinischen Studien ohne einen positiven therapeutischen Effekt ausgegangen sind.

Auch das Aprotinin, ein Serin-Proteaseinhibitor, der über Jahre hinweg als Standardtherapie der akuten Pankreatitis angesehen wurde, ist den klinischen Erfolg im kontrollierten Studienansatz schuldig geblieben.

Dies gilt nach aktuellem Kenntnisstand auch für den neuen niedrigmolekularen Proteaseninhibitor, das Gabexat-Mesilat.

Antibiotika

Patienten mit interstitiell ödematöser Pankreatitis, also 80% der Gesamtgruppe, brauchen keine Antibiotika-Therapie. Dies geht aus 3 kontrollierten klinischen Studien klar hervor.

Andererseits besteht eine absolute Indikation zur Antibiotikatherapie bei Vorliegen von Pankreasnekrosen. Die bakterielle Kontaminationsrate von bis zu 70% bei dieser Erkrankung rechtfertigt den frühen Einsatz eines intravenösen Antibiotikums. Berücksichtigt werden dabei das Keimspektrum, welches überwiegend aus gramnegativen Enterobakteriaceae besteht, und die Fähigkeit von bakteriziden Substanzen, in die Bauchspeicheldrüse zu penetrieren. Empfehlenswert sind Breitspektrum-Penicilline wie Mezlocillin oder Piperacillin in Kombination mit Metronidazol oder Breitspektrum-Cefalosporine der dritten Generation wie Cefotaxim oder Ceftizoxim.

Interventionelle Endoskopie

Die endoskopische Gallengangsdarstellung, unter Umständen in Verbindung mit Papillotomie und Steinextraktion, sollte bei Patienten mit biliärer Pankreatitis und hohem Risiko eingesetzt werden. Für dieses Verfahren spricht eine einzige bisher vorliegende kontrollierte Studie. Auf der anderen Seite geht aus der gleichen Studie hervor, daß Patienten mit unkomplizierter biliärer Pankreatitis nicht von einer endoskopischen Therapie profitieren. 95% aller Gallensteine können bei biliärer Pankreatitis spontan durch die Papille passieren.

Chirurgische Therapie

Bei akuter biliärer Pankreatitis ist keine sofortige Durchführung der Cholezystektomie notwendig, allerdings sollte diese noch während der Hospitalisierungsphase erfolgen. Bei konservativer Behandlungsmöglichkeit der Cholezystolithiasis sollte diese als Alternative Berücksichtigung finden.

Ziele der chirurgischen Therapie bei schwerer akuter (nekrotisierender) Pankreatitis sind die Entfernung der Nekrosen, die Säuberung der Bursa omentalis und der freien Bauchhöhle von vasoaktiven und toxischen Mediatoren, die Entleerung und Drainage von infizierten Nekrosen und die Erhaltung von gesundem, funktionsfähigem Bauchspeicheldrüsengewebe.

Die Indikation zur operativen Therapie ergibt sich stets aus dem Verlauf, d. h., sie wird in engem Zwiegespräch zwischen Internist, Chirurg und Anästhesist bei Versagen der konservativen Therapie gestellt.

Grundsätzlich orientiert sich die Indikation zum chirurgischen Vorgehen an fortbestehenden schweren lokalen und systemischen Komplikationen trotz maximaler Intensivtherapie (48–72 Std.). Als ein-

zelne Kriterien gelten wiederum das pulmonale Nieren- und Kreislaufversagen sowie die klinischen Zeichen der Sepsis. Natürlich kann eine Indikation nur gestellt werden, wenn die morphologischen Veränderungen an der Bauchspeicheldrüse einer nekrotisierenden Verlaufsform entsprechen und in der kontrastmittelverstärkten Computertomographie nachgewiesen werden konnten. Besonders die infizierte Pankreasnekrose, die mit ultraschallgezielter Feinnadelaspiration nachgewiesen werden kann, stellt eine zwingende operative Indikation dar.

Operative Verfahren richten sich auf die Entfernung der Nekrosen in Kombination mit einem postoperativen Therapieprotokoll, welches das kontinuierliche Abräumen von nekrotischen Material gewährleistet.

Prognose und Verlauf

Die akute interstitiell-ödematöse Pankreatitis führt in aller Regel zu einer Restitutio ad integrum, wenn die auslösenden Faktoren beseitigt werden konnten. Im Gegensatz dazu führt die nekrotisierende Pankreatitis bei der Hälfte der Patienten zu bleibenden Störungen der exokrinen und/oder endokrinen Funktion der Bauchspeicheldrüse.

Chronische Pankreatitis

Definition: Die chronische Pankreatitis unterscheidet sich von der akuten Pankreatitis durch persistierende funktionelle und/oder morphologische Veränderungen nach einer akuten klinischen Episode. Die chronischen Veränderungen sind irreversibel und in der Regel progredient. Klinisch ist die Erstmanifestation einer chronischen Pankreatitis häufig von der akuten Pankreatitis nicht zu unterscheiden.

Entsprechend der Klassifikation von Marseille 1984 wird die chronische Pankreatitis nach klinischen, morphologischen und funktionellen Aspekten bewertet. **Klinisch** ist die chronische Pankreatitis durch rezidivierende akute Schmerzepisoden oder persistierende Schmerzen charakterisiert; nur in seltenen Fällen liegt eine schmerzlose Form vor. **Morphologisch** ist die chronische Pankreatitis durch eine unregelmäßig verteilte Fibrosierung mit Destruktion und Verlust des exokrinen Parenchyms charakterisiert. Der Parenchymverlust ist in Abhängigkeit des Krankheitsstadiums fokal, segmental oder diffus. Das Pankreasgangsystem weist eine unregelmäßige und unterschiedlich ausgeprägte Dilatation auf und ist durch intraduktale Proteinpfröpfchen und Kalzifikationen verlegt. Verkalkungen sind in der Regel ein Zeichen des fortgeschrittenen Stadiums der chronischen Pankreatitis. Eine Sonderform der chronischen Pankreatitis ist die obstruktive chronische Pankreatitis, die ihr morphologisches

Merkmal in der gleichförmig diffusen Fibrosierung hat. Die obstruktive Form der chronischen Pankreatitis zeigt nach Entfernung der Obstruktion keine Progredienz.

Die exokrine und endokrine **Pankreasfunktion** ist bei chronischer Pankreatitis in Abhängigkeit vom Stadium der Erkrankung und der Ausprägung der morphologischen Veränderungen eingeschränkt. Im Spätstadium der chronischen Pankreatitis liegt in der Regel eine Maldigestion und in den meisten Fällen auch ein insulinpflichtiger Diabetes mellitus vor.

Häufigkeit

Angaben zur Inzidenz der chronischen Pankreatitis lagen bis zum letzten Jahrzehnt nur aus wenigen Autopsiestatistiken vor, wobei die Inzidenz zwischen 0,04% und 5% variierte. Neuere Studien aus Skandinavien weisen eine Inzidenz von 8,2 Neuerkrankungen pro 100 000 Einwohnern pro Jahr und eine Prävalenz von 27,4 Fällen auf 100 000 Einwohner auf. Die spezifische Prävalenz der chronischen Pankreatitis bei einem großen Patientenkollektiv mit abdominellen Beschwerden wurde mit 0,47% errechnet. Es besteht kein Zweifel, daß die chronische Pankreatitis häufiger als früher diagnostiziert wird, wofür ein vermehrter Alkoholkonsum und Fortschritte in der Diagnostik verantwortlich gemacht werden.

Das Auftreten der chronischen „tropischen" Pankreatitis ist aus mehreren tropischen afroasiatischen Gebieten berichtet worden. Über die Inzidenz und Prävalenz der tropischen Pankreatitis liegen keine Angaben vor.

Ätiologie und Pathogenese

Hauptursache für die Entstehung der chronischen Pankreatitis in den industrialisierten Ländern ist ein exzessiver Alkoholkonsum. Untersuchungen von Sarles u. Mitarb. errechneten eine kritische Schwellenmenge für die Alkoholtoxizität auf das Pankreas bei 80 g pro Tag bei Männern und 40 g pro Tag bei Frauen bei Exposition über einen Zeitraum von 5 bis 15 Jahren. Dabei scheint die Qualität des Alkohols keine Rolle zu spielen. Als begünstigender Faktor, zusätzlich zum vermehrten Alkoholkonsum, scheint eine protein- und fettreiche Ernährung von Bedeutung zu sein. Neben der seltenen hereditären Genese wird in 5 bis 10% der Fälle von idiopathischer Genese gesprochen, insbesondere wenn Alkohol als Faktor nicht in Frage kommt. Für verschiedene hypothetische Ursachen, wie den Hyperparathyreoidismus, die Hyperlipidämie und Gallenwegserkrankungen, liegt kein gesicherter Nachweis einer ätiologischen Rolle für die Entstehung der chronischen Pankreatitis vor. In mehreren afroasiatischen Gebieten gibt es die Form der tropischen Pankreatitis, die durch Malnutrition und andere noch nicht identifizierte nutritive Faktoren bedingt ist und ähnliche Merkmale wie die chronische alkoholinduzierte Pankreatitis aufweist. Im Gegensatz zur chronischen Pankreatitis alkoholischer Genese ist die nutritiv induzierte tropische Form bereits im frühen Jugendalter manifest.

Das Pankreas divisum, eine anatomische Normvariante, ist in seltenen Fällen für die obstruktive Form der chronischen Pankreatitis verantwortlich. Die durch Obstruktion induzierte Form der chronischen Pankreatitis entsteht durch Tumoren, Papillenstenose, narbige Gangveränderungen, nach Traumata oder nach abgelaufener akuter Pankreatitis sowie durch Zysten.

Der Pathomechanismus, der zur Entstehung der chronischen Pankreatitis führt, wird über zwei hypothetische Modelle erklärt. Im ersten Modell, das sich auf die Erfahrung der Gruppe von Sarles stützt, führt die chronische Alkoholzufuhr zu einer Veränderung der Pankreassekretion. Alkohol führt über eine direkte oder indirekt vermittelte Zellschädigung zu einer Veränderung des Sekretes, wodurch Proteingehalt und Calciumkonzentration im Sekret erhöht werden. Infolge dieser Sekretionsänderung kommt es zur Ausfällung von Proteinpfröpfchen (Eiweißniederschlag) in den kleineren Gangsegmenten, die im weiteren Verlauf eine Kalkschale um die Proteinmatrix ausbilden. Die Obstruktion der Gangsysteme führt zu einer Dilatation und anschließender Degeneration der Azini und zur Bildung fibrotischen Ersatzgewebes. Eine entscheidende Bedeutung für die Ausbildung der Kalzifikationen wird einem spezifischen Protein, dem Pankreassteinprotein (ein Glykoprotein mit Molekulargewicht von 13 500) beigemessen. Dieses Pankreassteinprotein (PSP) ist im Pankreassaft von Patienten mit chronischer Pankreatitis vermindert. Dadurch wird die Bildung von Calciumcarbonatkristallen begünstigt.

Alternativ zur Vorstellung, daß die chronische Pankreatitis als Folge einer gestörten Pankreassekretion entsteht, wird angenommen, daß durch Spontanaktivierung intraparenchymaler Proteasen, fokale Pankreasnekrosen entstehen. Die daraus resultierende Narbenbildung mit Gangstrikturen kann den Sekretfluß behindern und zum Eiweißniederschlag in den Pankreasgängen führen. Als weitere Möglichkeit wird auch eine Fettinfiltration der Azinuszellen mit daraus folgender Zelldegeneration nach dem Modell der alkoholischen Leberschädigung diskutiert. Unter welchen Bedingungen die heriditäre bzw. idiopathische Form den Krankheitsprozeß startet, ist nicht klar. Der Ablauf der Krankheitsentwicklung ist zumindest nach pathomorphologischen Gesichtspunkten vergleichbar mit dem, der bei der chronischen Pankreatitis alkoholischer Genese beschrieben wird.

Zu den Ursachen der obstruktiven Form der chronischen Pankreatitis sind langsam wachsende Pankreasneoplasien, benigne Papillenstenosen, posttraumatische Narben, Duodenalwandzysten und peripapilläre Duodenaldivertikel zu zählen.

Morphologisches Erscheinungsbild

Das Spektrum der morphologischen Veränderungen variiert von einem vergrößerten, hochgradig entzündlich wirkenden Pankreas in frühen Stadien der Erkrankung bis zur kompletten Parenchymatrophie im Endstadium. In den fortgeschrittenen Stadien der chronischen Pankreatitis finden sich obligatorisch intraduktale Kalzifikationen. Häufig liegen Zysten vor, die als Retentions- oder postnekrotische Zysten entstehen.

Das histologische Bild der chronischen Pankreatitis ist gekennzeichnet durch spezifische Veränderungen der azinären und duktalen Gewebsanteile und der Ausprägung der fibrotischen Gewebsumwandlung. In frühen Stadien der Erkrankung zeigt die Gewebsschädigung herdförmigen Charakter mit typischem Läppchenbefall und Proteinpräzipitaten in den kleinen Pankreasgängen. Das Gangepithel weist entweder eine Hypertrophie, Hyperplasie, Metaplasie oder Atrophie auf. Häufig findet sich eine konzentrische periduktale Fibrose um die Ausführungsgänge mit Stenosierung der kleinen Gänge. Die entzündlichen Zellelemente bestehen vorwiegend aus lymphozytären Infiltraten. Die endokrinen Zellkompartimente (Langerhanssche Inseln) leisten dem fibrotischen Umbau stärkeren Widerstand. In vielen Fällen sind sie gemeinsam mit Nervenfasern und verdickten Blutgefäßen die einzigen Gewebsreste in einer fibrotischen umgewandelten Drüse.

Klinik

Das Beschwerdebild der chronischen Pankreatitis ist durch die Leitsymptome: abdominelle Schmerzen, Maldigestion und Diabetes mellitus geprägt (Tab. 12.**74**). Erst im fortgeschrittenen Stadium der Erkrankung werden diese drei Hauptsymptome gemeinsam angetroffen. Infolge starker Schmerzen und damit verbundener reduzierter Nahrungszufuhr in Frühstadien und infolge der Maldigestion im Spätstadium, wird bei vielen Patienten auch eine erhebliche Gewichtsabnahme festgestellt.

Schmerzen im Epigastrium und Oberbauch, verbunden mit häufiger Ausstrahlung in den Rücken, sind das früheste Krankheitszeichen der chronischen Pankreatitis und begleiten den Krankheitsverlauf häufig bis zum völligen Funktionsverlust der Bauchspeicheldrüse und gelegentlich darüber hinaus. Die Schmerzen treten entweder intermittierend in Form akuter Schübe mit langen beschwerdefreien Intervallen (bei etwa 2/3 der Patienten) oder persistierend mit wechselnder Intensität auf. Der Schmerzcharakter ist häufig bohrend, dumpf und nicht selten krampfartig. Die Schmerzen sind nicht pathognomonisch und sind von einer Reihe anderer organischer und funktioneller Erkrankungen im oberen Gastrointestinaltrakt häufig nicht zu unterscheiden. Nicht selten werden Patienten wegen starker Rückenschmerzen jahrelang von Orthopäden wegen eines LWS-Syndroms behandelt, bevor die Diagnose der chronischen Pankreatitis gestellt wird.

Die Maldigestion ist ein Spätzeichen der chronischen Pankreatitis und tritt erst auf, wenn mindestens 85% der Bauchspeicheldrüse zerstört sind. Bei chronisch obstruktiver Pankreatitis kommt es nur zur Maldigestion, wenn der Pankreasgang im proximalen Pankreaskopfbereich verlegt ist. Obgleich die Produktion von Proteasen (Trypsin, Chymotrypsin) und Amylase, wie die von Lipase und Colipase, gleichermaßen betroffen ist, steht die gestörte Fettverdauung (Steatorrhö) klinisch im Vordergrund. Grund für das anamnestisch häufig fehlende Symptom Fettstühle ist, daß die Patienten aufgrund von Schmerzen oder Fettunverträglichkeit die Fettzufuhr in der Nahrung von selbst drastisch reduziert haben.

Der Diabetes mellitus tritt gegenüber der Maldigestion öfters mit zeitlicher Latenz, jedoch häufiger gemeinsam mit ihr im Spätstadium der chronischen Pankreatitis auf. Bei einem kleinen Teil der Patienten fällt der Diabetes vor der Maldigestion klinisch auf. Bei chronischer Pankreatitis alkoholischer Genese wird das Auftreten der Pankreasinsuffizienz (endokrin und exokrin) 5–15 Jahre nach Krankheitsbeginn erwartet. Bei der tropischen Form der chronischen Pankreatitis kommt es frühzeitig im Kindes- und Jugendalter zum Funktionsverlust.

Diagnostik

Aufgrund der retroperitonealen Lage des Pankreas ist die physikalische Untersuchung wenig ergiebig und nur in Ausnahmefällen lassen sich durch Palpation ein Pankreastumor oder große Zysten feststellen. Bei Vorliegen einer portalen Hypertension durch Milzvenenthrombose findet sich eine vergrößerte Milz. Die durch Palpation ausgelöste Schmerzsymptomatik im Epigastrium ist völlig unspezifisch. Eine gelegentlich sichtbare Komplikation der chronischen Pankreatitis ist ein Skleren- oder Hautikterus.

Tabelle 12.74 Symptome und klinisches Erscheinungsbild bei chronischer Pankreatitis

	Häufigkeit %*
Schmerzen (Epigastrium, Oberbauch diffus, Rücken)	93
Exokrine Insuffizienz (Steatorrhö)	19
Diabetes – nicht insulinpflichtig	20
– insulinpflichtig	17
– gesamt	37
Komplikationen	
Cholestase/Ikterus	15
Zysten – klein (2–6 cm)	43
– groß (> 6 cm)	12
– gesamt	55
Aszites	2
Duodenalstenose**	6
portale Hypertension**	4

* basierend auf 223 Patienten der Medizinischen und Chirurgischen Kliniken der Universität Ulm
** mit klinischer Manifestation

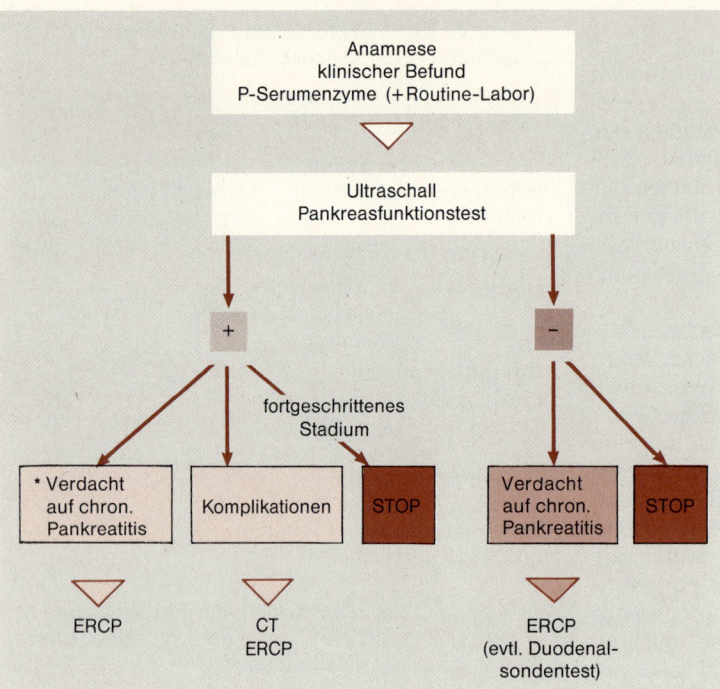

Abb. 12.**79** Diagnostisches Vorgehen bei chronischer Pankreatitis. R-Labor = Routinelabor

Tabelle 12.**75**   Sonographische Kriterien bei chronischer Pankreatitis

Unregelmäßige Organbegrenzung
Ausgeprägte Veränderungen der Organgröße
  (Schwellung, Atrophie)
Unregelmäßiges Echomuster
Zysten
Gangdilatation
Kalzifikationen

Die chronische Pankreatitis ist durch eine Reihe von bildgebenden Verfahren und durch Funktionsdiagnostik objektivierbar. Zur Diagnosesicherung reichen neben der klinischen Symptomatik entweder pathognomonische morphologische Veränderungen oder spezifische Veränderungen der Pankreassekretion. In Frühphasen der Erkrankung, bei nur geringfügigen morphologischen Veränderungen, ist der gleichzeitige Nachweis einer eingeschränkten Pankreasfunktion von wesentlicher diagnostischer Bedeutung. Im praktischen diagnostischen Vorgehen werden zunächst die nichtinvasiven Methoden, wie Sonographie und indirekte Pankreasfunktionstests, angewandt. Erst in einem zweiten Schritt werden die invasiven Verfahren, wie die ERCP und eventuell ein Duodenalsondentest zum direkten Nachweis der Pankreasfunktion, eingesetzt (Abb. 12.**79**).

Bildgebende Verfahren

Sonographie und Computertomographie: Beide Verfahren erlauben die Darstellung des Pankreasparenchyms sowie grobe Veränderungen am Pankreasgangsystem. Sie können außerdem die an das Pankreas angrenzenden Strukturen sowie extrapankreatische Komplikationen mit hoher Präzision nachweisen (Tab. 12.**75**). Einschränkend gilt für beide Verfahren, daß sie frühe und mäßiggradig fortgeschrittene Formen der chronischen Pankreatitis, die sich nur in geringfügigen Gangunregelmäßigkeiten äußern, nicht nachweisen können. Die sonographischen Kriterien der chronischen Pankreatitis gelten zu einem großen Teil auch für die Computertomographie. Bei der Computertomographie wird anstelle des Echomusters die Organdichte (nach Hounsfield Units) beurteilt. Hinsichtlich der Spezifität sind Befunde wie eine unregelmäßig begrenzte Organkontur, Organgröße und Echodichte häufig fälschlicherweise der chronischen Pankreatitis zugeordnet, da auch unregelmäßige Fettanlagerungen oder altersentsprechende Veränderungen bestehen können. Der Nachweis von Zysten, Gangdilatation, Kalzifikationen und ausgeprägter Veränderungen der Pankreasgröße sind hingegen als pathognomonisch zu werten.

Aufgrund der Gleichwertigkeit von Computertomographie und Sonographie wird in der klinischen Routine dem Ultraschall aufgrund der bekannten praktischen Vorteile der Vorzug gegeben. Als Vorteil für die Computertomographie gilt die bessere Abgrenzung des Pankreas von umliegenden Strukturen, und ihr möglicher Einsatz auch in Fällen, in denen der Ultraschall aus technischen Gründen ein unbefriedigendes Ergebnis liefert.

Bei Vorliegen vom Komplikationen und zur Vorbereitung des Operationsplans wird die Computertomographie immer eingesetzt, da sie eine exakte Lokalisation und Dokumentation der Komplikationen erlaubt.

Endoskopisch retrograde Cholangiopankreatikographie (ERCP): Diese Methode ist nach wie vor die sensitivste Methode im Nachweis der chronischen Pankreatitis. Das pathomorphologische Substrat, auf das sich die ERCP stützt, beruht auf der Schädigung des Gangsystems, das frühzeitig im Krankheitsprozeß betroffen ist. Die verschiedenen Stadien der Gangschädigung sind in einem Klassifikationssystem der ERCP, das heute allgemeine Gültigkeit besitzt, erfaßt (Tab. 12.76). Die Sensitivität der ERCP im Nachweis der chronischen Pankreatitis liegt über 90%. Es gilt jedoch hinsichtlich der Spezifität von ERCP-Befunden zu beachten, daß geringfügige Gangveränderungen insbesondere bei älteren Patienten nicht unbedingt einen Krankheitswert besitzen. Zur Klärung solcher Fälle ist eine ergänzende Pankreasfunktionsdiagnostik erforderlich. Neben der Darstellung des Pankreasgangsystems ist im Rahmen der ERCP auch die Anfärbung der Gallenwege anzustreben, da aufgrund der engen Berührung des distalen Ductus choledochus zum Pankreas auch Veränderungen des Ductus choledochus diagnostische Bedeutung erlangen (Abb. 12.80 a−d). In der Differentialdiagnose von chronischer Pankreatitis und Pankreaskarzinom hat sich die ERCP bislang als empfindlichste Methode erwiesen. Die ERCP ist nicht völlig komplikationslos, da in 1−3% der Fälle im Anschluß an die ERCP eine akute Pankreatitis auftreten kann.

Funktionsdiagnostik

Fettstühle, als Indiz der Pankreasinsuffizienz, treten erst im Spätstadium auf, wenn die Lipasesekretion auf weniger als 15% der Lipasesekretion gesunder Kontrollpersonen reduziert ist. Aus diesem Grunde kann die Steatorrhö zur Erfassung früherer Formen der chronische Pankreatitis keinen Beitrag leisten. Heute stehen eine Reihe sensitiver Funktionstests zur Verfügung, die eine Sekretionsstörung frühzeitig aufzudecken erlauben.

Direkte Pankreasfunktionstests

Wichtigste Funktionsuntersuchung ist nach wie vor der **Duodenalsondentest.** Dieser Funktionstest besteht in der Einführung einer doppellumigen Sonde ins Duodenum, die eine getrennte Absaugung von Magen- und Duodenalsaft erlaubt. Im Duodenalsekret werden Pankreasenzyme und Bicarbonat nach Stimulation mit Sekretin und Caerulein (oder Cholecystokinin) oder nach Applikation einer Testmahlzeit (Lundh-Test) bestimmt. Die Pankreassekretionsleistung wird an der Quantität der sezernierten Enzyme und des Bicarbonats über zwei Stunden gemessen. Die Sensitivität dieses Tests ist mit der bei ERCP vergleichbar und liegt bei über 90%. Aufgrund des technischen Aufwandes, der langen Zeitdauer und der Patientbelastung wird der Duodenalsondentest nur noch in wenigen Zentren durchgeführt.

Stuhluntersuchungen: Seit Jahren hat sich die Bestimmung der Chymotrypsinaktivität im Stuhl bewährt. Eine verminderte Chymotrypsinaktivität ist zwar vor Auftreten der Steatorrhö pathologisch, jedoch in der Regel auch erst bei fortgeschritteneren Stadien der Erkrankung.

Tabelle 12.76 ERCP-Kriterien bei chronischer Pankreatitis
normal:
keine Veränderungen am Pankreashauptgang und den Seitengängen
fraglich pathologisch:
normaler Pankreashauptgang − weniger als 3 veränderte Seitengänge
leicht pathologisch:
normaler Pankreashauptgang − mehr als 3 veränderte Seitengänge
mäßiggradig:
Veränderungen am Hauptgang und/oder Seitengängen
schwer:
massiv unregelmäßig dilatiertes Gangsystem − Gangabbruch − intraduktale Kalzifikationen − Zystenanfärbung im Rahmen der Gangdarstellung

Indirekte Pankreasfunktionstests

Oraler Pankreasfunktionstest: Zwei orale Tests haben sich in der klinischen Routine durchgesetzt. Der Pankreolauryltest und der NBT-Paba-Test. Das Prinzip beider Tests beruht darauf, daß mit einer Testmahlzeit ein Substratkomplex verabreicht wird, dessen Spaltung durch Pankreasenzyme erfolgt. Ein aus diesem Substrat freigesetzter Marker, Fluorescein oder Paraaminobenzoinsäure, kann im Urin oder im Serum bestimmt werden und gibt indirekt Auskunft über die Pankreasfunktion. Die Sensitivität beider Tests liegt zwischen 60 und 80%, abhängig vom Krankheitsstadium.

Beide Tests sind durch eine Reihe pathophysiologischer, nicht pankreasspezifischer Faktoren in ihrer Aussagekraft limitiert. Beim Pankreolauryltest sind vor allem die subtotale Magenresektion sowie Erkrankungen, die mit einer verminderten Ausscheidung von Gallensäuren einhergehen (z. B. Ikterus), beim NBT-Paba-Test Erkrankungen des Leberparenchyms und die Niereninsuffizienz limitierend. Der Pankreolauryltest fällt auch bei Sprue pathologisch aus, da eine Stimulation der Pankreassekretion nach Testmahlzeit über endogene Mechanismen, die im Falle der Sprue gestört sind, erfolgt.

Serumenzyme: Die Möglichkeit zur Bestimmung pankreasspezifischer Enzyme, wie Pankreasisoamylase, Trypsin, Pankreaslipase und Pankreaselastase hat zu einer signifikanten Erhöhung der Spezifität von Serumenzymbestimmungen geführt. Die

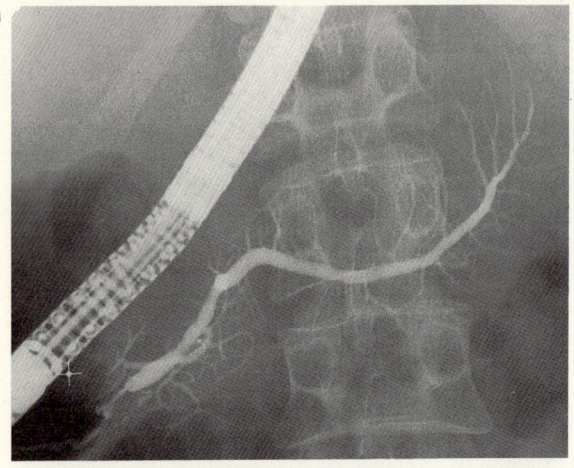
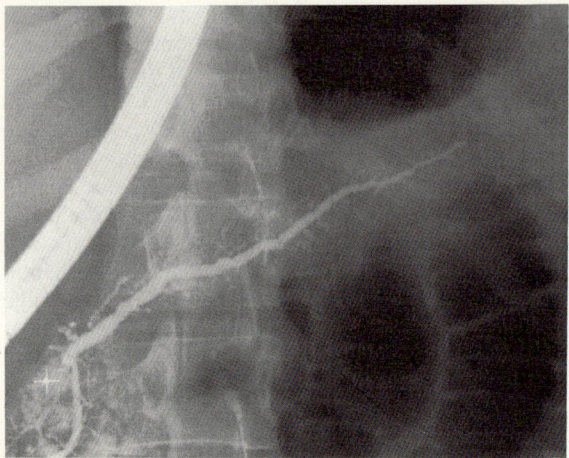
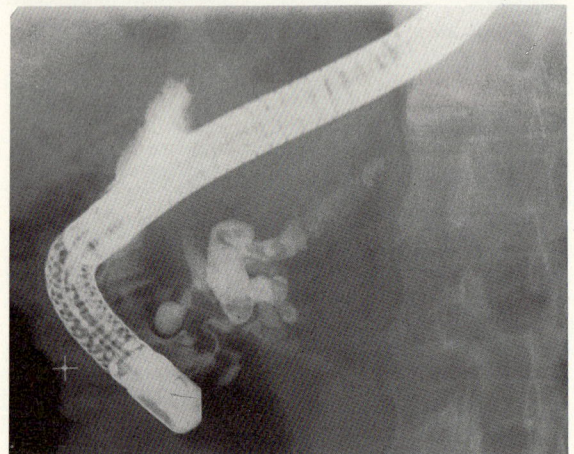
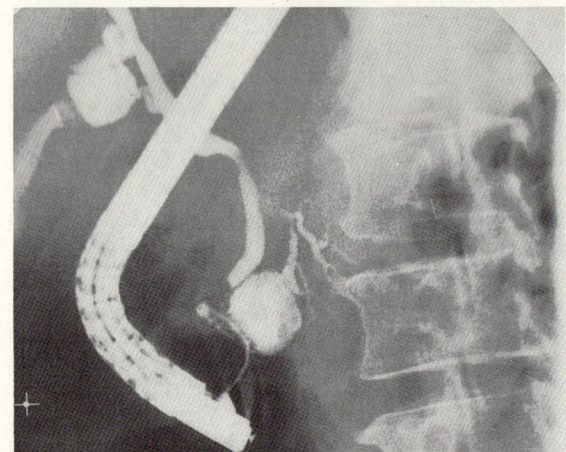

Abb. 12.80 Unterschiedliche Schweregrade der Gangveränderungen in der ERCP bei Patienten mit chronischer Pankreatitis.
a Normales Pankreasgangsystem.
b Leichte Gangveränderungen in Form verplumpter Seitenäste (Stadium 1).

c Ausgeprägte Gangveränderungen mit Pankreassteinen im Pankreashauptgang.
d Pseudozyste im Pankreaskopf direkt an der Papille mit Impression des Ductus choledochus und Veränderungen des Pankreasganges bei Pancreas divisum

Sensitivität der Enzymbestimmung im Serum ist gering, da häufig normale Werte bei chronischer Pankreatitis gefunden wurden. Eine Erniedrigung pankreasspezifischer Enzyme im Serum findet sich in der Regel erst bei einer Pankreasinsuffizienz im Stadium der Steatorrhö. Bei akuten Schüben der chronischen Pankreatitis sind die Enzyme häufig erhöht. Allerdings weist die Mehrzahl der Patienten mit persistierenden Schmerzen oder im klinisch aktiven Intervall Normwerte auf.

Die **endokrine Pankreasfunktion** ist bei Patienten mit chronischer Pankreatitis häufig mitbetroffen, jedoch hat sich bislang weder die Bestimmung von Insulin, C-Peptid noch die des pankreatischen Glukagon für die Diagnostik als besonders brauchbar erwiesen. Die Bestimmung des pankreatischen Polypeptids (PP) nach Sekretin- oder nach CCK- bzw. Coerulein-Stimulation ist der sensitivste endokrine Test zum Nachweis der chronischen Pankreatitis.

Komplikationen

Bei ca. 40% der Patienten entwickeln sich Komplikationen, die vorwiegend angrenzende Organe miteinbeziehen (Tab. 12.**77**) und meistens eine operative Therapie notwendig machen. Häufigste Komplikation ist das Auftreten von Pseudozysten, die durch den routinemäßigen Einsatz der Sonographie bei etwa der Hälfte der Patienten nachgewiesen werden, jedoch erst ab einer bestimmten Größe (> 6 cm) klinisch relevant sind. Kleinere Zysten können gelegentlich bei ungünstiger Lokalisation durch Kompression des Pankreashauptganges oder des Ductus choledochus ebenfalls Komplikationen verursachen.

Der *klinische Verlauf* der chronischen Pankreatitis führt in der Mehrzahl der Fälle über ausgeprägte Schmerzepisoden zum Pankreasfunktionsverlust. Faktoren, die den Krankheitsverlauf beschleunigen und zu Komplikationen führen oder aufhalten, sind nur ungenügend bekannt. Bislang ist auch nicht gesichert, ob durch komplette Alkoholkarenz ein Fortschreiten der chronischen Pankreatitis aufgehalten werden kann.

Therapie

Die therapeutischen Maßnahmen (Tab. 12.**78**) bei chronischer Pankreatitis richten sich auf folgende Zielgrößen:

- Elimination der Ursache
- Schmerzbehandlung
- Behandlung der exokrinen und endokrinen Insuffizienz
- Beseitigung von Komplikationen

Elimination der Ursache

bedeutet überwiegend Bekämpfung des Alkoholabusus, der bei der Mehrzahl der Patienten für die Entstehung der chronischen Pankreatitis verantwortlich ist. Hier bestehen die Bestrebungen darin, den Patienten in seinem sozialen Umfeld, über Erfahrungsgruppen und Caritas-Institutionen zu unterstützen. Für die seltenere Form der chronisch obstruktiven Pankreatitis ist die chirurgische Intervention indiziert. Auch bei Hyperparathyreoidismus ist der chirurgische Eingriff entscheidend. Das Gallensteinleiden sollte wegen der Gefahr, einen akuten Pankreatitisschub auszulösen, saniert werden. Ein Zusammenhang zwischen Gallensteinleiden und chronischer Pankreatitis ist nicht gesichert.

Schmerzbehandlung

Die beiden klassischen Schmerzformen sind der intermittierende Schmerz, der im Abstand von Wochen bis Monaten auftritt, und der persistierende Schmerz, der viele Nuancen aufweist, häufig täglich auftritt und nur kurze schmerzfreie Intervalle hat. Bei der ersten Form wird der Einsatz von Analgetika nur im Anfall erforderlich. Für die zweite Form wird ein chronischer Einsatz von Spasmolytika in Kombination mit Analgetika meist unumgänglich.

Bei einer Gruppe von Patienten mit chronischer Pankreatitis kann die hochdosierte Gabe von Enzympräparaten den Schmerz lindern. Die Wirksamkeit der therapeutischen Gabe von Pankreasenzymen wird über einen Suppressionseffekt der Proteasen auf die Pankreassekretion (negatives Feedback) erklärt. Dadurch wird der Sekretstau in den obliterierten Pankreasgängen aufgehoben. Bei Versagen dieses Therapieansatzes wird die Schmerzbehandlung stufenweise über Spasmolytika, Analgetika bis hin zur Gabe von Opiatantagonisten fortgeführt (Tab. 12.**78**). Die Gabe von Somatostatinanaloga mit Depotwirkung befindet sich in klinischem Studium. Die Operationsindikation ist bei schweren, auf konservative Maßnahmen nicht mehr ansprechenden, Schmerzzuständen gegeben. Bevorzugt werden heute organschonende Operationen mit Drainierung des Gangsystems und die begrenzte Resektion von Pankreassegmenten, wie beispielsweise die duodenumerhaltende Pankreaskopfresektion. Die totale Pankreatektomie zur Be-

Tabelle 12.**77**   Komplikationen bei chronischer Pankreatitis

Zysten (Pseudozysten)
Zysten mit Kompression benachbarter Organe
Obstruktion des Choledochus (Ikterus)
Pankreasgangobstruktion durch intraduktale
   Kalzifikationen
Milzvenenthrombose
Pleuraerguß
Aszites
Blutungen (z. B. Pseudoaneurysma)

selten:
Duodenalstenose
Kolonstenose

Tabelle 12.**78**   Konservative Therapie bei chronischer Pankreatitis

Schmerztherapie

Stufenplan   Alkoholkarenz
                      ▽
                 Gabe von Pankreatin-Präparaten
                      ▽
                 Spasmoanalgetika
                      ▽
                 Analgetika
                 (z. B. NSAR)
                      ▽
                 Opiatanaloga
                 (z. B. Fortral, Tramal, Temgesic)

Substitutionstherapie

Diät individuell abstimmen
- Fette auf 60 g/die begrenzen
- bei schweren Fällen Zusatz von Fetten aus mittelkettigen Fettsäuren (medium chain triglycerides = MCT)

Pankreatin-Präparate z. B. Kreon 2-3 Kps., Pancytrat 1-2 Kps. zu jeder Mahlzeit
NB! Lipasegehalt 20-30 000 E.

Säureschutz bei refraktären Therapieformen (H_2-Blocker 1 Tbl. morgens)

Vitamine A, D, E, K parenteral bei schweren Fällen

Insulin
BZ Sollwert 120-200 mg % cave Hypoglykämie!

handlung refraktärer Schmerzzustände wird heute vermieden. Auch nach erfolgreich durchgeführter Operation und Erlangung von Schmerzfreiheit ist der weitere klinische Verlauf von der Einstellung des Patienten zum Alkohol abhängig.

Enzymsubstitution

Die Behandlung der exokrinen Insuffizienz wird erst bei Auftreten der Steatorrhö zwingend notwendig. Patienten können jedoch auch in früheren Stadien der Erkrankung von Pankreatinpräparaten profitieren. Entscheidend für die Wirksamkeit von Enzympräparaten ist die ausreichende Konzentration von Lipase und Schutz der Enzyme gegen die Magensäure. Nur Präparate, die eine ausreichende Verfügbarkeit von Enzymaktivitäten im Duodenum und oberen Jejunum gewährleisten können, sollten verwendet werden. Die Dosierung des Pankreatinpräparates sollte die Gabe von 20–30 000 E. Lipase pro Mahlzeit gewährleisten. Die Größe der Pellets oder Mikrotabletten ist ebenfalls von grundlegender Bedeutung. Sie dürfen nicht größer als 2 mm sein, da sonst die Entleerung aus dem Magen während der Nahrungspassage nicht möglich ist.

Bei Ineffizienz in ausreichenden Mengen verabreichter Enzyme kann eine insuffiziente Pufferung mit Erniedrigung des pH im Duodenum vorliegen. In solchen Fällen ist eine zusätzliche Reduktion der Magensekretion indiziert. In Fällen therapierefraktärer Pankreasinsuffizienz müssen spezielle Untersuchungen zur Bestimmung des intestinalen intraluminalen Milieus durchgeführt und verschiedene Behandlungskombinationen erprobt werden. In manchen Fällen ist Fettzufuhr in Form mittelkettiger Fettsäuren (MCT-Diät) und auch die parenterale Gabe fettlöslicher Vitamine (A, D, E, K) erforderlich.

Die Behandlung eines Diabetes mellitus wird in 30–40% der Patienten mit chronischer Pankreatitis notwendig. Die leichte Form des Diabetes wird ausschließlich mit diätetischen Maßnahmen unter Kontrolle gebracht. Die Gabe oraler Antidiabetika ist kaum oder allenfalls kurzfristig von Nutzen. Bei Insulinbedarf ist die Einstellung der Blutzuckerwerte auf zu strenge Werte zu vermeiden, da bei chronischer Pankreatitis eine Reihe von Ursachen für eine vermehrte Empfindlichkeit gegenüber Insulin vorliegen. Der Alkohol einerseits und die Verminderung von Glukagon andererseits sind dafür zu nennende Faktoren. Sekundäre Erscheinungen des Diabetes treten bei chronischer Pankreatitis selten klinisch in den Vordergrund. Eine Ausnahme stellt die periphere Neuropathie dar, die von der Gabe von Thioctsäure Vitamin-B-Präparaten profitieren kann.

Interventionelle Therapie

Grund für den chirurgischen Eingriff stellen meist die Komplikationen dar. Häufigste Komplikation ist das Auftreten von Pseudozysten (Zysten) mit intra- oder extrapankreatischer Lokalisation. Zysten ohne klinische Symptomatik und bei einer Größe von weniger als 6 cm bedürfen nur der Verlaufskontrolle. Das chirurgische Vorgehen wird in Abhängigkeit von der Zystenlokalisation und -größe getroffen. Bei einzelnen, größeren Zysten ist die Zystojejunostomie die Operation der Wahl, bei mehreren intraparenchymalen Zysten mit begleitenden Parenchymveränderungen wird eine segmentäre Resektion bevorzugt. Als alternative Behandlung solitärer Zysten kann eine sonographische Punktion mit Entleerung des Zysteninhaltes durchgeführt werden. Daneben wird bei einzelnen Patienten auch eine endoskopisch durchgeführte Drainage mit Ableitung des Zysteninhaltes in den Magen oder ins Duodenum angewandt.

Bei Obstruktion des Pankreashauptganges wird das Drainageverfahren in Form einer lateralen Pankreatikojejunostomie am häufigsten angewandt. Pankreasgangsteine können in seltenen Fällen durch ESWL behandelt werden, narbige Ganstrikturen durch endoskopische Einlage von Stents. Beide letztgenannten Verfahren haben derzeit noch klinisch experimentellen Charakter.

Bei Ikterus und/oder duodenaler Kompression hat sich die Duodenum-erhaltende Pankreaskopfresektion als wertvolles Alternativverfahren zur Pankreatikoduodenektomie (dieses Verfahren wird zunehmend verlassen) mit und ohne biliodigestive Anastomose unter Beweis gestellt. Neue chirurgische Therapieansätze wie die autologe Pankreassegmenttransplantation finden sich noch im experimentellen Stadium. Der Trend der Chirurgie geht in Richtung der organerhaltenden funktionsbewahrenden Rekonstruktionsoperationen.

Weiterführende Literatur

Ammann, R. W., A. Akovbiantz F. Largiader G. Schueler: Course and outcome of chronic pancreatitis. Longitudinal study of a mixed medical-surgical series of 245 patients. Gastroenterology 86 (1984) 820

Beger, H. G., M. Büchler: Acute Pancreatitis. Springer, Berlin 1987

Beger, H. G., M. Büchler, H. Ditschuneit, P. Malfertheiner: Chronic Pancreatitis. Springer, Berlin 1990

Bradley, E. L.: Complications of Pancreatitis, Medical and Surgical Management. Saunders, Philadelphia 1982

Creutzfeldt, W., P. G. Lankisch: Acute pancreatitis: etiology and pathogenesis. In Berk, J. E. et al: Bockus Gastroenterology vol. 6, 4th ed.: Saunders Philadelphia 1985

DiMagno, E. P., J. E. Clain: Chronic pancreatitis. In: V. L. W. Go, J. D. Gardner, F. P. Brooks, E. Lebenthal, E. P. DiMagno, G. A. Scheele. The Exocrine Pancreas: Biology, Pathobiology, and Diseases, Raven, New York 1986

Freeny, P. C.: Radiology of the pancreas. In: The Radiologic Clinics of North America. Saunders, Philadelphia 1989

Go, V. L. W., J. D. Gardner, F. P. Brooks, E. Lebenthal, E. P. DiMagno, G. A. Scheele: The Exocrine Pancreas: Biology, Pathobiology, and Diseases. Raven, New York 1986

Goebell, H., J. Hotz: Die Ätiologie der akuten Pankreatitis. In: Forell, M.M.: Handbuch der Inneren Medizin Bd. 6: Pankreas. Springer, Berlin, 1976

Gyr, K. E., M. V. Singer, H. Sarles: Pancreatitis Concepts and Classification. Excerpta Med., Amsterdam 1984

Lankisch, P. G.: Aetiology of acute pancreatitis. In: Glazer, G., J. H. C. Ranson: Acute Pancreatitis: Experimental and Clinical Aspects of Pathogenesis and Management. Bailliere Tindall 1988

Malfertheiner, P., H. Ditschuneit: Diagnostic Procedures in Pancreatic Disease. Springer, Berlin 1986

Sarles H., R., Laugier, C. Boustieres: Pancreatic Lithiasis, Alcoholic Pancreatic Pathogenesis. Grune & Stratton, New York, 1983

Pankreasneoplasien

M. Büchler und *M. Malfertheiner*

Benigne Tumoren

Benigne Bauchspeicheldrüsentumoren sind selten. Am häufigsten findet man, ausgehend vom endokrinen System, gutartige Neoplasien. An zweiter Stelle nach den endokrinen Tumoren stehen gutartige zystische Neoplasien, wie das seröse Zystadenom, das munizöse Zystadenom oder die papillär zystische Neoplasie. Bisher sind in der Weltliteratur wenige hundert dieser gutartigen zystischen Tumoren beschrieben. Sie können in allen Teilen der Bauchspeicheldrüse auftreten, mit bevorzugter Lokalisation in Körper und Schwanz. Betroffen sind vor allem Frauen im Alter zwischen 40 und 60 Jahren. Die Klinik der gutartigen zystischen Tumoren ist gekennzeichnet durch uncharakteristische Oberbauchbeschwerden, mit in den Rücken ausstrahlenden Schmerzen, und durch Zeichen der Raumforderung durch einen langsam verdrängend wachsenden Tumor der Bauchspeicheldrüse. Hiervon betroffen sind der extrahepatische Gallengang (Ikterus), das Duodenum (Magenausgangsstenose), der Dickdarm und die großen intestinalen Gefäße. Als Therapie der Wahl kommt bei zystischen Tumoren des Pankreas die Resektion entweder von rechts (partielle Duodenopankreatektomie nach Whipple oder totale Duodenopankreatektomie) oder von links unter Erhaltung des Duodenums in Frage. Neben endokrinen und gutartigen zystischen Tumoren können in der Bauchspeicheldrüse eine Reihe anderer, vom jeweiligen Gewebstyp ausgehender benigner Neoplasien gefunden werden. Diese stellen eine absolute Rarität dar und wurden in der Literatur bisher nur als Fallberichte erwähnt. Tab. 12.**78** stellt die gutartigen Bauchspeicheldrüsentumoren zusammen.

Maligne Tumoren der Bauchspeicheldrüse

Definition: Das Karzinom der Bauchspeicheldrüse nimmt seinen Ursprung in 90% der Fälle vom Gangepithel. Es wird daher als duktales Pankreaskarzinom bezeichnet. Nur in 1% der Fälle findet man vom Azinuszellgewebe ausgehende maligne Tumoren und etwa 10% der Pankreaskarzinome bleiben in ihrem zellulären Ursprung letztlich ungeklärt (Tab. 12.**79**). Die 1987 von der UICC (International Union against Cancer) neu aufgelegte TNM-Klassifikation des exokrinen Pankreaskarzinoms ist in Tab. 12.**80** zusammengefaßt.

Tabelle 12.**78 a**   Gutartige Pankreastumoren

Endokrine Tumoren
Insulinom, Gastrinom, usw.

Zystische Tumoren
Seröses Zystadenom muzinöses Zystadenom papilläre zystische Neoplasie

Seltene benigne Tumoren	
Lipom	Hamartom
Fibrom	Lymphangiom
Adenom	Peritheliom
Fibroadenom	Schwannom
Myxom	Paragangliom
Myom	Neurofibrom
Chondrom	Neurinom
Hämangioendotheliom	

Tabelle 12.**79**   Klassifikation des Pankreaskarzinoms

Duktales Pankreaskarzinom	$\approx$ 90%
duktales Karzinom Riesenzellkarzinom adenosquamöses Karzinom Zystadenokarzinom	
Azinuszellkarzinom	$\approx$ 1%
Unklassifizierbares Pankreaskarzinom	$\approx$ 10%

Häufigkeit

Das Pankreaskarzinom zeigt weltweit eine steigende Inzidenz. In westlichen industrialisierten Ländern liegt die Inzidenz derzeit bei 10/100 000. In den USA werden jährlich etwa 25 000 neue Fälle von Pankreaskarzinomen registriert. Dieser Tumor hat in der Zwischenzeit die 4. Stelle in der Krebstodesstatistik beim Mann (nach Bronchial-, Prostata- und Dickdarmkarzinom) eingenommen. Die höchste Inzidenz mit bis zu 16/100 000 findet man bei farbigen US-Amerikanern, die niedrigste mit 1,5/100 000 in Spanien und Ungarn. Die Inzidenz in Deutschland dürfte bei 7/100 000 liegen. Die Manifestationswahrscheinlichkeit ist am größten zwischen dem 60. und 70. Lebensjahr. Das männliche Geschlecht ist mit einem Verhältnis von 2/1 gegenüber dem weiblichen doppelt so häufig betroffen.

Ätiologie

Die Ätiologie des Pankreaskarzinoms ist nach wie vor ungeklärt. Ausführliche epidemiologische Studien zeigen, daß ein direkter Zusammenhang zwischen dem Zigarettenrauchen und dem Pankreaskarzinom besteht. Darüber hinaus ist belegt, daß die Inzidenz des Pankreaskarzinoms bei bestimmten Berufsgruppen, insbesondere bei Arbeitern der chemischen und

Tabelle 12.**80**   TNM-Klassifikation

T_X:	Primärtumor kann nicht beurteilt werden	Stadium I: T1 N0 M0	
T_0:	Kein Anhalt für Primärtumor	Stadium II: T3 N0 M0	
T_1:	Tumor begrenzt auf Pankreas	Stadium III: jedes T N1 M0	
T_2:	Tumor breitet sich direkt in Duodenum, Gallengang und/oder peripank. Gewebe aus	Stadium IV: jedes T jedes N M1	
T_3:	Tumor breitet sich direkt in Magen, Milz, Kolon und/oder benachb. gr. Organe aus		

N_X:	Regionäre Lymphknoten können nicht beurteilt werden
N_0:	Keine regionären Lymphknotenmetastasen
N_1:	Regionäre Lymphknotenmetastasen

M_X:	Das Vorliegen von Fernmetastasen kann nicht beurteilt werden	**Grading**	
		G_X:	Differenzierungsgrad kann nicht bestimmt werden
M_0:	Keine Fernmetastasen	G_1:	Gut differenziert
M_1:	Fernmetastasen	G_2:	Mäßig differenziert
		G_3:	Schlecht differenziert
		G_4:	Undifferenziert

Tabelle 12.**81**   Pathologische klinische und Laborbefunde beim Pankreaskarzinom

Klinik		Labor (Serum)		
Unterernährung	75%	alkalische		
Ikterus	70%	Phosphatase	75%	↑↑
Hepatomegalie	65%	Bilirubin	70%	↑↑
Courvoisiersches		Hämoglobin	60%	↓
Zeichen	25%	Glucose	20%	↑
Bauchdecken-				
spannung	20%			
tastbarer Tumor	10%			
Aszites	10%			

metallverarbeitenden Industrie, im Vergleich zur normalen Bevölkerung erhöht ist. Weitgehend ausgeschlossen als Risikofaktoren sind der Sozialstatus, ein Diabetes mellitus, die chronisch-alkoholische Pankreatitis, und übermäßiger Konsum von Alkohol oder Kaffee. Kein Zweifel besteht in der Assoziation von bestimmten diätetischen Faktoren, insbesondere von Nitrosaminen und dem Auftreten einer erhöhten Inzidenz des Pankreaskarzinoms.

Klinik

Etwa 3/4 aller Pankreaskarzinome sind im Pankreaskopf lokalisiert. Die dominierenden klinischen Symptome sind Gewichtsverlust (90%), Oberbauchschmerzen (75%), mit Ausstrahlung in den Rücken, Ikterus (65%), und Appetitlosigkeit (60%). Dazu kommt ein Pruritus bei etwa jedem 2. Patienten, hervorgerufen durch den distalen Gallenwegsverschluß und ein Diabetes mellitus bei bis zu 20% der Erkrankten. Leider vergehen oft 2–6 Monate von uncharakteristischen Prodromalbeschwerden, am häufigsten im Sinne von wechselnden Oberbauchbeschwerden, bevor sich der Patient in ärztliche Behandlung begibt. Das Spektrum der pathologischen klinischen Untersuchungsbefunde und der pathologischen Laborbefunde ist in Tab. 12.**81** wiedergegeben. Man findet klinisch Ikteruszeichen bei etwa 70% der Patienten, eine Hepatomegalie und Zeichen der Unterernährung bei etwa 3/4 der Patienten. Ein Courvoisiersches Zeichen als Ausdruck der extrahepatischen Gallenwegsstauung findet sich lediglich bei jedem 4. Patienten. Einhergehend mit dem Verschlußikterus zeigt sich bei bis zu 75% der Patienten eine Erhöhung von alkalischer Phosphatase und Bilirubin im Serum. 2/3 aller Patienten zeigen eine Anämie.

Diagnostik

Die diagnostische Abklärung des Patienten mit Oberbauchschmerzen und Ikterus beginnt mit der Ultraschalluntersuchung des Abdomens. Hierdurch gewinnt man wesentliche Hinweise aufgrund pathologischer Veränderungen in der Leber (z. B. Metastasen, gestaute intrahepatische Gallenwege), der Gallenwege (Steine) und der Bauchspeicheldrüse selbst (Tumor, Zyste, chronische Pankreatitis). Ergeben sich Hinweise für einen von der Bauchspeicheldrüse ausgehenden Tumor, so schließt sich als nächste Untersuchung die endoskopisch-retrograde Cholangiopankreatikographie (ERCP) an. Sie hat die höchste Sensitivität und Spezifität (über 90%) für die Diagnose „Pankreaskarzinom". Charakteristisch ist ein Abbruch des Bauchspeicheldrüsengangsystems, ohne daß gleichzeitig die Zeichen einer chronisch alkoholischen Pankreatitis vorliegen (Abb. 3). Gleichzeitig gelingt es mit dieser Untersuchung das Gallenwegssystem darzustellen und die Ursache des Verschlußikterus einzugrenzen. Ergänzende Untersuchungen, insbesondere dann, wenn eine chirurgische Therapie angestrebt wird und wenn eine Aussage über das Stadium der Erkrankung notwendig wird, sind die kontrastmittelverstärkte Computertomographie (Abb. 12.**81**) und die CT- oder Ultraschall-gesteuerte Feinnadelbiopsie der Tumorläsion im Pankreas. Die Computertomographie gestattet Aussagen über eine u. U. vorhandene Gefäßinfiltration des Pankreaskarzinoms sowie darüber hinaus über die Manifestation von Metastasen in Lymphknoten oder extrapankreatischen Organen (Leber). Die Feinnadelpunktion des Tumors sichert bei positivem Befund die Diagnose, sie schließt jedoch bei negativem Befund ein Pankreaskarzinom nicht aus. In Einzelfällen kann auch die perkutane transhepatische Cholangiographie (PTC) diagnostisch weiterhelfen, allerdings ist dieses Verfahren invasiv und risikoreich.

In der Zukunft wird vielleicht auch die endoskopische Ultraschalluntersuchung einen Stellenwert in der Diagnostik des Pankreaskarzinoms erhalten. Im Serum hat sich die Bestimmung des Tumormarkers CA 19-9 als ergänzende Untersuchung bei Verdacht auf Pankreaskarzinom bewährt. Werte oberhalb von 40 U/I weisen mit einer Sensivität und Spezifität von über 80% auf ein Pankreaskarzinom hin.

Differentialdiagnose

Differentialdiagnostisch sind die akute Pankreatitis sowie die chronische Pankreatitis mit und ohne Ausbildung von Zysten in Erwägung zu ziehen, welche als Erkrankungen der Bauchspeicheldrüse ein Pankreaskarzinom vortäuschen können. Darüber hinaus sind alle Ikterusformen, intrahepatisch sowie extrahepatisch, welche mit Obstruktion im distalen Choledochus einhergehen zu bedenken. Insbesondere sind zu erwägen der Gallenwegsverschluß durch Steine sowie die Gallenwegsobstruktion durch nicht vom Pankreas ausgehende periampulläre Tumoren. Akute und chronische Erkrankungen des Magens, des Zwölffingerdarmes, der Gallenwege sowie des Dickdarmes sind in Erwägung zu ziehen. Die uncharakteristische Schmerzmanifestation im Rücken führt häufig zu einer langwierigen orthopädischen Vorbehandlung der Patienten mit Pankreaskarzinomen bei vermeintlich schmerzhaften Erkrankungen der Wirbelsäule.

Komplikationen

Da ³/₄ aller Pankreaskarzinome im Pankreaskopf, lokalisiert sind, finden wir in der Umgebung dieser Region die meisten Komplikationen des Pankreaskarzinoms. Dies ist an erster Stelle die Verlegung des extrahepatischen Gallenwegssystems durch den Tumor mit konsekutivem Verschlußikterus. Weiterhin die Obstruktion des Duodenums mit klinischen Zeichen der Magenausgangsstenose (rezidivierendes Erbrechen). Eine häufig fatale Komplikation ist der Einbruch des Tumors per continuitatem ins Duodenum mit oberer gastrointestinaler Blutung. Etwa jedes 3. Pankreaskopfkarzinom führt zur Obstruktion oder Verlegung der großen intestinalen Gefäße, V. portae und A. mesenterica superior, vor allem dann, wenn der Tumor im Processus uncinatus lokalisiert ist. Klinische Zeichen sind in der Regel Pfortaderhochdruck mit Aszitesbildung. Die seltenen Pankreaskarzinome in Korpus und Schwanz machen weniger häufig Komplikationen in Form von Milz-, Arterien- oder Venenverschluß und in Form einer Obstruktion des Magens oder des Querkolons. Bis maximal 10% der Patienten mit Pankreaskarzinomen entwickeln einmalige oder rezidivierende Attacken einer akuten Pankreatitis auf dem Boden eines Pankreasgangverschlußes. Sehr selten (etwa 1%) entwickelt sich eine Thrombophlebitis migrans als Komplikation des Bauchspeicheldrüsenkrebses.

Therapie

Das Pankreaskopfkarzinom kann im Stadium I durch eine Whipplesche partielle Duodenopankreatektomie geheilt werden. Leider werden jedoch 95% aller Pankreaskarzinompatienten in fortgeschrittenen Stadien

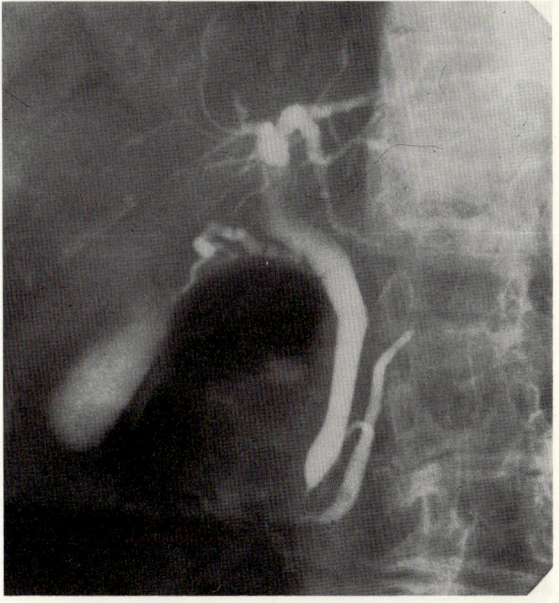

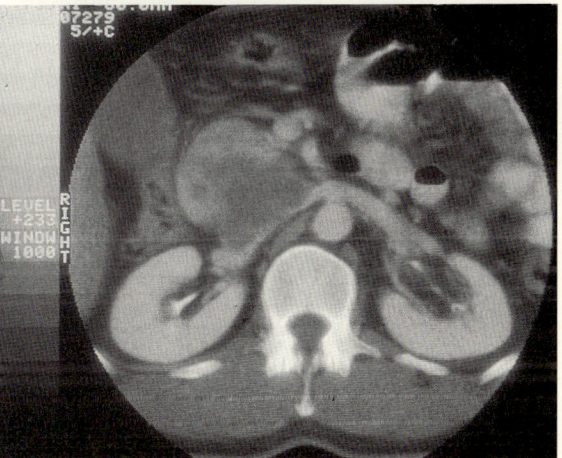

Abb. 12.**81 a** ERCP eines Pankreaskorpuskarzinoms. Zu beachten ist der Gangabbruch am Übergang Kopf/Korpus bei sonst unauffälligem Pankreasgangsystem im Kopf; unauffälliges Gallenwegesystem
b Pankreaskopfkarzinom in der Computertomographie. Zu beachten ist die hypodense Struktur des Pankreastumors

(II—IV) diagnostiziert. Hier können in aller Regel nur noch palliative Maßnahmen durchgeführt werden. Die operative Therapie des Pankreaskarzinoms hat primär immer eine Resektion des Tumors weit im Gesunden zum Ziel. Das bedeutet bei allen im Kopf lokalisierten Tumoren eine partielle Duodenopankreatektomie mit 50%iger Magenresektion, Entfernung des Ductus choledochus, des Duodenums und der Bauchspeicheldrüse bis in Höhe der Pfortaderebene. Die Rekonstruktion geschieht durch einer interponierte Jejunumschlinge. Etwa 20 bis höchstens 30% der Patienten mit Pankreaskarzinomen werden im resektablen Stadium ihrer Erkrankung angetroffen. Bei den übrigen Patienten kommen chirurgisch-palliative

Tabelle 12.**82**   Klassifikation der endokrinen Tumoren

Typ	Inzidenz	Maligni-tätsrate	Hormon	Zellulärer Ursprung	Extrapan-kreatische Lokalisa-tion
Insulinom	75%	< 10%	Insulin	B-Zelle	1%
Gastrinom	15–20%	> 50%	Gastrin	G-Zelle	20–40%
Vasoaktives intestinales Polypeptinom	1–2%	> 50%	vasoaktives intestinales Polypeptid	D_1-Zelle	5–20%
Glukagonom	1–2%	> 70%	Glukagon	A-Zelle	selten
Somatostatinom	< 1%	> 50%	Somatostatin	D-Zelle	häufig
Pankreatisches Polypeptinom	< 1%	?	pankreatisches Polypeptid	PP-Zelle	?
Karzinoid	?	?	Serotonin	EC-Zelle	?
Kortikotropinom	< 1%	> 99%	Corticotrophin	?	?
Parathyrinom	< 1%	> 99%	?	?	?
Neurotensinom	?	?	Neurotensin	?	?
Kalzitoninom	?	?	Calcitonin	?	?
Hormon-inaktive Tumoren	< 5%	?	–	?	?

Maßnahmen zur Anwendung, insbesondere beim Vorliegen von Fernmetastasen oder bei Infiltration in Nachbarorgane oder in die großen intestinalen Gefäße werden in der Regel Galle-ableitende Maßnahmen im Sinn einer biliodigestiven Anastomose eingeleitet. Dies geschieht am besten durch Choledochoduodenostomie oder Choledochojejunostomie. Liegt zusätzlich eine Magenausgangsstenose vor, so muß auch ein intestinaler Bypass in Form einer Gastroenterostomie (Billroth. II oder Gastrojejunostomie) erfolgen.

Als Alternative zu palliativ chirurgischen Maßnahmen kommt insbesondere bei Patienten in deutlich reduziertem Allgemeinzustand auch die endoskopische Einlage einer Gallenwegsdrainage (Stent) oder die percutane transhepatische Galleableitung mit Einlage einer Gallenwegsprothese in Frage. Weder chemotherapeutische noch radiotherapeutische Ansätze haben zu einer Verbesserung der schlechteren Prognose geführt, weshalb diese Behandlungsmethoden nicht empfohlen werden können.

Prognose des Pankreaskarzinoms

Die Prognose des Bauchspeicheldrüsenkrebses ist sehr schlecht. Heilung gelingt nur in Ausnahmefällen, insbesondere wenn ein Tumor im Stadium I angetroffen wird. Die 5-Jahres-Überlebensrate aller operierten und nicht operierten Bauchspeicheldrüsenkarzinome zusammengenommen beträgt etwa 1%. Die 5-Jahres-Überlebensrate der resektablen Pankreaskarzinome beträgt etwa 5%.

Endokrine Pankreastumoren

Pathologische Anatomie

Endokrine Pankreastumoren sind klassifiziert als benigne oder maligne Neoplasien des diffusen neuroendokrinen Systems in der Bauchspeicheldrüse. Zur Einteilung der endokrinen Tumoren hat sich die funktionelle Klassifikation entsprechend der im Tumor lokalisierten und klinisch wirksam werdenden Hormone bewährt (Tab. 12.**82**).

Der häufigste endokrine Tumor der Bauchspeicheldrüse ist das Insulinom mit etwa 75% aller Fälle. Alle anderen endokrinen Bauchspeicheldrüsentumoren sind selten und werden in der Literatur noch als Fallberichte gesammelt.

Das Insulinom

Etwa $^3/_4$ aller endokrinen Pankreastumoren manifestieren sich **klinisch** als insulinproduzierende Tumoren. Mehr als 90% der Insulinome sind gutartig. Die Lokalisation der Insulinome verteilt sich zu jeweils $^1/_3$ auf Kopf, Körper und Schwanz. 80% der Insulinome sind singuläre Tumoren mit einer durchschnittlichen Größe von 1–5 cm. Das klinische Bild des insulinproduzierenden Tumors ist charakterisiert durch neurologische Symptome, verursacht durch die hyperinsulinämische Hypoglykämie. Am häufigsten treten vorübergehende Bewußtseinsstörungen oder Absencen auf, die den Patienten primär in eine neurologische Behandlung führen.

Das Insulinom wird **diagnostiziert** durch einen hohen Insulinspiegel im Serum mit gleichzeitiger Hypoglykämie. Dies geschieht am besten im Rahmen eines Fastentestes. Hier zeigt sich die autonome Insulinsekretion trotz Blutzuckerabfall. Die Lokalisation des insulinproduzierenden Tumors in der Bauchspeicheldrüse gelingt am besten mit Ultraschall oder einer selektiven oder superselektiven Angiographie der zur Bauchspeicheldrüse ziehenden Arterien in Verbindung mit einer kontrastmittelverstärkten Computertomographie des Bauchspeicheldrüsenparenchyms. Hier zeigt sich in der Regel die Hypervaskularisation des endokrinen Tumors.

Therapeutisch kommen beim Insulinom an erster Stelle operative Maßnahmen zur Anwendung. Angestrebt wird immer die Totalentfernung des singulären Tumors oder die Entfernung multipler Insulinome durch Pankreasresektion. In Frage kommen wiederum Bauchspeicheldrüsenresektionen von rechts (Whipplesche Operation), oder die alleinige Enukleation des Tumors, oder organsparende Pankreaslinksresektionen. Zur intraoperativen Lokalisation bedient man sich des direkten Ultraschalles, wobei die Tumoren in der Bauchspeicheldrüse eindeutig dargestellt werden.

Gastrinom (Zollinger-Ellison-Syndrom)

Das Gastrinom macht etwa 20% aller endokrinen Pankreastumoren aus. Im Gegensatz zum Insulinom zeigt dieser Tumor eine hohe Rate von maligner Entartung (über 50%). Gastrinome sind in der Regel 1–2 cm große Tumoren, die überwiegend in der Pankreaskopfregion lokalisiert sind. Das **klinische Bild** ist charakterisiert durch ein schweres Ulkusleiden aufgrund der überschießenden Gastrinsekretion. Die **Diagnose** erfolgt durch Gastrinbestimmung im Serum, insbesondere unter Stimulation mit Sekretin. Dabei kommt es zu einem exzessiven Gastrinanstieg im Serum, der die Diagnose belegt.

Kann ein Gastrinom durch bildgebende Verfahren lokalisiert werden, so stehen **therapeutisch** primär chirurgische Maßnahmen zur Entfernung des Tumors in der Bauchspeicheldrüse im Vordergrund. Gelingt die Lokalisation des Gastrinomes nicht, so sollte heute auf eine blinde Bauchspeicheldrüsenresektion verzichtet werden. In Frage kommt dann die lebenslange hochdosierte Therapie mit einem Histamin-H$_2$-Rezeptor-Antagonist (z. B. Ranitidin, Famotidin) oder die Anwendung neuerer H-Ionen-Pumpen blockierender Substanzen wie Omeprazol. Auch auf die früher häufig durchgeführte Totalentfernung des Magens (Erfolgsorgan des Gastrins) kann heute verzichtet werden.

Andere seltene endokrine Pankreastumoren

Hervorzuheben sind hier das Vipom, das Glukagonom, das pankreatische Polypeptinom, das Karzinoid und die hormoninaktiven endokrinen Pankreastumoren. Alle vorgenannten sind überwiegend maligne und zusammengenommen für höchstens 10% der endokrinen Tumoren des Pankreas verantwortlich. **Diagnostisch** versucht man die jeweils exzessive Hormonproduktion im Serum nachzuweisen. Für die Lokalisationsdiagnostik in der Bauchspeicheldrüse gilt das Vorgehen wie beim Insulinom. **Therapeutisch** ist immer eine chirurgische Entfernung des Tumors anzustreben. Bei fortgeschrittenem Tumorstadium mit Metastasen kommt wie auch beim Gastrinom eine palliative Dauertherapie mit dem Hormon Somatostatin in Form des subkutan zu applizierenden

Analogons Octreotide in Betracht. Hierunter gelingt unter Umständen die über Jahre anhaltende klinische Kontrolle des Tumors.

Angeborene Pankreaserkrankungen und Pankreasanomalien

Unter den angeborenen Pankreaserkrankungen findet sich die häufigste Erbkrankheit überhaupt, die zystische Fibrose (Mukoviszidose), die bei einem von 2000 lebenden Neugeborenen angetroffen wird. Extrem selten sind angeborene Pankreaserkrankungen im Rahmen komplexer klinischer Syndrome wie dem Shwartzman-Diamond-Syndrom und dem Johanson-Blizzard-Syndrom. Ebenfalls selten, teils nur als Einzelfälle in der Literatur dokumentiert, sind isolierte Enzymdefekte: Lipase-, Kolipase-, Trypsin- und Amylasemangel.

Mukoviszidose

Diese Erkrankung beruht auf einer autosomal rezessiv vererbten Sekretionsstörung aller Mucoproteinsezernierenden Drüsen mit besonderer Auswirkung auf Pankreas und Lungen. Das verantwortliche Gen konnte am langen Arm des Chromosoms 7 identifiziert werden.

Pathophysiologie

Der primäre Effekt auf molekularer Ebene ist nach wie vor nicht endgültig geklärt. Unter einer Reihe verschiedener Hypothesen wird einem gestörten zellulären Calciumtransport primäre Bedeutung beigemessen. Die Verminderung der Ca^{2+}-ATPase und der dadurch gestörte Ca-Transport hat im Rahmen des Sekretionsprozesses einen Anstieg der Natrium- und Chloridkonzentration im Sekret zur Folge.

Durch die gestörte Elektrolytsekretion entsteht ein zähflüssiges proteinhaltiges Sekret, das die kleinen Pankreasgänge verlegt.

Klinik

Das Spektrum des klinischen Erscheinungsbildes der Mukoviszidose ist breit und umfaßt pränatale, neonatale und im Verlauf des Wachstums auftretende Störungen. Extrem selten wird die Erkrankung erst im Erwachsenenalter klinisch erfaßt. Während beim Neugeborenen das Bild der intestinalen Obstruktion dominiert, stehen ab dem frühen Kindesalter die chronische obstruktive Atemwegserkrankung und die exokrine Pankreasinsuffizienz im Vordergrund. Die Atemwegserkrankung ist durch rezidivierende Bronchitiden, vorzugsweise durch Pseudomonas und Staphylokokken bedingt, von besonderer Belastung für die Patienten. Eine Pankreasinsuffizienz findet sich bei ungefähr 90% der Patienten mit Mukoviszidose.

Rezidivierende Schübe der akuten Pankreatitis werden gelegentlich bei Patienten beobachtet, die

Tabelle 12.83   Angeborene Pankreasanomalien

Agenesie und Hypoplasie
Ganganomalien
Pancreas divisum
Pancreas anulare
Choledochus-Zysten
Kongenitale Zysten
Heterotopes Pankreas

noch keine Steatorrhö entwickelt haben. Ein Diabetes mellitus ist bei Mukoviszidose 25mal häufiger als in der Normalbevölkerung.

Diagnose

Der spezifische Nachweis der Mukoviszidose erfolgt durch einen pathologischen Schweißtest mit erhöhtem Na- und Cl-Gehalt (> 70 mval/l Cl, > 80 mval/l Na) aufgrund der gestörten Rückresorption von NaCl aus dem Primärsekret. Der Neugeborenen-Screening-Test mit Bestimmung von Albumin in Mekonium ist von begrenztem Wert. Dagegen erwies sich der Nachweis des immunreaktiven Trypsins im Serum mittels Radioimmunoassay als sensitiver und spezifischer Test. Beim Neugeborenen mit Mukoviszidose ist die Serumkonzentration von immunreaktivem Trypsin abnorm hoch. Sobald sich durch den fibrösen Umbau des Parenchyms die Azinuszellmasse reduziert, kommt es zum Abfall des immunreaktiven Trypsins unter den Normwert. Das immunreaktive Trypsin ist auch ein geeigneter Marker für den Verlauf der Pankreasschädigung. Für die Bestimmung der Pankreasfunktion bei größeren Kindern und Erwachsenen können die direkten und indirekten Pankreasfunktionstests (wie bei der chronischen Pankreatitis) eingesetzt werden.

Therapie

Die Behandlung der Mukoviszidose konzentriert sich auf die beiden klinischen Hauptsymptome: Maldigestion und Atemwegserkrankung. Die Maldigestion wird durch Verabreichung säuregeschützter Pankreatintabletten während der Nahrungsaufnahme kompensiert. In einigen Fällen wird aufgrund der erniedrigten Bicarbonatsekretion eine zusätzliche Säurehemmung notwendig. Die Ernährung sollte hochkalorisch sein, mit einem Fettgehalt von 30–40%.

Pankreasanomalien

Angeborene Anomalien des Pankreas sind eher selten. Eine Übersichtsdarstellung bietet Tab. 12.83. Diese Anomalien variieren im **klinischen Bild** von vollständig fehlender Symptomatik bis zur Lebensunfähigkeit. Die Kenntnis der ontogenetischen Entwicklung ist Voraussetzung für das Verständnis der verschiedenen Formvarianten, die im Rahmen der klinischen Diagnostik angetroffen werden können. Das Pankreas entwickelt sich aus zwei ventralen und einer dorsalen Anlage, die im Regelfall nach verschie-

denen Zwischenstufen miteinander verschmelzen. Der größere dorsale Anteil entwickelt sich aus einer dem posterioren Duodenum entspringenden epithelialen Tasche, während der kleinere ventrale Anteil des Pankreas als divertikuläre Aussackung aus dem primitiven Gallengang entsteht.

Für die Klinik haben zwei Anomalien besondere Bedeutung, das Pancreas anulare (Abb. 12.82) und das Pancreas divisum (Abb. 12.83). Das Pancreas anulare entsteht dadurch, daß sich der linke Anteil des zweigelappten Pancreas ventrale nicht zurückbildet. Beim Pancreas divisum ist die Verschmelzung der ventralen und dorsalen Anlage unterblieben, so daß zwei getrennte Drüsenportionen mit getrennten Ausführungsgängen vorliegen. Das Pancreas ventrale wird über einen kleinen Gang drainiert, der gemeinsam mit dem Ductus choledochus in die Papilla major mündet, während die dorsale Anlage über die Papilla minor Anschluß an das Duodenum behält.

Pancreas anulare

Exakte Daten über die **Inzidenz** dieser Pankreasanomalie liegen nicht vor, jedoch werden in größeren Zentren 1–2 Fälle mit Pancreas anulare pro Jahr beobachtet. Der Zeitpunkt der Diagnosestellung kann in jeder Altersgruppe erfolgen und ist vom Schweregrad der Obstruktion im Duodenalbereich abhängig. Etwa die Hälfte der Fälle wird erst nach dem ersten Lebensjahr entdeckt, eine kleinere Anzahl von Fällen wird zufällig gefunden und ist ohne Krankheitswert.

Wenn die **Diagnose** des Pancreas anulare **beim Neugeborenen** gestellt wird, finden sich häufig eine Reihe weiterer assoziierter kongenitaler Anomalien. Klinisch stehen die Zeichen der Magenausgangsstenose im Vordergrund.

Im Erwachsenenalter dominieren epigastrische Schmerzen und Übelkeit mit und ohne Erbrechen. Postprandiales Völlegefühl und Gewichtsverlust sind weitere charakteristische Symptome. Begleitend finden sich häufig eine Ulkuskrankheit und Pankreatitisschübe.

Die **Diagnostik** wird **im Kindesalter** durch die Abdomenleeraufnahme gestellt, die den typischen Befund der „doppelten Blasenbildung" im Duodenum ergibt. Bei größeren Kindern erlaubt die Magendarmpassage mit Kontrastmittel zuverlässig die Diagnose zu stellen, wobei sich die Befunde so darstellen: ein ringförmiger Füllungsdefekt in der Pars descendens des Duodenums, symmetrische Dilatation des proximalen Duodenums und eine Umkehr der Peristaltik im proximalen Duodenalanteil.

Beim Erwachsenen wird die **Diagnose** durch eine ERCP gesichert. **Therapeutisches** Verfahren der Wahl ist eine Duodenoduodenostomie, die technisch einfacher ist und den physiologischen Ansprüchen gerechter wird als die früher durchgeführte Gastrojejunostomie.

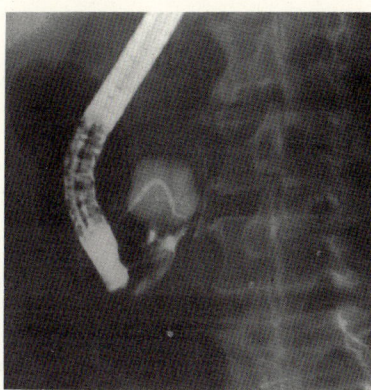

Abb. 12.**82** Pancreas anulare. Das zarte kontrastierte anulare Gangsystem windet sich um das Duodenum und führt zu einer Stenosierung des Duodenums. Das Kontrastmitteldepot liegt oberhalb des Pancreas anulare im leicht erweiterten Duodenallumen

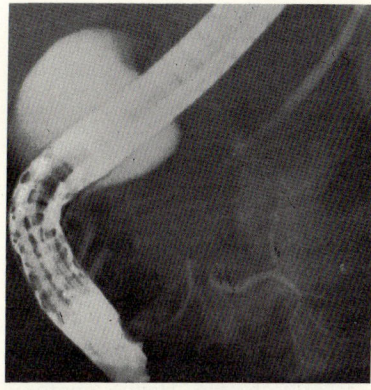

Abb. 12.**83** Pancreas divisum. Katheterminderung in der Papilla mayor mit Kontrastierung des Gangsystems der vertralen Pankreasanlage. Darüber zeigt sich ein Teil des dorsalen Gangsystms, das über die Papilla minor drainiert wird. Vom Endoskop verdeckt: Kontrastmittelansammlung im Duodenum

Pancreas divisum

Das Pancreas divisum wird häufig als Zufallsbefund im Rahmen der ERCP entdeckt und mit einer **Inzidenz** von 4–10% aufgeführt. Bei Patienten mit Oberbauchschmerzen unklarer Genese und bei Patienten mit akuten Pankreatitisschüben stellt sich beim Nachweis eines Pancreas divisum häufig die Frage nach seiner ursächlichen Bedeutung für das klinische Beschwerdebild. In einer großen retrospektiven Untersuchung bei über 5357 Patienten, die einer ERCP unterzogen wurden, lag ein Pancreas divisum bei 5,7% der Fälle mit nicht pathologisch verändertem Gangsystem und in 6,4% der Patienten mit chronischer Pankreatitis vor. Dieser Befund räumt dem Pancreas divisum einen geringen Krankheitswert ein und steht im Gegensatz zu einer Reihe von Untersuchungen, die dem Pancreas divisum eine zumindest begünstigende Rolle für die Entstehung der chronischen Pankreatitis beigemessen haben. Objektiviert wird die pathologische Bedeutung des Pancreas divisum durch die ERCP mit obstruktiv bedingter Dilatation im dorsalen Segment (Ductus Santorini). Falls die Inkanülierung der Papilla minor nicht möglich ist, kann die **Diagnose** einer Abflußstörung sonographisch nach Sekretinstimulation erfolgen. Bei Obstruktion kommt es dabei zu einer abnormen Dilatation des Ductus Santorini. Nur in seltenen Fällen ist das Pancreas ventrale betroffen. Es müssen dann andere Ursachen von primärer Bedeutung erwogen werden (z. B. Alkoholismus).

Wenn eine Gangobstruktion mit Erhöhung des intraduktalen Druckes beim Pancreas divisum vorliegt, wird die endoskopische Sphinkterotomie angestrebt oder die chirurgische Sphinkterplastik durchgeführt.

Weiterführende Literatur

Ammann, R.W., A. Akovbiantz, F. Largiader, G. Schueler: Course and outcome of chronic pancreatitis. Longitudinal study of a mixed medical-surgical series of 245 patients. Gastroenterology 86 (1984) 820–828

Beger, H.G., R. Bittner: Das Pankreaskarzinom. Springer, Berlin 1986

Beger H. G., M. Büchler: Acute Pancreatitis. Springer, Berlin 1987

Beger H. G., M. Büchler: Endocrine tumors of the pancreas. In: Lygidakis, N. J., G. N. J. Tytgat, Hepatobiliary and Pancreatic Malignancies: Thieme, Stuttgart 1989

Beger H. G., M. Büchler, H. Ditschuneit, P. Malfertheiner: Chronic Pancreatitis. Springer, Berlin 1990

Bradley, E.L.: Complications of Pankreatitis, Medical and Surgical Management. Saunders Philadelphia 1982

Creutzfeldt, W., P. G. Lankisch: Acute pancreatitis: etiology and pathogenesis. In Berk, J.E. et al.:Bockus Gastroenterology, vol 6, 4th ed. Saunders Company, Philadelphia 1985 (p. 3971)

Cubilla, A. L., P. J. Fitzgerald: Pancreas cancer. 1. Duct adenocarcinoma. A clinical-pathologic study of 380 patients. In: Sommers, S. C., P.P. Rosen: Pathology Annual, Part 1. Appleton Century Crofts, New York, 1975

DiMagno, E.P., J.E. Clain: Chronic pancreatitis. In Go, V.L.W., J.D. Gardner, F.P. Brooks, E. Lebenthal, E.P. DiMagno, G.A. Scheele: The Exocrine Pancreas: Biology, Pathobiology and Diseases. Raven, New York 1986 (p. 541)

Freeny, P.C.: Radiology of the pancreas. In The Radiologic Clinics of North America. Saunders, Philadelphia 1989

Go, V.L.W., J.D. Gardner, F.P. Brooks, E. Lebenthal, E.P. DiMagno, G.A. Scheele: The Exocrine Pancreas: Biology, Pathobiology and Diseases. Raven, New York 1986

Gudjonsson, B. (1987): Cancer of the pancreas, 50 years of surgery. Cancer 60: (1987) 2284

Goebell, H., J. Hotz: Die Ätiologie der akuten Pankreatitis. In Forell, M.M.: Handbuch der Inneren Medizin, Bd. 6: Pankreas. Springer, Berlin 1976 (S. 615)

Gyr, K.E., M. V. Singer, H. Sarles: Pancreatitis Concepts and Classification. Excerpta Med, Amsterdam 1984

Hermanek, P., O. Scheibe, B. Spiessl, G. Wagner: TNM Klassifikation maligner Tumoren. Springer, Berlin, 1987

Howard, J. M., G. L. Jordan, H. A. Reber: Surgical Diseases of the Pancreas. Lea & Febinger, Philadelphia 1987

Jordan jr., G. L: Benign tumors of the Pancreas. In: Howard, J. M. G. L. Jordan jr., H. A. Reber: Surgical Diseases of the Pancreas. Lea & Febiger, Philadelphia, 1987

Lankisch, P.G.: Aetiology of acute pancreatitis. In Glazer, G., J.H.C. Ranson: Acute Pancreatitis: Experimental and Clinical Aspects of Pathogenesis and Management. Bailliere Tindall, Paris 1988 (p. 167)

Malfertheiner, P., H. Ditschuneit: Diagnostic Procedures in Pancreatic Disease. Springer, Berlin 1986

Sarles, H., R. Laugier, C. Boustieres: Pancreatic Lithiasis, Alcoholic Pancreatic Pathogenesis. Grune & Stratton, New York 1983 (p. 189)

Akutes Abdomen

H. Hornbostel

Definition: Das „akute Abdomen", der „akute Bauch", ist durch die Hauptsymptome Leibschmerz, Peritonitis oder „Peritonismus", Störung des Ablaufs der Darmfunktion und im fortgeschritteneren Stadium durch Schockzeichen gekennzeichnet.

Häufigkeit

Die Häufigkeit und die Ursachen eines akuten Abdomens werden unter anderem durch das Interessengebiet einer Klinik (Gynäkologie, Schwerpunkt einer internen Klinik, Unfallmedizin) bestimmt.

Dazu ist die geographische Pathologie von Wichtigkeit:

Häufigeres Vorkommen der akuten intermittierenden Porphyrie in Nordschweden, das akute Abdomen beim FMF (familiäres Mittelmeerfieber) im Vorderen Orient und bei uns in Deutschland, daraus sich ableitend bei Gastarbeitern, das akute Abdomen bei Negerbevölkerung im Rahmen einer Sichelzellanämie.

Ätiologie

Die ätiologischen Zuordnungen können bereits mit therapeutischen Überlegungen verbunden sein (Tab. 12.**84**).

In der Gravidität ist eine akute Appendizitis häufiger Ursache eines akuten Abdomens als eine Cholelithiasis.

Wichtig ist ein scheinbar akutes Abdomen im Rahmen extraabdomineller Ursachen (Tab. 12.**85**).

Neuerdings muß unter Antikoagulantientherapie beim dabei auftretenden „akuten Abdomen" differenziert werden zwischen intra-, extra- und retroperitonealen Blutungskomplikationen. Blutungen in die Bauchwand, Darmwand und in das Retroperitoneum sind konservativ beherrschbar, Ultraschall und Computertomographie sind dabei wichtige diagnostische Hilfsmittel (*Wagner* u. Mitarb. 1986).

Pathophysiologie und Klinik

Die Vorgeschichte muß gerade beim akuten Abdomen detailliert und „ziseliert" erhoben sein: Unterscheidung zwischen episodischer Anamnese (Cholelithiasis) und „periodisch-rhythmischer" Vorgeschichte beim Ulkusleiden.

Das „Crescendo" läßt anamnestisch die Ulkusperforation ahnen. Gleiches gilt für den „Erschütterungsschmerz" beim Ulkusleiden als Hinweis für die drohende Penetration. Die Medikamentenanamnese muß vollständig erhoben sein: Erosionen unter Salicylattherapie als Beispiel. Alkohol kann eine akute Pankreatitis oder eine akute Gastritis zur Folge haben. Das „Münchhausen-Syndrom" bedingt eine Laparotomophilie. Die Familienanamnese hat ihren Wert bei der Erstmanifestation eines Diabetes mellitus mit Azidose und daraus sich ableitenden vorgetäuschten akuten Abdomen. Psychiatrische Patienten können in 21% der Fälle fast „symptomlos" perforieren.

Bei der Schmerzanalyse interessieren:

– Der Schmerzcharakter: Die häufig kontinuierliche Zunahme eines im Beginn milden Schmerzes beim Entzündungsschmerz. Bei der Ulkusperforation besteht das Vernichtungsgefühl für den Betroffenen.
– Die mögliche Schmerzauslösung durch Ingesta (Beispiel der Cholelithiasis).
– Die Lokalisation des Schmerzes im Beginn und im Verlauf.
    Beispiel der akuten Appendizitis: Schmerzbeginn im Epigastrium, spätere Lokalisation im rechten Unterbauchbereich.
– Die Lokalisation des Schmerzes und die Beschreibung seiner Ausdehnung durch den Patienten: Die Fingerkuppe lokalisiert den somatischen Schmerz, die Handfläche des Kranken weist auf einen entzündlichen Schmerz hin.

Abb. 12.**84** gibt Schmerztypen verschiedener akuter abdomineller Erkrankungen schematisch wieder.

Erkenntnisse über die Entstehung der klinischen Symptome bei Stoffwechselstörungen und Auftreten eines akuten Abdomens gibt es nur zum Teil: Bei der diabetischen Azidose ist eine Vaguslähmung in der Azidose wahrscheinlich. Bei der akuten intermittierenden Porphyrie werden Störungen von Transportvorgängen an der Zellmembran des Nervensystems durch die erhöhten Porphyrinogene vermutet. Das Auftreten des akuten Abdomens ist bei Hyperlipoproteinämien wohl durch Fettaggregation in Endstrombahngebieten erklärbar.

Diagnostisches Vorgehen

Der Acetongeruch im Rahmen einer diabetischen Azidose ist für die Vermutung „diabetische Azidose" von Wert. Gelegentlich findet man bei der akuten Pankreatitis das Cullen-Zeichen (Livedo reticularis, periumbilikal bei der akuten Pankreatitis). Die Sitzhaltung

Tabelle 12.84 Ätiologische Zuordnung abdomineller Erkrankungen in Verbindung mit therapeutischen Konsequenzen

Abdominelle Erkrankungen, meistens mit unmittelbaren chirurgischen Konsequenzen:

akute Appendizitis
Perforation eines Ulkus, einer Gallenblase, von Kolondivertikeln, Neoplasmen oder eines toxischen Kolons bei Colitis ulcerosa
mechanischer Ileus bei Hernien, Briden, Malignomen, Volvulus oder Intussuszeption
paralytischer Ileus
Torsionen, z. B. bei Meckelschem Divertikel oder Stieldrehung einer Ovarialzyste oder einer Appendix epiploica
Rupturen von Zysten oder einer Extrauteringravidität
Bauchtraumen

Abdominelle Erkrankungen mit zu erwägenden chirurgischen Konsequenzen:

Mesenterialinfarkt, arterielle Thrombosen

Abdominelle Erkrankungen, meistens ohne sofortige chirurgische Konsequenzen:

akute Pankreatitis
akute Gastritis, unter Umständen mit Erosionen
akute Cholezystitis (meistens bei Cholelithiasis oder Choledocholithiasis)
akute Pelvitis
akuter Schub einer Enterokolitis (Crohn) oder einer nichtsklerosierenden Ileitis, einer Yersiniosis
Peritonitis im Rahmen des familiären Mittelmeerfiebers
Gonokokkenperihepatitis
Hämochromatose
Entcrokolitis
akute Pyelonephritis

Tabelle 12.85 Scheinbar akutes Abdomen im Rahmen extraabdomineller Ursachen

Akutes Abdomen bei pulmonalen Erkrankungen

Pneumonie und Rippenfellerkrankungen
Lungeninfarkt
Pneumothorax

Akutes Abdomen bei kardiovaskulären Erkrankungen

Herzinfarkt, vor allem Hinterwandinfarkt
Mesenterialgefäßembolie bei primärer Herzerkrankung, Aneurysma dissecans
Perikarditis
Periarteriitis nodosa

Akutes Abdomen bei Stoffwechselstörungen

diabetische Azidose
akute intermittierende Porphyrie
Hyperlipoproteinämie
Hyponatriämie
Hypoglykämie
akuter Blutverlust

Akutes Abdomen aus „verschiedenen" Ursachen (oft Bild der „Kolik")

Bleivergiftung
Schoenlein-Henoch-Purpura
Tabes dorsalis (tabische Krise)
Coxsackie-Erkrankung (vor allem A_4, B_5, B_3)
Herpes zoster (vor Bläscheneruption)
Medikamente (Morphin), Laxantien (Hypokaliämie mit Ileusbild)
Alkohol-Hepatitis, Halothan-Hepatitis, Ovulationshemmer, Cholestase durch Arzneimittel
Luftinsufflation (Laparoskopie, Endoskopie)

zeichnet Pankreaserkrankungen aus. Eine Auskultation des Abdomens ist nach wie vor von hohem Wert, ebenso wie die Fahndung nach Metallklang. Im Alter kann die sonst bezeichnende Abwehrspannung weniger deutlich sein. Schmerzlage des Patienten mit angezogenen Beinen, Abwehrspannung und ein „stilles" Abdomen bedeutet als Triade häufig „akutes Abdomen mit chirurgischer Konsequenz". Eine rektale Untersuchung ist niemals zu unterlassen. Bei der Analyse der intermittierenden akuten Porphyrie kommt der Urinbetrachtung und seiner weiteren sachgemäßen Aufarbeitung ein hoher Wert zu. Abdominelle Operationsnarben sind für die Deutung eines Bridenileus von großem Wert.

Tab. 12.**86** spiegelt notwendige und wünschenswerte Laboratoriumsdiagnostik im Rahmen des akuten Abdomens wider.

Die Ultraschalluntersuchung steht unter den apparativen Untersuchungsmethoden heute bei der Analyse des akuten Bauches an erster Stelle. Beispiele: Cholelithiasis, Pankreaspathologie, Leber-

Tabelle 12.86 Notwendige und wünschenswerte Labordiagnostik beim akuten Abdomen (nach Siewert und Blum)

Notwendig	Wünschenswert	Wünschenswert für die Vorbereitung einer Operation
Hb; Ht	Kreatinin	Elektrolyte
Leukozyten	Blutzucker	Blutgasanalyse
α-Amylase	CPK	(Verdacht auf
Urin-Sediment		respiratorische Insuffizienz oder Schock)
Kreislaufparameter		
RR	zentraler Venendruck	Röntgen-Thorax
Puls	EKG	
Urinausscheidung		

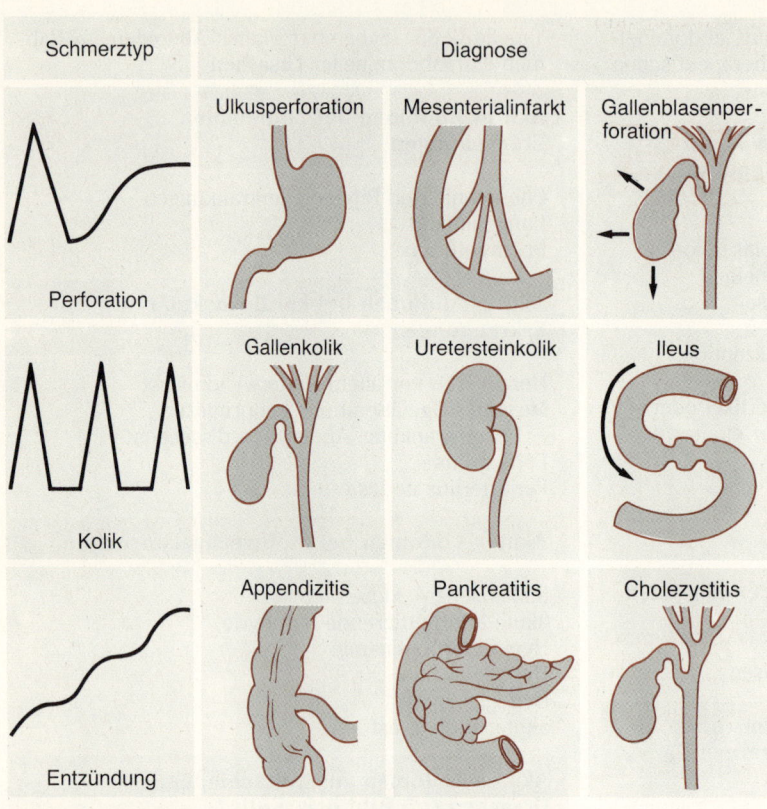

Abb. 12.**84**   Schmerztypen verschiedener akuter abdomineller Erkrankungen
(nach Siewert u. Blum)

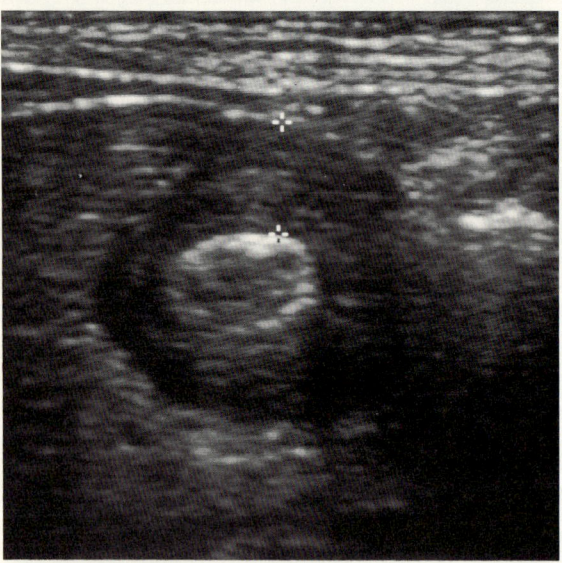

Abb. 12.**85**   „Kokarde" im Magenantrum bei Morbus Crohn mit
Magenbefall. Antrum quer getroffen. Äußerer dunkler Ring: verdickte Magenwand. Das Magenlumen ist innen, rundlich und hell
dargestellt. Differentialdiagnose dieses sonographischen Befundes: Magenneoplasma, Magenlymphom

größe, Kokardennachweis (Abb. 12.**85**), Aszitesbe-
fund.

Die röntgenologischen Fragen sind: „Spiegelbil-
dungen", Luftsichel unter dem Zwerchfell, gelegentlich röntgenpositiver Nachweis von Steinen im Gal-
lenwegs- und Harnwegsbereich, Nachweis von Pankreasverkalkungen in der Röntgen-Leeraufnahme?
Luft in den Gallenwegen kann einen Gallensteinileus-
Verdacht unterstützen.

Nach vorherigem Ausschluß einer aktuellen
Operationsindikation ist die Endoskopie für die Analyse des akuten Abdomens mit Nachweis von Erosionen oder eines Ulkus wichtig.

Ein EKG ist eine feste Forderung bei der Analyse
eines akuten Abdomens, wenngleich frischer Herzinfarkt und EKG-Veränderungen bei akuter Pankreatitis
Ähnlichkeiten aufweisen können.

Tabiker haben in einem hohen Prozentsatz einen organischen Befund am Magen-Darm-Kanal, so
daß man in der Annahme „nur" tabischer Krisen vorsichtig sein muß.

Die Bedeutung von Lavage und Laparoskopie in
der Analyse des akuten Bauches wird von chirurgischer Seite mehr betont als von internistischer.

Für die Aufklärung von unklaren Blutungen sowie zum Nachweis von mesenterialen Durchblutungsstörungen ist die viszerale Angiographie von
Bedeutung. Der Stuhl ist bei Verdacht auf Gallensteinileus rechtzeitig zu sieben, bei renal vorgetäuschtem
akuten Abdomen (chronische Pyelonephritis mit Papillennekrose) ist nach Papillenabgängen zu fahnden.

Therapie

Die Behandlung des akuten Abdomens ist die Therapie des Grundleidens. Auf die lebensgefährdende
oder verschlechternde Therapie durch Medikamente
bei der akuten intermittierenden Porphyrie oder bei
der akuten Pankreatitis sei ausdrücklich hingewiesen.
Die therapeutischen Richtlinien haben dem rechtzei-

tigen oder wiederholten Konsil von Internisten und Chirurgen, unter Umständen auch anderer Disziplinen zu folgen.

Merke: Das „akute Abdomen" ist für unterschiedliche Fächer in der Medizin von Interesse. Hauptinteressenten sind Internist und Chirurg. Über konservatives oder chirurgisches Vorgehen entscheidet die zu differenzierende Ätiologie.

Weiterführende Literatur

Berg, H. H.: Über Technik und Taktik der Röntgenuntersuchung im Rahmen der klinischen Bauchdiagnostik. Med. Welt 46 (1932) 1641

Bockus, H. L.: Gastroenterology. 1985 Saunders, Philadelphia

Cope, J.: Die Frühdiagnose des akuten Abdomens. Thieme, Stuttgart 1959

Demling, L.: Leibschmerz, Entstehung und Deutung. In Demling, L.: Klinische Gastroenterologie, Bd. I. Thieme, Stuttgart 1984

Hornbostel, H.: Akuter Oberbauchschmerz, Koliken. In Janzen, R.: Schmerzanalyse, 4. Aufl. Thieme, Stuttgart 1981

Hornbostel, H.: Akutes Abdomen. In Hornbostel, H., W. Kaufmann, W. Siegenthaler: Innere Medizin in Praxis und Klinik, 4. Aufl. Bd. IV: Verdauungstrakt, Ernährungsstörungen, Stoffwechsel, Thieme Stuttgart 1992

Prévôt, R.: Zur Röntgendiagnostik akuter Baucherkrankungen. Verh. dtsch. Ges. inn. Med. Bergmann, München 1954

Säuberli, H., F. Largiadér: Das akute Abdomen. Huber, Bern 1986

Siewert, J. R., A. L. Blum: In Chirurgische Gastroenterologie. Springer, Berlin 1981

Streicher, H.-J., J. Rolle: Der Notfall: Akuter Bauchschmerz. Thieme, Stuttgart 1976

Wagner, H. E., u. Mitarb.: Das akute Abdomen beim antikoagulierten Patienten. Schweiz. med. Wschr. 51 (1986) 116

Ileus

P. Brümmer

[handschriftliche Notizen: Bride = Bindegewebiger Verwachsungsstrang; Adhäsion = Verwachsungen, fibröse Verklebung v. Bauchfellüberzogenen Organen; Striktur: Hochgradige Verengung eines Hohlorgans durch Zusammenziehen; Volvulus: Stiel od. Achsendrehung eines Organs; Invagination: Einstülpung]

> **Definition:** Der Ileus ist eine Störung der Darmperistaltik mit Unterbrechung der Darmpassage und Distension der Darmwand. Daraus resultieren:
>
> — Minderdurchblutung der Darmwand mit Kapillarschädigung, interstitiellem Ödem und Zellfunktionsstörungen,
> — Sekretions- und Resorptionsstörungen der Darmschleimhaut,
> — Stase des Darminhalts mit gesteigerter Bakterienaktivität und Toxinfreisetzung.

Ätiologie

Die Ursachen für einen Ileus können mechanischer, funktioneller oder vaskulärer Art sein (Tab. 12.**87**); man unterscheidet weiterhin den kompletten und den inkompletten (Subileus) Darmverschluß. Beim mechanischen Dünndarmileus dominieren als Ursachen Briden, Hernien, Adhäsionen und Strikturen. Beim Dickdarmileus steht das Karzinom mit etwa 55% im Vordergrund.

Pathophysiologie und Klinik

Sämtliche Ileusformen haben in der ersten Phase der Erkrankung ein gemeinsames pathophysiologisches Substrat, die Darmüberblähung. Hiervon gehen zahlreiche Rückkoppelungsmechanismen aus, die zur Ileuskrankheit führen.

[Randnotiz: Distension = aus-dehnen]

Beim mechanischen Verschluß ist die Distension unmittelbare Folge der Darmverlegung, beim funktionellen Ileus kommt es über eine Störung der Motilität zur Distension. Kombinierte Ileusformen und das Spätstadium des mechanischen Ileus beinhalten beide Komponenten. Beim primär vaskulären Ileus ist die Darmwandischämie mit nachfolgender Nekrose für die Ausbildung einer Durchwanderungsperitonitis und einer toxischen Darmparalyse verantwortlich.

Darmmotilität: Die Darmmotilität wird durch nervale und hormonale Mechanismen reguliert. Die autonome Steuerung über intramurale Plexus spielt eine entscheidende Rolle.

Stoffwechselstörungen und abdominell peritoneale Irritationen bedingen durch vegetative Afferenzen eine Aktivierung von verschiedenen Reflexbögen unterschiedlicher Niveaus und unterschiedlicher Schwellenwerte. Starke reflektorische sympathische Efferenzen blockieren über die α-Rezeptoren des Auerbachschen Plexus die intestinale Motilität partiell oder komplett. Gleichzeitig wird der Tonus des Intestinums vermindert. Lokal oder systemisch erhöhte Katecholamine (Stress, Schock) wirken synergistisch.

Tonus und Motilität sind bei mechanischem Hindernis und mäßiger Überblähung zunächst gesteigert (spritzende oder klingende Darmgeräusche, kolikartige Schmerzen). Die Hyperperistaltik kann man als Darmsteifungen fühlen oder sehen. Die andauernde Distension führt zu einer reflektorischen Hemmung mit Herabsetzung der Erregbarkeit der glatten Muskulatur. Erhöhte lokale Katecholaminspiegel, Verminderung der Cholinesterase und des Kaliums verstärken die Hemmung der Motilität.

Motilitätsminderung und Tonusverlust führen zusammen mit dem Verschluß der Sphinktere (Pylorus, Ileozökalklappe, Sphincter ani) zur Darmdistension ohne Bestehen eines mechanischen Hindernisses.

Darmdistension: Entscheidend bei der Überdehnung der Darmwand ist die Wandspannung. Normalerweise beträgt die Wandspannung etwa 600 dyn/mm² (6 kPa) und ist abhängig vom Innendruck, dem Radius und der Wanddicke des Darmes (Laplacesches Gesetz)*. Bei peristaltischen Bewegungen nimmt die Wandspannung trotz erhöhten Innendrucks ab (etwa 400 dyn/mm² ≙ 4 kPa), da die Zunahme der Wanddicke den erhöhten Innendruck kompensiert.

Beim Ileus mit Darmdistension sind sowohl der Radius als auch der Innendruck erhöht, die Wand ist deutlich verdünnt. Die Wandspannung kann auf das über 150fache ansteigen. Das Ergebnis dieser Spannungserhöhung ist eine Darmwandschädigung. Diese wird hervorgerufen durch die gestörte Durchblutung der Darmwand bei erhöhtem Innendruck mit lokaler Hypoxie, wobei diese Kapillarveränderungen, interstitielles Ödem und Zellschäden — besonders im Mukosabereich — mit deutlicher Sekretions- und Resorptionsminderung bewirken.

Durch den erhöhten intraabdominellen Druck kommt es zu einem Zwerchfellhochstand mit erheblicher Beeinträchtigung der Atmung. Die Folge ist eine Ateminsuffizienz mit Hypoxie und Pneumonie-

---

$$* \ T = \frac{r_i \cdot p}{h}$$

T = Wandspannung, r_i = Innenradius, p = Innendruck (cm H_2O), h = Wanddicke (cm)

gefahr. Weiterhin droht dann eine azidotische Stoffwechsellage mit Verstärkung der Darmwandischämie und Nekrose- oder Perforationsgefahr. Mit der intraabdominellen Druckerhöhung wird gleichzeitig der venöse Rückstrom aus dem Kavabereich beeinträchtigt, das Thromboserisiko für die untere Extremität ist deutlich erhöht.

Sekretion und Resorption: Die Sekretion ist in der Frühphase als aktive Mukosaleistung zunächst erhöht, im weitern Verlauf der Krankheit kommt es — stauungsbedingt und durch lokale Hypoxie — zu einer deutlichen Funktionseinbuße der Mukosazellen und einem passiven Austritt von Plasma, Blut und Elektrolyten ins Darmlumen und in den Peritonealraum. Eng verknüpft mit der überschießenden Sekretion ist das rapide Keimwachstum im Darm. Die Hypersekretion beeinträchtigt gleichzeitig die Abwehrfunktion der Darmmukosa.

Die kapilläre Resorption und der Gegenstrommechanismus werden nach anfänglicher Steigerung durch die Durchblutungsstörung in der Darmwand aufgrund der Distension passiv gehemmt. Die hierbei gesteigerte Aldosteronausschüttung vermindert im Darm die Kochsalz- und Wasserresorption. Gleichzeitig ist die Diffusionsstrecke in der Darmwand durch das inzwischen ausgebildete Darmwandödem verlängert. Es ergeben sich erhebliche Flüssigkeitsverluste mit Veränderungen im Wasser-, Elektrolyt-, Säure-Basen- und Eiweißhaushalt. Normalerweise beträgt die Gesamtsekretion der Magendrüsen über 8 l in 24 Stunden; davon werden 98% rückresorbiert. Bei einer Resorptionsminderung von 30% entsteht so schon ein Flüssigkeitsverlust von etwa 2,5 l. Durch vermehrten Kaliumstrom ins Lumen ohne entsprechende Rückresorption kommt es zu einer Verminderung des Serum-/Zell-Kaliumquotienten. Die Folge ist eine Herabsetzung der Erregbarkeit der glatten Muskulatur mit Motilitätshemmung.

Weitere Elektrolyt- und Wasserverluste entstehen durch Erbrechen von Magen- und Darmsaft mit Natrium- und Chloridmangel. Ohne adäquate Therapie bildet sich so das Bild eines hypovolämischen Schocks aus. Die Herz-, Kreislauf- sowie die Nierenfunktion werden durch die Elektrolytverschiebungen (besonders Kalium) noch zusätzlich beeinträchtigt.

Zusammen mit den Elektrolyt- und Wasserverlusten tritt gleichzeitig ein Eiweißmangel durch die erheblich gestörte Rückresorption auf. Diese Katabolie wird durch das rapide Keimwachstum im distendierten Darm gefördert. Der Katabolismus im Eiweißstoffwechsel führt bei der eingeschränkten Nierenfunktion zu einem schnellen Anstieg des Harnstoff-N.

Bakterien und Toxineinwirkung: Eine weitere wesentliche Rolle für die Prognose der Ileuskrankheit spielt die pathologische Keimbesiedlung des Darmes. Durch die Hypersekretion in den Darm wird ein guter Nährboden für Darmbakterien bereitgestellt, gleichzeitig ist die Abwehrfunktion der Darmmukosa eingeschränkt. Die Folge ist ein schnelles Bakterienwachstum (besonders der gramnegativen Keime) mit Ausbildung von Toxinen (Lipopolysaccharide, Lecithinase, α-Toxin von Clostridium welchii), die sowohl

Tabelle 12.87 Ursachen des Ileus (nach Nissen und Maurer)

Mechanischer Ileus

Obturation: Einengung des Lumens ohne Beeinträchtigung der Blutzirkulation
- im Darmlumen gelegen
  Gallenstein, Fremdkörper (Obstkerne, Pilze, Würmer, Trichobezoare), Polypen, Mekonium, Atresie
- in der Darmwand
  entzündlich (Divertikulitis, Enteritis) Strahlenschädigung, Neoplasie, Hämatom (Hämophilie, Antikoagulation, Trauma)

Kompression: Einengung des Lumens von außen ohne Beeinträchtigung der Blutzirkulation
  Adhäsion und Briden, Platzbauch, subkutane Nahtdehiszenz, inkarzerierte, nicht strangulierte Hernie, Endometriose, Pancreas anulare

Strangulation: Beeinträchtigung der Blutzirkulation
  strangulierte Hernie, Strangulation durch Briden, Invagination, Volvulus

Primär vaskulärer Ileus

Lokale Beeinträchtigung der Blutzirkulation
- Mesenterialarterienverschluß durch Thrombose, Embolie oder Ligatur
- Mesenterialvenenverschluß durch Thrombose oder Ligatur
- intestinale Mikrozirkulationsstörungen wie terminale hämorrhagische nekrotisierende Enteropathie

Fortgeleitete Beeinträchtigung der Blutzirkulation
- Myokardinfarkt, kardiale Dekompensation
- Pfortaderhochdruck

Funktioneller Ileus

- **Metabolisch:** Na, K-Mangel, diabetische Ketose, Coma hepaticum, Urämie, Azidose, metabolische Alkalose, Neuroplegika, Morphinismus (spastisch-paralytisch)
- **Reflektorisch:** Harnleiter-Nieren-Kolik, Gallenkolik, Cholezystitis, Pankreatitis, Stieldrehung von Ovarialtumoren, Netz- und Hodentorsion, akute Überdehnung der Blase, retroperitoneales Hämatom nach Becken- und Wirbelbrüchen, Aortographien, Hirntrauma und -tumor, Apoplexie, Brust- und Bauchkontusionen, Wirbelmetastasen, HWS-BWS-Frakturen, Peritonealkarzinose, Peritonismus durch Blutung (Milzruptur), chemische Peritonitis
- **Septisch-reflektorisch:** Pneumonie, Pleuritis, akute Pyelonephritis, Meningitis, bakterielle Peritonitis
- **Septisch:** Septikämie
- Dekompensierte Obstipation der Greise und der Querschnittgelähmten
- **Spastisch:** Askaridiasis, Schwermetallvergiftung, akute, intermittierende Porphyrie, Tabes, selten Urämie

Tabelle 12.**88**	Klinik des Ileus	
Anamnese:	frühere Beschwerden	
	Beschwerdedauer	
	Schmerzen	
	Erbrechen	
	Stuhl- und Windverhaltung	
	Änderung der Stuhlgangsgewohnheiten	
	frühere Operationen	
Klinische Untersuchung:	Inspektion:	Operationsnarben
		Hernien
		Darmsteifungen
		geblähtes Abdomen
	Palpation:	Abwehrspannung
		Resistenzen
		rektale Untersuchung
	Perkussion:	Meteorismus
		Dämpfung
	Auskultation:	Stenosegeräusche
		Hyperperistaltikgeräusche
		„Totenstille"
Sonographie:	Tumor oder Fremdkörper (Stein)	
	Nachweis von Pendelperistaltik im Ileusdarm	
Röntgenuntersuchung:	Abdomenübersicht im Stehen oder in Linksseitenlage	
	wasserlösliches Kontrastmittel	
		oral
		rektal (Kontrasteinlauf)
	Angiographie	
Labor:	Ausschluß von Stoffwechselentgleisungen (Na, K, Cl, BSG, HN, Kreatinin, BZ)	
	Hb, Hämatokrit	
	Leukozytose	
	Eiweißstatus	
EKG:	Ausschluß kardiovaskulärer Erkrankungen	

lokal als auch systemisch nachzuweisen sind. Eine Bakteriämie ist im Ileus nicht obligat, die Toxinämie ist immer vorhanden.

Die Toxine aktivieren die Bildung weiterer Giftstoffe aus ihren Vorstufen. Es entsteht das Bild eines Endotoxinschocks. Neben der Produktion toxischer Substanzen wird den Bakterien noch die Gasbildung zugeschrieben. Quantitativ ist dieser Vorgang jedoch nicht relevant. Die Zunahme der Distension ist nach den Untersuchungen von Wangensteen auf geschluckte Luft zurückzuführen.

Bei geschädigter Darmwand führen das gesteigerte Bakterienwachstum und die Toxinausschwemmung zur Durchwanderungsperitonitis mit Bakterien- und Toxinnachweis im Aszites. Zu den bereits beschriebenen Phänomenen addieren sich die pathophysiologischen Veränderungen der Peritonitis mit Hypovolämie, Ödem und Entzündungsdurchblutung und führen zu dem Bild eines hypovolämischen, toxischen und septischen Schocks mit Dekompensation aller Organsysteme.

Anamnese

Die Anamneseerhebung spielt eine wichtige Rolle in der Diagnose des Ileus (Tab. 12.**88**). Berichte über frühere Beschwerden, vorangegangene Operationen, Schmerzcharakter, Angaben über Erbrechen, Stuhl- und Windverhaltung oder eventuelle Veränderung der Stuhlgangsgewohnheiten geben Hinweise auf Lokalisation und Ursache des Ileus.

Abdominelle Schmerzangabe vom Unwohlsein bis zum kolikartigen Schmerz kennzeichnen den Strangulationsileus, den Mesenterialinfarkt und die Peritonitis. Fehlende Schmerzen weisen auf einen funktionellen Ileus hin (Ausnahme: spastische Ileusformen bei Porphyrie und Schwermetallvergiftungen). Erbrechen tritt beim Strangulationsileus als Reflexerbrechen frühzeitig auf, bei den übrigen Formen als Überlauferbrechen im späteren Krankheitsverlauf (kotiges Erbrechen = Miserere).

Befund

Aufgetriebenes Abdomen mit mehr oder minder starkem Druckschmerz, unter Umständen Zeichen der lokalen oder diffusen Peritonitis (Abwehrspannung); erheblicher Meteorismus (beim Dickdarmileus im Flankenbereich, beim Dünndarmileus zentral); sichtbare Darmsteifungen bei dünnen Bauchdecken; Darmgeräusche lebhaft, spritzend bis klingend in der Frühphase des mechanischen Ileus, Totenstille beim funktionellen und im Spätstadium des mechanischen Ileus.

Diagnostisches Vorgehen

Abtasten der Bruchpforten nach eventuell inkarzerierten Hernien; unbedingt rektale Untersuchung zum Ausschluß eines tiefsitzenden Rektumtumors, Nachweis einer pelvinen Peritonitis bei Druckschmerzhaftigkeit der peritonealen Umschlagsfalte, Beurteilung des Füllungszustandes der Ampulle.

Sonographisch kann der erfahrene Untersucher wesentliche Befunde erheben:
Pendelperistaltik − Darmatonie,
freie Flüssigkeit − freie Luft,
stenosierender Tumor, Invagination,
Darmischämie, Colitis, Divertikulitis,
Gallensteinperforation, komplizierte Pankreatitis,
Urolithiasis mit Begleitileus,
disseziierendes/rupturiertes Bauchaortenaneurysma.

Rektushämatom, Psoashämatom, Milzinfarkt, Pfortaderthrombose, u. a.

Röntgenbefunde: Aufnahme des Abdomens im Stehen oder in Linksseitenlage zum Nachweis freier

Tabelle 12.**89**   Differentialdiagnose mechanischer oder funktioneller Ileus

	Funktionell	**Obturation**	**Strangulation**
Beginn	Berücksichtigung der Grundkrankheit	langsam	plötzlich
Schmerz	Völlegefühl, Unwohlsein	kolikartig, wenig intensiv	heftig, Kolik
Meteorismus	Trommelbauch	je nach Lokalisation wenig bis stark ausgeprägt	gering
Peristaltik	Totenstille	Darmsteife, Widerstandsperistaltik	anfänglich Widerstandsperistaltik
Allgemeinzustand	schlecht	wenig beeinträchtigt, im Spätstadium schlecht	stark beeinträchtigt
Erbrechen	Übelkeit, Inappetenz, später Überlauferbrechen	je nach Lokalisation früh oder später	frühzeitig (Reflexerbrechen)
Röntgen	Gasverteilung diffus in Dünn- und Dickdarm	vermehrte Gasansammlung und Spiegel bis zum Verschluß	oft nur eine Schlinge erweitert

Luft, Spiegel, Beurteilung der Darmgasverteilung, unter Umständen Aerobilie. Zum Nachweis eines mechanischen Hindernisses kann auch wasserlösliches Kontrastmittel über eine Magensonde oder als Kontrasteinlauf gegeben werden.

Angiographie zum Nachweis eines mesenterialen Gefäßverschlusses.

Laborchemische Befunde: Ausschluß von Stoffwechselentgleisungen (Elektrolyte, BSG, HN, Kreatinin), Leukozytose (nicht obligatorisch), Ausschluß eines Eiweißmangels, BZ, Hb, Hämatokrit.

EKG zum Ausschluß kardiovaskulärer Ursachen und Zeichen der Hypokaliämie.

Zur Differentialdiagnose mechanischer bzw. funktioneller Ileus s. Tab. 12.**89**.

Therapie

„Bei einem Ileuspatienten darf die Sonne nicht auf- oder nicht untergehen." Diese Maxime für die Behandlung des Ileuspatienten hat auch heute noch ihre Gültigkeit.

Ziel der Therapie ist die Beseitigung des Motilitätshindernisses sowie die Behandlung der inzwischen schon aufgetretenen Stoffwechselstörungen. Die Therapieerwägungen sollten interdisziplinär getroffen werden.

Dabei sollten folgende Fragen beantwortet werden:

1. Muß der Patient sofort laparotomiert werden?
2. Besteht noch Zeit genug, eine weiterführende Diagnostik durchzuführen?
3. Kann oder soll man konservativ vorgehen?

Konservative Therapie

Die konservative Therapie beinhaltet folgende Maßnahmen (Tab. 12.**90**).

— Schockbehandlung (Plasmaexpander, Plasmaproteinlösung, Humanalbumin),

Tabelle 12.**90**   Konservative Therapiemaßnahmen beim Ileus

Therapieziel	**Therapiemöglichkeit**
Wiederherstellung der Homöostase	adäquate Infusionstherapie Ausgleich des Wasser- und Elektrolytdefizits Säure-Basen-Ausgleich Schockbehandlung
Dekompression des Darmes	Magensonde Dünndarmsonde Darmrohr Sphinkterdehnung
Anregung der Peristaltik	feuchte Wärme hohe Einläufe NaCl 10% Pantothensäure Parasympathikomimetika Sympathikolyse

— Ausgleich des Wasser- und Elektrolytdefizits durch adäquate Infusionstherapie,
— Säure-Basen-Ausgleich,
— Dekompression des Darmes durch Sondenbehandlung (Magensonde Miller-Abbott, Denis-Sonde, Darmrohr, Sphinkterdehnung),
— feuchte Wärme,
— hohe Einläufe,
— medikamentöse Stimulation: hypertone Kochsalzlösung i. v.,
— Pantothensäure (Panthenol) zur Steigerung der Acetylcholinsynthese und -freisetzung,
— Parasympathikomimetika mit direkter Wirkung (Acetylcholinwirkung): Carbachol (Doryl),
— mit indirekter Wirkung (Cholinesterasehemmung): Pyridostigmin (Mestinon),

Neostigmin (Prostigmin),
Distigmin (Ubretid),
– Ceruletid-(Takus-) bedingt Acetylcholinfreisetzung
an der myoneuralen Synapse,
– Metoclopramid (Paspertin);
– Sympathikolyse mit α-Blockern:
Trifluperidol (Triperidol),
Chlorpromazin (Megaphen),
Dihydroergotamin (Dihydergot),
– Sympathikolyse durch Periduralkatheter.

Bewährt haben sich in den letzten Jahren die Kombination von Sympathikolyse mit medikamentöser Stimulation:

– zunächst i. v. oder Periduralsympathikolyse,
– bei Auftreten von deutlich hörbaren Darmgeräuschen Ceruletid oder Cholinesterasehemmer i. v.

Operative Therapie

Die operative Therapie ist beim mechanischen Ileus und beim Mesenterialgefäßverschluß das Mittel der Wahl. Ziel der Operation ist die Ausschaltung des Hindernisses und die Entfernung nekrotischer Darmabschnitte. Die Ausdehnung des Eingriffs richtet sich nach der Lokalisation des Verschlusses und dem Zustand des Patienten.

Merke: Der Ileus ist eine Erkrankung, die nicht nur auf den Darm und das Abdomen beschränkt ist. Durch die pathophysiologischen Vorgänge kommt es zu einer Beeinträchtigung sämtlicher Organsysteme mit ausgeprägter Schocksymptomatik. Die früh einzuleitenden Maßnahmen sollten sich nach den bereits bestehenden klinischen Defiziten richten. Gleichzeitig muß die Ursache für den Ileus gesucht werden. Die Therapierichtlinien sollte man in Zusammenarbeit mit dem Chirurgen erarbeiten: der Patient kann so frühzeitig der operativen Therapie zugeführt werden. Unbehandelt führt der Ileus binnen kurzer Zeit zum Tode.

Weiterführende Literatur

Häring, R.: Dringliche Bauchchirurgie. Thieme, Stuttgart 1982
Häring, R.: Ileus, edition medizin, Weinheim 1985
Hentschel, M.: Praxis der Chirurgie des Ileus. Enke, Stuttgart 1984
Lindenschmidt, T.-O.: Pathophysiologische Grundlagen der Chirurgie. Thieme, Stuttgart 1975
Nissen, R., W. Maurer: Zur Pathogenese und Behandlung des Darmverschlussens. Zbl. Chir. 90 (1965) 1533
Siewert, J. R., A. L. Blum, E. H. Farthmann, P. G. Lankisch: Notfalltherapie. Springer, Berlin 1982
Wangensteen, O. H.: Intestinal Obstruction, 3. Aufl. Thomas, Springfield/Ill. 1955

Neurofibromatose

V. F. Mautner

Definition: Die bislang klinisch und molekulargenetisch differenzierbare Neurofibromatose Typ I (von Recklinghausensche Neurofibromatose) und Typ II sind angeborene autosomal dominante Erberkrankungen, die auch spontan auftreten können. Charakteristisch ist eine große Variabilität der klinischen Krankheitsmerkmale, wobei dysplastische und neoplastische Veränderungen von Nervensystem, Haut und Wirbelsäule dominieren.

Häufigkeit

Als häufigster Typ tritt Neurofibromatose I mit einer Inzidenz von etwa 1:4000 auf, bei Neurofibromatose II wird von einer Erkrankungshäufigkeit von 1:40 000 ausgegangen. Die Spontanmutationsrate wird auf bis zu 50% geschätzt. Eine rassische, geschlechtliche oder geographische Prävalenz ist nicht bekannt.

Ätiologie und Pathogenese

Die Erkenntnisse, daß der Gendefekt für Neurofibromatose I auf dem Chromosom 17 und für Neurofibromatose II auf dem Chromosom 22 lokalisiert ist, werden in Zukunft für das Verständnis der Pathogenese der Störung der Neuralleistendifferenzierung wesentlich sein.

Die Klonierung der Neurofibromatose Typ I ist erfolgt, es wird gegenwärtig sequenziert.

Klinik

Café-au-lait-Flecken (CLF) sind häufig bei Neugeborenen und Kleinkindern erster Hinweis auf die Erkrankung. Die stammbetonten Neurofibrome werden meist während der Pubertät sichtbar. Als Maximalvariante treten plexiforme Neurofibrome oft kongenital auf. Kutan können Neurofibrome und Neurinome zu Mißempfindungen, Juckreiz und Schmerzen sowie zu Paresen führen. Querschnittssyndrome entstehen durch spinale Kompression von extra- oder intramedullären Neurofibromen und Neurinomen. Verschiedene Typen der Astrozytome sind die häufigsten intrakraniellen Tumoren. Optikusgliome treten in den beiden ersten Lebensdekaden häufig auf. Minderbegabung, Lernschwierigkeiten und epileptische Anfälle sind mit der Erkrankung assoziiert. Die typische kurzbogige Kyphoskoliose tritt schon im Kindesalter auf. Nierenarterienstenosen oder Phäochromzytome führen zur Hypertonie. Die Inzidenz von Malignomen (etwa 5%) ist im Vergleich zur Normalbevölkerung erhöht. Viszerale Neurofibrome verursachen gastrointestinale Blutungen, Obstipation und Flatulenz. Neurofibromatose II manifestiert sich klinisch oft im zweiten oder dritten Lebensjahrzehnt, meist durch das Auftreten symptomatischer bilateraler Akustikusneurinome (95%). Die typischen Hautveränderungen wie Café-au-lait-Flecken oder Neurofibrome sind im Falle ihres Auftretens sehr gering ausgeprägt.

Diagnostisches Vorgehen

Eine **Neurofibromatose I** gilt als sicher, wenn mindestens zwei diagnostische Kriterien erfüllt sind: 1. mehr als 5 Café-au-lait-Flecken (Durchmesser über 5 mm präpubertär, über 15 mm postpubertär), 2. zwei oder mehr Neurofibrome oder ein plexiformes Neurofibrom, 3. Optikusgliom, 4. intertriginöse Sprenkelung, 5. zwei oder mehr Iris-Hamartome, 6. distinkte Knochenveränderungen und 7. Neurofibromatose I bei einem Verwandten 1. Grades. Folgende diagnostische Kriterien gelten für **Neurofibromatose II:** 1. bilaterale Akustikusneurinome, 2. Neurofibrome, ein Meningiom, Schwannom, Gliom oder juvenile subkapsuläre Katarakta, 3. ein Verwandter mit Neurofibromatose II.

Diese Kriterien sind als Leitlinie zu verstehen. Eine starre Anwendung erfaßt nicht die abortiven Verlaufsformen der Erkrankung, die zumeist ungeklärten Typen der Erkrankung neben Neurofibromatose I und Neurofibromatose II entsprechen dürften. Eine indirekte pränatale Diagnostik ist unter bestimmten Voraussetzungen für Neurofibromatose I möglich.

Differentialdiagnose

In Frage kommen die tuberöse Sklerose und das Albright-Syndrom.

Therapie und Prognose

Da es bisher keine kausale Therapie der Erkrankung gibt, muß eine symptomatische neurochirurgische und orthopädische Intervention rechtzeitig erfolgen, bevor irreversible Störungen auftreten. Dies gilt ebenso für Lernstörungen, die unbehandelt zu emotionalen und sozialen Schierigkeiten mit Schulversagen führen können. Sinnvoll ist eine Basisdiagnostik, die den möglichen klinischen Erscheinungsweisen der Neurofibromatose gerecht wird. Verlaufskontrollen jährlich sowie in Abhängigkeit von der Symptomatologie haben sich bewährt. Abgesehen von den belastenden Hautveränderungen, zeigen etwa zwei Drittel der von Neurofibromatose I Betroffenen keine der erwähnten Komplikationen, so daß die Prognose der Erkrankung nicht so ungünstig ist, wie gemeinhin angenommen.

Weiterführende Literatur

Huson, S. M., P. S. Haper, D. A. Campston: Von Recklinghausen neurofibromatosis. A clinical and population study in Southeast Wales. Brain 111 (1988) 1355

13 Ernährungs-störungen

F. A. Gries
Th. Koschinsky
Monika Toeller

Überernährung

F. A. Gries, M. Toeller und *Th. Koschinsky*

Adipositas

Definition: Die Begriffe Adipositas, Obesitas, Fettsucht, Fettleibigkeit werden weitgehend synonym angewandt. Sie beschreiben Übergewichtigkeit infolge Vermehrung des Körperfettes (anthropometrische Definition). Der Begriff Adipositas wird im deutschen Sprachgebrauch bevorzugt, wenn deutliches Übergewicht mit Einschränkung des Gesundheitszustandes einhergeht (operationale Definition). Bei der überwiegenden Zahl der Patienten sind organische Ursachen der Adipositas nicht erkennbar. Man spricht von Adipositas simplex oder alimentärer Adipositas.

Häufigkeit und Vorkommen

Die Adipositas ist in Überflußgesellschaften eine der häufigsten Krankheitserscheinungen, in Mangelgesellschaften eine Rarität. Ihre Prävalenz hängt von den allgemeinen wirtschaftlichen Verhältnissen ab. So sank sie bei Patienten einer Klinik in Westdeutschland mit Ausbruch des 2. Weltkrieges ab, erreichte in der unmittelbaren Nachkriegszeit ein Minimum von etwa einem Viertel des Vorkriegsstandes und stieg mit der Wirtschaftsblüte nach 1948 steil an. In der Bundesrepublik Deutschland überschreiten derzeit 60% der Bevölkerung das sogenannte Idealgewicht, etwa 17% überschreiten das Referenzgewicht nach Broca um mehr als 15%. Es bestehen regionale Unterschiede (Tab. 13.**1**) und eine Abhängigkeit vom sozialen Status, Geschlecht und Lebensalter (Tab. 13.**2**).

Ätiologie

Die Adipositas kann nicht auf eine einheitliche Ursache zurückgeführt werden. Eine familiäre Häufung ist oft beschrieben worden. Wenn beide Eltern adipös sind, ist auch bei 80% der Kinder mit Adipositas zu rechnen. Eine Vererbung konnte aber bisher nicht nachgewiesen werden. Dies ist auch schwierig, da zur Manifestation der Adipositas als exogener Faktor stets eine positive Energiebilanz gefordert werden muß. Familiäres Vorkommen der Adipositas könnte demnach auch Ausdruck der Tatsache sein, daß familiär gleichartige Lebensbedingungen vorherrschen, die eine positive Energiebilanz begünstigen.

Eine positive Energiebilanz als Voraussetzung für die Entwicklung der Fettsucht kann viele Gründe

haben. Eine im Vergleich zum Bevölkerungsdurchschnitt gesteigerte Nahrungsaufnahme (Hyperalimentation) ist im Einzelfall zwar häufig nachzuweisen, aber keineswegs die Regel. Eine Präferenz bestimmter Nahrungsbestandteile (Fett oder Kohlenhydrate) liegt nicht vor. Digestion und Absorption der Nahrung sind normal. Auch verminderte körperliche Aktivität (Unfallfolge, Berufswechsel, Aufgeben von Leistungssport) kann im Einzelfall nachweisbar sein, ist aber gleichfalls nicht die Regel. Eine früher vermutete generelle Einschränkung der körperlichen Aktivität als Ursache der Adipositas hat sich nicht bestätigen lassen. Auch auf eine mögliche ätiologische Bedeutung von Störungen des Energiestoffwechsels wurde hingewiesen. Es gibt Hinweise, daß solche Störungen genetisch bedingt sind.

Pathophysiologie und Klinik

Fettspeicherung: Die Fähigkeit zur Speicherung von Energie in Form von Fett ist, phylogenetisch betrachtet, eine wesentliche Voraussetzung für das Überleben der höheren Lebewesen. Fett ist der rationellste Energiespeicher. Ein Kilogramm menschliches Fettgewebe enthält etwa 7000 kcal (25 120 kJ). Die Ausbildung von Fettgewebe erlaubt es, bei Nahrungsüberschuß Energiedepots anzulegen, die in Zeiten des Bedarfs mobilisiert werden können.

Bei geregelter Nahrungsaufnahme verliert die Fettspeicherung an vitaler Bedeutung. Übermäßige Nahrungsaufnahme und Fettspeicherung kann dann zu krankhaften Störungen führen.

Die Fettspeicherung erfolgt in Fettzellen (Adipozyten), besonders des Unterhautfettgewebes und Peritoneums, die sich aus Präadipozyten differenzieren und bei Entspeicherung auch wieder dedifferenzieren können. Das Volumen der Fettzellen nimmt bei der Entwicklung der Adipositas zu. Die Zahl der Fettzellen wird zwar wesentlich in der Wachstumsperiode festgelegt, ist aber auch im erwachsenen Organismus noch variabel. Die Speicherfähigkeit der Fettzelle weist lokale Unterschiede auf. Die Innervation und hormonale Einflüsse scheinen dafür weniger wichtig zu sein als zellulär fixierte Eigenschaften. So entwikkelt sich in Hauttransplantaten vom Abdominalbereich auf den Handrücken bei Gewichtszunahme im Transplantat eine „lokale Adipositas". Die Fettspeicherung erfordert Insulin. Die Fettmobilisation wird neural und hormonal gesteuert und kann innerhalb von Sekunden stimuliert werden, sie wird durch Insulin gehemmt.

Tabelle 13.**1**   Gewichtsstatus bezogen auf das Broca-Referenzgewicht (nach Pudel u. Richter)

	unter 15%	−15% bis −5%	−5% bis +5%	+5% bis 15 %	über 15%
Männer	12,5%	24,6%	26,2%	20,4%	16,3%
Frauen	18,3%	25,7%	22,1%	15,7%	18,2%
Baden-Württemberg	19,5%	32,5%	27,0%	11,9%	9,1%
Bayern	13,6%	29,4%	20,4%	20,6%	16,0%
Niedersachsen/Bremen	13,9%	24,4%	23,9%	19,9%	17,9%
Nordrhein-Westfalen	13,1%	20,3%	24,0%	22,2%	20,4%
Hessen	19,5%	23,1%	15,6%	11,4%	30,4%

Tabelle 13.**2**   Verteilung des Übergewichts in der Bundesrepublik Deutschland in Abhängigkeit vom Geschlecht und dem sozioökonomischen Status der Personen (nach Deutsche Gesellschaft für Ernährung 1980)

Sozioökonomischer Status (Kriterien: Einkommen und Schulabschluß)		Referenzgewicht nach Broca						
		unter −25%	−25% bis −15%	−15% bis −5%	−5% bis +5%	+5% bis +15%	+15% bis +25%	über +25%
Status 1 (gering)	männl.	13,5%	4,0%	9,1%	8,6%	14,8%	10,7%	11,1%
	weibl.	10,2%	19,5%	14,2%	16,5%	30,4%	37,8%	33,5%
Status 2	männl.	19,5%	19,6%	16,1%	26,1%	26,8%	22,5%	13,7%
	weibl.	16,7%	14,5%	21,3%	23,9%	28,1%	28,6%	34,1%
Status 3	männl.	29,2%	17,8%	22,3%	22,6%	31,4%	23,7%	49,7%
	weibl.	9,5%	25,0%	28,1%	30,2%	23,0%	25,3%	23,5%
Status 4	männl.	27,0%	35,7%	23,4%	27,1%	13,6%	25,3%	25,5%
	weibl.	42,8%	22,5%	21,8%	22,4%	12,2%	7,7%	8,8%
Status 5 (hoch)	männl.	10,8%	22,9%	29,2%	15,6%	13,5%	17,7%	0,0%
	weibl.	20,7%	18,6%	14,6%	7,0%	6,2%	0,6%	0,2%
Gesamt		100,0%	100,0%	100,0%	100,0%	100,0%	100,0%	100,0%

Energetische Gesichtspunkte: Voraussetzung für die Fettspeicherung ist eine Zufuhr von Nahrungsenergie, die den Bedarf überschreitet: Keine Adipositas ohne positive Energiebilanz. Diese Aussage ist richtig, aber unbefriedigend, weil sie nicht erklärt, wie es zur positiven Energiebilanz kommt.

Die offensichtlichen Zusammenhänge zwischen Nahrungsangebot und Häufigkeit der Adipositas haben in der Vergangenheit dazu geführt, die Ursache ausschließlich in der Hyperalimentation zu sehen (alimentäre Adipositas). Die Ursachen einer Überernährung sind vielfältig, in den pathophysiologischen Mechanismen aber ebenso unbekannt wie die normale Hunger-Sättigungs-Regulation. Aufgrund neuerer Untersuchungen wird vermutet, daß Hormone und Neurotransmitter des Zwischenhirns eine wesentliche Rolle spielen.

Die psychologische Forschung hat bei Adipösen als eine wesentliche Ursache der Hyperphagie die Steuerung des Eßverhaltens durch Außenreize erkannt (Eßlust durch Sehen und Riechen). Reaktive Hyperphagien nach emotionaler Belastung (Kummerspeck) oder aufgrund falscher Vorstellungen über gesunde Ernährung (bewußte Hyperphagie in der Schwangerschaft und Stillperiode, „Essen für zwei")

sind bekannt. Hyperphagie (Hyperalimentation) führt jedoch nicht in allen Fällen zu Übergewicht, und bei Übergewicht ist die Nahrungsaufnahme nicht unbedingt größer als im Bevölkerungsdurchschnitt (Abb. 13.**1**). Eine Erklärung dafür ergibt sich aus Besonderheiten des Energiestoffwechsels bei Adipositas.

Die Energiebilanz wird durch Energiezufuhr und Energieausgabe bestimmt. Die Energieausgabe resultiert im wesentlichen aus dem basalen Energiestoffwechsel, dem Arbeitsstoffwechsel, der spezifisch dynamischen Wirkung der Nahrungsassimilation und der Thermogenese ohne Muskelzittern („non-shivering-thermogenesis"), früher als sogenannte Luxuskonsumption bezeichnet.

Die Thermogenese ist ein effektiver Mechanismus, mit dessen Hilfe sich der gesunde Organismus einer erhöhten Energiezufuhr entledigen kann. So haben Mastversuche an gesunden, normgewichtigen Personen gezeigt, daß es auch bei Vervielfachung der Energiezufuhr über lange Zeit in der Regel nur zu einer geringen Gewichtszunahme kommt, die weit unter dem Erwartungswert liegt. Auch ein Teil der heutigen normgewichtigen Bevölkerung ernährt sich offenbar überkalorisch, nimmt also mehr Nahrungsenergie auf als notwendig wäre, und kompensiert den

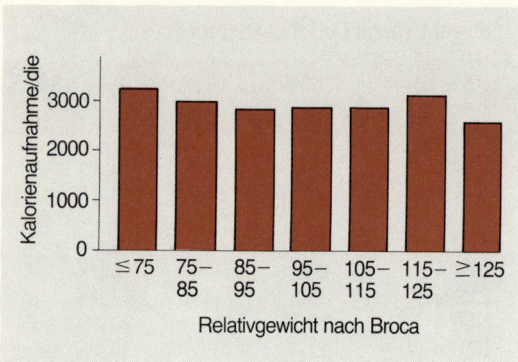

Abb. 13.**1** Energieaufnahme bei unterschiedlichem relativem Körpergewicht (nach Deutsche Gesellschaft für Ernährung 1980)

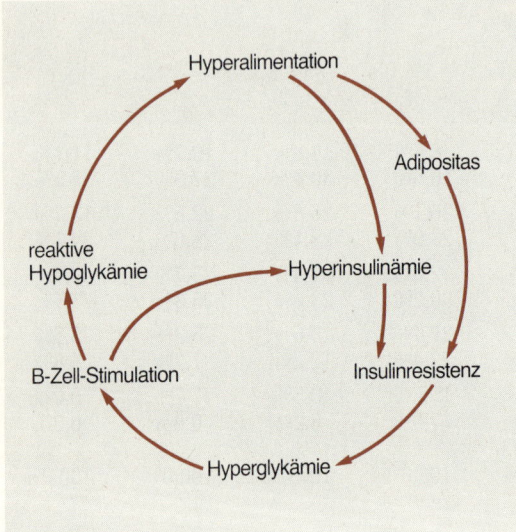

Abb. 13.**2** Zusammenhänge zwischen Hyperalimentation, Hyperinsulinämie und Insulinresistenz

Überschuß durch Thermogenese, so daß es nicht zu vermehrtem Fettansatz kommt.

Die Fähigkeit, sich durch Thermogenese von Überschußenergien zu entledigen, ist dagegen bei Adipösen oder zur Adipositas neigenden Personen offensichtlich eingeschränkt. Diese Annahme wird durch biochemische Befunde gestützt. Die Natrium-Kalium-ATPase, deren Aktivität wesentlichen Anteil am Energiestoffwechsel besitzt, ist bei Adipösen erniedrigt. Die durch Noradrenalin induzierbare Steigerung des Grundumsatzes ist bei Adipösen um 30–40% geringer. Adipöse können deshalb offenbar nur begrenzt überschüssige Nahrungsenergie als Wärme abgeben und sind gezwungen, diese (als Fett) zu speichern.

Da die Thermogenesedefekte auch noch bei ehemals Adipösen nachzuweisen sind, scheint es sich nicht um adaptive, sondern eher anlagebedingte Störungen zu handeln.

Endokrin metabolische Gesichtspunkte:
Adipositas ist mit einer gesteigerten basalen und stimulierten Insulinsekretion assoziiert. Morphologisches Äquivalent dafür ist eine Hyperplasie der Langerhansschen Inseln. Die Hyperinsulinämie korreliert mit dem relativen Körpergewicht, der Fettmasse des Organismus und der Fettzellgröße. Nach Stimulation findet sich nicht nur eine gesteigerte, sondern fast immer auch eine verzögerte Insulinsekretion.

Diese führt zur „Down-regulation" der Insulinrezeptoren und zur Insulinresistenz. Zusätzlich liegen Störungen des intrazellulären Stoffwechsels (Postrezeptordefekte) vor. Die Glucoseutilisation ist folglich gestört, es kommt zur Hyperglykämie, die ihrerseits einen Stimulus zur Insulinsekretion darstellt – es hat sich ein Circulus vitiosus ausgebildet (Abb. 13.**2**). Gelegentlich können wegen der persistierend hohen Insulinspiegel nach Abschluß der Resorptionsphase reaktive Hypoglykämien auftreten. Die vermehrte Insulinsekretion wird häufig über viele Jahre aufrechterhalten. Abhängig von der Konstitution (familiäre Belastung) kann es aber früher oder später zu einem Versagen der Insulinsekretion mit Auftreten eines manifesten Diabetes kommen. Diese Entwicklung ist über weite Strecken bei Einschränkung der Nahrungszufuhr und Gewichtsreduktion teilweise oder vollständig reversibel.

Glucagon spielt in der Pathophysiologie der Adipositas offenbar keine wesentliche Rolle.

Die gesteigerte Sekretion von Cortisol ist adaptiv. Die Befunde zur Aldosteronsekretion sind uneinheitlich. Die Sexualhormone weisen keine Besonderheiten auf. Störungen des Metabolismus oder der Sekretion von Schilddrüsenhormonen und Katecholaminen lassen sich nicht nachweisen.

Analog zu den Störungen des Glucosemetabolismus kann als Folge der Insulinunterempfindlichkeit auch die Erhöhung der Plasmaaminosäuren (gestörte Utilisation) erklärt werden. Die Cholesterinsynthese des Fettgewebes ist gesteigert, der Cholesterinumsatz erhöht. Die vermehrte biliäre Ausscheidung begünstigt das Auftreten von Gallensteinen.

Vermehrtes Substratangebot mit der Nahrung und erhöhter Spiegel endogener Substrate bei Hyperinsulinämie führen zur gesteigerten Synthese von Lipoproteinen in Darm und Leber. Infolgedessen kann der Blutspiegel der Lipoproteine sehr niedriger Dichte (VLDL), in geringerem Maße auch der Lipoproteine niedriger Dichte (LDL) erhöht sein. Die Konzentration des Cholesterins in den Lipoproteinen hoher Dichter (HDL-Cholesterin) ist erniedrigt.

Kardiovaskulär-pulmonale Gesichtspunkte:
Bei Adipositas ist das Blutvolumen erhöht und führt zu einer Volumenbelastung des Herzens. Zusätzlich kommt es infolge Hypertonie zur Druckbelastung mit allen typischen Folgeerscheinungen.

Die Ursachen der Hypertonie sind nicht vollständig bekannt. Teilfaktoren sind die gesteigerte tubuläre Natriumrückresorption infolge Hyperinsulinämie und die Zunahme des Blut- und Herzminutenvolumens.

Durch Zwerchfellhochstand, Schwäche der

Atemmuskulatur, Masse der Thoraxwand und gegebenenfalls Lungenstauung ist die Lungenfunktion im Sinne einer restriktiven-obstruktiven Störung eingeschränkt.

Besonderheiten

Adipositas kommt selten auch im Rahmen anderer Krankheitsbilder und Syndrome vor: Als Folge raumverdrängender Prozesse, postenzephalitischer, posttraumatischer und möglicherweise auch vaskulär bedingter Schädigungen im Bereich des Zwischenhirns kann eine Hyperphagie mit nachfolgender Fettsucht auftreten (hypothalamische Fettsucht).

Die seltenen endokrin bedingten Formen der Adipositas sind stets Ausdruck schwerer Grunderkrankungen.

Die Neigung zur Adipositas beim Stein-Leventhal-Syndrom steht möglicherweise im Zusammenhang mit einer vermehrten ovariellen Bildung von Glukokortikoiden. Sehr selten sind einige mit Adipositas assoziierte Syndrome: das Prader-Labhart-Willi-Syndrom (Adipositas, Myatonie, leichter Zwergwuchs, Oligophrenie, Hypogonadismus und Hypogenitalismus sowie Glucoseintoleranz), das Laurence-Moon-Biedl-Syndrom (Adipositas, Oligophrenie, Minderwuchs, Hypogenitalismus, Mißbildungen der Extremitäten, Schwerhörigkeit, Diabetes insipidus und andere Anomalien), das Morgagni-Morel- (oder Achard-Thiers-)Syndrom (Adipositas, Hirsutismus, Glucoseintoleranz, Hypertonie, Hyperostosis frontalis interna und Gefäßkomplikationen). Es kommen auch lokale Fettsuchtformen vor. Sie persistieren bei Gewichtsreduktion und ähneln damit den Lipomatosen. Verhältnismäßig häufig ist der Reithosentyp der Fettsucht bei Frauen.

Anamnese

Die Familienanamnese ergibt oft gehäuftes Vorkommen von Adipositas und Diabetes mellitus. Die Eigenanamnese weist bestimmte Krankheiten gehäuft auf (Tabelle 13.3). Der Verlauf der Adipositas läßt oft typische Muster erkennen: Die Adipositas beginnt in der Kindheit, häufig mit einem Schub in der Pubertät, und bleibt spontan lebenslang bestehen oder wird lediglich passager unter frustranen Versuchen einer Gewichtsreduktion partiell gebessert. In anderen Fällen besteht bis zum frühen Erwachsenenalter Normgewicht. Danach entwickelt sich zwischen dem 25. und 40. Lebensjahr Übergewicht, oft parallel zur Änderung der Lebensweise, im Anschluß an Schwangerschaften oder Krankheiten.

Die Klagen der Patienten betreffen gelegentlich die kosmetischen Folgen des Übergewichts oder die mechanische Belästigung durch die Körperfülle, häufiger stehen Beschwerden von seiten der belasteten Organsysteme im Vordergrund (Tabelle 13.4). Charakteristisch sind innerhalb Stunden bis weniger Tage ablaufende Gewichtsschwankungen von mehreren Kilogramm, die Folgen von Flüssigkeitsretention oder überschießender Diurese sind. Menstruationsstörungen kommen bei rund 40% der adipösen Frauen vor. Potenzstörungen scheinen nicht gehäuft zu sein.

Tabelle 13.**3** Anamnestische Angaben von 500 Fettsüchtigen (146 ♂ und 354 ♀) (Berger u. Mitarb. 1976, unpubliziert)

Durch den Hausarzt diagnostizierte Krankheiten:	% ♂	% ♀
Diabetes	12	11
Hypertonie	55	42
Herzinfarkt	11	2
Hyperlipämie	38	18
Gicht	9	5
Gallensteine	3	14
Hernien	15	4
Varikosis	14	38
Thrombosen	5	11
Herzschwäche	21	15
Durchblutungsstörungen der Beine	21	25
Arthrosen	15	18
Ischialgie	2	27
Fettleber	21	7
Menstruationsstörungen	–	39

Tabelle 13.**4** Beschwerden bei Adipositas n = 500 (146 ♂, 354 ♀) (Berger u. Mitarb. 1976, unpubliziert)

Art der Beschwerden	% ♂	% ♀
Verminderung der körperlichen Leistungsfähigkeit	64	57
Atemnot	55	52
Herzbeschwerden (anginöse Beschwerden, Herzrasen)	47	50
Einschlafen im Sitzen tagsüber	20	14
Schmerzen an Wirbelsäule oder Gelenken	46	53
Konzentrationsschwierigkeiten	38	48
Stuhlverstopfung	17	39

Fehleinschätzungen der Ursachen und Folgen der Adipositas sind gezielt zu erfragen. Es zeigt sich häufig, daß viele Patienten bereits mehrere Versuche einer Gewichtsreduktion hinter sich haben. Die Mißerfolge der Therapieversuche oder die oft rasch eintretenden Rezidive werden meist als außerordentlich frustrierend erlebt. Andere Patienten empfinden ihre Adipositas nicht als störend oder bekennen sich bewußt dazu. Diese unterschiedliche psychologische Ausgangslage ist bei der Einleitung therapeutischer Maßnahmen zu beachten. Eine psychopathologische Konstitution gehört nicht zum Bild der Adipositas.

Befunde

Die Diagnose Fettsucht oder Adipositas gelingt meist schon durch Augenschein. Die Quantifizierung darf sich aber nicht auf den Eindruck stützen. Die Feststellung eines Übergewichtes erfolgt mit anthropometrischen Methoden durch Vergleiche mit dem Referenzgewicht und wird als Prozent-Übergewicht angegeben. Das Referenzgewicht ist abhängig von Lebensalter, Geschlecht und Körpergröße. Das Durchschnittsgewicht der Bevölkerung ist als Referenzgewicht ungeeignet, da es von den jeweiligen sozioökonomischen Verhältnissen abhängt. Der Versuch, die Norm objektiv zu beschreiben, hat zur Entwicklung zahlreicher Formeln geführt, die Körpergewicht und Körpergröße, manchmal auch den Körperbau berücksichtigen. Am häufigsten wird der Körpermassenindex (*Body Mass Index,* BMI) angewandt:

$$BMI = \frac{\text{Körpergewicht in kg}}{\text{Körperlänge in m}^2}$$

Das Sollgewicht in kg kann nach Broca auch mit Hilfe folgender Formeln abgeschätzt werden:
Männer ~ 1 ×(cm Körpergröße−100),
Frauen ~ 0,9×(cm Körpergröße−100).

Der Normbereich des BMI beträgt für Männer 20−25 und für Frauen 19−24.

Die Sollgewichtsformeln gelten nur im Erwachsenenalter und bei Körpergrößen von 160 bis 180 cm.

Bei der Adipositas ist nicht allein das Fettgewebe vermehrt, auch Leber, Pankreas, Herz und Nieren sind infolge Hyperplasie und Hypertrophie vergrößert.

Die direkte Bestimmung des Fettanteils am Körpergewicht ist nur mit aufwendigen Mitteln möglich. Der Fettanteil sollte bei Männern 20% und bei Frauen 25% nicht überschreiten.

Für das ärztliche Handeln ist die Feststellung anthropometrischer Normabweichungen weniger wichtig als deren Krankheitswert. Es hat sich deshalb eine operationale Definition der Adipositas durchgesetzt, die die Gesundheitsrisiken berücksichtigt. Schon bei geringem Übergewicht besteht ein erhöhtes Morbiditätsrisiko. Extreme Adipositas ist mit einem erhöhten Mortalitätsrisiko behaftet. In Anlehnung an das Vorgehen der amerikanischen Lebensversicherungsgesellschaften kann das Idealgewicht als das relative Körpergewicht mit der größten statistischen Gesundheits-(Lebens-)erwartung definiert werden (Tab. 13.**5**) das aktuelle Körpergewicht wird in Prozent des Idealgewichtes angegeben. Liegt das so definierte relative Körpergewicht über 130%, spricht man vereinbarungsgemäß von Adipositas.

Die geschlechtsspezifische Fettverteilung − android mit Stammbetonung und gynoid mit Hüftbetonung − kann bei Gewichtszunahme verstärkt werden, oder es entwickelt sich eine proportionierte Fettsucht („Rubens-Typ"). Der androide Typ ist unabhängig vom Geschlecht stärker mit metabolischen Komplikationen belastet als der gynoide Typ. Am einfachsten kann man diese Fettverteilungstypen durch das Verhältnis von Taillen-/Hüftumfang (waist/hip-ratio) beschreiben.

Das **klinische Bild** der Adipositas wird von kardiovaskulär-pulmonalen und endokrin-metabolischen Begleit- und Folgekrankheiten beherrscht. Blutdruck, Hautfaltendicke und Übergewicht korrelieren positiv. Die Hypertonie ist die häufigste Begleitkrankheit der Adipositas. Sie kommt bereits bei jugendlichen Adipösen gehäuft vor und ist bei ausgeprägter Adipositas in etwa 70% der Fälle nachzuweisen. Blutvolumen, Schlag- und Minutenvolumen sind vermehrt. Infolge Druck- und Volumenbelastung kommt es zur Hypertrophie und Dilatation des Herzens. Meist entwickelt sich zunächst eine Linksherzinsuffizienz, nachfolgend Lungenstauung und schließlich eine globale Linksrechtsinsuffizienz. Damit einhergehend treten Koronarveränderungen und Folgen der eingeschränkten Lungenfunktion auf. Atemnot, die bereits bei geringen körperlichen Belastungen geklagt wird, gehört zu den Frühsymptomen. Die Verminderung des Gasaustausches führt zu Hyperkapnie, Hypoxie, Polyglobulie und Zyanose. Bei schweren Ventilationsstörungen kann es zu einem Krankheitsbild mit kurzdauerndem, unfreiwilligem Einschlafen und Cheyne-Stokesschem Atemtyp kommen, dem Pickwick-Syndrom.

Etwa ein Drittel der Patienten weist pathologische EKG-Befunde auf. Es überwiegen Linkslagetyp, Zeichen der Linkshypertrophie und der Koronarinsuffizienz.

Die Belastungsabhängigkeit der Angina pectoris wird wegen Bewegungsarmut häufig nicht empfunden. Aus dem gleichen Grunde fehlen meist auch Klagen über Claudicatio intermittens, selbst wenn bereits deutliche Strömungshindernisse vorliegen.

Die Haut weist oft eine wabige Struktur auf, wenn in den durch die Bindegewebssepten der Subkutis (Retinacula cutis) begrenzten Arealen das hypertrophierende Fettgewebe nach außen drückt. Dadurch werden Verschieblichkeit und Abhebbarkeit eingeschränkt und gelegentlich schmerzhaft. Die Oberfläche ist großporig (Apfelsinenhaut). Das Phänomen findet unter der irreführenden Bezeichnung Zellulitis in der Kosmetik große Beachtung.

Striae bilden sich bei rascher Gewichtszunahme aus (Hautdehnung), sind aber blasser, weniger breit und kürzer als bei Morbus Cushing. Fettschürzen, Mammae pendulantes und aneinanderliegende Beugefalten sind Prädilektionsorte der häufigen Intertrigo und Mykosen.

Gallensteine, oft beschwerdefrei, werden in etwa 15% der Fälle beobachtet. Die oft schwer tastbare Leber ist meist vergrößert. Eine Fettleber ist nahezu regelmäßig nachweisbar.

Degenerative Skelettveränderungen und Hernien kommen gehäuft vor. Bei Frauen wurde ein erhöhtes Risiko maligner Tumoren des Endometriums, Pankreas, der Gallenblase und Mammae festgestellt.

Diagnostisches Vorgehen

Nach der Bestimmung des absoluten und des relativen Körpergewichts steht die Untersuchung auf Gesundheitsrisiken im Vordergrund. Obwohl die Häufigkeit, mit der Adipositas vorkommt, und die von vielen Patienten zur Schau getragene offensichtliche Gesundheit dazu verleiten, auf eine vollständige körperliche Untersuchung zu verzichten, sollte diese stets durchgeführt werden. Dabei ist besonders auf das kardiopulmonale System, Eingeweidebrüche und das Skelettsystem zu achten.

Von wesentlicher Bedeutung sind die metabolischen Folgeerkrankungen der Adipositas. Der Trigly-

Tabelle 13.**5**   Idealgewicht Erwachsener (aus Wiss. Tabellen Geigy)

Größe (in Schuhen)	Idealgewicht in Kilogramm (in Hauskleidern), 25 Jahre und älter			Idealgewicht in Kilogramm (in Hauskleidern), 25 Jahre und älter		
	Frauen			**Männer**		
cm	Leichter Körperbau	Mittel-schwerer Körperbau	Schwerer Körperbau	Leichter Körperbau	Mittel-schwerer Körperbau	Schwerer Körperbau
148	42,0−44,8	43,8−48,9	47,4−54,3			
149	42,3−45,4	44,1−49,4	47,8−54,9			
150	42,7−45,9	44,5−50,0	48,2−55,4			
151	43,0−46,4	45,1−50,5	48,7−55,9			
152	43,4−47,0	45,6−51,0	49,2−56,5			
153	43,9−47,5	46,1−51,6	49,8−57,0			
154	44,4−48,0	46,7−52,1	50,3−57,6			
155	44,9−48,6	47,2−52,6	50,8−58,1			
156	45,4−49,1	47,7−53,2	51,3−58,6			
157	46,0−49,6	48,2−53,7	51,9−59,1	50,5−54,2	53,3−58,2	56,9−63,7
158	46,5−50,2	48,8−54,3	52,4−59,7	51,1−54,7	53,8−58,9	57,4−64,2
159	47,1−50,7	49,3−54,8	53,0−60,2	51,6−55,2	54,3−59,6	58,0−64,8
160	47,6−51,2	49,9−55,3	53,5−60,8	52,2−55,8	54,9−60,3	58,5−65,3
161	48,2−51,8	50,4−56,0	54,0−61,5	52,7−56,3	55,4−60,9	59,0−66,0
162	48,7−52,3	51,0−56,8	54,6−62,2	53,2−56,9	55,9−61,4	59,6−66,7
163	49,2−52,9	51,5−57,5	55,2−62,9	53,8−57,4	56,5−61,9	60,1−67,5
164	49,8−53,4	52,0−58,2	55,9−63,7	54,3−57,9	57,0−62,5	60,7−68,2
165	50,3−53,9	52,6−58,9	56,7−64,4	54,9−58,5	57,6−63,0	61,2−68,9
166	50,8−54,6	53,3−59,8	57,3−65,1	55,4−59,2	58,1−63,7	61,7−69,6
167	51,4−55,3	54,0−60,7	58,1−65,8	55,9−59,9	58,6−64,4	62,3−70,3
168	52,0−56,0	54,7−61,5	58,8−66,5	56,5−60,6	59,2−65,1	62,9−71,1
169	52,7−56,8	55,4−62,2	59,5−67,2	57,2−61,3	59,9−65,8	63,6−72,0
170	53,4−57,5	56,1−62,9	60,2−67,9	57,9−62,0	60,7−66,6	64,3−72,9
171	54,1−58,2	56,8−63,6	60,9−68,6	58,6−62,7	61,4−67,4	65,1−73,8
172	54,8−58,9	57,5−64,3	61,6−69,3	59,4−63,4	62,1−68,3	66,0−74,7
173	55,5−59,6	58,3−65,1	62,3−70,1	60,1−64,2	62,8−69,1	66,9−75,5
174	56,3−60,3	59,0−65,8	63,1−70,8	60,8−64,9	63,5−69,9	67,6−76,2
175	57,0−61,0	59,7−66,5	63,8−71,5	61,5−65,6	64,2−70,6	68,3−76,9
176	57,7−61,9	60,4−67,2	64,5−72,3	62,2−66,4	64,9−71,3	69,0−77,6
177	58,4−62,8	61,1−67,8	65,2−73,2	62,9−67,3	65,7−72,0	69,7−78,4
178	59,1−63,6	61,8−68,6	65,9−74,1	63,6−68,2	66,4−72,8	70,4−79,1
179	59,8−64,4	62,5−69,3	66,6−75,0	64,4−68,9	67,1−73,6	71,2−80,0
180	60,5−65,1	63,3−70,1	67,3−75,9	65,1−69,6	67,8−74,5	71,9−80,9
181	61,3−65,8	64,0−70,8	68,1−76,8	65,8−70,3	68,5−75,4	72,7−81,8
182	62,0−66,5	64,7−71,5	68,8−77,7	66,5−71,0	69,2−76,3	73,6−82,7
183	62,7−67,2	65,4−72,2	69,5−78,6	67,2−71,8	69,9−77,2	74,5−83,6
184	63,4−67,9	66,1−72,9	70,2−79,5	67,9−72,5	70,7−78,1	75,2−84,5
185	64,1−68,6	66,8−73,6	70,9−80,4	68,6−73,2	71,4−79,0	75,9−85,4
186				69,4−74,0	72,1−79,9	76,7−86,2
187				70,1−74,9	72,8−80,8	77,6−87,1
188				70,8−75,8	73,5−81,7	78,5−88,0
189				71,5−76,5	74,4−82,6	79,4−88,9
190				72,2−77,2	75,3−83,5	80,3−89,8
191				72,9−77,9	76,2−84,4	81,1−90,7
192				73,6−78,6	77,1−85,3	81,8−91,6
193				74,4−79,3	78,0−86,1	82,5−92,5
194				75,1−80,1	78,9−87,0	83,2−93,4
195				75,8−80,8	79,8−87,9	84,0−94,3

Nach Statist. Bull. Metrop. Auf metrische Maße umgerechnet. − Idealgewicht: Gewicht mit der höchsten Lebenserwartung

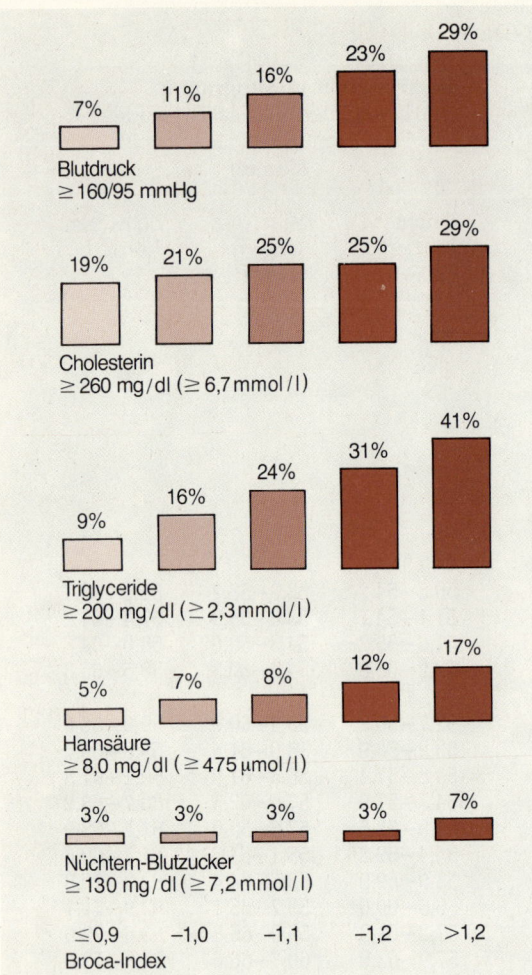

Abb. 13.**3** Risikofaktoren in Abhängigkeit vom Körpergewicht 30- bis 60jähriger Männer (nach Deutsche Gesellschaft für Ernährung 1980)

bensalter, weniger zum relativen Körpergewicht. Die engen Beziehungen zwischen Fettleibigkeit, Hypertonie, Diabetes, Hyperinsulinämie, Hypertriglyzeridämie, Hypercholesterinämie, mit niedrigen HDL-Cholesterin, Hyperurikämie sind bereits bei mäßiger Überschreitung des Idealgewichtes erkennbar (Abb. 13.**3**). Man spricht vom endokrin-metabolischen Syndrom der Adipositas.

Komplikationen

Die Adipositas wirft spezifische Probleme bei Unfällen, Operationen und in der Schwangerschaft auf. Die Anästhesie wird besonders bei Verwendung fettlöslicher Anästhetika problematisch. Respiratorische Komplikationen sind häufig, postoperative Beatmung ist oft erforderlich, die Thromboseprophylaxe besonders wichtig. Die operative Technik kann durch die Gewebsfülle erschwert sein. Wundheilungsstörungen, Platzbauch und Narbenhernien treten gehäuft auf. Alle wichtigen Schwangerschaftskomplikationen und Geburtskomplikationen kommen bei adipösen Frauen vermehrt vor. Die Neugeborenen sind schwerer, die Rate der Totgeburten und die perinatale Mortalität sind erhöht.

Differentialdiagnose

Die Differentialdiagnose des Übergewichts hat auszuschließen, daß andere Ursachen als eine Fettansammlung das Übergewicht bedingen wie Ödeme, Aszites, Kystome (das größte bisher beobachtete Kystom wog 149 kg!), Muskelmasse. Das ist in der Regel leicht möglich. Wenn eine Vermehrung der Muskelmasse bei Athleten vorliegt, kann die Bestimmung der Hautfaltendicke herangezogen werden, die mit Kalipern an mindestens 4 Stellen gemessen wird: subskapular, Außenseite des Oberarms, oberhalb der Crista iliaca, Außenseite des Oberschenkels. Sie gibt Auskunft über die subkutanen Fettdepots, die zur Masse des gesamten Fettgewebes korrelieren. Normwerte der Hautfaltendicke s. Tab. 13.**6**. Ist die Adipositas gesichert, sind besondere ätiologische Formen auszuschließen. Bei der in der Bevölkerung weit verbreiteten Ansicht, daß hormonelle Störungen eine ätiologische Rolle spielen, kann deren Ausschluß aus psychologischen Gründen wichtig sein, selbst wenn die klinischen Verdachtsmomente nur gering sind.

Therapie

Ziel der Adipositastherapie ist die Normalisierung des Körpergewichtes. Letztlich wird aber vor allem die Verhütung oder Besserung der Begleit- und Folgekrankheiten der Adipositas angestrebt. Dementsprechend ist die Indikation zur Gewichtsreduktion differenziert zu stellen.

Die Indikation zur Gewichtsabnahme ist gegeben, wenn Aussicht besteht, vorliegende Folge- oder Begleitkrankheiten dadurch zu bessern. Die Indikation kann auch aus prophylaktischen Gründen gestellt werden.

In Anlehnung an eine Empfehlung der Deutschen Gesellschaft für Ernährung sollten idealgewichtige Erwachsene bestrebt sein, dieses Gewicht

ceridspiegel des Nüchternserums, besonders die Konzentration der VLDL, korrelieren zum relativen Körpergewicht und der Fettzellgröße. Hypertriglyzeridämien werden etwa bei einem Drittel der Adipösen gefunden und sind damit um ein mehrfaches häufiger als in der normgewichtigen Bevölkerung. Die Triglyceridspiegel sind besonders hoch, wenn gleichzeitig eine pathologische Glucosetoleranz vorliegt. Werte über 500 mg/dl (5,6 mmol/l) sind jedoch selten. Die Korrelation zwischen Adipositas und Cholesterinspiegel ist weniger stark, jedoch werden Hypercholesterinämien in rund einem Viertel der Fälle beobachtet, und Hyperurikämie liegt bei ausgeprägter Adipositas 2- bis 3mal häufiger vor. Störungen im Salz-Wasser-Haushalt lassen sich im Volhardschen Wasserversuch in etwa einem Viertel der Fälle nachweisen. Von großer praktischer Bedeutung sind Störungen der Glucosetoleranz, die in mehr als der Hälfte der Fälle vorliegen. Ihre Häufigkeit korreliert zur Dauer der Adipositas, der familiären Diabetesbelastung und zum Lezu halten. Übergewicht von mehr als 20% nach Broca (etwa entsprechend 130% Idealgewicht) stellt als solches eine Indikation zur Gewichtsreduktion dar. Da auch Übergewicht geringeren Grades häufig mit vaskulären Risikofaktoren assoziiert ist, sollte man nach diesen fahnden und gegebenenfalls die Indikation stellen.

Mit zunehmendem Lebensalter tritt die Indikation zur vorbeugenden Gewichtsreduktion in den Hintergrund. Kontraindikationen der Gewichtsreduktion sind vor allem konsumierende Erkrankungen, Schwangerschaft und Psychosen.

Gewichtsreduktion tritt nur ein, wenn die Energiebilanz negativ ist. Dies kann grundsätzlich durch Verringerung der Energieaufnahme und/oder Steigerung der Energieabgabe erreicht werden.

Die Fülle der propagierten Therapieempfehlungen (Tab. 13.**7**) spiegelt die Schwierigkeiten der Adipositastherapie wider, für die ein ideales Konzept bis heute fehlt. Dabei besteht das Problem nicht darin, unter kontrollierten Bedingungen eine Gewichtsreduktion zu erreichen. Dies ist immer möglich. Entscheidend ist vielmehr, daß die Verminderung des Depotfettes risikoarm und nach Möglichkeit ambulant durchgeführt werden kann, für den Patienten akzeptabel ist und über den Zeitraum der gezielten Therapie hinaus zum Dauererfolg führt.

Das radikalste Verfahren zur Negativierung der Energiebilanz ist die energiefreie Ernährung, die in Form des Wasserfastens als sogenannte **Null-Diät** weite Verbreitung gefunden hat. Durch die grundlegenden Untersuchungen Cahill's sind die Adaptationsmechanismen bei völligem Energieentzug bekannt. Zunächst überwiegen der Abbau der Glykogenreserven und der Proteinkatabolismus. Erst nach durchschnittlich 10–20 Tagen stellt sich eine optimale Stoffwechselumstellung mit bevorzugtem Abbau von Fett unter weitgehender Schonung der Proteinreserven ein. Daraus folgt, daß Fastenperioden von weniger als 2 Wochen das Ziel einer Reduktion der Fettdepots weitgehend verfehlen und einzelne Fastentage eher unerwünschte Auswirkungen besitzen können.

Unter Null-Diät tritt ein durchschnittlicher täglicher Gewichtsverlust von 400–500 g ein. Stärkere Gewichtsschwankungen durch passagere Wassereinlagerungen kommen vor. Es ist auf eine ausreichende Flüssigkeitszufuhr zu achten, so daß eine tägliche Urinmenge von etwa 2 l garantiert ist. Gegebenenfalls ist eine Hyperurikämie zu behandeln und Vitaminsubstitution nötig. Obwohl die Adaptationsmechanismen in der Regel so gut funktionieren, daß erfolgreiche Fastenperioden von mehr als 200 Tagen durchgeführt werden konnten, sind wiederholt auch ernste Komplikationen, zum Teil mit letalem Ausgang, vorgekommen. Eine ständige ärztliche Überwachung unter stationären Bedingungen ist deshalb zu fordern.

Eine Verringerung der Risiken wird durch **Modifikationen der Null-Diät** angestrebt, bei denen geringe Mengen von Protein, Kohlenhydraten und Kalium zugegeben werden. Fasten und modifiziertes Fasten werden von den Patienten meist gut akzeptiert.

Tabelle 13.6 Hautfaltendicke bei nichtdiabetischen Europäern, Mittelwert ± SEM

	Frauen	Männer
Anzahl	414	447
mittleres Alter (Jahre)	55,7 ± 12,9	55,6 ± 12,3
mittlere Größe (cm)	160 ± 5,6	173 ± 6,4
mittleres Gewicht (kg)	60,2 ± 9,5	75,1 ± 9,9
Hautfaltendicke (mm)		
Trizeps	23,0 ± 6,8	14,3 ± 6,3
subskapular	18,2 ± 9,4	16,9 ± 7,2
Hüfte	17,1 ± 9,4	17,2 ± 8,6
Bauch	34,5 ± 15,4	30,1 ± 13,2
Kriterien der Adipositas nach Seltzer und Mayer		
Trizeps	> 30	> 23

Tabelle 13.7 Art und Erfolg bisheriger Abnahmeversuche. Angaben von Personen, die schon einmal eine Reduktion ihres Körpergewichts versucht haben, welche Methoden sie angewendet haben und welche sie für andere Übergewichtige empfehlen würden (nach Deutsche Gesellschaft für Ernährung 1980)

Reduktions- methode	selbst versuchte Methoden	empfohlene Methoden
Null-Diät stationär	0,8	4,7
Reduktionskur stationär	2,8	4,3
Appetitzügler auf Rezept	2,8	2,5
Reduktionskur unter ärztlicher Aufsicht	4,5	13,2
Brigitte-Diät	3,6	3,7
Atkins-Diät	1,7	3,3
IdR/ZDF- Gesundheitsmagazin	1,7	2,2
Punkt-Diät	2,1	1,7
Hollywood-Diät	0,3	0,8
Mayo-Diät	3,5	2,3
Fastentage	6,9	5,7
FdH/weniger gegessen	21,8	32,4
Saft-/Obsttage	4,8	5,1
rezeptfreie Appetitzügler	1,7	1,7
Diät-Lebensmittel	1,9	1,6
Abführmittel	2,2	0,3
Verzicht auf Süßes	10,8	3,0
Verzicht auf bestimmte Nahrungsmittel	10,1	4,8
anderes Eßverhalten	2,2	2,4
weniger Alkohol	5,5	1,2
Sport getrieben	5,0	2,4
andere Methoden	3,2	0,6
Summe	100,0	100,0

Die Langzeiterfolge werden unterschiedlich beurteilt, sind aber in der Regel unbefriedigend. Als Hauptgrund dafür ist anzusehen, daß diese Verfahren vom Patienten als Heilmaßnahme mit begrenzter Dauer erlebt werden. Sie führen damit nicht zu der Neuorientierung des Eßverhaltens, die für eine anhaltende Stabilisierung des verminderten Körpergewichtes erforderlich ist. Eine „physiologische" Gewichtsreduktion gelingt durch Ernährung mit einer energiearmen Mischkost von 800–1500 kcal (3350–6280 kJ), die auf 4–5 Mahlzeiten verteilt werden. Dabei wird angestrebt, daß der Patient den Energiegehalt seiner Kost selbst berechnet. Die Speiseauswahl bleibt ihm überlassen, soll jedoch hinsichtlich essentieller Nahrungsbestandteile überwacht werden. Auf diese Weise wird das Risiko einer spezifischen Mangelernährung fast ausgeschaltet, die Ernährungsweise wird nicht revolutioniert, sondern den Bedürfnissen angepaßt. Durch die aktive Beteiligung des Patienten an der Therapie wird das gewünschte Eßverhalten eingeübt und zum Bestandteil der bewußten Lebensführung. Bei dieser Behandlung ist die Gewichtsabnahme geringer, die Normalisierung des Gewichtes dauert dementsprechend Monate bis Jahre. Das ist kein Nachteil, da die therapeutische Ernährung kontinuierlich in die normale Dauerernährung übergeführt wird.

Als wesentlicher Nachteil kann angeführt werden, daß die tägliche Berechnung der Energiezufuhr erforderlich ist. Versuche, diesen Nachteil durch vorgefertigte Mahlzeiten definierten Energiegehaltes (z. B. Formuladiäten) oder durch vorgegebene Rezepturen zu vermeiden, haben nicht den erhofften Langzeiterfolg erbracht. In diesem Zusammenhang sind auch die zahlreichen Diätempfehlungen mit extremer Zusammensetzung zu erwähnen. Sie beruhen auf Weltanschauungen, empirischen Einzelbeobachtungen oder unbewiesenen pathophysiologischen Vorstellungen. Bevorzugt wurden ketogene Kostformen propagiert. Sie führen oft durch Aversion zur Einschränkung der Nahrungsaufnahme. Bei sensorisch akzeptablen ketogenen Diäten ist der erhoffte appetitdämpfende Effekt der Ketose nicht ausreichend, um die spontane Nahrungsaufnahme wirksam zu reduzieren. Ketogene Kostformen können zu schweren Störungen des Lipoproteinstoffwechsels und des Harnsäurestoffwechsels führen und sind nicht zu empfehlen.

Auch die Langzeiterfolge der Therapie mit energiearmer Mischkost sind unbefriedigend und weisen auf die Notwendigkeit flankierender Maßnahmen hin.

Eine ausreichende Negativierung der Energiebilanz allein durch Muskelarbeit wird selten gelingen. Körperliche Aktivität sollte dennoch fest in den Therapieplan integriert werden: Muskelarbeit reduziert den Abbau von Muskeleiweiß und begünstigt damit im Energiemangel die Einschmelzung der Fettdepots, sie steigert die Insulinempfindlichkeit der Peripherie und korrigiert die Dyslipoproteinämie des Adipösen.

Eine Gewichtsreduktion allein durch **medikamentöse Maßnahmen** ist nicht erfolgversprechend. Zur Einleitung einer Reduktionsdiät können Appetitzügler aber unterstützend eingesetzt werden. Die früher gefürchteten Nebenwirkungen (Suchtgefahr, sympathomimetische Effekte, pulmonale Hypertonie u. a.) sind bei den heute zugelassenen Substanzen (z. B. Fenfluramin) nicht mehr vorhanden, jedoch kommt es meist zur raschen Gewöhnung, so daß der Einsatz gezielt nur über wenige Wochen erfolgen sollte. Keineswegs darf der Patient den Eindruck gewinnen, daß diese Mittel die Diät zu ersetzen vermögen.

Schilddrüsenhormone sind nur zur Substitution bei hypothyreoten Adipösen indiziert. Die Induktion eines Hypermetabolismus durch Schilddrüsenhormone (iatrogene Hyperthyreose) ist ebenso strikt abzulehnen, wie die Anwendung der in angelsächsischen Ländern beliebten Kombination von Laxantien, Digitalis und Diuretika. Die Anwendung von Choriongonadotropin nach Simeons entbehrt jeder Grundlage. Die Erzeugung einer reversiblen Maldigestion durch Inhibition der Glucosidasen ist ineffektiv.

Neben diesen konservativen Maßnahmen sind auch **chirurgische Interventionen** erprobt worden. Die Kieferverdrahtung zur Verhinderung der Kaufähigkeit und intragastrische Ballons sollen die Nahrungsaufnahme erschweren. Der Patient läßt sich damit in frag(un-)würdiger Weise Gewalt antun. Somatische Schäden werden damit aber anscheinend kaum gesetzt. Bypass-Operationen mit partieller Ausschaltung des Magens oder großer Dünndarmabschnitte sind dagegen mit erheblichen Komplikationen belastet und stellen wahrscheinlich ein größeres Risiko dar als die Adipositas. Eine unter Umständen sinnvolle unterstützende Maßnahme kann die operative Entfernung von Fettschürzen sein.

Von wesentlicher Bedeutung für den Erfolg der Adipositastherapie ist die **Schulung und Motivation** des Patienten. Erst wenn der Patient die Adipositasbehandlung nicht mehr als eine ihm vom Arzt auferlegte Maßnahme, sondern als Erfüllung seines eigenen Wollens und Wünschens erlebt, kann ein Dauererfolg erwartet werden. Der Arzt übernimmt dann bei dem sich selbst behandelnden Patienten die Rolle eines sachkundigen Beraters, der durch anteilnehmendes Interesse, Lob und Ermahnung die Eigenmotivation verstärkt. Um dieses Rollenspiel zu erreichen, muß zunächst Wissen vermittelt werden (Tab. 13.**8**). Sodann sind psychologische Hindernisse, die einer Gewichtsnormalisierung entgegenstehen, aufzudecken. Darauf aufbauend sind unter Einbeziehung verhaltenstherapeutischer Methoden Hilfen für die Durchführung der Therapie zu geben. Der Einsatz von Ernährungsberatern und/oder Psychologen kann durch den Arzt kaum ersetzt werden. Bei vielen Patienten bewährt sich die Therapie in der Gruppe, deren Dynamik die Motivation verstärkt und praktische Hilfen vermittelt.

Verlauf und Prognose

Die Adipositas besitzt keine Tendenz zur Rückbildung. Scheinbar spontane Gewichtsabnahme ist Folge veränderter Lebensumstände, Auftreten zusätzlicher Erkrankungen oder bewußter Bemühungen. Häufig nimmt aus einleuchtendem Grunde die Adipo-

Tabelle 13.8 Ambulante Adipositasbehandlung

1. Indikationsstellung zur prophylaktischen oder kurativen Therapie und Erhebung des Gesundheitsstatus

2. Schulung und Motivation des Patienten
 - Aufklärung über Gesundheitsrisiken und deren Reversibilität; Ursachen der Adipositas, Möglichkeiten und voraussichtliche Dauer der Adipositasbehandlung
 - Erläuterung der energiereduzierten Mischkost: Nahrungsmittelkunde, Energieberechnung, Häufigkeit und Verteilung der Mahlzeiten, Flüssigkeitsbedarf, Rezeptvorschläge. Ernährungsprotokoll, Einflüsse der Reduktionskost auf Begleitkrankheiten (z. B. Diabetes mellitus, Hypertonie), Nebenwirkungen und Gegenmaßnahmen, Gewichtsbeobachtung und erwarteter Gewichtsverlust, körperliche Aktivität
 - Vereinbarung der Therapieziele

3. Aufstellung des Behandlungsplanes
 - Festlegung der Energieaufnahme
 - Vereinbarung der Arztbesuche mit Kontrolle von: Ernährung (Diätassistent, Ernährungsmedizinischer Berater), Gewichtsverhalten, Komplikationen; Problemlösung
 - Einbindung in eine verhaltenstherapeutische Therapie- oder Selbsthilfegruppe

Tabelle 13.9 Häufigkeit kardiovaskulärer Risikofaktoren bei 1332 adipösen Patienten (nach Berchtold u. Mitarb.)

	Männer %	Frauen %
systolische Hypertonie	62,2	54,4
diastolische Hypertonie	75,0	65,1
pathologische Glucosetoleranz	50,2	56,9
Hypertriglyzeridämie	55,6	22,9
Hypercholesterinämie	22,1	16,4
Hyperurikämie	29,7	15,5

Tabelle 13.10 Todesursachen bei adipösen Männern und Frauen (New York Metropolitan Life Insurance Company. Die Vergleichszahlen beruhen auf einer Statistik über 50 000 Personen, die 1925/34 aufgrund ihres Übergewichts erhöhte Versicherungsprämien zu zahlen hatten) (nach Marks)

Todesursachen	Vergleich der tatsächlichen Anzahl von Todesfällen im Vergleich mit der erwarteten in %	
	Männer	Frauen
kardiovaskuläre und Nierenerkrankungen	149	177
Diabetes	383	372
Leberzirrhose	249	177
Appendizitis	223	195
Gallensteine	206	284
Krebs	97	100
Leukämie und Morbus Hodgkin	100	110
Pneumonie	102	129
Suizide	78	73
Unfälle	(111)	135
Ulzera des Magen-Darm-Traktes	67	

sitas zu: Gewöhnung führt dazu, den augenblicklichen Zustand nicht mehr als therapiebedürftig zu empfinden, vorausgegangene Therapieversuche haben den Eindruck der Vergeblichkeit hinterlassen, bei uneingeschränkter Nahrungsaufnahme nimmt die körperliche Aktivität ab.

Anfänglich noch normotensive Adipöse werden mit großer Wahrscheinlichkeit später eine Hypertonie entwickeln. Arteriosklerose, kardiopulmonale Insuffizienz, Diabetes und degenerative Skeletterkrankungen werden mit der Zeit verschlimmert.

Die Lebenserwartung ist bei Adipositas eingeschränkt. Die wissenschaftliche Kontroverse, ob die erhöhte Mortalität unmittelbar durch die Adipositas oder durch die mit der Adipositas assoziierten Risikofaktoren bedingt ist, ist für die Klinik irrelevant, da diese Risikofaktoren bei ausgeprägter Adipositas in 9 von 10 Fällen vorliegen und nur bei jüngeren Personen mit kürzerdauernder und geringer ausgeprägter Adipositas fehlen können (Tab. 13.9).

Diese statistischen Zusammenhänge erlauben keine direkten Rückschlüsse auf das individuelle Schicksal und Beispiele adipöser Personen, die ein hohes Lebensalter erreichen, sprechen nicht gegen die allgemeine Übersterblichkeit.

Die Grenzwerte, ab denen die Übersterblichkeit statistisch zu sichern ist, sind umstritten. Allgemein wird angenommen, daß dies bei einem Übergewicht von mehr als 30% über dem Idealgewicht (s. Tab. 13.9) der Fall ist. Häufige Todesursachen bei Adipositas: s. Tab. 13.10. Die Tatsache, daß die Begleit- und Folgekrankheiten der Adipositas durch Gewichtsreduktion vermieden oder gebessert werden können,

ist das entscheidende Motiv für die Durchführung der häufig mühevollen und wenig erfolgreichen Therapie.

Merke: Unter Adipositas versteht man Übergewicht infolge Vermehrung des Fettgewebes. Adipositas ist mit zahlreichen Krankheiten und Krankheitsrisiken assoziiert. Diese sind fast alle bei Gewichtsreduktion reversibel. Bei erheblicher Adipositas ist die Lebenserwartung eingeschränkt. Die Therapie besteht in einer Negativierung der Energiebilanz.

Weiterführende Literatur

Berchtold, P., M. Berger, V. Jörgens, C. Daweke, E. Chantelau, F. A. Gries, H. Zimmermann: Cardiovascular risk factors and HDL-cholesterol levels in obesity. Intern. J. Obesity 5, 1 (1981)

Blum, K. U.: In Hornbostel, H., W. Kaufmann, W. Siegenthaler: Innere Medizin in Praxis und Klinik, 3. Aufl., Bd. IV: Verdauungstrakt, Ernährungsstörungen, Stoffwechselvergiftungen. Thieme, Stuttgart 1986

Committee on Diet and Health, Food and Nutrition Board, Commission on life sciences, national Research Council: Diet and Health. National Academy Press. Washington D. C. 1989 (pp. 563–592)

Deutsche Gesellschaft für Ernährung: Ernährungsbericht 1980. Eigenverlag, Frankfurt 1980

Deutsche Gesellschaft für Ernährung: Material zum Ernährungsbericht 1980. Eigenverlag, Frankfurt 1980

Goodhart, R. S., M. E. Shils: Modern Nutrition in Health and Disease, 6th ed. Lea & Febiger Philadelphia 1980

Gries, F. A.: Adipositastherapie – Erfolge und Risiken. Verh. dtsch. Ges. Inn. Med. 92 (1986) 277

Gries, F. A., P. Berchtold, M. Berger: Adipositas – Pathophysiologie, Klinik und Therapie. Springer, Berlin 1976

Pi-Sunyer, F. X.: Obesity. In Shils, M. E., V. R. Young: Modern Nutrition in Health and Disease. Lea & Febiger, Philadelphia (1988) (pp. 795–816)

Pudel, V.: Zur Psychogenese und Therapie der Adipositas. Springer, Berlin 1978

Alimentäre Hyperlipoproteinämien

Definition: Alimentäre Hyperlipoproteinämien bilden eine heterogene Gruppe von Störungen des Lipoproteinstoffwechsels. Sie weisen Ähnlichkeiten mit primären Hyperlipoproteinämien auf, jedoch sind familiäre ernährungsunabhängige biochemische Defekte nicht bekannt. Die Veränderungen im Lipoproteinstoffwechsel sind durch Ernährungsumstellung voll reversibel.

Häufigkeit

Alimentäre Hyperlipoproteinämien kommen vermutlich sehr häufig vor. Die Heterogenität dieser Krankheitsbilder und die Kombination mit primären und sekundären Hyperlipoproteinämien lassen aber keine genauen Angaben über die Häufigkeit zu.

Ätiologie

Die Ursache des gestörten Lipoproteinstoffwechsels ist in einer partiellen oder globalen Überernährung bei prädisponierten Personen zu sehen. Das Wesen der Prädisposition kann nicht klar definiert werden. Da fließende Übergänge zwischen normaler und pathologischer Reaktion auf ein überhöhtes Nahrungsangebot bestehen und primäre Stoffwechseldefekte nicht nachweisbar sind, kann die Prädisposition am besten als grenzwertige Reaktion im Rahmen der physiologischen Variationsbreite verstanden werden.

Pathophysiologie und Klinik

Zu alimentären Hyperlipoproteinämien kommt es durch eine vermehrte Zufuhr von Cholesterin, von gesättigten Fettsäuren (vor allem Myristin-, Palmitin- und Stearinsäure), von Kohlenhydraten (vor allem Mono- und Disacchariden) und von Alkohol. Die Kombination dieser Faktoren verstärkt die Wirkung der einzelnen Nahrungskomponenten auf den Lipoproteinstoffwechsel. Vermehrtes Substratangebot führt zu einer gesteigerten Synthese von Chylomikronen und Lipoproteinen sehr niederer Dichte (VLDL) sowie sekundär auch von Lipoproteinen niederer (LDL) Dichte. Ein pathogenetisches Konzept der alimentären Hyperlipoproteinämie bei globaler Überernährung mit Adipositas ist in Abb. 13.**4** dargestellt. Demnach führt die Hyperalimentation zu einer Stimulation der endogenen Pankreassekretion (Hyperinsulinämie) und in deren Gefolge zu einer peripheren Insulinunterempfindlichkeit durch „Down-"Regulation der Rezeptoren. Gemeinsame Folge dieser beiden Vorgänge ist ein erhöhtes Angebot von Glucose, Aminosäuren, freien Fettsäuren (und Alkohol) sowie Insulin an die Leber, die mit einer vermehrten Synthese von Lipoproteinen (VLDL) reagiert. Zusätzlich ist auch die Lipoproteinsynthese im Darm gesteigert.

Weitere mögliche Ursachen sind eine erhöhte enterale Cholesterinresorption, eine verminderte biliäre Cholesterinausscheidung und ein unvollständiger Rückkoppelungsmechanismus auf die intestinale und hepatische Cholesterinsynthese, so daß deren Hemmung durch Nahrungscholesterin teilweise ausbleibt. Endogene Synthese und alimentäre Zufuhr führen zu einer Vergrößerung des Cholesterinpools im Körper. Auch wenn keine Überernährung vorliegt, führt eine vermehrte Kohlenhydratzufuhr zu gesteigerter Insulinsekretion, die eine Teilursache der erhöhten Synthese triglyceridreicher Lipoproteine darstellt. Erhöhte Kohlenhydratzufuhr kann auch eine Senkung des HDL-Cholesterins zur Folge haben. Mäßiger Alkoholkonsum bis max. 40 g/Tag führt demgegenüber zu einer Erhöhung der HDL-Konzentration. Die alkoholische Hyperlipoproteinämie ist Folge eines erhöhten Substratangebotes für die Triglyceridsynthese (Acetyl-CoA) und eines gestörten peripheren Lipoproteinmetabolismus. Dementsprechend sind vor allem die VLDL, häufig auch die Chylomikronen vermehrt.

Anamnese

Gelegentlich wird über diffuse Oberbauchbeschwerden geklagt, jedoch fehlen typische Beschwerdebilder. Häufig wird Alkoholkonsum angegeben. Alimentäre Hyperlipoproteinämien werden häufig bei der Abklärung anderer Befunde zur Risikobeurteilung der Adipositas oder als Zufallsbefund entdeckt.

Befunde

Serumtriglyceride und/oder Serumcholesterin sind über die Norm (s. S. 1313, Tab. 14.**29**) erhöht. Bei Triglyceridkonzentrationen über etwa 500 mg/dl (5,6 mmol/l) ist das Serum trübe. Das Lipoproteinmu-

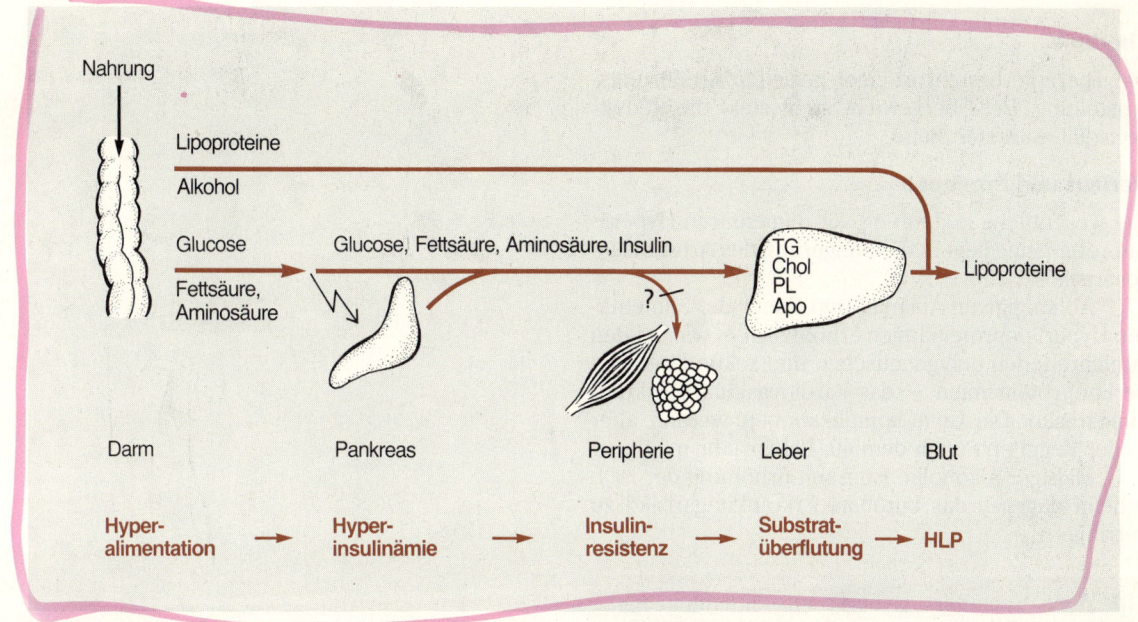

Nahrung

Lipoproteine

Alkohol

Glucose

Glucose, Fettsäure, Aminosäure, Insulin

Fettsäure, Aminosäure

?

TG
Chol
PL
Apo

Lipoproteine

Darm   Pankreas   Peripherie   Leber   Blut

Hyper-
alimentation → Hyper-
insulinämie → Insulin-
resistenz → Substrat-
überflutung → HLP

Abb. 13.**4**   Schema der Pathogenese der alimentären Hyperlipoproteinämie (HLP), TG = Triglyceride, Chol = Cholesterin, PL = Phospholipide, Apo = Apolipoprotein

ster (s. S. 1153) entspricht meist dem Typ IIb, seltener dem Typ IV, V oder IIa. Oft besteht eine Adipositas. Bei Hyperlipoproteinämien mit hohen Triglyceridspiegeln liegen häufig Fettleber, Hyperurikämie oder pathologische Glucosetoleranz vor. Zeichen der Arteriosklerose treten vorzeitig auf. Xanthome treten nur bei der alkoholbedingten alimentären Hyperlipoproteinämie auf.

Besonderheiten

Bei prädisponierten Personen kann es nach vermehrtem Alkoholkonsum innerhalb weniger Tage zu einer extremen Erhöhung der Serumtriglyceride bis über 5000 mg/dl (56,5 mmol/l) kommen. Damit gehen häufig Abdominalkoliken und eine akute Pankreatitis einher. Bei einem Teil der Patienten kommt es zur eruptiven Xanthomatose mit Aufschießen multipler stecknadelkopfgroßer Xanthome vor allem am Stamm, im Bereich des Schulter- und Beckengürtels und an den Streckseiten der Extremitäten. Im Blut überwiegen VLDL. Nach Alkoholkarenz kommt es innerhalb weniger Tage zu einem zunächst raschen, dann langsameren Abfall der Blutlipide, die in der Regel nach 2 Wochen wieder in den Normalbereich abgesunken sind.

Diagnostisches Vorgehen

Aufnahme von Fett führt während der Resorptionsphase zu einer (postprandialen) Hypertriglyzeridämie. Zunächst überwiegen Chylomikronen, später finden sich vermehrt Abbauprodukte, sogenannte „Remnants", und die in der Leber gebildeten VLDL sowie deren Abbauprodukte. Diese resorptive (alimentäre postprandiale) Hyperlipoproteinämie klingt auch nach extrem fettreichen Mahlzeiten innerhalb 8−10 Stunden ab. Nüchternserum enthält deshalb beim Gesunden keine Chylomikronen.

Überernährung über längere Zeit führt in der Regel zu mäßigen Erhöhungen der Serumcholesterin- und Triglyceridspiegel in den oberen Normbereich oder wenig über die 95. Perzentile hinaus. Bei einer kohlenhydratreichen Ernährung, die mehr als 60% der Energie vorwiegend in Form von Mono- und Disacchariden enthält kann es innerhalb weniger Tage zur sogenannten kohlenhydratinduzierten Hypertriglyzeridämie kommen. Sie ist durch eine Erhöhung der VLDL im Nüchternplasma charakterisiert. Die Triglyzeridspiegel können über 300 mg/dl (3,4 mmol/l) ansteigen. Der postprandiale Triglyceridanstieg ist vergleichsweise geringer als nach fettreichen Mahlzeiten. Kohlenhydratreiche Dauerernährung induziert bei Gesunden jedoch Adaptationsmechanismen, die dazu führen, daß nach einigen Wochen die Nüchterntriglyceridkonzentrationen wieder in den Normbereich abfallen. Eine erhöhte Zufuhr von gesättigten Fettsäuren und Cholesterin steigert den Cholesterinspiegel im besonderen durch Erhöhung des LDL-Cholesterins. Der hierdruch bedingte Anstieg des Plasmacholesterins kann 20−30% betragen. Im Gegensatz zur Kohlenhydratinduktion sind keine Adaptationsmechanismen mit spontaner Normalisierung der Blutlipide bekannt.

Differentialdiagnose

Alimentäre Hyperlipoproteinämien können weder durch das aktuelle klinische Bild noch durch klinisch-chemische Untersuchungen von primären oder sekundären Hyperlipoproteinämien anderer Genese unterschieden werden. Dies gelingt nur durch den Nachweis der Nahrungsabhängigkeit.

Therapie

Die Therapie besteht in einer gezielten Ernährungsumstellung. Bei Übergewicht steht stets die Reduktionsdiät an erster Stelle.

Verlauf und Prognose

Die wesentliche Bedeutung der alimentären Hyperlipoproteinämie liegt in der Steigerung des Arterioskleroserisikos.

Abhängig von Ausmaß und Dauer der alimentären Hyperlipoproteinämien erhöht sich – wie bei den familiären, den polygenetischen und sekundären Hyperlipoproteinämien – das kardiovaskuläre Erkrankungsrisiko. Die Gefäßkomplikationen werden aber in der Regel erst nach dem 40. Lebensjahr manifest.

Mäßiger Alkoholkonsum mit Erhöhung der HDL scheint dagegen das koronare Erkrankungsrisiko zu verringern.

Merke: Alimentäre Hyperlipoproteinämien sind häufige Fettstoffwechselstörungen, die durch Ernährungseinflüsse ausgelöst und durch Ernährungstherapie beseitigt werden können, ohne daß genetisch bedingte Ursachen oder auslösende Primärerkrankungen erkennbar sind. Alimentäre Hyperlipoproteinämien können das kardiovaskuläre Risiko erhöhen.

Weiterführende Literatur

Gries, F. A., H. Canzler: Stoffwechselkrankheiten. In Losse, H., E. Wetzels: Rationelle Diagnostik in der inneren Medizin, 3. Aufl. Thieme, Stuttgart 1982

Schettler, G., H. Greeten, G. Schlierf, D. Seidel: Fettstoffwechsel. In Handbuch der Inneren Medizin, Bd. VII/4: Stoffwechselkrankheiten, 5. Aufl. Springer, Berlin 1976

Mangelernährung

F. A. Gries, M. Toeller und *Th. Koschinsky*

Unterernährung

Definition: Unterernährung liegt vor, wenn der Mindestbedarf an Energie und/oder an essentiellen Nährstoffen nicht gedeckt ist. Der Mindestbedarf kann definiert werden als kleinste Nährstoffmenge die zugeführt werden muß, um Mangelerscheinungen zu verhüten, die durch klinische Zeichen oder durch Meßparameter biochemischer oder physiologischer Funktionen nachgewiesen werden können (Food and Agriculture Organisation of the United Nations 1972)

Eine optimale Nährstoffzufuhr/Versorgung läßt sich nicht ohne weiteres festlegen. Empfehlungen für die wünschenswerte Zufuhr von essentiellen Nährstoffen orientieren sich am Minimalbedarf. Die Nährstoffmenge, die gerade reicht, um Schäden zu vermeiden, ändert sich jedoch mit unterschiedlichen physiologischen und pathologischen Zuständen. Im standardisierten Mangelexperiment lassen sich Aussagen für einzelne essentielle Nährstoffe gewinnen. Die isolierte mangelhafte Bedarfsdeckung eines einzelnen Nährstoffes kommt jedoch in der Praxis selten vor. Bei Ernährungsempfehlungen werden deshalb Sicherheitsspannen eingeplant (Save level of intake) (Tab. 13.**11** u. 13.**12**). Die empfehlenswerte Höhe der Nährstoffzufuhr umfaßt Mengen, bei deren Aufnahme gesunde Personen erfahrungsgemäß frei von Mangelschäden bleiben, oder Mengen, die als notwendig angesehen werden, um den physiologischen Bedarf zu decken und die Gesundheit fast aller Individuen einer definierten Gruppe („normale", gesunde Menschen) zu erhalten (Food and Agricultural Organisation, FAO).

Unterernährung oder Fehlernährung von entsprechender Dauer und Schwere führt zu Krankheitserscheinungen. Für die Folgezustände der Unter- oder Fehlernährung werden auch Bezeichnungen wie Hungerdystrophie, Magerkeit, Magersucht, Marasmus und Kachexie benutzt. Häufig liegt ein kombinierter Energie-Protein-Mangel zugrunde. Dieser ist nicht selten mit einer Unterversorgung weiterer essentieller Nahrungsbestandteile (essentielle Fettsäuren, Calcium, Eisen, Jod, Thiamin, Folsäure, Retinol, Riboflavin usw.) gekoppelt.

Häufigkeit und Vorkommen

Unterernährung tritt hauptsächlich in Entwicklungsländern auf und betrifft dann in erster Linie Personen mit besonders hohem Proteinbedarf (Kinder, Schwangere, alte Menschen). Eine rasche Verbreitung ist jedoch auch in entwickelten Gebieten möglich, besonders bei Katastrophensituationen, in Gegenden mit hoher Besiedlung und Zivilisation. In den Überflußgesellschaften kann Unter- oder Fehlernährung auch das Ergebnis der Bevorzugung verfeinerter, aber im Gehalt an essentiellen Nährstoffen reduzierter Lebensmittel, von einseitiger Ernährung, z. B. bei Alkoholikern, oder von Nahrungsverwertungsstörungen (Malassimilation) sein.

Ätiologie

Unterernährung kann durch verminderte Nahrungszufuhr, herabgesetzte Nahrungsausnutzung und vermehrten Energieverbrauch hervorgerufen werden. Eine unzureichende Energieaufnahme mit der Nahrung erfolgt z. B. bei einem reduzierten Hungergefühl mit Schädigung des Appetitzentrums (toxisch, degenerativ, traumatisch, tumorös), bei abnormem psychischem Verhalten und sehr einseitigen Kostformen. Die Nahrungszufuhr kann auch vorübergehend durch interkurrente Erkrankungen und Medikamenteneinnahme (Appetitlosigkeit) beeinträchtigt werden. Der verminderten Nahrungsausnutzung liegen häufig Digestions- und/oder Absorptionsstörungen bei Dünndarmerkrankungen zugrunde. Die Digestion und Absorbierbarkeit sind abhängig von der Menge, der Zusammensetzung, der Zubereitung und den Begleitstoffen der Nahrung. Störungen des exokrinen Pankreas und Erkrankungen des Dünndarms sind die Hauptursachen von Malassimilationssyndromen.

Zu einem erhöhten Energieumsatz und damit zu der Notwendigkeit einer erhöhten Nahrungsaufnahme kommt es bei schweren Infektionen und Traumen, chronischem Arzneimittelverbrauch, Lebererkrankungen, Alkoholismus, konsumierenden Erkrankungen, Polytraumen, bei künstlicher Beatmung und der Hyperthyreose. Auch angeborene oder erworbene Stoffwechselkrankheiten können mit einer Störung des Nährstoffumsatzes und einem gesteigerten Bedarf einhergehen.

Pathophysiologie und Klinik

Zur Beurteilung des Ernährungszustandes bzw. der Deckung des Nährstoffbedarfs werden Meßgrößen wie das Körpergewicht, Fettfaltendicke und be-

Tabelle 13.**11**   Empfohlene Nährstoffzufuhr (Richtwerte) pro Tag für Jugendliche und Erwachsene (Deutsche Gesellschaft für Ernährung 1986)

Alter (Jahre) männl./weibl.	15−18 m/w	19−35 m/w	36−50 m/w	51−65 m/w	über 65 m/w
Körpergröße (cm)	174/166	176/165	174/165	173/164	169/163
Körpergewicht (kg)	67/58	74/60	73/60	72/59	68/58
Energie[1] (kcal/Tag)	3000/2400	2600/2200	2400/2000	2200/1800	1900/1700
Wasser[2] ml/kg KG/Tag	40−50	20−45	20−45	20−45	20−45
Protein (g)	60/50	55/45	55/45	55/45	55/45
essentielle Fettsäuren (g)	10	10	10	10	10
Calcium (mg)	900/800	800	800	800	800
Phosphor (mg)	900/800	800	800	800	800
Magnesium (mg)	400/350	350/300	350/300	350/300	350/300
Eisen (mg)	12/18	12/18	12/18	12/12	12/12
Jod (µg)	200	200	180	180	180
Zink (mg)	15	15	15	15	15
Vitamin A (µm RÄ)	1,1/0,9	1,0/0,8	1,0/0,8	1,0/0,8	1,0/0,8
Vitamin D (µg)	10	5	5	5	5
Vitamin E (mg/TÄ)	12	12	12	12	12
Thiamin (mg)	1,5/1,3	1,4/1,2	1,3/1,1	1,3/1,1	1,3/1,1
Riboflavin (mg)	1,8/1,7	1,7/1,5	1,7/1,5	1,7/1,5	1,7/1,5
Niacin (mg NÄ)	20/16	18/15	18/15	18/15	18/15
Vitamin B_6 (mg)	2,1/1,8	1,8/1,6	1,8/1,6	1,8/1,6	1,8/1,6
Folsäure (µg Ges.)	400	400	400	400	400
Panthothensäure (mg)	8	8	8	8	8
Vitamin B_{12} (µg)	5	5	5	5	5
Vitamin C (mg)	75	75	75	75	75

RÄ = Retinol-Äquivalent   NÄ = Niacin-Äquivalent
TÄ = D-α-Tokopherol-Äquivalent   Ges. = Gesamtfolat

[1] Die Werte gelten für Personen mit vorwiegend sitzender Tätigkeit (Leichtarbeiter)
[2] Empfohlen werden etwa 2 l pro Tag bei einem Standardgewicht von 70 kg

Tabelle 13.**12**   Verwertbare Energie einzelner Nährstoffe (modifiziert nach Schlierf u. Wolfram)

Nährstoffe	Gehalt an verwertbarer Energie	
	kcal/g	kJ/g rund
Proteine	4,0	17
Fette	9,0	38
mittelkettige Triglyceride	8,0	33
Polysaccharide	4,2	18
Mono-, Di- und Oligosaccharide	2,4−4,0	10−17
Polyole	3,75	16
Alkohol	7,1	30

stimmte biochemische Parameter (z. B. Gesamteiweiß und Albumin im Serum, Kreatinin und Harnstoff im Serum, Kreatinin- und Harnstoffausscheidung, Blutbild, Hämatokrit, Serumelektrolyte, Eisenspiegel, Eisenbindungskapazität des Serums und Transferrin) herangezogen. Auch Ernährungsanamnesen und -protokolle können zusätzlichen Aufschluß geben. Bilanzuntersuchungen dagegen sind meist zu aufwendig. Besonders ein kompensierter Nährstoffmangel ist schwierig aufzudecken, da die Erschöpfung der Nährstoffreserven des Organismus nur langsam erfolgt und der Bedarf bestimmter Nährstoffe vorübergehend durch eine erhöhte Zufuhr anderer Nährstoffe gedeckt werden kann. Im fortgeschrittenen Stadium werden die Mangelsymptome zunehmend spezifisch für die einzelnen Nährstoffe, jedoch sind auch dann die Symptome oft von denen zusätzlicher Begleitkrankheiten überlagert. Es ist bekannt, daß ein extrem niedriges Körpergewicht negative gesundheitliche Folgen hat. Der kritische Gewichtsbereich, der

Tabelle 13.**13**   Indikationen für die künstliche Ernährung (nach Toeller u. Mitarb.)

	Resorbieren		**Verdauen**		**Essen**	
kann nicht	Malabsorption (Sprue, Zöliakie)	PE	Pankreasinsuffizienz	S, PE	Stoffwechselkomata	PE
			Pankreatektomie	PE, S	Bewußtlosigkeit, Dauernarkose	S
	Darmresektionen („short-gut")	PE	Gastrektomie Dumping-Syndrom	S, PE PE	mechanische Hindernisse (Stenosen)	S, PE
	Fisteln		Zottenatrophie	PE	neurologische Störungen	S, PE PE
					Operationen mit Traumen im oberen Magen-Darm-Trakt, Kiefer- und HNO-Bereich	
und/oder darf nicht	unbeherrschbare Diarrhö	PE	akute Pankreatitis	PE	frische Anastomasen	PE
	schwere		Enteritis	PE	Perforationen	PE
	Gastroenteritis	PE	Cholera	PE	Atonie, Ileus	PE
	(Säureverätzung)		Morbus Crohn	PE	therapeutische	PE
			Colitis ulcerosa	PE	Stillegung (Magenblutung)	
					erhöhte Aspirationsgefahr	PE
					Regurgitationsgefahr	PE
kann nicht genug	Malabsorption	PE + S	hoher Kalorienbedarf Enteritis	S, PE PE, S	hoher Bedarf, Hyperkatabolismus	PE + S
					Rekonvaleszenz (postoperativ)	PE + S
					Schwäche, Inappetenz	S
					Intensivpflege- situationen (Tetanus, Verbrennungen, Schädel-Hirn-Traumen)	PE + S
will nicht	–		–		Anorexie	S, PE
					Psychose	S, PE
					Zerebralschaden	S, PE

PE = parenterale Ernährung   S = Sonderernährung

nicht unterschritten werden soll, da er die Entstehung von Krankheiten begünstigt oder für sich selbst als krankhaft zu bezeichnen ist, ist jedoch fließend und zeigt individuelle Unterschiede. Völlige Nahrungskarenz mit alleiniger Wasserzufuhr führt bei normalem Ausgangsgewicht in der Regel nach 30–60 Tagen zum Hungertod. Eine Unterschreitung des Sollgewichts (s. S. 1241) um mehr als 50%, bedeutet absolute Lebensgefahr, während ein „Untergewicht" bis zu 20% des Sollgewichts noch physiologisch sein kann, und als anlagebedingte Magerkeit nicht unbedingt therapiebedürftig ist. Ein Gewicht, was um mehr als 20% unter dem Sollgewicht liegt, gilt dagegen als therapiebedürftige Kachexie.

Anamnese

Je nach Fehlen essentieller Bestandteile in der Nahrung, ist das Krankheitsbild unterschiedlich und bei einer nur mäßig ausgeprägten Unterernährung sind die Zeichen zunächst oft unspezifisch. Als erstes macht sich eine Abnahme der körperlichen und geistigen Leistungsfähigkeit bemerkbar. Müdigkeit, Kälteempfindlichkeit, Schwindel, Apathie, Depression, Amenorrhoe, Libido- und Potenzverlust sind weitere Symptome.

Befunde

Die kachektischen Patienten kennzeichnet ein greisenhaftes Aussehen mit faltiger, atrophischer Haut (trockene abgehobene Hautfalten bleiben stehen), die häufig braun pigmentiert ist. Die Muskulatur ist

Tabelle 13.14   Überwachungsmöglichkeiten während der künstlichen Ernährung (nach Toeller u. Mitarb.)

Zugeführte Substanzen	Meßbare oder schätzbare Verluste	Kontrollparameter
Wasser	Urin Perspiratio sens. et insensibilis Fäzes (Diarrhö) Drainage, Fistel, Erbrochenes usw. Blutverlust	Körpergewicht, ZVD *Osmolalität*[1] Spezifisches Gewicht ⎫ Serum, Urin, Drainage Elektrolyte Hämatokrit Hb, Leukozyten, Gerinnungsstatus Körpertemperatur
Salze Mineralstoffe (Spurenelemente)	Urin Drainage, Fäzes Perspiratio	*Elektrolyte und Spurenelemente im Serum* *Blutgasanalyse*[1] (pH, pCO_2, pO_2)
Energieträger Kohlenhydrate	*Urin (Glucose quantitativ)*[1]	*Glucose*[1] *(Blut)* Bilirubin *Lactat*[1], Pyruvat Transaminasen Harnsäure
Fette	(Stuhlfett)	*Ketokörper*[1] *im Blut und Urin* Cholesterin i. S. Triglyceride i. S. (Klärzeit bei Fettinfusionen)
Eiweiß (Aminosäuren)	Urin (Eiweiß, Gesamtstickstoff) Exsudat, Blutverlust (Gesamteiweiß) Fäzes, Schweiß, Haut (empirische Werte)	Gesamteiweiß (Albumin) Elektrophorese, Transferrin Harnstoff, Kreatinin Harnsäure (Plasma-Aminosäurenkonzentration)
Vitamine Essentielle Fettsäuren		klinische Mangelzeichen Blutspiegel

[1] Beim Diabetiker besonders zu beachten

vermindert und schlaff. Mundwinkelrhagaden, eine Glossitis und Stomatitis mit gestörtem Geschmacksempfinden sind häufige Begleiterscheinungen der Mangelernährung. Häufig beobachtet werden auch eine verlangsamte Pulsfrequenz (um 60/min), hypotone Kreislaufregulationsstörungen (RR-Abfall bis auf 70/30 mmHg), eine herabgesetzte Körpertemperatur (35–36 °C), eine Verminderung des Serumeiweißes (< 5 g/dl ≙ < 50 g/l), der Albuminfraktion (< 2 g/dl ≙ < 20 g/l) und des Blutglucosespiegels sowie Anämie und Lymphozytose. Der reine Energiemangel führt selten zu Verschiebungen im Eiweißspektrum des Serums, jedoch ist der Energiemangel meist mit einem Eiweißmangel gepaart. Keiner dieser Befunde ist pathognomonisch; z. B. werden die Zeichen des erniedrigten Grundumsatzes auch bei Hypothyreose und die Hypalbuminämie auch beim nephrotischen Syndrom beobachtet.

Eine langanhaltende Unterernährung kann auch zur Hungerosteopathie mit Knochenschmerzen führen. Die fortgeschrittene Unterernährung geht meist mit Hungerödemen einher. Nicht immer sind die Ödeme an den Augenlidern, im Gesicht, an den Händen, den Beinen und dem Bauch zu dem vorliegenden Albuminmangel korreliert. Während bei der trockenen Hungerdystrophie (Symptome des Eiweiß-Kalorien-Mangels überwiegen die Symptome des Vitaminmangels) das Blutvolumen noch normal ist, be-

steht bei der feuchten Hungerdystrophie das Risiko eines hypovolämischen Schocks.

Differentialdiagnose

Zu unterscheiden von der Unterernährung ist die seltene Lipodystrophie. Bei dem Fettgewebsschwund, der relativ häufig in Mittelmeergebieten anzutreffen ist, liegt eine abnorme Verteilung des Depotfetts vor (Fettgewebsschwund an Kopf, Hals, Thorax und den Armen, vermehrte Fetteinlagerung im Becken- und Beinbereich). Ebenfalls abzugrenzen sind die konstitutionelle Magerkeit (erbliche Anomalie der Depotfettbildung), die Anorexia nervosa und der Karzinommarasmus.

Therapie

Der Aufbau einer kalorisch und an essentiellen Bestandteilen vollwertigen Ernährung soll langsam erfolgen, da initial eine mangelhafte Digestion vorliegt. Wichtig ist die ausreichende, biologisch hochwertige Eiweißzufuhr (1,5–2,5 g/kg Sollgewicht). Zunächst wird eine leicht resorbierbare Nahrung (Monosaccharide, Eiweißhydrolysate, Stärkebrei, Milcheiweiß) verabreicht, die anfangs auch durch eine parenterale Ernährung ergänzt werden kann (Tab. 13.13 und 13.14). Bei Vorliegen einer Anämie und Hypalbuminämie sind eventuell Vollblut- oder Humanalbuminifusionen günstig. Cave Überfütterung. Gleichzeitig mit der Auffütterung muß die Therapie der Begleitkrankheiten angestrebt werden (Ausschaltung von Noxen, Infektbehandlung u. a.).

Verlauf und Prognose

Meist sind die Funktionsstörungen, die aus der Unterernährung resultieren, innerhalb weniger Tage reversibel, wenn entsprechend substituiert wird. Häufig führen erst die sekundären Folgekrankheiten der anhaltenden Unterernährung zu einem irreversiblen Zustand. Die Prognose ist maßgeblich abhängig von der Zusammensetzung der Nahrung und den Begleitkomplikationen, bei denen Infektionskrankheiten, die durch die verminderte Resistenz bei Nahrungsmangel begünstigt werden, ganz im Vordergrund stehen. Häufig wird die Unterernährung über lange Zeit kompensiert. Eine chronisch kompensierte Unterernährung führt oft erst nach 4−5 Jahren zu Dauerschäden (arteriosklerotische Komplikationen, Lebererkrankungen, Nephrosklerose, hirnorganische Dauerschäden).

Eine akute Ödemausschwemmung bei extremer Kachexie mit Begleitinfekt bedeutet oft das Signum mortis; auch mit optimaler Therapie ist eine Restitutio nicht mehr möglich. Es kommt zu irreversiblen Kreislaufschädigungen und zu einem Versagen des Zentralnervensystems.

Merke: Unterernährung kann Folge einer verminderten Nahrungszufuhr, herabgesetzten Nahrungsausnutzung oder eines vermehrten Energieverbrauches sein. Die Unterschreitung des Sollgewichtes um mehr als 20% gilt als therapiebedürftig, um mehr als 50% als absolut lebensgefährlich. Wichtig ist ein langsamer Aufbau einer kalorisch und an essentiellen Bestandteilen vollwertigen Kost bei gleichzeitiger Behandlung vorliegender Begleitkrankheiten.

Weiterführende Literatur

Daweke, H., J. Haase, K. Irmscher: Diätkatalog. Ernährungstherapie, Indikationen und klinische Grundlagen. Springer, Berlin 1985

Deutsche Gesellschaft für Ernährung: Empfehlungen für die Nährstoffzufuhr, 4. Aufl. Umschau, Frankfurt 1986

Lang, K.: Biochemie der Ernährung, 4. Aufl. Steinkopff, Darmstadt 1979

Recommended Dietary Allowances, 9th ed. National Academy of Sciences, Washington 1980

Schlierf, G., G. Wolfram: Ernährungstherapie in der Praxis. Lehmanns, München 1975

Toeller, M., F. A. Gries, D. Grüneklee: Probleme der parenteralen Ernährung und Sonderernährung bei Diabetikern. Internist 9 (1978) 59

Torim, B., F. E. Viteri: Protein-energy malnutrition. In Shils, M. E., V. R. Young: Modern Nutrition in Health and Disease. Lea & Febiger, Philadelphia 1988 (pp. 746−770)

Eiweißmangel

Definition: Eiweißmangel liegt vor, wenn die Zufuhr den Bedarf nicht deckt (nutritiver Eiweißmangel). Da Protein nicht in nennenswerter Menge gespeichert werden kann, muß der Bedarf laufend gedeckt werden. Dabei ist der Proteinbedarf abhängig von der Qualität des Proteins, d. h. von dem Gehalt an essentiellen Aminosäuren. Eiweißmangel ist häufig kombiniert mit Energiemangel, führt aber auch ohne gleichzeitiges Energiedefizit zu Krankheitserscheinungen. Ein rasch entstehender Proteinmangel bei relativ ausgeglichener Energiebilanz im Kindesalter führt zu Kwashiorkor, ein allmählich sich entwickelnder Protein- und Energiemangel zum Marasmus. Eiweißmangel kann auch aus primär nicht nutritiven Gründen infolge gesteigerten Verlusts oder Abbaus bzw. gestörter Synthese entstehen.

Häufigkeit und Vorkommen

In Industrieländern ist der Proteinmangel infolge mangelhafter Zufuhr mit der Nahrung selten. Er kommt nur bei extrem einseitigen Kostformen vor (alte Menschen, Angehörige bestimmter weltanschaulich geprägter Gruppen). Eiweißmangel ist dagegen in Entwicklungsländern ein zentrales Gesundheitsproblem.

Ätiologie

Eiweißmangel kann sowohl durch unzureichende Eiweißaufnahme als auch durch Eweißzufuhr von geringer biologischer Wertigkeit und auch durch energetische Unterernährung entstehen. Dabei ist zu berücksichtigen, daß bestimmte Krankheitszustände wie chronisch rezidivierende Infekte, Fieber, Gastroenteritiden und Harnwegsinfekte wegen des erhöhten Proteinumsatzes zu einer Bedarfssteigerung führen, dem oft nicht Rechnung getragen wird. Eine katabole Stoffwechsellage, wie sie z. B. nach schweren Traumen, Verbrennungen und im postoperativen Streß anzutreffen ist, verlangt ebenfalls eine erhöhte Proteinzufuhr. Auch Erkrankungen, die mit einem chronischen Proteinverlust einhergehen (chronische Eiterungen, Fisteln, exsudative Enteropathie, nephrotisches Syndrom) können zum Eiweißmangel führen. Störungen des Proteinstoffwechsels kommen vor als Begleiterscheinungen der Leberzirrhose, des chronisch dekompensierten Diabetes mellitus und chronischer Intoxikationen wie Alkoholismus und Morphinismus.

Pathophysiologie und Klinik

Je höher die biologische Wertigkeit des Nahrungsproteins, d. h. der Gehalt an essentiellen Aminosäuren ist, desto niedriger ist die Bedarfsmenge (Tab. 13.**15** u. 13.**16**). Fehlt eine bestimmte Aminosäure in der Nahrung, so sinkt ihr Plasmaspiegel ab. Das mit der Nahrung zugeführte Aminosäuremuster erlaubt nur

Tabelle 13.**15** Tagesbedarf gesunder Erwachsener an essentiellen Aminosäuren (Referenz-Aminosäure-muster nach FAO 1973)

	mg/g Protein *)
Histidin	–
Isoleucin	18
Leucin	25
Lysin	22
Methionin und Cystin	24
Phenylalanin und Tyrosin	25
Threonin	13
Tryptophan	6,5
Valin	18

*) Dabei werden 0,55 g Protein/kg KG als ausreichende Tageszufuhr angegeben

Tabelle 13.**16** Durchschnittlicher Eiweiß-(Protein-)Gehalt je 100 g Lebensmittel

	g
Hartkäse, vollfett	25
Linsen	24
Schweinefleisch, mittelfett	18
Speisequark, mager	14
Heringsfilet	18
Blutwurst	13
Hühnerei	13
Mischbrot	6
Joghurt	4
entrahmte Milch	3
Kartoffeln ohne Schale	2

eine grobe Abschätzung der tatsächlichen biologischen Wertigkeit für den Organismus, da Einflüsse durch die Art der Zufuhr und den Gehalt an zusätzlichen Nährstoffen sowie die eigentliche Bioverfügbarkeit nicht erfaßt werden können. Es ist also nur schwer zu beurteilen, ob ein optimales Aminosäurespektrum aufgenommen wird. Auch führen bestimmte Erkrankungen und Traumen zu einer Verschiebung des physiologischen Aminosäurenmusters.

Bei einer zu geringen Proteinzufuhr wird der Proteinabbau gebremst. Allerdings sind die einzelnen Proteinfraktionen unterschiedlich betroffen. Meist sind zunächst die kurzlebigen Plasmaproteine und der Eiweiß- und Enzymgehalt der Leber vermindert, es folgt die Erniedrigung des Serumalbumins, der Abbau von Muskelprotein, Verdauungsfermenten, Bindegewebsprotein und Serumglobulin. Der Proteinbestand des Gehirns und der endokrinen Organe bleibt bis zuletzt erhalten. Zum Hungertod kommt es, wenn ein nicht mehr kompensierbarer Verlust auch dieses funktionell wichtigen Körperproteins eintritt.

Die energetische Unterernährung bei nachweisbar ausreichender Eiweißaufnahme führt ebenfalls

zum Proteinmangel, da der Organismus den eigenen Proteinbestand angreift, wenn andere Energiereserven (Fettspeicher, Glykogen) aufgebraucht sind, um den Energiebedarf zu sichern. Im Kohlenhydratmangel wird der Blutglucosespiegel durch Gluconeogenese aus Aminosäuren aufrechterhalten. Andererseits kommt es im Proteinmangel durch endokrine Steuerung zu einer Senkung des Proteinumsatzes, die Reutilisation von Aminosäuren aus abgebautem Protein ist erhöht.

Befunde

Das Krankheitsbild ist abhängig vom Lebensalter, dem Ausmaß und der Geschwindigkeit, mit der das Proteindefizit entstanden ist. Auch Art und Grad begleitender Mangelzustände, die auslösende Ursache und Begleitkrankheiten prägen das klinische Bild.

Der Kwashiorkor geht einher mit Ödemen, teigiger Fetteinlagerung, schuppenden Dermatosen, Muskelatrophie und einer Depigmentierung der Haare. Die Patienten sind nicht besonders abgemagert. Der sich langsam entwickelnde Marasmus dagegen wird in erster Linie durch das Bild der Kachexie (Verlust an Körpermasse) bestimmt. Komplikationen und Begleitkrankheiten können das Erscheinungsbild überlagern.

Besondere Untersuchungsbefunde

Die Diagnose des chronischen Eiweißmangels kann durch die immer nachweisbare Albuminverminderung im Serum (< 2 g/100 ml $\triangleq$ < 20 g/l oder unter 40% des Gesamteiweiß) gestützt werden. Das Absinken des Albuminspiegels um 1 g/100 ml (10 g/l) entspricht einem Verlust von etwa 1200–1500 g Körperprotein. Aber auch das Absinken der Transportproteine (Transferrin, retinolbindendes Protein, Präalbumin, thyroxinbindendes Präalbumin), die Verminderung der freien Aminosäuren im Plasma (Leucin, Isoleucin, Valin, Methionin) und eine negative Stickstoffbilanz sprechen für Proteinmangel.

Da die überwiegende Menge an Stickstoff aus dem Protein stammt, erlaubt die Stickstoffbilanz zumindest eine grobe Aussage darüber, inwieweit der Proteinbedarf gedeckt ist. Der Stickstoffgehalt der Lebensmittel kann dabei als Maß für die Proteinzufuhr herangezogen werden (1 g $\triangleq$ 71 mmol Stickstoff entspricht etwa 6,25 g „Rohprotein"), während die Stickstoffausscheidung im Harn als Maß für den Aminosäurenabbau oder renale Proteinverluste dient. Die Stickstoffausscheidung im Kot gibt Aufschluß über nicht ausgenutztes Nahrungsprotein bzw. Stickstoffverluste über den Intestinaltrakt. Stickstoffverluste über die Haut können kaum erfaßt werden. Sie werden häufig als Konstante (nach Kraut: 250 mg [17,8 mmol]/Tag bei Männern, 120 mg [8,6 mmol]/Tag bei Frauen) berücksichtigt. Eine negative Stickstoffbilanz entspricht einem Proteinmangel. Solche Bilanzuntersuchungen erfordern jedoch erheblichen Aufwand und eine konstante Ernährung über mindestens 8–10 Tage.

Häufig wird lediglich die Harnstoffausscheidung im Urin zur Beurteilung des Proteinumsatzes herangezogen. Bei normaler Nierenfunktion erlaubt die tägliche Harnstoffausscheidung im Urin Rückschlüsse auf den Proteinumsatz (1 g [17 mmol] Harnstoff entspricht etwa 3 g Protein). Eine niedrige Harnstoffausscheidung spricht für eine niedrige Proteinaufnahme (Mangelzufuhr oder Mangelabsorption), eine normale oder erhöhte Ausscheidung bei klinischer Malnutrition weist auf eine katabole Stoffwechsellage hin.

Ein Absinken des Kreatinin-Harnstoff-Quotienten (normal 1:20) auf 1:10 oder weniger, bedeutet in der Regel eine zu niedrige Proteinaufnahme, nicht jedoch unbedingt auch Proteinmangel. Die Kreatininausscheidung im Harn ist abhängig von der vorhandenen Muskelmasse und damit auch von dem Proteinbestand des Körpers.

Differentialdiagnose

Differentialdiagnostisch sind die globale Unterernährung und Vitaminmangelzustände abzugrenzen.

Therapie

Im schweren Proteinmangel ist zu Anfang wegen einer häufig vorliegenden Verdauungsinsuffizienz die parenterale Proteinzufuhr angezeigt. Oral (unter Umständen Sondennahrung) sollten zunächst nur leicht verdauliche Diäten (milchhaltige Proteinquellen, Oligopeptide) verabreicht werden. Wichtig ist, daß die Auffütterung behutsam geschieht, damit eine allmähliche Adaptation an eine normale Nahrungszufuhr erfolgen kann.

Bei leichten Fällen ist häufig eine Nahrungs- und Eiweißzulage (biologisch hochwertiges Protein, Tab. 13.**17**) ausreichend. Neben der Proteinzufuhr sind auch eventuell zusätzliche Nahrungsmängel (Retinol, Eisen, Folsäure) zu beheben.

Verlauf und Prognose

Schwerer Proteinenergiemangel, der nicht rechtzeitig aufgedeckt und behandelt wird, ist auch heute noch bei 50% der Betroffenen letal. Leichtere Formen sind durch entsprechende Therapie reversibel. Der Behandlungserfolg ist maßgeblich davon abhängig, wie intensiv Begleitkrankheiten und Ursachen mitbehandelt oder beseitigt werden können.

Merke: Eiweißmangel tritt als Folge fehlender Eiweiß- oder Energiezufuhr bzw. erhöhter Eiweißverluste auf. Er stellt in den Entwicklungsländern ein zentrales Gesundheitsproblem dar (Kwashiorkor) und ist in den Industrieländern selten. Im Serum sind Albumine, Transportproteine und Aminosäuren vermindert, die Stickstoffbilanz ist negativ. Schwerer Proteinmangel erfordert wegen der begleitenden Verdauungsinsuffizienz besondere Maßnahmen der Substitution.
Eiweißmangel kann letal ausgehen.

Tabelle 13.**17** Biologische Wertigkeit verschiedener Nahrungsproteine für den Erwachsenen (nach Kofrányi u. Mitarb.)

Nahrungsmittel bzw. Nahrungsmittelgemisch	N %	Biologische Wertigkeit
Kartoffel	100	99
Rindfleisch	100	92
Milch	100	90
Soja	100	85
Reis	100	82
Bohnen	100	73
Weizenmehl	100	57
Vollei/Kartoffel	36/64	136
Lactalbumin/Kartoffel	70/30	134
Milch/Weizenmehl	75/25	125
Vollei/Milch	76/24	119
Milch/Kartoffel	51/49	114
Vollei/Mais	88/12	114
Bohnen/Mais	52/48	99

(Bezugsbasis: Volleiprotein = 100%)

Weiterführende Literatur

Food fortification. Protein-calorie malnutrition. WHO Tech. Rep. Ser. 477, Genf 1971

Kofrányi, E., F. Jekat: Zur Bestimmung der biologischen Wertigkeit von Nahrungsproteinen. VII. Bilanzversuche am Menschen. Hoppe-Seylers Z. physiol. Chem. 335 (1964) 166

Lang, K.: Biochemie der Ernährung, 4. Aufl. Steinkopff, Darmstadt 1979

Müller-Wecker, H., E. Kofrányi: Die biologische Wertigkeit verschiedener Aminosäurelösungen nach oraler und parenteraler Verabreichung. Hoppe-Seylers Z. physiol. Chem. 354 (1973) 527

Souci, S. W., W. Fachmann, H. Kraut: Die Zusammensetzung der Lebensmittel-Nährwert-Tabellen. Wissenschaftliche Verlagsgesellschaft, Stuttgart 1989

Torun, B., F. E. Viteri: Protein-energy malnutrition. In Shils, M. E., V. R. Young: Modern Nutrition in Health and Disease. Lea & Febiger, Philadelphia 1988

Vitaminmangel und Hypervitaminosen

F. A. Gries, M. Toeller und *Th. Koschinsky*

Vitamin A – Retinol

Retinolmangel

Definition: Retinolmangel (Vitamin-A-Mangel) tritt bei ungenügender Zufuhr oder Resorption von Vitamin A oder seinen Vorstufen auf. Er betrifft vor allem Epithelzellen. Krankheitszeichen manifestieren sich an Konjunktiven und Kornea, Haut und Schleimhäuten, sowie an Skelett und Zähnen.

Häufigkeit und Vorkommen

In Europa ist Vitamin-A-Mangel selten, er tritt nur bei extrem fettarmer Ernährung oder ausgeprägter Fettresorptionsstörung auf. Leichte Defizite werden bei jungen Frauen und bei Männern im Seniorenalter festgestellt.

Ätiologie

Vitamin-A-Mangel kann auftreten, wenn Karotin (vor allem enthalten in Leber, Fleisch, Milchprodukten, Ei) oder andere Provitamine (enthalten vor allem in Gemüsen und Früchten) nicht ausreichend zugeführt werden. Die Resorption hängt von Art und Menge der Emulgatoren (Gallensäure) und der Nahrungsfette ab und beträgt etwa 30%. Fettresorptionsstörungen, fehlende Gallensekretion und mangelnde Speicherfähigkeit bei Lebererkrankungen und Eiweißmangel können den Vitamin-A-Mangel begünstigen.

Pathophysiologie und Klinik

Vitamin A ist am Sehvorgang beteiligt und kann dabei nicht durch Vitamin-A-Säure ersetzt werden. Außerdem ist Vitamin A an der Synthese von Mucoproteinen und Glykopeptiden beteiligt und hat membranaktive Eigenschaften. Sein Mangel bewirkt eine Labilisierung der Membranen und steigert die Abgabe lysosomaler Enzyme.

Frühsymptom ist die Hemeralopie bei verminderter Rhodopsinbildung (Nachtblindheit, erhöhte Reizschwelle für Lichteindrücke und verlangsamte Adaptation). Weitere Symptome am Auge sind Konjunktivitis, Xerosis und Xerophthalmie (verminderte Tränensekretion) sowie Keratomalazie mit Ulzerationen bis zur Perforation. Bitotsche Flecken (verdickte pigmentierte Stellen der Konjunktiva) werden erst spät nachweisbar.

Hyper- und Parakeratosen der Haut und Schleimhäute kommen vor. Epithelläsionen des Respirationstraktes führen zur Verminderung des Riechvermögens, Heiserkeit und Neigung zu Bronchitis und Bronchopneumonie. Stomatitis, vermindertes Geschmacksempfinden, verminderte Speichel- und Salzsäuresekretion und Resorptionsstörungen der Darmschleimhaut können auftreten. Im Urogenitalbereich kommen Blasen- und Nierensteine sowie Kolpokeratose vor. Weitere Zeichen sind eine leichte hypochrome Anämie, Veränderungen am Dentin und am Zahnschmelz. Bei noch nicht abgeschlossenem Knochenwachstum sind Deformitäten und Wachstumsstörungen möglich. Die Retinolkonzentration im Blut (Norm $30-225$ µg/dl $\triangleq 1,05-7,85$ µmol/l) ist bei ausgeprägtem Vitamin-A-Mangel vermindert. Der Gehalt des Blutes an Carotin ist kein Maßstab für die Versorgung des Organismus mit Vitamin A.

Differentialdiagnose

Differentialdiagnostisch sind andere Haut- und Schleimhauterkrankungen, besonders Zinkmangel, zu erwägen. Die meisten kommen jedoch nicht gemeinsam mit einer Hemeralopie vor. Ähnliche Schleimhautveränderungen bei Vitamin-C-Mangel gehen mit den klassischen Hämorrhagien einher.

Therapie

Für retinolhaltige Nahrung und Fettaufnahme ist zu sorgen. Bei der Vitaminzufuhr sind Zubereitungsverluste durch Garen usw. zu berücksichtigen. Sie betragen bei Vitamin A etwa -20% in der verzehrfertigen Mahlzeit gegenüber den Tabellenwerten. Orale Substitution von 150 000 IE (157 µmol) Retinol über ca. 5 Tage. Cave überhöhte Zufuhr! Bei Resorptionsstörungen ist die Grundkrankheit zu behandeln. Eventuell vorübergehend parenterale Substitution.

Verlauf und Prognose

Wegen der Vitamin-A-Reserven in der Leber treten Mangelsymptome erst sehr spät auf. Bei entsprechender Substitution sind die Epithelveränderungen in den Frühstadien reversibel.

Vitamin-A-(Retinol-)Intoxikation

Vergiftungserscheinungen sind bei Erwachsenen akut bei einmaliger Aufnahme von 200 mg (660 000 IE) Retinol und bei chronischer Zufuhr von 10 mg (33 300 IE) Retinol zu erwarten. Zu Beginn stehen im Vordergrund Übelkeit, Brechreiz, Kopfschmerzen, Müdigkeit, Anorexie, vermehrte Reizbarkeit sowie psychische Labilität. Später tritt dann eine Lethargie auf, die sich bis zum Koma steigern kann.

Deutlich sind Hyperkeratosen mit gelblicher Hautverfärbung, allgemeine Hyperämie, eine Steigerung des Liquordrucks und Hyperosteosen am Schädel. Bei Frauen ist ein wichtiges Leitsymptom das Auftreten einer Amenorrhoe. Im Serum ist ein erhöhter Retinolspiegel nachweisbar. Bei rechtzeitiger Diagnose und Therapie ist die Prognose sehr gut, da die Veränderungen reversibel sind. Die kausale Therapie ist die Unterbrechung der Retinolzufuhr.

Differentialdiagnostisch sind eine Hyperbilirubinämie, bei komatösen Personen Stoffwechselentgleisungen und Intoxikationen anderer Art und das Vorliegen anderer Prozesse, die mit intrakranieller Drucksteigerung einhergehen, auszuschließen.

Vitamin D – Calciferol

Calciferolmangel

Definition: Calciferolmangel tritt bei ungenügender Zufuhr, bei Resorptionsstörungen sowie bei fehlender Umwandlung des Provitamins in das Vitamin D auf. Das Krankheitsbild manifestiert sich am Skelettsystem (Rachitis, Knochendeformierung, Osteomalazie).

Häufigkeit und Vorkommen

Calciferolmangel kommt hauptsächlich in nördlichen Ländern vor. Da der Vitamin-D-Gehalt der Muttermilch und Kuhmilch nicht ausreichend ist, sind besonders Säuglinge und Kleinkinder im Knochenwachstumsalter gefährdet. Calciferolmangel durch Fehlernährung ist im Erwachsenenalter selten.

Ätiologie

Mangelzustände treten auf, wenn bei fehlender UV-Bestrahlung der Haut zu wenig Cholecalciferol entsteht. Sie finden sich im Erwachsenenalter bei Malabsorption, bei langdauernder Glucocorticoid- oder Barbiturataufnahme, bei Nierenerkrankungen sowie als Folge von Östrogenverlusten in der Postmenopause.

Pathophysiologie und Klinik

Vitamin D ist der Sammelbegriff für fotosensible, Sauerstoff- und wärmeunempfindliche Sterinderivate mit antirachitischer Wirkung. Das physiologische Vitamin D ist das Vitamin D_3 (Cholecalciferol). Es ensteht durch eine photochemische Reaktion in der Haut aus seinem Provitamin. Analog wird das pflanzliche Ergosterin in Vitamin D_2 (Ergocalciferol) umgewandelt. Cholecalciferol kann zu hoch aktiven Metaboliten hydroxiliert werden. Das in Abhängigkeit vom Serumcalcium unter dem Einfluß von Parathormon in der Niere gebildete 1,25-Dihydroxycholecalciferol fördert die Calciummobilisation im Knochen, die Absorption von Calcium im Dünndarm und die Rückresorption von Phosphat in den Nierentubuli. Das in der Leber gebildete 25-Hydroxicholecalciferol begünstigt die Ablagerung von Calcium und Phosphat in die Matrix des Knochens. Voraussetzung dafür ist ein ausreichender Calcium- und Phosphatspiegel im Blut.

Rachitische Knochenveränderungen, die im Kindesalter bei Vitamin-D-Mangel auftreten und nicht rechtzeitig behandelt wurden, sind als typische Veränderungen noch im Erwachsenenalter erkennbar (Verformung der Schädelknochen, sogenannter Papp-Schädel, Auftreibungen an den Knochen-Knorpel-Grenzen der Rippen, sogenannter Rosenkranz, Verformungen der Wirbelsäule und der Beinknochen). Der Serumcalciumspiegel kann normal oder auch erniedrigt sein. Der Serumphosphatspiegel liegt in der Regel unter 4 mg/dl (1,3 mmol/l), die alkalische Phosphatase ist erhöht. Das 1,25-Dihydroxicholecalciferol ist im Serum vermindert. Tetanie bei Vitamin-D-Mangel ist selten geworden. Im Erwachsenenalter kommt es zur Osteomalazie, vor allem bei gastrointestinalen Ursachen. Der Östrogenverlust in der Postmenopause führt zu einer Freisetzung von Knochen-Ca (Entmineralisierung). Dadurch wird die Abgabe von Parathormon supprimiert und die Produktion von 1,25-Dihydroxycholecalciferol herabgesetzt. Da folglich die Calcium-Absorption gestört ist, kann eine erhöhte Calciumzufuhr mit der Nahrung diesen Prozeß der Entmineralisierung nicht unterbrechen. Ähnliche Mechanismen, die mit dem Altern nachweisbar werden, laufen auch bei erhöhten Glucocorticoidspiegeln ab. Eine Behandlung kann mit 1,25-Dihydroxycholecalciferol (0,25 µg/Tag) versucht werden, um die Calcium-Absorption zu fördern.

Differentialdiagnose

Differentialdiagnostisch sind Chondrodystrophie und kongenitale Knochendeformitäten abzugrenzen.

Therapie

Die Therapie besteht in der oralen Vitamin-D-Gabe (1×600 000 IE Vitamin D) und natürlicher oder künstlicher UV-Bestrahlung. Per os gegebenes Vitamin D wird zu etwa 80% resorbiert. Cave Überdosierung.

Verlauf und Prognose

Bei Gabe von ausreichenden Vitamin-D-Mengen und Sonnenlichteinwirkung beginnt die Heilung nach wenigen Tagen. Nur sehr schwere und fortgeschrittene Formen führen zu permanenten ossären Veränderungen.

Vitamin-D-(Calciferol-) Intoxikation

Eine Vergiftung durch Calciferol kann bereits nach chronischer Zufuhr von 50 000 IE pro Tag auftreten. Infolge gesteigerter Absorption und Mobilisation von Calcium aus dem Knochen kommt es zur Hyperkalzämie mit typischer klinischer Symptomatik (Hyperkalzämiesyndrom). Die Knochenveränderungen ähneln denen bei Hyperparathyreoidismus. Sekundär kommt es zu Ablagerungen von Calciumphosphat in Weichteilen und Organen (z. B. Nephrokalzinose, Mediasklerose der Arterien, Pankreas). In fortgeschrittenen Fällen mit Nephrokalzinose läßt sich der Verlauf der Krankheit nur noch symptomatisch beeinflussen. Der Tod tritt durch Nierenversagen ein. Bei rechtzeitiger Diagnose und Therapie bessert sich der Allgemeinzustand deutlich. Bereits eingetretene Verkalkungen sind jedoch nicht reversibel. Die kausale Therapie ist die Unterbrechung der Calciferolzufuhr.

Vitamin E – Tokopherol

Tokopherolmangel

Definition: Mangel durch unzureichende Zufuhr mit der Nahrung ist beim Menschen umstritten. Tokopherolmangel bei der zystischen Fibrose und A-β-Lipoproteinämie manifestiert sich in Veränderungen des roten Blutbildes und Muskelstörungen.

Häufigkeit und Vorkommen

Tokopherolmangel ist nur bei einzelnen Patienten beschrieben worden. Er findet sich regelmäßig bei der seltenen A-β-Lipoproteinämie (s. S. 1324).

Ätiologie

Tokopherolmangel kann bei Resorptionsstörungen, bei Fehlen der Trägersubstanz für Tokopherole (A-β-Lipoproteinämie) und bei langdauernder künstlicher Ernährung auftreten.

Pathophysiologie und Klinik

Ein Teil der Tokopherolwirkungen im Organismus beruht auf der Verhinderung von Autoxidationsprozessen. Tokopherole sind auch am Protein- und Nucleinsäurestoffwechsel beteiligt. Mangelerscheinungen kommen vor.

Zeichen des Tokopherolmangels sind Formveränderungen der Erythrozyten (Akanthozyten), Hämolyse und Kreatinurie bei Muskeldystrophie. Der Plasmavitaminspiegel (normal 0,5–1,5 mg/dl ≙ 12–36 μmol/l) ist erniedrigt.

Differentialdiagnose

Andere hämolytische Anämien.

Therapie

Die Therapie besteht in der Gabe von α-Tokopherolacetat i. m. oder oral. Die Resorption der Tokopherole beträgt nur etwa 20–30%.

Verlauf und Prognose

Bei rechtzeitiger Substitutionstherapie bilden sich die Symptome des Tokopherolmangels weitgehend zurück.

Vitamin K – Phyllochinon

Phyllochinonmangel

Definition: Verminderte Synthese durch Darmbakterien, mangelnde Resorption sowie Störungen im Umbau zum physiologischen Vitamin K_2 in der Leber führen zum Phyllochinonmangel, der sich vor allem durch eine Hemmung der Blutgerinnung äußert.

Häufigkeit und Vorkommen

Gehäuft zu beobachten nach langandauernder oraler Antibiotikatherapie.

Ätiologie

Bei intakter bakterieller Darmflora ist keine exogene Zufuhr erforderlich. Bei Schädigung der Darmflora, besonders durch Therapie mit Antibiotika, kann es zu einem Vitamin-K-Mangel kommen. Außerdem spielen Lebererkrankungen ursächlich eine Rolle.

Pathophysiologie und Klinik

Das physiologische Vitamin ist beim Menschen das Vitamin K_2 (β-Phyllochinon). Weitere Derivate mit Vitamin-K-Wirksamkeit kommen vor. Vitamin K wird bei der Bildung der Gerinnungsfaktoren II, VII, IX und X benötigt, die bei Phyllochinonmangel nicht in ihre gerinnungsaktive Form übergeführt werden. Derivate des Cumarins und Dicumarins sind als Antagonisten des Vitamin K wirksam. Wie bei allen fettlöslichen Vitaminen ist die Resorption von der Fettaufnahme abhängig.

Normalerweise wird Vitamin K durch Einbau einer isoprenoiden Seitenkette in der Leber in seine aktive Form umgewandelt. Störungen dieses Prozesses bei Lebererkrankungen führen zu Störungen der Blutgerinnung.

Vitamin-K-Mangel senkt den Prothrombinspiegel im Blut und verlängert daher die Blutgerinnungszeit. Die Folge ist eine Blutungsneigung.

Bei Leberparenchymerkrankungen läßt sich der Prothrombinspiegel durch Vitamin-K-Gabe nicht normalisieren (Koller-Test).

Differentialdiagnose

Andere Gerinnungsstörungen.

Therapie

2–5 mg Vitamin K/die oral oder parenteral. Beseitigung der Ursachen bei z. B. Antibiotikatherapie und Malabsorption.

Verlauf und Prognose

In der Regel bei entsprechender Behandlung gut, bei schwerem Leberparenchymschaden problematisch.

Vitamin B$_1$ – Thiamin

Thiaminmangel

Definition: Thiaminmangel (Vitamin-B$_1$-Mangel) tritt bei ungenügender Zufuhr, Resorption oder Ausnutzung von Vitamin B$_1$ auf und führt zu Erkrankungen des peripheren Nervensystems und des Herzens.

Häufigkeit und Vorkommen

Typischer Thiaminmangel (Beri-Beri) findet sich heute vor allem in China, Indien, Japan und Brasilien. Leichtere Formen treten auch in Europa auf.

Ätiologie

Da Thiamin vor allem in äußeren Zellschichten von Reis und Getreidekörnern enthalten ist, kommt es zu Mangelerscheinungen bei einseitiger Ernährung mit fein ausgemahlenen Mehlen, geschältem und poliertem Reis. Die Resorption ist gestört bei Erkrankungen des oberen Dünndarms und chronischem Alkoholismus. Mangelerscheinungen treten besonders bei erhöhtem Bedarf auf (Streß, Fieber, Hyperthyreose, Gravidität).

Pathophysiologie und Klinik

Thiamin ist in Form von Thiaminpyrophosphat (Cocarboxylase) als Coenzym im Kohlenhydratstoffwechsel wirksam. Es ist vor allem an der Decarboxylierung von Pyruvat und α-Ketoglutarat beteiligt. Es ist bei der Synthese von Acetylcholin erforderlich. Bei Mangel kommt es zu Degenerationen der peripheren Nerven.

Erste Zeichen eines Thiaminmangels sind: Appetitverlust, Hypotonie, Verminderung des Vibrationsempfindens und Abschwächung der Reflexe. Weitere Zeichen sind: Parästhesien und Hyperästhesien sowie burning-feet-Syndrom, Gewichtsverlust, Anorexie, Herabsetzung der Magensaftsekretion, Muskelschwäche, Wadenkrämpfe, Veränderungen im Elektrokardiogramm und unter Umständen leichte Störungen der Glucosetoleranz. Damit gehen psychische Veränderungen einher: Müdigkeit, Konzentrationsschwäche, Reizbarkeit, Depressionen bis zu Angstzuständen. Bei sehr ausgeprägten Formen kommt es zur Herzdilatation. Der Serumthiaminspiegel ist herabgesetzt, die Konzentration von Pyruvat und Lactat erhöht.

Differentialdiagnose

Andere Polyneuritiden und Formen der Herzinsuffizienz.

Therapie

Thiaminreiche Kost (Vollkornbrot, Schweinefleisch, Erbsen, Hefeextrakt). Die Zubereitungsverluste in der verzehrfertigen Mahlzeit liegen für Thiamin bei −30%. Zusätzlich orale oder intramuskuläre Gabe von Thiamin (in schweren Fällen 100 mg Thiamin/Tag).

Verlauf und Prognose

Die Veränderungen sind bei Substitutionstherapie bis auf fortgeschrittene Nervenstörungen und ausgeprägte Komplikationen (Herzdilatation) reversibel.

Vitamin B$_2$ – Riboflavin

Riboflavinmangel

Definition: Riboflavinmangel (Vitamin-B$_2$-Mangel) tritt bei ungenügender Zufuhr oder Resorption von Riboflavin auf und führt zu Krankheitszeichen an Haut, Schleimhaut, Augen und Nervensystem.

Häufigkeit

Leichter Riboflavinmangel ist beim Menschen relativ häufig, schwerer Mangel sehr selten.

Ätiologie

Riboflavinmangel kann durch ungenügende Zufuhr sowie Resorptionsstörungen ausgelöst sein. Er kommt auch bei chronischem Alkoholismus mit atrophischer Gastritis oder chronischer Pankreatitis vor.

Pathophysiologie und Klinik

Riboflavin ist als Bestandteil des Coenzyms Riboflavin-5-Phosphat (Flavinmononucleotid oder Flavin-Adenin-Dinucleotid) wirksam und an sehr vielen Stoffwechselvorgängen beteiligt, z. B. in der Atmungskette. Es bestehen Verbindungen zum Proteinstoffwechsel. Das Riboflavin liegt in tierischen Zellen als Nucleotid vor und muß durch Verdauung aus seiner Nucleotidbindung freigesetzt werden.

Symptome des Riboflavinmangels sind Rhagaden in den Mundwinkeln (Cheilosis), Atrophie der Zungenschleimhaut, Rötung und Schuppenbildung der Haut um Auge, Nase und Lippen sowie eine Dystrophie der Fingernägel. Typisch ist die Vaskularisierung der Kornea. Subjektive Beschwerden sind Photophobie, Brennen und Fremdkörpergefühl unter den Lidern. Die Riboflavinausscheidung im Harn ist herabgesetzt.

Differentialdiagnose

Alleiniger Riboflavinmangel ist selten, zumeist liegt ein Mangel der Vitamin-B-Gruppe vor. Verwechslungen kommen mit der Pellagra (Niacinmangel) vor.

Therapie

Orale Gabe von 10–30 mg Riboflavin/die, ausreichende Eiweißzufuhr und gegebenenfalls Substitution von Verdauungsfermenten. Bei Riboflavin ist mit einem Zubereitungsverlust von −20% zu rechnen.

Verlauf und Prognose

Bei rechtzeitiger Substitutionstherapie sind die Erscheinungen reversibel.

Niacinmangel

Definition: Niacinmangel tritt bei unzureichender Zufuhr mit der Nahrung oder Störung in der Resorption auf und führt zu Krankheitszeichen an der Haut, dem Verdauungstrakt und dem Nervensystem.

Häufigkeit und Vorkommen

Die klassische Niacin-Avitaminose, Pellagra (an der Entstehung sind mehrere Vitamine beteiligt), tritt auch heute noch bevorzugt in den Ländern auf, in denen Mais das Hauptnahrungsmittel darstellt. Leichte Formen des Niacinmangels kommen jedoch überall vor.

Ätiologie

In Mais und anderen Zerealien liegt Niacin (Nicotinsäure) in gebundener Form vor und besitzt keine Vitaminwirkung. Daneben steht endogenes Niacin aus dem Tryptophanstoffwechsel zur Verfügung. Niacinmangel kann bei mangelnder Tryptophanzufuhr, d. h. bei Eiweißmangel, auftreten. Erkrankungen des Magen-Darm-Traktes, Leberzirrhose und Alkoholismus können zu einer sogenannten sekundären Pellagra führen.

Pathophysiologie und Klinik

Niacin ist als Bestandteil der beiden Coenzyme NAD und NADP wirksam. Diese sind an allen Dehydrogenierungsreaktionen des Intermediärstoffwechsels beteiligt. Bei der Bildung der Nicotinsäure aus Tryptophan ist Riboflavin und Pyridoxalphosphat erforderlich. Ein größerer Überschuß von Leucin in der Nahrung kann den Tryptophanstoffwechsel so beeinträchtigen, daß es zu einer verminderten Bildung von Niacin kommt.

Die wichtigsten Symptome des Niacinmangels betreffen die Haut, den Verdauungstrakt und das Nervensystem. Im Vordergrund steht eine Dermatitis mit Pigmentierung vor allem der dem Sonnenlicht ausgesetzten Partien, häufig eine schmetterlingsförmige symmetrische Rötung im Gesicht. Die Haut wird atrophisch. Im Verdauungstrakt kommt es zur Glossitis, Stomatitis und Diarrhöe. Störungen im Nervensystem treten meist später auf: Polyneuropathie mit Parästhesien, Anästhesien, Extremitätenschmerzen und verminderten Reflexen sowie zerebrale Erscheinungen mit Verwirrtheitszuständen, getrübtem Bewußtsein und Erregungszuständen. Auch Depressionen oder Manien können beobachtet werden. Im Serum können Gesamteiweiß und Albumin vermindert sein. Die Ausscheidung von Nicotinsäure und N-Methylnicotinsäureamid ist vermindert.

Nicotinsäure, der entsprechende Alkohol (β-Pyridylcarbinol) und verschiedene Derivate finden als lipidsenkende und gefäßerweiternde Mittel auch in der Pharmakotherapie Verwendung.

Differentialdiagnose

Hauterscheinungen bei Karzinoiden und Porphyrien, langdauernde Therapie mit Isoniacid.

Therapie

Eiweißreiche Vitamin-B-reiche Kost, Substitution mit Nicotinsäureamid oder Nicotinsäure (0,5–1,0 g/die parenteral). Unter Umständen zusätzliche Gabe von Riboflavin, Pyridoxin und Pantothensäure.

Verlauf und Prognose

Bei Substitutionstherapie sind die Erscheinungen reversibel. Relativ therapieresistent ist die Polyneuropathie.

Vitamin B₆ – Pyridoxin

Pyridoxinmangel

Definition: Pyridoxinmangel (Vitamin-B₆-Mangel) findet sich bei unzureichender Zufuhr, mangelnder Resorption und vermehrter Ausscheidung von Pyridoxin und führt zu Haut- und Schleimhautveränderungen sowie zu neurologischen Störungen.

Häufigkeit und Vorkommen

Pyridoxinmangel ist selten. Symptome der Erkrankung treten aber bei Behandlung mit Isonicotinsäurehydrazid auf.

Ätiologie

Der Pyridoxinbedarf steigt mit zunehmender Eiweißzufuhr. Ein Mangel infolge ungenügender Zufuhr mit der Nahrung (Hefe, Schweinefleisch, Weizenkeime) ist selten. Bei INH-Behandlung verbindet sich dieses mit dem Pyridoxal-5-Phosphat zu Pyridoxalisonicotinylhydrazon, welches im Urin ausgeschieden wird.

Pathophysiologie und Klinik

Vitamin B₆ der Nahrung wird nach Dephosphorilierung im Darm resorbiert. Die Wirkform des Vitamins ist das Pyridoxal-5-Phosphat. Es ist Coenzym verschiedener Enzymsysteme und spielt besonders im Aminosäurestoffwechsel eine Rolle. Mangel führt zu schweren Ausfallerscheinungen. Die Veränderungen im ZNS beruhen wahrscheinlich auf einer Störung im Bereich des Glutaminsäurestoffwechsels.

Bei Vitamin-B₆-Mangel kommt es zu Ataxie, Paresen, Hyperästhesie, herabgesetztem Vibrationsempfinden. Es können sich Schleimhaut- und Hautveränderungen ausbilden (Cheilosis, Glossitis, Konjunktivitis, Dermatitis vom seborrhoischen Typ). Blutbildveränderungen (Anämie, Granulozytopenie, Lymphozytopenie) werden beobachtet. Im Tryptophantest wird vermehrt Xanthurensäure (normalerweise weniger als 30 mg ≙ 146 µmol in 24 Stunden) im Urin ausgeschieden, wogegen die Vitaminausscheidung vermindert ist.

Differentialdiagnose

Andere Vitaminmangelkrankheiten, Pellagra.

Therapie

Orale Gabe von 50 mg Pyridoxin/die. Die Zubereitungsverluste liegen bei −20%.

Verlauf und Prognose

Bei entsprechender Substitution gut.

Vitamin C – Ascorbinsäure

Ascorbinsäuremangel

Definition: Ascorbinsäuremangel (Vitamin-C-Mangel) tritt bei unzureichender Zufuhr mit der Nahrung auf und manifestiert sich in einer Blutungsneigung im Bereich von Haut und Schleimhäuten.

Häufigkeit und Vorkommen

Ascorbinsäuremangel tritt gelegentlich bei älteren Menschen und einseitiger Ernährung auf. Die volle Ausprägung des Krankheitsbildes (Skorbut) ist heute selten.

Ätiologie

Mangelsymptome treten bei Vitamin-C-freier oder Vitamin-C-armer (zu wenig frisches Gemüse, Zitrusfrüchte, Kartoffeln oder Leber) Ernährung auf. Besonders Vitaminverluste bei der Nahrungszubereitung spielen eine Rolle. Ein erhöhter Ascorbinsäurebedarf kann bei Infekten, Diarrhoe, Eisenmangel, Thyreotoxikose und bei starken Rauchern auftreten.

Pathophysiologie und Klinik

Biologisch aktiv sind die L-Ascorbinsäure und die D-Araboascorbinsäure. Letztere besitzt jedoch nur 5% der Vitaminwirksamkeit. L-Ascorbinsäure ist beteiligt bei Hydroxilierungsvorgängen, besonders bei der Kollagensynthese. Ihr wird eine Rolle als Radikalfänger (Antioxidans) zugeschrieben. Bei Vitamin-C-Mangel ist die Kapillarfragilität erhöht. Der Tryptophan-, Noradrenalin- und Steroidmetabolismus kann gestört sein. Vitamin C begünstigt die Absorption von nicht Häm-gebundenem Eisen aus der Nahrung. Es ist beteiligt bei der Oxidation der p-Hydroxyphenylbrenztraubensäure zu Homogentisinsäure und bei der Hydrierung von Folsäure zu Tetrahydrofolsäure. Der Ascorbinsäurepool des Menschen beträgt bei Sättigung etwa 1,5 g (8,5 mmol).

Erste Mangelsymptome sind Schwäche, Mattigkeit, Reizbarkeit und Gewichtsverlust. Es folgen Schleimhautveränderungen, Zahnfleischbluten, Gingivitis mit Hypertrophie des Zahnwalls, perifollikuläre Blutungen und Hyperkeratose, Gelenkblutungen, Gewebsblutungen. Zum Vollbild (Skorbut) gehören Hämorrhagien am ganzen Körper, Hämaturie, Meläna, subperiostale Blutungen, Blutungen in die Muskulatur, herabgesetzte Erythropoese und Verminderung der Resistenz gegen Infektionen. Der Rumpel-Leede-Versuch ist positiv, die Konzentration der Ascorbinsäure im Plasma (normal 1,0−1,4 mg/dl ≙ 57−80 µmol/l) und in den Leukozyten (normal 24−30 mg/dl ≙ 1360−1700 µmol/l) ist erniedrigt. Eine verminderte Ausscheidung von Ascorbinsäure im Urin (normalerweise ~80% der Zufuhr) zeigt an, daß die Vorräte von Ascorbinsäure aufgebraucht sind.

Differentialdiagnose

Andere Erkrankungen mit Blutungsneigung, z. B. Leukosen, Gingivitis, Periodontitis.

Therapie

Orale Zufuhr von 500 mg (2,8 mmol) Ascorbinsäure pro die. Bei Ascorbinsäure ist mit Zubereitungsverlusten von 30% zu rechnen.

Verlauf und Prognose

Die Krankheitsveränderungen sind unter Substitutionstherapie reversibel.

Sonstige Vitaminmangelzustände

Kobalaminmangel (perniziöse Anämie) s. unter Erkrankungen des Blutes und der blutbildenden Organe.

Die Bedeutung von **Pantothensäure, Biotin, Inosit, Cholin** und **p-Aminobenzoesäure** für Funktionsabläufe im menschlichen Organismus ist geklärt. Bisher sind aber alimentäre Mangelsyndrome nicht beobachtet worden.

Merke: Vitaminmangel entsteht bei unzureichender Zufuhr bzw. Absorption einzelner oder mehrerer Vitamine. Er führt zu Krankheitszuständen, die durch das Fehlen der spezifischen Vitaminwirkung charakterisiert sind: Retinolmangel am Auge, Calciferolmangel am knöchernen Skelett, Tokopherolmangel am roten Blutbild und der Muskulatur, Phyllochinonmangel am Gerinnungssystem. Mangel der wasserlöslichen Vitamine manifestiert sich in erster Linie an Haut, Schleimhäuten und Nervensystem. Irreversible Schäden kommen vor. Die Therapie besteht in der Vitaminsubstitution.

Schwere Formen des Vitaminmangels, wie z. B. Beri-Beri, Pellagra oder Skorbut, kommen in den Industrieländern praktisch nicht vor. Die Krankheitsveränderungen des Vitaminmangels sind bei frühzeitiger Substitutionstherapie reversibel.

Weiterführende Literatur

Bässler, K. H., K. Lang: Vitamine. Darmstadt, Steinkopff 1975

Blum, K. U.: In Hornbostel, H., W. Kaufmann, W. Siegenthaler: Innere Medizin in Praxis und Klinik, 3. Aufl., Bd. IV: Verdauungstrakt, Ernährungsstörungen, Stoffwechselvergiftungen. Thieme, Stuttgart 1986

Daweke, H., J. Haase, K. Irmscher: Diätkatalog. Ernährungstherapie, Indikation und klinische Grundlagen, 3. Aufl. Springer, Berlin 1985

DeLuca, H. F.: Vitamin D and its metabolites. In Shils, M. E., V. R. Young: Modern Nutrition in Health and Disease. Lea & Febiger, Philadelphia 1988 (p. 313)

Farrel, P. M.: Vitamin E. In Shils, M. E., V. R. Young: Modern Nutrition in Health and Disease. Lea & Febiger, Philadelphia 1988 (p. 340)

Deutsche Gesellschaft für Ernährung. Empfehlungen für die Nährstoffzufuhr, 4. Aufl. Umschau, Frankfurt 1985

Goodhart, R. S., M. E. Shils: Modern Nutrition in Health and Disease, 6th ed. Lea & Febiger, Philadelphia 1980

Horning, D. H., U Moser, B. E. Glatthaar: Ascorbic Acid. In: Shils M. E., V. R. Young: Modern Nutrition in Health and Disease. Lea & Febiger, Philadelphia 1988 (p. 417)

Lang, K.: Biochemie der Ernährung, 4. Aufl. Steinkopff, Darmstadt 1979

McCormick, D. B.: Thiamin. In Shils, M. E., V. R. Young: Modern Nutrition in Health and Disease. Lea & Febiger, Philadelphia 1988 (p. 355)

McCormick, D. B.: Rioboflavin. In Shils, M. E., V. R. Young: Modern Nutrition in Health and Disease. Lea & Febiger, Philadelphia 1988 (p. 362)

McCormick, D. B.: Niacin. In Shils, M. E., V. R. Young: Modern Nutrition in Health and Disease. Lea & Febiger, Philadelphia 1988 (p. 370)

McCormick, D. B.: Vitamin B6. In Shils, M. E., V. R. Young: Modern Nutrition in Health and Disease. Lea & Febiger, Philadelphia 1988 (p. 376)

McCormick, D. B.: Panthothenic acid. In Shils, M. E., V. R. Young: Modern Nutrition in Health and Disease. Lea & Febiger, Philadelphia 1988 (p. 383)

McCormick, D. B.: Biotin. In Shils, M. E., V. R. Young: Modern Nutrition in Health and Disease. Lea & Febiger, Philadelphia 1988 (p. 436)

Olson, J. A.: Vitamin A, Retinoids, and Carotenoids. In Shils, M. E., V. R. Young: Modern Nutrition in Health and Disease. Lea & Febiger, Philadelphia 1988 (p. 292)

Vaughan, V. C., R. J. McKay, R. E. Behrman: Nelson Textbook of Pediatrics, 11th ed. Saunders, Philadelphia 1979

Anorexia nervosa und Bulimie

F. A. Gries, M. Toeller und *Th. Koschinsky*

Definition: Unter Anorexia nervosa (Synonyme: Pubertätsmagersucht, endogene, psychogene Magersucht) versteht man eine pathologische Gewichtsabnahme, die bevorzugt bei adoleszenten Mädchen auftritt. Ursache ist eine ätiologisch uneinheitliche psychisch bedingte Nahrungsverweigerung, die zu Gewichtsverlust bis unter 50% des Sollgewichtes führt. Dem Krankheitsbild nahe verwandt ist die Bulimie.

Häufigkeit und Vorkommen

Die Erkrankung nimmt in den westlichen Überflußgesellschaften und in Japan zu (Tab. 13.**18**). Aus Ländern der dritten Welt liegen kaum Daten vor. Neuere Feldstudien haben bei weiblichen Jugendlichen eine Prävalenz von 0,5–0,7% ergeben. Abortive und passagere Formen sind noch häufiger. Mädchen sind 20- bis 25mal häufiger betroffen als Jungen. In 9 von 10 Fällen beginnt die Krankheit zwischen dem 12. und 20. Lebensjahr. Betroffen sind vorwiegend intelligente Angehörige der sozialen Mittel- und Oberschicht.

Ätiologie und Pathogenese

Eine familiäre Belastung hinsichtlich der Krankheitsbereitschaft kommt vor: Die Konkordanz für Anorexia nervosa beträgt bei eineiigen weiblichen Zwillingen 56%, bei zweieiigen weiblichen Zwillingen nur 7% (Schepank). Die Anorexia nervosa ist eine psychisch bedingte Erkrankung mit schweren somatischen Folgen (psychosomatische Erkrankung). In der Regel führen kindliche Fehlentwicklungen zu einer mangelhaften Ausbildung der Persönlichkeitsstruktur, die in einer nicht mehr zu bewältigenden Reifungskrise resultiert. Sie ist bei Mädchen durch Ablehnung der weiblichen Geschlechtsrolle gekennzeichnet. Die Nahrungsverweigerung wird dabei zur Analogie für das Sexualverhalten (Weidenhammer).

Allgemeine Gesetzmäßigkeiten der Krankheitsentstehung gibt es nicht. Als Ursachen der Abwehrhaltung können häufig eine dominierende, überprotektive Mutter, ein passiv ängstlicher Vater oder gestörte Partnerschaftsbeziehungen der Eltern ausgemacht werden. In anderen Fällen scheinen negative Lernerfahrungen zu einem Kontrastverhalten gegenüber Leitbildern oder auch allgemein gegen die Überflußgesellschaft führen. Auslösend können auch sozialer Druck, z. B. Hänseleien wegen Übergewicht,

Tabelle 13.**18** Anorexie: Administrative Inzidenz pro 100 000 Einwohner pro Jahr und Aufnahmezahlen, Psychiatrie Münster (nach Meyer)

Autor	Ort und Institution	Zeitraum	Inzidenz
Jones 1980	Monroe County, New York: Psychiatrie	1960–1969 1970–1976	0,35 0,64
Willi 1983	Kanton Zürich: Psychiatrie, Innere Klinik & Kinderklinik	1956–1958 1963–1965 1973–1975	0,38 0,55 1,12
			Neuerkrankungen
Mester 1981	Psychiatrie Münster	1931–1940 1941–1950 1951–1960 1961–1970 1971–1973	5 22 32 97 90

Modeströmungen, z. B. übersteigerte Schlankheitsideale, veränderte Lebensumstände und das Auftreten der sekundären Geschlechtsmerkmale sein. Obwohl die Amenorrhoe der Abmagerung vorausgehen kann, sind endokrine Störungen nicht als auslösende Ursache anzusehen. Das somatische Krankheitsbild ist Folge und nicht Ursache der Eßverhaltensstörungen.

Klinisches Bild

Das klinische Bild ist durch ein breites Spektrum **psychischer Auffälligkeiten** und eine relativ einheitliche somatische Symptomatik gekennzeichnet. Stets ist das Eßverhalten gestört entweder mit übertriebener Nahrungsmittelaufnahme, Horten und Verstecken von Nahrung und heimlichem Essen oder betont normaler Nahrungsaufnahme, mit heimlichem anschließenden Erbrechen, längeren Phasen von Nahrungsverweigerung, unter Umständen mit anschließender hemmungsloser Nahrungsaufnahme und gegebenenfalls wiederum Erbrechen nach der Mahlzeit. Weitere typische psychische Auffälligkeiten sind Sthenizität mit Ehrgeiz, Leistungsanspruch und hoher Eigenmotivation bei gleichzeitiger Neigung zu depressiven

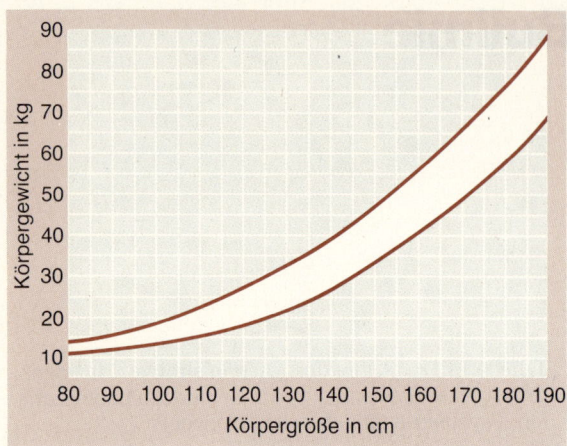

Abb. 13.**5** Diagramm zur schnellen und einfachen Überprüfung des Gewichtes von Kindern und Jugendlichen von 3 bis 17 Jahren. Angegeben ist der Toleranzbereich des Gewichtes in Abhängigkeit von der Größe (nach Schlaf u. Pudel)

Verstimmungen mit Schuldgefühlen, Versagensängsten und Verletzlichkeit.

Suizidale Tendenzen kommen vor. Im beruflichen Umfeld erscheinen die Patienten oft von verläßlicher Ordentlichkeit, Ausdauer und Belastbarkeit, die zwanghafte Züge annehmen kann. Die emotionale Reaktionsfähigkeit kann verkümmert sein (Isolationstendenzen), obwohl einmal eingegangene Bindungen (und Verhaltensmuster) oft nur schwer korrigiert werden können. Selbst bei ausgeprägter Magerkeit besteht Angst vor Gewichtszunahme (Körperschemastörung). Normalgewicht wird ebenso wie Hungergefühl oder das Gefühl eines vollen Magens als krankhaft abgelehnt oder verdrängt. Bei der Anorexie ist Bagatellisierung von Symptomen und Beschwerden und fehlende Krankheitseinsicht die Regel, während bei der Bulimie das suchtartige Verhalten meist erkannt, mit hohem Leidensdruck erlebt und mit Schuldgefühlen verarbeitet wird.

Unter den **körperlichen Symptomen** dominieren Kachexie, Amenorrhoe und Obstipation. Das Körpergewicht liegt deutlich unter der alters- und größenentsprechenden Norm (Abb. 14.**5**). Typisch ist das Bild des Nahrungsenergiemangels, während spezifische Mangelerscheinungen wie A-Vitaminosen eher selten sind. Der Körperbau ist feingliederig, oft bleiben kindliche Formen erhalten. Fettpolster fehlen weitgehend, so daß sich Beckenkämme, Schambeine und Dornfortsätze deutlich durch die Haut abzeichnen. Letztere ist dünn, trocken, schilfrig. Haut und Nägel sind stumpf und brüchig, oft ist die Lanugobehaarung erhalten.

Die motorische Aktivität ist gesteigert, nicht selten als Sport und Hobby sublimiert. Bei Bradykardie und Hypotonie liegen bei etwa einem Drittel der Fälle akzidentelle Herzgeräusche vor. Das Herzvolumen ist auffallend klein. Amenorrhoe ist nicht obligat, sie kann der Magersucht vorausgehen oder in deren Gefolge auftreten. Darmatonie durch geringes Nahrungsvolumen und Hypokaliämie führen oft zu Laxantienabusus mit entsprechenden Folgen.

Klinisch-chemisch können alle Zeichen der Unterernährung vorliegen (s. S. 1249 ff.). Hämatokrit und Hämoglobin sind erniedrigt, manchmal durch Exsikose kaschiert. Extrem hochgestellter Urin (z. B. nach exzessivem Erbrechen) oder auch extrem verdünnter Urin (z. B. bei dem Versuch, eine Gewichtszunahme durch Trinken großer Flüssigkeitsmengen zu suggerieren) werden beobachtet. Diabetes-insipidus-ähnliche Bilder kommen vor. Störungen der Glucosetoleranz können im Sinne eines „Vaganten-Diabetes" als Folge eines chronischen Kohlenhydratmangels gedeutet werden. Serumelektrolytstörungen sind vor allem Folge des Erbrechens (Hypokaliämie, Hypochlorhydrie, Alkalose). Die Pathogenese der häufig vorliegenden Hypercholesterinämien ist unklar. EEG-Veränderungen finden ein morphologisches Korrelat in der sogenannten Pseudoatrophie des Gehirns, die im Computertomogram als Erweiterung der Hirnfurchen und des Hemisphärenspaltes imponiert. Die meisten endokrinen Störungen sind als sekundäre Folge der Mangelernährung aufzufassen, z. B. erhöhte Wachstumshormonspiegel, Störungen der Thyroxinkonversion in der Peripherie, Störungen der LH-Sekretion. Sie sind in der Regel reversibel. Primäre Endokrinopathien und psychogene Störungen sind deshalb aber nicht ausgeschlossen.

Diagnostisches Vorgehen

Die Diagnose stützt sich auf das klinische Bild und den Ausschluß anderer Ursachen der Magersucht (Tab. 13.**19**). Begleitkrankheiten als Folge der Unterernährung sind abzuklären, damit unter Umständen eine gezielte Therapie erfolgen kann.

Differentialdiagnose

Die klassische Symptomatologie der Anorexia nervosa mit Untergewicht von mehr als minus 30% und Hyperaktivität ohne Krankheitsgefühl bereitet keine Schwierigkeiten. Bei weniger eindeutigen Fällen sind differentialdiagnostisch organische und andere psychische Ursachen der Magersucht abzuklären. Andere organische Ursachen sind vor allem Tumoren im Bereich von Hypothalamus und Hypophyse, intestinale Stenosen, Malabsorption und konsumierende Erkrankungen wie Morbus Crohn, Diabetes mellitus und Thyreotoxikose.

Unter den psychischen Ursachen können Depression, Vergiftungswahn, Zwangsrituale und der Schizophrenie nahestehende Störungen Abgrenzungsschwierigkeiten bereiten. Leidensdruck und gesellschaftskonformes Modeverhalten sind typisch für die Bulimie. Fehlendes Krankheitsgefühl bei objektiver Gesundheitsgefährdung ist bezeichnend für die Anorexia nervosa.

Therapie

Bei der Therapie sind somatische und psychologische Ansätze zu beachten. Stets ist die abgestimmte Zusammenarbeit von Internisten/Pädiatern/Hausärzten mit einem Psychotherapeuten erforderlich.

Bei lebensbedrohlicher Abmagerung (Richtwerte < 50% des Sollgewichtes oder < 45 kg Körpergewicht bzw. bedrohliche klinisch-chemische Symptome) ist immer eine stationäre Aufnahme zur Nährstoff-, Elektrolyt-, Vitamin- und Flüssigkeitssubstitution erforderlich. Diese kann initial parenteral notwendig sein, sollte aber möglichst bald enteral erfolgen.

Hierzu eignet sich eine Magendauersonde, die bei Erbrechen bis ins Duodenum vorgeschoben werden muß. Proteinreiche Sondennahrungen stehen in großer Auswahl zur Verfügung. Sie sollten zunächst kontinuierlich, möglichst bald aber in anfänglich 2stündlichen, später 2- bis 4stündlichen Intervallen zugeführt werden. Wenn die Ernährungstherapie nicht lethargisch hingenommen wird, sondern erzwungen werden muß, können sich latente suizidiale Tendenzen beim Patienten verstärken. Manchmal ist eine Sedierung erforderlich. Wegen dieser suizidalen Risiken und der manchmal raffinierten Sabotageversuche durch den Patienten sollte die Therapie in dieser Phase unter intensivmedizinischen Bedingungen oder im Regelfall unter Überwachung durch eine Dauersitzwache eingeleitet werden. Ohne Unterbrechung der Dauerüberwachung sollte baldmöglichst die Sondenernährung durch orale Nahrungsaufnahme ersetzt werden. Ziel dieser initialen Maßnahmen ist die Beseitigung akut gefährlicher Stoffwechselsituationen und eine Gewichtszunahme von 4–5 kg. Letztere ist erwünscht, weil sich unter der Gewichtszunahme eine anfängliche strikte Ablehnung jeglicher Therapie meist deutlich abschwächt und weil der Psychotherapeut bei Einleitung seiner Therapie eine „Sicherheitsmarge des Körpergewichts" braucht, da sich vorübergehende Gewichtsverluste unter seiner Behandlung oft nicht vermeiden lassen.

Erst wenn unter oraler Nahrungszufuhr auf erhöhtem Niveau Gewichtskonstanz erreicht wird, sind die somatischen Voraussetzungen für eine ambulante Psychotherapie gegeben. Eine zweite ebenso wichtige Bedingung für eine aussichtsreiche Psychotherapie ist aber, daß der Patient selbst die Hilfe des Psychotherapeuten sucht und sein soziales Umfeld dieser Therapie positiv gegenübersteht. Es ist eine wesentliche Aufgabe der initial behandelnden Ärzte und Pflegekräfte diese Voraussetzungen zu schaffen.

Für die Psychotherapie sind verschiedene Konzepte vorgeschlagen worden. Welcher theoretische Ansatz gewählt wird, sollte nicht dogmatisch entschieden werden, sondern sich nach den individuellen Gegebenheiten richten, besonders aber nach den Erfahrungen des vom Patienten akzeptierten Psychotherapeuten. Die therapeutische Verantwortung muß stets in einer Hand liegen. Bei akuter Lebensgefahr in der Phase der stationären Initialbehandlung wird dies meist ein stoffwechselorientierter Arzt sein. In dieser Phase kann die Psychotherapie nur vorbereitet werden. Ihre Durchführung durch einen psychotherapeutisch orientierten Arzt ist langwierig und letztlich nur ambulant möglich. Im Regelfall wird deshalb die therapeutische Verantwortung nach der stationären Entlassung an den Psychotherapeuten übergeben. Bei Behandlung durch psychosomatische Kliniken, die wünschenswert ist, weil die Therapie der Anorexia nervosa besondere Erfahrungen erfordert, können andere Konzepte sinnvoller sein.

Prognose und Verlauf

Die Anorexia nervosa ist stets eine ernstzunehmende Krankheit. Prognostisch günstige und ungünstige Fakten sind in Tab. 13.**20** zusammengestellt. Die somatischen Störungen sind unter Gewichtszunahme durchweg rasch reversibel, die psychischen Grundstörungen dagegen nicht. Die Krankheit verläuft langwierig und neigt zu Rezidiven. Günstige Verläufe werden in weniger als der Hälfte der Fälle, ausgesprochen ungünstige Verläufe in einem Viertel der Fälle beobachtet, die Letalität liegt zwischen 7 und 15%.

Tabelle 13.19 Diagnosekriterien der American Psychiatric Association (nach M. Fichter)

Anorexia nervosa

Intensive Angst, dick zu werden

Körperschemastörungen: Die eigenen Körpermaße werden stark überschätzt

Gewichtsverlust von mind. 25% des früheren Gewichts

Weigerung, das Körpergewicht auf dem Minimum des für Alter und Größe normalen Gewichtes zu erhalten

Das Fehlen somatischer Erkrankungen, die den Gewichtsverlust erklären könnten

Verzerrte, nicht korrigierbare Einstellung zu Essen, Nahrung oder Gewicht, die trotz Hunger, Ermahnung, Bekräftigung oder Drohung weiter besteht

Bulimia nervosa

Wiederholte Episoden von „Freßattacken" (Verschlingen großer Nahrungsmengen in kurzer Zeit)

Mindestens 3 der folgenden Symptome
1. Bei der Bulimieattacke wird hochkalorische, leicht zuzuführende Nahrung im Verborgenen verzehrt
2. Wahlloses Durcheinanderessen während der Bulimieattacke
3. Beendigung der Attacke durch Bauchbeschwerden, Schlaf, soziale Ablenkung oder selbstinduziertes Erbrechen
4. Wiederholte Versuche der Gewichtsreduzierung durch strenge Diät, Erbrechen, Laxantien- oder Diuretikaabusus
5. Gewichtsschwankungen von mehr als 5 kg

Bewußtheit über gestörtes Eßverhalten und Angst, die Willenskontrolle über das Essen zu verlieren

Depression und selbsterniedrigende Gedanken nach „Freßanfällen"

Bulimieepisoden erfolgen nicht im Rahmen einer Anorexia nervosa oder aufgrund bekannter somatischer Erkrankungen

Tabelle 13.**20**   Zusammenstellung prognostisch günstiger bzw. ungünstiger Merkmale von Anorexie-Patienten aus der Literatur. MMPI: Minnesota multiphasic personality inventory (Persönlichkeitstest mit klinischen Skalen) (aus Köhle, K., C. Simons: Anorexia nervosa, In Uexüll, T. V.: Lehrbuch der psychosomatischen Medizin. Urban & Schwarzenberg, München 1979)

Prognostisch günstig	Prognostisch ungünstig
früher Krankheitsbeginn (zu Beginn der Adoleszenz)	später Krankheitsbeginn (Ende der Adoleszenz)
kurze Krankheitsdauer bei Behandlungsbeginn	längere Krankheitsdauer bei Behandlungsbeginn
	extremer Gewichtsverlust
	Vielzahl somatischer Beschwerden
	unwillkürliches Erbrechen
	starker Laxantienabusus
niedriger Neurotizismus bei hoher Abwehr ("Selbstschutz")	hoher Neurotizismus
Überwiegen hysterischer Anteile in der Persönlichkeitsstruktur	Überwiegen schizoider, depressiver oder zwangsneurotischer Züge
	Suizidversuche
traumatisches Ereignis vor Krankheitsmanifestation	kein traumatisches Ereignis vor Krankheitsmanifestation
niedrige Werte im gesamten MMPI	hohe Werte im MMPI
	hohe Werte auf Schizophrenieskala im MMPI
	vorausgegangene psychiatrische Hospitalisation
	Tendenz zu unkontrollierten Triebdurchbrüchen (Stehlen, Selbstverletzung)
gute Anpassung in der Schule	schlechte Anpassung in der Schule
höheres akademisches Leistungsniveau	
	höheres Alter der Mutter bei Geburt
	hohe Depressionswerte bei Eltern
	gestörte Beziehung der Patienten zu anderen Familienmitgliedern
weniger Geschwister	
Heirat nach Erkrankung	

Merke: Unter Anorexia nervosa versteht man eine pathologische Gewichtsabnahme (bis unter 50% des Sollgewichts), die durch psychisch bedingte Nahrungsverweigerung bevorzugt bei adoleszenten Mädchen auftritt. Neben psychischen Auffälligkeiten (Sthenizität mit Ehrgeiz, Leistungsanspruch, Neigung zu depressiven Verstimmungen mit Schuldgefühlen, Versagensängste und Verletzlichkeit) dominieren als körperliche Symptome Kachexie, Amenorrhoe und Obstipation. Die Therapie muß somatische und psychologische Ansätze beachten und erfordert die Zusammenarbeit von Internisten, Pädiatern und Hausärzten mit einem Psychotherapeuten.

Weiterführende Literatur

Fichter, M.: Magersucht und Bulimia. Springer, Berlin 1985
Katz, J. L.: Anorexia nervosa. In Brodoff, B. N., S. J. Bleicher: Diabetes mellitus. Williams & Wilkens, Baltimore 1982
Meier, J. E., A. Feldmann: Anorexia nervosa. Thieme, Stuttgart 1965
Meyer, A. E.: Anorexia nervosa. In: Fortschritte und Fortbildung in der Medizin, Bd. IX. Deutscher Ärzteverlag, Köln 1985
Paul, Th., V. Pudel: Bulimia nervosa: Ernährungsumschau 32 (1985) 74
Schepank, H.: Anorexia nervosa, Zwillingskasuistik über ein seltenes Krankheitsbild. In Heigl-Evers, A., H. Schepank: Ursprünge seelisch bedingter Krankheiten, Bd. II. Vandenhoeck & Ruprecht, Göttingen 1982
Weidenhammer, B.: Aufsatz zur Bedeutung eines Schuldkonfliktes bei magersüchtigen Patientinnen. Texte. Theorie und Praxis der Psychoanalyse, Innsbruck 1986

14 Stoffwechsel-krankheiten

W. Berger,
F. A. Gries,
Th. Koschinsky,
M. Toeller,
G. Strohmeyer

Störungen des Aminosäurenstoffwechsels

F.A. Gries, Th. Koschinsky und *M. Toeller*

Albinismus

Definition: Der Albinismus ist eine autosomal rezessiv vererbbare Erkrankung des Tyrosinstoffwechsels, die durch generalisierte oder partielle Pigmentstörungen charakterisiert ist. Es wird eine tyrosinase-positive und eine tyrosinase-negative Form unterschieden.

Häufigkeit

Vorkommen bei europiden Rassen bei 1 von 5000−25 000 Personen. Der Albinismus totalis beider Typen kommt in den USA bei 1 von 33 000 bis 35 000 Personen vor.

Ätiologie

Ursächlich liegt beim totalen Albinismus der Tyrosinase-negativen Form ein Tyrosinasemangel der Melanozyten vor, so daß die Hydroxylierung des Tyrosins zu Dopa (3,4-Dihydroxyphenylalanin) ausbleibt. Bei der Tyrosinase-positiven Form wird entweder ein Mangel eines Tyrosinaseisoenzyms oder des Tyrosintransportes in die Melanozyten vermutet. Die Ursachen des partiellen Albinismus sind hypothetisch.

Pathophysiologie und Klinik

Tyrosin wird normalerweise an den Melanosomen der Melanozyten zu zwei Formen des Melanins umgebaut. Dieser Prozeß ist gestört. Da Melanin einem ständigen Abbau durch die Keratinozyten der Haut unterliegt, entsteht Melaninmangel. Da die Hauptfunktion des Melanins in der Absorption von Lichtenergie besteht, kommt es bei Melaninmangel zu Lichtüberempfindlichkeit.

Die Erkrankung liegt bereits bei der Geburt vor. Kompletter Pigmentmangel ist eher selten, meist sind Pigmentreste in Uvea und Retina vorhanden. Die depigmentierte Haut ist weiß, rosig, die Haare weiß bis strohgelb, bei Negern oft rötlich. Die Iris ist transparent und erscheint rot. Während die Depigmentierung der Haut zur Lichtempfindlichkeit führt, ist durch den parapupillären Lichteinfall die Sehschärfe erheblich beeinträchtigt. Nicht selten bilden sich ein Zentralskotom oder vollständige Amblyopie aus. Konjunktividiten und Blepharospasmus mit Photophobie sind häufig.

Abschwächung der Symptome in der Pubertät kommt vor. Abgesehen von Lichtempfindlichkeit und Sehstörungen ist das körperliche Befinden nicht wesentlich beeinträchtigt.

Therapie

Die Therapie besteht in der Anwendung von Hautschutzsalben. Die Sehschärfe kann durch lichtundurchlässige Haftgläser, die Sklera und Iris abdecken, verbessert werden.

Alkaptonurie

Definition: Die Alkaptonurie ist eine autosomal rezessiv vererbbare Erkrankung des Tryptophanstoffwechsels, die mit Pigmentstörungen einhergeht.

Häufigkeit

Die Erkrankung ist selten, rund 1000 Fälle sind publiziert, 60% sind männlichen Geschlechts.

Ätiologie

Ursache der Erkrankung ist das Fehlen der Homogentisinsäureoxidase.

Pathophysiologie und Klinik

Die Abbaustörung der Homogentisinsäure (2,5-Dihydroxyphenylessigsäure) führt zu deren vermehrter Ausscheidung im Urin (Over-flow-Aminoazidurie) und Schweiß. Homogentisinsäure bildet bei Zutritt von Sauerstoff, besonders im alkalischen Milieu, braunschwarze Polymerisationsprodukte. Ein ähnliches Pigment (Alcaptin) wird im Gewebe abgelagert.

Die Ausscheidung homogentisinsäurehaltigen Urins besteht in der Regel von Geburt an. Auffällig ist die dunkle Verfärbung des Genitalbereichs, der Windeln und Unterwäsche, später auch der Haut im Bereich der Akren, besonders des Kopfes.

Im Erwachsenenalter findet man Pigmentablagerungen (Ochronose) in bradytrophen Geweben (Nasen-, Ohr-, Gelenkknorpel, Skleren), gelegentlich Degeneration der Gelenkknorpel mit schmerzhafter Bewegungseinschränkung (Osteoarthrosis deformans alcaptonurica).

Diagnostisches Vorgehen

Die Diagnose wird durch Nachweis der Homogentisinsäure im Urin gestellt (Suchtest: Briggsches Reagenz) und durch röntgenologischen oder arthroskopischen Nachweis von Gelenkknorpelveränderungen.

Therapie

Eine lebenslange Behandlung mit phenylalanin- und tyrosinarmer Kost erscheint nicht gerechtfertigt. Sonstige Therapieversuche blieben erfolglos. Die Osteoarthrosis kann nur symptomatisch mit den üblichen Verfahren behandelt werden.

Prognose

Die Prognose ist im allgemeinen günstig.

Phenylketonurie

Definition: Die Phenylketonurie ist eine zu schweren neurologischen Ausfallserscheinungen führende Erkrankung, die durch eine Störung des Phenylalaninstoffwechsels bedingt ist.

Häufigkeit

Das Vorkommen ist variabel, es liegt in Mitteleuropa bei etwa 1 von 7000 Personen, bei Negern und Juden bei etwa 1 von 300 000 Personen. Geschlechtsunterschiede bestehen nicht.

Ätiologie

Ursache der Erkrankung ist ein angeborener Mangel an Phenylalanin-4-Hydroxylase, die die Umwandlung von Phenylalanin in Tyrosin katalysiert.

Pathophysiologie und Klinik

Durch die Abbaustörung des Phenylalanins resultiert in Abhängigkeit vom Nahrungsangebot ein erhöhter Plasmaspiegel von Phenylalanin, Phenylbrenztraubensäure und deren Derivaten mit vermehrter Ausscheidung im Urin (Overflow-Aminoazidurie). Die essentiellen Aminosäuren im Plasma sind erniedrigt, besonders L-Tryptophan, vermutlich infolge einer Resorptionsstörung. Unter anderem sind der transmembranöse Transport verschiedener Aminosäuren und damit die Proteinsynthese sowie die Synthese von Neurotransmittern und Melanin gestört.

Da das Krankheitsbild in der frühen Postnatalperiode symptomarm verlaufen kann, sich aber bereits in dieser Phase irreversible Schäden ausbilden, die durch Therapie zu vermeiden wären, wird heute bei allen Neugeborenen eine Screening-Untersuchung durchgeführt. Das Vollbild der Phenylketonurie mit schwersten neurologischen Ausfällen, Pigmentmangel und Ekzem wird daher nicht mehr beobachtet. Frühsymptome sind ein eigentümlich muffiger Körpergeruch, Erbrechen, psychische Retardierung und Krämpfe. Später bilden sich gesteigerter Muskeltonus, gesteigerte Reflexe, Tremor und Hyperkinesen sowie allgemeine Wachstumsretardierung und Verhaltensstörungen aus. Neben dem klassischen Bild kommen auch mildere Verlaufsformen vor.

Diagnostisches Vorgehen

Die Diagnose wird beim Screening durch Teststreifen (Phenistix, Bayer Diagnostik), die Eisenchloridprobe oder den Guthrie-Test gestellt. Die genaue Bestimmung des Phenylalanins und seiner Metaboliten im Blut ist vor allem für die Therapieüberwachung und die Diagnostik heterozygoter Merkmalsträger durch Belastungstests notwendig (Normwert für Phenylalanin $< 1,65$ mg/dl bzw. $< 0,1$ mmol/l).

Therapie

Die Therapie muß so früh wie möglich in den ersten Lebenstagen einsetzen und bis zum Schulalter, besser bis zum Abschluß der Wachstumsphase, fortgesetzt werden. Sie besteht in phenylalaninbegrenzter Ernährung. Der Phenylalaninspiegel des Plasmas ist auf $2-5$ mg/dl (0,12 bis 0,30 mmol/l) einzustellen. Bei geplanter Schwangerschaft ist präkonzeptionell erneut eine Einstellung des Phenylalaninspiegels erforderlich, da andernfalls schwerste Fetalschäden auftreten.

Prognose

Die Lebenserwartung unbehandelter Kranker ist eingeschränkt. Nur ein Viertel erreicht das 30. Lebensjahr. Bei ausreichender Frühbehandlung scheinen die Lebenserwartung sowie die körperliche und geistige Entwicklung nicht eingeschränkt zu sein.

Merke: Störungen des Aminosäurenstoffwechsels beruhen auf angeborenen Enzymdefekten. Nur bei wenigen Krankheitsbildern wird das Erwachsenenalter erreicht. Dabei besitzt die Phenylketonurie die größte Bedeutung. Wegen der Gefahr fetaler Entwicklungsschäden ist eine sorgfältige Diättherapie von Schwangeren mit Phenylketonurie erforderlich.

Weiterführende Literatur

Elsas, L.J., P.B. Acosta: Nutrition support of inherited metabolic diseases. In Shils, M.E., V.R. Young (eds): Modern Nutrition in Health and Diesease. Lea & Febiger, Philadelphia 1988 (p. 1337)

Rosenberg, L.E., C.R. Scriver: Disorders of amino acid metabolism. In Bondy, P.K., L.E. Rosenberg: Metabolic Control and Disease. Saunders, Philadelphia 1980

Schreier, K.: Störungen des Amino-Säuren-Stoffwechsels. In Schreier, K.: Die angeborenen Stoffwechselanomalien. Thieme, Stuttgart 1979

Störungen des Purin- und Pyrimidin-stoffwechsels

F.A. Gries, Th. Koschinsky und *M. Toeller*

Gicht (Arthritis urica)

Definition: Die Gicht ist eine vorwiegend bei Männern vorkommende ätiologisch und pathophysiologisch heterogene Störung des Harnsäuremetabolismus, die mit Hyperurikämie und Harnsäureablagerungen in verschiedenen Geweben und Organen und daraus resultierenden Störungen (Arthritis urica, Gichtniere, Tophi) einhergeht.

Einteilung

Ätiologisch kann die primäre von der sekundären Gicht unterschieden werden. Pathogenetisch liegt häufig eine renale Ausscheidungsstörung der Harnsäure, seltener eine Harnsäureüberproduktion vor.

Häufigkeit

Da sich die Störung des Hanrsäurestoffwechsels bei genetischer Prädisposition in Abhängigkeit von der Ernährung manifestiert, unterliegt die Prävalenz erheblichen Schwankungen. In den Überflußgesellschaften liegt bei über 5% der Bevölkerung im fortgeschrittenen Erwachsenenalter eine Hyperurikämie vor.

Vorkommen

Der Anteil primärer und sekundärer Störungen an der Hyperurikämie ist nicht bekannt. Männer sind wesentlich häufiger betroffen als Frauen vor der Menopause. Das Geschlechtsverhältnis beträgt für die Hyperurikämie 7−10:1, für die primäre Gicht etwa 3−7:1.

Ätiologie

Die **primäre Hyperurikämie** und **Gicht** kommen in bis zu 40% der Fälle familiär gehäuft vor. Der Erbgang ist nicht aufgeklärt und für die verschiedenen pathogenetischen Formen möglicherweise unterschiedlich. Die Gründe für die besondere Häufigkeit bei Männern sind nicht bekannt. Das Fehlen eines schützenden Östrogeneinflusses wird vermutet.

Die **sekundäre Gicht** tritt symptomatisch bei Krankheiten mit vermehrter Harnsäuresynthese infolge vermehrter Zytolyse oder renaler Ausscheidungsstörungen auf.

Pathophysiologie und Klinik

Merkmal des gestörten Harnsäurestoffwechsels ist eine Vergrößerung des Harnsäurepools mit Hyperurikämie. Die Hyperurikämie kann Folge einer Überproduktion von Harnsäure und/oder einer renalen Ausscheidungsstörung für Harnsäure sein. Bei der primären Gicht liegt vermutlich in weniger als 10% der Fälle eine endogene Synthesesteigerung vor. Hierfür können Aktivitätssteigerungen der Phosphoribosyl-Pyrophosphat-Synthetase (PRPP-Synthetase) oder Aktivitätsverluste der Hypoxanthin-Guanin-Phosphoribosyl-Transferase (HGPR-Transferase) oder der Adenin-Phosphoribosyl-Transferase verantwortlich gemacht werden. Durch die Aktivitätsänderungen dieser Enzyme wird die Rückkoppelungshemmung der Purinsynthese aufgehoben, so daß eine gesteigerte De-novo-Synthese resultiert.

Ein vollständiger Verlust der HGPR-Transferase liegt dem Lesch-Nyhan-Syndrom zugrunde.

Eine gesteigerte Harnsäurebildung kann auch Folge einer exogenen Zufuhr von Purinkörpern (nukleinsäurehaltige Nahrungsmittel) sein. Diese führt bei normaler renaler Ausscheidung aber nicht zur dauernden Hyperurikämie.

Bei der überwiegenden Zahl der Fälle **primärer Gicht** liegt eine Ausscheidungsstörung für Harnsäure vor, die vor allem auf einer verminderten tubulären Harnsäuresekretion beruht. Auch die Harnsäureausscheidung in den Darm (etwa 10% der Gesamtausscheidung) ist vermindert.

Die Harnsäure-Clearance hängt von der Harnsäurekonzentration im Plasma ab. Obwohl sie bei renaler Ausscheidungstörung, bezogen auf die konzentrationsabhängige Norm, vermindert ist, kann es bei hohen Plasmaspiegeln zu einer vermehrten Harnsäureausscheidung im Urin kommen. Dies erklärt die Neigung zur Bildung von Uratsteinen.

Auch bei der **sekundären Gicht** kommen vermehrte Bildung und verminderte Ausscheidung der Harnsäure vor (Tab. 14.**1**). Erstere ist Folge eines vermehrten DNA- und RNA-Abbaus wegen beschleunigtem Zelluntergang bei generalisierten Neoplasien, besonders Hämoblastosen, unter radiologischer oder zytostatischer Therapie.

Die Ausscheidungsstörung kann Folge einer Niereninsuffizienz sein. Die renale Harnsäureausscheidung kann aber auch funktionell durch Pharmaka oder kompetitive Hemmung durch organische Hydroxysäuren (Milchsäure, β-Hydroxybuttersäure) bei Ketose, Alkoholintoxikation und Lactat oder Fructoseinfusion bedingt sein. Funktionelle Ausscheidungsstörungen sind häufig Ursache für einen raschen Konzentrationsanstieg der Plasmaharnsäure und damit manchmal Auslöser akuter Gichtanfälle.

Harnsäure ist bei physiologischem pH als Mononatriumurat nur bis zu einer Konzentration von 6,4 mg/dl (380 μmol/l) löslich. Im Serum können aber übersättigte Lösungen auftreten. Bei Konzentration über 7 mg/dl (415 μmol/l) oder bei raschem Konzentrationsanstieg ist jedoch mit dem Ausfallen von Harnsäurekristallen zu rechnen. Sie erfolgt bevorzugt in bradytrophen Geweben (Knorpel, Gelenke, Schleimbeutel) und in der Niere. Hier werden Entzündungs- und Fremdkörperreaktionen und durch Freisetzung von unspezifischen Bradykininen an den Gelenken Schmerzattacken ausgelöst. Die Wahrscheinlichkeit, mit der Gichtanfälle zu erwarten sind, zeigt Abb. 14.**1**.

Die Gicht kann in drei Stadien eingeteilt werden:
1. latente (subklinische) Gicht (Prägicht, asymptomatische Hyperurikämie),
2. akuter Gichtanfall und
3. chronische Gicht.

Anamnese

Viele Patienten verweisen auf ein familiäres Vorkommen. Allerdings sind entsprechende Angaben über Gelenkdeformitäten und „Gichtknoten" kritisch zu beurteilen, da es sich häufig um andere Erkrankungen, z. B. Arthrosis deformans oder Heberden-Knoten, handelt. Verläßlichere Hinweise auf familiäres Vorkommen sind rezidivierende Gelenkentzündungen und Nierensteindiathese mit Gelenkattacken.

Einem Gichtanfall gehen als Auslöser häufig Eß- und/oder Trinkgelage (Purinzufuhr, kompetitive Ausscheidungshemmung durch Ketonkörper und/oder Lactat), Mikrotraumen (besonders bei atypischer Lokalisation, z. B. in der Wirbelsäule bei Fernfahrern), aber auch längeres Fasten, Operationen oder Therapie von Neoplasien voraus. Bei 30% finden sich anamnestisch eine (Urat)-Harnsteindiathese, Nierenkoliken oder schmerzhaftes Wasserlassen (Mikroverletzungen durch Harnsäurekristalle). Wegen der häufigen Assoziation der Hyperurikämie mit Adipositas, Hyperlipoproteinämie und Diabetes ist bei diesen Erkrankungen nach Gicht zu fahnden, ebenso bei Hypertonie, rezidivierender interstitieller Nephritis, Niereninsuffizienz, Hallux-rigidus-Arthrose und vorzeitiger Arteriosklerose.

Befund

Die **subklinische Gicht** ist durch Hyperurikämie (Plasmaharnsäure > 7 mg/dl [> 415 μmol/l] bei Männern, > 6,5 mg [> 385 μmol/l] bei Frauen) gekennzeichnet. Körperliche Symptome fehlen. Erstsymptom der manifesten Gicht ist in etwa zwei Drittel der Fälle ein akuter Gichtanfall, die Arthritis urica. Sie tritt zunächst als Monarthritis, in über 70% der Fälle im Großzehengrundgelenk (Podagra), in weniger als 10% in den Sprunggelenken, Fingergelenken (Chir-

Tabelle 14.1 Ursachen symptomatischer Hyperurikämien

Vermehrte Harnsäuresynthese	
Purinreiche Kost	
Gesteigerter endogener Purinmetabolismus	
– myeloproliferative Erkrankungen	
– hämolytische Erkrankungen	
– lobäre Pneumonie	
– Therapie von Leukosen und Tumoren	

Verminderte Harnsäureausscheidung	
Niereninsuffizienz	
Funktionelle Ausscheidungsstörungen	
– Pharmaka:	Salicylate, Pyrazinamide, Saluretika
– Lactat:	Glykogenosen, Schwangerschaftstoxikose, Alkohol, Muskelarbeit
– β-Hydroxybuttersäure:	fettreiche Diät, Hunger, diabetische Keto(azido)se

Verschiedene Mechanismen, fragliche symptomatische Formen	
– Hyperlipoproteinämie	
– Hyper- und Hypoparathyreoidismus	
– Myxödem	
– Psoriasis	

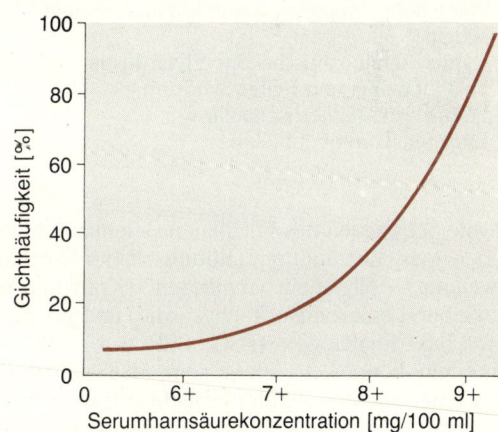

Abb. 14.1 Entwicklung einer Arthritis urica in Abhängigkeit vom Serumharnsäurespiegel bei Männern. Die Abbildung zeigt, daß mit Zunahme der Harnsäurekonzentration im Serum die Gichthäufigkeit signifikant zunimmt. So muß man bei Harnsäurewerten von über 9 mg/100 ml (535 μmol/l) Serum in etwa 90% der Fälle früher oder später mit einer Arthritis urica rechnen (nach Mertz)

agra), Fußwurzelgelenken oder im Kniegelenk (Gonagra) und anderen Gelenken auf. Erst im späteren Krankheitsverlauf entwickelt sich eine Polyarthritis urica.

Der **akute Gichtanfall** verläuft typisch, wird aber dennoch häufig verkannt. Nicht selten nachts treten plötzlich oder im Verlaufe weniger Stunden

Tabelle 14.2 Differentialdiagnose des akuten Gichtanfalls (nach Mertz)

Artikulär

- akutes rheumatisches Fieber
- akuter Schub einer chronischen Polyarthritis
- Infektarthritis, Rheumatoide, Reizzustand einer
  Arthrose
- spezifische Arthritis
- Arthritis – Polyarthritis bei Kollagenkrankheiten
  im engeren Sinne
- peripher arthritisches Primärstadium
  bei Spondylarthritis ankylopoetica
- Reiter-Syndrom
- Arthropathia psoriatica
- Chondrokalzinose
- symptomatische Arthritis bei Leukosen,
  Malignom, Colitis ulcerosa
- Serumkrankheit

Vertebral (selten)

- Spondylarthritis ankylopoetica
- Spondylitis psoriatica
- Reizzustand bei Spondylarthrose, Osteo-
  chondrose, Spondylose
- Spondylosis hyperostotica

Extraartikulär

- Bursitis, Tendovaginitis, Tendosynovitis
- Reizzustand einer Tendoperiostose
- Phlegmone, Empyem, Gangrän einer Sehnen-
  scheide
- Ostitis, Tendoostitis bei Spondylarthritis
  ankylopoetica und Reiter-Syndrom
- Periarthritis humeroscapularis
- Erysipel, Thrombophlebitis

heftigste Schmerzen des befallenen Gelenks mit allen
Zeichen der Entzündung (Rötung, Überwärmung,
Schwellung), Allgemeinsymptomen (Krankheitsge-
fühl, Fieber, Leukozytose, Tachykardie) und positiven
Akute-Phase-Reaktionen (BSG, CRP u. a.) auf. Die
Schmerzen können so stark sein, daß selbst der
Druck einer leichten Bettdecke nicht ertragen wird.

Auch ohne Therapie klingen die Akuterschei-
nungen spontan, wenn auch manchmal erst im Verlaufe einiger Wochen, ab. Die Krankheit tritt in die interkritische Phase, deren Beschwerdefreiheit aber
nicht über das Fortschreiten des Krankheitsprozesses
hinwegtäuschen sollte. Das Intervall bis zum Auftreten des nächstens Anfalls dauert zunächst Monate bis
Jahre, wird aber mit zunehmender Krankheitsdauer
kürzer, wobei die Schwere der akuten Anfälle nachläßt.

Das **chronische Stadium** ist durch anhaltende
Gelenkprozesse sowie die Ablagerung von Harnsäu-
rekristallen im Gewebe charakterisiert. Typisch sind
Tophi: Nester von Harnsäurekristallen, die bevorzugt
im gelenknahen Knochen oder Knorpel (Helix der
Ohrmuschel) auftreten. Tophi neigen bei Verletzung
zur Fistelbildung mit schlechter Heilungstendenz.
Harnsäureablagerungen finden sich auch in den Nieren, vor allem im Mark, wo sie zur interstitiellen
Nephritis, zur renalen Hypertonie und schließlich zur
Niereninsuffienz führen. Die Bildung von Uratsteinen
kann anderen Symptomen der Gicht um Jahre vorausgehen.

Während bei Erstmanifestation im frühen Erwachsenenalter der aktute Gichtanfall die Regel ist
und der Übergang in die chronische Gicht erst später
erfolgt, werden bei älteren Menschen und sekundärer
Gicht infolge Niereninsuffienz häufig primär chronische Verläufe beobachtet.

Diagnostisches Vorgehen

In allen Phasen der Gicht ist bei unbehandelten Patienten der Plasmaharnsäurespiegel über die Norm
erhöht. Bei unsicherer Diagnose kann der Verdacht
auf Gicht durch den Nachweis von Harnsäure in den
Tophi (Murexid-Probe) erfolgen. Die Eröffnung eines
Tophus aus diagnostischen Gründen ist aber wegen
der Neigung zur Fistelung zu vermeiden. Harnsäurekristalle können auch in Gelenkpunktaten mikroskopisch im polarisierten Licht nachgewiesen werden.
Da es bei nicht ganz frischen Punktaten rasch zur sekundären Kristallbildung kommt, sind nur phagozy-
tierte Harnsäurekristalle in Leukozyten beweisend.
Differentialdiagnostisch sind Phosphatkristalle bei
der seltenen Chondrokalzinose (Pseudogicht) auszuschließen.

Röntgenologisch sind Knochentophi, Zysten
und Gelenkmutilationen nachzuweisen. Die Frühzeichen der Gichtniere sind unspezifisch: Proteinurie,
Leukozyturie, Mikrohämaturie, Hypertonie. Einschränkungen der Konzentrationsfähigkeit und Retention harnpflichtiger Substanzen sind Spätzeichen.
Nierensteine sollten stets auf ihre Zusammensetzung
geprüft werden. Nicht-Uratsteine weisen auf sekundäre Gicht hin.

Differentialdiagnose

Die Differentialdiagnose der Arthritis urica geht aus
Tab. 14.2 hervor.

Therapie

Wie seit dem klassischen Altertum bekannt, kann der
akute Gichtanfall am sichersten mit Colchicin kupiert
werden. Man gibt initial im Abstand von 1–2 Stunden
je 1 mg Colchicum bis zum Abklingen der Schmerzen
oder Auftreten von Diarrhöen, maximal 8 mg während der ersten 24 Stunden. An den folgenden Tagen
wird, sofern die Beschwerden anhalten, ausschlei-
chend dosiert. Indometacin und Phenylbutazon sind
ebenfalls wirksam, wegen größerer Nebenwirkungen
aber zu meiden.

Bei subklinischer Gicht, in der interkritischen
Phase und bei chronischer Gicht ist das Therapieziel
die dauernde Senkung des Plasmaharnsäurespiegels
unter 5 mg/dl (300 µmol/l). Sie kann durch Hemmung
der Harnsäuresynthese mit Hilfe des Xanthinoxidase-
hemmers Allopurinol oder bei Fehlen einer Niereninsuffizienz und Fehlen einer Uratsteindiathese durch

Urikosurika (Benzbromaron, Probenezid, Sulfinpyrazon) erreicht werden. Bei letzteren ist wegen des Risikos von Uratsteinbildung auf ein Urinvolumen von mindestens 1,5 l/Tag zu achten und eine Einstellung des Urins auf einen leicht alkalischen pH-Wert anzustreben.

Bei Harnsäurespiegeln unter 5 mg/dl (300 μmol/l werden Harnsäuredepots mobilisiert. Es besteht über einige Wochen bis Monate das Risiko von „Anfällen", das aber mit einer Colchicum-Prophylaxe von 1 mg/Tag gering gehalten werden kann.

Die Diättherapie ist als unterstützende Maßnahme wertvoll. Anzustreben ist die Verminderung der Purinzufuhr durch Begrenzung von Fleischprodukten und Meiden nukleinsäurereicher Innereien (Leber, Bries, Niere). Koffeingenuß braucht nicht eingeschränkt zu werden, da die darin enthaltenen methylierten Purine nicht zu Harnsäure abgebaut werden. Das Körpergewicht sollte normalisiert werden. Zur Verhütung funktioneller Ausscheidungsstörungen für Harnsäure sind Fasten ebenso wie fettreiche Mahlzeiten und Alkoholexzesse zu meiden. Die funktionelle Ausscheidungsstörung kann durch Urikosurika überwunden werden.

Prognose

Die Lebenserwartung der früh und ausreichend behandelten Gicht scheint nicht eingeschränkt zu sein. Bei fehlender oder unzureichender Behandlung sterben 20–25% der Patienten an Nierenversagen. Die Hauptursache vorzeitiger Todesfälle sind aber Herzinfarkt und apoplektischer Insult. Bei Hyperurikämie, vor allem in Verbindung mit den bei Gicht häufig vorkommenden Risikofaktoren Hypertonie, Adipositas, Hyperlipoproteinämie und Diabetes mellitus ist das kardiovaskuläre Risiko erhöht. Die Frühdiagnose und Therapie der Gicht ist daher für die Prognose ebenso entscheidend wie die Therapie des mit der Gicht assoziierten Risikosyndroms.

Lesch-Nyhan-Syndrom

Definition: Das Lesch-Nyhan-Syndrom ist eine X-chromosal rezessiv vererbte Störung des Purinstoffwechsels, die mit Hyperurikämie und schweren zerebralen Störungen einhergeht.

Häufigkeit

Vorkommen in etwa 1:400 000 Personen.

Ätiologie

Ursächlich liegt ein vollständiger Mangel der Hypoxanthin-Guanin-Phosphoribosyl-Transferase (HGPR-Transferase) zugrunde.

Pathophysiologie und Klinik

Die Pathogenese der Hirnschädigung ist derzeit noch weitgehend hypothetisch.

Das Krankheitsbild wird in den ersten Lebensmonaten manifest. Im Vordergrund stehen Entwicklungsstörungen, schwere Zerebralschäden mit Störungen der Motorik und des Verhaltens (Aggressivität mit Neigung zur Selbstverstümmelung), Hyperurikämie, Uratnephrolithiasis und Niereninsuffizienz.

Es kommen mildere Verlaufsformen mit nur unvollständigem HGPR-Transferasemangel vor, bei denen das Erwachsenenalter erreicht wird. Hier stehen Hyperurikämie mit Organschäden, wie bei Gicht und Debilität, im Vordergrund.

Therapie

Die Hyperurikämie kann durch Allopurinol gut beeinflußt werden. Eine Beeinflussung der zerebralen Schädigung gelingt dadurch nicht. Die Wirksamkeit anderer Therapien ist nicht bewiesen.

Prognose

Die Prognose hinsichtlich der Zerebralschäden ist derzeit schlecht.

Xanthinurie und Oratazidurie

Xanthinurie und Oratazidurie sind zwei extrem seltene Störungen des Purin- bzw. Pyrimidinstoffwechsels.

Merke: Die häufigste Störung des Purin- und Pyrimidinstoffwechsels ist die Gicht. Das Leitsymptom Hyperurikämie kann durch gesteigerte Synthese und/oder verminderte Ausscheidung von Harnsäure bedingt sein. Die Ablagerung von Harnsäure führt vor allem am Skelettsystem und den Nieren zu Funktionsstörungen. Eine wirksame Therapie mit Urikosurika und Hemmern der Harnsäuresynthese ist möglich.

Weiterführende Literatur

Mertz, D.P.: Gicht, 5. Aufl. Thieme, Stuttgart 1987
Seegmiller, J.E.: Disease of purine and pyrimidin metabolism. In Bondy, P.K., L.E. Rosenberg: Metabolic Control and Disease. Saunders, Philadelphia 1980
Zöllner, N.: Gicht. In: Handbuch der Inneren Medizin, Bd. 7/3. Springer, Berlin 1980

Störungen des Kohlenhydratstoffwechsels

Glykogenosen

F.A. Gries, Th. Koschinsky und *M. Toeller*

Glykogenose Typ I

Definition: Unter Glykogenosen (Glykogenspeicherkrankheiten) faßt man eine Gruppe von insgesamt seltenen Krankheitsbildern zusammen, bei denen es zur intrazellulären Ablagerung von atypisch strukturiertem Glykogen oder einer vermehrten Menge von normalem Glykogen kommt. Die meisten Glykogenosen gehen auch mit schweren Allgemeinstörungen einher. Es sind etwa 10 verschiedene Krankheitsbilder (Typen und Subtypen) bekannt. Die hepatorenale Glykogenose Typ I (von Gierke) ist charakterisiert durch Speicherung von normalem Glykogen, vorwiegend in Leber und Niere.

Häufigkeit

Vorkommen bei ca. 1 von 200 000 Personen.

Ätiologie

Die Erkrankung beruht auf einem autosomal rezessiv vererbten Mangel an Glucose-6-Phosphatase.

Pathophysiologie und Klinik

Glucose-6-Phosphatase findet sich normalerweise in Leber, Niere, Darm und Langerhansschen Inselzellen. Das Enzym katalysiert die Bildung freier Glucose aus Glucose-6-Phosphat, also die letzte Stufe des Glykogenabbaus und der Glucogenese. Es besitzt damit eine essentielle Funktion für die Glucosehomöostase in der postresorptiven Phase. Sein Fehlen führt zur Fastenhypoglykämie und in deren Folge durch Fettmobilisation zur Ketose und Hyperlipoproteinämie. Durch Steigerung der Glykolyse kommt es zur vermehrten Lactatbildung. Die Glykogensynthese ist ungestört und wird durch den hohen Gewebespiegel des Glucose-6-Phosphats stimuliert, so daß es zur Akkumulation von Glykogen besonders in der Leber und in der Niere kommt.

Eine Hepatomegalie ist oft schon beim Neugeborenen, sonst meist innerhalb der ersten Lebenswochen feststellbar. Auch die Niere ist vergrößert. Wichtiges Symptom sind Hypoglykämien in der postresorptiven Phase. Wie bei anderen organischen Hypoglykämien werden oft Blutglucosewerte unter 30 mg/dl (1,67 mmol/l) ohne Beschwerden symptomlos toleriert. Es besteht Neigung zu Ketose und Hyperlaktatämie sowie Hyperlipoproteinämie. Minderwuchs mit gleichzeitiger Übergewichtigkeit (Zwang zu häufiger Kohlenhydrataufnahme) ist die Regel. Störungen der geistigen Entwicklung (zerebrale Glukopenie) kommen vor.

Im Erwachsenenalter kann sich die Hypoglykämieneigung abschwächen und die Hepatorenomegalie rückläufig sein. Krankheitsbestimmend werden dann häufig die Fettstoffwechselstörungen (kardiovaskuläre Komplikationen, Xanthome), Lebertumoren, Gicht und hämorrhagische Diathesen, deren Pathogene nicht völlig aufgeklärt ist.

Diagnostisches Vorgehen und Differentialdiagnose

Die Differentialdiagnose muß vor allem die Typ-III-Glykogenose abgrenzen. Das geschieht am sichersten durch Nachweis des Enzymdefektes in Biopsiematerial.

Therapie

Es ist nur eine symptomatische Therapie mit proteinreicher Diät und häufigen kleinen Kohlenhydratmahlzeiten unter Meidung von Fructose und Lactose möglich. Die portokavale Shunt-Operation wurde empfohlen. Der Erfolg ist aber unsicher.

Prognose

Die Prognose ist bei heterozygoten Merkmalsträgern relativ gut, jedoch ist die Lebenserwartung durch die metabolischen Komplikationen und interkurrente Infekte eingeschränkt.

Glykogenose Typ III

Definition: Die Glykogenose Typ III (Grenzdextrinose, Illingworth u. Cori 1956) ist charakterisiert durch Speicherung von stark verzweigten, kurzkettigen Grenzdextrinen, vorwiegend in der Leber und Muskulatur (Herz).

Häufigkeit

Vorkommen bei ca. 1 von 2 Millionen Personen, in Mitteleuropa besonders selten.

Ätiologie

Die Erkrankung beruht auf einem autosomal rezessiv vererbten Mangel an Amylo-1,6-Glukosidase (debranching enzyme).

Pathophysiologie und Klinik

Die Amylo-1,6-Glucosidase katalysiert die Abspaltung der 1,6-glykosidisch gebundenen Seitenketten des Glykogens und macht damit den Weg frei für die Abspaltung der 1,4-glykosidisch gebundenen Glucose. Bei ihrem Fehlen ist ein vollständiger Glykogenabbau unmöglich. Es häufen sich Grenzdextrine an. Betroffen sind vor allem Leber, Skelett und Herzmuskel.

Das klinische Bild ähnelt dem der Typ-I-Glykogenose, ist jedoch meist weniger stark ausgeprägt. Neben der Hepatomegalie fallen rasche Ermüdbarkeit, geringe Splenomegalie und Nierenvergrößerungen und gelegentlich Kardiomegalie (bei meist normalem EKG) auf. Die Hypoglykämien sind milder, Hyperlipoproteinämie und Wachstumsverzögerung selten.

Diagnostisches Vorgehen

Glykogenablagerungen lassen sich in der Leber und in der Muskulatur mikroskopisch und biochemisch nachweisen.

Differentialdiagnose

Differentialdiagnostisch ist die Typ-I-Glykogenose abzugrenzen. Die Diagnose erfolgt am sichersten durch Nachweis des Enzymdefektes im Leberbiopsiematerial, in Leukozyten oder Erythrozyten.

Therapie

Die symptomatische Therapie besteht in proteinreicher Diät mit häufigen kleinen Kohlenhydratmahlzeiten.

Prognose

Die Prognose ist günstig.

Pathophysiologie und Klinik

Die Aktivität der Phosphorylase in Leber, glatter Muskulatur und Leukozyten ist normal, sie fehlt dagegen im Skelett- und Herzmuskel, so daß dort der Glykogenabbau gestört ist. Dadurch kommt es bei schwerer Muskelarbeit mit Hypoxie zum Energiemangel, der zu Muskelkontraktur und Untergang von Muskelfasern führen kann.

Merkmalsträger sind in der Kindheit meist symptomfrei. Beschwerden treten in der Regel erst im 3. Lebensjahrzehnt auf. Im Vordergrund stehen rasche Ermüdbarkeit der Muskulatur und bei starker Muskelarbeit schmerzhafte Muskelkrämpfe, häufig gefolgt von Myoglobinurie. EKG-Veränderungen kommen vor. Bei mäßiger physischer Aktivität besteht keine wesentliche Beeinträchtigung.

Diagnostisches Vorgehen

Die Diagnose wird am Muskelbiopsiematerial durch Nachweis des Enzymmangels und durch histologische Untersuchung (Elektronenmikroskopie) geführt.

Therapie

Die Therapie besteht in Vermeidung schwerer Muskelarbeit. Zufuhr von Glucose oder Fructose steigert die Belastbarkeit, günstige Wirkungen von Isoproterenol wurden beschrieben.

Prognose

Die Prognose ist günstig.

> **Merke:** Von den Glykogenspeicherkrankheiten spielen wegen ihrer relativ guten Prognose nur die Typen I, III und V im Erwachsenenalter eine Rolle. Die symptomatische Therapie besteht in Diätmaßnahmen.

Weiterführende Literatur

Howell, R.R.: The glycogen storage diseases. In Stanbury, J.B., J.B. Wyngarden, D.S. Fredrickson: The Metabolic Basis of Inherited Disease. McGraw-Hill, New York 1972

Löhr, G.W.: Pathogenese und Differentialdiagnose der Glykogenosen. Dtsch. med. Wschr. 90 (1965) 1549

Glykogenose Typ V

> **Definition:** Die Glykogenose Typ V (McArdle-Erkrankung) ist charakterisiert durch Speicherung normalen Glykogens in der Skelettmuskulatur.

Häufigkeit

Die Erkrankung ist sehr selten.

Ätiologie

Die Typ-V-Glykogenose beruht auf einem autosomal rezessiv vererbten Mangel an Muskelphosphorylase.

Hereditäre Fructoseintoleranz

F.A. Gries, Th. Koschinsky und *M. Toeller*

> **Definition:** Die hereditäre Fructoseintoleranz ist eine autosomal rezessiv vererbte Störung des Fructosestoffwechsels, die durch Fruktosämie, Fruktosurie, Hypophosphatämie und Hypoglykämie nach Fructoseaufnahme charakterisiert ist.

Häufigkeit

Die Erkrankung ist selten. Es sind weniger als 100 Fälle bekannt.

Ätiologie

Die Erkrankung beruht auf einem Mangel an Fructose-1-Phosphat-Aldolase in Leber, Darm und Nierentubuli. Nur homozygote Merkmalsträger weisen Symptome auf.

Pathophysiologie und Klinik

Durch den Mangel an Fructose-1-Phosphat-Aldolase kommt es nach Nahrungsaufnahme von Fructose und Sorbitol, das in den Stoffwechsel der Fructose einmündet, zur Anhäufung von Fructose-1-Phosphat in Leber, Dünndarm, Schleimhaut und Nieren. Die erhöhte Konzentration dieses Metaboliten führt zur Hemmung der Glykogenolyse (Phosphorylase) und der Glukoneogenese (Fructose-1,6-Biphosphat-Aldolase). Auch die Fructosephosphorilierung wird blockiert. Daraus resultieren Hypoglykämie und Fruktosämie mit folgender Fruktosurie. Der Nierentubulus verliert die Fähigkeit, sauren Urin zu produzieren sowie Phosphat und Aminosäuren normal rückzusorbieren.

Anamnese

Nach Aufnahme von Fructose oder Sorbitol (in der Diabetesdiät angewandter Zuckeraustauschstoff) kommt es zur Hypoglykämie, Anstieg von Fructose im Blut und Urin, renalem Fructose-, Phosphat- und Aminosäurenverlust und klinisch-chemischen Symptomen der Leberzellschädigung. Es treten Übelkeit und Erbrechen auf.

Befund

Bei chronischem Verlauf reversible Leberstörungen, Störungen der körperlichen Entwicklung bei normaler geistiger Entwicklung.

Diagnostisches Vorgehen

Die intravenöse Fructosebelastung mit 0,25 g/kg KG führt bei Erwachsenen zu Fruktosämie, Abfall der Blutglucose, des anorganischen Phosphats und des immunreaktiven Plasmainsulins sowie Anstieg der Magnesiumkonzentration.

Die Diagnose wird durch Leberbiopsie mit Bestimmung der Fructose-1-Phosphat-Aldolase bestätigt.

Differentialdiagnose

Die Fructoseintoleranz ist nicht mit der harmlosen essentiellen Fruktosurie zu verwechseln, bei der es infolge Mangels an Fructokinase lediglich zur Fruktosämie und Fruktosurie ohne sonstige Begleiterscheinungen kommt.

Therapie

Die Therapie besteht in der völligen Vermeidung fructose- und sorbitolhaltiger Nahrungsmittel (Saccharose, Honig, Früchte, zahlreiche Gemüse). Häufig lernen die Betroffenen selbst, schädliche Nahrungsmittel zu meiden.

Prognose

Die unerkannte Störung führt meist bereits im Kindesalter zum Tode. Bei frühzeitiger Therapie ist die Prognose gut. Die Leber- und Nierenschäden sind voll reversibel.

> **Merke:** Die seltene Fructoseintoleranz beruht auf einem Mangel an Fructose-1-Phosphat-Aldolase. Das Leitsymptom Hypoglykämie kann durch fructose- und sorbitolfreie Ernährung vermieden werden.

Weiterführende Literatur

Froesch, E. R.: Hereditäre Fruktoseintoleranz. In Hornbostel, H., W. Kaufmann, W. Siegenthaler: Innere Medizin in Praxis und Klinik, Bd. IV, 3. Aufl. Thieme, Stuttgart 1986

Galaktosämie

F. A. Gries, Th. Koschinsky und *M. Toeller*

> **Definition:** Die Galaktosämie ist eine vermutlich autosomal rezessiv vererbte Störung des Galaktosestoffwechsels, die zur Galaktosämie mit Schädigung von Leber, Hirn und Augenlinsen führt.

Häufigkeit

Vorkommen bei 1:50 000 (Großbritannien) und 1:100 000 (USA).

Ätiologie

Die Erkrankung beruht auf einem Mangel an Galaktose-1-Phosphat-Uridyl-Transferase. Für die genetische Beratung ist wichtig, daß herozygote Merkmalsträger einen partiellen Enzymdefekt ohne klinische Symptome aufweisen.

Pathophysiologie und Klinik

Galaktose-1-Phosphat-Uridyl-Transferase katalysiert die Bildung von Uridindiphosphat-Galaktose (UDP-Galaktose), das essentieller Metabolit der Synthese von Galaktosiden ist (Mukopolysaccharide, Zerebroside u.a.). Durch den Enzymmangel kommt es zur Anhäufung von Galaktose-1-Phosphat in verschiedenen Geweben. Dies führt zu komplexen Stoffwechselstörungen mit Organschädigung. Verschiedene Varianten des Defektes kommen vor.

Das Krankheitsbild verläuft wechselnd schwer. Beim Säugling führt die galaktosereiche Muttermilch zu Erbrechen, Apathie, Ikterus, Hepatomegalie, Aszites, Leberinsuffizienz und schließlichem Tod. Bei milderen Verlaufsformen wird unter geistiger Retardierung mit Entwicklung von Leberzirrhose und Katarakt das Erwachsenenalter erreicht.

Diagnostisches Vorgehen

Hinweisend ist die Ausscheidung von Galaktose im Urin (deutlich positive Reduktionsprobe bei Fehlen von Glucose). Beweisend ist der Nachweis des Enzymdefektes im Erythrozyten. Differentialdiagnostisch können verschiedene Varianten abgegrenzt werden.

Therapie

Die Therapie besteht in der konsequenten Vermeidung aller galaktosehaltigen Nahrungsmittel (Milch).

Der Therapieerfolg kann zuverlässig am Galaktose-1-Phosphat-Gehalt der Erythrozyten überwacht werden (erwünscht sind weniger als 3 mg Galaktose-1-Phosphat/100 mg Erythrozytenkonzentrat).

Prognose

Für die Prognose entscheidend ist ein Beginn der Therapie bereits während der Schwangerschaft, da auch fetale Hirnschäden vorkommen.

Merke: Die seltene Galaktosämie beruht auf einem Mangel an Galaktose-1-Phosphat-Uridyl-Transferase und führt zu komplexen Organschäden mit geistiger Retardierung, Leberzirrhose und Katarakt. Der Krankheitsverlauf kann durch galaktosefreie Ernährung, die bereits während der Fetalentwicklung begonnen werden muß, gelindert werden.

Weiterführende Literatur

Holzel, A.: Galaktosämie. In Hornbostel, H., W. Kaufmann, W. Siegenthaler: Innere Medizin in Praxis und Klinik, Bd. IV, 3. Aufl. Thieme, Stuttgart 1986, 4. Aufl. 1992
Segal, S.: Disorders of galactose metabolism. In Stanbury, J.B., J.B. Wyngaarden, D.S. Fredrickson: The Metabolic Basis of Inherited Disease. McGraw-Hill, New York 1972

Diabetes mellitus

W. Berger, F.A. Gries, Th. Koschinsky
und *M. Toeller*

Definition: Der Diabetes mellitus ist eine chronische Erkrankung des gesamten Stoffwechsels. Er ist durch ungenügende Insulinwirkung gekennzeichnet. Obwohl nicht nur der Kohlenhydratstoffwechsel, sondern auch der Fett- und Eiweißstoffwechsel in Mitleidenschaft gezogen ist, erfolgt die Definition aufgrund der Blutglucoseveränderungen. Ein Diabetes mellitus liegt vor, wenn wiederholt nüchtern die Blutglucosekonzentration im

Vollblut über 120 mg/dl (6,7 mmol/l) oder nach Glucosebelastung über 200 mg/dl (11,1 mmol/l) liegt. Man unterscheidet primäre und sekundäre Diabetesformen. Der Begriff primärer Diabetes mellitus umfaßt heterogene Erkrankungen, deren Einteilung nach ätiologischen und pathobiochemischen Gesichtspunkten bisher noch nicht in befriedigender Weise gelungen ist. Sekundäre Diabetesformen können auftreten nach Pankreaserkrankungen (Entzündungen, Tumoren), nach Pankreatektomie, chronischen Lebererkrankungen, Hämochromatose sowie bei Erkrankungen mit Hypersekretion kontrainsulinärer Hormone (z.B. Akromegalie, Morbus Cushing, Phäochromozytom). Bei Gestationsdiabetes handelt es sich um eine diabetische Stoffwechselstörung, die erstmalig während einer Schwangerschaft auftritt.

Häufigkeit

Ein hohes Erkrankungsrisiko besitzen die Bevölkerungen der wirtschaftlich entwickelten Industrienationen (Überflußgesellschaften), jedoch wird auch bei Unter-(Fehl-)ernährung, vor allem in asiatischen und afrikanischen Populationen, eine Häufigkeitszunahme des Diabetes mellitus beobachtet. Die Prävalenz in der Gesamtbevölkerung der Bundesrepublik liegt bei 2–3%.

Das Vorkommen (Prävalenz) des primären Diabetes mellitus weist geographische Unterschiede von unter 2% bis über 50% der erwachsenen Bevölkerung auf. Wesentlich dafür sind ethnische Unterschiede und die sozioökonomischen Verhältnisse. Über 80% der Diabetiker sind dem Typ II und weniger als 20% dem Typ I zuzuordnen. Vor dem 20. Lebensjahr kommt fast ausschließlich der Typ-I-Diabetes vor, während bei Erwachsenen der Typ-II-Diabetes stark überwiegt (Abb. 14.**2**). Die Prävalenz des Typ-II-Diabetes nimmt mit steigendem Lebensalter zu, so daß die Mehrzahl aller Typ-II-Diabetiker älter als 65 Jahre ist (Abb. 14.**3**). Der Typ-II-Diabetes ist bei Frauen häufiger als bei Männern und bei Übergewicht häufiger als bei Normgewicht. Die Inzidenz des Typ-I-Diabetes betrug 1983/84 nach Hochrechnungen in den USA 8,3 pro 100 000 Einwohner, diejenige des Typ-II-Diabetes 259 pro 100 000 Einwohner. Bezüglich der Häufigkeit des Typ-I-Diabetes besteht ein Nord-Süd-Gefälle, indem in nördlichen Ländern, wie Finnland und Schweden Prävalenz und Inzidenz größer sind als in den mediterranen Ländern, wie Frankreich und Italien. Bei Gestationsdiabetes normalisiert sich die Stoffwechsellage häufig nach der Entbindung, meist jedoch nicht auf Dauer. 20% von allen und 45% von den mit Insulin behandelten Gestationsdiabetikerinnen erkranken bereits in den ersten drei Jahren post partum an einem manifesten Diabetes mellitus.

Sekundäre Diabetesformen stellen weniger als 1% aller Diabeteserkrankungen. Mit einem Gestationsdiabetes ist in etwa 3% aller Schwangerschaften zu rechnen.

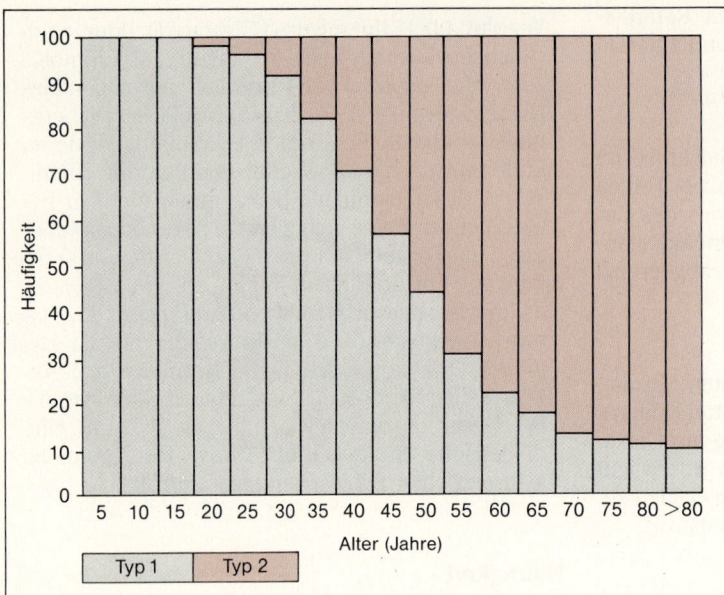

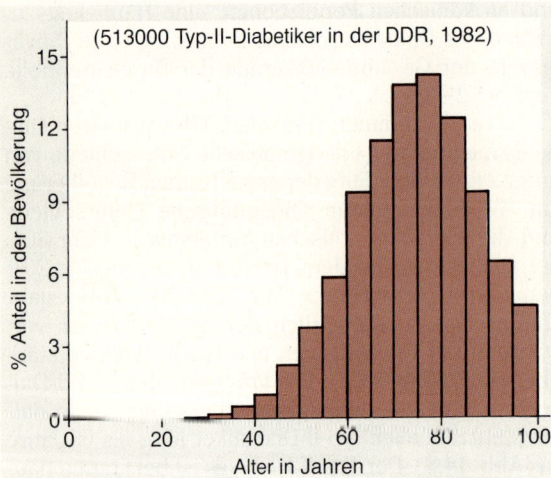

Abb. 14.**3** Häufigkeit des Typ-II-Diabetes in verschiedenen Altersgruppen der DDR-Bevölkerung (nach Gesundheitswesen der DDR, Berlin 1985)

Ätiologie

Die Ätiologie und Pathogenese der verschiedenen Formen des primären Diabetes mellitus sind nicht vollständig bekannt. Als sicher gilt, daß eine entsprechende Erbanlage Voraussetzung ist. Sie allein führt jedoch selten zum Ausbruch der Erkrankung. Dieser hängt von zusätzlichen Einflüssen (Manifestationsfaktoren) ab, die ihrerseits ohne entsprechende Erbanlage nicht zur Erkrankung führen (multifaktorielle Genese).

Die Bedeutung der Erbanlagen sowie Art und Bedeutung der Manifestationsfaktoren sind bei den Typen des primären Diabetes mellitus unterschiedlich.

Unter den bekannten Erbfaktoren beim Typ-I-Diabetes spielt das HLA-System eine wichtige Rolle. In Tabelle 14.**3** ist die Häufigkeit des Typ-I-Diabetes bei Verwandten ersten Grades angegeben.

Der Einfluß der Erbanlage ist bei Typ-II-Diabetes größer. Bei eineiigen Zwillingen besteht fast vollständige Konkordanz. Geschwister von Typ-II-Diabetikern, die ein hohes Alter erreichen, werden in fast 40% der Fälle auch erkranken. Einen Sondertyp stellt der Diabetes vom Erwachsenentyp bei Jugendlichen dar, der in bestimmten Familien autosomal dominant vererbt wird.

Pathophysiologie und Klinik

Der **Typ-I-Diabetes-mellitus** ist durch einen Mangel an Insulin bedingt. Histologisch beobachtet man im Beginn der Erkrankung eine entzündliche Reaktion des Inselgewebes (Insulitis), die gezielt die insulinproduzierenden B-Zellen der Langerhansschen Inseln zerstört. Der Prozeß verläuft oft schubweise. Die Insulinproduktion kommt teilweise oder vollständig zum Erliegen. Die Entstehung dieser Insulitis beruht wahrscheinlich auf einer besonderen Disposition des Immunsystems. Das Auftreten des Typ-I-Diabetesmellitus ist mit Merkmalen des 6. Chromosoms assoziiert, die für immunologische Reaktionen verantwortlich sind. Menschen mit den HLA−Antigenen DR3 (meist gekoppelt mit B 8) und/oder DR4 (meist gekoppelt mit B 15) haben eine erhöhte, Menschen mit DR2 (meist gekoppelt mit B 7) eine geringe Bereitschaft, einen Typ-I-Diabetes-mellitus zu entwikkeln.

Die Insulitis kann durch Viren ausgelöst sein. In Frage kommen u. a. Mumps, Coxsackie B$_4$, Röteln, Masern und Influenza. Autoantikörper gegen Inselzellen, sogenannte ICA (Islet Cell Antibodies) und ICSA (Islet Cell Surface Antibodies) sowie IAA und PIAA

(Insulin- und Proinsulinautoantikörper) und Antikörper gegen das 64-KD-Protein werden schon vor Beginn der Erkrankung nachgewiesen und können über viele Jahre im Blut persistieren. Die möglichen Ursachen der Insulitis (Manifestationsfaktoren des Typ-I-Diabetes-mellitus) sind offenbar vielfältig. Es gibt Hinweise auf Subgruppen des Typ-I-Diabetes-mellitus.

Bei **Typ-II-Diabetes** ist sowohl die Insulinsekretion gestört als auch die Insulinwirkung herabgesetzt (Insulinresistenz). Das beim Typ-II-Diabetes in den Pankreas-Inseln vorhandene spezifische Amyloid (Amylin) ist möglicherweise für die Entstehung der Insulinsekretionsstörung mitverantwortlich. Die Ursache der Insulinresistenz beruht sowohl auf einer Störung der Interaktion zwischen dem Insulin und seinem Rezeptor an der Oberfläche, als auch auf einem sogenannten Postrezeptordefekt, d. h. einer Störung der Signalübertragung bzw. der Glucoseverwertung in der Zelle. Die Insulinresistenz führt zu einem gesteigerten Insulinbedarf, so daß vor allem in der Frühphase des Typ-II-Diabetes normale oder sogar erhöhte Insulinkonzentrationen im Blut vorhanden sind. Im Verlaufe des Typ-II-Diabetes sind die Blutglucosewerte zunächst nur nach den Mahlzeiten erhöht und im Nüchternzustand noch normal. Mit abnehmender Insulinsekretion steigen auch die Nüchternblutglucosewerte an. Die Insulinsekretion ist auch qualitativ gestört, indem das Insulin verzögert freigesetzt wird. Die verzögerte Insulinfreisetzung kann eine starke Blutglucosesenkung 3−4 Stunden nach der Mahlzeit auslösen. Hauptgründe für die Insulinresistenz (Manifestationsfaktoren des Typ-II-Diabetes-mellitus) sind Adipositas, Fettstoffwechselstörungen, körperliche Inaktivität und antiinsulinär wirksame Hormone (Glucokortikoide, Wachstumshormon, Schilddrüsenhormone, Katecholamine). Der Behandlung der Adipositas kommt eine zentrale Bedeutung in der Prophylaxe und der Therapie des Typ-II-Diabetes-mellitus zu.

Die biochemischen Veränderungen und klinischen Symptome des Diabetes mellitus lassen sich weitgehend aus der verminderten Insulinwirkung erklären.

Wesentliche Folgen der verminderten Insulinwirkung betreffen den

− **Kohlenhydratstoffwechsel:**
Es kommt zur Hyperglykämie und bei Überschreiten der Nierenschwelle für Glucose zur Glukosurie, Glucosemangel der insulinempfindlichen Gewebe (Muskel, Fettgewebe, immunkompetente Zellen u. a.) und Steigerung der Gluconeogenese.

− **Fettstoffwechsel:**
Synthese und Deposition von Neutralfett werden eingeschränkt, die Mobilisation von Depotfett wird stimuliert und führt zu einem gesteigerten Fettumsatz. Die Bildung von Acetessigsäure und β-Hydroxybuttersäure wird gesteigert (Ketose). Lipoproteine werden vermehrt gebildet und verzögert abgebaut (Dyslipoproteinämie).

− **Einweißstoffwechsel:**
Die Proteinsynthese wird gehemmt, der Proteinabbau gesteigert. Die freigesetzten Aminosäuren münden bevorzugt in die Gluconeogenese und den Energiestoffwechsel.

− **Elektrolytstoffwechsel:**
Wichtigste Primärfolge des Insulinmangels ist der zelluläre Kaliumverlust. Sekundär kommt es zu Störungen des Wasser-, Natrium- und Säure-Basen-Haushaltes.

Tabelle 14.**3** Erbanlage des Diabetes Mellitus

Durchschnittliches Diabetesrisiko		
Vater diabetisch:	Kinder	5−7%
Mutter diabetisch:	Kinder	1−2%
1 Bruder oder Schwester diabetisch:	andere Geschwister	5−7%
1 Elternteil + 1 Bruder oder Schwester diabetisch:	andere Geschwister	10%

Diabetesrisiko bei Kenntnis der HLA-Konstellation		
1 Bruder oder Schwester diabetisch	andere Geschwister:	
	Eineiige Zwillinge	50%
	HLA-identisch	20−30%
	HLA-halbidentisch	8−12%
	HLA-verschieden	1%

Tabelle 14.**4** Häufigkeit der Erstsymptome zum Zeitpunkt der Diabeteserkennung (Angaben in %) (aus Petzoldt, R.: Diabetes mellitus. Natürlicher Verlauf. Urban & Schwarzenberg, München 1978)

	Diabeteserkennung	
	vor dem 40. Lebensjahr n = 108	nach dem 40. Lebensjahr n = 209
Durst	91	67
Leistungsminderung	80	51
Polyurie	75	40
Gewichtsabnahme	72	32
Sehstörungen	25	28
Juckreiz generell	21	22
genital	20	23
Appetitlosigkeit	38	12
Sexualstörungen	11	19
Muskelkrämpfe	19	15
Neuropathie	4	5
Bewußtseinsstörung	8	3
Coma diabeticum	7	
Zufallsbefund + Symptome	11	41
Zufallsbefund	2	8

Tabelle 14.**5**   Diagnostische Kriterien zur Beurteilung der Glucosetoleranz (internationale Studiengruppe. Diabetes 28 [1979] 1039)

	Blutzucker im kapillären Vollblut		
	nüchtern	nach 75 g Glucose per os	
		1 Stunde	2 Stunden
Diabetes mellitus	> 120 mg/dl (> 6,7 mmol/l)	> 200 mg/dl (> 11,1 mmol/l)	> 200 mg/dl (> 11,1 mmol/l)
pathologische Glucosetoleranz	< 120 mg/dl (< 6,7 mmol/l)	> 200 mg/dl (> 11,1 mmol/l)	140–200 mg/dl (7,8–11,1 mmol/l)
normale Glucosetoleranz	< 100 mg/dl (< 5,5 mmol/l)	< 200 mg/dl (< 11,1 mmol/l)	< 140 mg/dl (< 7,8 mmol/l)

Im venösen Vollblut sind die Werte nüchtern gleich wie im kapillären Vollblut, die 1- und 2-Stunden-Werte liegen jedoch tiefer, so daß die angegebenen Werte um 20 mg/dl (1,1 mmol/l) reduziert werden müssen. Die im Plasma gemessenen Werte sind ca. 15% höher als die im Vollblut gemessenen Werte.

Das Vollbild des klinischen Diabetes ist eindrucksvoll und entgeht selten der schnellen Diagnosestellung. Dem ausgeprägten Krankheitsbild können jedoch (besonders bei Typ-II-Diabetes-mellitus) lange symptomarme Stadien des gestörten Kohlenhydratstoffwechsels vorausgehen.

Anamnese

Hinweise auf Diabetes mellitus sind genetische Belastung und das Vorliegen von Manifestationsfaktoren. Bei Frauen, die makrosome oder fehlgebildete Kinder geboren oder Hydramnion, Totgeburten und Aborte erlebt haben, ist das Diabetesrisiko erhöht. Vorzeitige degenerative Gefäßerkrankungen, verzögerte Wundheilung und Hauterkrankungen wie Pyodermien, Mykosen, Balanitis, Vulvitis können auf Diabetes mellitus hinweisen.

Typische Symptome sind Durst, Polyurie, Trockenheit der Haut und Schleimhäute, Leistungsschwäche, Adynamie und Gewichtsverlust (gelegentlich trotz Heißhunger) sowie Sehstörungen, Potenzstörungen, Amenorrhoe, Juckreiz, „Nervenschmerzen" und eine Abwehrschwäche gegen Infektionen, besonders der Haut (Tab. 14.4). In diesen Fällen ist das Vorliegen einer diabetischen Stoffwechselstörung abzuklären.

Befund

Die Diagnose des Diabetes mellitus stützt sich auf die klinischen Symptome und auf Laboratoriumsuntersuchungen. Der wichtigste Laborparameter ist die Blutglucose. Durch Wiederholungsuntersuchungen gesicherte Glucosekonzentrationen im Nüchternvollblut (kappillär oder venös) über 120 mg/dl (6,7 mmol/l) und nach einer Mahlzeit im Kapillarblut über 160 mg/dl (8,9 mmol/l) ist für Diabetes mellitus beweisend. Werden diese Werte bei wiederholter Untersuchung unter normalen Lebensumständen stets unterschritten, ist ein manifester Diabetes auszuschließen. In seltenen Fällen werden Veränderungen der

Retina als Erstsymptome beobachtet. In diesen Fällen ist unabhängig von der Höhe der aktuellen Blutglucosewerte ein Diabetes mellitus anzunehmen.

Ist ein Diabetes mellitus diagnostiziert, muß sich eine Harnuntersuchung auf Glucose und Aceton anschließen. Bei Vorliegen sehr hoher Blutglucosewerte (über 500 mg/dl bzw. über 28 mmol/l) oder Hyperglykämie mit Azetonurie liegt stets eine potentiell akut bedrohliche Situation vor, die sofortiges weiteres Handeln erfordert.

Diagnostisches Vorgehen

Neben dem manifesten Diabetes mellitus kommen diabetische Stoffwechselstörungen vor, die nur unter Belastungsbedingungen in Erscheinung treten. Die Diagnose einer pathologischen Glucosetoleranz erfolgt durch Blutglucosebestimmung vor und nach oraler Gabe von 75 g Glucose (oder Glucoseäquivalenten) in 400 ml Flüssigkeit. Unter diesen Bedingungen gelten die Grenzwerte der Tab. 14.**5** als Beurteilungskriterien. Die Progredienz einer pathologischen Glucosetoleranz zum manifesten Diabetes hängt entscheidend davon ab, ob es gelingt, die Manifestationsfaktoren des Diabetes zu beseitigen. Andere diagnostische Tests haben an praktischer Bedeutung verloren. Der Gestationsdiabetes wird oft übersehen oder zu spät erkannt. Bei jeder Diagnose einer Schwangerschaft sollte von Anfang an in 3monatigen Abständen die Blutglucose bestimmt werden. Wenn der Diabetes post partum nicht persistiert, werden regelmäßige Kontrollen des oralen Glucosetoleranztestes empfohlen. Weitere spezielle Untersuchungsbefunde siehe unter Komadiagnostik und Therapieüberwachung.

Verlauf

Aufgrund klinischer Beobachtungen wird der primäre Diabetes mellitus in zwei Typen unterschieden (Tab. 14.**6**). Der **Diabetes mellitus Typ I** (insulinabhängiger Diabetes mellitus, juveniler Typ des Diabetes mellitus) ist als ein Krankheitsbild charakterisiert, das ohne Zufuhr exogenen Insulins zu akut lebensbedrohlichen Stoffwechselkrisen führt. Es wird bevorzugt in der Jugend und im frühen Erwachsenenalter manifest, kann aber in jedem Lebensalter auftreten. Die Patienten sind selten übergewichtig. Die Manifestation erfolgt meist rasch, gelegentlich unter dem Bild eines Coma diabeticum. Oft sind Tage bis wenige Wochen vor dem Ausbruch der Erkrankung Infekte abgelaufen. Zu Beginn der Erkrankung lassen sich in etwa 90% der Fälle Inselzellantikörper (ICA) im Blut nachweisen. Es besteht eine Beziehung zu den IR-(immun-response-)Genen.

Nach Einleitung der Insulintherapie kommt es häufig zu einer Besserung des Krankheitsbildes mit Senkung des Insulinbedarfs (Remission). Remissionen sind offenbar um so nachhaltiger, je frühzeitiger und konsequenter die Therapie eingeleitet wurde, und können günstigenfalls viele Monate anhalten. Die scheinbare Heilung des Krankheitsbildes ist nur vorgetäuscht. Stets folgt früher oder später, unter Umständen unter dramatischen Symptomen, eine erneute Verschlechterung der Stoffwechsellage mit gesteigertem Insulinbedarf. Remissionsphasen verpflichten deshalb zu besonders großer Sorgfalt bei der Patientenüberwachung.

Trotz angemessener Therapie kann die Stoffwechsellage bei Diabetes mellitus Typ I labil bleiben. Es besteht eine Neigung zur Ketose. Lipoproteinstoffwechselstörungen treten in Abhängigkeit von der Stoffwechsellage auf, sind jedoch meist weniger ausgeprägt als bei Diabetes mellitus Typ II. Der Diabetes mellitus Typ I ist mit dem Risiko aller Komplikationen des Diabetes mellitus belastet. Das klinische Bild wird meist von den Manifestationen der Mikroangiopathie beherrscht.

Der **Diabetes mellitus Typ II** (nicht insulinabhängiger Diabetes mellitus, Erwachsenen-Typ des Diabetes mellitus) ist ein Krankheitsbild, bei dem akut lebensbedrohliche Stoffwechselkrisen auch ohne Insulinzufuhr nicht obligat eintreten. Dennoch ist der Diabetes mellitus Typ II als eine sehr ernste Erkrankung anzusehen.

Die Manifestation erfolgt bevorzugt im Erwachsenenalter, bei der Mehrzahl vor dem 60. Lebensjahr. Rund 80% der Patienten waren kurz vor oder bei der Manifestation der Erkrankung adipös. Der Diabetes mellitus Typ II kann zunächst über viele Jahre symptomarm verlaufen. Trotz der oft nur geringen Beeinträchtigung des körperlichen Befindens ist auch diese Krankheitsphase gefährlich, weil bei Fehlen einer adäquaten Diabetestherapie die Chancen zur vorbeugenden Verhütung des diabetischen Spätsyndroms versäumt werden.

Der Erwachsenentyp des Diabetes mellitus tritt vereinzelt auch im jugendlicher Alter auf (**M**aturity **O**nset **D**iabetes of **Y**oung people, „MODY"). Es handelt sich wahrscheinlich nicht um ein einheitliches Krankheitsbild. In manchen Familien wurde ein autosomal-dominanter Erbgang nachgewiesen. Die Prognose scheint günstiger zu sein als bei Typ-I-Diabetes im jugendlichen Alter.

Tabelle 14.**6** Merkmale der Haupttypen des primären Diabetes

Merkmal	Typ I	Typ II
andere Bezeichnungen	juveniler Typ, insulinabhängiger Diabetes mellitus	Erwachsenen-Typ, nicht insulinabhängiger Diabetes mellitus
bevorzugtes Manifestationsalter	Jugend, frühes Erwachsenenalter	mittleres und hohes Erwachsenenalter
Immunphänomene	in der Regel vorhanden	fehlend
HLA-Assoziation	in der Regel vorhanden	fehlend
Prädiabetische Phase	gelegentlich mehrjährig (immunolog. Marker nachweisbar, abnehmende Insulinsekretion)	in der Regel mehrjährig. Störung der Insulinsekretion und Insulinwirkung nachweisbar
Manifestation	rasch, unter Umständen dramatisch	verzögert, oft unbemerkt
Fettsucht	selten	häufig
Insulin im Blut	niedrig	zu Beginn normal bis erhöht
Stoffwechsel	oft labil Neigung zu Ketose	stabil Neigung zu Dyslipoproteinämie
	insulinempfindlich	Insulinresistenz
Diät	erforderlich	erforderlich, oft als alleinige Therapie ausreichend
Insulintherapie	erforderlich	zu Beginn nicht erforderlich
Sulfonylharnstoffe	unwirksam	meistens wirksam

Der Stoffwechsel der Patienten mit Diabetes mellitus Typ II neigt zu einer stabilen Dekompensation. Bei Krankheitsbeginn führt in den meisten Fällen die diätetische Behandlung mit Steigerung der körperlichen Aktivität zum Stoffwechselausgleich. Orale Antidiabetika vom Sulfonylharnstofftyp sind meist wirksam. Ketosen sind selten, Festtstoffwechselstörungen sind häufig und werden durch Adipositas verstärkt. Der Diabetes mellitus Typ II ist mit allen Komplikationen des Diabetes mellitus belastet. Das klinische Bild wird meist durch Manifestationen der Makroangiopathie beherrscht.

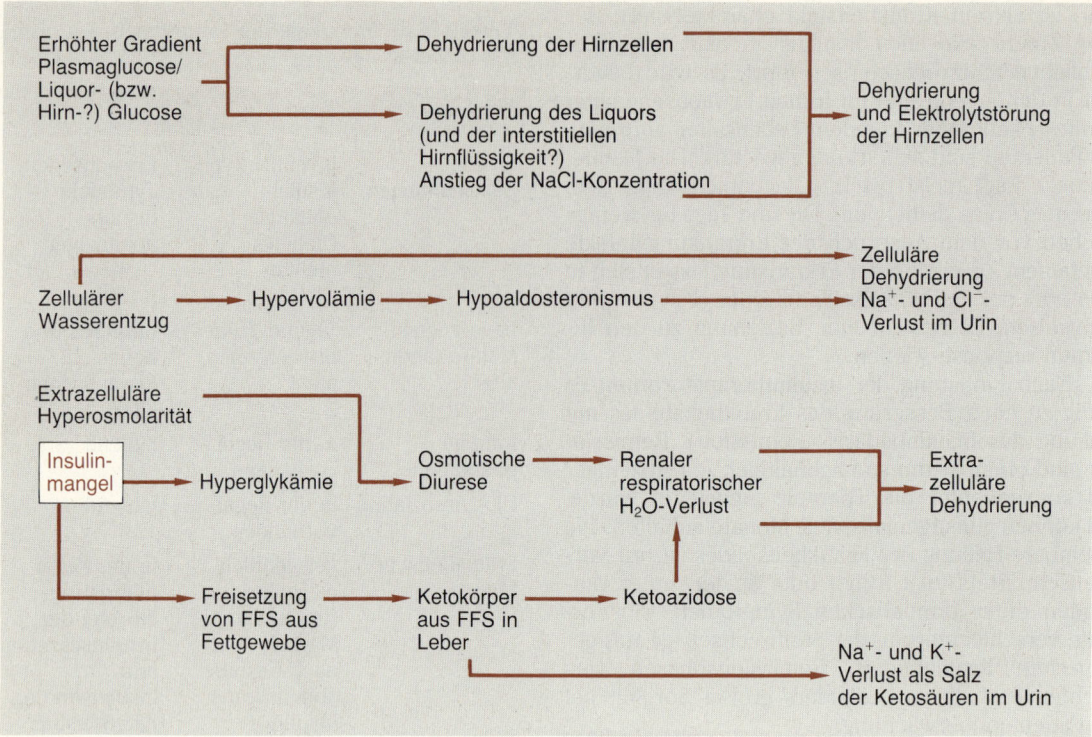

Abb. 14.4   Pathogenese des Coma diabeticum (nach Froesch)

Komplikationen

Bei Diabetes mellitus können lebensbedrohliche metabolische Krisen auftreten. Es werden das ketoazidotische Coma diabeticum und das seltenere hyperosmolare, nicht ketotische Koma unterschieden. Mischformen sind häufig. Weiterhin kommt bei Diabetikern ein lactatazidotisches Koma vor. Es ist keine direkte Folge der diabetischen Stoffwechselstörung, steht jedoch in Beziehung zur Diabetestherapie mit Biguaniden.

Das **ketoazidotische Koma** ist Ausdruck eines schweren Insulinmangels und stellt somit eine typische Komplikation des Diabetes mellitus Typ I dar. Eine Zusammenfassung wichtiger pathophysiologischer Zusammenhänge gibt Abb. 14.4.

Häufige Ursachen sind unerkannter Diabetes mellitus (Erstmanifestation mit Koma), unzureichende Therapie (Diätfehler, zu geringe Insulindosis, vergessene Insulininjektion), Infekte und schwere Traumen. Der bedrohliche Zustand kündigt sich in der Regel durch eine über Tage zunehmende Symptomatik an, kann sich bei Kindern und Jugendlichen aber auch innerhalb weniger Stunden entwickeln. Der Blutglucosespiegel ist deutlich erhöht. Das durch die Glukosurie gesteigerte Harnvolumen (osmotische Diurese) wird zunächst durch Polydipsie ausgeglichen. In dieser Phase ist die Gefahr der Entgleisung des Wasser- und Elektrolythaushaltes noch gering. Wenn die Flüssigkeitszufuhr nachläßt (gestörte Durstregulation), kommt es zur hypertonen Dehydratation (Wasserverlust größer als Salzverlust), Defizite bis über 10 Liter werden beobachtet. Die Exsikkose äußert sich in trockener, roter Haut und trockenen Schleimhäuten, die Hautfalten verstreichen nur verzögert, der Augenbulbusdruck ist vermindert. Es kommt zur Oligurie, unter Umständen auch Anurie. Plasmaosmolalität, Hämatokrit und Blutviskosität steigen an. Die Folge sind Mikrozirkulationsstörungen. Die Gefahr der Hypoxie wird durch den Abfall des 2,3-Biphosphoglyceratgehaltes und den Anstieg des Gehaltes an glykosiliertem Hämoglobin der Erythrozyten gesteigert. Es entwickelt sich eine intrazelluläre Dehydratation. Der Verlust an Alkaliionen infolge osmotischer Diurese und Ketose kann mehr als 500 mval (= mmol) Natrium und 500 mval (= mmol) Kalium betragen. Die sogenannten Ketokörper (β-Hydroxybuttersäure, Acetessigsäure, Aceton) häufen sich an. Ihre renale Ausscheidung erfolgt vor allem in Form der Alkali- und Ammoniumsalze. Wenn dieser Prozeß dekompensiert, entwickelt sich aus der Ketose eine metabolische Ketoazidose.

Der Kompensationsversuch durch Abatmung von Kohlendioxid führt zur großen „Kußmaulschen Atmung" mit Acetongeruch der Atemluft. Der pCO_2 fällt unter 15 mmHg ab, die forcierte Atmung verstärkt den Flüssigkeitsverlust. Der Puls wird frequent und klein, eine Zentralisation des Kreislaufs droht. Die Reflexe und die sensomotorischen Funktionen erlöschen. Es tritt Bewußtseinstrübung und schließlich Koma ein.

Das **hyperosmolare Koma** ist eine typische Komplikation des Typ-II-Diabetes. Es unterscheidet

Tabelle 14.**7**   Differentialdiagnostische Hinweise bei Stoffwechselkomata

	Ketoazidotisch	**Hyperosmolar**	**Lactatazidotisch**
Anamnese	< 1-mehrere Tage Durst, Polyurie → Oligurie, Inappetenz, Übelkeit, Erbrechen, Adynamie, Gewichtsverlust, Leibschmerzen, Hypotonie, Tachykardie	mehrere Tage Durst, Polyurie → Oligurie, Konsum zuckerhaltiger Getränke, Flüssigkeitsverluste, Diuretikatherapie, Schwäche, Hypotonie, Tachykardie	rasch, in Stunden Übelkeit, Durchfälle, Muskelschmerzen, Nieren-/Leberinsuffizienz, Pankreatitis, Kreislaufschock, Sepsis, Apoplexie, Hypothermie
Klinische Befunde			
Atmung	tief und schnell (Kußmaul-Typ)	normal	tief und schnell
Reflexe	abgeschwächt	abgeschwächt	untypisch
Muskeltonus	niedrig	hoch, Krampfneigung	untypisch
Exsikkose	schwach bis deutlich	deutlich	fehlt
Laborbefunde			
Kalium	erhöht/normal	normal/erhöht	normal
Blutglucose	erhöht	stark erhöht	normal/niedrig
Ketose	stark	fehlt/gering	fehlt/gering
Azidose	stark	fehlt/gering	stark
Osmolalität	erhöht	stark erhöht	normal/gering erhöht
Anionenlücke	> 30 mval (> 30 mmol)	< 30 mval (< 30 mmol)	> 30 mval (> 30 mmol)
Exzeßlactat	häufig, gering	fehlt	immer hoch

sich vom ketoazidotischen Koma im wesentlichen durch das Fehlen der Ketose. Geringe Insulinspiegel sind vorhanden, die eine komplette Enthemmung der Fettmobilisation verhindern. Dementsprechend ist die Ketokörperproduktion weniger gesteigert, es fehlen die Symptome der metabolischen Azidose. Klinisch auffällig ist das Fehlen der tiefen Atmung. Die übrige Symptomatik ist ähnlich. Zur Differentialdiagnose der Stoffwechselkomata bei Diabetes mellitus s. Tab. 14.7.

Diabetische Komata sind stets lebensbedrohliche Komplikationen, die selbst bei optimaler Behandlung noch mit einer Mortalität von 10−20% belastet sind. Die Prognose hängt unter anderem von der Dauer und Schwere der Stoffwechselentgleisung ab. Der Beachtung der Prodromalsymptome, der Frühdiagnose und sofortigen Einleitung der Therapie kommt deshalb entscheidende Bedeutung zu. Prognostisch ungünstig sind höheres Lebensalter und Begleitkrankheiten, besonders des Kreislaufes und der Nieren.

Zur Sicherung der Diagnose (auch Abgrenzung gegenüber der Insulinhypoglykämie) ist die sofortige Bestimmung der Blutglucose erforderlich. Sie ist stets erhöht. Man verlasse sich nicht auf den Nachweis einer Glukosurie, da auch bei Patienten in der Insulinhypoglykämie Zucker im Blasenharn vorkommen kann. Der Nachweis von Aceton stützt in Verbindung mit der Hyperglykämie die Diagnose der diabetischen Stoffwechselkrise (cave: Mißdeutung von Harnaceton bei niedriger Blutglucose, z.B. „Hungeraceton").

Chronische Komplikationen

Lebenserwartung und Lebensqualität des Diabetikers werden entscheidend durch chronische Komplikationen bestimmt. Im Vordergrund stehen Vaskulopathien und Neuropathien.

Die **Mikroangiopathie** ist eine spezifische Erkrankung der kleinen Gefäße.

Die Pathogenese ist komplex und noch nicht völlig aufgeklärt (Abb. 14.**5**). Auftreten und Schweregrad hängen unter anderem von der Höhe und Dauer der Hyperglykämie ab. Dabei scheinen Stoffwechselprozesse, die unmittelbar von der Blutglucosekonzentration beeinflußt werden, eine Rolle zu spielen:

1. Nicht-enzymatische Glykosilierung verschiedener Proteine (Hämoglobin, Albumin, Kollagen und andere), die deren Funktion verändert (z.B. Sauerstoffaffinität, Aktivatoreigenschaften für Enzyme, Rezeptorbindung von Lipoproteinen, Permeabilität von Membranen).
2. Nicht-glykolytischer Stoffwechsel der Glucose, sogenannter „Sorbitol pathway".
   Verschiedene Zellen, unter anderem Gliazellen und Endothelzellen der Kapillaren, bilden bei hohen Blutglucosewerten Sorbitol, das die Zelle nicht verlassen und nur begrenzt metabolisiert werden kann. Dadurch kommt es zur intrazellulären Hyperosmolarität mit der Gefahr der Zellschädigung.

Weitere pathogenetisch wichtige Faktoren sind die gestörte Fließeigenschaft des Blutes und die Erschwerung des Gasaustausches.

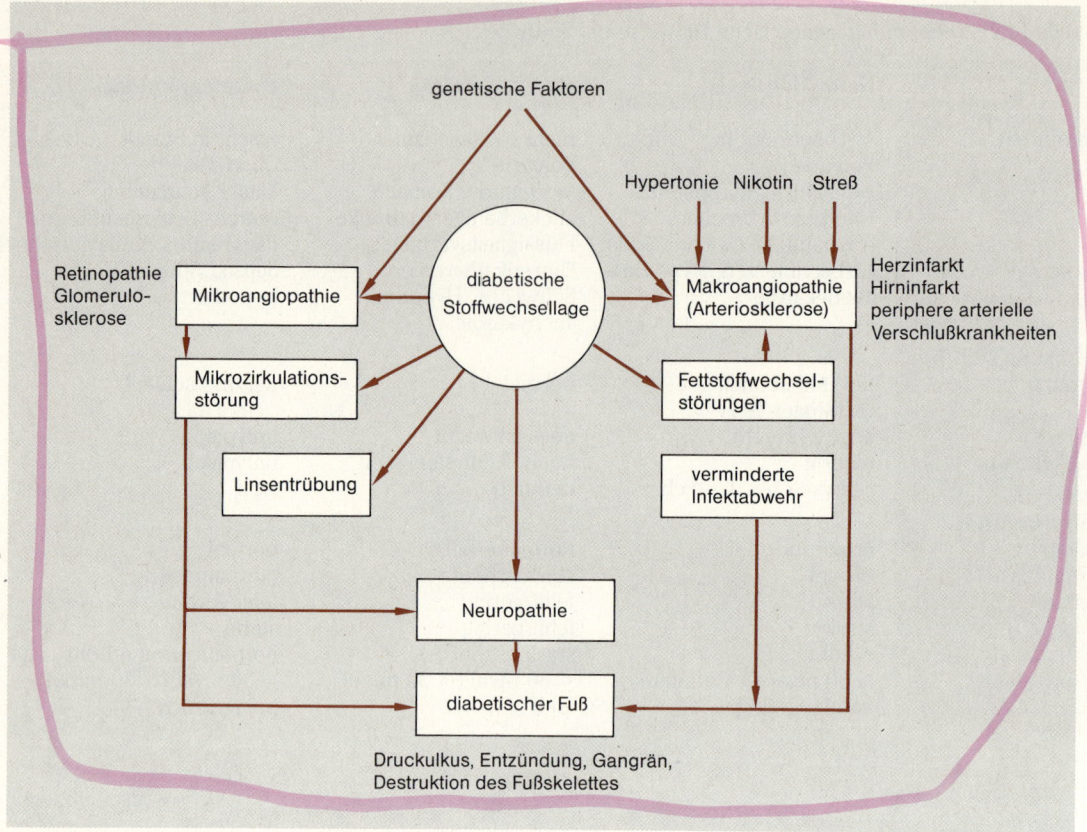

Abb. 14.**5**   Pathogenese der chronischen Komplikationen bei Diabetes mellitus

Nur frühe mikroangiopathische Veränderungen sind rückbildungsfähig oder kompensierbar. Die entscheidende Therapie besteht deshalb derzeit in der Prophylaxe. Das seltenere Auftreten und der weniger schwere Verlauf der Mikroangiopathie bei optimaler Kompensation des Kohlenhydratstoffwechsels sind eine entscheidende Begründung für die Forderung nach einer optimalen Stoffwechselführung des Diabetikers.

Obwohl die Mikroangiopathie als Systemerkrankung wahrscheinlich in allen Geweben auftreten kann, führt sie an einzelnen Prädilektionsorten zu besonders schwerwiegenden Funktionsstörungen.

Diabetische Augenveränderungen – Retinopathia diabetica

Mit dem Vorliegen einer Mikroangiopathie der Retina ist bei Diabetes mellitus Typ I nach 20jähriger Krankheitsdauer heute noch in 80% der Fälle zu rechnen. Im Frühstadium beobachtet man Mikroaneurysmen. Im weiteren Verlauf kommt es zu sogenannten harten und weichen Exsudaten, Makulaödem, Blutungen und Gefäßproliferationen. Trübung der brechenden Medien, Untergang und Ablösung der Netzhaut beeinträchtigen das Sehvermögen bis zur Erblindung.

Weitere diabetische Augenkomplikationen sind die gefürchtete, aber seltene Rubeosis iridis mit Entwicklung eines Sekundärglaukoms und die diabetische Katarakt.

Die Diagnose wird ophthalmoskopisch gestellt. Die Frühdiagnose ist durch die Einführung der Fluoreszenzangiographie des Augenhintergrundes verbessert worden.

Die Therapie der Wahl ist die rechtzeitige Photokoagulation mit Laserlicht. Die medikamentöse Therapie ist umstritten.

Glaskörperblutungen können sich spontan resorbieren. Der Vorgang wird durch Linsenextraktion beschleunigt. Bei persistierender Glaskörpertrübung und bei Retraktionen ist die Vitrektomie indiziert.

Diabetische Nierenveränderungen – Nephropathia diabetica

Die Mikroangiopathie der Nieren manifestiert sich an den Kapillaren der Glomeruli unter dem Bilde der exsudativen, diffusen oder der nodulären Glomerulussklerose (Kimmelstiel-Wilson).

Vor allem bei älteren Patienten entwickelt sich häufig zusätzlich eine Arteriolosklerose. Als dritte pathogenetische Komponente spielt die akute oder chronische Pyelonephritis eine wesentliche Rolle. Sie ist bei Frauen häufiger als bei Männern. Auslösend ist meist eine aszendierende Infektion, die durch eine gestörte Infektionsabwehr und durch Blasenentleerungsstörungen begünstigt wird.

Die erste klinisch faßbare Störung der glomerulären Kapillarfunktion ist eine Hyperfiltration (Kreatininclearance erhöht) mit Vergrößerung der Niere.

Das nächste Frühsymptom ist die konstante Mikroalbuminurie. Dabei ist die Albuminausscheidung gegenüber der Norm gesteigert, läßt sich jedoch mit den herkömmlichen Methoden zur Erfassung der Makroproteinurie noch nicht nachweisen. Der Mikroalbuminuriebereich liegt zwischen 15 bis 200 µg/Min. entsprechend etwa 25 bis 300 mg pro 24 Std. Die Mikroalbuminurie läßt sich mit sensitiven Schnelltests gut erfassen. Sie bedeutet ein erhöhtes Risiko sowohl für eine progrediente Nierenschädigung als auch für kardiovaskuläre Komplikationen. Mit fortschreitender Nierenschädigung treten Blutdruckanstieg und zunehmende Makroproteinurie auf, die ein nephrotisches Syndrom nach sich ziehen. Nach Auftreten der Makroproteinurie kommt es in der Regel zu einer linearen Abnahme der glomerulären Filtrationsrate, die individuell verschieden rasch erfolgt (Abnahme des Glomerulumfiltrats um 0,6 bis 2,4 ml/Min. pro Monat) so daß nach 7 bis 10 Jahren das Endstadium des Nierenversagens erreicht ist. Etwa 30 bis 50% der Diabetiker entwickeln im Verlaufe des Lebens eine Nephropathie.

Die Therapie der Nephropathie besteht in einer optimalen Stoffwechseleinstellung und in einer strikten Blutdrucksenkung (unter 140/90 mmHg). Zusätzlich soll die Diät eher eiweißknapp gehalten sein (etwa 0,5 bis 0,6 g Eiweiß pro kg Körpergewicht). Mit diesen Maßnahmen kann die Mikroalbuminurie in vielen Fällen reduziert oder zum Verschwinden gebracht werden. Bei fortgeschrittener Nierenschädigung sind nur noch Verlangsamung oder Stillstand der Progression zu erreichen.

Daneben müssen Harnwegsinfektionen konsequent und gezielt bekämpft werden.

Im Stadium der dekompensierten Retention werden die kontinuierliche ambulante Peritonealdialyse und die Haemodialyse eingesetzt. Die Erfolge der Nierentransplantation sind heute auch bei Diabetikern gut und legen eine möglichst frühzeitige Operation nahe, die jedoch oft an den begrenzten Transplantationsmöglichkeiten scheitert.

Diabetische Nervenveränderungen – Neuropathia diabetica

Die Pathogenese der diabetischen Nervenschädigung ist komplex und noch nicht völlig aufgeklärt. Durch eine Mikroangiopathie der Vasa nervorum allein läßt sie sich nicht erklären. Schon vor dem Auftreten morphologisch erkennbarer Angiopathien sind Störungen des Myoinositolstoffwechsels und des Polyolstoffwechsels nachzuweisen. Oft ist das Zusammentreffen des Diabetes mellitus mit zusätzlichen Noxen als multifaktorielle Ursache der Neuropathie zu vermuten.

Histologisch findet man, abhängig von Untersuchungtechnik, Alter und Krankheitsstadium des Patienten, wechselnde Bilder. In Frühstadien sieht man Läsionen des Axons, besonders in den myelinfreien Fasern, während bei Langzeitdiabetes im Erwachsenenalter segmentale Myelinverluste und eine sekundäre Wallersche Degeneration vorkommen. Möglicherweise liegen dem ersteren Befund mehr direkt-metabolische Ursachen zugrunde, während der letztere im Zusammenhang mit Durchblutungsstörungen im Bereich der Vasa nervorum steht.

Symptome der diabetischen Neuropathie können in allen Phasen des Diabetes mellitus auftreten, sie sind selten bereits vor dem Nachweis metabolischer Störungen, häufiger erst nach mehrjährigem Krankheitsverlauf und bevorzugt im Erwachsenenalter zu beobachten. Bei subtiler Untersuchungstechnik findet man sie nach mehrjähriger Diabetesdauer bei der Mehrzahl aller Patienten. Ähnlich dem Auftreten der Mikroangiopathie besteht auch bei der Neuropathie eine Beziehung zur Diabetesdauer und zur Güte der Stoffwechseleinstellung. Der Verlauf ist jedoch nicht obligat fortschreitend. Remissionen kommen vor, aber es ist nicht genau bekannt, bei welchen Symptomen und Stadien der Neuropathie eine Rückbildung noch möglich ist. Frühe Störungen der Nervenleitgeschwindigkeit sind reversibel, sensorische Reizerscheinungen und Schmerzen manchmal sogar noch nach vieljähriger Krankheitsdauer.

Das klinische Bild der Neuropathie ist vielfältig. Folgende charakteristische Formen lassen sich unterscheiden:

– sensomotorische Polyneuropathie,
– motorische, amyotrophe Schwerpunktneuropathie,
– autonome Neuropathie.

Die sensomotorische Polyneuropathie führt zu Reiz- und Ausfallerscheinungen, bevorzugt in der Peripherie, am häufigsten an den unteren Extremitäten.

Typische Reizsymptome sind:
„neuralgische" Schmerzen, Fußbrennen (burning feet), Parästhesien, Wadenkrämpfe, unruhige Beine (restless legs), muskulärer Druckschmerz.

Typische Ausfallerscheinungen sind:
Hypästhesie, Hyppallästhesie, Störungen der Tiefensensibilität, Verlust des Hodendruckschmerzes, Abschwächung der Muskelreflexe.

Die Erscheinungen treten meistens symmetrisch auf. Dabei sind die sensiblen und sensorischen Ausfälle nicht segmental, sondern charakteristischerweise strumpf- bzw. handschuhförmig begrenzt.

Von großer praktischer Bedeutung ist die Einschränkung der Schmerzempfindung, in deren Gefolge Verletzungen der Akren unbemerkt bleiben und selbst ausgedehnte, destruierende Weichteil- und Knochenprozesse beschwerdearm verlaufen können (s. diabetische Gangrän). Wichtiges klinisches Symptom ist die Hyppallästhesie, die auf einfache Weise mit Hilfe einer Stimmgabel quantifiziert werden kann. Die Objektivierung der sensomotorischen Polyneuropathie gelingt z. B. durch Messung der verlangsamten Nervenleitgeschwindigkeit.

Die motorische amyotrophe Schwerpunktneuropathie ist vergleichsweise selten. Befallen sind vor allem die Muskeln des Becken- und Schultergürtels. Nicht selten kommt es innerhalb weniger Wochen zu Lähmungserscheinungen mit auffälliger Verschmächtigung der Muskulatur. Der pathologische Prozeß kann durch Elektromyographie präzisiert werden.

Tabelle 14.8 Wichtige klinische Manifestationen der autonomen diabetischen Neuropathie

Kardiovaskuläres System:	Ruhetachykardie Verlust der Herzfrequenzvarianz orthostatische (posturale) Hypotonie schmerzlose koronare Ischämie
Periphere Autosympathektomie:	gestörte Kapillardurchblutung bei großem a.-v. Shuntvolumen
Gastrointestinaltrakt:	Ösophagusatonie Gastroparese, Magenentleerungsstörungen Diarrhö – wäßriger Durchfall Obstipation
Urogenitales System:	erektile Impotenz Blasenatonie, Überlaufblase retrograde Ejakulation Verlust des Hodendruckschmerzes
Thermoregulation:	sudorimotorische und vasomotorische Störungen (Dyshidrose)

Metabolische Störungen:	Störung der hormonellen
	  Gegenregulation in der
	  Hypoglykämie
	Ausfall der vegetativen
	  Frühsymptome bei Hypoglykämie

Pupillenreaktion:	Miosis, gestörte Pupillenreflexe
Haut:	Dyshidrose, Rhagaden, Hyperkeratosen

Ebenfalls selten sind Hirnnervenparesen, die häufig akut auftreten, unter rasch wechselnden klinischen Bildern verlaufen und besonders die Innervation der Augenmuskeln und den N.facialis betreffen. Die Okulomotorius- und Abduzensparesen sind weitgehend reversibel. Auffällig häufig wird ein Karpaltunnelsyndrom beobachtet.

Die große klinische Bedeutung der autonomen diabetischen Neuropathie ist lange Zeit verkannt worden. Betroffen sind sowohl das sympathische als auch das parasympathische System. Wichtige Organmanifestationen faßt Tab. 14.8 zusammen. Der Verlust der Herzfrequenzvarianz ist ein empfindlicher Parameter der autonomen diabetischen Neuropathie am Herzen, die als Teilursache für den häufigen plötzlichen Herztod bei Diabetes mellitus gesehen wird. Die automatisierte Bestimmung der Ruheherzfrequenzvarianz mit Hilfe des Neurocard-Analyzer und die Infrarotpupillometrie stellen eine zuverlässige, objektive, quantifizierbare und den Patienten nicht belastende Möglichkeit zur Frühdiagnose der autonomen diabetischen Neuropathie an Herz (Parasympathikus) und Auge (Sympathikus) dar.

Magenentleerungsstörungen sind eine wichtige Ursache der Stoffwechsellabilität, da der nahrungsabhängige Blutzuckeranstieg unberechenbar erfolgt. Bei postprandialen Hypoglykämien soll man an Gastroparesen denken. Scheinbar unbeeinflußbare

Diarrhöen bei Diabetikern sind jedoch häufig nicht Folge einer autonomen diabetischen Neuropathie, sondern können durch Verwendung von Zuckeraustauschstoffen mit laxierender Wirkung, z.B. Sorbitol, bedingt sein.

Nach mehrjähriger Diabetesdauer klagt etwa die Hälfte der Männer über Potenzstörungen. Diese müssen nicht neurogener Ursache sein. Psychische Ursachen sind häufig. Die erektile Impotenz (beweisend ist das Fehlen von Erektionen während des Schlafes) kann auch durch Arteriosklerose der Beckengefäße bedingt sein. Infertilität bei erhaltener Potenz muß an retrograde Ejakulation denken lassen.

Blasenatonie (erhöhtes maximales Blasenvolumen, Restharn) begünstigt aufsteigende Infektionen und trägt damit zur entzündlichen Komponente der diabetischen Nephropathie bei.

Die Dyshidrose der Füße begünstigt in Verbindung mit der Hyperkeratose das Auftreten von Rhagaden und steht häufig am Beginn von Mykosen, Erysipel und der diabetischen Gangrän.

Von großer praktischer Bedeutung sind auch Störungen der hormonellen Gegenregulation in der Hypoglykämie, oft gekoppelt mit einer Abnahme der Hypoglykämiefrühsymptome. Fehlen diese Frühsymptome, so manifestiert sich die Hypoglykämie nicht selten überfallartig unter den Zeichen der zerebralen Glukopenie, die ein erhebliches Risiko darstellt.

Die Therapie der diabetischen Polyneuropathie ist oft unbefriedigend und in ihrem Erfolg schwer abschätzbar. Frühstadien sind teilweise rückbildungsfähig. Besonders sensorische Reizsymptome verschwinden bei Optimierung der Stoffwechsellage gelegentlich vollständig. Als symptomatische Therapie sind manchmal Thioctsäure (parenteral 200 mg i.v. 1- bis 2mal täglich), ferner Carbamazepin (100 mg 1- bis 2mal täglich) und bei starken Schmerzzuständen Imipramin (50 mg 2- bis 4mal täglich) sowie bei Muskelkrämpfen Limptar® (1–2 Tabl./d) wirksam.

Makroangiopathie

Als diabetische Makroangiopathie bezeichnet man die Arteriosklerose des Diabetikers. Ihre Morphologie unterscheidet sich nicht grundsätzlich von der Arteriosklerose des Nicht-Diabetikers, jedoch kommen Mediasklerosen gehäuft vor.

Pathogenetisch spielen die bei vielen Patienten vorliegenden weiteren Risikofaktoren eine große Rolle (Hypertonie, Fettstoffwechselstörung, Übergewicht, Rauchen). Darüber hinaus bleibt jedoch ein Restrisiko bestehen, das auf die eigentliche diabetische Stoffwechselführung zurückzuführen ist (unter anderem Hyperinsulinämie, stoffwechselabhängige Proliferationsfaktoren für Gefäßwandzellen, Störungen der Plättchenfunktion und der Rheologie). Der Diabetes ist als eigenständiger Risikofaktor der Arteriosklerose anzusehen.

Typisch für die diabetische Makroangiopathie sind der im Vergleich zur nicht-diabetischen Bevölkerung vorzeitige Beginn und der progredient schwere Verlauf.

Das gesteigerte Arterioseroserisiko des Diabetikers ist vor dem Hintergrund des Arterioseroserisikos der Allgemeinbevölkerung zu sehen. Die absolute Prävalenz der Arteriosklerose ist also in Mangelgesellschaften selbst bei Diabetikern gering, in unserer Überflußgesellschaft dagegen außerordentlich hoch. Im Sektionsmaterial unserer Bevölkerung fand man bei Diabetikern in 87−99% arterielle Läsionen und in 28% arterielle Verschlüsse. Während in der nicht-diabetischen Bevölkerung die Arteriosklerose bei Männern überwiegt, ist das Geschlechtsverhältnis bei Diabetikern ausgeglichen.

Abhängig von der vorherrschenden Konstellation der Risikofaktoren sind bestimmte Lokalisationsorte bevorzugt. Bei Vorliegen von Fettstoffwechselstörungen ist der proximale (Becken-)Typ selten, dagegen der periphere Lokalisationstyp besonders an den unteren Extremitäten häufig. Dabei sind meist auch die Arteriolen betroffen.

Entsprechend dem häufigen Vorkommen von Hypertonie ist 2- bis 4mal häufiger mit zerebrovaskulären Komplikationen zu rechnen (transitorische ischämische Attacken, tödliche und nichttödliche Insulte) als in der Allgemeinbevölkerung. Die Behandlung der diabetischen Makroangiopathie entspricht derjenigen bei Nicht-Diabetikern. Da bei Diabetikern die auslösenden Risikofaktoren häufig besser bekannt sind, bietet sich eine größere Chance zur kausalen Therapie durch Beseitigung dieser Einflüsse.

Diabetes und Herz

Schon bei Störungen der Glucosetoleranz ohne klinischen Diabetes mellitus ist eine Koronarinsuffizienz gehäuft nachweisbar. Herzinfarkte und plötzlicher Herztod treten bei Männern und Frauen etwa gleich häufig auf. Sie sind, abhängig von Lebensalter und Diabetesdauer, bei Männern 2- bis 4mal, bei Frauen 5- bis 6mal häufiger zu erwarten als in der Allgemeinbevölkerung. Der klinische Verlauf der Infarkte kann Besonderheiten aufweisen. Relativ häufig beobachtet man ein subakutes Fortschreiten des Infarktes, das in Zusammenhang mit einer Mikroangiopathie der Herzmuskelgefäße gebracht wird. Die Prognose quoad vitam ist bei Diabetikern schlechter als bei Nichtdiabetikern. Für die Diagnostik besonders bedeutungsvoll ist der schmerzarme bzw. „stumme" Herzinfarkt, der bei diabetischer Polyneuropathie gehäuft vorkommt.

Der Diabetische Fuß

Bei Diabetikern ist das Risiko von Fußläsionen 20- bis 50mal höher als bei Nichtdiabetikern. Etwa jeder 10. Diabetiker wird im Laufe seines Lebens mit Fußproblemen konfrontiert. Rund die Hälfte aller Amputationen an den unteren Extremitäten wird bei Diabetikern durchgeführt. Hinweise auf ein erhöhtes Risiko enthält Tab. 14.9.

Der sogenannte diabetische Fuß entsteht als Folge einer diabetischen Polyneuropathie in Verbindung mit Mikrozirkulationsstörungen und Infektabwehrschwäche (neuropathischer, infizierter Fuß). Eine Synopsis der pathogenetischen Faktoren ist in Abb. 14.5 dargestellt. Durch Störung der Tiefensensi-

Tabelle 14.9 Risikofaktoren für den diabetischen Fuß nach Young

Ulzera in der Anamnese

Neuropathisch
Verlust des Vibrationsempfindens
Verlust der Sehnenreflexe
trockene Füße
dilatierte Fußrückenvenen, warme Füße

Mechanisch
enges Schuhwerk
Fußmißbildungen
schlechte Fußpflege
Trauma

Vaskulär
fehlende Fußpulse, kalte Füße
Doppler-Index > 0,6
proliferative diabetische Retinopathie/Nephropathie

Infektiös
schlechte Stoffwechseleinstellung
schlechte Fußhygiene

Sonstige
Alkoholismus
Zigarettenrauchen

bilität und der Motorik kommt es zum Verlust der physiologischen Druckverteilung an der Planta pedis mit Ausbildung einer zunehmend punktuellen Druckbelastung. Dieser Mechanismus wird durch Schwielenbildung verstärkt. Es entsteht ein Druckulkus, das sich infolge Infektabwehrschwäche chronisch infiziert. Die Heilungstendenz ist meist verzögert, weil eine nutritive Minderversorgung des Gewebes vorliegt, die durch die neuropathische Autosympathektomie bedingt ist. Diese führt einerseits zu einer vermehrten Gesamtdurchblutung des Fußes. Die arteriellen Pulse sind kräftig, der Fuß ist warm und die Fußvenen sind auch im Liegen gefüllt. Die Kapillardurchblutung ist aber vermindert, weil sich bei Abnahme des Sympathikustonus präkapilläre Shunts öffnen und die Fließeigenschaften des Blutes herabgesetzt sind (Rigidität der Erythrozyten, erhöhte Plättchenadhäsivität, erhöhte Plasmaviskosität).

Diese Mechanismen erklären, daß Läsionen u. a. auch an Druckstellen infolge falschen oder defekten Schuhwerks, nach Trittverletzungen, Brandblasen infolge gestörter Temperaturempfindung oder Rhagaden infolge Hyperkeratose und Dyshidrose entstehen können. Weil die Schmerzempfindung fehlt, werden die Läsionen oft erst bei gezielter Inspektion, Austragen der Wunde oder fötidem Geruch bemerkt. Selbst dann werden sie in ihrer Gefährlichkeit oft verkannt, und eine adäquate Therapie wird versäumt. Aus der zunächst oberflächlichen Läsion kann sich ein Mal perforans entwickeln, das Unterhautfettgewebe, Muskeln, Bänder und Knochen einbezieht, wobei sich die Infektion phlegmonös ausbreiten kann.

Bei chronischem Verlauf beobachtet man am Fußskelett eine Entkalkung mit distal beginnendem Abbau. Die Digital- und/oder Metatarsalköpfchen ver-

schwinden, die Knochenreste sehen aus wie „abge-
lutschte Zuckerstangen". Im Endstadium liegt eine
Charcot-Deformität mit schwerer Behinderung vor.

Entscheidend für die Prognose ist die möglichst
frühzeitige Einleitung der Therapie. Da die Entdek-
kung einer Wunde viele Patienten nicht sofort zum
Arzt führt, kommt es nicht selten vor, daß der Arzt die
Extremität erstmalig sieht, wenn bereits monströse
gangränöse Veränderungen vorliegen. Der Aufklärung des Patienten und seiner Motivation zur regelmäßigen gezielten Inspektion seiner Füße, sowie der
regelmäßigen ärztlichen Untersuchung, kommt daher
entscheidende Bedeutung zu.

Die Basistherapie besteht in der normnahen
Stoffwechseleinstellung, ohne die eine Heilung nicht
gelingt. Konservative Maßnahmen stehen ganz im
Vordergrund: Ruhigstellung, Druckentlastung, Entstauung, Verbesserung der Fließeigenschaften des
Blutes, bei florider Entzündung trockene Kühlung, lokale und systemische Infektbekämpfung, Wundreini-
gung durch Abtragen der Nekrose. Druckulcera heilen nur nach konsequenter Druckentlastung spontan
ab. Osteomyelitiden lassen sich oft nicht zur Ausheilung bringen und erzwingen chirurgische Interventionen. Knochen- und Weichteilresektionen sollten beim
diabetischen Fuß jedoch sparsam erfolgen. Die Therapie erfordert Geduld, da der Heilungsprozeß unter
Umständen mehrere Monate dauert. Zur Druckentlastung des Fußes sind orthopädische Anschlußmaß-
nahmen immer indiziert. Neben dem neuropathischen, infizierten Fuß kommt bei Diabetikern aufgrund des hohen Makroangiopathierisikos auch vermehrt eine arterielle Verschlußkrankheit vor. Die
klassischen Symptome der Claudicatio intermittens
sind dabei wegen der gestörten Schmerzwahrneh-
mung oft kaschiert. Der Verdacht auf eine arterielle
Verschlußkrankheit besteht, wenn einer oder beide
Füße kühl sind und Fußpulse fehlen. Er muß stets
durch sorgfältige angiologische Untersuchung abgeklärt werden. Die arterielle Verschlußkrankheit erfordert neben der konsequenten Beseitigung von Risikofaktoren in üblicher Weise revaskularisierende Maßnahmen (Bypass, Angioplastie, Lyse), die allerdings
wegen der peripheren Lokalisation der Verschlüsse
oft nicht möglich sind. Dann muß der Versuch einer
Bahnung von Kollateralkreisläufen gemacht werden.
Falls Amputationen notwendig werden, sollten diese
nicht zu distal erfolgen, da sonst Nachamputationen
die Regel sind. Die therapeutische Strategie unterscheidet sich also wesentlich von derjenigen bei dia-
betischem Fuß.

Diabetischer Fuß und arterielle Verschlußkrankheit kommen nicht selten gemeinsam vor und führen
dann zu einem therapeutischen Dilemma. In diesen
Fällen kann man sich an die Regel halten: Zuerst Infektionen bekämpfen, dann arterielle Verschluß-
krankheiten kompensieren. Gelingt dies nicht, ist
nach den Regeln bei arterieller Verschlußkrankheit zu
amputieren. Gelingt dies, ist die konservative Behandlung des diabetischen Fußes konsequent durchzuführen.

Therapie

Ziel der Therapie ist der Ausgleich des diabetischen
Stoffwechseldefektes, um akute metabolische Komplikationen (Stoffwechselkrisen) und das Auftreten
chronischer Komplikationen des Diabetes mellitus zu
vermeiden. Die Entwicklung des Spätsyndroms hängt
wesentlich von der Güte der Stoffwechseleinstellung
ab. Die Grenzwerte, bei denen das Risiko des Spätsyndroms ansteigt, kennen wir nicht. Deshalb ist die
normnahe Einstellung des Stoffwechsels anzustreben. Diese Forderung gilt prinzipiell für alle Formen
des Diabetes und in allen Lebensaltern (Tab. 14.**10**).
Sie ist mit den derzeit zur Verfügung stehenden Mitteln auf Dauer nur bei einem Teil der Patienten zu erreichen. Auch gibt es vor allem ältere Patienten und
manche Typ-I-Diabetiker mit labilem Stoffwechsel,
bei denen der Versuch einer Normalisierung des Blut-
zuckerspiegels mit Hypoglykämierisiken und Belastungen erkauft werden muß, die den erhofften Vorteil möglicherweise nicht aufwiegen. Der Arzt wird
deshalb stets eine Risiko-Nutzen-Abwägung durchführen müssen, die auch das Lebensalter und die vermutliche Lebenserwartung zu berücksichtigen hat.
Dabei sollte er sich jedoch klar darüber sein, daß mit
dem Verzicht auf eine optimale Stoffwechselkompen-
sation das erhöhte Risiko von Komplikationen be-
wußt in Kauf genommen wird.

Die Therapie des Diabetikers stützt sich auf Diät,
körperliche Aktivität, blutglucosesenkende Medikation (Insulin und orale Antidiabetika) sowie die Schulung und Motivation des Patienten zur Selbstkontrolle
und Therapieanpassung. Es sind jedoch bei den Dia-
betestypen deutlich unterschiedliche Schwerpunkte
des therapeutischen Vorgehens zu setzen: Beim Typ-
I-Diabetiker, der aufgrund seines absoluten Insulinmangels stets auf die exogene Insulinzufuhr angewiesen ist, besitzt die bedarfsangepaßte Substitution
Priorität. Selbstkontrolle und Insulinanpassung, Diät
und körperliche Aktivität sind die wesentlichen Therapiemaßnahmen. Beim Typ-II-Diabetiker, bei dem
die Ursache der diabetischen Stoffwechselstörung in
der Insulinresistenz liegt, besitzen Maßnahmen zur
Verbesserung der Insulinsensitivität Priorität. Von
größter Bedeutung ist bei Übergewichtigen die Erreichung des Normgewichtes, bei Fettstoffwechselstörungen mit erhöhten Triglyceriden die Normalisierung der Blutlipide und stets auch die Steigerung der
körperlichen Aktivität. Erst wenn auf diese Weise eine
Kompensation des Stoffwechsels nicht gelingt, sind
medikamentöse Maßnahmen indiziert.

Basistherapie

Wichtige therapeutische Basismaßnahmen sind die
Normalisierung des Körpergewichtes und die Beseitigung von Fettstoffwechselstörungen. Wesentlich ist
die Regulierung der Lebensweise, durch die endogene zirkadiane Stoffwechselrhythmen, körperliche
Aktivität, Nahrungsaufnahme und Therapiemaßnahmen aufeinander abgestimmt werden sollen. Dies ist
um so wichtiger, je mehr die körpereigenen Regula-
tionen ausgefallen sind, also besonders bei Typ-I-Dia-

Tabelle 14.**10** Bewertung und Ziele wichtiger Kontrollparameter bei der Behandlung des Diabetes mellitus

		gut*	akzeptabel	schlecht
Blutglucose				
– nüchtern*,				
vor der Bettruhe	mg/dl	80–120	≤ 140	> 140
vor den Mahlzeiten	mmol/l	4,4–6,7	≤ 7,8	> 7,8
– postprandial	mg/dl	100–160	≤ 180	> 180
	mmol/l	5,5–8,9	≤ 8,9–10	> 10,0
HbA$_1$**	%	< 8,5	≤ 9,5	> 9,5
HbA$_{1c}$		< 6,5	≤ 7,0	> 7,0
Urinzucker	%	0	≤ 0,5	> 0,5
Gesamtcholeste-	mg/dl	≤ 200	≤ 250	≤ 250
rin***	mmol/l	≤ 5,2	≤ 6,5	≤ 6,5
HDL-Cholesterin***	mg/dl	≥ 40	≥ 35	< 35
	mmol/l	≥ 1,1	≥ 0,9	< 0,9
Nüchtern-Triglyce-	mg/dl	≤ 150	≤ 200	> 200
ride***	mmol$_2$/l	≤ 1,7	≤ 2,2	> 2,2
Körpergewichts-	kg/m^2 Männer	≤ 25	≤ 27	> 27
index***	Frauen	≤ 24	≤ 26	> 26
Blutdruck***	mmHg	≤ 140/90	≤160/95	> 160/95

Anmerkung! Ein wichtiges Ziel: Rauchen einstellen.

*   gut, kann bei bestimmten Patienten schwierig zu erreichen oder unnötig sein (z. B. bei älteren Patienten). Bei Typ-I-Diabetes ist zu beachten, daß das Risiko für nächtliche Hypoglykämien erheblich ansteigt, wenn die Blutglucosewerte nüchtern bzw. vor der Bettruhe niedriger als 90 mg/dl (5 mmol/l) sind.

**   Referenzwerte für HbA$_1$/HbA$_{1c}$ schwanken stark in Abhängigkeit von der Untersuchungsmethode. Die hier empfohlenen Werte wurden säulenchromatographisch ermittelt. Die normale Bandbreite ist für HbA$_1$ 5–8% und für HbA$_{1c}$ 4–6%, abhängig vom jeweiligen Labor.

*** Weniger strenge Ziele sind bei älteren Patienten mit reduzierter Lebenserwartung angemessen.

betes. Die Regelung des Tagesablaufs kann einen erheblichen Eingriff in das gewohnte Leben bedeuten. Ob ein Patient es lernt, sich mit diesen Erfordernissen zu arrangieren, hängt entscheidend von der seelischen Verarbeitung des Krankheitserlebnisses ab. Der Diabetiker bedarf vor allem in der ersten Zeit nach der Diagnosestellung nicht nur der intellektuellen, sondern auch der emotionalen Hilfe durch Arzt, Pflegekräfte, Ernährungsberater, Leidensgefährten und die Angehörigen.

Die **Diät** spielt eine zentrale Rolle in der Therapie. Physiologischerweise reagiert die B-Zelle auf Nahrungszufuhr mit adäquater Insulinsekretion. Beim Diabetiker ist diese Fähigkeit verloren gegangen. Injiziertes Insulin wird bedarfsunabhängig im Organismus wirksam. Die Wirkung des exogenen Insulins muß mit der Nahrungszufuhr abgestimmt werden. Ohne zeitlich und quantitativ geregelte Ernährung ist eine Insulintherapie nicht möglich. Diätmaßnahmen sind außerordentlich effektiv. Der Erfolg der Diättherapie hängt aber entscheidend davon ab, ob sie vom Patienten akzeptiert und auf Dauer durchgeführt wird.

Die Diätverordnung muß für den Patienten verständlich und praktikabel sein. Die Schwerpunkte der Diätmaßnahmen sind auf die individuellen Verhält-

nisse abzustimmen. Jeder Diabetiker benötigt eine schriftliche individuelle Diätverordnung und Anleitung für eine flexible Anpassung bei Reisen, Sport, zusätzlichen Erkrankungen und anderen besonderen Situationen. Die Diätschulung muß praktische Übungen für die Umsetzung der Diätverordnung in den Patientenalltag enthalten.

Bei Adipositas ist die Normalisierung des Körpergewichts das Hauptziel der Therapie. Reduktionsdiäten, die zur Hungerketose führen, sind aber nur unter stationären Bedingungen mit engmaschiger Überwachung zu verantworten. Bei Übergewicht ist in der Regel eine kontinuierliche Gewichtsabnahme mit einer energiereduzierten Mischkost anzustreben.

Der theoretische Energiebedarf kann mit folgender Formel eingeschätzt werden: Grundumsatz = 24 kcal pro kg Sollgewicht (Sollgewicht in kg = Körpergröße in cm − 100 × 0,9 bei Männern und − 100 × 0,85 bei Frauen). Für die körperliche Arbeit muß je nach Ausmaß ein Leistungsumsatz hinzuaddiert werden. Dieser beträgt z. B. bei sitzender Tätigkeit 30% der Grundumsatzkalorien. Für die überwiegend leichtere körperliche Tätigkeit der meisten Patienten läßt sich der tägliche Energiebedarf auch wie folgt einschätzen: Energiebedarf = 30–35 kcal pro kg Sollgewicht.

Tabelle 14.10 a Regeln für die Ernährung bei Diabetes mellitus

Tägliche Energiemenge, die zur Erhaltung bzw. zum Erreichen des Sollgewichts führt.

Gesamtfettmenge 30–35% der Gesamtenergie, geringe Aufnahme gesättigter Fettsäuren (< 10% der Gesamtenergie bzw. < $\frac{1}{3}$ der Gesamtfettmenge), Bevorzugung von einfach- und mehrfach ungesättigten Fettsäuren

Kohlenhydrate ≥ 50% der Gesamtenergie, Lebensmittel, die komplexe Kohlenhydrate und Ballaststoffe enthalten, bevorzugen, Zucker vermeiden, kalorienfreie Süßstoffe sind möglich, Zuckeraustauschstoffe (Fructose, Sorbit) auf < 50 g/Tag begrenzen

Eiweiß soll den Bedarf nicht überschreiten (0,8 g/kg Körpergewicht), das sind üblicherweise höchstens 15% der Gesamtenergie

Alkoholkonsum begrenzen bzw. vermeiden, vor allem bei Adipositas, Hypertriglyzeridämie und Hypertonie

Kochsalzaufnahme einschränken bei Hypertonie

Beispiel: 50 Jahre alte, 61 kg schwere, 164 cm große Büroangestellte, die ihr Gewicht halten soll:

Grundumsatzkalorien   24 × 61 = 1463 kcal
zusätzlich 30% der
Grundsatzkalorien   439 kcal
insgesamt   1903 kcal (7966 kJ)
(Bei Umrechnung der Kalorien in Joule ist die Multiplikation mit 4,186 erforderlich.)

Von dieser Energiemenge, die gilt, wenn bei Normgewicht Gewichtskonstanz angestrebt wird, müssen z.B. 500 kcal (2100 kJ)/Tag abgezogen werden, wenn Übergewicht abgebaut werden soll. Bei einer täglichen Kalorienreduktion von 500 kcal benötigt man ungefähr eine Woche, um 0,5 kg Gewicht abzunehmen. Für die Abnahme eines Kilogramms an Körpergewicht müssen rund 7000 kcal (29300 kJ) eingespart werden. Da die theoretischen Werte für den Energiebedarf nicht immer mit dem individuellen Bedarf übereinstimmen, muß dieser häufig empirisch ermittelt werden.

Die Verteilung der Nahrungsmenge über den Tag muß die körperliche Aktivität und die Medikamentenwirkung berücksichtigen. In der Regel sind häufige kleinere Mahlzeiten günstiger als wenige große. Prinzipiell soll die Diabetesdiät allen Anforderungen, die an eine gesunde Kost gestellt werden, genügen, d.h. der Diabetiker braucht qualitativ nicht anders zu essen, als dies den übrigen Familienmitgliedern empfohlen wird (Tab. 14.10a). Die Nahrungsmittelauswahl kann durch Listen erleichtert werden, in denen die Lebensmittel nach folgendem Schema eingeteilt wurden: „zum regelmäßigen Verzehr", „zum Verzehr in mäßigen Mengen" und „ungeeignete Nahrungsmittel" (Tab. 14.11). Wegen ihrer direkten Wirkung auf die Blutglucose sind Art und Menge der zugeführten

Tabelle 14.11 Wertung von Lebensmitteln im Blick auf die Diabetikerernährung

Nahrungsmittel zum regelmäßigen Verzehr

ballaststoffreich	fettarm	ohne Zucker
Vollkornbrot, Vollkorngebäck, Vollkorngetreide, ungeschälter Reis, Vollkornnudeln, Haferflocken, Kartoffeln (in der Schale gekocht), frische Gemüse, Salatgemüse, Hülsenfrüchte, Obst	Milchprodukte mit niedrigem Fettgehalt, z. B. magere Milch und Joghurt unter 1,5% Fett. Käse mit niedrigem Fettgehalt, z. B. Magerquark, Hüttenkäse, Harzer Käse	Tee oder Kaffee, zuckerfreie Getränke, z. B. Mineralwasser, kalorienarme Limonaden und Cola, Gemüsesäfte, klare Bouillon, Würzmittel wie Kräuter, Gewürze, Essig, Süßstoff

Nahrungsmittel zum Verzehr in mäßigen Mengen

Häufiger erlaubt:	Mageres Fleisch, Fisch, Ei, Nudeln, Öl und Margarine mit einem hohen Anteil ungesättigter Fettsäuren Magere Wurstsorten, z. B. Aspikwurst, deutsches Corned beef, Käse mit mittlerem Fettgehalt (unter 45% Fett i. Tr.) z. B. Edamer, Gouda, Brie, Camembert
Gelegentlich erlaubt: (bei Übergewicht sind diese Nahrungsmittel zu meiden)	Vollmilch, Butter, Weißbrot, Gebäck aus hellem Mehl, ungesüßter Fruchtsaft, Trockenobst, Nüsse, Salatsoßen mit Öl oder anderen fetthaltigen Zutaten Spirituosen und Bier, trockener Wein, trockener Sherry, trockener Sekt Konfitüre, Marmelade, fette Wurst wie z. B. Salami, Käse mit höherem Fettgehalt (über 45% Fett i. Tr.)

Ungeeignete Nahrungsmittel

zuckerreich: z. B. Honig, Fruchtsaft mit Zucker, Bonbon, Likör

fettreich: z. B. Schmalz, Speck, Plattenfett, sichtbares Fett von Fleisch

zuckerreich und fettreich: z. B. Pralinen, Torten, Joghurt mit gezuckerten Früchten

---

Kohlenhydrate besonders zu beachten und mit der Medikamentenwirkung abzustimmen.

Für insulinspritzende Diabetiker sind Kohlenhydrataustauschlisten sinnvoll. In Deutschland hat sich als Portionsmaß für Kohlenhydrate die Broteinheit (BE) etabliert. 1 BE entspricht 12 g Kohlenhydraten bzw. Zuckeraustauschstoffen. In der Schweiz erfolgt die Berechnung der Kohlenhydrate nach dem Wertesystem, wobei 4 Gruppen unterschieden werden: Brotwerte, Obstwerte, Milchwerte und Gemüsewerte (1 Wert = 10 g KH). Kohlenhydrate mit ähnlicher Wirkung auf die Blutglucose und mit ähnlichem Energiegehalt können gegeneinander ausgetauscht werden.

Es ist einzuplanen, daß im zirkadianen Rhythmus der Insulinbedarf für eine bestimmte Menge Kohlenhydrate am Morgen relativ größer ist als im weiteren Verlauf des Tages. Bei Insulinbehandlung ist der notwendige Zeitabstand zwischen Insulininjektion und Nahrungsaufnahme zu beachten. Besonders bei intensivierter Insulintherapie (Injektion von kurzwirkendem Normalinsulin zu den Hauptmahlzeiten, Blutglucose-Selbstkontrolle und Selbstanpassung der Insulindosis) ist Diabetikern eine flexible Gestaltung der Nahrungszufuhr möglich.

Diabetiker, die mit Insulin oder Sulfonylharnstoffen behandelt werden, sollten zur Behandlung evtl. auftretender Hypoglykämien immer rasch resorbierbare Kohlenhydrate (z. B. Traubenzucker, Fruchtsaft) verfügbar haben. Die Patienten sollten darüber hinaus informiert sein, daß Alkoholgenuß ohne entsprechende Kohlenhydrataufnahme Hypoglykämien auslösen kann.

Körperliche Aktivität: Muskelarbeit steigert den Energieverbrauch, senkt den Blutglucosespiegel und steigert die Insulinempfindlichkeit der Peripherie. Der Kreislauf wird angeregt, bei regelmäßigem Training werden Blutdruck und Blutlipide gesenkt. Körperliche Aktivität ist deshalb eine wesentliche Stütze der Therapie. Die Aktivierung, vor allem der älteren Patienten, ist oft schwierig. Vor der Empfehlung von Trainingsgeräten und Sport sind die Kontraindikationen zu beachten. Gymnastik und ausgedehnte Spaziergänge sind günstig. Es ist jedoch zu beachten, daß bei dekompensiertem Diabetes im Insulinmangel (Blutglucose über 300 mg/dl [über 16,7 mmol/l], Ketose) Muskelarbeit zu einem paradoxen Blutglucoseanstieg führen kann. Andererseits besteht bei insulinspritzenden Patienten unter Muskelarbeit die Gefahr von Hypoglykämien.

Bei vorhersehbarer Änderung der regelmäßigen Arbeitsleistung (Sporturlaub) ist die Senkung der Insulindosis um 10–50% je nach Körperarbeit und zusätzliche Kohlenhydratzufuhr zu empfehlen.

Körperhygiene: Die Abwehrschwäche gegenüber Infektionen mit erhöhter Gefahr von Haut- und Schleimhauterkrankungen erfordert eine sorgfältige Körperpflege und Hygiene. Besonders gefährdet sind die Akren. Die tägliche Pflege und wöchentliche bewußte Inspektion der Haut und der Füße ist notwendig (Tab. 14.**12**). Rauchen ist zu unterlassen.

Schulung und Motivation: Die ärztliche Therapieverordnung muß zu Hause vom Patienten und seinen Angehörigen durchgeführt und überwacht werden. Hierzu sind Kenntnisse, Fertigkeiten, Einsicht und Bereitschaft erforderlich. Der Arzt stellt zu

Tabelle 14.12   Richtlinien zur Fußpflege nach Riva

1. Füße täglich auch an den Sohlen und zwischen den Zehen inspizieren. In lauwarmem Wasser unter Vermeidung hautreizender Seifen waschen und sorgfältig, besonders zwischen den Zehen, trocknen. Nach dem Fußbad die Füße bei trockener, spröder Haut mit einer milden Salbe (Lanolin, Coldcream) einreiben. Bei Neigung zu Fußschweiß Fissan-Puder anwenden.

2. Barfußgehen, auch im Schlaf- und Badezimmer vermeiden, auch kleinste Verletzungen können Ausgangspunkt einer schweren Infektion werden.

3. Einschnürende Socken, Strumpfhalter und zu enge Schuhe vermeiden. Fußbett der Schuhe auf Unebenheiten prüfen.

4. Zehennägel nur nach dem Fußbad und unter Vermeidung jeglicher Verletzung feilen. Für die Reinigung der Stellen unter den Nägeln spitze und scharfe Gegenstände, wie z. B. spitze Nagelfeilen, vermeiden. Man verwende einen kleinen, um einen Zahnstocher oder um ein Streichholz gewickelten Wattebausch.

5. Wärmflaschen oder Heizkissen sind wegen der Gefahr von Hautverbrennungen verboten. Wärmeschutz durch Wollsocken ist deshalb vorzuziehen.

6. Verletzungen an den Füßen sind dem Arzt zu zeigen. Keine Selbstbehandlung von Hühneraugen und sonstigen Druckstellen.

Tabelle 14.13   Inhalte der Diabetikerschulung

1. Ursachen und Symptome des Diabetes mellitus
2. Natürlicher Verlauf und Komplikationen, Bedeutung der guten Stoffwechseleinstellung
3. Bedeutung der Diät und körperlichen Aktivität
4. Umsetzung des Diätplans in die tägliche Kost
5. Lebens- und Hygieneregeln, soziale Fragen
6. Stoffwechselselbstkontrolle
7. Wirkungsweise und Anwendung blutzuckersenkender Medikamente
8. Insulininjektion
9. Erkennen und Verhindern hypoglykämischer Zustände
10. Regeln für die Selbstanpassung der Therapie

Beginn der Behandlung die Therapieziele, die kurzfristig und langfristig erreicht werden sollen, auf und legt danach die Prioritäten in der Schulung fest. Wesentliche Inhalte der Diabetikerschulung sind in Tabelle 14.**13** aufgelistet. Jeder Diabetiker benötigt eine auf seinen Bedarf zugeschnittene Schulung, die praktische Übungen zur Diät, zur Selbstkontrolle, zur Haut- und Fußpflege und ggf. zur Insulininjektion und Insulinselbstanpassung umfassen muß. Die Schulung, die zweckmäßig zu Beginn der Erkrankung und für bestimmte Schulungsinhalte individuell erfolgt, sollte durch strukturierte Schulungskurse in Gruppen mit Gleichbetroffenen und Angehörigen ergänzt werden.

Tabelle 14.**14** Gebräuchliche orale Antidiabetika vom Sulfonylharnstofftyp

Freiname	Präparate	Dauer der hypoglykämischen Wirksamkeit (Stunden)	Maximale Einzeldosis (mg)	Tagesdosis (mg)
Gliquidon	Glurenorm	4–6	60	15–120
Glibornurid	Glutril Gluborid	bis 24	50	12,5–75
Glisoxepid	Pro-Diaban	bis 24	8	2–16
Glipizid	Glibenese	bis 24	10	2,5–25
Glibenclamid	Euglucon N Semi-Euglucon N	bis 24	7	1,75–10,5

Die Gruppenschulung findet sinnvollerweise getrennt für Insulin- und nicht-Insulin-behandelte Patienten statt. Die Schulung und Motivation des Diabetikers muß fortlaufend und wiederholt erfolgen, sie soll den chronisch kranken Patienten lebenslang unterstützend begleiten (s. Tab. 14.**24**). Der Arzt kann in dieser Aufgabe durch speziell für die Diabetikerschulung ausgebildete Schwestern/Pfleger und Diätassistenten (Diabetesberater) sowie Arzthelferinnen unterstützt werden. Auch Selbsthilfeorganisationen können einen sehr nützlichen Beitrag für die soziale und psychische Betreuung von Diabetikern leisten.

Spezielle Therapie

Orale Antidiabetika vom Sulfonylharnstofftyp: Diese wichtige Gruppe oraler Antidiabetika läßt sich formal als Derivat des Sulfonylharnstoffes beschreiben. Die derzeit gebräuchlichen Substanzen sind in Tab. 14.**14** zusammengestellt. Sulfonylharnstoffe erhöhen die Empfindlichkeit der B-Zelle gegenüber physiologischen Stimulatoren der Insulinsekretion.

Nebenwirkungen sind sehr selten. Es wurden Störungen am Gastrointestinaltrakt, der Haut, Hämatopoese, Alkoholtoleranz, Leberfunktion und des Wasserhaushaltes beobachtet. Chlorpropamid sollte wegen seiner zum Teil schweren Nebenwirkungen nicht mehr verwendet werden. Eine wichtige Therapiekomplikation ist die Hypoglykämie. Sie kann durch Überdosierung, Änderung der Pharmakokinetik, Abbaustörungen bzw. Änderungen der Pharmakodynamik und Arzneimittelinteraktionen bedingt sein und verläuft häufig außerordentlich protrahiert. Die Vermutung, daß unter Sulfonylharnstofftherapie das kardiovaskuläre Risiko gesteigert ist, konnte bisher nicht bewiesen, aber auch nicht widerlegt werden.

Indikationen und Kontraindikationen sind in Tab. 14.**15** zusammengefaßt. Ein Behandlungsversuch ist nur bei Typ-II-Diabetikern gerechtfertigt. Er sollte aber erst begonnen werden, wenn erwiesen ist, daß Diät allein zur Kompensation des Stoffwechsels nicht ausreicht. Dies ist häufig erst nach mehrwöchiger Diättherapie zu erkennen. Andererseits ist immer dann, wenn eine optimale Einstellung mit der Minimaldosis des Sulfonylharnstoffs gelingt, ein Auslaß-

versuch zu machen. Der insulinabhängige Diabetes stellt per definitionem eine Kontraindikation der oralen Antidiabetika dar. Die diabetische (hyperglykämische) Ketose ist stets eine potentiell gefährliche Situation, die Insulin erfordert.

Von großer praktischer Bedeutung ist die unzureichende Wirksamkeit der Sulfonylharnstoffe. Sulfonylharnstoffe vermögen nicht bei allen Patienten mit Typ-II-Diabetes den Blutzucker zu senken (Primärversagen). Aber auch bei den Patienten, bei denen zunächst eine ausreichende Stoffwechseleinstellung möglich war, ist im weiteren Verlaufe pro Jahr bei etwa 5–10% der Patienten mit einem Therapieversagen zu rechnen (Sekundärversagen). Dieses führt zwar selten zu bedrohlichen Stoffwechselentgleisungen, jedoch stets zu einem Zustand der Dekompensation, der alle Voraussetzungen für die Entwicklung des diabetischen Spätsyndroms schafft. In vielen dieser Fälle wäre eine ausreichende Stoffwechseleinstellung noch durch bessere Diäteinhaltung (Gewichtsabnahme) oder Beseitigung von Fettstoffwechselstörungen möglich. Gelingt dies nicht, ist die Behandlung mit Insulin erforderlich. Da sich die Patienten trotz der unzureichenden Einstellung häufig subjektiv wohlfühlen, sträuben sie sich nicht selten sowohl gegen eine konsequentere Diätbehandlung als auch gegen die Insulintherapie. Mit dieser Fehleinstellung sind sie das Opfer einer ungenügenden oder falschen Information und Motivation. Es kann zwar muhselig sein, ist aber von hervorragender ärztlicher Bedeutung, diese Patienten zu einer angemessenen Therapie zu führen.

Hilfsweise kann bei Sekundärversagen die kombinierte Behandlung mit Sulfonylharnstoffderivaten und einem Biguanid erwogen werden.

Da die meisten Sulfonylharnstoffe primär renal ausgeschieden werden, besteht bei Niereninsuffizienz die Möglichkeit der Akkumulation mit der Gefahr von Hypoglykämien.

Die Gefahr erhöhter Mißbildungen durch Sulfonylharnstoffderivate ist nicht nachgewiesen. Sulfonylharnstoffe können aber Wirkungen auf das fetale Pankreas ausüben. Sie sind deshalb in der Gestation kontraindiziert. Orale Antidiabetika sollen bei Neuropathien durch Insulin ersetzt werden. Unter besonderen Bedingungen können Sulfonylharnstoffe versuchsweise mit Insulin kombiniert werden (s. u.).

α-Glucosidase-Inhibitoren: Seit kurzem steht der α-Glucosidase-Inhibitor Acarbose (Glukobay) als orales Antidiabetikum zur Verfügung. Die Wirkung beruht in der kompetitiven Hemmung der α-Glucosidasen im Bürstensaum des Dünndarms, der Enzyme, die für die Digestion von Stärke, Saccharose und Maltose verantwortlich sind. Durch α-Glucosidase-Inhibitoren wird Glucose aus Nahrungskohlenhydraten verzögert freigegeben und verlangsamt in die Blutbahn geschleust. Es kommt zu einer Senkung postprandialer Blutglucosewerte. Als Nebenwirkungen können gastrointestinale Symptome (Flatulenz) auftreten, wenn die Kohlenhydratverdauung nicht in den unteren Teilen des Dünndarms abgeschlossen wird. Um dies zu erreichen, muß die Dosierung einschleichend erfolgen und individuell an die Zufuhr der Nahrungskohlenhydrate angepaßt werden (initial: 2×50 mg Glucobay, empfohlene Höchstdosis: 3×200 mg/Tag).

Indikation und Kontraindikation: α-Glucosidase-Inhibitoren sind speziell indiziert, wenn postprandiale Blutglucosespitzen das Therapieproblem darstellen und allein durch Diätmaßnahmen nicht beseitigt werden können. Arcabose kann auch in Kombination mit Sulfonylharnstoffen bzw. Insulin verordnet werden. Monotherapie mit Acarbose verursacht keine Hypoglykämien. Wenn Acarbose in Kombination mit Sulfonylharnstoffen bzw. Insulin verordnet wird, müssen die Patienten aufgeklärt werden, daß evtl. bei Hypoglykämien Stärkeprodukte uznd Haushaltszucker unwirksam sind und deshalb immer Glucose (Traubenzucker) eingenommen werden muß.

Kontraindikationen sind unzureichende Wirksamkeit, Schwangerschaft und kindlicher Diabetes.

Biguanide: International werden drei Biguanide in der Diabetestherapie angewandt. In der Bundesrepublik Deutschland ist nur das Metformin (Glucophage retard/-mite; initial 1- bis 2mal 500 mg, Höchstdosis 3×500 mg oder 2×850 mg/Tag) zugelassen. Biguanide verzögern die enterale Nahrungsabsorption und besitzen wahrscheinlich unspezifische Wirkungen auf äußere und innere Membranen der Zelle. Die Gluconeogenese wird gehemmt. Biguanide steigern die Sekretion des Insulins nicht, sollen aber die Insulinempfindlichkeit der Leber erhöhen. Die Senkung des Blutglucosespiegels ist nur bei Diabetikern ausgeprägt. Hypoglykämien treten nicht auf. Biguanide senken auch die Konzentration der Triglyceride und des Gesamtcholesterins im Blut.

Als Nebenwirkungen werden gastrointestinale Beschwerden geklagt. Komplikationen der Haut und der Hämatopoese sind selten. Biguanide hemmen die Lactatoxidation und begünstigen somit die Entstehung von Laktatazidosen. Da Laktatazidosen stets eine lebensgefährliche Komplikation darstellen, ist die Anwendung der Biguanide stark eingeschränkt.

Die Biguanidtherapie ist wegen dieser möglichen Komplikation problematisch.

Indikationen und Kontraindikationen sind in

Tabelle 14.15 Indikationen und Kontraindikationen der oralen Antidiabetika vom Sulfonylharnstofftyp

Indikationen
- Diabetes mellitus Typ II, der mit Diät allein nicht voll kompensiert ist
- durch Diät kompensierbarer Diabetes mellitus bei drohender passagerer Stoffwechselentgleisung

Kontraindikationen
- Diabetes mellitus Typ I
- diabetische Ketose/Ketoazidose
- unzureichende Wirksamkeit (Primär-/Sekundärversagen)
- Niereninsuffizienz
- Schwangerschaft
- Nebenwirkungen

Tabelle 14.16 Indikationen und Kontraindikationen der Biguanide

Indikationen

- Typ-II-Diabetes mit Adipositas und/oder Hyperlipoproteinämie, der mit Diät und Sulfonylharnstoffen nicht ausreichend kompensiert werden kann
- Insulinresistenz, die nicht durch Antikörper bedingt ist (versuchsweise)

Kontraindikationen

- Diabetes mellitus Typ I
- Ketose/Ketoazidose
- gesteigerte Lactatbildung (periphere Hypoxie, Schock, Sepsis, Infekt, Alkoholabusus)
- Störungen der Lactatverwertung (Leberfunktionsstörungen)
- Niereninsuffizienz (Kreatinin > 1,2 mg/dl bzw. > 106 μmol/l)
- Schwangerschaft
- Pankreatitis
- unzureichende Wirksamkeit
- Nebenwirkungen
- vor und unmittelbar nach Operationen

Tab. 14.16 dargestellt. Die spezielle Indikation bei Diabetes mellitus mit Adipositas und/oder Hyperlipoproteinämie ergibt sich daraus, daß bei diesen Krankheitsbildern in der Regel ein Hyperinsulinismus vorliegt, der durch Biguanide vermindert wird.

Hinsichtlich der Kontraindikationen wird auf die entsprechenden Ausführungen zu den Sulfonylharnstoffderivaten verwiesen. Zusätzlich können Biguanide auch zum Anstieg des Blutdrucks führen. Da sie den Ketokörperabbau hemmen, sind sie auch bei Reduktionsdiäten, die zur Ketose führen, kontraindiziert. Bei gesteigerter Lactatbildung oder Störungen des Lactatabbaus besteht die Gefahr einer Laktatazidose. Solche Situationen stellen absolute Kontraindikationen der Biguanide dar. Es sind unter anderem periphere Hypoxie infolge kardialer und respiratori-

Tabelle 14.17 Maximale Insulinwirkzeit in Abhängigkeit vom Insulinpräparat und der Insulindosis (nach W. Berger). Der Wirkablauf des Insulins läßt sich mit Hilfe des Glucose-kontrollierten Insulininfusionssystems (Biostator) ermitteln. Als Maß für die Wirkstärke des s. c. injizierten Insulins gilt die Glucoseinfusionsrate, die erforderlich ist, um den Blutzucker konstant im Normbereich zu halten. Die Zeitdauer während der das Insulin $\geq 2/3$ der Maximalwirkung entfaltet stimmt gut überein mit folgender auf die T 50% bezogene Zeitspanne (T 50% = Zeit, bis die Hälfte einer jeweiligen Insulindosis subkutan resorbiert ist): Für Normalinsulin $2 \times$ T 50%; für Huminsulin $1,2 \times$ T 50%. Der Beginn der $\geq 2/3$-Maximalwirkung liegt für Normalinsulin bei einer Stunde und für NPH-Insulin bei 2,5 Std. nach s. c. Insulininjektion. Die auf diese Weise ermittelte Zeitspanne wird als „maximale Wirkzeit" definiert und ist im Wirkdiagramm durch die Länge der Rechtecke markiert. Cave: Die Insulinwirkung setzt allerdings unmittelbar nach der Insulininjektion ein und hält auch über die dargestellte „maximale Wirkzeit" an. Es kann deshalb – vor allem bei Injektion großer Insulindosen – bereits vor Erreichen bzw. auch nach Ende der „maximalen Wirkzeit" eine ausgeprägte Blutzuckerwirkung auftreten.
Die Fläche der Rechtecke dient als relatives Maß für die während der „maximalen Wirkzeit" resorbierten Insulinmenge.

Insulinpräparate	Insulin I. E.	T 50%	Maximale Insulinwirkzeit (Std.) nach subkutaner Injektion		Wirkdiagramm
			Beginn (Bereich*)	Ende (Bereich)	
I. Normalinsulin					
Actrapid HM Velasulin HM	6 E	2,2	1 (0,75–1,25)	4,4 (3,3–5,5)	
Huminsulin Normal (Lilly) H-Insulin (Hoechst)	12 E	2,7	1 (0,75–1,25)	5,4 (64,1–6,8)	
	20 E	3,0	1 (0,75–1,25)	6,0 (4,5–7,5)	
II. Depotinsulin					
a) NPH-Insulin					
Protaphan HM Insulatard Human	6 E	7,5	2,5 (1,9–3,2)	9,0 (6,7–11,3)	
	12 E	9,0	2,5 (1,9–3,2)	10,8 (8,1–13,5)	
Huminsulin Basal (Lilly)	24 E	11,0	2,5 (1,9–3,2)	13,2 (9,9–16,5)	
Basal-H-Insulin (Hoechst)	40 E	14,0	2,5 (1,9–3,2)	16,8 (12,6–20,2)	
b) Insulin-Zinkpräparate					
Ultratard HM	8 E	12,0	5 (3,8–6,3)	14,4 (10,8–18,0)	
	24 E	15,0	5 (3,8–6,3)	18,0 (13,5–21,6)	

Zeitpunkt der subkutanen Injektion ↑ 1 2 3 4 5 6 7 8 9 10 11 12 13 14 15 16 17 18 19

*) Bereich bei einer Variabilität von 25%

scher Insuffizienz, Fieber und Kreislaufschock. Störungen des Lactatabbaus treten auch bei Leberinsuffizienz sowie bei starkem Alkoholkonsum auf. Da diese Kontraindikationen auch unvorhersehbar plötzlich auftreten können, folgt daraus, daß man bei höherem Lebensalter, konsumierenden Erkrankungen, Intensivtherapie, vor und unmittelbar nach Operationen, aber auch bei unkooperativen Patienten, die sich der ärztlichen Kontrolle entziehen, auf Biguanide verzichten muß. Im Zweifelsfall ist der Blutlactatspiegel zu kontrollieren. Normwerte bieten jedoch keine prognostische Sicherheit. Die Gefahr einer toxischen Akkumulation droht bei Leber- und/- oder Niereninsuffizienz. Plasmakreatininwerte über 1,2 mg/dl (106 µmol/l) schließen die Gabe von Biguaniden aus.

Störungen des fetalen Zellstoffwechsels sind möglich, so daß Biguanide bei Schwangerschaft nicht gegeben werden dürfen.

Insulin

Zur Therapie stehen Schweineinsulin und Humaninsulin zur Verfügung. Schweineinsulin wird aus Schweinepankreas extrahiert. Humaninsulin wird teils semisynthetisch, teils durch Gentechnologie hergestellt. Auf dem deutschen Markt werden nur hochgereinigte Präparate angeboten. Die meisten Insuline liegen in neutraler Lösung vor. Ihre Haltbarkeit wird durch Zusatz von Desinfizienzien erhöht. Der Wirkablauf wird durch die Resorptionsgeschwindigkeit des subkutan applizierten Insulins bestimmt. Die Resorption ist abhängig von den physikochemischen Eigenschaften des Insulins. Lösliches Insulin (= Normalinsulin) wird rasch resorbiert, während Depotinsuline verzögert resorbiert werden. Der Depoteffekt wird erzeugt entweder durch Bildung von Zink-Insulinkristallen oder durch Koppelung des Insulins an Protamin. Die Resorptionsgeschwindigkeit wird charakterisiert durch die T-50%-Zeit, d.h. die Zeit bis die Hälfte der subkutan applizierten Dosis resorbiert ist. Auf der Tab. 14.**17**, sind die T-50%-Zeiten und die damit gekoppelte maximale Wirkzeit der verschiedenen Insuline angegeben. Die wesentliche Aussage dieser Tabelle ist, daß die Insulinwirkung bei Dosissteigerung nicht nur verstärkt ist, sondern auch länger anhält (Dosisabhängigkeit der Resorption).

Die Resorption ist vor allem im Falle von Normalinsulin auch abhängig von der lokalen Durchblutung. Am Bauch wird deshalb Normalinsulin etwa doppelt so rasch resorbiert wie aus dem Oberschenkel.

Für die Insulininjektion stehen Injektionshilfen zur Verfügung, mit denen die Insulininjektion jetzt einfacher ist als mit der herkömmlichen Insulinspritze. Häufig verwendete Injektionshilfen sind NovoPen, Insuject, OptiPen und B-DPen.

Eine Übersicht über häufig angewandte Präparate gibt Tab. 14.**18**.

Nebenwirkungen: Eine wichtige Komplikation der Insulintherapie ist die Hypoglykämie, die durch (versehentliche) Überdosierung, verstärkte körperliche Aktivität, verspätete oder verringerte Nahrungsaufnahme, versehentlich intravasale Injektion und

andere Fehler ausgelöst sein kann. Unterzuckerungsreaktionen kündigen sich durch mannigfache, beim einzelnen Patienten jedoch meist gleichartige Symptome an. Harmlose, aber wichtige Frühzeichen sind Reizsymptome des vegetativen Nervensystems, vor allem die Begleitsymptome der adrenergen Gegenregulation (s. S. 1305 ff.). Lediglich mögliche Blutdruckanstiege können von klinischer Bedeutung sein. Die Frühzeichen der Hypoglykämie können bei langer Diabetesdauer, bei nahe-normoglykämischer Stoffwechseleinstellung, bei Therapie Betablockern und in einzelnen Fällen bei Wechsel von tierischem Humaninsulin abgeschwächt sein oder fehlen. Die sich entwickelnde Hypoglykämie wird dann verkannt und manifestiert sich unmittelbar mit Symptomen des zentralnervösen Glucosemangels, die ernste Komplikationen darstellen, weil sie zur Selbst- und Fremdgefährdung und bei entsprechender Dauer auch zu irreversiblen zentralnervösen Ausfällen führen können. Zur symptomatischen Therapie s. S. 1305 ff.

Insulininjektionen können zu allergischen Reaktionen führen. Die Sofortreaktion ist selten. Bei generalisierter Reaktion mit Quincke-Ödem und anaphylaktischem Schock liegt ein gefährlicher Zustand vor. Auch lokale Sofortreaktionen bedürfen der baldmöglichen Abklärung, da ein Übergang zur generalisierten Reaktion möglich ist. Häufiger sind Lokalreaktionen vom verzögerten Typ mit Infiltrationen an den Injektionsstellen, die nach etwa 6 Stunden auftreten und bis zu 3 Tagen anhalten. Arthus-Reaktionen und fremdkörpergranulomähnliche Infiltrate sind wahrscheinlich durch Zusätze zum Insulin (z.B. Surfen) bedingt. In der überwiegenden Mehrzahl können allergische Reaktionen durch Wechsel des Präparates vermieden werden. Die Verträglichkeit der Präparate läßt sich durch einen diagnostischen Intrakutantest feststellen. Selten kommen Reaktionen gegen alle Insuline vor. Sie erfordern eine Desensibilisierung oder Zusatz von Antiallergika.

Bei regelmäßiger Insulininjektion am gleichen Ort werden gelegentlich Fettgewebsschwund (atrophische Lipodystrophie) oder häufiger lipomartige hypertrophe Lipodystrophien beobachtet. Die atrophische Lipodystrophie ist mit zunehmender Reinigung der Insulinpräparate seltener geworden. Bei Einleitung einer Insulintherapie kommt es gelegentlich zur vorübergehenden Wasserretention, sogenannten Insulinödemen und Refraktionsanomalien (Sehstörungen), die harmlos und in wenigen Tagen reversibel sind.

Eine seltene Komplikation ist die Entwicklung einer durch Antikörper bedingten Insulinresistenz (s. unten).

Indikationen und Kontraindikationen der Insulintherapie sind in Tab. 14.**19** dargestellt. Insulin ist überflüssig, wenn eine gute Stoffwechseleinstellung mit Diät möglich ist. Es wäre aber falsch, bei Typ-I-Diabetes-mellitus den Versuch einer alleinigen Diättherapie zu machen. Die unverzügliche optimale Insulintherapie ist für den späteren Krankheitsverlauf entscheidend. Eine normnahe Einstellung der Blutglucose vermag die Entwicklung der Mikroangiopa-

Tabelle 14.**18**   Gebräuchliche Humaninsuline

Präparat****	IE/ml	Depotprinzip	Wirkung (Std.) nach s. c. Injektion**		
			Beginn**	Maximum	Dauer*
Kurzwirksame Insuline					
H-Insulin Hoechst	40/100*				
Humaninsulin Normal	40/100				
Insulin Velasulin Human	40/100		0,5	1−5	5−8
Insulin Actrapid HM	40/100				
Intermediär wirksame Insuline					
Basal-H-Insulin Hoechst	40/100	NPH***			
Huminsulin Basal (NPH)	40/100	NPH			
Insulin Insulatard Human	40/100	NPH	1	2,5−16	12−24
Insulin Protaphan HM	40/100	NPH			
Mischinsuline					
Huminsulin Profil I	40/100	10% Huminsulin Normal + 90% Huminsulin Basal			
Depot-H15-Insulin Hoechst	40	15% H-Insulin + 85% Basal-H-Insulin			
Huminsulin Profil II	40/100	20% Huminsulin Normal + 80% Huminsulin Basal			
Depot-H-Insulin Hoechst	40/100	25% H-Insulin + 75% Basal-H-Insulin			
Huminsulin Profil III	40/100	30% Huminsulin Normal + 70% Huminsulin Basal			
Insulin Mixtard 30/70 Human	40/100	30% Velasulin Human + 70% Insulatard Human			
Insulin Actraphane HM 30/70	40/100	30% Actrapid HM + 70% Protaphan HM			
Huminsulin Profil IV	40/100	40% Huminsulin Normal + 60% Huminsulin Basal			
Komb-H-Insulin Hoechst	40/100	50% H-Insulin + 50% Basal-H-Insulin			
Insulin Mixtard 50/50 Human	40/100	50% Velasulin Human+ 50% Insulatard Human			
Langwirksames Insulin					
Insulin Ultratard HM 40	40	100% kristallin, Zink	3−4	4−20	16−28
Pumpeninsuline					
H-Tronin 100	100	Human, Normalinsulin			
Insulin Velasulin Human (PP)	100	Human, Normalinsulin			

*	In 2 Konzentrationen erhältlich: 40 IE/ml; 100 IE/ml; auch für Pen	+	Dauer der Wirkung ist dosisabhängig (siehe Tab. 14.**17**)
**	Es handelt sich um Näherungswerte	++	Wirkeintritt erfolgt bei Humaninsulin etwas rascher als bei tierischem Insulin
***	NPH = Neutral-Protamin Hagedorn		
****	Bei allen Präparaten geschützte Warenzeichen		

thie günstig zu beeinflussen. Daneben wird durch eine konsequente initiale optimale Insulinbehandlung die noch vorhandene Insulinrestsekretion bestmöglich konserviert. Die Insulinrestsekretion ist wichtig fehlende Insulinrestsekretion ist häufig verbunden mit einer hochgradigen Labilität der Stoffwechsellage.

Bei Typ II Diabetes wird bei Operationen und akuten Begleitkrankheiten, die zur Stoffwechselentgleisung neigen, eine rechtzeitige Insulintherapie empfohlen. Absolute Kontraindikation der Insulintherapie gibt es beim Typ I Diabetes mellitus nicht.

Die Tab. 14.**20** gibt Anleitungen für die praktische Durchführung der Insulintherapie.

Stoffwechselüberwachung bei der Insulintherapie
(Tab. 14.**21**)

Blutglucose-Selbstmessung und Urinzucker-Selbstmessung sind die Basis der täglichen Stoffwechsel-Selbstkontrolle des Typ-I-Diabetikers. Sie dient zur Kontrolle des Therapieziels, zur Hypoglykämieprophylaxe und zur aktuellen Insulinanpassung. Das Maß der Blutglucose-Selbstkontrolle muß individuell festgelegt werden. In manchen Fällen muß täglich ein- bis mehrmals die Blutglucose bestimmt werden. Bei stabiler Stoffwechsellage kann die Blutglucose-Selbstmessung auf 1 bis 2 Blutglucoseprofile mit 4 Werten (vor den Hauptmahlzeiten und vor der Bettruhe) pro Woche reduziert werden. Als Ergänzung zu diesem Blutglucoseprofil wird in größeren Abständen durch ein erweitertes Blutglucoseprofil auch die Blutglucoseregulation postprandial und nachts kontrolliert (Blutglucosewerte 90 Min. nach dem Frühstück und nach dem Abendessen sowie in der Zeit 15.00−16.00 und von 1.00−3.00).

Urintests sollen täglich vor den Hauptmahlzeiten durchgeführt werden, um rechtzeitig eine Stoffwechselverschlechterung zu erkennen. Bei anhaltender Uringlucoseausscheidung müssen unverzüglich auch Blutglucosebestimmungen und Urinketonmessungen durchgeführt werden. Eine stark positive Urinketonprobe bei erhöhtem Blutzucker weist auf einen kritischen Insulinmangel hin, der unverzüglich behoben werden muß durch entsprechende Dosiserhöhung oder zusätzliche Insulininjektionen.

In manchen Fällen gelingt es trotz 4 täglichen Injektionen nicht, eine stabile Stoffwechsellage zu erreichen. Gründe dafür sind schwankende Insulinresorption von Tag zu Tag, wechselnde körperliche Aktivität oder psychische Grundstimmung, ferner fehlerhafte Insulintherapie oder gastrointestinale Störungen.

Neue Therapieformen

Neue Wege der Insulintherapie werden mit Infusionsgeräten beschritten, bei denen die Insulininfusionsrate durch den Blutglucosespiegel geregelt wird (sogenanntes künstliches Pankreas) oder durch portable, externe oder implantierbare, steuerbare Insulinfusionspumpen erfolgt (sogenanntes offenes System). Bei letzteren ist die regelmäßige tägliche Stoffwechselkontrolle des Patienten erforderlich, durch die der Regelkreis geschlossen wird (siehe auch funktionelle Insulintherapie, Tab. 14.**20**). Damit gelingt bei vielen Patienten eine bessere Stoffwechseleinstellung. Wegen des besonderen Aufwandes ist diese Therapieform in der Regel Zentren mit entsprechender Erfahrung vorbehalten. Ein anderer Weg wird in der Transplantation des Pankreas oder isolierter Inseln erprobt. Trotz erfolgreich durchgeführter Transplantationen handelt es sich hierbei noch um eine experimentelle Therapie.

Tabelle 14.**19**   Indikation der Insulintherapie
1. Diabetes mellitus Typ I
2. Coma diabeticum

3. Kontraindikationen der oralen Antidiabetika
  − schwere diabetische Ketose/Ketoazidose
  − Sekundärversagen der oralen Antidiabetika
  − Schwangerschaft, sofern eine ausreichende Stoffwechselkompensation mit Diät allein nicht gelingt
  − Nebenwirkungen der oralen Antidiabetika

4. Diabetische Neuropathie und progredientes mikroangiopathisches Spätsyndrom
5. Drohende Stoffwechselentgleisung unter Therapie mit Maximaldosen der oralen Antidiabetika

Therapie in besonderen Situationen

Änderungen des normalen Tagesablaufs (Schichtarbeiten, interkurrente Erkrankungen, im besonderen Traumen und operative Eingriffe, Sporturlaube, Flugreisen mit Zeitverschiebung) erfordern stets erhöhte Aufmerksamkeit bei der Stoffwechselkontrolle und Therapieanpassung.

Operative Eingriffe erfordern je nach metabolischer Ausgangslage, Schwere und Dauer der Operation spezielle Intensivobservations- und Therapiepläne. Sie sollen gegebenenfalls zwischen Internist, Anästhesist und Chirurg abgesprochen werden.

Coma diabeticum

Ist durch die klinisch-chemische Sofortdiagnostik und das klinische Bild der Verdacht auf ein diabetisches Koma gegeben, sind weitere Untersuchungen erforderlich, die in der Regel in der Praxis mit der erforderlichen Schnelligkeit nicht möglich sind. Patienten mit Präkoma und Coma diabeticum gehören deshalb in die Klinik. Die Zeit bis zur stationären Aufnahme muß durch therapeutische Sofortmaßnahmen genutzt werden: intravenöse Zufuhr von 500 ml physiologischer Kochsalzlösung, 16 E Alt-Insulin i.m. (wegen der unberechenbaren Absorption bei Exsikkose nie subkutan). Falls die stationäre Aufnahme nicht innerhalb 1−2 Stunden möglich ist, muß unter fortlaufender Flüssigkeitssubstitution mit der intravenösen Insulininfusion (Richtwert 4−6 E/h) und Kaliumsubstitution (Richtwert 10 mval [= mmol/l]/h) begonnen werden (Tab. 14.**22**).

Voraussetzung einer sicheren Durchführung der Therapie ist die sorgfältige klinische und biochemische Charakterisierung des Patienten. Obligat sind die Abklärung von (auslösenden?) Begleiterkrankungen und deren Therapie, sorgfältige Lagerung (Dekubitusgefahr), laufende Registrierung der Flüssigkeitsbilanz (bei Bewußtlosigkeit oder Miktionsstörungen Blasenkatheter), Körpertemperaturmessung und Wärmeschutz, kontinuierliche EKG- und Blutdruckmessung, Bestimmung des zentralvenösen Drucks (bei jungen herzgesunden Patienten mit guter Diurese entbehrlich) bei Koma Magensonde (Gastroparese, Gefahr des Erbrechens und der Aspiration), je-

Tabelle 14.**20**   Anleitung zur Insulinbehandlung

I. Grundregeln

a) *Keine rasche Korrektur erforderlich (z. B. Sekundärversagen der oralen Antidiabetika):*

Vorgehen	*Kontrollen*	*Therapieziel*
Beginn mit 8 E s. c. eines Depotinsulinpräparates. Bei Ersteinstellung mit Insulin oder bei intermittierender Insulinbehandlung soll Monokomponent-Humaninsulin verabreicht werden. Steigerung der Depotinsulindosis um 2 E tgl., bis die Zielwerte vor dem Frühstück und dem Abendessen erreicht sind.	In den ersten Tagen Blutglucose (BG) um 15.00 Uhr, Glucoseproben im Urin aus kurzfristigen Sammelperioden vor den Hauptmahlzeiten und vor der Bettruhe. Falls BG um 15.00 Uhr im Sollbereich: zusätzlich BG nüchtern und 1 Std. postprandial nach dem Frühstück, ferner 24-Std.-Urin auf Glucose und Keton.	Urin glukose- und ketonfrei. BG nüchtern und 3 Std. nach Mittagessen: 100−140 mg/dl (5,5−7,8 mmol) BG 1 Std. postprandial < 180 mg/dl (< 10 mmol). Weitere Angaben: s. Tab. 14.**10**

b) *Rasche Korrektur erforderlich:*
(Ketoazidose, Infektionen, Notfalloperation)
Zunächst nur Normalinsulin gemäß Blutglucose nach der „0-8-E Regel".

Blutglucose mg/dl (mmol/l)				
< 180 (< 10)	180−250 (10−14)	250−320 (14−17,8)	> 320 (> 17,8)	
−	4	6	8	Einheiten Normalinsulin

Nach Stabilisierung der Stoffwechsellage mit 3- bis 6stündlichen Insulininjektionen bzw. i.v. Insulininfusion erfolgt der Übergang auf 1 bis 4 Injektionen täglich. Insulinbedürftige Typ-II-Diabetiker lassen sich häufig mit 1 bis 2 Injektionen täglich gut einstellen, während Typ-I-Diabetiker in der Regel 3 bis 4 Injektionen benötigen.

II. Regeln bei 2 bis 4 Insulininjektionen täglich:

2 Injektionen: 2/3 der Gesamtdosis am Morgen vor dem Frühstück und 1/3 vor dem Abendessen. Zur Abdeckung des Mahlzeiteninsulinbedarfs wird die Insulindosis zweckdienlich aufgeteilt in etwa 1/3 Normalinsulin und 2/3 Depotinsulin.

3 Injektionen täglich: Morgens ein Mischinsulinpräparat (etwa die Hälfte der gesamten Insulindosis), vor dem Abendessen Normalinsulin (etwa 1/4 der Gesamtdosis) und vor der Bettruhe ein Depotinsulin (etwa 1/4 der Gesamtdosis).

4 Injektionen täglich: 3mal Normalinsulin vor den Hauptmahlzeiten (je etwa 20% der Tagesdosis) und Depotinsulin vor der Bettruhe (etwa 40% der Tagesdosis). Gelegentlich muß anstelle von Normalinsulin ein Mischinsulinpräparat gespritzt werden, wenn 2−3 Stunden nach der Injektion die Wirkung zu stark ist oder ungenügend anhält bis zur nächsten Injektion.
Eine aktuelle Dosisanpassung erfolgt aufgrund von Blutzuckerbestimmungen. Diese Art der Therapie wird als intensivierte Insulintherapie bezeichnet. Sie hat sich v. a. beim Typ-I-Diabetiker bewährt und ist in der Regel unerläßlich, wenn eine normoglykämische Stoffwechsellage erreicht werden muß, wie z. B. während der Schwangerschaft. Eine Erweiterung der intensivierten Insulintherapie ist die sog. funktionelle Insulintherapie, bei der die Substitution des basalen Insulins (Insulinbedarf bei Fasten) und des Essensinsulins getrennt erfolgt. Das Essensinsulin wird im Prinzip nach der Menge der Kohlenhydrate berechnet. Zudem werden erhöhte Blutzuckerwerte gezielt gesenkt (Korrekturinsulin). Diese Art der Therapie erlaubt eine präzisere Blutzuckerregulierung und eine größere Flexibilität bezüglich Zeitpunkt und Menge der Mahlzeiten. Die funktionelle Insulintherapie erfordert eine besondere Schulung.

doch kontinuierliche Absaugung meiden (Elektrolytverluste). Der Rhythmus der Kontrolluntersuchungen richtet sich nach dem klinischen Verlauf. Richtungweisend sind: Blutglucose, Kalium und Natrium (1- bis 2stündlich), pH-Wert des Blutes, Basendefizit (4- bis 6stündlich) zentraler Venendruck und Pulmonalarteriendruckmessung bei instabilen Kreislaufver-

hältnissen 2- bis 6stündlich. Primärziel der Komatherapie ist die rasche Aufklärung des Sensoriums. Der Kohlenhydratstoffwechsel sollte in 8−16 Stunden normalisiert werden. Der Ausgleich des Elektrolythaushaltes, besonders der osmotischen Störungen, braucht Zeit (1−3 Tage).

Sowohl bei ketotischem als auch bei hyperos-

Tabelle 14.**20** (Fortsetzung)

Häufige Probleme bei der Insulinbehandlung:

a) **Hohe Nüchternblutzuckerwerte:** Ursache Insulinresistenz im Verlauf der 2. Nachthälfte und Abnahme der Wirkung der am Abend zuvor injizierten Depotinsulinpräparate.
Problemlösung: Injektion eines intermediär wirkenden Insulinpräparates z. B. NPH-Insulin oder Monotard vor der Bettruhe.

b) **Starker postprandialer Blutzuckeranstieg.**
Problemlösung: 1. Erhöhung des Spritz-Eß-Abstandes (Injektion von Normalinsulin 3/4−1 Stunde vor dem Frühstück). 2. Injektion von Normalinsulin in Bauchregion (schnellere Resorption als am Oberschenkel). 3. Aufteilung, z. B. des Frühstücks in ein kleines erstes Frühstück und ein reichliches zweites Frühstück.

c) **Hypoglykämie bei körperlicher Anstrengung:** Muskelarbeit bewirkt sowohl einen vermehrten Glucoseverbrauch während der körperlichen Anstrengung wie auch eine Verbesserung der Insulinwirkung, die noch 12−24 Stunden nach der körperlichen Anstrengung anhält.
Problemlösung: Sowohl die Insulindosis, die während der körperlichen Aktivität wirksam ist, wie auch die Dosis die in den nachfolgenden 12 Stunden wirksam ist, reduzieren (je nach Intensität der körperlichen Anstrengung 5−15% pro Stunde körperlicher Anstrengung).

d) **Ketonurie** (Urinketontest ++ oder +++ positiv) bei fehlender Zuckerausscheidung = Hinweis für Kohlenhydratmangel (ungenügende Nahrungszufuhr oder Hypoglykämie).
Problemlösung: Vermehrung der Kohlenhydratzufuhr oder evtl. Reduktion der Insulindosis.

e) **Besondere Situationen, wie Operation oder Entbindung:**
Operationstag: 1/4 der üblichen Morgendosis als Depotinsulin subkutan und 1/4 der üblichen Morgendosis als Normalinsulin in 1000 ml Glucose 5% = 278 mmol/l (7.00 Uhr bis p.o.). Nach der Operation nochmals 1000 ml Glucose 5% = 278 mmol/l + 1/4 bis die Hälfte der üblichen Tages-Insulindosis als Normalinsulin in der Infusion je nach Höhe der Blutglucose. *Variante:* Normalinsulin i. v. mittels Insulinpumpe, anfänglich 1/40 der Tagesdosis/Stunde. Glucose 5% = 278 mmol/l im Nebenschluß. Anpassung der Infusionsraten nach Blutglucosebestimmung.

Insulindosierung am Tag der **Entbindung**: Bei insulinbehandelten Diabetikerinnen Insulin per infusionem 1/4 der bisherigen Tages-Dosis in einem Liter Glucose 5% während 12 Stunden. Unmittelbar nach der Entbindung Reduktion der Insulindosis auf 1/4 der bisherigen Dosierung, da nach Entfernung der Plazenta der Insulinbedarf abrupt abfällt. Im Wochenbett steigt der Insulinbedarf allmählich wieder auf den Bedarf an, wie er vor der Schwangerschaft war.

---

molarem Koma ist die Zufuhr von Wasser, Elektrolyten und Insulin entscheidend. Besondere Maßnahmen richten sich nach dem Verlauf (Tab. 14.**22**). Zusatzmaßnahmen (Antibiotika, Digitalis, Heparinprophylaxe u. a.) richten sich nach den Begleitkrankheiten.

Gravidität

Besondere Sorgfalt erfordert die Gravidität einer Diabetikerin. Die mütterliche Mortalität ist bei guter Stoffwechselführung nicht erhöht. Eine mütterliche Indikation zur Interruptio besteht bei fortgeschrittener diabetischer Nephropathie mit Niereninsuffizienz und bei drohender Erblindung infolge progredienter proliferativer Retinopathie.

Das Risiko des Fetus ist dagegen deutlich erhöht. Die perinatale Mortalität konnte aber in den letzten Jahren von etwa 50% auf unter 5% gesenkt werden. Entscheidend für den Erfolg ist die internistisch-geburtshilflich-pädiatrische Kooperation mit dem Ziel einer Normalisierung des Schwangerschaftsverlaufs.

Von geburtshilflicher Seite sind vor allem die Entwicklung von EPH-Gestose, Hydramnion, Harnwegs- und Pilzinfektionen zu verhüten sowie das fetale Wachstum zu überwachen. Die Aufgabe des Internisten besteht vor allem in einer optimalen Stoffwechselführung. Die Blutglucose liegt physiologi-

scherweise in der Schwangerschaft niedriger als außerhalb der Schwangerschaft. Werte nüchtern von 90 mg/dl und postprandial von 140 mg/dl (7,8 mmol/l) werden nie überschritten. Der Mittelwert des Tagesprofils liegt stets deutlich unter 100 mg/dl (5,5 mmol/l). Es ist deshalb auch bei der Diabetikerin erforderlich, den mittleren Blutglucosespiegel unter 100 mg/dl (5,5 mmol/l) zu halten und Anstiege über 140 mg/dl (7,8 mmol/l) zu vermeiden.

Um diese Einstellung zu erreichen, sind besondere Maßnahmen erforderlich. Falls der Stoffwechsel durch Diät allein nicht ausgeglichen werden kann, die Blutglucosekonzentration also zu irgendeiner Zeit des Tages den Wert von 140 mg/dl (7,8 mmol/l) überschreitet, ist stets Insulin erforderlich. Häufig ist die Einstellung auf Normalinsulin, unter Umständen in Kombination mit Verzögerungsinsulinen, erforderlich. 3−4 Injektionen pro Tag nach dem Prinzip der intensivierten Insulintherapie sind die Regel. Es können aber auch häufigere Injektionen oder eine Insulinpumpentherapie notwendig sein. Unmittelbar nach der Entbindung sinkt der Insulinbedarf drastisch ab.

Allgemein wird heute noch eine stationäre Aufnahme in der Geburtshilfe ab der 32. Woche empfohlen. Sie kann bei Kurzzeitdiabetes ohne Spätsyndrom, zuverlässiger Stoffwechselselbstkontrolle und komplikationslosem Schwangerschaftsverlauf verschoben werden. Der Entbindungstermin sollte wegen der

Tabelle 14.**21**   Metabolische Kontrollparameter zur Langzeitüberwachung der Diabetesbehandlung

Therapie	Kontrollparameter						
	Blutglucose				Uringlucose		Hämoglobin A_1/A_{1c}
	ärztliche Kontrolle		Selbstkontrolle		Selbstkontrolle**		
	wann	wie oft pro Jahr	wann*	wie oft pro Woche	wann	wie oft	wie oft
Diät	nüchtern 1 Std. p. p.	4 ×	nicht immer erforderlich		nach dem Frühstück	täglich	vierteljährlich
orale Anti- diabetika	nüchtern 1 Std. p. p. nachmittags	4–6 ×	wünschens- wert 1 Std. p. p. nachmittags	1–2 ×	nach dem Frühstück	täglich	vierteljährlich
Insulin (stabile Stoff- wechsel- lage)	stich- proben- artig	4–6 ×	nüchtern, vor den Haupt- mahlzeiten bzw. vor den Insulininjektio- nen, vor der Bettruhe, gele- gentlich 2–3 Std. nach Mit- ternacht	1–2 ×	–	–	vierteljährlich
Insulin (labile Stoff- wechsel- lage)	stich- proben- artig	6–12 ×	wie bei stabiler Stoffwechsella- ge*)	indi- viduell	–	–	vierteljährlich

* stets zusätzliche Werte nach individuellem Bedarf
** nur bei bekannter Nierenschwelle

Reifungsstörung des Fetus möglichst nahe am physiologischen Termin liegen. Er wird nicht schematisch bestimmt, sondern richtet sich ausschließlich
nach dem Zustand des Fetus, der durch tägliche (unter Umständen mehrmalige) Kardiotokographie überwacht wird. Die Indikation zur Schnittentbindung
wird großzügig gestellt.

Trotz Senkung der perinatalen Mortalität ist die
Morbidität des Fetus (Unreife, Makrosomie, Mißbildungen) noch hoch. Wahrscheinliche Ursache dafür
ist eine hyperglykämische Stoffwechsellage bei der
Konzeption oder in den Frühphasen der Schwangerschaft, bevor die Organogenese abgeschlossen ist.
Schädigungen des Fetus durch Hypoglykämie sind
beim Menschen nicht bekannt.

Bei Diabetikerinnen ist die geplante Schwangerschaft mit präkonzeptioneller Optimierung der Stoffwechseleinstellung zu fordern. Dadurch kann die
Rate kindlicher Mißbildungen gesenkt werden. Bei
der Antikonzeption ist zu beachten, daß Hormonprä-
parate das bei Diabetikern an sich schon erhöhte
Thromboembolierisiko zusätzlich erhöhen können.
Aus diesem Grunde sind zunächst mechanische Methoden zu empfehlen, sogenannte Barrieremethoden
wie Kondom, Diaphragma, Spiralen (außer bei Nulli-

para). Falls sich eine hormonale Kontrazeption auf-
drängt, sollen zunächst nur Gestagenpräparate verwendet werden.

Labiler Diabetes

Die Labilität des Stoffwechsels ist ein Merkmal des
Typ-I-Diabetes-mellitus. Rascher Wechsel von Hypoglykämien und schwerer Hyperglykämie („Brittle diabetes") wird häufig durch unregelmäßige Lebensweise (körperliche Aktivität, Nahrungsaufnahme,
emotionalen und somatischen Streß) und durch zu
hohe exogene Insulinzufuhr (Überinsulinierung: Hypoglykämie mit reaktiver gegenregulatorischer Hyperglykämie, Somogyi-Effekt) ausgelöst. Die Labilität
wird durch Hyperthyreose und Morbus Addison begünstigt. Sie nimmt mit Schwinden der endogenen Insulinsekretion zu. Labilität kann auch durch autonome diabetische Neuropathie (Magenentleerungsstörungen, gestörte hormonelle Gegenregulation)
ausgelöst sein. Ein labiler Stoffwechsel wird daher besonders häufig in der Pubertät und nach langjähriger
Krankheitsdauer beobachtet. Labilität kann auch
Folge einer wechselnden Wirkkinetik des injizierten
Insulins sein (Spritzen in unterschiedliche Körperregionen, lipodystrophische oder narbige Bezirke oder

Tabelle 14.**22**   Richtlinien zur Behandlung des Coma diabeticum

1. Insulin: Initial 16 E i. m., anschließend 4 E als Dauerinfusion mit Infusionspumpe (falls der Blutzuckerabfall innerhalb 2 Stunden weniger als 10% beträgt, Dosis auf 8 E/Std. erhöhen).
Infusionslösung: 50 E Normalinsulin in 500 ml NaCl 0,9%. Wegen der initialen Insulinabsorption am Plastik des Schlauchs werden die ersten 50 ml aus dem Ende des Infusionsschlauchs verworfen. Falls Insulinapplikation als Dauerinfusion nicht möglich ist, soll das Insulin stündlich i. m. oder i. v. verabreicht werden.

2. Flüssigkeit: Zusammensetzung abhängig von Serumnatriumkonzentration:

Serum-Na (mval/l = mmol/l)	Infusionslösung
> 165	2,5% Glucose
145–165	0,45% NaCl
< 145	0,9% NaCl

Infusionsmenge: Bei unkomplizierten Kreislaufverhältnissen:
1. Stunde: 1 Liter, 2.–7. Stunde: 3 Liter (1 Liter/2 Std.), nach der 8. Stunde: 1 Liter/5 Stunden.

Bei instabilen Kreislaufverhältnissen:
Kontrolle der Flüssigkeitszufuhr mit Hilfe der Zentralvenendruck-(ZVD-) und Pulmonalarteriendruck-(PAD-)Messung:

ZVD (cmH$_2$O)	PAD (mmHg)	Infusionsmenge (l/Std.)
< 3	< 10	1
3– 8	10–18	0,5–1
8–12	18–24	0,5
> 12	> 24	0,25

Flüssigkeitsmenge in den ersten 12 Stunden maximal 10% des Körpergewichts.

Bemerkung: Bei ungenügender Kreislaufwirkung nach 6 Liter Flüssigkeit ist Albumin oder Plasmaexpander zuzuführen.

3. Kalium:

Serum-K (mval/l)	Menge K (mval/ Std. = mmol/Std.)	
	pH < 7,1	> 7,1
< 3	30	20
3–3,9	20	15
4–4,9	15	10
5–5,9	10	5
> 6	0	0

4. Azidosekorrektur: nur falls Blut-pH unter 7,1.
Menge (in ml): base excess (mval = mmol) × Körpergewicht (kg) × 0,1 (als 1,39% NaHCO$_3$ in 2 Stunden).

5. Behandlung nach Blutzuckerabfall unter 300 mg/100 ml:
1 Liter Glucose 5% während 5 Stunden mit 20–80 mval Kalium je nach Serumkaliumkonzentration.
Insulin: 2–6 E/Std. als Fortsetzung der Dauerinfusion oder als Zugabe zur Glucoseinfusion (10–30 E/Liter).

6. Phosphatsubstitution: Nur bei intakter Nierenfunktion und nur falls Serum-P < 1,5 mg/dl (0,48 mmol/l):
1–2 g (=33–66 mmol) Phosphor als isotonische gepufferte Natriumphosphatlösung gleichmäßig i. v. in 8 Stunden.

allergische Reaktionen). Wenn die Ursache nicht erkennbar und behebbar ist, erreicht man die besten Resultate durch häufige kleine Mahlzeiten und Normalinsulin-Injektionen unter Berücksichtigung der vor jeder Insulininjektion durchzuführenden Blutzuckerselbstkontrollwerte (flexible Dosierung). Gute Ergebnisse können auch mit tragbaren Insulininfusionssystemen erzielt werden.

Tabelle 14.**23**   Ursachen von Insulinunterempfindlichkeit und Insulinresistenz

1. Scheinbare Insulinresistenz:
   bei Überinsulinierung und Somogyi-Effekt

2. Metabolische Insulinresistenz: bei (Keto-) Azidose, schwerer Hypertriglyzeridämie, Fettsucht

3. Endokrine Insulinresistenz: bei Vermehrung kontrainsulinärer Hormone (Endokrinopathien, Hormontherapie)

4. Immunogene Insulinresistenz: bei zirkulierenden insulinbindenden Antikörpern, Antikörpern gegen Insulinrezeptoren

5. Insulinresistenz bei gesteigertem subkutanem Insulinabbau

6. Insulinresistenz ungeklärter Ursache (sogenannte idiopathische Insulinresistenz

Insulinresistenz

Besteht bei insulinbehandeltem Diabetes mellitus über mehrere Tage ein Insulinbedarf über 200 E/Tag, spricht man von Insulinresistenz, bei einem Bedarf von 100–200 E/Tag von relativer Insulinresistenz. Insulinresistenzen sind selten, die Ursachen vielfältig (Tab. 14.23).

Die Resistenz bei Ketoazidose ist fast immer von kurzer Dauer und erklärt den gelegentlich initial hohen Insulinbedarf bei der Komatherapie.

Die Resistenz bei Dyslipoproteinämien birgt keine akut bedrohlichen Gefahren, verhindert aber oft die gute Stoffwechseleinstellung. Sie erzwingt eine Hyperinsulinämie. Dadurch wird eine Risikofaktorenkonstellation aufgebaut, die wesentlich zur Häufung der Makroangiopathie bei Diabetes mellitus beiträgt. Die Beseitigung erhöhter Plasmalipide ist deshalb ein integrales Ziel der Therapie.

Die Resistenz durch insulinbindende Antikörper ist selten geworden. Therapeutisch ist die Erzeugung einer Hochdosistoleranz gegenüber dem antigenen Insulin erfolgversprechend. Der Versuch einer Immunsuppression sollte als Ultima ratio betrachtet werden.

Antikörper gegenüber Insulinrezeptoren findet man unter anderem bei Acanthosis nigricans.

Es sind ausgeprägte scheinbare Insulinresistenzen infolge lokalen Abbaues des Hormons an der Injektionsstelle bekannt. Der Verdacht auf diese Ursache einer Therapieresistenz besteht, wenn bei intravenöser Insulinapplikation die Stoffwechseleinstellung mit normaler Insulindosis gelingt.

Therapieüberwachung

Die Therapieüberwachung des Diabetikers darf sich nicht nur auf die Stoffwechseldaten beschränken (Tab. 14.24).

Der diabetische Stoffwechsel neigt spontan zur Dekompensation. Diese kann sich beim stabilen Typ-II-Diabetiker in Tagen bis Wochen, beim labilen Typ-I-Diabetiker jedoch unter Umständen innerhalb weniger Stunden entwickeln.

Für die Stoffwechselüberwachung ergeben sich daraus spezifische Anforderungen an Methoden und Häufigkeit der Kontrolle (Tab. 14.21).

Die Überwachung der Diabetesbehandlung umfaßt neben der Kontrolle des Kohlenhydratstoffwechsels auch die periodische Überprüfung des Lipidstoffwechsels und der Nierenfunktion sowie die regelmäßige klinische Untersuchung und die Überprüfung der Patientenkenntnisse (Tab. 14.24).

Eine sorgfältige Stoffwechselüberwachung ist auf Dauer nicht möglich, ohne den Patienten an der Überwachung zu beteiligen. Die Patientenselbstkontrolle ist deshalb von herausragender Bedeutung. Dazu gehört die regelmäßige Kontrolle der Stoffwechsellage (Uringlucose, Urinaceton, Blutglucose), des Körpergewichts, von Körperveränderungen besonders im Bereich der Füße sowie die schriftliche Dokumentation der Selbstkontrollergebnisse, der Therapieanpassungen sowie besonderer Ereignisse.

Die Glucoseausscheidung im Urin ist von der Nierenschwelle für Glucose abhängig. Eine Hypoglykämie kann durch Urinuntersuchung nicht gesichert werden. Die Blutglucose-Selbstkontrolle ermöglicht dagegen die Glucosebestimmung im gesamten klinisch relevanten Meßbereich. Sie ist bei insulinbehandelten Patienten, bei Diabetikern mit Kinderwunsch und während der Schwangerschaft als Regelüberwachung notwendig und bei Patienten, die mit oralen Antidiabetika behandelt werden, wünschenswert.

Für die Selbstkontrolle der Glucose und der Ketonkörper stehen Teststreifen zur Verfügung, für die Blutglucoseselbstmessung auch geeignete Meßgeräte mit der Möglichkeit zur Datensicherung.

Alle Resultate der Selbstkontrolle müssen in ein Protokollheft eingetragen werden. Nur dann erlauben sie dem behandelnden Arzt und dem Patienten einen besseren Überblick über den Krankheitsverlauf und eine größere Sicherheit bei der Therapieanpassung. Den vollen Wert erhält die Stoffwechselselbstkontrolle erst, wenn der Patient erlernt hat, selbst seine Therapie der aktuellen Situation anzupassen.

Bemerkungen zur Uringlucosebestimmung: Glucose im Urin tritt erst auf, wenn die sogenannte Nierenschwelle im Blut überschritten wird. Diese liegt bei Jugendlichen zwischen 130–180 mg/dl (7,2–10,0 mmol/l) und steigt im Alter allmählich an bis auf Werte von 200–250 mg/dl (11,1 bis 13,9 mmol/l). Sie kann sich im Verlauf der Krankheit ändern. Die Kenntnis der Nierenschwelle ist wichtig für die Interpretation der Uringlucoseresultate. Ferner ist die Zeitdauer des Urinsammelns wichtig. Die Uringlucose sollte von Zeit zu Zeit auch quantitativ in 12- bzw. 24-Stunden-Urinportionen bestimmt werden. Dadurch erhält man Aufschluß, ob die Blutglucose für längere Zeit über der Nierenschwelle lag. Die Kohlenhydratbilanz (Nahrungszufuhr minus renaler Glucoseverlust) wird beurteilbar.

Tabelle 14.**24** Überwachungsprotokoll bei Diabetes (nach European-NIDDM-Policy Group)

Beim ersten Besuch	Beim zweiten Besuch
● Vollständige Untersuchung 　Gewicht und Größe 　Blutdruck 　Untersuchung auf Neuropathie 　Untersuchung auf Komplikationen, 　　einschließlich Makroangiopathie 　Untersuchung der Füße 　Funduskopie bei erweiterter Pupille und 　　Sehschärfentest 　EKG ● Biochemische Untersuchungen 　Blutglucose 　HbA$_1$ (oder Fructosamin) 　Serumtriglyceride und Cholesterin 　　(HDL-Cholesterin bei Gesamtcholesterin 　　> 5,2 mmol/l) (200 mg/dl) 　Plasmakreatinin, Elektrolyte 　Urin-Glucose, -Albumin, -Ketone, Infektion 　mikroskopische Untersuchung ● Schulung beginnen ● Diätberatung durchführen ● Selbstkontrolle trainieren	Schulung fortsetzen Gewicht Blutdruck postprandialer Blutzucker **Dreimonatlich**[1] Schulung fortsetzen Gewicht Blutdruck postprandialer Blutzucker HbA$_1$ Lipide (wenn erhöht) Urin auf Protein Fußinspektion bei Risikopatienten 　(AVK und/oder periphere Neuropathie) **Jährlich** Vollständige körperliche und biochemische 　Untersuchung wie beim ersten Besuch Selbstkontrolltechnik überprüfen Bei nicht zufriedenstellendem Fortschritt Überweisung 　zum Spezialisten

[1] Häufiger bei schlecht kontrollierten Patienten

Soziale Fragen

Die Erkrankung an Diabetes hat Auswirkungen auf zahlreiche Lebensbereiche und wirft deshalb auch zahlreiche soziale Fragen auf.

Die Berufswahl sollte berücksichtigen, daß Selbst- und Fremdgefährdung durch Stoffwechselentgleisung (Hypoglykämie) auf ein Minimum gesenkt werden und die wünschenswerte geregelte Lebensweise möglich ist. Ungeeignet sind demnach z. B. Lokomotiv- und Flugzeugführer, Berufskraftfahrer sowie Dachdecker, Hochofenarbeiter, Schornsteinfeger und Bergführer, aber auch Konditor, Gastwirt, reisender Vertreter, Schichtarbeiter.

Andererseits ist gegen das Führen eines Kraftfahrzeuges nichts einzuwenden, wenn weder Leistungs- noch Zeitzwänge in Konkurrenz zu Erfordernissen des Diabetes treten. Der Diabetiker muß aber mit den Regeln für Kraftfahrer (Ausschuß Soziales der Deutschen Diabetesgesellschaft) vertraut sein.

Bei der Eheschließung sollten dem Partner die Probleme des Diabetes vertraut sein, bei diabetischen Frauen auch die Probleme der Schwangerschaft.

Spezielle Probleme ergeben sich, wenn der Status eines Beamten angestrebt wird. Erwiesene Kooperativität und das Fehlen von Zeichen des Spätsyndroms werden hier vorausgesetzt.

Die früher bestehende Möglichkeit, Steuererleichterung für die Durchführung der Diättherapie zu erhalten, ist heute nur noch den schwerbeschädigten

Diabetikern offen, obschon Diät, auch und gerade bei leichteren Krankheitsfällen eine entscheidende Maßnahme darstellt.

Prognose

Die Erkrankung an Diabetes mellitus bedeutet einen erheblichen Eingriff in die gewohnte Lebensführung des Patienten, ein erhöhtes Risiko für Begleit- und Folgekrankheiten und damit eine verminderte Lebenserwartung. Letztere sind abhängig vom Stadium und Typ der Erkrankung sowie der Effektivität der Therapie. Das Vorliegen von Inselzellantikörpern (ICA) und Antikörpern gegen das 64-KD-Protein erlaubt die Vorhersage, daß mit der Manifestation eines insulinbedürftigen Diabetes mellitus zu rechnen ist. Den wahrscheinlich gleichzeitig ablaufenden Prozeß der B-Zell-Zerstörung vermögen wir bisher nicht zu beeinflussen. Bei Diabetikern kommt es 10mal häufiger zur Erblindung und 20- bis 30mal häufiger zur Gangrän als in der Allgemeinbevölkerung. Die Lebenserwartung ist im statistischen Mittel um rund ein Drittel eingeschränkt, bei Typ-II-Diabetes-mellitus auf etwa 70%, bei Typ-I-Diabetes-mellitus mit Manifestation im Jugendalter auf etwa 50%. Das Koma, nach wie vor hochgefährlich, ist selten geworden. 75% aller Diabetiker sterben heute an vaskulären Komplikationen. In unserer Bevölkerung ist bei Typ-I-Diabetes-mellitus bis zu etwa 25jähriger Krankheitsdauer das Nierenversagen die Haupttodesursache. Bei längerer Krankheitsdauer und beim Typ-II-Diabetes-mellitus

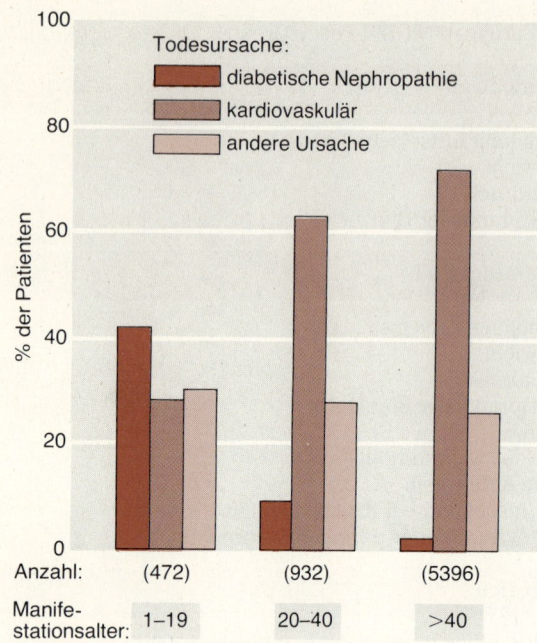

Abb. 14.**6** Todesursachen in Abhängigkeit vom Manifestationsalter des Diabetes mellitus (nach der Joslin Klinik und der Metropolitan Lebensversicherung. 6800 Todesfälle in den Jahren 1956–1964) (nach Assal u. Froesch)

ist der Herzinfarkt führend (Abb. 14.**6**). Diese statistischen Beobachtungswerte dürfen aber nicht als schicksalhaft angesehen werden. Viele Beispiele zeigen, daß die Lebenserwartung wesentlich länger, aber auch kürzer sein kann. Entscheidend dafür ist die Effektivität der Therapie. Wie anhand der Mikroangiopathie erörtert wurde, hängt das Risiko des Diabetikers entscheidend von der Qualität der Stoffwechselführung ab (Tab. 14.**25**). Die Mittel und Wege, die derzeit noch schlechte Prognose des Patienten zu bessern, sind also bekannt. Tendenzen einer Besserung sind bereits erkennbar.

Merke: Diabetes mellitus umfaßt Stoffwechselstörungen multifaktorieller Genese. Leitsymptom ist die Hyperglykämie. Die Prognose wird durch akute Stoffwechselkrisen und chronische Spätkomplikationen bestimmt. Therapieziel ist die dauernde Normalisierung der Stoffwechselstörung. Sie erfordert die integrale Einbeziehung des Patienten in die Therapie und Therapieüberwachung.

Weiterführende Literatur

Berger, W.: Die rationalen Grundlagen der Insulintherapie. Akt. Endokrinol Stoffwech. 11 (1990) 169

Constam, G.R., W. Berger: Leitfaden für Zuckerkranke, 10. Aufl. Schwabe, Basel 1985

European-NIDDM-Policy Group: A desktop guide for the mangement of non-insulindependent diabetes mellitus (NIDDM). Int. Diabet. Fed. Bull. 35 (1990) 12

Goodkin, G., L. Wolloch, R.A. Gottcent, F. Reich: Diabetes: a twenty-year mortality study. Trans. Ass. Life Ins. med. Dir. Am. 58 (1975) 217

Gries, F.A., T. Koschinsky: Diabetes mellitus. In Therapie-Handbuch. Urban & Schwarzenberg, München 1989

Mehnert, H., K. Schöffling: Diabetologie in Klinik und Praxis. Thieme, Stuttgart 1984

Howorka, K.: Funktionelle nahe-normoglykämische Insulinsubstitution. Springer, Berlin 1987

Okley, W.G., D.A. Pyke, D.W. Taylor: Diabetes and its Management, 3rd ed. Blackwell, Oxford 1978

Petrides, P., L. Weiss, G. Löffler, O.H. Wieland: Diabetes mellitus. Urban & Schwarzenberg, München 1981

Rifkin, H., D. Porte: Diabetes Mellitus Elsevier, Amsterdam 1990

Tabelle 14.**25** Mortalität des Diabetes mellitus (1951–1970) in Abhängigkeit von der Behandlung und Stoffwechselkontrolle

Behandlung	n	relative Mortalität*
		befriedigende Stoffwechselkontrolle
Insulin	1269	2,24
orale Antidiabetika	830	1,53
Diät allein	625	1,0
gesamt		**1,67**
		schlechte Stoffwechselkontrolle
Insulin	946	4,74
orale Antidiabetika	118	2,17
Diät allein	90	3,56
gesamt		**4,09**

* Relative Mortalität: Verhältnis zwischen der beobachteten Mortalität bei Diabetikern und der errechneten Mortalität bei Nichtdiabetikern (Angaben nach der Lebensversicherungsuntersuchung von Goodkin u. Mitarb. 1975)

Hypoglykämie

F. A. Gries, Th. Koschinsky und *M. Toeller*

Definition: Hypoglykämien sind Zustände mit erniedrigter Blutglucosekonzentration, denen verschiedene Krankheitsbilder und funktionelle Störungen zugrunde liegen können. Als Grenzwert der Blutglucose werden Konzentrationen unter 50 mg/dl angesehen. Dabei treten in der Regel typische Symptome auf. Hypoglykämien können aber auch asymptomatisch verlaufen. Bei Diabetikern wird das Auftreten typischer Symptome, die bereits bei Blutglucosekonzentrationen über 50 mg/dl (2,8 mmol/l) durch raschen Konzentrationsabfall ausgelöst werden können, als hypoglykämische Reaktion bezeichnet.

Häufigkeit und Vorkommen

Der Verdacht auf Hypoglykämie wird häufig geäußert. Es fehlen jedoch zuverlässige Angaben über das Vorkommen gesicherter Hypoglykämien. Hypoglykämien sind Begleitphänome bei schweren Grundkrankheiten und in der Agonie.

Pathophysiologie und Klinik

Der Blutglucosespiegel schwankt beim Gesunden in engen Grenzen. Blutglucosesteigernde Effekte (Aufnahme von Kohlenhydraten, Glykogenolyse, Gluconeogenese) werden durch blutglucosesenkende Effekte (Glucoseabbau, Glykogensynthese, renale Ausscheidung), deren wichtigste insulinabhängig sind, wechselseitig kompensiert. Hypoglykämien treten dementsprechend auf, wenn entweder der Glucosezustrom zu gering und/oder der Abstrom zu hoch ist.

Folgende Störungen sind von besonderer Bedeutung:

Störungen der Glykogenolyse infolge primärer Defekte von Enzymen des Glykogenabbaus (Glykogenosen) oder sekundärer Hemmung von Enzymen des Glykogenabbaus (hereditäre Fructoseintoleranz); gestörte Aktivierung der Glykogenolyse bei Fehlen der Katecholamine und des Glucagons; Störungen der Gluconeogenese bei Fehlen gluconeogenetischer Hormone (Glucocorticoide, Glucagon), durch Hemmung gluconeogenetischer Enzymreaktionen (Alkohol), durch Verlust gluconeogenetischer Gewebe (schwere Leber- oder Niereninsuffizienz); schwerste Zuckermalabsorption.

Häufigste Ursache eines vermehrten Zuckerverbrauchs ist die Hyperinsulinämie, die entweder infolge autonomer Insulinsekretion (organischer Hyperinsulinismus), reaktiv auf Sekretionsreize (reaktive Hypoglykämie), durch Insulinzufuhr oder orale Antidiabetika (exogene Hypoglykämie) bedingt ist. Häufig treffen verschiedene Regulationsstörungen zusammen.

Tabelle 14.26 Häufige Symptome der Hypoglykämie

Vegetativ
Tachykardie, Herzklopfen, Unruhe, Angst
Kalter Schweiß
Zittern
Parästhesien
Übelkeit
Speichelfluß
„Hunger"
Harn- und Stuhldrang

Neuroglukopenisch
Konzentrationsschwäche
Gedächtnisstörungen
Dysphorie, Apathie
Müdigkeit
Bizarres, unkontrolliertes Verhalten
Sprach- und Sehstörungen
Halluzinationen
Somnolenz
Koma
Krämpfe
Lähmungen

Anamnese und Befund

Die Hypoglykämie kann zu mannigfachen Symptomen führen, die in der Regel rasch durch Kohlenhydratzufuhr gebessert werden. Sie sind von Person zu Person sehr unterschiedlich, verlaufen aber bei Patienten, die häufiger Hypoglykämien erleiden, meist nach einem monotonen Muster ab. Man kann vegetative Symptome im Rahmen der Gegenregulation von Symptomen der neuralen Glukopenie unterscheiden (Tab. 14.26).

Vegetative Symptome treten bevorzugt bei raschem Blutglucoseabfall auf (bei Diabetikern, die an hohe Blutglucosespiegel gewöhnt waren, häufig bereits bei Werten, die deutlich über 50 mg/dl [2,8 mmol/l] liegen). Die Zeichen der Neuroglukopenie folgen in der Regel den vegetativen Symptomen, können aber, besonders bei schleichend sich entwickelnden Hypoglykämien, auch als Erstsymptome auftreten. Die **Neuroglukopenie** kann zu schwer reversiblen oder irreversiblen neurologischen Ausfällen führen. Sie können sich bei Kindern in geistiger Retardierung, bei Erwachsenen im Verlust emotionaler, intellektueller und motorischer Leistungen äußern. In schweren Fällen kann es zur partiellen Enthirnung mit Erhalt der Stammhirnfunktion oder zum Tod in der Hypoglykämie kommen. Das Ausmaß der zerebroneuralen Ausfälle hängt von der Schwere und Dauer der Hypoglykämie ab. Dabei ist zu beachten, daß manche Patienten mit häufigen bzw. chronischen Hypoglykämien offenbar infolge einer Adaptation ihres Hirnstoffwechsels selbst Blutglucosespiegel unter 30 mg/dl (1,7 mmol/l) unter Umständen über längere Zeit weitgehend folgenlos tolerieren.

Tabelle 14.**27**   Einteilung der Spontanhypoglykämien

Gesteigerter Glucosemetabolismus

- organischer Hyperinsulinismus (insulinproduzierende Tumoren)
- extrapankreatische, nicht insulinproduzierende
  Tumoren

Verminderte Glucoseproduktion

- schwere Leberinsuffizienz*
- schwere Niereninsuffizienz*
- Hypophysen-Nebennierenrinden-Insuffizienz*
- angeborene Enzymdefekte*
- Intoxikationen

* s. die entsprechenden Spezialkapitel

Diagnostisches Vorgehen

Bei Verdacht auf Hypoglykämie sollte die Diagnose
sofort durch einen orientierenden Blutglucose-
schnelltest (z. B. Hämoglucotest 20−800, Boehringer
oder Glucostix, Bayer Diagnostik) gesichert werden.
Bei entsprechenden klinischen Zeichen ist bis zur Bestätigung durch die exakte Blutglucosebestimmung
die Diagnose anzunehmen, wenn Werte unter
60 mg/dl (3,3 mmol/l) geschätzt werden, bei Diabetikern unter Umständen schon bei Werten unter
100 mg/dl (5,6 mmol/l).

Differentialdiagnostische Einteilung
der Hypoglykämien

Hypoglykämien können nach ihrer Ätiologie oder
nach den zugrundeliegenden pathogenetischen Mechanismen differenziert werden. Unter differentialdiagnostischen Gesichtspunkten hat sich die Einteilung in

- spontane,
- reaktive,
- exogene Hypoglykämien bewährt
  (Tab. 14.**27** u. **28**).

Soforttherapie

Ist die Diagnose einer Hypoglykämie gesichert oder
besteht der dringende Verdacht, ist sofort eine Therapie einzuleiten und bis zur Stabilisierung des Blutglucosespiegels   auf   Werte   um   100−150 mg/dl
(5,6−8,3 mmol/l) fortzusetzen. Bei Bewußtlosigkeit
und bei Krämpfen können Minuten entscheidend
sein. Am sichersten ist die Zufuhr von Glucose, bei
Bewußtlosen intravenös, nur ausnahmsweise über
eine Magensonde, bei erhaltener Schluckfähigkeit
oral mit ausreichender Flüssigkeitszufuhr. Bei intravenöser Zufuhr ist initial 20%ige (1,1 mol/l) Glucose-
lösung vorzuziehen (als erste Dosis 30 g entsprechend 150 ml). Falls eine längere Zufuhr notwendig
ist, werden 10−20%ige (0,55−1,1 mol/l) Lösungen
über einen Kavakatheter infundiert. Bei protrahierter

Hypoglykämie können bis 1000 g (5,6 mol) Glucose
pro 24 Stunden erforderlich sein.

Unterstützend kann Glucagon (1 mg) injiziert
werden. Der Effekt ist flüchtig und sollte zur Einleitung einer geeigneten Glucosezufuhr genutzt werden.
Glucagon wirkt wenig oder gar nicht bei Erschöpfung
der Glykogenreserven infolge protrahierter Hypoglykämie (Alkoholhypoglykämie) und Glykogenab-
baustörungen.

Prognose und Verlauf

Das Symptom Hypoglykämie ist reversibel. Solange
keine Symptome der Neuroglukopenie aufgetreten
sind, ist nicht mit bleibenden Defekten zu rechnen.
Da die vegetativen Frühsymptome der Gegenregulation aber unter Umständen sehr rasch in die Neuroglukopenie übergehen, ist die Hypoglykämie stets als
Notfallsituation anzusehen, die sofortiger Therapie
bedarf.

Spontanhypoglykämien

Spontanhypoglykämien   sind   Unterzuckerungszustände, die ohne erkennbare auslösende Ursache
auftreten. Tab. 14.**27** gibt eine Einteilung unter pathogenetischen Gesichtspunkten.

Spontanhypoglykämie bei organischem
Hyperinsulinismus

Definition: Der organische Hyperinsulinismus
kann durch Adenome, Karzinome oder Hyperplasie insulinproduzierender Zellen bedingt sein und
führt durch autonome Insulinsekretion zur Hypoglykämie bei hohem Insulinspiegel.

Häufigkeit

Die Häufigkeit wird auf $1:10^5$ Personen geschätzt.
Meist handelt es sich um Adenome, nur in etwa 10%
der Fälle um Karzinome. Funktionell inaktive oder
nicht diagnostizierte Inseladenome werden autoptisch wesentlich häufiger nachgewiesen. Das Geschlechtsverhältnis liegt bei Frauen zu Männern wie
3:2. Die Erkrankung kommt in allen Lebensaltern vor,
am häufigsten im 4.−6. Lebensjahrzehnt. Hyperplasie
des Inselgewebes ist beim Neugeborenen das häufigste morphologische Substrat der Hypoglykämie, während Adenome selten sind. Beim Erwachsenen kann
Inselhyperplasie zur reaktiven Hypoglykämie führen.
Ob auch Spontanhypoglykämien vorkommen, ist umstritten. In seltenen Fällen treten insulinproduzierende Tumoren bei bekanntem Diabetes mellitus auf
und können dann erhebliche differentialdiagnostische Schwierigkeiten verursachen.

Ätiologie

Ursachen der Tumorentstehung sind nicht bekannt.

Pathophysiologie und Klinik

Ursache der Hypoglykämie ist eine autonome, nicht
geregelte Insulinsekretion. In vielen Fällen ist die sti-

mulierte Insulinsekretion abnorm gesteigert. Von größerer Bedeutung ist das Fehlen einer ausreichenden Suppression der Insulinsekretion bei Rückgang des Hormonbedarfs (Abfall des Blutglucosespiegels, Arbeit). Dadurch kommt es vor allem bei Nahrungsentzug und bei Körperarbeit zum hypoglykämischen Blutglucoseabfall. Die Hyperinsulinämie verhindert die normale Stoffwechselanpassung im Hungern. Es fehlen die Mobilisation von Fett und Aminosäuren, die Ketose und die Steigerung der Gluconeogenese. Durch die tumorbedingte Hyperinsulinämie kann die Funktion der normalen B-Zellen so supprimiert sein, daß eine pathologische Glucosetoleranz resultiert. Diese Störung ist nach Entfernung des Tumors rasch reversibel.

Pathologisch-anatomisch weist etwa ein Zehntel der Inselzelltumoren Zeichen der Malignität auf. Die Metastasierung erfolgt in der Regel spät, bevorzugt in die Leber. Multiple Tumoren (häufiger Polyadenomatose, seltener Metastasen) kommen in etwa 10% der Fälle vor. Ektopische, extrapankreatische Inselzelltumoren sind in 2% der Fälle zu erwarten. Insulinproduzierende Tumoren kommen auch im Rahmen einer endokrinen Polyadenomatose vor.

Anamnese

Die Anamnese der Patienten mit Inseltumoren verläuft häufig über mehrere Jahre. Typisch sind Angaben über Schwächegefühl, Kopfschmerzen, Sehstörungen, Konzentrationsschwäche und andere Symptome der Neuroglukopenie, seltener der vegetativen Symptome (s. Tab. 14.**26**). Charakteristischerweise treten die Symptome im Nüchternzustand auf. Sie können während des Schlafes, häufiger kurz nach dem Erwachen, aber auch im Laufe des Tages beobachtet werden, besonders wenn eine Mahlzeit ausgefallen oder verschoben worden ist (eingeschränkte Fastentoleranz). Auslöser kann auch starke körperliche Arbeit sein. Viele Patienten lernen, daß sich die Symptome durch Aufnahme von Kohlenhydraten bessern lassen. Sie geben dann als Beschwerden Hunger an und können sich rituell eingehaltene Essenszeiten, z. B. Wecken und Nahrungsaufnahme kurz nach Mitternacht, angewöhnen.

Befund

Erwachsene entwickeln im Krankheitsverlauf oft eine erstaunliche Toleranz gegenüber niedrigen Blutglucosekonzentrationen und fühlen sich gelegentlich selbst bei Werten unter 30 mg/dl leistungsfähig. Es besteht aber das Risiko von Fremd- und Selbstgefährdung durch Fehlverhalten bei Neuroglukopenie und auch von zerebralen Dauerschäden. Bei Kindern und Jugendlichen stehen Verhaltensstörungen und Krampfleiden im Vordergrund, deren Ursache über viele Jahre verkannt werden kann. Die erhöhte Energieaufnahme führt manchmal zur Adipositas.

Diagnostisches Vorgehen und Differentialdiagnose

Die Diagnose stützt sich zunächst auf die Anamnese mit Auftreten der typischen Symptome im Nüchtern-

zustand. Der Nachweis erhöhter Spiegel von Insulin bei niedriger Blutglucose erlaubt bereits die Verdachtsdiagnose. Von hoher Beweiskraft ist der Hungerversuch mit Bestimmung von Glucose, Insulin und C-Peptid. Unter Nahrungskarenz werden bei Auftreten von Symptomen sofort, andernfalls zunächst stündlich, nach 24 Stunden zweistündlich Blutglucose bestimmt sowie Serum für die Insulin- und C-Peptid-Bestimmungen aufgehoben.

Bei organischem Hyperinsulinismus treten in etwa vier Fünftel der Fälle innerhalb der ersten 24 Stunden Hypoglykämien auf, gegebenenfalls muß der Hungerversuch aber über 72 Stunden fortgesetzt werden. Sind bis dahin keine Hypoglykämien aufgetreten, sollte ein Arbeitsversuch (z. B. 100 Watt über 30 Minuten) angeschlossen werden. Dieser Test führt bei organischem Hyperinsulinismus in fast allen Fällen zur Provokation einer Hypoglykämie. Dabei bleiben die Insulinspiegel erhöht. Von besonderer Treffsicherheit ist der Quotient

$$\frac{\text{Blutglucose (mg/dl)}}{\text{Seruminsulin (μE/ml)}} \left(\frac{\text{Blutglucose (mmol/l)}}{\text{Seruminsulin (μE/l)}} \right).$$

Er ist physiologischerweise im Nüchternzustand größer als 2,5 (größer als 0,14), bei organischem Hyperinsulinismus in der spontanen Hypoglykämie oder im Hungertest wiederholt kleiner als 2,5 (kleiner als 0,14).

Besteht der Verdacht, daß die Hypoglykämie durch exogenes Insulin ausgelöst wurde, soll C-Peptid im Serum bestimmt werden, dessen Konzentration sich bei endogener Sekretion ähnlich dem Insulin verhält, bei exogener Zufuhr aber bis zur unteren Nachweisgrenze abfällt, während der Insulinspiegel ansteigt. Bei der Tumorhypoglykämie durch nicht insulinproduzierende Tumoren kommt es im Hungertest zum Blutglucoseabfall bei gleichzeitigem Abfall des Insulinspiegels. Der Glucose-Insulin-Quotient ist größer als 2,5 (größer als 0,14).

Manche Inselzelltumoren produzieren in großer Menge Proinsulin, dessen Anteil an der radioimmunologischen insulinähnlichen Aktivität bis 80% betragen kann.

Gegenüber dem Hungertest haben andere Suppressionstests (Insulinbelastung, Diazoxid- und Phenhydanbelastung) sowie Stimulationstests (Glucose, Tolbutamid, Glucagon, Leucin) für die Diagnose des organischen Hyperinsulinismus nachgeordnete Bedeutung. Die Glucosetoleranz kann eingeschränkt sein. Im Gegensatz zum Diabetes mellitus ist jedoch der Nüchternblutglucosespiegel niedrig.

Von großer Bedeutung für die chirurgische Therapie der Inseltumoren ist die **Lokalisationsdiagnostik.** Sie ist trotz wesentlicher Fortschritte unbefriedigend, weil sich die Tumoren wegen ihrer geringen Größe der Lokalisation entziehen. Die Sonographie führt nur bei großen Neubildungen zu Ergebnissen. Durch Angiographie wird nur etwa die Hälfte der Tumoren erkannt. Etwas günstiger sind die Ergebnisse der Computertomographie. Die Lokalisationsdiagnostik ist nie zur Diagnostestellung geeignet, sie stellt ausschließlich eine Operationshilfe für den Chirurgen dar.

Tabelle 14.28   Einteilung der reaktiven Hypoglykämien

Gesteigerter Glucosemetabolismus

- Glucosetoleranzstörung mit Hyperinsulinämie bei Adipositas, „Frühformen des Diabetes mellitus", Dumping-Syndrom
- andere reaktive alimentäre Hyperinsulinämie

Verminderte Glucoseproduktion

- Alkoholintoxikation
- angeborene Enzymdefekte

Sogenannte funktionelle Hypoglykämie

Therapie

Akute hypoglykämische Zustände bedürfen der symptomatischen Therapie. Inselzelltumoren sollen, wenn immer möglich, der chirurgischen Therapie zugeführt werden. Sie führt bei sichtbaren (etwa zwei Drittel der Fälle) oder lokalisierten Tumoren zu einer hohen Dauerheilungsrate. Probleme treten bei ektopischen, nicht entdeckten und multiplen Adenomen auf, die zur Pankreasteilresektion zwingen können. Die Operation soll unter kontinuierlicher Glucoseinfusion erfolgen, da die Manipulation am Tumor zur massiven Insulinausschüttung mit schwerer Hypoglykämie führen kann. Die Blutglucose ist kontinuierlich oder in kurzen Intervallen von 10 Minuten zu bestimmen. Nach vollständiger Tumorexstirpation kommt es innerhalb von 30 Minuten zum deutlichen Blutglucoseanstieg. Eine postoperative, diabetische Stoffwechsellage bildet sich innerhalb weniger Tage spontan zurück.

Die diätetische Prophylaxe durch häufige kleine Kohlenhydratmahlzeiten und die medikamentöse Therapie sind der Überbrückung bis zur Operation und inoperablen Tumoren vorbehalten. Zur intermittierenden Behandlung ist Diazoxid (200–500 mg/d) geeignet. Eine Besserung der Symptomatik ist auch durch Glucocorticoide zu erreichen, jedoch ist deren Anwendung durch die meist erforderlichen hohen Dosen limitiert. Bei inoperablen Tumoren kann eine Behandlung mit Streptozotocin oder 5-Fluorouracil oder Somatostatinanalogen versucht werden. Damit können Hypoglykämien gebessert oder verhindert, das Tumorwachstum bei Karzinomen jedoch in der Regel nicht aufgehalten werden. Die medikamentöse Therapie ist mit erheblichen Nebenwirkungen belastet.

Prognose und Verlauf

Inselzelltumoren führen unbehandelt früher oder später zu schweren Folgeschäden der Hypoglykämie. Die Heilungsrate beträgt bei operativer Behandlung über 80%, die Operationsmortalität liegt bei 10%.

Spontanhypoglykämie durch nicht insulinproduzierende Tumoren

Definition: Die Spontanhypoglykämie durch nicht insulinproduzierende Tumoren ist eine Hypoglykämie bei niedrigem Insulinspiegel.

Häufigkeit

Genaue Häufigkeitsangaben fehlen, es sind einige Hundert Fälle bekannt.

Ätiologie

Ursächlich kommen Tumoren unterschiedlichen Typs vor, in abnehmender Häufigkeit große mesotheliale Tumoren (Fibrosarkome, Leio-Myosarkome u. a.), multiple Hepatome, gastrointestinale Karzinome, adrenokortikale Karzinome.

Pathophysiologie und Klinik

Die Pathophysiologie ist nicht geklärt und bei den verschiedenen Tumoren wahrscheinlich unterschiedlich. Bei den großen mesothelialen Tumoren werden sowohl ein erhöhter Glucoseverbrauch des Tumors als auch die Bildung insulinähnlich wirkender Peptide beschrieben. Hepatome wirken primär nicht durch Zerstörung des gluconeogenetischen Lebergewebes.

Das klinische Bild ähnelt dem bei organischem Hyperinsulinismus.

Diagnostisches Vorgehen

Die Diganose wird durch den Nachweis des Tumors gesichert, was angesichts der Größe der Tumoren meist problemlos ist. Der Hungertest fällt pathologisch aus, jedoch fehlt die Hyperinsulinämie. Der Glucose-Insulin-Quotient (vgl. S. 1307) ist größer als 2,5 (größer als 0,14).

Therapie

Die Entfernung des Tumors führt zur Beseitigung der Hypoglykämie. Eine totale Entfernung der Tumoren gelingt oft nicht. Verkleinerung des Tumors führt zur Linderung der Symptome, die bei Tumorrezidiven erneut zunehmen. Die Therapie muß sich dann auf symptomatische Maßnahmen beschränken (s. oben).

Spontanhypoglykämien durch verminderte Glucoseproduktion

Die Leber spielt in der Glucosehomöostase des Organismus eine entscheidende Rolle. Leber und Niere sind die Organe der Gluconeogenese und in dieser Funktion von den Glucokortikoiden abhängig. Schwere Störungen der Leber- und Nierenfunktion sowie Fehlen der Glucocorticoide bei Nebennierenrindeninsuffizienz können durch Störungen der Glucoseproduktion zu Nüchternhypoglykämien führen. Nüchternhypoglykämien treten auch bei angeborenen Enzymdefekten auf. Sehr selten kommen auch Spontanhypoglykämien infolge Intoxikation vor.

Reaktive Hypoglykämien

Reaktive Hypoglykämien treten regelhaft nach bestimmten auslösenden Situationen auf. Sie können durch einen gesteigerten Glucosemetabolismus oder eine verminderte Glucoseproduktion bedingt sein (Tab. 14.**28**).

Reaktive Hypoglykämien infolge eines gesteigerten Glucosemetabolismus

Definition: Reaktive Hypoglykämien infolge eines gesteigerten Glucosemetabolismus beruhen auf einer nicht zeitgerechten, überschießenden Insulinsekretion nach physiologischen Sekretionsreizen.

Vorkommen

Hypoglykämien nach Protein-(Leucin-)Aufnahme kommen überwiegend bei Säuglingen und Kleinkindern vor. Reaktive Hyperinsulinämien nach Aufnahme von Kohlenhydraten finden sich bei Adipositas und Fettstoffwechselstörungen (gelegentlich als „Vorphase eines Diabetes mellitus" bezeichnet) und bei Sturzentleerungen des Magens nach Magenoperationen (Dumping-Syndrom). Sie führen aber nur in einem kleinen Teil der Fälle zur Hypoglykämie.

Pathophysiologie und Klinik

Die **Neugeborenen-** und **Säuglingshypoglykämie** beruht auf einer Hyperinsulinämie infolge Überempfindlichkeit der B-Zelle gegenüber Sekretionsreizen, besonders Leucin (ein Drittel der Fälle sogenannter essentieller Hypoglykämie der Neugeborenen), oder infolge einer Hyperplasie, die sich bevorzugt bei Kindern diabetischer Mütter mit unzureichender Stoffwechselführung während der Schwangerschaft und bei Kindern mit unbehandelter Erythroblastosis fetalis entwickelt.

Beim **Dumping-Syndrom** kommt es in der rasch einsetzenden, aber nur kurzdauernden Resorptionsphase zu einer überschießenden Insulinsekretion, so daß noch erhöhte Plasmainsulinspiegel vorliegen, wenn die Nahrungsabsorption bereits abgeschlossen ist.

Zu einem ähnlichen Effekt führt auch die verzögerte und überschießende Insulinsekretion bei Adipositas und Fettstoffwechselstörungen. Die Hypoglykämie tritt dementsprechend in diesen Fällen typischerweise 3–5 Stunden nach der Nahrungsaufnahme auf.

Erwachsene klagen häufig über ein anhaltendes, quälendes Gefühl von Leistungsschwäche und Erschöpfung. Die klassischen Symptome der Hypoglykämie (Tab. 14.**26**) sind eher selten.

Diagnostisches Vorgehen

Die Diagnose einer reaktiven Hypoglykämie sollte durch einen Provokationstest gesichert und die zugrundeliegende Störung abgeklärt werden. Bei Erwachsenen ist eine orale Belastung mit 100 g (0,55 mol) Glucose und Beobachtung der Blutglucose sowie des Insulinspiegels über mindestens 5 Stunden aussagekräftig. Dabei kommt es nach meist überhöhten Blutglucosespiegeln während der ersten 120 Minuten nach 3–6 Stunden zu einem Abfall unter 50 mg/dl (2,8 mmol/l). Außer bei Dumping-Syndrom erreicht der Insulinspiegel erst nach 120 Minuten oder später sein oft überhöhtes Maximum und fällt nur verzögert ab, so daß er auch nach 3 Stunden noch deutlich über dem Basalspiegel liegt. Der Hungertest ist bei reaktiver Hypoglykämie stets unauffällig.

Die Diagnose einer reaktiven Hypoglykämie sollte jedoch nur dann gestellt werden, wenn durch den Belastungstest auch eine typische Symptomatik provoziert wird. Ein reaktiver Abfall der Blutglucose unter 50 mg/dl (2,8 mmol/l) ohne Beschwerden kommt auch bei Gesunden in einem Viertel der Fälle vor.

Bei der Hypoglykämie im Säuglings- und Kleinkindalter ist die Leucin-Belastung von großem Wert.

Therapie

Die symptomatische Therapie der reaktiven Hypoglykämie besteht in Kohlenhydratzufuhr, wobei meist 20–50 g ausreichend sind. Vorbeugend ist zu empfehlen, große, kohlenhydratreiche Mahlzeiten zugunsten häufiger kleiner Mahlzeiten zu meiden. Bei Dumping-Syndrom sind kleine flüssigkeitsarme Mahlzeiten, unter Umständen mit anschließenden Liegeperioden, angezeigt. Die Ursachen einer gestörten Insulinsekretionskinetik bei normaler Nahrungsmittelabsorption sind durch Behandlung der Adipositas oder der Fettstoffwechselstörungen zu beseitigen. Auf die Entwicklung eines Diabetes mellitus ist zu achten.

Reaktive Hypoglykämie infolge verminderter Glucoseproduktion

Definition: Reaktive Hypoglykämien infolge verminderter Glucoseproduktion treten bei normalem oder gesteigertem Glucosemetabolismus und alimentär ausgelöster Hemmung der Glucoseproduktion auf.

Vorkommen

Diese Form der Hypoglykämie kommt bei Alkoholintoxikation in der postabsorptiven Phase, infolge angeborener Enzymdefekte und bei exzessiver Muskelarbeit vor.

Pathophysiologie und Klinik

Alkohol hemmt durch Verschiebung des Redox-Zustandes der Leberzelle die Gluconeogenese. Wenn bei längerer Nahrungskarenz – Gesunde tolerieren Hungerphasen bis 48 Stunden, Leberkranke aber oft nur von wenigen Stunden – die Glykogenreserven erschöpft sind, führt bereits der basale Glucosemetabolismus zur Hypoglykämie. Sie wird durch Körperarbeit verstärkt.

Bei der Fructoseintoleranz führt die Aufnahme von Fructose bei fehlender Glucosezufuhr mit der Nahrung zur Hypoglykämie.

Die Hypoglykämie nach exzessiver Muskelarbeit ist Folge einer Erschöpfung der Glykogendepots, bevor die Gluconeogenese effektiv wird, und tritt dementsprechend vorwiegend bei relativ kurz dauernder maximaler Belastung auf (z. B. 5–20 km Wettlauf).

Das klinische Bild der reaktiven Hypoglykämien weist keine Besonderheiten auf. Die Ursachen sind in der Regel offensichtlich. Nicht selten wird aber bei Alkoholintoxikationen die Möglichkeit einer Hypoglykämie nicht in Erwägung gezogen.

Diagnostisches Vorgehen

Die Bestimmung der Blutglucose sollte bei jeder Alkoholintoxikation erfolgen, da eine unerkannte Hypoglykämie hinsichtlich möglicher Dauerfolgen unter Umständen schwerwiegender ist als der akute Rausch.

Therapie

Die Therapie besteht in symptomatischen Maßnahmen (s. S. 1306). Vorbeugend sind die auslösenden Ursachen auszuschalten, also z. B. Alkoholgenuß bei Nahrungskarenz, Fructosezufuhr, exzessive Körperarbeit.

Sogenannte funktionelle Hypoglykämie

Definition: Die sogenannte funktionelle Hypoglykämie ist eine Verlegenheitsdiagnose, auf die zu häufig zurückgegriffen wird, wenn vegetative Symptome, ähnlich denjenigen wie bei Hypoglykämie, mit grenzwertigen Blutglucosespiegeln einhergehen und durch Nahrungsaufnahme gebessert werden.

Vorkommen

Die Diagnose wird im Zeichen der Prosperität häufig gestellt, „und es werden mit dieser Diagnose die endemischen Schwächen unserer Gesellschaft wie Antriebsarmut, psychische Labilität, Aggressivität, mangelnde Leistungsfähigkeit jeder Art, von Faulheit bis zur Impotenz erklärt und entschuldigt" (Berger u. Berchtold).

Klinik

Das zur Diagnose führende Beschwerdbild tritt häufig im Zusammenhang mit Belastungen auf. Es kann durch keinen Stoffwechseltest reproduzierbar provoziert werden und tritt unter der belastungsarmen Situation eines Krankenhausaufenthaltes häufig nicht mehr in Erscheinung, um nach der Entlassung unter Alltagsbedingungen den Patienten erneut mit Beschwerden zu belasten.

Therapie

Die Therapie besteht zuvorderst in der Aufklärung des Patienten über die Ursachen seiner Beschwerden und die Beruhigung, daß eine Stoffwechselkrankheit nicht vorliegt. Der Patient sollte begreifen, daß er sich mit der Nahrungszufuhr im Grunde „nichts Gutes tut". Hilfreich ist eine durchgreifende körperliche Erholung. Wichtig ist die Führung des Patienten mit dem Ziel einer Neuorientierung seiner Lebensweise. Dabei sind die Angehörigen einzubeziehen. Die Prognose ist wesentlich vom sozialen Umfeld abhängig.

Exogene Hypoglykämien

Definition: Unter exogenen Hypoglykämien versteht man Unterzuckerungszustände, die meist durch fehlerhafte oder mißbräuchliche Anwendung von Insulin oder Sulfonylharnstoffen ausgelöst sind.

Vorkommen

Die Insulinhypoglykämie ist die häufigste Komplikation des insulinbehandelten Diabetes mellitus. Sulfonylharnstoffbedingte Hypoglykämien treten vorwiegend bei Patienten mit Typ-II-Diabetes-mellitus auf, die an sich auch mit alleiniger Diättherapie einstellbar wären, sowie bei Patienten mit Niereninsuffizienz. Durch Sulfonylharnstoff bedingte Hypoglykämien können auch durch Interaktionen mit Analgetika (z. B. Salicylaten), Lipidsenkern (z. B. Clofibrate), Antibiotika (z. B. Sulfonamide) und anderen Medikamenten (z. B. Chinin) auftreten. Mißbräuchliche Anwendung durch Psychopathen ist häufiger als vermutet und kommt bevorzugt bei Angehörigen der Heilberufe und bei Diabetikern vor. Suizid- und Homizidversuche sind bekannt.

Pathophysiologie und Klinik

Die Hypoglykämie ist Folge der blutglucosesenkenden Wirkung des Insulins oder der Sulfonylharnstoffe und Ausdruck einer Überdosierung und/oder eines verminderten Bedarfs infolge geringerer oder verzögerter Nahrungsaufnahme, verzögerter Digestion oder Absorption (Gastroparese bei autonomer diabetischer Neuropathie), gestörter Gegenregulation (autonome diabetische Neuropathie) oder verstärkter Muskelarbeit.

Die Symptomatik hängt vor allem von der Geschwindigkeit des Blutglucoseabfalls ab. Dementsprechend stehen bei rasch wirkendem Insulin und bei verstärkter Muskelarbeit adrenerge Symptome, bei Verzögerungsinsulin und Sulfonylharnstoffen Symptome der Neuroglukopenie im Vordergrund. Bei Akkumulation von Sulfonylharnstoffen infolge Niereninsuffizienz und bei Überdosierung in mißbräuchlicher Absicht können sehr protrahierte Hypoglykämien auftreten, die nach erfolgreicher Initialtherapie über Tage zu Rezidiven neigen. Sie erfordern stets klinische Behandlung, wobei neben der symptomatischen Therapie mit Glucosezufuhr auch Dialyseverfahren notwendig werden können.

Diagnostisches Vorgehen

Bei Verdacht auf mißbräuchliche Anwendung von Insulin ist ein abnorm hoher Insulin-C-Peptid-Quotient beweisend. Die mißbräuchliche Anwendung von Sulfonylharnstoffen kann durch Nachweis der Sulfonylharnstoffe bzw. ihrer Metabolite im Blut und Harn gesichert werden.

Prognose

Die bei Diabetikern häufige beginnende Hypoglykämie mit adrenergen Symptomen ist harmlos und durch Therapieanpassung zu beheben. Die schwere Hypoglykämie, besonders bei mißbräuchlicher Anwendung von Insulin oder Sulfonylharnstoffen, kann zu schweren zerebralen Dauerschäden führen.

> **Merke:** Hypoglykämien führen zu Symptomen der adrenergen Gegenregulation und/oder der Neuroglukopenie. Bei letzteren sind Dauerschäden möglich. Eine symptomatische Soforttherapie mit (parenteraler) Glucosezufuhr ist erforderlich. Die Dauertherapie richtet sich nach den zugrundeliegenden Ursachen.

Weiterführende Literatur

Lefebvre, P. J., A. J. Scheen: Hypoglycemia. In Rifkin, H., D. Porte: Diabetes mellitus. Elsevier, Amsterdam 1990 (p. 896)
Steinke, J., J. Beyer: Spontanhypoglykämien. In Oberdisse, K.: Diabetes mellitus B. Springer, Berlin 1977

Störungen des Lipidstoffwechsels

F. A. Gries, Th. Koschinsky und *M. Toeller*

Hyperlipoproteinämien

Definition: Eine Hyperlipoproteinämie liegt vor, wenn Lipide (Cholesterin und/oder Triglyceride oder Phosphatide) einer oder mehrerer Lipoproteinfraktionen (Chylomikronen[1], VLDL[2], IDL[3], LDL[4], Lp(a)[5], HDL[6]) im Nüchternblut über die jeweiligen Normgrenzen erhöht sind. Man unterscheidet primäre von sekundären Hyperlipoproteinämien.

Häufigkeit und Vorkommen

Hyperlipoproteinämien werden bei 20−40% der Bevölkerung beobachtet. Besonders häufig sind die endogene und die kombinierte Hyperlipidämie sowie die Hypercholesterinämie, besonders selten ist die exogene Hyperlipidämie. Kombinationen von primärer mit sekundärer Hyperlipoproteinämie und Änderungen des phänotypischen Lipoproteinmusters innerhalb kurzer Zeit kommen vor. Primäre Formen treten familiär gehäuft, aber auch sporadisch auf. Sekundäre Formen sind besonders häufig bei Adipositas, Alkoholismus, Diabetes mellitus und Gicht, Erkrankungen der Leber und Nieren sowie endokrinen Krankheiten.

Ätiologie und Pathophysiologie

Ätiologie und Pathogenese der verschiedenen Formen der primären Hyperlipoproteinämien sind noch nicht vollständig bekannt. Eine entsprechende Erbanlage gilt als Voraussetzung Sie allein führt aber nur bei einem Teil der Patienten zum Ausbruch der Erkrankung. Häufig hängt die Manifestation von zusätzlichen Einflüssen ab. Alle wesentlichen Schritte des Stoffwechsels der verschiedenen Lipoproteine können gestört sein. Als Ursache des Konzentrationsanstiegs im Blut überwiegen bei den primären Formen Abbaustörungen, bei den sekundären Formen Überproduktion der Lipoproteine.

Klinik

Hyperlipoproteinämien besitzen klinische Bedeutung als Leitsymptome spezifischer Krankheitsbilder, als hinweisende Symptome auf auslösende Primärerkrankungen und durch ihre Beteiligung an der Entwicklung akuter und chronischer Störungen verschiedener Gewebe und Organe.

Akut treten z. B. Oberbauchkoliken, Angina pectoris, Dyspnoe, Pankreatitis und Insulinresistenz auf. Chronische Komplikationen sind z. B. Xanthome, Fettleber und Cholesteringallensteine. Besondere Bedeutung kommt den Hyperlipoproteinämien als Risikofaktoren der Arteriosklerose zu. Wichtigste Indikatoren eines gesteigerten Risikos sind niedrige Konzentrationen des HDL-Cholesterins und erhöhte Konzentrationen des LDL-Cholesterins und Lp(a), in geringerem Maße auch der IDL und VLDL. Indikator eines verminderten Risikos ist eine hohe HDL-Cholesterinkonzentration. Das statistische Risiko steigt längerfristig bereits bei Erhöhung des Cholesterinspiegels innerhalb des Normbereiches an, ist also z. B. bei einem Gesamtcholesterin von 210−260 mg/dl (5,4−6,7 mmol/l) deutlich höher als bei einem Gesamtcholesterin von 180 mg/dl (4,7 mmol/l). Daher ist es unter klinischen Gesichtspunkten sinnvoll, bereits innerhalb der sogenannten Normgrenzen einen Risikobereich von einem sogenannten optimalen Konzentrationsbereich der Lipoproteine abzugrenzen, der bei normaler Körperentwicklung das geringste Risiko für lipoproteinabhängige Erkrankungen und vorzeitigen Tod birgt. Die Abgrenzung dieser Bereiche erfolgt aufgrund epidemiologisch-statistischer Daten. Für das Gesamtcholesterin wird allgemein als Optimalbereich eine Konzentration zwischen 130 und 200 mg/dl (3,4−5,2 mmol/l) und für die Triglyceride zwischen 40 und 200 mg/dl (0,45−2,30 mmol/l) angesehen.

Diagnostisches Vorgehen

Die **laborchemische** Diagnose einer Hyperlipoproteinämie erfolgt aus dem Nüchternblut. Sie kann ergänzt werden durch die Bestimmung im postprandialen Serum, die besonders Veränderungen der triglyceridreichen Lipoproteine aufzeigt. Berücksichtigt man, daß die Normbereiche der Lipide unter anderem von Alter, Geschlecht, Rasse, Körpergewicht, Ernährung, Muskelarbeit, Zigarettenrauchen und Medikamenten abhängen, stimmen die für Mitteleuropa und Skandinavien gewonnenen Plasmalipiddaten relativ gut mit den nordamerikanischen Daten in Tab. 14.**29** überein.

---

[1] Chylomikronen (Dichte < 0,95 g/ml)

[2] VLDL=very low density lipoproteins (0,95−1,006 g/ml)

[3] IDL=intermediate density lipoproteins (1,006−1,019 g/ml)

[4] LDL=low density lipoproteins (1,006 bzw. 1,019−1,063 g/ml)

[5] Lp(a)=lipoprotein (a) (1,050−1,080 g/ml)

[6] HDL=high density lipoproteins (1,063−1,21 g/ml

Tabelle 14.**29**   Gesamt-, LDL- und HDL-Cholesterin- sowie Gesamttriglyceridspiegel im Plasma von weißen nordamerikanischen nüchternen Männern und Frauen der Lipid Research Clinics Prevalence Study

Alter (Anzahl)		Männer			Frauen		
		15—19 (1980)	40—44 (2428)	65—69 (750)	15—19 (2079)	40—44 (2050)	65—69 (822)
Gesamt- cholesterin mg/dl (mmol/l)	5%* 50%* 95%*	113 (2,92) 146 (3,78) 197 (5,09)	151 (3,90) 203 (5,25) 268 (6,93)	158 (4,09) 210 (5,43) 274 (7,09)	120 (3,10) 155 (4,01) 203 (5,25)	147 (3,80) 192 (4,97) 253 (6,54)	171 (4,42) 226 (5,84) 297 (7,68)
LDL- Cholesterin mg/dl (mmol/l)	5%* 50%* 95%*	62 (1,60) 93 (2,40) 130 (3,36)	87 (2,25) 135 (3,49) 186 (4,81)	98 (2,53) 146 (3,78) 210 (5,43)	59 (1,53) 93 (2,40) 137 (3,54)	74 (1,91) 122 (3,15) 174 (4,50)	92 (2,38) 151 (3,90) 221 (5,72)
HDL- Cholesterin mg/dl (mmol/l)	5%* 50%* 95%*	30 (0,78) 46 (1,19) 63 (1,63)	27 (0,70) 43 (1,11) 67 (1,73)	30 (0,78) 49 (1,27) 78 (2,02)	35 (0,91) 51 (1,32) 74 (1,91)	34 (0,88) 56 (1,45) 88 (2,28)	35 (0,91) 62 (1,60) 98 (2,53)
Gesamt- triglyceride mg/dl (mmol/l)	5%* 50%* 95%*	37 (0,42) 69 (0,78) 148 (1,67)	55 (0,62) 122 (1,38) 320 (3,61)	57 (0,64) 112 (1,26) 267 (3,01)	39 (0,44) 68 (0,77) 132 (1,49)	47 (0,53) 88 (0,99) 209 (2,36)	60 (0,68) 112 (1,26) 241 (2,72)

* Die Zahlen geben die oberen Grenzwerte an, die von 5%, 50% bzw. 95% der untersuchten Patienten nicht überschritten werden

Für die Klassifizierung der Hyperlipoproteinämien sind Lipoproteinbestimmungen erforderlich. Die weitverbreitete Lipoproteinelektrophorese auf Folien (sogenannte Lipidelektrophorese; Abb. 14.**7**) ergibt keine quantitativen Aussagen. In Verbindung mit der Auftrennung von Lipoproteinfraktionen in der Ultrazentrifuge erlaubt sie den Nachweis pathologischer Lipoproteine bei Dyslipoproteinämien Typ III (sogenannter Floating-β-Test). Eine qualitative Aussage über das Vorliegen von Chylomikronen ist möglich. Da auch denaturierte Lipoproteine an der Auftragstelle liegen bleiben, ist die Aussage aber störanfällig. Durch eine Kombination von Lipoproteinelektrophorese auf Agarosegel und Präzipitation können die Lipoproteinfraktionen aufgetrennt und z. B. die α- oder β-Lipoproteine direkt gemessen werden.

Eine Erhöhung der Plasmatriglyceride über etwa 400 mg/dl (4,5 mmol/l) führt zu einer Plasmatrübung, die als „Blickdiagnose" sichtbar ist. Ist das Plasma milchig verfärbt, kann die Ursache der Trübung durch Aufbewahrung im Kühlschrank über 12 Stunden weiter aufgeklärt werden: Rahmt eine weiße Schicht auf, handelt es sich um Chylomikronen, bleibt eine Trübung bestehen, um VLDL.

Neben der aufwendigen Lipoproteinauftrennung mittels Ultrazentrifuge werden Präzipitationsmethoden für VLDL und LDL benutzt, die eine direkte Messung der HDL im Plasma ermöglichen. Mit Hilfe der „Friedewald-Formel" kann aus Triglyceriden (bis zu einem Wert von 400 mg/dl ≙ 4,5 mmol/l), Gesamtcholesterin und HDL-Cholesterin auch das LDL-Cholesterin abgeschätzt werden: LDL-Cholesterin = Gesamtcholesterin − HDL-Cholesterin − Triglyceride:5.

Die Lipidanalytik der Lipoproteinfraktionen kann durch die Bestimmung ihrer Proteinanteile, der sogenannten Apoproteine, sowie die Messung am Li

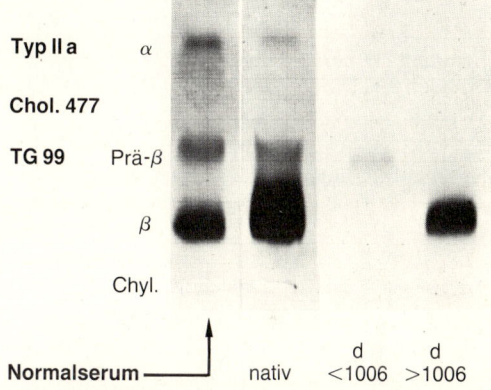

Abb. 14.**7**   Lipoproteinelektrophorese eines Normalserums und eines Serums bei familiärer Hypercholesterinämie (Typ IIa). Die Elektrophorese der Ultrazentrifugenfraktion mit einer Dichte > 1006 zeigt, daß das Serum keine flottierenden (leichten) β Lipoproteine enthält. Die vermehrt vorliegende Fraktion im β-Bereich ist also den LDL zuzurechnen

poproteinstoffwechsel beteiligter Enzyme (z. B. Lipoproteinlipasen, LCAT=Lecithin-Cholesterin-Acyl-Transferase), von Lipoproteinrezeptordefekten an isolierten Zellen oder von Umsatzraten verschiedener Lipoproteinfraktionen ergänzt werden.

Für eine zuverlässige Hyperlipoproteinämie-Diagnose ist der wiederholte Nachweis pathologischer Lipoproteinkonzentrationen notwendig. Das laborchemische Erscheinungsbild einer primären und sekundären Hyperlipoproteinämie kann identisch sein.

Die **klinisch** wichtigsten Veränderungen der Lipoproteine, ihre phänotypischen Lipoproteinmuster und die zugrundeliegenden Krankheitsbilder sind in Tab. 14.**30** zusammengestellt.

Tabelle 14.**30**   Klinische Einteilung hyperlipidämischer Krankheiten

Allgemeine Bezeichnung Erhöhte Lipoproteinfraktionen und deren elektrophoretische Mobilität	Phäno-typische Einteilung	Primäre Erkrankung	Sekundäre Erkrankung bei
exogene Hyperlipidämie Chylomikronen immobil	I	familiärer Lipoproteinlipase-mangel familiärer C-II-Apoproteinmangel	Dysglobulinämie Lupus erythematodes
endogene Hyperlipidämie VLDL prä-β	IV	familiäre Hypertriglyzeridämie (milde Form) familiäre kombinierte Hyperlipid-ämie sporadische Hypertriglyzeridämie Tangier-Krankheit	Diabetes mellitus nephrotisches Syndrom Urämie Hepatitis Alkoholexzeß Zieve-Syndrom Glykogenose, Typ I Östrogene („Pille") Glucocorticoide
gemischte Hyperlipidämie VLDL + Chylomikronen prä-β	V	familiäre Hypertriglyzeridämie (schwere Form) familiärer Lipoproteinlipaseman-gel (während der Schwanger-schaft)	Thiaziddiuretika Dysglobulinämie Hypophysenunterfunktion Lipodystrophie Schwangerschaft Gicht Diabetes Alkoholexzeß
„Remnant"-Hyperlipidämie IDL oder β-VLDL breites β	III	Apo-E-2-Homozygotie familiärer hepatischer Lipase-mangel	Hypothyreose Hyperurikämie Diabetes, Dysgamma-globulinämie
Hypercholesterinämie LDL β	II a	familiäre Hypercholesterinämie (LDL-Rezeptordefekt) familiäre kombinierte Hyperlipid-ämie polygene Hypercholesterinämie	nephrotisches Syndrom Hypothyreose Dysglobulinämie Morbus Cushing akute intermittierende Porphyrie Hepatom Anorexia nervosa
kombinierte Hyperlipidämie LDL + VLDL β + prä-β	II b	familiäre kombinierte Hyperlipid-ämie	nephrotisches Syndrom Hypothyreose Dysglobulinämie Morbus Cushing Glucocorticoide
Hyper-α-Lipoproteinämie HDL α	–	familiäre Hyper-α-Lipoprotein-ämie	Alkohol Pestizide Östrogene
lamelläre Dyslipoproteinämie abnorme, vesikuläre + diskoidale Lipoproteine, Lipoprotein-X	–	familiärer Lecithin-Cholesterin-Acyl-Transferase (LCAT-) Mangel	Cholestase Hepatopathie

Im folgenden werden die Hyperlipoprotein-ämien, ungeachtet unterschiedlicher Ätiologie, nach den Phänotypen geordnet beschrieben. Die phänoty-pische Klassifizierung nach Fredrickson basiert auf dem elektrophoretisch darstellbaren Lipoproteinmu-ster. Dementsprechend wird bei einer Vermehrung der vom Auftagspunkt aus gerechnet 1. Fraktion (Chylomikronen) von Typ-I-Hyperlipoproteinämien gesprochen, bei Vermehrung der 2. Fraktion (β-Li-poproteine) von Typ II a, bei zusätzlicher Vermehrung der 3. Fraktion (Prä-β-Lipoproteine) von Typ II b. Fin-den sich im Bereich der 2. und 3. Fraktion vermehrt abnorme IDL (Floating-β-Protein, β-VLDL), spricht man von Typ III, ist lediglich die 3. Fraktion vermehrt, von Typ IV, sind die 1. und die 3. Fraktion vermehrt, von Typ V.

Therapie

Die europäische Atherosklerose-Gesellschaft hat unter dem Gesichtspunkt der Arteriosklerosen prophylaxe eine Einteilung der Hyperlipoproteinämie aufgrund der Plasma-Cholesterin und Triglyceridspiegel vorgeschlagen und Therapieziele definiert, die davon abhängen, ob weitere Risikofaktoren der Arteriosklerose vorliegen oder nicht (Tab. 14.**31**). Unter prophylaktischen Gesichtspunkten wird eine bevölkerungsweite Strategie empfohlen, die auf ein besseres Gesundheitsverhalten abzielt. Neben der Senkung erhöhter Lipoproteine wird auch die Behandlung beeinflußbarer anderer Risikofaktoren einbezogen.

Beim Patienten mit Hyperlipoproteinämie muß die Behandlung individuell und gezielt erfolgen.

Da das Arterioskleroserisiko sowohl vom Schweregrad als auch der Dauer der Hyperlipoproteinämie abhängt, sollte die Therapie möglichst frühzeitig vor dem Auftreten von klinischen Symptomen beginnen (primäre Prävention). Aber auch nach der Manifestation von Komplikationen (z. B. Angina pectoris, Claudicatio intermittens) sollte eine konsequente Behandlung mit dem Ziel einer dauerhaften Normalisierung abnormer Lipoproteinspiegel im Blut durchgeführt werden (sekundäre Prävention). In der Regel ist eine Langzeittherapie mit ausführlicher Beratung und Schulung des Patienten und mit regelmäßigen Verlaufskontrollen notwendig. Basis der Therapie sind die Korrektur der häufigen Fehlernährung einschließlich der Gewichtsnormalisierung und spezifischer Diätmaßnahmen. Führt dies nach 3–6 Monaten nicht zum Erfolg, können verschiedene Medikamente und neuerdings auch die spezifische LDL-Apharese eingesetzt werden. Nebenwirkungen einer medikamentösen Langzeittherapie sollten besonders beachtet werden. Regelmäßiger Sport gehört im Rahmen der Belastbarkeit des Patienten ebenfalls zur Therapie, da damit neben dem Gefäßtraining auch deutliche Erhöhungen des HDL-Spiegels im Blut erreicht werden können.

Bei vielen Patienten mit Hyperlipoproteinämie liegen weitere Gesundheitstörungen vor, die systematisch abgeklärt und deren Therapie in den Behandlungsplan eingebunden werden muß. Darauf wird bei den einzelnen Krankheitsbildern eingegangen.

Prognose

Die Komplikationen der Hyperlipoproteinämien können die Lebensqualität und die Lebenserwartung unter Umständen erheblich mindern. Dies ist abhängig vom Typ der Hyperlipoproteinämie sowie von der Effektivität der Langzeittherapie.

Tabelle 14.**31** Zielwerte bei Therapie der Hyperlipoproteinämien (Europäische Atherosklerose-Gesellschaft 1988)

	ohne weiteren ausgeprägten Risikofaktor		mit einem weiteren ausgeprägten Risikofaktor oder mehreren Risikofaktoren	
	mg/dl	(mmol/l)	mg/dl	(mmol/l)
Plasma-cholesterin	200–215	(5,2–5,7)	<200	(5,2)
LDL-Cholesterin	<155	(<4,0)	<135	(<3,5)
Plasma-triglyceride	<200	(<2,3)	<200	(<2,3)

Exogene Hyperlipidämie

Definition: Eine exogene Hyperlipidämie liegt vor, wenn nach 12 Stunden Nahrungskarenz noch triglyceridreiche Chylomikronen im Blut, die nach fetthaltiger Nahrung („exogen") im Darm gebildet werden, nachweisbar sind. Dabei können in extremen Fällen Plasmatriglyceridspiegel bis über 10 000 mg/dl (113 mmol/l) auftreten.

Häufigkeit und Vorkommen

Eine exogene Hyperlipidämie kann primär als angeborene Stoffwechselstörung oder sekundär bei Dysgammaglobulinämien und bei Lupus erythematodes beobachtet werden. Sie ist äußerst selten.

Ätiologie und Pathophysiologie

Die exogene Hyperlipidämie wird verursacht durch eine Abbaustörung von Chylomikronen. Diese folgt bei den primären Formen entweder aus einem Mangel an Lipoproteinlipase oder ihrem aktivierenden Kofaktor, dem Apoprotein C-II. Den sekundären Formen liegen wahrscheinlich Hemmungen der Lipoproteinlipaseaktivität, z. B. durch abnormale Plasmaglobuline, zugrunde. Dagegen ist die Aktivität der hepatischen Lipase nicht gestört. Die familiäre Form wird wahrscheinlich autosomal rezessiv vererbt.

Klinik

Symptome der primären Form sind ausgeprägte Hepatomegalie mit rasch wechselnder Lebergröße, abdominelle Koliken, die häufig mit einer akuten Pankreatitis einhergehen, eruptive Xanthome, besonders an Knie, Ellbogen, Gesäß (Abb. 14.**8**) und Schultergürtel und Lipaemia retinalis. Die Symptome sind bei der sekundären Form ähnlich, aber meist geringer ausgeprägt.

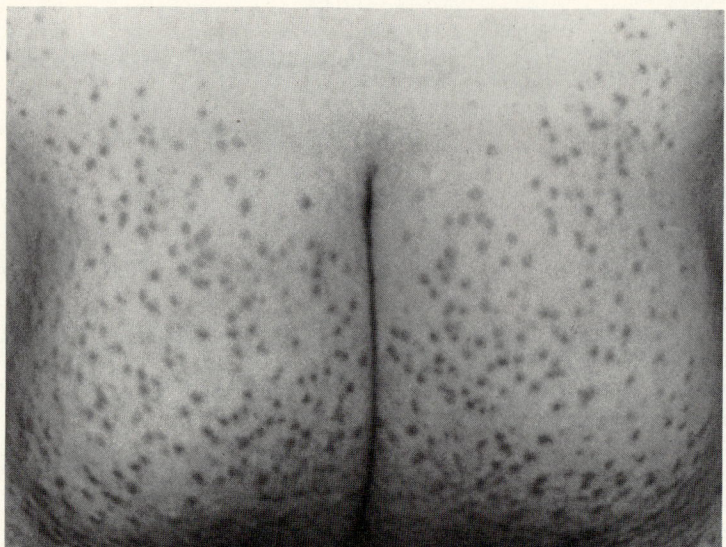

Abb. 14.**8**   Eruptive Xanthomatose bei familiärer Hypertriglyzeridämie (HLP Typ IV). Ähnliche Xanthome werden auch bei primärer Typ I und bei sekundären Hyperlipoproteinämien der Typen IV und V, z. B. bei Diabetes und Alkoholinduktion beobachtet. Die Abbildung zeigt kleinpapulöse disseminierte Xanthome mit abblassendem entzündlichen Hof ca. 1 Woche nach deren plötzlichem Auftreten

Diagnostisches Vorgehen

Die Diagnose der primären Form wird meist bereits im Säuglings- oder Kindesalter gestellt. Beweisend ist der Nachweis von Chylomikronen im Blut nach 12 Stunden Nahrungskarenz. Die Plasmatriglyceridspiegel sind in der Regel auf über 1000 mg/dl (11,40 mmol/l) erhöht, die Plasmacholesterinspiegel liegen in der Regel unter 400 mg/dl (10,34 mmol/l). Wenn nur geringe Mengen von Chylomikronen nachgewiesen werden, ist dies meist darauf zurückzuführen, daß der Patient nicht nüchtern war und geringe Mengen fetthaltiger Nahrung zu sich genommen hat. Differentialdiagnostisch ist die gemischte Hyperlipoproteinämie abzugrenzen.

Therapie

Wesentlich ist die Beschränkung der Nahrungsfette auf etwa 20 g pro Tag. Auf eine ausreichende Zufuhr von mehrfach ungesättigten Fettsäuren und fettlöslichen Vitaminen ist besonders bei Kindern zu achten. Die Nahrungsfette können teilweise ergänzt werden durch Triglyceride mit mittelkettigen Fettsäuren, die nicht in Chylomikronen eingebaut werden. Wirksame Medikamente sind bisher nicht bekannt. Um klinisch symptomfrei zu bleiben, sollten die Plasmatriglyceridspiegel auf Dauer unter 1000 mg/dl (11,3 mmol/l) gesenkt werden.

Prognose

Akute Komplikationen, besonders die Pankreatitis, können schwere Krankheitsbilder auslösen. Das Arteriskleroserisiko ist nicht erhöht. Die Lebenserwartung ist nicht eingeschränkt.

Endogene Hyperlipidämie

Definition: Eine endogene Hyperlipidämie liegt vor, wenn die Blutspiegel der triglyceridreichen VLDL, die in Leber und Darm gebildet werden, erhöht und Chylomikronen nicht nachweisbar sind. Die Triglyceridspiegel im Nüchternblut können bis etwa 1000 mg/dl (11,3 mmol/l) ansteigen, der Gesamtcholesterinspiegel ist dabei nur gering erhöht, der HDL-Cholesterinspiegel meist erniedrigt.

Häufigkeit und Vorkommen

Eine endogene Hyperlipidämie tritt als primäre Stoffwechselstörung vorwiegend im Erwachsenenalter auf. Dabei scheint Überernährung mit Adipositas bei 50–80% ein wichtiger manifestationsfördernder Faktor zu sein. Endogene Hyperlipidämien können familiär auftreten, wobei genetisch verschiedene Formen existieren. Die Heterogenität des Erscheinungsbildes wird noch dadurch verstärkt, daß beim gleichen Patienten oder in der gleichen Familie Wechsel zu gemischten, kombinierten oder „Remnant"-Hyperlipidämien vorkommen. Auch Kombinationen mit sekundären Hyperlipoproteinämien kommen vor. Dementsprechend schwanken die Häufigkeitsangaben zwischen 20 und 80% aller Hyperlipoproteinämien. Die wichtigsten sekundären Formen sind die endogenen Hyperlipoproteinämien bei Diabetes mellitus, Niereninsuffizienz und Alkoholzufuhr (auch in Form des Zieve-Syndroms).

Ätiologie und Pathophysiologie

Die erhöhten VLDL-Spiegel im Blut können durch eine vermehrte Synthese (vermehrtes Substratangebot bei Überernährung und Insulinresistenz mit Hyperinsulinämie) und/oder eine verzögerte Triglycerid-Clearance (verminderte Lipoproteinlipaseaktivität) verursacht werden. Der VLDL-Stoffwechsel wird auch durch den Fett- und Kohlenhydratgehalt der Nahrung beeinflußt. Auch bei Stoffwechselgesunden führt eine fettreiche Kost zu einer postprandialen Lipämie, jedoch sind die Nüchternwerte dabei nicht erhöht. Dagegen führt eine kohlenhydratreiche Kost zu höheren Nüchterntriglyceridspiegeln („Kohlenhydratinduktion"). Fructose und Saccharose üben den deutlichsten Einfluß aus. Es kommt bei den endogenen Hyperlipoproteinämien unter kohlenhydratreicher Kost zu einem Anstieg der Triglyceridspiegel um mehr als 50% des Ausgangswertes.

Klinik

Im Vordergrund stehen arteriosklerotische Durchblutungsstörungen am Herzen und an den peripheren Gefäßen. Häufig bestehen gleichzeitig ein mäßiges Übergewicht, eine eingeschränkte Glucosetoleranz mit Hyperinsulinämie bei Insulinresistenz, eine Hyperurikämie, eine Cholelithiasis und eine Fettleber. Letztere findet man bei zwei Drittel aller Patienten. Bei Diabetikern wird die Fettstoffwechselstörung durch schlechte Einstellung des Diabetes verstärkt. Andererseits ist eine normale Diabeteseinstellung bei erhöhten Triglyceridspiegeln sehr erschwert. Vorwiegend disseminierte, kleinpapulöse Xanthome treten im Bereich des Schulter- und Beckengürtels auf (Abb. 14.**8**).

Diagnostisches Vorgehen

Beweisend ist die Erhöhung der VLDL-Triglyceride im Blut nach 12 Stunden Nahrungskarenz ohne nachweisbare Chylomikronen. Die Plasmatriglyceridspiegel sind in der Regel auf 400−1000 mg/dl (4,56−11,4 mmol/l) erhöht, der Plasmacholesterinspiegel ist normal.

Meist geht die Erhöhung der VLDL-Triglyceride mit einer Verminderung der HDL-Cholesterinkonzentration im Blut einher, die in ausgeprägten Fällen unter die 5. Perzentile abfallen (Tab. 14.**30**).

Therapie

Bei den sekundären Hyperlipoproteinämieformen steht die Behandlung der Grunderkrankung im Vordergrund. Ist diese optimal behandelt, ohne daß die Lipide normalisiert werden konnten, geht man wie bei primärer Hyperlipoproteinämie vor. Man beginnt mit einer Diät: Einschränkung der Gesamtenergiezufuhr mit Gewichtsnormalisierung bei Übergewicht, Kohlenhydratgehalt und -zusammensetzung wie bei Diabetesdiät, relativer Fettanteil bei 35% der Energiezufuhr und drastische Verminderung oder Verzicht auf Alkoholkonsum. Durch körperliche Aktivität können erhöhte Triglyceridspiegel gesenkt werden. Falls diese Maßnahmen der Basistherapie nach mehreren Monaten die Triglyceridspiegel nicht unter 200 mg/dl (2,3 mmol/l) senken, sollen zusätzlich triglyceridsenkende Medikamente versucht werden. Da es sich dabei in der Regel um eine Langzeittherapie handelt, muß eine besonders sorgfältige Abwägung des Verhältnisses von individuellem Nutzen und Risiko erfolgen.

Zwei Substanzgruppen sind mit einer durchschnittlichen Plasmatriglyceridsenkung um 20 bis 50% besonders wirksam:

1. Clofibrat (1−2 g/d) und seine Derivate, z. B. Bezafibrat (400−600 mg/d), Fenofibrat (200−300 mg/d) und Gemfibrozil (900−1200 mg/d). Sie entfalten ihre Wirkung unter anderem durch Verminderung der endogenen Lipid- und Lipoproteinsynthese, eine vermehrte biliäre Sterolausscheidung sowie eine Aktivierung der Lipoproteinlipase. Nebenwirkungen sind selten: Übelkeit, Durchfall, meist reversibler Anstieg der SGOT und SGPT sowie der CPK mit oder ohne Muskelschmerzen, zum Teil erhöhte Lithogenität der Galle mit vermehrter Inzidenz von Gallensteinen und Potenzstörungen. Bei nephrotischem Syndrom oder Niereninsuffizienz muß die Dosis vermindert werden.

2. Nicotinsäure (2−6 g/d) und ihre Derivate wirken über eine Hemmung der Lipolyse im Fettgewebe, eine Erhöhung der Gallensäureausscheidung und im übrigen ähnlich wie Clofibrat. Häufige Nebenwirkungen sind: Hautrötung, Juckreiz, Durchfall und Oberbauchbeschwerden, die durch einschleichende Dosierung gemindert werden und sich bei Fortführen der Behandlung wieder zurückbilden können. Längerfristig kann es selten zur Verschlechterung der Glucosetoleranz, einem Anstieg der Harnsäure sowie zu Magengeschwüren kommen.

Eine Kombination beider Substanzgruppen kann die Plasmatriglyceridsenkung verstärken. In der Regel ist die HDL-Cholesterinsenkung bei Normalisierung der VLDL-Spiegel ebenfalls reversibel, so daß es dafür keiner zusätzlichen Therapie bedarf. Die Wirksamkeit dieser Therapie und ihre Nebenwirkungen müssen regelmäßig überprüft werden.

Prognose

Unbehandelt führen die arteriosklerotischen Spätkomplikationen zu erhöhter Morbidität und verminderter Lebenserwartung. Das Ausmaß des Arterioskleroserisikos ist bei den verschiedenen familiären Formen unterschiedlich: am ausgeprägtesten ist es bei der familiären kombinierten Hyperlipidämie. Die Gesamtprognose wird entscheidend durch die Therapie gleichzeitig bestehender atherogener Risikofaktoren beeinflußt.

Gemischte Hyperlipidämie

Definition: Eine gemischte Hyperlipidämie liegt bei Erhöhung der VLDL und Chylomikronen im Blut vor. Dabei liegen die Plasmatriglyceride in der Regel über 1000 mg/dl (11,3 mmol/l) und die Plasmacholesterinspiegel über 400 mg/dl (10,3 mmol/l).

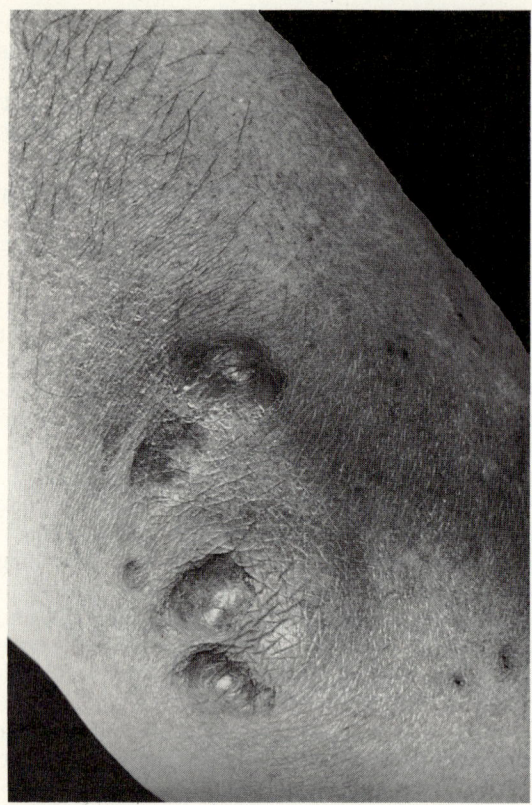

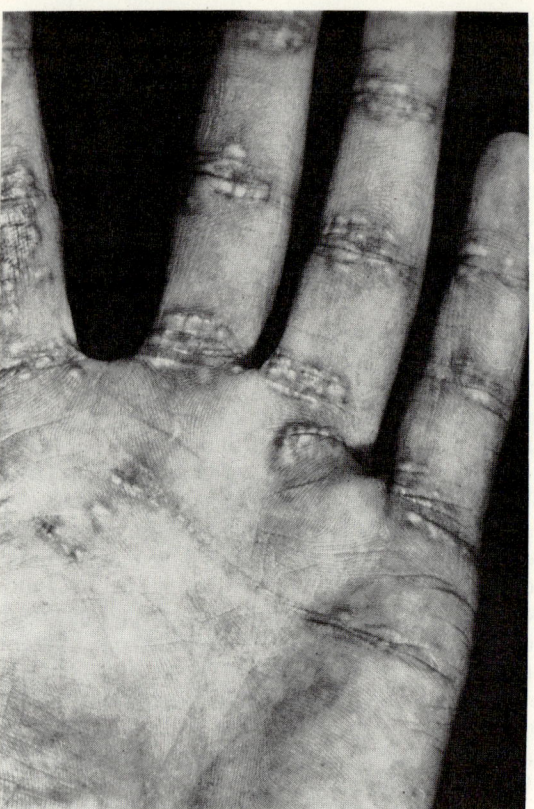

Abb. 14.**9**   Tuberöse Xanthome am Ellenbogen bei familiärer Dys-β-Lipoproteinämie (Hyperlipoproteinämie Typ III). Ähnliche Xanthome treten auch bei Hyperlipoproteinämie Typ II auf. Sie sind bevorzugt an den Streckseiten der Extremitäten lokalisiert. Sie entwickeln sich langsam und haben eine schlechte Rückbildungstendenz unter Therapie

Abb. 14.**10**   Palmares Xanthom bei familiärer Dys-β-Lipoproteinämie (Hyperlipoproteinämie Typ III). Die Xanthome sind pathognomonisch für diesen Typ der Erkrankung. Sie finden sich vorwiegend palmar in den Beugefalten, seltener plantar. Sie sind in den ersten Wochen nach ihrem häufig plötzlichen Auftreten äußerst schmerzhaft und bilden sich unter Therapie nur langsam zurück

Häufigkeit und Vorkommen

Die gemischte Hyperlipidämie stellt häufig eine schwere Verlaufsform der endogenen Hyperlipidämie dar. Daher ist die gemischte Form oft nur für begrenzte Zeit bei besonderen Belastungen, z. B. in der Schwangerschaft oder bei Alkoholabusus, nachweisbar mit wiederholtem Wechsel zur endogenen Form der Hyperlipidämie. Gemischte Hyperlipidämien machen etwa 5–10% aller Hyperlipoproteinämien aus.

Ätiologie, Pathophysiologie und Klinik

Sie entsprechen denen der exogenen und der endogenen Hyperlipoproteinämie.

Therapie und Prognose

Es wird wie bei der endogenen Hyperlipidämie vorgegangen.

„Remnant"-Hyperlipidämie

Definition: Eine Remnant-Hyperlipidämie liegt bei Erhöhung der Plasma-IDL-Fraktion mit Apoprotein E-2-Homozygotie vor. In der Regel sind Plasmatriglycerid- und Cholesterinspiegel erhöht, Maximalwerte von etwa 1500 mg/dl (19 mmol/l Cholesterin+8,5 mmol/l Triglyceride), häufig im Verhältnis 1:1, kommen vor.

Häufigkeit und Vorkommen

Die primäre Remnant-Hyperlipoproteinämie macht weniger als 10% der Hyperlipoproteinämien aus. Sie manifestiert sich im Erwachsenenalter und tritt familiär gehäuft auf. Das Arterioskleroserisiko ist groß.

Phänotypische Wechsel zur endogenen, gemischten oder kombinierten Hyperlipidämie kommen vor. Sekundäre Formen können bei Hyperthyreose und Hyperurikämie auftreten.

Ätiologie und Pathophysiologie

Es handelt sich um eine Abbaustörung der VLDL und der Chylomikronen auf der Stufe der sogenannten „Remnants". Die häufigste Ursache dafür ist ein hoher Gehalt an Apoprotein E-2 (Apo E-2), wobei kein normales Apoprotein E (Aop E-3 bzw. Apo E-4) nachweisbar ist. Die Apo-E-2-Homozygotie allein führt jedoch nur selten zur Hyperlipoproteinämie. Diese manifestiert sich vor allem, wenn die genetische Störung mit anderen Ursachen primärer oder sekundärer Hyperlipoproteinämien kombiniert ist. In Einzelfällen ist ein Mangel an hepatischer Lipase bei normalem Apo E-3 nachweisbar.

Klinik

Charakteristisch sind tuberoeruptive Xanthome an den Ellenbeugen (Abb. 14.**9**), Knien und am Gesäß sowie besonders plane Xanthome an den Beugefalten der Handinnenseite und der Finger (Abb. 14.**10**). Ausgeprägte arteriosklerotische Komplikationen, besonders der Extremitäten- (Claudicatio intermittens), aber auch der Koronargefäße (Angina pectoris, Herzinfarkt) treten in der Regel zwischen dem 20. und 50. Lebensjahr und bei Männern häufiger als bei Frauen auf.

Diagnostisches Vorgehen

Beweisend ist die Erhöhung der IDL-(β-VLDL-)-Spiegel im Nüchternblut in Kombination mit einem hohen Anteil von Apo E-2 bei Fehlen von Apo E-3 bzw. Apo E-4. Die Plasmatriglycerid- und Cholesterinspiegel sind extrem variabel. In der Regel sind die Triglyceridspiegel im Blut auf 400 bis 1000 mg/dl (4,56−11,4 mmol/l), die Cholesterinspiegel auf 350 bis 500 mg/dl (9,05−12,93 mmol/l) erhöht. Die HDL-Cholesterinspiegel sind häufig innerhalb des Normbereiches vermindert, pathognomonisch sind die Beugefaltenxanthome.

Therapie

Es gelten die gleichen Grundsätze wie bei der endogenen Hyperlipoproteinämie. Fast immer sind zusätzlich zur Diät Medikamente erforderlich. Damit gelingt jedoch in den meisten Fällen eine Normalisierung der Lipoproteine.

Prognose

Unbehandelt führt die frühzeitige Arteriosklerose zu erhöhter Morbidität und deutlich verminderter Lebenserwartung. Unter effektiver lipidsenkender Therapie sind teilweise Rückbildungen atherogener Gefäßveränderungen nachweisbar. Die Gesamtprognose wird entscheidend durch die Therapie gleichzeitig bestehender Risikofaktoren der Arteriosklerose beeinflußt.

Hypercholesterinämie

Definition: Als Hypercholesterinämie bezeichnet man die Erhöhung des Gesamtcholesterins infolge des Anstiegs der LDL-Spiegel im Blut bei normalem Triglyceridspiegel. Die Gesamtcholesterinspiegel im Blut können bis 1000 mg/dl (26 mmol/l) erhöht sein. In der klinischen Praxis darf bei Gesamtcholesterin > 300 mg/dl (> 7,8 mmol/l) auf erhöhtes LDL-Cholesterin geschlossen werden. Insoweit ist die klinische Bedeutung der Plasma-LDL-Konzentration und des Gesamtcholesterins gleich zu beurteilen.

Häufigkeit und Vorkommen

Hypercholesterinämien bilden neben der endogenen Hyperlipidämie die häufigste Form einer Hyperlipoproteinämie (Tab. 14.**32**). Die Mehrzahl der primären Hypercholesterinämien wird erst im Erwachsenenalter klinisch manifest. Daneben gibt es eine relativ kleine Gruppe familiärer Hypercholesterinämien, die bereits im Kindesalter nachweisbar sind. Wegen der schlechten Prognose ist eine genetische Beratung von Erbträgern indiziert. Sekundär kann eine Hypercholesterinämie bei verschiedenen Grunderkrankungen auftreten (s. Tab. 14.**30**)

Ätiologie und Pathophysiologie

Die familiäre, breits im Kindesalter manifeste Hypercholesterinämie wird autosomal dominant vererbt. Ursächlich stehen Störungen des LDL-Rezeptors im Vordergrund. Bei den homozygoten Merkmalsträgern liegt ein nahezu vollständiger, bei den heterozygoten Merkmalsträgern ein particller Mangel des LDL-Rezeptors vor. Dementsprechend findet man bei ersteren eine Erhöhung des Gesamtcholesterins auf meist über 600 bis über 1000 mg/dl (15,5−26 mmol/l), bei letzteren Werte von meist 350 bis 600 mg/dl (9,0−15,5 mmol/l). Daneben spielen abnorme B-Apoproteine und modifizierte LDL mit gestörter Rezeptorbindung eine Rolle. Die häufigen, im Erwachsenenalter manifest werdenden primären Hypercholesterinämien sind polygenen Ursprungs und bedürfen exogener Manifestationsfaktoren.

Die Erhöhung des Plasma-LDL-Cholesterinspiegels kann

1. durch vermehrte Cholesterin- und Apoprotein-B-Synthese (vorwiegend in der Leber, besonders bei sekundären Formen) und durch vermehrte Aufnahme von Cholesterin und/oder gesättigten langkettigen Fettsäuren in der Nahrung,
2. durch eine verzögerte LDL-Clearance (genetischer LDL-Rezeptormangel oder -defekt) in peripheren Geweben und
3. durch die Kombination von 1. und 2. verursacht werden.
4. Bei einem Teil der Patienten mit erhöhtem Plasma-LDL-Cholesterinspiegel ist auch die Konzentration des Lp(a) auf Werte zwischen 30 und 340 mg/dl er-

Tabelle 14.**32**   Prävalenz erhöhter Cholesterinwerte in der „Deutschen Herz-Kreislauf-Präventionsstudie, Nationaler Untersuchungssurvey 1984−86 (n = 4796)"

Alter (Jahre)	25−29	30−39	40−49	50−59	60−69
Cholesterin ≥ 200 mg/dl (5,2 mmol/l)					
Männer	50%	68%	82%	84%	81%
Frauen	49%	56%	73%	93%	93%
Cholesterin ≥ 250 mg/dl (6,5 mmol/l)					
Männer	11%	25%	38%	40%	42%
Frauen	13%	15%	24%	57%	66%

a
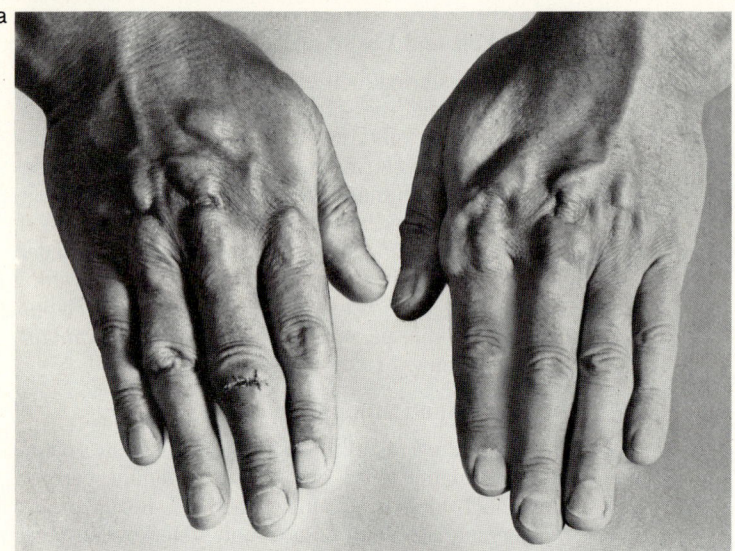

b
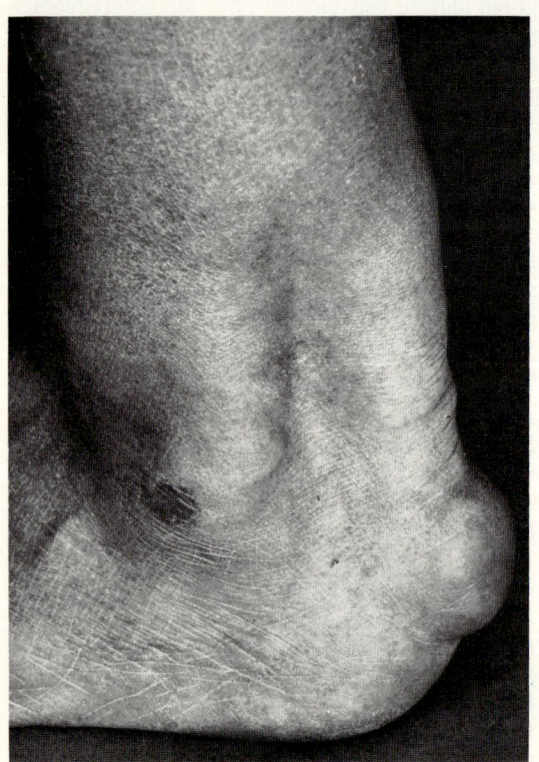

Abb. 14.**11a** u. **b**   Tendinöse Xanthome bei familiärer Hypercholesterinämie (Typ II a), in beiden Fällen heterozygote Erbmalträger. Derartige Xanthome finden sich regelmäßig bei homozygoten, seltener bei heterozygoten Merkmalträgern. Die Xanthome sind in typischer Weise in die Strecksehnen eingelagert und mit Bewegung der Sehnen verschieblich. Die Xanthome entwickeln sich sehr langsam und sind schwer rückbildungsfähig. Die diagnostische Biopsie an Digitus III rechts war unnötig. Biopsien sollten wegen der oft schlechten Heilungstendenz vermieden werden

höht. Dabei korrelieren bei epidemiologischen Untersuchungen die Lp(a)-Spiegel unabhängig von anderen Risikofaktoren mit einem um das 1,8- bis 2,3fach erhöhten Risiko für koronare Herzkrankheiten. Bisher ist allerdings weder die physiologische Funktion der Lp(a) noch der pathogenetische Mechanismus für den Zusammenhang mit der Koronarsklerose bekannt.

Diese Konstellation führt im Laufe der Zeit zu einem Anstieg des Cholesteringehaltes in extrahepatischen Geweben (z. B. in der Arterienwand als Atherome, in der Haut als Xanthome), wo es durch Phagozytose zur Bildung von Schaumzellen kommt. Auf diese Weise fördert das vermehrte Angebot von LDL und Lp(a) in der Gefäßwand die arteriosklerotische Entwicklung mit Wandverdickung, Lipid- und Glykoproteinablagerungen, Zelldegeneration und Verkalkung mit der Folge von Durchblutungsstörungen und Funktionsausfall des betroffenen Gewebes (Herzinfarkt, arterielle Verschlußkrankheit, Zerebralsklerose).

Klinik

Im Vordergrund steht das gehäufte und frühzeitige Auftreten von arteriosklerotischen Durchblutungsstörungen der Koronar-, Zerebral- und Femoralarterien sowie der Aorta. Ausgeprägte tuberöse (Abb. 14.**9**), tendinöse (Abb. 14.**11 a** u. **b**) und plane Xanthome treten bevorzugt an Ellbogen, Ferse, Knie, Gesäß und Händen bei familiär homo- und heterozygoten Hypercholesterinämien auf, dagegen kaum bei der polygenen Form. Diese werden bei der familiären homozygoten Form bereits im Kindes- und Jugendalter, bei der polygenen Form in der Regel vor dem 50. Lebensjahr manifest. Xanthelasmen im Augenbereich und der Arcus lipoides corneae sind bei verschiedenen Hypercholesterinämien nachweisbar, aber nur bei Manifestationen vor dem 30. Lebensjahr diagnostisch relevant. Polyarthritische Beschwerden werden bei der homozygoten Form beobachtet.

Diagnostisches Vorgehen

Bei Gesamtcholesterinspiegeln von 200−300 mg/dl (5,2−7,8 mmol/l) ist eine weiterführende Lipoproteindiagnostik notwendig (LDL- und HDL-Cholesterin), da der Gesamtcholesterinspiegel auch durch Änderungen der HDL-Cholesterinkonzentrationen beeinflußt wird, die im oberen Normbereich oder bei Erhöhung über die Norm im Gegensatz zu den atherogen wirksamen LDL in der Regel ein vermindertes Risiko für arteriosklerotische Gefäßkomplikationen anzeigen. Zur Beurteilung eines atherogenen Krankheitsrisikos kann auch das LDL/HDL-Verhältnis herangezogen werden.

Therapie

Bei allen sekundären Hypercholesterinämien wird zuerst die Grunderkrankung gezielt behandelt. Bei unzureichendem Erfolg muß die Behandlung ergänzt werden. Das Vorgehen entspricht demjenigen bei primären Formen. Die Basis der Therapie bildet die Diät. Eine Begrenzung des Gesamtfettanteils auf < 30% der Energiezufuhr mit einem Cholesteringehalt ≤ 300 mg/Tag (≤ 7,8 mol/Tag) sollte angestrebt werden. Der Anteil an gesättigten Fettsäuren sollte nicht > 10% betragen. Die übrigen Fettsäuren sollten ungesättigt sein. Gleichzeitig sollte der Proteinanteil auf 15−20% der Energiezufuhr erhöht werden. Für verschiedene Pflanzenproteine, z. B. aus Sojabohnen, konnten cholesterinsenkende Effekte ebenso nachgewiesen werden wie für guarreiche Kostformen. Übergewicht sollte mittels Kalorienbeschränkung normalisiert werden, da eine negative Energiebilanz die übrigen Diätmaßnahmen unterstützt.

Mit dieser Diät können besonders bei polygenen Hypercholesterinämien die Gesamtcholesterinspiegel im Blut bis zu 20% gesenkt werden. Nur falls diese Maßnahmen nach mehrmonatiger Therapie die LDL-cholesterinspiegel im Blut nicht unter 155 mg/dl (4,0 mmol/l) senken, sollen zusätzlich Medikamente versucht werden. Die dafür wichtigsten Substanzgruppen sind hinsichtlich ihrer Dosierung, Wirkungsweise und wesentlichen Nebenwirkungen in Tab. 14.**33** zusammengestellt und führen zu einer durchschnittlichen Cholesterinsenkung um 15−40% zusätzlich zur Diät. Da es sich dabei um eine Langzeittherapie handelt, muß die Indikationsstellung sorgfältig abgewogen werden.

Während einer medikamentösen Dauertherapie kann es zum Nachlassen der Therapiewirkung kommen. In diesem Fall sollte ebenso wie bei unzureichender Primärwirkung das Medikament gewechselt oder eine Kombination verschiedener Substanzgruppen mit unterschiedlichen Angriffspunkten versucht werden, z. B. Anionenaustauscher mit HMG-COA-Reduktasehemmern.

Bei vereinzelten, therapieresistenten hochgradigen Hypercholesterinämien können die Cholesterinspiegel durch verschiedene LDL-Apherese-Verfahren deutlich, zum Teil bis in den Normbereich gesenkt werden. Die Notwendigkeit der regelmäßigen Wiederholung der kostenaufwendigen Blutwäschen begrenzen diese Therapieformen auf Patienten besonders hohen Risikos.

Prognose

In Kombination mit ein oder mehreren atherogen wirksamen Faktoren, wie Hypertonie, Diabetes mellitus oder Zigarettenrauchen, steigt das Arterioskleroserisiko überproportional an. Die Lebenserwartung ist durch vorzeitige Herzinfarkte eingeschränkt. Sie liegt bei Homozygoten unter 30 Jahren, bei Heterozygoten unter 50 Jahren. Atherogene Gefäßwandveränderungen sind ebenso wie Xanthome in Abhängigkeit von Ausmaß und Dauer der Senkung des Gesamtcholesterins teilweise rückbildungsfähig. Damit kann gleichzeitig auch eine Verbesserung der klinischen Symptomatik und eine Verringerung des spezifischen Morbiditäts- und Mortalitätsrisikos erreicht werden.

Kombinierte Hyperlipidämie

Definition: Eine kombinierte Hyperlipidämie liegt bei gleichzeitiger Erhöhung der LDL- und VLDL-Spiegel vor. In der Regel sind dabei die Plasmacholesterin- und Triglyceridkonzentrationen nur mäßig über die 95. Perzentile erhöht (s. Tab. 14.**29**).

Häufigkeit und Vorkommen

Die kombinierte Hyperlipidämie kommt in der primären Form häufig vor. Exakte Angaben liegen aber nicht vor, da der Phänotypus von II b nach II a bzw. IV wechseln kann. Familiäre Formen mit einem vermutlich autosomal dominanten Vererbungstyp sind bekannt. Sekundäre Formen können bei verschiedenen Grunderkrankungen auftreten (s. Tab. 14.**30**).

Ätiologie und Pathophysiologie

Ursächlich liegt der kombinierten Hyperlipidämie vermutlich eine Kombination von milden Verlaufsformen der Hypercholesterinämie und endogenen Hyperlipidämie zugrunde. Spezifische LDL-Rezeptordefekte wurden bisher nicht nachgewiesen.

Tabelle 14.**33**   Substanzgruppen zur Senkung erhöhter Cholesterinspiegel im Blut

Wirksubstanz	Dosierung	Wirkungsweise	Nebenwirkungen
Anionenaustauscher			
Cholestyramin	13−32 g/d	Erhöhung der Gallensäureausscheidung durch Gallensäurebindung im Dünndarm an nicht resorbierbare Ionenaustauscherharze	Obstipation, Völlegefühl, Übelkeit; selten: Steatorrhö; Resorptionshemmung fettlöslicher Vitamine und verschiedener Medikamente (z. B. Antikoagulantien, Digitalis, Chlorthiazide)
Colestipol	15−30 g/d		
3-Hydroxy-3-Methylglutaryl-Coenzym A (HMG-CoA)-Reduktasehemmer			
Lovastatin	20−80 mg/d	Hemmung der Cholesterinsynthese, Steigerung der LDL-Clearance durch Erhöhung der LDL-Rezeptorzahl der Leber	Bauch und Muskelschmerzen, Anstiege der Transaminasen, allsalischen Phosphaten und Kreatinphosphokinase im Serum, Verstärkung der Cumarinwirkung, Interaktionen, z.B. mit Fibraten und Niacin (cave Myalgie und Rhabdomyolyse)
Simvastatin	10−40 mg/d		
Pravastatin	20−80 mg/d		
Clofibrinsäurederivate			
Clofibrat	1000−2000 mg/d	Hemmung der Cholesterinsynthese, Verminderung der VLDL-Synthese, Steigerung der VLDL- und IDL-Clearance durch Aktivierung der Lipoproteinlipase, Erhöhung der HDL im Blut	Übelkeit, Völlegefühl, Anstieg der Transaminasen sowie der CPK mit oder ohne myositisähnliches Syndrom (zum Teil reversibel), Potenzstörungen, Verstärkung der Cumarinwirkung, Blutzuckersenkung
Bezafibrat	400−600 mg/d		
Fenofibrat	200−300 mg/d		
Gemfibrozil	900−1200 mg/d		
Nicotinsäure	2−6 g/d	Lipolysehemmung mit Verminderung der VLDL-Synthese, mäßige Hemmung der Cholesterinsynthese, Erhöhung der Gallensäureausscheidung	Flush, Pruritus, Urtikaria, Exantheme (Toleranzentwicklung möglich), Hyperazidität, Dyspepsie, Erhöhung der Transaminasen und der Harnsäure, Verminderung der Glucosetoleranz, Blutdruckabfall in Verbindung mit Ganglienblockern möglich
Nicotinate	1,2−3 g/d		
β-Pyridyl-carbinol	0,9−1,2 g/d		
Acipimox	0,5−1,0 g/d		
Probucol	1 g/d	Erhöhung des LDL-Abbaus und der Gallensäureausscheidung	Diarrhö, Flatulenz, Bauch- und Kopfschmerzen, Erbrechen, Verlängerung der Q-T-Zeit im EKG. Senkung des HDL-Cholesterinspiegels im Plasma
D-Thyroxin (L-Thyroxin < 0,1%)	4−8 mg/d	Erhöhung des LDL-Abbaus und der Cholesterin- und Gallensäureausscheidung	Stenokardien, Herzrhythmusstörungen, Pulsbeschleunigung, Schlafstörungen, Gewichtsverlust Verstärkung der Cumarinwirkung Erhöhung der Gesamtjodspiegel im Blut selten: Hyperglykämie
β-Sitosterol	3−18 g/d	kompetitive Hemmung der enteralen Cholesterinresorption durch kaum resorbierbare Pflanzensterole	gastrointenstinale Beschwerden, sonst keine wichtigen Nebenwirkungen bekannt

Klinik und diagnostisches Vorgehen

Im Vordergrund steht das gehäufte Auftreten von arteriosklerotischen Durchblutungsstörungen, insbesondere der Koronararterien mit Herzinfarkt, vor allem bei Kombination mit Übergewicht, Glucoseintoleranz und Hyperinsulinämie. Bei familiären Formen ist die Erkrankung in der Regel erst ab dem 3. Lebensjahrzehnt nachweisbar. Xanthome werden nicht beobachtet.

Therapie und Prognose

Es gelten die gleichen Grundsätze wie bei der endogenen Hyperlipidämie und der Hypercholesterinämie.

Hyper-α-Lipoproteinämie

Definition: Eine Hyper-α-Lipoproteinämie liegt bei Cholesterinerhöhung der HDL-Fraktion über die 95. Perzentile vor (s. Tab. 14.**29**).

Häufigkeit und Vorkommen

Die primäre Hyper-α-Lipoproteinämie kommt insgesamt sehr selten vor. Es sind verschiedene familiäre Formen beschrieben, der Erbgang ist noch umstritten. Eine Hyper-α-Lipoproteinämie kann sekundär z. B. durch Alkohol, Pestizide oder Östrogene hervorgerufen werden.

Ätiologie und Pathophysiologie

Die Ursachen sind im wesentlichen unbekannt. Vereinzelt wurde ein verzögerter HDL-Abbau beschrieben. Es gibt verschiedene Formen mit Erhöhung normaler wie auch abnormaler HDL-Fraktionen.

Klinik und diagnostisches Vorgehen

Es handelt sich nicht um eine Gesundheitsstörung, sondern um eine biochemische Anomalie. Die Inzidenz an arteriosklerotischen Durchblutungsstörungen ist vermindert. Beweisend ist nur die Erhöhung der HDL-Spiegel im Nüchternblut. Die alleinige Bestimmung des Gesamtcholesterins im Blut kann zur Fehldiagnose einer therapiebedürftigen Cholesterinerhöhung führen.

Therapie

Eine Therapie ist nicht notwendig.

Prognose

Die familiäre Form geht mit Langlebigkeit einher.

Lamelläre Hyperlipoproteinämie

Definition: Eine lamelläre Hyperlipoproteinämie ist charakterisiert durch das Auftreten von strukturabnormen, polymorphen Lipoproteinen im VLDL-, LDL- und HDL-Bereich.

Häufigkeit und Vorkommen

Primäre Formen, z. B. der familiäre LCAT-Mangel, der autosomal rezessiv vererbt wird, sind äußerst selten. Dagegen treten sekundäre Formen häufig vorübergehend im Verlauf von Lebererkrankungen auf, z. B. bei Hepatitis, Cholangitis, Leberzirrhose, Fettleber, Cholelithiasis oder Malignomen von Leber und Gallenwegen.

Ätiologie und Pathophysiologie

Eine verminderte Aktivität der aus der Leber stammenden Lecithin-Cholesterin-Acyl-Transferase (LCAT) kann durch einen Gendefekt verursacht sein oder im Verlauf verschiedener Lebererkrankungen infolge einer verminderten Synthese auftreten. Da infolge des LCAT-Mangels eine ausreichende Veresterung des freien Cholesterins ausbleibt, treten statt normaler HDL vermehrt diskoidale, abnorm zusammengesetzte HDL auf, die sich in Geldrollenform zusammenlagern und deren physiologische Funktionen im Cholesterintransport und VLDL-Abbau gestört sind. Dies führt zusätzlich zur Bildung von strukturabnormen und polymorphen Lipoproteinen in der VLDL- und LDL-Fraktion. Vermutlich ist die vermehrte Ablagerung dieser abnormen Lipoproteine in verschiedenen Geweben, z. B. in Niere, Arterienwand und Kornea, sowie die wegen der gestörten Cholesterinveresterung abnorme Zusammensetzung von Membranlipiden, z. B. in Erythrozyten, die Ursache klinisch auffälliger Funktionsstörungen (s. u.). Bei der extra- wie intrahepatischen Cholestase kommt es wahrscheinlich zu einem Reflux eines normalerweise mit der Galle ausgeschiedenen Lipoproteins, aus dem im Blut ein sogenanntes Lipoprotein-X (LP-X) entsteht. Dieses LP-X ist besonders reich an Phospholipiden und freiem Cholesterin und aggregiert ebenfalls leicht unter Scheibenbildung. Während langer Cholestasedauer kann es wegen einer verminderten Cholesterinausscheidung aus dem Körper zu einer erhöhten Cholesterinablagerung in verschiedenen Geweben kommen.

Klinik und diagnostisches Vorgehen

Langdauernder LCAT-Mangel kann im Ewachsenenalter zu Niereninsuffizienz, normochromer Anämie mit sogenannten „Target-Cells", Arteriosklerose und Linsentrübung (Frühmerkmal im Kindesalter) führen. Nur die homozygoten, dagegen nicht die heterozygoten Krankheitsträger entwickeln klinische Symptome. Über lange Zeit erhöhte LP-X-Spiegel gehen mit verstärkter Arteriosklerose, Anämie und Xanthomen im Bereich von Haut und peripheren Nerven (Neuropathie) einher. Die Xanthomatose kann bei biliärer Zirrhose extreme Ausmaße annehmen (Abb. 14.**12**). Der Nachweis von LP-X im Blut ist ein sehr empfindliches und frühzeitiges Merkmal einer Cholestase, ermöglicht aber keine Differenzierung zwischen intra- und extrahepatischen Formen. Bei der laborchemischen Diagnose sind Gesamtcholesterinspiegel im Bereich von 100–500 mg/dl (2,6–13,0 mmol/l), in Extremfällen bis 850 mg/dl (22 mmol/l) und Triglyceridspiegel im Blut im Bereich von 60–1000 mg/dl (0,7–11,3 mmol/l) nachweisbar.

Therapie

Eine spezifische Therapie des LCAT-Mangels ist nicht bekannt. Fettreiche Nahrung sollte vermieden werden, da diese den bereits gestörten Abbau triglyceridreicher Lipoproteine zusätzlich belastet.

Bei sekundären Formen ist die Störung des Lipoproteinstoffwechsels bei Normalisierung der Leberfunktion reversibel. Dagegen sind diätetische und medikamentöse Behandlungsversuche zur Normalisierung erhöhter LP-X-Spiegel bei langdauernder

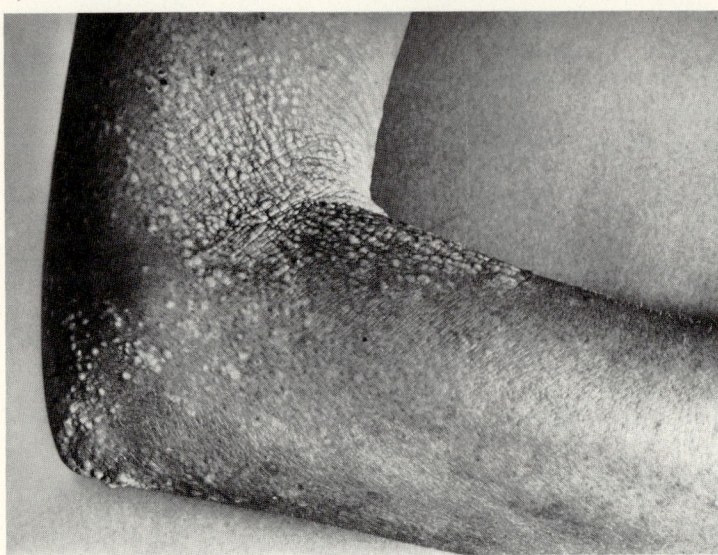

Abb. 14.**12**   Disseminierte kleinpapulöse Xanthome bei lamellärer Hyperlipoprotein-ämie infolge primärer biliärer Zirrhose. Die Xanthome sind über Streck- und Beugeseiten verteilt und erscheinen auffallend weißlich. Daneben finden sich plane Xanthome vor allem palmar und plantar sowie an den Schleimhäuten, aber auch an anderen Hautpartien. Tendinöse Xanthome fehlen

Cholestase wenig erfolgreich. In Einzelfällen wurden erhöhte LP-X-Spiegel mittels wiederholter Plasmapherese oder Plasmaaustausch normalisiert und damit Xanthome wieder zurückgebildet.

Prognose

Bei voller Ausprägung der Erkrankung ist die Lebenserwartung vermindert.

Primäre Hypolipoproteinämien

A-β-Lipoproteinämie

Definition: Die A-β-Lipoproteinämie ist bei homozygoten Merkmalsträgern gekennzeichnet durch einen vollständigen Mangel an Apoprotein B im Plasma. Der Gesamtcholesterinspiegel im Blut liegt unter 90 mg/dl (2,3 mmol/l), der Triglyceridspiegel unter 10 mg/dl (0,11 mmol/l).

Häufigkeit und Vorkommen

Diese Form des Apoproteinmangels wurde bisher nur in wenigen Familien nachgewiesen und führt nur bei homozygoten, nicht dagegen bei heterozygoten Merkmalsträgern zu nachweisbaren Störungen.

Ätiologie und Pathophysiologie

Ursache dieser Krankheit ist die fehlende Synthese von Apoprotein B in Leber und Darm. Der Apoprotein-B-Mangel hat zur Folge, daß Apo-B-haltige Lipoproteine (Chylomikronen, VLDL und LDL) nicht synthetisiert oder sezerniert werden können. Hinzu kommt eine verminderte LCAT-Funktion, deren Ursache unklar ist. Dagegen ist die Synthese der Apoproteine A-I, A-II und C-I bis III, die in den HDL enthalten sind, ebenso ungestört wie die Synthese von Cholesterin und Triglyceriden. Die fehlende Chylomikronensynthese führt zur Resorptionsverminderung der Nahrungsfette und der fettlöslichen Vitamine A, D, E, K. Die Spaltprodukte der Nahrungsfette werden im Dünndarm zum Teil wieder zu Triglyceriden synthetisiert, zum Teil direkt über die Pfortader in Form von freien Fettsäure-Albumin-Komplexen der Leber zugeführt. In der Leber führt eine gesteigerte Triglyceridsynthese, z. B. bei kohlenhydratreicher Kost, infolge der VLDL-Synthese- und Sekretionsstörung zur Fettleber. Die Vererbung ist autosomal rezessiv.

Klinik

Bereits während der Kindheit treten Steatorrhoe sowie eine verzögerte geistige und körperliche Entwicklung auf. Hinzu können im weiteren Verlauf neurologische Störungen, wie Ataxie, Nystagmus, Muskelschwäche sowie Nachtblindheit mit progressiver Retinitis pigmentosa, Fettspeicherung in Leber- und Darmmukosa und Erythrozytenveränderungen (Akanthozytose) kommen, die das klinische Bild des Erwachsenen bestimmen.

Diagnostisches Vorgehen

Im Blut sind nur HDL mit veränderter Lipidzusammensetzung enthalten. Differentialdiagnostisch ist dieses Krankheitsbild von der autosomal dominant vererbten Störung der Apo-B-Synthese zu unterscheiden.

Therapie

Eine kausale Therapie ist nicht bekannt. Die frühzeitige Substitution der fettlöslichen Vitamine A, D, E, K wird empfohlen.

Prognose

Die Lebenserwartung ist vermindert.

Hypo-β-Lipoproteinämie

Definition: Eine Hypo-β-Liporoteinämie liegt bei heterozygoten Merkmalsträgern vor und ist durch eine etwa 50%ige Verminderung von Apo B in Lipoproteinen charakterisiert.

Häufigkeit und Vorkommen

Die Erkrankung ist sehr selten. Die Vererbung erfolgt autosomal dominant.

Ätiologie und Pathophysiologie

Die Ursache dieser Erkrankung ist die verminderte Apo-B-Synthese.

Klinik und diagnostisches Vorgehen

Da alle Apo-B-haltigen Lipoproteine, wenn auch in reduzierter Menge, vorhanden sind, treten klinisch relevante Krankheitssymptome bei den heterozygoten Patienten nicht auf. Die Gesamtcholesterinspiegel im Blut liegen im Bereich von 55−146 mg/dl (1,4−3,8 mmol/l), die LDL-Cholesterinspiegel bei 50−90 mg/dl (1,3 bis 2,3 mmol/l) bei normalem HDL-Cholesterin. Die Triglyceridspiegel steigen selten über 100 mg/dl (1,13 mmol/l). Der Apo-B-Gehalt sinkt unter 50 mg/dl (500 mg/l).

Therapie

Eine Therapie ist bei heterozygoten Patienten nicht notwendig. Sind beide Elternteile heterozygot, muß bei der genetischen Beratung darauf hingewiesen werden, daß deren Kinder als homozygote Patienten das klinische Bild einer A-Beta-Lipoproteinämie entwickeln können.

Diese entspricht der homozygoten Form des rezessiv vererbten Krankheitsbildes.

Prognose

Die Lebenserwartung der herterozygoten Merkmalstrager ist überdurchschnittlich.

Hypo-α-Lipoproteinämie (Tangier-Krankheit)

Definition: Die Hypo-α-Lipoproteinämie ist bei homozygoten Patienten gekennzeichnet durch einen fast völligen Mangel an HDL im Blut mit veränderter chemischer Zusammensetzung anderer Lipoproteine.

Häufigkeit und Vorkommen

Diese HDL-Mangelkrankheit ist sehr selten. Sie wird autosomal dominant vererbt.

Ätiologie und Pathophysiologie

Die Ursache der Erkrankung liegt wahrscheinlich in einer fehlerhaften Synthese von Apoprotein-A-I. Dieser Strukturdefekt bedingt eine Verminderung oder den Mangel an HDL im Blut. Dieser führt zu einem Verlust des physiologischen Reservoirs an Apoprotein C, das für einen normalen Abbau der Chylomikronen und VLDL benötigt wird. Die dadurch bedingte Abbaustörung dieser Lipoproteine führt zur Bildung abnormaler Abbauprodukte und triglyceridreicher LDL, die möglicherweise verstärkt phagozytär von Tonsillen, Lymphknoten, Milz, Knochenmark, Rektummukosa und Schwannschen Zellen der peripheren Nerven gespeichert werden und damit zu einer Anhäufung von Cholesterinestern in diesen Zellen führen. Dagegen bleiben Arterienwandzellen davon weitgehend ausgespart.

Klinik

Bei homozygoten Patienten kann die Krankheit bereits im Kindesalter auftreten, aber auch erst im Erwachsenenalter manifest werden. Typisch sind neben den genannten Lipoproteinveränderungen gelblichgraue, hyperplastische Tonsillen, rezidivierende periphere Neuropathien, Splenomegalie mit splenogener Markhemmung und Korneainfiltrationen. Das Arterioskleroserisiko ist nicht erhöht. Bei heterozygoten Patienten treten außer der HDL-Verminderung klinisch relevante Krankheitssymptome nicht auf.

Diagnostisches Vorgehen

Charakteristisch ist das fast völlige Fehlen der HDL im Blut (∼ 3 mg/dl ≙ 0,08 mmol/l HDL-Cholesterin). In der Regel sind die Plasmacholesterinspiegel unter 125 mg/dl (3,2 mmol/l) vermindert und die Plasmatriglyceridkonzentrationen über 200 mg/dl (2,3 mmol/l) erhöht. Bei heterozygoten Patienten sind die HDL-Cholesterinspiegel und die Apoprotein-A-I-Plasmakonzentrationen auf etwa 50% reduziert.

Therapie

Eine spezifische Therapie ist nicht bekannt. Bei Hypersplenie-Syndrom kann eine Splenektomie sinnvoll sein. Wegen der Hypertriglyzeridämie wird ein fettreduzierte Diät empfohlen.

Prognose

Eine Verminderung der Lebenserwartung ist nicht bekannt.

Sekundäre Hypolipoproteinämien

Verminderung aller Lipoproteine

Bei längerdauerndem Hunger, schweren Resorptionsstörungen (Sprue, Durchfälle, Dünndarmausschaltung, Morbus Whipple), bei ausgeprägten Leberparenchymschädigungen und bei besonderen Stoffwechselsteigerungen (z. B. Thyreotoxikose, Leukämie) kommt es zu einer mäßigen bis hochgradigen Verminderung der Lipoproteinkonzentrationen im Plasma und damit zu einer Senkung des Cholesterin- und/oder Triglyceridspiegels.

Hypo-α-Lipoproteinämien

> **Definition:** Als Hypo-α-Lipoproteinämie bezeichnet man die Verminderung der HDL, gemessen am HDL-Cholesterin oder am Apoprotein-A-I- und -A-II-Gehalt des Plasmas.

Häufigkeit und Vorkommen

Verminderungen der HDL-Cholesterinkonzentration im Blut kommen häufig vor. Ihr Ausmaß hängt wesentlich vom Umfang und der Wirkungsdauer der auslösenden Faktoren ab, die sehr zahlreich sind. Die HDL-Cholesterinspiegel können z. B. durch Nikotinkonsum, Bewegungsmangel, Übergewicht, Diabetes mellitus, Medikamente (z. B. β-Rezeptorenblocker), Androgene, Progesteron, kohlenhydrat- wie auch fettreiche Kost, sehr hohe Zufuhr mehrfach ungesättigter Fettsäuren, akute Virusinfektionen, Hyper- wie Hypothyreose, Niereninsuffizienz und Langzeithämodialyse, rheumatoide Arthritis, Hypophysenunterfunktion oder Akromegalie gesenkt werden.

Ätiologie und Pathophysiologie

Die Pathomechanismen dieser Faktoren sind noch weitgehend ungeklärt. Sie wirken nicht bei allen Personen in gleichem Maße. Eine Kombination dieser Faktoren kann deren Wirkung verstärken. In der Regel ist die dadurch bedingte HDL-Cholesterinsenkung reversibel.

Klinik und diagnostisches Vorgehen

Erniedrigte HDL-Cholesterin-Konzentrationen im Blut (s. Tab. 14.**29**) zeigen ein erhöhtes Risiko für arteriosklerotische Gefäßkrankheiten an, da unabhängig von Gesamt- und LDL-Cholesterinspiegeln bereits im unteren Normbereich das atherogene Erkrankungsrisiko eindeutig erhöht ist. Häufig ist ein erniedrigter HDL-Cholesterinspiegel kombiniert mit einer Erhöhung anderer Lipoproteinkonzentrationen, z. B. der VLDL und/oder LDL. Solche Kombinationen werden als Dyslipoproteinämien bezeichnet. Dadurch werden auch das LDL/HDL-Verhältnis und das damit verbundene atherogene Risiko weiter gesteigert.

Therapie

Das Ziel ist die Beseitigung der verursachenden Faktoren. Häufig wird damit eine grundsätzliche Umstellung der Lebensgewohnheiten verbunden sein, z. B. beim Rauchen, der Ernährungsweise und dem Körpertraining. Clofibrinsäurederivate können erniedrigte HDL-Spiegel erhöhen. Möglicherweise handelt es sich dabei um eine indirekte Wirkung über die Senkung der VLDL.

Prognose

Unbehandelt kann die Lebenserwartung vermindert sein.

Lipidosen

Sphingolipidosen

Sphingolipide sind Zellbestandteile nahezu aller Organe, einschließlich der Blutzellen. Zerebroside, Sulfatide und Sphingomyelin bilden zusammen mit dem Cholesterin die Hauptbestandteile des Myelins im zentralen und im peripheren Nervensystem. Die Ganglioside stellen einen typischen Bestandteil der Ganglienzellen dar. Die übrigen Organe enthalten meist nur geringe Mengen an Sphingolipiden.

Als Folge einer angeborenen ererbten Enzymstörung kommt es zur Anhäufung des jeweils vom betreffenden Enzym abzubauenden Metaboliten und nachfolgend zu dessen Speicherung in verschiedenen Geweben und Organen, den sogenannten Sphingolipidosen. Diese führen zu Funktionsstörungen in den betreffenden Geweben und Organen mit zum Teil charakteristischen Krankheitssymptomen. Typisch für den Erwachsenen sind chronische Verlaufsformen dieser insgesamt sehr seltenen Krankheitsbilder.

Morbus Gaucher

> **Definition:** Der Morbus Gaucher ist eine autosomal rezessiv vererbte Lipidspeicherkrankheit, bei der es zu einer Anhäufung von Glucozerebrosiden in den Zellen des MMS, vorwiegend von Milz, Leber und Knochenmark und im lymphatischen System kommt.

Häufigkeit und Vorkommen

Die Erkrankung ist selten und tritt familiär gehäuft besonders bei Ashkenasi-Juden auf (autosomal rezessiv). Beide Geschlechter erkranken gleich häufig.

Ätiologie und Pathophysiologie

Der Erkrankung liegt ein Mangel an Glucozerebrosidase, einer lysosomalen β-Glucosidase, zugrunde. Die infolge des enzymatischen Blocks sich anhäufenden Glucozerebroside werden von Retikulumzellen aufgenommen und gespeichert (sogenannte Gaucher-Zellen). Bevorzugt befallen werden Milz, Leber, Knochenmark und Lymphknoten.

Klinik

Im Vordergrund stehen beim Erwachsenen Milz- und Lebervergrößerung sowie Anämien, Leuko- und Thrombopenie. Oft sind heftige Schmerzen im Skelettsystem klinisch besonders auffällig. Spontanfrakturen und Gibbusbildung, unter Umständen mit Querschnittslähmung, können auftreten. Röntgenologisch finden sich Zeichen der Osteoporose sowie disseminierte Osteolysen. Charakteristisch sind ferner gelbliche bis bräunliche Hautpigmentierungen im Gesicht und an den Extremitäten, die durch Melanin und Hämosiderinablagerungen bedingt sind. In der Regel ist das Ausmaß der hämatopoetischen Störungen für Verlauf und Prognose bestimmend; interkurrente Infekte, ganz selten spontane oder traumatische Milzrupturen und gelegentlich Lebervenen- und Milzvenenthrombosen sind wichtige Komplikationen.

Diagnostisches Vorgehen

Der Glucozerebrosidgehalt des Blutserums und der Erythrozyten ist auf das 2- bis 3fache erhöht. Die übrigen Serumlipidfraktionen sind unauffällig. Besonders charakteristisch ist die oft starke Erhöhung der sauren, mit Tartrat hemmbaren Phosphatase im Serum. Die Glucozerebrosidaseaktivität in Leukozytensuspensionen ist auf unter 20% der Norm verringert. Der Nachweis von Gaucher Zellen im Sternalmark, in Knochenstanzen sowie in Milz- und Leberbiopsien ist beweisend.

Therapie

Eine kausale Therapie ist nicht möglich. Bei ausgeprägter Thrombopenie und hämorrhagischer Diathese ist die Milzexstirpation indiziert, deren lebensverlängernde Wirkung aber nicht bewiesen ist. Eine Substitutionstherapie mit intravenöser Zufuhr von Glucozerebrosidase bietet in der Zukunft möglicherweise eine therapeutische Alternative.

Prognose

Bei der chronischen viszeralen (adulten) benignen Verlaufsform schreitet die Erkrankung langsam fort. Viele Patienten erreichen das 50., manche sogar das 60. Lebensjahr.

Morbus Niemann-Pick

Definition: Die Niemann-Picksche Erkrankung stellt eine autosomal rezessiv vererbte Lipidspeicherkrankheit dar, bei der es infolge eines Defektes der Sphingomyelinase zu einer generalisierten Speicherung von Sphingomyelin in fast allen Organen, vornehmlich in Leber, Milz und Knochenmark, lymphatischem System und zentralem Nervensystem bei gleichzeitiger Speicherung von Cholesterin kommt.

Häufigkeit und Vorkommen

Die Erkrankung ist sehr selten und wird autosomal rezessiv vererbt. Davon treten nur etwa 15% beim Erwachsenen in einer viszeralen chronischen Verlaufsform, dagegen 85% bereits im 1. Lebensjahr auf.

Ätiologie und Pathophysiologie

Die Speicherung großer Mengen von Sphingomyelin in zahlreichen Organen ist auf einen mehr als 90%igen Mangel der lysosomalen Sphingomyelinase zurückzuführen, welche normalerweise Sphingomyelin in Ceramid und Phosphorylcholin spaltet.

Klinik und diagnostisches Vorgehen

Bei der chronischen viszeralen Verlaufsform stehen Heptatosplenomegalie, Lymphoadenopathie, hämatopoetische Störungen, ein gelblich-braunes Hautkolorit, chronisch-bronchitische Symptome sowie unter Umständen Zeichen der Leberzirrhose mit Aszites und peripheren Ödemem, Diarrhöen sowie allgemeine somatische Retardierung im Vordergrund des klinischen Bildes. Neurologische Ausfälle werden bei dieser Verlaufsform nicht beobachtet. Milz, Leber, Knochenmark, Lymphknoten, Alveolarzellen der Lunge und viele andere Organe sind von lipoidbeladenen großen Schaumzellen („Pick-Zellen") durchsetzt und dadurch zum Teil stark vergrößert.

Der Enzymdefekt wird in Leukozyten und Gewebebiopsien (Leber, Milz, Nieren, Rektumschleimhaut) bestimmt. In letzteren auch der Sphingomyelingehalt.

Therapie und Prognose

Eine kausale Therapie ist nicht bekannt. Die Prognose ist beim Erwachsenen vom Ausmaß der Organkomplikationen abhängig. Gelegentlich wird das 50. Lebensjahr erreicht.

Metachromatische Leukodystrophie

Definition: Die metachromatische Leukodystrophie ist eine autosomal rezessiv vererbte Stoffwechselstörung der Markscheidenlipide der Nervenfasern des zentralen und peripheren Nervensystems, die mit einer Speicherung von Sulfatiden im Gehirn und anderen Organen einhergeht.

Häufigkeit und Vorkommen

Die Erkrankung ist sehr selten, tritt familiär gehäuft auf (autosomal rezessiv) und wird nur bei einem Drittel der Patienten erst im Erwachsenenalter manifest.

Ätiologie und Pathophysiologie

Die Speicherung der Sulfatide beruht auf dem Mangel oder fast völligen Fehlen der lysosomalen Sulfatidsulfatase (Arylsulfatase A). Die Krankheitserscheinungen sind vor allem auf den ausgedehnten Markscheidenzerfall in der weißen Hirnmasse zurückzuführen, welcher zu Abraumvorgängen, granulärer Speicherung des Materials in sogenannten Fettkörnchenzellen und reaktiv zu einer Fasergliose führt. Histochemisch zeigen die Speicherzellen und die entmarkten Bezirke die für Sulfatide typische braune Metachromasie mit kationischen Farbstoffen.

Klinik

Psychopathologische Syndrome (schizophrenieähnliche zunehmende Demenz) beherrschen das Krankheitsbild, während neurologische Symptome nicht oder nur sehr diskret in Erscheinung treten.

Diagnostisches Vorgehen

Der Enzymdefekt läßt sich in Leukozytensuspensionen und/oder im Urin nachweisen. Homozygot Erkrankte zeigen eine auf weniger als 15% der Norm reduzierte Aktivität der Arylsulfatase A.

Therapie und Prognose

Eine wirksame Therapie ist nicht bekannt. Nach mehreren Jahren entwickelt sich langsam ein völliger Persönlichkeitsverlust mit sehr variabler Lebensdauer.

Morbus Fabry (Angiokeratoma corporis diffusum)

Definition: Der Morbus Fabry ist eine X-chromosomal vererbte Lipidstörung, bei der es zur Speicherung eines Ceramidtrihexosids in zahlreichen Geweben und Organsystemen kommt.

Häufigkeit und Vorkommen

Die Erkrankung ist sehr selten und tritt nur bei Männern auf (X-chromosomale rezessive Vererbung). Bei heterozygoten weiblichen Erbträgern tritt gelegentlich eine sehr milde Symptomatik auf.

Ätiologie und Pathophysiologie

Infolge eines Defektes der lysosomalen Ceramidtrihexosidase kommt es zur Speicherung von Trihexosiden. Regelmäßig sind Intima und Muskularis des gesamten Gefäßsystems, die Epithelien der Glomeruli und Tubuli der Nieren, die Myokardfasern sowie bestimmte Neurone des zentralen und vegetativen Nervensystems betroffen. Im Nierenparenchym und im Harnsediment wird auch vermehrt Di-Galactosylceramid gefunden.

Klinik

Die chronische, über Jahrzehnte verlaufende Krankheit beginnt in der Regel mit typischen Hauterscheinungen: stecknadelkopfgroße, purpurrote oder dunkelblaue bis schwärzliche Flecken, welche vorwiegend im Bereich des Stammes, an den Akren unterhalb des Nabels sowie an den Oberschenkeln auftreten. Diese Erscheinungen entwickeln sich oft bis etwa zum 18. Lebensjahr. An subjektiven Beschwerden kommen in der Regel kurz nach dem Auftreten der Hauterscheinungen infolge des Befalls spinaler und vegetativer Neuronen anfallsweise schmerzhafte Mißempfindungen an Händen und Füßen hinzu, welche durch Muskelarbeit sowie durch Kälte und Wärmeexposition ausgelöst oder verschlimmert werden und häufig von kurzfristigen Fieberschüben begleitet sind. Störungen der Schweißsekretion werden ebenfalls beobachtet. Im weiteren Krankheitsverlauf entwickelt sich regelmäßig eine Nierensymptomatik mit Retention harnpflichtiger Stoffe und Hypertonie. Etwas weniger häufig als die Nieren ist das Myokard betroffen. In etwa 30% der Fälle treten auch neurologische Symptome auf, die teils durch zerebrovaskuläre Insuffizienz, teils durch Glykolipidablagerungen im ZNS bedingt sind.

Diagnostisches Vorgehen

Der Ceramidhexosidgehalt im Blutserum ist auf etwa das Dreifache erhöht. Die Aktivität der Ceramidtrihexosidase ist beim Homozygoten auf unter 15% der Norm reduziert.

Therapie

Die heftigen Schmerzattacken in den Extremitäten sowie die fieberhaften Fabry-Krisen sprechen gut auf Phenytoin oder auf Carbamazepin an. Nach Nierentransplantationen, welche in den letzten Jahren wiederholt in Fällen mit fortgeschrittener Niereninsuffizienz durchgeführt wurden, erfolgt eine gute klinische und biochemische Besserung der Befunde. Eine Substitutionstherapie mit intravenöser Zufuhr von Ceramidtrihexosidase befindet sich noch im Stadium der experimentellen Erprobung.

Prognose

Der Tod erfolgt häufig durch Niereninsuffizienz im Alter von etwa 40–50 Jahren.

Refsum-Syndrom

Definition: Das Refsum-Syndrom ist eine autosomal rezessiv vererbte Erkrankung, bei der es infolge eines Enzymdefektes zur Speicherung der verzweigtkettigen Phytansäure (3, 7, 11, 15-Tetramethylhexadecansäure) in den Lipiden aller Organe kommt.

Häufigkeit und Vorkommen

Die Erkrankung ist sehr selten, tritt familiär gehäuft und bei beiden Geschlechtern gleich häufig auf.

Ätiologie und Pathophysiologie

Phytansäure wird in unterschiedlichem Ausmaß in allen Geweben gespeichert sowie in den Exkreten und Sekreten ausgeschieden. Ursache ist ein Defekt im Enzymsystem des für den Abbau der Phytansäure notwendigen α-Oxidationsmechanismus. Die Phytansäure selbst wird teils als präformierte Säure mit der Nahrung aufgenommen, teils entsteht sie im Organismus aus alimentär zugeführtem Phytol. Als Folge des Einbaus der abartigen Fettsäure in die Myelinsubstanzen kommt es zum Zerfall der Markscheiden.

Im Hirngrau und in den Vorderhörnern des Rückenmarks zeigen sich disseminierte Ganglienzellnekrosen. Verfettung von Leber und Nierenparenchym ist häufig. Das Myokard weist Fibrillendegenerationen, hydropische Schwellungen und Verlust der Feinstruktur mit herdförmig ausgebildeten Fibrosen auf.

Klinik

Die Krankheit kann zwischen frühem Kindesalter und Erwachsenenalter jederzeit manifest werden. Das klinische Bild ist gekennzeichnet durch chronische Polyneuropathie, zerebrale Ataxie, Nachtblindheit, atypische Retinitis pigmentosa, konzentrische Einengung des Gesichtsfeldes, Innenohrschwerhörigkeit, ichthyosisartige Hautveränderungen, verschiedene Skelettanomalien, Eiweißvermehrung im Liquor ohne Zellzahlvermehrung und Störungen der Erregungsausbreitung und Erregungsrückbildung im Herzen.

Diagnostisches Vorgehen

Der gaschromatographische Nachweis des erhöhten Phytansäuregehaltes in den Lipiden von Blutserum, allen bioptisch erreichbaren Organen und Exkreten ist der einzige charakteristische biochemische Befund.

Therapie

Durch konsequente Einhaltung einer phytol- und phytansäurefreien Kost (fett- und vegetabilienfreie Diät) läßt sich nach Monaten eine Erniedrigung des Phytansäurespiegels im Blutserum erzielen.

Prognose

Komplette Tetraplegien mit Hör- und Sehverlust können abwechseln mit teilweiser Rückbildung von unterschiedlicher Dauer. Mit plötzlichen Todesfällen muß gerechnet werden.

Merke: Hyperlipoproteinämien stellen pathogenetisch unterschiedliche Störungen des Lipoproteinstoffwechsels dar, von denen die meisten Formen Bedeutung als Risikofaktoren der Arteriosklerose besitzen. Die differenzierte Therapie richtet sich nach den vielfältigen Ursachen. Primäre Hypolipoproteinämien sind selten, sekundäre Formen sind als Indikatoren auslösender Grundkrankheiten zu werten. Die seltenen Lipidspeicherkrankheiten sind Folge angeborener Enzymdefekte. Das klinische Bild wird von den befallenen Organsystemen bestimmt. Besonders betroffen sind Nervensystem, blutbildendes System, Leber, Niere und Herz. Außer beim Refsum-Syndrom ist eine Therapie nicht bekannt.

Weiterführende Literatur

Assmann, G.: Lipidstoffwechsel und Arteriosklerose. Schattauer, Stuttgart 1982

Assmann, G.: Nationale Cholesterin-Initiative. Dtsch. Ärtzebl. 87 (17A) (1990) 1358

Bondy, P. K., L. E. Rosenberg: Metabolic Control and Disease. Saunders, Philadelphia 1980

Deutsche Herz-Kreislauf-Präventionsstudie: Nationaler Untersuchungs-Survey der DHP. DHP-Forum, Berichte/Mitteilungen, Band 2, 1988

EAS: Recognition and Management of hyperlipidaemia in adults: a policy statement of the European Atherosclerosis Society. Eur. Heart J. 9 (1988) 571

Schaefer, E. J., R. I. Levy: Pathogenesis and management of lipoprotein disorders. New Engl. J. Med. 312 (1985) 1300

Scanu, A. M.: Lipoprotein (a). J. clin. Invest. 85 (1990) 1709

Schreier, K.: Die angeborenen Stoffwechselanomalien. Thieme, Stuttgart 1979

Stanbury, J. B., J. B. Wyngaarden, D. S. Fredrickson: The Metabolic Basis of Inherited Disease, 3rd ed. McGraw-Hill, New York 1972

Study Group, European Atherosclerosis Society: Strategies for the prevention of coronary heart diesease: A policy statement of the European Atherosclerosis Society. Europ. Heart J. 8 (1987) 77

The lipid research clinics, population studies data book, Volume I, The prevalence study. U. S. Department of Health and Human Services Public Health Service, National Institutes of Health NIH Publication No. 80, 1527 (1980)

Utermann, G.: The mysteries of lipoprotein (a). Science 246 (1989) 904

Störungen des Porphyrinstoffwechsels

G. Strohmeyer

Definition: Porphyrien entstehen bei angeborenen oder erworbenen Störungen der Biosynthese von Häm, die vor allem in den erythropoetischen Bereichen des Knochenmarks und in den Parenchymzellen der Leber stattfindet. Je nach dem Hauptsitz der Stoffwechselstörung oder des Enzymdefektes und dem Hauptort der Überproduktion von Porphyrinen (Abb. 14.**13**) werden die Porphyrien in erythropoetische und hepatische Porphyrien eingeteilt. Als Folge eines partiellen Enzymdefektes werden erhöhte Mengen von Porphyrinen und Porphyrinogenen im Urin und Stuhl ausgeschieden. Die Hämsynthese wird jedoch durch regulatorische Rückkopplungsmechanismen und Endproduktregulation des geschwindigkeitsbestimmenden Enzyms überkompensiert, so daß keine wesentliche Hämbildungsstörung eintritt.

Einteilung

Die Einteilung der Porphyrien erfolgt nach pathogenetischen Gesichtspunkten (Tab. 14.**34**):

Primäre Porphyrien:

1. Erythropoetische Porphyrien:

- kongenitale erythropoetische Porphyrie (Günthersche Krankheit),
- erythropoetische Protoporphyrie (Protoporphyrie; erythrohepatische Protoporphyrie).

2. Hepatische Porphyrien:

- akute intermittierende Porphyrie („schwedischer Typ der Porphyrie"),
- hereditäre Koproporphyrie,
- Porphyria variegata („Südafrika-Typ der Porphyrie"; gemischter Typ),
- Porphyria cutanea tarda.

Sekundäre Koproporphyrinurien:

- sekundäre hepatische Porphyrien bei chronischen Lebererkrankungen,
- toxische Porphyrien bei akuter oder chronischer Bleivergiftung,
- Hexachlorbenzol-Porphyrie („türkische Porphyrie")

Häufigkeit

Die Häufigkeit der primären Porphyrien ist geographisch sehr verschieden: in den westlichen Ländern ist die Porphyria cutanea tarda mit etwa 55% am häufigsten, danach gefolgt von der akuten intermittierenden (35%), der erythropoetischen Protoporphyrie (10%) und der kongenitalen erythropoetischen Porphyrie (Morbus Günther) (1%). In Südafrika wird am häufigsten die Porphyria variegata und in Schweden die akute intermittierende Porphyrie beobachtet. Die sogenannte „türkische Porphyrie", eine sekundäre toxische Porphyrie, trat Anfang 1960 als Folge einer Intoxikation mit dem Fungizid Hexachlorbenzol auf, mit dem Saatweizen zur Lagerung vorbehandelt worden war. Zahlenmäßig häufiger, aber klinisch milder und prognostisch günstiger sind die sekundären, meist toxisch ausgelösten Porphyrien.

Primäre Porphyrien

Erythropoetische Porphyrien

Definition: Bei den erythropoetischen Porphyrien handelt es sich um angeborene Störungen des Porphyrinstoffwechsels mit klinisch eindrucksvoller Symptomatik. Die klinischen Symptome werden bereits im Kindes- und Jugendalter manifest. Sie sind durch eine chronische Lichtdermatose gekennzeichnet, die zu schweren, narbigen, zum Teil verstümmelnden Hautveränderungen führt.

Kongenitale erythropoetische Porphyrie (Günthersche Krankheit)

Definition: Die kongenitale erythropoetische Porphyrie ist eine sehr seltene, autosomal rezessiv vererbte Störung der Hämsynthese, die durch ins Gewebe eingelagerte Porphyrine zu einer chronischen Lichtempfindlichkeit mit schweren verstümmelnden Hautveränderungen (Blasen, Ulzerationen, Narben, Alopezie) an Gesicht und Händen führt. Es kommt zu einer hämolytischen Anämie.

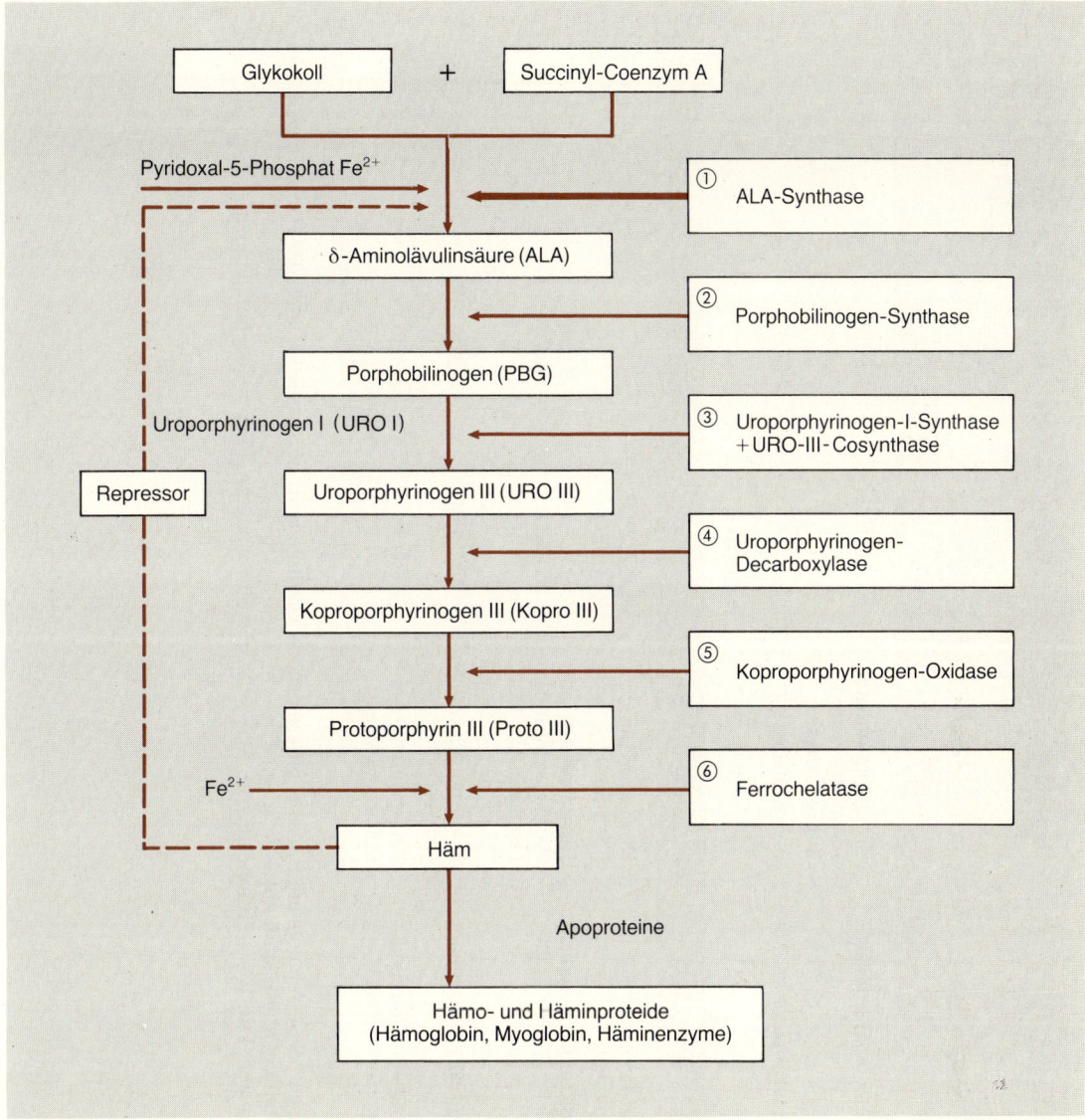

Abb. 14.**13** Biochemie des Porphyrinstoffwechsels

Häufigkeit

Es handelt sich um eine sehr seltene Erkrankung, über die bisher rund 100 publizierte Beobachtungen beim männlichen und weiblichen Geschlecht vorliegen.

Pathophysiologie und Klinik

Der primäre metabolische Defekt besteht in einer verminderten Aktivität und funktionellen Störung der Uroporphyrinogen-I-Synthase und Uroporphyrinogen-III-Cosynthase. Im Knochenmark und reifenden Erythrozyten ist die Enzymaktivität auf ein Drittel bis ein Zehntel gesenkt. Das führt bei Homozygoten zu einer massiven Überproduktion von Uroporphyrin I, Koproporphyrinogen I und Koproporphyrin I, die im Gewebe (Knochenmark, Knorpel, Erythrozyten, Zahnschmelz, Leber u. a.) abgelagert und in erhöhten Mengen im Urin und Stuhl ausgeschieden werden. Die mit Porphyrinen angereicherten Erythrozyten weisen eine verkürzte Überlebenszeit auf und hämolysieren früher, zum Teil bereits im Knochenmark, wodurch es zu einer Zunahme des sogenannten früh markierten indirekten Bilirubins im Blut kommt.

Die Erkrankung führt bereits in der Fetalphase zu einer Anreicherung von Porphyrinen im Organismus, so daß schon bald nach der Geburt ein rosa oder rötlicher Urin beim Neugeborenen beobachtet werden kann. Dagegen werden die anderen klinischen Hauptsymptome, Photosensibilität, intermittierende Hämolyse, Splenomegalie sowie Anämie erst etwas später entdeckt. Die Rotfluoreszenz der Zähne im UV-Licht und die Hypertrichose sind eindrucksvolle Symptome. Durch die photosensibilisierende Wirkung der in der Haut eingelagerten Porphyrine

Tabelle 14.34 Einteilung der primären Porphyrien

Bezeichnung	Synonym	Erbgang	Enzymdefekt	Erhöhte Ausscheidung** im Urin von	im Stuhl von	Photodermatosen	Kolliken Neurol.-psychiatr. Symptome
Erythropoetische Porphyrien							
1. kongenitale erythropoetische Porphyrie	Morbus Günther	autosomal rezessiv	Uroporphyrinogen-I-Synthase ↓ und III-Cosynthase ↓	URO I	KOPRO	+++	−
2. erythropoetische Protoporphyrie	erythropoetische Protoporphyrie	autosomal dominant	Ferrochelatase ↓	− (in Erythrozyten PROTO ↓)	PROTO	++	−
Hepatische Porphyrien							
1. akute intermittierende Porphyrie	Pyrrolporphyrie schwedische Porphyrie	autosomal dominant	Uroporphyrinogen-I-Synthase* ↓	ALA, PBG, URO, KOPRO	−	−	+++
2. Porphyria variegata	südafrikanische Porphyrie gemischte Porphyrie Protokoproporphyrie	autosomal dominant	Ferrochelatase oder Protoporphyrinogen-Oxidase* ↓	ALA, URO, KOPRO	KOPRO PROTO	++	++
3. hereditäre Koproporphyrie		autosomal dominant	Koproporphyrinogen-Oxidase* ↓	ALA, PBG	KOPRO III	−	+
4. Porphyria cutanea tarda	symptomatische Porphyrie Urokoproporphyrie	autosomal dominant oder erworben	Uroporphyrinogen-Dekarboxylase ↓	URO I	KOPRO	++	−

* Bei den hepatischen Porphyrien 1–3 ist „kompensatorisch" die δ-Aminolävulinsäure-Synthase erhöht. Dadurch wird der partielle Block der Hämsynthese überwunden, zum Teil überkompensiert, wodurch die Porphyrinsynthese stark ansteigt

** URO = Uroporphobilinogen, KOPRO = Koproporphyrinogen, PROTO = Protoporphyrin, ALA = δ-Aminolävulinsäure, PBG = Porphobilinogen

kommt es unter Lichteinwirkung zu Erythem, Blasenbildung und Ulzerationen, die zu schweren Deformierungen und Verstümmelungen an Fingern, Nase und Ohren führen. Die gleichzeitige Alopezie gibt den Patienten ein erschreckendes Aussehen. Neurologische Symptome treten nicht auf.

Befunde

Der führende Laborbefund ist die Rotfärbung des Urins, der im UV-Licht stark fluoresziert. Die Erkrankung wird biochemisch durch die quantitative Bestimmung der erhöhten Ausscheidung von Uroporphyrin I, Koproporphyrinogen I und Koproporphyrin I im Urin gesichert. Die δ-Aminolävulinsäure- und Porphobilinogen-Ausscheidung im Urin ist normal. Die im UV-Licht fluoreszierenden Erythrozyten enthalten, ebenso wie die Leber, erhöhte Mengen von Uroporphyrin I.

Diagnostisches Vorgehen

Die Erkrankung läßt sich aufgrund der eindrucksvollen klinischen Symptomatik und mit Hilfe quantitativer und qualitativer Porphyrinbestimmungen eindeutig diagnostizieren.

Therapie, Verlauf und Prognose

Bisher sind keine sicheren kausalen Therapiemaßnahmen bekannt. Daher ist die Prognose schlecht, die Mehrzahl der Patienten stirbt im Kindes- oder Jugendalter. Die Einwirkung von Sonnenlicht muß stark eingeschränkt und durch Lichtschutzsalben vermindert werden. Es ist in Einzelfällen mit wechselndem Erfolg versucht worden, die Auswirkungen der Hämolyse durch eine Splenektomie zu mindern. Die Behandlung mit oral verabreichtem β-Carotin steckt noch in den Anfängen.

> **Merke:** Die kongenitale erythropoetische Porphyrie ist eine angeborene, seltene Porphyrie, bei der es durch einen Enzymdefekt (Uroporphyrinogen-I-Synthase) zu einer stark gesteigerten Bildung und Urinausscheidung von Uroporphyrin I und Koproporphyrin I mit Ablagerung in Geweben kommt. An der Haut entwickelt sich unter Sonnenlicht eine schwere Photodermatose, die mit Narben und Verstümmelungen abheilt. Schon bei Neugeborenen kann eine Rotfärbung des Urins beobachtet werden, während die Photosensibilität der Haut und Anhangsorgane sowie Hämolyse und Splenomegalie erst später auftreten. Die Prognose ist schlecht, da bisher gesicherte Therapiemaßnahmen fehlen.

Erythropoetische Protoporphyrie

> **Definition:** Die autosomal dominant vererbte Erkrankung ist durch eine milde Photodermatose gekennzeichnet. In den Erythrozyten, in Leber, Blutplasma und Stuhl finden sich erhöhte Konzentrationen von Protoporphyrin. Die zugrundeliegende metabolische Störung ist eine verminderte Aktivität der Ferrochelatase.

Häufigkeit

Die Krankheit ist insgesamt selten, jedoch häufiger beschrieben worden als die kongenitale erythropoetische Porphyrie.

Ätiologie

Die erythropoetische Protoporphyrie wird autosomal dominant vererbt. Bei Patienten mit erythropoetischer Protoporphyrie läßt sich in Knochenmark, Blutplasma, Leber und Hautfibroblastenkulturen eine verminderte Aktivität der Ferrochelatase nachweisen. Dadurch kommt es zur Anreicherung von Protoporphyrin in Vorstufen der Erythrozyten, Plasma und Stuhl.

Pathophysiologie und Klinik

Die Photosensibilität entsteht durch Protoporphyrin in der Haut und wird durch Licht ausgelöst. Dadurch entstehen Erythem, Juckreiz, Lichturtikaria, Blasen und Narben, oft bereits im frühen Kindesalter. Die Hautveränderungen sind jedoch wesentlich geringer als bei der kongenitalen erythropoetischen Porphyrie. Die Lebenserwartung wird daher nicht verkürzt. Die Hypertrichose und Fluoreszenz der Zähne (Erythrodontie) fehlen. Es kommt zu keinen neurologischen Symptomen. Die Rotfärbung des Urins fehlt. Es sollen sich gehäuft Gallensteine bilden, die Protoporphyrin enthalten.

Befunde

Die Ausscheidung von Porphyrinen und Porphyrinogenen im Urin und Stuhl ist normal. Dagegen läßt sich die erhöhte Konzentration von Protoporphyrin in den Zellen der Erythropoese und in der Leber qualitativ und quantitativ bestimmen. δ-Aminolävulinsäure und Porphobilinogen sind nicht vermehrt.

Diagnostisches Vorgehen

Bei klinischem Verdacht auf erythropoetische Protoporphyrie im Kindesalter und negativem Urinbefund von Porphyrinogenen und Porphyrinen ist eine Analyse der Erythrozyten auf Protoporphyrin erforderlich.

Therapie

Eine kausale Therapie ist nicht bekannt. Lichtschutz und Lichtschutzsalben dienen der symptomatischen Therapie. Unter Carotin (β-Carotin und Canthaxanthin) soll die Lichttoleranz zunehmen.

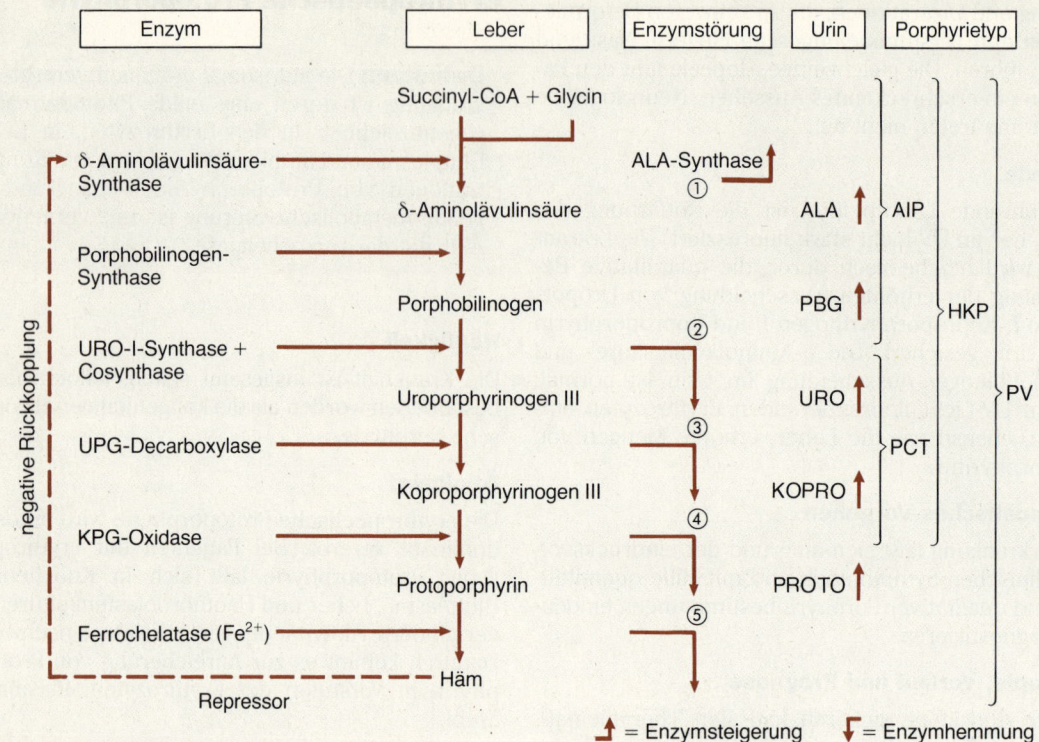

Abb. 14.**14** Häm-Biosynthese und Regulationsmechanismen. Lokalisation von Enzymstörungen und Ausscheidungsmuster von Porphyrinen und Vorstufen bei hepatischen Porphyrien (↑ = erhöhte Ausscheidung)
1 Steigerung der ALA-Synthase
2 Hemmung der URO-I- und Co-Synthase
3 Hemmung der UPG-Decarboxylase
4 Hemmung der KPG-Oxidase
5 Hemmung der Ferrochelatase
AIP akute intermittierende Porphyrie (1+2)
PCT Porphyria cutanea tarda (3+4)
HKP hereditäre Koproporphyrie (1+4)
PV Porphyria variegata (1+3+4+5)

Merke: Die erythropoetische Protoporphyrie ist selten, kann aber bereits im Kindesalter manifest werden. Die Photosensibilität der Haut durch Protoporphyrin ist geringer als bei der kongenitalen erythropoetischen Porphyrie. Es kommt zu keiner erhöhten renalen Ausscheidung von Porphyrinogenen und Porphyrinen. Dagegen ist Protoporphyrin in den Erythrozyten stark vermehrt. Ursache dafür ist ein angeborener Enzymdefekt der Ferrochelatase. Neurologische Symptome fehlen ebenso wie die Rotfärbung des Urins.

Hepatische Porphyrien

Definition: Sie haben viele klinische und biochemische Gemeinsamkeiten (Abb. 14.**14**): der Erbgang ist bei allen Porphyrietypen autosomal dominant. Alle haben bei akuten Schüben abdominelle Koliken und schwere neurologische Symptome, die durch eine Vielzahl von Medikamenten ausgelöst werden können. Im akuten Anfall werden vermehrt δ-Aminolävulinsäure und Porphobilinogen im Urin ausgeschieden. Im Gegensatz zu den anderen hepatischen Porphyrien stehen bei der Porphyria cutanea tarda klinisch die Symptome der Photodermatose im Vordergrund, die von einer vermehrten Ausscheidung von Uroporphyrin begleitet wird (Tab. 14.**35**).

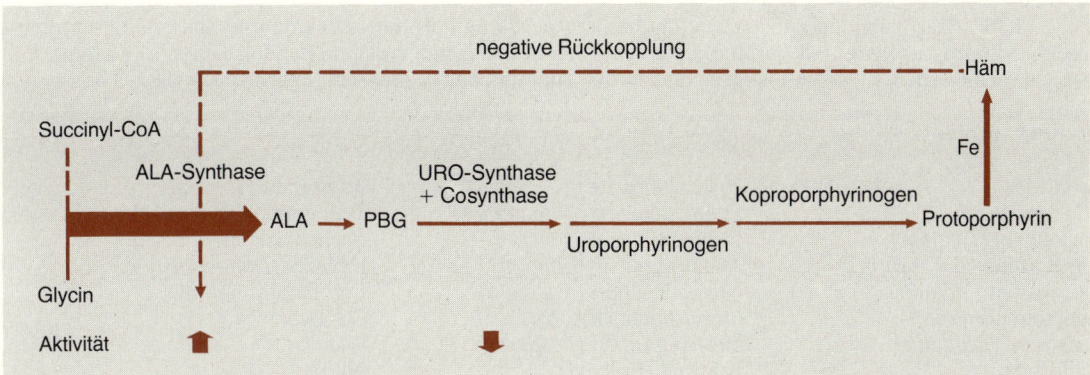

Abb. 14.15 Enzymdefekt bei der akuten intermittierenden Porphyrie: Die genetisch bedingte Verminderung der Uroporphyrinogen-I-Synthase (URO-Synthase) führt zur verminderten Bildung von Häm und Vorstufen. Durch negative Rückkopplung kommt es zur Steigerung der δ-Aminolävulinsäure-Synthase (ALA-Synthase). Es folgt daraus eine gesteigerte Ausscheidung von δ-Aminolävulinsäure und Porphobilinogen im Urin (nach Meyer)

Akute intermittierende Porphyrie

Definition: Die akute intermittierende Porphyrie ist eine schwere, teilweise lebensbedrohliche Krankheit, die mit akut einsetzenden Bauchkoliken und vielfältigen neurologisch-psychiatrischen Symptomen des peripheren, zentralen und autonomen Nervensystems einhergeht. Der primäre Enzymdefekt ist eine Verminderung der Uroporphyrinogen-I-Synthese (URO-I-Synthase). Die akuten Attacken werden durch Medikamente, Hormone und andere Manifestationsfaktoren ausgelöst.

Häufigkeit

Die Inzidenz der Erkrankung ist regional sehr verschieden und liegt in Mitteleuropa bei etwa 1:10 000 bis 1:50 000, in anderen Regionen, z. B. Nordschweden, erheblich höher. Frauen sind 3- bis 4mal häufiger betroffen als Männer. Das Manifestationsalter liegt meistens oberhalb des 20. Lebensjahres.

Ätiologie

Der Erbgang ist autosomal dominant und führt zu einem partiellen Enzymblock in der Hämsynthese. Durch Arzneimittel, insbesondere Barbiturate und Hormone, werden die akuten klinischen Symptome ausgelöst.

Pathophysiologie und Klinik

Der primäre Enzymdefekt ist bei der akuten intermittierenden Porphyrie eine etwa 50%ige Reduktion der URO-I-Synthase, die Porphobilinogen (PBG) in Uroporphyrinogen I umwandelt. Hierdurch kommt es zu einer Störung der Hämsynthese (Abb. 14.15). Als Folge davon wird die allosterische Endprodukthemmung des Häms (negative Rückkopplung) auf das Enzym δ-Aminolävulinsäure-Synthase (ALA-Synthase) gedrosselt (Derepression der ALA-Synthase). Daraus

Tabelle 14.35 Nachweis von Porphobilinogen und (oder) Porphyrinen im Urin zur Diagnostik von Porphyrin-Stoffwechselstörungen (nach Doss)

Nachweis von		Wahrscheinliche Diagnose
Porphobilinogen	Porphyrinen	
positiv	negativ	akute intermittierende Porphyrie
positiv	positiv	akute intermittierende Porphyrie hereditäre Koproporphyrie Porphyria variegata (schwere Blei-Intoxikation)
negativ	positiv	Porphyria cutanea tarda Porphyria variegata hereditäre Koproporphyrie Blei-Intoxikation Alkoholabusus chronische Leber- und Blutkrankheiten kongenitale erythropoetische Porphyrie
negativ	negativ	erythropoetische Protoporphyrie

resultiert eine Aktivitätszunahme der ALA-Synthase, die zur vermehrten Bildung von δ-Aminolävulinsäure (ALA) und Porphobilinogen (PBG) führt. Durch die gesteigerte Bildung dieser Porphyrinogene kann die gestörte Hämbildung durch den partiellen Enzymdefekt der URO-I-Synthase zum Teil normalisiert oder sogar überkompensiert werden. Bei einer auf diese Weise erreichten „Hämkompensation" sind die Patienten in der kompensierten Latenzphase der Krankheit beschwerdefrei und asymptomatisch und haben nur eine gering erhöhte Ausscheidung von Hämpräkursoren. Durch Medikamente, Hormone und andere Faktoren kann die ALA-Synthase verstärkt induziert

Tabelle 14.**36**   Pharmaka und Substanzen, die bei induzierbaren Porphyrien (akute intermittierende Porphyrie, hereditäre Koproporphyrie und Porphyria variegata) zu berücksichtigen sind (Handelsnamen in Klammern als Beispiele) aus *Pierach, C. A.:* Was ist gesichert in der Therapie der Porphyrien. Internist 22 [1981] 726

Zu vermeiden sind

Barbiturate	Pyrazolderivate	Imipramin *(Tofranil)*
Sulfonamide	Phenylbutazon *(Butazolidin)*	Tolbutamid *(Rastinon)*
Griseofulvin *(Likuden)*	Oxphenbutazon	Carbamazepin *(Tegetral)*
Chlordiazepoxid *(Librium)*	Amidopyrin *(Pyramidon)*	Danazol *(Danacrine)*
Meprobamat *(Miltaun)*	Novaminsulfon *(Novalgin)*	Ergotaminpräparate
Phenytoin *(Zentropil)*	Clonazepam *(Rivotril)*	Eukalyptusöl
Mesuximid *(Petinutin)*	Metoclopramid *(Paspertin)*	Blei
Dichlorphenazon	Valproat *(Ergenyl)*	Alkohol
Glutethimid *(Doriden)*	Methyprolon *(Noludar)*	Östrogene

Als ungefährlich gelten

Penicilline, Streptomycin	Propranolol *(Dociton)*	Digitalispräparate
Tetracycline	Chlorpromazin *(Megaphen)*	Atropin
Morphium und seine Derivate	Trifluoperazin *(Jatroneural)*	Propoxyphen *(Doloxene)*
Nitrofuradantin *(Furadantin)*	Chloralhydrat *(Chloraldurat)*	Neostigmin *(Prostigmin)*
Diphenhydramin *(Dabylen)*	Mandelsäure *(Mandelamine)*	Diazepam *(Valium)*
Promethazin *(Atosil)*	Corticosteroide	Suxamethoniumchlorid *(Pantolax)*
Promazin *(Protactyl)*	Rauwolfia-Alkaloide	Diäthyläther
Salicylate *(Aspirin)*	Guanethidin *(Ismelin)*	Stickoxydul *(Lachgas)*
Procain *(Novocain)*	Vitamine B und C	

Nota bene: Präparate, die nicht genannt sind, sollten möglichst vermieden werden, besonders, wenn sie zu einer Enzyminduktion führen

werden. Das geschieht auch, wenn durch einen gesteigerten Arzneimittelabbau mit erhöhter Cytochrom-P 450-Bildung vermehrt Häm verbraucht und die negative Rückkopplung auf die ALA-Synthase gedrosselt wird. Wahrscheinlich sind die dadurch verstärkt gebildeten Porphyrinogene (ALA und PBG und andere Metaboliten) an der Enstehung der klinischen Symptome beteiligt. Der genaue Wirkungsmechanismus ist unklar, jedoch werden ursächlich Störungen von Transportvorgängen an Zellmembranen des Nervensystems durch die erhöhten Porphyrinogene angenommen. Für deren Wirkung könnte die Tatsache sprechen, daß die neurologischen und abdominellen Symptome der akuten intermittierenden Porphyrie nur bei erhöhten Porphyrinogenen auftreten. Möglicherweise ist aber auch ein absoluter oder relativer Häm-Mangel, der zu Störungen von Oxidationsvorgängen auf zellulärer Ebene im Nerven- und Lebergewebe führt, Ursache der klinischen Symptome. Da sich keine präformierten Porphyrine in der Haut ansammeln, fehlt die Photosensibilität.

Die **klinischen** Symptome der akuten intermittierenden Porphyrie sind sehr variabel und uncharakteristisch und treten nur sehr selten vor der Pubertät auf. Führendes und häufigstes Symptom ist der **kolikartige abdominelle Bauchschmerz,** der lokalisiert oder generalisiert empfunden wird. Die Bauchschmerzen entstehen wahrscheinlich durch eine unkoordinierte Motilität, die zu Spasmen und Dilatationen am Darm führt. Die krampfartigen Schmerzen

sind häufig von Erbrechen, Obstipation, Fieber und Leukozytose begleitet, so daß meistens an ein akutes Abdomen mit Peritonitis durch Appendizitis, Ileus, Ulkusperforation, Adnexitis oder Tubargravidität gedacht und laparotomiert wird, obwohl eine abdominelle Abwehrspannung fehlt. Die **neurologischen** Symptome bestehen in motorischen, seltener auch sensiblen peripheren Polyneuropathien. Es können sich Paresen und Paralysen bis zur kompletten Tetraplegie entwickeln. Es sind auch herdförmige Läsionen wie Hemiparesen, Aphasien und extraphyramidale Syndrome (Parkinsonismus) beobachtet worden. Die prognostisch ungünstige bulbäre Mitbeteiligung kann zur zentralen Atemlähmung, zu Hirnnervenbeteiligung und Optikusatrophie, Ophthalmoplegie und Schluckstörungen führen, die jedoch mit klinischer Besserung rückbildungsfähig sind. Der Liquor kann eine leichte, vorwiegend mononukleare Pleozytose sowie eine mäßige Eiweißvermehrung aufeisen. Die **psychiatrische** Symptomatologie kann von hysteriformen, depressiven und psychasthenischen Beschwerden im Intervall bis zu Verwirrtheitszuständen, Halluzinationen, Delirium und Koma im Anfall reichen. Bei den **kardiovaskulären** Symptomen dominieren Tachykardie und die Neigung zu Hypertonie, die wahrscheinlich auf eine erhöhte Katecholaminbildung zurückgeht. Die Kombination kardiovaskulärer und psychiatrischer Symptome kann das Bild einer beginnenden thyreotoxischen Krise vortäuschen. Eine Porphyrieattacke kann anfänglich mit einer **Oligurie** und **Hyponatriämie** einhergehen, wofür ursächlich Flüssigkeits- und Elektrolytverluste, eine Natriumverlust-Nephropathie und inadäquate Adiuretinproduktion verantwortlich gemacht werden.

Die akuten Attacken der akuten intermittierenden Porphyrie werden durch Medikamente (Tab. 14.**36**), insbesondere Barbiturate, Antikonvulsiva, Östrogene, Kontrazeptiva und Alkohol ausgelöst. Seltener sind Infektionen, Menstruation, Hunger und Fasten ursächlich beteiligt. Die Anfälle können Tage und Wochen dauern und wechseln stark an Häufigkeit und Schwere. Im Intervall können alle klinischen Symptome fehlen.

Befunde

Bei Laboruntersuchungen kann der Bromsulfaleintest pathologisch ausfallen. Eine Bilirubinerhöhung ist selten, die SGPT kann unspezifisch leicht erhöht sein. Es besteht häufig eine leichte normochrome Anämie und ein vermindertes Blutvolumen.

Diagnostisches Vorgehen

Die Diagnose wird durch den quantitativen biochemischen Nachweis einer erhöhten Ausscheidung von PBG und ALA (Tab. 14.**37**) gesichert. Der qualitative Nachweis von PBG im Urin erfolgt mit den als Suchtests geeigneten einfachen Watson-Schwartz- und dem Hoesch-Test. Diese Suchtests können im Intervall negativ sein, da sie nur bei mindestens fünffach erhöhter PBG-Ausscheidung positiv werden. Bei latenter akuter intermittierender Porphyrie und normaler PBG- und ALA-Ausscheidung kann die Diagnose durch Bestimmung der URO-I-Synthase in Erythrozyten, Lymphoyzten oder Fibroblastenkulturen gesichert werden. Die als typisch geltende Rotfärbung des Urins bei der akuten Attacke der akuten intermittierenden Porphyrie ist nur bei zwei Drittel aller Fälle spontan sichtbar und beruht auf der gleichzeitigen Ausscheidung von Uroporphyrin. In frisch gelassenem Urin kann die Rotfärbung völlig fehlen. Sie tritt erst ein, wenn das farblose PBG zu Uroporphyrin und Porphobilin polymerisiert ist.

Differentialdiagnose

Wegen der wechselhaften Symptomatik ist die klinische Differentialdiagnose umfangreich. Am wichtigsten ist die differentialdiagnostische Abgrenzung gegenüber operativ zu behandelnden Ursachen eines akuten Abdomens. Das sollte jedoch durch klinische, sonographische, röntgenologische und biochemische Untersuchungen fast immer möglich sein. Laparotomie und Narkosen sind bei Unkenntnis der akuten intermittierenden Porphyrie gefährlich.

Therapie

Bei einer akuten Attacke von akuter intermittierender Porphyrie ist die Aufnahme auf einer Intensivstation erforderlich, weil der Verlauf sich schnell dramatisch verschlechtern kann und unter Umständen bei Atemlähmung intubiert und beatmet werden muß. Wenn möglich, sollte eine forcierte Diurese angestrebt wer-

den. Zur Sedierung und Schmerzbekämpfung müssen „weitgehend sichere Medikamente" (Tab. 14.**38**), wie Salicylate, Chlorpromazin, Morphin, Morphinderivate, Chloralhydrat und Paraldehyd ausgesucht werden.

Die weitere Therapie ist insbesondere gegen die Induktion und Aktivitätssteigerung der ALA-Synthase gerichtet. Das kann durch folgende Maßnahmen erreicht werden:

1. **Hochdosierte Glucosezufuhr** („Glucoseeffekt") mit 500 g pro Tag. Dazu werden 20 g Glucose pro Stunde infundiert. Darunter gehen die ALA- und PBG-Ausscheidung im Urin meßbar zurück. In den meisten Fällen bessern sich auch die klinischen Symptome, wenn mit der Therapie rechtzeitig begonnen wird. Kommt es jedoch nicht innerhalb von 48 Stunden zur klinischen Besserung, dann wird

2. zweimal täglich mit 4 mg **Hämatin**/kg KG (als Infusion über 15 Minuten in 10- bis 12stündigem Abstand) zusätzlich für 3 Tage behandelt (Häm-Arginat=Normosang. Bezug durch Dr. Falk GmbH, Freiburg). Auch darunter lassen sich klinische und biochemische Besserungen durch Hemmung der ALA-Synthase erzielen. Flüssigkeit und Elektrolyte müssen sorgfältig bilanziert und ausgeglichen werden.

Die **Tachykardie-** und **Hypertoniebehandlung** erfolgt mit β-Blockern, z. B. Propranolol (50 bis 200 mg/24 h). Gegen die **Obstipation** wird Neostigmin 0,25—1 mg i. m. gegeben. Bei **Infektionen** und zur Infektionsprophylaxe werden Breitbandantibiotika verabreicht.

Tabelle 14.**37** Laborbefunde bei akuter intermittierender Porphyrie

1. Dunkler Urin
   Roter Urin nur bei $^2/_3$ der Patienten durch Uroporphyrin
   δ-Aminolävulinsäure $\Big\}$ farblos
   Porphobilinogen
   Bei Verdacht Urin häufiger kontrollieren

2. Erhöhte Aufmerksamkeit, wenn Urobilinogen-Probe stark positiv und Urobilin negativ. Dann

3. umgekehrte Ehrlichsche Aldehydprobe:
   1 Tropfen Urin zu 2 ml Ehrlichs Reagenz
   = rosa-violette Färbung. Dann

4. Watson-Schwartz-Test auf Porphobilinogen und wiederholte quantitative Bestimmungen der ALA und Porphyrine

5. Weitere pathologische Laborbefunde
   BSP und Transaminasen leicht erhöht
   Cholesterin $\Big\}$ erhöht DD ÷ Hyperthyreose
   PBJ

   Östrogene   erhöht
   Androsteron   erhöht
   Na^+ i. S.   erniedrigt (Erbrechen, Durchfall, ADH vermindert?)

Tabelle 14.**38** Empfehlungen für Narkosemaßnahmen bei Patienten mit hereditären, akuten, hepatischen Porphyrien (AIP, PV, HKP) (nach Katz u. Kadis)

Tranquilizer
Chlorpromazin *(Megaphen)*
Promazin *(Protactyl, Verophen)*
Promethazin *(Atosil)*

Analgetika
Morphin
Maperidin
Mefenamin

Sedativa, Hypnotika, Narkotika
Paraldehyd
Chloralhydrat
Propanidid *(Epontol)*

Lokalanästhetika
Procain

Inhalationsnarkotika
Distickstoffoxid („Lachgas")
Cyclopropan
Diäthyläther („Äther")

Muskelrelaxantien
Suxamethoniumchlorid *(Lystenon, Pantolan, Succinyl-Asta)*
Decamethoniumbromid
Tubocurarinchlorid =
  d-Tubocurarin *(Curarin-Asta, Curarin-HAF)*
Gallamin *(Flaxdil)*

Anticholinergika
Atropin

Cholinesterase-Blocker
Neostigmin *(Prostigmin)*

Antihypertonika
β-Blocker
Tetraäthylammonium =
  Tetrylammoniumbromid
Pentamethoniumbromid
Rauwolfia-Alkaloide

Antitachykardika
β-Blocker *(Propranolol)*
Neostigmin *(Prostigmin)*

Die in den Tabellen aufgeführten Arzneimittel-Spezialitäten sind nur praktische Beispiele aus der Vielzahl der angebotenen Handelspräparate. Warenzeichen können nicht als frei betrachtet werden, auch wenn sie hier nicht speziell gekennzeichnet sind

Prophylaxe

Der Prophylaxe der akuten intermittierenden Porphyrie kommt eine entscheidende Bedeutung zur Vermeidung von akuten Porphyriekrisen zu. Dazu sind folgende Maßnahmen wirksam:

1. **Vermeiden von Medikamenten und Alkohol** bei Porphykriekranken und -trägern. Die in Tab. 14.**36** aufgeführten Medikamente und anderen Substanzen haben eine porphyrinogene Potenz. Sie müssen unbedingt durch intensive Aufklärung und Schulung der Patienten vermieden werden. Grundsätzlich sollen Porphyriekranke Medikamente so weit als möglich meiden.
2. **Erfassung latenter Porphyrieträger** durch Familienuntersuchungen von Porphyriekranken. Genträger lassen sich durch die Bestimmung der URO-I-Synthase in Erythrozyten und Lebergewebe sowie Fibroblastenkulturen vor Auftreten klinischer Symptome entdecken. Die Kranken erhalten einen Porphyrieausweis mit allen wichtigen Hinweisen auf die Krankheit und deren Therapie. Wegen der Vererbbarkeit ist eine Eheberatung erforderlich.
3. **Chirurgische Maßnahmen** dürfen nur bei strengster Indikation durchgeführt werden und bedürfen besonders überlegter und sorgfältiger Narkosetechnik: Lachgas- und Äthernarkosen gelten als ungefährlicher als Halothannarkosen. Enfluran, Fluroxene und Methoxyfluran sind lebensgefährlich. Von den Muskelrelaxantien gelten Suxamethoniumchlorid, Decamethoniumbromid, Gallamin und Tubocurarinchlorid als ungefährlich. Als Lokalanästhetika sind Amethocain, Bupivacain und

Procain geeignet; Cocain und Lidocain verboten. Die porphyrinogenen Medikamente sind ebenso in Tab. 14.**36** und 14.**38** aufgeführt wie die erlaubten.

Merke: Die akute intermittierende Porphyrie ist eine angeborene, relativ häufig vorkommende Porphyrie mit oft dramatischem, manchmal lebensbedrohlichem Verlauf. Klinisch stehen diffuse Bauchkrämpfe im Vordergrund, die von kardiovaskulären und vieldeutigen neurologisch-psychiatrischen Symptomen bis zu peripheren und zentralen Paresen und Paralysen begleitet werden. Lichtdermatosen treten nicht auf. Ursache ist ein angeborener Enzymdefekt der URO-I-Synthase. Im Urin werden vermehrt Porphyrinogene (ALA, PBG) und Uroporphyrin ausgeschieden, so daß der Urin Rotfärbung annehmen kann. Medikamente wie Barbiturate, Östrogene, Antikonvulsiva, Narkotika und Alkohol können die klinischen Symptome auslösen und müssen unbedingt vermieden werden. Differentialdiagnostisch ist die Abgrenzung gegen ein chirurgisch zu behandelndes akutes Abdomen von größter Wichtigkeit. Die Behandlung erfolgt unter intensivmedizinischer Überwachung. Die Behandlung mit hochdosierter Glucose und/oder Hämatin kann lebensrettend sein. Prophylaktische Maßnahmen und Familienuntersuchungen sind unbedingt erforderlich.

Hereditäre Koproporphyrie

Definition: Die hereditäre Koproporphyrie ist die seltenste Form der hepatischen Porphyrien. Bei akuter Manifestation sind die klinischen Symptome mit der akuten intermittierenden Porphyrie und Porphyria variegata fast identisch; selten tritt eine Photosensitivität auf. Der primäre genetische Defekt ist ein Mangel an Koproporphyrinogen-Oxidase. Die Erkrankung wird autosomal dominant vererbt.

Häufigkeit

Die Krankheit ist sehr selten. Nur bei der Hälfte der Krankheitsträger entwickeln sich Symptome.

Ätiologie und Pathogenese

Die Erkrankung wird autosomal dominant vererbt. Die zugrundeliegende genetisch bedingte Störung ist ein Mangel an Koproporphyrinogen-Oxidase. Dadurch kommt es zur erhöhten Ausscheidung von Koproporphyrin III im Stuhl und Urin. Bei akuten Attacken erscheinen auch ALA und PBG vermehrt im Urin. Durch den Enzymdefekt ist auch bei der hereditären Koproporphyrie die ALA-Synthase sekundär erhöht und die Hämsynthese kompensatorisch vermehrt.

Klinik

Die klinischem Symptome sind mit denen der akuten intermittierenden Porphyrie und Porphyria variegata weitgehend identisch. Photodermatosen kommen im Gegensatz zur akuten intermittierenden Porphyrie bei etwa 30% der Patienten vor.

Diagnostisches Vorgehen

Die Diagnose wird durch das typische Ausscheidungsmuster des Koproporphyrins III insbesondere im Stuhl und Urin gestellt. Der zugrundeliegende partielle Enzymdefekt läßt sich durch Untersuchungen von Erythrozyten und Fibroblastenkulturen nachweisen.

Therapie

Die Therapie ist mit der Behandlung der akuten intermittierenden Porphyrie identisch.

Merke: Klinik und Therapie der hereditären Koproporphyrie gleichen im wesentlichen denen der akuten intermittierenden Porphyrie. Der primäre genetische Defekt ist ein Mangel an Koproporphyrinogen-Oxidase. Im Stuhl und Urin wird vermehrt Koproporphyrin ausgeschieden.

Porphyria variegata

Definition: Es handelt sich um eine sogenannte gemischte Porphyrie, d. h., es treten gleichzeitig Symptome der akuten intermittierenden Porphyrie und Porphyria cutanea tarda auf. Die Vererbung ist autosomal dominant. Der pathogenetisch wirksame Enzymdefekt in der Hämsynthese ist noch nicht sicher identifiziert.

Häufigkeit

Die Porphyria variegata ist unter den Weißen Südafrikas die häufigste hepatische Porphyrie, wobei die Inzidenz auf 1:400 und die Zahl der Genträger auf etwa 10 000 geschätzt wird. Die Erkrankung kommt selten auch in Mitteleuropa, insbesondere Holland, Deutschland und Schweden vor.

Ätiologie und Pathophysiologie

Der hereditär bedingte Enzymdefekt konnte noch nicht sicher bestimmt werden. Wegen der ständig erhöhten Ausscheidung von Protoporphyrin und Koproporphyrin III in Stuhl und Galle und von ALA, PBG und Protoporphyrin im Urin wird ein Mangel an Proto-/Koproporphyrinogen-Oxidase oder der Ferrochelatase vermutet. Die ALA-Synthase ist wie bei den anderen beschriebenen hepatischen Porphyrien sekundär erhöht.

Klinik

Das Hauptmanifestationsalter liegt zwischen dem 10. und 30. Lebensjahr. Die Patienten haben sowohl akute Bauchkrämpfe und neuro-psychiatrische Symptome als auch Lichtdermatosen nebeneinander oder auch nacheinander. Bei Männern gleichen die Hautsymptome völlig denen bei Porphyria cutanea tarda und heilen ebenfalls mit pigmentierten und depigmentierten Narben ab. Dabei kann auch die Leberfunktion gestört sein. Die klinischen abdominellen und neuro-psychiatrischen Symptome, die denen der akuten intermittierenden Porphyrie völlig gleichen können, werden ebenfalls vorwiegend durch Medikamente ausgelöst.

Befunde

Bei der Porphyria variegata werden ständig erhöhte Mengen von Proto- und Koproporphyrien III ausgeschieden. Im Gegensatz dazu sind ALA, PBG und Porphyrine im Urin nur im Anfall erhöht, so daß der Watson-Schwartz-Test oder Hoesch-Test positiv ist.

Diagnostisches Vorgehen

Bei gleichzeitigem Vorkommen von abdominellen und dermatologischen Symptomen sowie positivem Watson-Schwartz-Test kann die Diagnose durch eine differenzierte Porphyrinanalyse des Urins (s. Tab. 14.**35**) und unter Umständen Leberhistologie differentialdiagnostisch geklärt werden.

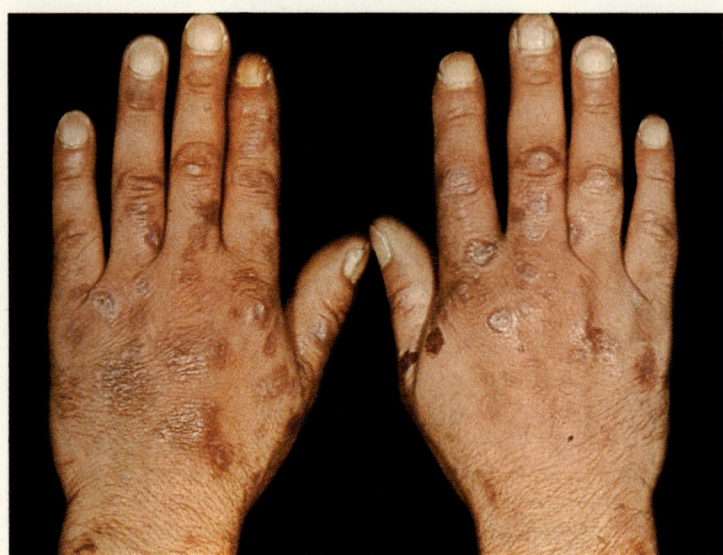

Abb. 14.**16**   Blasen am Handrücken bei einem Patienten mit Porphyria cutanea tarda

Therapie

Die Behandlung gleicht der bei akuter intermittierender Porphyrie, und auch die prophylaktischen Maßnahmen sind identisch. Gegen die Hautveränderungen sind Lichtschutzsalben und Vermeiden direkter Sonneneinstrahlung erforderlich.

> **Merke:** Bei der Porphyria variegata oder der „gemischten Porphyrie" treten Symptome der akuten intermittierenden Porphyrie (Krämpfe, neurologisch-psychiatrische Symptome) und der Porphyria cutanea tarda (Lichtdermatosen) auf. Die Symptome können gleichzeitig oder nacheinander vorkommen. Die ständig erhöhte Ausscheidung von Protoporphyrin und Koproporphyrin III im Stuhl und von ALA, PBG und Protoporphyrin macht einen Enzymdefekt bei der Koproporphyrinogen-Oxidase oder bei der Ferrochelatase wahrscheinlich. Die Therapie gleicht der bei akuter intermittierender Porphyrie.

Porphyria cutanea tarda

> **Definition:** Die Porphyria cutanea tarda ist die in Europa häufigste Porphyrie. Ursache der Krankheit ist ein genetisch bedinger Mangel der Uroporphyrinogen-III-Dekarboxylase. Klinisch stehen chronische Haut- und Leberveränderungn bei Männern im mittleren und höheren Lebensalter im Vordergrund. Neurologische Symptome fehlen. Es findet sich im Urin ein typisches Ausscheidungsmuster von Porphyrinen.

Häufigkeit

Bisher liegen keine genauen Zahlen über die Häufigkeit vor; Schätzungen liegen zwischen 1 und 10 ‰.

Frauen erkranken sehr viel seltener als Männer (Männer : Frauen = 10 : 1).

Ätiologie und Pathophysiologie

Die Porphyria cutanea tarda wird autosomal dominant vererbt und kommt daher familiär manifest und latent vor. Die vererbte primäre enzymatische Störung ist eine partielle Verminderung der hepatischen und erythrozytären Uroporphyrinogen-III-Dekarboxylase. Wahrscheinlich kann die Porphyria cutanea tarda auch durch toxische Leberschädigung, z. B. Alkohol, erhöhte hepatische Eisenablagerungen, Blei, Lösungsmittel, Medikamente, Östrogene und Fungizide erworben oder manifest werden. Bei der erworbenen Form der Porphyria cutanea tarda ist der Enzymdefekt nur in der Leber und nicht in den Erythrozyten und Fibroblasten des Patienten und von Heterozygoten nachweisbar. Der Enzymdefekt beeinträchtigt die Umwandlung von Uroporphyrinogen zur Koproporphyrinogen, so daß die Ausscheidung von URO III, Heptacarboxyporphyrin und in geringem Umfang von Koproporphyrin im Urin erhöht ist. Dadurch wird der Urin burgunder- bis braunrot gefärbt. In der Haut führen die erhöhten Porphyrine zur Photosensibilität. In der Leber lassen sie sich im UV-Licht durch Rotfluoreszenz nachweisen. Im Gegensatz zu den anderen hepatischen Porphyrien führt der Enzymdefekt bei der Porphyria cutanea tarda zu keinen Regulationsstörungen der Hämsynthese, so daß sich die ALA-Synthase nicht kompensatorisch erhöht. Daher sind auch die Porphyrinogene ALA und PBG im Urin nicht erhöht und neurologisch-psychiatrische Symptome fehlen.

Klinik

Im Vordergrund der klinischen Symptome stehen **langsam zunehmende Hautveränderungen:**

- Leichte Lädierbarkeit der Haut, insbesondere des Handrückens (Abb. 14.**16**), bereits nach geringen Traumen.
- Blasenbildung an chronisch lichtexponierten und gleichzeitig mechanisch belasteten Hautpartien (Abb. 14.**17**). Die Blasen platzen und heilen mit depigmentierten Narben ab.
- Ausgeprägte Braunpigmentierung, besonders im Gesicht.
- Vermehrtes Haarwachstum als umschriebene periokuläre Hypertrichose.
- Verstärkte Hautalterung mit Faltenbildung durch Verlust von elastischen Fasern (Elastose).
- Manchmal finden sich sklerodermieartige Hautindurationen an Nacken, Gesicht und Händen sowie Hautatrophien an den Akren. Dagegen stehen die Symptome der immer vorhanden (alkoholischen) Lebererkrankung nicht im Vordergrund. Doch läßt sich fast regelmäßig eine Lebervergrößerung nachweisen, die durch eine Leberfibrose, chronische Hepatitis, Fettleber oder Leberzirrhose hervorgerufen sein kann. zeichen der Leberdekompensation (Leberkoma, Aszites, portale Hypertension) sind selten. Kardiovaskuläre Störungen (Hypertonie, Tachykardie, Herzrhythmusstörungen, Herzinfarkte) sollen bei Porphyria cutanea tarda häufiger sein.

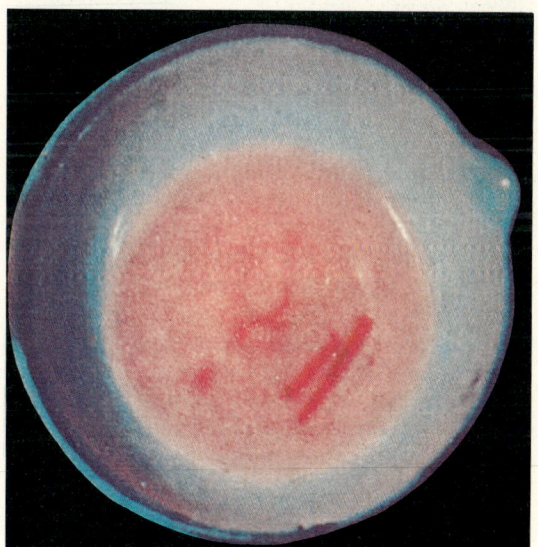

Abb. 14.**17** Blasenbildung im Gesicht eines 57jährigen Mannes mit Porphyria cutanea tarda

Befunde

Die Ausscheidung von Uroporphyrin und Koproporphyrin im Urin ist erhöht, dagegen von ALA und PBG normal (negativer Watson-Schwartz- und Hoesch-Test). Als Folge der Lebererkrankung sind die γ-GT und Transaminasen erhöht, ebenso wie die γ-Globuline und der Bromsulfaleintest. Der Glucosetoleranztest ist — wie bei allen chronischen Leberkrankheiten — pathologisch verändert. Das Serumeisen ist bei mehr als der Hälfte aller Fälle stark erhöht, das Transferrin vermindert und das Ferritin im Serum stark erhöht. Der **histologische Leberbefund** kann von einer Leberzellverfettung über die Leberfibrose bis zur Leberzirrhose reichen. Meistens ist eine ausgeprägte **Lebersiderose** mikroskopisch sichtbar. Der erhöhte Porphyringehalt der Leber ist im Leberbiopsiezylinder unter der UV-Lampe durch starke Rotfluoreszenz nachweisbar (Abb. 14.**18**).

Diagnostisches Vorgehen

Die Kombination der typischen klinischen Hautbefunde, Urinbefund, Porphyrinanalyse und Leberbiopsie (Rotfluoreszenz und Siderose) ermöglicht eine sichere Diagnose.

Abb. 14.**18** Rotfluoreszenz eines Biopsiezylinders der Leber bei Porphyria cutanea tarda in isotonischer NaCl-Lösung im UV-Licht (aus Creutzfeldt, W. u. Mitarb.: Acta hepatosplenol. 13 [1966] 65)

Differentialdiagnose

Die Hautsymptome sind so typisch, daß Verwechslungen mit anderen dermatologischen Krankheiten (Sklerodermie, Pilzerkrankungen u. a.) kaum vorkommen. Andere chronische Lebererkrankungen und die Hämochromatose können durch die Porphyrinanalysen und die Rotfluoreszenz des Leberpunktatzylinders sicher abgegrenzt werden.

Therapie

Es stehen heute zwei gleichwertige Behandlungsmethoden zur Verfügung:

1. Die **Aderlaßtherapie nach Ippen.** Dabei werden in der 1.−4. Woche jeweils wöchentlich 400−500 ml Blut entzogen, danach monatlich 500 ml bis sich die klinischen Symptome zurückgebildet haben und sich die Porphyrinausscheidung im Urin normalisiert hat. Damit ist nach etwa 8 l Blutentzug zu rechnen. Es ist eine regelmäßige klinische Überwachung der Patienten mit Kontrolle von Porphyrinausscheidung, Gesamteiweiß, Blutbild, Eisen im Serum und Ferritin im Serum erforderlich. Es kommt unter dieser Therapie zu meist langen Remissionen, die möglicherweise mit dem Eisenentzug und dem günstigen Einfluß auf den Enzymdefekt zusammenhängt. Der Eisenentzug kann auch − weniger sicher − mit Desferrioxamin i. v. oder i. m. durchgeführt werden, wenn die Aderlaßbehandlung nicht möglich ist.
2. Mit kleinen Dosen **Chloroquin** (2×125 mg Resochin pro Woche) kann Uroporphyrin aus der Leber entfernt werden. Der Wirkungsmechanismus ist nicht genau bekannt. Es ist eine Dauertherapie erforderlich. Die Patienten müssen sich vor direkter Sonnenexposition schützen.

Merke: Die Porphyria cutanea tarda ist die häufigste hepatische Porphyrie. Die Photodermatose geht klinisch mit Blasenbildung, Hautpigmentierung, Hypertrichose und leichter Hautverletzlichkeit einher. Die Blasen heilen mit depigmentierten Narben, insbesondere an Händen und im Gesicht ab. Sklerodermieähnliche Verläufe kommen vor. Die Lichtsensibilisierung wird durch Porphyrine in der Haut hervorgerufen. Ursache ist ein Mangel an Uroporphyrinogen-III-Dekarboxylaseaktivität in der Leber und in den Erythrozyten. Es liegt immer gleichzeitig eine chronische Lebererkrankung mit verstärkter Siderose vor. Wahrscheinlich sind zur Krankheitsmanifestation neben dem Enzymdefekt toxische Einwirkungen wie Alkohol, erhöhte Eisendepots und Medikamente erforderlich. Im Urin ist die Ausscheidung insbesondere von Uroporphyrin erhöht, während die Porphyrinogene (ALA und PBG) normal sind. Neurologische Symptome fehlen daher. Die Therapie mit Aderlässen und/oder Chloroquin ist sehr wirksam und verbessert die Prognose.

Weiterführende Literatur

Bissell, D. M.: Laboratory evaluation in porphyria. Sem. Liver Dis. 2 (1982) 100

Bloomer, J. R.: The hepatic porphyrias. Pathogenesis, manifestations and treatment. Gastroenterology 71 (1976) 689

Doss, M.: Hepatic porphyrias: Pathobiochemical, diagnostic, and therapeutic implications. In Popper, H., E. Schaffner: Progress in Liver Diseases, vol. III. Grune & Stratton, New York 1982

Editorial: Treatment of acute hepatic porphyria. Lancet 1978/I. 1024

Goerz, G., G. Strohmeyer: Porphyria cutanea tarda (PCT). Internist 24 (1983) 543

Ippen, H., C. A. Pierach: Verhütung und Behandlung von Attakken induzierbarer Porphyrien. Dtsch. Ärztebl. 80 (1983) 43

Kappas, A., Sh. Sassa, K. E. Anderson: The porphyrias. In Stanbury, J. B. et al.: The Metabolic Basis of Inerhited Disease, 5th ed. McGraw-Hill, New York 1983

Moore, M. R., K. E. L. McColl, C. Rimington, A. Goldberg: Disorders of Porphyrin Metabolism. Plenum Medical, New York 1987

Sekundäre Koproporphyrinurien

Diese relativ häufigen Stoffwechselstörungen treten in Verbindung mit akuten und chronischen Störungen der Leberfunktion, insbesondere mit Cholestase und bei chronischen Anämien sowie beim Morbus Hodgkin, bei Intoxikationen mit Blei und Lösungsmitteln auf. Im Urin werden stark vermehrt Koproporphyrin III und I ausgeschieden. Die pathobiochemischen Mechanismen sind nicht genau bekannt. Bei der Bleivergiftung kommt es zu einer Hemmung der Porphobilinogen-Synthase, Koproporphyrinogen-Oxidase und Ferrochelatase. Als Folge davon steigt die ALA-Synthase an. Nach Hexachlorbenzol-Intoxiaktion von Saatgutweizen kam es 1960 in der Türkei zu einer verbreiteten sekundären Porphyrie. Es entwickelte sich klinisch das Bild einer Porphyria cutanea tarda.

Merke: Die sekundären Porphyrien werden durch toxische Substanzen (Blei, Hexachlorbenzol und polychlorierte Kohlenwasserstoffe u. a.) ausgelöst oder kommen in Verbindung mit chronischen Leberkrankheiten, Anämien und vereinzelt bei Tumoren vor. Sie bilden sich nach Ausschaltung der Noxen und Besserung der primären Krankheit meist vollständig zurück.

Weiterführende Literatur

Doss, M.: Alkohol und Porphyrine. In Teschke, R., C. S. Lieber: Alkohol und Organschäden. Witzstrock, Baden-Baden 1981

Goerz, G., G. Teikemeier, G. Strohmeyer: Die Porphyrien. Internist. Welt 7 (1987) 173

15 Krankheiten durch physikalische Einwirkungen

H. L. Haeberlin

D. Niederstadt

R. Sauer

K. Stalder

Erkrankungen durch äußere physikalische Ursachen (mechanische Einwirkungen)

K. Stalder

Definition: Bei allen Tätigkeiten kommt es zu Wechselwirkungen mit der Umwelt, die für den agierenden Organismus mechanische Belastungen sind. Für Teilsysteme kann die Körpermasse in Ruhe oder Bewegung zu einer Belastung werden. Das Leben in einer von der Technik geprägten Umwelt bindet zudem den Menschen oft – und dies nicht nur im Arbeitsleben – in technische Systeme ein, die besondere Formen mechanischer Einwirkungen mit sich bringen. Es werden nur solche Beispiele mechanischer Vorgänge abgehandelt, die kurzfristig oder als Einzelereignis innerhalb der Grenzen der Belastbarkeit der betroffenen Personen bleiben, jedoch als anhaltendes oder wiederholtes Geschehen die Gesundheit beeinträchtigen können.

Häufigkeit

Pathologische Veränderungen nach mechanischen Einwirkungen finden sich besonders ausgeprägt im Arbeitsleben mit seinen oft einseitigen Anforderungen. Eine Reihe durch berufsspezifische mechanische Einwirkungen hervorgerufener Erkrankungen sind als Berufskrankheiten meldepflichtig. In der BRD werden jährlich etwa 3000–4000 Verdachtsfälle neu gemeldet, von denen etwa 20% mit einer Rente entschädigt werden. Eine Abschätzung der sicher sehr großen außerberuflichen Erkrankungszahlen ist wegen der oft multifaktoriellen Genese der hier vorliegenden Krankheitsbilder schwierig. Risikogruppen und die wichtigsten bekannten Arten der Schädigung sind in den Tab. 15.**1** und 15.**2** zusammengestellt.

Ätiologie

Im Hinblick auf gesundheitliche Auswirkungen lassen sich unterschiedliche mechanische Belastungssituationen abgrenzen:

Dauerbelastungen, z. B. beim Halten und Tragen von Lasten („Haltearbeit"), und die sich aus der Arbeitshaltung ergebenden Belastungen („Haltungsarbeit") können bei entsprechender Größenordnung und Dauer der Einwirkung Ursache von Arthrosen werden. Dabei kann Übergewicht synergistisch wirken. Die meisten Belastungen weisen eine Periodizität auf, die zunächst durch die eigene Aktivität der belasteten Person entsteht. Diese Periodizität unterliegt z. B. bei Arbeiten mit Schlagwerkzeugen, bei Erdarbeiten mit Spaten oder Schaufel im wesentlichen der Steuerung des Individuums. Dieser Gruppe der Belastungen lassen sich solche gegenüberstellen, die von Geräten oder Maschinen mit Eigenantrieb ausgehen, also Einwirkungen mit einer fremdbestimmten Rhythmik, die Frequenzen von weniger als 1 Hz bis zur Größenordnung von 10^3 Hz umfaßt. Diese Schwingungen können sinusförmig, allgemein periodisch oder völlig regellos sein. Regellose (stochastische) Schwingungen, wie man z. B. in Fahrzeugen finden kann, schwanken sowohl in der Frequenz als auch in der Amplitude.

Eine dritte Belastungssituation ergibt sich bei sehr langsamen Schwingungen (2–0,05 Hz) bei der Bewegung von Fahrzeugen, insbesondere von Seefahrzeugen, aber in besonderen Situationen auch von Luft- und Landfahrzeugen.

Den sich ergebenden chronischen Belastungen stehen die anlage- oder trainingsbedingten Gegebenheiten des Individuums gegenüber. Trainingsmangel muß oft zu den wesentlichen ursächlichen Bedingungen gerechnet werden. So ist die „Schipperkrankheit" (s. Tab. 15.**1**) in der Regel die Krankheit der Aushilfsarbeiter aus Berufen mit geringerer körperlicher Belastung.

An der Entstehung der Krankheitserscheinungen können zusätzlich andere Noxen (z. B. Unterkühlung) und Parallelerkrankungen (z. B. Infekte oder Stoffwechselstörungen) beteiligt sein. Bei diesem Zusammentreffen kann deren Stellenwert auch größer sein als derjenige der mechanischen Einwirkung.

Pathogenese

Schädigungen durch anhaltende mechanische Belastungen ergeben sich bei einer mangelhaften Proportion der einwirkenden und der reagierenden Kräfte. In der Regel geht weiterreichenden Störungen eine Überbeanspruchung der muskulären Leistungsfähigkeit voraus, in deren Folge die einwirkenden Kräfte ohne hinreichende steuernde Beeinflussung durch die Muskulatur auf die Stützgewebe treffen. Aber auch das Nerven- und das Gefäßsystem können zum Angriffspunkt werden (s. Tab. 15.**1** und 15.**2**).

Eine typische Erscheinungsform ist die **Ermüdungsfraktur** nach Fortfall muskulärer Abfangreaktionen im Zuge schlecht gesteuerter Arbeitsbewegungen. Häufig betroffene Stellen sind die Wirbelfortsätze, vor allem die Dornfortsätze der unteren Hals- und oberen Brustwirbelsäule.

Der gleiche Pathomechanismus besteht für eine als „Marschfraktur" des Mittelfußes beschriebene

Tabelle 15.1 Belastungssituationen und mögliche Erkrankungen

Risikogruppe(n)	Art der Schädigung	Symptome und Beschwerden
Hilfsarbeiter (Tiefbau, u. U. Forst- und Landwirtschaft), Dockarbeiter, Artisten, Sportler	Ermüdungsfrakturen, z. B. Abrißbrüche der Dornfortsätze oder der Querfortsätze	Plötzlich auftretender Schmerz zwischen den Schulterblättern, im Extremfall Bewegungsunfähigkeit des Oberkörpers oder an dem betroffenen Abschnitt der WS
Bergleute, Parkett- und Fliesenleger (nach langanhaltenden Arbeiten in hockender oder kniender Haltung), Sportler (Fußball, Skilauf)	Meniskusschäden des Kniegelenks	Oft zunächst unbemerkt, dann plötzlicher Schmerz und Gelenksperre
Fliesenleger, Steinsetzer, Landarbeiter	Schleimbeutelentzündungen (bevorzugt an den Kniegelenken, aber auch an den Ellenbogengelenken)	Schwellung durch Erguß, Wandverdickung, Schwielenbildung
Schwerarbeiter, Sportler	Arthrosen belasteter Gelenke, Spondylarthrosen	Gelenkschmerzen, Lumbalgien
Transportarbeiter (insbesondere bei Tragvorrichtungen, die an den Schultern angreifen)	Druckschädigungen von Nerven, z. B. N. dorsalis scapulae, N. axillaris „Tornisterlähmung"	Leistungsminderungen und Parästhesien. Im Elektromyogramm Verminderung der Erregbarkeit bis zu motorischen Ausfällen
Verschiedene Berufsgruppen mit Druckbelastungen des Ellenbogens oder der Palmarfläche der Hand sowie mit kniend ausgeübten Tätigkeiten	entsprechend: N. ulnaris; N. medianus; N. fibularis; N. tibialis	
Handwerker mit stereotyper Handarbeit, Stenotypistinnen, Musiker (an Tasteninstrumenten), Sportler (z. B. Tennis)	Sehnenscheidenentzündung; Periarthrosis humeroscapularis (Tendinose der Sehnenplatte des M. supraspinatus); Epicondylitis humeri lateralis et medialis („Muskelzugperiostose")	Bewegungsschmerz, Funktionsbeeinträchtigung

Tabelle 15.2 Erschütterungen sowie andere Schwingungen und dadurch ausgelöste Erkrankungen

Risikogruppe(n)	Art der Schädigung	Symptome und Beschwerden
Beschäftigte mit Druckluftwerkzeugen (Hämmer, Meißel, Bohrer, Stampfer) im Bergbau, in Steinbrüchen, beim Straßenbau, in Gußputzereien, Kesselschmieden und beim Schiffsbau	Arthrosis deformans Lunatum-Malazie; Pseudarthrose des Os scaphoideum (naviculare)	Ermüdungserscheinungen, Schmerzen bei Beginn der Tätigkeit. Später auch Ruhe- und Nachtschmerz. Bewegungbehinderung
Arbeiter mit Handmotorsägen, z. B. im Forstbetrieb	Vibrationsbedingtes vasospastisches Syndrom (Durchblutungsstörungen, vorwiegend in den Fingern) „Weißfingerkrankheit"	Taubheitsgefühl, „Ameisenlaufen", u. U. Schmerzen in den Fingern
Fahrer (und Mitfahrer) von Motorfahrzeugen (insbesondere von Schwerfahrzeugen oder bei langen Fahrzeiten)	Myalgisches Syndrom, Lumbalgien, Spondylose oder Osteochondrose der Wirbelsäule	Schmerzzustände, Bewegungseinschränkungen. Sekundär: Nervenwurzelreizungen mit Sensibilitätsstörungen und motorischen Ausfällen
Personal und Passagiere auf Land-, See- und Luftfahrzeugen bei ungünstigen Wegeverhältnissen oder Wetterbedingungen	Kinetosen, Reisekrankheit, Seekrankheit, Luftkrankheit	Apathie, Übelkeit, Schwindel, Herzrhythmus- und Kreislaufstörungen, Erbrechen

Krankheit sowie für die Fraktur von Rippen unter dem langfristig wiederholten Zug der Thoraxmuskulatur als Folgeerscheinung beim heftigen chronischen Husten. Der Ermüdungsbruch unterscheidet sich vom echt traumatischen durch seine Vorgeschichte, die Entstehung einer Ermüdungslinie mit Substanzverlust, die sich zu einer Zyste erweitert. Anlaß der Fraktur ist in der Regel der übliche Muskelzug.

Den **Meniskusschäden** des Kniegelenks liegt die Eigenart bradytropher Gewebe zugrunde, bei starker Beanspruchung funktionsschwächer statt leistungsfähiger zu werden. Unphysiologische Zwangshaltungen des Kniegelenks führen hier zu Gewebszerrungen und zu einer Drosselung der Ernährung des Gewebes. Nach Meniskektomie sind langfristig belastungsabhängige arthrotische Folgeerscheinungen möglich, deren Ausmaß jedoch von individuell unterschiedlichen Faktoren abhängt (Doherty u. Mitarb.).

Bei der Entstehung von **Schleimbeutelentzündungen** haben neben den mechanisch eingeleiteten Gewebsvermehrungen vielfach hämatogene oder lymphogene Infekte ursächliche Bedeutung. Schädigungen von Nerven können durch Kompression an Stellen, an denen sie durch die anatomischen Gegebenheiten besonders exponiert sind, direkt verursacht werden. Eine Schädigung des N. medianus kann aber auch indirekt als Folge des sogenannten Karpaltunnel-Syndroms eintreten, einer Verdickung des Lig. carpale anterius infolge einer übermäßigen Belastung des Handgelenks. Überbeanspruchung der Finger, wie sie bei vielen Tätigkeiten möglich ist, führt zu einer Reizung des Gleitapparats der Sehnen mit abakteriell entzündlichen Infiltraten (Tendovaginitis serosa), darüber hinaus auch zu Gewebsverdickungen (Tendovaginitis stenosans). Oft kann „Schneeballknirschen" wahrgenommen werden (Tendovaginitis crepitans).

Die Periarthrosis humeroscapularis (Duplay-Syndrom) kann im Zusammenhang mit pathologischen Veränderungen der Sehnenscheide des M. bizeps sowie mit einer Tendinose des M. supraspinatus und mit Verkalkungen der Schleimbeutel des Schulterringes entstehen und wäre insofern hier anzureihen. Ursächlich werden aber auch Nervenwurzelirritationen angenommen. In diesem Falle können mechanisch mitbedingte Wirbelveränderungen ursächlich beteiligt sein.

Nach Überlastungen z. B. des Hand-Unterarm-Systems kann ein **Sudeck-Syndrom** auftreten. Die Pathogenese dieses Syndroms ist noch weitgehend ungeklärt. Angenommen wird eine pH-Senkung im erkrankten Gewebe im Verlauf einer abnormen vasomotorischen Reaktion. Im veränderten Knochenabschnitt sind die An- und Abbauvorgänge in der Grundsubstanz verstärkt bei Überwiegen der Abbauvorgänge (Röntgenbefund: lokale Osteoporose). Klinisch sind drei Stadien abzugrenzen, die röntgenologisch durch fleckige Entkalkung, Dystrophie und Atrophie gekennzeichnet sind.

Die in Tab. 15.**2** zusammengestellten Erkrankungen werden durch rhythmische Einwirkungen von Geräten, Maschinen oder Fahrzeugen hervorgerufen.

Bei Arbeiten mit Druckluftwerkzeugen sind Rückstoßerschütterungen vom Körper des Arbeitenden aufzufangen, besonders durch das Ellenbogengelenk, das Schulter-Schlüsselbein-Gelenk, das handgelenknahe Ellen-Speichen-Gelenk und bestimmte Handwurzelknochen. Dabei kommt es zu Ab- und Umbauvorgängen mit dem Bilde der **Arthrosis deformans.** Neben vorzeitigen Abnutzungserscheinungen an Hand-, Ellenbogen- und Schultergelenken — altersbedingten Veränderungen im Prinzip ähnlich — stehen die eindeutig berufsbedingten Sonderformen Mondbeintod, Kahnbeinpseudarthrose und Osteochondrosis dissecans, z. B. des Ellenbogengelenkes.

Lumbalgien und entsprechende von anderen Abschnitten der Wirbelsäule ausgehende Schmerzzustände werden in erheblichem Maße von Schwingungen in Fahrzeugen mitbedingt. Dem liegt im wesentlichen eine Degeneration der Wirbelbogengelenke zugrunde, unter Umständen mit Elastizitätsverlust der Zwischenwirbelscheibe. Nervenwurzelirritationen können den Zustand komplizieren. Die in Frage kommenden Belastungen treten außer in Kraftfahrzeugen auch in Hubschraubern auf.

Bei Arbeiten mit Geräten wie Handmotorsägen sind im Unterschied zu Druckluftwerkzeugen keine Rückstoßerschütterungen abzufangen; hier teilen sich Eigenschwingungen des Geräts dem Hand-Arm-System mit. Bei einer gewissen Zahl der Exponierten treten nach verschieden langer Latenzzeit anfallsartig **Durchblutungsstörungen** an den Fingern auf. Subjektiv bestehen Taubheitsgefühl, unter Umständen „Ameisenlaufen" oder Schmerzen. Hier kommt Kältereizen als auslösenden Faktoren besondere Bedeutung zu.

In Transportmitteln auftretende Schwingungen mit Frequenzen zwischen 2 und 0,05 Hz wirken über den Vestibularapparat auf das **ZNS** ein. Sie können zu einer Überbeanspruchung der auf die Erhaltung des Gleichgewichts gerichteten zentralnervösen Steuerungsvorgänge führen, gefolgt von Unwohlsein, Schwindel und Erbrechen (s. Tab. 15.**2**).

Diagnostisches Vorgehen und Differentialdiagnose

Die Erhebung einer sorgfältigen Berufs- und Gepflogenheitsanamnese ist besonders wichtig (Beruf, Sport, Hobby). Neben den meist charakteristischen Beschwerden und ihrer Entstehungsgeschichte gibt die physische Untersuchung und insbesondere bei allen knöcherne Stützgewebe betreffenden Erkrankungen die Röntgenaufnahme Aufschluß. Wichtigstes Hilfsmittel zur Diagnose und Bewertung des vibrationsbedingten vasospastischen Syndroms ist der Kälteprovokationstest, bei dem die Fingertemperatur und ihre Verteilung gemessen wird (Thermofühler, ultrarotphotographische Thermographie).

Differentialdiagnostisch sind vielfach infektiös-entzündliche, ferner Stoffwechselerkrankungen sowie auch ernährungsbedingte Störungen (Avitaminosen) abzugrenzen. Wegen der multifaktoriellen Entstehung der meisten der besprochenen Krankheitsbilder geht die Differentialdiagnose vielfach in eine

Beurteilung der Wechselbeziehung mit anderen Erkrankungen über.

Prophylaxe

Im Vordergrund steht in allen Fällen die Vermeidung oder Abschwächung der Belastung. Dies muß bereits bei der Herstellung des Arbeitsgeräts berücksichtigt werden. Schwingungsgedämpfte Sitze an Großmaschinen und schwingungsgedämpfte, evtl. auch beheizte Handgriffe bei handgeführten Geräten sind dafür Beispiele. Neben der physiologisch sinnvollen Arbeitsplatzgestaltung (im beruflichen wie im außerberuflichen Bereich) kommt dem angemessen abgestuften Training eine besondere vorbeugende Rolle zu. Das rechtzeitige Erkennen disponierender Individualfaktoren ist ein schwieriger, aber weiterer wichtiger Schritt der Vorsorge.

Therapie

Auch die Therapie geht stets von der Aufhebung der Belastung aus, mit einer mehr oder weniger ausgedehnten Ruhigstellung. Sogar bei den Abrißbrüchen der Wirbelfortsätze sind keine eingreifenden Maßnahmen nötig: Neben kühlen Umschlägen kommen Novocaininjektionen zur Behebung der Beschwerden in Betracht.

Bei den Erkrankungen der Sehnenscheiden ist meist Ruhigstellung, verbunden mit Hydrocortisonpräparaten, erfolgreich.

Schleimbeutelentzündungen können durch Ruhigstellung mit Wärmeanwendungen gebessert werden, sonst empfiehlt sich Punktion mit nachfolgender Injektion von Cortisonpräparaten. Operation kann den gegenüber konservativer Therapie resistenten Fällen vorbehalten bleiben.

Bei Schäden durch Erschütterungen und Vibrationen fehlt eine spezifische Therapie (auch bei Lunatum-Malazie und Pseudarthrose des Os scaphoideum ist chirurgisches Vorgehen nicht angezeigt). Ein solches bleibt auf Meniskusschäden, Bandscheibenschäden sowie auf besonders gelagerte Fälle von Sehnenscheidenveränderungen und Drucklähmungen von Nerven (Karpaltunnel-Syndrom) beschränkt

Kinetosen sprechen relativ schnell auf die Beendigung der auslösenden Belastung an. Auf größeren Schiffen finden sich Plätze geringerer Vertikalbeschleunigungen, die die Situation etwas verbessern können. Medikamentös kommen z. B. Antihistaminika oder Tranquillantien zur Anwendung.

Personen, die in Landfahrzeugen kinetosegefährdet sind, sollen sich möglichst auf das Fahrgeschehen einstellen und ablenkende Tätigkeiten während der Fahrt unterlassen.

Merke: Bei Erkrankungen als Folge mechanischer Einwirkungen ist in vielen Fällen die Unterbrechung der Belastung und eine konservative — eventuell symptomatische — Therapie ausreichend. Vorbeugend können Trainingsmaßnahmen wirken. Die Verbesserung der Anpassung technischer Hilfsmittel an den Menschen ist eine gemeinsame Aufgabe von Medizinern und Ingenieuren.

Weiterführende Literatur

Bürkle de la Camp, H., M. Schwaiger: Handbuch der gesamten Unfallheilkunde. Enke, Stuttgart 1963—1966

Doherty, M., J. Watt, P. Dieppe: Influence of primary generalized osteoarthritis on development of secondary osteoarthritis. Lancet 1983/II,8

Dupuis, H.: Mechanische Schwingungen (Vibrationen) und Stöße. In Schmidtke, H.: Ergonomie, Bd. II. Hanser, München 1974

Laarmann, A.: Berufskrankheiten nach mechanischen Einwirkungen. Enke, Stuttgart 1977

Müller, W.: Pathophysiologie der Arthrosen. Ther. Umsch. 35 (1978) 147

Probst, Th., S. Krafczyk, W. Buchele, Th. Brandt: Visuelle Prävention der Bewegungskrankheit im Auto. Arch. Psychiatr. Nervenkrh. 231 (1982) 409

Silverstein, B. A., L. J. Fine, T. J. Armstrong: Hand wrist cumulative trauma disorders in industry. Brit. J. Industr. Med. 43 (1986) 779

Valentin, H., u. Mitarb.: Arbeitsmedizin, 3. Aufl. Bd. I u. II. Thieme, Stuttgart 1985

Schäden durch Kälte- und Hitzeeinwirkung

H. L. Haeberlin

Definition: Gesundheitliche Schäden durch Kälte- und Hitzeeinwirkung sind Erkrankungen des Organismus oder eines seiner Teile infolge einer Wärmebilanzstörung mit erhöhter oder verminderter Wärmeabgabe, die zu einem Absinken oder Ansteigen der Körpertemperatur aus dem physiologischen Toleranzbereich führt. Die krankhaften Veränderungen entstehen als Folge der abnormen Temperatur selbst, der Überbeanspruchung und/oder des Zusammenbruches der thermoregulatorischen Mechanismen.

Häufigkeit

Die für den Ablauf aller Lebensfunktionen bedeutsamen Konstanz der Körpertemperatur wird bewirkt durch **autonome Thermoregulation** des Organismus, die der Erhaltung des Gleichgewichtes zwischen Wärmeproduktion (Intermediärstoffwechsel) und Wärmeabgabe dient. Wärmeabgabe durch Wärmestrahlung, -leitung und Wasserverdunstung ist eine Funktion des Temperaturgefälles zwischen Körperoberfläche und Umgebung. Grundlage der gesamten physikalischen Temperaturregulation ist die Variation der Hautdurchblutung (Wärmetransportfunktion des Blutes). Die der Feinregulation der Körpertemperatur dienenden autonomen Mechanismen sind nur in beschränktem Umfang in der Lage, die Konstanz der Kerntemperatur des Körpers von 37 °C zu gewährleisten. Da schon in mittleren Erdbreiten die Umgebungstemperaturen einen Schwankungsbereich von 50 °C umfassen, kommt die wesentliche Bedeutung bei der Steuerung des Wärmegleichgewichtes im Körper bewußten Anpassungen zu, die unter dem Begriff der **Verhaltensregulation** zusammenzufassen sind:

- angepaßte Kleidung,
- Temperierung der Wohn- und Arbeitsräume,
- Steuerung der Wärmebildung durch Muskelarbeit oder körperliche Ruhe,
- Ausnutzung oder Meidung der Sonneneinstrahlung.

Die Vielzahl der möglichen Verhaltensregulationen wird schon bei geringen Abweichungen vom Behaglichkeitsbereich genutzt und bietet in der Regel ausreichenden Schutz gegen alle üblicherweise auftretenden Umgebungstemperaturen. Körperliche Schäden durch Überbeanspruchung oder Zusammenbruch der autonomen Thermoregulation treten nur dann ein, wenn das bewußte Anpassungsverhalten des Individuums gestört oder unmöglich wird. Die denkbaren Störungen der autonomen und bewußten Regulationsvorgänge und ihre Kombinationen sind so zahlreich, daß eine Aussage über die Häufigkeit, orientiert an den Ursachen, ausgeschlossen ist.

Ätiologie

Die Begriffe „warm", „behaglich" (ausgeglichene Wärmebilanz) und „kalt" sind relativ. Der Behaglichkeitsbereich schwankt individuell um höchstens 2−3 °C. Für den Wärmeaustausch zwischen Organismus und Umgebung sind zahlreiche Bedingungen von Einfluß, einzeln und in vielfältig variablen Kombinationen. Von diesen fassen wir Lufttemperatur, -feuchtigkeit, -bewegung und Strahlungstemperatur unter dem Begriff **Klima** zusammen. Den Effekt verschiedener Kombinationen von Umgebungstemperatur, Luftfeuchtigkeit und -bewegung auf das Klimaempfinden des Menschen bezeichnen wir als Klimasummenmaß und messen ihn in der sogenannten Effektivtemperatur (ETR), die damit durch einen einzigen Zahlenwert (°C eff.) kombinierte Klimaelemente mit gleich empfundener Belastung bezeichnet. Die **Bekleidung** kann den Umgebungsverhältnissen angepaßt einen Schutz, im gegenteiligen Falle jedoch auch eine nachteilige Belastung darstellen. Schließlich kann durch die *Körperarbeit* die Wärmebildung in Ruhe vervielfacht werden, so daß ein „kaltes Klima" erträglich oder schon als warm empfundene Umgebungsbedingungen unerträglich erscheint. Die Fähigkeit, Belastungen durch Hitze- oder Kälteeinflüsse zu ertragen, schwankt nicht nur zwischen verschiedenen Personen (abhängig von Alter, Geschlecht, Körperbautyp), sondern auch bei ein und derselben (Rekonvaleszenz, Akklimatisation): **inter- und intraindividuelle Toleranz.** Zudem ist bei definierten Belastungsfaktoren die Dauer ihrer Einwirkung auf das Individuum für die Folgen wesentlich (**Expositionszeit**).

Schäden durch Kälteeinwirkungen

Häufigkeit

Schädigungen des Organismus durch gesteigerten Wärmeverlust (Unterkühlung) sind wegen der Möglichkeit des Schutzes durch geeignete Kleidung und

Bewegung seltener als Hitzeerkrankungen. Gefährdet sind wegen gestörter Realisation gegenregulatorischer Verhaltensweisen Kranke, Verletzte, Erschöpfte und Betrunkene. Wegen der hohen Wärmeleitfähigkeit des Wassers ist der Wärmeverlust des Körpers bei Schiffbrüchigen und Tauchern ungleich größer als in Luft gleicher Temperatur. Lokale Erfrierungen aller Grade oder Kältetod können auch Temperaturen über 0 °C eintreten, wenn z. B. der überanstrengte Körper in nasser Kleidung bei windigem Wetter einige Zeit unbewegt liegt. Auf Kältearbeitsplätze aus arbeitsmedizinischer Sicht sei hingewiesen: Kältelaboratorien, Klimakammern (Prüfstände), Tiefkühlräume, Produktionsräume für gefriergetrocknete Nahrungs- und Genußmittel.

Pathophysiologie und Klinik

Durch reflektorische Drosselung der Hautdurchblutung wird der Wärmeverlust verringert, die Kerntemperatur sinkt langsamer zu Lasten der Schalentemperatur. Durch Muskelzittern kommt es zur Erhöhung der Wärmeproduktion mit Werten wie bei Schwerarbeit. Das Absinken der Kerntemperatur führt zur Verlangsamung aller Stoffwechselvorgänge (Herztätigkeit, Atmung, Kreislauf) mit partieller Kältehämolyse, Elektrolytstörungen in Blut und Geweben. Sauerstoffmangel bedingt schließlich den Erfrierungstod mit uncharakteristischem Sektionsbefund.

Diagnostik

Das Krankheitsbild der Unterkühlung ist anfangs bestimmt durch Frösteln, Kältezittern, Muskelsteife, reflektorische Angina pectoris oder asthmatische Zustände. Müdigkeit, Gähnen, unsichere Bewegungen, Verlangsamung von Puls und Atmung, Absinken des Blutdruckes und der Körpertemperatur, bläuliche und kalte Akren, Benommenheit sind weitere Symptome bei Absinken der Rektaltemperatur bis 32 °C. Bei einer Rektaltemperatur von 26,5 °C besteht keine Ansprechbarkeit mehr, bei 25,5 °C Erlöschen sämtlicher Muskeleigenreflexe und des Pupillenlichtreflexes. Bei weniger als 20 °C gilt die absolut tödliche Schwelle als überschritten. Der Tod tritt ein als Folge eines Herzversagens (Überleitungsstörungen, Kammerflimmern).

Differentialdiagnose

Die Abgrenzung gegen komatöse Zustände anderer Ursachen ergibt sich aus der Hypothermie und den Begleitumständen.

Komplikationen

Sequestrierende Ostitis, Kälteneuritis, -angiitis.

Therapie

Rasche Erwärmung über die Körperschale mit dem Ziel der Anhebung der Körpertemperatur durch Warmwasserbad von 30−35 °C, dessen Temperatur nach Nachlassen des Schmerzreizes innerhalb von 10 Minuten auf 40 °C zu steigern ist. Künstliche Beatmung und Herzmassage, eventuell über Stunden, Kreislaufmittel. Die Gabe von Alkohol gilt als Kunstfehler!

Prognose

Die Prognose bei länger dauernder Erniedrigung der Kerntemperatur auf 26,5 °C bleibt unsicher. Wiederbelebungsversuche bei einer Kerntemperatur um 22 °C sind noch erfolgversprechend.

Arbeitsmedizinisch: Vorsorgeuntersuchungen nach dem Grundsatz G 21 des Hauptverbandes der gewerblichen Berufsgenossenschaften. Vorbeugung gegen Kälteschäden an Kältearbeitsplätzen: geeignete Kleidung, Verkürzung der Arbeitszeit, Einschaltung von Wärmepausen, Anwendung von Infrarotstrahlern, kalorienreiche Nahrung, warme Getränke (kein Alkohol), Erhöhung der Arbeitsschwere, Windschutz.

Schäden durch Hitzeeinwirkungen

Häufigkeit

Schädigungen des Organismus durch Überhitzung treten bei ungünstigen Umgebungsbedingungen (Sommerhitze bei starker Sonneneinstrahlung und hoher Luftfeuchtigkeit) und körperlichen Anstrengungen (Sport, Militärdienst, Hitzearbeitsplätze in der Industrie) häufig auch in gemäßigten Breiten auf. Untersuchungen ergaben, das, bis auf geringe Ausnahmen, körperliches Training eine Hitzeakklimatisation erwarten läßt. Auf Hitzearbeitsplätze in der Metall- (Schmelzer, Gießer, Walzer, Schmiede), Glas-, Gummi-, Zucker- und keramischen Industrie sowie im Feuerungsbau und in Kesselräumen sei hingewiesen.

Pathophysiologie und Klinik

Steigerung der Lufttemperatur oder der Eigenwärmeproduktion bewirkt thermoregulatorisch eine vermehrte Hautdurchblutung (Wärmetransportfunktion des Blutes mit Abkühlung desselben in der Körperschale) und Schweißbildung. Die Schweißmenge schwankt je nach Klimabedingung und Arbeitsschwere zwischen einigen 100 g bis 3 l/h, wobei der Wärmeverbrauch pro Liter Schweiß etwa 580 kcal (2430 kJ) beträgt. Die Grenzen dieser regulativen Mechanismen und Folgen einer Überbeanspruchung liegen im Kreislaufversagen durch extreme Vasodilatation mit Verminderung des venösen Rückflusses (Hitzekollaps), in der Wasserverarmung (Dehydrierung) bei ungenügendem Flüssigkeitsersatz und in Salzmangelerscheinungen (Hypochlorämie) durch den Kochsalzverlust mit dem Schweiß. Da die Salzkonzentration des Schweißes bei Hiteakklimatisation auf etwa ein Zehntel sinken kann, sind Nichtakklimatisierte bei Abgabe großer Schweißmengen in weit höherem Grade gefährdet. Die Kühlwirkung des Schweißes sinkt auf etwa ein Drittel, wenn die Lufttemperatur oberhalb der Hauttemperatur liegt. Bei Behinderung der Schweißverdampfung durch mangelnde Luftbewegung, beengende Kleidung oder hohe Luftfeuchte geht die Schweißabsonderung zurück. Der Anstieg der Kerntemperatur führt dann letztlich zur Hitzeschädigung der Gewebe, insbesondere im Bereich des ZNS. Die ursächlich gegeneinander nicht stets klar abgrenzbaren Syndrome infolge der Hitzeeinwirkungen treten auch nach- und miteinander auf.

Diagnostik

Der **Hitzekollaps** infolge Vasodilatation ist als häufigster Ausdruck der Hitzeschädigung charakterisiert durch Schwächeempfinden, Kopfschmerz, Schwindel, Übelkeit, Rötung der Haut, später Blässe mit kaltem Schweiß, Herzjagen, Hypotonie ohne wesentlich erhöhte Kerntemperatur.

Die **Dehydrierung** (objektivierbar durch die Gewichtsabnahme) führt anfangs allein zu Durstgefühl und Zunahme der Herzfrequenz, auch bei ruhiger Körperhaltung im Stehen. Später fallen Koordinationsstörungen und Schläfrigkeit auf. Bei Wasserdefizit über 10% treten Verwirrtheit, Unruhe, Koma mit Kerntemperaturanstieg hinzu, Hitzetod.

Beim **Salzmangelsyndrom** kommt es zu Kopfschmerz, Schwindel, Mattigkeit, Inappetenz, Übelkeit, Erbrechen mit weiterem NaCl-Verlust. Psychische Reizbarkeit (Hitzekoller) geht generalisierten tonischen, auch klonischen Krämpfen (Hitzekrämpfe) voraus, die oft unsymmetrisch auftreten, beginnend in den zuvor am stärksten beanspruchten Muskelpartien.

Der **Hitzschlag** ist erkennbar an der roten, trockenen, heißen Haut (hohe Kerntemperatur), Tachykardie, grauer Gesichtszyanose, Meningismus mit Übelkeit, Erbrechen, trockener, belegter Zunge, Krämpfen, Delirium, Koma. Ist die zentrale Hyperthermie mit Hirnödemen Folge direkter Sonneneinstrahlung auf den ungeschützten Kopf, spricht man auch vom Sonnenstich.

Komplikationen

Außer einer ZNS-Schädigung (Ödem, subpiale Blutaustritte, Nekrosen) treten als Komplikationen hepatorenales Syndrom mit Azotämie, Azidose, Transaminasenanstieg und Kreislaufschock auf.

Differentialdiagnose

Die differentialdiagnostische Abgrenzung gegen andere Erkrankungen ist meist aus den Umgebungseinflüssen sowie den Begleitumständen möglich (Hyperthermie, Hypochlorämie).

Therapie

Hitzekollaps: Flachlagerung an kühlem Ort, Befreiung von beengender Kleidung, kalte Nackenwickel und Befeuchtung der Haut mit Ventilation führen meist zu rascher Besserung der in der Regel nicht bedrohlichen Kreislaufsituation auch ohne Gabe von Herz-Kreislauf-Mitteln.

Wassermangelsyndrom: Flüssigkeitsersatz als 5%ige Glucose (278 mmol/l) oder isotonische NaCl-Lösung (bei gleichzeitigem Salzmangel) in häufigen kleinen Portionen per os oder als Infusion unter Kontrolle von Körpergewicht, Harnmenge und Elektrolythaushalt. Zudem Behandlung der Kreislaufsituation und Senkung der unter Umständen erhöhten Kerntemperatur durch kalte Wickel oder Bäder.

Salzmangelsyndrom: Lagerung in kühler Umgebung, Salzzufuhr oral oder in Getränken (5–10 g Salz/l). Bei Erbrechen oder Bewußtlosigkeit Infusion physiologischer NaCl-Lösung (154 mmol/l) bis zu 4 l am 1. Tag. Zur raschen Entkrampfung auch NaCl-Lösung 5%ig (855 mmol/l) intravenös. Salzgaben bis zu einer Chloridkonzentration des Harns von etwa 0,3% (85 mmol/l) fortsetzen.

Hitzschlag: Rasche Senkung der Hyperthermie auf mindestens 39 °C erreicht man am ehesten durch laufendes Besprühen des Körpers mit Wasser von 15 °C bei gleichzeitigem Anblasen mit warmer Luft, die beim Auftreffen auf die befeuchtete Haut eine Temperatur von 30 °C hat. Die früher geübte Behandlung mit Eiswasserbädern oder kalten Ganzpackungen bewirkt durch den intensiven peripheren Kältereiz eine unerwünschte Vasokonstriktion der Hautgefäße mit Verringerung des Wärmetransportes vom Kern zur Oberfläche. 39 °C sollte die Kerntemperatur nach 1 Stunde erreicht haben. Häufige Messungen mit unzerbrechlichem (Krämpfe!) Rektalthermometer. Cave: Zweitanstieg der Temperatur. Wiederholung der Kühlung. Behandlung des Wasser- und Salzmangels sowie des Kreislaufes.

Prognose

Die Prognose aller Hitzeerkrankungen hängt ab vom raschen Erreichen der normalen Körpertemperatur sowie der Behebung der Hypochlorämie und Dehydratation. Der seltene, gefürchtete Hitzschlag, durch den besonders Ältere, Kreislaufgeschädigte und Übergewichtige gefährdet sind, verläuft in einem Fünftel der Fälle trotz Behandlung tödlich.

Arbeitsmedizinisch: Vorsorgeuntersuchungen nach dem Grundsatz G 30 des Hauptverbandes der gewerblichen Berufsgenossenschaften. Vorbeugung gegen Überhitzung an Hitzearbeitsplätzen: leichte Kleidung, Luftduschen, Zufuhr von Luft mit genügendem Wassersättigungsdefizit, Herabsetzung der Arbeitsschwere, Verkürzung der Arbeitszeit, Einlegung von Entwärmungspausen in sogenannten Abschwitzräumen mit relativ trockener Luft, Flüssigkeitsersatz mit Kochsalzgaben, Abschirmung gegen Strahlungswärme durch schwer entflammbare, aluminiumbeschichtete Schutzkleidung. Beurteilung der Belastung des Organismus aus den Daten Pulsfrequenz, Rektaltemperatur und Schweißmenge (geschätzt aus dem Gewichtsverlust). Obere biologische Grenze sind 10–130 Pulse/min und 38 °C Rektaltemperatur. Grenze der Zumutbarkeit für eine 8-Stunden-Schicht bei leichter Arbeit 32 °C eff., bei mittelschwerer 29 °C eff., bei Schwerarbeit 26 °C eff.

Merke: Die Konstanz der Kerntemperatur des Organismus von 37 °C ist Voraussetzung für den ungestörten Ablauf aller Lebensfunktionen und wird in ihrer Grobabstimmung in weiten Grenzen durch die bewußte Verhaltensregulation (Klima, Kleidung, Körperarbeit) und in ihrer Feinabstimmung durch die autonome Thermoregulation (Wärmetransportfunktion des Blutes) gewährleistet. Störungen der Wärmebilanz durch Versagen der Regulationsmechanismen mit Wärmeverlust (Unterkühlung) sind seltener und erfordern rasche Erwärmung (Warmwasserbad), Kreislaufmittel und gegebenenfalls künstliche Beatmung sowie Herzmassage. Häufiger vorkommende Überhitzung führt zu Hitzekollaps, Dehydratation, Hypochlorämie, so daß die Behandlung auf Wärmeentzug, Flüssigkeits-, Kochsalzersatz und eventuell Herz-Kreislauf-Stützung gerichtet sein muß.

Weiterführende Literatur

Bundesanstalt für Arbeitsschutz und Unfallforschung: Kleine ergonomische Datensammlung. TÜV Rheinland GmbH, Köln 1988

Hauptverband der gewerblichen Berufsgenossenschaften e. V.: Grundsätze für arbeitsmedizinische Vorsorgeuntersuchungen: G 21 „Kältearbeiten" und G 30 „Hitzearbeiten", Lindenstraße 78–80, 5205 Sankt Augustin 2. Genter, Stuttgart 1981

Khogali, M., J. R. S. Hales: Heat Stroke and Temperature Regulation. Academic Press, New York 1983

Wenzel, H. G.: Die Wirkung des Klimas auf den arbeitenden Menschen. In Baader, E. W.: Handbuch der gesamten Arbeitsmedizin. Urban & Schwarzenberg, München 1961

Wenzel, H. G.: Umgebungseinflüsse Klima. Institut für angewandte Arbeitswissenschaft e. V., Heft 39/2, Nov. 1973

Wenzel, H. G.: Erkrankungen durch Einwirken von Hitze und Kälte. Arbeitsmed. akt. 8 (1980)

Wenzel, H. G., C. Piekurski: Klima und Arbeit, 3. Aufl. Bayerisches Staatsministerium für Arbeit und Sozialordnung, München 1984

Schäden durch Änderung des atmosphärischen Druckes

D. Niederstadt

Definition: Auftreten durch den Aufenthalt in Überdruck (Tauchen, Caisson-[Senkkasten] oder Druckluftarbeit) oder durch Höhenaufenthalt (Fliegen ohne Druckkabine, Bergbesteigungen). Bezugsgröße ist der atmosphärische Druck in Meereshöhe (1013,25 mbar=1 atm [physikalische Atmosphäre]=760 mmHg oder Torr).

Neue Druck-SI-Einheiten sind: Pa und bar, nicht mehr kp/cm^2, ata, atm, atü, mmHg, Torr, mWS; 1 bar=10^5 Pa=10 N/cm^2=1,019 kp/cm^2. Maßeinheit für Überdruck: 1 bar Überdruck (alte Bezeichnung 1 atü =2 ata) entspricht dem Druck in 10 m Wassertiefe).

Nach Ursache und Wirkung sind zu unterscheiden:

Barotraumen durch mangelnden Druckausgleich zwischen Umgebungsdruck und dem in lufthaltigen Körperräumen (Lungen, Paukenhöhle, Nasennebenhöhlen, Magen-Darm-Trakt, Haut unter Gesichtsmaske, Taucherhelm oder Falten eines Trockentauchanzugs, Hohlräume schadhafter Zähne). Relativer Unterdruck (häufig, während der Kompressionsphase) oder relativer Überdruck (selten, während der Dekompressionsphase) kann so Schmerzen oder Schäden bewirken. **Akute Dekompressions-** *oder* **Druckfallkrankheiten** („Caisson-Krankheit") entstehen durch zu schnelle Dekompression: Der in den Körpergeweben physikalisch gelöste Stickstoff der Atemluft (21% Sauerstoff, 79% Stickstoff einschließlich der anderen Inertgase) wird durch die Drucksenkung in Blasenform frei („Selterswasserflascheneffekt"). Die Stickstoffbläschen können Gasembolien und − je nach Sitz − Schmerzen und lebensbedrohliche Symptome (Schock, Lähmungen) verursachen. **Druckfallspätschäden** meist als aseptische Knochennekrosen an Prädilektionsstellen (Femur- und Humerusköpfe) durch Stickstoffembolien in Endarterien oder durch autochthone Stickstoffentbindung im Knochengewebe, zum Teil mit nachfolgendem Knochenumbau bis zur völligen Gelenkzerstörung. **Intoxikationen** durch die Atemgase (O$_2$-Oxidose, N$_2$-Inertgasnarkose, CO$_2$-Hyperkapnie) bei Überschreiten der physiologischen Grenzwerte ihres Partialdruckes.

Hypoxie durch den herabgesetzten O$_2$-Partialdruck ist in Höhen fast ausnahmslos die Ursache druckbedingter Gesundheitsstörungen (Ausnahmen: Druckfallkrankheiten im 2. Weltkrieg in Kampfflug-

zeugen ohne Druckkabine; Fliegen unmittelbar nach Überdruckaufenthalt; fehlerhafter Lufttransport Druckfallkranker: erforderlich ist der Transport in einer Überdruckkammer, sonst in geringer Flughöhe − Hubschrauber. Bei schneller Rückkehr zum atmosphärischen Druck sind barotraumatische Beschwerden − besonders des Mittelohres bei verschlossener Tuba auditiva − möglich. Ab 3500 m Höhe (65,8 kPa ≙ 658 mbar) sinkt die O$_2$-Sättigung des Blutes unter 90% (Gefahr der **„Berg- oder Höhenkrankheit"**). In Verkehrsflugzeugen wird ein für Gesunde unschädlicher Kabinendruck entsprechend etwa 2100 m Höhe (78,1 kPa ≙ 781 mbar) aufrechterhalten. Die kritische lebensbedrohliche Höhengrenze durch erniedrigten O$_2$-Partialdruck liegt bei 6000 m (47,2 kPa ≙ 472 mbar). Mit reiner O$_2$-Atmung sind 12800 m (17,2 kPa ≙ 172 mbar) noch erreichbar, darüber sind zum Überleben Druckkabinen erforderlich (Kochen der Körperflüssigkeiten von 37 °C bei 6,5 kPa ≙ 65 mbar=18900 m Höhe). Für Gebirgsaufenthalte ist die Höhenakklimatisation wesentlich (Anpassungsgrenze für Daueraufenthalt bei 5340 m [51,5 kPa ≙ 515 mbar]=höchste Siedlung in den peruanischen Anden [Quilcua], im Blut der dortigen Einwohner bei 76% arterieller O$_2$-Sättigung 8 Mill. Erythrozyten/μl [8×10^{12}/l] und 25 g/dl [250 g/l] Hämoglobin).

Häufigkeit

Die Erkrankungshäufigkeit wird für das Tauchen mit 0,8% (besondere Gefahr für unkundige Sporttaucher), für Druckluftarbeiten mit 1−4% angegeben. Von 1951−1988 wurden 85 Berufskrankheitsfälle durch Überdruck anerkannt und erstmals entschädigt. Ein Vielfaches akuter Druckfallerkrankungen geht nicht in die Statistik ein, weil folgenlos: durch sofortige Rekompressionsbehandlung. Spätschäden in Form aseptischer Knochennekrosen als Druckfallfolge sind sicher häufiger als beobachtet, da sie oft klinisch stumm bleiben. Arbeitsanamnese ist zu erheben. Röntgenkontrollen eines ausgewählten Untersuchungskollektivs ergaben bei 8% der Druckluftarbeiter solche Spätschäden.

Ätiologie und Pathophysiologie

Nicht der hydrostatische Druck während der Isopressionsphase, sondern die Partialdrücke und Druckänderungen sind Ursache der Gesundheitsstörungen. Der atmosphärische Druck (18 t=18000 kg auf der Oberfläche des 170 cm großen und 70 kg schweren

Menschen) wird nicht empfunden, da er von außen und innen gleichermaßen wirkt. Beim Apnoetauchen können bei großer Vitalkapazität und ausreichend kompressiblem Thorax 100 m Wassertiefe schadlos erreicht werden. Nach Druckkammerversuchen scheint bis 1000 m Wassertiefe der hydrostatische Druck nicht der begrenzende Faktor zu sein. (In Tieftauch-Simulationsversuchen der GKSS/GUSI erreichten Taucher 600 m Wassertiefe.) Dagegen können minimale Druckdifferenzen wie beim Tauchen mit überlangem Schnorchel (> 35 cm) durch den zum Wasserdruck relativen Unterdruck in den Lungen zum lebensbedrohlichen Barotrauma führen. Durch solche Druckdifferenzen erklären sich alle Barotraumen.

Intoxikationen durch O_2 und die Stickstoffnarkose („Tiefenrausch") sind bei Überschreiten der kritischen Partialdrücke dieser Gase (Dalton-Gesetz: Partialdruck entsprechend Volumenanteil am Gasgemisch) von der Einwirkungsdauer abhängig. Bei Begrenzung der Tauchgänge mit Preßluftatmung auf 50 m Wassertiefe und bei reiner O_2-Atmung auf maximal 0,9 bar (90 kPa) Überdruck sowie durch Änderung der Zusammensetzung des Atemgasgemisches (Ersatz des Stickstoffanteils durch Helium mit geringerer Narkosewirkung) sind sie vermeidbar. Für die Gasblasenbildung durch Druckfall aus mehr als 1 bar (100 kPa) Überdruck sind die Gasgesetze von Henry (Lösung oder Freisetzung von Gasen in oder aus Flüssigkeiten/Körpergeweben) und von Boyle-Mariotte (Gasvolumen umgekehrt proportional zum Druck, daher relativ größte Volumenzunahme einer Stickstoffblase nahe dem atmosphärischen Druck) bestimmend. Bevorzugt sind bradytrophe und lipoidhaltige Gewebe. Begünstigend wirken Nässe, Kälte, Vibrationen und eine Disposition (Übergewicht, Übermüdung u. a.), vor allem jedoch die (nach Druckhöhe und -dauer) aufgenommene Stickstoffmenge in Verbindung mit Dauer und Schema der Dekompression. Bei Verteilung der Stickstoffblasen im Kreislauf bestimmt der Sitz der Gasembolie die Symptomatik.

Klinik

Während Druckfallkrankheiten noch viele Stunden nach Dekompressionsende auftreten können, zeigt sich die Wirkung der Barotraumen unmittelbar: z. B. bei Verschluß der Tuba auditiva mit Schmerzen durch Retraktion des Trommelfells, seröser Erguß in der Paukenhöhle, Hämatotympanon, Trommelfellriß (analog: Barosinusitis). Barotrauma der Haut, z. B. durch plötzlichen relativen Unterdruck im Helm beim Tauchersturz von Helmtauchern (starke Hämatome: „äußeres Blaukommen"); Barotrauma der Lungen, z. B. durch relativen Überdruck bei zu schneller Dekompression bei Verlegung der Atemwege (Notaufstieg, panikartiges Auftauchen bei angehaltenem Atem in Inspirationsstellung beim Gerätetauchen); Folgen: Lungenüberdehnung, Lungenriß, Pneumothorax, Luftembolie mit Myokardinfarkt (durch Gasblasen) und ZNS-Ausfällen. – Bei O_2-Intoxikation: Sehstörungen (Röhrengesichtsfeld), Schwindel, Übelkeit, Atemstörungen, Muskelzuckungen im Gesicht und an den Händen. – Die Inertgasnarkose führt ähn-

lich der Alkoholwirkung zu Euphorie und Kritiklosigkeit, was zu lebensbedrohlichen Fehlhandlungen bei Tauchern führen kann. – Etwa 80% der akuten Druckfallkrankheiten („Caisson-Krankheit") sind heftigste Gelenk- oder Muskelschmerzen („Pressionen", „bends"), je nach Lokalisation der Stickstoffblasen; ferner Hautjucken („Taucherflöhe"), Hautmarmorierung, Kreislaufsymptome und Atembeschwerden („chokes"), Tonusverlust, Querschnitts- oder Halbseitenlähmungen u. a. Aseptische Knochennekrosen können ohne vorausgegangene akute Druckfallsymptomatik entstehen, bei zystischem Umbau des Gelenkkopfes nahe der Knorpelzone wird gelegentlich Belastungsschmerz geäußert, sonst können sie bis zum Einbruch der Gelenkfläche klinisch stumm bleiben. Die Destruktion nach Knocheninfarkten schreitet auch nach Ende der Überdruckexposition fort, röntgenologisch ist nach typischen Veränderungen in Nähe der großen Gelenke zu fahnden (Abb. 15.1 a u. b).

Diagnostisches Vorgehen

Dieses ergibt sich aus der Überdruckexposition in der Anamnese. Bei ausschließlich subjektiven Beschwerden und differentialdiagnostisch ist die Diagnose oft nur „ex juvantibus", der erfolgreichen Rekompressionsbehandlung, zu stellen. Röntgenkontrolle der großen Gelenke in jedem Verdachtsfall auf Knochenschäden und Erstattung einer Berufskrankheitsanzeige sind erforderlich.

Therapie

Die einzig wirksame Behandlung aller Formen der Druckfallkrankheit und der Überdehnung der Lunge ist die möglichst frühzeitige, ausreichend hohe (300–500 kPa ≙ 3–5 bar Überdruck) und ausreichend lange (Stunden oder Tage) Rekompressionsbehandlung in einer (möglichst begehbaren) Krankendruckluftkammer, zur besseren Stickstoffeliminierung unter Atmen reinen Sauerstoffs (von 90 kPa ≙ 0,9 bar Überdruck bis zum Erreichen des atmosphärischen Druckes). Unterlassung und andere Therapieversuche müssen als Kunstfehler gelten. Druckluftbaustellen verfügen über solche Kammern und sind zur Bestellung ermächtigter Ärzte verpflichtet. Bei Druckfallunfällen von Sporttauchern hat der zugezogene Arzt für schnellstmöglichen Transport des Kranken zur nächstgelegenen Behandlungskammer zu sorgen (Verzeichnis der Tiefbau-Berufsgenossenschaft, München. – Auskunft und Hilfe über 1.: Schifffahrtmedizinisches Institut der Marine, 2300 Kronshagen über Kiel, Tel. 0431/54090, Vermittlung über Bundeswehrkrankenhaus, erreichbar: ständig! 2.: DLR Institut für Flugmedizin, 5000 Köln 90, Tel. 02203/601(0) (Zentrale) 601.3388 (UW-Medizin). 3.: GKSS Forschungszentrum, 2054 Geesthacht bei Hamburg, GUSI, Tel. 04152/87(0) (Zentrale) u. Durchwahl 87.1936/1942. Schwere Formen des Barotraumas (Trommelfellperforation, Hämatotympanon, Lungenödem, Folgen der Lungenüberdehnung: Pneumothorax, Luftembolie usw.) sind baldigst fachärztlich zu behandeln. Osteoarthropathien als Spätschäden ei-

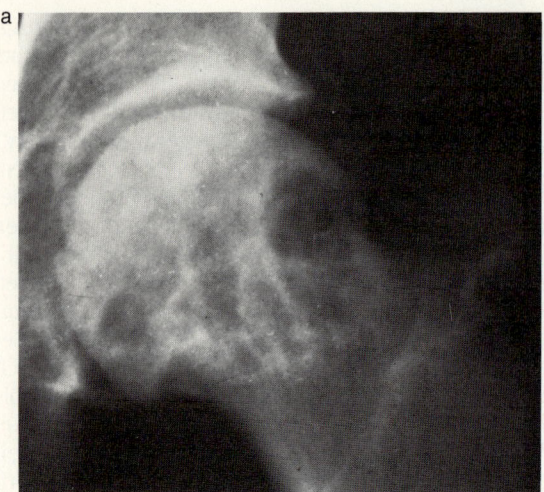
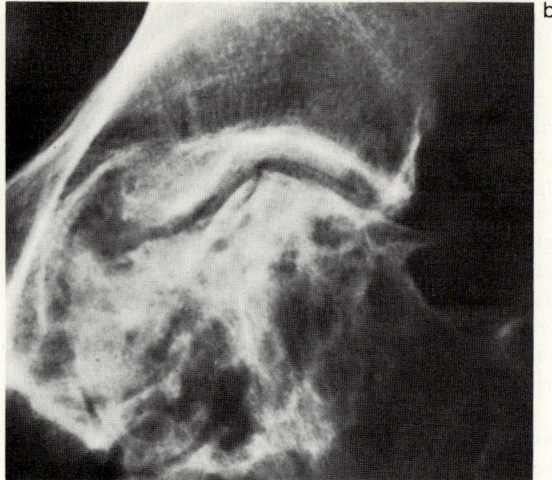

Abb. 15.**1a** u. **b**   Chronische Osteoarthropathie nach Druckluft-arbeit (aus Röntgenatlas: Decompression Sickness, Central Regis-try, Newcastle upon Tyne 1969)

a Zystischer Umbau des Femurkopfes nach mehreren Knochenin-farkten. Die Gelenkfläche ist bereits eingebrochen.
b Völlige Zerstörung des Hüftgelenkes durch sekundäre arthroti-sche Veränderungen

ner Überdruckexposition können eine Endoprothese erforderlich machen. Präventiv ist wichtig, daß nur geeignete, ärztlich untersuchte Personen überdruck-exponiert werden (gleiches gilt für Höhenaufenthalt). Kontraindikationen: s. BG-Grundsatz G 31 „Über-druck".

Prognose

Die Prognose akuter Druckfallerkrankungen ist gün-stig und führt bei alsbaldiger (nach Druckhöhe und Dauer) ausreichender Rekompression fast stets zu völliger Beschwerde- und Symptomfreiheit. Weniger günstig ist die Prognose von Knochennekrosen, ins-besondere bei fortschreitender Gelenkkopfzerstö-rung die auch nach Ende der Druckluftexposition stattfinden kann (Arbeitsanamnese erheben! Rönt-genkontrolle auch noch nach Jahren!). – Die Pro-gnose der sogenannten „Berg- oder Höhenkrankheit" ist bei Transport des Patienten in tiefergelegene Re-gionen ausgesprochen günstig. Das gilt auch für die maligne Form der akuten Bergkrankheit, das soge-nannte Höhenödem (Lungen- und Hirnödem). Der ra-sche Transport in niedrigere Höhen wirkt kausal; ob eine zusätzliche Pharmakotherapie überhaupt nötig ist, weiß man nicht (Näheres s. Hochstrasser u. Mit-arb.).

Merke: Druckfallkranke (auch Verdachtsfälle) stets unverzüglich rekomprimieren!

Weiterführende Literatur

Alnor, P. C., R. Herget, J. Seusing: Drucklufterkrankungen. Barth, München 1964
Bennett, P., D. Elliott: The Physiology and Medicine of Diving and Compressed Air Work, 3. Aufl. Baillière Tindall, London 1982
Berufsgenossenschaftlicher Grundsatz G 31 „Überdruck", Lose-blatt-Ausgabe, Gentner, Stuttgart

Ehm, O. F.: Tauchen – noch sicherer! 4. Aufl. Müller, Rüschli-kon-Zürich 1987
Gerstenbrand, F., E. Lorenzoni, K. Seemann: Tauchmedizin. 1. und 2. Kongreßbericht. Schlütersche, Hannover 1980/1983
Hochstrasser J., A. Nanzer, O. Oelz: Das Höhenödem in den Schweizer Alpen. Schweiz. med. Wschr. 116 (1986) 866
Holzapfel, R. B.: Praxis der Tauchmedizin. Thieme, Stuttgart 1982
Lauschner, E. A.: Erkrankungen durch Hypoxie. In Hornbostel, H., W. Kaufmann, W. Siegenthaler: Innere Medizin in Praxis und Klinik, Bd. III, 4. Aufl. Thieme, Stuttgart 1992
Matthys, H.: Medizinische Tauchfibel, 3. Aufl. Springer, Berlin 1983
Merkblatt: Behandlung von Erkrankungen durch Arbeiten in Überdruck. ZH 1/587. Heymanns Verlag, Köln 1989
Mohring, D.: Touristikmedizin, 2. Aufl. Thieme, Stuttgart 1977
Röntgenatlas: Radiographic Appearances of Bone Lesions in Compressed Air Workers. Decompression Sickness Central Registry, Newcastle upon Tyne 1969
Rózsahegyi, I.: Druckfallkrankheiten in Wassertiefen. In Baader, E. W.: Handbuch der gesamten Arbeitsmedizin, Bd. II/1. Ur-ban & Schwarzenberg, München 1961
Ruff, S.: Druckfallkrankheiten in Lufthöhen (Flugwesen). In Baa-der, E. W.: Handbuch der gesamten Arbeitsmedizin, Bd. II/1. Urban & Schwarzenberg, München 1961
Seemann, K., K.-P. Faesecke: Erkrankungen durch Änderung des atmosphärischen Druckes. In Hornbostel, H., W. Kaufmann, W. Siegenthaler: Innere Medizin in Praxis und Klinik, Bd. III, 4. Aufl. Thieme, Stuttgart 1992
Seusing, J.: Erkrankungen durch Änderung des atmosphäri-schen Druckes. In Hornbostel, H., W. Kaufmann, W. Siegen-thaler: Innere Medizin in Praxis und Klinik, Bd. III, 2. Aufl. Thieme, Stuttgart 1977, 4. Aufl. 1992
Stegemann, J.: Leistungsphysiologie, 3. Aufl. Thieme, Stuttgart 1983
Wünsche, O., G. Scheele: Röntgen-Reihenuntersuchungen an Druckluftarbeitern zur Feststellung von Skelettveränderun-gen als Folge der Überdruckexposition. Forschungsbericht Nr. 125, Bundesanstalt für Arbeitsschutz und Unfallforschung, Dortmund 1974

Lärmschäden

D. Niederstadt

Definition: Akute Schalleinwirkung hoher Intensität (Knalltrauma) und chronische Lärmeinwirkung oberhalb der Schädigungsgrenze (85 dB[A] = Umgangssprache in 1−2 m Abstand nicht zu verstehen) kann durch Schädigung der Sinneszellen des Innenohres (Corti-Organ) zur Schallempfindungsschwerhörigkeit führen.

Maßgebend ist der personenbezogene Beurteilungsschallpegel (= Lärm in dB[A] bezogen auf 8 Stunden Einwirkung). Aufgrund der logarithmischen dB-Skala entsprechen Zu- oder Abnahme des Pegels um 3 Dezibel Verdoppelung oder Halbierung der Einwirkungszeit. Zu- oder Abnahme um 10 dB(A) = Verdoppelung/Halbierung der empfundenen Lautstärke. Besonders schädigend sind kurze hohe Schalldruckspitzen (Impulsschall).

Häufigkeit

Die meist beruflich verursachte Lärmschwerhörigkeit war von 1974−1982 hinsichtlich der angezeigten Fälle − vor den Hautkrankheiten − die häufigste Berufskrankheit. 1977: 20051 gemeldete und 3448 erstmals entschädigte Fälle (1951−1988: 33567 Rentenfälle). Im Risikobereich sind etwa 2,5 Mill. Arbeitnehmer exponiert. Schutzvorschrift besteht seit 1974 (UVV „Lärm" VBG 121). Unterhalb 85 dB(A) können über die Formatio reticularis symapathikotone Reaktionen (Vasokonstriktion usw.) und verschiedene subjektive Beschwerden (z. B. Schlafstörungen, Reizbarkeit) ausgelöst werden und zu Leistungsminderung führen. Zwar nehmen solche „vegetativen" Lärmwirkungen an Bedeutung zu, jedoch sind „extraaurale Lärmkrankheiten" nicht bekannt.

Ätiologie

Schallwellen oberhalb der Schädigungsgrenze führen zur biochemischen Erschöpfung der Haarzellen in der basalen Schneckenwindung, es kommt zur Degeneration bis zur irreversiblen Zerstörung der inneren Reihen der äußeren Haarzellen (basokochleäre Schwerhörigkeit) (Abb. 15.**2 a** u. **b**). Hohe Schalldruckpegel können sofortige Zellzerstörung bewirken. Es gibt eine individuell unterschiedliche Widerstandskraft oder Vulnerabilität der Sinneszellen.

Klinik

Den irreversiblen Schäden geht ein (in „Lärmpausen" < 75 dB[A] über Stunden) im Tonschwellenau-

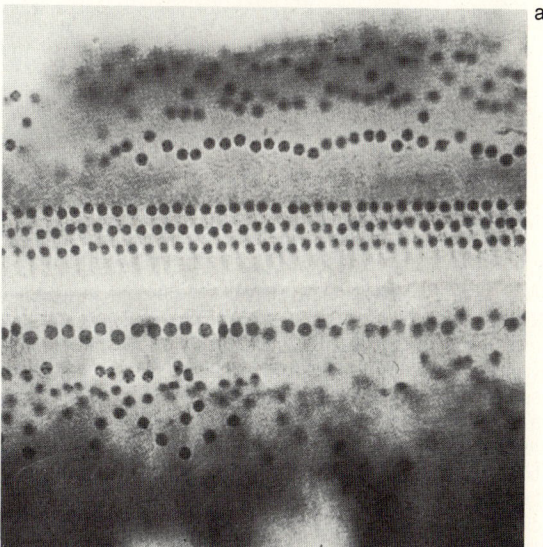

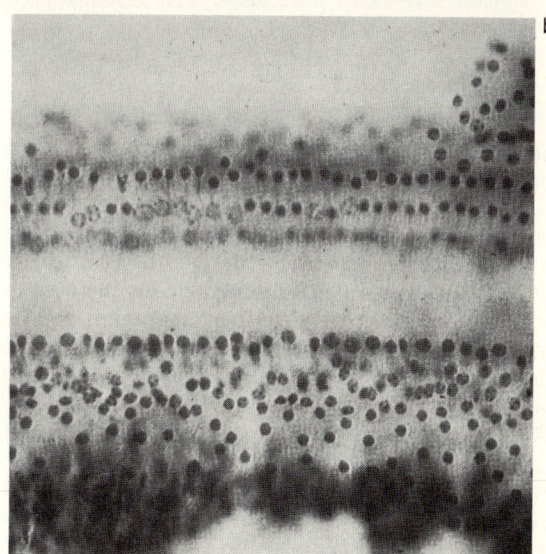

Abb. 15.**2 a** u. **b** Lärmbeschädigung der Innenohrhaarzellen (nach Lehnhardt)
a Histologisches Bild normaler Haarzellen des Corti-Organs, oben drei Reihen äußerer, unten eine Reihe innerer Haarzellen
b Nach Lärmeinwirkung sind die Zellkerne der inneren und der mittleren Reihe der äußeren Haarzellen zum Teil aufgelockert und geschwollen − als Zeichen beginnender Degeneration

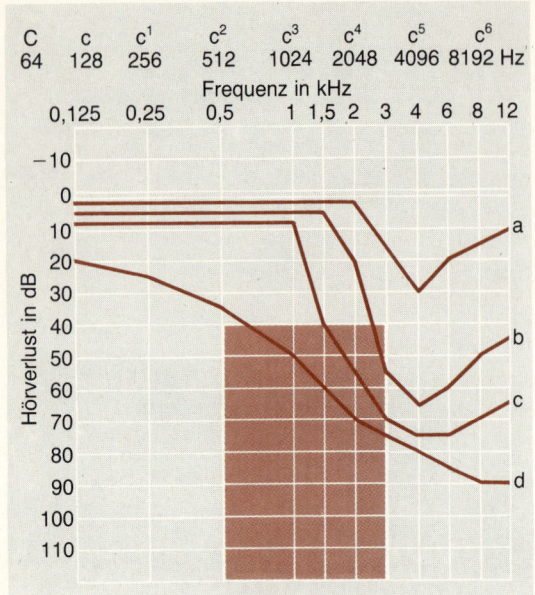

Abb. 15.**3** Unterschiedliche Hörverluste im Tonschwellenaudiogramm nach Lärmexposition; farbig herausgehoben das sogenannte (für das „soziale Sprachverstehen" bedeutsame) Sprachviereck. (Zahlen in Klammern: Hörweite in Metern für Umgangssprache/Hörweite in Metern für Flüstersprache.)

a = Geringe Hochton-(c^5-)Senke, vom Probanden selbst nicht bemerkt ≈ Normalhörigkeit

b = Vertiefte und verbreiterte Hochtonsenke (8/2): Berufskrankheitsanzeige bei Vorliegen einer anderweitigen („Stütz"-)MdE

c = Berufskrankheits-Anzeigepflicht (7/0,25), da Hörverlust > 40 Dezibel bei 2 kHz

d = Mittelgradige Lärmschwerhörigkeit (3/∅); Hörverlust infolge Lärmeinwirkung selten größer

diogramm objektivierbares Stadium vorübergehender (reversibler) Hörschwellenabwanderung („Vertäubung"; TTS = temporary threshold shift) voraus, gefolgt von einem bleibenden Hörverlust im Hochtonbereich bei 4 kHz (c5-Senke) (Abb. 15.**3**). Subjektiv fällt allenfalls eine Fehlhörigkeit hochfrequenter Schalleindrücke (Uhrticken, Flüstersprache) auf. Bei fortbestehender Lärmexposition leidet durch Eintritt der Hörverlustkurve in das „Sprachviereck" auch das Verständnis für Umgangssprache, besonders bei Störgeräuschen („Party-Effekt"). Nach 12−20 Jahren Lärmexposition wird ein „Sättigungsstadium" erreicht. Bei gleichbleibender Lärmexposition hat dann eine Progredienz eher eine andere Ursache als Lärm; sorgfältige differentialdiagnostische Klärung ist erforderlich. Ausschließlich durch chronische Lärmeinwirkung wird eine mittelgradige Schwerhörigkeit (Hörverlust 40−50% = MdE 20−30%) fast nie überschritten.

Diagnostisches Vorgehen

Nachweis einer adäquaten gehörschädigenden Exposition und typisches Bild einer Innenohrschwerhörigkeit im Bereich der hohen bis mittleren Frequenzen: große Differenz zwischen dem Verständnis für Flü

ster- und Umgangssprache, Übereinstimmung von Luft- und Knochenleitung, positives Rekruiment (SI-SI-, Langenbeck-Test). Bei fortgeschrittener Lärmschwerhörigkeit kann die Abgrenzung zu anderen Schwerhörigkeitsformen (degenerativ, toxisch) schwierig sein. Es ist dann die Schätzung des Expositionsrisikos nach statistischen Werten in genauer Kenntnis des Verlaufs der Exposition und die Beobachtung möglicher Progredienz nach Expositionsende (die für Lärmschäden nicht bekannt ist) förderlich. Gutachtliche Schätzung der MdE nach dem Sprachaudiogramm (Königsteiner Merkblatt der Berufsgenossenschaften).

Therapie und Prophylaxe

Es gibt keine Therapie mit Ausnahme von Hörgeräteversorgung, um so wichtiger ist die Prävention: arbeitsmedizinische Vorsorgeuntersuchungen, technischer und persönlicher Schallschutz, unter Umständen Arbeitsplatzwechsel.

Prognose

Eine günstige Prognose besteht nach Erreichen der „Sättigungsphase", kein Fortschreiten nach Herausnahme aus dem Lärm.

Merke: Früherkennung von Lärmschäden durch audiometrische Gehörüberwachung.

Weiterführende Literatur

Berg, M.: Lärmschäden des Ohres. Thieme, Stuttgart 1980
Berufsgenossenschaftlicher Grundsatz G 20 „Lärm", Loseblatt-
     Ausgabe, Gentner, Stuttgart
Brusis, T.: Die Lärmschwerhörigkeit und ihre Begutachtung. De-
     meter, Gräfelfing 1978
Dieroff, H. G.: Lärmschwerhörigkeit. Urban & Schwarzenberg,
     München 1975
Feldmann, H.: Das Gutachten des HNO-Arztes, 2. Aufl. Thieme,
     Stuttgart 1984
Kittel, G.: Lärmschäden. In Hornbostel, H., W. Kaufmann, W. Sie-
     genthaler: Innere Medizin in Praxis und Klinik, Bd. III, 4. Aufl.
     Thieme, Stuttgart 1992
Lehnhardt, E.: Die Berufsschäden des Ohres. Arch. Ohr.-, Nas.-
     u. Kehlk.-Heilk. 185 (1965) 11
Lehnhardt, E.: Praxis der Audiometrie, 6. Aufl. Thieme, Stuttgart
     1987
Lehnhardt, E., P. Plath: Begutachtung der Schwerhörigkeit bei
     Lärmarbeitern. Springer, Berlin 1981
Pfander, F.: Das Knalltrauma. Springer, Berlin 1975
Valentin, H., u. Mitarb.: Arbeitsmedizin, 2 Bde., 3. Aufl. Thieme,
     Stuttgart 1985/86

Strahlenschäden und Strahlenfolgen

R. Sauer

Definition: Strahlenschäden sind die Folge einer unbeabsichtigten (Strahlenunfall) oder planmäßigen Exposition des Menschen mit ionisierender Strahlung zu seinem Nachteil. Die Nebenwirkungen und Komplikationen eines gezielten Einsatzes von Strahlen in Diagnostik und Therapie bezeichnet man als Strahlenfolgen.

Folgende energiereiche Strahlen sind zu unterscheiden: Elektromagnetische Wellenstrahlung und Korpuskularstrahlung. Zu ersterer zählen γ- und Röntgenstrahlen, zu letzterer u. a. die α-Teilchen, die Elektronen oder β-Teilchen, Neutronen und Protonen. Bei der medizinischen Anwendung und im Strahlenschutz sind die Größen Dosis für Strahlenmenge und Aktivität für die Radioaktivität eines Stoffes in Gebrauch. Es gelten folgende Definitionen:

Definition	Einheit	alte Einheit
Ionendosis (exposure): $\dfrac{\text{Ladung}}{\text{Masse}}$	$\dfrac{\text{Coulomb (C)}}{\text{Kilogramm (kg)}}$	R = Röntgen
Energiedosis (radiation absorbed dose): $\dfrac{\text{Energie}}{\text{Masse}}$	Gray (Gy), 1 Gy = 1 Joule/kg	rad (100 rad = 1 Gy)
Äquivalentdosis = Energiedosis, bewertet mit der relativen biologischen Wirksamkeit einer bestimmten Strahlenart. Gebräuchlich im Strahlenschutz, eingeführt für das Risiko einer Tumorinduktion und von Erbgutschäden.	Sievert (Sv), 1 Sv = 1 Joule/kg	rem (100 rem = 1 Sv)
Aktivität = $\dfrac{\text{Zerfälle}}{\text{Zeiteinheit}}$	Bequerel (Bq), 1 Bq = 1 Zerfall/Sekunde	Curie ($3{,}7 \times 10^{10}$ Bq = 1 Ci)

Der Primärvorgang bei der Wechselwirkung von energiereicher Strahlung mit dem Körper ist immer eine Ionisation. Ob und in welchem Umfang es dann zu biologischen Folgeprozessen kommt, hängt von zwei ganz unterschiedlichen Gesetzmäßigkeiten, ab, der stochastischen und der nichtstochastischen. Stochastische Prozesse treten nach dem Zufallsprinzip ein, und es herrscht ein Alles-oder-nichts-Gesetz: Entweder es erfolgt eine Mutation oder nicht. Die Wahrscheinlichkeit eines Ereignisses nimmt mit der Dosis zu, nicht aber der Schweregrad. Somit ist das Risiko kleinster Dosen zwar gering, nicht aber gleich Null. Eine Schwellendosis gibt es nicht. Auf stochastischer Gesetzmäßigkeit beruht das Auftreten von Mutationen und die Krebsinduktion. Im Gegensatz dazu treten nichtstochastische Wirkungen erst nach Überschreiten einer Schwellendosis auf; mit der Dosis wird auch das Ausmaß des Effektes größer. Hierzu gehören die Früh- und Spätfolgen an Geweben und Organen (Ausnahme: die Malignominduktion) und die Strahlenkrankheit.

Strahlenquellen und Epositionspfade

Die Strahlenexposition des Menschen stammt aus natürlichen und zivilisatorischen Strahlenquellen. Natürlich sind die kosmische, die terrestrische und die interne Strahlung. Letztere erfolgt im menschlichen Körper selbst durch inkorporierte, natürliche radioaktive Stoffe, wie Kalium 40, Kohlenstoff 14, Radon 222, Blei 210 usw. Künstlich und zivilisatorisch bedingt ist die Strahlung bei medizinischer Anwendung, beim Umgang mit radioaktiven Stoffen, durch berufliche Tätigkeit, radioaktive Abfälle, Kernwaffenversuche, kerntechnische Anlagen, Strahlenunfälle und sog. besondere Vorkommnisse. Dabei spielt die Medizin die weitaus größte Rolle (Tab. 15.**3**).

Als Expositionspfade kommen die externe Bestrahlung, die Inhalation und die Ingestion in Betracht.

Externe Exposition erfolgt aus dem Kosmos, dem Boden und den unterschiedlichsten künstlichen

Tabelle 15.**3** Strahlenexposition der Bevölkerung der Bundesrepublik Deutschland im Jahre 1986: mittlere effektive Dosis

1. Natürliche Strahlenexposition: 61%	
Kosmische Strahlung	0,3 mSv
Terrestrische Strahlung	0,5 mSv
Aufenthalt in Häusern	
(Radon-Inhalation)	1,3 mSv
Körpereigene Strahlung	0,3 mSv
Summe	ca. **2,4 mSv**
2. Künstliche Strahlenexposition: 39%	
Medizin [etwa 38%]	ca. 1,5 mSv*
Forschung/Technik	< 0,02 mSv
Fallout	< 0,01 mSv
Kerntechnische Anlagen	< 0,01 mSv
Beruf	< 0,01 mSv
Summe	ca. **1,55 mSv**

* Der Schwankungsbereich dieses Wertes beträgt ca. 50%.

Strahlenquellen. Nach einem oberirdischen Kernwaffentest oder Nuklearunfall können strahlende Partikel in den Wolken und in der Luft sein oder sich mit dem Regen auf der Kleidung und auf der Haut ablagern. Es sind fast immer β- und γ-Strahler. Dabei wird die externe β-Strahlung bei der Abschätzung der Strahlenexposition vernachlässigt. Ihre Reichweite in Kleidung und Haut ist gering.

Inhalation: Mit der Atemluft kann Radioaktivität direkt in den Körper gelangen. Die natürlichen Edelgase Radon 222 (Radon) und Radon 220 (Thoron) bilden dabei den Hauptanteil. Die höchsten Werte wurden in Kellern und Erdgeschossen gemessen. Der Radongehalt der Zimmerluft ist verursacht durch Radium im Boden (Granit, Gneis, Buntsandstein), das Baumaterial des Hauses und seine Porosität sowie die Raumbelüftung, z. B. im Bad nach dem Duschen. Beim Zerfall der Radongase entstehen im Körper Radionuklide, wie Polonium 218, Blei 210, Wismut 214, deren α-Strahlen die Oberfläche in Bronchien und Alveolen belasten. Nach einem Atomtest oder einem Reaktorunfall bestrahlen die eingeatmeten Partikel von Kohlenstoff 14, Jod 131 und Cäsium 137 bzw. Cäsium 134 Lunge, Schilddrüse und in geringem Maße das rote Knochenmark. Von Interesse ist die relativ hohe Radioaktivität der Tabakpflanze durch Blei 210 und Polonium 218, die beim Rauchen in die Lunge geraten.

Ingestion: Die Radioaktivität der Milch, des Getreides und anderer Nahrungsmittel stammt hauptsächlich vom natürlichen Kalium 40. Geringere Aktivitäten an Cäsium 137, Tritium und Strontium 90 sind Folgen der oberirdischen Kernwaffenversuche und des Unfalls von Tschernobyl. Die Radioaktivität erreicht über den Boden die Nahrungsmittel und über das Futter die Tiere, die ihrerseits zu Lebensmitteln verarbeitet werden. Innerhalb dieser Nahrungskette

können sich ursprünglich unbedenkliche Konzentrationen in Pflanze und Tier bzw. in einzelnen ihrer Bestandteile anreichern. Das jeweilige Nuklid und seine spezifische Affinität zu bestimmten Organen bestimmt dabei die Strahlenbelastung des Körpers: Jod geht zur Schilddrüse, Strontium und Plutonium zum Knochen, Cäsium entsprechend Kalium in den ganzen Körper. Plutonium, Strontium und Yttrium gehen nach ihrer Inkorporation in kolloidale Form über und werden vom retikuloendothelialen System der Leber, der Milz und im Knochenmark gespeichert.

Genetisches und somatisches Risiko

Das Konzept der effektiven Äquivalentdosis (kurz: effektive Dosis) gestattet sowohl die Beurteilung des genetischen Risikos der Population Mensch als auch des somatischen Risikos der betroffenen Person. Die effektive Dosis ist eine Ganzkörperdosis und berücksichtigt die Tatsache, daß bei einer Strahlenexposition kaum einmal alle Organe gleich belastet werden und daß deren Krebsrisiko selbst bei gleicher Dosis unterschiedlich ist (sog. relatives Risiko). Dazu werden die Äquivalentdosen der einzelnen Organe gegeneinander abgewogen und dann aufaddiert. Die Gewichtung richtet sich nach den Beiträgen der einzelnen Organe zum gesamten Strahlenrisiko. Im wesentlichen werden berücksichtigt: weibliche Brust, Knochenmark, Lunge, Schilddrüse, Knochen und Magen-Darm-Bereich. Für Westdeutschland beträgt die mittlere effektive Dosis etwa 3.95 mSv pro Jahr. 2,4 mSv durch natürliche (61%) und 1,55 mSv durch zivilisatorische Strahlenexposition (39%), davon allein etwa 1,5 mSv (38%) durch medizinische Anwendungen (Tab. 15.**3**). Der Beitrag aus dem Unfall von Tschernobyl betrug 1986 etwa 0,11 mSv.

In der Strahlenpathologie grenzt man verschiedene Strahlenfolgen voneinander ab: genetische Folgen, teratogene Schäden, stochastische somatische Schäden und nichtstochastische somatische Folgen.

Genetische Strahlenfolgen

Dies sind Mutationen, also DNA-Veränderungen an Körperzellen oder an Keimzellen. Somatische Mutationen haben nur Bedeutung für das Individuum. Sie werden nicht vererbt. Hingegen betreffen Keimzellmutationen das Individuum und die Population Mensch gleichermaßen.

Von ihrem Phänotypus her unterscheidet man sichtbare und biochemische Mutationen sowie Letalfaktoren. Mikroskopisch lassen sich Punktmutationen (Klein- oder Genmutationen) und Chromosomenmutationen abgrenzen, d. h. Änderungen der Struktur (Strukturmutationen) und der Chromosomenzahl (numerische Aberationen, Abb. 15.**4**).

Mutationen können ohne äußere Einwirkung spontan entstehen oder durch chemische und physi-

Abb. 15.**4**   Schematische Darstellung der Mutationstypen. In der Mitte normale somatische Zelle mit zwei Chromosomenpaaren. In einem Chromosom ist die Genfolge angegeben (Fritz-Niggli, 1988)

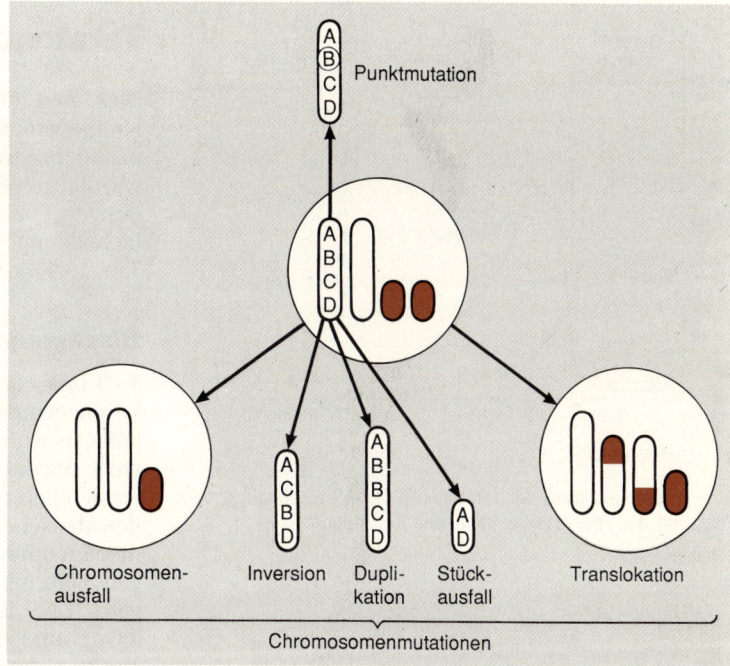

kalische Noxen, ionisierende Strahlen, durch Viren und verschiedene Krankheiten ausgelöst werden. Allerdings wirkt nur eine direkte Bestrahlung mutagen, nicht aber die Exposition von Organen, die beispielsweise von den Keimzellen weit entfernt sind. Als Schädigungsmechanismen kommen der direkte DNA-Schaden, die Fehlreparatur von Chromosomenstrukturschäden und die Wanderung oder Umlagerung von transposablen Elementen der Chromosomen in Betracht.

Glücklicherweise können die biologischen Systeme genetische Schäden in größerem Umfang reparieren. Dies garantiert die hohe Stabilität des Erbmaterials. 60–80% der Mutationen überstehen die nächste Kern- bzw. Zellteilung nicht. Zudem werden in der Keimbahn u. U. bestimmte Keimzellstadien durch Bestrahlung ausgeschaltet. Fällt nun diese in bezug auf Tod empfindliche Phase mit einer hohen Mutabilität zusammen, sterben die mutierten Zellen ab, d. h. die natürliche Mutationsrate sinkt dank germinaler Selektion ab. Die internationalen Strahlenschutzkommissionen UNSCEAR (United Nations Scientific Committee on the Effects of Atomic Radiation) und BEIR (Biological Effects of Ionizing Radiation, National Academy of Sciences, USA) gehen davon aus, daß allenfalls 6% der Keimzellmutationen bis zur Geburt persistieren.

Ionisierende Strahlung erzeugt typischerweise dizentrische Chromosomen und Ringchromosomen. An stimulierten Lymphozyten lassen sich diese somatischen Mutationen in der Anaphase relativ leicht nachweisen (biologisches Dosimeter). Im weiteren Verlauf nach der Bestrahlung fällt die Zahl der Zellen mit instabilen Chromosomen-Aberrationen rasch ab. Eine kleine Zahl mit stabilen Veränderungen findet sich noch viele Jahre später.

Bereits nach kleinen Strahlendosen treten Chromosomenaberrationen auf, beispielsweise nach einer Urographie mit einer Hautbelastung von 1–4 cGy oder nach Jod-131-Gabe mit einer Ganzkörperdosis von 0,05 cGy. Bei 386 Hiroshima-Überlebenden war der Prozentsatz von Zellen mit Aberrationen nach 100, 200 und 300 cGy jeweils fast verdoppelt, nämlich 2,71%, 4,95% und 9,48%. Einen nicht zu vernachlässigenden Einfluß hat auch das Alter. So ist die Rate an spontanen Chromosomenaberrationen bei über 60jährigen beinahe dreimal so hoch als bei 10- bis 39jährigen.

Keimzellmutationen

Genetische Risikoabschätzungen beruhen auf Untersuchungen an der Fruchtfliege Drosophila und der Maus. Dort wurden hauptsächlich dominante Letalfaktoren, dominante sichtbare Mutationen, spezifische Genmutationen und Translokationen untersucht. Entsprechende Daten von strahlenexponierten Menschen fehlen. Seit Entdeckung der Röntgenstrahlen im Jahre 1895 konnte in keinem einzigen Fall ein Kausalzusammenhang zwischen genetischen Aberrationen oder Mißbildungen und einer in der Familienanamnese berichteten Röntgenstrahlen-Anwendung hergestellt werden. Bei 70 000 Nachkommen der Atombombenopfer von Hiroshima und Nagasaki, darunter 19 000 Personen mit Strahlenexposition beider Eltern mit mindestens 100 mSv, fand sich auch keine signifikante Zunahme der sonst üblichen spontanen Mutationen. Diese nehmen aber z. B. mit dem Alter des Vaters über 40 Jahre um das Mehrfache zu. Daraus läßt sich leicht errechnen, daß eine nur geringe Zunahme von Kindern älterer Väter die spontane Mutationsrate stärker ansteigen ließe als jede unter vernünftigen Annahmen denkbare Strahlendosis.

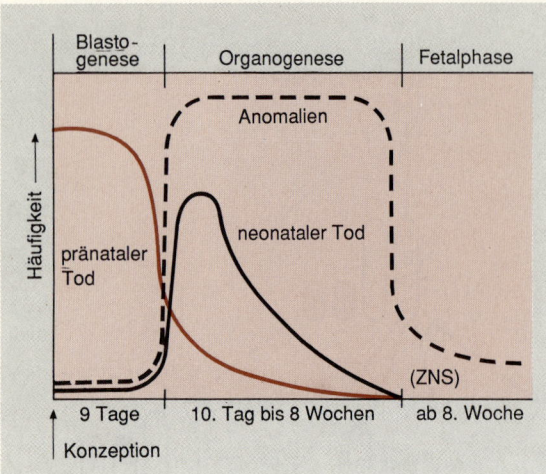

Abb. 15.5 Häufigkeit der teratogenen Schäden, abhängig vom Zeitpunkt der Strahlenexposition nach Konzeption

Tabelle 15.**4** Wachstums- und Entwicklungsstörungen (teratogene Schäden)

Entwicklungs-stadium	Zeit-raum	Effekt
Blastogenese (Präimplantationsperiode)	bis 9. Tag	Intrauteriner Fruchttod (Resorption) oder ungeschädigte Embryonen
Organogenese (Organdifferenzierung)	10.–60. Tag	Anomalien: Kleinwuchs, Skelettanomalien, geistige Retardierung, Mikro- und Anenzephalie, Hydrozephalus, Mikro- und Anophthalmus, Karzinogenese, pränataler Fruchttod
Fetalperiode (Wachstumsperiode)	ab 8. Woche	Minderwuchs, Mikroenzephalie, Intelligenzeinbuße, Gleichgewichtsstörung, Sterilität, neonataler Fruchttod
Postnatalperiode	postnatal	Wachstumsverzögerung, Mißbildungen von Augen, Zähnen, weibl. Brust und ZNS

Für den praktischen Strahlenschutz wird heute angenommen, daß 1 Sv die Rate spontaner Keimzell-Mutationen verdoppelt. Diese Dosis ist als zusätzliche Belastung der Keimdrüsen ganz unrealistisch. Somit spielen Erbgutschäden als Strahlenrisiko für die Menschheit eine nur untergeordnete Rolle.

Teratogene Schäden

Dies sind die Strahlenschäden an der besonders strahlenempfindlichen ungeborenen Leibesfrucht. Je nachdem, welches Entwicklungsstadium exponiert wurde, zeigen sich Wachtumshemmungen, Mißbildungen, Funktionsstörungen, Aktivitätsverlust, Mehrfachbildung, Malignominduktion und Tod (Abb. 15.5, Tab. 15.4).

Blastogenese (Präimplantationsperiode)

8−9 Tage nach Konzeption (p. c.) besteht die höchste Strahlenempfindlichkeit. Bereits nach 5 cGy Schwellendosis wurden an Maus und Ratte Todesfälle festgestellt. Stirbt der Embryo nicht, entwickelt er sich offensichtlich normal weiter („Alles oder Nichts"). Für den Menschen müssen die Ergebnisse aus Tierexperimenten übertragen werden, weil an ihm Beobachtungen nicht vorliegen, z. B. ein Frühabort nicht erkannt wird. UNSCEAR (1986) gibt als Risikokoeffizienten 1 Gy^{-1} an, d. h. 100% Fruchttod pro 1 Gy bzw. 1% pro 1 cGy. − An der Maus kann die Bestrahlung im Pronukleus-Stadium zum Verlust eines Geschlechtschromosoms führen. Der Karyo-Typ X0 charakterisiert beim Menschen das Turner-Syndrom. Man schätzt die Häufigkeit auf 4% bei 1 Gy.

Organogenese

Die Bestrahlung 10−60 Tage p. c. bewirkt im wesentlichen makroskopisch-anatomische Fehlbildungen, beim Menschen vor allem Entwicklungsstörungen des ZNS (Tab. 15.4). Die einzelnen Organsysteme haben ganz verschiedene Phasen hoher Empfindlichkeit, die jeweils mit der hauptsächlichen Organentwicklung zusammenfallen. Mit dem Einsetzen der Organbildung ist die Mißbildungsrate am höchsten, auch die neonatale Sterblichkeit. Unterhalb von 250 cGy wurden ZNS-Veränderungen beim Menschen fast niemals beobachtet. Die Gründe könnten sein: zu geringe Zahl von Ereignissen im Verhältnis zur spontanen Fehlbildungsrate von 6%, zu kleine Dosen und die Elimination von stark mißgebildeten Embryonen während der weiteren Entwicklung. So werden für den Strahlenschutz wiederum Daten aus Tierexperimenten herangezogen. Weniger als 5 cGy gelten als unbedenklich. UNSCEAR (1986) gibt als Risikokoeffizienten 0,5 Gy^{-1} an, d. h. 50% Risiko pro 1 Gy.

Fetalperiode (Fetogenese, Wachstumsphase)

Nach Bestrahlungen ab der 8. Woche p. c. nimmt die Mißbildungsrate der Feten drastisch ab. Entsprechend der noch nicht abgeschlossenen Neurogenese bleibt aber das ZNS weiterhin empfindlich, zumindest bis zur 15. Woche. Ursache für Mikroenzephalie, geistige Retardierung und Gleichgewichtsstörungen könnten Störungen der Neuroblastenbildung im Vorderhirn, Corpus callosum und Kleinhirn sein. Die Dosis-Wirkungs-Beziehung für geistige Retardierung ist Gegenstand kontroverser Diskussionen, die Festlegung einer Schwellendosis bei 5 cGy somit ebenfalls. UNSCEAR (1986) gibt als Risikokoeffizienten 0,4 Gy^{-1} (40% pro Gy) für die 8.−15. Woche p. c. und 0,1 Gy^{-1} (10% pro Gy) für die 16.−25. Woche an. Nach > 1 Gy gibt es auch Todesfälle. Sie treten meist erst nach der Geburt in den ersten zwei Lebenswochen ein.

Postnatale Periode

Bis zum Abschluß des Wachstums bleiben insbesondere das zentrale Nervensystem, Skelett, Augen, Zähne und Brustdrüse weiterhin gefährdet, allerdings mit ständig abnehmender Empfindlichkeit.

Tumorinduktion

Hier liegen im Gegensatz zu den strahlenbedingten Entwicklungsanomalien echte Befunde am Menschen vor. Kinder, die in utero durch röntgendiagnostische Maßnahmen belastet wurden, haben später ein höheres Risiko für Leukämie, Brustkrebs und andere Tumoren als nicht bestrahlte Kinder. Das Risiko ist zwei- bis dreimal größer als nach Bestrahlung erwachsener Menschen. Der Risikokoeffizient beträgt 5% pro Gy in den ersten 10 Lebensjahren (UNSCEAR, 1986).

Indikation zum Schwangerschaftsabbruch

Man kann nicht eindeutig sagen, welche Dosis in welchem Entwicklungsstadium das natürliche Fehlbildungsrisiko merklich erhöht. Damit bleibt auch die Frage offen, wann ein Schwangerschaftsabbruch zu erwägen ist. Die Entscheidung ist auf jeden Fall individuell zu treffen. Einige Länder geben Dosisgrenzbereiche an: In der BR Deutschland und Skandinavien kann nach einer Exposition der Leibesfrucht mit 0,1−0,2 Sv ein Abbruch erwogen werden, in der Schweiz nach 0,01−0,1 Sv. Nach > 0,2 Sv ist der Abbruch indiziert, in Finnland und in der Schweiz nach > 0,1 Sv.

Stochastische somatische Schäden

Das wichtigste Strahlenrisiko für den Menschen ist die Kanzerogenese. Unbekannt ist nach wie vor der auslösende Mechanismus und damit auch, ob im unteren Dosisbereich von < 0,01 Sv eine Schwelle besteht oder nicht. Sollte Krebs durch Mutation von Protoonkogenen ausgelöst werden können, bedeutet dies, daß es keine unschädliche Schwellendosis gibt. Jedenfalls erhöht Bestrahlung in allen Organen die Inzidenz bösartiger Tumoren. Ausnahmen bilden nur die chronisch lymphatische Leukämie und wahrscheinlich die Lymphogranulomatose. Die verschie-

Tabelle 15.5 Geschätzte Lebenszeit-Risiken für somatische Spätschäden (zusätzliche Krebsfälle), gemittelt über die deutsche und amerikanische Bevölkerung. Bei Lunge, Gastrointestinaltrakt und Schilddrüse geringfügig abweichende Risikoschätzung (linearer Ansatz, ICRP 1990)

Organ	Risikofaktoren (pro 10⁶ Personen · cSv)	
	Deutsche Bevölkerung	Amerikanische Bevölkerung
Rotes Knochenmark	52	48
Knochenhaut	1	2
Brust	80	87
Lunge	90	138
Gastrointestinaltrakt	224	189
Schilddrüse	17	7
Andere	38	96
Summe (pro 1 cSv/1 Mill.)	**502**	**567**

denen Organe zeigen sich in der Kanzerogenese unterschiedlich empfindlich (Tab. 15.5). Gastrointestinaltrakt, Lunge, weibliche Brust und Knochenmark sind gefährdeter als Schilddrüse, Speiseröhre, Leber und Niere. Dies gilt für die Krebsinzidenz. Bezogen auf die Krebsmortalität gelten andere Gewichtungsfaktoren. Die International Commission on Radiological Protection (ICRP, 1990) gibt für den Dickdarm 0,18, den Magen 0,16, die Lunge 0,13, das Knochenmark 0,12, die Brust 0,05 und die Schilddrüse 0,02 an − bezogen auf einen Summenwert von 1 bei gleichmäßiger Strahlenexposition aller Organe.

Unsere Kenntnisse von der strahleninduzierten Kanzerogenese beim Menschen stammen von Beobachtungen an unfreiwillig oder freiwillig exponierten Menschen: Atombombenopfer in Japan, durch Kernwaffenversuche beeinträchtigte Bewohner der Marshall-Inseln, vielfach geröntgte und wegen gutartiger Krankheiten bestrahlte Patienten (z. B. bei Morbus Bechterew, Mastitis, Tuberkulose, Thymushyperplasie), Radiologen der Pionierzeit, Uran-Bergleute usw. Hier besteht im Bereich von 10 cSv und mehr eine lineare Dosisbeziehung. Die für damals ermittelten Strahlendosen liegen aber wesentlich über den Werten, die heute im Strahlenschutz zur Debatte stehen. Die Strahlenschutz-Organisationen UNSCEAR und ICRP behelfen sich deshalb bei ihren Risikoabschätzungen damit, daß sie im Bereich kleiner und kleinster Dosen die Dosis-Wirkungs-Beziehung gegen 0 extrapolieren. Sie kommen so zu folgendem absoluten Krebsrisiko: 1 cSv Ganzkörperbestrahlung verursacht bei 1 Mio Einwohnern 200−800 zusätzliche Krebstodesfälle. Das sind bis 0,4% des natürlichen Risikos von etwa 200 000 Krebstodesfällen pro 1 Mio Einwohner lebenslang. Dieses Risiko ist wegen der starken Schwankungsbreite des natürlichen Risikos statistisch nicht eruierbar.

Tabelle 15.**6** Hoch strahlensensible Zellsysteme (Schwellendosis < 5 Gy)

Gewebe	Betroffene Zellart	Klinische Dosis
Embryo, Fetus	embryonale (fetale) Zellen	5 cGy
Gonaden Testis	Interphase-Gono-zyten	20 cGy
Ovar	primäre Oozyten	200–600 cGy
Lymphatisches System	Lymphozyten	70– 80 cGy
Hämatopoeti-sches System	determinierte Stammzellen des Knochenmarks	100–200 cGy
Dünndarm	Stammzellen des Dünndarmepi-thels	150–300 cGy
Augenlinse	Linsenepithel	300–500 cGy

Tabelle 15.**7** Mäßig strahlensensible Organe (5–20 Gy)

Organ	Betroffene Zellart	Klinische Dosis
Kindliche Brust	Drüsenepithel	3–6 Gy
Haarfollikel	Stratum germinativum	3–6 Gy
Talg- und Speicheldrüsen	Drüsenepithel	3–6 Gy
Schweißdrüsen	Drüsenepithel	6–8 Gy
Haut	Stratum basale und Stratum spinosum	8–10 Gy
Gefäße	Endothelzellen	10 Gy
Kindlicher Knorpel	Chondroblasten	10 Gy
Lunge	Alveolarepithel	15–18 Gy
Kindlicher Knochen	Osteoblasten	20 Gy

Krankheitsbilder

Einen typischen **Strahlenkrebs** gibt es nicht. Ionisierende Strahlung vermehrt lediglich die Inzidenz der natürlicherweise schon vorkommenden Malignome. Ihnen ist die Ursache (Umwelteinflüsse, zivilisatorische Noxen, energiereiche Strahlung oder spontane Entstehung) nicht anzusehen. Durch relativ kleine Strahlendosen entstehen u. U.:

– **Leukämien,** vorwiegend vom myeloischen Typ. Bisher kein Nachweis einer chronisch lymphatischen Leukämie. Höchste Sensibilität bei unter 15jährigen. Latenzzeit 2–25 Jahre (Maximum 6–8 Jahre), d. h. nach 25 Jahren Absinken auf natürliches Risikoniveau.
– **Brustkrebs,** 10 bis 19jährige mit höchstem Risiko. Latenzzeit 15–40 Jahre.
– **Schilddrüsenkrebs,** nach externer Bestrahlung häufiger als nach Jod-131-Inkorporation. Latenz 10–30 Jahre.
– **Lungenkrebs,** vor allem durch Radon-Inhalation. Interaktion mit Tabakrauch möglich.

Nach hochdosierter lokaler Strahlenanwendung wurden Osteosarkome, Fibro-, Myo- und Chondrosarkome beschrieben. Die Inzidenz ist bei mit 30–70 Gy lokal bestrahlten Personen deutlich unter 1%.

Nichtstochastische somatische Folgen

Hier interessieren in erster Linie die akuten und chronischen Folgen nach Strahlentherapie. Akute Strahleneffekte treten nach Überwindung einer Schwellendosis schon wenige Stunden später ein. Es reagieren die Stammzellen der Gewebe, außerdem die Gefäßwandungen, an denen es zu Erweiterungen und Permeabilitätsstörungen kommt. Akute Strahlenveränderungen bilden sich restlos zurück. Ihr Ausmaß erlaubt keinen Rückschluß auf die Häufigkeit und den Schweregrad eines möglichen Spätschadens.

Spätfolgen treten mehrere Monate, manchmal auch erst Jahre nach der Strahlenbehandlung auf. Geschädigt werden die Stammzellen der langsam proliferierenden Gewebe, vor allem des Bindegewebes, des Knochens und der Muskulatur. Es kommt zu Bindegewebsvermehrung und Gefäßveränderungen mit Intimafibrose, Lipidablagerungen, Wandsklerose und Lumeneinengung. Auch hier muß zuerst eine Schwellendosis überschritten werden. Sie liegt über derjenigen für akute Effekte. Folgende Faktoren bestimmen Ausmaß und Häufigkeit solcher strahlentherapeutischer Komplikationen:

– **Bestrahlungsvolumen:** Großvolumige Bestrahlungen machen stärkere Nebenwirkungen als kleinvolumige.
– **Dosis-Zeit-Verhältnis:** Eine hohe, in kurzer Zeit applizierte Dosis ist wirksamer als eine niedrige oder eine über einen längeren Zeitraum verteilte.
– **Strahlenqualität:** Hochenergetische Strahlung belastet wegen ihrer größeren Eindringtiefe und geringeren Streustrahlung das gesunde Gewebe weniger als niederenergetische Strahlung (Röntgenstrahlen). Korpuskularstrahlen haben im allgemeinen eine höhere relative biologische Wertigkeit als elektromagnetische Wellenstrahlen.
– **Bestrahlungstechnik:** Einzelfeldtechniken belasten stärker als Mehrfelder- bzw. Bewegungs-Bestrahlungen.
– Spezielle Organsensibilität (Tab. 15.**6**–15.**8**)
– Individuelle Faktoren: Lebensalter, Ernährungszustand, Durchblutungsverhältnisse, entzündliche Affektionen und endokrine Faktoren.

– Arzneimittel und exogene Noxen: Die Strahlenwirkung am Normalgewebe wird durch onkologische Chemotherapeutika, u. U. auch durch weitere, im Einzelfall zu überprüfende Medikamente, sowie durch Alkohol und Nikotin verstärkt.

Akutes Strahlensyndrom (Strahlenkrankheit)

Werden mehr als 30% des Körpervolumens einer Bestrahlung mit > 1 Gy unterzogen, kommt es zur akuten Strahlenkrankheit. Krankheitsbild und Überlebenszeit hängen von der verabreichten Dosis ab (Tab. 15.9).

> 1 Gy: **hämatopoetisches Syndrom.** Infolge einer Schädigung der Knochenmarks-Stammzellen und der Lymphozyten fallen im peripheren Blut die weißen Blutkörperchen (Leukopenie), die Thrombozyten (Thrombopenie), gelegentlich auch die Erythrozyten (Anämie) ab. Die Therapie besteht in gezieltem Blutersatz, Infusionen, Ruhigstellung, Infektprophylaxe. Knochenmarkstransplantation bei totalem Untergang der Knochenmarks-Stammzellen zu erwägen.

> 5 Gy: **(zusätzlich) gastrointestinales Syndrom.** Die Schädigung des Darmepithels bewirkt Resorptionsstörungen für Nährstoffe, Mineralien und Wasser sowie Flüssigkeits- und Elektrolytverlust (Durchfälle), Erbrechen und Blutungen. Die Therapie besteht in Infusionen, parenteraler Ernährung, Infektprophylaxe, Ruhigstellung (> 50% Todesfälle).

> 20 Gy: **(zusätzlich) zentralnervöses Syndrom.** Durch Schäden der Nerven- und Gliazellen sowie des Gefäßsystems werden mannigfaltige neurologische Ausfälle wie Konfusion, Somnolenz, Apathie, Erbrechen, Tremor und Konvulsionen hervorgerufen. Die Behandlung ist symptomatisch. Keine Heilungschance. Bei Kernwaffenexplosionen treten neben der eigentlichen Strahlenkrankheit auch Verbrennungen und Verletzungen auf, welche durch Hitze und Druckwelle verursacht sind.

Spezielle Strahlenspätfolgen

Die Tab. 15.**6**–15.**8** zeigen die ganz unterschiedliche Strahlenempfindlichkeit der einzelnen Zellen und Gewebe bei fraktionierter Bestrahlung. Diese ist zum größten Teil durch ihre Reparaturkapazität bedingt. Am empfindlichsten sind Gewebe, deren Stammzellen und unreife Vorstufen ebenso wie die reifen Endzellen strahlenempfindlich sind (lymphatisches System), ferner Organe mit sensiblen Stammzellen und relativ resistenten Endzellen (Hoden, Knochenmarks-Zellen, mit Ausnahme der Lymphozyten). Zellsysteme mit kurzlebigen Endzellen (z. B. Dünndarmepithel) brechen rasch zusammen. Empfindlich sind zudem Systeme, die sich nicht mehr erneuern können (Oozyten im reifen Ovar). Im allgemeinen sind Mausergewebe strahlenempfindlicher als Dauergewebe.

Vorschläge zu **Prophylaxe** und **Therapie** finden sich jeweils in den Tab. 15.**10**–15.**12**.

Tabelle 15.**8** Gering strahlenempfindliche Organe (Schwellendosis 20–50 Gy)

Organ	Betroffene Zellart	Klinische Dosis
Niere	Tubusepithel	24 Gy
Leber	Leberzellen	30 Gy
Lymphknoten/ Milz Herz	Stroma/ Retikulum Herzmuskel/Reizleitungssystem	40 Gy
Magen/Darm Schilddrüse Gehirn/ Rückenmark	Epithel/ Gefäßendothel Thyreozyten Gliazellen/ Gefäßendothel	45 Gy
Hornhaut Speiseröhre/ Harnblase	Endothel/Descemet-Membran Epithel/ Gefäßendothel	50 Gy

Weitgehend strahlenresistente Gewebe (> 50 Gy): Knochen, Knorpel, Muskel, Fett, Bindegewebe, Gefäßwände, peripherer Nerv

Schwellendosis: Strahlenmenge, die bei 1–5% der Individuen einen Effekt auslöst.

Toleranzdosis: maximale Strahlendosis, welche das Gewebe ohne klinisch signifikanten Schaden ertragen kann.

Hämatopoetisches System

Die Lymphozyten aus Thymus, Knochenmark, Milz und Lymphknoten sind ganz unterschiedlich strahlenempfindlich. Bereits nach 5 cGy gibt es Zelluntergänge. Mittlere Lymphozyten reagieren sensibler als kleine und diese wiederum empfindlicher als große. Die Proliferation immunkompetenter Lymphozyten wird durch 0,7–0,8 Gy gehemmt.

Im Knochenmark sind alle unreifen Vorstufen der hämatopoetischen Erneuerungssysteme sehr empfindlich (Erythropoese, Granulozytopoese, Megakaryozytopoese). Eine einmalige Exposition des Menschen mit 3–4 Gy reduziert den Stammzellspeicher auf etwa 10%.

Haut und Hautanhangsgebilde

Die akute Radiodermatitis äußert sich in Erythem, Desquamation, Ödem, Haarausfall, exfoliativer Dermatitis, feuchter Epitheliolyse und schließlich in umschriebenen Blutungen. Ursache ist die Schädigung des Stratum basale und des Stratum spinosum. Als Spätfolgen treten Pigmentverschiebungen, Dauerepilation, Hautatrophie, Teleangiektasien, Hyperkeratose und Ulzera bzw. Narben auf.

Tabelle 15.9   Klinik und Verlauf des akuten Strahlensyndroms

Typ	Schwellen-dosis	Latenz-periode	Morphologische Ursache	Charakteristisches Krankheitsbild	Todeszeitpunkt nach Exposition (ohne Therapie)
hämato-poetisches Syndrom	1 Gy	2–3 Wochen	Hypoplasie des Knochenmarks	Erbrechen, Übelkeit, Blutungen, Purpura, Infektionen	3 Wochen
gastro-intestinales Syndrom	5 Gy	3–5 Tage	Schäden des Darmepithels mit Ulzera	Fieber, Durchfall, Er-brechen, Elektrolyt-verlust, Infektionen	10–14 Tage
zentralnervö-ses Syndrom	20 Gy	$1/4$–3 Stunden	Gefäßverände-rungen, Nekrosen der Neurone, Ödem	Krampfanfälle, Somno-lenz, Tremor, Koma	14–36 Stunden

Tabelle 15.10   Behandlung der bestrahlten Haut

Prophylaxe:	Fernhalten mechanischer, thermi-scher und chemischer Reize Azulon-Homburg-Puder
Akutes Erythem:	Öl-in-Wasser-Emulsionen (evtl. mit Kortikoidzusatz) Bepanthen-Roche-Salbe, Mirfulan-Merckle
Exsudation:	Reinigung mit Kamillosan 1% Kaliumpermanganat-Lösung Pinselung mit 2% Gentiana-Violett-Lösung antibiotikahaltige Salbe zur Nacht Branolind-L-Kompressen Hart-mann, tulle gras lumière o. ä.
Defekte:	feuchte Kompressen mit nekroselö-sendem Zusatz + 10% Kochsalzlö-sung wundreinigende und granulations-fördernde Salben (Rp. Dextrose 10,0, Allantoin 0,2, Linolsäureäthyl-ester 1,2, pH 5-Eucerin cum acqua āā ad 100,0) Granugen-Paste

Tabelle 15.11   Behandlung der bestrahlten Mund-höhle

Prophylaxe:	Zahnsanierung Fluoridierung verbliebener Zähne (Miniplast-Schiene) Spülung mit Kamillosan, Bepanthen Roche, Salbei, Subcutin Kaliumpermanganat-Lösung, 1% H_2O_2 Inhalation mit Sole (+ Bepanthen Roche, Bisolvon) Antiphlogistika, Venoruton-intens hyperkalorische Zusatzernährung
Schmerzen:	Novalgin-Tropfen, Xylocain-Viskös Anaesthesin-Bonbons Nährsonde
Pilzbefall:	Ampho-Moronal, Gentiana-Violett-Pinselung Borax-Glyzerin

Corticoide erst bei Abschluß der Behandlung, bei Ödemen und starken fibrinösen Belägen

Mundschleimhaut, Zähne und Zahnfleisch

Die akute Mukositis äußert sich in Geschmacksver-lust, schmerzendem Exanthem, Schleimhautdefekten mit Exsudation sowie weißlich fibrinösen Belägen. Soor-Superinfektionen sind häufig. Durch frühzeitige Beeinträchtigung der Speicheldrüsen treten Ver-schleimung und Mundtrockenheit auf. Letztere bleibt u. U. lebenslang bestehen.

Als Spätfolgen bleiben neben der Mundtrocken-heit das Mundbodenödem als Folge einer Lymphab-flußstörung sowie Parodontose und Karies. Letztere entstehen durch mangelhafte Produktion eines in der Zusammensetzung veränderten Speichels, damit zu-sammenhängend durch behinderte Selbstreinigung der Mundhöhle und durch Retraktion des Zahnflei-sches.

Magen-Darm-Trakt

Duodenum und Dünndarm weisen eine hohe Strah-lenempfindlichkeit auf, Dickdarm, Magen- und Öso-phagusschleimhaut eine sehr viel geringere. Die Strahlenenteritis äußert sich in Übelkeit, Erbrechen, Meteorismus, Tenesmen, Blut- und Schleimabgängen. Sie tritt besonders frühzeitig bei großvolumiger Ab-dominalbestrahlung auf. Die Strahlenproktitis verur-sacht häufige, schleimige Stuhlentleerungen, die u. U. mit Blut vermischt sind und schmerzen. Spätfolgen sind Geschwüre und Strikturen.

Lunge

Großvolumige Lungenbestrahlungen (> 18 Gy auf die ganze Lunge, > 35–40 Gy auf Lungenabschnitte)

schädigen das Organ. 20% dieser autoptisch diagnostizierbaren Lungenfibrosen sind radiologisch nachweisbar. 1% rufen klinische Symptome hervor. Die akute Strahlenpneumonitis gleicht im klinischen Verlauf einer atypischen viralen Pneumonie: unproduktiver Husten, subfebrile Temperaturen, Kurzatmigkeit. Ursache ist eine interstitielle Entzündung mit Hyperämie, Permeabilitätsänderungen, Ödem, Kapillarschädigung und Verlust der lymphatischen Follikel. Eine gezielte Behandlung kann den Übergang in das irreparable Stadium der interstitiellen Lungenfibrose verhindern oder doch zumindest vermindern.

Reproduktive Organe-Keimdrüsen

Zwischen den verschiedenen Zelltypen und Entwicklungsstadien bestehen große Sensibilitätsunterschiede. Es treten morphologische Veränderungen, Teilungsstörungen und Zelltod auf. Interessanterweise gleicht die Strahlenempfindlichkeit der Zelle nicht unbedingt derjenigen ihres Erbgutes. Beispielsweise sind A- und B-Spermatogonien als Zelle besonders empfindlich gegenüber ionisierender Strahlung, aber ihre Mutabilität ist geringer als diejenige von Spermatozyten und Spermatiden.

Hoden: die Gonozyten sind im Interphasestadium kurz vor ihrer Teilung zu Spermatogonien hoch strahlenempfindlich ($> 0{,}20$ Gy), weniger die Spermatozyten. Spermatiden und reifende Spermien sind dagegen relativ strahlenresistent (kein Effekt bis 500 Gy). Darauf ist zurückzuführen, daß die Zeugungsfähigkeit nach einem Strahleninsult noch eine Zeitlang erhalten sein kann, so lange nämlich, bis sich der Nachschub aus den geschädigten Spermatogonien und Spermatozyten erschöpft. Immerhin führen $20-50$ cGy zur Oligospermie und 1,5 Gy zu permanenter Sterilität. Erhalten die Hoden während einer Strahlenbehandlung durch Streustrahlung eine Dosis bis zu 100 cGy in kleinen Einzeldosen, tritt zwar eine Azoospermie nach $3-5$ Monaten ein, doch erholt sich die Spermatogenese nach $14-22$ Monaten wieder (Tab. 15.13). Wichtig zu wissen, daß eine fraktionierte oder protrahierte Bestrahlung nicht etwa wie bei anderen Organen das Hodengewebe schützt, sondern im Gegenteil den Schaden verstärken kann. – Die Leydigschen Zellen und damit die Hormonproduktion sind demgegenüber strahlenresistent.

Im **Ovar** ist der reife Oozyt die sensibelste Zelle, genauer: in den frühen Tertiärfollikeln. Oozyten in reifenden Follikeln und die reifsten Formen in Tertiärfollikeln sind resistenter. Als Schwellendosis für eine Reduktion der Fertilität gelten $1{,}70-6{,}25$ Gy. Da die Oozytenbildung mit dem 5. Fetalmonat abgeschlossen ist und der Oozytenvorrat dann zeitlebens geringer wird, sinkt mit zunehmenden Alter auch die Fähigkeit, einen Strahleneffekt durch das Nachreifen unbeteiligter Oozyten zu kompensieren: Die Strahlenempfindlichkeit steigt also mit zunehmenden Alter. Bei jungen Frauen können Konzeptionen u. U. noch nach einer Bestrahlung mit 20 Gy eintreten (Tab. 15.13).

Tabelle 15.12 Behandlung der Strahlenpneumonitis

Prophylaxe:	Nikotinabstinenz Inhalationen (Ultraschall!) mit Sole (+ Bisolvon, Ventolin, Kortikoide) hyperkalorische Ernährung, Polyvitamin-Präparate Antiphlogistika, Venoruton-intens
Therapie:	Inhalationen Corticosteroide systemisch Antibiotika Atemgymnastik

Tabelle 15.13 Unterschiedliche Reaktion erwachsener männlicher und weiblicher Keimdrüsen auf ionisierende Strahlung (nach Fritz-Niggli, 1988)

	Hoden	Eierstöcke
Schwellendosis der sensibelsten Zellen	0,2 Gy	$2-6$ Gy
Einfluß der Fraktionierung/ Protrahierung	z. T. Förderung der Strahleneffekte	Schutzwirkung
Empfindlichstes Fertilitätsstadium	Interphase-Gonozyten (vor Spermatogonienbildung), Fetus und Säugling	primäre Oozyten, Fetus ab 5. Monat, Beginn der Pubertät
Zusammenhang von Sensibilität und Lebensalter	unbekannt	Anstieg mit dem Alter
Repopulation aus frühen Entwicklungsstadien	möglich	nicht möglich
Hormonelle Funktionen	weitgehend resistent, unabhängig von Keimzellschädigung	hoch sensibel, abhängig von Keimzellschädigung

Merke: Die Strahlenexposition des Menschen erfolgt zu etwa 60% aus natürlichen Quellen, 40% sind zivilisatorisch bedingt (weit überwiegend durch medizinische Anwendung). Neben externer Einwirkung sind Ingestion und vor allem Inhalation von Bedeutung. Wichtigstes Strahlenrisiko ist die Kanzerogenese, vermutlich ohne Schwellendosis. Dagegen spielen Erbgutschäden keine Rolle. Teratogene Schäden wirken sich erst ab der Organogenese praktisch aus: 0,5 Gy verdoppeln die spontane Mißbildungsrate. Von den nichtstochastischen somatischen Wirkungen sind die akuten und chronischen Strahlenreaktionen in der Strahlenbehandlung die geläufigsten. Sie lassen sich durch gewissenhafte Bestrahlungsplanung und geeignete medikamentöse Therapie drastisch reduzieren.

Weiterführende Literatur

Beir, V.: Health Effects of Exposure to Low Levels of Ionizing Radiation. Committee on the Biological Effects of Ionizing Radiation. Board on Radiation Effects Research. Commission on Life Sciences. National Research Council. National Academy Press, Washington, D. C., 1990

Der Bundesminister für Umwelt, Naturschutz und Reaktorsicherheit (Hrsg.): Umweltpolitik. Umweltradioaktivität und Strahlenbelastung. Jahresbericht. Bonner Universitäts-Buchdruckerei, 1986

Fritz-Niggli, H.: Strahlengefährdung/Strahlenschutz. Ein Leitfaden für die Praxis, 2. Aufl. Huber, Bern, 1988

Hall, E. J.: Radiobiology for the Radiologist, 3rd ed. Lippincott, Philadelphia 1988

ICRP Publication 60: 1990 Recommendations of the International Commission on Radiological Protection. Pergamon Press, Oxford − New York − Frankfurt − Seoul − Sydney − Tokyo, 1991

Kellerer, A. M.: Krebsmortalität in Hiroshima und Nagasaki. Neue Risikoschätzungen und ihre Bewertung. In: Veröffentlichungen der Srahlenschutzkommission, B. 12: Aktuelle Fragen zur Bewertung des Strahlenrisikos. Fischer Stuttgart 1988

Paretzke, H. G.: Folgerungen für die Risikoabschätzung. In: Veröffentlichungen der Strahlenschutzkommission, Band 12: Aktuelle Fragen zur Bewertung des Strahlenrisikos. Fischer, Stuttgart 1988

Preston, D. L., H. Kato, K. J. Kopecky, S. Fujita: Studies of the mortality of A-bomb survivors, 8. cancer mortality, 1950−1982. Radiat. Res. 111 (1987) 151−178

Sauer, R., Keilholz, L.: Radiation effects on the central nervous system − clinical aspects. In Scherer, E., K. R. Trott, C. Streffer: Medical Radiology. Diagnostic Imaging and Radiation Oncology. Springer, Berlin 1990

United Nations Scientific Committee on the Effects of Atomic Radiation: Genetic and somatic effects of ionizing radiation. United Nations, New York, 1986

Veröffentlichungen der Strahlenschutzkommission, B. 2: Wirkungen nach pränataler Bestrahlung, 2. Aufl. Fischer, Stuttgart 1989

16 Gift und Vergiftungen

L. S. Weilemann

Allgemeines

Häufigkeit von Vergiftungen

Bei Erwachsenen ereignen sich die meisten Vergiftungen durch orale Aufnahme. Dies zeigt auch die aktuelle Statistik der Giftberatung Mainz (Abb. 16.**1**). Hierbei spielen Intoxikationen in suizidaler Absicht die größte Rolle, wobei Arzneimittel überwiegen. Die weitere Aufschlüsselung zeigt Abb. 16.**2**.

Auf die Gruppe der Hypnotika und Psychopharmaka folgen die Tabletten-Mischintoxikationen aus vorgenannten und Analgetika. Danach folgt eine relativ große inhomogene Gruppe verschiedenster Medikamente mit 8%. β-Blocker- und Digitalis-Vergiftungen spielen hierbei die zahlenmäßig größte Rolle. Danach erst kommen die Analgetika mit 7%-Anteil Monosubstanz.

Die Aufgliederung von Vergiftungen und deren klinische Beurteilbarkeit wird dadurch kompliziert, daß Kombinationsvergiftungen durch gleichzeitige Einnahme verschiedener Noxen und Einnahme von Mischpräparaten häufig sind. In mindestens 50% der klinisch behandelten Vergiftungsfälle ist mit einer Kombinationsvergiftung zu rechnen. Die gleichzeitige Einnahme einer Überdosis von Arzneimitteln und Alkohol in einer das Vergiftungsbild mitbestimmten Dosis ist bei mindestens 20% der Fälle nachweisbar.

Resorption und Elimination

Orale Intoxikationen

„Alle Dinge sind Gift und nichts Ohngift, allein die Dosis macht, daß ein Ding kein Gift ist".

An dieser Maxime von Paracelsus hat sich in der Bewertung der Intoxikationen nichts geändert. Die Aussage läßt sich jedoch heute durch weitreichende Kenntnis der Mechanismen von Resorption und Elimination ergänzen oder präzisieren.

Neben der Art des Giftes und der eingenommenen Menge sind für die Schwere der Intoxikation auch patientenbezogene Individualfaktoren maßgebend und entscheidend:

1. Ingestionszeit und Füllungszustand des Magens,
2. Begleitmedikation (z. B. Alkohol),
3. Gesundheitszustand des Patienten,
4. Resorption und *Verteilungsverhalten,* sowohl substanz − als auch *patientenabhängig* ist.

Demgemäß läßt sich das Ausmaß der Vergiftung nie allein aufgrund der absolut eingenommenen Menge prognostizieren. Entscheidend ist vielmehr, was tatsächlich resorbiert wurde und die sich daraus ergebenden toxikologisch relevanten Blutspiegel.

So ist bekannt, daß durch die gleichzeitig mit der Hypnotika-Intoxikation auftretenden Darmatonie zum Beispiel Barbiturate nicht in vollem Umfang resorbiert werden. Somit ist eine primäre Giftelimination vor Resorption auch nach vielen Stunden noch sinnvoll. Andere Substanzgruppen wiederum werden rasch resorbiert, haben jedoch ein hohes Verteilungsvolumen und sind somit einer primären Giftelimination nur sehr kurz nach Ingestion zugänglich.

So bestimmen der Individualzustand des Patienten einerseits und die speziellen Eigenschaften des Pharmakons andererseits Ausmaß und Schwere der Vergiftung.

Die Elimination eines Giftstoffes aus dem Organismus erfolgt meist über die Niere, wobei die Stoffe häufig durch metabolische Prozesse in eine hydrophilere Form umgewandelt werden. Höchste Aktivität arzneimittelabbauender Enzymsysteme hat die Leber, der somit ein ganz entscheidender Anteil am Eliminationsprozeß zukommt. Substanzen werden in der Regel zu Metaboliten abgebaut, wobei pharmakologisch aktive und/oder toxische Metaboliten gebildet werden können.

Das traditionelle pharmakokinetische Modell wird von der semiempirischen Vorstellung eines sogenannten Compartment-Systems getragen. Dabei sind die Kompartimente oft fiktiv und stimmen nicht mit physiologischen und anatomischen Gegebenheiten überein. Trotz identischer Clearance können die Halbwertzeiten von Substanzen aufgrund unterschiedlicher Verteilungsvolumina erheblich differieren.

Die Beziehung zwischen Clearance und Verteilungsvolumen zeigt die Abb. 16.**3**.

Die Halbwertszeit, gemessen in Stunden, ergibt sich aus der Clearance und den Volumina und ist als Diagonale dargestellt. Es wird sehr deutlich, daß Substanzen mit hoher Clearance und großem Verteilungsvolumen, wie z. B. Methylimipramin, die gleiche Halbwertzeit besitzen wie Substanzen mit sehr geringer Clearance und geringen Verteilungsvolumina, wie z. B. Warfarin. Ebenso besitzen Arzneimittel mit hoher Clearance und geringem Verteilungsvolumen die kürzeste Halbwertzeit.

Die Kenntnis solcher Beziehungen ist wichtig für

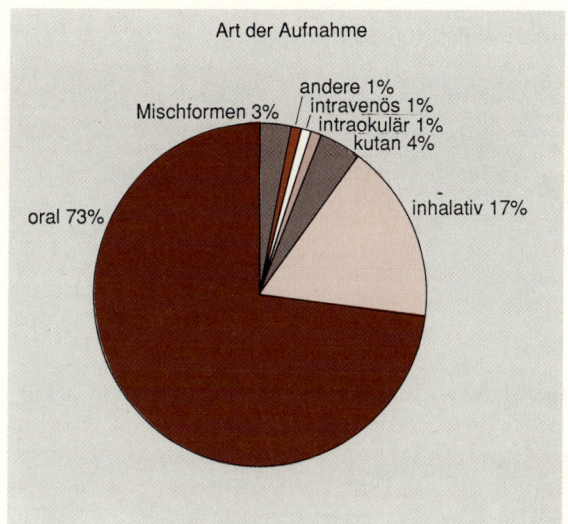

Abb. 16.**1**   Art der Giftaufnahme, Häufigkeitsverteilung.

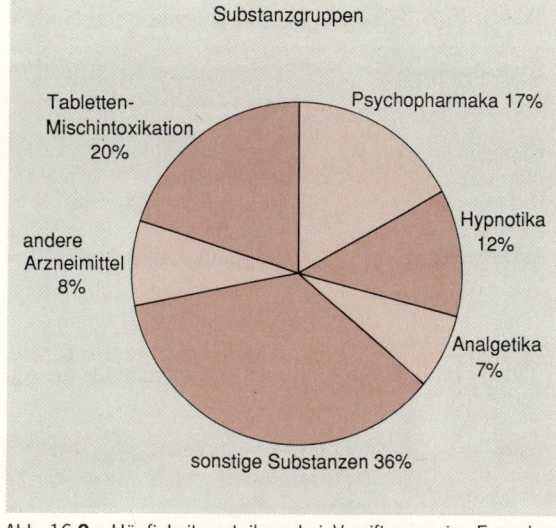

Abb. 16.**2**   Häufigkeitsverteilung bei Vergiftungen im Erwachsenenbereich. Orale Intoxikationen.

Abb. 16.**3**   Verhältnis von Clearance und Verteilungsvolumen verschiedener Substanzen (nach Tozer).

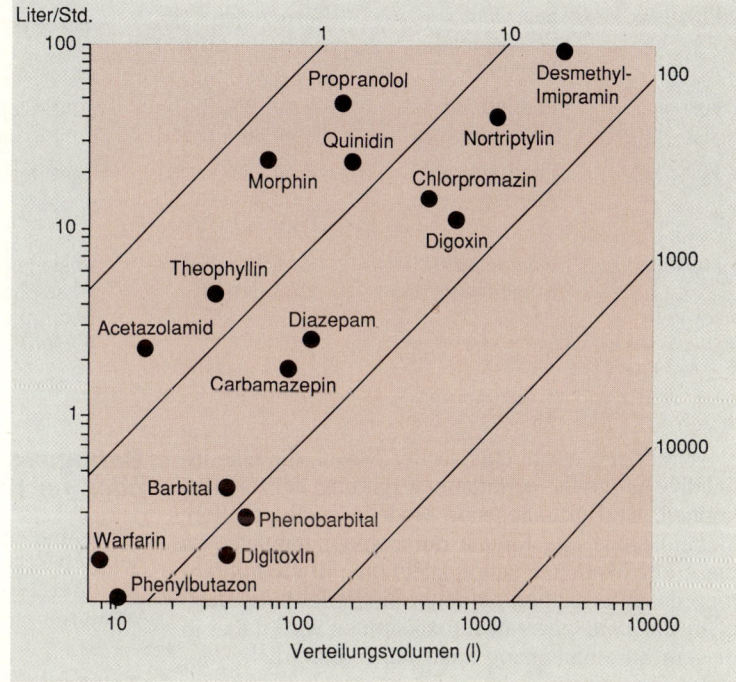

den sinnvollen Einsatz primärer und insbesondere sekundärer Gifteliminationsverfahren.

Inhalative und perkutane Intoxikationen

Die Bewertung von Vergiftungen per inhalationem oder perkutan ist nicht unproblematisch, da es sich meist um Gemische gesundheitsschädlicher Stoffe handelt. Die zu erwartende Giftwirkung ist nur durch spezielle toxikologische Überlegungen oder direkte Untersuchung des Patienten abzuschätzen. Darüber hinaus kommen – ähnlich wie bei akuten peroralen Intoxikationen – wiederum individualspezifische Gegebenheiten zum Tragen wie: Alter, Geschlecht, Konstitution, Hautbeschaffenheit, Atemvolumina. Diese können insbesondere die initiale Bewertung erschweren.

Als Bewertungsgrundlage können – neben speziellen, oft kasuistisch geprägten Publikationen – die maximalen Arbeitsplatzkonzentrationen gesundheitsschädlicher Stoffe (MAK-Werte) herangezogen werden.

Tabelle 16.1   Häufigste Vergiftungssymptome und die verursachenden Substanzgruppen

Hypothermie	Zentralnervöse Störungen inklusive Krämpfe	Mydriasis	Miosis
Hypoglykämie Alkohole Hypnotika Narkotika Antidepressiva	Anticholinergika Cholinergika Kohlenmonoxid Cyanide Sympatholytika	Sympathomimetika Anticholinergika	Sympatholytika Cholinergika

Tabelle 16.2   Die wichtigsten Schnelltests für die qualitative klinisch-toxikologische Analytik (nach Hannack u. Kattermann)

Test	Erfaßte Verbindung	Reagens	Durchführung	Ergebnis
Dithionid	Paraquat, Diquat	Natriumbicarbonat Natriumdithionid	5 ml Probe + je ca. 100 mg der Reagenzien	blau gelbgrün
Phenistix	Salicylate, Paracetamol, Phenole	Teststreifen	in Urin tauchen	violett-braun
Forrest	Phenothiazine Antidepressiva	2 ml 5% $FeCl_3$ 98 ml 30% H_2SO_4	1 ml Reagens + 1 ml Urin	sofort orange bis violett
FPN	Phenothiazine Antidepressiva	5 ml 5% $FeCl_3$ 45 ml 20% $HClO_4$ 50 ml 50% HNO_3	1 ml Reagens +	sofort orange
Fujiwara	halogenierte Kohlenwasserstoffe	2 ml 10% NaOH 2 ml Pyridin	in siedendem Wasserbad erhitzen, dann mit 1 ml Probe versetzen	nach 1 Min. Färbung Pyridinphase gelb, rot, violett

Bei der Vielzahl chemischer Noxen, die eine inhalative und/oder perkutane Vergiftung hervorrufen können, sind grundlegende Modelle zu Resorption, Metabolismus und Kinetik nur bedingt möglich. Da diese Intoxikationen schon allein quantitativ im Rahmen der Intensivtherapie nicht die Bedeutung erreichen wie akute perorale Intoxikationen wird daher in diesem Zusammenhang nicht näher auf solche Modelle eingegangen.

Diagnostik

Klinische Diagnostik

Inspektion der Umgebung des Patienten

Der erste Schritt ist die Inspektion der Umgebung des Erkrankten, leere Arzneimittelpackungen, Flaschen oder Gläser mit suspektem Inhalt liefern häufig den entscheidenden Verdacht auf das Vorliegen einer Vergiftung. Suspekte Materialien sind in jedem Fall für die toxikologische Analyse zu asservieren.

Befragung des Patienten oder der Kontaktpersonen

Die Befragung konzentriert sich auf die „sechs sogenannten W":

Wer? – Womit? – Wann? – Wie? – Wieviel? – Warum?

Telefonische Giftinformation

Bei Verdacht auf das Vorliegen einer Intoxikation bieten die telefonischen Giftinformationszentralen differentialdiagnostische und auch differentialtherapeutische Hilfe an. Dies gilt insbesondere auch für organische Lösungsmittel sowie pflanzliche und tierische Gifte. Hierbei sind über die skizzierten Allgemeinmaßnahmen hinaus strikt fallbezogene und substanzbezogene Therapieempfehlungen entscheidend.

Befunde

Die Deutung der Befunde wird durch die Vielzahl der in Frage kommenden Noxen erschwert. Es gibt jedoch Symptome, die bei Arzneimittelintoxikationen besonders häufig (in 90% aller klinisch behandelte

Fälle) vorkommen und damit charakteristisch für das Vorliegen spezieller Vergiftungen sind, vor allem, wenn zwei oder mehrere dieser Symptome gleichzeitig auftreten. Typische Symptome bei Vergiftungen sind (Tab. 16.**1**):

- Zentralnervöse Störungen,
- akute gastrointestinale Störungen,
- auffälliger Fötor,
- Arrhythmien,
- akute Leber- und Nierenschädigungen und
- Temperaturregulationsstörungen.

Zentralnervöse Störungen können in Form von Bewußtseinsstörungen bis hin zum Koma auftreten sowie in Form auffälliger Temperatur-Regulationsdefekte.

Für die Deutung zentralnervöser Symptome bei Schlafmittelvergiftungen ist es wichtig zu wissen, daß Exzitationserscheinungen nicht nur im Aufwachstadium, wie bei der klassischen Barbituratvergiftung, vorkommen, sondern daß Hypermotorik und tonische Krämpfe bei bestimmten Substanzen auch auf dem Höhepunkt der Vergiftung auftreten können. Hierzu zählen insbesondere

Diphenhydramin, INH und trizyklische Antidepressiva.

Bei ihnen ist das Auftreten von generalisierten Krämpfen nahezu pathognomonisch.

Toxikologische Diagnostik

Für den direkten Nachweis von Giften stehen qualitative und quantitative Testverfahren zur Verfügung.

Die wichtigsten Schnelltests sind in der Tab. 16.**2** aufgeführt. Nachgewiesen wird im Urin, was bereits eine Resorption der Substanz und die beginnende renale Elimination voraussetzt.

Immunologische Schnelltests

Für positiv-negative Ergebnisse stehen Tests zur Verfügung, die als immunologische Verfahren auf einer Antigen-Antikörper-Reaktion beruhen.

Das gebräuchlichste System ist das „encyme multiplite immuno assay technique single test system", das sogenannte EMIT (Firma Merck, Darmstadt).

Derzeit verfügbare EMIT-Tests zum Nachweis im Serum und Urin stehen für folgende Medikamentengruppen zur Verfügung:

- Barbiturate,
- Benzodiazepine,
- Methaqualon,
- Opiate,
- Drogen,
- Amphetamin,
- Ethanol.

Die Empfindlichkeit der Urintests ist größer als die der Serumtests.

Die Ergebnisse der Untersuchung im Serum müssen immer kritisch gewertet werden, da insbesondere bei den Barbituraten und Benzodiazepinen sowie bei den trizyklischen Antidepressiva zum Teil erhebliche Empfindlichkeitsunterschiede der einzelnen Medikamente innerhalb der Gruppen bestehen. Entscheidend ist dabei auch die therapeutische Obergrenze einzelner Gruppenvertreter. Für weiterreichende therapeutische Konsequenzen bei Vergiftungen, wie zum Beispiel extrakorporale Verfahren, müssen dann auch immer quantitative Serumanalysen ausschlaggebend sein.

Quantitative Analysen

Der quantitative Nachweis von Giften erfordert eine größere apparative Ausstattung und kann nur in speziell dafür eingerichteten toxikologischen Laboratorien durchgeführt werden. Die zur Verfügung stehenden Verfahren sind:

- Photometrie,
- Gaschromatographie (GC),
- Atomabsorptionsspektrometrie (AAS).

Am weitesten verbreitet ist die Gaschromatographie (GC) zur Trennung und Bestimmung verdampfbarer Stoffe. Mit der Gaschromatographie werden üblicherweise die meisten der Substanzen aus folgenden Gruppen bestimmt:

- Schlafmittel,
- Psychopharmaka,
- Analgetika,
- Opiate und Opioide,
- Weckamine,
- Kardiaka,
- Antihypertensiva.

Ein empfindliches Verfahren, zur Identifizierung unbekannter Substanzen ist die Kombination von Gaschromatographie und Massenspektrometrie (GC-MS).

Die GC-MS-Methode setzt jedoch sowohl große Erfahrung als auch einen immensen apparativen Aufwand voraus, was einen breiten Einsatz in vielen toxikologischen Bereichen nicht zuläßt.

Klinisch-laborchemische Diagnostik

Neben den direkten Nachweismöglichkeiten eines Giftes kommt der klinisch-chemischen Untersuchung eine nicht zu unterschätzende differentialdiagnostische Bedeutung zu.

Als allgemein akzeptiert gilt zunächst das in Tab. 16.**3** dargestellte, bei somnolenten, soporösen oder komatösen Patienten durchzuführende Basisprogramm.

Zum Ausschluß metabolisch oder endokrinologisch bedingter Bewußtseinsstörungen und bei entsprechender Anamnese wichtig sind die Untersuchungen, die im sogenannen erweiterten Basisprogramm zusammengefaßt sind (Tab. 16.**4**).

Besondere differentialdiagnostische Relevanz kommt der Blutglucose, dem Kalium im Serum und dem Vorliegen einer metabolischen Azidose zu. Into-

Tabelle 16.**3** Basisprogramm bei Arzneimittelvergiftungen

Blutbild mit Hämoglobin, Hämatokrit und Thrombozytenzahl
Quick-Wert-Bestimmung
Partielle Thromboplastinzeit (PTT)
Thrombinzeit (TZ)
Blutzucker (BZ)
Natrium und Kalium im Serum
Kreatinin und Harnstoff im Serum
Urinsediment

Tabelle 16.**4** Erweitertes Basisprogramm bei Arzneimittelvergiftungen

Blutgasanalyse
Leberenzymwerte
Ammoniak
Lactat
Cholinesterase

Tabelle 16.**5** Intoxikationen, bei denen es zu Abweichungen von den Serum-Normalwerten kommt

Hyper-glykämie	Hypo-glykämie	Hyper-kaliämie	Hypo-kaliämie
LSD	β-Blocker	α-Adren-ergika	Adrenalin
Theophyllin	orale Antidiabe-tika	β-Blocker	β-Adren-ergika
Aceton	Insulin	Digitalis	Theophyllin
Coffein	Salicylate	Lithium	Barium

Metabolische Azidose ohne Vorliegen eines Schocks

Alkohol
Kohlenmonoxid
β-Adrenergika
Salicylate
Theophyllin
INH

Tabelle 16.**6** Akutes Nierenversagen durch Nephrotoxine, Einteilung in verschiedene Gruppen

Arzneimittel
Chemikalien
Tierische Gifte
Pflanzliche Gifte

xikationen, die eine deutliche Abweichung von den Serum-Normalwerten hervorrufen können, sind daher in Tab. 16.**5** zusammengefaßt.

Komplikationen

Akutes Nierenversagen und Rhabdomyolyse bei Intoxikationen

Häufigkeit und Vorkommen

Da eine Vielzahl von Substanzen potentiell nephrotoxisch ist, muß ein akutes Nierenversagen (ANV) im Rahmen von Intoxikationen häufig in Betracht gezogen werden. Bedingt durch die Menge an nephrotoxischen Stoffen, die bei einer akuten Intoxikation eine Rolle spielen können, liegen konkrete Angaben über die Häufigkeit eines ANV bei Vergiftungen nur spärlich vor. Im eigenen Krankengut liegt der Anteil bei etwa 10%. Nicht alle diese Patienten waren hämodialysepflichtig. Es gibt eine Vielzahl von Nephrotoxinen, die sich in ihrer Zugehörigkeit, wie in Tab. 16.**6** angeführt in Gruppen einteilen lassen. Diese Stoffgruppen können sowohl auf direktem wie auch auf indirektem Wege ein Nierenversagen auslösen. Grundsätzlich ist die Schädigungsmöglichkeit sowohl funktionell als auch morphologisch vorstellbar und beschrieben. Neben der dosisabhängigen toxischen Nierenschädigung sind für die Schwere des Verlaufs jedoch auch patientenbezogene Individualfaktoren maßgebend und entscheidend.

Für die zirkulatorischen Schädigungen wird die Dosisabhängigkeit in Frage gestellt. Sie ist rein hämodynamisch (z. B. Schock), aber auch durch tubuläre Verstopfung, wie z. B. durch Myoglobin bei der Rhabdomyolyse, möglich.

Neben den genannten Mechanismen kann es durch Medikamente auch zu Immunreaktionen mit akutem Nierenversagen kommen. Einmel kann es auf dem Weg Toxin plus Hapten zur Antigenität kommen oder über die Bildung von Antibasalmembranantikörpern (ABMA). Aus den möglichen Schädigungsmechanismen lassen sich nachfolgende Formen des ANV bei Intoxikationen unterteilen:

1. schockbedingtes ANV,
2. Rhabdomyolyse-bedingtes ANV,
3. nephrotoxisch bedingtes ANV,
4. Immunkomplex-bedingtes ANV.

Häufigste Ursache für eine akute Niereninsuffizienz ist eine Rhabdomyolyse, die medikamentös (z. B. Barbiturat), alkoholtoxisch und mechanisch (Muskelkompression) möglich ist.

Klinik

Nach Sieberth werden klinisch drei Stadien beim Ausfall der Nierenfunktion unterschieden:

1. Anstieg der Enzymkonzentration im Urin,
2. nachweisbare tubuläre Partialfunktionsstörung,
3. Anstieg der Retentionswerte.

Diagnose

Die Diagnose ergibt sich aus dem klinischen Bild mit geschwollenen und schmerzhaften Muskelpaketen sowie aufgrund der massiv erhöhten CK-Aktivität. Sie wird gesichert durch die Bestimmung von Myoglobin im Serum und im Urin.

Die Patienten gelangen meist erst im erkennbaren klinischen Stadium III zur Aufnahme. Häufig wird jedoch auch dieses Stadium im Zusammenhang mit Intoxikationen übersehen. Insbesondere wird nicht an das mögliche Auftreten einer Immunkomplexnephritis oder auch an die zeitliche Latenz zwischen Ingestion und dem Auftreten eines akuten Nierenversagens gedacht, auch bei indirekter Schädigung durch Toxine.

Entscheidend ist, daß im Zusammenhang mit Intoxikationen immer die Möglichkeit eines akuten Nierenversagens ins Kalkül gezogen wird. Wichtige Zeichen für das sich anbahnende oder manifeste Nierenversagen sind:

Anstieg der harnpflichtigen Substanzen, Oligoanurie, Polyurie (selten, aber möglich), Kreatinin-Phosphokinase-Erhöhung (CK), Myoglobinurie, Myoglobinämie.

Durch engmaschige klinische und laborchemische Kontrollen ist ein Nierenversagen im Rahmen einer Intoxikation immer erfaßbar.

Therapie

Die Therapie des akuten Nierenversagens bei Intoxikationen unterscheidet sich im Prinzip nicht von der Therapie des akuten Nierenversagens generell. Entscheidend ist der frühzeitige Einsatz von geeigneten Maßnahmen. So ist es wichtig bei der Rhabdomyolyse, sofern die Niere noch stimulierbar ist, konsequent eine forcierte Diurese unter exakter Flüssigkeitsbilanz durchzuführen. Die Indikation zur Hämodialyse oder Hämofiltration weicht von den üblicherweise akzeptierten Kriterien zur Durchführung nicht ab. In Abhängigkeit von individuellen Kontraindikationen sollte die Indikationsstellung jedoch großzügig erfolgen.

Allgemeine Therapiemaßnahmen bei Vergiftungen

Primäre Giftelimination

Neben den lebensrettenden Sofortmaßnahmen zur Verhütung und/oder Behandlung vitaler Funktionsstörungen steht gleichrangig die Vermeidung von Komplikationen und Organschäden als Folge der Gifteinwirkung.

Ganz im Vordergrund ist das Bemühen, eine Aspiration zu verhindern. Trotz niedriger Letalität der Intoxikationen von weniger als 1% ist pulmonales Versagen unter anderem als Folge schwerer Aspirationspneumonien Haupttodesursache.

Im Mittelpunkt der speziellen Therapiemaßnahmen bei Arzneimittel-Intoxikationen steht die Giftentfernung vor Resorption, das heißt die primäre Giftelimination. Die Magenentleerung durch provoziertes Erbrechen, Legen eines Magenschlauches oder Ma-

genspülung gilt als allgemein akzeptiert und wichtig. Die Magenspülung ist in der Regel eine klinische Methode, sie kann außerhalb der Klinik allenfalls durch den geschulten Notarzt durchgeführt werden. Das provozierte Erbrechen ist eine Sofortmaßnahme, die bei Einhaltung der Regeln über Vorbedingungen und Durchführung auch außerklinisch eine wirksame und fast komplikationslose Methode darstellt.

Provoziertes Erbrechen

Erbrechen kann durch Gabe hypertoner Kochsalzlösung oder durch Gabe von Ipecacuanha-Sirup hervorgerufen werden. Die Apomorphin-Emesis sollte heute nicht mehr praktiziert werden. Zur Auslösung der Salzwasser-Emesis gibt man warme hypertone Kochsalzlösung (2 Essl. Kochsalz auf ein Glas Wasser). Mit dem Eintritt des Erbrechens ist innerhalb von 10 Minuten zu rechnen. Kommt es lediglich zu kräftigem Würgen ohne Erbrechen kann durch Trinken von reichlich Wasser ein produktives Erbrechen herbeigeführt werden. Eventuell kann das Erbrechen auch durch zusätzliche mechanische Reizung der Rachenwand ausgelöst oder intensiviert werden. Die Salzwasser-Emesis ist bei Kindern unter 10 Jahren streng kontraindiziert. Bei diesen wird ein Erbrechen mittels Ipecacuanha-Sirup in einer Dosierung von 10–15 ml bis zum 2. Lebensjahr und 15–30 ml für Kinder über 2 Jahre empfohlen. Die Induktion des Erbrechens mit Ipecacuanha-Sirup setzt sich auch bei Erwachsenen immer mehr durch. Die Dosierung liegt bei 20 bis 30 ml Sirup. Nach Einnahme gibt man 100 bis 200 ml Wasser oder Saft zu trinken. Bis zum Eintritt der Emesis können jedoch 20 Minuten vergehen. Für das provozierte Erbrechen gilt die Vorbedingung:

Der Patient muß ansprechbar und kooperativ sein. Bei starker Bewußtseinstrübung oder Bewußtlosigkeit besteht die Gefahr der Aspiration.

Therapeutische Alternative ist dann die Magenspülung.

Magenspülung

Sie wird wie folgt durchgeführt:

1. Herstellen einer leichten Kopftieflagerung von 15 bis 20°. Die Spülung kann beim nicht intubierten Patienten auch in Seitenlage erfolgen.
2. Auswahl eines großlumigen Magenschlauches. Richtgröße: mindestens Dicke des Kleinfingers des Patienten.
3. Gleitfähigmachen des Schlauches mit Wasser, Gel oder Spray und orales Einführen des Schlauches.
4. Lagekontrolle des Schlauches durch Luftinsufflation und Auskultation im Epigastrium.
5. Magenentleerung durch Drainage und Aspiration, Asservieren von Mageninhalt.
6. Magenspülung unter Kontrolle der instillierten und abgeleiteten Flüssigkeitsmenge beim Erwachsenen (fraktioniert in Portionen von 200 bis 300 ml beim Erwachsenen, bei Kindern 5–10 ml/kg KG körper-

warmen Wassers bis zu einer Gesamtmenge von mindestens 15 bis 20 Litern.)

7. Nach Beendigung der Spülung Abklemmen und Entfernung des Magenschlauches.

8. Einführen einer nasogastralen Verweilsonde und Instillation einer adäquaten Dosis Aktivkohle zur Adsorption. Beim Erwachsenen beträgt die Mindestdosis 30 g.

Eine essentielle Voraussetzung für die Magenspülung ist die Möglichkeit zur endotrachealen Intubation.
Diese ist immer dann indiziert wenn:

– die Schutzreflexe des Rachens (Würge-, Schluck-, Hustenreflexe) abgeschwächt oder aufgehoben sind,
– ein Schockzustand oder eine Ateminsuffizienz besteht,

Forcierte Diarrhö

Die Entfernung von Giftsubstanzen auch aus tieferen Darmabschnitten gehört neben der Emesis oder der Magenspülung obligat zur primären Giftelimination.
Per os und rektal werden hyperosmolare Lösungen gegeben, um eine forcierte Diarrhö zu produzieren. Etwa 3 ml/Lebensjahr einer solchen Lösung werden langsam über 20 bis 30 Minuten über die Magensonde und als Einlauf verabreicht. Bei Kindern kann auch Natrium sulfuricum (0,25 g/kg KG) als universelles Abführmittel gegeben werden. Rizinusöl ist wegen der möglichen Resorptionsbeschleunigung von Giften kontraindiziert.
Die Möglichkeit des Erbrechens und Blutdruckabfall durch abnorme Flüssigkeitsverluste machen eine strenge Überwachung der Patienten erforderlich.

Sekundäre Giftelimination

Maßnahmen zur Entfernung von Giftsubstanzen aus dem Blut nach der Resorption werden als sekundäre Giftelimination bezeichnet und machen — ausgenommen die forcierte Diurese — eine extrakorporale Blutzirkulation erforderlich.
Voraussetzung für den sinnvollen Einsatz solcher Detoxikationsverfahren ist die Kenntnis von Resorptionskinetik, Metabolismus, Verteilungsvolumen und Elimination der zu entfernenden Substanz. Die Indikation zur extrakorporalen Entgiftung stützt sich klinisch immer auf:

1. Klinisch neurologischen Befund, z. B. Komastadium IV,
2. Elektroenzephalogramm, z. B. Burst-Suppression-Muster (d. h. isoelektrische Strecken im Wechsel mit schwacher Aktivität),
3. kritische Blutspiegel, z. B. potentiell letal.

Sind mindestens 2 der genannten Voraussetzungen erfüllt, ist die Indikation als gesichert zu betrachten.
Die zur Verfügung stehenden Möglichkeiten sekundärer Giftelimination sind:

– forcierte Diurese,
– Hämodialyse,
– Hämoperfusion,
– Membranplasmaseparation und
– Plasmaperfusion.

Forcierte Diurese

Die forcierte Diurese ist ein Behandlungsverfahren zur sekundären Giftentfernung, bei dem die renale Elimination bestimmter Schadstoffe durch Hemmung der passiven tubulären Rückdiffusion gesteigert wird. Eine wesentliche Änderung glomerulärer Filtration oder tubulärer Sekretion wird durch die forcierte Diurese nicht erreicht. Die Wirksamkeit der forcierten Diurese hängt in hohem Maße von der Lipoidlöslichkeit der Substanz ab und läßt sich für einzelne Noxen durch Änderung des Ionisationsgrades mittels Ansäuerung bzw. Alkalisierung der Tubulusflüssigkeit steigern.
Demnach gelten folgende Voraussetzungen für die Wirksamkeit einer forcierten Diurese:

– Die renale Ausscheidung der Substanz muß Haupteliminationsprozeß sein.
– Die Substanz muß ausgiebig rückresorbiert werden.
– Die tubuläre Rückresorption muß pH-abhängig sein.

Die forcierte Diurese zur renalen Eliminationssteigerung hat an Bedeutung verloren und ist sogar bei vielen Vergiftungen kontraindiziert. Als gesicherte Indikation zur forcierten Diurese gelten nur Intoxikationen mit **Barbital, Phenobarbital, Lithium, Meprobamat, Hämo-** und **Rhabdomyolyse** bei noch erhaltener Nierenfunktion.

Hämodialyse

Die Hämodialyse ist zur Entgiftung von Hypnotika, Sedativa, und Psychopharmaka als alleinige extrakorporale Maßnahme nicht geeignet. Ihr Einsatz ist jedoch sinnvoll, wenn bei einer Niereninsuffizienz die forcierte Diurese nicht zur Anwendung kommen darf oder aber als ergänzendes Verfahren beim Einsatz der Hämoperfusion bei gleichzeitiger Nierenfunktionseinschränkung. Eine zusätzliche renale Eliminationssteigerung läßt sich in der Regel dabei ebenfalls erzielen.
Substanzen, die durch eine Hämodialyse gut eliminierbar sind und damit möglicherweise eine Indikation zum alleinigen Einsatz der Hämodialyse darstellen sind:
Salicylate, Arsen, Calcium, Carebamazepin, Lithium, Chinin, Thallium.

Hämoperfusion

Wichtigstes und effektivstes extrakorporales Eliminationsverfahren für Hypnotika, Sedativa, Psychopharmaka und andere Arzneimittel ist die Hämoperfusion. Die Indikation muß jedoch streng gestellt werden und ersetzt nicht die primäre Giftelimination.

Abb. 16.**4** Prinzip der Hämoperfusion. Schwarze Pfeile = Elimination. Nähere Erläuterungen im Text.

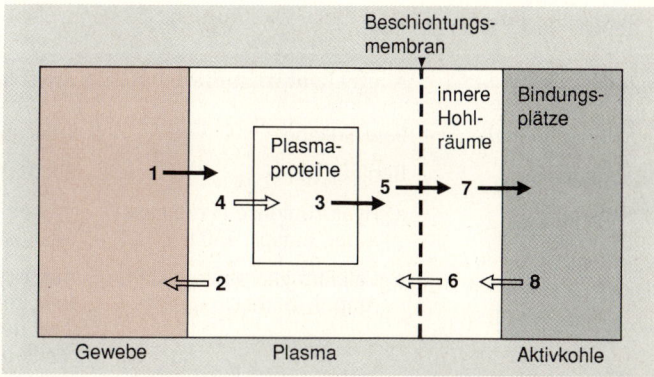

Per definitionem ist die Hämoperfusion ein Verfahren, bei dem Blut in einen extrakorporalen Kreislauf direkt über Kohle- oder Harzgranula geleitet wird, um toxische Substanzen zu eliminieren.

Prinzip der Hämoperfusion: Das Prinzip der Hämoperfusion besteht in der Elimination von toxischen Substanzen via Adsorption an Aktivkohle oder Kunstharz.

In Abb. 16.**4** ist der Vorgang der Hämoperfusion schematisch dargestellt. Das im Plasma gelöste Toxin verteilt sich in die Gewebe: Bindung an Gewebe (2) und Lösung aus Gewebe (1), stehen in einem Fließgleichgewicht. Hierdurch wird die Gewebsaffinität bestimmt. Ebenso verhält es sich bei der Bindung an Plasmaproteine (3, 4).

Abhängig von ihrer Molekülgröße können Substanzen aus dem Plasmastrom durch die semipermeable Beschichtungsmembran in die inneren Hohlräume der Aktivkohlegranula und auch wieder zurück diffundieren (5, 6). Je nach Affinität werden sie an die Aktivkohle adsorbiert (7). Diese Bindung ist nahezu irreversibel, eine Rückfreisetzung (8) findet so gut wie nicht statt.

Wie bei anderen extrakorporalen Verfahren ist auch die Hämoperfusion in der sog. Single-needle-Technik möglich. Mittels einer Doppelrollenpumpe wird das heparinisierte Blut vom Patienten über die Kohlekartusche geführt und nach Passieren der Kohle-Kartusche wieder zurück zum Patienten gegeben.

Neben der beschichteten Aktivkohle finden auch Kunstharze mit adsorptiven Eigenschaften auf der Basis von Polystrol oder Polyacrylsäureestern als Hämoperfusions-Kartuschen Anwendung.

Die Adsorptionsfähigkeit der Aktivkohle ist abhängig von Ausgangsmaterial und Herstellungsverfahren. Dabei spielt auch die adsorbierende Gesamtoberfläche eine Rolle. So hat z. B. die 160-g-Füllung einer handelsüblichen Kohlekartusche eine Oberfläche von $200\,000$ m^2, was der Fläche von 28 Fußballfeldern entspricht.

Indikation zur Hämoperfusion: Der Elimination durch Hämoperfusion zugänglich sind alle toxischen Substanzen, die an Kohle adsorbiert werden können. Dies sind insbesondere Hypnotika Tab. 16.**7** zeigt eine Übersicht der kritischen Blutspiegelkon-

Tabelle 16.**7** Kritische Serumspiegel der wichtigsten Gifte

Demeton-S-methylsulfoxid	3 mg/l
Parathion	0,2 mg/l
Dimethoat	1 mg/l
Phenobarbital	100 mg/l
Andere Barbiturate	50 mg/l
Diphenhydramin	10 mg/l
Chinidin	10 mg/l

zentration, die im Zusammenhang mit dem klinischen Erscheinungsbild eine Indikation zur Hämoperfusion darstellen.

Effektivität der Hämoperfusion: Die Effektivität der Hämoperfusion hängt von drei Faktoren ab:

1. Dem zu entfernenden Toxin, d. h. je besser das Toxin an Kohle adsorbiert wird, um so höher ist die Effektivität.
2. Die Beschaffenheit und Beschichtung der Kartusche spielt bei den verschiedenen Substanzen ebenfalls eine große Rolle. So sind manche Toxine besser durch Kunstharze zu eliminieren als durch Aktivkohle.
3. Ein weiterer entscheidender Punkt für die Effektivität der Hämoperfusion ist die Suffizienz des extrakorporalen Kreislaufes, d. h., es muß ein ausreichend hoher Blutfluß gewährleistet sein, um genügend Toxin zu absorbieren.

Komplikationen der Hämoperfusion: Trotz Modifizierung der Kohlegrundsubstanz und der Beschichtung kann es bei der Hämoperfusion zu Komplikationen kommen. Diese können sowohl kartuschenbedingt als auch katheterbedingt sein.

Die häufigsten Komplikationen sind:

Thrombozytenabfall, Gerinnungsstörungen, Thrombosierungen, Blutungen und Blutdruckabfall.

In einer explorativen Datananalyse von 124 Hämoperfusionen der Mainzer Entgiftungsstation zeigte sich, daß infolge strenger Indikationsstellung und -überwachung diese Komplikationen immer beherrschbar waren. Insbesondere unter Hämoperfusion mit PHEMA-Beschichtung waren Thrombozytenabfälle deutlich niedriger als bei anderen Kartuschen.

Tabelle 16.**8**   Lokalantidote

Indikation	Neutralisationsmittel	Anwendungsrichtlinien
Schaumbildner	Polysiloxane	1 Eßlöffel
Thallium	Berliner Blau	$6 \times 0,5$ g/Tag
Flußsäure	a) Hyaluronidase (Permease-Amp., entspr. 750 IE)	$^1/_2$ Ampulle in 20 ml 2%igem Procain lösen (= Lösung I)
	b) Calcium gluconicum (20% Amp. à 10 ml)	mit 4%igem Procain im Verhältnis 1:1 mischen (= Lösung II). 2 ml der Lösung I und 4 ml der Lösung II an derselben Stelle oberflächig und tief s. c. injizieren; zusätzlich kann Calcium gluconicum intraarteriell verabreicht werden (10 ml 20% Calciumgluconicum in 50 ml 0,9% NaCl, Infusionsdauer 4 Std. Motorspritze 12,5 ml/min)
Laugen	Essigsäure, verdünnt	Magenspülung mit 1- bis 2%iger Lösung
Säuren	Antazida	Magenspülung mit der nach Vorschrift gelösten Substanz

Membranplasmaseparation

Das therapeutische Prinzip der Plasmapherese ist die Elimination von Plasmaprotein und proteingebundenen toxischen Substanzen. Das Plasma wird separiert und ersetzt. An Verfahren stehen zur Verfügung die Blutzellseparation, mit Trennung im Schwerefeld, und die sog. Plasmafiltration, die nach dem Prinzip der Hämofiltration unter Verwendung großporiger Membranen funktioniert.

Die treibende Kraft für den Stoffaustausch an einer Filtermembran ist der Transmembrandruck. Transmembrandruck und molekulare Trenneigenschaften der Membran bestimmen Qualität und Quantität der zu eliminierenden Substanzen, unabhängig von ihrer Plasmakonzentration. Indiziert ist dieses Verfahren bei Intoxikationen durch Noxen mit einem Molekulargewicht von mehr als 300 D und Substanzen, die in der Niere filtriert, jedoch größtenteils rückresorbiert werden. Hieraus ergibt sich der sinnvolle Einsatz nur bei Pharmaka mit hoher Plasmaeiweißbindung.

Plasmaperfusion

Eine Methode, die in Zukunft möglicherweise größere Bedeutung erlangen könnte ist die sog. Plasmaperfusion. Es handelt sich um ein Kombinationsverfahren von Plasmazellseparation und Hämoperfusion. Dabei wird lediglich das dem Patienten separierte Plasma über eine Adsorbereinheit geleitet und anschließend reinfundiert.

Antidottherapie

Grundsätzlich wird zwischen Antidottherapie vor der Resorption und Antidottherapie nach der Resorption unterschieden. Während sogenannte Lokalantidote vor der Resorption zum Therapiestandard bei jeder Vergiftung gehören, wird der Antidottherapie nach Resorption in der Regel zu viel Bedeutung zugemessen. Bis auf wenige Ausnahmen sind Antidote außerklinisch weder anzuwenden noch mitzuführen. Vergiftungen, bei denen Antidote sowohl außerklinisch als auch im klinischen Verlauf unverzichtbar sind, werden nachfolgend zusammengestellt:

1. **Alkylphosphat-Intoxikationen:**
   – Atropin 10–15 mg als Initialdosis i. v., dann 1–2 mg/Std. in Abhängigkeit von Bronchialsekretion und Hypersalivation, auch halbstündlich.

2. **Blausäurevergiftungen:**
   – Amylnitrit 1 Amp. inhalieren lassen, sofern DMAP nicht verfügbar.
   – 4-DMAP (4-Dimethyl-p-Aminophenol) 3 mg/kg KG langsam i. v. (bewirkt Ferrihämoglobinbildung, die quantitativ stärker ist und weniger Nebenwirkungen hat als die durch Nitrite). Natriumthiosulfat (S-hydril) *nach* Gabe von DMAP 50–100 mg/kg KG langsam i. v.

3. **Methanolvergiftung:**
   – Ethanol peroral etwa 100 ml 50%igen Schnaps.
   – Ethanol per infusionem, Alkoholblutspiegel bei 1‰.

4. **Morphiatvergiftung:**
   – Bei drohender oder eingetretener Ateminsuffizienz ohne Möglichkeit zur Intubation Naloxon 0,01 mg/kg KG i. v. bis zu 8mal (1 Amp. = 0,4 mg).

5. **Reizgasinhalation:**
   – Steroidhaltige Aerosole als Dosieraerosol inhalieren, Dexamethason Dosieraerosol initial 2–4 Hübe, dann alle 10 Min. 2 Hübe bis zum Verbrauch des gesamten Dosieraerosols. s. (auch Absatz „Reizgasintoxikationen", S. 1391)

Tabelle 16.**9**   Medikamente und Antidote zur Behandlung von Vergiftungen

Indikation	Gegenmittel	Dosierung
Alkylphosphate	Atropin	initial 2−3 mg in 15 min i. v. Dauertherapie 0,5−2 mg/Std. i. v.
Barium	Natriumsulfat (DAB)	15 g p. o. (2 g pro 1 g Bariumchlorid)
Blei	Calciumedetat	initial Infus. 15−20 mg/kg in 2 Std., Dauerther. max. 50 mg/kg KG und Tag
Blausäure	4-DMAP, S-hydril	nach Gabe von 4-DMAP 3 mg/kg, S-hydril 50−100 mg/kg KG langsam i. v.
Chrom	Ditripentat	initial 1 g in 6 Std., dann 1 g in 24 Std. i. v.
Digitalis	Digitalis-Antidot BM	nach Serumkonzentrat. 80 mg Antidot binden 1 mg Digitalis
Eisen	Deferoxamin	5−10 g per os gleichzeitig 1−2 g parenteral
Gold	Penicillaminmesilat	1−4 g i. v. od. p. o. pro Tag
INH	Vitamin B6	20 mg/100 mg INH i. m. od. p. o.
Methadon	Naloxon	0,01 mg/kg i. v. bis zu 8mal
Neuroleptika	Biperiden	0,04 mg/kg KG langsam i. v. oder i. m. bis 4mal wiederholbar
Nitrite	Katalysin	0,1−0,3 mg/kg KG i. m. od. i. v. ggfs. mehrfach wiederholen
Opiate	Naloxon	0,01 mg/kg KG i. v. bis zu 8mal
Paracetamol	N-Acetylcystein	initial 150 mg/kg KG, dann 50 mg/kg KG in 4 Std. anschl. 100 mg/kg KG in 16 Std. i. v., nach ähnl. Schema kann p. o. appliziert werden
Quecksilber (anorg.)	Dimercaptopropansulfonat (DMPS)	3mal täglich 1 Kapsel
Reizgase	Dexamethason	initial 2−4 Hübe, dann alle 10 min 2 Hübe bis zum Verbrauch des ges. Dosieraerosols
Anticholinerges Syndrom	Physostigminsalicylat	initial 2 mg, Wirkungseintritt 5−10 min, Wirkungsdauer 20 min − Std. Ggfs. Dosiswiederholung

Lokalantidote

Als Universaladsorbens ist die Aktivkohle zu bezeichnen, die durch physikalische Adsorption die Aufnahme des Giftes verhindert. Sie ist bei akuten peroralen Intoxikationen eines der wichtigsten spezifischen Mittel und vermag durch ihre große Oberfläche beträchtliche Giftmengen zu adsorbieren. Außer bei Säuren und Laugen ist die Aktivkohle im Rahmen der primären Giftbehandlung stets indiziert. Die Dosis sollte so hoch wie möglich gewählt werden. Bei schweren Vergiftungen (u. U. über die Magensonde) bis zu 30 Gramm einer Kohleaufschwemmung verabreichen. Die Umwandlung von Giften in schwer resorbierbare oder minder toxische Formen vor der Giftresorption wird als chemische Neutralisation bezeichnet. Die als sinnvoll akzeptierten Möglichkeiten sind in Tab. 16.**8** zusammengefaßt.

Eine weitere Zusammenstellung von Medikamenten und Antidoten zur Behandlung von Vergiftungen, deren Einsatz als sinnvoll und allgemein akzeptiert gilt, findet sich in Tab. 16.**9**.

Spezielle Vergiftungen

Hypnotika

Gemeinsames Merkmal der unter dem Oberbegriff Hypnotika besprochenen synthetischen Arzneimittel ist ihr zentral dämpfender Effekt.

Alle Verbindungen sind in hohen Dosen narkotisch und unterscheiden sich damit von den meisten Psychopharmaka. Insbesondere Benzodiazepin-Abkömmlinge werden aufgrund ihrer ZNS-depressorischen Wirkung auch als Schlafmittel verordnet, sind aber zu den Tranquillantien zu rechnen und werden im Kapitel „Psychopharmaka" besprochen.

Angriffspunkt und Wirkungsmechanismus sind noch nicht für alle Substanzen geklärt, jedoch wird in jedem Falle die Aktivität des Aktivierungszentrums der Formatio reticularis vermindert. Abhängig von der eingenommenen Dosis bzw. der Blutspiegelwerte wirken sie sedativ und hypnotisch.

Die hypnotischen Substanzen können sehr verschiedenen Stoffklassen angehören und unterscheiden sich sowohl strukturmechanisch als auch pharmakodynamisch und pharmakokinetisch beträchtlich voneinander. Dies bedingt auch die differenten Nebenwirkungen und somit die Vielgestalt der möglichen Vergiftungssymptome.

Bedeutsamste Hypnotika sind derzeit die Barbiturate und Diphenhydramin. Die Klassifizierung des Vergiftungsgrades erfolgt für Hypnotika und Psychopharmaka sinnvollerweise nicht mehr nach der von Reed und Mitarbeitern vorgeschlagenen Einteilung, da sich diese Stadieneinteilung nur auf Barbiturate bezieht und somit nicht ohne weiteres auf barbituratfreie Mittel übertragen werden kann. Allgemein akzeptiert und klinisch bewährt hat sich die Stadieneinteilung nach Proudfoot, die sich an der Bewußtseinstrübung orientiert (Tab. 16.**10**).

Somit ist den gemeinsamen Symptomen aller Substanzen: Bewußtseinsstörung bis Bewußtlosigkeit Rechnung getragen. Atmung und Kreislauf werden unabhängig davon beurteilt. Wichtig erscheint in diesem Zusammenhang der Hinweis, daß man sich bei der zu erwartenden oder eingetretenen Schwere der Vergiftungsbilder in keinem Fall nur an der eingenommenen Tablettenmenge zu orientieren hat. Entscheidend für das klinische Bild sind tatsächliche Somnolenz zusammen mit Individualfaktoren. Allen Hypnotika gemeinsam ist, daß sie in Wirkung und Nebenwirkung eine Verstärkung durch Alkohol erfahren, was für die akute Intoxikation von erheblicher theoretischer und praktischer Bedeutung ist.

Barbiturate

Substanzen und Häufigkeit

Es handelt sich um Hydroxyderivate der Pyrimidine. Die verschiedenen Derivate unterscheiden sich chemisch durch verschiedene Substituenten am Kohlenstoff 5.

Die Derivate der Barbitursäure, die selbst nicht sedativ hypnotisch wirksam ist, sind schwache Säuren. Die Barbiturat-Derivate sind in Abhängigkeit von ihrer chemischen Konstitution in nichtionisierter Form unterschiedlich lipophil. Zunehmende Lipoidlöslichkeit bedingt raschere enterale Resorption, mehr Albuminbindung im Plasma, Verkürzung von Halbwertszeit und Wirkungsdauer sowie eine höhere Metabolisierungsrate. Je nach Derivat ist der albumingebundene Anteil des Barbiturats unterschiedlich und so auch der über die Nieren ausgeschiedene Anteil. Der Abbau der Barbiturate erfolgt enzymatisch, wobei wiederum weitere Barbiturate mit sedativ-hypnotischer Wirksamkeit entstehen können, die rasch eliminiert werden. Die Art des Barbiturats ist somit von großer Relevanz für das Vergiftungsbild, seine Behandlung und seine Prognose.

Der Anteil von Barbituraten an den schweren, einer Intensivtherapie bedürftigen Vergiftungen ist mit etwa 20% nach wie vor relativ hoch. Die Letalität der akuten Vergiftung variiert nach Altersverteilung, Vorliegen von Kombinationsvergiftungen, lokalen Bedingungen wie raschen Transportmöglichkeiten, Vorhandensein von Intensivstationen von Klinik zu Klinik und liegt bei etwa 1%. Die Barbiturate werden als Einschlaf- und Durchschlafmittel sowie zur antiepileptischen Behandlung eingesetzt. Allgemein werden die Barbiturate in 3 Gruppen unterteilt (Tab. 16.**11**).

Lang wirkende Barbiturate haben eine durchschnittliche Halbwertszeit von 80 Stunden. Die Resorption aus dem Magen-Darm-Trakt kann Stunden dauern. Das Barbital wird in der Leber nicht, das Phenobarbital nur sehr langsam oxidiert. Dementsprechend muß die Elimination bei Barbital ausschließlich, bei Phenobarbital überwiegend über die Nieren erfolgen. Die lang wirkenden Barbiturate sind gut wasserlöslich und kaum an Eiweiß gebunden. Sie sind außerdem nicht an die Zelle gebunden und können rasch in den Plasmaraum zurückdiffundieren. Damit sind die idealen Voraussetzungen für sekundäre Entgiftungsmaßnahmen gegeben.

Mittellang wirkende Barbiturate haben eine Halbwertszeit von ca. 18 Stunden. Mit zunehmender

Lipoidlöslichkeit erfolgt nach oraler Gabe die enterale Resorption. Die Halbwertszeit und die Wirkungsdauer werden kürzer und die Metabolisierungsrate höher, d. h. es wird weniger Substanz unverändert im Urin ausgeschieden. Die meisten und am häufigsten angewandten Barbiturate gehören zu dieser Gruppe. Die einzelnen Vertreter zeigen im Hinblick auf Löslichkeit, Verteilungsraum, Eiweißbindung, Abbau und Ausscheidung ein unterschiedliches Verhalten.

Die Gruppe der **kurz wirkenden Barbiturate** umfaßt vorwiegend die Kurznarkotika. Im Rahmen akuter Vergiftungen ist nur Hexobarbital, das auch in Tablettenform vorliegt, von Bedeutung. Nach schneller Resorption aus dem Magen-Darm-Trakt erfolgt ein rascher Abbau in der Leber zu unwirksamen Metaboliten, die renal eliminiert werden. Schwerwiegende Intoxikationen sind selten.

Klinik

Es kommt dosisabhängig zu Bewußtseinstrübung bis zum Koma, zu Hypothermie und zentraler Atemlähmung. Die Komadauer der langwirkenden Barbiturate ist größer, die schädigenden Wirkungen auf andere Organe aber geringer. Die Abschwächung der Muskeleigenreflexe korreliert meist gut mit dem Schweregrad der Intoxikationen. Im EEG kommt es bei schweren Intoxikationen zu einem sog. „Burst-suppression-Muster", d. h., isoelektrische Strecken (sog. Null-Linien-EEG) wechseln sich mit schwachen Aktivitäten im EEG ab. Dieser Befund kann differentialdiagnostisch sehr hilfreich sein.

Die Pupillen sind zunächst eng und reagieren auf Licht. Im Spätstadium kann eine Pupillenerweiterung auftreten. Die Barbiturate wirken darüber hinaus negativ inotrop und schädigen direkt toxisch die Gefäße. Die Gefäßdilatierung und die Gefäßpermeabilität nehmen zu. Die Folge ist eine Schocksymptomatik, die sowohl kardiogen als auch durch Volumenmangel und zentrale Kreislaufregulationsstörung bedingt ist. Äußeres Zeichen der verstärkten Gefäßpermeabilität bei gleichzeitiger Druckwirkung sind die sog. „Schlafmittelblasen", die nach ca. 12 Stunden auftreten und somit auch einen gewissen Rückschluß auf die Ingestion erlauben.

Dabei ist zu betonen, daß diese Schlafmittelblasen am häufigsten bei Barbiturat-Vergiftungen auftreten, jedoch nicht barbituratspezifisch sind und auch bei anderen Hypnotika auftreten können.

Im Blaseninhalt lassen sich die Hypnotika nachweisen. Die Peristaltik des Magen-Darm-Traktes wird in Abhängigkeit vom Schweregrad der Barbiturat-Vergiftung gehemmt, so daß eine protrahiert verlaufende Nachresorption resultiert, die mehrere Tage andauern kann.

Spezielle Untersuchungsmethoden

Für Barbiturate liegt eine Schnelltest vor:

Chloroformextrakt plus Kobaltacetat plus Lithiumhydroxid plus barbiturathaltiges Material = helle Farbreaktion.

Im übrigen können Barbiturate sowohl im Mageninhalt als auch im Serum und im Urin spektrome-

Tabelle 16.10 Stadien der Vergiftung mit Hypnotika (nach Proudfoot)

Stadium	Zustand des Patienten
0	bewußtseinsklar
I	schläfrig, ansprechbar
II	bewußtlos, Reaktion auf leichte Schmerzreize
III	bewußtlos, Reaktion auf starke Schmerzreize
IV	bewußtlos, keine Reaktion auf Schmerzreize

Tabelle 16.11 Barbiturate, nach Wirkungsdauer unterteilt

1. Langwirkende Barbiturate

Barbital
Metharbital
Methylphenobarbital
Phenobarbital
Phenylmethylbarbitursäure
Desoxyphenobarbital

2. Mittellang wirkende Barbiturate

Amobarbital
Cyclobarbital
Heptabarbital
Pentobarbital
Secobarbital
Vinylbital

3. Kurzwirkende Barbiturate

Hexobarbital

trisch und gaschromatographisch nachgewiesen werden. Barbiturat-Serum-Spiegel haben zusammen mit dem klinischen Bild eine wichtige Bedeutung für die Einleitung und Fortführung insbesondere extrakorporaler Therapiemaßnahmen.

Therapie

Patienten mit schwersten Schlafmittel-Intoxikationen, insbesondere Barbiturat-Intoxikationen (Areflexie, Sistieren der Spontanatmung, kein meßbarer Blutdruck, weite, reaktionslose Pupillen, Null-Linien-EEG) können sich unter Ausschöpfen aller therapeutischen Maßnahmen bis zur Restitutio ad integrum erholen. An erster Stelle spezieller Entgiftungsmaßnahmen steht die ausgiebige Magenspülung, die auch noch längere Zeit nach der Ingestion (bis zu 24 Stunden) sinnvoll ist. Die anschließende Instillation von 30 g bis 40 g Carbo medicinalis und die Einleitung einer forcierten Diarrhö gehören ebenfalls zu den entscheidenden Gifteliminationsmaßnahmen.

Die Wirksamkeit der sekundären Entgiftungsbe-
handlung ist bei den verschiedenen Barbituraten unterschiedlich. Die forcierte Diurese ist lediglich bei
den langwirkenden Barbituraten wirksam und sinnvoll. Mäßige Wirkung zeigt die forcierte Diurese hinsichtlich renaler Eliminationssteigerung noch bei den
mittellang wirkenden Barbituraten. Bei allen anderen
Barbituraten ist der Einsatz der forcierten Diurese
nicht sinnvoll. In Abhängigkeit von der Blutspiegelkonzentration ist im Zusammenhang mit dem Vergiftungsbild die Indikation zu extrakorporalen Verfahren
zu stellen. Hier hat sich die Hämoperfusion als allen
anderen Verfahren eindeutig überlegen erwiesen. Zur
Durchführung und der Indikationsstellung s. Absatz
„Sekundäre Giftelimination".

Diphenhydramin

Häufigkeit

Mit Einführung der Rezeptpflicht für die Bromcarba-
mide haben die Intoxikationen mit Diphenhydramin
bzw. Diphenhydramin-haltigen Mischpräparaten zugenommen.

Diphenhydramin wirkt auch antiemetisch und
antitussiv. Es ist somit auch als Hauptwirkstoff von
Hustensirup im Handel und gewinnt damit auch eine
Bedeutung für Vergiftungen im Kindesalter.

Pathophysiologie

Diphenhydramin gehört zur Gruppe der klassischen
Antihistaminika. Es ist bekannt, daß Antihistaminika
zentral-dämpfende Wirkung besitzen, die bei einigen
Derivaten sich als so stark herausstellte, daß sie in
die Therapie Eingang als Schlafmittel gefunden haben. Diphenhydramin wird rasch resorbiert und hat
eine kürzere Halbwertszeit im Blut als im Gewebe.
Das Vergiftungsbild ist bunt und geprägt durch zentralnervöse Zeichen bis zu tonisch klonischen
Krämpfen sowie durch ein atropinartiges Vergiftungsbild infolge der anticholinergischen Wirkungskompo-
nente.

Diphenhydramin wird rasch nach oraler Gabe
resorbiert und in der Leber etwa zur Hälfte metabolisiert. Der maximale Blutspiegel wird nach 2—4 Stunden erreicht. Die Halbwertszeit von Diphenhydramin
berägt bis zu 8 Stunden, wobei die Konzentration der
Metaboliten erst nach 20—24 Stunden ihr Maximum
erreicht. Der Verteilungsraum von Diphenhydramin
ist sehr groß. Auch bei toxischen Dosen werden initial relativ niedrige Plasmaspiegel bei hoher Urinausscheidung beobachtet.

Klinik

Das Vergiftungsbild der Diphenhydramin-Intoxikation
ist außerordentlich bunt und individuell sehr verschieden. Bereits in therapeutischer Dosierung werden Unruhe, Verwirrung, Fieber und Tachykardie beobachtet. Bei Einnahme toxischer Dosen ist die Substanz in der Lage, nahezu jedes zentral-neurologische
Krankheitsbild zu imitieren. Konvulsive Phasen gehören sehr häufig zum Vergiftungsbild. Die Krämpfe

sind ähnlich wie bei Intoxikationen durch Lokalan-
aesthetika tonisch klonisch. Die ersten Symptome
treten nach Einnahme toxischer Dosen auf und bestehen in Mundtrockenheit, Brennen im Rachen,
Schwierigkeiten beim Schlucken und Sprechen sowie
Sehstörungen. Zunächst kann es spontan zum Erbrechen kommen, später folgen Magen-Darm- und Bla-
sen-Atonie. Man beobachtet ein anticholinerges Syndrom, d. h. das Bild gleicht dem einer Atropinvergif-
tung. Insbesondere bei leichteren Intoxikationen
kann auch ein atypisches Bild dominieren, so daß die
Patienten unter Umständen mit der Diagnose einer
akuten Psychose in psychiatrische Kliniken eingewiesen werden. Eine ebenso häufige Einweisungsdia-
gnose bei schweren Vergiftungen ist „Status epilepti-
cus".

Bei überwiegend anticholinerger Prägung des
Vergiftungsbildes ist mit entsprechenden kardialen
Komplikationen zu rechnen, wie bei den trizyklischen
Antidepressiva.

Spezielle Untersuchungsmethoden

Möglich ist der Nachweis chromatographisch und
spektrometrisch sowohl im Urin als auch im Magensaft und im Serum. Für die Beurteilung der Serumspiegel ist es wichtig zu wissen, ob nur Diphenhydramin oder auch die Metaboliten erfaßt wurden.

Therapie

Ausgiebige primäre Giftelimination mittels provozier-
tem Erbrechen oder Magenspülung mit anschließender Instillation von Carbo medicinalis steht auch hier
im Vordergrund. Bei Vorhandensein von kardialen
Komplikationen im Rahmen des anticholinergen Syndroms kann — wie bei trizyklischen Antidepressiva —
Physostigminsalicylat eingesetzt werden (Dosierung
s. dort). Von den sekundären Detoxikationsmaßnah-
men ist die forcierte Diurese wirkungslos; eine extrakorporale Maßnahme wird selten erforderlich sein.
Auch hier ist die Hämoperfusion allen anderen Verfahren überlegen.

Psychopharmaka

Häufigkeit

Zur Häufigkeitsverteilung im Rahmen arzneimittelbe-
dingter Vergiftungen und Giftberatung wird auf Abb.
16.**2** verwiesen. Zunehmender Gebrauch und Mißbrauch läßt ein Anwachsen der Intoxikationen mit
psychotropen Substanzen befürchten, so daß die
Kenntnis des Vergiftungsbildes an Bedeutung gewinnt.

Pathophysiologie

Die Anzahl psychotrop wirkender Pharmaka ist kaum
noch übersehbar und nimmt ständig zu, da ihre Verordnung von allen medizinischen Fachdisziplinen aus
erfolgt.

Die vielfältige pharmakologische Wirkung ermöglicht darüber hinaus nicht nur den Einsatz als

Psychopharmakon, sondern auch für andere Indikationsbereiche, z. B. als

Hypnotikum, Antikonvulsivum, Antiemetikum, Antihistaminikum, Antiparkinsonmittel und Antiverginosum.

Die Einteilung und Übersicht der Psychopharmaka ist schwierig, das Vergiftungsbild uneinheitlich. Für einige Substanzgruppen ist die therapeutische Breite wesentlich größer als für Hypnotika (z. B. Benzodiazepine), andere dagegen können bereits bei mäßiger Überschreitung therapeutischer Grenzen schwere Organkomplikationen hervorrufen (z. B. trizyklische Antidepressiva).

Therapie

Die Behandlung hat daher nicht nach den Richtlinien der Schlafmittelintoxikationen zu erfolgen.

Von vereinzelten Ausnahmen abgesehen können für die Intoxikationen mit Psychopharmaka folgende therapeutische Leitlinien gelten:

1. Die **primäre Giftelimination** ist die sinnvollste Erstmaßnahme, wobei beim Auslösen von Erbrechen der antiemetische Effekt vieler Substanzen in Betracht gezogen werden muß.
2. Eine **forcierte Diurese** ist nicht nur nutzlos, sondern bis auf einzelne Ausnahmen auch gefährlich.
3. Für Substanzen mit anticholinergem Effekt kann eine **Antidotbehandlung** mit Physostigminsalicylat in Erwägung gezogen werden.
4. Eine Indikation zur **sekundären Giftelimination** besteht nur bei schwersten Vergiftungen und ist kritisch zu stellen, da die Voraussetzungen hierfür ungünstig sind:
stabile Eiweißbindung, großes Verteilungsvolumen und niedrige Blutspiegel der lipophilen Stoffe.

Tranquillantien ("minor tranquilizers")

Benzodiazepine, Carbaminsäureester und Diphenylmethanderivate sind die wichtigsten Vertreter unter den Tranquillantien.

Pathophyisiologie

Ihre Hauptzielrichtung ist die Lösung von Angst- und Spannungszuständen. Darüber hinaus finden sie Einsatz als Sedativa, Antiepileptika sowie zur Schmerzdistanzierung und zentraler Muskelrelaxation.

Tranquillantien werden in der Regel gut und schnell resorbiert und besitzen eine zentral sehr lange Halbwertszeit mit der damit verbundenen Gefahr der Kumulation. So beträgt beispielsweise die Halbwertszeit für Diazepam 20 bis 50 Stunden. Der ebenfalls noch wirksame Metabolit das Methyldiazepam besitzt sogar eine Halbwertszeit von teilweise mehr als 96 Stunden.

Das Bild einer akuten Intoxikation kann sich also auch protrahiert entwickeln, was die Bedeutung der Fremd- oder Eigenanamnese bei Verdacht auf eine Psychopharmaka-Intoxikation unterstreicht. Im Gegensatz zu den Hypnotika führen insbesondere die Benzodiazepine nicht zur Narkose. Im Sprachgebrauch der WHO wird daher oft die Bezeichnung „non narcotic drugs" angewendet. Der exakte Wirkungsmechanismus auf zellulärer Ebene ist nicht bekannt. Zentraler Angriffsort ist das limbische System, wo es aus elektrophysiologischer Sicht zu einer Abschirmung gegen äußere Reize kommt. Nach neueren Untersuchungen gibt es außerdem spezielle Benzodiazepin-Rezeptoren, außerdem können Benzodiazepine die Freisetzung der γ-Aminobuttersäure (GABA) verändern.

Klinik

Das Vergiftungsbild ist in leichten Fällen durch Müdigkeit und Schläfrigkeit gekennzeichnet. Hinzu kommen Nystagmus, Ataxie und Sprachstörungen. Letale Verläufe sind selbst bei extrem hohen Dosen selten, wenn nicht andere Arzneistoffe zusätzlich eingenommen wurden oder es zu Komplikationen, wie z. B. Aspiration, kommt. Anticholinerge Wirkungen sind nicht zu erwarten. Es bestehen in der Regel Hyporeflexie und Hypotonie.

Therapie

Ganz im Vordergrund stehen frühzeitige und rasch einsetzende **primäre Gifteliminationsmaßnahmen** mit anschließender Überwachung von Herz und Kreislauf. Mit dem Benzodiazepin-Rezeptorenantagonist (annixati), der strukturell nicht mit den Benzodiazepinen verwandt ist, steht ein wirksames **Antidot** zur Verfügung. Beim Vorliegen hoher Benzodiazepin-Konzentrationen sind wiederholte i. v.-Injektionen erforderlich, da die Wirkung des Antagonisten oft rasch nachläßt.

Die **forcierte Diurese** ist bei Tranquillantien nicht sinnvoll und nicht indiziert. Eine Ausnahme bildet Meprobamat, da bei den Carbaminsäureestern eine renale Eliminationssteigerung möglich ist.

Extrakorporale Maßnahmen sind nur selten indiziert. Einigermaßen befriedigende Erfahrungen liegen bisher im wesentlichen für die **Hämoperfusion** vor. Die **Hämodialyse** ist weniger effektiv. Vom theoretischen Ansatz, insbesondere wegen der hohen Proteinbindung der Substanzen, wäre auch eine **sekundäre Giftelimination** mittels Plasmapherese bzw. Hämofiltration sinnvoll; Erfahrungen hierzu liegen bisher nur aus einigen Zentren vor.

Neuroleptika ("major tranquilizers")

Bedeutsame Vertreter der Neuroleptika sind insbesondere Phenothiazinderivate, Thiaxenthene, Butylprophenone und Benzamidderivate.

Pathophyisiologie

Ihren Einsatz finden die auch als „major tranquilizers" bezeichneten Pharmaka zur Verminderung ergotroper Reaktionen als Antipsychotika. Dies impli-

Tabelle 16.12   Neuroleptika

Phenothiazinderivate

*Chlorpromazin
Triflupromazin
*Promethazin
*Thioridazin
Perphenazin

Thiaxanthenderivate

*Chlorprotixen

Butylprophenoderivate

Haloperidol

Benzamidderivate

Sulpirid

Die mit * gekennzeichneten Neuroleptika besitzen eine ausgeprägte anticholinere Begleitwirkung

ziert auch beim therapeutischen Gebrauch eine Grundantriebsminderung und Senkung des zentralnervösen, Grundtones.

Monamin-Stoffwechselstörungen werden für das Auftreten psychopathologischen Verhaltens verantwortlich gemacht. Die antipsychotisch wirksamen Pharmaka, wie z. B. Phenothiazine, verhindern die Monaminwiederaufnahme in präsynaptische Nervenfasern und vermindern die Rezeptorenempfindlichkeit.

Andere Neuroleptika wie Tetrabenazin und das nicht mehr antipsychotisch eingesetzte Reserpin, ändern die Speicherfähigkeit monaminhaltiger Granula.

Die peripheren vegetativen Funktionen werden durch Neuroleptika unterschiedlich beeinflußt und bewirken Reaktionen, die teilweise therapeutisch genutzt werden, aber auch Nebenwirkungen erzeugen, die das Vergiftungsbild beeinflussen. Die Effekte sind:

anticholinerg, antiadrenerg, antihistamin oder antiserotonin.

Da die zentralen Angriffspunkte phylogenetisch ältere Hirnabschnitte betreffen und das Großhirn weniger beeinflußt wird, ist eine Bewußtseinsausschaltung erst bei extrem hohen Dosen möglich. Die meisten Neuroleptika werden rasch resorbiert und schnell eliminiert. Im Gegensatz zu den Tranquillantien ist deshalb die Kumulationsgefahr geringer. Allgemein wird in

schwach wirksame, mittelstark wirksame und sehr stark wirksame

Neuroleptika unterteilt.

Daneben gibt es noch Depot-Neuroleptika.

Nachfolgende Aufstellung (Tab. 16.12) gibt eine Übersicht über klinisch bedeutsame Neuroleptika, bei denen die meisten Vergiftungen bekanntgeworden sind. Es muß darauf hingewiesen werden, daß

insbesondere in der Phenothiazingruppe Wirkung und Nebenwirkung nicht mit den Plasmaspiegeln korrelieren.

Klinik

Insgesamt sind die Intoxikationen gutartig und verlaufen nur selten letal. Das Vergiftungsbild ist uneinheitlich und stark von der individuellen Ansprechbarkeit auf Neuroleptika abhängig.

Im Vordergrund steht die zentrale Dämpfung und Sedierung. Ebenso häufig sind extrapyramidale Erscheinungen, so daß die Patienten oft das Bild eines Parkinson-Syndroms bieten.

Bei Neuroleptika mit ausgeprägter anticholinerger Wirkung kann es zu einem anticholinergen Syndrom kommen.

Schwerste Intoxikationen weisen Koma und Kreislaufdepression auf und gleichen in ihrem Bild mit trizyklischen Antidepressiva einschließlich kardiotoxischer Symptomatik.

Bisher sind Kasuistiken mit letalen Verläufen kaum in der Literatur zu finden. Die geringste Toxizität besitzen wohl die Butyrophenoderivate (z. B. Haloperidol).

Therapie

Die Therapie stützt sich in erster Linie auf **primäre Gifteliminationsmaßnahmen** und allgemeine Überwachung.

Stehen ein anticholinerges Syndrom und kardiale Komplikationen im Vordergrund, so kann der Einsatz von Physostigminsalicylat erwogen werden und sinnvoll sein (Kapitel „trizyklische Antidepressiva", S. 1383). Bei den selten auftretenden Schwerstvergiftungen sind u. U. aggressive Detoxikationsverfahren indiziert, wenn konservative Behandlung nicht zum Erfolg führte. Ausreichende Erfahrungen für eine generelle Empfehlung liegen nicht vor, jedoch dürfte eine **Hämofiltration** bzw. Plasmapheresebehandlung wegen der hohen Eiweißbindung der Neuroleptika sinnvoller sein, als eine **Hämoperfusion.**

Hämodialyse und **forcierte Diurese** sind sinnlos und ineffektiv.

Antidepressiva

Sowohl trizyklische Antidepressiva (Hauptvertreter Amitryptilin) wie tetrazyklische Antidepressiva aber auch Lithium haben die weiteste Verbreitung in der antidepressiven Behandlung.

Pathophysiologie

Der Einsatz der Antidepressiva gilt der Therapie des gehemmt-apathischen und/oder des agitiert-ängstlichen Syndroms. Pathobiochemische Vorstellungen der Ursache der endogenen Depression zielen auf eine direkte oder funktionelle Balancestörung spezieller Katecholamin- bzw. 5-Hydroxytryptamin-Rezeptoren im zentralen Nervensystem ab.

Die Wirkung der Antidepressiva ist durch einen Eingriff in den Monaminstoffwechsel gekennzeichnet.

Beeinflußt werden sowohl die Psyche als auch vegetative Funktionen und die motorische Aktivität. Allgemein wird bei den Antidepressiva zwischen

Thymoleptika, Thymeretika (MAO-Hemmer), und Lithiumsalzen

unterschieden.

Die größte klinische Bedeutung haben Intoxikationen mit trizyklischen Antidepressiva (Thymoleptika). Die therapeutische Breite der Thymoleptika ist äußerst gering und bereits handelsübliche Packungen enthalten potentiell letale Dosen dieser Psychopharmakagruppe. Resorption, Verteilung und Stoffwechsel sind den Phenothiazinen vergleichbar.

Lithium hat eine Halbwertszeit von 24 bis 26 Stunden und wird vom Magen-Darm-Trakt rasch resorbiert. Von den einzelnen Organen wird es jedoch unterschiedlich schnell aufgenommen, besonders langsam vom Gehirn.

Trizyklische Antidepressiva

Klinik

Das Vergiftungsbild ist gekennzeichnet durch zentral anticholinerge und peripher anticholinerge Symptome, da trizyklische Antidepressiva die Acetylcholin-Neurotransmitter-Wirkung kompetitiv hemmen. Das klinische Bild wird dann „atropinartig" d. h., es ist dem einer Antropin-Intoxikation vergleichbar.

Wichtigste Merkmale des anticholinergen Syndroms sind:

peripher	zentral
Trockene Haut	Erregung bis Delir
Trockene Schleimhaut	Ataxie
Mydriasis	Pyramidenbahnzeichen
Fieber	
Tachykardie	

Die Symptome können bereits 30 bis 60 Minuten nach Ingestion einer toxischen Menge auftreten und erreichen ihr Maximum spätestens nach 12 Stunden. Eine Ausnahme bilden Depotpräparate, die aus Gründen der Compliance häufig in der Gruppe der Neuroleptika und Psychopharmaka Anwendung finden.

Mit einem Abklingen der Symptomatik ist allgemein nach ca. 48 Stunden — vereinzelt 80 Stunden — zu rechnen.

Bereits in therapeutischer Dosierung der trizyklischen Antidepressiva kann es unter Umständen zu Tachykardien kommen. Es besteht eine dosisabhängige chinidin-ähnliche Auswirkung auf das Herz mit Verminderung der Kontraktilität. Es kommt zu Erregungsausbreitungsstörungen und Erregungsleitungsstörungen. Ähnlich wie bei Antiarrhythmika vom menbranstabilisierenden Typ kommt es nach Fowler im EKG zu

Verlängerung der PQ-Zeit, Verlängerung der QRS-Dauer und Verlängerung der QT-Zeit.

Bei schwerer Intoxikation kann es zu echten Kammertachykardien kommen.

Ebenso häufig sind supraventrikuläre Tachykardien, deren Genese der anticholinergen Wirkung trizyklischer Antidepressiva zuzuordnen ist.

Imipramin und verwandte Substanzen wirken eher senkend auf die Krampfschwelle, Amitryptilin kann sogar antikonvulsiv wirken. Trotzdem können bei allen trizyklischen Antidepressiva Grand mal Anfälle auftreten, die der üblichen antikonvulsiven Therapie schwer zugänglich sind. Die Atemdepression wird in jedem Fall durch Diazepam oder Phenobarbital verstärkt.

Spezielle Untersuchungsbefunde

Obgleich in leichteren Fällen die Diagnose einer Intoxikation mit trizyklischen Antidepressiva klinisch gestellt werden kann, ist die Diagnose, insbesondere bei Bewußtlosen, u. U. krampfenden Patienten, oft sehr schwierig. Eine toxikologische Analyse ist dann sehr hilfreich, quantitative und qualitative Nachweise sind chromatographisch und spektrometrisch im Blut und im Urin möglich.

Therapie

Wichtiger als bei allen anderen Psychopharmakaintoxikationen ist ein konsequentes Monitoring mit Therapiebeginn auch bei scheinbar leichten Intoxikationen. Im Vordergrund der Therapiemaßnahmen steht die **primäre Giftelimination** und die Gabe von Aktivkohle. Bei gesicherter Diagnose und insbesondere beim Auftreten kardialer Symptome ist eine **Antidotbehandlung** mit Physostigminsalicylat indiziert. Die Krampfanfälle haben als absolute Indikation für Physostigminsalicylat zu gelten, insbesondere, da die übliche antikonvulsive Therapie oft wirkungslos bleibt.

Die Dosierung von Physostigminsalicylat beträgt beim Erwachsenen 1–2 bis maximal 4 mg intravenös über 5 Minuten. Dabei ist zu beachten, daß die Halbwertszeit von Physostigminsalicylat ca. 45 Minuten beträgt und die klassischen Intoxikationszeichen danach wieder auftreten können. Es muß dann in gleicher Einzeldosis nachinjiziert werden, oder man gibt in schwersten Fällen Physostigminsalicylat 1–2 mg pro Stunde kontinuierlich über einen Perfusor oder einen Infusomaten.

Die übliche Intensivtherapie und -überwachung wird auch unter der Antidotbehandlung konsequent weitergeführt.

Die Antidotbehandlung mit Physostigminsalicylat ist nicht ohne Risiken und Nebenwirkungen. Dies gilt insbesondere für ältere Patienten mit koronarer Herzerkrankung und anderen kardiovaskulären Erkrankungen.

Die Indikationsstellung für Physostigminsalicylat sollte daher streng erfolgen. Eine prophylaktische Gabe ohne Nachweis entsprechender Symptomatik ist abzulehnen.

Da sich sowohl die Erregungsausbreitungsstörungen durch Natriumgabe bessern lassen, als auch eine Zunahme der Toxizität der trizyklischen Antidepressiva bei Azidose beschrieben wird, ist die frühe und kontrollierte Gabe von Natriumbicarbonat als flankierende medikamentöse Maßnahme sinnvoll.

Eine Schrittmachertherapie beim Auftreten vital bedrohlicher Rhythmusstörungen ist, ähnlich wie bei Intoxikationen mit Antiarrhythmika, z. B. Chinidin, wenig erfolgversprechend, da es meist zu keiner Impulsbeantwortung kommt.

Die **forcierte Diurese** ist in jedem Fall sinnlos, ebenso die **Hämodialyse.**

Infolge rascher Resorption und hoher Gewebs- und Organbindung zirkuliert nur ein relativ geringer Teil der trizyklischen Antidepressiva im Blut, wodurch auch die **Hämoperfusion** und **Hämofiltration** ihre Begrenzung erfahren. Durch beide extrakorporale Methoden sind nur geringe Mengen eliminierbar. Trotzdem ist die Hämoperfusion bei schweren Intoxikationen Mittel der Wahl, zusammen mit den vorgenannten Maßnahmen. Für die Hämofiltration, deren Einsatz wegen der hohen Proteinbindung theoretisch sinnvoll ist, liegen aus einigen Zentren ebenfalls gute Ergebnisse vor. Eine generelle Empfehlung für den Einsatz extrakorporaler Verfahren ist nach dem derzeitigen Wissensstand nicht möglich.

Lithiumsalzvergiftung

Klinik

Das Vergiftungsbild von Lithium unterscheidet sich von dem Bild der übrigen Antidepressiva. Da die therapeutische Breite von Lithium sehr gering ist, kann es bereits bei Überdosierung zu typischen Intoxikationssymptomen kommen:

Durstgefühl, Polyurie, Erbrechen und Durchfall.
Bei schweren Vergiftungen kommt es zu
Schwindel bis Bewußtseinseintrübung, Tremor, Hypertonie, Krämpfen.

Therapie

Im Vordergrund steht die **primäre Giftelimination** unter intensivmedizinischem Monitoring. Da Lithium nicht proteingebunden ist und über die Niere ausgeschieden wird, ist eine **forcierte Diurese** zur renalen Eliminationssteigerung die sinnvollste **sekundäre Gifteliminationsmaßnahme.** Die forcierte Diurese verbietet sich, wenn es als Folge der Intoxikation bereits zu einem Diabetes-insipidus-ähnlichen Bild gekommen ist. Hier empfiehlt sich eine Behandlung mit Chlorothiazid.

Thymeretika

Die MAO-Hemmer führen zu einer signifikanten Steigerung von Dopamin und Noradrenalin sowie 5-Hydroxythyramin im Gehirn. Das Vergiftungsbild gleicht dem von Intoxikationen mit Sympathomimetika mit Hyperpyrexie, Hyperreflexie, Halluzinationen sowie Agitationen und Krämpfen. Da die MAO-Hemmer kaum noch therapeutisch eingesetzt werden, spielen sie für Intoxikationen eine ganz untergeordnete Rolle.

Analgetika

Häufigkeit

Der Gebrauch von Analgetika ist weit verbreitet. Dies spielt auch bei Mischintoxikationen eine große Rolle. Es gibt eine nahezu unüberschaubare Anzahl von Medikamenten-Kombinationen, Hypnotika/Analgetika oder Psychopharmaka/Analgetika. Als Monosubstanz am häufigsten kommen die Salicylate und das Paracetamol am häufigsten vor. Diese Substanzen haben eine besondere toxikologische Relevanz und spielen die größte Rolle bei Vergiftungen im Erwachsenenalter.

Acetylsalicylsäure

Die Acetylsalicylsäure ist weltweit unter der Bezeichnung „Aspirin" als Analgetikum und Antyphlogistikum bekannt ist. Für eine zusätzliche Verbreitung der Acetylsalicylsäure sorgt der Einsatz dieser Substanz als Thrombozytenaggregationshemmer.

Pathophysiologie

Die Salicylate werden vom Magen und von den oberen Darmabschnitten gut resorbiert. Die biologische Halbwertszeit für die Acetylsalicylsäure im Plasma beträgt beim Menschen etwa 15 bis 20 Min. Dabei kommt es zu einer raschen Verteilung in die meisten Körpergewebe.

Plasmasalicylat ist zu 50 bis 80% vorwiegend albumingebunden, wobei die Salicylsäure eine höhere Proteinbindung besitzt als die Acetylsalicylsäure.

Aspirin wird rasch zu Salicylsäure hydrolysiert. Die Elimination erfolgt in erster Linie über die Niere und nur zu einem ganz geringen Anteil über den Darm.

Klinik

Die wichtigste Nebenwirkung der Salicylate, die bereits in therapeutischer Dosierung auftreten kann, ist die Gastritis, die auch bei chronischer Anwendung bis zur Erosion, zu Ulzerationen mit Hämatemesis und Meläna führen kann.

Zu den Symptomen einer leichten Intoxikation zählen Schwindel, Schweißausbrüche, Übelkeit und Erbrechen sowie Verwirrtheit. Ernsthaftere Vergiftungserscheinungen sind die Hyperventilation, Fieber, Ketosis sowie respiratorische Alkalose und metabolische Azidose.

Insbesondere die metabolische Azidose ist ein wichtiger differentialdiagnostischer Hinweis für das Vorliegen einer Salicylat-Intoxikation. Die Säure-Basen-Imbalance und Dehydratation tritt bei allen schweren Vergiftungen auf. Der Anstieg der Blutungszeit, Abfall der Thrombozyten sowie eine Zunahme der Kapillarfragilität, können sowohl bei chronischer wie auch bei akuter Intoxikation auftreten.

Schwerste Intoxikationen sind darüber hinaus durch eine Depression des zentralen Nervensystems gekennzeichnet bis hin zum tiefen Koma.

Die Letaldosis von Acetylsalicylsäure für einen Erwachsenen liegt bei 25 bis 30 g. In Abhängigkeit von einer suffizienten Therapie wurden jedoch auch höhere Dosen überlebt.

Der Schweregrad einer Salicylatvergiftung in Abhängigkeit vom Serum-Salicylatspiegel kann auch in einem Nomogramm nach A. K. Done beurteilt werden (Abb. 16.**5**).

Das Done-Nomogramm muß unter Beachtung folgender Richtlinien interpretiert werden:

1. Das Nomogramm gilt für die Akutintoxikation nach Einmaldosis und nicht für die chronische Intoxikation.
2. Die Blutspiegel im Nomogramm beziehen sich auf eine Messung 6 Stunden nach Ingestion.
3. Blutspiegel im toxischen Bereich, die vor der 6-Stunden-Frist abgenommen wurden, sind behandlungsbedürftig und
4. Blutspiegel im nicht-toxischen Bereich vor der 6-Stunden-Frist müssen wiederholt werden.

Spezielle Untersuchungsmethoden

Der qualitative Nachweis von Salicylaten ist im Urin durch kommerziell erhältliche Teststreifen möglich (Phenistix Teststreifen Fa. Merck, Darmstadt).

Eintauchen des Teststreifens in den Urin, Ablesen nach 30 Sekunden, bei mehr als 25 mg/100 ml Salicylat im Urin erfolgt ein Umschlag in einen bräunlich-purpurnen bis rosa-violetten Farbton. Zu beachten ist, daß bei dieser Farbreaktion ein Phenolring nachgewiesen wird und deshalb auch bei zahlreichen anderen Medikamenten eine positive Reaktion zu erwarten ist.

Therapie

Trotz der raschen Resorption ist eine **Magenentleerung** durch induzierte Emesis oder beim Bewußtseinsgetrübten eine Magenspülung auch noch nach Stunden sinnvoll. Dies ist durch die Tatsache begründet, daß ein Salicylat-induzierter Pylorospasmus bekanntermaßen auftreten kann.

Anschließend wird wiederholt Kohle verabreicht (alle 2 bis 6 Stunden, in Zusammenhang mit dem Auslösen einer **forcierten Diarrhö**).

Wichtig ist ein lückenloses Monitoring des Säure-Basen-Haushaltes und ein entsprechender Ausgleich der schweren Azidose durch die Gabe von Bicarbonat.

An **sekundären Eliminationsverfahren** für schwerste Intoxikationen kommt die **Hämodialyse** in Betracht. Salicylate sind gut dialysabel. Die Indikation zur Hämodialyse wird in Abhängigkeit von dem klinischen Vergiftungsbild zusammen mit dem Serum-Salicylatspiegel gestellt. Ein Serumspiegel von mehr als 130 mg% zusammen mit therapierefraktärer Azidose und persistierender zentralnervöser Symptomatik gelten als Indikation für das sekundäre Eliminationsverfahren.

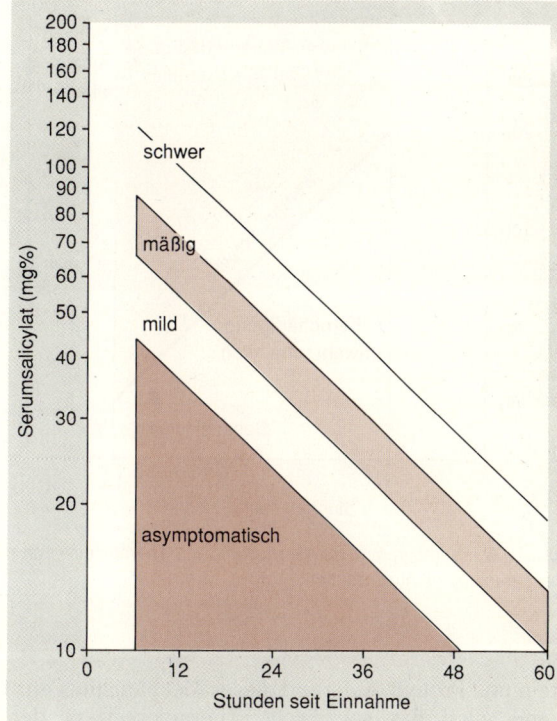

Abb. 16.**5** Done-Nomogramm zur Beurteilung von Salicylat-Intoxikationen.

Paracetamol

Die Substanz Paracetamol (Synonym: Acetaminophen oder NAPA [N-Acetyl-p-Aminophenol]) hat infolge zunehmend häufiger Rezeptur in den letzten Jahren im Spektrum des Auftretens von Vergiftungen an Bedeutung gewonnen und ist in vieler Hinsicht eine toxikologisch interessante Substanz.

Pathophysiologie

Paracetamol wird normalerweise rasch vom Gastrointestinaltrakt resorbiert und erreicht seine maximale Plasmakonzentration nach 0,5 bis 2 Stunden. Es liegt im Blut zu 15 bis 25% proteingebunden vor. In der Resorption gibt es jedoch beträchtliche individuelle Unterschiede. Man kann damit rechnen, daß bei 25% der Bevölkerung das Paracetamol wesentlich langsamer, über viele Stunden vom Gastrointestinaltrakt resorbiert wird. Paracetamol wird rasch im Urin ausgeschieden. Etwa 3% erscheinen unverändert, der Rest nach Konjugation in der Leber. Für die Leberschäden ist ein reaktiver Metabolit des Paracetamols verantwortlich. Die Entgiftung dieses Metaboliten erfolgt normalerweise durch Konjugation mit Glutathion. Werden jedoch — wie im Falle einer akuten Vergiftung — sehr hohe Konzentrationen dieses leberschädigenden Metaboliten gebildet, so ist die Kapazität des Entgiftungsmechanismus durch Erschöpfung der Glutathionvorräte der Zelle überschritten. Es kommt zu einer kovalenten Bindung der reaktiven Zwischenprodukte an nukleophile Bindungsstellen, wie z. B. Cy-

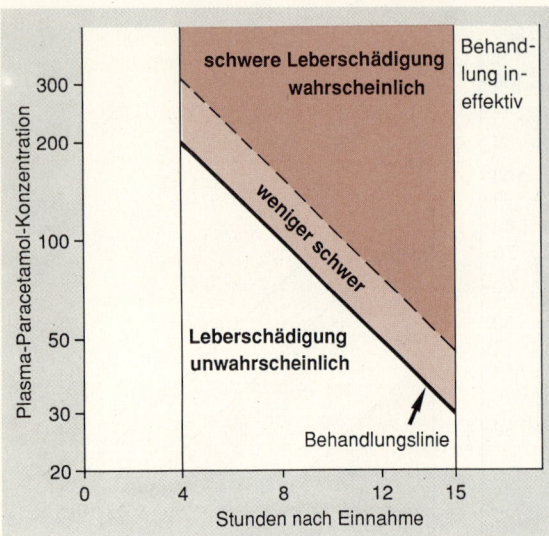

Abb. 16.**6** Nomogramm zur Beurteilung und Therapieeinleitung von Paracetamol-Intoxikationen.

stein und Protein. Aufgrund dieses Mechanismus entstand auch das spezifische Therapiekonzept der Gabe von N-Acetylcystein – einer nukleophilen Substanz. Durch N-Acetylcystein können diese reaktiven Zwischenprodukte abgefangen werden. Das Konzept ist mittlerweile Therapiestandard.

Klinik

Die Vergiftungserscheinungen können initial ausgesprochen diskret und uncharakteristisch sein, so daß die Patienten häufig erst im Stadium des beginnenden oder manifesten Leberschadens in die Klinik eingewiesen werden.

Die Symptomatik beginnt mit gastrointestinalen Erscheinungen wie Übelkeit und Erbrechen. Diese Erscheinungen treten in der Regel 2 bis 14 Stunden nach Ingestion auf. Selten kommt es innerhalb dieser Zeit bereits zu Koma und metabolischer Azidose.

Spätestens nach 24 bis 36 Stunden post ingestionem kommt es zu Zeichen der Leberschädigung, wobei eine erhöhte SGOT das erste Zeichen darstellt. Zu diesem Zeitpunkt können dann auch Hypoglykämien beobachtet werden. Ab einer Dosierung von 150 mg/kg KG bzw. 7,5 g absolut muß mit Leberschäden gerechnet und eine spezifische Therapie eingeleitet werden. Eine Blutspiegelbestimmung 4 Stunden nach Ingestion ist indiziert und sinnvoll. Es besteht eine Beziehung zwischen Paracetamol-Blutspiegel und Leberschädigung.

Die Beziehung zwischen Plasmaparacetamolspiegel-Konzentration, Ingestionszeit und Leberschädigung zeigt die Abb. 16.**6**. Die Behandlung mit N-Acetylcystein ist indiziert ab Konzentrationen oberhalb der sogenannten Behandlungslinie.

Spezielle Untersuchungsmethoden

Ein Schnellnachweis existiert nicht. „Highpressure-liquid chromatography" (HPLC) ist die bevorzugte Analysemethode. Jedoch ist eine Quantifizierung auch mittels Gaschromatographie möglich. Neuerdings liegt auch ein Enzymimmunoassay vor, welcher gut mit HPLC korreliert.

Therapie

Primäre Giftelimination mit Emesis oder Magenspülung mit anschließender Gabe von Kohle ist angezeigt.

In Abhängigkeit von der Schwere der Vergiftung ist die Einleitung einer **spezifischen Therapie** mit N-Acetylcystein, am besten intravenös, notwendig, ein Verfahren zu dem man sich im Zweifelsfalle entscheiden sollte.

Dosierung: Bei der Behandlung von Paracetamol-Vergiftungen steht N-Acetylcystein (Fluimucil-Antidot) in Injektionsfläschchen mit 25 ml 20%iger Injektionslösung zur Verfügung.

Dosierungsanleitung für Antidottherapie: Innerhalb der ersten 15 Min. 150 mg/kg KG ohne Verdünnung langsam direkt i. v. Ab der 15. Min bis 4 Std.: als Infusion 50 mg/kg KG mit 500 ml 5%iger Glucose-Lösung. Ab 5 bis 50 Std.: als Infusion 100 mg/kg KG mit 1000 ml 5%iger Glucose-Lösung.

Behandlungsdauer: Die Dauer der Behandlung richtet sich nach dem klinischen Bild. Sie beträgt im allgemeinen 1 bis 2 Wochen. Da N-Acetylcystein keine toxischen Nebenwirkungen entfaltet, kann die empfohlene Dosierung bei Bedarf überschritten werden.

Eine **forcierte Diurese** ist nutzlos und ineffektiv. Als extrakorporale Giftelimination ist die **Hämodialyse** ebenfalls wenig effektiv und allenfalls indiziert bei oligurischer Niereninsuffizienz und refraktärer Azidose. Die **Hämoperfusion** wird noch kontrovers diskutiert. Als derzeit allgemein akzeptiert gilt die Tatsache, daß die Hämoperfusion im frühen Stadium der Vergiftung nicht sinnvoll ist, da kaum nennenswerte Elimination möglich ist. Lediglich bei sehr schweren Vergiftungen mit sehr hohen Blutspiegelkonzentrationen von Paracetamol kann eine Hämoperfusion als additive Maßnahme sinnvoll sein.

Nach eigenen In-vitro-Untersuchungen scheint eine Kunstharz-Hämoperfusion effektiver zu sein als die Hämoperfusion mittels Kohlekartusche.

Vergiftungen durch Pilze

Definition: Man unterscheidet zwischen **echten** Pilzvergiftungen und **unechten** Pilzvergiftungen. Unter den sogenannten unechten Pilzvergiftungen subsummiert man gastrointestinale und andere Unverträglichkeitserscheinungen durch übermäßigen Genuß, verdorbene Pilze, individuelle Unverträglichkeit und Störungen durch Genuß von rohen Pilzen.

Die Syndrome, die bei echten Pilzvergiftungen beobachtet werden, sind in Tab. 16.13 zusammengefaßt.

90% aller tödlich verlaufenden Pilzvergiftungen ereignen sich durch meist akzidentelle Ingestion von Phalloides, den Knollenblätterpilzen.

Wegen der Häufigkeit und der klinischen Relevanz sei diese Pilzintoxikation ausführlich dargestellt.

Knollenblätterpilzintoxikationen

Die relevanten Toxine der Knollenblätterpilze sind:

Amatoxine (9 bekannt), Phallotoxine (7 bekannt), Virotoxine.

Toxikologisch handelt es sich um eine Cyclopeptidvergiftung. Für die Letalität entscheidend sind die Amanita-Spezies.

Symptomatologie und Klinik

Nach einer charakteristischen Latenzperiode von 8 bis 12 Stunden dominieren Erbrechen, Krämpfe und Durchfälle.

Die Latenz bis zur Erstmanifestation von Symptomen ist prognostisch verwertbar. Bei einem Intervall von mehr als 12,6 Stunden im Mittel überleben mehr Patienten als bei einem Intervall von im Mittel 10,3 Stunden.

Ebenso spielt der Genuß von Alkohol eine Rolle. Ethanolgenuß zusammen mit Knollenblätterpilzen führt zu weniger schweren Verläufen.

Nach 2 bis 4 Tagen geht die in der Regel gut zu beherrschende erste Phase der Vergiftung in das Stadium der Organ- und Gerinnungskomplikationen über.

Charakteristisch hierfür sind Zeichen der Leberzellnekrose mit Anstieg aller Leberenzymwerte sowie des Bilirubins. Es kommt zu deutlichen Zeichen der Lebersynthesestörung mit Verminderung der Cholinesterase und Abfall der gepatogenen Gerinnungsfaktoren, insbesondere Abfall von Antithrombin III (AT III).

Es besteht ein direkter Zusammenhang zwischen der Schwere des Krankheitsbildes und dem Quick-Wert-Abfall.

Nach der Leberschädigung kommt es meist zu einer Nierenfunktionsstörung mit Kreatinin-Anstieg und Abfall der Kreatinin-Clearance, wobei zu bemerken ist, daß Nephrotoxine nur im Verbund mit Leberzellnekrose auftreten.

Spezielle Untersuchungsmethoden

In Fällen, bei denen noch Pilzreste sichergestellt werden können, kann der Zeitungspapiertest angewandt werden:

Ein Pilzrest wird am unbedruckten Rand einer holzhaltigen Zeitung ausgedrückt. Der so erhaltene Fleck wird nach dem Trocknen mit 1 bis 2 Tropfen etwa 25%iger Salzsäure befeuchtet. Enthält der Preßsaft mehr als 0,02 mg Amatoxine pro ml, so tritt nach 5 bis 10 Minuten eine grünblaue bis blaue Färbung auf. Die quantitative Bestimmung erfolgt mit RIA-Test.

Tabelle 16.13 Syndrome bei echten Pilzvergiftungen

Vergiftungen mit kurzer Latenzzeit	
Syndrom	**Symptome**
Muscarinsyndrom	gastrointestinale Störungen, Schweißausbrüche, Speichel- und Tränenfluß
Pantherinasyndrom	Symptomatik wie bei Alkoholrausch
Psilocydinsyndrom	Symptome wie bei LSD-Rausch
Coprinus-Syndrom	Hitzegefühl, Gesichtsrötung, Kopfschmerzen nur im Zusammenhang mit Alkoholgenuß
Paxillussyndrom	überwiegend gastrointestinale Syndrome, gelegentlich Hämolyse

Vergiftungen mit langer Latenzzeit	
Syndrom	**Symptome**
Phalloides-Syndrom	zunächst gastrointestinale Symptome, später Symptome der Leberschädigung
Oranellus-Syndrom	Nierenschädigung. Gastrointestinale Frühsymptome
Gyromitra-Syndrom	gastrointestinale Symptome, gelegentlich zentralnervöse und hämolytische Erscheinungen

Therapie

Grundsätzlich beruht die Behandlung der Knollenblätterpilzintoxikation auf:

1. Primärer Giftelimination,
2. Chemotherapeutika und andere,
3. allgemeine Intensivtherapie,
4. Substitution von Gerinnungsfaktoren in Form von „fresh frozen plasma" (FFP) und/oder liophilisiertem Antithrombin III (AT III).

Zu 2.

Als derzeit weitgehend gesicherte chemotherapeutische Methode gilt die spezifische Therapie mit:

1. Penicillin G (1 000 000 I.E./kg KG während 3 Tagen) und
2. Silibinin (20 mg/kg KG und Tag für mindestens 3 Tage).

Säure- und Laugen-Intoxikationen

Häufigkeit und Vorkommen

Verglichen mit Intoxikationen durch Hypnotika und Psychopharmaka sind Säure- und Lauge-Vergiftungen relativ selten und meist akzidentell infolge von Fahrlässigkeit und Verwechslungen. Perkutane und inhalative Vergiftungen sind im industriellen Gewerbe oder in Laboratorien zu finden. Daneben werden aber auch aus dem Haushalt Vergiftungen mit Essigsäure und Ameisensäure eingewiesen, da diese Substanzen als Essenz oder Entkalkungsmittel Verwendung finden. Darüber hinaus enthalten viele im Haushalt benutzten Reinigungsmittel saure oder basische Stoffe, wie beispielsweise die Abflußreiniger. Von größter Bedeutung sind jedoch nach wie vor die akuten peroralen Intoxikationen mit Säuren und Laugen.

Klinik und Symptomatologie

Bei der peroralen Vergiftung muß man die lokale Schädigung an den betroffenen Schleimhäuten von den später u. U. auftretenden systemischen oder Organkomplikationen unterscheiden. Durch **Säuren** werden die Zelleiweiße der Schleimhaut gefällt und es kommt zur Schorfbildung, sog. Koagulationsnekrosen an den kontaminierten Oberflächen. Die Farbe des Schorfs ist je nach Art der Säure unterschiedlich: weißlicher Schorf durch Salzsäure, schwärzlicher Schorf durch Schwefelsäure und gelblicher durch Salpetersäure. Ähnlich wie bei Verbrennungen werden bei Verätzungen drei Schweregrade unterschieden.

Verätzungen I. Grades: Schwellung und Rötung, fehlende Fibrinausschwitzung, keine Ulzerationen, oberflächlicher Ätzschorf.

Verätzungen II. Grades: flache Schleimhautulzeration, Fibrinbeläge, Mukosaverlust.

Verätzungen III. Grades: Nekrose der gesamten Schleimhautanteile.

Bei Vergiftungen durch **Laugen** entstehen Gewebsverflüssigungen, die sog. Kolliquationsnekrosen, die dem darunter gelegenen, noch gesunde Gewebe den Schutz vor der weiteren Gifteinwirkung entziehen, was die besondere Tiefenwirkung der Laugen erklärt. Die Laugen-Intoxikationen sind daher bedeutend gefährlicher als die Säure-Intoxikationen und werden insbesondere zu Beginn leicht unterschätzt. Die Schleimhäute sehen glasig ödematös aufgequollen aus. Die Diagnostik der Säure- und Laugen-Intoxikation bereitet gewöhnlich keine Schwierigkeiten, da der Patient meist in der Lage ist Angaben zu machen, oder in der Umgebung befindliche Flaschen mit Restflüssigkeiten über Art und Menge des genommenen Giftes Auskunft geben können. Ein Streifen Universalindikatorpapier gibt rasch Auskunft über den pH der Flüssigkeit und erleichtert die Einschätzung.

Therapie

Die Prognose der Säure- und Laugen-Intoxikation ist maßgeblich abhängig vom frühen Einsatz der Erstmaßnahmen. Das Auslösen von Erbrechen ist in jedem Fall kontraindiziert. Mittel der Wahl ist die Verdünnungstherapie. Haut und Augen sind sorgfältig mindestens 20 Minuten mit indifferenter Flüssigkeit zu spülen. Bei akuten peroralen Intoxikationen kann im Rahmen der Verdünnungstherapie oder der Magenspülung eine Neutralisation sinnvoll sein. Entscheidend ist jedoch die Flüssigkeitszufuhr mit ihrem Verdünnungseffekt.

Eine Magenspülung ist nur bis maximal 2 Stunden nach Ingestion indiziert. Die Indikation sollte wegen der Gefahr der iatrogenen Perforation sehr streng gestellt werden. Unter Berücksichtigung der Aspirationsgefahr sollte dann die Magenspülung unter Intubationsschutz erfolgen.

In jedem Fall ist eine Endoskopie des Oropharynx- und Ösophagusbereiches durchzuführen. Das Ausmaß der Schäden entscheidet dann über die Notwendigkeit einer Frühtracheotomie, weshalb bei Säuren- und Laugen-Intoxikationen eine Mitbetreuung durch HNO-Ärzte ratsam ist.

Eine nasogastrale Verweilsonde, die auch als zusätzliche mechanische Prophylaxe von Stenosen und Strikturen angesehen werden kann, ist grundsätzlich unter Sicht zu legen.

Als weitere Maßnahme zur Verhinderung von Ösophagusstrikturen und Stenosen werden systemisch Corticoiden verabreicht. Die Empfehlungen hierzu sind uneinheitlich. Klinische Studien fehlen. Auf der Intensivtherapiestation der Mainzer Universitätskliniken hat sich folgendes Vorgehen bewährt:

100 mg Prednisolon, beginnend am 2. bis 3. Tag unter täglicher Reduktion bis auf 20 mg bis zum Ende der dritten Woche. Die übrige Behandlung entspricht den allgemeinen Grundsätzen der Intensivtherapie bei Vergiftungen inklusive der extrakorporalen Maßnahmen.

Kohlenmonoxidvergiftungen

Pathophysiologie

Die Kohlenmonoxidintoxikationen erhalten ihre Bedeutung durch das Entstehen sog. Rauchgase bei Bränden oder bei Suizidversuchen durch Einleiten der Auspuffgase ins Wageninnere. Die schädliche Wirkung von Kohlenmonoxid auf den Organismus ist von einer Reihe von Faktoren abhängig:

1. Der Konzentrationsausgleich zwischen der eingeatmeten Luft und dem Blut erfolgt in Abhängigkeit von der Kohlenmonoxidausgangskonzentration in der Einatmungsluft.
2. Ein gesteigertes Atemzeitvolumen verlängert die CO-Kontaktzeit und führt rascher zur Intoxikation.
3. Unter körperlicher Belastung wird eine kritische venöse Sauerstoffspannung mit CO im Gewebe schneller erreicht, so daß es dadurch − auch bei geringerer CO-Exposition − zu schweren Schädigungsmustern kommen kann.

Tabelle 16.14 Stadieneinteilung bei CO-Intoxikation

	Stadium I	Stadium II	Stadium III
Sensorium	getrübt	tief bewußtlos	tief bewußtlos
Ventilation	normal	gesteigert	gesteigert bis Atemlähmung
Kreislauf	stabil	beginnender Kreislaufschock	ausgeprägter Kreislaufschock
Metabolische Azidose	$0 - (+)$	$++$	$++$
Körpertemperatur	unauffällig	normal bis erhöht	spontane Hypothermie

Klinik und Symptomatologie

Die Folgen einer CO-Intoxikation beruhen ausschließlich auf der durch O_2-Mangel bedingten Gewebshypoxie.

Das Vergiftungsbild ist dennoch sehr unterschiedlich. Man unterscheidet bei den schweren Vergiftungen zwischen einer akuten und einer subakuten Intoxikation. Die Ausprägung der Symptome und der eventuelle Eintritt von Bewußtlosigkeit ist abhängig von HB-CO-Anteil im Blut.

Die **leichte** Kohlenmonoxidvergiftung äußert sich in Kopfschmerzen und Schwindelgefühl. Atemnot, Herzklopfen und Übelkeit mit Brechreiz kommen später hinzu. Auffällig sind psychische Veränderungen in Form von Benommenheit, Antriebssteigerung und Euphorie, so daß die leichten Kohlenmonoxidintoxikationen oft mit Alkoholvergiftungen oder einem Alkoholrausch verwechselt werden können.

Eine **subakute** Kohlenmonoxidvergiftung, die sowohl von der Häufigkeit als auch von der Symptomatologie am bedeutsamsten ist, entwickelt sich bei inspiratorischen CO-Konzentrationen zwischen 0,2% und 0,05% und Expositionszeiten zwischen 2 und 10 Stunden.

Die wichtigsten klinischen Befunde, eingeteilt nach verschiedenen Schweregraden bei subakuter CO-Intoxikation sind in Tab. 16.14 zusammengefaßt:

Differentialdiagnose

Differentialdiagnostisch sind Kohlenmonoxidvergiftungen leicht mit Alkohol-Intoxikationen und akuten oralen Schlafmittelvergiftungen zu verwechseln.

Spezielle Untersuchungsmethoden

In der Ausatemluft kann Kohlenmonoxidsemiquantitativ in einem Konzentrationsbereich zwischen 1 Vol.-% und 20 Vol.-% mit dem entsprechenden Dräger-Prüfröhrchen nachgewiesen werden. Der Nachweis von CO im Blut geschieht entweder spektroskopisch oder durch die sogenannte Katayama-Probe: Hierzu werden 10 Tropfen Blut in etwa 10 ml Aqua dest. verdünnt. Hinzugegeben werden 5–10 Tropfen 10%iges Ammoniumsulfid und danach 15 bis 20 Tropfen 30%ige Essigsäure. Bei Anwesenheit von CO erfolgt eine rötliche Färbung, ansonsten wird die Lösung schmutzig grün. Die Farbreaktion tritt unmittelbar ein. Die Reaktion ist sehr empfindlich.

Therapie

Im Vordergrund der Therapie steht die Hyperventilation mit reinem Sauerstoff.

An spezielle Vorrichtungen ist die hyperbare Oxygenation gebunden, die jedoch die wirksamste Behandlungsmethode der akuten CO-Vergiftung darstellt. Hierbei werden bei 2 atü Druck 3 Vol.-% Sauerstoff physikalisch im Plasma gelöst, wodurch die O_2-Versorgung aller Gewebe sichergestellt ist. Darüber hinaus wird durch den hohen O_2-Druck die kompetitive Verdrängung des Co aus dem Hämoglobin beschleunigt.

Die Behandlung der metabolischen Azidose erfolgt nach allgemeinen Richtlinien, ebenso die Therapie des Hirnödems.

Alkohole

Häufigkeit

Neben dem als Trinkalkohol weit verbreiteten Ethylalkohol gibt es eine Reihe aliphatischer Alkohole, die durch verbreitete technische Anwendung und ihren Einsatz als Lösungsvermittler toxikologisch bedeutsam sind.

Die für Vergiftungen wichtigsten und häufigsten Alkohole sind:

Ethylalkohol,
Isoprophylalkohol,
Methylalkohol,
Ethylenglykol.

Vergiftungen mit diesen aliphatischen Alkoholen treten in allen Schweregraden auf. Am bekanntesten und auch am besten untersucht sind sowohl akute als auch chronische Vergiftungen mit Ethanol. Suizide mit Alkoholen sind selten, Suizidhandlungen in Verbindung mit Alkohol – insbesondere Ethanol und Hypnotika oder Psychopharmaka – dagegen außerordentlich häufig.

Akzidentelle Vergiftungen infolge Verwechslung (Frostschutzmittel) finden sich bei den höher homologen Alkoholen am häufigsten.

Pathophysiologie

Bei allen genannten Alkoholen spielt orale Aufnahme die weitaus größte Rolle. Für die einzelnen Substanzen sei die Kinetik kurz dargestellt.

Ethanol. Er wird infolge eines guten Öl-Wasser-Quotienten rasch aus dem Gastrointestinaltrakt resorbiert und nahezu gleichmäßig im Körperwasser verteilt. In Abhängigkeit von der aufgenommenen Menge ist das Maximum der Blutkonzentration in ein bis zwei Stunden erreicht. Infolge raschen Konzentrationsausgleichs kann der Blutspiegel als repräsentativ für die Konzentration im zentralen Nervensystem angesehen werden. 95% des Ethylalkohols werden verstoffwechselt, 1−2% über die Niere und 3% über die Lunge ausgeschieden. Die Eliminationsgeschwindigkeit ist nicht von der Konzentration abhängig und bleibt während der Eliminationsphase konstant (Hawkins 1972). Eine geringe Menge Alkohol wird im endoplasmatischen Retikulum in der Leber abgebaut, wodurch die Interferenz von Ethanol mit dem Metabolismus zahlreicher Medikamente herrührt.

Die Berechnung der voraussichtlichen Blutkonzentrationen kann anhaltsweise nach folgender Formel erfolgen:

$$\frac{\text{Alkohol g}}{\text{Körpergewicht (kg} \times 0{,}7)} = \text{zu erwartende Konzentration in Promille}$$

Isopropylalkohol wird nicht ganz so rasch resorbiert wie Ethylalkohol und auch langsamer eliminiert. Die Umsatzgeschwindigkeit ist für Isopropanol geringer.

Methylalkohol wird zwar wie Ethanol vollständig im Gastrointestinaltrakt resorbiert, hat aber ein deutlich geringeres Fettlösungsvermögen, und eine langsamere Resorption. Die Verstoffwechselung erfolgt wie bei Ethanol durch Oxidation, jedoch langsamer, wodurch erhebliche Mengen über die Lungen abgeatmet werden können. Wenige Prozent werden auch über die Nieren ausgeschieden.

Ethylenglykol wird rasch im Darm resorbiert und in der Leber metabolisiert. Die Plasmahalbwertszeit beträgt ca. 3 Stunden. 20% erscheinen unverändert im 24-Stunden-Urin. 1% wird als Oxalat ausgeschieden.

Klinik

Allen aliphatischen Alkoholen gemeinsam ist die narkotische Wirkung. Mit zunehmender Kohlenstoffzahl und Lipoidlöslichkeit nimmt diese Narkosewirkung zu. Ebenfalls mit steigender Kohlenstoffzahl nimmt die Hämolyseaktivität zu. Die toxische Wirkung der Alkohole wird einmal durch die Muttersubstanz selbst bestimmt, zum anderen aber durch die Metaboliten der einzelnen Substanzen, die infolge unterschiedlich schneller Elimination die für die verschiedenen Alkohole typischen Vergiftungsbilder hervorrufen.

Bei Ethylalkohol wird die toxische und tödliche Wirkung durch die Muttersubstanz selbst bedingt, die eine besondere Affinität zu den Zellen des zentralen Nervensystems hat.

Isopropylalkohol wird im Organismus durch Alkoholdehydrogenase (ADH) in Aceton umgesetzt. Die toxische Wirkung von Isopropanol ist gekennzeichnet durch die Akkumulation von Aceton.

Bei Methylalkohol kumuliert die Ameisensäure infolge verlangsamter Oxidationsvorgänge und infolge verlangsamter Ausscheidung. Diese starke organische Säure bestimmt als Metabolit die toxische Wirkung von Methanol.

Ethylenglykol wird in mehreren Stufen zu Oxalsäure oxidiert, die mit Ca^{2+}-Ionen ein schwer lösliches Salz bildet, welches in den Nierenkanälchen ausfällt (Oxalat-Niere). Daneben wird dem hochtoxischen Zwischenprodukt Glyoxylsäure eine direkt toxische Wirkung auf die Nierentubuli zugeschrieben.

Die allen Alkoholen gemeinsame Rausch- und Narkosewirkung tritt, wie bereits erwähnt, unterschiedlich rasch und ausgeprägt auf, ist jedoch charakteristisch für Intoxikationen mit aliphatischen Alkoholen. Gemeinsames Charakteristikum aller akuten Alkoholvergiftungen und oft verlaufsbestimmend ist die metabolische Azidose.

Ethylalkohol

Die klinischen Symptome treten zeitlich versetzt auf und sind individuell verschieden. Psychomotorische Erregung jeglicher Ausprägung mit Übergang in Adynamie oder gar Lähmung sind kennzeichnend. Übelkeit und Erbrechen sind häufig und charakteristisch. Die Haut ist heiß und trocken, obgleich die Kerntemperatur oft beträchtlich, bis zu 30°, abnehmen kann. Ab einer Blutalkoholkonzentration von 2 ‰ überwiegen die Symptome der Narkose, und es können Konvulsionen und Atemstörungen auftreten. Insbesondere bei Kindern kommt es durch Verkürzung des Exzitationsstadium zur völligen Bewußtlosigkeit mit Areflexie, Hypothermie und Atemdepression.

Typisch ist der sog. „Foetor alcoholicus", die „Fahne", der insbesondere bei den häufigen Alkohol-Hypnotika-Mischintoxikationen suizidalen Charakters differentialdiagnostische Bedeutung zukommt.

Metabolische Azidose ohne Schock und beträchtliche Grade von Hypoglykämie sind laborchemisch faßbare Kennzeichen der akuten Ethanol-Intoxikation.

Isopropylalkohol

Für Isopropylalkohol gilt im Prinzip das Gleiche wie für Ethylalkohol. Die narkotische Wirkung ist jedoch wesentlich stärker, die einzelnen Zustandsphasen laufen rascher ab. Isopropanol hat eine stärkere lokale Reizwirkung auf den Gastrointestinaltrakt als Ethanol und entsprechend sind Übelkeit und Erbrechen bis hin zu Hämatemesis häufiger und klinisch bedeutsamer.

Da 15% des Isopropylalkohols zu Aceton metabolisiert werden, ist die Intoxikation durch die Anwesenheit von Aceton in der Ausatemluft, im Urin, im Serum und im Magensaft kennzeichnend. Metabolische Azidose und Hypoglykämien treten wie bei Ethanol auf.

Methylalkohol

Klinische Symptome wie Nausea, Erbrechen, Oberbauchbeschwerden und Rausch nach Methanolintoxikationen stellen sich mit einer Latenz von 8 bis 36 Stunden ein, da die narkotische Wirkung dieses Alkohol deutlich geringer ist als bei den vorgenannten. Doch dauert der Rauschzustand länger an.

Die infolge Ameisensäureanstau sich aufbauende metabolische Azidose ist außerordentlich ausgeprägt und entwickelt sich erst nach Eintreten der Narkosephase, die gelegentlich übersprungen werden kann. Da die Azidose sehr schwer korrigierbar ist und somit anhalten kann, sind entsprechende Störungen der Herz- und Kreislauffunktion bedeutsam. Sehstörungen, die das klassische Charakteristikum für die Methanolintoxikation darstellen, verlaufen über eine reversible Visustrübung infolge Retinaödem bis hin zur irreversiblen Degeneration des Sehnervs. Im allgemeinen beginnend am dritten Tag, steht dieses klinische Erscheinungsbild in direktem Bezug zur aufgenommenen Menge Methanol.

Ethylenglykol

Das klinische Bild einer Ethylenglykolvergiftung läßt sich in drei Stadien einteilen. Zu Beginn dominieren gastrointestinale und zentralnervöse Erscheinungen, wie sie auch bei anderen Alkoholintoxikationen auftreten können. Eine Azidose ist immer vorhanden und ebenfalls meist sehr ausgeprägt. Es folgen kardiopulmonale Störungen, und schließlich entwickelt sich als drittes und charakteristisches Stadium mit einer Latenz von 36 bis 48 Stunden eine akute Niereninsuffizienz durch akute Tubuluszellnekrosen. In diesen Stadien kann das Auffinden von Calciumoxalatkristallen im Urinsediment den Intoxikationsverdacht sichern.

Besondere Untersuchungsmethoden

Analytische Möglichkeiten spielen, trotz charakteristischer klinischer Symptomatik, eine große Rolle, insbesondere bei Mischintoxikationen und haben darüber hinaus forensische Bedeutung.

Folgende Tests sind heute gebräuchlich:

Ausatmungsluft: Gruppenreagenz für Ethanol, Isopropranol und Methanol, mittels Dräger-Röhrchen Alkohol 100 a.

Bewertung: unspezifischer Test für Alkohole außer Ethylenglykol.

Urin: 10%ige Natriumdichromatlösung in 50%iger Schwefelsäure ergibt für die einwertigen Alkohole eine Grünfärbung.

Bewertung: unspezifischer Gruppentest für einwertige Alkohole.

Blut: Spezifische Bestimmung quantitativ und qualitativ für alle aufgeführten Alkohole mittels **Gaschromatographie.**

Therapie

Ist der Patient noch ansprechbar und hat er Schluck- und Würgereflexe, so ist eine rasche **Magenentleerung** mittels Salzwasser- oder Ipecacuanha-Emesis oral bei sämtlichen aliphatischen Alkoholen indiziert. Dies gilt insbesondere für den außerklinischen Bereich.

Bei Methanol-Intoxikationen muß darüber hinaus so früh wie möglich mit der Verabreichung von Ethanol begonnen werden, da dieser eine sehr viel höhere Bindungskonstante an Alkoholdehydrogenase (ADH) als Methanol hat. Die Methanoloxidation ist dann blockiert, und Methanol kann vermehrt abgeatmet werden, ohne daß sich die toxisch relevante Ameisensäure bildet. In der Praxis verabreicht man als Erstmaßnahme Alkohol in Form von Schnaps, beim Erwachsenen in einer Dosis bis zu 50 g. Schutz der Augen vor Licht muß immer erfolgen.

Für den eben gerade noch ansprechbaren Alkohol-Intoxikierten reichen außerklinische Maßnahmen, wie erfolgreiche Emesis und stabile Seitenlagerung mit Ausschlafenlassen, aus. Bewußtlose Patienten sollten in die Klinik eingeliefert werden.

Die klinische Behandlung besteht in der Fortsetzung der außerklinischen Maßnahmen und/oder in der sofortigen Magenspülung.

Die wichtigsten Überwachungsmaßnahmen wie Blutzuckerkontrolle, Elektrolytkontrolle, Hämatokrit, Blutgasanalyse und Harnausscheidung

sind dabei für alle vier Alkoholintoxikationen gleich. Wird der Zustand unter dieser Therapie nicht innerhalb weniger Stunden besser, so kann die **Hämodialyse** erwogen werden.

Da Ethylalkohol sehr gut dialysabel ist, sollte diese Maßnahme bei anhaltender Atemlähmung sowie Herz-Kreislauf-Insuffizienz, verbunden mit exzessiver Hypothermie, erwogen werden.

Bei Methanol ist eine Hämodialyse bei Einnahme von > 30 ml Methylalkohol indiziert. Bei gesicherter Einnahme von mehr als 1 Schluck Ethylenglykol besteht absolute Indikation zur Hämodialyse.

Reizgasvergiftungen

Pathophysiologie

Die Symptomatologie der Reizgas-Intoxikationen ist abhängig von der Wasser- und Lipoidlöslichkeit der verschiedenen Gase und vom Ort der Schädigung.

Grundsätzlich subsummiert man unter dem Begriff der Reizgase Substanzen, die nach Inhalation zur lokalen Schädigung des Respirationstraktes führen können. Die toxische Wirkung der Reizgase beruht dabei auf einer Schädigung der Alveolarmembran und der Kapillarwände sowie einer Zerstörung des respiratorischen Epithels mit zum Teil hämorrhagischer Exsudation in die Alveolen und in das Lungeninterstitium. Die Schwere der Intoxikation wird durch die Konzentration der Gifte in der Einatmungsluft und durch die Expositionsdauer bestimmt. Gut wasserlösliche Reizgase schlagen sich frühzeitig in dem Flüssigkeitsfilm des oberen Respirationstraktes nieder. Die weniger gut wasserlöslichen entfalten ihre Wirkung im mittleren Respirationstrakt und die kaum wasserlöslichen, aber gut lipoidlöslichen Reizgase schädigen die Bronchioli und Alveolen im Sinne einer chemischen Pneumonitis.

Tabelle 16.**15** Wirkung der verbreitetsten Reizgase

	Ammoniakgas	Chlorgas Schwefelwasserstoff	Nitrosegase Phosgen/Ozon
	oberer Respirationstrakt	*mittlerer Respirationstrakt*	*terminaler Respirationstrakt*
Ort der Schädigung	Pharynx, Larynx Trachea	Bronchien Bronchiolen	Bronchiolen Alveolen
Latenz bis Wirkungseintritt	Sofortwirkung	Minuten bis Stunden	Stunden bis Tage
Symptomatik der Vergiftung	Kratzen im Pharynx Husten	Husten, schleimiger Auswurf Bronchokonstriktion, Bronchospasmus, Bronchopneumonie	Atemnot, Zyanose Husten, schleimiger Auswurf
	Glottisödem inspirat. Stridor		Lungenödem
Löslichkeit der Reizgase	wasserlöslich abnehmend ⟷ zunehmend		lipoidlöslich

In Abhängigkeit von der Dosis und der Expositionsdauer können jedoch grundsätzlich alle Reizgase auf jeden Abschnitt des Respirationstraktes im Sinne einer chemischen Pneumonitis wirken. Die am häufigsten vorkommenden Reizgase sind:

Chlorgas, Nitrosegas, Ammoniakgas, Schwefelwasserstoffgas und Phosgen. Tab. 16.**15** gibt eine Übersicht über Symptomatik, Ort der Schädigung in Abhängigkeit von Latenz und Löslichkeit der häufigsten Reizgase.

Therapie

Aufgrund des Vorkommens von Intoxikationen mit Reizgasgemischen sowie der oft nicht bekannten Expositionsdauer und Konzentration der eingeatmeten Gifte, ist wegen der unterschiedlichen Latenz bis zum Auftreten von Symptomen in jedem Falle eine 24stündige Beobachtungszeit mit entsprechendem Monitoring bei jeder Form von tatsächlicher oder möglicher Reizgasintoxikation indiziert.

Entscheidend für die Lungenödem-Prophylaxe ist die frühestmögliche Verabreichung steroidhaltiger Aerosole in kurzfristig wiederholten Dosierungen. Dies gilt insbesondere für Reizgase, die ihre Wirkung vorwiegend im terminalen Respirationstrakt entfalten.

Bei Zeichen eines akuten Lungenversagens durch ein interstitielles toxisches Lungenödem, ist die frühzeitige Überdruckbeatmung mit positiv endexspiratorischem Druck nach den allgemeinen Regeln der Respiratortherapie die Behandlungsmethode der Wahl. Alle übrigen intensivtherapeutischen Maßnahmen entsprechen den Richtlinien der allgemeinen Intensivtherapie bei Vergiftungen.

Pflanzenschutzmittel

Häufigkeit und Pathophysiologie

Sowohl durch die Häufigkeit des Auftretens, als auch in der klinischen Relevanz sind die Organophosphate die bedeutendsten Insektizide. Die bis auf den heutigen Tag gebräuchlichste Organophosphatverbindung in der Landwirtschaft ist das Parathion, das 1944 entwickelt wurde.

Allen organischen Phoshorverbindungen ist im Prinzip der gleiche pathophysiologische Wirkungsmechanismus eigen:

Hemmung der Cholinesterasen durch Blockierung der Phosphorylase, mit der Folge, daß der körpereigene Überträgerstoff Acetylcholin nicht gespalten wird. Somit kommt es zur endogenen Acetylcholinvergiftung.

Organophosphate sind stark lipophile Substanzen mit guter Resorption. Die Gefährlichkeit der Hautresorption hängt weitgehend vom Lösungsmittel ab. Die unterschiedliche Toxizität (Tab. 16.**16**) der Organophosphate ist dadurch bedingt, daß ein Teil erst nach metabolischer Umwandlung zu Esterasehemmern wird. Klinisch bedeutsam, weil am häufigsten in Verwendung, sind folgende Organophosphate: Ethylparathion, Methylparathion, Demeton-S-methylsulfoxid, Dimethoat.

Es gibt darüber hinaus eine ständig wachsende Anzahl von Substanzen unterschiedlicher Toxizität. Eine Übersicht für den Interessierten hierzu findet sich in dem vom Industrieverband Pflanzenschutz e. V. herausgegebenen Buch. „Wirksubstanzen in Pflanzenschutz- und Schädlingsbekämpfungsmittel. Physikalisch-chemische toxikologische Daten."

Klinik

Das Vergiftungsbild ist geprägt durch die Effekte des Acetylcholins, welches nicht mehr gespalten wird und sich endogen anreichert.

Tabelle 16.**16** Klassifikation der Organophosphate

LD$_{50}$ (mg/kg)	Beispiel	Klassifizierung	Gebrauch
60–1300	Malathion	niedrige Toxizität	Breitspektruminsektizid in der Landwirtschaft
40–50	Dichlorvos	mäßige Toxizität	Kontaktinsektizid
1–30	Chlorfenvinphos	hohe Toxizität	Bodeninsektizid
<1	Sarin Tabun	extrem hohe Toxizität	Kampfgas, Nervengas

Entsprechend den Grundwirkungstypen des Acetylcholins unterteilt man auch bei der Intoxikation in

1. muscarinartige Wirkung, d. h. Wirkung an parasympathischen Nervenendigungen,
2. nicotinartige Wirkung, d. h. Wirkung an vegetativen Ganglien und insbesondere an der motorischen Endplatte.

Dort wo Acetylcholin als Überträgersubstanz fungiert, kommt es infolge endogener Überflutung zur Dominanz in den entsprechenden Nervenendigungen. Die daraus resultierende klinische Symptomatik wird am ehesten in den Erfolgsorganen Auge, Herz-Kreislauf- und Bronchialsystem und im Gastrointestinaltrakt sowie an der motorischen Endplatte deutlich.

Am zentralen Nervensystem kommt es ebenfalls zu bedrohlichen Vergiftungserscheinungen.

Allgemein wird in leichte Organophosphat-Intoxikationen (ChE 60–40% der Norm), mittlere Organophosphat-Intoxikationen (ChE 40–20% der Norm) und schwere Organophosphat-Intoxikationen (ChE < 20% der Norm) unterteilt.

Die Übergänge sind jedoch fließend, so daß jederzeit mit vitalbedrohlichen Komplikationen gerechnet werden muß: Hypersalivation, Miosis, Schweißneigung, Übelkeit und Sehstörungen kennzeichnen den Beginn der Intoxikation und den Verlauf der leichteren Formen. Bedrohlich wird die Intoxikation, wenn die verstärkte Bronchialsekretion deutlich wird und sich das Vollbild eines Lungenödems bildet. An den Extremitäten und im Bereich der Gesichtsmuskulatur kommt es dann zu charakteristischen fibrillären Muskelzuckungen, die bei wenig starker Ausprägung oft sehr gut im Wadenbereich beobachtet werden können.

Bemerkenswert ist die Tatsache, daß durch Überwiegen des Sympathikus bei hoher endogener Katecholaminkonzentration Tachykardie und Hypertonie das Vergiftungsbild beherrschen und die muscarinartigen Wirkungen überdeckt sind. Entscheidend für die Beurteilung der Schwere eine organophosphat-Intoxikation ist nicht die Bewußtseinseintrübung, sondern es sind die Symptome von seiten der Atmung: massive tracheobronchiale Sekretion, Bronchokonstriktion, periphere Atemlähmung, zentrale Atemlähmung. Das Bewußtsein kann bis zum Si-

Tabelle 16.**17** Symptome bei Organophosphat-Intoxikationen

Erfolgsorgan	Symptome
Auge	Miosis, gelegentlich Mydriasis (bei Überwiegen endogener Katecholaminkonzentration) gerötet, Tränenfluß
Herz-Kreislauf	Bradykardie; Hypotonie; gelegentlich Tachykardie bei Überwiegen der endogenen Katecholaminkonzentrationen
Bronchialsystem einschließlich Nasen-Rachen-Raum	Speichelfluß; Bronchialsekretion
Magen-Darm-Trakt	Übelkeit, Erbrechen, Stuhlabgang
Urogenitaltrakt	Urinabgang
Muskulatur	Fibrillationen; Zuckungen; Myoklonien
Zentrales Nervensystem	Bewußtseinstrübung bis zum Koma; Atemdepression; Atemlähmung; Hypothermie

stieren der Atmung erhalten sein. Die Symptome sind in Tab. 16.**17** zusammengefaßt.

Laborchemisch ist die Organophosphat-Intoxikation gekennzeichnet durch Erniedrigung der Cholinesterase, Azidose, Hyperlaktatämie und Hyperglykämie.

Toxikologisch lassen sich Organophosphate im Magensaft, im Urin und im Blutserum gaschromatographisch nachweisen. Die Blutspiegelkonzentration ist wichtig für die Entscheidung zur extrakorporalen Giftelimination.

Therapie

Außerklinische Sofortmaßnahmen

Organophosphat-Intoxikationen gehören zu den ganz wenigen Vergiftungen, bei denen eine **Antidotbehandlung** indiziert ist und zu den außerklinischen

Tabelle 16.18 Wirksamkeit von Toxogonin als Cholinesterase-Reaktivator

Organophosphat	Toxogoninwirkung
Parathion	sehr gut
Demeton-S-methylsulfoxid	gut
Dimethoat	kontraindiziert

Sofortmaßnahmen zählt. Trotzdem stehen auch bei Organophosphat-Intoxikationen die bekannten **lebensrettenden Sofortmaßnahmen** an allererster Stelle.

Atropin hemmt kompetitiv die parasympathischen Wirkungen bei Phosphorsäureester-Vergiftungen. Die Dosierung beträgt initial 10 bis 15 mg bei schweren Vergiftungen. Die weitere Dosierung richtet sich dann am besten nach der Bronchialsekretion und folgt klinischen Gesichtspunkten. Die Pupillengröße ist dabei unerheblich. Atropin in Bereichen von 100 bis 300 mg initial und Gabe von mehrmals 10 mg in der weiterführenden Therapie ist falsch und führt zur Atropin-Intoxikation mit dem Ergebnis einer erschwerten Giftentfernung aus tieferen Darmabschnitten infolge eines paralytischen Ileus.

Gabe von O_2 und frühestmögliche Intubation und Sicherstellung der Atmung sowie Verhütung von Aspiration gehören ebenso zu den Erstmaßnahmen.

Klinische Behandlung

Die Gabe von Atropin wird in der Klinik fortgeführt in einer Dosis von 0,5−1 bis max. 2 mg pro Stunde intravenös je nach Bronchialsekretion und Salivation. Als Cholinesterase-Reaktivator sollte dann der Einsatz von Toxogonin erfolgen. Dosis 2×250 mg innerhalb der ersten 24 Stunden.

Der Einsatz von Toxogonin ist nicht bei allen Organophosphaten gleich gut und sollte daher nur gezielt erfolgen. Die Tab. 16.18 gibt einen Überblick über die Wirksamkeit:

Ganz im Vordergrund steht die **primäre Giftelimination** durch eine Magenspülung mit mindestens 100 Litern Wasser.

Anschließende Instillation von 30 bis 40 g **Carbo medicinalis** und Auslösen einer **forcierten Diarrhö** durch Gabe von hyperosmolaren Lösungen über die Magensonde und als Einlauf. Diese Maßnahme ist in den ersten 2 Tagen so oft wie möglich zu wiederholen. Eine zweite Magenspülung 1 bis 2 Tage nach Klinikaufnahme ist meist sinnvoll. Oft ist eine vorübergehende Reduktion der Atropindosis erforderlich, um die Magen-Darm-Peristaltik zum Auslösen der forcierten Diarrhö in Gang zu bringen.

Eine **forcierte Diurese** ist nutzlos und gefährlich. Die **Hämodialyse** ist ineffektiv und nur bei Vorliegen einer Niereninsuffizienz zusammen mit der **Hämoperfusion** sinnvoll.

Schwermetallvergiftungen

Häufigkeit

Nach Angaben der Welt-Gesundheits-Organisation wird die Zahl der Schwermetallvergiftungen mit 0,5 bis 1% aller klinisch behandelten Vergiftungsfälle beziffert. Hierin sind auch die chronischen Vergiftungen mit Schwermetallen enthalten. Nach der eigenen Statistik beschränken sich akute Vergiftungen mit Schwermetallen auf Einzelfälle.

Hierbei kommt insbesondere dem Thallium eine Bedeutung als akute Intoxikationsursache zu, während Quecksilber, Blei und Arsen als Gifte eine weitgehend untergeordnete Rolle spielen.

Die Bedeutung der Vergiftungen durch Metalle und metallhaltige Verbindungen läßt sich wie folgt zusammenfassen:

1. Akute Vergiftungen durch Metalle und metallische Verbindungen sind selten, werden jedoch nach wie vor beobachtet. Zahlenmäßig am häufigsten ist mit Thalliumintoxikationen zu rechnen.
2. Die klinisch-toxikologische Bedeutung der Schwermetallvergiftungen liegt darin begründet, daß wirksame und spezifische Antidote zur Verfügung stehen.

Wegen der relativen Häufigkeit der Thalliumvergiftung, insbesondere auch in suizidaler Absicht, soll dieses Vergiftungsbild nachfolgend etwas ausführlicher dargestellt werden. Für die anderen Substanzen wird auf das Kapitel Antidottherapie (S. 1376 f.) verwiesen.

Vorkommen

Thallium ist in erster Linie als Rhodentizid und in zweiter Linie als Insektizid gebräuchlich. Die perorale Intoxikation ist am bedeutsamsten, es ist jedoch auch eine perkutane Absorption möglich, wobei über die dermale und auch inhalative Toxizität keine Daten vorliegen.

Pathophysiologie

Die eigentliche Giftwirkung von Thallium ist nach wie vor unbekannt. Wahrscheinlich handelt es sich um ein Zellgift mit Hemmung oder Blockierung von Enzymsystemen und besonderer Affinität zu den Zellen der Haarbälge.

Thallium wird als Thalliumsalz hauptsächlich über die Niere ausgeschieden, bis zu einem gewissen Teil jedoch über den Darm. Die tödliche Dosis wird sehr unterschiedlich angegeben. Fatale Verläufe werden bereits bei Dosen von weniger als 500 mg berichtet.

Klinik und Symptomatologie:

Thallium wird rasch über den Gastrointestinaltrakt resorbiert. Die ersten Symptome gehen auch hiervon aus sowie vom Zentralnervensystem. Nach Einnahme größerer Mengen kommt es in der Regel ungefähr 12 bis 14 Stunden post ingestionem zu einer Gastroenteritis, während die neurologischen Symptome erst nach 2 bis 5 Tagen auftreten.

Die **gastrointestinale** Symptomatik umfaßt:

Bauchschmerzen, Erbrechen, Durchfall, Stomatitis und Salivation,

die **neurologische** Symptomatik

Parästhesien, Kopfschmerzen, delirante Zustände und in schwersten Fällen in Krämpfen und Koma.

Ein diagnostisch wichtiges Frühsymptom ist das schon nach 4 Tagen nachweisbare dunkle Pigment im Bereich der Haarwurzeln. **Hämodynamische** Komplikationen mit Tachykardie und Blutdruckabfall sowie Somnolenz und Stupor gelten bei frühem Auftreten als prognostisch schlechtes Zeichen.

In der zweiten Woche entwickelt sich eine charakteristische Tachykardie, und es kommt zum Vollbild einer toxischen Polyneuritis. Leber- und Nierenschäden treten nur vereinzelt auf.

Spezielle Untersuchungsmethoden

Die klinische Diagnostik kann durch atomabsorptionsspektrometrischen Nachweis von Thallium im Urin, Blut oder in den Haaren bestätigt werden.

Thallium findet sich normalerweise nicht in Körperflüssigkeiten oder Geweben.

Therapie

Im Vodergrund steht die **primäre Giftelimination** mit **Magenspülung**, Gabe von **Kohle** und Auslösen einer **forcierten Diarrhö**. Die Gabe von Berliner Blau (Ferrihexacyanoferrat = Antidotum Thallii Heyl) gilt als allgemein akzeptiert. Die Dosierung beträgt 3×2 Kapseln à 500 mg pro Tag je nach Schwere der Intoxikation für 2 bis 3 Wochen, da resorbiertes Thallium zum Teil wieder durch den Darm ausgeschieden und rückresorbiert wird. Andere **Antidote** gelten heute als kontraindiziert.

Trotz großem Verteilungsvolumen können mit sekundären Eliminationsverfahren relevante Thalliummengen eliminiert werden. Nach eigenen Untersuchungen ist die **forcierte Diurese** die Methode der Wahl. Ist diese nicht durchführbar, so ist von den extrakorporalen Verfahren die **Hämodialyse** der **Hämoperfusion** vorzuziehen.

Digitalisintoxikationen

Vorkommen und Häufigkeit

Herzglykoside besitzen eine geringe therapeutische Breite. Deswegen sind chronische Digitalis-Intoxikationen relativ häufig, wohingegen akute Vergiftungen mit Digitalis-Präparaten – vorwiegend in suizidaler Absicht – seltener sind. Die Mortalitätsrate bei akuten Intoxikationen ist hoch. Die Angaben reichen bis zu 20%. Überwiegend handelt es sich um Einnahme von Digoxin oder Digoxin-Derivaten. Vergiftungen mit Digitoxin sind seltener zu beobachten. Mit Hilfe standardisierter radioimmunologischer Nachweismethoden kann heute die Digitaliskonzentration im Blut bestimmt werden. Dies führte auch zu einer verbesser-

Tabelle 16.19 Kinetik der Digitalis-Intoxikation

	Digoxin	Digitoxin
Resorption	70–80%	200%
Verteilungsvolumen	400–800 l	40 l
Proteinbindung	24%	96%
Eliminationshalbwertzeit	2 Tage	7 Tage

Tabelle 16.20 Symptome der Digitalis-Intoxikation

Extrakardial	Übelkeit, Erbrechen, Sehstörungen
Kardial	– sinuatriale und atrioventrikuläre Blockade (herzgesunde Patienten) – (herzvorgeschädigte Patienten)
Laborchemisch	Hyperkaliämie

ten und rascheren Diagnostik der Digitalis-Intoxikationen mit gleichzeitiger Beurteilung des Schweregrades.

Pathophysiologie

Die therapeutischen Plasmaspiegel liegen für Digoxin zwischen 0,7 und 2,0 ng/ml und für Digitoxin zwischen 14 und 30 ng/ml. Für die Beurteilung von Digitalis-Intoxikationen und für die Wahl der Therapie ist die Kenntnis von Resorption und Verteilung Voraussetzung. Die Kinetischen Daten sind in Tab. 16.19 zusammengefaßt.

Klinik

Bedingt durch zentrale Vagusstimulation kommt es an Frühsymptomen zu extrakardialen Auffälligkeiten, wie Übelkeit, ständigem Brechreiz und gelegentlich auch Durchfällen. Erst später treten Herzrhythmusstörungen auf, die innerhalb weniger Stunden lebensbedrohlich werden können, wobei zu beachten ist, daß lebensbedrohliche Rhythmusstörungen sich ohne Übergang aus einem normalen Rhythmus heraus entwickeln können. Im Vordergrund stehen bei jüngeren herzgesunden Patienten sinuatriale und atrioventrikuläre Blockierungen, während bei älteren Patienten ventrikuläre Arrhythmien im Vordergrund stehen. Die führenden Symptome der schweren Digitalis-Intoxikation sind in Tab. 16.20 zusammengefaßt:

Therapie

Primäre Giftelimination erfolgt nur unter Monitorkontrolle, Schrittmacherbereitschaft und nach vorheriger Atropingabe. Seit 1983 ist eine kausale Therapie mit **Digitalis-Antidot BM** möglich.

Hierbei handelt es sich um ein Digitalis-Antitoxin vom Schaf. Die FAB-Fragmente (FAB = fragment antigen binding) binden freies Glykosid zu unwirksamen Antikörperglykosidkomplexen im Extrazellulärraum und beseitigen dadurch kausal lebensbedrohliche Herzrhythmusstörungen.

Tabelle 16.**21** Die wichtigsten Drogen mit Wirkmechanismus und Symptomatik

Drogentyp	Beispiele (Szenenjargon)	Wirkmecha- nismus	Einnahme	Letale Dosis	Symptomatik
Cannabis	Haschisch, Marihuana, (Joint, Heu, Stoff, Shit, Kiff) *Wirkstoff:* THC = Tetra- hydrocaunabi- nol	Wenig geklärt (Rezeptorhy- pothesen)	per inhalatio- nem	keine	*Akut:* Übelkeit, Erbrechen, Konjunktivitis, aggressive Ausbrüche, depressive Ver- stimmung *Entzug:* Unruhe, Schwitzen, Angstzustände
Halluzino- gene	LSD, DOM, Mescalin, Psilocybin (acid mikes, blue cops)	Im Bereich des serotonergen, dopaminergen und noradren- ergen Systems an den Synap- sen	per os, per in- halationem, parenteral	$> 0,07$ m	*Akut:* Übelkeit, Erbrechen, Mydriasis, Tachykardie, „Horror-Trip" *Nachhallpsychosen:* Angstzu- stände, Panikzustände
ZNS-aktive Sympatho- mimetika	Amphetamin und Derivate (XTC, Extasy)	wie Kokain	per os	nicht bekannt	wie Kokain wirksame Dosis 40−250 mg
	Kokain (Speedrun, Speedball, Speedtrip)	Noradrenalin- freisetzung, parasympathi- scher Block	intranasal, parenteral, oral	1−2 Gramm per os; 0,2−0,3 Gramm subku- tan	*Akut:* Halluzinationen, Delir, neurologische Symptomatik, Sympathikotonus, Atemläh- mung *Kokainschock:* Erregung, Blässe, Bradykardie, Koma, Schock *Entzug:* Katergefühl, krimi- nelles Verhalten, „Kokain- Tierchen", Korsakow-Syn- drom, Kokain-Wahnsinn
Opioide	Opium, Morphium, Heroin	über Endor- phinrezeptoren	parenteral, intranasal, per inhalatio- nem	Opium: 2−3 g; 2−10 Tropfen (Säuglinge) Heroin: 60 mg; Morphin: 0,3−1,4 g oral; 0,1 g i.v.	*Akut:* Miosis, Atemdepres- sion, Koma, Bradykardie, Pyramidenbahnzeichen *Entzug:* Gähnen, Tremor, Mydriasis, Krämpfe, Delir

Dosierung: Die Dosierung richtet sich nach der im Körper vorhandenen Glykosidmenge. Deshalb ist die Digitalis-Spiegelbestimmung bei schweren Digita- lis-Intoxikationen dringend zu empfehlen. Bei be- kannter Serum-Glykosid-Konzentration gilt:

1 ng pro ml Digoxin bzw. 10 ng pro ml Digitoxin, ent- sprechend einer Glykosidmenge von etwa 1 mg im Körper.

Ist kein Glykosidspiegel vorhanden und nur die einge- nommene Menge bekannt, so kann die erforderliche Antidotdosis folgendermaßen festgelegt werden:

80 mg Digitalis-Antidot BM binden 1 mg Digitalis.

Wichtig im Zusammenhang mit der Therapie der Digi- talis-Vergiftungen ist die Tatsache, daß die sympto- matischen Maßnahmen trotz Antidotgabe so lange notwendig sind, bis das Glykosid aus dem Körper eli- miniert ist. Zu den symptomatischen Maßnahmen ge-

hören neben der primären Giftelimination die Gabe von **Aktivkohle** und **Cholestyramin** sowie im gege- benen Fall eine **antiarrhythmische Therapie** und schließlich temporärer Schrittmachertherapie. Eine Kaliumsubstitution bei exakter Elektrolytkontrolle ist zwingend.

Drogennotfälle

Die wichtigsten Drogen sind, nach Gruppen geordnet, mit ihrem Wirkmechanismus und der klinischen Sym- ptomatik in Tab. 16.21 zusammengestellt.

Die Klinik der Drogen-Intoxikation ist gekenn- zeichnet durch Herz-Kreislauf-Störungen, Atemstö- rungen, neurologische Erscheinungen Störungen bis hin zu Krampfanfällen (Tab. 16.**22**).

Zur psychischen Symptomatik s. Tab. 16.**23**. Ein Verzeichnis der Giftinformationszentralen findet sich in Tab. 16.**24**.

Differentialdiagnose

Differentialdiagnostisch sind folgende Intoxikationen und Krankheitsbilder in Betracht zu ziehen:

Exogen: Alkohol, Kohlenmonoxid, Schlafmittel und Atropin.

Endogen: Hirnorganische Syndrome, epileptische Anfallsleiden, endogene Psychosen.

Therapie

Die allgemeine Therapie besteht in der **Sicherstellung vitaler Funktionen** sowie bei akuter peroraler Aufnahme in der **primären Giftelimination** nach allgemeinen Richtlinien. Die medikamentösen therapeutischen Ansätze lassen sich wie folgt zusammenfassen:

Atemdepression: Naloxon (0,2−1 mg i.v.)
Erregung: Diazepam (10−20 mg p.o., i.m.)
Halluzinationen: Haloperidol (10−[50] mg p.o., i.m.).

Merke: Im Erwachsenenalter spielen die akuten exogenen Intoxikationen in suizidaler Absicht die größte Rolle. Akzidentelle Vergiftungen sind selten. Schlafmittel und Psychopharmaka-Intoxikationen dominieren, wobei bemerkenswert ist, daß beim nicht traumatischen Koma unklarer Genese Vergiftungen an erster Stelle stehen. Die Diagnose einer Intoxikation stützt sich in erster Linie auf (fremd-)anamnestische Angaben sowie auf wenige charakteristische Merkmale. Bei der Behandlung von Intoxikationen gilt sowohl für die Erste Hilfe als auch für die klinische und intensiv-internistische Therapie, daß den unspezifischen Maßnahmen sowie den Verfahren der primären Giftelimination (Magenentleerung, Kohle, forcierte Diarrhö) eine ungleich größere Bedeutung zukommt als der Antidotbehandlung und der sekundären Giftelimination. Die Bewertung des Schweregrades einer Vergiftung erfolgt nach dem Grundsatz, daß jede Intoxikation das Produkt aus Menge mal Zeit ist. In Zweifelsfällen sollte stets der Rat einer Giftinformationszentrale eingeholt werden. Dies gilt auch für die Indikation zu sekundären Verfahren wie Hämoperfusion, Hämodialyse oder Plasmazellseparation.

Tabelle 16.**22** Klinik der Drogen-Intoxikation

Parasympathisch	Sympathisch
Opiate	Haluzinogene, Weckamine, Opiatentzug
Miosis	Mydriasis
Hypotonie	Hyperhidrosis
Bradykardie	Tachykardie
Obstipation	Reflexsteigerung
	Hypertonie

Tabelle 16.**23** Psychische Symptomatik bei Drogen-Intoxikation

Akute Symptomatik	Intervall
Affektstörungen	Entzugssymptomatik
Denkstörungen	Nachhallpsychosen
Wahrnehmungsstörungen	
Antriebsstörungen	
Bewußtseinsänderungen	

Tabelle 16.**24** Verzeichnis der Giftinformationszentralen

Berlin	Universitäts-Kinderklinik	(030) 3023022
Berlin	Reanimationszentrum im Klinikum Rudolf Virchow	(030) 3035-3466
Bonn	Universitäts-Kinderklinik und Poliklinik	(0228) 2873211
Braunschweig	Medizinische Klinik des Städt. Krankenhauses	(0531) 62290
Bremen	Zentralkrankenhaus, St.-Jürgen-Straße	(0421) 4975268, 4973688
Freiburg	Universitäts-Kinderklinik	(0761) 2704361
Göttingen	Universitäts-Kinderklinik und Poliklinik	(0551) 396210, 396239
Hamburg	I. Medizinische Abteilung des Krankenhauses Barmbek	(040) 6385-3345, -3346
Homburg/ Saar	Universitäts-Kinderklinik	(06841) 16-2257, -2846
Kiel	I. Medizinische Universitätsklinik	(0431) 5974268
Mainz	Universitätsklinikum − Klinische Toxikologie −	(06131) 232466
München	II. Medizinische Klinik rechts der Isar der TU München	(089) 4140 2211
Münster	Medizinische Klinik und Poliklinik	(0251) 83-6245, -6188
Nürnberg	II. Medizinische Klinik des Städt. Klinikums	(0911) 3982451
Papenburg	Marienhospital	(04961) 830 (Zentrale)
Wien	Universitätsklinik	0043 22 434343
Zürich	Schweiz. Toxikol. Informationszentrum	0041 12 51 51 51

Weiterführende Literatur

Ammon, HP.TA.: Arzneimittelneben- und -wechselwirkungen. Wissenschaftliche Verlagsgesellschaft, Stuttgart 1981

Deutsch, E., G. Kleinberger, R. Ritz, H. P. Schuster: Diagnose, Verlaufskontrolle und Therapie schwerer exogener Vergiftungen. Schattauer, Stuttgart 1984

Done, A. K., A. R. Temple: Treatment of salicylate poisoning. Modern Treatm. 8 (1971) 528

Forth, W., D. Henschler, W. Rummel: Allgemeine und spezielle Pharmakologie und Toxikologie. Bibliographisches Institut. Mannheim 1985

Goodman, L. S., A. Gilman: The Pharmacological Basis of Therapeutics. 7th ed. Macmillan, New York 1985

Hannak, D., R. Kattermann: Wichtige Nachweismethoden von Giften. In Moeschlin, S.: Klinik und Therapie der Vergiftungen. Thieme, Stuttgart 1986

Industrieverband Pflanzenschutz e. V.: Wirkstoffe in Pflanzenschutz- und Schädlingsbekämpfungsmitteln. Physikalisch-chemische und toxikologische Daten. IPS, Frankfurt/M. 1982

Krienke, E. K., K. E. v. Mühlendahl, U. Oberdisse: Vergiftungen im Kindesalter, 2 Aufl. Enke, Stuttgart 1986

Martindale: The Extra Pharmacopoeia. 29th ed. Pharmaceutical Press, London 1989

Proudfoot, A.: Diagnosis and Management of Acute Poisoning. Blackwell, Oxford 1982

Tozer, G.: Pharmacology and Therapeutics. Raven Press, New York 1985

17 Referenzbereiche in der Labordiagnostik

R.-M. Schmülling

Die Tabelle ist in folgende Abschnitte unterteilt: **Blut/ Plasma/Serum, Liquor, Magensekret, Stuhl, Urin.** Innerhalb der jeweiligen Abschnitte sind die Referenzwerte alphabetisch geordnet. Manche Kenngrößen sind zu Gruppen zusammengefaßt, zum Beispiel Blutbild. Die in diesen Gruppen enthaltenen Werte erscheinen daneben aber auch an der entsprechenden Stelle im Alphabet. Bei den Dimensionen wurde den SI-Einheiten prinzipiell der Vorzug gegeben. Dort, wo sie sich bisher nicht durchsetzen konnten, werden auch die konventionellen Einheiten berücksichtigt.

Referenzwerte sind methoden- und laborabhängig. Die hier aufgeführten Werte beziehen sich auf Methoden, bei denen ein bestimmter Standard der Vergleichbarkeit zwischen den verschiedenen Laboratorien erreicht ist. Eine gewisse Subjektivität war dabei unvermeidbar.

Häufigste Fehlerquelle ist eine falsche Probennahme. Die jeweils erforderliche Technik muß sicher mit dem Labor abgestimmt sein, sonst ist ein methodisch richtiger Wert nicht zu interpretieren. Blutabnahmen erfolgen in der Regel morgens nüchtern. Bei Tagesprofilen sind außergewöhnliche Belastungen, wenn nicht speziell definiert, auszuschließen. Bei der Blutabnahme wurde auf unterschiedliche Bedingungen für die Probennahme durch folgende Buchstaben hingewiesen:

B: Bestimmung erfolgt im EDTA-Blut
L: Bestimmung erfolgt im Lithiumheparinat-Blut
M: Bestimmung erfolgt im Mikrosampler-System
N: Bestimmung erfolgt im Natriumfluorid-Blut
P: Bestimmung erfolgt im Citrat-Blut
S: Bestimmung erfolgt im Serum, das spätestens 2 Stunden nach Blutabnahme zentrifugiert wurde

Davon abweichende Probenahmebedingungen wurden bei den entsprechenden Untersuchungen aufgeführt. In diesen Fällen und in Fällen, für die kein Hinweis gegeben wurde, sollte eine Abstimmung mit dem Labor erfolgen.

Abkürzungen:

T	= Tera 10^{12}	c	= centi 10^{-2}	h	= Stunde
G	= Giga 10^{9}	m	= milli 10^{-3}	Pa	= Pascal
M	= Mega 10^{6}	μ	= mikro 10^{-6}	IE	= Internationale Einheit
k	= Kilo 10^{3}	n	= nano 10^{-9}	s	= Sekunde(n)
1	= 10^{0}	p	= pico 10^{-12}	Krea	= Kreatinin
d	= deci 10^{-1}	f	= femto 10^{-15}		

Blut/Plasma/Serum	Referenzbereich		Dimension	
AAG s. Glykoprotein				
ACE (Angiotensin-I-Converting-Enzym, „Sarkoidose")	8	20	IE/l	S
Acetacetat	10	80	µmol/l	S
ACTH (EDTA-Plasma, Blutprobe gekühlt)				
morgens	1	8	ng/dl	
abends		<1	ng/dl	
morgens	2	18	pmol/l	
abends		<2	pmol/l	
Adrenalin s. Katecholamine				
AFP s. Fetoprotein				
ALAT, Alaninaminotransferase (EC 2.6.1.2) s. GPT				
Albumin	3,8	5,1	g/dl	S
	550	739	µmol/l	S
Albumin relativ	56	72	%	S
Aldosteron (Heparin-Plasma)				
− Ruhewert (liegend, Normalkost)	10	160	pg/ml	
	28	440	pmol/l	
− Stimulationswert (2 Stunden Orthostase, Normalkost)	40	310	pg/ml	
	110	860	pmol/l	
Alkalische Leukozyten Phosphatase	20	65	%	
Alkalische Leukozyten Phosphatase-Index	30	100		
AP, alkalische Phosphatase				
Jugendliche	110	700	IE/l	S
Erwachsene	40	180	IE/l	
(alternative Methode) Jugendliche		400	IE/l	S
Erwachsene		110	IE/l	
Alkohol (auf Plasma, Serum umgerechnet)		0,00	Promille	B
		0,0	mmol/l	B
Amiodarone (therapeutisch)	0,5	2,0	mg/l	S
(Cordarex) bei Notwendigkeit		3,0	mg/l	
Des-ethyl-amiodarone	0,5	3,0	mg/l	S
und zugleich von Amiodarone	≥50		%	
Ammoniak (Lithiumheparinat-Blut eisgekühlt)				
Männer	28	80	µg/dl	L
Frauen	20	65	µg/dl	
Männer	16	47	µmol/l	
Frauen	12	38	µmol/l	
α-Amylase,				
gesamte	10	53	IE/l	S
Pankreas-A.		<27	IE/l	S
Speichel-A.		<26	IE/l	S
Androstendion Erwachsene	30	300	ng/dl	S
Frauen Menopause		<100	ng/dl	
Erwachsene	1,05	10,5	nmol/l	
Frauen Menopause		<3,5	nmol/l	
(alternative Methode) Frauen	0,6	1,8	ng/ml	S
Männer	0,6	1,6	ng/ml	
Anionenlücke				
= Na^+[mmol/l] − Cl^-[mmol/l] − HCO_3^-[mmol/l]$_{(aktuell)}$	8	16	mmol/l	
Antistaphylolysin		<2	kIE/l	S
Antistreptolysin		<200	kIE/l	S
Antithrombin III (Erwachsene)	22	35	mg/dl	P
	85	115	%	
$α_1$-Antitrypsin	85	215	mg/dl	S
	0,85	2,15	g/l	
Apolipoproteine				
APO A1	102	215	mg/dl	S
APO B	59	155	mg/dl	S
APO E	5	10	mg/dl	S
ASAT, Aspartatamino-transferase (EC 2.6.1.1) s. GOT				

Blut/Plasma/Serum

		Referenzbereich		Dimension	
Basenüberschuß (Basenexzeß, BE)		−3	3	mmol/l	
Basophile, relativ s. Blutbild			1	%	
Bicarbonat (Standard-) s. Säurebasenstatus		22	26	mmol/l	M
Bilirubin					
− direktes			0,5	mg/dl	S
			9	µmol/l	
− gesamtes			1,3	mg/dl	S
			22	µmol/l	
− konjugiert			<0,2	mg/dl	S
			<3,4	µmol/l	
− neonatal	0−24 Stunden	2,0	6,0	mg/dl	S
	24−48 Stunden	6,0	10,0	mg/dl	
	3− 5 Tage	4,0	8,0	mg/dl	
	0−24 Stunden	30	100	µmol/l	
	24−48 Stunden	100	170	µmol/l	
	3− 5 Tage	70	140	µmol/l	
− unkonjugiert			<1,0	mg/dl	S
			<17,1	µmol/l	
δ-Bilirubin			<0,2	mg/dl	S
			<3,4	µmol/l	
Blutbild (Erwachsene)					
Erythrozyten	Männer	4,6	6,2	Mega/µl	B
	Frauen	4,2	5,4	Mega/µl	
	Männer	4,6	6,2	Tera/l	
	Frauen	4,2	5,4	Tera/l	
− Erythrozytendurchmesser		7,2	7,9	µm	B
− Hämoglobin	Männer	14	18	g/dl	B
	Frauen	12	16	g/dl	
	Männer	8,7	11,2	mmol/l	
	Frauen	7,5	9,9	mmol/l	
− Hämatokrit	Männer	42	52	%	B
	Frauen	37	47	%	
− MCV, mittleres korpuskuläres Volumen		80	93	$µm^3$	B
		80	93	fl	
− EVB, Erythrozyten-Verteilungsbreite		12	15	%	B
− HbE, Hämoglobingehalt des Erythrozyten = (MCH) mittleres korpuskuläres Hämoglobin		27	34	pg	B
		1,7	2,1	fmol	
− MCHC, mittlere korpuskuläre Hämoglobin-Konzentration		32	36	g/dl	B
		20	22	mmol/l	
− Retikulozyten (Ausstrich, Brillantkresylblaufärbung)		5	15	Promille	
Leukozyten		4 000	9 500	1/µl	B
		4,0	9,5	Giga/l	
Lymphozyten s. Diff.-Blutbild		1 500	4 000	1/µl	B
		20	45	%	
Thrombozyten		150 000	450 000	1/µl	B
		150	450	Giga/l	
Blutgasanalyse s. Säurebasenstatus					
Blutglucose					
− nüchtern, kapillar		60	100	mg/dl	
		3,3	5,6	mmol/l	
− nüchtern, venöses Plasma		55	115	mg/dl	
		3,1	6,4	mmol/l	
− postprandial, kapillar (s. Glucosebelastung)			140	mg/dl	
			7,8	mmol/l	
Blutungszeit					
− nach Duke			<5	min	
− nach Ivy			<4	min	
− nach Marx			<5	min	
− nach Simplate			<9	min	

Blut/Plasma/Serum

		Referenzbereich		Dimension	

BMI, Body mass index, s. Quetelet-Index					
Broca-Index $= \dfrac{\text{Gewicht [kg]} \cdot 100}{(\text{Größe[cm]} -100)}$		75	115	%	
— BSG nach Westergren					
	1 h Männer	3	8	mm	
	2 h Männer	5	18	mm	
	1 h Frauen	6	11	mm	
	2 h Frauen	6	20	mm	
BUN · 2,14 = Harnstoff (blood urea nitrogen)					
Calcitonin („C-Zell-Karzinom") (Nativblut gekühlt)			<10	ng/dl	
			<27	pmol/l	
Calcium s. Elektrolyte im Serum					
CA 15-3 (Cancer Antigen, „Mammakarzinom")			<80	IE/ml	
			<28	IE/ml	
CA 19-9 (Carbohydrate Antigen, „Pankreas-, Kolorektalkarzinom")			<37	IE/ml	S
CA 72-4 (Cancer Antigen, „Magenkarzinom")			<3	IE/l	S
CA 125 (Cancer Antigen, „Ovarialkarzinom")			<35	IE/ml	S
CEA (karzinoembrionales Ag, „Bronchial-, Kolorektal-, Magen-, Mammakarzinom")					
	Nichtraucher		<5	µg/l	S
	Raucher		<10	µg/l	
— s. auch AFP, β_2-Mikroglobulin, Calcitonin, HCG, HTG, NSE, PAP, PSA, TPA („Tumormarker")					
Chlorid		96	110	mmol/l	S
Cholesterin					
Gesamtcholesterin	<20 Jahre		<180	mg/dl	S
	20—30 Jahre		<210	mg/dl	
	30—40 Jahre		<230	mg/dl	
	>40 Jahre		<250	mg/dl	
	<20 Jahre		<4,7	mmol/l	S
	20—30 Jahre		<5,4	mmol/l	
	30—40 Jahre		<6,0	mmol/l	
	>40 Jahre		<6,5	mmol/l	
Cholesterin-Unterfraktionen, Lipidelektrophorese					
— HDL-Cholesterin	Männer	>35		mg/dl	S
	Frauen	>45		mg/dl	
	Männer	>0,9		mmol/l	
	Frauen	>1,2		mmol/l	
— HDL-Unterfraktionen					
— HDL$_2$-Cholesterin	Männer	5	15	mg/dl	S
	Frauen	11	25	mg/dl	
	Männer	0,1	0,4	mmol/l	
	Frauen	0,3	0,7	mmol/l	
— HDL$_3$-Cholesterin		30	43	mg/dl	S
		0,70	1,12	mmol/l	
— LDL-Cholesterin			<160	mg/dl	S
			<4,1	mmol/l	
— LDL/HDL-Quotient	Männer		<4,5	mmol/l	S
	Frauen		<3,4	mmol/l	
— VLDL-Cholesterin			<20	mg/dl	S
			<0,5	mmol/l	
Cholesterinester		69	75	%	S
Cholinesterase (CHE)		2,3	8,5	kIE/l	S
— Dibukain-Zahl		>81			
— Fluorid-Zahl		>44			
Ciclosporin (therapeutischer Bereich, 12 h nach Einnahme)		100	150	ng/ml	S
			(300)	ng/ml	

Blut/Plasma/Serum		Referenzbereich		Dimension	
CK	Männer	10	80	IE/l	S
	Frauen	10	70	IE/l	
CK-MB			<10	IE/l	
bezogen auf Gesamt-CK			<6	%	S
Coeruloplasmin		20	45	mg/dl	S
CO-Hb	Nichtraucher		<1,5	%	L
	Raucher		<9	%	L
Coombs-Test			negativ		B
Cortisol morgens 8 Uhr		7	25	µg/dl	B
		193	690	nmol/l	
abends 16 Uhr bezogen auf 8-Uhr-Wert			<50	%	
Cortisolbindendes Globulin (CBG, Transcortin)		2,8	5,3	mg/dl	S
C-Peptid	(nüchtern)	150	250	ng/dl	S
		400	700	pmol/l	
	(stimuliert)	450	750	ng/dl	
		1 400	2 100	pmol/l	
CRP, C-reaktives Protein			<1,0	mg/dl	S
Cyanocobalamin, Vitamin B_{12}		20	60	ng/dl	S
		148	443	pmol/l	
Cyclosporin s. Ciclosporin					
C-1-Inhibitor		15	35	mg/dl	S
		0,15	0,35	g/l	
DHEA-Sulfat, Dehydroepiandrosteron-Sulfat					
	Männer	80	560	µg/dl	S
(Prämenopause)	Frauen	35	430	µg/dl	
(Postmenopause)		10	190	µg/dl	
(Schwangerschaft am Termin)		25	120	µg/dl	
	Männer	2	15	µmol/l	
(Prämenopause)	Frauen	1	12	µmol/l	
(Postmenopause)		0,3	5	µmol/l	
(Schwangerschaft am Termin)		0,7	3	µmol/l	
Differentialblutbild (Ausstrich Pappenheim-Färbung, EDTA-Blut)					
Granulozyten					
– stabkernige Neutrophile		3	5	%	
– segmentkernige Neutrophile		40	70	%	
		1 900	1 700	1/µl	
– Eosinophile		1	4	%	
		50	380	1/µl	
– Basophile			<1	%	
			<300	1/µl	
– LUC (large unclassified cells)			<4	%	
– Übersegmentierte			<5	%	
Lymphozyten		20	45	%	
		1 500	4 000	1/µl	
Lymphozyten-Subpopulationen (Heparinblut, sofort bearbeiten)					
– T4-Helferzellen (LEU3, CD4)		40	50	%	
		600	2 000	1/µl	
– T8-Suppressorzellen (LEU2, CD8)		34	44	%	
		500	1 900	1/µl	
– T4/T8-Quotient		0,15	0,9		
– Monozyten		2	6	%	
Digitoxin (therapeutischer Bereich)		1,2	2,5	µg/dl	S
		15,7	32,7	nmol/l	
Digoxin (therapeutischer Bereich)		70	200	ng/dl	S
		0,90	2,56	nmol/l	
Dopamin s. Katecholamine					

Blut/Plasma/Serum

		Referenzbereich		Dimension	
EBK, total	Männer	268	436	µg/dl	S
		48	78	µmol/l	
	Frauen	257	402	µg/dl	
		46	72	µmol/l	
Eisen	Männer	70	160	µg/dl	S
		13	29	µmol/l	
	Frauen	60	150	µg/dl	
		11	27	µmol/l	
Eiweiß, gesamtes		6,5	8,5	g/dl	S
		65	85	g/l	
Elektrolyte im Serum					
Natrium		136	148	mmol/l	S
Kalium		3,6	5,2	mmol/l	S
Calcium, gesamtes		8,2	11,0	mg/dl	S
		4,1	5,5	mval/l	
		2,1	2,8	mmol/l	
Calcium, ionisiertes		4,5	5,3	mg/dl	
– aktuell (Nativblut, anaerob in Serum-Monovette)		2,28	2,58	mval/l	
		1,14	1,29	mmol/l	
– korrigiert auf pH 7,40 (Serum)		1,19	1,29	mmol/l	
		2,38	2,58	mval/l	
Magnesium		1,4	2,0	mval/l	S
		0,7	1,0	mmol/l	
Chlorid		96	110	mmol/l	S
Phosphor, anorganisch	Erwachsene	2,4	4,8	mg/dl	S
		1,4	2,8	mval/l	
		0,8	1,6	mmol/l	
	Kinder	4,0	6,8	mg/dl	
		1,3	2,2	mmol/l	
Elektrophorese (Serum)					
Albumin		59	72	%	S
α_1-Globuline		1,5	4,5	%	S
α_2-Globuline		4,5	10,0	%	S
β-Globuline		6,5	13,0	%	S
γ-Globuline		10,5	18,0	%	S
γ-Enolasen s. NSE			<12,5	µg/dl	S
Eosinophile s. Differentialblutbild					
Erythrozyten s. Blutbild					
Erythrozytenporphyrine (EDTA-Blut)					
Coproporphyrin			<3	µg/dl · Hk	
			<46	nmol/l · Hk	
Protoporphyrin			52	µg/dl · Hk	
			<920	nmol/l · Hk	
Erythropoetin		4	26	IE/l	S
Erythrozytenresistenz					
osmotische Resistenz					
– beginnende Hämolyse in NaCl		0,42	0,46	g/dl	
– vollständige Hämolyse in NaCl		0,30	0,34	g/dl	
Säure-Resistenz			<1	%	
Zuckerwasser-Resistenz			<5	%	
Estradiol s. Östradiol					
Euglobulin-Lyse-Zeit		>2		h	
Faktor s. Gerinnungsfaktoren					
Ferritin	Männer	3	30	µg/dl	S
	Frauen	1	20	µg/dl	
α_1-Fetoprotein (AFP, Männer und nicht schwangere Frauen) „Leberzellkarzinom, Keimzelltumor, Schwangerschaft"			<15	ng/ml	S
			<9	kIE/l	

Blut/Plasma/Serum	Referenzbereich		Dimension	
Fettsäuren, freie	9	14	mg/dl	S
	0,3	1,0	mmol/l	
Fibrinogen (nach Clauss)	170	410	mg/dl	P
	1,70	4,10	g/l	
Fibrinogen-, Fibrinspaltprodukte (Spezialgefäß)		10	mg/l	
Folsäure	200	1 300	ng/dl	S
	4,5	29,5	nmol/l	
FSH Männer	1	14	IE/l	S
Frauen Follikelphase	2	12	IE/l	
Ovulation	4	16	IE/l	
Lutealphase	2	5	IE/l	
Menopause	>30		IE/l	
Gallensäuren (nüchtern)				
3-α-Hydroxy-Gallensäuren		<10	µmol/l	S
7-α-Hydroxy-Gallensäuren		<9	µmol/l	S
Quotient 7-α-/3-α-Hydroxy-Gallensäuren	60	90	%	S
Gastrin (Nativblut auf Eis, nüchtern)	25	100	ng/l	
Gerinnungsfaktoren (Citrat-Blut)				
Faktor II	80	100	%	
Faktor V	80	100	%	
Faktor VII	80	100	%	
Faktor VIII C	60	100	%	
Faktor VIII RAG (reaction antigen)	60	100	%	
Faktor VIII RCF (reaction coagulation factor)	80	100	%	
Faktor IX	60	100	%	
Faktor X	80	100	%	
Faktor XI	80	100	%	
Faktor XII	80	100	%	
Faktor XIII	70	100	%	
Gerinnungszeit nach Lee-White	5	10	min	
GLDH, Glutamatdehydrogenase				
Männer		<4	IE/l	S
Frauen		<3	IE/l	
α_1-Globuline, relativ s. Elektrophorese	1,5	4,5	%	S
α_2-Globuline, relativ s. Elektrophorese	4,5	10,0	%	S
β-Globuline, relativ	6,5	13,0	%	S
γ-Globuline, relativ s. Elektrophorese	10,5	18	%	S
Glucagon	4	11	ng/dl	S
	12	32	pmol/l	
Glucosebelastung				
intravenös nach Conard, k				
$k \, [\%/min] = \dfrac{\Delta \ln \text{Glucose} \cdot 100}{\Delta t \, [min]}$	1,20	1,90	%/min	N
per os 75 g Oligosaccharide				
30, 60, 90 min		<200	mg/dl	N
120 min		<140	mg/dl	
30, 60, 90 min		<11,1	mmol/l	
120 min		<7,8	mmol/l	
γ-Glutamyl-Transpeptidase, γ-GT				
Männer	6	28	IE/l	S
Frauen	4	18	IE/l	
Glyc-Hb s. Hämoglobin				
Glycerin, freies	0,5	1,7	mg/dl	S
α_1-Glykoprotein, saures	30	135	mg/dl	S
(AAG, Orosomukoid)	0,30	1,35	g/l	
GOT, Glutamat-Oxalacetat-Transaminase, ASAT				
Männer		<18	IE/l	S
Frauen		<15	IE/l	

Blut/Plasma/Serum

		Referenzbereich		Dimension	
GPT, Glutamat-Pyruvat-Transaminase, ALAT					
	Männer		<22	IE/l	S
	Frauen		<17	IE/l	
Hämatokrit	Männer	42	52	%	B
	Frauen	37	47	%	
	Männer	0,42	0,52		
	Frauen	0,37	0,47		
Hämiglobin s. Methämoglobin			<0,3	%	L
Hämoglobin					
im Vollblut s. Blutbild					
A1 (Hb-A1)	EDTA-Blut		<7,8	%	B
A1c (Hb-A1c)	EDTA-Blut	4,3	6,1	%	B
A2 (Hb-A2)	EDTA-Blut	1,5	3,0	%	B
F (Hb-F)	EDTA-Blut		0	%	B
freies im Plasma			<10	mg/dl	L
			<6	µmol/l	L
im Serum		5	40	mg/dl	S
		3	25	µmol/l	
Hämopexin		50	115	mg/dl	S
Haptoglobin		30	150	mg/dl	S
Harnsäure					
Männer, Frauen (Postmenopause)		3,4	7,0	mg/dl	S
Frauen (Prämenopause)		2,4	5,7	mg/dl	
Männer, Frauen (Postmenopause)		202	416	µmol/l	
Frauen (Prämenopause)		143	339	µmol/l	
Harnstoff		12	46	mg/dl	S
		2,0	7,7	mmol/l	
Hb-A1(c) s. Hämoglobin					
HbE, MCH s. Blutbild		27	34	pg	B
		1,7	2,1	fmol	
β-HCG (humanes Choriongonadotropin)			<5	IE/l	S
schwangere Frauen		>15		IE/l	
HDL-Cholesterin s. Cholesterin					
Heinz-Körper-Test, relativ			<10	%	
Helferzellen s. Diff.-Blutbild Lymphozyten-Subpopulation					
HGH (human growth hormone), STH (somatotropes Hormon),					
Wachstumshormon					
	Erwachsene		0,5	µg/dl	S
	Kinder		1,0	µg/dl	
	Erwachsene		230	pmol/l	
	Kinder		460	pmol/l	
HTG (humanes Thyreoglobulin, s. Thyreoglobulin)					
β-Hydroxybutyrat		0,31	2,08	mg/dl	S
		30	200	µmol/l	
17-Hydroxy-Pregnenolon					
	Kinder		<100	ng/dl	S
	Männer	40	200	ng/dl	
	Frauen	20	400	ng/dl	
	Kinder		<3,2	nmol/l	
	Männer	1,3	8	nmol/l	
	Frauen	0,6	13	nmol/l	
17-Hydroxy-Progesteron					
	Männer	40	400	ng/dl	S
	Frauen	10	330	ng/dl	
	Frauen, Postmenopause	30	90	ng/dl	
Therapieziel bei 21-Hydroxylase-Mangel		300	800	ng/dl	S

Blut/Plasma/Serum	Referenzbereich		Dimension	
IGF-I s. Somatomedin C				
Immunglobuline				
IgA	95	355	mg/dl	S
IgD		<100	kIE/l	S
	3	400	mg/l	
IgE, gesamtes, Erwachsene		<120	kIE/l	S
IgG	780	1 740	mg/dl	S
IgM	45	240	mg/dl	S
Inselzellantikörper		negativ		S
Insulin, nüchtern	4	13	mIE/l	S
	30	100	pmol/l	
nach oraler Glucosebelastung (s. dort)				
¹/₂ h	25	231	mIE/l	N
1 h	18	276	mIE/l	
2 h	16	166	mIE/l	
3 h	4	38	mIE/l	
¹/₂ h	165	1 618	pmol/l	N
1 h	124	1 893	pmol/l	
2 h	110	1 136	pmol/l	
3 h	28	258	pmol/l	
Insulinantikörper		negativ		S
Jod, gesamtes	3,5	7,5	µg/dl	S
	280	590	nmol/l	
Kälteagglutinine		<1/64		
Kalium	3,6	5,2	mmol/l	S
Katecholamine (EDTA-Blut gekühlt)				
– Adrenalin	1	8	ng/dl	
	55	437	pmol/l	
– Noradrenalin	10	60	ng/dl	
	590	3 550	pmol/l	
– Dopamin	1	15	ng/dl	
	65	980	pmol/l	
Knochenmark-Zytologie (Ausstrich Pappenheimfärbung)				
Pronormoblasten		<1	%	
Normoblasten	18	33	%	
Myeloblasten		<5	%	
Promyelozyten	1	5	%	
Myelozyten, neutrophile	5	19	%	
Myelozyten, eosinophile	0,5	3	%	
Myelozyten, basophile		<1	%	
Granulozyten				
jugendliche und stabkernige	13	35	%	
segmentkernige neutrophile	7	20	%	
eosinophile	0,5	5	%	
basophile		<1	%	
Lymphozyten	5	24	%	
Monozyten	0,5	5	%	
Retikulumzellen		<2	%	
Plasmazellen		<4	%	
Megakariozyten		3	%	
Komplementfaktor-C1-Inaktivator	15	35	mg/dl	P
Komplementfaktor C3	80	180	mg/dl	P
Komplementfaktor C4	15	45	mg/dl	P

Blut/Plasma/Serum

	Referenzbereich		Dimension	
Kreatinin	0,5	1,2	mg/dl	S
	40	110	µmol/l	

Kreatinin-Clearance [ml/min]

$$= \frac{\text{Urin-Kreatinin [mg/24 h]}}{\text{Serum-Kreatinin [mg/dl]} \cdot 14,4}$$

$$= \frac{\text{Urin-Vol.[ml]} \cdot \text{Urin-Kreatinin [mg/dl]}}{\text{Sammelzeit[min]} \cdot \text{Serum-Kreatinin [mg/dl]}}$$

(bezogen auf 1,73 m² Körperoberfläche)

		Referenzbereich		Dimension	
Männer	20–29 Jahre	94	140	ml/min	
	30–39 Jahre	59	137	ml/min	
	40–49 Jahre	76	120	ml/min	
	50–59 Jahre	67	109	ml/min	
	60–69 Jahre	54	98	ml/min	
	70–79 Jahre	49	79	ml/min	
	80–89 Jahre	30	60	ml/min	
	90–99 Jahre	26	44	ml/min	
Frauen	20–29 Jahre	72	110	ml/min	
	30–39 Jahre	71	121	ml/min	
	40–49 Jahre	50	102	ml/min	
	50–59 Jahre	50	98	ml/min	
	60–69 Jahre	45	75	ml/min	
	70–79 Jahre	37	61	ml/min	
	80–89 Jahre	27	55	ml/min	
	90–99 Jahre	26	42	ml/min	
Kryoglobuline		negativ			
Kupfer		75	150	µg/dl	S
		12	24	µmol/l	
Lactat (venöses Blut in Ruhe)		6,3	19,8	mg/dl	N
		0,7	2,2	mmol/l	
Lactose-Belastung – Glucoseanstieg		>25		mg/dl	B
LAP, Leucinaminopeptidase			<35	IE/l	S
LDH, Lactatdehydrogenase		80	240	IE/l	S
LDH-1-Isoenzym-Anteil an Gesamt-LDH			<40	%	S
LDL-Cholesterin (s. Cholesterin)					
Leukozyten s. (Diff.-)Blutbild					
LH, Luteinisierungshormon	Männer	2	15	mIE/ml	S
	Frauen, Follikelphase	3	12	mIE/ml	
	Ovulation	20	80	mIE/ml	
	Lutealphase	2	16	mIE/ml	
	Postmenopause	30	300	mIE/ml	
Lidocain-Test	MEGX vor Lidocain		<20	µg/l	
	MEGX nach Lidocain	>50		µg/l	
Lipase			<190	IE/l	S
Lithium (therapeutischer Bereich)		0,6	0,8	mmol/l	S
Lymphozyten s. (Diff.-)Blutbild					
Lysozym („Sarkoidose")		3,0	9,0	mg/l	S
Magnesium		1,4	2,0	mval/l	S
		0,7	1,0	mmol/l	
MAK s. Schilddrüsen-Ak					
MCH (HbE) s. Blutbild		27	34	pg	
MCHC s. Blutbild		32	36	g/dl	
MCV s. Blutbild		80	99	fl	
Methämoglobin			<3	%	L
β-2-Mikroglobulin			<3,0	mg/l	S
Mononukleose-Test		negativ			
Monozyten s. Diff.-Blutbild					

Blut/Plasma/Serum

		Referenzbereich		Dimension	
Natrium		136	148	mmol/l	**S**
Nebennierenrindenantikörper			negativ		**S**
Noradrenalin s. Katecholamine					
NSE (Neuronen-spezifische Enolase) „kleinzellige Bronchialkarzinome, Neuroblastome, Apudome, endokrine Tumoren"			12,5	µg/l	**S**
Östradiol	Männer		<40	pg/ml	**S**
	Frauen, Follikelphase	30	120	pg/ml	
	Präovulation	180	400	pg/ml	
	Lutealphase	15	200	pg/ml	
	Menopause	10	35	pg/ml	
	Männer		165	pmol/l	
	Frauen, Follikelphase	147	441	pmol/l	
	Ovulation	367	1 468	pmol/l	
	Lutealphase	367	1 100	pmol/l	
	Menopause		<92	pmol/l	
Östriol	(Schwangerschaftswoche)				
	30–32	2	12	µg/l	**S**
	33–35	3	19	µg/l	
	36–38	5	27	µg/l	
	39–40	10	30	µg/l	
Männer, Frauen nicht schwanger			<2	µg/l	
(Schwangerschaftswoche)					
	30–32	7	42	nmol/l	
	33–35	10	66	nmol/l	
	36–38	17	94	nmol/l	
	39–40	35	104	nmol/l	
Männer, Frauen nicht schwanger			<7	nmol/l	
Orosomukoid (saures α_1-Glykoprotein)		30	135	mg/dl	**S**
Osmolalität im Serum		275	300	mosmol/kg	

$$= 2 \cdot Na^+[mmol/l] + \frac{Glucose[mg/dl]}{18} + \frac{Harnstoff[mg/dl]}{6} \qquad \text{mosmol/kg}$$

$$= 2 \cdot Na^+[mmol/l] + Glucose[mmol/l] + Harnstoff[mmol/l] \qquad \text{mosmol/kg}$$

		Referenzbereich		Dimension	
Osmotische Lücke (= gemessene − berechnete Osmolalität)			<5	mosmol/kg	
O$_2$-Sättigung s. Säure-Basen-Status		90	96	%	**M**
PAP (saure Prostata-Phosphatase)			<2,8	µg/dl	**S**
Parathormon, intaktes (PTH)		1	6	pmol/l	**S**
		11	54	ng/l	
pCO$_2$ s. Säure-Basen-Status					
Phosphatase, saure gesamte			3,4	IE/l	**S**
Phosphor, anorganisch	Erwachsene	2,4	4,8	mg/dl	**S**
		1,4	2,8	mval/l	
		0,8	1,6	mmol/l	
	Kinder	4,0	6,8	mg/dl	
		1,3	2,2	mmol/l	
pO$_2$ s. Säure-Basen-Status		65	100	mmHg	**M**
PP (pancreatic polypeptide)			<350	ng/l	**S**
			<86	pmol/l	
Pregnenolon s. (17-)Hydroxy-Pregnenolon					
Pregnentriol			<0,2	mg/24 h	**S**
			<5,5	µmol/24 h	
Progesteron					
	Frauen, Lutealphase	4	20	ng/ml	**S**
	Frauen, Follikelphase, Menopause	0,3	0,8	ng/ml	
	Männer	0,1	0,3	ng/ml	
	Frauen, Lutealphase	11,6	58	pmol/l	
	Frauen, Follikelphase, Menopause	0,9	2,3	pmol/l	
	Männer	0,3	0,9	pmol/l	
s. auch 17-Hydroxy-Progesteron					

Blut/Plasma/Serum

	Referenzbereich		Dimension	
Prolactin (vormittags)		<1,5	µg/dl	S
		<0,65	nmol/l	
Prostata-Phosphatase, saure (PAP)		<2,8	µg/l	S
PSA (Prostata-spezifisches Antigen)		<10	µg/l	S
PTT (partielle Thromboplastinzeit)		<40	s	P
PTT (Heparin − therapeutisch)	35	70	s	
Pyruvat	40	110	µmol/l	S
	0,35	0,97	mg/dl	
Quetelet-Index (BMI, body mass index)				
= Gewicht [kg]/Größe [m²]	20	28	kg/m²	
Quick-Wert (Thromboplastinzeit)	75	120	%	P
Rekalzifizierungszeit	30	50	s	P
Renin-Aktivität (EDTA-Plasma)				
− Ruhewert (liegend)	0,12	1,59	ng/ml·h	
− Stimulationswert (2 h stehend)	0,51	2,64	ng/ml·h	
Reptilasezeit		<20	s	P
Retikulozyten (Ausstrich, Brillantkresylblaufärbung)	0,5	1,5	%	
Rheumafaktor		<40	kIE/l	S
Rheumafaktor, qualitativ		negativ		S
RT3, Reverses Trijodthyronin s. Schilddrüsenhormone	10	35	ng/dl	S
	154	538	pmol/l	
Säure-Basen-Status, Blutgasanalyse				M
pH	7,35	7,45		M
pCO₂ Männer	35	45	mmHg	M
Frauen	32	43	mmHg	
Männer	4,7	6,0	KPa	
Frauen	4,3	5,7	KPa	
Standardbicarbonat	22	26	mmol/l	M
Basenüberschuß	−3	3	mmol/l	M
pO₂	65	100	mmHg	M
	8,7	13,3	KPa	
O₂-Sättigung	90	96	%	M
Saure Phosphatase, gesamte		3,4	IE/l	S
SCC (squamous carcinoma antigen, „Plattenepithelkarzinom")		<2,5	µg/ml	S
Segmentkernige s. Diff.-Blutbild	50	70	%	
Schilddrüsen-Antikörper				
Mikrosomale-Ak (MAK)		<200	kIE/l	S
		(1:6 400)		
Thyreoglobulin-Ak (TAK)		<200	kIE/l	S
		(1:160)		
TSH-Rezeptor-Ak (TDA, TRAK)		<12	IE/l	S
Schilddrüsen-Hormone				
Thyreoglobulin, humanes (HTG)		<35	µg/l	S
nach totaler Thyreoidektomie substituiert		<5	µg/l	
Thyropexin, TBG (Radioimmunoassay)	15	30	mg/l	S
(Immunoluminiszenz)	1,0	1,9	mg/dl	S
Thyroxin, freies, FT₄ (Radioimmunoassay)	1,3	2,5	ng/dl	S
(Immunoluminiszenz)	17	32	pmol/l	S
	0,8	1,7	ng/dl	S
	10	22	pmol/l	S
Thyroxin, gesamtes, TT₄ (Radioimmunoassay)	7	11	µg/dl	S
(Immunoluminiszenz)	90	140	nmol/l	S
	5	12	µg/dl	S
	65	155	nmol/l	S

Blut/Plasma/Serum

	Referenzbereich		Dimension	
Trijodthyronin, gesamtes, TT_3 (Radioimmunoassay)	90	190	ng/dl	S
(Immunoluminiszenz)	1,38	2,91	nmol/l	S
	70	170	ng/dl	S
	1,08	2,61	nmol/l	S
Trijodthyronin, reverses, RT_3	10	35	ng/dl	S
	154	538	pmol/l	S
TSH (Basalwert)	0,20	2,10	mIE/l	S
(nach Stimulation mit TRH)	5	20	mIE/l	S
SHBG (Sexualhormon-bindendes Globulin)				
Prämenopause Frauen	30	90	nmol/l	S
Menopause Frauen	>30		nmol/l	
Männer	10	70	nmol/l	
Somatomedin C, Erwachsene Männer	43	178	µg/l	S
(SM-C, IGF-I) Frauen	24	153	µg/l	
Männer	0,3	1,3	IE/ml	
Frauen	0,2	1,1	IE/ml	
Stabkernige s. Diff.-Blutbild	3	5	%	
Standardbicarbonat s. Säure-Basen-Status	22	26	mmol/l	
STH (HGH, Wachstumshormon), morgens nüchtern				
Erwachsene		0,5	µg/dl	S
Kinder		1,0	µg/dl	
Erwachsene		230	pmol/l	
Kinder		460	pmol/l	
Suppressorzellen s. Diff.-Blutbild Lymphozyten-Subpopulation				
TAK s. Schilddrüsen-Antikörper				
TBG, Thyropexin s. Schilddrüsenhormone				
TDA s. Schilddrüsen-Antikörper		<12	IE/l	S
TEG (Thrombelastogramm)				
− Gerinnselbildungszeit	4	7	min	
− maximale Amplitude	85	135	%	
− Reaktionszeit	10	15	min	
Testosteron, gesamt, Erwachsene, 8 Uhr				
Männer	300	1 000	ng/dl	S
(Prämenopause) Frauen	10	80	ng/dl	
(Postmenopause) Frauen	8	35	ng/dl	
Männer	10,4	34,7	nmol/l	
(Prämenopause) Frauen	0,7	2,8	nmol/l	
(Postmenopause) Frauen	0,3	1,2	nmol/l	
Testosteron, frei, Erwachsene				
Männer	80	280	ng/l	S
Frauen	3	13	ng/l	
Männer	69	971	pmol/l	
Frauen	10	45	pmol/l	
Theophyllin, therapeutisch	55	110	µmol/l	S
Thrombinzeit	17	21	s	
Thrombozyten s. Blutbild	150 000	450 000	1/µl	
Thyreoglobulin, humanes (HTG)		<35	µg/l	S
nach totaler Thyreoidektomie substituiert		<5	µg/l	
Thyroxin, s. Schilddrüsen-Hormone				
TPA (tissue polipeptide antigen) „Blasenkarzinom (Mamma-, Bronchial-, Kolorektal-, Zervix-, Ovarialkarzinom)"		<80	E/l	S
Transcortin (Cortisol-bindendes Globulin, CBG)	2,8	5,3	mg/dl	S
Transferrin	200	400	mg/dl	S
	2,0	4,0	g/l	
Triglyceride (nüchtern)		<150	mg/dl	S
		1,69	mmol/l	
Trijodthyronin s. Schilddrüsen-Hormone				
TSH (Basalwert)	0,20	2,10	mIE/l	S
(nach Stimulation mit TRH)	5	20	mIE/l	
T4/T8-Quotient s. Diff.-Blutbild Lymphozyten-Subpopulation				

Blut/Plasma/Serum

	Referenzbereich		Dimension	
Übersegmentierte s. Diff.-Blutbild		<5	%	
Uroporphyrinogen-I-Synthase (EDTA-Blut)	>28		nmol/h·Hk	
Vasopressin, ADH (Plasma, EDTA-Blut gekühlt)				
Serumosmolalität >290 mosmol/kg	2	12	ng/l	
	1,85	11,1	pmol/l	
Serumosmolalität <290 mosmol/kg		<2	ng/l	
		<1,85	pmol/l	
Vitamin B$_{12}$, Cyanocobalamin	20	60	ng/dl	S
	148	443	pmol/l	
Vitamin D (Nativblut gekühlt)				
25-Hydroxy-Cholecalciferol				
Sommer	20	120	ng/ml	S
	50	300	nmol/l	
Winter	10	60	ng/ml	
	25	150	nmol/l	
1,25-Dihydroxy-Cholecalciferol	30	70	pg/ml	S
	75	175	pmol/l	
Waaler-Rose-Test		<1:64		
Wachstumshormon s. STH				

Liquor

		Referenzbereich		Dimension
Calcium		2,0	2,6	mval/l
		1,0	1,3	mmol/l
Chlorid		110	129	mmol/l
Eiweiß	lumbal	15	45	mg/dl
	zisternal	15	25	mg/dl
	lumbal	0,15	0,45	g/l
	zisternal	0,15	0,25	g/l
Elektrophorese				
Präalbumin		4	8	%
Albumin		50	58	%
α_1-Globuline		3	7	%
α_2-Globuline		5	9	%
β-τ-Globuline		11	18	%
γ-Globuline		8	12	%
Glucose relativ zur Blutglucose		>50		%
Kalium		2,3	4,6	mmol/l
Lactat			19,8	mg/dl
			2,2	mmol/l
Natrium		128	152	mmol/l
Zellzahl			3	1/μl
			3	Mega/l

Magensaft

		Referenzbereich		Dimension
Magensekretionsanalyse (H$^+$-Ionen, Protonen)				
Basalsekretion (BAO, basal acid output)			<5	mmol/h
Gipfelsekretion (PAO, peak acid output)				
	Männer	16	32	mmol/h
	Frauen	12	25	mmol/h
BAO/PAO			<0,2	
Konzentration nach Stimulation		100	120	mmol/l
Volumen nach Stimulation		160	260	ml/h

Stuhl

	Referenzbereich	Dimension
α_1-Antitrypsin (α1-PI) (Stuhl-Einzelprobe)	<0,4	mg/g
Chymotrypsin (Stuhl-Einzelprobe)	>6	IE/g
Coproporphyrin (lichtgeschützter gekühlter Urin)	<20	µg/g
	<30	nmol/g
Eiweiß (Gordon-Test)	<1,2	%
Fettsäure-Konzentration		
(Zufuhr 70−120 g Fett/24 h)	<6	g/100 g
(bezogen auf Ölsäure)	<210	mmol/kg
Fettsäure-Menge		
(Zufuhr 70−120 g Fett/24 h)	<7	g/24 h
(bezogen auf Ölsäure)	<25	mmol/24 h
Gallensäuren		
7-α-Hydroxy-Gallensäure (primäre)	<2,7	µmol/g
3-α-Hydroxy-Gallensäure (sekundäre)	<2,7	µmol/g
Protoporphyrin	<30	µg/g
	<53	nmol/g
Stuhlmenge	<200	g/24 h

Urin

		Referenzbereich		Dimension
Albumin			<20	mg/24 h
			<15	µg/min
	Morgenurin		<20	mg/g Krea
	Morgenurin		<50	mg/l
Aldosteron	(normale Kost, Ruhe)	6	25	µg/24 h
	(salzarme Kost, Ruhe)	17	44	µg/24 h
	(salzreiche Kost, Ruhe)		<6	µg/24 h
	(normale Kost, Ruhe)	17	69	nmol/24 h
	(salzarme Kost, Ruhe)	47	122	nmol/24 h
	(salzreiche Kost, Ruhe)		<6	nmol/24 h
δ-Amino-Laevulinsäure (s. Porphyrin-Status)		0,2	6,4	mg/24 h
		1,5	48,8	µmol/24 h
Amylase (α)			<295	IE/l
Androgene				
Ätiocholanolon				
	Männer 17−29 Jahre	1,1	3,7	mg/24 h
	30−39 Jahre	1,9	4,4	mg/24 h
	40−49 Jahre	0,8	4,1	mg/24 h
	50−63 Jahre	1,0	2,9	mg/24 h
	Frauen, fertile Phase	0,5	2,2	mg/24 h
	Menopause	0,1	0,6	mg/24 h
	Männer 17−29 Jahre	4,3	12,6	µmol/24 h
	30−39 Jahre	6,6	15,3	µmol/24 h
	40−49 Jahre	2,8	14,2	µmol/24 h
	50−63 Jahre	3,6	10,1	µmol/24 h
	Frauen, fertile Phase	1,9	7,4	µmol/24 h
	Menopause	0,2	2,1	µmol/24 h

Urin

		Referenzbereich		Dimension
Androsteron				
	Männer 17−29 Jahre	1,9	5,1	mg/24 h
	30−39 Jahre	1,9	4,4	mg/24 h
	40−49 Jahre	1,6	2,9	mg/24 h
	50−63 Jahre	1,0	2,4	mg/24 h
	Frauen, fertile Phase	0,5	2,1	mg/24 h
	Menopause	0,1	0,4	mg/24 h
	Männer 17−29 Jahre	6,6	17,6	µmol/24 h
	30−39 Jahre	6,7	15,1	µmol/24 h
	40−49 Jahre	5,6	10,0	µmol/24 h
	50−63 Jahre	3,6	8,2	µmol/24 h
	Frauen, fertile Phase	1,8	7,1	µmol/24 h
	Menopause	0,3	1,4	µmol/24 h
Dehydroepiandrosteron, DHEA				
	Männer 17−29 Jahre		3,7	mg/24 h
	30−39 Jahre		3,9	mg/24 h
	40−49 Jahre		1,7	mg/24 h
	50−63 Jahre		1,5	mg/24 h
	Frauen, fertile Phase	0,2	0,7	mg/24 h
	Menopause		0,1	mg/24 h
	Männer 17−29 Jahre		12,8	µmol/24 h
	30−39 Jahre		13,6	µmol/24 h
	40−49 Jahre		5,8	µmol/24 h
	50−63 Jahre		5,2	µmol/24 h
	Frauen, fertile Phase	0,6	2,4	µmol/24 h
	Menopause		0,4	µmol/24 h
Calcium (calciumarme Kost <120 mg/24 h)			<7,5	mval/24 h
			<3,8	mmol/24 h
(normale Kost)			<12	mval/24 h
			<6	mmol/24 h
Chlorid		110	260	mmol/24 h
Choriongonadotropin in der Gravidität ab 8. Tag nach Ausbleiben der Menses (HCG)		>1 000		IE/l
Coproporphyrine (lichtgeschützter gekühlter Urin)		19	95	µg/24 h
s. Pophyrin-Status		30	150	nmol/24 h
Cortisol		35	135	µg/24 h
		97	373	nmol/24 h
Desferal-Test s. Eisenmobilisation				
Dichte, relative (s. spez. Gew.)				
Eisen		60	100	µg/24 h
		1,1	1,8	µmol/24 h
Eisenmobilisation (Desferal-Test, 6-h-Urin)			<750	µg/6 h
			<13,4	µmol/6 h
Eiweiß			<0,15	g/24 h
Erythrozyten (Addis-Count)		550	2 000	1/min
Glucose			<0,1	g/24 h
			<0,6	mmol/24 h
Hämoglobin		negativ		
Harnsäure		100	1 000	mg/24 h
		0,6	6,0	mmol/24 h
Harnstoff		20	35	g/24 h
		330	580	mmol/24 h
Hydroxyindolessigsäure (5-HIES) (Urin über 20 ml 25%iger Salzsäure sammeln)			<8	mg/24 h
			<40	µmol/24 h
17-Hydroxycorticoide	Männer	3	15	mg/24 h
	Frauen	2	12	mg/24 h
	Männer	8	41	µmol/24 h
	Frauen	6	33	µmol/24 h

Urin

	Referenzbereich		Dimension
Hydroxyprolin (Urin über 20 ml 25%iger Salzsäure sammeln)			
gesamt	25	77	mg/24 h
	191	588	nmol/24 h
frei		<2	mg/24 h
		<15	nmol/24 h
IgG-Leichtketten		<10	mg/g Krea
$\varkappa$-Ketten		<4	mg/g Krea
		<4	mg/l
λ-Ketten		<2	mg/g Krea
		<2	mg/l
$\varkappa/\lambda$-Quotient	1,0	5,2	
Kalium	25	80	mmol/24 h
Katecholamine (Urin über 20 ml 25%iger Salzsäure sammeln)			
Adrenalin	4	20	µg/24 h
	22	110	µmol/24 h
Noradrenalin	23	105	µg/24 h
	136	620	µmol/24 h
Dopamin	190	450	µg/24 h
	1,24	2,94	mmol/24 h
17-Ketosteroide (17-KS) Männer	10	20	mg/24 h
Frauen	5	15	mg/24 h
Kreatinin Männer	1,5	2,5	g/24 h
Frauen	0,8	1,5	g/24 h
Männer	13	22	mmol/24 h
Frauen	7	13	mmol/24 h
Kupfer	10	60	µg/24 h
	0,2	0,9	µmol/24 h
Leukozyten (Addis-Count)		<4 000	1/min
		<67	1/s
Magnesium	6	10	mval/24 h
	3	5	mmol/24 h
Menge des Urins	900	1 500	ml/24 h
Metanephrine, Gesamt-(Metanephrin + Normetanephrin)	0,3	0,9	mg/24 h
	1,5	4,5	nmol/24 h
α_1-Mikroglobulin		<14	mg/g Krea
		<34	mg/l
β_2-Mikroglobulin		<0,3	mg/l
Natrium	120	220	mmol/24 h
Osmolalität (Beurteilung mit Serum-Osmolalität erforderlich)	50	1 400	mosmol pro kg
Oxalsäure Männer	7	44	mg/24 h
Frauen	4	31	mg/24 h
Männer	80	490	µmol/24 h
Frauen	40	340	µmol/24 h
17-Oxo-Steroide (17-Keto-Steroide, s. dort)			
pH	4,8	7,4	
Phosphor, anorganisch	800	2 000	mg/24 h
	25	65	mmol/24 h
Porphobilinogen (PBG)		<2,0	mg/24 h
		8,8	µmol/24 h
Porphyrine, gesamt (Urin gekühlt, lichtgeschützt)		150	µg/l
Porphyrin-Status (Urin gekühlt, lichtgeschützt)			
δ-Amino-Laevulinsäure	0,2	6,4	mg/24 h
	1,5	48,8	µmol/24 h
Porphobilinogen		<1,7	mg/24 h
		<8	µmol/24 h
Uroporphyrine		<30	µg/l
		<36	nmol/l

Urin

	Referenzbereich		Dimension
Coproporphyrine		<90	µg/l
		<140	nmol/l
Heptacarboxyporphyrin		<15	µg/l
		<19	nmol/l
Hexacarboxyporphyrin		<15	µg/l
		<20	nmol/l
Pentacarboxyporphyrin		<15	µg/l
		<22	nmol/l
Schilling-Test (Vitamin-B_{12}-Resorption)	>7,5		%
Spezifisches Gewicht			
24-h-Harn	1 012	1 030	g/l
Spontankonzentration	1 003	1 040	g/l
Konzentrationsversuch	1 026		g/l
Urinmenge (s. Menge)	900	1 500	ml/24 h
Vanillylmandelsäure, VMS s. Metanephrine, gesamt	2	7	mg/24 h
	12	41	nmol/24 h
Xylose (5-h-Ausscheidung nach 25 g d-Xylose)	22	33	%
	35	55	mmol

18 Sachverzeichnis

N

V